Computed Body Tomography with MRI Correlation

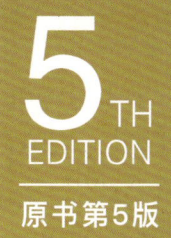

5TH EDITION
原书第5版

体部CT与MRI

原著 [美] Edward Y. Lee　　[美] Andetta Hunsaker　　[美] Bettina Siewert
主译　宋 彬　胡 娜　蒋涵羽

中国科学技术出版社
·北 京·

图书在版编目（CIP）数据

体部 CT 与 MRI：原书第 5 版 /（美）爱德华·Y·李 (Edward Y. Lee) 等原著；宋彬等主译 . -- 北京：中国科学技术出版社 , 2025.5. -- ISBN 978-7-5236-1183-8

Ⅰ . R814.42；R445.2

中国国家版本馆 CIP 数据核字第 202459TE37 号

著作权合同登记号：01-2024-5255

策划编辑	孙　超　焦健姿	
责任编辑	陈　雪	
装帧设计	佳木水轩	
责任印制	徐　飞	

出　版	中国科学技术出版社
发　行	中国科学技术出版社有限公司
地　址	北京市海淀区中关村南大街 16 号
邮　编	100081
发行电话	010-62173865
传　真	010-62179148
网　址	http://www.cspbooks.com.cn

开　本	889mm×1194mm　1/16
字　数	1920 千字
印　张	82
版　次	2025 年 5 月第 1 版
印　次	2025 年 5 月第 1 次印刷
印　刷	北京盛通印刷股份有限公司
书　号	ISBN 978-7-5236-1183-8/R·3397
定　价	980.00 元

（凡购买本社图书，如有缺页、倒页、脱页者，本社销售中心负责调换）

版权声明

This is a translation of *Computed Body Tomography with MRI Correlation, 5e.*
ISBN-13: 9781496370495
Wolters Kluwer Health did not participate in the translation of this title and therefore it does not take any responsibility for the inaccuracy or errors of this translation.

免责声明：这本书提供药物的准确标识、不良反应和剂量表，但是它们有可能改变。请读者务必查看所提及药物生产商提供的包装信息数据。此书的作者、编辑、出版商、分销商对于应用该著作中的信息而导致错误、疏漏或所产生后果不承担任何责任，并不对此出版物内容做出任何明示或暗指的担保。此书的作者、编辑、出版商、分销商对出版物所引起的人员伤害或财产毁坏不承担任何责任。

Accurate indications, adverse reactions, and dosage schedules for drugs are provided in this book, but it is possible that they may change. The reader is urged to review the package information data of the manufacturers of the medications mentioned. The authors, editors, publishers, or distributors are not responsible for errors or omissions or for any consequences from application of the information in this work, and make no warranty, expressed or implied, with respect to the contents of the publication. The authors, editors, publishers, and distributors do not assume any liability for any injury and / or damage to persons or property arising from this publication.

Published by arrangement with Wolters Kluwer Health Inc., USA.
本翻译版受世界版权公约保护。

Fifth Edition
Copyright © 2020 Wolters Kluwer.
Copyright © 2006 by Lippincott Williams & Wilkins.
All rights reserved.

译者名单

主　译　宋　彬　胡　娜　蒋涵羽
副主译　刘曦娇　秦　韵　陈志霞　张晗媚
译　者（以姓氏汉语拼音为序）
　　　　　陈　婕　陈云天　刁凯悦　段　婷　黎　英
　　　　　李思燚　李峥艳　曲亚莉　魏　毅　姚　杉
　　　　　叶　蕾　叶　铮　张丽芝　张　彤　张　韵
　　　　　曾嘉欣　郑天颖

内容提要

本书引进自 Wolters Kluwer 出版社，是一部经典的医学影像诊断学著作，历经 30 余年的不断修订再版，目前已更新至第 5 版。此次修订再版中，著者结合近几年 CT 和 MRI 基础物理学和成像技术的新进展、新技术、新方向，增补了许多基于这些进步的技术理论和临床思路。全书共三篇 25 章，涵盖了 CT 及 MRI 的多种实用新技术、正常影像解剖与变异、成人和儿童各类疾病的影像学表现、影像检查技巧等丰富知识，还提供了"同病异影"和"异病同影"等特殊疾病影像方面的内容。书中各章均基于不同解剖部位展开论述，为读者提供了全面且系统的影像诊断信息及 CT 与 MRI 影像对比分析，便于理解和掌握相关知识，适合医学影像学及相关临床专业医生、医学生阅读学习。

主译简介

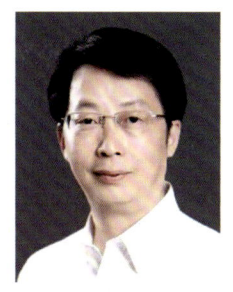

宋 彬

医学博士，主任医师，教授，博士研究生导师，四川大学华西三亚医院党委书记，亚洲腹部放射学会执行委员会委员、司库（Treasurer），四川省学术与技术带头人，中华医学会放射学分会副主任委员，中国医师协会放射医师分会副会长，中国医院协会医学影像中心分会副主任委员，中国医学影像技术研究会副会长，中国医疗保健国际交流促进会影像医学分会副会长，四川省放射治疗质量控制中心业务主任，四川省医学会放射学专业委员会候任主任委员，四川省医师协会放射医师分会名誉主任委员。近5年，作为课题负责人，先后承担了国家自然科学基金、教育部博士点基金等国家级科研课题20项。多次获得四川省科学技术进步奖，并于2015年获评"四川省卫生计生领军人才"，2018年和2021年获评"四川省学术与技术带头人"，2019年获评四川省天府万人计划"天府名医"，2020年获评人民日报社健康时报第四届"国之名医·优秀风范"奖。以第一作者/通讯作者身份发表SCI论文200余篇，申领国家发明专利5项。担任《中华影像医学：肝胆胰脾卷》（第3版）主编，临床医学专业8年制规划教材《医学影像学》、5年制规划教材《医学影像学》编委，医学影像专业研究生教材《医学影像学》编委，以及《医学影像诊断学》（第2版）副主编。参与制订 Consensus Report from the 8th International Forum for Liver Magnetic Resonance Imaging、《肝胆特异性 MRI 对比剂钆塞酸二钠临床应用专家共识》等国内外5项肝脏影像与肝细胞癌相关诊断标准及专家共识。

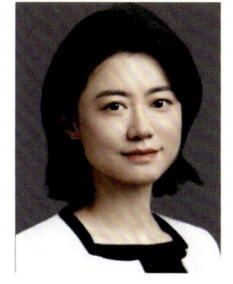

胡 娜

医学博士，主任医师，硕士研究生导师，四川大学华西医院放射科副主任，第十四届四川省卫生健康委员会学术技术带头人后备人选，英国伯明翰伊丽莎白女王医院访问学者，中华医学会放射学分会磁共振学组委员，中国医学装备协会磁共振应用专业委员会委员，四川省医学会放射专业委员会青年委员会副主任委员，四川省医师协会放射医师分会委员，四川省卒中学会医学影像学分会理事，成都医学会放射专科分会常务委员兼秘书长。曾获国家高等教育教学成果特等奖、四川省高等教育优秀教学成果一等奖、欧洲放射学院Jo Li 奖学金。主要从事脑血管病与精神认知障碍的影像诊断与科研工作。主持国家自然科学基金、四川省科技厅项目等课题6项。以第一作者/通讯作者身份发表中英文医学论文30余篇；担任7部创新教材及专著的主编、副主编及编委，参与编写阿尔茨海默病MRI规范中国专家共识。

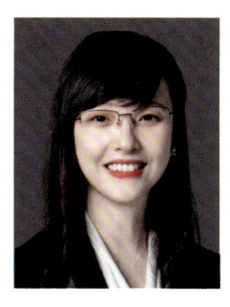

蒋涵羽

医学博士，副研究员，硕士研究生导师，美国杜克大学医学中心联合培养博士。主要从事肝癌的影像学研究，作为第一作者/通讯作者于 Radiology、Int J Surg 等SCI期刊发表学术论文45篇，2篇获胃肠与腹部放射学会（ESGAR）最佳论文奖，2篇为杂志封面报道，研究成果被6次写入 EASL、ESMO 等国内外权威 HCC 诊疗指南。主持国家自然科学基金面上项目及青年科学基金等科研项目4项。现任《原发性肝癌诊疗指南》编写委员、中国抗癌协会肝癌专业委员会委员、SCI期刊 Radiology 青年编委副主编、Abdominal Radiology 副主编（获 2023 Exemplary Editor Award）、ESGAR 青年大使及 LI-RADS 国际工作组委员。

原书编著者

原著

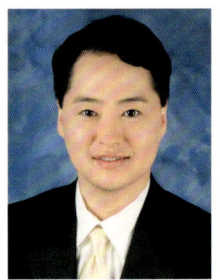

Edward Y. Lee, MD, MPH
Associate Professor of Radiology, Harvard Medical School
Chief, Division of Thoracic Imaging
President, International Society of Pediatric Thoracic Imaging
Department of Radiology
Boston Children's Hospital
Boston, Massachusetts

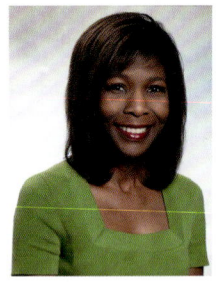

Andetta Hunsaker, MD
Associate Professor of Radiology, Harvard Medical School
Chief, Division of Thoracic Imaging
Department of Radiology
Brigham and Women's Hospital
Boston, Massachusetts

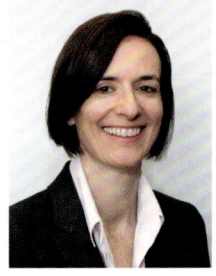

Bettina Siewert, MD
Associate Professor of Radiology, Harvard Medical School
Executive Vice Chair, Radiology
Vice Chair, Quality and Safety
Department of Radiology
Beth Israel Deaconess Medical Center
Boston, Massachusetts

参编者

Patricia Trinidad Acharya, MD
Assistant Professor of Radiology and Pediatrics
Director, Medical Student Education
Division of Pediatric Radiology
Department of Radiology
Loma Linda University Children's Hospital
Loma Linda, California

Muneeb Ahmed, MD, FSIR
Associate Professor of Radiology, Harvard
  Medical School
Chief, Vascular and Interventional Radiology
Vice Chair, Interventional Services, Radiology
Department of Radiology
Beth Israel Deaconess Medical Center
Boston, Massachusetts

Arwa Badeeb, MBBS
Assistant Professor of Radiology
Quality Designee, Radiology
Department of Radiology
King Abdulaziz University
Jeddah, Saudi Arabia

Abraham Fourie Bezuidenhout, MD
Instructor of Radiology, Harvard Medical School
Department of Radiology
Beth Israel Deaconess Medical Center
Boston, Massachusetts

Micheál A. Breen, MBBChBAO (Hons), BMedSc, MRCPI, FFRRCSI, DABR
Instructor of Radiology, Harvard Medical School
Co-director, Pediatric Radiology Fellowship
Department of Radiology
Boston Children's Hospital
Boston, Massachusetts

Olga R. Brook, MD, FSIR, FSCBTMR
Associate Professor of Radiology, Harvard
  Medical School
Director, Computed Tomography
Department of Radiology
Beth Israel Deaconess Medical Center
Boston, Massachusetts

Jung-Eun Cheon, MD, PhD
Professor of Radiology
Chief, Public Relations
Seoul National University Hospital
Seoul National University College of Medicine
Seoul, Korea

Andrew D. Chung, MD, FRCPC
Assistant Professor of Radiology
Department of Radiology
Kingston Health Centre and Queen's
  University
Kingston, Ontario, Canada

Fady El-Gabalawy, MD
Resident, Diagnostic Radiology
Department of Radiology
Beth Israel Deaconess Medical Center
Boston, Massachusetts

Marc F. Ferrante, MD
Assistant Professor of Radiology
Chief, Body Computed Tomography
Department of Radiology and Biomedical
  Imaging
Yale University School of Medicine
New Haven, Connecticut

Christopher Gange Jr, MD
Assistant Professor of Radiology
Division of Thoracic Imaging
Department of Radiology and Biomedical
  Imaging
Yale University School of Medicine
New Haven, Connecticut

Michael S. Gee, MD, PhD
Associate Professor of Radiology, Harvard
  Medical School
Chief, Division of Pediatric Radiology
Associate Program Director, Radiology
Department of Radiology
Massachusetts General Hospital
Boston, Massachusetts

Varand Ghazikhanian, MD, MS
Instructor of Radiology, Harvard Medical School
Department of Radiology
Brigham and Women's Hospital
Boston, Massachusetts

Brian B. Goshhajra, MD, MBA, FSCCT
Assistant Professor of Radiology, Harvard
  Medical School
Chief, Cardiovascular Imaging
Department of Radiology
Massachusetts General Hospital
Boston, Massachusetts

Ravi V. Gottumukkala, MD
Clinical Fellow, Abdominal Imaging
Department of Radiology
Massachusetts General Hospital
Boston, Massachusetts

Jeffrey P. Guenette, MD
Assistant Professor of Radiology, Harvard
  Medical School
Division of Neuroradiology
Department of Radiology
Dana-Farber Cancer Institute
Brigham and Women's Hospital
Boston, Massachusetts

Leena M. Hamberg, PhD
Associate Professor of Radiology, Harvard
  Medical School
Chief, Division of Diagnostic Medical Physics
Department of Radiology
Brigham and Women's Hospital
Boston, Massachusetts

Mark M. Hammer, MD
Instructor of Radiology, Harvard Medical School
Division of Thoracic Imaging
Department of Radiology
Brigham and Women's Hospital
Boston, Massachusetts

Andetta Hunsaker, MD
Associate Professor of Radiology, Harvard
  Medical School
Chief, Division of Thoracic Imaging
Department of Radiology
Brigham and Women's Hospital
Boston, Massachusetts

Francine L. Jacobson, MD, MPH
Assistant Professor of Radiology, Harvard
  Medical School
Medical Director, Lung Cancer Screening
  Program
Department of Radiology
Brigham and Women's Hospital
Boston, Massachusetts

Amy F. Juliano, MD
Assistant Professor of Radiology, Harvard
  Medical School
Department of Radiology
Massachusetts Eye and Ear
Boston, Massachusetts

Hee Kyung Kim, MD
Associate Professor of Radiology
Department of Radiology
Cincinnati Children's Hospital Medical Center
University of Cincinnati
Cincinnati, Ohio

Rekha Krishnasarma, MD
Clinical Fellow, Pediatric Radiology
Department of Radiology
Boston Children's Hospital
Boston, Massachusetts

Edward Y. Lee, MD, MPH
Associate Professor of Radiology, Harvard
  Medical School
Chief, Division of Thoracic Imaging
President, International Society of Pediatric
  Thoracic Imaging
Department of Radiology
Boston Children's Hospital
Boston, Massachusetts

Karen S. Lee, MD
Assistant Professor of Radiology, Harvard
  Medical School
Director, Radiology Fellowship Training
  Programs

Department of Radiology
Beth Israel Deaconess Medical Center
Boston, Massachusetts

Thomas C. Lee, MD, CM
Assistant Professor of Radiology, Harvard Medical School
Division of Neuroradiology
Department of Radiology
Brigham and Women's Hospital
Boston, Massachusetts

Diana Litmanovich, MD
Associate Professor of Radiology, Harvard Medical School
Chief, Division of Cardiac Imaging
Director, Cardiothoracic Fellowship
Department of Radiology
Beth Israel Deaconess Medical Center
Boston, Massachusetts

Rachna Madan, MBBS
Assistant Professor of Radiology, Harvard Medical School
Associate Program Director, Thoracic Imaging Fellowship
Department of Radiology
Brigham and Women's Hospital
Boston, Massachusetts

Yulia Melenevsky, MD
Assistant Professor of Radiology
Division of Musculoskeletal Radiology
Department of Radiology
University of Alabama at Birmingham Hospital
University of Alabama at Birmingham
Birmingham, Alabama

Jennifer Ni Mhuircheartaigh, MD
Assistant Professor of Radiology, Harvard Medical School
Department of Radiology
Beth Israel Deaconess Medical Center
Boston, Massachusetts

Koenraad J. Mortele, MD
Associate Professor of Radiology, Harvard Medical School
Chief, Division of Abdominal Imaging
Director, Clinical Magnetic Resonance Imaging
Department of Radiology
Beth Israel Deaconess Medical Center
Boston, Massachusetts

Violeta Nikac, MD, MS
Instructor of Radiology, Harvard Medical School
Department of Radiology
Brigham and Women's Hospital
Boston, Massachusetts

Jay K. Pahade, MD
Associate Professor of Radiology
Vice Chair, Quality and Safety
Medical Director, Radiology Quality and Safety
Department of Radiology and Biomedical Imaging
Yale University School of Medicine
New Haven, Connecticut

Theodore T. Pierce, MD
Instructor of Radiology, Harvard Medical School
Division of Abdominal Imaging
Department of Radiology
Massachusetts General Hospital
Boston, Massachusetts

Jason A. Pietryga, MD
Clinical Assistant Professor
Department of Radiology
University of Alabama at Birmingham Hospital
University of Alabama School of Medicine
Birmingham, Alabama

Vassilios Raptopoulos, MD
Professor of Radiology, Harvard Medical School
Department of Radiology
Beth Israel Deaconess Medical Center
Boston, Massachusetts

Katherine L. Reinshagen, MD
Instructor of Radiology, Harvard Medical School
Department of Radiology
Massachusetts Eye and Ear
Boston, Massachusetts

Carole A. Ridge, FFRRCSI
Radiologist
Department of Radiology
Royal Brompton & Harefield NHS Foundation Trust
Imperial College
London, United Kingdom

Chun Ruan, PhD
Assistant Professor of Radiology, Harvard Medical School
Department of Radiology
Brigham and Women's Hospital
Boston, Massachusetts

Eric J. Schmidlin, MD
Instructor of Radiology, Harvard Medical School
Department of Radiology
Brigham and Women's Hospital
Boston, Massachusetts

Anuradha S. Shenoy-Bhangle, MD
Instructor of Radiology, Harvard Medical School
Associate Director, Radiology Residency Program
Department of Radiology
Beth Israel Deaconess Medical Center
Boston, Massachusetts

Arvind K. Shergill, MBBS, DNB, FRCPC
Radiologist
Fraserhealth (East)
Abbotsford Regional Hospital and Cancer Centre
Abbotsford, British Columbia, Canada

Bettina Siewert, MD
Associate Professor of Radiology, Harvard Medical School
Executive Vice Chair, Radiology
Vice Chair, Quality and Safety
Department of Radiology
Beth Israel Deaconess Medical Center
Boston, Massachusetts

Stuart G. Silverman, MD, FACR
Professor of Radiology, Harvard Medical School
Chief, Division of Abdominal Imaging and Intervention
Department of Radiology
Brigham and Women's Hospital
Boston, Massachusetts

Stacy E. Smith, MD
Assistant Professor of Radiology, Harvard Medical School
Chief and Distinguished Barbara N. Weissman Chair
Imaging Director, STRATUS Center for Medical Simulation
Division of Musculoskeletal Imaging and Intervention
Department of Radiology
Brigham and Women's Hospital
Boston, Massachusetts

Julie H. Song, MD
Professor of Radiology
Department of Diagnostic Imaging
Rhode Island Hospital
The Warrant Alpert Medical School of Brown University
Providence, Rhode Island

Jorge A. Soto, MD
Professor of Radiology
Chairman, Department of Radiology
Boston Medical Center
Boston University School of Medicine
Boston, Massachusetts

Komal Talati, MD
Radiologist
Department of Radiology
Lowell General Hospital
Lowell, Massachusetts

Paul G. Thacker, MD, MHA
Radiologist
Department of Radiology
Mayo Clinic
Rochester, Minnesota

Sree Harsha Tirumani, MD
Assistant Professor of Radiology, Harvard Medical School
Division of Abdominal Imaging and Intervention
Department of Radiology
Brigham and Women's Hospital
Boston, Massachusetts

Leo L. Tsai, MD, PhD, MSc
Assistant Professor of Radiology, Harvard Medical School
Director, Oncology Imaging
Department of Radiology
Beth Israel Deaconess Medical Center
Boston, Massachusetts

Jesse L. Wei, MD
Instructor of Radiology, Harvard Medical School
Department of Radiology
Beth Israel Deaconess Medical Center
Boston, Massachusetts

Pei-Kang Wei, MD
Resident, Diagnostic Radiology
Department of Radiology
Beth Israel Deaconess Medical Center
Boston, Massachusetts

Jim S. Wu, MD
Associate Professor of Radiology, Harvard Medical School
Chief, Division of Musculoskeletal Imaging and Intervention
Department of Radiology
Beth Israel Deaconess Medical Center
Boston, Massachusetts

Hee Mang Yoon, MD, PhD
Assistant Professor of Radiology
Department of Radiology
Asan Medical Center
University of Ulsan College of Medicine
Seoul, Korea

译者前言

Computed Body Tomography with MRI Correlation 是一部重要的医学影像诊断学著作，深受读者欢迎，不断再版并广为流传，目前已更新至第 5 版。

在过去 15 年内，以 CT 和 MRI 为代表的医学影像学一直是临床医学最活跃的学科领域之一。影像设备、成像技术、后处理与诊断方法推陈出新、青出于蓝，积极推动着本学科领域的发展，也不断给医疗工作与临床科研添柴加薪。例如，新一代的双能 CT 成功超越了普通 CT 的传统应用范围，不仅能满足常规检查所需，还在物质分离、组织鉴定、肿瘤与血管成像、伪影去除等领域大放异彩。更快速的 MRI 序列研发、更高级的多通道线圈改良有效推动了图像采集迈入"快"时代，让 3D MRI 照进现实，从而提供更舒适、更快捷的影像服务。7T 超高场 MRI 系统可以提供更高信噪比、更细空间分辨率、更优异组织对比度的图像，提供更好的组织结构细节与代谢生理信息。

医学影像技术与影像诊断也一直是放射科和其他临床学科同仁孜孜不倦学习的领域。随着临床专病中心建设与多学科讨论模式在全国的普及，放射与其他临床学科的融合交叉更加深入，对临床医学从业者提出了更高的要求，亟须放射科医生和其他临床医生及时了解新技术，推广新应用，加强沟通，为患者提供更安全、更精准的个体化医疗服务。

鉴于此，我们在出版社的支持下引进并翻译了新一版的 *Computed Body Tomography with MRI Correlation,5e*，希望推荐给国内同道，尤其是中青年专科医生和住院规范化培养医生。本书的翻译及审校工作得到了四川大学华西医院多个兄弟科室及多家省内外教学医院的支持与帮助，再次体会并发扬了放射－临床专科交叉合作的精神，大家身在其中受益匪浅。尽管我们竭尽全力希望准确转达原著所述内容，但由于中外术语规范及语言表达习惯有所不同，书中如有欠妥之处，希望各位专家同道、读者朋友不吝指正！

原书前言

近十年来，CT 和 MRI 取得了重大技术进步，临床应用大幅增长。在二维、三维和最新的四维成像及快速扫描技术的推动下，多排 CT 的引入及不断发展为断层成像的评估带来变革性突破。近期刚推出的双能 CT 成像技术，提升了在物质分离、组织定性、肿瘤成像、血管成像和伪影消除等方面的诊断能力。同时，MRI 作为一种无创影像学检查方法，也取得了重大技术进步；MRI 利用解剖信息和功能数据，在完全没有电离辐射性的前提下即可成像。此外，3T 磁共振和 7T 磁共振技术也在不断进步，新型的 MRI 序列、多通道线圈和并行成像技术快速发展，极大提高了 MRI 质量，缩短了图像采集时间，还实现了三维成像。在这些技术进步的推动下，MRI 诊断和定性能力得到了不断提升，大力推动了最佳患者护理的实现。

在对潜在有先天性或获得性疾病的成年和（或）儿童患者进行日常诊疗时，CT 和 MRI 技术发挥着重要作用。放射科医师需要清楚地了解相关技术的新进展，从而针对特定疾病施行新方法或提供新方案，实现最佳患者护理。本书旨在全面介绍最新 CT 和 MRI 技术及其在成年和儿童患者中的日常临床应用。

第 5 版重点关注了一些新型成像技术和方案，在篇章安排上依然沿用前几版的布局，包括成年和儿童患者胸部、腹部、骨盆和肌肉骨骼等章节。新的作者团队在原版的基础上进行了大量内容改写，更新了参考文献，新增了 2000 多条病例及影像资料，汇集了第 4 版以来推出的新技术及 CT 和 MRI 研发成果。

本书共三篇，第一篇主要介绍 CT 及 MRI 基本原理、应用情况及介入 CT；第二篇重点讨论成人患者各系统疾病；第三篇聚焦于儿童患者的各系统疾病。同时，第三篇新增了一章，讨论 CT 及 MRI 技术在胎儿影像学中的应用。本书对重要的常见和罕见疾病均有介绍。各章针对具体的疾病介绍了最新的实用 CT 和 MRI 技术、正常解剖及变异、特征性影像表现和管理方法；着重强调了优化 CT 和 MRI 影像扫描、分析和判读的实用信息；介绍了如何在 CT 和 MRI 检查过程中规避技术和判读误区的窍门。此外，还对那些具有相似影像表现但具有临床及放射学差异特性的疾病进行了介绍。

本书的主要适用对象为学术领域和私人执业领域的放射科实习医师和执业医师。同时，对于其他专业中需要对患者进行 CT 或 MRI 评价以进行初步诊断和随访管理的医师们而言，本书也极具参考价值，是他们参考资料库的有力补充。

我们希望，读者借以本书能对 CT 和 MRI 技术有更深刻的了解，在日常临床实践中能更准确地判读各种疾病的影像表现。我们期望，通过这些努力能够改善患者护理和管理，从而实现我们的最终目标。于我们而言，全新版本的编写也是一次有益的学习经历。诚邀各位读者加入我们的学习过程并提供反馈，以便后续版本的更新修订。希望读者们在阅读本书时能够像我们在准备、编写和整理过程中一样，尽情享受学习带来的快乐与满足。

Edward Y. Lee, MD, MPH
Andetta Hunsaker, MD
Bettina Siewert, MD

致　谢

首先，对本书前几版的主创人员深表谢意，包括 Joseph K. T. Lee 医学博士、Stuart S. Sagel 医学博士、Robert I. Stanley 医学博士和 Jay P. Heiken 医学博士，他们都是放射学领域真正的大咖。他们在体部 CT 和 MRI 方面做了大量的开创性工作，包括对本书前四版的精心编撰，由此确立了 CT 和 MRI 作为首选无创性断层成像技术在日常临床应用中检测和鉴别各种医学疾病的重要地位。因此，能够接续前任各位的工作，完成对该新版本的更新修订，是我们极大的荣誉和荣耀。我们希望本书能与时俱进，继续成为读者们学习 CT 和 MRI 技术的必备资源。

其次，还要感谢所有参与编写本书前几版的各位编者。同时，也特别感谢参与编写该新版本的新任编者。他们都是各自领域的国际公认专家，他们所编写的章节使得本书既具深度，又具广度。

最后，要感谢 Wolters Kluwer/Lippincott Williams & Wilkins 出版社，感谢他们在参与本项目期间所展现出的专业精神。特别要感谢 Sharon Zinner、Annette Ferran、Carole Wonsiewicz、Julie Kostelnik 和 Jennifer Clements，他们在本书编写的整个过程中始终秉承孜孜不倦的敬业态度，并提出了宝贵的建议。正是因为他们的大力支持和指导，全新第 5 版才得以出版发行。

补充说明

书中参考文献条目众多，为方便读者查阅，已将本书参考文献更新至网络，读者可扫描右侧二维码，关注出版社医学官方微信"焦点医学"，后台回复"9787523611838"，即可获取。

致　谢

献给我的父母 Kwan-Pyo 和 Kang-ja，以及我的家人，感谢他们一直以来的支持和鼓励。

献给医学博士 Jay P. Heiken，即本书前四版的主创之一，他是一位堪称楷模的教师、导师和榜样。

献给我的合著者医学博士 Andetta Hunsaker 和医学博士 Bettina Siewert，感谢他们的支持和友情。他们绝对是最好共事的合作伙伴。

献给我遇到的实习生和放射科医生，感谢他们分享自己的学习热情。

Edward Y. Lee, MD, MPH

献给我丈夫的 Bob，感谢他的鼓励和支持。

献给我的会长 Giles Boland 医学博士和副会长 Peter Doubilet 医学博士，是他们让我专门腾出时间参与这个项目。

献给各位参编者，感谢他们欣然接受我的不断请求。

献给我的合著者医学博士 & 公共卫生硕士 Edward Y. Lee 和医学博士 Bettina Siewert，是他们对这个项目的付出鞭策了我。

Andetta Hunsaker, MD

献给我的父母 Irmgard 和 Horst，感谢他们对我坚定不移的支持；献给我的丈夫 Douglas，感谢他对知识的渴望和冒险精神；献给我的孩子 Felix 和 Maya，感谢他们带给我的灵感和创造力。

献给各位参编者及堪称楷模的同事们，感谢他们一直以来的付出。

献给我的合著者医学博士 Andetta Hunsaker 和医学博士 & 公共卫生硕士 Edward Y. Lee，感谢他们提供的不可或缺的指导。

献给我遇见的住院医师和研究员，感谢他们展现出的学习激情。

Bettina Siewert, MD

衷心感谢本书前四版的主创人员医学博士 Joseph K. T. Lee、医学博士 Stuart S. Sagel、医学博士 Robert J. Stanley 和医学博士 Jay P. Heiken，以及所有参编者在前四版中所做的出色工作，为我们撰写当前版本奠定了基础。

目 录

第一篇 原理及基本应用

第 1 章 CT 成像基本原理和应用 ············ 002
第 2 章 MRI 基本原理和应用 ············ 026
第 3 章 CT 介入放射学 ············ 065

第二篇 成人应用

第 4 章 颈部 ············ 112
第 5 章 纵隔 ············ 162
第 6 章 肺 ············ 205
第 7 章 心脏和主动脉 ············ 317
第 8 章 胸膜、胸壁和膈肌 ············ 341
第 9 章 脊柱 ············ 417
第 10 章 肌肉骨骼系统 ············ 439
第 11 章 肝脏 ············ 553
第 12 章 胆道 ············ 623
第 13 章 胰腺 ············ 655
第 14 章 胃肠道 ············ 702
第 15 章 肾与输尿管 ············ 780
第 16 章 肾上腺 ············ 836
第 17 章 脾脏 ············ 884
第 18 章 腹壁、腹腔、肠系膜和大网膜 ············ 919
第 19 章 腹膜后腔 ············ 965
第 20 章 盆腔 ············ 1013
第 21 章 胸腹创伤 ············ 1071

第三篇 儿科应用

第 22 章 儿科应用：胎儿影像 ············ 1106
第 23 章 儿科应用：胸部 ············ 1133
第 24 章 儿科应用：腹部与盆腔 ············ 1173
第 25 章 儿科应用：肌肉骨骼系统 ············ 1250

第一篇

原理及基本应用
Principles and Technical Applications

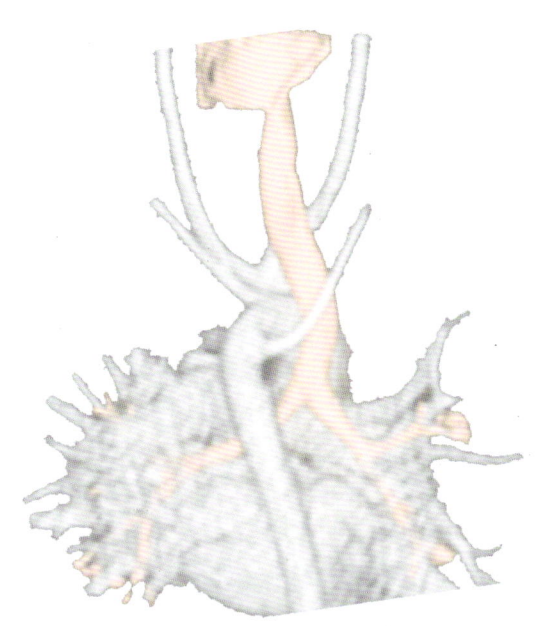

第1章 CT成像基本原理和应用
Computed Tomography Imaging Principles and Applications

Leena M. Hamberg　Chun Ruan　著
李思燚　刘曦娇　译

CT技术的发展都围绕着更快的扫描速度和更高的图像质量。在过去的30年里，CT技术取得了重大突破，使其临床应用得以快速发展。1987年，利用滑环技术连续旋转扫描的CT面市；1989年，螺旋CT问世。这些突破使得快速采集大量解剖数据成为可能。当时扫描器的几何构造比较固定，即将固定的X线管和探测器组合为整体，共同持续围绕成像目标旋转，X线管稳定发出扇形X线束。

1998年，多排CT扫描仪面市，进一步提高了扫描速度。从那时起，探测器排数从4排增加到如今最多的320排，单次旋转可覆盖更大的解剖范围，从而提升了扫描速度，可以完成更多的检查量。薄层探测器数量的增加也有利于提高各向同性图像的分辨率，进一步改善多平面和三维图像的显示方式。最近几年，CT技术的发展和改进集中在对辐射的有效利用上，重点是减少辐射剂量并改进扫描仪组件的技术，在图像质量满足诊断需求的基础上，进一步减少辐射剂量[1]。

本章将阐述CT扫描仪工作的物理原理、新兴技术、成像伪影和辐射剂量的相关内容，以期实现更好的检查，为患者提供更优质的医疗服务。

一、CT扫描仪

目前市面上使用的均为多排CT（multidetector-row CT，MDCT）。单次机架旋转最多可获取320层数据，全身扫描可在几秒内完成。高速扫描使心脏成像可应用于常规检查，在亚秒级精度的旋转时间里，运动几乎凝固，因此，肺成像可在浅呼吸状态下完成，儿童患者也不再需要镇静或麻醉。多排CT已实现各向同性分辨率，能够在任意方向上准确地进行解剖三维呈现和图像重建，并且具有与轴位图像相同的高分辨率。

不同品牌的CT扫描仪之间，以及同一厂家生产的不同型号的CT扫描仪之间，均存在显著差异，但CT的基本扫描组件及其功能是相同的。以下将介绍通用的MDCT组件。

1. CT扫描仪组件

（1）扫描机架：扫描机架的作用是产生X线光子并接收衰减数据，用来进行图像重建。典型的机架开口也叫机架孔，直径在70~80cm，具体取决于扫描仪的型号。X线管与弧形探测器对称安装在机架的可旋转部位上。当机架绕孔中心轴旋转时，X线管与探测器保持同步运动。目前所有的商用MDCT扫描仪都采用这种"旋转-旋转"扫描方式（图1-1）。

过去，机架的可旋转部位通过柔性电缆与电源连接；每次旋转结束时，机架必须再向反方向旋转，才能解开电缆。1987年，扫描仪的设计取得了重大突破，滑环技术的出现，解放了电缆和旋转机架之间的固定机械连接，使机架可以连续单向旋转。该技术不仅减少了CT扫描时间，更使理想的螺旋CT扫描成为现实。螺旋扫描提供的数据可以以任意平面、任意层厚、任意位置重建图像，是目前首选的CT成像模式。

CT机架的机械设计在工程学上面临挑战。高速旋转的物体会产生巨大的离心力。为保证角度和位置的精度，机架必须能以恒定的速度旋转，并且在旋转过程中能保持足够的刚性以避免振动[2]。当前市面上一些扫描仪的机架旋转时间已经低至0.25s。

CT机架可相对于机架平面与头尾或尾头方向倾斜一定的角度，最大倾斜角度通常为±30°。许多扫

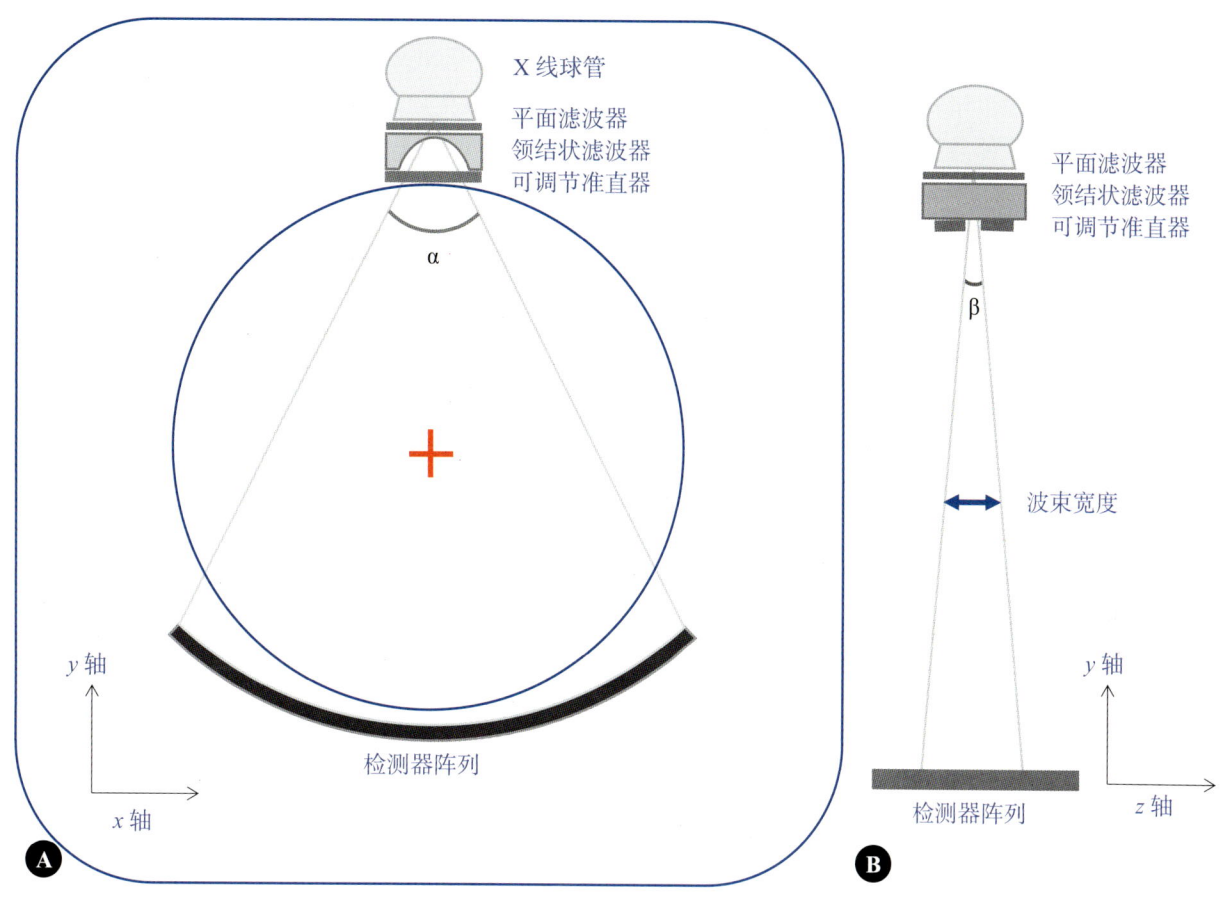

▲ 图 1-1 CT 机架主要部件正视图（A）、侧视图（B）

X 线管可产生混合 X 线束并通过平面/领结状滤波器；X 线束中的低能部分先被滤除。线束的宽度在患者的纵向，也就是 z 轴方向，通过一个可调节准直器进行准直。探测器接收通过患者后的 X 线。α 角是扇形角，β 角是决定准直束宽度的锥角。机架孔中央的红十字标志着扫描仪的等中心

描仪不允许用倾斜的机架进行螺旋扫描，采用一定倾角进行扫描的情况也相对较少。

所有的 CT 扫描仪机架都装有激光灯来帮助患者正确定位。激光可指示中心的位置，并提供三个方向的指示线：轴位、矢状位和冠状位。这是一个简单但重要的工具，因为最终的图像质量和辐射剂量都取决于患者能否定位到扫描仪中心的正确/最佳位置。为了患者的安全，机架还配备了对讲机系统，允许患者与远在扫描仪控制台工作的技术人员进行双向交流。此外，技术人员还可通过屏蔽控制区和检查室之间的铅窗与患者进行视觉交流。

(2) X 线管：没有 X 线管技术的进步，就没有螺旋扫描和多排探测器 CT 扫描仪。在 X 线管组件中，阴极发射电子，并使电子流聚焦加速向阳极运动，撞击在阳极靶面上，撞击的小目标区域称为焦点。阴极与阳极之间的电压差称为 X 线管电压［单位为千伏（kV）］，单位时间内从阴极到阳极的电子数称为 X 线管电流［单位为毫安（mA）］。目前临床 CT 扫描仪的管电压范围在 70~150kV，而管电流最高可达到 1300mA。CT 的 X 线管比传统的 X 线功率大，长时间的使用会导致老化和损坏，因此，为了保证图像质量，需要对部件进行定期更换。

撞击靶面后，电子携带的大部分能量会转换为热能，极少的一部分（约 1%）会转换为电磁辐射或 X 线光子。这种极低的转换效率极大地限制了 X 线设备的操作，因为 X 线管很快就能达到高温状态，会变得非常容易损坏。为避免损坏，将阳极靶面设计成可旋转的，这样就可以将热量分散到更大的区域中。目前已采取了许多手段来提高 CT X 线管的热负荷和散热能力，如增加阳极靶面尺寸（20~30cm），这是增加 X 线管热容量的一种有效方法，但这种方法在旋转机架中会受到 X 线管整体尺寸和质量的限

制。同时，随着阳极尺寸的增加，阳极的稳定性可能会受影响。在一些 X 线管的设计中，将阳极盘定位在轴上，不再使用单个轴承，阳极的稳定性因此得到了改善。由于石墨具有储热能力强和重量轻的特点，在阳极盘中使用石墨作为背衬已成为增加 X 线管热容量的一种常见做法。

一些全新的 X 线管设计也投入了使用，其中最大的不同之处在于可旋转的管套。在这种 X 线管中，整个管套在管内旋转，使阳极盘与冷却液直接接触，利用对流冷却机制从阳极散热。这种设计可适用于尺寸相对较小的阳极盘（12cm），因此 X 线管也相对变得更小更轻。使用这种小尺寸 X 线管可达到更高的机架转速，甚至可以在同一机架内安装双管。旋转管套利用电磁引导将电子束从阴极引向阳极，使电子束快速偏转和聚焦。扇向偏转可以获得更多的平面内（x-y）信息，而 z 向两个位置之间的偏转可以使纵向层面数量增加 1 倍。一些更传统的 X 线管设计也使用焦点偏转来提高空间分辨率和（或）每次旋转重建层面的数量。

CT 的 X 线管通常有大小两个焦点，一些扫描仪也支持三个焦点。焦点大小在 0.5~1.2mm，具体取决于扫描仪的型号。与传统的放射成像不同，CT 的焦点大小不是用户可选择的参数，而是基于所选的其他成像参数由算法确定的。对于任何给定的焦点，其大小都可能在扫描过程中发生变化，这种现象称为焦点增涨。它在低千伏、高毫安的参数设置下最为突出，此类参数设置通常在扫描体格较小的患者或进行双能量成像时使用。为了保持焦点的大小，使空间分辨率保持一致，有的扫描仪厂商通过采用动态焦点成型技术来最大限度地减少增涨的影响[3]。

(3) X 线束过滤：在所有的 X 线成像方式中，在 X 线束到达患者之前，都必须过滤掉低能光子。这是因为低能光子在患者体内被吸收的概率很高，会加大患者的吸收剂量，但对图像形成几乎没有任何贡献。X 线束滤过可发生在多个层面，包括阳极内部、管壳、平面或特定形状的附加滤波器（领结状、楔形）。X 线管的固有滤过是阳极材料本身导致的光子衰减，X 线在到达管窗前穿过冷却液时，也可进一步除去一些低能光子。平面滤过器（通常为铝或铜或合金材质）安置在管窗外，保护患者免受低能 X 线伤害（图 1-1）。

由于人体大部分部位呈类圆形，X 线束在中心的衰减会比边缘更严重，会导致探测器接收到的 X 线量不均匀。X 线束滤过器通常被称为领结状滤波器，可调节患者体内的 X 线通量，让更多的光子到达线束中心而非外围，最终到达探测器的扇形 X 线束能变得更平均，重建图像上的噪声分布也能变得更均匀，此外，患者外围的剂量也会减少（图 1-2）。在这些滤过器中宜用组织等效材料，以避免由滤过器引起的潜在光束硬化效应。

现代扫描仪通常配有几种形状的滤波器，多用于头部或体部成像。基于扫描仪模型，根据所选协议、扫描视野（field of view，FOV）和（或）被扫描的身体区域，扫描仪将自动判断在指定的数据采集过程中使用哪种领结状滤波器。

(4) X 线束准直：当电子在辐射相互作用中失去动能时，产生的 X 线就会以各向同性的方式远离目标。此时需要准直器来限制 X 线束的大小和形状。管壳内的铅衬和管输出窗口的大小初步限制了从管中发出的主 X 线束的尺寸。

在 X 线经过管窗到达患者前，有两套准直器可以准确地限制 X 线束的大小：一套在扇形束方向（x-y 轴），另一套在纵向或 X 线束宽度（z 轴）方向（图 1-1）。在扇形束方向上的固定准直决定了扇形束的角度，在纵向上，可调节准直器允许不同宽度的 X 线束通过。线束宽度也称为总准直宽度，由扫描仪用户设定，可指定在扫描过程中使用的探测器配置。

当 X 线管发出 X 线束后，由于焦点的大小是有限的，X 线束的强度会在边缘发生变化，这个区域被称为半影区。为了确保所有的探测器行列接收到等量的 X 线光子，X 线束的半影区需要覆盖至活动性探测器区域之外，以此实现准直。因此会发生过射现象，即准直 X 线束的宽度比用于获取投影数据的活动探测器区域宽。由于半影区的辐射增加了患者的剂量，但对图像的形成没有贡献，所以它是一种"浪费"。用来表示浪费量的参数是 z 轴效率，也就是有效辐射与总辐射（有效辐射加上"浪费"辐射）的比值。一些扫描仪在扫描仪控制台会显示 z 轴效率，帮助实施高效利用辐射的扫描。准直 X 线束越宽，浪费的辐射百分比就越小。

根据 X 线管和探测器之间的固定几何结构特点，可以使用防散射网格，也叫后准直器，直接安装在探测器前。防散射栅极由一些与探测器元件之间的死区对齐的薄层（栅极隔层）组成，这些薄层由铅或

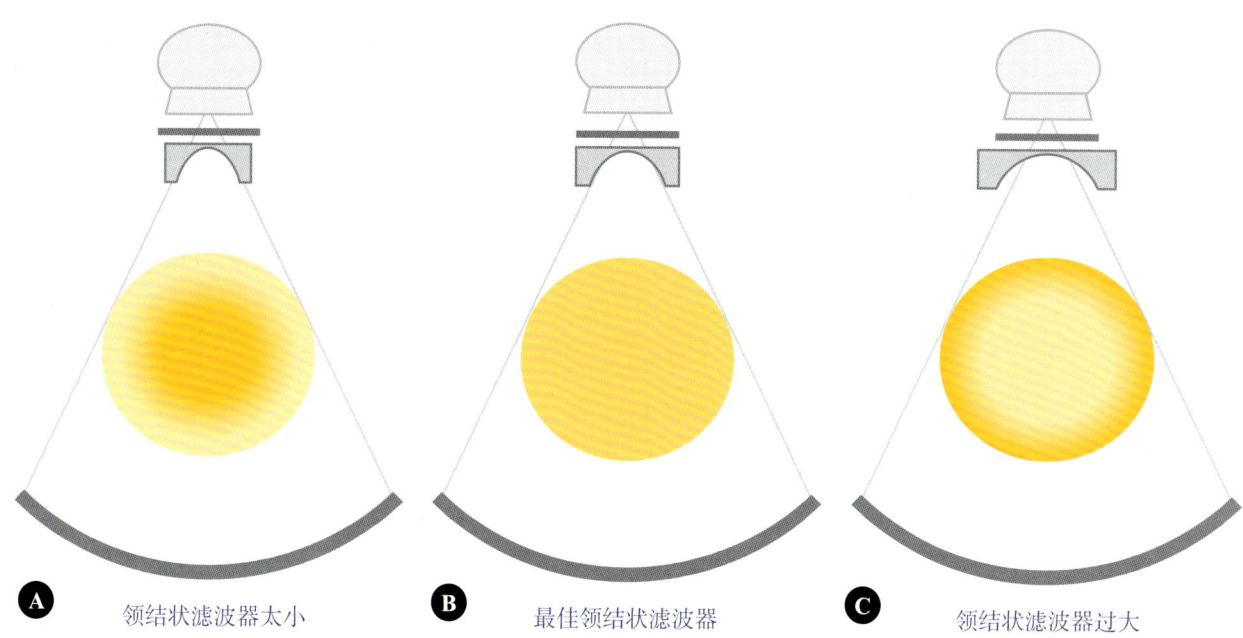

▲ 图 1-2 领结状滤波器可优化到达探测器的光子通量

光子在领结状滤波器内的路径长度发生变化，在线束中心最短，在线束外围最长。依据体型选择尺寸正确的滤波器（B），可使通过身体到达检测器的光子量相等，还可在重建图像中产生更均匀的噪声模式。如果滤波器太小（A），将导致线束外围的光子去除过多，并导致外围图像噪声增加；如领结状滤波器太大（C），则会产生相反的效果

钨等吸收性能好的材料制成。将网格聚焦到焦点上，以观察尽可能多的主X线，再将到达探测器的散射量降至最低。只有一个方向（z轴）上有薄片的防散射网格称为一维准直器，或者一维防散射网格。如果薄片位于探测器行之间，这种准直器称为二维网格；有时也会用到三维网格。

（5）探测器：在MDCT扫描仪中，弧形探测器固定在与X线管相对的机架旋转部分，位于反散射准直器后面。目前市面上大多数CT扫描仪的探测器排数都在16~320排，每排700~900个探测器单元。探测器阵列的总宽度决定了扫描仪在一次机架旋转时所能达到的最大解剖覆盖范围。

每个探测单元都由闪烁的固态材料组成，这些材料将射入的X线转换成可见光，可见光再由附着在闪烁材料上的光电二极管转换成电流，产生的电流继续被放大和数字化。用来分隔开每个探测器元件的窄条对辐射不敏感，X线一旦落在不活跃的区域上，只会增加患者的剂量，而不能帮助成像。用来反映探测器不可用区域大小的参数称为几何效率，其定义为含有活动探测器材料的探测器面积比例。当探测器的几何效率增加时，辐射浪费减少。

目前大多数MDCT扫描仪使用的是每一排探测单元大小都相等的探测器阵列。这种类型的探测器被称为固定阵列探测器。例如，一个3.2cm宽的探测器阵列包括64个0.5mm宽的探测器排。在扫描过程中，如果整个探测器处于活动状态，意味着每一排的各个探测器单元都能获取投影数据。MDCT扫描仪也可将多排探测器的信号通过电子组合成组，效果与单探测器排信号等价。探测器配置是一个成像参数，用于选择数据采集时使用的探测器数量；最少为2排，最多为整个探测器组。探测器配置用一对值描述，即排数和单行宽度，如果多排信号被电子组合在一起，则用组数和一组的宽度描述。这个概念见图1-3。需要注意的是，探测器的配置是一个重要的成像参数，因为它影响图像质量，决定了准直束的宽度，与旋转时间和螺距一起决定了总扫描时间[4]。

例如，使用64排0.5mm宽的探测器的MDCT扫描仪进行数据采集，64排里的每个探测单元分别采集输出信号，则我们可以说所使用的探测器配置为64×0.5mm。如果在扫描过程中使用z轴焦点偏转，则探测器配置表示为128×0.5mm。在无焦点偏转和有焦点偏转这两种情况下，准直束宽度均为3.2cm，对应活动探测器区域的长度。如果用户使用了更窄的1.6cm的束宽，并且只使用一半的探测器排（即64排中的32排），则探测器配置为32×0.5mm

（无焦点偏转）或 64×0.5mm（有焦点偏转）。焦点 z 向偏转可使层数加倍，但不会增加准直束的宽度。为了从报道的探测器配置里推断出束宽，扫描仪用户需要知道在扫描过程中是否使用了焦点偏转。

如果 64 排扫描仪采用两组探测器采集信号的方式进行数据采集，使用整个探测器区域和 3.2cm 的束宽时，探测器配置为 32×1.0mm。如果用户使用 1.6cm 的束宽，并且只使用一半的探测器，那么探测器配置为 16×1.0mm。

特定扫描中可重建的图像最小层厚由一排的宽度或使用的分组排的宽度决定，因此在上文的例子中，可以重建的最小层厚是 0.5mm 或 1.0mm，取决于探测器的配置。MDCT 的优点之一是可以从一次扫描获得的投影数据中重建出不同层厚的图像。例如，较厚的 5.0mm 或 3.0mm 的图像可以重建用于常规诊断，较薄的 0.5mm 图像可以用于三维重建。

当需要多平面、倾斜或三维重建时，应使用单排探测器来获取数据，不需要电子信号合并，以保证所有图像的各向同性分辨率，获得高质量的三维显示。即使厚层图像用于临床，如果在图像解释过程中还需要一些其他的可视化信息，利用未合并信号的数据就能重建较薄或不同方向的图像层面。这样就无须重新扫描患者了。

(6) 检查床：检查床由床面和底座组成，底座装有控制检查床运动所需的机械和电子部件。供患者平躺的检查床台面通常由碳纤维制成，在 X 线下相对透明。这种材料提供了足够的强度，台面在伸展位置不会出现弯曲，材料的刚性也可以减少床面运动时的振动。根据台面的结构和功能构造要求，在患者体重达到 600 磅（约 272kg）的情况下，台面也必须能维持精确的运动。单个台面的承重性能因扫描仪品牌和型号而异，可能还会限制特定扫描仪成像的患者人数[5]。

移动式检查床必须满足患者在垂直和水平方向的准确定位。垂直上下运动或台面高度的调整，对于患者检查也很重要。为了将患者准确定位在扫描仪等中心的位置，有些检查床甚至可以横向（左右）移动。患者定位在等中心是高质量 CT 的必要条件；它不仅影响着图像质量，还影响着患者的辐射剂量。

为了获得高质量、无伪影的图像，患者纵向移动时，检查床的准确性和平滑度至关重要。在扫描过程中，用两个参数来描述检查床运动，分别为台面移动距离和台面速度。台面移动距离指旋转一周检查床所行进的距离（毫米/转），台面速度指扫描时检查床的速度（mm/s）。用户不可对台面移动距离

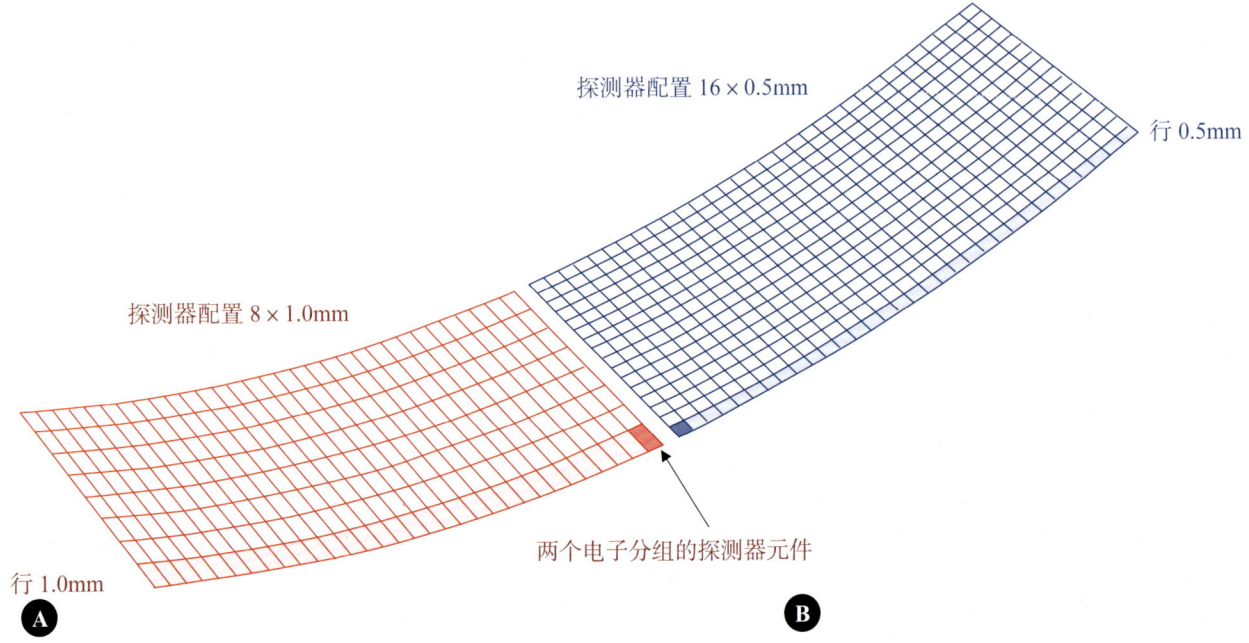

▲ 图 1-3　两种使用不同配置采样的 16 排检测器示例

在蓝色探测器（B）中，每一排中的每个单元（深蓝）都被单独取样，形成 16×0.5mm 探测器配置。在红色探测器（A）中，相邻两排暗红色的单元以电子方式组合成一组，形成 8×1.0mm 探测器配置

和速度参数进行选择。

2. 成像方式

(1) 定位像（扫描投影像）：通过保持X线管固定，同时通过机架孔以恒定速度移动患者检查床获得（图1-4）的图像，称为定位像。为了最大限度地减少散射并提高图像质量，在扫描过程中使用窄扇形X线束。在扫描过程中，X线管的位置决定了X线的投影像。通常可以获得前后正位像、后前正位像、侧位像。与前后定位像相比，后前定位像可轻微降低对甲状腺、眼睛和乳腺组织的辐射剂量。这是由于患者仰卧时检查床的过滤作用[6]。侧位像则有助于确认患者在等中心的位置，因为大多数定位错误是由检查床的高度不理想造成的。根据患者的解剖结构，侧位像还有助于准确选择机架倾斜角度。

这些低剂量、低分辨率的图像在CT检查流程中发挥着重要的作用。定位像可帮助规定每个扫描感兴趣区的起始和结束位置，患者身体不同部位的衰减特性也可通过定位像评估获得。在自动曝光控制（automatic exposure control，AEC）模式激活的状态下，这些信息有助于管电流调制（tube current modulation，TCM）方法在扫描中的使用。为准确引导AEC使用，患者在扫描过程中以同一姿势躺在检查床上时，定位像应覆盖所有的感兴趣区域。对不同的身体部位进行成像时，需要针对每个身体部位分别进行定位扫描，保证AEC正确工作。例如，一次检查同时包括了举起手臂的胸部扫描、放下手臂的颈部扫描，则需要两个定位像，即举起手臂的胸部定位像和放下手臂的颈部定位像。

(2) 轴位扫描（序列、步进扫描）：轴位扫描，或者称序列、步进扫描，是通过保持检查床静止，将X线管探测器组件绕患者旋转360°来完成的。旋转一圈后，X线停止，检查床被移到下一个扫描位置。X线继续发出，开始另一次的360°数据采集。重复步进和扫描过程，直到覆盖整个感兴趣解剖容积。对整个感兴趣容积成像所需的步数取决于探测器的配置和所使用的准直光束宽度（图1-4）。

一般来说，轴位扫描比螺旋扫描更耗时，因为每次旋转之前都要移动床面，需要额外花费时间。

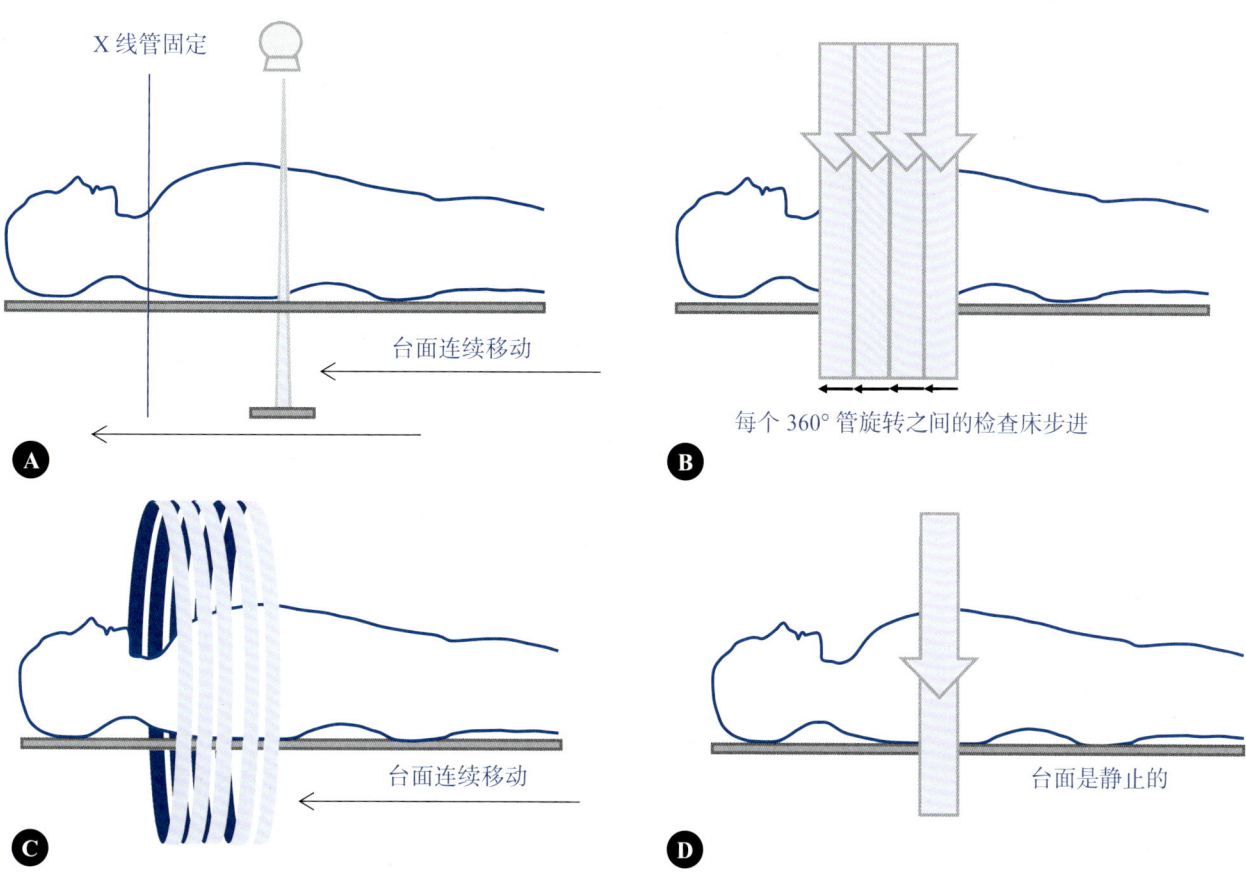

▲ 图1-4 MDCT扫描仪常见的四种成像模式

A. 定位像模式；B. 轴位或步进扫描模式；C. 螺旋模式；D. 连续成像模式

此外，如果需要实现不同的层面方向、层厚或需进行三维重建，则不宜使用该轴位扫描，该模式无法提供进行这些操作所需的数据。

(3) 螺旋扫描：螺旋扫描是在机架连续旋转时，让检查床以恒定的速度通过机架口移动（图1-4）来完成的。由于X线管连续旋转，检查床同步进行纵向运动，X线束相对于患者形成了螺旋路径。螺旋扫描适用于大解剖体积的快速扫描，可自由选择位置、方向、层厚、层间隔进行图像重建。在MDCT扫描仪中，螺旋成像是目前大多数应用的首选成像方式。

螺距是螺旋扫描的参数，它表示每次旋转检查床台面移动距离与准直X线束宽度之间的关系。螺距的计算公式为每360°旋转台面移动距离（mm）与准直器宽度（mm）的比值，因此，螺距是一个没有单位的数值。如果螺距为1，说明扫描的解剖结构被均匀地照射。如果台面的移动距离小于准直器的宽度（即螺距<1）时，螺旋运动会发生重叠，意味着一些解剖结构会被多次照射，数据会发生过采样。在其他扫描参数相同的情况下，与螺距为1的扫描相比，此时辐射剂量和图像质量会更高。如果检查床的移动距离超过准直器宽度（即螺距>1），则会出现采样不足的情况，虽然可降低辐射剂量，但图像质量可能会略有下降。

(4) 连续扫描：在连续扫描方式下，在同一解剖位置进行数据采集，此时检查床保持静止不动，X线管围绕患者连续旋转（图1-4）。连续扫描通常用于CT透视和CT血管成像前的团注追踪，以确定对比剂到达目标血管系统的时间。此外，一些CT灌注（CT perfusion，CTP）方案也使用连续扫描方式。

3. 高级成像

(1) CT血管成像：CT血管成像（computed tomography angiography，CTA）采用螺旋扫描方式，同时注射含碘对比剂，由于碘的原子序数高（Z=53）、质量密度大（4.93g/cm³），可增加血管内的X线衰减。在特定的时间段进行CTA数据采集，可观察到动脉或静脉的清晰显影。最佳扫描延迟，即从开始注射对比剂到开始扫描的时间间隔，受到多个因素的影响，如扫描采集时间、成像解剖位置、注射对比剂的速度和时间，也与患者的个体因素相关。

通过使用测试团注或团注追踪技术，可实现扫描延迟的患者个体化[7]。测试团注技术通过单独注射小体积的对比剂，同时在多个时间点获得相同解剖位置的轴向图像。因此，可以观察到对比剂到达靶血管的时间，并以此确定CTA实际扫描的患者特异性延迟时间。团注追踪技术实现了这一过程自动化，在计算机控制下，仅通过一种对比剂观察目标血管内感兴趣区域（region of interest，ROI）的血管强化水平。当增强达到预定水平时，扫描仪将自动停止团注追踪扫描，再将检查床移动至指定的CTA起始位置，并启动CTA扫描。因为增强的水平是用CT值来测量的，而CT值的计算又与管电压大小有关，故应在同一千伏值下进行团注追踪和CTA扫描。

一般来说，CTA数据采集使用高电压（120~140kV），以确保不同体型的患者均可获得最佳的图像质量。然而，CTA近来的趋势是使用低电压（70~100kV）进行扫描[8]。当管电压降低时，X线束的平均能量也随之降低，可以改善血管造影图像中的血管对比度。然而，管电压的降低也会导致患者体内X线衰减的增加。为了补偿到达探测器的光量子损失，并使图像噪声水平保持在可接受范围内，必须适当增加管电流。目前，针对特定扫描的管电压优化都可以在更新的CT扫描仪模型上通过算法实现。对肥胖患者而言，通常不建议使用低电压技术[9]。

CTA数据采集应始终使用最薄的探测器排，以达到三个方向（轴位、矢状位和冠状位）的各向同性分辨率，再根据临床需要，构建薄层和高质量的多平面/曲面重建、三维容积再现，完成图像重建。

(2) 心脏成像：随着MDCT的软硬件功能不断升级，这种成像方式正在越来越多地应用于冠状动脉疾病、心脏结构和心脏功能的评估[10]。MDCT扫描仪拥有可快速旋转机架、高空间分辨率和宽探测器，还应用了全新的低剂量技术，使心脏CT在冠状动脉和非冠状动脉的成像剂量得到了显著降低。一些配备了16cm宽度探测器的扫描仪只需一次旋转就可覆盖整个心脏区域，冠状动脉CTA数据仅需几秒即可获得。心脏CT的核心目标是"冻结"心脏运动，使运动伪影最小化，提高解剖结构成像临床应用价值（图1-5）。生成心脏或冠状动脉解剖的无运动图像需要同步采集患者的心电图（electrocardiogram，ECG）数据。这种心电同步操作也称为心电门控，分为前瞻性和回顾性两种。

前瞻性心电门控仅用于序列扫描，是冠状动脉

第 1 章　CT 成像基本原理和应用
Computed Tomography Imaging Principles and Applications

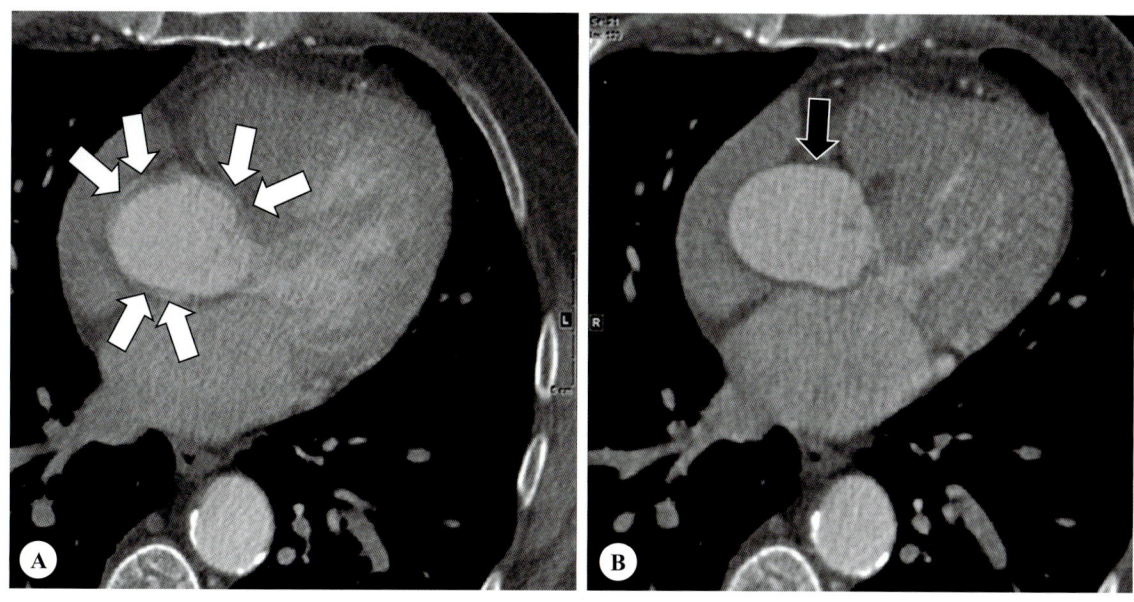

▲ 图 1-5　心脏成像中使用心电门控去除运动伪影

轴位 CTA 图像清楚显示了主动脉运动（白箭）对非门控扫描图像（A）的影响，而在使用门控的扫描图像（B）中没有观察到（黑箭）（图片由 Dr. Michael L. Steigner, Brigham and Women's Hospital, Boston, MA 提供）

最常用的成像技术。数据采集基于 ECG 的 R 波，按照设定的延迟时间触发，通常选取患者心动周期中心脏运动最少的时相进行采集。R 波的延迟时间可以通过采集数据之前先监测患者的多个心脏周期的心率提前预测。设定好延迟时间，就开始扫描，由 R 波触发数据采集。为了得到符合要求的时间分辨率，通常选在重建图像所需的最小扫描旋转角（180°+ 扇形角）上获得投影数据。一旦取到数据，X 线将暂停，检查床会移至下一个 z 轴位置，等待下一个 R 波触发新的数据采集。所需的检查床步进数取决于整个心脏成像所需的扫描长度和线束准直宽度。一些配备有 16cm 宽探测器的高端扫描仪能用一次机架旋转获得整个心脏数据[11]。由于心率过快、心率快速变化和（或）不规则变化的情况，应用前瞻性心电门控存在一定的难度。通常在前瞻性心电门控冠状动脉 CTA 中使用受体拮抗药以稳定 / 降低心率。但要彻底解决这种情况，就需要使用回顾性心电门控方法[12]。

回顾性心电门控用于螺旋、低螺距扫描，通过多个心动周期进行心脏成像。同步连续采集 CT 数据和 ECG 信号。这种模式允许在心动周期的多个时间点重建图像，可以在同一扫描中同时进行解剖和功能成像。回顾性门控对不同心率的宽容度更大，但辐射剂量相比前瞻性心电门控也更高。但这种扫描方式下可使用 AEC，辐射剂量也可以实现患者个体化。回顾性心电门控常用于 TAVR 研究，一般需要同时显示冠状动脉和心脏的解剖和功能（图 1-6）。

(3) CT 透视：CT 透视是指在同一解剖位置上连续旋转 X 线源进行实时 CT 成像。图像接近于实时重建，可在检查室的显示器上直接观看。实时图像重建通常是利用部分扫描数据（<360°）和重建时间重叠图像的方法实现的。

厂商通过各种各样的软硬件组合提供不同的透视功能，如曝光开关（脚踏板或操纵杆）、台面运动控制台、室内显示器和透视软件。硬件方面，有些扫描仪可提供更宽的机架开口，在介入治疗过程中能更好地对患者进行操作；可浮动台面则有助于患者定位。软件方面则涵盖了二维和三维图像制导、多图像显示、针状伪影校正功能，还有各种剂量减低功能。

CT 透视法与传统透视法相比有许多优点，包括高对比度分辨率、高空间分辨率，还可以对投影图像无法很好显示的区域进行成像[13]。事实证明，它对介入诊疗可以起到非常好的指导作用，包括在胸部、脊柱、腹部和骨盆组织的活检、引流、注射、消融。但使用 CT 透视检查也要考虑，患者可能会承受高强度的辐射照射，同时实施该手术的放射科医生也会受到散射辐射影响[14]。在 CT 透视中，对

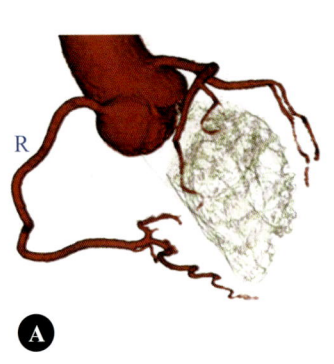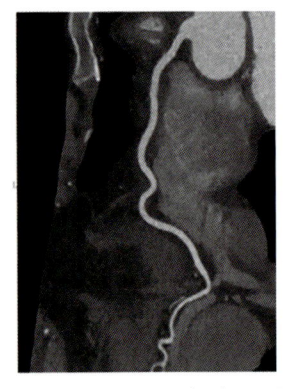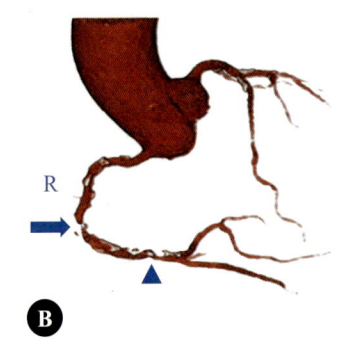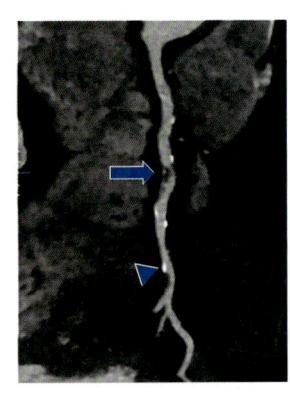

▲ 图 1-6 心脏 CT 显示正常及异常冠状动脉

A. 显示了正常右侧冠状动脉（R）的三维容积再现重建和曲面重建后处理图像；B. 显示了一位患者的冠状动脉图像，包括粥样斑块（蓝箭）和钙化（蓝箭头）对右侧（R）冠状动脉的影响（图片由 Dr. Michael L. Steigner, Brigham and Women's Hospital, Boston, MA 提供）

同一解剖区域进行连续扫描亦存在皮肤损伤的风险，因为辐射剂量可能超过发生确定性皮肤损伤的剂量阈值。

进行 CT 透视时，凡是留在检查室的工作人员都必须高度注意辐射防护措施，即时间、距离和屏蔽防护。减少剂量的最佳方案是将连续透视改为间歇透视，并将整体透视时间尽量保持在最低。在暴露过程中留在扫描室内的工作人员需要穿着适合当前程序的防护服。在此过程中，还需使用辐射剂量仪监测个人剂量。平方反比定律指出，辐射强度的下降与辐射源距离的平方成正比。可通过增加工作人员与扫描仪等中心的距离应用此定律。同时，建议让每个人都了解扫描室的散射特性，让工作人员能尽量停留在室内的低剂量区内。一般来说，最佳位置是在机架的一侧，这是因为机架组件可屏蔽辐射。也可以在患者身上覆盖铅屏蔽物，通过阻止来自患者的散射光子，减少操作者的辐射剂量。

针对所有的扫描长度都应该设定最小的纵向（z 轴）范围，生成最优的成像方案，在满足临床任务的需要的同时，尽可能减少所产生的辐射。在 CT 介入时，通常不需要获取诊断级别质量的图像，因为在常规扫描阶段就已经进行了表征和诊断。与诊断性 CT 成像相比，CT 透视通常采用降低辐射剂量的方案[15]。在进行 CT 干预的扫描仪中，开启辐射剂量警报和监测辐射剂量尤其重要。

二、数据采集和图像重建

传统的 X 线将三维身体信息以二维投影的方式呈现，由于组织结构存在重叠，可能会因此丢失一些细微的信息。由于它的投射角度单一，也无法获得内脏器官的详细信息。为了得到患者的横断面解剖图像，需要在身体周围进行多个投影角度的数据采集。使用多个投影数据集，可以通过数学重建包含解剖细节的横断面图像。目前，临床 CT 扫描仪有两种重建方法，一种是滤波反投影（filtered back projection, FBP）方法，另一种是迭代重建（inversion recovery, IR）方法。

CT 数据采集的原理是让 X 线管和探测器绕患者旋转，在多个投射角度下对通过身体后的 X 线进行接收。每个投影角度及每个源探测单元的衰减数据都将被记录下来，可以单独记录，也可以分组记录。每个测量值都是 X 线沿着放射源、患者、探测元件的这条直线上的衰减结果。投影角度的数目根据扫描仪的型号、机架旋转速度和其他成像参数而有所不同。这些原始投影数据可以显示为图像，其中每一列（y 轴）中的值代表单一视角的测量值。这些列沿着 x 轴堆叠，产生投影图像（图 1-7）。可从每个独立视角收集的线测量值进行预处理并用于图像重建。

CT 图像重建中常用的基本数学方法称为 FBP 法。理论上讲，如果投影数据具有某些特性（它们都位于同一个平面内，旋转投影按照等间隔进行至少半圈，而探测器也是等距覆盖全部重建物体），则扫描视野内任意点的衰减都可以通过结合某些加权测量结果计算出来。这种数学加权过程称为重建核。不同的核具有特定的属性，具体取决于临床应用（图 1-8 和图 1-9）。FBP 法已经被 CT 厂商普遍采用，因为它非常适合在计算机和特殊的硬件模块上应用[16]。

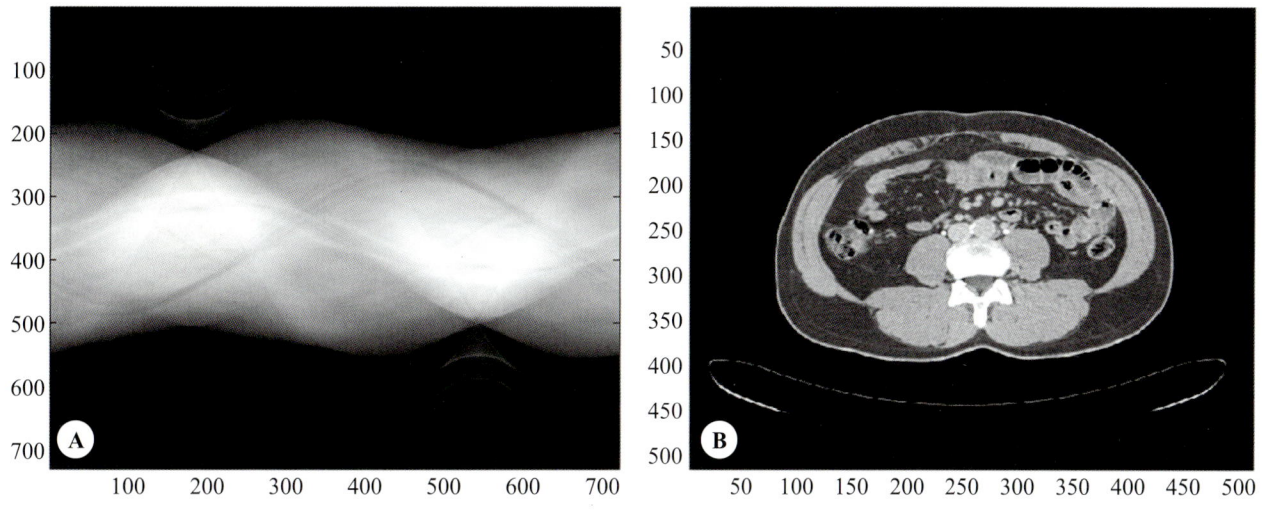

▲ 图 1-7 A 是由 B 轴向层面生成的投影图像

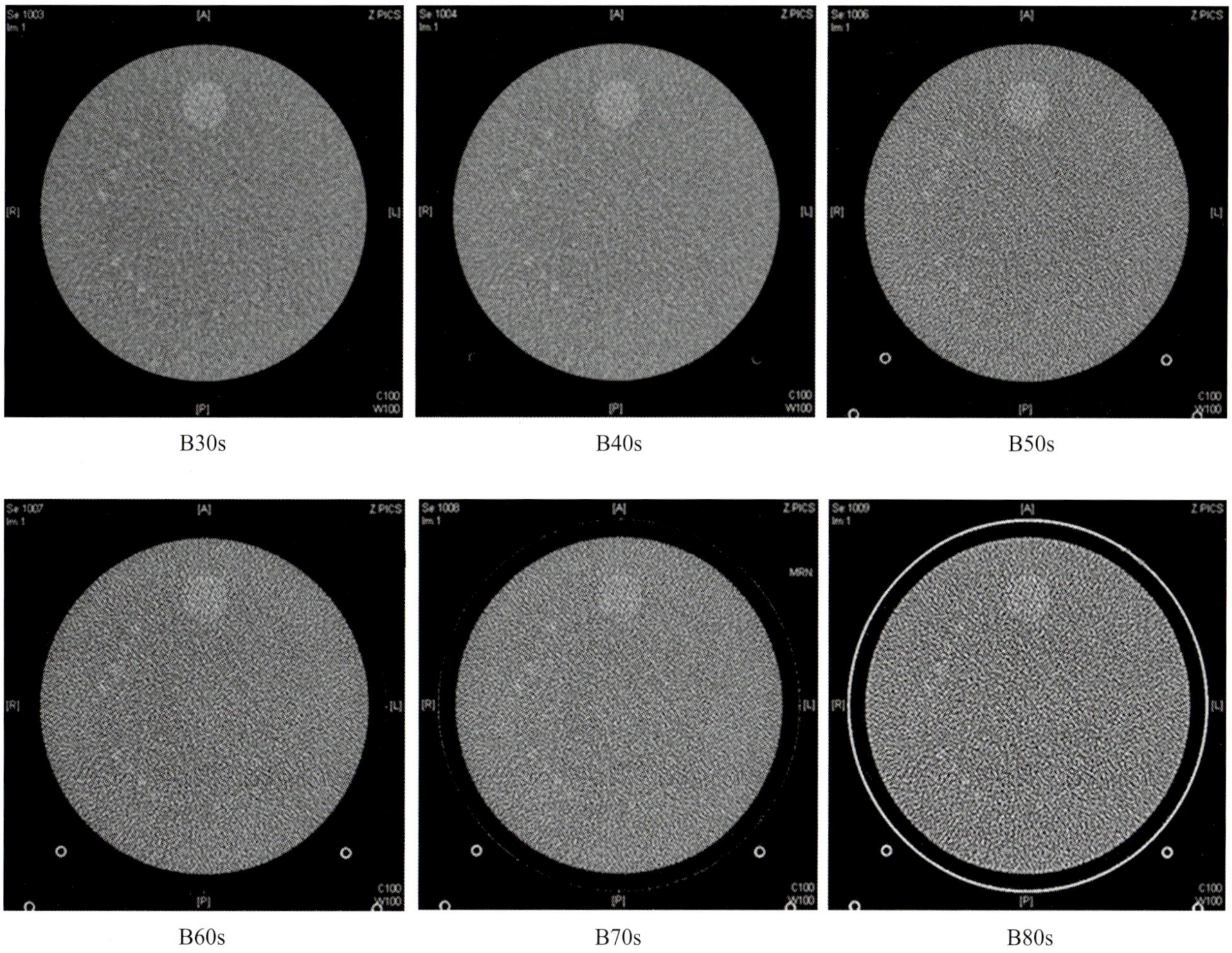

▲ 图 1-8 ACR CTAP 体模中低对比度模式的过滤后投影图像，其重建核从平滑（B30s）到超清晰（B80s）不等
清晰、高分辨率的重建核会提高图像中的噪声水平，而平滑、对比度增强的内核会降低噪声水平，提高低对比度物体的可见性

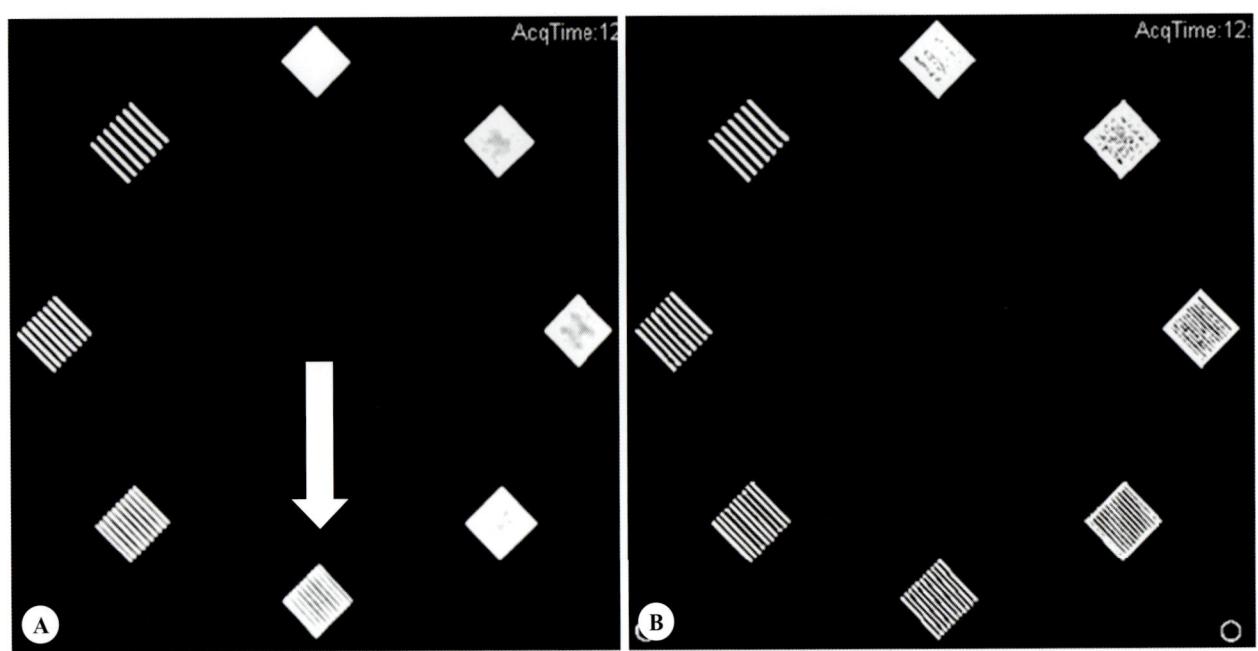

▲ 图 1-9　展示的是平滑（A）和锐利（B）FBP 重建核对 ACR CTAP 体模不同空间分辨模式下图像的影响

在左边（A），每厘米可以分辨 7 行（白箭），而在右边（B），每厘米可以分辨 9 行。总的来说，用更清晰的核重建的图像比用更平滑的核重建的图像具有更好的空间分辨率

FBP 过程要求图像数据位于单个平面内。然而在螺旋扫描中，检查床在扫描过程中不断移动，对于任意给定的纵轴或 z 轴位置，对应的测量数据仅有几个（甚至没有）精确位于同一平面内。螺距越大（即相对于准直器，CT 检查床移动越快），机架测量结果就越偏离同一平面。为了提供进行 FBP 的全部数据，可将 z 轴上测量数据进行数学计算，采用插值来替代缺少的数据信息。随着宽线束扫描的广泛应用，FBP 过程也进行了进一步改进，充分考虑了锥形线束的角度。

CT 技术在减少辐射剂量的方向上成效显著，也推动了新的重建方法发展。IR 技术已在临床 MDCT 扫描仪中实现，在减少辐射剂量的前提下，使获取到的原始投影数据依然能够成功维持图像质量[17]。IR 过程首先从目标物体的初始图像假设开始（通常从 FPB 获得）。根据这个假设计算得到一个新的前向投影数据集。将这个新数据集与测量的投影数据集进行比较，并根据它们之间的差异为每个投影创建一个差异矩阵。优化的目的是使差异矩阵最小化，使计算的前向投影和测量投影尽量保持一致，使图像在可接受范围内还原已扫描的实际对象[18]。IR 法的实现因厂商而异[19]。所有厂商都在为维持或改善图像质量做出努力，同时利用 IR 技术减少辐射剂量[20]。对于肥胖患者、常规筛检、灌注和儿童的影像学检查而言意义重大（图 1-10）。

重建核：重建核是影响图像质量的重要因素之一。核是依据所需的图像质量和需成像的解剖类型量身定制的。头部图像使用头部特定的核重建，体部图像则根据躯干的不同部分使用对应的核进行优化重建，如腹部和胸部。按照所需图像质量，核通常划分为非常光滑、光滑、中等光滑、锐利和超锐利。核的选择总是涉及空间分辨率和低对比度分辨率之间的权衡（图 1-8 和图 1-9）。IR 使用的核与 FBP 算法使用的核不同。因此，除了用于 FBP 的核外，装有 IR 软件的扫描仪还有 IR 专用的核（图 1-11）。

锐利、高分辨率的核会增加图像的噪声水平，而平滑、对比度增强的核会降低噪声水平。因此，骨和肺的核产生的图像具有较高的空间分辨率和更锐利的边缘，但图像中的噪声增加。软组织核产生的图像倾向于噪声降低，但空间分辨率也会降低，使图像更加模糊。图像重建应始终选择最优核，为各临床任务提供合适的图像。例如，光滑的核通常用于肝肿瘤评估，以增强低对比度的检测能力，而锐利的核适用于评估骨骼结构和肺部，以获得更好的空间分辨率。在许多临床方案中，还会同时使用不同的核函数从同一组原始数据自动重建多个图像

第1章 CT成像基本原理和应用
Computed Tomography Imaging Principles and Applications

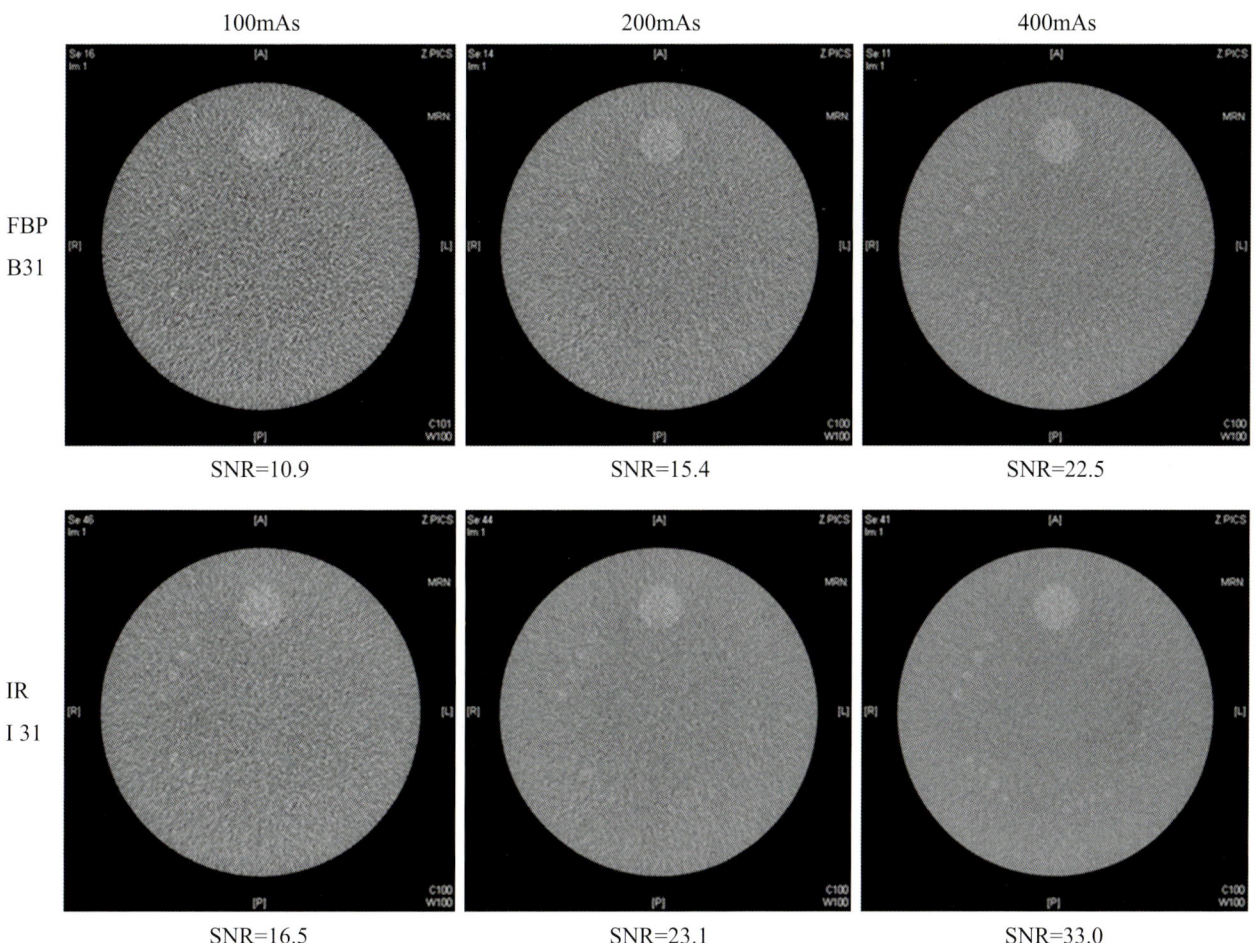

▲ 图1-10 第一行表示在不同毫安秒下使用滤波反投影（FBP）重建低对比度的体模图像，需要注意的是，随着毫安秒（mAs）的增加，图像噪声会降低

下面一行表示相同原始数据的迭代重建（IR）。与FBP相比，IR在相同毫安秒水平上降低了图像噪声。对于近似相同的图像噪声，IR可以在较低的毫安秒下提供大致相似的图像（比较200mAs下的FBP与100mAs下的IR，以及400mAs下的FBP与200mAs下的IR）。SNR. 信噪比

集。例如，胸部扫描通常同时使用软组织和肺核来重建，以强调肺内不同的结构。

三、图像质量和伪影

虽然图像质量是成像系统的最终衡量标准，但它很难定义和量化。因此，在临床工作中，图像质量往往是主观的。对图像质量进行客观描述和定量测定时，需要用到空间分辨率、对比度分辨率和图像噪声，它们是最常用的图像质量参数。

1. 图像质量

（1）CT值（Hounsfield单位，HU）：重建获得的CT图像中，每个体素都对应一个数值，代表该体素内部组织平均线性衰减系数（μ）。线性衰减系数是在图像重建过程中分别对每个体素计算得到的，对于不同的组织或成分，该数值有所不同，具体与材料的密度、有效原子序数、入射的X线束携带的能量有关。通常将衰减系数换算为CT值，用Hounsfield单位表示，表达式为$HU=1000\times(\mu_{体素}-\mu_{水})/\mu_{水}$。根据定义，水的CT值为0HU，空气的CT值为-1000HU。这两种物质的CT值确定了CT值的标度范围，通过预防性维护和扫描仪校准，可以使空气和水的CT测量值保持恒定，精确到几个HU范围内。作为扫描仪连续质量控制程序的一部分，可通过测量水的CT值对扫描仪校准结果的有效性进行日常检查。

有效原子序数较高的致密材料相比密度较低的材料更容易导致X线衰减。对于同一种物质，若X线束的平均能量降低，则表示衰减增加。因此，骨骼、肌肉、肝、肾和碘对比剂的CT值都为正，因

013

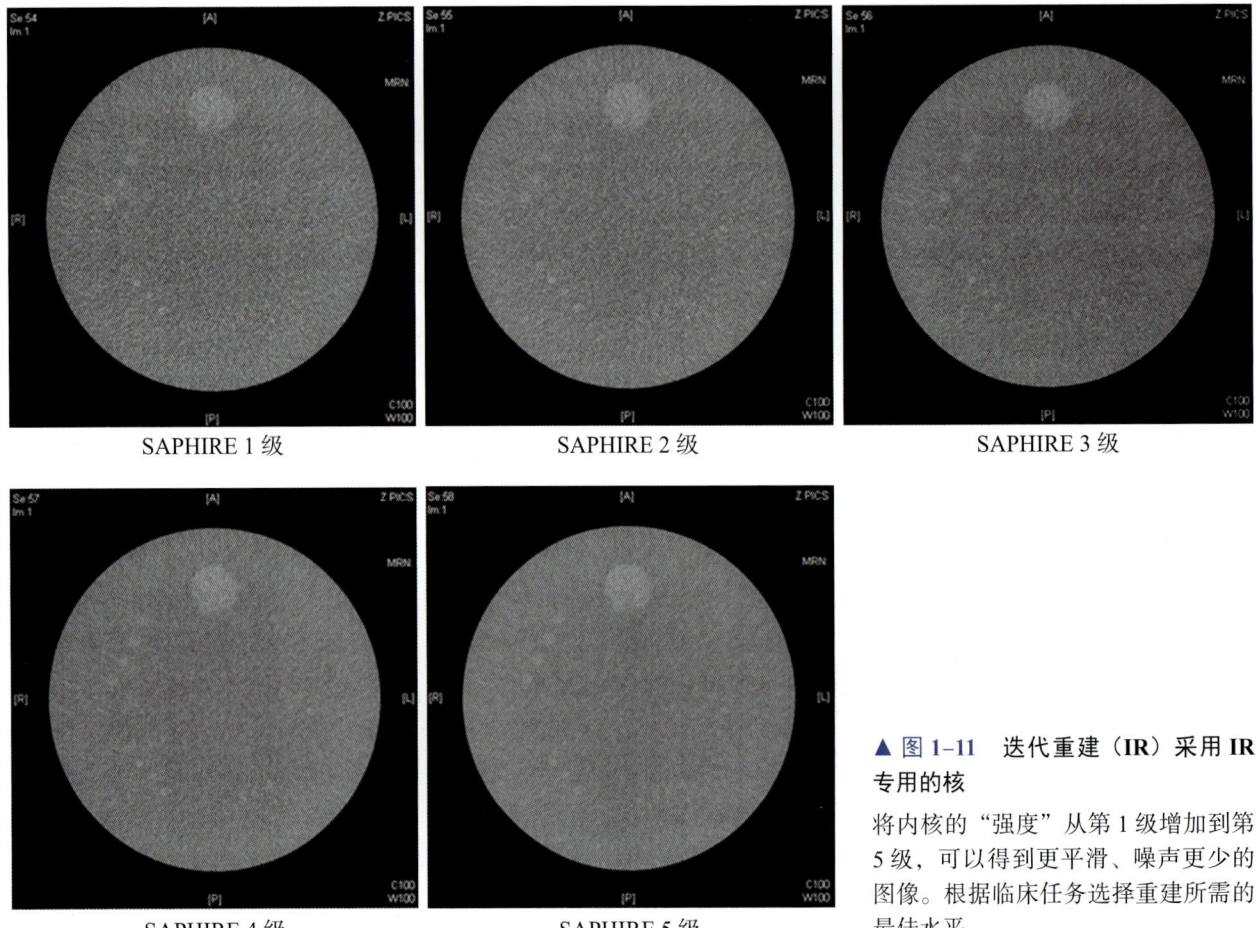

| SAPHIRE 1 级 | SAPHIRE 2 级 | SAPHIRE 3 级 |

| SAPHIRE 4 级 | SAPHIRE 5 级 |

▲ 图 1-11　迭代重建（IR）采用 IR 专用的核

将内核的"强度"从第 1 级增加到第 5 级，可以得到更平滑、噪声更少的图像。根据临床任务选择重建所需的最佳水平

为它们对 X 线的衰减程度比水高。相反，脂肪组织、肺和空气的密度均低于水，因此 CT 值为负。不同软组织的衰减值差别不大，所以在 CT 图像中检查这种差异时，最好使用较窄的窗宽。

在 CT 中，组织内的 X 线衰减与灰度级直接相关。当 X 线出现明显衰减（被组织吸收或散射相互作用偏离线束）时，仅有少量 X 线到达探测器，相应的组织将在图像上呈现浅灰色或白色。相反，无法对 X 线束衰减的组织则会通过大量光量子，这些光量子被探测器识别，图像上相应出现深灰色或黑色。通常一个体素内包含不止一种类型的组织，CT 值表示体素内所有组织的平均衰减。在小视野图像重建（reconstruction field-of-view，RFOV）和（或）薄层重建中，被平均的差异量减少，体素越小就越均匀，HU 值也越接近单一组织的数值。

(2) 噪声：CT 图像的噪声是由探测器检测到的信号出现随机变化导致，主要是由记录的 X 线光量子数量的波动引起[21]。由于噪声无法预测，其影响无法校正，因此它限制了最终能从测量信号中提取的信息量。CT 图像的噪声通常是通过测量均匀图像区域 ROI 内像素值的标准差来确定。然而，大家最关注的并非噪声的绝对大小（它可以随着信号通过不同的操作进行转换而改变），而是信号的均值与其标准差的比率，又称为信噪比（signal-to-noise ratio，SNR）。信噪比决定了一幅图像中可检测到的信息量。

信噪比受成像参数的影响，如管电压、管电流、旋转时间、探测器效率和螺距。信噪比会随着 X 线管电压、管电流和旋转时间的增加、螺距的减小而增大，但代价是辐射剂量增加（图 1-10 和图 1-12）。相反，降低辐射剂量可能会增加噪声，降低图像的诊断质量。噪声的另一个来源与图像重建过程有关，涉及重建方法的类型（FBP 或 IR）、重建核、重建图像层厚、RFOV[22]。平滑重建核降低了图像噪声，但也同时降低了空间分辨率。另外，锐利核增加了图像噪声，但同时也提供了优越的空间分辨率。图像层厚的增加减少了噪声，但降低了空间分辨率（图 1-13）。需要注意的是，高质量的图像并不一定是诊断所必

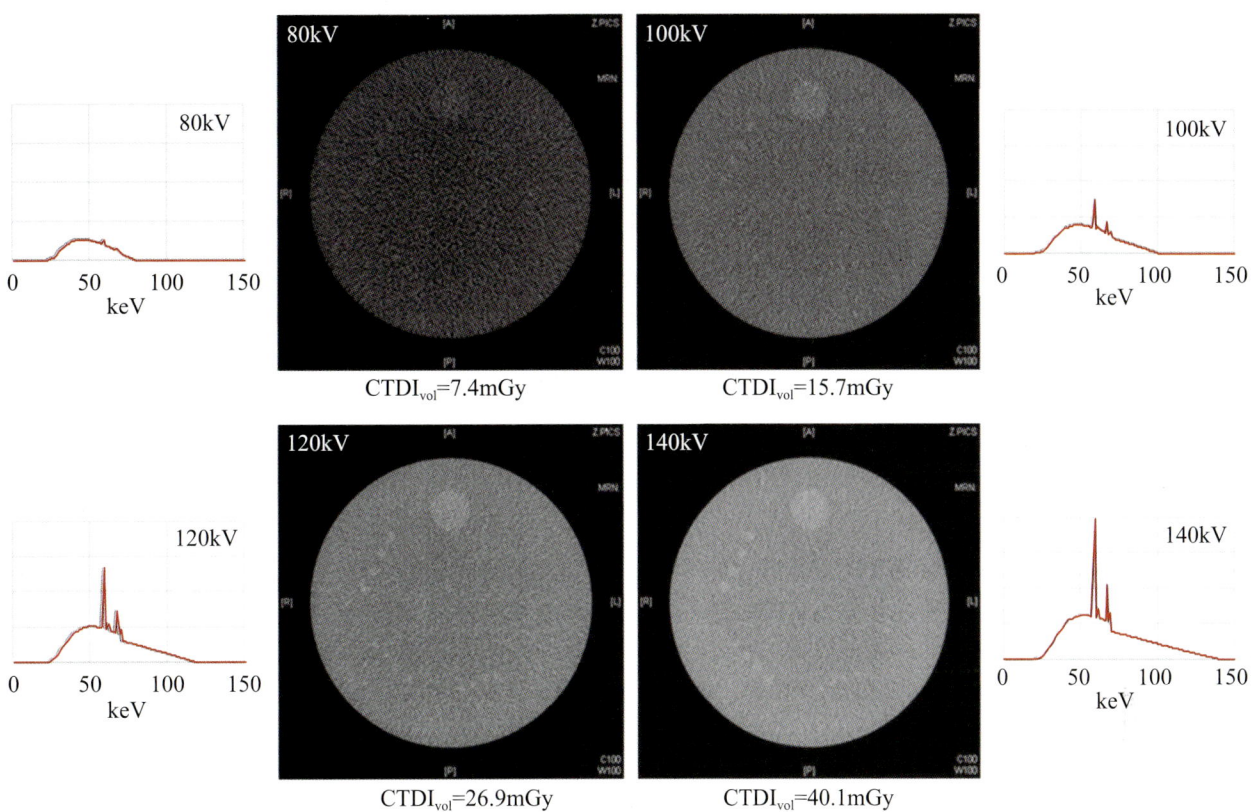

▲ 图 1-12 在保持其他成像因素恒定的情况下，在不同的管电压（kV）下获得的低对比度体模图像

通过比较每千伏下的 X 线能谱可以看出，由于 X 线束强度和平均能量增加，千伏越高，图像噪声越小，容积 CT 剂量指数（$CTDI_{vol}$）越高

需的，为了使患者的剂量保持在合理的低水平，每个临床任务都应该找到可接受的图像噪声水平。

(3) 空间分辨率：空间分辨率是衡量成像系统分辨相邻物体和显示细节的能力。空间分辨率也被称为高对比度分辨率，因为要消除噪声对高对比度结构的影响。CT 的空间分辨率通常用图像平面（x-y 平面）内每厘米的线对数量描述；CT 的 x-y 平面内空间分辨率通常为 5~20lp/cm。这个范围是通过对由疏到密的线条排列图案进行成像和可视化来确定的，即逐渐增加空间频率，通过视觉检测确定可分辨的线条最多的图案（图 1-9）。然而，评价过程是主观的，评价结果取决于图像观看条件及对图像的解读。

也有客观、量化的评价方式，是通过更复杂的方法确定 CT 系统的调制传递函数（modulation transfer function，MTF）。MTF 定义为系统输出调制与输入调制的比值，能够客观反映成像系统对不同空间频率的响应特性[23]。但 MTF 方法涉及复杂的计算机计算，在临床实践中并不常用。

平面内空间分辨率取决于原始投影数据的质量和重建方法。投影数据的空间分辨率与系统的各种几何因素有关，如焦点的大小和形状、探测器的单元间距和大小、数据采集期间的焦点运动、扫描仪几何参数（从焦点到探测器中心和到扫描仪等中心的距离）、每次旋转测量的投影数。每次旋转获得的投影数由机架的旋转时间决定，通常旋转时间越长，投影数越大。患者与扫描仪等中心的相对位置和扫描过程中的潜在运动也会影响空间分辨率。

重建方法本身（FBP 或迭代）、重建核（平滑与锐利）、RFOV 都会影响空间分辨率。小视野重建（RFOV 较小）减少了重建像素的大小，增加了图像的平面内分辨率。采用锐利重建核可获得最佳分辨率，但也可能会增加结构的噪声和条状伪影。使用平滑核重建，虽然会限制可获得的最大空间分辨率（图 1-9），但同时可减少图像噪声和伪影。

(4) 低对比度分辨率：低对比度分辨率的定义是成像系统对两个相邻物体之间细微的灰度差异进行检测后，将其与背景噪声区分开来的能力。CT 的低对比度检测远远好于其他 X 线成像方式。

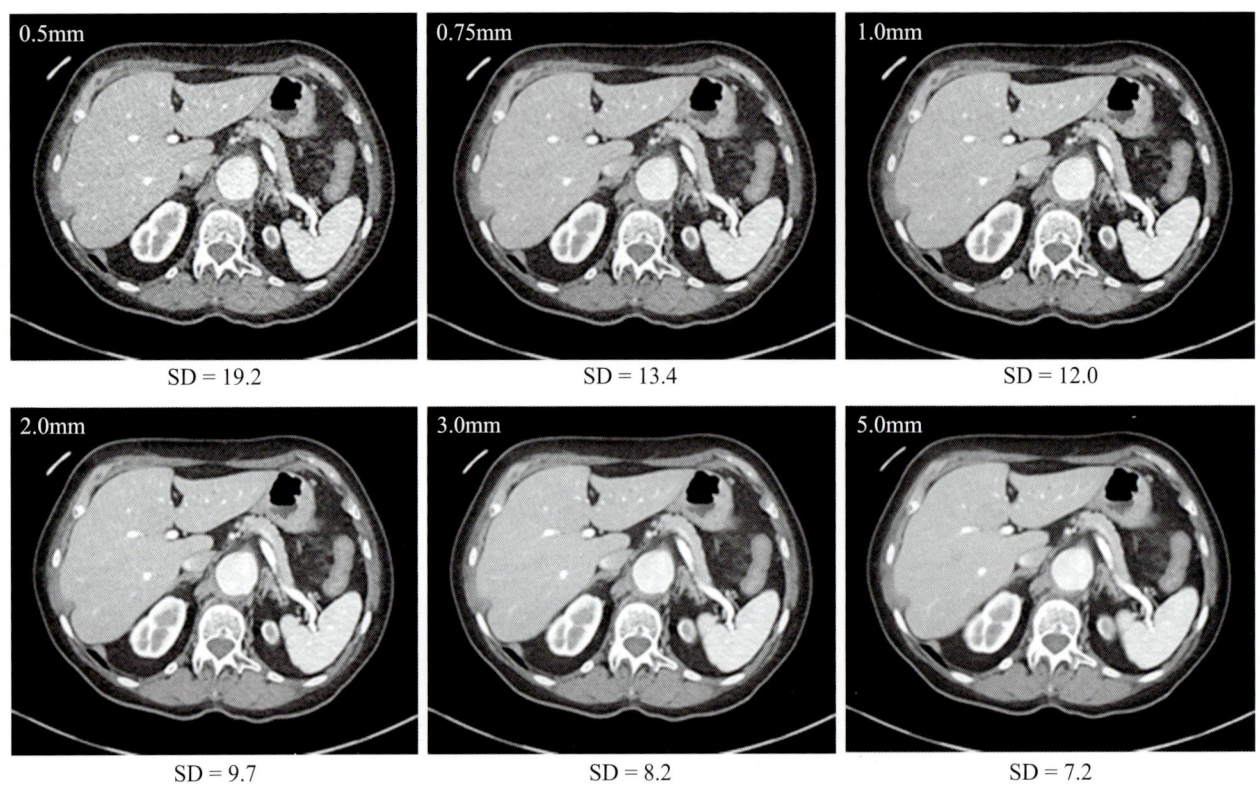

▲ 图 1-13　展示的是由同一原始数据重建的不同层厚的图像

层厚较厚的图像可以减少噪声，但代价是丢失细节。通过测量肝脏的均匀区域内像素值的标准差（SD）得到图像的噪声。扫描的容积 CT 剂量指数为 12.2mGy

对比分辨率的测量是利用大小不同、与背景有轻微衰减差异的体模完成的。CT 系统的对比度是通过观察在给定的对比度水平和剂量下图像上可以识别的最小物体来确定的（图 1-8）。也可以选择量化方法，测量目标物体及其背景 CT 值，计算对比噪声比（contrast-to-noise ratio，CNR）。它的定义是，目标物体和背景的平均 CT 值的差值绝对值与背景 CT 值的标准差的比值。

由于目标物体和背景信号之间的差异有时很小，噪声对低对比度分辨率起着重要的影响[24]。也就是说，影响图像噪声的因素同样也会影响低对比度分辨率，如管电流、管电压、旋转时间、螺距、层厚、患者体型和重建算法。只要成像因素的变化导致接收的光子数增多，就会降低图像噪声，并提高低对比度检测力（图 1-10 和图 1-12）。

2. 图像伪影　在 CT 中，图像伪影是指重建值与成像对象的线性衰减系数之间的差异。CT 图像的伪影有很多来源，图像采集和重建的物理过程、扫描仪的技术故障、患者的移动、患者体内或身上存在金属材料均可导致产生图像伪影。

(1) 环状伪影：环状伪影是最常见的 CT 伪影之一，它是由探测器元件的错误校准或缺陷引起的。故障使探测器元件在每个角度位置持续发出错误的信号响应，导致图像上出现亮环或暗环（图 1-14）。操作人员不能进行修正，只能由服务工程师重新校准或更换探测器。

(2) 线束硬化伪影：当由混合能量组成的 X 线束通过患者时，低能量光子首先被患者吸收，线束的平均能量增加，射线出现"硬化"，可观察到伪影。由于"硬化"的线束更容易穿透患者，会导致 CT 值降低，在图像中可以看到杯状、暗带状和条纹状伪影。在 X 线穿过致密物质时，如骨、碘或金属时，在对应区域很容易观察到这种伪影（图 1-15）。

线束硬化伪影可以通过充分进行患者前过滤来减少，即在线束抵达患者前，先将低能量光子去除。在图像重建过程中，通常采用数学矫正来减小线束硬化伪影的影响。增加管电压会增加电子束的平均能量，可以降低电子束的硬化效应，但会增加患者剂量，除非同时降低管电流，才可保持患者剂量不变。也可以通过使用迭代或双能 CT 来减少线束硬化效应。扫描仪厂商还提供了专门去除金属伪影的软件功能，用于去除由金属物体引起的线束硬化伪影。

(3) 光子不足伪影：当到达探测器元件的光子太少时，就会出现光子不足伪影。例如，在骨盆或肩部骨骼结构，使用过低的管电压和（或）管电流扫描这些高度衰减的区域，或者在这些区域进行薄层重建时，就会经常发生这种现象。在图像中，条纹出现在高度衰减的区域附近。增加管电压、管电流和旋转时间可以克服光子不足。光子不足的程度是变化的，在通过衰减程度高的身体部位时很明显，在通过衰减程度低的身体部位时不太明显。自动曝光控制能帮助在高衰减区域减少光子不足，同时在低衰减区域使剂量最小化。

当控制足够数量的 X 线光子穿透患者较厚的身体部位，而又不会让较薄的身体部位剂量过度时，光子不足就会得到抑制（图 1-15）。

(4) 金属伪影：金属伪影的形成机制有很多种。由于金属物体的密度、形状和位置有所不同，伪影的形状可能会出现较大差异。当扫描视野内存在高密度的金属物体时，这种现象尤其明显，在图像中可以看到严重的条状伪影。也可观察到其他伪影，如线束硬化伪影和光子不足伪影。

在扫描前应取下身上所有含金属的物件，如带拉链的衣服、带钢圈的胸罩和珠宝。如果情况允许，应当调整患者位置或倾斜机架，将无法取下的金属物件（如手术夹和植入物）留在扫描的身体区域之外。

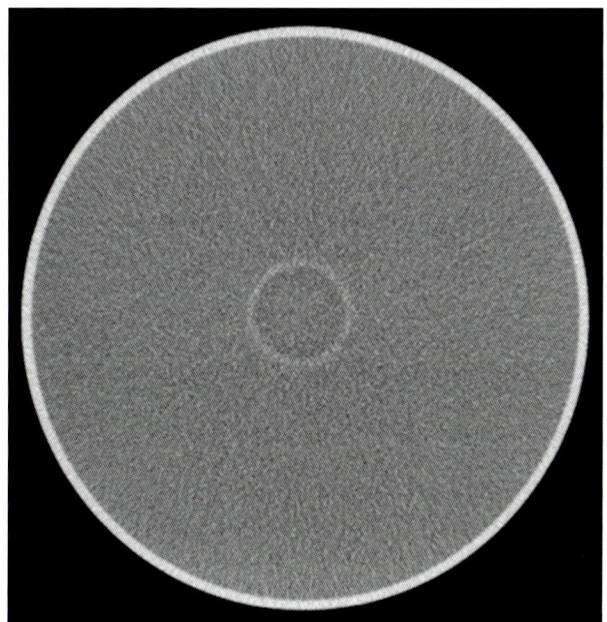

▲ 图 1-14　环状伪影在 CT 图像中可表现为亮环或暗环
它是由一个或多个探测器元件的错误校准或缺陷引起的，是 CT 中最常见的伪影之一

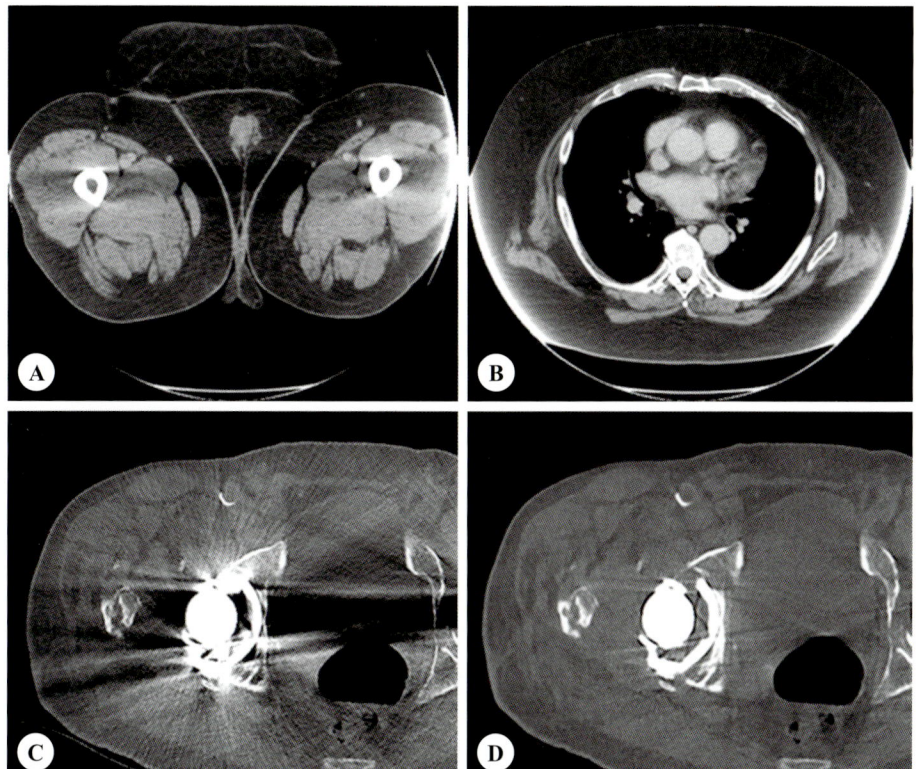

◀ 图 1-15　A. 线束硬化伪影在 CT 图像上表现为暗带和条纹形状；B. 当患者身体的一部分位于扫描视野之外时，图像中可以看到，沿着患者身体轮廓出现了明亮的伪影；C 和 D. 当没有光子到达探测器元件或只有少量光子到达时，对比（C）可使用金属伪影去除的功能改善光子不足区域的可见性（D）

高千伏设置可以减轻线束硬化效应。大品牌CT都会提供去除金属伪影的软件功能，这个功能是通过重建过程中使用的修正算法实现的（图1-15）。在某些情况下，相比FBP算法，IR算法更不易受到金属伪影的影响。

(5) 患者因素伪影：运动伪影与患者有关，在CT图像采集过程中、患者的自主或不自主运动会产生运动伪影。它在重建图像中表现为成像模糊、有条纹或阴影。分析运动的来源，可以采用各种方法减少运动伪影。如果患者的运动是自主行为，如正常呼吸，训练患者遵守呼吸指示可帮助患者配合扫描。

不自主运动，如咳嗽、吞咽或心脏搏动，可能导致相关结构中产生模仿病理改变的伪影。使用运动矫正重建技术或心电门控心脏成像，可以减少不自主运动伪影的影响（图1-5）。不自主运动的幅度也可以通过定位辅助、固定或镇静来减轻[25]。缩短扫描时间也可以减少运动伪影，因为图像采集的时间减少，发生运动的时间也会减少。旋转时间越短，螺距越大，线束准直越宽，扫描时间越短。现在大多数高端MDCT扫描仪的扫描速度都足够快，患者运动的影响可忽略不计。

还有一些情况会出现伪影。如果患者身体有一部分未能进入扫描视野内，那么患者身体周围会出现明亮的区域，这是一种重建伪影。有时扫描视野外的高密度物体也会产生条纹伪影（图1-15）。

四、图像参数和辐射剂量

CT的辐射剂量不仅取决于数据采集的成像参数，还取决于患者的体型大小和扫描解剖区域内的组织成分及其几何形状。理想情况下，患者的剂量可以作为CT的剂量直接记录，但目前是不可行的，需要使用容积CT剂量指数（volume computed tomography dose index，$CTDI_{vol}$）和剂量长度乘积（dose length product，DLP）作为替代剂量参数[26]。尽管$CTDI_{vol}$并不是真实的患者剂量，但它为执行特定患者扫描提供了重要的辐射剂量参考，在CT剂量监测和方案优化方面也发挥了重要作用。

1. CT剂量指数 CT的基本剂量参数称为CT剂量指数（CTDI），它表示一个标准CT剂量体模吸收的辐射剂量。CTDI分为三种：CT剂量指数100（$CTDI_{100}$）、加权CT剂量指数（$CTDI_w$）和$CTDI_{vol}$。$CTDI_{100}$是指用有效长度为100mm的电离室所测得的辐射暴露量，电离室放置在聚甲基丙烯酸甲酯（polymethylmethacrylate，PMMA）材质的、直径为16cm和32cm的标准CT剂量体模内，以模拟近似头部和体部扫描的衰减条件。由于体模中心和外围吸收剂量不同，将同时在这两个位置进行$CTDI_{100}$的测量，并通过计算测量中心和外围$CTDI_{100}$值的加权值来得到整个成像层面的平均剂量，这称为加权CT剂量指数（$CTDI_w = 1/3 CTDI_{100, 中心} + 2/3 CTDI_{100, 外围}$）。由于两次连续旋转的辐射剂量分布可能重叠或存在间隙（即间距分别<1或>1），$CTDI_w$通过间距因子进行校正，以更好地代表所有扫描情况下的吸收剂量。由此产生的新的剂量参数称为容积CT剂量指数（$CTDI_{vol} = CTDI_{w/pitch}$）。CT剂量指数的单位为戈瑞（1Gy=1J/kg）。

$CTDI_{vol}$不能反映不同扫描长度下的患者总量。为解决这方面的限制，引入了剂量长度乘积的概念，将其定义为$CTDI_{vol}$和扫描长度的乘积（DLP=$CTDI_{vol}$×扫描长度）。任何特定CT的综合辐射剂量都可用DLP表示，单位为mGy·cm。

现在的CT扫描仪，在计划扫描开始前，控制台上就能显示$CTDI_{vol}$。患者的安全性得到了提高，扫描操作员可以将$CTDI_{vol}$与计划的扫描剂量、诊断参考水平（diagnostic reference level，DRL）或设备设置的其他基准进行比较，一旦提示剂量过低或过高，还可以修改成像参数[27]。如果本地没有储存基准剂量数据，可以使用美国放射学会（American College of Radiology，ACR）发布的DRL作为指导（表1-1）[28-30]。

检查完成后，剂量报告或协议页中会列出剂量信息，包括各辐照事件的$CTDI_{vol}$和DLP值（图1-16）。协议页面可与患者图像一起发送至医学影像储存与传输系统（picture archiving and communication system，PACS）。除协议页外，现代的CT扫描仪还会生成一份医学数字成像和通信（digital imaging and communications in medicine，DICOM）格式的辐射剂量结构化报告（radiation dose structured report，RDSR），该报告完整地记录了检查期间发生的所有辐照事件的信息，可在各种剂量监测软件中用于记录和跟踪CT剂量。

报告中记录的$CTDI_{vol}$剂量值通常是指头部或身体CT剂量体模中的剂量。在所有的扫描仪中，成人体部扫描的剂量在体部（32cm）体模报告，头部剂量在头部（16cm）体模报告。儿童体部扫描时可能

表 1-1 基于体模的成人和儿童 CT 辐射剂量的诊断参考水平和可达到剂量（CTDI_vol）

检 查	患者侧位尺寸（cm）	CTDI 体模直径（cm）	CTDI_vol DRL（mGy）	CTDI_vol AD（mGy）
成人头部	16	16	75	57
成人腹部 – 盆腔	38	32	25	17
成人胸部	35	32	21	14
1 岁儿童头部	15	16	35	*
5 岁儿童	20	16	15	*
腹部 – 盆腔		32	7.5	*

引自 American College of Radiology. ACR–AAPM-SPR Practice parameter for diagnostic reference levels and achievable doses in medical x-ray imaging, 2018. Available at: https://www.acr.org/-/media/ACR/Files/Practice-Parameters/diag-ref-levels.pdf. Accessed April 9, 2019.

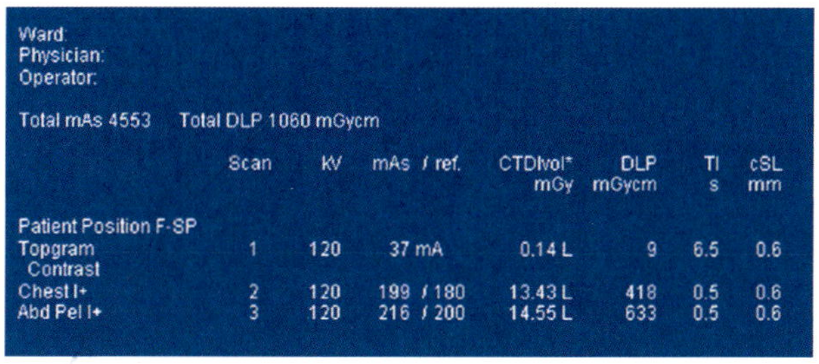

▲ 图 1-16 这是一个胸部 / 腹部 / 骨盆检查协议页的示例
每行分别对应各剂量事件的 CTDI_vol 和 DLP 剂量值，胸部 13.43mGy，腹部 / 骨盆 14.55mGy。请注意，当 CTDI 值参考的是较大的体部（32cm）体模时，在 CTDI_vol 值后用字母 "L" 表示

会按头部或体部体模报告，具体取决于扫描仪的品牌与型号。只有在患者的直径与 CTDI_vol 报告的体模直径没有实质性差异时，显示的 CTDI_vol 才可作为患者剂量的指标。如果扫描体部区大于体模区，CTDI_vol 会对患者剂量表现出高估，如果扫描体部区小于体模区，CTDI_vol 将表现出低估。为了得到各体型患者均可适用的更准确的剂量指标，美国医学物理学家协会（American Association of Physicists in Medicine，AAPM）发布了一份因子表，可以将扫描仪报告的 CTDI_vol 值转换为体型特异性剂量估算值（size-specific dose estimate，SSDE），可以更准确地反映不同体型患者的剂量[31, 32]。

2. 影响图像质量和辐射剂量的技术因素 随着 MDCT 扫描仪技术不断进步、剂量降低技术持续发展结合更复杂的图像重建方法，可实现保证诊断图像质量的同时减少辐射剂量。操作人员为采集某个数据所选择的成像参数既可控制 CT 检查期间的辐射剂量，又可控制图像质量[33]。通过考虑患者的体型、扫描的身体区域、检查的临床适应证，对每次 CT 的成像参数进行优化，达到用最低的放射成本为各个临床任务获取合适的图像质量的最终目的[34]。

（1）管电压（kV）：当管电压增加时，产生的 X 线数量和平均能量都会增加（图 1-12）。辐射剂量与 kV 为指数关系，与 kV^x 成正比；x 值通常在 3 左右；准确的辐射剂量数值还取决于 X 线管模型和线束过滤，因此，剂量的增加值总是大于管电压的增加。当期望产生一个穿透力增加或减弱的 X 线束时，应相应增加或减少管电压，同时适当调整管电流，保持一致的剂量或噪声水平（图 1-17）。为确定某个特定 CT 的最佳管电压，成像任务和患者的体质都应当纳入考虑。

使用较高的管电压可降低图像噪声，是因为此时有更多的光子到达探测器元件。降低管电压将增加高原子序数材料（如碘）的图像对比度。尽管图像噪声也会增加，但低管电压设置仍然是对采用碘增强的血管或结构（如 CTA）进行成像评估的首选[20]。这样就可以在保持血管对比度的同时减少辐射剂量。另外，如果诊断任务涉及对未增强或增强差的软组织结构的评估，那么低对比度分辨率将成为除图像

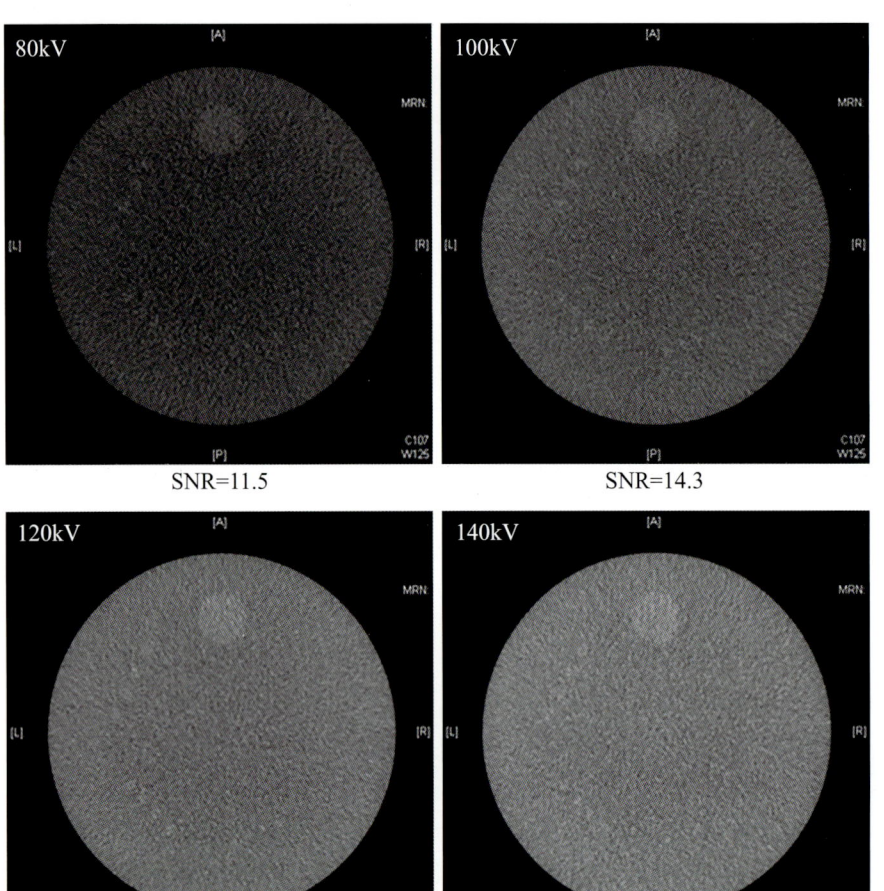

▲ 图 1-17 为了在提高千伏时保持图像噪声和 $CTDI_{vol}$ 不变，需要适当降低毫安秒

图片展示的是在 800mAs、80kV 和 144mAs、140kV 之间收集的图像。选择这些数值，使 $CTDI_{vol}$ 保持在 14.8mGy。SNR. 信噪比

噪声外的另一个重要的图像质量参数。尽管使用了较低的管电压，为获取满足诊断质量的图像，仍然需要增加辐射剂量。

扫描体型较大的患者和较大的身体区域时，会出现高度 X 线衰减，如脊柱、头、肩和骨盆，通常需要设置更高的管电压，以避免过多的图像噪声、线束硬化和（或）光子不足伪影。对于体型特别大的患者，最好选择最大的管电压，使 X 线束有更好的穿透能力[20]。较低的管电压则通常用于扫描较薄的身体区域、体型较小的成人或儿童患者。

许多临床任务需要同时考虑图像对比度和噪声。要得到辐射效率最高的管电压，背后的过程很复杂，最好通过计算机优化算法来完成[35]。一些厂商已经提供了可使每个患者和每个临床任务实现有效剂量的千伏优化软件[35, 36]。

(2) 管电流（mA）和机架旋转时间（s）：管电流决定了单位时间内产生的 X 线光子的数量。管电流和机架旋转时间（X 线管完成一个完整 360° 旋转所花费的时间）的乘积称为毫安秒，单位缩写为 mAs，它与一次机架旋转所产生的 X 线数量呈线性关系。一些厂商使用有效 mAs 作为参数，注意不是实际 mAs 值。有效 mAs 定义为实际 mAs 除以螺距，考虑了螺旋扫描模式下的螺距因素。管电流、机架旋转时间、实际 mAs、有效 mAs 均与相关辐射剂量呈线性关系。

当 mAs 变化时，入射到患者身上的光子数也会变化。线束质量和扫描区域的衰减特性决定了能够到达探测器的光子数量，而光子数量又决定了图像噪声。必须基于各个临床任务和患者的特点精心选择 mAs，才能获得适当的图像质量。体型较大的患者和衰减较强的扫描区域需要较高的 mAs，因为到达这些区域的 X 线较少，图像噪声较高。需要如果低图像噪声和（或）良好的低对比度分辨率图像对研究而言至关重要，就一定要设置高 mAs。

让机架快速旋转，缩短机架旋转时间，可相应地减少扫描时间，减少图像运动伪影，在某些情况

下，甚至可以免去镇静或麻醉步骤。当需要配合扫描屏气时，较短的扫描时间可以提高患者的舒适度。扫描时间受制于 X 线管允许的最高负载和单位时间内可以传输的光子数。如果 X 线管达到了负载极限，就必须增加旋转时间，以降低所需的管电流。旋转时间这个成像参数主要用于调整扫描时间而非扫描剂量。

为了优化 mAs，使其符合患者的体型、形状和扫描区域，现代的 CT 扫描仪搭载了自动曝光控制功能，也称为管电流自动调制技术。AEC 会根据患者的衰减特性调制管电流，从而在不同的解剖结构中实现图像质量的一致性。如果操作人员指定了目标图像质量，与固定 mA 扫描相比，使用 AEC 可以减少辐射剂量。TCM 有两种类型：角度调制和纵向调制。当 X 线管在患者周围旋转时，角度调制通过改变 mA 来解决患者周围 X 线衰减的差异。调制使管电流与头尾位相匹配，在扫描身体的低衰减区域时，管电流会比在扫描高衰减区域时相应降低。同时使用角调制和纵向调制是最全面的方法，可在保持图像质量的同时将剂量减小到最低。AEC 系统需要由操作人员配置扫描参数，操作人员确定技术因素和图像质量设置后，据此来控制管电流。对于即将开始的扫描的图像质量，是通过参考图像的质量来确定，还是通过控制图像噪声的参数来确定，具体取决于扫描仪的型号。使用 AEC 时，患者必须位于扫描仪等中心位置一旦偏离了等中心位置，可能会对患者衰减情况做出错误的计算，进而导致本可以避免的剂量增加。

器官 TCM 是另一种剂量降低技术，一些新型扫描仪支持这种功能。TCM 按照器官具体分类，旨在减少选定的辐射敏感组织的剂量。当 X 线管来到用户设定的角度范围内旋转时，如来到女性乳房上方，它会减少管电流，并在相反的一侧增加管电流。一般来说，这种技术减少的是选定区域的局部辐射剂量，而不是扫描容积的总剂量[37]。

(3) 螺距：在大部分常规的身体扫描中，使用≥1 的螺距有助于缩短扫描时间。螺距虽然与辐射剂量成反比线性关系，但在多排 CT 中，通常用螺距定义扫描时间和图像质量。特别是使用"有效毫安秒"的扫描仪，当螺距变化时，mA 自动调整，确保有效毫安秒和辐射剂量数值稳定，螺距在这里的作用是剂量优化参数，应用起来更加复杂。当达到最大允许的管功率时，一些扫描仪会通过控制螺距和（或）旋转机架时间来减少管电流。通常都会涉及减少螺距和（或）增加旋转时间，反过来也意味着增加了扫描时间。扫描操作人员需要及时识别这种情况，因为过长的扫描时间可能会导致运动伪影、患者屏气时间过长，如果使用预设时间注射定量对比剂，还将导致非诊断性的造影扫描。

在现代的多排 CT 扫描仪中，不论螺距如何变化，层面轮廓的宽度都保持相对恒定，但图像噪声会随着螺距的增加而增加，此时可适当调整管电流。一些扫描仪还可自动进行毫安补偿，保持图像噪声和剂量恒定。由于实现了重建算法和方法的改进，以前常见的大螺距图像伪影在今天越来越少见。

(4) 线束准直：探测器的配置决定了 X 线束沿 z 轴的准直。线束准直通常也称为束宽，它决定了照射在患者身上的长度。线束越宽，照射的长度就越大，覆盖待成像解剖区域所需的旋转次数就越少。用户可基于临床任务、扫描时间和图像质量的要求选择所需的线束准直数值。选择更窄的线束准直，可增加扫描时间并减少散射，提高图像质量。一些散射光子也会到达探测器元件，探测器将它们与直射光子一起进行测量，可能导致 HU 值不准确，同时低对比度分辨率降低。

在多排 CT 中，线束的半影会被推到活动探测器区域外，其目的是为了在成像中排除半影，其半影区的范围与线束准直无关；使用越宽的线束准直，半影区损耗所占的比例就越小，所以使用宽线束有助于提高剂量效率。

在螺旋扫描中，超量程扫描是必需的，因为要重建扫描容积两端的螺旋图像[38]。然而，在实际容积外，额外旋转产生的最外层数据并未完全用于螺旋图像重建，造成了剂量浪费。剂量浪费的占比随线束宽度的增加而增加。一些扫描仪已经配备了动态患者前准直仪，能够在扫描容积的两端不对称地开关准直器叶片，以减少超量程对辐射剂量的影响。这种准直特性是扫描仪自动激活的，无须操作员交互。

(5) 图像重建：重建参数，如层厚和 RFOV，并不能控制扫描期间的辐射剂量，但它们的影响是间接的。操作员需要了解各种重建参数对图像质量的影响，并调整扫描协议中的技术因素，使之与数据采集和后续图像重建的情况都要匹配。例如，使用薄层图像和（或）小 RFOV 时，与厚层图像和（或）较大视野的情况相比，生成的图像有更高的图像噪声和更差的噪声比，并且辐射剂量增加。

如果使用 IR 进行图像重建，相比 FBP 可以使用更少的辐射，因为 IR 图像整体图像噪声更低，允许使用更小的剂量。FBP 较 IR 具体能节约多少剂量，取决于临床任务。通常，一旦操作员做出修改决定，就要相应地修改协议中的技术因素。一些现代扫描仪支持自动算法，选择 IR 作为主要的重建方法时，可自动减少剂量，并在每次扫描中获得最佳的图像质量。

五、新兴 CT 技术

1. 双能 CT 在传统的 CT 图像中，即使两种材料的化学性质不同，但只要线性衰减系数相同，它们看起来就是相同的（如它们有共用同一个的 CT 值）。例如，血管中，当血液与对比剂混合，钙化斑块和碘对比剂也会混在一起，无法区分。利用同一组织对不同能量 X 线的不同反应，可以提取组织的特定信息，双能 CT（dual-energy computed tomography，DECT）由此诞生[39, 40]。

为实现双能量数据采集，采用了各种各样的技术手段[41]（图 1-18）。最简单的方法是在两种不同的管电压下对同一解剖区域连续进行两次 CT，即两种 X 线能谱。这种方法比较直接，通过允许数据集和 AEC 使用相同的扫描野来分别优化低 kV 和高 kV 扫描时的管电流。对低 kV 和高 kV 线束使用不同的滤过器，可以优化两种能谱之间的分离。这种方法的缺点是两次数据采集之间存在时间延迟，可能导致运动伪影和组织在两个数据集之间的误配准。这将

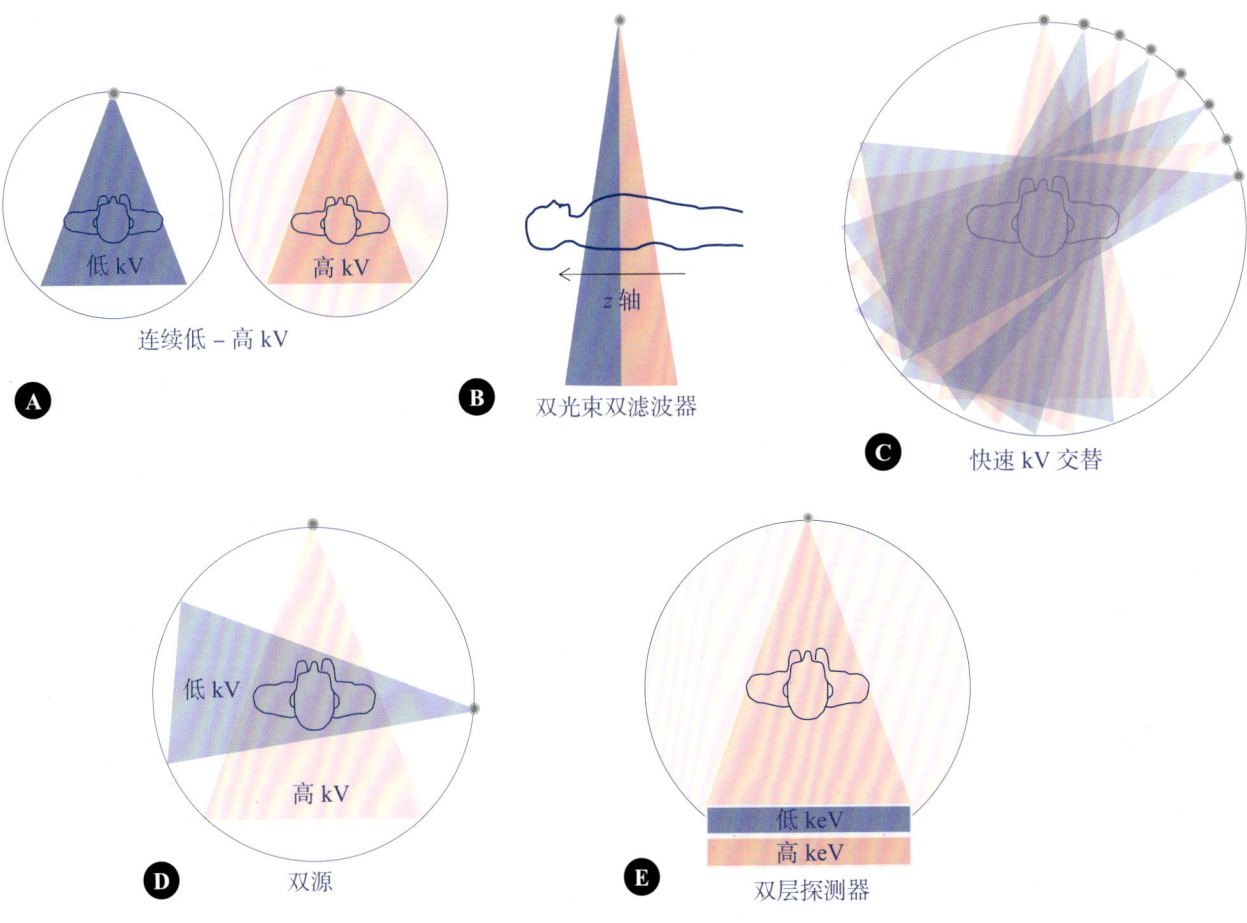

▲ 图 1-18 双能成像不同方法展示

双能成像方法主要分为两组，使用一个（A 至 C、E）或两个（D）X 线管。在 A 和 D 中，能谱能量的分离通过不同的千伏（kV）和滤过材料的组合实现。在 B 的情况下，分离是通过使用两个不同的滤过器将 X 线束分开。在 C 的情况下，分离是通过 X 线管旋转时高千伏和低千伏之间的快速交替实现的，但过程中仅使用一个滤过器。在 E 的情况下，通过测量探测器第一层的低能（keV）光子和第二层的高能（keV）光子，在探测器水平进行能谱分离

导致不准确的组织特征展示，不建议用于对比增强研究，因为低 kV 和高 kV 扫描反映的是对比剂通过组织的不同时相。

通过管电压在低 kV 和高 kV（分别为 80kV 和 140kV）间快速切换，DECT 可在一次旋转中同时获取低 kV 和高 kV 的数据。采用这种方式，每一个原始数据的投影都可在反映其组织衰减的线束中获得，低 kV 图像在低能线束中获得，高 kV 图像在高能线束中获得。支持快速 kV 切换的 DECT 提供的数据具有高时间分辨率，两个扫描野几乎可以完全配准。这种方法主要的缺点是在低能量和高能量的线束中使用相同的滤过器，使能谱分离变得更加困难。此外，自动曝光控制的最优化无法实现，因为将相同的管电流同时用于低 kV 和高 kV 数据，将产生不一致的噪声特性。这种情况可以通过增加低 kV 投影的数据采集时间来缓解，从而改善其噪声特性。

另一种从不同能谱产生数据的方法是使用双线束方法。它采用了一个源-探测器组件和一个 120kV 的输出线束，通过一个分离滤过器来产生低能和高能能谱。该线束一半用金（Au）过滤，一半用锡（Sn）过滤。金滤过器将光束的平均能量转至较低的水平，而锡滤过器将光束的平均能量转至较高的水平。双线束法使用全扫描视野可同时提供低能和高能数据。由于时间和空间配准良好，可进行对比剂增强扫描。但这种方法可能还不是能谱分离的最优解。

双源 DECT 可在有两个 X 线管探测器组件的多排 CT 扫描仪上使用。一个在低 kV 时扫描，另一个在高 kV 时扫描。因此，管电流可以独立地对每个 kV 线束进行最佳调制。此外，不同的滤过器可分别应用于低 kV 和高 kV 线束，以保证低能（80kV 或 100kV）和高能（140kV 或 150kV）能谱之间更好分离。高能线束通过附加锡（Sn）滤过器进行过滤，减少了两个能谱之间的重叠。双源 DECT 的难度在于需使用两种不同尺寸的探测器，即 50cm 和 35.6cm（旧型号为 26cm 和 33cm）。第二代探测器尺寸较小，限制了整体扫描野的大小，对体型较大的患者、较大的身体区域和（或）偏离中心的解剖结构进行成像时，可能存在问题。

另一种 DECT 技术使用探测器驱动的方法则依赖于探测器区分高低能量光子的能力[42]。能量分离是通过在探测器元件的顶部（离患者最近）和底部使用具有不同材料和厚度的双层探测器来实现的。顶层优先捕获低能 X 线，底层优先捕获高能 X 线。然而仍然会存在一些能谱重叠，因为顶层必然也会吸收一些高能光子。双层 DECT 方法实现了低能和高能数据的完美配准，并可支持 AEC 应用和对比剂增强扫描。最重要的是，采用这种方法后每一例日常扫描都被默认按照双能量扫描进行分析。

采用两个不同的能谱进行的数据采集支持对几组后处理图像进行计算，可提供额外的、与临床相关的信息[43-47]。DECT 通过混合低能量和高能图像来提供单能谱图像。虚拟的非增强图像也可以从双能量数据中重建，在某些情况下可以免去非增强扫描步骤，从而减少患者剂量（图 1-19）。如果需要计算线性衰减系数图，这种方法可用来构建虚拟单能图像。重建的虚拟低能图像将改善不同组织结构之间的对比度，而虚拟高能图像可用于模拟穿透性更强的 X 线束成像，从而帮助减少金属伪影。然而，这种方法仅适用于光子不足得到解决的情况。

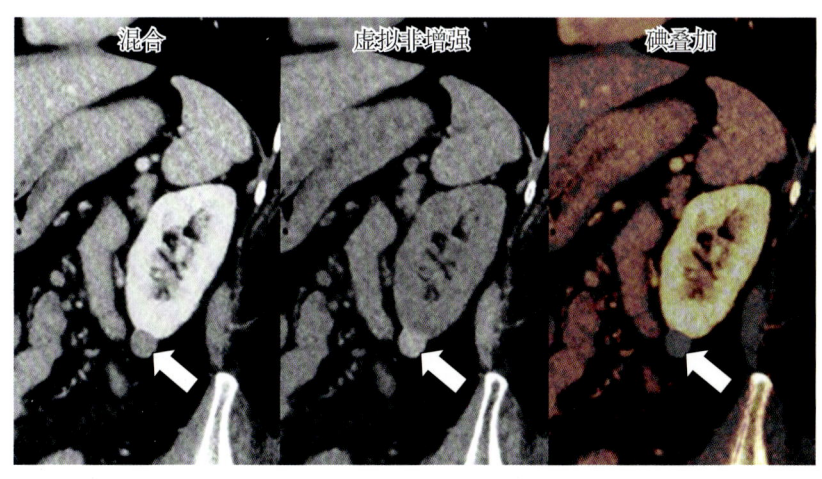

◀ 图 1-19 低能和高能混合图像、虚拟非增强图像和双能 CT 扫描获得的碘图像示例

混合图像显示左肾下极（白箭）病灶 CT 值为 55HU，基于此图像，此病灶可能是高密度囊肿，也可能是增强后的肿块，如肾细胞癌。在虚拟非增强图像上，病灶显示为高密度，CT 值为 55HU，与高密度囊肿一致。在碘以橙色标记的碘叠加图像上，病灶内无碘含量（碘浓度为 0mg/ml），证实其为良性无强化病变（图片由 Dr. Jeremy R. Wortman, Brigham and Women's Hospital, Boston, MA 提供）

不同的组织在不同的能级有不同的线性衰减系数和衰减曲线。如果两种组织的衰减特性差异较大，则可以利用两种不同能级下的衰减数据将组织分离[48]。原子序数低的组织，如水和各种软组织，它们在衰减特性上的差异非常小，这种情况下使用DECT分离两种低原子序数的组织将非常困难。然而，原子序数高的组织，如碘和钙，与水和软组织的衰减曲线差异巨大，使分离成为可能，而且可形成单独的组织特异性图像[49]。最常见的应用是碘和水（或虚拟非增强）图像（图1-19）。在某些情况下，不使用对比剂的数据采集可能会被虚拟的非增强图像所取代，从而降低患者的辐射剂量。

2. 光子计数CT 光子计数CT是指利用探测器对单个光子进行计数的CT成像方法。目前正在对这项技术的临床能力进行研究和测试。该技术的优点在于提高了空间分辨率和对比度，同时减少了电子噪声，从而为低剂量应用和肥胖患者成像提供更好的图像质量。降低的噪声水平也可以转化为剂量的减少。光子计数CT和能谱成像从两种能级扩展到多种能级，可以更好地抑制线束硬化，并且有助于材料区分和组织特征显示[50]。有了带光子计数探测器的扫描仪，任何能谱都可以进行使用，能谱信息的获得也独立于检查方案的选择。

光子计数探测器采用半导体材料，如碲化镉（cadmium telluride，CdTe）或碲化镉锌（zinc telluride，CZT），可以直接将X线转换成短脉冲电流。利用脉冲高度识别技术，可以使光子计数探测器对X线光子的能量敏感，产生的脉冲高度与X线光子的能量成正比。因此，光子计数探测器不仅可以对每个光子进行计数，甚至还可以测量光子的能量。如果只计算高于基线噪声水平的脉冲，就可以消除传统的电子噪声成分，从而提高图像质量，也可以减少辐射剂量。根据设定的能量阈值，记录的脉冲信号可以被收集到能量范围或能量箱中。能量箱的数量反过来又决定了多能谱成像中使用的能级数量。研究表明，用在临床扫描仪上的光子计数探测器的像素间距很小，仅为现有固态探测器的像素间距的1/4~1/3，使图像的空间分辨率得以提高。光子计数探测技术在过去十年中取得了相当大的进步，如今，数个临床前系统的研究正在进行当中[51]。

3. CT灌注 尽管CT灌注（CTP）在头部CT成像中的应用已经得到了充分的发展和认识，但CTP方法在体部CT成像中的应用仍处于发展阶段。一个典型的应用是肿瘤成像，CTP在诊断、分期、预后评估和肿瘤治疗反应监测方面的应用是目前研究的重点。CTP的一个显著优势在于，因为CT是体部成像最主要的方式，所以将CTP添加到常规检查方案中相对容易。

在体部选取的ROI上获取CT图像的时间序列，并记录组织增强的时间过程。通过静脉注射对比剂进入血管间隙，毛细血管进一步渗透分布到血管外、细胞外间隙，可以通过药物动力学建模来表征对比剂的时间和运动。虽然这只是对潜在的血管生理学变化的简化近似，但它在临床上可以用于确定不同组织内的渗血程度和血容量。CTP的价值在于，从这些参数中可获得组织的不同特征，有助于区分肿瘤、正常组织和评估治疗后的效果。通常，药代动力学分析应用于单个像素的基础上，可得到各种参数（如血容量和血管通透性）投射在解剖结构上的分布图[52]（图1-20）。

CTP的成像方案取决于目标器官和用于分析数据的数学模型[53]。通常，在对比到达目标区域之前，需要先获得一些基线图像。在血管内阶段，图像获取速度很快。在第二阶段，当血管外成分占主导地位时，数据采集频率会降低，但仍能捕捉增强情况的变化。由于同一体部区域需要多次成像，因此需要优化成像因子，以便在满足诊断的情况下将辐射剂量降至最低。通常，与常规解剖扫描相比，更倾向于使用较低的千伏和毫安。

单次旋转可覆盖的解剖范围取决于探测器的宽度。尽管CTP成像可以使用相对窄的探测器，但需要通过变换检查床的位置来获得数据，这将导致运动伪影的产生，同时降低时间衰减曲线的质量。将检查床从一个位置移动至另一个位置也需要额外花费时间，可能会影响CTP扫描的时间分辨率。一些扫描仪配有足够宽的探测器，可以在一次旋转中覆盖感兴趣的解剖范围，避免反复移动检查床。在这种情况下，运动伪影相对不明显，也可以在各时间点之间实现更高的时间分辨率。

由于CTP的应用在一定程度上受到图像对比度和噪声的限制，诊断数据的生成可能会要求更高的技术因素，或者增加对比剂的注入速率，或者使用更浓的对比剂。在CTP应用中，新的光子计数探测器技术也可以在时间衰减数据中产生更好的对比分辨率并减少噪声，从而得到更稳定的病理生理学定量参数[54]。

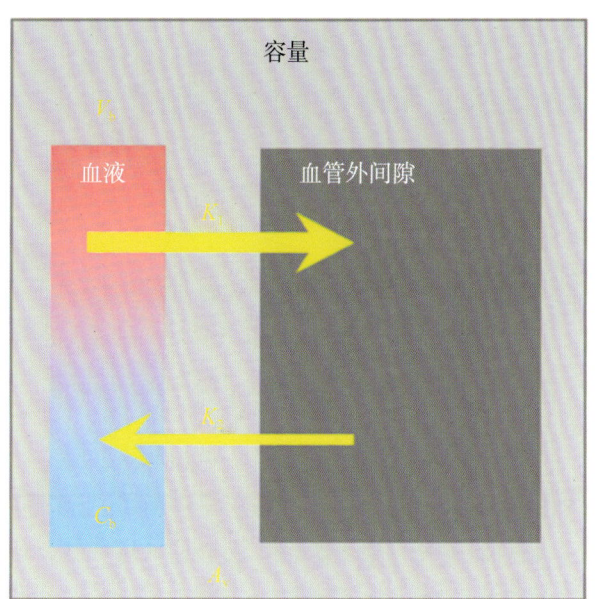
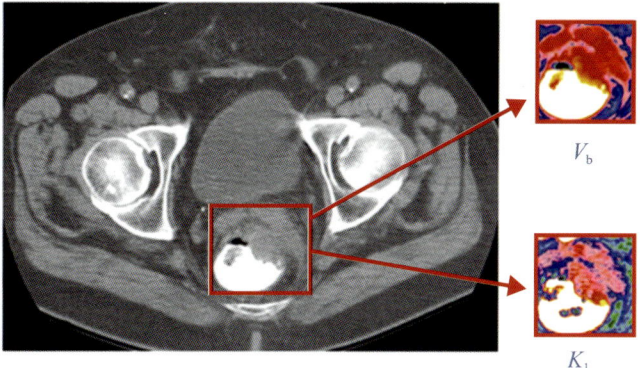

$$A_V(t) = K_1 \times \int_0^t e^{-K_2(t-t')} \times C_b(t)dt + V_b \times C_b(t)$$

▲ 图 1-20　此处展示的是对比剂材料在血管内和血管外运动的双室模型和数学表示方法

当模型以逐体素的方式与对比剂通过不同组织成分时获得的时间序列数据进行数学拟合时，就可以得到模型参数的生理图。在我们的例子中计算了复发性直肠癌的血容量（V_b）和血液到血管外间隙（K_1）的转移速率常数。值得注意的是，与邻近正常组织相比，肿瘤的血管供应（V_b）和通透性（K_1）增加（图片由 Dr. George J. Hunter，Massachusetts General Hospital，Boston，MA 提供）

第 2 章 MRI 基本原理和应用
Magnetic Resonance Imaging Principles and Applications

Mark M. Hammer 著

曾嘉欣 刘曦娇 译

CT 是利用 X 线束透过患者身体部位的衰减进而产生图像，而磁共振成像（magnetic resonance imaging，MRI）是通过对整个患者施加电磁脉冲并接收该信号的"回波"而间接产生图像。因此，MRI 与 CT 成像物理特性和空间定位方法都是不同的。对于选择特定临床问题下最合适的序列，以及在出现问题和伪影时进行故障排除，全面了解 MRI 的基本物理原理至关重要。在本章中，我们将讨论质子磁共振和空间定位的物理基础，以及临床实践中使用的脉冲序列和成像参数。

一、净磁化的产生

核磁共振（nuclear magnetic resonance，NMR）表示在存在均匀磁场的情况下与原子核的电磁能交换。

原子由三种基本的粒子构成：带正电荷的质子，不带电的中子和带负电的电子。原子核由质子和中子组成，而电子位于原子核周围的壳层或轨道中。元素分类的两个常用属性是原子序数和原子量。原子序数是原子核中的质子数，原子序数用于区分不同的元素（如 H 的原子序数是 1，He 的原子序数是 2）。原子量是质子数和中子数之和。原子序数相同而原子量不同的原子称为同位素。

虽然元素的特征化学反应往往取决于电子的数量和构型，但是核的组成对于 MR 很重要。核自旋是原子核的一种固有属性，由质子和中子的数目决定。自旋是量子力学的一种现象，类似于较大物体（如陀螺）的旋转。根据量子力学的规定，自旋只能在特定的数值上发生。自旋可以在 0~8 以 1/2 为半整数发生（如 0、1/2、1、3/2）。

如果质子数和中子数均为偶数，那么自旋为 0。这样的原子核不能与外部磁场相互作用，因此不能用于磁共振研究。如果质子数或中子数是奇数，则核自旋将大于零。表 2-1 列出了生物系统中某些常见元素的自旋和同位素组成。迄今为止，由单个质子组成的氢核是 MRI 中最常用的核。它的自旋为 1/2，因此能够参与磁共振。氢在人体内含量极其丰富，因为人体主要由水和脂肪组成，而这两者都包含氢。此外，它对外加磁场的响应是自然界中发现的最大响应之一（见表 2-1 和下面关于旋磁比的讨论）。

虽然对原子核自旋及其相互作用进行严格的数学描述需要使用量子力学原理，但大多数磁共振原理可以用经典力学的概念来想象和理解，我们将主要用该方法进行讨论。另外，虽然共振吸收和弛豫的概念适用于所有自旋的核，但本章中的描述主要是 ^1H（通常称为质子）。

想象组织中的每个原子核都像一个磁球，有北极和南极。该球绕其磁轴旋转，就像陀螺一样（图 2-1）。球绕其旋转的磁轴称为磁矩，该轴或矢量指向其北极。核自旋的这种方向及其由于外部电磁场而引起的核自旋变化为 MR 信号提供了基础。当然，MRI 观察的是组织中大量的核，而不仅仅是一个核。因此，我们不得不考虑大量小磁性核的自旋行为。

在一定体积的组织内，如果没有外部操作，组织内每个质子的磁矩方向都是随机的。因此，磁矩的总和（也称为体磁化）为零，矢量全部抵消（图 2-2）。但是，如果将组织放置于均匀的磁场（称为 B_0）内，则各个质子将趋向于（沿着）磁场的方向排列。而沿 B_0 方向排列的趋势相对较弱，分子的随机运动和碰撞会阻止质子保持该排列。总的来说，在磁场中由于这些随机碰撞的影响将被抵消，我们将探测到指向 B_0 的磁矩。

第 2 章　MRI 基本原理和应用
Magnetic Resonance Imaging Principles and Applications

表 2-1　元素周期表中某些元素的特征

元素	核成分 质子	核成分 中子	核自旋(/)	旋磁比 γ（MHzT^{-1}）	天然丰度（%）	1.5T 下 ω（MHz）
^{1}H（质子）	1	0	1/2	42.5774	99.985	63.8646
^{2}H（氘）	1	1	1	6.53896	0.015	9.8036
^{3}He	2	1	1/2	32.436	0.000138	48.6540
^{12}C	6	6	0	0	98.90	0
^{13}C	6	7	1/2	10.7084	1.10	16.0621
^{16}O	8	8	0	0	99.762	0
^{17}O	8	9	5/2	5.7743	0.038	8.6614
^{19}F	9	10	1/2	40.0776	100	60.1164
^{23}Na	11	12	3/2	11.2686	100	16.9029
^{31}P	15	16	1/2	17.2514	100	25.8771

经许可转载，改编自 Mills I, ed. *Quantities, units, and symbols in physical chemistry. International Union of Pure and Applied Chemistry, Physical Chemistry Division.* Oxford, UK: Blackwell Science, 1989. © Wiley - VCH Verlag GmbH & Co. KGaA.

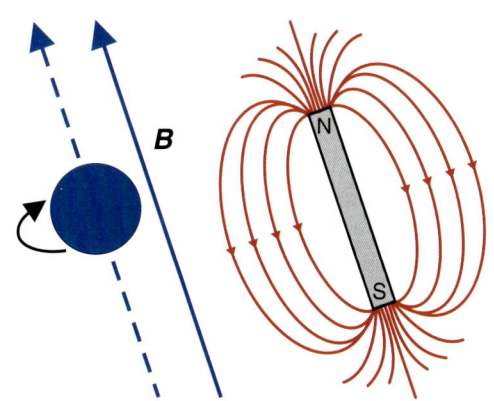

▲ 图 2-1　带正电荷的核旋转产生的磁场，称为磁矩（**B**），与旋转轴平行（左）

这种排列方式类似于条形磁铁，其内部磁场被认为从南极向北极（右）定向

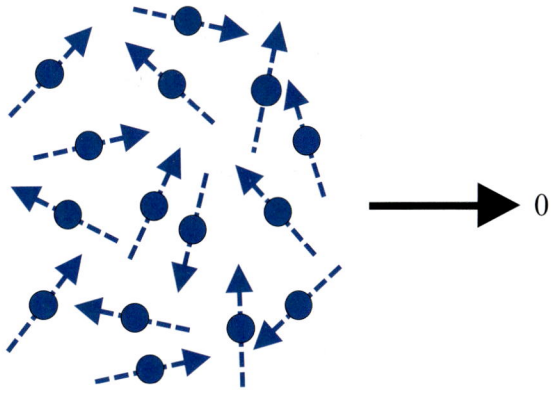

▲ 图 2-2　在没有外加磁场的情况下，质子的微观和宏观图像

在没有外加磁场的情况下，质子自旋矢量方向是随机的（显微图片，左）。这些自旋向量的矢量和为零（宏观图，右）

当质子试图与 B_0 对齐时，它们会倾向于绕 B_0 轴旋转或进动。这是叠加在质子内在自旋上的额外旋转轴（图 2-3）。进动的定义可以通过一个正在减速的旋转陀螺来理解，当减速时，它在不断扩大的圆圈中摆动，这种摇摆运动就是进动。然而，与旋转陀螺随着它的摆动而减速相反，只要存在磁场，质子就会在均匀磁场中持续进动。这种进动的概念对于理解 MR 是至关重要的，进动的频率称为 Larmor 频率，它取决于旋磁比及磁场强度。Larmor 频率的定义如下。

$$\omega = \gamma \times B_0 / 2\pi \quad （公式 1）$$

其中，ω 是以兆赫兹（MHz）为单位的 Larmor 频率[1]，B_0 是以特斯拉（T）为单位的磁场强度，γ 为 s^{-1} T^{-1} 中每个核的常数，称为旋磁比。质子的旋磁比为 42.6MHz/T，在 1.5T 时进动频率略低于 64MHz。表 2-1 列出了几个核在 1.5T 时的 ω 和 γ 值。

MR 扫描仪从人体组织中检测到的净磁化矢量，记为 M_0。如前所述，绝大多数质子相互抵消，只剩下一个很小的净磁化矢量。这个矢量的强度不仅取决于质子数，还取决于沿 B_0 排列的分数。该分数也取决于许多因素，包括温度、磁场强度和旋磁比。这些因素解释了为什么氢原子最常用于 MRI，即不仅体内存在大量的氢，而且氢原子旋磁比也远高于其他元素（表 2-1）。当正常人体体温（310K，即 36.85℃）下的质子群处在 1.5T 的磁场强度时，每百万个质子中只有 3 个平行于 B_0。

在图表中 B_0 通常沿着 z 轴（指向上方）方向绘制。在进一步研究中为了清晰起见，有时忽略质子的 Larmor 进动有助于将质子的行为可视化。为此，我们可以使用旋转坐标系。在旋转坐标系中，坐标系以 Larmor 频率绕 z 轴旋转。当以这种方式观察时，一个进动的质子在空间中相对静止。本章后续的讨论中，描述质子的运动均采用一个旋转轴与 B_0 平行的旋转坐标系。

二、磁共振的概念

磁共振是指扫描仪和患者体内质子之间电磁能交换。特别是当患者暴露于 Larmor 频率的电磁能中，不久之后，这种能量会被进动的质子释放出，进而进行检测和处理。

组织内部质子产生的净磁化量 M_0 已经在前文提过。而 MR 是基于对 M_0 的操纵，最简单的操作是施加电磁（射频）能量的短脉冲或脉冲，当该脉冲频率与物质内质子进动频率的 Larmor 频率（通常包含以 Larmor 频率为中心的狭窄频率范围）一致时才能产生共振。

施加电磁脉冲时由于它向系统输入了能量，因此可以激发质子。当我们施加一个电磁（射频）脉冲时，可以产生一个瞬态的弱磁场，称为 B_1。我们可以根据磁场的方向，改变质子的进动。特别是质子会围绕着新磁场的方向进行进动。在磁共振中，假设我们对主磁场 B_0 施加一个垂直方向的 B_1 场（图 2-4），那么通过改变 B_1 场施加的时间和强度，可以使质子旋转某个特定的角度。例如，如果我们将 M_0 旋转 90°，那么它就旋转到了水平平面（图 2-4），称之为 90° 脉冲。

当射频脉冲关闭的时候，质子立即开始重新排列并回到它们原来的平衡方向。M_0 开始绕 B_0 进动，就像（事实上，是因为）单个质子绕 B_0 进动一样。

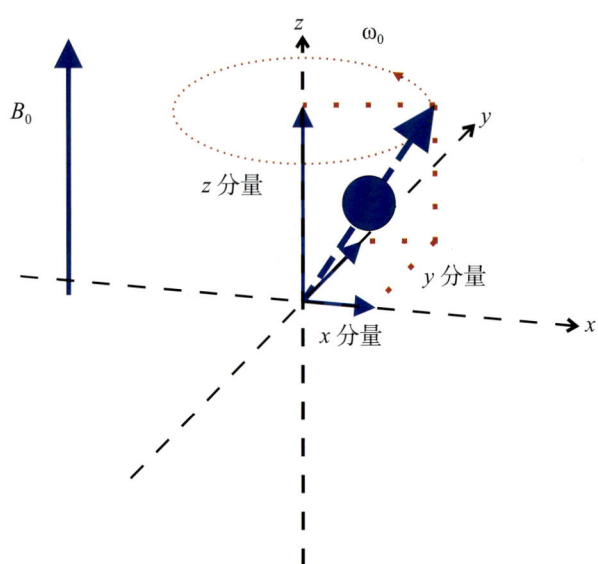

▲ 图 2-3 在磁场中，一个质子在进动或绕磁场旋转

进动轴与主磁场 B_0 平行。进动频率 ω 与 B_0 成正比，如公式 1 所示

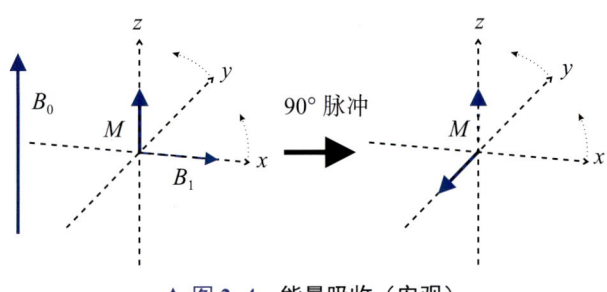

▲ 图 2-4 能量吸收（宏观）

在旋转坐标系中，以共振频率 $ω_0$ 进动的射频脉冲可以看作是一个附加的磁场，取向垂直于主磁场 B_0，称为 B_1。当以合适的频率施加能量时，质子将吸收能量，净磁化强度 M 旋转进入横向平面。旋转方向垂直于 B_0 和 B_1。由此产生的旋转量 M 称为脉冲翻转角

这一过程类似于陀螺或陀螺仪偏离垂直轴时的行为。最终，M_0 会和 B_0 重合。M_0 以 Larmor 频率发生旋转，并发出电磁（射频）能量，这种能量就是磁共振接收线圈检测到的信号。由质子弛豫产生的信号称为自由感应衰减（free induction decay，FID）（图 2-5）。FID 信号的初始幅度取决于 90° 脉冲之前的 M_0 值。FID 是两种弛豫随着时间的推移发生的改变，这个过程将在后文进一步详细讨论。

在接下来的内容中，我们将区分净磁化量 M_0 的分量——横向方向的磁化矢量称为横向磁化矢量，我们能够检测到它通常以 Larmor 频率绕 z 轴旋转。沿 z 轴（即平行于 B_0）的分量称为纵向磁化矢量。我们

不能直接检测到这一部分信号，而是把它作为一个"存储器"，利用激励脉冲从中提取横向磁化矢量。

三、弛豫

弛豫表示体磁化 M_0 从其扰动状态（如在横向平面上）向平衡状态（即平行于 B_0）恢复的过程。单个质子经历了两个弛豫过程，解释了净磁化如何随时间变化。如果我们通过 90° 射频脉冲将 M_0 从纵向翻转到横向，我们会发现它会围绕 B_0 方向旋转（图 2-6）。M_0 在水平方向上的分量大小或振幅会随着时间快速减低，称为 T_2 弛豫或失相位。而 M_0 在垂直方向上的分量会逐渐恢复，称为 T_1 弛豫或 T_1 恢复。

1. T_1 弛豫与抑制　如前所述，对系统施加电磁脉冲可以使 M_0 旋转到横向平面。这在微观层面上相当于激发质子。当质子释放能量时，它们将恢复到与 B_0 相同的方向（因此也称为纵向弛豫）（图 2-7）。这种 T_1 弛豫或恢复过程通过质子与相邻分子交换能量而产生。因此，T_1 弛豫也称为自旋 – 晶格弛豫（晶格代表相邻分子）。

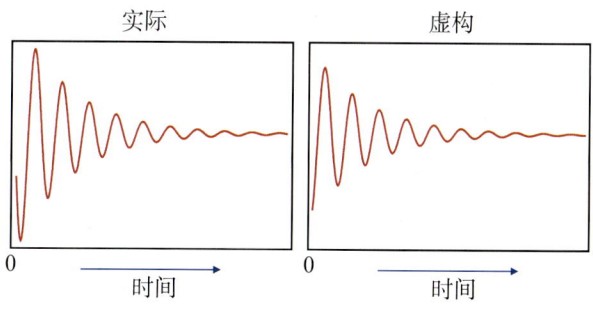

▲ 图 2-5　自由感应衰减信号

净磁化强度 M 对射频脉冲随时间变化的响应称为自由感应衰减，它与脉冲产生的横向磁化矢量成正比。当使用 90° 激励脉冲时，自由感应衰减最大

纵向磁化的恢复遵循指数增长过程，T_1 为描述增长速率的时间常数。经过一个 T_1 后，纵向磁化将已经恢复到其初始值的 63%。经过 3 个 T_1 时间段之后，它将恢复到其初始值的 95%。

在 MRI 中，对于给定层面的成像需要反复施加射频脉冲。在再次激发系统之前，我们需要给纵向磁化留出恢复时间。该延迟时间被称为重复时间（repetition time，TR）。通常连续脉冲之间的时间不足以使 T_1 完全弛豫，因此，在第二次脉冲时刻，起始的纵向磁化较小。下面的实验描述了这种情况（图 2-8）。

(1) 施加 90° 射频脉冲。M 旋转到横向平面。

(2) TR 内不足以完成 T_1 弛豫。TR 时刻末的纵向磁化 M' 小于 M。

(3) 施加第二个 90° 射频脉冲，M' 旋转到横向平面。

(4) 第二次 TR 结束后，产生 M''，其量级小于 M'，但与之差异小于 M 与 M' 的差异。

几次重复后，我们得到一个纵向磁化矢量的稳态值。T_1 反映不同组织纵向磁化矢量的稳态值差异。由于横断平面内的信号取决于纵向磁化量大小，因此我们可以从不同类型的组织中获得不同的信号强度。差值的大小表示给定脉冲序列的 T_1 加权程度。例如，如果 TR 很短，T_1 恢复的时间不会太长，因此，T_1 弛豫慢的组织比 T_1 弛豫快的组织信号要小很多。这表示一个强 T_1 加权序列，其中慢（长）T_1 的组织是暗的，快（短）T_1 的组织是亮的。另外，如果 TR 很长，组织有足够的时间完全恢复，则这个序列没有较强的 T_1 加权。

为了产生稳态纵向磁化，在主成像脉冲之前立即对组织施加若干个射频脉冲。由于这些额外的脉冲产生的信号常被忽略，因此被称为预备脉冲。如前所述，

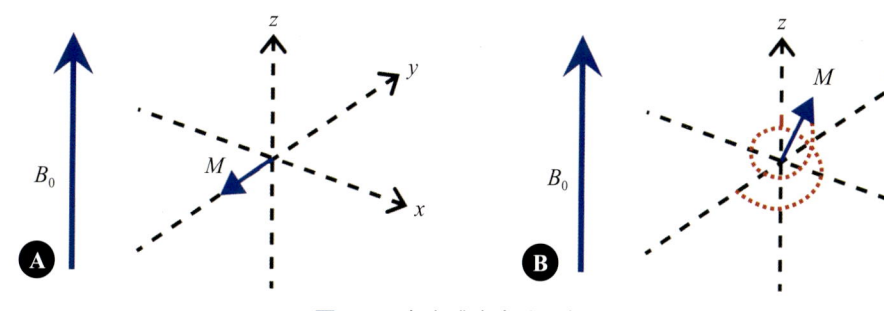

▲ 图 2-6　自由感应衰减过程的演示

A. 经过 90° 射频脉冲后，净磁化 M 已旋转至横向（x-y）平面；B. 射频脉冲关闭后，M 趋向于恢复到平衡状态，指向 B_0（z 轴），随着恢复，其运动轨迹形成一个螺旋，绕 z 轴运动，通过 T_2 弛豫失去其横向分量，通过 T_1 弛豫恢复其 z 分量

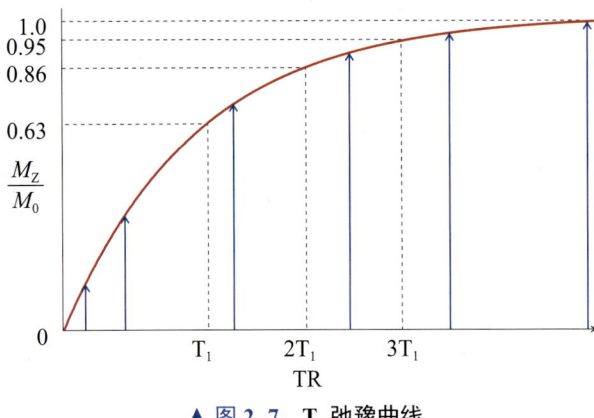

▲ 图 2-7 T_1 弛豫曲线

一个 90° 射频脉冲后，没有纵向磁化。不久，随着质子通过 T_1 弛豫释放能量，将观察到纵向磁化。渐渐地，随着更多的质子释放其能量，更多的净磁化的 z 分量 M_Z 重新建立。最终，初始净磁化强度 M_0 将完全恢复。M_Z 随时间的变化遵循指数增长过程。这个过程的时间常数是 T_1，即自旋晶格弛豫时间，是 M_Z 恢复到原来 63% 的时间

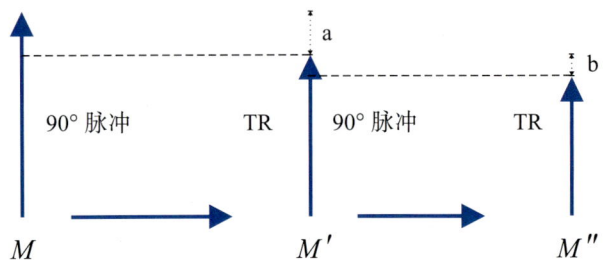

▲ 图 2-8 继 90° 射频脉冲后，纵向磁化通过 T_1 弛豫恢复

若连续射频脉冲之间的重复时间（TR）不足以完全恢复净磁化 M，则在下一个射频脉冲（a）时，只有较小的磁化强度 M'；第二次 TR 结束后，产生更小的磁化强度 M''（b）。M'' 小于 M'，不过两者之间的差异要小于 M' 与 M 之间的差异

T_1 弛豫表示激发态质子向相邻分子的能量转移。正如外部电磁脉冲一样，质子必须在 Larmor 频率附近传递能量。因此，自旋晶格（T_1）弛豫的快慢取决于发生在 Larmor 频率附近的分子运动。在组织中，T_1 弛豫快慢受蛋白质分子结构的性质和金属离子的影响。

纯水具有非常缓慢的 T_1 弛豫。然而，金属离子或蛋白质可以帮助水分子以更接近质子 Larmor 频率的频率进动。因此，蛋白质流体的 T_1 比纯水短得多。在脂肪中，质子被束缚在长碳链中，碳-碳键的进动频率接近 Larmor 频率，因此，脂肪质子具有非常高效的自旋-晶格弛豫和短 T_1。T_1 依赖于 B_0，因为在分子进动不改变时，Larmor 频率与 B_0 呈线性关系，一般来说，在较高的 B_0 时 T_1 趋于增大。

2. T_2 弛豫、T_2^* 弛豫与回波　横向磁化的消失比纵向磁化的恢复快得多，这个过程称为 T_2 弛豫，表示组织内质子的失相位（失同步）。在磁化强度旋转到横向平面后，质子磁化强度的方向相同。随后这些质子开始按照 Larmor 频率绕 z 轴进行进动。如果所有的质子都处于完全相同的磁场 B_0 中，那么这个进动频率对所有的质子来说都一样，即它们将保持同步，或者相互之间保持同步。但由于磁场的局部不均匀性，各质子的进动频率略有差异。随着时间的推移，质子逐渐变得不同步，这个过程被称为失相位（图 2-9）。时间常数 T_2 代表给定组织发生这种现象的速度，由于自旋弛豫的速度与相邻质子之间的相互作用有关，T_2 也被称为自旋-自旋弛豫。

T_2 弛豫是指数衰减过程（而 T_1 是指数恢复过程）。因此，在一次 T_2 后，经过 90° 脉冲横向磁化矢量损失了 63% 的初始值。T_2 总是小于或等于 T_1，通常要小得多。

质子失相位的原因总的来说有以下两类。一是分子运动和与附近质子相互作用引起的局部磁环境变化。这种运动引起的是自旋-自旋弛豫或真正的 T_2 弛豫，T_2 是组织固有的。失相位的另一个原因是，在 MR 扫描仪中，质子从未处于完全均匀的磁场强度中。B_0 的不均匀性促进质子的失相位，T_2 效应和磁场强度场不均匀性的结合称为 T_2^* 弛豫。T_2^* 不仅取决于组织本身，还取决于它所处的环境。

磁场强度的不均匀性主要来源于三个方面。

(1) 主磁场的不均匀性：由于磁体制造方面的缺陷、周围建筑墙壁的成分或其他来源的金属，B_0 总是存在一定程度的不均匀性。这种场强畸变在 MR 扫描过程中是恒定的（实际上在扫描过程中也存在）。

(2) 样本诱导的不均匀性：当暴露在外加磁场时，任何物质都会产生局部磁场，发生这种现象的程度称为磁化率。具有正磁化率的物质即在其局部环境中加入磁场的物被称为顺磁性物质。例如，氧合铁具有正磁化率。邻近组织（如骨、空气、含铁血黄素）磁化率的差异会扭曲局部磁场强度，特别是在不同组织间界面附近。在 MR 扫描过程中这种不均匀性是恒定的。

(3) 成像梯度：用于空间定位的技术会产生磁场强度场的不均匀性，从而诱发质子失相位。这种不均匀性只发生在 MR 脉冲序列中。

设计适当的脉冲序列可以消除成像梯度引起的

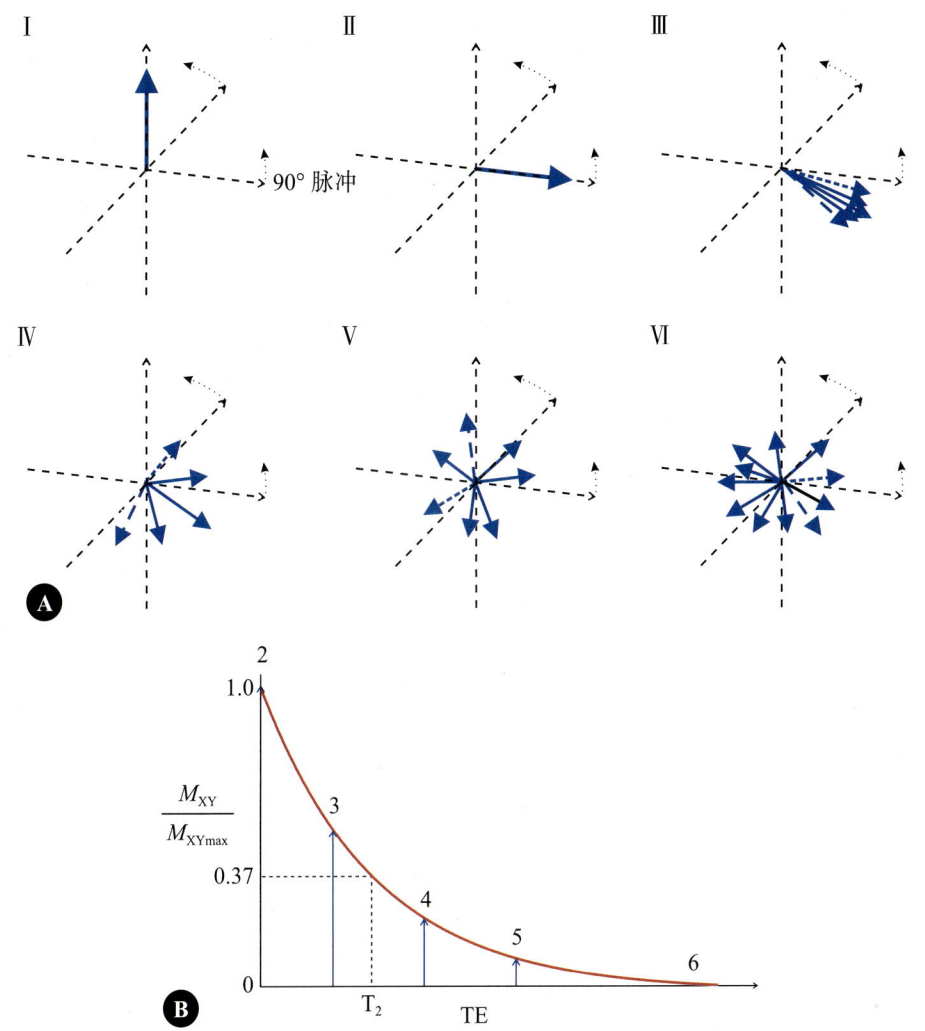

▲ 图 2-9 A. 这些图表展示了在旋转参照系中的 T_2 弛豫情况

Ⅰ. 净磁化强度 M（箭）在脉冲前平行于 B_0（未显示）取向。Ⅱ. 经过 90° 射频脉冲后，质子在横向平面上开始进动。Ⅲ. 由于分子间和分子内的相互作用，质子在不同频率（虚箭，较快；实箭，较慢）下开始进动，彼此间变得不同步。Ⅳ至Ⅵ. 随着时间的推移，横向矢量变小（Ⅳ和Ⅴ），直到横向分量完全均匀分布而不存在一致（Ⅵ）。B. 净磁化强度在 x-y 的分量 M_{XY} 作为回波时间（TE）的函数。这些数字对应于图 2-15A 中 M_{XY} 的成分。M_{XY} 随时间的变化遵循指数衰减过程。该过程的时间常数为自旋 - 自旋弛豫时间 T_2，是指 M_{XY} 衰减到其原值 37% 的时间

失相位。FID 信号衰减时间常数为 T_2^* 而不是 T_2。对于大多数组织或液体来说，主磁场不均匀性是决定 T_2^* 的主要因素，而对于具有明显铁沉积或气浮空洞的组织，磁化率差异占主导地位。我们可以通过执行自旋回波序列来消除引起失相位的外部原因。因此，在自旋回波序列中，组织的权重取决于 T_2 而不是 T_2^*，出于其他目的，我们不妨保留（部分）T_2^* 效应，这些在梯度回波序列中不会被消除。

为了消除主磁场不均匀性对 T_2^* 的影响，我们可以使用 180° 的脉冲或重聚脉冲。使用此脉冲的序列称为自旋回波序列，一个典型的自旋回波序列如下所示（图 2-10）。

- 一个 90° 射频脉冲。
- 短时间延迟回波时间（echo time, TE）/2 时间。
- 一个 180° 脉冲。
- 再次延迟 TE/2 时间。

最初的 90° 脉冲使 M_0 旋转到横向平面。在 TE/2 期间，质子通过 T_2^* 弛豫发生失相位。施加 180° 脉冲使横向平面的质子发生翻转。质子的进动速度和方向不会改变，然而它们在横向平面的"位置"是反向的（图 2-10）。在经过同样的 TE/2 时间后，质子将回到最初所在的位置，在横向平面上重新相互趋向一致。这种聚相在接收端线圈中会诱发另一个信号，称为自旋回波。它发生在时间 2×TE/2，或者 TE。

B_0 不均匀性和磁化率差异可引起质子失相位，但由于它们在上面两个时间点都没有发生改变，因此质子在 180° 脉冲前后受到相同的相互作用而被消除了。这意味着这些因素对 T_2^* 弛豫的影响可以抵消。自旋 - 自旋弛豫不能被 180° 脉冲所抵消，因为它是由瞬态分子相互作用（随时间变化）引起的。因此，自旋回波序列中的质子失相位仅仅是组织本身固有的因素，即真正的 T_2 弛豫。

在形成自旋回波之后，质子继续进行第二次进动和失相位。施加第二个 180° 脉冲后，质子相位将

再次反转，并产生另一个自旋回波。第二次回波与第一次回波不同的是，更多的 T_2 弛豫导致信号丢失。根据需要，这种由 180° 脉冲形成自旋回波的过程可以重复多次，直到 T_2 弛豫完全使质子失相位。

在目前 MRI 所使用的典型场强下，T_2 对 B_0 相对不敏感。T_2^* 的其他成分、B_0 的不均匀性和磁化率差异，在 B_0 较高值时变得更加明显。磁场强度均匀性在高磁场强度下更难实现。B_0 值越大，磁化率不同的两种组织间 M_0 的差异也越大。这就导致了 T_2 加权技术对 B_0 的灵敏度较低，而 T_2^* 加权技术在较高的 B_0 值信号差异较大。

四、MRI 的空间定位

前面我们已经提到过质子的 Larmor 频率与它所处的磁场强度之间的关系。在 MRI 中，我们利用上述这种关系将质子定位到空间的不同区域，并通过应用梯度磁场来进行空间定位。梯度磁场是指叠加在主磁场 B_0 上的小磁场，通常变化小于主磁场的 1%。

在临床 MRI 中，这些梯度磁场是由扫描仪中的专用线圈产生的，可以在 x、y、z 轴方向各产生一个线性变化的梯度磁场。通过将这些梯度线圈进行组合，我们可以产生任意方向的梯度磁场。对于给定的扫描，需要梯度磁场具有三个功能：层面选择、读出（或频率编码）和相位编码。脉冲序列是指梯度、激发脉冲、信息采集在时序上的排列。得到的图像由组织体积元素（体素）的数字图像元素（像素）组成。像素强度与体素内包含的质子数成正比，该质子由体素内组织的 T_1 和 T_2 弛豫时间加权得到。下面我们将详细讨论扫描仪是如何确定每个信号成分来源的像素位置。

1. 层面选择　MRI 的第一步是激发机体某一选定区域，采用频率选择激发脉冲和层面选择梯度磁场 G_{SS} 共同作用。梯度方向决定了层面方向，而梯度幅值与激励脉冲的特性共同决定层面厚度和层面位置。

频率选择性激励脉冲由其中心频率、频率范围或频率带宽（一般为 1~2kHz）决定。当层面选择梯度打开时，患者身体的不同层面会处于不同的磁场，从而对不同的频率做出反应。由于质子只能在 Larmor 频率（或接近）处接收能量，因此，当频率

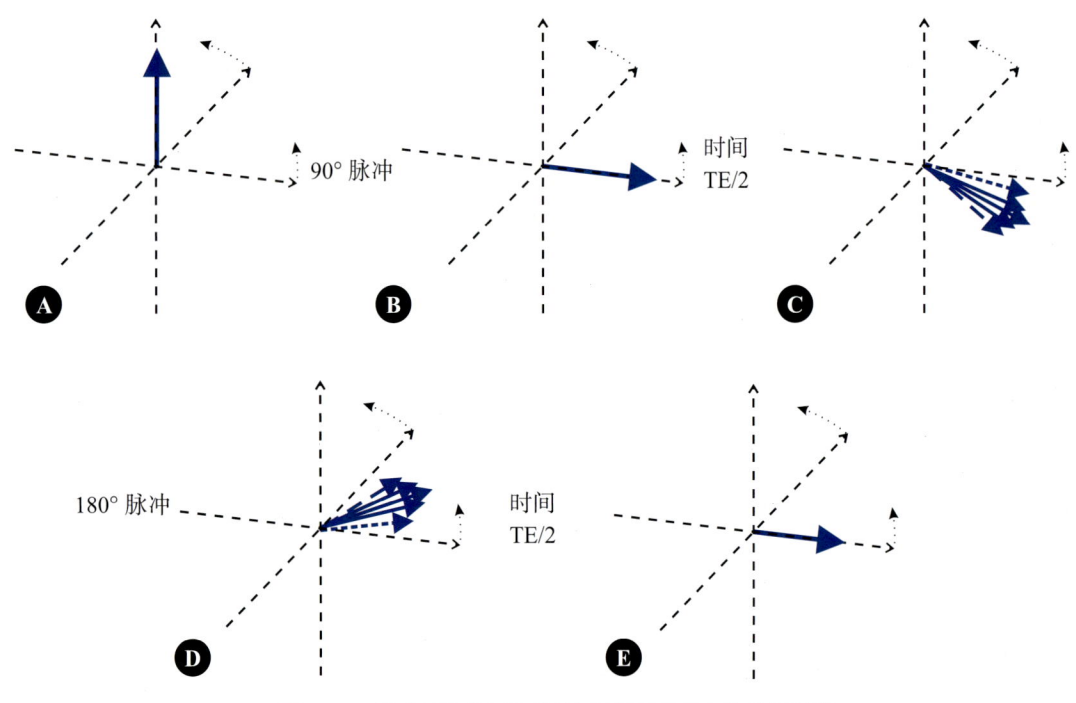

▲ 图 2-10　这些图像阐释了旋转参照系下质子的重聚过程

A. 在脉冲之前，净磁化强度 M（箭）平行于 B_0（未显示）方向。B. 施加一个 90° 射频脉冲将 M 旋转到横向平面。C. 由于 T_2^* 弛豫过程，质子在 TE/2 期间彼此不同步。D. 施加 180° 射频脉冲后质子的相位反转了。进动最快的质子现在落后最远（虚箭），而速度最慢的质子在前面（实箭）。E. 又经过一个 TE/2 后，质子在横向平面上恢复相位一致，在接收线圈中产生一个自旋回波信号。重新形成的相干性相对于原磁场（B）的损失是由于不可逆过程（分子间相互作用，代表自旋 - 自旋或 T_2 弛豫）造成的

选择激发脉冲在层面选择梯度存在时，只有一个狭窄的组织区域被激发。如前所述，脉冲的持续时间和幅度决定了产生质子旋转的量（如 90°、180°）。脉冲的中心频率决定了脉冲激发的特定位置，那么通过改变中心频率可以激发不同的层面位置（图 2-11）。

层面选择梯度的幅度或斜率决定了患者体内不同部位的磁场变化速度快。激发脉冲的带宽决定了脉冲内包含的频率范围（围绕中心频率）。因此，通过调节层面选择梯度斜率和脉冲带宽，可以调节层厚。通常情况下，脉冲带宽是固定的，改变层面选择梯度的幅度可以实现不同层面厚度的选择，越薄的层面需要越大的层面选择梯度（斜率更陡）（图 2-12）。

多层成像是通过改变激励脉冲的中心频率来激发组织的连续层面。当图像在显示器或胶片上观看时，层面选择方向始终与表面垂直，即对观察者而言是隐藏的。

一般情况下，射频脉冲主需要符合两方面的标准。

(1) 短持续时间脉冲需要高峰值脉冲幅度才能达到相同的脉冲效果（翻转角度）。可传播最大功率限值取决于放大器和发射线圈。

(2) 在大多数的应用中，在整个组织体积内最好有一个均匀的振幅和相位激励，也就是说层面内的所有质子都应该以相同的量和方向旋转，产生一个特定的激发峰，而这只有在低翻转角（<30°）下才有可能实现。高幅值脉冲，如 90° 或 180° 脉冲，都具有明显的非均匀性。

制造商努力提供统一的激励模型，以符合第一条标准。但由于脉冲持续时间和放大器功率有限，轮廓不会均匀，反而会在边缘脱落。也就是说，对于间距较近的层面会接收重叠的激发，被称为层间干扰。

2. 傅里叶转换 层面选择只允许我们激励和接收来自身体内特定层面的信号。然而，我们需要在层面内进行进一步信号定位。这是通过对层面内部的每个维度（即沿 x 轴和 y 轴）分别处理完成的。与层面选择类似，施加梯度磁场使层面内不同位置质子的进动频率改变再使用编码信号定位。为了了解这种信息是如何编码和解码的，我们首先要了解傅里叶转换，以及空间域和频域的关系。

射频信号和声音信号一样，随着时间的推移呈现振幅的振荡。信号幅度随时间变化的曲线称为时域。任何信号都可以分解为一系列的纯音，当这些纯音组合起来时，可以产生信号。例如，在音乐中，"C 大调和弦"是由音符 C、E、G 组成的音，在钢琴上按下这三个键就会再现这种声音。从技术角度来说，我们可以将一个频率与每个纯音联系起来（如中央 C 大约为 262Hz），那么 C 大调和弦就由三个频率组成（262Hz、330Hz 和 392Hz）。我们可以将这种声音描述为随时间的变化产生的复杂振荡集合，或者是三个频率的集合，后者被称为频域。值得注意的是，正如每个时间都对应了一个振幅一样，信号中的每个频率也对应了一个振幅，因为所有频率的组合就形成了声音。

将频域转换到时域是非常简单的，因为我们可以简单地将每个频率的正弦叠加起来。为了转换到另一个域上，必须使用傅里叶转换。这是 Joseph Fourier 在 19 世纪发现的一种数学运算。虽然细节超出了本文讨论的范围，但只要知道这种转化和逆

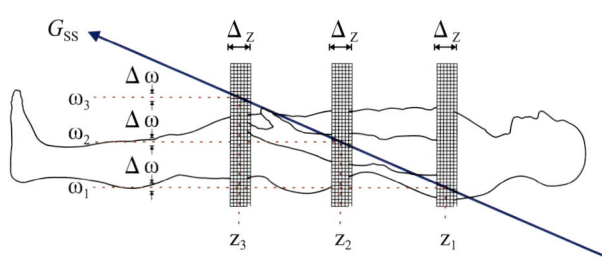

▲ 图 2-11 层面选择过程

在梯度场（G_{SS}）出现时，质子所处的总磁场及由此产生的共振频率取决于它的位置。每个位置都有一个特定的共振频率。层面厚度 Δ_Z 是由梯度场幅度和传输频率的带宽 $\Delta\omega$ 决定的

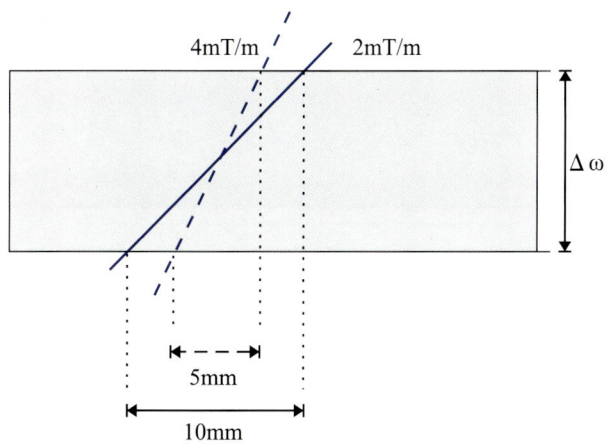

▲ 图 2-12 当射频脉冲的频率带宽一定时，层面厚度是由层面选择梯度 G_{SS} 幅度决定的

转化是可能的就足够了。为了高效计算将傅里叶转换编译成计算机中的版本称为快速傅里叶转换（fast fourier transform，FFT）。

请注意，组成信号的纯音不仅有一个特定的频率，而且还有一个相位。相位表示声调开始时的时间偏移量。傅里叶转换将测量每个频率处的振幅、强度、相位。定位二维层面的相位，称为相位编码。就目前而言，重要的是要认识到每个频率我们只能检测出一个相位。

扫描仪通过执行快速傅里叶转换将接收到的信号转换成数字信号，这个过程被称为模数转换，需要随着时间的推移对信号进行测量或采样。采样频率与可检测的频率范围密切相关。特别是为了检测到频率 f，必须以 f 的 2 倍频率进行采样，这个最低频率要求被称为 Nyquist 极限定律。实际信号中任何高于 f 的频率都会被混淆或显示为较低频率（介于 0 和 f 之间）。这种信号与在较低频率上的真实信号重叠，因此可能会混淆成像。而混淆会引起相位包裹现象，我们将在后文更详细地讨论。

3. 频率编码 频率编码是层面内两个定位过程中最简单的一个。该过程发生在 MR 信号被检测的同时，因此有时被称为读出编码。在一个成像脉冲序列中，MR 信号总是在读出梯度（G_{RO}）存在下被检测出来。随着 MR 回波的形成，读出梯度沿垂直于层面的方向施加。在这种新的梯度磁场的影响下，不同位置的质子开始以不同的频率进行进动。在这期间，回波信号由接收线圈测量并进行数字化。利用傅里叶转换，可以将此信号分解为其频率分量。我们知道，每个频率对应着读出梯度轴的唯一位置（图 2-13）。

两个用户可定义的参数决定了 G_{RO} 的大小：读出方向的视野（FOV_{RO}）和图像的 Nyquist 频率，通常称为接收带宽（通常带宽是 ±50kHz，对应实际带宽 100kHz）。选择 G_{RO} 目的在于使位于 FOV_{RO} 边缘处的质子在 Nyquist 频率下成像（图 2-14）。在保持 Nyquist 频率不变的条件下，可以通过增加 G_{RO} 来获得较小的 FOV_{RO} 值，从而得到总的频率带宽为定值（图 2-15）。图像的空间分辨率用体素大小表示，单位为 mm/pixel，与 FOV_{RO} 成正比，与采集矩阵 N_{RO} 中读出样本点数成反比。

4. 相位编码 层面内第二种定位方法称为相位编码。这通常是三种空间定位方法中最不直观的，而

且在历史上最早由 Paul Lauterbur 所著的 MRI 论文中，他并没有使用这种方法（他使用的是反投影，这是在 X 线中仍然使用的重建方法；相位编码后来由 Richard Ernst 发明）。相位编码发生在脉冲序列的多个（重复）步骤上，每一步填充一行数据，直到获得整幅图像的数据。这也是相位编码在 MRI 耗时较长的主要原因。

相位编码梯度（G_{PE}）垂直于 G_{SS} 和 G_{RO}，是标

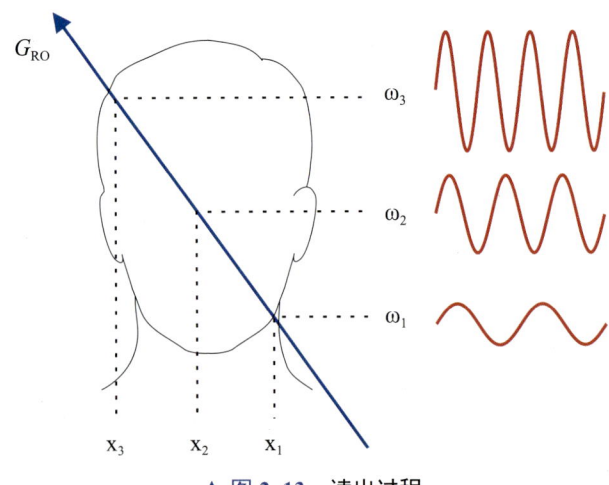

▲ 图 2-13 读出过程

激发后，激发体积（层面）内的每一个质子都以相同的频率进动。在检测回波时，施加读出梯度（G_{RO}），引起产生回波信号的质子的频率改变。每个质子的进动频率 ω_i 取决于其沿频率编码轴的位置 x_i。从回波中测量的频率被映射到相应的位置

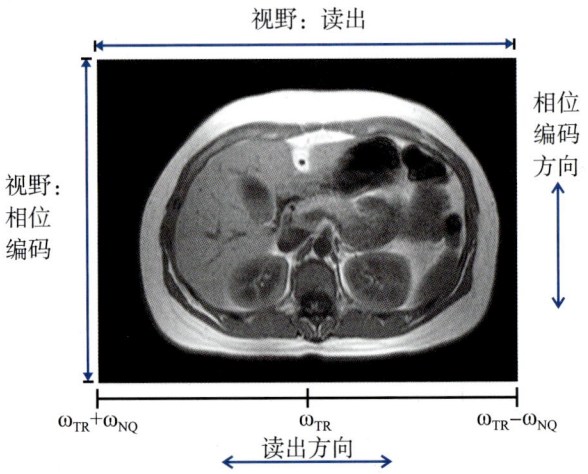

▲ 图 2-14 在任何图像中，可视化方向有两个，一个是读出方向，另一个是相位编码方向

位于读出方向视野（FOV_{RO}）边缘的质子在高于或低于发射频率 ω_{TR} 的 Nyquist 频率（ω_{NQ}）处产生。改变图像的 FOV 会改变图像的空间分辨率（mm/pixel），而不会改变图像的频率分辨率（Hz/pixel）

准二维成像序列数据采集中唯一幅值变化的梯度。从一个采集到下一个采集检测到的任何信号幅度变化都被认为是由测量过程中 G_{PE} 的影响引起的。

为了理解相位编码，首先我们将回顾频率和相位的概念。对于周期性振荡，频率是指一个完整周期内振荡发生的频率。相位表示循环开始时的时间偏移量。例如，如果一个人在 0 时刻在钢琴上按 "A" 音符，然后 1s 后在第二架钢琴上按 "A" 音符，两个音符的频率相同，但相位上相差 1s。

然而，虽然相位和频率代表了一个振荡的两个独立概念，但改变一个参数有时会影响另一个。尤其是如果我们在短时间内暂时改变一个信号的频率，当频率恢复到其原值后，信号的相位就会发生偏移。这很容易理解，例如，一个信号的频率为 1Hz（每秒 1 个周期），当我们将频率改为 2Hz 时，周期变成了 0.5s。在这 0.5s 内，信号将完成 1 个完整的周期，在 0.5s 结束时，信号将开始第 2 个周期，回到 1Hz。一个未被改变的 1Hz 信号在 0.5s 时仍只能通过其 1 个周期的一半。因此，改变后的信号在相位上移动了半个周期（相位以弧度或度表示，因此相位改变为 180°）。

正如振荡一样，相位的最后一个重要性质是周期性。最大的相位差可能是一整个周期或 360°。这一点是显而易见的，因为一旦我们将一个信号按一整个周期延迟，它就完全与原始信号重叠，我们就无法分辨出两者的区别。如果延时大于 1 个周期，则相位再次开始从 0 开始计数。这种周期性的相位行为解释了相位卷积现象（注意，我们提到卷褶也解释了相位卷积，这突出了振荡信号中相位和频率的关联性）。

相位编码利用相位而不是频率的差异来标记质子的位置。在施加 G_{PE} 之前，层面内的质子以基频 ω_0 进动。在 G_{PE} 存在的情况下，其进动频率根据 Larmor 方程增大或减小。一旦关闭 G_{PE}，质子进动将返回到其原始频率 ω_0，但相对于其之前的状态，它在相位上处于超前或滞后的状态。相移量取决于 G_{PE} 的大小和持续时间、质子在梯度上的位置。对于相同 G_{PE} 脉冲，位于相位编码方向不同位置的质子会产生不同量的相移（图 2-16）。在每个相位编码步骤中，位于指定 FOV 边缘的质子将经历最大的相位移动。

利用傅里叶转换将空间位置从频率和相位域转换（"解码"）为实际空间中的图像。已知傅里叶转换只能检测到信号中每个频率分量的单个相位。因此，我们需要利用不同强度的 G_{PE} 进行多次不同的相位编码，从而产生不同的相移。通过结合所有相位编码步骤得到的信息，就可以利用傅里叶转换将相位转换为图像上的空间位置。最终得到像素数量与相位编码次数相同的图像（图 2-17）。

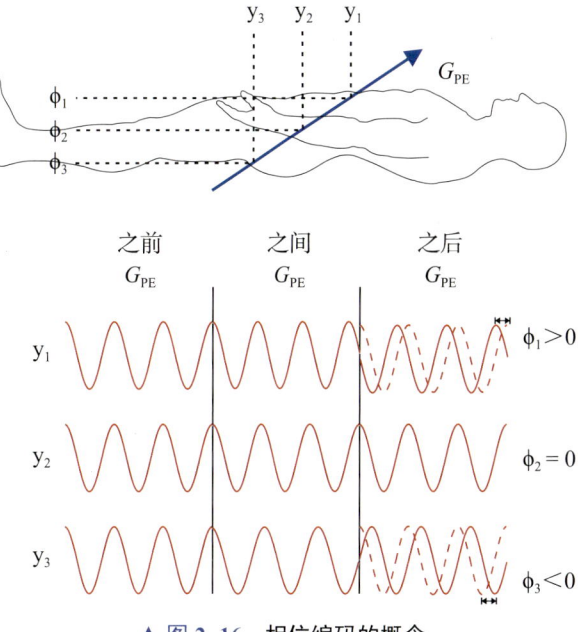

▲ 图 2-16　相位编码的概念

在应用相位编码梯度 G_{PE} 之前，所有质子都以相同的频率进动。当施加 G_{PE} 时，质子进动频率的增大或减小，取决于其位置 y_i。位于 $y_1=0$（y_2）处的质子不受 G_{PE} 的影响，也没有频率或相位的变化（$\phi_2=0$）。位于 y_1 处的质子在施加 G_{PE} 的同时，进动得更快。一旦关闭 G_{PE} 以后，质子就会以其原始频率进动，但在参考频率（虚线）之前；也就是说，质子被 G_{PE} 诱导发生相移 ϕ_1。位于 y_3 处的质子在施加 G_{PE} 的同时降低其频率。当 G_{PE} 关闭后，它在原频率处工作，但由于 ϕ_3 的相移而落后于参考频率

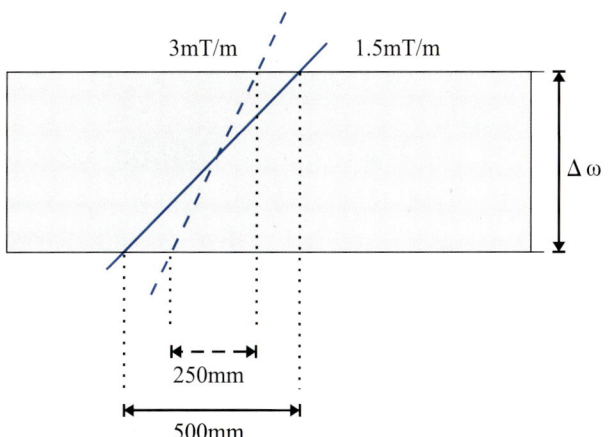

▲ 图 2-15　对于在信号中测量的给定频率范围（带宽），所需的视野（FOV）由读出梯度幅值决定

用户界面通常通过增加或减少读出梯度振幅实现 FOV 的变化

	← 视野 →		
G_{PE}		相位移动	
−0.04mT/m	−144°	0°	+144°
−0.02mT/m	−72°	0°	−72°
0.0mT/m	0°	0°	0°
+0.02mT/m	72°	0°	−72°
+0.04mT/m	144°	0°	−144°

▲ 图 2-17　相位编码过程，图示为 5 个相位编码步骤。各行表示每个相位编码步骤

第一列为相位编码梯度 G_{PE} 的强度。其他列分别显示了质子在视野左边、视野中心和视野右边的相位改变。位于视野中心的质子不经历任何相位变化。从一个相位编码步骤到下一个相位编码的梯度振幅变化（本例中为 0.02mT/m）取决于所选择的特定视野

为了能够提取所有空间数据，我们需要测量共 360° 的相移（相位编码）信号。通常，我们将相移分为正移和负移，因此 360° 实际上可以理解为从 −180° 延伸到 +180°。通过将这个范围除以我们想要的像素数（或 k 空间中的行数），我们得到了相移间隔。例如，对于 3×3 像素的图像，相移间隔将是 360°/3=120°，对于 256 像素图像，相移间隔为 1.4°。相移的集合（相位编码步骤）以 0° 为对称，并且是间隔的正或负倍数。以 3×3 像素图像示例，相移是 −120°、0° 和 +120°。在每个示例中，每一步的相移表示视野内的某一侧像素的相移，另一侧像素的相移则相反（即 +120° 步的相移在整个图像中从 −120° 变化到 +120°，而 −120° 步的相移由 +120° 变化到 −120°）。相移的程度取决于 G_{PE} 的幅值，相移的标志由翻转 G_{PE} 的方向决定。

相位编码方向的空间分辨率取决于两个用户可选择的参数，即相位编码方向的 FOV（FOV_{PE}）和采集矩阵 N_{PE} 中的相位编码步数。FOV_{PE} 由 G_{PE} 从一步到下一步的差值决定。N_{PE} 决定了相位编码方向（对于给定的 FOV）的空间分辨率。相位编码方向的空间分辨率表示为体素大小，用 mm/pixel 表示，可以通过减小 FOV_{PE} 或增大 N_{PE} 获得更高的分辨率。减小 FOV 是通过增加从一个 G_{PE} 到下一个 G_{PE} 的梯度幅值变化来完成的。

值得注意的是，由于磁共振采集的时间长短直接取决于相位编码步骤的数量和每一步所需的时间。因此，可以针对这两个量中的任意一个来减少扫描时间，而在许多应用中，由于需要等待 T_1 恢复，每个步骤的时间都有一个最小限度。因此，相位编码次数是为了减少扫描时间而进行调整的重要参数。如前所述，N_{PE} 转变为相位编码方向的像素个数。因此，减小 N_{PE} 会降低分辨率，不过我们可以通过减小 FOV 来进行抵消。

由于涉及两个不同的物理过程，FOV_{PE} 不要求与编码 FOV（FOV_{RO}）的频率相同，也不要求与体素大小相同。体素大小的比值被称为两个维度之间的长宽比。长宽比为 1.0（100%）表示体素大小在两个方向上是相同的，这种情况称为各向同性分辨率。长宽比 <1.0（<100%）称为各向异性分辨率，相位编码体素大小通常大于读出体素大小（即相位编码分辨率小于读出分辨率）。

5. 数据采集技术　前文描述了将 MR 信号的空间定位到层面内某一点的各个步骤。对于大多数 MR 应用，为了从大量的组织中获取图像，在扫描过程中会测量来自多个层面的信息。数据采集采用几种方法，在保持可接受扫描时间的同时，平衡良好的空间分辨率和对比度/噪声比。

根据用于产生信号的组织被激发的体积，采集技术可分为二维和三维。最基本的技术是二维多层成像，它是由层面选择脉冲激发的一个狭窄组织层面（通常为 3~10mm）。TR 是给定层面的连续激励脉冲之间的时间（允许 T_1 恢复的时间）。对于每一个层面，我们需要执行 N_{PE} 激励脉冲和读出来获取该层面的全部数据。出于实际原因，我们往往需要对同一行采集两次或三次来提高我们的信噪比，这称为信号平均，平均过程需要的重复次数称为 N_A。在传统自旋回波序列中，激发和读出所需的时间比 TR 短得多。这让我们有时间在同一 TR 周期内激发和读出多个其他层面。也就是说，几个层面是同时获得的（以一种交错的方式）。

多层采集有三种常用方式。传统的多层面扫描在同一 TR 内每层获取一行数据，然后在下一个 TR 内，从每个层面中获取下一行数据，重复多次直到所有行都被采集。这种方法中我们能成像的最大层面数受到 TR 的限制。这些层面的总扫描时间是 TR 乘以总行数再乘以信号平均采集次数。

$$\text{扫描时间} = TR \times N_A \times N_{PE} \quad \text{（公式 2）}$$

这种方法对于特定的 TR 提供了最有效的数据采集过程，并且在 TR 相对较长时是有效的。在使用这

种循环方案的扫描进程中点时，每幅图像都有 $N_{PE}/2$ 行原始数据，每幅都有指定的采集次数。

第二种方法被称为逐层采集技术。在这种技术中，一个层面的全部信息都是在获取下一层面的任意信息之前获得的。每个 TR 期间只测量一行数据。这种策略适用于非常短的 TR（如梯度回波序列）。对于该方法，扫描时间取决于层面数 N_{slice}（公式3）。

$$\text{扫描时间} = TR \times N_A \times N_{PE} \times N_{slice} \quad \text{（公式3）}$$

在使用这种循环方案扫描的进程中点时，已经获取了一半层面的所有数据行。

第三种测量技术是三维或容积采集。该函数采用两个相位编码方向（和一个频率编码方向）作为单独的脉冲序列的一部分，用来采集获取所有的层面信息。对于三维成像，激励脉冲通常激发的是 30~150mm 厚的组织。然后，每一步采用两个相位编码梯度，一个沿 x 轴（或 y 轴），另一个沿 z 轴。因此，相位编码步骤的数目如下。

$$N_{PE} = N_{PE,x} \times N_{PE,z} \quad \text{（公式4）}$$

在每一步中，会用到 x 相位编码梯度强度和 z 相位编码强度的不同组合。通常，在三维采集中，z 方向的层面数称为分割数。总扫描时间如下。

$$\text{扫描时间} = TR \times N_A \times N_{PE,x} \times N_{PE,z} \quad \text{（公式5）}$$

三维容积采集技术的优点是容积内的层面是连续的，检测信号是基于被激发的总容积，而不是有效层面的厚度。但是，由于我们必须在每个激发之间等待 1 个 TR 时间长度，并且没有交错的层面来激发，因此这种技术只适用于极短的 TR 序列（即梯度回波）或具有极长回波序列的快速自旋回波序列。因为必须经过三个傅里叶转换才能产生图像，三维容积采集图像处理的时间也较长。

6. 原始数据和图像数据矩阵 从相位和频率编码的讨论中可以明显看出，MR 扫描仪获取的原始数据信号实际上并不是图像。脉冲序列的每次重复（每个相位编码步骤）都被数字采样并记录为网格或矩阵中的一行数据点。相位编码步骤的集合构成了矩阵的行。应用二维傅里叶转换可以将这种原始的、编码的数据转换为空间数据，即一幅图像。

在 MRI 中，原始数据由来自特定层面或组织体积的特定回波所测量的数字化数据组成。行通常按照从上到下相位编码幅值递增的顺序显示，对应于最大负振幅到最大正振幅。矩阵的中心对应于无相位编码梯度。因此原始数据矩阵是由点组成的网格，其中水平方向显示读出方向，垂直方向显示相位编码方向。它的尺寸取决于读出数据点（列或 x 轴）的数目和扫描的相位编码步数（行或 y 轴）（图2-18）。数据的这种表示称为 k 空间。

图像数据通过原始数据矩阵的二维傅里叶转换（行和列）得到。图像矩阵是质子信号强度的映射，由体积内所含组织的 T_1 和 T_2 加权得到。每个点由特定的频率和相位对处理。

7. 数据采集方法 重建图像所需的所有信息都包含在原始数据矩阵中。重要的是，要认识到原始数据中的每个点对层面内的每个位置都有贡献。然而，k 空间矩阵的不同部分在最终的图像中强调不同的特征。k 空间中央区域的点代表图像的整体对比度，而 k 空间周边区域的点代表了图像的解剖细节或分辨率。

或者，人们可以从空间频率的角度来考虑这些区别。与 MR 脉冲序列中的频率相反，空间频率反映了图像或实际空间中的振荡。高频表示图像中快速变化的特征，如锐利的边缘。低频代表缓慢变化的特征，如大器官或整体图像对比。因此，k 空间的中心表示低空间频率，而边缘表示高空间频率。

k 空间的边缘（至少在相位编码方向）对应最强相位编码的梯度幅值并非偶然。强相位编码梯度在相邻体素之间的差异最大，因此对快速变化的空间特征最敏感，即高空间频率。如果我们忽略 k 空间的

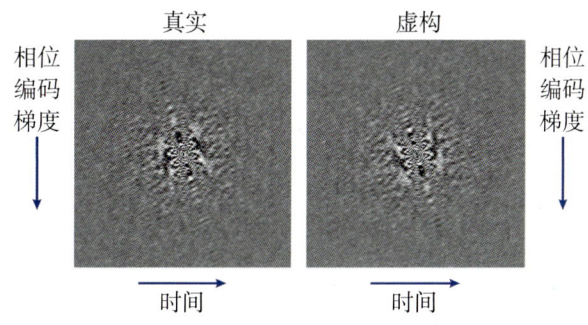

▲ 图2-18 原始数据（真实的和虚构的）

原始数据矩阵的维数为相位编码步长数（N_{PE}）× 读出采样点数（N_{RO}）。每一行是特定的相位编码梯度（G_{PE}）处测量的信号，行数对应于 N_{PE}。高负振幅 G_{PE} 采集的信号显示在矩阵的顶部，低振幅 G_{PE} 显示在矩阵的中间，高正振幅 G_{PE} 显示在矩阵的底部。每列对应于激励脉冲后的不同时间采样的数据点

边缘，就得到了一幅略显模糊或低分辨率的图像（图2-19A）。如果我们忽略 k 空间的中心，图像的对比度就会丢失，而会保留细节或边缘（图2-19B）。

虽然必须获得连续的原始数据集，但获取每一行的顺序可以是随意的。传统的数据采集方法是顺序采集或线性采集。原始数据矩阵采取逐行填充的方法，从负 G_{PE} 最大值开始，到正 G_{PE} 最大值结束。该方法以线性方式改变 G_{PE}，并在数据采集的中途获取原始数据矩阵（$G_{PE}=0$）的中心部分。特殊应用或需要控制额外对比度时可用其他方法。重新排序数据采集是指以非顺序方式获取原始数据的方法。中心排序在扫描中最先获得低幅值的 G_{PE} 步长（k 空间的中心），较高幅值的 G_{PE} 步长在采集后获得。这在 FSE 序列中是很有帮助的，因为 FES 中很大一部分甚至整个 k 空间矩阵是在单个激励脉冲后得到的。在这种情况下，k 空间的每行 TE 是不同的，因为每一行都是在单个激励脉冲后依次获得的，因此，对比度是通过选择将哪个回波编码到 k 空间的中心来控制的。

可供选择的 k 空间填充方法不是简单的直线型。螺旋填充是指两个振幅变化形成螺旋的梯度步进顺序（图2-20），这用于二维或三维采集。这种方法有助于在测量早期获取对比度回波，从而控制组织对比度或减少运动伪影。

更有创意的是径向采集方法，即改变梯度，使每个回波获得 k 空间中的一条对角线。使用多个不同的角度，扫描最终获得整个 k 空间（注意，在这种方法中，中心被过度采样，而边缘被欠采样）。在傅里叶转换之前，对径向点进行"重新采样"以形成常规的矩形矩阵。径向采样有两个主要优点。第一个优点是它们实际上并不使用相位编码，因为每个步骤都是使用某个角度的梯度进行频率编码，因此不存在相位包裹。第二个优点是它们对运动伪影相对不敏感。这种获得矩形频带的技术变种，即在每个角度使用几个相位编码步骤，也是常用的。这些技术，如 BLADE（刀锋）和 PROPELLER（螺旋桨），也具有对运动不敏感的优点。

对原始数据矩阵连续性和均匀密度，并不要求为了产生无伪影的图像而测量完整的原始数据。事实上，如果回波分布合理，就有可能获得比必要的

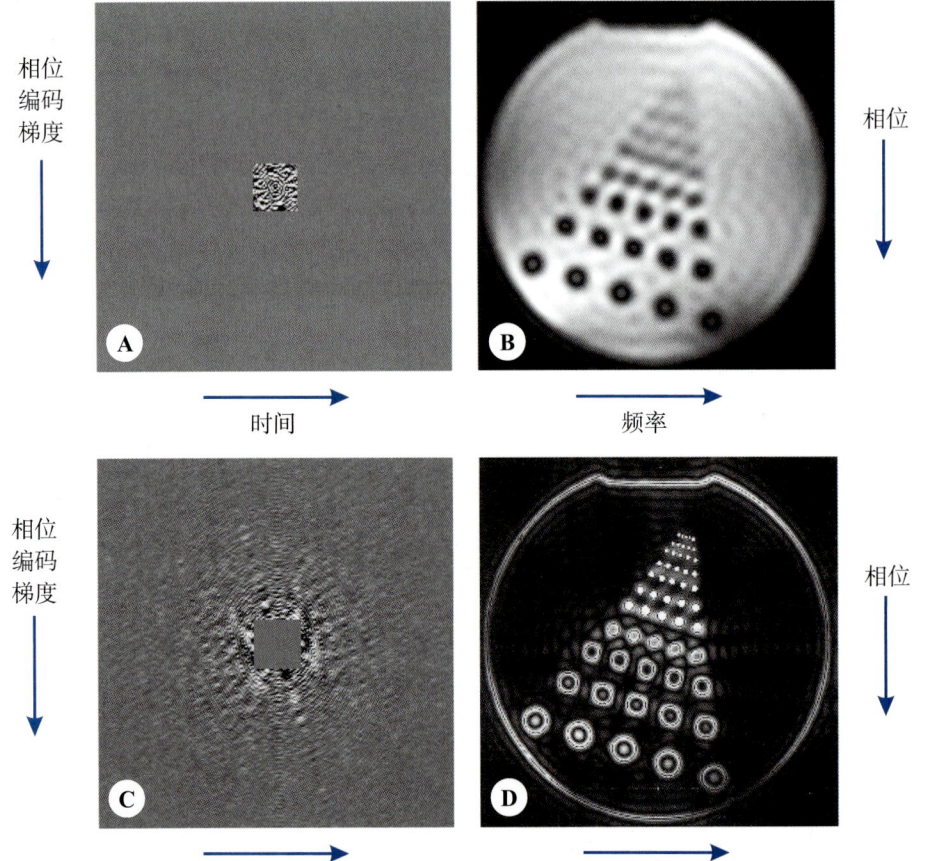

◀ 图 2-19 使用图 2-26 中的图像来说明 k 空间的中心和边缘所包含的数据

A. 只有 k 空间的中央 32×32 个数据点。B. A 的空间图像（傅里叶转换）。图像的强度（对比度）相似，但边缘清晰度有所下降，在透视图中表现为模糊。C. 后 k 空间边缘数据点，消除中心 32×32 数据点。D. C 的空间图像（傅里叶转换）强度（透视图的中央部分）实际上是不存在的，而透视图的边缘仍然很清晰

更少的回波，从而减少总扫描时间。有两种方法结合了这一概念，在 $G_{PE}=0$ 时可以左右对称地减少 G_{PE} 幅值的总数。第一种方法是在相位编码方向不获取 k 空间的边。如果连续步骤之间的幅值 ΔG_{PE} 的变化与"完整"原始数据矩阵相同，则两幅图像在相位编码方向上的视野是相同的。如前所述，这可能会导致最终图像中空间分辨率的丢失。或者，可以在 k 空间中"跳过行"，即连续的相位编码步骤之间增加的 ΔG_{PE}。这样减少了相位编码方向的视野，提高了分辨率，但增加了相位包裹（卷褶）的伪影。

第二种减少测量原始数据线数量的方法称为部分傅里叶成像。事实证明，k 空间数据矩阵是中心对称的（实际上这两部分之间是通过稍微复杂的运算关联起来的，但只要知道一部分可以很容易地从另一部分生成就足够了）。直观上，这是有意义的，因为上半部分和下半部分分别由正 G_{PE} 梯度和负 G_{PE} 梯度产生。部分傅里叶扫描只获取矩阵的一半（在相位编码方向）。实际上，这种方法只获得了略多于一半的数据，因为包含对比度的 k 空间的中央区域对于"正确获取"是最重要的，然后从实测数据可以推测缺失的原始数据。所得图像具有与完整原始数据矩阵相同的 FOV 和分辨率，但扫描时间减少了。然而，这确实降低了图像的信噪比。部分傅里叶采集（Partial Fourier）有时也被称为半傅里叶（Semi Fourier）采集，被用于"单次激发"序列，如 HASTE 和 SS-FSE。

8. 并行成像 并行采集是一项为了减少采集时间而发展起来的扫描技术。这项技术利用多个接收线圈组成所谓的相控阵线圈。每个线圈单独测量并处理来自层面的信号，然后将它们组合形成图像。由于每个线圈更接近解剖的某个部分（如前部、后部等），线圈接收来自层面内不同体素的不同强度信号。在传统扫描中，这些差异被平均化以形成一个统一的图像。

并行采集技术利用了这些差异，而不是将它们平均。通常，扫描仪将获得一个低分辨率的校准图像，以测量每个组织通过线圈的灵敏度。然后，通过交替行获取较少的 k 空间行进行扫描，以保持相同的分辨率，但在相位编码方向上视野减小。这导致了图像的相位包裹（卷褶）效应，其中解剖的边缘与图像的中心重叠（图 2-21）。然而，虽然在不同的线圈中包裹本身是相似的，但是包裹的解剖结构的信号强度是不同的。通过一种数学重建技术，以获取校准数据及每个线圈的卷褶、高分辨率图像，可以"展开"图像。

并行采集的速度优势代表了 k 空间中可以跳过的行的比例，这称为加速因子。加速度因子的限制与相控阵中线圈元件的数量和它们的几何组织（称为线圈）有关。如果试图使用过高的加速因子，要么图像无法展开要么会有太多的噪声。并行采集技术是供应商专用的，包括 SENSE 和 SMASH，这些特殊技术在图像数据或 k 空间数据中对于展开图像方面有所不同。

五、脉冲序列

脉冲序列是脉冲和梯度的组合，通过它可以得到 MR 图像。它包含根据所需方式获取数据的必要硬件指令（激励脉冲、梯度脉冲和时序）。

MRI 中最令人困惑的是不同设备制造商提供的多样性脉冲序列。此外，不同厂家对于类似的序列可能有各种不同的名称。因此，由于不同序列实现的差异，对比不同制造商之间技术和协议是很困难的。本部分描述了所有厂家在成像中常用的几种脉冲序列，以及每种脉冲序列的一般特点。此外，还会包括一些主要制造商用于序列的常用缩写词。

使用时序图更容易比较脉冲序列。时序图是序列执行过程中不同硬件指令执行的基本步骤的示意图。序列执行过程中的时间沿水平轴从左到右展开。每条水平线对应一个不同的硬件组件。每个脉冲序

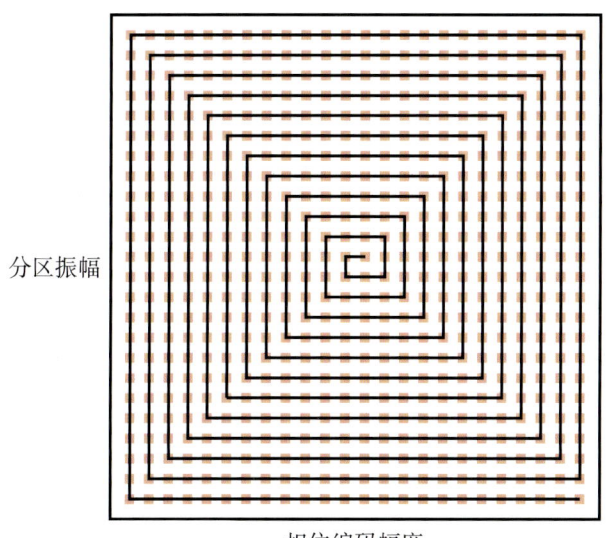

▲ 图 2-20 三维原始数据矩阵的螺旋填充

分割和相位编码振幅以递增的螺旋模式变化。在扫描中，利用最小的梯度振幅值获得最早的回波

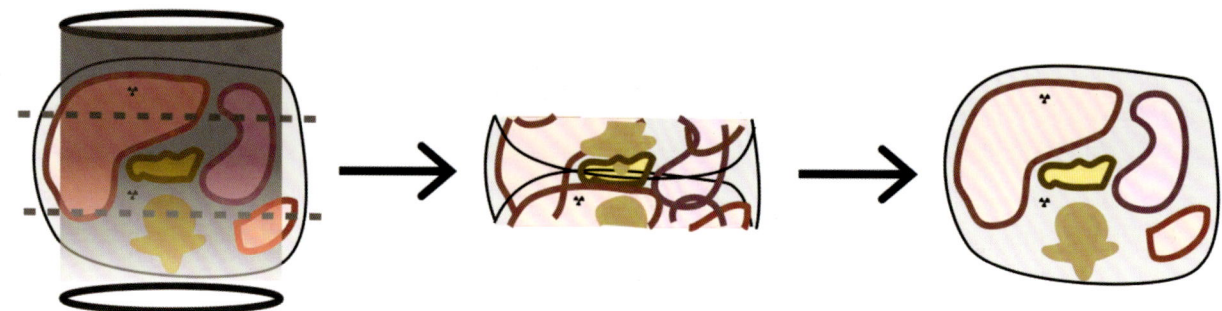

▲ 图 2-21 用两个线圈并行成像

左边图示，磁共振扫描仪中的真实解剖。前面的线圈对前器官有更高的灵敏度（通过阴影显示）。小星星表示腹部的两个点，它们在空间上是分开的。中间图示，用相位欠采样获取的图像，因此存在相位包绕。注意，小星星表示的两个点是重叠的。右边图示，用线圈灵敏度数据消除卷褶

列至少用四条线来描述：一条代表射频发射器，另外几条代表每个方向的梯度（分别标记为 $G_{读出}$、$G_{相位}$ 和 $G_{层面}$ 或 G_X、G_Y、G_Z）。也可以额外添加行来表示其他活动，如信号采样。对于硬件指令的活动，如梯度脉冲，表现为水平线以上或以下的偏差。恒定幅度梯度脉冲仅表示为偏离零。在每次重复中取不同值的梯度，如相位编码，表示为散列区域或重叠脉冲高度。在比较各种测量技术时，表现出的通用性使得时序图适用于表示脉冲序列的类别。

1. 自旋回波序列 自旋回波脉冲序列是 MRI 中最基本、最常用的脉冲序列之一。它由两个射频脉冲、一个激励脉冲（通常称为 α 脉冲）和一个产生自旋回波的 180° 重聚焦脉冲组成（图 2-22）。自旋回波序列中产生的每个回波都需要重新聚焦脉冲。自旋回波序列还在读出和层面选择方向上使用相反极性的梯度脉冲，以在自旋回波产生的同时重新聚焦质子。在后续的信号检测中采用扰相梯度，以去相位消除任意残余的横向磁化，并最大限度地减少杂散回波。在自旋回波序列当中，TR 是指给定层面的连续激励脉冲之间的时间。回波时间 TE 是激励脉冲到回波最大值之间的时间。多层环路结构用于在一个 TR 周期内从多个层面获取信号。

标准自旋回波的一个变体是快速自旋回波或 FSE（有时称为快速自旋回波或 TSE）序列。这是现代扫描仪中最常用的自旋回波序列的变体。FSE 序列施加多个 180° 的重聚焦脉冲跟随单个激励脉冲。每个回波信号都是用不同的 G_{PE} 采集的，它们填充不同的 k 空间行（图 2-23）。回波链长度，或者说快速因子，表示每个激励脉冲产生的回波数目。

在 FSE 序列中，k 空间填充的顺序决定了图像对

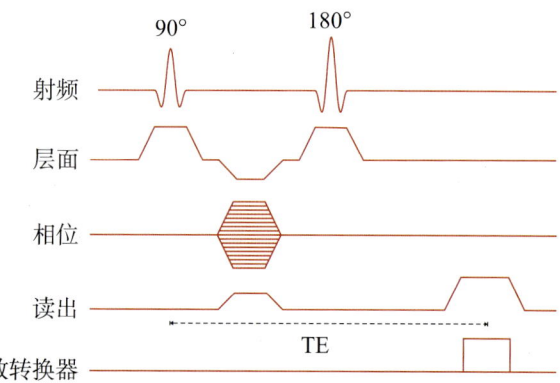

▲ 图 2-22 标准单回波自旋回波序列时序图

这些序列的特征是单个 180° 重聚焦脉冲、单个检测回波和单个相位编码梯度。回波时间（TE）是从 90° 激励脉冲的中心到回波信号中心点的时间间隔

比度。FSE 序列中的对比度主要取决于在 k 空间中心（$G_{PE}=0$）处或附近探测到的回波以及这些回波对应的 TE。有效 TE 是指 k 空间中心的 TE，因为不同 TE 的回波对最终的图像都有贡献。然而，相对于标准的自旋回波序列，对于相同的 TE，FSE 更倾向于 T_2 加权，因为许多回波都是在回波时间大于 TE 时获得的。脂肪在 FSE 序列上也由于一个称为 J 耦合的物理过程而增加了信号。此外，因为连续重聚焦脉冲之间的去相干时间较短，FSE 序列中的易感伪影较少。

虽然 FSE 序列用于产生 T_1 加权图像，但它们最常用是产生 T_2 加权图像。这是因为对于长 TR 扫描，可以显著减少扫描时间。极长的回波链（100 或更长）可以在不到 1s 的时间内获取 T_2 加权图像。整个图像可以通过单次激发脉冲（通常采用半傅里叶重建）获得的序列，称之为单次激发或超快速 FSE。这些序列的例子包括 HASTE 和 SS-FSE。

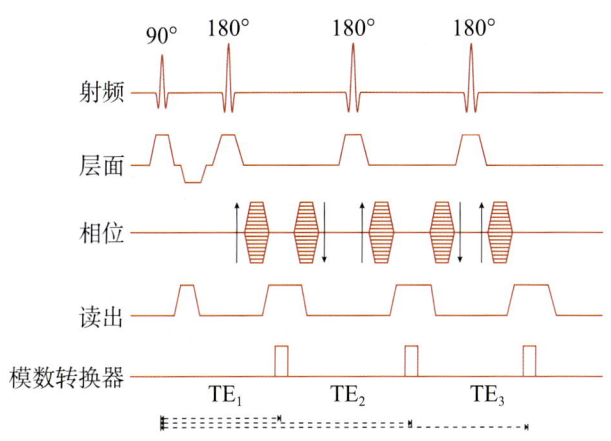

▲ 图 2-23　回波链自旋回波序列时序图

给出了一个三段（回波序列长度为 3）的版本，每段用相位编码步数的值（$N_{PE}/3$）来获取总行（N_{PE}）的原始数据。相位编码旁边的箭表示相位编码值从一个激励脉冲到下一个激励脉冲的变化方向。在模数转换器（ADC）采样时间相对两侧的梯度表示振幅相同但极性相反。有效回波时间（TE）是获取 k 空间（$G_{PE}=0$）数据中心线的 TE（1、2 或 3）

T_2 加权重的磁共振胰胆管成像（magnetic resonance cholangiopancreatography，MRCP）序列也经常使用这种技术。

2. 梯度回波序列　梯度回波序列是一类不使用 180° 脉冲对质子重新聚焦的成像技术。回波信号仅通过梯度反转产生。正如文中其他部分所述，成像梯度的应用导致质子去相位。施加一个持续时间和幅度相同但极性相反的第二个梯度脉冲，可以逆转这种去相位，产生称为梯度回波的回波（图 2-24）。所有梯度回波序列在至少两个方向（层面选择和读出方向）施加梯度反转脉冲，从而产生回波信号。通常使用<90° 的激发角。

梯度回波序列中 180° 重聚焦脉冲的缺失有几个重要的后果。静态质子的失相位、B_0 的不均匀性和磁化率的差异都会导致信号的衰减，因此图像的权重由 T_2^* 而不是仅由 T_2 决定。为此，梯度回波图像中的总体信号水平将小于具有可比性采集参数的自旋回波图像。此外，由于信号衰减得更快，所以必须使用比自旋回波序列更短的 TE。梯度回波序列的图像质量对金属植入物和被检部位的解剖区域也比较敏感。梯度回波序列的主要优势是它的速度，因为不必等待重聚焦脉冲发生和重聚焦质子。

最简单的梯度回波序列是扰相梯度回波序列，这是最常用的梯度回波序列类型。此序列扰乱或使

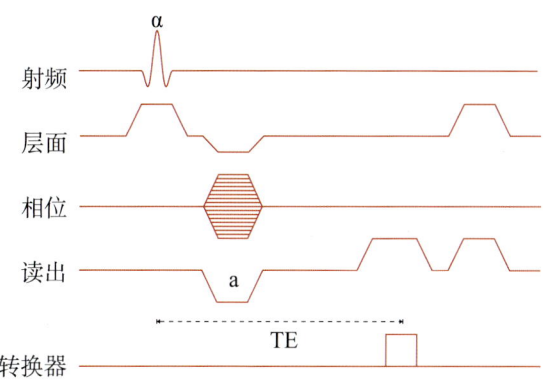

▲ 图 2-24　扰相梯度回波序列时序图

由于没有 180° 的射频脉冲，在信号检测时，读出梯度去相位梯度脉冲（a）的极性必须与所施加的读出梯度脉冲的极性相反。梯度扰相是在循环的结束展示。回波时间是从激励脉冲的中心到回波的中心测量的

信号检测后的剩余横向磁化发生失相位。因此，只有纵向磁化有助于下一个激励脉冲时刻的净磁化。可以通过施加称为"扰流器"或"破碎机"的高振幅梯度脉冲去相位磁化，或者在每次施加之后以伪随机的方式改变激发脉冲的相位来进行激发。

在许多方面，扰相梯度回波序列与自旋回波序列的梯度回波相对应。然而，扰相梯度回波技术的对比度行为稍微复杂一些。如前所述，TE 决定了 T_2^* 加权的量，而不是 T_2。此外，由于角 α<90° 的激励脉冲，T_1 加权不仅取决于 TR，还取决于 α（决定了纵向磁化翻转到横向平面的多少）。低激发角脉冲传递最小的射频能量，并在纵向上留下大部分磁化，这使得在不使质子饱和的情况下使用更短的 TR。

T_2^* 加权图像可以用小激发角度（15°~20°）、相对长的 TR（500ms）和长的 TE（25~30ms）获得。采用大激发角（80° 以上）、短 TR（100~150ms）、短 TE（<10ms）获得大量 T_1 加权。

第二组梯度序列称为再聚焦或稳态梯度回波序列。如前所述，由于梯度回波序列很短，所以每次重复结束时都有剩余的横向磁化。与扰相梯度回波序列相反，重新聚焦或稳态，梯度回波序列保持这种横向磁化，这样它有助于信号在下一次重复。这是通过在一个、两个或所有三个方向上施加重相位梯度脉冲来实现的，以尽可能地保持横向磁化（图 2-25）。激励之间的 TR 被设置为短于组织的 T_2，以便有足够的剩余横向磁化。在下一次激励脉冲时，残余横向磁化被翻转角度旋转，因此它有助于新的纵向磁化。

在稳态梯度回波序列中，来自组织的信号有两种来源，一种是激脉冲的 FID（又称后激发信号），另一种是激发脉冲对现有横向磁化的再聚焦作用（又称预激发信号）产生的回波。FID 具有混合 T_1 和 T_2^* 加权，而预激信号具有 T_2 加权且更接近自旋回波。不同的稳态梯度回波序列利用了其中一种或两种信号，血管成像和心脏 MRI 常用的稳态自由进动序列就结合了这两种信号。这些序列称为 TrueFISP（Siemens）或 FIESTA（GE）。

六、平面回波成像序列

平面回波成像（echo planar imaging，EPI），是基于梯度回波或自旋回波，但采用截然不同的读出方法。EPI 序列的特点是在一个读出周期内发生一系列梯度反转。正如在梯度回波成像中一样，每次反转都会产生梯度回波。因此，在单个"主回波"（可以是自旋回波或梯度回波）内获得多个梯度回波。梯度反转执行非常迅速，允许在 100～200ms 内获取回波平面图像。

对每个梯度回波进行相位编码最常用的方法是一种短促的相位编码技术，即在每个采样周期之前施加一个小幅度的 G_{PE} 脉冲（等于 ΔG_{PE}）（图 2-26）。以锯齿形的方式获取原始数据矩阵，从一个相位编码步骤移动到下一个，并在后续步骤中"反转"读出梯度的方向。由于梯度回波的使用，EPI 序列对 T_2^* 效应非常敏感。特别是磁化率的差异会导致组织 - 骨或组织 - 空气界面的图像失真，使其在某些解剖区域的应用存在问题。

EPI 序列采用两种数据采集方案：单次激发和分段，或者多次激发。单脉冲技术在单个激励脉冲后获得所有的相位编码步骤。由于每个层面位置只施加一个激励脉冲，因此每张图像都由一个"无限" TR 获得。注意，由于 EPI 序列需要快速的梯度切换，这就对执行此序列所必需的扫描仪硬件提出了严格的要求。这种快速切换也使得在使用这些序列扫描时声音很大。

EPI 图像中的对比度由中心回波的 TE 决定。每个回波都是在不同的 TE 下获得的，类似于 FSE 序列，因此将图像的 TE 称为有效 TE（显然，FSE 序列与 EPI 的区别在于，前者在每个回波之间有一个 180°的重聚焦脉冲，而后者只是使用连续的梯度回波）。EPI 序列对比度的变化可以通过在读出周期之前应用反转恢复脉冲来实现。现如今，EPI 序列最常用于弥散加权成像（diffusion-weighted imaging，DWI），这是通过基于自旋回波的 EPI 序列中围绕 180°脉冲的成对梯度来实现的。

1. 反转恢复序列 以上所述脉冲序列提供了当今 MRI 用于空间定位的基本方法。对于一些测量参数的组合，这些技术产生的图像可能缺乏组织对比度。为了克服这些局限性，基本技术可以在激发和执行空间定位步骤之前增加一个额外的脉冲，以改变净磁化强度。这些额外的脉冲被称为磁化准备脉冲，并将它们合并的序列统称为磁化准备序列。

到目前为止最常用的磁化准备序列是反转恢复（inversion recovery，IR）序列，它常被用于脂肪或流体抑制或改善图像中的 T_1 对比度。传统的 IR 序列是自旋回波序列的变体。在初始激励脉冲之前施加一

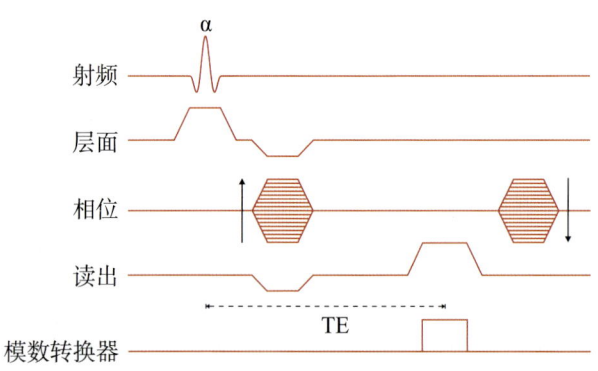

▲ 图 2-25 重聚焦梯度回波序列时序图

为了避免破坏横向磁化，采用了重聚梯度来尽可能地保留横向磁化

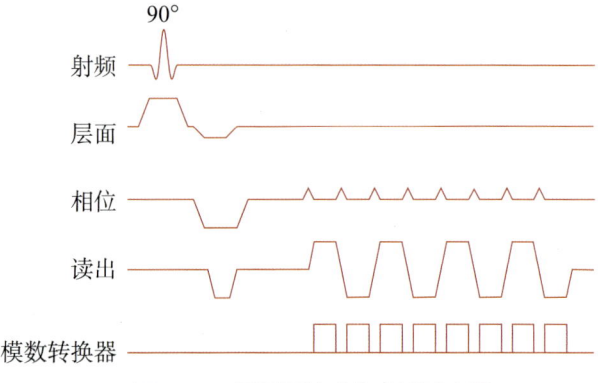

▲ 图 2-26 平面回波成像序列时序图

图示给出了一种回波链长度为 8 的自旋回波激励方案。在检测每个回波之前应用递增的相位编码梯度。每个回波受不同数量的相位编码梯度影响，但回波中的每个数据点受相同数量的相位编码梯度影响

个额外的 180° 脉冲，通常是层面选择脉冲。180° 脉冲对层面内部的质子进行纵向磁化反转。反转时间（inversion time，TI）是 180° 脉冲和激发脉冲之间用户可选择的延迟时间，它决定了两个脉冲之间发生 T_1 弛豫的量（图 2-27）。IR 序列需要较长的 TR 来允许连续激发脉冲之间的最大 T_1 弛豫。TR 不足会对 T_1 弛豫时间较长的组织（如液体）产生抑制，导致信号丢失。

注意，因为纵向磁化可能是负的，IR 序列会产生不寻常的现象，这取决于序列的 TI 和每个组织的 T_1。较短的 TI 时间使得反转脉冲和激发脉冲之间的 T_1 弛豫最小，因此大多数组织在激发脉冲的时候会出现负的纵向磁化。长 TI 时间使两个脉冲之间的组织发生更充分的弛豫，产生纵向磁化的正值。根据 TI 和特定组织的 T_1 值，中间 TI 提供正离子和负离子的纵向磁化混合物（图 2-28）。传统的 IR 序列忽略了磁化强度的正负号，只是简单地报告信号的大小（绝对值）。然而，相位敏感 IR 序列扫描考虑了该征象，因此产生了更好的对比度，而对特定 TI 的灵敏度较低（图 2-29）。这些序列需要在激发后的两个时间点采样信号，主要用于心脏 MRI 的延迟增强。

IR 序列增加了给定序列的 T_1 加权。这是因为横向磁化强度取决于反转脉冲与激发脉冲（TI）之间发生的恢复量，后者比 TR 短得多。改进 T_1 对比度可以对某些应用有利，如提高一个 T_1 加权梯度回波序列的对比度。但它确实有一些缺点，我们将在后文讨论。

反转脉冲也可以通过适当选择 TI 抑制来自特定组织的信号。如果选择 TI 使感兴趣的组织在激发脉

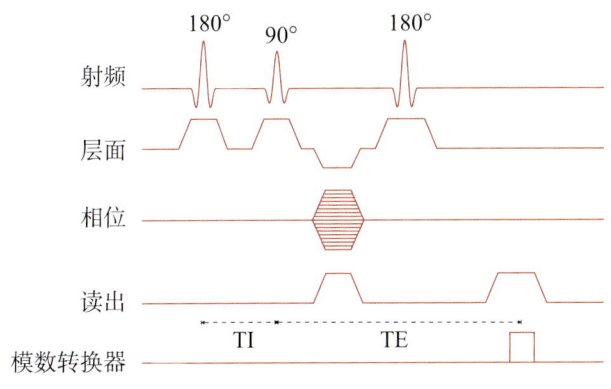

▲ 图 2-27 标准反转恢复序列时序图

反转时间是从反转（初始 180°）脉冲的中心点到激励脉冲的时间。回波时间是从激励脉冲中心到回波的中心测量的时间

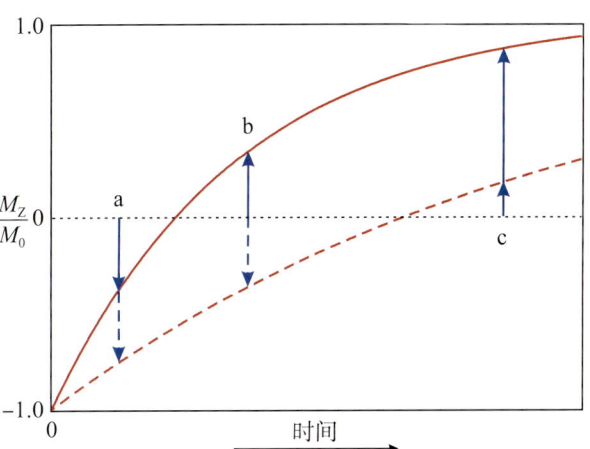

▲ 图 2-28 反转恢复序列 T_1 恢复曲线

180° 脉冲使所有组织的净磁化强度发生翻转。T_1 时间短（实性曲线）的组织比 T_1 时间长（虚性曲线）的组织恢复快。对于（a）的反转时间（T_1），两种组织都贡献了显著的负振幅信号。对于（b）中的 T_1，短 T_1 组织贡献正振幅信号，而长 T_1 组织贡献负振幅信号。对于（c）的 T_1，短 T_1 组织为明显的正振幅信号，长 T_1 组织为微弱信号

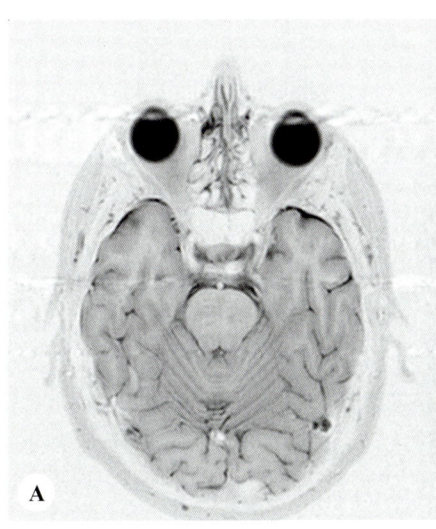
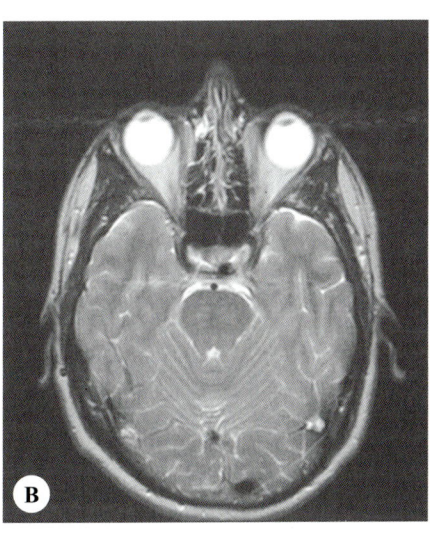

◀ 图 2-29 幅值（A）和相位敏感（B）反转恢复图像

其他测量参数均相等：脉冲序列、回波序列、自旋回波、五次回波；重复时间为 7000ms；回波时间为 14ms；反转时间为 140ms；采集矩阵：相位编码步数为 224；读出采样点数为 256；视野为相位编码方向 201mm× 读出方向 230mm；N_{AV} 为 1；层面厚度为 5mm

冲时刻具有零纵向磁化强度，那么组织对最终图像无信号贡献。这个时间，称为组织的零时间，由组织的 T_1 弛豫时间和序列的 TR 决定。

IR 序列最常见的两个应用是抑制脑脊液（cerebrospinal fluid，CSF）和脂肪。CSF 抑制序列被称为液体衰减 IR（fluid-attenuated IR，FLAIR），可以很容易地看到灰质和白质炎症；TI 在 2000ms 左右。在 1.5T 下，脂肪的 T_1 弛豫时间为 200～250ms。如果选取 140～160ms 的 TI 值，当脂肪磁化无纵向分量时施加激励脉冲，则产生无脂肪信号的图像。这种技术被称为短时间反转恢复序列（short-tau inversion recovery，STIR）。

利用 STIR 成像技术可以通过成像体积实现几乎完全均匀的脂肪抑制。然而，它主要受到两个局限。第一个问题是由于 T_1 加权增加，信号恢复时间较少，因此整体信号相对较弱。第二个问题发生在使用 T_1（钆）对比剂时，这些对比剂缩短了吸收该对比剂的组织中水的 T_1 弛豫时间。在 STIR 图像中，长 T_1 值的组织通常是明亮的，当对比剂存在时，由于组织 T_1 接近脂肪组织，组织就会失去信号。

IR 脉冲也可并入梯度回波序列。对于需要较短时间的扫描，这些脉冲通常用于改善组织对比度。例如，TR 为 7ms，$N_{PE}=128$ 需要的扫描时间为 900ms。激励角必须在 5°～10°，以尽量减少抑制效应并保证产生足够的横向磁化以产生信号。通过在数据采集周期之前施加附加的脉冲来操纵纵向磁化，可以获得额外的对比度。

在梯度回波序列中施加准备脉冲与在自旋回波序列的施加准备脉冲，两者之间的主要区别在于脉冲应用的频率。自旋回波序列对每个激发脉冲施加一个准脉冲，使修正后的净磁化强度具有稳态值扫描。梯度回波序列通常对单个前置脉冲施加多个激励脉冲。因此，这些梯度回波序列都是非稳态序列，因为在每个相位编码步之前，纵向磁化并没有相同的值。每个相位编码步骤都是在准备脉冲后的不同时刻获得的。由此得到的图像对比度取决于在数据采集期间获取 k 空间中心的时间。

在准备的梯度回波序列中采用了两种预备方案。对于 T_1 加权图像，施加单个 180° 反转脉冲（图 2-30A）。对于 T_2 加权准备的梯度回波序列，采用一系列称为驱动平衡脉冲序列的脉冲。施加三个等间距脉冲，幅度为 90° 到 180° 再到 90°（图 2-30B）。前两个脉冲产生自旋回波，并产生横向磁化的 T_2 加权。第三个脉冲将此磁化作用旋转到纵向，用于后续梯度回波成像。

IR 的另一个高级应用是抑制来自流血的信号。这种序列被称为双反转恢复或黑血序列，用于血管成像，可以在不与血管内容物混淆的情况下，对血管壁或心肌进行成像。黑血序列首先对整个组织体积施加非选择性 180° 反转脉冲，然后对层面进行选择性 180° 反转脉冲以恢复当前成像层面中的信号。通常是使用 FSE 序列，在设定的 TI 之后进行成像，这样血液中的信号将无效。在此序列中，组织层面中的任何血液在第二个 IR 脉冲时，都已经在 TI 时间

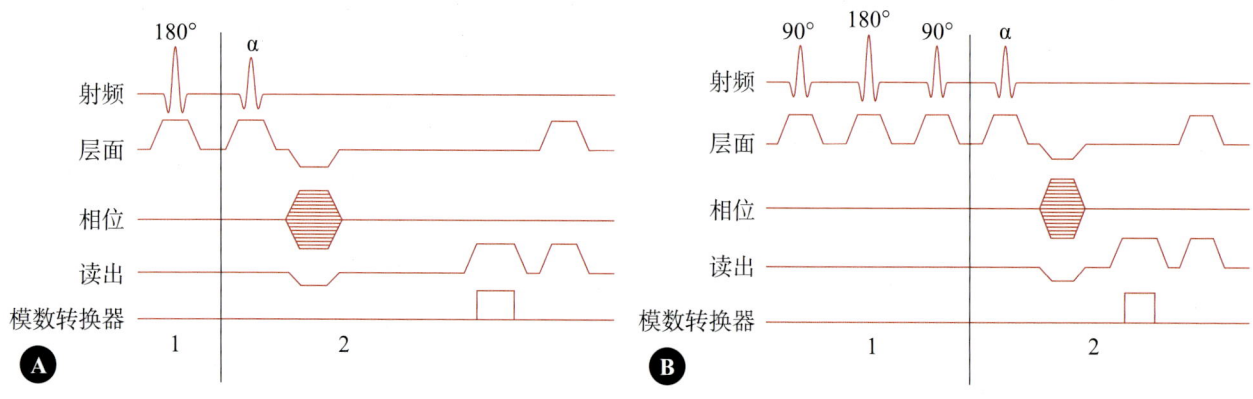

▲ 图 2-30　二维磁化准备序列时序图

A. T_1（1）加权。每次扫描施加一个 180° 反转射频脉冲。这种反转为净磁化强度提供了显著的 T_1 权重。重复（2）所指示的序列部分，以获得所需的 N_{AV} 和相位编码步骤（N_{PE}）的数目。B. T_2 加权（1）。在数据采集方案之前，施加一次 90° 至 180° 至 90° 的射频脉冲序列。前两个脉冲产生 T_2 加权到 M，最后一个脉冲在数据采集前将其恢复到纵向。对所需的 N_{AV} 和 N_{PE} 重复（2）所指示的序列部分

内离开了层面。任何可能流入层面的相邻层面的血液都会被初始的非选择性 IR 脉冲（和 TI 时间）所抵消。可以通过在激发前立即加入第三个层面选择 IR 脉冲来消除脂肪信号，从而创建三重 IR 序列。这样可以更好地检测水肿，如心肌内的水肿。

2. 化学位移成像 质子吸收的特定频率取决于两个源磁场。一种是外加磁场 B_0。另一种磁场来源于给定分子内的相邻原子（这个称为屏蔽，因为其他原子可以屏蔽 B_0 对质子的影响）。在患者中，大部分的氢 MR 信号主要有两个来源，即水和脂肪。水由两个氢原子和一个氧原子结合而成，而脂肪由许多氢原子和一个长碳链框架结合（通常长度为 10～18 个碳原子）而成。由于其所处的分子环境不同，脂肪中的氢原子与水中的氢原子处于不同的局部磁场。由此产生的频率差的简便尺度是百万分之一（ppm），即选中的氢原子的共振频率除以一个参考频率。以这种形式表示的频率差异称为化学位移，因为真正的频率是以参考值移动的。值得注意的是，ppm 的频率差异与 B_0 无关。脂肪和水在所有现有磁场强度下的化学位移差异约为 3.5ppm，脂肪的频率更低。在 1.5T 时，这个差值为 220Hz，而在 3.0T 时，这个差值为 450Hz（图 2-31）。

回想一下，频率的差异可能导致相位的变化。当脂肪质子和水质子以略微不同的频率进动时，就会出现两个"同步"的时刻（振荡的峰值匹配）和两个"不同步"的时刻（一个振荡的峰值匹配另一个振荡的谷值）。这两个时间点被称为同相和反相。对于 1.5T MR 系统，这个周期每 4.5 毫秒（1/220Hz）发生一次；对于 3.0T 系统，每 2.25 毫秒发生一次（图 2-32）。因此，在 1.5T 场强下，脂肪和水在约 2.3ms 的时刻反相位，在 4.5ms 时同相位，在 6.8ms 时反相位。表 2-2 列出了不同 B_0 值下化学位移成像的 TE。

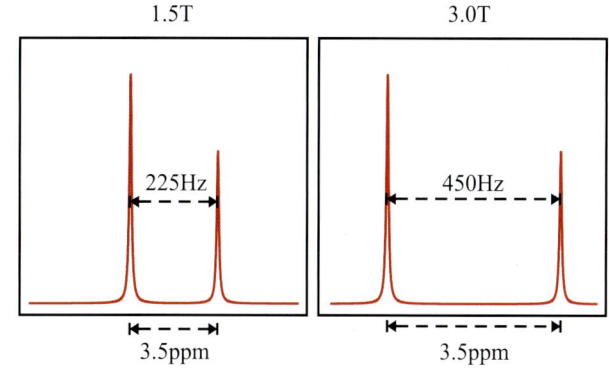

▲ 图 2-31 水和脂肪在 1.5T（左）和 3.0T（右）下的波谱
水和脂肪的共振频率差异约为 3.5ppm，这相当于 1.5T 磁场（Larmor 频率为 63MHz）的绝对频率差为 225Hz，3.0T 磁场（Larmor 频率为 126MHz）的绝对频率差为 450Hz

表 2-2 化学位移成像 TE		
场强（T）	同相位 TE（ms）	去相位 TE（ms）
0.5	13.3，26.67	6.67，20
1.0	6.67，13.3，20	3.3，10，16.67
1.5	4.5，9.0，13.5，18.0	2.25，6.75，11.25，15.75
3.0	2.25，4.5，6.75，9.0	1.12，3.38，5.63，7.88

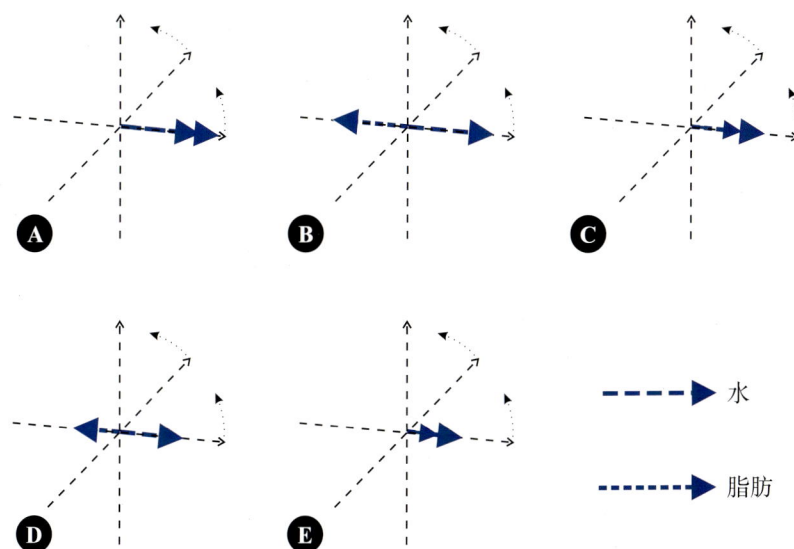

◀ 图 2-32 脂肪和水质子的进动
由于 3.5ppm 的频率差异，脂肪质子的进动频率比水质子的进动频率慢。在以水的共振频率的旋转框架中，脂肪质子与水质子在同相位和反相位之间循环。施加激励脉冲后，两个质子处于同相位的阶段（A）。在很短的时间之后，它们将处于相差 180° 反相位的阶段（B），然后又同相位（C），然后 180° 反相位（D），然后再同相位（E）。脂肪对总信号的贡献是波动的，取决于何时检测到信号。在 1.5T 时，同相时间分别为 0ms（A）、4.5ms（C）和 9ms（E），反相时间分别为 2.25ms（B）和 6.7ms（D）。在 3.0T 时，同相时间分别为 0ms、2.25ms 和 4.5ms，反相时间分别为 1.12ms 和 3.4ms

我们可以利用这一现象来测量任何体素脂肪和水的成分。通过使用梯度回波序列（注意到自旋回波序列中的重聚焦否定了这一现象）在 TE=2.3ms、TE=4.5ms 时分别采集信号，我们可以获得脂肪和水相加或相减的图像。换句话说，在同相位图像上，来自脂肪和水的信号相加（建设性干扰）；在反相位图像上，信号相减（破坏性干扰）（图 2-33）。我们可以定性地评价这些图像，正如通常用来评价肾上腺腺瘤或胸腺增生中体素内的脂肪一样。

我们还可以对这些图像进行定量评价，生成只含脂肪和只含水的图像。这就是利用以下两个方程来实现的。

$$S_{同}=S_{水}+S_{脂}$$
$$S_{反}=S_{水}-S_{脂}$$
（公式 6）

因此，我们可以简单地求解脂肪和水的方程。

$$S_{水}=(S_{同}+S_{反})/2$$
$$S_{脂}=(S_{同}-S_{反})/2$$
（公式 7）

这种方法被称为 Dixon 脂肪抑制技术。注意，这种技术中的脂肪抑制对 B_0 不均匀性相对不敏感（因为它取决于频率差，而不是绝对频率）。

实际上，由于 B_0 的不均匀性，失相位图像会在整个图像上累积相移，从而使得上述算法无法简单实现。有几种技术可以解决这个问题，包括相位展开算法和在 Dixon 采集中增加额外的 TE。这些方法都不是完美的，它们可能会导致"水-脂交换"伪影，在这种伪影中，图像的一部分或整个图像显示了错误的成分（如脂肪信号代替了水信号）（图 2-34）。

质子在不同分子环境中的化学位移差异也为 MR 波谱学提供了依据，它可以评估组织中各种有机小分子中质子间进动频率的差异。

3. 弥散加权成像 迄今为止，我们讨论的所有 MRI 技术均采用 T_1 或 T_2 加权对比剂。然而，MR 图像中还有其他产生对比度的方法，其中临床上最重要的就是 DWI。小分子在流体中的随机运动，与其热能（热）有关，称为布朗运动。由布朗运动引起的大分子运动随时间变化的速度被称为分子扩散（分子向外全方位扩散）。特定物质的扩散速度称作其扩散系数。

回想一下，在 MRI 中，我们关注的是主要包含在水和脂肪分子中的氢质子。从扩散的角度来说，脂肪是意义的，但水确实在细胞内和细胞外组织中流动。水分子在组织中的运动可能受到屏障（主要是细胞膜）的限制。细胞内的水最多只能移动到细胞的直径的距离，而细胞外组织中的水可以任意移动（速度与温度和细胞外基质含量有关）。许多疾病导致扩散受限（扩散系数降低）。这些现象被认为是由于细胞内水增多造成的，如脑卒中（死亡的神经元因水而肿胀），化脓性脓肿（许多小的中性粒细胞占据了更少、更大的正常细胞的空间），以及小而圆的蓝色细胞肿瘤（同样，许多小细胞占据了细胞外基质较少的组织体积）。

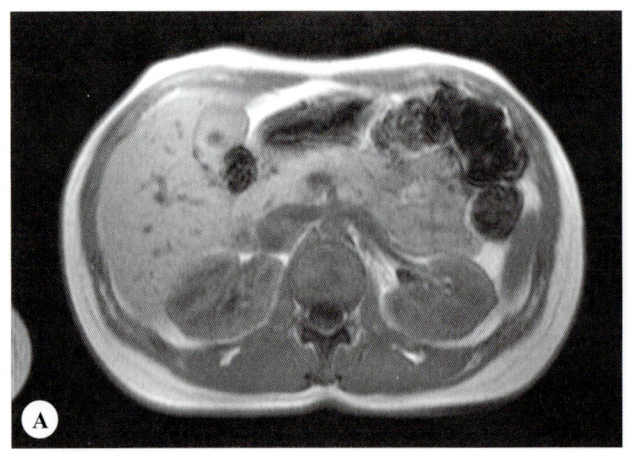 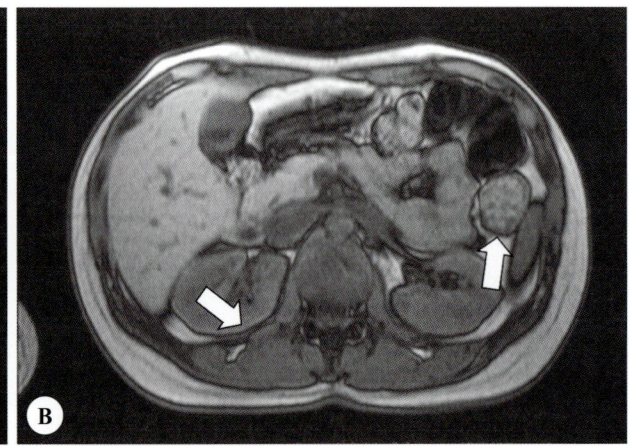

▲ 图 2-33 二维扰相梯度回波序列中的化学位移伪影

A. 同相位图像（TE=4.5ms）。脂肪和水的质子具有相同的相位，对图像对比度的贡献也相同。B. 反相位图像（TE=2.2ms）。脂肪和水的质子具有相反的相位，并以相反（破坏性）的方式形成图像对比。对于含有等量脂肪和水的体素，如在肝脏或肾脏与腹膜后脂肪之间的界面，信号会被消除，产生一个暗带（箭）

利用梯度的组合，可以测量 MRI 中水扩散的速度。回想一下，施加一个空间梯度会使组织中的质子不同的频率进动，因此它们会产生失相位。反向重复施加相同的梯度，将使质子相位重聚回到起始位置（这是梯度回波的概念）。如果应用这两个按时间分开的梯度，其重聚的程度将取决于质子在第一个梯度和第二个梯度时是否处于同一位置。如果一组质子处于同一位置，它将经历相同强度的正负梯度。然而，如果质子运动，它们将经历不同强度的"去相"和"重聚"梯度。成像结束时，给定体素中的质子将包含许多不同初始相移的质子。这样，随着质子一个一个的失相位这个体素也会丢失信号。

DWI 通过标准自旋回波序列完成，在 180° 脉冲周围加入扩散梯度（图 2-35）。梯度之间的强度和时间决定了所谓的 b 值。b 值为 0 时表示无扩散梯度，而较大的 b 值代表更强或更远的梯度。在典型的 DWI 中，我们获得一张 $b=0$ 的图像，以及几张 $b>0$ 的图像，通常是 1~2，但有时更多。b 值较高的图像由于质子在组织内扩散而失去更多信号。

一般来说，扩散的速度取决于扩散的方向。在腹腔脏器中，这种依赖性不是很强，但在脑内白质束等高度组织化的组织内，存在着明显的扩散方向依赖性。特别是轴突内的水分子可以沿着轴突迅速扩散，但垂直方向上扩散不大。在 DWI 中，我们通常从三个方向测量扩散。这三个方向的平均值为 DWI 图像中典型的显示值。使用更复杂的技术和更多的测量，我们可以获得关于扩散优先方向的详细信息，这被称作弥散张量成像。弥散张量成像可用于生成各向异性分数图，显示组织中扩散的方向，以及通过扩散方向连接相邻体素的束状图。这些技术在体内不常应用，而将来可能应用于心肌纤维组织。

在标准 DWI 中，体素的信号取决于其在 $b=0$ 处的初始信号，以及 b 值和扩散系数。$b=0$ 的图像在本质上是强 T_2 加权的脂肪抑制图像。在该图像上，病变和流动液体都会比较明亮，因此病变往往不突出。在高 b 值时，由于快速扩散的质子将引起体素内的快速失相位，因此来自流体的信号将消失。弥散受限的病变仍会保持（相对）明亮，因为运动幅度小，因此失相位较少。

我们可以用两种方法观察 DWI。定性方法是指观察单个 b 值图像，通常是高 b 值图像上信号高的地方表示病变。这种方法非常普遍，应作为初始评估的一部分。然而，即使在高 b 值图像上，含液体的组织也可能保留一些信号。这种现象被称为 T_2 穿透效应。因此，我们还需要一个定量的方法来评估扩散限制的真实程度。

扩散是一个指数衰减过程（衰减的类型与 T_2 相同），因此给定 b 值处的体素信号如下。

$$S=S_0 \times e^{-b \times D} \qquad (公式 8)$$

其中 S_0 为 $b=0$ 时的信号（取决于 T_2），b 为图像

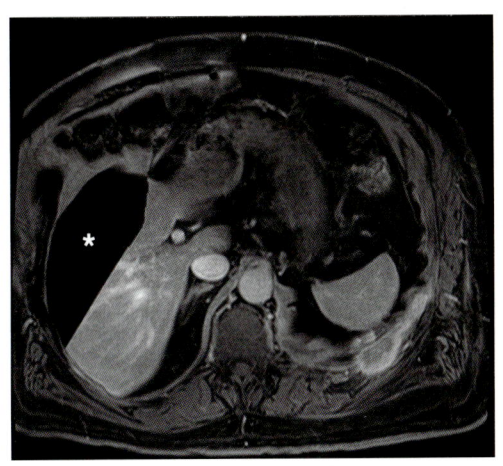

▲ 图 2-34 水-脂交换伪影

上腹部 T_1 轴位增强 Dixon 图像显示右肝叶大部分为黑色信号（星）。这代表了这些像素中脂肪和水的错误分配（黑色信号是脂肪信号，而图像的其余部分显示的是真正的水信号）

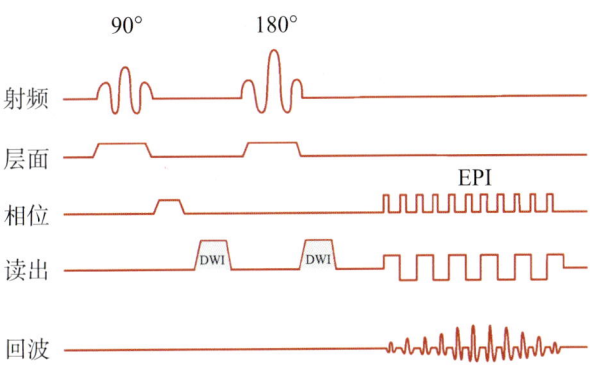

▲ 图 2-35 弥散加权成像（DWI）脉冲序列

最常见的 DWI 序列使用自旋回波平面回波成像（EPI）序列作为基础。它从标准的 90° 激励脉冲和 180° 聚焦脉冲开始。然而，在 180° 脉冲周围添加两个额外的梯度脉冲以产生弥散加权；这些脉冲大小相同，但在时间上是分开的。任何在两个脉冲之间移动的质子都会经历某种程度的去相位，这与它们移动的距离成正比。EPI 通常用于快速读出

的 b 值，D 为扩散系数。更恰当地说，由于体素是由许多不同的物质组成的，我们将 D 称为表观扩散系数（apparent diffusion coefficient，ADC）值。

如果我们以两个或两个以上 b 值获得某个给定体素的信号强度，就可以简单地求解这个 ADC 值 D 的方程。b 值越多，我们的 ADC 值越精确。由于噪声和其他伪影的影响，任何磁共振测量都不准确；在高 b 值下得到的图像信号较小，更容易产生测量误差。一旦获得每个体素的 ADC 值，就可以将结果数据显示为 ADC 映射图像。在该图像上，暗像素值对应慢（限制）扩散，而亮像素值对应快扩散。因此，弥散受限的病变在 ADC 图上是黑信号的。一些放射科医生更喜欢将病变可视化为明亮信号，因此扫描仪可以生成指数型 ADC 图，其中缓慢扩散显示为明亮。最后，我们无须生成 ADC 图，而是使用 ADC 值来推断超高 b 值图像（通过代入上面的方程）。如前所述，获得非常高的 b 值图像受到低信噪比的限制。因此，如果我们从低 b 值图像中外推高 b 值，可以生成具有更好信号的等效图像。这种技术有时用于前列腺 MRI。

七、测量参数和图像对比

脉冲序列的许多参数可能通过扫描仪的用户界面软件进行修改。具体参数由扫描仪生产厂家根据模板脉冲序列（哪些参数合适？）和所需的界面设计（哪些参数应该允许操作者修改？）确定，在修改测量参数时需要考虑 3 个标准：可接受的扫描时间、足够的空间分辨率、信噪比、足够的组织间对比度。遗憾的是，这些标准在临床影像上常常存在冲突。

例如，由于信号平均，获得高空间分辨率（像素＜0.7mm）和高信噪比的图像将需要长扫描时间。对于每一次扫描，必须确定重要的标准，以便进行适当的参数调整。一个复杂的问题是，尽管图像的扫描时间和空间分辨率可以在扫描开始之前计算出来，但在测量之前，不能轻易确定信号-噪声和对比度。这是因为测量到的信号振幅取决于成像体积内的特定组织及其弛豫时间。

成像参数分类的方法是根据它们对最终图像的影响。内部参数修改体素产生的内部信号。这些参数探测特征组织性质，并且只影响图像的信号产生部分。外部参数影响数据收集的机制（如体素大小）或组织外部的其他因素。它们通常影响最终图像中

的空间分辨率或一般背景噪声水平。这些参数中的许多是特定的脉冲序列的选择，并且不是在所有情况下都可用。

1. 内部参数 以下是对上述讨论中的脉冲序列参数的简要总结。

TR，以毫秒为单位，是施加于给定体积组织的连续激励脉冲之间的时间。结合激励角度，TR 确定图像中 T_1 加权的量（图 2-36）。较长的 TR 有更长的自旋-晶格弛豫时间，从而纵向磁化恢复，可产生 T_1 加权较少的图像。

TE，以毫秒为单位，是激励脉冲与回波（信号）之间的时间，它决定了自旋回波图像 T_2 加权的量（图 2-37）。对于梯度回波图像，TE 决定 T_2^* 加权的量。一个较长的 TE 有更长的时间质子去相位，则产生更低的信号幅度。在 FSE 和回波平面序列中，TE 实际上是一种有效的 TE，因为用于图像重建的所有回波都不是同时获得的。

在 IR（磁化准备）序列中，TI 以毫秒为单位，是 180° 反转脉冲与成像激发脉冲之间的时间。TI 决定了在反转脉冲之后 T_1 弛豫的时间。适当选择 TI 可以根据组织 T_1 弛豫时间抑制信号（图 2-38）。

在 FSE 序列中，回波链长度（又称 Turbo 因子）是一个激励脉冲后的回波个数（相位编码步数）。较长的回波链长度可通过更有效的数据采集来缩短扫描时间。序列核时间（每个层面的最小 TR）较长，

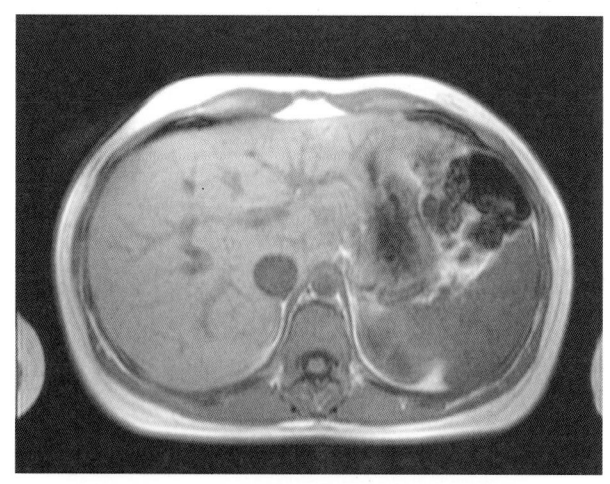

▲ 图 2-36　重复时间对图像对比度的影响

短 TR 提供 T_1 加权，允许区分不同 T_1 弛豫时间的组织。测量参数有脉冲序列、扰相梯度回波；TR：200ms；TE：4.1ms；激发角：80°；采集矩阵（相位编码步数）：128；读出采样点数：256；视野（相位编码方向 225mm × 读出方向 300mm）；N_{AV}：1；层面厚度：5mm

回波链长度较长，则通过 T_2 弛豫产生更大的信号衰减，并且需要较长的 TR 才能获得等数量的层面。

回波间隔，以毫秒为单位，是回波链的每个回波之间的时间。回波间隔越长，T_2 弛豫时间越长。较短的回波间距会减少序列核心时间。

激励角（又称翻转角）是指在激发纵向磁化强度后偏离平衡轴的旋转量，以度为单位。如果扫描仪软件没有变化，激励角度通常是 90°，以产生最大的横向磁化。激励角也与质子吸收的能量和产生的信号量成正比。激励角与 TR 共同决定了图像中的 T_1 加权数。

2. 外在参数 层面厚度，以毫米为单位，是指在层面选择方向上被激发脉冲激发并对图像中信号有贡献的组织体积。层面厚度的变化通常通过改变层面选择梯度的幅度（斜率）来实现。较厚的层面每个体素提供更多的信号，而较薄的层面会产生较少的部分容积效应。

层间隔，以毫米为单位，为相邻层面之间的间距。根据操作软件的不同，层间隔也可以表示为层面厚度的比例。用户通过增加或减少层面之间的间距来控制整个成像体积的大小。层间隔还提供了一种补偿激励脉冲的方法。如果层间隔很小，由于层面的激励分布不均匀，施加到相邻层面位置的激励脉冲部分重叠并激发同一区域。这种情况称为层间干扰（图 2-39）。层间隔允许相邻层面位置之间有间距，并减少测量的层间干扰程度。

激发顺序是指测量过程中层面被激发的时间顺序，通常使用顺序和交错两种方法排序（图 2-39）。顺序排序是在连续的时间周期内激发相邻的层面位置。对于看重相邻层面的相对激发时间的研究，这种方法为首选，如心脏的 ECG 触发研究。交错排序是在连续的时间段激发交替层面。交错排序使在激励脉冲之前 T_1 有恢复重叠区域的最大时间量。对于

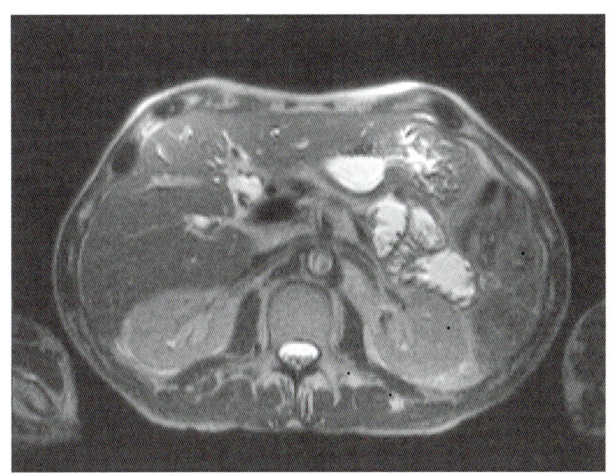

▲ 图 2-37 回波时间对图像对比度的影响

更长的 TE 允许 T_2 加权，T_2 弛豫时间更长，因此具有长 T_2 值的组织的信号相对更多。其他测量参数有脉冲序列，单次激发自旋回波序列；TE：90ms；采集矩阵（相位编码步长）：192；读出采样点数：256；视野（相位编码方向 400mm × 读出方向 400mm；N_{AV}：1；层面厚度：6mm

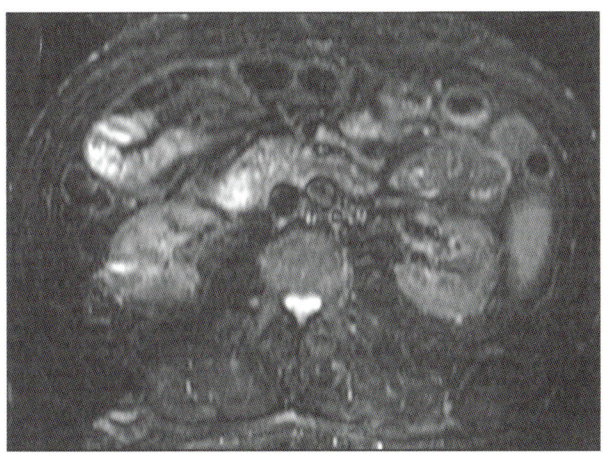

▲ 图 2-38 反转时间（TI）对图像对比度的影响

较长的 TI 在反转脉冲后提供 T_1 灵敏度。TI 的选择会引起不同组织的信号抑制，如本例中的脂肪抑制。测量参数有脉冲序列、回波链自旋回波，31 个回波；TR：5000ms；TE：81ms；TI：140ms；采集矩阵（相位编码步数）：155；读出采样点数：256；视野：相位编码方向 262mm × 读出方向 350mm；N_{AV}：1；层面厚度：8mm

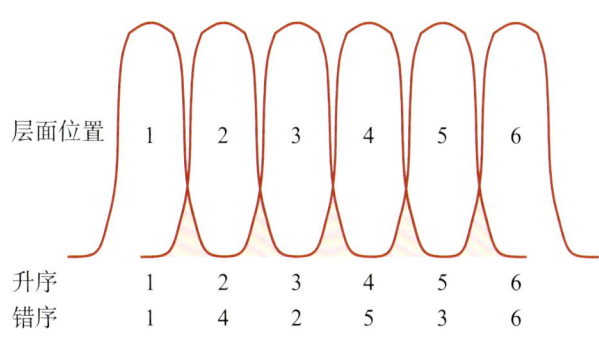

▲ 图 2-39 轮廓显示层面的激发顺序和串扰

如果层间隔很近，那么相邻层面的基底会重叠（阴影区域）。位于这个重叠区域的组织受来自两个层面的射频脉冲激励并变得饱和。这种双重激励称为层间干扰，它会导致来自这些区域的信号减少。层面的激励顺序也决定了层间干扰对图像强度的贡献。升序激发（第一行）在连续的时间周期内从相邻的层面位置获取数据。交错激发（第二行）首先每隔一层获取数据，然后从中间位置获取数据。这使所有层面之间的层间干扰影响最小

所有层面，层间干扰的影响也会尽可能减小。在操作软件允许的情况下，也可以任意选择顺序。

在三维序列中，分区的数目 N_{PART} 与被激发体积分割的层面数目有关。这些层面的信号来自总的激发体积，并且是连续的。有效层面厚度为 N_{PART} 所划分的激励体积（厚度）。三维序列的扫描时间与 N_{PART}（以及每个层面内的相位编码步数）成正比。

视野（FOV），以平方毫米为单位，表示 MR 信号被准确采样的区域和图像中显示的组织区域（忽略包裹）。FOV 可以单独指定用于读出和相位编码。缩小 FOV 是通过增大相应方向的梯度幅值来实现的。提高空间分辨率是通过降低相同矩阵大小的 FOV 来实现的，它以牺牲信噪比为代价来减小体素尺寸（因为每个体素的质子较少）。

采集矩阵的大小定义了用于图像测量的原始数据采样网格。它由两个数字组成：一个是相位编码步数（N_{PE}），另一个是读出采样数据点数（N_{RO}）。不同的制造商对于首先指定哪个数字有自己的惯例。采集矩阵将 FOV 划分为不同区域，并与层面厚度一起决定体素大小。通过使用较大的采集矩阵产生较小的体素，可以获得更高的空间分辨率。超出特定图像视野的数据被称为过采样，用于减少相位包裹（卷褶）伪影。

平均次数（又称激励脉冲个数）是在给定的相位编码幅度下，从给定的层面中测出信号的次数，并加在一起进行信号平均。根据操作软件的不同，所有的采集都可以在每一个层面的相位编码幅度下进行，或者在对任何层面进行第二次采集之前，可以测量每一个层面的整套相位编码幅度。信噪比与平均次数的平方根成正比，而测量时间与平均次数成正比。

接收带宽（receiver bandwidth，BW），以赫兹为单位，是指可以精确数字化的最大频率（Nyquist 频率）。接收带宽可以表示为整个视野上的总带宽或每像素的带宽（频率分辨率），这取决于扫描仪的设定。较窄的 BW 通过潜在较大的化学位移伪影来提高信噪比。

八、附加序列修改

附加的射频脉冲可以添加到任何脉冲序列中，以操纵成像体积内某些组织的净磁化，并不同程度地影响其对检测信号的贡献。可以增加三种基本类型脉冲，如与空间梯度相配合的频率选择脉冲（空间抑制）和在没有梯度（脂肪抑制）的情况下使用的频率选择脉冲。

在序列核时间内需要额外的时间来实现脉冲。在使用多层环路结构时，这样就减少了给定 TR 可能的最大层面数。另外，附加脉冲增加了患者体内总功率沉积。

1. 空间抑制　空间局域抑制脉冲是与梯度脉冲的结合的频率选择脉冲。它们用于抑制来自成像体积内组织的不需要的信号，并常被用来抑制来自主动脉或下腔静脉的血流伪影，使血液在进入显像体积之前就饱和。这些类型的脉冲也可用于产生抑制标签，用于分析血液流动或心脏运动的方向。

在序列执行过程中，空间抑制脉冲通常施加于成像层面脉冲之前。每个内核重复施加一次或每个 TR 周期施加一次。由于空间抑制脉冲的快速发生，使抑制脉冲稳态净磁化强度远远小于对层面剩余组织的净磁化强度。此外，扰相梯度被应用于抑制脉冲施加以后剩余横向磁化的失相位。结果是，来自饱和区域的信号明显小于来自非饱和组织的信号（图 2-40）。除了前面提到的序列核时间和功率沉积外，空间抑制脉冲并不能去除所选组织中的所有信号。信号抑制量取决于饱和区域 T_1 恢复量。

2. 脂肪抑制　正常的 MRI 方法可以看到组织中的水分子和脂肪分子中的质子。早前提出的 STIR 和 Dixon 技术只能看到水质子。另一种产生纯水图像的方法是脂肪抑制，也称为化学或频率选择性脂肪抑制。如前所述，脂肪和水在其共振频率中的化学位移差约为 3.5ppm。脂肪抑制采用以脂肪共振频率为中心的窄带宽脉冲（图 2-41）。由此产生的横向磁化被扰相梯度消除，可以执行任何标准成像序列，它只由层面内部的水质子产生图像（图 2-42A）。在序列循环期间施加的脂肪抑制脉冲的数量是可变的，从每个 TR 周期一次到每个序列核重复一次。

相比于 STIR 成像，脂肪抑制序列在脂肪抑制上有两个主要优势，它可以被纳入任何类型的成像序列。因为对比剂仅仅缩短了水质子的 T_1 弛豫时间，频率选择性脂肪抑制也可用在钆对比剂中。

然而，脂肪抑制对磁场均匀性特别敏感。脂肪质子的确切共振频率取决于体素所处的磁场。如果整个成像体积在磁场强度中不均匀，那么体积内不同部位的脂肪质子将在不同的频率下进动。因此，抑制脉冲的中心频率对某些脂肪会失去共振，无法

第 2 章　MRI 基本原理和应用
Magnetic Resonance Imaging Principles and Applications

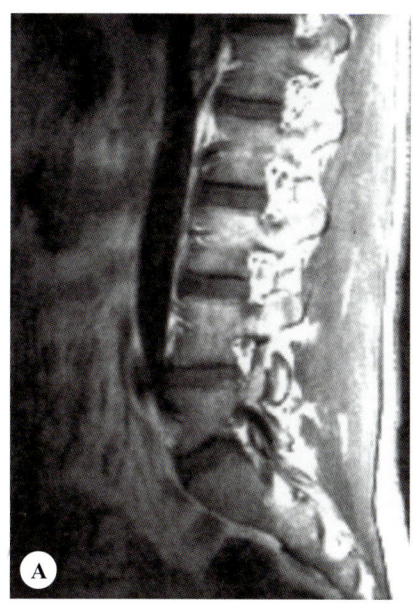
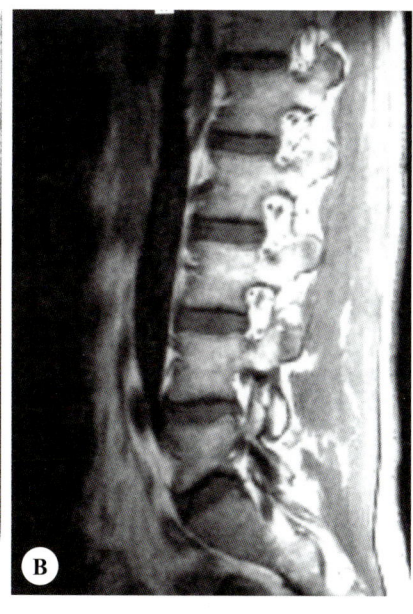

◀ 图 2-40　将空间预抑制脉冲应用于运动组织将抑制来自该组织的信号

测量参数有脉冲序列，自旋回波；TR：500ms；TE：16ms；激发角：90°；采集矩阵：相位编码步长 192；读出采样点个数：二次过采样 256 个；视野：相位编码方向 210mm × 读出方向 280mm；N_{AV}：2；层面厚度：4mm。A. 没有预抑制脉冲。B. 冠状空间预抑制脉冲，抑制腹部运动伪影

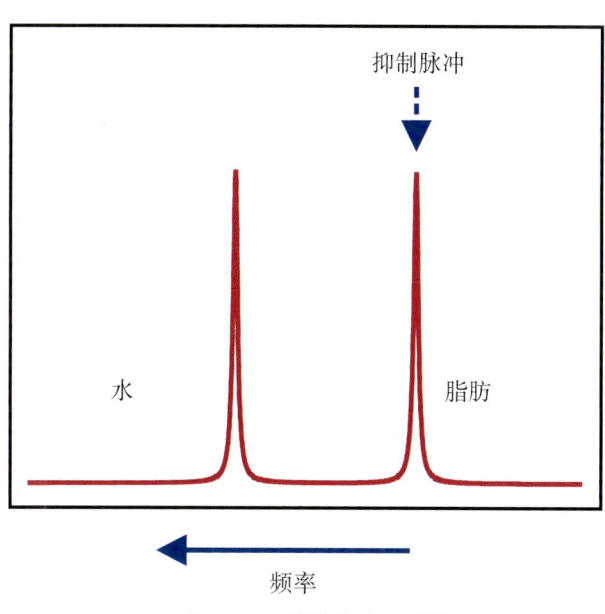

▲ 图 2-41　脂肪和水的频谱

脂肪抑制是通过施加一个中心在脂肪共振频率附加射频激励脉冲。该脉冲应用于初级层面激励脉冲之前，因此层面的信号主要是由水产生的

有效抑制（图 2-42B）。在某些情况下，被抑制的可能是水质子而不是脂肪质子。由于这个原因，化学脂肪抑制技术对身体部位（如心脏）与空气组织接口界面成像具有挑战性。

九、伪影

MR 图像中的伪影是指不能真实反映被研究解剖结构的像素。伪影可能与正常解剖结构容易区分，也可能难以区分。根据信号错误配准的原因，我们将对伪影分为三组。第一组是测量期间患者组织运动的结果。这包括患者的身体运动和内部的生理运动，如血流。第二组主要是由于特定的测量技术和（或）特定的测量参数产生的。最后一组伪影是独立于患者或测量技术的，要么是由于磁共振扫描仪在数据采集过程中的故障，要么是来自患者或扫描仪外部。

1. 运动伪影　运动伪影是在数据采集期间组织运动的结果。它们表现为相位编码方向上的信号错位，但伪影的具体表现取决于运动的性质和特定的测量技术。伪影是 MR 图像中与实际解剖结构不相符的信号。

回想一下，一个典型的脉冲序列用不同的相位编码梯度强度多次激发和检测来自组织体积的信号。傅里叶转换假定任何从一个测量到下一个测量的信号强度变化都只是相位编码的结果。当组织运动时，质子在不同的相位编码步骤时处于不同的位置。傅里叶转换将这些质子错误地映射到图像中一个沿相位编码方向的错误位置。因为相位编码随着时间的推移逐步进行，错配信号发生在相位编码方向，而不是读出方向（无论组织运动方向如何）。

测量对运动的灵敏度取决于由于组织运动而在连续回波之间产生的频率和相位变化量。如果回波时间相对较慢或运动速度适中，则会产生明显的伪影。如果连续回波之间的时间较快，运动相对较慢，则运动伪影将最小化。这就是使用单次激发 FSE 可视化小肠的原理。另一种减轻运动的方法包括，如果运动伪影在一个方向上遮蔽了关键的解剖结构，

051

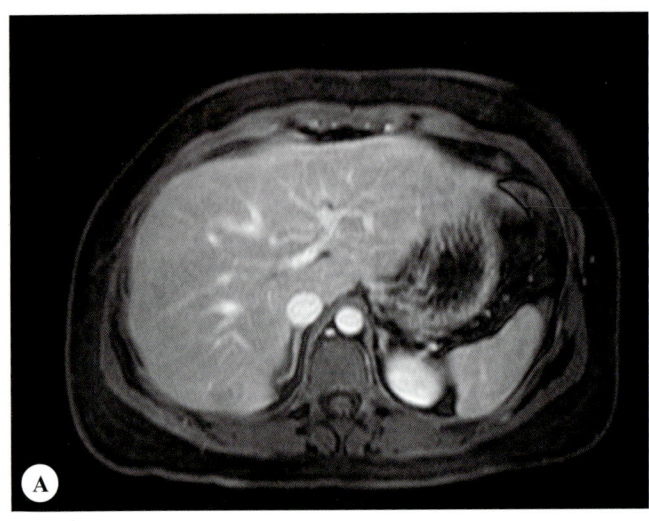 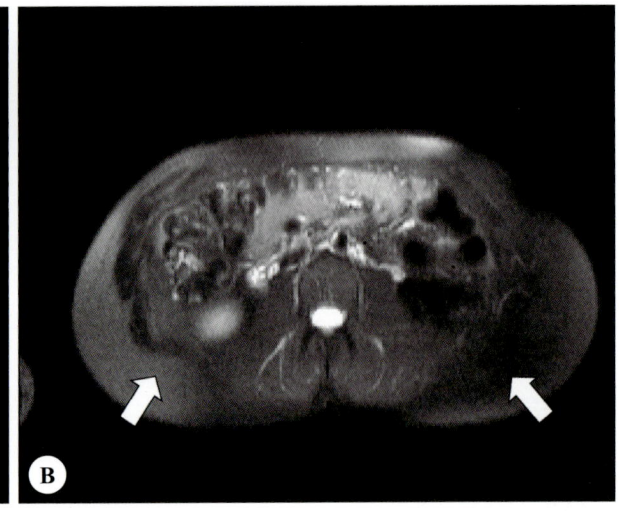

▲ 图 2-42 采用频率选择性抑制脉冲对脂肪质子信号进行抑制

A. 在均匀的磁场下，整个层面的脂肪的抑制是均匀的；B. 在非均匀磁场下，抑制脉冲在图像的一个区域抑制脂肪效果很好，在另一个区域抑制脂肪效果很差（箭）

则切换频率和相位编码方向。径向 k 空间采集技术也可以减轻运动伪影。

MRI 中最常见的运动伪影是血流所致。血流产生的伪影取决于血流的性质和相对于层面方向的血流方向。通过平面的流动（垂直于层面平面的流动）通常会在图像中产生一个与血管直径相等的宽度和与流动源一致的局部伪影。如果流动是相对周期性的，如在脉冲流动中，根据流动周期和 TR 之间的频率差，伪影会在离散点上以"鬼影"血管的形式出现，常见于腹部横断面主动脉或下腔静脉的血流（图 2-43）。平面内流动（平行于层面的流动）产生弥漫性伪影，冠状图中可以从主动脉和下腔静脉观察到。血管延伸到整个图像区域，因此伪影影响图像的所有区域（图 2-44）。

在腹部或腰椎成像中，呼吸运动和蠕动是引起严重伪影的最常见原因。数据采集过程中腹部的运动会产生多个错误的配准伪影。如果呼吸速率是恒定的，那么"鬼影"图像要么数量很少，要么是离散的，并在相位编码方向上与真图像偏移，偏移量与呼吸速率成比例。如果呼吸速率是可变的，"鬼影"图像则居多，并且在整个图像中表现为模糊信号（图 2-45）。这些伪影可以通过使用空间抑制带来减轻。

2. 序列/协议相关伪影 第二类伪影来自用于获取图像的特定测量过程。

（1）卷褶伪影：空间定位的技术为图像中的每个位置分配一个独特的频率和相位。视野是构成图像的组织所显示的范围。在频率编码方向，这是由扫描软件的梯度强度和频率范围所决定的。在相位编码方向上，这是由 +180° 和 –180° 相位编码对应的梯度强度和编码步长决定的。

回想一下，扫描仪将产生的回波数字化，采样频率决定了可以精确测量的一组频率（Nyquist 频率）。任何高于 Nyquist 频率的频率都被卷褶，以至于在准确的采样范围内人为地显示为较低的频率。因此，任何在视野之外的解剖结构都会"包裹"到视野中。在频率编码面，这是一个非常容易解决的问题。我们可以对回波进行简单的采样，也就是说，使用更快的采样频率（从而增加频率编码方向矩阵大

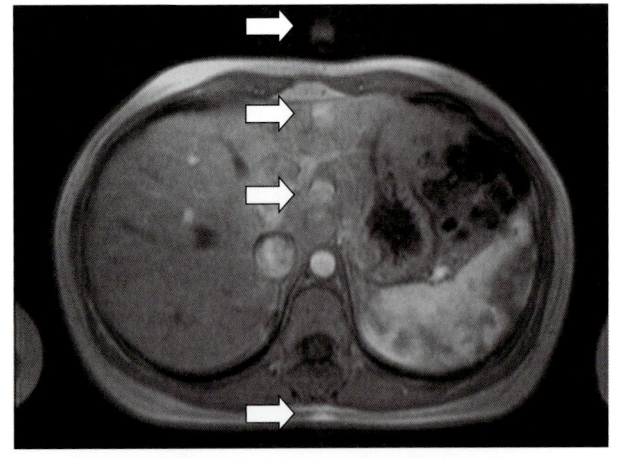

▲ 图 2-43 贯穿层面的流动伪影

来自主动脉的周期性血流会被错误地登记为多个鬼影（箭）。相位编码方向为前后方向

小）(图 2-46）。在进行傅里叶转换后，扫描仪可以将图像中与视野无关的部分剔除。

相位编码方向的卷褶也会包裹视野内的组织，有时称为相位包裹。不幸的是，与频率编码方向的包裹不同，相位包裹是一个更难解决的问题。虽然我们可以在频率编码方向上更快地采样回波，但每增加一个相位编码方向采样都需要一个额外的相位编码步骤，这就增加了扫描时间。有几种可以解

决相位包裹的技术。最简单的方法是在相位编码方向增加视野。这就导致了分辨率的丧失（尽管提高了信噪比）。另一种技术是增加额外的相位编码步骤，随后将视野组织外部的部分剔除掉；这类似于频率过采样，称为相位过采样。这增加了扫描时间，但保留了分辨率，信噪比也有所提高（因为有更多的信号采集）。解决相位包裹的其他技术包括并行成像，它允许我们用更少的相位编码步骤对相同的视野进行成像，并使用空间抑制带饱和视野外的信号。

(2) 化学位移伪影：在外部磁场的影响下，脂肪和水质子之间固有的 3.5ppm 频率差异产生了基于化学位移的伪影。这种频率差异会产生两个不变的伪影。一种是化学位移伪影，被称为"第一类"的化学位移，即将脂肪和水质子从一个体素映射到不同像素上的错误匹配。

如前所述，当暴露于相同的外部磁场时，脂肪质子的共振频率比水质子更低。体素内的脂肪质子受到与水质子相同的频率编码梯度的影响，但在读出方向是映射到一个较低频率像素。这种错配在脂肪和水含量明显不同的组织之间的边界上最为明显；例如，在肾脏和腹膜后脂肪之间。在脂肪和水信号重叠和不重叠的地方，可以分别看到亮像素和暗像素的平行区域（图 2-47）。脂肪和水之间移动的像素数取决于脂肪和水之间的频率差（$\Delta\omega$）、总接收带宽（BW）和跨越 FOV（N）的读出数据点数（公式 9）。

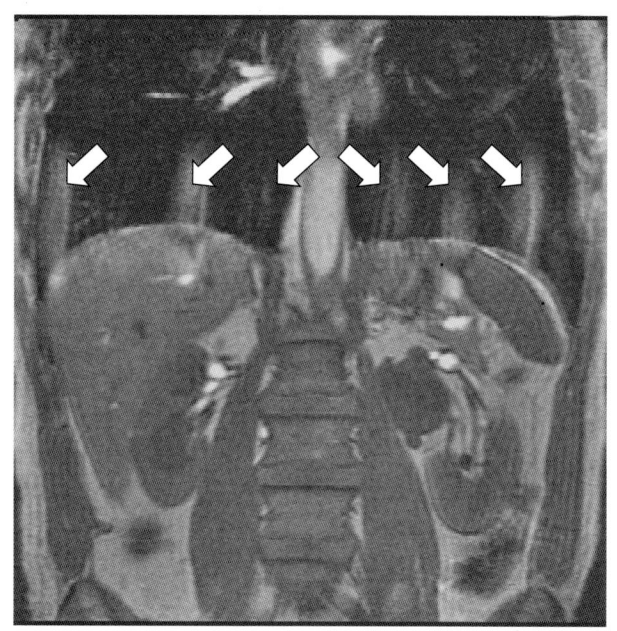

▲ 图 2-44 层面内流动伪影

平面内血流会产生严重的信号错配（箭）。相位编码方向为右向左

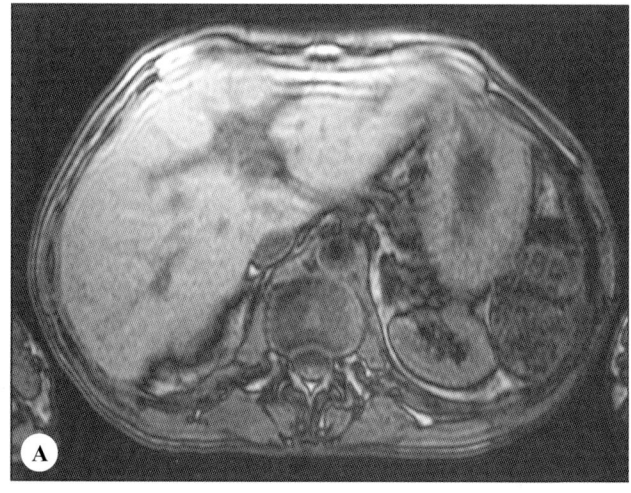
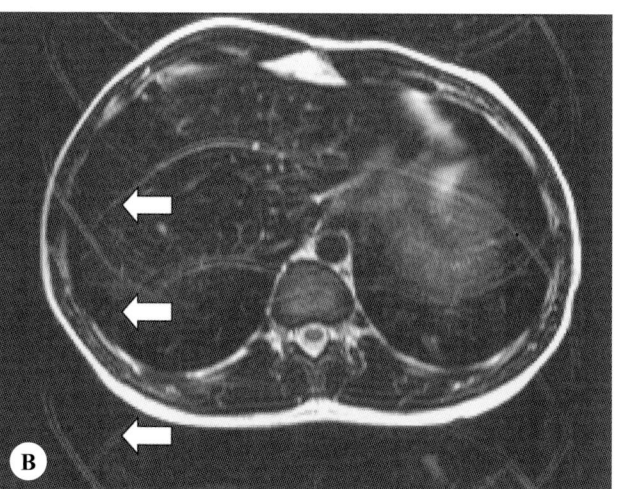

▲ 图 2-45 呼吸运动伪影

在数据采集期间，由于腹壁的运动而产生多余的鬼影图像（箭）。鬼影的数量和严重程度取决于重复时间、呼吸速率和特定的测量技术。A. 脉冲序列，二维扰相梯度回波；TR：159ms。B. 脉冲序列，回波链自旋回波；TR：4000ms

$$化学位移伪影 = \Delta\omega \times N_{RO}/BW_{REC} \quad (公式9)$$
$$位移 = \Delta\omega \times N/BW$$

在 1.5T 时，频率差为 225Hz，因此，对于总接收带宽为 20kHz 且 N=256 的扫描，位移大约为 3 个像素。在现代扫描仪中，由于使用了更高的接收器带宽，这种伪影通常看不到。

(3) 截断伪影：截断伪影是由于回波数字采样不足而产生的。这种情况最常发生在图像的尖锐边缘，这代表高空间频率。通过傅里叶转换，如果采样不充分，这些尖锐的边缘会产生一个"振铃"伪影（图 2-48）。如果回波以不对称的方式采样，也会出现截断伪影；也就是说，在回波最大值的两侧，回波采样并不是均匀的（图 2-49）。这种类型的数据采样常用于 TE 较短（少于 3ms）的梯度回波序列，以尽量减少接收带宽。

这种伪影可以通过增加采样或使用抗混叠滤波器从图像中去除高频信号来减轻。然而，过度的滤波消除了高频率负责精细的空间分辨率或边缘清晰度，因此图像模糊不清。不对称回波采样需要更广泛的滤波来减少截断伪影。

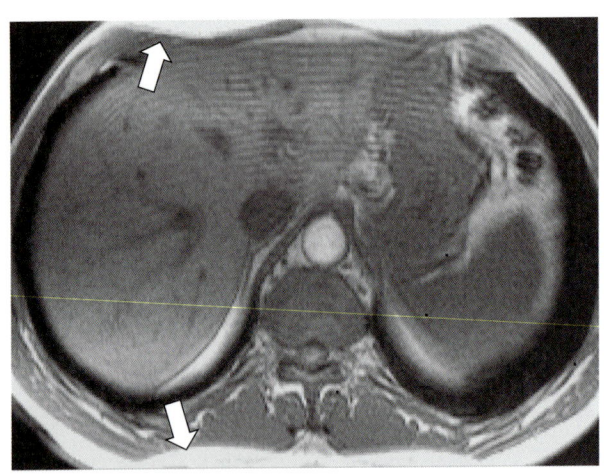

▲ 图 2-46 相位包裹（卷褶）的例子

如果没有过度采样，可能会产生超过 Nyquist 极限的频率或相位，并被不正确地映射到图像中（箭）。包裹通常只在相位编码方向看到

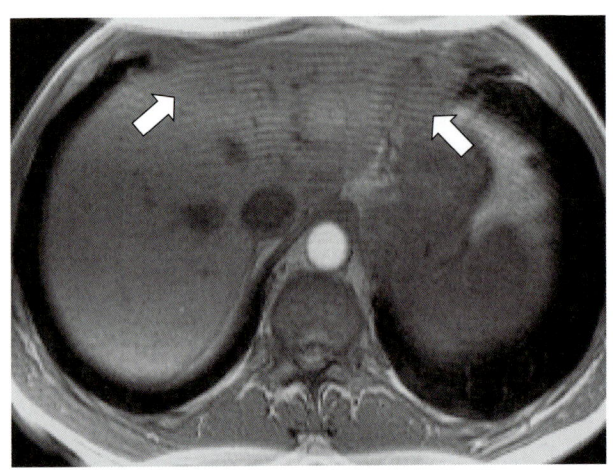

▲ 图 2-48 截断伪影

非对称采样图像采集产生带状伪影（箭），源自皮下脂肪的高信号。测量参数：脉冲序列，毁损梯度回波；TR：170ms；TE：4ms；激励角：80°；采集矩阵（相位编码步数）：144；读出采样点个数：256 个二次过采样；视野：相位编码方向 262mm × 读出方向 350mm；N_{AV}：1；层面厚度：8mm

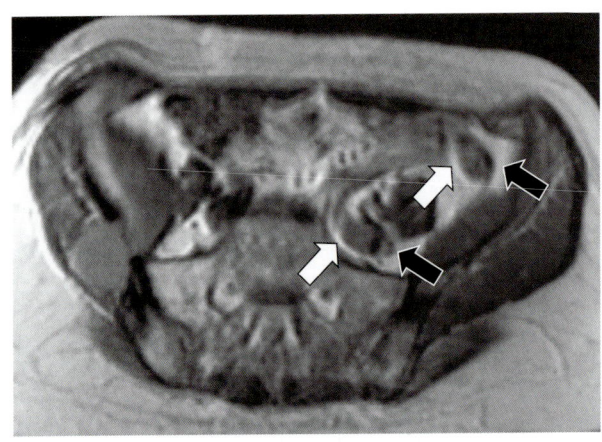

▲ 图 2-47 化学位移伪影

注意脂肪组织和含水组织之间交替出现的明暗条纹（箭）。这是一个接收器带宽为 20kHz 的自旋回波序列。频率编码（读出）方向为左向右

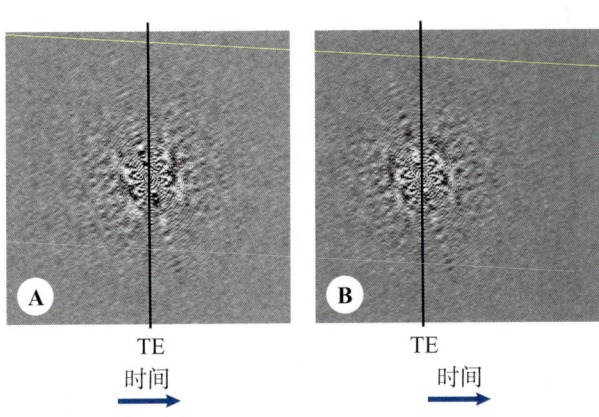

▲ 图 2-49 对称与非对称回声采样

A. 在对称回波采样中，回波在采样周期的中间处于最大值（回波时间，TE），以便回波信号的两侧被等量测量。数据的过滤可以以对称的方式进行。B. 在非对称回波采样中，最大回波在采样周期的早期。采样开始时存在显著信号，信号的过滤很困难

(4) 相干伪影：相干伪影是一类具有可变外观的伪影，这取决于特定的测量技术及其在扫描仪上的实现方式。它们是由射频脉冲产生的不需要的横向磁化，有助于探测信号。对于给定的脉冲序列，即使通常只使用一个回波来使图像具有正确的 T_1 和 T_2 加权，也会产生多个回波。这些回波的时间和数目取决于脉冲的精确间距。这些"次级"回波包含了通常使用的主回波的所有频率信息，但具有不同的 T_1 和 T_2 加权。当 ADC 对主回波进行采样时，如果出现其他的回波，它们将有助于最终图像。如果没有相位编码，它们可能产生线状伪影，或者如果有相位编码，则产生额外的图像。

脉冲序列通常是精心设计的，以尽量减少由不需要的回波对测量信号的污染。当这些不需要的回波在 ADC 采样期间由于特定的脉冲定时形成时，会使用某种形式的相干扰相。这可以通过在脉冲序列中的适当时间添加额外的梯度脉冲来实现，这种方法被称为梯度扰相。毁损梯度施加于 180° 重聚焦脉冲之后，减少了由于非均匀射频激励产生的 FID 伪影。数据采集后的毁扰相损梯度，如在自旋回波序列中使用的梯度（图 2-22），最大限度地减少后续回波的相干污染。另一种毁损不需要的横向相干的方法被称为射频扰相。这种扰相技术对激励脉冲和接收脉冲施加了相位变化而不是 ±90° 或 ±180° 的脉冲。所需要的回波信号以相干方式叠加，而其他回波以非相干方式叠加。如果使用足够多的相位变化，最终结果是不需要的信号平均为零。

(5) 磁化率差异伪影：第三种伪影对测量序列很敏感，由组织相邻区域之间的磁化率差异引起。磁化率是由外部磁场引起的分子局部磁场的量度。骨皮质等组织或肺、肠等充气器官含有极少量的可极化物质，灵敏度极低。软组织具有较大的极化程度和较大的磁敏感。在软组织与不同磁化率区域的交界面，局部磁场在短距离内发生显著变化，导致位于该区域的质子加快了去相位。这种去相位作用产生了 T_2^*。磁敏感伪影发生在出血的铁矿床附近。最后，浓缩钆对比剂表现出磁敏感性，可以使用敏感的梯度回波序列进行检测。

3. 外部伪影 外部伪影来源于患者组织以外的部分。其来源可分为两类：一类是由于核磁共振硬件的故障或校准不当，另一类则不是。

(1) 磁场失真：最常见的系统相关问题之一是由主磁场的畸变产生的。在系统安装过程中，制造商执行一个称为匀场的场优化过程，以消除磁体附近由金属引起的基础磁场的粗略畸变。然而，患者也因其不均匀的形状和组织含量而产生磁场失真。这些失真会导致图像中的对比度变化，特别是在使用脂肪抑制时。

金属植入物会扭曲周围的磁场，产生明显的伪影。这些伪影的产生是由信号的去极化和误配准引起的（因为改变的磁场会引起相邻质子进动频率的变化）。金属伪影常常表现为一个膨胀的圆形信号空洞，其外围区域的高信号强度会使周围区域失真，称为晕状伪影。伪影的大小和形状取决于金属的大小、形状、方向和性质，以及扫描所用的脉冲序列（图 2-50）。钛或钽会产生更多的局部扭曲，而不锈钢会产生严重的扭曲，可能会损害图像。

MR 图像中伪影的程度取决于序列和成像参数。梯度回波和回波平面序列通常对磁场畸变最敏感，因为它们对 T_2^* 效应很敏感。由于自旋回波序列忽略

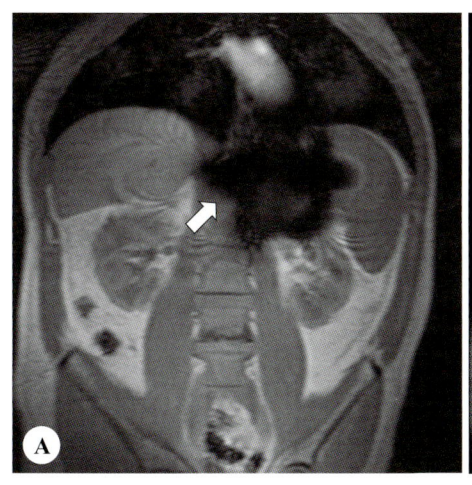
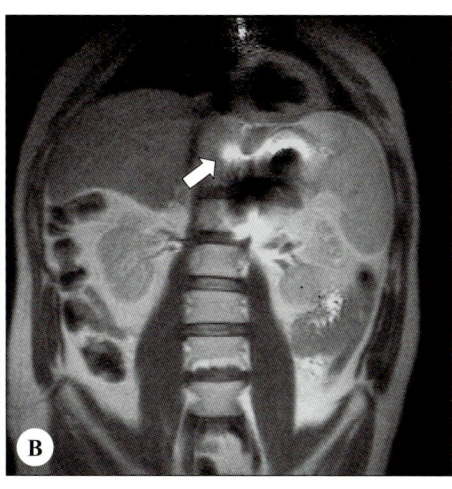

◀ 图 2-50 磁敏感伪影。由于明显的磁场畸变，手术夹产生信号空洞

A. 扰相梯度回波序列显示明显的信号失真（箭）；B. 同一水平的单次激发回波链自旋显示为较少的回波信号损失（箭）

了 T_2^* 中与恒定磁场不均匀性有关的成分，可以用来减少金属伪影。具有很长回波序列的 FSE 技术对这些失真最不敏感，因为后续 180°脉冲之间的短时间减少了去相位的时间。同样的原因，短 TE 序列显示出较少的伪影。增加接收带宽可以减少伪影的程度，因为更大范围的频率映射到相同的像素（因此质子频率的微小变化仍然对应于相同的像素）。

化学脂肪抑制技术对这些金属伪影表现出显著的灵敏度。因此，在金属附近应尽量避免这种脂肪抑制方法。STIR 和 Dixon 技术等替代技术将会表现得更好。

如前所述，在组织 - 空气边缘，特别是在身体部位的边缘，磁场最不均匀。此外，磁场在磁体孔的外部部分轻微下降，因此建议尽可能将解剖结构放磁体中心，并在扫描仪内对患者进行磁场均匀性校正。

（2）噪声：噪声是由患者体外异常信号引起的像素值强度的变化。噪声可以有多种表现形式，具体取决于噪声源的来源和性质。噪声最常见的表现形式是图像中的颗粒或斑点，这是由接收器和放大硬件中的随机电子波动引起的。如果来自患者的信号不够强，或者没有足够的信号平均值，噪声会更加明显。改善信号和降低噪声的策略包括降低分辨率 / 增大 FOV，增加信号平均值，将线圈置于更接近解剖位置，降低接收带宽，合理选择脂肪抑制技术和脉冲序列。

除了在所有 MR 扫描中看到的一般噪声之外，还有两个与特定类型的噪声相关的伪影来源。第一个伪影为灯芯绒或斑状伪影。灯芯绒表示 k 空间中的单个错误数据点，与单个数据点的采样故障有关。它们通常是由静电放电或电子元件的电弧引起的，但也可能由许多不同的来源产生。k 空间中的峰值对应图像中的特定空间频率，因此 k 空间中的峰值会导致正常图像数据上的条纹叠加（图 2-51）。条纹的角度和间距取决于哪个数据点受到影响。这种伪影通常不会出现在扫描的所有图像中，如果在多个层面中看到，条纹每次都会出现不同的情况。解决办法很简单，如检查线圈连接，或者咨询扫描仪制造商。

当外部射频源进入扫描仪室时，就会产生外部射频干扰伪影。MR 接收机线圈本质上是一个非常敏感的无线电接收机，因为它必须接受兆赫兹范围内微弱的射频信号。所有的 MR 房间都被法拉第笼屏

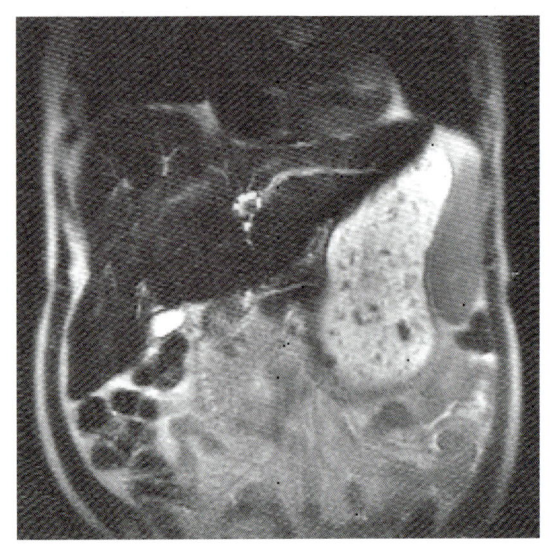

▲ 图 2-51　斑状伪影

在数据采集期间，瞬态电放电（峰值）产生一种带状模式，在整个成像区域叠加。带的方向和间距取决于放电相对于中心相位编码步骤的采集的时间

蔽，以免杂散无线电波（如来自无线电台）到达接收线圈。扫描仪房间内的电器设备，包括灯泡、对比剂和患者监护仪都必须特别设计，以避免在相关频谱中产生微小的射频能量。如果其中一个设备出现故障或法拉第笼出现破损，不需要的无线电频率就可以到达 MR 扫描仪。

射频干扰或污染通常是一种恒定频率信号（例如，101.5 调频的无线电台以 101.5MHz 发射）。因此，由于在 MR 图像中，一个频率对应于一条频率编码方向的特定线，这种噪声在图像中表现为垂直于频率编码方向的直线。该信号通常会出现在射频泄漏发生后执行的所有序列的所有图像中。解决方案可以简单到适当地关闭房间的门或可能需要维护检查法拉第笼或房间设备。

十、心血管成像具体注意事项

MRI 中的运动会在相位编码方向产生严重的图像伪影。因此，当试图对快速运动的解剖结构（如心脏或流动的血液）进行成像时，必须进行特殊的调整以避免伪影。我们将讨论使用触发或门控来冻结运动，以及流动补偿来减少流动血液产生的伪影。

1. 门控　通过利用运动的相对规律性，在每个周期的特定时间内获取图像，可以在没有运动伪影的情况下对心脏或膈肌等运动器官进行成像。前瞻性方法是在检测到时序信号（如 QRS 波群）后启动数

据采集（脉冲序列）。由于此时运动组织处于同一相对位置，因此产生的运动伪影明显减少。回顾性方法是连续获取 MR 数据但同时测量时序信号。随后将 MR 数据沿时序周期逐点分割；利用在该段获得的所有 MR 数据，可以在周期内的指定点重建图像。

触发性检查通常是前瞻性的，并在检测到信号后开始采集数据。TR 取决于触发信号的重复时间，可以使用几种外部方法来检测定时信号。对于心脏成像，数据收集与使用导线从患者测量的心电信号同步（图 2-52）。脉冲触发是使用脉冲传感器来检测脉冲，通常连接在一个肢体上。呼吸触发器通过附着在患者身上的压力传感器来测量胸部或腹部运动。最近，一种基于图像的触发系统越来越受欢迎，被称为导航序列，它可以沿着一个点（通常是隔膜的圆顶）连续地获取信号。当扫描仪发现这部分解剖结构处于正确位置（如呼气末期）时，将触发真实图像数据的获取。

触发的研究存在以下几个潜在问题。一是 TR 必须是一个生理周期（如心脏成像的 R-R 间期）的倍数。如果触发信号的速率不规则，可能会出现另一个问题，即不规则的心率可能导致心动周期期望部分的错误配准。扫描仪通常会拒绝在这些情况下获得的数据，但这会延长扫描的长度（因为同样的测量需要重复）。触发或门控研究的第三个问题是，由于每个周期（如心跳）内只有一部分 k 空间被填充，因此整个图像通常需要几个周期才能完成。一般来说，每个周期的解剖结构都不会完全相同。由于患者难以屏住呼吸，这对于心脏成像来说尤其如此。这可能导致产生的图像中存在大量的运动伪影，尽管有门控/触发，但患者的运动会使图像模糊。

2. 流动补偿 血液在血管中流动会导致相位编码方向的伪影。这些伪影在心血管成像中是不理想的，因为血管才是成像的重点。结果表明，增加某些梯度脉冲可以减少或补偿这些与血流有关的影响。

如前所述，使用等面积但极性相反的梯度脉冲产生梯度回波，只要两个梯度脉冲之间没有运动，质子就会发生适当的去相位和重聚，以及正确的频率和相位映射。由于质子现在处于不同的位置，因而经历了不同幅度的梯度，因此在第二个梯度脉冲结束时，运动会导致净相位积累。这种相位积累产

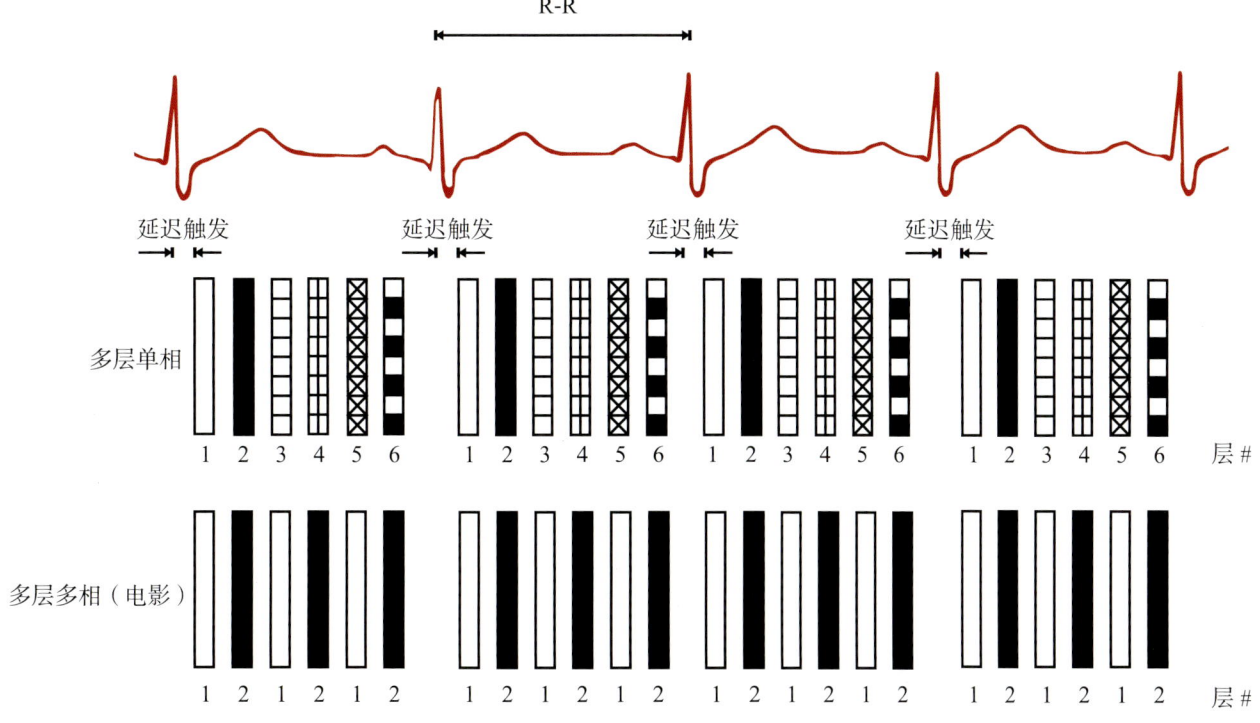

▲ 图 2-52 心电图触发原理

R 波作为起始信号。对于多层、单相成像，每心跳一次获得每个相位编码步骤。在 R 波之后，同时获取特定层面的信息。T_1 加权是基于 R-R 时间间隔，而不是用户自定义的重复频率。另一种方法是多层多相采集，在心动周期的不同时间在相同位置采集层面。触发延迟可用于在心动周期的任何期望时间启动数据采集

生的信号强度变化，在相位编码方向中表现为运动伪影（图 2-53），与运动方向或梯度脉冲及信号丢失无关。

如果质子的运动相对于时间较为简单，那么可以预测运动诱导的相位变化，并可以通过施加额外的梯度脉冲进行校准。这些脉冲被应用到需要补偿的方向。脉冲的数量、持续时间、幅度和时间可以被压缩，这样质子以恒定的速度或加速度运动可以在图像中正确地映射。虽然对流量补偿的全面讨论超出了本章的范围，但我们将对该概念进行简要描述。如前所述，运动质子在梯度反转（所谓双相梯度，是因为有单个正分量和单个负分量）存在下，会累积净相位移动。然而，如果我们在梯度中增加一个额外的分量（因此，一个三相梯度），使得第一个分量为正，第二个分量为负，第三个分量再次为正，结果是速度恒定的质子最终的净相位移动为零。在三相梯度下，正在加速的质子仍然会积累一个相位移动。因此，需要五相梯度来完全补偿这种情况。需要注意的是，流量补偿不能补偿更复杂的流动类型，如湍流。

流量补偿要求对脉冲序列施加一定的限制。由于在序列过程中施加了额外的梯度脉冲，必须延长序列的最小 TE 以便有足够的应用时间。在需要短 TE 的脉冲序列中，可以使用较短持续时间的高振幅梯度脉冲。这将限制序列的最小视野。在实际中，通常只需要适度增加 TE 和最小视野。注意，平衡稳态自由进动序列由于其自身再聚焦梯度的属性，自动包含了一些流量补偿。

十一、磁共振血管成像

磁共振血管成像（magnetic resonance angiography, MRA）技术与传统的 X 线的血管造影技术相比有两个主要优点：①不一定需要使用对比剂；②可以在不同的时间点重复测量（如动脉期、静脉期）且无须损失任何辐射剂量。

对比增强 MRA 使用钆对比剂和流量补偿序列。MRA 在多个阶段进行，以获得动脉早期、动脉晚期、静脉期等阶段图像。一些协议获得一个初始的预对比"掩膜"图像，以便对比后图像可以减去掩膜并生成真实的血管造影图像。通过使用被称为匙孔成像的先进 k 空间填充方法，MRA 有极高的时间分辨率。这些序列通过在每个时间点跳过 k 空间的外围线，对包含细节的 k 空间的外围进行采样。将这些线从紧接的前、后两个时间点进行插值。在每个时间点测量包含在 k 空间中心的对比度信息。这种欠采样使得每个时间点的获取速度要快得多，从而提高了空间分辨率。孔成像序列的例子包括 TRICKS（GE）和 TWIST（Siemens）。

除了对比增强 MRI 外，还有许多非对比 MRA 技术，每个技术都有各自的优点和缺点。其中一种被称为亮血法，因为在这些序列上，血液看起来是亮的。最简单、最常见的亮血技术是平衡稳态自由

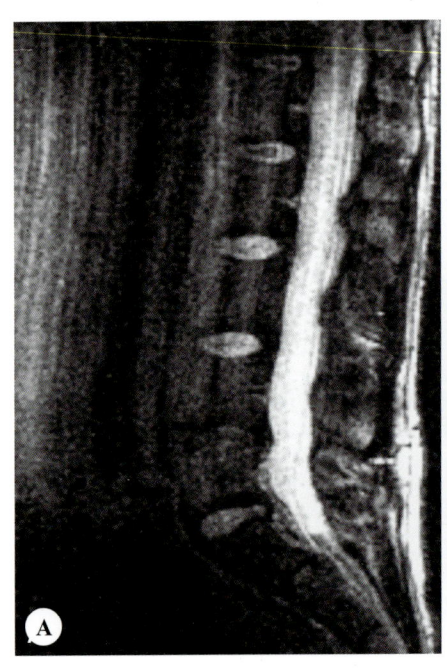 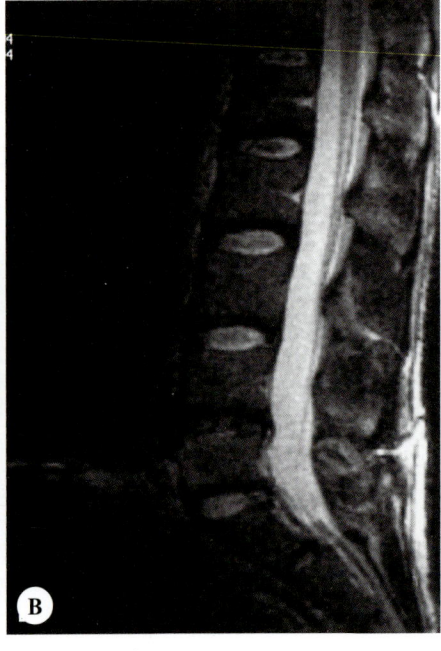

◀ 图 2-53 流动补偿。使用流动补偿梯度脉冲将移动的质子（如脑脊液中的质子）映射到其适当的位置

A. 无流动补偿。脑脊液的误标记伪影出现在椎管前方。B. 读出和层面选择方向的一阶流量补偿。脑脊液被正确地映射到椎管中

进动序列。其他依赖于血流速度的亮血信号的技术包括时间飞跃（time-of-flight，TOF）和相位对比序列。更先进的序列，其中一些仍在开发中，是所谓的新鲜血液序列，这也超出了我们目前讨论的范围。这些序列比传统的技术（如 TOF）更易获取，而且较少受到慢流动效应的影响（慢流动的血液没有信号）。

1. 时间飞跃 MRA 时间飞跃 MRA TOF 是获取非增强 MRA 图像最常用的方法之一。TOF 的概念是来自静止组织的信号是饱和的，而流入层面的血液没有经历抑制脉冲，保持明亮的信号。

使用重复射频脉冲，一块组织被饱和（即其纵向磁化被耗散）。使用常规的梯度回波序列对平面内的每个层面进行成像，只有流入平面的血液有明显的残余信号（图 2-54）。注意，随着越来越多的层面被获取，因为血液变得饱和，血液中的信号"消失"了，这限制了层面的最大厚度。在许多情况下，我们希望抑制动脉或静脉信号；这可以通过在成像层面头或尾侧上加一个额外的抑制带；这将使血液从这两个方向流入饱和（例如，在头部，更多的头侧抑制会抑制静脉血流的信号）。

TOF 局限于每个可成像层面的最大厚度。此外，任何平面内的血流都会像静止组织一样被抑制。最后，TOF 技术往往对缓慢流动的血液不敏感，因为不够新鲜，不饱和的血液会进入产生亮信号。

2. 相位对比 MRA 相位对比 MRA 可以准确测量血流速度。它通常与心脏门控一起用来测量瓣膜狭窄或反流，以及在心动周期中通过血管的总血流量。相位对比成像利用了前面在流量补偿部分讨论的流动相关的去相位。如前所述，运动质子在梯度存在的情况下会积累相移；相移的程度与它们的速度成正比（以及梯度强度）。通过测量这种相移，我们可以计算出速度。

相位对比序列需要对给定的层面（在每个时间点）进行两次单独的测量。首先是参考图像，它是在没有增加相位编码（速度编码）梯度的情况下获得的。第二幅图像是在期望的速度测量方向上应用相位编码梯度后得到的。通过减去两幅图像（在 k 空间中）的相位，我们可以计算相位移动，从而计算出图像中每一点上运动质子的相移和速度。

回想一下，相移是周期性的，也就是说，它们在 +180° 和 -180° 之间移动。与 180°（正或负）相移对应的速度是最大可测速度，也称为编码速度或 v_{enc}。大于 v_{enc} 的正速度会包裹成负速度，反之亦然（这与脉冲多普勒超声中的卷褶现象完全相同）。因此，为了使用相位对比 MRA 准确地测量速度，我们必须选择一个稍大于血管真实速度的 v_{enc}。尽管我们通常可以进行有根据地猜测，但还需要一些试错。

还要注意，速度编码梯度的方向必须与血流垂直，才能准确测量流速。如果梯度不垂直，那么速度将被低估（这与脉冲多普勒超声的情况完全相似）。最近，四维相位对比 MRA 已经发展起来，这种序列虽然需要很长时间，但却能够绘制出整个体积内任何方向的血液流动。它会彻底改变我们对各种病理条件下的血流动力学的理解，尽管其全部潜力仍有待观察。

十二、磁共振设备

MRI 图像产生的一个非常重要的方面是使用的仪器。许多 MR 系统都是商用的，每个系统都具有不同的特性和能力，往往难以客观地进行评估和比

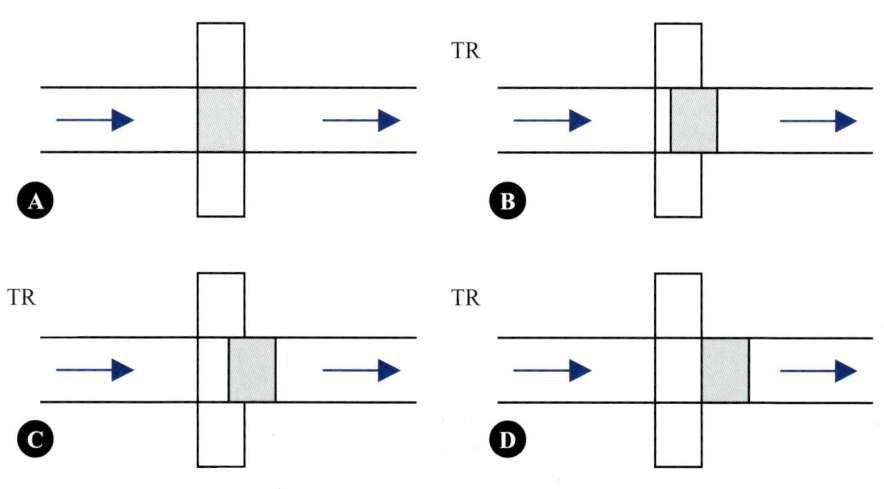

◀ 图 2-54 时间飞跃法效果

A. 流动的血液（阴影框）经历激发射频脉冲；B. 在第一个重复时间期间，被激发的血容量移动，只有一部分经历第二次射频脉冲；C. 在第二个 TR 期间，初始的血容量继续移动；D. 在第三个 TR 周期结束时，初始血容量完全超出了激发容量，并且与检测到的信号无关

较。这些特性往往由厂商提供的操作软件决定，但某些硬件元件对所有系统都是通用的。下文描述了 MRI 扫描仪的基本子系统和比较系统时需要考虑的技术因素。主要由磁体系统、梯度系统、射频（radiofrequency，RF）系统和数据采集系统组成（图 2-55）。

1. 磁体系统 磁体是 MRI 扫描仪的基本组成部分。磁体有多种场强、形状和材料。所有的磁场强度都是以特斯拉（1T=10 000Gs）为单位，地球的磁场强度在 0.5Gs 的范围内。磁体通常分为低、中、高场系统。低场磁体的主磁场强度<0.5T。中场系统的主磁场强度在 0.5~1.0T，高场系统的主磁场强度在 1.0~3.0T，超高场系统的主磁场强度在 3.0T 或更高。

磁体的设计也有其特点，既可以是由铁磁性金属制成的永磁体，也可以是由电流通过导线回路（或线圈）产生的电磁铁。永磁体通常在低至中等磁场范围内，经常用于开孔扫描仪，带有 C 形结构。电磁铁可用于 C 形的结构，作为偶极磁体也用于封闭式内壁的圆柱形磁体。后者是目前使用的最普遍的磁体配置，能够产生高强度和非常高强度的磁场。

传统的电磁铁是由铜线绕成各种形状的线圈制成的，电源提供恒定的电流源。只要电流流过磁线圈，磁场就存在。最常见的磁体是使用浸在液氦中的铌钛合金线制成的超导电磁体。这种合金在低于 20K（-253.15℃）的温度下难以抵抗电流的流动。含液氦的磁力式低温恒温器，可以采用双杜瓦设计与液氦容器周围的氦气容器，或者纯氦的设计与制冷系统，将氦蒸发降至最低。与当前磁铁一起使用的制冷系统应每年补充一次的氦。注意，对于电磁铁系统，磁铁总是开着的（除非是异常维护或紧急情况）。关闭磁铁需要释放液氦，如果磁铁要重新激活，液氦必须被替换（并重新冷却）。

关于磁体质量的首要考虑是磁场的均匀性。影响磁体均匀性的一个因素是磁体设计。大口径螺线管磁铁通常在体积最大的情况下具有最好的均匀性。由于使用的磁体绕组数量较少，短径磁体往往具有较小的均匀性区域。开放式设计磁体也具有较小、均匀性较好的区域。磁场均匀性通常表示为相对于一定距离内主磁场的 ppm。高均匀性意味着磁场强度在特定的区域或体积范围内变化很小。

在磁体制造和安装过程中，需要付出很大的努力，以尽可能保证最佳均匀性。然而，制造缺陷或现场问题（如附近的钢柱、不对称的金属排列）可能会产生明显的场畸变。这些畸变必须通过匀场来纠正，匀场可以是固定的铁磁材料（"被动匀场"）或电磁铁（"主动匀场"）。被动匀场一般在安装磁铁时进行。在系统维护过程中，通常定期进行主动匀场。根据不同患者的情况，可以进行一些额外的主动匀场。

无论磁场强度如何，在所有磁体周围都应实施安全预防措施。记住磁铁总是开着。目前，使用 MR 扫描仪和相关套件是受到安全区域限制的。区域 1 表示对公众开放的区域，如等候区。区域 2 充当区域 1 和 3 之间的缓冲区；患者应该受到监督，但他们不应该处于任何磁场内。区域 3 仅限于经过筛查的人员和患者，这一般包括扫描仪控制室。区域 4 是扫描仪室本身，只有经过筛查的人员和患者才能进入。在扫描仪的房间里是 5Gs 线，这是扫描仪的磁场降至低至 5Gs 的边界。这条线表示磁力束缚可能影响起搏器等电子设备的阈值。

任何带入 5Gs 线内的金属应该是非磁性的。金属物品会被磁铁吸引，成为抛射物，会伤害到患者。电气设备必须受到磁场的保护或屏蔽才能正常工作。对于体内有外科植入物或金属植入物的患者，只有当植入物在操作过程中移动、发热或发生故障时对患者没有危险的情况下，才能进行扫描。所有可能进入区域 4 的金属物体应根据 FDA 标记为 MR 安全、MR 条件或 MR 不安全。MR 不安全的物体不应带入区域 4。

特定设备的 MR 安全状态应该从制造商文档中获得。一个有帮助的在线资源是 MRI 安全网站（http://www.mrisecurity.com）。MR 安全的设备被认为是在 MRI 环境中没有已知的危险。具有 MR 条件的设备通常对用于 MR 扫描的场强和能量沉积［特殊吸收率（specific absorption rate，SAR）］有限制。

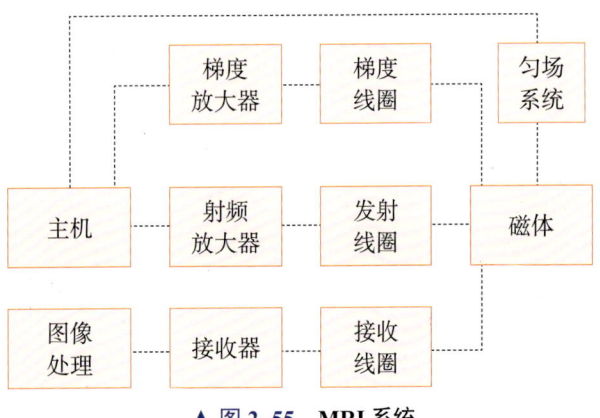

▲ 图 2-55 MRI 系统

重要的是要认识到所有磁体的磁场从扫描仪本身向四面八方延伸。边缘磁场的数量（磁体外壳的部分）是MRI系统选址时需要考虑的一个非常重要的因素。在z方向上靠近磁体的边缘磁场最大，随着与磁铁距离的增加而减小。高场磁体的边缘磁场更大。高场系统在制造时通常在外部采用磁屏蔽，以减少边缘场。这种屏蔽可能是由围绕主场的第二组超导磁体绕组在相反方向（主动屏蔽）产生的。

2. 梯度系统　电磁梯度场是MRI中质子激发和空间定位的关键。使用三个梯度，在x、y和z方向各一个，以产生成像所需的场变化。这些梯度是由电流通过安装在被称为梯度线圈的导线回路产生的。梯度幅度的变化是由通过线圈的电流流量或方向的变化产生的。

评估MRI扫描仪的主要标准之一是梯度系统的能力。评估梯度系统的性能主要有四个方面：最大梯度强度、上升时间（或切换率）、占空比和涡流补偿技术。梯度强度以mT/m为单位，表示在患者中梯度变化有多大，为30～45mT/m。更高的最大梯度强度允许获得更薄的层面或更小的视野。

梯度线圈对电流的响应不是瞬时的。梯度脉冲需要一个有限的时间，称为上升时间，以达到其期望值。这个上升时间在0.1～0.5ms。如果我们将峰值梯度强度除以上升时间，我们得到切换率［以T/(m·s)测量］。切换率是扫描仪所能获得的最小TE和回波间隔的重要决定因素（因为我们必须等待梯度达到其期望值才能有理想的效果）。当前扫描仪的典型值在150～200T/(m·s)范围内。

梯度放大器的占空比是衡量梯度性能的另一个重要指标。占空比决定了放大器对脉冲序列的响应速度。在最大梯度振幅下100%的占空比对于最先进的梯度放大器来说是典型的正常成像序列。大占空比可以在极短的脉冲间隔延迟下使用高振幅梯度脉冲。低占空比意味着扫描的TE将更长，以使梯度放大器恢复到标准工作条件。

梯度脉冲的另一个复杂性是涡流。涡流是在导电介质中由变化的磁场产生的电场。在MRI系统中，涡流通常是由位于梯度线圈内部的体线圈中的梯度脉冲和位于线圈外部的低温屏蔽层（磁体低温恒温器的最内侧部分）引起的。这些电流产生了一个与原始的梯度脉冲反向并扭曲的磁场。此外，一旦达到梯度平台，梯度停止，涡流开始减小。最终结果是，

当涡流衰减时，畸变的磁场会随时间变化。因此，磁场强度的均匀性和相应的频率也随时间变化。校准这些涡流引起的畸变称为涡流补偿。补偿常用两种方法。第一种方法是对梯度脉冲进行预失真，使磁体内部的场变化达到期望的状态。这种预失真可以通过硬件或软件实现。第二种方法是使用第二组线圈绕在主梯度线圈周围，这种方法被称为主动屏蔽梯度线圈。类似于前文描述的主动屏蔽磁体，通过屏蔽线圈的电流减少了线圈外结构内的涡流。这也是典型的先进扫描仪对涡流补偿采用的两种方法。

3. 射频系统　射频发射系统负责产生和传播用于激发质子的脉冲。发射机包括四个主要部件：频率合成器、频率数字包络、高功率放大器和线圈。每个脉冲既有一个频率，又有一个相位。这些特性是由频率合成器输出的频率、相位的组合、脉冲形状的包络决定的。

频率合成器产生脉冲的中心频率或载波频率。它还在扫描期间为测量硬件提供主要计时。频率合成器还控制脉冲的相对相位。许多脉冲序列将每次测量的激发脉冲相位交替180°，以帮助减少由脉冲缺陷引起的受激回波伪影。更复杂的合成器允许1°～2°的相位变化增量。这种更精细的控制还允许通过发射机的增量相位变化来破坏相干性，这一过程被称为射频毁损。

包络被存储为一个包含频率的范围或带宽的离散包络线。在放大之前，它与载频混合，以产生以所需频率为中心的幅度或相位调制脉冲。对于某些扫描仪，最终频率完全由频率合成器产生，而对于其他扫描仪，包络被调制以将频偏合并到脉冲中。

功率放大器主要通过从频率合成器信号中产生足够的功率来激励质子。放大器将质子从平衡状态发生转动所需的实际功率取决于场强度、线圈传输效率、发射机脉冲持续时间和所需激发角度。

射频系统的最后一部分是发射线圈。所有的磁共振测量都需要一个发射线圈或天线来传播脉冲。虽然发射线圈可以是任何大小和形状，但必须满足一个要求即产生一个有效的垂直于B_0的B_1场。大多数发射线圈的另一个特点是能够在特定区域上产生均匀的激励。螺线管MR系统使用鞍形或鸟笼形线圈设计，即使线圈的开口平行于B_0，也能产生均匀的激励。这些线圈通常会根据患者的实际情况调整，以达到最大的传输效率。线圈极性有两种：线

形极化（linear polarized，LP）和环形极化（circularly polarized，CP），也称正交。在 LP 系统中，存在一个单线圈系统，脉冲以平面波形式传播。平面波有两个循环旋转的分量，以相同频率向相反方向旋转。对于 MR，只有与质子（同相）同向旋转的部分才会诱发共振吸收。另一成分（失相）被患者作为热量吸收。在 CP 发射机系统中，由两对线圈形成两个半环形相互垂直。相位移动脉冲通过每个线圈进行传播。失相的分量相互抵消，而同向分量相互叠加。患者只从每个线圈的同相部件吸收能量。相较于 LP 系统，CP 系统的传输效率提高了 40%。

尽管 MR 被认为是一种相对安全的成像技术，但吸收的射频能量在患者体内会产生热量。监管机构（如 FDA、国际电工委员会）要求制造商监测患者吸收的电能，以免患者的受激组织体积（局限性）和整个患者上都发生过度发热。SAR 是指随时间的推移衡量患者吸收的能量或功率的指标。SAR 的测量单位是瓦特每千克患者体重（W/kg）。MRI 系统设计在 SAR 设置下操作，即患者受热限制在 1℃ 左右或更低。美国 FDA 明确规定，SAR 限制在全身 15min 内不得超过 4W/kg，头部 10min 内不得超过 3.2W/kg。对于高场扫描仪，SAR 限制对扫描中患者的层面或抑制脉冲的数量有显著影响。值得注意的是，具有 MR 设备条件的患者及妊娠患者比普通患者具有更严格的 SAR 要求。

特定序列的 SAR 受许多参数的影响。SAR 随磁场强度（B_0）的平方和翻转角的平方的增加而增大，随着 TR 的减小而线性增加，并且与每个 TR 的脉冲数（如回波链长度、增加一个反转脉冲等）成正比。

4. 数据采集系统 数据采集系统负责测量来自质子的信号，并将其数字化，以便后期的后处理。所有的 MRI 系统都使用线圈来检测在激发脉冲后质子的感应电压。线圈被调到返回信号的特定频率。这个线圈可以是用来传递激励脉冲的线圈，也可以是专用的接收线圈。

线圈的灵敏度取决于其大小，较小的线圈比较大的线圈更敏感。此外，线圈敏感体积内影响灵敏度的组织量，称为填充系数。表面线圈通常比较小，呈环形，灵敏度高，但穿透力有限，常用于检查患者的身体表面部位。相控阵线圈使用两个或多个较小的表面线圈来覆盖更大的区域。配置小线圈使它们之间的干扰最小。这提供了小线圈的灵敏度，但有大线圈的解剖覆盖。并行成像技术需要一个只用来接收相控阵的线圈。

质子产生的信号通常振幅为 1~2μV，频率范围为 MHz。为了对它们进行处理，需要进行放大，这通常分几个阶段进行。最初放大是使用一个低噪声、高增益的前置放大器，该前置放大器位于磁铁室内或内置在线圈中。这个信号在接收模块被进一步放大，然后被解调到一个较低的频率。MRI 系统中使用了两种类型的接收器。模拟接收器将测量信号相对于频率合成器的输入频率进行放大和解调，以产生频率为 1000~250 000Hz（音频频率）的正交信号（实数和虚数）。信号通过带通滤波器进行过滤，然后使用 ADC 进行数字化。ADC 按照用户指定的采样时间和数据点数决定速率，以将每个模拟信号数字化。典型的 ADC 可以以每数据点 0.5~1000μs 的速率将 10V 信号数字化为 16 位信息。数字接收器将信号解调到中频，然后使用 ADC 将其数字化。最终信号放大、低通滤波器的应用、对音频范围的解调和正交公式都是在数字信号上进行的数学运算。数字接收器比模拟接收器有更好的信号保真度的最终信号。数字化后的数据存储在硬盘上或计算机内存中，以便后期进行傅里叶转换。相控阵线圈对阵列中的每个线圈都有一个单独的前置放大器和 ADC。

十三、磁共振对比剂

MRI 的优点之一是组织间的大量显著的对比度。这主要是由于所观察组织的 T_1 和（或）T_2 弛豫时间不同，由所选择的 TR 和 TE 来突出。可通过注射对比剂来增加正常组织和病理组织之间的信号差异。

用于 MRI 的对比剂与用于 CT 的对比剂表现不同。CT 对比剂是直接对比剂，因为它们包含一个原子（碘、钡），能使入射的 X 线从周围组织中衰减或散射。不管对比剂在哪，这种散射可以直接显示对比剂本身。大多数 MRI 对比剂（所有含钆对比剂）都是间接型对比剂，因为它们不能直接显示在图像中，而是通过影响附近组织中水质子的弛豫时间。MRI 对比剂的浓度和剂量也明显低于 CT 对比剂，这解释了 MRI 对比剂的不良反应发生率较低的原因。磁共振对比剂一般在 3~4 天内通过肾脏排泄，但排泄半衰期因药物而异。对比剂通常根据其分布缩短 T_1 或 T_2 弛豫时间分为 T_1 或 T_2 类。然而，这些对比剂都在一定程度上影响弛豫时间。减少的时间取决于对比剂浓度：高浓度时，T_1 对比剂主要缩短 T_2 或 T_2^* 弛豫时间；低浓度时，T_2 对比剂主要减少 T_1 弛豫时间。对比剂也可根据给药途径分为静脉给药和口服给药。后文就 MR 对比剂进行简要讨论，重点介绍目前临床使用的 MR 对比剂。

1. 静脉注射对比剂 T_1 弛豫对比剂：目前临床使用的所有静脉对比剂基本上都是基于钆螯合物的 T_1 对比剂。一般来说，这些 T_1 对比剂是由含有一个或多个不成对电子的顺磁性金属离子组成。金属离子要么结合成螯合物，要么包含在大分子中。T_1 对比剂的主要作用模式是提高周围水质子的 T_1 弛豫效率。对比剂的弛豫效率取决于金属离子的性质和金属 - 螯合物的大小和结构。如前所述，T_1 弛豫依赖于"晶格"接收质子从激发脉冲中吸收的能量。当质子离金属离子最近时，这种能量转移最有效；金属离子附近质子最内层称为配位球。水分子能够扩散到金属离子的配位球中，释放其能量，然后与体组织水交换，使更多的水分子进入配位球。这种扩散 / 交换发生得非常迅速（每秒约 10^6 次），因此当施加后续激励脉冲时，大量组织水就会发生弛豫（图 2-56）。其结果是对比剂附近的组织水较快地恢复其纵向磁化，在一幅 T_1 加权图像（图 2-57）中会贡献更多的信号。快速交换过程使许多水分子受到单一螯合物的影响，这使得低浓度的对比剂可以用于临床研究。MR 对比剂最初用于神经影像学以区分正常组织和肿瘤组织，但现在，它们在腹部和胸部中常规和血管造影成像也很普遍（图 2-58）。

临床上有许多不同的基于钆螯合物的对比剂可使用，其中大多数是通用的，而有些具有特殊的属性。这些对比剂可以根据钆配体（螯合剂）的化学性质和结构进行分类。这些可能是离子或非离子，以及线性或周期性（大环类的）。这些化学性质影响螯合物的稳定性和发生不良事件的可能性。不同的试剂具有不同的弛豫率，也就是说，一个对比剂分子影响周围水 T_1 弛豫的程度。大多数对比剂是由肾脏排泄，但目前使用的有两种药物显示由肝胆清除［钆贝葡胺或莫迪司（Bracco），肝细胞摄取率为 3%~5%；钆塞酸二钠（Bayer），肝细胞摄取率为 50%］。

肾源性系统性纤维化（nephrogenic systemic fibrosis, NSF）是一种系统性硬化性疾病，主要累及皮肤，与

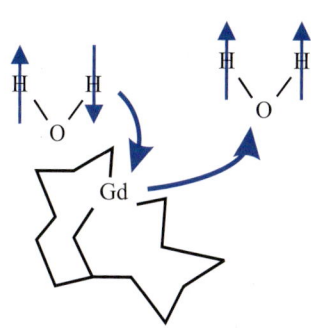

▲ 图 2-56 水分子在钆螯合对比剂配位球中的交换

螯合分子在钆原子周围引起空间位阻（拥挤），限制其进入。一个被激发的水分子小到足以到达内层球，并将其能量转移到钆离子上，然后当另一个分子取代它时，复合物不被激发

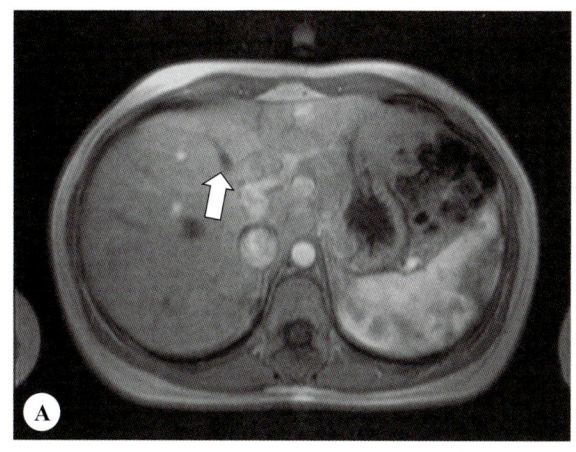
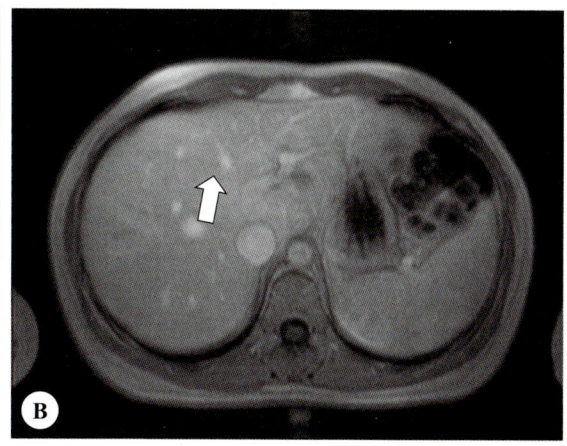

▲ 图 2-57 使用钆螯合对比剂后肝脏 T_1 加权扰相梯度回波成像

A. 注射对比剂后立即获取图像。对比剂处于肝动脉期，可见未强化的肝静脉（箭）和不均匀强化的脾脏。B. 图像在注射对比剂后 45s 采集。对比剂现在处于毛细血管期，可见其存在于肝静脉（箭）和脾脏的均匀强化信号

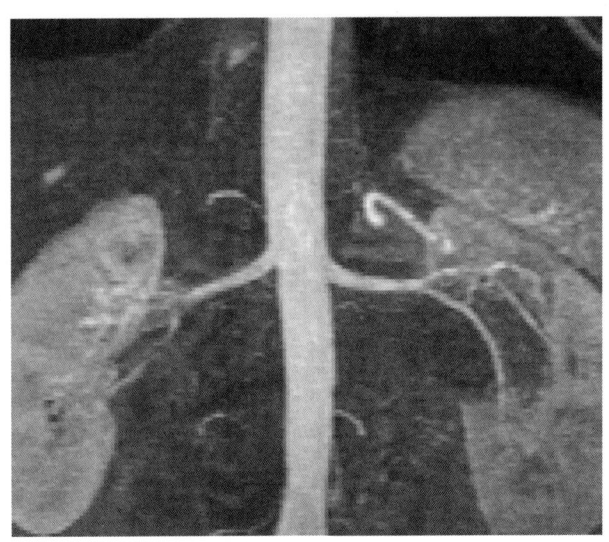

▲ 图 2-58 使用钆螯合对比剂后肾动脉的磁共振血管成像

钆对比剂接触有关。NSF 见于慢性肾功能不全患者 [GFR＜30ml/（min·1.73m²）]，尤其是终末期肾病患者 [GFR＜15ml/（min·1.73m²）]。NSF 在早期使用钆对比剂时更为常见，但那时还没有意识到其危险性。目前，对于终末期肾病患者，除非在特殊情况下，一般不使用钆类药物。

NSF 的危险性是剂量依赖性，不同的对比剂有不同的危险性。它取决于螯合物的稳定性，因为它被认为是钆从络合物中解离并在组织中沉积的结果。一般来说，离子剂和大环剂更稳定。目前，被认为最稳定的对比剂是钆特酸葡胺（Dotarem）。该药可能最适合用于慢性肾功能不全 [GFR＞15ml/（min·1.73m²）] 患者。

除了在肾功能不全患者中发生 NSF 外，钆还会沉积在经过多次磁共振增强检查的正常患者（如多发性硬化症患者）的大脑和其他组织中。这些发现的临床意义尚不确定。然而，由于因为它们在体内的稳定性较差，与这种沉积相关的对比剂是线性对比剂。展望未来，这些因素可能会影响 MRI 中钆对比剂的选择。

2. T₂ 弛豫对比剂 有一类静脉对比剂是 T₂ 对比剂。它们通常是含有几个铁原子的大分子，共同形成一个超顺磁中心。大分子的高磁化率扭曲了附近的局部磁场，导致附近的水质子比周围组织更快地失相位。这种情况导致在 T₂ 加权自旋回波或梯度回波图像中丢失信号。最常见的 T₂ 对比剂是基于超顺磁性氧化铁（superparamagnetic iron oxide，SPIO）颗粒分子，也称为菲立磁。这些对比剂被位于肝脏、脾脏和骨髓的网状内皮细胞选择性吸收。这些器官系统中的正常组织吸收了该对比剂，在 T₂ 或 T₂ 加权像上呈低信号。病变组织不包含网状内皮细胞不吸收药物，不受影响，因此有一个相对较高的信号。由于在大多数应用中缺乏明显优于钆对比剂的效果，并且其过敏反应和注入过程中急性背痛的高发生率，因此目前 SPIO 药物在美国临床上未被使用。

口服对比剂：口服 MRI 对比剂可用于提供肠与邻近结构的可靠鉴别，并更好地显示肠壁。口服对比剂可分为阳性或阴性对比剂。阳性对比剂通常通过缩短组织水 T₁ 或 T₂ 弛豫时间来增加图像内整体信号强度。这些对比剂通常是顺磁性金属离子或金属复合螯合物的溶液。这些物质许多存在于天然产品中（绿茶和蓝莓汁中的锰）或非处方药中（枸橼酸铁铵、健力多）。已特别配制其他对比剂用于 MRI，如氯化锰和钆-DTPA 作为 T₁ 对比剂和枸橼酸铁铵作为 T₂ 对比剂。阳性对比剂可以提供极好的肠道轮廓，但由于呼吸运动或蠕动，增加的信号可能会引起更大的伪影。

有一类口服对比剂为阴性对比剂。阴性对比剂会消除感兴趣区域的组织信号。阴性对比剂有两种方法。一种方法是利用氧化铁颗粒的悬浮液来减少 T₂ 弛豫时间。这些粒子可以悬浮在水溶液中或吸附在聚合物上。另一种方法使用一种不含质子的试剂，因此不会产生可见的 MR 信号。硫酸钡、黏土和空气已被用于腔内研究。许多阴性对比剂，尤其是铁基对比剂的存在的一个重要问题是，它们增加了局部磁化率，这会在高场强下诱发明显的去相位伪影。

第 3 章 CT 介入放射学
Interventional Computed Tomography

Muneeb Ahmed 著

段 婷 刘曦娇 译

计算机断层扫描（computed tomography，CT）作为一种影像学工具，在经皮微创手术中的应用已有几十年的历史。它有很多独特的优势，例如，其他成像设备显示不清的体部深处的实体器官和组织结构，可用 CT 实现可视化；CT 对于小成像目标的空间分辨率更高；与其他横截面成像设备（即 MRI）相比，CT 的通用性更广。

本章回顾了 CT 引导的经皮穿刺技术的发展现状，包括术中导航和图像融合等辅助工具的发展近况。此外，本章也介绍了评估和准备患者 CT 引导穿刺的通用方法。最后，本章还讨论了 CT 引导下的经皮穿刺活检、脓肿引流、肠内入路和肿瘤切除术。

一、CT 术中导航

1. CT 术中导航的现状 在过去十年里，CT 术中导航的应用取得了长足的进步。起初，当介入医生想要定位穿刺针会使用"常规 CT"。先采集包含感兴趣区域的 CT 图像（但介入医生和技术员并不在机房），然后介入医生根据评估重新定位穿刺针。这种方法存在一些问题，例如，手术时间因此延长，穿刺针长期不受介入医生控制，细针移动受限（病灶相对较小的情况），这些问题大致解释了该技术在 2cm 以下的病灶应用较少的原因[1]。手术时间延长还会与诊断性 CT 检查构成竞争关系，影响机房的利用率。

不过，出现了一些新的技术，可以提高手术效率和（或）在常规 CT 机房外进行 CT 引导[2, 3]。CT 透视技术的发展，是 CT 引导下经皮穿刺手术取得的最早、最重要的进展之一。它可以在一次手术中，多次对目标区域［穿刺针和（或）病变］快速采集数厘米的图像。

如今大多数 CT 软件包都支持一次扫描获得多个轴位图像（图 3-1）（机房会为介入医生提供专用的踏板或控制按钮），在这样的前提下，CT 透视这项技术如今已趋成熟。一次采集，稍等片刻，就可以在操作间内实现多平面重组（图 3-1）。这项技术目前可以在几乎所有安装了对应软件的 CT 平台上使用，已经得到了广泛应用。

对应的硬件升级涉及一些额外的机房设备，如机房内的 CT 控制装置和监控器。CT 透视的优势包括针复位更快、针道校正更精细、控制穿刺针更方便、手术时间更少。例如，与常规 CT 引导的经皮肺穿刺活检相比，CT 透视减少了 40% 的胸膜穿刺次数和 50% 的手术时间，但患者的辐射剂量并未上升，穿刺的活检量也未下降[4]。也有研究报道了用 CT 透视技术在腹部和盆腔减少手术时间的类似案例，但早期的研究关于室内辐射剂量的看法未能统一[5-7]。

各种各样的技术都可以让患者和操作者的辐射剂量最小化（包括在手术过程中使用低剂量 / 低质量成像参数）。通过对操作者进行适当的培训，在 CT 透视时既可缩短手术时间，又能利用这些技术最大限度地减少辐射剂量[8]。

锥形线束计算机断层扫描（cone beam computed tomography，CBCT）是近年来兴起的另一种用于经皮手术的 CT 引导技术[9, 10]。新一代平板 C 臂透视系统的工作原理是围绕患者旋转（通常为 180°～200°）获得 X 线图像，再利用它们重建 CT 容积图像（图 3-2）。CT 图像是即时生成的，可在系统或相邻工作站上查看，并可重建为常规方位的图像（轴位、矢状位和冠状位）或容积图像。这项技术的优势包括：可以在同一过程中结合两种不同的成像方式（实时透视和 CT），可以使用专用机房执行 CT 引导（不占用常规 CT 设备诊断性扫描的时间）。

很多比较新的 CBCT 血管造影设备还搭载了用于实时透视期间的穿刺针引导和 CBCT 图像叠加的软件功能，将 CBCT 图像采集与实时透视结合，用于病灶定位。对精心挑选的患者进行了一系列研究，结果表明经皮穿刺活检的有效率很高。例如，Braak 等使用 CBCT 和穿刺针规划软件对 57 例患者（平均肿瘤大小 32.5mm）进行经皮肺活检，准确率为 92%，并发症发生率低（2.4%）[11]。与常规 CT 相比，CBCT 引导还可以降低术中患者和操作者的辐射剂量（最多可降低 40%）[12]。

最近，一项前瞻性随机试验对比了 CBCT 和常规 CT 在胸腹部病变经皮穿刺活检中的引导作用。结

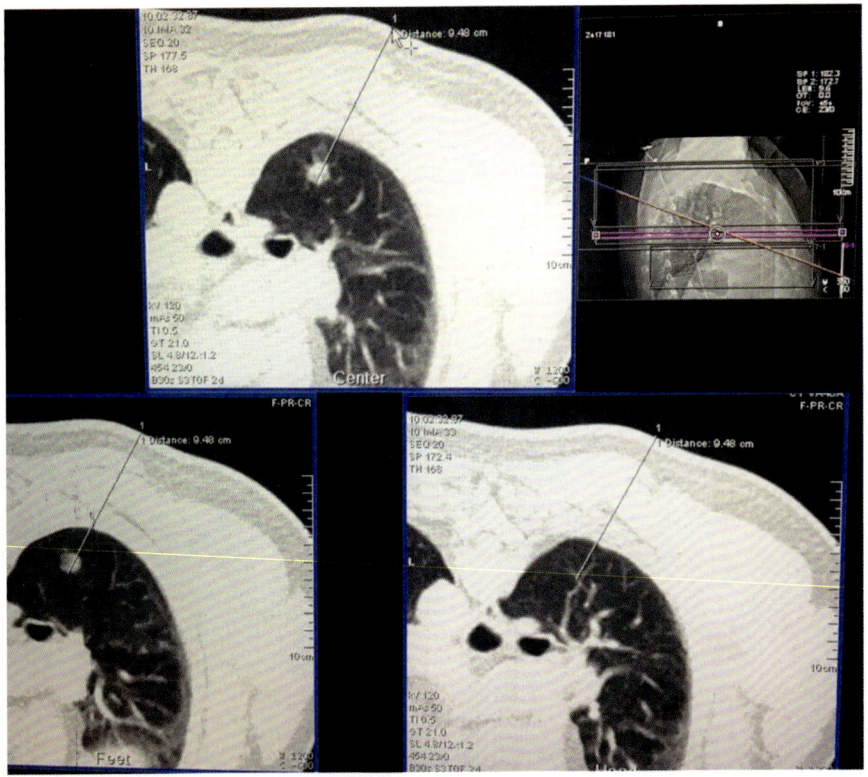

◀ 图 3-1　CT 透视平台
目前的 CT 透视平台可以同时获取多个连续的轴位图像，其优势包括可显示靶病灶的多个层面、增加非单轴面路径下针头轨迹的可见性。在一些平台上，操作者可以选择单次采集时获得的轴位图像数量、层厚和剂量，优化图像质量和病变的显著性，同时最小化室内辐射剂量

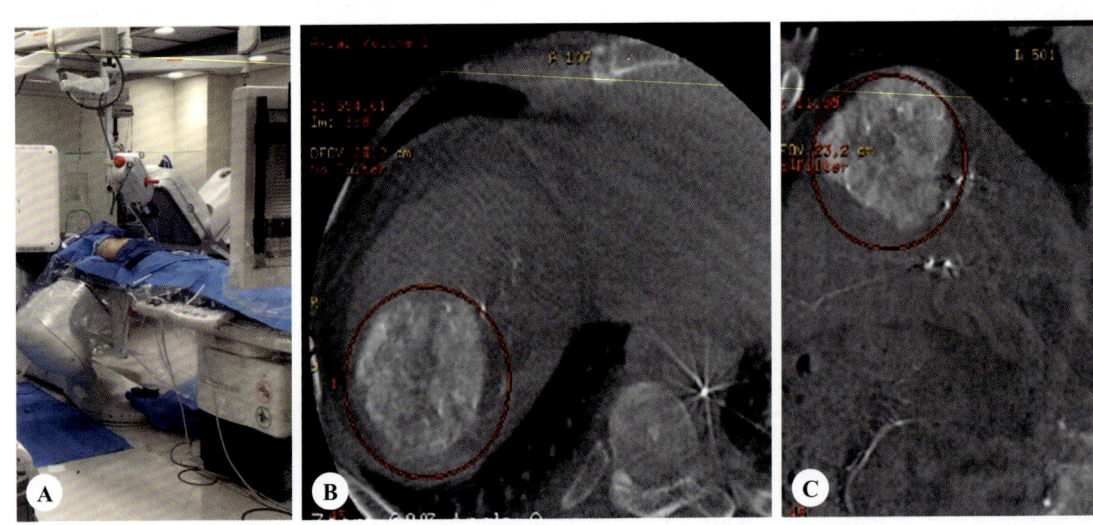

▲ 图 3-2　使用 C 臂透视装置获得的锥形线束 CT
A. 肝细胞癌经动脉化疗栓塞治疗中 C 臂旋转的图像。目前的平台可以多平面重建锥束 CT 图像，具有高对比度和软组织分辨率。B 和 C. 轴位（B）和冠状位（C）增强 CT 软组织窗图像，显示了一个经动脉注射对比剂后的富血供肝细胞癌

果表明，CBCT 引导减少了重新定位穿刺针的次数，降低了平均皮肤进入剂量，提高了最终穿刺针位置的准确性，并且总的组织病理学诊断率相当[3]。与常规 CT 相比，CBCT 在骨活检中具有相似的准确性，患者和操作者的辐射剂量减少[13]。因此，使用 CBCT 引导代替常规或透视 CT 是一种可行的方法。

2. 支持 CT 引导手术的高级成像工具 近年来，为优化经皮穿刺的图像引导技术，开发了许多新的软硬件。新一代的 CT 扫描仪都配有多层探测器，在 CT 透视的过程中，每次图像采集都可以获得并显示多个连续的轴位图像。例如，一次采集可以获得 3～6 层图像，无论是确定穿刺针在不同平面的路线，还是识别目标病变到针尖的相对位置，都变得更加容易。

此外，一些系统可以在 CT 透视成像的过程中生成规划好的穿刺针路径[14]。一般来说，先采集一个平扫图像，然后介入医生选择病变、预期穿刺进针点和总体轨迹。通过重复的轴位采集，可以使实际的针道与计划的轨迹相匹配。这种三维针头跟踪和定位软件还支持通过图像叠加和机房内即时多平面重建追踪不在同一个平面的路径（图 3-3）。最后，现在可以使用图像融合技术，融合其他设备采集到的显示病变更好的图像[15]。将数据集加载到手术时获得的平扫 CT 图像后，就可使用多种类型的图像融合，更好地进行定位。例如，利用额外的软件包，可以将对比增强 MRI 或正电子发射计算机体层显像仪（positron emission tomography-computed tomography，PET/CT）图像融合[16]。

3. 多模态术中影像 近年来，在一次手术中可选的影像设备套件也在增加。例如，在一些医疗中心，使用 CT 进行治疗监测或确认针头位置的时候，也可用机房的超声实时监控针头的位置。同样，可以联合使用 PET 和 CT 来支持术中导航，CT 占主导地位，

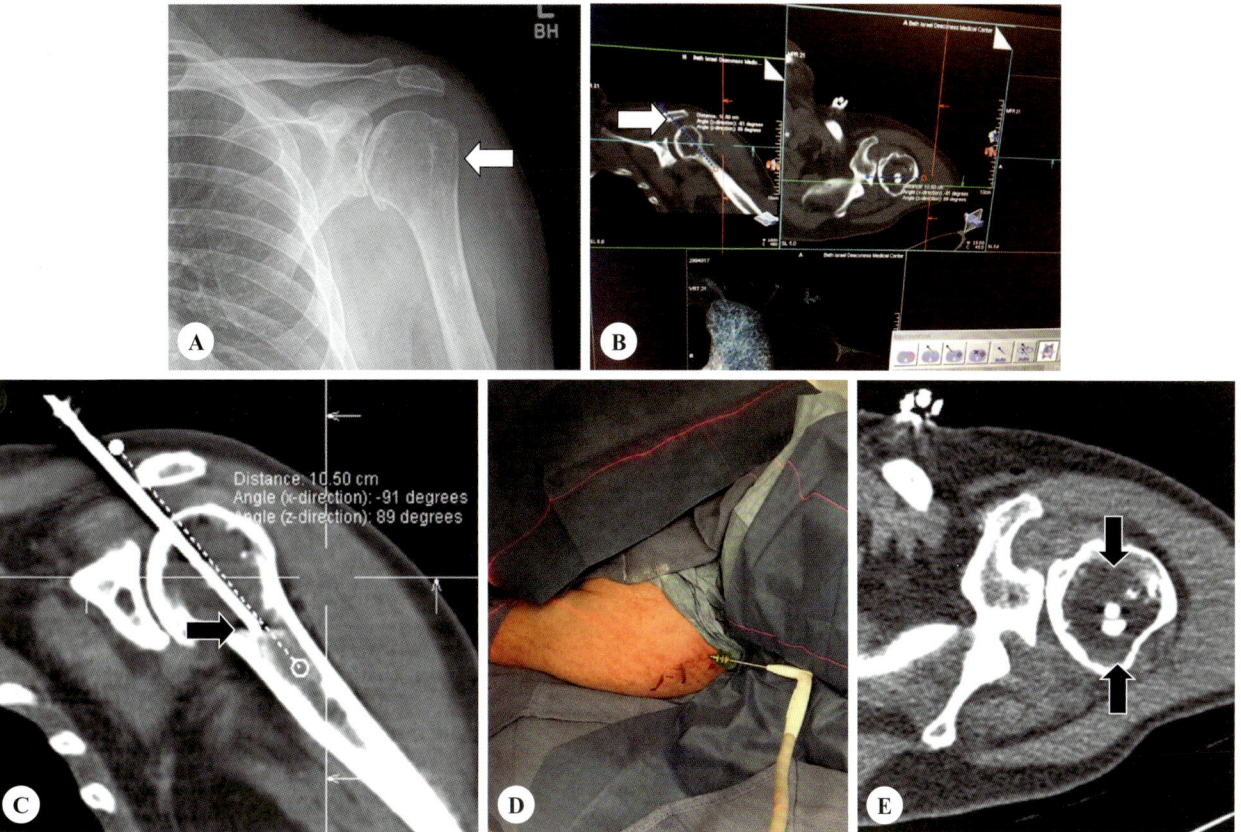

▲ 图 3-3 CT 透视的多平面图像重建引导下的术中穿刺定位

A. 患者男，55 岁，因原发性肺癌左肱骨头溶骨性骨转移（白箭）癌痛，如 X 线所示做 CT 引导下姑息性冷冻消融术以控制症状。考虑到肿瘤纵向生长，需要采用非轴位入路进行穿刺。B. 使用辅助软件工具（白箭），可在手术室内即刻进行冠状面重建，以规划进针和穿刺轨迹。C. 在针穿刺过程中，设备会重复采集轴位图像，然后马上重建冠状位图像，与计划轨迹（黑箭）进行比较，追踪穿刺进展。D. 非轴位的针道路径可以直接显示出来。E. 冷冻消融过程中的轴位 CT 透视图像准确显示了针在肿瘤内的中心位置，可以观察到治疗后的低密度变化（两个黑箭之间）

用于引导放置穿刺针，间歇给药的 PET 示踪剂用于靶向和（或）治疗确认[17]。最后，多模态术中影像设备套件包括单独的透视 C 臂和 CT 机架，它可以执行同时使用 CT 引导（与锥形线束 CT 相比，CT 图像质量高）和透视的复杂手术[18]。

4. CT 透视的辐射安全性 随着 CT 引导手术中 CT 透视越来越广泛的应用，患者和手术室内的人员可能面临大剂量辐射的潜在风险[6, 19]。执行该手术的人员有义务尽可能地限制辐射暴露。可使用的方法包括限制产生的辐射量和限制人员接触散射线。减少总的 CT 透视时间、降低 CT 扫描条件，都可以限制总的辐射剂量。

通常，CT 引导穿刺活检不需要使用与诊断用途的 CT 成像相同的参数。只要能够充分显示病变和遮挡穿刺针路径的潜在重要结构，CT 参数可以设置成尽可能低。Daly 等的研究表明，对于大多数患者，使用 120～135kVp 的管电压和 30～80mA 的管电流，即可提供足够的可视化效果[20]。Paulson 等建议，开始先使用最低的管电流，观察不清楚的时候再增加管电流[21]。在一项前瞻性研究中，研究者发现 78% 的手术可以在 10mA 的条件下成功进行。

CT 透视引导手术与常规 CT 引导手术不同，所有手术室内人员都会受到散射线辐射的影响，因此需要穿戴防护服，包括铅围裙、甲状腺罩和铅眼镜。在患者目标部位的下方放置一个铅帘，可以减少医生 50% 的辐射剂量[22]。此外，将每幅图像的层厚从 10mm 减至 5mm 或 2mm，可以减少 50%～80% 的辐射剂量[19]。医生不得将手直接放在射线束中，在 CT 透视曝光中，需要推进穿刺针时，应使用专门设计的针架[22, 23]，没有的话可以用海绵钳代替。

5. CT 引导经皮穿刺术的患者评估与准备 凡是接受 CT 引导经皮手术的患者，都应该预先进行详细的评估，包括：①拟采用的 CT 引导手术是否适合患者的情况；②拟采用的 CT 引导手术是否可行；③考虑到患者的实际情况，是否可以安全地进行手术。作为手术的一部分，需要对患者进行详细的评估，包括全面回顾病史和体格检查。每个患者都应该有详细的临床病史，需包含对当前症状和治疗的评估、内科和外科病史、系统性地回顾用药史、过敏史、社会史。一些医疗中心发现，使用打印好的医院模板，可以让评估变得结构化，确保不遗漏任何相关病史和体格检查[24]。

应根据手术的要求对患者进行评估。评估应包含计划的经皮穿刺路径，尤其是手术规划的入路部位是否有异常（如感染或皮肤炎症）。此外，还应该评估患者能否在整个手术期间保持特定体位。例如，有肢体挛缩、严重脊柱后凸或近期做过经腹手术的患者就不能进行需要俯卧位的手术。同样，患者应该有能力遵守指示（如屏气）和在需要的时候服从命令。以下情况的患者可能配合比较困难，例如，精神错乱、谵妄或痴呆的患者，儿童患者，有异常行为或认知功能障碍的患者。

对于因母语差异而无法与介入医生沟通的患者，应安排一名口译员进行手术室内的指导。最后，回顾过去史和筛选出血病史对于鉴别那些可能有术后出血风险的患者很重要，如曾经出现过低凝血状态（由潜在的肝病、血小板减少或营养不良所致）。

（1）麻醉和镇静：大多数 CT 引导经皮穿刺手术都可以联合使用局部麻醉药和浅镇静（麻醉药用于镇痛，苯二氮䓬类用于抗焦虑）。需要对浅镇静的适宜性进行评估，包括对药物的耐受性和（或）过敏性的评估，以及患者是否有镇静禁忌证（如睡眠呼吸暂停或病态性肥胖）。

术前临床评估的一个关键步骤是找出那些即使采取浅镇静也不足以安全有效地进行手术的患者，特别是疼痛耐受性低、在之前的手术中有过镇静不足、日常服用大剂量麻醉药和（或）麻醉药替代品（丁丙诺啡或美沙酮）、日常明显焦虑的患者，以及可能会出现明显疼痛的手术（如肝脏射频消融术）的患者。上述患者需要实施麻醉监护（monitored anesthesia care，MAC）或全身麻醉。

在进行清醒镇静之前，必须对患者的气道进行评估，并记录 Mallampati 气道分级评分[25]。根据实践，Mallampati 气道分级达到Ⅳ级，就需要进行麻醉会诊。因为在过度镇静的情况下，就算气管插管，气管抢救也很困难，甚至会失败。这类患者可能需要在全身麻醉下进行手术，并进行气道保护，还需要进行全面的心血管检查以评估患者是否适合清醒镇静。

患者还需要进行美国麻醉医师协会（American Society of Anesthesiologists，ASA）身体状况评分（表 3-1）。ASA 分级为 4 级同样提示需要麻醉会诊，因为这些患者在浅镇静时可能风险较高。同时还应该记录患者是否需要辅助家用氧气或持续气道正压通气（continuous positive airway pressure，CPAP）面

表 3-1 美国麻醉医师协会（ASA）健康状况分级系统 [a]

ASA 分级	术前健康状况	备 注
ASA 1	一般的健康患者	• 无生理性或精神性障碍 • 身体健康，运动耐量好
ASA 2	轻度系统性疾病患者	• 无功能限制 • 代偿功能健全，仅发生于一个系统
ASA 3	重度系统性疾病患者	• 部分功能限制 • 在代偿范围内的多系统疾病；没有即刻死亡的风险
ASA 4	严重的系统性疾病，持续威胁生命	患有至少一种功能代偿不全或处于终末期的疾病；可能有死亡风险
ASA 5	患者濒死，如果不手术就无法存活	患者不手术活不过 24h；随时有死亡风险
ASA 6	患者已经脑死亡，手术的目的是切除器官用于捐赠	

a. 数据引自 the American Society of Anesthesiologists Relative Value Guide

罩。通常情况下，在使用浅镇静或 MAC 麻醉的手术当天，睡眠呼吸暂停的患者需要带上自己的双水平气道内正压通气或 CPAP 机。

(2) 术前患者教育：对于所有患者都应提供详细的术前指导，从患者准备阶段就要提供全面的指导（如 "禁食"，也叫 NPO 指导）。患者经常会对如何禁食有疑问，而且各个机构的禁食指南要求的具体时间也不一样。例如，在我们医院，患者应该在术前 6h 禁止固体或非透明液体的摄入（包括管饲），术前 2h 禁止透明液体的摄入。

关于医院其他术前管理流程的指南也应一并提供。患者多久到达、手术多久进行、如何到术前准备区（在很多医院，这里和门诊经常不在一起）、如何停车，都是非常有用的信息。

同时，还应该提供关于术后预期事项的详细资料，包括术后可能立即出现的症状及应对方法、预期的康复时间、患者术后回家的预期感受、关于患者何种情况需要住院观察的讨论结果。术后的注意事项也应该列出来，如对运动或工作有哪些限制，这些信息对患者安排手术、适当休假或计划旅行来说非常重要。讨论还应该标明需要特别注意的患者特殊情况，包括患者是否独居，是否愿意术后直接回家，是否有交通工具可乘坐。

(3) 知情同意和危险因素：进行任何手术之前，都必须先征得患者和（或）其代理人的知情同意。内容应包括对手术指征的审查、手术过程的描述、选择手术方式和技术的理由、其他替代疗法（如其他可能的手术或药物疗法）、潜在的不良事件及其治疗方法（如果有需要）。我们和其他医疗中心发现，简单的插图有助于解释手术过程，更容易达成共识。其他医疗组会通过提供打印的列表进一步强调在知情同意过程中的要点[26]。

风险可大致分为由 CT 引导的各种手术所引起的常见风险（通常与针穿刺有关，如出血、气胸、器械横穿的内脏器官受伤），以及与特定手术有关的风险（如神经松解术或肿瘤消融术）。通常患者希望知道有关手术风险的具体信息。学会的高质量指南（如美国介入放射学会出版的指南）是特定风险相关信息的绝佳来源。

请牢记，相当多的医疗事故案例都是由医生与患者之间的沟通不畅引起的，并不是因为手术出错[27]。如果手术是作为临床试验的一部分进行的，按照一般临床试验协议的规定，需要单独的同意书。

(4) 预防性使用抗生素：存在高风险引起感染或加重现有的感染时，经皮手术会在围术期预防性使用抗生素。对于涉及其他无菌器官的手术，如经皮实质性器官活检术，通常不需要在围术期使用抗生素。

如果穿刺针会有意或无意地穿过不清洁的空间（如大肠或受感染的非排泄性空间，如脓肿或胆道树），应考虑在围术期选择抗生素，抗菌谱应该覆盖相关微生物，如革兰阴性菌和肠道厌氧菌。

放置留置管时，如胃造瘘管或类似的肠饲管，最好也选用能覆盖皮肤菌群的抗生素。此外，一些部位原本是无菌的，但某些先前的手术或干预措施会导致细菌定植。例如，做过肝空肠吻合术胆道有细菌定植的患者，或者膀胱切除术后有类似回肠代膀胱的患者，做经皮肿瘤消融术的术后感染风险更高，在术后需要额外的抗生素覆盖。表 3-2 总结了介入放射学会关于 CT 引导手术抗生素预防的指南[28]。

(5) 围术期凝血的优化：CT 引导经皮穿刺手术存在内出血的风险，取决于介入的器官部位和手术的类型。优化患者的凝血状态在经皮穿刺手术中至关重要，与开放性手术相比，介入医生无法直接观察、识别和治疗出血部位，通常依赖图像或患者参数的变化来认识到正在发生什么。

患者围术期凝血状态的优化包括：补充凝血级联系统中不足的成分和尽可能停止抗凝药物。一般来说，对于高风险手术，INR≤1.5，血小板计数＞50 000，CT 引导经皮手术可以安全进行[29]。如果达不到上述阈值，围术期需要采取额外的方法来纠正凝血，如静脉注射新鲜冰冻血浆（代替凝血级联因子）或输注血小板。

最近，能够刺激骨髓巨核细胞成熟并在 7~10 天内产生额外水平的循环血小板的药物也开发出来了，它在非紧急情况的应用上有一定潜力[30-32]。同样，凝血因子置换也可用于纠正华法林引起的低凝状态，最常见的是构成凝血因子 IX 复合物的凝血因子 II、IX 和 X（可使用凝血酶原复合物浓缩液 Kcentra）。

很多患者围术期抗凝药物的管理变得越来越复杂，并且由于手术部位和类型、患者合并症、抗凝药物适应证的不同，相互之间存在很大差异。接受过冠状动脉支架置入术（特别是药物洗脱支架）的患者需要双重抗血小板药物，并且停药后支架血栓形成的风险很高。同样，心脏瓣膜置换的患者在抗凝停止后也有高风险发生血栓栓塞。相反，在许多因肝病而服用阿司匹林或因房颤而长期服用抗凝血药的患者中，停止抗凝治疗反而是安全的。所有接受抗凝治疗的中高危手术患者，都应咨询转诊医生和负责患者抗凝药物治疗方案的医生，来确定最佳的围术期方案，降低出血风险和与停药相关的风险。表 3-3[29] 总结了我院针对低、中、高风险患者的 CT 引导介入手术的指南（该指南采取了多个学会的建议）。此外，有许多新的抗凝药物针对的是凝血级联反应中的一系列因子，其效果在普通实验室检查中并没有反映出来。因此，需要密切注意药物的具体类型、血清半衰期和清除模式。

最后，我们必须承认，没有随机对照研究或高水平的证据来提供可靠的指导，每个病例都必须单独判断[34]。具体来说，研究未能将术前凝血参数异常与图像引导介入手术的出血并发症联系起来[29]。此外，在做侵入性手术前，除了肝脏衰竭的患者之外，对其他凝血酶原时间升高的患者预防性输入新鲜冰冻血浆是否存在好处，存在相当大的争议[35]。介入放射科医生必须权衡潜在出血的风险与新鲜冰冻血浆和血小板输注的成本和并发症（急性肺损伤、过敏反应、容量过载、血源性病原体）。

二、CT 引导在经皮穿刺手术的常见应用

CT 引导广泛应用于经皮穿刺手术。虽然很多手术可以使用其他成像方式（如超声、MRI、透视），但 CT 引导提供了一些独特的优势。如前所述，在某些情况下，在同一手术中使用多种成像方式引导可能会更有用。我们将总结每一种手术的关键技术要点，提出克服潜在挑战的建议，并讨论具体的术前和术后护理。

表 3-2　介入放射学会对围术期抗生素预防的建议（针对 CT 引导手术）

手术类型	潜在微生物	抗生素选择
穿刺活检	• 常规皮肤菌群 • 如果穿过结肠 / 直肠 　− 大肠埃希菌 　− 肠球菌属 　− 革兰阴性菌 　− 厌氧菌	• 无常规预防 • 如果穿过结肠 / 直肠 　− 环丙沙星 500mg，口服，每天 2 次，持续 4 天；或者环丙沙星 250mg，每天 2 次，连续 5 天，加庆大霉素 80mg，肌内注射，1 次

(续表)

手术类型	潜在微生物	抗生素选择
脓肿引流	• 皮肤菌群 　– 表皮葡萄球菌/金黄色葡萄球菌 　– 棒状杆菌属 　– 革兰阴性菌 • 肠腔内微生物 　– 肠球菌属 　– 大肠埃希菌 　– 脆弱拟杆菌 　– 厌氧菌	• 头孢西丁每6小时静脉注射1~2g • 头孢替坦每12小时静脉注射1~2g • 头孢曲松每24小时静脉注射1g • 氨苄西林/舒巴坦钠每6小时静脉注射3g
肠管 　胃造口术 　胃空肠吻合术 　空肠造口术	• 皮肤菌群 　– 表皮葡萄球菌/金黄色葡萄球菌 　– 棒状杆菌种类	头孢唑啉1g静脉注射[a]
胆道系统	• 肠球菌属 • 念珠菌属 • 革兰阴性需氧杆菌 • 草绿色链球菌 • 大肠埃希菌 • 梭菌属 • 克雷伯菌 • 假单胞菌 • 类杆菌属	• 头孢曲松1g静脉注射 • 氨苄西林/舒巴坦钠1.5~3g静脉注射 • 静脉注射头孢替坦1g/静脉注射美洛西林4g • 氨苄西林2g静脉注射/庆大霉素1.5mg/kg静脉注射
泌尿生殖系统	• 大肠埃希菌 • 变形杆菌 • 克雷伯菌属 • 肠球菌属	• 头孢唑啉1g静脉注射 • 头孢曲松1g静脉注射 • 氨苄西林/舒巴坦钠1.5~3g静脉注射 • 氨苄西林2g静脉注射/庆大霉素1.5mg/kg静脉注射
肿瘤消融术	• [a] 取决于消融部位 • 表皮葡萄球菌/金黄色葡萄球菌 • 链球菌属 • 患者做过胆肠吻合术 　– 大肠埃希菌 　– 变形杆菌 　– 克雷伯菌属 　– 肠球菌属	• 肝脏：氨苄西林/舒巴坦钠1.5~3g静脉注射 • 肾：头孢曲松1g静脉注射 • 骨：头孢唑啉1g静脉注射

a. 如果青霉素过敏，可以用克林霉素或万古霉素

引自 Venkatesan AM, Kundu S, Sacks D, et al. Practice guidelines for adult antibiotic prophylaxis during vascular and interventional radiology procedures. Written by the Standards of Practice Committee for the Society of Interventional Radiology and Endorsed by the Cardiovascular Interventional Radiological Society of Europe and Canadian Interventional Radiology Association [corrected]. *J Vasc Interv Radiol* 2010;21(11):1611–1630; quiz 31.

表 3-3 CT 引导介入手术的抗凝风险分级管理指南

低出血风险	中度出血风险	高出血风险，难以发现 / 控制
• 引流管置换（胆道、肾造瘘口、脓肿引流） • 胸腔穿刺 • 穿刺 • 关节抽吸 / 注射 • 浅表器官抽吸、引流和（或）软组织经皮细针抽吸检查术 / 活检 • 非脊柱骨穿刺活检	• 深部脓肿引流（不包括浅表脓肿） • 安放肠管 • 经皮胆囊造瘘术 • 活检 / 放置基准标记物（不包括浅表器官和肾脏） • 脊柱手术（不包括腰椎穿刺）	• 肾造瘘术 • 经肝胆道入路 • 经皮消融术 • 肾活检和（或）放置基准标记物 • 肺活检和（或）放置基准标记物

术前终止和重新开始抗凝治疗指南

药物治疗	低出血风险 （术后 6h 重新开始抗凝）	中出血风险 （术后 12h 重新开始抗凝）	高出血风险，难以发现 / 控制 （术后 24h 重新开始抗凝）
阿司匹林（任意剂量）	不停药	不停药	提前 5 天停药（术后 1 天再次服药）
华法林（香豆素）	不停药	提前 5 天停药 / 使 INR 正常	提前 5 天停药 / 使 INR 正常
肝素	提前 2h 停药（如需马上手术，立即停药）	提前 2h 停药（如需马上手术，立即停药）	提前 4h 停药（如需马上手术，立即停药）
低分子肝素（Lovenox）（治疗性）	停药 1 剂或 12h	停药 1 剂或 12h	停药 2 剂或 24h（肾功能不全的患者停药时间应延长）
低分子肝素（Lovenox）（预防性）	不停药	不停药	停药 1 剂
磺达肝癸钠（Arixtra）	不停药	• 停药 2 天（CrCl≥50ml/min） • 停药 3 天（CrCl≤50ml/min）	• 停药 2 天（CrCl≥50ml/min） • 停药 3 天（CrCl≤50ml/min）
氯吡格雷（Plavix） 普拉格雷（Effient）	停药 5 天	停药 5 天	停药 5 天
噻氯匹定（Ticlid）	不停药	停药 7 天	停药 7 天
非甾体抗炎药			
短效（布洛芬、双氯芬酸、酮洛芬、吲哚美辛）	不停药	不停药	停药 24h
中效药（萘普生、舒林酸、二氟尼柳、塞来昔布）	不停药	不停药	停药 2 天
长效药（美洛昔康、萘丁美酮、吡罗昔康）	不停药	不停药	停药 10 天
糖蛋白 IIb/IIa 抑制药			
长效阿昔单抗（Reopro）	• 停药 12h • aPTT≤50s；ACT≤150s	• 停药 12h • aPTT≤50s；ACT≤150s	• 停药 24h • aPTT≤50s；ACT≤150s

（续表）

术前终止和重新开始抗凝治疗指南			
药物治疗	低出血风险 （术后 6h 重新开始抗凝）	中出血风险 （术后 12h 重新开始抗凝）	高出血风险，难以发现/控制 （术后 24h 重新开始抗凝）
短效依替巴肽（整合素）/替罗非班（Aggrastat）	术前即刻停药	停药 4h	停药 4h
直接凝血酶抑制药			
阿加曲班	不停药	停药 4h	停药 4h
比伐芦定（Angiomax）	不停药	如果 CrCl≤50ml/min 停药 2 或 3h	如果 CrCl≤50ml/min 停药 2 或 3h
达比加群（Pradaxa）	不停药	如果 CrCl≤50ml/min 停药 2 或 3 天	如果 CrCl≤50ml/min 停药 2 或 3 天
艾多沙班（Savaysa）			
阿哌沙班（Eliquis）	停药 1h	如果 CrCl≤50ml/min 停药 2 或 3 天	如果 CrCl≤50ml/min 停药 2 或 3 天

按出血风险分类的介入手术实验室检查阈值 [a]			
	低出血风险	中度出血风险	高出血风险，难以发现/控制
INR	• ≤2.0（如果做了检查 [b,c]） • 2~2.5：不处理 [c]/1U 新鲜冰冻血浆，不需要再次检查 • 2.5~3.0：2U 新鲜冰冻血浆，不需要再次检查 • >3：讨论手术的紧急性，最好在术前一天使用维生素 K，手术当日上午重新查 INR	• ≤1.5 • 1.5~2：不处理/1U 新鲜冰冻血浆，不需要再次检查 • 2~2.5：讨论手术的紧急性，2U 新鲜冰冻血浆，不需要再次检查，在术前或术中立即注入第 2 个单位 • >2.5：讨论手术的紧急性，最好在术前一天使用维生素 K，手术当日上午重新查 INR	• ≤1.5 • 1.5~2：不处理/1U 新鲜冰冻血浆，不需要再次检查 • 2~2.5：讨论手术的紧急性，2U 新鲜冰冻血浆，注射第 1 个单位后重新查 INR，在术前或术中立即注入第 2 个单位 • >2.5：讨论手术的紧急性，最好在术前一天使用维生素 K，手术当日上午重新查 INR
血小板 [e]	• ≥50（如果做过检查 [b,c]） • 胸腔穿刺：≥30 • 如果<30，则输注 1U 血小板，无须重新检查	• ≥50 • 30~50 输注 1U 血小板 [f]，不需要复查 • <30，输注 2U 血小板，不需要复查 [d]	• ≥50 • 30~50 输注 1U 血小板，不需要复查 • <30，输注 2U 血小板，不需要复查 [d]

a. 介入医生在下任何输血医嘱前应该与工作人员讨论
b. 胸腔穿刺和腹腔穿刺时，建议常规检查血小板水平和 INR。对于其他低出血风险手术，无须实验室检查，除非患者有肝病史、服用华法林史或任何理由怀疑 INR 或血小板水平异常
c. 对于一些低风险的手术，医生可能会判断，即使实验室指标超过建议的阈值，也不需要进行矫正。谨记，服用的法华林的患者使用输注新鲜冰冻血浆/维生素 K 可能会导致急性血栓意外，因此应该在纠正华法林引起的低凝状态前进行风险-效益评估
d. 可能需要与专业的输血医生进行讨论
e. 乳腺、骨和软组织活检不需要查 INR，除非患者有出血障碍或在抗凝
f. 1U 血小板有 6 袋
INR. 国际标准化比值 =（凝血酶原试验/凝血酶原对照）× 国际敏感度指数

1. CT引导下经皮穿刺活检 由于其良好的准确性和总体安全性，经皮引导穿刺活检已成为最常用的介入放射学手术[36]。在一项纳入1000例CT引导活检的前瞻性研究中，该活检术的灵敏度为91.8%，特异度为98.9%，其阳性预测值为99.7%，总并发症发生率为1.1%[37]。该方法最常见的应用是确诊可疑恶性肿瘤，无论是原发性、转移性还是复发性肿瘤均适用，还可将肿瘤性疾病与炎症性疾病、术后变化或治疗后变化区分开来，也可用于诊断和定性可疑良性病变。

经皮穿刺活检在大多数病例中都能安全地提供准确的组织学诊断，因此使诊断和治疗计划变得更加有效。成功的经皮穿刺活检可以避免更昂贵的侵入性外科手术、缩短住院时间、减少诊断检查的次数，因此可以节省大量的成本[38,39]。

相比于其他成像方式，CT引导经皮穿刺活检有许多优势，包括能够显示小病灶、能在病灶的特定区域内准确放置活检针、安全穿过附近的重要结构。例如，CT引导是胸部活检必不可少的方法，因为如果采用超声定位胸部非胸膜病变的活检会受到空气的限制，而纵隔活检则需要精确放置穿刺针。

2. 分子医学时代组织取样的最佳方法 过去十年，针对患者及其特定肿瘤的类型和分期（即原发性、转移性）的个性化癌症治疗得到了迅速的发展[40]。它是通过越来越多的对与肿瘤进展相关的分子靶点的识别实现的，这种识别也促进了基于肿瘤亚型的个性化治疗。

在这一全新的治疗形式中，经皮穿刺活检组织取样的作用已经大大超出了单纯的癌症诊断范畴。任何一个患者在治疗过程中都可能接受多次活检。例如，对于特定的原发性癌症（如乳腺癌或肺腺癌），首先，研究表明，不同的癌症组织学亚型可以表现出不同的行为、长期结果和治疗反应[40]。其次，研究还表明，通过对整个肿瘤的组织分析，肿瘤细胞组成和基因表达存在显著差异，甚至在每个患者的单个部位的单个肿瘤中也存在这种差异，因此强调了取样不足可能导致的变异性和缺乏足够的肿瘤特征，尤其是在经皮穿刺活检中[41]。最后，随着肿瘤从原发部位进展到早期转移，以及在转移晚期有治疗反应或治疗过程中持续进展，肿瘤组织学、基因突变负荷和关键肿瘤相关分子靶点的表达也会发生改变[42]。通过匹配个体的"肿瘤现状"（无论他们在治疗过程的哪个阶段）和新分子药物对其有效的可能性进行患者最优化选择，以至于美国FDA要求进入下一代临床试验的患者需要进行诊断性测试和活检[43]。因此，目前在诊断和治疗周期的各个阶段都需要进行经皮穿刺活检，以便进行早期诊断、监测疗效、预测预后、患者分层和选择后续的治疗方案。随着对精确取样的需求不断扩大，介入医师在进行高质量经皮穿刺活检中扮演着关键角色。

在这种情况下，精确体现肿瘤特性需要的检查也更为复杂。现在，对任何给定样本会进行一些检查，包括常规组织病理学检查和特异性标志物的免疫组化染色。此外，识别和（或）表征肿瘤细胞内蛋白质和核酸（即DNA和RNA）特征的新检查方法也在逐渐应用[40,44]。根据试验类型和实验室的不同，需要的组织材料数量不同。例如，荧光原位杂交（fluorescent in situ hybridization，FISH）检测每个组织切片至少需要50个活细胞，而基因分型分析每个切片至少需要500个细胞（提供200ng DNA）。

对于DNA突变分析，每个样本需要至少10%的恶性细胞。为了克服难以获得足够的检测材料的困难，一些新技术开发了出来。二代测序需要的DNA更少（仅10ng），可以直接从福尔马林处理的组织中提取[46]。对提取的DNA使用聚合酶链反应（polymerase chain reaction，PCR）扩增技术也可以增加基因突变分析时可获取的遗传物质的数量。目前已经开发出多种检查方法，可以用少量材料同时检测多个基因的突变、易位和扩增。因为对给定样本的检查方法不断增多，样本的需求量也在不断增加。例如，在几项关于肺癌的大型临床试验中，所需的核芯穿刺活检的样本多达5个[47]。

因此，放射科医师必须熟悉每一个活检病例的检查需求。放射科医师需要与负责治疗的医师一起认真回顾影像诊断，选择最能体现肿瘤表征的目标肿瘤。例如，通过代谢成像，可以确定哪些肿瘤最活跃和（或）肿瘤的哪个部分可能有活的、可用的组织。尤其是那些对治疗没有特异性反应的转移灶，即使定位它们更加困难，穿刺也是必不可少的。放射科医师还应与肿瘤科医师和病理学家一起讨论样本的要求，并制订"活检计划"，其中包括要获得的样本数量和类型（即细胞学与组织芯活检），样本的处理（即清洗液、福尔马林、酒精），以及样本提交的对象（即临床病理实验室、研究人员）。例如，组织病理学需要 200~400 个活细胞进行诊断，但细针吸取每次取样通常只有 100 个细胞，而 18G 核芯活检能取样 500 个细胞。同样，在几乎所有情况下（假设细胞含量＞10%），$9mm^3$ 的组织足以进行分子分析。由于不同的活检针（不管是规格还是活检机制）抽吸的组织量不同，放射科医师需要考虑取样目标。Jamshidi 等最近证明，与 20G 活检针相比，使用大口径 18G 活检针进行核芯活检得到的组织容量大约多了 5 倍，而使用 20G 核芯活检针穿刺两次，也仅仅提高了 2.5 倍的组织容量[48]。

根据检查类型，组织样本需要进行不同的处理。切片的组织应固定在福尔马林中。无论是作为细针吸取还是组织芯活检获得的细胞学样本都应固定在酒精中以保存标样本中的核酸，因为常规的福尔马林固定会在 24h 后降解蛋白质和核酸[49]。最后，应制订一个"分级方案"，组织的处理和分配应该优先满足最重要的检查。用有限的材料先进行低产量检查或者无益于确定下一步化疗方案的标志物的检查可能会限制样本的使用，导致无法进行更多必要的检查。

上述内容都可以帮助实现"成功"的活检，从而安全地完成手术并满足所有检查要求，回答关键的临床问题和挑战。理想的方法是放射科医师和病理学家制订标准化方案，以在活检期间就样本数量和术后处理提供指导。这些可根据特定的肿瘤类型（即肺癌或淋巴瘤）及是否考虑对患者进行临床试验而定制。

最后，一些医疗中心正在研发一类分类方法，将患者分为取样成功性高或低的组。例如，对大的 5cm 的肺肿块进行充分取样，很有可能获得所有完成检查必需的样本。然而，从腹膜后的 1cm 的淋巴结成功取样的可能性较小。所有病例都应该权衡充分抽样的可行性（即我们能否获得进入下一步治疗所需的所有信息）和手术的风险性。

3. 经皮穿刺活检术

(1) 穿刺针的选择：经皮穿刺活检可采用一系列不同直径、长度、针尖设计和取样方式的穿刺针（图 3-4）。根据所需活检病变的部位和诊断所需的组织量选择不同类型的穿刺针。其他需考虑的主要因素包括：患者体型和凝血状态；病变特征，如大小、血供、是否毗邻肠管和大血管结构；穿刺路径的安全性。尽管对于经皮活检的穿刺针的最佳口径和针尖设计有不同观点，但目前的研究已经表明，使用较大口径的穿刺针可以获得更有诊断价值的组织学样本[50]。在体外对尸体肝脏的活检研究中，与 22G 穿刺针相比，16G 穿刺针能够更好地提取组织[51]。活检针在概念上可分为两大类：①抽吸针，用于提取细胞学样本；②切割针，用于提取组织学样本[52]。

抽吸针是简单的斜角针，无法切割出有锐利边缘的组织。它们通常壁较薄，规格较小（20~22G）。虽然它们主要用于细胞学抽吸，但偶尔会获得可用于组织学检查的小块组织。

最出名和最常用的抽吸针是 Chiba 针。当活检需要经过正常器官（特别是肠管）或血管结构时，小号（20~22G）抽吸针特别有用。此类活检针可以穿过肠管而没有太大的风险，并且在对血管病变进行取样时引起严重出血的可能性最小[53]。同样，小号抽吸针可降低凝血因子异常患者的出血风险。CT 引导下细针吸取活检取得了非常好的效果，多项研究结果表明其总体诊断准确率为 90%[54-57]。薄壁抽吸针的主要缺点是进入病变时相对困难，尤其是偏肥胖的患者病变较小、较深的时候。这种针头非常灵活，容易弯曲，可能会偏离正常的针道，从而需要多次进针[57, 58]。更重要的是，虽然抽吸针可以诊断恶性肿瘤（特别是上皮性肿瘤，如腺癌和鳞癌），它们通常无法提供足够的材料来进行特异性的良性或恶性组织学诊断。在高度怀疑恶性肿瘤和（或）诊断肿瘤亚型可能需要额外样本的情况下，不再推荐使用此类活检针。

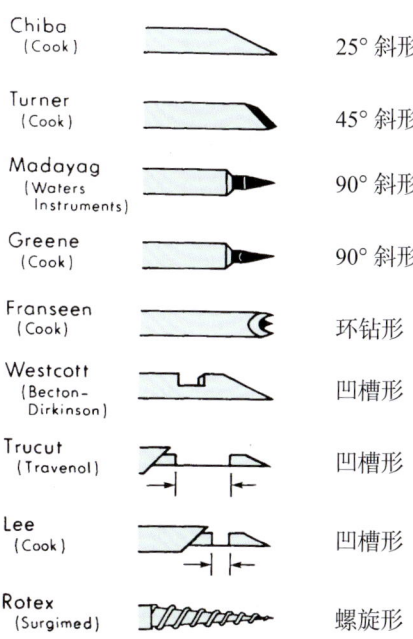

▲ 图 3-4　经皮组织活检的不同抽吸针和切割针的针尖示例

切割针通常较大，具有改良的锋利针尖和侧面的切割刃口，主要用于提取用以组织学分析的样本。切割针有几种类型可供选择，区别在于它们是"手动"的（操作者操纵切割针尖收集样本）还是"自动"的（活检装置使用加压弹簧或等效装置收集组织）。

具有锋利针尖的改良切割针，也叫改良抽吸针（如Franseen、Turner、Madayag、Greene），是18G、20G和22G的薄壁针[59]。最常用的切割针是Franseen针，它有一个环形的尖端，带有3个切削刃，当针旋转时能够分离组织碎片。此类针可以提供较好的组织芯[60, 61]。一些切割针使用侧面切割的机制来切割组织芯，可以得到优良的组织学样本。侧面切割的Tru-Cut针就是其中一个例子。它具有外层的切割管套和内部带凹槽的穿刺针。当穿刺针进入穿刺部位后，切割管套滑过穿刺针，被切割的样本就保留在穿刺针的凹槽中。套管还可以在退针时防止样本丢失。

自动活检针（即"活检枪"）代表新一代的活检装置。尽管其他针头设计（如End-Cut、Full-Cut）也可应用，这类装置大多采用弹力触发侧面凹槽的Tru-Cut针。它们的规格包括15～21G。Biopty活检针（Bard, Covington, GA）是其中一种，它是一种手持式、加压弹簧的两次触发装置，可经弹力自动连续触发Tru-Cut型切割针的两个部分（首先是内部有凹槽的套管针，随后是外层的切割套管）。

许多其他类型的自动活检装置都采用类似的两次触发或两阶段的活检方式。也有一些单次触发的装置，需要在暴露出内部套管针的侧面凹槽以后才能触发外层切割套管的自动前进。要么通过扣动弹簧枪使套管后退，暴露套管针的活检凹槽；要么人工操作使内部套管针前进，暴露侧面的凹槽[62]。单次触发装置的优势是能够在实际活检之前将穿刺针放到目标部位，然后重复扫描以确认位置。这对于目标较小且需要充分取样，以及活检接近重要结构（靠近心脏或主动脉）的情况特别有用。

自动活检枪也可以根据穿刺针前进的距离（活检深度或取样长度）来区分。虽然很多穿刺针预先设定单一的活检深度，但有的穿刺针可以选择预先设定多个深度，甚至可以动态选择穿刺深度[63, 64]。此外，尽管大多数常规活检枪使用的是Tru-Cut针，侧面凹槽的取样长度单一，也有一些活检枪采用Full-Cut针，可以提供更大容量的组织。

Full-Cut针沿着外层套管的整个前进区域进行组织取样，可以充盈穿刺针的内部容量。初步的离体和活体研究结果显示，Full-Cut型活检枪取样的质和量均优于常规的Tru-Cut型活检枪[65]。为了更加安全和正确使用这些自动化装置，仔细阅读产品信息非常重要，包括触发类型（单次或双次）、活检深度、取样凹槽的大小和穿刺针的类型。

自动活检装置已经在全身的活检中成功应用[66-76]，并且报道显示其优于非自动活检针[77-79]。因为它们使用单次、标准化的动作，不像常规的抽吸活检，采用多次、不统一的动作。即使是相对较小的穿刺针，这些装置也可以更一致地提供高质量的组织学样本，而没有明显的组织碎片或不明原因的出血。它们多数采用的是切割针，可以获取具有更高诊断价值的组织，从而减少所需的进针次数，获得更加有效和确切的病理学结果。

由于活检枪获得的标本相对容易处理和解释，这些装置也可以说是降低了对现成的高水平细胞病理学家的依赖[66, 71, 72]。这种方法获得的组织芯，保持了细胞的排列方式，可以更加准确地评估转移性病变的亚型[80]。由于减少了进针次数并且不需要术中细胞病理学服务，总体手术时间较手动活检术缩短[72]。

自动装置里迅速、平滑、清洁的切割针也可以减少患者的不适[72]，并且使得从器官（如小儿肾脏）中取样更加简单[75]。此外，通过减少进针次数和穿刺针在目标器官或病变中停留的时间，手术变得更安全。因此，现在许多医疗中心专门使用自动活检设备进行所有经皮穿刺活检。

(2) 经皮穿刺活检术的过程：由于手术的总体疼痛率比较低，在局部麻醉和静脉镇痛和（或）抗焦虑（中度镇静）的结合下，大多数CT引导下活检术可以在门诊进行。与所有手术一样，应提供患者术前说明并与之讨论手术。医生应该事先回顾患者相关的实验室检查结果和先前的影像，然后再确定患者的最佳体位（仰卧、俯卧或侧卧）、进针部位和到达病变的路径。

一般来说，俯卧位或侧卧位比仰卧位更难以保持。一些四肢的体位（如手臂上举过头）也更难以保持。在这些情况下，使用支撑材料或支持性约束可能会有所帮助。选择进针路径，应该尽量避免穿过血管结构、肠管或未受累的正常组织。同样也应该尽量避开主要的神经和肌肉，因为穿过这些部位时患者会疼痛，导致配合困难。如果在患者上 CT 扫描床前就做好决定，会使整个手术过程非常顺畅。

选择穿刺入路的时候，应考虑以下几个问题。一般情况下，应选择最安全的路径，包括避开会增加不良事件风险的重要中间结构（如肠管或血管结构）时最短的路径。

此外，选择穿刺入路的时候，应该选择活检阳性率和组织取样量最高的入路（特别是需要多个样本的时候）。当患者有多个可以取样的病变时，应该选择最安全的病变（即最浅表、出血或气胸等不良事件的风险最低），同时选择最有可能提供病理学信息的病变。例如，应该选择 PET/CT 上显示有强化或有代谢活性的靶病变，而不是坏死和非强化病变[81]（图 3-5）。如果患者是为了初次诊断恶性肿瘤而接受活检，回顾患者影像后，应该选择能够同时提供诊断和最多疾病分期信息的病变进行活检。例如，一位患者有多个肺部结节，同时有新增的肾脏肿块，应该对肺结节进行活检。最后，如果患者已经在接受治疗，应该选择对治疗无反应和（或）正在生长的病变。

活检术开始时，从诊断性 CT 研究中预先选择好层面，进行一系列扫描，对所要活检的病变进行重新定位。可以通过定位像和正常解剖标志（如骨性标志或实质性器官）来定位。通过这种方法，可以进行靶向 CT，将病变可视化，选择进针部位和进针路径[82]。

一旦确定了进针部位，可以通过检查床的位置定位患者的体表位置（颅尾方向），通过放置一个不透 X 线的标记物（如金属夹或光栅）对皮肤进行标记（内外方向）。大多数 CT 平台都配备了激光定位器，该激光在皮肤上的投射就是相应的扫描层面。将进针部位对准激光，然后将针座与激光对准，进针轨迹与轴位图像平面对齐，就可以在单次轴位图像上明确进针长度（该方法也称为"平面内"入路）（图 3-6）。在 CT 监视器上采用光标画线功能可以模拟进针路径，测量进针的角度和到达病变的距离。

接下来，用适当的制剂（如聚维酮碘溶液）清洁皮肤并无菌覆盖。患者屏住呼吸后，在皮肤和皮下组织局部注射麻醉药［如利多卡因（1%）］，然后更深地浸润到胸膜、腹膜或器官的包膜（如肝脏）。当在随呼吸移动的部位（即肺、腹腔内实质性器官）进行穿刺活检时，患者在定位、进针、扫描和活检期间维持呼吸时相的一致性非常重要。呼气末阶段（"吸气，呼气，放松和屏住呼吸"）是最容易重复的呼吸模式，也最容易被患者接受。在放置穿刺针前对患者进行呼吸 - 屏气训练是非常有用的。

对非常焦虑的患者进行充分局部麻醉非常重要，因为如果存在明显的疼痛，他们不会很好地配合。进行局部麻醉的时候，应对下面的组织进行仔细触诊，以确定可能造成阻碍的骨性结构（如肋骨、肩胛骨、横突）的位置并避开。有时也可以在留置麻醉针时重复进行扫描，以证实进针部位和角度是否正确。

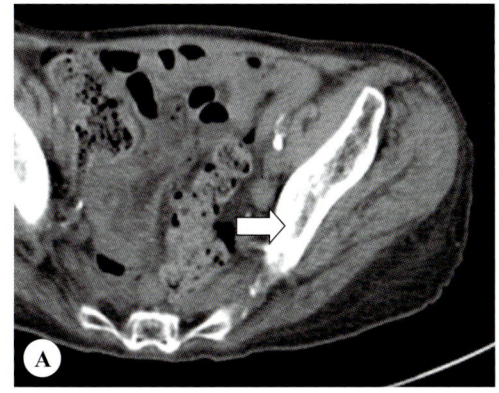 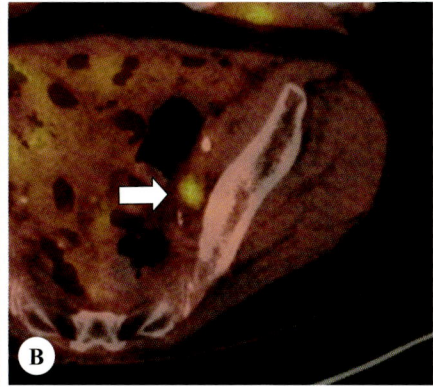 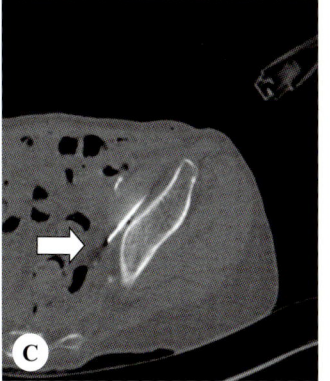

▲ 图 3-5 使用 PET/CT 辅助定位所要活检的靶病变。患者女，67 岁，既往采用放疗治疗原发性非小细胞肺癌，也曾手术切除原发性结肠腺癌，现进行 CT 随访检查
A. 图示几个轻度增大的髂外（箭）和腹膜后淋巴结（未显示）。B. PET/CT 显示左侧髂外淋巴结高摄取 FDG 示踪剂（箭）。基于上述图像进行 CT 引导下活检。C. 轴位 CT 透视图像显示活检针穿刺 FDG 高摄取的左侧髂外淋巴结（箭）。病理证实为转移性非小细胞肺癌

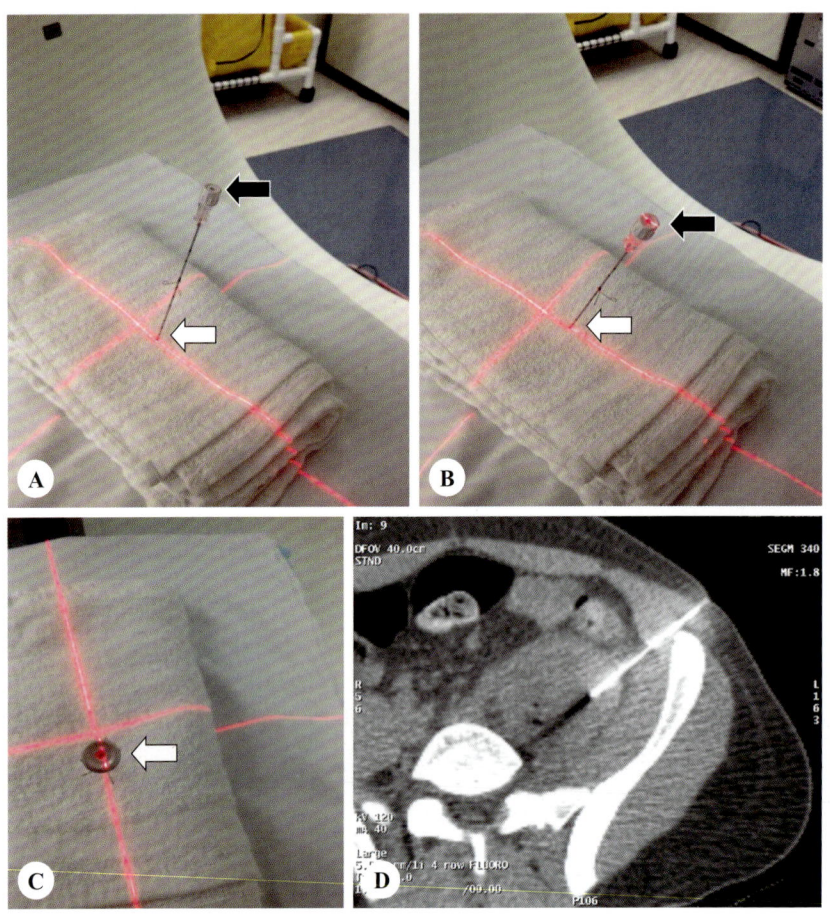

◀ 图 3-6　与激光定位对齐可以确保轴位平面内的进针轨迹。许多 CT 内部都配备了激光定位器，可以帮助确定同轴针是否与轴位图像对齐

A. 穿刺针在轴位激光定位线上（白箭）进入毛巾，但激光没有投射到针座（黑箭），表明穿刺针没有与轴位图像对齐。B. 当进针轨迹被校正后，激光同时覆盖进针部位（白箭）和针座（黑箭）。C. 从针座顶部观察，激光完美地穿过针座中心（白箭）。D. 通过这种对齐，整个穿刺针都可以在轴位图像上显示，左侧腹膜后肿块活检的轴位 CT 透视图像

局部麻醉后，用 11 号手术刀片在进针部位的皮肤做一个小切口（2~3mm），将活检针刺入皮下组织。如有必要，逐渐调整穿刺针的角度，通过连续扫描以精确评估。一旦达到正确角度后，嘱患者在与先前扫描相同的时相屏住气，然后进针至预设深度。目前许多穿刺针在外侧都有标记，确保穿刺针前进到特定的深度。其他穿刺针有各种各样的深度标记物可以利用，包括针座、无菌胶带，甚至可以将穿刺针的塑料保护套剪至恰当的长度[83]。

在进针过程中，可以通过穿刺针穿过的组织类型（即肿瘤组织、液体或脂肪）来领会感觉的细微差异（即软组织还是硬组织）。通常，进针停止的时候，应允许穿刺针随着患者呼吸运动自由摆动，来减小针尖与内部结构存在相对位移时造成的局部创伤。医生应该在患者呼吸的同一时相推进活检针。每次逐渐推进活检针后，都应该扫描来确定进针的程度，然后根据需要对进针路径进行校正。校正时可以不同程度拔出活检针，重新规划进针轨迹，再重新进针。针尖越深，需要改变的穿刺针外部角度越大，以在内部实现足够的轨迹校正。一般来说，随着 CT 透视技术在 CT 引导下手术的广泛应用，在进针的同时在 CT 手术室中获取非常小范围的图像（目标区域周围 1~2cm）变得非常高效。这种方法被称为"快速检查"法[6]，有助于减少患者和医生的辐射剂量。当规划的进针路径在重要结构之间仅包含小视野时，或者目标病变受呼吸运动影响时，在进针的时候更频繁地扫描或连续使用 CT 透视可能是有必要的。

在这种情况下，使用常规 CT 会更麻烦。因为每次校正和进针都需要重复扫描，工作人员需要重复进出手术室。CT 上识别针尖的关键是发现一个突然中断的方形尖端，邻近软组织中常伴有黑色伪影[84]（图 3-7）。如果穿刺针不在真正的轴位平面上前进，而是沿着颅尾方向的角度前进，就尤其值得注意。识别穿刺针的显著特征也会非常有帮助，如针尖附近的凹槽[85]。

一旦证实针尖在病变内，根据所使用的活检针类型（如抽吸针、切割针、自动针）通过适当的技术进行取样。自动装置（或活检枪）采用自动加压弹簧触发装置，可以迅速进针切割组织芯并保存至活检针的凹槽内。使用手动切割针（如 Tru-Cut），穿刺针

第 3 章 CT 介入放射学
Interventional Computed Tomography

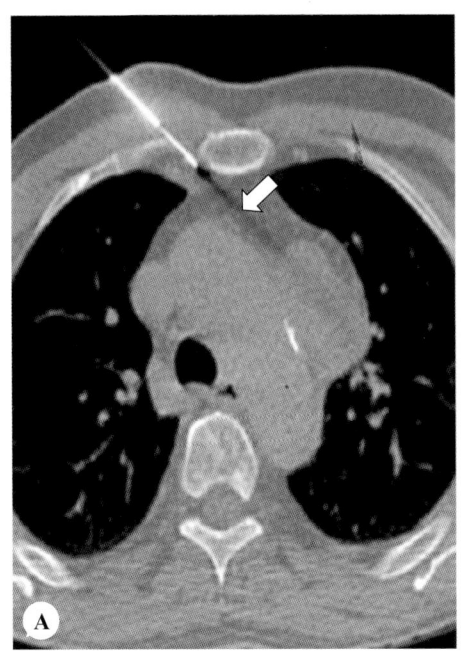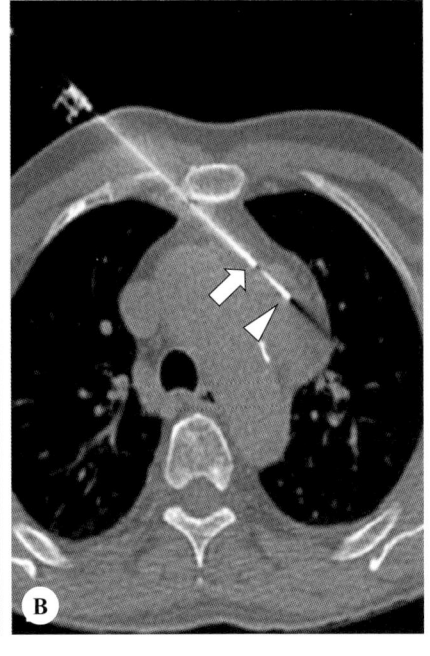

◀ 图 3-7 在 CT 上识别针尖

A. 纵隔活检放置同轴针过程中的轴位 CT 透视图像，穿刺针的黑色细条状伪影投射到针尖前方（箭），该伪影可用于预测穿刺轨迹。B. 轴位 CT 透视图像显示，将内部针芯拔出几厘米，可以更好显示针尖（箭）。一个方形的扁平黑暗的末端（箭头）证实了针尖可观察到

的外层切割部分可沿着有凹槽的内部针芯手动前进，切割组织芯并将其保存在凹槽内。

使用抽吸针或"改良抽吸针"时，穿刺针做反复的旋转运动，同时用注射器保持连续抽吸（5～10ml）。活检取样的时候，嘱患者屏住呼吸，通常需要 5～10s。穿刺针的旋转和前进会使针尖附近的细胞脱落，因此在整个穿刺过程中都应该维持抽吸，包括拔针的过程。在一项对牛肝进行穿刺的研究中，在拔针的过程中维持抽吸所获得的样本尺寸可增大 20%[86]。只有考虑抽到血液时才停止抽吸。

穿刺针拔出之后，患者即可恢复正常呼吸。多数研究者认为抽吸很重要，为了获得最大量的诊断组织应该使用抽吸。一些研究表明，穿刺针进入病变不同部分偏移超过 4mm 的角度联合 10ml 的抽吸，可以获得最大量的组织[86-88]。

在一些医疗中心，细胞病理学家会先对初步的样本进行检查，初步诊断肿瘤的良恶性，确认取样材料来自靶病变（这一点对于小病变或难以观察到的病变来说非常重要），并确认取样量是否充足。目前，细胞病理学家的评估可以帮助决定是否需要进一步取样，并降低假阴性率和活检不充足的发生率[89, 90]。即时细胞学评估虽然可以发现取样不足而重复取样，但是并不能提高所有患者的诊断正确率或降低并发症的发生率[91]。

因为有时候无法获得细胞病理学家的帮助，而且仅从肉眼很难判断抽吸量是否足够，因此许多放

射科医师会根据经验进行 2～6 次取样，尤其是在使用抽吸针的时候[54, 61]。两次进针后，80%～90% 的患者通常可以得出诊断，而随后每次进针额外的诊断价值逐渐减少[54]。此外，如前所述，现在需要的检测内容越来越多，需要的组织也越来越多。在许多情况下，用涉及核芯活检的标准化方案获取足量的组织非常高效。例如，在我们的机构中，如果靶病变的鉴别诊断包括淋巴瘤，就应该进行 6 次核芯活检。使用这方法，除了那些绝对需要病理学家评估的病例，病理学家在场评估的需求都可以减少。

许多活检需要多个样本，因此目前有几种技术可用于重复取样。首选方法是使用同轴针，同轴针的内部针芯可移动，外层套管稍大，先穿刺到靶病变[92]。同轴针需要比活检针大 1 个规格（即 18G 活检针需要用 17G 同轴针）。理想情况下，同轴针应该穿刺到靶病变的边缘，然后拔出针芯，将活检针推进到病变内进行组织取样（细胞学抽吸或核芯活检）。这种方法减少了重复穿刺器官和靶病变的次数，并且可以减少活检相关的不良事件的风险。例如，肝脏活检后的出血或肺活检后的气胸分别与包膜或胸膜的穿刺次数直接相关。

如果需要对靶病变的不同部位进行取样，同轴针可以在随后的活检路径重新定位，或者通过对同轴针施加牵引力来改变活检路径的方向。在很多系统中，同轴针长度取决于特定的活检枪长度，这样就可以立即在同轴针的针尖处开始取样。

穿刺的时候要注意使用配套的同轴针/活检枪系统，或者注意穿刺针长度的差异，以免穿刺距离过长。最后，如果需要的话，还可以在使用同轴针时，在活检病变里面放置基准标记物。基准标记物是一种小的惰性不透X线的标记物，可用于定位病变并补偿立体定向近距离放射治疗期间的呼吸运动。如果计划进行放疗，可以在活检过程中取得理想的样本后，通过19G同轴针将其放置（图3-8）。

另一种用于定位靶病变的技术是并行针。首先将小号穿刺针刺入病变，在确定其正确位置后将其留在原位作为导向针，引导相同长度的穿刺针随后的针道[93]。在导向针的旁边，以相似的方向和相似的深度进行另外的穿刺。根据经验，这些另外的穿刺就无须进行重复扫描，因为在取样完成之前不会拔出初始导向针。

利用这种技术，可以迅速在病变的不同区域进行组织取样。但是该技术的劣势是每次取样，活检针都要穿过所有的中间结构，与同轴技术相比，额外的风险增加。所以该技术在我们机构应用相对较少。

通常建议保持针道和患者身体长轴垂直，这样一个CT扫描层面就可以显示针道。如此可以简化穿刺针的放置和CT对病变内针尖的定位。然而，有时为了避免穿过胸膜、肺、重要器官或大血管结构，需要选择一个倾斜的入路，进针部位在一个水平面，而靶病变在另一个水平面。在这个过程中，我们可以通过几何方法来确定正确的深度和角度。其中，将针道的长度计算为三角形的斜边，三角形的另外两条边是目标病变在轴位上的深度和进针部位与目标的颅尾方向距离。

有一系列的方法可以使平面外入路更加容易[94-96]。首先，标记目标表面的皮肤可以提供外部指导，以帮助追踪进针部位与目标之间的关系。也可以采用多种其他方法来引导穿刺针保持正确的角度。例如，使用倾斜扫描机架[97, 98]、手持式引导设备[99, 100]、激光定位系统[101, 102]，甚至是立体定位仪引导[103, 104]。每种方法都有自己的优势与劣势，这些方法的成本和难易程度也有很大的差别。上述方法中，许多新一点的CT平台都可以将机架向头侧或足侧倾斜达20°（图3-9）。通过前文提及的几何法来计算活检针与轴位深度的夹角近似值，可以确定机架倾斜的角度，这样就可以再次在整个图像上看到针道。标记成像平面的激光定位器也倾斜同样的角度，可保证针道在新的成像平面内。但是，由于CT机架通常只能在一个方向上来回移动，当患者仰卧时，该技术在前后方向入路时最有效。如果需要从外侧到内侧方向的倾斜，则需将患者摆为侧卧位才能使用该技术。

(3) CT引导经皮穿刺活检的其他操作：还有几种技术可以用于促进穿刺困难的活检术顺利完成。

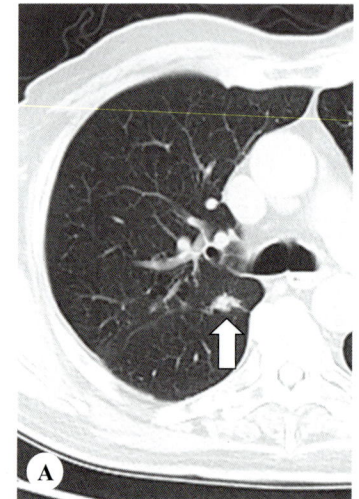 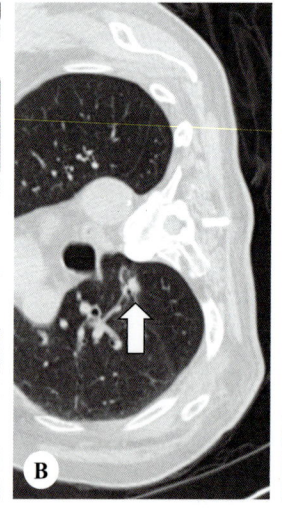 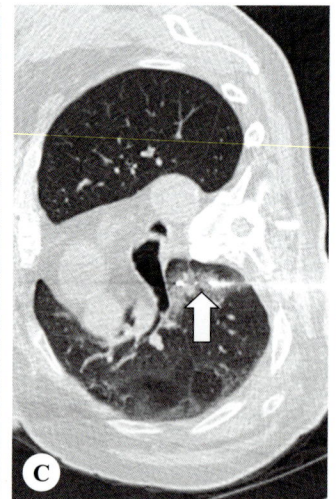 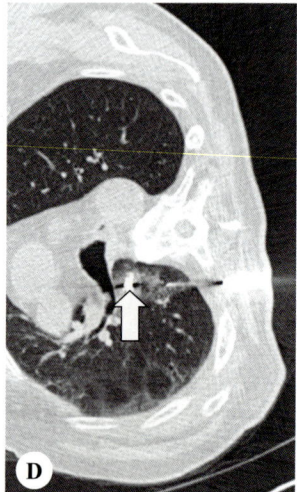

▲ 图 3-8　CT引导下肺活检联合立体定向放射治疗基准标记物的放置。患者男，67岁，有20年吸烟史，肺癌筛查结果如下

A. 轴位平扫CT肺窗图像显示右肺下叶一个增大的结节（箭）。患者拟行立体定向放射治疗，治疗前行CT引导下活检和基准标记物放置。B至D. 术中获得患者右侧卧位的轴位CT透视图像。B. 使用17G同轴针从背后入路（箭所示为病变）。C. 最初的活检是在靶病变（箭）内放置自动侧切核芯活检针后进行的。D. 取得活检标本之后，使用同一同轴针放置金属基准标记物（箭）

第一，许多同轴针有两个内部针芯，尖端分别为尖头和钝头（图3-10）。使用同轴针的尖头针芯穿过体表，就可以将针芯换成钝头的，钝头针芯可用于穿过脂肪结构，如腹膜、腹膜后和骨盆。进针需要穿过某些重要结构（如肠管或血管）的时候，可以使用钝头针芯进针，而不是使用尖头针芯。

第二，使用同轴针在一些关键部位注入空气或液体，也可以分离重要结构和（或）为穿刺针穿过狭窄的空间创造一个安全的视野。第三，倾斜穿刺针也可以避开重要结构，在某些部位（肺和腹膜内脂肪）穿刺会更容易。第四，存在与进针部位相关的问题时，如肾脏或肝脏出血、气胸，可以封闭针道。在腹部可以往针道注射封闭材料，如用凝胶海绵或微线圈制备的浆液[105, 106]。为了降低气胸发生的风险，可以在胸膜穿刺的针道中放入填塞物[107]。有其他人尝试过通过静脉或另外的穿刺通道回抽10～20ml静脉血，再将自体静脉血注入针道里面，使其凝结[108]。在使用同轴针进行活检的时候，如果探测到鲜血回流，替换成钝头针芯以及让进针部位凝结几分钟也很有效。

第五，可能存在骨性结构位于最佳穿刺路径的情况，如髂骨翼所在的骨盆、纵隔活检路径中的胸骨，以及某些肺活检路径中的肩胛骨。在这些情况下，可以先用较大的同轴骨活检针穿过骨性结构，通过该针，原来的同轴核芯活检针系统可以推进到靶病变[109]（图3-11）。第六，虽然在以往的对比增强CT或其他成像模式（即超声和MRI）中可以看到靶病变，但在实际活检时在非增强CT中可能很难看到。同样，在非增强CT上不容易看到的重要血管结构或输尿管可能位于针道。在这些情况下，可以在插入穿刺针前立即进行静脉造影，以便看到目标和重要结构，并确认病变的活检[110]（图3-12）。

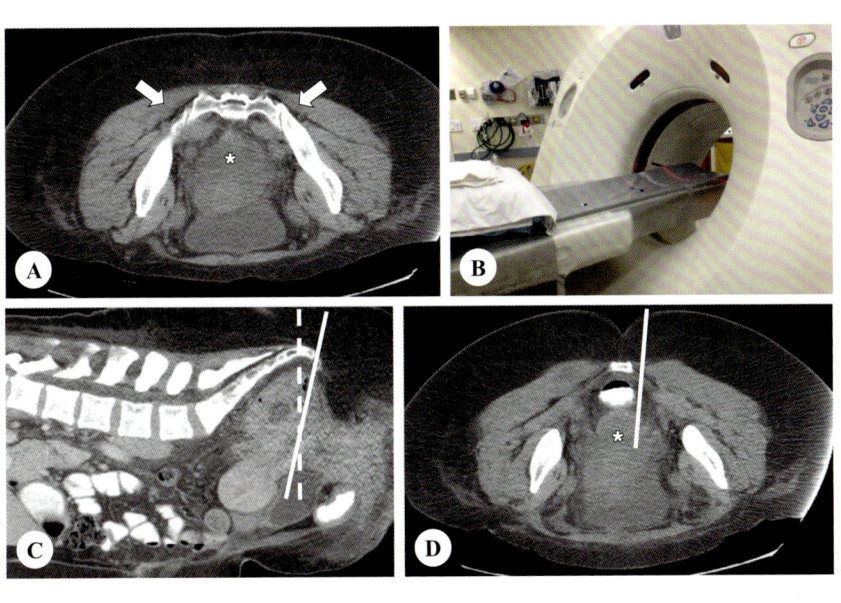

◀ 图3-9 倾斜CT机架，以辅助进行平面内CT引导下引流术。许多CT机可以在检查室内调整机架，使之向头侧或足侧倾斜达30°。患者女，34岁，患有骨盆深部脓肿，经臀肌入路行CT引导下引流术

A. 在初始轴位CT图像上，由于穿刺路径上存在骨性结构（白箭），不可能在该平面内入路到达脓肿（星）；B. 该手术室允许在手术过程中倾斜CT机架；C. 矢状位图像描绘了正轴位入路（虚白线）和调整后的倾斜入路（实白线）之间平面内轨迹的改变；D. 倾斜机架后重新进行扫描，穿刺针可以从尾颅方向采取平面内入路（实白线）到达脓肿（星）

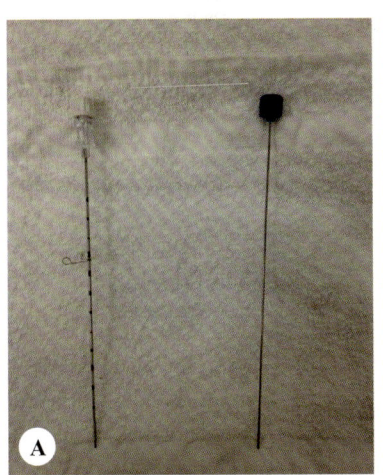
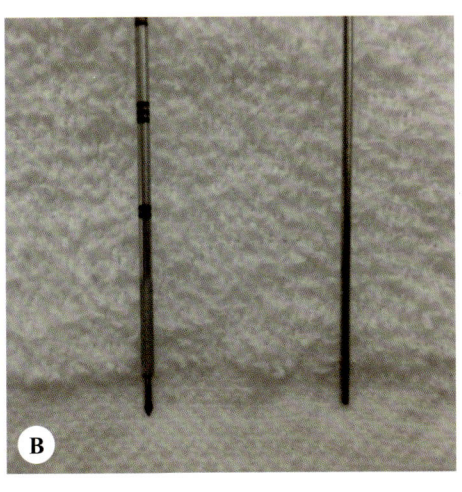

◀ 图3-10 带有尖头针芯和钝头针芯的同轴针

这是一个配套针芯的18G同轴针，图A左侧白色针座为尖头针芯，图A右侧蓝色针座为钝头针芯。针尖的放大图显示了尖头针芯（图B左侧）和钝头针芯（图B右侧）之间的差异。配套钝头针芯的针套可以安全穿过腹膜内的脂肪而不损伤邻近的肠管

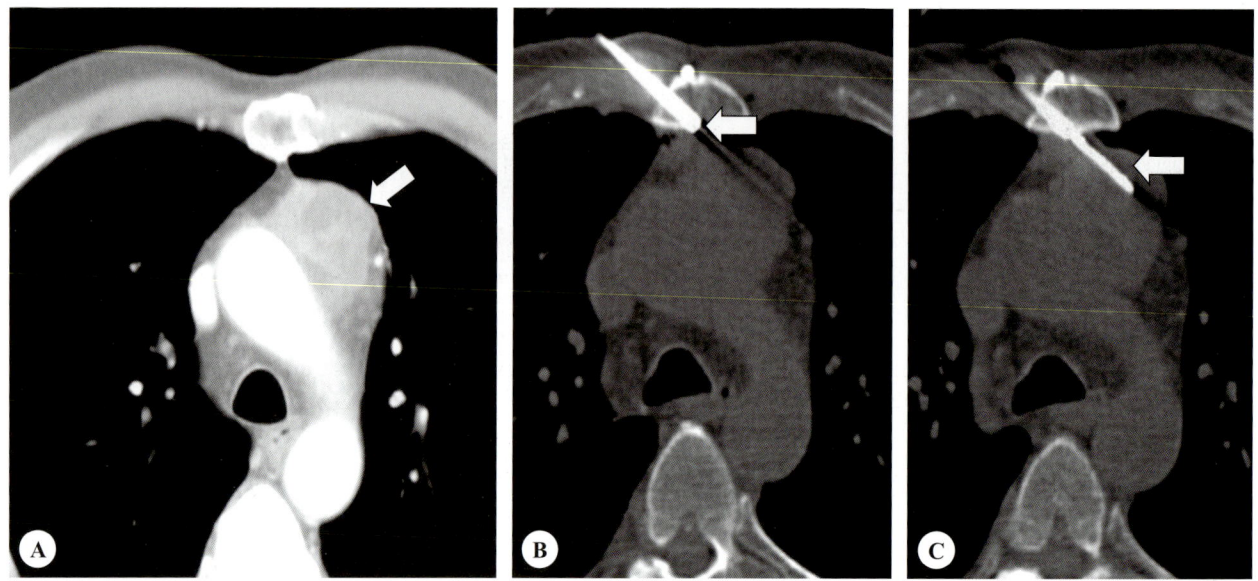

▲ 图 3-11 靶病变难以从其他方向穿刺活检，需要经骨入路。患者男，67 岁，手术史为胸骨切开术和使用左侧内乳动脉进行冠状动脉旁路移植术，进行了对比增强胸部 CT 检查

A. 轴位软组织窗图像显示新生纵隔肿块（箭）。选择经胸骨入路，以免损伤左侧内乳动脉和正常充气的肺，降低气胸风险。B. 轴位 CT 透视图像显示使用骨钻针推进的 11G 同轴针，其尖端位于胸骨后缘（箭）。C. 轴位 CT 透视图像显示，18G 自动核芯活检针穿过同轴针向前推进，然后进行活检（箭）

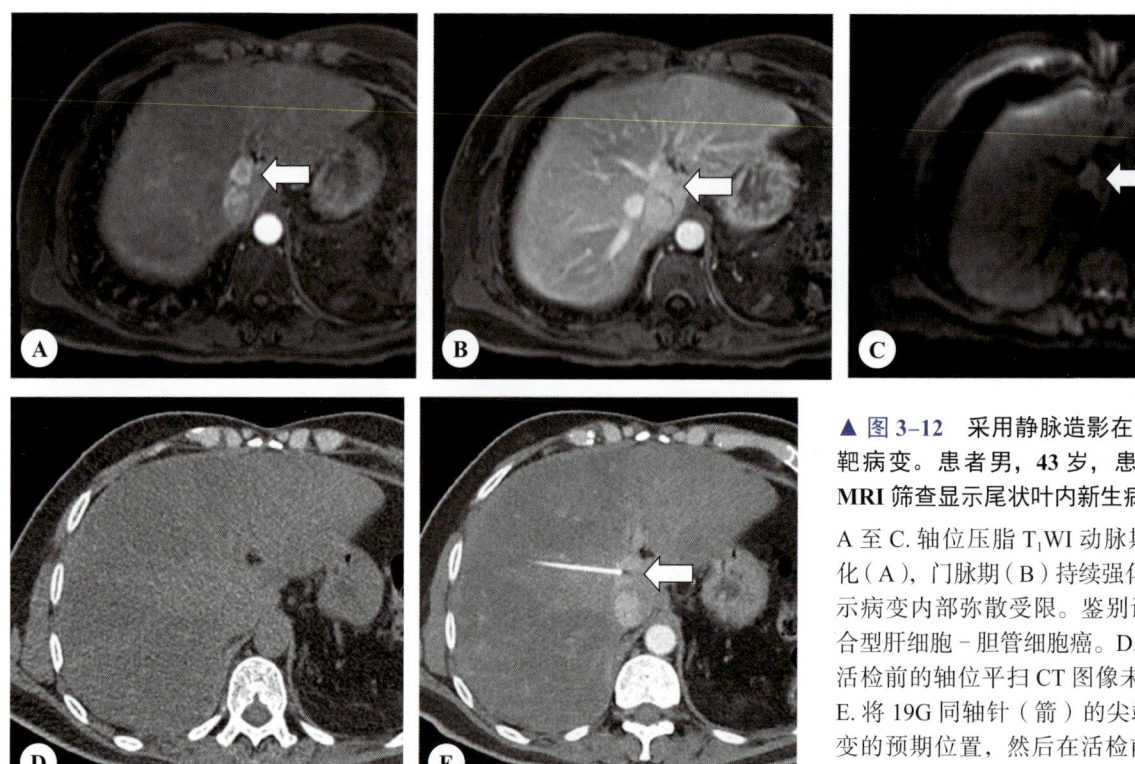

▲ 图 3-12 采用静脉造影在活检时定位靶病变。患者男，43 岁，患有肝硬化，MRI 筛查显示尾状叶内新生病变（箭）

A 至 C. 轴位压脂 T_1WI 动脉期示病变强化（A），门脉期（B）持续强化，DWI（C）示病变内部弥散受限。鉴别诊断包括混合型肝细胞-胆管细胞癌。D. CT 引导下活检前的轴位平扫 CT 图像未见靶病变。E. 将 19G 同轴针（箭）的尖端放到靶病变的预期位置，然后在活检前立即静脉注射对比剂，以明确靶病变的位置

最后，如果靶病变较深且没有明显更安全的入路，使用同轴针穿过部分结构是安全的，如静脉结构（如在腹膜后入路到达胰头肿块时穿过下腔静脉）或肠管。根据我们的经验，此类技术最常用的是 19G 同轴针，可以进行 20G 核芯活检（图 3-13）。

(4) 术后监测：根据预期的并发症风险制订 CT 引导下活检术后的监测方案，不同器官位置和活检病变类型的监测方案不一样[111]。一般情况下，如果

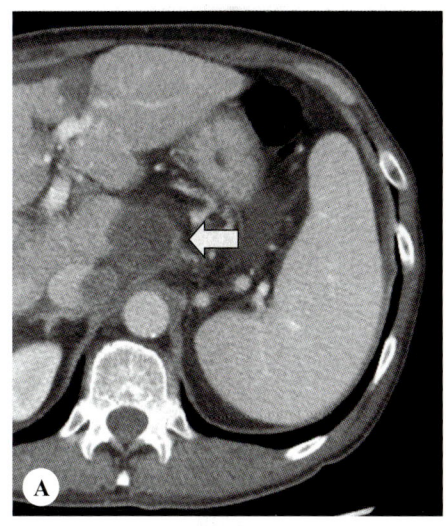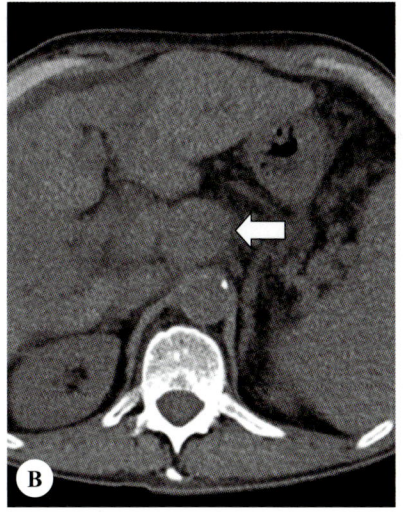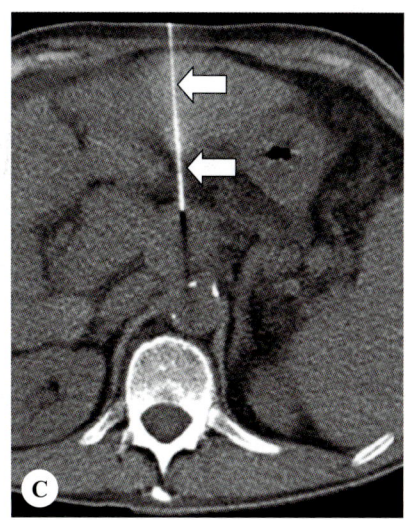

▲ 图 3-13 穿过内脏的深部活检通路。患者男，59 岁，患有肝硬化，CT 引导下活检显示腹膜后有一个新生的坏死性淋巴结

A. 轴位对比增强 CT 软组织窗图像显示没有清晰的穿刺目标淋巴结的路径（白箭）。B. 术前轴位平扫 CT 图像证实无清晰的穿刺路径。病变周围的结构包括后方的下腔静脉和脾脏，以及前方的胃和肝脏（箭所示为病变）。C. 轴位 CT 透视图像显示使用 19G 同轴针穿过中间的肝脏，成功进行 20G 核芯活检

患者活检后有出血风险，应监测较长时间。例如，按照我们的临床实践，进行肝脏、肾脏、脾脏活检的患者应该在活检后监测 3~4h。而进行椎体或肌肉骨骼活检的患者，监测 1h 就可以离开，术后的不良事件风险也比较低。

术后护理还应该提供充足的时间去处理潜在的活检相关症状，如疼痛。最后，如果担心术后不良事件，应该在术后再做影像检查。例如，拍摄胸片来评估有无气胸。如果发生不良事件后预计需要另外再行手术（例如，气胸患者放置胸腔引流管，出血患者做血管造影），在确认手术的必要性或不必要性之前，患者应该保持禁食状态。

(5) 影像引导下穿刺活检的并发症：影像引导下穿刺活检的并发症发生率比较低并且较轻，尤其是在使用小口径穿刺针的时候。之前的临床实践倾向于使用 21~22G 穿刺针来减少经皮穿刺活检的潜在并发症，但如前所述，大多数活检需要使用 18~20G 核芯活检针。研究表明，穿刺针的口径稍微增大一点，不良事件风险率并不会显著变化。

一般来说，通过遵循几个关键原则可以降低手术风险。这包括无论何时尽可能选择最短的穿刺路径，同时选择最安全的穿刺路径，穿过尽量少的重要结构。例如，可以通过改变患者的位置或使用钝头针来避免穿过肠管（图 3-14）。虽然穿刺活检的风险随着穿刺针直径的增加而增加，但使用 17G 同轴针和 18G 核芯活检针是安全的，其主要并发症的总体风险发生率低于 1%~2%[112]。一项纳入 1000 例 CT 引导下活检的研究表明，并发症的发生率从 21G 穿刺针的 0.3% 到 15G 穿刺针的 3.0%[37]。使用大的切割针时，风险也会增加[113]。尽管如此，通过采取适当的预防措施和仔细应用 CT 引导技术，大口径切割针的并发症发生概率可以降到最低[114]。

经皮穿刺活检术最易发生的潜在风险是出血，可能在活检后立刻发生或延迟发生，但是临床意义通常不大[115]。发生明显出血（即需要输血）的概率很低，肾脏活检后的发生率仅为 1%~2.9%[116, 117]。富血供病变会增加经皮穿刺活检的风险，但是术前良好的团注 CT 技术可以发现这些病变[114]。在这种情况下，小口径穿刺针（19G 同轴针配套 20G 自动核芯活检针）可以降低出血风险，同时保证取样足够用于诊断。

细针活检的总体并发症发生率约为 2%[117, 118]。大多数并发症轻微，包括血管迷走神经反应、一过性发热和气胸。细菌感染、肠穿孔、败血症和胰腺炎是罕见并发症，在活检中的发生率<1%。穿刺活检的死亡率估计为 0.1% 或更低，大多数死亡病例发生于肝脏或胰腺活检后[119]。针道种植转移也是一种极为罕见的并发症，估计总体发生率低于 0.01%[119]。

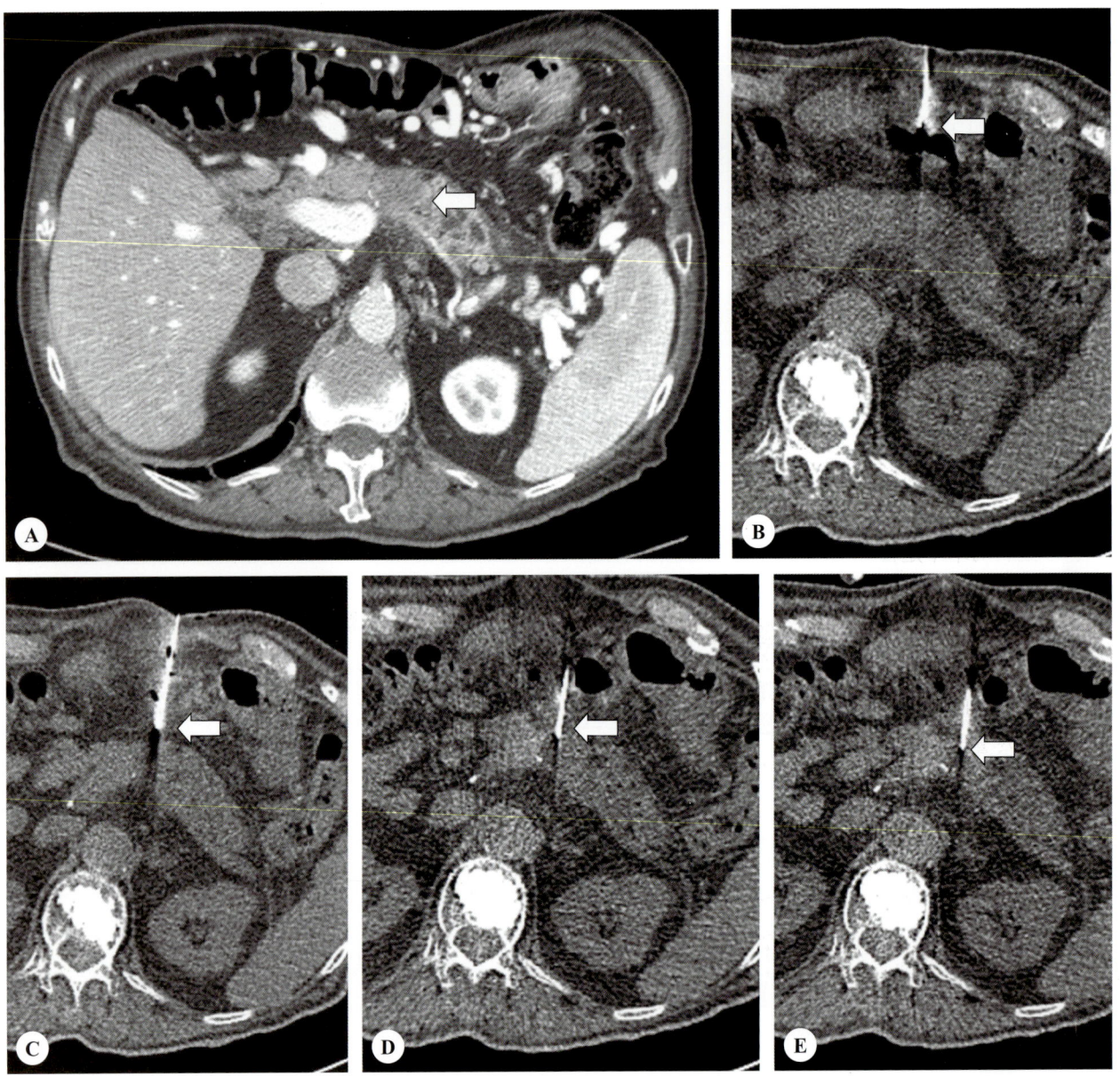

▲ 图 3-14 同轴针配套钝头针芯使用，避免腹部深部活检时刺穿肠壁。患者男，56 岁，表现为腹痛

A. 轴位对比增强 CT 软组织窗显示胰体内低密度肿块（箭）。内镜超声引导下活检失败。最初的 CT 显示穿刺路径上多个结构，包括显著的肠系膜静脉和中间的结肠。B 至 E. 术中获得的轴位 CT 透视图像显示，将配套尖头针芯的一根 17G 同轴针（所有图像上的箭）刺入腹膜，然后用钝头针芯仔细穿过结肠周围的腹膜到达目标胰腺病变。活检证实为胰腺腺癌

最后，如前所述，现在的临床实践中，不管是使用其他穿刺路径还是稍大号活检针（18G 或 20～22G），取样过程中需要的组织量不断增加。近期的研究结果表明，采用其他穿刺路径进行科研用途的活检的并发症发生率与那些进行临床用途的相同[120]。例如，Overman 等的关于 745 例影像引导下经皮穿刺活检的临床试验结果表明，主要并发症的发生率为 0.8%[120]。

4. 活检术——特定部位的注意事项

(1) 胸部：CT 引导已成为肺、软组织和纵隔病变经皮穿刺活检的标准方法。超声引导可用于浅表病变和肺周围病变。近期报道的 CT 引导下胸部活检的准确率超过 90%，经常达 95%。对于＜20mm 的病变，CT 引导下核芯活检的诊断准确率为 97%，对于 10～20mm 病变的诊断准确率为 99.3%，对于＜10mm 病变的诊断准确率为 94%[121]。这与其他报道相一致，

无论孤立性实性肺结节大小如何，其诊断准确率均超过 90%[122]。使用同轴技术可提高诊断率，尤其是较小（<15mm）和较深（>4cm）的病变[123]。

关于胸膜下结节活检的早期报道表明，当穿刺针穿过胸膜表面直接进入结节时，诊断率较低。然而，经肺实质入路可提高诊断取样率。根据病理诊断和分子研究所需的组织量，对肺部病变（特别是鉴别诊断范围包括非小细胞肺癌时）进行核芯活检已变得至关重要。在我们的机构，只要病灶大小允许（通常病变>2cm，但有时也适用于较小的病变），就要尽可能执行包含 4 次 18G 核芯活检的方案。

此外，当小的、不可触及的周围型肺结节需要进行楔形切除以用于诊断和（或）根治性切除的时候，可以在胸腔镜切除术中使用 CT 引导标记病变，以便于随后的术中定位[124, 125]。也有报道在经皮穿刺 CT 引导定位技术中使用弹簧定位针[126]、对病变进行亚甲蓝染色[127] 或在病变内放置线圈[128]。

最常见的肺活检相关并发症包括气胸和（或）血胸及实质内出血（图 3-15）。无论何时，只要有可能，手术应该尽量避开血管、支气管和肺大疱，最大程度减少并发症。25%～43% 的患者会发生气胸[129-131]。气胸的相关危险因素包括患者年龄增大、无既往胸部手术史、将患者向活检侧侧卧（为了减少肺膨胀）、目前有阻塞性肺疾病、既往有吸烟史[132, 133]。

此外，技术方面的因素，如将患者病变侧朝上、使用大口径穿刺针和多次胸膜穿刺，也会增加气胸的风险。减少气胸发生率的方法包括同轴技术、同侧卧位、选择到达靶病变最短的路径[123]。一项纳入 131 例连续 CT 引导下肺活检的回顾性研究表明，穿刺针不穿过充气肺组织时气胸发生率为 0%，而穿过充气肺组织的气胸发生率为 46%[134]。胸膜穿刺部位堵塞与气胸发生率相似，但可减少后续需要胸腔置管的患者人数[107]。大多数气胸患者不需要治疗，但 5%～18% 的患者可能需要放置胸腔引流管[107]。无论何时进行胸部活检，都应准备好可立即放置胸腔引流管的设备。在我们的临床实践中，这些设备包括 1% 利多卡因，用来麻醉从皮肤和软组织到胸膜的路径；一根 4～5F 的穿刺针或 Yueh 针，用来即时穿刺进胸膜腔；装有部分液体的注射器，以回抽空气来确定胸膜腔内的位置；一根 0.035 英寸（0.889mm）的导丝，可以放在胸膜腔内；一根 8～10F 的猪尾导管，可以顺着导丝推进并放置在胸膜腔内。该导管

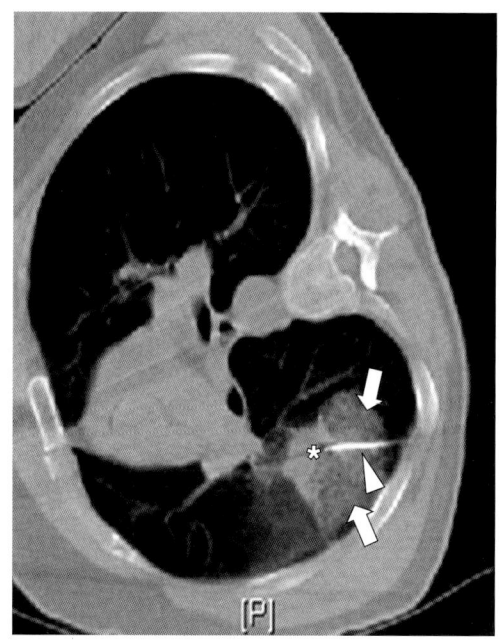

▲ 图 3-15 CT 引导下肺活检后实质内出血。患者男，73 岁，经皮穿刺活检右肺下叶增大的有毛刺的结节（星）

将患者活检侧朝下，降低气胸的风险并限制实质内出血的扩散。活检后在活检针（箭头）周围即刻出现局灶性实质内出血（箭）。然而，由于肺各叶独立，出血范围局限于右肺下叶背段

固定在皮肤上，并连接到胸膜腔水封瓶，通过该装置连接到壁式引流器（在 20mmHg 压力下）以完全抽吸气胸。

一旦发生气胸，塌陷的肺组织会离开正在推进的针尖，常常会造成病变的位置相对于进针部位产生移动，这样再次活检会非常困难。在这种情况下，可以放置胸腔引流管或小号导管（如穿刺针）以减少气胸，使肺再次充气，并重新建立容易进入靶病变的通道。CT 引导下胸部活检后也可能发生咯血，但发生率远低于气胸。大多数研究报道咯血发生率低于 5%[135]。咯血通常是自限性的，少数情况下出血量会非常大，特别是在肺动脉或肺静脉的大分支附近活检时。严重出血时，防止支气管内血液溢过中线到另一个肺部以保护气道至关重要。措施还包括将患者活检侧朝下，使血液仅积聚在受累一侧，并紧急选择性插管未受累的一侧，防止误吸。

对于纵隔病变，采用经肺入路活检的主要潜在并发症包括出血（与穿过其中一条大血管有关）和气胸。采用胸骨旁入路时，应密切注意内乳动脉的位置，以减少活检相关出血的风险。使用同轴骨活检

针穿过胸骨是一种特别有用的工具，可以创建一条到达靶病变的安全路径[136]。如果在纵隔活检期间需要确定穿刺路径内某一结构的性质，可以在术中静脉注射对比剂。

(2) 肝脏：非靶向经皮肝穿刺活检足以诊断大多数弥漫性肝病，报道准确率为80%~100%[137]。但是，对于局灶性肝脏病变，非靶向肝活检的诊断率大大减低，准确率为20%~70%[137,138]。可以采用超声或CT引导局灶性肝脏病变的取样，其准确率达83%~100%[139,140]。通常情况下，由于超声的便捷性和低成本，我们更偏好使用超声进行引导。然而，由于解剖位置、病变深度或肝脂肪变性的存在，超声检查病变不明显时，CT引导仍是必需的。采用CT透视可以缩短手术时间，这样可与超声引导的手术时间相似[141]。如前所述，一般来说，应该对目标进行2~4次核芯活检，最好穿过同轴针，以减少穿过包膜的次数。采用18G切割针的诊断率（90%~95%）要高于小号抽吸针（80%~85%），但并发症的发生率没有明显升高[142,143]。

组织学样本也可以通过各种自动活检枪或装置持续获得。在几乎所有情况下，最好选择穿过肝包膜到待取样病变之间有正常肝组织的针道。正常的肝组织可以防止穿刺部位出血（穿刺针拔出后，正常的肝组织在针道周围塌陷更快，而且比肿瘤更容易凝血），并且降低了因为肝脏肿瘤表面直接出血导致的肿瘤针道种植转移的风险（图3-16）。

此外，肝脏肿瘤的血供可能比肝实质更丰富，因此直接穿刺肿瘤表面腹膜内出血风险更大，这是肝细胞癌（hepatocellular carcinoma，HCC）穿刺需要重点考虑的因素。如果病变有坏死，则应该尽可能在存活组织更多的外周进行取样。对于肝内位置较高的病变，可能需要倾斜入路，使进针部位位于横膈以下，以避开胸膜腔。或者，可以经肺外的心包或胸膜脂肪入路去活检Ⅷ或ⅣA段内位置较高的病变，这是CT引导的优势之一。最后，直接通过轴位平面内经肺入路穿刺肝脏上方的病变也是安全有效的（即同轴针穿过正常充气的肺和横膈到达目标肝内病变）[144]。

CT引导下肝脏活检严重并发症的发生率很低（1%~2%），主要是出血[139,145]。使用同轴技术多次穿刺是安全的，不会增加出血风险[146]。包括血管瘤和肝腺瘤在内的富血供病变的取样会增加出血风险[147,148]，这就需要在活检前进行动态对比增强CT扫描来评估病变的血供情况。对于高危患者，还可以使用具有止血作用的蛋白聚合物鞘，使用凝胶颗粒或金属弹簧圈栓塞针道[149]，以及使用经静脉活检术，来减少出血并发症的发生。

腹水不是肝脏活检的禁忌证。在有腹水的情况下，CT或超声引导下肝脏活检后的并发症发生率并不会比没有腹水时高[150]。如果担忧患者有出血风险，可以术前进行腹腔穿刺抽取腹水，让腹壁与肝包膜更紧贴，帮助止血。

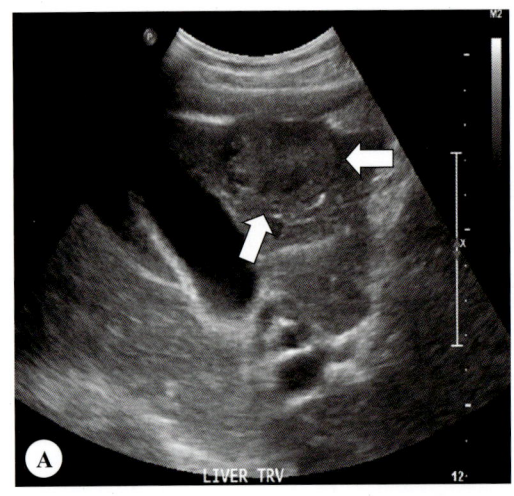 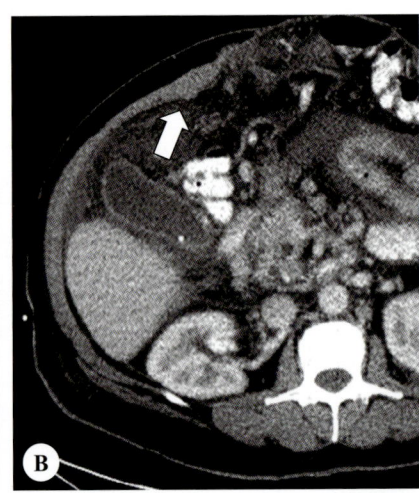 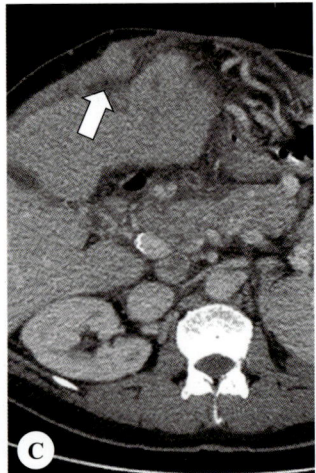

▲ 图3-16 包膜下肝细胞癌活检后的针道种植转移。患者男，52岁，患有肝硬化

A. 超声筛查显示Ⅳ段包膜下新生肿块（箭），怀疑是肝细胞癌；B. 3个月后随访的轴位对比增强CT软组织窗显示腹壁有小的软组织结节（箭）；C. 6个月后随访的轴位对比增强CT软组织窗显示结节增大（箭），与经皮穿刺活检的针道种植转移一致。该结节经超声引导下活检证实为肝细胞癌

最后，肿瘤细胞的针道种植转移的发生率取决于肿瘤类型（肝细胞癌更大），尤其是是否通过包膜表面对肿瘤直接进行穿刺，据报道最高发生率为5%[151]。因此，应该采用穿过正常肝实质的入路。尽管针道烧灼法被认为可以减少出血和种植转移，但是目前该方法的设备既不实用，也未广泛使用[152]。

(3) 胰腺：经皮胰腺穿刺活检最主要的适应证是明确胰腺癌的诊断，有时与亚急性或慢性胰腺炎进行鉴别。因为大多数胰腺癌患者发现时已经丧失手术切除机会，除了需要手术解除胆道或胃梗阻的患者（如胰头癌引起梗阻的患者），成功的经皮穿刺活检可以避免不必要的手术。在这些需要手术的患者中，通常可以在术中进行开放式活检。

在经皮或内镜下胆道引流的患者中，可以在胆道置管引流缓解胆道梗阻后进行CT引导或透视引导下活检。近年来，越来越多的医疗中心可以使用内镜超声，其经验也逐渐丰富。如果技术上可行，腔内入路是现在考虑的首选方法。然而，由于解剖困难，有些患者曾接受过胃旁路术，或者针道中间有高风险血管结构，经皮穿刺CT引导下活检仍是一个比较好的选择。

许多进行胰腺活检的患者，CT检查除了原发的胰腺肿块外，还发现存在转移性疾病（如肝脏病变）。对于此类患者，应先对肝内可疑的转移性病变进行超声或CT引导下活检，因为它们通常比胰腺活检有更高的诊断率[153]，除此之外，对分期和治疗也有意义。

胰腺活检最常用的是患者取仰卧位，采用前方入路。有时，采用侧斜位或侧卧位有助于将中间的结构移开穿刺路径。如前所述，中间有肠管时可能需要穿过胃、小肠或结肠，因此，使用同轴针（17～19G）是至关重要的[154]。如果穿过肠管，应在围术期给予患者抗生素（例如，口服500mg环丙沙星，每天2次，服用4～5天）。

考虑到胰腺腺癌肿瘤细胞样本相对匮乏，以及对患者进行分子和基因分析用于分层的需求日益增长，使用同轴针和核芯活检针以获得足够的组织对于确保充足的取样量是至关重要的。最后，由于交界性可切除胰腺腺癌肿瘤可以进行新辅助立体定向放射治疗，同轴针还可以用于放置基准标记物。值得注意的是，即使胰腺癌可以开放式手术活检，据报道假阴性诊断率也高达14%[155]。

据报道，CT引导下胰腺活检的准确率为60%～94%[156-158]。通常，胰腺活检准确率要低于腹部其他部位的CT引导下活检。这可能是因为胰腺癌常伴有周围的纤维化或炎性改变，或者两者都有，这些可能会混淆肿瘤的定位。此外，该数据来源于使用小号（20G或22G）抽吸针的活检[140, 153]。大号（16～19G）切割针或配套18G切割针的活检枪的结果更好，而且不会显著增加并发症发生率[69, 159]。

一项采用切割针进行211例CT和58例超声引导下胰腺活检的回顾性研究表明，两者联合诊断胰腺恶性肿瘤的准确率为93%[156]。较大肿块（>3.0cm者准确率为92%，<3cm者准确率为81%）和较大号切割针（16～19G的准确率92%，20～20G的准确率为85%）的准确率较高，胰体部或胰尾部肿块的准确率高于胰头部肿块，分别为93%、84%。有3例（1.1%）出现了严重的并发症。值得注意的是，此研究中92%的CT引导下活检静脉注射了对比剂，以便能够更好地显示胰腺内的病变。细针吸取和核芯活检具有相似的安全性[140, 156]。当活检的肿块较小（<3cm）或进行多次穿刺时，尤其是穿过正常胰腺组织时，胰腺炎的发病率可能会升高[119, 160]。

(4) 肾上腺：经皮肾上腺穿刺活检对手术切除前诊断原发性病变和对转移性疾病的分期都越来越重要，尤其是后者，因为肾上腺是肺癌、黑色素瘤和肾癌最常见的转移部位之一。证明肾上腺转移在肿瘤分期和治疗计划中起着重要的作用。然而，尽管肾上腺是常见的转移部位，但是癌症患者中，肾上腺肿块是转移瘤的可能性只有45%～55%[161, 163]。

CT引导非常有用，因为肾上腺病变通常很小，周围有重要结构，但肾上腺周围的低密度脂肪使其在CT上非常明显。值得注意的是，仔细回顾先前的影像很重要，因为在许多情况下，非增强CT检查或MRI同反相位梯度回波脉冲序列可以区分肾上腺瘤和转移瘤，避免了经皮穿刺活检。在无潜在恶性肿瘤的患者中，大部分3cm或更小的肾上腺肿块是良性的，通常代表无功能性肾上腺腺瘤或局灶性结节样增生[164]。对于这些患者，相对于影像引导下经皮穿刺活检，采用MRI或连续CT的保守诊断方法通常就足够了[165]。

据报道，CT引导下肾上腺活检的准确率为81%～100%[161-163]。使用大号活检针（18～19G与21～22G相比）可以提高诊断准确率，而并发症发生率没有明显升高[166]。此外,在包含正常的或良性的肾上腺组织时,影像引导下肾上腺活检的阴性预测值高达 92%[167]。

肾上腺肿块的最佳活检方式是患者取侧卧位,同时采用穿过膈脚的后方椎旁入路[168](图 3-17)。这种入路使支撑侧肺组织受压,减少了经肺入路或使用平面外针道的必要性(技术上可能很困难,往往耗时较长)。当侧卧位不可行时,患者取仰卧位或斜位,也可以避免调整穿刺针的角度,具体采用哪种入路,取决于病变在哪一侧。对于右侧肾上腺肿块,可以采用侧位穿过肝右叶的经肝入路[169]。由于横膈侧方位置比后方高,所以采用此种入路时,针道不会通过肺组织。

对于左侧肾上腺肿块,可以采用直接穿过前腹壁的入路,但应尽可能避免穿过胰腺尾部,以降低胰腺炎的发生率。不利的是,采用此种入路很难避开胰腺。在一项纳入 48 例 CT 引导下左侧肾上腺肿块活检的回顾性研究中,有 33 例采用前方入路,其中 32 例一次或更多次穿过了胰腺,最终 2 例患者

(6%)发生了急性胰腺炎[170]。因此,只要技术可行,应选择从后方入路进行左侧肾上腺肿块的经皮穿刺活检。因为存在穿过脾门血管的风险,不推荐采用经脾入路进行左侧肾上腺活检。

建议使用同轴技术(17G 或 19G),以便使用 18G 或 20G 核芯活检针进行充足取样。经皮肾上腺穿刺活检的并发症并不常见,包括气胸、出血和胰腺炎[170, 171]。在一项纳入 277 例肾上腺活检的研究中,有 8 例(2.8%)出现严重并发症[166]。所有 8 例并发症均为出血,其中 1 例必须进行肾上腺切除术。在另一项研究中,53 例患者中有 6 例(11%)发生出血[162]。但是,只有 2 例患者有症状且需要输血。

另一个潜在的并发症是无意中对嗜铬细胞瘤进行活检,结果导致明显的血压变化和可能造成出血。如果根据临床和实验室检查结果,考虑嗜铬细胞瘤的可能性很高,则应避免进行活检。然而,至少有 14% 的嗜铬细胞瘤患者没有临床症状,这些患者初步的生化结果也可能是正常的[172]。因此,在肾上腺病变活检中,应考虑意料之外的嗜铬细胞瘤的可能

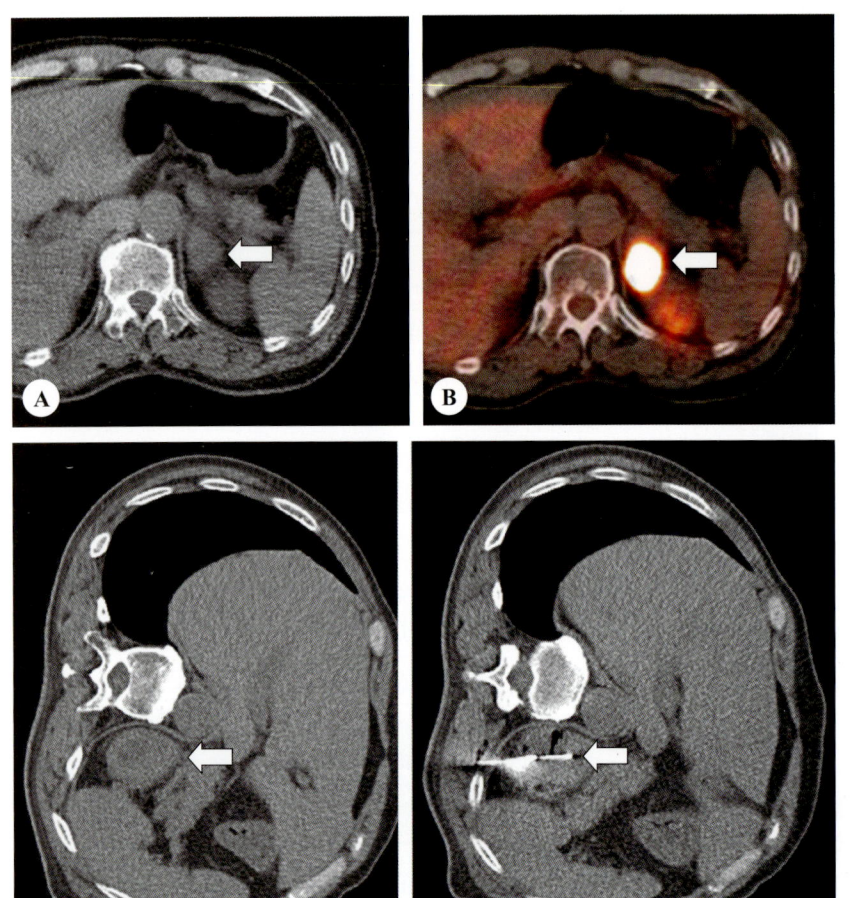

◀ 图 3-17 从后方入路的肾上腺肿块活检。患者男,69 岁,有淋巴瘤病史,现进行影像学随访

A. 轴位平扫 CT 软组织窗显示左侧肾上腺新生肿块(箭);B. FDG-PET CT 的轴位融合图像证实肿块摄取 FDG(箭);C. 肾上腺活检中的轴位 CT 透视图像显示患者取侧卧位,穿刺针从后方入路(箭所示为病变);D. 术中轴位 CT 透视图像显示靶病变内的活检针(箭)

性，而放射科医师也必须熟悉可能出现的低血压或高血压危象的急症处理。

(5) 肾：局灶性肾病变或弥漫性肾实质疾病很少需要 CT 引导下活检。在多数情况下，超声引导已经足够，并且是首选方案。CT 引导适用于病变较小或者超声显示不清者[173]（图 3-18）。一些研究者已经证实了 CT 引导下肾活检的安全性和准确性[172]。在一项纳入 20 例 CT 引导下肾脏肿块活检的研究中，采用 20G 穿刺针，真阳性率为 100%[57]。在另一项研究中，46 例肾脏肿块或可疑肾脏内科疾病的患者进行了经皮肾穿刺活检，其中 41 例（89%）获得了准确的诊断[113]。第二次活检后，诊断准确率达到了 98%。此研究中，肾脏肿块的活检采用 18～21G Chiba 针，有医学指征的活检采用了 18G 切割针或 14G Tru-Cut 针。

严重并发症的发生率为 6%，包括脓毒症和腹膜后出血或需要输血的严重血尿导致的低血压。其他研究表明，对于肾脏内科疾病，使用配套 18G 或 14G 切割针的自动活检枪可能比常规的 14G Tru-Cut 针更安全，并且可以提供诊断价值更高的样本[70, 77]。一般来说，与肝脏肿瘤的穿刺不同，由于肾脏肿瘤的血供不如周围正常肾实质丰富，并且可能有一部分为外生性的，所以更偏好直接穿刺到肿瘤内部。

肾脏肿块活检的另一个潜在但非常罕见的并发症是针道种植转移。在一项纳入 150 例证实为肾细胞癌（renal cell carcinoma，RCC）患者的严格对照研究中，77 例曾接受诊断性肾活检的患者与 73 例未接受活检的对照组相比，5 年生存率未见显著差异[174]。此外，没有病例出现针道种植转移。

(6) 腹膜后腔：CT 是大多数腹膜后腔经皮穿刺活检的首选引导方法，因为它可以提供最好的可视化，有利于更安全、准确地进行活检，尤其是对于那些与主动脉和下腔静脉关系密切的病变。

常见的腹膜后活检适应证包括：①证实淋巴结转移，以便进行肿瘤分期；②诊断淋巴瘤；③确定治疗后是否有存活肿瘤或肿瘤复发。

腹膜后肿块通常在患者取俯卧位时从后方入路进行活检。或者，也可以取卧位或直接从前方入路。据报道，CT 引导下腹膜后活检的准确率为 65%～90%[37, 51, 57]，根据所用活检针和活检分析结果是否包括淋巴瘤或是否单独考虑淋巴瘤而有不同。通常情况下，转移癌患者腹膜后淋巴结活检的准确率比淋巴瘤患者高约 20%[37, 58]。因为淋巴瘤需要额外的组织取样才能准确划分亚型。在我们机构，怀疑淋巴瘤的患者，常规使用的方案包含 6 次 18G 核芯活检。CT 引导下腹膜后活检后的严重并发症很罕见。虽然主要的潜在并发症是出血，但出血通常是自限性的，可以保守治疗。

(7) 盆腔：CT 引导下盆腔活检的适应证与腹膜后腔相似，包括诊断淋巴结转移[175]；诊断淋巴结外的转移或肿瘤复发，尤其是治疗后的结直肠癌[176]或妇科恶性肿瘤患者[177]；诊断炎症性疾病[178]。对于已经确诊前列腺癌的患者，CT 引导下细针吸取活检对于评估是否存在淋巴结转移，具有很高的效率和准确率（96.5%）。

同样，对于因结直肠癌行腹会阴联合切除术的

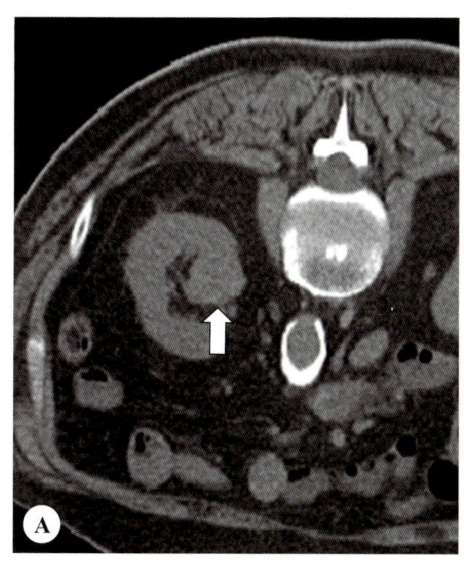
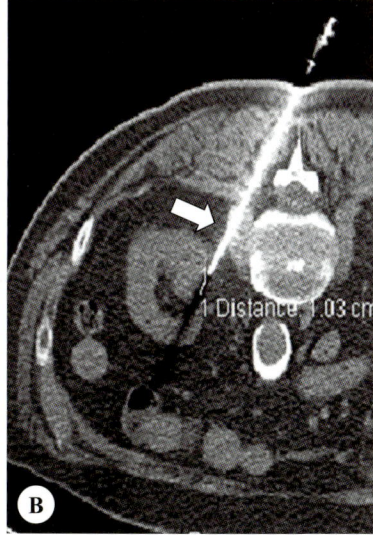

◀ 图 3-18 从后方椎旁入路 CT 引导下肾脏肿块活检。患者男，65 岁，CT 检查偶然发现一个 2.5cm 的肾脏肿块，无相关临床症状。因为与正常肾实质相比，肾脏占位性病变的血供不丰富，所以在活检时首选直接穿刺，降低活检后的出血风险

A. 患者取俯卧位，从后方椎旁入路（箭所示为病变），获得 CT 引导下活检前的轴位平扫 CT 软组织窗图像；B. 轴位平扫 CT 透视图像显示同轴针穿过髂腰肌和腹膜后脂肪，未穿过肾实质（箭）。活检证实该病变为肾脏透明细胞癌

患者，采用 CT 引导下活检来诊断骶前肿块是否为复发，这是一项简单、安全、有价值的手术。由于骨性骨盆阻挡了后方入路，盆腔上部的肿块通常在患者取仰卧位时直接从前方入路进行活检（图 3-19）。

有时，采用沿髂腰肌倾斜的入路是有帮助的，特别是使用大号穿刺针时。此时，穿刺针应沿着脂肪穿刺，而不是穿过髂腰肌。对于骶前或直肠周围肿块，通常使患者取俯卧位，采用经坐骨大切迹的后方入路[176]。通过在坐骨大切迹的后半部分进针，可以避免坐骨神经损伤。最后，穿过髂骨翼的经骨入路也可用于活检难以从其他方向穿刺的病变。迄今为止，几组大样本 CT 引导下盆腔活检均未出现严重并发症的报道[176, 178]。

5. CT 引导下经皮脓肿引流 采用 CT 引导下经皮抽吸和引流是 CT 引导下活检技术的有价值的应用拓展。到目前为止，最常用的是脓肿的抽吸和引流。但是，CT 引导也可用于治疗多种其他积液，包括囊肿、淋巴囊肿、假性囊肿、胆汁瘤和尿性囊肿。值得注意的是，其他成像方式在置管引流方面有多种优势。例如，超声可以提供实时可视化，而且在液体表面的成像质量非常高。但是，超声经常由于肠内气体、骨性结构或外科伤口和引流物的覆盖而使用受限。

CT 透视可以为置管引流、在脓肿内注射碘对比剂以明确成分提供实时影像。实际上，在某些情况下，多模态成像方式联合使用可以达到最佳效果，用一种成像方式引导引流管的放置，用另一种成像方式重新定位或更换引流管。当放置引流管的视野或通道非常狭窄，以及需要非常详细的解剖结构（如需要在脓肿的特定部位放置引流管）时，CT 引导对于较深的脓肿、被肠襻或其他重要结构包裹的脓肿尤其有用。

相反，在某些情况下，使用超声等成像方式可能更有用。例如，平扫 CT 对分析积液内部成分（如分隔或囊实性混合成分）的作用很有限。另外，虽然 CT 透视可以实时成像，但超声提供实时影像引导的能力更加优秀，尤其是体表的脓肿，或者是脓肿邻近需要避免的结构（如血管）在 CT 上显示不清楚时。

（1）经皮脓肿引流的适应证和患者选择：随着用 CT 引导手术日益便利，技术日益成熟，设备日益普及，将经皮穿刺置管引流术作为治疗有症状脓肿的一线方案已经成为标准。置管引流的主要临床适应证是脓肿出现症状，该症状不仅包括感染的临床表现（如发热、白细胞计数升高、全身感染症状），还包括疼痛、压迫症状（如输尿管受压和继发肾盂积水）、瘘管存在、由于脓肿内容物导致病情恶化和（或）邻近结构受损（即局部胰漏中的胰腺酶可能会继续破坏胰管或引起血管假性动脉瘤）。

因此，应该仔细审查每个经皮穿刺置管引流术的医嘱，了解临床需求和患者当前情况。过去，CT 引导下置管引流刚开始仅适用于一组精心挑选的患者，如情况相对稳定的患者，即脓肿局限、无分隔、易获取、简单[3, 54, 107-109, 137]。

然而，目前经皮穿刺置管引流术的应用范围已拓展，可用于多发或多分隔的脓肿，与其他腔道（如肠管、膀胱）形成瘘管的脓肿，入路困难的脓肿（即邻近结构覆盖），以及危重患者的脓肿[179-183]。经皮穿刺引流术应用范围的扩大，对于手术风险高的患者特别有帮助。通常在这些情况下，采用经皮穿刺引流术可以显著改善患者的一般情况，如果有必要，最后可以进行外科引流。

以下几种原因不适合经皮置管引流术。最主要的是没有安全的穿刺路径。CT 引导中不太常见，因

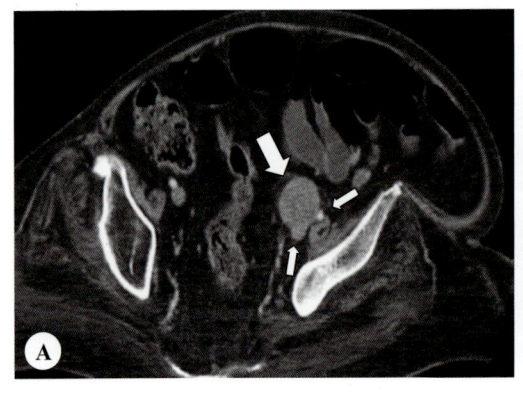 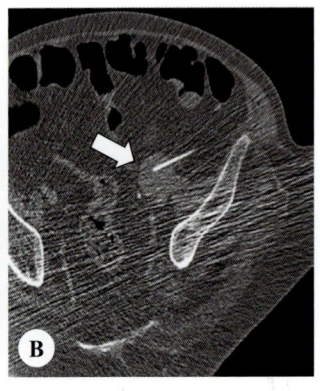

◀ **图 3-19 从前方入路的骨盆活检术。患者女，67 岁，有乳腺癌病史。现进行随访检查**

A. 轴位对比增强 CT 软组织窗显示新生的左侧髂外淋巴结（箭），毗邻髂外动脉和髂外静脉，无清晰的从前方入路的穿刺路径；B. 术中轴位 CT 透视图像显示患者左髋抬高 30°，使肠管向右腹部移动后可行侧位活检（箭）

为 CT 对脓肿邻近重要结构的可视化已经有所提升。此外，在某些情况下，如果脓肿非常小（<3cm），可能该脓肿只对药物治疗（即抗生素）有反应，在脓肿内也没有放置猪尾导管的充足空间。Kumar 等报道了他们对于 117 例腹腔内脓肿的经验，其中脓肿平均直径<4cm 时，单独使用抗生素的治愈率更高[184]。

如果需要对较小的脓肿进行微生物分析，根据微生物对抗生素的敏感性指导治疗，可以通过同轴针（优先选择 17G~19G）抽吸脓液。最后，如果准备放置引流管的同时患者情况正在好转，应该先观察患者，再决定是否进行介入手术。

(2) 经皮穿刺置管引流的技术：无论哪一种特殊适应证，CT 引导下置管引流术的理念是一样的，分为几个常见步骤。同其他 CT 手术一样，每个患者在引流术前都应该进行一次彻底的诊断性 CT 检查，尽管在手术时不需要。理想情况下，如果患者没有禁忌证，应该在静脉注射对比剂和口服对比剂之后进行扫描，以明确脓肿周围是否存在重要结构及其位置，以确定安全的穿刺路径。

在手术时，应根据诊断性扫描提供的信息，扫描定位像和小范围平扫图像，来定位感兴趣区。通常情况下，选择最短、最直接到达脓肿的路径。但是，选择的路径应该避开肠管、大血管和胸膜腔。为达上述目的，可能需要采用更长的穿刺路径。引流管应该放在能最大程度排出脓肿内容物的位置。选择引流路径的时候，可以重点考虑最大脓腔所在的位置、多房脓肿连接的位置，以及内容物位置最低的部分。

此外，虽然 CT 对检测脓肿非常灵敏，但其他一系列内容物也有类似的 CT 表现，包括血肿、发生坏死的肿瘤、包裹性腹水、尿性囊肿、胆汁瘤和淋巴管囊肿[185]。因此，如果目标内容物存在鉴别诊断，应该在置管引流之前进行诊断性抽吸。可以使用 17~19G 同轴针进行抽吸，如果有需要，该同轴针还可用作放置引流管的通路。

CT 引导下经皮穿刺置管引流术主要有两种方法：Seldinger 技术和套管针技术（图 3-20）。Seldinger 技术是在 CT 引导下，将一个较小号穿刺针（最常用 18~19G）穿刺至目标脓肿内。通过抽吸液体样本，以确定脓肿的位置。然后将 0.035 英寸（0.889mm）的导丝放在病变内（我们倾向于使用头端柔软、主体有韧性的导丝），然后通过间断透视证实导丝在脓肿内盘绕。将穿刺针换成扩张管，扩张管顺着导丝扩张针道。最终将引流管套在导丝上。操作者确定导管的猪尾部分或引流部分位于脓肿内，再撤出导丝，重复 CT 扫描以证实引流管的位置恰当。

"套管针技术"的方法与之相反，在导管上安装一个锋利的金属引导器，两者一起穿过脓肿前壁放置，与放置胸腔引流管的方法类似。将导管沿着金属针芯送至病变腔内，然后拔出针芯。

Seldinger 技术具有诸多优势，是放置引流管的首选方法。例如，在所有情况下，首先用小规格穿刺针获取穿刺路径，都可以在放置引流管前获得样本。其次，先用穿刺针更好控制过程，对于非穿刺结构的局部损伤风险更小，而且在引流路径建立好之后才会发生筋膜扩张。但是，该方法需要额外的步骤（如更换扩张管），并且因为 CT 机架内空间有限，顺着导丝穿入引流管往往需要靠触觉，而不是实时影像。

套管针技术在较大且浅表的脓肿上应用更加广泛，在该处使用套管针技术，穿刺路径上的结构受损的风险较低。最后，套管针技术和 Seldinger 技术还可以联合使用。在这种情况下，在引流管上安装一个中空的金属加强器，然后沿着插入的导丝推进整个系统，而不是锋利的金属针芯。

通常情况下，开始的步骤类似于在活检的过程中放置穿刺针。医生应评估患者与手术相关的问题，包括是否需要中度镇静、检查进针部位、确定手术部位。如果患者有活动性感染，应术前使用广谱抗生素。应该使用小范围平扫 CT 对目标区域定位，然后对体表皮肤进行标记和清洁，为手术做好准备。根据平扫 CT 测量的结果，确定好合适的穿刺长度。

进针部位准备好后，应该对浅表组织和更深的区域（如腹膜）进行局部麻醉。局部麻醉的时候，有时可以使用小口径穿刺针，在 CT 透视下确定穿刺轨迹。然后，在间断影像引导下，将穿刺针推进目标脓肿。

当穿刺距离较长时，应该尽量交替使用锐头针和钝头针，以尽量减少创伤（图 3-21）。锐头针用于穿刺脓肿，因为局部炎症通常会导致壁增厚。引流管的位置一旦确定，就应该执行前文所述的剩下步骤。如果中间的软组织使得穿刺轨迹比较长，并且位置固定（如肌肉），则应进行筋膜扩张。可以按大小递增顺序使用筋膜扩张器，直到其适合引流管的大小。

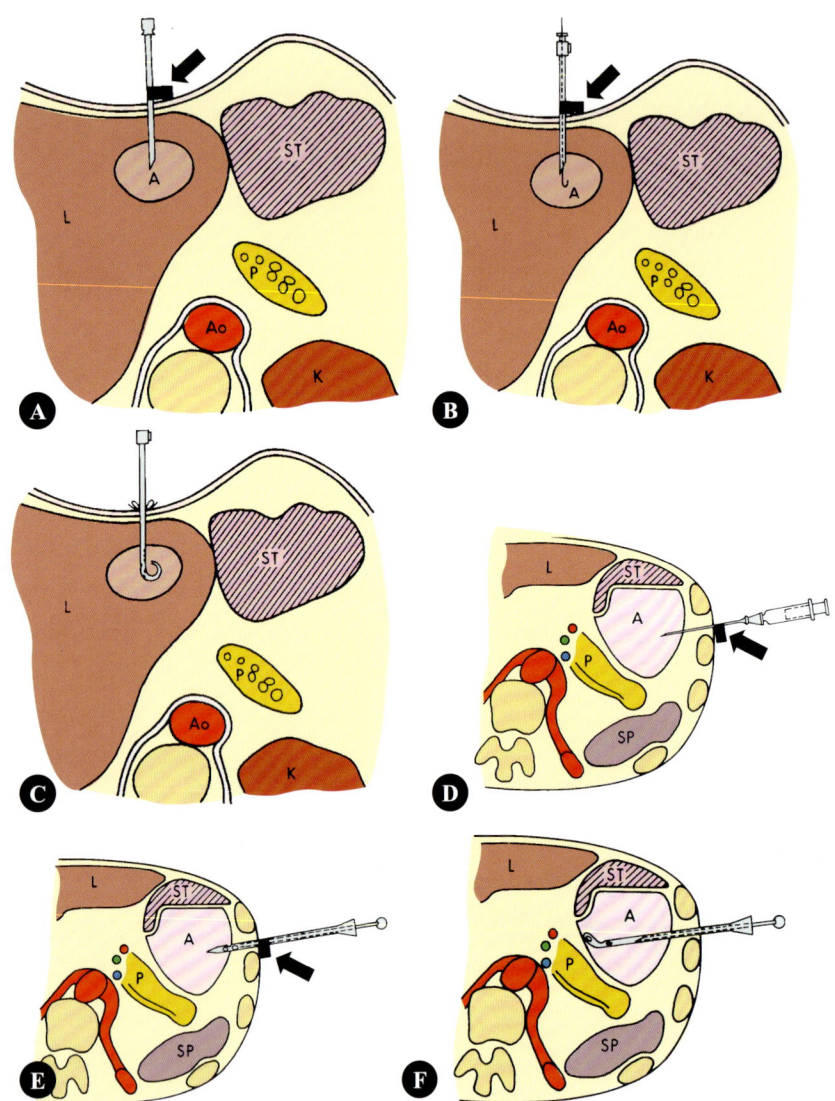

◀ 图 3-20 采用 Seldinger 技术与套管针技术进行经皮脓肿引流的图解

A. 采用 Seldinger 技术引流肝脓肿示意图。首先将穿刺针放进脓肿内进行诊断性抽吸。箭所示为穿刺针上黏的无菌带，用以提示穿刺的深度。L. 肝；ST. 胃；Ao. 主动脉；K. 左肾；P. 胰腺伴钙化。B. 随后将导丝通过穿刺针放进脓肿内，然后拔出穿刺针，导丝留置在原来的位置（A，箭）。C. 沿着导丝放入引流管后，拔出导丝。用缝合方式固定引流管。D. 用套管针技术引流胃后脓肿（A）示意图。首先采用细穿刺针穿刺抽吸以初步确定，标记进针的深度（箭）。ST. 胃；L. 肝；P. 胰腺；SP. 脾。E. 在同位置将套管针推进至与之前相同的深度，注意不要穿刺到脓肿的后壁（箭所示为穿刺停止部位）。F. 保持针芯在原位，将引流管沿着针芯向前推进，直到引流管在腔内位置良好。拔出套管针，就可开始进行重力引流

为了利于内容物的充分排出，引流管的管腔应足够大，同时引流管要有多个侧孔，以避免阻塞。通常使用两种类型的导管：猪尾导管和 Sump 导管。猪尾导管是末端卷曲的单腔导管，卷曲的末端有助于提高其在脓肿内的稳定性，并可以减少对脓肿壁的损伤。它的侧孔位于导管卷曲部分的内侧，以防止阻塞。

但是，当使用较强负压吸引时，腔壁会沿导管塌陷，可能会阻塞侧孔。因此，猪尾导管通常采用重力引流或低负压吸引。Sump（双腔）导管包括两个管腔：小的换气腔和大的引流腔。采用双腔设计可以同时进行冲洗和引流。可以采用连续的吸引（通常是低负压和间断使用的壁式引流器），通过引流腔排出液体和残渣，此时可通过换气腔吸入室内空气或灌洗液。这有助于维持侧孔的通畅，尽量减少脓液和残渣在脓腔内的积聚。Sump 导管对于黏稠内容物的引流特别有帮助。

猪尾导管和 Sump 导管的管腔和侧孔都有多种尺寸。一些导管还有诸如锁扣等自身固定装置，防止导管脱落。对于导管尺寸和类型的选择，通常取决于脓肿的大小、部位和内容物，当然也受医生个人的经验和偏好的影响。通常，内容物越黏稠，导管和侧孔的尺寸应越大。对于大部分脓肿，12～14F 的导管就足够进行引流。对于非常黏稠的内容物，如严重的积脓、黏稠的血肿或坏死性胰腺组织，可能需要采用 16～30F 的大口径导管。小口径的 7～9F 导管通常足够引流较清亮的内容物（如囊肿、血清肿和非感染性假囊肿）。

此外，在大脓肿和（或）多房脓肿中可以使用带有延长侧孔的猪尾导管。例如，胆道引流管在猪尾

第3章　CT介入放射学
INTERVENTIONAL COMPUTED TOMOGRAPHY

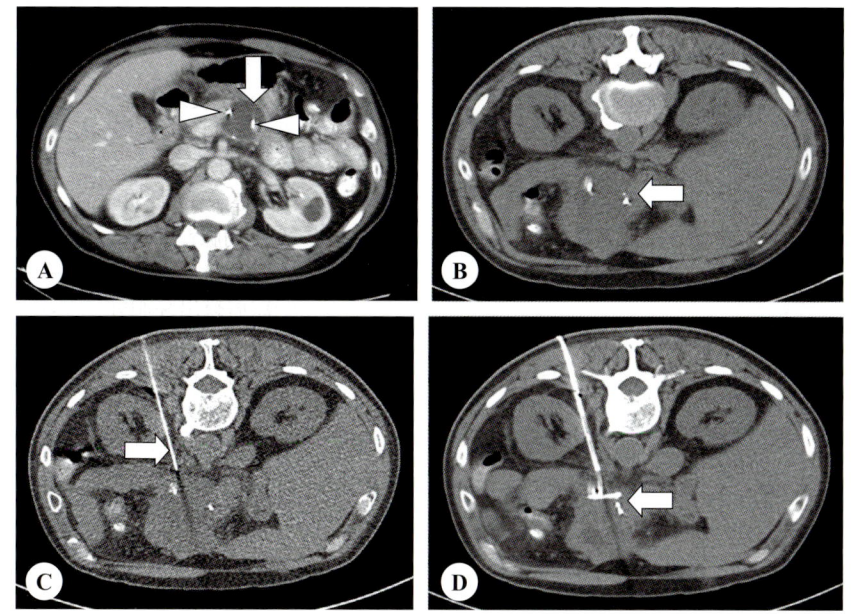

◀ 图 3-21 CT引导下胰腺置管引流。患者男，45岁，近期有胰腺体部手术史，现表现为发热

A. 轴位对比增强 CT 软组织窗显示胰腺体部积液（箭），外科引流未起作用（箭头）；B. 术前轴位平扫 CT 软组织窗图像显示患者取俯卧位，从后方入路（箭所示为积液）；C. 轴位 CT 透视图像显示穿过腹膜后，从椎旁入路，使用 19G 同轴针配套钝头针芯穿刺（箭）；D. 术后轴位平扫 CT 软组织窗图像显示使用 Seldinger 技术沿着导丝成功置入 8F 猪尾引流管（箭）

外附加了 10cm 的侧孔。相比同口径的其他导管，具有更多侧孔的导管对目标脓肿的引流和减压更快。

导管一旦在位，就应将其固定在皮肤上，以减少意外脱落的风险。固定导管可以用锚式缝合，将空气结埋在引流管旁的软组织中，随后间断打结（即一组"罗马凉鞋"式打结）缠绕引流管，与引流管紧贴，限制其运动，但不堵塞管腔。

或者，可以使用黏贴型固定装置［即 StatLock®（CR Bard），STAYFIX®（Merit Medical Systems），Flexi-Trak®（ConvaTec）］，装置的一侧用锁扣或黏合剂固定引流管，另一侧有固定皮肤的黏胶层（图 3-22）。在某些情况下，可以两者都用。使用这些装置应该尽量小心，减少扭结，提升患者舒适度。

（3）导管护理：放置好引流管后，尽可能将内容物抽吸干净。如果内容物黏稠，可以用温盐水进行灌洗，直至引流液清亮为止。内容物抽吸完成之后，应再次进行 CT 平扫成像，证实脓腔塌陷，内容物的引流量已经达到最大。

留置引流管后，可以进行重力引流、低负压吸引或在病房间断使用壁式引流器进行引流。应该对住院患者规律地在每个护理交接班监测引流量。如果患者离院在家，则应该每天监测引流量并记录下来。如果引流管内有残渣导致堵塞，或者内容物非常黏稠，可以使用盐水灌洗。虽然开始引流后通常很快会有临床反应（即体温降低、白细胞计数恢复正常），但是只要引流管还有内容物流出，就不宜拔管。

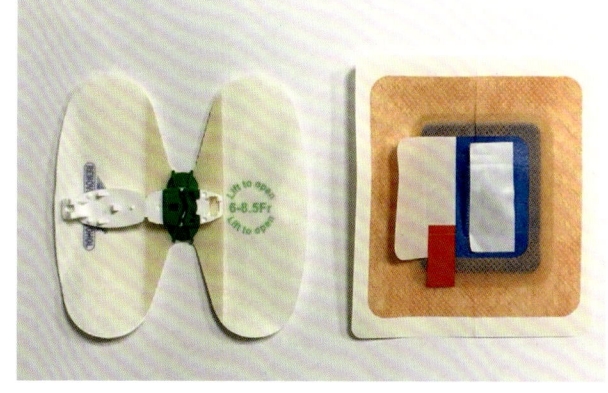

▲ 图 3-22　引流管固定装置示例

图示两种不同类型的黏贴型固定装置。一般情况下，这些装置包括固定皮肤的黏胶层，和类似钳子的可以固定引流管的一部分［左，StatLock®（CR Bard）］或将引流管包在黏合贴里面［右，STAYFIX®（Merit Medical Systems）］

大部分脓肿需要引流 3~10 天，除非脓肿与肠管或管道（胆道、胰管、输尿管）系统交通。如果患者的整体情况有所改善，引流管的引流量减少到连续 2~3 天里每天少于 10ml，就可以考虑拔管。如果患者的临床症状已经消失（即没有持续感染的证据或存在其他首发症状），并且不存在引流障碍的证据，就可以拔管。拔管时，可以切开引流管（解除内部锁扣装置），轻轻地一次性取出引流管。

部分患者在拔管前应该先进行影像检查。例如，置管的时候存在技术难度的患者（因此更换引流管也可能有难度），存在引流障碍［如引流管渗漏和（或）疼痛或引流部位感染］的患者，或者存在复杂脓肿或

093

多房脓肿的患者，高度怀疑未引流完全者。

患者如果存在症状持续（即患者仍然发热或存在进行性感染），可以怀疑引流不理想。如果存在引流量有限和（或）引流管周围渗漏，可以考虑引流障碍。这些患者应该重复进行对比增强 CT 成像来评估残留脓肿情况。

如果引流管周围有无法引流的内容物，有以下几种方法。首先，频繁采用小剂量盐水冲洗导管，有助于导管保持通畅，降低脓液黏稠度。纤维蛋白溶解药，如组织型纤溶酶原激活物（tissue plasminogen activator，tPA）或尿激酶，已证实可以降低化脓性物质的黏稠度，并增加各种尺寸的导管的引流流率[186]。在选定情况下（如黏稠、多房脓肿；感染性血肿），腔内注射尿激酶或 tPA 可能是有效的辅助手段，可以在腹部或盆腔脓肿经皮穿刺引流时安全应用，没有明显的不良反应、出血风险，血清凝血因子水平不会产生改变[187]。

其次，如果重复成像显示脓肿中有未引流的部分，则应考虑将现有引流管更换为具有更多侧孔的更大引流管（也称为"增大"引流管），在脓腔内重新定位引流管以优化引流，或者放置更多的引流管。当需要重新定位引流管或存在多房脓肿时，透视引导相比 CT 引导而言具有几个优势，包括能够注入对比剂以可视化残留脓肿之间的连接，以及使用成形的 5F 血管造影导管将导丝定位在多个脓腔内，之后可以将多侧孔导管放置在脓肿的更大区域内。

最后，要密切关注引流液的黏稠度改变，因为有时候脓腔和胆管、泌尿系统或肠管之间会形成瘘管。如果临床怀疑，可以通过造影证实。如果确实存在瘘管，仍然可以继续经皮穿刺引流术[183]。但是通常需要重新定位引流管，继而延长了经皮穿刺引流术的时间，或者需要在瘘管周围及脓肿最低处另外插入引流管。对于与肠道交通的脓肿，需要完全的肠道休息，恰当的肠道外高营养有助于加速愈合。

总体而言，想要成功引流，在细致的随访过程中多次扫描、重新定位引流管、另外放置引流管都非常重要。经皮穿刺引流术失败的理由一般有如下几个：①对脓肿的位置、分隔及其与瘘管之间交通的认知和对应的处理不足；②过早拔管；③试图引流相对实性的内容物（如胰腺炎性肿块、坏死性肿瘤）[188]。

转归和并发症：与手术治疗相比，经皮穿刺置管引流术在总体临床成功率、引流时间和复发率各方面都有优势。已有大量报道，经皮置管的成功率为 80%～90%[179, 189-191]。通常，对于边界清楚、单房、局限和流动顺畅的脓肿，经皮穿刺引流术绝大多数都能获得成功。腹腔内脓肿大部分都是这类"简单"的脓肿[191]。

对于更复杂的脓肿，如胰腺脓肿、肠瘘或胆瘘形成的脓肿，治疗成功率较低：胰腺脓肿为 32%～70%，伴有瘘管形成的腹部脓肿可达 80%[192-195]。这些脓肿通常边界不清，有多房，非常黏稠，这样即使采用大的或多个导管，完全引流也很困难。但是通过引流大部分感染的液体和残渣，仍然可以暂时取得有益的效果，这样就可以使患者在更稳定的条件下和相对清洁的手术床上进行随后的手术[196]。经皮穿刺引流术中这种暂时的辅助作用也已成功用于阑尾炎或憩室炎继发脓肿的患者。最终许多患者可能仍需要手术才能彻底治疗[197, 198]。

经皮穿刺引流术并发症的发生率通常为 5%～15%，出现严重并发症的发生率不到 5%[199]。轻微并发症包括少量出血、皮肤感染、一过性菌血症和气胸。严重并发症包括大量出血、败血症、脓胸和肠穿孔，这些并发症发生率不到 5%，致死率不到 1%。很多研究表明，成功进行经皮穿刺引流术后的复发率为 5%～10%[199]。这些数据相比手术治疗脓肿的结果而言更有优势，后者的死亡率为 10%～20%，复发率为 15%～25%[200, 201]。此外，进行经皮穿刺引流术的总体住院时间短于开放式外科引流[201]。

6. 经皮引流术：特定部位的注意事项

(1) 胸部：鉴于经皮穿刺引流术相对安全，抗生素保守治疗和体位引流无效的肺脓肿患者可能需要 CT 引导下置管引流[202, 203]。条件允许的情况下，引流管应该尽可能穿过异常的胸膜和肺，避免穿过正常的肺实质，降低发生感染性支气管胸膜瘘或脓胸的可能性[203]。最好采用受累侧处于支撑侧的体位来获得进入脓肿的穿刺路径，这样可以避免把脓液抽吸至正常肺内，这可能导致严重的败血症。

纵隔脓肿的经皮抽吸和引流也已经在高手术风险或术后食管吻合口瘘的患者中成功应用[204, 205]。由于纵隔脓肿邻近重要的心血管、消化道和气管支气管结构，采用 CT 对于选择安全的胸膜外抽吸或引流路径具有优势。前纵隔脓肿常采用胸骨旁入路进行引流，注意避开内乳动脉[206]。后纵隔脓肿常采用椎旁入路。

(2) 膈下间隙：左、右膈下间隙是腹部术后脓肿常见的部位。在进行膈下间隙的引流术时，需要注意避免穿过胸膜腔，以防产生脓胸。穿刺针的目标入口应该是脓肿最低的位置，采用前面经皮穿刺活检术所述的由足侧向头侧倾斜的进针方式。这样可以穿过脓肿的长度放置导管，同时保证避开胸膜腔。

还应该注意膈下脓肿所累及的邻近解剖区的范围，如肝下和结肠周围间隙。如果存在受累，这些区域可能需要另外放置引流管。据报道，经皮膈下脓肿穿刺引流的成功率为85%[190]。并发症包括脓胸和败血症，两者均少见（<5%）。如果不能避开胸膜腔并且产生脓胸，可以迅速进行置管引流治疗。

(3) 肝：为了尽量避免导管穿过横膈，肝脓肿经皮穿刺置管引流术的最佳入路是从足侧到头侧。只要有可能，所选择的穿刺路径内的正常肝组织最好位于肝包膜和所要引流的脓肿之间，这样可以减少内容物漏入腹膜腔的风险。化脓性肝脓肿经皮穿刺引流术的成功率为65%~90%[207, 208]。有临床意义的并发症少见（约5%），包括败血症、腹腔感染和产生积脓。

伴有肝内胆管交通的化脓性肝脓肿比无交通者需要更长的引流时间，但是两种情况总体治愈率没有明显差别[209]。如果胆瘘持续存在，内镜下胆道支架引流术或经皮胆汁引流可能会帮助愈合。

在选定情况下，经皮置管引流术也已成功用于治疗阿米巴肝脓肿[210, 211]。阿米巴肝脓肿进行引流特定的适应证包括药物治疗效果差、严重疼痛、脓肿即将破裂及左叶的脓肿，此处的脓肿容易破裂和产生并发症[212]。对于需要和化脓性肝脓肿鉴别，而血清学检查不能确诊或呈假阴性的患者，介入可能是确诊阿米巴脓肿所必需的手段。

(4) 肾及肾旁间隙：采用放射学方法引导，可以成功进行经皮肾脓肿穿刺引流术[213, 214]。最好从侧后方入路，避开肝、脾和结肠。对于肾上极的脓肿，为避免穿过中间的肺、肝或脾，可能需要选择倾斜的入路方式，进针部位需要在第12肋水平以下。对于多发或多房的脓肿，可能需要分别进行引流。

由于腹膜后间隙的解剖学特点，肾周和肾旁间隙的脓肿很常见，通常在颅尾方向累及很长的范围。为了能够成功进行引流，需要在整个脓腔长度范围内放置引流管，并且放置于最低位。据报道，肾、肾周和肾旁脓肿经皮穿刺引流术的成功率为61%~93%[215, 216]。严重并发症少见，包括出血、败血症和脓胸。

(5) 盆腔：由于骨盆的骨性结构限制了从后方入路，盆腔上部的脓肿通常在患者取仰卧位时从前方或侧方入路。CT引导下从前方入路已成功应用于输卵管卵巢脓肿患者抗炎治疗失败后的经皮穿刺引流术[217]。当不能获得安全到达盆腔脓肿的前方入路时（即覆盖的膀胱、肠管或血管的影响），可以采用患者取俯卧位时从后方穿过坐骨大孔的经臀肌入路，据报道成功率为81%。

当采用经臀肌入路时，需要小心避开坐骨神经丛和臀上动脉[219]。这些重要结构位于坐骨大孔中央及梨状肌前方，应该在预先的CT中发现。这种入路方式最常见的并发症是疼痛，通常在插入导管24h内消失。但是，在约20%的患者中，持续的局部疼痛有着非常复杂的因素，可能与神经丛受到刺激有关。因此，也可以考虑经直肠或阴道入路进行腔内引流。与经臀肌入路相比，经直肠或阴道入路可以提高患者的舒适度，并且不会有损伤坐骨神经或臀部血管的风险。

(6) 胰腺：经皮穿刺引流术治疗胰腺坏死后脓肿的作用持续发展[220]。引流在早期（怀疑胰腺脓肿）和晚期（脓肿发展成假性囊肿）均有重要作用。一般来说，不管是早期还是晚期，经皮介入治疗的主要适应证是怀疑存在感染。CT引导下经皮抽吸诊断感染的准确率高，容易完成并且安全。

与其他脓肿相似，感染性胰腺假性囊肿应该迅速引流。当需要进行经皮穿刺引流术时，应采用大口径导管，充分引流黏稠的内容物。在更换导管和操作的过程中，需要反复使用CT和造影检查密切随访监测。

胰腺假性囊肿必须与感染性坏死进行鉴别，后者通常不适合经皮治疗。感染性假性囊肿进行外科引流可能很困难，尤其是假性囊肿的壁没有完全成熟的时候，这个过程一般需要4~6周。对于成熟（即4~6周以后）或增大的假性囊肿和严重腹痛的患者，CT引导下引流可以作为外科引流的替代方案。在一项纳入77例患者的101个假性囊肿病灶（51个感染性，50个非感染性）的回顾性研究中，91个（90%）病灶采用置管引流的方式治愈[222]。此组病例中置管引流的平均时间是 19.6 天，仅 6 例患者经皮治疗后需要手术。77 例患者中 10 例（13%）出现并发症，4 例为严重并发症（原本的非感染性假性囊肿发生细菌重复感染），6 例为轻微并发症。

胰腺假性囊肿的经皮穿刺外引流操作方式与前文所述的方法一致。有的作者还报道了采用经胃入路进行胰腺假性囊肿的引流可取得良好的效果[223, 224]。采用这种方式，需要选择包含胃壁和胰腺假性囊肿壁的穿刺路径。

最近，已经提出了通过内镜在胃和假性囊肿之间放置大口径支架进行经胃置管引流的方法[225, 226]。这种方法的前提是假性囊肿成熟，周围血管解剖结构有利。但是如果可行，该方法正逐渐成为一线方案。假性囊肿经胃引流类似于外科的囊肿胃吻合术，可以形成一个由囊肿到胃的成熟通道，这样可以消除有时在常规经皮穿刺外引流时出现胰腺皮肤瘘的风险。如果囊肿和胰管之间的交通持续存在，囊肿内容物仍可能会通过瘘管排入胃内。

7. CT 引导下经皮硬化疗法 对囊肿进行 CT 引导下抽吸、置管引流和灌注化学制剂的硬化疗法已经有报道，并且其在治疗有症状的非感染性脓肿时非常成功。总的来说，所使用的技术与前文所述的经皮置管引流术非常相似。

(1) 经皮硬化疗法的适应证和患者选择：有症状的囊肿根据病因学分为原发性囊肿（如单纯性肝肾囊肿、淋巴管畸形）和继发性囊肿（如术后淋巴囊肿或包虫囊肿）。CT 引导下经皮抽吸和硬化疗法适用于囊肿有症状的患者。最常见的症状是邻近器官受压，如肾囊肿压迫输尿管引起肾积水。囊肿引起的症状可能很轻微，如腰围增加、早饱、肠管或膀胱功能改变和非局限性腹痛。医生需要与患者进行仔细的回顾和讨论，确定哪些症状是由囊肿引起的。

(2) 经皮硬化疗法的技术：抽吸联合经皮硬化疗法的目的是彻底引流囊肿内容物，使其塌陷。然后灌注化学制剂，诱使囊肿内壁之间形成炎症和粘连，从而防止或限制囊液再次聚集。前文提及的多种技术，包括影像定位、采用 Seldinger 技术穿刺进针和置管引流，也可以用于该疗法。但是存在部分显著差异。

一般情况下，使用配套 4～5F 短导管的 18～19G 空心穿刺针进行初步穿刺。导管可以直接穿过该类型穿刺针进入囊肿。在某些情况下，可以用穿刺导管完全抽吸囊肿内容物。也可以通过导管推进 0.035 英寸（0.889mm）的软头导丝，然后通过该导丝将引流管放进囊肿。一旦进入囊腔，应取液体样本送去细胞学检查。根据囊肿的病因学可能需要取其他样本，如术后淋巴囊肿的乳糜液胶束、尿毒症的肌酐水平。根据引流液的外观推测存在感染，则有必要送样本进行细胞分化、革兰染色和细菌培养。

如果引流液无感染，可以进行硬化疗法。接下来，从囊肿中抽吸出所有液体，记录总抽吸量。用盐水将对比剂稀释（10%～20%）后注入囊肿内（注入量与抽吸量相近），然后重复进行 CT 检查，排除囊肿与其他结构存在任何肉眼可见的交通。对非目标结构进行硬化疗法存在潜在不良事件，因此囊肿与这些结构存在交通是注射硬化剂的禁忌证。例如，如果尿性囊肿与邻近输尿管存在交通，先进行硬化疗法就不合适。如果囊肿与任何"非目标"结构不存在明显交通，就可以进行硬化疗法。

文献报道过几种潜在的硬化剂，如多西环素、无水乙醇、十四烷基硫酸钠、乙酸、聚多卡醇和聚维酮碘[227-229]。目前很难去比较不同硬化剂的效果，因为不同文献报道的结论互相矛盾，而且很多研究都是回顾性的，采用的技术和选择都有差别[227, 230]。理想的硬化剂应该能够诱导足够的局部炎症反应，以促进囊肿闭塞；同时用于硬化疗法的注射量应该充足。最初的总抽吸量和充满囊腔的注射量都可以用于确定硬化剂的最佳容量。

通常，硬化剂的容量等于囊肿总容量的 30%～50%，灌注后需停留 30～45min。在此期间，患者可以在不同体位（半卧位、仰卧位和俯卧位）之间旋转，最大限度地将硬化剂涂布在囊肿内壁，然后通过外引流将硬化剂排空。如此重复 2～3 次，即可完全移除引流管，或者将引流袋保留几天，促进囊肿完全塌陷。如果引流管的引流液持续很少，可以在几天后将其移除。如果引流管的引流液持续存在，可以重复进行硬化疗法。

硬化剂类型的选择、在囊肿内停留的时间及留置引流管或移除引流管（如果囊肿复发需要再次进行硬化疗法）均取决于操作者的偏好和经验。最终，硬化疗法的成功与否取决于症状是否有改善而不是影像学反应。症状有改善的囊肿通常不需要完全消除。

(3) CT 引导下硬化疗法的转归：一般来说，单纯性肝肾囊肿的抽吸和硬化疗法效果很好。最近一篇关于抽吸联合硬化疗法治疗肝囊肿的文献报道了 16 项纳入超过 500 例患者的系统性回顾性研究，研究表明囊肿体积缩小了 76%～100%，72%～100% 的患者症状减轻，56%～100% 的患者症状完全消失[231]。同样，一项纳入 86 例单纯性肾囊肿患者接受了乙醇或乙酸的抽吸硬化疗法的研究中，57% 的患者的症状完全缓解，43% 部分缓解。无论用乙醇还是乙酸，囊肿体积均缩小了约 95%[228]。在一项研究中，单次抽吸联合酒精硬化疗法与腹腔镜消融术相比，两者的临床缓解率相当，但硬化疗法的成本更低、住院时间更短[232]。

在淋巴结清扫术后淋巴囊肿患者中，当经皮穿刺置管引流术不成功的时候，额外的硬化疗法是有必要并且有效的[233]。最后，一些研究报道了使用"穿刺 – 抽吸 – 注射 – 再抽吸"（puncture, aspiration, injection, and reaspiration，PAIR）技术成功经皮治疗棘球蚴病（包虫囊肿）。Akhan 等使用抽吸和酒精硬化疗法治疗了 35 例患者的 39 个囊肿，平均囊肿体积缩小了 95%，总体并发症发生率较低（3%）[234]。总的来说，影像引导经皮抽吸 / 硬化疗法是一种有效治疗有症状的良性囊肿的低成本微创方法。

8. CT 引导下经皮肠内置管 通常，肠内置管包括在胃[236]或空肠[237]充气的情况下，使用内镜引导（使用透照技术）[235]或透视引导胃造瘘术、胃空肠造瘘术和空肠造瘘术。但是内镜和透视方法并不适用于所有情况，并且有将近高达 5%～10% 的失败率（内镜失败率略高）[238]。尤其是部分病例使用常规的内镜技术和单纯使用透视引导均不理想。在这组病例中，CT 引导具备克服现有限制的潜能，可以更好地实时观察胃内解剖结构，指导进针路径，在狭窄的空间内完成初次穿刺也非常有把握，这是内镜或透视方法所不能完成的。

(1) 经皮肠内置管的适应证和患者选择：胃造瘘术、胃空肠造瘘术或空肠造瘘术需要肠内置管的患者，采用其他方法引导失败的，可能适合 CT 引导。非常适合 CT 引导下肠内置管的患者类型包括做过胃旁路术的患者（现在需要通过残腔获取营养），胃做过大手术的患者（如胃部分切除术、胃空肠造口术），有大食管裂孔疝的患者，担心损伤血管周围侧支或邻近肝脏等非目标结构的患者，先前做过腹部手术后结肠位于胃和前腹壁之间，取代了正常的胃结肠解剖关系的患者。

在所有上面这些情况下，标准的通过鼻胃管充气的透视技术不能充分扩张管腔，而这是经皮介入下放置气推式胃管的关键步骤。当然，在考虑这些患者进行肠内置管之前，介入医生和转诊团队应该全面彻底讨论喂养和（或）肠内减压的适应证。

(2) 经皮肠内置管的技术：患者准备与前文描述的其他技术相似。标准的护理模式为所有患者应在胃造瘘术置管前几小时接受单剂量的术前抗生素（如静脉注射头孢唑啉 2g）[239]。由于在术中使胃充气仍然对手术有益，所以建议患者在进入 CT 手术室之前先放置好鼻胃管。因为 CT 室缺乏实时透视，放置鼻胃管可能相当困难。或者，如果在住院部病房不容易放置鼻胃管，可以在患者进 CT 室之前带到透视室放置。

先扫描一组胃预期区域的平扫图像，大致的视野应该显示穿刺路径和进针部位。理想情况下，进针部位应该位于肋下，远离肝脏，并且位于胃接近前腹壁的位置。静脉注射 0.5mg 胰高血糖素，减少肠管蠕动，保证胃充气期间气体不排空。值得注意的是，糖尿病患者禁用胰高血糖素。然后注入 500～600ml 气体，使胃膨胀，更靠近前腹壁。

部分需要 CT 引导下肠内置管的患者，可能无法充气（因为气体会从胃空肠造瘘口逸出，或者先聚集在裂孔疝，或者在胃旁路术后患者中到达不了残胃）。一旦胃膨胀了，就选择一个初始的进针部位，并对体表和腹膜进行局部麻醉（图 3-23）。

将穿刺针推进胃壁，抽吸空气，注入对比剂并采集图像，以确认穿刺针在腔内的位置。此时，利用一个 T 形钉装置（一根贴在可吸收缝线上的小金属棒）把穿刺针和缝线抽出来，使 T 形钉装置位于胃内。将缝线固定在皮肤上，提供一个拉力，将胃"钉"在前腹壁上。第一个 T 形钉放好之后，就接着放置第二个和第三个，三者形成一个紧密的三角形的三个端点。通过这种方法可以将胃壁（或其他肠壁）固定在前腹壁上，并为扩张穿刺轨迹和将导管推进腔内提供支持。

一根 19G 穿刺针在 T 形钉中间向胃内推进，腔内位置通过将空气抽吸入注射器和注射对比剂来确认。通过一根 0.035 英寸（0.889mm）的硬钢丝进行筋膜扩张，然后将导管放入胃内并固定。肠内导管有多种类型可供选择，但我们倾向于使用带有内部固定球囊的导管，以减少移位的机会。

T形钉部分由可吸收缝线制成，几周后会自行脱落。如果需要较长的导管，如胃空肠造瘘管，我们会先放置一个标准的胃造瘘短管，然后间隔几天后返回透视室将其换成胃空肠造瘘管，因为这一部分操作很困难，需要在实时透视引导下插入幽门，并将导丝和导管插入空肠。而如果在第一次手术时完成，需要间歇性CT透视，辐射剂量大。

这一类患者从鼻胃管（如果有的话）进行充气可能会比较困难。如果胃壁或肠壁没有膨胀，成功放置第一个T形钉可能会比较困难，因为胃壁或肠壁会随着进针而回缩，穿刺针就不容易穿过肠壁。有几个方法可以改善。首先，可以使用一根21G的小Chiba针穿进胃腔，因为该针很小并且足够锋利，可以穿透胃壁。使用这种穿刺针，可以使胃（或空肠）局部膨胀，在空气漏到胃的其他部分之前瞬间接近回缩点。

然后，就可以使用原来的T形钉获得穿刺路径。如果这样做不成功，只要胃部分膨胀起来，就可以穿过Chiba针推进0.018英寸（0.457mm）的导丝，

通过这根导丝导入一个4~5F的导管鞘系统到胃里面，然后可以将T形钉穿过该路径将胃固定于前腹壁，余下步骤与前文一致。

经皮放置空肠造瘘管，直接进入空肠也具有类似的挑战。空肠造瘘管通常放置在左下腹，穿过一个浅表的可接近的肠襻。同样，通过鼻空肠管对小肠充气可以帮助置管，但是并非所有情况下都能成功。用小口径穿刺针直接充气非常有用，然后再依次放置标准T形钉，或者通过扩大21G穿刺针道放置第一个T形钉。

(3) CT引导下放置肠内营养管的转归：一项纳入200多例患者的研究表明，内镜检查失败后，采用CT引导下放置胃造瘘管和空肠造瘘管是可行的，成功率约为88%[240, 241]。另一项类似的纳入30例肌萎缩侧索硬化症患者的研究表明，他们因为中度镇静，进行内镜下胃造瘘术有显著风险。所有患者在CT引导下经胃入路放置胃造瘘管均获得成功[242]。同样，Nosher等成功使用CT引导对一系列做过Roux-en-Y胃旁路术的患者的残胃经皮放置胃造瘘管[243]。因此，

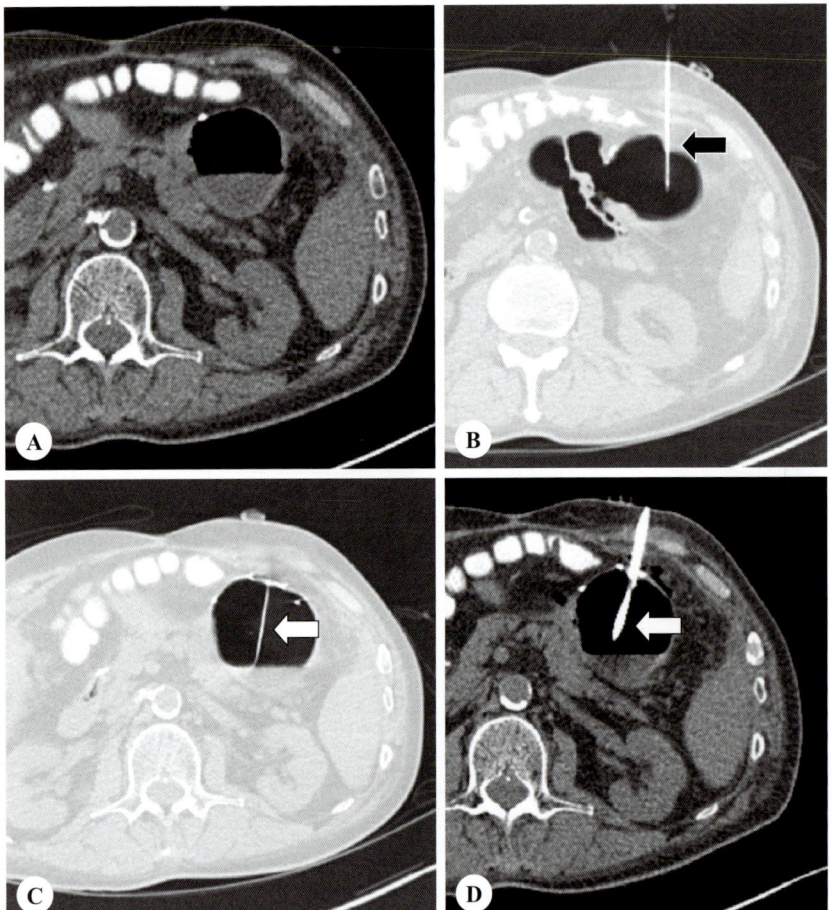

◀ 图3-23 CT引导下放置胃造瘘管。患者男，70岁，胃腺癌胃次全切除术后，部分小肠反复梗阻，现放置一根胃造瘘管。鉴于患者的手术史，常规的透视技术和往胃内充气不可行

A. 术前轴位平扫CT软组织窗图像显示胃内有残留物及空气；B. 轴位CT透视肺窗图像显示一根同轴针穿刺进胃并且T形钉放好了（箭）；C. 放置2~3个T形钉后，轴位CT透视肺窗图像显示一根导丝通过同轴针（箭）穿进胃；D. 穿刺路径的筋膜扩张后，轴位CT透视软组织窗图像显示胃造瘘管位置合适（箭）

CT 引导下放置肠内营养管在不适用于标准方法的患者中非常有用。

9. CT 引导下神经松解术 CT 因为能够高度精确地提供神经通路和神经节的解剖学定位，是进行神经松解术最好的引导方法。最常用的应用是腹腔神经节（或内脏神经节）神经松解术治疗因为恶性肿瘤引起的难治性腹痛[244]。基于同样的概念，最近 CT 引导下局部神经松解术已经用于治疗胸交感神经节引起的交感神经亢进症状[245]和创伤性神经瘤患者截肢后明显的幻肢疼痛[246]。最后，它还被报道用于治疗阳痿和骨盆内阴部神经痛[247]。上述病例治疗成功全都基于 CT 引导下定位穿刺针的高度特异性和局部神经溶解剂（如脱水乙醇或苯酚）或冷冻消融术的结合[248]。

(1) CT 引导下神经松解术的适应证和患者选择：仔细的患者评估和症状描述对于选择可能从经皮神经松解术中受益的患者非常重要。一般来说，门诊患者应该在门诊进行评估。如果是住院患者，应该将其作为正式咨询的一部分进行评估。患者应该详细描述疼痛症状，包括疼痛部位、频率、强度和对药物的反应。使用标准化的疼痛评分系统［如简明疼痛量表（图 3-24）］、计算吗啡等效剂量（morphine equivalent dose，MED）和使用标准化问卷进行生活质量测量，对于决定哪些患者可以从神经松解术中受益和准确评估治疗反应至关重要。

同样重要的是要认识到，恶性肿瘤患者影响生活质量的疼痛来源可能有几种。一般来说，疼痛评分>5 分的恶性肿瘤患者从神经松解术中获益最大。向患者阐明就算神经松解术成功也可能有一些残留症状是非常重要的。一般来说，操作者应该熟悉目标神经和（或）神经节的解剖结构及邻近的重要结构。

(2) CT 引导下神经松解术的技术：CT 引导下经皮神经松解术的技术与经皮活检术相似，但根据神经松解术的位置不同而略有不同。对于腹腔神经节神经松解术，可采用从前方入路、从后方经膈脚入路或从后方经主动脉入路。首先，根据之前的图像，

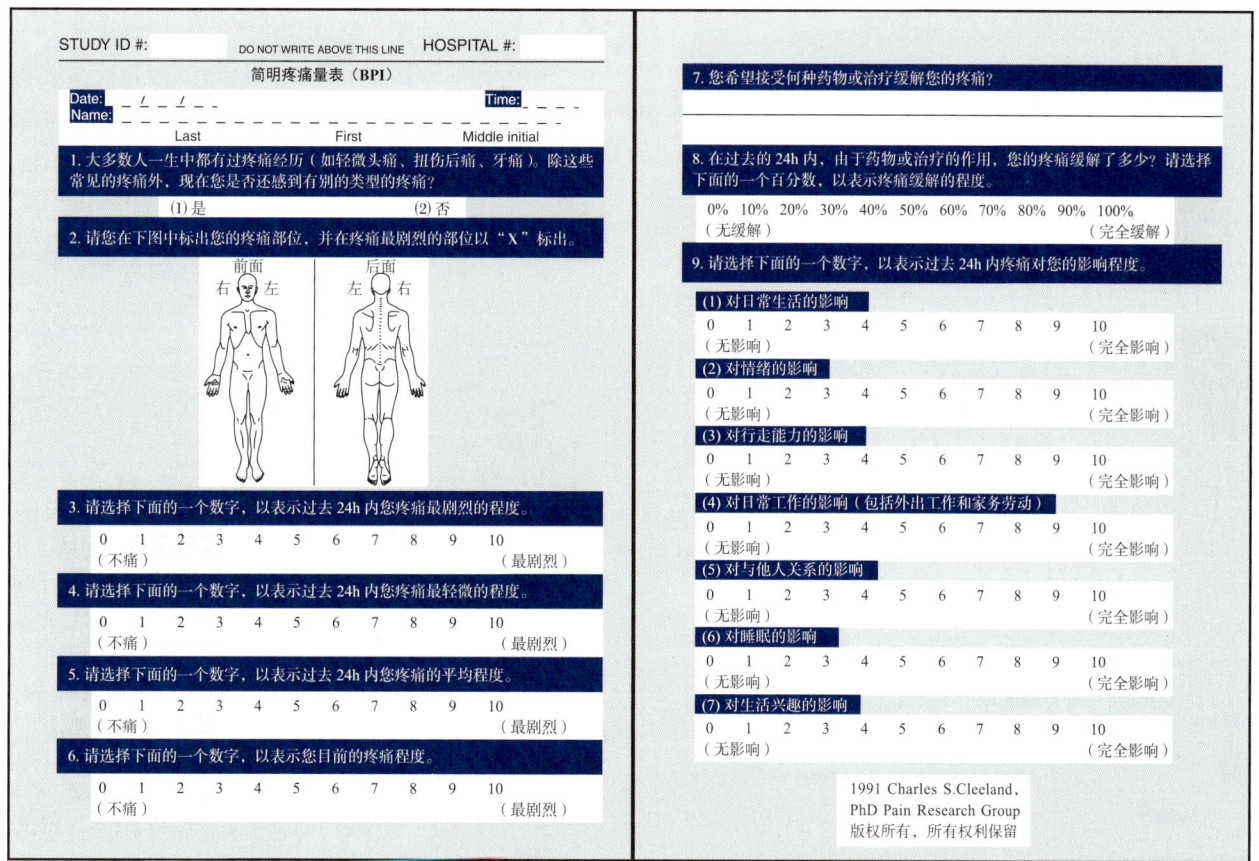

▲ 图 3-24 接受 CT 引导下神经松解术的患者的疼痛评估标准化评分系统的示例

所有接受介入手术控制疼痛的患者均应使用标准度量进行评估，从而选择从介入手术中获益最多的患者，并正确评估治疗反应。简明疼痛量表就是广泛使用和多方验证的一个评分系统

对目标区域（腹腔动脉和肠系膜上动脉起点处）大致定位并获取平扫图像。采用从前方或从后方入路，将一个或两个20G穿刺针放置在膈脚正前方，腹腔动脉和肠系膜上动脉水平处或两者之间（图3-25）。

CT显示穿刺针针尖位置合适后，连接注射器；沿着穿刺路径推注稀释的对比剂（约5ml），观察其在主动脉周围的扩散。注射的对比剂应自由流动并扩散到腹腔动脉和肠系膜上动脉周围的腹膜后间隙。测试剂量的局部麻醉药（如利多卡因）也可以在此时注射，以评估患者的反应，尽管是否存在反应并不能完全预测患者对神经松解术的反应[244]。

如果观察到对比剂充分扩散开来，就可以通过穿刺针注射10~20ml无水乙醇。在拔针之前，再通过穿刺针注射5ml盐水，防止乙醇沿着针道回流。神经松解术后应对患者进行数小时的监测，以控制术后症状，包括腹痛或背痛、内脏血管张力丧失引起的一过性低血压和腹泻[249, 250]。低血压可能很严重，手术过程中和手术后应密切监测患者的血压和心率。CT引导下神经节阻滞术未见大出血或神经系统并发症（如麻痹、性功能障碍）的报道。

(3) CT引导下神经松解术的转归和临床反应：据报道，60%~90%的患者进行腹腔神经节神经松解术后疼痛缓解，但由于评估疼痛反应存在主观性，评分可能较困难[249, 251, 252]。一项关于CT引导下腹腔神经节阻滞术的研究表明，其缓解或减轻恶性疾病患者疼痛的缓解率为73%，而缓解或减轻良性疾病患者疼痛的缓解率为37%[251]。在很多条件下，CT引导下冷冻神经松解术同样能有效减轻疼痛，包括截肢患者的幻肢痛（平均疼痛评分从6.2分降至2.0分）[246]和难治性阴部神经痛（平均疼痛评分从7.6分降至3.1分）[253]。

据报道，对于非疼痛症状的患者进行经皮神经松解术，疗效相似。例如，在一组使用乙醇进行CT引导下胸交感神经节神经松解术治疗原发性颜面和腋窝-手掌多汗症的患者中，Brock等报道总体症状缓解率为60%，安全性良好（并发症发生率为5%）[245]。

10. CT引导下肿瘤消融术 经皮影像引导肿瘤消融术是一种微创手术，通过应用热能和最近的非热能或化学注射来诱导不可逆的细胞损伤，以此治疗一系列局灶性肿瘤。该方法被用于治疗一系列局灶性肿瘤，最常见于肝、肺、肾、肾上腺和骨的原发性和继发性恶性肿瘤。

经皮肿瘤消融术的具体优势包括能够治疗由于合并症而丧失手术机会的患者，与常规手术或全身化疗相比相关发病率和死亡率较低，相对有成本效益，以及精心挑选的患者的长期转归与常规手术或全身化疗相当或近似相当。

(1) 肿瘤消融术的目标：局灶性肿瘤微创消融术有以下几个具体目标。首先，肿瘤消融术的主

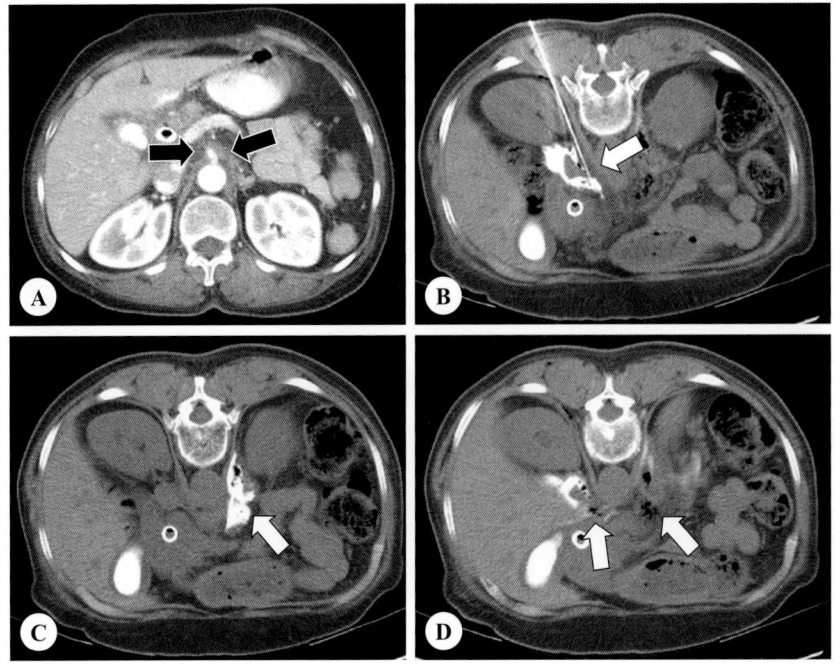

◀ 图3-25 CT引导下腹腔神经丛神经松解术。患者女，54岁，患有无法切除的局部浸润性胰腺腺癌，腹痛明显，镇痛药难以缓解

A. 轴位对比增强CT软组织窗显示肿瘤侵犯腹腔动脉周围（黑箭）。腹腔神经丛神经松解术计划从后方入路，在双侧脊椎旁穿刺进针。B. 轴位CT透视图像显示同轴针在左侧椎旁区域使用钝头针芯，以免损伤肾脏（白箭），穿刺水平位置稍低于腹腔动脉起点。注射对比剂以评估其分布。C. 轴位CT透视图像显示，在右侧采用了类似的入路，注射对比剂显示其沿着主动脉前外侧分布良好（白箭）。D. 灌注10ml 100%无水乙醇后的轴位CT透视图像［腹腔动脉起点下方的主动脉周围可见乙醇/空气（箭）］。患者手术当天疼痛明显缓解

要目标（无论器官或原发肿瘤类型如何）是通过将针状敷贴器放在肿瘤中心，产生高温（>60℃）诱导整个目标肿瘤的局灶性细胞毒性损伤或同等损伤[254]。

其次，第二个目标是治疗目标肿瘤周围足够范围的"消融边界"。适当的"消融边界"的定义是充分治疗肿瘤周围看似"正常"的组织边界。该边界通常有肿瘤外周恶性细胞的微观浸润（图3-26）。在大多数情况下，该边界的范围应该是可见的肿瘤边缘往外延伸5～10mm[255]，某些特定的肿瘤可能更少（如肾脏肿瘤）[256]或更多（如结直肠癌肝转移）[257, 258]。

这意味着，对于3～5cm的肿瘤，单次消融治疗可能不能完全覆盖目标肿瘤体积[259]。在这种情况下，可能需要多次重叠消融或同时使用多个敷贴器，才能成功消融整个肿瘤并达到消融边界[260]。此外，如果进行消融之前目标肿瘤（如结直肠癌肝转移）接受过化疗且体积缩小，那么消融区应该足够大以包括肿瘤原先涉及的范围。

最后，虽然对目标肿瘤进行完全治疗是最重要的，但治疗的第三个目标是尽可能减少对周围的非肿瘤正常组织造成的损伤。这种对正常器官实质的损害最小化的能力是经皮微创热消融术的显著优势之一，并且这一点对于器官储备功能有限的情况下的局灶性肿瘤患者来说是至关重要的。与此相关临床情况的例子包括潜在性肝硬化和肝储备功能有限的局灶性肝肿瘤患者、肾功能有限且需要治疗多种肾肿瘤的von Hippel-Lindau综合征患者、存在潜在性肺气肿和肺功能有限的原发性肺肿瘤患者[12-14]。

由于原生器官储备功能有限，使得术后并发症或器官衰竭的风险较高，这些患者中的多数不适合手术。需要仔细规划手术以确保实现以上每一个目标。

(2) 消融方式的选择：目前有几种不同类型的消融方式在临床实践中应用，其细胞损伤机制不同。这些技术可分为通过高温加热（最常用的是射频和微波能量，较少用的是超声波或激光）、极端冷冻（即冷冻消融）、接触细胞毒性化学物质（如乙醇或乙酸灌注）引起热损伤的技术，或者非热能型的不可逆电穿孔技术。

这些方式都基于一个相似的前提，通过影像引导经皮穿刺将穿刺针直接刺入肿瘤。最后，操作者的技术对性能的影响可能和设备一样大。例如，可以采用多个敷贴器来增加温度，而不是更换一种能源。

详细讨论可供使用的不同类型的消融方式不在本章的范围内。然而，熟悉临床实践中常用的方式很重要，包括射频和微波热消融、冷冻消融和乙醇灌注。对于每种方式，细胞损伤的机制、优势与劣势、常见的临床应用都见表3-4。

在这些可用技术中，射频和微波消融在当前的临床实践中更普遍。两种类型的消融都能提高足够的组织温度，产生不可逆的细胞损伤区域。射频能量易于产生，但在高血流量或高阻抗的组织会有损失，并且需要使用转换电极或多个敷贴器才能以省时的方式实现大面积消融。

微波加热快速有效，因此似乎能更好地用以克服热沉并治疗大体积的肿瘤。在目前的临床实践中，

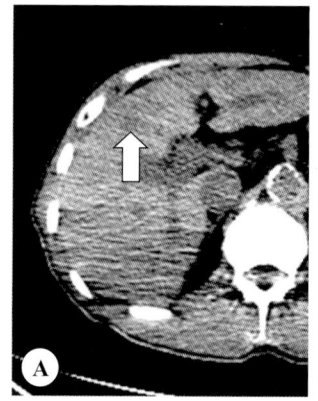 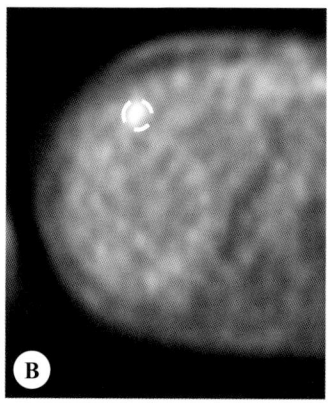 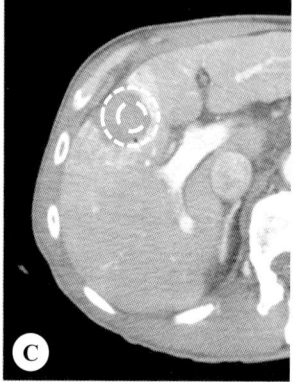 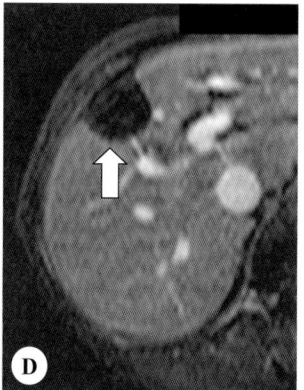

▲ 图3-26 实现足够的消融边界。患者男，56岁，肝脏有一个15mm的结直肠癌转移灶

A. 轴位平扫CT软组织窗对病变显示不佳（箭）；B. 轴位FDG-PET图像显示病变内有示踪剂摄取（圆圈）；C. 射频消融术后轴位对比增强CT软组织窗显示目标病变（内圈）周围有10mm的边界（外圈）；D. 1年后轴位对比增强脂肪抑制T_1加权MRI证实局部消融治疗效果良好，未见局部肿瘤进展的证据（箭）

表 3-4 肿瘤消融方式总结

方　法	损伤机制	优势 / 劣势
射频（基于热能）	• 离子搅拌 • 热传导	• 临床应用最广泛 • 易受到热沉效应的影响 • 难以监测
微波（基于热能）	• 介质电滞 • 热传导	• 不易受到热沉效应的影响 • 难以监测
冷冻消融	细胞内 / 细胞外结冰，血管损伤	可以在 CT 上看到冰球的边缘
不可逆电穿孔	电流脉冲破坏细胞膜	• 潜在的非热能型 • 神经和血管周围更安全 • 临床应用较少
乙醇	• 细胞脱水 • 蛋白质变性	• 非热能型 • 更加不可控，变化多

基于射频的平台最常用的，而且有最大量的相关长期临床数据（也就是说研究使用的系统在临床实践中也在使用）。然而，现在有许多基于微波的系统上市了，越来越多的数据变得可用，证明微波消融至少可与射频消融等效，并且对于较大的肿瘤具有潜在的优势。尤其是在结直肠癌肝转移的情况下，消融边界大至 10mm，需要更大的消融区（如 3cm 的肿瘤需要 5cm 的消融区）。

冷冻消融和乙醇灌注也提供了特定的临床优势。冷冻消融手术大部分是无痛的，消融区在平扫 CT 上足以看到，需要更高精度的时候，可以在治疗期间仔细监测消融区。乙醇灌注是可用的最具成本效益的治疗方法之一（仅需要 21G 穿刺针和无水乙醇），尽管与热消融相比，其长期疗效较差。

最后，有几种不太常用的技术，平台研究不够深入，总体临床应用较少。包括使用激光能量或超声波（通过聚能平台或通过经皮敷贴器）的热消融，其机制类似于射频或微波消融，通过热损伤产生细胞毒性。不可逆电穿孔是一种新兴技术，其采用电脉冲破坏细胞膜（因此通常被认为是非热能型）。使用这种方式的其他临床和实验研究正在进行中。最后，无论选择何种消融方式，操作者的总体经验对于实现最佳消融结果至关重要。Lee 等最近的一项研究很好地证明了这一点，与经验不丰富的操作者（少于 10 例）相比，经验丰富的操作者（超过 70 例）使用射频消融治疗早期肝细胞癌患者的 2 年内复发风险显著降低[261]。

(3) 消融成功的定义：熟悉消融成功与失败的关键标准化定义对于前瞻性确定治疗计划和随访、充分解释和应用已发表的临床数据都至关重要[262]。当按照预期的计划 / 方案治疗肿瘤，肿瘤在术中被完全覆盖（即消融区完全覆盖目标肿瘤或将目标肿瘤加消融边界包含在内）时，可实现"技术成功"。预定义的"治疗过程"可能包括有时间间隔的若干次消融术。

最重要的技术成功应该在完成预定治疗过程后的第一次随访成像研究中确定。必须对每个接受治疗的肿瘤区分"技术成功"和"技术疗效"。只有通过适当的临床随访才能证明其疗效。因此，"技术疗效"应该指一个前瞻性界定的时间点（例如，治疗后 1 个月），在这个时间点，实现肉眼可见的肿瘤"完全消融"，此时（或另一个特定的终点）的影像学随访可证明。

对于第一次手术或某个特定疗程后成功根治的目标肿瘤，实现"主要疗效"。而"次要或辅助疗效"是指在确定局部肿瘤进展后再次成功进行消融的肿瘤。"再次治疗"是描述那些第一次消融时影像上证实肿瘤已经充分消融，然后出现局部肿瘤进展，进而再次消融。

当最初的影像学随访显示在消融边界有残留肿瘤时，这被称为"残留的未消融肿瘤"。"局部肿瘤进展"描述的是至少有一项对比增强的随访研究证明先前的消融充分，在影像标准下目标肿瘤和消融边界周围不存在活性组织后，消融区边缘出现肿瘤灶（图3-27）。无论是在影像学随访过程的早期或晚期发现肿瘤灶，该术语均适用。

(4) 肿瘤消融术的患者评估：与其他 CT 引导手术的患者相比，进行肿瘤消融术的患者需要更加仔细的术前评估、各种治疗方案的讨论、手术的执行、术后临床症状护理、最后的术后长期随访。因此，强烈建议开展门诊临床实践来评估所有符合影像引导下肿瘤消融术条件的患者。医生应进行全面的临床评估，回顾患者最近的横断面影像，以确定肿瘤负荷及评估邻近解剖结构。

理想情况下，基线成像应在消融前 1 个月内进行，确保治疗计划的准确性。术前实验室检查应始终包括全血细胞计数、血小板计数、肌酐和凝血检查。根据患者的器官系统和年龄情况，其他检查（如血液生化检验、肿瘤标志物基线、ECG、血型和配型）也可以纳入选择。所有抗凝血药和抗血小板药物应在治疗前停用或用短效药物适当替代，术前应有足够的时间使凝血状态正常化。

经皮消融术的禁忌证包括肿瘤负荷过重、凝血功能障碍无法纠正、感染指标阳性、有无法治疗的弥漫性疾病或远处转移[263, 264]。总体而言，初步患者咨询的主要目标是确定患者是否适合进行影像引导下消融术。其重要因素包括对患者进行详细的临床评估、确定肿瘤是否适合治疗、评估原发肿瘤是否适合进行消融治疗（或应考虑用其他替代治疗）。

在这方面，跨学科的肿瘤学团队的综合专业知识，包括医学肿瘤学、肿瘤外科学、肝病学、放射治疗学、移植外科学、病理学、放射学和介入肿瘤学，对于癌症患者治疗计划的制订至关重要。因为涉及的科室众多，多学科会议有助于对复杂患者进行分类。

(5) 术中影像引导：经皮肿瘤消融术通常在超声（ultrasound，US）、CT（带或不带透视）或 US 与 CT 联合引导下进行。MRI 引导也有应用，但是目前除了某些特定医疗中心，尚未广泛使用，因为使用这类设备受到限制。

消融术成功与否取决于操作者能否观察到肿瘤、能否将电极定位在目标内、消融完成后能否准确评估治疗区。以上每一步都面临一些重大挑战。例如，用于诊断的成像方式跟用于治疗的成像方式不一样（例如，诊断用 MRI，消融用 CT 引导），并且由于患者位置变动，两次影像上的病变不能精确重合。另外，在超声、CT 和 MRI 上，是否进行对比增强检查，目标肿瘤常有不同表现。

最终，以肿瘤显示最佳为依据来选择合适的成像方式。实时超声引导对于放置电极和术中定位非常有用，但在某些位置，如肝脏膈顶部，对肿瘤的显示可能有限。此外，超声对于监测手术是否成功的能力非常有限，因为消融之后治疗区域会被生成的气体回声灶遮挡。无论是否使用透视，CT 有助于定位深部肿瘤或进针路径比较复杂的肿瘤。然而，目标肿瘤在平扫 CT 上图像显示欠佳。可以在术中静脉注射对比剂，确定目标肿瘤的位置。

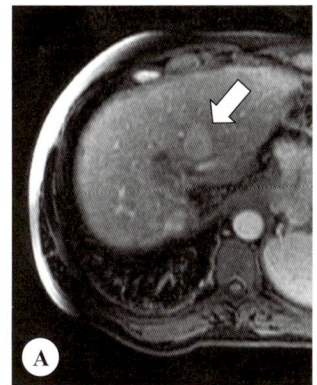 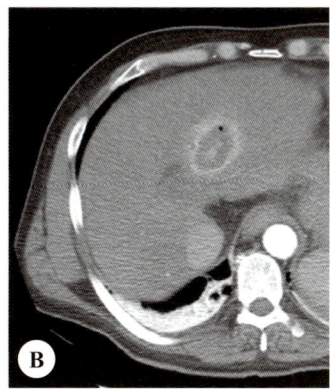 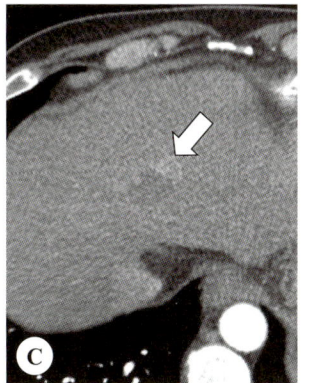 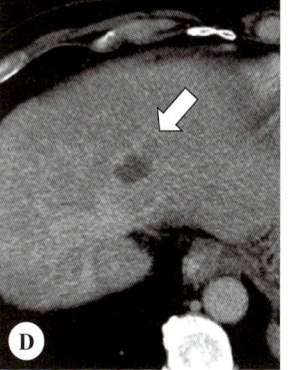

▲ 图 3-27 局灶性肝细胞癌射频消融后局部肿瘤进展的影像表现。患者男，68 岁，患有肝硬化。MRI 诊断为局灶性肝细胞癌

A. 动脉期轴位对比增强脂肪抑制 T_1 加权 MRI 显示病变明显强化（箭）；B. CT 引导下射频消融后轴位对比增强 CT 软组织窗显示消融边缘出现预期的明显强化；C. 术后 1 年随访的动脉期轴位对比增强 CT 软组织窗显示消融区边缘有明显强化的结节（箭）；D. 延迟期轴位对比增强 CT 软组织窗证实对比剂廓清（箭），与局部肿瘤进展的表现一致

需要仔细规划探针位置，以确保最终消融区充分覆盖目标肿瘤。这包括计划探针的初始放置和（或）重新定位或同时放置多个探针，同时适当考虑每个探针周围能实现的消融区的大小。重要的是，需要多次重叠消融才能在三维上充分覆盖较大体积的肿瘤[259]。当使用多个探针时，需要注意平行探头的方向，保持适当的间距（因设备类型不同而特定）。

如果需要活检，可以使用引导针，通过引导针可以进行活检和消融。该方法尤其有利于深部和难以接近的肿瘤，同时可以最少化所需的穿刺/通过次数。对于射频设备，应注意确保引导针要么是绝缘的，要么足够短，避免通电的射频电极尖接触引导针（这将导致短路）。

(6) 肿瘤消融术的辅助技术：由于肿瘤难以接近、存在紧邻的非目标结构、有较高的并发症发生率或复杂的基础解剖结构（如紧邻大血管），某些位置的肿瘤有技术挑战。可以使用几种方法来帮助完成这些"难以治疗"的肿瘤的经皮消融术。

消融区附近的结构，如结肠、胃、胆囊、膈肌、胰腺、腹壁或胸壁、神经和纵隔结构，可能会因附近加热而受损。通常，需要使用"移位"或"剥离"，在消融区的预期边缘和附近的重要结构之间建立足够的间隔，以安全地完成消融。理想情况下，需要5～10mm的距离，尽管当消融区周围存在脂肪或空气时（如肠系膜或腹膜后脂肪包围的外生性肾脏或肝脏肿瘤），该距离可能会有所不同。

有几种技术可用于在消融区周围成功建立安全边界。例如，将一个18～19G穿刺针放进两个结构之间的间隙中，然后注入空气（室内空气或二氧化碳）或液体，直到两者距离合适。当进行热消融时，应该只用非离子液体（无菌水或5%葡萄糖水溶液），防止电流的不对称传输。可以在液体里面添加对比剂（浓度通常为2%～5%）提高其可见度，并证明组织已经充分分离[265]（图3-28）。可以在超声引导下使用Yueh针穿刺进肝周间隙来创造人工腹水。类似的技术已经用于肺部肿瘤消融期间创造人造气胸或胸腔积液。

在手术过程中需要仔细监测该距离，必要时重新注射以保证整个手术过程中距离足够。当液体或空气导致的分离不够时，可以将球囊导管放在导丝上，帮助机械位移[266]。使用18～19G穿刺针进行第一次空气/液体注射，如果有需要，可以通过该穿刺针放置0.035英寸的导丝和球囊导管。放在这些重要结构之间的穿刺针本身也可以帮助组织位移（图3-29）。

操作者应特别注意使用多平面成像（非增强CT的冠状位或矢状位重建）来获得合适的间隔，因为非目标结构受到热损伤可与发病率和死亡率增高相关。最后，当在"有风险"的腔内结构（如胆管或输尿管）

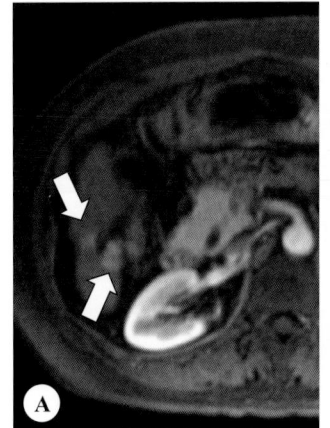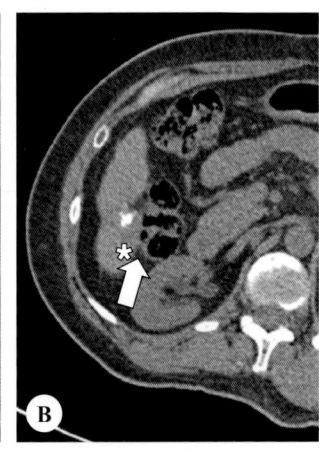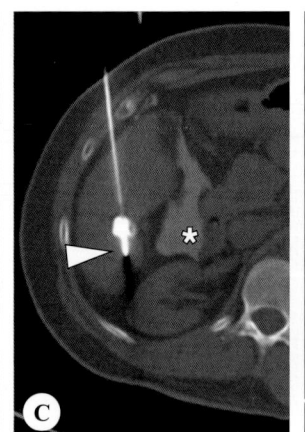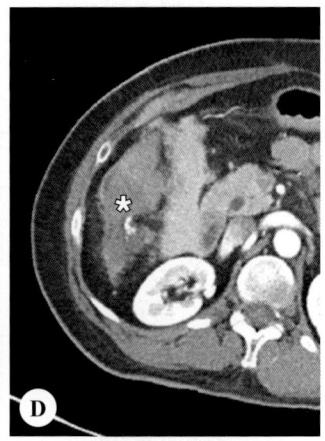

▲ 图3-28 肝脏肿瘤消融期间的水分离。患者女，58岁，患有肝硬化和肝细胞癌。之前肝Ⅳ段接受了经动脉多柔比星–碘油化学栓塞治疗，现进行随访检查

A. 动脉期轴位对比增强脂肪抑制 T_1 加权 MRI 显示残留肿瘤明显强化（箭）。计划使用 CT 引导下微波消融术再次进行治疗。B. 术中轴位平扫 CT 显示紧邻碘油聚集处后方有稍低密度结节状肿瘤区域（星）。右半结肠紧邻计划治疗区域的肝包膜（箭）。C. 轴位 CT 透视图像显示消融探针放在目标肿瘤内（箭头）。第二个同轴针（未显示）放置于结肠和肝包膜之间的下方。注入 2% 的对比剂和无菌水混合液后，消融区和结肠（星）之间的间隔足够。D. 射频消融术后立刻扫描的轴位对比增强 CT 软组织窗显示消融区（星）将目标肿瘤覆盖良好

附近进行消融时，将导管穿过该管道结构，放在潜在的可能受损的部位，或者在消融期间注入冷却液，以此减少狭窄形成的可能。

消融部位与血液或空气流动非常近的时候可以减少消融引起的组织升温。例如，与肿瘤相邻的直径＞3mm的血管就像一个散热器，会限制肿瘤的温度。尽量减少并发症的方法包括仔细选择患者，不选择患有肝门部肿瘤的患者。对于可拉伸电极，尖头偶尔可以放在大血管里面，优先吸引射频电流并限制剩余电极周围的加热。如果在手术开始时或手术过程中阻抗水平异常减低，可以通过抽出尖头，将其旋转45°，然后重新放置可拉伸电极来解决这个问题。鉴于此类肿瘤的位置关系（通常位于两血管之间），使用针型电极可能更容易可视化和确认位置。

肿瘤位于器官的外周也可能难以治疗。例如，对某些肿瘤类型（即肝细胞癌）进行经皮穿刺活检术，包膜下肝肿瘤的种植转移和出血风险都比较高。应该尽可能穿过肝脏来接近这些肿瘤。如果穿刺需要穿过受累包膜，电极定位应该通过单次穿刺进行，同时对包膜进行消融。如果肿瘤是外生性的，可以先消融肿瘤的近端/中心部分，阻断肿瘤血液供应，再治疗外周的外生部分。

非常靠近包膜的周围型肺肿瘤也存在类似的挑战，因为直接穿刺和消融可能导致气胸形成。在这个位置，穿过正常肺实质接近病变是成功治疗此类肿瘤的一种方法。最后，可以根据肿瘤对探针选择进行调整。如果肿瘤是圆形的，则选择可拉伸电极可以提供更好的消融区，而如果肿瘤位于肝包膜附近的两个位置（如在肝右叶的下部尖端），则针型探针可以更容易定位。

(7) 肿瘤消融的术后影像和随访：消融术后立刻进行影像检查，主要有两个作用，即评估治疗的充分性（或相反，确定治疗不完全的区域）和评估手术并发症。在作者所在的机构，消融术后在扫描床上立刻就可行肝脏多期对比增强CT。对比增强超声（contrast-enhanced ultrasound，CEUS）也可用于评估消融术的即时疗效。使用对比剂可以快速评估消融区，并有助于确定是否存在残留的未消融肿瘤、活动性出血、气胸或邻近器官损伤（图3-30）。

如果发现肿瘤有任何强化，需要将电极重新定位并消融剩余的肿瘤。如前所述，消融区应包括目标肿瘤及5~10mm的消融边界[267]。消融区的形状可因消融电极的数量和类型，以及周围血管的数量和大小而异，因为血液存在"热沉"效应。因此，使用多平面重建评估消融边界非常重要。最近的研究还表明，消融术后使用CT和MRI三维配准可以更准确地评估消融边界，该方法可能为消融术后影像评估提供新的范例[268]。

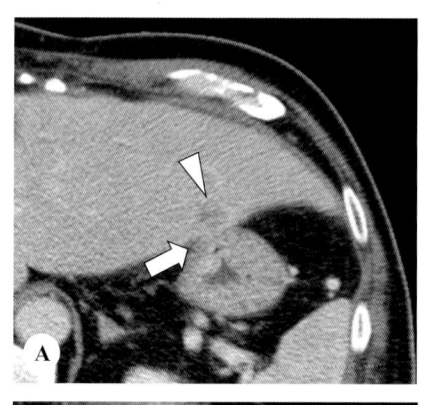
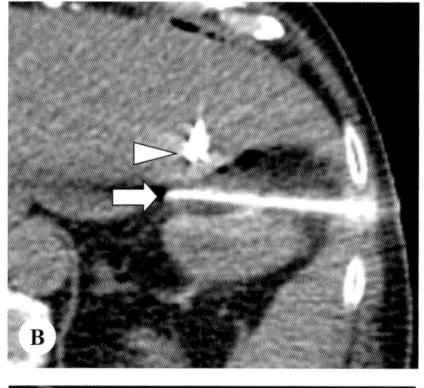
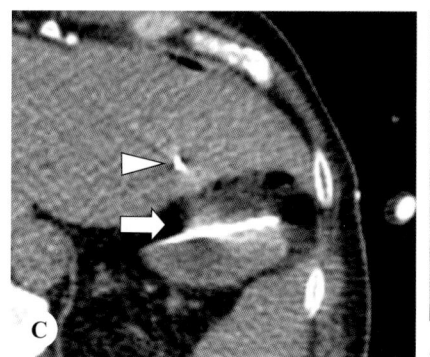
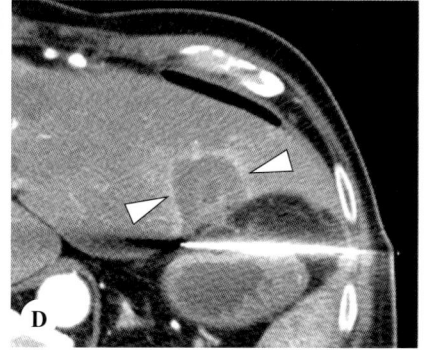

◀ 图 3-29 肝脏肿瘤射频消融过程中邻近重要结构的机械位移，防止非靶目标热损伤。患者男，62岁，采用经皮热消融术治疗肝左叶的孤立性结直肠肝转移瘤

A. 轴位对比增强CT软组织窗显示靶病变位于包膜下（箭头），邻近的胃与肝脏表面相邻（箭）；B. 轴位CT透视图像显示靶病变（箭头）内的射频电极和放在肝与胃之间的19G同轴针（箭）；C. 消融术中获得的轴位CT透视图像显示了如何使用同轴针，让胃远离肝脏表面的方法（箭；电极尖：箭头）；D. 消融术后轴位对比增强CT软组织窗显示消融区的边界（箭头）足够，同时邻近的胃未受损

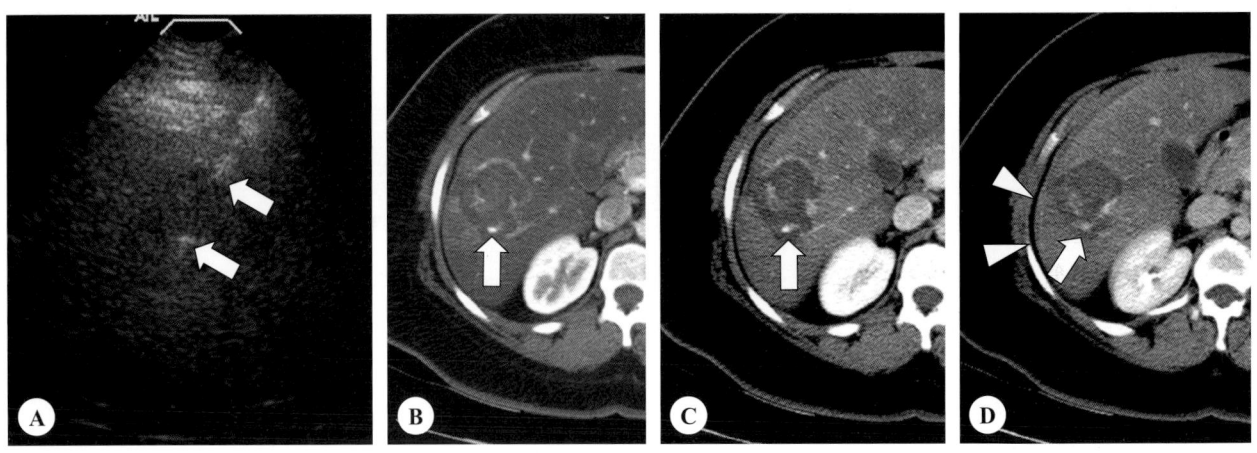

▲ 图 3-30 肝脏经皮射频热消融术后肝内和腹膜内出血。患者女，25 岁，患有 4cm 的有症状的肝腺瘤，接受了经皮射频消融术

A. 横断面超声图像显示在超声引导下放置穿刺针（箭）；B. 消融后立即获得动脉早期轴位对比增强 CT 软组织窗图像，以评估消融区；C 和 D. 在消融区（箭）内可见局灶性对比剂外渗，在门静脉期（C）逐渐增加（箭），在 3min 延迟期图像（D）上范围继续扩大（箭），注意肝周也有一些对比剂（箭头）。随后再次消融患者的出血部位，使出血区域烧灼。患者在第 2 天出院回家

影像学表现包括由于凝固性坏死和出血性产物引起的弱回声或不均匀性强回声消融区[267]。当进行冷冻消融时，与周围软组织相比，治疗区域呈低密度。由于组织坏死，消融术后即刻在 CT 上发现微小气泡是正常的，该气泡通常在 24h 内消退。但是，如果气泡在随后的影像检查中持续存在或增加，并且患者出现相关症状，如持续性腹痛、发热或白细胞增多，则应考虑脓肿形成[269, 270]。随着时间的推移，消融诱导的凝血形成纤维组织，消融区在平扫 CT 上变为更均匀的低密度影，纤维组织在 6~12 个月的间隔内逐渐缩小[271]。消融区周围存在水肿，在平扫 CT 图像上显示为锐利的低密度边缘，在对比增强 CT 图像上显示为均匀的边缘强化，代表消融后的反应性炎症，可持续 4 周[272, 273]。

需要长期定期进行影像学随访，以确保消融的完整性，并筛查局部肿瘤进展或新发肿瘤。具体的方案通常取决于目标肿瘤的类型。考虑到局部肿瘤进展或新发肿瘤的可能性，一种常用的随访方案包括在术后 1 个月及之后每 3 个月进行一次影像检查。CT 或 MRI 多期对比增强扫描（包括平扫期、动脉期和静脉期）是足够的。

最后，用常规对比增强扫描发现残留肿瘤具有一定的挑战性，并且依赖于几次随访的影像表现变化，这就可能导致再次干预的延迟。常规对比增强扫描上怀疑复发的病灶，可以使用 FDG-PET/CT 帮助早期确诊。

(8) 热消融术的不良反应和并发症：与其他影像引导的手术一样，热消融术也涉及了一小部分但重要的潜在的手术相关并发症。Livraghi 等做了迄今为止关于肝脏热消融术相关并发症最大型的研究，结果表明，在 3554 例接受热消融术治疗的肿瘤患者中，6 例发生死亡（0.3%），50 例发生严重并发症（2.2%）[274]。大多数并发症，如胸腔积液，可通过支持性医疗护理进行控制，不需要外科干预。

消融相关出血发生率不到 2%（在一项大型多中心研究中，腹腔内出血发生率为 0.5%）[274]。危险因素包括国际标准化比值（international normalized ratio, INR）升高、血小板减少、消融部位浅表或位于包膜下。最后，大口径的电极和多次尝试插入电极也会增加出血的风险。

消融术后感染与几个危险因素有关，包括术前消融区的细菌定植和存在全身感染的危险因素，如免疫抑制或糖尿病。肝脏消融术后，消融区内的积液可表现为无菌性胆汁瘤（5%）或肝内脓肿（0.3%~1.7%）[275]。然而，在胆管支架里面有细菌定植的患者中，或者做过胆肠吻合术的患者中，消融区内发生脓肿的风险非常高。射频消融术后的肝脓肿可以无症状，也可以引起低热，伴或不伴有腹痛（通常在消融术后 3~6 周出现）。

治疗方法包括静脉注射抗生素，伴或不伴有

影像引导下经皮穿刺引流术。在一项大规模研究中，几个肝脓肿患者接受了随后的化疗，结果导致败血症和休克，这表明在给予潜在的免疫抑制治疗之前，需要对怀疑有肝脓肿的患者进行仔细的评估[274]。

靠近消融区的器官可能发生非靶向热损伤的并发症。靠近肠管，尤其是结肠的热损伤可导致穿孔。据报道，这是导致消融术相关死亡的原因之一。肠壁损伤的危险因素包括目标肿瘤边缘与肠壁之间的距离<1cm；患者有腹部手术史，腹膜粘连可能引起肠壁损伤[276]。此外，结肠似乎比胃（更厚的胃壁、更少的腹膜粘连和更大的血管可以保护胃）或小肠（更大的活动度可以保护小肠）更容易受到损伤。

胆囊也存在因邻近肿瘤的热消融而导致非靶向热损伤的风险。治疗胆囊附近或邻近的肿瘤引起的轻度医源性胆囊炎通常是自限性的，可以保守使用麻醉剂控制疼痛，静脉输液补水，如有需要可输抗生素。尽管有这类风险，多项研究结果仍表明，胆囊附近和（或）邻近部位的热消融在技术上是可行和安全的，导致的自限性并发症发病率最低[277, 278]。横膈的非靶向热损伤可导致明显的中度至重度的右肩疼痛，持续2～14天（在70%的患者中）[279]。人工腹水可降低这种损伤的可能性[280, 281]。

更大型的多中心研究结果表明，肿瘤沿着针道种植转移的发生率为0.3%～0.5%[274, 282]。增加种植转移风险的特定因素包括肿瘤位于包膜下（风险约增高11倍）、多次治疗（风险约增高2倍）、采用多个电极（风险约增高1.4倍）、在消融前或消融过程中进行活检。术后7～10个月，种植转移灶常表现为有强化的软组织结节。

将风险最小化的方法包括，在手术前确定风险较高的患者，此类患者首次穿刺的时候应仔细将电极放在最佳位置（穿刺路径最好通过非肿瘤的肝实质而不是包膜表面）。此外，在拔针过程中保持消融探头加热（即"针道消融"技术）也可用于凝固针道，并可降低风险，但并不能完全消除[283]。然而，针道消融只能在某些情况下进行。例如，肺肿瘤的针道消融与气漏发生率增高相关，因此不应进行。

消融术后综合征是一系列流感样症状，包括发热（可高达39.4℃）、不适、寒战，与血管内栓塞术后的情况相似，消融术后综合征的发生率约为40%[284]。该症状在术后几天开始出现，7～10天内消失，属于自限性症状，只需要采取支持性措施。如果持续发热，则应排除其他病因（如脓肿、肺炎、胸腔积液或肺不张）。

11. 肿瘤消融术的临床应用 肿瘤消融术的临床适应证分为治愈性消融（即实现完全清除目标肿瘤内的所有肿瘤细胞的目标，并且体内无任何其他已知肿瘤病灶）或姑息性消融（即在已知体内存在其他非目标肿瘤病灶的情况下，完全消融目标肿瘤，或者完全或部分消融目标肿瘤的足以治疗的部分，以达到症状缓解）[285-288]。肿瘤治愈性消融通常用于肝脏和肾脏的孤立性局灶性原发性恶性肿瘤。完全消融有症状的良性肿瘤（如有激素活性的良性肾上腺醛固酮瘤）以达到症状缓解也可以认为是治愈的。相比之下，姑息性消融被用于缓解疼痛和治疗有激素活性的转移性肿瘤。

(1) 肝脏：影像引导下消融术已广泛用于肝脏原发性和继发性恶性肿瘤。对于肝细胞癌（HCC），热消融（最常用射频消融）已被大量应用于临床研究。影响射频消融最大的两个因素是肿瘤大小和紧邻大血管（>3mm）。<3cm的肿瘤有83%可达到完全坏死，在非血管周围区域的肿瘤有88%可达到完全坏死[289]。一项随机对照试验比较了射频消融和手术切除初次治疗<5cm的孤立性HCC的效果，1年、2年和3年总生存率分别为95.8%、82.1%和71.4%（消融组），以及93.3%、82.3%和73.4%（切除组）[290]。

与常规手术或全身化疗相比，肿瘤消融术的成本效益更高，相关的发病率和死亡率更低[254, 291]。鉴于在早期和极早期HCC（直径<2.5cm）中消融术的成功，最近的一些学会指南将消融术推荐为一线"治愈性"手段。

此外，在许多等待肝移植的肝硬化患者中，热消融被用作"移植的桥梁"暂缓治疗（特别是世界上等待移植时间较长的地区）。一些研究表明，使用这种技术可以降低患者放弃等待的比例，其中一项研究表明患者等待1年后放弃的比率为5.7%，而未经治疗的患者放弃比率为31.8%[292, 293]。

肿瘤消融术也可以与其他局部治疗相联合，如经动脉化疗栓塞（transarterial chemoembolization, TACE）或 ^{90}Y 经动脉放疗栓塞。这些疗法提供了不同但互补的选择，可以单独使用、依次使用或联合使用，以期对肝脏肿瘤达到最佳治疗。TACE和放疗栓塞通常用于肿瘤负荷较高和晚期疾病的患者，或者作为等待肝移植患者的暂时治疗手段。

对于肿瘤较小（直径＜4～5cm）、散在的肿瘤病灶少于三个的患者，经皮消融术是优选方案。然而，针对患者和肿瘤具体的特征，联合几种方法的多模态治疗提供了越来越多的可观的长期转归。尤其是与单独消融相比，在较大的HCC（3～7cm）中，热消融与TACE联合治疗已被证明更有效（图3-31）。

肿瘤消融术也被用于治疗孤立性或病灶个数较少的肝转移瘤。使用经验最丰富的是结直肠癌只转移到肝脏又不符合手术切除标准的患者，切除后在新的部位出现肿瘤的患者，或者将射频消融作为分期肝切除术的辅助手段的患者。与单纯化疗相比，采用热消融治疗无法切除的局限性病灶的患者预后更好[294]。最近的消融研究表明，其5年生存率有所提高，与手术切除更接近，部分原因是患者选择提升、随访更准确和更完善、化疗方案改良、对反复出现的肿瘤或未治疗的肿瘤立刻重新治疗[286]。

射频消融治疗结直肠癌肝转移的研究结论是不统一的，因为许多比较经皮消融术和手术切除的研究存在内在的选择偏倚（射频消融通常在非手术患者中进行）。尽管如此，Gillams和Lees的一项纳入精心挑选的患者（肿瘤＜5cm，肿瘤数＜5个，无肝外疾病）的长期研究结果表明其5年生存率为24%～33%，接近手术切除的水平[295]。

此外，虽然射频消融后局部肿瘤进展的发生

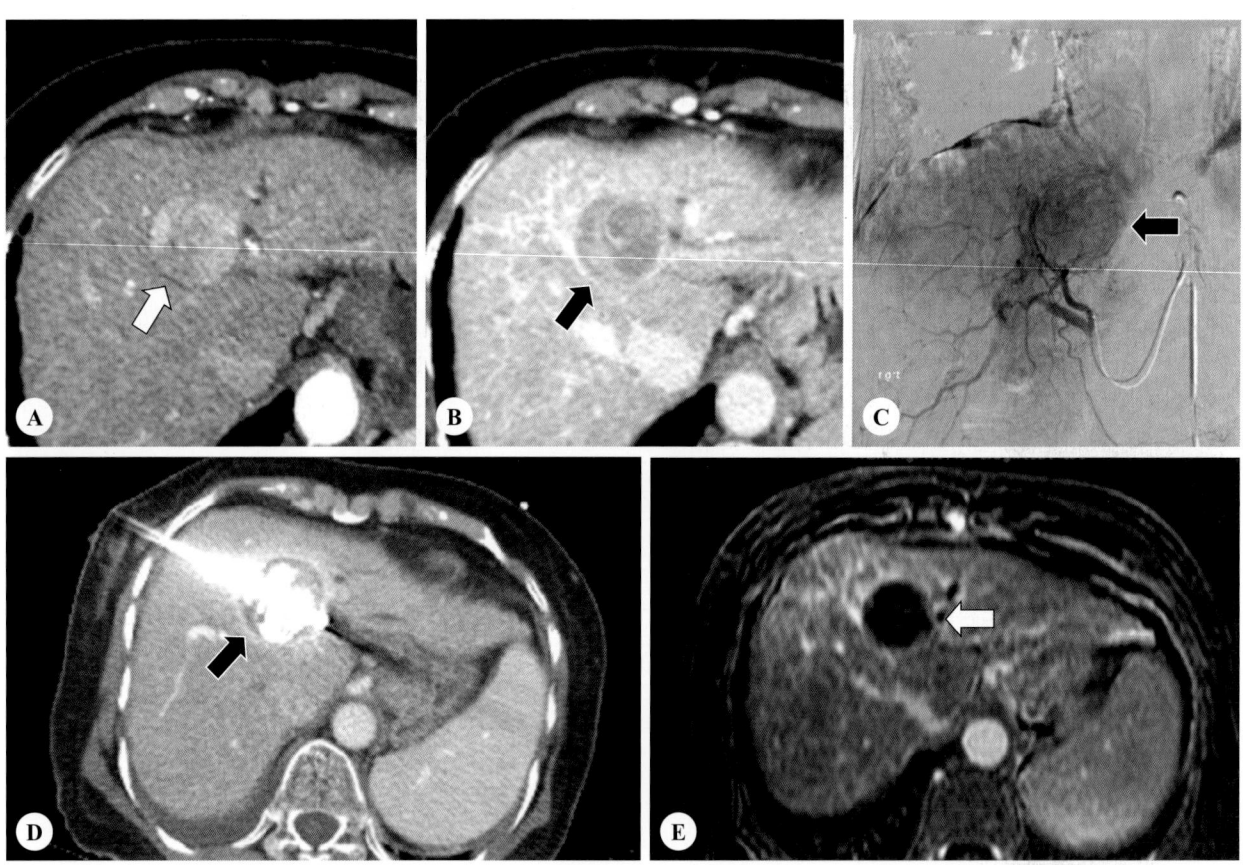

▲ 图3-31 经动脉化疗栓塞（TACE）联合CT引导下热消融治疗肝细胞癌（HCC）。患者男，55岁，在肝硬化背景上诊断出有一个3.5cm的HCC

A和B. 动脉期轴位对比增强CT软组织窗显示病灶动脉早期明显强化（A，箭），随后门脉期显示对比剂廓清，可见假包膜（B，黑箭）。C. 血管造影显示在用乳化碘油和多柔比星进行经动脉化学栓塞时，肿瘤呈富血供（黑箭）。1周后，对患者进行CT引导下射频消融。高密度碘油区域引导电极的放置和消融。D. 动脉期轴位对比增强CT软组织窗显示电极放置于病变内部（黑箭）。E. 1年后的动脉期轴位对比增强脂肪抑制T_1加权MRI图像证实病灶无强化，治疗效果持续良好（箭）。与单独使用一种治疗方法相比，TACE联合热消融在代偿良好的肝硬化患者中可以获得更好的局部治疗效果和更高的5年总生存率

率（15%～20%）高于手术切除，但因为再次治疗残留肿瘤较为容易，因此5年生存率与手术切除相当（48%～51%）。最后，Solbiati等最近报道了99例小的结直肠癌肝转移（<3cm，数量<5个）进行射频消融的患者的10年生存数据，其结果（5年生存率为48%，7年为25%，10年为18%）非常好，很容易与手术切除相媲美[286]。

在一项关于消融术的经典研究中，Livraghi等采用"时间检验"方法，将射频消融作为符合手术条件的患者的一线治疗[296]。直径<4cm的孤立性肝转移瘤患者先接受了射频消融，而不是手术切除。他们发现，相当一部分患者出现了新的肝内外转移灶，因此，50%的患者免于非治愈性手术，26%的患者因为射频消融有效而免于手术，没有患者失去肝切除的资格。最近，Gillams和Lees的一项纳入309例因结直肠癌肝转移（肿瘤<5cm且无肝外疾病）而接受射频消融的患者的研究结果表明，3年和5年生存率分别为63%和34%[295]。同一研究中，40例小肿瘤患者（平均2.3cm）的治疗转归更好（1年、3年和5年生存率分别为97%、84%和40%）。

(2) 肾脏：虽然保留肾单位的手术通常用于治疗小的原发性肾肿瘤，但肿瘤消融术已成为除手术切除术外的一个有吸引力的选择。许多患者由于肾功能有限、移植肾、严重的合并症及患者不愿意进行肾脏替代治疗而被认为不适合手术切除，因此成为理想的消融术候选者。强烈建议在射频消融术前先进行穿刺活检病理学证实为肾细胞癌，因为<3cm的实性肾脏肿块有高达25%是良性的。

射频消融和冷冻消融在各种大小的肿瘤内的技术成功率高达97%～100%，但是大肿瘤需要多次消融治疗[297, 298]。一项研究报道射频消融治疗肾癌的无转移生存率和2年总生存率非常高，分别为97%和82.5%[299]。在肿瘤大小各种各样且平均随访时间不到2年的患者中，冷冻消融的生存率与射频消融相似[300]（图3-32）。经皮肾肿瘤消融术的主要并发症包括出血、气胸、肠管和神经损伤，发生率约为2%[301]。

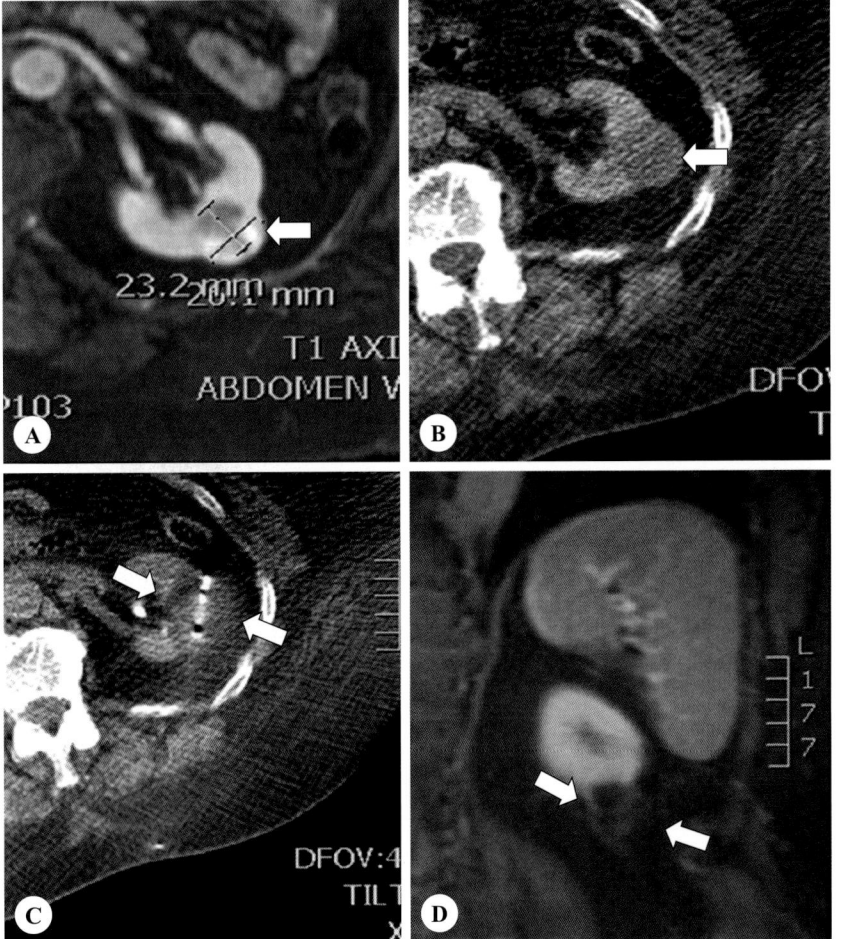

◀ 图3-32 小肾癌CT引导下冷冻消融术。患者女，74岁，偶然发现一增大的经活检证实为RCC（透明细胞亚型）的病灶，行CT引导下冷冻消融术

A. 轴位对比增强CT软组织窗显示左肾肿块强化（箭）。B. 轴位平扫CT软组织窗显示低密度的外生性肿块（箭）。C. CT透视图像显示CT引导下冷冻消融术采用从前方入路。消融探头周围的低密度区域为消融区内形成的冰球（两个白箭中间）。D. 2年后冠状位对比增强脂肪抑制T_1加权MRI证实局部治疗效果持续，未见任何肿瘤残留或复发（两个白箭中间为消融区）

(3) 肾上腺：初步研究报道了使用热消融治疗肾上腺孤立性转移瘤（图 3-33）。手术切除孤立性肾上腺转移瘤的研究显示患者长期转归良好，该情况是使用热消融的基础。迄今为止最大型的一项研究中，Welch 等用冷冻消融治疗了 32 例患者的 37 个肾上腺转移瘤，91.2% 的患者实现了局部肿瘤控制。然而，32% 的患者最终死于肾上腺以外的转移[302]。这表明，虽然前期的数据是有潜力的，但还需要更多的研究来完善患者选择，最大限度地提高治疗效果。

已经有研究报道使用热消融治疗良性的有分泌激素功能的肾上腺肿瘤（如分泌醛固酮或皮质类固醇的腺瘤）。通过仔细选择患者，包括用肾上腺静脉取样进行适当的偏侧性研究，对功能性的肾上腺腺瘤进行消融是一种有潜力的发展中的临床选择。几组研究结果表明已经取得了超过 90% 的成功率［用临床和（或）生化指标作为标准］。与微创手术（如腹腔镜肾上腺切除术）相比，经皮影像引导下消融术具有降低并发症发生率和缩短住院时间的优势[303]。

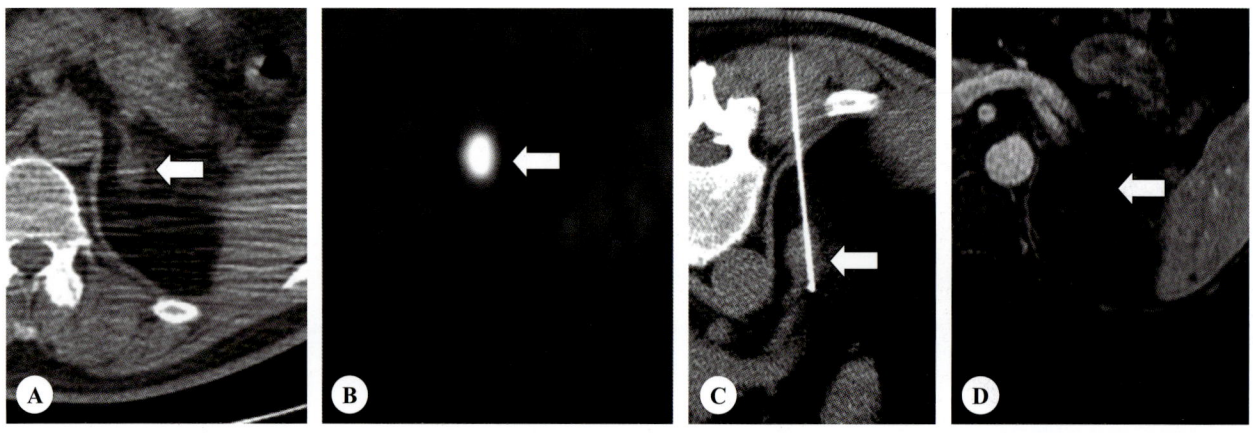

▲ 图 3-33　肾上腺转移瘤 CT 引导下射频热消融。患者男，71 岁，因原发性非小细胞肺癌接受了立体定向放射治疗，现进行影像学随访

A. 轴位平扫 CT 软组织窗显示左侧肾上腺有一个新生的孤立性病变（箭）。B. 轴位 FDG-PET 显示病变摄取示踪剂，符合转移瘤（箭）。C. 在 CT 引导下，采用从后方入路射频消融的轴位透视图显示射频电极穿过靶病变的位置（箭）。在技术上成功热消融结节 12min。D. 1 年后的轴位对比增强减影 T_1 加权 MRI 显示，局部治疗效果持续，治疗结节和周围消融边界内完全没有强化（箭）

第二篇

成人应用
Adult Applications

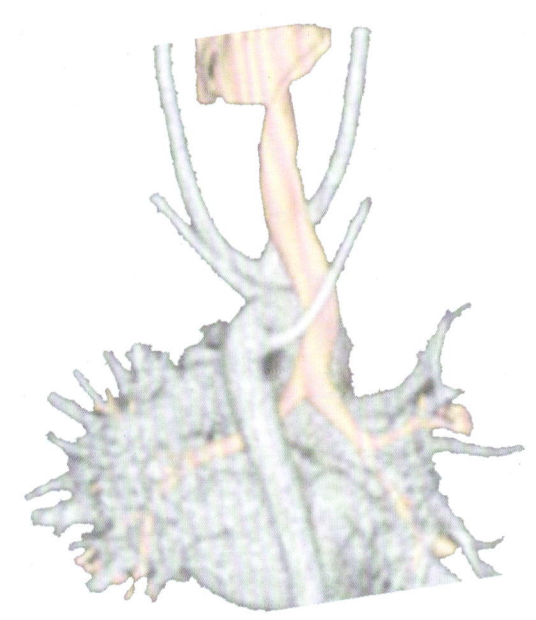

第4章 颈 部
Neck

Katherine L. Reinshagen　Amy F. Juliano　著
叶　蕾　秦　韵　译

颈部包含多个不同的器官系统，每个器官系统都有其独特的解剖结构、组织学特性和疾病状态。除上呼吸道消化道（包括咽部和喉部）外，还包括唾液腺、甲状腺和甲状旁腺及一些重要的颈部间隙。准确定位这些区域的病变，是实现合理、简明的影像学鉴别诊断的最关键的第一步，因此，认识颈部解剖至关重要。

本章概述了用于评估颈部解剖结构和常见疾病的最新的 CT 和 MRI 技术，以及相关影像表现，这些都是放射科医师应该在临床实践中熟练掌握的知识。

一、颈部成像技术

1. CT

(1) 患者准备：多排 CT 获取 CT 图像更快，使焦虑或急诊患者对 CT 检查的耐受性更好。成人和大龄儿童一般不需要检查前镇静。但当对婴儿、幼龄儿童及不能配合检查的成人进行成像时，建议与麻醉团队合作，实施保留意识状态的镇静。抑制意识状态的深度镇静需要使用人工气道（如喉面罩通气和气管插管），若患者存在咽后血管或咽部病变，这些病变可能因喉面罩通气或留置气管插管发生移位或被掩盖。

静脉对比剂通常用于更好地评估颈部软组织结构，最常用的是非离子型碘对比剂进行颈部 CT 成像时，成人通常使用总剂量 75～100ml 的碘对比剂，若患者存在肾功能受损，即肾小球滤过率（glomerular filtration rate，GFR）为 30～45ml/(min·1.73m^2) 时，应调整剂量至 50ml。若患者 GFR<30ml/(min·1.73m^2) 且未进行透析，通常不允许使用静脉对比剂，此类患者的检查方式还需与肾脏科医师讨论。若患者正在接受透析治疗，需建议其配合进行 CT 检查后透析。

静脉对比剂的注射流速通常为 2.5ml/s。为确保颈部软组织充分显影，扫描通常在注射对比剂 90s 后再开始。在一些特殊情况下，如评估腮腺肿块，则需延长延迟扫描时间。如评估动脉情况，则建议以 4～5ml/s 的速率进行团注，建议将延迟扫描时间缩短为 25s。颈部 CT 通常不需要口服对比剂。

(2) CT 扫描参数：颈部 CT 首先获取薄层图像（层厚 0.625mm，间隔 0.625mm），进行多平面重建后，最终获得厚层图像（层厚 2.5mm，间隔 2.5mm）。多平面重建的 CT 图像有如下优势：①能够细致地显示复杂解剖结构，如喉部；②能够展示解剖结构，尤其是能为术前评估提供参考，如气道重建；③能够确定空间关系，如咀嚼肌间隙的病变和甲状旁腺腺瘤。目前，标准的颈部 CT 图像应包括冠状位和矢状位图像。在进行喉部扫描时，专用喉部轴应平行于真声带，以确保检查结果具有可重复性，并且能正确地定位到喉部的细小结构。目前，标准、常规的 CT 图像位有冠状位和矢状位。在对喉部进行成像时，扫描喉部的长轴需平行于真声带，以确保图像的可重复性，最重要的是校正喉内部细微结构的位置[1]。

颈部的 CT 血管成像通常是用获得的薄层图像（层厚 0.625mm，间隔 0.625mm）重建成的多平面图像。另外，斜矢状位 CT 图像应在每一侧都与颈动脉成角，帮助评估血管的狭窄程度，特别是血管迂曲的情况[2]。

2. MRI

(1) 患者准备：对于患有严重幽闭恐惧症、疼痛及意识模糊的患者，选择 MRI 作为检查方式仍然面临诸多挑战。特别是当患者存在呼吸或吞咽障碍，行颈部的MRI检查时，这些症状可干扰正常MRI扫描或降低图像质量[1]。一些患者，特别是婴幼儿，在检查前需要由麻醉团队实施镇静。患有幽闭恐惧症的成年患者检查时，可能需要使用短效镇静药物，如劳拉西泮，并且应在咨询处方医师后使用。对有明显症状或无法平躺的患者，当检查需要长时间静止不动时（45～60min），需要由麻醉团队实施镇静。

在有强磁场的MRI环境中，实施镇静时需要非常小心，避免使用任何与MRI不兼容的设备。所有参与镇静的医护人员都应该接受磁共振安全培训。此外，在MRI检查前务必谨慎筛查评估金属异物和植入物，这是确保患者安全的关键。对于"条件"性MRI兼容的植入物，要求在MRI检查时仔细监测特定的安全参数，仅当确认参数合适后，才对患者进行扫描。

MRI评估头颈部时，通常需要静脉注射对比剂。与线性钆对比剂相比，大环类钆对比剂因其整体稳定性得到广泛应用[3]。离子型大环类钆对比剂是钆螯合物类对比剂中最强的钆结合剂，它被认为能够防止钆从螯合物中解离成有毒的游离钆。由于肾源性系统性纤维化十分罕见，肾功能正常的患者使用钆剂被认为是相对安全的。尽管如此最近有研究报道了钆在脑部的沉积，因此，放射科医生需要谨慎使用钆剂[4]。当需要静脉使用钆对比剂时，通常根据患者体重和对比剂种类确定剂量，可以在手动注射后用生理盐水冲洗。采用静脉对比剂进行MR血管造影时，通常可以通过高压注射器推注给药，流速1.5ml/s，保证扫描时向的准确性。

(2) MRI参数：感兴趣区域的高分辨率图像有助于获得较好的颈部MRI参数[5]。通常会用到无须脂肪抑制的T_1自旋回波序列，因为它使用患者的脂肪作为天然对比[6]，并可用于评估邻近骨组织中是否发生骨髓侵犯。此外，T_2加权脂肪抑制的MR图像则通常帮助评估淋巴结和囊性病变。最后，无论T_1加权磁共振增强图像是否有脂肪抑制，均有助于勾画肿瘤轮廓。弥散加权MRI有助于评估颈部富含细胞的肿瘤或脓性聚集。根据感兴趣区域的大小，扫描层厚通常设置为4mm，层间距为5mm。如果需要更高的空间分辨率，特别是需扫描邻近颅底区域时，可以使用更小的视野范围。通常情况下，感兴趣区域位于颈部时，需使用颈部线圈。若感兴趣区域靠近颅底或腮腺，则应使用头部线圈（或在颅底水平使用专用线圈元件的颈部线圈），获得更大的空间分辨率。

颈部MRI血管造影可以使用或不使用静脉对比剂。在没有静脉对比剂的情况下，2D或3D时间飞跃法MRI可帮助大致确定颈部大动脉血流的通畅性，另外，2D时间飞跃法图像还可以帮助明确血管内是否有反流，通过颈动脉分叉的3D时间飞跃法MRA则能提供更高的分辨率。为了更精细地显示颈部所有的主要动脉，通常需要使用静脉对比剂。颈部增强MRA通常扫描冠状位图像，层厚为1mm，层间距为0.5mm。首先需要获取造影前的蒙片，可用于进一步获取减影图像。此外，还可以获得颈动脉和椎动脉的重组和旋转最大密度投影（maximum intensity projection，MIP）重建图像。

二、颈部疾病

先天性异常

1. 鳃裂畸形 头颈部的大多数结构起自鳃器，由鳃（或咽）弓、鳃囊和鳃裂（或沟）组成[7]。头尾方向上可见5个鳃弓，编号为1～5，每一个都呈块状增生[8]。连续的鳃弓由鳃裂从外部分隔（被外胚层覆盖），鳃囊从内部分隔（被内胚层覆盖）。

在胎儿发育过程中，鳃器也在转化，每个鳃弓都转化为一组特定的肌肉、软骨、血管和脑神经。每个鳃囊也都转化为特定的结构或包含原始细胞，在胎儿发育过程中，沿着确定的路径迁移，产生远离原始鳃囊的结构。

在胎儿发育过程中，如果本应发生闭锁的区域未闭合（残留物学说），或者残留的胎儿细胞异常生长并成管（细胞休眠学说），可导致鳃裂畸形，包括囊肿、瘘管及窦的形成[7]。根据所在鳃弓、鳃裂或鳃囊的位置，可以将鳃裂畸形进行分类和编号。鳃裂畸形发生在头颈部的特殊部位，与胚胎发育的过程相对应，使得它们能够在图像中被识别出来。它们的来源可以通过手术追踪瘘管或窦道的走行确认。

鳃裂囊肿（branchial cleft cyst，BCC）与外部皮肤或内部咽部黏膜没有交通。鳃裂瘘管是沟通咽黏膜和皮肤表面的有上皮内衬的通道。鳃裂窦道是一种只能单独对内或对外开放的通道，但不能双向同时开放[7, 8]。鳃裂瘘管和鳃裂窦道通常在刚出生时或出生后不久被发现，表现为凹陷和（或）溢液区。囊肿发现时间较晚，多于年长的儿童或青年人中发现，通常表现为感染/炎症后的颈部肿块。

在超声上，BCC 的典型表现为圆形、无回声的薄壁囊肿，若伴发炎症，可出现复杂回声的内容物和囊壁增厚。在 CT 上，无感染的 BCC 呈圆形、低密度伴薄壁，当发生感染时，可见囊壁增厚、强化伴周围水肿。在 MRI 上，合并感染的 BCC 由于有化脓或蛋白样物质，通常在 T_1 加权序列上呈较高的信号（图 4-1）。

(1) 第一鳃裂畸形：囊肿占整个第一鳃裂畸形的 2/3，其余为瘘管和窦道。其中，外耳道（external auditory canal，EAC）瘘管最常见（占 40% 的病例）[8]（图 4-2）。鳃裂囊肿通常位于 EAC 下方、腮腺内或腮腺旁[8]。看到连接到 EAC 的管道，则不需进行鉴别诊断。即使存在第一鳃裂管，除非其内含有空气，否则在 CT 上很难发现。在 MRI 上，重 T_2 加权的 MR 序列可用于评估是否存在瘘管或窦道。如果仅能看到孤立的囊性病变，则应考虑其他诊断，包括淋巴管畸形（lymphatic malformation，LM）、脓肿、囊性结节、涎腺囊肿和皮样囊肿。如病变毗邻腮腺且位于浅表处，还需考虑囊性毛基质瘤。

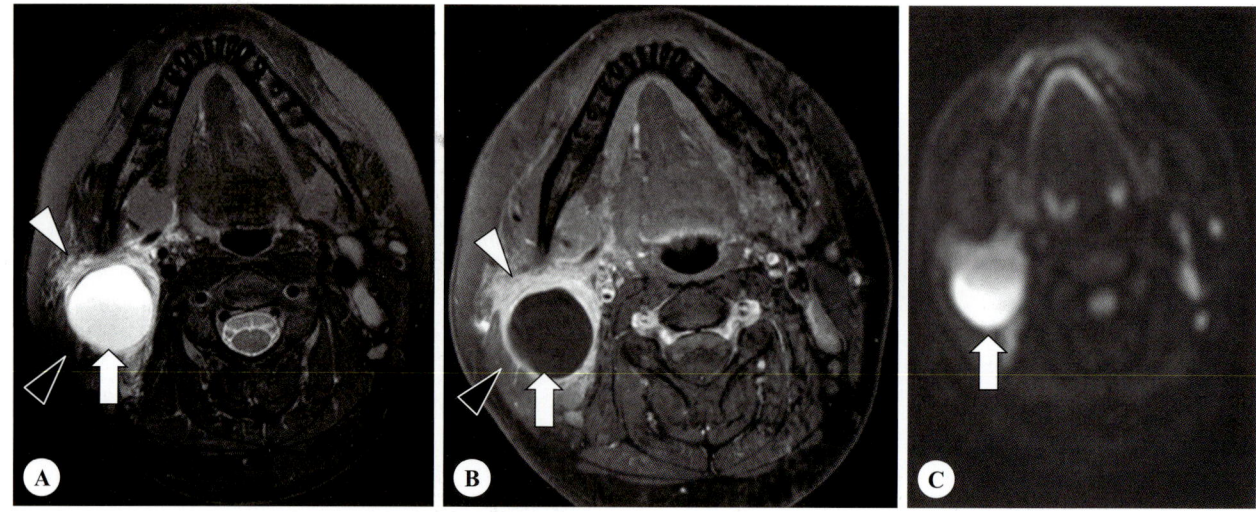

▲ 图 4-1 14 岁女孩，右侧颈部痛性包块，手术病理证实为第二鳃裂囊肿伴感染
A. 轴位 T_2 加权、脂肪抑制 MR 图像示位于胸锁乳突肌深面（黑箭头）的 T_2 高信号囊性灶（箭）伴灶围水肿（白箭头）；B. 轴位增强 T_1 加权、脂肪抑制 MR 图像示病灶呈环形强化（箭），病灶（白箭头）和胸锁乳突肌（黑箭头）周围可见强化的蜂窝织样软组织，符合炎性改变表现；C. 轴位弥散加权 MR 图像示病变弥散受限（箭），符合化脓性内容物表现

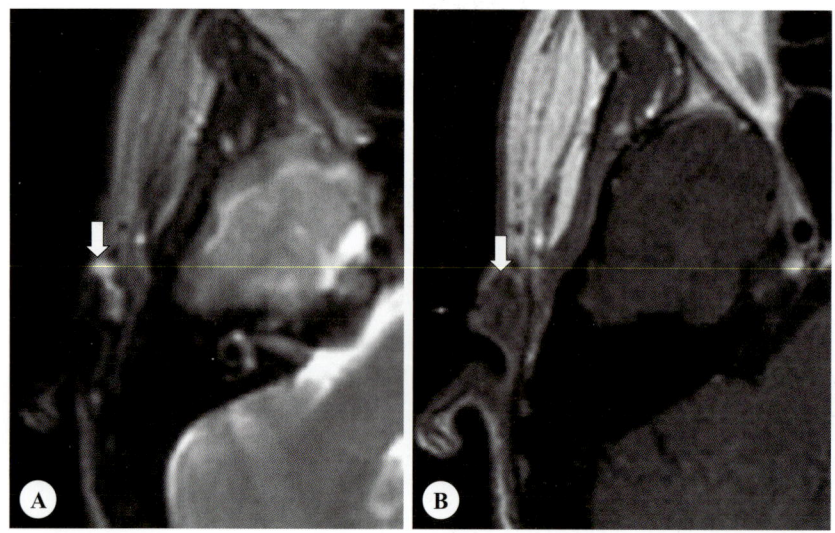

◀ 图 4-2 15 岁女孩，右侧耳前反复肿胀，手术病理证实为第一鳃裂窦道
A. 轴位 T_2 加权 MR 图像示 T_2 高信号的通道（箭）绕过右耳前软组织，朝外耳道延伸；B. 轴位增强 T_1 加权 MR 图像示通道和囊性成分（箭）未见明显强化

(2) 第二鳃裂畸形：第二鳃裂异常是鳃裂畸形最常见的亚型，占所有鳃裂畸形的 90% 以上；囊肿比瘘管或窦道更常见[9]。若存在第二鳃裂管，它向内开口于腭扁桃体窝，向外开口于胸锁乳突肌中下 1/3 处的前缘，在脑神经 Ⅸ 和 Ⅻ 上方穿行[10]。囊肿可能出现在管道的任何地方，最常见的位置（Bailey Ⅱ 型）[11]是颈动脉鞘外侧、颌下腺后方和胸锁乳突肌前方（图 4-3）。最重要的鉴别诊断是囊性/坏死性转移淋巴结，在任何成年患者中都必须首先考虑这种诊断，这对于恶性过程的识别，以及原发肿瘤（通常是头颈部的鳞状细胞癌，特别是 HPV+ 肿瘤和甲状腺乳头状癌）的寻找都是至关重要的。其他诊断的考虑包括 LM、皮样囊肿、感染性/化脓性淋巴结病和脓肿。

(3) 第三、第四鳃裂畸形：相较于第一和第二鳃裂畸形，第三和第四鳃裂畸形较为罕见。其中，囊肿尤为罕见。第三鳃裂管向内开口于梨状窝的上外侧，向外开口于胸锁乳突肌下 1/3 的前缘，穿行于脑神经 Ⅸ 和脑神经 Ⅻ 之间[12]。第四鳃裂管向内开口于梨状窝的尖端，外尾侧开口于第三鳃裂管，穿行于脑神经 Ⅻ 的下方[13]。

第三或第四鳃裂瘘管或窦道在儿童或青少年期通常表现为反复发生的甲状腺周围感染[14]，这是由于梨状窝与颈部内容物（窦道）或皮肤表面（瘘管）之间形成了相通（图 4-4 和图 4-5）。在 CT 上，可见从梨状窝到甲状腺路径中的窦道或瘘管形成，表现为炎性浸润、蜂窝织炎和（或）脓肿形成[15]，同侧甲状腺叶边缘不清、实质密度不均匀减低，伴周围脂肪条索影、软组织增厚和水肿。在 MRI 上，沿着窦道或瘘管的胚胎期路径在 T_1 加权 MR 图像上可能呈中等信号，在 T_2 加权和增强后的脂肪抑制 T_1 加权 MR 图像上呈高信号[15]。咽钡造影可显示与梨状窝连接的通道（图 4-4C），但在急性炎症期不能进行该项检查，是因为水肿和占位效应可压迫通道，进而导致假阴性结果[14]。

2. 胸腺异常 在胎儿早期，胸腺原始细胞位于第三鳃囊。这些细胞在颈部两侧沿胸腺咽管向尾侧和内侧移动，在甲状腺下的中线连接并附着在心包上，最后向下进入上纵隔。胸腺咽管因原始细胞迁移而闭锁，最终萎缩消失。一旦原始细胞迁移受阻或导管闭锁不完全，可导致胸腺异常，包括异位胸腺、胸腺囊肿、胸腺咽管残余或囊肿[16]。

基于胚胎期的迁移路径，胸腺异常可沿着胸腺咽管的路径发生：侧颈部从下颌角水平到甲状腺水平（图 4-6），然后向下向内至气管旁，再到胸骨深面。异位胸腺或胸腺囊肿可以是独立的（图 4-7），也可以通过纤维带与正位胸腺相连[17-19]。

在超声上，异位胸腺组织呈"星空"或斑点样回声，由低回声实质（代表淋巴组织）的背景和其中的回声灶（代表脂肪）组成。在 CT 上，异位胸腺密度均匀、边缘光滑。在 MRI 上，异位胸腺在 T_1 加权图像上呈高于肌肉的均匀高信号，在 T_2 加权成像上呈与脂肪相似的信号[18]。另外，胸腺组织质地柔韧，通常不会造成邻近结构的受压和移位。

3. 甲状腺异常 甲状腺原基源自第一和第二鳃囊间中线处的局灶性内胚层增厚，该区域两侧的结构最终分别形成舌的前 2/3（侧舌隆起和单结节）和后 1/3（舌联体和可生长并覆盖舌联体的鳃下隆起）。该内胚层增厚的区域最终形成一个小的盲窝，称为盲孔，

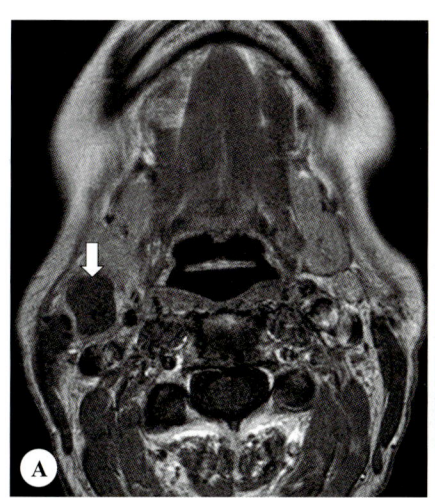 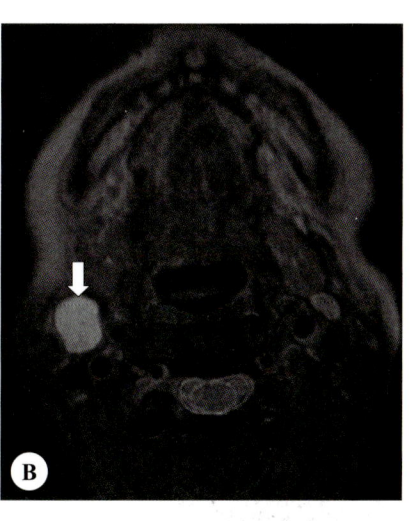

◀ 图 4-3 60 岁女性，右侧颈部包块，手术病理证实为第二鳃裂囊肿

A. 轴位增强 T_1 加权 MR 图像示一个无强化的 T_1 低信号灶（箭），位于右侧颌下腺的后方、胸锁乳突肌深面；B. 轴位 T_2 加权 MR 图像示一 T_2 高信号灶（箭），呈液体信号，位于右侧颌下腺后方

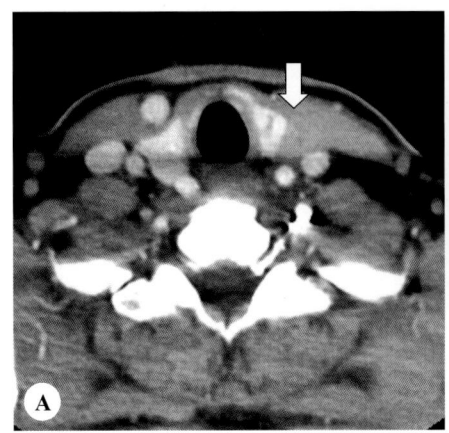
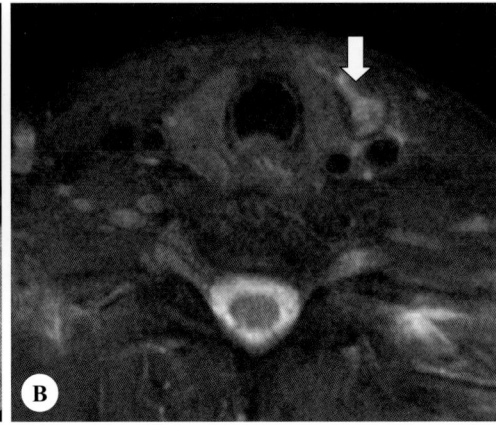
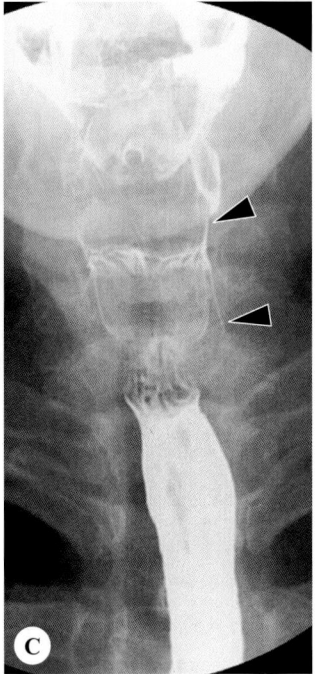

▲ 图 4-4 54 岁女性，左颈部反复感染，从梨状窝延伸出的第四鳃裂瘘管
A. 轴位增强软组织窗 CT 图像示局灶的炎症和蜂窝织炎（箭）邻近甲状腺左侧叶，位于胸锁乳突肌深面；B. 轴位 T_2 加权 MR 图像示不均匀 T_2 信号区（箭），伴周围脂肪条索影和积液；C. 吞钡时的正位点片示一从梨状窝向下延伸通道（箭头）

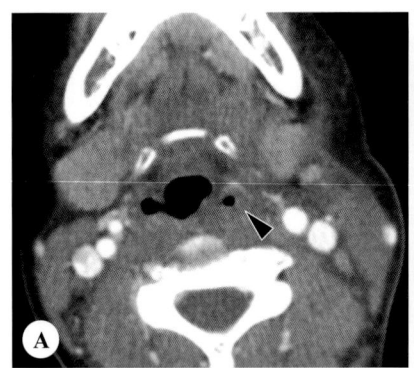
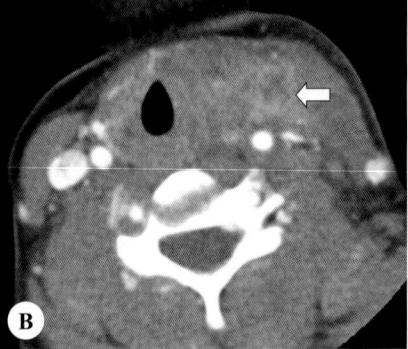
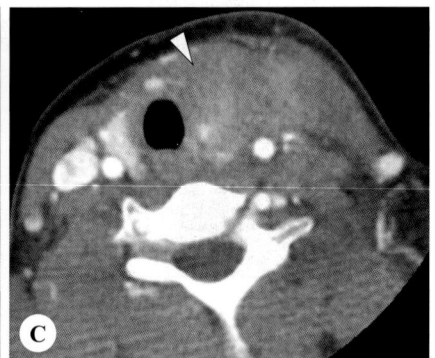

▲ 图 4-5 8 岁女孩，左侧颈部增大的质硬肿块伴低热，从梨状窝发出的第四鳃裂瘘管，直视喉镜下瘘管被烧灼阻断
轴位增强软组织窗 CT 图像示左侧梨状窝周围增厚（黑箭头），沿左侧颈部至胸锁乳突肌深部见一不均匀强化的蜂窝织炎样肿块（白箭），炎症累及甲状腺左侧叶（白箭头）

从这里向下形成憩室，延续为一个狭窄的管，称为甲状舌管。甲状舌管延长并下降，从盲孔通过舌后部向舌骨延伸。甲状舌管在颈部前中线的带状肌群间向下穿行前，其上部从盲孔穿过，向下延伸至舌骨中线的前表面，然后在舌骨下弯向后表面，终止于气管前的区域。当憩室下降并形成导管时，原基沿着导管向下迁移并从周围的内胚层获得细胞。当甲状腺在第二 / 第三气管软骨水平处形成时，甲状舌管随之退化。

作为一种正常的变异，甲状舌管的下半段未能完全消失的情况，发生在高达 50% 的人群中[20]，中线处会出现细线状的锥状叶。极少数情况下，甲状腺原基会在迁移过程中出现异常，或者在胎儿期被自身免疫过程破坏。在这些情况下可发生甲状腺完全或单侧不发育。

部分甲状舌管未完全弯曲并形成导管未闭的孤立区域，称之为甲状舌管囊肿（thyroglossal duct cyst，TGDC）。若甲状腺原基逆行迁移，则会出现异位甲状腺。异位甲状腺可出现在甲状舌管胚胎通道的任何地方，其中又以盲孔水平多见，此处的异位甲状腺称为舌甲状腺。若在影像学检查过程中发现存在异位甲状腺，需同时确认甲状腺床中是否有正位甲状腺组织，以指导临床诊疗。在没有正位甲状腺的情况下切除异位甲状腺组织，意味着患者需要终身服用甲状腺替代药物。

TGDC 是最常见的先天性颈部肿块。大体表现

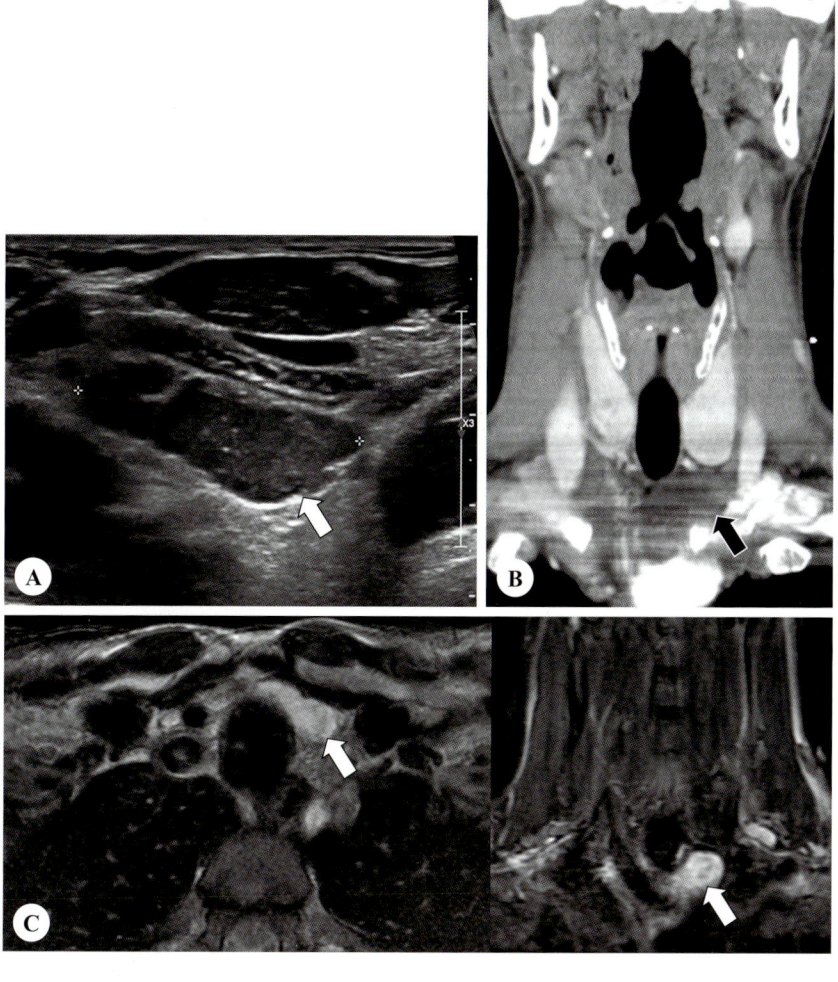

◀ 图4-6 23岁男性，偶然发现的颈部中线左侧肿块，活检证实为颈部胸腺组织

A. 横断面灰阶超声图像示下颈部中线左侧一低回声肿块（箭），其内见斑点状小的高回声灶；B. 冠状位增强软组织窗CT图像示甲状腺下方一低密度肿块（箭），延伸至上纵隔；C. 轴位和冠状位 T_2 加权 MR 图像示一 T_2 高信号肿块（箭），延伸至上纵隔

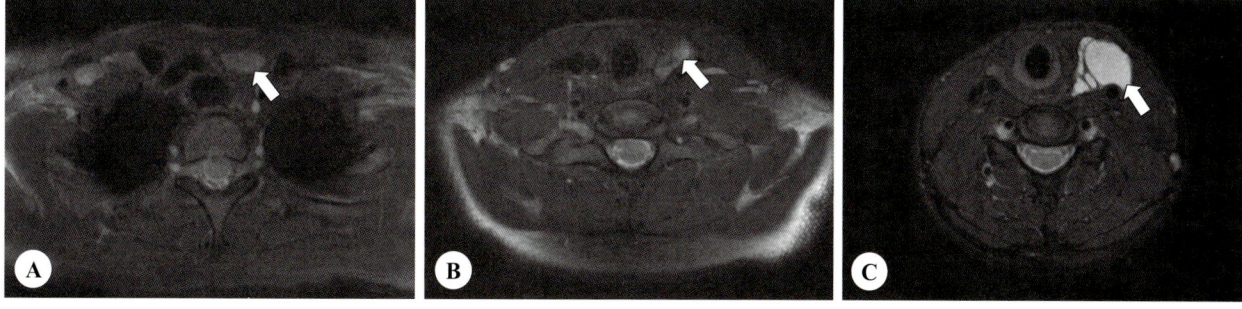

▲ 图4-7 14岁女孩，左侧颈部肿块，手术病理证实为胸腺组织伴囊变

轴位 T_2 加权 MR 图像示一 T_2 高信号灶（箭）伴上份囊变，并见 T_2 高信号组织延伸至上纵隔

为颈前区中线处局灶性囊性肿块[21, 22]，病理学表现为甲状舌管囊性扩张，其内包裹管壁的上皮细胞分泌的液体。TGDC内偶见甲状腺组织，因此，TGDC也可发生甲状腺病变，如甲状腺肿和甲状腺癌（图4-8）。甲状舌管绕舌骨呈曲线走行，在某些情况下可能嵌入舌骨。因此，TGDC通常位于舌骨附近，切除TGDC必须同时切除舌骨（Sistrunk手术）以降低复发风险（舌骨不切除时复发率超过50%，而舌骨切除时复发率为5%）[23]。舌骨上TGDC通常位于颈前区中线处，比舌骨下TGDC更常见，舌骨下TGDC常位于中线外，与带状肌群关系密切（图4-9）。有时，可以看到从TGDC到中线的"尾状结构"（如在甲状腺软骨切迹），可以作为其起源的证据（图4-10）。

TGDC超声表现可以从无回声到复杂且不均匀的低回声。根据既往是否并发出血或炎症，TGDC可以表现为单纯的囊性（CT呈低密度，MRI呈T_2高信号）或不均匀的无强化灶[24, 25]。若发现实性成分，应怀疑TGDC伴甲状腺肿瘤形成可能，并考虑进行组织活检。起自TGDC的甲状腺癌十分少见，总体发病率不到1%[26, 27]。

4. 皮样囊肿 皮样囊肿最常见于眼眶，也可发生于颈部和口腔，特别是口腔底部[28]。皮样囊肿是迷离瘤的一种亚型，为正常组织在异常部位的增生。皮样囊肿的病理表现为，上皮细胞形成的包膜包裹外胚层/附件组织（如皮肤、皮脂腺、毛囊，有时还

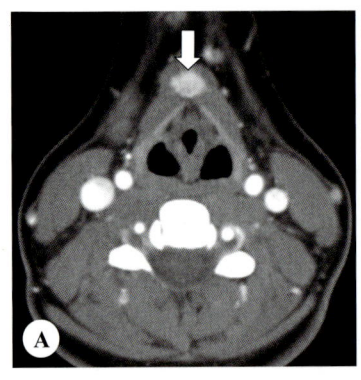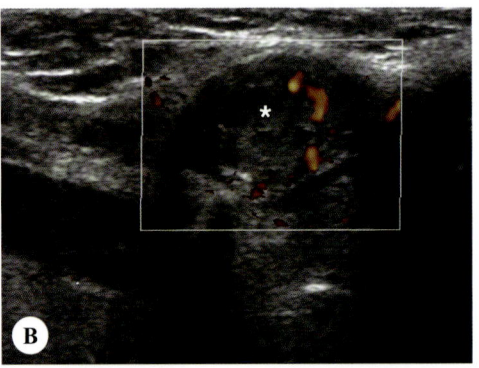

◀ 图4-8 30岁女性，颈部中线处肿块，疑为甲状舌管囊肿，手术病理证实为甲状舌管囊肿伴甲状腺乳头状癌

A.轴位增强软组织窗CT图像示甲状软骨前方中线处一强化实性病变（箭），位于颈部带状肌群中；B.横向能量多普勒超声图像示低回声肿块（星）伴内部血管回声，提示肿瘤

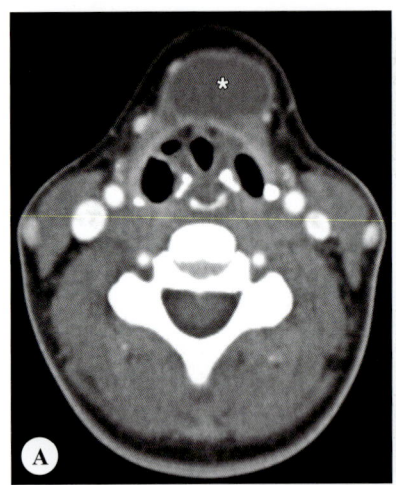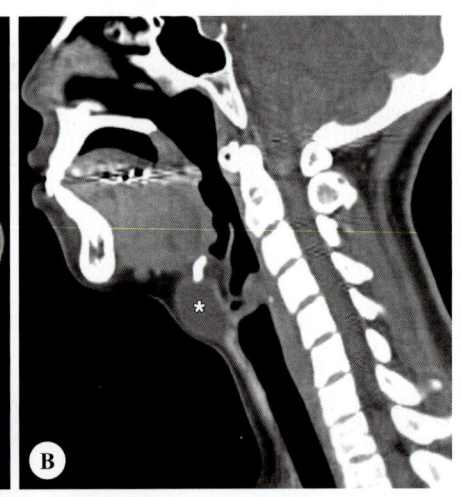

◀ 图4-9 30岁女性，颈部中线肿块，手术病理例证实为甲状舌管囊肿

A.轴位增强软组织窗CT图像示一位于甲状腺软骨中线处的囊性病变（星）；B.矢状位增强软组织窗CT图像示一位于舌骨下方的囊性病变（星），符合舌骨下甲状舌管囊肿表现

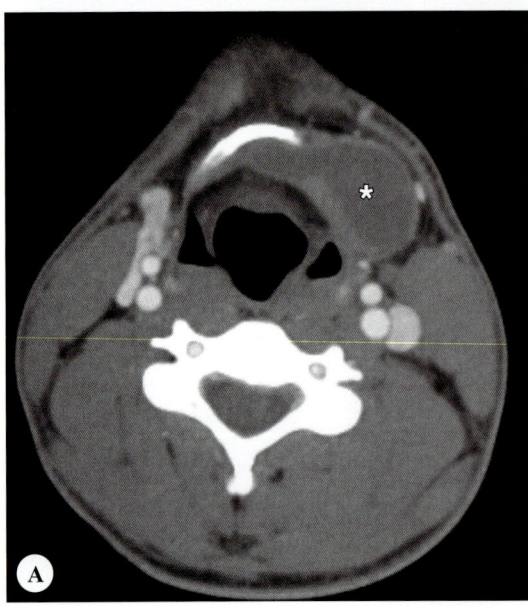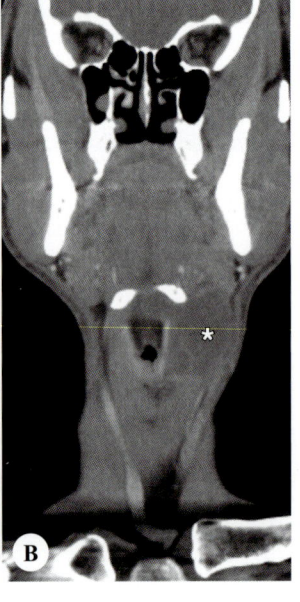

◀ 图4-10 32岁男性，左颈部包块，手术病理证实为甲状舌管囊肿

A.轴位增强软组织窗CT图像示一囊性病变（星）从中线向左沿颈部带状肌群延伸；B.冠状位增强软组织窗CT图像示一囊性病变（星）沿舌骨下缘和甲状软骨向外侧延伸

有脂肪）[29, 30]。在超声上皮样囊肿呈边界清楚、边缘光滑的病变，由于其内容物为毛发、脂肪或钙化组织等，密度不均一，故呈斑点状不均匀回声。CT 上通常为低密度、边界清楚的单房囊性病灶，可含或不含有脂肪（图 4-11）。在 MRI 上，它在 T_1 加权序列的信号多变，弥散受限但不强化。

5. 脉管畸形 低流量血管畸形包括 LM 和静脉畸形（venous malformation，VM），有些病灶可能同时具有这两种畸形（图 4-12）。大多数 LM 发生在头颈部，特征性的表现为横行、多分叶的囊性灶。大囊性 LM 可为单房或多房，在多房的病变中可清晰地看到内部分隔[31]。由于 LM 有出血的倾向，囊内常可见液血分层，表现为不同 CT 密度和 MR 信号（图 4-13）。增强后，在不合并感染的情况下，LM 表现为薄的环形强化，内部可见强化的分隔。微囊性 LM 于儿童高发，其单囊可能非常小，以至于分隔可能很多且排列紧密，使病灶呈实性影像表现，类似 VM、丛状神经纤维瘤或其他强化肿瘤（如横纹肌肉瘤）等[31]。

大囊性 LM 需与其他先天性囊性病变相鉴别，特别是在儿童中常出现的囊性畸胎瘤、皮样囊肿等[31]，以及在好发部位出现的舌下囊肿、前肠重复囊肿、BCC 和 TGDC。对于成年患者，重要的是考虑与囊性／坏死性转移淋巴结相鉴别。

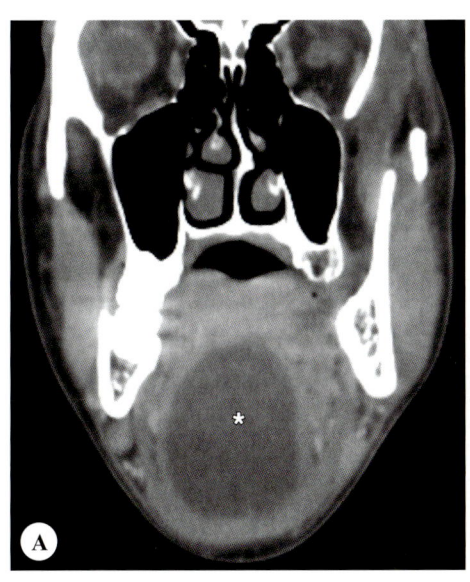
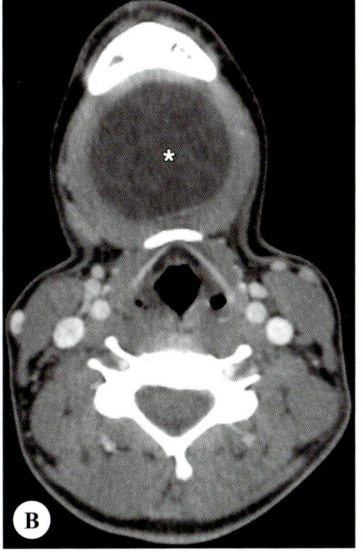

◀ 图 4-11 25 岁女性，下颌中线处肿块，手术病理证实为皮样囊肿
A. 冠状位增强软组织窗 CT 图像示一位于舌下间隙下颌舌骨肌上方中线中心的低密度肿块（星），内部无钙化，但有脂肪密度球的迹象；B. 轴位增强软组织窗 CT 图像示位于口腔中线处黏膜下的一低密度肿块（星），内部含更低密度的圆形影

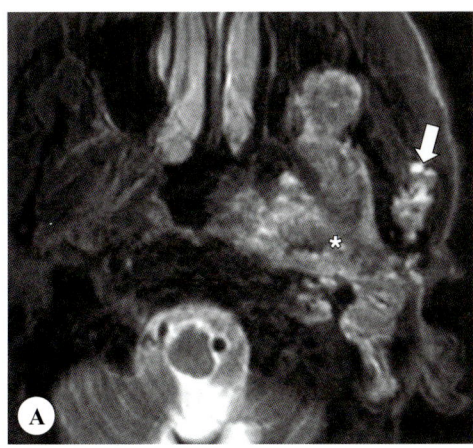
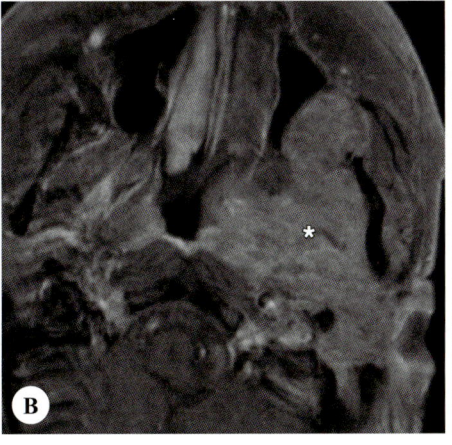
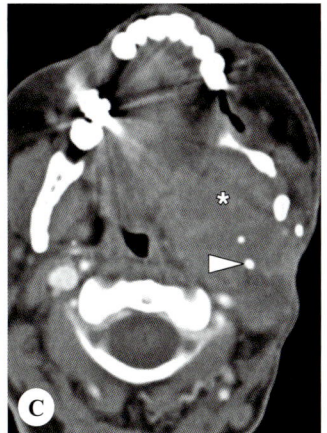

▲ 图 4-12 63 岁女性，面部和上颈部长期存在的肿块，低血流量血管畸形，主要成分为静脉，伴淋巴管成分
A. 轴位 T_2 加权 MR 图像示一多分叶状、跨区域的病变，主要呈 T_2 高信号（星），少量成分中含液 - 液平面（箭），为典型的淋巴管畸形表现；B. 轴位增强 T_1 加权、脂肪抑制 MR 图像示大部分病变呈均匀强化（星），与以静脉为主的畸形相一致；C. 轴位增强软组织窗 CT 图像示等密度跨区域的软组织病变（星）伴圆形钙化灶（箭头），符合静脉石表现，为静脉畸形的典型征象

VM 由充满静脉血的静脉血窦组成，因此在影像上渐进性强化[32]（图 4-14），静脉石是 VM 的特征性表现（图 4-15）。病灶体积可变，Valsalva 试验可使其增大。在超声上，由于静脉血的存在，表现为不均匀回声。典型的静脉石超声表现为强回声团，CT 表现为清晰地钙化灶。VM 主要需与微囊性 LM 相鉴别。

三、淋巴结

头颈部淋巴系统组织丰富，有数百个淋巴结。淋巴结的一侧凹陷称为门部，此处有较疏松的结缔组织伸入淋巴结内，血管、神经和输出淋巴管由此进出淋巴结。淋巴结的外层为富含 B 细胞和 T 细胞的皮质，表面由薄层包膜覆盖。正常生理状态下淋巴结大小不一，儿童的淋巴结一般比成人大。评估淋巴结大小时，还需结合形态学和病史。

了解头颈部常见的淋巴引流路径有助于临床诊断，特别是在对头颈部原发性恶性肿瘤的淋巴结转移进行分期时尤为重要。目前在头颈部肿瘤分期中最常用的是可编号的 AJCC 等级系统，与基于影像的分级系统密切相关[33, 34]。

Ⅰ A 级定义为二腹肌前腹内侧的颏下区域；Ⅰ B 级定义为颌下区域，即位于二腹肌前腹外侧和颌下腺后缘前方。Ⅱ～Ⅳ级沿颈内静脉或颈深淋巴结分布。Ⅱ A 级定义为从颅底到舌骨下缘，颈内静脉后缘前方及颌下腺后缘后方的区域；Ⅱ B 级定义为颅底到舌骨下缘，颈内静脉后缘后方及胸锁乳突肌后缘前

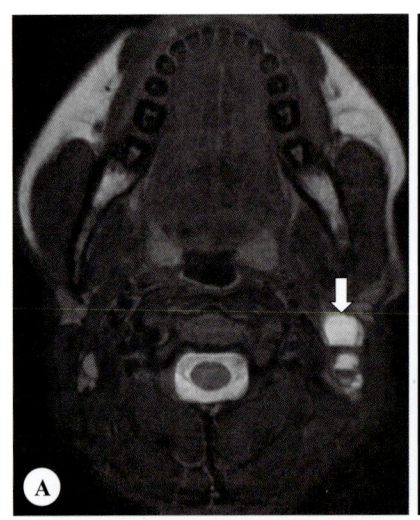
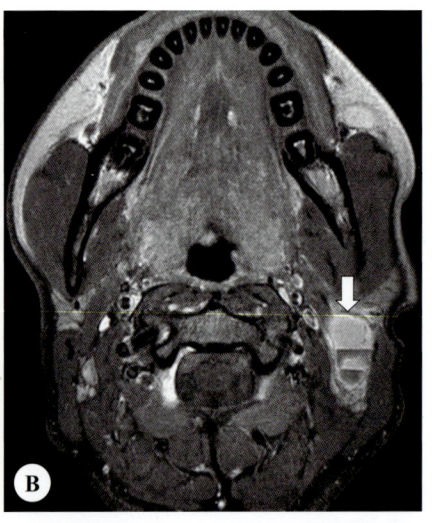

◀ 图 4-13　21 岁女性，左颈部肿块，手术病理诊断为淋巴管畸形

上颈部的轴位 T_2 加权（A）和增强 T_1 加权（B）MR 图像示一多囊性病变伴出血性的液 - 液平面

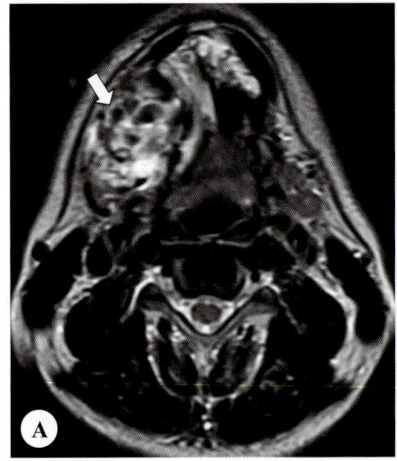
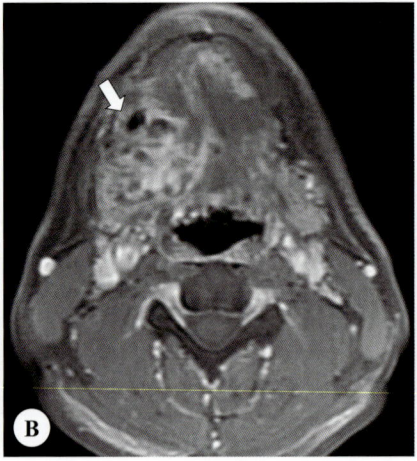
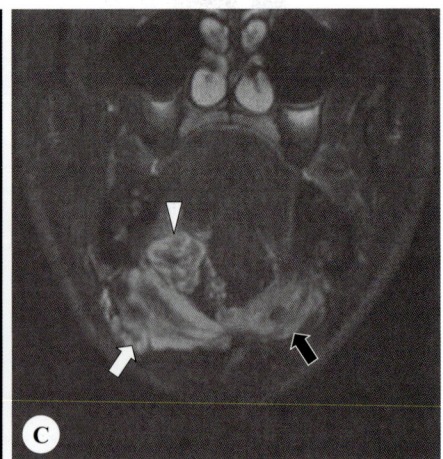

▲ 图 4-14　43 岁男性，长期存在的下颌肿块，静脉畸形

A. 轴位 T_2 加权 MR 图像示右侧颏下和颌下不均匀 T_2 高信号肿块（箭），内部见 T_2 低信号的圆形灶，与静脉石表现一致；B. 轴位增强 T_1 加权、脂肪抑制 MR 图像示肿块不均匀强化（箭），信号空洞对应 T_2 低信号区，代表静脉石；C. 冠状位 T_2 加权 STIR MR 图像示肿块（白箭）位于右侧颏下和颌下间隙，穿过中线至左侧颏下区域（黑箭），并延伸至口底（白箭头）

方的区域。Ⅲ级定义为从舌骨下缘到环状软骨下缘，在胸锁乳突肌后缘的前方。Ⅳ级定义为从环状软骨的下缘到胸骨柄顶部的区域，位于胸锁乳突肌后缘的前侧。ⅤA级是从颅底到环状软骨下缘的颈后三角，在胸锁乳突肌后缘的后方；ⅤB级是从环状软骨下缘到锁骨水平的颈后三角，在胸锁乳突肌后缘的后方。Ⅵ级是从舌骨到胸骨柄顶部的中央区域，位于两侧颈内动脉之间。Ⅶ级位于胸骨柄下方和上纵隔无名静脉上方。重要的是，咽后淋巴结未包括在编号的等级中，而是定义为距离颅底和颈内动脉内侧2cm内的区域。腮腺内、耳廓前后、枕部和面部淋巴结同样不包括在编号的等级内[33]。

头颈部常见引流路径归纳如下。

- 头皮：腮腺、耳前、耳后及枕部淋巴结。
- 面部及前鼻：Ⅰ级淋巴结、脸颊后份可引流至腮腺淋巴结。
- 后鼻、鼻窦：咽后、Ⅱ、Ⅲ和ⅠB级淋巴结。
- 口腔：Ⅰ、Ⅱ、Ⅲ级淋巴结。
- 咽：Ⅱ、Ⅲ、Ⅳ、咽后、Ⅴ（Ⅵ——环后下咽）淋巴结。
- 喉：Ⅱ、Ⅲ、Ⅳ、Ⅵ（声门下）淋巴结。

（一）感染性淋巴结病

1. 病毒性淋巴结病 常见的病毒性疾病可导致反应性感染性淋巴结病[35]，通常引起对称性反应性淋巴结增大。反应性淋巴结常呈高强化（图4-16）。最常见的病毒体包括EB病毒（Epstein-

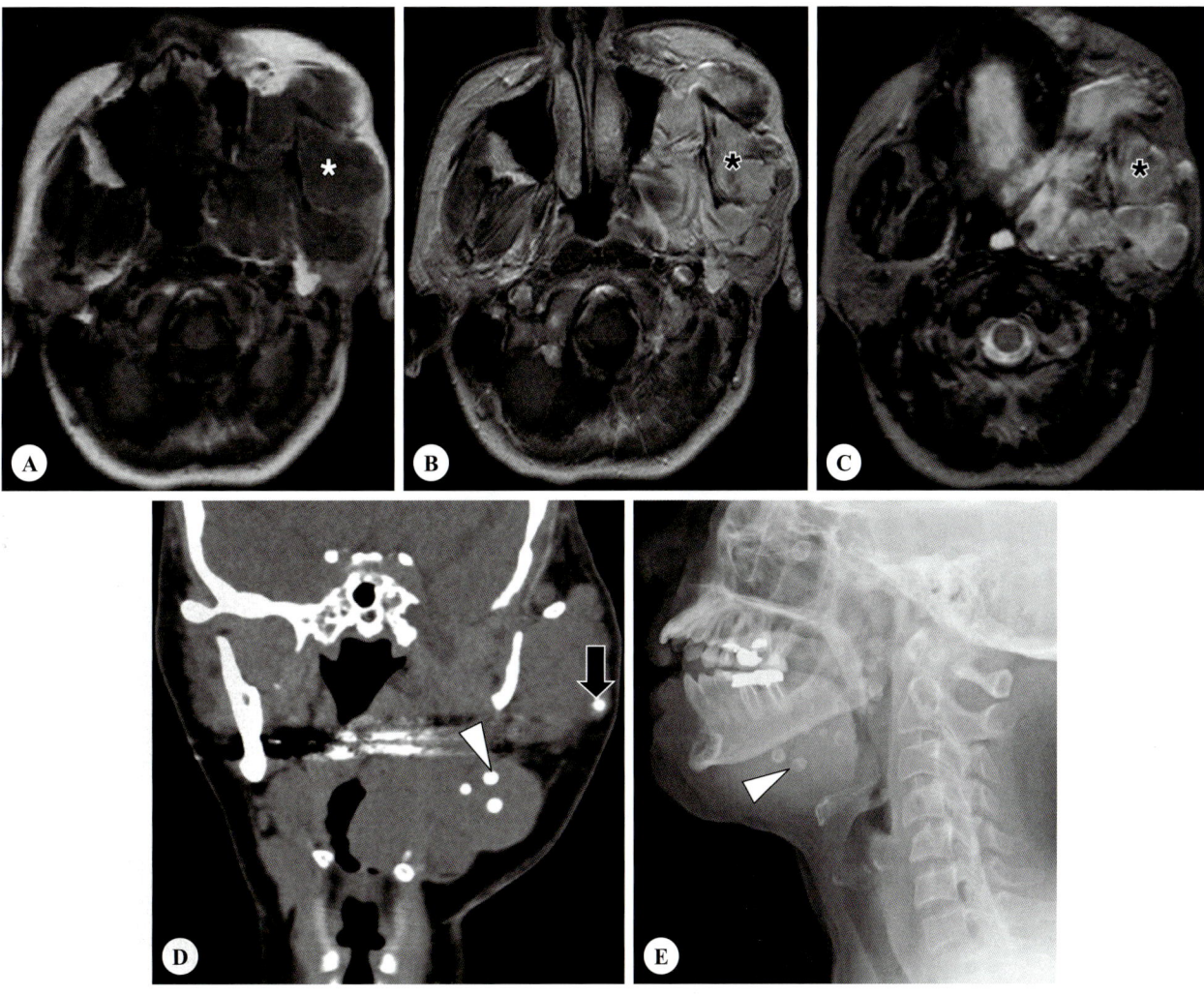

▲ 图4-15 45岁女性，左侧面部长期存在的肿块，静脉畸形

A. 左侧面部轴位 T_1 加权MR图像示一 T_1 低信号的跨区域肿块（星），主要位于左侧咀嚼肌间隙；B. 轴位增强 T_1 加权MR图像示左侧面部跨区域肿块明显强化（星）；C. 左侧面部轴位 T_2 加权MR图像示肿块（星）内 T_2 信号延长；D. 冠状位非增强软组织窗CT图像示颌下间隙内圆形钙化灶（箭头）和咀嚼肌间隙内钙化灶（箭），符合静脉石表现；E. 面部侧位X线示静脉石（箭头）

Barr virus, EBV)[36]、人类免疫缺陷病毒（human immunodeficiency virus, HIV)[37, 38]、单纯疱疹病毒（herpes simplex virus, HSV)[39]。病毒性淋巴结病在 CT 或 MR 上没有特异性影像学表现。

2. 非病毒性淋巴结病 细菌、真菌和原生动物感染也可以导致淋巴结病。化脓性淋巴结病最常见的致病细菌是葡萄球菌[35]。各种检查方式提示周围炎性改变、皮质增厚和脂肪条索等征象均可支持化脓性淋巴结病诊断（图 4-17）。若周围强化伴中心坏死，则提示脓肿形成。年轻患者因感染亨氏罗卡利马氏体菌，引起的猫抓病性淋巴结炎，通常在接触猫后 3~10 天内出现症状[35]，导致单侧、区域性淋巴结炎伴发坏死性肉芽肿。由伯氏疏螺旋体感染引起的蜱媒莱姆病也可引起区域性淋巴结病[40]。

结核和非结核分枝杆菌（nontuberculous mycobacterial, NTM）感染可导致坏死性淋巴结病[35]（图 4-18）。结核分枝杆菌感染淋巴结也称为淋巴结结核。NTM 淋巴结病影像学表现多为极轻微的脂肪索条影，淋巴结可表现为囊性伴较厚的强化分隔[41]。NTM 淋巴结病可导致难愈合的瘘管形成，因此，治疗时应行淋巴结切除术，避免采用切开引流术，造

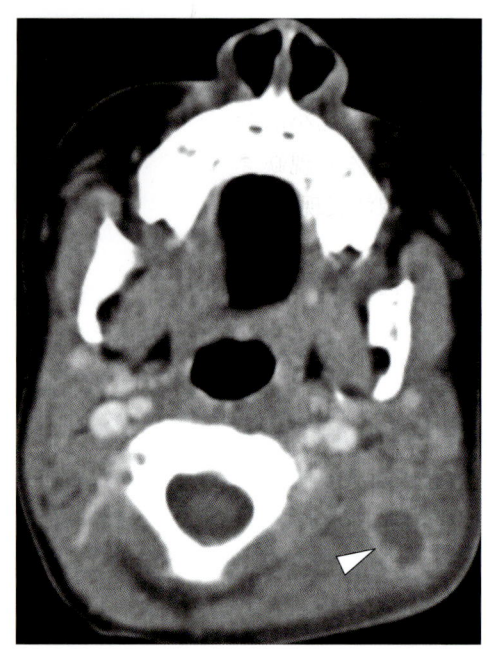

▲ 图 4-17 3 岁男孩，发热、左颈部肿块，细菌培养证实为甲氧西林敏感的金黄色葡萄球菌

轴位增强软组织窗 CT 图像示颈后三角区域一环形强化淋巴结（箭头），伴周围水肿和皮质增厚

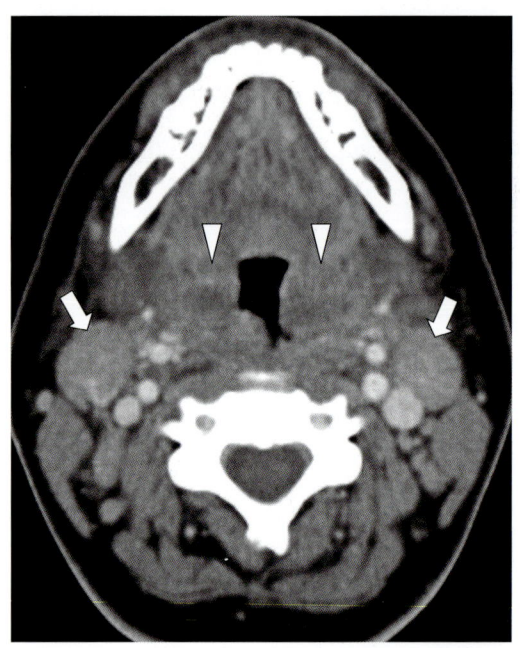

▲ 图 4-16 23 岁男性，喉咙痛，单斑试验阳性，传染性单核细胞增多症

轴位增强软组织窗 CT 图像示双侧腭扁桃体对称性增大（箭头），同时双侧颈静脉二腹肌淋巴结对称性增大（箭），淋巴结呈均匀强化，不伴坏死或钙化

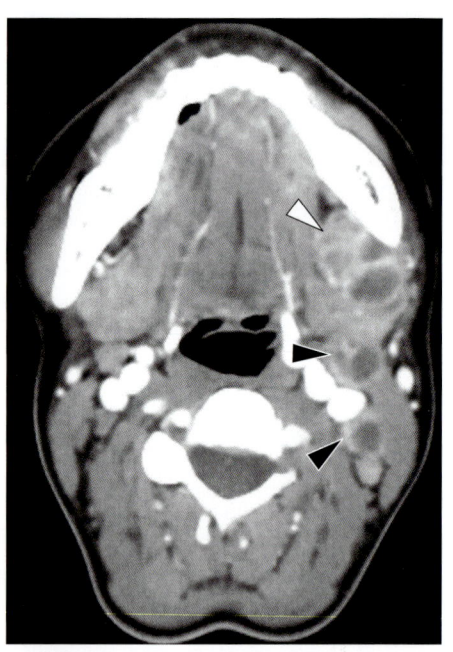

▲ 图 4-18 来自危地马拉的 15 岁女孩，左侧颈部非对称性肿块，手术病理诊断为淋巴结结核，细菌培养为结核分枝杆菌

轴位增强软组织窗 CT 图像示左颌下区域（白箭头）和上颈链（黑箭头）多发中央坏死的淋巴结，无明显的脂肪索条影

成医源性淋巴结瘘管[41]。中心坏死病灶在 CT 上为低密度，MR 上为 T_2 高信号的无强化区。NTM 患者的皮肤表面有时可见小的瘘管。真菌和原生动物感染性淋巴结病大体表现缺乏特异性，通常为肿大增生的淋巴结影像学表现类似于病毒性淋巴结病。

（二）肿瘤性淋巴结病

1. 原发性肿瘤 淋巴细胞增生性恶性肿瘤是淋巴结增大时需考虑的重要病因。同白血病相比，淋巴瘤更易累及淋巴结。在上述两种疾病中，淋巴结常呈弥漫性增大、密度/信号均匀[42]。除非并发炎症，一般不会出现包膜外脂肪索条影。淋巴瘤的临床分期通常不采用淋巴结等级系统，而是通过累及单侧还是双侧颈部淋巴结来评价。淋巴瘤多呈膨胀性生长，压迫周围组织结构，少见侵袭浸润周围正常组织结构。在 CT 上，密度均匀的增大淋巴结与反应性淋巴结病难以区分（图 4-19）。在 MR 上，淋巴结信号较均匀，T_2 加权序列上呈中等信号，均匀强化[42]。FDG PET/CT 是一种有助于评估疾病范围和治疗反应的成像方式。在 PET/CT 上，受累淋巴组织呈 FDG 高摄取显像。从病程角度看若病灶没有短时间内缓解，可考虑排除感染性病因。除此以外，推荐进行病理活检明确诊断。

2. 继发性肿瘤（转移性疾病） 头颈部的淋巴结转移癌大多来自头颈部的原发恶性肿瘤，包括上呼吸消化道的鳞状细胞癌、甲状腺恶性肿瘤和黑色素瘤。

鳞状细胞癌发生淋巴结转移时，淋巴结常呈不均匀密度。人乳头瘤病毒（human papilloma virus, HPV）相关的鳞状细胞癌原发灶通常位于口咽部、体积较小，有时在 CT 或 MR 等放射检查上不可见[44,45]。受累淋巴结表现为体积较大、部分融合、中心囊变/坏死[43]。除了用于评估淋巴结分期，PET/CT 还可以作为寻找原发灶的一种敏感的诊断手段。

HPV 阳性的转移性淋巴结发生囊变或坏死时，CT 上常呈较大的中央低密度区[45]（图 4-20），MR 上常呈 T_2 高信号，中心无强化，提示中心坏死。当淋巴结体积较小时，可能看不见中心坏死。圆形的不均匀淋巴结通常被认为是可疑的转移灶[45]。PET/CT 可以帮助检出代谢异常活跃的淋巴结，这些淋巴结可能因太小而无法用 CT 或 MR 准确地鉴别。当影像学表现为淋巴结边缘模糊、包膜不规则结节状强化、周围脂肪浸润、侵犯相邻结构或与相邻结

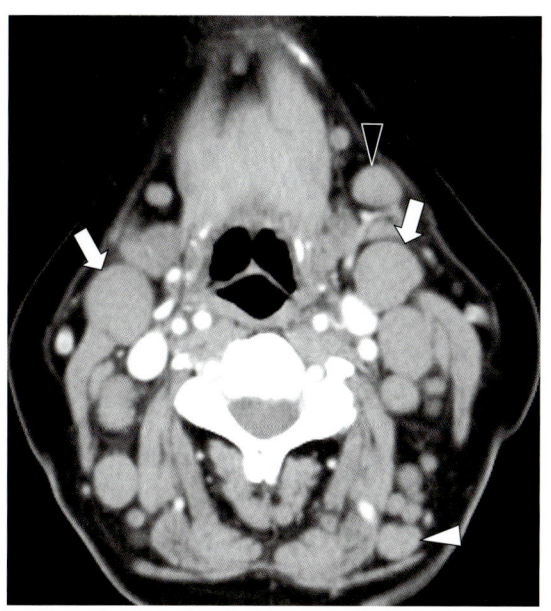

▲ 图 4-19 63 岁女性，双侧颈部肿块，进一步检查诊断为慢性淋巴细胞性白血病

轴位增强软组织窗 CT 图像示双侧颈部淋巴结均匀增大，其中，最大的位于颈静脉二腹肌区（白箭）。左侧颌下区（黑箭头）和左侧颈后三角区（白箭头）可见其他的异常圆形淋巴结

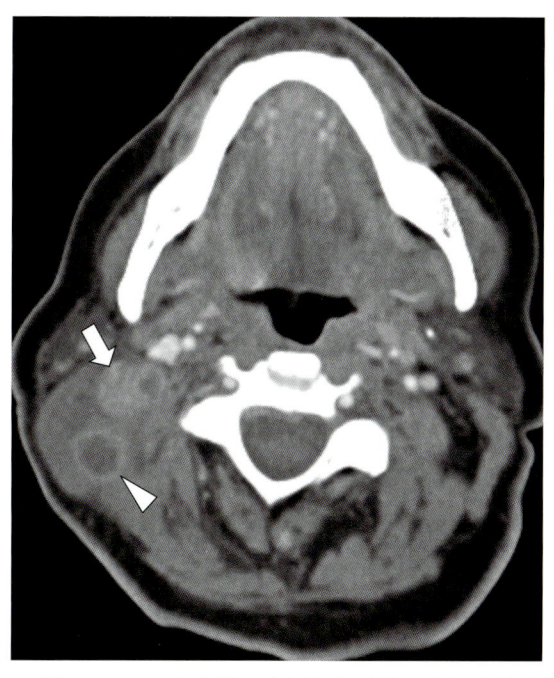

▲ 图 4-20 68 岁女性，右侧颈部肿块，直视喉镜发现右侧扁桃体肿块，右侧颈部淋巴结细针穿刺诊断为鳞状细胞癌

轴位增强软组织窗 CT 图像示右Ⅱb 区见两个不均匀淋巴结（箭和箭头），这些淋巴结的坏死表现多变，偏后侧的淋巴结在外观上呈几乎完全囊变/坏死（箭头）

构边界不清等情况时，考虑可能存在包膜外扩散（extracapsular spread，ECS），在 AJCC 癌症分期刊物中也被称为淋巴结外侵犯（extranodal extension，ENE）[45]。是否存在 ECS 对 HPV 阴性肿瘤的预后判断至关重要。受侵袭淋巴是否出现 ECS 常与其大小相关[44, 47]，在超过 3cm 的受侵袭淋巴结中有 75% 存在 ECS。治疗后，鳞状细胞癌累及的淋巴结可发生钙化，并出现相应的影像学改变。

甲状腺癌转移的淋巴结呈特征性高强化或囊变，可能含有小钙化灶[45]（图 4-21）。当出现密度、信号不均匀或圆形等特征的淋巴结时，应怀疑存在转移。超声是评估淋巴结形状、回声、微小钙化和血管增多的首选无创检查手段，也是评估甲状腺恶性肿瘤不可或缺的检查方式[48]。CT 的重要性在于评估超声"盲区"的淋巴结，如咽后、食管旁和纵隔区域。由于成像原理限制，超声无法准确检查这些含气量大组织区域的病变。

黑色素瘤的转移沿受累皮肤的引流途径发生。

虽然在 CT 或 MR 上没有明确的转移特征，但是在预期的引流路径中出现增大淋巴结时应考虑转移可能。PET/CT 可用于评估其他受累部位。术中前哨淋巴结活检可指导确定淋巴结清扫范围[49]。

除了异常淋巴结的体积大小外，还需要排除 ECS、静脉瘤栓、动脉包裹及侵犯等重要征象。动脉管壁被包裹超过 3/4 时提示可能存在动脉侵犯[50]。

（三）混杂性淋巴结病

1. 结节病 结节病是一种全身性肉芽肿性疾病，可累及头颈部包括淋巴结在内的多个部位[51]。在 CT 和 MR 上，淋巴结通常表现为反应性增大。与其他系统性疾病一样，需要结合腮腺、泪腺、肺和其他受累部位的表现进行诊断。

2. 血管滤泡性淋巴结增生病 血管滤泡性淋巴结增生病（angiofollicular lymph node hyperplasia，ALNH），又称 Castleman 病，是一种罕见的淋巴增生性疾病，可为单发或多发，好发于胸部，偶见累及颈部淋巴结，罕有累及腮腺淋巴结。一些多发病例与人类疱疹病毒 8[52] 和 IL-6 有关。有些病例的发生与 POEMS 综合征（多发性神经病、器官肿大、内分泌病、单克隆蛋白、皮肤改变）[53]、TAFRO 综合征（血小板减少、腹水、骨髓纤维化、肾功能障碍、器官肿大）、骨髓瘤和 HIV/AIDS 相关。在影像上，受累淋巴结通常表现为体积增大、高强化（图 4-22）。完全性手术切除可治愈单发的 Castleman 病[54]，对于不能切除的病例，放射治疗可能是一种合理的替代方法。对于多发的 Castleman 病，已有多种全身治疗的方法应用于临床，包括细胞毒性化疗、抗 CD20 和抗 IL-6 的抗体治疗、免疫调节药和抗病毒药物[53-55]。

3. 组织细胞增多症 朗格汉斯细胞组织细胞增多症好发于头颈部，因此颈部淋巴结受累最常见。然而，受累淋巴结在 CT 和 MR 上的影像表现通常不特异。疾病累及其他部位出现典型的影像学表现时有助于明确诊断，如典型的穿凿样、边缘呈锯齿状的颅骨溶骨性病变和垂体柄增粗。其他组织细胞性疾病包括 Rosai-Dorfman 病（窦性组织细胞增多症伴严重的淋巴结病）[56] 和组织细胞坏死性淋巴结炎（Kikuchi-Fujimoto 病），后者很少与系统性红斑狼疮相关[57]。

四、鼻咽

鼻咽是咽部的最上部分，位于鼻腔后方。在前方，一条通过硬腭后缘的虚构垂直线将鼻咽从鼻腔

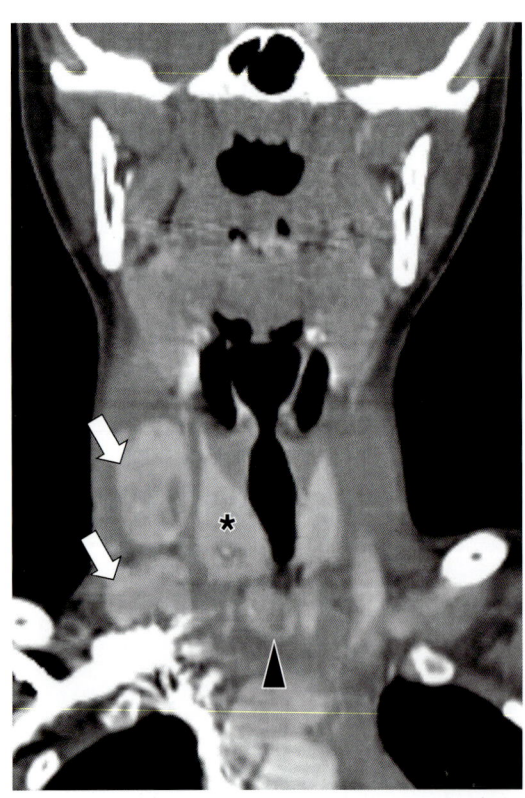

▲ 图 4-21 13 岁男孩，左侧颈部肿块，手术病理为转移性甲状腺乳头状癌

冠状位增强软组织窗 CT 图像示甲状腺右侧叶原发性乳头状癌伴钙化（星），颈外侧（箭）和中央区（箭头）淋巴结异常不均匀强化，符合转移淋巴结表现

第 4 章 颈部
Neck

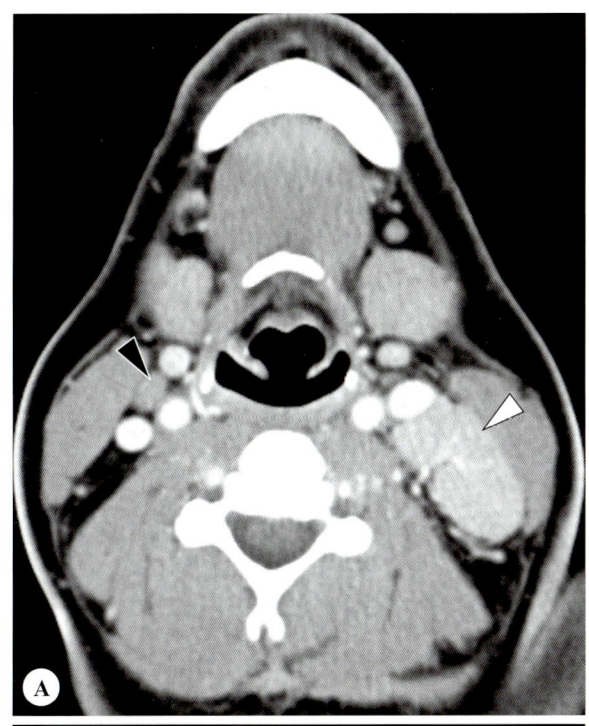
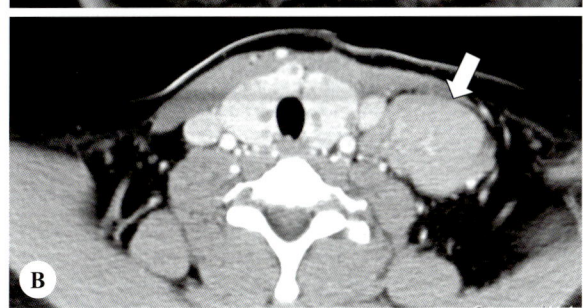

▲ 图 4-22 38 岁女性，左侧颈部包块，手术病理确诊为 Castleman 病

轴位增强软组织窗 CT 图像示左侧 Ⅱb 区淋巴结（白箭头）和左侧 Ⅳ 区淋巴结明显增大（箭），与其他正常淋巴结（黑箭头）相比，这些淋巴结呈明显强化

中划分出来。鼻咽上方始于颅底部，向下延伸到软腭的水平，后方以椎前软组织为界。鼻咽含腺样体软组织。此外，鼻咽包含咽鼓管开口，与中耳连接并保持压力平衡。

五、鼻咽疾病

肿瘤和肿瘤样病变

1. Tornwaldt 囊肿 Tornwaldt 囊肿是鼻咽部最常见的偶发病变之一。Tornwaldt 囊肿是一种与脊索残体有关的发育性囊肿，位于鼻咽中线处，由不同比例的蛋白样内容物组成。Tornwaldt 囊肿通常无症状，只有当囊肿较大时，会引起咽鼓管阻塞。当 Tornwaldt 囊肿合并感染[58] 时，可行袋形缝合术或切除术来治疗[59]。

CT 上，Tornwaldt 囊肿呈圆形、低密度、充满液体的结构，其内蛋白质含量较高时，可表现为高密度。MR 表现随蛋白质含量的变化而变化，信号强度可从 T_1 高信号到 T_1 低信号[58]，T_2 信号强度也会随之改变（图 4-23）。Tornwaldt 囊肿合并感染，影像学上病灶处一般也无强化，但周围炎性反应区可有强化和明显弥散受限。Tornwaldt 囊肿的典型影像学表现为鼻咽中线处边缘光滑、无强化的囊性病灶。若病灶偏离鼻咽中线，则通常为黏液潴留囊肿。

2. 鼻咽癌 在全球大部分地区鼻咽癌相对罕见，每 10 万人中只有不到 1 人患有鼻咽癌。然而，在中国人、东南亚人、北极人及北非和中东的阿拉伯人群中，鼻咽癌发病率较高[60]。患者以男性为主（3∶1），通常为 40—60 岁的成年人。在鼻咽癌流行的地区，疾病发生与 EBV 感染有很高的相关性[61, 62]。此外，饮食中摄入盐腌鱼或其他高亚硝胺的食物、吸烟、缺乏新鲜水果和蔬菜，以及接触甲醛和木屑等也是诱发鼻咽癌的风险因素。遗传学研究发现某些免疫相关基因、DNA 修复基因、细胞周期控制基因和细胞黏附/迁移基因与鼻咽癌相关。鼻咽癌病理学分型包括三类：角质化鳞状细胞癌、非角质化癌和未分化癌[61]。约 80% 的鼻咽癌起自 Rosenmüller 窝，为鼻咽部咽鼓管圆枕和颈长肌之间的后外侧隐窝，其余发生在鼻咽中线处[61]。

鼻咽癌患者临床表现为声音嘶哑、反复耳部感染、头痛、喉咙痛、听力损失或与转移淋巴结相关的可触及的颈部肿块，缺乏特异性。值得注意的是，老年患者发生单侧乳突和中耳腔持续性混浊时，应警惕并进一步检查鼻咽部的阻塞性病变。

鼻咽癌分期遵循 AJCC 的 TNM 分期标准[63]。肿瘤穿透咽颅底筋膜，延伸至咽旁间隙、颅底、鼻旁窦、咀嚼肌间隙和眼眶，或者侵袭颅内及周围神经都是疾病进展的特征。淋巴结转移首先累及外侧咽后淋巴结（Rouvière 淋巴结）（图 4-24），而后沿颈部链扩散。大淋巴结转移和远处淋巴结如锁骨上窝淋巴结转移预示较晚的疾病分期（图 4-25）。

CT 和 MRI 在评估鼻咽癌分期方面的作用是互补的[64]。CT 有助于评估皮质骨受侵犯情况、淋巴结转移和远处转移，而 MRI 则提供良好的软组织细节，可以评估肿瘤侵犯邻近软组织、包绕神经、颅底或颅内侵犯的情况。

125

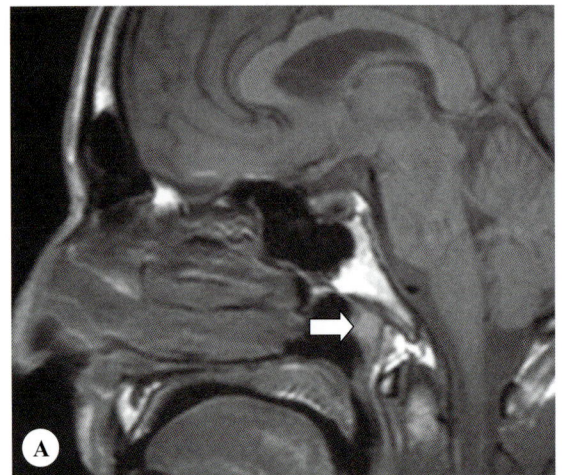
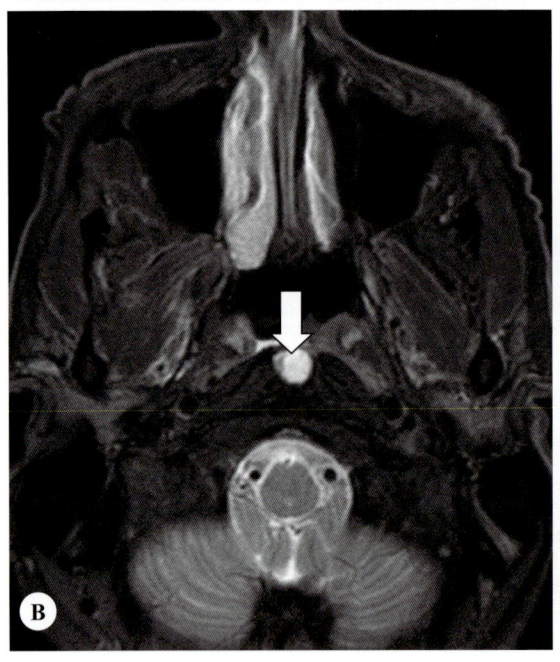
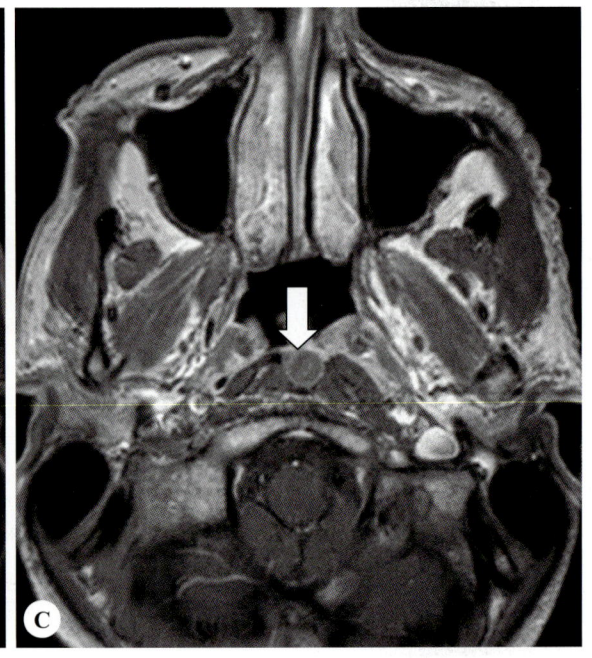

◀ 图 4-23 56 岁男性，偶发的富含蛋白质的 Tornwaldt 囊肿

A. 矢状位 T_1 加权 MR 图像示鼻咽中线处 T_1 高信号病变（箭），符合富含蛋白质的 Tornwaldt 囊肿；B. 鼻咽轴位 T_2 加权、脂肪抑制 MR 图像示鼻咽中线处病变（箭），主要为 T_2 高信号，类似脑脊液/单纯液体信号；C. 轴位增强 T_1 加权、脂肪抑制 MR 图像示病变（箭）无强化，与囊肿相符

在 CT 上，鼻咽部强化的软组织病变应怀疑鼻咽癌可能，应及时仔细评估 Rouvière 淋巴结是否异常增大，邻近的骨性颅底是否出现骨质硬化或溶骨性改变（图 4-25）。在 MRI 上，原发灶通常在 T_1 加权像上呈低信号，T_2 加权像上呈中等信号，强化程度低于周围正常黏膜[61]（图 4-24）。病变还可表现为中度到明显的弥散受限，反映其高细胞的特性。仔细检查颅底的脑神经，以评估周围神经受侵犯程度。

六、口咽

口咽向上与鼻咽相连，向下延续为下咽。在前方，它被一个穿过硬腭后缘的垂直平面与口腔分开。口咽包含舌的后 1/3（舌根部）、会厌谷、软腭、舌和腭扁桃体、咽后壁和侧壁。

七、口咽疾病

（一）非肿瘤病变

1. 会厌囊肿 会厌囊肿通常是在 CT 和 MR 上偶然发现的。这些病变边界清楚，在 CT 上呈液体密度，MRI 上呈液体信号，内部无强化[65]（图 4-26）。当病变较大时，可引起吞咽困难、癔球症[66]、气道阻塞，甚至呼吸窘迫[65]。

2. 扁桃体肥大（舌和腭） 扁桃体肥大在儿童和青少年群体中很常见。双侧扁桃体呈对称性增大提示为反应性或良性病因引起的病变。舌或腭扁桃体肥大在 CT 和 MRI 上呈典型的条纹状强化，可据此与扁桃体恶性病变相鉴别（图 4-27）。

3. 扁桃体炎和扁桃体周围脓肿 扁桃体充血肿大与病毒感染相关，当严重肿大时，双侧腭扁桃体

第 4 章 颈部
Neck

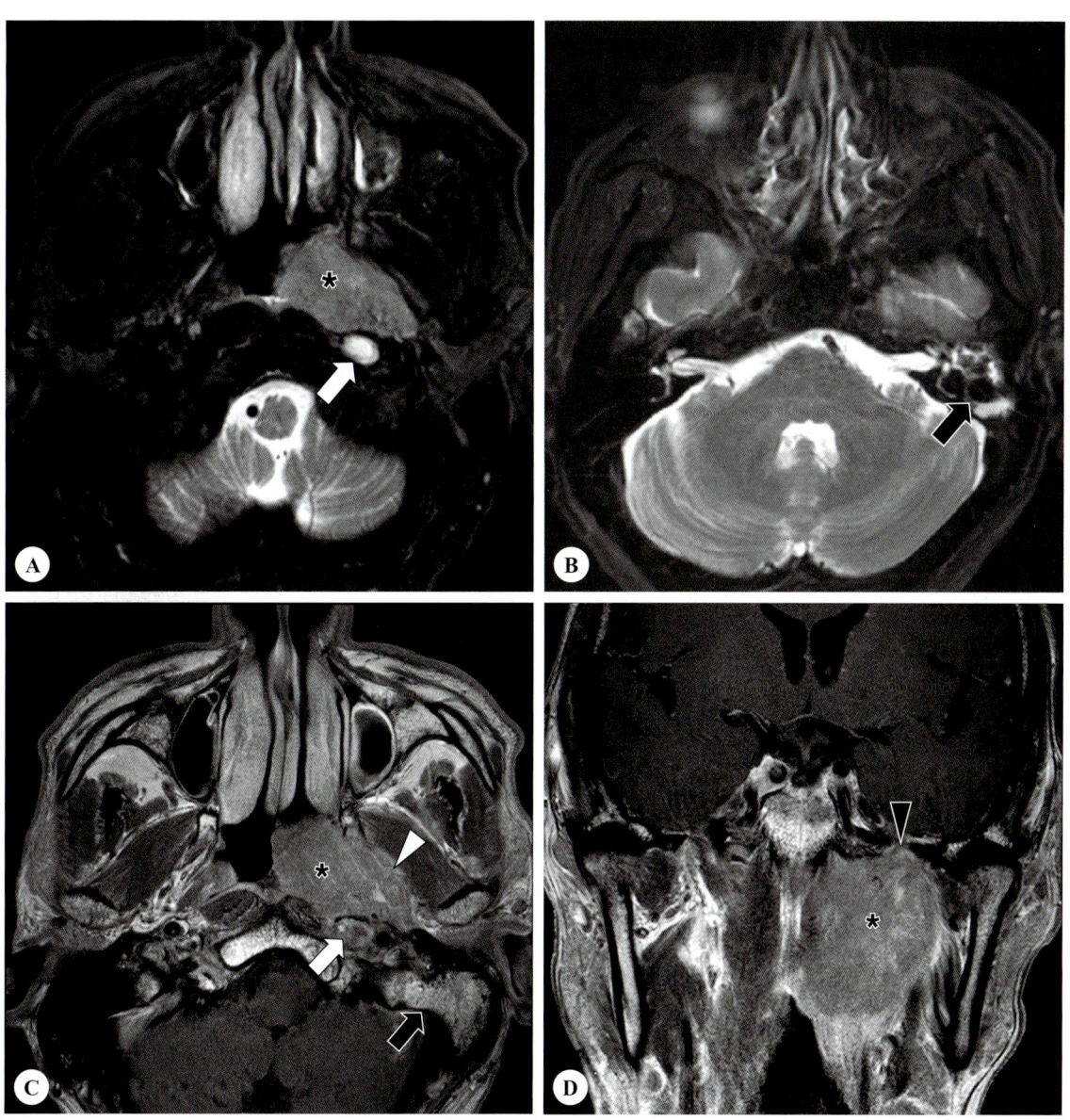

▲ 图 4-24 54 岁男性，慢性左侧咽鼓管堵塞伴左侧耳痛和耳堵症状

A 和 B. 轴位 T_2 加权、脂肪抑制 MR 图像示左侧鼻咽部一中等信号肿块（星），伴有左外侧咽后淋巴结异常增大和囊变（白箭），此外，左侧乳突有不对称积液（黑箭）；C. 轴位增强 T_1 加权 MR 图像示左侧鼻咽部强化肿块（星），外侧咽后淋巴结可见囊变（白箭），伴左侧乳突炎（黑箭），鼻咽肿块超出咽基底筋膜并浸润左侧咽旁脂肪和左侧三叉神经脂肪垫（白箭头）；D. 冠状位增强 T_1 加权 MR 图像示肿块（星）延伸至颅底和左侧卵圆孔（箭头）

可在中线处相遇，称为"对吻扁桃体"。如果患者表现为发热、喉咙痛、单侧扁桃体增大和咽部红斑，应考虑扁桃体周围脓肿（peritonsillar abscess，PTA）或蜂窝织炎，最常见的致病菌是乙型溶血性链球菌、金黄色葡萄球菌、肺炎球菌和流感嗜血杆菌[67]。

增强 CT 是首选影像检查方式，有助于明确脓肿形成及评估相关淋巴结改变（图 4-28）。PTA 好发于扁桃体上极，表现为中心低密度的液化区，周围呈增厚的环状强化[67]。颈部血管的位置，特别是咽

后颈内动脉的位置，是 PTA 引流前需要重要考虑的因素。MRI 不适用于感染急性期患者，尤其当考虑到患者不适、对气道保护的关注和检查时间长度时。若单侧扁桃体肿大未能在预期的时间内消退，则应考虑存在恶性肿瘤可能。

（二）肿瘤

口咽癌是头颈部最常见的肿瘤之一。绝大多数为鳞状细胞癌，可进一步细分为 HPV 阳性或阴性的鳞状细胞癌。吸烟和饮酒是 HPV 阴性鳞状细胞癌的

127

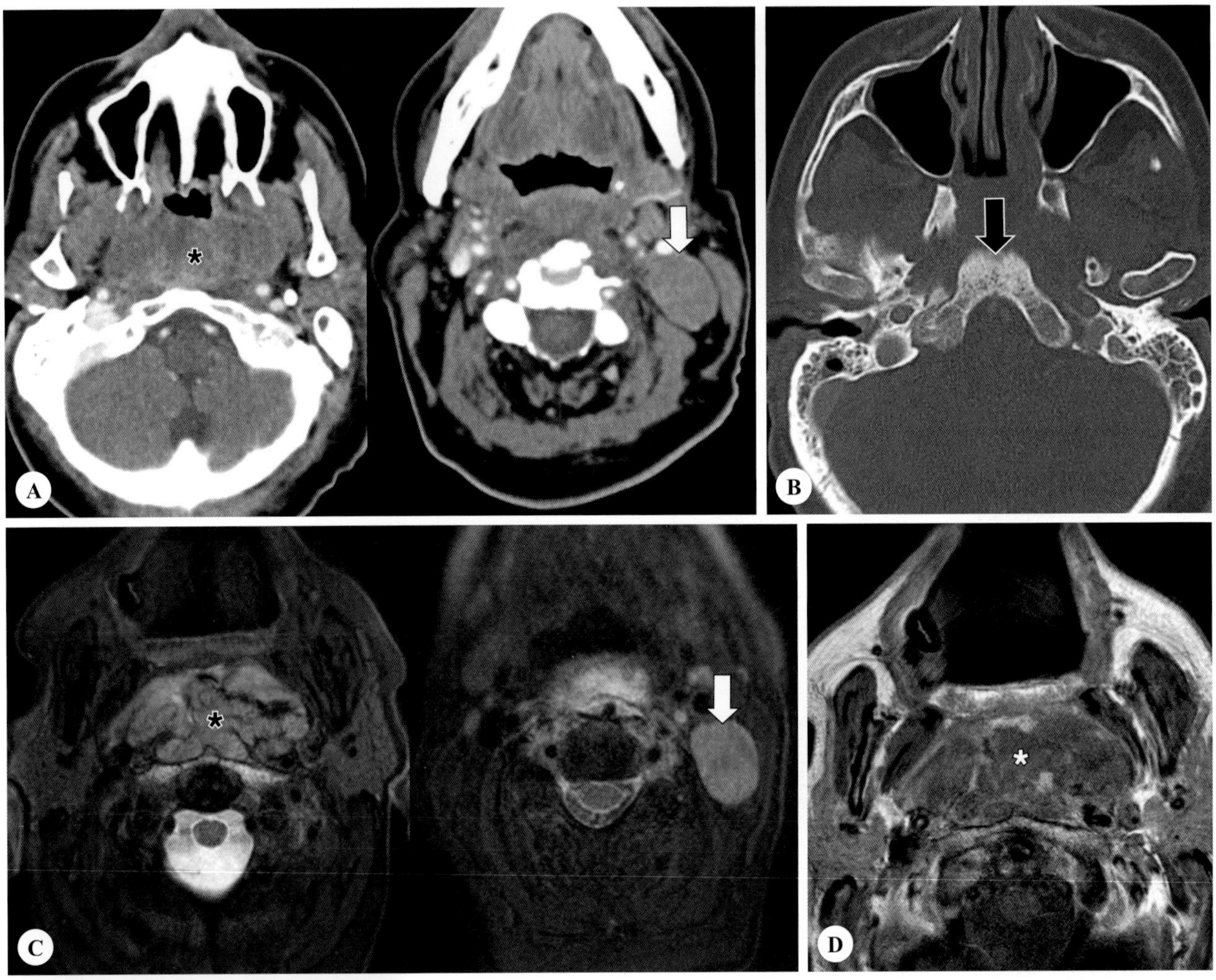

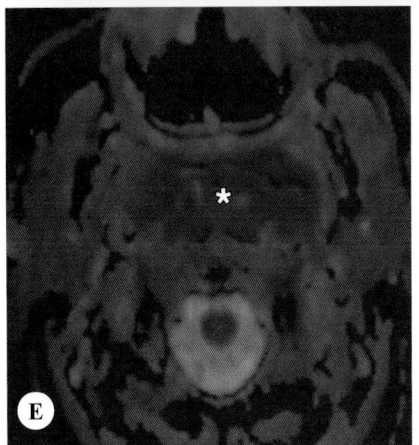

▲ 图 4-25 67 岁男性，左侧颈部肿块，手术病理确诊为鼻咽癌伴淋巴结转移
A. 轴位增强软组织窗 CT 图像示一累及整个鼻咽部的巨大肿块（星）延伸至椎前间隙，左侧Ⅱ区淋巴结呈转移性外观（箭）；B. 轴位增强骨窗 CT 图像示紧邻鼻咽肿块的斜坡呈异常硬化（箭），提示骨质受累；C. 轴位 T_2 加权、脂肪抑制 MR 图像示鼻咽肿块（星）呈不均匀的 T_2 中等信号伴左侧Ⅱ区淋巴结异常增大（箭）；D. 轴位增强 T_1 加权 MR 图像示鼻咽肿块（星）呈轻度不均匀强化，两侧均超出咽基底筋膜进入咽旁间隙；E. 轴位 ADC MR 图像示肿块（星）呈明显弥散受限，符合鼻咽癌的高细胞特性表现

严重危险因素。HPV 阴性鳞状细胞癌的发病率因吸烟率的下降而降低，HPV 阳性鳞状细胞癌的发病率却不断增加[68,69]。HPV 还与宫颈癌和肛门癌相关，是一种性传播病毒[70]。HPV 阳性肿瘤原发灶通常边界清晰，伴有囊性淋巴结转移。HPV 阴性肿瘤原发灶通常无明确的边界，并侵犯邻近肌肉组织[71]。由于上述两种疾病的行为学特性有显著差异，因此具有不同的分期标准[63]。

HPV 阴性鳞状细胞癌的 TNM 分期系统与唇癌和口腔癌相似[63]。肿瘤大小、是否侵犯会厌、喉部、舌外肌、骨或颅底及包绕颈动脉等邻近结构是评估 T 分期的重要标准。与 HPV 阳性肿瘤相比，HPV 阴性肿瘤更具浸润性[71]（图 4-29）。HPV 阴性鳞状细胞癌淋巴结转移的评估是基于淋巴结大小及其周围

第 4 章 颈部
Neck

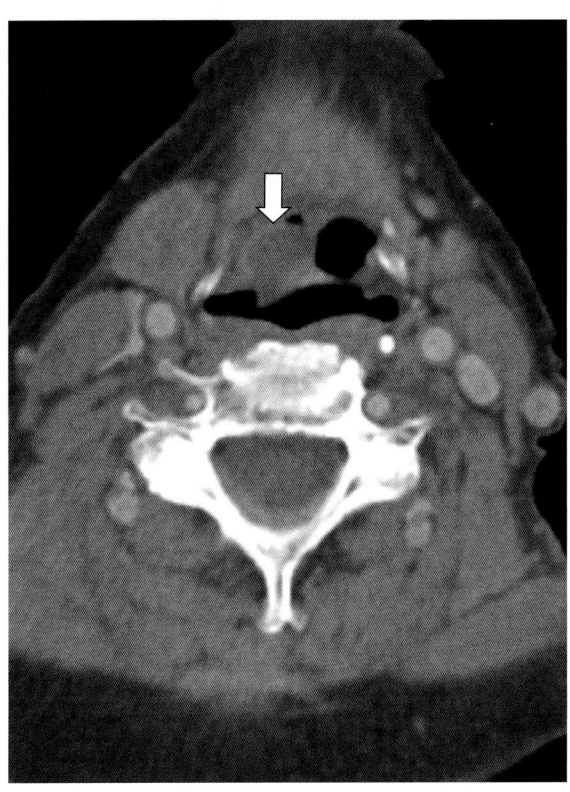

▲ 图 4-26 71 岁女性，吞咽困难，会厌囊肿

轴位增强软组织窗 CT 图像示会厌右侧内一边界清楚、充满液体的囊性病变（箭），符合会厌囊肿表现

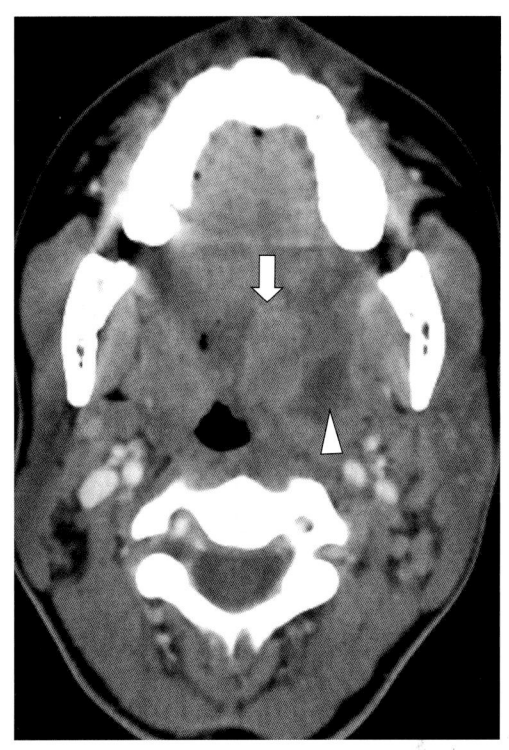

▲ 图 4-28 22 岁女性，发热伴喉咙痛

左侧扁桃体周围区域引流液培养见 A 组链球菌，轴位增强软组织窗 CT 图像示增大的左侧腭扁桃体（箭）被扁桃体周围间隙内的低密度、环形强化病灶（箭头）向前内侧推移，符合扁桃体周围脓肿表现

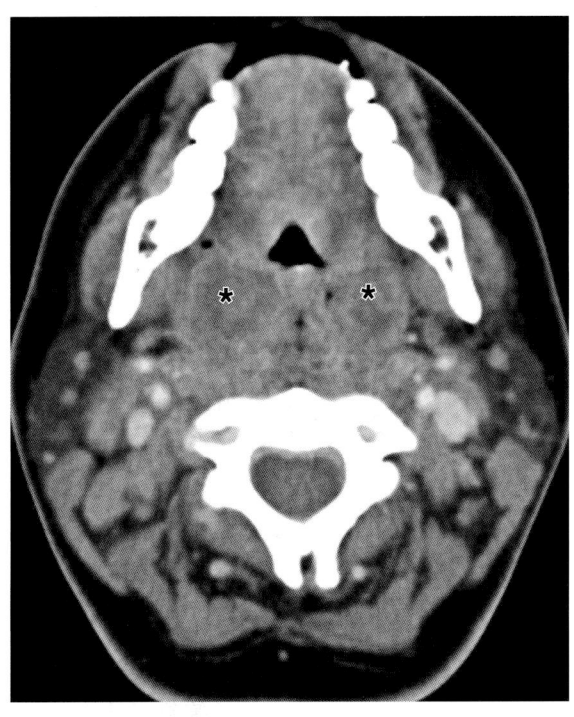

▲ 图 4-27 23 岁男性，喉咙痛，EB 病毒单斑试验阳性确认 EB 病毒感染

轴位增强软组织窗 CT 图像示双侧腭扁桃体对称性增大（星）

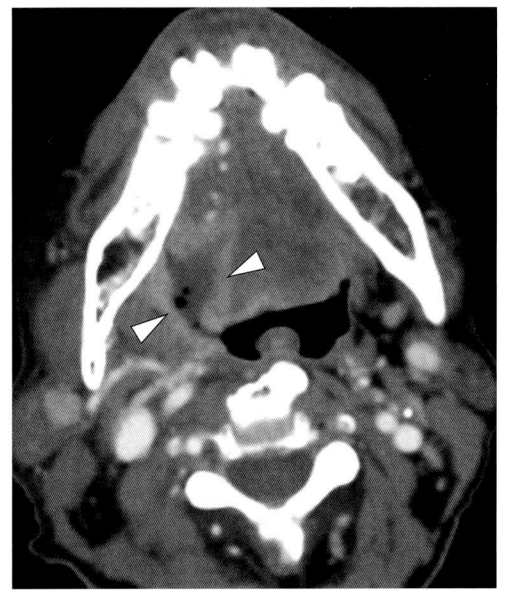

▲ 图 4-29 61 岁女性，舌部病变伴疼痛，有长期吸烟和酗酒史，手术病理发现 HPV 阳性的鳞状细胞癌

轴位增强软组织窗 CT 图像示舌根右份一强化的溃疡性病变（箭头），毗邻右侧下颌骨

情况来判定的。

HPV 阳性鳞状细胞癌使用的也是 TNM 分期系统。相同分期的情况下，HPV 阳性鳞状细胞癌的原发灶和受累淋巴结通常比 HPV 阴性鳞状细胞癌的更大。当侵犯会厌、喉部、舌外肌、骨或颅底等邻近结构时，意味着更高的肿瘤分期[63]。

原发性黏膜恶性肿瘤病灶很微小，在 CT 和 MR 上很难直接发现，扁桃体或舌根部外形不对称可能是唯一的表现（图 4-30），少数情况下可见起自咽壁的带蒂软组织或局部黏膜增厚。如果 CT 和 MRI 未能发现原发灶，可行直视喉镜活检或 PET/CT 来定位，最常见的原发灶部位为腭扁桃体和舌根部[72]。

HPV 阳性鳞状细胞癌的异常淋巴结通常是囊性的。有颈部囊性肿块的成人患者应仔细评估是否存在 HPV 阳性的鳞状细胞癌。尽管在 II 区还有可能发现 BCC，但重要的是要认识到并记住，与 HPV 阳性鳞状细胞癌发生淋巴结转移相比，在超过 20 岁的患者中 BCC 诊断可能性不大[73]。细针穿刺术（fine needle aspiration，FNA）活检可给出明确的病理诊断。若这些淋巴结在完全呈囊性，PET/CT 上可能无 FDG 摄取而不显像，导致结果呈假阴性。此时应尽可能将 PET/CT 与同期颈部增强 CT 相结合进行评估。

随着对 HPV 阳性和 HPV 阴性鳞状细胞癌认识的持续深入，临床治疗方案也不断演进。新辅助放化疗对早期 HPV 阳性鳞状细胞癌患者治疗效果显著[74]。经口机器人手术（transoral robotic surgery，TORS）的新进展也为切除原发性口咽肿瘤提供了一种有效的外科治疗手段[75]。TORS 的禁忌证包括咽后的颈动脉位于扁桃体或舌根中线的位置、可能侵及舌动脉的会厌肿瘤、肿瘤邻近颈动脉球或颈内动脉、原发肿瘤包绕颈动脉或转移性淋巴结[76]。如有上述情况，放射科医生应在报告中详尽描述，指导临床医生制订治疗方案。若治疗后出现或持续存在巨大的淋巴结，应进行颈部淋巴结清扫。

八、下咽

下咽向上与口咽相连，向下与颈段食管相连。下咽的前方是喉部，杓状会厌皱襞构成两者的部分边界。下咽可分为梨状隐窝、咽后壁和环状软骨后区。梨状隐窝是下咽的对称性侧隐窝。咽后壁构成下咽的后边界。环状软骨后区也被称为咽食管交界处，环状软骨将其与喉部分隔。

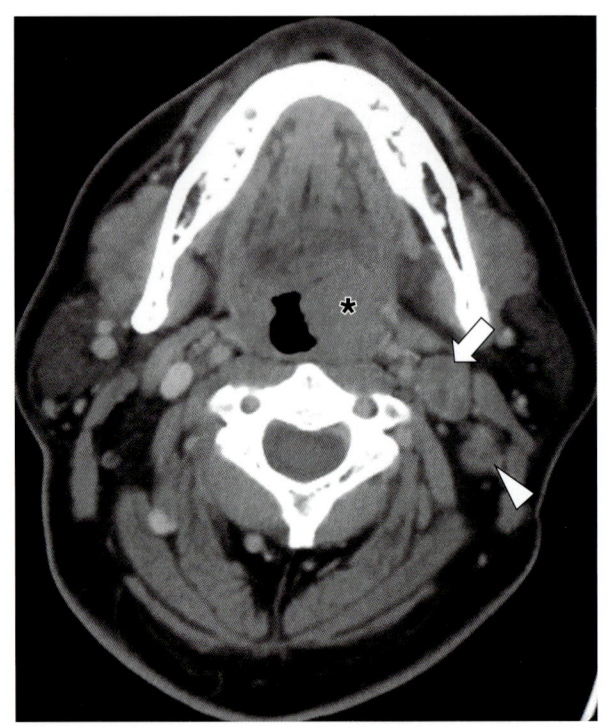

▲ 图 4-30 55 岁男性，咽痛、无发热，手术病理证实为 HPV 阳性的鳞状细胞癌

轴位增强软组织窗 CT 图像示左腭扁桃体增大（星）代表原发灶，左侧 II 区见异常囊性淋巴结（箭和箭头），符合转移淋巴结表现

九、下咽疾病

下咽癌

鳞状细胞癌是成年人下咽最常见的肿瘤。下咽部的鳞状细胞癌，大部分（65%~85%）起自梨状隐窝（图 4-31），其次为咽后壁（10%~20%）和环状软骨后区（5%~10%）[77]。下咽肿瘤早期病灶体积较小通常是无症状的，当患者出现症状，预示着病灶体积较大，并出现梗阻、局部压迫或周围组织浸润，已进展为较晚期肿瘤[78]。患者可出现吞咽困难、喉咙痛或由迷走神经分支 Arnold 神经引起的反射性耳痛等临床表现。患者也可能出现由淋巴结转移引起的颈部肿块。如果肿瘤很大并侵犯喉部，也可出现声音嘶哑的症状。

下咽癌的分期依赖于 AJCC 的 TNM 分期[63]。肿瘤大小，喉部受累，侵及甲状软骨、环状软骨、舌骨、甲状腺、食管、喉前带肌、椎前筋膜、颈动脉等相邻结构或延伸到纵隔等均可升级 T 分期。N 分期主要取决于转移为同侧或对侧，以及淋巴结的大小。最后，还需要对 M 进行分期。

第 4 章 颈部
Neck

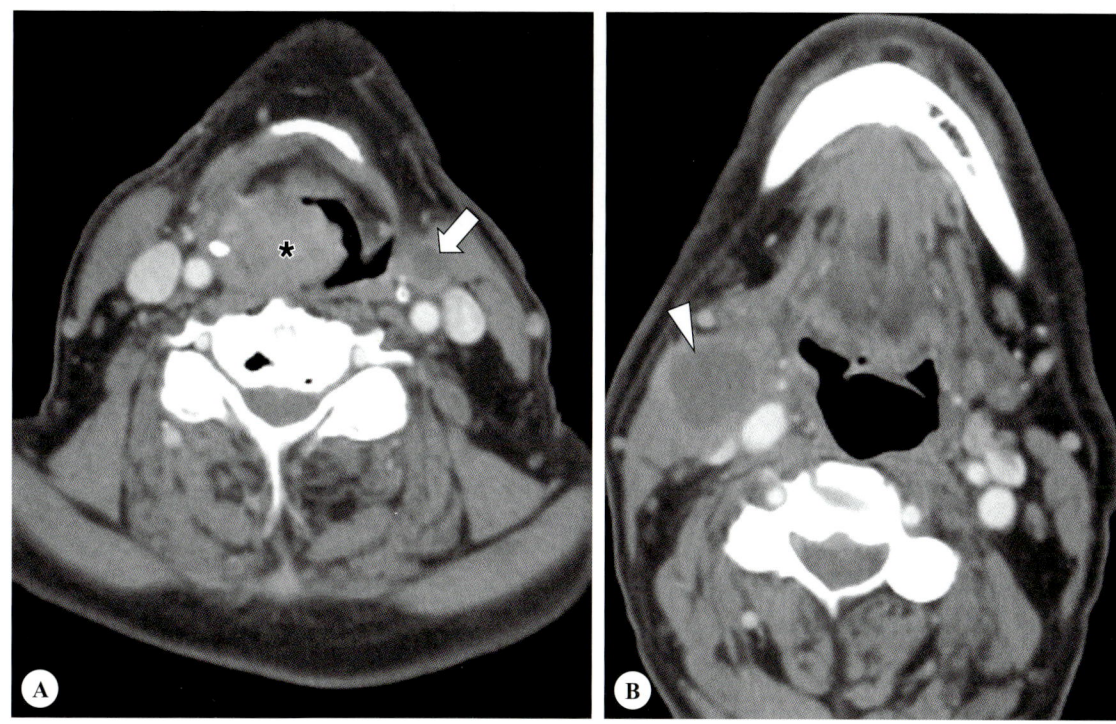

▲ 图 4-31 60 岁男性，吞咽困难伴右颈部包块，手术病理诊断为右侧梨状隐窝鳞状细胞癌
轴位增强软组织窗 CT 图像示一大的分叶状、外生性肿块（星），中心位于右侧梨状隐窝，并左侧Ⅲ区（箭）和右侧Ⅱ区（箭头）淋巴结转移，其内可见异常囊变/坏死

CT 是评估下咽癌 TNM 分期首选的检查方式，因为检查速度快患者吞咽和呼吸时产生的运动伪影较少。此外，CT 还可以评估淋巴结转移和远处转移[64]。CT 上，下咽癌表现为典型的强化的黏膜肿瘤（图 4-31），上文中提到的邻近结构的侵犯也可以较清晰的体现。在 MR 上，下咽癌原发灶在 T_2 加权 MR 上呈中等信号，增强后可见强化（图 4-32）。MRI 有助于确定是否存在甲状软骨侵犯。当软骨内出现中度强化的软组织，其信号和增强特征与原发灶相似时，需要考虑存在甲状软骨侵犯[79]。然而，在甲状软骨发生水肿和炎症时，也可呈 T_2 高信号伴明显强化，与软骨受侵犯的表现难以鉴别，从而导致误判。

十、喉

喉上部为会厌和杓状皱襞的喉面（前部），下部为环状软骨下缘平面。沿其前壁，从头部到尾部的结构依次为会厌舌（前）面、甲状舌骨膜、前连合（在真声带水平）、甲状软骨前面、环甲膜和环状软骨前面。沿其后壁，从头部到尾部的结构依次为杓状软骨、杓软骨间隙和环状软骨的后表面。假声带位于真声带之上，并通过喉室与真声带分开。

十一、喉部疾病

（一）喉膨出和袋状囊肿

在胚胎早期，喉室是突出的并延伸到上外侧作为喉附件或喉小囊。

当这个空间扩张并充满空气时，称为喉膨出[21, 80]。如果扩张的间隙充满液体，称为袋状囊肿（图 4-33）。有时，袋状囊肿可能很难与嗜酸细胞囊肿区分开来[81]（图 4-34）。嗜酸细胞囊肿较少见，CT 上密度更高，倾向于向外膨出至黏膜表面而不是向内占据管腔。

（二）声带麻痹

喉由迷走神经（CN X）的分支支配，喉返神经支配所有喉内肌，而喉上神经外支支配唯一的喉外肌，即环甲肌。声带麻痹可以是由喉上神经、喉返神经或迷走神经相关病变所致。

左侧喉返神经向下绕过主动脉弓，右侧绕过锁骨下动脉，随后继续向上进入气管食管沟，然后在甲状软骨和环状软骨间向喉内侧穿行[82]。喉返神经支配所有的喉内肌，病变累及喉返神经可导致患侧真声带麻痹，临床表现为声音嘶哑。

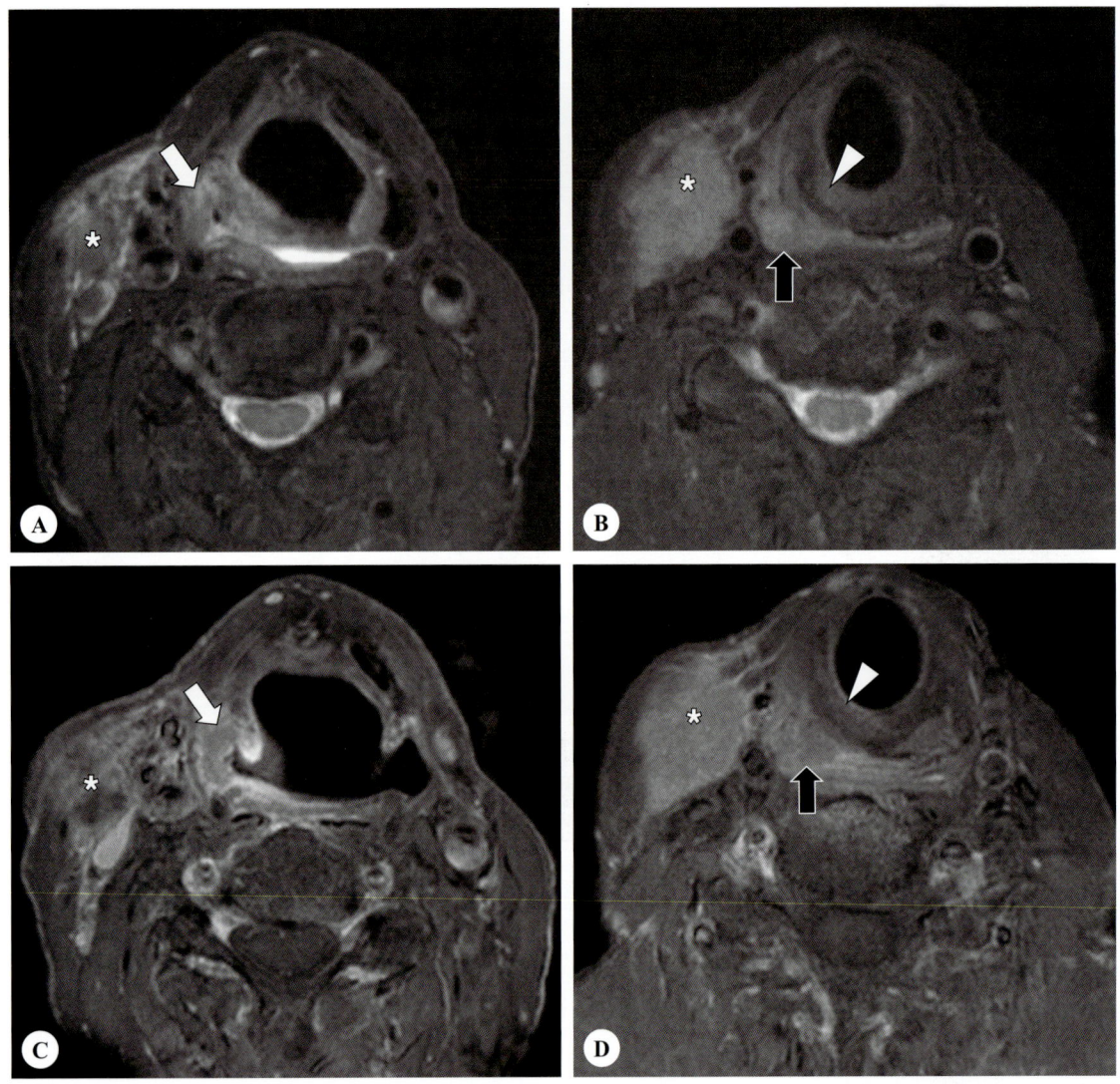

▲ 图 4-32 68 岁男性，咽痛伴右侧颈部肿块，手术病理诊断为下咽鳞状细胞癌伴淋巴结转移

A 和 B. 轴位 T_2 加权、脂肪抑制 MR 图像示一以梨状隐窝（白箭）为中心的 T_2 中等信号的浸润性肿块，在环状软骨（白箭头）水平延伸至环状软骨后咽部（黑箭），右侧Ⅲ区可见转移淋巴结（星）；C 和 D. 轴位增强 T_1 加权、脂肪抑制 MR 图像示原发灶位于环状软骨（白箭头）后方的梨状隐窝（白箭）和环状软骨后（黑箭）下咽，呈结节状强化，右侧Ⅲ区转移淋巴结（星）也表现出与原发灶相似的异常强化

CT 是评估声带麻痹病因的首选检查方式，因为它空间分辨率高、扫描时间短，可减少呼吸、吞咽或其他来源的运动伪影。在 CT 上，麻痹的声带通常固定在旁正中位置，伴有同侧喉室扩张和梨状隐窝突出（图 4-35），并同侧杓状软骨向内翻转[82]。长期麻痹者，可见患侧环杓后肌萎缩伴脂肪浸润。放射科医师应检查迷走神经和喉返神经的整个走行区（包括脑干髓质、邻近的脑池间隙、颈静脉孔、颈动脉和颈静脉之间，下达主动脉或锁骨下动脉、纵隔和气管食管沟），查找是否存在颅底肿瘤、神经鞘瘤、副神经节瘤、明显增多的淋巴结、甲状腺结节 / 肿瘤、主动脉弓动脉瘤、纵隔肿块或淋巴结增大及其他可能引起神经损伤的病因[83]。声带麻痹的治疗方式包括在声带旁间隙注射脂肪、高密度材料或假体[84]（图 4-36）。

（三）喉鳞状细胞癌

绝大多数喉恶性肿瘤为鳞状细胞癌，软骨肉瘤、小涎腺肿瘤、淋巴瘤等极为罕见。大多数肿瘤可以在间接镜检或内镜检查中看到。影像检查的作用是确定肿瘤的深度、范围和形态。按照病变的具体部位（声门上、声门、声门下及跨声门），肿瘤的分期方式不同；肿瘤侵犯喉软骨、会厌前脂肪垫、气管、食管、血管和椎前肌肉等结构及淋巴结受累可使肿

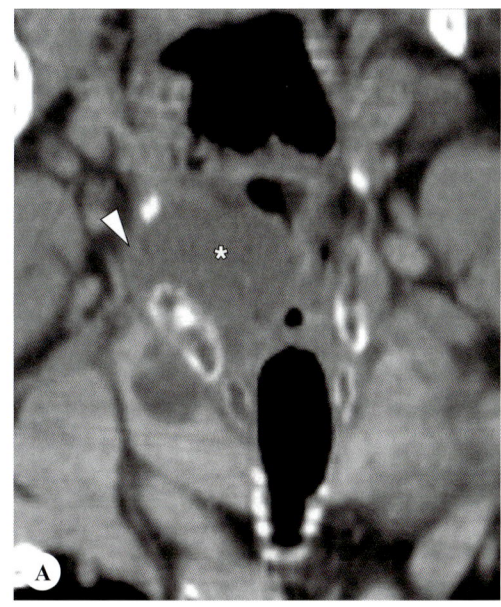
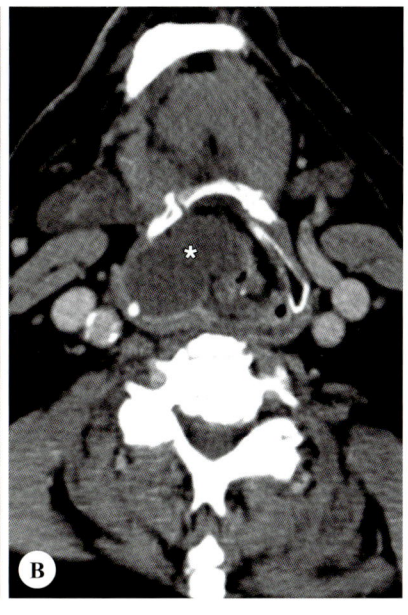

◀ 图 4-33 76岁男性，可疑右侧声门上肿块，袋状囊肿

A. 冠状位增强软组织窗CT图像示右侧声门上喉部一低密度、液体密度病变（星），向下延伸至右侧喉室，伴甲状舌骨膜外侧突起（箭头），符合袋状囊肿表现；B. 轴位增强软组织窗CT图像示袋状囊肿（星）阻塞气道

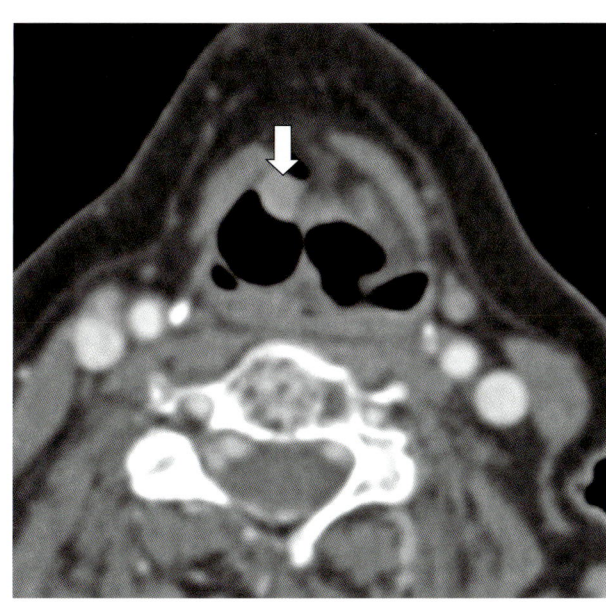

▲ 图 4-34 72岁男性，偶然发现结节，手术病理确诊为嗜酸细胞囊肿

轴位增强软组织窗CT图像示右侧喉室旁一边界清楚的高密度病变（箭），病变的高密度被认为是由蛋白质样囊内容物所致

瘤分期升级[63, 64]。

1. 声门上癌 声门上癌累及喉假声带及以上结构，包括会厌和杓状会厌皱襞。假声带在CT上位于声门上区声门旁脂肪内侧。值得注意的是，累及杓状会厌皱襞的肿瘤可通过杓状会厌皱襞的后表面向后延伸至梨状隐窝（下咽的一部分），因此，下咽癌可同时合并上咽癌[79]。此外，会厌的喉（后）面有许多小孔，因此当声门上喉癌累及会厌喉面时，病理学上认为肿瘤已通过会厌软骨延伸到舌面。

声门上喉的淋巴引流由甲舌膜流向头侧的第Ⅱ和Ⅲ区颈静脉链上份淋巴结。因此，声门上癌的转移淋巴结通常见于上中颈部。会厌前间隙和会厌旁间隙有丰富的淋巴管，肿瘤浸润到这些区域时增加了淋巴结转移的可能性[85]。

2. 声门癌 声门癌累及真声带、前连合或后连合和（或）喉室下外侧缘水平周围1cm的结构。当声门上喉旁脂肪消失时，在CT上可识别真声带、杓状软骨、环状软骨和甲状软骨[1]。声门癌早期即出现声音嘶哑的症状。声门几乎没有淋巴管引流，少见淋巴结转移的可能性更小。正是因为发现早，淋巴转移风险低，所以声门癌发现时多为疾病早期。在部分病例中可见Delphian淋巴结（环甲膜前中线处淋巴结）转移，这可能是累及前连合的声门癌直接侵犯或淋巴转移所致[86]。

3. 声门下癌 声门下部少见癌性病变。声门下部始于喉室下外侧缘尾侧1cm处，并向下至环状软骨下缘。轴位CT图像显示正常声门下部呈环绕气腔的环状软骨环，腔内无软组织，发现管壁周围的软组织增厚应怀疑声门下癌可能。

声门下部上段的淋巴引流向头侧走行，肿瘤一般向Ⅲ、Ⅳ区淋巴结转移，偶尔可扩散至Ⅱ区。声门下部下段淋巴引流通过环甲膜达气管旁（Ⅵ区）和气管前淋巴结[45]。肿瘤转移至胸骨上切迹Ⅶ区淋巴结属于淋巴转移（TNM分期系统中的N分级），而累及无名动脉下方的纵隔淋巴结属于远处转移（M分级）[63]。

使用静脉对比剂的CT检查是鉴别可疑喉癌的首选影像检查手段，CT具有较高的空间分辨率，根据脂肪、软骨、软组织和空气密度不同，清晰地区分喉部结构[64]。CT比MR快得多，几秒钟即完成，可消除MR成像时由呼吸和吞咽产生的运动伪影。为了准确区分声门上区、声门区和声门下区，重建的轴位图像应平行于真声带平面。重建图像须为小视野薄层（1.5~2mm）图像。

喉部肿瘤的影像学评价，应依据2017年分布的最新AJCC指南中的TNM分期系统，对分期相关的结构进行评估和报告[63]，这些结构包括舌根、会厌、梨状隐窝边缘、环状软骨后咽、声门前间隙、声门旁间隙、甲状软骨、喉外软组织（如舌外肌肉、带状肌群、甲状腺、气管和食管）、锥前间隙、颈动脉和纵隔。

在CT不能确定是否存在软骨侵犯时，可通过MRI辅助判断[64]。一般认为肿瘤不易侵袭未骨化的软骨，而易侵犯骨化软骨。在CT上，若软骨出现不规则、侵蚀或硬化时，应怀疑肿瘤侵犯软骨可能（图4-37）。事实上正常软骨常因骨化不均而呈不均匀不规则改变，影像学表现难以与肿瘤侵袭的骨化软骨相鉴别。此外，硬化往往不对称。近年来，双源CT的出现有望弥补这些不足[87]。MR可根据不同的信号强度和强化特征区分软骨内肿瘤和不均匀的正常软骨。喉部MRI的重要序列包括：①矢状位T_1加权序列，以帮助确定喉的轴线，规划适当的平行于真声带的轴平面，并评估舌根、会厌、声门前间隙是否存在肿瘤侵犯；②薄层（3~5mm）冠状位序列，可以准确识别喉结构，评估喉室和声门上区声门旁脂肪；③从会厌上端到环状软骨底部的薄层（3~5mm）轴位增强前、后T_1加权序列，需平行于真声带平面；④轴位脂肪抑制序列，可抑制正常骨化软骨的骨髓

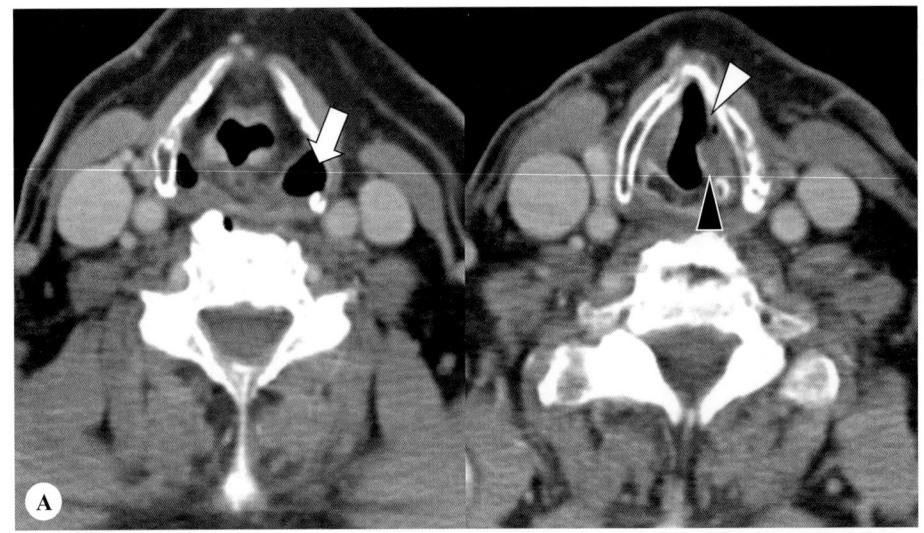

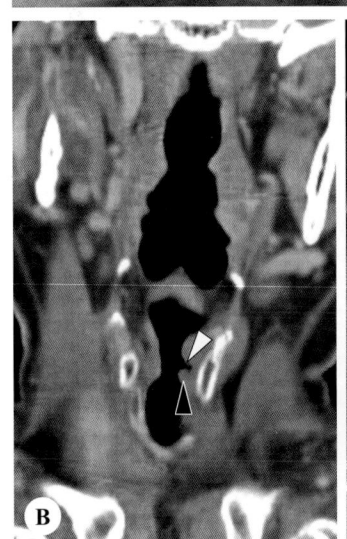

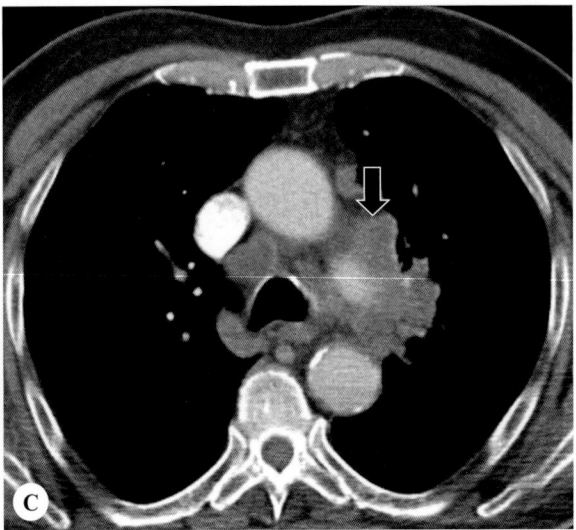

◀ 图4-35 85岁男性，声嘶伴左侧声带麻痹，胸部手术病理诊断为原发性肺癌伴纵隔淋巴结转移

A. 轴位增强软组织窗CT图像示左侧声带麻痹的征象，包括同侧（左侧）梨状隐窝增大（箭），同侧（左侧）真声带内移（黑箭头）和同侧（左侧）喉室突起（白箭头）；B. 冠状位增强软组织窗CT图像示左喉室突起（白箭头），左侧甲杓肌内移变薄（黑箭头），符合左侧真声带麻痹表现；C. 胸部轴位增强软组织窗CT图像示纵隔内包括主动脉肺窗处的转移淋巴结（箭），沿着左侧喉返神经的走行分布

信号（脂肪），有助于评估软骨，轴位厚层（5mm）T_2加权序列扫描可在头尾方向覆盖更广的区域，用于颈部淋巴结的评估。

在MRI上确定软骨侵犯时，需要重点注意以下几点。在所有MRI序列上骨化软骨的正常皮质都呈黑色，无强化。骨化软骨的正常脂质骨髓呈脂肪信号，在T_1加权序列呈高信号，脂肪抑制序列呈低信号，无强化。正常未骨化软骨通常在T_1和T_2加权序列上呈黑色，没有明显强化。软骨反应性水肿呈与肿瘤相似的T_2高信号，但肿瘤的信号强度较水肿稍暗，并且水肿的软骨应无强化。因此，正常喉软骨应无强化，当出现强化且在所有序列上与相邻的喉部肿瘤等信号时，应怀疑肿瘤侵犯软骨可能[88]。

确诊喉癌后，可使用PET/CT进行肿瘤分期，PET/CT有助于确认原发灶的范围、检测淋巴结转移及远处转移和发现潜在的第二原发恶性肿瘤可能，还可用于检测局部或区域复发[89]。胸部CT简便易行，常用于检查肺部在治疗前是否存在远处转移，在治疗后是否出现复发转移。

治疗方案取决于肿瘤大小和手术范围。手术方式包括全喉切除术和多种保留发声功能的部分喉切除术（例如，水平声门上喉切除术用于声门上肿瘤，垂直半喉切除术用于仅侵及单个真声带的肿瘤）。放疗也可保留发声功能，适用于某些肿瘤浸润深度较浅、拒绝手术或有手术禁忌证的患者。化疗作为手术和（或）放疗的辅助治疗很少单独使用。

（四）其他的喉部恶性肿瘤

鳞状细胞癌占所有喉部恶性肿瘤的95%[64]，其余为小涎腺肿瘤（如腺样囊性癌和黏液表皮样癌）、

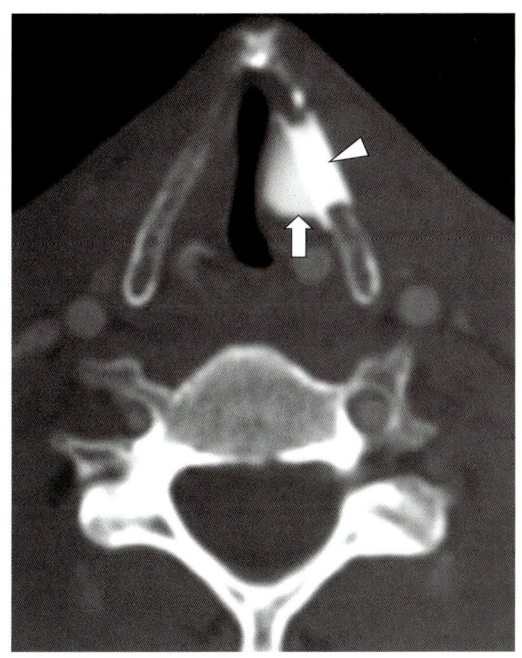

▲ 图4-36 45岁男性，远端插管病史，慢性左侧声带麻痹

轴位增强CT骨窗图像示左侧声门旁间隙内一三角形的高密度物体（箭），固定在左侧甲状腺软骨板上（箭头），与用于治疗声带麻痹的Montgomery甲状软骨成形术的假体（使声带内移）一致

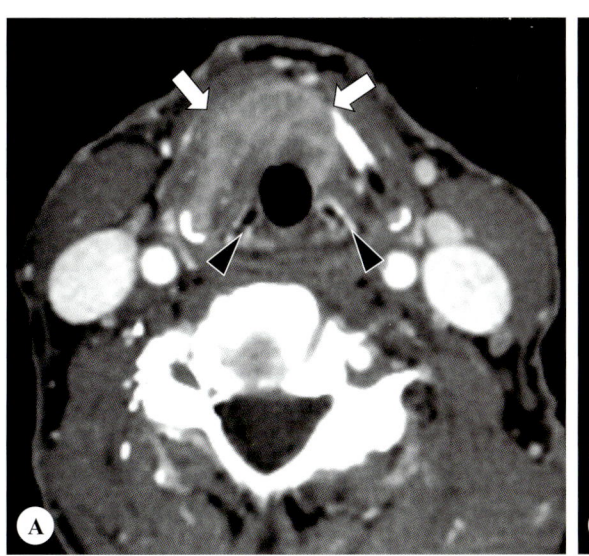 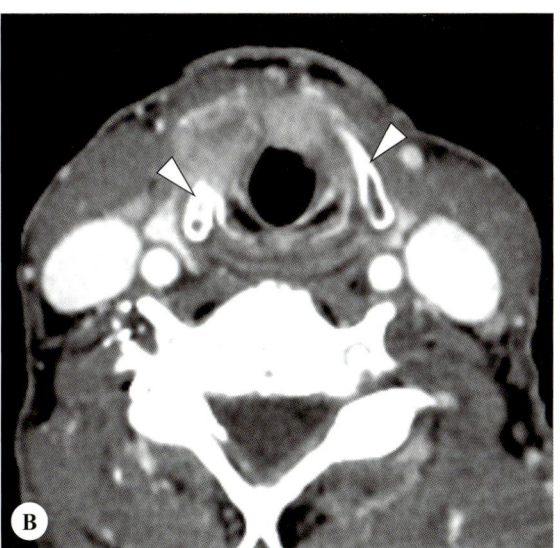

▲ 图4-37 80岁男性，声嘶，手术病理诊断喉鳞状细胞癌

轴位增强软组织窗CT图像示杓状软骨水平（黑箭头）一不规则强化肿块（白箭），累及双侧真声带并穿过中线前连合，侵犯并超出骨化的甲状软骨（白箭头）

疣状癌、梭形细胞癌、肉瘤（如软骨肉瘤和滑膜细胞肉瘤）、淋巴瘤、原发性和转移性黑色素瘤等。

这些肿瘤影像学特征缺乏特异度，诊断主要依赖喉镜或内镜检查病理活检。唯一例外的是软骨肉瘤，在 CT 上的影像学特征为环状软骨或甲状软骨膨胀性骨质侵蚀或缺损，可伴有环状钙化。虽然大多数恶性的软骨样病变为低级别且生长缓慢，但不能通过影像来区分软骨样病变的良恶性[90,91]。

（五）喉良性肿瘤和肿瘤样病变

声带结节通常是过度使用造成的慢性反复性声带损伤的结果，一般是纤维性炎性病变，而非肿瘤。

乳头状瘤可发生在上呼吸消化道的任何部位，与 HPV 6 型和 11 型有关。喉部乳头状瘤有时继发于呼吸道的病变[92,93]。喉部乳头状瘤虽为良性，但在年轻患者中常为多发，并且治疗后易复发。颈部影像检查可显示从上呼吸消化道壁向腔内突出的外生性结节。同时还应考虑行胸部 CT 来评估肺部情况，如果发现实性或空洞性肺结节，则提示肺部受累。

良性肿瘤还包括血管瘤、副神经节瘤、神经鞘瘤和横纹肌瘤。婴儿血管瘤往往发生在声门下区[94]，可导致气道狭窄，表现为新生儿嘶鸣或喂养困难。在 X 线、CT 或 MRI 上，可见声门下区局灶性膨大性病变，并伴有气道狭窄，CT 或 MRI 可见病灶明显强化。神经鞘瘤局限黏膜下，而神经纤维瘤呈浸润性生长，特别是丛状神经纤维瘤最为典型。横纹肌瘤是一种罕见的黏膜下肿瘤，表现为光滑、边界清楚的肿块[95]（图 4-38）。

非肿瘤病变包括低流量血管病变，如 VM 和 LM。典型的病变呈多分叶、跨区域分布，可延伸至喉部。LM 表现为单房或多房伴分隔，多房可为大囊或微囊。由于有出血的倾向，囊内呈不同信号强度的液 - 液平面，与分层液体成分相关[96]。VM 可见强化和特征性的静脉石[96]。

感染性或炎性病变包括喉炎、会厌炎及累及喉部的广泛颈部感染。喉炎通常出现在 6 月龄至 3 岁的婴幼儿中，表现为犬吠样咳嗽和喘鸣，多由病毒感染引起。正位 X 线片上，声门下喉部因黏膜水肿而呈"尖峰"状狭窄[97]，喉炎通常依据症状体征进行诊断，X 线主要用于确认和排除其他引起喘鸣的原因，如血管环或悬吊、声门下血管瘤或异物。会厌炎多发生在 2—4 岁的儿童，由流感嗜血杆菌感染引起。侧位 X 线片显示"拇指印"样增厚的会厌，边缘不清，与杓状会厌皱襞边界模糊[98]。会厌炎进展迅速，短时间内出现气道急症，在急性期（通常为最初的 24～36h）可能需要气管插管或行紧急气管切开术以维持通气。

肺结核在极少数情况下会累及喉部[99]，多发性血管炎[100] 和肉芽肿性血管炎也可累及喉部。上述病变在 CT 和 MRI 上缺乏特异度，通常表现为累及喉的多个部位的不规则软组织增厚[101]。复发性多软骨炎是一种特发性的炎性疾病，CT 显示病变效果最佳，典型表现为喉软骨和气管环增厚硬化[102]。疾病晚期软骨结构严重破坏，气管塌陷，进而导致气道阻塞。喉部的淀粉样变疾病可为喉部原发病变（原发性）[103]，也可能是全身性系统性疾病的喉部表现（继发性）。淀粉样物质沉积在黏膜深处呈结节状改变，类似黏膜下肿物（图 4-39），并可能存在钙化，行 CT 检查显示此类病变的效果更好。

十二、咽旁间隙

颈部的咽旁间隙在结构上可以分为茎突前咽旁间隙和茎突后咽旁间隙，这两个间隙在解剖学上以茎突张肌筋膜为分界，这种分类有助于缩小咽旁间隙病变的鉴别诊断范围。

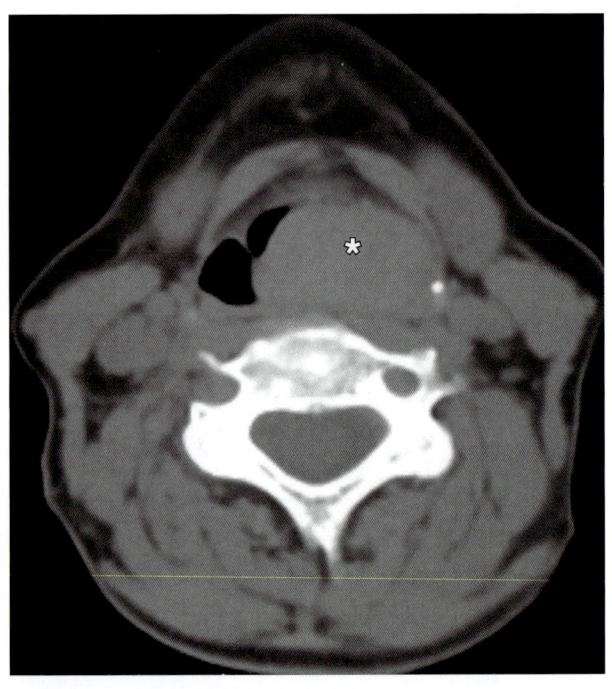

▲ 图 4-38 **20 岁男性，呼吸困难，手术病理证实为横纹肌瘤**

轴位非增强软组织窗 CT 图像示一边界清楚的肿块（星），中心位于左侧声门上区，并掩盖左侧下咽

十三、咽旁间隙疾病

（一）茎突前咽旁间隙病变

腮腺深叶病变 几乎所有茎突前咽旁间隙病变都与腮腺深叶有关。最常见的原发性腮腺肿瘤是良性混合肿瘤（benign mixed tumor，BMT），也称为多形性腺瘤[104,105]。BMT 典型表现为特征性的"凸状"边缘，T_2 高信号，可见强化（图 4-40）。在 CT 上，BMT 边界清晰伴强化。由于大多数患者早期无明显症状，临床上发现 BMT 时瘤体往往较大，表现为口咽部的局灶性隆起。而较小的病变常常是由于其他原因行 CT 或 MR 检查时偶然发现的。

第二常见的原发性腮腺病变是 Warthin 瘤[106]，在老年吸烟者中多见。Warthin 瘤通常是双侧的，大约 1/3 含囊性成分。在 CT 上，Warthin 瘤边界清楚，可见低密度囊性成分。需仔细评估双侧腮腺以排除病灶的多发性和对称性。在 MRI 上，Warthin 瘤边界清楚，在 T_1 加权图像上呈低信号，在 T_2 加权图像上信号不均匀，与 BMT 相比强化程度稍低。

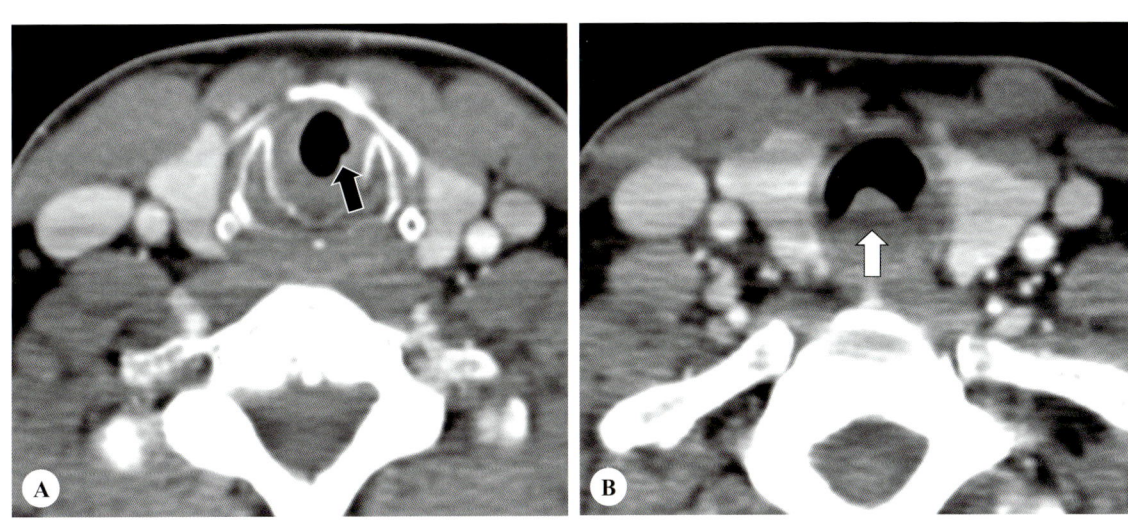

▲ 图 4-39 39 岁男性，呼吸困难，手术病理证实为淀粉样变
轴位增强软组织窗 CT 图像示声门下气道（黑箭）和气管（白箭）的软组织结节

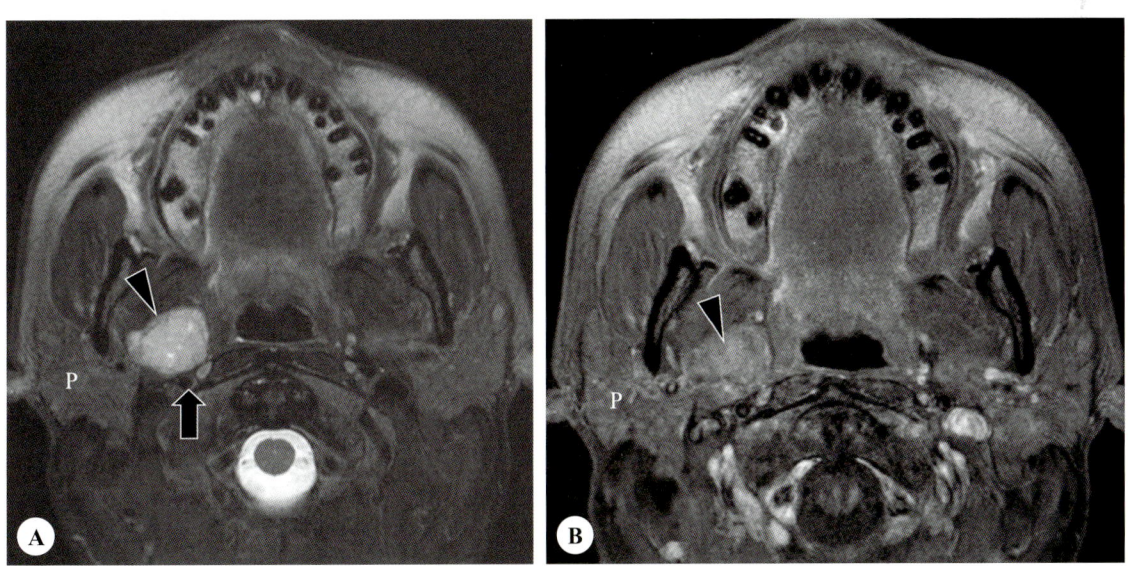

▲ 图 4-40 36 岁女性，偶然发现的右侧咽旁间隙肿块，手术病理证实为多形性腺瘤
A. 轴位 T_2 加权、脂肪抑制 MR 图像示一 T_2 高信号、边界清楚的肿块（箭头）位于有流空现象的颈内动脉（箭）前方，与腮腺深叶、茎突下颌管内侧叶和浅叶分界不清；P. 腮腺浅叶。B. 轴位 T_1 加权、脂肪抑制 MR 图像示肿块轻微不均匀强化（箭头）；P. 腮腺浅叶

腮腺的原发恶性肿瘤包括多形性腺瘤癌变、黏液表皮样癌和腺样囊性癌[106]。恶性肿瘤多呈边界不清的浸润性生长，但是恶性与良性腮腺肿瘤的影像学特征存在明显重叠，因此需要病理学检查明确诊断。若多形性腺瘤迅速增大，应警惕多形性腺瘤发生癌变[107]。此外，肿瘤对周围神经（面神经、耳颞神经和三叉神经V_3分支）侵犯情况的评估也十分重要，尤其是恶性涎腺肿瘤，它具有很强的周围神经侵犯的倾向[108]。评估周围神经受累情况，MRI比CT更为灵敏。周围神经穿出颅底孔后，其周围的脂肪信号消失并被软组织信号取代时，则应怀疑发生周围神经侵犯[109]。MRI评估周围神经受累情况常用非增强、非脂肪抑制的T_1加权序列，增强的、脂肪抑制T_1加权MR图像对评估也有帮助，此时受累神经表现为增厚和强化。

关于腮腺的解剖学和病理学的详细讨论，请参见相关章节。

（二）茎突后咽旁间隙病变

茎突后咽旁间隙肿块的诊断主要考虑神经鞘瘤和副神经节瘤。

1. 神经鞘瘤 在茎突后咽旁间隙，神经鞘瘤分布于交感神经或第Ⅸ、Ⅹ、Ⅺ或Ⅻ对脑神经颅外的走行区域。交感神经鞘瘤和迷走神经鞘瘤可通过颈动脉的相对位移方向进行区分：交感神经鞘瘤使颈动脉向前外侧移位（图4-41），而迷走神经鞘瘤使颈动脉向内侧移位、与颈内静脉分离[110]（图4-42）。神经鞘瘤是起源于施万细胞的肿瘤，病理学上可分为Antoni A为主的和Antoni B为主的神经鞘瘤。Antoni A为主的神经鞘瘤因细胞核排列紧密，属于典型的高细胞型；相反，Antoni B为主的神经鞘瘤的细胞较少，细胞排列疏松[111]。

神经鞘瘤中Antoni A或Antoni B的病理学差异影响MRI信号特征。Antoni A为主的神经鞘瘤倾向于T_2低信号，而Antoni B为主的神经鞘瘤则表现为典型的T_2高信号，两种类型的神经鞘瘤均表现为明显强化（图4-41和图4-42）。神经鞘瘤沿所累及神经走行，呈长条状且边界清晰。在弥散加权成像上，神经鞘瘤倾向于易化扩散（即在弥散加权成像上信号不高）。在CT上，神经鞘瘤边界清楚，通常有强化，但伴囊变时除外。囊变通常见于较大的肿瘤，在MRI和CT上都很明显（图4-42）。神经鞘瘤与神经纤维瘤在CT上很难区分（图4-43）。

2. 副神经节瘤 副神经节是沿着自主神经系统和脑神经分布的细胞团。副神经节瘤起自副神经节，是神经嵴起源的肿瘤[112]。副神经节瘤可以是散发性的，也可以是家族遗传性的。最常见的基因突变为$SDHx$基因，其他与副神经节瘤相关的遗传综合征包

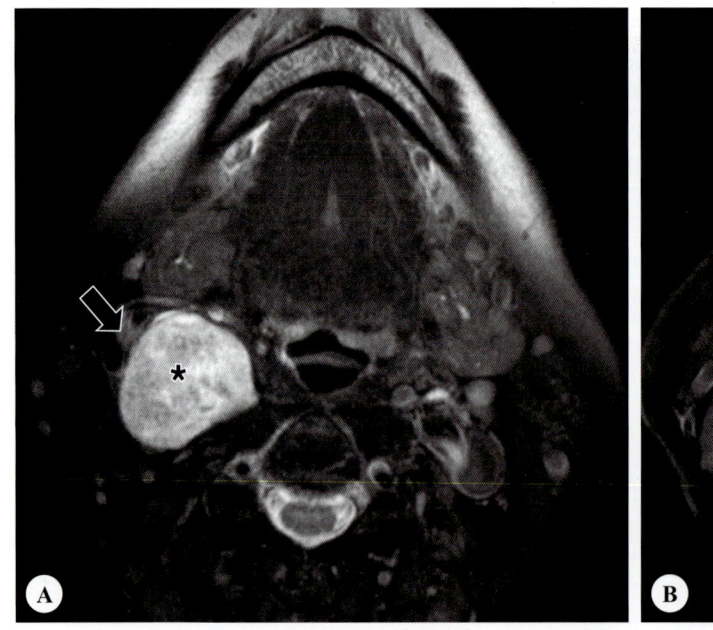
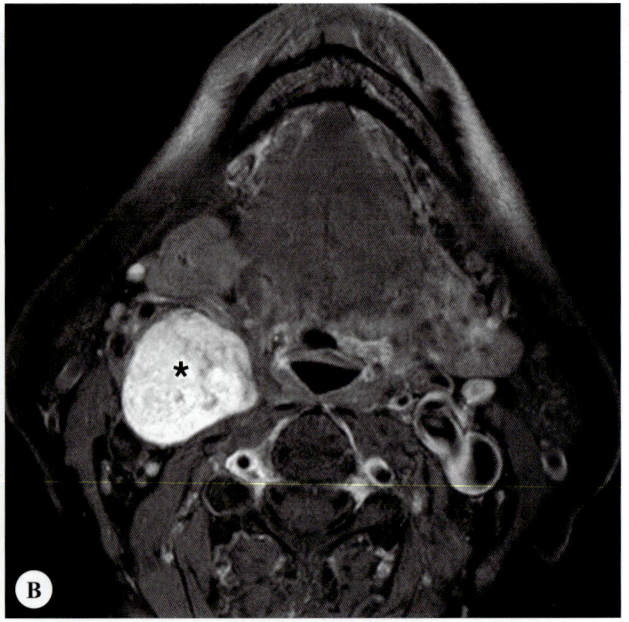

▲ 图4-41　70岁男性，右侧颈部肿块，手术病理证实为交感神经链神经鞘瘤

A. 轴位T_2加权、脂肪抑制MR图像示颈部一T_2高信号、边界清楚的肿块（星），使颈动脉血管向前外侧移位（箭）；
B. 轴位增强T_1加权、脂肪抑制MR图像示肿块（星）均匀强化且内部无流空信号

括多发性内分泌瘤Ⅱ型（multiple endocrine neoplasia type Ⅱ，MEN-Ⅱ）、von Hippel-Lindau（VHL）综合征和神经纤维瘤病Ⅰ型（neurofibromatosis type 1，NF-1）。与肾上腺上的副神经节瘤不同，头颈部副神经节瘤通常是无分泌功能且无症状的，仅在足够大时通过体格检查的触诊才能发现。

头颈部最常见的副神经节瘤是颈动脉体瘤，位于颈内动脉和颈外动脉之间的颈总动脉分叉处，而不是茎突后咽旁间隙。第二高发的副神经节瘤是颈静脉球瘤，肿瘤中心通常位于颈静脉孔，也可向下延伸到茎突后咽旁间隙。迷走神经球瘤虽不如颈动脉体瘤或颈静脉球瘤常见，但却是茎突后咽旁间隙的典型病变（图4-44）。迷走神经球瘤多伴神经病变、声带功能障碍，手术治疗难度大。由于副神经节瘤可能是多发的，特别是在有基因突变或遗传综合征的情况下，应仔细评估头颈部是否存在其他副神经节瘤病灶。

副神经节瘤为富血管性肿瘤，呈明显强化。累及颅底的肿瘤如颈静脉球瘤，其周围的骨性边缘呈穿凿样、斑点样和溶解性改变，这是诊断该病的最典型表现。MRI具有确诊作用，在T_1和T_2加权序列

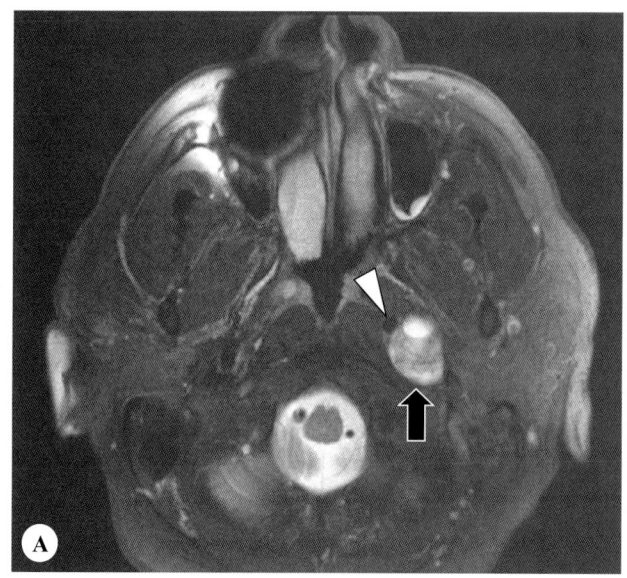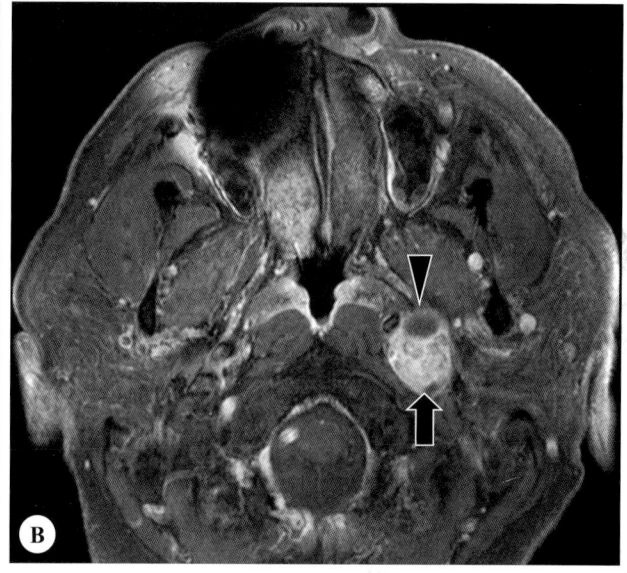

▲ 图4-42 61岁男性，吞咽困难，手术病理证实为迷走神经神经鞘瘤

A. 轴位T_2加权、脂肪抑制MR图像示一T_2高信号肿块（箭），位于有流空效应的左侧颈内动脉（箭头）的后外侧缘，左侧颈内动脉被推向内侧；B. 轴位增强T_1加权、脂肪抑制MR图像示肿块（箭）内部可见无强化的囊性成分（箭头）

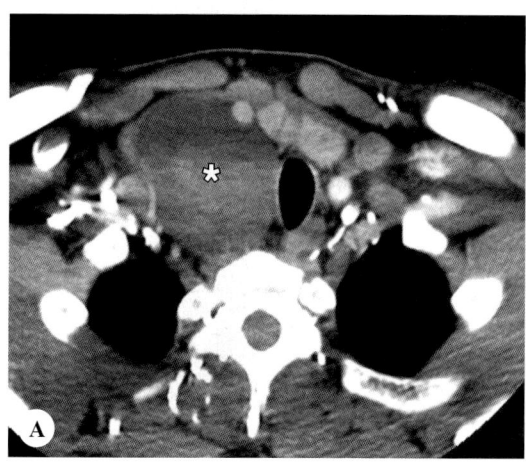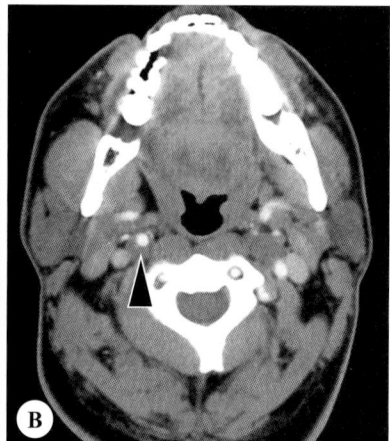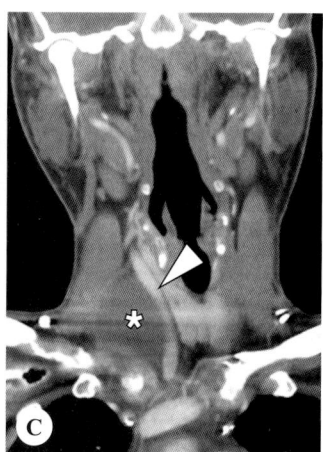

▲ 图4-43 31岁男性，神经纤维瘤病病史伴右颈部肿块，手术病理证实为神经纤维瘤

A和B. 轴位增强软组织窗CT图像示沿右颈总动脉的一低密度肿块（A，星），并沿颈内动脉呈细管状延伸（B，箭头）；C. 轴位增强软组织窗CT图像示肿块（星）使颈总动脉向内侧（箭头）移位，与迷走神经的走行一致

上呈典型的"盐和胡椒"样表现[112]，这是由于肿瘤实质（盐）呈高信号/明显强化及血管流空、流速慢或内出血（胡椒）呈内部小的低信号灶（图4-44）。核医学奥曲肽全身扫描也可用于确认原发灶、寻找全身其他部位的副神经节瘤[113]。

十四、咀嚼肌间隙

咀嚼肌间隙是舌骨上颈间隙，包含下颌骨的一部分和咀嚼肌[114]。该间隙被颈深筋膜的浅层包围。除了双侧下颌支、下颌角、下颌体后部及咀嚼肌（颞肌、咬肌、翼内肌和翼外肌），咀嚼肌间隙还包含下牙槽动脉和静脉、下牙槽神经、三叉神经的第三分支（V_3，下颌骨分支）。咀嚼肌间隙向上延伸到颅底。

十五、咀嚼肌间隙疾病

（一）炎性和非肿瘤性疾病

1. 牙源性脓肿 牙源性感染可导致超出牙齿和牙槽范围的脓肿形成，这些脓肿在颌下间隙更常见，由于咀嚼肌间隙与下颌骨的解剖关系密切，因此也可以发生脓肿[115]。CT上脓肿的典型表现是环状强化伴中心液体密度，周围有炎性脂肪条索影和蜂窝织炎，炎症可以蔓延至其他腔室，包括腮腺区、颌下间隙、咽旁间隙，或者延伸至皮下脂肪和皮肤导致面部蜂窝织炎。骨窗CT图像可以帮助发现后牙根尖周脓肿或提示骨髓炎的影像改变，包括脱矿、骨膜反应或死骨。常见邻近颌下区域的淋巴结反应性增大。在MRI上，脓肿形成表现为低扩散系数，增强T_1加权MR图像上呈环状增强，T_2加权、脂肪抑制序列可见周围水肿。

2. 失神经性萎缩 三叉神经（V_3）下颌支的损伤可导致咀嚼肌发生失神经性萎缩[116, 117]。急慢性损伤在影像学上表现不同。急性情况下（通常在4周内），失神经支配可导致咀嚼肌增大、水肿，在CT上呈低密度，在MRI上呈T_2高信号伴强化（图4-45）。随着时间的推移，咀嚼肌逐渐萎缩并脂肪替代，导致T_1缩短（T_1加权序列呈内部高信号）[118]。应沿三叉神经仔细评估，特别是V_3分支和卵圆孔附近区域，以明确失神经病因。失神经性萎缩也可能是医源性的，通常发生在对颅底肿瘤和周围神经肿瘤侵犯进行放疗后。这些情况需要持续随访，以确保失神经性萎缩的影像学表现按预期的良性模式发展，并且神经周围疾病不会复发。

（二）肿瘤

1. 横纹肌肉瘤 横纹肌肉瘤是儿童最常见的软

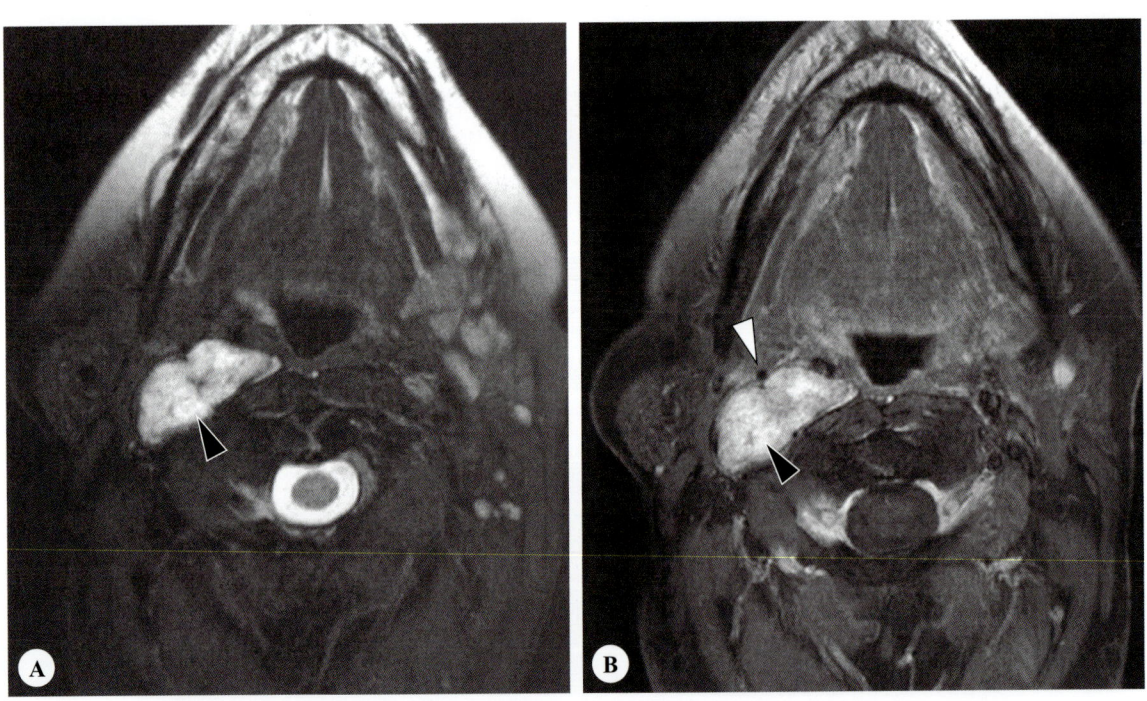

▲ 图4-44 55岁女性，偶发颈部肿块，奥曲肽扫描（未展示）证实为迷走神经球瘤

A. 轴位T_2加权MR图像示茎突后咽旁间隙一T_2高信号肿块（箭头），内部有T_2低信号的流空血管；B. 轴位增强T_1加权、脂肪抑制MR图像示肿块（黑箭头）明显强化，肿块使流空的颈内动脉（白箭头）向前内侧移位

组织肿瘤[119]，大约 40% 发生在头颈部。大多数横纹肌肉瘤是散发的，常与 NF-1、Beckwith-Wiedemann 综合征和 Li-Fraumeni 综合征相关。在 CT 上，横纹肌肉瘤通常为软组织密度伴强化，虽为高度恶性肿瘤也可能没有骨质侵蚀，当出现骨质破坏时 CT 可以清晰显示[120]。在 MRI T_2 加权图像上，相对骨骼肌，横纹肌肉瘤通常呈高信号，在弥散加权图像呈高信号，在增强的 T_1 加权图像上呈明显强化[121]（图 4-46）。

2. 恶性纤维组织细胞瘤（未分化多形性肉瘤） 未分化多形性肉瘤（pleomorphic undifferentiated sarcoma, PUS）是一种罕见的好发于成人的恶性软组织肿瘤。头颈部快速增长的无痛性肿块应高度怀疑侵袭性软组织肿瘤（如 PUS）。在 MRI 上，这些肿瘤边界清楚，T_1 加权图像呈中等信号，T_2 加权图像呈中等到高信号[122]。PUS 分化程度低，形态差异性较大，其内可伴有内出血、钙化、坏死或黏液样物质，在 CT 上整体呈类似肌肉的软组织密度，局部密度不均匀[122]。

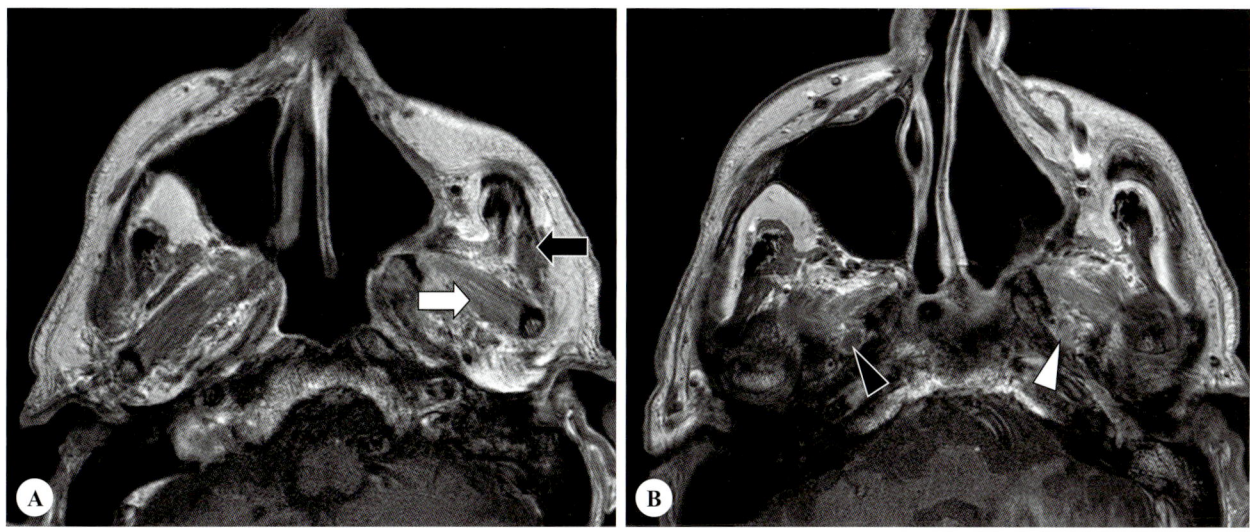

▲ 图 4-45 84 岁男性，既往因成釉细胞瘤行左侧上颌骨切除术和放射治疗，检查结果符合放疗引发的 V_3 神经的治疗后改变

轴位增强 T_1 加权 MR 图像示左侧翼内肌（白箭）和咬肌（黑箭）强化增高，不对称性体积减小，与失神经性萎缩表现一致，与右侧正常的 V_3 神经（黑箭头）相比，左侧三叉神经脂肪垫处的 V_3 神经（白箭头）呈不对称强化，但未见增大

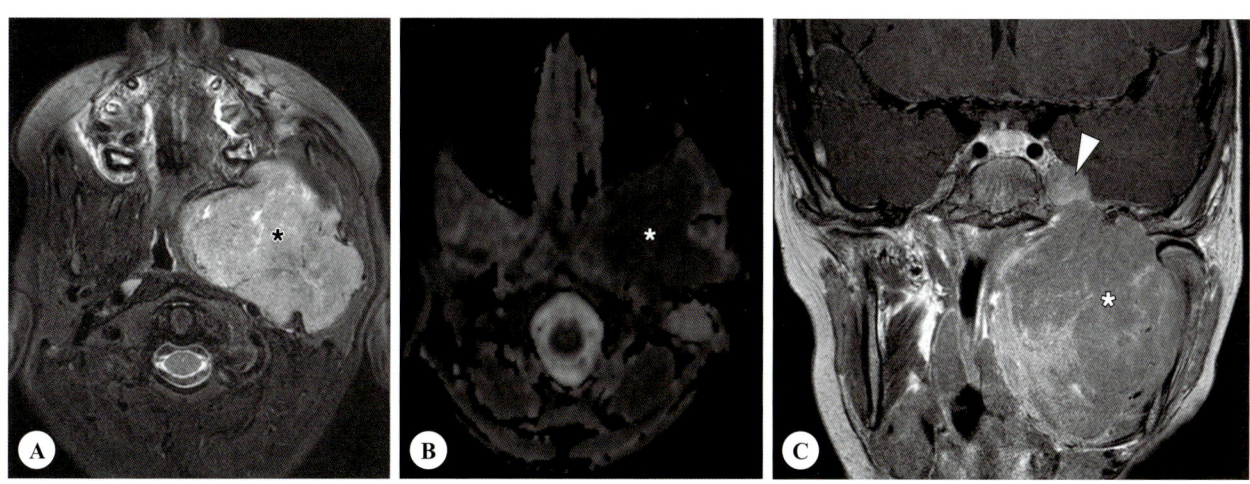

▲ 图 4-46 12 岁男孩，左颈部迅速增大的肿块，手术病理证实为横纹肌肉瘤

A. 轴位 T_2 加权、脂肪抑制 MR 图像示左侧颞下窝一大的跨区域肿块（星），延伸至咀嚼肌间隙，肿块相对骨骼肌呈 T_2 高信号；B. 轴位 ADC MR 图像示肿块（星）呈低扩散系数，提示其高细胞成分；C. 冠状位增强 T_1 加权 MR 图像示肿块呈相对均匀强化（星），通过增宽的卵圆孔沿颅内 V_3（箭头）延伸进入 Meckel 腔和海绵窦

3. 沿周围神经扩散的肿瘤 肿瘤可沿V_3神经分支扩散至咀嚼肌间隙的软组织和（或）沿下牙槽神经至下颌骨[123]（图 4-47）。可出现沿周围神经扩散的肿瘤包括鳞状细胞癌、腺样囊性癌、黏液表皮样癌、淋巴瘤和皮肤恶性肿瘤，特别是鳞状细胞癌和促结缔组织增生的黑色素瘤。肿瘤可沿周围神经通过颅底向颅内延伸，导致颅内转移。此外，当受累神经邻近其他神经，或者通过交通支与其他神经相连，可致肿瘤扩散。

例如，腮腺内累及面神经（Ⅶ）的神经周围病变，可通过耳颞神经（V_3 的一个分支，可与Ⅶ连接）扩散至第 Ⅴ 脑神经[124]。三叉神经（Ⅴ）和面神经（Ⅶ）是肿瘤周围神经扩散最常累及的脑神经。应仔细检查这些神经走行区及其周围的脂肪垫。CT 可以显示受累神经穿过颅底时周围脂肪是否消失。在观察脂肪变化方面，MRI 无脂肪抑制的、平扫 T_1 加权序列更为灵敏[125]。在咀嚼肌间隙，下牙槽神经进入下颌骨的下牙槽孔处的脂肪是一个需要重要观察的区域。此外，应在三叉神经脂肪垫向上达颅底的层面观察 V_3 神经主干（图 4-47）。

4. 神经鞘瘤 V_3 分支的神经鞘瘤可发生在咀嚼肌间隙[123]。在 CT 上，神经鞘瘤为边界清楚的软组织密度病变，是否强化取决于是否存在液体密度的囊变区域。在 MRI 上，神经鞘瘤通常边界清楚，呈 T_2 高信号伴明显强化。当体积增大时，可出现囊变。

神经鞘瘤生长缓慢，因此可以出现边界光滑的骨质破坏，不伴有溶解性骨坏死。颅底孔和颅骨管（如下颌管）出现管壁平滑性扩大时，应警惕潜在肿瘤（如神经鞘瘤）的可能。

（三）血管畸形

VM 和 LM 是低流量的血管畸形，可以发生在任何地方，其中头颈部的发生比例较高[21, 38]。LM 通常为边缘锐利、边界清楚、分叶状、跨区域的囊性病变，可不伴有（单房）或伴有（多房）内部分隔，后者可为微囊性（分隔数不清时）或大囊性（分隔极少时）。因为 LM 常发生病灶内出血，导致不同密度的液体分层，故 CT 或 MR 上存在液 – 液平面有助于提示诊断。MRI 信号特征因血液成分和出血时间而异。虽然 LM 内部无强化，但分隔和边缘可见强化，因此微囊性 LM 由于其内紧密的分隔，可表现出类似实性强化病变的特征[31]。

VM 边界清楚，T_2 加权图像呈高信号（图 4-48）。钙化或静脉石是 VM 的相对特征性征象，CT 上的出现该征象支持诊断[112]。VM 可见强化，强化程度因病灶成分（例如，病变是否有淋巴管成分或主要由静脉构成）和给药后的时间延迟而不同（图 4-48）。在

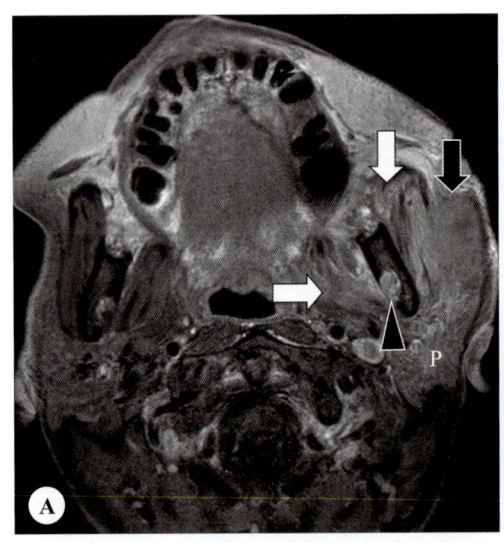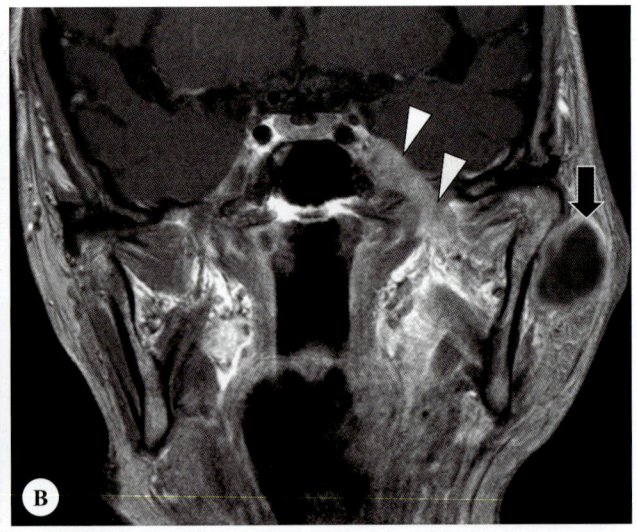

▲ 图 4-47 72 岁女性，严重的左侧三叉神经痛和左侧腮腺肿块，手术病理证实为高级别恶性上皮性肿瘤
A. 轴位增强 T_1 加权 MR 图像示一不均匀强化肿块（黑箭），边界不清，累及左侧腮腺浅叶（P），并可见异常强化组织延伸至左侧下牙槽孔（黑箭头），提示肿瘤累及下牙槽神经，左侧翼内肌和左侧咬肌（白箭）强化，与三叉神经失神经现象一致；B. 冠状位增强 T_1 加权 MR 图像示原发性腮腺肿瘤中心坏死（箭），三叉神经 V_3 分支（箭头）经卵圆孔至颅内 Meckel 腔呈异常强化，从面神经向耳颞神经的广泛的周围神经肿瘤扩散，使得沿 V_3 神经继续扩散成为可能

MR 序列上 VM 呈渐进性向心性强化。

十六、大唾液腺

大唾液腺包括成对的腮腺、颌下腺和舌下腺。小的唾液腺分布在口腔、上腭、鼻窦和鼻腔的黏膜下层及上呼吸消化道的其他部分。

小的唾液腺在影像上不可见，只有当它们被肿瘤累及时，尤其是恶性肿瘤累及时才会变得明显。

1. 腮腺 腮腺是最大的唾液腺，位于耳廓下的皮肤和皮下脂肪的深处。在解剖学上并没有将腮腺划分为单独的分叶，但是按照惯例，腮腺被认为是由浅叶和深叶组成的。过去认为腮腺分叶由面神经走行的平面界定，而影像学上以下颌后静脉走行平面界定（因为 CT 或 MR 上不能显示腮腺内面神经）。然而，现在认为更正确的解剖标志是茎突下颌管，这是由下颌支的后缘和茎突 / 茎突下颌韧带划定的间隙。

浅叶通常向前覆盖下颌支和咬肌，当有副腮腺（大约 20% 的人可查见副腮腺）时在咬肌浅面可见明显的凸起[126]。浅叶向下延伸为腮腺尾，止于下颌角。深叶位于茎突前咽旁间隙。因此，当咬肌上或茎突前咽旁间隙出现肿块时，应考虑为腮腺肿块。

腮腺内的唾液腺导管分支在向前下行时汇合，形成腮腺导管，称为 Stensen 管。Stensen 管离开腮腺，穿过咬肌，然后转向内侧并穿过颊肌和口腔黏膜，开口于第二上磨牙对面的乳头。副腮腺组织通常位于 Stensen 管的上方，引流导管与 Stensen 管汇合。

淋巴结位于腮腺周围（腮腺周围淋巴结）和腮腺内（腮腺内淋巴结）。腮腺内淋巴结通常见于腮腺浅叶，深叶内淋巴结不常见。因此，腮腺肿块的鉴别诊断包括正常、反应性或病理性的淋巴结，如淋巴结炎、淋巴瘤或来自局部皮肤恶性肿瘤的转移淋巴结。

面神经在腮腺内分成颞支、颧支、颊支、下颌支和颈支。耳颞神经连接三叉神经的下颌支（V_3）与面神经，并沿下颌支的后缘穿过腮腺走行。因此，腮腺肿块或腮腺内的异常软组织还应考虑面神经神经鞘瘤和周围神经扩散的肿瘤。

2. 颌下腺 颌下腺是第二大的大唾液腺，位于翼内肌下方、下颌角的内侧及二腹肌前后腹交界处的外侧。腺体的大部分位于下颌舌骨肌后缘的浅表或后面，但腺体仅一小部分包裹后缘并向前延伸到口腔底。

Wharton 管是将唾液从颌下腺引流到口底前份的主要导管，开口于舌下乳头处。与乳头处的开口相比，Wharton 管全段的管径较宽。因此，在导管内形成和生长的涎石，未经手术干预时往往难以通过乳头排出。

颌下腺内无淋巴结，因此，在无其他疾病的情况下，颌下腺内的任何非感染性肿块都应考虑原发肿瘤。

3. 舌下腺 舌下腺是最小的大唾液腺，位于口底、正对下颌舌骨肌。舌下腺没有明确的包膜。当下颌舌骨肌因发生解剖发育变异而出现缺损时，称为"钮孔状下颌舌骨肌"，一些舌下组织可突破缺损

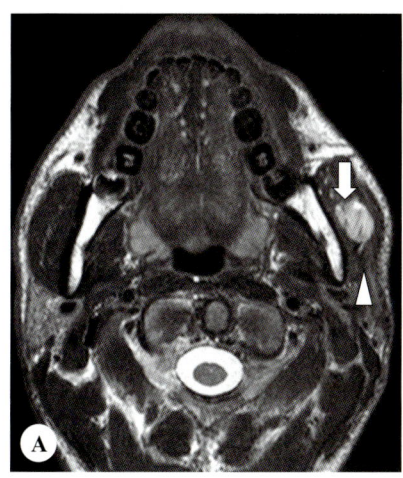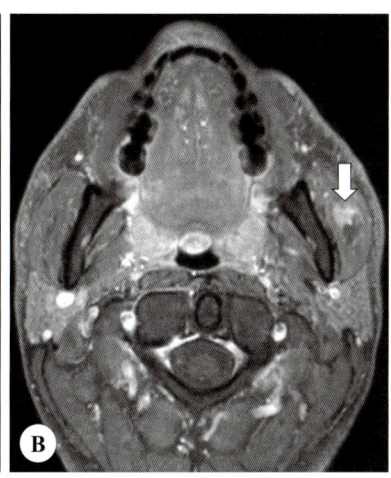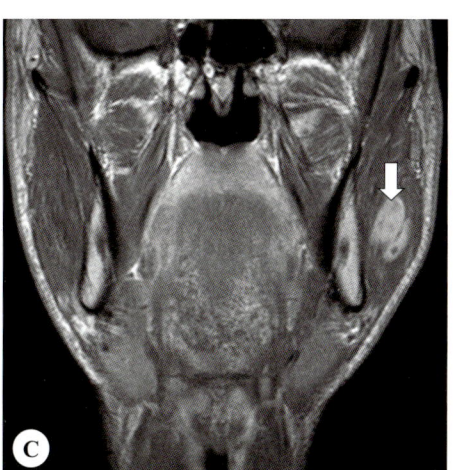

▲ 图 4-48 40 岁男性，间歇性的左侧颊部肿胀，手术病理证实为静脉血管畸形

A. 轴位 T_2 加权 MR 图像示一主要为 T_2 高信号、边界清晰的肿块（箭），中心位于左侧咬肌（箭头）；B. 轴位增强 T_1 加权、脂肪抑制 MR 图像示病变呈不均匀强化（箭）；C. 轴位增强 MR 图像采集后的冠状位增强 T_1 加权 MR 图像示病变进行性强化（箭）

进入下颌舌骨肌外侧的颌下间隙（称为钮孔），表现类似异常肿块。

舌下腺分泌的唾液通过许多小导管流出，称为 Rivinus 导管，其中大多数单独开口进入口底，部分汇合成 Bartholin 管，再与 Wharton 管汇合。

十七、大唾液腺的成像技术

当怀疑炎症或感染（包括涎石症）时，应选择 CT 检查，常规使用静脉对比剂并不会掩盖或混淆涎石的存在。近年来，双源 CT 的使用使得增强 CT 图像可以在不同的 keV 水平上进行重建，产生"虚拟的非增强"图像，当常规增强图像的结果存疑时，双源 CT 可以更容易地检测到涎石的存在。

当怀疑有肿块时，应进行 MRI 检查[127, 128]。唾液腺肿块在 CT 上可能不明显，MR 序列上较容易识别，非增强 T_1 加权序列比增强序列更容易检测到肿块[129]。静脉对比剂可以帮助更好地显示肿块/肿瘤（如囊性和实性），因此除非患者有使用对比剂的禁忌证，行影像学检查时应常规使用静脉对比剂。超声也是检测唾液腺肿块的一种极好的方法[130]，但如果病变太深如位于腮腺深叶，可能会因声波穿透不足而导致漏诊。

传统的涎腺造影是在实时荧光透视下进行的，一般在有问题的腺体导管的口腔开口处插管，并在实时荧光观察下将对比剂注入导管。导管的数量、分布、分支形态、管径等均可清晰地显示，轮廓不规则、狭窄或导管外观、分支形态异常可提示各种病理变化。在过去的十年中，重 T_2 加权序列的 MR 涎腺造影广泛应用，能可靠地显示涎腺的主导管及一级分支[131]。

十八、大唾液腺疾病

（一）感染性和炎性涎腺炎

1. 感染性涎腺炎 急性涎腺炎的典型病因是感染，但慢性反复发作的涎腺炎则可能是由自身免疫或系统性疾病所致。

细菌性腮腺炎通常从口腔逆行感染，发生于唾液流通淤滞加重时，这可能与既往/慢性炎症、脱水、既往放疗、某些药物治疗、结石或其他原因导致的阻塞有关。最常见的病原微生物是金黄色葡萄球菌和绿色链球菌[67, 132]。Stensen 管的开口比 Wharton 管的开口宽，但 Stensen 管的整体管径较窄，

因此唾液流动较慢。这两个因素都易使感染从口腔上升至腮腺。急性化脓性腮腺炎可发生在脱水的早产儿和虚弱的老年人中，若不治疗，细菌性腮腺炎可形成需要引流的脓肿。急性细菌性涎腺炎很少累及颌下腺，当出现累及时，通常是由于口底部出现梗阻性结石或肿块所致。病毒性涎腺炎最常见的病因是流行性腮腺炎病毒感染，常累及双侧腮腺，接种疫苗可有效降低发病率[133]。其他病原体还包括柯萨奇病毒、副流感病毒、疱疹病毒、EBV 和巨细胞病毒。

在影像学上，感染的腺体体积增大，因细胞浸润导致 CT 密度增加，因富含血管而呈明显强化（图 4-49 和图 4-50），可伴有导管扩张及周围脂肪条索影，应鉴别腺体内和导管内涎石。导管管壁增厚、腺体强化及周围脂肪条索影均提示涎腺炎可能。环形强化的液体聚集提示脓肿形成，可行超声引导下穿刺引流术。

2. 炎性涎腺炎 慢性或复发性炎症可见于既往放疗、全身性疾病（如 Sjögren 综合征或结节病）（图 4-51）、慢性梗阻（如涎石症）和既往复发性感染的背景下[132]。腺体可能为间断或持续增大，伴/不伴疼痛。在 CT 上腺体增大或呈高密度（图 4-51），但随着时间推移，可能出现脂肪替代和腺体萎缩，

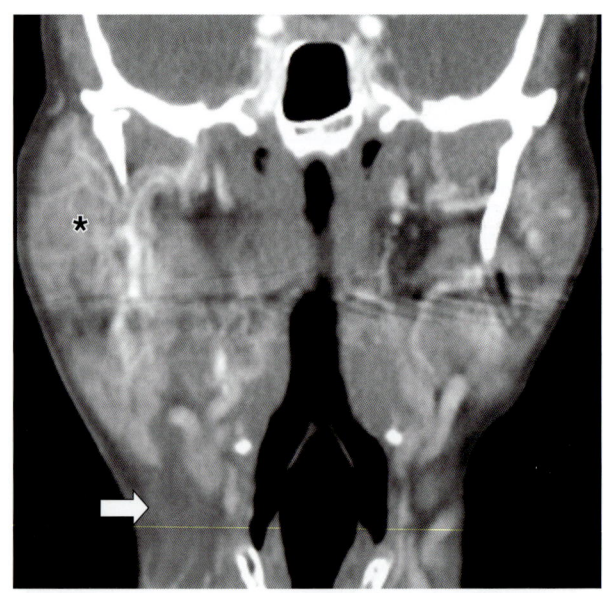

▲ 图 4-49 65 岁女性，急性右侧颊部肿胀、疼痛，腮腺炎

冠状位增强 CT 软组织图像示右侧腮腺弥漫性增大、强化增高（星），沿右颈部见周围脂肪条索影和积液（箭），与腮腺炎表现相符

慢性炎症一般不会出现周围脂肪条索影或积液。

慢性硬化性涎腺炎是炎性涎腺炎的一个类型，现在认为与 IgG4 相关的自身免疫性疾病有关[134, 135]。常累及颌下腺，表现为腺体增大、变硬，型似肿瘤，称为 Küttner 瘤[136]。腺体受累多表现为弥漫性，少见局灶性和区域性。CT 上，腺体受累部分肿胀，呈分叶状，密度均匀[137]。超声和 MRI 表现缺乏特异性，超声表现为不均匀低回声区（图 4-52），MRI 表现为轻度 T_2 高信号[138, 139]。多普勒超声可见明显的腺体内血管，呈放射状不伴有血管移位。超声引导下的 FNA 可确诊，细胞学检查显示无恶性细胞，可见浆细胞浸润和纤维沉积[140]。然而，最终的诊断和治疗都是通过手术切除腺体来完成的。

3. 涎石症病 80% 以上的涎石位于颌下腺或导管内（大部分在导管内而非腺体内），其余主要位于腮腺及其导管，在舌下腺较为少见[141, 142]。多达 1/3 的患者为多发结石，但很少是双侧结石。结石是慢性涎腺炎的常见病因。腮腺内散在的细小涎石一般无症状，有时可在影像学检查中发现。

CT 是诊断涎石的主要影像手段，超声有助于诊断罕见的非钙化或部分钙化的结石。传统的涎腺造影中可显示导管的狭窄，导管内充盈缺损提示结石，但现在已经很少使用了。

4. Sjögren 综合征 Sjögren 综合征可单独发生（原发性 Sjögren 综合征），或者与结缔组织病联合发生（继发性 Sjögren 综合征）。患者表现为眼睛干涩（干燥性角膜结膜炎）、口腔干燥（口干症），若联合结缔组织病，最常见的是类风湿关节炎[143]。

在原发性 Sjögren 综合征中，受累的外分泌腺仅限于唾液腺和（或）泪腺。导管周围淋巴细胞聚集并延伸至腺泡细胞，导致腺体破坏、唾液和（或）眼泪分泌减少和干燥。大唾液腺中（通常是腮腺）淋巴细胞聚集形成的局灶性肿块，称为良性淋巴上皮病变（benign lymphoepithelial lesion, BLEL）或 Godwin

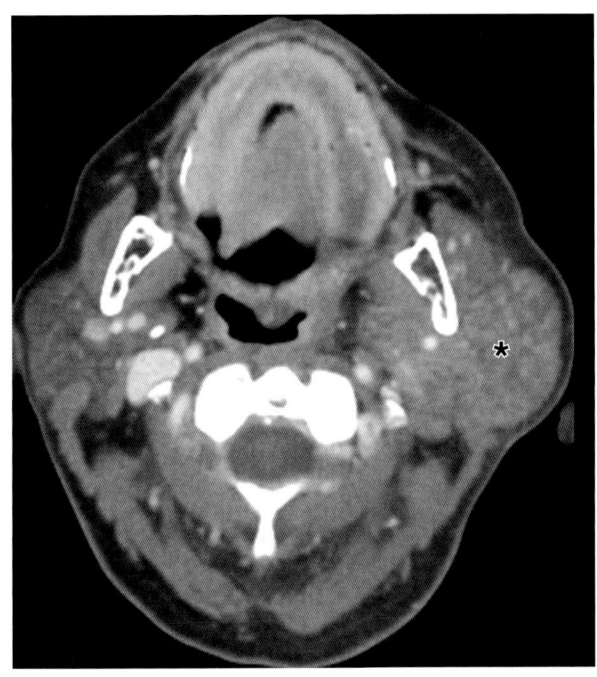

▲ 图 4-50 73 岁女性，左侧颊部肿胀、疼痛，伴脓液引流至口腔，急性腮腺炎
轴位增强软组织窗 CT 图像示左侧腮腺（星）弥漫性增大、不均匀强化，伴周围脂肪条索影，与急性腮腺炎表现相符

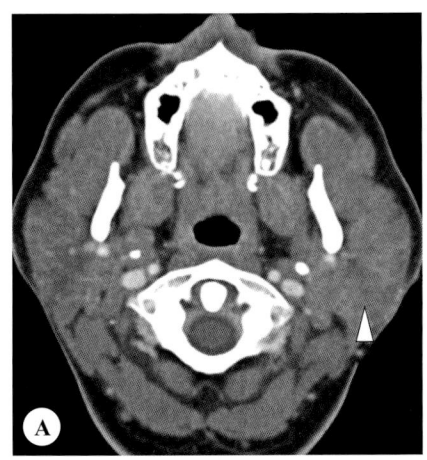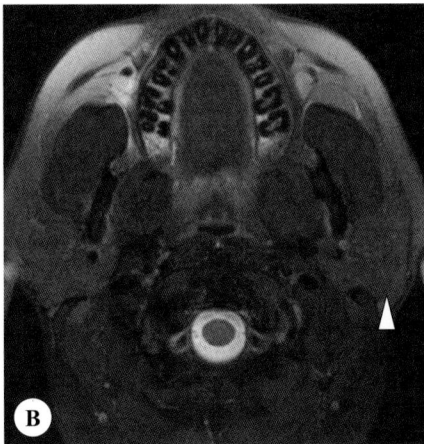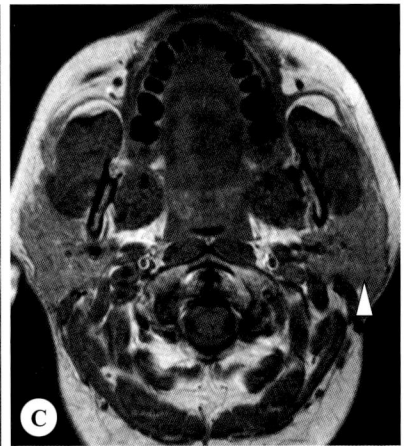

▲ 图 4-51 31 岁女性，左侧腮腺肿块，手术病理证实为结节病累及腮腺
A. 轴位增强软组织窗 CT 图像示双侧腮腺弥漫性增大、左侧较右侧稍大（箭头），不均匀强化；B. 轴位 T_2 加权、脂肪抑制 MR 图像示腮腺弥漫性增大，其内未见肿块（箭头）；C. 轴位 T_1 加权 MR 图像示与右侧腮腺相比，左侧腮腺（箭头）呈弥漫性稍低信号，其内未见肿块

瘤[144]。BLEL 通常是（虽然不总是均匀的）实性的，与原发性腮腺肿瘤类似，可表现为多发和双侧。值得注意的是，除了 Sjögren 综合征外，BLEL 还与 HIV 相关。因此发生双侧腮腺肿块样病变时，无论是实性和（或）囊性，临床医生都应考虑进行 HIV 检测（图 4-53）。此外，Sjögren 综合征患者发生非霍奇金淋巴瘤（MALT 淋巴瘤）的风险明显高于常人（增加 44 倍）[145]。

涎腺造影可显示早期外周腺体的淋巴细胞聚集所致进行性浸润，表现为外周点状对比剂聚集，中央导管显示完整。随着疾病的进展，对比剂聚集范围扩大，但中央导管形态正常。涎腺造影的这种表现被比作"桑树"或"无叶果满树"。疾病加重时还可导致唾液分泌减少和炎症，此时可见中央导管局部狭窄伴狭窄后扩张。近年来，采用重 T_2 加权序列的 MR 涎腺造影也可以显示腮腺内导管的类似病变表现，如点状、球状、空洞样或破坏样改变[146]。

在 CT 和 MRI 上，早期 Sjögren 综合征无明显的表现。随着疾病进展，受累腺体增大，细胞浸润可导致腺体在 CT 上的密度增加。CT 上可见腺体内大量含水样唾液的小囊性集合，呈蜂窝状，MRI 上可见大量 T_2 高信号小圆形病灶（图 4-54）。BLEL 通常表现为腺体内复杂的实性和囊性肿块。若 BLEL 发生大囊性改变，则在 CT 上呈均匀的低密度，在 MRI

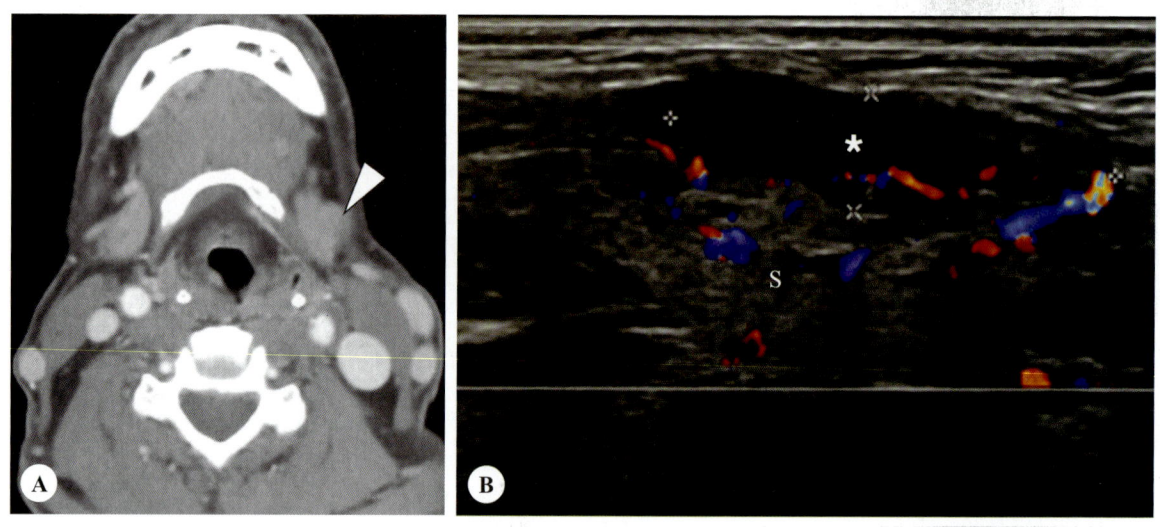

▲ 图 4-52　58 岁男性，左侧颌下肿块，手术病理诊断慢性硬化性涎腺炎（Küttner 瘤）
A. 轴位增强软组织窗 CT 图像示左侧颌下腺（箭头）轻度不对称分叶；B. 纵向多普勒超声图像示相较于颌下腺（S）背景，左颌下区的可触及的肿块呈低回声区（星），其内可见血管信号

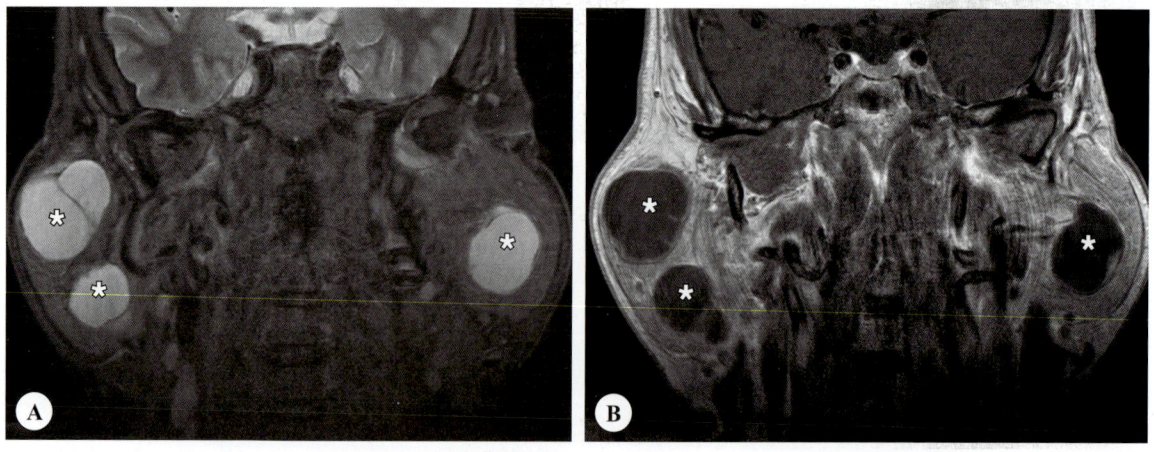

▲ 图 4-53　60 岁男性，双侧腮腺肿块和 HIV 病史，检查发现腮腺内囊性病变
A. 冠状位 T_2 加权、脂肪抑制 MR 图像示双侧腮腺内多发 T_2 高信号囊性灶（星）；B. 冠状位增强 T_1 加权 MR 图像示这些囊性灶（星）不含有实性强化成分

上呈均匀的 T_2 高信号。随着时间推移，CT 和 MRI 上显示腺体被未成熟的脂肪替换，属于 Sjögren 综合征的晚期表现[147, 148]。

（二）原发性涎腺肿瘤

总的来说，涎腺肿瘤非常罕见，在所有肿瘤中占比不到 3%。在腮腺中，70%~80% 的原发肿瘤是良性的[132]；在颌下腺中，约 50% 是良性的；在舌下腺中，仅 15%~30% 是良性的。在小涎腺中，约 50% 的肿瘤是恶性的[149]。因此，经典观点认为：腺体越小，其内肿瘤的恶性可能性越大。

1. 多形性腺瘤 最常见的涎腺肿瘤是多形性腺瘤（pleomorphic adenoma，BMT），占所有大唾液腺良性肿瘤的 80%[150, 151]，多单发于腮腺浅叶。通常表现为可触及的无痛性肿块，或者因其他原因行影像检查时偶然发现。

影像表现为边界清楚的、轻度分叶状肿块，呈圆凸状[152]，与周围正常实质相比，CT 呈高密度，MRI 呈 T_1 低信号、T_2 高信号（图 4-55）。部分以黏液样内容物为主的肿瘤呈均匀的低密度/囊性表现。较大的多形性腺瘤，由于存在坏死、囊变或出血，内部可见低密度或不均匀信号区。钙化不常见，一旦出现则考虑可能与多形性腺瘤相关[153]。

多形性腺瘤的复发通常是手术切除范围不足所致，复发的肿瘤表现为肿瘤床内多个分散的小圆形病灶。在 MRI 上最易发现，表现为 T_2 高信号的小圆形病灶[151]。

多形性腺癌可由良性多形性腺瘤恶变所致，也可起自已切除的多形性腺瘤的肿瘤床[154, 155]。多形性腺癌影像学表现缺乏特异性，不易与良性肿瘤鉴别。

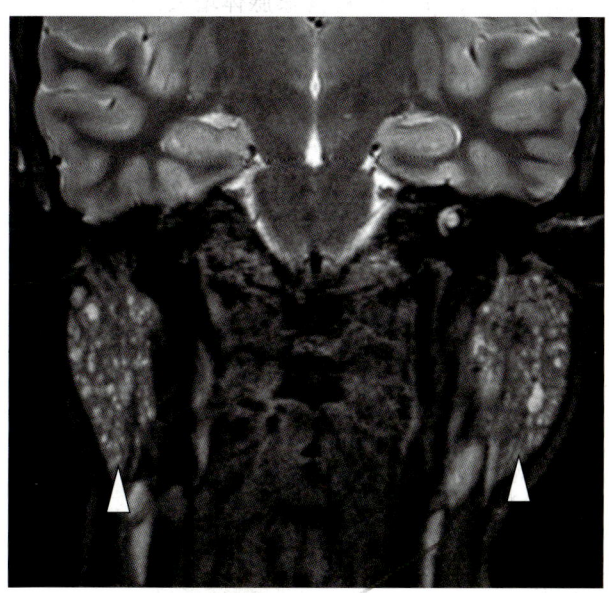

▲ 图 4-54 18 岁女性，双侧腮腺饱满、口干，血清学检查诊断为 Sjögren 综合征

冠状位 T_2 加权、脂肪抑制 MR 图像示整个腮腺内的大量囊性灶（箭头）

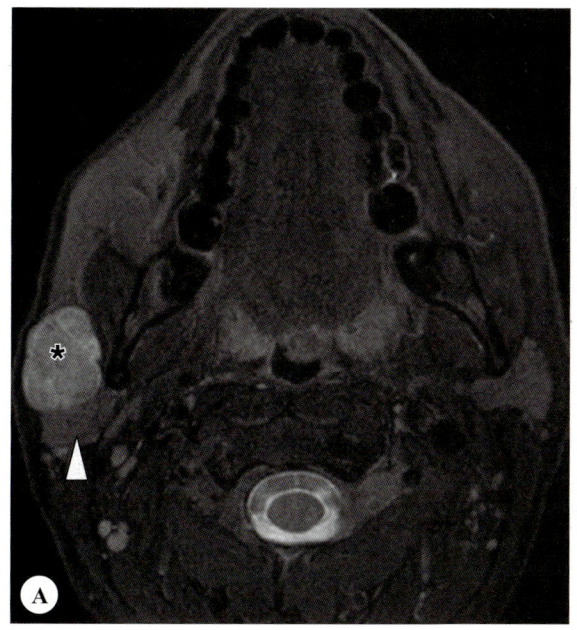 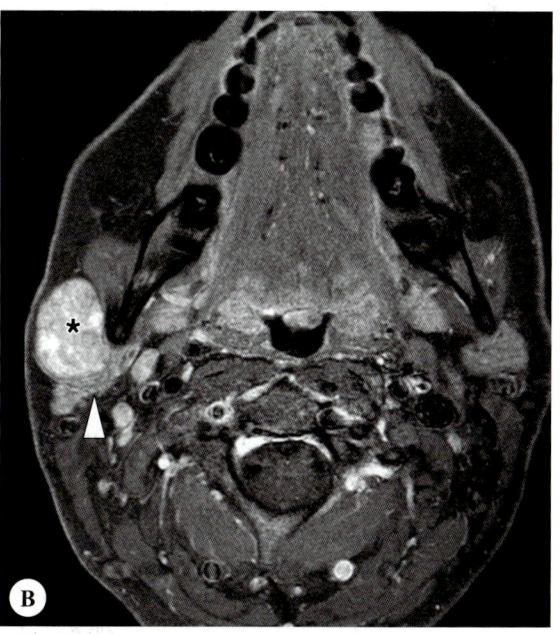

▲ 图 4-55 28 岁女性，右侧颊部肿块，手术病理诊断为多形性腺瘤

A. 轴位 T_2 加权、脂肪抑制 MR 图像示一边界清晰的 T_2 高信号肿块（星），边缘呈凸形，周围可见正常的右侧腮腺实质背景（箭头）；B. 轴位增强 T_1 加权、脂肪抑制 MR 图像示病变起自腮腺（箭头），明显强化（星）

肿块内出现高细胞成分 T_2 低信号应考虑恶性肿瘤可能，若边缘明显不规则、浸润性和（或）出现异常的区域淋巴结，应怀疑为恶性肿瘤，必须进行组织活检。

2. Warthin 瘤　Warthin 瘤也被称为乳头状淋巴性囊腺瘤，是腮腺第二常见的原发性肿瘤[156]。此肿瘤常为囊性，常发生于腮腺尾部，被称为"耳环病变"，可为多发和双侧发生[157, 158]。该肿瘤在年长患者中表现为可扪及无痛性肿块，多见于男性，与吸烟有关。治疗方法为手术切除，术中应仔细分辨并保留面神经。

影像上，Warthin 瘤边界清楚、边缘光滑，位于浅叶、腮腺尾部的下方。CT 可见低密度囊性成分，MRI 无强化。实性部分在 T_1 加权序列上呈低信号，在 T_2 加权序列上呈高信号。当体积较大时，信号更不均匀。若肿块呈多发性和（或）对称性，诊断首先考虑 Warthin 瘤，但仍需与嗜酸细胞瘤、孤立性纤维瘤（图 4-56）、肉芽肿性疾病（如结节病）、在 Sjögren 综合征或 HIV 背景下的 BLEL 和病理性淋巴结（如淋巴瘤）等相鉴别[159]。

3. 嗜酸性细胞增多症、嗜酸性细胞瘤和嗜酸性细胞癌　嗜酸性细胞是一种富含线粒体的上皮细胞，可形成大量嗜酸性颗粒状细胞质，从而导致肿胀的细胞外观[160]。通常见于甲状腺和甲状旁腺等内分泌器官，在唾液腺中，它们起源于腺泡或小管内管的实质成分。含有嗜酸性细胞的肿瘤包括嗜酸性细胞增多症/嗜酸性细胞增生、良性嗜酸性细胞瘤、嗜酸性细胞癌，以及具有嗜酸性上皮化生或嗜酸性细胞特征的肿瘤（如嗜酸性多形性腺瘤、嗜酸性黏液表皮样癌，以及罕见的腺泡细胞肿瘤、唾液腺导管癌、具有嗜酸性细胞特征的嗜酸性细胞乳头状囊腺瘤）[161]。

嗜酸性细胞增多症表现为弥漫性或结节状嗜酸性细胞聚集并取代正常的唾液腺。巨大的增生性嗜酸性细胞结节可能很难与嗜酸性细胞瘤区分开来，

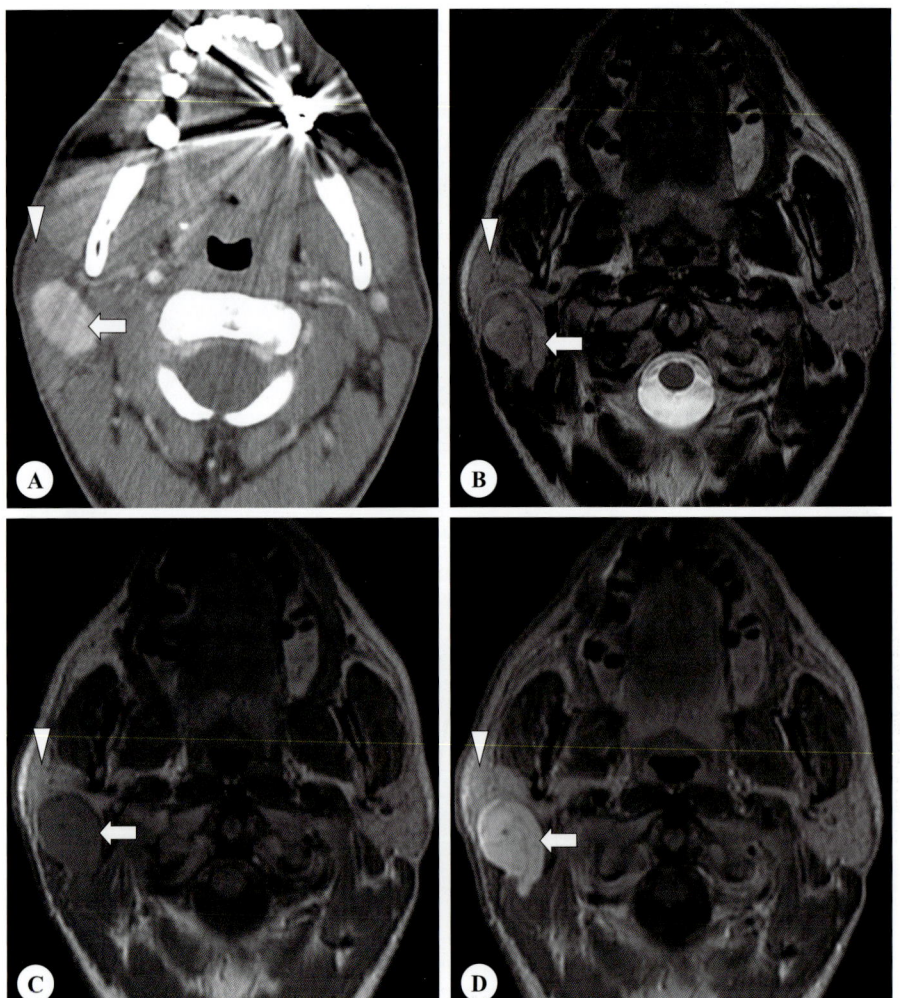

◀ 图 4-56　38 岁男性，右侧颊部肿块，手术病理证实为腮腺的孤立性纤维瘤

A. 轴位增强软组织窗 CT 图像示右侧腮腺（箭头）内一边界清楚、明显强化的肿块（箭）；B. 轴位 T_2 加权 MR 图像示病变呈相对低信号，与纤维瘤（箭）相符，病变周围可见正常的腮腺实质（箭头）；C. 轴位 T_1 加权 MR 图像示与邻近腮腺（箭头）相比，肿块边界清楚，呈均匀的 T_1 低信号（箭）；D. 轴位增强 T_1 加权 MR 图像示肿块（箭）明显强化，邻近的正常腮腺组织强化程度较低（箭头）

事实上也并无病理学上的区别。

嗜酸性细胞瘤，也称为嗜酸性腺瘤，是一种罕见的（不到 2% 的原发性唾液腺上皮性肿瘤）良性肿瘤。超过 80% 见于腮腺，约 10% 见于颌下腺[162]。患者年龄一般在 60 岁以上，表现为单侧可触及无痛性肿块[163]。肿瘤通常是实性的，至少部分覆盖包膜，早期为单个孤立肿块，可进展为多发和（或）双侧肿块。高达 7% 的病例可能转变为弥漫性嗜酸性细胞增多症。

嗜酸性细胞癌非常罕见，大多数发生在腮腺，10% 发生在颌下腺。它们可以边界清楚，也可以呈侵袭性生长而边界不清。患者可表现为疼痛或面瘫。

在影像学上，嗜酸性细胞瘤表现为在 T_2 加权序列上呈较低信号伴较低的扩散系数，这与嗜酸性细胞瘤的高细胞性和低自由水含量的特征一致[163]，这一特征性表现有助于与 Warthin 瘤相鉴别[164]，但通过 FNA 的病理学诊断仍然是确诊的金标准。

对于良性嗜酸性细胞瘤，手术切除治疗效果良好，不易复发。然而，恶性的嗜酸性细胞癌需要进行扩大切缘的手术，并且有较高风险发生局部侵犯、复发及包括颈部淋巴结、肺、肝和骨骼在内的区域性和远处转移。

4. 原发性恶性涎腺肿瘤 发生在较小的大唾液腺（舌下腺、颌下腺）和小唾液腺（如口腔、鼻腔和气道的黏膜表面）的肿瘤有很高的恶性风险。涎腺恶性肿瘤包括黏液表皮样癌、腺样囊性癌、腺泡细胞癌，以及基底细胞腺癌、上皮 – 肌上皮癌、透明细胞癌和涎腺导管癌等更少见的肿瘤。

黏液表皮样癌占所有涎腺恶性肿瘤的 30%，占所有小涎腺肿瘤的 40%。它是年轻患者（20 岁以下）最常见的涎腺恶性肿瘤[165]。在影像上，可表现为边界清楚或边缘浸润且界限不清的病变[166]（图 4-57）。细胞越多、级别越高的肿瘤在 T_1 和 T_2 加权图像上可能呈低到中等信号强度，其内常可见囊性成分。治疗包括扩大切缘的手术切除，高级别肿瘤还需进行颈部淋巴结清扫，对于高级别的肿瘤和手术切缘阳性的肿瘤还可进行辅助放疗。

腺样囊性癌约占所有小唾液腺肿瘤的 30%，在大唾液腺肿瘤中占比更低。这些肿瘤通常生长缓慢，但其特性为浸润性生长，可沿周围神经扩散[167, 168]（图 4-58）。受累神经上可见跳跃性病变，病灶间存在正常的神经节段，因此需要放射科医师检查神经全段。在 CT 和 MRI 上，原发肿瘤表现为边界清楚或浸润性。MRI 在评估面神经、耳颞神经和三叉神经第三分支是否存在向脑桥方向的肿瘤周围神经扩散时有很重要的作用。非增强、高分辨率薄层 T_1 加权图像有助于评估颅底孔（如茎乳突孔、卵圆孔、三叉神经脂肪垫等）是否存在异常软组织浸润取代正常脂肪。增强的、高分辨率薄层 T_1 加权图像有助于检测异常增厚和强化的神经。治疗包括扩大切缘的手术和辅助放疗。腺样囊性癌的局部复发比其他涎

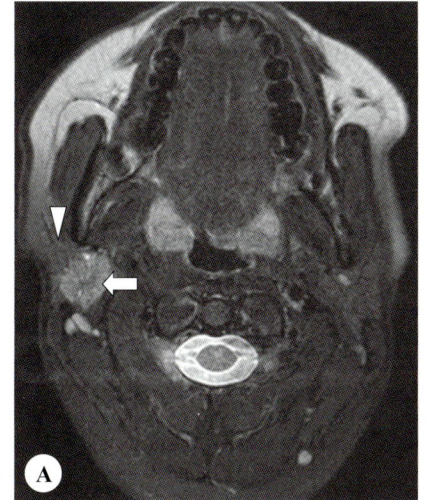 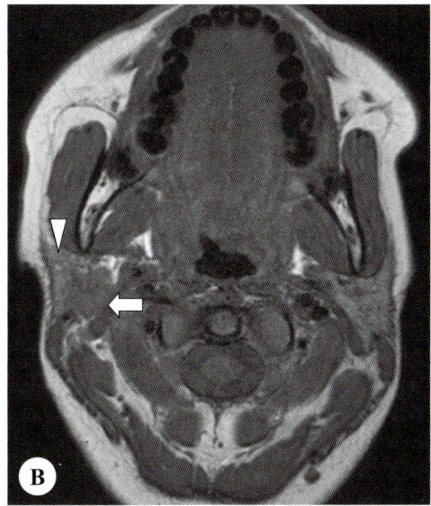 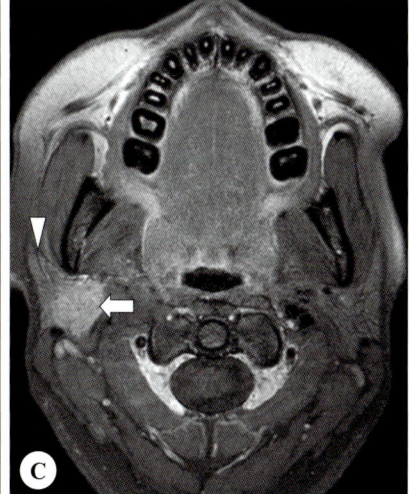

▲ 图 4-57 19 岁女孩，右侧颈部包块，手术病理证实腮腺黏液表皮样癌
A. 轴位 T_2 加权、脂肪抑制 MR 图像示右侧腮腺（箭头指向正常实质）— T_2 中等信号肿块（箭），跨过浅叶和深叶；
B. 轴位 T_1 加权 MR 图像示病变（箭）呈 T_1 低信号，残余腮腺（箭头）边界相对不清楚且不规则；C. 轴位增强 T_1 加权、脂肪抑制 MR 图像示与正常腮腺实质（箭头）相比，肿块（箭）明显强化

腺的恶性肿瘤更常见，甚至在 20 年后也可能出现复发[169]。远处转移比局部淋巴结受累更常见，因此除颈部 CT 或 MRI 检查用于监测局部复发外，胸部 CT 检查常作为常规治疗后监测肺转移的重要手段。

腺泡细胞癌 90% 累及腮腺（图 4-59），其次是小唾液腺[170]。平均发病年龄较其他腮腺恶性肿瘤更年轻，是发病率仅次于黏液表皮样癌的儿童涎腺恶性肿瘤。腺泡细胞癌是最常见的双侧发生的恶性肿瘤，可沿周围神经扩散。与其他恶性涎腺肿瘤一样，完全切除是首选治疗方式[171]。腺泡细胞癌对放疗不敏感，不属于常规治疗。因为即使在 15 年后也有可能出现局部复发、区域淋巴结转移和血行转移至远处

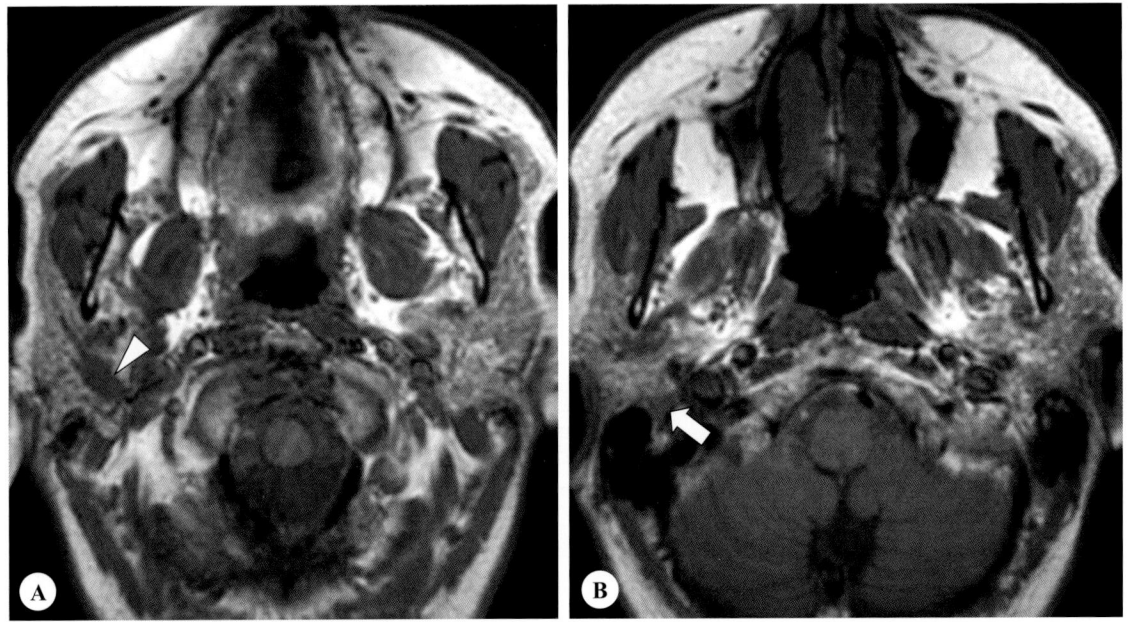

▲ 图 4-58　67 岁女性，右侧面瘫，细针穿刺的细胞学检查证实为腺样囊性癌
轴位 T_1 加权 MR 图像示沿腮腺内面神经分布的线状增厚软组织（箭头），呈 T_1 低信号，此软组织继续进入茎乳孔脂肪垫（箭），符合沿面神经扩散的周围神经肿瘤表现

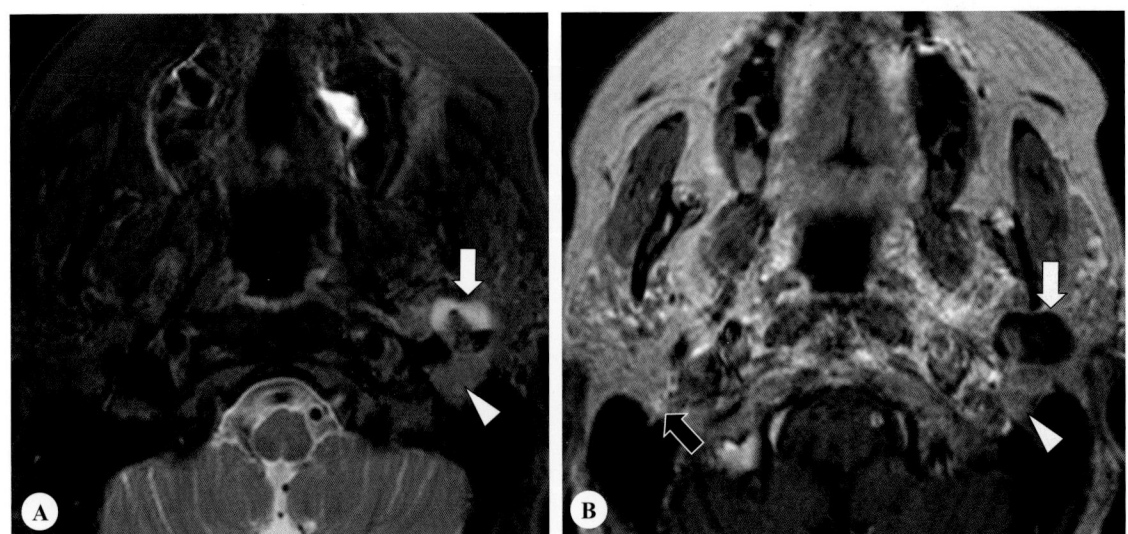

▲ 图 4-59　69 岁男性，左侧面瘫，不均匀的左侧腮腺腺泡细胞癌
A. 轴位 T_2 加权、脂肪抑制 MR 图像示左侧腮腺一不均匀肿块，其内见液 - 液平面（箭）和软组织成分（箭头），肿块延伸到茎乳孔脂肪垫；B. 轴位增强 T_1 加权 MR 图像示囊实性肿块（白箭）沿面神经走行延伸至左侧茎乳孔脂肪垫（箭头），可见右侧正常的茎乳孔脂肪垫（黑箭）

的肺和骨骼，所以长期的定期复查监测很有必要[172]。

（三）非原发性非上皮性肿瘤

1. 血行转移的恶性肿瘤 恶性肿瘤引流至腮腺淋巴结时，可导致腮腺淋巴结受累。原发肿瘤通常是头颈部皮肤的恶性肿瘤，最常见的是鳞状细胞癌，其次是黑色素瘤。因此，当出现腮腺内和（或）腮腺周围淋巴结增大时（图4-60），放射科医师在影像检查中应仔细寻找头皮和面部的皮肤原发性病变。然而，少数情况下皮肤恶性肿瘤的最初表现即为增大淋巴结。

原发性腮腺淋巴瘤较罕见，属于黏膜相关淋巴组织（mucosa-associated lymphoid tissue，MALT）淋巴瘤。对于那些患有Sjögren综合征等自身免疫性疾病的患者来说，MALT淋巴瘤的患病风险要大得多。在Sjögren综合征中发生的MALT淋巴瘤多发生在结外，最常累及唾液腺，其次是Sjögren累及的其他器官。如前所述，它们也可能发展为BLEL[173]。

原发于腮腺的霍奇金淋巴瘤非常罕见[174]，呈结节浸润型，因此很难与周围正常实质区分开来，但它并非是一种结节性疾病。

在起源于其他部位的系统性淋巴瘤患者中，腮腺内可发生继发性淋巴瘤，通常为非霍奇金淋巴瘤，如高级别弥漫大B细胞淋巴瘤（图4-61）或滤泡性淋巴瘤（图4-62）。影像上，双侧腮腺可见多发、增大淋巴结，部分可见坏死。颈部内外的增大淋巴结进一步增加了这种诊断的可能性。

其他血行转移的恶性肿瘤可表现为腮腺内的局灶性肿块，如孤立性髓外浆细胞瘤、多发性骨髓瘤和粒细胞肉瘤（以前称为绿色瘤），被认为是白血病细胞的髓外沉积，最常见于髓系白血病[175]。

在CT上，腮腺结节和肿块可能难以察觉，取决于实质背景与病变的相对密度，调整窗宽窗位设置是优化可视化的重点。若CT检查为阴性，则推荐使用MRI或超声检查，因为CT检测涎腺肿块的灵敏度较差。在MRI上，应仔细检查所有的成像序列，一些病变可能更容易在非增强T_1加权序列上看到，而不是在增强或T_2加权序列上。超声因超声波的穿透效应有助于检测和观察浅层病变的特征，还可实时将临床可触

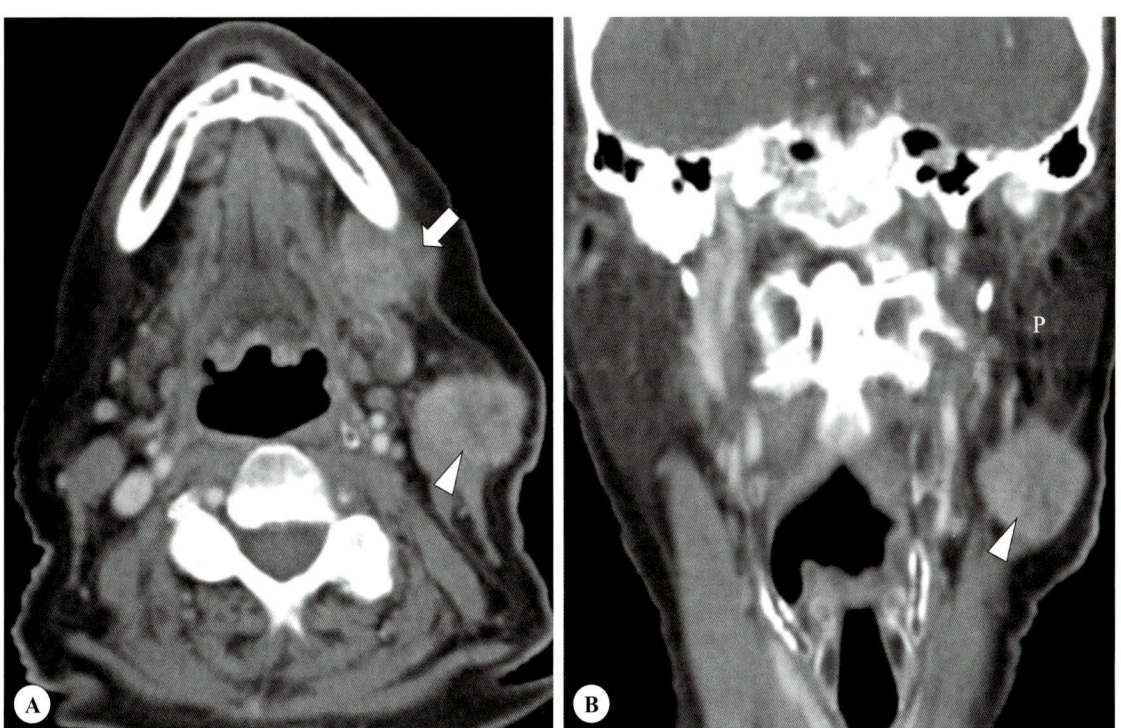

▲ 图4-60 80岁男性，左颈部肿块，左侧头皮鳞状细胞癌病史，细针穿刺的结果证实为左侧腮腺尾部的转移性鳞状细胞癌

A. 轴位增强软组织窗CT图像示左侧胸锁乳突肌前缘和表面一边界不规则的异常肿块（箭头），伴左侧颌下间隙一表现相似的异常肿块（箭）；B. 冠状位增强软组织窗CT图像示肿块（箭头）沿腮腺下缘（P）生长，符合淋巴结转移表现

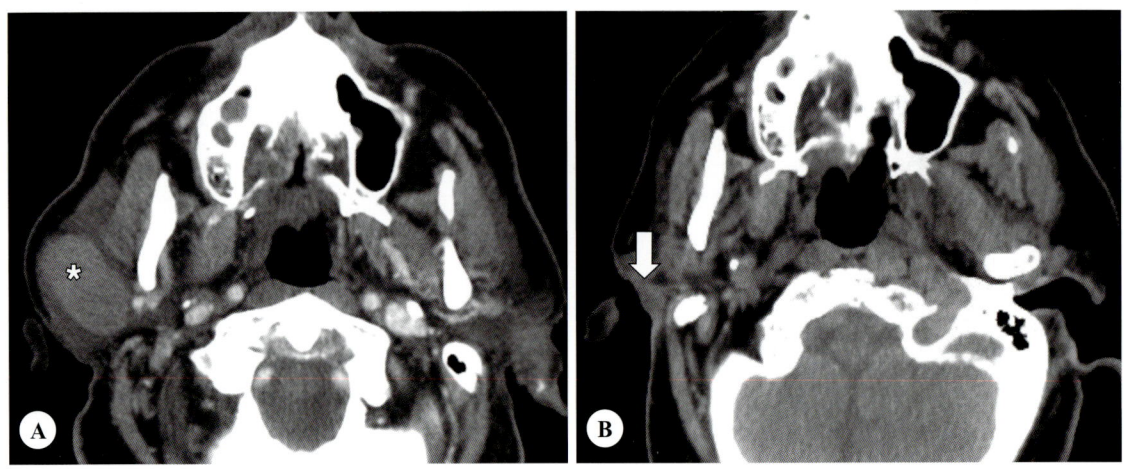

▲ 图 4-61 73 岁男性，右侧腮腺肿块，手术病理证实为弥漫大 B 细胞淋巴瘤

A. 轴位增强软组织窗 CT 图像示右侧腮腺内一均匀强化肿块（星）；B. 手术切除和放化疗治疗 9 年后的轴位增强软组织窗 CT 图像示治疗后的位置出现皮肤不规则增厚（箭），随后的活检证实为治疗诱导的皮肤基底细胞癌

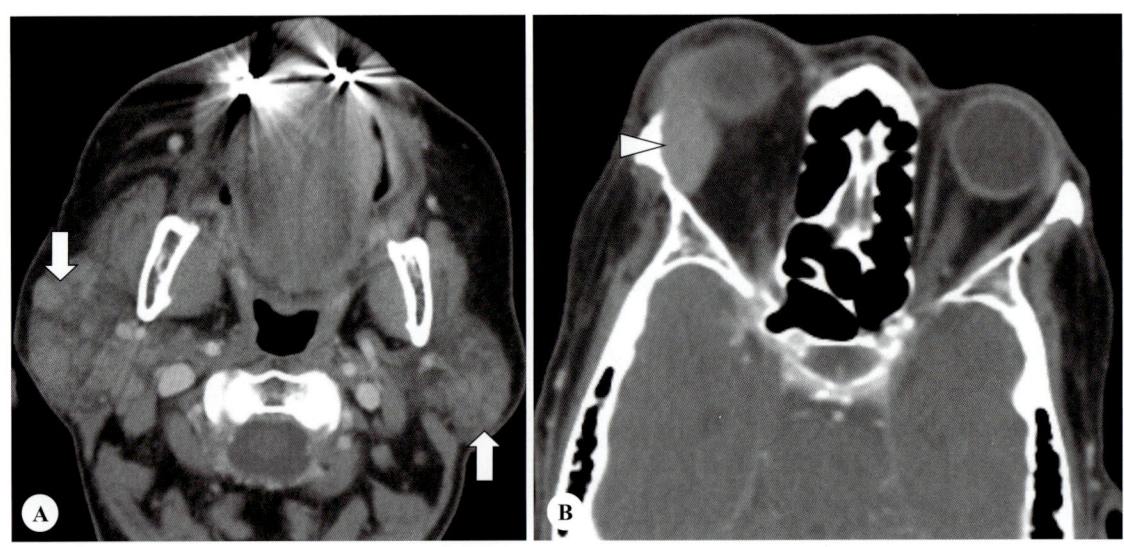

▲ 图 4-62 76 岁女性，双侧腮腺肿胀、右侧较大，手术病理诊断为滤泡性淋巴瘤

轴位增强软组织窗 CT 图像示双侧腮腺内多发强化灶（A，箭）及右侧泪腺呈球状，均匀增大伴强化（B，箭头），表现与淋巴瘤相符

及的异常和影像学发现相关联，并用于引导 FNA 活检。

2. 良性肿瘤 血管瘤是儿童最常见的原发性腮腺肿瘤。腮腺和咬肌是血管性肿瘤的好发部位。在 CT 和 MRI 上，血管瘤通常很大，呈分叶状，可向皮肤表面延伸，明显强化。静脉石在 CT 上易被识别，但在 MRI 上可能不明显。然而，MRI 可以显示明显的血液流空现象，反映了该病变的高血流特性。通常在 T_2 加权序列上呈高信号，但由于既往的出血，病变在 T_1 和 T_2 加权序列上可信号不均匀或呈高信号（图 4-63）。多普勒超声可显示明显的血管[176]。

脂肪瘤见于腮腺内部或周围，在 CT 上易被识别，表现为局灶性脂肪密度区。在 MRI 上，脂肪瘤在所有序列上均呈脂肪信号，若内部可见软组织区域或强化，应怀疑脂肪肉瘤可能。值得注意的是，脂肪瘤和脂肪肉瘤不能通过 FNA 或中心活检来确诊。因为正常脂肪、良性脂肪瘤、含脂肪的恶性肿瘤和脂肪肉瘤中的脂肪在细胞学和组织病理学上成分相同。因此，在缺乏强有力的影像学特征的背景下，组织病理学的发现可能具有误导性。只有存在影像中可见的脂肪病变内的可疑软组织靶区时，才考虑进行 FNA 或中心活检，以观察实性病变内是否有恶性细胞。

神经鞘瘤可见于腮腺，典型的为面神经起源。

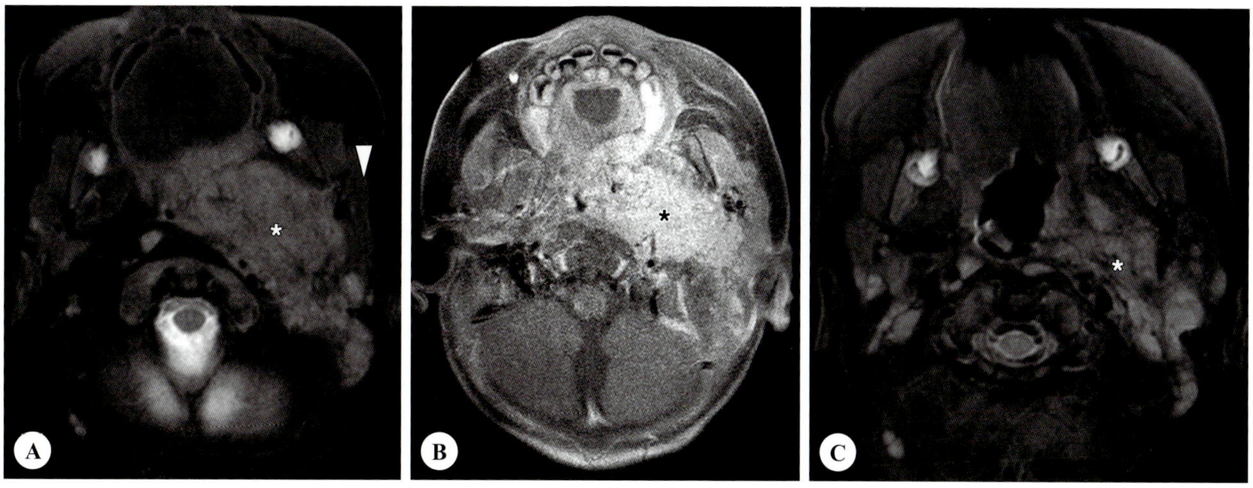

▲ 图 4-63 3 月龄男孩，增大的颈部肿块，手术病理诊断为婴儿血管瘤，使用普萘洛尔治疗 3 个月后逐渐减小
A. 轴位 T_2 加权 MR 图像示左侧上颈部一大的 T_2 高信号、多分叶、跨区域肿块（星），累及腮腺深叶，腮腺浅叶体积较小（箭头）；B. 轴位增强 T_1 加权 MR 图像示治疗前的跨区域的大肿块（星），可见强化；C. 普萘洛尔治疗 3 个月后的轴位 T_2 加权 MR 图像示肿块（星）明显缩小

在 CT 和 MRI 上，通常呈实性、均匀强化，但体积较大时可以是囊性的。MRI 不仅有助于鉴别肿块的性质，还可对面神经走行至脑干的整个行程进行评估，若肿块向面神经出颅底的茎乳孔延伸和（或）沿颞内面神经有其他增厚的强化区域，则面神经神经鞘瘤的诊断可能性较大。然而，必须考虑的一个重要的鉴别诊断是恶性肿瘤沿面神经周围的扩散，若病变边缘不光滑，呈不规则或浸润性改变，则应考虑为沿神经扩散的肿瘤，而不是神经鞘瘤。

（四）涎腺的非肿瘤性囊性病变

先天性囊性病变可以发生在唾液腺中，在儿童或青年人中需特别考虑。这些病变可能因合并炎症而出现首次临床表现，因此这些病变的影像表现不一定显示为单纯的囊性病变。一过性炎性改变缓解后的随访检查对于潜在病变的准确判断非常必要。

1. 第一鳃裂畸形 第一鳃裂畸形与 EAC、腮腺、面神经密切相关[21, 177]。第一鳃裂囊肿边界清楚，在 CT 上呈低密度，在 T_2 加权 MR 上呈高信号，可位于腮腺内紧邻 EAC 下方（Ⅰ型），或者腮腺下份内近腮腺尾部，还可位于腮腺外近皮肤表面（Ⅱ型）。囊肿合并感染时，边缘可增厚伴强化。若在高分辨率 T_2 加权 MRI 序列上可见从囊肿到 EAC 的通道，即可明确诊断第一鳃裂畸形。

2. 淋巴管畸形 LM 可见于头颈部的任何部位，包括腮腺内和周围、颌下腺周围或口底舌下腺区域。LM 在 CT 和 MRI 上的特征性表现为囊性、多分叶、分隔及跨区域病变，内部因不同时间出血产生的血液产物可表现为液 - 液平面。变异包括无分隔的单房 LM；多房大囊 LM，其内分隔极少，但彼此分明，从而导致病变内形成大的囊性区域；多房微囊 LM，病变内见无数分隔、排列紧密，间隔强化可使病变整体呈实性外观[21]。

3. 涎腺囊肿和舌下囊肿 涎腺囊肿是指涎腺导管局部扩张，或者外渗唾液的局灶性聚集并被纤维被膜包绕所致，通常是面部创伤或既往反复发生涎腺炎的结果，可出现向口腔外引流的瘘管[178]。口底舌下腺导管的黏液潴留囊肿或黏液囊肿增大形成舌下囊肿，舌下囊肿是引流受阻形成的，内含唾液。若舌下囊肿在口底被下颌舌骨肌所包绕并位于其内侧，则称为单纯性舌下囊肿。单纯性舌下囊肿在 CT 和 MRI 上表现为口底的边缘光滑的囊性灶。鉴别诊断包括皮样或表皮样囊肿和支气管肺前肠囊肿[179]。

如果单纯性舌下囊肿囊壁破裂，其内容物唾液通过下颌舌骨缺损（下颌舌骨钮孔）向外侧或后侧外溢，或者通过肌肉后缘向后侧外溢，则称为陷入性或突出性舌下囊肿[180]。渗出的唾液被致密的结缔组织或肉芽组织包绕，因此陷入性舌下囊肿属于假性囊肿。CT 和 MRI 显示为颌下间隙边缘光滑的囊性灶（图 4-64）[179, 181, 182]。从病变向口底延伸的"尾巴"样结构，是陷入性舌下囊肿的特征性表现，可以确诊。若未发现尾巴，则鉴别诊断包括 LM、皮样囊肿、病理性囊性淋巴结及起源于颌下腺的囊性病变。

体部 CT 与 MRI（原书第 5 版）
Computed Body Tomography with MRI Correlation (5th Edition)

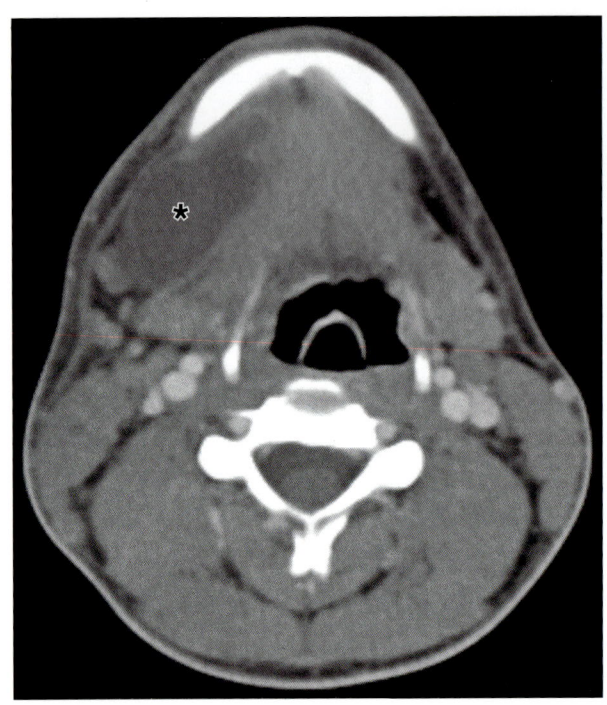

▲ 图 4-64　27 岁男性，颌下饱满，手术病理证实为突出性舌下囊肿

轴位增强软组织窗 CT 图像示一囊性肿块（星）从舌下间隙延伸至颌下间隙

4. 皮样和表皮样囊肿　皮样囊肿可发生于头颈部的不同部位，其内可包含脂质成分。在平扫 CT 上，皮样囊肿通常表现为低密度、单房、边界清楚的肿块，其内还可见脂肪、混合密度液体和钙化（少于 50%）[183]。表皮样囊肿在 CT 上通常表现为液体密度的物质，在 MR 弥散加权成像上呈低扩散系数[183]。皮样囊肿和表皮样囊肿可发生于口底、颌下间隙、腮腺内或腮腺周围[184]。

5. 毛基质瘤　毛基质瘤是一种良性肿瘤，由结缔组织包膜包裹毛囊基质细胞构成的，常伴有钙沉积和异物反应，故也称为 Malherbe 钙化上皮瘤[185]。主要发生在年轻患者中，40%～77% 发生在头颈部[186]。由于起源于毛囊细胞，毛基质瘤与皮肤关系密切，通常较小（< 1cm），呈结节状、质硬，伴有钙化。在头颈部常发生于耳前腮腺周围。

在超声上，最常见的表现为低回声环（83%）和内部网状结构（66%），由于钙化成分可呈现高回声伴后方声影，多普勒检查可见血流[187]。病变罕见囊性，但在儿童患者中应纳入耳前病变的鉴别诊断中。在 CT 上，毛基质瘤表现为边界清楚的皮下肿块，有不同程度的钙化。在 MRI T_2 加权和 T_1 加权增强图像

上，可见内部网状结构和斑片状中等信号，没有明显强化，与病理上的水肿间质相对应[188, 189]。

十九、甲状腺疾病

甲状腺的病因包括先天发育不良性、自身免疫性、炎性和感染性等[190]。甲状腺结节并不少见，本质上为增生性或肿瘤性的。

任何可能引起的甲状腺功能异常的病因（如结节性或弥漫性实质病变）都能导致甲状腺功能亢进或甲状腺功能减退。

甲状腺功能亢进是指甲状腺功能异常增强。游离 T_3 和 T_4 增加时，核医学扫描显示放射性碘摄取增加，表明甲状腺功能增强和腺体产生甲状腺激素的水平增加。甲状腺功能亢进的病因包括 Graves 病、毒性孤立性结节或毒性多结节性甲状腺肿（包含产生甲状腺激素的自主功能性结节）、垂体异常导致促甲状腺激素（thyroid-stimulating hormone，TSH）过度释放、存在异位甲状腺组织和经胎盘母体 TSH 导致的新生儿甲状腺功能亢进。

甲状腺毒症是指游离 T_3 和 T_4 过度增加，导致超过生理上适当的甲状腺功能增强的结果，病因包括过量摄入外源性碘或甲状腺激素、因甲状腺实质损伤（如亚急性甲状腺炎、桥本甲状腺炎）引起的储存甲状腺激素的突然释放、卵巢甲状腺肿、毒性腺瘤、毒性多结节性甲状腺肿[191]。

原发性甲状腺功能减低症是指，即使 TSH 可完全刺激甲状腺（在这种情况下 TSH 水平应适当高于正常水平），游离 T_3 和 T_4 水平仍出现异常下降。病因包括自身免疫性疾病（如桥本甲状腺炎）或其他类型甲状腺炎造成的腺体结构或功能损害、碘或酶缺乏、腺体内甲状腺激素生产问题（如组织缺陷）和甲状腺组织缺失（如先天性甲状腺发育不全）。中枢性甲状腺功能减退是 TSH 刺激缺陷所致的游离 T_3 和 T_4 水平减低，这种情况下的异常不在甲状腺内部，而在垂体或下丘脑[192]。

对于甲状腺功能的评估，核素闪烁显像是一个非常重要的工具。但是，由于临床上通常可以直接诊断，影像学不常用于评估良性甲状腺疾病。

（一）甲状腺感染性疾病

1. 急性化脓性甲状腺炎　急性化脓性甲状腺炎很少发生[190]。患者通常有潜在的甲状腺异常，如与第三或第四鳃裂畸形相关的梨状隐窝瘘管[15]、甲状

腺肿、慢性甲状腺炎或该区域的外伤史。致病微生物通常为细菌，其中最常见的为葡萄球菌和链球菌，通过血行或淋巴途径播散，或者通过邻近软组织或异常通道（如梨状隐窝瘘管）直接扩散[15]。

CT 和 MRI 显示甲状增大、水肿、边界不清，周围脂肪和软组织可出现水肿和炎性改变，其中 CT 比 MRI 更易发现病变[81]（图 4-65）。在超声上，腺体表现为弥漫性或区域性低回声伴高回声小梁，液体聚集提示是蜂窝织炎或脓肿形成，可经超声引导协助引流。梨状隐窝瘘管相关的炎性改变主要见于一侧颈部，水肿可延伸至同侧下咽，瘘管内很少看到气体。在炎症和伴随的水肿及占位效应缓解后，可进行咽部钡造影，以更好显示先天性瘘管的存在[15]。

2. 亚急性甲状腺炎 亚急性甲状腺炎是一种自限性的甲状腺炎症，病因是病毒感染，常见的有腮腺炎病毒、麻疹病毒、EB 病毒、柯萨奇病毒、流感病毒和腺病毒。女性的发病率是男性的 3~4 倍，通常发生在 50 岁之前。亚急性甲状腺炎是导致痛性甲状腺肿块最常见的病因，可为单侧或双侧受累。受累实质水肿，超声呈低回声，CT 呈低密度[129]。MRI 因空间分辨率较低，对诊断帮助不大。

（二）甲状腺自身免疫性疾病

1. Graves 病 Graves 病是最常见的自身免疫性疾病，也是美国甲状腺功能亢进最常见的病因，在女性中更常见。患者产生甲状腺自身抗体，与甲状腺滤泡细胞上的促甲状腺素受体结合并激活 TSH 受体，导致包括锥体叶在内的甲状腺组织弥漫性增生和血流增多，并不断产生甲状腺激素。

CT 和 MRI 显示腺体增大，可不均匀。在超声上的表现随疾病阶段的不同而不同。早期，腺体回声可以是正常的，但多为低回声[193]。随着病程进展，回声提示甲状腺组织质地粗糙且不均匀，可见数不清的<5mm 的低回声灶。多普勒超声显示整个腺体中血流弥漫性增加，称为"甲状腺火海征"[194]。与静息期患者相比，急性发作期甲状腺功能亢进患者的腺体更大，血管更丰富，血流量更大。

2. 桥本甲状腺炎 在美国，桥本甲状腺炎（慢性淋巴细胞性甲状腺炎）是甲状腺功能减退症最常见的病因，主要发生在年轻到中年的女性中。由于患者体内存在针对甲状腺球蛋白、甲状腺过氧化物酶和 TSH 受体的自身抗体，使甲状腺抗原具有免疫原性，导致甲状腺体积增大，伴淋巴细胞、浆细胞、淋巴滤泡和生发中心浸润，其内可见腺体增大伴滤泡细胞萎缩和小叶间纤维化，从而导致纤维性甲状腺肿。患者最初甲状腺功能正常，但随着纤维化进展，可逐渐出现甲状腺功能减退，疾病后期甲状腺可能发生萎缩。桥本甲状腺炎在患有其他自身免疫性疾病如狼疮、Graves 病和恶性贫血的患者中更为常见。

在超声检查中，疾病早期和轻度阶段的腺体可能表现正常，其内可见小的低回声灶，称为"微小结节"，边缘可见回声[195]。随着疾病进展，腺体变大，呈不均匀的低回声[196, 197]（图 4-66）。在 CT 上，甲状腺呈低密度（图 4-66），在疾病晚期，腺体变小，密度仍不均匀。由于 MRI 空间分辨率较低且易产生运动伪影，故对甲状腺评估没有太大帮助。

3. Riedel 甲状腺炎 Riedel 甲状腺炎（也称 Riedel 甲状腺肿、木质甲状腺炎和侵袭性纤维性甲状腺炎）的特征是甲状腺实质破坏，被致密纤维化组织取代，并延伸到被膜外侵及邻近结构。形态学上表现为腺体增大、变硬，并与邻近软组织粘连。出现声音嘶哑提示纤维组织侵犯和包绕喉返神经。现在认为 Riedel 甲状腺炎是 IgG4 相关疾病（IgG4-related disease，IgG4-RD）的一种表现，其他系统受累表现包括 IgG4 相关硬化性胆管炎、硬化性涎腺炎（Küttner

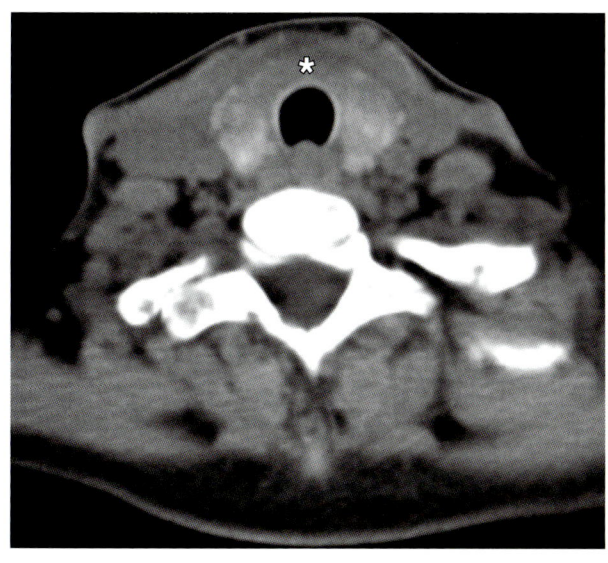

▲ 图 4-65 57 岁女性，双侧咽喉和颈部疼痛 7 天，甲状腺功能检查提示甲状腺激素水平升高，诊断为急性甲状腺炎
轴位非增强软组织窗 CT 图像示甲状腺（星）呈弥漫性不均匀低密度影，腹侧可见轻度脂肪条索征，与急性甲状腺炎表现相符

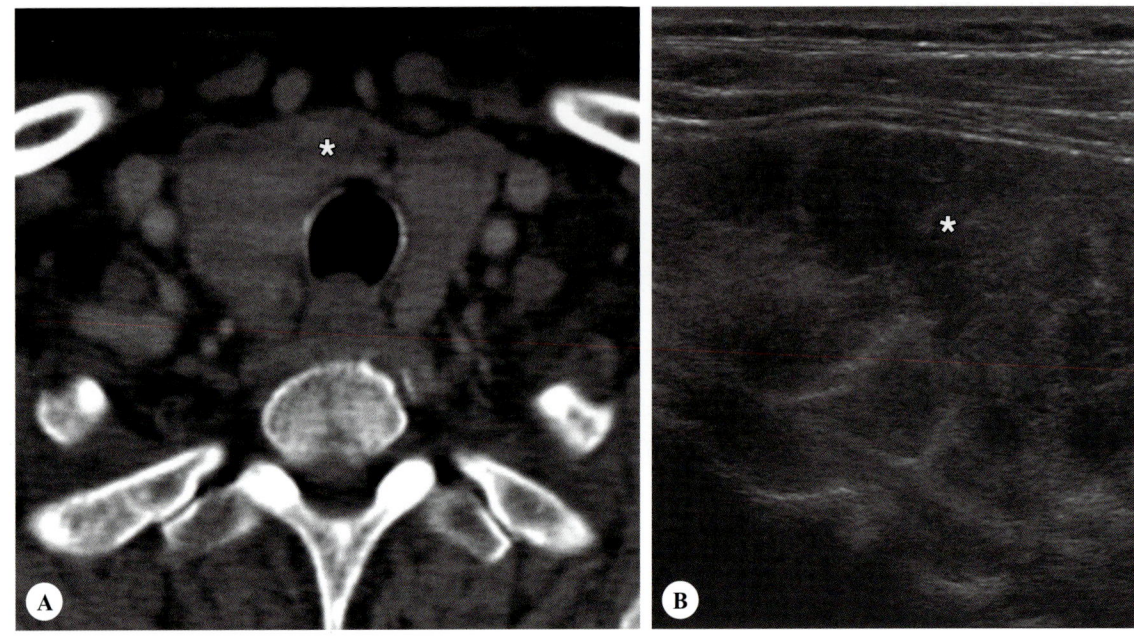

▲ 图 4-66 56 岁男性，甲状腺功能减退症，桥本甲状腺炎
A. 轴位增强 CT 图像示甲状腺（星）弥漫性增大，呈低密度，轮廓呈轻度结节状；B. 甲状腺纵向灰阶超声图像示呈结节状、低回声的甲状腺（星），表现与桥本甲状腺炎相符

瘤）、特发性眼眶炎性综合征（"眼眶假瘤"）和一些腹膜后纤维化的病例[198]。IgG4-RD 共同的组织病理学特征包括受累器官肿瘤样肿胀，富含 IgG4 阳性浆细胞的淋巴浆细胞浸润及席纹状纤维化。患者可表现为甲状腺功能正常或功能减退。甲状腺在超声上呈低回声，CT 上呈低密度，T_1 和 T_2 加权 MRI 上呈低信号，这都与纤维化有关。

（三）甲状腺肿

甲状腺肿定义为任何原因导致的甲状腺肿大，分为单纯性（无结节）和多结节性[190]。甲状腺肿也可分为无毒性（甲状腺功能正常）和毒性（自主功能性甲状腺结节导致的甲状腺功能亢进）。多结节性甲状腺肿体增大、分叶状，大小和外观常不对称伴形状和结构的扭曲，其内甲状腺结节的大小和外观各不相同，可能含有出血、钙化或囊性成分。

超声是甲状腺成像的首选的检查方式，能为鉴别甲状腺实质和结节提供特征性的影像。可疑甲状腺结节可通过超声引导下 FNA 活检确诊。如果腺体很大和（或）向纵隔延伸，超声可能无法评估整个腺体，此时 CT 可提供帮助。CT 也有助于评估腺体的占位效应对颈部邻近结构（如血管、气管、食管和纵隔结构）的影响（图 4-67）。MRI 不作为常规的甲状腺评估手段。

（四）甲状腺结节

甲状腺结节很常见，大多数是良性的。有调查的结果显示，虽然甲状腺结节的总体患病率可能没有改变，但是由于甲状腺影像学检查的普遍应用，使其检出率较前明显增高。同样，分化型甲状腺癌发病率从 1997 年（每年 16 100 例）到 2007 年（每年 33 550 例）增加了 1 倍，这一急剧增加的原因，可能是得益于超声技术的发展和诊断技能的改进，对小结节超声检出率增高，并可在超声引导下行 FNA 活检得以确诊[199]。

放射科医师需对甲状腺结节的管理有全面的了解，并依据标准化的指南来对甲状腺结节的成像、解释和报告进行规范。需要重要注意的一点是，偶发性甲状腺结节是常见，通常为良性的，大多数隐匿的甲状腺恶性肿瘤没有生物学意义，也不会提高患者死亡率，而甲状腺结节的检查是昂贵的[200]。2017 年，ACR 委员会发布了以甲状腺成像、报告和数据系统（Thyroid Imaging, Reporting and Data System, TI-RADS）为主题的白皮书[201]。根据超声特征，对甲状腺结节进行多维度评分，结节的总分决定了结节的 ACR TI-RADS 分级，最后产生不同的建议：无须 FNA，大于一定尺寸则行 FNA，小于一定尺寸则行密切影像监测。

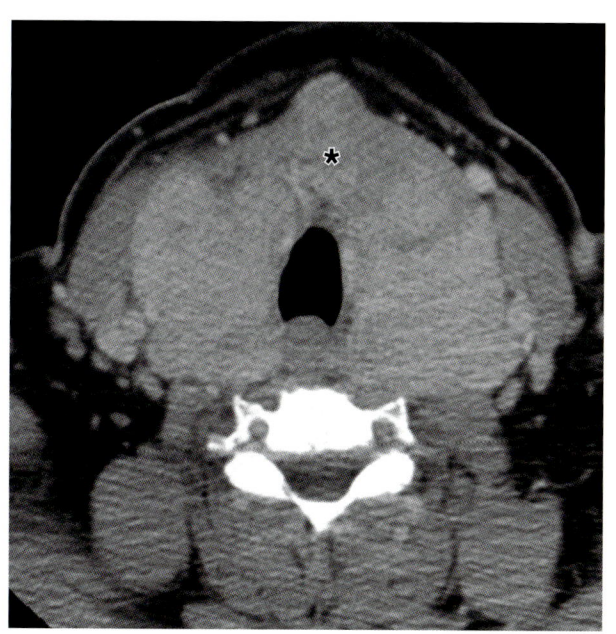

▲ 图 4-67 43 岁女性，大的颈部中央肿块，诊断为甲状腺肿

轴位增强软组织窗 CT 图像显示明显弥漫性增大的甲状腺（星），符合甲状腺肿表现

到目前为止，超声是评估甲状腺结节的首选检查方法。断层影像（CT 和 MRI）对甲状腺结节的评估既不灵敏也不特异。超声可为甲状腺结节的可疑恶性特征提供充足的鉴定细节。CT 在评估已知恶性肿瘤对周围结构的总体侵犯，淋巴结状态的全面评估及局部和远处转移的评估方面更有价值。

（五）甲状腺肿瘤

原发性甲状腺恶性肿瘤包括分化型甲状腺癌（甲状腺乳头状癌 80%，甲状腺滤泡状癌 10%～15%，Hurthle 细胞癌＜3%）、髓样癌和未分化癌。非霍奇金淋巴瘤也可累及甲状腺[199]。

1. 甲状腺乳头状癌 甲状腺乳头状癌常见于 20—40 岁的年轻女性中，常伴有颈部淋巴结受累，多达 50% 的病例有肉眼可见的淋巴结病变，多达 90% 的病例可见淋巴结微转移[199]。10%～20% 的病例可出现局部侵犯，通常累及带状肌群，更晚期的阶段可侵犯喉返神经、食管、喉部和气管。远处转移很少见，仅发生在 10% 的病例中[199]。甲状腺乳头状癌患者预后极好，10 年生存率高达 90%。当甲状腺乳头状癌浸润到包膜外时，死亡率将从 3% 上升到 38%[199]。由于肿瘤细胞可通过淋巴扩散导致甲状腺内多处转移，所以通常采取甲状腺全切术而不是甲状腺单侧切除术。

2. 甲状腺滤泡状癌 甲状腺滤泡状癌发病较晚，往往在 30—50 岁。细胞学很难区分良性和恶性滤泡状肿瘤，诊断需要手术病理[199]。血行转移较淋巴转移更常见，可转移至肺部、大脑和骨骼。10 年生存率为 70%～95%，略低于甲状腺乳头状癌。关于 Hurthle 细胞癌是甲状腺滤泡状癌的一种变异还是单独来源的病变尚存在争议，Hurthle 细胞被认为是化生的滤泡细胞，可在肿瘤以外的其他类型病变中发现，如桥本甲状腺炎和良性甲状腺结节。

3. 甲状腺髓样癌 甲状腺髓样癌起源于分泌降钙素的甲状腺滤泡旁 C 细胞[202]。它可以是散发的，也可以作为遗传性疾病的一部分，如常染色体显性遗传的 MEN ⅡA 和ⅡB。散发型起病隐匿，可能直到发生远处转移（见于肺、肝或骨骼）时才被诊断。而患病有家族聚集倾向的家庭成员，应定期进行血清降钙素水平筛查，以第一时间发现异常。

4. 甲状腺未分化癌 甲状腺未分化癌是一种侵袭性极强但罕见的恶性肿瘤（占所有甲状腺恶性肿瘤的 1%～2%），好发于老年患者，平均患病年龄为 71 岁[199]。预后差，患者的 1 年生存率低于 20%[199]。超过 90% 的患者表现为甲状腺外的病变，40% 伴有远处转移，40% 伴有颈部淋巴结增大[199]。由于未分化癌具有快速侵袭的特性，最需要关注的是是否发生气道损伤。在影像学上，原发肿块通常较大（超过 5cm）并侵犯邻近结构[199]，如果密度均匀，主要鉴别诊断为甲状腺淋巴瘤。超过 50% 的甲状腺未分化癌存在坏死、出血和钙化区[203]，增强 CT 和 MRI 呈中度至明显强化。由于甲状腺未分化癌分化不良且碘含量不高，放射性碘试验用处不大，功能性成像首选 FDG-PET。

5. 原发性甲状腺淋巴瘤 原发性甲状腺淋巴瘤，同甲状腺未分化癌一样，也表现为快速增大的肿块[204]，通常发生在 70—80 岁的老年患者中。80% 发生于桥本甲状腺炎的患者中。大多数原发性甲状腺淋巴瘤为 B 细胞来源，其中，MALT 淋巴瘤（较少见）经手术切除和放疗后预后较好，90% 以上的病例可实现完全缓解[199]。弥漫大 B 细胞淋巴瘤（更常见，70%）侵袭性更强，远处转移的可能性更高。在影像上，甲状腺淋巴瘤可表现为孤立的肿块或多发结节，CT 密度/MR 信号均匀，罕见钙化[205]。肿瘤向气管食管沟和食管延伸可导致声音嘶哑和吞咽困难。

6. 甲状腺肿瘤的影像特征 超声是评估甲状腺病变的首选检查手段。CT 和 MRI 对甲状腺结节不灵敏，无法提供充分的鉴别诊断依据。超声特征包括实性而非囊性成分、低回声、纵横比＞1、边缘不规则、向甲状腺外延伸和提示微钙化的内部点状回声灶[201]（图4-68）。CT能够更好地评估甲状腺肿瘤侵犯包膜以外的区域（如带状肌群、喉部、气管、食管、气管食管沟/喉返神经、颈部血管、纵隔和椎前间隙），以及肺和肝等远处转移。MRI的低空间分辨率，易产生运动伪影，以及轴位成像时甲状腺水平上小体积组织（颈部）到大体积组织（肩部）过渡时产生的伪影，因此MRI不作为常规的甲状腺疾病评估手段。

超声对检查颈部淋巴结转移情况有明显优势，转移淋巴结特征性表现为正常的含脂肪的淋巴门结构消失、轮廓呈圆形或饱满、低回声、囊性或成分不均匀、微钙化、血管增多[206, 207]。CT可作为淋巴结评估的补充检查，可对整个颈部组织结构进行扫描检查，尤其是咽后和纵隔区域这些超声"盲区"。对出现明显囊变、明显但不均匀的强化（图4-68）、钙化或体积增大等征象的淋巴结CT效果尚可，体积较小的转移淋巴结与反应性淋巴结的特征类似，CT难以识别，出现淋巴结转移的假阴性的可能。

上对甲状旁腺通常非常固定地位于甲状腺上极的后方、环状软骨下缘水平，但下对甲状旁腺的位置比较多变。在胚胎学上，下对甲状旁腺是由胸腺原基旁的第三咽囊细胞下降发育而成的。50%的下对甲状旁腺止于甲状腺下极的侧面，剩下的可沿着胸腺咽管的胚胎通道，发生于下颌角至上纵隔之间的任何位置[208]。甲状旁腺体积小，呈椭圆形，通常为4～6mm，除非发生增生或甲状旁腺腺瘤，否则在影像上不可见。

二十、甲状旁腺疾病

（一）甲状旁腺腺瘤

出现原发性甲状旁腺功能亢进症（表现为高钙血症）时行甲状旁腺的成像，以确定和定位甲状旁腺

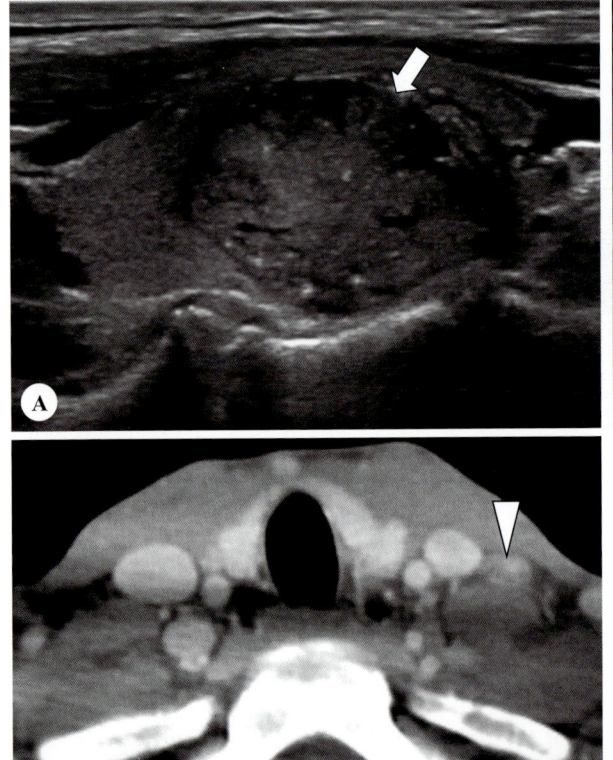

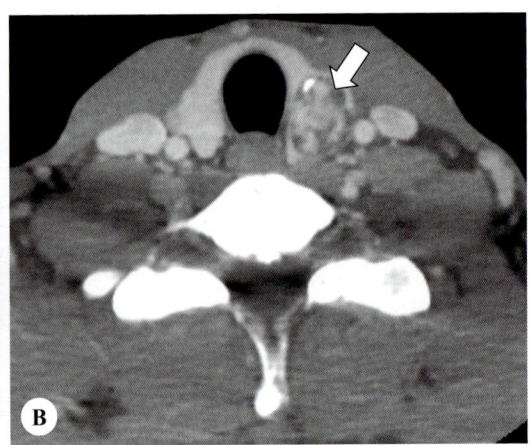

▲ 图 4-68 36岁男性，可触及的甲状腺左侧叶结节，细针穿刺结果和手术病理均提示为甲状腺乳头状癌伴左侧Ⅳ区域淋巴结转移

A. 纵向灰阶超声图像示甲状腺左叶内一低回声实性肿块（箭），内部回声灶符合钙化表现；B和C. 轴位增强软组织窗CT图像示甲状腺左叶不均匀结节（B，箭），内见粗糙钙化灶，超声上观察到的微小钙化灶在CT上不可见，此外，左侧Ⅳ区可见一异常、转移样淋巴结（C，箭头），伴内部囊变，强化增高区域与甲状腺左叶结节强化类似

的异常[209]。约 90% 的患者为单发的甲状旁腺腺瘤，10% 为多腺性的腺瘤病[209]。术前准确定位，有助于外科医生进行微创手术，只需在颈部一侧做一个小切口，可最大限度地保护未受累的结构。传统的广泛的双侧开放式颈部清扫术已基本不再用于这些良性疾病。

有文献支持应术前使用影像检查来指导制订微创甲状旁腺切除的手术方案。放射性核素甲氧基异丁基异腈扫描和超声被认为是首选的成像方式。若两者结果均为阳性且保持一致，那么患者可选择进行微创手术；若结果不一致或为阴性，则应使用 4D CT 进行进一步评估[209]。

1. 核医学功能成像 甲状旁腺功能显像采用 ^{99m}Tc 标记的异腈，特别是甲氧基异丁基异腈（methoxyisobutyl isonitrile，MIBI）。甲状旁腺组织有富含线粒体的嗜氧细胞可摄取 MIBI，从而显像。甲状腺组织清除 MIBI 的速度比异常甲状旁腺组织更快。目前有两种可行的技术，包括单同位素双相成像（"廓清"）和双同位素单相成像（"减影"）。在单同位素双相成像中，第一阶段成像是在注入放射性核素后不久进行的，然后需延迟数小时再进行第二阶段成像，这两个阶段摄取强度的差异有助于突显异常的甲状旁腺组织；在双同位素单相成像中，MIBI 扫描于与放射性碘扫描（如 ^{123}I）进行比较，在正常甲状腺组织和异常甲状旁腺组织中均可看到 MIBI 摄取，而放射性碘只被甲状腺组织摄取，两种扫描方式的不同摄取模式的差异可显示异常甲状旁腺的存在和偏侧性[209]。

与常规平面成像相比，单光子发射计算机断层扫描（single photon emission computed tomography，SPECT）能够提供更灵敏和更准确的病灶定位。在过去的十年中，SPECT 数据与 CT 影像融合（SPECT-CT）的应用进一步提高了诊断能力。放射性核素甲氧基异丁基异腈单独扫描的灵敏度为 90%，而联合 SPECT 和 SPECT-CT 可将灵敏度提高到 95% 以上。在 SPECT-CT 的基础上再行超声检查阳性预测值可达 99%[209]。

2. 超声 超声是一种评估甲状旁腺腺瘤的常规检查手段。一般来说，位置相对确定且表浅的结构（帮助确定需检查的区域）非常适合使用超声评估，并且高频换能器的使用可提高空间分辨率。此外，甲状旁腺腺瘤具有特征性的超声表现，因此很容易在超声上识别。腺瘤通常呈圆形到椭圆形，较甲状腺实质回声减低、血管增多（图 4-69），并有"极动脉"从周围（极）向病变中心延伸，代表来自甲状腺以外的供血动脉[20]。当腺瘤很小或类似淋巴结时，极动脉的识别对诊断尤其重要。

重点关注的区域包括甲状腺周围（特别是甲状腺后方）、甲状腺下外侧、气管食管沟两侧和邻近气管的区域，并尽可能向尾侧朝向纵隔的方向进行检查。超声检查中已知的可导致异位甲状旁腺腺瘤漏诊的"盲点"，包括咽后间隙（图 4-70）、颈深部、食管周围或后方及纵隔。使用一个稍低频率的换能器有助于评估更深部的结构。有报道显示，甲状旁腺腺瘤可能存在于甲状腺实质内，因此，有必要对甲状腺内结节进行仔细鉴别。

超声也可用于引导 FNA 活检，标本应送细胞学检查和甲状旁腺激素冲洗检查，甲状旁腺激素的存在可确定腺瘤的诊断。

3. 4D CT 由于广泛使用的 MDCT 可以在任何所需的平面重建亚毫米层厚的图像，使得 CT 可用于甲状旁腺腺瘤的评估。在此以前，只有增大的腺体或大的腺瘤才能在 CT 上被识别，现在即使是小的病变或正常的腺体也可以被识别。受制于传统的单期增强 MDCT 的局限性。淋巴结与甲状旁腺病变不易鉴别。为了鉴别淋巴结和腺瘤，已有研究探讨了两者灌注特征的差异，进而促进了"功能 CT 成像"的发展，通常被称为 4D CT。4D CT 是一种多期扫描CT，需在静脉注射对比剂前及之后多个时间点进行图像采集。与淋巴结相比，甲状旁腺腺瘤为富血供病变，在平扫 CT 上的密度相对较低，注射对比剂后时间 - 峰值强化快，强化峰值更高，呈快进快出的强化特点[211,212]。因此，4D CT 包括 1 个非增强期和 1~3 个增强期。

许多机构目前进行三个时相的成像。第一阶段为非增强扫描，腺瘤呈低密度，而正常甲状腺组织因碘含量高呈高密度，因此可将腺瘤与正常甲状腺组织区分开，这个时相可在有限的 z 轴上进行扫描以减少辐射暴露，扫描范围限制在甲状腺水平；第二阶段为动脉早期，注射对比剂后 25s 采集图像，此时腺瘤呈明显强化；第三阶段为静脉延迟期，于注射对比剂 80s 后扫描，腺瘤由于快速廓清而呈较低密度（低于动脉期早期，也通常低于淋巴结和甲状腺结节）。扫描这两个增强相时需包含下颌角到隆突间的区域，并可使用增强期图像重建得到矢状位和冠状位图像。

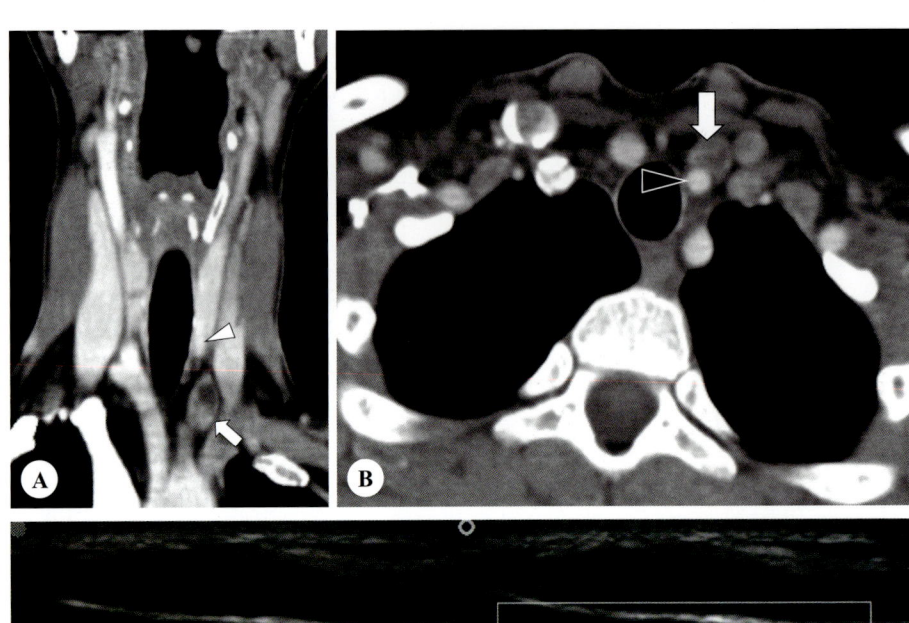

▲图4-69 42岁女性，诊断甲状旁腺功能亢进症，手术病理证实为甲状旁腺腺瘤

A. 冠状位增强软组织窗 CT 图像示甲状腺左叶（箭头）下方一不均匀强化结节（箭），代表甲状旁腺腺瘤；B. 轴位增强软组织窗 CT 图像示位于左侧颈总动脉（箭头）前方的不均匀强化结节（箭）；C. 横断面灰阶（左侧）和能量多普勒（右侧）超声图像示左侧颈总动脉（箭头）前外侧缘一低回声结节，其内血流丰富（星）

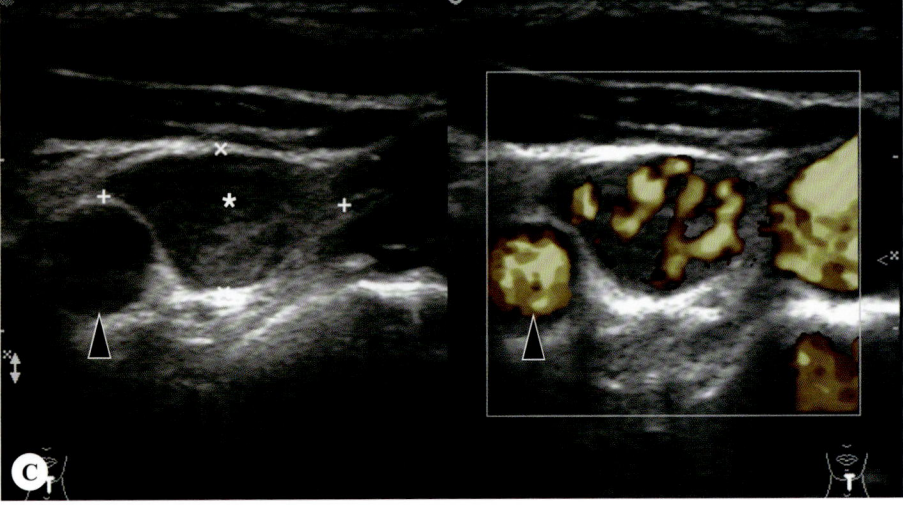

（二）甲状旁腺癌

甲状旁腺癌非常罕见。尽管甲状旁腺癌占甲状旁腺功能亢进患者的比例极低（不到1%～2%），但甲状旁腺癌患者中85%的病例表现为甲状旁腺功能亢进[213, 214]。甲状旁腺癌发现时通常体积较大，可触及颈部肿块。预后差，死亡率高（46%～65%），尤其是术后2年内复发的患者死亡率更高[214]。

在超声上，甲状旁腺癌可表现为不均匀、伴囊变的肿块，可侵犯邻近血管和甲状腺包膜[213]。CT 或 MR 没有特征性的影像学表现，若出现以下征象可考虑甲状旁腺癌诊断：①甲状腺周围区域向下至纵隔范围内的大的软组织肿块；②侵犯邻近结构，如甲状腺、上呼吸消化道、颈部肌肉和（或）脂肪；③出现可疑的颈部淋巴结转移和肺、肝和骨骼的转移性病变[214-216]。由于能够提供解剖和功能的双重信息，PET/CT 在评估疾病范围方面优于传统的断层（CT 和 MRI）影像检查。即使是较远位置的小肿瘤也可以被检测到并定位。然而，常规 CT 在检测微转移灶方面更具优势，特别是肺内的小结节（<6mm），对于这类病灶 PET 反而可能漏诊[214]。

包括 99mTc- 甲氧基异丁基异腈和 PET/CT 在内的核素成像检查已被证明是治疗后检测肿瘤残余或复发的有用的检查方式。在报道的病例中，CT 和 MRI 既不特异，也不能显示肿瘤的复发；但 FDG-PET 可通过显示 FDG 摄取增加的病灶提示肿瘤复发，复发灶可位于前纵隔内、肺结节内和骨髓内[214]。但是，在解释 PET 检查结果时必须谨慎，以避免由于炎症而不是肿瘤导致的假阳性结果和由于病变小而导致的假阴性结果。

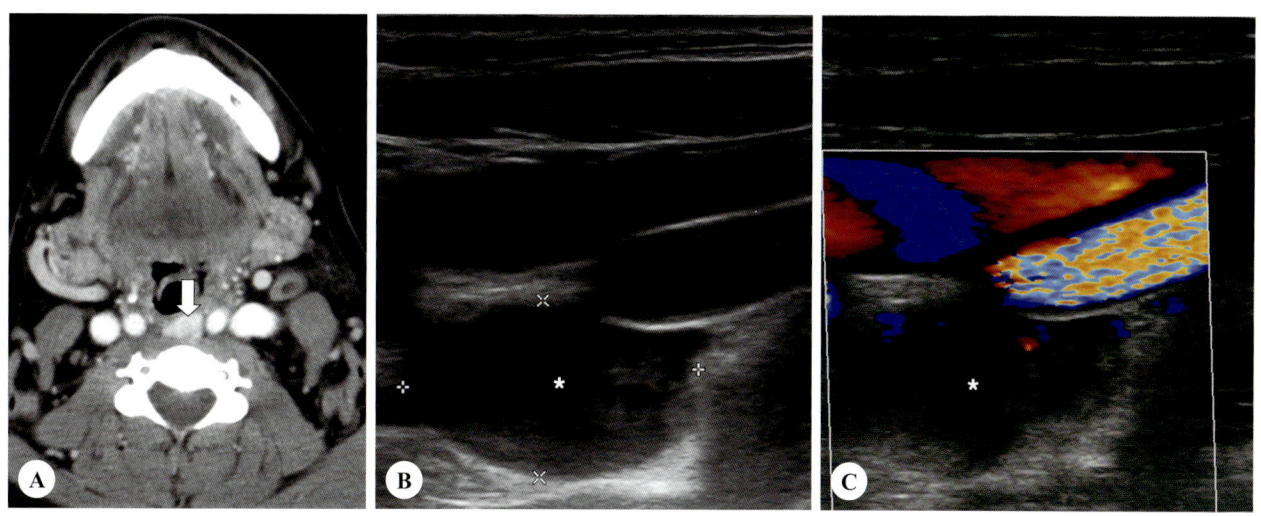

▲ 图 4-70 61 岁女性，高钙血症和甲状旁腺功能亢进症，手术病理确诊为甲状旁腺腺瘤

A. 轴位增强软组织窗 CT 图像示双侧颈总动脉间的咽后间隙内一高强化结节（箭）；B. 纵向灰阶超声图像示左侧颈总动脉远段内侧一低回声实性结节（星）；C. 纵向彩色多普勒超声图像示左颈部低回声实性结节（星），内见血管信号

第 5 章 纵 隔
Mediastinum

Christopher Gange Jr　Andetta Hunsaker　Rachna Madan　著
陈云天　张丽芝　陈志霞　译

纵隔位于两肺之间，包含许多重要的血管、非血管器官及多种类型组织。纵隔病变范围较广，包括从良性病变到高度侵袭性肿瘤在内的一系列疾病。纵隔病变的患者可以无症状，也可能出现呼吸急促、上腔静脉（superior vena cava，SVC）综合征、喘息等症状，或者可能因纵隔对邻近结构产生占位效应而导致相应变化，也可能会出现肿瘤综合征。

一、纵隔成像技术

1. 平片　胸部 X 线上发现纵隔肿块的重要线索包括纵隔轮廓的改变、纵隔线增厚和条状影。侧位胸片在探查前后位片上不可见的病变时尤其有用，因为纵隔病变有时可能仅在胸骨后间隙或上段胸椎前方可见。

"轮廓征"是指胸内生理结构边界的缺损，有助于发现纵隔异常[1]。右侧血管前间隙的病变可能会掩盖 SVC 或右心缘等心血管结构，而椎旁间隙的肿块可能导致正常椎旁条状影消失。"肺门重叠征"和"肺门聚集征"有助于区分纵隔肿块和扩张的肺血管。如果肺门周围阴影内的肺血管轮廓清晰，提示肿块位于血管前间隙或椎旁间隙，则会出现"肺门重叠征"（图 5-1）[1, 18]。当出现重叠征时，还需要确认阴影是否为心脏轮廓的一部分，此时需评估血管的位置。如果肺动脉边缘到阴影侧缘的距离＞1.0cm，则该阴影更可能是纵隔肿块。如果所有肺血管都聚集在肺门周围的阴影上，则会出现"肺门聚集征"，提示该阴影为扩大的肺动脉[1, 2, 18]。

Felson[2] 描述的"颈胸征"是指从锁骨上方伸入颈部的病变，该病变累及胸内和颈部，并且位于区域前方。在这种情况下，当上纵隔肿块延伸到锁骨

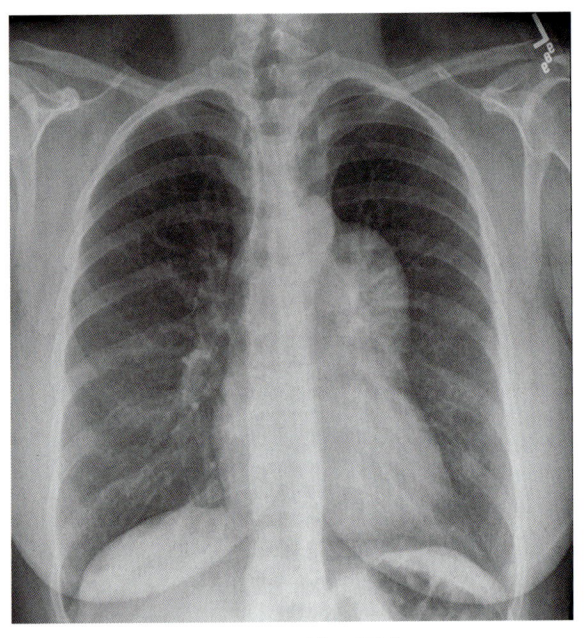

▲ 图 5-1　肺门重叠征

正位 X 线显示纵隔肿块导致纵隔左边界扩大。可见肺血管在肿块阴影内穿行并聚集在正常位置的左肺门，提示该肿块位于血管前间隙而不是肺门。该肿块实为位于血管前间隙的生殖细胞肿瘤

上方时，其外侧边界模糊。相反，完全位于胸部上份的椎旁（或后纵隔）的肿块则可在锁骨上方看见清晰的边界，并不显示颈胸征。

2. MDCT　胸部 X 线检查发现异常后，先用横断面成像描述病变特征，形成重点鉴别诊断，评估其他异常，并指导进一步治疗。多层螺旋 CT 辅以静脉注射对比剂是评估和描述大多数纵隔病变的首选成像方式。一项纳入 127 例前纵隔肿块的研究表明，MDCT 诊断前纵隔肿块（胸腺囊肿除外）的效能等同或优于 MRI[3]。因此，国际胸腺肿瘤协会（International Thymic Malignancy Interest Group，

ITMIG）将 MDCT 作为纵隔病变诊断的金标准[20]。

采用 MDCT 评估纵隔病变时，需注意的病变特征包括肿块的位置、大小和形态；CT 值、异质性和强化情况；病灶内是否存在脂肪、性成分、软组织或钙化；与相邻结构的是否存在交通或浸润。在以上特征中，有一些特征更具有诊断价值。例如，若前纵隔病变中存在脂肪成分，则可将鉴别诊断范围缩小到少数几种疾病；相反，病灶内的点状、粗大或线状的钙化都是非特异性的，不能用于区分前纵隔肿块的良恶性，因为恶性肿瘤（如胸腺瘤或治疗后的淋巴瘤）和良性病变（如成熟畸胎瘤）均可出现钙化[4]。

3. MRI　通常情况下，MRI 并不用于评估所有纵隔病变。但是，由于 MRI 组织分辨率高，在特定情况下显示出很好的诊断效能。例如，在区分囊性病变与实性病变（如胸腺囊肿与实性肿瘤）、实性肿块中的囊性和（或）坏死成分、囊性肿瘤与良性囊肿，以及囊性病变内的分隔与软组织成分时，MRI 是最有用的影像学手段[5,6]。

对于因肾功能衰竭或对比剂过敏而不能行对比增强 MDCT 的患者，可以使用具有特定液体敏感序列的无对比剂增强的 MRI 来观察病变并评估血管结构受累情况[7]。在成人患者中，使用含同相位和去相位序列的化学位移的 MRI 是鉴别胸腺增生与胸腺瘤及其他胸腺肿瘤的最佳方法[8,9]。通过观察胸腺组织之间的微观脂肪在去相位图像上信号是否减低，可有效识别胸腺增生（图 5-2）。信号的降低的总量可以通过化学位移比（chemical shift ratio，CSR）计算得出，CSR 包括骨骼肌值，或者信号强度指数（signal intensity index，SII）（仅使用胸腺值时）[8,10,11]。

$$\text{化学位移比} = \frac{\text{胸腺信号强度}_{out}/\text{肌肉信号强度}_{out}}{\text{胸腺信号强度}_{in}/\text{肌肉信号强度}_{in}}$$

$$\text{信号强度指数} = 100\% \times \frac{\text{胸腺信号强度}_{in} - \text{胸腺信号强度}_{out}}{\text{胸腺信号强度}_{in}}$$

4. FDG PET/CT　^{18}F-FDG PET/CT 在评价纵隔病变中的作用仍有争议。对于 PET/CT 诊断良、恶性纵隔病变及不同类型的恶性原发性纵隔肿瘤方面的能力，目前已有多项研究对此进行了探究。Kubota 等的一项研究显示，以最大标准摄取值（SUV_{max}）3.5 作为阈值时，恶性肿瘤的 FDG 摄取量明显高于良性病变[12]。其他一些研究则采用更高的 SUV_{max} 阈值，如 4.67，并建议 PET/CT 仅作为其他传统成像技术的补充，以避免不必要的检查，但需注意的是，PET 的发现最终需通过组织病理检查来确认[13]。恶性肿瘤的 FDG 摄取增加、其 SUV_{max} 之间存在显著重叠，尤其见于高危的胸腺上皮性肿瘤（WHO 分型中的 B_2 和 B_3 型）、淋巴瘤、副神经节瘤和非精原性生殖细胞肿瘤[14]。对于胸腺上皮性肿瘤，Sung 等[15]认为 PET/CT 可以用来区分低危胸腺瘤（WHO 分型中 A、AB 和 B_1 型）和胸腺癌。其他一些研究则报道了 PET/CT 可用于区分低危胸腺瘤、高危胸腺瘤（WHO 分型中 B_2 和 B_3 型）及胸腺癌[16]。但是，另有研究并未得出这么明确的结论，这些研究中 PET/CT 在胸腺上皮性肿瘤患者的危险分级中并不具备显著优势。已有研究显示胸腺上皮性肿瘤的 PET/CT 表现多变，通常只有低级别的 FDG 摄取，使得不同类型肿瘤的组织学区分并不可靠[17]。

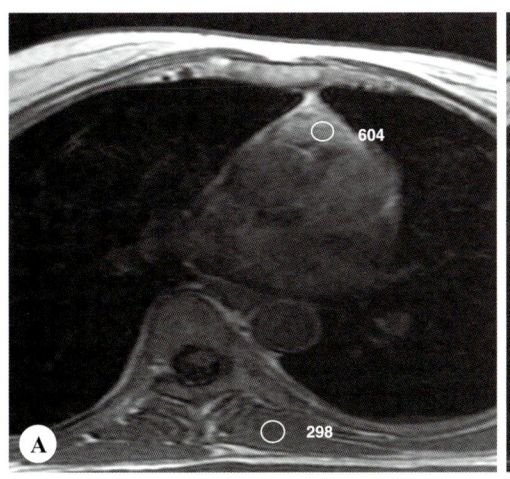
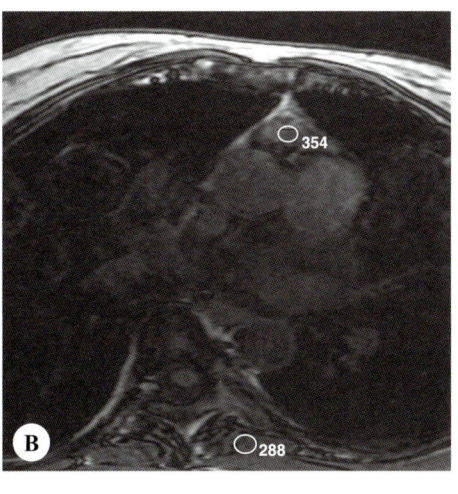

◀ 图 5-2　**MRI 上的显微脂肪**

胸腺增生患者的相位成像显示，在同相位图像上胸腺内信号增加（A），在去相位图像上信号减低（B）。这种相对的信号下降与目标结构中的微观脂肪分布一致

限制 PET/CT 诊断纵隔病变准确性的一个重要因素是检查结果存在假阳性和假阴性的可能。一些良性疾病（如胸腺增生）和一些炎症性疾病（如纤维性纵隔炎）都可能表现出与恶性肿瘤类似的 FDG 摄取增加。Jerushalmi 等[17]研究表明，胸腺增生患者中 FDG 摄取情况变化很大，而在很多时候与纵隔恶性肿瘤摄取存在显著重叠，其 SUV_{max} 可以高达 7.3。此时，需结合临床病史、FDG 摄取模式及 MDCT 的形态学特征来综合判断病变是良性还是恶性。

二、解剖和纵隔分区

将纵隔进行特定分区有助于对影像学检查发现的纵隔肿块进行重点鉴别诊断，有助于手术规划，并可促进多学科背景下不同科室临床医生的沟通。解剖学家、外科医生和放射科医生对纵隔有不同的分区。大多数纵隔影像学分区都是基于侧位胸片上的某一解剖标志，并没有统一的标准。例如，Felson 分类仅把纵隔分为三部分（前、中、后），而心脏是前纵隔的一部分[18, 19]（图 5-3）。

由 ITMIG 开发的基于横断面成像的分区可能是最实用的分区，已被作为新标准[20, 21]。这种基于 MDCT 的分区定义了一个解剖模型，将纵隔划分为血管前区、内脏器官纵隔和椎旁区，对应于先前定义的前、中、后纵隔。血管前区的后缘是心包的前部，内脏器官纵隔的后缘由一条在胸椎前侧后方 1cm 处绘制的弯曲垂直线组成。三个分区的上、下边界相同，分别由胸廓入口和膈肌组成（图 5-4 和表 5-1）。

胸廓入口定义为一个较薄的平面，由胸骨柄的上缘向前和向下勾勒，第一胸椎体勾勒其后缘和上缘，以及双侧第一肋骨及其肋软骨构成。胸横平面是由胸骨角至 $T_{4～5}$ 椎体末端的一条直线。这一平面具有重要的解剖学意义，该平面上有以下重要结构或特征：①心脏上缘；②主动脉弓的起点和终点；③肺动脉干分叉；④气管分叉；⑤奇静脉汇入上腔静脉；⑥胸导管（跨越脊柱前方处）；⑦左右壁胸膜的距离最近的层面[20, 21]。

1. 上纵隔 上纵隔是人为定义的楔形纵隔区，位于胸横平面和胸廓入口之间。其两边是纵隔胸膜，前面是胸骨柄，后面是 $T_{1～4}$ 胸椎体。其内容物包括肌肉（胸骨舌骨肌、胸骨甲状肌和颈长肌的下端）、血管结构（主动脉弓和其分支大血管、头臂静脉和上腔静脉）、神经、气管旁淋巴结、气管、食管和胸导管。作为一个重要的临床解剖标志，胸骨角用于分界上纵隔及下纵隔，应用于以往的四分区模型中。但是由于该分界过于复杂且无特定的解剖边界，因此在 ITMIG 分区模型没被采用。

2. 前纵隔（血管前区） 根据 ITMIG 分区系统，血管前区的边界定义如下：①上界为胸廓入口；②下界为膈肌；③前界为胸骨后缘；④外侧边界为纵隔的壁胸膜；⑤后界为心包前缘，其呈曲线状包裹心脏（图 5-4）。血管前区内的主要结构有胸腺、脂肪、淋巴结和左头臂静脉（表 5-1）。

血管前区最常见的纵隔肿瘤是胸腺上皮性肿瘤（胸腺瘤、胸腺癌和胸腺神经内分泌肿瘤）和淋巴瘤[21]。其他可能发生于血管前区的肿瘤包括成熟畸胎瘤、非畸胎瘤性生殖细胞肿瘤（germ cell tumor, GCT），如精原细胞瘤和非精原细胞瘤性生殖细胞肿瘤，以及转移性疾病。该区的非肿瘤性病变包括胸骨后的甲状腺肿、胸腺增生、胸腺和心包的囊性病变、血管 - 淋巴管异常。

血管前区纵隔肿块的实际发生率很难确定，因为已发表的研究所采用的纵隔分区方法各不相同[22]。此外，非肿瘤性病变（如胸腺增生、胸腺和心包囊肿）和其他肿瘤性病变（如淋巴瘤）的纳入标准也存在差异[22]。

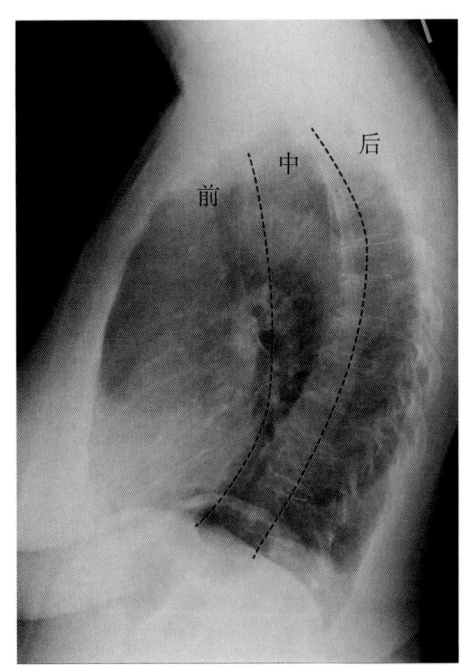

▲ 图 5-3 Felson 描述的传统纵隔分区
引自 Felson B. The mediastinum. *Semin Roentgenol* 1969;4:41–58.

第 5 章　纵隔
Mediastinum

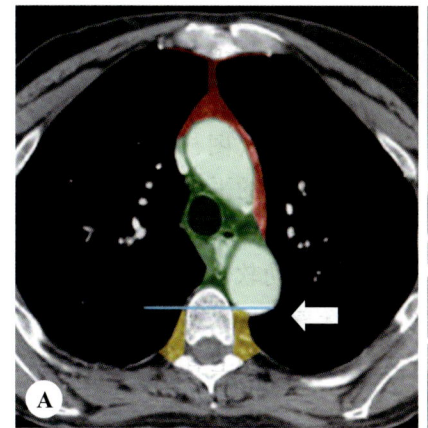
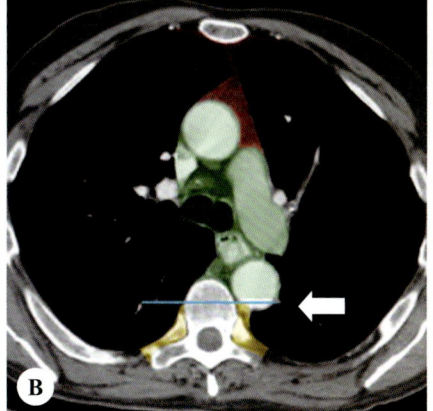
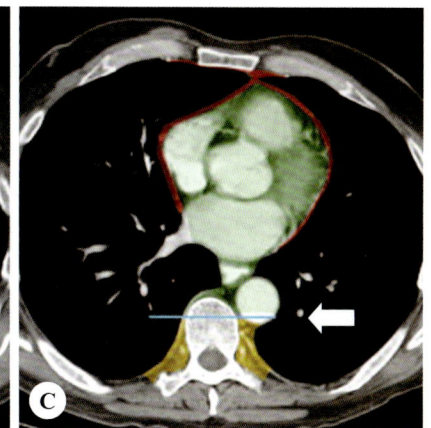
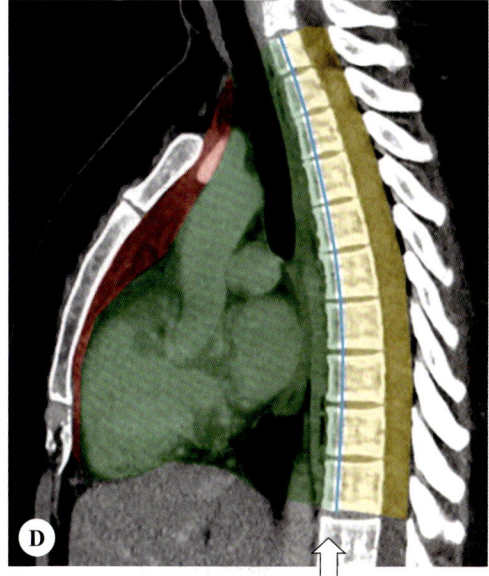

重点
红色：血管前区
绿色：内脏器官纵隔区
黄色：椎旁区

▲ 图 5–4　最新的 ITMIG 纵隔分区示意

通过纵隔层面的轴位（A 至 C）和矢状位（D）CT 图像显示了国际胸腺肿瘤协会发布的新的 CT 纵隔分区方案。该方案将纵隔分为相应的血管前区（红色）、内脏器官纵隔区（绿色）和椎旁区（黄色）三个部分，分别对应之前定义的前、中、后纵隔区域。血管前区的后缘是心包的前部，内脏器官纵隔的后缘是在胸椎前侧部后方 1cm 处画的一条垂直线（白箭）［经 Elsevier 许可转载，引自 Carter BW, Tomiyama N, Bhora FY, et al. A modern definition of mediastinal compartments. *J Thorac Oncol* 2014;9(9 suppl. 2):S97–S101, with permission from Elsevier.］

表 5–1	纵隔不同区域的重要结构	
血管前区	内脏器官纵隔区	椎旁区
• 胸腺 • 淋巴结 • 纵隔脂肪	• 气道 • 食管 • 淋巴结 • 心脏	• 椎旁软组织 • 神经组织

经 Elsevier 许可转载，改编自 Carter BW, Tomiyama N, Bhora FY, et al. A modern definition of mediastinal compartments. *J Thorac Oncol* 2014; 9(9 suppl. 2):S97–S101, with permission from Elsevier.

3. 中纵隔（气管食管周围间隙或血管区） 根据 ITMIG 分区系统，内脏器官纵隔区（中纵隔）的边界定义如下：①上界为胸廓入口；②下界为膈肌；③前界为血管前区的后缘；④后界为一条垂直线，该垂直线与胸椎体上距脊柱前缘 1cm 的一个点相连接，称为内脏器官 – 椎旁区界线（图 5–4）。之所以将这条垂直线作为内脏器官区的后界和椎旁区的前界，是因为椎旁区的大多数病变都是神经源性肿瘤，起源于椎间孔附近的背根神经节 / 神经元[20, 21]。

内脏器官区的解剖结构主要包括：①心脏血管结构，包括上腔静脉、升主动脉、主动脉弓、降主动脉胸段、心包内肺动脉和胸导管；②非血管结构，如气管、隆突、食管和淋巴结。心包内的所有结构（即心脏和大血管）都包含在内脏器官区中（表 5–1）。但是，心包外肺动脉和静脉被认为是肺结构的一部分，而不属于纵隔的结构；因此，这些结构并不包括在内脏器官区中。

内脏器官区最常见的疾病包括淋巴结病变（与淋巴瘤或转移性疾病相关）、前肠重复性囊肿、气管病变和食管肿瘤。此外，起源于心脏、心包和大血管的血管病变也可出现在此区[20, 21]。

4. 后纵隔（椎旁区） 根据 ITMIG 分区系统，椎旁区的边界定义如下：①上界为胸廓入口；②下界为膈肌；③前界为内脏器官区的后缘；④后外界为横突外侧沿胸壁后缘的一条垂直线（图 5-4）。

椎旁区的主要结构包括胸椎和椎旁软组织（表 5-1）；因此，发生在该区域的大多数病变为神经源性肿瘤，起源于椎间孔附近的背根神经节和神经元。该区的其他可能病变包括感染性病变（椎间盘炎/骨髓炎）或外伤性（血肿）或与其他潜在疾病（如髓外造血）相关的损伤[20, 21]。

5. 纵隔异常的定位　纵隔病变定位是诊断的重要步骤，但在某些情况下准确定位可能非常困难。例如，某些巨大的纵隔病变可能累及多个纵隔分区，难以确认病变起源的确切位置。此时某些特殊工具方法可能会有所帮助，其中包括"中心法则"。该法则将轴位 CT 图像上显示的病变最大层面的中心点规定为纵隔病变的中心，从而将病变定位到特定的纵隔分区[20]。利用这种方法，JART 研究将纳入的所有 445 个纵隔肿块准确定位到了特定的纵隔分区。第二种工具被称为"结构移位工具"，该工具在某些巨大纵隔肿块导致其他纵隔分区的器官移位的情况下非常有用，通常这些移位的器官紧邻病变所起源的分区[23]。例如，巨大的血管前区肿块可能会使内脏器官纵隔的结构向后移位。

三、纵隔疾病

许多血管前区肿块占位来源于胸腺，如上皮性、淋巴性、生殖细胞性肿瘤、胸腺囊肿、增生和错构瘤[24, 25]。CT 是评估胸片上可疑纵隔病变和发现隐匿性胸腺肿块的主要检查方法[26]。在所有的胸部 CT 筛查中，有 0.7% 的人存在血管前区的偶发肿块，这些肿块中约 80% 的 CT 值 >20HU [27]。MRI 可用于进一步评估 CT 上不确定的胸腺病变[28]。同相位和反相位成像有助于鉴别胸腺增生和胸腺肿瘤，而弥散加权序列和增强扫描有助于确定囊性病变的特征[11, 16, 29]，其优越的软组织分辨率可以更好地评估胸腺瘤的高危特征，如不规则的轮廓、异质性和邻近结构的侵犯[11, 29]。

（一）胸腺肿瘤

1. 胸腺瘤　胸腺瘤是血管前区最常见的原发性肿瘤，大多数位于血管前区，极少数见于颈部、内脏器官区或椎旁区等其他部位[30-33]。胸腺瘤起源自胸腺上皮细胞，组织学上包含不同比例的淋巴细胞和上皮细胞[34]。目前已有多个胸腺瘤的组织学分类方案，并且都认为上皮细胞成分是恶性的而淋巴细胞成分是良性的[35]。病理学上，使用 Masaoka 标准将胸腺瘤分为包裹性（非侵袭性）或侵袭性（显微镜下或肉眼下侵犯纵隔脂肪和邻近器官）两种[36]。因为胸腺瘤细胞在细胞学上呈良性特征，很少或没有异形性，因此使用"非侵袭性"和"侵袭性"来描述胸腺瘤，而不用"良性"和"恶性"，因为侵袭性特征与患者预后有更好的相关性[34, 35, 37]。1999 年，WHO 引入了新的组织学分类标准以统一命名胸腺瘤，并在结合手术分期方案时能更好地预测肿瘤行为。该标准基于上皮细胞的形态，以及上皮细胞与淋巴细胞的比率[38]，已被证明是一个与侵袭性、术后存活率和肿瘤复发存在相关性的独立预后因素[38-40]。胸腺瘤分类标准的最近一次更新是在 2015 年，新版标准进一步完善其亚型分类，并纳入新的肿瘤标志物及遗传信息[41]。

目前应用最广泛的胸腺恶性肿瘤分期系统是 Masaoka-Koga 分类系统，该分类系统已被证明与包括 5 年生存率在内的临床结局相关（表 5-2）[10, 36, 38]。影像学上也有一些分类标准有助于把可疑的胸腺瘤分为低危组和高危组（表 5-3）。低风险病变的特征是轮廓清楚和强化均匀（图 5-5），而高风险病变往往形态不规则、异质性，并且可能表现出局部侵袭、扩散的征象[29]（图 5-6）。该分类也可以指导治疗，因为低风险病变可以通过外科手术进行治疗，而高危病变可能需要先进行新辅助化疗[29]。大约 1/3 的胸腺瘤是侵袭性的，可以突破包膜生长至邻近纵隔脂肪中[34, 37]。

胸腺瘤常见于 50—60 岁的成年人，儿童罕见[42]。患者通常无症状，但 28%~68% 的患者会因肿瘤局部效应而出现相关症状（如咳嗽、胸痛、SVC 综合征、吞咽困难、声音嘶哑）或相关的系统性疾病的症状[43]。大约 1/3 的胸腺瘤患者会出现重症肌无力，而 10%~15% 的重症肌无力患者有胸腺瘤[42]。28% 的胸腺瘤患者还会合并其他系统性疾病，如获得性低丙种球蛋白血症和纯红细胞再生障碍性贫血，两者分别出现在 10% 和 5% 的胸腺瘤患者中，并且以女性为主[42]。

根治手术是胸腺瘤的首选治疗方法。当肿瘤局限于纵隔脂肪时，应切除全胸腺并进行包膜外清扫。当侵犯中心静脉、心包或胸膜转移时，需要进行积极切除，因为残留肿瘤越少可以延长患者的生存时间[42, 43]。胸腺瘤的复发率为 9%~40%，包膜型胸

表 5-2 Masaoka-Koga 临床病理分期

分 期	侵袭性	病理特征	5 年生存率
Ⅰ	非侵袭性	局限在包膜内，无显微镜或大体包膜侵犯	96%
Ⅱ	侵袭性	显微镜下浸透包膜或肿瘤生长至纵隔脂肪或胸膜	86%
Ⅲ	侵袭性	侵犯心包、大血管或肺	69%
Ⅳa	侵袭性	直接扩散或种植导致胸膜或心包扩散	50%
Ⅳb	侵袭性	淋巴或血源性转移	

表 5-3 低危胸腺瘤和高危胸腺瘤

	WHO 2004 分类	CT 和 MR 的影像学特征
低危	A 型，AB 型，B₁ 型	边界清晰，有包膜和纤维隔，均匀强化
高危胸腺癌	B₂ 型和 B₃ 型 包括神经内分泌肿瘤	分叶状或轮廓不规则，不均匀强化，出血和囊性成分、大血管侵犯、淋巴结增大或胸膜扩散

经许可转载，引自 Sadohara J, Fujimoto K, Muller NL, et al. Thymic epithelial tumors: comparison of CT and MR imaging findings of low-risk thymomas, high-risk thymomas, and thymic carcinomas. *Eur J Radiol* 2006;60(1):70–79, with permission.

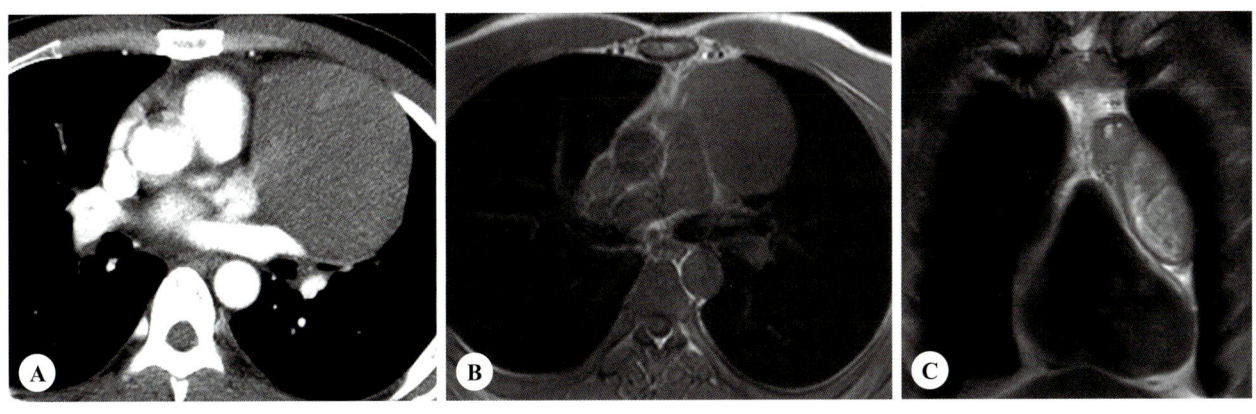

▲ 图 5-5 低危胸腺瘤

A. 增强 CT 显示一个边界清晰、均匀的纵隔肿块。B 和 C. 轴位 T_1（B）和冠状位 T_1（C）的 MR 图像证实肿瘤局限在包膜内，无局部侵犯

腺瘤很少复发（复发率不到 5%），但当肿瘤向包膜外生长时（约 20% 的病例）或侵犯邻近器官时（约 50% 的病例）其复发率会显著增长[43, 44]。次全切除也会增加复发风险，最常见于术区和胸膜腔。肿瘤复发后可再次手术治疗，而高侵袭性肿瘤、未完全切除的胸腺瘤或复发性胸腺瘤的推荐放疗作为辅助治疗，5 年生存率接近 50%[35]。

虽然大多数胸腺瘤直径在 5～10cm，在胸片上表现为纵隔轮廓失常或胸骨后间隙异常，但大约 25% 的胸腺瘤在胸片上无法观察到[42, 45]。CT 对发现胸腺瘤的具有高灵敏度，成人患者出现血管前区的实性或部分实性肿块，应怀疑胸腺瘤[25]（图 5-5 和图 5-6）。但是 CT 特征难以区分胸腺瘤与其他胸腺肿块。胸腺瘤通常向前纵隔的一侧生长，密度均匀，轻度强化[25, 37]。胸腺瘤很少呈囊性肿块，通常表现为继发于囊变、坏死或陈旧性出血的低密度区域。当存在厚的包膜和壁结节时，更应怀疑囊性肿瘤的可能。胸腺瘤偶尔可见钙化，可出现在包膜（周边）或中心，在包膜内和浸润病灶中都可以出现。多发钙化和囊变在高侵袭性病变中更为常见[46]。

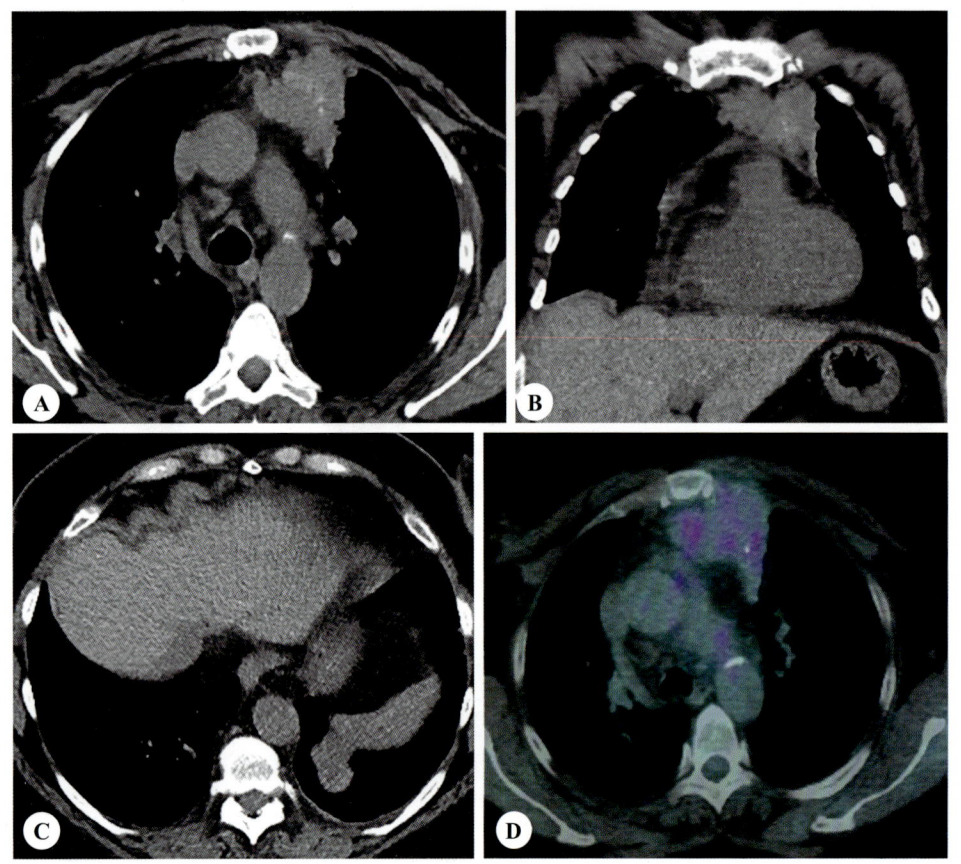

◀ 图 5-6 高危胸腺瘤

A. 轴位 CT 图像显示纵隔分叶状肿块，侵犯纵隔脂肪，无包膜；B. 冠状位 CT 图像显示心包增厚；C. 肺底图像显示胸膜结节，提示种植转移；D. PET/CT 图像显示 FDG 摄取增加的异质性病灶，最大 SUV 为 6。术后病理证实该病变的组织学分型为 B_3 型，分期为改良 Masaoka Ⅳ期

对于不确定的胸腺增大患者，MRI 可用于进一步区分血管前区病变，如胸腺瘤和胸腺增生。梯度回波化学位移成像已被证明能够区分胸腺增生和胸腺恶性肿瘤，因为正常胸腺组织由于存在微观脂肪而在去相成像中发生信号下降[8, 10, 11]。

弥散加权成像也被证明可用于区分恶性和良性胸腺瘤[47]。在 20 岁以下的患者中，残留的胸腺组织可以掩盖轮廓异常，使得诊断小胸腺瘤可能更困难[37]。然而，胸腺瘤在该年龄组并不常见。在部分脂肪退化的胸腺中，残留的胸腺组织可能与胸腺瘤表现类似，MRI 化学位移成像有助于对此进行区分[11]。

在 CT 或 MRI 上，肿瘤周围完整的脂肪层通常表明肿瘤仍局限在包膜内，但最终诊断需依赖病理。肿瘤边缘不规则时提示肿瘤具有侵袭性，但也可能是由于肿瘤周围纤维粘连和炎症引起[45, 46, 48]。胸腺瘤和相邻纵隔结构之间脂肪界面消失并不等于肿瘤侵犯。侵袭性胸腺瘤的 CT 特征表现包括包裹纵隔结构、直接侵犯中心静脉、心包 / 胸膜转移，晚期可表现为跨膈转移[25, 49, 50]。胸腺瘤还可以种植转移至同侧胸膜间隙，表现为实性肿瘤。胸腺瘤的转移常聚集在胸膜膈隐窝，可融合形成肿瘤外膜并继发肺组织包裹，与其他转移性疾病或弥漫性间皮瘤类似。胸腺瘤很少出现淋巴结增大或纵隔内的非连续扩散，一旦出现以上情况应怀疑胸腺癌或淋巴增生性疾病的可能[24, 50]。胸腺瘤不同组织学亚型的 CT 的表现存在明显的重叠。轮廓光滑和圆形肿块更倾向于组织学上良性的病变[51]。

在 T_1 加权图像上，胸腺瘤呈等或高于骨骼肌但低于脂肪的中等信号[52]。在 T_2 加权图像上，其信号接近或超过脂肪。囊变区在 T_1 加权图像上可能由于内含蛋白成分或合并出血而呈不均匀的信号，但在 T_2 加权图像上为高信号。由于内部低信号的纤维间隔，肿块内部可呈分叶状结构[52]。

在重症肌无力患者中，胸腺淋巴组织增生或胸腺滤泡增生比胸腺瘤更常见[25]，可见于约 2/3 的重症肌无力患者。其病理特征为胸腺髓质内可见增生的 B 细胞淋巴滤泡伴活跃的生发中心，可能是由于持续的自身免疫反应所致[25, 53]。因为该病患者的胸腺通常大小正常，"增生"一词显得不够准确。CT 可表现为胸腺对称性弥漫性增大[54]（图 5-7）。25% 的胸腺滤泡增生和重症肌无力患者可能会呈现胸腺不对称或局部增大，此时与胸腺瘤表现类似[54, 55]。然而，

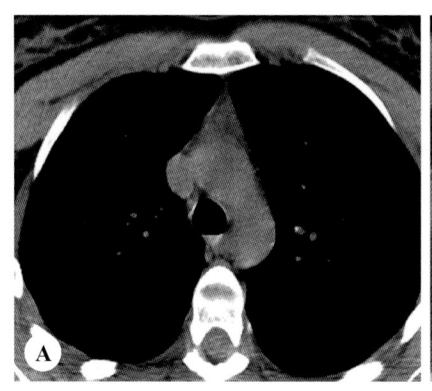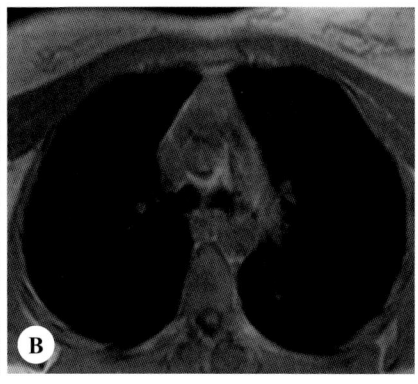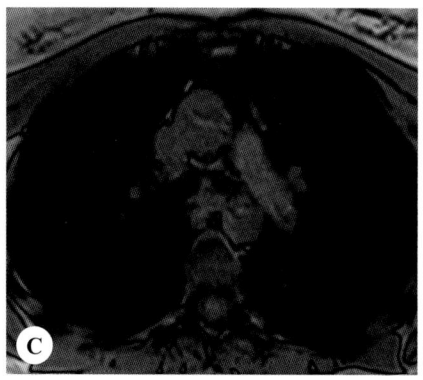

▲ 图 5-7 胸腺增生

A. 轴位 CT 显示血管前区的软组织；B 和 C. 同相位成像（B）和去相位成像（C）可见病变信号下降。该病变的化学位移比为 10%，信号强度指数为 88%，与微观脂肪成分一致，代表正常胸腺组织

25%～50% 的胸腺增生的重症肌无力患者的胸腺在 CT 上表现为大小正常[56]。CT 值有助于区分胸腺和增生淋巴，其中前者的 CT 值高于后者[57]。增生的胸腺和正常胸腺具有相似的 MR 信号强度[58]。淋巴组织增生也可见于其他疾病，包括甲状腺功能亢进症（Graves 病）、Addison 病、肢端肥大症、甲状腺癌和正在接受化疗的患者[25, 59]。

对重症肌无力患者进行胸腺切除术是为了改善症状或防止胸腺瘤扩散[60]。但是，与不合并胸腺瘤的重症肌无力患者相比，胸腺切除术很难改善合并胸腺瘤的重症肌无力患者的症状[25, 61, 62]。对于其他的胸腺瘤副肿瘤综合征（如低丙种球蛋白血症和红细胞再生障碍性贫血），胸腺切除术的疗效有限[44]。最近的一项随机临床试验也表明，无胸腺瘤的重症肌无力患者胸腺切除术的临床效果更佳[63]。普遍认为，胸腺切除术适用于青春期至 60 岁之间的全身性重症肌无力患者。由于胸腺在免疫系统发育中的重要性，胸腺切除术应尽可能推迟到青春期之后进行。治疗性胸腺切除术在老年患者中的作用尚不清楚[63]。

CT（或 MRI）区分正常或肿大的非肿瘤性胸腺与含有胸腺瘤胸腺的能力，对重症肌无力患者的治疗具有重要意义[39]。对于非肿瘤性病变可经颈部行胸腺切除术，而胸腺瘤通过胸骨切开进行切除。当怀疑有远处转移性疾病时，应使用 PET/CT 协助诊断，PET/CT 常被用作诊断检查的一部分。SUV_{max} 值也被证明可以区分低级别和高级别胸腺瘤[16]。

2. 胸腺癌 胸腺癌是一种罕见的胸腺上皮性肿瘤，其特征是细胞学异型性和组织学异型性十分显著[53, 64]。胸腺癌与胸腺瘤不同，胸腺瘤也是上皮性肿瘤，但细胞学上是良性的[53]。在当前世界卫生组织分类中胸腺癌被归类为 C 型（癌），具有非胸腺特异性的细胞结构特征，并且缺乏未成熟淋巴细胞[65]。胸腺癌的诊断应先排除其他原发肿瘤转移的可能，其中最常见的是肺转移，因为其组织学特征与胸腺外发生的癌相似[25, 53]。胸腺癌患者很少发生副胸腺综合征（如重症肌无力）。其 CT 表现为一个巨大的血管前区肿块，并且具有侵袭性，常伴中央坏死、血管包裹和胸膜或心包侵犯[66]（图 5-8），也可见钙化和结节性胸膜增厚。胸腺癌 CT 表现与侵袭性胸腺瘤非常相似，但是淋巴或血行转移几乎只见于胸腺癌[30, 64, 65]。

3. 生殖细胞肿瘤 性腺外生殖细胞肿瘤最常见于 20—40 岁人群，通常发生于血管前区的胸腺内或胸腺旁[67, 68]，占成人血管前区肿瘤的 11%～23%[68]，

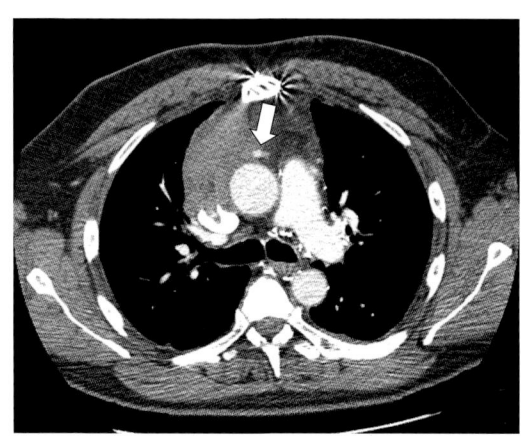

▲ 图 5-8 胸腺癌

血管前区浸润性肿块，具有高度侵袭性如侵犯包裹血管和心包。该患者表现为晕厥，可能是由于冠状动脉旁路移植物受压迫所致（白箭）

很少在发生于椎旁区[69]。它们起源于在胚胎发育过程中经历了异常中线迁移的原始生殖细胞[67]。病变可分为精原细胞瘤和非精原细胞瘤，或者畸胎瘤和非畸胎瘤（表5-4）。两种分类方案均混合了良性和恶性病变。成熟畸胎瘤是最常见的细胞类型，为良性纵隔GCT，在男性和女性中发病率相同。恶性肿瘤几乎仅见于男性，包括精原细胞瘤和非精原细胞瘤（胚胎癌、内胚层窦瘤、绒毛膜癌和混合型）（表5-4）。如果畸胎瘤表现为含有恶性生殖细胞与非生殖细胞成分的混合瘤，则应视为恶性肿瘤[68, 70]。如果患者无性腺原发性肿瘤或腹膜后淋巴结病，则应视为纵隔原发的恶性生殖细胞肿瘤。另外一个鉴别要点是，性腺原发肿瘤纵隔转移仅累及血管前区的很少[71]。血清肿瘤标志物，β-人绒毛膜促性腺激素（human chorionic gonadotropin，hCG）和α-甲胎蛋白（α-fetoprotein，AFP），在纵隔GCT患者的诊断和随访中起着重要作用，成熟畸胎瘤的这些标志物水平不会升高。AFP升高具有诊断性价值，80%的非精原性GCT病例会出现AFP升高。在精原细胞瘤和非精原细胞瘤恶性GCT患者中，β-hCG都可能升高，但纵隔原发性精原细胞瘤不会出现AFP升高[68]。

成熟畸胎瘤是最常见的纵隔GCT，占所有GCT病例的60%～75%[56, 70]。其特征是存在来源于三个胚层中至少两个的组织，包括软骨、脂肪和上皮（鳞状上皮和腺状上皮）[68]。大多数成熟畸胎瘤是偶然发现的，但也有些患者由于肿块效应而出现症状。病变通常是囊性和多房性的，囊内含有皮脂腺或凝胶状液体。在CT上，肿瘤通常是界限清晰的血管前区肿块。当以低密度的囊性成分为主时，表现为多囊性肿块。50%～75%的病例[25, 72]含脂肪密度成分（图5-9）。大约10%的成熟畸胎瘤中可见脂-液平面[25, 73]。常见钙化或骨化，发生率高达50%[72]。肿瘤内也可见软组织成分，但不是其主要特征[4]。血管前区肿块含液体、脂肪、钙化和软组织密度，对畸胎瘤具有高度特异性，有助于区分其与胸腺瘤或淋巴瘤。但是只有一半的病例可同时出现上述四种成分[4]。来源于胰腺和肠组织的蛋白水解酶或消化酶可导致非感染性炎症，并侵蚀和破裂邻近结构，如肺、胸膜腔或气管支气管[4, 74, 75]。

在MRI上，畸胎瘤表现为不均一的血管前区肿

表5-4 生殖细胞肿瘤分类	
分 类	亚 型
良性	成熟畸胎瘤
恶性精原细胞瘤	精原细胞瘤
恶性非精原细胞瘤	胚胎癌、内胚层窦瘤、绒毛膜癌和混合瘤

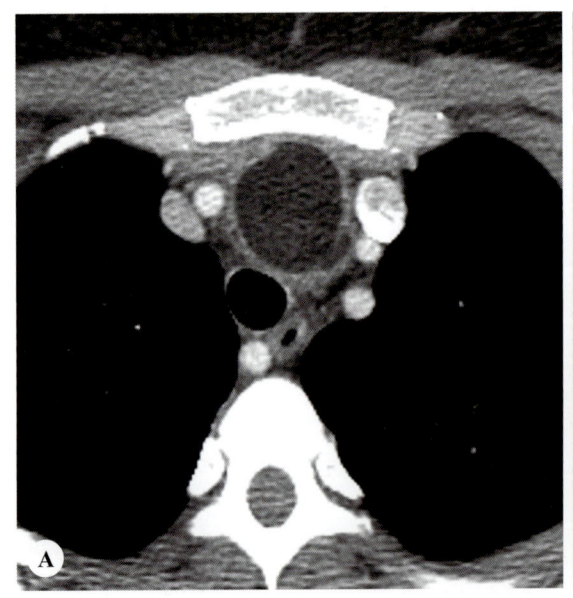 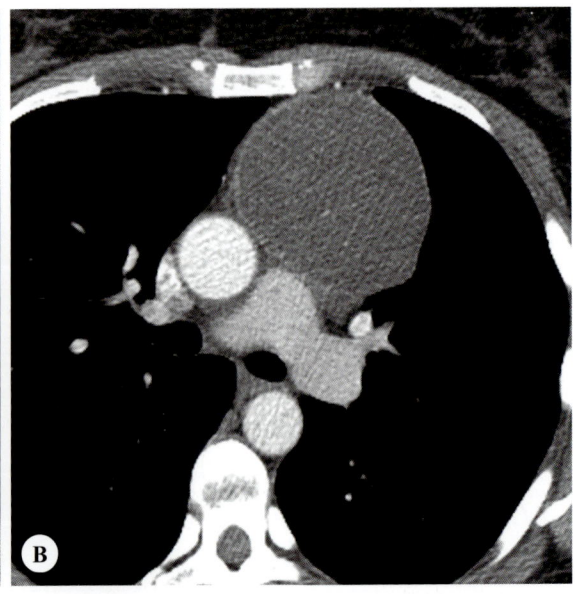

▲ 图5-9 成熟畸胎瘤
A. 轴位CT图像显示一个双叶状的纵隔肿块，病灶内存在肉眼可见的脂肪。B. 更下方的CT图像显示该病变还包含更高密度的囊性成分

块，特定序列可用于明确区分脂肪、液体、软组织和钙化[76]。该肿瘤的囊性成分在 T_2 加权图像上多呈高信号。T_1 加权图像上的高信号强度区域和去相位图像上的低信号指示脂肪，而梯度回波序列上的低信号与钙化灶相关[5]。

如果成熟畸胎瘤中不存在钙化或脂肪衰减，则恶性 GCT 与成熟畸胎瘤可能难以区分，但恶性 GCT 通常含更多的实性成分，并可能更具侵袭性（如胸壁侵犯、肺/肝转移）[4, 25, 77, 78]。当出现血清标志物升高时，则表明肿瘤中存在恶性 GCT 成分[68, 70]。

精原细胞瘤是最常见的恶性 GCT，约占单一组织学恶性肿瘤的 50%[68, 70]。精原细胞瘤生长缓慢，这可能是肿瘤虽然较大但症状较少的原因。尽管高达 60% 的患者出现肺转移和胸外转移，但由于其对化疗和放疗的高敏感性，该病预后良好[68]。在 CT 上，精原细胞瘤通常较大且密度均匀，呈软组织密度（图 5-10）。它可能会扩散到血管结构周围并进入中纵隔，类似淋巴瘤[25]。精原细胞瘤中可能存在低密度区域（继发于坏死或出血），但通常不是肿瘤的主要成分[4]。

非精原性恶性 GCT 为侵袭性肿瘤，可能与 Klinefelter 综合征有关。其同时发生与细胞毒性药物无关的血液系统肿瘤的风险也会增高[25]。肿瘤生长迅速，大多数患者因纵隔结构受侵而出现临床症状。约 80% 的患者就诊时已发生肿瘤转移，并且预后不良[68]。尽管如此，该病的 5 年生存率为 50%。在横断面成像中，它们通常表现为大的、边界不清的肿块，低密度区域占肿瘤的 50% 以上。肿瘤可能存在明显的新生血管，可表现侵袭性特征并出现胸膜和心包积液[25]。精原细胞瘤和非精原细胞瘤的肿瘤均可能出现钙化[4]。

放疗或化疗后在血管前区内残余的实体或囊性肿块，可能反映的是纤维化、良性畸胎瘤成分或治疗后胸腺囊肿，不一定就是存活的恶性肿瘤[4]。

4. 胸腺淋巴瘤 胸腺可能因霍奇金病（Hodgkin disease, HD）或非霍奇金淋巴瘤（non-Hodgkin lymphoma, NHL）的原发受累或继发性淋巴结侵犯而导致增大[78]。最常见的 HD 类型为结节硬化型[79]，而 HD 的其他组织学亚型通常不表现为原发性纵隔肿块，主要影响纵隔淋巴结。高达 70% 的纵隔 HD 患者有胸腺受累，10%~40% 的患者表现为单纯胸腺受累[25, 80]。在 CT 上，可见弥漫性、有时为不对称的胸腺增大。在晚期病例中，可能很难区分受累胸腺和肿大融合的淋巴结。肿块通常为均匀软组织密度（图 5-11）。大的肿瘤常因囊变、出血或坏死而出现液体密度区域。肿瘤较大时可侵犯纵隔器官，与侵袭性胸腺瘤类似。SVC 综合征是纵隔 HD 的常见表现[79]。在大多数患者中，不仅可发现胸腺受累，还能发现纵隔其他部位淋巴结增大[25, 80-82]。治疗后新出现的孤立性胸腺肿大可能为胸腺反跳性增生[82, 83]。

NHL 为一种全身性疾病，只有 15%~25% 的患者在初诊时表现为胸部受累。NHL 中表现为主要累及胸腺、局限性的血管前区肿块有两种亚型：原发性大 B 细胞淋巴瘤和淋巴母细胞淋巴瘤[56]。大 B 细胞淋巴瘤是一种特殊的实性肿瘤，主要发生于 10—45 岁患者，最常见于年轻女性。大 B 细胞淋巴瘤为侵袭性肿瘤，增长迅速（75% 患者为 10cm），常累及其他纵隔器官、肺、心包或胸膜。50% 的患者出现 SVC 综合征[25, 84]。淋巴母细胞淋巴瘤是一种侵袭性恶性肿瘤，其被认为是急性淋巴母细胞白血病的肿瘤期。该病是一种 T 细胞淋巴瘤，主要发生于 20 岁以下的年轻男性。与大细胞淋巴瘤一样，75%~80% 的患者会出现血管前区肿块，肿瘤生长迅速，可能出现 SVC 综合征或气道侵犯[25, 79]。这些肿瘤的影像学特征与血管前区 HD 类似，常表现为一个巨大的血管前区肿块，并伴中心静脉、邻近的肺组织和胸壁的侵犯，压迫气管和食管，以及胸腔/心包积液。肿瘤内常见坏死区域，导致肿瘤的异质性[25]。其他亚型 NHL 很少表现为血管前区肿块，通常表现为血管前区、内脏器官纵隔区或椎旁区的原发性淋巴结受累。

淋巴瘤的胸腺浸润表现可类似胸腺瘤，甚至某些病例在病理上都难以区分。胸部或腹部其他部位的淋巴结病强烈提示淋巴瘤的存在。淋巴瘤治疗后可见出现钙化[85]（图 5-12），但在治疗前很少出现钙化，其在胸腺瘤中更为常见[4]。

5. 胸腺神经内分泌肿瘤 胸腺神经内分泌肿瘤是一类不常见的胸腺肿瘤，被认为起源于神经嵴[64, 85, 86]。该病以前被称为胸腺类癌，与原发性神经内分泌癌相对应，并具有侵袭性，大多数病例表现为邻近结构受压或侵犯的症状[87]。组织学上，胸腺神经内分泌肿瘤大多数类似于非典型支气管类癌[87]。20% 的病例可出现远处转移[80, 87]。该病在男性中的发病率更高，平均发病年龄为 43 岁[64]。约 50% 的

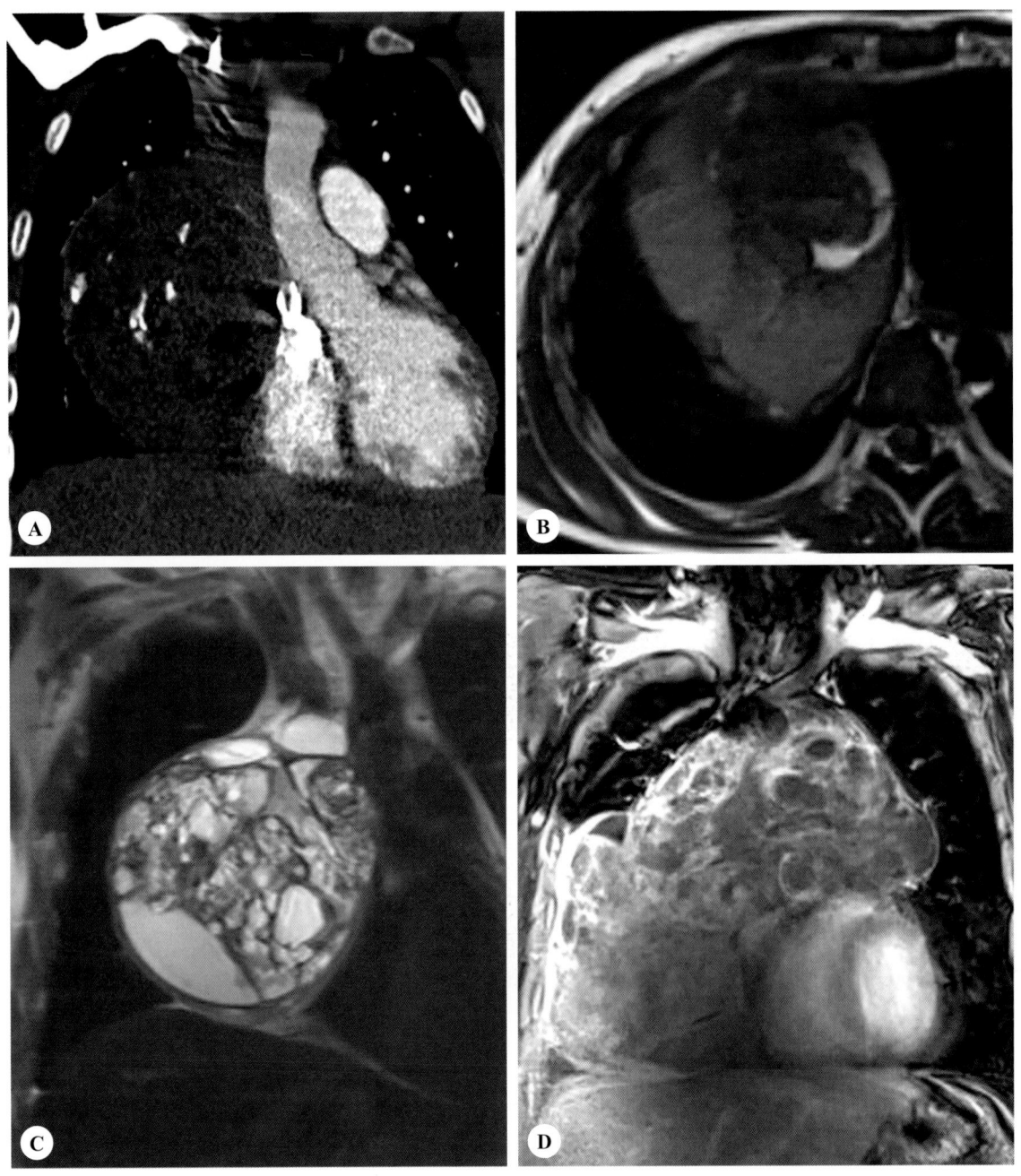

▲ 图 5-10 恶性生殖细胞瘤

A. 增强 CT 显示实性肿块伴钙化。肿块密度不均匀，其内伴边界不清的低密度区；B 至 D. T_1 加权（B）、T_2 加权（C）和增强的 T_1 MR 图像（D）显示一个不均匀的纵隔肿块，其中包含脂肪、钙化和大的囊性成分，并伴有增厚、强化的间隔，符合恶性生殖细胞肿瘤表现

胸腺类癌功能活跃，1/3 的患者可因促肾上腺皮质激素（adrenocorticotropic hormone, ACTH）异位分泌而出现库欣综合征[64, 88]，近 20% 患者可出现多发性内分泌瘤（multiple endocrine neoplasia, MEN）Ⅰ型综合征[87]。尚无报道证明类癌综合征与胸腺神经内分泌肿瘤有关[88]。在横断面成像上，该病表现为巨大的血管前区肿块，肿块有包膜或存在局部浸润征象，类似于侵袭性胸腺瘤（图 5-13）。肿块可出现钙化[25]。对于怀疑异位 ACTH 分泌肿瘤的患者，胸部 CT 是发现病变来源的最灵敏的检查方法，如果仍未发现来源，可以考虑使用奥曲肽进行核医学检查[88]。

6. 胸腺脂肪瘤 胸腺脂肪瘤是一种罕见的良性的、有包膜的胸腺肿瘤，由成熟脂肪组织组成，肿块内散在分布胸腺组织[25, 89, 90]，被认为是一种错构瘤

第 5 章 纵隔
Mediastinum

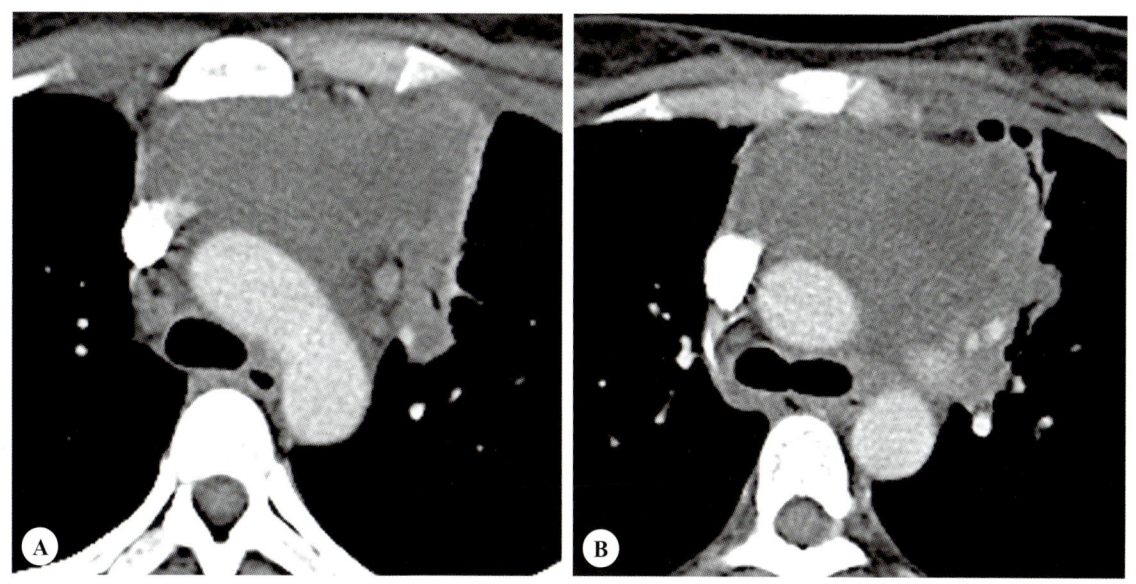

▲ 图 5-11 胸腺淋巴瘤
轴位 CT 图像显示血管前区的纵隔肿块，浸润纵隔脂肪并包裹血管结构。活检病理证实为霍奇金淋巴瘤

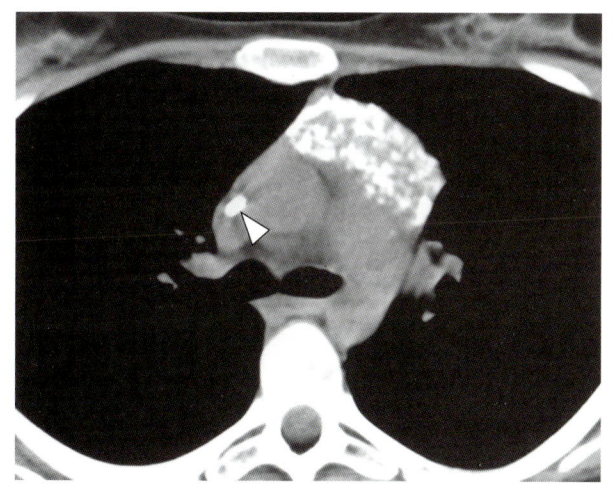

▲ 图 5-12 淋巴瘤治疗后纵隔钙化
伴纵隔浸润的霍奇金病在治疗后出现纵隔血管前区广泛钙化。箭头 . 静脉导管

性病变。胸腺脂肪瘤最常见于年轻人。肿块通常非常大，平均大小约为 18cm[90]，最常见于前下纵隔，毗邻心脏。由于肿块柔软、易弯曲的特点，其可能与相邻纵隔结构的形状一致，因此在胸片上容易被误认为是心脏增大或膈肌抬高[25]。尽管其体积较大，但大多数患者就诊时没有症状。

胸腺脂肪瘤在 CT 上表现为血管前区或心旁的脂肪团块，内含不同数量的混合软组织成分，后者代表胸腺组织[90, 91]（图 5-14）。尽管横断面成像有助于显示与胸腺是否连续，但也不能排除脂肪肉瘤的可能性。因此，胸腺脂肪瘤需要手术切除治疗。如果肿块主要是脂肪密度，则可能与纵隔脂肪瘤表现类似。成熟畸胎瘤通常也含有脂肪，但常有囊变和钙化。成熟畸胎瘤比胸腺瘤更圆，并且通常与邻近组织结构的形状不同[91]。此外，可通过识别与上腹部大网膜组织相连的血管成分来区分胸腺脂肪瘤与心膈角的 Morgagni 疝。

在 T_1 加权 MR 图像中，胸腺脂肪瘤的脂肪成分呈高信号，胸腺组织成分则呈中等信号[90, 91]。如果在 MR 上发现与胸腺连续的肿块、去相位上可见宏观脂肪，则可考虑胸腺脂肪瘤。肿块具有完整的包膜，并且完全呈脂肪信号[91]。

（二）胸腺囊肿

胸腺囊肿可发生于颈部或纵隔内胸腺发育途径的任何地方，可分为先天性（最常见）、退行性 / 炎症性和肿瘤性[92, 93]。先天性囊肿通常为单房囊肿，可能起源于持续未闭的胸腺导管。尽管过去认为胸腺囊肿为罕见病变，但最近的一系列研究表明，其实际上是继支气管源性囊肿之后第二常见的纵隔囊肿，占非肿瘤性纵隔囊性肿块的 28%[94]。多房性胸腺囊肿被认为起源于炎症，其常伴有炎症和纤维化，因此在影像学上和手术过程中可能与侵袭性胸腺肿瘤类似[93]。已有研究发现胸腺囊肿与 HIV 感染之间存在相关性[95]。胸腺肿瘤（如淋巴瘤、胸腺瘤和 GCT）在治疗前后都可出现继发于囊变的胸腺囊肿[56, 96]。

173

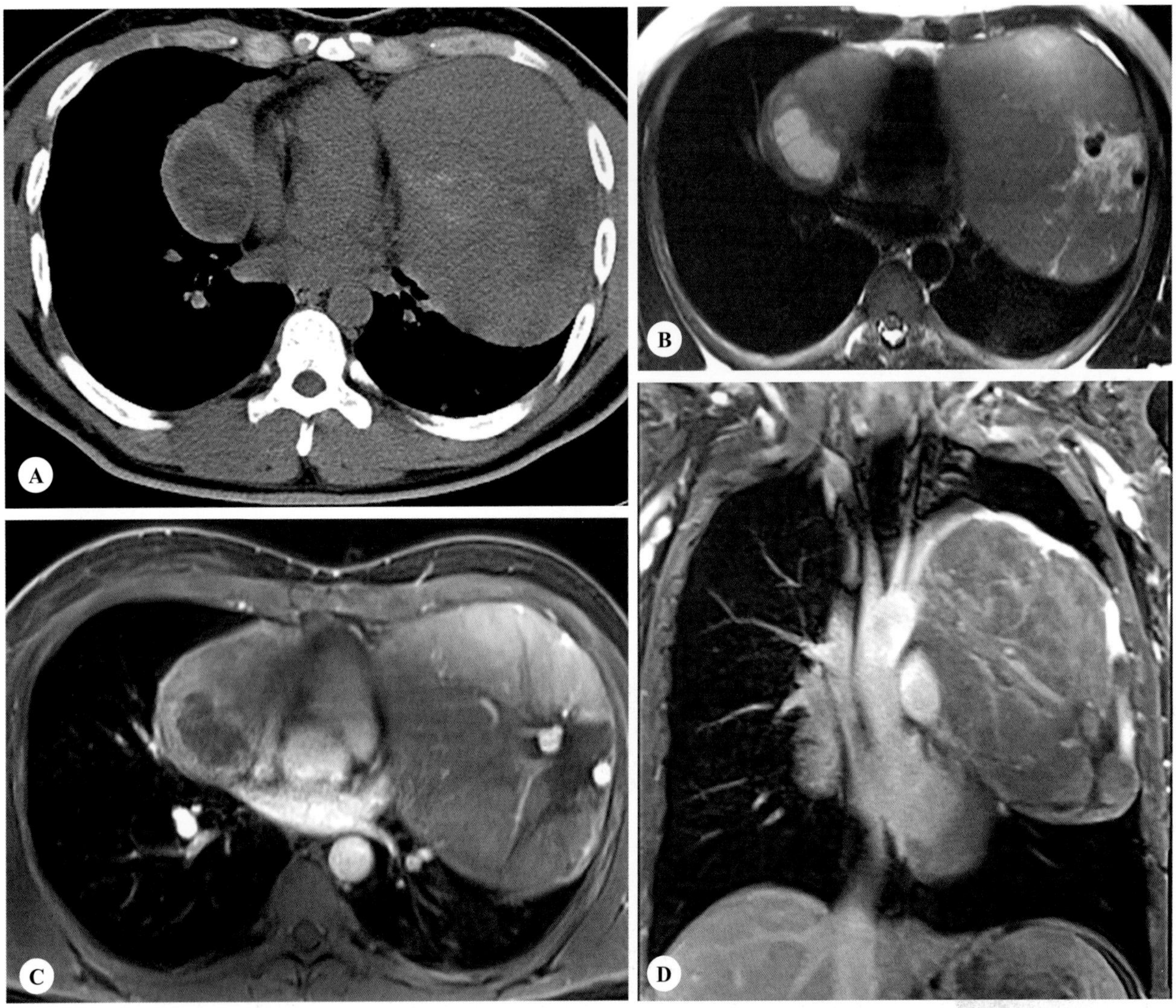

▲ 图 5-13 胸腺神经内分泌肿瘤

A. 多发性内分泌瘤（MEN）Ⅰ型综合征患者的轴位 CT 图像显示一个异质性的纵隔肿块；B. 轴位 T_2 图像显示一个软组织肿块，伴流空信号；C 和 D. 对比剂增强图像显示，流空信号对应滋养血管，肿块软组织部分强化

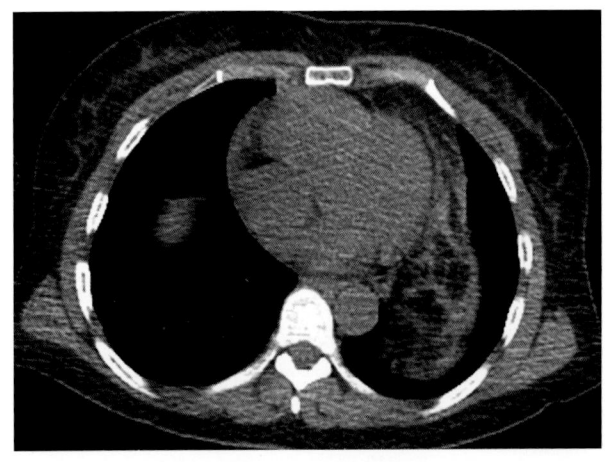

▲ 图 5-14 胸腺脂肪瘤

该肿块内可见大片肉眼可见的脂肪成分，伴软组织条带影。肿块并未跨越组织边界

在 CT 上，良性先天性胸腺囊肿通常为位于血管前区三角形的单房肿块，呈均匀的水样密度[97]（图 5-15A）。有时可因出血或蛋白质物质而呈更高的密度，甚至有时可能类似实性肿块（图 5-15B）。非肿瘤性软组织密度成分在多房性炎症后囊肿中很常见。当间隔过薄或卫星囊肿过小而无法识别时，炎性囊肿也可能表现为单房囊肿[92]。

在 MRI 上，胸腺囊肿由于内含液体，在 T_1 加权图像上呈低信号，在 T_2 加权图像上呈高信号（图 5-15C）。如果其内含有亚急性出血或蛋白质含量高，在 T_1 加权图像上的信号强度将会增高[98]。

与肿瘤相关的囊肿通常具有明显的软组织成分（图 5-16），但偶尔也可能以囊性成分为主（如囊性

第 5 章 纵隔
Mediastinum

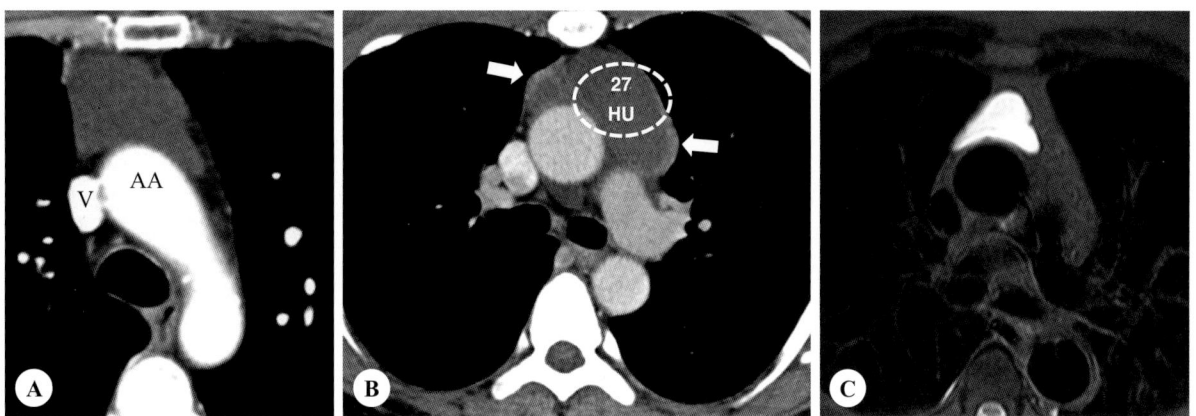

▲ 图 5-15 **A.** 胸腺囊肿。在纵隔内血管前区可见均匀的水样密度的薄壁肿块。**AA.** 升主动脉；**V.** 上腔静脉。**B.** CT 图像见囊性病变内含有高密度内容物。病变的软组织成分位于周边（箭）。该病变后来被证实为含有出血成分的胸腺囊肿。**C.** 轴位 T_2 加权 MR 显示囊肿内呈 T_2 高信号，与胸腺轮廓一致

B. 经 Elsevier 许可转载，引自 Madan R, Ratanaprasatporn L, Ratanaprasatporn L, et al. Cystic mediastinal masses and the role of MRI. *Clin Imaging* 2017;50: 68–77, with permission from Elsevier.

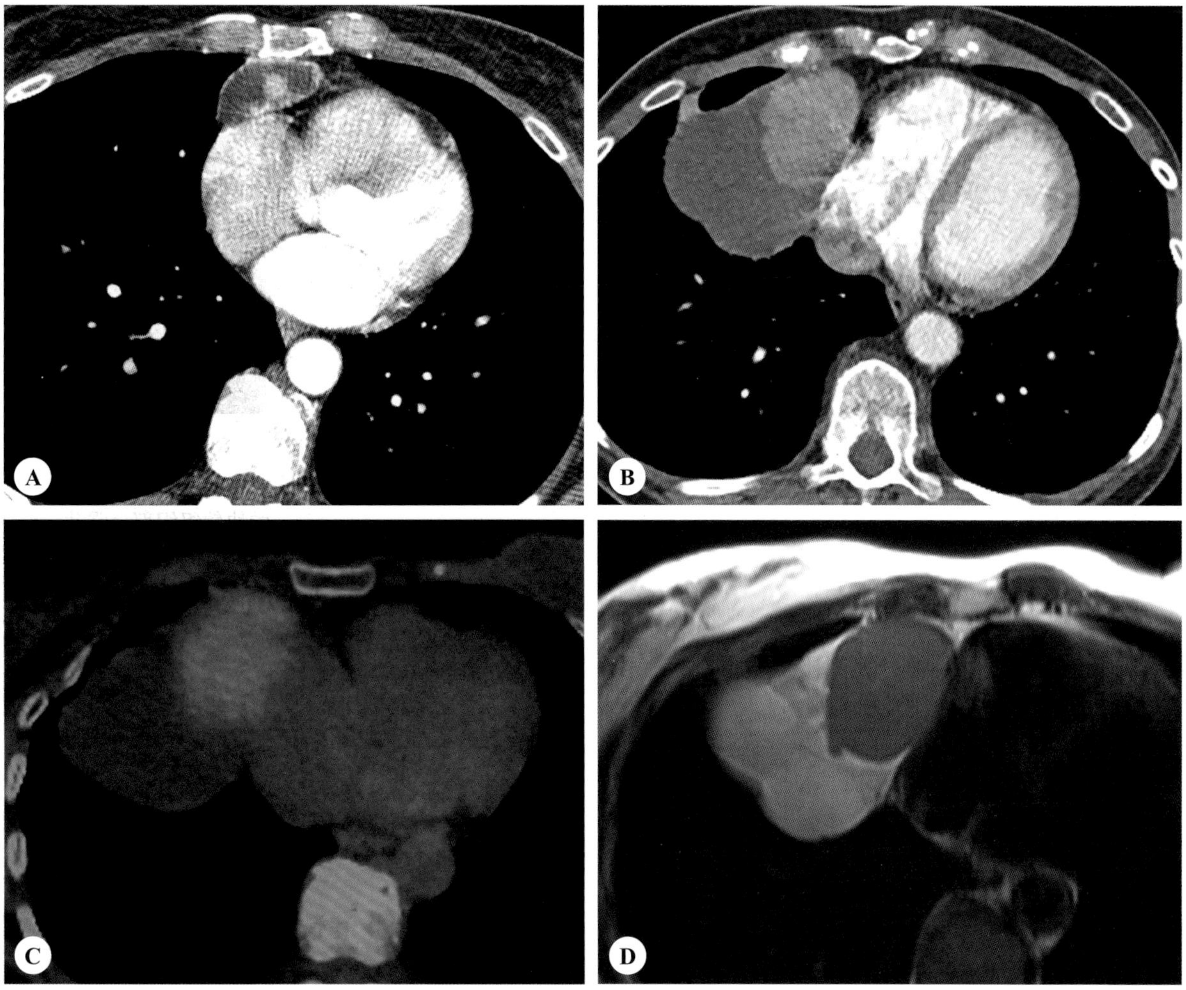

▲ 图 5-16 囊性胸腺瘤

A. 胸部 CT 轴位增强图像显示一个以囊性成分为主、伴有实性结节的肿块；B. 4 年后的随访图像显示肿块的实性和囊性成分均增大；C. PET/CT 显示肿块的软组织成分有轻度的 FDG 摄取；D. 轴位 T_2 加权 MR 显示囊性成分呈 T_2 高信号，并显示病灶仍局限在包膜内，无侵袭性特征，如侵犯其他器官或血管包裹

175

胸腺瘤），与先天性胸腺囊肿表现类似。因此可能需要组织病理确诊。在淋巴瘤（通常为 HD）中，胸腺囊肿能是胸腺最初受累的结果，而非放疗或化疗引起的。这些囊肿在治疗后可保持稳定不变或扩大，与肿瘤残留或复发表现类似[96]。因此，如果残余的肿块呈均匀的水样密度，并且没有其他相关 CT 或临床发现提示复发，则可通过 CT 或 MRI 持续随访监测患者。

（三）胸腺反跳性增生

胸腺通常在应激情况下（如长期疾病、化疗或放疗）或类固醇治疗后退化[82, 99, 100]。在恢复后的几个月里胸腺会再生，一些患者会出现过度生长（"反跳"），这种现象在儿童和年轻人中更为常见。化疗后胸腺体积最初减小后，随访研究发现胸腺体积可恢复正常，近 25% 的患者在停止化疗后 1 年内出现反跳现象，后者定义为胸腺体积比基线增加 50% 以上[82]。

胸腺反跳性增生是真性胸腺增生的最常见原因，胸腺大小和重量均增加并保留了正常的显微结构[25, 53]。在 CT（或 MRI）上，胸腺增大通常保持正常的三角形结构[82, 99, 100]（图 5-7）。该表现可能与原发性或复发性肿瘤类似，尤其是淋巴瘤。如果胸腺增大与化疗时间相关，并且是一个孤立的发现，可通过影像检查保守地对患者进行随访。由于胸腺增生与正常胸腺脂肪信号类似，因此可以使用 MRI 的化学位移成像对其进行进一步评估[5, 98, 101]。年轻患者化疗后出现胸腺增生可能是预后良好的标志[48]。在后续随访中胸腺逐渐缩小可支持良性胸腺增生的诊断[100, 102]。

（四）先天性纵隔囊肿

先天性纵隔囊肿包括支气管肺前肠囊肿（支气管源性、食管重复和神经肠源性）、心包囊肿和胸腺囊肿。它们占所有纵隔肿块的 15%~20%，可发生在纵隔的所有区域中。囊肿在 CT 上的密度小于骨骼肌但大于纵隔脂肪[103]。在多达 20% 的病例中，先天性囊肿因其组织学特征相似，或者因既往出血或感染而被归类为不确定或非特异性[103]。

纵隔囊肿通常是在无症状成人的胸片或胸部 CT 上偶然发现的。对有症状的患者可通过 MRI 进一步评估。如果囊肿较大且压迫邻近结构（如气道、食管）或出现感染，则可能出现症状。如果出现囊肿周围纵隔脂肪模糊，应警惕感染；如果囊肿内出现液体分层，可能提示病变合并出血。纵隔囊肿有时可自行消退[104]。

1. 支气管源性囊肿 支气管源性囊肿是最常见的前肠囊肿，约占纵隔囊肿的 2/3。它们起源于支气管肺前肠的异常分支，因此靠近气管支气管树[103]，囊壁由呼吸上皮排列组成。平滑肌、黏液腺和软骨也常见于囊肿壁[105]。纵隔支气管源性囊肿最常见于右侧气管旁区域或隆突附近，比肺内支气管源性囊肿更常见，后者仅占所有病例的 15%[106]。囊肿内充满了不同黏度的物质，颜色从透明到乳白色到棕色不等。

支气管源性囊肿的 CT 表现包括：①边缘光滑清晰的、椭圆形或管状肿块；②可见薄壁或囊肿壁不可见，静脉注射对比剂后囊壁可强化；③内容物通常呈水样密度（但可变）；④静脉注射对比剂后其内容物无强化；⑤特征性的气管旁或隆突位置[106]（图 5-17）。当支气管源性囊肿表现为均匀的水样密度肿

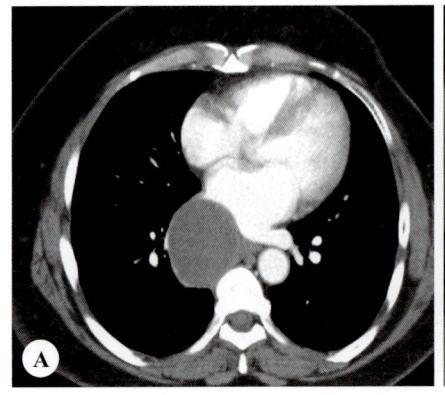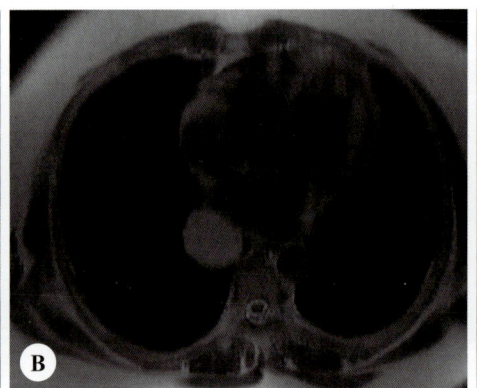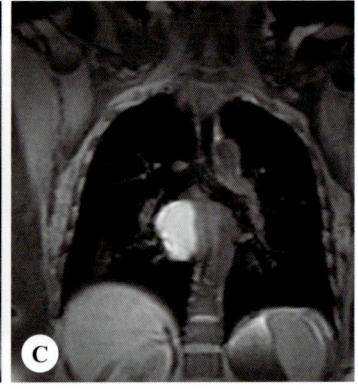

▲ 图 5-17 支气管囊肿

A. 增强 CT 显示一个边缘清晰、均匀的水样密度肿块；B 和 C. 轴位 T_2 加权（B）和冠状位脂肪抑制 T_2 加权（C）MR 图像显示单纯囊肿的特征

块时更易确诊，但约 50% 的病变由于多变的囊内成分（如蛋白液、黏液、出血碎屑、钙乳）而呈更高的密度[107-110]。此时难以在 CT 上与实性肿瘤区分。但是，肿块在对比剂增强后完全不强化可提示支气管源性囊肿的诊断。如果没有平扫 CT 图像，延迟增强的图像也将有助于显示囊肿密度无变化。MRI 也能清楚显示肿块的囊性特征。复杂（如合并感染）的支气管源性囊肿可能会出现囊壁增厚（图 5-18）。有时也可见囊壁钙化，多呈点状和不连续的钙化[106]。

MRI 可用于评估支气管源性和其他先天性的纵隔囊肿，尤其是 CT 上的密度大于水密度的复杂性囊肿[107, 111, 112]。在 T_1 加权图像上，囊肿信号强度与其内容物相关：如果囊肿内容物为纯浆液性液体，则与脑脊液的信号强度相同。如果囊肿内容物为蛋白样、出血性或黏液性，信号强度将发生相应改变。有时在 T_1 加权图像上可见液 - 液平面，可能是囊肿内蛋白质碎片分层所致[111]（图 5-19）。不管 T_1 加权图像上的信号如何，支气管源性囊肿在 T_2 加权图像上总是具有非常高的信号强度，反映了其液体成分[111]。应用钆对比剂后病变无强化，也支持囊性肿块的诊断。

对于无症状且仅有囊性病变的患者，建议保守治疗并进行 MRI 随访[92]。如果患者有症状或病变存在软组织成分，或者肿块大小发生变化，应与囊性胸腺瘤和多房囊肿等疾病相鉴别，并切除病变[92]。

2. 食管（前肠）重复囊肿 支气管源性囊肿和食管重复囊肿由于其接近的胚胎起源而难以区分[103]。食管重复囊肿壁内可有多种不同的上皮细胞排列，其囊肿壁缺乏软骨，并且存在具有双层平滑肌结构的明确的固有肌层，表明其起源于食管[113]。尽管这两种先天性囊肿具有相似的 CT 表现，但食管重复囊肿通常位于椎旁区邻近食管或食管壁内，多位于胸段食管的远端[103, 113]。食管重复囊肿的囊壁由于含有

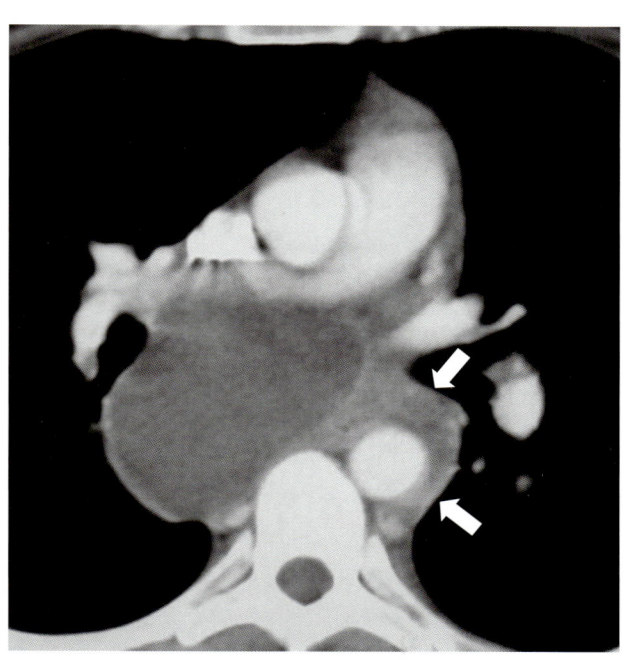

▲ 图 5-18 复杂性支气管源性囊肿
可见隆突下的厚壁囊性肿块。由于反复感染引起的慢性炎症，导致后纵隔和主动脉周围的脂肪密度增高（箭）

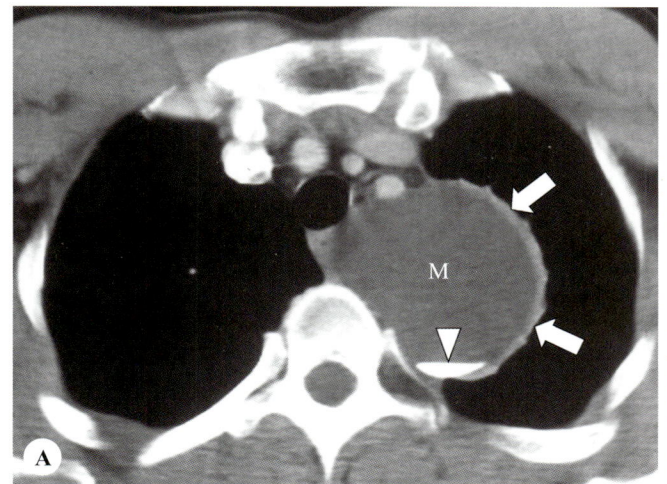 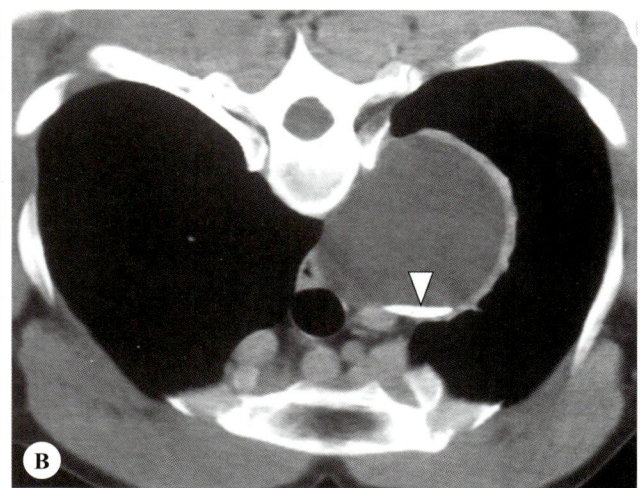

▲ 图 5-19 含钙乳的支气管源性囊肿
A. 在左上纵隔可见清晰的水样密度肿块（M）。左侧壁（箭）因慢性炎症和纤维化而增厚。箭头. 钙平面。B. 俯卧位扫描，钙化（箭头）移向囊肿内水平最低的位置

肌层故通常可见（图 5-20）。大多数食管重复囊肿不与食管腔交通[103]，多数在儿童期由于压迫症状被发现。胃黏膜或胰腺组织的分泌物可促进囊肿出血和破裂[103]。

3. 神经肠源性囊肿 神经肠源性囊肿是一种罕见的先天性椎旁区囊肿，其在病理学上与食管重复囊肿相同[103]。可通过纤维束附着在脊柱上。CT 表现与其他纵隔囊肿相似，但任何相关的脊柱异常都提示该病的诊断。大多数神经肠源性囊肿发生在隆突上方的右侧。20% 的病例可见病变向椎管内延伸，并且可能诱发一些相关的脊柱异常（如脊柱侧凸、脊柱裂、半椎体和蝴蝶椎）[103]。

4. 心包囊肿 心包囊肿起源于心包体腔腹侧凹陷处未与心包腔融合的持续存在的部分。见于无症状的成人，多数为其他原因行影像检查时偶然发现[103]。尽管与心包相连，但很少与心包腔相通。最常见于右心膈角，但也可能位于心包附近的任何部分[114, 115]。通常呈均匀的水样密度，囊壁通常难以观察（图 5-21）。心包囊肿边缘清晰，可呈球形、泪滴状或三角形。在 MRI 上，病变在 T_1 加权像上呈明显的高信号。有研究发现其形状可随位置的变化而变化，表明囊肿具有良好的柔韧性[116]。

5. 纵隔囊性肿块的鉴别诊断 除先天性纵隔囊肿外，其他纵隔肿块也可含有低密度成分（表 5-5）[29, 98]。因坏死、囊变或自身固有特征的而含低密度区的肿瘤，表现可与囊性肿块类似。当病变表现为不均匀、厚壁、可见强化成分，或者有时具有相关的临床表现或远处转移（如淋巴结病、胸膜肿块），提示肿瘤可能[98]。出现以上任何征象都应进一步行 MR 检查进行评估[29]。神经源性肿瘤常出现 CT 上的低密度区，由于其常常位于椎旁，可能与前肠囊肿难以鉴别。

纵隔脓肿可表现为均匀的低密度，但其囊壁通常较厚。虽然纵隔囊肿很少因与气管支气管树交通而感染和积气，但若病变内出现积气，结合临床症状仍有助于鉴别诊断。脓肿在 MRI 上会出现弥散受限。

亚急性或慢性血肿也可能呈低密度。可因细胞内成分分层而出现液-液平面，并在 GRE 序列上呈低信号。

胸内甲状腺肿可由于囊变和胶样变而形成低密度区。但是，其存在实性成分，并且往往可见强化。最重要的是，甲状腺肿与颈部甲状腺是连续的[117]。

纵隔甲状旁腺囊肿是一种罕见的病变，可位于前上纵隔或中纵隔。虽然有些病变目前被认为是先天性起源于第三或第四鳃裂的残余，但有相当一部分病变是功能性的，会导致甲状旁腺激素水平升高和高钙血症。异位甲状旁腺组织的位置也可以通过核医学检查来评估。功能性病变是由异位甲状旁腺腺瘤的囊变引起的，通常表现为单房囊肿，可见纤维壁[118]。

胸导管囊肿是一种罕见的纵隔囊性肿块，也可表现为锁骨上肿块。囊肿形成的原因一般认为是由于先天性或后天性胸导管壁薄弱。该病起源于纵隔时，与其他的先天性囊肿难以区分，淋巴管造影可显示囊肿与胸导管之间的直接交通[119, 120]。

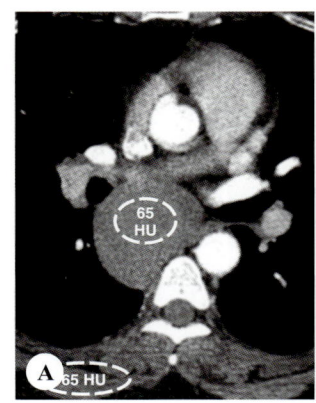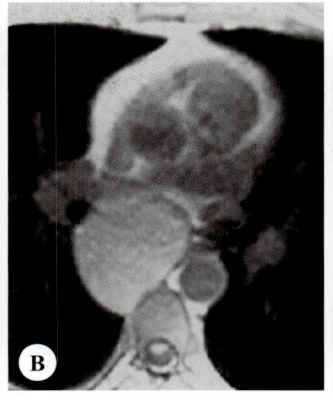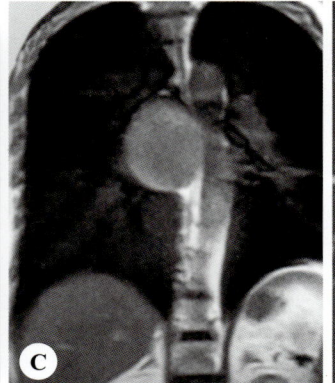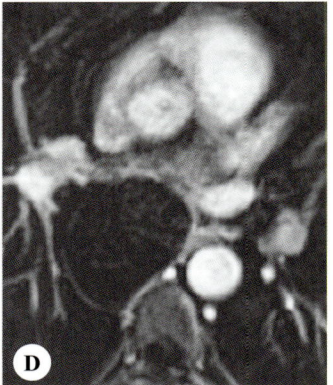

▲ 图 5-20 前肠重复囊肿

A. 增强 CT 显示后纵隔病变，为均匀的中等（60HU）密度。为了进一步确诊，患者进行了 MR 检查。B. 轴位 T_1 加权图像显示病变为均匀的 T_1 高信号。C. 冠状位 T_2 加权像显示病变为轻度 T_2 高信号。D. 对比剂增强后的 MR 减影图像显示病灶无强化。以上表现提示病变为含蛋白成分的前肠重复囊肿（经 Elsevier 许可转载，引自 Madan R, Ratanaprasatporn L, Ratanaprasatporn L, et al. Cystic mediastinal masses and the role of MRI. *Clin Imaging* 2017;50:68–77.）

囊性淋巴管瘤可持续存在，并可表现为囊性纵隔病变。在 T_1 加权图像上，病变通常为低信号，但信号强度可能高于骨骼肌[121]（图 5-22A）。在 T_2 加权 MR 图像上，淋巴管瘤的信号强度非常高，仅次于充满液体的囊性间隙[98, 122]（图 5-22B）。囊内还可能有呈低信号的纤维间隔。在钆剂增强的 T_1 加权图像上间隔可能强化[123]。静脉内慢流速成分的存在也可能改变其 MR 表现。

胸内脊膜膨出是指多余的软脑膜通过椎间孔突出，呈均匀低密度，常与神经纤维瘤病有关。脑脊液的连续性可用于鉴别，通过 MRI 很容易显示出来[98, 124]（图 5-23）。

充满液体的心包隐窝或局限性心包积液也可与纵隔囊肿表现类似。了解不同心包隐窝的特征位置，和（或）在其他图像上发现心包积液通常可以正确诊断[98, 125]。

腹腔内积液可通过食管裂孔进入胸腔，表现可类似原发性纵隔囊性肿块。例如，胰腺假性囊肿可通过食管/主动脉裂孔或膈肌缺损处延伸至椎旁区（图 5-24）[126]。积液通常为水样密度，但如果存在感染或出血，其密度可能会增高[127]。在大多数情况下通过连续图像可以显示纵隔积液与胰腺及其周围炎症之间的连续性。另一个支持诊断的依据是抽出的液体中的淀粉酶水平较高。

（五）间叶性肿瘤

纵隔原发性间叶性肿瘤很少见，可来自脂肪、血管、淋巴管、结缔组织或肌肉。

1. 脂肪组织肿瘤

(1) 脂肪瘤：真正的纵隔脂肪瘤很少见，与纵隔脂肪过多症相反。纵隔脂肪瘤边界清楚、有包膜，内含成熟的脂肪小叶。在 CT 上，纵隔脂肪瘤呈均匀的脂肪密度，有时可见少量纤维间隔[128]。在 MRI 上，纵隔脂肪瘤的信号强度与 T_1 和 T_2 加权图像上的皮下脂肪信号相似[129]。脂肪瘤的柔韧性较好，除非其体积非常大，一般不会压迫相邻结构。如果发现肿块密度不均、边界不清、存在强化区域或任何侵袭性特征（浸润、LAD 等），则需考虑其他诊断（如脂肪肉瘤）[92]。

(2) 脂肪肉瘤：纵隔脂肪肉瘤非常罕见，仅占所有纵隔肉瘤的 9%[130]。纵隔脂肪肉瘤可发生在纵隔的任意部位，但最常见于椎旁区[131]。不同于脂肪瘤或胸腺脂肪瘤患者，脂肪肉瘤患者在最初诊断时通常就有临床症状[128]。在病理学类型上差异较大，从高分化有包膜的肿瘤至高侵袭性无包膜的肿瘤不等。在 CT 上，脂肪肉瘤通常密度不均匀，除脂肪外还含有一些软组织成分[128, 129, 132]（图 5-25A）。如果肿瘤的脂肪成分很少或被肿瘤的实性成分、纤维或坏死

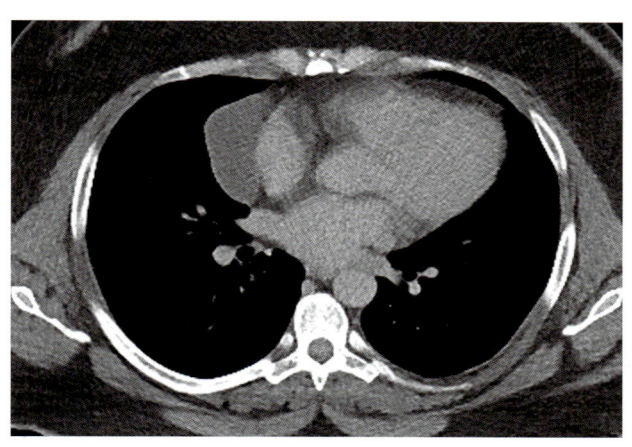

▲ 图 5-21　心包囊肿
轴位 CT 图像显示一个均匀的水样密度囊肿，邻近心包

类　型	可能的病因
先天性 – 发育性	支气管源性囊肿，重复囊肿，间皮囊肿，单房胸腺囊肿，神经肠源性囊肿，淋巴管瘤，心包囊肿，心包憩室，多房胸腺囊肿，胸导管囊肿，脑膜膨出
感染，炎症性	脓肿，纵隔胰腺假性囊肿，纵隔包虫囊肿，多房胸腺囊肿
创伤后	血肿，术后血清肿，外伤后脑膜膨出
肿瘤囊变	生殖细胞瘤，囊性胸腺瘤，囊性神经鞘瘤，恶性周围神经鞘瘤，淋巴瘤

表 5-5　纵隔囊肿的鉴别诊断

经 Elsevier 许可转载，引自 Madan R, Ratanaprasatporn L, Ratanaprasatporn L, et al. Cystic mediastinal masses and the role of MRI. *Clin Imaging* 2017;50:68–77.

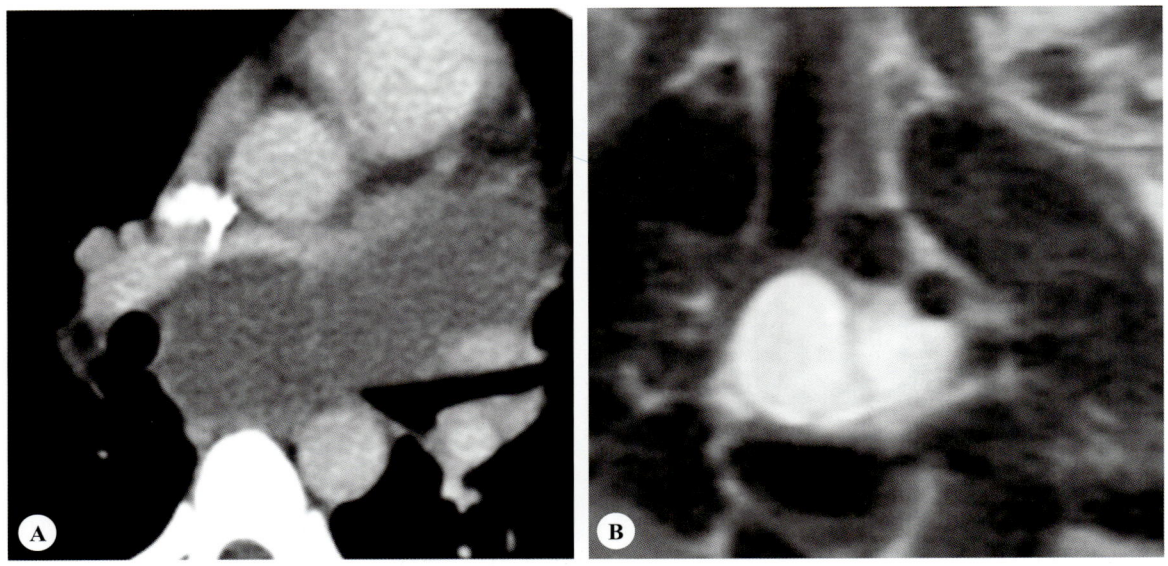

▲ 图 5-22 囊性淋巴管瘤

A. 轴位 CT 显示一个囊性、分叶状的内脏器官纵隔肿块；B. 冠状位 T_2 加权 MR 显示一个有薄分隔的多房囊性病变，符合淋巴管瘤的特征（经 Elsevier 许可转载，引自 Madan R, Ratanaprasatporn L, Ratanaprasatporn L, et al. Cystic mediastinal masses and the role of MRI. *Clin Imaging* 2017;50:68–77.）

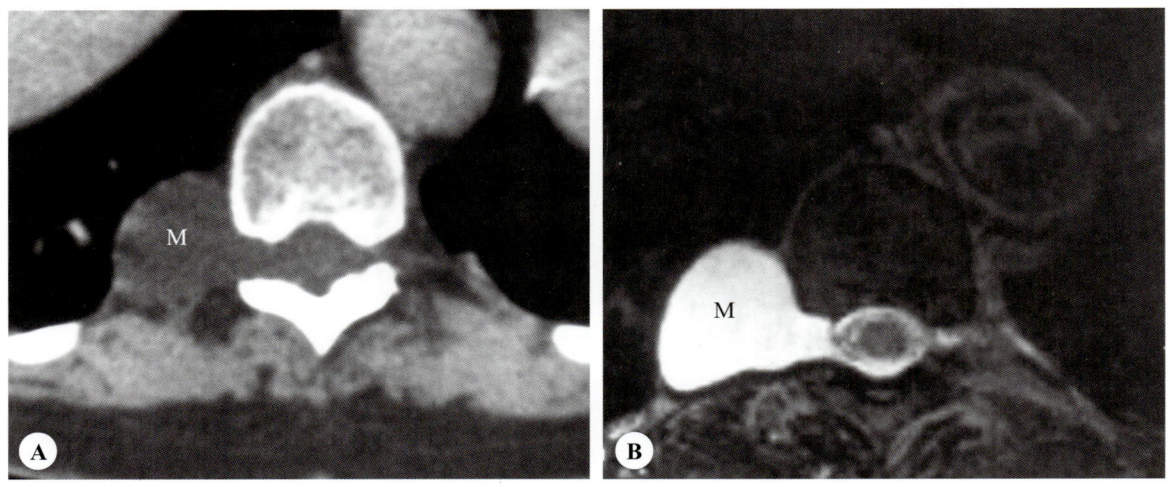

▲ 图 5-23 胸内脊膜膨出（M）

A. 轴位 CT 显示一个均匀的液体密度肿块，延伸到神经孔；B. 轴位 T_2 加权 MR 显示病灶内液体的信号与脑脊液一致

成分所掩盖，此时在 CT 上不易诊断。肿块效应和对邻近结构的侵犯有助于区分脂肪肉瘤与良性脂肪病变[128]。在 MRI 上，如果在含脂肪的肿块内发现软组织信号（中等 T_1 和 T_2 信号），则应怀疑脂肪肉瘤[133]（图 5-25B）。黏液样脂肪肉瘤在 CT 上可见中心低密度区，在 T_2 加权图像上表现为明显的高信号，当其内脂肪成分很少或没有时，表现则类似囊性肿瘤[134]。

(3) 含脂纵隔肿块的鉴别诊断：其他含有脂肪成分的纵隔肿瘤包括 GCT（如成熟畸胎瘤）和胸腺脂肪瘤（图 5-9 和图 5-14，表 5-6）。血管前区的含囊性成分和钙化的不均匀脂肪肿块很可能为畸胎瘤[72]。胸腺脂肪瘤通常显示残余的胸腺组织在整个肿块中相互融合，为血管前区另一种含脂肿块[89, 90]。

纵隔脂肪过多症是一种良性疾病，该病中在纵隔的各个区域可以看到大量的无包膜的正常脂肪组

第 5 章 纵隔
Mediastinum

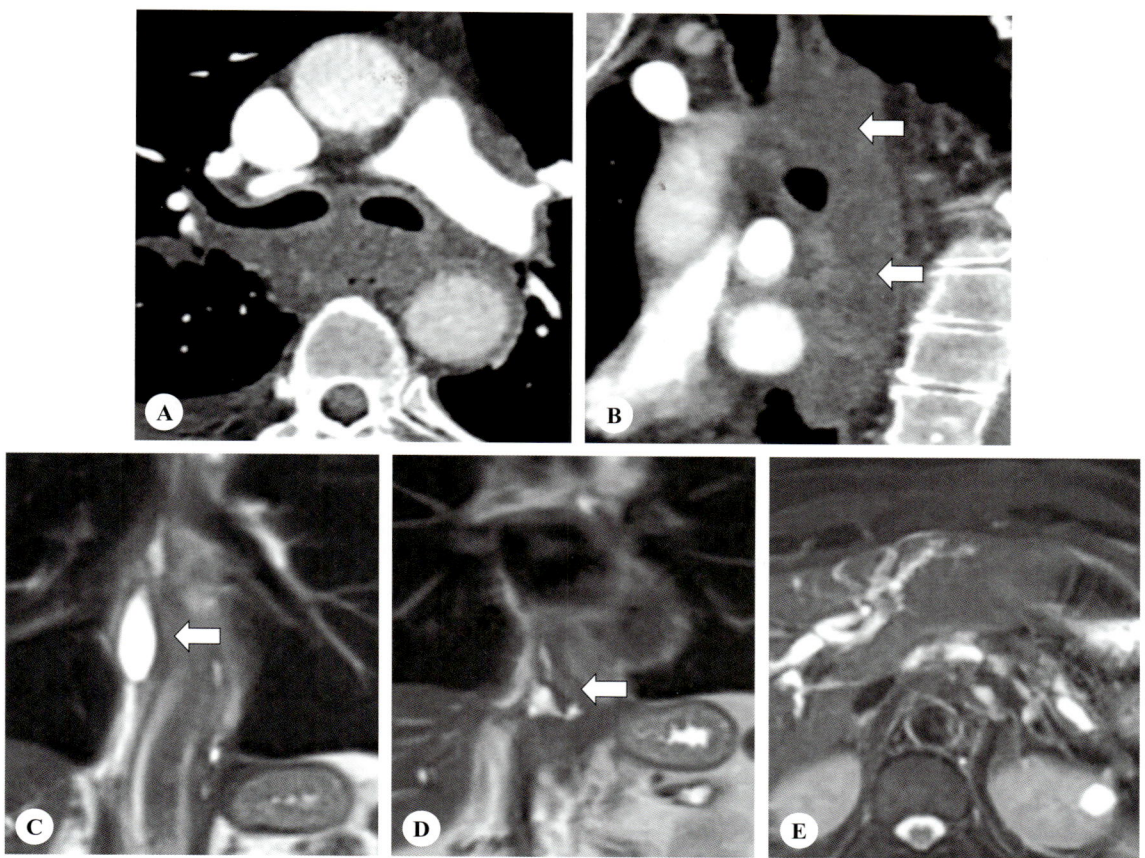

▲ 图 5-24 纵隔内的胰腺假性囊肿。男性患者，表现为发热、体重减轻，有酒精性肝炎病史
A. 轴位增强 CT 图像显示内脏器官纵隔的浸润性软组织密度，包裹食管、隆突。B. 矢状位 CT 显示病变（箭）延伸至膈肌。C 和 D. 经后纵隔和上腹部的冠状位 T_2 加权 MR 图像显示边界清晰的 T_2 高信号病灶，为多房囊性病变（箭），而不是实性肿块。病变向下延伸到上腹部。E. 上腹部的轴位 T_2 加权 MR 图像显示胰周积液和胰管扩张。鉴于纵隔病变与胰腺炎引起的肠系膜病变是连续的，提示纵隔病变为蜂窝织炎的延伸并伴纵隔假性囊肿形成（经 Elsevier 许可转载，引自 Madan R, Ratanaprasatporn L, Ratanaprasatporn L, et al. Cystic mediastinal masses and the role of MRI. *Clin Imaging* 2017;50:68–77.）

织[128]。与肥胖、皮质类固醇激素和库欣综合征有关。在 CT 上，可见大量多余的均匀脂肪组织，其密度类似皮下脂肪（-80 至 -120HU），最常见于血管前区上份，但也可见于心膈角和椎旁区[128, 135]（图 5-26）。偶尔可见脂肪聚集于房室沟或室间沟。如果脂肪密度不均匀，则应考虑纵隔炎、存在肿瘤浸润或放疗/手术史。然而，胸腺组织的小的残留灶不应被认为是由纵隔脂肪浸润而引起的[135]。

心包脂肪垫是两个心膈角正常堆积的脂肪组织，在肥胖患者和高皮质醇血症患者中可能增大，此时在常规胸片上表现类似心脏扩大或纵隔肿块[128]。

腹腔内脂肪疝入膈上是含脂纵隔肿块的另一类病因（图 5-27）。网膜脂肪可通过 Morgagni 孔疝出，常发生于右心膈角。肿块内的细线状影（代表网膜血管）有助于区分疝和心包脂肪垫[128, 135]。此外，网膜脂肪与腹内脂肪是连续的。Morgagni 孔疝也可能含有腹部器官，如部分肝脏或结肠。并发症有肠梗阻和绞窄但较罕见，可能需要紧急手术治疗[128]。网膜脂肪也可以通过食管裂孔疝出，通过 Bochdalek 孔的脂肪疝或通过后天性膈肌缺损的脂肪疝（最常见的），通常位于后方，并且左侧比右侧更常见[135-137]。

脂肪组织外科皮瓣（如大网膜、心包）用于促进愈合和预防术后并发症，在胸片上可表现为纵隔轮廓异常。由于其特征性的脂肪密度衰减和衰减过程，很容易在 CT 上诊断[138, 139]。

与髓外造血相关的椎旁区肿块通常为软组织密度衰减[140]。然而，治疗性脾切除术后也可能会出现脂肪替代[141, 142]。

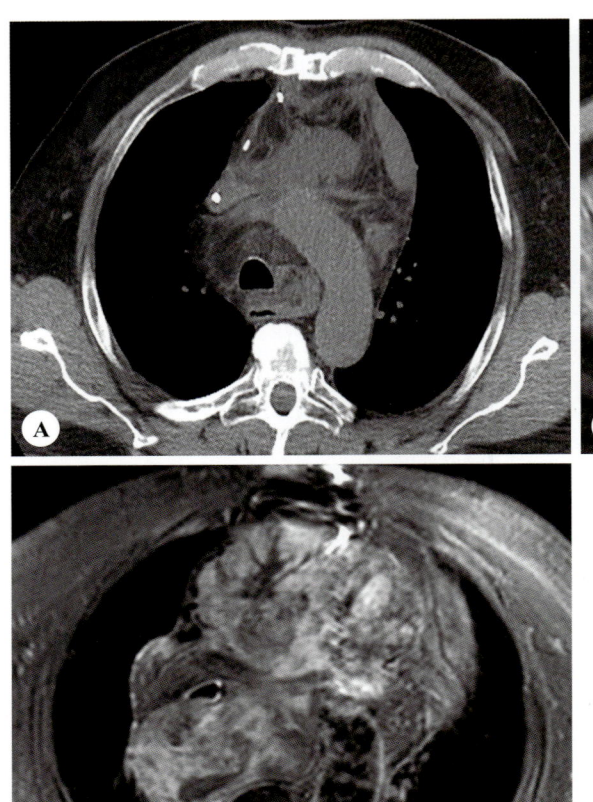

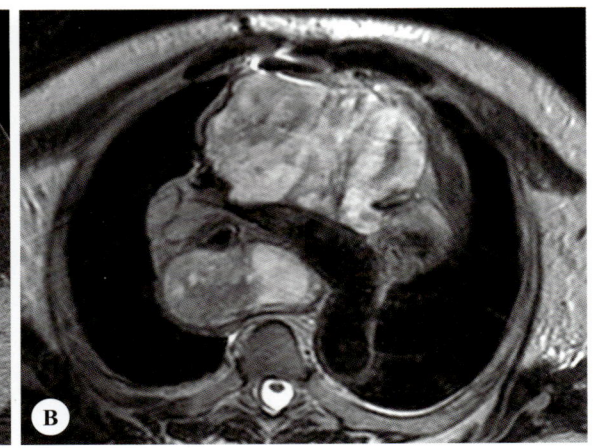

▲ 图 5-25　脂肪肉瘤
A. 轴位平扫 CT 显示一不均匀的纵隔肿块，内含脂肪和软组织密度区。该肿块无包膜，并侵犯相邻结构。B. T₂ 加权 MRI 显示该肿块为异质性肿块，病灶内高信号区内含脂肪。C. 增强 MR 图像显示肿块不均匀强化

表 5-6　含脂纵隔肿块的鉴别诊断	
类　型	可能的鉴别诊断
恶性病变	脂肪肉瘤，恶性生殖细胞肿瘤
良性肿瘤	胸腺脂肪瘤，成熟畸胎瘤，脂肪瘤
良性非肿瘤性疾病	纵隔脂肪过多症，大网膜或其他腹部脂肪疝，髓外造血，Whipple 病

2. 血供纵隔肿瘤　富血供纵隔肿块包含一大类良性肿瘤、恶性肿瘤及先天性血管畸形（表 5-7A 和 B）。肿块内不同类型的钙化可能有助于在 CT 上对其进行鉴别[143]。发现纵隔肿块血管增生很重要，将有助于把鉴别诊断范围缩小至少数疾病。更重要的是提示病变有出血倾向，在活检或手术时应非常谨慎，甚至可能需要进行术前栓塞[143]。

血管瘤：血管瘤为罕见病变，约占良性纵隔血管肿瘤的 90%[144, 145]。血管瘤可能是发育畸形而不是真正的肿瘤[146]。血管瘤由互相交通的血管腔（通常较大）组成，内含不同数量的基质成分和机化的血栓[147]，

不到 10% 的患者病灶内可见小钙化（静脉石）。大多数血管瘤边界清楚，通常位于血管前区或椎旁区[147]。

在 CT 中，血管瘤显示不均匀强化，反映了瘤内不同数量的血栓和基质成分。而病灶内明显强化的区域（通常为中央）则与血管腔相对应[148]。动态增强 CT 可显示病灶早期即强化，强化持续存在并在延迟期增加，有助于提示血管肿瘤的诊断。动态增强 CT 也可将向肿块供血的异常血管显示出来[148]。血管瘤在 MRI 上 T₂ 上信号较高，有时可见流空信号。

其他不太常见的血管源性纵隔肿瘤包括血管内皮瘤和血管外皮细胞瘤，两者都可能是良性或恶性。这些肿瘤内同时含有血管和淋巴管成分[149]。此外，富血供纵隔肿瘤的鉴别诊断还包括副神经节瘤和 Castleman 病[149]。

此外，HIV 相关淋巴结病和卡波西肉瘤累及淋巴结也表现为富血供病变[150]。

甲状旁腺腺瘤也可表现为强化的纵隔肿块。原发性甲状旁腺功能亢进最常见原因是孤立的功能性腺瘤，可以通过核医学检查（⁹⁹ᵐTc- 甲氧基异丁基异

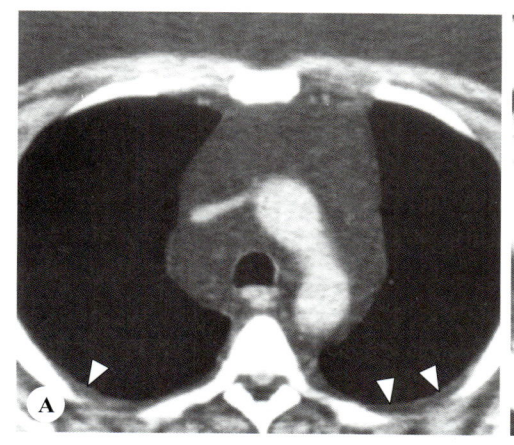
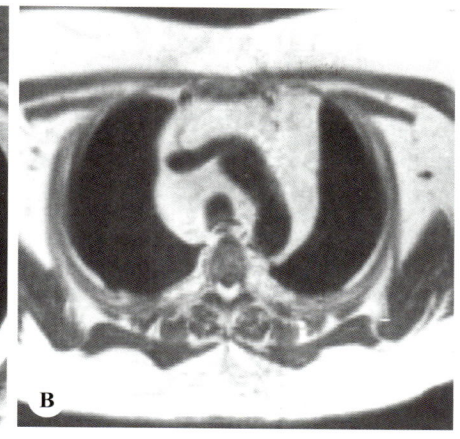

◀ 图 5-26 纵隔脂肪过多症
A. 轴位胸部 CT 图像显示纵隔内的均质脂肪，箭头处显示胸膜外脂肪增多；B. T_1 加权 MR 显示纵隔内脂肪信号均匀并与皮下脂肪相似

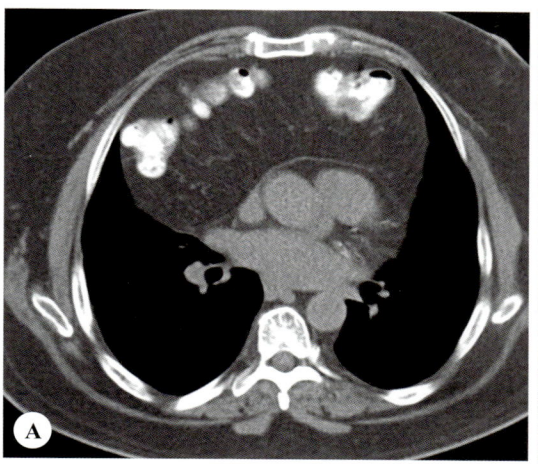
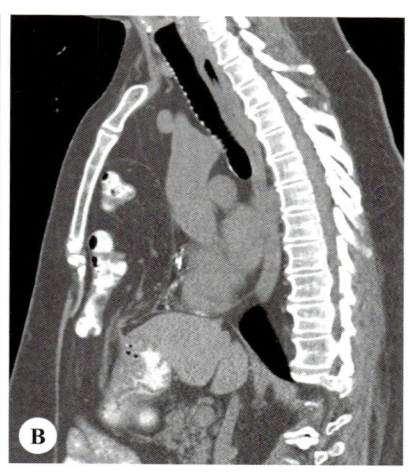

◀ 图 5-27 腹内疝
轴位（A）和矢状位（B）增强 CT 图像显示腹部内容物（包括网膜脂肪和部分横结肠）通过 Morgagni 孔疝入纵隔内血管前区

腈）来定位。90% 以上的病例可通过颈部手术治愈，术后持续性甲状旁腺功能亢进提示仍存在异位甲状旁腺腺瘤[151]，其中约 50% 位于纵隔，最常见于血管前区，但也可能位于颈胸交界处的气管食管沟区。CT 可用于手术治疗失败后定位异位腺体，但也可作为初始检查对颈部超声和核医学的补充检查，有助于确定手术路径以帮助规划微创手术[152]。在 CT 上，甲状旁腺腺瘤表现为实性、富血供的强化软组织结节（图 5-28）。目前有一种时间分辨对比增强技术（称为 4D CT）可用于术前定位病变，其方法是在注射对比剂后 30s、60s 和 90s 进行扫描。腺瘤在 30s 时表现为快速强化，在 90s 时出现部分廓清，而淋巴结则表现为持续缓慢地摄取对比剂[153]。甲状旁腺腺瘤可能位于血管前区或食管旁区域。功能性甲状旁腺腺瘤可因血管供应不足而出现囊变[118]。在 MRI 上，甲状旁腺腺瘤表现为 T_1 加权图像上的与骨骼肌信号强度相似或稍低信号的结节。其在 T_2 加权图像上为中等强度的高信号。如果没有增强图像，则无法将其与淋巴结或

表 5-7A 富血供纵隔肿块的鉴别诊断：良性或恶性	
良　性	**恶　性**
• 副神经节瘤 • Castleman 病	转移性疾病（类癌，肾细胞癌，甲状腺癌，黑色素瘤，嗜铬细胞瘤）
Rosai-Dorfman 病	胸腺类癌
神经源性肿瘤	副神经节瘤
异位甲状旁腺腺瘤	胸腺上皮性肿瘤
• 血管外皮细胞瘤 • 炎性肌纤维母细胞瘤 • 血管畸形	肉瘤（血管肉瘤）

甲状腺外生结节区分，但给予顺磁性对比剂后甲状旁腺腺瘤明显强化[154]。MRI 可以很好地评估术后持续性或复发性甲状旁腺功能亢进患者的残余甲状旁腺组织[155]。当甲氧基异丁基异腈荧光闪烁检查未能发现异常时或异位的位置可疑时，可进一步行 MRI 检查[156]。

表 5-7B 富血供纵隔肿块的鉴别诊断：影像学特征				
	非对比 CT	对比增强 CT	MRI	功能成像
Castleman 病	分枝状或树枝状钙化	均匀明显强化	T_1 与肌肉等信号；T_2 可见因钙化导致的信号缺失	无
副神经节瘤	散在点状钙化	均匀明显强化	椒盐征	间碘苄胍（^{123}I 或 ^{131}I）或奥曲肽
血管畸形	静脉石、脂肪成分、骨化	血管缠结改变	表现为蛇形管状影	无
胸腺类癌	不特异	不均匀明显强化	不特异	奥曲肽
异位甲状旁腺腺瘤	前纵隔小结节	不均匀明显强化	T_1W 低信号，T_2W 高信号	^{99m}Tc-甲氧基异丁基异腈
转移性疾病	多个淋巴结受累	均匀/不均匀强化	不特异	奥曲肽（转移性类癌）

经许可转载，Cabral FC, Trotman-Dickenson B, Madan R. Hypervascular mediastinal masses: action points for radiologists. *Eur J Radiol* 2015;84(3):489–498.

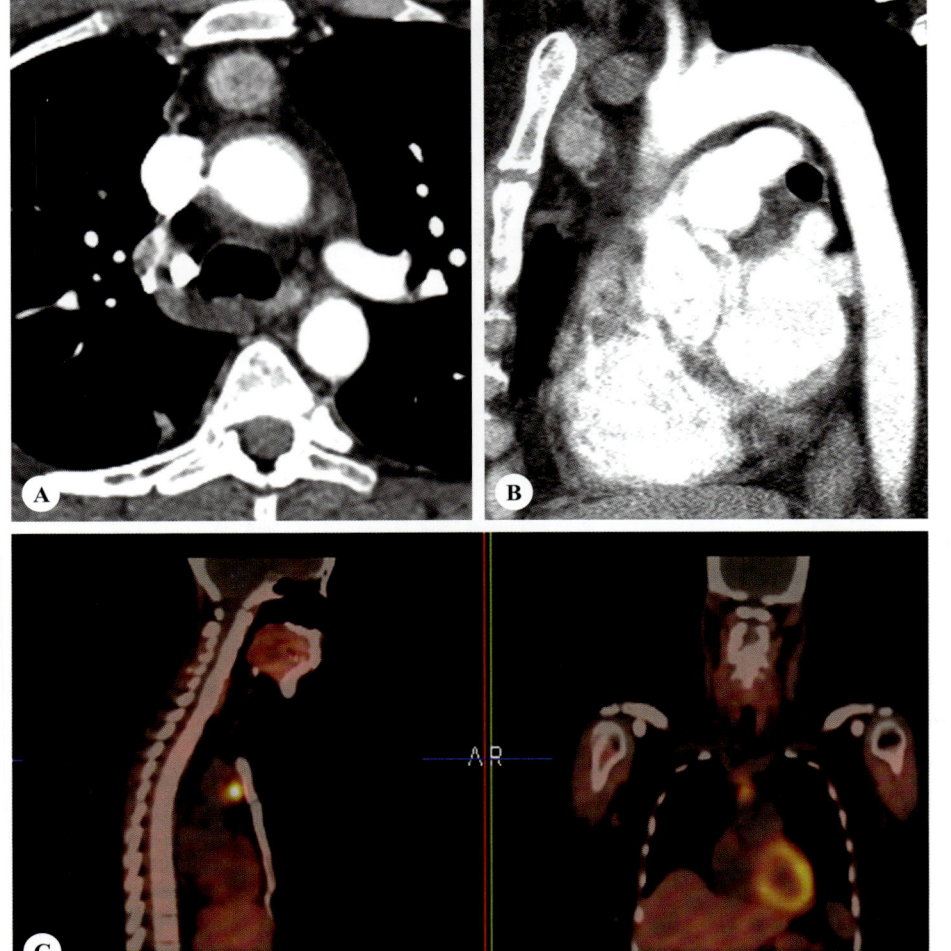

◀ 图 5-28 异位甲状旁腺腺瘤

A 和 B. 患者因弥漫性腹痛和胸膜痛而行检查。CT 显示前纵隔内一强化病变，其下方有明显的供血血管。C. 患者存在甲状旁腺功能亢进导致的高钙血症，进行 ^{99m}Tc-甲氧基异丁基异腈 SPECT/CT 检查以定位异位甲状腺组织，放射性示踪物摄取与纵隔病变相吻合

第5章 纵隔
Mediastinum

（六）神经源性肿瘤

根据其起源组织，神经源性肿瘤可分为三类：①周围神经（神经鞘瘤、神经纤维瘤、恶性神经鞘瘤）；②交感神经节（神经节细胞瘤、神经节神经母细胞瘤、神经母细胞瘤）；③副神经节（化学感受器瘤，嗜铬细胞瘤）[157-159]。神经源性肿瘤占成人纵隔肿瘤的20%，占儿童纵隔肿块的35%[103]。

1. 周围神经肿瘤 大多数成人神经源性肿瘤为神经鞘瘤。最常起源于肋间神经，但也可起源于其他任何神经（如膈神经、迷走神经、喉返神经）[159]。神经鞘瘤为最常见的周围神经肿瘤，有包膜，内含与施万细胞相同的梭形细胞。这些细胞排列方向与神经平行，不与神经纤维缠绕。肿瘤包膜牢牢地附着在起源神经的外膜上。神经鞘瘤通常为异质性的，常合并囊变、出血和透明质沉积[157,159]（图5-29）。

神经纤维瘤是一种无包膜或有假包膜的肿瘤，瘤内的施万细胞呈不规则生长，在疏松黏液样基质的背景中可见施万细胞与神经纤维和成纤维细胞混合存在[158]。10%～30%的神经纤维瘤患者患有Ⅰ型神经纤维瘤病[159]。神经鞘瘤是神经纤维瘤病的一种。丛状神经纤维瘤是与神经纤维瘤病相关的神经纤维瘤的一种浸润性变体[159]，表现为受累的外周神经弥漫性增粗和（或）多发性神经纤维瘤。虽然丛状神经纤维瘤最常见于胸外，但也可发生在纵隔内，常累及迷走神经。

周围神经鞘肿瘤通常为单发，而多发性的肿瘤通常为与神经纤维瘤病相关神经纤维瘤（图5-30）。神经鞘瘤最常发生于30—40岁，几乎所有患者都没有症状，多是在影像检查中偶然发现的[103,157]。在胸片上，神经鞘瘤通常表现为边界锐利的圆形或椭圆形的椎旁肿块。50%的病例可能存在骨质改变，如良性压迫侵蚀、肋骨畸形或椎间孔扩大[103]。

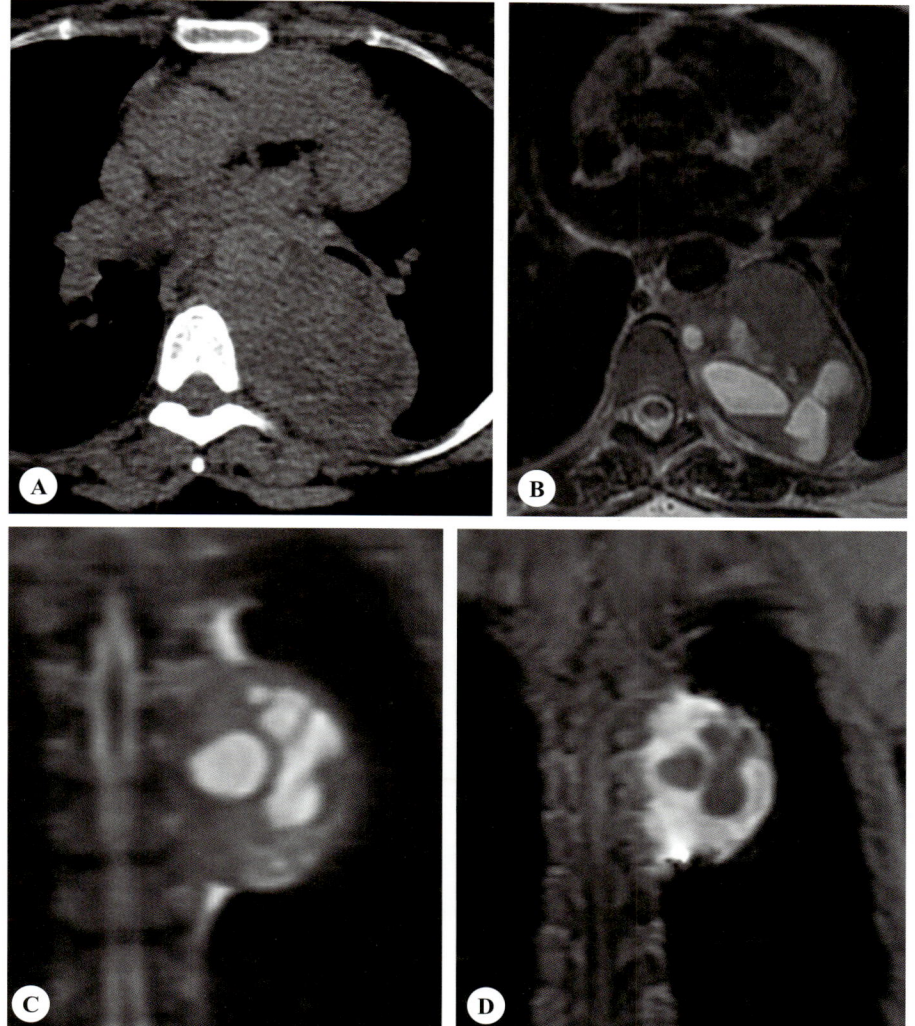

◀ 图 5-29 神经鞘瘤
A. 轴位CT显示一个不均匀的后纵隔肿块；B. T_2加权MRI可见囊性成分和液平面；C. 冠状位T_2加权图像显示神经孔扩张；D. 对比增强后图像显示非囊性区域强化

恶性周围神经鞘肿瘤很少见，在神经鞘瘤的比例不足 5%，最常见于 I 型神经纤维瘤病患者。据报道，恶性周围神经鞘瘤为最常见的原发性纵隔肉瘤，占所有病例的 25% 以上[130]。该病是一种无包膜的肉瘤，可出现局部侵犯或远处转移[130]。

在 CT 上，神经源性肿瘤的密度取决于它们的组织学特征[103, 160]。神经源性肿瘤通常具有低密度区域，是由囊变、黄瘤性（脂肪）特征或低细胞或黏液样基质融合所导致。细胞排列密集或胶原区域通常为高密度。对比剂增强后，神经鞘瘤可能显示轻微的、不均匀的或外周的强化[160]。

在无相关的肺或胸膜转移的情况下，很难区分肿瘤的良恶性。良恶性神经源性肿瘤都可以看到低密度和不均匀的区域[161]。不规则轮廓一般提示恶性肿瘤的可能，但也可出现在某些良性肿瘤中，尤其是丛状神经纤维瘤[162]。后者中可见纵隔内沿神经分布的多发的边缘不清的低密度病变[162]，有时还可见肋间和皮下神经纤维瘤。

对神经源性肿瘤患者，确定其是否延伸入椎管内是一个重要的临床问题，因为若肿瘤长入椎管内则需要胸外科和神经外科进行联合手术以降低脊髓损伤的风险。约 10% 的神经鞘肿瘤会通过椎间孔进入椎管，形成"哑铃"状改变。但即使肿瘤长入椎管，仍有几乎一半的患者无临床症状[103, 163]。增强 CT 可显示病变向椎管内的延伸，但 MRI 仍是进行该评估的最优检查[163, 164]（图 5-31）。

在 T_1 加权图像上，周围神经肿瘤呈低至中等信号[165]。在 T_2 加权图像上，其表现为不均匀的高信号。高信号强度区域对应黏液样组织或囊变的区域。

钆对比剂给药后可观察到肿瘤实性成分呈显著强化。神经鞘瘤在 T_1 加权图像上表现为低至中等信号，在 T_2 加权图像上表现为高信号，并可见强化。神经纤维瘤表现为低 T_1 信号伴边缘高 T_2 信号[164, 165]。

神经纤维瘤病患者有时可见外侧脊膜膨出，其在 T_2 加权图像上信号很高（图 5-24）。但是其信号是均匀的，并无信号减低区域[157, 165]。不同于神经源性肿瘤，膨出的脊膜在钆对比剂给药后不会出现强化。

手术切除是纵隔良性神经鞘肿瘤的主要治疗方法，术后局部复发很少见。如果肿瘤起源神经为迷走神经或膈神经，神经保留则非常重要。肋间神经根在必要时可以被切除，因为切除肋间神经根很少会导致神经功能缺损。如果肿瘤在椎管内延伸，则需要神经外科的支持[159]。

2. 交感神经节肿瘤 这些肿瘤起源于椎旁的交感神经节的神经细胞，包括神经节细胞瘤、神经节神经母细胞瘤和神经母细胞瘤。神经节细胞瘤是一种良性肿瘤，主要见于 3 岁以上的儿童，也可见于年轻人。肿瘤由成熟的神经节细胞、神经纤维和施万细胞混合组成。神经节细胞瘤最常见于椎旁区（超过 40% 的病例）[157, 166]。神经母细胞瘤和神经节神经母细胞瘤（被认为是分化的神经母细胞瘤）是恶性肿瘤，起源于原始神经嵴细胞，通常见于儿童。这两种肿瘤只有不到 5%～10% 发生于成年人。约 20% 的病例发生于椎旁区，该区是除肾上腺和肾上腺外腹膜后以外最常见的部位[103, 157, 158]。尽管大多数神经节源性的恶性肿瘤会分泌儿茶酚胺，但患者很少出现儿茶酚胺过多的症状[157]。

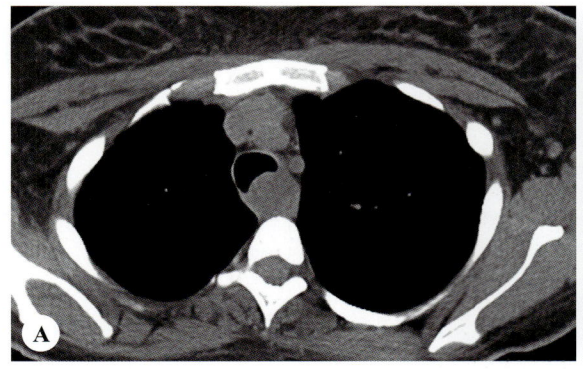 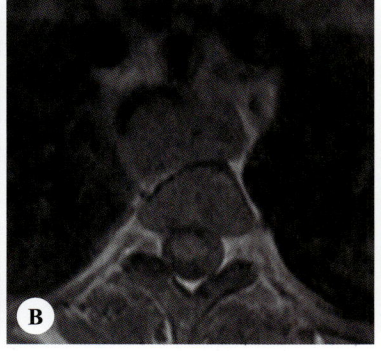 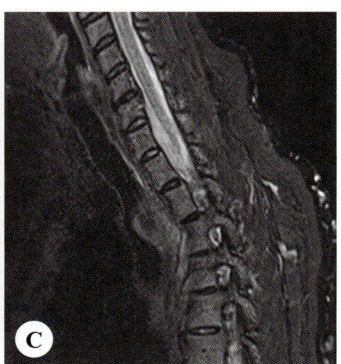

▲ 图 5-30 神经纤维瘤病
A. 一位年轻女性表现为呼吸困难，轴位 CT 显示椎旁区肿块导致气管移位；B. 轴位 T_1 MR 显示整个肿块内为均匀的低 T_1 信号；C. 矢状位 STIR 成像显示病灶边缘信号增高

神经节肿瘤往往呈细长形，沿交感链呈垂直方向生长于椎旁区，不同于通常呈类圆形的神经鞘肿瘤[158]。相比于神经鞘肿瘤，神经节肿瘤往往更大，更常出现钙化，尤其是神经母细胞瘤，有 80% 的神经母细胞瘤在 CT 上可见钙化。在 MRI 上，神经节细胞瘤在 T_1 和 T_2 加权图像上都呈螺旋形改变，这与其内部的施万细胞和胶原纤维相互交织成束状有关（图 5-32）。T_2 加权像上的高信号与肿瘤内部的黏液样基质增多相关。钆对比剂增强后肿瘤呈缓慢而渐进的强化[166]。与神经鞘肿瘤一样，MRI 有助于评估肿瘤在椎管内延伸情况[167]。

3. 副神经节细胞肿瘤 副神经节细胞瘤起源于全身的神经嵴细胞[168, 169]。无功能的副神经节瘤（化学感受器瘤）通常见于主动脉弓或主肺动脉窗附近。功能性副神经节瘤（肾上腺外嗜铬细胞瘤）可导致包括高血压、潮红和心悸在内的多种症状，通常见于椎旁区或心脏与心包附近。由于血供丰富，以上两种肿瘤在增强 CT 上通常表现为明显强化[168, 170]（图 5-33）。在 MRI 上，神经节瘤在所有序列上均呈均匀的中等信号强度，有时在 T_1 和 T_2 加权图像上均表现为低信号强度的曲线或结节带导致的螺旋状外观[165, 171]。神经母细胞瘤可为异质性的强化肿块，可伴钙化或出血[172]。因良性肿瘤的 FDG 摄取通常较低，故可用 PET/CT 可用于区分良性肿瘤和 MPNST[171]。

10% 的肾上腺外副神经节细胞瘤位于胸部，最常发生在 20—30 岁的人群，并且相较于肾上腺病变更可能呈多灶性。肾上腺外副神经节细胞瘤的恶性率在 10%～40%，只能通过是否会出现转移来确定其良恶性[168]。

（七）其他的椎旁占位

除神经源性肿瘤外，一些其他的纵隔肿块也可表现为椎旁肿块。如本章其他部分所述，这些肿块包括椎旁脂肪、淋巴结病（如淋巴瘤）、主动脉瘤、胸部脊膜膨出和胰腺假性囊肿。脊椎异常和食管病变也是椎旁肿块的原因。

1. 脊椎异常 胸椎的各种异常都可能导致椎旁肿块[173]。感染性脊柱炎（最常见的是葡萄球菌、结核与真菌）的特征是椎间盘间隙狭窄、邻近骨质破坏，以及在某些情况下可见椎旁肿块（图 5-34B）。在 MRI 上，椎弓峡部裂性骨髓炎的特征为椎间盘间隙内的低 T_1、高 T_2 的液体信号。椎间盘可见强化，伴周围组织片状强化和椎体骨髓强化。可能伴有周围积液[174]。肿瘤（转移瘤、多发性骨髓瘤、淋巴瘤）可破坏椎体，并延伸至相邻软组织，形成椎旁肿块[173]。通常不会出现椎间盘间隙狭窄。CT 上出现骨

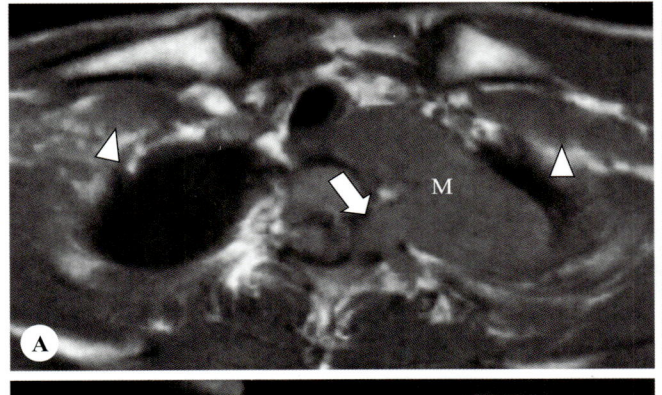

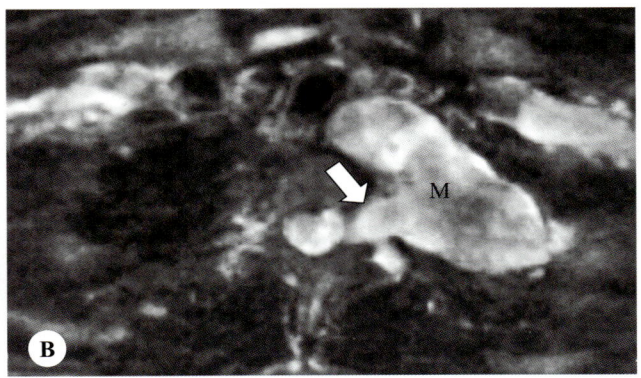

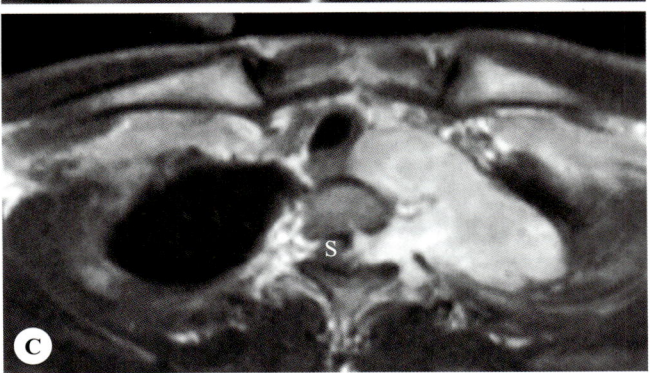

▲ 图 5-31 神经鞘肿瘤侵入神经孔

A 和 B. 在 T_1 加权和 T_2 加权 MR 图像上，可以看到左侧肺尖的一个巨大的哑铃状肿块（M）伸入并扩大椎间孔（箭）。图中还可见胸骨下神经纤维瘤（箭头）。C. 对比剂增强后肿块可见强化。S. 脊髓

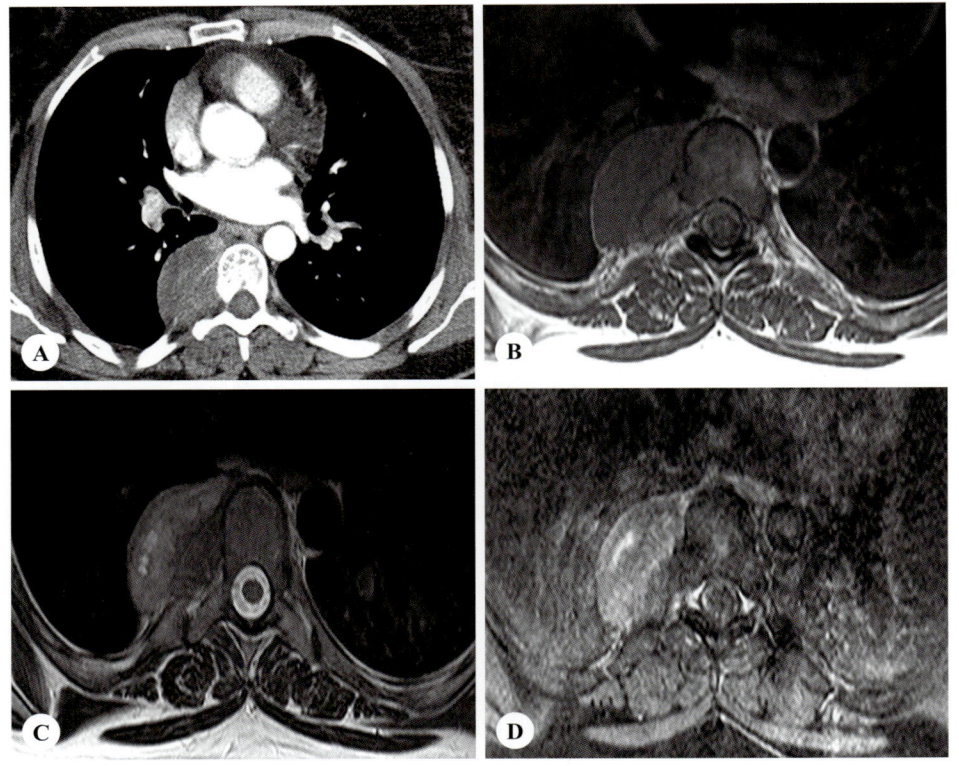

◀ 图 5-32 神经节细胞瘤
A. 增强 CT 显示一细长的椎旁肿块；B 和 C. T_1 加权像（B）显示肿块呈均匀的低信号，T_2 加权像图像（C）显示肿块存在与黏液样基质区域对应的高信号区域；D. 对比剂增强后肿块可见强化

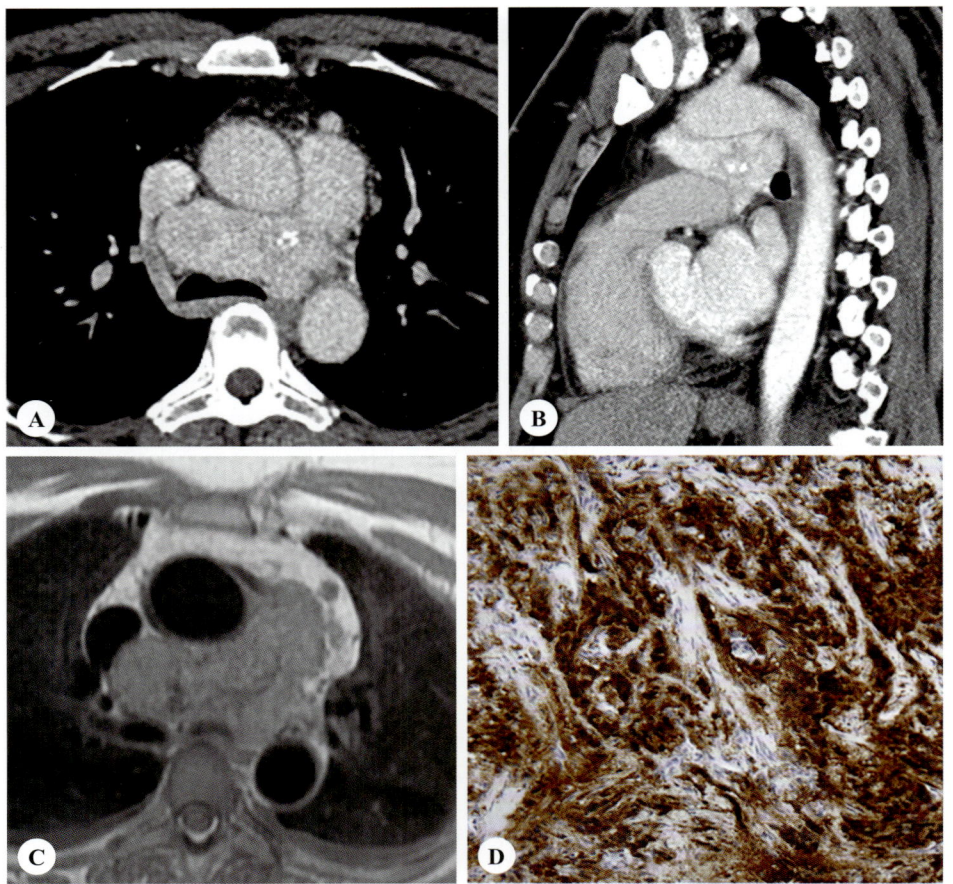

◀ 图 5-33 副神经节细胞瘤
A 和 B. 患有顽固性高血压和心悸的 49 岁女性患者，轴位（A）和冠状位（B）增强 CT 图像显示主肺动脉窗内强化肿块，肿块紧贴主动脉弓下表面及主、右和左肺动脉的上表面；C. DIR 序列轴位 MR 图像显示肿块为中等信号且呈螺旋状；D. 组织病理学显示突触素染色确诊为副神经节细胞瘤

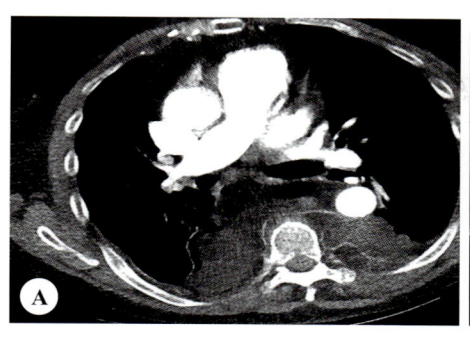 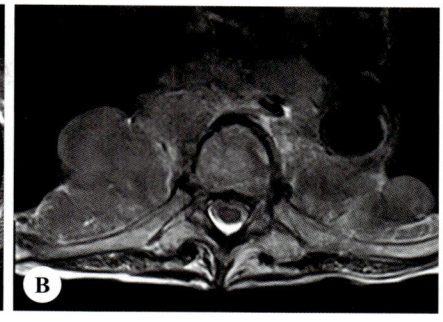 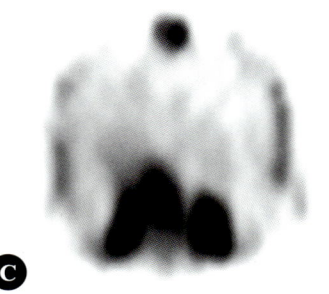

▲ 图 5-34 髓外造血病例

A. 轴位增强 CT 显示双侧不均匀强化的椎旁肿块；B. T_2 加权 MR 显示肿块呈中等信号强度；C. ^{99m}Tc 标记的红细胞检查显示了显著的放射性示踪物摄取，证实为造血组织

皮质侵蚀和破坏或 MRI 上骨髓信号增高，提示骨质受累或肿瘤。

椎旁肿块可继发于脊椎或邻近肋骨的骨折[174]，因此仔细检查是否存在骨折非常重要。在 MRI 上，GRE 序列图像中的低信号提示血肿，相邻肌肉或韧带的 T_2 信号增高提示创伤性损伤。

髓外造血时胸椎和相邻肋骨的骨髓成分向骨外生长导致 CT 上出现单侧或双侧椎旁肿块（图 5-34A）。除有慢性贫血病史外，相邻的椎骨或肋骨的膨胀可能有助于诊断[140]，标记的红细胞的核医学检查可用于确诊（图 5-34C）。

2. 食管病变 食管异常可表现为椎旁肿块[170]。包括食管肿瘤、憩室、静脉曲张、食管扩张（如贲门失弛缓症），以及最常见的食管裂孔疝。大多数患者会出现与食管相关的临床症状（如吞咽困难），并可通过食管钡剂造影和（或）内镜检查进行评估。但是有些患者没有症状，可能不会考虑是食管病变造成了胸片上椎旁肿块。此时，应选择 CT 作为进一步检查。根据其特征性位置、病程以及口服对比剂后食管腔的表现，通常可以将食管病变确定为椎旁肿块的病因。

食管静脉曲张通常可通过静脉注射对比剂后行影像学检查来确诊[175]（图 5-35）。在动态螺旋 CT 检查的动脉期图像中，其可表现为椎旁区的无强化肿块。在门静脉期或平衡期这些弯曲血管可见强化。上腹部的图像中还可以发现肝硬化和门脉高压的其他表现。

（八）急性纵隔炎和纵隔脓肿

急性纵隔炎最常见的原因是食管破裂或心胸手术并发症[176]。其他病因包括相邻部位（如颈部、肺

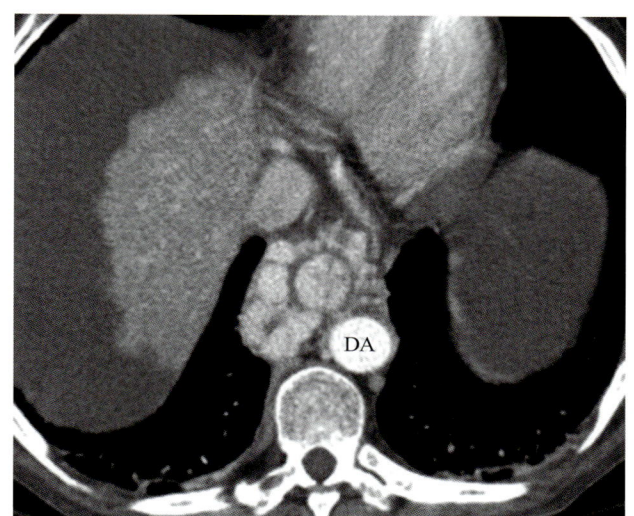

▲ 图 5-35 降主动脉（DA）旁肿块样的食管静脉曲张
轴位增强 CT 图像显示一位肝硬化伴腹水患者的食管周围多发扩张血管

部、胸腔）感染扩散和穿透性创伤。在评估怀疑纵隔炎的患者，尤其是术后患者时，CT 非常有用[176, 177]。对于大多数食管破裂患者，若临床上怀疑诊断，可进行食管造影以确定穿孔部位。但是，在某些情况下不典型症状患者的检查首选 CT[177]。

对于怀疑纵隔感染的患者，CT 可通过区分感染属于纵隔炎还是可引流的脓肿，从而指导后续治疗[176]。纵隔炎的 CT 表现包括纵隔脂肪内的弥漫性软组织浸润，有时可见积气（图 5-36）。食管穿孔患者的食管周围可能出现积气[177]。边缘强化的包裹性液体（伴或不伴积气）常提示可能为脓肿[177]（图 5-37）。

在胸骨正中切口术后早期，血管前区常常因水肿和（或）出血而呈不均匀改变[177-179]，可见少量局

部积液和（或）积气。如果非感染性积液持续至亚急性期，其周边可形成一个薄的可见强化的"壁"，在大多数情况下这些表现将在几周内恢复正常。术中含血的止血纱布 CT 表现可类似脓肿，表现为含有不规则积气的不均匀血肿（图 5-38）。因此，应将 CT 表现与临床症状相结合。在某些情况下，可能需要在 CT 引导下经皮穿刺抽吸以区分脓肿与非感染性的血清肿或血肿[179]。

（九）纵隔和肺门淋巴结病

淋巴结病是肺门或纵隔肿块最常见的原因。在发现纵隔和肺门淋巴结增大方面，CT 比胸片和常规 CT 更准确[180,181]。CT 常用于确认胸片上发现的异常，并区分正常或扩张的血管结构与肿大的淋巴结。CT 也可用于发现疑似支气管癌、淋巴瘤等患者的隐匿性淋巴结病。

1. 淋巴结分区分期 准确和可重复的区域淋巴结标记对于准确的肺癌临床 TNM 分期至关重要。2009 年，国际肺癌研究协会（International Association for the Study of Lung Cancer，IASLC）提出了一份新的肺癌淋巴结分区图，以统一 Naruke[182] 和 Mountain-

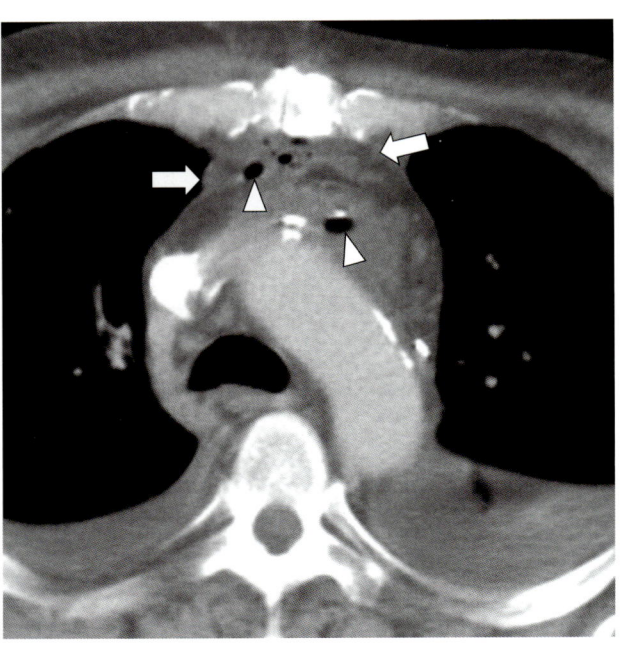

▲ 图 5-37 纵隔脓肿

冠状动脉旁路移植术后 3 周，轴位 CT 显示纵隔积液（箭头）内有积气（箭）伴胸骨后纵隔脂肪模糊，符合纵隔脓肿改变

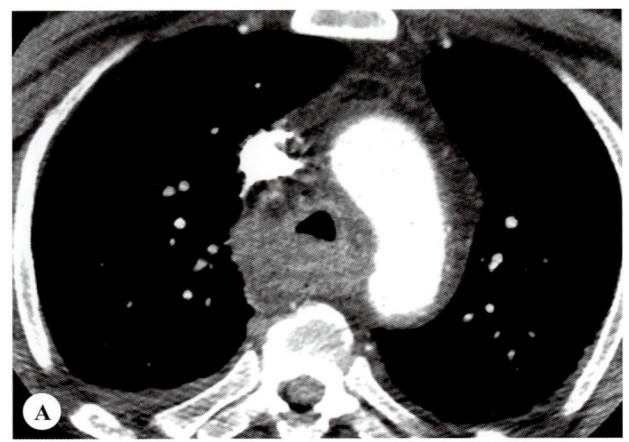

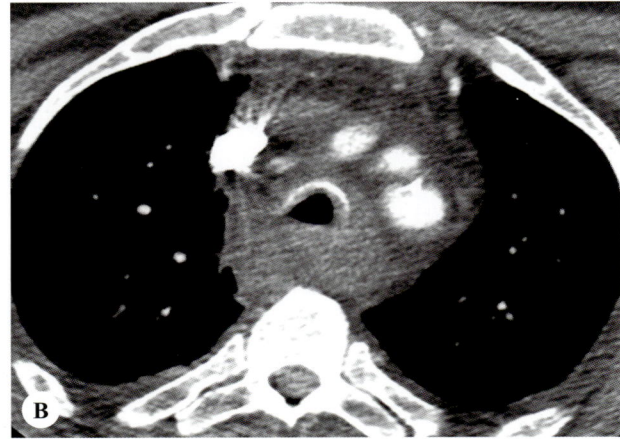

▲ 图 5-36 纵隔炎

新发语言障碍和发热的患者，其增强 CT 显示纵隔脂肪的弥漫性浸润，包绕在气管和食管周围。上消化道检查未发现食管瘘，患者接受抗生素治疗后以上征象消失

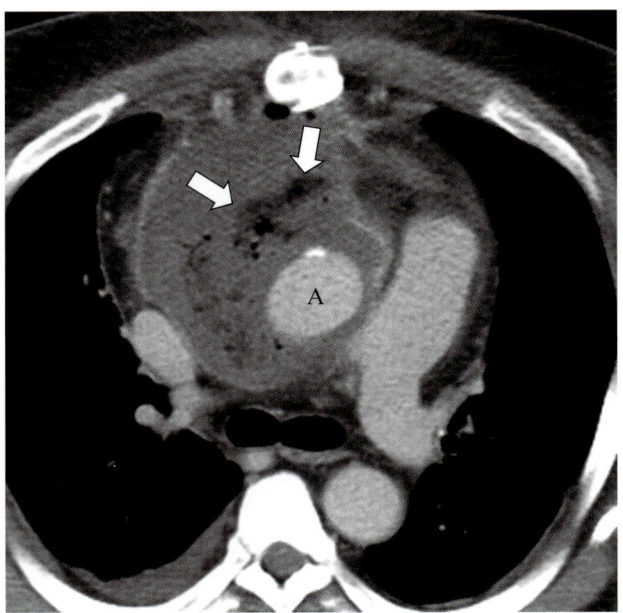

▲ 图 5-38 类似脓肿的止血纱布

升主动脉人工移植物（A）周围可见大量积液，为血肿。血肿内不规则的低密度区域（箭）为止血纱布内的气泡

Dressler 修订的美国胸科学会（Mountain-Dressler-modified American Thoracic Society，MD-ATS）分区图[183, 184]之间的差异，并完善了每个淋巴结分区解剖边界的定义[185]。IASCLC 淋巴结分区提供了一种标准化的分区方法，有助于放射科医生、胸科医生、肺科医生和肿瘤学家之间更好地沟通，促进最佳诊断评估和选择治疗。由于 CT 和 PET/CT 在肺癌的分期中起着至关重要的作用，因此该淋巴结分区方法非常重要。该淋巴结分区方法也是第 8 版肺癌分期中淋巴结分期的基础[186]。

肺癌分期的区域淋巴结是根据其最密切相关的结构或大体解剖位置来命名的[187]。IASLC 淋巴结图谱定义了 14 个不同的淋巴结组，被分为七个区域[185]（图 5-39）。按区域而非某一组来评估淋巴结有助于解决涉及淋巴结病累及多个相邻淋巴结组的难题[185]。

尽管 IASLC 淋巴结图谱统一了早期淋巴结图谱中的重要差异，但在放射学实践中，严格遵守 IASLC 淋巴结分区方法仍可能会出现歧义[188]。例如，在临床实践中区分下颈部（1R 和 1L 组）和上纵隔淋巴结（2R、2L、3A 和 3P 组）非常重要，但有时会非常困难。错误的分区可能导致 N_2 期肿瘤被错分为 N_3 期，反之亦然。根据分区标准，左右第一肋骨可见部分的一分为二的线前方的结构位于颈部内。相反，该线后方的结构位于上纵隔内[185]。

区分下气管旁和肺门淋巴结也很重要，错误分区将导致 N_1 期肿瘤被误分为 N_2 期，反之亦然。下气管旁淋巴结的下缘（4R 和 4L 组）和肺门淋巴结的上缘（10R 和 10L 组），由右侧的 SVC- 奇静脉连接处和左侧的左主肺动脉上缘确定。气管分叉前的区域位于纵隔内，该区淋巴结的外科治疗类似纵隔淋巴结[185]。

2. 纵隔淋巴结病 在 CT 上，单个纵隔淋巴结很容易被识别，表现为纵隔脂肪内离散的圆形或椭圆形软组织密度结构。随着淋巴结增大，位于中央的脂肪密度的淋巴结门可能消失，淋巴结的边缘可能变得模糊不清，而邻近的纵隔脂肪可能会增加衰减程度，这一变化可能是病理过程的延伸，通过淋巴

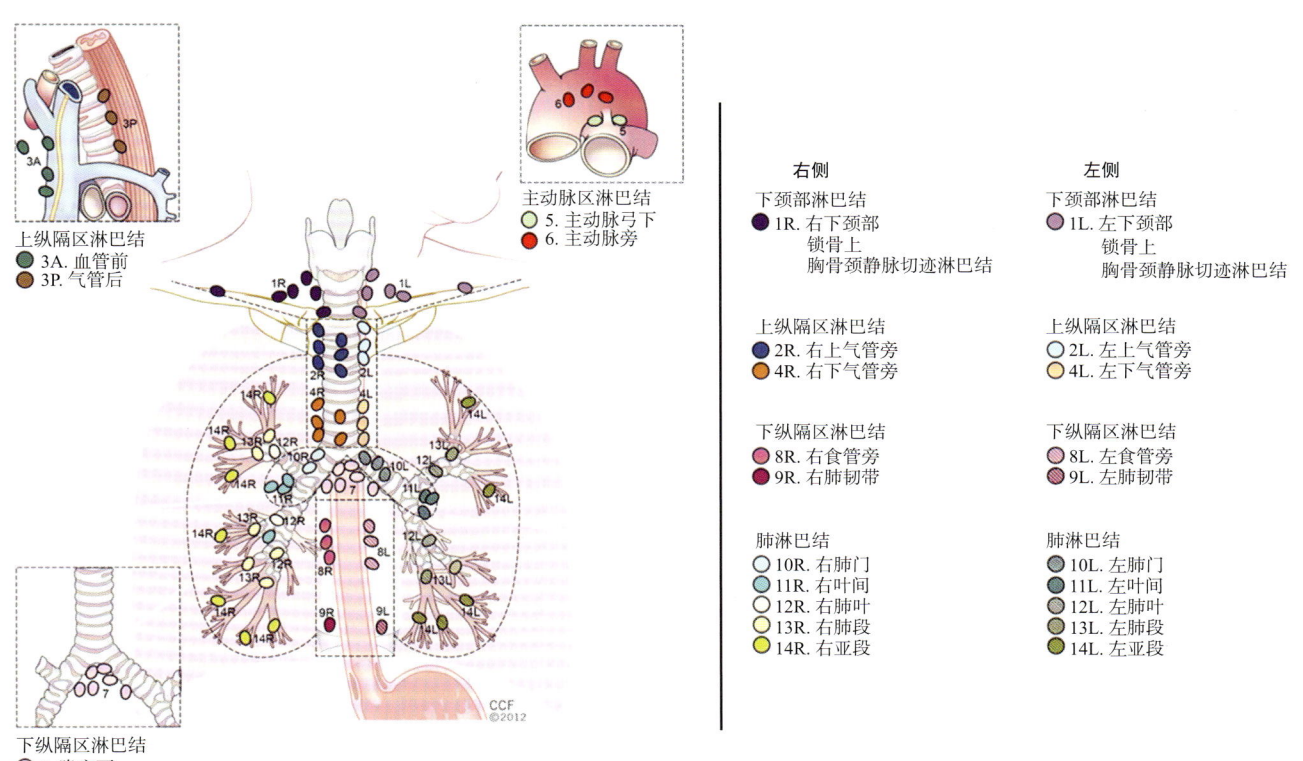

▲ 图 5-39　IASLC 淋巴结图谱

经许可转载，引自 El-Sherief AH, Lau CT, Wu CC, et al. International Association for the Study of Lung Cancer (IASLC) lymph node map: radiologic review with CT illustration. *Radiographics* 2014;34(6):1680–1691.

结包膜或伴随炎症或纤维化反应表现出来。进展期疾病的特征是多个淋巴结相互融合并形成更大的肿块，在更严重的病例中可能出现纵隔弥漫性浸润（无边界清楚的淋巴结肿块）。目前对如何测量纵隔淋巴结（短轴与长轴）及淋巴结正常大小的标准存在非常大的争议[189,190]。

选择较大的淋巴结大小作为阈值可提高疾病检测的特异度，但会降低灵敏度。正常淋巴结的大小也因位置而异[191]。无论采用何种方法测量淋巴结，都必须认识到将淋巴结大小的作为诊断标准的局限性。淋巴结短轴长度是否＞1cm 是目前最常用的淋巴结大小的上限[190,191]。隆突下淋巴结通常较其他部位淋巴结大，12mm 可能是该区域淋巴结大小的更合适阈值[190]。由于 CT 无法评估淋巴结的内部结构，因此正常大小的淋巴结可能是病理性的，也可能是正常的[192]。例如，支气管肺癌患者中正常大小淋巴结可能含有显微镜下的转移灶。此外，同一患者的增大淋巴结中高达 30% 的可能为增生性的。最近有研究显示，使用 1cm 阈值检测非小细胞肺癌淋巴结转移的灵敏度和特异度为 57% 和 80%[192]。随着使用 FDG、具有检测异常高糖代谢的淋巴结的能力的 PET 检查出现，CT 的局限性变得更加明显。两项 Meta 分析总结了两种技术之间的大量对比研究，结果显示 CT 检测肿瘤性淋巴结受累的灵敏度为 60%～61%，特异度为 70%～79%[193,194]。

尽管无法依靠 CT 做出特异性的组织学诊断，但 CT 获得的信息可为正电子发射断层成像（positron emission tomography，PET）检查的精准判读及后续淋巴结采样提供指导，并可能有助于确定采样方法（如经颈纵隔镜检查、胸骨旁纵隔切开术、经支气管镜或经皮针吸活检）。此外，CT 还可用于监测治疗应答。

3. 肺门淋巴结病 尽管在增强 CT 中很容易将增大的肺门淋巴结或其他肺门肿块与正常的肺门血管结构区分开，但其实平扫图像上的表现也常常能做出可靠的诊断。在患者无法静脉对比剂给药或增强效果不佳时，这一点尤为重要。肺门淋巴结病的征象包括：①局灶性或全肺门增大；②正常肺门轮廓和解剖关系的改变（如左下肺动脉和降主动脉之间的间隙消失）；③右肺上叶支气管、中间支气管或左肺主支气管后壁增厚；④支气管受压或移位，该征象通常在肺窗上显示最清楚[195-197]。

4. 纵隔淋巴结病的鉴别诊断 大多数纵隔或肺门淋巴结病是肿瘤性的（如转移瘤、淋巴瘤或白血病）、炎性的（如结核、真菌感染、结节病），或者不那么常见的继发于吸入性疾病（如矽肺）（表 5-8A）。反应性肺门和纵隔淋巴结增大常见于充血性心力衰竭和弥漫性肺间质病变[198-200]。尽管在许多情况下这些疾病的淋巴结增大表现存在很大的重叠，但结合 CT 和临床表现可以缩小鉴别诊断的范围。

CT 上淋巴结的密度改变也有助于缩小鉴别诊断范围[84,98]。尽管大多数增大的淋巴结为软组织密度，但也可出现钙化、低密度区域或显著的强化（富血供）（表 5-8B）。

表 5-8A 纵隔淋巴结病的分类鉴别诊断

分 类	病 因
肿瘤性	转移瘤，淋巴瘤或白血病
炎性	结节病，结核，真菌
吸入性	矽肺，铍中毒

表 5-8B 纵隔淋巴结疾病的影像鉴别诊断

影像表现	病 因
软组织密度	大部分肿瘤性或炎性
钙化	肉芽肿性疾病（结节病，结核），吸入性，治疗后的淋巴瘤，淀粉样变，Castleman 病
囊性	囊性转移瘤（如睾丸癌和卵巢癌）、转移灶合并坏死（支气管癌、食管癌或头颈癌）、治疗后的淋巴瘤、结核
富血供	富血供肿瘤转移（如肾细胞癌、黑色素瘤、甲状腺乳头状癌）、血管免疫母细胞性淋巴结病和 Castleman 病

5. 淋巴结钙化 肺门或纵隔淋巴结钙化通常继发于已治愈的肉芽肿性疾病（如组织胞浆菌病、结核）（图 5-40）[84,201]。获得性免疫缺陷综合征（acquired immunodeficiency syndrome，AIDS）患者合并播散性卡氏肺孢子虫感染也可出现淋巴结钙化[202,203]。感染性肉芽肿性疾病也可出现肺外部位钙化，如脾、肾、肝和肾上腺。

各种吸入性疾病（如矽肺）也可出现淋巴结钙

化[204]，通常呈蛋壳样钙化，但也可能呈中央和周围性钙化。治疗后的淋巴瘤、转移癌、结节病、治愈的感染性肉芽肿疾病和淀粉样变中也可见到类似的淋巴结钙化[204, 205]。当伴随进行性扩大的纤维化改变时提示可能为吸入性疾病。Castleman 病（巨大淋巴结增生症）也可导致淋巴结钙化，但不常见[149]。

纵隔和（或）肺门淋巴结转移（如骨肉瘤、黏液性卵巢癌或结肠癌、甲状腺乳头状癌或支气管癌）也可出现淋巴结钙化[206, 207]。在大多数情况下，临床病史和其他相关 CT 表现（如肺、肝、腹膜转移）可提示正确诊断。治疗前的淋巴瘤很少出现淋巴结钙化[85, 208]。

6. 低密度淋巴结 淋巴结可能包含低密度区域，在 CT 上表现为囊性[98, 209]（图 5-41）。尽管其在平扫图像也可观察到，但在增强 CT 图像上更为明显。在某些情况下，淋巴结的内容物可仅相对于其自身强化的壁呈低密度，并且实际测量淋巴结内部可发现其内 CT 值更接近软组织密度而不是水的密度。

囊性肿瘤（如睾丸癌和卵巢癌）、坏死性转移灶（支气管癌、食管癌或头颈癌）或淋巴瘤的受累淋巴结，无论在治疗前后均可出现低密度区域[98, 210]。在大多数情况下，低密度淋巴结并不是孤立的发现，因此与先天性囊肿不同。

在结核或真菌感染引起淋巴结病中，可见继发于干酪和液化坏死的中央低密度区（伴边缘强化）[209]。

7. 强化（富血供）淋巴结 强化的纵隔淋巴结的鉴别诊断包括"富血供"转移瘤（如肾细胞癌、黑色素瘤、甲状腺乳头状癌）、血管免疫母细胞性淋巴结病和 Castleman 病[186, 203, 205, 206, 211, 212]（图 5-42）。

Castleman 病（巨大淋巴结增生症）是一种病因不明的疾病，有两种组织学类型[85, 207, 208]。透明血管型占全部病例的 80%～90%，并且多见于纵隔。CT 上常表现为纵隔 / 肺门的局部肿块，对比剂增强后明显强化，有时强化程度可接近主动脉，反映其丰富的血供[213-216]（图 5-42）。肿块内有时可见点状或粗大的钙化。该病在纵隔与肺门多发肿块的情况较少见[217]。在 MRI 上，病变在 T_1 加权图像上与骨骼肌相比呈相对高信号，在 T_2 加权图像上呈明显的高信号。肿块周围可见供血血管的流空信号，以及钆对比剂增强后明显强化，都提示了肿块富血供的特点[214]。

浆细胞型 Castleman 病更常见于纵隔以外的部位

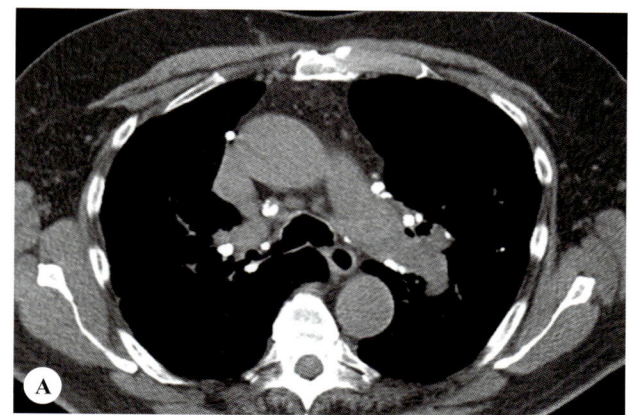

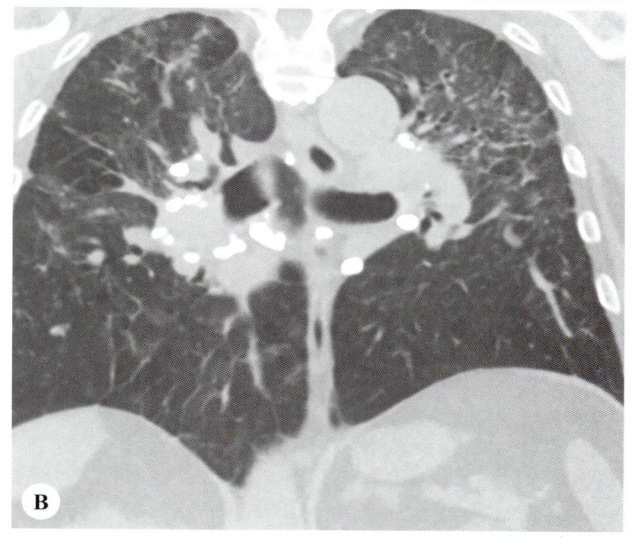

▲ 图 5-40 纵隔淋巴结钙化

A. 轴位 CT 显示纵隔和肺门淋巴结有粗钙化；B. 冠状位 CT 肺窗图像显示纵隔淋巴结钙化的程度，以及结节病的肺部改变，结节病是该患者淋巴结钙化的原因

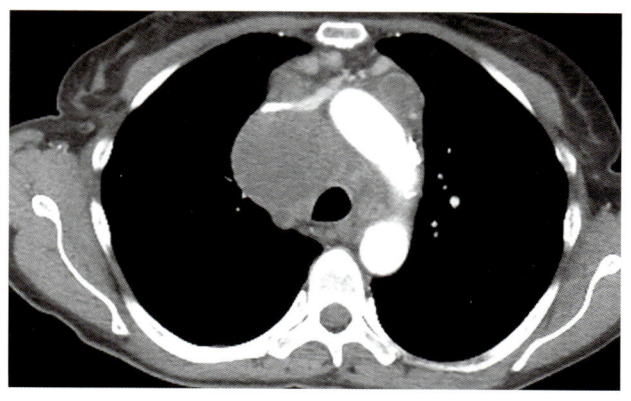

▲ 图 5-41 囊性转移性纵隔淋巴结病

转移性肺癌患者的轴位增强 CT 显示多个低密度的增大淋巴结，伴边缘强化

（如颈部、肠系膜和腹膜后），通常有全身症状和广泛的淋巴结病。在胸部，通常表现为弥漫性病变伴多发淋巴结增大，最常累及血管前区或表现为双侧对称的淋巴结增大。与透明型相比，浆细胞型中淋巴结仅出现轻度强化[217]。

8. 纵隔和肺门淋巴结病的 MRI　MRI 和增强 CT 在检测纵隔和肺门淋巴结方面的效能是具有可比性的[192, 218-221]。MRI 很少作为患者的主要检查，因为即使平扫 CT 也可以有效显示淋巴结增大。MRI 的主要局限性是难以识别淋巴结内的钙化，钙化通常提示肉芽肿性疾病已治愈。在 T_1 加权图像上，淋巴结通常呈中等信号强度，很容易与高信号的纵隔脂肪和留空信号的纵隔/肺门血管相区分。在 T_2 加权图像上，淋巴结与脂肪因信号强度相似而难以区分。但是脂肪抑制的 T_2 加权图像可清楚地显示在脂肪信号抑制的背景上，淋巴结为中等程度的高信号。MRI 在确定纵隔或肺门淋巴结（如区分肿瘤性和增生性淋巴结）方面并不比 CT 更具特异度[222]。这两种技术主要都依靠大小来区分正常和异常的淋巴结。使用某些组织特异性对比剂，如超微超顺磁性氧化铁（ultrasmall superparamagnetic iron oxide，USPIO）颗粒，可帮助区分增生性淋巴结和肿瘤性淋巴结。静脉注射 USPIO 后，由于网状内皮系统的摄取，正常淋巴结在 T_2 加权或梯度回波图像上的信号强度会降低。如果淋巴结信号强度无变化则表明正常淋巴结组织已被肿瘤所替代[223, 224]。以病理结果为金标准，MRI 对肺癌淋巴结转移检测的灵敏度和特异度分别为 92% 和 80%[224]，局限是容易受到心跳和呼吸伪影的干扰，同时对于被部分替代的淋巴结其空间分辨率相对较低。与 CT 类似，PET 与 MR 相结合可以提高转移性淋巴结的检出率。PET/MR 在评估非小细胞肺癌淋巴结分期方面的效能与 PET/CT 相似[225, 226]。

9. 感染性肉芽肿性疾病　纵隔和（或）肺门淋巴结增大可见于多种感染性疾病，最常见的是结核及真菌感染（如组织胞浆菌病、隐球菌病和球孢子菌病）。虽然患者常伴有相关的肺实质异常，但有时也表现为孤立性的淋巴结受累。

(1) 结核：结核感染导致单侧肺门和（或）纵隔淋巴结增大是儿童原发性肺结核的典型表现。虽然在成人中不太常见，但某些原发性或继发性的疾病也可能会出现类似的改变。在明显免疫缺陷的成人 AIDS 患者中，淋巴结病很常见，并且常与广泛感染有关（如胸腹淋巴结受累、弥漫性的肺实质疾病）[227]。

在结核中最常累及右侧气管旁和气管支气管淋巴结[209]。CT 表现多样，可表现轻度均匀强化的淋巴结（如增生性淋巴结），具有薄或厚的不规则强化边缘的淋巴结，以及局部或多发低密度区域的淋巴结（如干酪样变和坏死的淋巴结）（图 5-43）。中心低密度区（提示干酪样坏死）和边缘强化是活动性病变的可靠标志，通常在抗结核治疗成功后消失[228]。

(2) 组织胞浆菌病：在大多数患者中，最初感染组织胞浆菌病时出现的肺炎和相关的肺门/纵隔淋巴

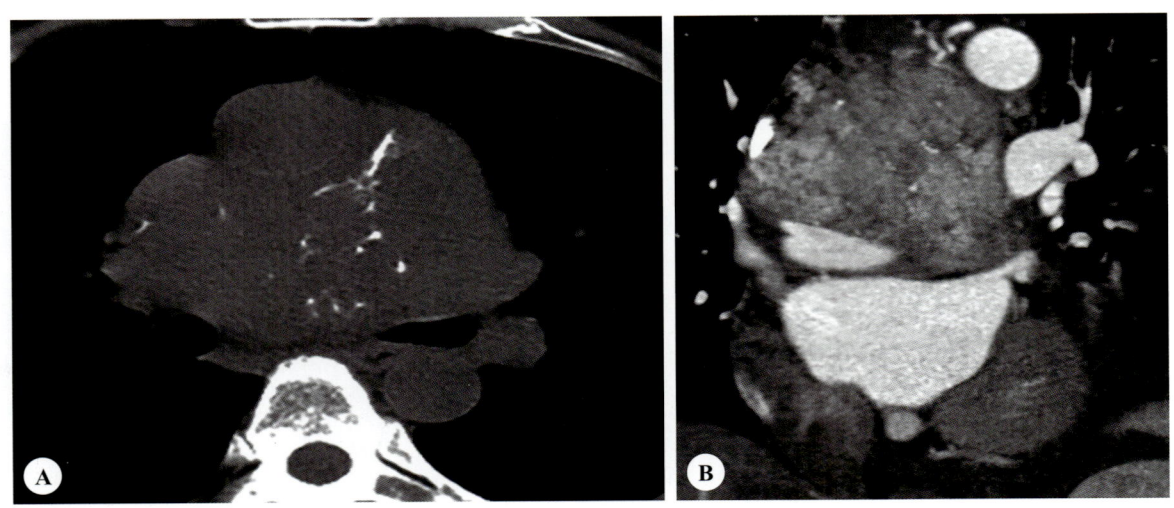

▲ 图 5-42　Castleman 病
A. 平扫 CT 显示中纵隔巨大肿块伴中心树枝状钙化；B. 增强 CT 显示肿块内明显强化，伴周围多发供血血管，并对大血管造成压迫

结病会消失，常残留有肺实质和淋巴结钙化。纵隔组织胞浆菌病不常见的表现包括纵隔肉芽肿和纤维性纵隔炎[201, 229–232]（图 5-44）。

纵隔肉芽肿是由干酪样或纤维性纵隔淋巴结组成的具有包膜的肿块，是中间类型的纵隔组织胞浆菌病，介于临床上无意义的淋巴结病和纤维性纵隔炎之间[229]。在 CT 上，可见边界清晰的低密度肿块，通常位于右侧气管旁和隆突下区，伴或不伴邻近结构受压[230, 231]（图 5-45）。如果以纤维化为主，则可出现钙化。

纤维性纵隔炎的特征是纵隔和（或）肺门软组织的慢性炎症或过度纤维化，可能导致相邻结构（如 SVC、肺血管、食管和气管支气管树）严重受压和闭塞[201, 229–232]。纤维性纵隔炎被认为是机体对淋巴结中的组织胞浆菌或相关抗原物质的超敏反应[230]。活检很少发现组织胞浆菌，因此，抗菌治疗被认为没有什么价值[230]。在结核感染的后遗症中也可以见到类似改变。该病某些特殊的类型可能与其他纤维炎性疾病相关，如腹膜后纤维化[229]。

CT 可能显示肺门和（或）气管旁 / 隆突下的肿块，可以是局灶性或浸润性的，可伴有正常脂肪界面消失，并且常伴多处钙化[201, 229]（图 5-44）。以上改变在胸片上往往不明显。CT 上还可显示其他合并的改变，如肺动脉狭窄、静脉阻塞、气管支气管狭窄。肺部改变可继发于气道压迫或静脉阻塞（伴梗死）。

10. 结节病 结节病是一种病因不明的、以非坏死性肉芽肿性炎症为特征的疾病[233]。75%～85% 的患者在胸片上可见纵隔或肺门淋巴病，其中约一半患者伴有弥漫性肺实质病变[234, 235]。结节病的胸内淋巴结肿大的典型影像学（见于约 75% 的患者）表现，为对称性的双侧肺门淋巴病，伴或不伴右侧气管旁 / 主肺动脉窗淋巴结病[234, 236]（图 5-46）。其他部位也可见增大淋巴结（隆突下、血管前区和椎旁区）[237]，尤其是在 CT 检查时经常发现[235, 236]。但是，不伴肺门淋巴结病的纵隔淋巴结病（尤其是前纵隔或后纵隔）是非常罕见的，此时需考虑其他可能的疾病（如淋巴瘤）[236, 237]。单侧肺门淋巴结病仅见于 1%～3% 的结节病患者，该征象在支气管癌、淋巴瘤、转移癌或感染性肉芽肿性疾病中更常见[235, 236]。

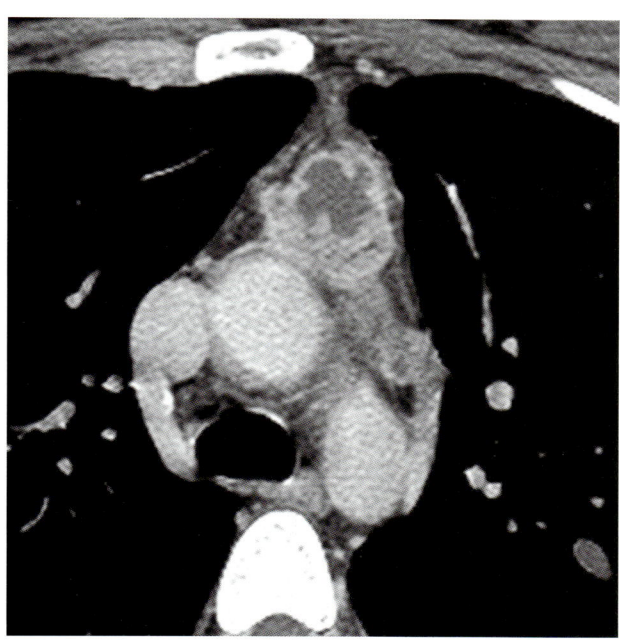

▲ 图 5-43 结核

结核感染的低密度淋巴结。可见前纵隔淋巴结增大，中心低密度区代表干酪样坏死区域

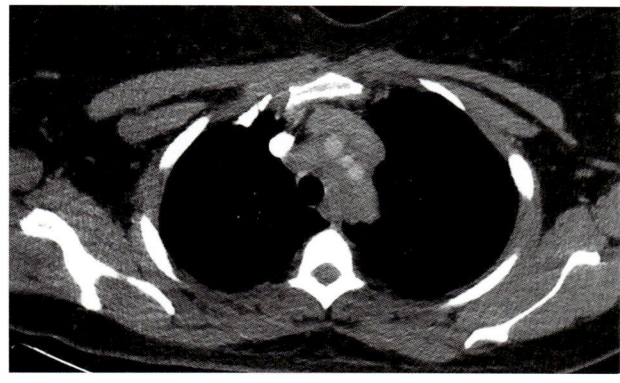

▲ 图 5-44 组织胞浆菌病

轴位 CT 显示浸润性均质肿块，包裹血管结构，可见纵隔脂肪界面消失

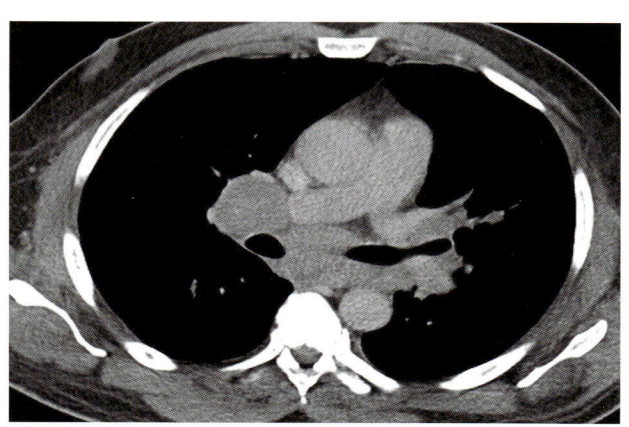

▲ 图 5-45 转移性纵隔淋巴结病

肺癌患者的增强 CT 显示肺门淋巴结病

约 25% 的患者可出现淋巴结钙化（常为"蛋壳样"），通常为疾病后期的表现（图 5-40），但很难确定这些病例中有多少钙化是继发于结节病而非痊愈的感染性肉芽肿性疾病[233, 236]。

11. 转移性疾病 大多数纵隔和肺门淋巴结转移的原发病变为胸部肿瘤，最常见的是支气管癌（图 5-45）。

胸外肿瘤患者出现肺转移的概率至少是发生淋巴结转移的 10 倍[237]，只有约 2% 的胸外肿瘤患者发生肺门和纵隔淋巴结的转移[238]。最常发生胸内淋巴结转移的胸外肿瘤为泌尿生殖系统肿瘤（肾癌和睾丸癌）、头颈部肿瘤、乳腺肿瘤和黑色素瘤。肺门和右侧气管旁淋巴结组是最常受累的淋巴结。淋巴结转移通常是不对称的，但多为双侧肺门淋巴结受累，伴或不伴纵隔淋巴结病。

12. 淋巴瘤 淋巴瘤是淋巴网状系统的原发性肿瘤，分为霍奇金病（HD）和非霍奇金淋巴瘤。CT 通常用于：①确定疾病的严重程度；②协助制订治疗计划（如规划放疗区域）；③评估治疗反应和疾病是否复发[239]。

(1) 霍奇金病：HD 通常以连续的方式从一个淋巴结组传播至下一组淋巴结。65%～75% 的患者在初诊时可以出现胸片异常[103, 240, 241]。CT 可更好地显示在胸片上不易观察部位的病变（如隆突下、心膈角、内乳动脉旁及椎旁区）[241]。此外，肺门病变在胸片上可被巨大的纵隔病变所掩盖。

超过 85% 的 HD 患者在 CT 检查中可见胸内病变[103, 241]。近 10% 的胸片阴性患者在 CT 上可发现一个或多个部位的病变。98% 的胸内病变患者可见胸腺、前纵隔（血管前区）或中纵隔（气管旁）的淋巴结受累。因此，当出现不伴血管前区或气管旁淋巴结受累的纵隔和（或）肺门淋巴结增大时，应考虑是否为其他疾病或合并其他疾病。单个淋巴结组受累也不常见，只出现在不到 15% 的 HD 病例中[103]。不到 10% 的患者可见心膈角、椎旁区和内乳动脉旁淋巴结链受累。

在 CT 上 HD 患者的胸内淋巴结受累的表现可为增大的散在淋巴结或巨大的融合包块（图 5-47）。如前所述，高达 70% 的 HD 累及纵隔的患者可见明显胸腺受累，通常伴有纵隔其他部位的淋巴结增大[79]。淋巴瘤的肿块通常为软组织密度，在静脉注射对比剂后呈轻度至中度强化，很少出现明显强化。约

20% 的患者可因囊变和坏死出现淋巴结内低密度区域，但该征象与治疗反应或生存率无关[79]。治疗前的淋巴瘤很少出现钙化[210]。

HD 的肿瘤可直接从纵隔侵犯至胸壁[208]。肺部受累（发生率不到 10%）常与纵隔淋巴结病相关，几乎所有肺部受累的患者均有肺门淋巴结病[103, 240]。

(2) 非霍奇金淋巴瘤：与 HD 相比，非霍奇金淋巴瘤（NHL）的患者就诊时疾病常常已进展至更晚期[242, 243]。NHL 的病变可能是不连续的，并且可涉及淋巴结外区域。NHL 的胸内受累见于少部分患者，初诊患者中发现率 40%～50%[242-244]。HD 患者几乎所有胸内受累都累及前纵隔或气管旁淋巴结组，但 NHL 与之不同，以上淋巴结组在 NHL 胸内受累患者中的受累率略低于 75%[103, 243]。NHL 中其他淋巴结组（如椎旁区、心膈角及肺门）、肺实质或胸膜的孤立

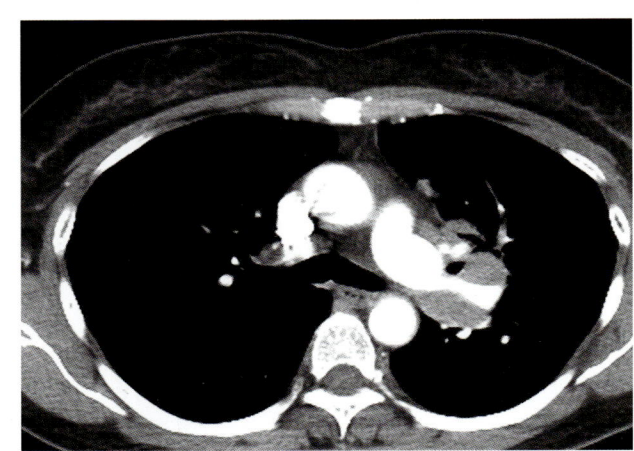

▲ 图 5-46 结节病引起的纵隔淋巴结病
轴位 CT 显示肺门和隆突下淋巴结增大。经支气管镜行增大淋巴结活检提示病灶为非坏死性肉芽肿，符合结节病

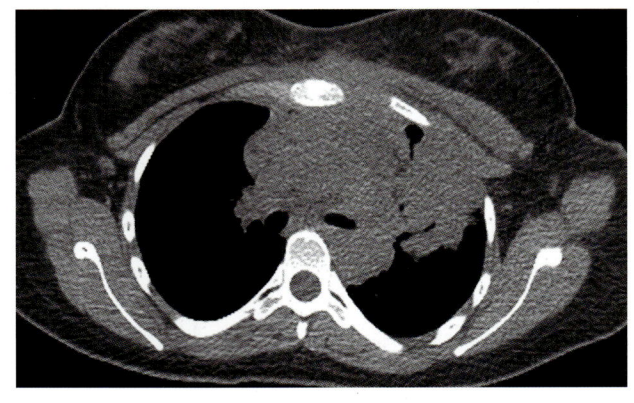

▲ 图 5-47 霍奇金病
轴位平扫 CT 显示一巨大的均匀的融合性纵隔肿块

性受累更常见[242]（图5-48）。如前所述，大B细胞淋巴瘤和淋巴母细胞淋巴瘤是主要累及胸腺的两种淋巴瘤亚型。而大多数AIDS相关的淋巴瘤是B细胞起源的侵袭性非霍奇金淋巴瘤，并且常累及结外区域[245]。9%~31%的AIDS相关淋巴瘤患者会出现胸内受累[246, 247]。胸腔积液、肺结节占位/实质浸润是最常见的表现，纵隔/肺门淋巴结病的发生率稍低[246]。

(3) 淋巴瘤患者的核磁共振图像表现：尽管纵隔淋巴瘤患者的MRI和增强CT图像均可提供有价值的诊断信息，但CT仍然是首选的检查方式，主要因为CT检查耗时更短，成本更低且更加普及。MR可用于担心辐射暴露的年轻患者。未经治疗的淋巴瘤在T_1加权图像上通常呈均匀的，相对较低的信号（类似于肌肉）。在T_2加权图像上，可表现为均匀的高信号（类似于脂肪），也可表现为不均匀信号、即同时含有高信号与低信号区域[121, 248, 249]。T_2中的低信号区域可能代表肿块内的纤维化组织区域（最常见于结节硬化性HD），而极高信号区域可能为肿瘤坏死/囊变区域[249]。

(4) 分期：解剖分期与肿瘤标志物的结合使用，可指导淋巴瘤的治疗方案和预测预后。最近提出的Lugano分期，修改了传统的Ann Arbor分期系统，统一了HL和NHL的分期[250]。如果肿瘤对FDG的亲和性高，此时PET/CT分期更准确，是淋巴瘤患者分期的首选方式，也是治疗后重新分期和评估治疗反应的首选方式[251, 252]。Lugano分期定义了使用CT或PET/CT来评估治疗反应的标准（表5-9A）。对于FDG高亲和性的淋巴瘤，应使用Deauville标准的5分法进行评估，该标准使用EDG的相对摄取情况来评估每一个病灶（表5-9B）[250-253]。

(5) 治疗后随访：如果肿瘤是FDG亲和性高的肿瘤，则PET/CT是分期的首选方式，并且是重新分期和评估治疗反应的首选方式，因为它在分期上更准确[250, 251]（图5-49）。残留肿块中的异常放射性示踪物摄取与活性肿瘤的存在相关。PET的局限性在于无法排除镜下肿瘤残留及多次检查造成的高辐射剂量。炎症也可表现为FDG的摄取增加，导致出现假阳性[252, 254]。

四、气管病变

气管病变患者可无症状或存在非特异性症状（如咳嗽、呼吸困难、喘鸣、喘息、咯血）[255]。胸片通常是怀疑气管病变患者的初始放射学检查。但是，由于重叠的纵隔结构，在胸片上进行气管评估可能很困难[255]。螺旋CT、容积CT和最近的MDCT可以提高气管支气管树的多平面和三维重建质量（包括气管腔内虚拟支气管镜），这些技术可克服轴位图像的一些局限，如局灶性环状狭窄、评估疾病纵向累及范围和显示复杂的解剖关系。包括虚拟支气管镜在内的重建图像在外科手术规划或支气管镜病检中也起着关键的作用。薄层图像还可用于术中导航[256-261]。

（一）局灶性气管狭窄

1. 良性非肿瘤性气管狭窄　大多数气管狭窄是由气管内或气管切开插管的损伤所致。1%的患者在长时间气管插管后会出现纤维性狭窄[262]。严重狭窄通常出现在气管造口处和充气气囊处，有时置管尖端也可能对气管黏膜进行撞击而引起的狭窄。薄层MDCT可以很容易地显示狭窄的位置。通过多平面重建对狭窄位置和严重程度进行评估是非常有必要的，因为狭窄可能是局灶或呈网状[259]（图5-50）。气管造口引起的狭窄更容易影响气管的前部，而因气囊引起的狭窄更容易呈环形，其长度通常<2cm[262, 263]。

良性的局灶性狭窄的不常见原因包括热损伤、感染后狭窄和特发性的声门下狭窄[262]。吸入性烧伤引起的狭窄通常伴有面部烧伤，其狭窄最常发生在声门下区。大多数感染后狭窄是由结核引起的。可表现为远端气管处的纤维化瘢痕或活动性干酪样病变。CT上表现为不规则的管腔狭窄伴管壁增厚，纵向范围通常超过3cm，常为多灶性狭窄，并且均伴有

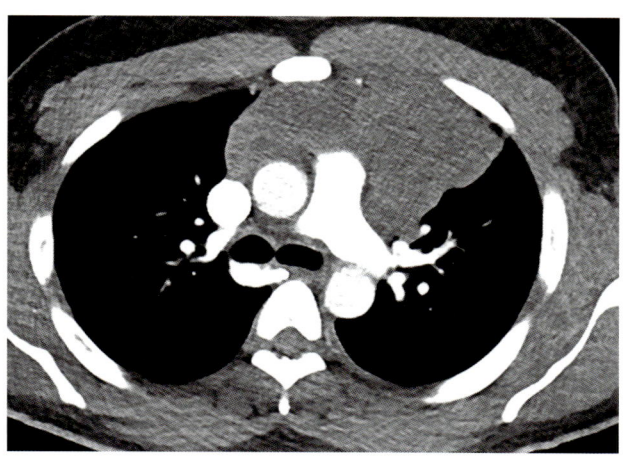

▲ 图5-48　非霍奇金淋巴瘤
增强CT显示一均质的软组织密度肿块，浸润纵隔并包裹血管结构

表 5-9A Lugano 标准：淋巴瘤疗效评价标准

影像模态	临床适应证	完全缓解	部分缓解	疾病稳定/无反应	疾病进展
CT	所有淋巴瘤（如果CT检查用于测量肿瘤大小）；非FDG高亲和性的淋巴瘤的基础评估	完全影像学缓解：淋巴结的LDi≤1.5cm 疾病的影像学征象完全消失	• 部分缓解：对于多发性病变，≥6个可测量的淋巴结或结外病灶的SPD缩小≥50% • 单个病灶：PPD缩小≥50%	疾病稳定：多达6个可测量的淋巴结和结外病灶的SPD较基线降低<50%；不符合疾病进展标准	• 新发或增大的病灶；单一病灶必须符合： – LDi>1.5cm，并且 – PPD增加≥50%（与历史最低值相比），并且LDi或SDi较历史最低值增加：0.5cm（≤2cm的病灶）或1.0cm（>2cm的病灶） • 脾脏体积增大 – 既往存在脾大：脾脏长径增加>原长径增大值的50%；例如，脾脏长度从15cm（比脾脏基线13cm多2cm）增加到>16cm（比基线多3cm） – 既往无脾大：长径至少增加2cm – 新发或复发的脾大 • 新发病灶或原有不可测量病灶增大 • 原已缓解的病灶再次增大 • 新发结外病灶任意径线>1cm的结外病灶（如果新发病灶明确与淋巴瘤相关，则包括任意径线为1cm的病灶） • 新发淋巴结任意径线>1.5cm
FDG PET/CT	FDG高亲和性淋巴瘤（包括霍奇金淋巴瘤和弥漫大B细胞淋巴瘤）	完全代谢缓解：淋巴结或结外病灶的评分为1分、2分、3分，伴或不伴肿块残留	部分代谢缓解：评分4分或5分，伴摄取比基线值减低，残余病灶可为任意大小	无代谢缓解：评分为4分或5分，FDG摄取无明显变化	评分为4分或5分的摄取值较基线增加的任意病灶和（或）新发淋巴瘤相关的新发高代谢病灶

表 5-9B Deauville 评分：PET/CT 的淋巴瘤的分级标准

得分	PET 表现
1	无 FDG 摄取
2	摄取低于纵隔血管
3	摄取大于纵隔血管但小于肝脏
4	摄取大于肝脏
5	摄取大于肝脏的2~3倍
X	新发的与淋巴瘤无关的摄取异常

每个受累部位都根据FDG摄取量进行评分
经许可转载，Johnson SA, Kumar A, Matasar MJ, et al. Imaging for staging and response assessment in lymphoma. Radiology 2015;276(2):323–338.

支气管结核[264]（图 5-51）。特发性声门下狭窄是一种罕见发生在女性的不明原因疾病，可见喉部远端附近的近端气管发生环管壁的纤维化，无气管软骨的破坏[262]。

2. 气管肿瘤 气管内可发生多种良性和恶性肿瘤。胸片对气管肿瘤检测相对不灵敏[255]。MDCT 具有先进的图像重建功能，包括多平面重建、容积再现，虚拟支气管镜是一种更灵敏的技术，据报道其对气管腔内及阻塞性肿瘤的灵敏度为90%~100%[258]。然而，即使采用最先进的成像方式，也很难检测到细微的气管黏膜异常，如红斑和微小的无蒂病变[258]。对于很小的、边界清晰且局限于气管腔内的病变，也难以准确区分其良恶性。但是，CT的主要作用并不是提供组织学上的诊断，而是显示肿瘤累及的范围，尤其是气管腔以外的累及范围[265]。

第 5 章 纵隔
Mediastinum

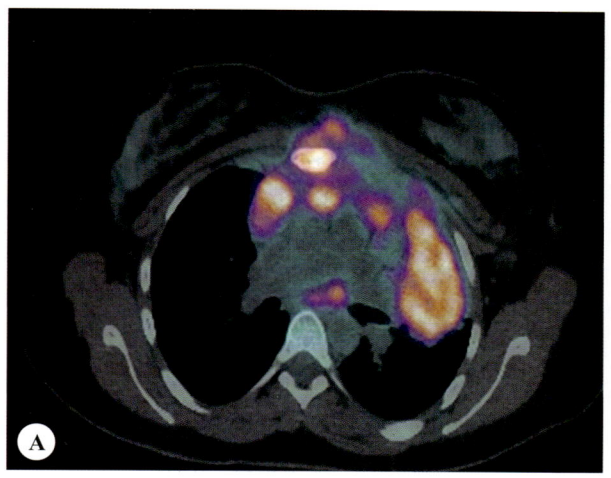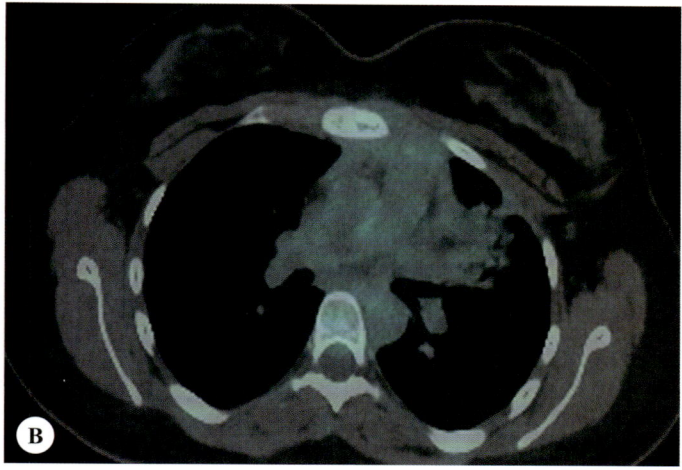

▲ 图 5-49 PET/CT 对淋巴瘤的再分期

A. 淋巴瘤患者初始分期的 FDG PET/CT 图像。纵隔淋巴结病变的 SUV 值明显高于肝脏。B. 同一患者再次住院时的 FDG PET/CT 图像显示，纵隔受累部位的摄取水平与纵隔血池相似。该患者 Deauville 评分为 2 分，根据 Lugano 标准应被评估为完全缓解。注意，前纵隔还有一些残留的软组织

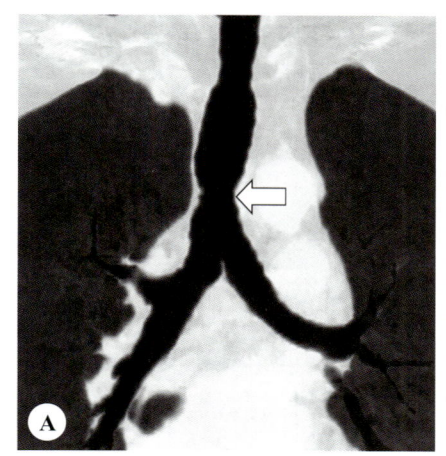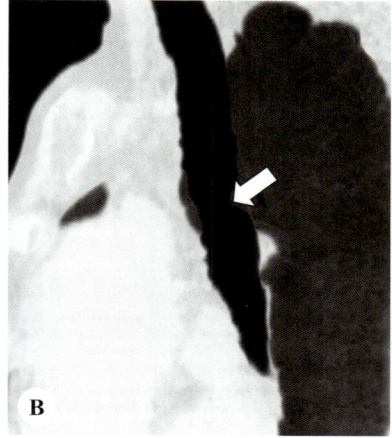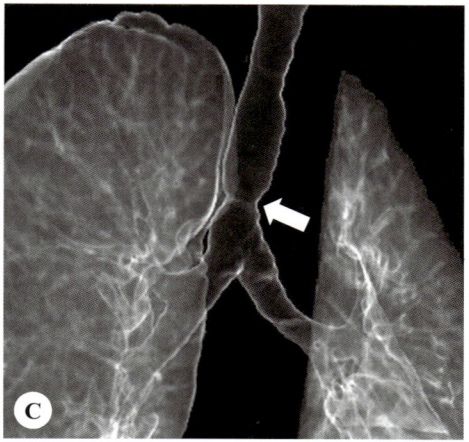

▲ 图 5-50 气管插管后良性气管狭窄

A. 冠状位最小密度投影图像显示气管下段局灶性狭窄（箭）；B. 矢状位 MinIP 图像显示气管前后径中度狭窄（箭）；C. 三维容积重建图像更好显示了局灶、网状的气管狭窄（箭）

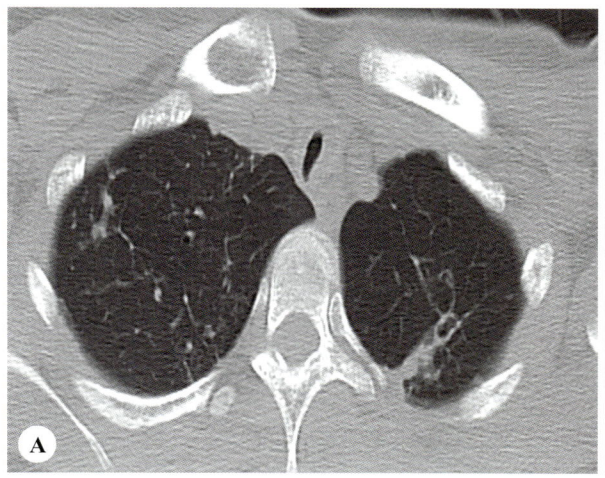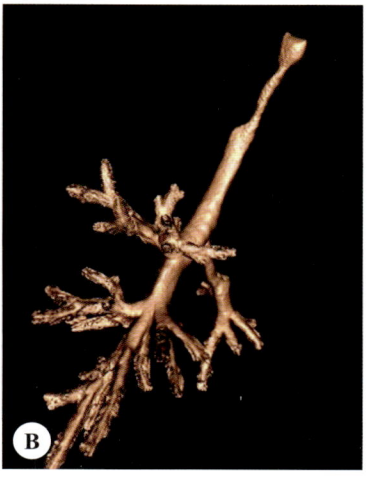

◀ 图 5-51 结核累及气管

A. 轴位 CT 显示该结核患者的近端气管狭窄，以及结核引起的肺尖改变；B. 三维重建显示该患者近端气管的长节段狭窄

（二）良性气管肿瘤

成人良性气管肿瘤（如乳头状瘤、神经鞘瘤、血管瘤、软骨瘤、多形性腺瘤）并不常见，占所有气管肿瘤的不到10%[262, 266, 267]。尽管良性病变通常为光滑的、边界清楚、直径<2cm的病变，但恶性病变在CT上也可呈类似的改变[255]。喉气管乳头状瘤病患者可见多发性息肉样病变，单发性的息肉样病变类型少见（图5-52）。该病可累及远端气道，表现为双侧肺结节，结节内常可见空洞。如果气管肿块内出现点状或不定形钙化，则提示可能为软骨瘤[269]。钙化也可见于气管软骨肉瘤和支气管内错构瘤[262]。

黏液栓表现可类似于气管内肿瘤，但通常呈低密度，其内可见气体密度，咳嗽后出现位置改变或消失。

（三）气管恶性肿瘤

大多数原发性恶性气管肿瘤发生在成人，其中鳞状细胞癌和腺样囊性癌最常见，两者占恶性病变的80%以上[262, 267]。其他不太常见的肿瘤包括腺癌、小细胞癌、黏液表皮样癌、类癌和肉瘤。恶性气管肿瘤在CT上表现为光滑或不规则的气管腔内肿块，可伴有气管壁偏心性增厚和气道腔不对称狭窄（图5-53）。气管原发性恶性肿瘤很少呈环状，但常可见肿瘤向气管外的纵隔脂肪生长。

尽管支气管镜检查可提供病理组织学诊断，并

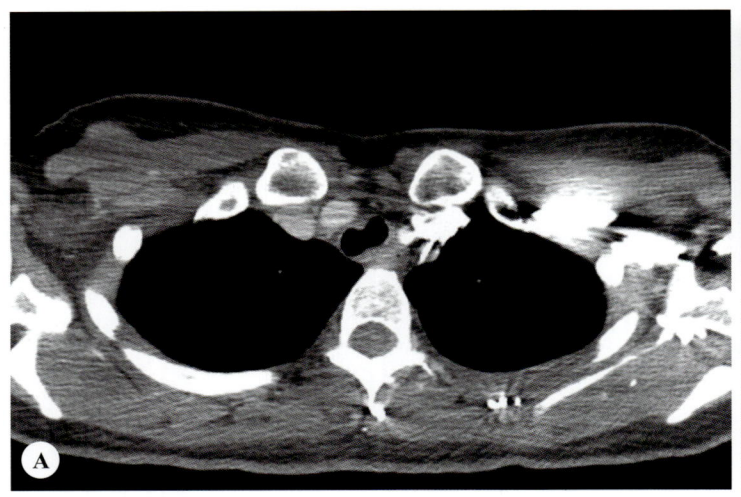 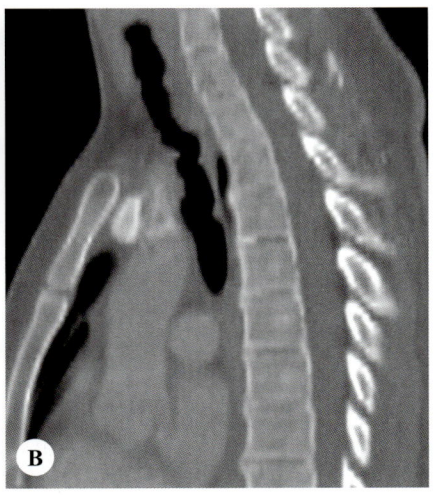

▲ 图 5-52 喉气管乳头状瘤病

轴位（A）和矢状位（B）CT图像显示气管内多发息肉样病变，病变光滑，边界清晰，并且直径<2cm（图片由 Mark Hammer, MD., Brigham and Women's Hospital, Boston, MA. 提供）

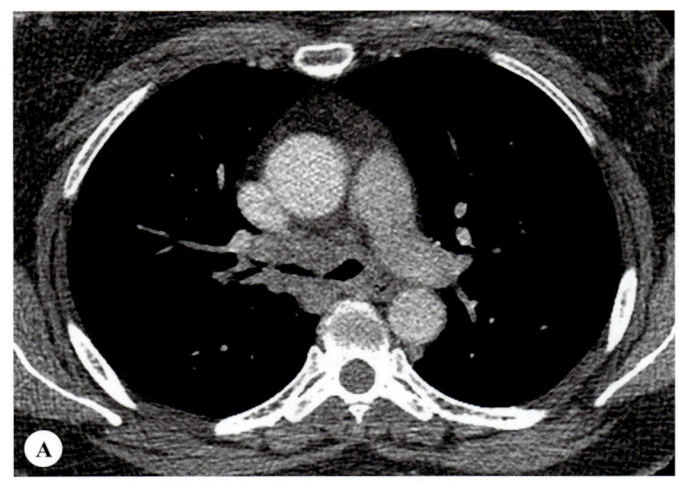 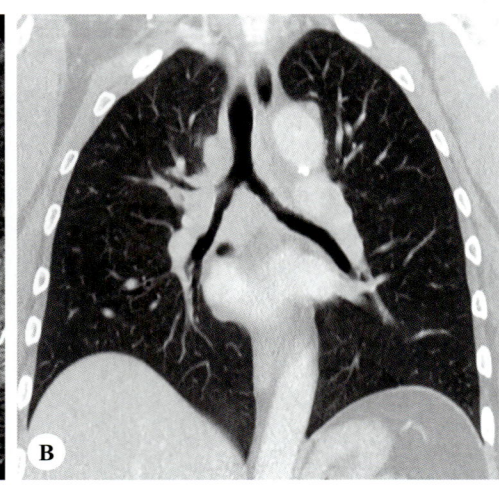

▲ 图 5-53 支气管内恶性肿瘤

CT轴位（A）和冠状位肺窗（B）显示一列腺样囊性癌患者的远端气管和右主干支气管结节状增厚

准确识别肿瘤的黏膜和腔内成分，但其通常无法确定肿块准确累及的范围[266]。肿瘤可能存在腔外部分，累及相邻纵隔结构，并存在局部或远处转移[265, 270]。准确评估肿瘤的纵向范围对评估其可切除性也很重要[265]。在腺样囊性癌中尤其如此，因为它倾向于黏膜下生长，不会出现明显的肿块，表现可类似其他弥漫性病变[265, 270]。这种纵向扩散甚至可能被传统CT低估，使用二维和三维图像重建的螺旋CT已被证明可明显改善这一问题[270]。

继发性气管的恶性肿瘤，可由其他肿瘤直接侵犯或血行播散导致，其中后者不太常见[266, 267]。最常见的直接侵犯气管的恶性肿瘤是肺癌、喉癌、甲状腺癌和食管癌。需要注意的是，气管和邻近肿块（如食管癌）之间的脂肪界面消失或气管受压并不代表气管受累。只有在气管壁出现不规则增厚或出现腔内肿块的情况下，才能诊断气管被其他肿瘤直接侵犯。

最常转移到气管的胸外肿瘤是黑色素瘤、乳腺癌和肾细胞癌[266]，通常表现为单发的息肉样肿块，但偶尔也可为多发病灶。

（四）弥漫性气管狭窄

弥漫性气管狭窄与多种疾病有关。某些疾病的气管壁厚度正常，如气管软化症和剑鞘样气管，而某些疾病则存在弥漫性或多灶性的气管壁异常增厚，包括复发性多软骨炎、淀粉样变、骨化性气管支气管病、Wegener肉芽肿病和其他各种疾病[262, 271, 272]。

1. 气管软化症 气管软化症由气管软骨环支撑作用减弱和气道膜部松弛导致的，表现为气道过度塌陷。可能的致病因素有插管、外伤、外科手术和慢性炎症，但仍有一部分疾病为特发性的[262]。最近研究表明，该病可能是导致非吸烟患者慢性咳嗽的一个重要病因[273, 274]。胸部透视检查中，呼气后气管横径减少超过50%可确诊该病。但与传统支气管镜检查相比，胸部透视对解剖关系显示不佳，很可能低估气管塌陷程度[273]。通过MDCT在多个平面上对呼气期间气道管径进行动态评估可以准确评估气道塌陷程度（图5-54）。此外重建图像还可以进一步显示疾病的纵向累及范围[256, 274-278]。呼气时，在轴位图像上由于气管后壁过度前弯，其前后径减小，气管呈新月形。在气管剑鞘样改变的患者中，可能会发现气管侧壁塌陷[276]。由于正常气管形态和直径也可变化，在吸气和呼气时扫描的气道横截面积的两次测量差值已被证明与气管软化症有更好的相关性[275]。此外，因为胸腔内的正压会加重软化气管的气道塌陷程度，因此在呼气期间而非呼气结束时的成像更能显示气道管腔横截面积的减少，有助于提高诊断的准确性[273, 276]。

2. 剑鞘样气管 剑鞘样气管几乎只见于肺气肿患者，表现为气管冠状位直径小于矢状位直径的2/3（图5-55）[279]。由于只有胸内气管受累，因此在胸腔入口上方的气管形态正常。CT上气管软骨存在明显钙化，气管前弓狭窄。在用力呼气期间采集的图像或可观察到气管外侧壁向内塌陷。

3. 复发性多软骨炎 复发性多软骨炎是一种罕见的、进行性、全身性炎性疾病，其破坏软骨，最常累及耳、鼻、关节和气管支气管树[280]。该病的发病年龄通常在40—60岁，大约25%的患者同时患有结缔组织病，近一半的患者有喉气管受累[281]。气道受累导致的进行性呼吸功能不全和阻塞性肺炎是患者死亡的最常见原因[282]。患者有时需要采用大剂量

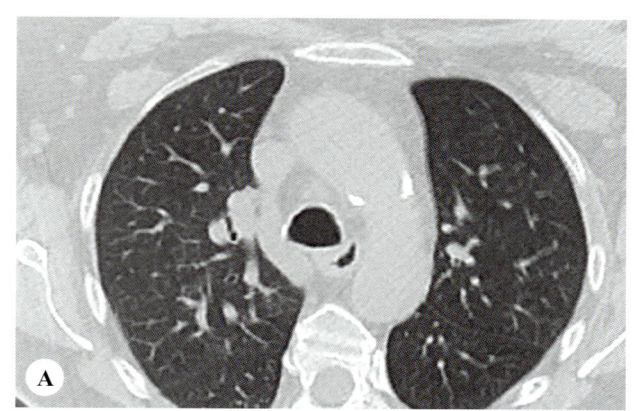

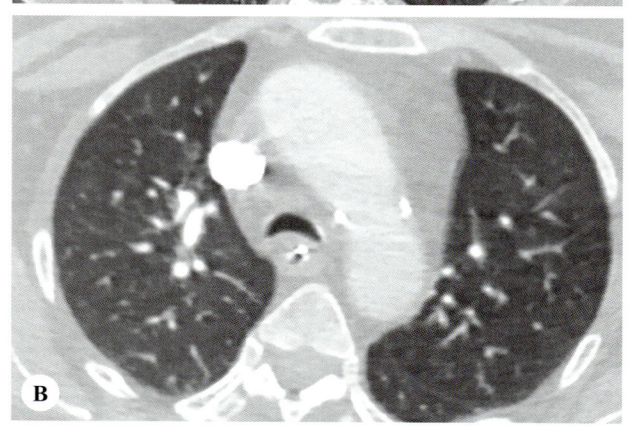

▲ 图5-54 气管软化症

A. 轴位CT显示吸气时的气管；B. 轴位CT显示同一患者呼气时的气管。请注意气管的前后径减少超过50%

类固醇冲击治疗来控制气道炎症。气管造口术和气管支架置入术分别用于治疗声门下和气管支气管狭窄[282]。该病的 CT 表现包括弥漫性、光滑的气管支气管壁增厚伴管腔狭窄和气管腔变形[283]（图 5-56）。气管壁增厚最初可能仅局限于前壁和侧壁，因为气管后壁中不含软骨[272]。大多数病例可见增厚软骨内的轻微至显著的钙化，导致气管壁密度增高[284]。慢性软骨炎症和破坏可能导致继发性气管软化。

4. 淀粉样变性 淀粉样变性是一种以淀粉样蛋白沉积为特征的疾病，淀粉样蛋白是一种不溶性蛋白质－多糖复合物，存在于各种器官系统中[262]。下呼吸道可能是局部病变或系统性疾病的一部分。病变受累情况分三种类型：气管支气管，肺实质内结节状，以及不太常见的弥漫性肺实质淀粉样变[285]。在气管支气管淀粉样变性中，CT 可能显示气道局部或弥漫性狭窄，伴有气管 / 支气管壁增厚[266, 286]，偶尔有继发性肺不张或肺炎，可见黏膜下淀粉样沉积的钙化或骨化[272]。

5. 骨化性气管支气管病 骨化性气管支气管病是一种罕见疾病，其特征是气管和主支气管黏膜下层多发骨软骨结节[271, 287]。该病通常是偶然发现的，大多数患者无症状[281]。气管的后壁通常因不含软骨而不受累，这可能是其与淀粉样变性的有效鉴别点之一，后者可累及气管环周壁[263, 271]。在 CT 上可见多发结节，常伴钙化并突入气道腔内，可能导致气管和中央支气管的不规则狭窄[272, 288]（图 5-57）。

（五）肉芽肿性多血管炎

肉芽肿性多血管炎（granulomatosis with polyangiitis，GPA），以前称为 Wegener 肉芽肿病，是一种坏死性的肉芽肿性血管炎性疾病，主要累及上下呼吸道，常伴有肾脏受累。气管受累并不常见，通常是疾病晚期的表现，有时可伴喉部气道狭窄[289]（图 5-58）。16% 的患者会出现声门下狭窄[289]，在 CT 上表现为近端气管环周软组织增厚导致的局灶性狭窄。在晚期患者中可见气管下段和近端支气管受累。此外，还可能出现溃疡导致的气管壁异常增厚和黏膜不规则[263, 272]。

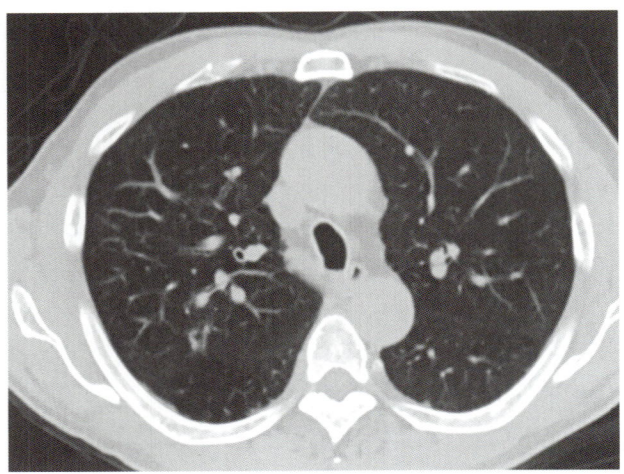

▲ 图 5-55 剑鞘样气管

轴位 CT 显示该肺气肿患者气管的侧径变小，小于前后径的 2/3

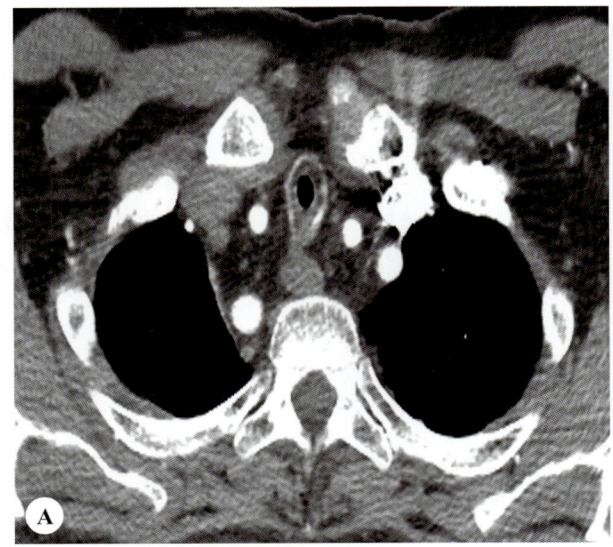
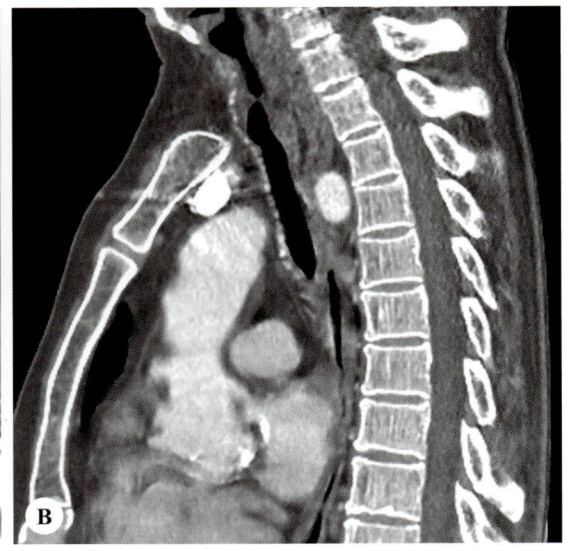

▲ 图 5-56 复发性多软骨炎

A. 轴位 CT 显示胸廓入口水平的气管壁环周软组织样增厚；B. 矢状位 CT 图像显示整个气管壁均增厚

（六）表现为弥漫性或多灶性气管狭窄的其他疾病

弥漫性或多灶性气管狭窄也可见于某些其他疾病。包括结节病、溃疡性结肠炎相关性气管支气管炎和肉芽肿性感染（如结核、鼻硬结病）[266, 271, 290]。鉴别诊断包括继发性气管狭窄［如纤维性纵隔炎、原发性肿瘤（如腺样囊性癌）、甲状腺肿大、血管畸形］[229, 291]。

（七）弥漫性气管增宽

1. 巨气管支气管症 巨气管支气管症（Mounier-Kuhn综合征）是一种罕见的疾病，其特征是继发于肌肉和弹性组织萎缩所致的气管和主支气管扩张，气管软骨部和膜部均受累[289, 290]。患者在呼气时易导致中央气道塌陷，进而更容易出现感染[281]。患者可能无症状，或者因不能有效咳嗽和纤毛黏液清除功能受损导致慢性呼吸道感染[290, 291]。在CT上，当气管横径＞3cm，右主支气管和左主支气管的直径分别超过2.4cm和2.3cm时，即可诊断[229, 290, 291]（图5-59）。气管憩室继发于软骨环之间多余肌膜组织的突出，

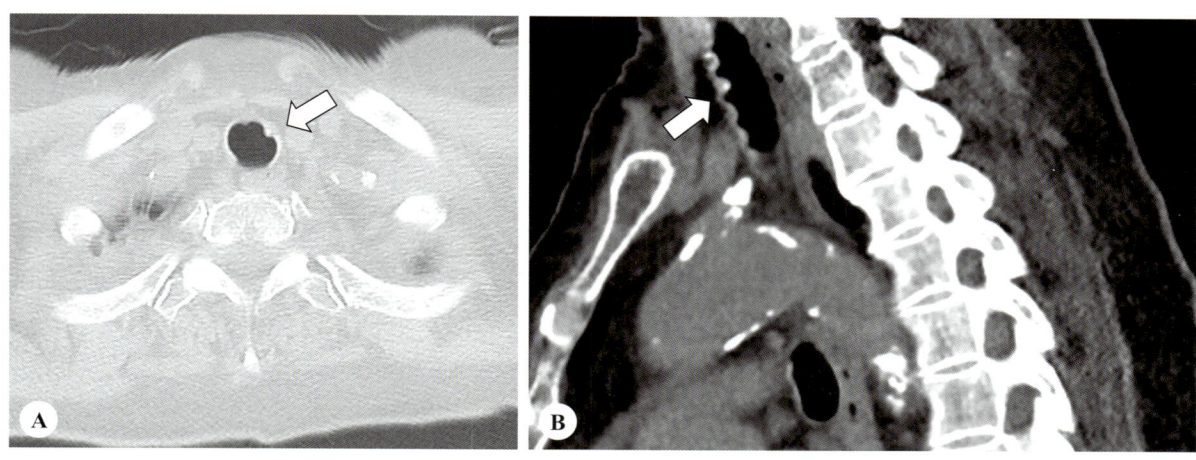

▲ 图 5-57 骨化性气管支气管病

轴位（A）和矢状位（B）CT显示钙化结节累及气管前表面（箭）

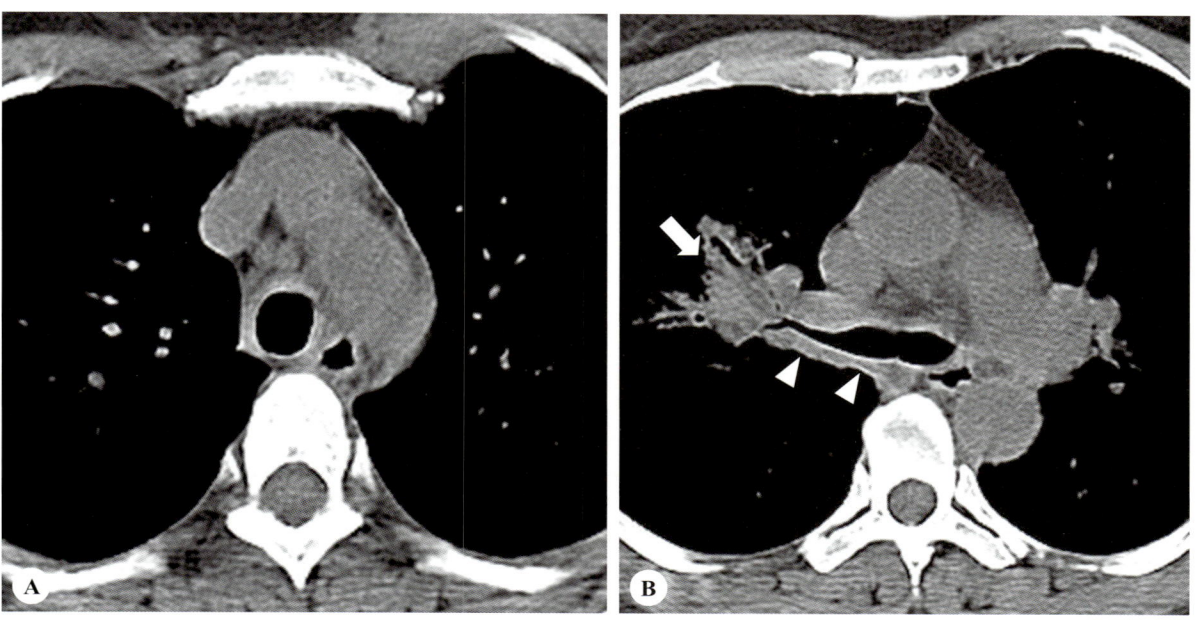

▲ 图 5-58 肉芽肿性多血管炎，以前称为 Wegener 肉芽肿病

A. 气管壁环周增厚。B. 右主支气管和右肺上叶支气管壁明显增厚（箭头），伴管腔变窄，并支气管周围的肺组织浸润（箭）

可导致气管出现不规则、波纹状或扇形外观，偶尔可累及主支气管[265, 291]。慢性感染通常可导致中央支气管扩张，扩张的支气管可呈柱状、囊状或静脉曲张样[281]。

2. 获得性巨气管症 获得性巨气管症可发生于慢性感染（如囊性纤维化）患者中，可能与反复咳嗽和长期炎症导致的气管壁损伤有关[292]，类似因素可能在弥漫性肺纤维化和获得性巨气管症患者中起作用[293]。继发于肺纤维化的气管壁张力增加被认为是发病的主要因素。与 Mounier-Kuhn 综合征相反，在肺纤维化发生之前，患者气管直径正常（图 5-60）。而随着肺纤维化的恶化，患者的气管直径也逐渐增大。

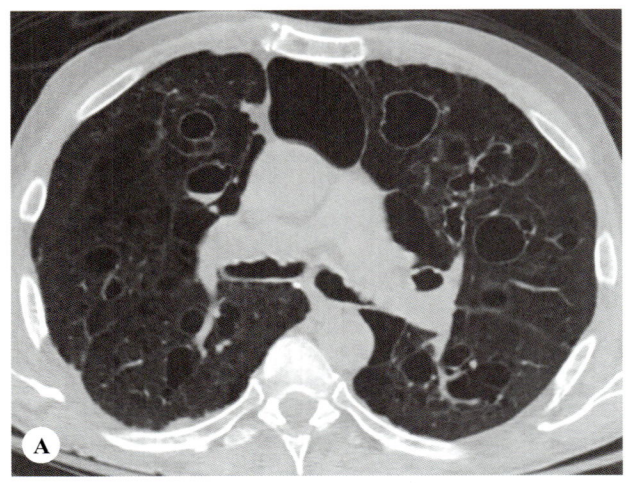
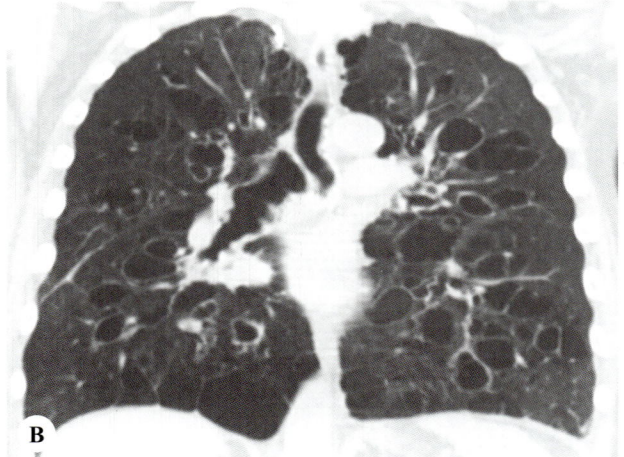

▲ 图 5-59 Mounier-Kuhn 综合征
轴位（A）和冠状位（B）CT 显示支气管严重扩张，伴支气管壁增厚、黏液栓和相关分泌物堆积

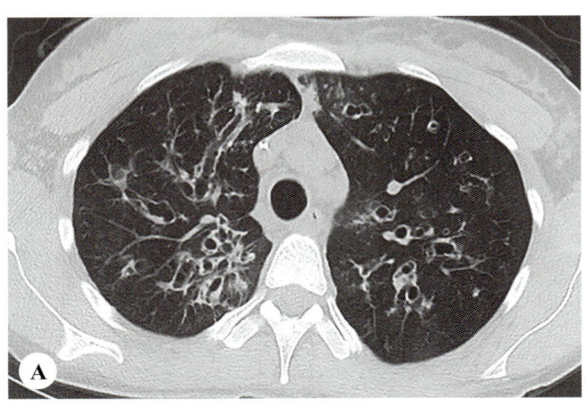
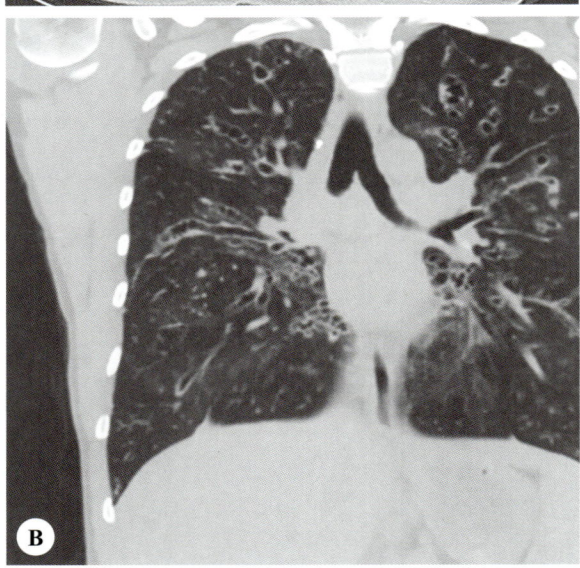

▲ 图 5-60 囊性纤维化
轴位（A）和冠状位（B）CT 图像显示囊性纤维化患者的获得性巨气管症

第 6 章 肺
Lung

Abraham Fourie Bezuidenhout　Carole A. Ridge　Diana Litmanovich　著
刁凯悦　张丽芝　陈志霞　译

MDCT 与 MRI 具有高对比灵敏度和断层成像的能力，可以用于对肺实质与肺血管性疾病的早期检测与评估。MDCT 适用于有间质性肺疾病、感染性疾病或肿瘤相关临床症状的患者，以及对肺功能异常、胸部平片异常的患者进一步检查。MDCT 可用于进行明确诊断或缩小鉴别诊断范围，为选择肺活检部位提供引导，以及监测疾病治疗后的进展情况。MDCT 在对胸部的大、中、小血管，以及先天性异常的评估中起着重要的作用。另外，越来越多的证据显示，MRI 应用于许多肺部和血管疾病中时，表现出了不逊于 MDCT 的能力。本章将讨论 CT 与 MRI 应用于间质性肺疾病、胸部肿瘤、感染性肺病、气道疾病与肺血管栓塞性疾病方面的表现。

一、肺成像技术

1. 高分辨率计算机断层扫描　高分辨率计算机断层扫描（high resolution CT，HRCT）的目的是提高空间分辨率，从而显示出小的结构（如小叶间隔、支气管及囊壁、不明显的肺实质高密度影）。为了使成像显示出更完善的肺实质细节，需要应用厚度为 1~1.5mm 的准直器和高空间频率图像重建算法来进行图像重建（图 6-1）。对部分特定患者需采用俯卧位 HRCT，以减轻依赖性肺不张因重力所导致的肺实质密度增高。俯卧位扫描时肺不张会得到缓解，而真正的肺部病变则不会缓解[1]。嘱患者做呼气动作可对气道塌陷或空气滞留进行动态评估，从而缩小鉴别诊断范围（图 6-1）。

过去，只能通过在患者连续屏气时逐层扫描得到肺实质的非连续图像，而现在，通过 MDCT 可以在一次螺旋扫描中获取容积图像，并重建出厚层或薄层图像。因此，局部（如肺结节）与弥漫性肺病的成像均可通过单次屏气和单次扫描床移动来获得。虽然这种成像方式可能导致患者承受的辐射剂量增加，但容积性图像相较非连续性的图像而言可以提

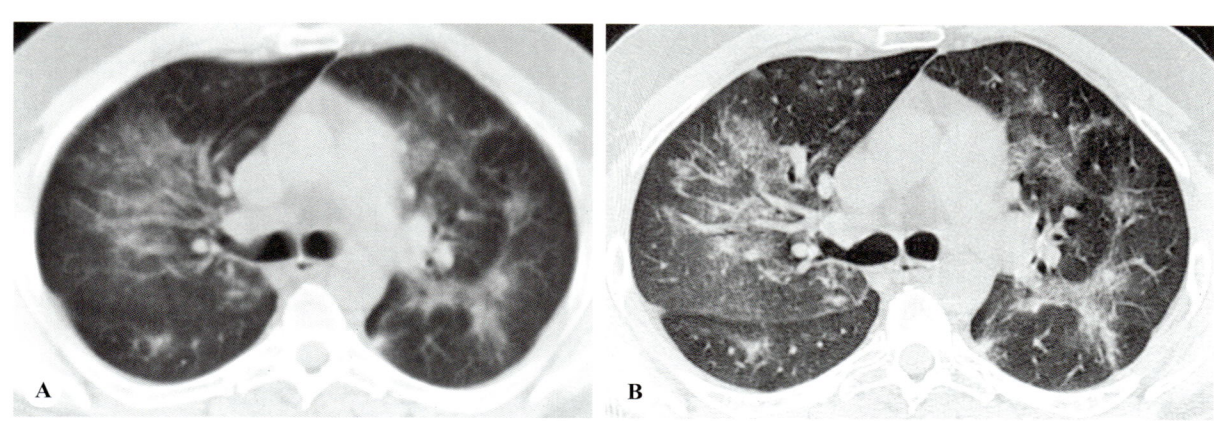

▲ 图 6-1　卡氏肺孢子菌肺炎
普通和高分辨率计算机断层扫描，后者显示出拥有更高的空间分辨率，可以更清晰地显示感染过程中间质受累特征，包括磨玻璃影区域

供更多的信息，包括气道疾病、恶性肿瘤，并可以对任意平面进行重建。相比较而言，传统扫描方式只能获得单一方向的二维图像[3-5]。应用 MDCT 评估间质性肺疾病时不一定需要增强扫描，但评估其他疾病时可能需要增强扫描，如怀疑肺栓塞时。

容积图像采集有利于肺细节的显示与图像重建[6]。最大密度投影（maximum intensity projection，MIP）与最小密度投影（minimum intensity projection，MinIP）分别是依据容积 CT 数据中最高与最低的密度值所重建的二维图像。这些重建可以在任意方向完成。MIP 比传统的横断面图像更容易检出小的肺结节（1~3mm），而 MinIP 可更好地显示出不明显的肺气肿或空气滞留。因为上述两种图像都可以同时显示出多个分层的薄层图像，从而可以缩短诊断时间[7]。但是，由于 MIP 与 MinIP 均增强或降低了低密度和高密度区域，如果单独只用一种成像技术可能会掩盖疾病。

(1) 判读误区：如果患者在图像采集时没有控制好呼吸，血管和（或）支气管的移动可能导致双重密度伪影或假性支气管扩张。当使用肺窗观察时，可通过发现双重密度伪影累及整个层面来识别。而上述伪影在屏气末期最为严重。因此，对于肺基底部存在疾病的患者，如果估计患者的屏气时间小于扫描时间，那么最好是从肺底往肺尖方向进行扫描。

当肺窗过窄或窗位过低时，可能导致图像上出现支气管壁假性增厚，并且使正常结构过于不透明而呈现出磨玻璃样[8]。窗宽过宽则可能遮掩以低密度为特征的疾病（如肺气肿）。通常窗位在 -500 到 -700HU，而窗宽则在 1000~2000HU 就足够了。当需要对不同时间点的检查图像进行比较时，应该使用相同的窗宽与窗位。

(2) 俯卧位与仰卧位：仰卧位可能导致部分靠近后胸壁的肺组织密度增高。这种重力导致的密度变化呈梯度性改变，这种变化是因为血流的分布特点和重力对依赖性肺不张的影响，可能造成的影响是会被误诊为轻度间质性肺疾病，因为轻度间质性肺炎也常常发生在后胸壁。如果肺的重力依赖区是唯一的异常区域，则可以改用俯卧位来逆转分布梯度并消除轻微肺不张，将肺不张部位移至胸部前方，从而区分出依赖性肺不张和真正的肺部病变（图 6-2）。

(3) 吸气与呼气：全肺容量的吸气成像可以最大程度增加肺通气量，使重力导致的密度梯度变化最小化，从而提高成像中轻微间质性疾病与结节的显著程度。而呼气 HRCT 有时可以增加正常肺实质和异常肺实质间的对比度。支气管肺段如果在呼气末没有发现密度增高和体积缩小，则提示空气滞留，可见于肺气肿或小气道疾病的患者。

(4) 重建算法：高空间频率算法，如骨算法，不同于传统软组织算法所采用最小化噪声技术以使图像显示更平滑，高空间频率算法是通过增强显示软组织界面，从而提高图像锐度与肺实质细节。因此高空间频率重建算法会增加图像噪声，但是由于从 CT 较薄层面成像中获取的数据较少，本来就已经导

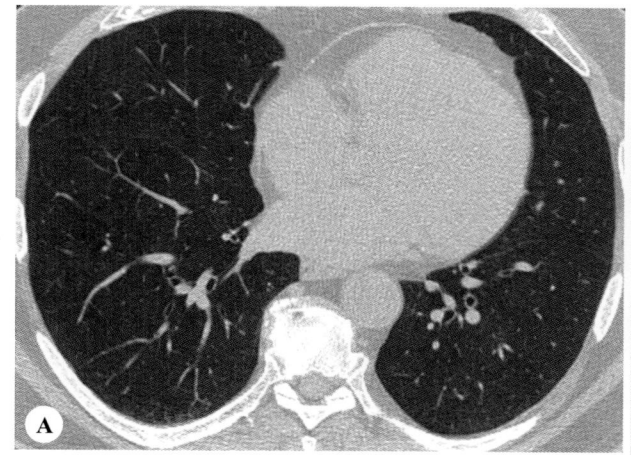 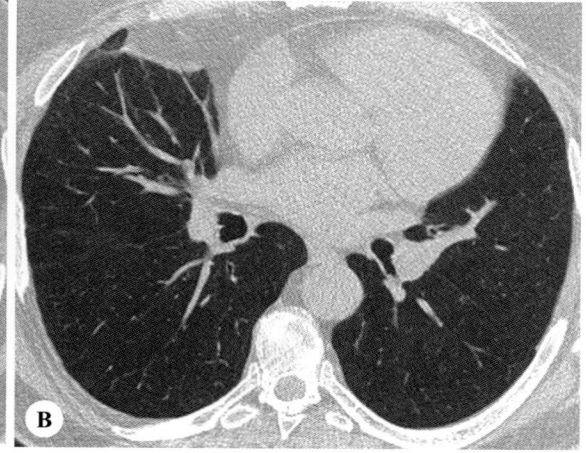

▲ 图 6-2　依赖性肺不张
A. 仰卧位高分辨率计算机断层扫描显示右肺下叶后基底段的小的线状与结节状阴影；B. 采用俯卧位重复扫描时，图 A 中所显示的改变消失

致了噪声的增加。因此，重建算法可能会影响图像美观，但是通常不会影响肺部图像的判读。

(5) 定量计算机断层扫描：当通过主观观察就可以发现弥漫性肺病中的异常病灶，尤其是当病变局限或呈不对称分布时。作为普通CT的补充，定量CT（quantitative CT，QCT）的使用也日渐增多。QCT是指基于断层区域的CT图像数据来计算肺体积，并通过组织密度分布来评估肺的形态[9]。QCT的结果根据肺分割与分析时所选择的方法、静脉对比剂的应用、所选用的扫描机器、选择分析对象的透光度阈值不同而不同。QCT可通过对肺透光度的测量、计算肺容积、肺叶分段、评估肺气肿减容术后肺容积的改变、评估间质性肺病的严重程度与特征来辅助疾病诊断和指导治疗。

正常成人的肺透光度在–700到–800HU，并且10岁以下儿童的肺密度稍高一些。在患者处于仰卧位时，由于血流分布的原因，患者背侧的肺组织密度值最高可增加200HU，这一现象在用力呼气末期时会加重[10]。与之相反的是，用力吸气末期时，这种梯度分布则会降低，从而导致肺透光度降低。一般而言，肺气肿患者的肺透光度通常低于–950HU，如果去除中央气道后，肺的密度低于–950HU，则可以考虑诊断为肺气肿的可能。通过使用透光度掩膜选择所有肺段中肺实质密度小于–950HU的体素，可以准确量化肺气肿的体积。这种CT测量肺气肿的方法与表示阻塞和破坏的功能指标相关[11,12]。运用呼气相QCT，通过指定合适的阈值（推荐阈值为–856HU）可以有效测量出空气滞留，实现对小气道疾病的间接评估。除了低密度外，通过测量气道的内外直径、壁厚、管腔面积和壁的面积，实现对气道壁的评估，并且评估结果与气流阻塞的严重程度和恶化频率相关[13]。QCT肺实质模式同样可以用于对间质性肺疾病患者的检测并进行分类。QCT通过纹理分析、计算机计算的组织学特征和3D形态学实现检出与量化肺实质的磨玻璃样密度、网状改变及蜂窝样改变。这项技术可能对监测疾病进展有所作用[14]。

2. MRI MRI是对CT检查的一个补充检查方式，MRI可以在对气道、肺实质、大血管与纵隔肿块进行评估的同时，让受检患者免受辐射影响。MRI检查无辐射，这项优势最大的受益人群是儿童、孕妇及需要长期反复检查的患者[15]。MRI在胸部的大量应用难以在本章的讨论范围内详细描述。但是，本章将细致讨论一些目前最常见的，适用于使用MRI进行评估的临床适应证，包括气道、肺实质、血管与纵隔的评估。

(1) MRI在气道评估中作用：对大气道的MRI，可以用来评估气道病变和动态气道塌陷。但不能显示出3mm以下的气道，除非小气道存在气道管壁增厚，气道扩张或小气道内存在分泌物。具有高空间分辨率的CT可以更好地评估第一亚段细支气管远端处正常或轻微异常的小气道。尽管如此，由于MRI具有优越的软组织分辨率及无辐射的特性，MRI仍然是MDCT的一个有用的替代检查方法。MRI特别适用于对伴有或不伴有血管压迫的气管支气管软化症（tracheobronchomalacia，TBM）进行术前评估。静态和动态电影T_1加权与T_2加权的MRI图像，在无辐射剂量的同时，还具有与CT相同的多平面显示能力[16-18]。因此能够获得足够的数据用于评估气道在吸气、呼气和咳嗽时气道口径的动态变化[19]。时间分辨平台，通常用于监测对比剂动力学，使用时间分辨平台结合快速成像选项，可以在短时间内（如15min）获得高时间分辨率图像。该方法同样可用于显示动态气道塌陷，以及气道与周围结构的关系，包括动脉解剖异常（如肺动脉吊带）[20]。

(2) MRI在肺实质评估中作用：良性和恶性的肺疾病均可用MRI进行评估。一般情况下，胸部MRI应包括T_2加权或质子加权或短时间反转恢复序列，以检测肺实变与高液体含量结节，并结合第二个序列，以覆盖T_1加权图像上的高信号结节[1]（图6-3）。对于良性疾病患者，尤其是年轻的肺囊性纤维化患者或孕妇，MRI是一个很好的随访检查方法，可用于检查支气管扩张和肺部感染，患者扩张和受压气道中或空腔中的黏液在MRI的T_2加权图像上呈高信号[15]（图6-4）。当怀疑患者发生恶性病变时，非妊娠患者可以加扫对比剂注射后T_1加权扫描。对于肺癌分期，建议使用弥散加权成像，包括对纵隔的受累程度的评估[21]。对于分子运动受限的病变，虽然胸外的弥散加权成像具有高度特异性，并可能区分胸部的良性和恶性疾病，但由于呼吸运动的作用，肺实质内的表观扩散系数值的计算具有一定难度[1]（图6-3）。因此，快速弥散加权成像并不应用于肺实质评估的独立MRI序列，但可能应用于评估肺不张内肿瘤，确定纵隔或胸膜附近病变的浸润，或局部消融治疗后的检测。

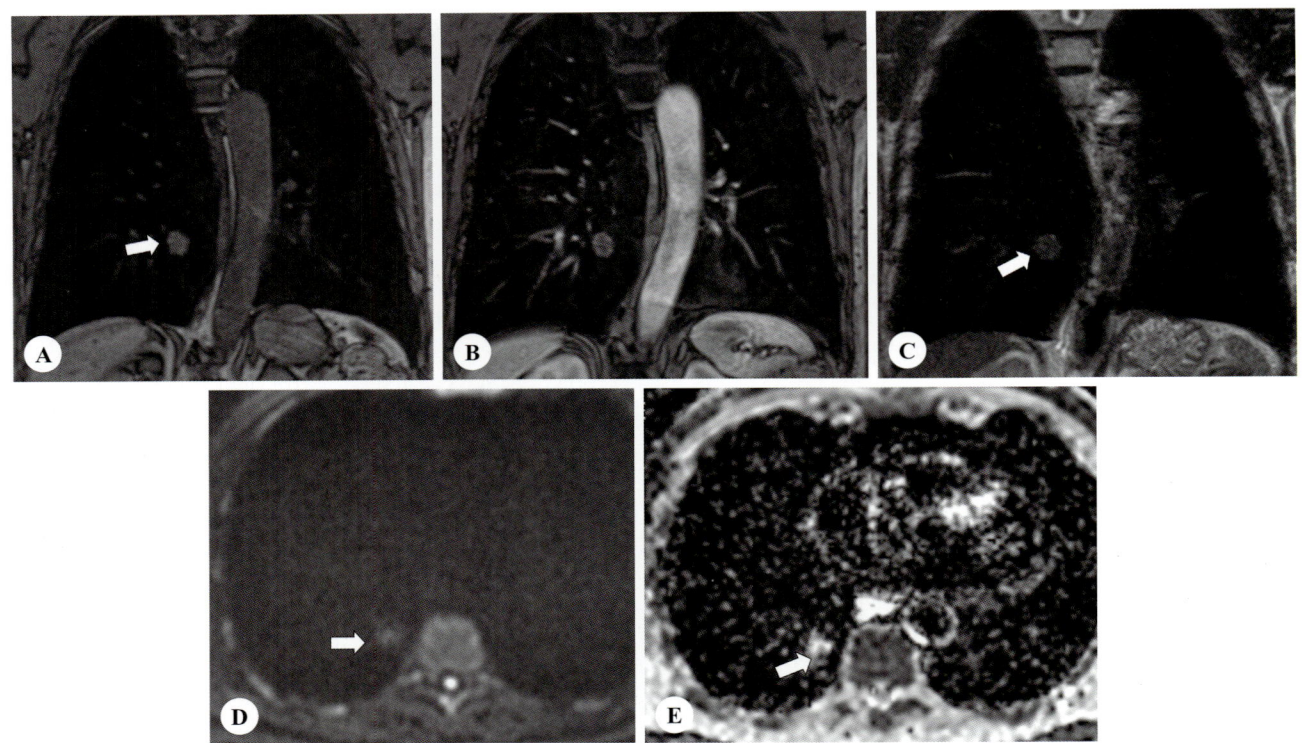

▲ 图 6-3 男性，41 岁，结直肠癌患者，肺转移灶监测

图 A 和图 B 分别是对比剂注射前后的 T_1 加权相，图 C 是 T_2 加权相，图 D 是弥散加权相，图 E 是表观扩散系数图。图像显示右肺下叶出现了一个新的病灶（A，箭），结节呈 T_1 中等信号伴周围强化（B），T_2 呈中等信号（C，箭），在高 b 值（b 值为 500）弥散加权成像中可见结节后份存在局部高信号（D，箭），同时在表观扩散系数图上显示出前份的高信号与后份的局灶性低信号，表明病变后份有弥散受限（E，箭）

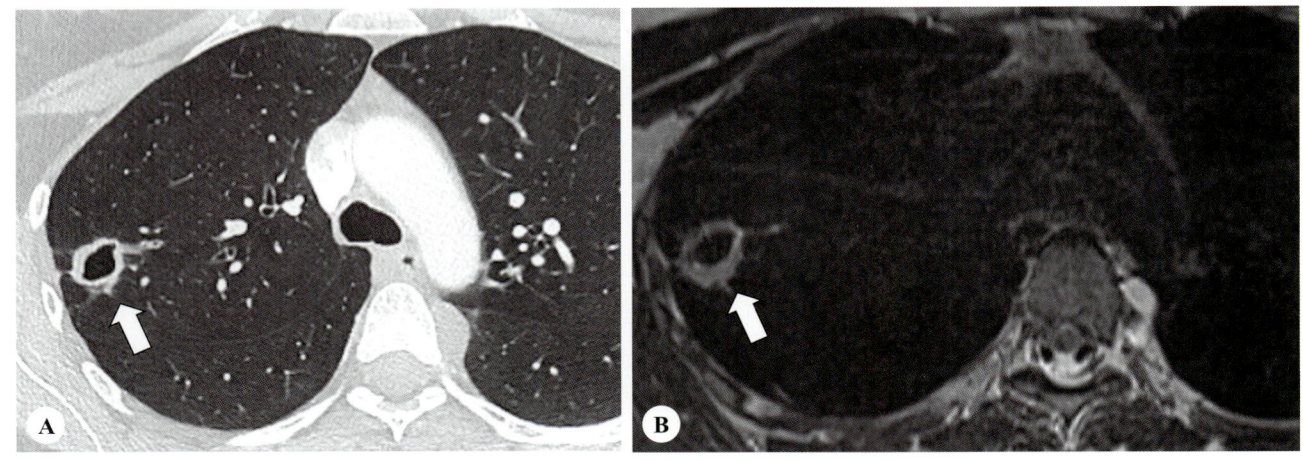

▲ 图 6-4 女性，22 岁，痰检确诊鸟分枝杆菌感染

患者在妊娠期间用 MRI 监测病变。轴位 CT（A）与快速自旋回波 T_2 加权 MRI（B）图像。两种检查方法均证实右肺上叶（箭）空洞病灶，邻近胸膜轻度增厚，支持稳定的非结核分枝杆菌感染的诊断

(3) MRI 在血管评估中作用：MR 血管成像主要应用于研究急性肺动脉栓塞与胸主动脉疾病病变，尤其对需要接受连续成像监测的患者，可以大量减少患者接收到的电离辐射。在快速稳态自由进动梯度回波非增强序列中，肺血管呈高信号，栓子呈低信号与之形成对比 [15, 22]。或者也可以在一个屏气时间内，通过以 k 空间为中心团注对比剂，并采用 T_1 对比剂增强 3D 梯度回波采集，进行高分辨率 MRA

成像（图 6-5）。准确的团注追踪具有一定挑战性，快速 3D 梯度回波序列进行连续动态的序列成像技术可以帮助完成团注追踪，达成对主动脉与肺动脉的评估。

(4) MRI 在纵隔评估中作用：MRI 可应用于确定胸部尚未定性的纵隔肿块与神经源性肿瘤。MRI 良好的软组织对比度有利于评估病灶成分，确定病灶与心包、心腔、脊髓的解剖位置关系，以及明确大血管的受累情况[23]。纵隔脂肪瘤在伴或不伴脂肪抑制的 T_1 加权成像上呈均匀的低信号（图 6-6）。纵隔或胸膜囊肿在 T_2 加权成像上呈均匀的高信号[24]。化学转移 MRI 序列可以将正常胸腺、胸腺增生，与胸腺肿瘤和淋巴瘤区分开来，正常或增生胸腺在去相位图上呈信号降低，而恶性肿瘤则不会（图 6-7）。胸腺瘤在 MRI 中呈均一或异质性信号肿块，在 T_1 加权上呈低到中等信号，而在 T_2 加权图像上呈高信号。囊性胸腺瘤可以通过呈现的囊壁结节样增厚，与纵隔囊肿区分。胸腺癌典型表现为多分叶、信

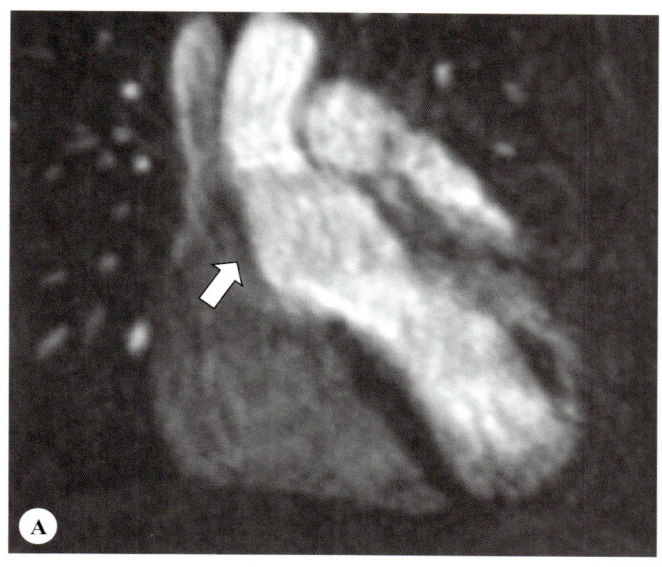
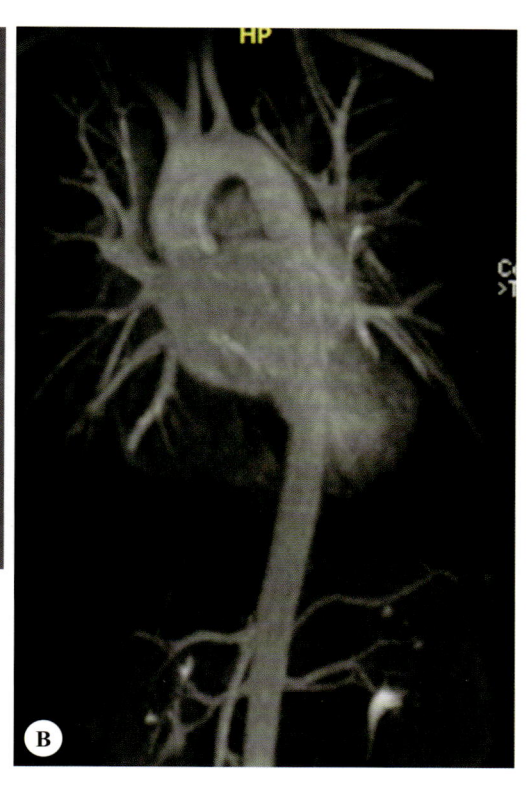

▲ 图 6-5　男性，35 岁，马方综合征。钆剂注射后用快速小角度单次激发序列扫描得到的胸主动脉冠状位和最大密度投影

A. MRI 图像显示轻度主动脉根部扩张（瓣环层面直径 4.2cm）与窦管结合部的消失（箭）；B. 最大密度投影图像可用于整体评估并帮助规划可施行的介入路径

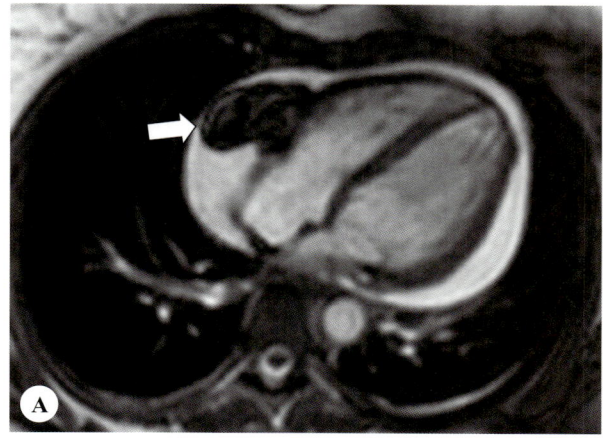
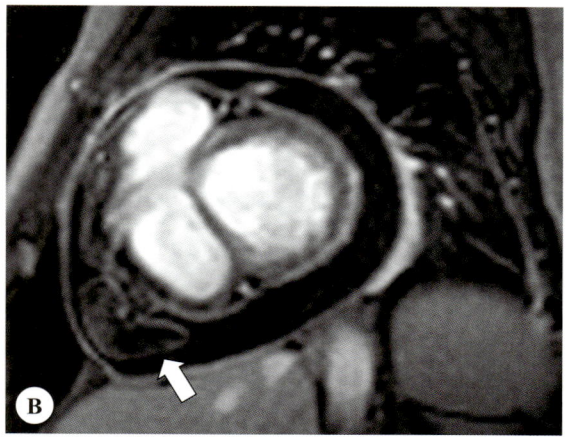

▲ 图 6-6　女性，23 岁，胸痛，梗死的心包脂肪瘤伴心包炎

A. FECG- 门控的心脏磁共振梯度回波图像显示一约 6cm 的脂肪界面，位于病灶与中到大量心包积液（箭）间；
B. 根据病灶中心及外周的轻微强化（箭），以及心包强化可证实诊断

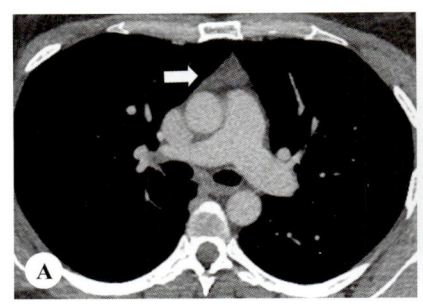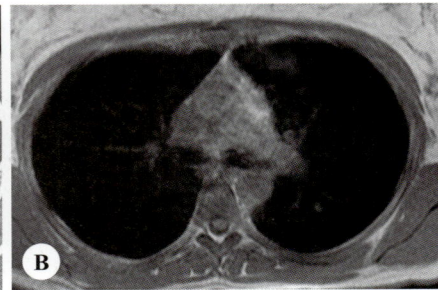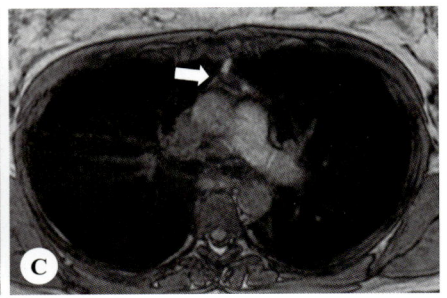

▲ 图 6-7 男性，41 岁，因呼吸困难就诊，意外发现纵隔肿块

轴位增强 CT 图像（A）、轴位 T₁ 加权相同相位与去相位 MRI 图像（B）显示前纵隔的三角形肿块伴交错的脂肪信号影（A，箭）；后序行 MRI 同 / 反相位成像显示肿块内的印度墨水伪影（C，箭），符合胸腺增生的诊断

号不均一的肿块，其瘤内可伴有钙化与出血[25, 26]。畸胎瘤是最常见的纵隔生殖细胞瘤，瘤内含有脂肪、液体、钙化及软组织成分，所以畸胎瘤信号明显不均一。85% 的畸胎瘤都具有脂肪成分，其病灶内脂 - 液平面的出现对畸胎瘤具有诊断性价值[27]。外周神经肿瘤是纵隔最常见的神经源性肿瘤，通常起源于脊髓或后纵隔的近端肋间神经。这类肿瘤常发生于神经鞘内（施万细胞瘤），有包膜，T₂ 呈高信号并呈明显的强化。外周神经肿瘤可以穿过神经孔，呈哑铃状改变。当病灶出现快速增长时，要考虑恶变可能。交感神经节瘤也位于后纵隔，但在 MRI 上信号不均一，T₂ 呈明显高信号，瘤内纤维组织呈涡旋状低信号。弥散加权 MRI 可以帮助区分良性和恶性肿瘤，尤其有助于显示固定于纵隔内的肿块，因为其伪影会更小[28]。在一项小样本量研究中，当 ADC≤1.39×10mm²/s 时，检出恶性肿瘤的灵敏度高达 95%，特异度为 87%。评估纵隔肿块时推荐采用 MRI 扫描序列包括轴位 T₁ 加权相伴或不伴脂肪抑制、轴位 T₂ 加权成像、轴位 DWI 序列及对应的 ADC 图。

二、解剖：肺实质

- 次级肺小叶：次级肺小叶是肺最小的结构和功能单位，由结缔组织相互分隔。它也是 HRCT 上能呈现出的最小解剖单位，形状为 1～2.5cm 大小的不规则多面体，壁薄而直（11～17mm）[29, 30]。每个次级肺小叶由一个小的细支气管和肺动脉分支供应，并且在不同的肺区被以结缔组织为主的小叶间间隔覆盖分隔，小叶间隔中包含肺静脉及淋巴管[31]。肺小叶主要的供血动脉和呼吸细支气管位于其中心。次级肺小叶被小叶间隔包裹（0.1mm 厚度），内部由数个腺泡（3～12 个）组成，而小叶间隔由肺静脉、淋巴管与结缔组织组成[32]。腺泡（肺远端到终末细支气管）通常由 3～5 个被小叶间隔分开的终末细支气管供应。增厚的小叶间隔在胸部 X 线上表现为 Kerley B 线（图 6-8）。次级肺小叶中心区可能会看到小点状或 Y 字形的结构，为呼吸性细支气管与肺小动脉[33]。在薄层 CT 图像上可以显示出次级肺小叶的三个主要组成部分：小叶间隔和间隔结构，小叶中心区与对应的结构，以及小叶的肺实质[29]。

- 小叶间隔和间隔结构：次级肺小叶被小叶间隔分开，间隔从胸膜表面向中心延伸。小叶间隔是外周间质纤维系统的组成部分，外周间质纤维系统位于脏胸膜之下，覆盖在肺表面，形成一个纤维囊将肺包裹在其中。结缔组织组成的间隔中包含肺静脉与淋巴管。

- 小叶中心区域及相关结构：次级肺小叶的中心，或者小叶中心区域，包含肺动脉、细支气管分支、淋巴管与支持性结缔组织。细支气管分支为肺泡供氧，其直径约 1mm（即终末前细支气管、终末细支气管和呼吸性细支气管）（图 6-9）。在大部分胸膜下 1cm 区域内很难看到支气管与细支气管。Weibel 所描述的"中轴纤维系统"是指支气管周围间质与该间质纤维系统的周边延续的结合，即从肺门延伸至胸膜表面的纤维系统。

- 小叶肺实质与肺腺泡：次级肺小叶的肺实质 - 肺泡部分位于小叶间隔与小叶中心区域之间，具有功能性，其肺动脉毛细血管床由小气道和肺动脉、肺静脉与淋巴管的分支供应。

（一）弥漫性肺疾病的类型与分布

弥漫性肺疾病按其病变主要累及部位可分为气腔性、间质性与小气道性。常见单纯性间质性病变和间质性伴气腔性混合型疾病，而单纯性气腔性病变没有混合型常见。不同类型的病变可以通过肺体积、病灶分布类型（总体分布与局部分布）、是否存在肺纤维化、是否为慢性疾病、相关的胸膜疾病或淋巴结增大、临床症状做出鉴别诊断。

1. 肺容量 相对肺容量的评估能为评估弥漫性肺疾病提供有用信息。例如，肺气肿的患者通常肺容量会增加，嗜酸性粒细胞性肉芽肿或淋巴管平滑肌瘤病患者的肺容量通常情况下正常，而大部分间质性肺疾病患者会出现肺容量缩小及限制性肺功能障碍。相对肺容量可以通过胸部 X 线或轴位 CT 联合来进行评估。

2. 分布特点

（1）总体分布：一些间质性肺疾病具有特殊的分布特征，在疾病的鉴别诊断可以作为一个鉴别特征。表现为病变是上肺区为主，还是中或下肺区为主，以及肺中央区域为主还是外周区域为主。例如，矽肺与囊性纤维化主要累及肺上区，结节病则以肺中区受累为主，而特发性肺纤维化（idiopathic pulmonary fibrosis，IPF）与继发于结缔组织病或石棉肺的肺纤维化通常累及下肺或外周区域。

（2）支气管血管分布：淋巴管癌、卡波西肉瘤和结节病的特点是病变沿支气管血管束分布[29, 30, 32]（图 6-10 和图 6-11）。HRCT 上可见邻近支气管血管束的不规则结节。

3. 弥漫性肺疾病改变

（1）间质性改变：间质性病变主要累及环绕气道的支持结构，包括支气管血管束、叶间裂、小叶间与小叶内分隔，上述结构增厚在影像学中可表现为网状结构（花边状线性不透明影）[33]。增厚的间隔可能由炎性细胞浸润或早期纤维化所导致。通常会表现为正常界面模糊，支气管、血管和胸膜与邻近肺实质分界不清（图 6-12 和图 6-13）。可出现胸膜与肺斜裂不规则改变或增厚，肺血管与支气管壁边缘也可能变得不规则。

局部密度增高的模糊区域，即磨玻璃影，可能会环绕附近的血管；与气腔实变不同，血管与支气管壁仍然在影像中可见且不被遮挡（轮廓可见）（图 6-14）。这些斑片状磨玻璃影常见于间质性疾病的早期阶段，是由肺泡间隔炎症所致，有时还伴随着炎症细胞对实际空隙的填充[35, 36]。磨玻璃影的出现提示间质和（或）气腔内存在活动性炎症，但也可能是低于 CT 空间分辨率的精细纤维化模式所导致。

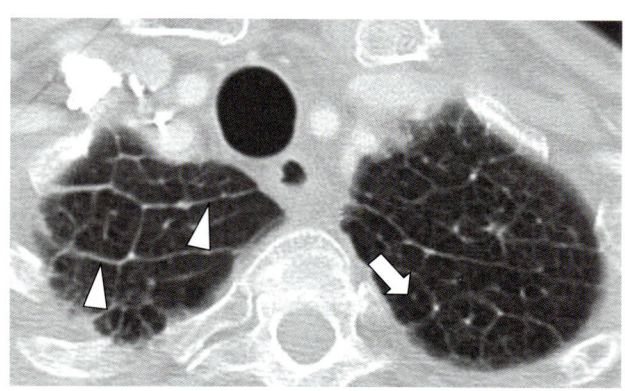

▲ 图 6-8 光滑小叶间隔增厚，间质性肺水肿
次级肺小叶间隔壁平滑地增厚（箭头）。部分小叶中心的小结节影（箭）为终末微动脉

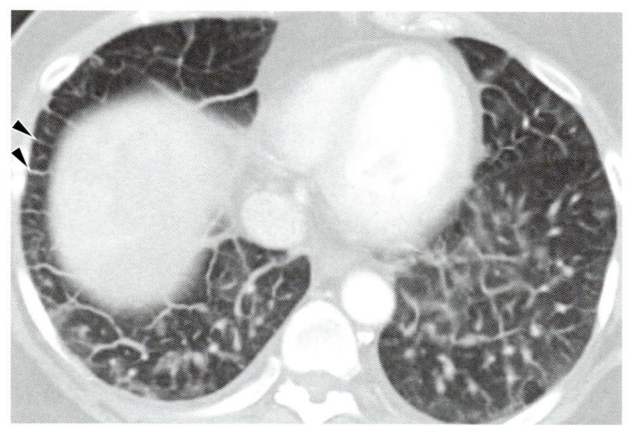

▲ 图 6-9 另外一例患者同样出现了光滑的小叶间隔增厚，尤其是在肺外带（Kerley B 线）靠近尾部（箭头），伴左心室游离壁周围出现的磨玻璃影

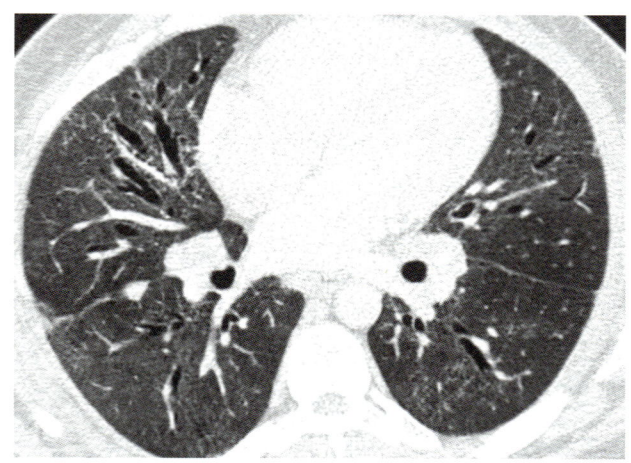

▲ 图 6-10 显示沿支气管血管束的扩张支气管，源于结节病导致的肺纤维化

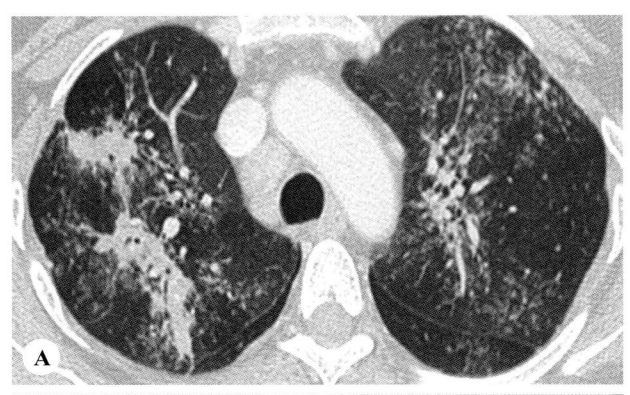
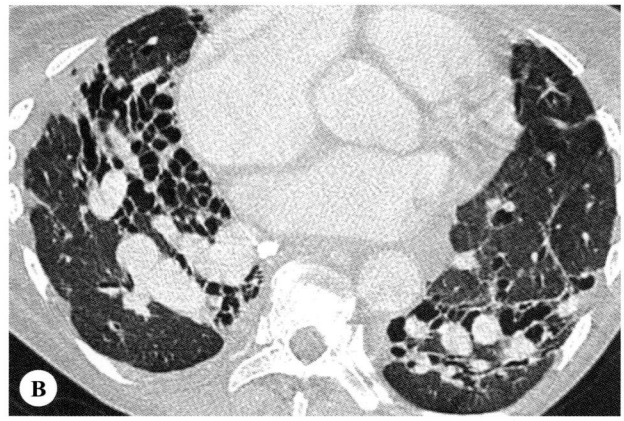

▲ 图 6-11　病变沿支气管血管束分布，结节病
A. HRCT 显示大量、边界不清、融合的结节，主要分布在支气管与肺动脉附近的中央区域。大部分胸膜下肺实质未受累。伴有纵隔淋巴结增大。B. 另一例患者，更严重的纤维化导致沿支气管血管束的结构变形和蜂窝状改变

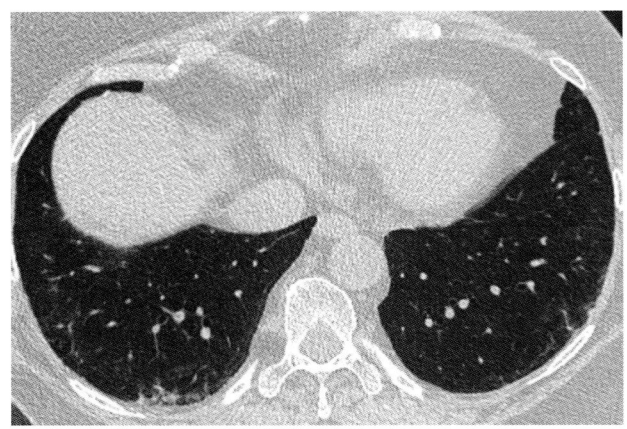

▲ 图 6-12　早期间质性肺疾病；非特异性间质性肺炎
HRCT 显示肺外周以背侧为主的不规则线状影与结节，肺与胸膜的分界模糊不清

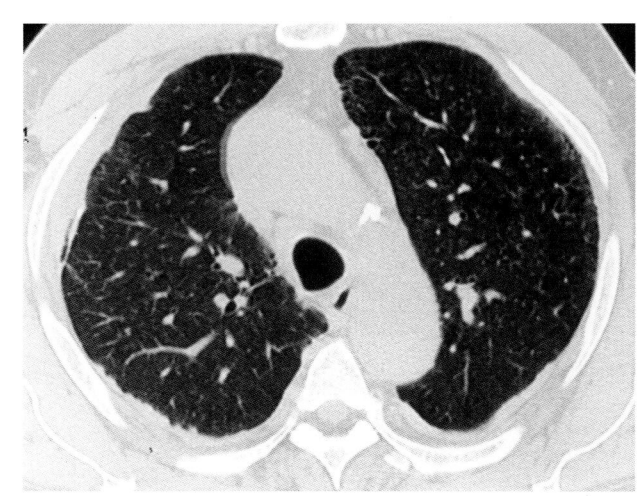

▲ 图 6-13　早期间质性肺疾病，石棉肺
HRCT 显示双侧胸膜增厚与胸膜斑块，伴外周间隔不规则轻度增厚与小囊样病灶

（2）间隔增厚：弥漫性肺疾病主要表现为浸润和纤维化，主要累及淋巴管、静脉和小叶间隔结缔组织[37]（图 6-12 和图 6-13）。根据病因，小叶间隔增厚可能是平滑、不规则或结节样的，按其累及范围而言，可从累及初级肺小叶到累及次级肺小叶，可从 <10mm 的细网状改变到直径为 12~25mm 的粗纤维多形性网状结。

薄层 CT 中容易看到间隔异常增厚，在肺外周部，增厚的间隔长度为 1.0~2.5cm，可勾勒出部分或整个小叶，并延伸至胸膜表面[37, 38]。当间隔增厚为疾病主要特征时，增厚间隔的形态是鉴别诊断的关键。

光滑的小叶间隔增厚，可能由积液导致，最常见于肺水肿或细胞浸润（图 6-8）。光滑的间隔增厚常见于静脉与淋巴管相关的疾病或浸润性疾病。尤其可能反映肺水肿或肺出血，以及肺静脉闭塞性疾病（pulmonary veno-occlusive disease，PVOD）[39-41]。光滑的间隔增厚也可与磨玻璃影同时出现，即"铺路石样改变"，是肺蛋白沉积症的典型表现，但仍需与很多其他疾病相鉴别[42-44]（图 6-14）。

结节样或串珠样间隔增厚，常见于淋巴系统疾病或浸润性疾病，包括沿淋巴管扩散的恶性肿瘤、淋巴瘤淋巴增生性疾病（如淋巴细胞间质性肺炎）、结节病、矽肺或煤工尘肺（coal worker pneumonia，CWP）（煤矽肺）、淀粉样变性（图 6-15）。在这些疾病中，由于淋巴管周围或淋巴管分布引起的间隔结节涉及以下区域：①胸膜下区域；②肺门支气管血管束周围间质；③小叶中心的支气管血管束周围间质[45]。间质纤维化导致的间隔增厚，形态通常不规则，或者伴有薄层 CT 上肺结构的明显扭曲。

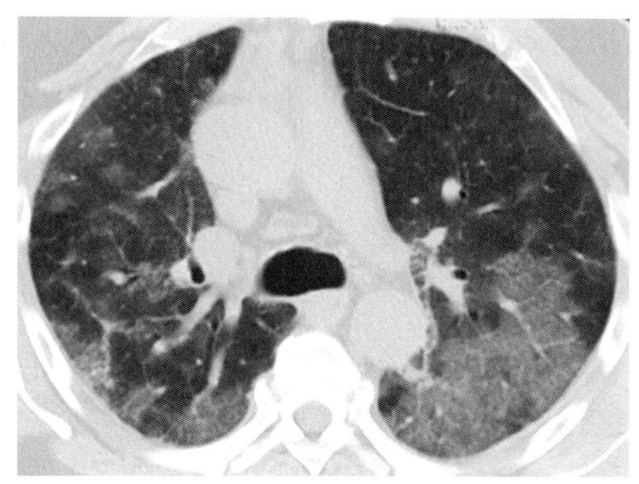

▲ 图 6-14　磨玻璃影，机化型肺炎

CT 显示呈双侧分布、模糊不清的病灶，其内血管与支气管壁未被掩盖

IPF 或其他原因所致的普通型间质性肺炎（usual interstitial pneumonia，UIP），其患者的肺在影像上可呈现不规则或非结节性网状影，实际上是小叶间间隔增厚。小叶间间隔增厚通常与纤维化的出现相关，纤维化主要累及腺泡及次级肺小叶周边，而不是间隔本身，其 CT 表现与不规则间隔增厚的表现类似。这种以外周小叶或小叶周围分布为主的病变，也可见于机化性肺炎[45]。

(3) 间质或气腔疾病导致的小叶中心结节：在薄层 CT 图像上，小叶中心结节至胸膜表面、叶间裂与小叶间隔距离 5~10mm（图 6-16）。小叶中心结节可以呈实性或磨玻璃样，大小 <10mm，可单发也可呈聚集状。

"小叶中心结节"这个名词即反映了结节的起源为小叶中心，即便它们并不一定位于次级肺小叶的中心。因为次级肺小叶的大小类似，所以小叶中心结节常表现为均匀分布的状态。小叶中心结节可见于具有共同特征的多种疾病，即细胞性支气管炎所致的小叶中心支气管异常，伴周围间质和肺泡的炎症、浸润或纤维化[35, 45]。鉴别诊断主要包括五大类疾病：感染性疾病，与细胞性支气管炎和小叶中心结节相关的非感染性细支气管炎症，肿瘤支气管内扩散，血管中心性疾病（可引起小叶中心肺结节但发生率较细支气管炎低），与淋巴管周围异常分布[36]。

(4) 树芽征：树芽征通常是由于扩张的小叶中心细支气管内充满黏液、液体或脓液形成，常伴有细支气管周围炎症（图 6-17）。在肺外周带，树芽

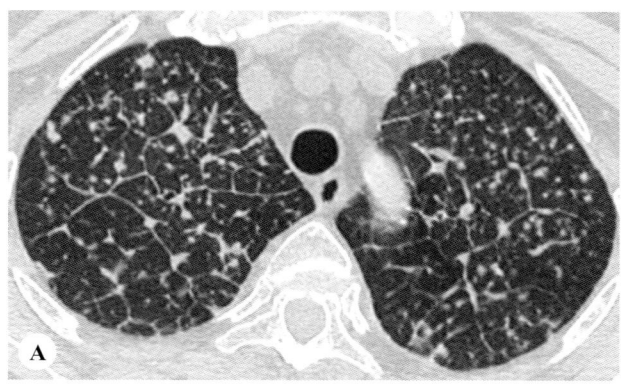

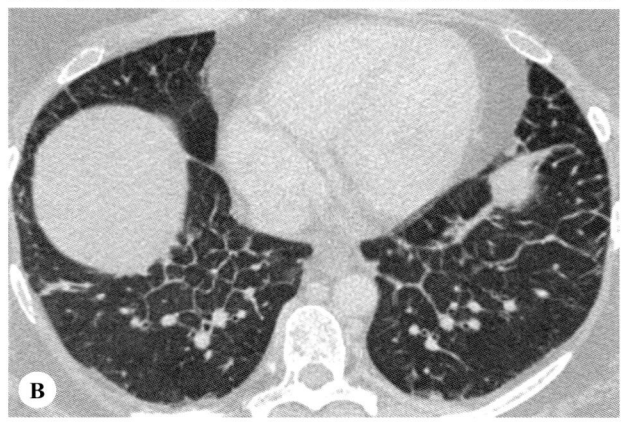

▲ 图 6-15　不规则增厚的小叶间隔

A. 癌性淋巴管炎，增厚间隔上可见多发的结节；B. 结节病，沿着增厚间隔可见结节，主要分布在右肺下叶内侧基底段。与图 6-8 和图 6-9 比较

征可伴有典型的分支状改变，最外周的分支或结节状阴影距离胸膜表面仅数毫米。如果对小叶中心细支气管在水平位上进行薄层 CT，就像典型的肋膈角位置，受累细支气管就可能表现为一个直径几毫米、边界清晰的小叶中心结节或小叶中心簇状分布结节，这取决于细支气管与扫描平面的位置关系。形成树芽征的异常细支气管可通过其更不规则的外观、不会逐渐变细管径、小分支远端结节状或球茎状改变，与正常的小叶中心血管相区分[30]。如果发现扩张的支气管内充满空气，那么树芽征可能并发了支气管扩张与管壁增厚。树芽征也与边界不清的小叶中心结节相关时，代表了相应区域发生炎症。也可能会出现伴支气管壁增厚或支气管扩张的大气道异常[46, 47]。树芽征的出现通常提示小气道病变。此外，尽管在患有黏液栓或细支气管壁浸润的患者中可以看到树芽状结节，但在大多数情况下，树芽征的出现与气道感染相关[46]。树芽征的鉴别诊断包括但不局限于结核或非结核分枝杆菌的支气管内扩

散、支气管肺炎、感染性细支气管炎、囊性纤维化、支气管扩张、弥漫性细支气管炎、哮喘或过敏性支气管肺曲霉菌病、缩窄性细支气管炎、滤泡性细支气管炎、细支气管肺泡癌（bronchioloalveolar carcinoma，BAC）、血管内转移瘤。

树芽征在导致小支气管内黏液聚积的气道疾病中较为少见，如哮喘或过敏性支气管肺曲霉菌病。树芽征在缩窄性细支气管炎患者中罕见，推测可能与细支气管堵塞有关[46]。当血管内转移瘤累及小叶中心动脉时，表现可与树芽征类似[47, 48]。

(5) 小叶中央结构增厚：小叶中央结构增厚会导致其在影像上的能见度增加，通常表现为小叶中心动脉增粗，该特征可见于导致小叶中心间质浸润或增厚的病变。这类病变包括但不限于肺水肿、癌性淋巴管炎、淀粉样变性和各种情况所致的间质纤维化。但小叶中央结构增厚不具有特异性，通常与间质浸润的其他表现相关[30]。

(6) 小叶中央低密度：异常低密度区主要是由于异常区域出现支气管扩张、小叶中央型肺气肿，或者偶尔的空洞型的小叶中心结节病变。支气管扩张可见于气道疾病或肺纤维化患者，如果患者出现了肺外周带的支气管扩张，可反映出细支气管扩张并伴管壁增厚（图6-17）。

小叶中央型（腺泡中心）肺气肿是由与腺泡中心细支气管相关的肺组织被破坏所致，因此病变位于次级小叶中心或小叶中心区周围，主要位于上肺叶。肺气肿的低密度区常可见于小叶中心，以及小叶中心动脉周围。小叶中央型肺气肿病变区域无可见的壁。如果发现壁的存在，则反映存在纤维化区域[30]。

(7) 蜂窝状改变、实质条带与胸膜下线：蜂窝状改变是指肺间质发生粗糙增厚与纤维化，伴随着邻近肺实质结构扭曲和过度膨胀，导致囊性空腔形成（图6-18）[29, 30]。囊性空腔的直径可从几毫米到几厘米不等，腔壁清晰（厚度为1~3mm）。囊性空腔通

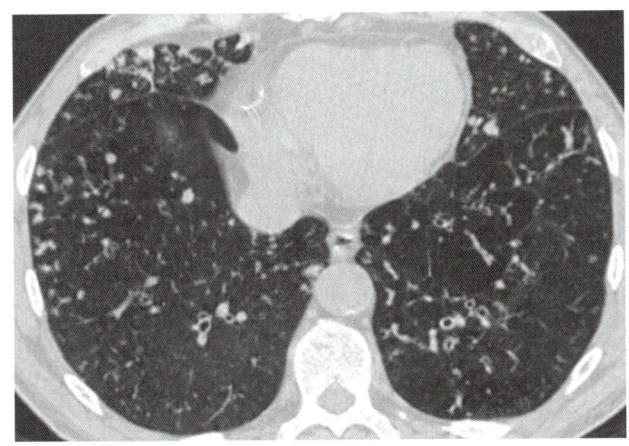

▲ 图 6-17 树芽征，淋巴瘤，移植物抗宿主病
HRCT 显示分支样的充满黏液的终末细支气管，主要位于在右肺下叶前基底段与外基底段的外周带。同时可见支气管轻度扩张、壁增厚

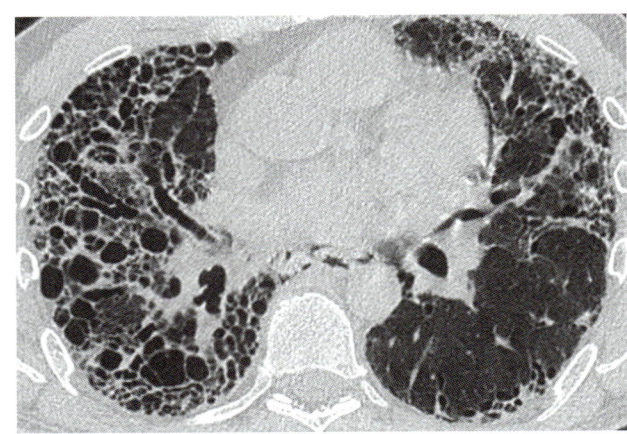

▲ 图 6-18 晚期肺间质纤维化，伴蜂窝状改变与牵拉性支气管扩张；特发性肺纤维化
HRCT 显示肺基底部广泛厚壁囊性改变，在肺外周带更为严重，伴多区域的肺结构扭曲。可见支气管扩张、壁增厚，尤其是在肺中叶

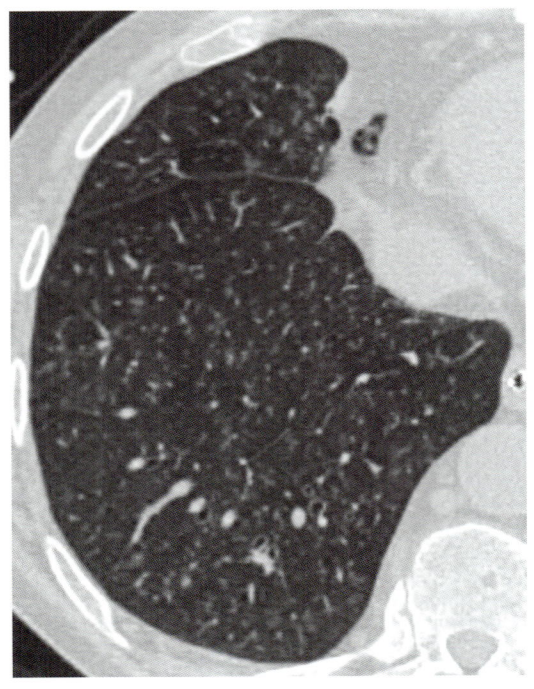

▲ 图 6-16 小叶中心结节
HRCT 显示血管远端和血管之间有无数边缘和中心不清的微小结节

常出现在胸膜下区域，有时会有好几层囊性空腔形成，当疾病非常严重时囊性空腔可出现在更远的地方。蜂窝状改变代表不可逆转的晚期肺纤维化，是 UIP 的最常见特征。也可能同时出现牵拉性支气管扩张的症状（图 6-19）。实质条带是指一种宽度为几毫米，长度可达到 5cm 的不透明细长阴影，延伸至胸膜，实质条带的形成可能与胸膜增厚或收缩有关[49, 50]。胸膜下线指是指厚度小于几毫米的薄曲线影，通常平行于胸膜、距离胸膜表面不到 1cm。胸膜下线的形成可能由肺不张、肺水肿、纤维化或间质性炎症引起。

（8）气腔样改变：气腔疾病可表现为弥漫性或局灶性病变。一般来说，气腔病变，如水肿、感染和出血，倾向于出现在不累及肺的外周区域，而间质性病变倾向于出现在累及肺实质的外 1/3 区域。在气腔疾病的最早期，气腔疾病的小病灶可表现为直径<1cm 的肺结节，边界模糊。传统胸部 X 线常常不能显示出病变。这些气腔结节会快速融合，并在肺小叶、亚段、肺叶或多肺叶分布。

部分肺部疾病病变可累及单个肺小叶或一组肺小叶，但与病变相邻的肺实质正常，造成在薄层 CT 上可见肺浸润的马赛克样改变。导致该征象的两个主要原因是，肺实变导致小叶密度增高，以及由于灌注降低、空气滞留或小叶破坏引起小叶密度降低。

4. 肺密度增高

（1）磨玻璃影：磨玻璃影是指在 CT 影像上，肺实质密度增高，但其内支气管与血管清晰可见[51-53]（图 6-14 和图 6-20）。磨玻璃影征象在胸部 X 线或非薄层 CT 上不明显。磨玻璃影是由于部分气腔被巨噬细胞和组织细胞或其他物质填充，或者部分肺泡塌陷所导致的。此外，间隔炎症可示磨玻璃影征象，不伴有肺泡内填充或轻微的纤维化。感染性或非感染性肺炎最易引起气腔改变，导致磨玻璃影出现；其他可出现磨玻璃影的疾病有肺水肿、过敏性肺炎，以及临床较为罕见的肺泡蛋白沉积症与类脂性肺炎。

薄层 CT 上所示到的铺路石征，是肺小叶的磨玻璃影与网状影组合构成的[42]。其中磨玻璃影反映气腔或间质的异常，网状影结构表示小叶间隔或小叶内间质增厚、不规则纤维化、小叶或肺泡外周气腔内填塞。铺路石征最早发现于肺泡蛋白沉积症，但也可见于其他疾病，如肺水肿和肺出血、成人呼吸窘迫综合征、急性间质性肺炎、弥漫性肺泡

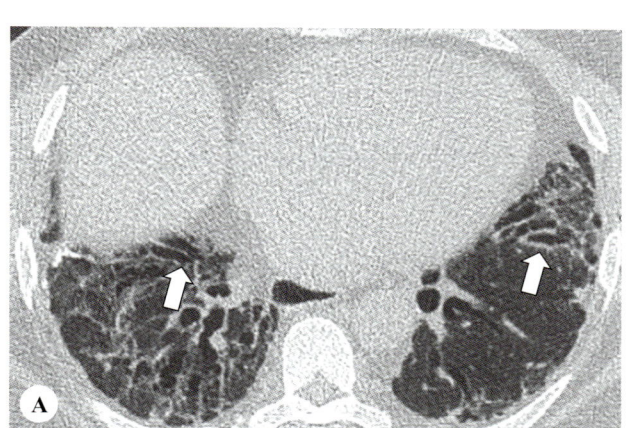
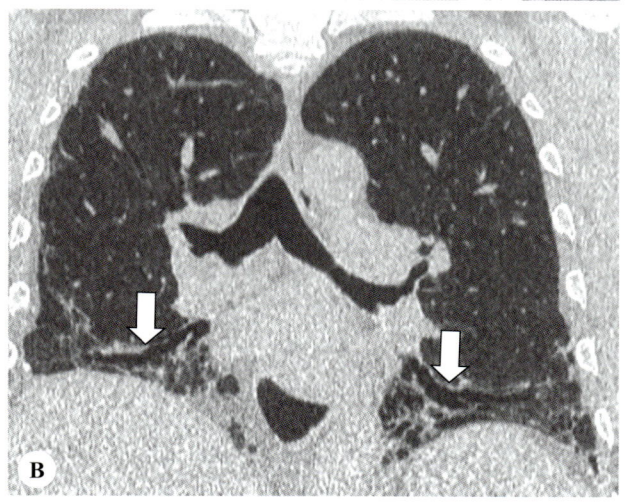

▲ 图 6-19　牵拉性支气管扩张症

横轴位和冠状位的 CT 重建图显示硬皮病患者的基底段支气管扩张（箭），继发于寻常型间质性肺炎导致的纤维化。同时还可见食管扩张，食管内充满气体

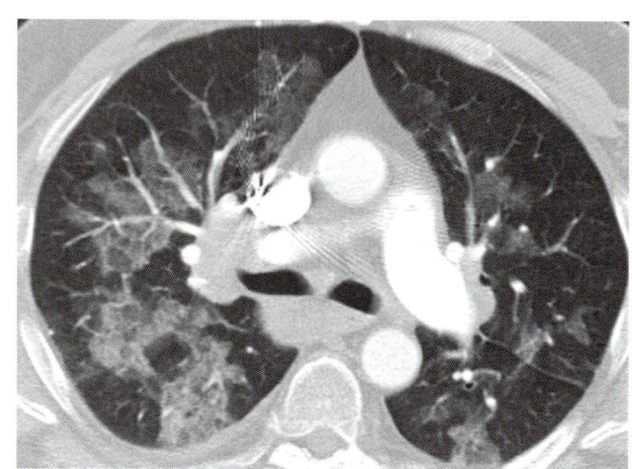

▲ 图 6-20　磨玻璃影，肺水肿

CT 显示局部磨玻璃影，累及多个次级肺小叶，可能是由气腔和部分间质内液体累积共同导致的

损伤，耶氏肺孢子菌肺炎（Pneumocystic jirovecii pneumonia，PJP）、衣原体、细菌与结核所致肺炎，以及机化性肺炎、慢性嗜酸性粒细胞性肺炎、Churg-Strauss综合征、放射性肺炎、药物相关性肺炎、BAC、类脂性肺炎[39, 58, 59]。

(2) 肺实变：肺实变指的影像上示肺实质密度呈均一性升高，使血管与气道壁不清晰（图6-21和图6-22），并会出现支气管气象，与普通胸部X线上所示类似。

大叶性肺炎（又称为支气管肺炎）的典型征象为单个或多个肺叶实变，通常是由于葡萄球菌、嗜血杆菌属、假单胞菌和肺炎支原体的感染而形成。感染性分泌物通过近端气道延伸至支气管或细支气管形成肺实变。肺栓塞导致的肺出血或肺梗死也可能表现出类似肺实变征象。嗜酸性粒细胞性肺炎、机化性肺炎和BAC可能显示局灶性肺实变，在薄层CT上呈非解剖性、非分段性分布或全小叶实变[30, 43, 54, 55]。

5. 肺密度降低

(1) 囊性气腔：Fleischner协会将囊肿定义为圆形实质透亮或低密度区，与正常肺组织有明确边界，囊壁（1~2mm）通常由上皮细胞或纤维组织构成[30]。肺部多发性囊肿则提示存在囊性肺疾病。根据肺囊肿的影像特征和空间分布特点可以做出明确诊断，如朗格汉斯细胞组织细胞增生症、淋巴管平滑肌瘤病和结节性硬化。囊性气腔形成的病因还包括支气管扩张、肺气囊、空洞、小泡、肺大疱及由肺气肿所致组织破坏[38]。囊性区域的可能是炎症、阻塞、坏死、先天性异常、肿瘤或肺纤维化所致肺收缩，也可能是小气道疾病导致肺小叶过度膨胀[60, 61]。

肺大疱是肺内充满气体的圆形区域，直径超过1cm，壁薄且壁不总是可见，通常提示局部肺气肿[26]。大多数肺气肿病例中，肺实质内可见低密度区，无明确的壁。蜂窝征示局灶性扩张的厚壁气腔，通常直径<1cm，由间质性肺纤维化所致，部分为纤维化组织对支气管壁的牵拉（图6-18）。病变通常位于胸膜下，呼气时体积缩小，提示病变与气道相通[61]。

(2) 肺气肿：全小叶型肺气肿与间隔旁型肺气肿导致肺密度降低。全小叶型肺气肿引起的次级肺小叶均匀性破坏，肺部弥漫性受累，薄层CT上显示肺密度整体降低，肺血管体积缩小。间隔旁型肺气肿为胸膜下被小叶间隔环绕的次级肺小叶的破坏，导致胸膜下局部低密度区，在薄层CT上这些区域边缘可见非常薄壁。

(3) 空气滞留：空气滞留可由多种小气道疾病导致，如哮喘、慢性支气管炎、细支气管炎和肺气肿。在闭塞性细支气管炎中，可特异性表现为间歇性（反应性）或固定的小气道异常；空气滞留的诱发原因含感染、移植物抗宿主疾病、胶原血管病、肺移植后排斥反应。在常规吸气相薄层CT上，空气滞留可能更明显。呼气相扫描对显示正常肺周围空气滞留导致的细微的低密度区域更为敏感[62, 63]。

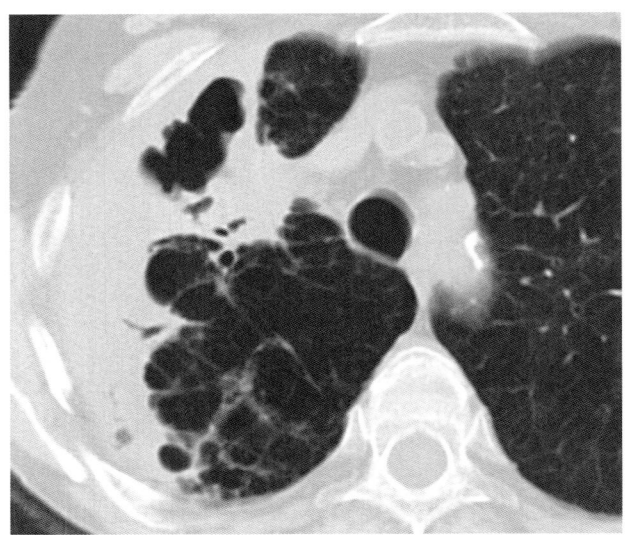

▲ 图6-21 3个月后在行计划性肺穿刺活检时，CT显示病变有明显的间隔生长，以及病变周围新发肺实变。抽吸活检结果证实结核分枝杆菌感染

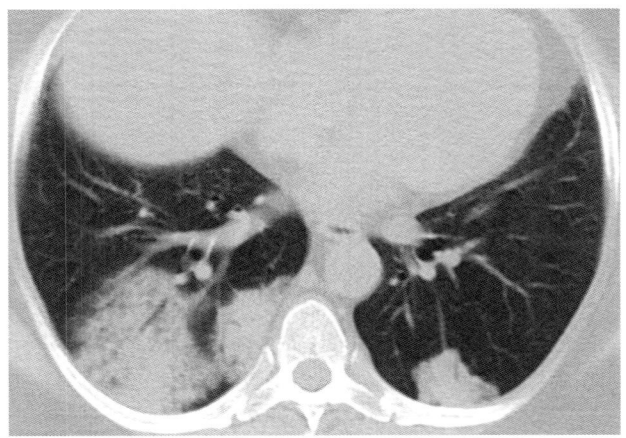

▲ 图6-22 另一例患者，CT显示双肺下叶相对较大的肺实变，伴有支气管气象（肺炎形式的疾病）

第 6 章　肺
Lung

(4) 马赛克样改变：马赛克样灌注或马赛克样血量减少是由于肺灌注不均，病变区域表现为异常、更透明和少血。病变组织较周围正常肺组织相比，病变组织内肺血管数量和大小均减少[64]。其余部分肺密度正常或稍高，后者表现类似磨玻璃影或浸润影，是因为血流从病变区域分流。马赛克病变的两个基本病因是小血管疾病［如血管炎或慢性血栓栓塞性疾病（图 6-23 和图 6-24）］和小气道疾病［如囊性纤维化（图 6-25）、哮喘和闭塞性细支气管炎］。对于小气道疾病导致的马赛克样血量减少，在呼气相 HRCT 显示得更清楚，并有助于与小血管疾病进行鉴别。对比小血管疾病所致马赛克征，呼气相薄层 CT 可造成高密度区和不透明性低密度区的密度成比例增高，从而降低磨玻璃影的显著性。相反，气道疾病或肺栓塞所致马赛克样灌注，相对高密度区域的密度会增高，而低密度区域则会保持低密度（即存在空气滞留），使得差异更加明显[65-70]。

如前所述，局灶的磨玻璃影与马赛克样灌注有时难以鉴别。当局灶性肺阴影由 PJP 或嗜酸性粒细胞性肺炎导致时，密度升高的异常磨玻璃影可能会类似马赛克样改变，但其正常肺野与异常肺野中血管的大小与数目并无差别。在马赛克样灌注中，血管管径有缩小，但在肺小叶磨玻璃影样改变中，肺血管的大小并无改变。这一点细微的差别有助于区分马赛克样改变和肺小叶磨玻璃影[67]。

CT 术语"晕征"最初用于描述侵袭性曲霉病肺病（图 6-26），是指环绕在感染性或非感染性肺结节周围的晕状磨玻璃影，通常因发生出血或水肿而出现，可见于卡波西肉瘤、念珠球菌、结核及经支气管活检后[30]。

(5) 肺结节：在累及终末细支气管的多种疾病中，如结节病、结核和其他肉芽肿性感染、朗格汉斯细胞组织细胞增生症、过敏性肺炎、泛细支气管炎及移植物抗宿主病（图 6-27 和图 6-28），因存在支气管周围炎症与黏液栓，HRCT 上可见一些边界不清的小叶中心性结节。树芽征是指这些小叶中心分支结构的结节样扩张。

在具有相同病理过程的疾病，以及硅肺和 CWP、肺转移瘤和淀粉样变性中，可见更明确的外周间质结节（1~2mm）。血管旁的结节病变提示有血源性播散的疾病，如转移瘤或脓毒性栓塞。

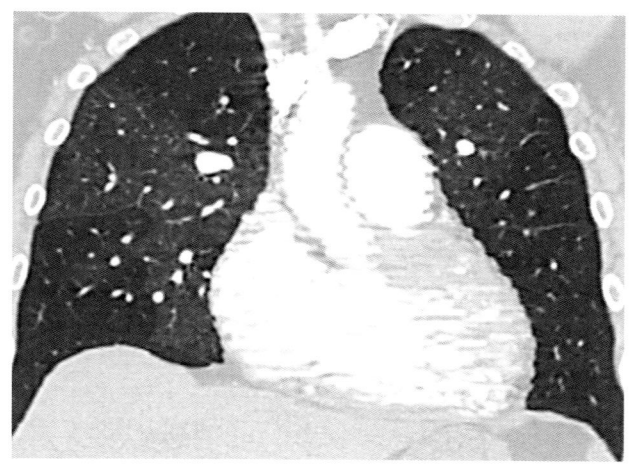

▲ 图 6-23　冠状位重建肺窗显示多个区域的马赛克样改变，主要出现在右肺上叶和下叶

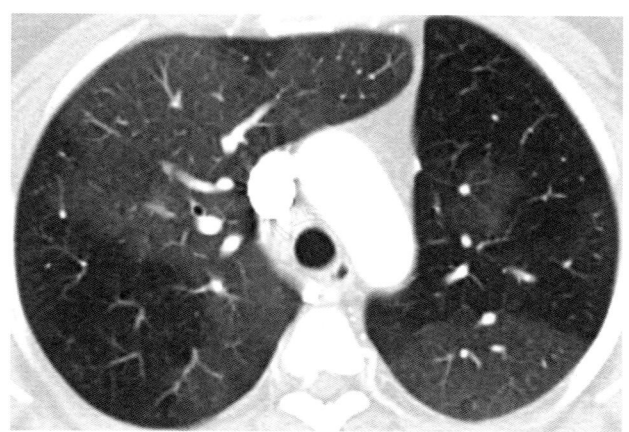

▲ 图 6-24　CT 肺窗显示多个区域存在马赛克样改变

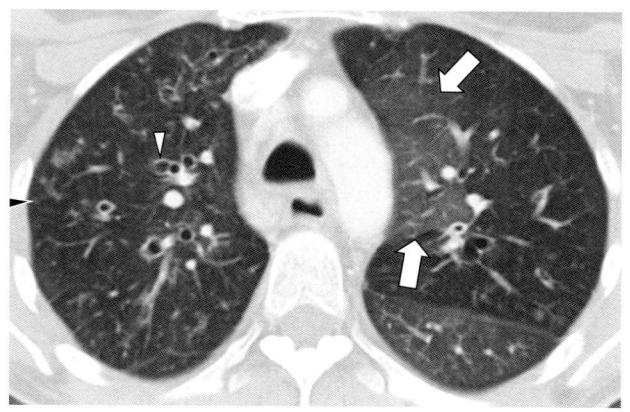

▲ 图 6-25　支气管扩张，马赛克样改变

男性，22 岁，囊性纤维化患者。CT 显示左肺上叶局部出现马赛克样灌注增高（箭），易被误诊为急性浸润性疾病，同时还存在柱状支气管扩张（白箭头）和右肺上叶外周带小叶中心性结节（黑箭头）

217

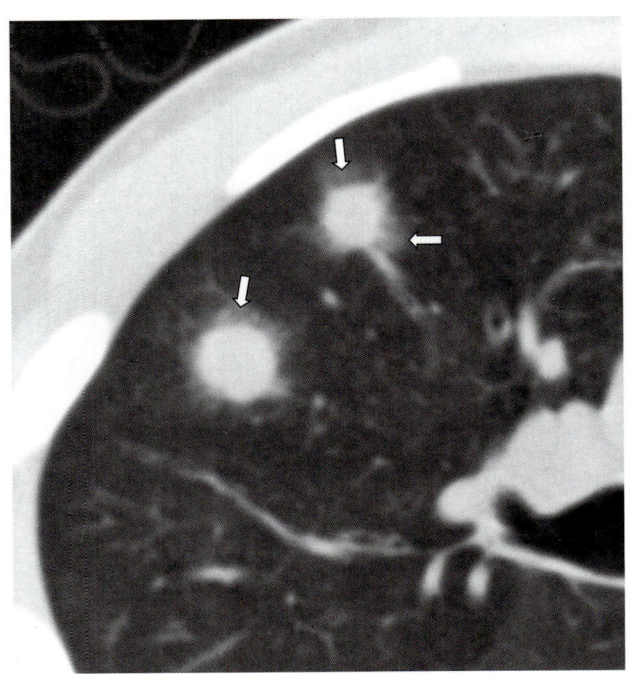

▲ 图 6-26　侵袭性曲霉病，晕征

右肺上叶见两个边界清晰的软组织密度结节，周围伴有模糊的不透明浸润，或者磨玻璃影（箭）

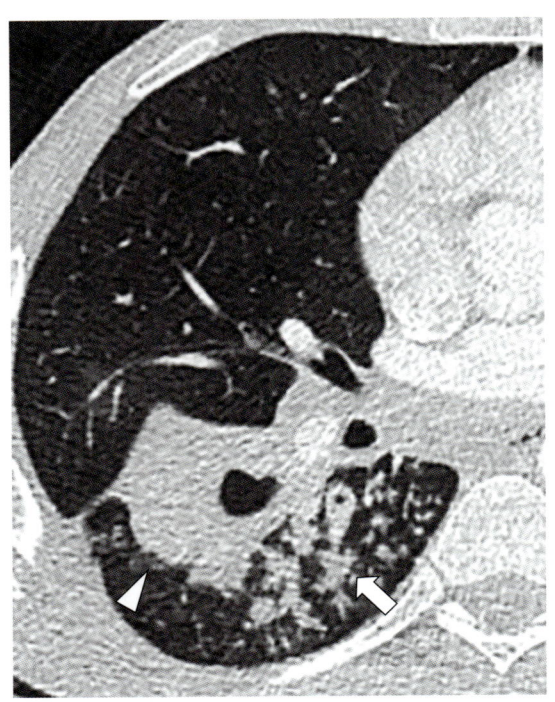

▲ 图 6-28　男性，56 岁，肺结核

轴位 CT 图像显示右肺下叶背段支气管壁增厚与细支气管炎症导致的树芽征（箭）。同时可见右肺下叶背段大的空洞，符合活动性结核（箭头）

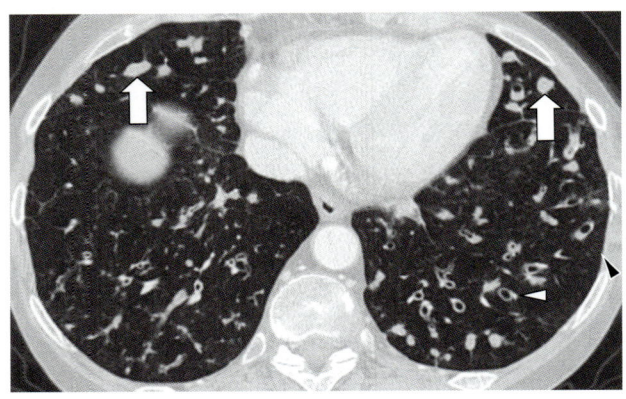

▲ 图 6-27　支气管扩张

HRCT 显示双肺多发性扩张、厚壁支气管。由于肺主动脉毗邻均匀光滑增厚的扩张支气管，其中沿头尾方向走行的病灶表现为印戒状（白箭头）。一些环状及管样的软组织密度影（箭）代表充满黏液脓性物质的扩张支气管，同时可见由终末细支气管炎导致的多发性外周小叶中心性小结节（黑箭头）

三、肺疾病

（一）急性呼吸窘迫综合征

急性呼吸窘迫综合征（acute respiratory distress syndrome，ARDS）是一种进行性低氧状态，需根据临床标准进行诊断，确诊必须满足以下三个条件：症状急性发作，双肺阴影，PaO_2/FiO_2（吸氧状态时）≤300，呼气末正压或持续气道正压≥$5cmH_2O$[71]。目前已知与败血症、休克、尿毒症、创伤、肺炎和毒性物质吸入有关。CT 不是 ARDS 的首选检查方法，但是对于一些比较复杂的病例，当胸部 X 线检查结果不能明确患者情况时，可进行 CT 检查。CT 表现为不均一或融合的磨玻璃影，不能迅速逆转（图 6-29）。局灶性实变可能提示存在重叠感染，与胸部 X 线相比，CT 可以更好地发现胸腔积液[72, 73]。ARDS 的常见并发症有气胸和纵隔气肿，CT 可以显示出这些积气的大小和位置（图 6-29）。ARDS 康复后的患者通常有以下两种表现：① 牵拉性支气管扩张，因机械通气期间氧疗气压伤导致；② 肺囊肿，可出现于非重力依赖区域肺组织内[74]。

（二）特发性间质性肺炎

1. 普通型间质性肺炎　普通型间质性肺炎（UIP）是最常见的特发性间质性肺炎，约占发病病例的 50%[75]。UIP 是病理与影像学上的类型，通常和 IPF 的临床诊断相关。在疾病早期，炎症与成纤维细胞活动占主导地位。随后发展为致密纤维化和蜂窝状改变。该病具有时间与空间异质性的特点。在疾病

第 6 章 肺
Lung

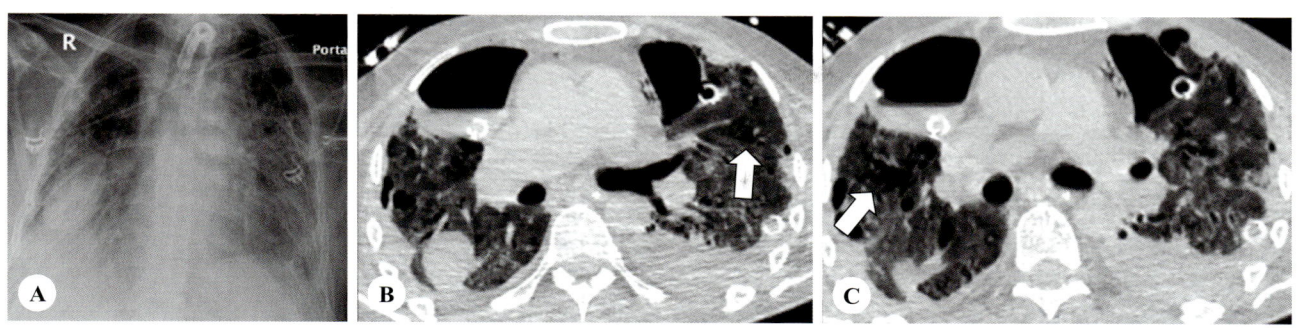

▲ 图 6-29 男性，42 岁，H1N1 流感肺炎伴急性呼吸窘迫综合征，需长时间进行体外膜肺氧合治疗
胸部 X 线（A）与 CT（B）均显示血管周围间隙积气，与气道和胸膜腔分离，符合间质性肺气肿改变（B 和 C，箭）。此外，双肺尖均见引流管，右肺斜裂积液，以及气管切开插管

不同阶段可观察到肺部组织学异常，并且肺部受累不均匀。

特发性间质性肺炎或与结缔组织/胶原血管性疾病（通常为硬皮病或类风湿关节炎）、药物反应，慢性过敏性肺炎和石棉肺（伴随胸膜斑块或弥漫性胸膜增厚可用于鉴别诊断）有关[76]。IPF 好发于 50—70 岁男性。多为散发病例，但存在家族性发病的情况[77]。虽然家族性肺纤维化中最典型的类型是 UIP，但其分布模式和 CT 特征在家族成员中可能有所不同，有些病例以肺尖分布为主，少见蜂窝状改变。IPF 的治疗选择仍在不断演变。尼达尼布与吡非尼酮这两种新型药物已被证明可有效减缓 IPF 患者肺功能下降的速率[78-80]。

对于特发性肺间质肺炎，胸部 X 线 HRCT 可以比 X 线更早检出疾病，更好地评估疾病累及范围，以及预测疾病的活动性[81]。在疾病早期，肺基底段可见增多的网状影，为增厚的间隔[81]。随后逐渐出现蜂窝状改变，直径为 2~20mm，常伴有牵拉性支气管扩张（图 6-18、图 6-19、图 6-30 和图 6-31）。可能会出现小的局灶性钙化区域（图 6-32）。磨玻璃影有一定的提示意义，但并不是活动性肺实质炎症的特殊病症，相对罕见，仅在约 15% 的发生了急性加重病程的患者中观察到。由于炎症反应常伴随轻度到中度的纵隔淋巴结增大。最近一些基于特发性肺间质纤维化诊断标准，而不是基于共识的研究[82,83]。根据 HRCT 的表现，将 UIP 的分级诊断标准分为四型：UIP 型，可能 UIP 型，不确定 UIP 型，以及其他诊断。

UIP 型（出现以下四种特征）：①以胸膜下、肺基底部分布为主；②分布不均一；③蜂窝征，网格影伴周围牵拉性支气管扩张或支气管扩张；④缺乏

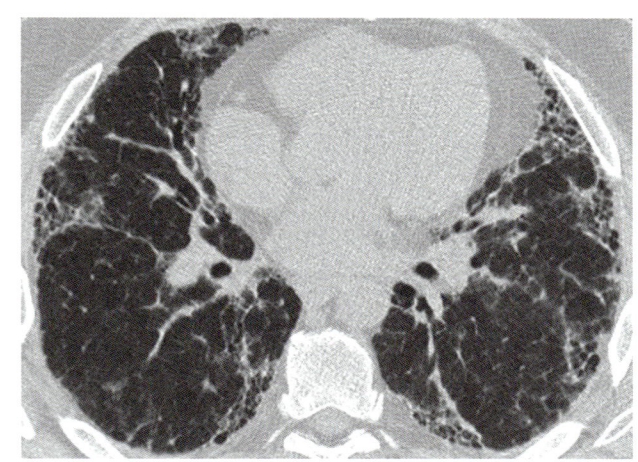

▲ 图 6-30 普通型间质性肺炎
HRCT 显示不均匀，主要为外周间隔增厚与蜂窝样改变。中叶内侧段可见轻度牵拉性支气管扩张

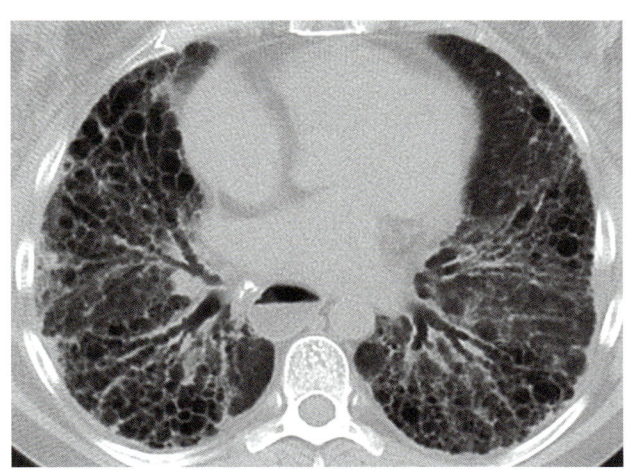

▲ 图 6-31 普通型间质性肺炎，硬皮病
极晚期肺间质纤维化伴蜂窝样与牵拉性支气管扩张。可见食管扩张并积液、积气

219

其他诊断特征。

可能 UIP 型：①以胸膜下，基底段分布为主；②分布不均一；③网格影伴周围牵拉性支气管扩张或支气管扩张；④无蜂窝征；⑤缺乏其他诊断特征。

不确定 UIP 型以及其他诊断（以下特征之一）：①以上、中肺分布为主的纤维化；②沿支气管血管束分布为主，并避开胸膜下区，并有下列任何征象之一，包括实变明显、纯磨玻璃影广泛、弥漫性马赛克样改变伴明显呼气相肺叶空气滞留、弥漫性结节、囊状病变（存在五种特征中的任何一种）。

与以往的指南相比，新指南的一个重要进展是避免了手术肺活检，现在可以单独利用 HRCT 来诊断 UIP。如果 HRCT 表现为可能 UIP 型或不确定 UIP 型，建议进行手术活检以明确诊断，并且通常需要多科会诊决定[83, 84]。

2. 非特异性间质性肺炎　非特异性间质性肺炎（nonspecific interstitial pneumonia，NSIP）是一种慢性间质性肺病，其特征是均匀增厚的肺泡壁，由炎症或纤维化引起[85]。相较于 UIP，NSIP 的临床病程多为良性，预后更好，通常对皮质类固醇治疗有反应。约 50% 的病例与结缔组织病/胶原血管疾病、药物反应、有机粉尘或其他暴露或既往急性肺损伤有关。与 UIP 不同，NSIP 在时间与空间上都呈同质性。NSIP 的典型影像特征为对称性分布的磨玻璃影（图 6-33 和图 6-34）。在纤维化的 NSIP 中，可见网状影、牵拉性支气管扩张和肺叶体积缩小。蜂窝征很少

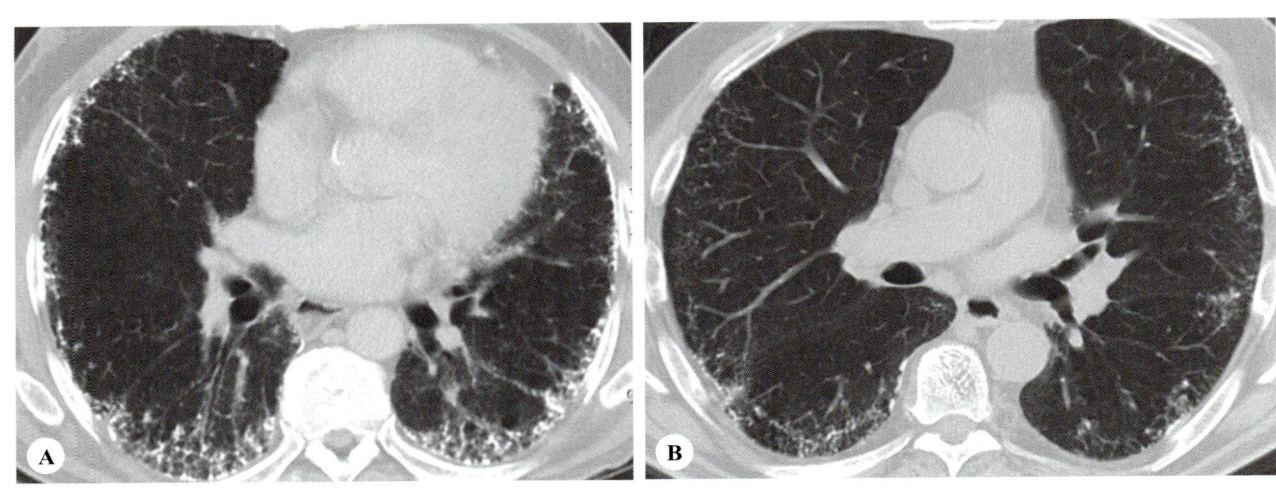

▲ 图 6-32　普通型间质性肺炎/特发性肺纤维化，伴肺钙化
A. 外周带纤维化为主，伴蜂窝征及多发点状钙化灶；B. 另一例患者，也有相似表现

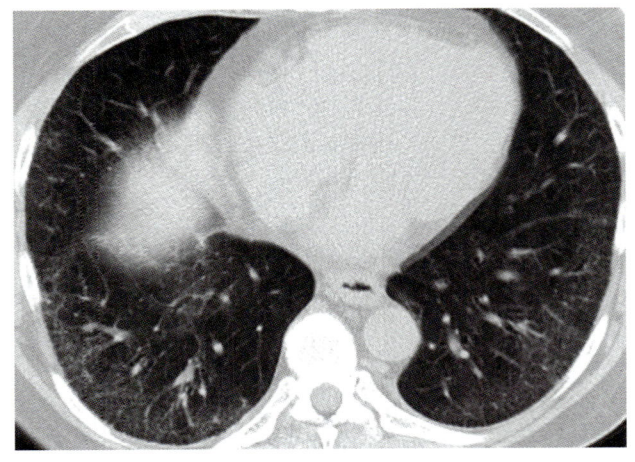

▲ 图 6-33　早期间质性肺病，非特异性间质性肺炎
在相对晚期的患者中，CT 显示细线状影（增厚的间隔）延伸至胸膜表面。部分外周带支气管壁增厚

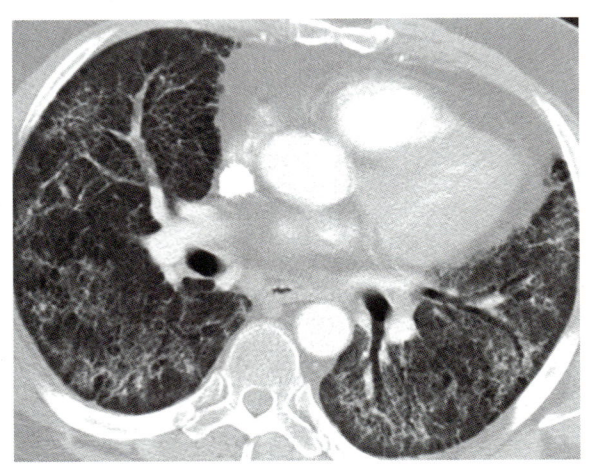

▲ 图 6-34　非特异性间质性肺炎
CT 可见不规则、相对对称的肺基底网状浸润以及磨玻璃影。可见极轻度支气管扩张，但无蜂窝征

见[86-88]。也可能出现边界模糊的小叶中心性结节。而胸膜下有透亮区域边缘或"胸膜缘",反映胸膜下肺组织未受累,是一种与 NSIP 相关但并不特异的表现[75]。

3. 脱屑性间质性肺炎 脱屑性间质性肺炎(desquamative interstitial pneumonia,DIP)通常与吸烟有关,但在非吸烟者中也有报道。可能与感染、接触有机粉尘、药物反应甚至被动吸烟有关。DIP 的病理特征是气腔内存在大量富含色素的巨噬细胞,轻微纤维化,肺结构保留完好。患者预后良好,很少进展为限制性肺纤维化[89]。

DIP 的 CT 特征包括双侧对称分布弥漫性磨玻璃影,常累及肺基底部(图 6-35)。纤维化较少或没有。磨玻璃影区域中可见边界清晰的圆形囊腔,壁薄,直径在 2cm 以内[90]。

4. 呼吸性细支气管炎 – 间质性肺病 呼吸性细支气管炎 – 间质性肺病在病理学上与 DIP 相似。同样可见大量富含色素的巨噬细胞,但它们分布在呼吸性细支气管中,而不是像在 DIP 中呈双肺弥漫分布。这种组织学表现通常为重度吸烟患者的偶然结果。

HRCT 上可见小叶中心磨玻璃影,以及非常细小的网状影与微结节[91](图 6-36)。可能出现支气管壁增厚,呼气相 CT 上散在空气滞留。

5. 肺纤维化合并肺气肿 肺纤维化合并肺气肿(combined pulmonary fibrosis emphysema,CPFE)是指同时发生的肺气肿与肺纤维化,影像特征为上肺叶肺气肿与下肺叶肺纤维化。这两种征象均与吸烟有关;目前尚不清楚患者只是同时有这两种疾病,或者是这两种过程相互关联。在 CT 检查后,通常会对诊断持怀疑,因为对于正在吸烟或既往吸烟的患者,临床表现出正常或接近正常的肺功能指数和肺活量,但其弥散系数严重下降[92]。

肺气肿类型包括肺大疱型、间隔旁型与小叶中央型,以上叶分布为主。相较于单纯慢性阻塞性肺

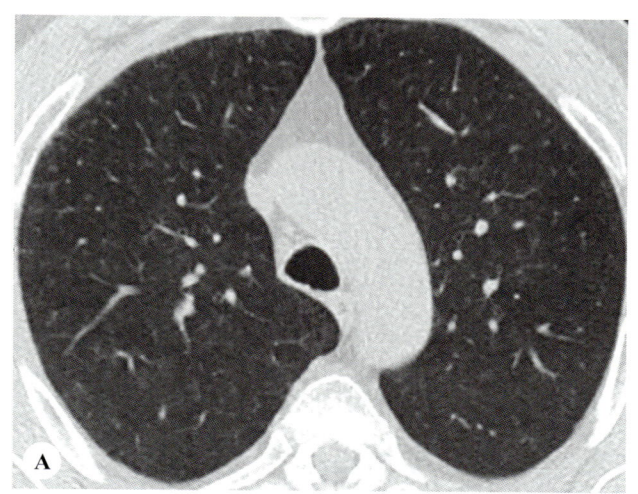
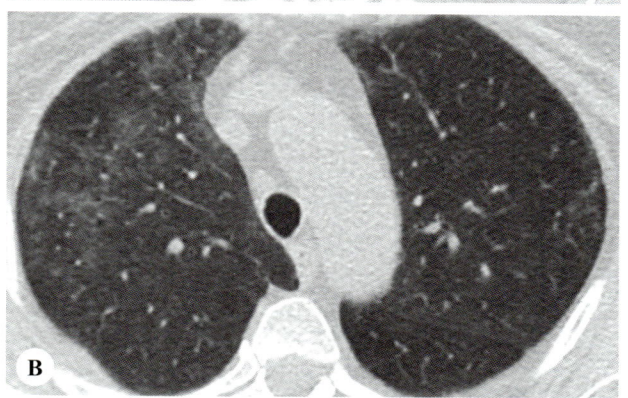
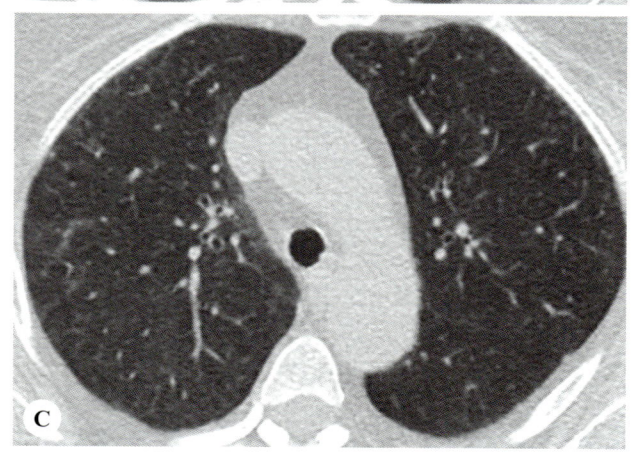

▲ 图 6-36 呼吸性细支气管炎间质性肺病
A. 存在边界不清的微小外周带小叶中心性结节,主要分布在右肺上叶前段;B 和 C. 在另一列患者中,头尾向 HRCT 扫描图像显示除了存在细小的外周带小叶中心性结节外,还存在一些磨玻璃影

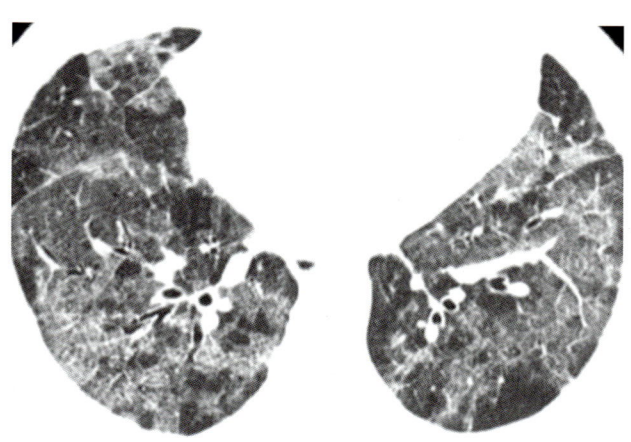

▲ 图 6-35 脱屑性间质性肺炎
磨玻璃影相对对称、以肺基底段分布为主,与一些网状影和小囊性区域交替分布

疾病患者，间隔旁型肺气肿更常见于 CPFE 患者[94]。通常可见背景肺实质的基底部蜂窝状、网状和磨玻璃影改变[94]。CPFE 患者患肺动脉高压比单纯 IPF 患者更常见，也更严重[93]。

6. 淋巴细胞性间质性肺炎　淋巴细胞性间质性肺炎是一种良性淋巴增生性疾病，其主要的机制是单核细胞弥漫性间质浸润，以多克隆淋巴细胞和浆细胞为主[95]。常与 Sjögren 综合征、结缔组织/胶原血管性疾病、Castleman 病、免疫缺陷疾病包括 AIDS 相关[86]。罕见情况下，病例可进展为纤维化或淋巴瘤。好发于 50 岁左右的女性。症状渐进式发作，包括呼吸困难和咳嗽。

常见的影像表现为支气管血管束与小叶间隔的增厚，以及磨玻璃影（图 6-37）。常见直径达 30mm 的薄壁囊肿，可能与细胞浸润引起的细支气管阻塞和随后的纤维化有关[96]（图 6-38）。

7. 急性间质性肺炎　急性间质性肺炎，旧称 Hamman-Rich 综合征，是一种暴发性间质性肺炎，其组织学特征与急性成人呼吸窘迫综合征（伴有弥漫性肺泡损伤）相同[97]。"急性间质性肺炎"一词适用于不明原因的弥漫性肺泡损伤。然而大多数急性间质性肺炎病例也都符合 ARDS 的诊断标准。病理学表现包括肺泡壁水肿、炎症、成纤维细胞增生及透明膜。在痰培养与血培养结果为阴性，并且排除毒素或药物接触史后，进行排除性诊断。

胸部平片与 CT 显示双肺弥漫性实变与磨玻璃影，主要分布于肺基底部，不累及肋膈隐窝。表现与成人呼吸窘迫综合征相似（图 6-39）。在疾病早期

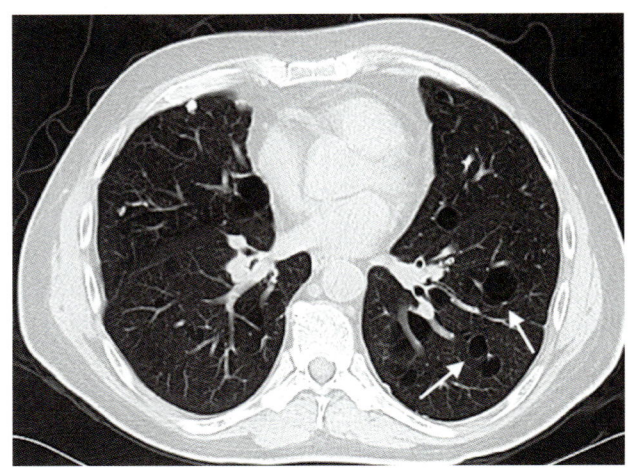

▲ 图 6-38　患者男，74 岁，Sjögren 综合征
轴位平扫 CT 肺窗图像示多发薄壁小囊（箭），为淋巴细胞性间质性肺炎的典型表现之一

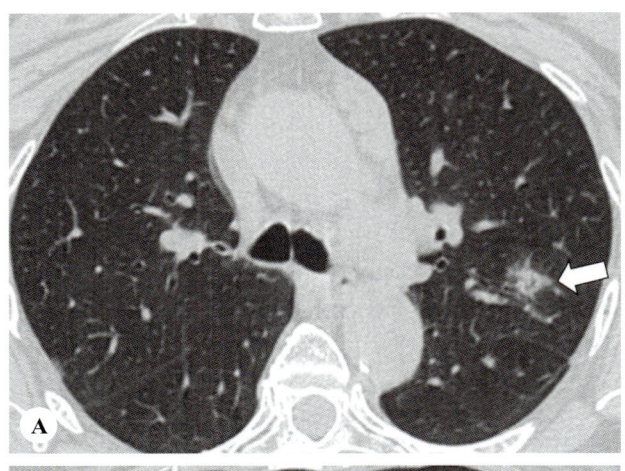

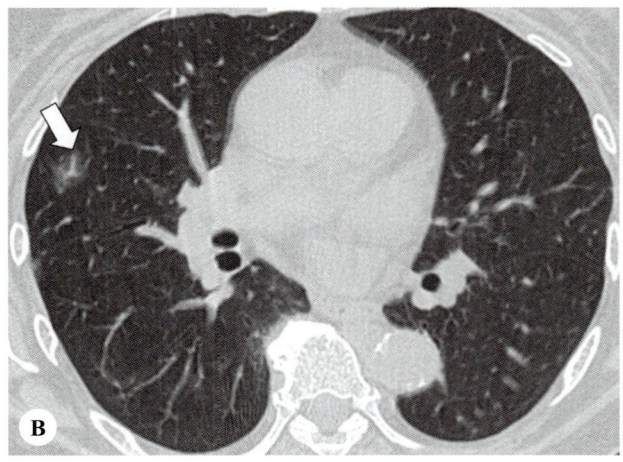

▲ 图 6-37　淋巴细胞性间质性肺炎
头尾向 HRCT 图像示舌叶（A，箭）与中叶（B，箭）局灶性磨玻璃影与网状影

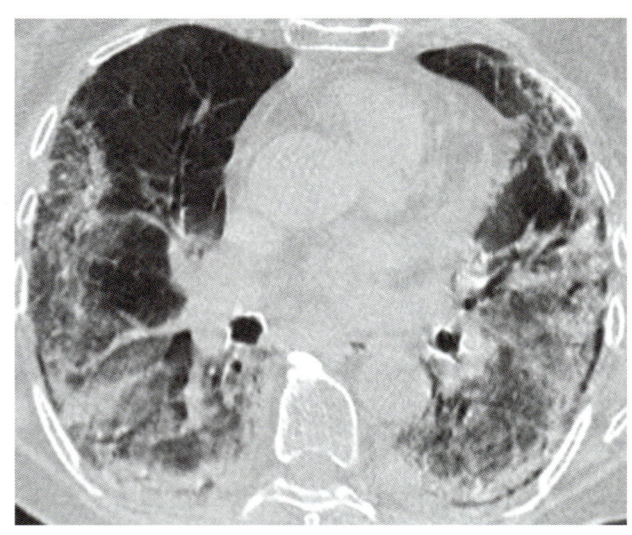

▲ 图 6-39　急性间质性肺炎
可见双肺实变与磨玻璃影（主要出现在肺基底部）

阶段，磨玻璃影的分布无明显规律，并呈铺路石样改变。可见小叶间隔增厚，胸腔积液常见[98]。晚期患者CT表现包括肺结构扭曲，牵拉性支气管扩张和蜂窝征。

8. 机化性肺炎 机化性肺炎也被称为隐源性机化性肺炎，好发于40—60岁。可继发于既往肺部感染或放射性治疗、毒烟雾或粉尘吸入（旧称为外源性过敏性肺炎）、药物反应、慢性移植物抗宿主病和结缔组织/胶原血管性疾病。其中特发性机化性肺炎的预后良好，因为皮质类固醇治疗对其有效。

机化性肺炎的组织学表现为增生性细支气管炎，是因为呼吸性细支气管与肺泡管内肉芽肿堵塞，周围散在机化性肺炎，通过邻近的腺泡扩散[52, 99]。

HRCT显示90%的患者有散在肺实变和（或）磨玻璃影（图6-14、图6-40和图6-41），常见支气管气象。其表现与其他几种病类似，包括分枝杆菌感染、结节病、弥漫性支气管肺泡细胞癌、淋巴瘤和慢性吸入[100]。特征性表现"环礁征"或"反晕征"被描述为：中心为磨玻璃影区域，外周致密影或实变影包绕[101]。可能存在大小不一、不规则结节[102]。通常分布在支气管周围，有时可出现在胸膜下，最常累及下叶[103]。

（三）结缔组织/胶原血管性疾病

结缔组织病通常与基础疾病的肺部表现有关。肺间质改变为异质性的，类型包括UIP、NSIP和机化性肺炎等。也有肺实质外的胸部表现，包括胸膜与气道受累。相关的病理，如硬皮病所致的食管功能障碍，可能导致反复的误吸与相关的感染；同样，红斑狼疮与多发性肌炎/皮肌炎导致的呼吸肌无力可能引起肺不张和感染。CT可以在患者的胸部X线正常，甚至没有出现任何临床症状时，就可以发现肺部异常。

1. 类风湿关节炎 类风湿关节炎是最常见的结缔组织病。其胸内病变通常发生在骨骼病变以后，极少先于骨骼病变出现。通常胸腔积液量较少，为渗出液，积液的葡萄糖水平低。罕见肺实质受累，如出现肺实质受累则表现为UIP。疾病进展比IPF缓慢很多。有时，间质性肺炎表现类似NSIP[104]。CT征象包括小叶间隔增厚、蜂窝征、牵拉性支气管扩张，有时可见磨玻璃影，典型病变位于下叶胸膜下区。纤维化可能是伴随药物治疗的并发症，如金、甲氨蝶呤、D-青霉胺治疗相关的纤维化。肺结节较罕见，直径一般在0.5~7cm；以上叶分布为主，可有

空洞形成。类风湿性疾病还和气道疾病相关，表现为闭塞性细支气管炎（缩窄性细支气管炎），以小气道纤维化为特征，导致呼气性空气滞留。CT表现包括小气道扩张与马赛克样改变，伴呼气相CT上空气滞留[105]。

2. 红斑狼疮 红斑狼疮好发于年轻女性，胸膜炎（胸腔积液）是其常见的胸部表现，可导致反复发作的胸膜炎性胸痛，有时可伴有心包积液[106, 107]。狼疮性肺炎，罕见发生于红斑狼疮患者的间质性肺炎，称为狼疮性肺炎[108-110]。弥漫性肺泡出血也较为罕见。两者预后均较差，具有类似的影像学表现，包括弥漫性实变或磨玻璃影[111]。

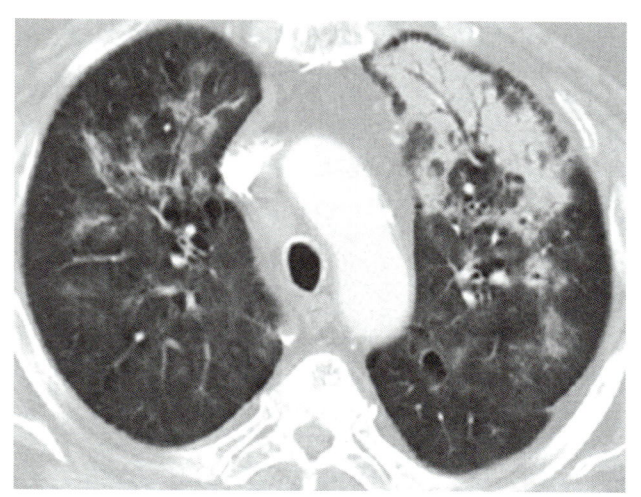

▲ 图6-40 机化性肺炎，药物反应

图中可见双肺斑片状实变与磨玻璃影

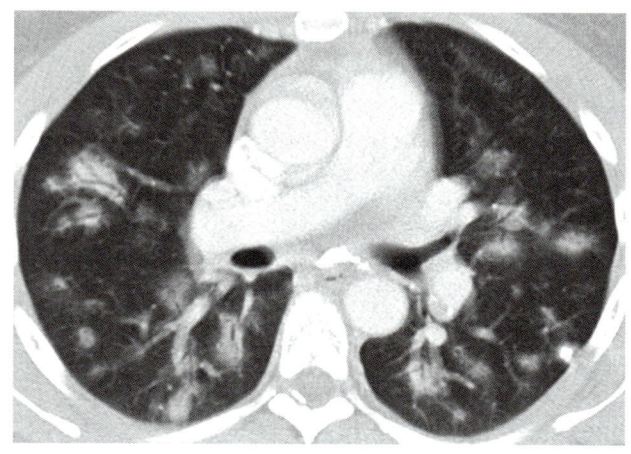

▲ 图6-41 机化性肺炎，隐源性

图中可见边界模糊结节，呈双肺分布，部分内可见支气管气象。也可见一些局灶性磨玻璃影。左肺下叶钙化结节和隆突下钙化淋巴结提示陈旧性肉芽肿疾病

3. 硬皮病 硬皮病是一种皮肤与内脏器官的纤维化疾病，好发于女性。少数系统性硬化症患者（约1%）会出现呼吸道症状，但高达60%的患者最终出现呼吸道疾病症状。最常见的肺实质病变为NSIP型[112]，但也可能出现UIP型（图6-42）。由于许多患者都伴有特发性或继发性肺动脉高压（pulmonary arterial hypertension，PAH），因此患者伴有肺动脉扩张很常见。同时，大多数患者存在食管扩张，易发生误吸。

4. Sjögren 综合征 Sjögren综合征好发于中年女性，主要症状包括口干、眼干及多发性关节炎。约1/3的患者存在肺部异常[113]，CT征象包括支气管壁增厚、支气管扩张、细支气管扩张、树芽征、空气滞留、间隔线、散在磨玻璃影、结节，极少情况下可见蜂窝征，常累及肺基底部。淋巴细胞性间质性肺炎的CT表现为磨玻璃影；Sjögren综合征也常见囊性病灶，直径可达30mm。

5. 多发肌炎/皮肌炎 多发肌炎与皮肌炎是两种相似的疾病，但在肌肉与皮肤的受累方面具有不同的倾向性；这两种疾病主要好发于年轻及中年女性[114]。肺部表现为机化性肺炎或伴纤维化的NSIP。CT表现包括肺下叶融合性磨玻璃影与实变，叠加在网状影与牵拉性支气管扩张的背景上[115, 116]。由于患者存在肌无力，因此常并发吸入性肺炎。

（四）其他弥漫性肺疾病

1. 药物相关性肺病 许多药物可导致各种肺损伤和疾病，包括间质性肺炎、肺水肿、过敏性肺炎、嗜酸细胞性肺炎、弥漫性肺泡损伤和机化性肺炎[117, 118]（图6-41）。相较于胸部X线，CT在检测这些病变方面比X线更灵敏，能指导在发生实质性纤维化之前及时停药。

间质性肺炎与纤维化的发生通常和化疗药物相关，如博来霉素与甲氨蝶呤，以及其他药物，包括胺碘酮与呋喃妥因。CT表现与UIP非常相似，有时与DIP相似，但病灶通常呈双侧对称性分布。

胺碘酮，抗难治性心律失常药物，可在肝与肺（主要是在巨噬细胞与Ⅱ型肺泡细胞）中积聚，导致进行性肺炎。约5%的患者可见肺毒性发生，通常发生在服药数月后，尤其是每天剂量>400mg的患者。非特异性间质性肺炎是药物相关性肺炎最常见的病理学表现。CT表现出现常早于临床症状出现，包括外周带、基底部分布的磨玻璃影、间隔增厚、纤维化与胸膜增厚（图6-43）。有时，也可见外周带靠近胸膜区实变，伴密度增高（80~170HU）[119]。由于碘沉积导致肝或脾密度升高，也是胺碘酮暴露的特征。

针对细胞表面抗原（如单克隆抗体）或各种信号分子（如受体酪氨酸激酶抑制药）的分子疗法，可产生各种与其药物作用方式相关的CT表现。例如，接受表皮生长因子受体（epidermal growth factor receptor，EGFR）靶向药物治疗的腺癌患者，常见发生影响肠道和黏膜表面的黏膜炎，而肺炎较少见；患者临床表现为急性呼吸困难和干咳。CT表现为弥漫性肺磨玻璃影，类似肿瘤进展或感染。另一种分子药物贝伐珠单抗，是一种血管内皮生长因子（vascular endothelial growth factor，VEGF）靶向药物，用于结肠癌、乳腺癌、肺癌、脑癌和肾癌的治疗，很少与大咯血与肺出血相关。CT特征包括肺出血的预期征象，如弥漫性或支气管周围磨玻璃影和间隔线[120]。

2. 胸膜实质弹力纤维增生症 胸膜实质弹力纤

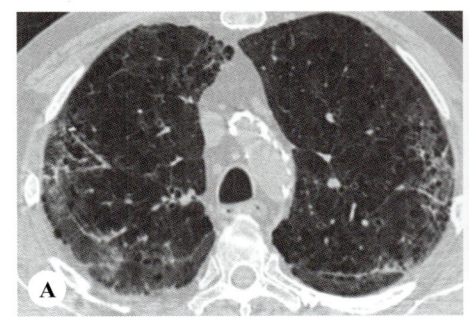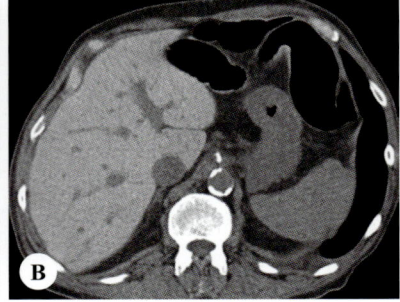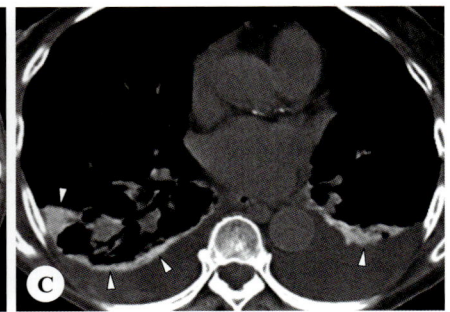

▲ 图6-42 胺碘酮造成的肺损伤

A. HRCT显示外周带肺组织间质增厚与结构扭曲，伴小囊性区域，是肺纤维化的典型征象；B. 碘沉积导致肝密度增高；C. 另一例患者，平扫CT显示下叶局部肺不张（箭头），以及双侧胸腔积液

维增生症是上叶肺纤维化的罕见病因。患者由于病征性胸膜受累，临床症状常表现为呼吸困难、干咳，以及时有自发性气胸。可能的病因包括遗传性或感染性疾病。组织病理学上可表现为上叶区胸膜纤维化以及相邻肺泡内纤维化，伴肺泡间隔弹力纤维增生。典型的 CT 表现包括胸膜与小叶间隔增厚，伴上叶牵拉性支气管扩张[121]（图 6-44）。

3. 过敏性肺炎（外源性过敏性肺泡炎） 过敏性肺炎是一种由吸入性抗原引起的免疫介导炎症，可以进展为肺实质纤维化[122]。多种有机抗原与该疾病相关：农民肺（潮湿干草堆中的嗜热放线菌）与鸟类爱好者肺（粪便与羽毛中的鸟蛋白）是两种公认的常见类型。过敏性肺炎的组织学特征为单核细胞浸润，细胞性细支气管炎和非坏死性上皮样肉芽肿。无论何种病因引发的过敏性肺炎，它们的病理学及对应的放射影像学征象都比较相似。然而，虽然可以通过临床表现与影像上怀疑本病，但通常很难确定病因。

传统上，将过敏性肺炎分为急性、亚急性和慢性三种类型；各亚型在暴露程度、进展速度、是否存在纤维化方面各不相同。但是，疾病的预后情况取决于是否发生纤维化。未来对过敏性肺炎的分类，可能是根据有无纤维化，而不是根据症状出现的时间。

急性过敏性肺炎发生于抗原强烈暴露后，影像学上表现为弥漫性气腔实变，与肺水肿表现类似（图 6-45）。CT 上可见为 1~3mm 的磨玻璃影小叶中心性结节。亚急性过敏性肺炎起病相对较隐匿，常在首次抗原暴露后几周到几个月后发作。在影像学上，常在肺中野和下野上见散在磨玻璃影和小叶中心性结节，与 DIP 的表现类似。因为存在小气道炎症，部分区域可见肺密度降低（马赛克样改变），在呼气相 CT 上可见空气滞留[123]。这种马赛克样改变伴局灶性磨玻璃影的影像征象（图 6-46）被形容为"芝士头征"[67]。慢性过敏性肺炎起病隐匿，是由于反复或慢性抗原暴露所致。不同于急性与亚急性过敏性肺炎，慢性过敏性肺炎患者可能会出现肺纤维化，CT 表现可见网状影和牵拉性支气管扩张，主要分布

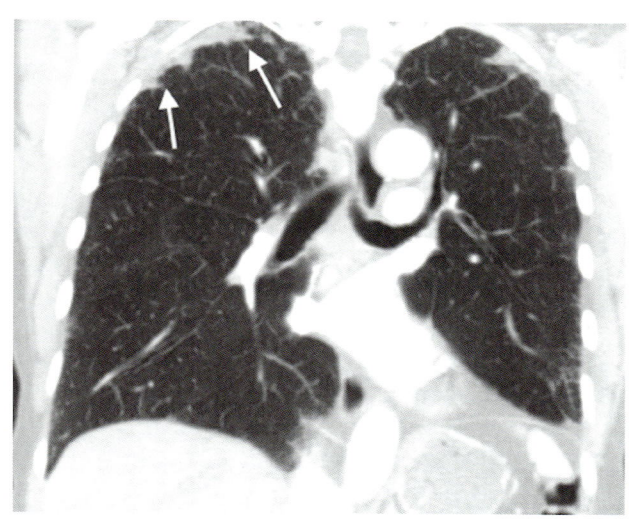

▲ 图 6-43 男性，67 岁，反复气胸发作伴进行性呼吸困难

开胸活检后证实为胸膜实质弹力纤维增生症。冠状位 CT 肺窗图像示肺尖结节样胸膜增厚和胸膜下小叶间隔增厚（白箭），伴上叶轻度体积缩小

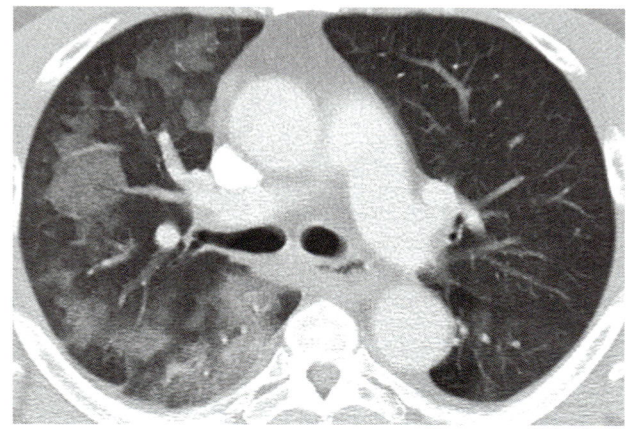

▲ 图 6-44 急性过敏性肺炎

CT 显示双肺多发磨玻璃影，伴左肺下叶马赛克样血量减少。该患者病因为大麻烟中的曲霉菌过敏性反应

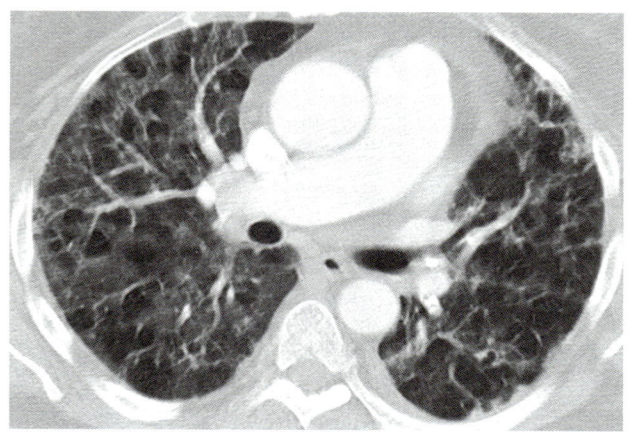

▲ 图 6-45 亚急性期过敏性肺炎

CT 影像示双肺多发磨玻璃影，中间伴有部分马赛克样血量减少区域。患者发病原因为长尾鹦鹉的过敏反应

于肺下野[124]。空气滞留是一个持续性常见表现。但是，最近一项大型研究显示15%的患者可能没有典型的CT表现，类似于UIP型纤维化[125]。

4. 嗜酸细胞性肺疾病 嗜酸细胞性肺疾病是一组异质性疾病，其定义为嗜酸性粒细胞在远端气腔和邻近间质组织中的聚集。急性肺嗜酸性粒细胞增多症（也被称为Loeffler综合征）是一种急性发热性疾病，伴低氧，非肺段分布的肺实变和磨玻璃影改变，累及肺上野与中野，通常具有游走性（图6-47）。部分磨玻璃影区域可见小叶中心性结节[124]。患者常伴嗜酸性粒细胞增多[124]。需要进行排除真菌与寄生虫感染的排除性诊断。患者对皮质类固醇治疗反应迅速，少见复发。

慢性嗜酸性粒细胞性肺炎病程超过1个月，患者通常有高嗜酸性粒细胞血症。远端气道和间质内有组织细胞伴嗜酸性细胞积聚，可能出现轻度肺纤维化。慢性嗜酸性粒细胞性肺炎可能反映了过敏反应。在胸部X线上可出现胸膜下实变，但未见胸部X线肺水肿征象。在CT上可见胸膜下肺实变和磨玻璃影（图6-48）。

5. 肺泡蛋白沉积症 肺泡蛋白沉积症，与表面活性物质清除不当有关，肺泡表面活性物质是一种抗肺不张剂。表面活性剂磷脂与蛋白在远端肺泡腔积聚，干扰气体交换；该物质通常用高碘酸-希夫（periodic acid-Schiff，PAS）染色。这种物质可发生超级感染，最常见的为诺卡菌感染，与吸烟有很强的相关性。

目前PAP可分为三种亚型：特发性、继发性和先天性。特发性PAP占所有PAP病例的90%。该型在全世界范围内均有发生，发病率为每年每百万人0.36例新发病例，患病率为每百万人3.7例[126, 127]。继发性PAP（5%～10%）发生于有工业性物质吸入的患者中，包括吸入二氧化硅颗粒、水泥粉尘、铝尘、二氧化钛、二氧化氮和玻璃纤维等；或者潜在血液系统恶性肿瘤患者；或者是免疫缺陷疾病患者（包括接受细胞毒性或免疫抑制治疗及HIV感染）[128]。

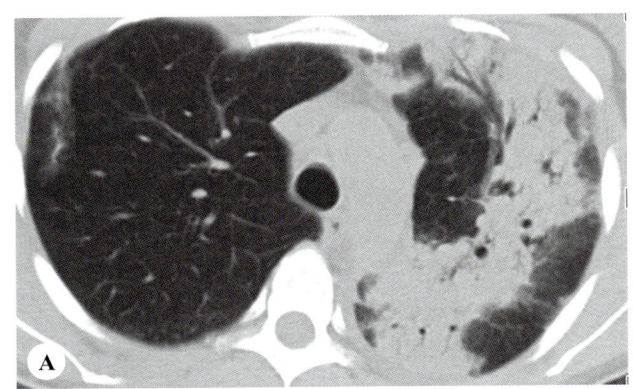
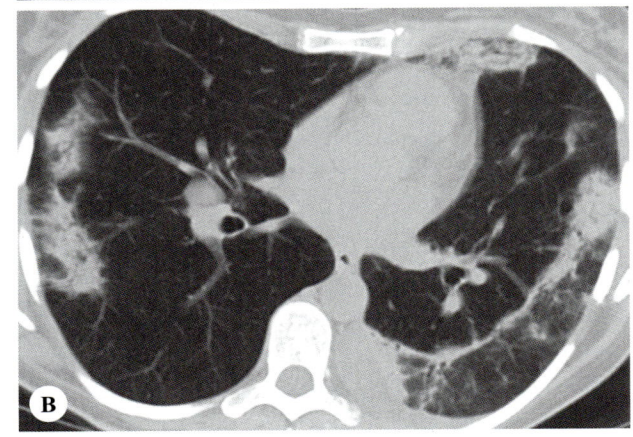

▲ 图6-47 慢性嗜酸性粒细胞性肺炎

头尾向CT图像示非肺段分布的肺实变，伴支气管充气征，主要分布在双肺上、中区。请注意病灶前后向分布呈近似卵圆形

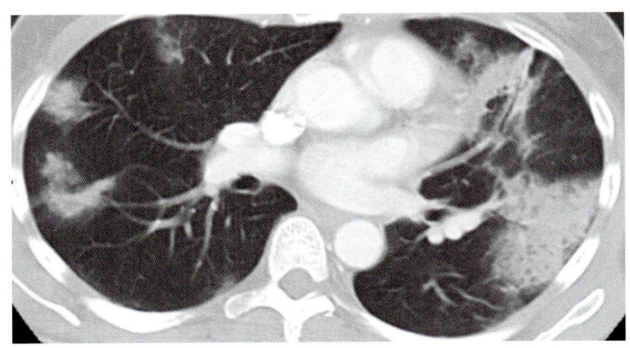

▲ 图6-46 急性嗜酸性粒细胞性肺炎

非肺段分布的肺实变与磨玻璃影，主要位于双肺中野的外周区域

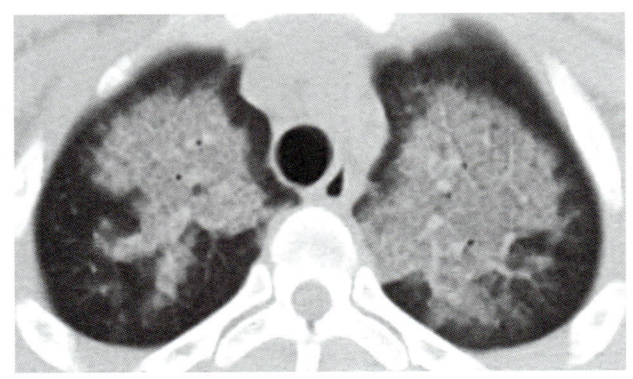

▲ 图6-48 肺泡蛋白沉积症

存在实变与磨玻璃影，血管边界可见，表现为"铺路石征"

先天性 PAP 非常罕见（2%），表现为新生儿期出现严重缺氧，并且预后不良[129]。

PAP 的治疗，通常是通过支气管肺灌洗，尽量清除异常的表面活性物质并改善氧合。PAP 通常为特发性，但如前所述，也可能继发于大量吸入刺激性无机粉尘，如二氧化硅或其他化学物质。

胸部 X 线是影像检查的首选，对影像诊断很有帮助。PAP 典型征象是双肺中央区见对称肺阴影，通常不累及肺尖与肋膈角。胸部 X 线尽管很有帮助，但胸部 X 线对 PAP 的诊断没有特异性[127]。

薄层 CT 上可见局灶性肺实变与磨玻璃影，有时伴边界模糊肺结节[43, 130]。光滑增厚网状（间隔）线影叠加于磨玻璃影区域上，形成"铺路石征"改变。铺路石征病灶通常为广泛、双肺分布，边界清晰的地图样改变、小叶常不受累[42]（图 6-49）。其分布模式差异较大，包括肺尖、基底部、中央区、外周带、肺叶或弥漫性肺对称或不对称受累。CT 上磨玻璃影或实变的范围和程度，似乎与肺功能参数受损的严重程度直接相关，即和限制性通气功能障碍、肺弥散功能下降和低氧血症直接相关[131]。治疗后 BAL CT 可显示间隔出现的磨玻璃影和持续存在的间隔线。"铺路石征"不具备特异性，可见于其他疾病，如左心衰、肺炎（尤其是肺孢子虫肺炎）、肺泡出血、肺癌、癌性淋巴管炎、弥漫性肺泡损伤（成人呼吸窘迫综合征）、放射性或药物性肺炎、过敏性肺炎和 PVOD[132]（图 6-50）。

6. 肉芽肿性肺疾病

（1）肉芽肿性多血管炎：肉芽肿性多血管炎是一种坏死性系统性血管炎，主要特征是肉芽肿累及中小肺动脉和静脉[132]。尽管 GPA 的病因尚不清楚，但由于存在针对蛋白酶 3 的循环抗中性粒细胞胞质抗体（antineutrophil cytoplasmic antibody，ANCA）和较少见的髓过氧化物酶，因此有观点认为肉芽肿性多血管炎的发生，是一种自身免疫成分所导致的。与 Churg-Strauss 综合征和显微镜下多血管炎一样，GPA 同样被认为是 ANCA 相关的血管炎之一[133, 134]。

GPA 常累及肺与气管支气管树，大多数患者的临床表现可能只限于肺与气管支气管，但实际上伴坏死性肾小球肾炎。70% 的患者肺外周带出现大小不一不规则肺结节，通常伴有毛躁的内部空洞（50% 的结节可出现）[135]（图 6-51）。肺结节与肿块的消长是 GPA 的特征。病灶可单发也可多发（通常少于 10 个病灶），大小范围从几毫米到 10cm 以上不等[136, 137]。当病灶为多发时，结节通常呈随机分布。但是，既往报道中，也有称结节呈支气管血管周围、胸膜下、血管中心性和（很少）小叶中心性分布[138]。当结节呈小叶中心性分布时可类似肺结核、过敏性肺炎或急性细支气管炎[136]。

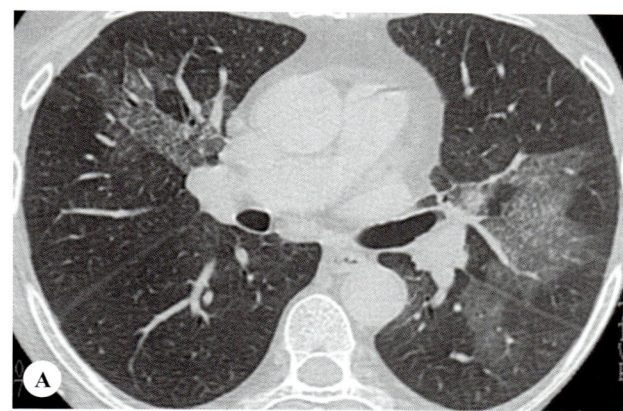
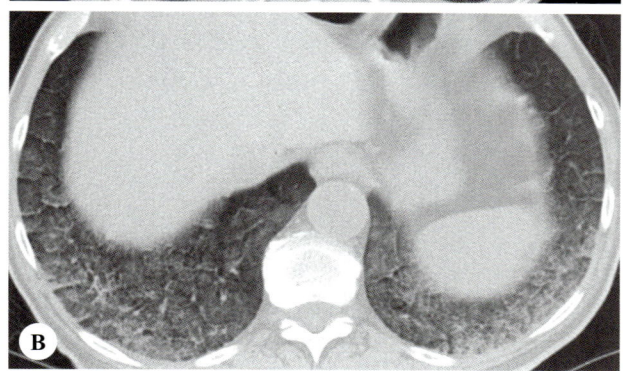

▲ 图 6-49 "铺路石征"
A. 类脂性肺炎；B. Wegener 肉芽肿病伴肺出血

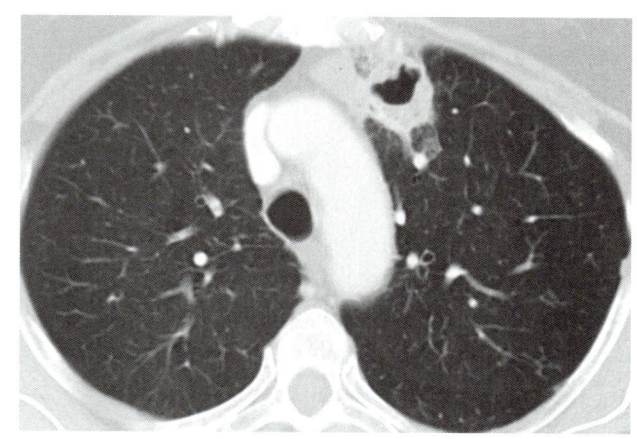

▲ 图 6-50 肉芽肿性多血管炎
左肺上叶前段可见厚壁空洞，内壁不规则

50% 的 GPA 患者中出现弥漫性磨玻璃影和实变，可能由肺出血或感染导致[137]。当磨玻璃影或实变单独出现时，初始诊断常为感染，只有当足量抗生素治疗失败后，才会考虑诊断 GPA[136]。10% 以下的患者有广泛磨玻璃影，并且不累及胸膜下，这些影像征象常提示出现弥漫性肺泡出血[139]。胸腔积液是 GPA 患者最常见的胸膜异常，发生率为 12%～20%[137]。

伴随的局灶性或弥漫性肺出血时，在气管表现为肺实变，尤其是声门下区域，或者支气管狭窄也可能表现为实变[140]（图 6-52）。

病理活检可显示病灶中心性坏死和肉芽肿性反应；邻近血管可能出现血栓，或者出现缺血导致形成空洞。CT 上可见通向结节的供血血管，可见 CT 晕征[140]。大多数患者的支气管肺泡灌洗液中存在抗中性粒细胞胞质抗体，尤其是 C 型（胞质型）和 P 型（核周型）[135]。

(2) 淋巴瘤样肉芽肿病：淋巴瘤样肉芽肿病（lymphomatoid granulomatosis，LYG）为罕见的 Epstein-Barr 病毒（EBV）相关淋巴增生性疾病，其特征为具有血管破坏性[141]。LYG 是原发性肺淋巴瘤谱的一部分，但具有特征性表现，如原发部位常位于肺部，呈血管中心性分布，难以证明其克隆性[142]；LYG 由 EBV 阳性 B 细胞和反应性 T 细胞组成，被认为是由 EBV 介导的富含 T 细胞的 B 细胞淋巴瘤。肺实质（90%）是最常见的受累部位，其次是中枢神经系统（central nervous system，CNS）和皮肤同步的肺外受累。LYG 临床罕见，好发于 30—50 岁的男性。LYG 通常预后不良，中位生存期不到 2 年，但在极少数的情况下能自发缓解[141]。肺部受累常导致患者咳嗽和呼吸困难。肺实质病症的空洞可引发咯血。虽然名称为淋巴瘤样肉芽肿，但巨细胞和真的肉芽肿并不是其组织学特征。在 WHO 现行分类

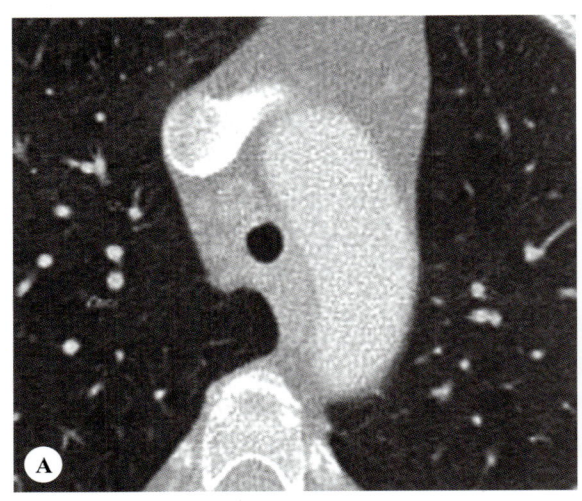 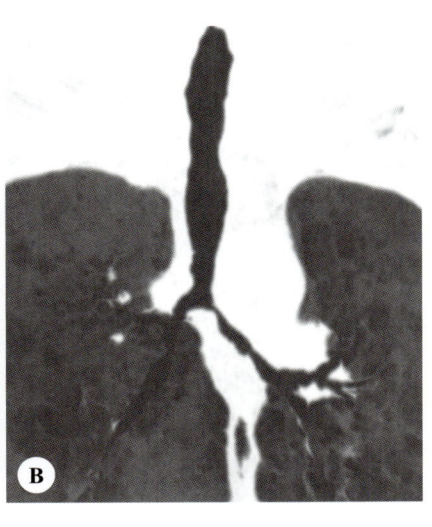

◀ 图 6-51 肉芽肿性多血管炎

A. 横轴位 CT 显示气管明显狭窄；B. 冠状位最小密度投影重建图示气管支气管树多处管腔不规则狭窄

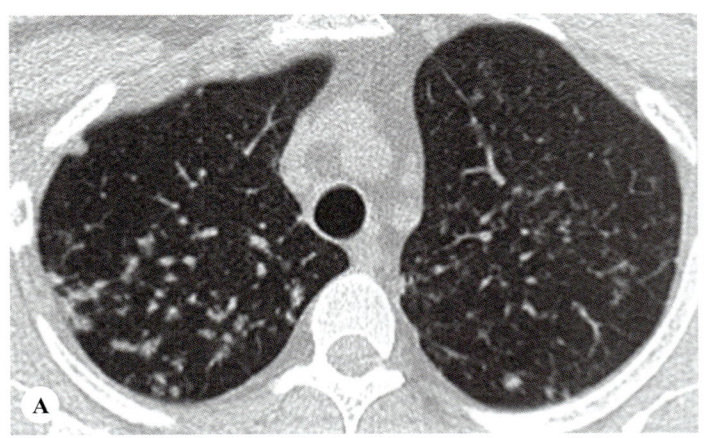 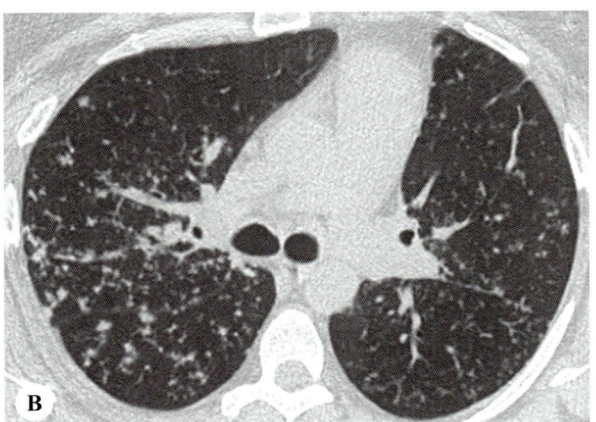

▲ 图 6-52 结节病

头尾向 HRCT 图像示多发性小结节，胸膜下结节稍大

中[143]，LYG与NHL一样，被归类为成熟B细胞肿瘤。LYG最常见的影像学表现为多发性肺结节，可见于约80%的患者[143]，结节主要分布在肺基底部。病变灶可快速进展，融合，常见空洞形成，因此与GPA或转移瘤很相似。

LYG有两种不同的影像学表现：①弥漫性网状结节阴影，显微镜下与血管中心性肉芽肿浸润相关，无肺梗死；②大小为1~6.5cm的较大结节或肿块，沿支气管血管束和小叶间隔分布，对应于活检证实的肺梗死[143, 144]。结节可自行消失或游走，中心磨玻璃影，周围环绕至少2mm厚的致密实变，即反晕征。综上所述，CT的主要特征为双侧分布、边界模糊圆形结节，直径为0.5~8cm，以肺基底部为主，沿支气管血管束分布，结节可融合、形成空洞或呈游走性[142]。可能会出现"反晕征"[145]。

(3) 结节病：结节病是一种以非干酪样肉芽肿为特征的系统性疾病，病因尚不明确。好发于20—40岁的女性，以北美非裔美国人为主[145]。虽然结节病在白种人中的严重程度较低，但患病率较高，约占全世界范围病例的80%[146]。结节病也好发于斯堪的纳维亚的白种人，分布于瑞典、爱尔兰和整个北欧[147]。结节病的诊断需要同时满足临床和影像学特征，在至少一个器官中出现非干酪样肉芽肿病变，并排除肉芽肿性疾病的其他病因[148]。约90%的患者有胸部受累的症状，其中纵隔淋巴结病最为常见。根据疾病的表现，可以分期为：Ⅰ期，纵隔/肺门淋巴结病；Ⅱ期，淋巴结病伴肺实质浸润；Ⅲ期，仅见肺实质浸润（淋巴结病可能已消退）；Ⅳ期，肺纤维化与肺囊性改变。

因此，影像学检查对结节病患者的诊断与治疗具有重要意义[148]。结节病的多系统受累和并发症，使患者的临床与影像表现呈多样性，让临床医生越来越多地使用横断面成像进行诊断，如CT、MRI和放射性核素成像[149-151]。

CT检查在结节病中的作用：相较于胸部X线，CT在描绘淋巴结病、识别淋巴结钙化模式（蛋壳样钙化）、发现肺实质病变方面更灵敏[152-155]。结节病具有诊断意义的典型表现为双肺门对称性的淋巴结病，以及典型的淋巴周围分布的结节，以中上肺区结节为主[156]。

在薄层CT上，肺实质内可见小结节（1~3mm），有时伴有沿胸膜与肺裂分布的不规则稍大结节（图6-53）。在组织学上，结节病肉芽肿倾向于在淋巴管周围分布，反映在CT影像上，结节也主要沿支气管血管束、小叶间隔、叶间裂和胸膜下分布。较大的结节团周围有时会环绕着小卫星结节[156]（图6-54）。偶然情况下，肺结节病可能表现为融合的肺实变和一些局灶性磨玻璃影（图6-55），这种情况有时被称为肺泡型结节病（虽然在组织学上仍为间质性病变）。对于超出CT分辨率极限的结节，可能表现为磨玻璃影或融合成较大的阴影[153, 157]。

肺受累可表现为对称性或非对称性；常沿支气管血管束累及中肺和上肺（图6-11），少见累及肺外周带。在结节病晚期，严重纤维化可导致明显的结构扭曲、牵拉性支气管扩张和纤维空洞样改变（大囊性气腔）。在疾病各阶段的对比增强扫描图像中，脾与肝上均可见低密度结节，并可见上腹部淋巴结病。

患者可能存在中央支气管壁与血管周围肺间质结节样增厚，经支气管诊断性活检的高成功率也和这一表现有关（图6-10和图6-56）。少见由支气管内肉芽肿导致气道狭窄与远端气管塌陷。但是，小细支气管受累可能导致空气滞留。

一旦确诊，CT并不比胸部X线存在优势。薄层CT的潜在适应证包括不典型的临床和（或）胸部X线表现，临床与X线表现的差异，以及疑似其他肺部疾病并发症，如支气管扩张、肺曲霉球、感染或恶性肿瘤[158, 159]。

通常不需要使用对比剂，但薄层（1~1.5mm层厚）与高分辨率重建CT图像对于优化检测和显示肺实质病变是必不可少的[159]。许多结节病不典型表现都被报道过[160]。研究表明，CT显示的疾病外观和病

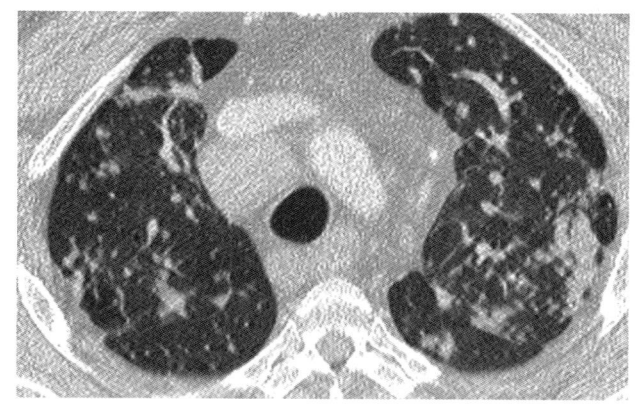

▲ 图6-53 结节病
肺外周带见相对较大肺结节伴周围小结节。同时可见右侧支气管旁淋巴结增大

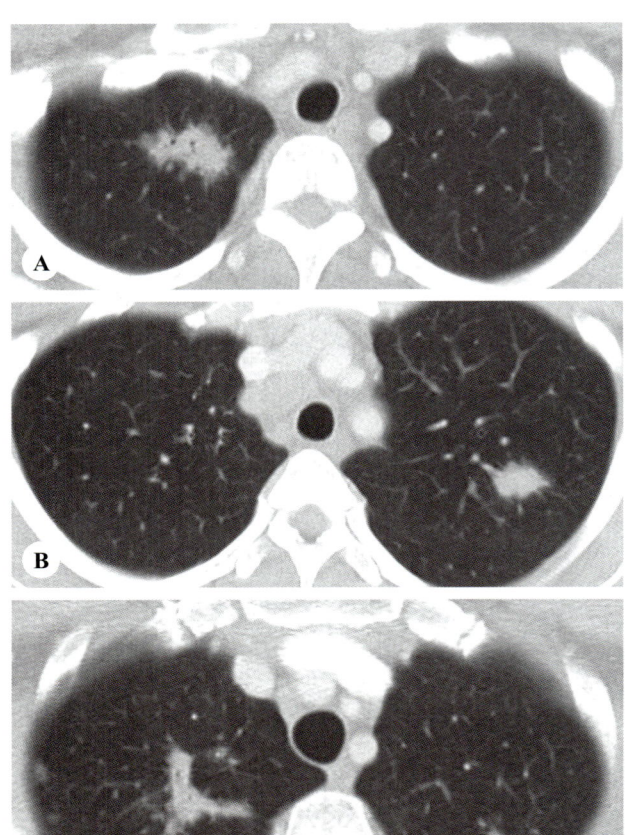

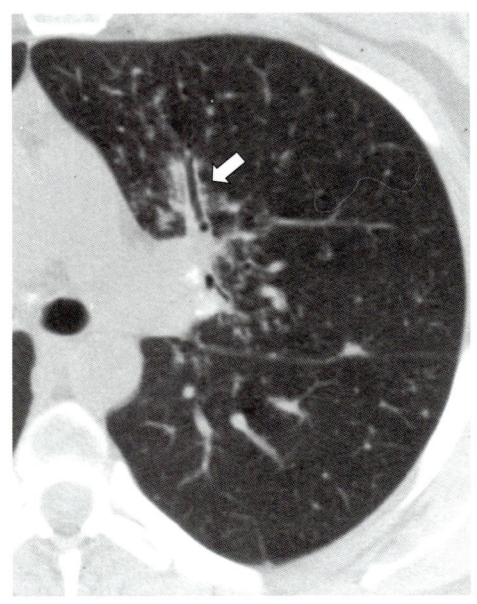

▲ 图 6-55 结节病

可见结节沿支气管血管分布（箭），伴一些边界模糊的外周带结节

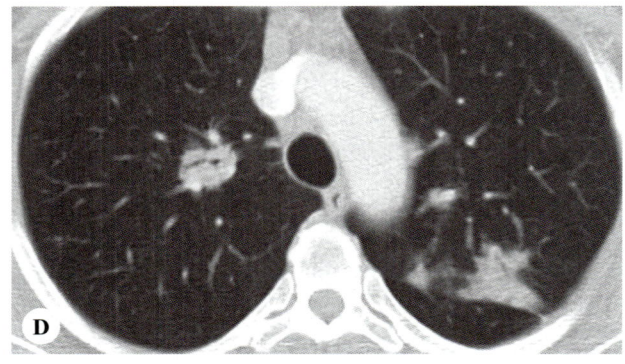

▲ 图 6-54 结节病，肺泡型

A 和 B. 头尾向 CT 图像示右肺上叶局灶性肺实变，伴支气管气象。同时可见右侧气管旁淋巴结增大。C 和 D. 另一例患者，可见不规则实变，伴支气管气象

变范围，均不能很好地预测患者的单个功能损害或疾病活动性（通过血清血管紧张素转化酶水平与支气管肺泡灌洗结果进行评估）[159-162]。从肺门向外辐射的线状影、肺裂移位、支气管血管扭曲、支气管扩张和上肺区蜂窝征，尤其是背部区蜂窝征，提示结节病发生不可逆改变。这些 CT 纤维化的类型于 UIP 和 NSIP 等其他纤维化性肺疾病不同[163]。

在非增强 CT 上，对肺纤维化严重程度肉眼评估的结果，与主肺动脉 / 升主动脉直径比（main pulmonary artery diameter/ascending aorta diameter ratio，MPAD/AAD）相关，可为预后提供额外信息[164]。通过将复合生理指数（即肺功能变量的加权指数）与肺血管系统和与间质疾病的 CT 测量相结合，可以确定患者的临床风险[165]。

经支气管活检的阳性预测值与 CT 上所示的病变范围相关[165]。在进行超声支气管镜引导下的经支气管针吸活检（endobronchial ultrasound-guided transbronchial needle aspiration，EBUS-TBNA）前，同样也需要进行 CT 检查。

MRI 检查在结节病中的作用：对于结节病患者，MRI 可能是用于检测心脏结节病中最灵敏的工具，具体表现为 T₂ 加权相上局灶性高信号影，一般分布于左室外侧壁与室间隔基底段，心脏结节病可发展为扩张型心肌病与心源性猝死[166, 167]。对于异质性心肌受累患者进行靶向活检时，需要进行 MRI 检查以确认活检位置。

也有报道称，将 MRI 应用于鉴别纵隔肺门肿块是结节病还是淋巴瘤，并提出"黑色淋巴结"征，为纵隔淋巴结受累的特殊征象[167, 168]（图 6-57）。

（五）囊性肺疾病

Fleischner 协会对囊肿的定义为圆形实质内透亮

或低密度区域，与正常肺组织分界清晰[45]。存在多个囊肿即符合囊性肺疾病。通过囊肿在影像学上的形态、数目、水平和垂直方向的分布及其他的影像学表现，对疾病进行进一步诊断[169, 170]。

1. 朗格汉斯细胞组织细胞增生症 朗格汉斯细胞组织细胞增生症（Langerhans cell histiocytosis，LCH）是一种系统性疾病，主要累及肺部；累及肺部的患者80%以上都有重度吸烟史，这类患者年龄多在20—40岁。孤立性肺LCH后来被归类为LCH变体，与多系统LCH累及肺部时表现不同，目前被认为是更常见的类型[169-171]。组织学上，可见细支气管周围间质与肺泡间隔中，形成含有大量朗格汉斯细胞与嗜酸性粒细胞的肉芽肿，最终导致肺纤维化、结节和肺囊肿形成[169-173]。

早期LCH表现类似呼吸性细支气管炎，伴边界模糊的细支气管中心小结节[174]。随着疾病进展，薄层CT上可见肺囊腔，腔壁清晰，直径常＜10mm[173-175]。囊肿通常为圆形，但也可能为不规则形，可有分支样改变，也可相互融合（图6-58）。多数患者同时还存在支气管周围小结节，直径常＜5mm。这些结节的边界通常不规则，尤其是当周围存在囊性病变时。这种支气管周围小结节的出现，可以有助于LCH的诊断，并与LAM相鉴别，因为LAM通常不会出现结节，除非是结节性硬化（tuberous sclerosis，TSC）相关的MMPH[170]。这些结节通常表现为空洞化[176]（图6-59）。对于多数患者，未被累及的肺实质仍然是正常的，但在部分患者中，囊性病变周围存在细网状影，或者小叶中心型肺气肿[176]。薄层CT上可

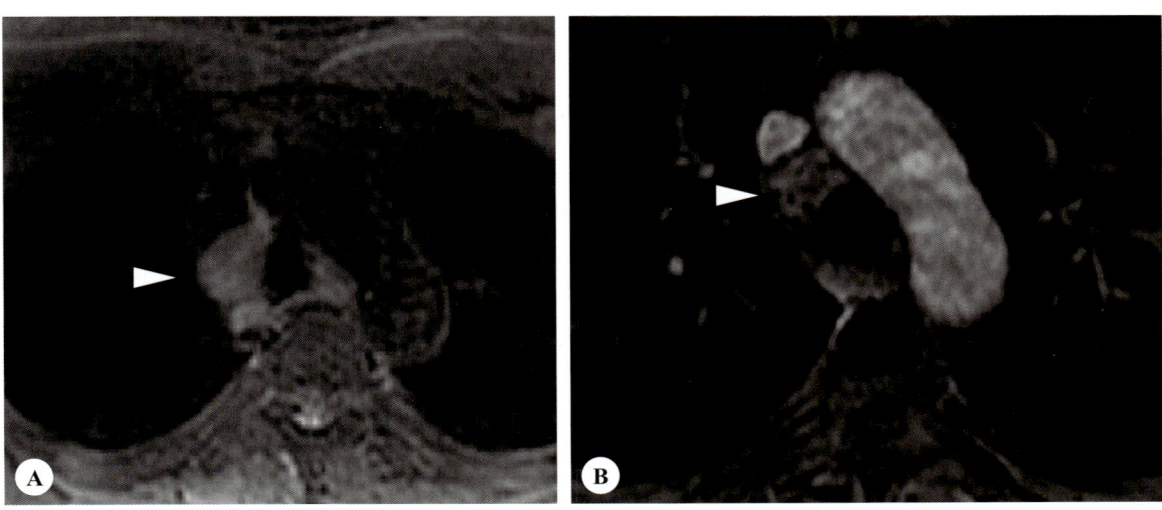

▲ 图6-56 女性，55岁，结节病导致纵隔淋巴结病

轴位脂肪抑制T₂（A）与钆剂增强后（B）图像示右侧气管旁淋巴结（白箭头），其周围环形高信号在增强图像上更明显（B）（黑色淋巴结征）

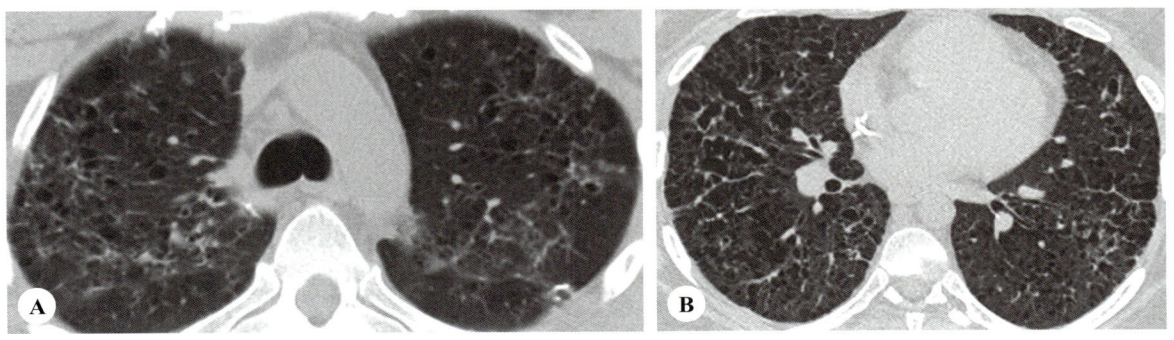

▲ 图6-57 组织细胞增多症X

A. HRCT显示多发薄壁囊性病变，多数形状不规则，位于双肺上叶；B. 另一例患者，可见多发不规则薄壁囊性病变（对比图6-63中的均匀圆形囊性病变）

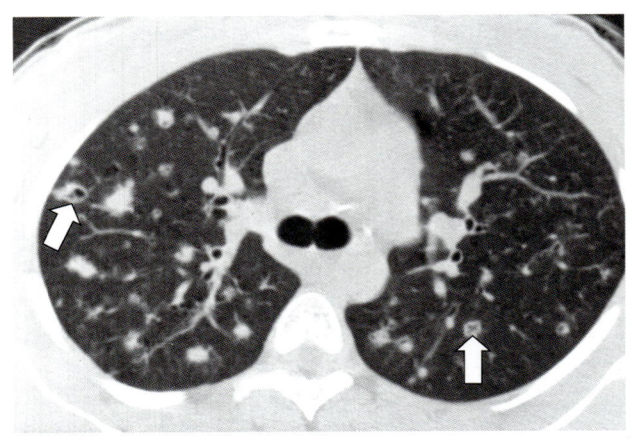

▲ 图 6-58 组织细胞增多症 X

患者女性，33 岁，重度吸烟史，CT 显示多发边界模糊的外周带结节，部分结节内见空洞形成（箭）

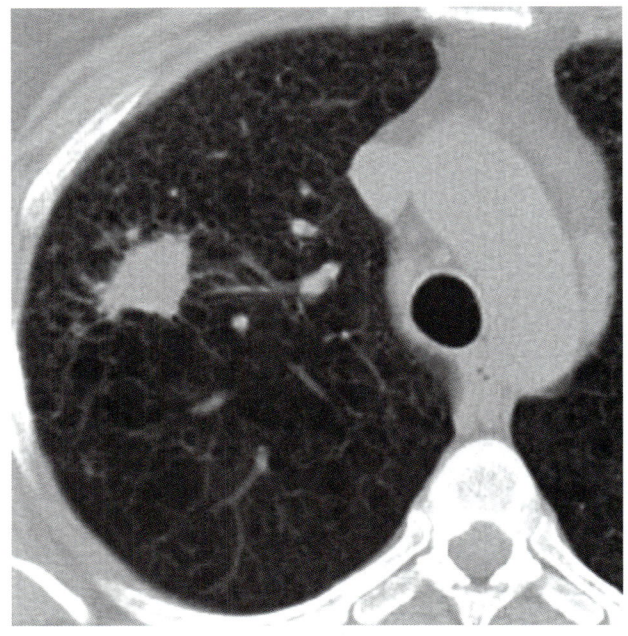

▲ 图 6-59 组织细胞增多症 X 并支气管肺癌

CT 显示右肺上叶前段肿块，伴毛刺征，周围见多发薄壁囊性小病变。可见后段同时存在小叶中心型肺气肿

以显示出病变的顺序进展：结节、空洞结节、厚壁囊肿、薄壁囊肿及融合的囊肿[176]。

这些患者也可能存在支气管肺癌[177]（图 6-60）。病变常呈弥漫性分布于上肺与中肺，肺底分布则相对稀疏[177]。

2. 淋巴管平滑肌瘤病与结节性硬化 淋巴管平滑肌瘤病（lymphangioleiomyomatosis，LAM）是一种多系统疾病，好发于育龄期女性，被认为与激素有关[177]。该病的组织学特征为未成熟平滑肌细胞增生和胶原沉积。可发生于肺实质，主要位于终末细支气管与邻近淋巴管的肺间质内。位于终末细支气管内的病变会造成细支气管阻塞和空气滞留，并形成薄壁囊肿，最终可发展为气胸；邻近淋巴管的病变会造成淋巴管阻塞，可导致乳糜胸。类似的梭状细胞增生也可累及纵隔内和胸外淋巴结，导致淋巴管堵塞[178]。

薄层 CT 上表现为弥漫性、边界清楚、壁薄圆形肺囊肿，直径在 2mm～5cm，散布在正常肺实间之间[179-181]（图 6-61）。直径 25～30mm 的大囊肿或多边形及融合的囊肿既往也曾被报道过[180, 181]。囊肿会随着疾病进展不断增大、增多[170, 182, 183]。

在 LAM 中，肿瘤的形态较规则，不同于 LCH 中不规则的肿瘤。淋巴管怒张导致间隔增厚。患者也可能出现气胸或胸腔积液（乳糜胸）。也可存在纵隔或膈脚后淋巴结增大。通常情况下，肺体积正常，但在疾病进展期中，也可能出现过度通气的状况。

胸部的 TSC 也好发于年轻女性，其囊肿在病理学和影像上，与无结节硬化的淋巴管平滑肌瘤病并无差别[184]。据报道，在 40 岁以上的 TSC 患者中，LAM 的发生率高达 81%。

多灶微结节性肺泡上皮增生（multifocal micronodular pneumocyte hyperplasia，MMPH）是肺部错构瘤样过程，以弥漫性散在、随机分布的结节为特征，结节直径为 1～8mm。MMPH 可见于结节性硬化症患者[185]。

LAM 最常见的胸外表现为肾脏血管平滑肌脂肪瘤，其次是腹部淋巴结病、淋巴管平滑肌瘤、腹水及肾外 AML[188]，以上更常见于结节性硬化症相关的 LAM。

3. 囊性肺转移癌 肿瘤性病变可导致肺内多发性囊性病变。转移性肉瘤（如尤因肉瘤、成骨肉瘤、肉瘤、血管肉瘤、黏液肉瘤、未知类型的肉瘤）、鳞状细胞癌（尤其是头颈部原发肿瘤）、精原细胞瘤、Wilms 肿瘤、胸膜肺母细胞瘤、移行细胞癌和畸胎瘤已被证明可导致囊性肺转移癌[189]。子宫内膜间质肉瘤导致的囊性肺转移癌与 LAM 相似[190]。肉瘤导致的囊性转移癌常伴有气胸，并且预后不良，肺外肉瘤的主要出现是气胸[190, 191]。囊性转移性肺部病变的发生机制可能包括转移结节空洞化，肿瘤细胞浸润到具有球阀效应的气腔壁，以及形成血管肉瘤特有的血性囊肿[190, 192]。自发性气胸的另外一种机制是，肿瘤直接累及胸膜，或者空洞性肿瘤病变延伸至胸

第 6 章 肺
Lung

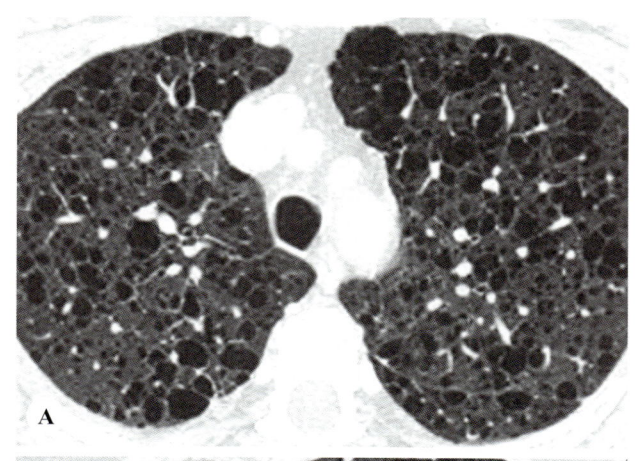

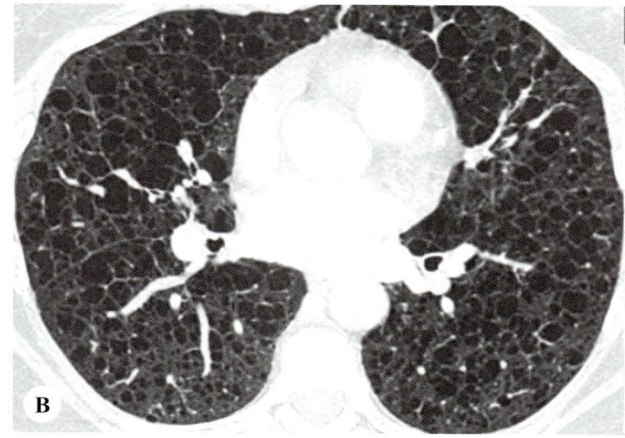

▲ 图 6-60 淋巴管平滑肌瘤病
从头向尾 HRCT 示整个双肺弥漫肺囊性病变，囊壁清晰，不可计数

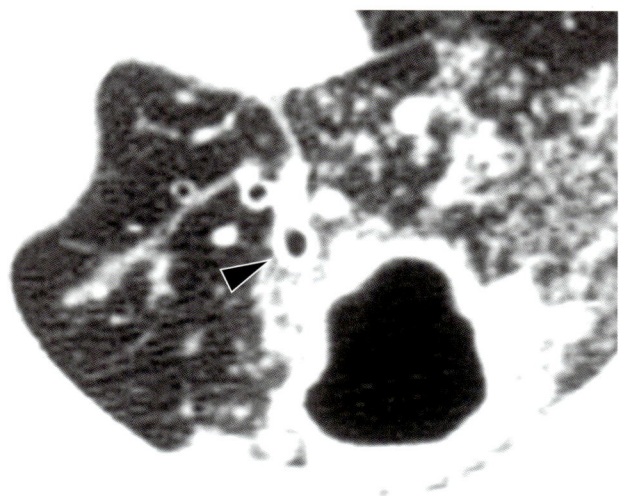

▲ 图 6-61 男性，67 岁，肺外血管肉瘤患者
轴位平扫 CT 肺窗图像示气腔壁肿瘤细胞浸润至（白边黑箭头），以及由于球阀效应，出现充满血液的大囊性病变

膜腔[193]。化疗药物也会导致自发性气胸，可能是由于外周带肺结节在治疗后出现坏死而引发[192]。囊性转移癌大小不一，多位于肺基底部[193]。已知的囊性转移性肺病的表现为厚壁或薄壁囊性病灶，伴气 – 液水平，提示病灶内有出血[193]（图 6-62）。

4. Birt-Hogg-Dubé 综合征 Birt-Hogg-Dubé（Birt-Hogg-Dubé，BHD）综合征是一种罕见的常染色体显性遗传疾病，以三种皮肤病变为特征：纤维毛囊瘤、毛盘瘤和皮赘[194]。BHD 综合征与嗜酸细胞瘤、肾细胞癌、肺囊肿及自发性气胸相关[195-197]。*FLCN* 基因，位于染色体 17p11.2 上，负责编码肿瘤抑制蛋白 folliculin，*FLCN* 基因突变被认为是引起 BHD 的原因[198]。患者受累器官系统多寡和疾病严重程度取决于每个病例的特定突变类型。多数患者在被诊断为 BHD 时，均存在影像学上的胸部异常，常见表现为形状与大小均不一的多发囊性病灶，25% 的患者可能发生自发性气胸[197-199]（图 6-63）。囊肿常位于下肺，呈双侧分布[200]。囊肿的大小为 5～80mm，形状也可为圆形、卵圆形或透镜样[201]。也有报道称发现囊肿中出现分隔和分叶，尤其是在较大囊肿中[202]。在横断面上，囊肿典型分布于外周带、胸膜下区，纵隔旁区也常见，并可沿下叶肺动静脉的近端分布[202]。在 BHD 中，囊肿通常毗邻或包绕下肺静脉的近端[142]。囊肿间的肺实质正常[197]。BHD 综合征的预后主要取决于其他共病因素，如约 25% 的 BHD 患者患有肾细胞癌[200]。

5. 淋巴细胞间质性肺炎 淋巴细胞间质性肺炎（lymphoid interstitial pneumonia，LIP）是一种弥漫性肺疾病，由淋巴样增生和不明原因的间质性多克隆炎性浸润引发[142]。该病与系统性紊乱有关，偶见于 EBV 或 HIV 感染患者[203, 204]。LIP 最常见于 HIV 感染患者，并被认为是 AIDS 定义性疾病。对于 AIDS 患者，LIP 主要见于儿童，少见于成人[96]。而对于非 AIDS 患者，LIP 常发生于 40—60 岁，患有系统性疾病的女性，尤其是结缔组织病患者[203]。LIP 最常见的呼吸道症状包括咳嗽和进行性加重呼吸困难。其组织病理学特征为肺泡间质内弥漫性炎性细胞浸润，主要包括 T 淋巴细胞、浆细胞和组织细胞。LIP 可被视为滤泡性细支气管炎，伴远端肺实质淋巴细胞浸润。

LIP 主要的 MDCT 特征是为均匀或片状双侧磨玻璃影；边界模糊的小叶中心性结节，伴或不伴胸

233

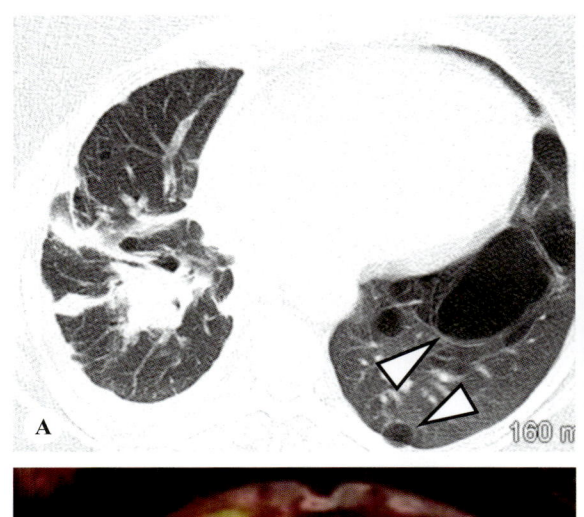
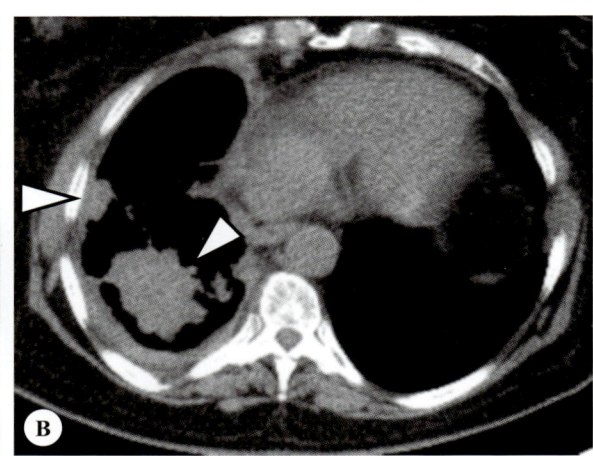
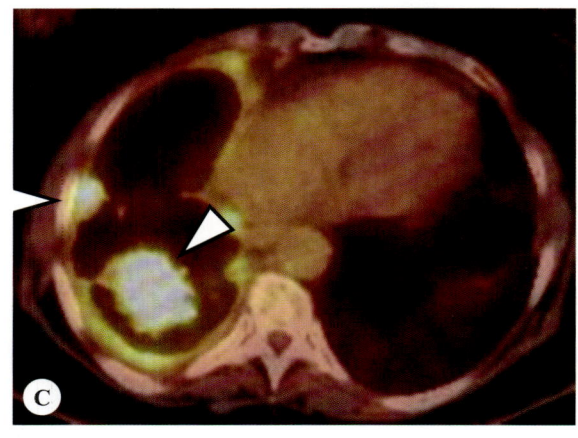

▲ 图 6-62 患者女性，58 岁，Birt-Hogg-Dubé 综合征，有家族史

轴位平扫 CT 肺窗图像（A）示多发囊性病变（箭头），大小形态各异。轴位平扫 CT 软组织窗图像（B）示右肺下叶肿块影和胸膜增厚（箭头），病灶与增厚胸膜在 PET/CT 融合图像（C）上均显示 FDG 高摄取

膜下结节；薄壁囊性气腔，直径在 1～30mm；支气管血管周围间质增厚；小叶间隔轻度增厚；纵隔淋巴结增大[96]（图 6-64）。LIP 中，囊肿形成的机制是由于细支气管周围淋巴细胞浸润引起细支气管狭窄与阻塞，从而形成部分"止回阀样"细支气管阻塞[205]。囊肿通常与潜在的 Sjögren 综合征相关（常为主要发现）[205]。在先天免疫缺陷患者中，LIP 表现为片状磨玻璃影。而在 AIDS 患者中，LIP 更多表现为多发性结节[203]。LIP 偶尔可见于肺淀粉样变性患者，尤其是在伴有 Sjögren 综合征的情况下，通常表现为大的软组织结节或钙化结节[206]。

6. 轻链沉积症 轻链沉积症（light chain deposition disease，LCDD）是一种罕见疾病，好发于中年患者，无性别差异[189]，其特征性为单克隆免疫球蛋白轻链沉积在各种器官中，最常见于肾脏，其次是心脏与肝脏。肺部受累相对较少[207]。75% 的 LCDD 病例与多发性骨髓瘤或巨球蛋白血症相关[208]。病理学上该疾病的特征是细胞外、无定型嗜酸性物质沿淋巴管与周围支气管血管束沉积，累及小叶间隔或肺泡较多的区域[207-209]。LCDD 可通过血清或尿液中的单克隆游离轻链进行诊断，尤其是不会形成淀粉样纤维的 κ 链物质，可通过刚果红染色阴性确诊[204, 209]。

LCDD 的 MDCT 表现通常包括结节、淋巴结病和囊肿[204, 210]。通常为薄壁圆形囊肿，直径可达 2cm。肺结节常见表现为大小不一、多发、双侧至单发；但是，囊性肺疾病是一个已知的 LCDD 表现[210]。小气道扩张是囊肿形成的原因。在 LCDD 中也发现在大气道早期受累后出现肺实质改变[210]。虽然肺受累少见，但 LCDD 仍可能导致呼吸衰竭，患者可能需要进行肺移植治疗[209]。

7. 淀粉样变性 淀粉样变性，是指由于组织中不溶性纤维蛋白（淀粉样蛋白）在细胞外沉积导致的系统性或器官局限性疾病[180, 189]。淀粉样变性多数为系统性，但偶尔可能只影响一个系统或器官，如肺[211]。淀粉样变性好发于 60 岁左右，通常与 Sjögren 综合征（伴或不伴 LIP）、淋巴增生性疾病或黏膜相关淋巴组织淋巴瘤相关[212]。肺部受累患者最常见的症状为劳力性呼吸困难，其次是咳嗽、喘鸣、咯血和复发性肺炎[213]。三种已知的肺部与气道受累形式是：①气管支气管型，导致弥漫性或局限性气管狭窄；

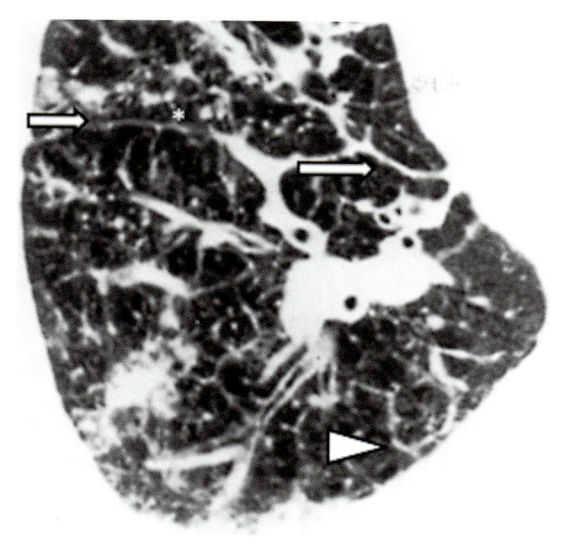

▲ 图 6-63 患者女性，43 岁，淋巴细胞间质性肺炎，HIV 阳性

轴位平扫 CT 肺窗图像示胸膜下结节（黑边白箭），薄壁囊性气腔（*），支气管血管周围间质增厚（黑边白箭），轻度小叶间隔增厚（黑边白箭头）

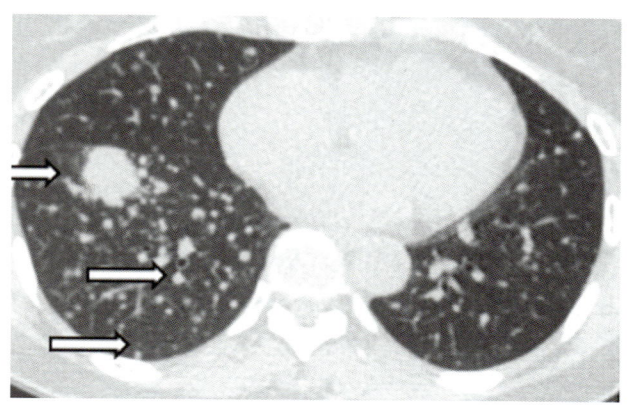

▲ 图 6-64 患者男性，61 岁，系统性淀粉样变性

轴位平扫 CT 肺窗图像示双肺下叶弥漫性粟粒样结节影，大小不一，右肺居多（黑边白箭）

②结节型，肺结节可能相当大，边界清晰，光滑，有分叶，大小为 0.5~15cm，局限于下叶与胸膜下，生长缓慢，可见中心空洞或钙化；③弥漫型，伴粟粒样结节、网状结节和与蜂窝状改变[189, 204, 211-213]（图 6-65）。局限性肺淀粉样变性常出现多发结节，结节内可出现空洞[204, 214]。偶然情况下，当淀粉样变性与 Sjögren 综合征同时存在时，可表现为弥漫性囊性肺疾病，伴有较大的薄壁囊肿，内部有间隔，与支气管中心结节相邻，以外周带分布为主[214]。

（六）慢性阻塞性肺疾病

慢性阻塞性肺疾病（chronic obstructive pulmonary disease，COPD）代表了一系列气道阻塞性疾病。它有两个关键的要素：肺气肿与慢性支气管炎 – 小气道疾病。COPD 的相关特征包括大气道疾病（包括 TBM）、间质性肺疾病（斑片状磨玻璃影与轻度胸膜下网状影）、肺动脉扩张和支气管扩张。Fleishner 协会近期发表了一份声明，描述了视觉与 QCT 评估方法，可用于识别 COPD 的各种亚型，从而帮助实现 COPD 患者进行个体化治疗，该方法将在后续讨论中进行阐释[215]。

1. 肺气肿 肺气肿在病理学上被定义为一种慢性疾病，其特征为终末细支气管远端气腔进行性不可逆扩大，伴肺泡壁破坏，无明显纤维化。上述过程导致肺弹性回冲力的降低，继而导致气流受阻，肺过度充气与空气滞留。肺气肿患者的常见症状为呼吸困难，不伴咳痰，可能有低碳酸血症，表现为"红喘型"。患者肺上的小疱和大疱常与肺气肿相关，但在正常肺中可能被视为局限性病变。小疱是脏层胸膜的空气积聚，而大疱是直径 >1cm、壁薄 <1mm 的薄壁肺内气肿性间隙。

常规胸部 X 线虽然可以显示出相对较为严重的肺气肿，但对于轻度甚至中度肺气肿均不灵敏，特别是在缺乏空气滞留与过度充气的继发性体征的情况下。CT，尤其是高分辨率技术，能高精度直接识别被破坏的肺组织，在检测肺气肿方面比常规胸部 X 线更灵敏[216]。肺气肿的 CT 征象包括无可见壁的低密度区、肺血管稀疏、肺血管扭曲和肺密度梯度降低。由于缺乏可见壁，很容易将肺气肿与其他囊性肺疾病进行区分，如淋巴管平滑肌瘤病和 LCH。大量研究表明，肺气肿的 CT 特征与病理学检查之间具有良好的相关性。此外，CT 上显示的肺气肿严重程度与各项肺功能指标之间存在密切关系，包括一氧化碳弥散能力降低和气流阻塞［一秒用力呼气量（forced expiratory volume in 1 second，FEV_1）与用力肺活量（forced vital capacity，FVC）][217]。HRCT 能可靠描述出轻微和轻度的肺气肿，这种程度的肺气肿通常无法通过肺功能检测查出，在密度更高、病灶较少的肺组织背景下，呼气相图像可以很好地显示肺气肿和空气滞留区域[10, 218]。

肺气肿有四种基本解剖类型，包括具有遗传基础及与吸烟相关的类型：小叶中央型、全小叶型、间隔旁型和瘢痕旁肺气肿。多种类型共存和肺气肿合并其他肺部疾病的情况并不少见。肺气肿合并其他疾病会在肺功能检查中出现限制性与阻塞性肺功能同时下降的复杂表现，此时肺体积在胸部 X 线上可能是正常的，这也体现了 CT 检查的价值。

(1) 小叶中央型肺气肿：也被称为腺泡中央型或近端腺泡型肺气肿，常见于吸烟患者，也是最常见的肺气肿类型[219]。吸烟诱发该病的机制可能是由于吸烟引起肺蛋白酶与抗蛋白酶不平衡，从而造成肺组织被酶溶解破坏。可导致扩张的近端呼吸性细支气管周围肺实质不断被破坏[218]。随着疾病的进展，肺透亮区起初被正常肺实质环绕的，然后随着周围肺血管的闭塞逐渐融合（图 6-66 和图 6-67）。小叶中央型肺气肿的局灶性低密度区域，其直径可达 1cm，位于次级肺小叶中心，点状影通常具有代表中央支气管血管束的中心或外周点状影，被称为中心点征[220, 221]。随着气腔的扩大，周围肺实质会被压缩，使得肺气肿区域与正常组织间出现明显分界[222]。典型小叶中央型肺气肿通常不会与胸膜相连接，而间隔旁型肺气肿和脏层胸膜相连。小叶中央型肺气肿主要累及肺上叶尖段与后段，以及下叶上段，有时也可能表现为弥漫性或以下叶受累为主。小叶中央型肺气肿根据严重程度可分为轻微、轻度、中度、融合性，以及晚期破坏性肺气肿。如分级所描述，随着疾病进展，局部透亮区域融合，最终在晚期破坏时，原本小叶中央型分布特征将不再明显。全小叶型肺气肿不再适用于描述小叶中心型肺气肿的晚期破坏性形式。

(2) 全小叶型肺气肿：也被称为全腺泡型或弥漫型肺气肿，累及整个次级肺小叶，导致全肺弥漫性肺结构破坏和气腔扩张。见于 α_1- 抗胰蛋白酶缺乏症，为肺实质被蛋白酶溶解所导致[223]。大多数病例主要累及下叶，推测是由该区域血流相对丰富所致（图 6-68）。静脉滥用盐酸哌甲酯（利他林、CibaGeneva、Summit、NI）或美沙酮与以基底段为主的全小叶型肺气肿相关，与由 α_1- 抗胰蛋白酶缺乏症所致全小叶型肺气肿并无区别。在 CT 上，通常可见弥漫性低密度区域，伴弥漫性血管扭曲。分布于下叶时，CT 成像比普通胸部 X 线更明显。虽然该病很严重，但由于肺组织弥漫性受累且周围缺乏正常实质组织，全小叶型肺气肿没有小叶中央型肺气肿明显。

(3) 间隔旁型肺气肿：也被称为腺泡远端型或局限型肺气肿，主要累及小叶远端部分。破坏与气

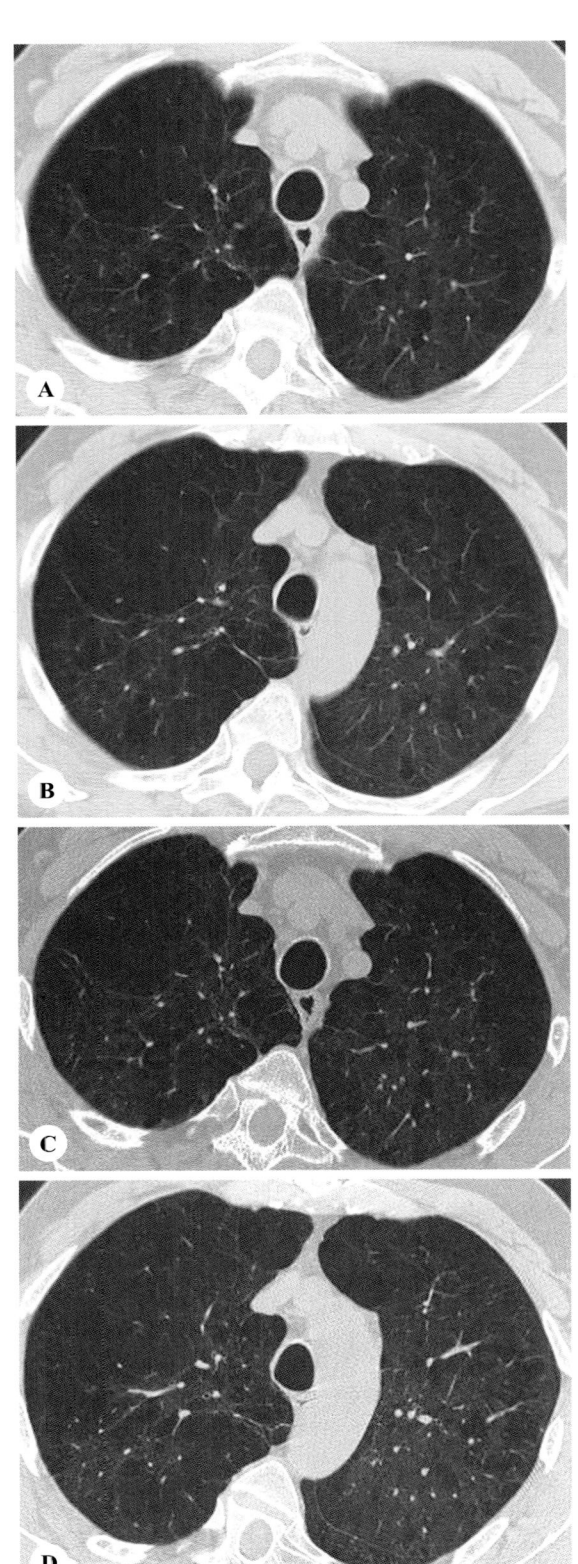

▲ 图 6-65 小叶中央型肺气肿

A 和 B. 5mm 头足向 CT 重建图像显示大片不规则透亮区域，边界不清，肺血管稀疏，以右肺上叶前段明显；C 和 D. 同样层面的 1mm 高分辨重建图像更清晰地显示了上述改变

第 6 章 肺
Lung

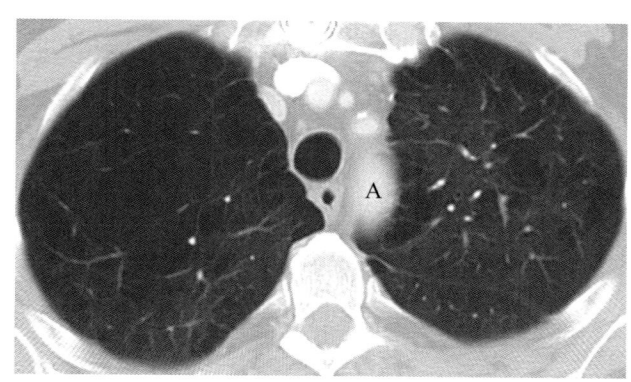

▲ 图 6-66 小叶中央型与间隔旁肺气肿
CT 可见由于小叶中央型肺气肿，右肺尖见明显不规则透亮区域，壁不明显，伴肺血管稀疏。间隔旁肺气肿可造成主动脉弓（A）旁可见一些卵圆形有壁透光区域

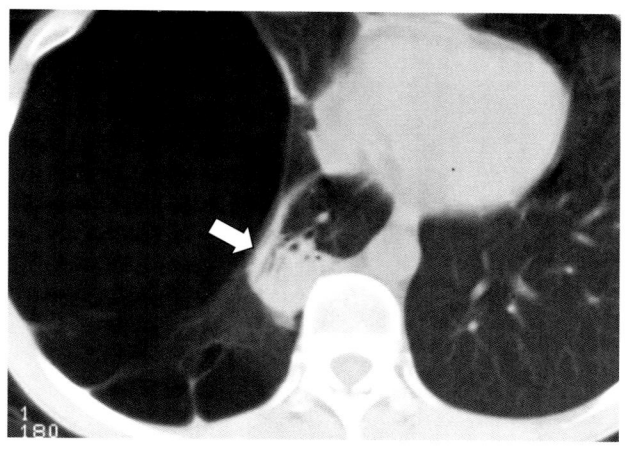

▲ 图 6-68 肺不张性假性肿块
CT 显示右侧椎旁肿块（箭），中心可见支气管气象。右肺见一个非常大的肺大疱，几乎填满了整个右半胸。图中肿块为正常肺组织塌陷，切除肺大疱切除后复张

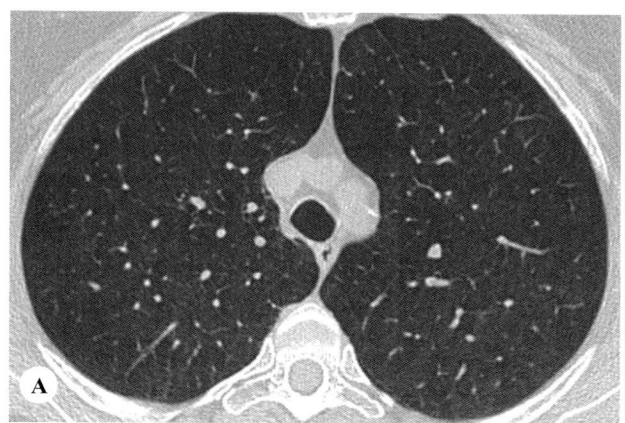

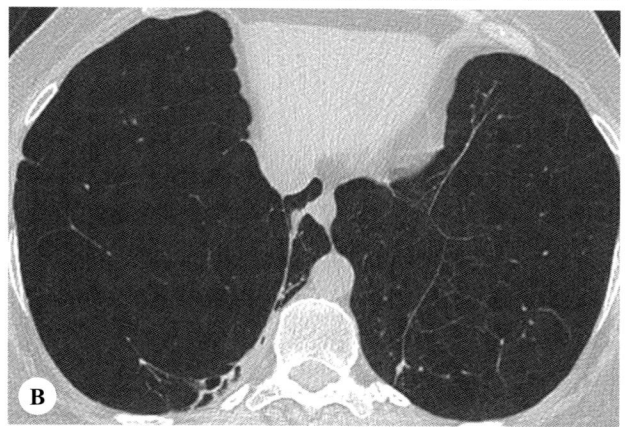

▲ 图 6-67 全小叶型肺气肿，α_1- 抗胰蛋白酶缺乏症
HRCT 图像示明显肺气肿，肺尖和下叶基底部为主

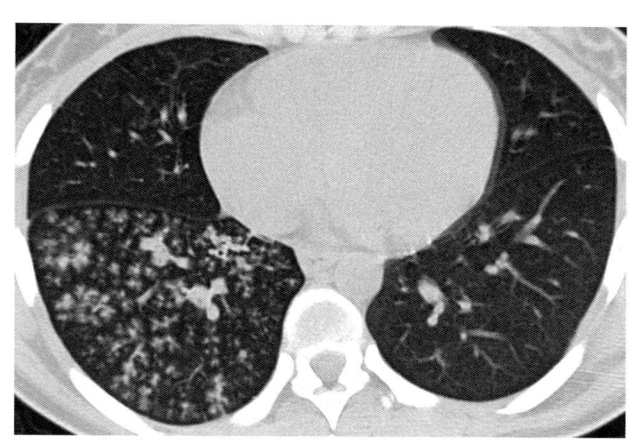

▲ 图 6-69 小叶中心性结节和树芽征，结核沿支气管内播散
CT 显示右肺下叶改变

腔扩大局限于相对较少的外周区域，特征性的毗邻脏层胸膜与小叶间隔，而其他区域肺组织正常。胸膜下透亮区有时可见非常薄的壁（图 6-69）。微小间隔旁肺气肿发生率很高，甚至可见于非吸烟者，Fleischner 协会建议，肺尖出现少于 4～5 个小型（＜1cm）胸膜旁圆形透亮区应该被忽略，而不将这些透亮区报告为间隔旁型肺气肿[215]。当间隔旁囊肿超过 1cm 大小，壁极薄时，可以称为肺大疱。透亮区＜1cm 的间隔旁肺气肿被认定为"轻度"，如果透亮区超过 1cm 或形成肺大疱，则被认定为"中度"。间隔旁肺气肿可与小叶中央型或全小叶型肺气肿相关，也可孤立出现。肺大疱易发生气胸，可以达到非常大的体积。典型肺尖大疱患者，可接受常规肺大疱切除术；术语消失肺或特发性巨疱性肺气肿都可被用于描述肺大疱占据半侧胸腔 1/3 以上的情况[224]。大的肺大疱可压迫邻近顺应性较高的肺组织，造成肺不张性假性肿块（图 6-69）。

237

(4) 瘢痕旁型肺气肿：也被称为不规则或瘢痕性肺气肿，是指因为邻近肺纤维化而导致的气腔扩大和肺组织破坏。病变与腺泡或次级肺小叶没有一致性关系。病因包括炎性肺疾病与感染性肉芽肿性疾病，如结核，以及其他引起肺纤维化的疾病，如矽肺。常伴有牵拉性支气管扩张与蜂窝状囊性肺疾病。

(5) 肺减容术：手术治疗方案的选择需要对病灶进行相对精确的量化和定位[225]。对拟进行传统肺大疱切除术或肺减容术的患者，CT 可提供肺气肿严重程度与分布情况的有用信息，并可发现胸部 X 线中未检测到的胸部 X 线并发症，如晚期冠状动脉病、支气管扩张、间质性肺疾病、肺动脉高压或隐匿性支气管肺癌[226, 227]。

肺减容术是一些严重衰弱肺气肿患者可选择的治疗方式。该手术通常包括对肺气肿最严重部位进行双侧非肺段性楔形切除，以使总肺容积减少 20%~30%，通常采用正中胸骨切开术，但有时也可通过开胸或电视胸腔镜进行手术。目前认为，肺减容术可以减少过度膨胀的肺组织和固定大小胸腔之间的不匹配，从而恢复细支气管向外的弹性回缩，改善呼气气流动力学。对于适合接受该手术的患者，大多数患者术后肺功能和生活质量可以得到改善，并能维持至少 2 年[228]。

虽然肺减容术手术指征需要符合包括年龄因素等重要临床标准，但肺气肿分布的解剖特点是手术成功的关键决定性因素[229, 230]。上叶为主的肺气肿，具有明显的区域间差异，而大面积正常或轻度气肿的肺下叶，与预后良好有很强的相关性[231, 232]。QCT 指数可以用来评估可能的区域间差异[233, 234]。计算机辅助测量的主要优势是客观性，并且该技术可重复性高，不受观察者的经验和水平影响。主观分级有时会导致高估肺气肿的范围和严重程度，从而明显增加观察者间的差异[235]。多探测器 HRCT 深吸气相可专门用于记录形态学上肺气肿破坏情况。虽然目前没有公认标准，但密度值低于 -950HU 可以作为鉴别肺气肿和正常肺的阈值。正如 QCT 技术所强调的，可能存在误差[236]。

2. 慢性支气管炎　慢性支气管炎的临床定义为连续 2 年出现咳嗽伴咯痰 3 个月，同时排除其他原因（如感染或心力衰竭）。慢性支气管炎最常见的原因是杯状细胞过度生产和分泌黏液。CT 上可见支气管壁增厚，被认为继发于支气管炎症与重构[237]。然而，越来越明显的是，慢性支气管炎与肺气肿被认为是经典 COPD 疾病谱上的两个极端，而大部分患者位于两者之间的某个位置[238-240]。

（七）小气道疾病

小气道疾病包括累及小气道的（通常为 4~14 级）感染性与非感染性疾病，小气道的定义是内径 ≤2mm 的气道[241]。一些作者认为小气道疾病等同于细支气管炎，而另一些人则认为小气道疾病还包含其他疾病，如哮喘、过敏性肺炎、呼吸性细支气管炎性 ILD、结节病和结缔组织病[242, 243]。

1. 细支气管炎　细支气管炎包括一系列累及小气道的疾病，小气道直径 ≤2mm（终末与呼吸性细支气管和肺泡管）。细支气管上皮细胞损伤可导致炎症，并进而造成黏膜下支气管周围纤维化[244, 245]。这些病变在组织学上可以简单地分为增殖性或炎性，以及缩窄性。

2. 增殖性（炎性）细支气管炎　增殖性细支气管炎，也被称为炎性或细胞性细支气管炎，小气道中会产生组织渗出物。在 HRCT 上，次级肺小叶中心可见边界模糊的微小结节（图 6-16），在比较严重的病例中可出现树芽征[46, 246, 247]（图 6-17 和图 6-70）。终末细支气管扩张与呼吸性细支气管分泌物导致小叶中心性结节形成，结节常呈分枝状或 Y 形[248]。有时伴有小叶间隔增厚和细支气管壁扩张与增厚。这类疾病常继发于感染或误吸，但过敏性肺炎或结缔组织病 / 胶原血管性疾病（尤其是类风湿关节炎和皮肌炎）（图 6-71）也是引发增殖性细支气管炎的原

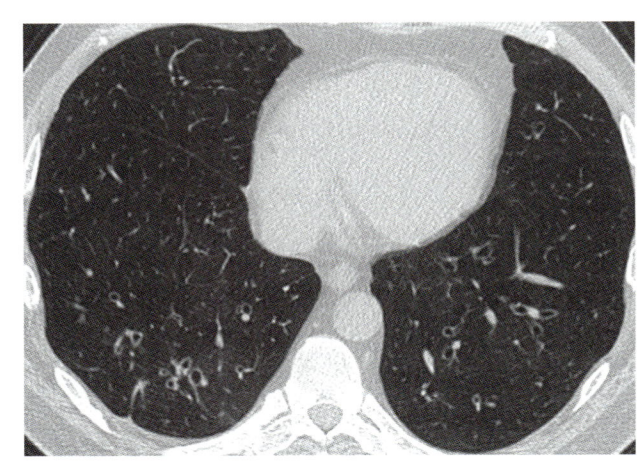

▲ 图 6-70　增殖性细支气管炎，类风湿关节炎
HRCT 显示双肺下叶血管，伴扩张的厚壁支气管

因，增殖性细支气管炎也可能为特发性[249]。弥漫性泛细支气管炎，其特征为弥漫性气道炎症，主要影响人群为日本族裔。HRCT 上可见支气管扩张和支气管扩张伴外周结节状阴影，代表扩张的不透明细支气管。

3. 缩窄性（闭塞性）细支气管炎　在缩窄性（闭塞性）细支气管炎中，细支气管壁的炎症与肉芽组织，以及由此引起的黏膜下与细支气管周围纤维化，导致细支气管管腔的狭窄或闭塞。在 HRCT 上可见马赛克样改变，全肺遍布典型斑片状地图样改变，其原因为肺部空气滞留和反射性血管收缩（由于通气减少）[250, 251]（图 6-72）。由于肺部血流重新分布，肺内可见密度减低伴血管变细的区域，与密度相对增高伴血管增大的区域相邻，两种区域交替出现[252]。这些异常改变可能很明显，也有可能只在呼气相扫描中才能观察到[63, 254, 254]。呼气相扫描可以帮助区分小气道疾病和小血管疾病，小血管疾病是引起马赛克样改变的另一原因，但在小血管疾病中，

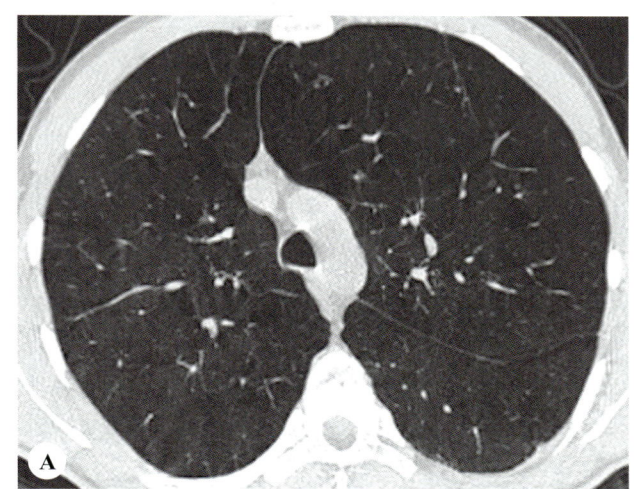

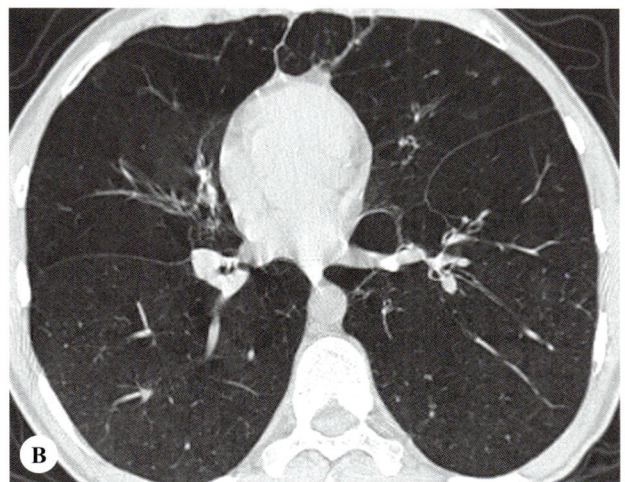

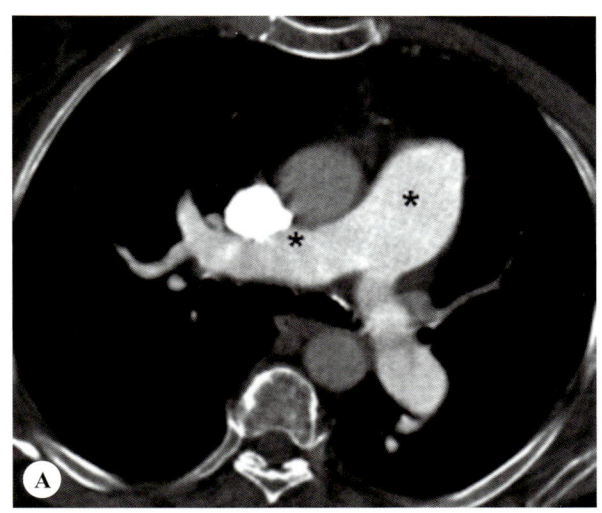

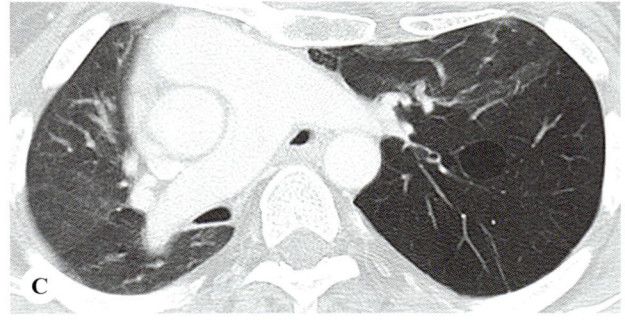

▲ 图 6-71　缩窄性（闭塞性）细支气管炎
A 和 B. 头足向 HRCT 图像示多发斑片状地图样低密度区（马赛克样血量减少）。可见双肺过度充气及外周血管稀疏。C. 另一例 Swyer-James 综合征患者，CT 显示左肺下叶肺气肿并血管纹理稀疏，伴一个小囊肿。可见漏斗胸畸形

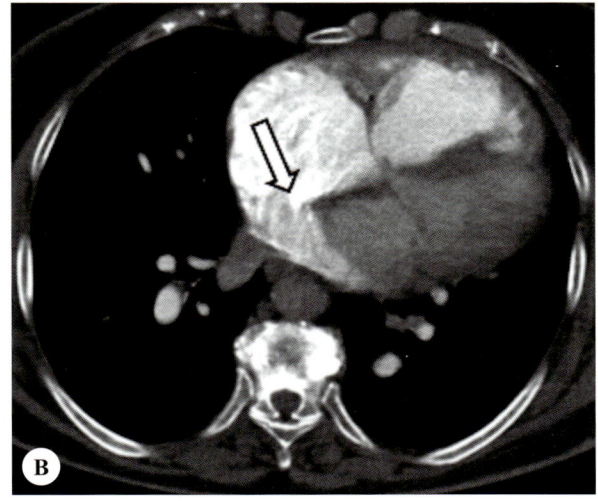

▲ 图 6-72　患者女性，79 岁，因 Eisenmenger 综合征导致 ASD 和肺动脉高压
轴位增强 CT 软组织窗图像显示大 ASD（箭），伴肺动脉干和左右肺动脉（黑星）中度扩张

无空气滞留，中央肺动脉可见扩张。缩窄性细支气管炎的病因包括感染（通常为病毒或非典型病原）、移植术后移植物抗宿主病、结缔组织病/胶原血管性疾病、药物和吸入性毒素，也可能是不明确病因（特发性）[255, 256]。在肺移植患者中，闭塞性细支气管炎综合征被用于形容慢性移植物抗宿主病，这是导致长期移植物功能障碍及接受移植患者死亡的主要原因[257]。Swyer-James-MacLeod综合征，可造成肺透光度增高、体积缩小或正常及血供减少，被认为是儿童早期发生闭塞性细支气管炎结果，为病毒感染的并发症（图6-71）。

过去曾使用过的闭塞性细支气管炎伴机化性肺炎（bronchiolitis obliterans organizing pneumonia，BOOP）来描述这一疾病，而现在最好避免使用该词，因为现在已经普遍认为闭塞性支气管炎与BOOP（准确描述应为机化性肺炎）之间并没有关联。

4. 肺血管性疾病 肺动脉高压（pulmonary hypertension，PH）是指引起肺动脉压力升高的一组异质性临床疾病。PH的定义为，经右心导管（right heart catheterization，RHC）测量的平均肺动脉压力（mean pulmonary arterial pressure，mPAP）≥25mmHg[258, 259]。2013年世界卫生组织（World Health Organization，WHO）分类中将PH分为以下五种类型：1型，PAH；2型，左心疾病导致的PH；3型，肺部疾病和（或）缺氧导致的PH；4型，慢性血栓栓塞性PH（chronic thromboembolic PH，CTEPH）和肺动脉阻塞；5型，不明原因或多个原因导致的PH[260]。1型，或者称PAH，临床很少见此类型，发病率约为15/100万[261]。PAH是毛细血管前性PH，因为其血流阻塞发生在毛细血管前（而2型PH发生在毛细血管后）。2型PH最为常见，可源于左心疾病，包括心力衰竭伴或不伴射血分数下降、二尖瓣或主动脉瓣疾病、先天性/获得性左室流入或流出道阻塞及先天性心肌病[262]。3型PH的病因包括各种肺部疾病与慢性缺氧：COPD、间质性肺疾病、复合型限制性/阻塞性肺疾病、睡眠呼吸障碍、肺泡低通气征、慢性高原环境暴露和发育性肺疾病[261]。这一类型中相对罕见严重PH，除非患者同时存在肺气肿和肺纤维化[263]。4型PH见于CTEPH患者与肺动脉阻塞患者，包括由血管肉瘤、其他血管内肿瘤、动脉炎、先天性肺动脉狭窄、包虫病引起的CTEPH，CTEPH患者中出现4型PH的患病率约为每百万例中3.2例，发生率约每年每百万例中0.9例[261, 264]。5型PH为其他原因引发的PH，即除引起上述4类PH病因以外的所有原因，包括血液系统疾病，如溶血性贫血、系统性疾病、代谢性疾病及其他疾病[261]。

PAH的临床症状与右心室心衰相关，包括呼吸困难、乏力、心绞痛和晕厥[265]。临床症状可能也反映了相应的病理生理学改变。

高敏肌钙蛋白（high sensitivity troponin，hsTn），是一种心肌坏死标志物，95%PH患者可出现hsTn指标异常。hsTn升高程度与患者死亡率成正比，对PH患者预后具有提示意义。

根据临床病史和查体，怀疑患有PH的患者，不论ECG是否有右心衰竭表现，都应该进行TTE无创性筛查。其中收缩期PAP、平均PAP、心肌灌注指数（myocardial performance index，MPI）和三尖瓣环收缩期位移（tricuspid annular plane systolic excursion，TAPSE）是主要评估指标[260]。最新的PAH指南指出，对PAH与CTEPH的诊断需进行RHC检查，并评估PH严重程度和患者功能恢复的可能性[265]。关于使用心电门控CTA评估心脏结构的内容不在本章具体讨论。当CT或CTA上MPAD≥29mm、肺动脉/升主动脉直径比≥1.0和（或）CT上可见3～4个肺叶中出现肺段动脉/支气管比值>1.0，则需要考虑PH的可能[266-268]（图6-73至图6-77）。特发性PAH患者肺动脉呈对称性扩张和突然变细，而CTEPH患者肺动脉呈现不规则扩张，伴血栓，伴或不伴钙化。CTEPH患者也常见患支气管动脉侧支[269-284]。

肺静脉阻塞性疾病与肺毛细血管瘤：肺静脉阻塞性疾病是肺动脉高压的罕见类型，其特征为肺小静脉优先重构。PVOD与肺毛细血管瘤（pulmonary capillary hemangiomatosis，PCH）在现行的PH分型中，是同一种疾病的不同表达形式[278, 285-288]。遗传性PVOD/PCH的病因为EIF2AK4基因等位基因突变。PVOD和PAH临床表现相似，都以重度毛细血管前PH为特征。PVOD和PCH被分类为PAH1型，以突出其与PAH的相似性和重要差异[285]。PVOD预后较差，在开始治疗后，患者可能会发生危及生命的肺水肿。

在MDCT上，PVOD可见以下三种特征性改变：①纵隔淋巴结增大；②小叶中心性磨玻璃影；③小叶间隔平滑增厚[289, 290]（图6-78和图6-79）。胸部薄

第 6 章 肺
Lung

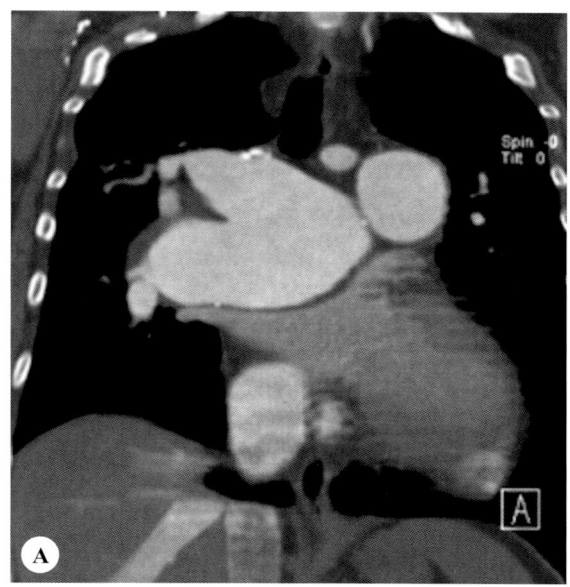

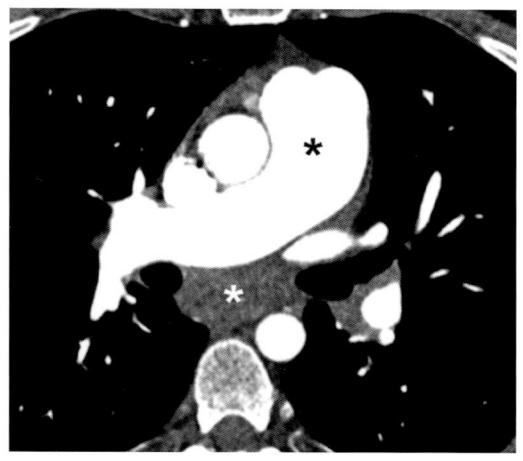

▲ 图 6-74 患者男性，31 岁，特发性肺动脉高压
轴位增强 CT 软组织窗图像示主肺动脉扩张（黑星）与纵隔淋巴结病（白星）

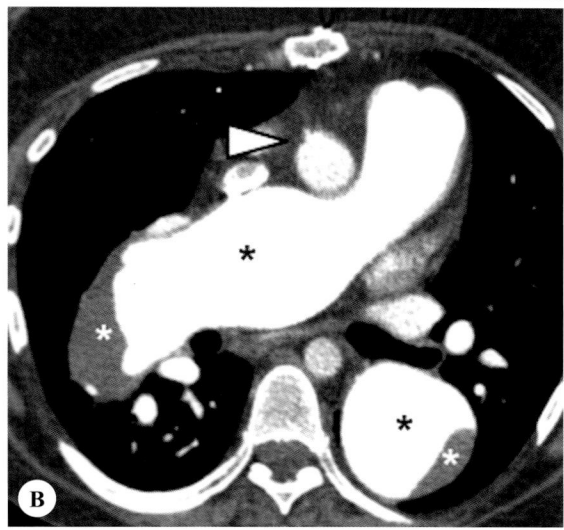

▲ 图 6-73 患者女性，45 岁，慢性血栓栓塞性肺动脉高压

心电门控下的 CTA 轴位（A）与冠状位（B）软组织窗图像示双侧肺动脉严重扩张（黑星）。主动脉直径略小于肺动脉干直径（白箭头）。右肺动脉干和显著扩张的左肺下叶肺动脉（白星）中可见附壁血栓。由于采用了心电门控，在主肺动脉层面未见明显运动伪影

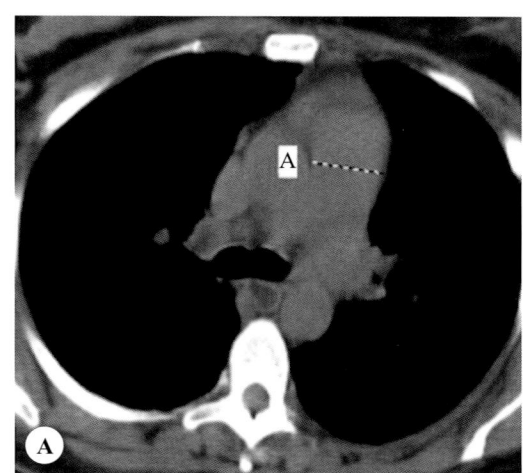

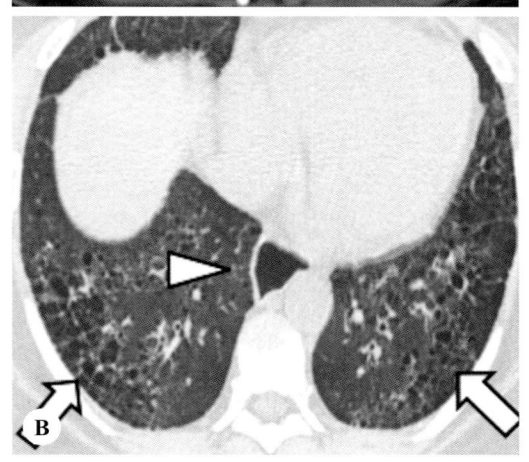

▲ 图 6-75 患者女性，38 岁，系统性硬化症
轴位平扫 CT 软组织窗图像（A）示主肺动脉扩张至 33mm，符合肺动脉高压诊断。轴位平扫 CT 肺窗图像（B）示下叶为主的蜂窝征（白箭）。可见食管扩张伴液体及气体内容物，提示反流（白箭头）

层 CT 对于 PVOD 诊断具有很高的实用性，经组织学确诊的 PVOD 患者，其中 75% 的患者至少有上述两种改变[288]。但是，影像学改变并不是病理诊断，未发生上述改变并不能做出对 PVOD 的排除诊断。而组织学与影像学的研究，则支持了系统性硬化相关毛细血管前 PH 中常见静脉受累的说法[291]。目前，关于 PVOD 的药物治疗，尚未得到循证医学支持，肺移植仍然是适用患者的最佳治疗。

体部 CT 与 MRI（原书第 5 版）
Computed Body Tomography with MRI Correlation (5th Edition)

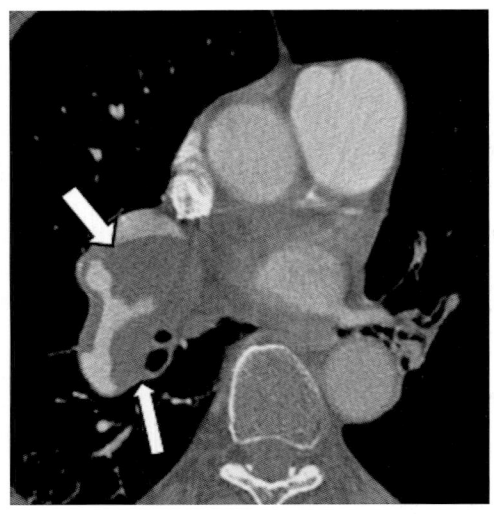

▲ 图 6-76 患者女性，52 岁，CTEPH 病史

轴位增强 CT 软组织窗图像示右肺叶间肺动脉显著扩张，其内部可见附壁血栓（黑边白箭）

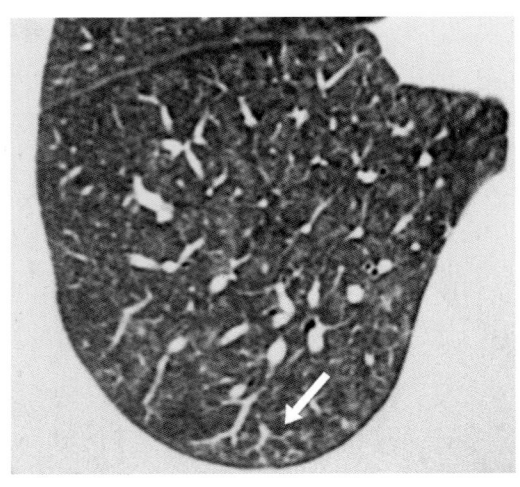

▲ 图 6-78 患者女性，33 岁，肺静脉阻塞性疾病，表现为急性呼吸困难

周围 CT 肺窗图像示下叶弥漫性磨玻璃影，伴间质增厚与轻度肺血管扩张（白箭）。后续肺活检证实该诊断

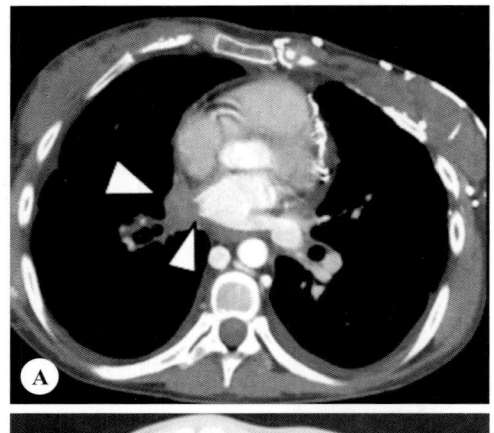

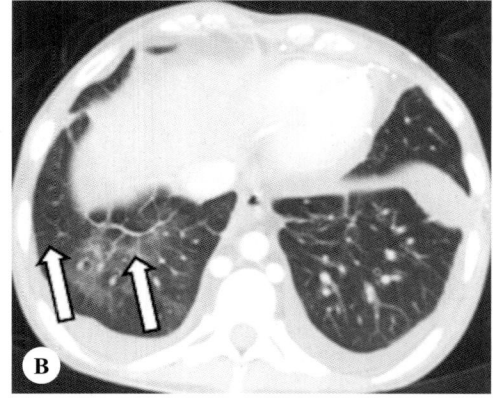

▲ 图 6-77 患者女性，44 岁，进行性呼吸困难，右肺门软组织密度肿块

轴位增强 CT 软组织窗（A）与肺窗（B）图像示右肺门软组织密度肿块（A，白箭头）侵犯右肺静脉和左心房，同时（B）右肺底可见均匀间隔线，这种不对称的间质改变反映肺静脉阻塞（黑边白箭）

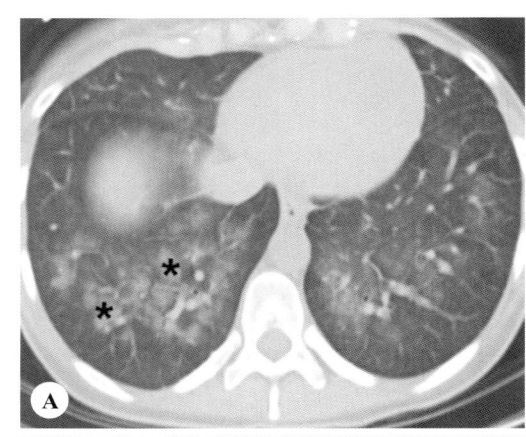

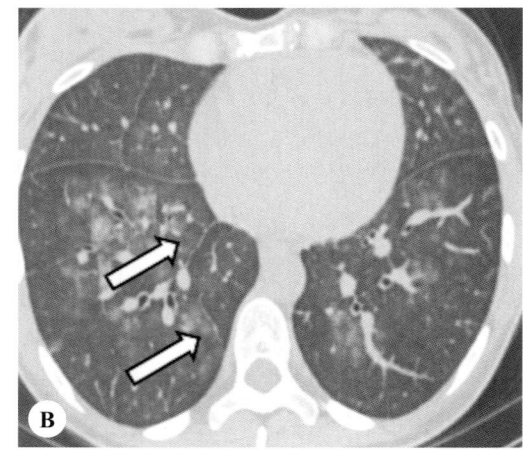

▲ 图 6-79 患者男性，64 岁，Churg-Straus 血管炎，表现为低热与轻度咯血

轴位平扫 CT 肺窗示双肺下叶小叶中心性磨玻璃影（黑星）伴轻微间隔增厚，提示肺实质出血（黑边白箭）

242

5. **肺血管炎** 肺是多种系统性血管炎常见受累器官。肺血管炎可原发或继发于感染性疾病、结缔组织病、恶性肿瘤和过敏性疾病[292, 293]。原发性肺血管炎较为罕见，发病率为每百万人20～100例，患病率为每百万人150～450例[294]。

原发性肺血管炎可根据受累血管的大小被分为大血管炎、中血管炎、小血管炎。其中累及小血管的抗中性粒细胞胞质抗体相关原发性血管炎最为常见：GPA，旧称Wegener肉芽肿病，嗜酸性肉芽肿性多血管炎（eosinophilic granulomatosis with polyangiitis, EGPA）（Churg-Strauss）和显微镜下多血管炎。

免疫复合物介导的小血管炎较少累及肺部，如Goodpasture综合征与Behçet病。大血管炎（大动脉炎、巨细胞动脉炎）与中血管炎（结节性多动脉炎与Kawasaki病）也少见累及肺部[292, 294]（图6-80）。

原发性肺血管炎的影像学表现及其多变，可包括小血管壁增厚、结节性病变、结节性病变伴晕征、偶有支气管气象（肉芽肿性多血管炎）、空洞（肉芽肿性多血管炎）、小叶中心或支气管周围微小结节、磨玻璃影和（或）实变（Churg-Strauss与显微镜下多血管炎）、"铺路石征"、气管支气管狭窄和肺动脉瘤样扩张[295]（图6-81）。早期疾病的影像学表现不明显，需要依赖一些图像处理技术来帮助显示病变，如MinIP重建。呼气相CT上未见空气滞留。可能出现小范围肺实质磨玻璃影和（或）实变，小肺结节不常见。

6. **肺栓塞** 静脉系统内形成的血栓，发生脱落后，通过右心系统进入肺动脉所引起肺栓塞。在美国，肺栓塞是一种常见病，致死率排名第三[296-298]。肺栓塞的临床症状不具备特异性，因为这些症状也可能出现在其他急性心肺疾病中，包括哮喘、肺气肿、心肌梗死、肺水肿、肺炎或气胸，而且发生率并无差异。甚至其他的检查结果也不能明确确诊或排除多数患者的肺栓塞，如心电图、血浆D-二聚体（结果为阴性的时候可能有临床意义）、动脉血气分析和胸部X线[299-302]。通常需要进一步的影像检查来诊断或排除肺栓塞。对肺栓塞的进一步检查有多种不同检查可供选择，可单独或组合使用，包括通气/灌注（ventilation/perfusion，V/Q）闪烁显像、肺血管造影、多排CT血管成像、MRA与静脉造影、超声（Doppler）静脉造影。

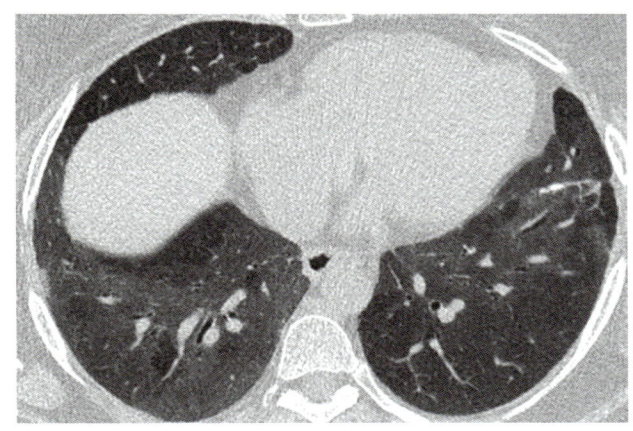

▲ 图 6-80 肺血管炎

HRCT显示斑片状磨玻璃影，伴部分区域马赛克样血量减少

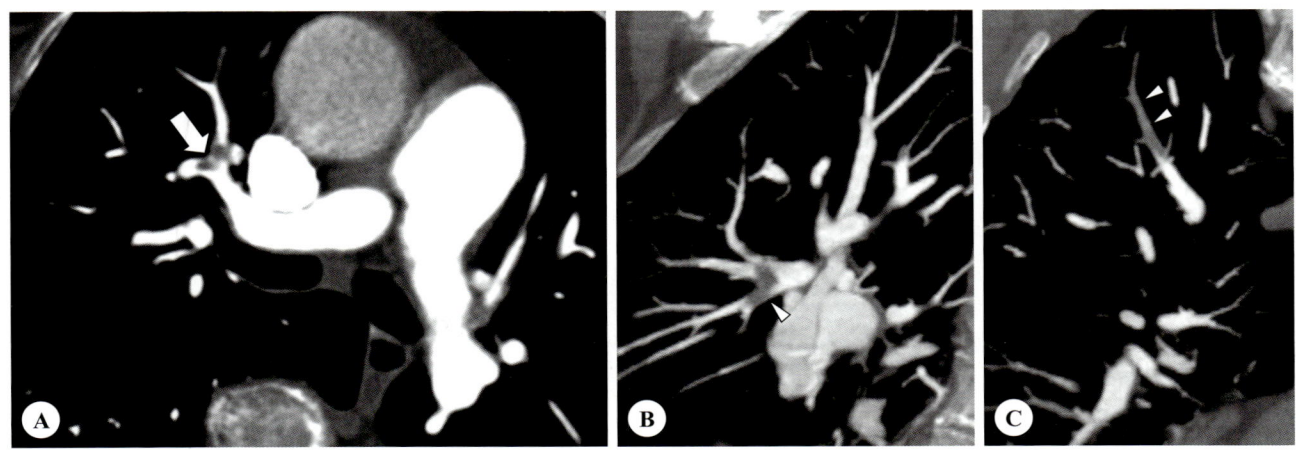

▲ 图 6-81 CTA，肺栓塞

A. 横轴位CT显示右肺上叶肺动脉前段第一分叉处充盈缺损；B. 斜位重建可见分叉处的栓子（箭头）；C. 冠状位重建显示非增强血栓（箭头）完全阻塞了右肺上叶亚段肺动脉

CT 最新技术的发展，包括多排阵列扫描仪的出现（使用极窄的准直器与极短的采集时间），已经让 CT 成为疑似肺栓塞的主要诊断技术[303-305]（图 6-82）。CT 肺动脉血管成像，正成为大部分疑似肺栓塞患者的初始并且通常是唯一放射学检查。螺旋 MDCT 允许在对比剂浓度峰值时快速获取连续容积数据集，从而以相对无创的方式直接识别肺栓塞（尽管需要静脉注射碘对比剂）[306-310]。现代多排阵列扫描仪可实现在 95% 以上的患者中，以适当的技术方式进行 CTPA 检查，其灵敏度与特异度均超过了 95%[311-317]。有时，还可以发现一些其他疾病，用以解释患者的症状，如主动脉夹层（反之主动脉夹层患者排查肺动脉栓塞同理）。相比 V/Q 闪烁显像而言，MDCT 具有更高的确诊能力和整体显著提高准确性[318-320]。此外，与传统导管肺动脉造影检查相比，CTA 的侵入性更小，操作更简单、成本更低且更为普及。

(1) 肺动脉栓塞相关的 MDCT 技术：使用特定的螺旋采集技术专门检测肺栓塞，对提高诊断准确性至关重要。使用非心电门控的 CTPA 时，最好是在尾颅方向以螺旋方式采集。如果有条件的，尽量使用多排阵列扫描仪（从 16 排到 256 排或 320 排）。使用时，准直器应尽量窄，重建图像须从 0.5mm 或 0.65mm 到 1mm 或 1.25mm 的厚度。对于呼吸困难患者，可接受扫描仪准直度为 2.5mm 厚度。尽管过去提倡高峰值电压（137～140kVp）与高电流（180～320mA），但目前的证据支持根据患者 BMI 选择扫描电压，现在很少情况下超过 120kVp 电压，大部分使用 100kVp 进行扫描[321]。因为肺动脉 CTA 使用碘对比剂，碘对比剂的 k 峰边缘为 33.2keV，通过将光谱的平均能量与 k 峰边缘 X 线吸收匹配，可以增加图像对比度。当光子的能量增加大大超过该值会增加散射辐射和剂量，并降低图像对比度。通常情况下，根据光束过滤的情况，X 线束的能量一般为管电压的 1/3～1/2[290, 322-326]。因此，80kVp 射线的平均能量为 24～40keV，而 120kVp 射线的平均能量为 30～60keV。所以，在 80kVp 时，碘对比剂的 k 边缘匹配且散射辐射较少。

确定从对比剂注射到图像采集的间隔时间，最好是通过计算机监测肺动脉干强化程度而定（团注追踪法及触发软件可以实现个体化的扫描时间）。

(2) 肺栓塞的图像解读（分析）：当疑似慢性肺栓塞时，多平面重建法（图 6-82 至图 6-85）是最有价值的图像重建方式，当怀疑斜行血管存在肺栓塞时，可用快速重建并观察是否存在血栓[327]。

急性肺栓塞最可靠的 CT 征象，与肺动脉血管造影表现相同，是处于肺动脉相对中央位置的充盈缺损，伴周围对比剂环绕[328]（图 6-82、图 6-85 至图 6-87）。这种部分闭塞的血管在横轴位上可呈"铁轨征"。有时也可见受累血管扩张。血管完全闭塞的情况较少见；在更中央的动脉可能可观察到栓子边缘（图 6-82、图 6-83 和图 6-88）。多数肺栓塞患者为多发性病灶，通常存在于中央及外周血管。当只

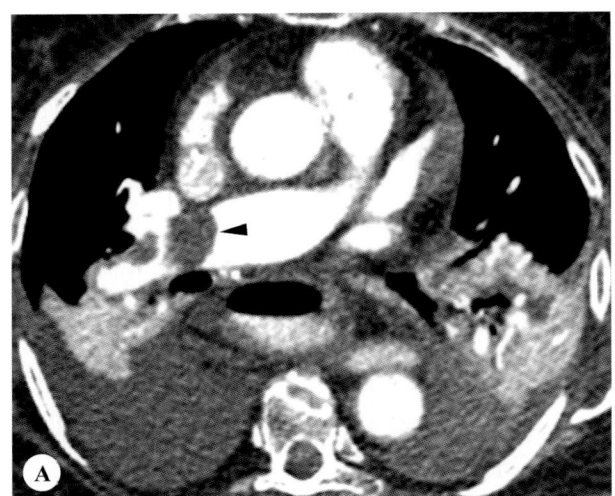

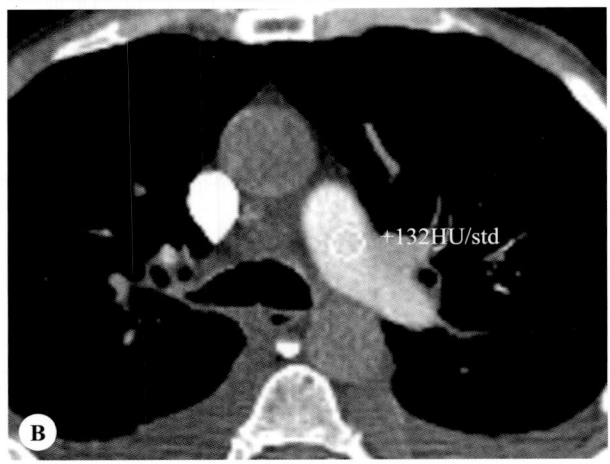

▲ 图 6-82　计算机断层扫描肺血管成像技术

A. 肿瘤患者，无外周静脉通路，以每秒 1.5ml 的速度从中央血管通路导管注入对比剂。血管增强效果很好，图中可见右肺动脉远端大栓子（黑箭头）。B. 团注追踪法。在另一例患者中，在主肺动脉上放置圆形 ROI，注射对比剂后，在此层面获得一系列低剂量扫描。当 ROI 内剂量密度达到 100HU 时，自动触发整个胸部的扫描

有一个层面显示血管充盈缺损时,应该排除肺栓塞;因为这可能是由于血管搏动和流动形成的伪影。必须要提醒的是,与肺动脉造影的图像解读一样,肺栓塞的诊断(或排除)并不总是轻而易举的,而且还涉及学习曲线[329](图6-89)。

慢性肺栓塞也可以用CTA进行诊断[269]。慢性肺栓塞栓子倾向于为偏心性,毗邻血管壁从而呈现为附壁状态(图6-90至图6-95)。这些外周、偏心性充盈缺损可能会出现钙化。可见于动脉网,大部分外周动脉可能出现狭窄和(或)扩张。中央肺动脉可见扩张,常见支气管动脉突出[269, 327, 330]。在肺窗上常见马赛克样灌注改变,或者线状瘢痕。甚至可能会出现局部支气管扩张,可与慢性缺氧相关[331](图6-94)。

大多数肺栓塞患者肺实质密度正常或伴有少量胸腔积液[331](图6-96和图6-97)。然而,唯一与

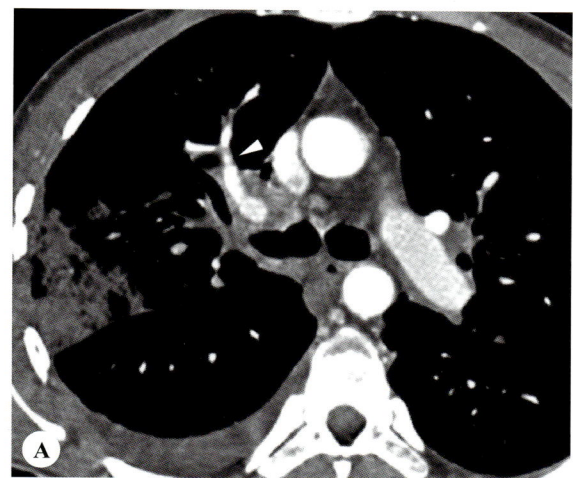
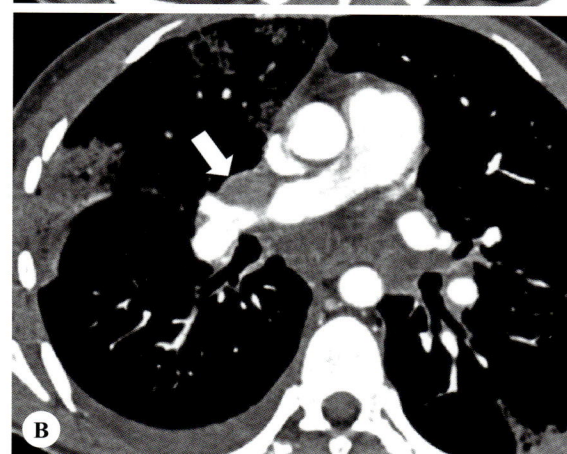
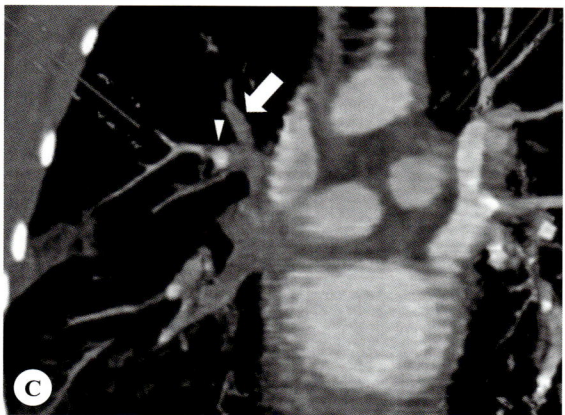

▲ 图 6-83 肺静脉血栓

A 和 B. 肺移植术后患者,CT 图像示右肺上叶外周带实变,可见右肺上叶动脉通畅(箭头),右上肺静脉闭塞(箭);C. 冠状位重建图像示闭塞的肺静脉(箭)和通畅的肺动脉(箭头)

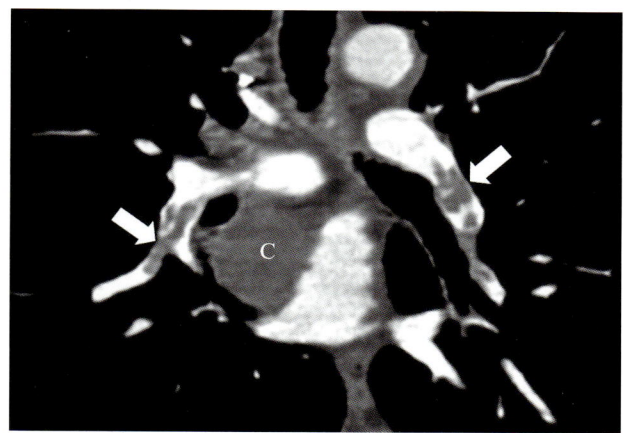

▲ 图 6-84 冠状位 CT 重建图像示双侧叶间肺动脉栓塞(箭)

该图像重建的目的是进一步评估同时发现的支气管囊肿(C)

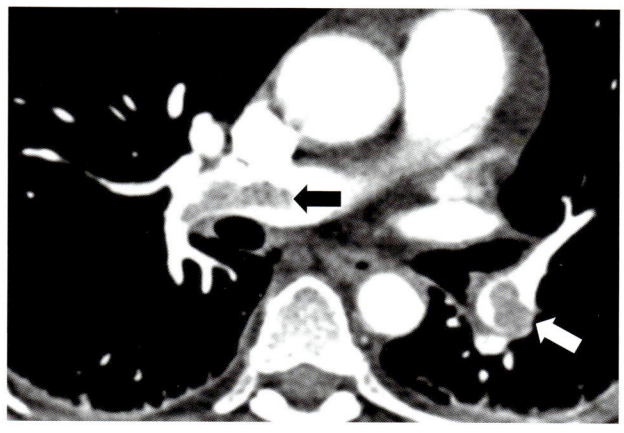

▲ 图 6-85 急性肺栓塞

CTA 示右肺叶内肺动脉虫样充盈缺损(黑箭),周围可见对比剂环绕,左肺叶内肺动脉充盈缺损(白箭)伴血管腔扩大

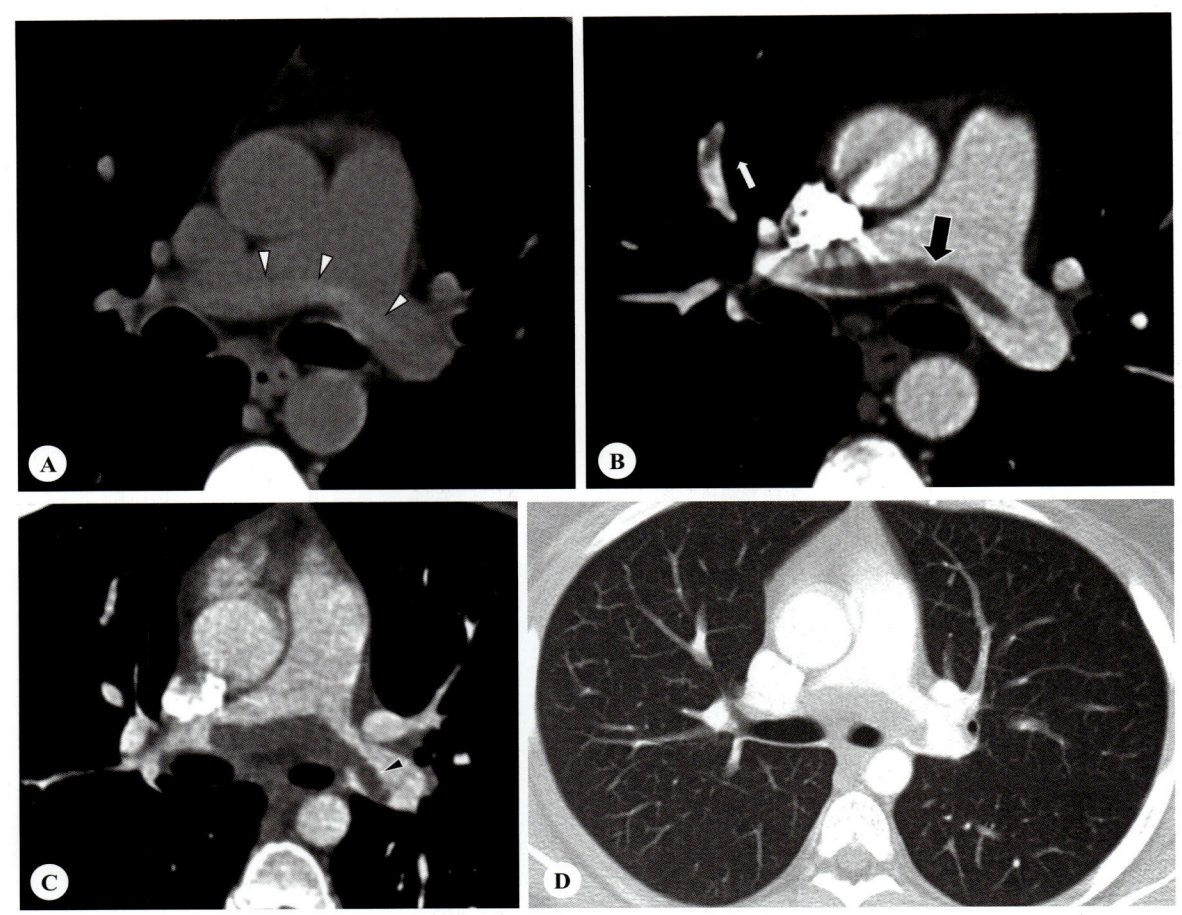

▲ 图 6-86 急性肺栓塞

A. 轻度贫血患者的平扫 CT 图像，可见肺动脉干处相对较大血栓（箭头）。B. 对比剂增强后 CT 图像示管腔内虫样骑跨样血栓（黑箭）。右肺上叶前段分支远端管腔内可见栓塞（白箭）。C. 另一例患者，一个大部分附壁的骑跨样血栓，左肺动脉内部分有对比剂环绕（箭头）。D. 肺窗示患者为急性发病，因为不存在马赛克样血量减少（图 6-24）

肺栓塞高度相关的异常是靠近胸膜表面的实变区域，通常呈楔形（三角形、四边形）（图 6-98）或凸向肺门[332]。上述病灶的外周带可出现明显强化，可能继发于支气管动脉侧支循环。在这些病灶中，有时可能会出现一些散在低密度区域，为继发梗死或坏死病灶。亚段性肺不张，局部低灌注，以及少量胸腔积液也可见于许多其他疾病，无预测价值。对于严重肺栓塞，可出现与右心室衰竭/应变相一致的形态学异常[306, 332, 333]（图 6-99 和图 6-100），包括右心室扩张、室间隔左偏，以及对比剂回流至肝静脉与冠脉窦。心电图上可见右心室应力降低。

约 65% 无肺栓塞征象的患者存在其他表现[334-337]。约 30% 的患者可以找到解释其临床症状的原因（如主动脉夹层、心包积液、冠状动脉移植物闭塞、心肌梗死、纤维性纵隔炎、动静脉畸形、食管疾病、胸膜炎/胸腔积液、肺炎或肋骨骨折/转移癌）（图 6-101 至图 6-105）。而另外 10% 的患者，存在其他临床相关的病理学改变（如未预料的支气管肺癌或淋巴瘤、肺或骨转移、肺隔离症）（图 6-106）。

肺栓塞与深静脉血栓常为同一种疾病的不同表现。约 90% 的肺栓塞血栓来自膝盖以上的盆腔或大腿静脉。但随着锁骨下静脉或颈静脉血管内支持装置使用的增多，上肢静脉和上腔静脉逐渐成为更常见的栓子来源。肺栓塞与深静脉血栓的治疗基本相同。因此，深静脉血栓确诊后就可以开始治疗。对于疑似下肢深静脉血栓的患者，常首选多普勒超声作为检查手段[338]。但是，多普勒超声对于无症状患者灵敏度较低，并且超声阴性并不能排除肺栓塞诊断。即便在 CTA 中检测到孤立亚段小栓塞，也可能与临床无关，使用抗凝治疗的风险可能会超过潜

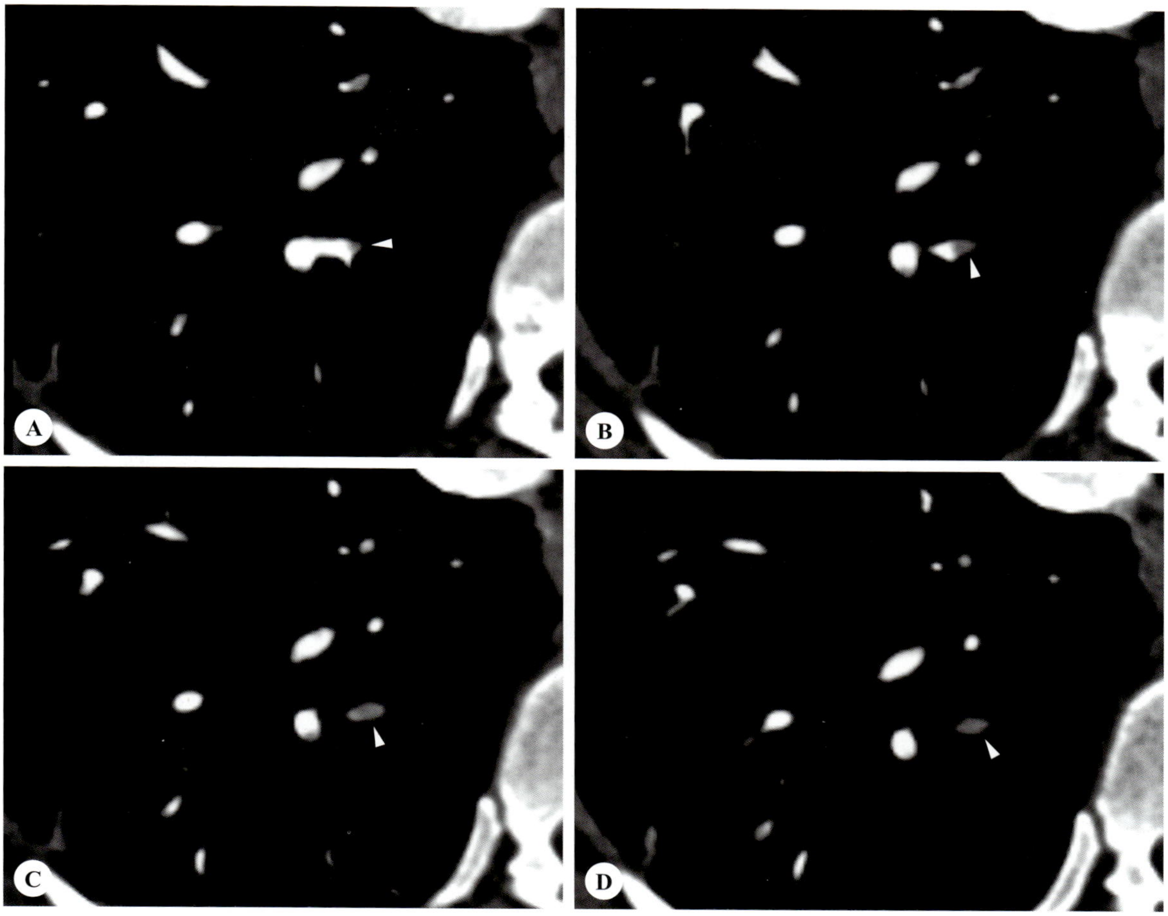

▲ 图 6-87 小的亚段肺栓塞
连续头足向 CT 图像示一闭塞动脉分支（箭头）。在最开始的两张图像中，可见栓塞边缘及其周围的对比剂

在收益[309, 311, 339-345]。下肢多普勒超声或 CT 静脉造影（图 6-107）可能对血栓负荷评估和治疗决定具有价值。

图像的解读错误确实存在，多出现于诊断医师经验有限时，包括与患者个体（呼吸伪影、患者体格较大导致图像噪声增加）、技术因素（不适当的窗宽窗位设置或重建技术、不适当的对比剂注射）、解剖原因（肺门淋巴结、动脉分叉、搏动伪影、肺静脉识别错误）、病理学原因（支气管黏液栓、肺动脉肉瘤、肿瘤栓塞）等相关[346-353]（图 6-106 至图 6-109）。

(3) CTPA 在 PE 诊断临床决策规则中的作用：正确扫描和解释螺旋 CT 肺动脉造影，是肺栓塞诊断（或排除）的必要条件，有时在非肺栓塞患者中，也可以发现其他引起患者症状的原因（图 6-102 至图 6-106，图 6-110）。对于几乎具有肺栓塞相关症状/体征患者而言，如果没有临床证据提示下肢深静脉血栓，首选 CTPA 作为最初影像学检查方法，除非患者存在静脉注射对比剂的禁忌证[315, 354, 355]。

CT 的高准确率和普及性，使 CTPA 的检查量在近 6 年内增加了 5 倍，也降低了 PE 的患病率[320]。在美国，PE 诊断阳性率从 2000 年的 15% 下降到 2005 年的 7%～8%[356, 357]。通过验前概率估计 PE 存在可能性的临床决策规则（clinical decision rule, CDR），对于筛选需要进行 CTPA 的患者非常有效。研究表明，CDR 的实施将 CTPA 的申请数量减少了 20%，CTPA 阳性检查数量增加了 69%[357]。目前应用最广泛的 CDR 是 Well 与 Geneva 评分系统，主要适用于门诊患者[358, 359]。自 2008 年以来，欧洲心脏病学会发布的关于急性 PE 诊断和管理指南就已经建议使用 Well 评分系统等估测验前概率[311]。根据验前概率的标准评估方法可以将患者分为三组：低风险、中风险与高风险[360]。

许多研究已经评估了 CT 在应用 CDR 后对诊断 PE 的价值[361]。对于疑似 PE 患者，如果其临床概率

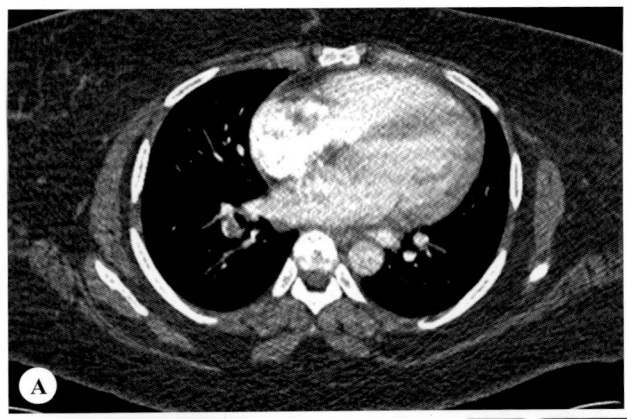

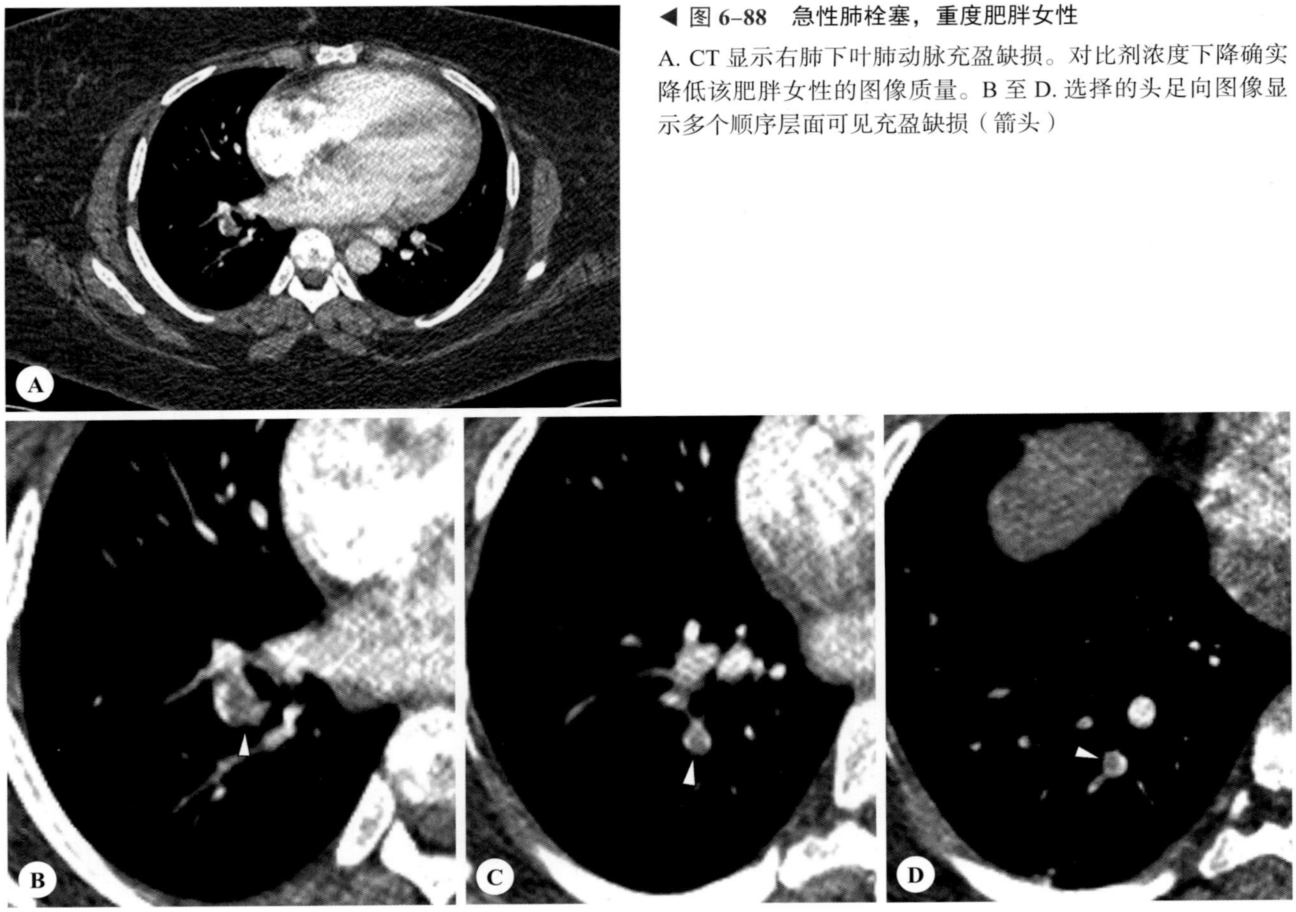

◀ 图 6-88 急性肺栓塞，重度肥胖女性

A. CT 显示右肺下叶肺动脉充盈缺损。对比剂浓度下降确实降低该肥胖女性的图像质量。B 至 D. 选择的头足向图像显示多个顺序层面可见充盈缺损（箭头）

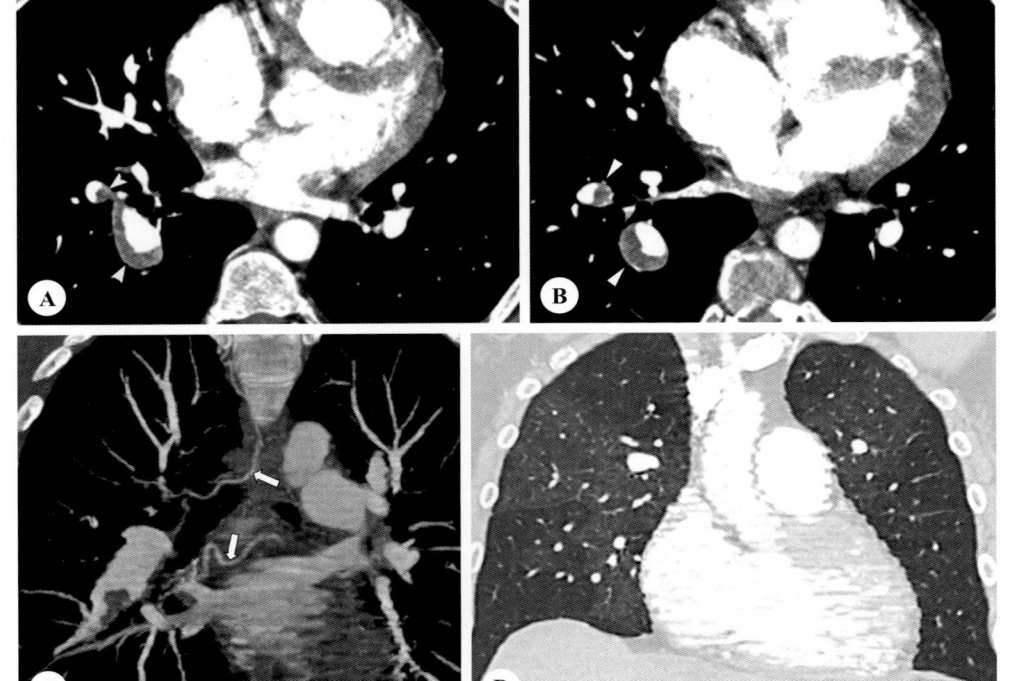

◀ 图 6-89 慢性肺栓塞

A 和 B. 连续轴位 CT 图像示右肺下叶肺动脉内偏心性充盈缺损（箭头）；C. 容积再现冠状位重建示支气管动脉扩张（箭）；D. 冠状位重建肺窗图像示多个马赛克样血量减少区域，主要位于右肺上叶与下叶（图 6-23）

第 6 章 肺
Lung

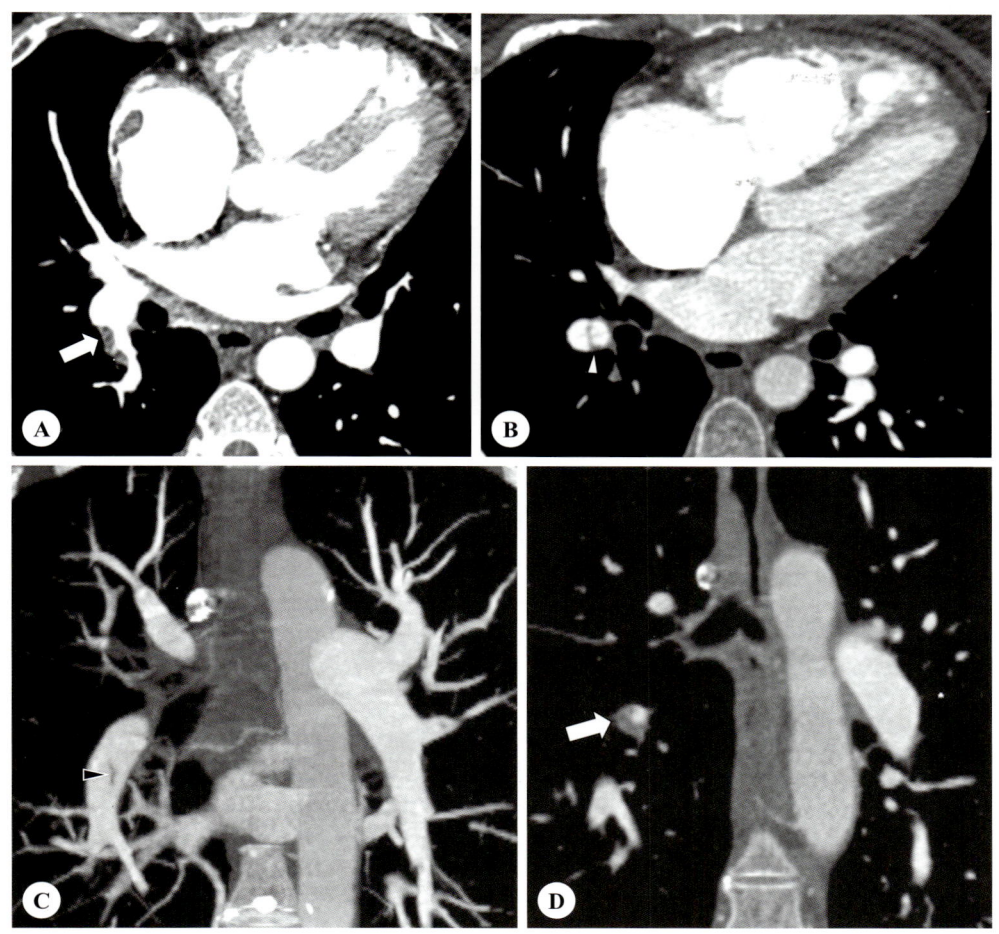

◀ 图 6-90 慢性肺栓塞
A. 横轴位 CT 显示右肺下叶肺动脉管腔内附壁充盈缺损（箭）。右心房可见血栓。B. 稍下方的层面，可见网状影（箭头）。C 和 D. 冠状位容积再现图像可见右肺下叶肺动脉内网状影（箭头）和上段肺动脉内附壁血栓（箭）

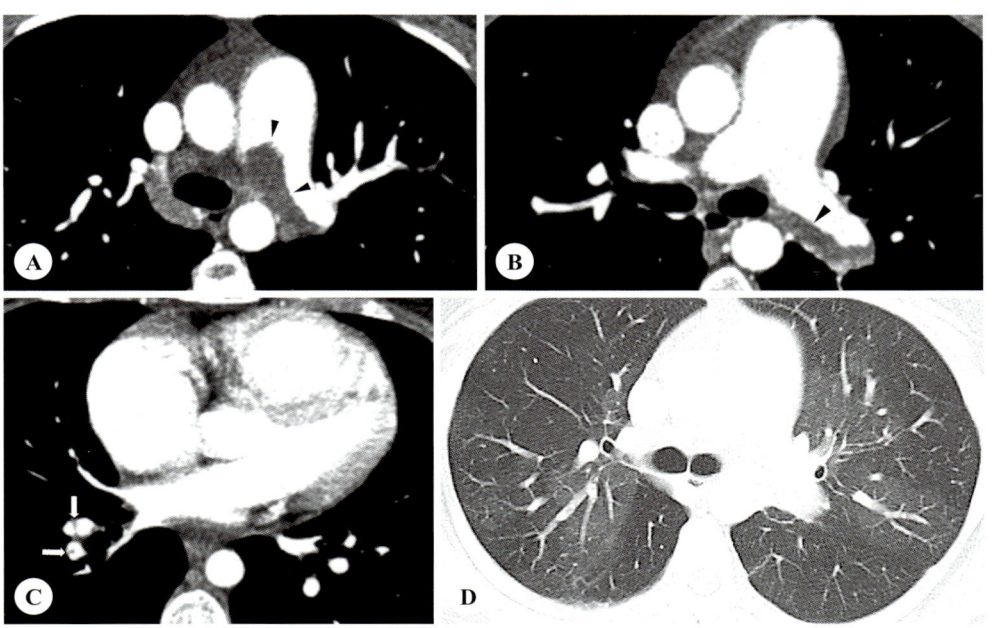

◀ 图 6-91 慢性肺栓塞
A 至 C. CT 图像示肺动脉干与左肺动脉干内巨大附壁血栓（箭头），以及在右肺下叶肺动脉内网状影（箭）。肺动脉干与右心房、右心室扩张提示肺动脉高压。D. CT 肺窗示多处局部的马赛克样血量减少（图 6-23，图 6-89C 和 D）

249

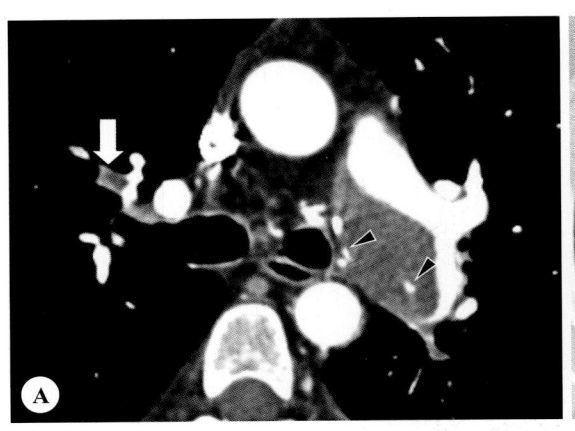
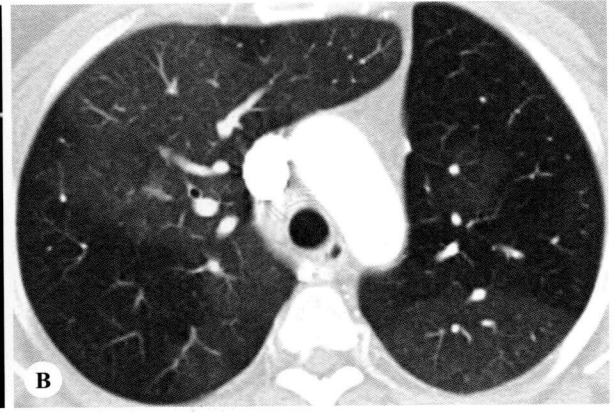

▲ 图 6-92　慢性肺栓塞

A. CT 纵隔窗图像示肺动脉干与左肺动脉内巨大附壁充盈缺损，伴多发小钙化灶（箭头）。右肺上叶肺动脉可见急性肺栓塞（箭）。B. CT 肺窗图像示多发马赛克样血量减少区域（图 6-25）

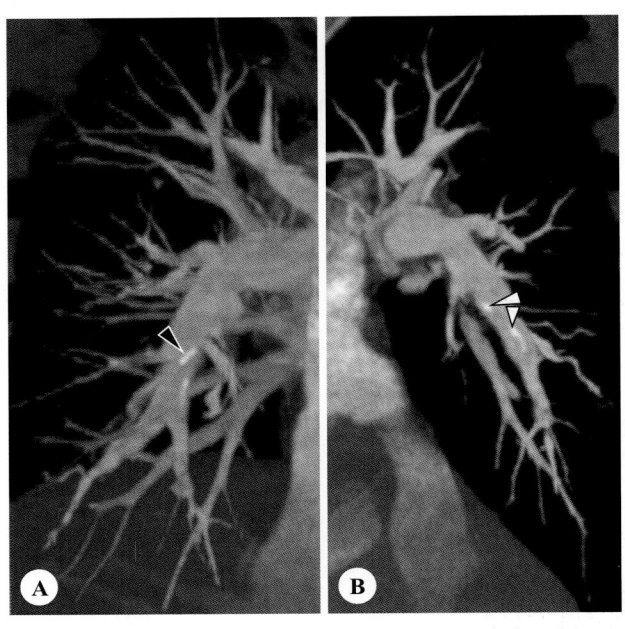

▲ 图 6-93　慢性肺栓塞

冠状位与矢状位容积再现图像示右肺下叶肺动脉内点状钙化（箭头）。注意多发外周肺动脉突然截断和稀疏

低和 D- 二聚体正常，基本可以排除 PE[362]。D- 二聚体升高（>500ng/ml）对于诊断 PE 有高灵敏度，但特异性较低。虽然几乎所有 PE 患者都有 D- 二聚体升高的状况，但仍有许多其他情况也会导致 D- 二聚体升高，包括高龄、妊娠、创伤、术后期、炎症和癌症[363]。低 D- 二聚体值对于 40 岁以下患者，可以排除 60% 以上的患者，但对于 80 岁以上患者，则只能排除 5%。最近，一项研究使用年龄调整后的 D- 二聚体阈值（年龄 ×10μg/L，50 岁以上）来排除 PE 患者，可以显著提高患者排除量［从 6.4%（95%CI 4.8%～8.5%）到 29.7%（95%CI 26.4%～33.3%）］，这些被排除的患者，后续发生临床 VTE 的可能性较低。经年龄矫正过的 D- 二聚体阈值，有助于在肾功能受损的老年患者中做出 PE 排除诊断、降低 CTPA 检查需求[364-367]。

肺通气灌注闪烁显像对检测肺灌注异常有非常好的作用，检查结果为阴性就基本上可以排除肺栓塞，但肺通气灌注闪烁显像的总体灵敏度与特异度都远低于 CTA[320]。目前，在无法进行 CTPA 的情况下，推荐使用肺通气灌注闪烁显像进行检查。对于妊娠患者，尤其是处于最关键的妊娠早期患者，肺通气灌注闪烁显像对胎儿的辐射低于 CT，但是它对乳腺的辐射明显较高。因此，目前的临床实践指南推荐使用肺通气灌注闪烁显像作为妊娠患者的首选检查[368]。

(4) CTPA 在评估肺栓塞严重程度与预后方面的作用：在预测患者短期死亡率方面，栓子位置似乎比肺动脉床阻塞百分比更重要[369]。RV 功能比栓子负荷更重要。以 RV/LV 直径比为指标的 RV 功能有助于估计预后情况，在此基础上再结合一些临床指标，可以安全筛选出适合在家治疗的患者[363, 370-379]。NT-proBNP 等心脏标志物升高可继发于 RV 后负荷和室壁应力增加，在预测 PE 不良事件方面，显示出比 RV/LV 直径比更高的鉴别能力和临床实用性。NT-proBNP 升高超过 600pg/ml 对预测 PE 后不良事件的能力要好于 RV/LV 比值>1.0。两者的 NPV 都很高（99% vs. 98%）[300]。

第 6 章 肺
Lung

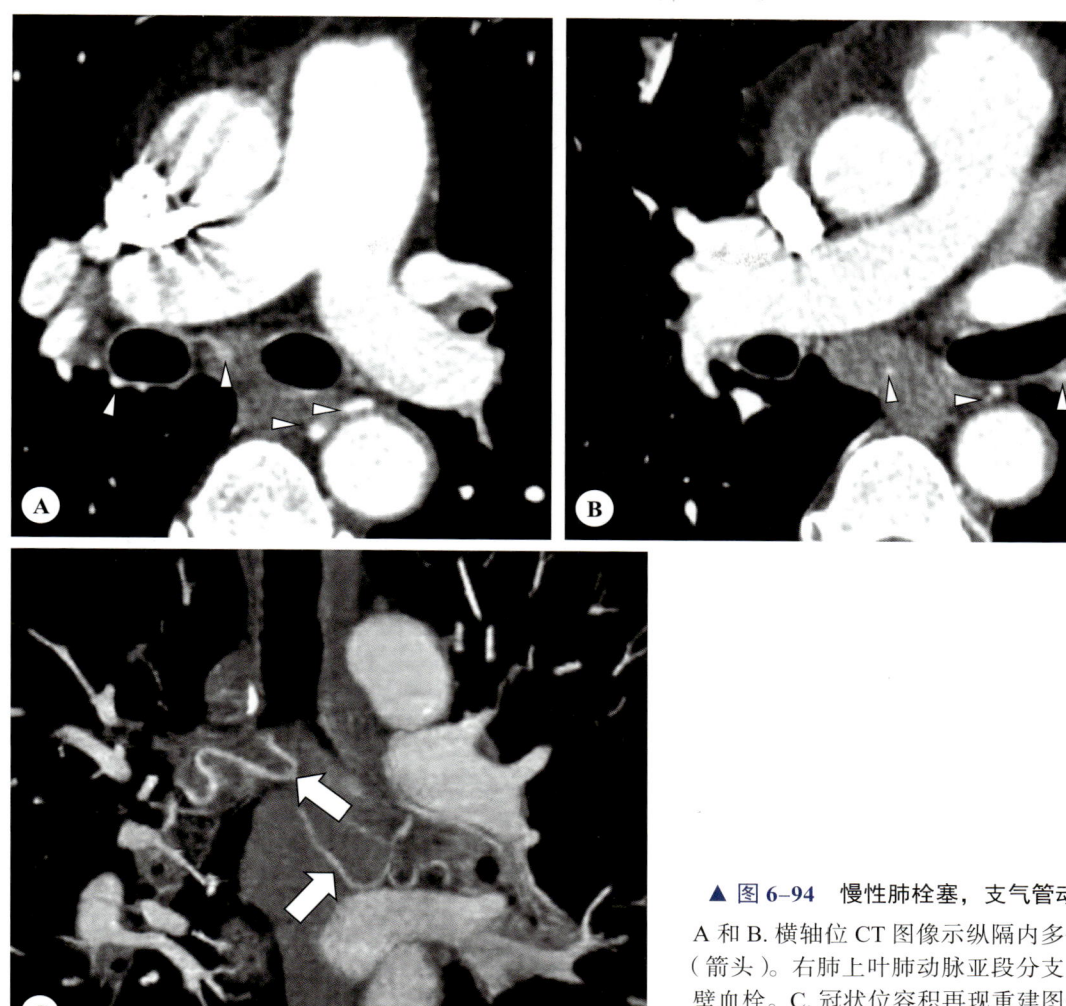

▲ 图 6-94 慢性肺栓塞，支气管动脉扩张
A 和 B. 横轴位 CT 图像示纵隔内多个小血管（箭头）。右肺上叶肺动脉亚段分支内可见附壁血栓。C. 冠状位容积再现重建图像示多支支气管动脉扩张（箭）

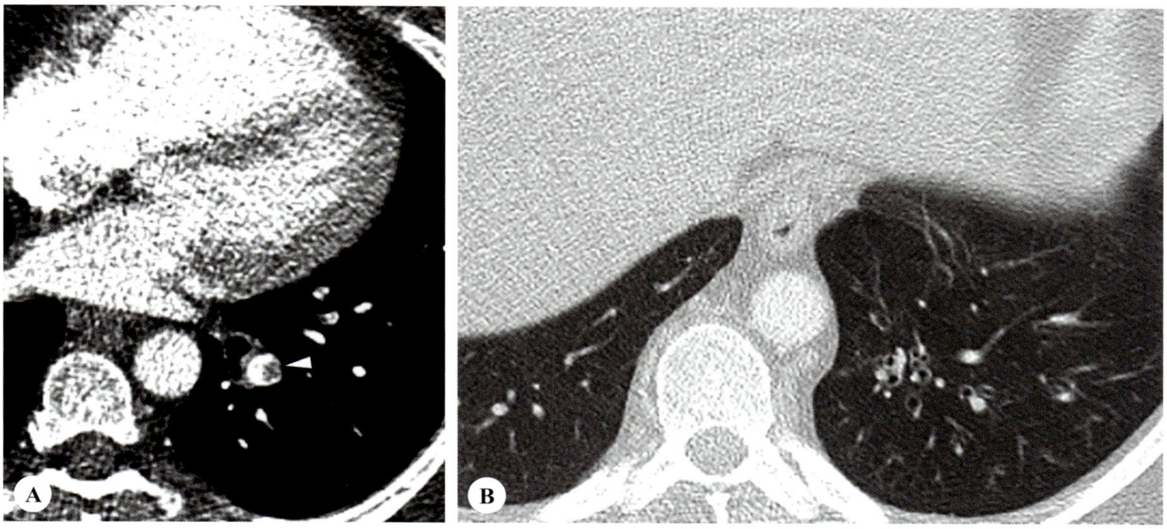

▲ 图 6-95 慢性肺栓塞
A. CT 纵隔窗示左肺下叶肺动脉内附壁充盈缺损（箭头），患者为重度肥胖男性；B. CT 肺窗示左肺下叶支气管扩张，管壁稍增厚

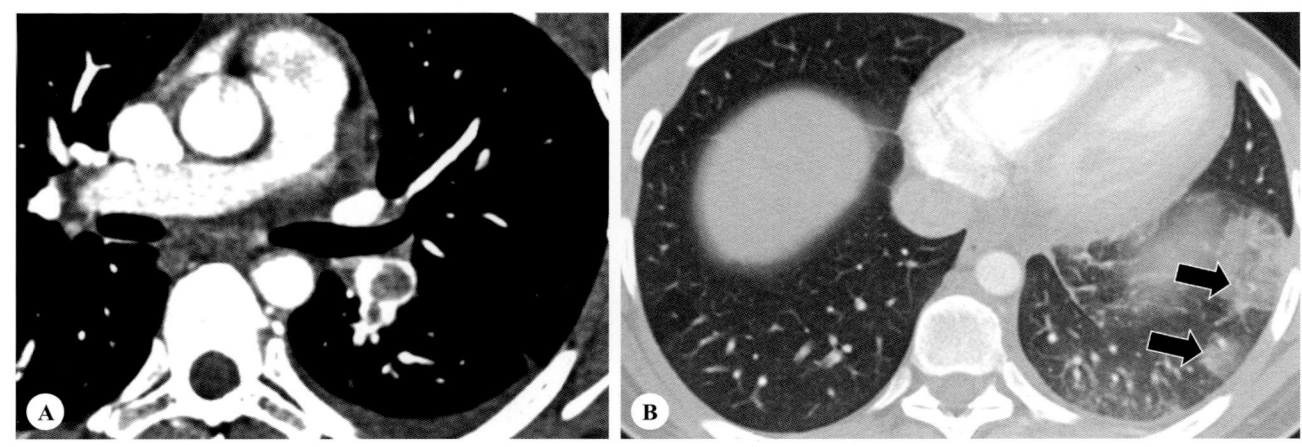

▲ 图 6-96 急性肺栓塞

A. CT 纵隔窗示左肺下叶肺动脉血栓，并向背侧延伸至上段分支内，可见左侧胸腔少量积液；B. CT 肺窗示左肺下叶两处实变（箭），为肺梗死

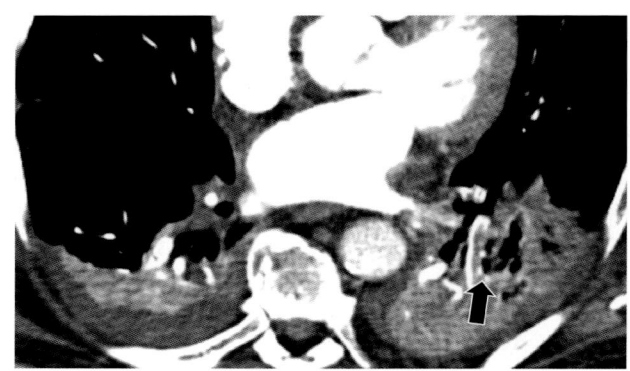

▲ 图 6-97 急性肺栓塞

CT 显示双肺下叶肺不张与少量胸腔积液。同时，可见左肺下叶肺动脉远端管腔内血栓（箭）。左肺下叶外侧段部分未强化，可能是灌注不良所致（梗死）

(5) DECT 在评估肺栓塞方面的作用：DECT 在评估 PA 直径与形态方面的作用等同于传统 CTPA，通过生成碘闪烁显像，增加肺灌注分析的价值[371, 372]。DECT 成像的原理是基于碘在低电压与高电压（通常是 80kVp 与 140kVp）时衰减的差异。双能可以通过以下几种方式来产生：两个 X 线球管，快速千伏开关，以及使用低光子能量和高光子能量衰减光谱的敏感型探测器，这种检测器可用来区分碘和钙等物质。体素中碘含量数值可以用于生成单个时间点的碘测量值。DECT 图像可以用来替代肺灌注或灌注血容量（perfused blood volume，PBV）[320]。DECT 显示的灌注缺损与 V/Q 和 SPECT V/Q 图像结果具有良好相关性[373]。此外，依据体素中碘存在情况，可生成

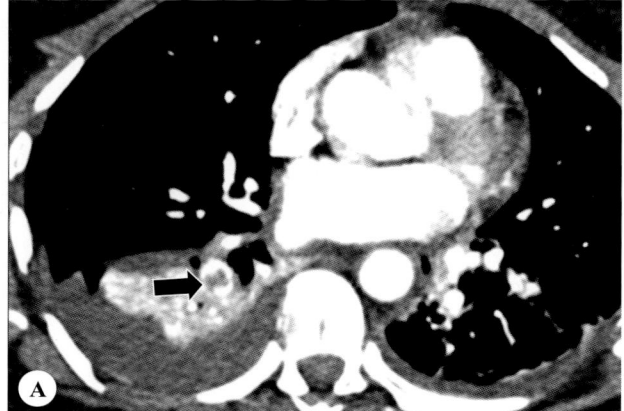
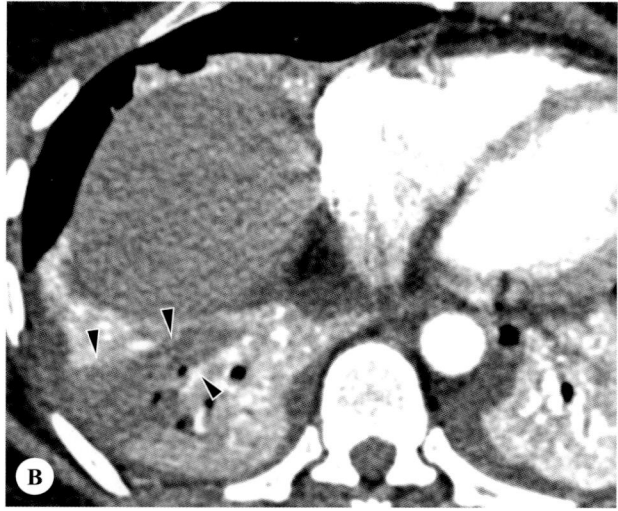

▲ 图 6-98 急性肺栓塞

A. CT 显示右肺下叶肺动脉管腔中心充盈缺损（箭）；B. 再往下方层面，右肺下叶外基底段可见楔形无强化区域（箭头）

第 6 章　肺
Lung

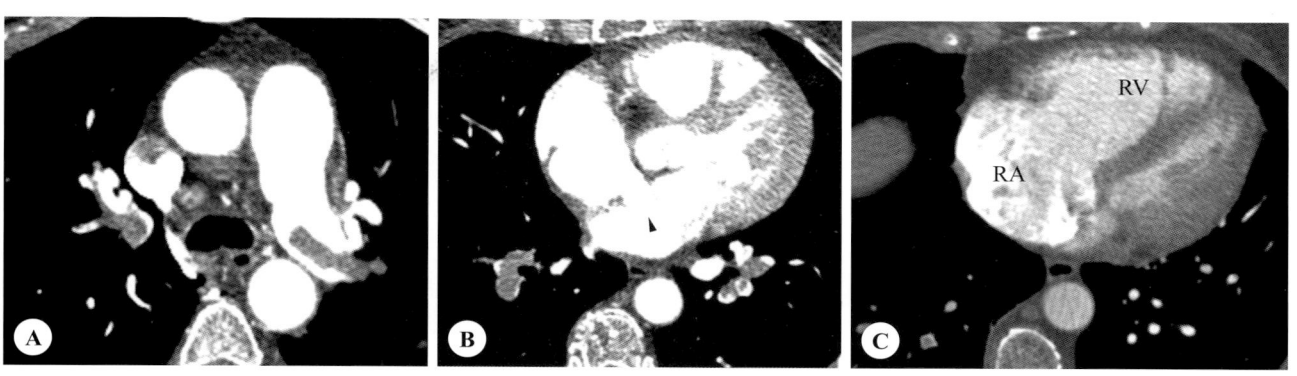

▲ 图 6-99　巨大急性肺栓子，右心劳损

A 和 B. 所选头足向 CT 显示栓子充满肺多个上叶及下叶肺动脉腔，同时可见由于右心压力显著增高导致卵圆孔开放（箭头）；C. 更多尾侧层面可见右心房与右心室扩张。患者用溶栓药治疗成功

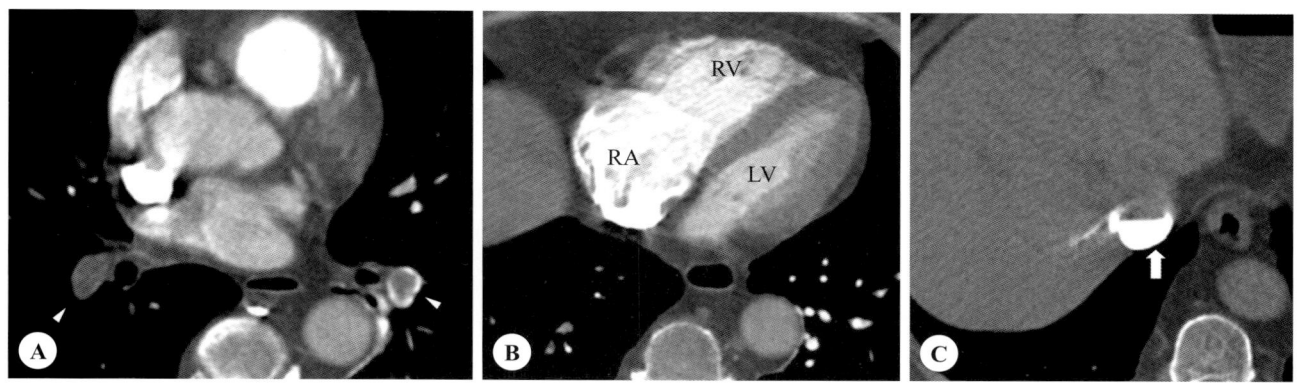

▲ 图 6-100　巨大急性肺栓子，右心劳损

A. CT 显示双肺下叶肺动脉几乎完全闭塞（箭头）。B. 稍尾侧层面可见右心房和右心室扩大。请注意，右心室大于左心室。C. 在更多尾侧层面可见对比剂反流至下腔静脉（箭）及一个液 - 液平面，提示血流明显停滞

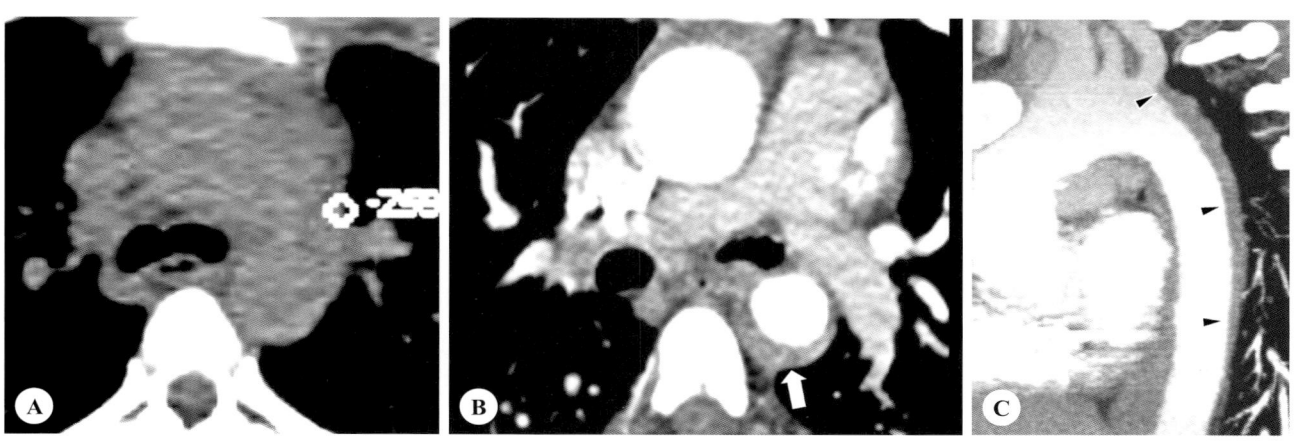

▲ 图 6-101　主动脉夹层，不是肺栓塞

A. 初步的平扫 CT 图像显示，技师错误地把感兴趣区域放在了肺动脉以外。B. 对比剂增强后 CT 图像示肺动脉显影不佳。但主动脉显影很好，可见降主动脉壁内血肿（箭）。C. 矢状位 MPR 重建图示急性壁内血肿（箭头），回顾其平扫图像同样可见，血肿从左锁骨下动脉远端起始，这一征象可以解释患者的胸痛

253

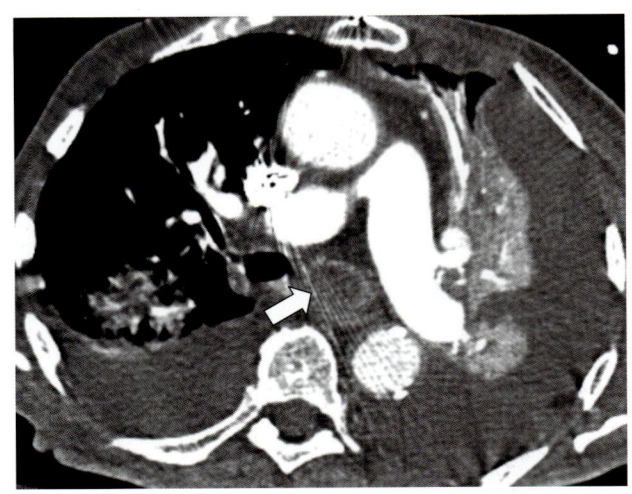

▲ 图 6-102 黏液栓，而不是肺栓塞

冠状动脉搭桥术后患者，血氧饱和度降低，CT 显示一个巨大黏液栓，阻塞了左主支气管。未发现肺栓塞。可见双侧胸腔积液和左肺不张

肺血管图。DECT 可以反映出中央及周围肺血管灌注情况，以及肺实质强化程度。它可以在提供解剖信息的同时提供功能学信息。因而，双能 CT 可以在单次检查中完成对血管解剖、肺实质形态评估及肺功能分析。

DECT 和 PBV 图在对急性 PE 患者的影像评估、危险分层及预后评估方面有着额外的价值[363, 374]。DECT 可以同时提供解剖信息和与之对应部位的灌注情况，对于慢性 PE 患者尤为有帮助[372]。通常，慢性 PE 患者灌注缺损是由于存在侧支血管而导致延迟形成的；因此，通过 DECT 可以鉴别慢性 PE 和急性 PE。DECT 灌注图中显示的灌注缺损大小可以帮助发现肺动脉高压的病因：CTEPH 与大灌注缺损相关，而 IPAH 为较小的斑点状灌注缺损（图 6-111）。

(6) MRI 在肺栓塞方面的作用：对比增强 MRA 是一种可替代 CTA 的非电离成像方式。现代 MRA 扫描仪和成像技术在检测肺栓塞方面有非常好的前景[381-383]。由于 MRI 无电离辐射及不需要碘对比剂，可以使用在一次对比剂注入后进行多期扫描，当初始采集的图像因团注时间或患者运动伪影而导致图像质量不佳时，也可重复团注对比剂并再次采集图像[384]。相较于 CTA，MRA 成像时间长，空间分辨率低（MRI 对比 CTA，1~2mm vs.1mm），放射科医师对 MRA 图像熟悉程度不如 CTA，这些因素妨碍了 MRA 在肺栓塞评估中的广泛应用。同样也造成对 MRA 经验不足的放射科医生在图像解读方面的准确度也较低[384]。

但如能用稳定的高技术质量进行肺部 MRA 扫描时，MRA 就具有了绝佳的诊断效能[39, 385]。尤其是，TWIST 序列（锁孔技术）对肺部灌注缺损的显示非常有优势。2D 平行影像、脉冲序列技术的创新、血管内对比剂（钆磷维塞与纳米氧化铁）的使用、改进的对比剂团注方案等，都有助于持续提高诊断准确率[384]。磁共振肺血管成像应用仅限于在可常规完成该检查的中心进行，并且仅适用于对标准检查存在禁忌的患者[39, 384, 386]。对于符合影像技术的患者，磁共振肺血管成像和磁共振静脉成像联合应用比单独使用磁共振肺动脉血管成像具有更高的灵敏度，但同时高质量地完成动静脉扫描，又增加技术上的难度[39]（图 6-78 和图 6-112）。

7. 其他栓子　经皮椎体成形术后可能会发生甲基丙烯酸甲肺酯肺栓塞，该栓塞表现为很高密度的管状和分枝状结构[385]（图 6-8A，图 6-113A 和 B）。

8. 肺水肿　充血性心力衰竭或容量超负荷导致的静水压性肺水肿，通常可根据胸部 X 线和临床信息进行诊断。在薄层 CT 上可见平滑小叶间隔增厚，增厚可达 5mm，支气管周围间质增厚，重力依赖性磨玻璃影，胸腔积液，以及叶间裂增厚[39]（图 6-114 和图 6-115）。增厚的小叶间伴周围的磨玻璃影在影像表现上类似慢性间质性肺疾病。病灶分布在肺门周围和重力依赖性区，间隔平滑增厚都支持间质性水肿而不是浸润性肺疾病。如果仍存疑虑，可以在充血性心力衰竭治疗后复查确认患者是否有间质性肺疾病。

9. 镰状细胞病急性胸部综合征　急性肺炎、急性胸部综合征、ARDS 和肺水肿是镰状细胞病（sickle cell disease，SCD）中最常见的肺部病变，并且可能导致肺纤维化。SCD 肺部并发症是 SCD 患者死亡的主要原因[387]。

SCD 儿童患者相较其他儿童而言，肺炎发生率可高 100 倍，由于功能性脾缺乏可有 30% 的复发率[388]。常见病原体有肺炎链球菌、流感嗜血杆菌、金黄色葡萄球菌、肺炎衣原体和沙门菌[386]。对于这种潜在致命性的并发症，目前最被接受的预防方案是患儿从 3 月龄开始预防性口服青霉素，并持续到 5 岁[389, 390]。该病的临床表现与影像学表现与非 SCD 人群相似：咳嗽和发热，胸部 X 线上可见肺实变。

第 6 章 肺
Lung

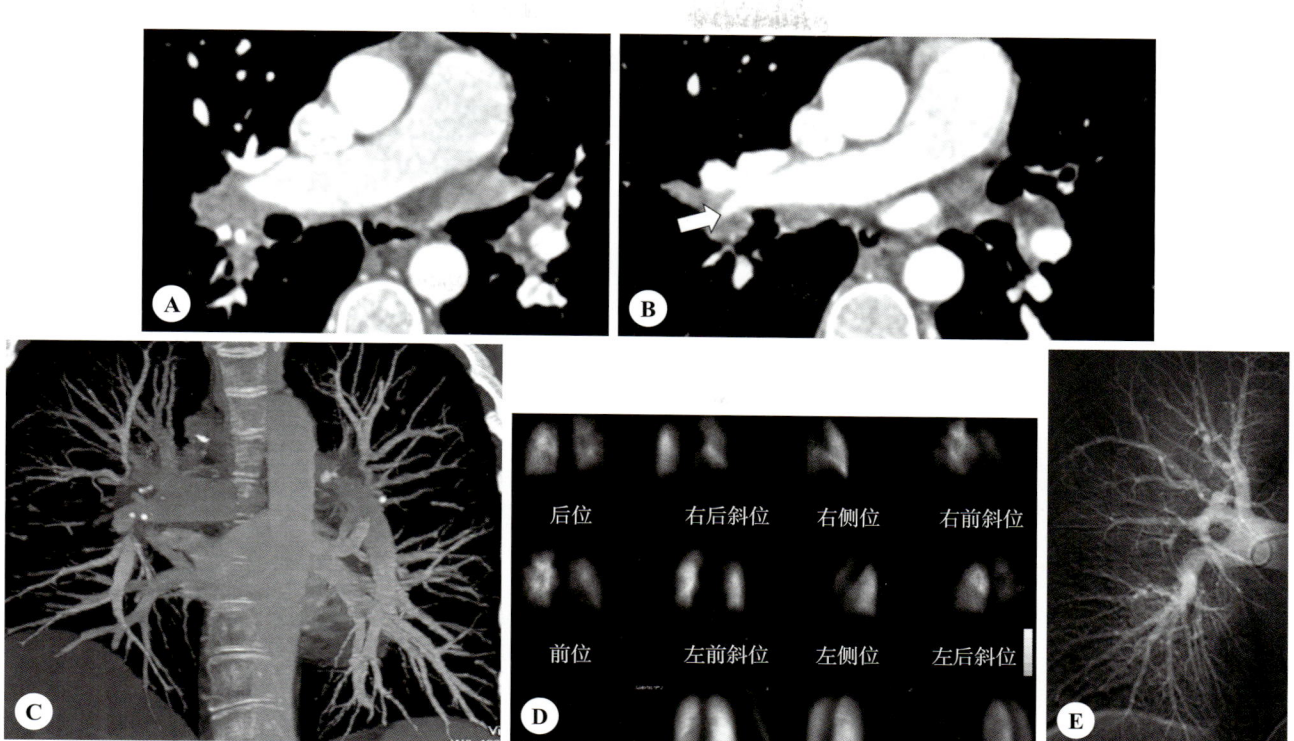

▲ 图 6-103 纤维性纵隔炎，而不是肺栓塞

A 和 B. CT 图像示完整肺动脉在穿行部分肺门钙化淋巴结区域时变窄；C. CT 容积再现图像示穿行于肺门钙化淋巴结区域的肺动脉变窄，但并无栓塞；D. 通气/灌注闪烁显像提示患者很可能是肺栓塞，图像来自 PIOPED Ⅱ 研究；E. 由于上述两个检查结果不一致，对患者进行了肺动脉造影检查，证实不存在肺栓塞。CTA 中清晰显示肺动脉狭窄，钙化淋巴结在数字减影肺动脉造影图像上不可见

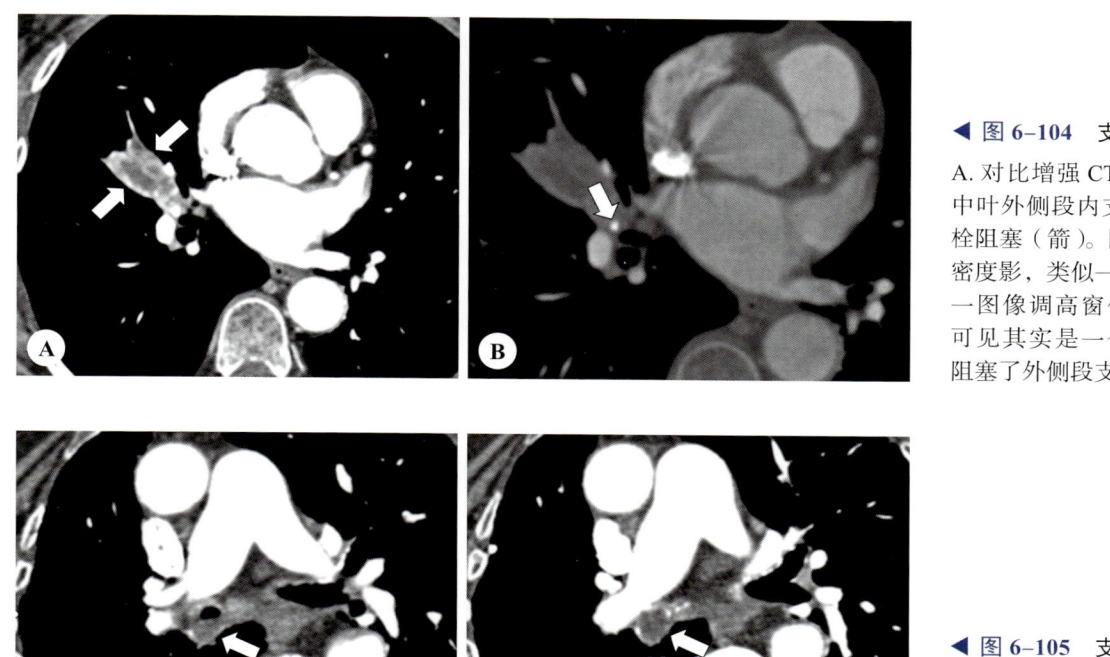

◀ 图 6-104 支气管阻塞

A. 对比增强 CT 图像上可见右肺中叶外侧段内支气管扩张，见痰栓阻塞（箭）。图中可见一圆形高密度影，类似一个小肺动脉。B. 同一图像调高窗位并调宽窗宽后，可见其实是一个小支气管结石，阻塞了外侧段支气管

◀ 图 6-105 支气管阻塞

术后最初怀疑存在肺栓塞的患者，其连续 CT 图像示黏液栓充填并阻塞了中间支气管（箭），远端支气管黏液栓（箭头）和肺不张

255

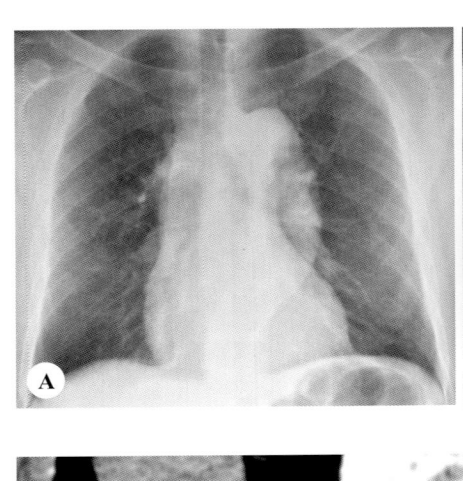
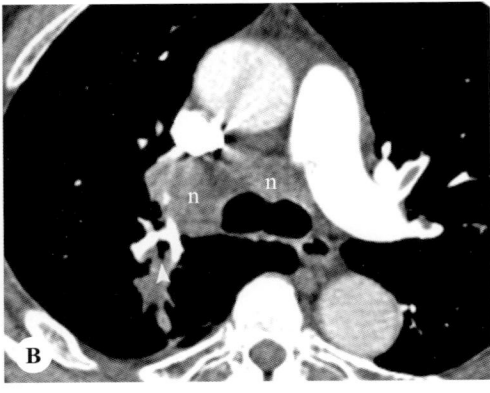

◀ 图 6-106 急性肺栓塞，并晚期肺癌

CT 图像示双侧肺动脉栓塞，纵隔淋巴结增大（n）（后来证实是为肿瘤转移所致），此外见原发性鳞状细胞癌阻塞右肺上叶后段（B，箭头）

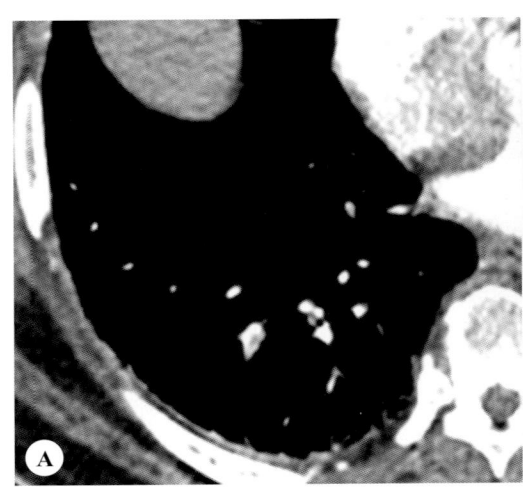
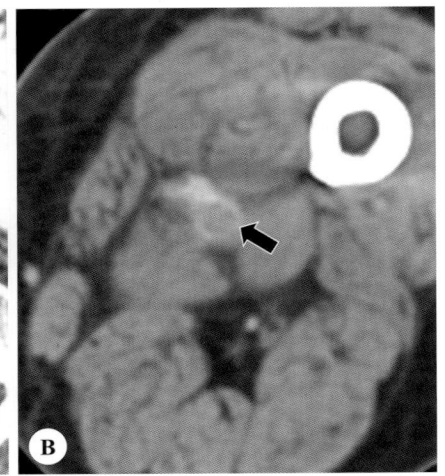

◀ 图 6-107 肺栓塞，深静脉血栓

A. 右肺下叶多发性外周肺动脉小栓塞（连续图像上可见）；B. 延迟相 CT 静脉血管成像示右下肢股深静脉扩张伴血栓形成

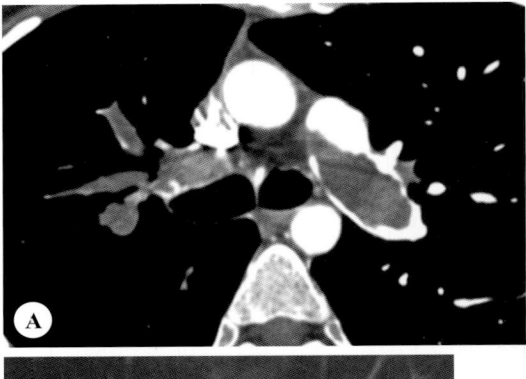
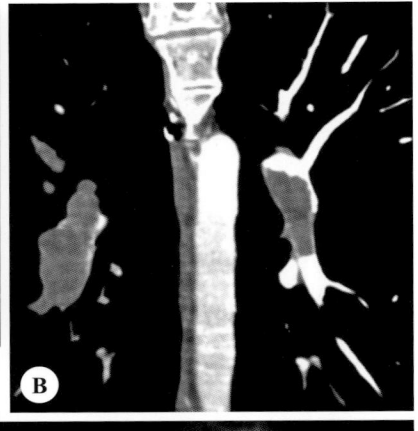
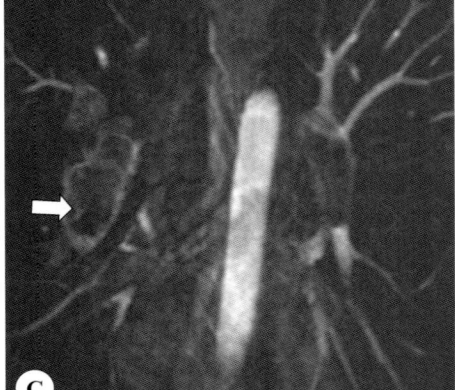
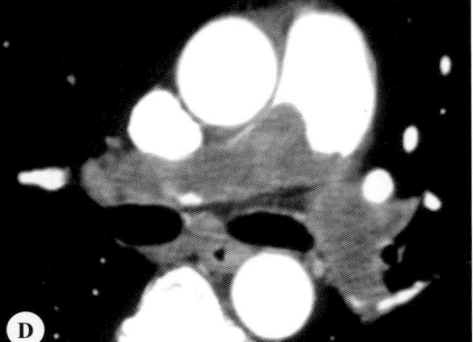

◀ 图 6-108 肺动脉肉瘤

A 和 B. 横轴位和冠状位 CT 重建图像示双侧肺动脉巨大充盈缺损。需注意该充盈缺损影内部密度不均匀，提示为肿瘤而不是血栓。C. 钆剂增强 MRA 图像示肺动脉内充盈缺损影出现一些强化信号。D. 另一例患者，CT 显示肺动脉干内充盈缺损密度不均匀

第 6 章 肺
Lung

急性胸部综合征（acute chest syndrome，ACS）是一种急性肺部疾病，伴新发肺实变，部分患者会出现发热、胸痛和肺部受损表现（如咳嗽、呼吸困难和呼吸急促）[391]。ACS 有几种可能的病理生理机制，包括肺炎、菌血症、骨梗死导致的脂肪栓塞、肺血管闭塞、阿片类药物使用、肺水肿和细小病毒 B_{19}（最后一个可能导致骨髓梗死和脂肪栓塞）[389, 392-396]。患者临床症状的严重程度可以区分 ACS 和其他临床症状较轻的肺炎。由于 ACS 可能由肺炎引起，这两种疾病可能会相继发生而难以区分，但 ACS 通常比不伴 ACS 的肺炎更严重。ACS 如未经及时治疗可能导致呼吸窘迫，甚至死亡。25% 的 SCA 患者死亡病因为 ACS，也是目前镰状细胞贫血患者死亡的单一首要原因。儿童更容易发展为 ACS（50% 的儿童至少经历过一次 ACS），但是成人的死亡率（4.3%）高于儿童（1.8%）[389, 390]。

确诊 ACS 需要存在单个或多个肺实变区，这些病变在入院时做的初始胸部 X 线上可能观察不到，可随着时间推移发生进展[395-397]（图 6-116）。相较普通肺炎而言，ACS 患者的中叶与下叶更易受累但恢复更快[395, 396]。患者发生缺氧和结合胸部 X 线表现可以诊断典型 ACS。4% 的 ACS 患者会发展为慢性肺疾病，通常是继发于多次 ACS 和（或）肺炎发作后[391]。组织学上通常可见局灶性肺纤维化、胸膜瘢痕、粘连、肺泡内膜增生和肺动脉高压[396, 398]。X 线上的细网格影代表肺纤维化，是组织病理学的一个反映[391]。CT 表现包括间隔增厚、次级肺小叶扩张、牵拉性支气管扩张及结构扭曲，虽然患者的肺功能通常是正常的[399, 400]。目前建议 ACS 患者接受的治疗包括支持治疗和抗生素治疗，必要时可结合激素进行治疗[396]。部分严重患者可能需要进行体外膜肺氧合，已有成功案例报道[400, 401]。

10. 肺动静脉畸形 虽然单发动静脉畸形也可能出现，但双肺多发动静脉畸形更为常见，尤其是在肺下叶。最常见为单纯型，是扩张的血管囊与一条供血动脉和引流静脉相连。复杂型的发生率不到 10%，其供血动脉多于一条。虽然病例可能是散发的，但大多数多发畸形与遗传性出血性毛细血管扩张症（Osler-Weber-Rendu 综合征）有关。由此造成通过毛细血管网的右向左分流可能会导致脑血管事件（如脑卒中、脓肿），肺出血与血胸也是其潜在并发症。

肺动静脉畸形通过 CT 较容易得到确诊（有时是在胸部平片上）（图 6-117 和图 6-118）。病灶表现为光滑圆形、椭圆形，甚至匍匐样结节，伴一个滋养

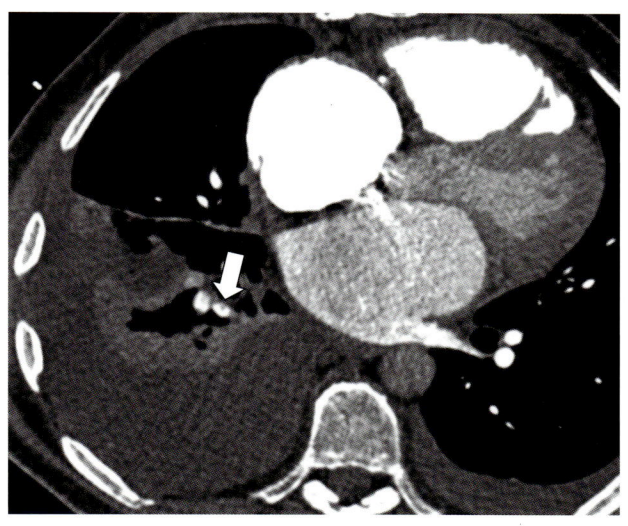

▲ 图 6-109 未强化的肺动脉血流表现类似肺栓塞
慢性充血性心力衰竭患者，临床怀疑肺栓塞，右肺下叶肺动脉可见一个小充盈缺损（白箭），是由于来自支气管动脉侧支的血液未经强化造成的

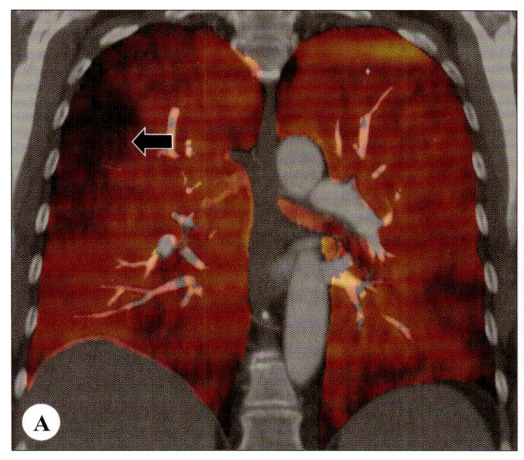
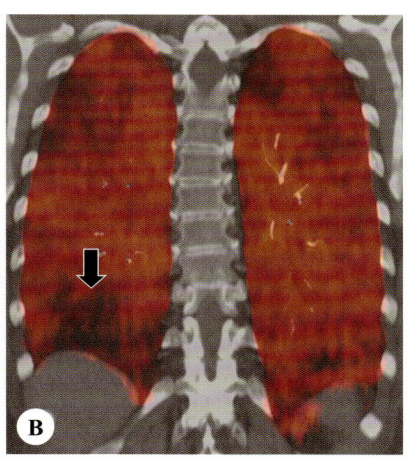

◀ 图 6-110 患者女性，66 岁，慢性血栓栓塞性肺动脉高压，患者既往狼疮抗凝物阳性，劳力性呼吸困难和肺栓塞病史
DECT 轴位图示右肺上叶（A，黑箭），右肺下叶（B，黑箭），以及舌叶存在相对大面积灌注缺损，符合临床诊断

257

动脉，其直径小于结节直径一半，引流静脉通常非常明显。增强 CT 图像示病灶呈明显高密度[182, 402, 403]。

右心声学造影常被用于对有遗传性出血性毛细血管扩张症患者亲属进行肺动静脉畸形筛查[404]。如果检查结果为阳性，则会使用前文所述的与肺栓塞相同的技术进行 CT 肺动脉血管造影。MIP 重建几乎为常态，以便更快速、准确地检查肺实质是否存在畸形，并且描绘供血动脉的大小和数量，这对于确定弹簧圈栓塞治疗可行性至关重要[405]（图 6-119 和图 6-120）。有时，仅存在不适合栓塞治疗的微小外周毛细血管扩张畸形[406, 407]。当 CTA 上测量的供血动脉直径超过 3mm 时，才可以使用经导管肺血管造影。

（八）肺感染性疾病

标准胸部 X 线是肺部感染的主要影像检查技术，可以清晰显示出肺实变的分布与严重程度、空洞的形成、纵隔淋巴结病或肺炎旁积液。影像学表现有时缺乏特异性。但是，胸部感染的一些影像学征象对临床有所帮助，有时可以提示特异性诊断，常常可以缩小鉴别诊断的范围[408]。

CT 图像上所示的小气道或终末细支气管腔通常是透亮的，但当被黏液、脓液、液体或细胞填充时，可能会变得不透亮，因为类似发芽的树，有分支样 V 或 Y 样结构，这种 CT 征象被称为树芽征。虽然树芽征最初被认作分枝杆菌感染的征象，但树芽征亦可出现在细菌、真菌、寄生虫、病毒引起的各种感染和非感染性疾病中。

当肺叶实变产生大量炎性液体时，可导致肺裂膨出或移位；这一表现过去曾被认为与肺炎克雷伯菌感染有关，但其实任何感染原都可以出现这种征象，包括肺炎球菌性肺炎。病灶密度不均或低强化及空洞的存在均提示坏死性感染，可见于金黄色葡萄球菌、革兰阴性链球菌或厌氧菌感染[409, 410]。

CT 对感染性肺炎类型的鉴别诊断价值有限[411]，但对复杂病例很有帮助（图 6-121）。CT 可以在实变区域内很好地显示出支气管气象（图 6-122）；可见肺坏死（图 6-123）、隐匿性纵隔腺病，或者脂质性肺炎中的脂肪成分。使用对比剂则更容易诊断出肺

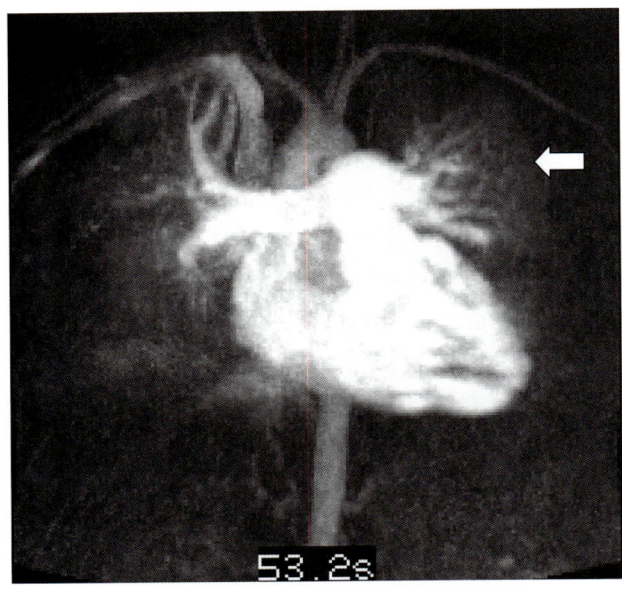

▲ 图 6-111 患者男性，37 岁，慢性血栓栓塞性肺动脉高压

TWIST MIP MRA 序列（锁孔技术）图像示整个右肺及大部分左肺灌注缺损，只有左肺上叶一小部分有灌注（白箭）

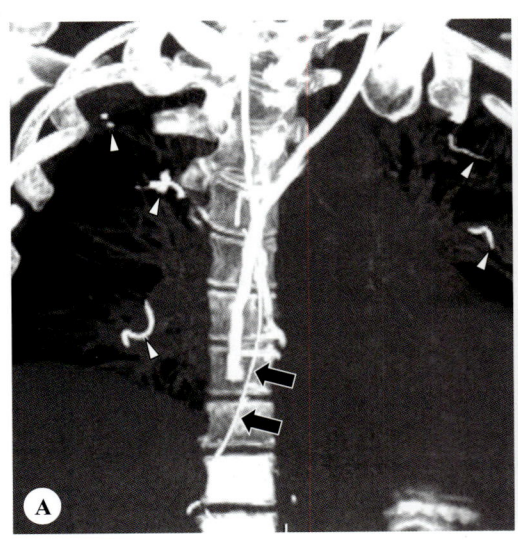
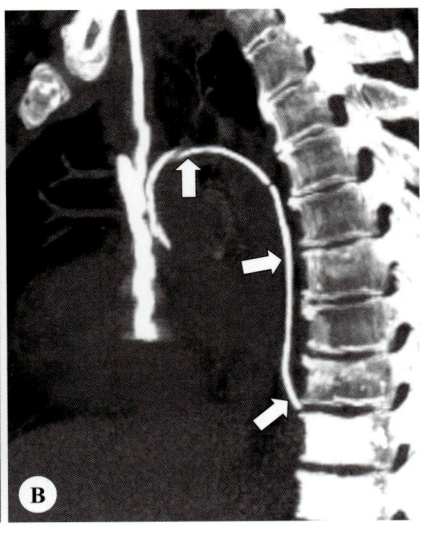

◀ 图 6-112 甲基丙烯酸甲酯肺栓塞

冠状位与矢状位容积再现 CT 重建图像示多个高密度外周带肺栓塞（箭头）。含钡的甲基丙烯酸甲酯显示奇静脉（箭）从椎体成形术最上方椎体向头侧延伸。图中可见中心静脉通路装置，从左侧头臂静脉一直延伸至右心房；以及右颈内静脉中心静脉置管，其尖端位于上腔静脉

脓肿和脓胸。

1. 结核分枝杆菌 结核（tuberculosis，TB）是一种空气传播疾病，是一种主要的致病与致死因素，尤其是对于发展中国家的 HIV 感染患者[412]。活动性感染患者可能无症状，慢性进行性咳嗽，或者出现全身症状包括发热、不适及体重下降。过去，原发性肺结核被定义为直接接触结核病后发生的感染，而继发性肺结核则是在远端感染 TB 后惰性病灶发病。过去它们被认为是从临床、病理和影像学表现均不同的两种疾病。但是，在使用限制性片段长度多样性分析（DNA 指纹）的多中心分子研究后，这一观点受到了挑战。从结核感染到临床症状出现的时间不能准确地预测患者影像学表现[413-415]。目前认为，影像学表现的唯一独立预测因素是宿主免疫反应的完整性；严重免疫功能低下患者倾向于出现原发性 TB，而免疫功能正常的患者倾向于发展为继发性 TB[416]。由于现在的文献仍然使用的原发性 TB 与继发性 TB 这些传统词汇，故而本章将沿用这些称呼。

原发性 TB（免疫低下宿主 TB）最常见于儿童患者，但其在成年人中的发生率正在逐渐上升。原发性 TB 在影像上主要有以下四种表现：肺实质病变、淋巴结病、胸腔积液和粟粒性病变[417]。肺实质病变可发生于肺部任何位置，但由于绝对通气量增加，实变主要分布在下叶及中叶。最开始的感染灶因为太小而不会在胸部 X 线上显示，或者更多表现为与细菌性肺炎类似的斑片影或肺叶实变。存在低密度淋巴结病，对常规抗生素缺乏临床和影像学反应，这些表现可能提示诊断为 TB 而不是细菌性肺炎。大多数情况下，感染会逐渐局限形成结核球，结核球能进一步钙化并形成 Ghon 灶。纵隔淋巴结病和胸腔积液也可能出现。在部分病例中，淋巴结病可能是唯一的胸内表现，尤其常见于婴儿中。结核患者的受累淋巴结常表现为中心坏死，在 CT 上呈低密度，在增强 CT 上更为明显[418]。肺门淋巴结钙化也可出现，并且与 Ghon 灶相关，上述病灶共同组成 Ranke 复合体。因为胸膜毛细血管通透性的增加，通常出现单侧胸腔积液，是对胸腔内分枝杆菌抗原的迟发性过敏反应[419]。

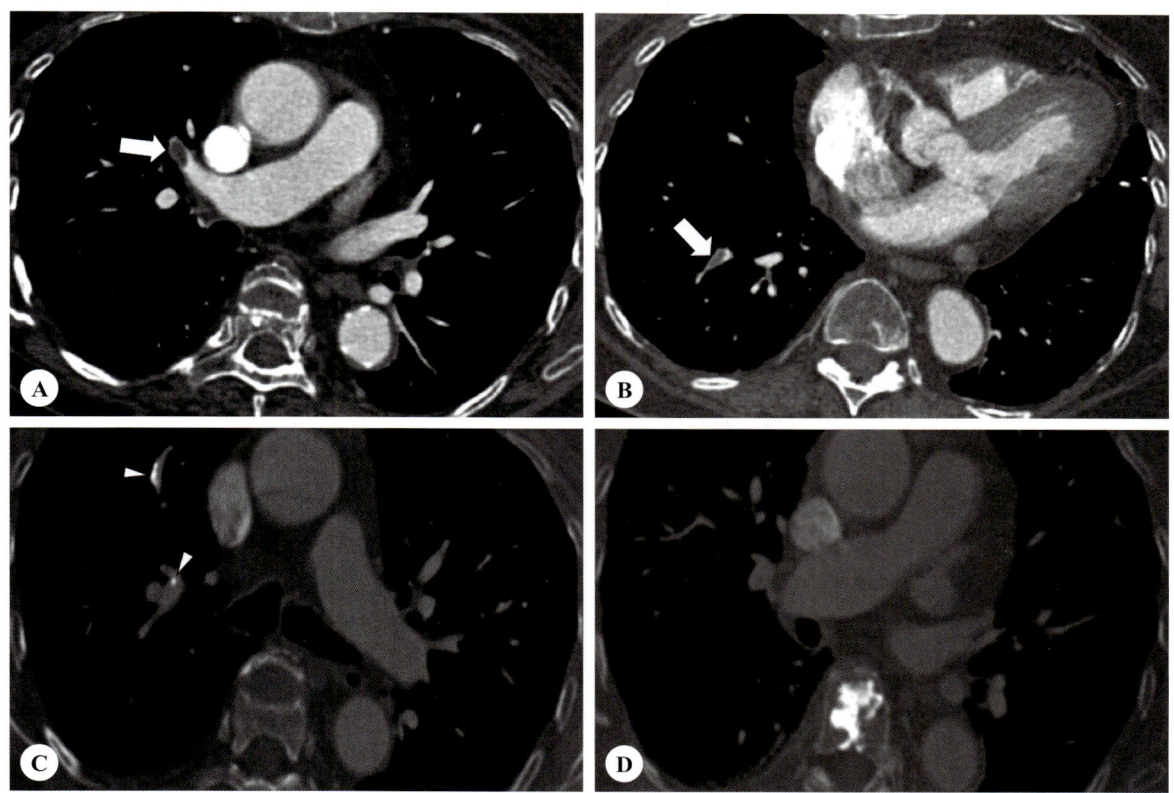

▲ 图 6-113 椎体成形术后相对制动的患者，急性甲基丙烯酸甲酯肺栓塞

A 和 B. CT 图像显示典型肺动脉栓塞（箭）；C. 更靠近头侧的一个层面，窗宽较宽，显示伴有甲基丙烯酸甲酯栓塞（箭头）；D. 另一 CT 图像显示了椎体成形的位置

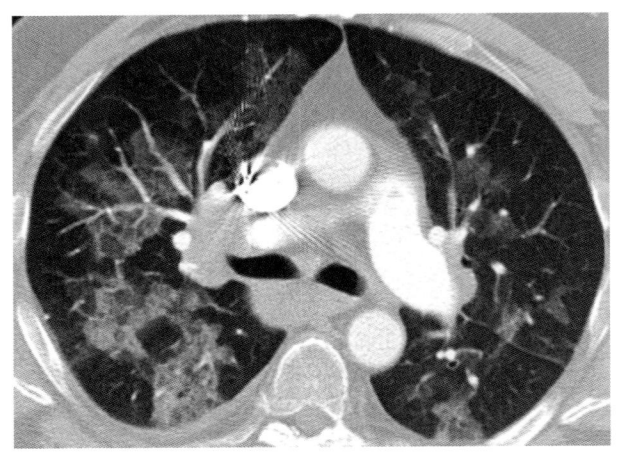

▲ 图 6-114 磨玻璃影，肺水肿

CT 显示磨玻璃影累及多个次级肺小叶，可能是由于气腔内部分被液体填充，以及间质内液体积累

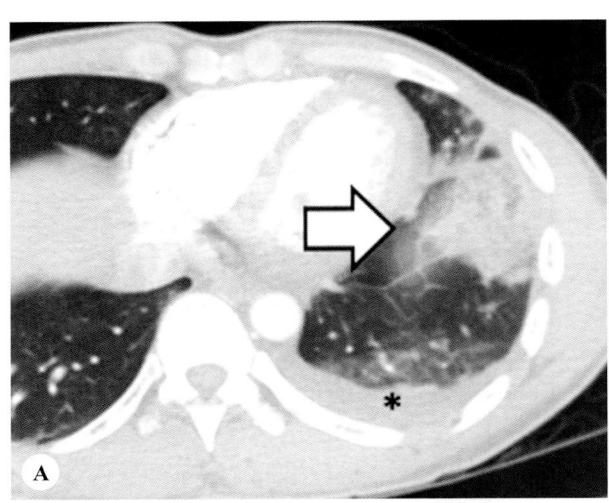

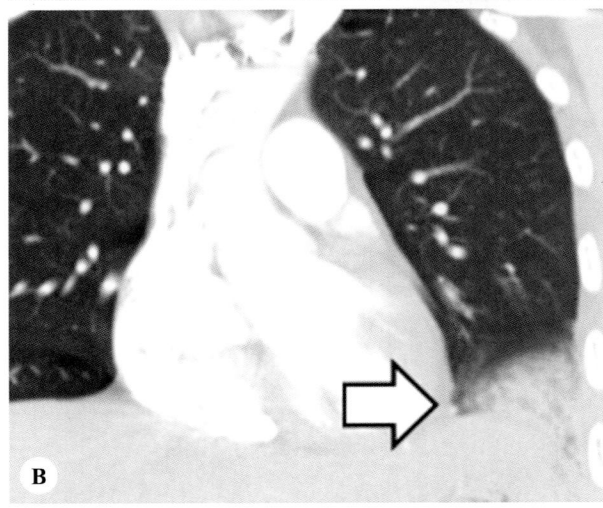

▲ 图 6-115 患者女性，37 岁，镰状细胞贫血病史，以左胸痛就诊

轴位（A）与冠状位（B）增强 CT 肺窗图像显示舌叶与左肺下叶肺实变（黑边白箭），伴左侧胸腔积液（*）

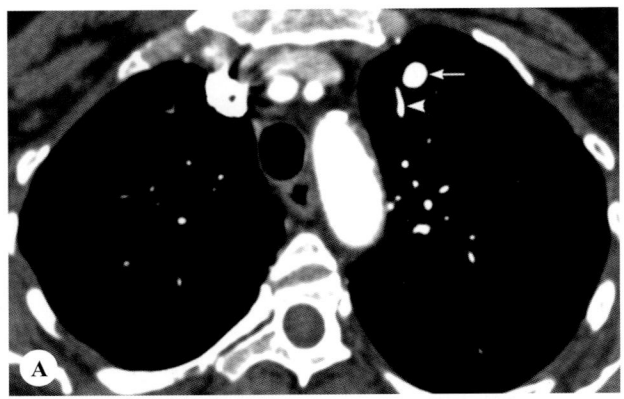

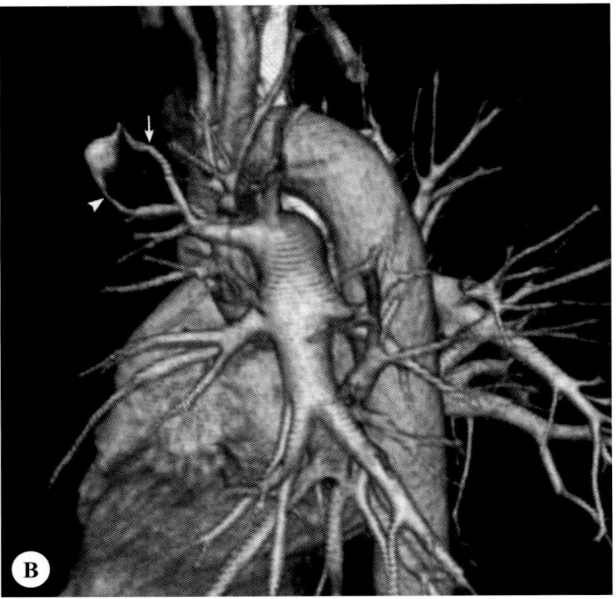

▲ 图 6-116 肺动静脉畸形

A. 横轴位增强 CT 图像显示左肺上叶明显强化的结节（箭）及邻近的大血管影（箭头）；B. CT 容积再现重建图像显示一个单一的供血动脉（箭头）及引流静脉（箭）

继发性 TB（免疫正常宿主 TB）通常表现为斑片样肺实变，或者边界模糊结节与线状影，好发于上叶尖段与后段及下叶上段[420, 421]（图 6-124）。空洞是继发性 TB 的典型影像表现，20%～45% 的患者中可见。感染灶侵蚀气管支气管树，引起结核沿支气管内扩散，导致次级肺小叶内多个腺泡被炎性物质填充，在 CT 上可能表现为散在结节或树芽征（图 6-70）。这些结节直径可达 1cm，比粟粒型肺结核结节大[422]。支气管内结节和（或）气-液平面的存在，提示活动性肺结核，以及出现气溶胶传播的可能性。肺门淋巴结增大、肺叶实变、结核球和粟粒型肺结核也可见于继发性 TB，但发生频率远远低于原发性 TB。

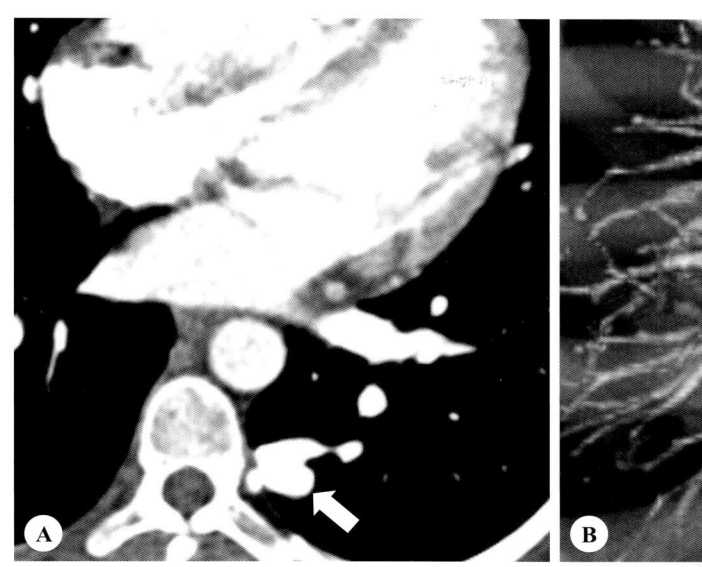

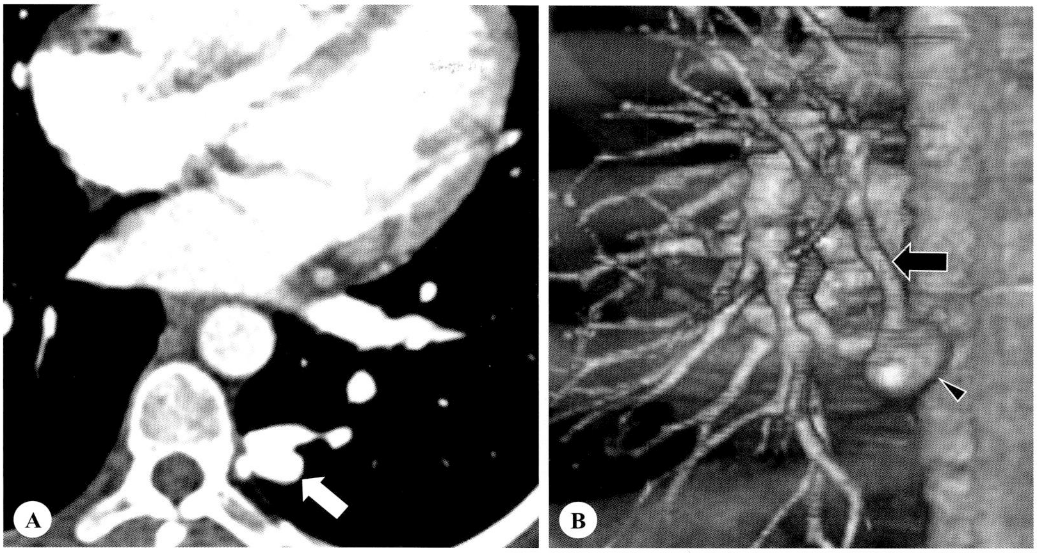

◀ 图 6-117 肺动静脉畸形
A. 横轴位 CT 显示左肺下叶匍匐样强化血管性肿块（箭）；B. CT 容积再现重建图像示血管畸形（箭头）及引流静脉（箭）

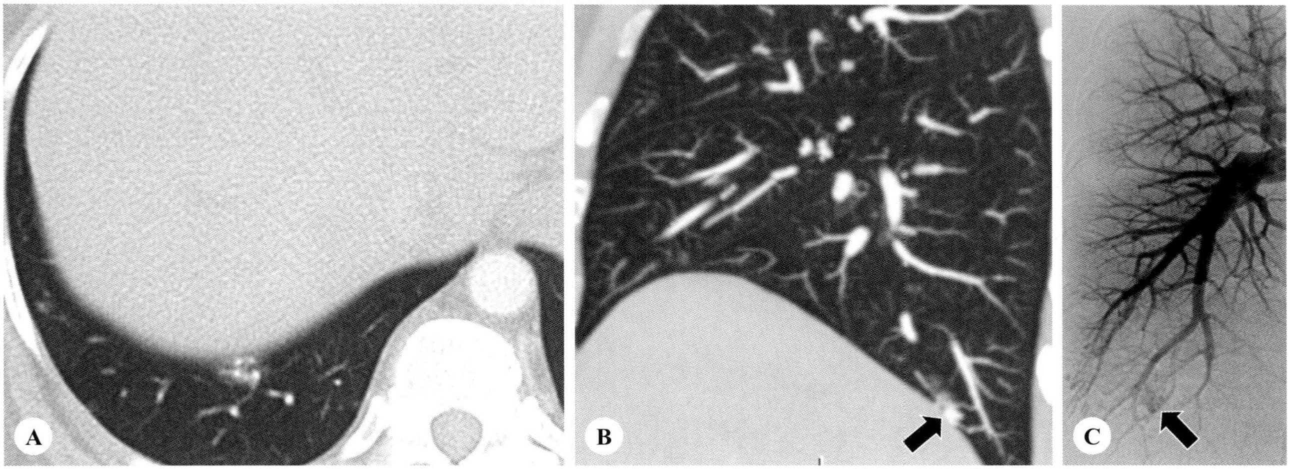

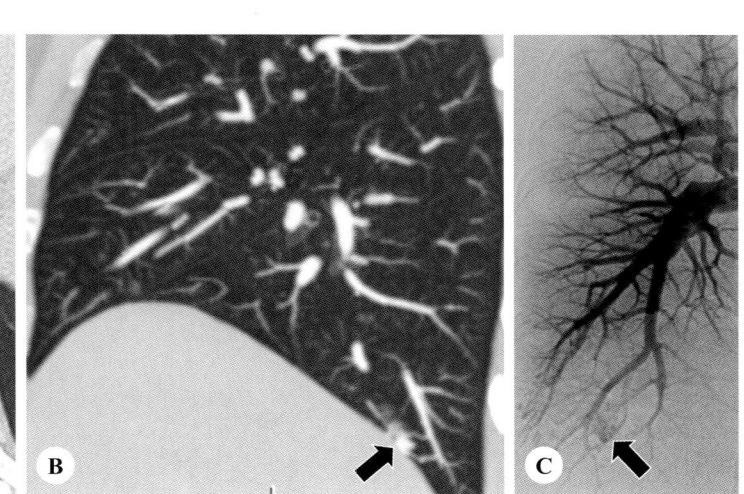

▲ 图 6-118 肺外周带小动静脉畸形
A. 横轴位 CT 显示右肺下叶边界清晰小结节；B. 矢状位薄层 CT 最大密度投影重建图像示一小丛血管对病灶供血与引流（箭）；C. 经导管肺动脉血管造影证实供应病灶的微小血管管径太小，无法进行栓塞治疗

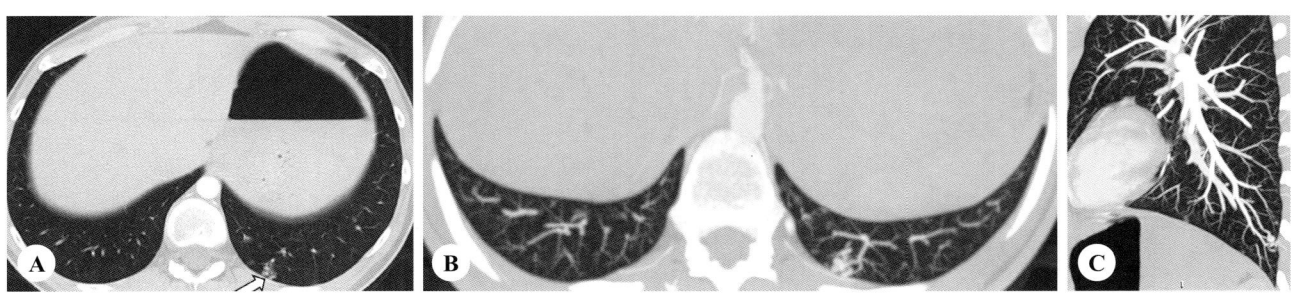

▲ 图 6-119 外周带小肺动静脉畸形
A. 横轴位 CT 图像示一簇小结节，位于左肺下叶后基底段（箭）；B. 横轴位薄层 CT 最大密度投影重建图示病变供血小血管；C. 矢状位薄层 CT 的最大密度投影重建图示微小血管为畸形供血，不适合栓塞治疗，不适用经导管肺血管造影

粟粒型肺结核代表血源性传播感染。可见于原发性和继发性 TB。通常可见直径在 1~3mm、大小均一、随机分布结节。可伴有小叶间或小叶内间隔增厚，10% 的患者可出现结节直径＞3mm[423]。若患者同时出现磨玻璃影，则提示 ARDS 可能性[424]。

高达 10% 的晚期获得性免疫缺陷综合征合并结核患者的胸部 X 线可能正常，如果临床高度怀疑则建议进行 CT 评估，CT 可显示隐匿性细微异常[425]。

2. 非结核性分枝杆菌病 非结核分枝杆菌病（鸟胞内分枝杆菌、鸟胞内分枝杆菌复合体、堪萨斯分枝杆菌和蟾分枝杆菌）表现类似典型继发性肺结核，患者表现为上叶分布为主的结节、瘢痕灶及空洞[426]。这种"典型"表现常见于老年男性患者，常与 COPD 密切相关。现在更常见于无基础疾病老年女性的鸟胞内分枝杆菌感染（也被称为 Lady Windermere 综合征），过去被认为好发于不愿意咯痰的老年女性。这一疾病的 CT 影像特点是多发柱状支气管扩张和支气管周小结节，好发于中叶和舌叶[427]（图 6-125），也被称作"非经典"分布。此外，鸟胞内分枝杆菌感染更常见于免疫抑制患者，尤其是患有获得性免疫缺陷综合征的患者且 CD4 细胞计数低于 100 个细胞 /mm³ 时。

3. 真菌感染

(1) 曲霉菌：曲霉菌是一种普遍存在于室外和室

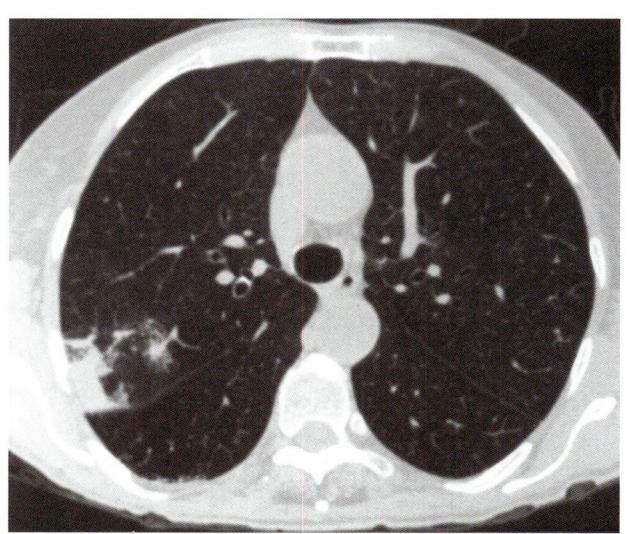

▲ 图 6-120 吸入性肺炎
CT 显示病灶位于右肺上叶后段，为好发部位

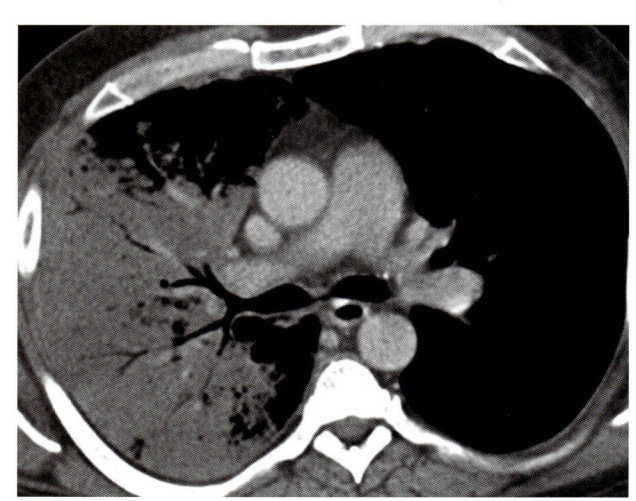

▲ 图 6-121 细菌性军团菌肺炎
CT 显示非特异性右肺大部分肺叶实变伴支气管气象

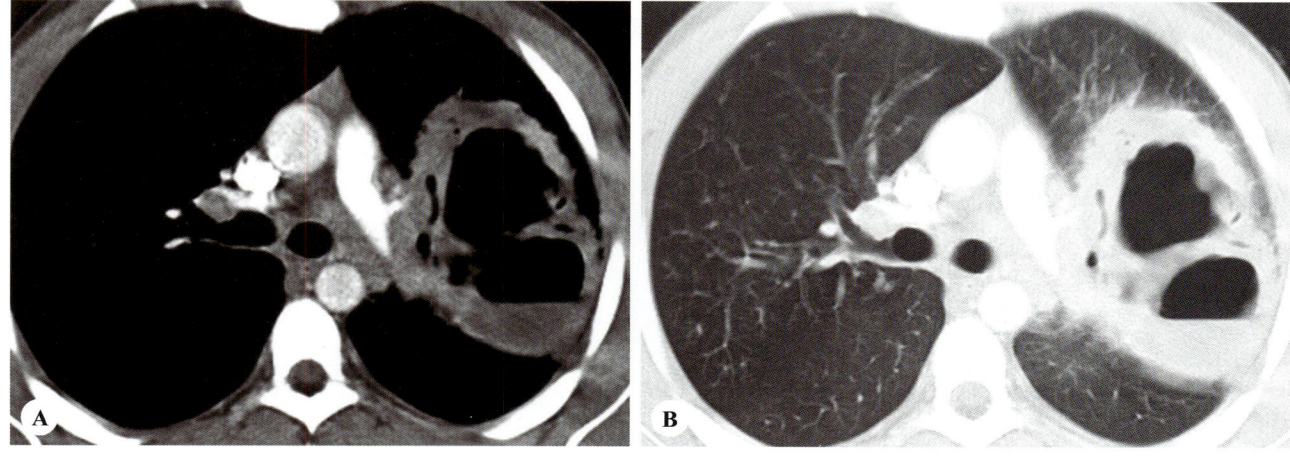

▲ 图 6-122 坏死性肺炎，假单胞菌
纵隔窗与肺窗 CT 图像示左肺下叶实变，伴空洞与脓肿形成，可见气-液平面。同时可见反应性左肺门与主肺动脉窗淋巴结增大

内环境中的真菌。曲霉菌孢子被吸入并定植在远端气道中。宿主特征是人类发病机制的一个主要决定因素[428]。曲霉菌属可造成一系列肺部病变疾病，主要取决于患者的免疫状态，以及其是否患有肺部基础疾病。曲霉菌感染是非 AIDS 免疫功能低下患者最常见的真菌感染，包括骨髓移植患者、白血病或淋巴瘤（图 6-126 和图 6-127）。侵袭性曲霉菌感染是免疫抑制患者与移植患者常见、危及生命的并发症，尤其是当患者存在严重中性粒细胞缺乏时（<500 个细胞 /mm³）。这类患者吸入的孢子在小气道内形成一个小病灶，菌丝侵入邻近小动脉，导致肺梗死与坏死。这导致了 CT 上典型的晕征，即磨玻璃影包绕结节或肿块，高度提示早期血管侵袭性曲霉菌病[429]（图 6-26）。在曲霉菌感染后期，可见结节或肿块内形成空洞，以及空气新月征。虽然曲霉菌感染是晕征最常见的感染原因，但念珠菌、隐球菌、地方性真菌和黑霉病也可导致晕征出现。

还存在其他类型的曲霉菌感染，既往分为侵袭性与非侵袭性两种类型，非侵袭性是指结构异常肺内的二重感染。但这种区分有时过于武断，因为在既往胸部 X 线正常的患者中可见以空洞为表现的慢性曲霉菌感染[430]。对于胸部 X 线上没有或很少结构异常，以及既往无或有轻度免疫抑制的患者，慢性曲霉菌感染的临床表现为咳嗽咳痰及体重下降。影像学表现为上叶厚壁大空洞，空洞内可能有物质滞留，伴周围胸膜增厚。空洞内肿块可能可移动，并出现空气新月征。后一表现更符合传统的霉菌球（一种真菌球）定义，真菌球被认为代表既往存在的空洞发生二次定植。如果患者曲霉球发生在既存的空洞中，患者通常有远端结核感染或结节病的临床与影像学证据（图 6-128 和图 6-129）。

过敏性支气管肺曲霉菌病是一种对曲霉菌孢子的过敏性免疫反应，最常见于哮喘或囊性纤维化患者。在过敏患者中，暴露于病原体导致 T 细胞活化和局部炎症，诱发黏液分泌、气道高反应性，最终导致支气管扩张。支持过敏性支气管肺曲霉菌病的症状包括进行性加重的咳嗽，分泌物黏稠。短暂出现的病灶或支气管扩张进展，以及嗜酸性粒细胞增多和免疫球蛋白（immunoglobulin，Ig）E 水平升高。曲张型支气管扩张，腔内黏液栓在 CT 上呈指套征（图 6-130）。

(2) 毛霉病：肺毛霉菌病是一种罕见的真菌感染，可见于免疫功能低下宿主，如糖尿病或血液系统恶

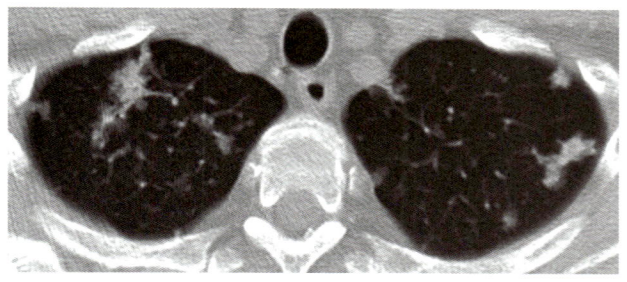

▲ 图 6-123 继发性肺结核

红斑狼疮患者，正在接受皮质类固醇治疗，CT 显示双肺尖不规则实变

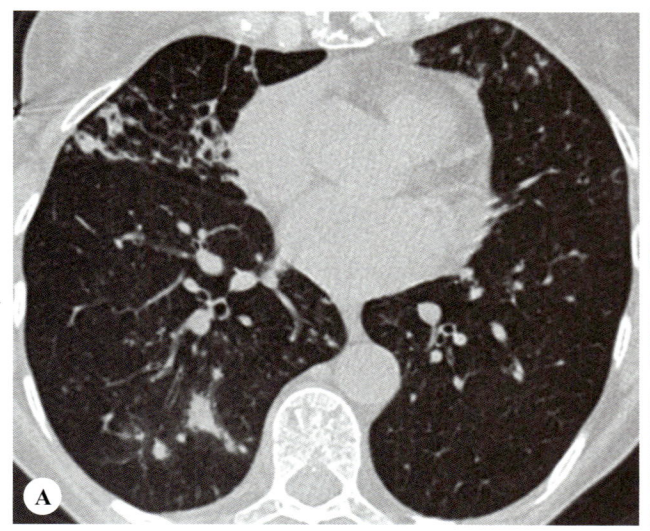
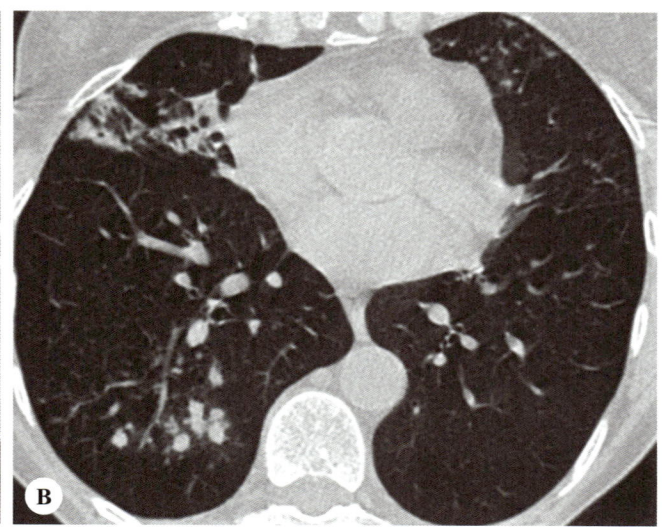

▲ 图 6-124 鸟胞内分枝杆菌感染

头足向 CT 图像示右肺下叶与中叶支气管周围簇状分布边界模糊局灶性结节影，伴右肺中叶管状支气管扩张

性肿瘤患者[431]。影像学表现包括肺实质浸润或实变、空洞、空气新月征、上叶受累为主和反晕征。反晕征是指中心磨玻璃影伴外周新月形和环形实变。该征象最早在隐源性机化性肺炎患者中被描述，现在已知该征象也出现在许多其他病症患者。当存在免疫缺陷时，侵袭性毛霉菌感染的反晕征比晕征更常见。

4. 病毒感染 病毒性肺炎越来越被认为是成人（包括重症患者）严重社区获得性肺炎的病因[432]。常见的病原体包括流感病毒、鼻病毒、肠病毒、副流感病毒和呼吸道合胞病毒。

病毒性肺炎常合并细菌感染。例如，2009年H1N1流感大流行时，有多达1/3的住院患者合并有细菌感染，通常是肺炎链球菌、金黄色葡萄球菌、化脓性链球菌和流感嗜血杆菌[433]。流感肺炎的HRCT主要表现包括实变和磨玻璃影，与病理学上弥漫性肺泡损伤、透明膜形成、水肿、出血和细支气管炎相关[434]。但这些CT表现并不是流感的特异性表现，也可见于单纯疱疹性肺炎[435]。其他病毒性感染更常见于免疫抑制患者，将在后文介绍。

5. 寄生虫感染 随着人类迁徙的增加，寄生虫相关的肺与胸膜疾病的发病率也在增加[436]。常见累及肺的寄生虫感染包括原虫类、线虫类和吸虫类。包虫病最常见的病原体是细粒棘球蚴，被宿主摄入后感染肝与肺。感染患者可能无症状，或者由于囊肿

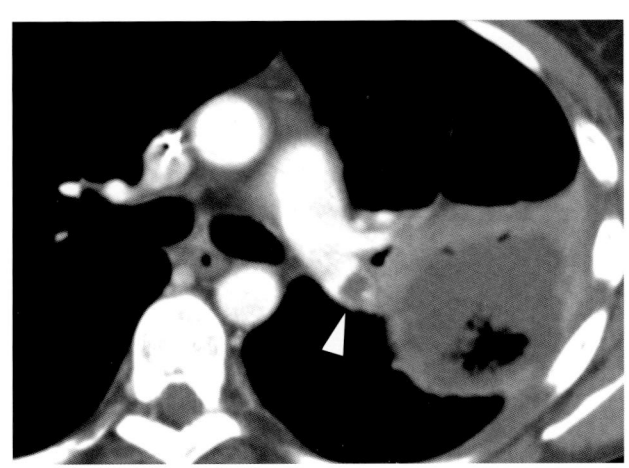

▲ 图 6-125 侵袭性曲霉菌病
淋巴瘤骨髓移植后患者，左肺上叶可见坏死性肺炎。左肺动脉继发血栓（箭头）

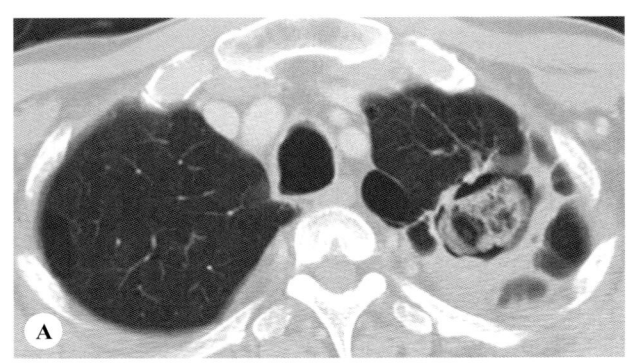

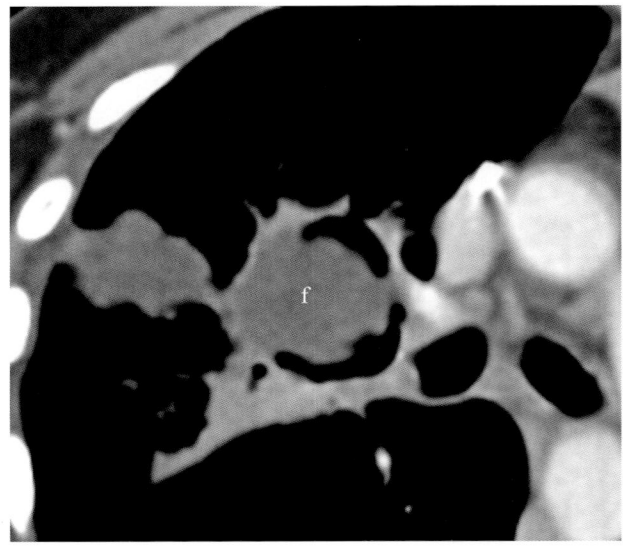

▲ 图 6-126 半侵袭性曲霉菌感染
白血病骨髓移植后患者，右肺上叶坏死性肺炎，可见实变和真菌球（f）

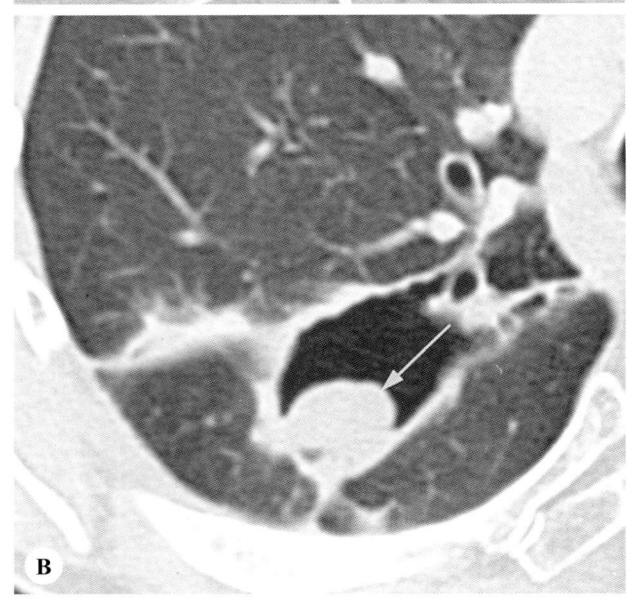

▲ 图 6-127 真菌球（曲霉菌球）
A. 慢性粒细胞白血病患者，CT显示左肺尖肿块并其内分支样空洞性病变（半侵袭性曲霉菌病）。周围胸膜增厚。B. 另一患者，葡萄球菌肺炎治疗后形成炎症后肺气囊，CT可见气囊内圆形肿块（俯卧位可移动）（白箭）

破裂出现超敏反应。其肺部表现为重力依赖部位的肺内囊性病灶，最常见于右肺。囊体可塌陷，在 CT 上表现为椭圆形病变，呈分层样改变，被空气环绕。

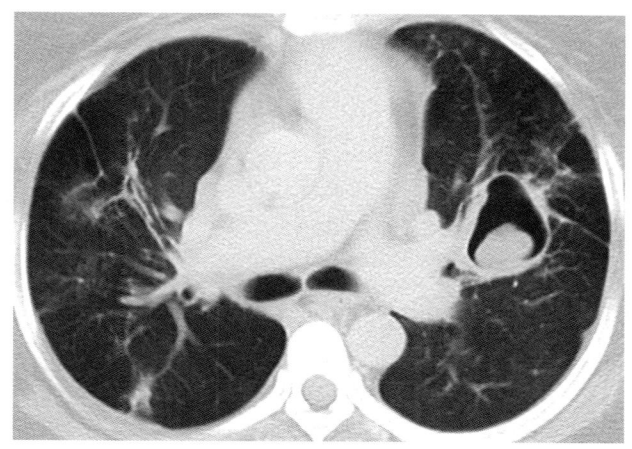

▲ 图 6-128 真菌球，烟曲霉

结节病患者，表现为咯血，CT 显示左肺上叶厚壁空洞内重力依赖性肿块

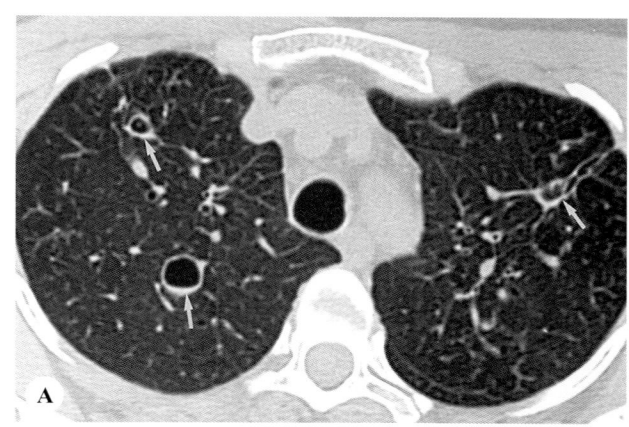

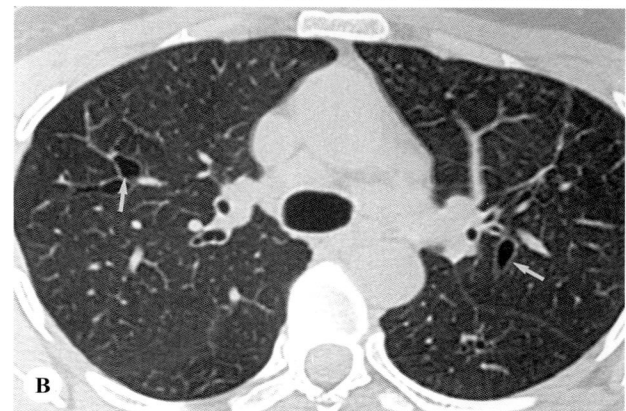

▲ 图 6-129 过敏性支气管肺曲霉菌病

患者女性，27 岁，哮喘；头足向 CT 显示相对靠中央的、以囊性扩张为主的支气管扩张（箭）

囊壁随着时间延长会钙化。肺吸虫病也是通过摄入并从肠道移行至肺。患者表现为胸痛、慢性咳嗽和发热。影像学表现包括实变与胸腔积液。CT 可能出现由虫体移行导致的含气囊性病变。阿米巴痢疾是侵袭性阿米巴病的病原体。临床症状通常由肝脓肿引起，但病变跨膈传播可导致脓胸和右肺下叶实变。蛔虫与钩虫感染可导致一过性的肺部阴影。当幼虫移行入肺泡引起嗜酸性肺炎时，患者可出现喘鸣、咳嗽和急性呼吸困难[437]。

6. 肺脓肿　肺脓肿通常是坏死性肺炎（如金黄色葡萄球菌与厌氧性链球菌）的并发症。大多数患者可以通过胸部 X 线确诊，表现为单个或多个厚壁空洞伴气 - 液平面。CT 检查是为了更清楚地评估疾病程度，区分肺脓肿与脓胸（图 6-131），并为可能的经皮引流提供引导。在 CT 上，脓肿表现为一个壁厚而不规则的圆形空洞，并有气 - 液平面（图 6-122）。脓肿位于外周带时，通常与邻近的胸膜与胸壁形成锐角，而脓胸则与胸膜边缘形成钝角。

7. 免疫低下患者的肺部感染性疾病　与普通人群一样，细菌性肺炎仍然是免疫低下患者最常见的感染，但革兰阴性杆菌（如假单胞菌、肠杆菌）感染更为常见[438, 439]。肺实变是最常见的影像学表现，呈节段性或肺叶分布，空洞也很常见。念珠菌病多发生在正在接受抗生素治疗的淋巴瘤或白血病患者中。当病原体经气道入侵时，CT 表现为磨玻璃影或实变，而如果是血源性播散，则主要表现为结节

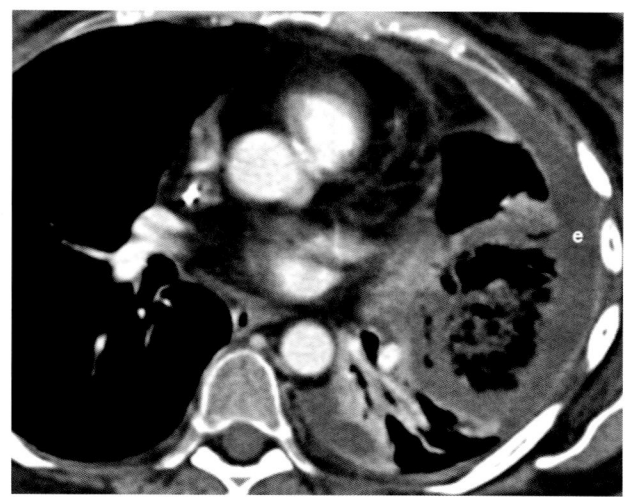

▲ 图 6-130 肺脓肿和脓胸

糖尿病患者，毛霉菌感染导致左肺下叶坏死性肺炎和脓肿。同时可见外周少量脓胸（e），伴壁胸膜与脏层胸膜强化

（图 6-132）。在血源性播散患者中，常见肝脏和脾脏多发低密度小结节。巨细胞病毒（cytomegalovirus，CMV）肺部感染最常见于进行了器官或骨髓移植，以及使用环孢素或类似免疫抑制药的患者。CT 常表现为微小结节或斑片状磨玻璃影。

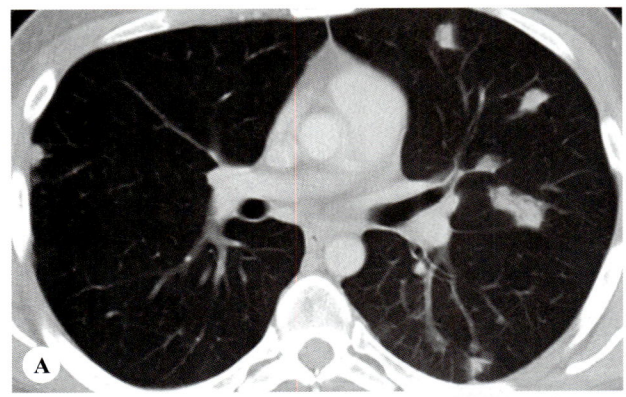

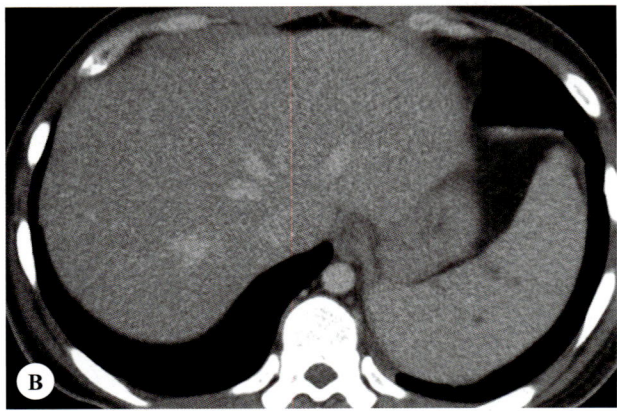

▲ 图 6-131 念珠菌病
A. 正在接受皮质类固醇治疗的克罗恩病患者，CT 上可见血源性播散导致的双肺边界模糊肺结节；B. CT 图像显示上腹部脾脏多个微小脓肿

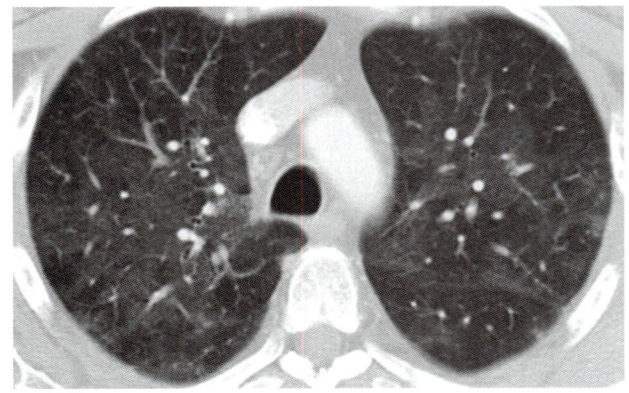

▲ 图 6-132 卡氏肺孢子菌肺炎
CT 显示双肺散在斑片状磨玻璃影。患者之前的胸部 X 线看上去是正常的

肺诺卡菌病是一种罕见的机会性细菌性肺部感染，通常发生于免疫低下患者。临床表现为正在接受类固醇或其他免疫抑制药治疗的患者出现咳嗽、发热和呼吸困难。虽然目前可追溯的文献仍然局限于病例系列报道，但现有报道总结患者的典型表现是多个外周带分布的肺结节，可能出现空洞。间隔线增厚，散在磨玻璃影，可能形成铺路石征，也被报道过[440]。

8. 人类免疫缺陷病毒 HIV 患者可能出现机会性感染，其感染通常与患者的免疫状态相关，免疫状态可通过 CD4 细胞计数来评估。在 CD4 细胞计数降到 200~500 个细胞 /mm^3 时，细菌感染发生率明显增加，包括流感嗜血杆菌、假单胞菌、结核分枝杆菌。当 CD4 细胞计数低于 200 个细胞 /mm^3 时，会发生真正的机会性感染，如 PCP。而 CMV 肺炎与鸟胞内分枝杆菌感染几乎总是发生于 CD4 细胞计数低于 60 个细胞 /mm^3 时。AIDS 相关性淋巴瘤和卡波西肉瘤可见于轻到中度免疫系统受损患者。由于广泛的预防性治疗措施，PCP 感染的发生率正在下降。PCP 可表现为磨玻璃影浸润（图 6-133）。感染可进展为实变和囊变。气胸是 PCP 常见的并发症。

CMV 是在 HIV 患者中最常见的高致病与致死病毒。CMV 肺炎的 CT 表现通常包括支气管周围磨玻璃影，并且很难与 PJP 鉴别。粟粒性结节或较大的结节很少作为其主要表现形式。

真菌感染在 HIV 患者中相对少见[441]，曲霉菌和隐球菌感染是最常见的真菌感染类型。侵袭性曲霉菌病可出现结节样肿块，偶尔伴有空洞及周围晕征。隐球菌感染也可见结节（图 6-134）。组织胞浆菌病也可表现为结节（图 6-135）或弥漫性粟粒样结节。

HIV 患者感染结核后的表现取决于患者的免疫抑制水平。免疫功能相对正常的患者（CD4 细胞计数大于 200 个细胞 /mm^3）呈更典型的表现，或者继发性肺结核表现如肺尖纤维空洞病变或支气管播散形成不规则结节，而免疫功能明显受损的患者则表现为原发性肺结核表现，包括肺叶或肺段实变、纵隔淋巴结增大伴坏死、血源性粟粒样结节[442]。鸟胞内分枝杆菌与堪萨斯分枝杆菌感染表现非常类似，通常发生在 CD4 计数低于 50 个细胞 /mm^3 时。

淋巴细胞增生性疾病，包括淋巴细胞性间质性肺炎、淋巴细胞性支气管炎和淋巴瘤，可累及 HIV 患者肺部。

肺、胸膜、气管支气管卡波西肉瘤浸润可见于约 1/3 的有皮肤病变的患者。肺卡波西肉瘤可表现为孤立气管病变到弥漫性和（或）气管支气管病变。CT 可表现为气道壁增厚，支气管内病变，以及支气管血管周围结节或磨玻璃影，后者可逐渐发展为实变。主要累及中下 1/3 肺[443]。

（九）吸入性肺疾病

1. 职业性肺病（尘肺病） 与胸部 X 线相比，CT（尤其是 HRCT）在评估疑似职业性肺病患者肺实质时，不仅大大提高了灵敏度，而且还大大减少了观察者间的差异[444, 445]。

2. 矽肺 矽肺是由于吸入了细小的二氧化硅晶体引起的病变，即使停止接触，病变也会继续进展[446]。疾病早期的表现与更良性 CWP 难以区分，虽然这两种疾病可能会同时存在。根据暴露时间，矽肺可分为三种形式：急性矽肺（也称为硅蛋白沉积症）、进展期矽肺（暴露后 4～10 年内发生）、经典型矽肺（暴露后 10～30 年内发生）。根据影像学特性，经典型矽肺可进一步细分为单纯性或复杂性矽肺[447]。持续数周到数月大量硅粉尘的吸入，可导致矽肺急性发作，也被称作硅蛋白沉积症。大量二氧化硅颗粒刺激了肺泡内皮细胞，从而产生了大量的肺泡内蛋白样物质，与肺泡蛋白沉积症很像，具有相似的影像学表现。喷砂工匠是最常见的受累职业，尤其是没有佩戴防护面罩的工人。单纯性矽肺是指双肺多发散在肺结节，直径＜1cm，通常为 3～7mm，以上叶为主，尤其是上叶后段（图 6-136）。胸膜下结节也可能出现（图 6-137）。这些结节可伴钙化，并且可能出现纵隔淋巴结钙化（常常是蛋壳样钙化）。随着疾病进展，结节可增大，数目也可能增多。

复杂性矽肺，也称为进行性大块纤维化，是指边缘不规则的较大结节，通常＞1cm，被称为融合肿块，是多年的多个较小矽肺融合而成（图 6-138）。这些肿块通常相对对称，位于上叶，常呈"香肠样"外观。另一个诊断线索是融合的软组织肿块伴其内多发钙化。伴发纤维化导致上叶体积缩小和瘢痕旁肺气肿，患者常伴有进行性肺功能下降。部分 PMF 病灶起源于外周带，逐渐向内侧肺门周围扩散，形成外周瘢痕旁肺气肿。除了这种瘢痕旁肺气肿，这类患者的肺气肿往往是由吸烟导致的，而不是尘肺本身的基本表现。对于难以鉴别的病例，可以用 MRI 鉴别 PMF 与肺癌，因为 PMF 在 T_2 上相对于肌肉呈低信号（由于纤维化），而肿瘤在 T_2 上相对于肌肉呈等信号或高信号，该特征的诊断灵敏度为 100%，特异度为 94%[448]。以往 PMF 的边缘强化也被认为是与肿瘤鉴别的特征，但其灵敏度和特异度均不如前一特征。

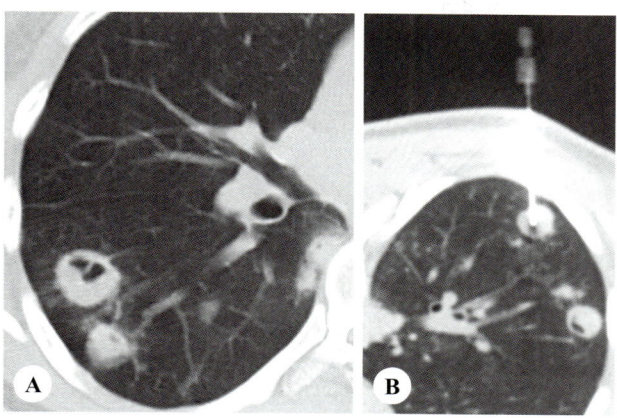

▲ 图 6-133　隐球菌病
A. CT 显示右肺下叶伴厚壁空洞结节；B. CT 引导下穿刺活检证实该诊断

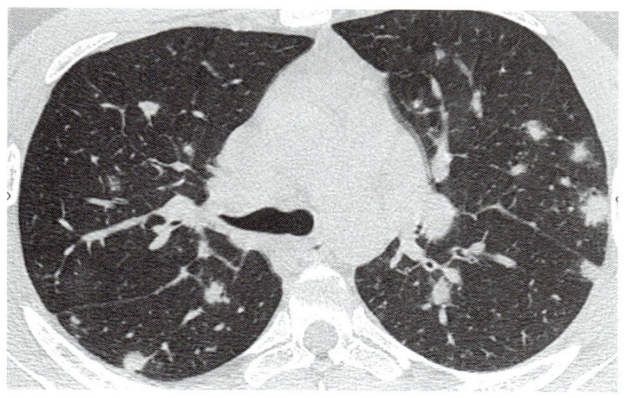

▲ 图 6-134　播散性组织胞浆菌病
CT 显示双肺边界模糊周围结节

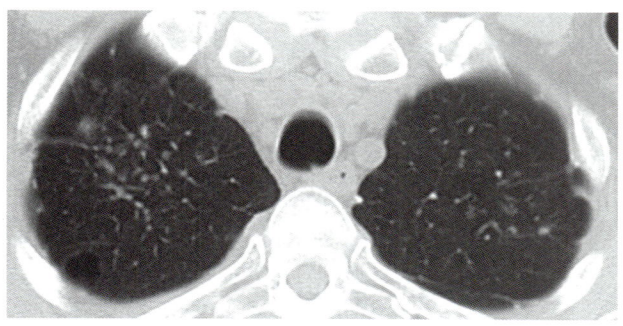

▲ 图 6-135　单纯矽肺
经肺尖的高分辨率 CT 显示肺部弥漫性小结节在右侧逐渐合并

PET 在 PMF 中应用较少，因为 PMF 和增大淋巴结在 PET 上都可以表现为高摄取[449]。

二氧化硅暴露并发症：有证据显示，慢性低水平的二氧化硅粉尘虽然不会导致致残性矽肺，但可能导致慢性支气管炎、肺气肿和小气道疾病[450]。混杂因素（如吸烟）使得分析变得比较复杂，但 COPD 被认为是矽肺最常见的并发症。由于硅尘对巨噬细胞的损害，矽肺患者患 TB 的风险较普通人增加了 3 倍，被称为矽肺结核[451]。如果矽肺患者出现新的空洞，肺实变快速进展，或者出现结节，应怀疑 TB 分枝杆菌感染的可能。由于巨噬细胞功能障碍，患者发生真菌感染的概率也会增加。硅石工人患慢性间质性肺疾病的风险也增高，UIP 是最常见的类型[452]。胸膜异常表现为胸腔积液、胸膜增厚，矽肺患者中圆形肺不张也更常见，并且在晚期疾病中更严重[453]。流行病学研究显示，硅暴露与各种自身免疫性疾病之间存在一定联系，如系统性红斑狼疮、系统性硬化和类风湿关节炎。急性矽肺可能会进展，并导致肺心病和呼吸衰竭进而死亡[495, 455]。硅尘暴露还与肿瘤相关，矽肺和肺癌之间存在确定的关联[456]。

3. 石棉相关性肺病 石棉纤维主要有两大类：角闪石（硬而直）和蛇纹石（卷曲而柔韧）[457, 458]。青石棉是一种角闪石纤维，可导致最严重的炎症反应，

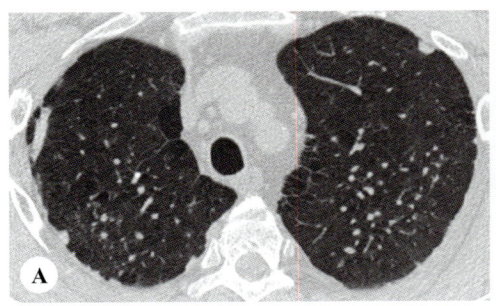
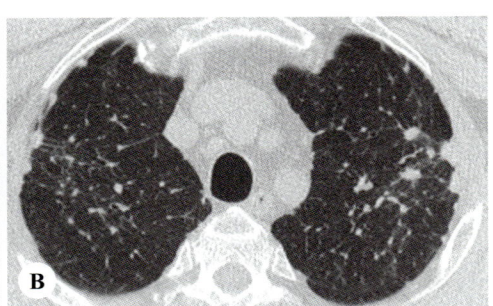

◀ 图 6-136 单纯性矽肺
A. HRCT 显示双肺尖多发小结节，同时可见胸膜下较大结节。同时伴有轻度小叶中央型与间隔旁型肺气肿。B. 图 6-185A 患者的兄弟（两人一起从事个体喷砂工作），HRCT 表现相似

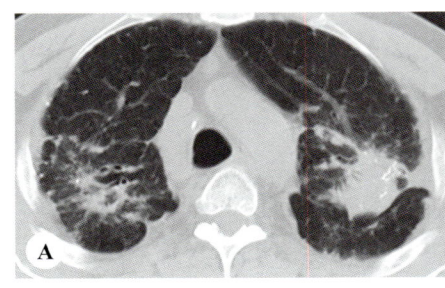
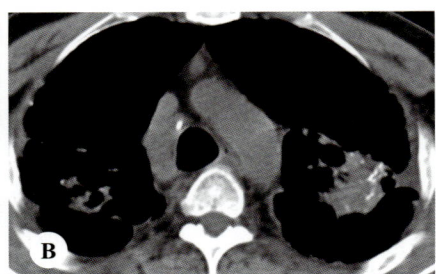
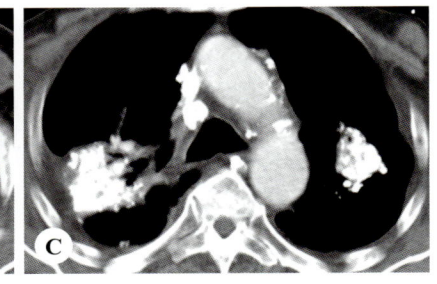

▲ 图 6-137 复杂性矽肺
A 和 B. 肺窗与纵隔窗 CT 图像示左肺上叶部分钙化融合肿块。右肺上叶可见一些小结节。周围可见纤维化和胸膜下结节，同时可见纵隔内增大与部分钙化淋巴结。C. 另一例患者，双肺上叶均可见广泛钙化的融合肿块，并可见多发纵隔钙化淋巴结

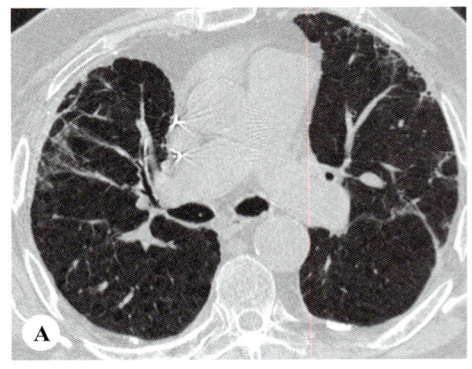
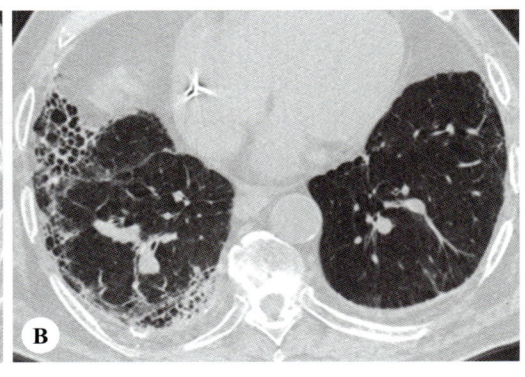

◀ 图 6-138 石棉肺
HRCT 显示外周带纤维化改变，右肺上叶外周带可见胸膜下线以及蜂窝征，最严重的是右肺底部。双侧胸部背侧可见钙化胸膜斑以及胸膜增厚。可见经静脉的起搏器导丝

并且与随后发生的支气管肺癌和间皮瘤存在很强的关联。温石棉是一种蛇纹石纤维，在北美使用较多，与胸膜斑的形成高度相关。透闪石是另外一种角闪石，可能会污染温石棉，导致接触石棉的患者罹患肿瘤的风险增高。

石棉相关性胸膜疾病，是指胸腔积液、胸膜斑或胸膜增厚，后者通常可以作为石棉暴露的标志。除非胸膜斑或胸膜增厚非常广泛，否则通常不会引起肺功能损害。圆形肺不张也可能继发于石棉相关性良性胸膜疾病。石棉肺，专指石棉诱发的间质性肺纤维化，是决定存在肺功能障碍患者代偿情况的主要因素。吸入纤维中的硅酸镁引起细胞炎性反应，随后发生纤维化，其模式与 UIP 非常相似。石棉肺的发生存在一定的剂量相关性。CT，尤其是 HRCT，在诊断石棉肺方面的灵敏度和特异度均明显高于胸部 X 线[459, 460]。

与 UIP 一样，石棉肺最初主要累及双肺下叶背侧胸膜下区域，可能与吸入纤维的分布特点有关[461]。石棉肺最开始的表现为斑片影，随着纤维化的进程开始离心性地分布在胸膜下区域。HRCT 可显示胸膜下肺小叶间隔增厚和一些微小结节（图 6-13 和图 6-139）。由于这些表现类似于单纯体位依赖性肺不张与吸气不足继发的重力依赖血流分布，因此俯卧位重复扫描有助于确认这些变化代表固定结构异常。随后，可能出现长度为 2~5cm 的实质带。偶尔可见胸膜下磨玻璃影。随着纤维化进展，牵拉性支气管扩张与蜂窝征更加明显。这些改变最初出现在胸膜下区域（与 IPF 一样），通常出现在肺的背部和底部，随后可能向中央扩展。

石棉相关性胸膜疾病常见于有肺实质病变的患者，虽然没有胸膜斑，但并不能排除石棉肺的诊断[462, 463]。如前所述，HRCT 上的间质浸润和纤维化（UIP 类型）可见于多种肺部疾病，因此即便发现胸膜斑，也不能确诊为石棉肺。虽然石棉肺的最终诊断可能需要开放性肺活检，但因为目前没有公认的治疗方法，现在的诊断方法通常基于临床、生理和影像学表现[462]。肺门与纵隔淋巴结增大并不是石棉相关性良性胸膜疾病或石棉肺的特征，如果出现该表现，应仔细观察肺部和胸膜，分别排除支气管肺癌和间皮瘤，因为这两种恶性肿瘤都与石棉暴露有关[464]。

4. 煤工尘肺 当大量的来自二氧化硅（清煤）的煤炭粉尘被吸入，并超过了患者黏膜纤毛系统的清除能力后，含粉尘的巨噬细胞会聚集在患者的呼吸性细支气管与肺泡内。粉尘与巨噬细胞的聚集将进一步导致单纯 CWP 的基础病变，出现煤斑[465]。约 10% 患者的病变可进展为大量纤维化，被称为复杂性 CWP[466, 467]。尽管矽肺和 CWP 在组织学上是两种不同的疾病，但它们在影像学上的表现极为相似，两个最有用的鉴别特征是 CWP 患者更常见小结节，而 PMF 则更常见于矽肺[468]。与矽肺一样，CWP 患者肺气肿程度与年龄和吸烟史不成比例[469]。单纯 CWP 表现为多发性圆形小结节，为 1~5mm 大小，偶有网状 / 与网状结节。与矽肺相比，CWP 患者的结节边界模糊。结节中心可能有小的钙化，与矽肺中较弥漫性钙化形成对比，CWP 患者也较少出现淋巴结蛋壳样钙化。CT 可以更好地显示 CWP 患者的肺部病变，并可见患者弥漫性淋巴管周围结节，以上叶分布为主。复杂性 CWP 的特点则是不规则斑片影，直径在 1cm 以上，常伴有瘢痕旁型肺气肿。与矽肺一样，CWP 患者也更容易患支气管肺癌，尤其是存在纤维化的区域，结核分枝杆菌感染的风险也增高了[470]。PMF 和癌症的鉴别非常重要，病变中的 T_2 低信号反映了 PMF 的纤维化成分，是最灵敏和最特异的诊断指标，PET 检查的诊断作用有限，因为 PMF 倾向于高摄取 FDG[448, 471]。

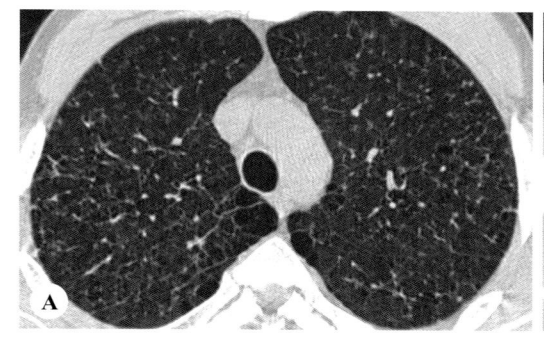
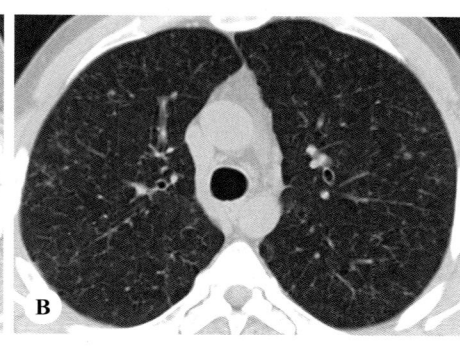

◀ 图 6-139 肺铁末沉着病
HRCT 显示双肺多发散在小结节，包括胸膜下区域。同时可见小叶中央型与间隔旁型肺气肿

5. 滑石肺 目前已经发现四种由滑石粉（硅酸镁）引起的肺部疾病。其中三种继发于吸入，包括纯滑石肺、滑石矽肺和滑石石棉肺，它们的区别在于单独吸入滑石粉还是和与其他物质混合吸入。第四种则是继发于静脉注射滑石粉，部分口服片剂药物中含有滑石粉作为填充剂和润滑剂，这种病变多见于静脉注射口服药物的吸毒者。这种机制与患者肺动脉滑石颗粒栓塞有关[472]，在 HRCT 上更明显，特征包括<1mm 的高密度小叶中心性结节或弥漫性磨玻璃影。随着时间的推移，结节可能融合形成较大的异质性肿块，肿块内含高密度区域，并可能导致进行性大面积纤维化（与矽肺类似）[119, 473]。注射哌醋甲酯的吸毒者可能会出现下叶全腺泡型肺气肿[474]。

6. 铍中毒 铍是一种碱土金属，应用在许多工业生产中。大量的铍暴露可导致急性气管支气管炎和肺炎，但幸运的是，随着职业安全措施的改变，现在这种情况已经很少见了。慢性铍肺病或铍中毒是一种多系统性肉芽肿性疾病，主要是由于长期职业暴露引起的免疫反应累及肺部，被认为是过敏反应而不是尘肺[475]。诊断需要满足三个标准，包括铍暴露史，血液或支气管肺泡灌洗液铍淋巴细胞增殖测试（bronchoalveolar lavage beryllium lymphocyte proliferation test，BeLPT）呈阳性，在无感染的情况下肺活检发现非干酪样肉芽肿和（或）单核细胞浸润[476]。影像学与病理学上，疾病的表现与结节病相同。影像学特征包括支气管血管周围结节、磨玻璃影、上叶纤维化，以及肺门和纵隔淋巴结病变[477, 478]。该病的淋巴结病变没有结节病那么明显。与矽肺和石棉肺类似，铍中毒与支气管肺癌也存在一定相关性。

7. 少见尘肺 电焊工可能会吸入细小的氧化铁颗粒，从而产生一种弥漫性、边界模糊小叶中心微结节，在暴露停止后，病灶会逐渐消散[479]（图 6-140）。暴露于石墨粉尘的患者，其影像学与病理学表现和煤工尘肺和矽肺类似，伴胸膜下小叶中心性结节、小叶间隔增厚，有时可融合成肿块[114]。铝尘的吸入则可能导致网状结节，主要分布在上叶区域[480]。

8. 火灾烟雾损伤 火灾事故屡见不鲜，吸入性损伤使 10%~20% 的患者烧伤变得更复杂，并且显著增加了疾病率和死亡率[481]。吸入性损伤被认为是燃烧产物对声门上区域的热损伤和下呼吸道的化学性损伤[482]。燃烧的有害产物导致组织水肿和炎症。影像学表现不特异，根据疾病的严重程度与范围也表现不一。值得注意的是，广泛的皮肤烧伤可能导致休克、脓毒症、体液平衡紊乱，进而诱发肺水肿或ARDS[483]。急性期的影像学表现包括声门下区与气道水肿，支气管周围炎性浸润，以及间质性和肺泡水肿。相较于 X 线，CT 可以更灵敏地显示病灶，3D CT 虚拟支气管镜可以辅助评估继发于水肿的气道狭窄。这些患者后续可出现包括机械通气所致气压伤、肺不张、ARDS、肺炎及容量过负荷，辨别单个原因对整体影像学表现的影响可能非常困难[484]。

（十）肺不张

发生肺不张的必要条件是肺体积下降。肺不张与萎陷均可用于描述这一征象，虽然严格地说，肺不张指的是局部肺萎陷，而肺萎陷指的是肺完全萎陷。

1. 肺不张的影像学表现 在胸部 X 线上肺不张的表现形式已经被描述得比较多了，并且通常胸部 X 线就足以做出诊断。但是，这一影像表现可能具有混淆性，尤其是当肺与相邻胸膜之间存在瘢痕或粘连时。CT 通常有助于明确胸部 X 线上继发于肺不张的表现，而且可能明确病因并确定任一阻塞性肿块的范围（图 6-107、图 6-108 和图 6-141）。CT 上纵隔不会被肺不张所遮掩，因而可以很容易在 CT 上评估出同时存在的纵隔淋巴结病，或者支气管肿瘤直接侵袭。静脉注射对比剂通常有助于区分肺不张和肺实变（如肺炎），因为肺不张通常表现为更明显的强化。此外，对比剂增强有助于显示近端阻塞性肿瘤，并将其与远端肺不张和邻近纵隔结构进行区分。远端肺不张通常比近端肿瘤强化更明显。然而，在某些情况下，尽管使用了最佳的对比增强技术也可能很难进行区分。如果不张的肺内包含有大量的水分（如肿瘤远端的溺水肺），其强化程度可能不会超过肿瘤（图 6-142）。此外，如果不张肺组织的血供受阻，或者肿瘤是血管性的，则其增强模式可能没有足够的差异来进行区分。

在大部分患者中，MRI 在识别肺叶肺不张和评估潜在纵隔病变方面可提供与 CT 相当的信息。通常可以通过 T_2 加权脉冲序列将肿瘤与远端肺不张区分开，其中肺不张的信号通常稍高于近端的肿瘤，反映出肺不张组织的含水量更高。由于肿瘤和肺不张组织的含水量各不相同，所以并不总能通过前述征

第 6 章 肺
Lung

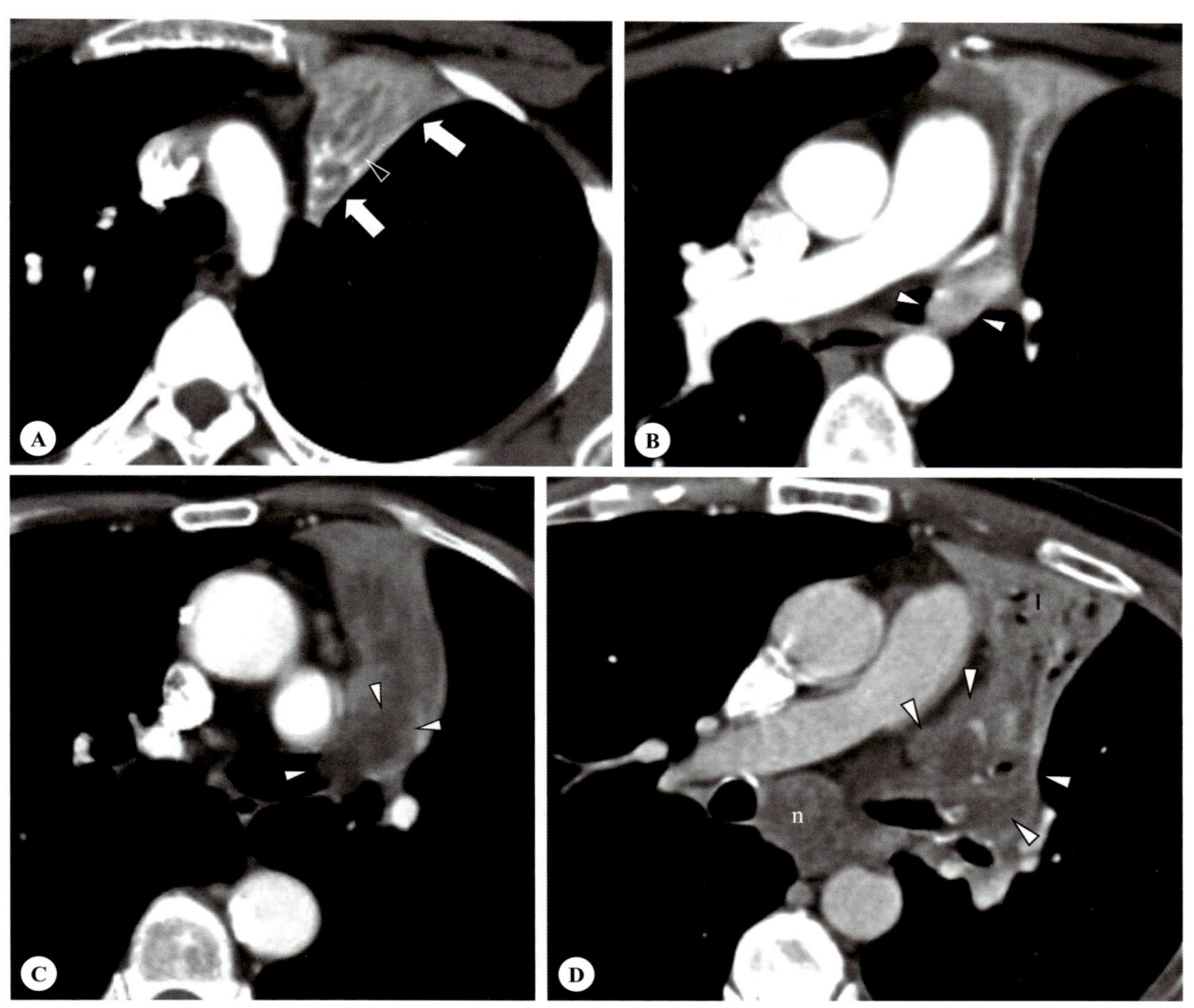

▲ 图 6-140 左肺上叶萎陷

A. 增强 CT 图像上，萎陷的肺叶呈三角形强化结构，并由斜裂围成了明显的边界（箭）。其内相对低密度的管状结构（箭头）代表扩充填黏液的支气管扩张。B. 在另一偏下方一点的层面，可见一个强化小肿块（箭头）堵塞了左肺上叶支气管。支气管镜活检证实为分化良好的神经内分泌癌（类癌）。C. 另一例患者，可见一个相对低密度肿块（箭头）阻塞左肺上叶支气管。支气管镜检提示鳞状细胞癌。手术切除后发现稍增大的主肺动脉窗淋巴结，为反应性增生。D. 另一例患者，一个较大的中央肿块（箭头）堵塞了左肺上叶支气管，并且较上叶远处的肺不张（l）而言强化程度更高。同时可见非常显著的隆突下淋巴结增大（n）。经支气管镜和经支气管细针穿刺活检显示肿块为低分化鳞状细胞癌

象进行区分。MRI 在显示支气管解剖方面不如 CT，并且由于呼吸运动影响及 MRI 空间分辨率较低，支气管狭窄程度在 MRI 上可能被高估。

2. 肺不张的征象 胸部 X 线上可观察到的直接（叶间裂移位、胸廓体积下降、血管/支气管聚集）与间接（纵隔移位、肋骨聚集、肺门移位、通气不足、代偿性过度通气、半膈抬高）肺不张征象均可以出现在 CT 上。这些 CT 征象很重要，以避免将肺不张与肺部肿块混淆。肺叶体积下降但通常与周围胸壁和肺门保持相接，从而在 CT 上呈楔形，这在普通胸部 X 线上并不一定能显示出来。由于存在代偿，患侧其他肺叶会过度通气，导致透光度增加。虽然在标准 CT 图像（5～7mm 层厚）中即可观察到肺不张，但额外的薄层重建图像可帮助评估特定的肺叶或肺段支气管是否存在阻塞性肿块。

3. 全肺萎陷 全肺萎陷导致受累的半侧胸腔密度增高伴体积缩小。肺不张的直接和间接征象通常很明显，并且伴有对侧肺疝至患侧。

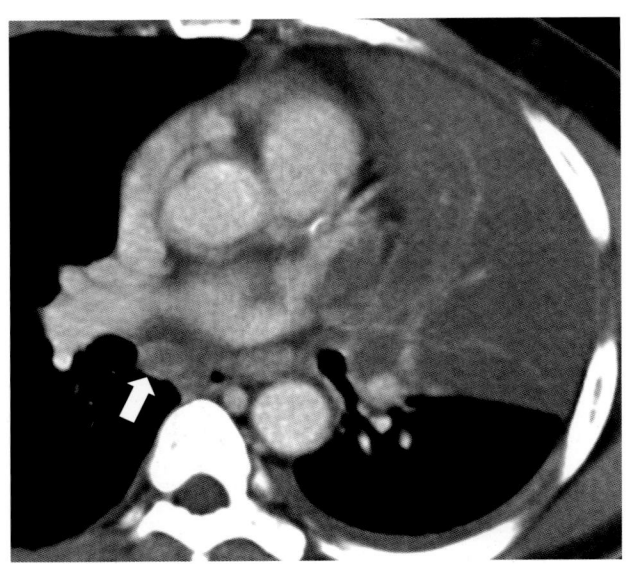

▲ 图 6-141 "溺水状"阻塞的左肺上叶

强化后 CT 显示左肺上叶实变，未见明显体积缩小。虽然左肺上叶支气管完全阻塞，但中央肿块的大小很难测量。可见隆突下淋巴结增大（箭）。更向头侧层面的 CT 图像显示气管前淋巴结增大，纵隔镜活检显示低分化鳞状细胞癌

4. 左肺上叶肺不张 左肺上叶（left upper lobe, LUL）萎陷主要在前上方向上，贴前胸壁形成薄的肺组织，往下逐渐消失。经过左肺上叶支气管的左肺动脉在一定程度上限制了肺的上移。因此左肺下叶上段经常在不张的左肺上叶与主动脉弓间、向左肺尖方向过度充气，形成胸部 X 线上主动脉周围透亮影，被称为空气镰刀征[485]。在 CT 上，不张的左肺上叶呈三角形或 V 形软组织密度结构，与胸壁前外侧相贴，V 形尖端与肺门融合（图 6-140）。随着肺不张加重，左肺上叶与外侧胸壁的接触面积会减少。不张肺叶的内侧缘由纵隔构成，后侧缘是向前移位的斜裂。虽然肺叶通常密度均匀，但也可以看到支气管气象征。还可见一些肺不张的继发征象包括左肺门上移，主肺动脉窗缩小，伴纵隔移位与右肺前疝。随着左肺门上抬，左肺上叶支气管可能会与右肺门出现在同一层面，虽然左肺上叶支气管正常解剖位置应该低于右肺门。此外，左肺下叶支气管可向前外侧移位。如果上移的左肺动脉出现在主动脉弓外侧，则可能被误认为淋巴结增大。左侧胸廓缩小伴左侧横膈帐篷样改变在 CT 上比胸部 X 线上更明显。

在没有近端大阻塞性病变情况下，肺不张组织应向肺门逐渐变细。如果阻塞性肿块（如支气管源

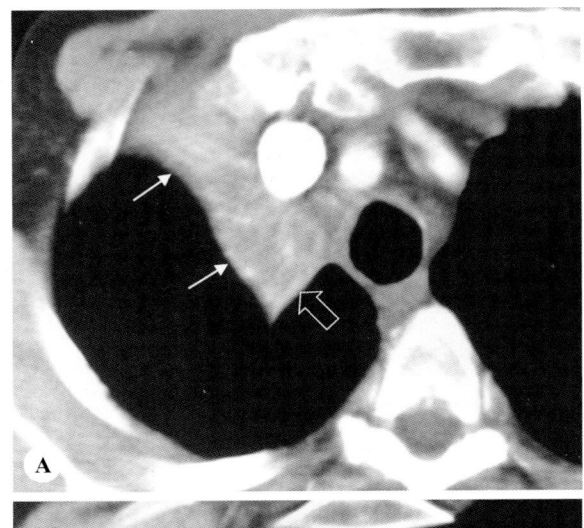

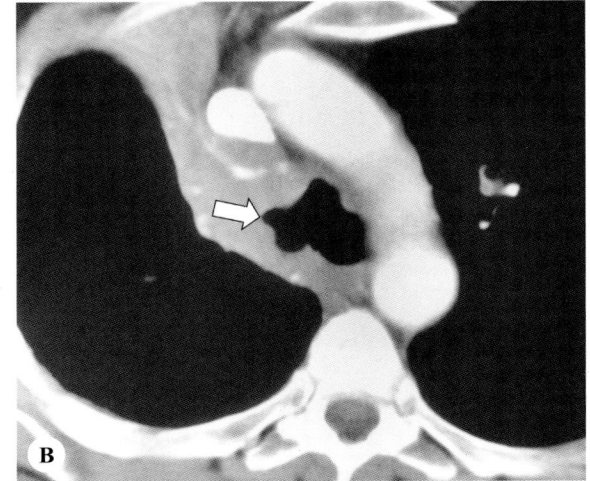

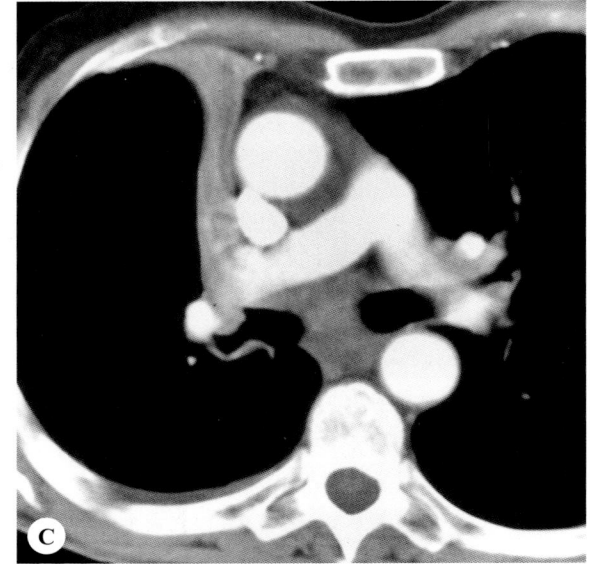

▲ 图 6-142 右肺上叶萎陷

A. CT 显示萎陷的肺叶呈三角形强化结构，外侧由水平裂（白箭）、后侧由斜裂（黑箭）形成清楚边界；B. 在更下一点层面的图像上，可见肺叶支气管阻塞（箭）；C. 在更往下的层面，萎陷的肺叶与纵隔呈钝角

癌、淋巴结病）足够大，则可能出现一个突出的轮廓影。朝向肺门的不张肺组织会出现局部变宽而不是逐渐变窄。CT 上出现的反 S 征，在胸部 X 线上可能会更明显。虽然只能从组织学上去区分良恶性肿瘤，但在某些情况下，CT 可以较准确地判断良性阻塞性病变（如支气管结石）。

5. 右肺上叶肺不张 右肺上叶（right upper lobe, RUL）肺不张与左肺上叶肺不张不同，因为右肺上叶比左肺上叶要小（左肺上叶包含了舌叶），而且右肺上叶有水平裂与斜裂两个边界。此外，因为右肺上叶没有被右肺动脉固定在肺门部，右主支气管更容易因为肺叶不张而发生移位。这些区别导致了右肺上叶肺不张会向上和向内萎陷，而部分是像左肺上叶肺不张那样，主要向前萎陷。在 CT 上，右肺上叶肺不张呈边界清楚三角形，外侧缘为水平裂，后缘为斜裂（图 6-143）。水平裂边缘比较直，而斜裂边缘可能是直的、凹陷的或突起的。右肺门会上移，右肺动脉也会高于正常水平。此外，右支气管可向前狭窄。中叶与下叶可能会继发性过度充气。下叶上段可能会延伸至纵隔与不张的右肺上叶之间，但该表现不如左肺上叶肺不张常见。此外，前肺疝也较少见，可能是因为右肺上叶比较小。

右肺萎陷的常见病因是右肺门肿块或肺门淋巴结增大，当这些特征同时存在时，会导致水平裂呈反 S 样改变，即反 S 征[486]。

6. 右肺中叶肺不张 右肺中叶（right middle lobe, RML）肺不张时，水平裂与下方斜裂可相互靠近，在标准的后前位胸部 X 线上很难发现，通常可能只表现为右心缘稍膨出。在 CT 上，不张的肺叶呈三角形或不规则四边形，前缘为水平裂，后缘为斜裂（图 6-144）。右肺中叶与上叶的分界通常不如中叶与下叶的分界清晰，因为水平裂相对于斜裂而言更平行于扫描的层面。在更下方的平面，不张的右肺中叶与外侧胸壁的接触面减小，而与前侧胸壁的接触面则几乎不变。由于右肺中叶体积较小，通常不会造成明显纵隔移位，代偿性过度通气，或者半侧胸廓体积下降。段性肺不张，虽然在 X 线上可能很难分辨，但在 CT 上的诊断却容易许多，只需要观察中叶支气管的行走即可，因为其分叉为内侧段支气管与外侧段支气管。中叶内侧段紧邻心脏与前侧胸壁，而外侧段则向后延伸至肺门，并不与心脏接触。

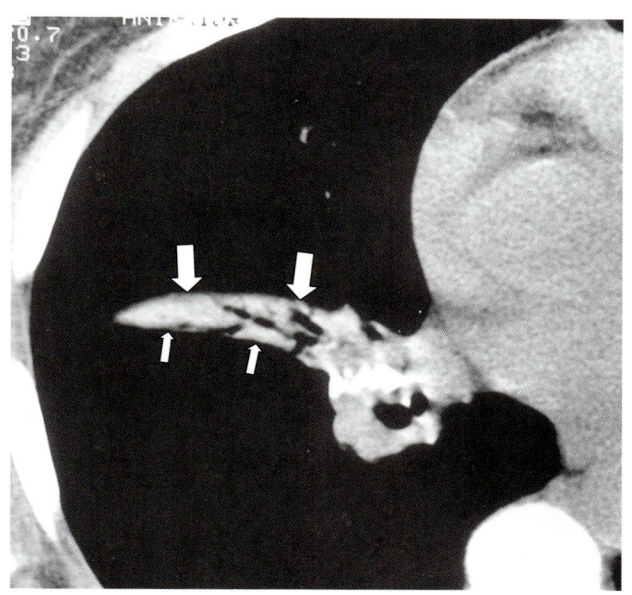

▲ 图 6-143 右肺中叶萎陷

萎陷的肺叶呈楔形，被水平裂（粗箭）与斜裂（细箭）包绕。萎陷肺叶的亚段支气管中可以看到空气，患者的病因是支气管结石

7. 下叶肺不张 双肺下叶肺不张两侧表现相似，均是向下、向后、朝脊柱向内萎陷。在 CT 上，下叶肺不张呈靠近脊柱的楔形软组织密度影（图 6-145 和图 6-146）。构成肺叶外缘的斜裂向后移位。不张肺上缘通常为凹陷形（如果没有中央型大肿块），而下缘可能是直的、凹陷形的或凸起的。不张肺的形状取决于肺不张程度，是否有中央肿块，远端肺炎严重程度，以及下叶肺韧带解剖结构。如果连接半侧横膈的肺韧带不完整，下叶可能会萎陷更多并邻近脊柱，呈圆形（图 6-147），尤其是在 X 线上。肺不张的继发征象包括肺门向下、向内移位，下叶支气管向后内侧移位，纵隔向患侧移位，横膈上抬，代偿性过度充气，以及半侧胸廓体积下降。

8. 肺叶混合性肺不张 肺叶混合性肺不张是指两个肺叶同时存在体积下降，通常是指右肺。由于右肺有三个肺叶，可发生三种不同类型的混合性肺不张。右肺中叶与下叶混合性肺不张是最为常见的，因为这两个肺叶共享一个终末通路，即中间支气管。累及中间支气管的孤立性病变可导致这两个肺叶混合性肺不张。在胸部 X 线上，右肺中叶与下叶混合性肺不张表现与右肺下叶不张类似，只是混合性肺不张时，不张的肺会一致延伸至外侧胸壁。这种表现可能与肺下积液相混淆。使用 CT 诊断更为可靠，

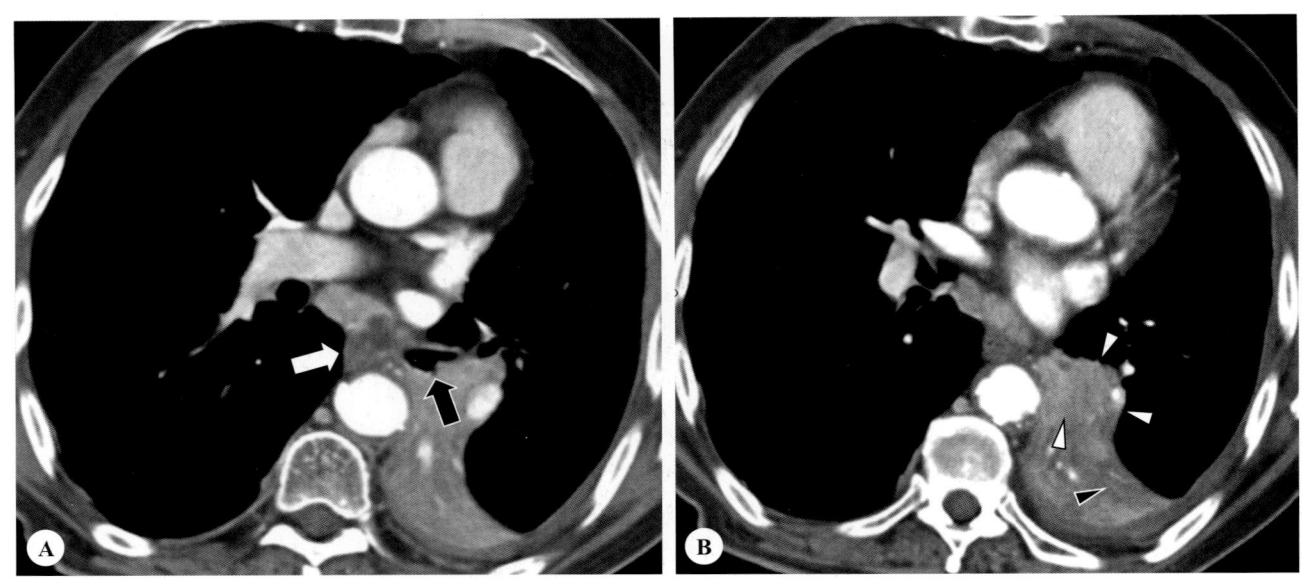

▲ 图 6-144　左肺下叶萎陷

连续的 CT 图像显示中央轮廓变形鳞状细胞癌（白箭头）完全阻塞了左肺下叶支气管（黑箭）。肿瘤远端可见被黏液堵塞的管状支气管（黑箭头）。可见部分隆突下淋巴结增大、坏死，提示转移（白箭）。注意左侧胸廓体积下降

因为 CT 可以单独追踪支气管并确定受累肺叶。右肺上叶和中叶混合性肺不张不太常见，因为这需要两个病变或单个较大的病变阻塞右肺上叶和中叶支气管，同时不累及中间支气管。右肺上叶与中叶混合性肺不张表现与左肺上叶肺不张类似，呈中央幕状阴影，向外周消散。在胸部 X 线上呈大象耳朵样。右肺上叶和下叶的混合性肺不张最少见，因为这两个肺叶之间存在中间支气管和 RML。其表现类似于孤立性上叶与下叶肺不张，但同时伴有 RML 的过度充气。

9. 压缩性被动性肺不张　胸腔内任何部位的占位性病变都可能导致肺的受压，从而使肺泡内空气被挤出（压缩性肺不张），并且当这一病变发生在胸膜间隙时，还可能导致肺组织回缩（被动性肺不张）。当壁层胸膜与脏层胸膜间不再相接时，会发生被动性肺不张，典型的出现于气胸患者。在胸部 X 线上，大量胸腔积液可能遮掩肺实质内病变，但 CT 可以区分不张的肺组织和胸腔积液（图 6-148）。如果支气管是通畅的，并且肺叶内可见支气管气象，则提示不存在近端支气管阻塞。平扫 CT 可以区分低密度胸腔积液与相对高密度不张肺组织，但是对比剂增强后这些差异会更明显。对于存在恶性胸膜疾病的患者，肺组织可能会被肿块和胸腔积液压迫。对比剂增强后，胸膜腔肿瘤也会显示更加明显（图 6-148）。

继发于胸腔积液的压缩性和被动性肺不张与胸腔积液量有关。少量胸腔积液时，CT 可见下叶亚段肺不张，位于胸腔积液前方。斜裂可见，位于剩余下叶的前方。随着胸腔积液量增加，大部分下叶不张，斜裂也会变得不可见。大量胸腔积液时，积液可以延伸进入不张肺组织前方的斜裂内。此时可见下肺韧带，贯穿下叶内侧缘至纵隔，将内侧胸膜腔分为前后两个部分。

10. 瘢痕性肺不张　瘢痕性肺不张是肺体积缩小，继发于既往炎症性疾病的瘢痕或纤维化。不存在支气管内阻塞。肺体积下降可能比继发于支气管阻塞的肺不张更显著。常见肺不张合并牵拉性支气管扩张和胸膜增厚，也可见于中叶综合征。胸膜粘连和肺实质瘢痕可能导致肺不张的常见模式发生改变。例如，右肺上叶瘢痕性肺不张可能向后方塌陷，伴隆突和右肺上叶支气管向后旋转。

11. 圆形肺不张　圆形肺不张，也被称为折叠肺或 Blesovsky 综合征，是一种非节段性周围型肺不张，表现类似原发性肺肿瘤或胸膜肿瘤[487]。病灶可能是先前渗出性胸腔积液参与，可能是由包括胸部手术史与石棉暴露在内的多种炎症过程引起，伴有脏层与壁层胸膜粘连，导致受累肺组织周围部分折叠和包裹。这种肺部假瘤的直径通常在 3～5cm，

第 6 章 肺
Lung

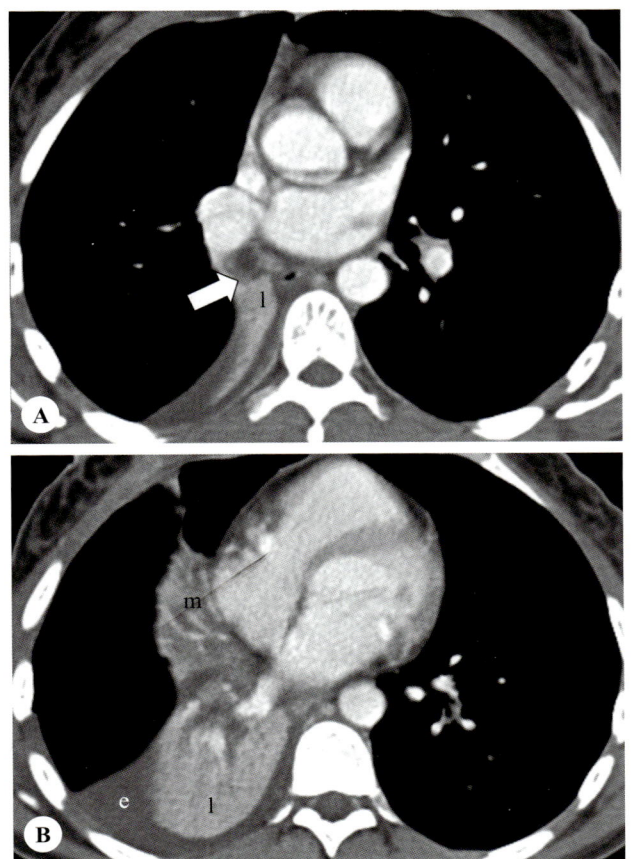

▲ 图 6-145 右肺中叶与下叶混合性肺不张

CT 图像示中叶（m）与下叶（l）萎陷。肺不张的原因是中间支气管黏液栓塞。可见少量右侧胸腔积液（e）

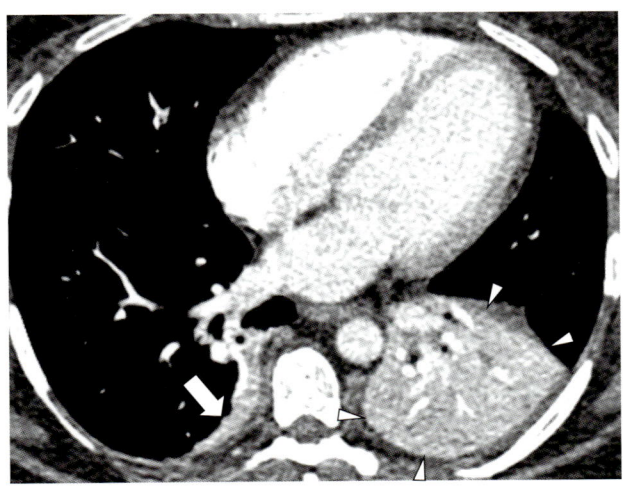

▲ 图 6-146 肺下叶不张

腹部手术后怀疑肺栓塞的患者，增强 CT 图像示左肺下叶（箭头）和右肺下叶后基底段（箭）明显强化伴萎陷

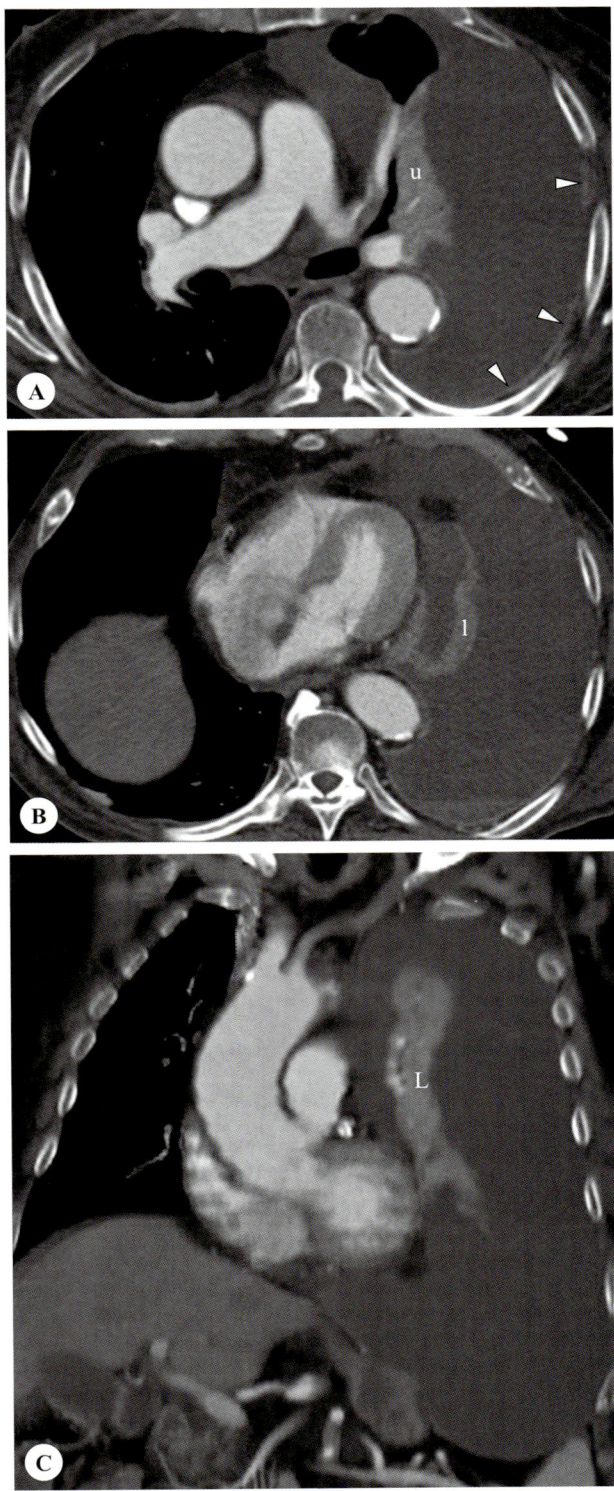

▲ 图 6-147 胸腔积液继发的被动性和压缩性肺不张

A. 增强 CT 显示左肺上叶轻度强化、萎陷（u），中央支气管完整。胸膜增厚强化（箭头）是由恶性间皮瘤引起的。B. 稍下方的层面显示左肺下叶萎陷（l）。C. 冠状位重建 CT 图像显示左侧胸腔大量积液与左肺萎陷（L）

275

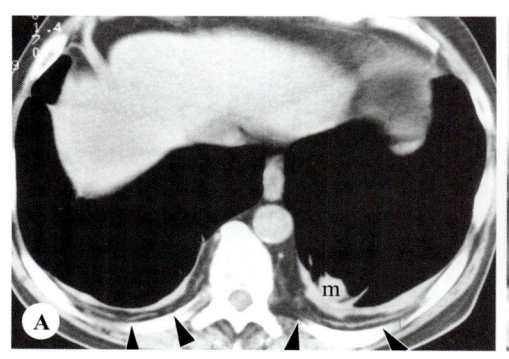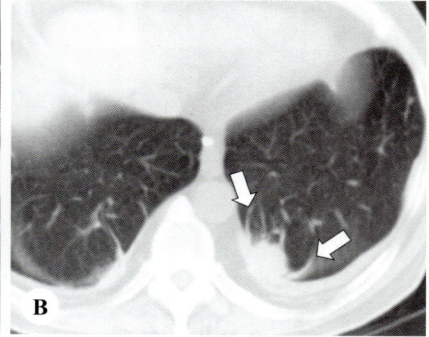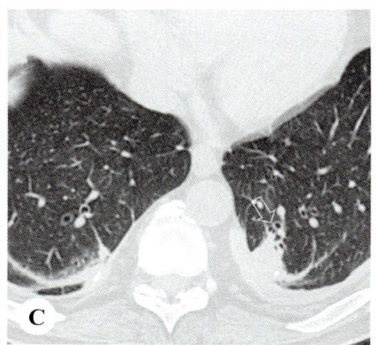

▲ 图 6-148　圆形肺不张

A 和 B. 纵隔窗与肺窗均显示左肺下叶内脊柱旁肿块（m），其外周可见血管聚集（箭）。病灶邻近左侧胸廓后份胸膜增厚最严重处，患者此前有石棉暴露史。还可见广泛胸膜外脂肪（箭头），是由慢性胸膜疾病导致。右后胸腔可见类似改变，但程度较对侧轻。C. 同一层面的 HRCT 更清楚地显示了外周瘢痕及血管聚集，伴不张肺组织尖端的支气管聚集（空心箭）。同时可见胸膜钙化

最常见于肺基底部和背部，尤其是脊柱旁区，由邻近增厚胸膜旁的不张肺实质漩涡组成。虽然普通胸部 X 线和体层摄影可以显示出特征性表现，尤其是肿块内侧缘、由进入局部不张肺组织的肺动脉和支气管构成的彗星尾状改变，但 CT 有助于显示该良性疾病的病变范围并做出明确诊断（图 6-149 至图 6-151）。CT 表现包括：①圆形或楔形肿块，与增厚的胸膜形成锐角，增厚的胸膜与肿块紧贴或由短纤维带相连（与肿块连接处的胸膜最厚）；②血管与支气管从肺门区域发出，旋转并以曲线方式汇入肿块下缘（CT 上的彗尾征）；③支气管气象或肿块中央结构欠清（肿块外周的密度可能更高，因为这是肺不张最完全的部分）；④明显且均匀强化的不张肺组织；⑤邻近瘢痕旁的过度充气肺；⑥同侧半胸体积下降，包括斜裂和纵隔移位。另一个被描述过的影像特征是"乌鸦脚"征，指的是从圆形肺不张放射到邻近肺组织的线状影、形状类似乌鸦的脚[488]。圆形肺不张常与石棉暴露史有关。在这些患者中，CT 经常可见胸腔其他区域的胸膜斑或实质纤维化。在影像随访中，圆形肺不张通常保持相对稳定，尽管可能有非常缓慢的进展或消退。在大多数情况下，CT 表现非常独特，因此通常无须进一步评估。但是，如果 CT 表现无特异性，FDG-PET 成像可用来区分圆形肺不张与恶性肿瘤，因为肺不张不具有代谢活性，所以无 FDG 的摄取[489]。MRI 上肺不张在 T$_1$WI 上与脂肪相比呈低信号，与肌肉相比呈等信号，在 T$_2$WI 上相比于脂肪呈等或低信号，并且呈显著均一的强化。其他的特征还包括曲线样血管影（MR 上的

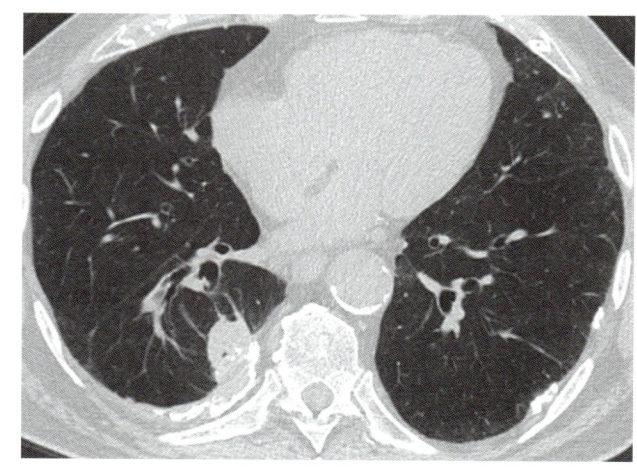

▲ 图 6-149　圆形肺不张

CT 显示右侧脊柱旁肿块伴外侧缘血管弯曲环绕。病变邻近处胸膜增厚钙化最严重，患者既往有石棉暴露史，同时可见右胸腔体积下降。左侧胸腔也可见钙化的胸膜斑

彗尾征），以及病灶内低信号线样影，后者代表折叠的胸膜。最后一个可选择的诊断方法是经皮穿刺活检，对明确诊断很有价值；活检组织中的纤维化只能巩固诊断。此外，若诊断仍然无法明确，可进行影像学随访或手术切除。

（十一）大气道疾病

1. 气管成像　随着多排扫描仪的出现，CT 已成为评估气管和主支气管的主要影像学检查方式[490, 491]。尽管累及这些结构的大多数疾病，最初是通过胸部 X 线或内镜检查发现的，但 CT 在确定疾病范围和鉴别诊断中极具价值。CT 在评估气管支气管周围疾病扩散程度和管腔外病变方面远远优于

第 6 章 肺
Lung

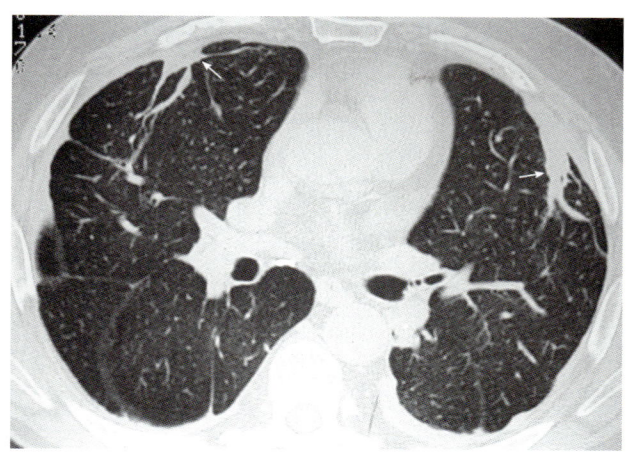

▲ 图 6-150　圆形肺不张
CT 显示双肺上叶外周楔形影（箭），邻近胸膜增厚最严重处。双侧胸腔其他区域也可见胸膜斑和胸膜增厚

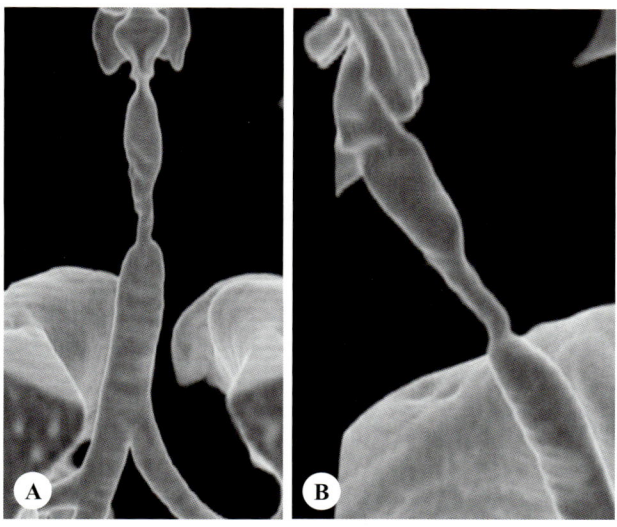

▲ 图 6-151　插管后气管狭窄
冠状位和矢状位容积再现重建图像显示胸廓入口上方层面的气管存在气管狭窄，长约 3cm

内镜检查。

不同于单探测器 CT，MDCT 可以对整个气管支气管树进行 1mm 厚度的扫描，并提供对中央气道高质量 2D 和 3D 重建，包括多平面（冠状位 / 矢状位）、MinIP、3D 遮盖表面显示及容积再现重建[492]。虚拟支气管镜技术还可以显示气管支气管壁和管腔内部[493-495]。虽然评估中央气道本身并不需要静脉对比增强，但增强后图像有助于显示管腔外的病变。

在过去 20 年中，MRI 技术取得了巨大的进步，使得将 MRI 应用于气道成像成为可能。与 CT 相比，使用 MRI 评估气道疾病的主要优势在于避免了电

离辐射，这对于需要多次连续随访检查的患者，以及儿童患者非常有价值。其次，通过特定的呼吸动作（如用力呼气末、咳嗽或用力吸气）期间进行多期相动态成像，MRI 为研究气道动力学提供了可能性。虽然具有这些潜在的优势，但 MRI 的空间分辨率与时间分辨率仍然低于 CT，并且需求的扫描时间比 CT 长，技术难度也比 CT 大。

2. 气管疾病　表 6-1 列出了常见气管疾病。气管中最常见的局灶性病变是良性狭窄（图 6-152），通常是既往气管插管或气管造口术后遗症。

表 6-1　气管疾病	
局部性	• 狭窄 • 恶性肿瘤 • 良性肿瘤
弥漫性	• 气道管径增加 　- 巨气管支气管症 • 气道管径减小 　- 复发性多软骨炎 　- 骨化性气管支气管病 　- 淀粉样变性 　- 结节病 　- 肉芽肿性多血管炎

气管肿瘤相对不太常见，约 90% 为恶性肿瘤[496]。气管恶性肿瘤中两种主要类型是鳞状细胞癌（55%）与腺囊癌（18%）。腺囊癌生长较缓慢，临床起病更为隐匿。气管的血源性转移瘤非常罕见，如黑色素瘤或乳腺癌。气管恶性肿瘤在 CT 上通常表现为管腔内偏心性不规则软组织肿块，往往起源于后壁和外侧壁（图 6-153）。CT 在评估肿瘤可切除性方面非常有用，它可以评估肿瘤累及范围，是否直接侵及邻近纵隔结构如食管与主动脉，以及纵隔淋巴结转移情况。

气管良性肿瘤包括鳞状乳头状瘤（最常见于幼儿）、多形性腺瘤、间质错构瘤和软骨源性肿瘤。这些良性肿瘤往往边界清楚，边缘光滑，直径 <2cm。

在巨气管支气管症（图 6-154）或 Mounier-Kuhn 综合征（图 6-155）中，可见气管（超过 3cm）和中央支气管弥漫性扩张，伴管壁憩室形成，管壁憩室是由于中央气道的软骨、肌肉及弹性纤维萎缩而形成[139]。

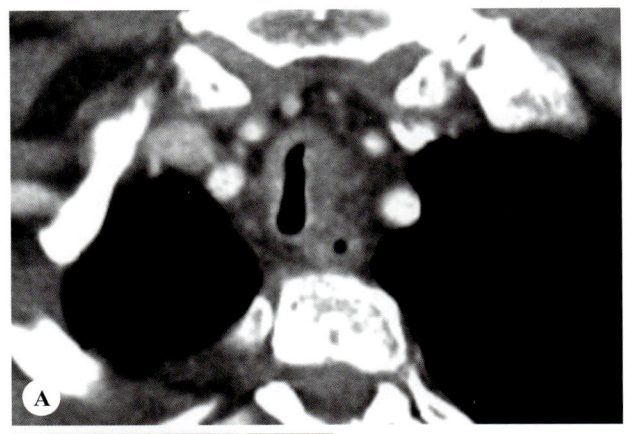
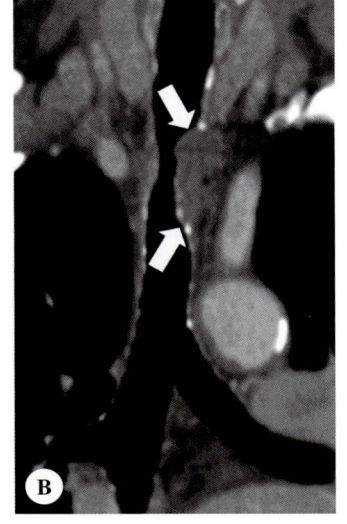

▲ 图 6-152 气管鳞状细胞癌

A. 横轴位 CT 显示气管左侧壁肿块导致气管狭窄，并侵及邻近纵隔脂肪；B. 冠状位重建图像显示气管左侧壁肿块的长度（箭），与周围结构的关系，以及对纵隔左侧脂肪的浸润

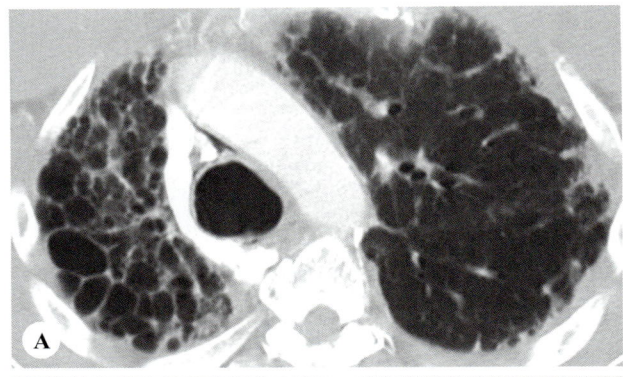
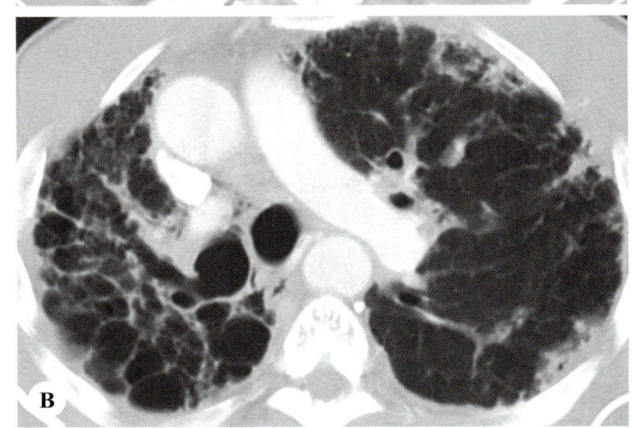

▲ 图 6-153 巨气管支气管症伴严重肺间质纤维化

头足向 CT 图像显示气管和主支气管扩张，同时可见广泛的肺结构扭曲和外周纤维化。可见少许纵隔积气

复发性多软骨炎可表现为气管与中央支气管腔弥漫性狭窄，但不累及后方气管膜（图 6-156）。骨化性气管支气管病（图 6-157）、淀粉样变性、结节病及 GPA（Wegener 肉芽肿病）典型表现为气管支气管管腔不规则狭窄。骨化性气管支气管病的特征为存在小骨软骨结节，大小为 2～5mm、位于气管与中央支气管黏膜下。CT 可见这些管腔内小钙化肿块起源于前壁和外侧壁，不累及气管后壁。

近年来，随着严重 TBM 患者在外科气管支气管成形术后的良好结果，气管支气管软化症又引起了人们新的关注[497-500]。TBM 的特征是支撑软骨的薄弱导致中央气道过度塌陷。薄弱的软骨壁在用力呼气或咳嗽时会突入中央气道，从而导致气道狭窄（图 6-158）。原发性 TBM 的病因尚不清楚；但是，气管发育异常，如软骨环异常（即软骨环长度增加或软骨与肌肉比率降低），被认为是可能引发 TBM 的病因。继发性或获得性 TBM 在临床上更为常见，常与 COPD、气管插管、慢性气道炎症、复发性多软骨炎和外源性压迫相关。另一种疾病的临床表现与 TBM 相似，但影像上表现却截然不同，称为过度动态气道塌陷（excessive dynamic airway collapse，EDAC），是由气道后壁膜过于松弛所致[501]。在呼气或咳嗽时，松弛的气管后膜向前突入管腔内引起气道管腔狭窄（图 6-158）。TBM 或 EDAC 患者可表现为呼吸困难、咳嗽和痰潴留，对于怀疑哮喘但对哮喘治疗无效的患者也应怀疑该病[502, 503]。使用呼吸末和动态呼气相的动态 CT 成像对气道塌陷进行评估，动态呼气相成像要优于呼气末成像，因为动态呼气诱导的气道塌陷程度要大于呼气末。TBM 目前被定义为动态气道塌陷超过 70%，因为有研究表明，大多数（78%）正常无症状患者表现出的气道塌陷超过 50%，而这是传统的定义[504, 505]。TBM 患者的治疗取决于症状的严重程度，轻症患者可采用保守治疗，而重症患者则需要采用侵入性手术（气管支气管成形术）。

3. 支气管成像 如前所述，CT 是发现主支气管解剖异常（扩张、增厚、狭窄）（图 6-159）的灵

第 6 章 肺
Lung

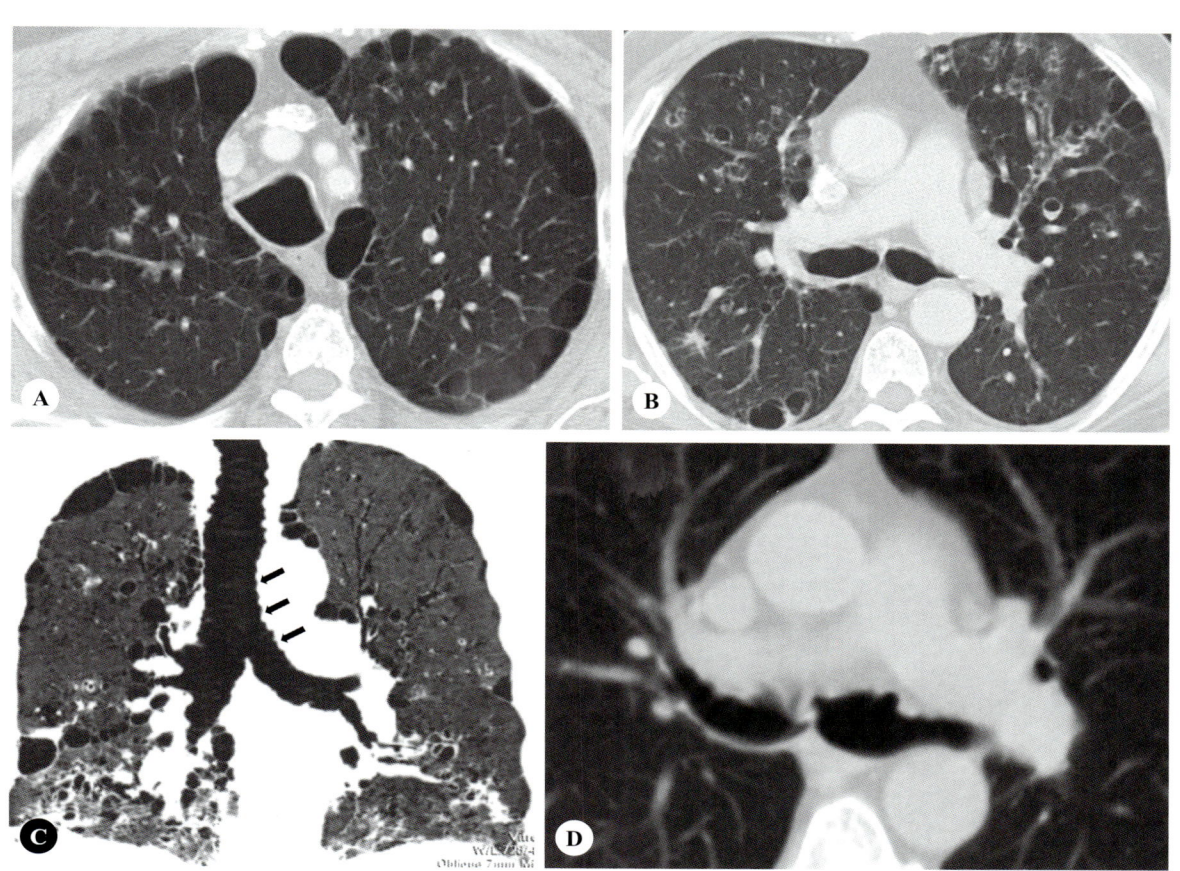

▲ 图 6-154　Mounier-Kuhn 综合征

A 和 B. 头足向横轴位 CT 显示气管以及主支气管扩张，部分管腔轮廓不规则。同时可见间隔旁型肺气肿及囊性支气管扩张。C. 冠状位最小密度投影重建图像更好地显示了气管和主支气管壁的不规则改变（箭）。D. 另一例患者的横轴位 CT 显示支气管腔明显不规则

敏检测方法。大约 95% 经支气管镜检发现的支气管内病变可在 CT 上观察到，包括几乎所有的原发性肿瘤（图 6-160），尤其是在获得关注区的薄层图像时[506-508]（图 6-161）。其他位于远端的肺实质相关改变还包括肺不张（图 6-105 和图 6-162）、肺实变（图 6-163），以及罕见的局部过度充气（图 6-160）。

对气道形态的准确评估需要使用层厚足够薄的 CT，最好是薄于需要评估的气道直径。多平面重建或 3D 重建在部分病例中很有优势，尤其是需要接受手术治疗的患者，可以用于评估在斜形走行气道的狭窄长度[509, 510]。患者手术需要的关键信息在这些图像中可以很容易被收集到，尽管有时并不能提供额外的诊断信息。可以进行管腔内容积成像，即虚拟支气管镜，可模拟支气管镜医师的视角[511]。但是，这种方法有时会出现类似于病灶的伪影，而且并不能提供支气管黏膜或病灶的组织学特征。

较 MRI 而言，CT 具有高空间分辨率，它可以更好地评估正常支气管和支气管内肿块。CT 可以帮助患者选择检查方式，如支气管镜检查或其他诊断检查。对于临床怀疑支气管内病变可能性较低时，可使用 CT 检查以提高支气管镜检查的潜在诊断率；如果 CT 显示没有支气管异常，就可以不需要再进行支气管镜检查。而判断 CT 上看到的病变是处于管腔内、黏膜下或气管外（支气管周）时很容易出现差错，CT 在判断黏膜下肿瘤扩散方面也不如支气管镜准确。对拟进行经支气管细针穿刺活检的患者，CT 可用于判断是否需要进行该检查，以及引导活检的进行，因为 CT 可以显示纵隔淋巴结病变，以及其与邻近主要气道和血管的关系[512]。有时，CT 也可以证实可疑病变的良性病因，如支气管结石（图 6-163 和图 6-164）。CT 可以显示气管内或支气管周围钙化，以及受累支气管可能出现的狭窄或完全阻塞。可能还有远端的肺不张、实变、支气管扩张，以及较少

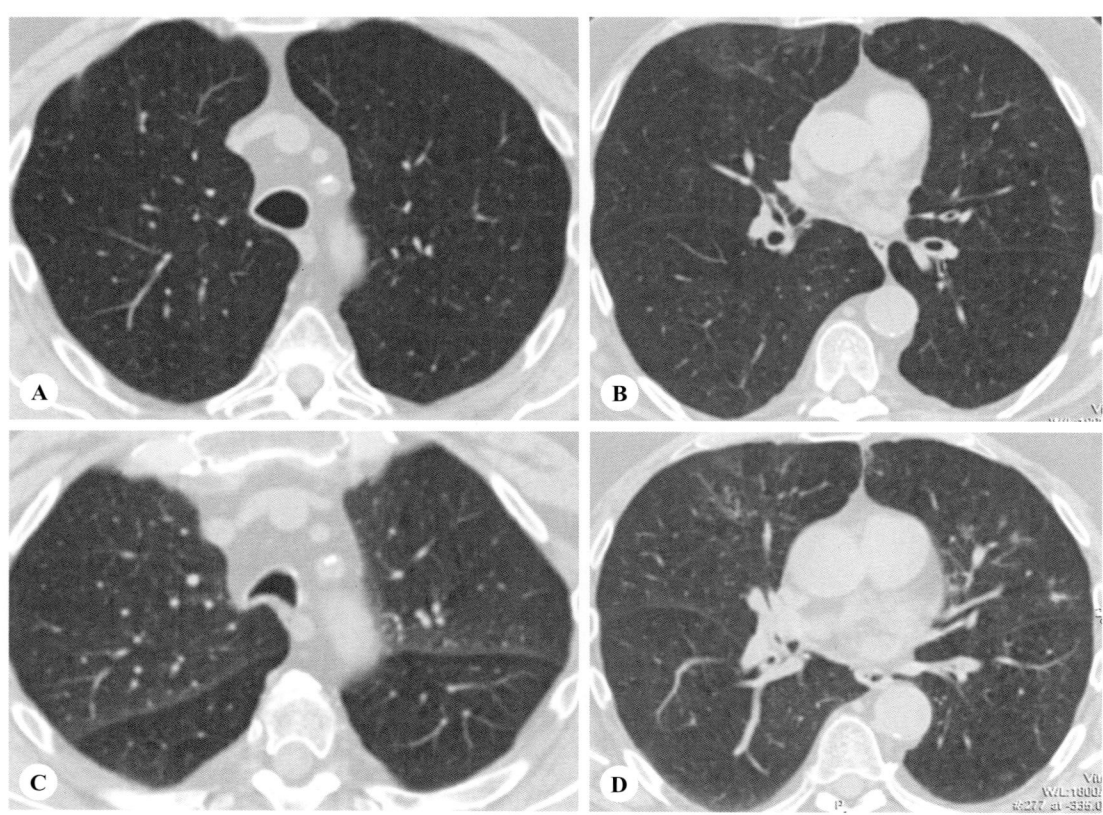

▲ 图 6-155　复发性多软骨炎

A 和 B. 头足向 CT 吸气相图像显示相对正常的中央气道；C 和 D. 同一层面的呼气相图像显示气管支气管软化症及明显的气道狭窄

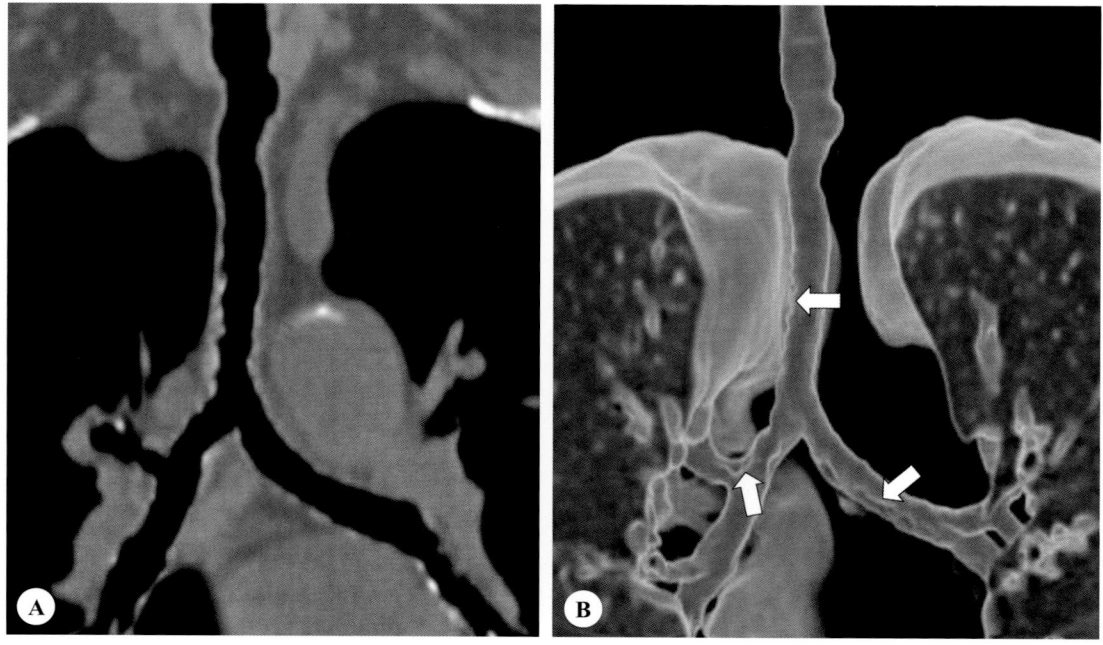

▲ 图 6-156　骨化性气管支气管病

A. 冠状位重建图显示气管与主支气管不规则钙化管腔狭窄；B. 容积再现冠状位重建图像显示管腔内结节样不规则影（箭）

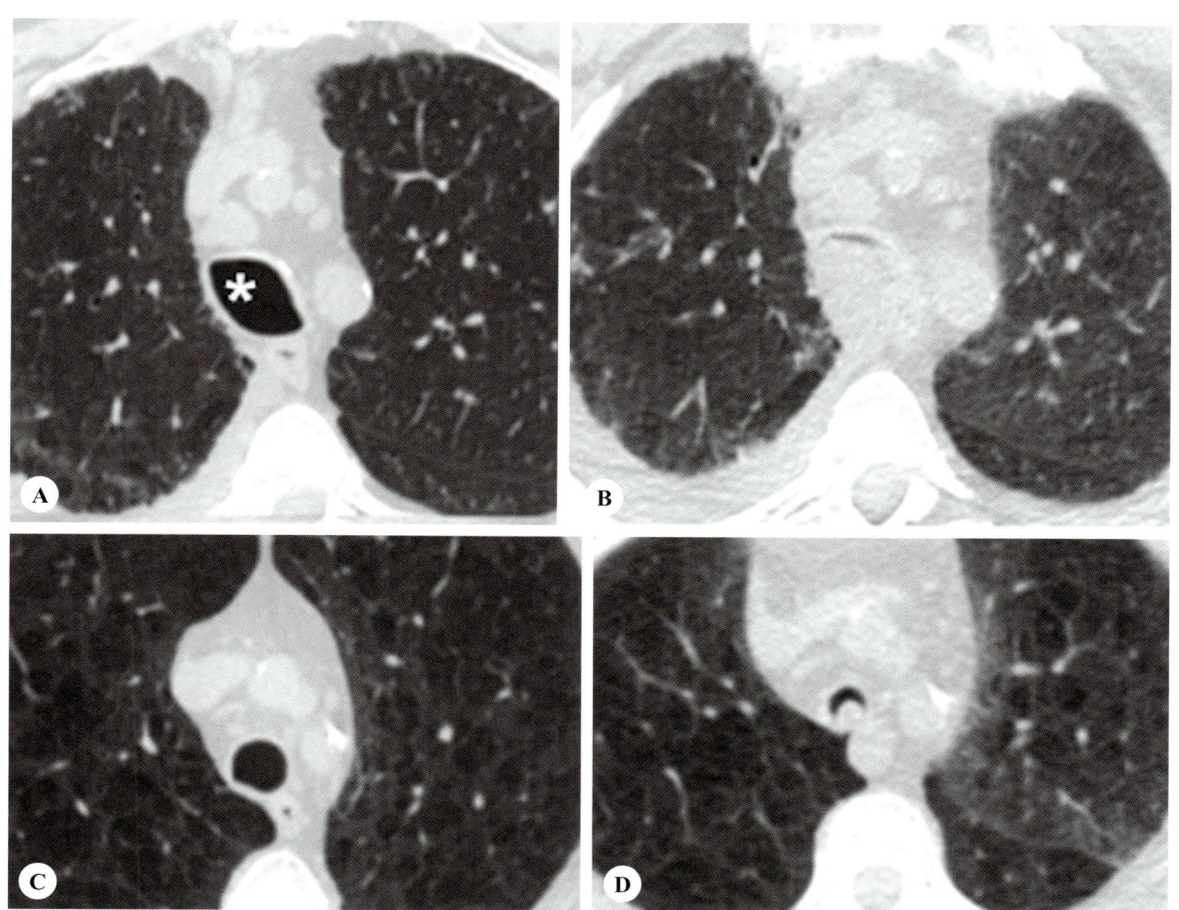

▲ 图 6-157 A 和 B. 患者男性，75 岁。吸气末轴位 CT 以及动态连续呼气末扫描图像，显示了严重的气管支气管软化症，气管腔塌陷 90% 以上，气管软骨 - 膜连接外移。吸气末图像上鱼嘴样改变，为 TBM 典型特征（星）。C 和 D. 患者 67 岁，表现为咳嗽。吸气末轴位 CT 及动态连续呼气相图像显示严重的过度动态气道塌陷，由于过度松弛的气管后膜迁移，导致气管腔塌陷约 80%。气管直径在冠状位上没有明显下降。同时可见小叶中央型肺气肿

见的空气滞留。CT 还可以发现异位支气管，包括副心支气管或气管支气管，它们可能引起反复的肺部感染。在先天性支气管闭锁的患者中，相较于常规胸部 X 线，CT 可以直接显示充满黏液的支气管扩张，以及伴随的局部肺密度降低（图 6-164）。

4. 支气管扩张 代表支气管不可逆性的扩张，根据支气管扩张的严重程度，在病理学上分为三种类型。

(1) 柱状（管状）：均匀的轻度扩张，气管失去正常的回缩能力。

(2) 曲张型：管腔扩张更明显，由于扩张和狭窄区域导致气腔不规则。

(3) 囊状（囊样）：显著扩张伴周边气球样改变。

在一项研究中发现，各种类型支气管扩张的患病率为柱状支气管扩张 47%，曲张型 10%，囊状 45%，24% 的患者同时具有多种类型的支气管扩张[513]。支气管扩张的病因复杂，可发生于任意年龄，大多数病例发生于感染后或继发于囊性纤维化[514]。支气管扩张的患者通常表现为反复胸部感染、咳大量痰、呼吸困难和咯血[515]。除重症病情患者外，支气管扩张的胸部 X 线表现通常不特异。支气管周围的浸润性或纤维性病变，既可能是病因也可能是后遗症，可能会遮盖扩张的、壁增厚的支气管。在过去，通常需要进行支气管造影来进行诊断（或排除诊断）。而现在，CT 成为诊断支气管扩张和评估范围的首选成像技术，它更安全、更容易操作，还不会引起患者不适[516, 517]。尽管不同类型的支气管扩张在 CT 上都有其特征性表现[517]，但不同类型间的区别远没有诊断该病本身重要。

识别由支气管扩张导致的解剖改变，以及将其

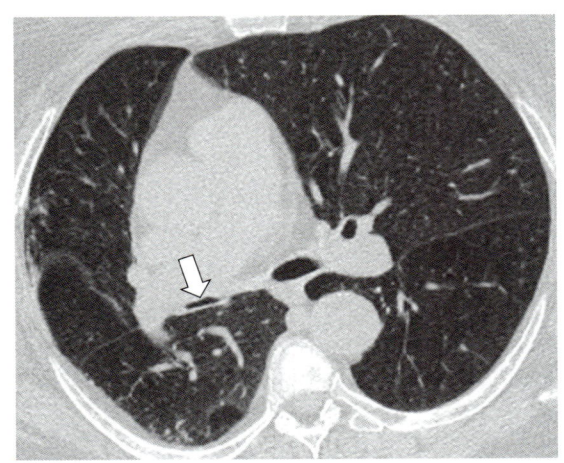

▲ 图 6-158 CT 显示中间支气管明显狭窄，是由于支气管软化造成的

与正常肺实质进行区分，最好是使用窄准直器的 CT 扫描[519]，现在几乎都是采用螺旋 MDCT 来进行鉴别。对于疑似支气管扩张的患者，HRCT 在筛查和最终诊断方面均具有足够的灵敏度和特异度，其总体诊断准确率高达 97%[517, 520]。

正常支气管在 CT 上距肋胸膜 1cm 以内的肺最外周区域是不可见的，这被认为是诊断早期柱状支气管扩张的最可靠征象[108, 521]。支气管扩张最直接征象就是支气管的扩张，通常伴有支气管壁增厚（内径小于外径的 80%）（图 6-165）。单独的支气管壁

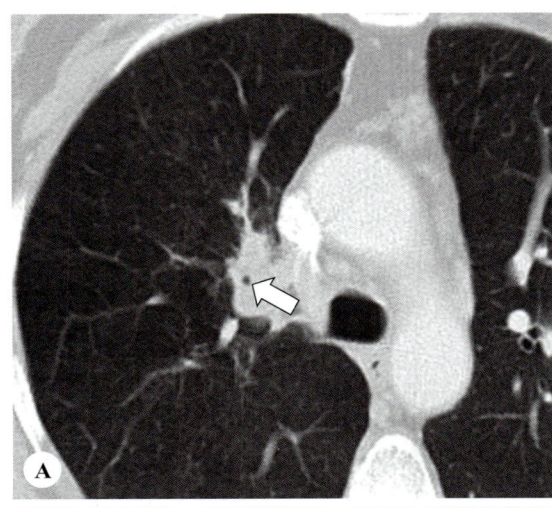

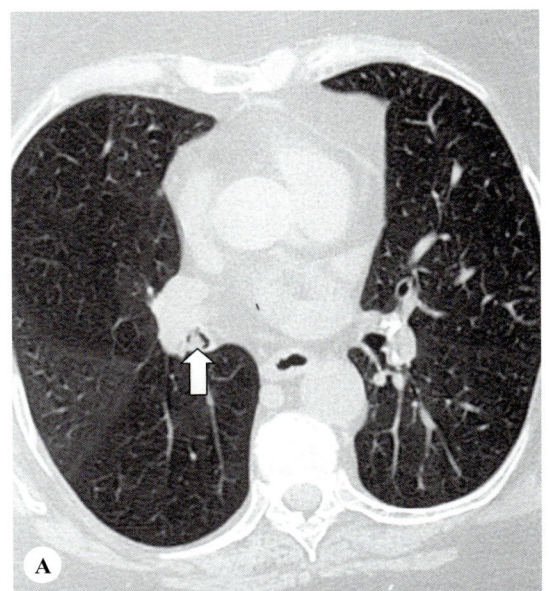

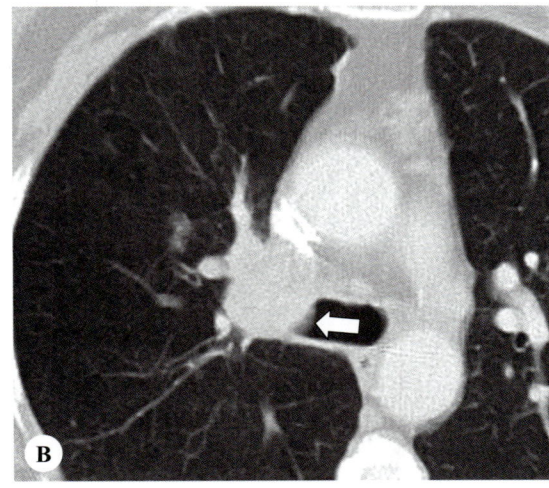

▲ 图 6-159 鳞状细胞癌

A. 胸部 X 线显示右侧气管旁模糊阴影的患者，其 CT 显示一肿块导致右肺上叶尖段支气管（箭）狭窄；B. 稍往下方的平面显示肿瘤延伸至右主支气管近端（箭）

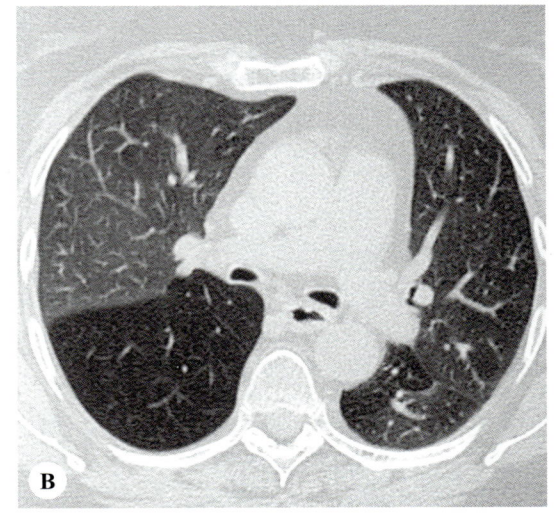

▲ 图 6-160 支气管内病变

A. CT 显示中间支气管息肉样肿块（箭）；B. 在呼气相获得的稍上方的层面显示右肺下叶有明显空气滞留。支气管镜检发现一片被吸入的花椰菜，并将其取出

第 6 章 肺
Lung

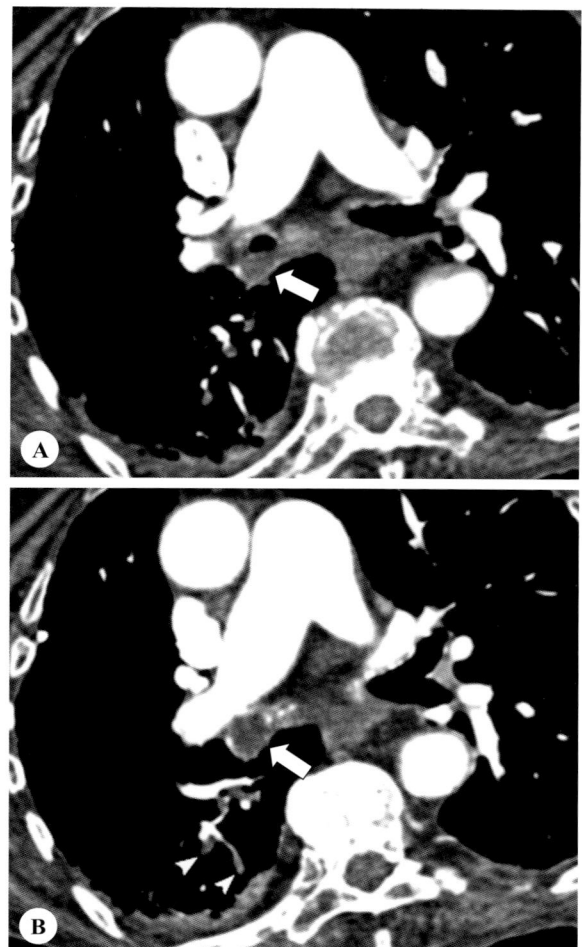

▲ 图 6-161 支气管阻塞

术后怀疑肺栓塞的患者，其连续 CT 图像显示中间支气管内黏液充填并阻塞（箭），伴支气管远端黏液栓（箭头）和肺不张

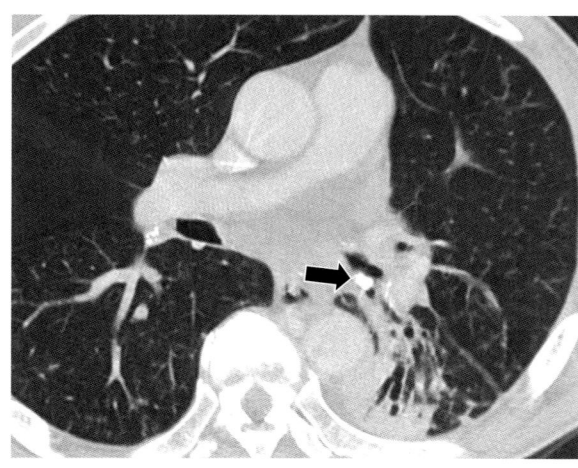

▲ 图 6-162 梗阻后炎症

支气管结石（箭）阻塞左肺下叶上段支气管，伴远端肺不张和气腔内密度增高

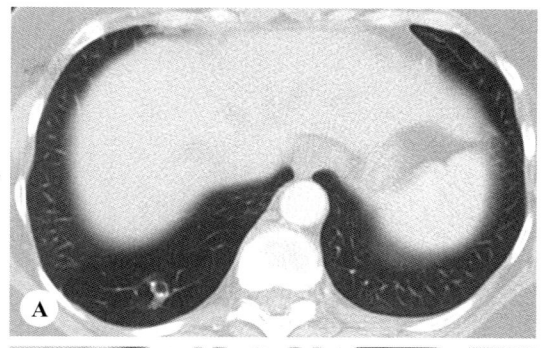

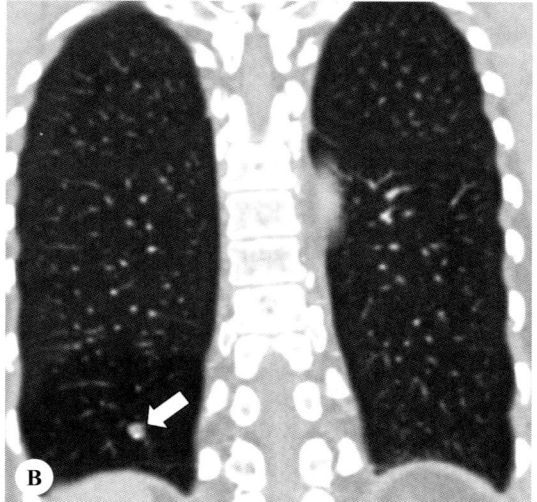

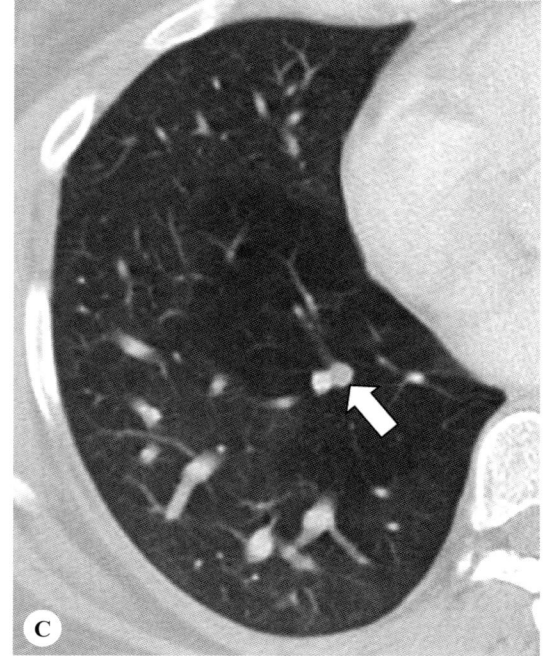

▲ 图 6-163 支气管闭锁

A. 腹部 CT 显示右肺下叶后基底段可见模糊结节；B. 冠状位重建 CT 图像显示黏液阻塞的支气管（箭）周围肺组织过度充气；C. 另一例患者，CT 显示右肺下叶内基底段支气管黏液填充（箭），局部肺段肺血减少、肺组织过度充气

283

增厚，有时是一个主观评估，可见于无支气管扩张的慢性支气管炎，但这两种疾病过程之间存在一系列疾病。支气管异常扩张的 CT 表现取决于其在横轴位上的方向。横断面上可以看到垂直走向的支气管（通常位于下叶基底段以及上叶尖段），几乎总有邻近肺动脉伴行。在正常人中，伴行的肺动脉与支气管大小相同，或者比支气管略细。如果支气管/动脉的比率＞1.2 则表示支气管扩张。支气管扩张和光滑的壁增厚会形成印戒征（图 6-166）。横轴位 CT 图像上水平走行的支气管（通常为上叶前段、下叶上段、舌叶和中叶）可以在其走行的区域观察到（图 6-167）。支气管异常扩张是由于缺乏正常的回缩力，通常被称为轨道征，实际上有时为外周支气管突然扩张。

在美国和大多数发达国家，重度囊状支气管扩张，通常发生于儿童重度下呼吸道感染后，但现在已经不太常见了。轻度柱状支气管扩张更为常见。柱状支气管扩张的气道可能会被黏液栓子充填，在影像学上表现为 V 或 Y 字形结构，或者为肺外周带大点状结构[31]。曲张型支气管扩张表现为支气管扩张与不规则增厚（串珠状）、与狭窄区域交替出现，可见于重度支气管扩张中支气管水平走行的区域（图 6-168）。在重度囊状支气管扩张患者中，还可见大的椭圆形或圆形环状影或厚壁透亮影，代表了被黏液脓性物质或空气充填的支气管扩张腔。有时，由于潴留分泌物受重力影响，在这些囊性结构中可以看到气-液平面，这种征象对支气管扩张具有特异性，因为在其他囊性肺病（如肺淋巴管平滑肌瘤病或 LCH）中，通常看不到气-液平面。水平走行的支气管在向外延伸时，其管腔扩张程度可能呈逐渐加重，在一个肺段或肺叶中可能形成一串囊状或葡萄样聚集的管腔扩张。如果病变相对局限，可以考虑外科切除。

支气管扩张的其他 CT 征象包括受累支气管聚集，叶间裂移位和肺叶体积缩小。小外周支气管腔内的分泌物可能形成分支状小叶中心性影或"树芽征"。由于伴发小气道疾病，病变支气管周围肺实质的透光度可能会下降，即马赛克样灌注改变（图 6-169）。这一由灌注下降引发的征象常继发于局部肺组织通气下降，在呼气末图像上表现更明显。增强后的图像可见支气管动脉扩张，最常见于咯血患者[522]。

如果 CT 的层厚不合适，呼吸运动导致的图像质量不佳，或者周围肺实变遮盖，可能会漏诊支气管扩张。当并发 PAH 时可导致肺动脉扩张，使得支气管扩张的识别变得更为困难。心脏搏动在左肺舌叶或中叶可导致支气管壁增厚或管腔扩张，这种表现可能造成患者被误诊为支气管扩张。肺气肿相关的

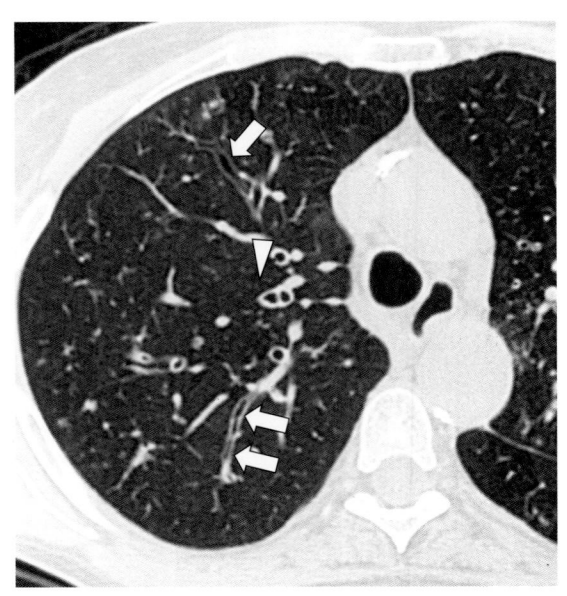

▲ 图 6-164　柱状（管状）支气管扩张

患者女性，65 岁，存在罕见的囊性纤维化等位基因。1.5mm 准直器 CT 图像显示了头尾走行的支气管轻度扩张与支气管壁增厚（箭头）；对比相邻肺动脉直径而言。类似的改变也出现在水平走行的支气管（箭）

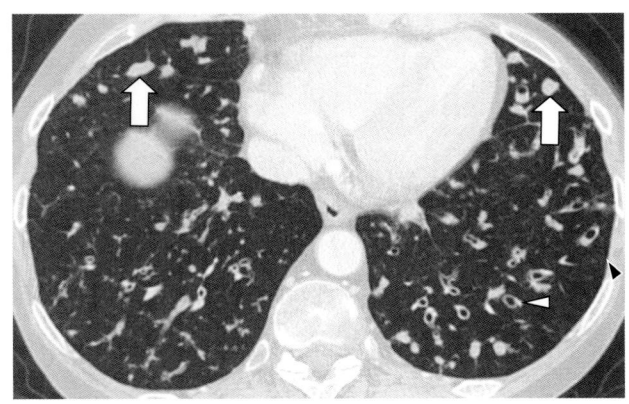

▲ 图 6-165　支气管扩张

HRCT 显示双侧多发支气管扩张伴壁增厚。由于肺动脉邻近壁均匀增厚的扩张支气管，垂直方向走行表现为印戒征（白箭头）。一些圆形和管状软组织密度影（箭）表示充满黏液脓性物质的扩张支气管。同时还可见由终末细支气管炎引起的外周带多发性小叶中心性小结节（黑箭头）

肺大疱与局灶性囊状支气管扩张比较容易鉴别，因为肺大疱壁薄且没有伴行血管。极少数情况下，如高分化腺癌伴贴壁扩散（以前称为细支气管肺泡细胞癌）（图 6-170）或 LCH（图 6-58），看上去可能类似支气管扩张。

与变应性支气管肺曲霉病相关的支气管扩张主要分布在中央区和上叶，并且相对会比较严重（曲张型或囊状）[523, 524]（图 6-130）。这些厚壁扩张支气管腔内的黏液可以呈高密度[525]。几乎所有的成人支气管肺曲霉病患者都患有支气管哮喘，其中烟曲霉是最常见的过敏原[526]。伴细胞（主要是嗜酸性粒细胞）浸润的严重炎症反应，可导致支气管壁损伤和黏液嵌塞。囊性纤维化成年患者通常有全小叶性支气管扩张（图 6-17 和图 6-21），并且通常比较严重[527]。有时可见气道远端塌陷和肺实变。伴发的小气道疾病表现为"树芽征"，或者由于细支气管扩张及周围炎症，形成簇状分布的边界模糊小叶中心性结节，在严重的病例中较为常见。马赛克样灌注改变（地图样的肺透光度降低区域）可能是由于小气道疾病中空气滞留。而支气管轻度扩张伴邻近小结节，尤其是出现在老年女性患者的肺上叶或中叶（Lady Windermere 综合征），则提示感染鸟分枝杆菌复合体（*Mycobacterium avium complex*，MAC）[528]（图 6-125）。

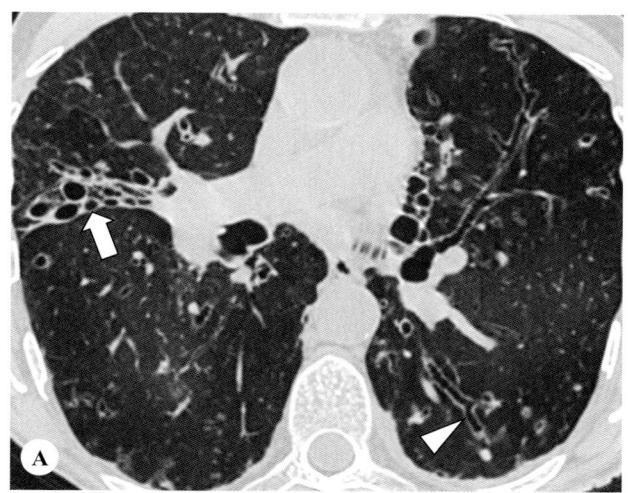

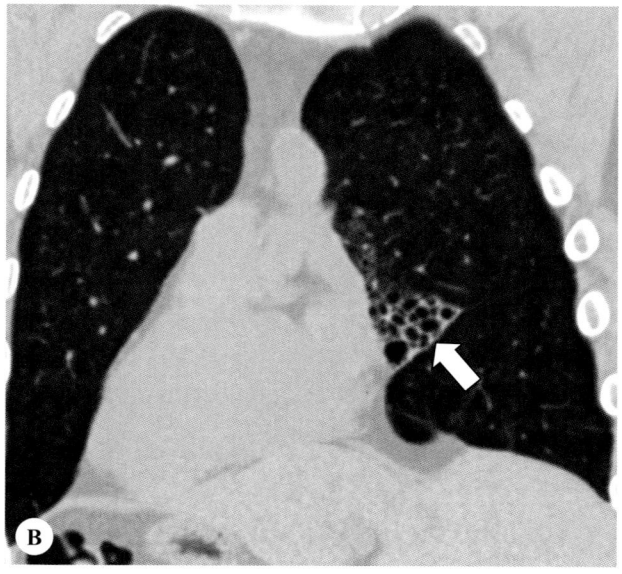

▲ 图 6-167 成簇囊状支气管扩张

A. 低丙种球蛋白血症男性患者，HRCT 显示右肺上叶支气管扩张（箭）。舌叶和左肺下叶上段可见管状支气管扩张伴壁增厚（箭头）。由于并发小气道炎症，可见多发外周带小叶中心性结节。B. 另一例 Kartagener 综合征和内脏反位的患者，冠状位重建 CT 图像显示左肺中叶支气管扩张

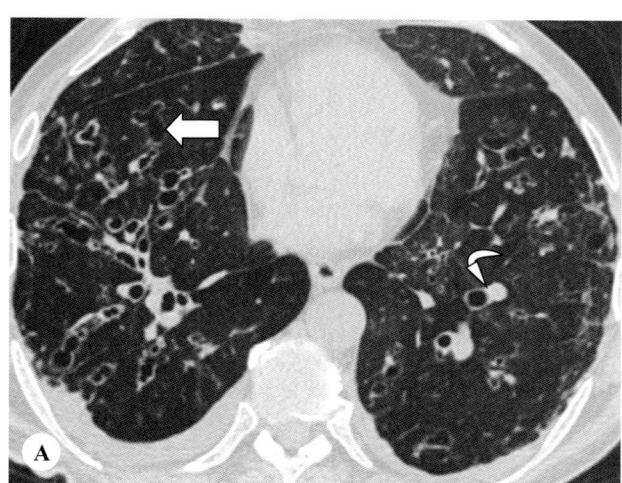

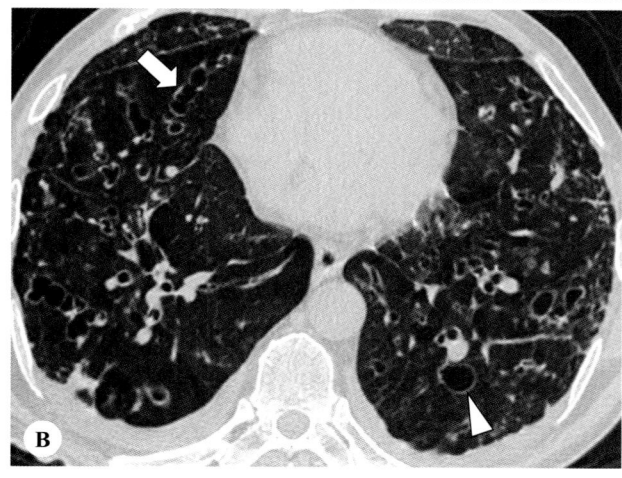

▲ 图 6-166 曲张型和囊状支气管扩张

头足向 HRCT 显示重度支气管扩张，包括右肺中叶（直箭）在内的多个区域出现曲张型支气管扩张。左肺下叶可见囊状支气管扩张（箭头），可见印戒征（弯箭）

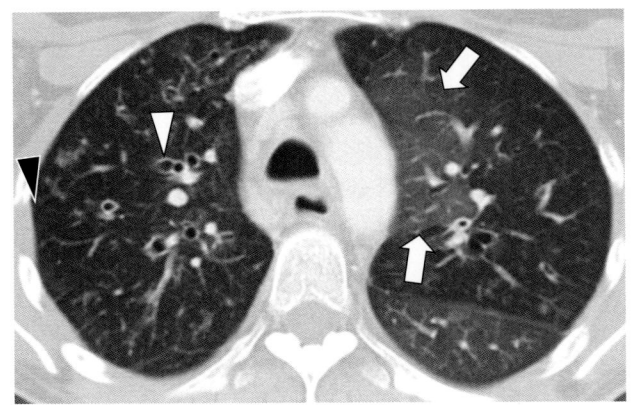

▲ 图 6-168　支气管扩张，马赛克样灌注改变

患者男性，22 岁，囊性纤维化，CT 显示左肺上叶出现密度稍高的马赛克样灌注改变（箭），可能会被误诊为急性浸润性病变，同时可见柱状支气管扩张（白箭头）和右肺上叶外周带小叶中心性结节（黑箭头）

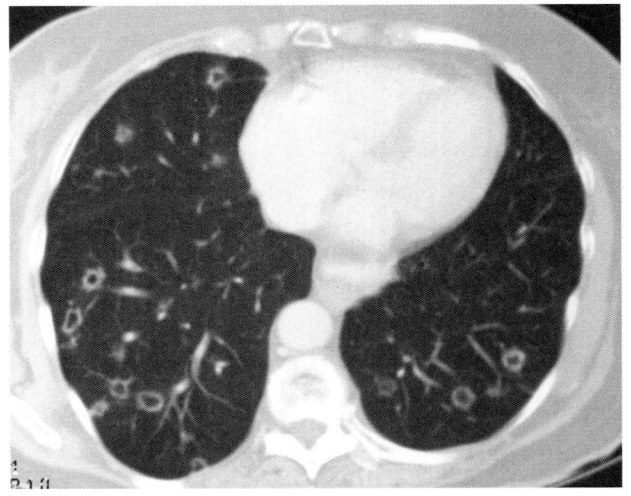

▲ 图 6-169　高分化腺癌伴贴壁扩散（以前称为细支气管肺泡细胞癌）

患者存在呼吸困难与体重减轻，但是无咳脓痰，肺上出现弥漫性空洞

重度慢性支气管炎（图 6-171）和急性肺炎导致的肺实变区域，可出现轻度可逆性支气管扩张。对于疑似患者，可在抗生素治疗后，经过适当的间隔时间后进行复查。同时，重度间质性肺纤维化可能导致支气管扩张和扭曲，即所谓的牵拉性支气管扩张（图 6-172）；这类患者极少有出现慢性咯脓痰史。

5. 囊性纤维化　囊性纤维化（cystic fibrosis，CF），也被称为黏液黏稠病，是一种常染色体隐性遗传病，好发于高加索人，可影响肺、肝、胰腺和小肠的外分泌功能[529]。虽然该疾病可能导致进行性残

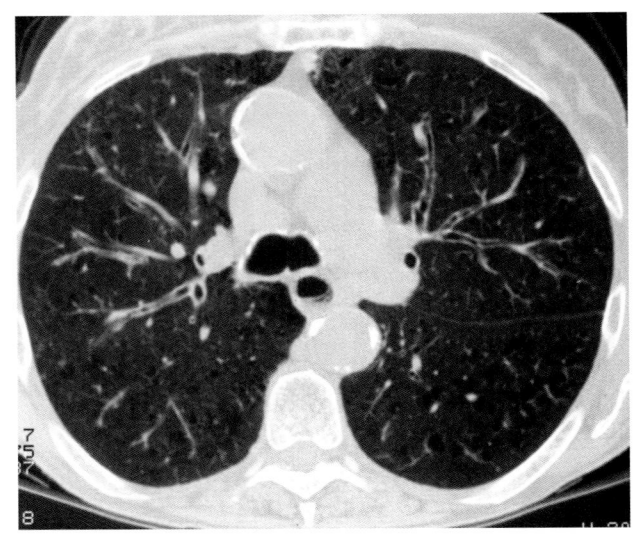

▲ 图 6-170　重度慢性支气管炎

CT 显示轻度支气管扩张和黏膜增厚。经药物治疗后上述病变缓解

疾和多系统衰竭，但随着治疗方法的改进，患者现在的生存时间已经得到延长[530, 531]。由于许多国家通过汗液试验（阳性汗液试验 Cl＞60mEq/L）来检测囊性纤维化，通常患者在出生后即可被确诊[532]。CF 的病因主要是由于囊性纤维化穿膜传导调节（cystic fibrosis transmembrane conductance regulator，CFTR）蛋白的异常，导致分泌物量少、含水量过少。CFTR 功能异常也会导致细菌黏附和杀灭能力的改变，从而进一步引发感染。CF 晚期的主要影像学表现是伴管壁增厚的支气管扩张，由于尚不完全明确的原因，病变以肺上叶分布为主。其他影像学表现包括过度充气、黏液栓塞、瘢痕性肺不张、肺实变和继发于肺动脉高压的肺动脉扩张。目前有多个基于 X 线、CT 及 MRI 的评分系统，作为替代终点用于临床研究中。这些评分系统对 CF 患者肺结构变化进行了总结性评估，这些评分系统均将支气管扩张作为最重要表现[533, 534]。与 X 线相比，CT 可以更早且更详细地发现 CF 的进展[535]。HRCT 已成为监测 CF 患者病变进展的一部分，用于指导治疗和评估治疗反应，因为 HRCT 对于随时间推移的肺部变化评估甚至优于肺功能检查和临床评分系统[536]。识别出黏液栓塞非常重要，因为黏液栓塞被认为是感染的先兆，因此黏液栓塞的存在提示可能需要对治疗方案做出调整。典型的 HRCT 表现包括支气管扩张、支气管比增加或支气管周围间质增厚、马赛克

第 6 章　肺
Lung

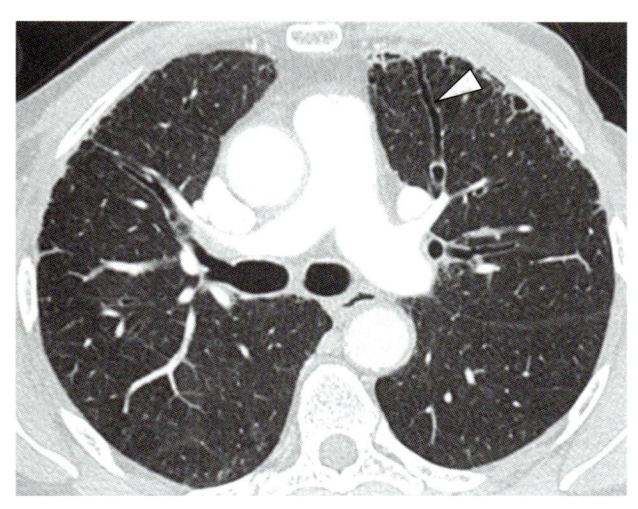

▲ 图 6-171　牵拉性支气管扩张
双侧乳腺切除并行切线照射治疗的女性患者，可见继发于外周纤维化的上叶亚段支气管（箭头）轻度扩张

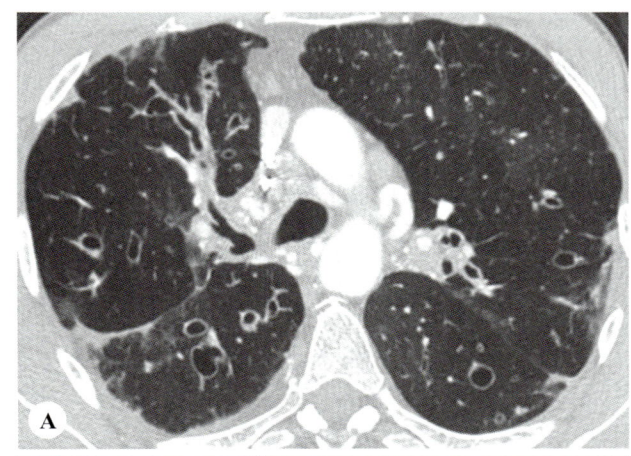

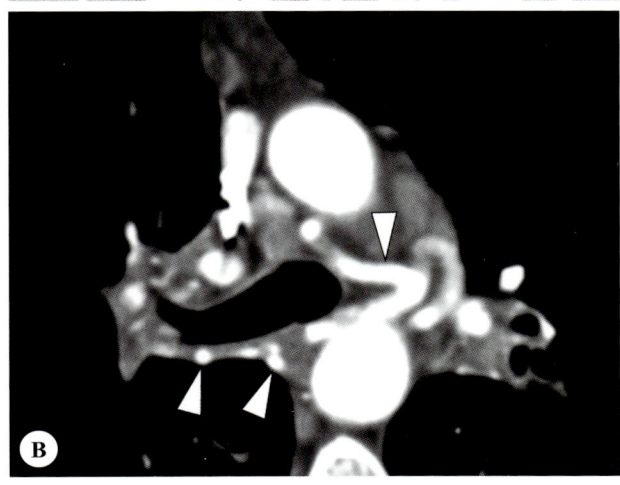

▲ 图 6-172　囊性纤维化
A. CT 肺窗显示全小叶曲张型以及囊状支气管扩张；B. 患者男性，19 岁，大量咯血，CT 纵隔窗可以更好地显示了巨大的支气管动脉侧支（箭头）

样灌注改变、黏液栓塞、肺不张、肺大疱、胸膜增厚、淋巴结病和二重感染性细支气管炎（图 6-173 和图 6-174）。并发症包括气胸和咯血。由于患者从年轻时就频繁接受重复的 HRCT 检查来指导治疗（根据机构的不同，间隔 6～18 个月），因此存在严重的电离辐射暴露。为减少累积辐射剂量，制订了多种低剂量 CT 扫描方案[537]。CF 患者的肿瘤发生率还比较低；但是，消化道肿瘤的发生率（尤其是在肺移植后）、淋巴性白血病和睾丸癌发生的风险增高[538]。

（十二）肺肿瘤

1. 肺淋巴增生性疾病　肺淋巴增生性疾病包括一系列反应性炎症和恶性肿瘤疾病，这些疾病的影像学表现各自不同[539-542]。根据细胞形态学和克隆性，将这类疾病分类为反应性或肿瘤性。反应性疾病主要包括滤泡性细支气管炎、LIP 和结节性淋巴组织样增生。原发性肺实质肿瘤包括最常见的支气管 MALT，其次是弥漫性大 B 细胞淋巴瘤和 LYG。继发性肺部淋巴瘤（霍奇金淋巴瘤和非霍奇金淋巴瘤）比原发性肿瘤更为常见[142]。

支气管 MALT 可沿着支气管和叶间裂分布到整个肺部。这种淋巴组织的滤泡性多克隆增生可导致滤泡性细支气管炎，通常与结缔组织 / 胶原血管性疾病有关，尤其是类风湿关节炎和 Sjögren 综合征。HRCT 上通常可见小叶中心性结节和一些局灶性磨玻璃影，以肺下叶分布为主，有时可见空气滞留，囊性病变和树芽征[248]。

如前所述，淋巴细胞性间质性肺炎是这种 MALT 的弥漫性增生类型，被归类为间质性肺病，但也同时属于非淋巴瘤性肺淋巴病的范畴。

结节性淋巴组织样增生（假性淋巴瘤），是一种非常罕见的疾病，以往报道的病例，大多数可能为低度恶性 B 细胞淋巴瘤。该病通常表现为肺结节或小范围肺实变。任何相关的淋巴结病或胸腔积液都提示为恶性肿瘤。

原发性肺淋巴瘤，几乎均为 B 细胞瘤，是一种少见的淋巴瘤，仅占全部淋巴瘤的 1% 不到。有别于其他良性淋巴增生性疾病，原发性肺淋巴瘤存在淋巴上皮样病变和淋巴细胞单克隆性。通常，此类患者可见边界模糊的结节、肿块或实变，实变内常伴有支气管气象。CT 可见狭窄的支气管进入结节 / 实变[543]。CT 血管造影征，即在肺实变区域内可见增强

287

的血管，该征象最早在侵袭性黏液腺癌（过去被称为支气管肺泡细胞癌）中被描述，也可见于原发性肺淋巴瘤。侵袭性较小的小肿块样单克隆淋巴增生性疾病可起源于支气管黏膜（MALTOMA 或 BALTOMA）。

淋巴瘤样肉芽肿病是一种 B 细胞淋巴瘤，通常包含有大量的反应性 T 细胞，可能是由 EBV 感染引起的。

2. 肺癌 目前，美国男性和女性癌症患者中，肺癌或支气管肺癌是死亡率最高的疾病[544]。在美国，死于肺癌的人数多于其他三类最常见癌症的死亡人数总和（乳腺癌、结直肠癌和前列腺癌）[545]。CT 对疑似支气管肺癌患者具有双重作用。最早，CT 可以通过提供可疑病变的大小、轮廓、范围和组织组成等精确特征，极大地促进诊断评估。此外，如果病灶可能为肺癌，CT 作为对评估疾病程度和分期的一部分，可以显著影响治疗计划[546]。

通常，进行 CT 检查是为了确认或进一步评估胸部 X 线上发现的异常。大约 20% 的患者经 CT 检查后显示为良性病变[547]（图 6-175 至图 6-179）。

当 CT 发现可疑恶性病变时，可以根据病变的位置，选择多种下游的检查[545, 546, 548-550]。包括支气管镜检查（图 6-180）、颈部纵隔镜检查（图 6-181 和图 6-182）、胸骨旁前纵隔镜检查（图 6-183 和图 6-184）、经皮或经支气管镜穿刺活检（图 6-185 和图 6-186）。如果确定病变是肿瘤，并且没有发现其他异常，有时可进行开胸术（图 6-187 和图 6-188）。CT 有助于规划和引导经皮穿刺活检，虽然通常较大的外周带病灶可以在透视或超声引导下进行活检。

虽然 CT 与 MRI 的准确率基本相同，由于 CT 比 MRI 更普及，费用更少，并且操作更简便，因此 CT 通常为首选断层成像方法。在部分病例中，MRI 可以起到补充作用。具有针对性的 MRI 检查可以帮助解决特定问题，如肿瘤对纵隔、胸壁或脊柱的侵犯，或进一步明确肾上腺肿块性质。

肺癌至少有十几种不同的组织学亚型。95% 以上的亚型起源于支气管或细支气管上皮或支气管黏液腺；主要组织学类型包括腺癌（最常见）、鳞状细胞癌、大细胞与小细胞未分化癌。出于实用的原因，支气管肺癌通常被分为两大组织学类型，分为非小细胞肺癌（non-small cell lung cancer，NSCLC）和小细胞肺癌，这两类肺癌有着截然不同的疾病病程

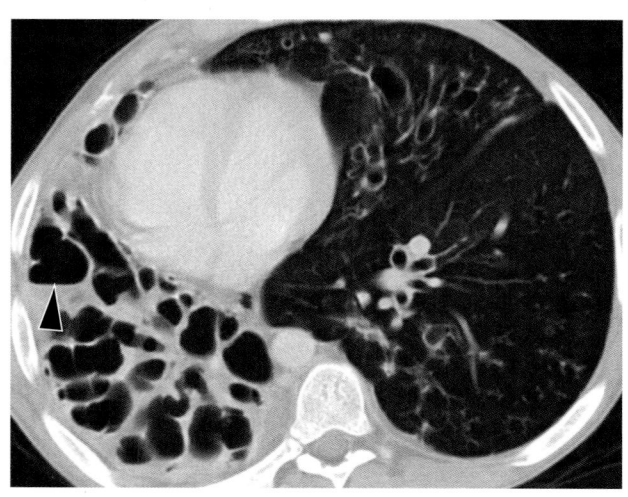

▲ 图 6-173　晚期囊性纤维化
右肺塌陷，并且完全被囊状支气管扩张所取代，部分可见气-液平面（箭头）。左肺可见较轻的支气管扩张

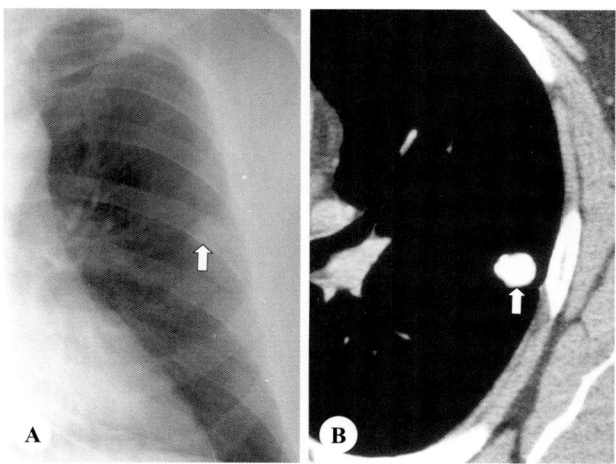

▲ 图 6-174　良性肺部病变
A. 后前位胸部 X 线显示左中肺带模糊结节影（箭）；B. 平扫 CT 显示边界清楚的弥漫钙化肺结节（箭），与陈旧性愈合的肉芽肿表现一致

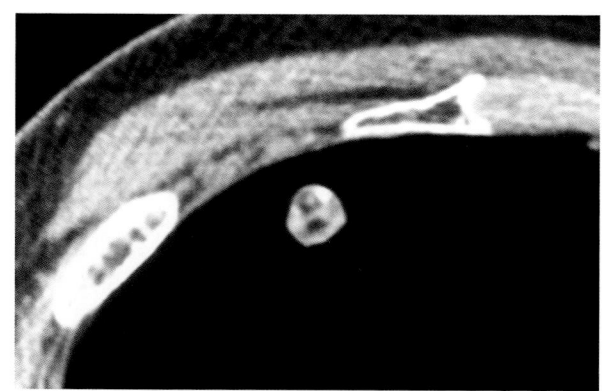

▲ 图 6-175　良性肺病变
CT 显示右肺上叶结节，边界清晰，大小约为 1cm，内见脂肪和钙化成分，为典型错构瘤

第 6 章 肺
Lung

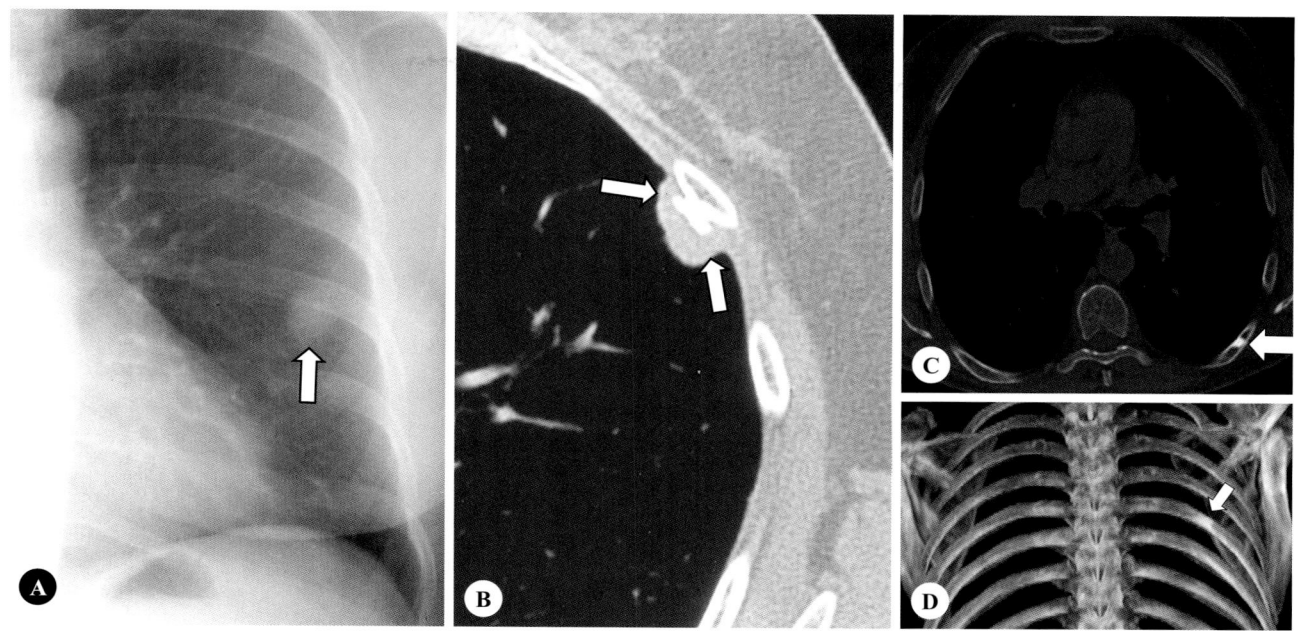

▲ 图 6-176 良性胸部疾病

A. 后前位胸部 X 线显示左中肺野一个结节样阴影（箭）。B. CT 显示该肺内阴影可能为肋骨骨软骨瘤（箭）导致的。经过 4 年的影像学随访，病变保持不变。C 和 D. 另一例患者，轴位 CT 和容积再现重建骨窗图像显示左后肋一个局灶高密度影（箭），符合骨岛表现，是其之前的后前位胸部 X 线上的模糊结节状阴影的来源

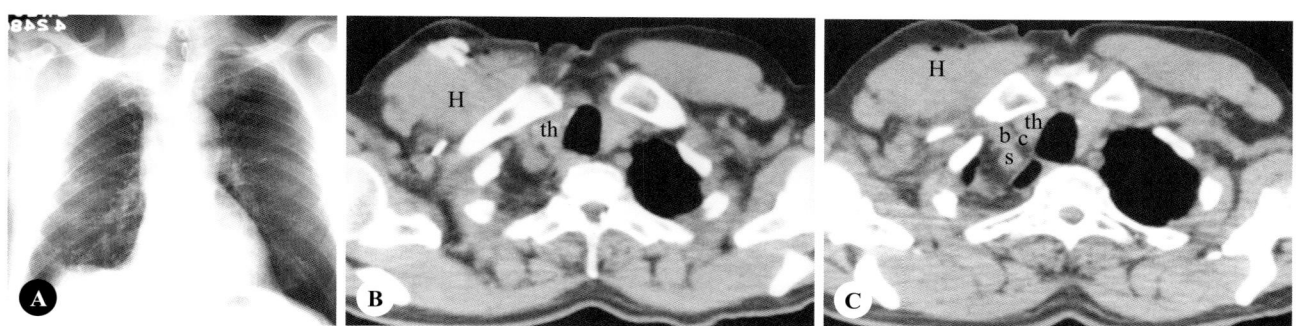

▲ 图 6-177 类似肺上沟癌的纤维化

A. 后前位胸部 X 线显示右肺尖与左肺不对称阴影。B 和 C. 连续 CT 图像显示右肺尖病灶内主要内容物为脂肪，伴纤维条索灶影，是愈合了的肉芽肿性疾病导致的。局部未见软组织肿块或骨破坏。H. 近期的起搏器置入导致右侧胸大肌血肿；th. 甲状腺右叶；b. 右头臂静脉；c. 右颈总动脉；s. 右锁骨下动脉

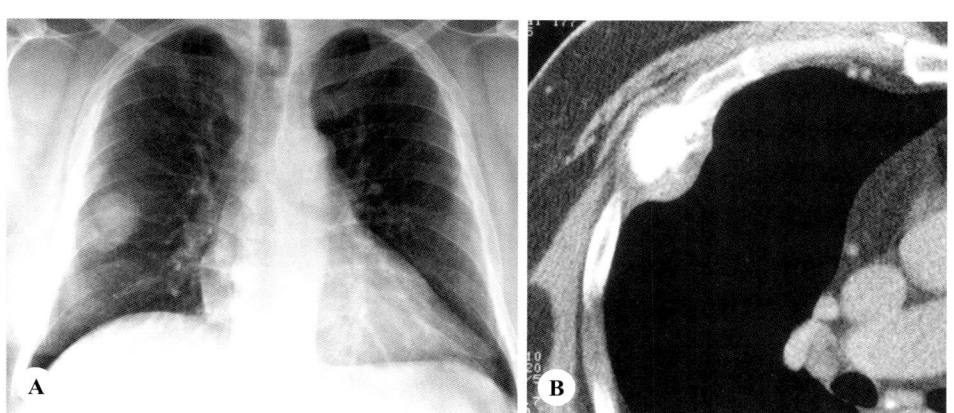

◀ 图 6-178 肋骨骨肉瘤

A. 后前位胸部 X 线显示右肺中野重叠区 2.5cm 大小肿块，初步推断为支气管肺癌；B. CT 显示右侧第 4 前肋一处明显钙化病灶，并有毛刺延伸至周围软组织肿块

289

和治疗反应。NSCLC 占肺癌的绝大多数[551]。尽管化疗和放疗技术不断进步，但 NSCLC（约占 85% 的肺癌）基本上只能通过手术切除治愈，然而仅限于部分特定病例中。而小细胞肺癌因为其侵袭性，而且通常在被发现时病变已广泛扩散，很少能通过手术进行治疗。

最终，只有大约 40% 新诊断的支气管肺癌患者可以进行手术切除治疗。对于可接受手术治疗的局限性疾病患者和需要接受姑息治疗的广泛性肿瘤病变患者，准确的术前分期十分重要。手术治疗应该

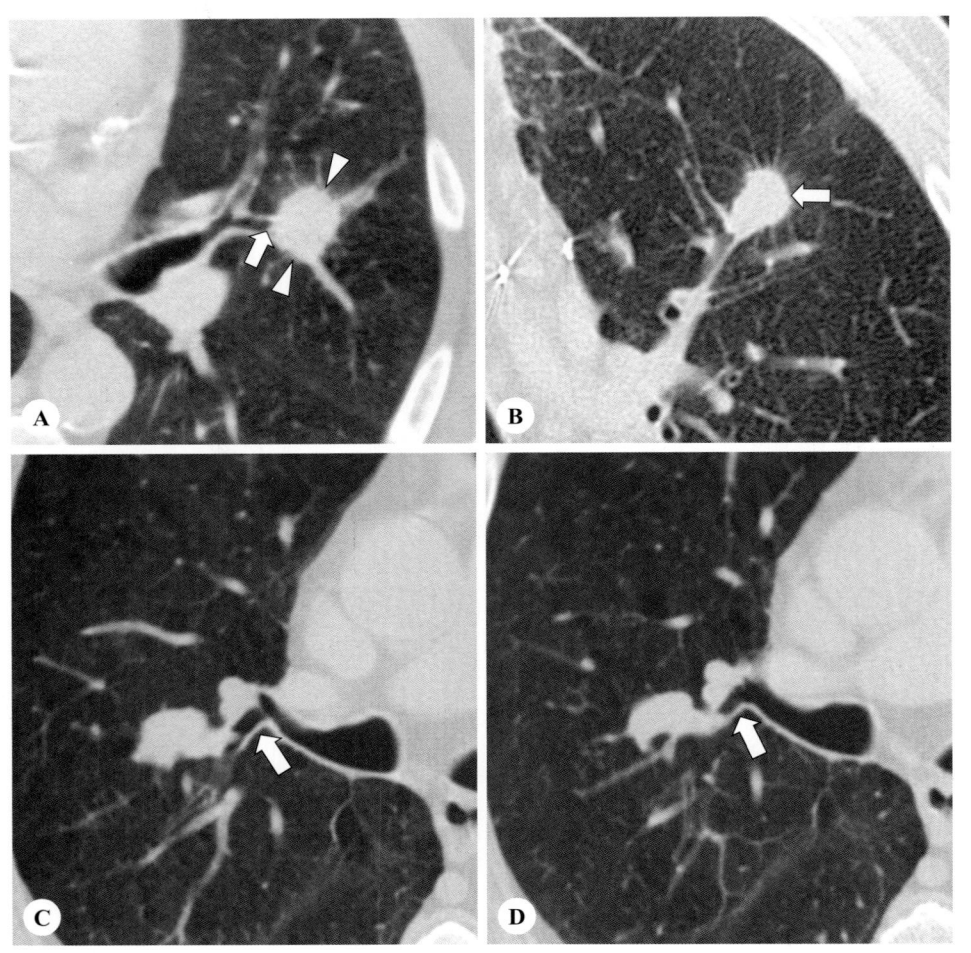

◀ 图 6-179 支气管肺癌

A. CT 显示起自舌叶支气管（箭）的 2cm 肿块（箭头），伴毛刺征；B. 另一例患者，CT 显示 1.5cm 大小毛刺状肿块，起源于左肺上叶前段支气管（箭）；C 和 D. 另一例患者，连续 CT 图像显示 2cm 大小不规则分叶状肿块，起源于右肺上叶后段支气管（箭）

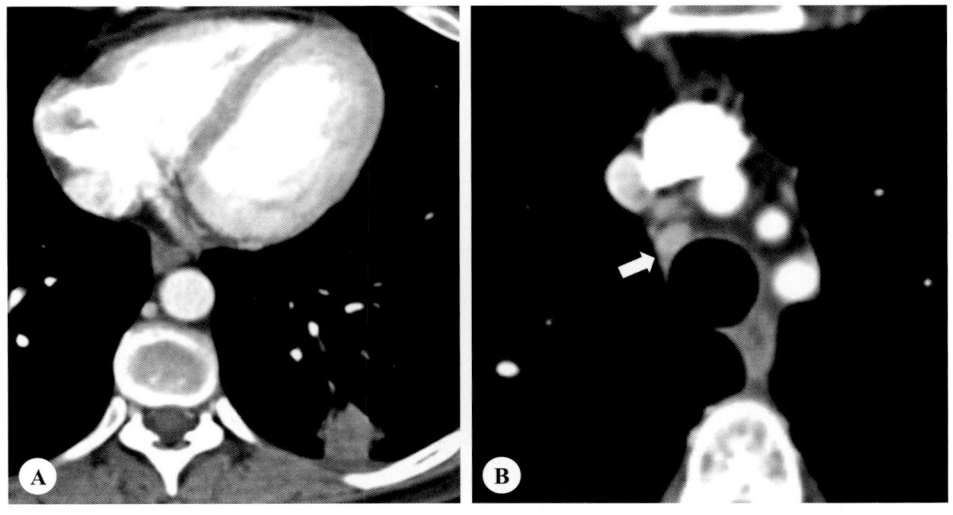

◀ 图 6-180 支气管肺癌

A. CT 显示位于左肺下叶后基底段 2cm 大小不规则肿块。B. 相对较高的层面可见对侧气管前淋巴结增大（箭），大小为 11mm×14mm，后经纵隔镜证实为低分化鳞状细胞癌

第 6 章 肺
Lung

追求完整切除肿瘤，而晚期患者应避免不完全的姑息性切除。可切除肿瘤是指从技术上来讲，可以通过手术完全切除的肿瘤。而外科手术可行性的主要考虑因素包括患者的整体医疗情况，以及与原发病变大小、位置和组织学相关的预后判断、手术并发症和死亡率的预判。

3. 肺癌分期 支气管肺癌的治疗，不仅取决于患者的整体医疗状况和肿瘤的组织学特征，还取决于疾病的分期。任何肺癌分期系统的目的都是提供一致的疾病描述和评估，以帮助判断预后，从而为患者选择最合适的治疗方案。准确的术前分期是放射科医生、肺科医生、胸外科医生和病理学家基于患者的临床表现（体格检查）、影像学表现和实验室结果，并辅以活检组织的病理学结果，共同做出的总结。国际肺癌研究协会最近发布了第 8 版肺癌 TNM 分期，取代了第 7 版，并于 2017 年 1 月 1 日起在全世界范围内开始生效[552, 553]。肿瘤 – 淋巴结 – 转移

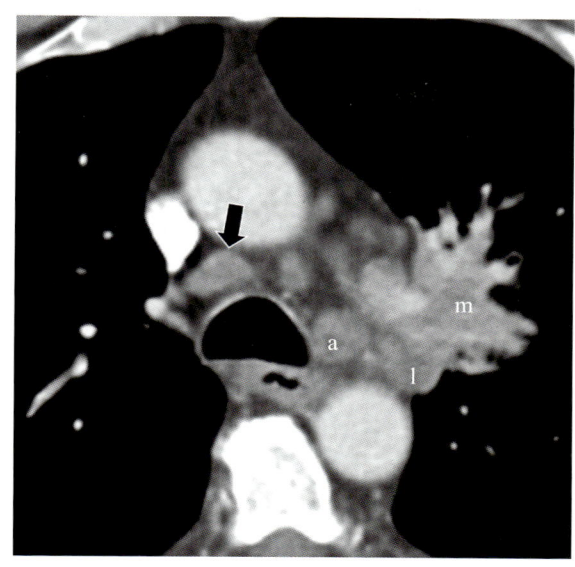

▲ 图 6-181 支气管肺癌

CT 显示左肺上叶肿块（m），主肺动脉窗（a）和左肺门（l）区域可见淋巴结增大，以及右侧气管前淋巴结增大（箭）。后者经纵隔镜检查证实为低分化腺癌

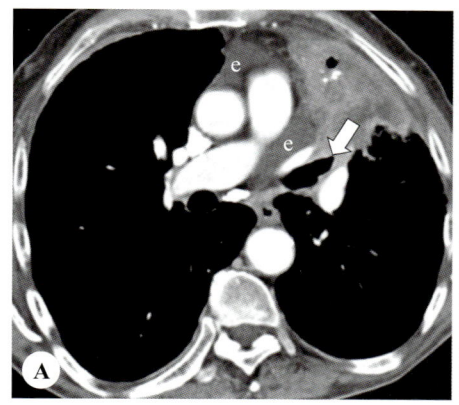 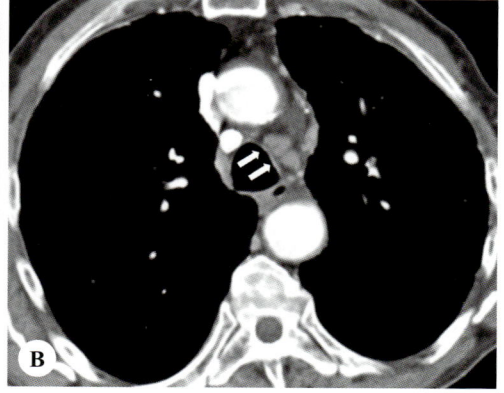

◀ 图 6-182 支气管肺癌

A. CT 显示左肺上叶支气管完全阻塞，远端肺实变并脓肿形成。局部可见少量心包积液。B. 稍上方的层面显示主肺动脉窗淋巴结增大（箭）。经胸骨旁前间隙纵隔镜活检证实为低分化鳞状细胞癌

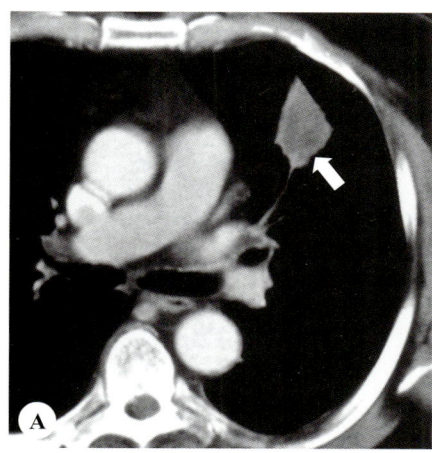 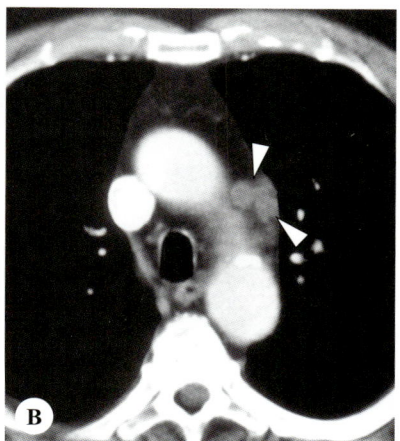 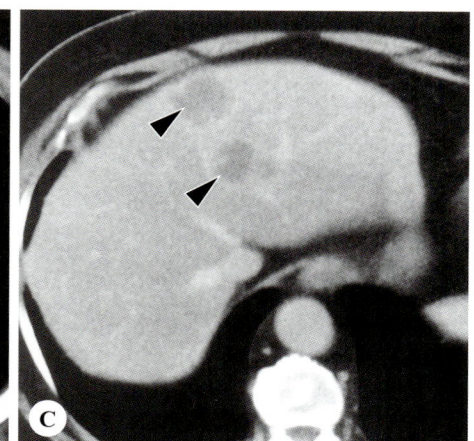

▲ 图 6-183 Ⅳ期支气管肺癌

A. CT 显示左肺上叶肿块（箭）。B. 稍上方的层面，可见主肺动脉窗淋巴结增大（箭头）。经胸骨旁左前间隙纵隔镜活检证实为低分化腺癌。C. 上腹部 CT 可见并发肝转移灶（箭头）

（tumor-node-metastases，TNM）分期系统（表6-2），同时兼顾了肿瘤病灶的可切除性与手术可操作性，是用来评估肺癌的最常用分期系统，其中T表示原发肿瘤的特征，N表示是否存在局部淋巴结受累，M表示肿瘤的胸外转移状态。淋巴结状态（N）比原发肿瘤大小（T）更能准确预测患者长期预后。N分类根据定义的淋巴结分区精确识别纵隔淋巴结受累的解剖区域[554]。

这一分类系统包含四个分期（表6-3）。Ⅰ期包含T_1与T_{2a}肿瘤，不伴淋巴结受累，Ⅱ期包含无淋巴结受累的T_{2b}与T_3肿瘤，或者淋巴结分期为N_1的T_1与T_2期患者。Ⅰ期和Ⅱ期病灶通常可以通过手术切除，包括肺叶切除或全肺切除，当T_3肿瘤扩散到胸膜外时，需要进行更广泛的切除。Ⅲa期肿瘤也被

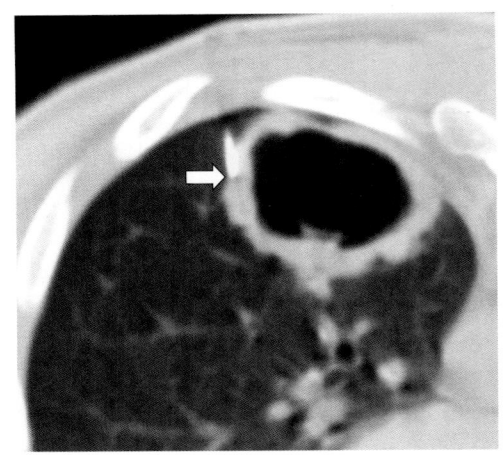

▲ 图 6-184　支气管肺癌

CT 引导下活检（俯卧位进行），对患者左肺下叶带空洞的肿块进行穿刺活检，可见穿刺针尖端位于空洞壁（箭）。病理显示为鳞状细胞癌

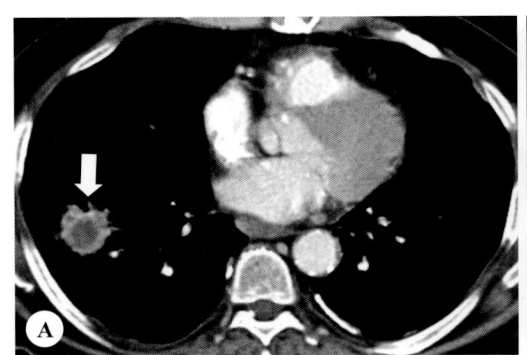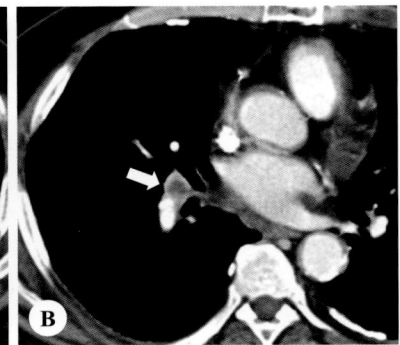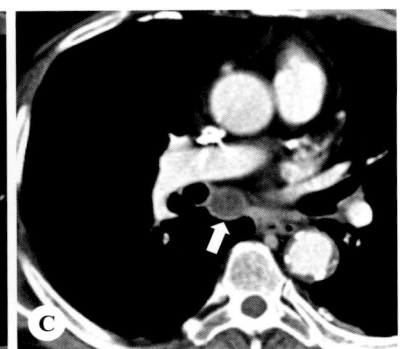

▲ 图 6-185　支气管肺癌

A. CT 显示右肺下叶内不规则强化伴坏死肿块（箭），大小为 3cm。可见钙化胸膜斑，为既往石棉暴露引起。B. 稍上方的层面显示右肺门淋巴结增大伴坏死（箭）。C. 更上方的层面可见隆突下淋巴结坏死（箭），经支气管镜穿刺活检证实为大细胞未分化癌

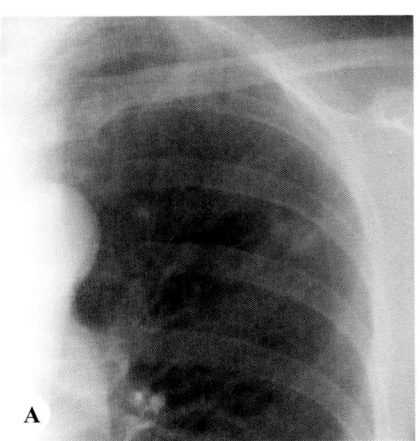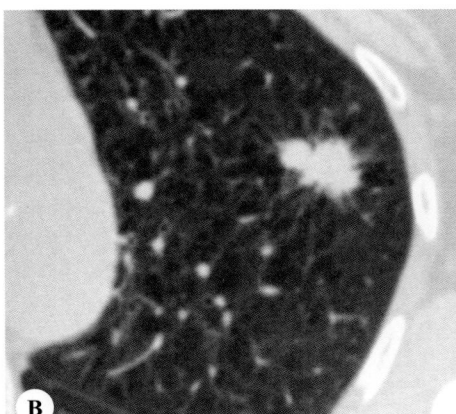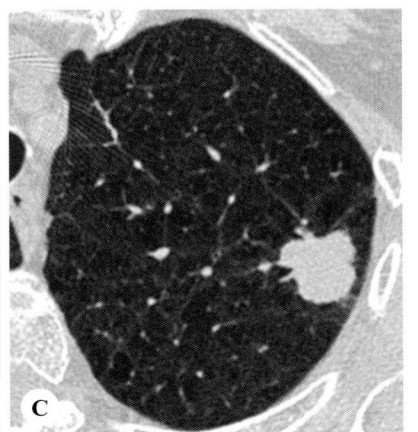

▲ 图 6-186　支气管肺癌

A. 后前位胸部 X 线局部放大后显示左肺上叶一边界模糊阴影。B. CT 显示左肺上叶 2cm 大小结节，边缘毛糙不规则，为原发性支气管肺癌的特征。经手术切除后证实为腺癌。C. 另一例患者，CT 显示左肺上叶 3cm 大小毛刺状肿块，经手术切除后证实为小细胞未分化癌。CT 和 PET 显示纵隔未见异常，手术淋巴结病理结果阴性

第 6 章 肺
Lung

归类为可手术切除。由于外科医生的技术水平和方法各不相同，对于病变侵及的范围与淋巴结病的定义可能会有不同意见，最终会影响病灶的可切除性。Ⅲa 期患者包含三种类型：T_4 肿瘤不伴淋巴结受累，T_3 或 T_4 肿瘤且淋巴结分期为 N_1，以及 T_1 或 T_2 肿瘤且淋巴结分期为 N_2。Ⅲb 期患者包含淋巴结分期为 N_2 的 T_3 与 T_4 患者，或者淋巴结分期为 N_3 的 T_1 和 T_2 患者；除非术前新辅助化疗成功降低了肿瘤分期，否则这类患者不适宜接受手术治疗。一般来说，如果支气管肺癌分期为 T_3 或 T_4，并伴 N_2 及其以上淋巴结分期、N_3 或任一 M 期（Ⅳ期）患者，则会被认为不可接受手术切除的。需要再次强调的是，不同的外科医生在评估病灶可切除性时有不同的评价标准，有时会受患者的临床状态和年龄的影响，尤其是对于Ⅲa 期患者。

TNM 系统可用于辅助描述患者的解剖特征，并在一定程度上反映患者的预后，但是该系统还是有一些局限性。该分期系统与组织学分化无关，也没有区分包膜内和包膜外淋巴结转移。淋巴结分期（N）较原发肿瘤大小（T）更能预测患者的长期预后[555, 556]。NSCLC 患者的生存情况与疾病累及范围和疾病分期密切相关，而小细胞未分化癌的预期生存则通常与这些情况没有相关性。

小细胞肺癌通常被分为局限期或广泛期。局限期病变通常局限于一侧半胸，可以被安全地囊括在放疗辐射野中。对侧纵隔和同侧锁骨上区域淋巴结受累的情况，仍被归类为局限期，而是否把对侧肺门和锁骨上淋巴结受累归类为局限期，则仍然存在争议。广泛期疾病是指病变范围超过了同侧半胸，包括出现恶性胸腔积液、心包积液或血源性转移[557]。

胸部和上腹部的 CT 分期，在辅助预测治愈性手术切除的可行性方面具有较高的准确性。但 CT 本身的作用并不是用来确定手术的可行性或确定预后。CT 可以显示出大体的解剖异常，但在组织学评估上存在明显的局限性，而且不具备高特异性。纵隔淋巴结增大、肾上腺增大或肝局灶性病变均不是

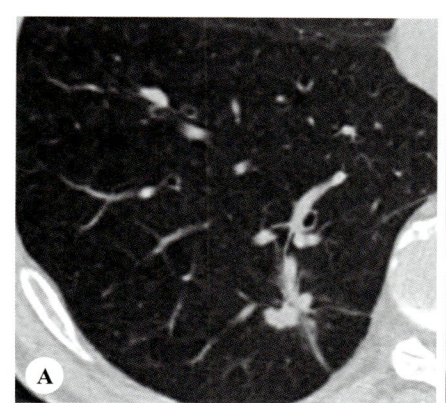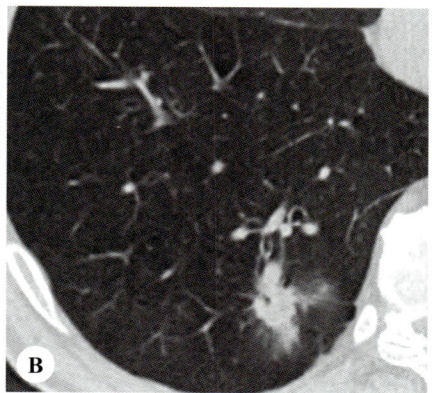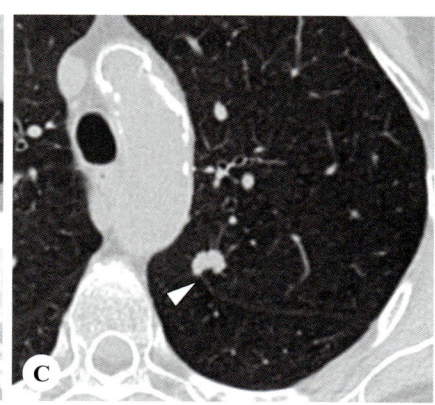

▲ 图 6-187　支气管肺癌

A 和 B. 连续 CT 图像显示右肺下叶腺癌，伴毛刺征及邻近胸膜牵拉；C. 另一例患者，CT 显示左肺上叶鳞状细胞癌，伴毛刺征，左肺斜裂被牵拉前移（箭头）

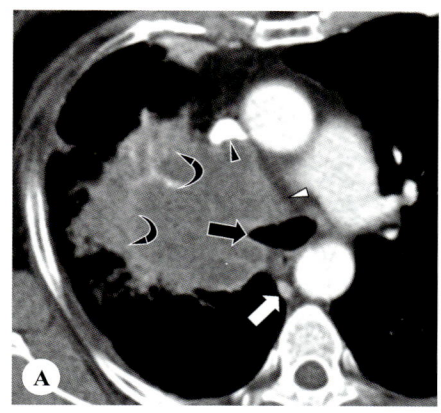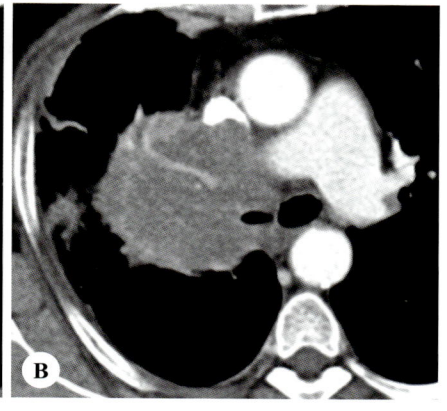

◀ 图 6-188　T_4 期支气管肺癌

A. CT 显示一个大肿块阻塞右肺上叶支气管（黑箭），直接侵犯纵隔，累及隆突前区域（白箭头），并侵及上腔静脉（黑箭头）。肿块远端肺不张呈显著强化（弯箭）。由于侧支循环导致奇静脉强化（白箭）。B. 稍下方的层面，CT 可见肿块包绕右主支气管，并向主动脉延伸

表 6-2　国际肺癌研究协会第 8 版肺癌分期系统：TNM 分期

肿瘤（T）	T_x	无法评估原发肿瘤；或者通过痰细胞学、支气管灌洗发现癌细胞，但影像学或支气管镜无法发现
	T_0	无原发肿瘤证据
	Tis	原位癌
	T_1	肿瘤最大径≤3cm，周围包绕肺组织或脏层胸膜，支气管镜见肿瘤侵犯未超出叶支气管（未侵及主支气管）
	T_{1a}	微浸润性腺癌[b]
	$T_{1a\,ss}$	中央气道浅表扩散性肿瘤[a]
	T_{1a}	肿瘤最大径≤1cm
	T_{1b}	1cm＜肿瘤最大径≤2cm
	T_{1c}	2cm＜肿瘤最大径≤3cm
	T_2	3cm＜肿瘤最大径≤5cm 或满足以下特征之一[c] • 侵及主支气管，但未侵及隆突 • 侵及脏层胸膜 • 累及肺门的阻塞性肺炎，或者部分或全肺肺不张
	T_{2a}	3cm＜肿瘤最大径≤4cm
	T_{2b}	4cm＜肿瘤最大径≤5cm
	T_3	5cm＜肿瘤最大径≤7cm，或者原发肿瘤同一肺叶内出现孤立性癌结节，或者侵及以下任一结构：胸壁（包含壁胸膜和肺上沟瘤）、膈神经、壁心包
	T_4	肿瘤最大径＞7cm，或者同侧不同肺叶内出现孤立性癌结节，或者侵及以下任一结构：膈肌、纵隔、心脏、大血管、气管、喉返神经、食管、椎体和隆突
区域淋巴结（N）	N_x	淋巴结转移情况无法评估
	N_0	无区域淋巴结转移
	N_1	转移至同侧支气管周围和（或）同侧肺门淋巴结以及肺内淋巴结
	N_2	转移至同侧纵隔和（或）隆突下淋巴结
	N_3	转移至对侧纵隔、对侧肺门、同侧或对侧前斜角肌或锁骨上淋巴结
远处转移（M）	M_0	无远处转移
	M_1	有远处转移
	M_{1a}	原发肿瘤对侧肺叶内有孤立的肿瘤结节；肿瘤伴胸膜结节或心包结节或恶性胸腔积液或心包积液[d]
	M_{1b}	单发的胸外转移[e]
	M_{1c}	单个或多个器官的多发胸外转移

a. 任何大小的浅表扩散性肿瘤，但局限于气管或支气管壁，可延伸至主支气管近端
b. 孤立性腺癌，≤3cm 并主要匍匐性生长，以及任一病灶浸润≤5mm
c. T_2 期肿瘤按以下特征进行归类，如果最大直径≤4cm 或大小无法测算时归类为 T_{2a}，肿块最大径＞4cm 但≤5cm 时归类为 T_{2b}
d. 大多数肺癌胸腔（心包）积液是由肿瘤引起的。然而，在少数患者中，胸腔（心包）积液的多次镜检肿瘤呈阴性，并且积液既不是血性的，也不是渗出液。当这些因素和临床判断表明积液与肿瘤无关时，则该积液不应被作为分期依据
e. 包括单发的远处（非区域）淋巴结转移

判定患者不能接受手术的充分证据，因为这类异常不是转移性肿瘤引起的，即便患者已被确诊存在支气管肺癌。对怀疑是转移灶的患者，应进行组织病理学检查以确定患者是否适合接受手术治疗。CT不能代替一些侵入性分期检查，如经颈纵隔镜检查（图6-189至图6-191）、胸骨旁前纵隔切开术（图6-192和图6-193）、经皮穿刺活检（图6-194）或经支气管镜穿刺活检（图6-195），但是CT可以帮助选择出最优检查。对于除原发肿瘤外，其余发现均为阴性的患者，PET/CT可能帮助患者避免接受侵入性分期检查。

(1) 原发肿瘤范围（T因素）：肺癌分期中的T分期由5个类别组成，表6-2总结了各种T分期的定义。肺癌的T分期由肿瘤大小、对相邻纵隔或周围结构侵犯、是否存在同侧癌结节决定。当一个肿瘤同时满足多个T分期定义时，应该被定义为最高的T分期。肿瘤的大小被定义为任意平面内的肿瘤实性成分的最大径线，对于部分实性结节，侵袭性（实体）部分被用于进行肿瘤T分期；但是，肿瘤的非实性成分或黏液样部分的大小也应该被记录[558]。

需要强调的是，如果肿瘤紧贴纵隔胸膜，而且与纵隔间没有清晰的脂肪界面，但这并不代表肿瘤侵犯纵隔。由于预测孤立性纵隔胸膜受累的准确性较低，并且孤立性胸膜受累的发生率较低，所以孤立性纵隔胸膜受累未被作为T分期的指标[552]。如果肿瘤只是毗邻纵隔脂肪并接触了一小部分，并且病变与纵隔间夹角<90°，则侵犯纵隔的可能性较低。只有肿瘤的软组织影浸润到了纵隔脂肪中（与纵隔脂肪交叉），并向周围延伸，导致大血管或主支气管扭曲，才能被认定为T_4期（图6-188至图6-192）。当肿瘤局限性侵犯壁心包和纵隔脂肪，但不累及重要的结构时，被归类为T_3期。当肿瘤表现

表6-3 第8版肺癌分期体系：TNM分期					
T/M	分 期	N_0	N_1	N_2	N_3
	T_{1a}	ⅠA₁	ⅡB	ⅢA	ⅢB
T_1	T_{1b}	ⅠA₂	ⅡB	ⅢA	ⅢB
	T_{1c}	ⅠA₃	ⅡB	ⅢA	ⅢB
	T_{2a}	ⅠB	ⅡB	ⅢA	ⅢB
T_2	T_{2a}	ⅠB	ⅡB	ⅢA	ⅢB
	T_{2b}	ⅡA	ⅡB	ⅢA	ⅢB
	T_3	ⅡB	ⅢA	ⅢB	ⅢC
T_3	T_3	ⅡB	ⅢA	ⅢB	ⅢC
	T_3	ⅡB	ⅢA	ⅢB	ⅢC
	T_4	ⅢA	ⅢA	ⅢB	ⅢC
T_4	T_4	ⅢA	ⅢA	ⅢB	ⅢC
	T_4	ⅢA	ⅢA	ⅢB	ⅢC
	M_{1a}	ⅣA	ⅣA	ⅣA	ⅣA
M_1	M_{1a}	ⅣA	ⅣA	ⅣA	ⅣA
	M_{1b}	ⅣA	ⅣA	ⅣA	ⅣA
	M_{1c}	ⅣB	ⅣB	ⅣB	ⅣB

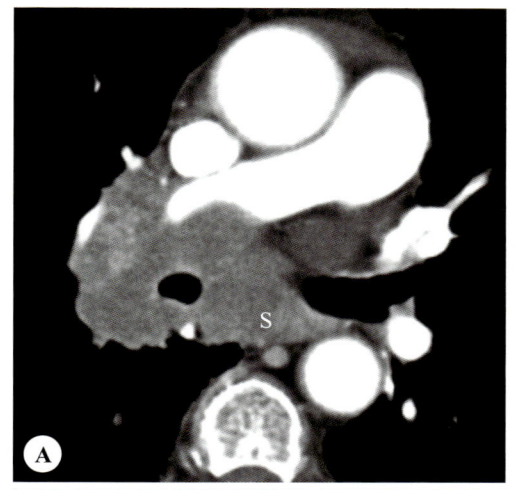

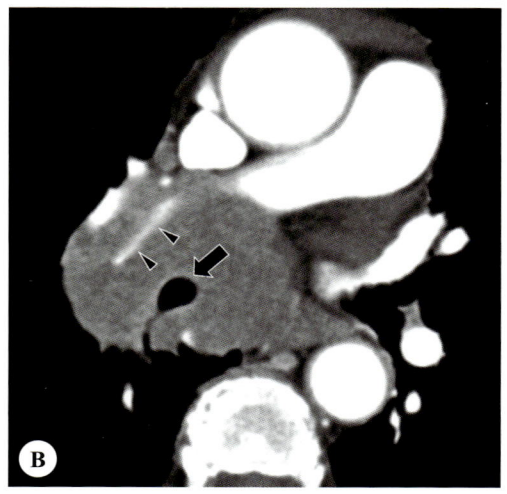

▲ 图6-189 T_4支气管肺癌
连续CT图像显示明显纵隔侵犯，累及隆突下区域（S），伴中间支气管环周狭窄（箭）以及右肺动脉狭窄（箭头），可见少量心包积液

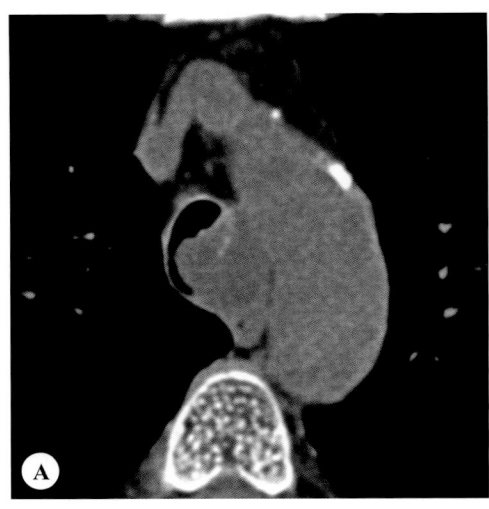
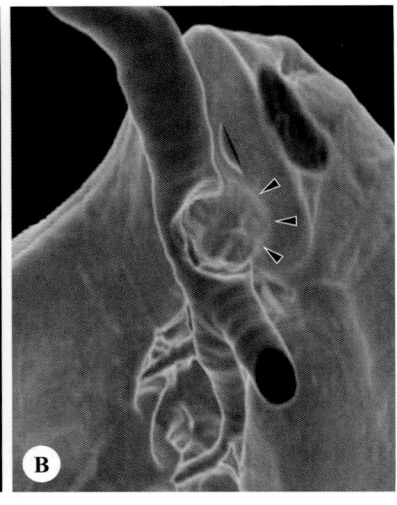

◀ 图 6-190　T_4 气管多形性癌
A. 横轴位 CT 显示肿瘤明显向纵隔浸润，累及气管与主动脉弓内缘之间的空隙，肿块紧邻食管；B. 矢状位 CT 容积再现图像显示巨大气管肿瘤，侵犯纵隔

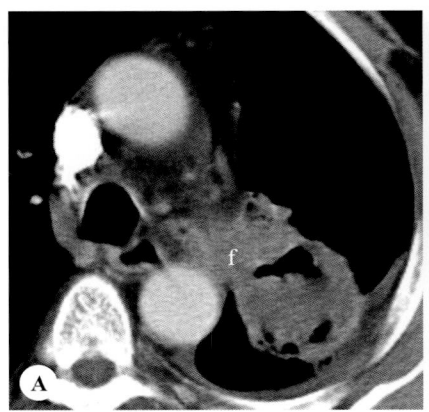
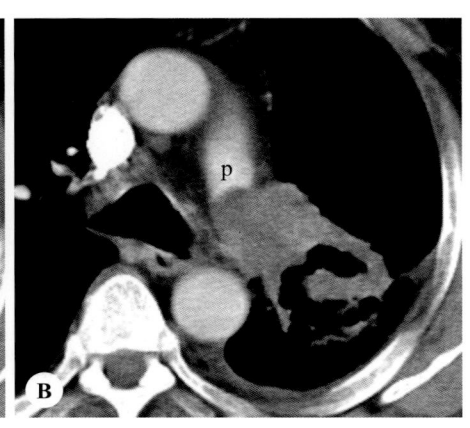

◀ 图 6-191　T_4 支气管肺癌
连续 CT 图像显示左肺上叶一个大鳞状细胞癌，伴坏死，侵及纵隔脂肪（f）与左肺动脉干（p）

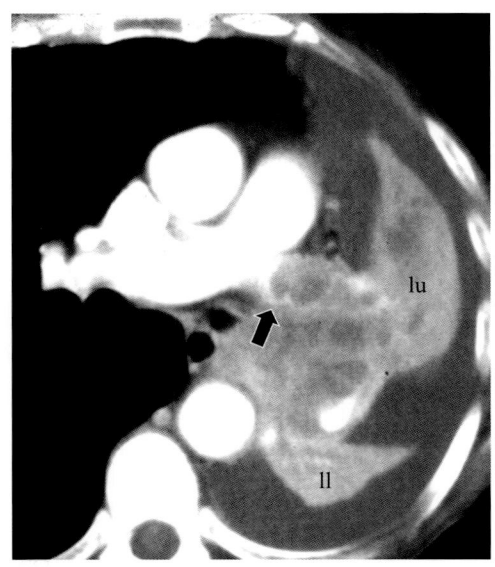

▲ 图 6-192　不可切除的支气管肺癌
CT 显示左肺巨大中央型肿块，导致左肺上叶全叶萎陷，并侵及邻近的左肺动脉干（箭）。远端不张的肺组织（lu. 左肺上叶；ll. 左肺下叶）可见强化，同时可见左侧胸腔积液

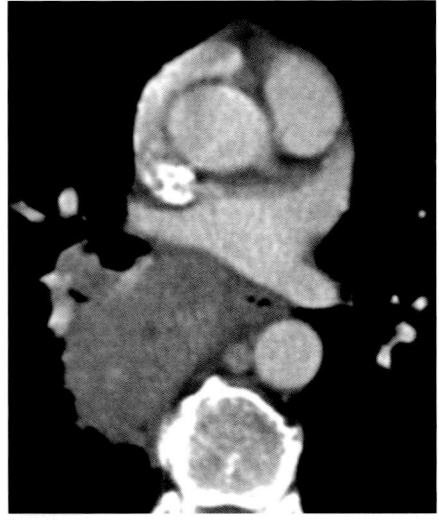

▲ 图 6-193　可切除的支气管肺癌
CT 显示右肺下叶紧邻纵隔的巨大肿块，肿块邻近左心房、含气的食管及奇静脉，但未见明确侵犯征象。手术中发现肿块没有侵及纵隔，同时切除的右肺门轻度增大的淋巴结显示为反应性淋巴结增生

为更广泛的浸润，如侵及纵隔、大血管、气管或隆突、食管或心脏时，则被归类为 T_4 期。但是，T_3 与 T_4 病变的区分并不总是十分明确；当纵隔脂肪部分模糊，或者夹角超过 90°，抑或纵隔血管或气道扭曲较微小时，可能出现分期不能明确（图 6-193）。有时，必须结合临床经验来进行判断。虽然理论上来说，伴肺静脉扩张的中央型肿瘤是可以被切除的，但由于这类患者的预后较差，所以医生不会选择手术切除，虽然从技术上来讲，这类肿瘤是可被切除的（图 6-194）。

相对位于中央部位的原发性肿瘤，尤其是腺癌，经常会在支气管黏膜下向近端支气管延伸相当长的长度。CT 上可见支气管周围软组织增厚（图 6-195），有时可延伸至纵隔脂肪。当出现这样的表现时，应经支气管镜进行深部组织活检证实。

CT 显示肿瘤延伸至肺门区域，并累及左或右主支气管起始处，或者左/右肺动脉干近段，或者上肺静脉和下肺静脉，常强烈提示需要进行全肺切除才能保证对病灶的完整切除。如果肿瘤累及近端主支气管，可以考虑进行袖状肺叶切除和支气管成形术。即使存在隆突受累，在部分病例中也可以考虑进行全肺切除和袖状切除，虽然复发率和死亡率均相对较高。类似的有，当肿瘤跨叶间裂生长时，提示可能需要进行全肺切除，或者需要进行扩大肺叶切除（图 6-196）。对于伴有肺功能下降或严重心脏病患者，只能进行肺叶切除，CT 检查是为了评估手术可操作性，而不是评估可切除性[559]。

原发性中央型支气管肺癌，可引起远端气道阻塞/肺炎，增强 CT、PET/CT 通常都可以帮助两者的鉴别，必要时还可以使用 MRI 进行检查。相较于近端的肿瘤组织而言，肺不张表现为明显强化、FDG 低摄取或 T_2 高信号（图 6-188 和图 6-192）。对于接受放疗的患者来说，这些可以确定肿瘤的界限，因此非常重要。

外周带的支气管肺癌可能会直接侵犯邻近胸膜，或壁层心包（T_3），有时可沿血管周围淋巴鞘浸润。壁胸膜与胸壁受累（T_3）可以不出现胸腔积液。CT 在判断胸壁受累方面的价值有限。胸壁组织不对称可能是由于患者的体位或先天变异造成的，但也可能被误认为是胸壁浸润。这与纵隔浸润的评估类似，

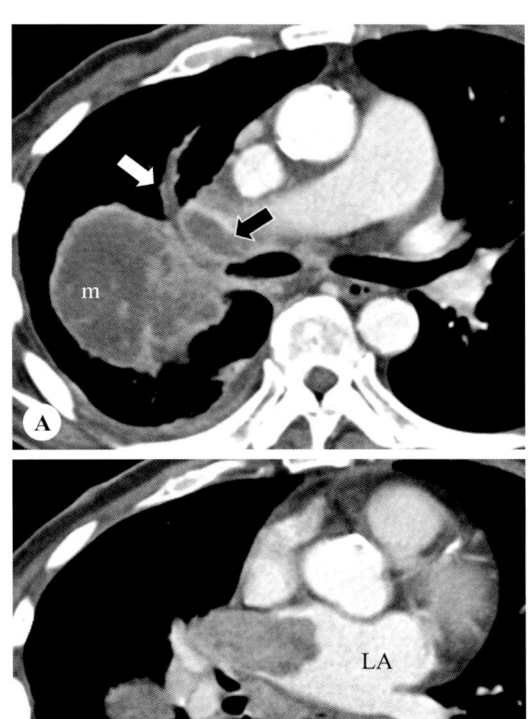

▲ 图 6-194 支气管肺癌
A. CT 显示右肺上叶内一个大肿块（m），伴局部坏死，阻塞右肺上叶肺动脉（白箭），并延伸至右上肺静脉（黑箭）；B. 稍下方层面图像显示肿瘤延伸至左心房（LA）内。同时可见右侧脓胸，继发于右肺下叶肺炎

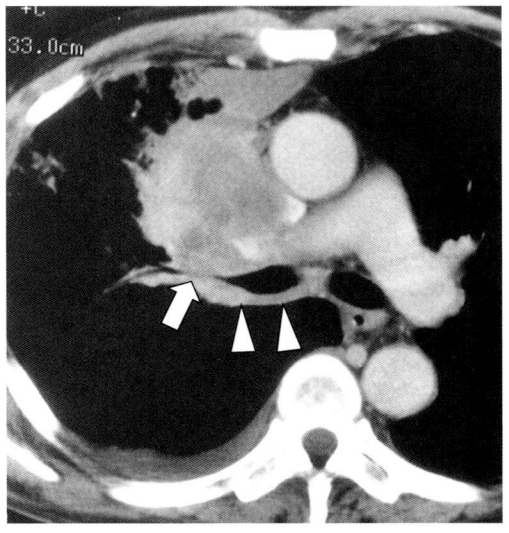

▲ 图 6-195 右肺上叶巨大腺癌导致肺叶支气管狭窄（箭），并且肿瘤在黏膜下向近端延伸，导致右主支气管后壁增厚（箭头）。纵隔和上腔静脉也有受累，同时可见右侧少量胸腔积液

CT 上显示周围型肺癌与胸膜相贴，但并不表示浸润。肋骨破坏和肋骨外软组织肿块浸润脂肪和肌肉，是胸壁侵犯的绝对征象（图 6-197 至图 6-199），但只在肿瘤晚期才会出现。CT 表现为肺肿块与胸膜接触超过 3cm，邻近肿块胸膜增厚，以及肺肿瘤与胸膜表面之间呈钝角，可提示壁胸膜侵犯，但上述征象既不灵敏也不特异。胸膜增厚可能是由良性原因引起的，即使是周围型支气管肺癌患者，也可能是由于伴发的炎症、陈旧性瘢痕或斑块形成引起胸膜增厚。胸膜外脂肪层的消失也可提示肿瘤浸润（图 6-197 和图 6-199）；胸膜外脂肪层的消失在 MRI 上可能更容易被识别，但对胸壁侵犯并没有特异性。在 T_1 加权图像上可见胸壁异常软组织肿块，并使正常胸膜外脂肪条影扭曲，有时在钆增强图像或在 T_2 加权图像上伴有异常高信号。诊断性气胸（确定肿瘤是否与胸壁的失去接触）和呼吸时动态 CT（确定肿瘤是否相对于壁胸膜移动）都被推荐用于评估胸壁侵犯。然而，良性粘连可能会导致假阳性结果，此时不需要进行额外检查。壁胸膜侵犯的最特异指标是临床上见局灶性胸壁疼痛。即便是由于肿瘤穿透壁胸膜，而被分期为 Ⅲa（T_3 和 N_1 淋巴结病）的患者，这种胸壁侵犯也不是手术禁忌证，如果侵犯范围有限，患者的预后也是合理的。受累的胸壁可连同邻近的原发性肿瘤和 N_1 淋巴结整体切除；但是，这种手术会导致手术致病率与死亡率增高。

对于可耐受手术切除的支气管肺上沟癌（尤其是肺尖）患者，如果患者没有 N_2、N_3 淋巴结或远处转移，可以考虑进行治愈性手术切除。几乎所有这类肿瘤都是非小细胞肺癌，它们通常起源于锁骨下动脉沟背侧。由于病灶侵犯臂丛和颈交感神经，患者可能会出现相应的临床症状和体征。其临床表现包括肩部和手臂的疼痛（Pancoast 综合征）或上睑下垂、瞳孔缩小、半面无汗和眼球内陷（Horner 综合征）[560]。肺上沟癌如果累及胸神经根（即 T_1 或 T_2 神经根）则被归类为 T_3 期。Pancoast 肿瘤如果明确累及 C_8 或更高层面神经根、臂丛神经束、锁骨下血管、脊柱、食管或气管，则被归类为 T_4 期。如果肿瘤未浸润肺

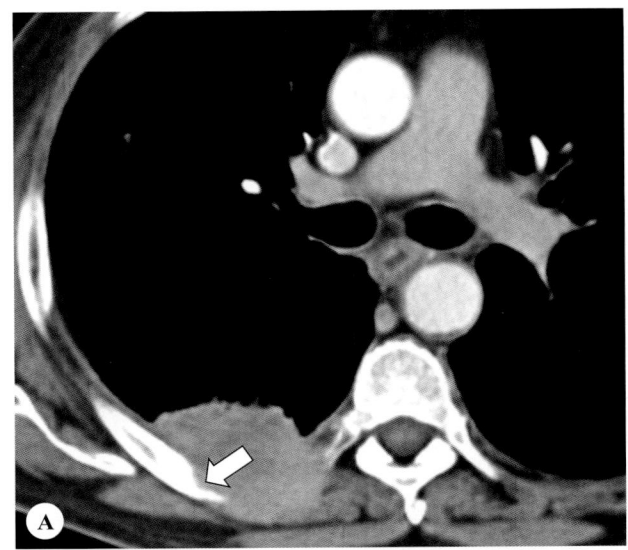

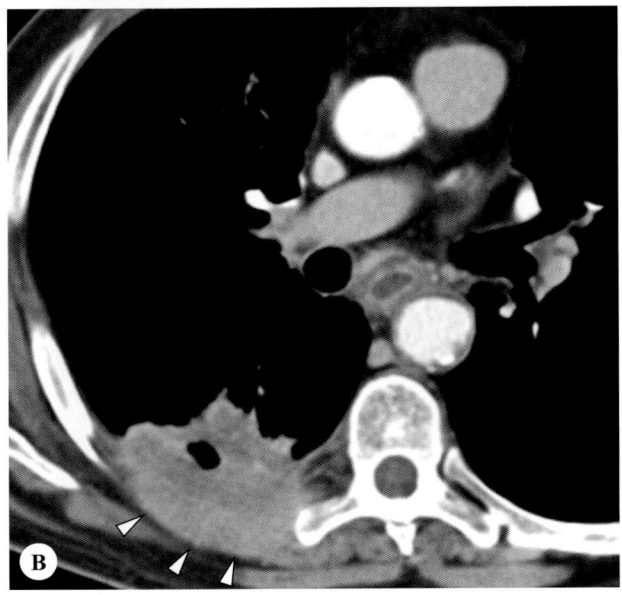

▲ 图 6-197　支气管癌，侵犯胸壁

头尾向 CT 图像显示右肺下叶伴空洞性鳞状细胞癌，伴局部后肋受侵（箭），胸膜外脂肪受累，病灶侵及胸壁至肋骨外侧（箭头）。患者有吞咽困难症状，同时伴食管炎

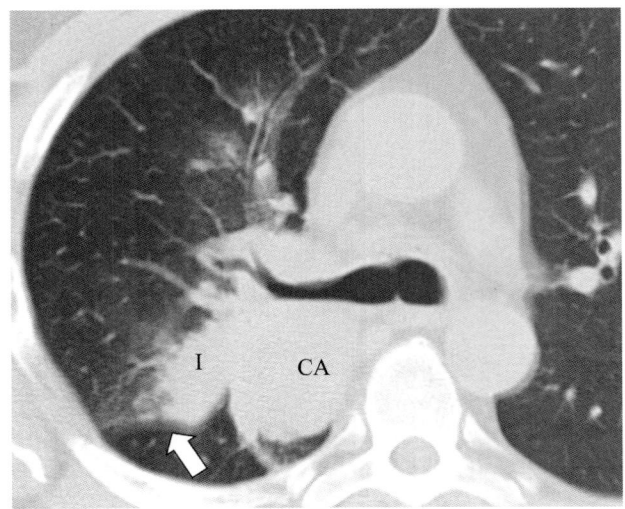

▲ 图 6-196　支气管肺癌（CA）起源于右肺下叶上段，并跨越右肺斜裂（箭）延伸至右肺上叶（I）

尖脂肪则可以进行手术切除。而肿瘤侵及肺尖以外的区域（Pancoast 瘤），通常需要先进行放疗（有时需联合化疗），如果肿瘤对放疗反应良好，则可以再进行手术切除。过去普遍认为，相较于 CT 而言，冠状位和矢状位 MRI 可以更准确地评估肿瘤累及范围和肿瘤对锁骨下血管和臂丛的侵犯（图 6-200）。但是，近来的薄层 CT 重建技术，在评价肺尖脂肪及肿瘤对颈根部浸润方面可以起到同样的作用。CT 还可以用来显示邻近肋骨和椎骨的受累（图 6-201）。而MRI 由于其良好的软组织分辨率，可用于评估臂丛受累，以及病灶通过神经孔累及椎管。当锁骨下动脉、椎体或臂丛受累时，提示为预后不良，纵隔淋巴结转移也是手术禁忌证。

肺癌可出现肺内转移，当 NSCLC 出现同侧同一肺叶内转移时，病变可被归类为 T_3 期。当出现同侧其他肺叶内转移时，可归类为 T_4 期。当出现对侧肺叶转移时，则可以认为出现远处转移（M_{1a}）。CT 上可以显示出肺同时癌（图 6-202），而在胸部 X 线上，则其中之一的病变可能显示不全，在疑似肺癌而进行检查的患者中，约 2% 患者可见肺同时癌[561]。如果身体上不同的独立肺肿瘤，并且具有不同的组织类型和典型肺癌影像学特征（如毛刺征），

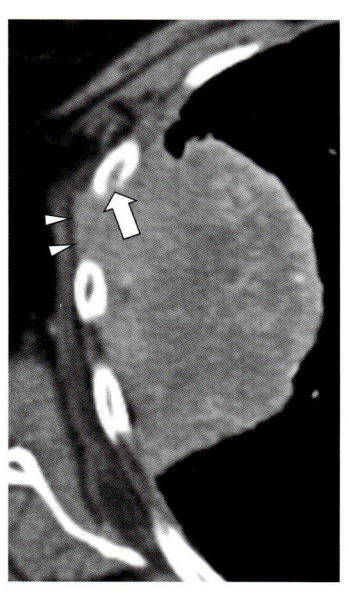

◀ 图 6-198　右肺上叶大的恶性肿瘤破坏局部肋骨（箭）并侵及局部胸壁（箭头）

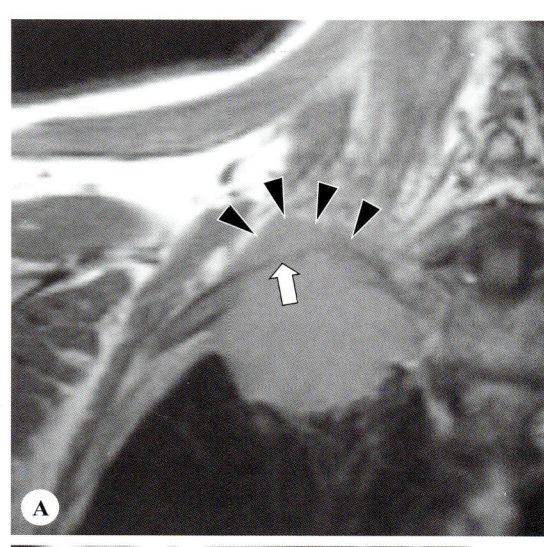

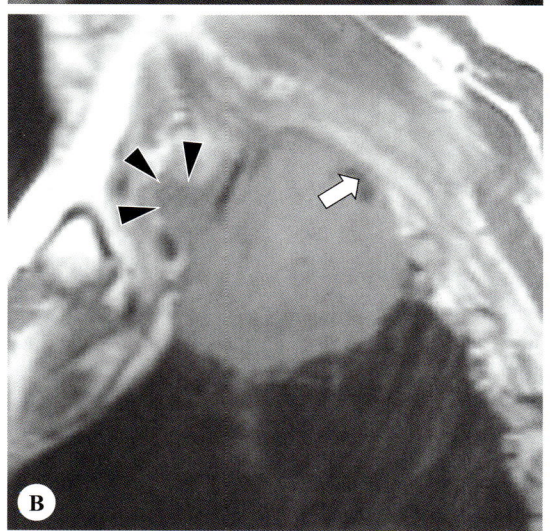

▲ 图 6-200　侵犯胸壁
冠状位和矢状位 MRI 图像显示肿瘤破坏后肋（箭）并侵犯胸壁（箭头），而且与臂丛和右锁骨下动脉相接触

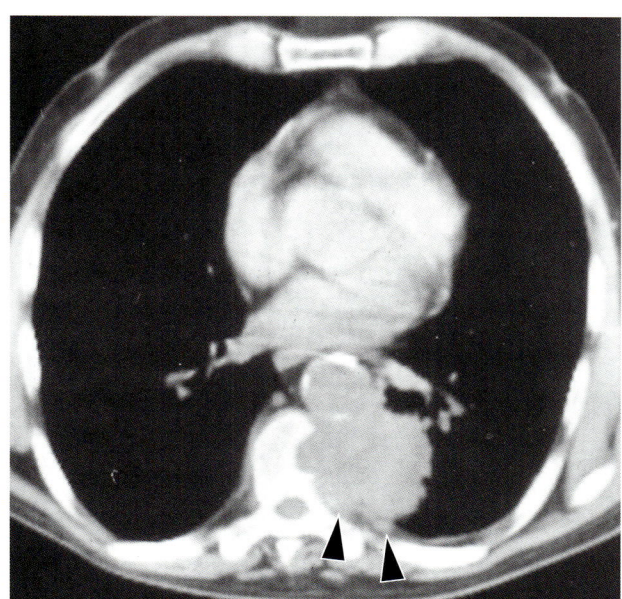

▲ 图 6-199　左肺下叶恶性肿瘤侵及并破坏邻近椎体。肿瘤同时也侵犯了胸膜外脂肪（箭头）

则被视为同步原发性病变，应分别进行分期[562]。如果病灶具有相同的组织类型，并呈转移瘤的影像特征（实性、无毛刺征的结节），但没有证据表明两者共同的淋巴管和淋巴结存在癌变，则也可能被认为是同时癌。尽管如果结节位于对侧肺叶，这些病变可能被归类为 M_{1a}（不可手术切除），但在部分患者中，仍可以通过正中胸骨切开术成功切除这两种病变[563, 564]。

PET 成像与 CT 相比，空间分辨率有限，因此 PET 成像在评估支气管肺癌 T 分期方面的价值有限；然而，PET 上病灶的高标准摄取值（standard uptake value，SUV）确与肿瘤的侵袭性相关，并可以提供

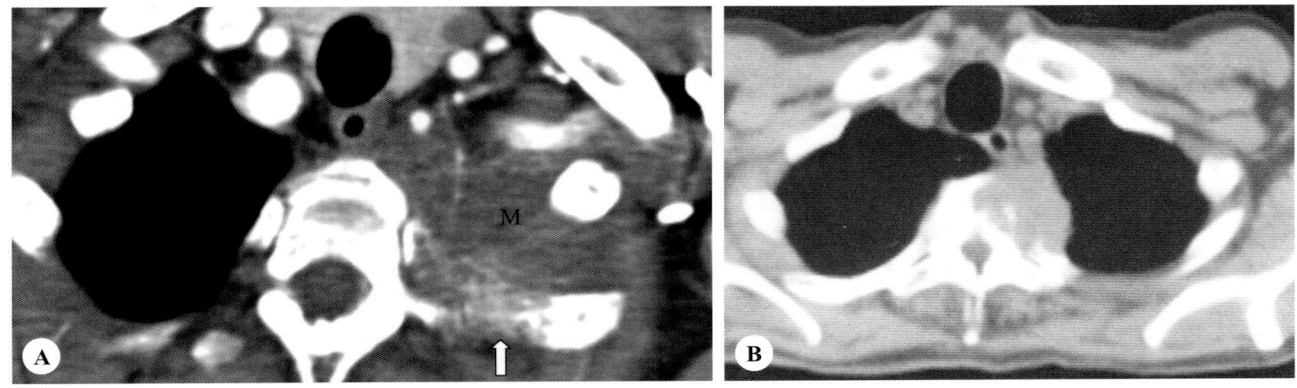

▲ 图 6-201　肺上沟癌

A. CT 显示左肺尖巨大肿块（M），侵及并破坏左侧第二后肋（箭）；B. 另一例患者，CT 显示左侧肺上沟癌侵及邻近椎体

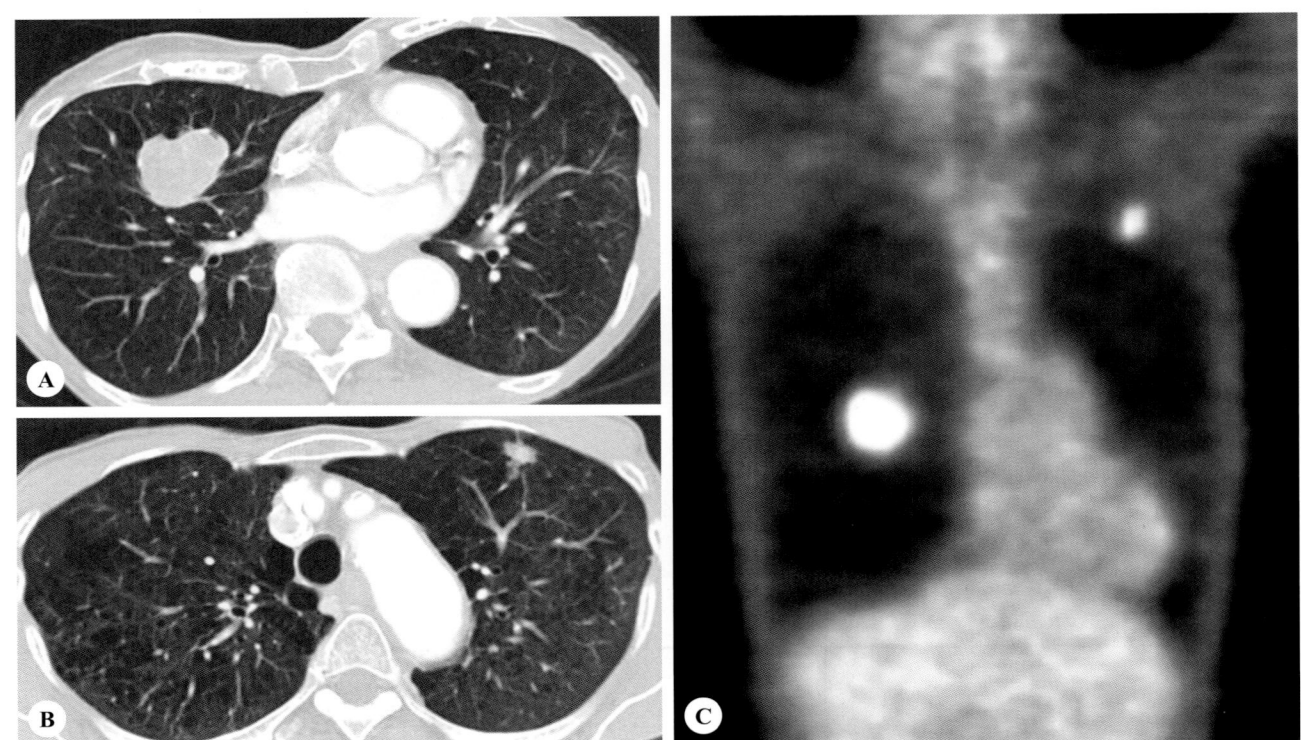

▲ 图 6-202　同时癌

A. CT 显示右肺中叶 5cm 分叶状肿块；B. 稍上方层面，可见左肺上叶 1.6cm 结节伴毛刺征；C. PET/CT 融合图像显示上述两处病灶均为高摄取。经正中胸骨切开术切除，分别被证实为具有神经内分泌特征的大细胞癌和中分化鳞状细胞癌

有用的预后信息[565]。

如果确定患者需要进行切除手术，通常还需要对患者进行定量肺灌注闪烁显像来评估肺功能，从而评估患者因手术切除肺组织而发生的围术期并发症和长期致残的风险。

(2) 纵隔淋巴结状态（N 因素）：CT 可以提供支气管肺癌患者淋巴结状态的重要信息。在治愈性手术前，纵隔增大淋巴结的识别和定位有助于引导术前淋巴结活检，以获取必需的淋巴结组织，判断淋巴结转移情况[554]。

增强 CT 对诊断肺门淋巴结增大极为灵敏（图 6-203），可准确识别短径超过 7mm 的淋巴结（视为淋巴结病理性增大）[566, 567]。然而，肺门淋巴结评估与支气管肺癌手术可切除性之间的相关性不大，因为肺门淋巴结增大会影响患者预后，但不会改变患者的治疗方案。肺门淋巴结通常可以直接切除而不需要进行全肺切除。在某些情况下，原发性肿瘤直接浸润或纵隔淋巴结转移（图 6-185 和图 6-204）可能是手术禁忌证。同侧肺门淋巴结受累（N_1）不能准确预测纵隔淋巴结转移的情况。25% 无肺门淋巴结增大的患者可能已存在纵隔淋巴结转移。因此，在支气管肺癌的总体分期中，肺门评估并没有那么重要，通常也不需要额外花费很大的精力去进行肺门分期，除非患者肯定不会进行全肺切除（肺功能状态仅允许肺叶切除），那么此时需要评估肺门淋巴结转移是否包绕了肺动脉干。

继发于支气管肺癌的同侧纵隔淋巴结转移（N_2）通常提示预后不良，并且在 T_3 或 T_4 分期的患者，伴同侧纵隔淋巴结转移时，通常提示疾病不可被治愈。部分 T_1 和 T_2 分期的患者，在伴有同侧纵隔淋巴转移时，在对局限性淋巴结（Ⅲa 期）进行切除后，可能会获得生存受益，其中大多数后续（或之前）需要进行辅助性放疗和（或）化疗。但是，如果病灶本身已经浸润淋巴结包膜，常伴有淋巴结增大（图 6-205）时，通常说明原发性肿瘤很可能已经扩散到其他淋巴结或进入体循环，这种情况下化疗和放疗的联合使用通常比手术更可取。对纵隔淋巴结疾病广泛的患者，放疗的放射野过大，辐射危害风险过高，而此时姑息性化疗可能比根治性放化疗更合适。

10% 的患者可见颈深部/锁骨上淋巴结转移（N_3），而在这 10% 的患者中，只有 25% 的患者，查体时可扪及淋巴结（最常见于鳞状细胞癌）[568, 569]。

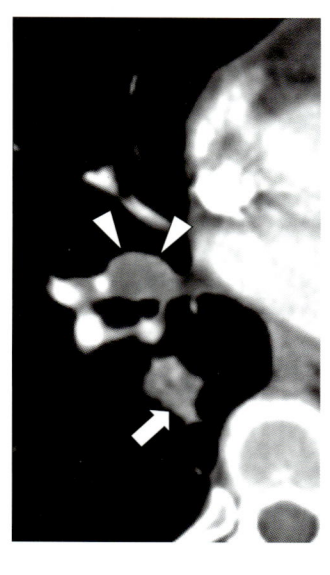

◀ 图 6-203　右肺下叶肺癌伴肺门淋巴结转移

CT 显示右肺门淋巴结肿块（箭头）和原发癌（箭）

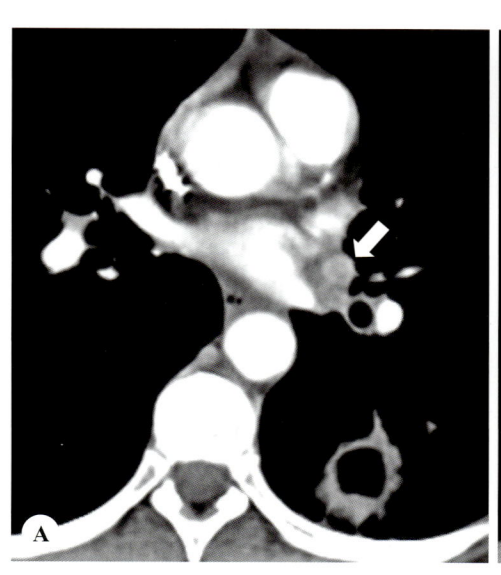

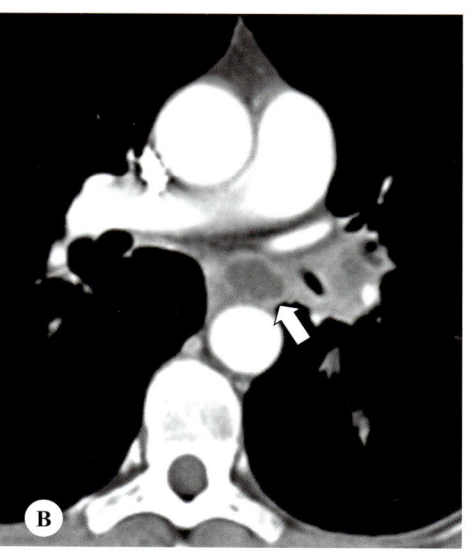

◀ 图 6-204　肺门和纵隔淋巴结转移

A. CT 显示左肺下叶空洞性肿块，伴左肺门淋巴结增大（箭）；B. 稍上方层面显示隆突下淋巴结（箭），伴坏死。后一肿块经支气管镜穿刺活检证实低分化鳞状细胞癌

原发癌的位置决定了肿瘤淋巴转移的路径。右肺癌倾向于初步转移至同侧气管支气管（肺门）淋巴结（10R），然后再转移至右侧气管旁淋巴结（4R，2R）。除非组织学为小细胞未分化癌，否则这类肿瘤很少发生对侧淋巴结转移，而左肺癌通常在同侧淋巴结转移后，再扩散至右侧气管旁淋巴结（图 6-180 和图 6-181）。左肺上叶癌倾向于初步转移至主肺动脉窗淋巴结（5，4L）（图 6-182 和图 6-206），而左肺上叶和下叶癌变则可能首先转移至左侧气管支气管区域（10L）。血管前和主动脉旁淋巴结（3A，6）癌变通常早于气管旁淋巴结。中叶与双肺下叶癌通常先累及隆突下淋巴结（7）（图 6-185 和图 6-204），下叶癌变也可能扩散至食管旁（8）、肺韧带（9）及膈上淋巴结。对首选引流模式的了解有助于放射科医生对部分病例的诊断，例如，在右肺癌中，几乎不会仅出现主肺动脉窗淋巴结病变。如果患者仅存在主肺动脉窗淋巴结增大，那么该淋巴结病极有可能是由其他原因引起的，如陈旧性肉芽肿性疾病。

CT 在诊断纵隔淋巴结转移方面的灵敏度、特异度和准确性在不同研究中差异很大，即便是使用完全一样的标准和类似的扫描设备与技术[570]。假阳性率也为 20%~45%，而假阴性率也为 70%~39%。综合而言，灵敏度约为 80%，准确性约为 88%[571]。诊断鳞状细胞癌的灵敏度和特异度均高于腺癌。实际上，CT 显示的淋巴结越大，那么该结节为肿瘤转移的可能性就越大。CT 的诊断标准是为了最大限度提高灵敏度，在 CT 上短径<1cm 的纵隔淋巴结存在转移的置信区间低于 95%，也就是说，这类纵隔淋巴

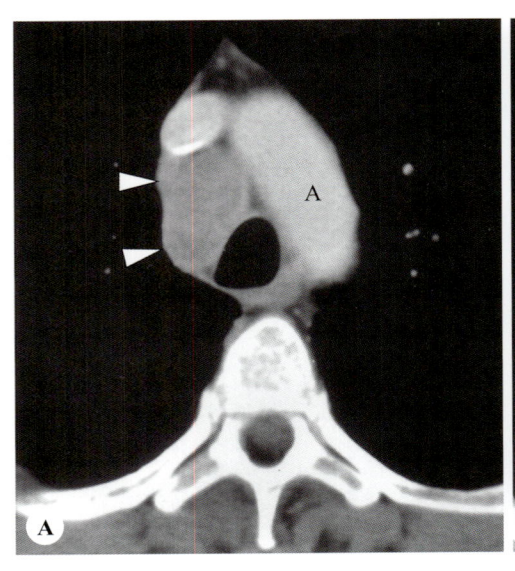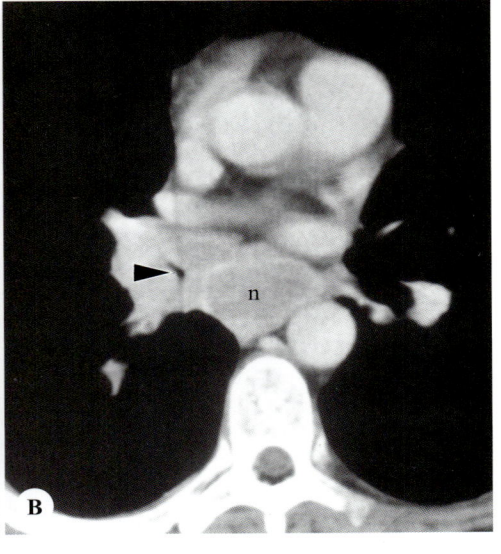

◀ 图 6-205 严重纵隔淋巴结增大

A. 主动脉弓层面 CT 显示右侧气管旁淋巴结（箭头）明显增大；B. 稍下方层面，可见原发性鳞状细胞癌导致中间支气管（箭头）狭窄。隆突下淋巴结（n）明显增大，中心坏死，呈环形强化

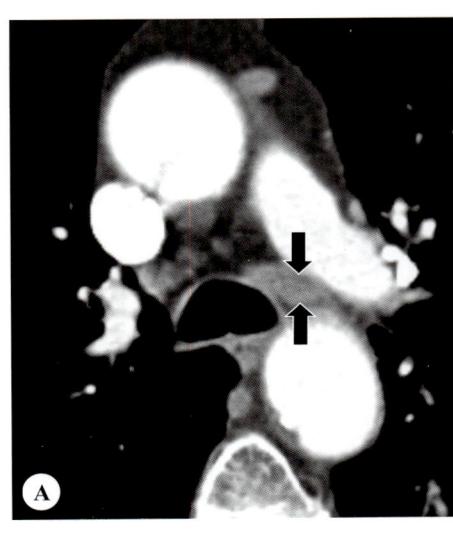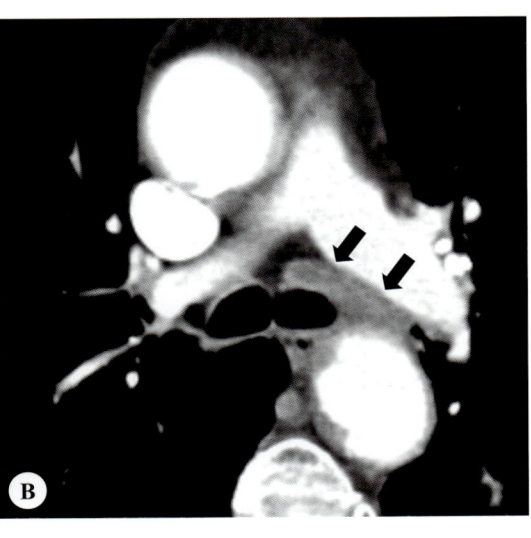

◀ 图 6-206 主肺动脉窗淋巴结转移

连续头足向 CT 图像显示主肺动脉窗淋巴结增大（箭），沿着左侧喉返神经走行，该患者为左肺上叶癌并出现了声嘶

结不太可能存在转移。而短径在 1~2cm 的淋巴结，则应高度怀疑存在转移；但这种淋巴结增大也可能是由肿瘤或肉芽肿性疾病引起的。MDCT 增强扫描的清晰度更好，在 MDCT 上，即使是正常大小的淋巴结，一旦发现中心坏死或充血，就应该高度怀疑该淋巴结存在转移（图 6-207）。

仅凭淋巴结大小进行纵隔淋巴结分期，这种方法是不可能完全可靠的。支气管肺癌患者出现纵隔淋巴结增大并不一定提示转移性疾病（图 6-207）。如前所述，约 20% 的患者会出现假阳性，这些患者的淋巴结增大与既往或同时存在的感染性/炎性疾病有关。淋巴结的形态特征，除了中心脂肪能提示为良性病变外，其他形态特征，如形状、密度或边缘特点，在区分是否存在转移中没有确切价值。鉴于缺乏特异性，应该对增大的淋巴结进行活检来明确是否存在转移；同时也不能仅根据纵隔淋巴结增大就判断患者不能进行治愈性手术切除。

CT 检查中未能发现的转移性淋巴结通常仍为正常大小。在临床分期为 I 期的支气管肺癌患者中，约有 15% 的患者存在需要用显微镜才能观察到的转移。这类患者有时在纵隔镜检查中也会出现假阴性，只有在开胸淋巴结活检取样检查时，才会被发现转移并归类为 N_2 期。而这类患者在经过术后辅助放疗和（或）化疗后的预后以及生存率，也明显优于使用纵隔镜就可以确诊为 N_2 分期的患者。

在 CT 出现之前，外科淋巴结活检大大降低了不必要的开胸手术，将开胸手术的比率从 40% 减少至 10%，甚至更少。但该方法仍然具有一定局限性，并且对纵隔淋巴结评估的准确率只有 85%。而纵隔镜不能对纵隔的所有区域进行评估。约 8% 的支气管肺癌患者，纵隔镜检查为阴性，但在手术中发现有纵隔淋巴结转移。这类淋巴结通常位于前纵隔（血管前间隙）、主肺动脉窗和隆突下后区域，但有时在纵隔镜可查及的淋巴结中可以检出转移[572]。纵隔镜检查可用于气管旁和隆突下前淋巴结病变检查（图 6-181、图 6-205 和图 6-206）。主肺动脉窗淋巴结病变最好采用左侧胸骨旁纵隔切开术进行检查（图 6-182）。经支气管镜细针穿刺活检则适用于隆突下后区域淋巴结病（图 6-185 和图 6-204），有时也可用于检查气管旁淋巴结病。在某些特定的情况下，可使用 CT 引导下经皮穿刺活检采集增大的纵隔淋巴结样本。如果患者还存在其他异常，如椎体破坏、合并广泛淋巴结病，在原发病的组织学特征已经确定的情况下，可不需要进行额外的分期检查。

PET/CT 在支气管肺癌患者纵隔淋巴结分期方面优于 CT（和 MRI）[573]。PET 通过与 CT 相结合，在大小评估的基础上还无创性的补充提供了功能学信息，可以提高对临床分期的整体准确性。

PET 可以提供疾病的生理学信息而不是形态学信息，PET 肿瘤显像最常用的示踪剂是 18-氟代脱氧葡萄糖，又称 FDG。这种示踪剂与葡萄糖竞争转运到细胞内被己糖激酶磷酸化，两者在肿瘤细胞中的含量都比非肿瘤细胞中多。PET 结果阳性的诊断标准是以病灶中的摄取量大于背景纵隔中的摄取量，或者标准摄取值＞2.5[574]。然而，葡萄糖代谢增加对于恶性肿瘤而言，并不具有特异性。因为在感染（图 6-208）和炎症，以及一些正常解剖结构，如含棕色脂肪及包括心脏在内的肌肉组织中，葡萄糖代谢也会增加[575]。而在一些类癌（图 6-209）和高分化腺癌（图 6-210）中，可能不会出现明显的示踪剂高摄取[576]。

正常大小淋巴结伴 FDG 摄取增加，高度提示转移性病变。淋巴结增大不伴 FDG 摄取增加，则高度提示非转移性病灶。PET 总体灵敏度约为 79%，特异度约为 91%，接近纵隔镜的检查结果[577]。PET 提供的诊断信息，与 CT 发现相结合，可以更好地引导半侵入性纵隔淋巴结活检技术（如纵隔镜检查、纵隔

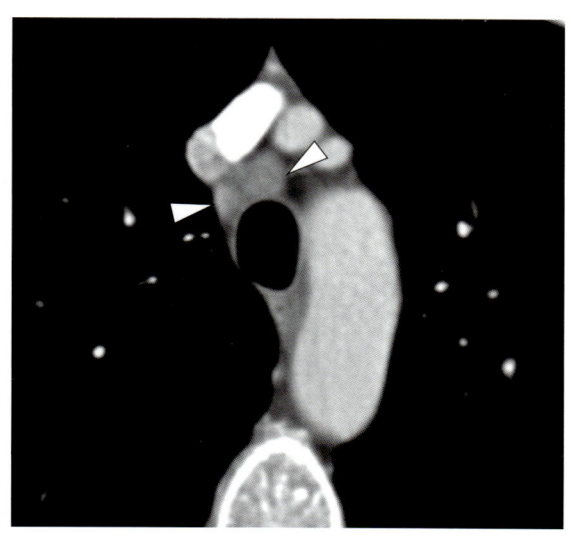

▲ 图 6-207 反应性淋巴结增生

右肺下叶鳞状细胞癌患者，CT 显示气管前淋巴结轻度增大（箭头）。纵隔镜活检和开胸后淋巴结取样的病理显示为反应性淋巴结增生

切开术、经支气管细针活检穿刺）。然而，FDG-PET 并不适用于确诊或排除 NSCLC 患者的 N_2 或 N_3 分期。与 CT 一样，如果肿瘤病灶只能在显微镜下观测到时，FDG-PET 也可出现假阴性结果。

FDG-PET 需要结合相关的解剖信息（CT 或 MRI），否则其诊断准确度会下降。双模态的 PET/CT 图像则更好地发挥了两种检查设备的优势；使得各自的灵敏度和特异度均得到提高，并且随着 PET/CT 在淋巴结分期方面的临床应用增加，其诊断准确性也不断提高。不同的因素被用于尝试提高 PET/CT 的分期能力，也可以更准确地预测淋巴结受累风险，其中准确度最高的三个预测因素是腺癌组织学、淋巴结 SUV_{max} 值较高和原发肿瘤相关的高危淋巴结分类[578]。

最近，一个对已有研究进行系统回顾及决策性分析的研究建议，PET/CT 可通过以下方式指导临床医生：当 CT 显示淋巴结增大或 PET 提示高摄取时，应进行淋巴结活检；而如果 PET/CT 阴性且 CT 未见淋巴结增大，外科医生可以直接进行手术治疗[579]。

(3) 远处转移（M 因素）：如前所述，肺癌可在肺内转移，其分期取决于转移结节相对于原发肿瘤的位置，转移结节和原发肿瘤处于同一肺叶内时，归类为 T_3；转移结节位于同侧的其他肺叶时，归类为 T_4，而结节出现在对侧肺叶时，则被归类为转移性疾病 M_{1a}。存在胸膜、心包结节和（或）积液时，也被归类为 M_{1a}[580]。当存在胸腔积液并强化胸膜结节时，可将其归因于恶性肿瘤并归类为 M_{1a}。但是，如果没有出现以上这些征象，CT 很难区分出良性与恶性胸腔积液。PET 与 PET/CT 已被证明可以通过显示胸膜中 FDG 摄取增加，对诊断胸膜恶性病变具有较高灵敏度和阴性预测率[581, 582]。胸腔积液的细胞学检查是另一种确定积液良恶性的方法，但是只在 2/3 的病例中可出现阳性。如果缺失细胞学阳性的证明，大量胸腔积液的出现也可被认为是由肿瘤转移引起的。

一些存在胸外隐匿转移的患者，也被认为是可以进行手术治疗的。当只有一处胸外转移时，被归类为 M_{1b}，而如果出现了多处转移则被归为 M_{1c}。胸外转移是癌变通过淋巴系统或通过肺静脉直接进入体循环引起。在过去没有 CT 时，治疗性切除术后 30 天内的尸检表明，有 30% 的非小细胞肺癌（腺癌或大细胞癌）患者存在这种隐匿性转移，但在鳞状细胞癌患者中则不到 15%。鳞状细胞癌患者在没有出

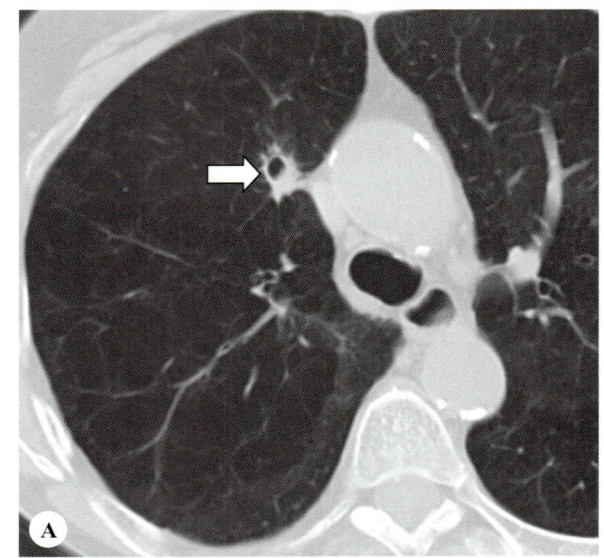

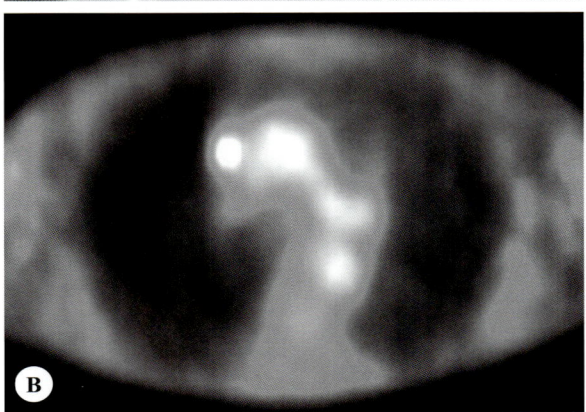

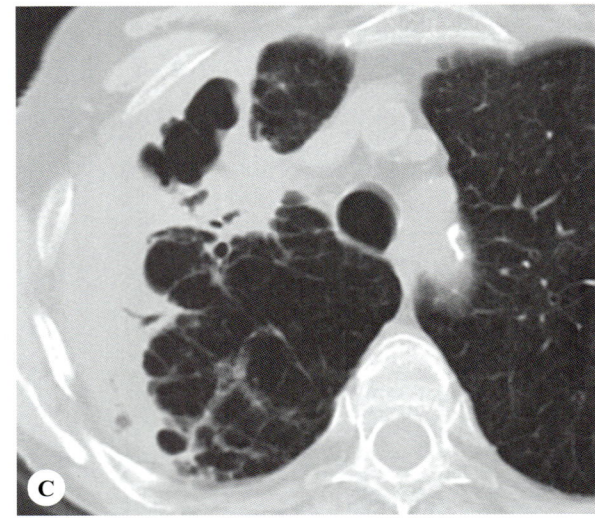

▲ 图 6-208　活动性结核

A. 老年女性患者，肺气肿，CT 显示左肺上叶前段 15mm 大小毛刺空洞病灶（箭）。B. ^{18}F-FDG-PET 显示病灶明显高摄取，考虑原发癌的诊断。患者由于家庭原因拒绝进一步检查。C. 3 个月后在细针穿刺活检时，CT 检查显示病灶明显增大，病灶周围出现新的肺实变。穿刺标本显示为结核分枝杆菌感染

准确性为 97%[583]。

PET/CT 在评估脑转移方面存在较大局限性，因为大脑本身就属于高代谢器官。而 MRI 在评估脑转移方面最准确，也是首选检查方法[584, 585]。CT 显示单发脑转移患者中，有 20% 的患者在 MRI 上被证实存在多个转移灶，这一点很重要，因为它具有临床意义[586]。对于单发脑转移的患者可考虑进行手术切除，对于单个或少数转移灶的患者，立体定向放疗优于全脑放疗，而全脑放疗仅适用于多发转移灶患者[587]。

骨转移是肺癌患者较常见的表现。骨转移患者通常会出现骨痛或有骨骼受累的生化证据。骨闪烁显像对病灶的灵敏度高于 X 线，但由于可能存在非肿瘤性疾病，如陈旧性创伤、退行性疾病和感染，其假阳性率也较高。因此骨闪烁显像阳性时，应用 CT 或 MRI 等检查对病灶进行确认。骨转移的评估是 PET/CT 肿瘤分期的一个组成部分，PET/CT 在评估骨转移方面比骨闪烁显像和 MRI 更准确，灵敏度为 98%，特异度为 98%[588]。

除非原发性肺肿瘤是腺癌，否则肝脏几乎不会是唯一的转移部位。肝功能异常在检测肝转移方面既不敏感也不特异。可通过 US、CT、PET、PET/CT 和 MRI 发现肝转移灶。如果检查结果会影响治疗决策，可在超声引导下对可疑病变进行活检。

CT 对于诊断肾上腺肿块非常灵敏。虽然大部分存在肾上腺转移性增大的患者，在 CT 上可见纵隔淋巴结增大，但偶尔肾上腺也会是唯一的转移部位。据报道，在可接受手术的 NSCLC 患者中，切除孤立性肾上腺转移瘤可提高生存率[589]。大部分存在肾上腺转移的患者没有肾上腺功能不全的临床表现。NSCLC 患者出现的小的单发肾上腺结节时，更有可能是偶发的良性腺瘤，而不是转移灶，但当病灶直径＞2cm 时，则更可能是转移灶而非良性腺瘤。肾上腺病变内如果出现脂肪密度指征时（平扫 CT 上 HU 值＜10），则高度提示为富脂肪腺瘤，特异度为 96%[590]。需要注意的是，HU 值＞10 并不意味着转移，它也可能是低脂肪腺瘤。另一种检查方法是动态增强 CT，如果延迟期对比剂廓清超过 50% 则提示腺瘤[591]。大多数 3cm 以上的病变，尤其是内部密度不均匀且强化壁较厚的病变，更提示是转移灶。如果诊断仍然不确定，可以考虑进行 MRI 检查[592]。MRI 上良性腺瘤的典型特征为，T_1 与 T_2 加权图像上呈相对较低的信号，注射对比剂后未见强

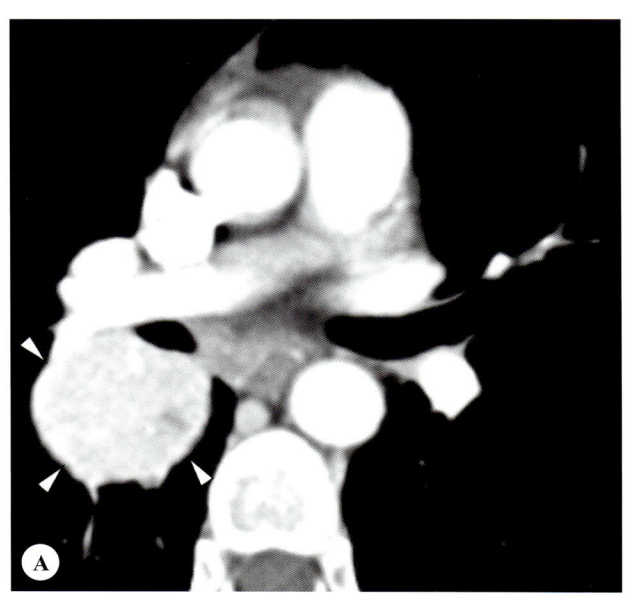
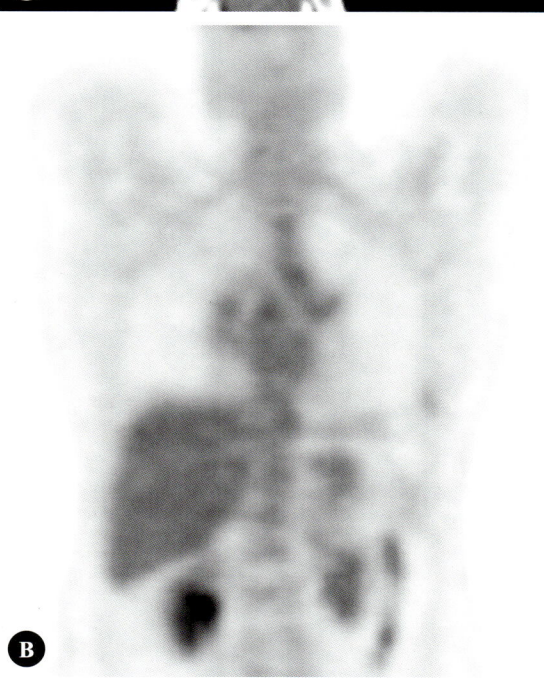

▲ 图 6-209 支气管类癌
A. 增强 CT 显示主要位于腔外的富血供大肿块（箭头），起源于中间支气管；B. PET 显示病灶未见明显摄取，该肿块被认为是错构瘤或肉芽肿性病变

现纵隔淋巴结转移的情况下也很少发生胸外转移。

最常见的胸外转移部位按发生频率排列，依次包括大脑、骨、肝及肾上腺。支气管肺癌患者进行 CT 分期时应该扫描至腹部，以评估肝和肾上腺的情况（图 6-211）。但是，对于有条件使用 PET/CT 的中心，应尽可能选用 PET/CT。因为 PET/CT 在评估恶性胸外病变方面的灵敏度为 92%，特异度为 98%，

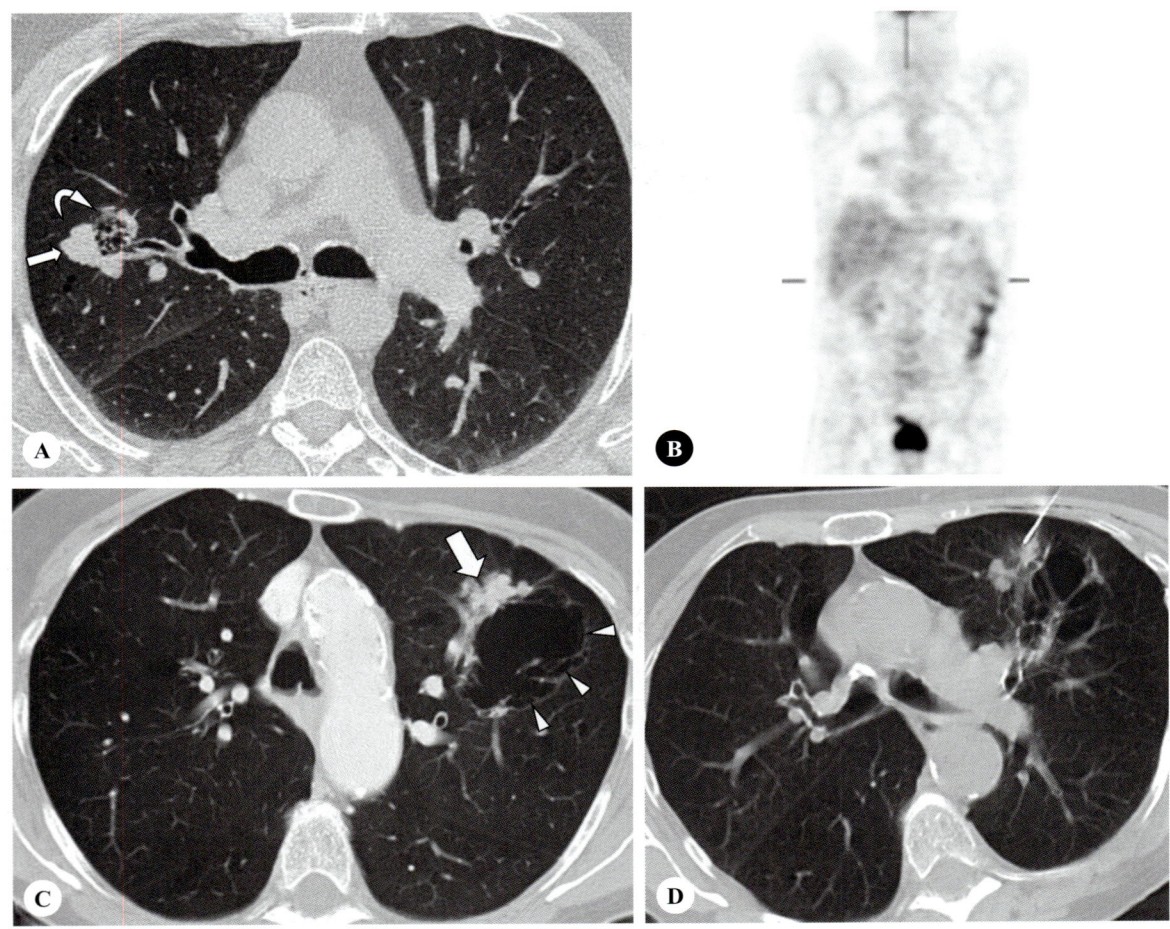

▲ 图 6-210 混合型高分化腺癌

A. CT 显示右肺上叶后段混合密度肿块，伴周围软组织成分（直箭）及中央囊性成分（假空洞化）（弯箭）。B. ^{18}F-PET 显示标准摄取值为 1.9，提示很可能为慢性炎症病变。C. 另一例患者，CT 显示良性肺部病变；左肺上叶肿块，前部为实性分叶状软组织成分（箭）；后部则为较大囊性区域（假空洞化）（箭头）。^{18}F-PET 显示轻度摄取增加，标准摄取值为 1.9；支持炎性病灶的诊断。D. CT 引导下对软组织成分进行穿刺，显示为高分化腺癌

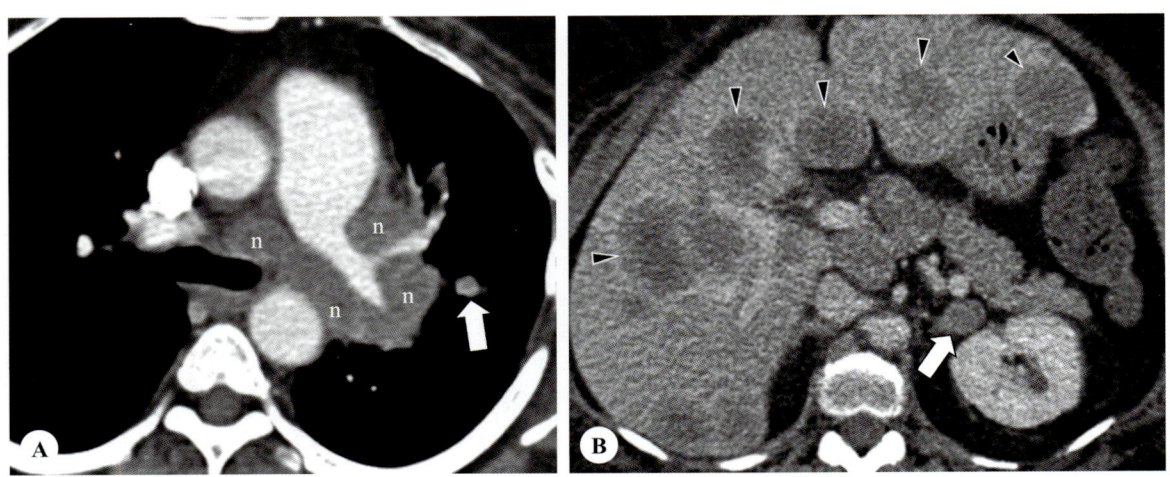

▲ 图 6-211 未分化小细胞癌伴肝转移

A. CT 显示左肺上叶小的原发性肿瘤（箭），伴广泛纵隔淋巴结转移（n）；B. 更下方的上腹部层面显示多发外周环形强化肝转移灶（箭头）和左肾上腺转移瘤（箭）

化，去相位化学位移图像上病灶信号下降[593]。多达 1/3 的腺瘤可能脂肪含量较低，这种情况下，依靠显示脂肪成分来区分腺瘤和转移瘤的检查技术就不太有效了。在这种情况下，PET 可能具有较高的灵敏度（97%）和特异度（91%）[594]。对于在其他方面被评估为可进行手术的患者，则可能需要 CT 或超声引导下经皮穿刺活检来明确或排除肾上腺转移（图 6-212）。

(4) 辅助性意见：一些有不可切除纵隔淋巴结和（或）少量转移性疾病的患者可以进行化疗、放疗或两者皆进行。如果可见病灶消退，随后可尝试完整切除病灶。已有证据表明这种方法有利于提高患者生存率[595, 596]。

相比于胸部 X 线，CT 在检测支气管肺癌复发方面更敏感，尤其是复发于纵隔淋巴结或肺切除术后间隙中时，而且 CT 可以帮助解释一些术后问题。肿瘤越大，局部复发的风险越大[597]。楔形切除术可能导致肿瘤残余在淋巴管或淋巴结内，从而增加局部复发发生率[546]。在肺癌患者中，每年有 2.5% 的患者出现第二个原发性肺癌，因此需要进行常规随访 CT 检查。PET/CT 在快速判断患者治疗反应方面可能优于 CT。大量残余 FDG 活性是治疗后预后相对较差的征象[598]。

目前没有研究证明 MRI 在评估原发性肿瘤、检测纵隔直接浸润或识别淋巴结转移方面优于 CT。尽管 MRI 具有一些理论和实际优势（如无辐射和不需要碘对比剂），但在结合 MRI 的普及性、成本和检查时间方面后，MRI 就没有了优势。CT 仍然是首选检查方式，对于 CT 无法确诊或存在碘对比剂禁忌的患者，MRI 可作为补充检查方法（图 6-213）。对于部分患者，可进行全身 MRI 检查代替 PET/CT，并且全身 MRI 对疾病的 M 分期具有与 PCET/CT 相似的准确性已经得到证明[599]。但是，近来随着 MRI 技术的进步，其诊断效能和图像采集速度也得到了提高。此外，FDG-PET 可与 MRI 融合（PET/MRI）可以提高软组织分辨率以提供更多信息，并且可以明显降低辐射暴露[600, 601]。

就对肺癌进行分期而言，PET/CT 目前被认为是肺癌患者的标准影像学检查。PET/CT 已被证明在鉴别远处转移方面具有良好的灵敏度和特异度，而且 PET/CT 对于 NSCLC 患者的治疗决策起着重要作用。多项研究显示，PET/CT 可以在 6%～17% 的 NSCLC 患者中检测到隐匿性转移灶，这类患者使用常规检查方法均无法检出转移灶[602]。每个被 PET/CT 检出的可疑病灶均应进行活检，并确定其组织学类型。文献表明，在诊断检查中应用 PET/CT，可将无效开胸手术的发生率降低 20%[603]。在 PET/CT 检查过程中，加入额外的对比剂可实现全面的 TNM 分期。需要强调 PET/CT 在评估脑转移方面能力有限，必要时需进行脑部 MRI 扫描。

最后，放射科医生需保持谨慎，不要基于不确定的影像学发现而否定患者接受治愈性手术的可能，当存在不确定因素时，应进行多学科讨论来进行最终决策。

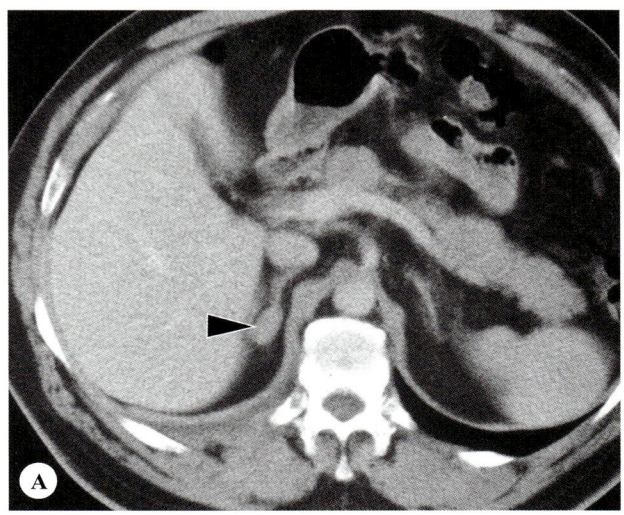

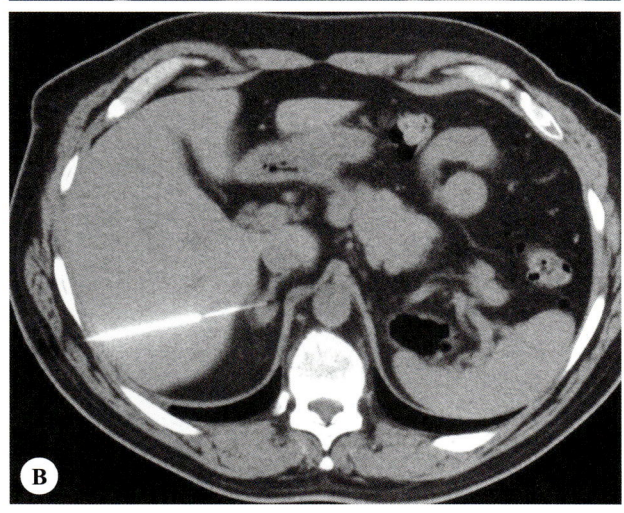

▲ 图 6-212 支气管肺癌的肾上腺转移
A. CT 显示右肾上腺小肿块（箭头），患者为右肺上叶肺癌。可见轻度纵隔淋巴结增大和少量右侧胸腔积液，但纵隔镜检查和胸腔穿刺结果均呈阴性。B. CT 引导下经皮右肾上腺肿块穿刺活检（左侧卧位）结果显示为转移灶

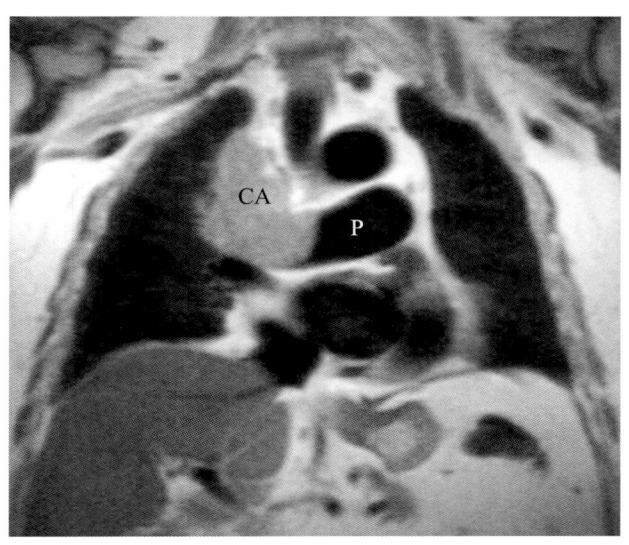

▲ 图 6-213 肌酐升高患者的 MRI 图像显示巨大的右肺上叶癌（CA）侵犯纵隔和右肺动脉（P）

4. 最新的肺腺癌分类 腺癌是肺癌中最常见的组织学亚型，以腺体分化和黏液产生为特征。近年来，贴壁生长的腺癌受到了广泛关注。贴壁生长在病理上表现为肿瘤细胞沿着完整的肺泡壁生长，无间质或血管浸润[604]。这些病变在 CT 上表现为非实性或磨玻璃成分，在同一结节/肿块内往往密度不同[545, 548, 549, 605]。吸烟作为易感因素在这类癌中的相关性最小，却可能与慢性间质性肺纤维化有关。这些肿瘤起源于排列在肺泡壁的Ⅱ型肺泡细胞，并沿着正常肺实质生长，但并不构成破坏。可表现为孤立结节、局部实变或弥漫性疾病。最近，IASLC、美国胸科学会和欧洲呼吸学会提出了肺腺癌国际多学科分类（表 6-4）[606]。该分类基于组织学，着眼于放射学，其主要目的是提供统一的术语和诊断标准，尤其是对于之前被称为 BAC 的肿瘤。将腺癌分为浸润前病变、微浸润性腺癌及浸润性腺癌。不再鼓励使用 BAC 与混合亚型作为命名，并介绍了以下术语：①不典型腺瘤样增生（atypical adenomatous hyperplasia，AAH），代表小的（≤5mm），非浸润性贴壁式生长型腺癌，在 CT 上为非实性病灶；②原位腺癌（adenocarcinoma in situ，AIS），代表小的（≤3cm），非浸润性贴壁式生长型腺癌，在 CT 上通常为非实性病灶；③微浸润腺癌（minimally invasive adenocarcinoma，MIA），代表小的（≤3cm），主要为贴壁式生长型但伴有 5mm 或更小的浸润（实性成分），在 CT 上主要为非实性，但病灶中心可能有最多 5mm 的实性成分；④贴壁生长为主型腺癌（非黏液型），代表主要是贴壁型生长且不分泌黏液的浸润性腺癌，在 CT 上通常为部分实性，但也可能为非实性，或者偶尔出现囊性成分；⑤浸润性黏液腺癌，以贴壁式生长为主，在 CT 上可表现为实性、大部分实性、部分实性和非实性病灶，可能为单发或多发（当存在多发时，以前被称为多中心型 BAC）。

非黏液性浸润性腺癌有多个不同组织病理学亚型，包括腺泡状、乳头状、微乳头状、实性为主型[607, 608]。

AAH 是最早的浸润前肺腺癌，通常＜5mm，很少增大到 12mm。在 X 线扫描上不可见，但在 CT 上可以清晰显示。它可能是单个或多个小的非实性结节[609]。AIS 与 MIA 通常是非黏液性的，在 CT 上显示有非实性成分，其两者的主要鉴别点就是实性成分。相较于 AAH，AIS 的密度通常略高。非实性成分超过 50% 的腺癌患者，其预后明显优于非实性成分低于 50% 的患者[545]。病变的实性成分的大小，是 TNM 分期的一个重要因素，通常需要测量病变实性成分尺寸来作为 T 分期的依据。在随访影像中，病变大小或密度的增加代表病变进展。浸润性腺癌在 CT 上通常表现为实性，但可能有非实性成分。ⅠA 期腺癌中的气泡样或囊性透亮影和支气管气象，与肿瘤分化良好及生长缓慢相关[610, 611]。粗毛刺（＞2mm）与淋巴结转移、血管浸润及预后不良可能性增加相关。

浸润性腺癌的黏液性亚型，过去被称为黏液性 BAC，可能呈肺段性或肺叶性表现，类似肺炎。如果存在大量黏液，则肺实变在 CT 上可能表现为相对较低的密度，低于肌肉组织的密度。支气管气象也是一个重要的特征，对比增强后，实变内的血管会更明显（CT 血管征）。CT 有助于区分孤立性浸润性黏液腺癌和弥漫性黏液腺癌，可导致肿瘤分期与治疗决策的改变（图 6-214 和图 6-215）。

5. 淋巴管癌 在大多数癌性淋巴管炎患者中，肿瘤最初通过血行播散到肺部，然后继发性穿透淋巴管和肺间质，肺间质会由于肿瘤细胞、纤维组织和水肿而增厚[612]。局部间质性（"淋巴管"）扩散可发生在原发癌附近（图 6-216），上腹部原发性恶性肿瘤的影响下，受累肺门淋巴结也可能发生逆行扩散。CT 表现包括支气管血管束不均匀增厚和间质间隔增厚，通常呈多边形[613]（图 6-217）。随着疾病的进展，可以看到更多的结节出现在网状结构上，形成小结节与线样增厚间质相连的特征性改变，或者"串

表 6-4 肺腺癌手术切除标本的 IASLC/ATS/ERS 分类
浸润前病变 • 不典型腺瘤样增生（≤5mm） • 原位腺癌（≤3cm，旧称 BAC） 　－ 非黏液性 　－ 黏液性 　－ 黏液性/非黏液性混合型
微浸润性腺癌（≤3cm，贴壁生长为主的肿瘤，浸润灶≤5mm） • 非黏液性 • 黏液性 • 黏液性/非黏液性混合型
浸润性腺癌 • 贴壁生长为主（旧称非黏液性 BAC，浸润灶＞5mm） • 腺泡为主 • 乳头状为主 • 微乳头状为主 • 实性为主伴有黏液产物
浸润性腺癌变异型 • 浸润性黏液腺癌（旧称黏液性 BAC） • 胶样型 • 胚胎型（低度和高度恶性） • 肠型

IASLC. 国际肺癌研究协会；ATS. 美国胸科学会；ERS. 欧洲呼吸学会；BAC. 细支气管肺泡癌；贴壁式. 在 CT 上为非实性；侵袭性. 在 CT 上出现实性成分

珠样"征[612]。整个肺部结构得以保留，不形成蜂窝征。肺中央与外周带都可能受累，通常伴有肺门与纵隔淋巴结增大和（或）胸腔积液。肺淋巴管扩散最常继发于转移性腺癌，而原发肿瘤可能是乳腺癌、肺癌、胃癌、结肠癌、胰腺癌、前列腺癌、宫颈癌和甲状腺癌。

6. 肺转移癌

隐匿性肺转移：虽然肿瘤治疗越来越成功和复杂，确定肺转移的存在变得非常重要，因为这与患者的治疗息息相关。肺转移癌可常见于胸部 X 线，因为肺转移通常为多发，并且体积很大。但是，CT 是诊断肺转移癌最敏感的成像技术，并且对于新的患者管理具有重要意义[614]。

直径＜6mm 的非钙化肺结节通常不能在常规 X 线上显示，而直径＞15mm 的结节较易观察到。当

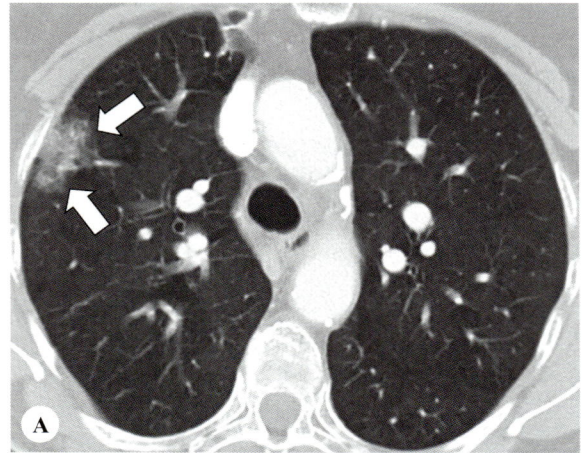

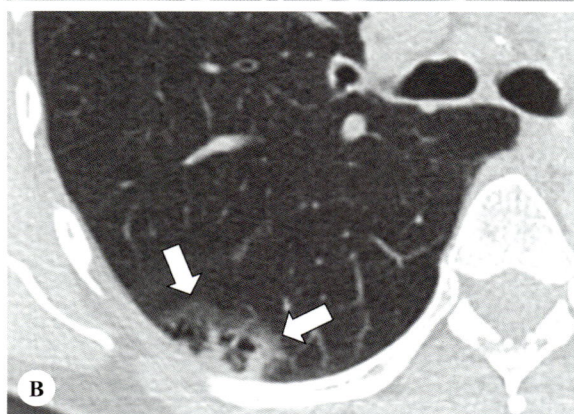

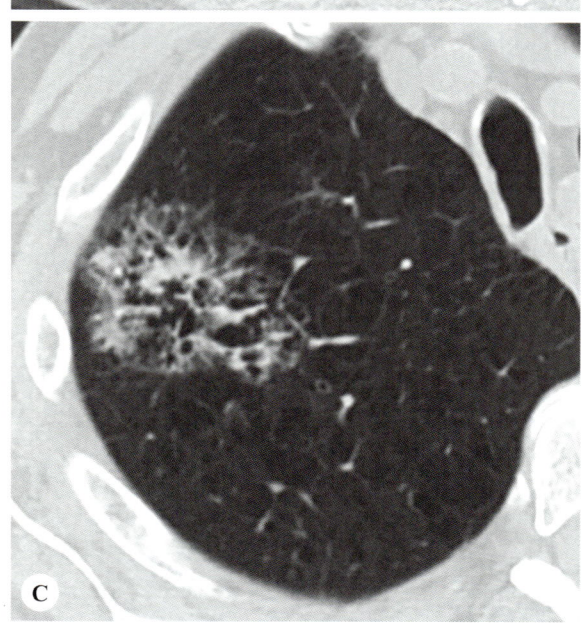

▲ 图 6-214 高分化腺癌伴贴壁扩散

A. CT 显示位于右肺上叶边界不清、以磨玻璃影为主的病灶（箭）；B. 另一例患者，CT 显示右肺下叶背段较小范围的实变或浸润，病灶内可见透亮囊状影；C. 另一例患者，CT 显示密度不均一的磨玻璃影，软组织成分区域提示浸润，并可见囊性区域（假空洞）。手术切除后证实病灶为高分化浸润性腺癌伴贴壁扩散

结节不够大时，某些不利位置可能会掩盖病变（图 6-218）。重叠的骨骼、血管或心脏（图 6-218）可导致结节轮廓不清。血源性肺转移癌好发于肺外带，通常位于胸膜下。CT 在检测其他隐匿性肺结节方面的优势在于消除了重叠结构的干扰。横断面 CT 可以清晰地显示出外周带的肺结节，并提高了心脏后方、胸骨后方及肺门周围、横膈顶周围下隐窝、肺尖结节的检出率。此外，CT 本身优越的对比灵敏度，加上肺窗宽窗位的调整，也减少了观察者间差异。尤其是对于直径为 2~6mm 的病变，CT 可以显示平片上不显示的结节，或者当平片只显示一个肺结节时，CT 常可见两个或多个结节，以及平片仅显示单侧病变时，CT 常可显示出双侧结节。此外，CT 可以同时显示纵隔、胸壁及上腹部，有时在这些区域可能发现意外的转移灶。

在 CT 上可以很容易发现肺结节。大多数肺转移癌呈圆形，边界清楚。尽管有些转移结节可能边缘不规则，呈浸润性；很少情况下，以间质（"淋巴管"）受累为主的模式也可能发生。如果结节样阴影位于肺外周带，与邻近的血管结构分离，并且大于与胸壁距离相似的血管结构，那么该阴影可能是一个肺结节。由于肺被分成了不同肺叶，转移结节也可能出现在相对中央的区域，尽管它位于叶间裂胸膜下区域。但是当肺结节大小与同一区域的血管相似或更小时，诊断会变得更加困难，甚至可能会被漏诊。如果在连续层面上发现这些疑似结节与相邻的血管结构连续时，则考虑为血管而不是结节。虽然 1~2mm 通常被认为是周围病变的可检测下限，但靠近中央的结节相对要大一些，这一点使得中央结节在横断面图像上便于与血管区分（图 6-219）。过去的常规 CT 也可能导致漏诊，因为层厚较大可能会错过病灶，即便是再配合的患者，这一误差在横膈附近也可能高达 10mm；但螺旋 CT 基本上解决了这个问题[615]。

血源性转移引起的肿瘤栓塞可阻塞和扩大外周肺动脉，被称为肺肿瘤血栓性微血管病或癌性动脉内膜炎。在 CT 上表现为小到中型血管的分支、分叶状扩张，由于可能存在树芽状外观，可能被误认为细支气管炎[616]。在偶然情况下，CT 上会出现由周围肺梗死引起的远端实变或磨玻璃影[617]。严重并发症包括急性或亚急性肺动脉高压、肺源性心脏病，甚至是死亡；因此，肺肿瘤血栓性微血管病的早期诊断至关重要[618]。

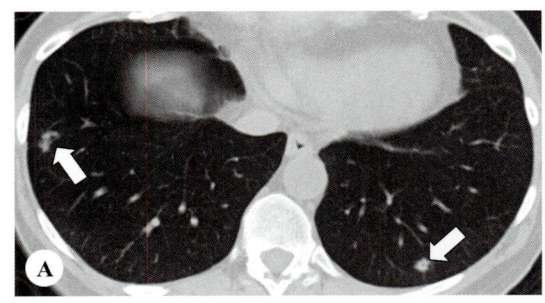
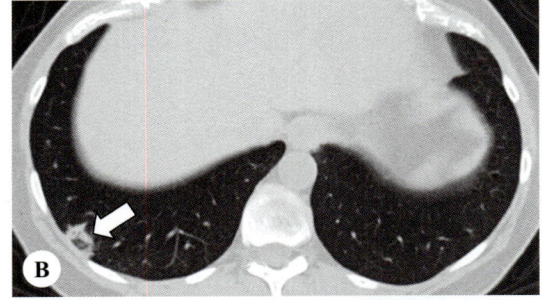
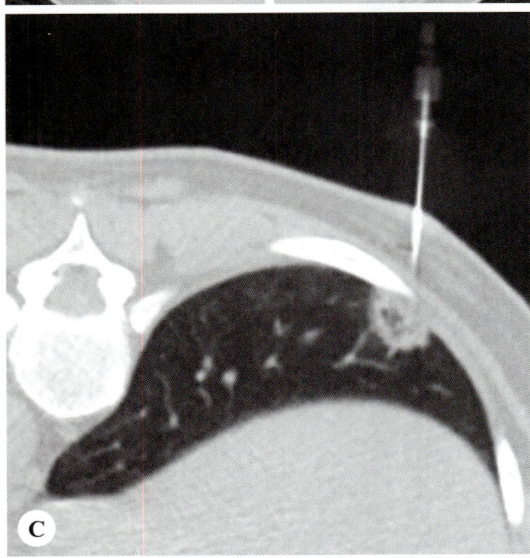
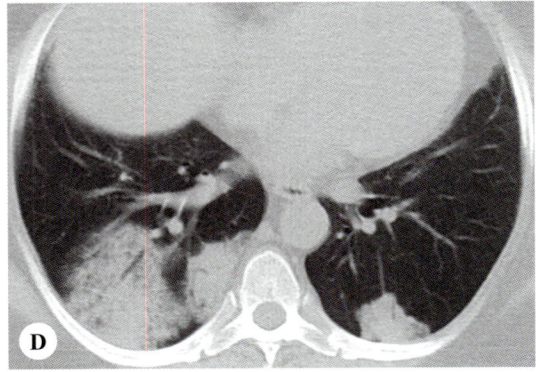

▲ 图 6-215　多中心高分化腺癌伴贴壁扩散

A 和 B. 部分头足向 CT 图像显示双肺边界模糊结节（箭），有些伴有中心透亮影（假空洞）；C. CT 引导下经皮穿刺活检确定诊断；D. 另一例患者，CT 显示双肺下叶相对较大区域肺实变，内可见支气管气象（肺炎型疾病），提示为浸润性黏液腺癌

第 6 章　肺
Lung

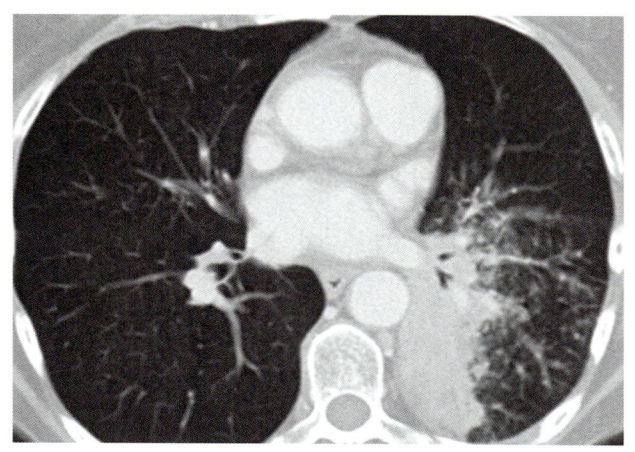

▲ 图 6-216　局部癌性淋巴管炎

左肺下叶可见中央型支气管大肺癌，附近伴小的线状影和结节

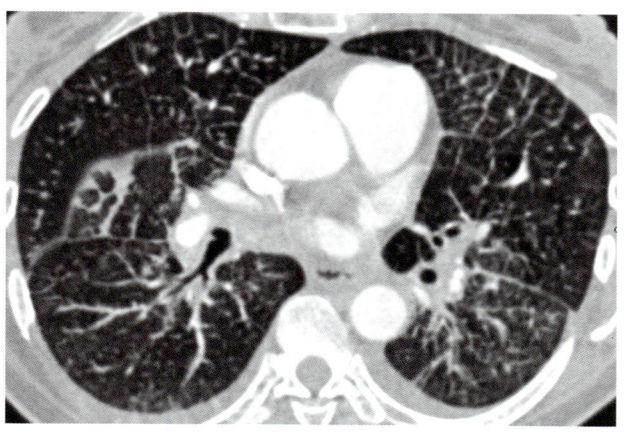

▲ 图 6-217　癌性淋巴管炎

双肺弥漫散在微小转移性结节，伴小叶间隔增厚，以双肺上叶前段显著

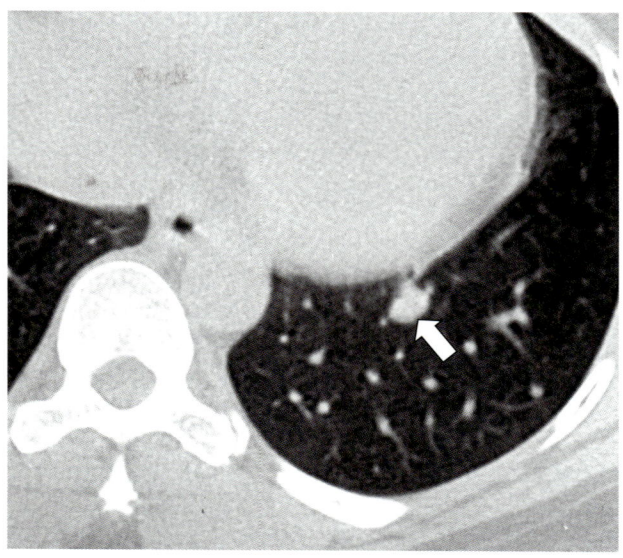

▲ 图 6-218　隐匿性肺转移癌

左肺下叶心脏后方的 9mm 大小结节（箭），为肉瘤转移灶

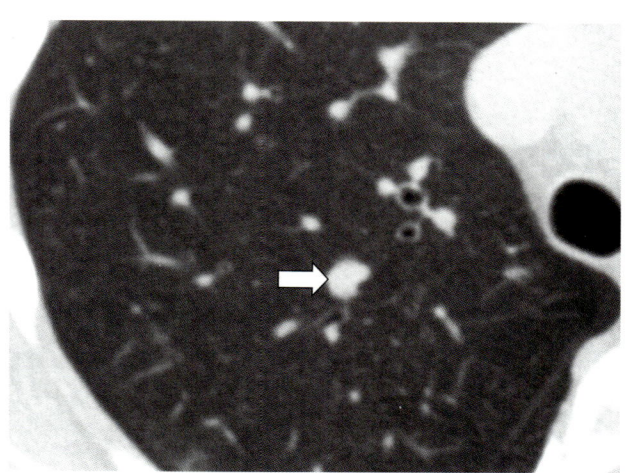

▲ 图 6-219　隐匿性肺转移癌

可见一个 8mm 大小结节（箭），紧邻支气管分叉的前方和伴行肺动脉的中央型病灶，为肉瘤的转移灶

多发性空洞性肺转移通常由原发性鳞状细胞癌引起，最常见于来自头颈部或宫颈恶性肿瘤[619]。

CT 检查偶尔会在肺外周带发现小的线样影，有时是不规则或成角的。这种形状不太符合转移癌的特征，因为转移癌通常为圆形或分叶状，这种线样的病灶更符合瘢痕或局灶性肺不张。如果需要进一步明确，可在 3～6 个月内进行 CT 随访。

尽管 CT 在检测肺小结节方面比常规胸部 X 线更敏感，但其主要缺陷在于除转移灶外还有其他许多原因也可表现为肺结节[620]。肺结节可能是既往感染或炎性疾病的残留，肺内淋巴结，以及良性或原发性恶性肺肿瘤。在肉芽肿性疾病（如组织胞浆菌病）流行的区域，CT 检测到的肺结节中，约 30% 都为良性，即使在有原发性胸外肿瘤病史患者中也是如此。然而在非肉芽肿性疾病流行的区域，不管是在儿童或成人中发现的肺结节，大部分确实是转移结节。发现的结节越多，为转移结节的可能性就越大。由于纤维支气管镜或经皮针吸活检对这类小周边结节的检出率极低，因此，除了进行局限性开胸手术以获得明确的组织学诊断外，在尝试明确鉴别转移结节或肉芽肿之前，可能需要等待 6～12 周后，再次进行 CT 检查。如果后续 CT 中发现结节大小或数量的增加，则可能被认为是转移性疾病的事实证据。

当胸部 X 线呈阴性时，并非所有胸外恶性肿瘤

311

患者都需要进行胸部 CT 检查[621]。CT 适用于肺转移倾向较高的原发性肿瘤患者（如骨肉瘤，Clark 分级为Ⅳ或Ⅴ级的黑色素瘤），尤其是当患者拟行大手术（如截肢术、广泛淋巴结清扫术），或者对于很有可能出现其他病变的患者（如手术前怀疑孤立性肺转移）。虽然 MRI 对肺结节的检测具有很高的灵敏度，可以准确测量结节大小，偶尔也可以显示出 CT 上未发现的紧邻血管的结节，但 MRI 较高的假阳性率提示其尚不能很好地取代 CT，成为肺结节检测的主要工具[622]。CT 具有高空间分辨率，可以更好地检出靠近胸膜或横膈的结节，并显示结节与叶间裂的关系。但是，对于部分病例中，MRI 可以替代 CT 对某些肺部病变进行随访。

7. 其他肺结节

（1）类癌：肺类癌是起源于气道中的内分泌摄取胺前体脱羧（amine precursor uptake and decarboxylation，APUD）细胞，约占所有肺肿瘤的 2%[623]。类癌是儿童期最常见的原发性肺肿瘤，通常见于青春期后期。这种神经内分泌细胞可引起一系列癌症，从浸润前细胞增生性神经内分泌细胞病变 [类癌和弥漫性特发性肺神经内分泌细胞增生（diffuse idiopathic neuroendocrine cell hyperplasia，DIPNECH）] 到侵袭性极强的小细胞未分化肺癌，而类癌则位于这一肿瘤谱的中间。在组织学上，类癌可以被分为低级别或高分化（也被称为典型类癌），以及中等级别或分化较好的（过去被称为非典型类癌）。典型与非典型类癌的影像表现相似，难以区分，主要取决于发生位置：中央或外周[624]。中央或支气管类癌（60%～70%）比非典型类癌更为常见，通常表现为肺门或肺门周围肿块（图 6-220）。中央或支气管类癌通常含有支气管内膜成分，可延伸至邻近肺实质。以腔外成分为主的类癌被称为"冰山病变"。大约 15% 的中央型类癌会发生转移。由于中央型类癌的位置以及相对惰性的生长方式，中央型类癌经常出现呕血、咳嗽或反复感染。类癌综合征较少见（3%）；但是，伴有 ACTH 产生的类癌可能引起库欣综合征。

周围型类癌是较常见的非典型类癌，见于年龄稍大的患者，更易出现在肺段支气管以外的区域，表现为边缘锐利的肺结节，相比于中央型类癌，周围型类癌更容易发生转移。

CT 对术前确定这种浸润性肿瘤的累及范围，特别是管腔外部分非常有帮助。如果未见腔外侵犯，可以进行局部袖状切除并辅以支气管修补（图 6-221）。类癌通常为富血供，在动态静脉注射对比剂后可出现显著强化，30% 的病例还存在一些点状钙化[625]（图 6-222）。类癌具有丰富的生长抑素受体，使得以放射性标记的生长抑素类似物（奥曲肽）为示踪剂的闪烁显像技术，可以较好显示出病灶。奥曲肽显像有助于检测副肿瘤综合征患者的隐匿性肿瘤[626]。

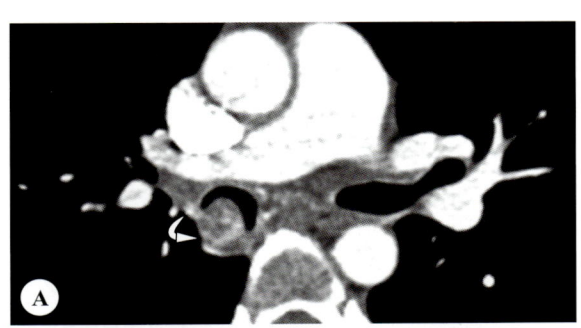

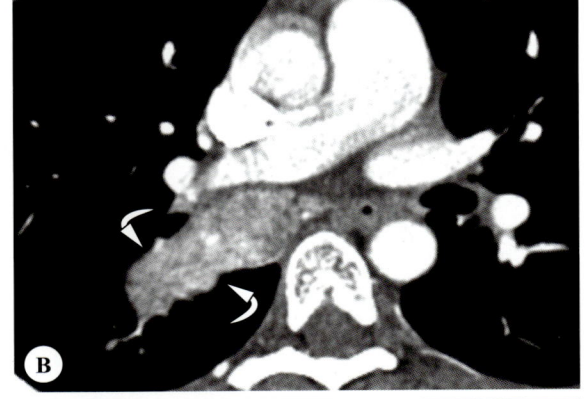

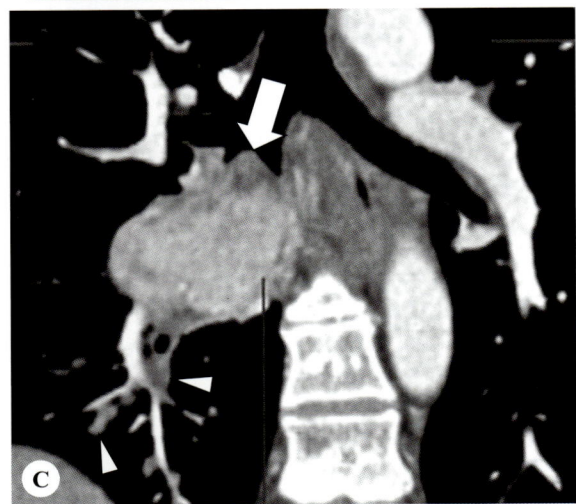

▲ 图 6-220　支气管类癌

A 和 B. 对比增强后头足向 CT 图像显示一个大的富血供肿块（弯箭），几乎阻塞了中间支气管和整个右肺下叶支气管；C. 冠状位重建图像显示位于中间支气管的肿块（箭），伴右肺下叶小支气管内黏液栓（箭头）

(2) 错构瘤：肺错构瘤被认为是一种良性肿瘤，是由软骨、脂肪、肌肉、结缔组织、骨骼及液体的异常聚集形成的。是肺部最常见的良性肿瘤之一，在尸检报道的发生率为 0.25%。患者通常是在 40—70 岁偶然发现存在肺错构瘤，典型表现为位于肺外周带、孤立、边界清晰的结节，5% 的肺错构瘤可发生在支气管内[627, 628]。通常，错构瘤含有少部分脂肪密度，有时在边界清晰的结节内伴有软骨样（爆米花样）钙化（图 6-188）。CT 在检测病灶内脂肪及钙化的准确度要高于 X 线，据报道，CT 检测到的钙化发生率在 5%～50%，可识别的脂肪发生率高达 50%[629]。对脂肪的确认可以以皮下脂肪作为对比，密度在 -40 到 -120HU。结节内脂肪被认为是诊断错构瘤的一个可靠指标，可以有助于避免接受活检。由于肿瘤含多种成分，错构瘤在 MRI 的 T_1 与 T_2 加权图像上信号不均一，并呈不均匀强化。脂肪饱和或同相位与反相位 MR 图像均可以帮助识别病灶内的脂肪成分。罕见情况下，错构瘤可出现 FDG-PET 高摄取；因此，

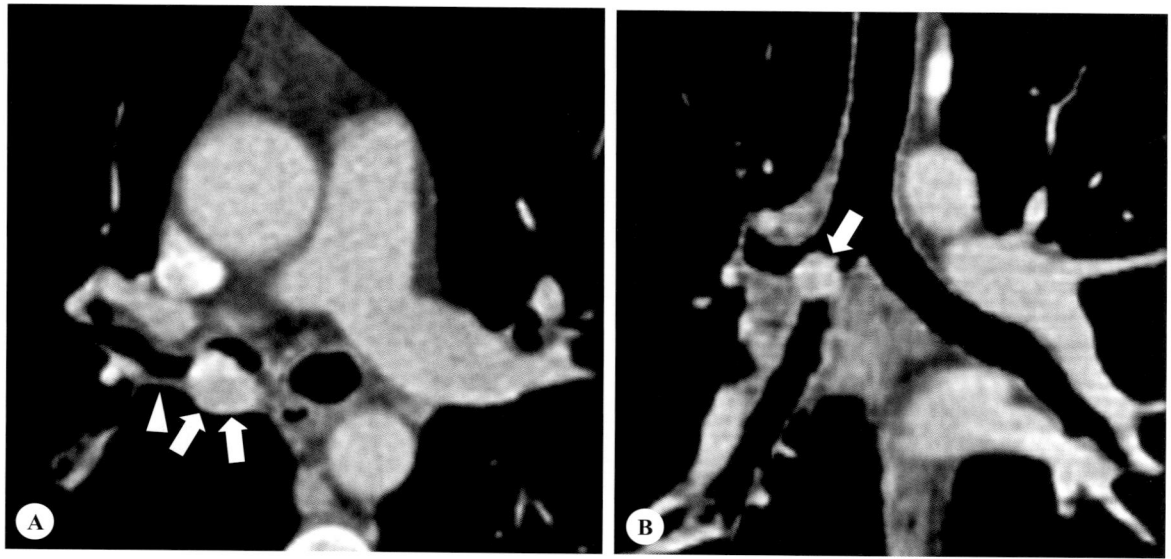

▲ 图 6-221 支气管类癌

A. 横轴位增强 CT 显示右肺上叶支气管层面右主支气管富血供肿块（箭）；B. 冠状位重建 CT 显示主要位于管腔内的肿块（箭）。在查看该图像后，胸外科医生成功地对肿块进行了袖状切除，而不是根据支气管镜结果进行全肺切除

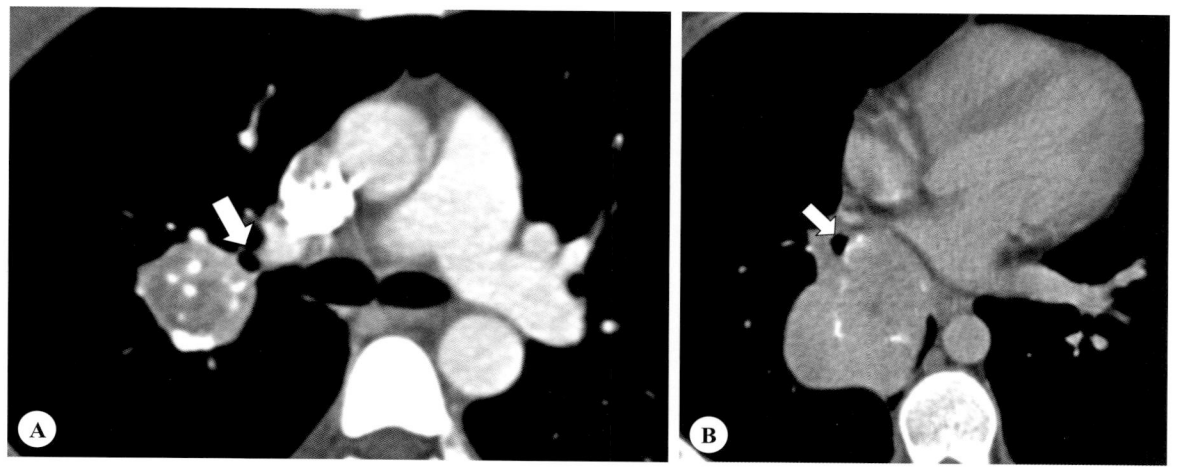

▲ 图 6-222 钙化的支气管类癌

A. CT 显示主要位于腔外肿块影，起源于右肺上叶尖段支气管（箭）；B. 另一例患者，CT 显示了主要位于腔外的肿块，起源于右肺下叶支气管

在对生长缓慢的疑似错构瘤病变进行检查时，应避免使用 FDG-PET 检查，因为会增加不必要的混淆和辐射[630]。

(3) Carney 三联征：Carney 三联征指的是同时存在以下三种肿瘤，即肺软骨瘤、肾上腺外副神经节瘤和胃平滑肌肉瘤[631]。肺软骨瘤在文献中有时会与错构瘤混用，但是它们其实是两种不同的疾病，因为这两种肿瘤的组织类型也不一样。软骨瘤由钙化/骨化的软骨成分组成，不含脂肪、平滑肌和呼吸道上皮细胞，而这三种成分通常见于错构瘤[632]。单发的肺软骨瘤可见于中年男性，而三联征更常见于年轻女性，此时软骨瘤也多表现为多发病灶。三联征的重要性在于，如果年轻女性中发现多发性肺软骨瘤，则应对其他两种病变进行筛查，如果胃肿瘤患者存在多发肺结节，也不应直接推断为转移瘤。

（十三）先天性和发育异常

1. 肺隔离症　肺隔离症指的是先天性或获得性肺组织与支气管树失去联系，并从体循环中获得异常的供血。肺隔离症分为两种类型：叶内型和叶外型[633]。大部分年轻患者中，诊断出的肺隔离症为叶内型，位于肺叶内，多见于下叶（左肺更常见），无额外脏层胸膜覆盖。几乎所有的叶内型肺隔离症都可能是由于慢性感染导致的继发性病变，因为慢性感染破坏了正常的肺动脉供血，随后形成体循环供血，最常见的是远端胸主动脉侧支供应靠近下肺韧带的脏层胸膜。引流则最常见通过肺静脉回流至左心房。叶内型肺隔离症很少伴发其他发育异常。叶内型肺隔离症的典型 CT 表现是一个肿块样病灶，外观呈圆形或金字塔样，有时含有囊性成分，从而导致病灶内可见气-液平面（图 6-223 至图 6-225）。邻近病灶的肺气肿改变也很常见[634]。CTA 可以显示来自胸主动脉下段的供血动脉（16% 的患者可有两支或以上供血动脉）。叶外型肺隔离症则是先天性病变，几乎都在新生儿与儿童期被发现。叶外型肺隔离症的病灶有独立的脏层胸膜包裹，整个位于正常肺组织以外，几乎不含空气，与正常的肺动脉或支气管之间没有连接。肿块通常是在 X 线上被偶然发现，有时可能会在其他先天性异常检查或在产前超声中发现。在 CT 上，病灶特征性地表现为三角形或卵圆形肿块，通常靠近下叶的内基底段，尤其好发于左侧（图 6-226A 和 B）。供血动脉可来自胸主动脉下段或腹主动脉上段，但可引流至下腔静脉、奇静脉或门静脉。肺隔离症在 MRI 上较正常肺组织而言呈高 T_1 与 T_2 信号。MRA 有助于对异常的供血动脉的大小、走行进行评估，并且不依赖碘对比剂[635]。

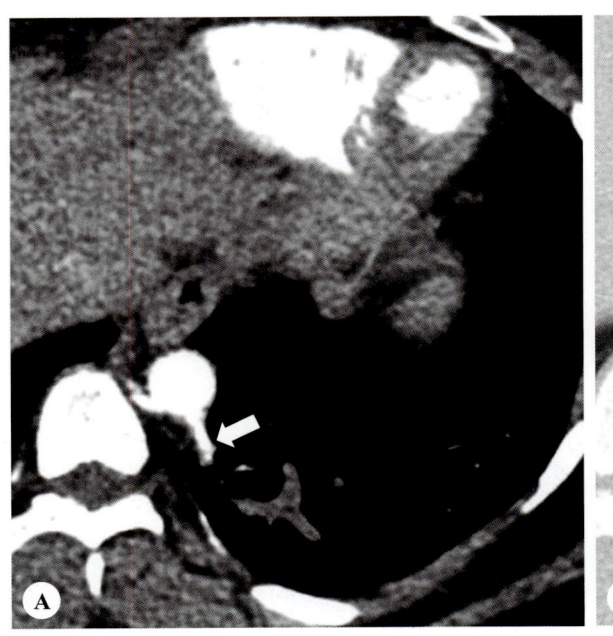 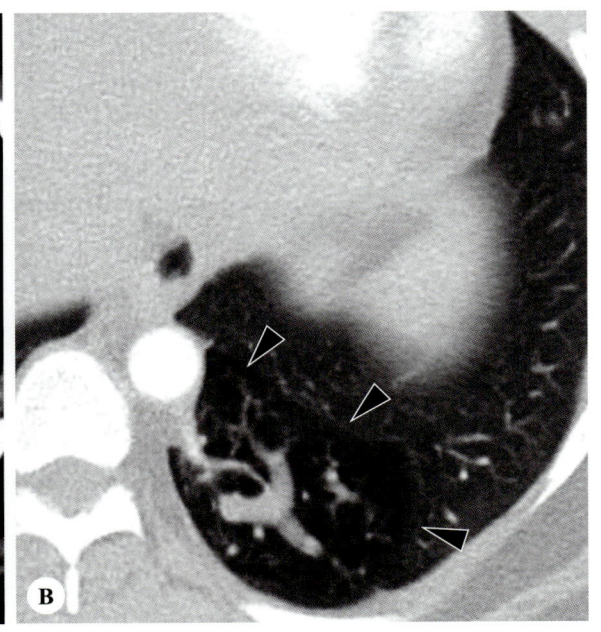

▲ 图 6-223　叶内型肺隔离症

A. CT 软组织窗可见左肺下叶匐形影，由一降主动脉发出的血管供血；B. CT 肺窗显示左肺下叶后基底段病灶周围局部高透亮影（箭头）

第 6 章 肺
Lung

值得注意的是,肺隔离症,先天性肺气道畸形(congenital pulmonary airway malformation,CPAM)、先天性肺叶过度充气(congenital lobar overinflation,CLO)及前肠重复囊肿可能存在一定的重叠,因为它们都是支气管肺前肠畸形疾病谱的组成部分[636, 637]。术语混合病变用来形容肺隔离症与 CPAM 同时存在时,这种病变随着影像技术的进步,也越来越多地被发现[638]。

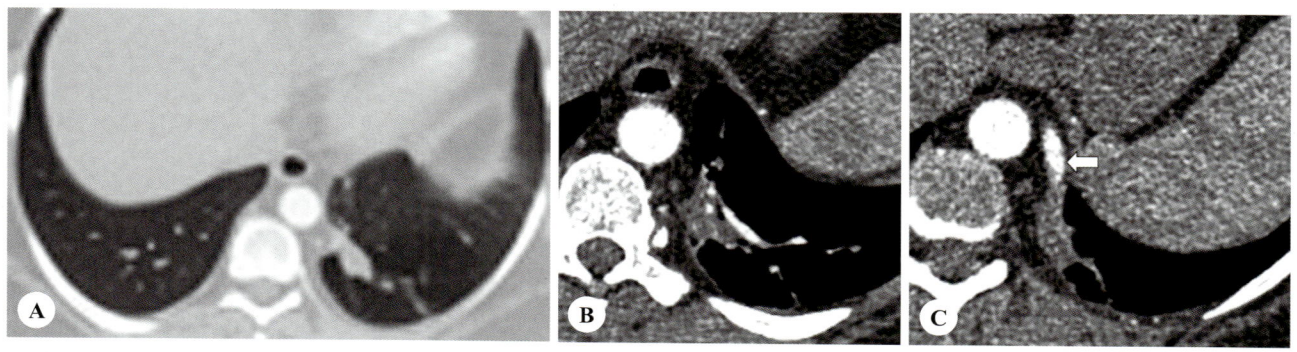

▲ 图 6-224 叶内型肺隔离症
A. CT 肺窗可见左肺下叶后基底段类圆形结节,伴外周瘢痕和周围肺气肿;B 和 C. 对比增强后软组织窗 CT 图像显示供血动脉来自降主动脉

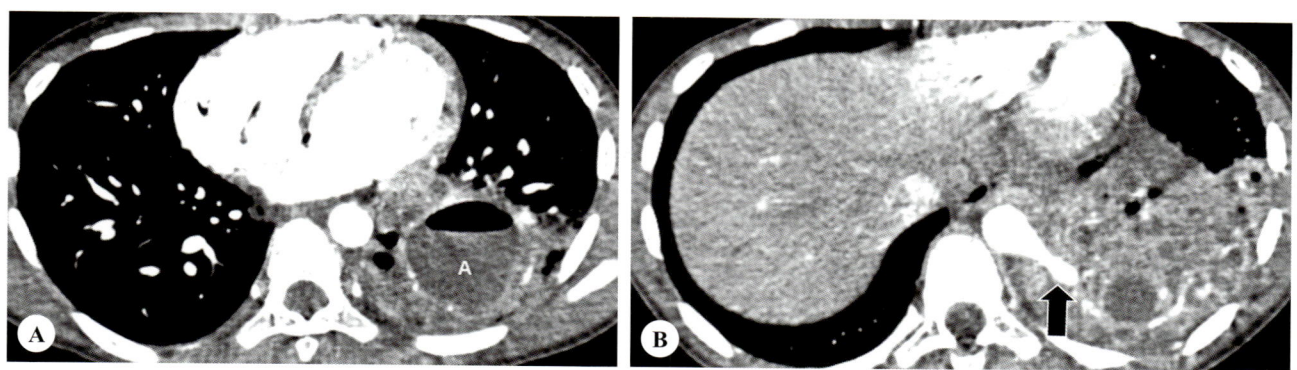

▲ 图 6-225 叶内型肺隔离症伴感染,CT 可见大的脓肿
A. 左肺下叶病灶周围肺实变;B. 更下一方层面显示来自降主动脉的血管向隔离肺组织供血

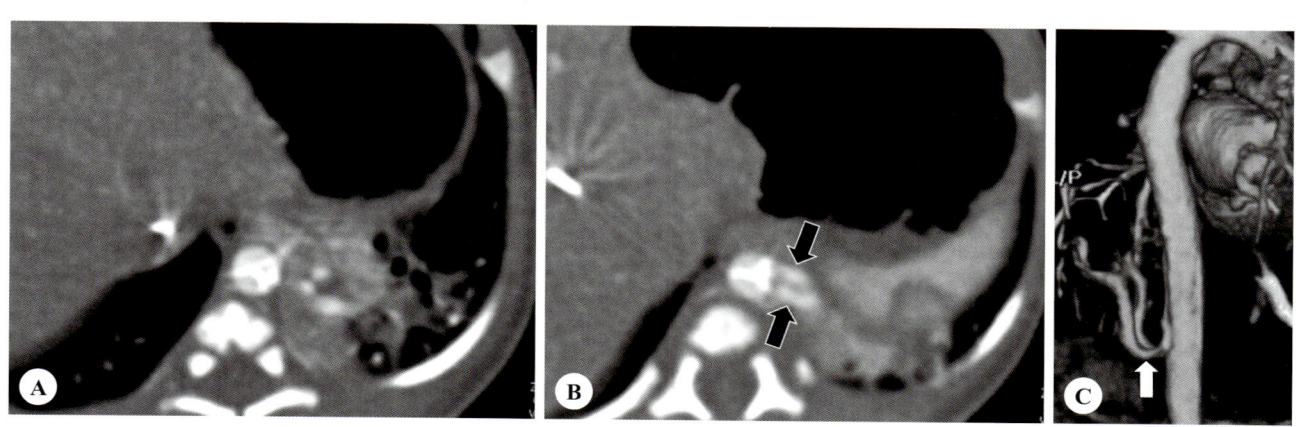

▲ 图 6-226 叶外型肺隔离症
A 和 B. 头足向 CT 显示来自降主动脉的两支血管(箭)向左肺下叶局部病灶供血,患者为一名 1 日龄婴儿;C. 容积再现 CT 显示两支起自主动脉的供血血管(箭)

2. 先天性肺叶过度充气 CLO 过去被称为先天性肺叶肺气肿，以肺的单叶或多叶进行性过度充气为特征。其基础的病理生理改变被认为可能与止回阀机制相关，是由在支气管层面发生软骨缺陷，发育不良或不成熟所致[639]。患者在新生儿期常出现呼吸窘迫，25% 的患者在出生后 6 个月内出现呼吸窘迫症状[640]。常见肺单叶受累，尤其是上叶更常受累[641]。在婴儿出生后，由于胎儿期液体的潴留，受累肺叶会立即呈现实性影。随着液体被清除，病灶会从肺泡样往间质增厚方向发展，并最终表现为肺叶高透亮伴周围肺不张。区分 CLO 与其他疾病的关键点在于，确定过度充气肺叶内的血管。体位依赖的卧位影像显示受累肺叶或肺叶体积变化很小或无变化。CT 通常可以更好地显示病变，并排除其他诊断，如异物、弯刀综合征及其他肺发育不良疾病。多肺泡叶的临床与影像与先天性肺叶过度充气相似，但病理截然不同，多肺泡叶患者的肺泡通常有 3~5 倍的肺泡数目，气道和血管供应正常。从而导致了肺叶的增大，与 CLO 具有类似的影像学表现。

3. Swyer-James-MacLeod 综合征 Swyer-James-MacLeod 综合征，也被称为 Swyer-James 综合征，发生于婴儿期或幼儿期，继发于病毒性肺损伤。Swyer-James-MacLeod 综合征是一种感染后形成的闭塞性细支气管炎，并进而干扰了肺泡与正常肺及其血管组织的发育。额外的空气来源造成异常支气管远端的肺组织过度充气。该病在胸部 X 线上通常表现为单侧肺体积减小伴高透光和空气滞留，虽然有时肺体积也可能是正常的[642]。CT 可以更好地显示过度充气的肺伴血供减少，并伴有其他异常，如对侧肺受累，CT 还可以确定是否存在支气管扩张，支气管扩张可能导致更频繁的感染[643, 644]。呼气末 CT 可以确认是否存在空气滞留，并有助于排除其他导致空气滞留原因，如异物。MRA 是用于显示小的肺动脉与稀疏的外周血管的影像学方法[645]。

第 7 章 心脏和主动脉
Heart and Aorta

Theodore T. Pierce　Brian B. Ghoshhajra　著
刁凯悦　张丽芝　陈志霞　译

心脏 CT 和 MRI 有别于其他检查方式的一大特征是在扫描过程中频繁地动态追踪受检者心电图（electrocardiogram，ECG）来进行心脏运动补偿，以确保能提供高分辨率且无运动伪影的心脏影像和相对较细的冠状动脉影像。虽然呼吸运动可以通过在相对较短（<1～15s）的图像采集期间屏气来抑制，心脏运动却不能以类似的方式停止。作为替代，心脏运动伪影的减少是通过尝试利用心脏处于单一位置时候的图像进行重建来完成的。鉴于目前扫描仪的时间分辨率和视野的限制，通过采集几个心动周期的图像可以完成对整个心脏的显影。

心脏 CT 或 MRI 扫描同时追踪 ECG，获得的图像可作为心脏位置的替代指标用于对单一位置的心脏进行重建，从而消除（或部分减少）心脏运动伪影。举例而言，在获取了几个心动周期的心脏图像后，一个连续的轴位 CT 图像可以通过重建 ECG 记录的 R 波以后 300ms 的时间点，或者在心动周期的 30% 时间点（假设心率为 60 次 / 分）的图像来获得。借助这样的方式，我们可以得到心脏在收缩期的一个单一时间点的图像，而不是整个心动周期内心脏影像的平均，从而减少了心脏运动伪影。

虽然心脏运动伪影常常不能完全被消除，这样采集全心动周期图像的方式也提供了在多个时期心脏图像中提取运动度最小时相的机会（图 7-1）。虽然心脏运动伪影补偿富有挑战性，但对于提供高质量的心脏和冠状动脉图像而言，这项技术却是非常关键的[1]。

在这一章中，我们将讨论心脏和主动脉的 CT 与 MRI 技术，以及影响心脏和主动脉结构的一些疾病。

一、心脏和主动脉成像技术

1. 冠状动脉 CT 血管成像

（1）心电门控：利用心电信号来提供心动周期中多期相、无运动伪影的心脏 CT 图像（图 7-2）的方法不一。其中，回顾性心电门控技术以一种低螺距、大量过采样的螺旋扫描方式连续采集数据。具体的螺距由预期的采集心率确定，尤其是用采集图像前一瞬的患者心率预估，低心率患者需要更低螺距。在图像采集完成后，根据获取图像的心动周期时间点进行回顾性分组。对整个心动周期的图像采集可以重建出心动周期内多个期相的完整成像集（三维）。心动周期内的连续图像可以显示心脏运动的情况，从而可对心脏功能进行评估。而对于心律失常的患者，回顾性心电门控可以通过编辑触发点来矫正伪影。回顾性的心电门控尤其适用于心率高的患者[2]。

前瞻性心电触发技术则是通过交替开关 X 线管来获取心动周期中特定期相的图像。在识别了 ECG 上面的 R 波和紧随其后的一段时间延迟后，机器会开始采集一段确定时间内的图像或采集至下个 R 波来临前的图像[2]。在这样的采集方式下，CT 扫描仪是沿着轴向的方向进行图像采集（而不是在回顾性心电门控技术中的螺旋扫描），在扫描间隔移床至下一位置来准备下一次的图像采集，重复直至采集完 z 轴上所有需要的图像。一些具有宽视野的 CT 扫描仪也可以做到单次轴向扫描即获得全部图像[2]。同时，根据临床需求的不同，也可以选择在收缩期或舒张期来采集类似的图像[2,3]。部分 CT 扫描仪可以做到多期相扫描，甚至当其时间分辨率够高时，其图像还可以用于心室壁运动分析[4]。或者，扫描时也可以只获取心动周期中的一个期相的影像以降低辐射。此

体部CT与MRI（原书第5版）
Computed Body Tomography with MRI Correlation (5th Edition)

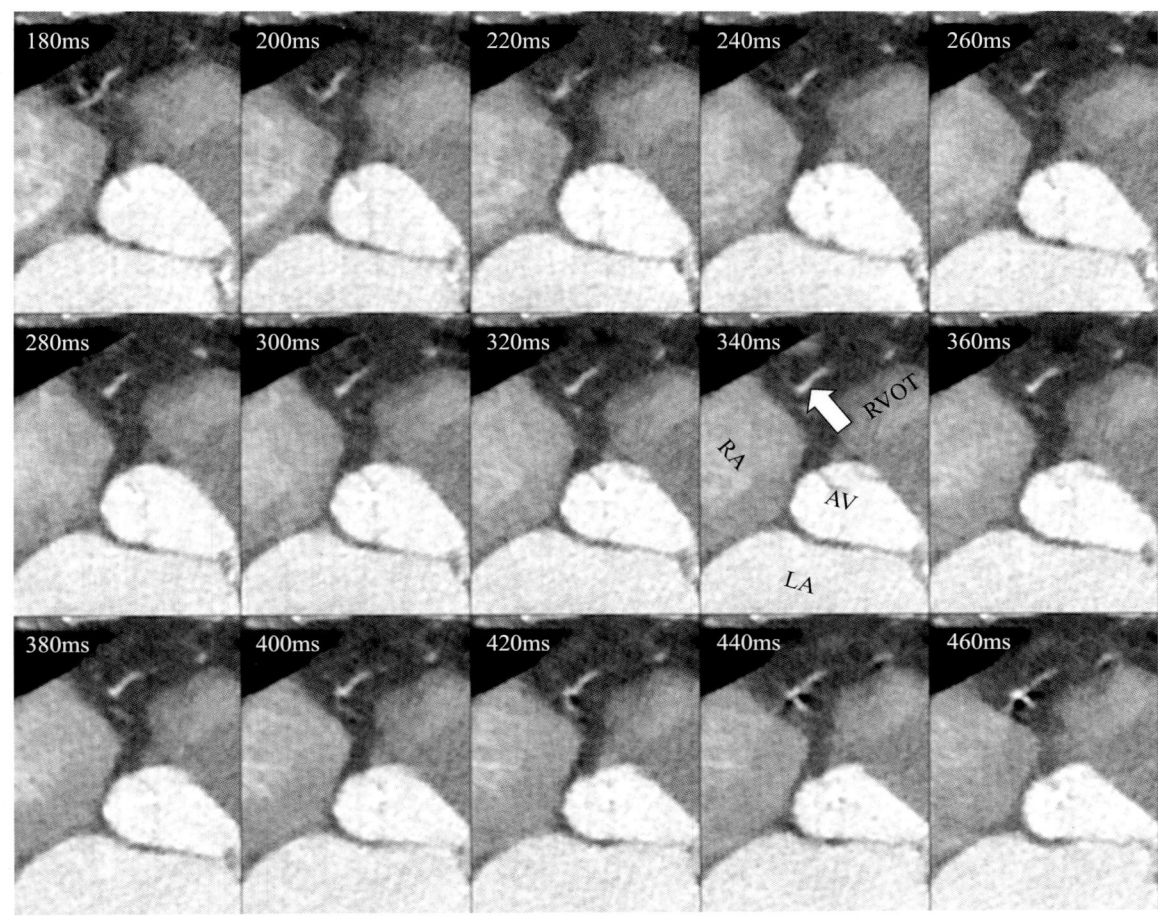

▲ 图 7-1 心动周期中运动伪影与多期相图像采集优势的展示

图中展示了在左心室收缩期每间隔 20ms 不同时间点获取的 1mm 轴位重建图像。在每张小图的左上角标注了该图对应的时间点与 R 波的具体时间间隔（从 R 波后 180～460ms）。右冠状动脉中段在 R 波后 340ms 时伪影最小，是该段冠状动脉的最佳评估时间（白箭）。图中标出了右心房（RA）、左心房（LA）、主动脉瓣（AV）和右室流出道（RVOT）（经许可转载，引自 Springer: Celeng C, Vadvala H, Puchner S, et al. Defining the optimal systolic phase targets using absolute delay time for reconstructions in dual-source coronary CT angiography. *Int J Cardiovasc Imaging* 2016;32:91–100.）

外，一些带有心律失常抑制算法的自适应性前瞻性心电门控的扫描仪可以提前检测到不规律心跳，通过抑制算法及在同一位置额外加采图像进行补偿，从而更好地减少由于心率改变和心律失常带来的伪影[5]。相对于回顾性心电门控的低螺距高覆盖率螺旋扫描的方式，这种采集心动周期部分期相图像的方式大大降低了辐射剂量[6-8]。

除了上述讨论的通过心动周期内多个特定时间点获取图像来减少运动伪影的前瞻性心电触发序列扫描与回顾性门控螺旋扫描成像以外，通过在双源CT扫描仪上使用大螺距（螺距可达 3.4）螺旋采集的超快速成像技术也可以减少心脏运动伪影[9,10]。大螺距的扫描方式使得全心图像可以在一次心跳中采集完成，扫描时间缩短到 250ms[11]。这些扫描方式必须要和 ECG 信息紧密配合，来抓取心动周期中的特定期相。一般情况下会选择舒张末期成像，因为此时的心脏静止时期比收缩末期更长，尤其是对于慢心率患者而言[2]。不过，对于主动脉根部的评估而言，收缩末期的图像采集更重要。这种便捷的图像采集方式同时还减少了对比剂团注量（降低对比剂用量）和扫描所需屏气时长。但是，这种单期相图像采集方式也有一个很大的弊端，就是无法通过选择心动周期内的其他期相图像来减少运动伪影。

（2）预先给药和患者体位：为了保证图像质量，CT 检查前常常要求患者服用多种药物。β 受体拮抗药是一种常用的药物，通常用于降低患者心率。心

第 7 章 心脏和主动脉
Heart and Aorta

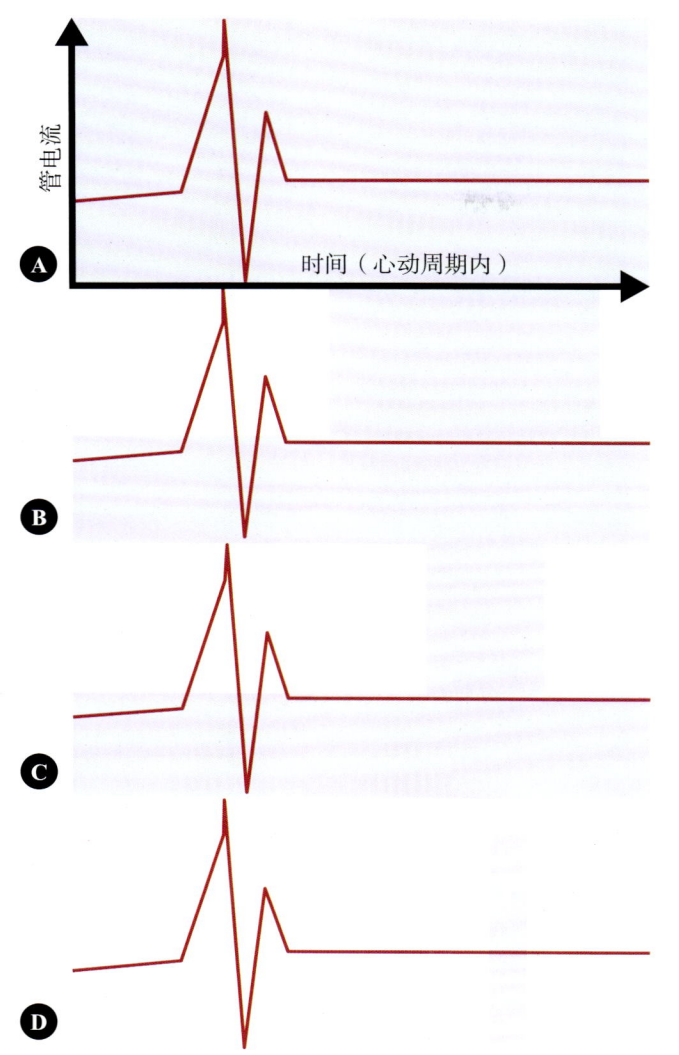

◀ 图 7-2 心脏 CT 模式与管状电流调制示意图。图中蓝色阴影部分显示了 X 线管在心动周期中发出射线的对应时段，而阴影的高度则与 X 线管的电流成正比

A. 无管状电流调制的回顾性心电门控。在整个心动周期中，X 线管一直保持开启状态并持续发出 X 线。心脏影像是通过一个低螺距螺旋扫描的方式获得的（每次旋转之间的 z 轴重叠约 80%）。通过此种方式可获得低噪声的整个心动周期的图像，包括收缩期与舒张期，但辐射相对较高。B. 具有 ECG 管状电流调制的回顾性心电门控。X 线管在整个心动周期均保持开启状态，但管电流在收缩期被调低，辐射相对降低，收缩期的图像噪声则增多。管电流峰值可根据需求调至收缩期或舒张期。C. 具有 ECG 管状电流调制的回顾性心电门控。舒张期减少管电流最大输出量以进一步减少辐射。舒张期的高质量图像足以实现冠状动脉评估，同时有噪声的收缩期图像对于心功能评估也是足够的。D. 前瞻性心电触发。图像是通过轴位的连续扫描获得的（而不是螺旋扫描），并且只采集了非常短的部分舒张期图像，辐射剂量大大减少。收缩期图像完全没有采集故而不能用以心功能评估。这种扫描方式也更适用于心律失常患者。图像采集窗可以被调宽来获取更多的期相图像以完成功能学方面的评估。管状电流调制模式可以用来限制最大 X 线输出量的持续时间并减少辐射剂量（经许可转载，引自 Springer: Chan AKW, Ferencik M, Abbara S, et al. Low radiation coronary CT. *Curr Cardiovasc Imaging Rep* 2014;7:9284.）

脏运动在整个心动周期并不是均一的，通常在收缩期峰值与舒张早期较剧烈，而在收缩末期与舒张末期相对较少。心率较慢的患者对应的舒张末期静止期较长，这有利于舒张期无运动伪影图像的采集，尤其是有利于时间分辨率有限的 CT 扫描仪[11]。虽然并不常见，但 β 受体拮抗药仍然存在潜在风险，可能导致心动过缓、心脏传导阻滞、诱发支气管哮喘或过敏反应。此外，滴定给药至最佳心率的过程需要多次小心用药，对放射科医生来说可能是单调且耗时的过程。新型的扫描仪具有更高的时间分辨率，可以在包括相对较短的收缩末期在内的心动周期的多个时相中获得无运动伪影的图像[4]。由于收缩期持续时间随不同心率变化相对较小，因此可对更大范围的心率患者进行扫描，并且避免了 β 受体拮抗药的使用。另外一个优势则是心脏随心跳发生的位移在收缩末期是最小的，这样也有利于图像的重建，尤其是对于沿轴向推进的扫描方式，可帮助减少这种由于层面不一样导致的伪影。

空间分辨率仍然是冠状动脉评估的一大限制因素[11]。一些扫描仪已经可以做到 0.6mm 像素的图像重建，但这也只是比最大的心外膜冠状动脉小一个数量级[4]。为了更好地完成小血管的评估，诸如硝酸甘油这样的血管扩张药物会被用来增加血管的内径，以改善小分支血管的评估并提高诊断的准确性[12]。硝酸甘油的并发症较少见但仍然存在，如头痛，或者更为少见的严重低血压。但血管扩张或头痛不适引起的心率反射性升高并不是我们想要的结果，尤其是使用时间分辨率较低的扫描仪时[12]。此外，对于存在下列情况的患者应避免使用硝酸甘油，包括左室流出道梗阻（肥厚型梗阻性心肌病或重度主动脉瓣狭窄）、低血压、颅内出血，或者近期使用了磷酸二酯酶抑制药（枸橼酸西地那非片、他达拉非片、盐酸伐地那非片、西地那非）[12]。硝酸甘油通常是通过舌下含服的方式给药，住院患者也可以静脉给药，但是也可以贴片敷贴进行透皮给药。

除了上述的问题外，还有一些扫描前需要考虑的问题。例如，扫描女性患者时调整上移乳腺位置以降低辐射范围内的软组织量（图7-3）。这样做有非常多的优势。例如，使用较低的峰值管电压就可以让碘对比剂显得更亮并降低患者最终受到的辐射剂量[13]。同时，这样做可以降低管电流，也可以降低电离辐射[13]。散射辐射的减少也可以降低图像噪声。最后，将乳腺移位可以减少对辐射相对敏感的乳腺组织的辐射剂量[14]。

此外，定位像也可以帮助扫描仪选择对于特定患者的最佳管电压，从而在不增加辐射剂量的同时得到最优的图像质量[15]（图7-4）。上述优势的前提是CT床中心需对准扫描仪的孔。这一点可以由技师在检查开始前运用配备的导向激光进行人工核对，并在定位像上进行检查。对准不成功会导致扫描仪选择错误的管电流并导致不合适的辐射剂量。

最后，一定要准确放置心电装置以确保ECG的准确。患者手臂需要下垂，否则电极可能会脱开。体毛较多的患者可能会存在电极与皮肤接触不良的问题，从而导致心电记录时出现大量基线伪影。更糟糕的情况是，对于呼吸运动过于剧烈的患者，电极可能刚好在准备采图的时候脱开。随后的心电触发可能基于ECG上的随机信号而不是R波触发，从而得到非心电门控的图像并可能导致更多的辐射剂量[16]。

（3）对比剂注射和时机：对于要接受冠状动脉CT血管造影的患者，对比剂注入的时机是很重要的，在正确的时机注入对比剂才能在相同对比剂总量的情况下让采集的图像中冠状动脉内对比剂浓度达到最大。为了达到最大的衰减程度，碘对比剂的注射速率必须最大化，并且采集图像也应该选在感兴趣动脉内对比剂浓度最大的时候。为了最大限度地提高碘供给率，对比剂是不应该用生理盐水稀释的。此外，还要根据患者的体型选择高注射速率（4～6ml/s）。这样的高速流率需要很好的静脉置管（intravenous catheter，IV），比较合适的是外周大口径IV（18号或20号）[17]。考虑到导管长度会增加阻

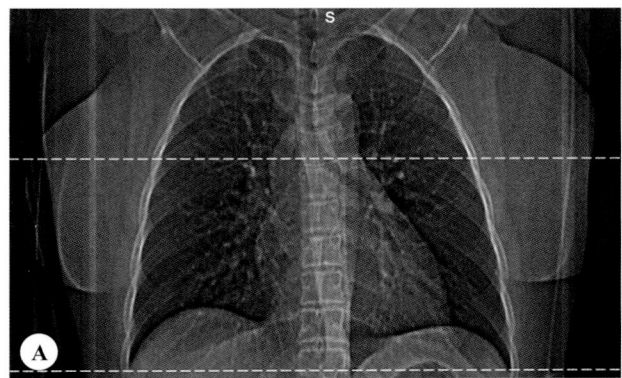

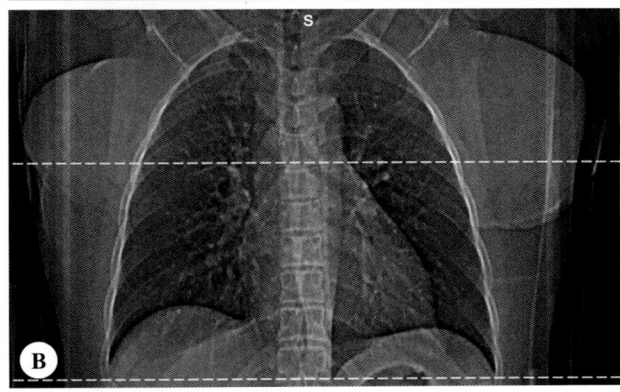

▲ 图 7-3　调整乳腺的位置以降低辐射剂量并提高图像质量
A. 冠状动脉CT血管造影前获得的正位片。可见乳腺组织覆盖在心脏水平的侧胸壁上。此时CT扫描仪会发射额外的辐射来补偿视野内软组织增多带来的损耗。B. 使用患者定位带使乳腺上移后获得的正位片。视野中软组织减少导致散射辐射减少，患者的辐射剂量减少，以及利用较低的管电压增加对比剂强化程度，最终降低了图像噪声（经许可转载，引自 Vadvala H, Kim P, Mayrhofer T, et al. Coronary CTA using scout-based automated tube potential and current selection algorithm, with breast displacement results in lower radiation exposure in females compared to males. *Cardiovasc Diagn Ther* 2014;4:470–479.）

力，同样口径的中心静脉置管则不够理想。这样也可以避免对比剂从输液港或其他中心导管外渗等潜在的并发症风险。在一开始的100%对比剂注射后，接下来需要注入稀释的对比剂来帮助右心显影，从而帮助区分血池和心室壁，以便进行右心室形态学评估[17]。

在外周静脉注射高浓度的对比剂以后，需要等待一段时间使对比剂通过体静脉、肺动脉、肺静脉、左心室到达主动脉根部[18]。有三种方式可以用来控制对比剂的这个时间：固定延迟技术、团注追踪技术和团注测试技术[17]。固定延迟技术是对所有患者都等待相同的时间后进行扫描。该方法简单，无须采集额外的图像，缺点在于不精准的采集时间会导

第 7 章 心脏和主动脉
Heart and Aorta

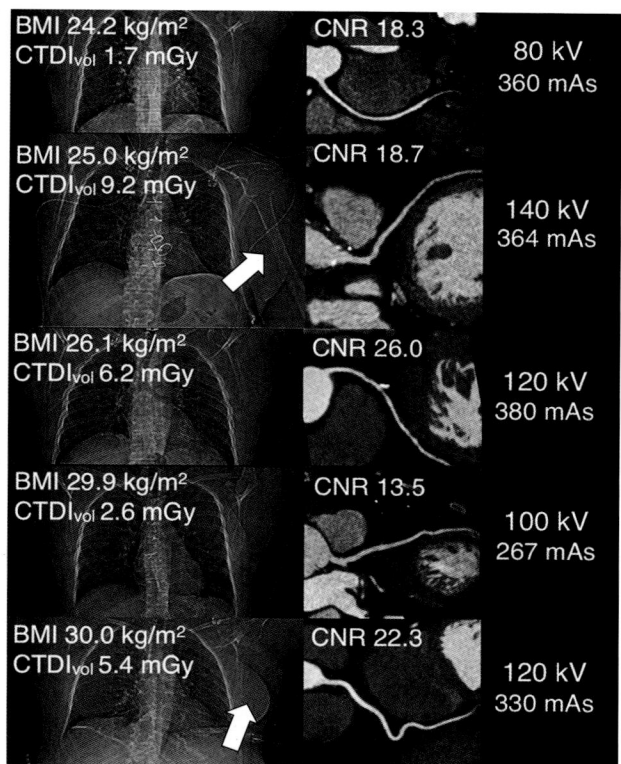

▲ 图 7-4 自动管电压选择与自动曝光控制扫描的五个患者的定位像与多平面重建图像

所有图像中的冠状动脉节段都是可用于诊断的。所有的图像都是用前瞻性心电触发、大螺距螺旋扫描方式获得，因此除管电压与管电流外，其余影响辐射剂量的参数均保持不变。患者的 BMI 和辐射暴露（$CTDI_{vol}$）没有明显的相关性，管电压和对比噪声比（CNR）也没有明显的相关性。在一些图像中，可见视野里衰减的结构(箭)，这种情况下，扫描仪会选择较高的管电压。一名患者因脑血管意外致手臂不能上抬，另一名患者因乳腺体积过大无法使乳腺移出视野。需要注意的是，在上述图像的扫描过程中使用了基于机构的或 SCCT 提供的依据 BMI 调整参数的指南经验（经许可转载，引自 Ghoshhajra BB, Engel LC, Karolyi M, et al. Cardiac computed tomography angiography with automatic tube potential selection: effects on radiation dose and image quality. *J Thorac Imaging* 2013;28:40–48.）

致图像采集时冠状动脉内的对比剂浓度不够高，从而导致图像质量不够高或无法用于诊断。由于不同患者心输出量不同，造成对比剂在不同患者体内的动力学存在差异[18]。因此，首选个体化的对比剂团注时间技术。

团注测试技术需要注射 20ml 小剂量的对比剂，并在升主动脉层面进行单层多期相图像采集[17]。图像采集不需要和对比剂注射完全同步，但延迟时间太长可能会错过对比剂峰值，通常大约 10s 的延迟时间比较合适。这也便于为屏气指令留出足够的时间。随后每 1～2 秒采集一次图像直到主动脉内对比剂浓度开始下降。随后机器会绘制出升主动脉的对比增强曲线，并选择达峰时间[17]（图 7-5）。借助这一达峰时间和其他一些包括团注测试对比剂注射时间、诊断性 CT 对比剂注射时间和扫描时长，可以计算出对比剂的延迟时间。这一延迟时间用于间隔开诊断性 CT 对比剂注射和图像采集。通常，达峰时间加上 4～5s 是比较合适的延迟时间。

团注追踪技术需要在升主动脉层面采集一个单一的轴位图片。依据该图像在升主动脉区域放置一个感兴趣区用以监测对比剂的浓度。随后给予完全剂量的对比剂，并在短暂延迟后（即刻开始图像采集的唯一缺点是额外的辐射和可能过早触发扫描），在患者自由呼吸状态下连续采集升主动脉层面图像。当感兴趣区对比剂浓度达到预定的阈值后，启动屏气指令，并开始诊断性 CT 图像的采集[17]。团注追踪技术的特点是不需要患者屏气，因为正常患者中对比剂延迟和诊断性 CT 图像采集共需 20～25s，而对于心输出量低的患者时间则更长。同时，感兴趣区应设置在主动脉内，远离上腔静脉和肺动脉，因为这些结构在患者自由呼吸时可能进入监测区。感兴趣区应放置得足够大，以避免因为图像噪声过早触发扫描，或者更为常见的对比剂流入上腔静脉所致的条状伪影。调高触发阈值可以降低过早扫描的可能，但也可能因为对比剂浓度未达到阈值而导致不能触发扫描。此时可以考虑手动触发扫描，虽然这种情况也可能因操作者错过对比剂峰值导致扫描图像不理想。最后，屏气指令应该尽量缩短来减少触发到扫描间的延迟时间，避免对比剂在成像前过早通过。当要求患者屏气时应立即指导患者屏住呼吸，以避免患者在图像采集过程中持续吸气。虽然团注追踪技术不一定能绝对精准地保证在对比剂峰值时进行扫描，但对比剂显影已经非常好并且远胜过固定延迟技术了。

虽然团注追踪技术有许多潜在局限性，但相较于团注测试技术，这一技术更可靠，更简单，也不需要计算延迟时间或额外的 CT 图像采集。此外，团注测试技术假定对比剂延迟时间是暂时恒定不变的，虽然这通常是一个合理的假设，但是两次扫描时屏气不一致或心率变化会引起心输出量改变，因此容易出现问题，而团注追踪技术则没有这样的风险。

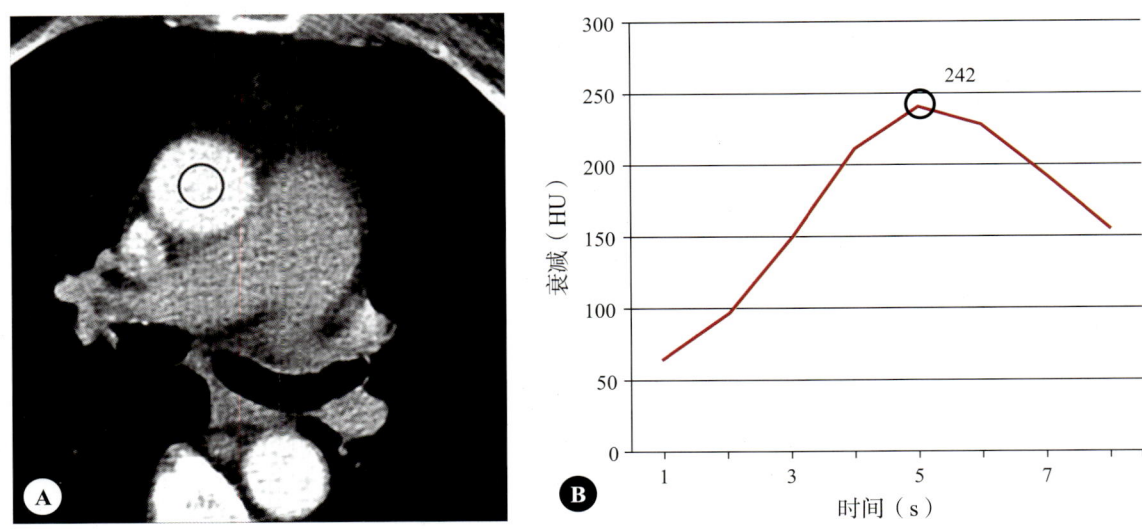

▲ 图 7-5 心脏 CTA 团注测试技术的对比剂注射时机

注入小剂量对比剂后，选取右肺动脉层面进行连续扫描（A）。扫描完成（对比剂团通过升主动脉）后，在升主动脉内放置感兴趣区（圆形）。生成感兴趣区的衰减相对时间的变化曲线（B）。所得达峰时间将用于计算对比剂注入至图像采集之间的延迟时间（经许可转载，引自 Scholtz JE, Ghoshhajra B. Advances in cardiac CT contrast injection and acquisition protocols. *Cardiovasc Diagn Ther* 2017;7:439–451.）

在大多数时候，我们需要精确采集动脉期图像。在某些情况下，延迟显像可能对诊断非常有用。例如，心耳血栓与血和对比剂混合不均伪影在延迟期图像最好鉴别。同样，延迟期图像还有利于肿块病灶的评估，因为此时病灶更加明显，而且可以评估延迟期病灶的强化程度。另外对于主动脉根部脓肿，延迟期图像上心肌灌注缺损或炎性改变也会更加明显。延迟显像还是复杂性先天性心脏病评估的必要条件，尤其是对 Fontan 术后的评估。因为早期的图像可能会导致误诊 Fontan 通路血栓。延迟显像的延迟时间通常是 60～120s。这种扫描方式的主要缺点是会增加辐射剂量。为了尽量降低辐射剂量，可采用单期相前瞻性图像采集或大螺距的螺旋采集方式。

(4) 降低辐射剂量：与其他基于辐射的成像技术一样，降低辐射剂量的技术是必需的，当然前提是保证图像质量满足诊断。与身体其他部位的 CT 检查一样，管状电流调制是重要的降低辐射剂量的方式，虽然心脏扫描时的管状电流调制具有一定的特殊性。心电门控的使用导致 z 轴方向的管状电流调制尤其复杂（需要随着患者的身长来改变 CT 扫描仪的管电流）[2]。相反，管电流也可以根据心动周期中不同时间来调节（图 7-2）。对于回顾性心电门控而言，管电流峰值可设置在收缩末期（或心动周期中的其他时间）来进行冠状动脉评估，而检查中其他时间的管电流则至少减少至 1/20[4]。虽然单独看这些低剂量的图像可能没有诊断价值，但是在峰值管电流期间能得到高质量的图像，这样既能回答临床问题同时又降低了总辐射剂量。

另外一种方法则是在非峰值采集期间将管电流降至 1/5[4]。这些相对低剂量辐射获得的图像可能不足以用于冠状动脉的评估（只能用高电流时采集的图像进行），但是仍然可被用来进行功能学评估，尤其是将这些较厚的图片进行重建来进一步降低图像噪声后[2, 19]（图 7-6）。在前瞻性心电触发扫描中也会用到类似的方法，只是在不需要的心动周期的部分可以将球管直接关闭。

迭代重建技术也被用来降低辐射剂量。通过对典型的滤波反投影图像进行迭代重建可以在图像后处理阶段降低图像噪声。这种通过后处理降低图像噪声的方式对获取图像时的初始噪声有更大的宽容性。因此，降低辐射剂量也能获得同等质量的图像[2]。

峰值管电压是决定辐射剂量的另一个重要的因素。由于辐射剂量随电压峰值的平方成比例的增加，较低的管电压可以显著降低辐射剂量[20]。低管电压的主要缺点在于低管电压会导致成像过程中低能光子相较高能光子衰减增多，从而导致图像噪声增加。这种情况下，通过调大 CT 扫描仪适应的管电流，可

第 7 章　心脏和主动脉
Heart and Aorta

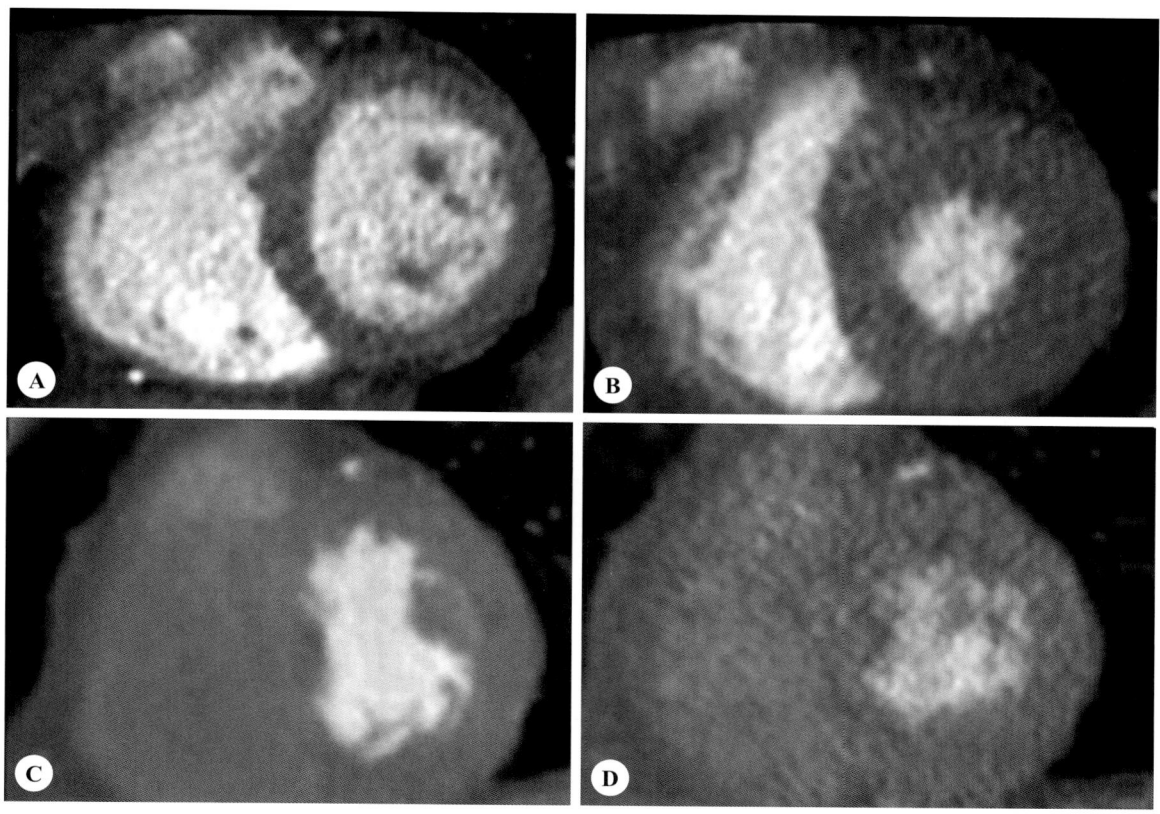

▲ 图 7-6　ECG 管状电流调制对图像质量的影响。降低管电流会增加图像噪声，但仍可以用于功能学评估
A. 在降低管电流后，运用多平面重建法得到的左心室短轴中部舒张期 8mm 层厚的重建图，对比 C 图像噪声增加了，但左心室壁与心内膜边界仍然清晰可见。B. 在降低管电流后，运用多平面重组（MPR）得到的左心室短轴中部收缩期 8mm 层厚的重建图，对比 C 图像噪声增加了，但左心室壁和心内膜边界仍然清晰可见。C. 峰值管电流获得后运用 MPR 得到的左心室短轴中部舒张期 8mm 层厚重建图，相较 A、B 和 D，图像噪声下降。该图像用于冠状动脉评估，图像质量远高于仅用于功能评估所需的图像质量。D. 在降低管电流后，运用 MPR 得到的左心室中部收缩期 8mm 层厚重建图，对比 C 图像噪声增加了，但左心室壁和心内膜边界仍然清晰可见（经许可转载，引自 Pursnani A, Lee A, Mayrhofer T, et al. Feasibility of a radiation dose conserving CT protocol for myocardial function assessment. *Br J Radiol* 2014;87:20130755.）

以在一定程度上降低图像噪声，但这也是有限的，调到最大电流后还是需要增加管电压[20]。对于体格小的患者，上述操作通常不是问题，但是对于较大体型的患者，一般的 CT 扫描仪可能无法提供足够高的管电流来抵消低能光子衰减的增加[17, 20]。所以，通常需要使用更高的峰值管电压。另一个使用较高管电压的好处是，低能光子接近碘剂的 k 缘，使对比剂显像更好[4, 11]。对于相同的对比剂剂量，高管电压得到的图像具有更高的对比度。从而可以在降低辐射剂量的情况下，获得虽然噪声较高但能保持对比度和噪声比相似的图像[4]。或者也可以在保持类似衰减程度的同时减少对比剂用量[11]。此外需要注意的是，低能光子可能导致金属或钙化所致射线硬化效应伪影的增加，这个问题在涉及冠状动脉图像评估时尤其凸显。运用较高的峰值管电压可以一定程度上降低由冠状动脉的钙化斑块引起的射线硬化效应伪影，虽然这也一定程度上限制了对比剂的增强效果[21]。通常情况下，如果不是扫描对象身体条件的限制，低电压不论是从提高对比剂的显影，还是降低辐射剂量而言，对于冠状动脉血管造影都更具优势。

2. 钙化积分和心脏 CT 平扫　前述我们着重讨论了增强 CT，但其实平扫 CT 在冠状动脉成像中也有着重要作用。钙化积分就是一种用来量化冠状动脉钙化程度的特殊平扫成像[22]。如前所述，钙化病灶的形态受扫描参数的影响。所以为了实现不同扫描之间钙化积分的可比性，部分扫描参数需要进行严格设置，包括 3mm 的层厚与 120kVp 的管电压[2]。由于钙化与平扫的软组织密度差异很大，只需要使用非常低的管电流，在低辐射剂量、高噪声的图像上也可以完成钙化积分的计算。得到的钙化积分可以比对标准的年龄/性别/种族正常参考值来辅助诊断。然而，钙化程度与需要干预的显著狭窄病灶间并无很强的相关性，因为需要干预的显著狭窄病灶通常都是由非钙化斑块引起的（平扫成像无法检出）[23]。此外，钙化程度的改变并不能真正反映患者的冠状动脉病（coronary artery disease，CAD）的变化，因为一些药物，如他汀类药物，可以增加病灶的钙化[23]。尽管如此，平扫成像技术仍然是冠状动脉 CTA 检查中非常有用的部分。偶尔，由于对比剂浓度的原因，可能出现钙化斑块密度与邻近血管腔密度相近而不能被识别出来（而平扫成像上钙化斑块的识别是非常容易的）。同样的道理，平扫检查也有利于术后钙化灶的显示，否则在增强图像中这些钙化可能会被认为是血管内的对比剂，而被误认为是血管或心室的假性动脉瘤。最后，平扫钙化积分扫描还有一个优点就是可以提前得到整个心脏的图像，从而精确调控增强后检查的视野，确保在保留了需要重复扫描的相关解剖结构的基础上减少沿 z 轴的视野，最终降低了总的辐射剂量[2, 24, 25]。此外，平扫也可以用来在增强扫描前评估患者的屏气能力（如果需要可以给予额外的呼吸训练）。

3. 冠状动脉以外的其他结构　虽然左心室在冠状动脉成像中能清楚显示，但在法洛四联症等病例中右心室可能是评估的重点，此时只需注射额外的微量对比剂并技巧性成形来实现右心室的显影。由于对血池显影和对右心室进行功能分析相较冠状动脉而言只需要非常少的对比剂，稀释的对比剂即能完成。这样说来，一个冠状动脉的三期相注射方案，即在 100% 对比剂和生理盐水冲洗之间包含一个短时间的 20% 对比剂或 80% 生理盐水注射，就足以显示右心室血池从而对右心室心肌边界和功能进行评估[17]。如果在典型的冠状动脉 CTA 对比剂注射方案中额外使用 100% 对比剂，而不是稀释的对比剂，则能清楚地显示肺动脉和冠状动脉。此时如果能获得整个胸廓的图像，那么肺动脉栓塞、胸主动脉病变和 CAD 都可以被有效地排除[2]。

4. 冠状动脉和胸腹部 CT 的联合扫描　在许多情况下临床医生可能需要在评估冠状动脉的同时评估其他的结构。这种联合扫描的目的包括减少患者做检查的次数，减少对比剂注射量，减少不必要的辐射，最重要的是要保证每个目标结构的清晰显示。因此可以通过联合扫描来避免多次对比剂注入或多次影像检查。

（1）冠状动脉和胸主动脉成像：升主动脉瘤的患者可能会需要同时进行胸主动脉和冠状动脉的成像作为术前准备。一个有用的扫描技巧是反转扫描方向，从下往上扫描，然后增加 z 轴视野至包括主动脉弓层面。在不改变对比剂的注入速率、用量或时间（按照评估冠状动脉的方案来设定）的前提下，对比剂团集中到心脏中部时成像从而保证冠状动脉的清晰显示。虽然扫描层面逐渐向上时血管内的对比剂浓度会逐渐下降，但尽管主动脉相对于冠状动脉管径较粗，只需非常少量对比剂注入即可保证主动脉显影以用于充分评估。这样，也就不需要为了主动脉的评估而增加额外的对比剂或扫描时间了。此外，根据患者的心率和是否存在心律失常的问题可以选择前瞻性心电触发或回顾性心电门控扫描。

（2）冠状动脉和胸骨后解剖成像：从下到上的扫描技术也可用于评估胸骨后解剖，这对于外科医生重复胸骨切开术前的评估可能比较重要。这种情况下几乎整个胸廓都会被扫描到，因此管电压的选择一定要谨慎。由于 CT 扫描仪内置的软件会自动根据视野内患者体型选择峰值管电压，而此时包含在视野内的肩部水平的身体尺寸增加，会导致扫描仪选择相应的更高的管电压。虽然这样可以保持图像的信噪比，但是也会增加辐射剂量，并使碘对比剂显影度下降，后者尤其会影响冠状动脉的评估。为了避免这一问题的出现，可以强制机器在整个扫描过程中使用用于心脏评估的峰值管电压（按心脏扫描设定峰值管电压并维持该峰值管电压）。这样做的主要缺点是会导致肩部的图像噪声增加，庆幸的是胸廓入口的图像质量要求不需要像冠状动脉图像一样高。

（3）自体冠状动脉和搭桥移植物成像：冠状动脉搭桥移植物的成像非常具有挑战性。起自主动脉的搭桥移植物的视野与常规冠状动脉 CTA 视野相似，通常无须对扫描方案做重大调整。更具挑战性的情况是左胸廓内动脉（left internal mammary artery，LIMA）作为搭桥移植物时的成像。先前提到的胸主动脉和胸骨后解剖成像时的扫描技巧此时可能不再适用。对于 LIMA 的评估此时需要对比剂的高质量显影。与之前提到主动脉弓的扫描不同，对比剂廓清时的图像并不足以用于 LIMA 的评估。大部分接受冠状动脉旁路移植术的患者都有明显的 CAD，会造成对比剂显影延迟。此外，对比剂需要经过更长的距离才能到达冠状动脉远端（即先向上通过主动脉然后再流回搭桥移植物）。那么，先扫心脏的下部（从下往上）可能导致在对比剂显影前冠状动脉过早成像。此外，胸骨后解剖成像中设定峰值管电压的技巧可能导致胸廓入口处图像噪声增加，使图像质量不足以用于排除 LIMA 起始处狭窄。然而，如果增加峰值管电压来获得胸廓入口处的低剂量图像，则会降低对比剂的显影度并增加辐射剂量。因此需要根据每位患者的情况来具体分析应该用什么方案。

（4）冠状动脉成像和肺癌筛查：既然吸烟是 CAD 和肺癌的已知危险因素，那就会存在需要同时评估冠状动脉狭窄程度与筛查肺癌的情况。虽然视野也是覆盖了整个胸部，但却与冠状动脉旁路移植术后成像不同。即便不特别调整扫描方案，常规冠状动脉 CTA 扫描方案的图像质量也足以用于肺结节的评估[26]（图 7-7）。由于肺结节与邻近充满空气的肺实质之间的组织对比度本身就很大，因此肺结节的评估对图像噪声的要求不高。可以在前瞻性心电触发低剂量非对比剂钙化积分扫描时扩大视野至整个胸部以用于进行肺部的评估。此外还需确保探测器能进行足够薄的图像重建（至少 2.5mm，比较理想情况的是 1mm 或更薄）来保证肺部评估[27]。如果用前瞻性的扫描方式，可能会出现板状伪影，导致部分肺野缺失，影响肺癌筛查。为了避免这一问题，可在心脏成像前单独进行低剂量螺旋 CT 肺癌筛查。虽然这可能导致辐射量增加，但是肺癌筛查 CT 的辐射量是很小的，尤其是它不涉及心电门控。扩大心电门控钙化积分检查视野后的辐射剂量与单独低剂量非门控检查的辐射剂量之间的差异几乎可以忽略。

（5）心脏和胸腹主动脉成像：到目前为止，关于心脏和胸部的成像已经被讨论过。在一些情况下，如经导管主动脉瓣置换术（transcatheter aortic valve replacement，TAVR）的术前评估需要进行额外的腹部成像，常常无法通过一次采集完成对整个视野的扫描。因为这种扫描所需时间会超过患者能保持的屏气时间，对比剂注射的时机会存在问题，并且这种大 z 轴视野的带心电门控的 CT 检查还会导致辐射剂量的增加。这个时候多层扫描可能是更好的选择。一种解决办法是仅在心脏视野内进行前瞻性心电触发或回顾性心电门控扫描以获取高质量影像用

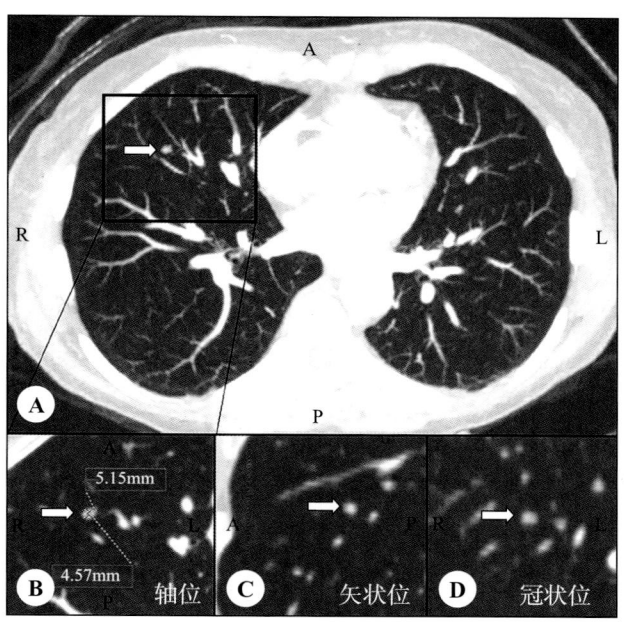

▲ 图 7-7　62 岁女性患者因胸痛就诊于急诊科行冠状动脉 CTA 检查，图像中可见肺结节。该偶发结节位于右肺中叶，大小为 5mm

A. 冠状动脉 CTA 检查轴位增强的最大密度投影图像显示位于右肺中叶的肺结节（白箭）；B 至 D. 冠状动脉 CTA 增强图像分别在轴位（B）、矢状位（C）和冠状位（D）进行的多平面重建后图像上均可明显显示意外发现的肺结节（经许可转载，引自 Scholtz JE, Lu MT, Hedgire S, et al. Incidental pulmonary nodules in emergent coronary CT angiography for suspected acute coronary syndrome: impact of revised 2017 Fleischner Society Guidelines. *J Cardiovasc Comput Tomogr* 2018;12:28–33.）

于冠状动脉评估，然后单独用非门控的方式进行胸部、腹部和盆腔的扫描以用于其他解剖结构的评估。为了尽量缩短检查时间至一次屏气时长内，可使用大螺距扫描来获取除心脏部分以外的图像。条件允许的情况下，这种大螺距扫描获取整个身体的图像只需要 2~3s。这个时候也不需要再进行心动周期内时间的计算，因为心脏图像已经在多期扫描中完成采集。

5. 主动脉 CTA　主动脉 CTA 图像主要用于进行主动脉形态学评估，包括血管大小、管腔通畅性和管壁的完整性。主动脉的充分评估需要对比剂注射后适时采集的多个期相的高空间分辨率图像。CT 和 MRI 均能提供多个平面的高空间分辨率图像。

对于许多适应证来说，CTA 是比较理想的主动脉成像方式，因为它可操作性强，扫描时间快，并且能可靠获得可用于重建的高质量图像[28]。最重要、

最常用的采集序列是在静脉注射对比剂后 30～45s 时采集的主动脉图像[18]。在主动脉内对比剂浓度最高时采集图像有利于精确分辨血池与邻近的主动脉壁和其他邻近的结构。和冠状动脉成像一样，通过团注追踪技术或团注测试技术来确定采集时间比固定延迟技术获得的图像更好。适当的对比剂注射速率能产生足够的动脉强化程度，一般注射速率约 4ml/s，注射量约 100ml，当然具体用法可根据每位患者的情况具体调节[29]。注射对比剂后立即用生理盐水冲洗有助于减少因上腔静脉与其他静脉中对比剂残留产生的条状伪影[30]。螺旋扫描是最常用的扫描方式。获得的动脉期三维图像可在任意平面进行重建，从而可以可靠地评估血管。升主动脉的图像在有心电门控的情况下采集比较好，可使用前瞻性心电触发轴位序列扫描或回顾性门控螺旋扫描。

延迟相图像，通常在对比剂注射后 60～90s 采集，是动脉期以外有用的辅助图像，因为延迟期时对比剂充分充填管腔，可以用来区分慢速/混合伪影和血栓，或者区分假性动脉瘤和对比剂活动性外渗[31]。在注射对比剂前获得的平扫图像可以区分高密度的结构，如区分手术材料和强化部分，也可以提高壁内血肿检测的灵敏度[31]。综上，完整的主动脉 CTA 评估需要采集三个期相的图像，包括平扫期、适时的动脉期与延迟期[28]。

6. 双能 CT 双能 CT 的出现为成像提供了许多新的可能。通过在不同的能量水平下同时进行图像采集可获得带有新特性的图像。举例而言，可根据想要的能量水平重建出虚拟的单能谱图像，包括那些接近碘 k 缘的图像，从而增加了碘对比剂的强化程度[32]。同时，这样可以更清楚地显示病灶，降低线束硬化效应，减少对比剂用量和降低辐射剂量[11]。双能 CT 的这一特性有利于显示在常规主动脉评估中延迟期微弱强化的病灶。射线硬化效应伪影的减少有利于对术后带有金属移植物的主动脉进行评估[32]。减少对比剂用量则可在保证强化明显和图像诊断质量的同时，降低肾功能不全患者的检查风险。

双能 CT 提供的第二种可能性是物质分解，可以仅通过一次扫描得到虚拟平扫图像或碘图（虚拟增强）[32]。在需要多期扫描的主动脉评估中，这种虚拟平扫图像可以省略一次扫描，降低了辐射剂量[33]。虽然双能 CT 还有其他已被证明的和潜在的优势，但其在心脏成像中应用有限。这主要是由于心电门控双能量扫描及时间分辨率下降（与独立使用双源对比）的问题限制了其在心脏成像的应用[11]。

7. 心脏 MR 图像采集和技术

(1) 心脏门控和屏气：心脏 MRI 面临许多与心脏 CT 相同的挑战，如呼吸和心脏运动。呼吸运动伪影往往可以通过在患者屏气时采集图像来消除。如果采集时间较长，则可以通过呼吸门控的技术来解决，或者是自由呼吸的信号平均。在心脏 MRI 中，心脏运动伪影可根据脉冲序列利用 ECG 信号进行前瞻性心电触发或回顾性心电门控来减少。与 CT 检查不同，MRI 检查过程中由于静磁场和梯度磁场的使用，获取并维持足够的 ECG 信号比较困难[34]。磁流体力学效应在人体内产生的复杂电流使得检查尤其困难。当这一困难被解决后，心脏专业的放射科医生就可以选择许多独特的心脏序列来尽情探索心脏的解剖和生理了。

(2) 脉冲序列：心脏成像主要使用快速脉冲序列，如二维梯度回波序列（gradient-recalled echo，GRE）和二维平衡稳态自由进动（balanced steady state free precession，bSSFP）序列，在回顾性心电门控时可以获得亮血成像[35]。通过这个技术，可以获得多个心跳间的连续心脏图像。通过每个心跳的 k 空间数据集合，可以重建出心动周期中不同期相的同一空间位置的多个心脏图像。这些连续的图像可以展示心脏运动，对于评估室壁运动异常、瓣膜功能不全，以及运用 Simpson 法则精确计算心室容积和射血分数来说非常宝贵。

bSSFP 成像中的组织对比度主要由组织的 T_2/T_1 比值的差异产生，在较小程度上也与流动相关增强有关。这样的序列使心腔内亮白的血液与灰色的心肌间形成了非常好的组织对比度。GRE 产生的组织对比度则没有那么显著，尤其是在血流较慢的区域，因为 GRE 中组织对比度主要依靠流动相关增强产生。GRE 的另一个缺点是扫描时间较长，导致在一个常规的屏气时间（15～20s）内只能获取单张图像，而 bSSFP 则可以获取两张图像。bSSFP 成像的主要缺点包括硬件要求较高（需要强梯度），高组织能量沉积（电磁波吸收比值）（尤其是对于高场强中进行扫描的体型较大患者），以及偏共振伪影（表现为黑色的无解剖结构的线影或不均匀的信号丢失区域）。偏共振伪影可能影响目标结构的观察或可能表现为类似主动脉夹层等病理性改变。消除该伪影的主要方法包括充分的匀场操作、使用低场强（使用 1.5T 而非 3T）或通过频率侦查，最后一种方法较费时且对于每一张图像均需要重新操作一次。另一种解决方法就是运用 GRE 技术采集图像，该技术不受偏共振伪影的影响。

除了心脏电影成像外，超速 bSSFP 还可以用来进行"实时"图像的采集，在一个心动周期采集所有图像，而不是从多个心动周期集成图像。在这种情况下，图像的采集非常快以至于呼吸运动的干扰可以被忽略，是不能屏气或无法根据指示进行屏气患者的理想扫描方式。此外，超速 bSSFP 可以进行用力吸气时的心功能的定性分析（尤其是室间隔），是心包缩窄的一种有效评估方法。由于其不需要心电门控或心电触发，对无法获取足够的 ECG 追踪信号或严重心律失常患者的扫描非常有帮助。由此导致的缺点在于产生的一系列图像与心脏周期没有特定的顺序关联，必须人工确认收缩末期与舒张末期才能进行功能分析。此外，为了保证图像的时间分辨率，图像的空间分辨率会下降。

心脏的其他结构特征可以通过标记序列进行探索（图 7-8）。在心脏电影成像前，先施加一个特殊的脉冲波，在整个图像中以周期性的方式饱和信号使图像上形成黑色的条带或网格。这些黑色条带在心脏电影成像时会一直持续存在并固定在组织上的同一位置，使组织的运动变得直接可视化。通常用于心包缩窄中心包粘连的评估或是心肌应力的定量分析。随着预饱和组织的 T_1 弛豫逐渐进行，心肌标记会逐渐减弱、消失。因为钆对比剂会缩短 T_1 导致网格消失得更快，所以心肌标记最好在对比剂注射前进行，以最大限度延长心肌标记存在的时间[35]。

除了结构评估以外，MRI 的一大优势就是其可以利用 T_1、T_2 和 T_2^* 技术进行组织特异性成像。T_2 加权快速自旋回波图像就有利于显示心肌或心包水肿，并有助于评估肿块的性质[35]。快速自旋回波图像通常需要前瞻性心电触发，这样就可以在 ECG 检测到的 R 波以后精确释放射频脉冲，从而在心脏相对静止的时候（如收缩末期或舒张末期）获取图像。在每个心跳期间，单次 RF 脉冲后可采集多条 k 空间线。此外，增加回波链长度可以减少患者需屏气时间，但会降低时间分辨率和增加运动伪影。由于血池本身是长 T_2 信号，两次接连的反转预脉冲可以用来抑制穿透平面血流的流动信号。T_1 加权快速自旋回波图像用来显示在注射对比剂前的短 T_1 信号组织或在增强后用来观察组织强化情况。最新的序列可以计算组织的实际 T_1 与 T_2 值，被称作组织 mapping 技术，可在无对比剂的情况下评估心肌纤维化或心肌炎性改变。与之类似，T_2^* mapping 已被证明可以无创量化心肌铁含量[36]。

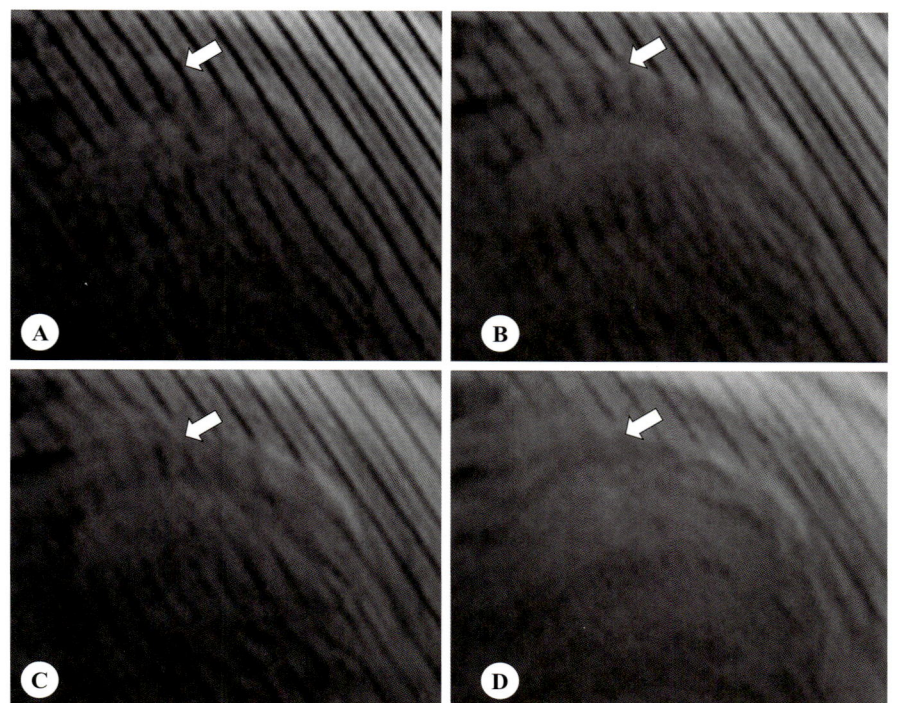

◀ 图 7-8 心包标记运用于正常人的展示

放置标记线后利用梯度回波序列扫描得到的四腔心电影 MRI 图像，在舒张期（A）与收缩期（B 和 C）及下一个舒张期（D）显示的标记线中断反映了心包（白箭）在收缩期的无障碍位移，提示没有心包粘连（经 Elsevier 许可转载，引自 Venkatesh V, Verdini D, Ghoshhajra B. Normal magnetic resonance imaging of the thorax. *Magn Reson Imaging Clin N Am* 2011;19:489–506, viii.）

增强是评估炎症和肿瘤病变的关键因素。此外，增强可用于检测和量化心肌瘢痕与纤维化。注射的钆剂会在心肌细胞外间隙沉积，也就会在心肌纤维化的区域聚集（图 7-9）。与正常心肌相比，钆剂在心肌瘢痕区域的沉积导致相对的高信号，通过特殊的预脉冲即反转恢复技术可以增加这种对比（图 7-10）。同样，反转恢复技术还可以用来 STIR 或 FLAIR。而在正确的时间，即反转时间添加的反转脉冲可以抑制正常心肌的信号，从而使异常心肌高亮[37]。与 STIR 和 FLAIR 序列不同，正确的 TI 随患者不同而变化，并且即使在同一个患者中也会随着心肌对比剂的流入和流出变化而不断变化。经验丰富的 MRI 扫描技师会在检查中动态地调节 TI 以保持正常心肌的信号始终被抑制，从而保证图像质量[37]。相位信息敏感的图像采集可以用于部分矫正 TI 太短时获得的图像[37]。为了最好地区分正常与异常心肌的信号，应该在对比剂注射后 10～30min 采集图像[38]。反转恢复技术对于钆延迟增强（late gadolinium enhancement，LGE）成像非常关键，也是心脏 MRI 检查的基石。

虽然很多成像技术运用血流流动的现象来提高图像质量（如双反转恢复 T_2 序列）或可以定性识别血流（如 bSSFP 上的瓣膜反流），但相位对比图像仍然具有独特的无创量化血流的能力[35]。二维相位对比图像常被用来量化穿透平面或平面内的血流速度。获得的速度信息可用来计算通过特定结构如瓣膜、血管或缺损室间隔的血流量[35]。这些信息可用于计算心输出量、心外或心内分流量或瓣膜反流量。为了确保评估可靠，放置成像平面的时候要注意将其垂直于目标血流区域放置[39]。可测速度的动态范围须事先进行调整，以与结构内的实际血流速度相匹配（速度编码梯度）[39]。如果动态范围太窄，则会因相位折叠导致卷褶的发生，从而使得图像不可用。另外，动态范围太宽，则会导致对慢速流动的血液测量不灵敏。为了获得最佳成像效果，可能需要多次尝试不同的速度编码梯度。相关新技术可以对相位对比信息进行三维采集（四维血流），使得我们可以通过专业的后处理软件对任何平面的血流情况进行分析[40]。由于所需采集的数据量大，四维血流成像比较耗时，并且需要注射钆剂来提高图像质量。尽管如此，由于其不再需要精确规定采集平面，本身已经节约了大量的时间。

负荷心脏 MRI 结合了许多上述技术的原理，以优化对心肌缺血和梗死的评估。通过给予瑞加得松或多巴酚丁胺等负荷药物激发处于静息态的心肌，然后通过 MRI 识别心肌灌注和功能改变。在静息状态下正常，但在应用瑞加得松后迅速出现心肌灌注缺损或室壁运动异常，则提示心肌缺血。心肌灌注可以通过对比剂注射后追踪立即流入心肌的钆剂来观察，即首过灌注[35]。这是通过使用高时间分辨率

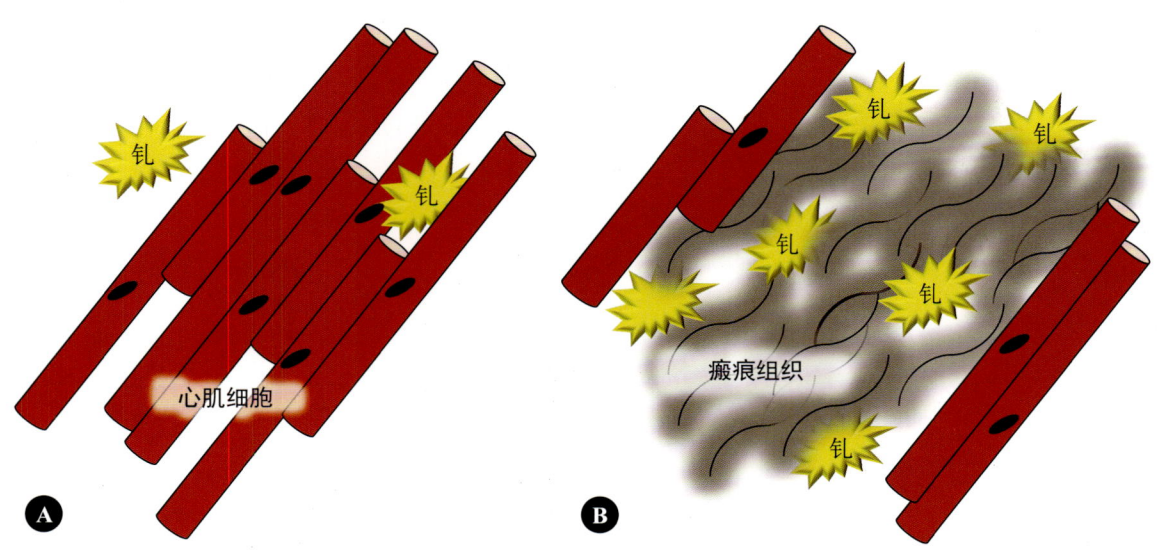

▲ 图 7-9　钆对比剂在正常心肌与瘢痕组织分布示意

A. 注射钆对比剂后，正常心肌细胞外间隙出现一定程度的钆剂增加；B. 在瘢痕组织中，由于瘢痕组织的细胞外间隙明显大于正常心肌，会出现更多的钆对比剂累积，从而导致在心肌瘢痕组织中信号明显增加，在心肌信号被抑制的反转恢复钆延迟增强图像上尤为明显

单次激发的 bSSFP 技术，在每一个心动周期内的同一位置（前瞻性心电触发）选取穿过左心室的一个二维平面（通常是短轴位）进行图像采集。一段时间内采集的重复图像可以直接反映钆剂廓清的动力学情况。不同区域间心肌灌注存在差异，即低灌注区域提示对应的供血冠状动脉狭窄。为了保证图像的高时间分辨率，图像的空间分辨率相应降低。而低空间分辨率可能导致伪影出现，如黑边伪影，后者可能会被误认为是灌注缺损[41]。诊断时一定小心分辨伪影和灌注缺损。局部室壁运动异常则可以通过在负荷和静息态的实时心脏电影成像发现。

(3) 心脏平面：不同于心脏 CT 成像，心脏 MRI 无法在扫描后对任意平面进行重建，大多数 MRI 图像采集是二维的且必须在期望的平面进行采集。鉴于心脏在胸腔内的方向，标准的轴位、冠状位与矢状位不足以准确描述心脏的解剖、功能和病理，反而需要使用一些特殊的心脏平面，如两腔心（室间隔旁长轴）、三腔心、四腔心（水平长轴）和短轴平面。准确放置这些平面进行图像采集是心脏 MRI 检查成功有效的关键。

首先，采集低分辨率无门控的标准轴位、矢状位和（或）冠状位定位像（图 7-11A）。这些图像被用来获得两腔心平面（图 7-11B），该平面平行于室间隔，将二尖瓣一分为二，并且通过心尖（图 7-11A）。短轴平面（图 7-11C）垂直于二尖瓣中点与左心室心尖的连线（图 7-11B）。三腔心和四腔心平面均垂直于短轴平面，四腔心平面（图 7-11D）连接二尖瓣的中心与右心室锐缘（图 7-11C），而三腔心平面（图 7-11E）包含二尖瓣与主动脉瓣。右心室的室间隔旁长轴平面（图 7-11F）可以通过放置平行于室间隔并平分三尖瓣的平面，然后旋转图像直到横穿肺动脉瓣来获得。在扫描心腔内肿块时，可能需要根据具体情况个性化设置更多平面来满足对肿块的评估，尤其是肿块与邻近心室壁的关系[42]。

8. 主动脉磁共振血管成像 虽然 MRI 扫描时间更长，并且不如 CT 普及性高，但图像质量可以很好地用于评估主动脉，而且许多独特的序列可以提供 CT 无法提供的信息。通常主动脉检查包括 T_1 或 T_2 加权黑血自旋回波序列、亮血 bSSFP 或 GRE 图像、多期相增强扫描的磁共振血管成像。图像可以是多平面二维成像获得，也可以是后期重建的任意平面的三维体积图像。

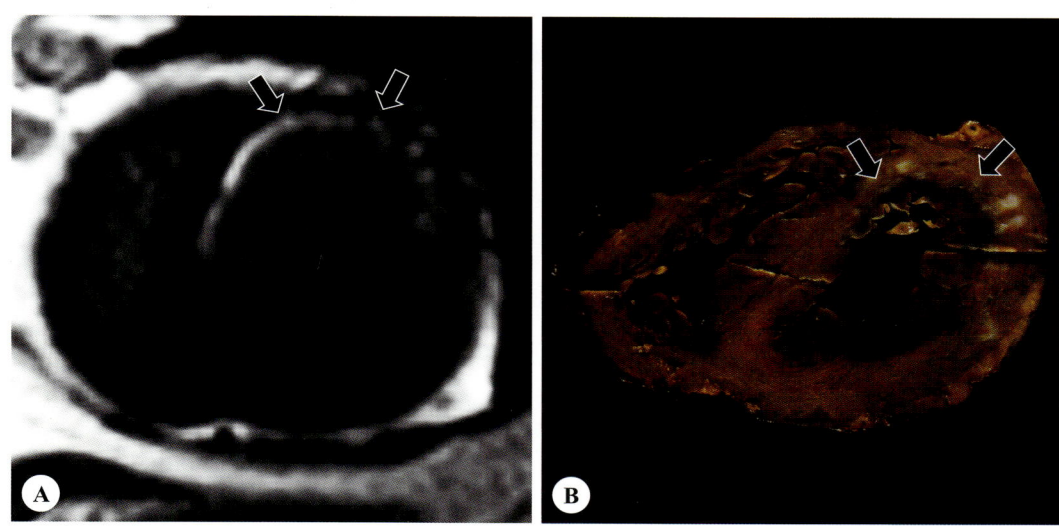

▲ 图 7-10 66 岁男性患者，冠状动脉左前降支区域心肌梗死，因急性呼吸困难与左心室收缩功能下降就诊

A. 左心室基底段短轴位钆延迟增强 MR 图像显示 LAD 供血区域心内膜下的受累心肌出现局灶性 LGE（箭）。该患者有 LAD 闭塞病史，在血管疏通前评估心肌可存活性。由于 LGE 在大多数节段占室壁厚度＜50%，因此认为心肌可存活。在反转脉冲与图像采集之间的延迟时间或反转时间需要经过精密计算，以保证正常心肌呈黑色，从而最大化显示相对高信号的缺血心肌。TI 存在个体化差异，并且即使在同一次检查中也会随着心肌的对比剂流入和流出不断变化。B. 左心室短轴位的病理切片图显示与 MRI 上 LGE 区域一致的心肌瘢痕（箭）。这些纤维组织使细胞外间隙扩张导致钆剂增多聚集及 MRI 上信号增高

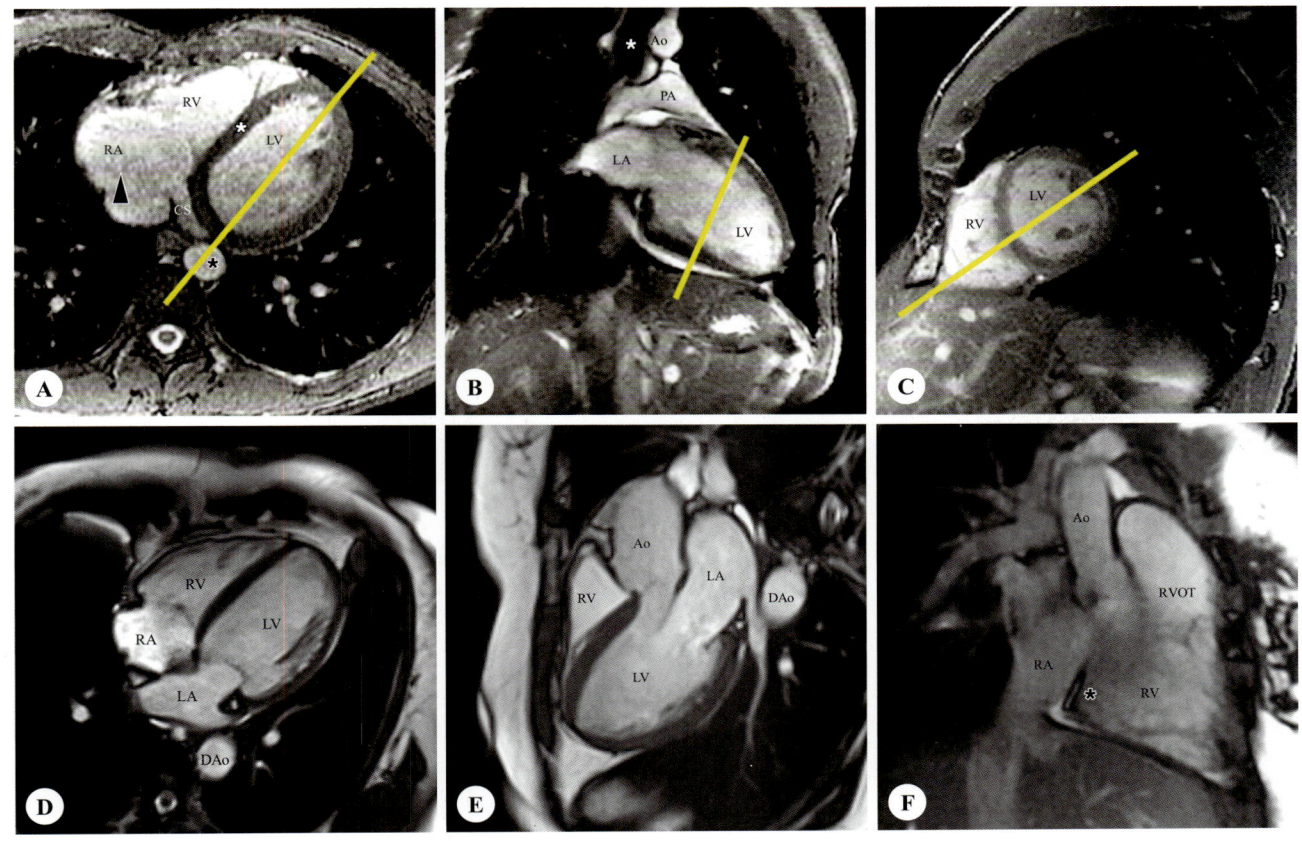

▲ 图 7-11 SSFP MRI 图像上的标准心脏平面

A. 心脏中间位置的非节段性轴位 SSFP 定位图像显示正常的心脏解剖。右心室（RV）与右心房（RA）在左心室（LV）的右前方。界嵴（黑箭头）是正常的胚胎期残留结构。左右心室被室间隔分开（白星）。位于 LV 后方的是汇合入 RA 的冠状窦与降主动脉（黑星）。两腔心平面，如图中黄线所示，其平行于室间隔，并且穿过了二尖瓣中点与 LV 心尖。B. 两腔心平面节段性 SSFP 显示 LV 与左心房（LA）。这个平面能很好地显示 LV 前壁、下壁和心尖。二尖瓣关闭不全也可以在此平面观察。同时还能显示肺动脉、主动脉与气管（白星）。两腔心平面是用来定位 LV 短轴平面的，后者既垂直于两腔心平面又垂直于二尖瓣中点与左室心尖的连线，如图中黄线所示。C. LV 中间部短轴 SSFP 图像显示 RV 和 LV，通过不同的脉冲序列获得的 LV 多个短轴平面，可被用来评估心肌功能（电影 SSFP 序列或梯度回波序列）、心肌水肿（T_2 加权成像）或心肌瘢痕（钆延迟增强）。在这一平面内穿过 LV 中点与 RV 游离壁锐缘的黄线可以用来定位四腔心平面。D. 四腔心平面节段性 SSFP 图像显示 LV、RV、LA 和 RA。RA 与 RV 之间的三尖瓣及 LA 与 LV 之间的二尖瓣也可以被显示。降主动脉位于心脏的后方。E. 三腔心平面节段性 SSFP 图像显示 LA、LV、RV、Ao 和 DAo。该平面垂直于 C 的短轴平面并且包含了二尖瓣与主动脉瓣。三腔心平面非常适用于评估有无二尖瓣脱垂或收缩期前向活动。主动脉关闭不全表现为舒张期的失相位血流。F. RV 流入平面 SSFP 图像显示 RV、RA、Ao 和右室流出道。这个平面可用于评估右室下壁的运动异常，适用于评估致心律失常性右室型心肌病。图中黑星标注了三尖瓣的位置（A、C 和 F. 经 Elsevier 许可转载，引自 Venkatesh V, Verdini D, Ghoshhajra B. Normal magnetic resonance imaging of the thorax. *Magn Reson Imaging Clin N Am* 2011;19:489–506, viii）

黑血序列有利于在血池信号被抑制的背景下清晰显示主动脉壁。与心脏成像一样，黑血效应是由抑制血流相关信号的双反转预脉冲技术来实现的。该技术的一个优势是在血流缓慢区域，如主动脉夹层的假腔，会因为血池信号抑制不充分导致图像呈灰色而不是黑色[30]。为了使主动脉内的黑血效应最大化，可以通过 ECG 触发扫描的方式在穿透平面的血流速度达到最大时（收缩期后不久）进行图像采集。

钆增强 MRA 是 MRI 中和 CTA 直接相关的技术。对比剂注射时机可利用团注测试技术或团注追踪技术进行选择。对于 CTA 和下面要讨论的其他 MRA 技术、ECG 门控技术更适用于升主动脉的评估，虽然主动脉其他节段在非门控序列所得图像也能满足诊断要求（图 7-12）。心电门控的钆增强三维 MRA 在糖果棒平面可以通过缩短视野的左右径而在一次屏气中完成图像采集。在一次钆剂注射后可以采集

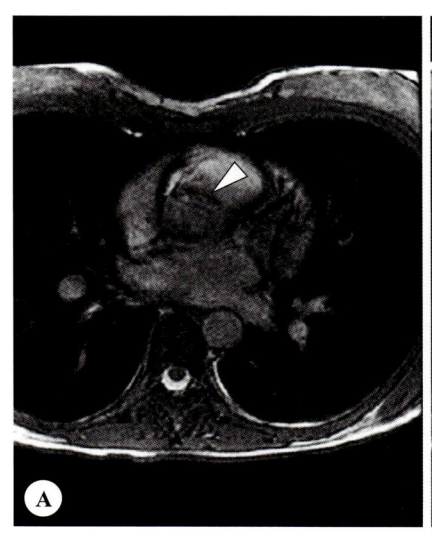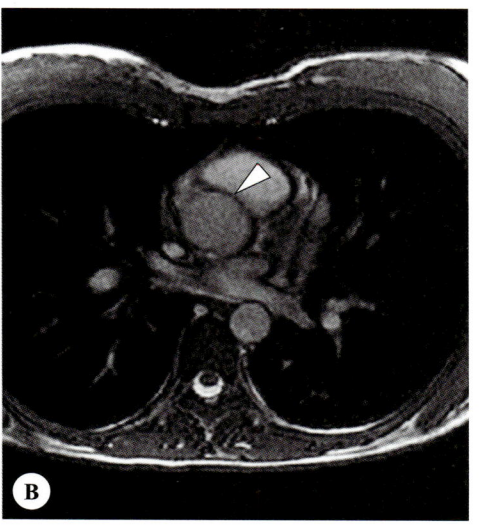

▲ 图 7-12 正常主动脉 MRI

在主动脉平面的轴位、非门控、屏气状态下平衡稳态自由进动（bSSFP）MRI 图像（A）显示心脏运动伪影（白箭头）干扰了重要解剖结构的评估。而同一平面的轴位节段性 bSSFP MRI 图像（B）显示主动脉根部无运动伪影（白箭头）（经 Elsevier 许可转载，引自 Venkatesh V, Verdini D, Ghoshhajra B. Normal magnetic resonance imaging of the thorax. *Magn Reson Imaging Clin N Am* 2011;19:489–506, viii）

多期相增强图像。所得到的三维图像经重建后可进行血管评估。

不同于 CT，MRA 可以不需要静脉注射对比剂，用亮血 bSSFP 序列采集心电门控的非对比增强三维 MRA 图像需要消耗超过多数患者屏气时长的时间，以便获得足够的空间分辨率来进行可靠的测量。另一种办法则是利用呼吸导航门控或结合呼吸风箱的方式让患者在自由呼吸下完成扫描。鉴于数据采集只在呼吸和心脏周期中非常短暂的时间（从而减少心脏运动伪影）中进行，成像效率较低，采集时间较长，大概耗时 10min，但还要取决于其他参数情况。与其他短采集时间的序列不同，长采集时间序列如果一开始的图像质量不佳则可能避免重复成像。与对比增强的三维技术一样，非对比增强三维 bSSFP MRA 图像也可以后期进行任意平面图像重建以更好进行主动脉评估。

另外一种非对比增强扫描评估主动脉的方法是在相互垂直的平面利用二维电影 bSSFP 或 GRE 序列来采集图像，如穿过升主动脉的糖果棒平面或冠状斜面[43]。这样获得的图像仍然可以用于准确的测量，如在心动周期中特定的时相如收缩期进行测量。此外，随后可以在主动脉根部或升主动脉最大直径的位置用双斜短轴二维电影 bSSFP 或 GRE 序列获得图像来进行更多的测量。

MRI 评估主动脉的主要优势是没有辐射，对过敏患者可避免使用碘对比剂，血流可视化，对严重肾功能不全等不能使用对比剂患者可进行非对比增强 MRA 成像。MRI 可显示壁强化和水肿，有利于进行血管炎的评估。相位对比法成像可用于评估主动脉瓣功能，这对 A 型主动脉夹层的患者尤为重要。

二、心脏和主动脉疾病

（一）心脏疾病

1. 冠状动脉病 CAD 是美国排在死亡率首位的疾病，CT 和 MRI 在心肌缺血与梗死的发展过程中都具有很好的评估效果。心电门控的心脏 CT 平扫可以量化冠状动脉钙化斑块，有助于指导以二级预防为目标的医疗管理[23]。另外，冠状动脉 CTA 还能识别冠状动脉非钙化斑块，进而可能改变门诊医疗方案，追加额外的非侵入性检查，或者根据管腔狭窄程度决定是否需要有创的冠状动脉血管造影确诊和（或）经皮介入治疗。对急性胸痛患者而言，冠状动脉 CTA 是排除低危患者冠状动脉狭窄的可靠检查，同时缩短了患者在急诊科的停留时间[44,45]（图 7-13）。冠状动脉 CTA 可以显示一些非动脉粥样硬化原因引起的急性冠脉综合征，如冠状动脉痉挛和冠状动脉夹层。同样，冠状动脉 CTA 或使用 bSSFP 的三维心脏门控非对比增强 MRA 也可以轻易识别冠状动脉异位起源。冠状动脉 CTA 还有一个优势是可以意外发现引起胸痛的其他一些原因，如肺栓塞、肺炎或肋骨骨折。除对冠状动脉评估外，通过识别与供血冠状动脉匹配的局部室壁变薄或室壁运动异常进行左心室功能评估，可以提高诊断心肌缺血的敏感性（图 7-13）。

虽然用 MRI 评估冠状动脉狭窄弱于 CTA，但其短轴与长轴的 bSSFP 电影图像也可以评估静息状

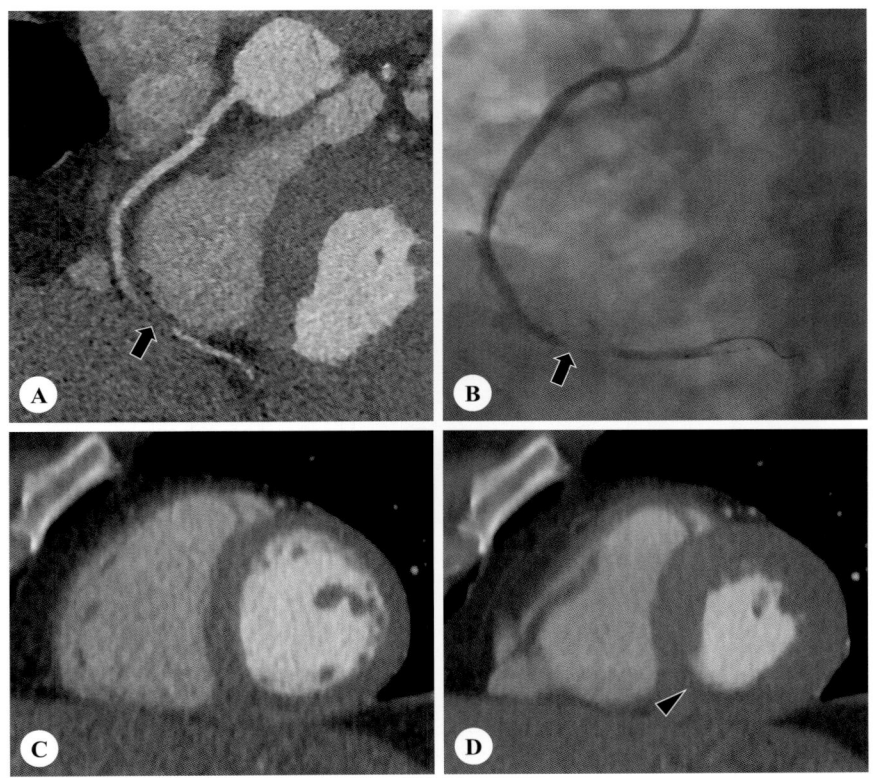

◀ 图 7-13 57 岁男性患者因急性胸痛就诊于急诊科，图像中可见右冠状动脉闭塞

A. 前瞻性心电触发轴位序列对比增强冠状动脉 CTA 进行曲面重建后，显示右心室锐缘右冠状动脉（RCA）局部节段未出现强化（箭），符合冠状动脉闭塞。B. 有创冠状动脉血管造影显示 RCA 闭塞，与 CT 结果一致。在导丝通过病灶以后局部可见线状的管腔（箭），置入支架后 RCA 管腔恢复通畅。C 和 D. 左心室中部短轴位对比增强 CT 图像在舒张期（C）和收缩期（D）显示左心室中部近下壁间隔壁的局部室壁运动异常（箭头），与闭塞的右冠状动脉供血区域一致。此处左心室室壁在舒张期厚度正常，但是在收缩期的增厚程度不如正常节段，提示局部室壁运动减弱（经许可转载，引自 Venkatesh V, Verdini D, Ghoshhajra B. Normal magnetic resonance imaging of the thorax. *Magn Reson Imaging Clin N Am* 2011;19:489–506, viii）

态下左心室收缩功能、局部室壁变薄和室壁运动异常。此外，增强后的首过灌注图像，无论是否进行负荷成像，均可以显示因心外膜冠状动脉狭窄或微循环病变导致的灌注缺损。心肌梗死，不管是急性的还是陈旧性的，LGE 成像均可以显示心外膜冠状动脉供血区域的心内膜下信号增高或透壁位置[46]（图 7-10）。信号增高区占室壁厚度的百分比与血管再通后室壁功能恢复的可能性是相关的，受累程度小于 50% 的病灶被认为是可存活心肌[47]。T_2 加权图像可以帮助区分急性和陈旧性心肌梗死，急性心肌损伤会有 T_2WI 信号增高。

2. 心室功能受损 许多患者需要进行心脏成像，尤其是心脏 MRI，来明确心脏超声检查所发现的心肌病的病因。通常评估心肌病病因的关键是 LGE 序列，因为 LGE 模式对部分特定的病理具有提示作用[48]。心肌缺血是左心室功能下降最常见的病因，如前所述表现为心外膜冠状动脉供血区域出现局灶性心内膜下 LGE（图 7-10）。在一些严重的病例中，甚至可见异常信号穿透了整个心肌壁，形成透壁性心肌梗死。局灶性心内膜下 LGE 可考虑的鉴别诊断非常有限，因而在 CAD 高发人群中高度提示心肌梗死，即便在冠状动脉血管造影未发现明显的阻塞性 CAD[46]。

出现在左心室基底部近下壁侧壁的局灶性心内膜下 LGE 可见于二尖瓣脱垂的患者[49]。这种情况可能需要与冠状动脉左旋支导致的心肌梗死鉴别。当二尖瓣脱垂患者出现这样的病灶时，可能更容易发生心律失常。呈环形而不是局灶性的心内膜下 LGE，可见于广泛的冠状动脉粥样硬化，但更常见于心肌淀粉样变性[46]。支持心肌淀粉样变性的影像表现还包括心肌壁增厚，心肌 / 血池的信号反转（正常情况下血池的 TI 比心肌短而呈低信号），由于钆剂快速进入到显著扩张的细胞外间隙导致 TI 快速延长，心肌信号受抑制，以及同样由于钆剂快速廓清所致的 LGE 图像质量较差[50]（图 7-14）。Loeffler 心内膜炎也会出现心内膜下 LGE，并可能伴室壁血栓[46]。其他会出现心内膜下 LGE 的疾病，如心内膜弹力纤维增生症或组织细胞样心肌病好发于儿童，一般不容易与心肌梗死混淆[46, 51]。

心肌中层与心内膜下 LGE 的鉴别诊断可见于更广泛的疾病谱，特异度也较低。最常见的非缺血性心肌病是扩张型心肌病，其典型表现为室间隔区域心肌中层 LGE[46]。而心脏结节病表现为结节样 LGE 并伴有 T_2WI 信号增高，常累及室间隔基底部[46, 50]（图 7-15）。此类患者还常伴有心脏传导阻滞，可通

第 7 章 心脏和主动脉
Heart and Aorta

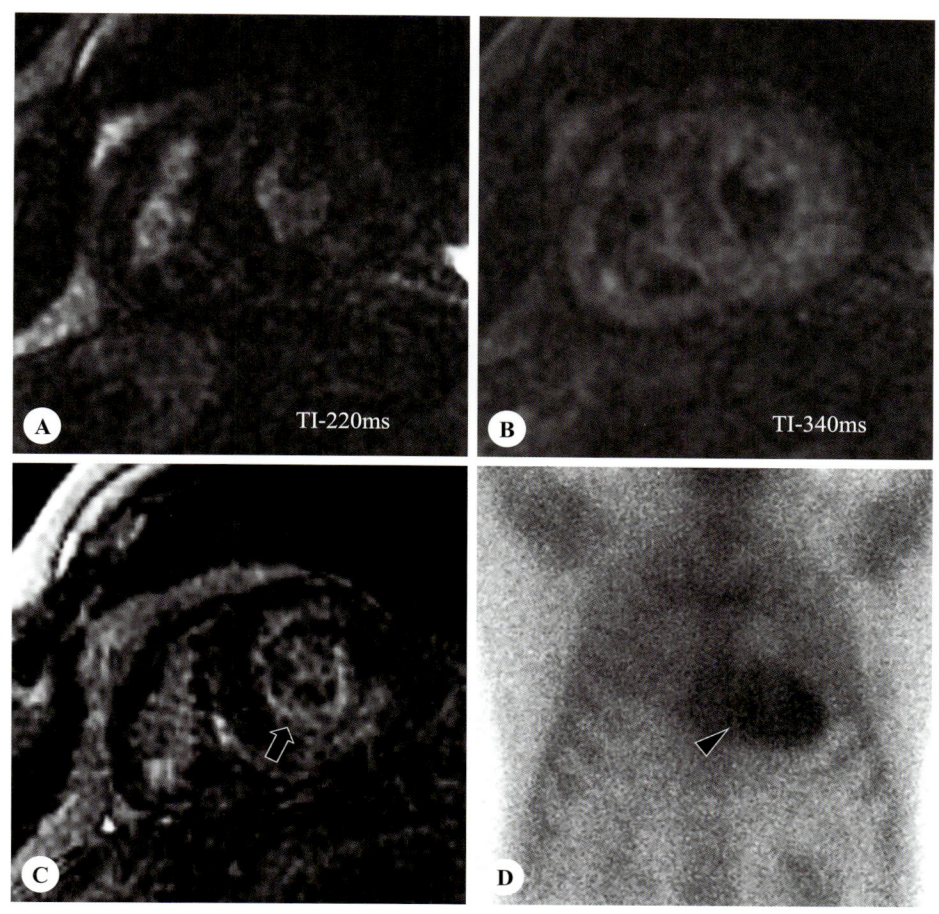

◀图 7-14 71 岁男性患者，患有心肌淀粉样变性，表现为完全性心脏传导阻滞和经胸心脏超声诊断的左心室心肌肥厚

A 和 B. Look-Locker 序列扫描得到的左心室短轴 LGE MR 图像，其中 A 使用较短的反转时间（220ms），B 使用较长的 TI（340ms），图中可见心肌/血池信号反转，这个征象在心肌淀粉样变性的患者中非常典型，但不具有特异性。心肌信号在 220ms 变为 0 而血池信号则在更长的 340ms 时变为 0。但通常血池信号会在更短 TI 时变为 0。C. 左室基底部短轴节段性 LGE MR 图像显示环形的心内膜下强化（箭），左心室受累范围大于右心室。整体图像质量较差。环形的心内膜下 LGE 与 LGE 图像质量差是心肌淀粉样变性的典型征象。D. 随后以 ^{99m}Tc 焦磷酸盐为示踪剂的正位最大密度投影图像显示心肌对示踪剂摄取（箭头），高度提示为 aTTR 类型的淀粉样变性

过 ECG 或遥感技术检测出来[52]。心脏单发的结节病是极其罕见的，因此该类患者常伴有结节病心外结构受累的表现。心肌炎通常表现为线样的心肌中层、心内膜下或透壁 LGE，并且好发于左室近下壁侧壁[46]（图 7-16）。在急性期，此类患者还会出现与 LGE 分布区域一致的心肌水肿和早期强化。

应激性心肌病与左室心肌致密化不全一般是通过心肌形态学与功能学特征来诊断的，而不是 LGE 模式。电影 bSSFP 或心电门控的 CTA 功能图像对于诊断非常有用，尤其是长轴位图像。应激性心肌病通常会表现为左室基底部运动的增强与心尖部运动的减弱（伴瘤样改变）[53]。在室壁运动减弱的心肌节段及其毗邻区域还可出现心肌水肿[54]。左室心肌致密化不全在长轴位心脏 MRI 电影序列舒张末期评估最佳，或者通过重建后的心脏 CT 图像来计算正常心肌与致密化不全心肌的比值进行评估[55, 56]。致密化不全心肌与正常心肌的比值＞2.3 有助于诊断[56]。但是，有相当多的正常人可以有 1～3 个左心室节段符合该标准[57]。另外，一些其他原因，如陈旧性心肌梗死或扩张型心肌病导致的局部心肌变薄，也可以导致正常心肌/致密化不全心肌比值异常，应先排除这些原因后才能诊断左室心肌致密化不全。左室心肌致密化不全时肌小梁可能出现 LGE，提示心肌纤维化，虽然有时很难将其与周围血池区分开[46, 58]。

3. 肥厚型心肌病 肥厚型心肌病（hypertrophic cardiomyopathy, HCM）是比较常见的遗传性心肌病，表现为心肌壁不对称性增厚（图 7-17）。通过心室壁增厚的形态学特点可以将 HCM 分为以下几类：室间隔型 HCM、心尖型 HCM 和其他类型[59]。室壁厚度的精确测量对 HCM 的诊断（室壁厚度＞15mm）和心源性猝死风险增高（室壁厚度＞30mm）的评估至关重要[59]。上述测量指标建议在电影 bSSFP 或 GRE 图像的舒张末期进行测量，并且测量应该垂直于心肌节段，以避免高估室壁厚度。

为了完成心肌从基底部到心尖部的完整评估，需要几个平面，包括短轴和径向长轴[60]。在测量室间隔厚度时需要小心避开右心室的心肌束。动态左室流出道梗阻的评估应包括二尖瓣收缩期前向运动

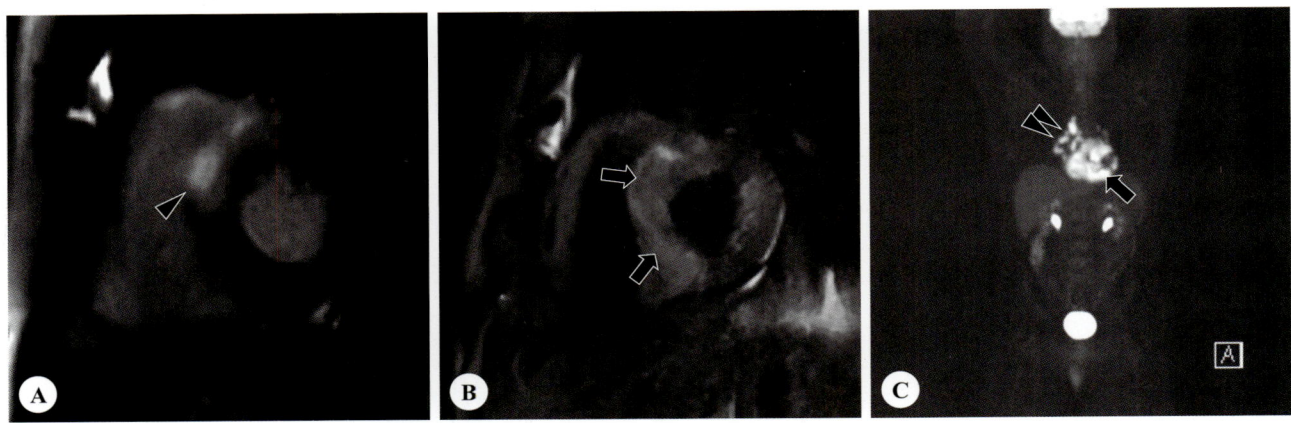

▲ 图 7-15 47 岁男性患者，患有心脏结节病，因运动耐力下降 6 个月就诊，心电图发现有 2s 的窦性停搏、左前半束支传导阻滞和不完全性右束支传导阻滞

A. 左室基底部短轴位 LGE MR 图像显示室间隔基底部结节样 LGE（箭头），伴右心室受累。心肌中层结节样 LGE 符合心脏结节病表现。B. 左室基底部短轴位 T_2 加权脂肪抑制 MR 图像显示室间隔与 LGE 分布一致的高信号（箭），也是心脏结节病的典型表现。C. FDG-PET 的正位最大密度投影图像显示心肌高摄取（箭）和纵隔结节样高摄取（双箭头），摄取区域呈 λ 样分布。随后的淋巴结活检显示为非干酪性肉芽肿改变，符合心脏结节病诊断

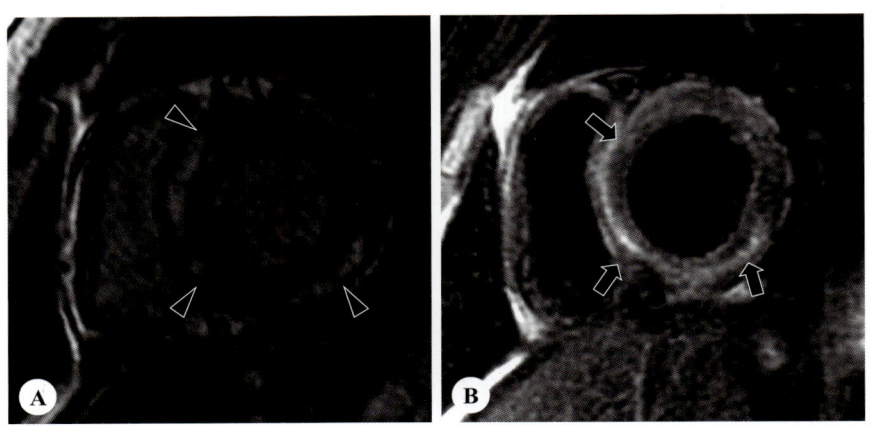

◀ 图 7-16 16 岁男性患者，患有心肌炎，因胸痛 1 周就诊，心电图示 ST 段抬高，实验室检查示心肌标志物升高

A. 左室短轴位 LGE MR 图像显示室间隔基底部、左心室下壁的心肌中层与心内膜下线样 LGE（箭头），是心肌炎的典型分布区域。B. 左室短轴位 T_2 加权脂肪抑制 MR 图像显示室间隔基底部、左心室下壁与 LGE 分布一致的线状高信号影（箭）。心肌水肿提示心肌炎患者持续发生炎症

（systolic anterior motion，SAM）评估，在三腔心平面电影图像上显示最佳（图 7-18）。需要警惕的是 SAM 也可能只发生于二尖瓣的某一部分，所以可能需要在覆盖整个二尖瓣的一系列三腔心平面电影图像逐一排查是否有 SAM。同时，在这些图像上还可见向后的二尖瓣反流束。左室流出道狭窄也可通过平面内的相位对比法成像来评估，表现为收缩期左室流出道流速增加[60]。HCM 患者可见心肌中层的斑片状 LGE，通常位于右心室插入部，提示心肌纤维化。严重的心肌纤维化（超过左心室质量的 15%）提示患者可能需要置入心律转复除颤器（implantable cardioverter-defibrillator，ICD）[60]。

4. 致心律失常型右心室心肌病 致心律失常型右心室心肌病（arrhythmogenic right ventricular cardiomyopathy，ARVC）是一种罕见的遗传性心肌病，以右心室心功能不全为主要表现，患者有心源性猝死的风险[61]。对于有心悸或室性心律失常（如室性早搏或室性心动过速）的患者，临床医生通常希望可以排除 ARVC 的诊断。修订后的 ARVC 诊断标准包括临床、心电图、组织病理学与影像学检查的结合。影像学评估主要参数包括精确测量右室舒张期末容积（end diastolic volume，EDV）指数、右室射血分数和右室壁运动度，上述评估均能在 MRI 上完成[61]。现有的诊断标准不再包括右室壁脂肪浸润。

右室壁运动度的完整评估需要多平面电影 bSSFP 成像，包括右心室短轴平面，右心室隔旁长轴平面以评估右室流出道，以及垂直于右室游离壁的轴向斜位平面[62]。由于室壁运动最好是在垂直于感兴趣

第 7 章 心脏和主动脉
Heart and Aorta

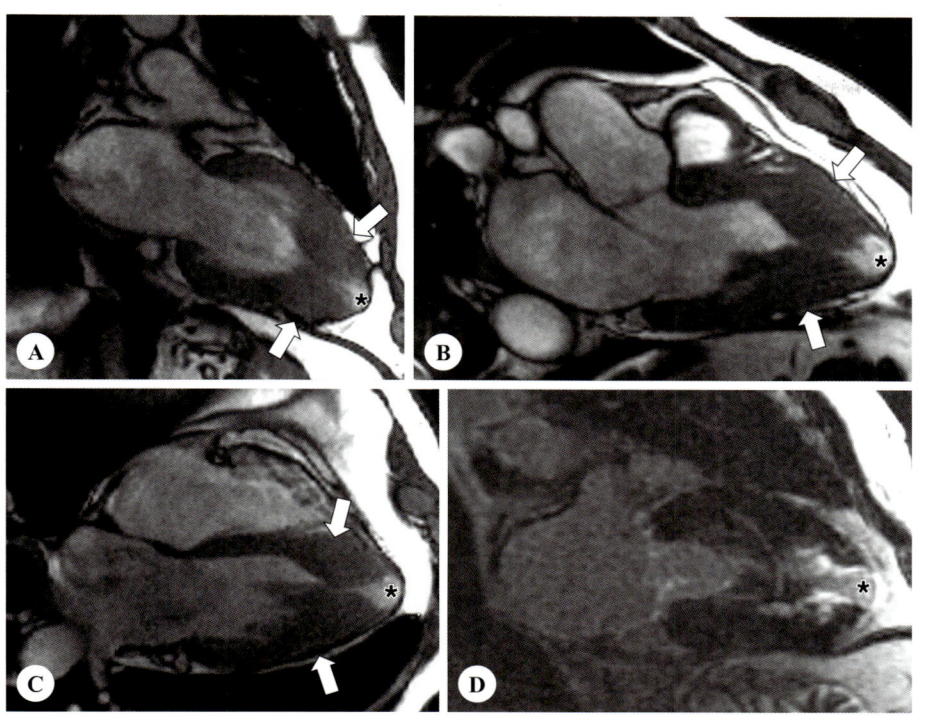

◀ 图 7-17 两腔心（**A**）、三腔心（**B**）与四腔心平面（**C**）的舒张期电影 SSFP 图像显示左心室中部的局灶性室壁增厚（箭），符合肥厚型心肌病表现。钆延迟增强图像（**D**）显示心尖部心肌纤维化区域的高信号。心肌纤维化与心尖室壁瘤（星）的存在预示了更高的心源性猝死风险

经许可转载，引自 Chan AK, Somarouthu B, Ghoshhajra B. Magnetic resonance imaging for hypertrophic cardiomyopathy update. *Top Magn Reson Imaging* 2014;23:33–41.

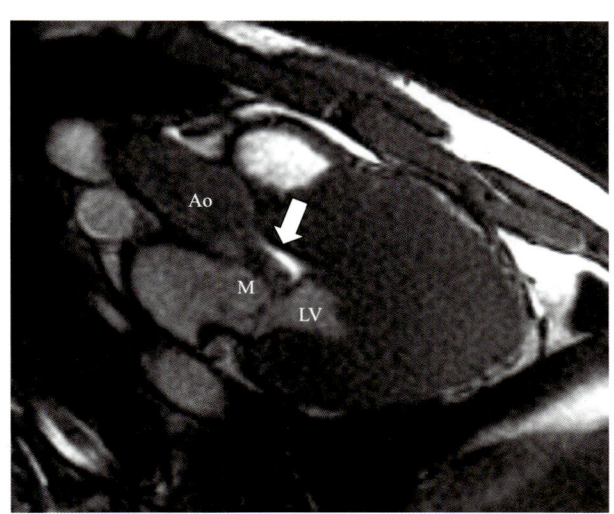

▲ 图 7-18 三腔心平面收缩期电影图像显示位于左心室（LV）与主动脉（Ao）间的左室流出道内的加速血流高信号（箭）

二尖瓣（M）由于文氏效应被拉入左室流出道朝向增厚的室间隔。上述表现提示该患者为梗阻性肥厚型心肌病（经许可转载，引自 Chan AK, Somarouthu B, Ghoshhajra B. Magnetic resonance imaging for hypertrophic cardiomyopathy update. *Top Magn Reson Imaging* 2014;23:33–41.）

节段的平面进行评估，这三个平面成像就能较全面地评估右心室。如果是用 CT 来评估室壁运动，可以通过对单次采集的图像进行后处理重建出每个平面。

短轴位图像还用于评估 EDV，计算 EDV 指数（EDV/ 体表面积）、收缩期末容积（end systolic volume，ESV）和射血分数（1-ESV/EDV）[37]。仔细勾画每层的右心室腔轮廓并乘以层厚可获得单层的容积[35]。将多层的容积累加即可以获得右心室总容积。在收缩末期与舒张末期分别测量所得容积即为 ESV 与 EDV。由于时间分辨率不够理想和部分容积效应，心内膜与血池的分界较模糊，导致右心室边界的勾画存在困难。部分容积效应可以通过将扫描平面垂直于室壁来减轻，因为此时心室的径线在整个扫描范围内改变不会太大。此外，在勾画短轴基底部的心腔时需要小心避开心房区域，有时会比较困难。

5. 心脏瓣膜功能障碍 临床上常根据病史和体格检查，或者经胸心脏超声怀疑心脏瓣膜功能障碍。MRI 评估瓣膜狭窄可能很困难，因为狭窄部位的湍流会导致严重的伪影（由失相位与信号丢失引起）。而反流性病变则可以通过电影 bSSFP 序列与相位对比法的结合来进行量化。在仅有单个瓣膜反流而没有心内分流的时候，根据短轴位电影图像利用 Simpson 法则可计算右心室每搏输出量与左心室每搏输出量之差，该差异可认为是瓣膜反流引起的，并可以用来计算反流分数。半月瓣的反流可以通过相位对比法进行测量，方法是通过垂直于瓣膜或瓣膜上方区域的平面并计算主动脉瓣与肺动脉瓣收缩期

335

前向血流之差。如果有多个瓣膜存在反流，则反流的量化更具挑战性，需要通过对多个瓣膜利用相位对比法进行评估。

6. 心脏肿块 带心脏门控的 CT 与 MRI 检查可以很好地评估心脏肿块。心脏 CT 通常有助于确定肿块的范围，尤其是当肿块比较大的时候，因为 CT 可以较容易地获得大视野的图像，这对于 MRI 而言则比较困难。而肿块的组织特征则需要借助多序列 MRI 展示。心脏肿块的 MRI 评估常用图像包括电影 bSSFP 图像、T_2 加权图像、对比剂注射前和注射后的 T_1 加权图像、首过灌注图像和 LGE 图像[63]。一系列的短轴电影 bSSFP 图像通常最先使用，用来发现肿块和确定解剖位置。而通过肿块的垂直平面的 bSSFP 图像有助于确定肿块大小，观察周围的结构，以及评估肿块附着情况。肿块在 T_1 和 T_2 加权图像的特征对于肿块的鉴别诊断很有帮助，同样重要的还有首过灌注图像、对比剂注射后 T_1 加权图像和 LGE 图像上的强化程度。脂肪抑制 T_1 加权图像对于脂肪病变的鉴别或当肿块周围脂肪组织干扰肿块强化观察时都非常有用。

最常见的心脏肿块是血栓，在 T_1 和 T_2 加权图像上均呈黑色且无强化[63]。在传统的 LGE 图像上，由于心肌信号被抑制，血栓的信号看上去与心肌类似。可通过获取长 TI 的 LGE 图像来显示血栓，此时心肌呈中等信号强度而血栓仍为低信号。血栓通常出现在心肌梗死处或心房颤动时的心房。

最常见的恶性心脏肿块是转移性疾病[63]。转移性疾病信号多变，但可通过肿瘤病史来帮助诊断。最常见的原发性心脏肿瘤为黏液瘤。黏液瘤好发于左心房，在舒张期通过二尖瓣脱落到心室。黏液瘤通常为长 T_2 信号，但即使肿块表现为典型的黏液瘤特征，也很难完全排除肉瘤的可能。最常见的恶性原发性心脏肿瘤是血管肉瘤，好发于右房室沟，明显强化，呈浸润性。附着于心脏瓣膜的小肿块可能是心内膜炎所致的赘生物，或者乳头状弹力纤维瘤。有无相关症状可帮助鉴别上述病变。

7. 先天性心脏病 先天性心脏病的晚期影像是个很复杂的专业话题，很难在这里完整阐述，故本部分仅对这一话题进行大概介绍。对于已经进行过矫正或姑息外科治疗的复杂性先天性心脏病患者，影像的最大挑战在于正确分辨解剖结构。除了手术记录以外，轴位、冠状位与矢状位的图像对于辨认解剖结构都很重要。对于许多先天性心脏病患者而言，心脏的形态、室壁运动度和心脏功能都需要进行评估。使用电影 bSSFP 或 GRE 图像，或者回顾性心电门控/前瞻性心电触发 CT 获得的收缩期与舒张期图像，都可以对前述参数进行很好的评估，但还是首选心脏 MRI[64]（图 7-19）。例如，对于法洛四联症患者，瓣膜成形术后肺动脉瓣再狭窄或持续的肺动脉瓣反流，会导致右心室功能在成年后下降。右心室功能下降的程度决定了何时该对患者进行肺动脉瓣手术干预。

大动脉与静脉的评估可以用非对比增强/对比增强的 MRA 或对比增强的 CTA 来进行。CTA 的优点是伪影更少，尤其是相对于存在血管狭窄或因手术有金属植入物的患者。评估主动脉缩窄修复术后残留或再发的狭窄，监测二叶式主动脉瓣患者的升主动脉管径或评估肺静脉异位引流，可能需要进行血管成像。对于进行过 Fontan 手术的单心室患者，常常需要进行影像学检查来评估静脉-静脉侧支循环与折流通畅性。由于患者的循环较慢且血流动力学复杂，往往需要获取延迟期图像，以避免将对比剂混合不均伪影误认为血栓，并确保所有的侧支血管在成像时会被对比剂充盈。相位对比法成像是评估先天性心脏病的重要工具。测量各种结构中的血流量可以量化瓣膜功能障碍，评估肺动脉灌注情况，并提供侧支循环形成的间接证据。

（二）主动脉疾病

1. 主动脉夹层和急性主动脉综合征 主动脉断层影像的一个主要作用是用来排除或诊断急性主动脉综合征，包括主动脉壁内血肿、主动脉夹层和穿透性动脉粥样硬化性溃疡[65]。主动脉夹层是最常见的急性主动脉综合征，占病例的 80%~90%[30]。主动脉夹层的发生是由于血流通过内膜撕裂处进入动脉壁中层，使中层分离并扩展，从而形成由撕裂内膜片分隔开的真腔和假腔[66]。如果夹层累及升主动脉则分类为 Stanford A 型，如果只累及左锁骨下动脉起始处以远端的主动脉则分类为 Stanford B 型[67]（图 7-20）。

当主动脉夹层的分支血管起自灌注不良的假腔或明显受压狭窄的真腔，或者由于夹层的撕裂内膜导致分支血管开口处狭窄时，可能导致分支血管供应的器官缺血。B 型夹层患者的腹部器官存在缺血的风险，A 型夹层的患者则存在由主动脉弓血管受累

第 7 章　心脏和主动脉
Heart and Aorta

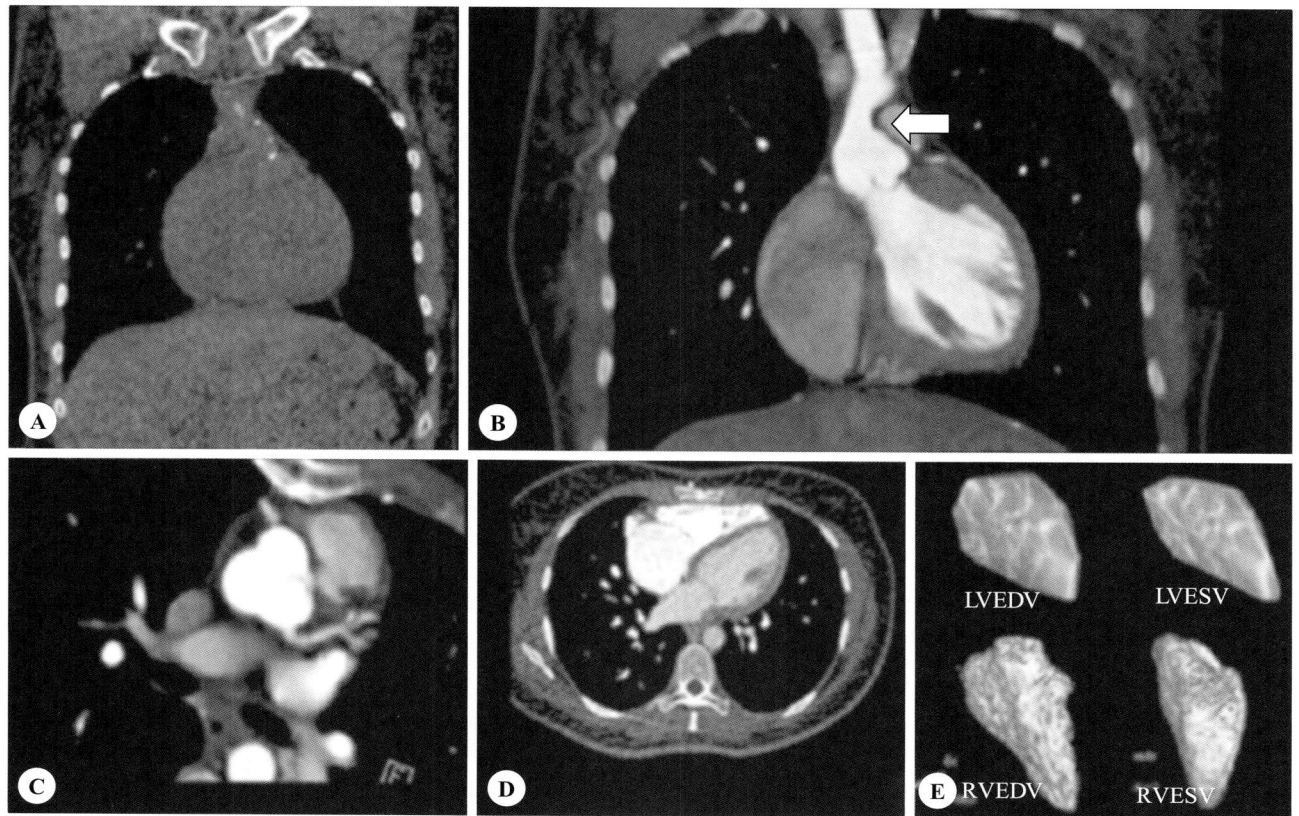

▲ 图 7-19　先天性心脏病的综合心胸部评估

低剂量、前瞻性触发高螺距 CT 平扫（A）可用于解剖结构测量与评估钙化结构（在本例中为肺动脉近端）。CTA（B）可以精确测量主动脉（箭）与肺动脉术后的吻合口狭窄（图中未显示）。同时冠状动脉 CTA（C）排除了显著的冠状动脉病。用回顾性扫描获得的功能学信息（D）来评估舒张末期与收缩末期的每个心室容积（E），从而对双心室功能进行分析。CT. 计算机断层扫描；CTA. 计算机断层血管成像；LVEDV. 左心室舒张末期容积；LVESV. 左心室收缩末期容积；RVEDV. 右心室舒张末期容积；RVESV. 右心室收缩末期容积（经许可转载，引自 John Wiley and Sons: Ghoshhajra BB, Sidhu MS, El-Sherief A, et al. Adult congenital heart disease imaging with second-generation dual-source computed tomography: initial experiences and findings. Congenit Heart Dis 2012;7:516–525.）

引起的脑缺血和由冠状动脉受累引起的心肌梗死的风险。更令人担忧的是出现主动脉破裂。主动脉夹层死亡患者中 80% 源于主动脉破裂[68]。对于 A 型夹层的患者而言，主动脉破裂可能会发生在心包以内，从而引起心包积血，进而发生心脏压塞。此外，主动脉瓣功能可能受损，并出现严重的主动脉瓣关闭不全[30]。

影像学检查的目的包括确定夹层的存在及范围，区分真假腔，确定分支血管受累情况，识别有低灌注风险的器官，发现危及生命的并发症（如心脏压塞和主动脉破裂），尤其是在急性期[68]。真假腔之间及其与邻近分支血管间的复杂空间关系在高分辨率的增强后动脉期 CTA 或 MRI 上可以很好地显示。之前已有许多用来区分真假腔的形态学特征[68]。增强后的延迟期成像可用于区分假腔内对比剂混合不均伪影、慢速血流和血栓。另外，延迟期成像还可以用来观察脏器的强化程度，从而观察是否有低灌注的存在[28]。平扫 CT 在诊断与评估主动脉夹层方面的作用不大，但其可以用来发现钙化内移，从而提示夹层的诊断。

除了钆剂增强的 MRA，还有许多非增强 MRI 序列可以提供有用的信息。双反转恢复 T_1 加权黑血图像可以显示夹层的内膜片及假腔内的慢速血流[30]。由于 GRE 亮血序列上信号由血液流动产生，所以常被用来观察假腔里信号降低的慢速血流。bSSFP 亮血序列观察时一定要小心，因为正常主动脉腔内由于偏共振伪影产生的暗带与撕裂的内膜片表现相似。对血流动力学稳定的患者，相位对比法成像可辅助评估和量化主动脉瓣关闭不全[30]。

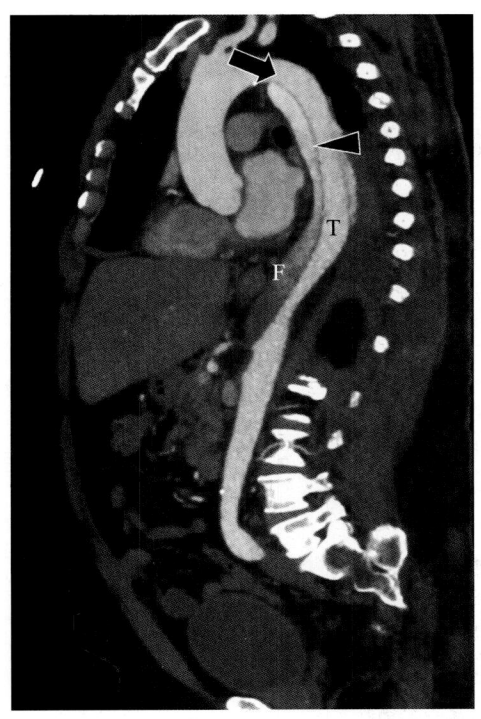

▲ 图 7-20 60 岁男性患者因急性胸痛就诊，图像中可见 B 型主动脉夹层

矢状斜位（糖果棒切面）对比增强 CTA 动脉期图像显示胸降主动脉内的夹层（箭头）。夹层近端（箭）位于左锁骨下动脉起始处远端，提示这是 B 型夹层。该案例中真腔（T）的强化程度明显高于假腔（F）

对于 A 型夹层的患者，带心电门控的 CT 与 MRI 检查可以有效降低升主动脉的搏动伪影[30]。同样的道理，在非心电门控的 CT 检查中，一定要警惕分辨搏动伪影与主动脉夹层或壁内血肿[29]。鉴于 CT 与 MRI 的诊断准确率都很高，由于采集速度和普及性急诊常首选 CT，而 MRI 由于其没有辐射更常用于随访[30]。

壁内血肿是由于血液在主动脉壁内的累积而与主动脉真腔无交通[69]。可能是由于主动脉壁输送营养的滋养血管破裂，或者是因为很小的内膜撕裂而没有血流出口[69]。因为壁内血肿与血池无交通，血肿在对比增强的图像中无强化。急性壁内血肿在平扫图像上也可以很好地显示，表现为主动脉壁内偏心的新月形稍高密度影[69]。同样，在 MRI 上壁内血肿表现为新月形的短 T_1 长 T_2 信号影[30]。壁内血肿也可按照主动脉夹层的规则分成 Stanford A 型和 B 型。壁内血肿很难与血栓化的假腔相区分。急性主动脉综合征的最后一种疾病，即穿透性动脉粥样硬化性溃疡，由动脉粥样硬化斑块处局限性的主动脉内层破裂并邻近的内膜下血肿组成，在增强后 CT 或 MRI 的动脉期图像显示较好[70]。

2. 主动脉瘤　断层成像，包括 MRI、CT 和超声，在主动脉根部和升主动脉、胸降主动脉和腹主动脉的主动脉瘤的筛查、监测与指导临床治疗中都有着非常重要的作用。虽然累及不同范围的主动脉瘤病理生理学改变及最佳成像方法不同，但成像的最终目标都是量化动脉扩张的程度与范围，为手术规划提供必要信息，并评估主动脉破裂等并发症，尤其是对于有症状的患者而言。

腹主动脉瘤（abdominal aortic aneurysm，AAA）与胸降主动脉瘤的成像方式一致。由于胸降主动脉瘤的发生率相对较低，下面重点讨论 AAA。AAA 的标准为血管直径超过 30mm，最常发生于肾动脉以下平面[71]。AAA 的发生率随着年龄增长而增加，其危险因素包括祖先为高加索人、吸烟与高血压[72]。AAA 最严重的并发症是动脉瘤破裂，相关死亡率为 85%～90%[71]。由于主动脉瘤破裂的风险随着动脉瘤增大而升高，精确测量血管大小对治疗决策（外科手术或血管内修补术）至关重要，需要在三维成像数据集上找到垂直于管腔的横截面来进行精确的测量。

存在自发性破裂风险的动脉瘤需要进行外科手术干预的阈值是 55mm 或每年增长速度超过 5mm[28, 71, 72]。目前临床首选的是经皮腔内支架移植治疗，这种方法较外科手术创伤更小、短期死亡率更低、花费更低[72]。成功的动脉瘤腔内修复术取决于良好的解剖基础，例如，近肾腹主动脉可提供足够移植物锚定区。患者是否支持腔内修复术与移植物大小的确定主要基于术前影像学检查。

虽然主动脉瘤筛查通常使用超声进行，但 CT 是确定主动脉瘤大小及特征的首选方法，尤其是对于＞45mm 的动脉瘤和需要进行腔内治疗的动脉瘤[28, 72]。计算好时机的螺旋 CT 采集的动脉期图像可以准确显示主动脉及邻近结构的大小，评估附壁血栓及识别分支血管，尤其是肾动脉，并重建出三维容积再现图像，从而评估主动脉迂曲及寻找合适的腔内移植物锚定区。

单发的主动脉根部动脉瘤和升主动脉瘤常常源于主动脉中层囊性坏死而非动脉粥样硬化[29]，常见于二叶式主动脉瓣、Turner 综合征和一些结缔组织病，如马方综合征、Loeys-Dietz 综合征和 Ehlers-Danlos

综合征[43]（图 7-21）。虽然升主动脉瘤与主动脉根部动脉瘤扩张的标准因性别和年龄而异，但成年人正常值上限为 40mm[29]。升主动脉瘤的主要并发症包括主动脉瘤破裂、夹层及对周围结构的压迫，并且风险随动脉瘤增大而增加[29]。因此，升主动脉瘤直径超过 55mm 是手术干预的阈值，当然这一阈值在高危人群中会更低一些[43]。

在高危人群中，从儿童时期就要开始用超声筛查升主动脉瘤，但是当成年以后随着体型增大声学检查可能受限。因此，成人的升主动脉评估更常使用 CT 或 MRI。增强后 CT 和 MRI 图像最好在动脉期采集，此时管腔内密度或信号最高。心电门控可以减少搏动伪影使测量结果更可靠[43]。与腹主动脉成像一样，多平面重建或仔细放置的二维双斜位平面的 MRI 图像对于准确测量血管直径非常重要，是指导治疗的关键参数。

虽然 CTA 普及度高、扫描速度快、结果可靠，但 MRI 在有些情况下可能更有优势，如有动脉瘤风险的年轻患者，他们可能需要多年重复检查随访，如果是 CT 检查，累积的辐射剂量可能会比较高[29, 43]。对于这类患者而言，考虑到最近关于钆对比剂在组织中沉积的报道，使用二维或三维非对比增强亮血 MRI 序列来进行主动脉的评估和测量可能更好[73]。同样，非对比增强 MRA 技术也可用于不能使用 MRI 或 CT 对比剂的患者，尤其是严重肾功能不全的患者。此外，MRI 在评估二叶式主动脉瓣等相关病变方面也有一定的价值，可以在一次检查中清晰显示。MRI 的主要局限性包括长时间检查导致患者的舒适度降低，在幽闭恐惧症患者中使用受限，成本、普及度和图像质量不稳定。

3. 主动脉术后 主动脉瘤或夹层术后（手术或腔内修复术）的患者常需要进行随访以评估手术部位的并发症，以及血管其余部位的解剖与病理生理，因为这些患者已经被证明是高危患者。正常的主动脉术后影像学表现与术后并发症涉及范围广，很难在本章进行细致完整的讨论[33]。

对于开胸手术后的患者，主动脉术后需要通过影像学检查评估人工血管壁与吻合口的完整性、移植物的通畅性和移植物周围是否存在感染。随访时也主要使用 CT 进行，因为其简单易行，并且手术材料相关伪影可严重影响 MRI 图像质量（如胸骨钢丝或人工瓣膜）[33, 74]。增强后 CT 动脉期图像对于确定术后解剖及评估剩余主动脉直径非常有帮助。对于体内有异物的患者，由于手术材料在 CT 上的高密度影可能会被误认为是对比剂，因此在使用对比剂前需进行平扫 CT 来进行交叉比较[33]。

对比增强 CT 的延迟期图像用途广泛。延迟期可以帮助区分主动脉夹层假腔内的血栓和慢速血流[31]。

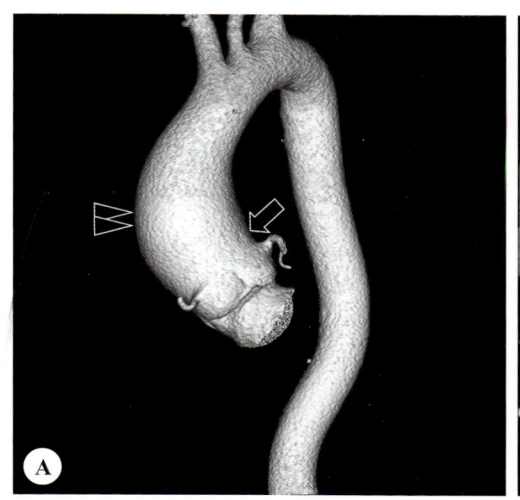
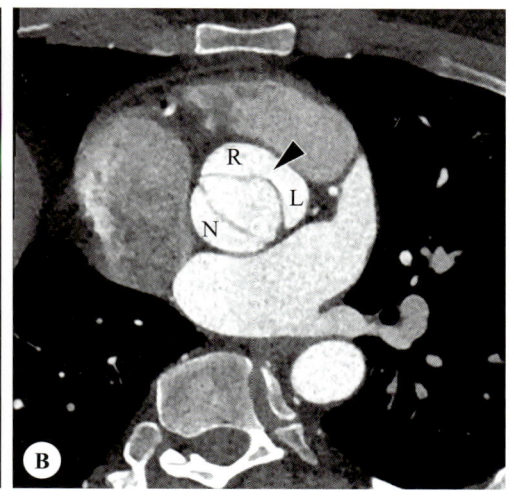

▲ 图 7-21 50 岁男性患者，有二叶式主动脉瓣与升主动脉瘤病史，图中所示为患者使用心电门控前瞻性触发轴位序列心胸 CTA 进行随访评估时获得的图像
A. 患者的三维容积再现图像显示梭形升主动脉瘤（双箭头）与消失的窦管结合部（箭），常见于马方综合征或二叶式主动脉瓣等疾病；B. 主动脉根部短轴位对比增强 CT 图像显示二叶式主动脉瓣，右瓣叶（R）与左瓣叶（L）已融合（箭头），是最常见的二叶式主动脉瓣。融合的瓣叶与无冠窦瓣叶（N）形成了一个典型的二叶式主动脉瓣"鱼嘴样"改变

此外，延迟期显示的移植物周围积液伴边缘强化可提示感染。但值得注意的是，仅凭影像学检查可能无法区分术后移植物周围血肿和感染，尤其是术后不久的患者。例如，心胸外科医生可能会在术中彻底清除纵隔移植物周围血肿，但其他医生可能不会这样做以减少体外循环时间。在这样的情况下，移植物周围血肿可持续存在数周时间，不应将其误认为是感染。对于近期手术的患者，移植物附近的积气需要谨慎解释，但是如果术后 3 个月仍然积气，则需警惕感染[33]。

腔内移植物置入术后可能出现一系列独特的并发症。影像学检查尤其要关注是否存在支架移位、内漏或在瘤腔内持续存在血流[33]。如前所述，动脉期 CT 图像在评估腔内移植物形态、周围血管的通畅性及是否存在内漏方面非常有用。值得一提的是 Endologix 支架的内漏评估问题。对于这一装置而言，它的纤维覆膜是在金属支架外面的。所以，图像中应该能看到位于对比剂勾勒的金属支架外的平滑轮廓，这属于正常的表现，而非支架移植失败[33]。内漏有时在动脉早期不易被发现，而在延迟期会变得更大或更明显，因此延迟期图像的采集非常必要[75]。有时候虽然不能看到明显的血管外对比剂，但增大的瘤腔也提示可能存在隐匿的内漏。与外科手术评估时一样，平扫期图像对区分钙化和手术材料非常重要。

虽然 MRI 不常用于动脉瘤腔内修复术后的随访，但其时间分辨 MRA 有助于内漏的识别和评估[74]。重复采集高时间分辨率增强后 MRA 图像可以直接观察对比剂动态流入动脉瘤腔，从而更好地显示供血与引流血管[74]，从而为后续的弹簧圈栓塞治疗提供指导。

4. 主动脉炎 主动脉炎的病因，包括沙门菌、葡萄球菌、梅毒等感染，以及大动脉炎、巨细胞动脉炎等非感染性病因。不同原因的大动脉炎均可表现为主动脉壁增厚、强化，管腔狭窄或闭塞。根据不同病因可能继发动脉瘤和假性动脉瘤。在某些感染中可以看到主动脉壁内或动脉周围积气。慢性炎症患者中可见主动脉壁钙化。CT 与 MRI 均能很好地评估主动脉[76]。

主动脉及其分支血管的管腔通畅性在增强后 MRI 或 CT 的动脉期评估效果较好，如果需要评估升主动脉与主动脉根部，扫描时还需要加入心电门控[76]。平扫 MRA 也可用于评估主动脉及分支血管的通畅性，但其缺点是由于狭窄部位湍流导致信号丢失可能高估管腔狭窄程度。对比增强 MRA 可一定程度减少上述伪影，但 CTA 效果更佳。主动脉壁强化一般在延迟期图像上显示更清楚。MRI 扫描时加入脂肪抑制很有必要，因为可以抑制血管周围脂肪信号从而增强血管壁的信号。MRI 平扫时，T_1 加权黑血图像更有利于显示主动脉壁的增厚，而 T_2 加权图像则有利于显示水肿[76]。

第 8 章 胸膜、胸壁和膈肌
Pleura, Chest Wall, and Diaphragm

Eric J. Schmidlin　Francine L. Jacobson　Andetta Hunsaker　著
张　韵　张丽芝　陈志霞　译

胸膜、胸壁、膈肌和肺实质病变有时难以鉴别，仅胸片评价的结果往往不全面。原发性胸壁异常在胸片上可表现为微小的影像学改变或无改变。虽然胸部 X 线一直是最原始且最常用的胸部影像学检查方法，但是 CT 和 MRI 的空间分辨率和对比度更好，对于胸膜、胸壁及膈肌病变的检测和特征描述具有重要价值。CT 和 MRI 可同步详细地评估肺、纵隔、胸膜、软组织及胸部骨骼是否存在病变、病变位置及病变范围。多平面重建或 MRI 中多平面扫描的功能可改善病变的检出情况，尤其是沿肺上沟和膈肌区域的病变。在本章中，我们讨论了日常临床实践中常见的胸膜、胸壁和膈肌疾病。

一、胸膜成像技术

胸部 X 线是检测大部分胸膜异常的首选技术，如胸腔积液和气胸。但 CT 和 MRI 可用于明确是否存在胸膜病变并对更好地进行特征描述。脂肪瘤的脂肪含量、钙化灶、石棉相关胸膜疾病的胸膜外脂肪增厚、包裹性积液的水密度等重要的线索，可能有助于鉴别 X 线片上良性和潜在的恶性病变。胸部或上腹部 CT 或 MRI 检查通常可显示 X 线无法检测到的胸膜病变。然而，在多数情况下，无论是 CT 还是 MRI 都无法给出某一胸膜病变的明确诊断，有时甚至区分病变的良恶性也是一个挑战。

CT 和 MRI 的特征有助于胸膜病变的定位，其表现与胸片类似，具体为：①呈透镜状或新月形；②与胸壁界面呈钝角或锥角；③与邻近肺组织界限清晰（图 8-1）。胸膜外病变的表现可能类似，但相关的胸膜外软组织肿块、骨质破坏或胸膜外脂肪移位有助于区分胸膜病变[1]。虽然与胸壁呈锐角的病变通常起源于肺实质，但较大的或外生型胸膜病变可能内陷至肺实质，从而形成锐角。同样，起源于肺部的病变可能浸润胸膜，与胸壁形成钝角。因此，虽然 CT 和 MRI 相比于传统的 X 线而言，提供的病变范围信息更精确，但胸膜外、胸膜及胸膜旁肺实质病变的表现仍有重叠。病变内部是否存在肺血管也有助于区分肺部病变和胸膜病变。

二、解剖：胸膜

胸膜由单层间皮细胞和下层疏松结缔组织、神经和血液及淋巴管组成。脏胸膜覆盖在肺组织表面和叶间裂，与衬覆于纵隔、胸壁和膈肌的壁胸膜相连续。壁胸膜是唯一受感觉神经支配的胸膜层。胸膜腔，即脏胸膜、壁胸膜和叶间裂间的潜在腔隙，存在少量润滑性浆液。

在壁胸膜外侧有一层疏松结缔组织，内含胸膜外脂肪，并且厚度不一。胸膜外脂肪的外侧为胸内筋膜，再外侧为肋间肌。一般来说，CT 图像无法清楚地区分胸内筋膜和邻近的肋间肌[2]。通过肋骨之间的肋间脂肪，可区分"肋间索条影"与肋间内、外肌。少数患者的肋下肌呈细条索状覆盖在下肋骨后部[2]。胸横肌通常可见于肋骨末端或肋软骨内缘，不应误认为是胸膜增厚。MRI 通常能够区分胸膜外脂肪、胸内筋膜和邻近肋间肌，这在评估肿瘤病变对胸壁的侵犯方面有重要作用（图 8-2）。

1. 胸膜外脂肪　胸膜外脂肪是疏松结缔组织的一个组成部分，存在于胸腔壁胸膜和胸内筋膜之间[3]。胸膜外脂肪量是可变的，但通常与纵隔和皮下脂肪量直接相关，一般沿第 4～8 肋骨后支最多[4, 5]。肥胖患者的胸膜外脂肪含量高，X 线检查的表现可能与胸膜增厚类似；但是，胸膜外脂肪通常双侧对称、无钙化，并且位于胸壁中外侧，因此，可以与胸膜增

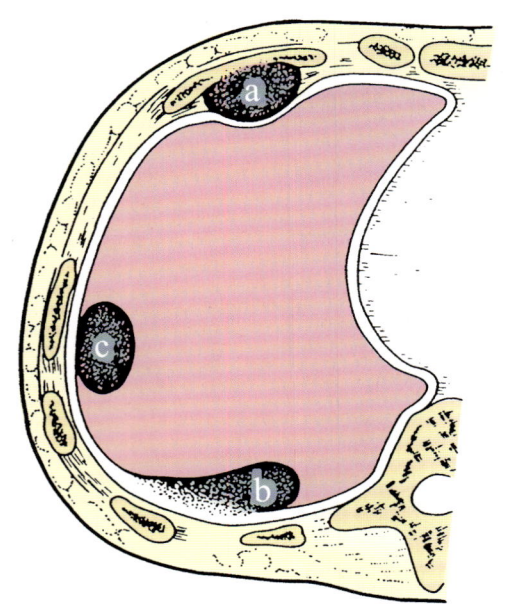

▲ 图 8-1 胸膜外（a）、胸膜（b）和胸膜旁肺实质（c）病变的横断面示意

胸膜外病变使覆盖的壁胸膜和脏胸膜移位，病变与胸壁之间形成钝角。相关的胸壁异常（如肋骨侵蚀）可有助于确定病变位于胸膜外。胸膜病变局限于两层胸膜之间，可与胸壁形成类似的钝角，或者表现为外生性病变突入肺实质内，则病变与胸壁形成锐角。胸膜下实质病变通常与胸壁形成锐角，但若伴有胸膜浸润则会形成钝角。因此，这些病变的表现可能存在许多重叠（改编自 Naidich DP, Webb RW, Muller NL, et al. *Computed tomography and magnetic resonance of the thorax*. Philadelphia: Wolters Kluwer Health, 2007. Figure 9-1.）

厚区分[3, 6]。CT 成像可以检测深至胸内筋膜和肋间肌的脂肪密度，并作出明确诊断[7]。胸膜外脂肪层扩张可能是良性胸膜炎或慢性渗出性胸腔积液的表现（图 8-3）。胸膜增厚伴胸膜外脂肪扩张常提示良性病变[7]。

2. 叶间裂 肺裂是指由包裹肺叶的脏胸膜层内面形成的裂口[8]。因此，肺裂由两个相邻的胸膜面组成。胸膜面位于肺血管树以外的肺叶边缘，因此，在不存在病理性间隔增厚的情况下，CT 图像表现为沿胸膜表面的无血管区。通过该无血管区，可识别与轴位或多平面重组 CT 图像平行的肺裂，最常用于识别轴位图像上的小裂。与轴位或多平面重组 CT 图像垂直或斜向的肺裂表现为高密度细线[9]（图 8-4）。

左肺大肺裂分隔上下叶，右肺大肺裂分隔上中叶和下叶。大肺裂的头端通常向前凹，尾侧向后凹。胸膜外脂肪可延伸至肺裂下端，这种现象更常见于

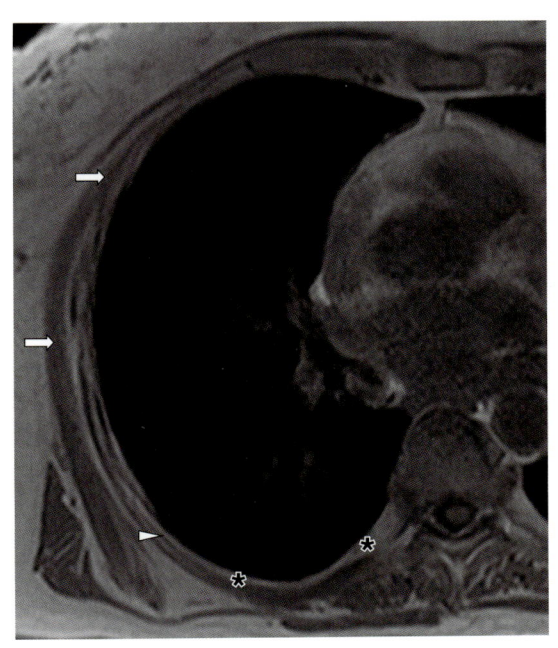

▲ 图 8-2 正常胸膜外和胸壁解剖
轴位非增强 T_1 加权 MR 图像显示胸膜外脂肪（星）、胸内筋膜（箭头）和肋间肌（箭）

左侧[10]。小裂分隔右肺上中叶，一般向上凸起。肺裂可作为感染扩散的屏障，从而使肺炎或肿瘤形成锐利的边界[11]。然而，肺炎和肿瘤扩散均可跨过完整的肺裂。此外，至少有一半患者的大肺裂和小肺裂不完整，因此空气、感染和肿瘤很容易在不同肺叶间扩散[9, 12, 13]。尽管左右胸膜面在前或后交界线处可紧密贴合，尤其是在严重肺气肿或其他原因引起肺过度充气的患者中，但左右胸膜腔之间并不相通。

3. 副裂 副裂常见于 CT 影像学检查中，由脏胸膜内陷后形成，通常位于肺段之间。副裂通常不完整，超过 20% 的患者通过薄层 CT 可见[9, 14]。具有副裂的患者其肺段、支气管解剖和动脉解剖均是正常的[11]。

下副裂分隔下叶内侧基底段和下叶其余肺段，是最常见的副裂。使用 1.5mm 的层厚进行扫描的胸部 CT 中其发现率高达 21%[14]（图 8-5）。下副裂多发生于右侧且不完整。左侧小裂是第二常见的副裂，约见于 10% 的患者[14]，分隔舌段与左肺上叶其余部分。

虽然在 CT 成像中，发现上副裂的患者不足 5%，但尸检发现上副裂的患者比例高达 30%[9, 14]。上副裂更常见于右侧，起源于上段支气管下方，分隔下叶上段和基底段[14, 15]。上副裂通常不完整，从斜裂上外侧部向下向内至侧椎体旁区域，呈倾斜走行[15]。

第 8 章 胸膜、胸壁和膈肌
Pleura, Chest Wall, and Diaphragm

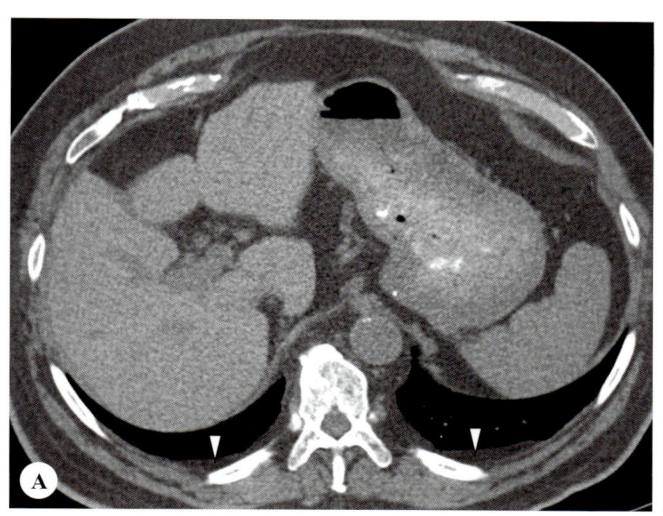
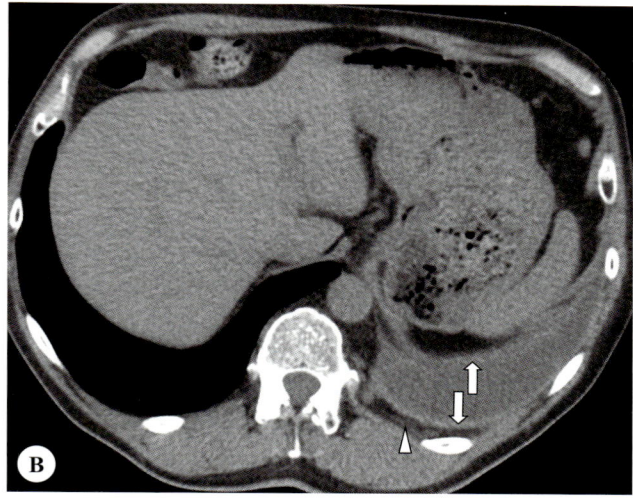

▲ 图 8-3　胸膜外脂肪

A. 轴位平扫 CT 纵隔窗图像显示肥胖患者的少量胸膜外脂肪（箭头）；B. 轴位平扫 CT 纵隔窗图像显示另一位患者因慢性渗出性胸腔积液导致胸膜外脂肪扩张（箭头）和胸膜增厚（箭）

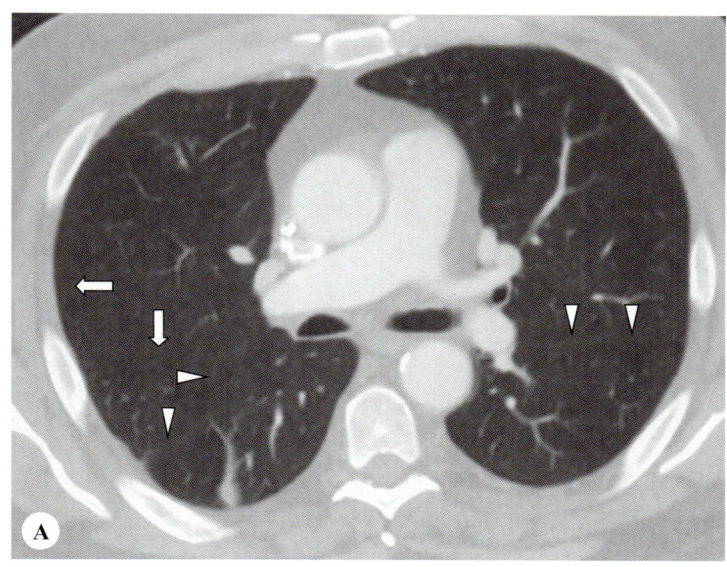
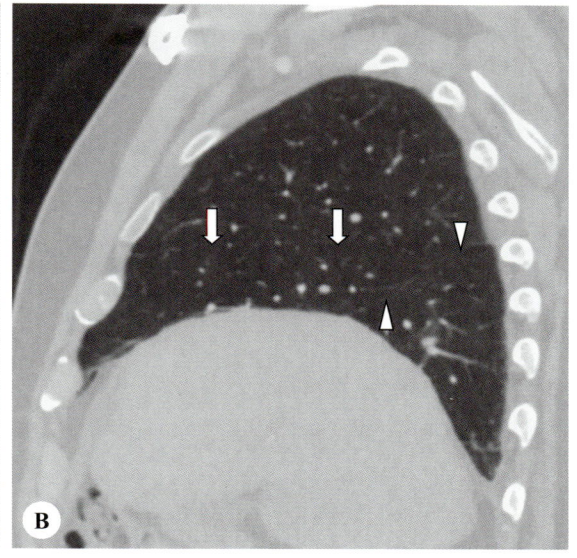

▲ 图 8-4　正常肺裂

A. 轴位平扫 CT 肺窗图像显示小肺裂旁的无血管区（箭）和双侧大肺裂旁的无血管区（箭头）。需注意，与左侧的大肺裂相比，右侧大肺裂的后方和上方轻微下缩，在轴位重建图像上不太明显。B. 矢状位平扫 CT 肺窗图像显示右侧小肺裂（箭）和大肺裂（箭头）呈细线样高密度影

当右后主静脉未越过肺尖，右上叶的一部分被奇静脉压迫时，形成奇裂[16]。由此形成的胸膜皱襞由四层胸膜组成（两层脏胸膜和两层壁胸膜），存在于约 1% 个体中[17]。X 线和 CT 检查均可显示奇裂[9, 14]。奇静脉的肺内段走行通常比正常奇静脉高几厘米[18, 19]（图 8-6）。奇裂向内凹陷，从肺尖向下斜行至奇静脉。右上肺叶中"奇叶"大小不一，该区域的支气管血供正常。由左肋间上静脉形成的"左奇叶"较少见[20]。

其他副裂包括中叶内侧段和外侧段之间的分隔，下叶前基底段和外基底段之间的分隔，以及左肺上叶舌段和其余肺段之间的分隔[14]。

4. 下肺韧带　下肺韧带为双层胸膜，连接下叶内侧与纵隔。在人类中，没有相应的上肺韧带，因此"下"这个字其实是多余[21]。下肺韧带是由纵隔壁胸膜与肺脏胸膜贴合形成[22]。它起源于下肺静脉，

343

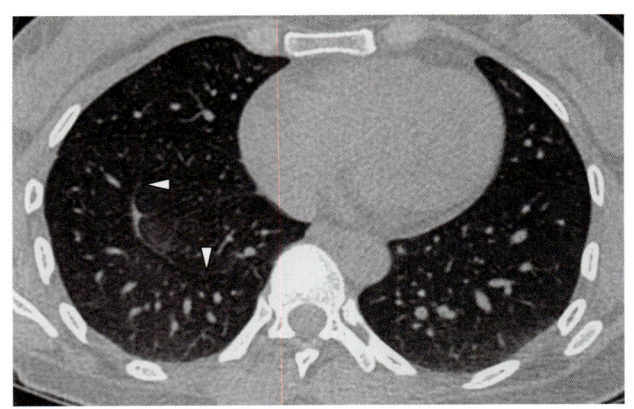

▲ 图 8-5 下副裂

轴位平扫 CT 肺窗图像显示下副裂（箭头）向前延伸至斜裂，向后延伸至膈肌

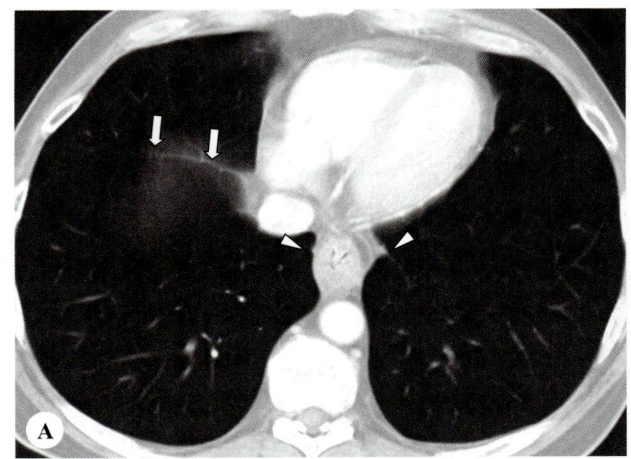

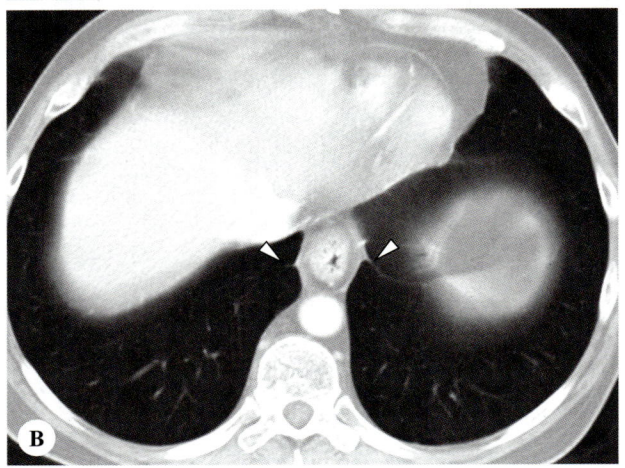

▲ 图 8-7 下肺韧带

轴位平扫 CT 肺窗图像显示双侧下肺韧带（箭头）在食管稍前方走行并延伸至膈肌。图 A 可见膈神经延伸至下腔静脉前方的膈肌（箭）

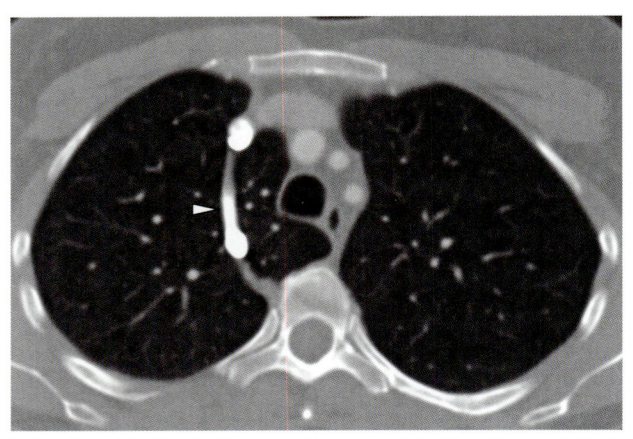

▲ 图 8-6 奇裂

轴位增强 CT 肺窗图像显示奇裂和奇静脉弓（箭头）穿过肺组织汇入上腔静脉，分隔小部分右肺尖内侧肺组织

向后下方延伸，右侧位于下腔静脉和奇静脉之间，左侧邻近食管[23]（图 8-7）。在 CT 图像中，下肺韧带呈细线状，起始于肺门下方纵隔、邻近食管，其内可包含血管、淋巴管和淋巴结，引流下叶基底段。下肺韧带将内侧胸膜腔分为前后两个部分，当存在胸腔积液时可显示；当下叶塌陷时导致下叶向内侧回缩[24]（图 8-8）。食管旁静脉曲张和韧带内淋巴结病变可能与肺实质病变的表现类似。韧带向下变宽，可能止于膈胸膜上方或与膈胸膜融合。

三、胸膜疾病

（一）非肿瘤性胸膜疾病

胸腔积液是最常见的胸膜异常。正常情况下，胸腔积液的产生和重吸收是一个持续性动态过程，主要由壁胸膜产生，由壁胸膜或脏胸膜重吸收[25]。正常胸膜腔中平均液体量约为 8ml（4～18ml）或 0.13ml/kg[26]，在肺和胸壁之间起到机械耦合和润滑的作用[26, 27]。胸腔积液的形成原因包括胸膜腔产液速度加快（如心力衰竭）或重吸收功能障碍（如肿瘤引起淋巴阻塞）。其病因可能是系统性病变（如低白蛋白血症）、胸腔局部病变（如炎症、肿瘤）或腹部局部病变（如胰腺炎）[28]。在腹水阳性的患者中，可能因腹水通过淋巴管或先天性膈肌缺损跨越膈肌而形成胸腔积液[29]。

在评估胸膜时，常规静脉注射对比剂可能不是必要的，但它有助于区分毗邻胸腔积液的肺不张和肺实变。胸腔积液，即使是少量积液，通常会引起邻近肺组织受压不张。肺不张由正常肺组织构成，因此在静脉注射对比剂后通常表现为迅速强化。因

第 8 章 胸膜、胸壁和膈肌
Pleura, Chest Wall, and Diaphragm

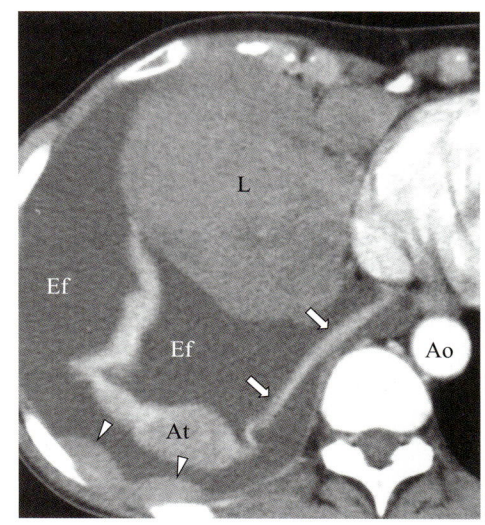

▲ 图 8-8 继发于淋巴瘤的胸腔积液
轴位增强 CT 纵隔窗图像显示沿胸膜表面的软组织密度肿块（箭头）。胸腔积液（Ef）扩散至奇静脉食管隐窝，邻近胸主动脉（Ao），并包绕强化、不张的右下肺叶，后者通过下肺韧带（箭）与纵隔相连。At. 肺不张；L. 肝

肺炎或肿瘤形成的肺实变灶相较于邻近肺不张组织表现为无强化或弱强化[30]（图 8-9）。胸膜结节或肿块的强化有助于鉴别胸腔积液的病因。静脉注射对比剂也有助于确定坏死区域，并在脓胸或恶性胸腔积液的背景下发现胸膜强化和增厚。

1. 积液类型与原因　临床上，根据胸腔积液的生化成分，将胸腔积液分为漏出液和渗出液。当胸腔积液与血清蛋白比值＞0.5，乳酸脱氢酶（lactate dehydrogenase，LDH）绝对值＞200U，或者胸腔积液与血清 LDH 比值＞0.6，则将其归为渗出液[31]。渗出性积液的其他特征性改变包括葡萄糖水平（脓胸、类风湿性疾病、结核性胸膜炎和恶性肿瘤时血清葡萄糖水平降低）、pH（脓胸、食管破裂、血胸、类风湿性疾病和系统性酸中毒时低于 7.2）、淀粉酶（胰腺炎和食管破裂时升高）和甘油三酯（乳糜胸时＞100mg/dl）。感染性胸膜炎可导致白细胞计数升高（＞10 000/mm³）和革兰染色或培养阳性。外伤、肺栓塞或恶性肿瘤时可出现红细胞计数升高

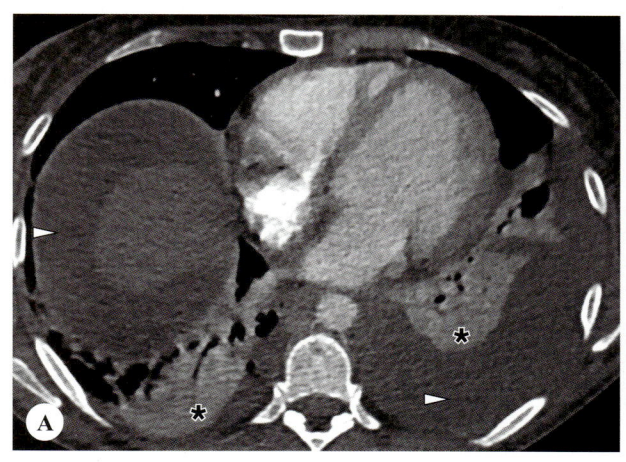

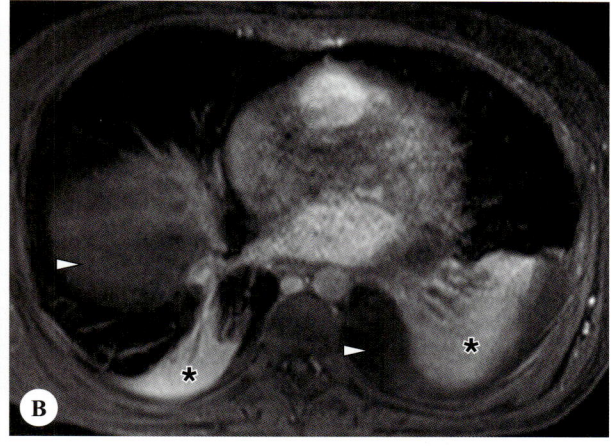

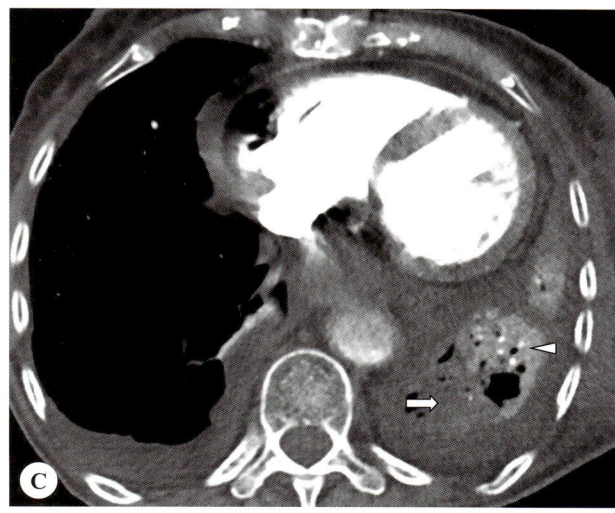

▲ 图 8-9　52 岁男性肝硬化患者的压迫性肺不张组织强化
A. 轴位增强 CT 纵隔窗图像显示右侧少量胸腔积液和左侧大量胸腔积液（箭头），毗邻区域见强化压迫性肺不张组织（星）。B. 同一患者的轴位增强 MR T₁ 加权图像显示，右侧少量胸腔积液和左侧大量胸腔积液（星），毗邻区域见强化压迫性肺不张组织（箭头）。C. 轴位增强 CT 纵隔窗图像显示，左肺下叶非强化实变灶（箭）及邻近的正常强化的肺不张组织（箭头）

（>100 000/mm³）[31]。

区分漏出液和渗出液对于确定病因非常重要。漏出液由系统性疾病引起，通常呈双侧分布，由毛细血管静水压升高或胶体渗透压下降导致[25]。充血性心力衰竭是渗出性胸腔积液最常见的原因，其次是肝硬化或肾病综合征引起的低蛋白血症[31, 32]。渗出性胸腔积液是由于累及脏胸膜或壁胸膜的局部病变引起毛细血管通透性增加所致[25]，可由多种原因引起，包括感染、肿瘤、肺栓塞、药物、放疗、结缔组织疾病（尤其是系统性红斑狼疮和类风湿关节炎）、心肌梗死后（Dressler 综合征）、心包切开术后及腹部疾病[31, 32]。渗出性积液的病理生理学可能与胸膜表面破坏或淋巴管阻塞有关，因此，因恶性肿瘤形成的积液可能为恶性（肿瘤扩散至胸膜所致）或良性[33]。

CT 对鉴别漏出性和渗出性胸腔积液的价值有限[34]。胸膜增厚强化、结节或肿块有助于揭示胸腔积液的病因。基本上，壁胸膜增厚提示积液为渗出性，但这一表现并不存在于所有病例中[35]。胸膜增厚或强化不是漏出性积液的典型特征。MR 影像学检查也不能够可靠地区分漏出性和渗出性胸腔积液[36]。由于胸腔积液随呼吸一起移动，因此借助 MR 成像进行胸腔积液评估较为复杂，过程中可能产生流动伪影，改变信号强度，从而产生异质性表现[37]（图 8-10）。

2. 影像学表现

（1）积液密度：大多数胸腔积液，无论是漏出性还是渗出性积液，都是均匀的且接近于水的密度。密度较高的胸腔积液几乎都是渗出性积液[35]。血胸常表现为不均匀的胸腔积液伴高密度斑片影。急性血胸可以仅表现为积液密度中度增高，在一定的临床情况下，当胸腔积液 CT 值>16HU 时应该考虑急

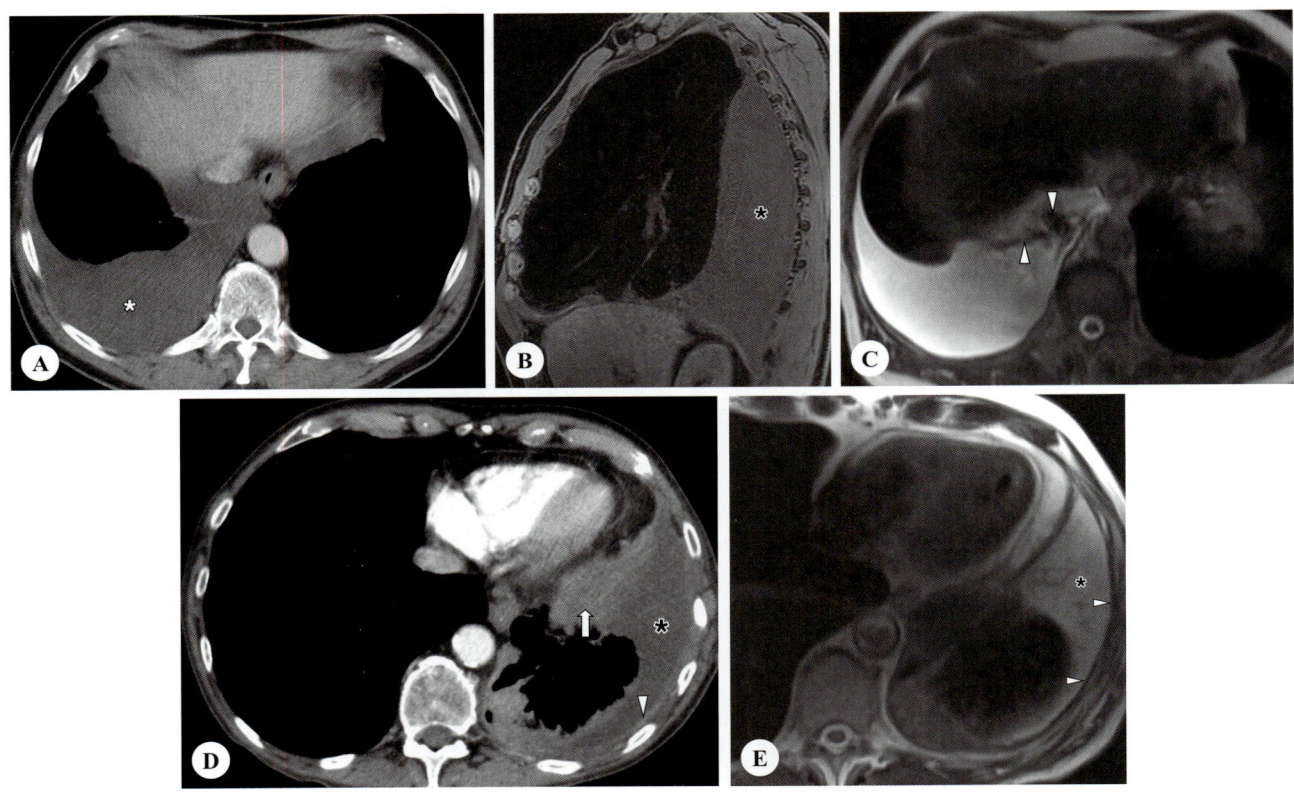

▲ 图 8-10 渗出性胸腔积液的特征

A. 轴位增强 CT 纵隔窗图像显示右侧渗出性胸腔积液（星），无胸膜增厚或强化。B. 与图 A 为同一患者的矢状位非增强 MR T₁ 加权脂肪饱和抑制图像显示右侧胸腔积液（星）不伴胸膜增厚。C. 与图 A 和图 B 为同一患者的轴位非增强 MR T₂ 加权图像显示右侧渗出性胸腔积液，无胸膜增厚或分隔。请注意液体运动引起的积液内侧的伪影（箭头）。D. 另一患者的轴位增强 CT 纵隔窗图像显示左侧肺炎旁渗出性胸腔积液（星）伴胸膜增厚和强化（箭头）。请注意非强化舌段和左肺下叶肺实变（箭），符合肺炎改变。E. 与图 D 为同一患者的轴位非增强 T₂ 加权图像显示左侧肺炎旁渗出性胸腔积液（星）伴胸膜增厚（箭头）

第 8 章 胸膜、胸壁和膈肌
Pleura, Chest Wall, and Diaphragm

性血胸[38]。当血胸开始凝结的时候，密度将进一步升高并形成分隔性改变。纤维蛋白凝块在 CT 图像上可表现为胸腔积液内的结节性胸膜假瘤[39]。血胸可导致明显的胸膜纤维化和钙化（纤维胸）。血胸的病因包括外伤、恶性肿瘤、高凝状态、肺梗死、主动脉夹层破裂、动脉瘤、动静脉畸形和胸膜子宫内膜异位症[40]。亚急性或慢性血胸的 MRI 表现为 T_1 加权和 T_2 加权序列高信号[41]（图 8-11）。

胸膜外血肿最常继发于钝性外伤，但也可能由穿透性外伤、医源性损伤或主动脉破裂引起。胸膜外血肿的胸片表现可能与血胸相似，但可通过 CT 图像中血肿不延伸至胸膜且能够使胸膜外脂肪内移而做出诊断，这一征象被称为"胸膜外脂肪征"（图 8-12）。动脉出血引起的胸膜外血肿通常较大，呈双凸状，而静脉出血所致血肿通常较小，性状不凸出[42]。

乳糜胸是指含淋巴液的胸腔积液，含大量甘油三酯，因此在 CT 图像上表现为密度低于水密度[43, 44]

（图 8-13）。但是，其中存在蛋白质可能使积液密度接近水，这种情况更为常见[45]。乳糜胸在 MRI 图像上常表现为单纯的液体信号，但也可能存在脂肪的信号特征[41]。乳糜胸积液通常是由手术或外伤后胸导管或其他大淋巴管受损所致，也可能由静脉阻塞、胸膜淋巴管缓慢泄漏或胸膜腔与乳糜性腹水沟通引起[45]。乳糜胸也可能与恶性肿瘤有关，最常见的是淋巴瘤。胸导管在主动脉和奇静脉之间向头侧走行至 $T_{3\sim4}$ 处跨至脊柱左侧，汇入左锁骨下静脉。胸导管主要走行于脊柱右侧，这解释了为什么外伤性乳糜胸通常发生在右侧[46]。胸膜淋巴管渗漏所致乳糜胸可能是淋巴管平滑肌瘤病和胸导管阻塞引起的[45]。上腔静脉或左头臂静脉内侧段阻塞也可能引起淋巴引流受阻，从而导致乳糜胸[45]。

假乳糜性胸腔积液含有非乳糜脂质，可见于慢性胸腔积液[45, 47]。结核性脓胸和类风湿关节炎是最常见的病因。这很可能是由于慢性胸膜增厚导致红细胞和白细胞退化，进而使胆固醇吸收受损。由于

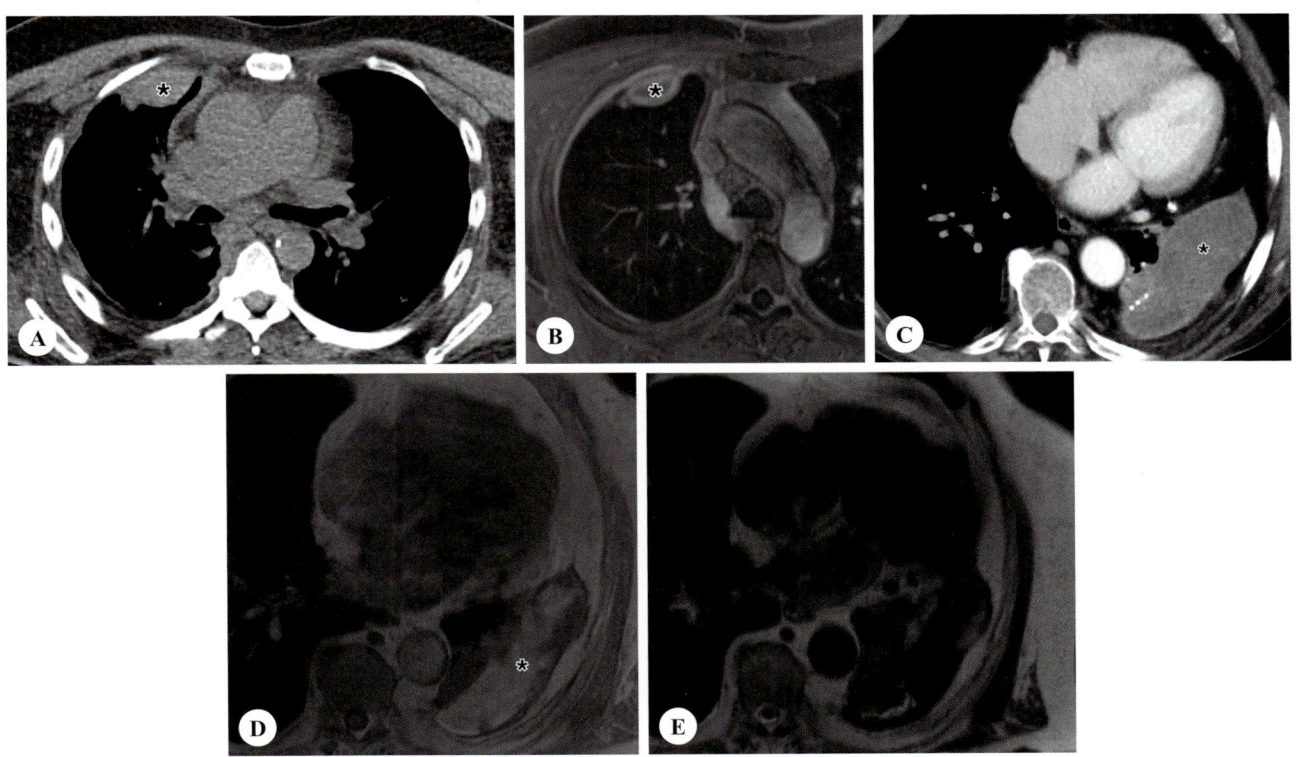

▲ 图 8-11 血胸
A. 40 岁男性钝性外伤后轴位平扫 CT 纵隔窗图像显示少量、包裹性血胸，CT 值为 50HU（星）。B. 与图 A 为同一患者的轴位非增强 MR T_1 加权图像显示包裹性血胸（星）外周呈高信号，中心与肌肉信号呈等信号。C. 62 岁女性左肺下叶楔形切除术后轴位增强 CT 纵隔窗图像显示左侧包裹性血胸（星），其内见低密度和高密度区。D. 与图 C 为同一患者的轴位非增强 MR T_1 加权图像显示慢性、包裹性血胸（星），表现为中心高信号和周边低信号。E. 与图 C 为同一患者的轴位非增强 MR T_2 加权图像显示包裹性血胸，表现为中心低信号和周边高信号

乳糜胸通常不伴有胸膜增厚，因此当乳CT显示白色胸腔积液伴胸膜增厚时，应怀疑假性乳糜胸。CT图像可表现为脂-液平面或钙乳平面[47-49]。尿路梗阻患者腹膜后尿性囊肿破裂可能导致尿胸，通常为单侧，呈水样密度。通常需要胸腔穿刺术来确定胸腔积液成分。

（2）积液部位：胸部X线通常足以诊断胸腔积液，并与胸膜周围的肺部病变相鉴别，鉴别时可能需要采取卧位摄片。常规放射学技术可能无法区分包裹性积液和肺实质病变。超声检查对于确诊胸腔积液很有帮助，但对肺部疾病的评估价值较低[51]。CT非常适用于评估胸腔积液的位置和积液量，并可显示X线图像上未发现的胸腔积液。大多数CT检查以仰卧位进行，因此，可移动性胸腔积液聚集在一侧胸腔的后内侧，这是体位依赖性最强的部分。随着胸腔积液增多，积液顺着胸膜腔向侧面延伸，使肺与胸壁分离。胸腔积液通常伴有邻近肺组织压迫性肺不张。大量胸腔积液通常导致下肺叶塌陷，并在仰卧位下使塌陷肺叶前移，与支气管阻塞引起的典型下叶向后内侧塌陷的位置相反[52]。

在大多数充血性心力衰竭的病例中，胸腔积液是双侧的，如果为单侧发病，则更常见于右侧。左侧胸腔积液的液体量常常较少，可能是心脏运动刺激淋巴重吸收所致。孤立性左侧胸腔积液可见于食管破裂、主动脉夹层和外伤性主动脉破裂病例中。胰腺炎通常引起左侧胸腔积液，但是孤立性右侧胸腔积液或胸膜假性囊肿也可能发生[53]。

CT检查可以俯卧位或侧卧位进行，评估液体的流动性，或者区分少量体位依赖性积液和胸膜增厚。CT也能鉴别非体位依赖的包裹性胸腔积液，区分胸腔积液与胸膜肿块或肺部病变。包裹性积液在横断面上呈典型的透镜状。MRI通常可显示包裹性胸腔积液中的分隔，T_2加权序列的图像最清楚（图8-14）。

胸腔积液导致胸内负压降低，造成肺向肺门压缩，使得肺裂增宽，积液进入肺裂中，即使在非体位依赖部位的积液也可能发生。同样，肺内瘢痕或肺不张也会引起肺裂增宽，导致液体进入肺裂中，可能形成胸膜假瘤，因其表现类似肺部肿块而得名。由于中叶体积小，弹性反冲程度最大，因此，假性肿瘤最常发生于小裂（56%）[42]。在大多数情况下，胸片上肺裂内积液表现为透镜状或双凸状足以诊断叶间裂积液，通常不需要进一步的影像学检查。对于胸片表现不典型的患者，可采用CT检查，它能够清楚地显示液体所在肺裂的位置及锐利的胸膜边缘。

（3）区分胸腔积液和腹水：CT和MR具有良好的

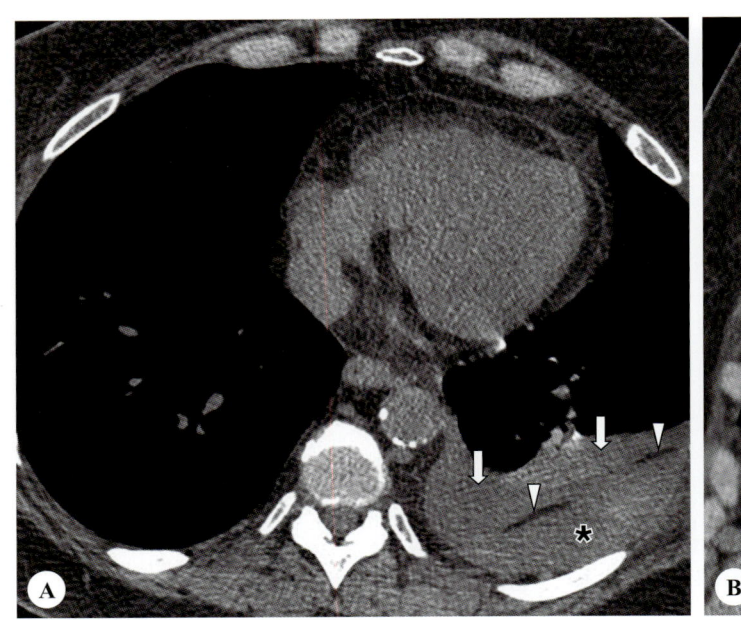 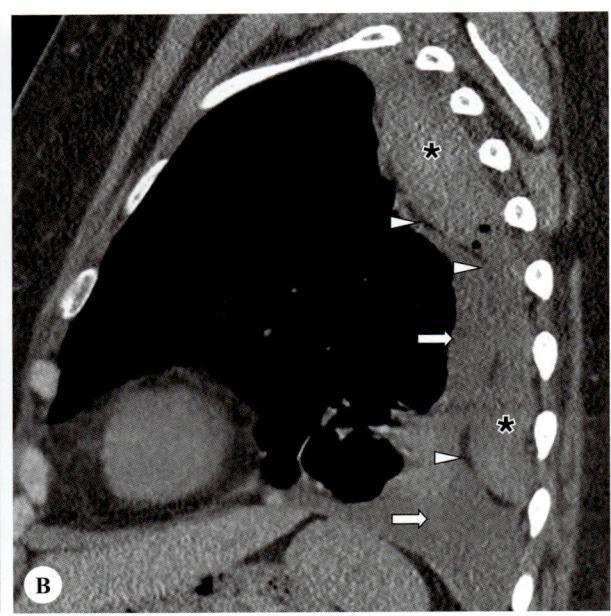

▲ 图8-12 胸膜外血肿伴胸膜外脂肪征

A. 轴位平扫CT纵隔窗图像显示医源性左侧胸膜外血肿（星），可以通过胸膜外脂肪移位（箭头）与相邻的胸腔积液（箭）进行区分。B. 与图A为同一患者的矢状位平扫CT纵隔窗图像显示胸膜外血肿（星），可以通过胸膜外脂肪移位（箭头）与相邻的胸腔积液（箭）进行区分

空间分辨率和对比度,可以发现胸腔和腹腔内极少量的液体。胸腔积液和腹腔积液的区分通常很简单。当区别不明确时,采用多平面轴位、冠状位和矢状位重建基本上能够得到可靠的诊断。在图像判读中多种征象有助于区分胸腔积液和腹腔积液。

胸腔积液积聚在膈脚的后内侧,使膈脚移位远离脊柱,则出现膈脚移位征(图 8-15 和图 8-16)。

相反,腹膜积液积聚在膈脚前外侧,使膈脚向脊柱侧移位[54]。

由于膈肌与肝脏间缺乏脂肪,膈肌与肝脏往往无法分离。膈征是指腹腔积液沿膈肌中央/内表面积聚,导致膈肌与邻近肝脏明显分离。相反,胸腔

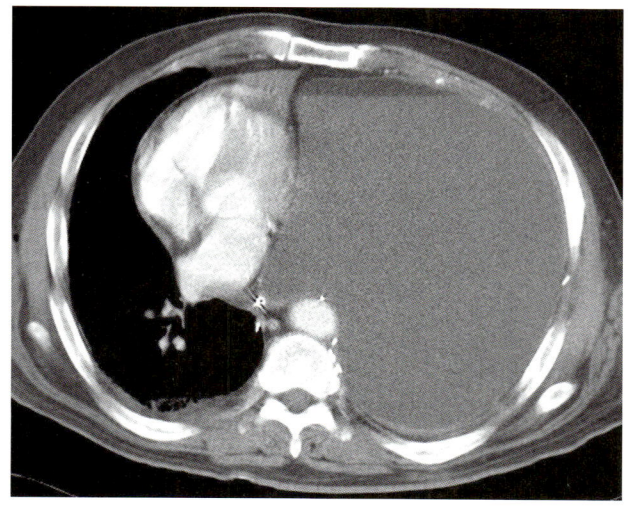

▲ 图 8-13 乳糜胸
轴位增强 CT 纵隔窗图像显示左肺切除后左侧胸腔充满液体伴纵隔向对侧移位。积液前缘可见少量、非体位依赖的分层,其密度低于水,符合乳糜液的特点

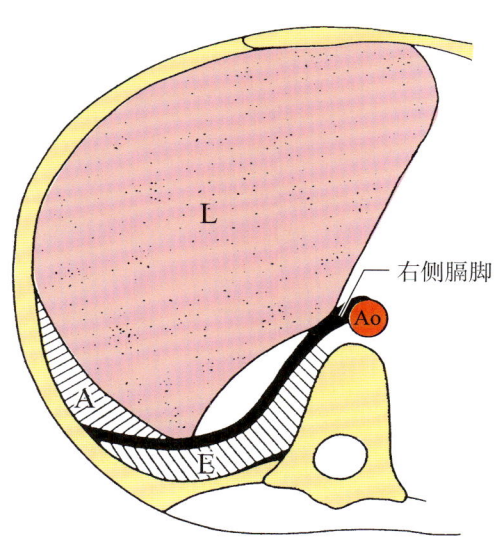

▲ 图 8-15 胸腔积液和腹水与膈脚的关系示意
粗黑线代表右半膈肌及其向内侧延伸的膈脚。胸腔积液(E)位于膈肌后(外)侧,并向内侧延伸至脊柱附近。大量胸腔积液可能使膈脚向前外侧移位。腹水(A)位于膈肌前(内)侧,右侧冠状韧带阻止腹水向内侧延伸。Ao. 主动脉(改编自 Halvorsen RA, Fedyshin PJ, Korobkin M, et al. CT differentiation of pleural effusion from ascites. An evaluation of four signs using blinded analysis of 52 cases. *Invest Radiol* 1986;21:391–395.)

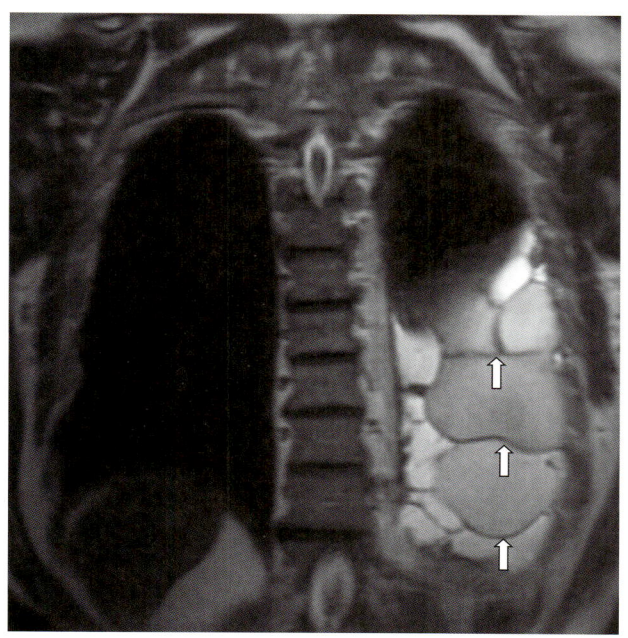

▲ 图 8-14 包裹性胸腔积液
左侧渗出性胸腔积液患者的冠状位非增强磁共振 T_2 加权图像显示左侧多腔性胸腔积液,其内多个薄分隔形成(箭)

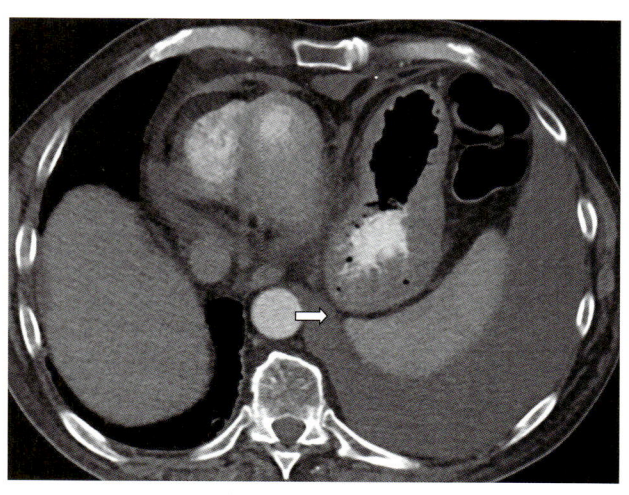

▲ 图 8-16 膈脚移位征
左侧胸腔积液患者轴位增强 CT 纵隔窗图像显示,胸腔积液使左侧膈脚远离脊柱(箭)

积液沿着膈肌外周 / 外表面积聚[54]（图 8-17 和图 8-18）。但也存在例外情况，当大量胸腔积液使膈肌内翻，此时腹腔积液积聚在外周，而胸腔积液积聚在中央[55]。同样需要注意部分塌陷下叶的表现可能与膈肌类似，其下方的胸腔积液可能被误认为是腹腔积液[54]。但肺不张很容易与膈肌区分，肺不张通常较厚，增强扫描后可强化，并与正常肺组织相连续[54]。

腹水累及的范围受腹膜反折限制。由于肝脏后方的裸区没有腹膜覆盖，并且积液受到右冠状韧带的限制，腹水不能延伸至肝脏后方的裸区，因而出现裸区征（图 8-19）。由于肋膈沟后部延伸至肝裸区后方，因此，胸腔积液可以延伸到这个区域。当左侧腹腔出现腹水时，脾肾韧带阻止腹膜腔积液向后内侧延伸，也可出现类似征象[56]。

界面征是指腹腔积液与肝或脾之间形成的清晰的边界。而胸腔积液与肝和脾由膈肌分隔，因此胸腔积液与肝或脾之间的界面是模糊的[54]（图 8-20）。

3. 脓胸 脓胸是一种化脓性渗出性胸腔积液（白细胞计数＞5000/mm³），可能细菌培养阳性或革兰染色阳性[34, 39]。脓胸最常见的原因是化脓性细菌性肺炎并发感染性肺炎旁积液，但也可能与结核[57]或真菌感染有关。脓胸也可能作为肺脓肿、脓毒性栓塞或外伤的并发症[34]。脊柱骨髓炎或膈下脓肿感染很少扩散至胸膜。医源性胸膜感染可能发生于胸外科手术、胸腔穿刺术后，少见于经皮活检术后。

肺炎旁积液由未感染的液体组成，这些液体因脏胸膜炎症和毛细血管通透性增加而产生。肺炎旁胸腔积液的发病率随感染微生物不同而存在一定程度差异，肺炎球菌性肺炎患者中约 10%，化脓性链球菌肺炎患者中超过 50%。大多数肺炎旁积液经适当的抗生素治疗后可消退；但是，也可能并发感染并进展为脓胸。胸膜腔中多形核白细胞导致纤维蛋白沉积，进而导致脏胸膜和壁胸膜增厚并形成分隔。

CT 是评估脓胸的首选方法，它可以清楚地显示脏胸膜和壁胸膜增厚，该现象常伴发于感染性胸腔积液。68%~86% 的脓胸患者中存在胸膜分裂征，指脏胸膜和壁胸膜增厚，静脉注射对比剂后胸膜强化的现象[58]（图 8-21）。这是由于纤维蛋白组织沿胸膜表面沉积，随后胸膜内毛细血管和成纤维细胞增生所致。脓胸其他的常见 CT 表现还包括胸膜外肋下组织肿胀和炎症（发生于 60% 的病例中）和胸膜外脂肪密度增高（发生于 34% 的病例中）（图 8-21B）。胸膜增厚和强化也可见于胸膜转移性疾病、间皮瘤和血胸及其他渗出性胸腔积液患者，尤其是慢性疾病患者[34, 35, 51, 59]。脓胸也可不伴胸膜增厚或强化。因此，当临床表现或 CT 图像怀疑脓胸时，仍需进行胸腔穿刺和胸腔积液分析。

胸腔积液中的气体可能来源于产气微生物，也可能来源于胸腔穿刺医源性过程。当周围型肺坏死使气道（通常为支气管）与胸膜腔之间沟通时，或在支气管胸膜瘘或食管胸膜瘘（esophagopleural fistula，EPF）的背景下，这种情况更常见[60, 61]（图 8-22）。在 X 线上，空洞性肺脓肿或肿瘤很难与含气体的脓气胸区分，但 CT 对于这两种疾病的鉴别有一定价值。

4. 脓胸和肺脓肿 中央型肺脓肿的诊断并不难，但周围性病变难以与毗邻的胸腔积液或脓胸区分。通过胸片区分尤其具有挑战性，有时借助 CT 也很难鉴别[62]。CT 图像上的一些形态学特征有助于区分胸膜和肺实质病变，包括形状、与邻近胸壁 / 胸膜的关系、周围胸壁的特征及对邻近肺实质的影响[63]（图 8-23）。

CT 的空间分辨率和多平面重建图像可以更好地

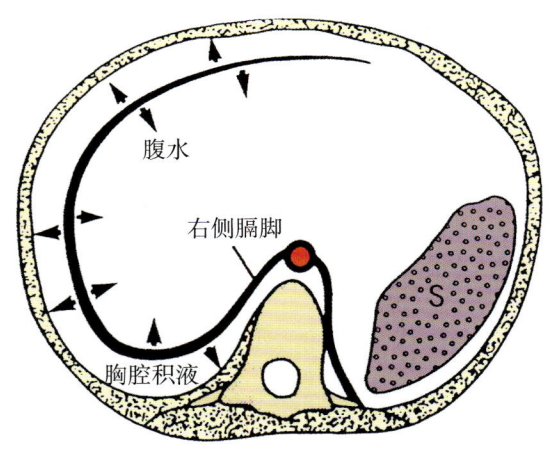

▲ 图 8-17 胸腔积液和腹水与膈肌的关系示意

黑色实线表示膈肌。积液相对于膈肌的位置可确定积液在胸腔还是腹腔。膈肌内侧的积液为腹水；膈肌外侧（周边）的积液是胸腔积液。S. 脾（改编自 Halvorsen RA, Fedyshin PJ, Korobkin M, et al. CT differentiation of pleural effusion from ascites. An evaluation of four signs using blinded analysis of 52 cases. *Invest Radiol* 1986;21:391–395.）

第 8 章　胸膜、胸壁和膈肌
Pleura, Chest Wall, and Diaphragm

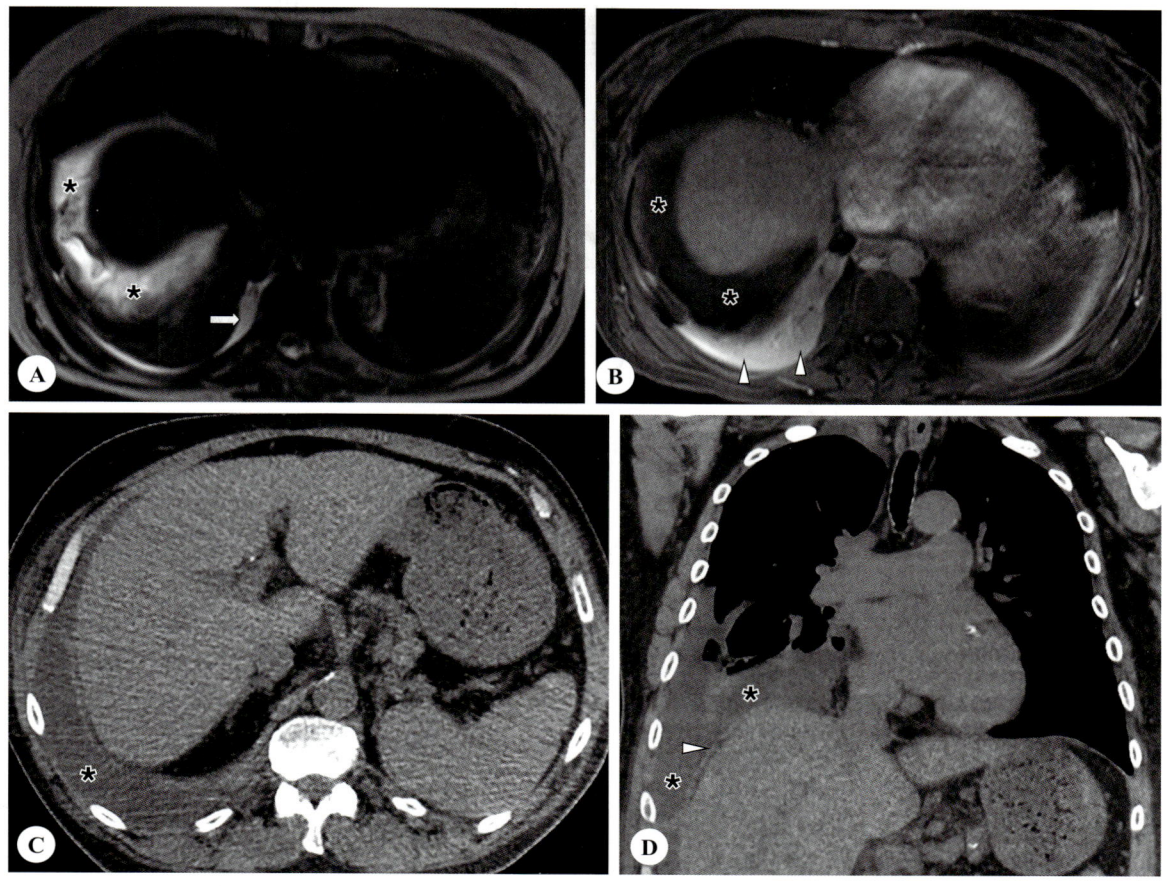

▲ 图 8-18　膈征

A. 轴位非增强磁共振 T_2 加权图像显示腹水（星）沿膈肌中央 / 内表面积聚（膈征）。另见右侧少量胸腔积液（箭）。B. 与图 A 为同一患者的轴位增强磁共振 T_1 加权图像能显示的膈肌更清晰，并证实腹水（星）沿膈肌中央 / 内表面积聚（膈征）。另见强化的肺不张组织（箭头）。C. 另一位患者的轴位平扫 CT 纵隔窗图像显示右侧胸腔慢性渗出性积液（星），沿膈肌周围 / 外侧积聚（膈征）。D. 与图 C 为同一患者的冠状位平扫 CT 纵隔窗图像证实右侧胸腔积液（星）确实位于膈肌（箭头）上方（膈征）（译者注：原书图 A、图 B 顺序有误）

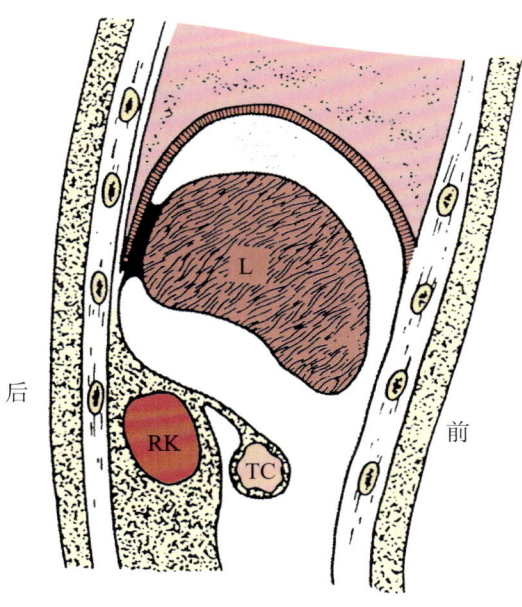

◀ 图 8-19　裸区征

右上腹矢状面示意图；左侧为后部（背部）。腹水（白色区域）不能延伸到肝脏（L）后方由上下冠状韧带分隔的无腹膜覆盖的裸区（实心黑色区域），而胸腔积液（浅色点状区域）可以延伸到肝脏后方的肋膈沟深部。当腹水量很大时，少量液体可沿裸区外最头侧和最尾侧边缘延伸至肝脏后方。RK. 右肾；TC. 横结肠（改编自 Halvorsen RA, Fedyshin PJ, Korobkin M, et al. CT differentiation of pleural effusion from ascites. An evaluation of four signs using blinded analysis of 52 cases. *Invest Radiol* 1986;21:391–395.）

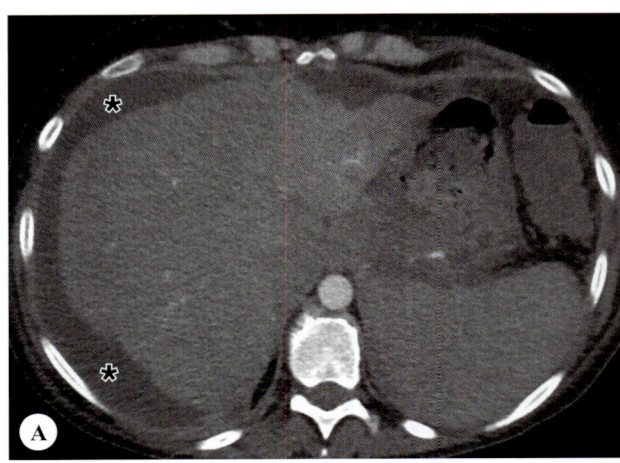
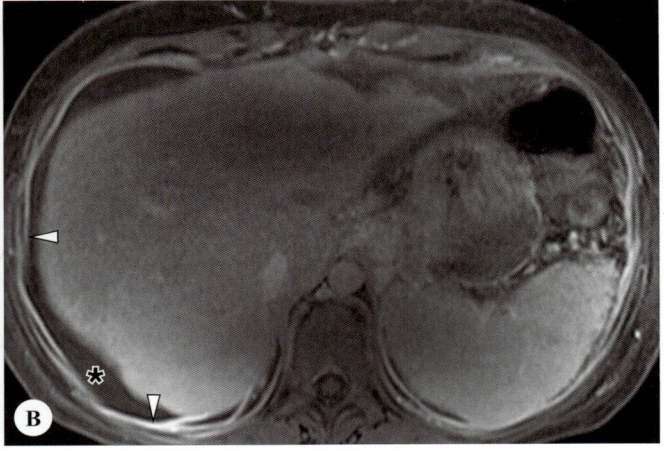

▲ 图 8-20 界面征

A. 肝硬化患者轴位增强 CT 纵隔窗图像显示腹水（星），与肝脏边缘分界清晰（界面征）。与图 8-18C 比较，后者显示右侧胸腔积液患者的肝脏边缘轮廓模糊。B. 同一患者的轴位增强磁共振 T_1 图像显示腹水（星）和腹膜强化（箭头），同样肝脏边缘显像清晰

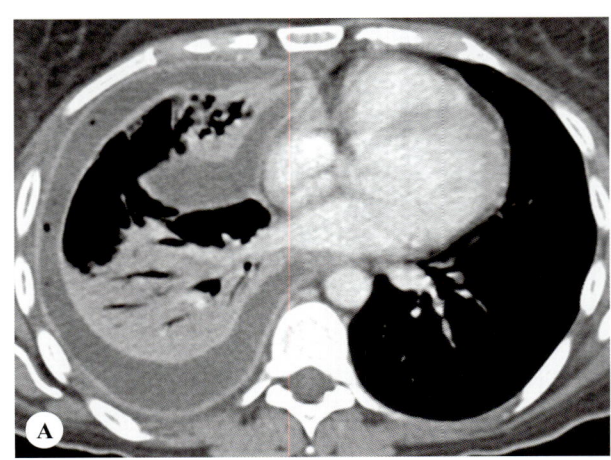
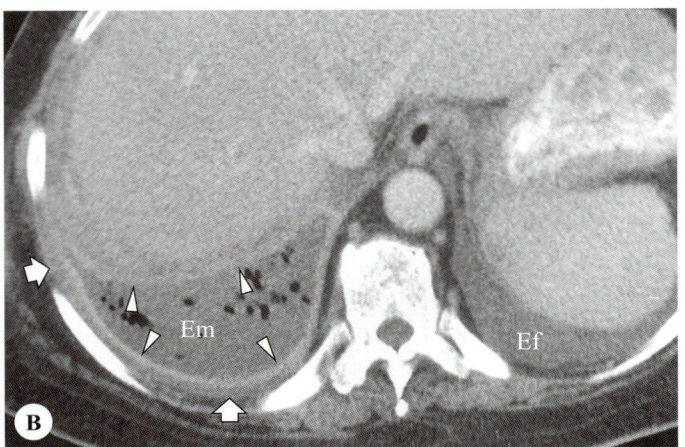

▲ 图 8-21 脓胸

A. 轴位增强 CT 纵隔窗图像显示右侧复杂的胸腔积液，符合脓胸改变。脏胸膜和壁胸膜增厚强化（胸膜分裂征）。小气泡影不延伸到积液中非体位依赖区域，表明存在包裹性分隔或存在粘连性液体阻碍流动。B. 另一患者的轴位增强 CT 纵隔窗图像显示右侧脓胸（Em）及胸膜增厚强化（箭头）（胸膜分裂征）、多发小气泡影、胸膜外脂肪增厚伴密度增高（箭）。相反，左侧胸腔积液（Ef）未受感染，胸膜厚度正常，无强化

显示病灶形态学征象及胸膜肺界面（图 8-24）。脓胸通常体积较大，呈透镜状，而周围型肺脓肿通常较小，呈圆形。脓胸和脓肿都可以呈长方形。脓胸通常与相邻胸壁呈钝角，其边缘逐渐变窄，并与胸膜腔相吻合。相反，肺脓肿通常与邻近胸膜和胸壁呈锐角（图 8-25），但是伴发的胸膜疾病可能导致角度变钝。脓胸和周围型肺脓肿之间最有价值的鉴别特征是脓胸"壁"通常均匀、连续，常伴有胸膜分裂征（图 8-26）。这与脓肿壁不同，脓肿壁通常厚且不均匀，有时不连续，其内壁通常不规则（图 8-27）。

邻近肺不张组织可能强化，与胸膜增厚的表现相似，因此壁胸膜的增厚和强化可能难以区分。另外，脓胸导致邻近肺实质受压 / 肺不张（图 8-26B），以病变周围支气管扭曲和弯曲为特征（图 8-26），而肺脓肿并不具备该特征，邻近病灶的支气管和血管往往突然截断[63]（图 8-25A）。并存的邻近肺、积液内空气、游离胸腔积液和分隔或多发积液的存在可能与脓肿或脓胸有关，因此不能精准区分[63]。在某些情况下，脓胸和肺脓肿同时存在（图 8-28），通常为坏死性肺炎所致。由于脓肿常常无法与其他空洞性

第 8 章 胸膜、胸壁和膈肌
Pleura, Chest Wall, and Diaphragm

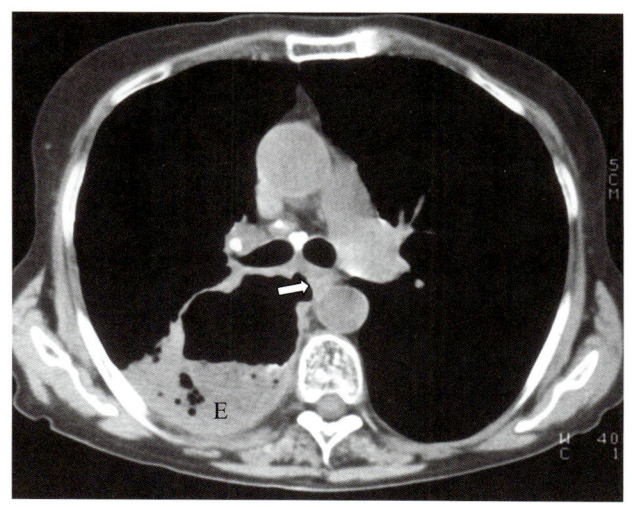

▲ 图 8-22 食管胸膜瘘
轴位增强 CT 纵隔窗图像显示食管（箭）和右侧脓胸（E）直接连通，由食管癌内镜活检后穿孔所致

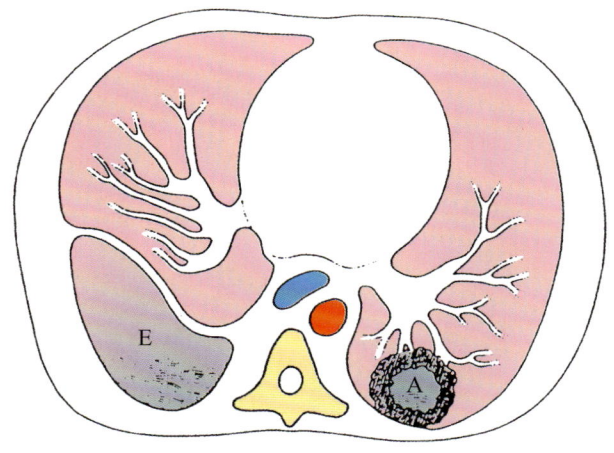

▲ 图 8-23 脓胸（E）和肺脓肿（A）横截面特征示意
脓胸呈透镜状，壁薄，内壁光滑，与胸壁形成钝角，脓胸周围肺血管受压移位。相反，肺脓肿呈球形，壁厚而不规则，与胸壁呈锐角，肺血管直接向病灶延伸［改编自 Winer-Muram HT, Kauffman WM, Gronemeyer SA, et al. Primitive neuroectodermal tumors of the chest wall (Askin tumors): CT and MR findings. *AJR Am J Roentgenol* 1993;161:265–268.］

肺肿块（如空洞性肺癌和 Wegener 肉芽肿病）区分，因此评估治疗效果时需要结合临床表现和影像学随访结果。

对于这些严重化脓性病变，治疗方法各不相同，因此准确诊断至关重要。脓胸的治疗需要导管引流或胸腔镜手术，而肺脓肿先采用抗生素和体位引流治疗，引流可能需要经皮或支气管镜进行，如果抗生素治疗失败则需要进行手术切除[64, 65]。虽然 CT 在评估是否需要剥离胸膜中的作用尚未得到证实，但它可以用来评估胸膜厚度、是否存在分隔，评估导管引流的有效性，以及评估引流后是否存在未复张的"陷闭"肺组织[39]。

5. 已有空腔积液 由于感染或对邻近肺炎的炎性反应（后者更常见），液体可能积聚在胸膜下肺大疱中[66]。炎症和黏液阻塞引起邻近细支气管阻塞，可能会阻碍液体充分引流。这类患者的 CT 表现可能类似于包裹性胸腔积液、液气胸或脓胸。若对侧存在肺大疱，对诊断具有指示性，但需要与既往胸片或 CT 比较并明确既往是否存在肺大疱性疾病后，才可做出明确诊断（图 8-29）。

6. 慢性脓胸 胸膜表面具有很好的愈合能力，导管引流后，无并发症的胸膜剥脱通常会愈合[67]。然而，未恰当治疗的脓胸可导致纤维蛋白沿包裹性积液的脏胸膜和壁胸膜逐渐机化，导致单侧胸廓的弹性和回缩力下降。这种胸膜纤维化称为纤维胸，最终可能钙化，特别是当与结核感染有关时[57]。慢性脓胸或胸腔积液常伴有胸膜外脂肪增多[59]（图 8-3B）。慢性结核性脓胸可导致胸膜外间隙呈等密度，这是炎症细胞、肉芽肿形成和血管增生的结果[68]。此外，干酪样坏死可导致壁胸膜剥脱的胶原纤维层之间形成一层低密度影。

慢性脓胸的钙化和纤维化并不提示疾病处于静止期，胸膜腔积液可能继发于持续感染。一旦胸膜表面发生纤维化，则行手术切除胸膜给予有效治疗。结核性纤维胸不伴有胸腔积液提示非活动性病变[48]。慢性脓胸可与胸膜恶性肿瘤相关，最常见的是淋巴瘤，其次是鳞状细胞癌、间皮瘤和肉瘤[69]。当胸片或症状提示可能存在潜在的恶性肿瘤时，应考虑行 CT 或 MRI 以探查是否存在肿块或胸壁侵犯。

7. 慢性胸膜腔感染的手术治疗 对抗生素和导管引流保守治疗无效的胸膜腔感染，通常需要进行手术治疗。在肺切除术后并发支气管胸膜瘘（bronchopleural fistula，BPF）的情况下尤其如此，这样可以使瘘管愈合并尽量减少受感染的胸膜腔内容物通过瘘管流入肺部。对于受累肺可以完全复张的患者，外科剥脱术是治疗慢性脓胸的有效方法。如果剥脱治疗无效，或者肺不能完全复张，需要更广泛的手术治疗进行有效引流，并缩小胸膜腔或肺切除术后间隙以减少死腔。这类手术包括胸膜腔造口术、胸肌成形术、Clagett 和 Eloesser 开窗术。

353

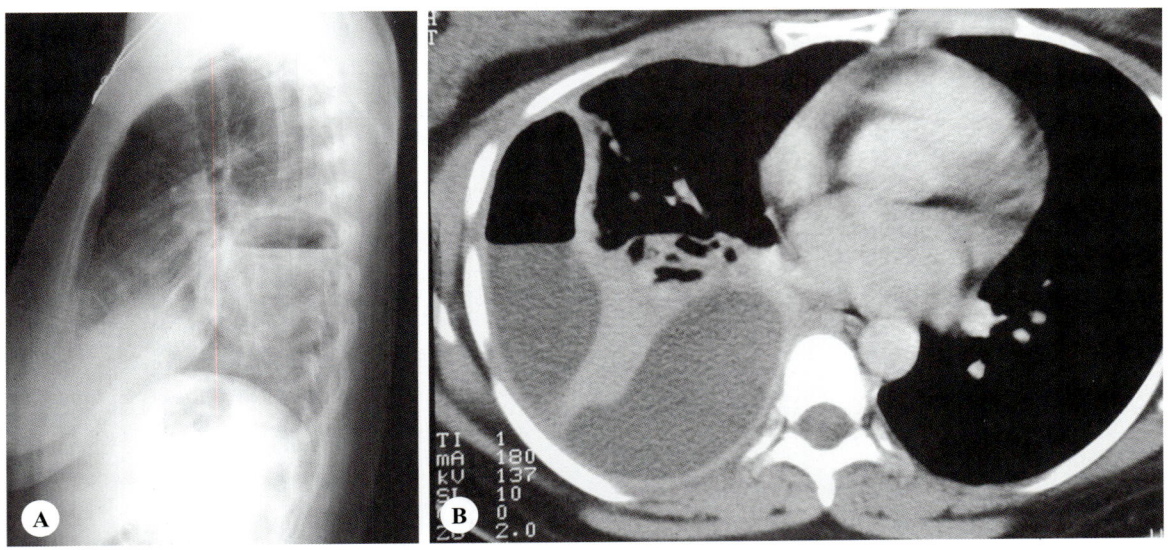

▲ 图 8-24　脓胸和肺脓肿

A. 32 岁女性肺炎患者的侧位胸片显示，气 - 液平面投影到脊柱 / 后下叶区域；B. 轴位增强 CT 纵隔窗图像显示气 - 液平面，位于侧位胸片后方并向前移动，符合脓胸表现，不是肺脓肿

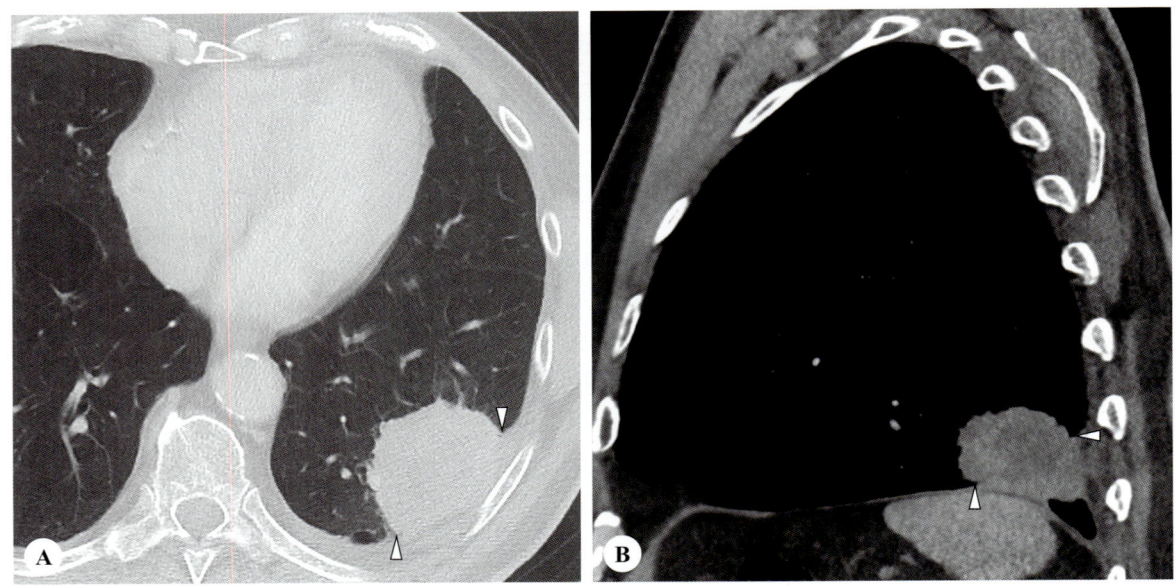

▲ 图 8-25　脓胸与肺脓肿

A. 轴位增强 CT 肺窗图像显示左下肺叶脓肿，与邻近胸膜呈锐角（箭头），并且相邻支气管和血管没有因脓肿而移位，而是在延伸至脓肿时突然截断；B. 矢状位增强 CT 纵隔窗图像更好地显示病灶与邻近胸膜和膈肌呈锐角（箭头），并且病变内壁不规则

　　胸膜腔开窗造口术需要在胸壁上切开并维持一个大开口，用于引流胸膜腔积液。通常在胸腔积液的体位依赖性部位进行开口促进被动引流。常常联合胸膜腔填塞抗生素浸泡的填塞材料或胸膜腔灌洗（图 8-30A 和 B）。后续可通过移植血管化大网膜或肌肉、个性化胸廓成形术或两者联合（胸肌成形术）治疗来缩小胸膜腔[70]。胸廓成形术需要切除多块肋骨以缩小胸膜腔的体积，现在很少作为一个单独的操作进行。胸肌成形术包括肋骨切除及移植血管化大网膜或肌肉以填充受感染的胸膜腔（图 8-30C）。

　　Eloesser 瓣和 Clagett 开窗术是治疗慢性胸膜腔感染的胸膜腔造口术。Eloesser 瓣是一期手术，建立

第 8 章 胸膜、胸壁和膈肌
Pleura, Chest Wall, and Diaphragm

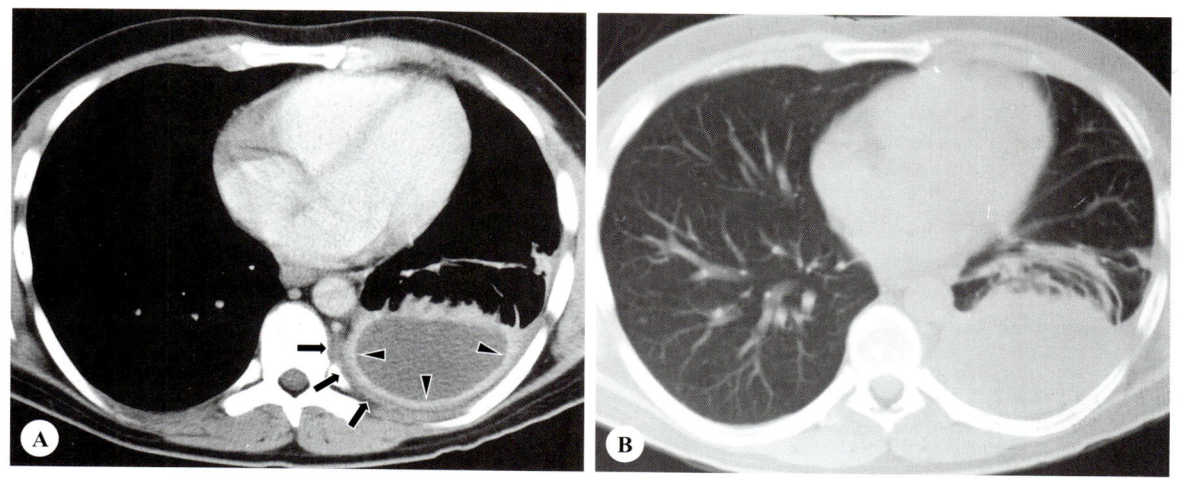

▲ 图 8-26 脓胸与肺脓肿
A. 轴位增强 CT 纵隔窗图像显示左侧脓胸，壁胸膜增厚伴强化（箭头），胸膜外脂肪增厚，胸膜外脂肪密度增高（箭）；B. 轴位增强 CT 肺窗图像显示邻近肺血管和支气管移位，符合脓胸的特征

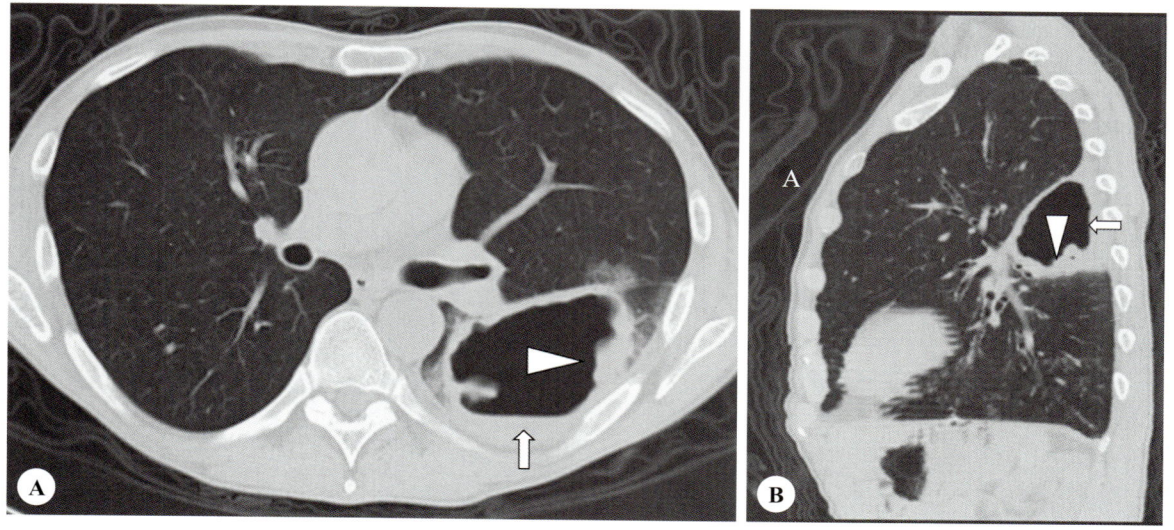

▲ 图 8-27 支气管引流后充气性脓肿
轴位（A）和矢状位（B）平扫 CT 肺窗图像显示左肺内含气空腔占大部分体积，伴少量液体（箭），与支气管引流后脓肿的表现一致。空腔内壁不规则（箭头），邻近支气管和血管没有因病变而移位（两个特征均支持肺内病变，不支持病变为胸膜起源）

与胸膜腔的永久性交通，而 Clagett 开窗术是二期手术，是一个临时性措施，旨在胸膜腔净化完成后关闭交通[71]。改良 Clagett 开窗术增加了三期手术，即将带血管的肌瓣转移填塞至胸膜腔内[72]。

熟悉以上疗法的 CT 表现并监测疗法的有效性是非常重要的。外科手术成功治疗慢性脓胸的指征包括胸腔积液减少、胸膜增厚程度减轻、胸壁逐渐塌陷及 BPF 患者中漏气症状的消退。新增气 - 液平面或气 - 液平面范围扩大、支气管残端附近积气和对侧肺炎均提示存在新发或持续性 BPF[71]。

8. 气胸　虽然胸部 X 线是发现和评估气胸的主要检查方法，但 CT 有助于发现少量的或包裹性的气胸，并应用于无法获取立位或卧位图像，或者广泛皮下气肿影响 X 线图像观察时。CT 也可用于鉴别气胸与肺大疱或肺气囊，或者鉴别内侧气胸与纵隔气肿。

对于可能需要机械通气的外伤患者，气胸即使是少量气胸的发现也是非常重要的。由于仰卧位便携式 X 线对少量气胸的灵敏度较低，因此查看外伤评估获得的腹部 CT 最头侧图像时需要谨慎，以确定有无隐匿性气胸[73]（图 8-31）。CT 成像对自发性气

355

胸的诊断很有价值，它可以发现需要切除的肺尖胸膜下肺大疱以防止气胸复发。CT 也可以用于其他非创伤性原因导致的气胸，如机械通气造成的气压伤、囊性纤维化、朗格汉斯细胞组织细胞增生症、淋巴管平滑肌瘤病，以及可导致月经性气胸的罕见性子宫内膜异位至胸膜（图 8-32）。

持续性气体泄漏或气胸需怀疑胸导管错位或 BPF。BPF 是支气管树和胸膜腔之间形成直接交通，是肺大疱、坏死性肺炎或肺切除后最常见的并发症[75]（图 8-33）。累及肺叶或段支气管的 BPF 通常由临床或支气管镜诊断，而更外周 BPF 常常通过 CT 诊断[61]。CT 诊断的 BPF 需要手术治疗的可能性更大[75]。

慢性胸膜疾病（如恶性肿瘤或脓胸）中大量胸腔积液引流后，"受限"的肺组织无法膨胀复张，也可能导致持续性气胸[39]。

9. 胸腔导管和其他支持设备的置入　CT 对胸腔导管位置的判断是最准确的，对临床脓胸胸腔引流效果不佳的患者或持续性气胸或胸腔积液的患者尤其有用。与纤维蛋白或碎片堵塞导管相比，胸腔积液引流不充分更常见的原因是导管位置不当[76]。CT 也更容易发现肺实质、胸壁或胸膜外间隙放置错误的导管（图 8-34）。当胸腔积液或积气不能完全引流时，建议调整位置或重新置入导管，但是叶间裂中的胸膜导管不一定能充分引流气胸或胸腔积液[77, 78]（图 8-35）。在 CT 图像上，叶间裂中的胸腔导管偶尔可能看起来像位于肺实质内，尤其是在厚层重建图像上或导管位于小肺裂时[77]。CT 可检测胸廓造口术导管或其他胸膜导管可能无法充分引流的胸腔积液、脓胸或气胸中的包裹性成分。CT 可用于指导调整已放置胸腔导管的位置，也可以在 CT 或 US 的实时引导下放置胸腔导管[79]。CT 也能很好地显示其他错位的支持设备或异物（图 8-36）。

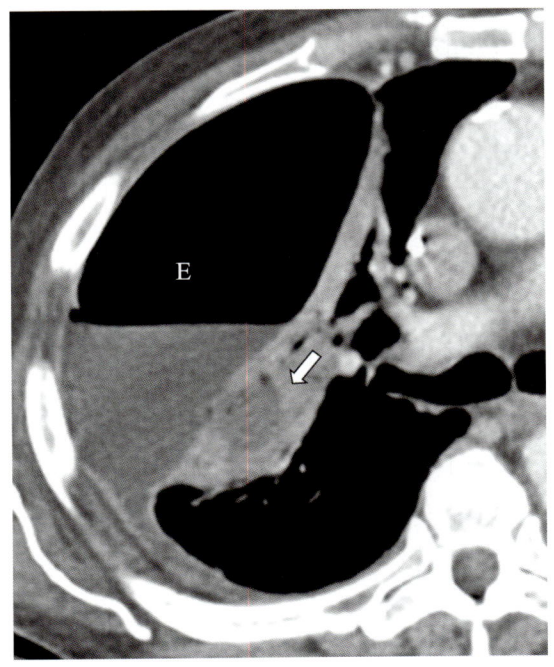

▲ 图 8-28　脓胸和肺脓肿并存

轴位增强 CT 纵隔窗图像显示包裹性脓胸伴气 - 液平面（E）。圆形低密度圆形区伴邻近肺不张强化，内含液体和气体（箭），符合肺脓肿表现

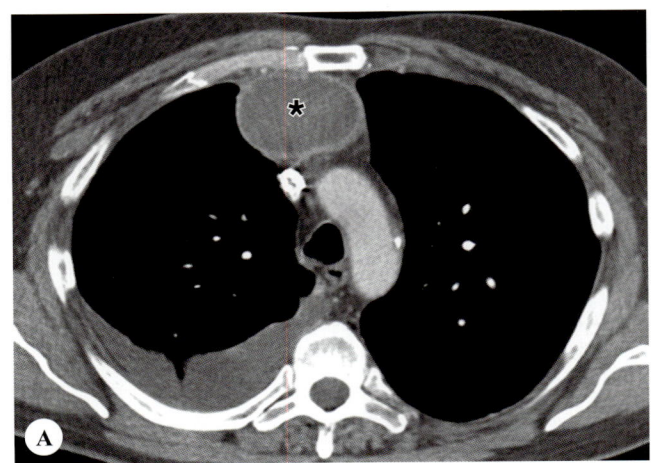
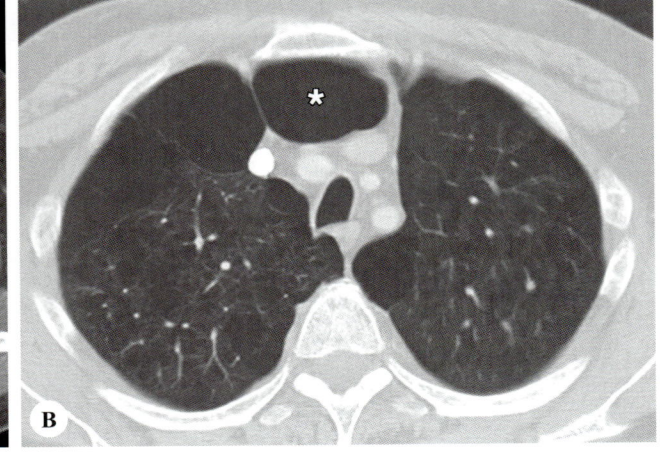

▲ 图 8-29　肺大疱伴感染

A. 轴位增强 CT 纵隔窗图像显示沿前胸膜和纵隔胸膜见边缘强化的积液（星）。B. 同一患者 1 个月前的轴位增强 CT 纵隔窗图像显示，该液体聚集在薄壁大疱里（星）

第 8 章 胸膜、胸壁和膈肌
Pleura, Chest Wall, and Diaphragm

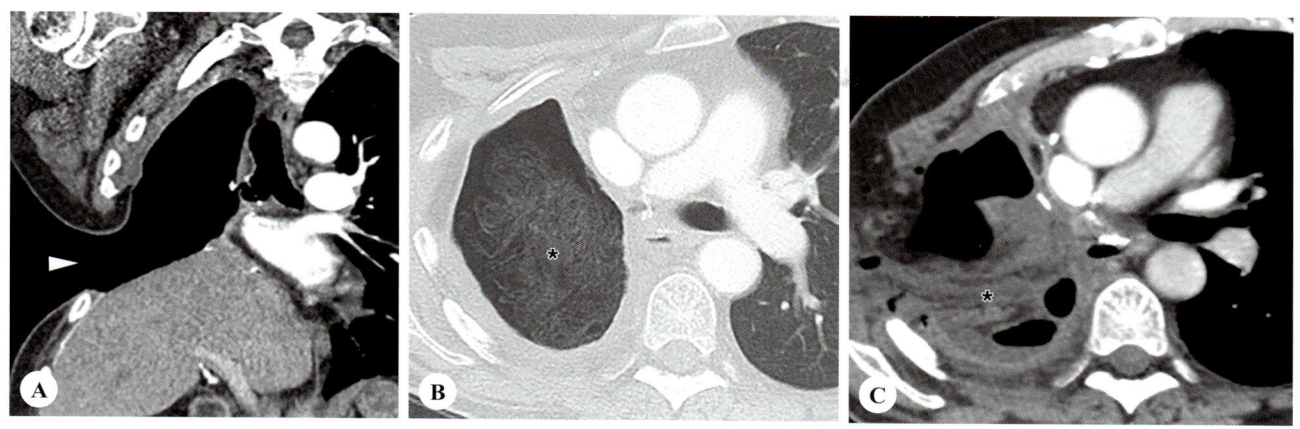

▲ 图 8-30 慢性胸膜腔感染的手术治疗

A. 冠状位增强 CT 纵隔窗图像显示右侧胸腔开窗造口术后右肺切除术（箭头）。B. 同一患者的轴位增强 CT 肺窗图像显示，肺切除术后间隙填塞抗生素浸泡的填塞物（星）。C. 轴位增强 CT 纵隔窗图像显示随后放置的带血管的肌皮瓣（星）

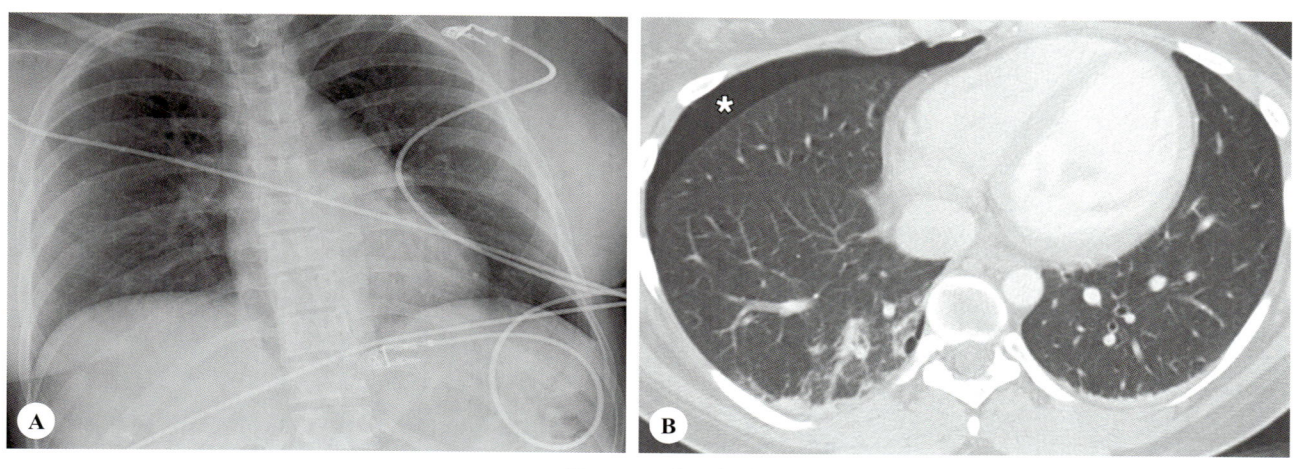

▲ 图 8-31 少量气胸

A. 便携式胸片无法显示气胸；B. 与图 A 为同一患者，轴位平扫 CT 肺窗图像显示前下部少量气胸（星）

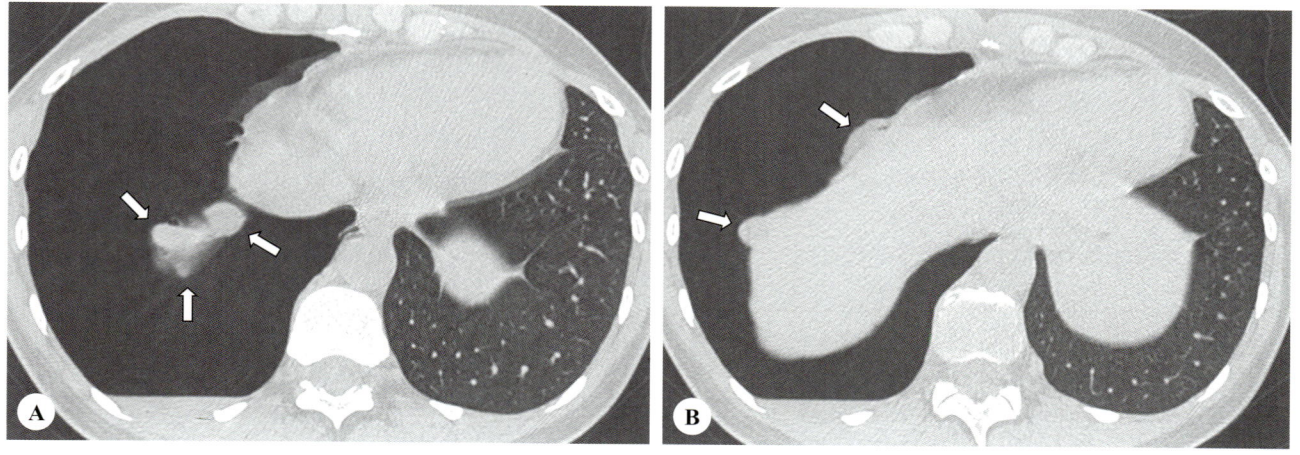

▲ 图 8-32 月经性气胸

40 岁女性，随月经周期性发作胸痛，膈肌层 CT 图像显示基底部大量气胸，膈胸膜表面有小结节（箭），独立存在少量胸腔积液或积血。胸腔镜活检显示子宫内膜植入，并行胸膜固定术

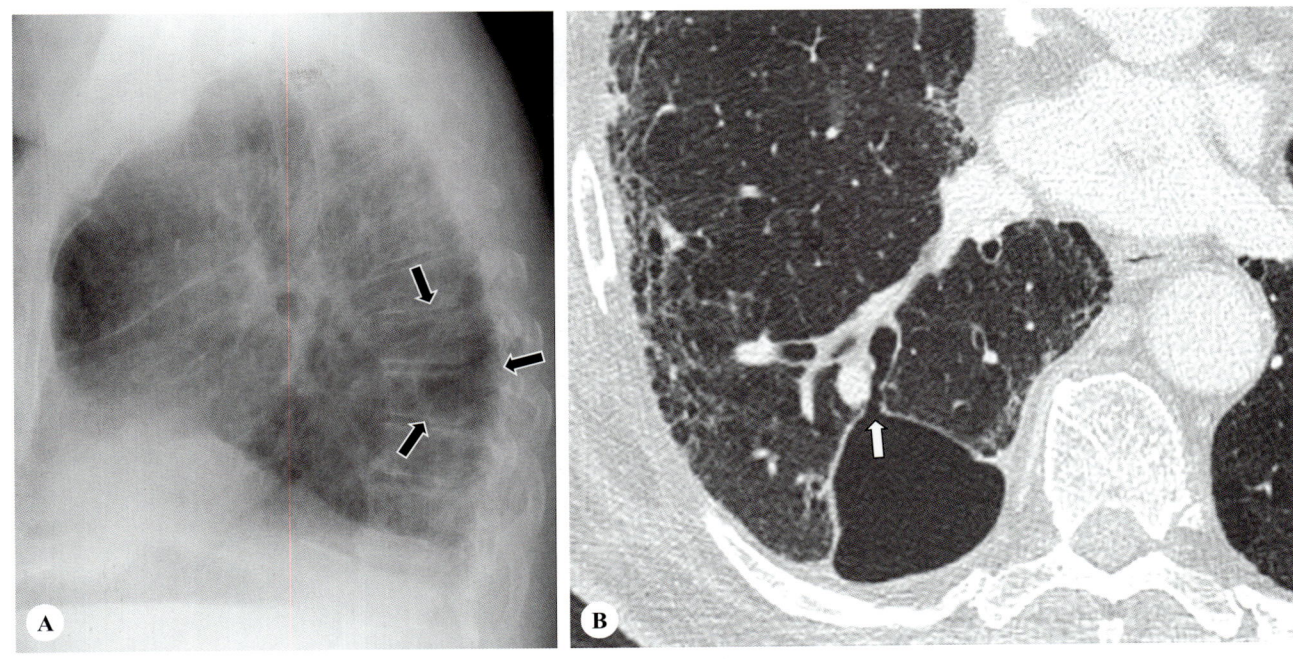

▲ 图 8-33 肺癌右肺上叶切除及右肺下叶楔形切除术后 6 周支气管胸膜瘘

A. 胸片侧位图像显示胸膜后缘下方的薄壁透光影（箭）。B. CT 显示支气管胸膜瘘（箭）及少量包裹性气胸，气胸逐渐自行吸收。病灶周围可见网状和小囊性改变，符合轻度间质纤维化的特征

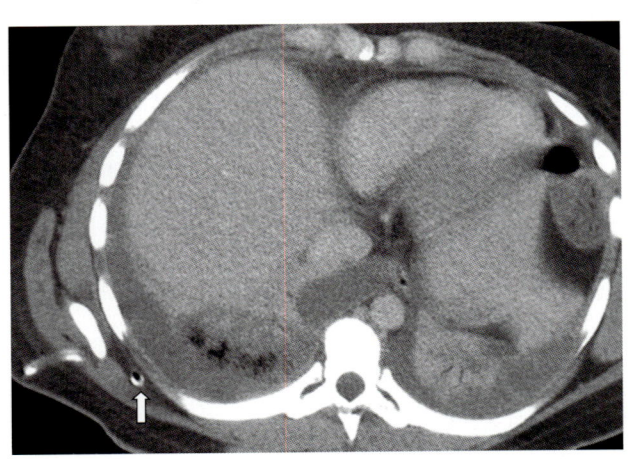

▲ 图 8-34 胸壁错位导管

轴位增强 CT 纵隔窗图像显示胸腔导管错位、位于右侧胸壁（箭），而没有位于邻近的右侧脓胸内

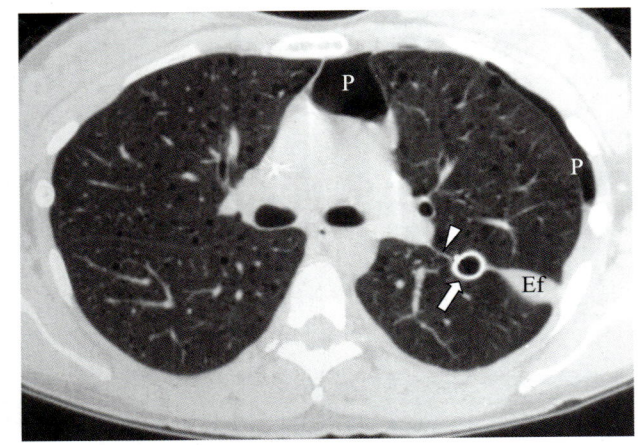

▲ 图 8-35 位于叶间裂中的胸腔导管，伴持续性气胸

轴位平扫 CT 肺窗图像显示左侧叶间裂内胸腔导管（箭），伴左前侧方少量气胸（P）和邻近叶间裂积液（Ef）

10. 胸膜增厚　胸膜增厚可以是局灶性或弥漫性的，通常是前期炎症或感染引起的（图 8-37）。通常将胸膜增厚和顶部瘢痕 / 纤维化视为一种衰老性改变，可能与既往肉芽肿感染（如结核病或组织胞浆菌病）有关，或者由血流不畅所致。弥漫性胸膜增厚最常见于脓胸或血胸，但也可能与结缔组织疾病、放射治疗有关，或者罕见地与石棉接触有关。它由炎症性胸膜炎引起，可导致脏胸膜和壁胸膜融合，并可能导致限制性肺部疾病。弥漫性胸膜增厚通常不规则，横跨多根肋骨，基本上都会导致肋膈角变钝，而且经常钙化[42]。

恶性肿瘤，包括转移瘤、间皮瘤、淋巴瘤，也可出现胸膜增厚。恶性胸膜增厚可与良性胸膜增厚相鉴别，因为前者一般为结节状（特异度 94%，灵敏度 51%）、环状（特异度 100%，灵敏度 41%），厚度 >1cm（特异度 94%，灵敏度 36%），并累及纵隔

第 8 章 胸膜、胸壁和膈肌
Pleura, Chest Wall, and Diaphragm

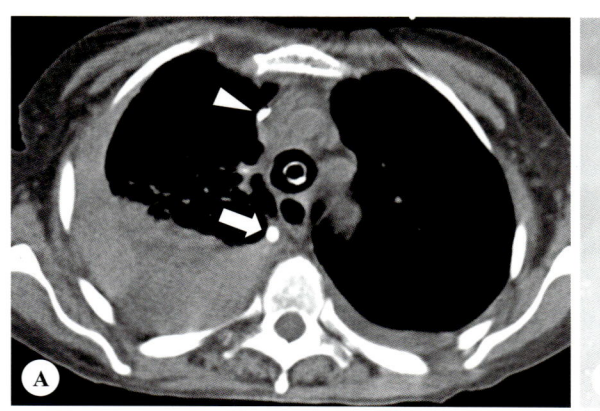
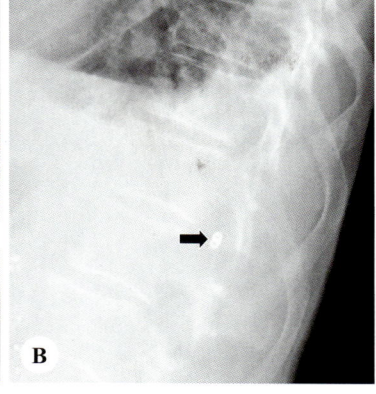
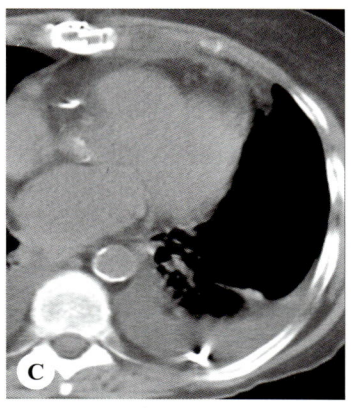

▲ 图 8-36　左胸膜腔内错位导管和遗留的手术夹。85 岁女性患者，透析导管无功能

A. 轴位平扫 CT 纵隔窗图像显示中心静脉导管（箭）。发现位置正常的起搏器导线进入上腔静脉（箭头）。冠状动脉旁路术后 X 线。B. 锥筒向下视野的侧位片显示胸膜腔或上腹部后方一金属物体（箭）。C. 轴位平扫 CT 纵隔窗图像显示左侧胸腔存在金属异物，伴少量胸腔积液

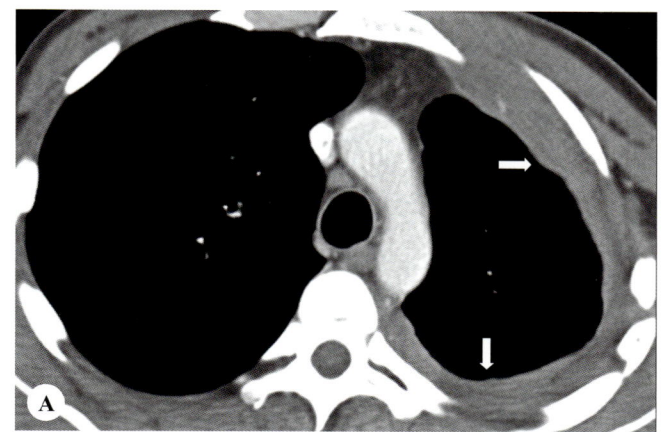
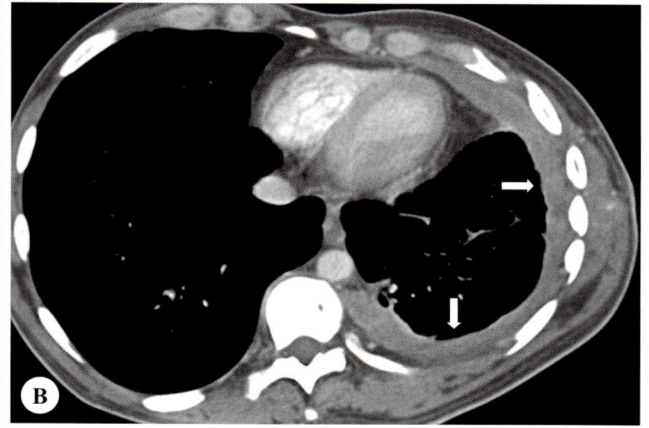

▲ 图 8-37　纤维胸

34 岁男性胸痛患者，轴位增强 CT 纵隔窗图像显示广泛、弥漫、平滑的胸膜增厚（箭），纵隔胸膜表面不受累。病理显示不明原因的纤维化和慢性炎症

胸膜表面（特异度 88%，灵敏度 56%）[80]。当结核性胸膜炎累及范围广泛时，也可累及纵隔胸膜[81]。影像引导下的经皮活检有助于明确弥漫性胸膜增厚的原因。

当存在胸膜炎症或恶性胸膜疾病时，脏胸膜和壁胸膜之间可能形成粘连。胸膜粘连增加了开胸或胸腔镜手术的难度，增加了需手术治疗的疾病发病率。术前，一些 CT 或 MR 征象可能提示存在粘连，包括胸膜分裂征、包裹性胸腔积液、胸膜增厚超过 3mm、胸腔积液或气胸内有高密度或强化的分隔，以及胸膜下间质增厚伴胸膜回缩或增厚，但通过 CT 或 MR 影像判断胸膜粘连仍较困难。这些表现仅具有中等灵敏度和特异度。

11. 胸膜钙化　胸膜钙化最常见于与石棉暴露相关的胸膜斑，但也可能是胸膜感染或出血的后遗症，常伴胸膜增厚[83]。胸膜钙化对良性疾病具有一定特异性[81, 84]。不伴胸膜增厚或纤维化的胸膜钙化对肺容积或肺功能的影响可能不明显[85-87]（图 8-38）。虽然斜位 X 线提高了胸膜斑探查的灵敏度[88]，但较大的钙化斑块在胸部 X 线上的表现可能类似肺实质病变。CT 可以更好地显示胸膜钙化的程度和特征，以及任何其他可以支持诊断的表现。双侧胸膜斑伴钙化，尤其膈肌受累，是石棉相关性胸膜疾病的特征性表现（图 8-39）。胸膜钙化和斑块也可见于吸入云母、透闪石、电木、滑石粉等粉尘的患者。单侧钙化性胸膜斑或增厚通常是由既往血胸、脓胸或滑

石性胸膜炎引起（图 8-40）。既往结核性脓胸可引起单侧胸膜增厚伴广泛钙化（图 8-41），并且常伴有肺部疾病和肺体积缩小。胸膜钙化不常见的原因包括胰腺炎所致高钙血症和继发性甲状旁腺功能亢进[89]。此外，高密度胸膜增厚（160HU）可能见于接受胺碘酮治疗的患者[90]。

12. 胸膜固定术 胸膜固定术是一种使胸膜表面硬化并融合的操作，是治疗恶性或复发性胸腔积液、乳糜胸、未吸收或复发性气胸的有效手段。胸膜固定术可以通过灌注（胸腔镜或胸膜导管）化学硬化剂或机械性胸膜磨损来完成。多西环素、四环素或博来霉素等化学硬化剂的应用时间较长，但滑石粉价格便宜，而且效果更好[91-93]。可通过胸腔镜洒入滑石粉或经胸膜腔导管注入滑石粉浆液。随着滑石粉的广泛应用，出现了脓胸、复张性水肿和急性呼吸窘迫综合征等并发症，可能呈剂量依赖性[91-94]。已证实，胸膜腔内滑石粉可被系统性吸收，这可能是导致急性呼吸窘迫综合征的原因[91,94]。行胸膜固定术后，无论采用何种药剂，CT 图像均显示胸膜增厚和结节。同时不同程度的包裹性胸腔积液也较为常见。滑石粉胸膜固定术后的特征性 CT 表现包括胸膜腔内高密度区域，CT 值约为 320HU，主要集中在后侧和尾侧。以浆液形式给药时沉积物往往呈簇状分布，经胸腔镜下洒入滑石粉时沉积物呈均匀线状分布[95]（图 8-40）。需要注意不要将这些高密度沉积物误认为其他原因导致的胸膜钙化。

13. 石棉相关良性胸膜病变 石棉是一类广泛分布于世界各地山区的天然硅酸盐材料，不可燃，具有很高的抗拉强度，因此从 19 世纪末开始，因其隔热和耐火性能，广泛应用于制造业和建筑业。石棉分为两类，蛇纹石石棉纤维卷曲柔韧，角闪石石棉纤维刚直。温石棉（白色石棉）是最常见的蛇纹石石棉，约占西方国家所用石棉的 80%。其物理特性包括低纵横比（长-宽比）、横截面大、溶解度高等，不易被吸入，易于排出，因此不易导致疾病[96,97]。铁石棉（褐色石棉）和蓝石棉（蓝色石棉）纤维是最常见的角闪石石棉纤维，由于它们更容易被吸入，因此危害性更大。它们的纵横比更大，更能进入人体肺组织深部，并且其不溶性使得它们能够一直积聚在人体内。纯温石棉暴露通常不会导致石棉相关疾病，但这种石棉经常被角闪石石棉纤维污染，暴露个体仍可能患病[96,97]。

石棉粉尘暴露可极大程度地升高胸膜斑、胸膜增厚、胸腔积液、肺纤维化和胸膜或肺恶性肿瘤的发生率[7,83,96,98,99]。由于胸膜对石棉更敏感，因此石棉相关性胸膜病比肺部疾病更常见。"石棉肺"专指石棉暴露所导致的肺间质纤维化，而不可用于描述

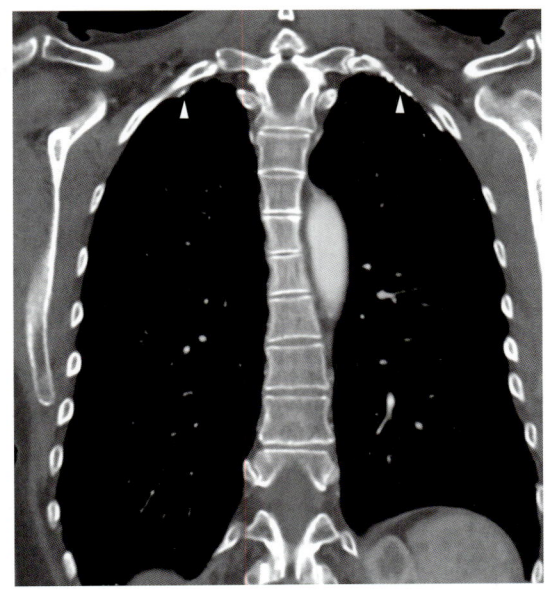

▲ 图 8-38 既往肉芽肿性炎症引起胸膜顶部钙化
冠状位增强 CT 纵隔窗图像显示沿双侧胸膜顶存在平滑钙化（箭头）。下方胸膜和膈肌没有胸膜斑或钙化，排除了石棉暴露因素

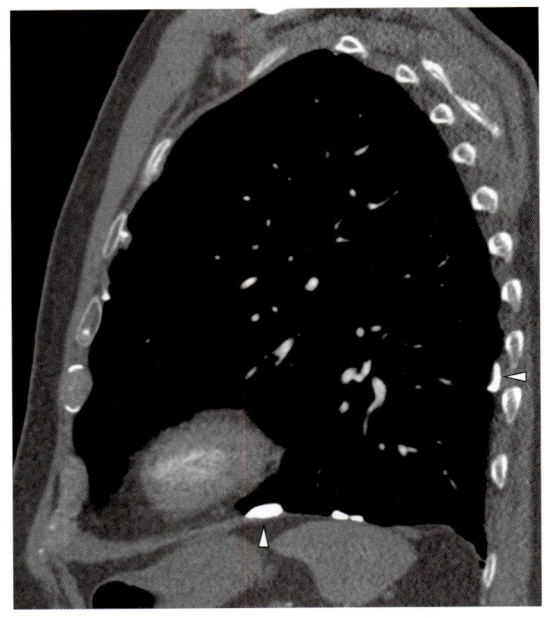

▲ 图 8-39 矢状位增强 CT 纵隔窗图像显示石棉相关胸膜斑，典型分布于胸膜前下、后表面和膈肌（箭头）

第 8 章 胸膜、胸壁和膈肌
Pleura, Chest Wall, and Diaphragm

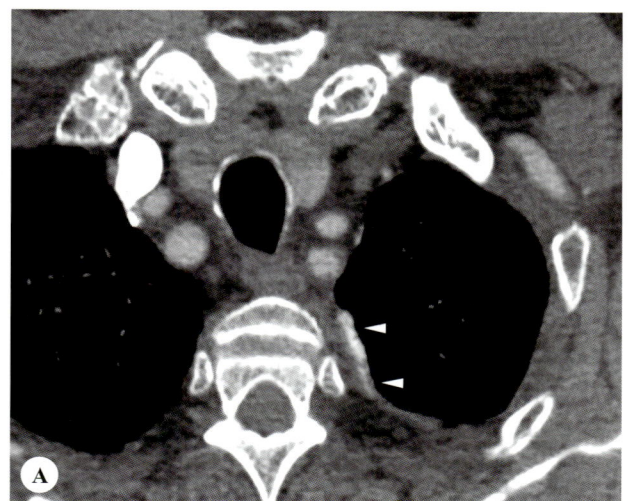

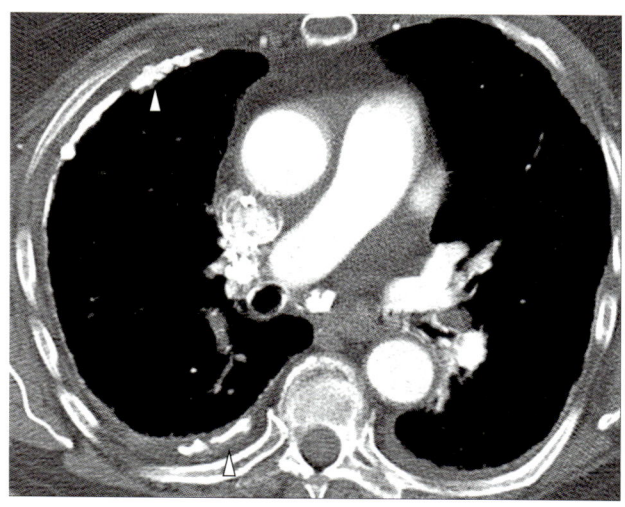

▲ 图 8-41 结核性纤维胸钙化

55 岁患者伴结核性脓胸病史。轴位增强 CT 纵隔窗图像显示右侧胸膜明显增厚伴广泛钙化（箭头），不伴胸腔积液，提示为非活动性疾病。纵隔胸膜未受累

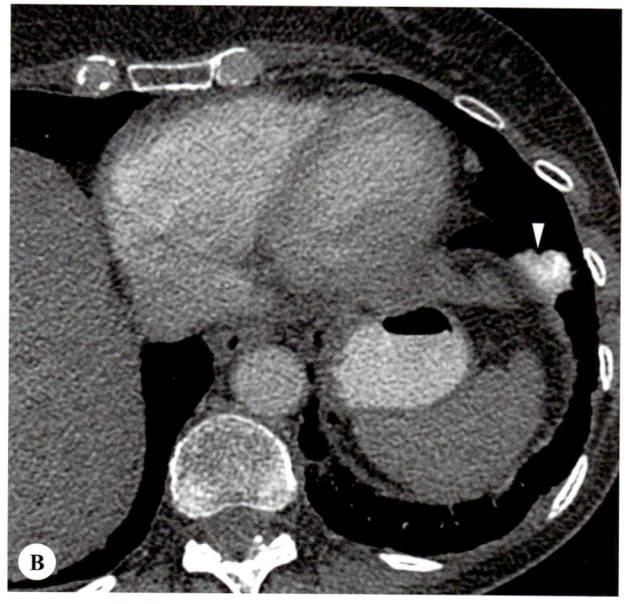

▲ 图 8-40 滑石粉胸膜固定术

A. 轴位增强 CT 纵隔窗图像显示，经胸腔镜下滑石粉胸膜固定术（撒粉法）后致密线状沉积物（箭头）沿左后胸膜延伸。B. 轴位增强 CT 纵隔窗图像显示，滑石粉胸膜固定术（浆液）后致密簇状沉积物（箭头）沿膈肌分布

与石棉相关的胸膜异常。虽然胸膜疾病的严重程度与石棉肺之间存在相关性，但大多数胸膜疾病患者的肺部并不受累[100, 101]。胸腔积液可能是石棉暴露后最先出现的体征，通常在石棉暴露后 10 年内发生，但多数时候胸腔积液没有症状且一过性，因此其发病率尚不清楚[102]。当石棉相关性胸腔积液单独发生时，与其他病因所导致的渗出性胸腔积液没有明显区别，但积液吸收后常出现弥漫性胸膜增厚[96]。

石棉暴露引起的胸膜炎症主要累及壁胸膜，一

般不累及脏胸膜。吸入石棉纤维后引起的胸膜纤维化常常导致局部斑块形成，发生于约 70% 石棉暴露患者[45, 103-105]。一般而言，从石棉暴露至胸膜斑形成之间的潜伏期为 20~30 年。石棉的累积暴露量和斑块总表面积似乎不相关[98]。胸膜斑最常见于肋胸膜，通常位于第 6 肋和第 10 肋之间，不累及肺尖和肋膈角。81% 患者的膈膜穹顶受累，这是石棉暴露后的特征性表现（图 8-39）。沿纵隔胸膜的胸膜斑形成不太常见（30%），叶间裂胸膜的胸膜斑极少见（2%）[103]。胸膜斑边缘锐利，厚度为 2~15mm[106]。多数斑块平坦，但也可能呈分叶状[103]。可能无钙化、部分钙化或完全钙化，并且经常同时存在（图 8-42）。组织学检查发现 85% 患者存在胸膜斑内钙化，CT 检查的发现率 60%~80%，X 线的发现率约 10%[103]。钙化灶可能呈点状、线状或"蛋糕状"，主要位于斑块中心。胸膜斑不会发生恶变，但可以提示石棉暴露，并且可能增加肺癌和恶性间皮瘤的发病风险[107]。

石棉暴露也可能使胸膜顶部至底部任意部位发生弥漫性胸膜增厚（图 8-43），发生广泛性胸膜炎症，可导致壁胸膜和脏胸膜发生纤维化和融合，并且通常会先引起渗出性胸腔积液[96, 104, 105]。弥漫性胸膜增厚的潜伏期为 20~40 年。与胸膜斑不同，弥漫性胸膜增厚鲜少钙化，并且无特异性。虽然胸膜斑对肺功能无影响或影响很小，但弥漫性胸膜增厚可能导致限制性肺病[108-110]。

361

胸部 X 线是检查石棉暴露相关的胸膜和肺实质病变的主要方法。但 CT，包括低剂量胸部 CT 对胸膜斑和弥漫性胸膜增厚的灵敏度更高，尤其是累及前胸膜和纵隔胸膜的病变[7, 111]。在 CT 检查中，正常的解剖结构（如膈束或肋间静脉）（图 8-44）不应被误认为是小胸膜斑。周围性肺疾病和椎旁病变有时也可能被误认为是胸膜病变（图 8-45 和图 8-46）。MR 成像也很适用于诊断石棉相关性胸膜疾病，但较难发现一些小的或钙化的胸膜斑[84]。MR 成像在间皮瘤的分期中起着重要作用，但并不常规用于其他石棉相关疾病的评估。与 CT 相比，MR 对石棉相关肺部疾病［如间质性肺疾病（石棉肺）和肺癌］的检出效果较差，也更难发现钙化斑（图 8-47）。

14. 圆形肺不张　圆形肺不张是一种独特的周围性肺塌陷，常见于肺下叶后侧胸膜表面，沿膈肌或肺上叶肺不张较少发生，几乎总是伴有邻近胸膜增厚[112, 113]。圆形肺不张是由于渗出性积液吸收后发生粘连阻止肺组织复张，或者由于局部纤维化导致脏胸膜收缩且下方肺实质组织不张[114]。圆形肺不张常常与既往石棉暴露有关，但也可能与结核或外伤、手术或肺炎旁积液后出现的渗出性胸膜反应有关[115]。圆形肺不张患者通常无症状，常在 X 线或 CT 检查中发现。

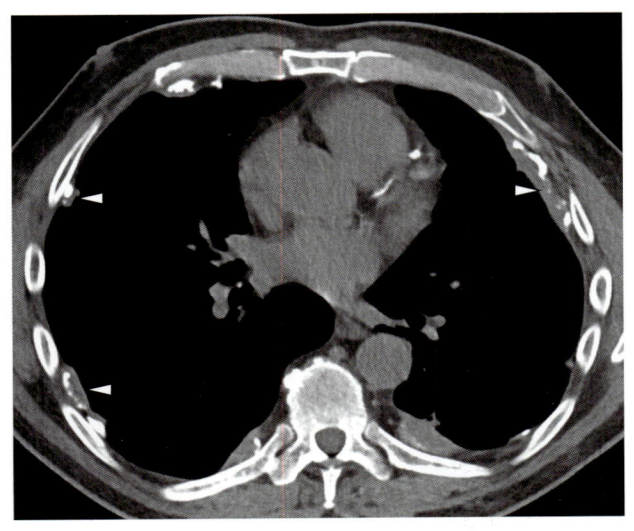

▲ 图 8-42　轴位平扫 CT 纵隔窗图像显示双侧胸膜斑（箭头），部分胸膜斑钙化，部分无钙化

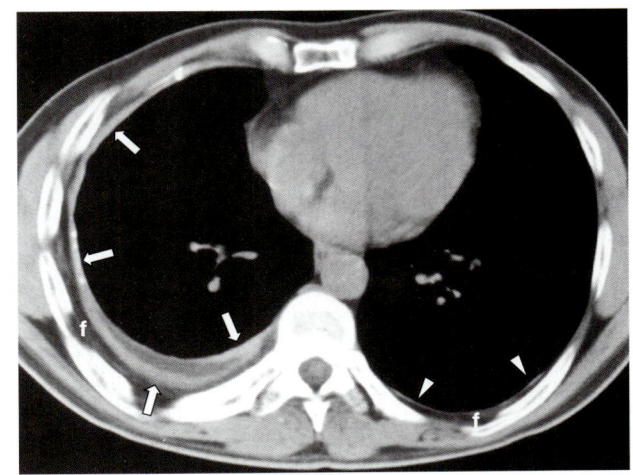

▲ 图 8-43　石棉相关胸膜斑和弥漫性胸膜增厚
轴位增强 CT 纵隔窗图像显示右侧胸膜弥漫性增厚，伴散在钙化灶（箭），左侧胸膜斑无钙化（箭头）。胸膜外脂肪（f）增厚

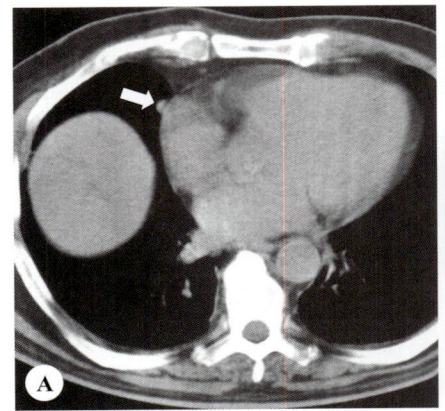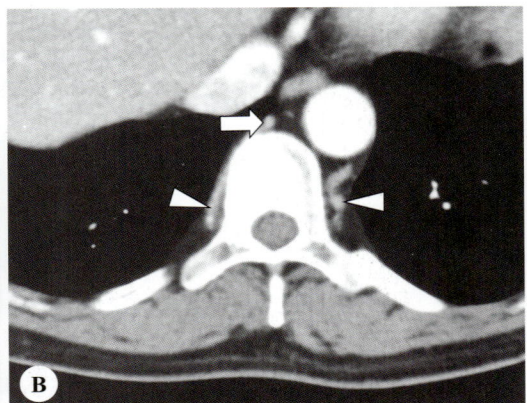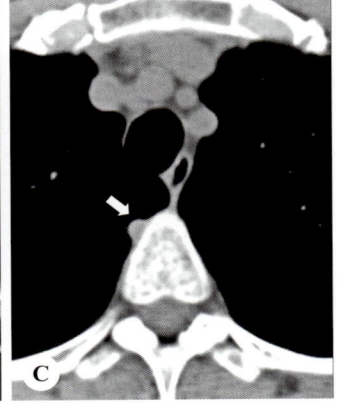

▲ 图 8-44　不应被错误当成胸膜斑 / 胸膜增厚的正常结构
A. 轴位增强 CT 纵隔窗图像显示沿前纵隔胸膜表面的右侧膈束（箭）；B. 轴位平扫 CT 纵隔窗图像显示位于椎旁胸膜外脂肪处的正常肋间静脉（箭头），汇入奇静脉（箭）；C. 轴位平扫 CT 纵隔窗图像显示了上肋间静脉的正常位置和表现（箭）

第 8 章 胸膜、胸壁和膈肌
Pleura, Chest Wall, and Diaphragm

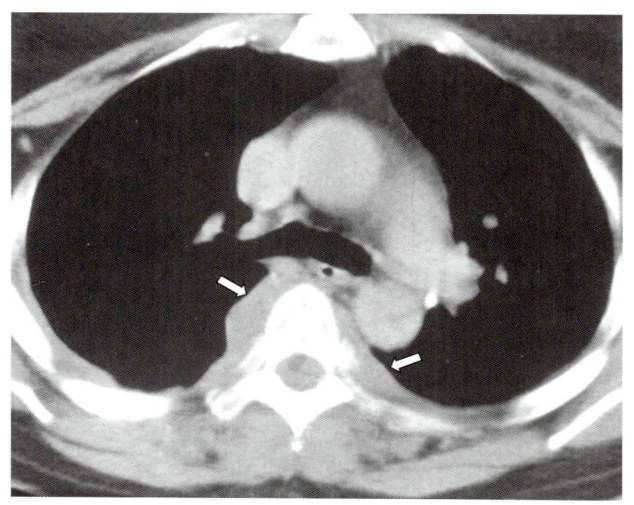

▲ 图 8-45　椎旁淋巴瘤

轴位平扫 CT 纵隔窗图像显示脊柱和胸膜旁软组织突起（箭）

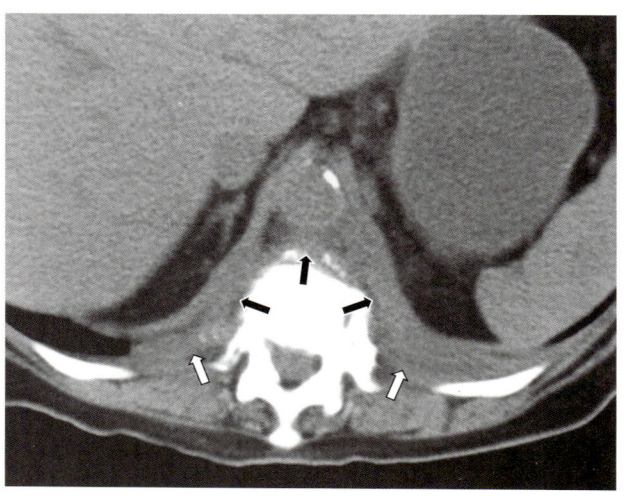

▲ 图 8-46　椎体骨髓炎

轴位平扫 CT 纵隔窗图像显示椎旁胸膜外脂肪区的软组织突起（白箭），邻近椎体骨质硬化、破坏，符合骨髓炎表现（黑箭）

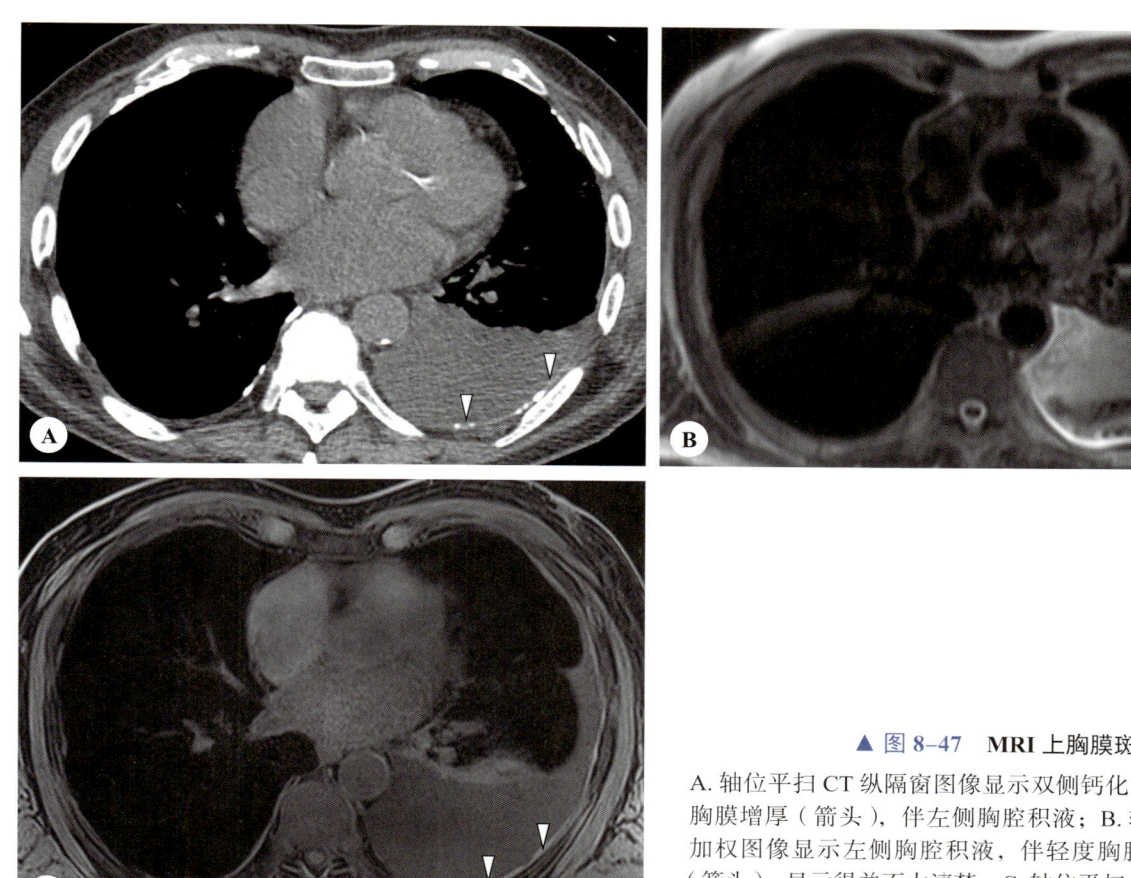

▲ 图 8-47　MRI 上胸膜斑

A. 轴位平扫 CT 纵隔窗图像显示双侧钙化的胸膜斑和左侧胸膜增厚（箭头），伴左侧胸腔积液；B. 轴位平扫 MR T_2 加权图像显示左侧胸腔积液，伴轻度胸膜增厚和胸膜斑（箭头），显示得并不太清楚；C. 轴位平扫 MR T_1 加权的脂肪饱和序列图像更好地显示左侧胸膜增厚（箭头）

363

圆形肺不张常表现为紧邻胸膜的圆形或椭圆形肿块，大小多变，直径通常为 3～7cm。圆形肺不张通常与胸膜形成锐角，几乎都伴有胸膜增厚，紧邻病变处胸膜增厚最明显[112, 113, 116]。CT 或 MRI 中的特征表现为汇入肿块的支气管和血管在靠近肺门侧呈弯曲状，呈"彗星尾"样改变[113, 117]（图 8-48 和图 8-49）。邻近肺组织可表现为代偿性过度充气和其他肺容积减少的征象[114]。圆形肺不张可能出现中央透亮区域，这是由空气支气管征或肺局灶性轻微充气造成的[118]。在慢性胸膜增厚附近可以看到胸膜下小范围曲线状阴影，可能代表不完全性圆形肺不张（图 8-50）。虽然 MRI 很少用于评估圆形肺不张，但其表现与 CT 相似。T_2 加权序列能更好地显示壁胸膜增厚处附近的低信号带。在 MRI 检查中，肺不张肿块内常表现出低信号或未强化的线状影，被认为是脏胸膜内陷的表现，但该征象的特异性尚不明确。静脉注射对比剂后，MR 图像显示圆形肺不张常呈均匀强化[117]。

圆形肺不张有时很难与支气管癌鉴别，在缺乏典型征象时应特别注意谨慎区分。对于可疑病例，可采用 PET/CT 辅助诊断，圆形肺不张在 PET/CT 中表现为无高代谢活动。对于表现为高代谢的罕见病例，可行经皮活检明确诊断[113, 114]，但是病理解释可能较为困难，需继续随访以排除假阴性活检结果[39]。圆形肺不张的 CT 表现几乎不随时间变化。当圆形肺不张合并胸腔积液或局部胸膜肿块时，应考虑潜在的胸膜肿瘤性病变，如间皮瘤[119]。

（二）良性胸膜肿瘤

最常见的良性胸膜肿瘤是脂肪瘤和局部纤维性肿瘤。转移性疾病是最常见的恶性胸膜肿瘤。最常见的原发性恶性胸膜肿瘤是间皮瘤，但它在恶性胸膜肿瘤中的比例不到 5%[120]。

1. 成像技术 CT 是初步评估疑似良性和恶性胸膜肿瘤的首选影像学检查方法。胸膜增厚超过 1cm、结节、环状病灶、纵隔胸膜受累等特征性表现支持胸膜疾病为恶性病变[34, 80, 81, 121]。明确诊断需进行细

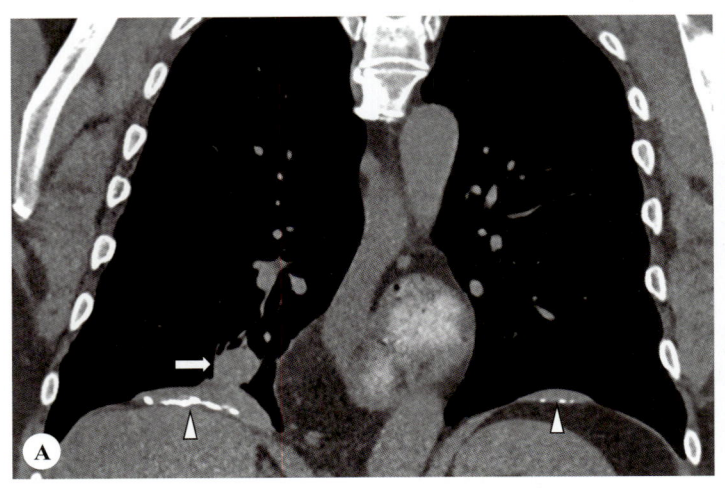

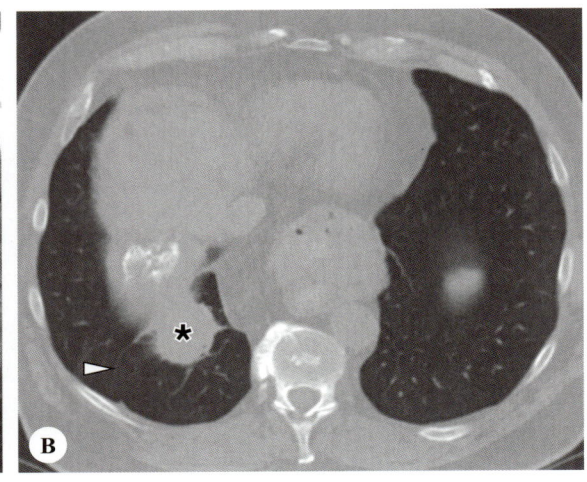

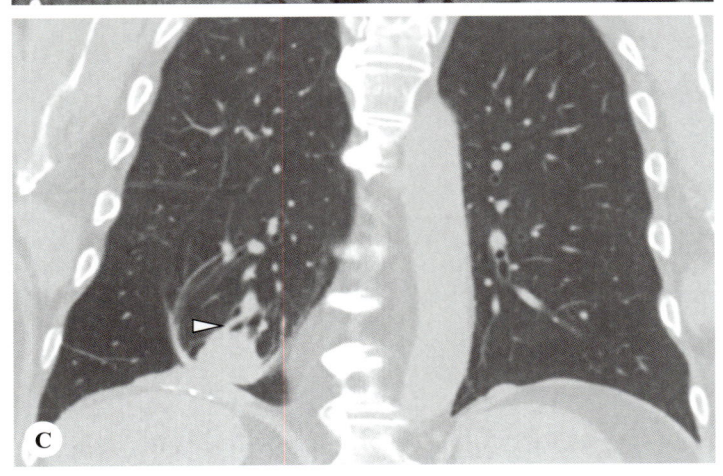

▲ 图 8-48 圆形肺不张

A. 冠状位平扫 CT 纵隔窗图像显示双侧膈面存在部分钙化的胸膜斑（箭头），右侧胸膜斑附近见一圆形病灶（箭）；B. 轴位平扫 CT 肺窗图像显示，紧邻膈胸膜斑见一圆形病变（星）伴肺体积缩小，并且右侧斜裂回缩（箭头）；C. 冠状位平扫 CT 肺窗图像更好地显示了汇入肿块的支气管和血管在靠近肺门侧呈弯曲状，形成"彗星尾"征

胞学/组织学分析。当存在大量胸腔积液时，在积液引流后获得的图像可以更好地评估潜在的肺部病变。

MRI 可能有助于区分良性和恶性胸膜病变。与 CT 类似，MRI 中提示胸膜病变为恶性且最有价值的征象包括结节性或环状胸膜增厚、纵隔胸膜受累、胸壁/胸壁侵犯或不规则[81]。T_2 加权序列和增强扫描 T_1 加权序列图像中相对于肋间肌的高信号，则强烈倾向于恶性肿瘤，而相对低信号则多倾向良性胸膜病变[81]。在慢性脓胸中 MRI 有助于区分纤维组织和肿瘤[69]。

2. 脂肪瘤 胸膜脂肪瘤是最常见的良性胸膜病变，起源于壁胸膜的间皮下层，可延伸至胸膜下或胸膜外间隙。胸膜脂肪瘤通常无症状，在 X 线或 CT 影像学检查中偶然被发现。在 X 线中，胸膜脂肪瘤呈软组织病变表现，当延伸至胸膜下间隙时表现类似周围性肺部病变[122]（图 8-51A）。CT 可明确诊断胸膜脂肪瘤，其表现为边界清晰、均匀的脂肪密度病变[123]（图 8-51B）。MRI 中胸膜脂肪瘤在 T_1 加权序列上为高信号，在 T_2 加权序列为中等信号，在脂肪抑制序列上信号减低。可检出包膜或病灶内部小

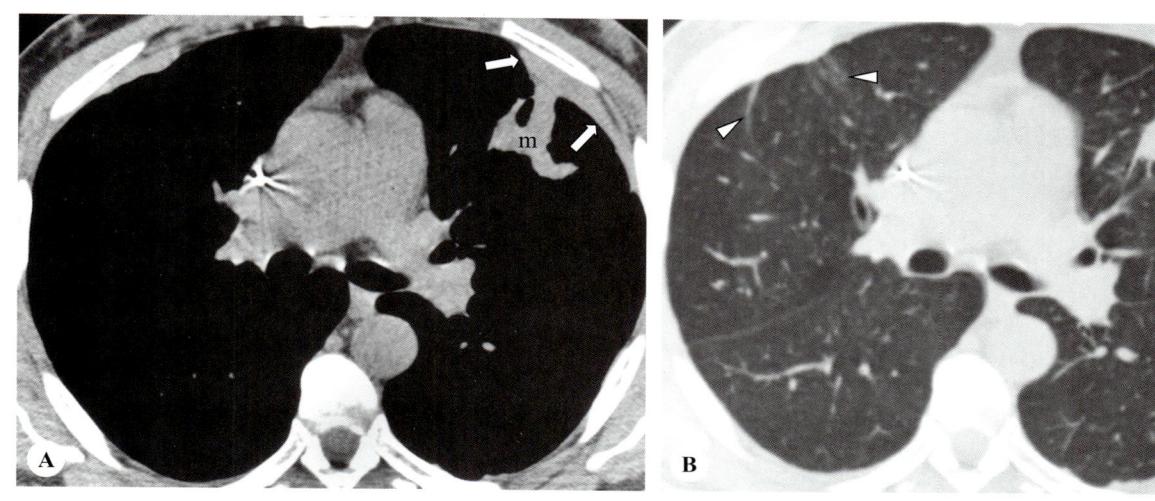

▲ 图 8-49 石棉相关的上叶圆形肺不张
A. 轴位平扫 CT 纵隔窗图像显示左侧胸膜增厚（箭）伴邻近左上肺叶内部分圆形病变（m），符合圆形肺不张表现。
B. 轴位平扫 CT 肺窗图像更好地显示了左上肺叶内部分圆形病变（m）伴肺容积减小，表现为左肺斜裂向前移位。请注意右上肺叶的实质带（箭头）

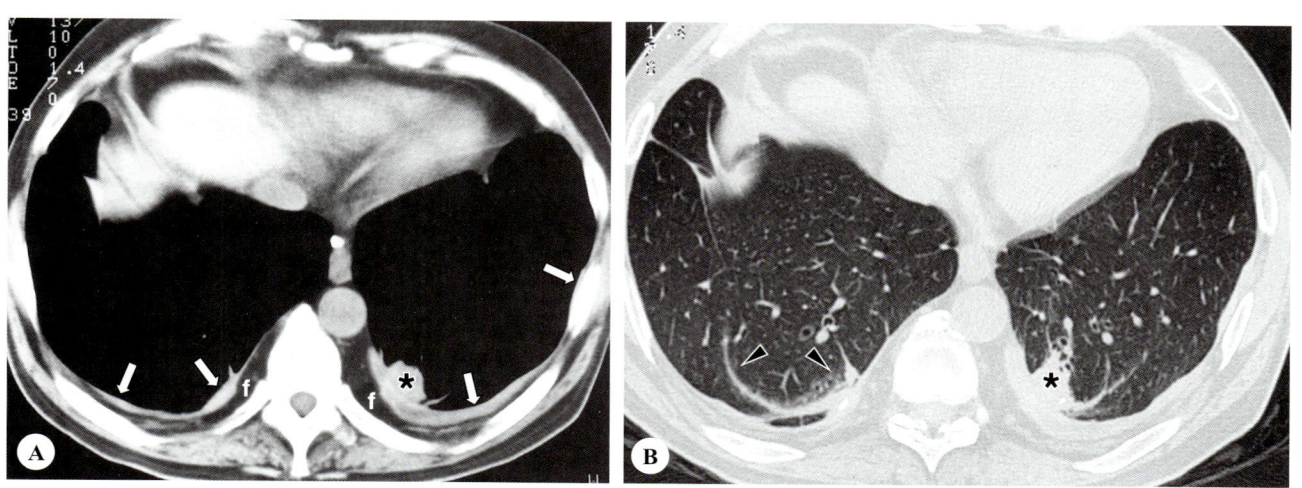

▲ 图 8-50 石棉相关的胸膜实质改变
A. 轴位增强 CT 纵隔窗图像显示双侧胸膜增厚（箭）。伴胸膜外脂肪增厚（f）。B. 轴位增强 CT 肺窗图像显示左下肺叶圆形肺不张（星），毗邻胸膜增厚。右下肺叶可见曲线状胸膜下病变（箭头），毗邻胸膜增厚

365

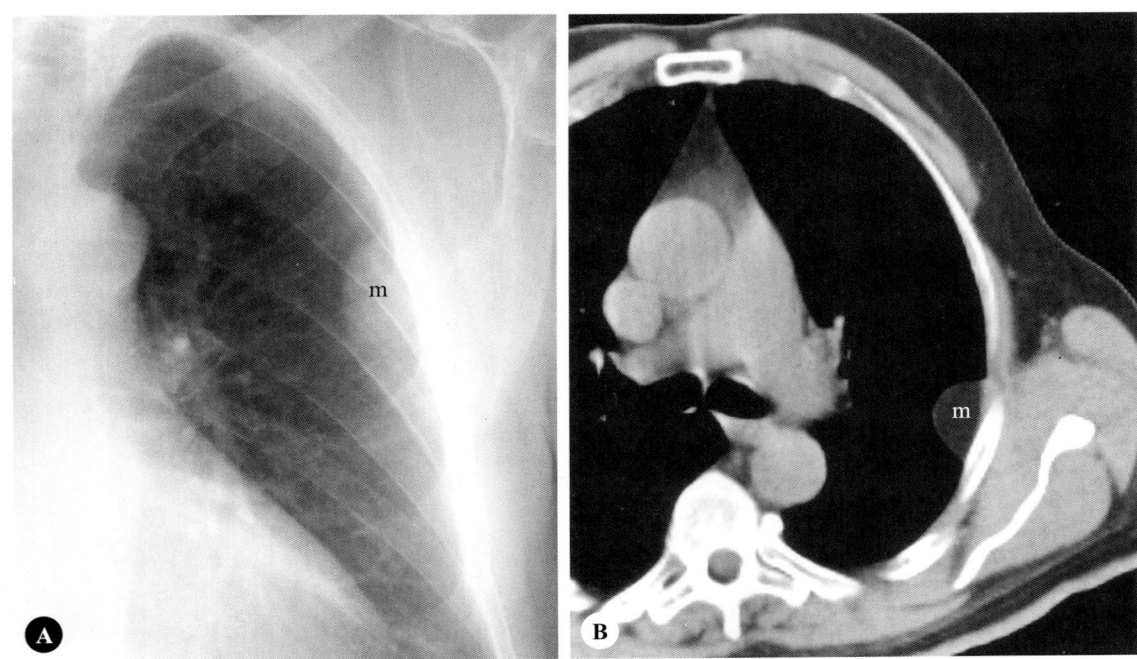

▲ 图 8-51 左侧胸膜脂肪瘤
A. 锥筒向下视野下前后位胸片显示左上胸膜圆形肿块（m）；B. 轴位平扫 CT 纵隔窗图像显示病灶完全由脂肪组成

带状纤维组织。尽管 CT 或 MR 图像中含高密度软组织成分的异质性病变在胸膜检查中极为罕见，但不能排除脂肪肉瘤可能（图 8-52）。脂肪瘤梗死后的炎症改变可导致类似的内部异质性（图 8-53）。

3. 胸膜纤维瘤 孤立性纤维瘤（solitary fibrous tumor，SFT）是多能成纤维细胞或肌成纤维细胞起源的软组织肿瘤，可源于任何身体部位。在近期病

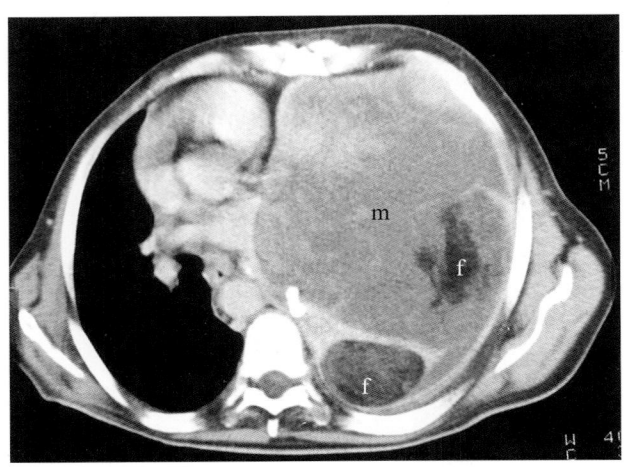

▲ 图 8-52 胸膜脂肪肉瘤
轴位增强 CT 纵隔窗图像显示左侧胸腔内巨大、异质性肿块（m），内见脂肪样低密度区（f），附近软组织密度影更明显，仍然符合胸膜脂肪肉瘤表现

例中，这些肿瘤常发生在胸部以外的部位（70%），包括腹部、盆腔和头颈部。发生于胸部的病灶大多数起源于胸膜，但也可起源于肺内和纵隔内。80% 的胸膜肿瘤起源于脏胸膜，约一半的肿瘤是带蒂的，蒂内有肿瘤供血血管。对于起源于纵隔的 SFT，其诊断更具挑战性，并且往往具有更强的侵袭性。起源于肺部的通常表现为生长缓慢的肺结节，边界清晰，注射对比剂后表现为明显、不均匀强化。理论上这些病变起源于小叶间隔膜（一种内陷的脏胸膜）或间皮下肺实质内的肺成纤维细胞[124]。SFT 也可发生于叶间裂，通常表现为缓慢生长的肺结节，边界清晰，注射对比剂后呈明显、不均匀强化（图 8-54）。

胸膜孤立性纤维性肿瘤（solitary fibrous tumor of the pleura，SFTP）在不同性别中发病率相似，更常见于 40 岁以上的患者[125]。大多数肿瘤是偶然发现于无症状的患者中。当出现症状时，最常见的症状包括咳嗽、胸痛或胸闷、呼吸困难。较大的肿瘤可出现副肿瘤综合征，如低血糖、杵状指、肥大性骨关节病等[125]。

在 CT 影像中，小体积 SFTP 常表现为边界清晰、均匀的中高密度肿块，当内含胶原成分较多时

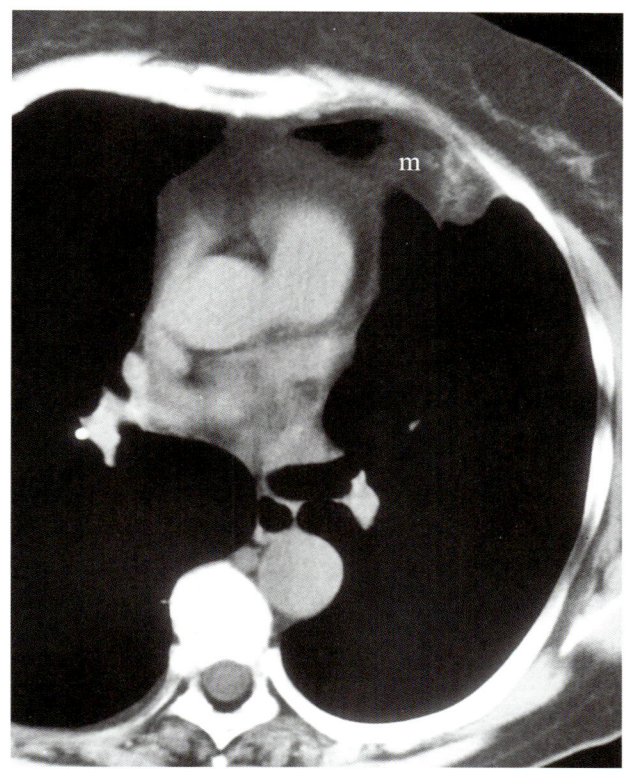

▲ 图 8-53　胸膜外脂肪瘤伴梗死

CT 显示以脂肪样密度为主的胸膜肿块（m），中心部分见软组织成分。该女性患者，66 岁，左前胸痛，经保守治疗后，肿块体积缩小，胸痛缓解

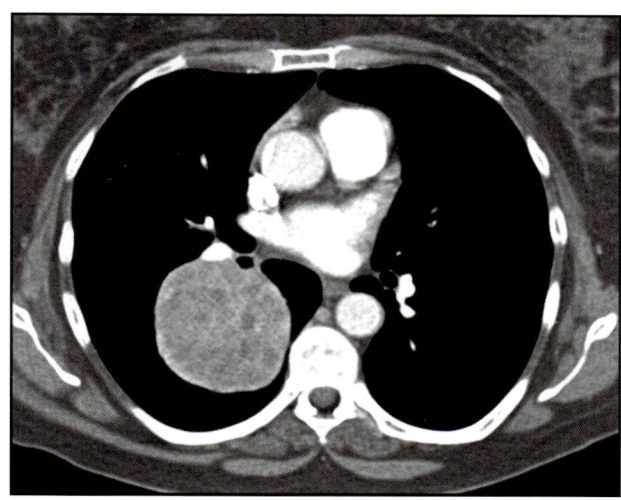

▲ 图 8-54　右侧斜裂孤立性纤维瘤

轴位增强 CT 纵隔窗图像显示起源于右侧斜裂内侧的巨大、边界清楚、不均匀的软组织肿块

密度较高[126]（图 8-55A）。较大的良性和恶性肿瘤通常也是边界清楚，但密度不均匀，可见地图样、圆形或线性低密度区域。约 26% 的病例可见点状、线状或进展性钙化[125]（图 8-56A）。尽管这些肿瘤多起源于胸膜，但其典型特征是与胸膜至少形成一个锐角。由于该肿瘤具有可移动性，它们的位置和形状在不同时间的图像中可能会发生改变。注入对比剂后 60% 的肿瘤可出现强化，并且通常为不均匀强化。在 15% 的病例中可见瘤内血管。尽管一半病变有蒂附着，但在影像学上很少显示[125]。

在评估肿瘤起源、范围和胸壁浸润方面，MRI 的效果优于 CT。SFTP 在 T_1 加权序列中通常表现为低到中等信号，在 T_2 加权序列上主要表现为不均匀低信号（图 8-55B 至 D）。在 T_2 加权序列上，血管、坏死、囊变和出血可能表现为高信号。SFTP 的实性部分在注射对比剂后表现为明显强化，因此，这些肿瘤可表现为均匀或不均匀强化（图 8-56B 至 D）。

大多数孤立性纤维性肿瘤是惰性的，生长缓慢，但 10%~20% 的肿瘤具有局部侵袭性或恶性。

由于良性和恶性肿瘤在 CT 或 MRI 中的表现有重叠的部分，因此通常难以区分。胸壁受侵很少出现，但一旦出现则提示为恶性肿瘤。恶性肿瘤的体积通常较大（>10cm），并持续性增大，伴有胸腔积液[125, 126]。

结合影像学、病理学和免疫组织化学特征可预测肿瘤的恶变潜能。考虑恶性肿瘤时，需评估肿瘤转移的情况，最常见于肺和肝脏。手术切除是治疗良性和恶性 SFTP 的首选方法，良性病变的 5 年生存率接近 100%。术后建议行 CT 检查以评估复发情况，良性病变的复发率达 8%，恶性病变的复发率达 63%（图 8-57）[125, 126]。当存在转移灶时可能需要放疗和化疗。

4. 钙化纤维性假瘤　胸膜钙化纤维性假瘤是一种罕见的良性肿瘤，与胸膜孤立性纤维瘤不同。这种肿瘤由既往炎症引起，在儿童和年轻人中更常见，可表现为孤立性或多灶性病变[127]。组织学上，该肿瘤由丰富致密的透明化胶原组成，内含淋巴浆细胞浸润、梭形细胞和淋巴细胞聚集，并伴有明显的沙砾样或营养不良性钙化。手术切除为首选的治疗方法，术后极少复发[128]。

5. 胸腔脾种植　胸腔脾种植是指外伤后自身脾组织移位到胸膜腔内的病症。脾组织可通过膈肌撕裂处或先天性缺损处进入胸膜腔。移位的脾组织可从胸壁、胸膜或膈肌得到血供。该病症可见于约 18% 的膈肌合并脾损伤患者，在穿透性损伤患者中更为

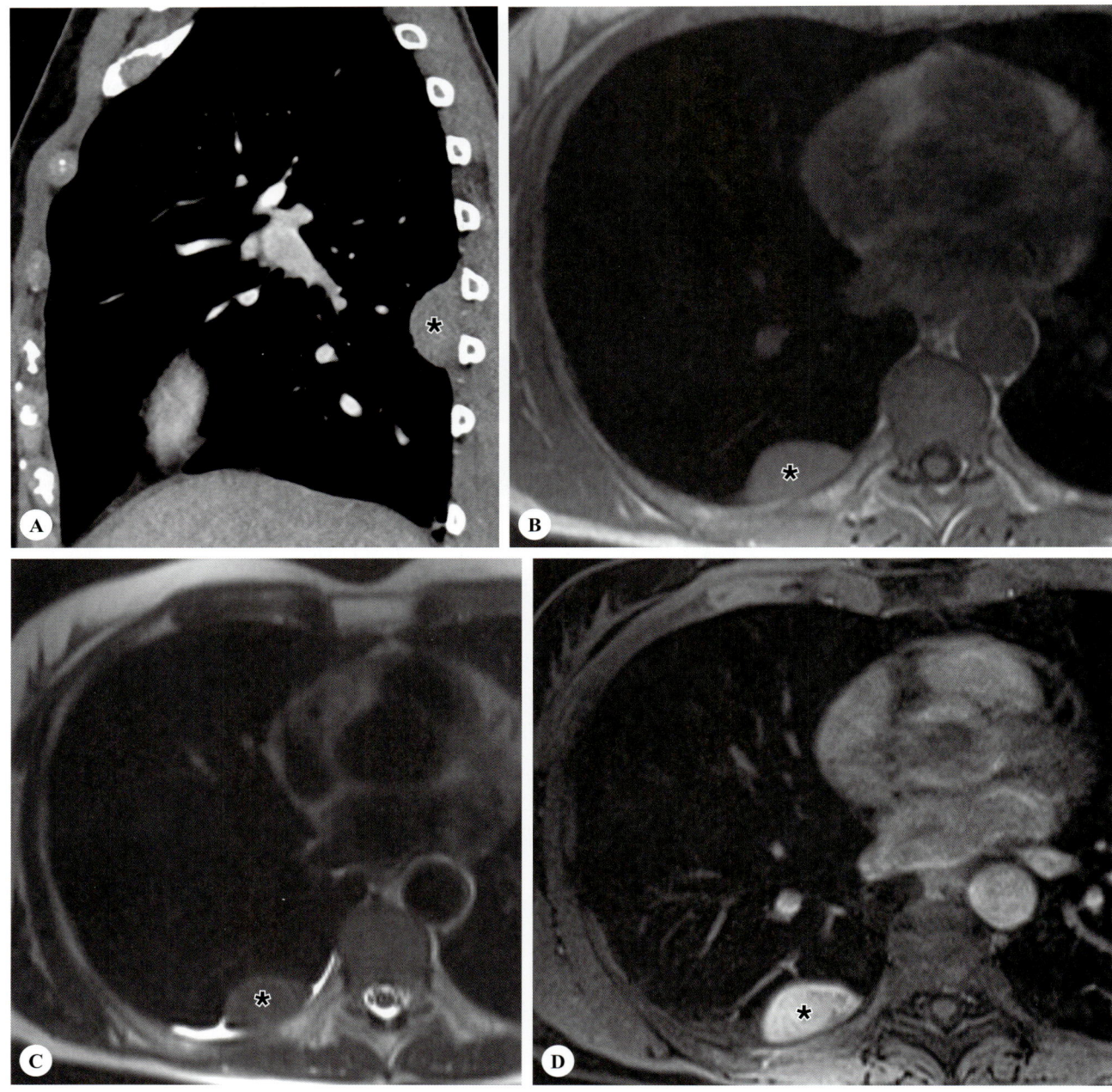

▲ 图 8-55 小体积孤立性纤维瘤

A. 矢状位增强 CT 纵隔窗图像显示沿右侧胸膜生长的轮廓清晰的小软组织肿块（星）。该肿块与胸膜/胸膜外间隙呈钝角。B. 轴位平扫 MR T$_1$ 加权图像显示，肿块相比肌肉呈均匀等信号（星）。C. 轴位平扫 MR T$_2$ 加权图像显示，肿块相比肌肉呈均匀等信号（星）。D. 轴位增强 MR T$_1$ 加权图像显示病灶明显均匀强化（星）

常见[42]。患者通常无症状，仅极少患者可表现出胸痛或咯血。

CT 和 MR 上表现为胸膜结节，其强化模式和信号/密度特征与脾脏表现一致（图 8-58）。虽然这些胸膜结节通常不具特异性，但当患者有脾外伤史（副脾或脾切除术）时，需考虑诊断。用 ^{99m}Tc 标记热变性红细胞闪烁显像术可确诊[129]。

（三）胸膜恶性肿瘤

1. 胸膜转移瘤　转移瘤占累及胸膜的恶性肿瘤的绝大部分。胸膜转移通常可累及脏胸膜和壁胸膜表面。胸膜转移瘤几乎都伴有胸腔积液[33]，最常见的原因包括内皮细胞破坏、淋巴引流障碍或炎症导致毛细血管通透性增加[130]。胸膜转移瘤最常见的细胞类型是腺癌，肺癌、乳腺癌、淋巴瘤和卵巢癌合计占胸膜

第 8 章 胸膜、胸壁和膈肌
Pleura, Chest Wall, and Diaphragm

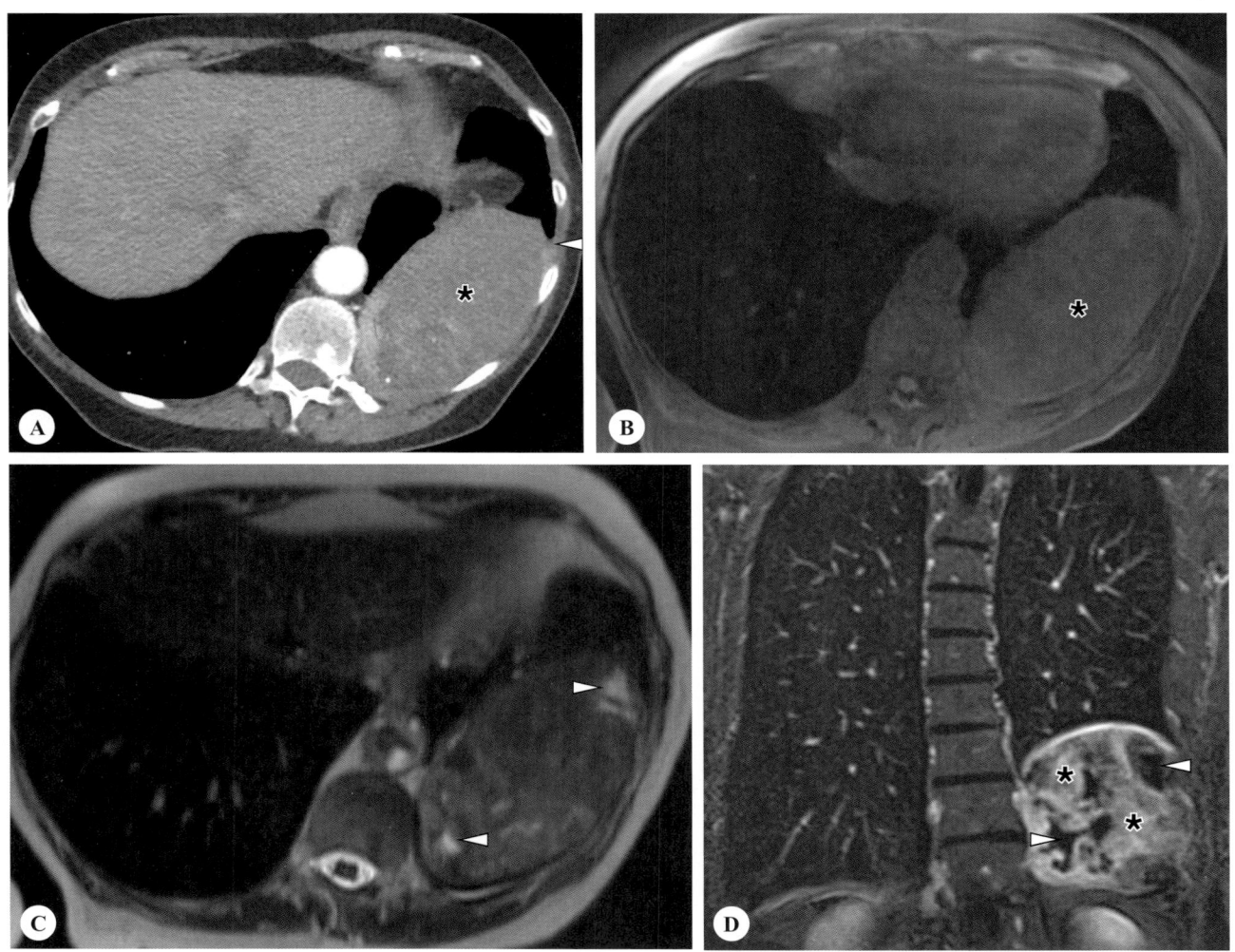

▲ 图 8-56 巨大孤立性纤维瘤

A. 轴位增强 CT 纵隔窗图像显示边界清晰、不均匀的巨大软组织肿块，肿块内低密度区提示囊变 / 坏死（星），肿块内侧见点状钙化。需注意尽管肿块起源自胸膜，但前缘与前方胸膜呈锐角（箭头）。B. 轴位平扫 MR T_1 加权图像显示肿块对比肌肉基本呈等信号（星）。C. 轴位平扫 MR T_2 加权图像显示肿块中心区域信号增加，符合囊变或坏死（箭头）。D. 冠状位增强 MR T_1 加权图像显示明显的不均匀强化（星），伴中心非强化的囊变 / 坏死区域（箭头）

转移瘤的 75% 以上[31, 131]。肺癌、乳腺癌和胸腺恶性肿瘤可直接扩散侵犯胸膜[132]。胸膜转移瘤也可来源于血行播散，或者卵巢恶性肿瘤从腹膜跨越膈肌扩散[133]。

胸腔积液通常是胸膜转移的首发表现，CT 常表现为多发性胸膜结节或肿块，但也可发生孤立性胸膜转移[120]（图 8-59 和图 8-60）。小结节可能被邻近的胸腔积液所遮盖，但静脉注射对比剂后结节强化，会变得明显。有时也可能没有胸腔积液（图 8-61）。较大的胸膜结节或肿块与胸膜呈钝角（图 8-62）。CT 和 MRI 也可显示弥漫性转移性疾病，可包绕肺部并沿肺裂延伸，这种表现与恶性胸膜间皮瘤（malignant pleural mesothelioma，MPM）无法区分（图 8-63）。

影像学检查也可显示纵隔淋巴结增大、肺结节、肋骨病变或胸壁肿块。良性胸膜疾病也可表现出胸膜增厚，但通常为光滑增厚，没有或极少有不规则或结节性改变。

2. 胸膜淋巴瘤 霍奇金淋巴瘤和非霍奇金淋巴瘤均可累及胸膜，最常见的类型为弥漫性大 B 细胞淋巴瘤，其次是滤泡性淋巴瘤[134]。肺原发性淋巴瘤很罕见[134, 135]，更常作为某一疾病多发病灶中的一个或作为复发病灶出现。本病常与慢性胸膜炎症有关，最常见于慢性结核性脓胸或肺结核患者经人工气胸治疗后。胸膜非霍奇金淋巴瘤的主要发病机制是直接胸膜浸润，而胸膜霍奇金病的主要发病机制是阻

369

体部 CT 与 MRI（原书第 5 版）
Computed Body Tomography with MRI Correlation (5th Edition)

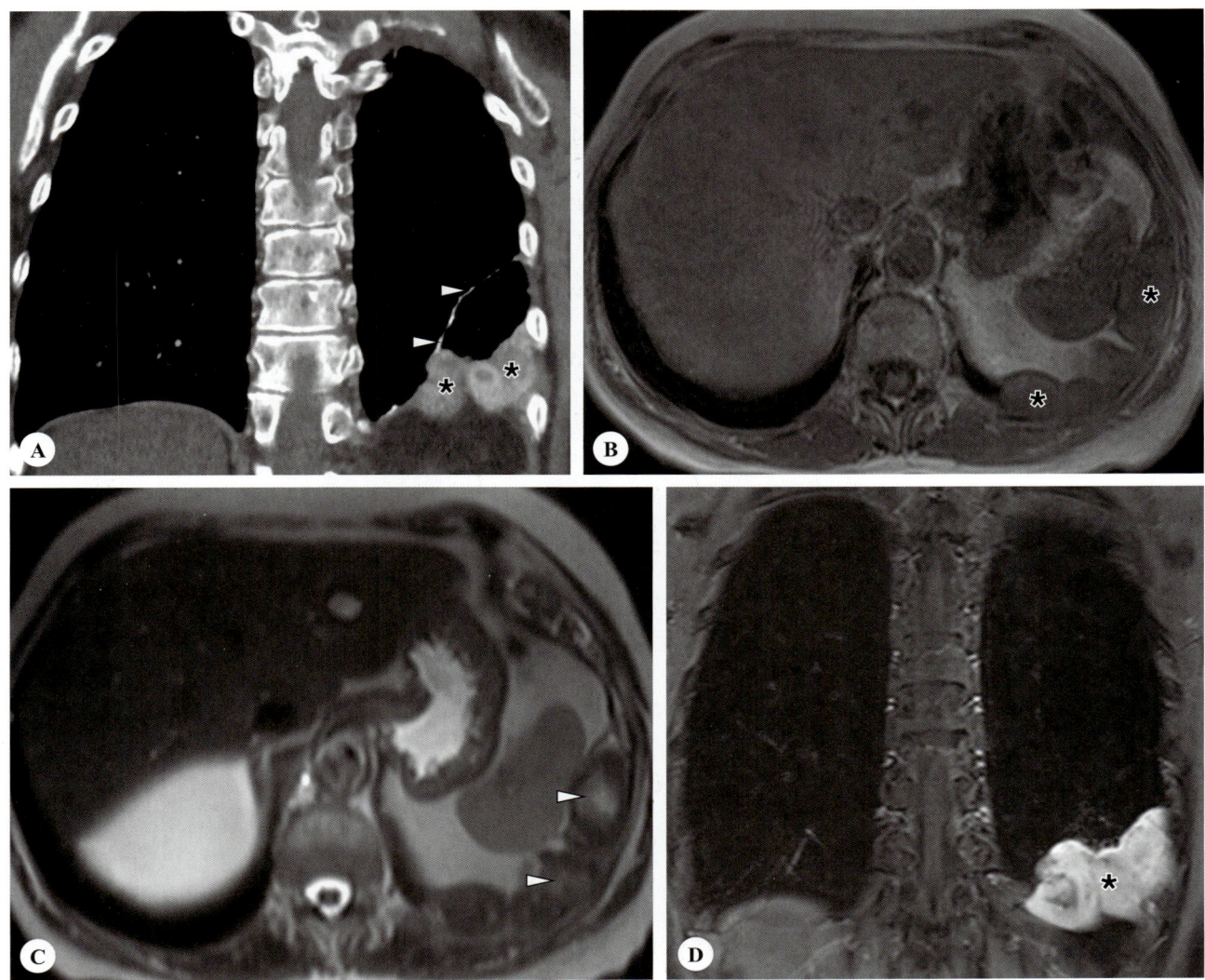

▲ 图 8-57　恶性孤立性纤维瘤复发。49 岁女性患者，恶性孤立性纤维瘤（SFT）完全手术切除后 5 年
A. 冠状位增强 CT 纵隔窗图像显示，在手术切缘尾侧（箭头）附近有一个较大、分叶状的强化软组织肿块（星），符合恶性 SFT 复发征象；B. 轴位平扫 MR T_1 加权图像显示肿块相比肌肉呈等信号，轻微异质性（星）；C. 轴位平扫 MR T_2 加权图像显示中心区域信号增高，符合囊变或坏死（箭头）表现；D. 冠状位增强 MR T_1 加权图像显示明显的、稍不均匀强化（星）

塞淋巴[136]。最常见的 CT 表现包括胸膜结节和胸膜增厚，常伴有胸腔积液（图 8-64 和图 8-65）。可出现环形和弥漫性胸膜受累，与 MPM 难以区分[137]（图 8-66）。淋巴瘤累及脏胸膜下方淋巴管和集合淋巴结时常表现为胸膜下结节或胸膜斑[135]，可向胸膜外间隙或从胸膜外间隙延伸[138]，也可从纵隔或胸壁直接延伸至胸膜[139]。由于未发现的胸膜病变会增加治疗失败的风险，因此仔细评估胸膜状况非常重要[140]。

3. 恶性胸膜间皮瘤　恶性胸膜间皮瘤是最常见的原发性胸膜恶性肿瘤，美国每年有 2500 例新发病例。MPM 起源于胸膜和腹膜的间皮细胞，最常见于 50—70 岁男性，预后很差，经治患者的中位生存期为 9~17 个月，而未经治疗的患者的中位生存期缩短一半[141]。40%~80% 的 MPM 病例与石棉暴露有关，其风险随着暴露程度和时间的增加而增高。石棉暴露后的潜伏期为 20~50 年，平均潜伏期为 34 年。MPM 很少在石棉暴露后 15 年内发生[142]。石棉的使用量在 1951 年达到顶峰，而在 1971 年美国职业安全与健康管理局（Occupational Safety and Health Administration，OSHA）规定了石棉暴露的限制量后迅速下降[143]。因此，美国的间皮瘤发生率在 2000—2004 年最高。

第 8 章 胸膜、胸壁和膈肌
Pleura, Chest Wall, and Diaphragm

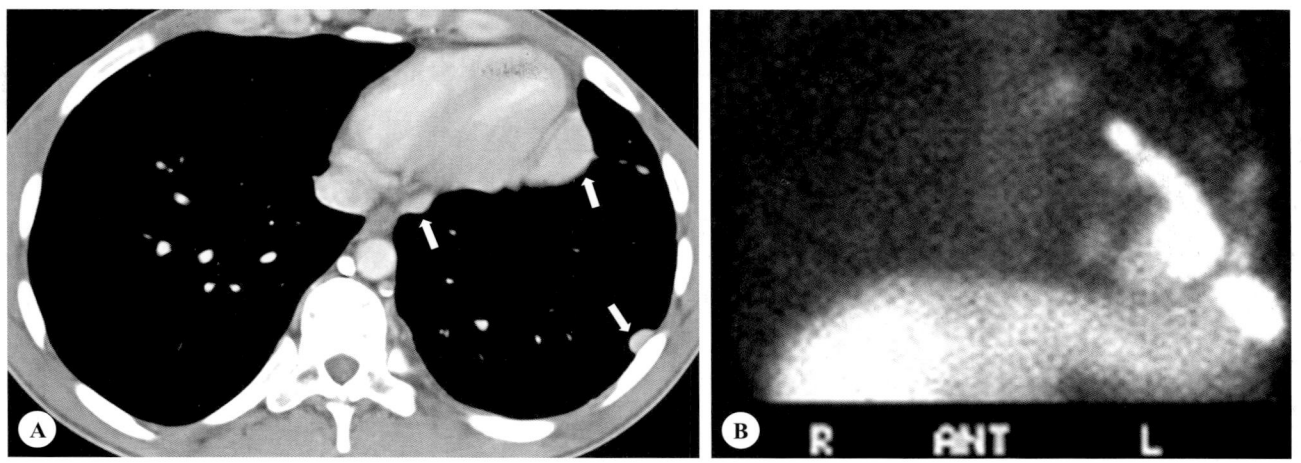

▲ 图 8-58 胸腔脾种植。29 岁男性，枪伤后脾切除史

A. 轴位增强 CT 纵隔窗图像显示左侧胸膜多发软组织肿块和结节（箭）；B. ^{99m}Tc 标记红细胞闪烁成像显示肿块内有摄取，符合胸腔脾种植

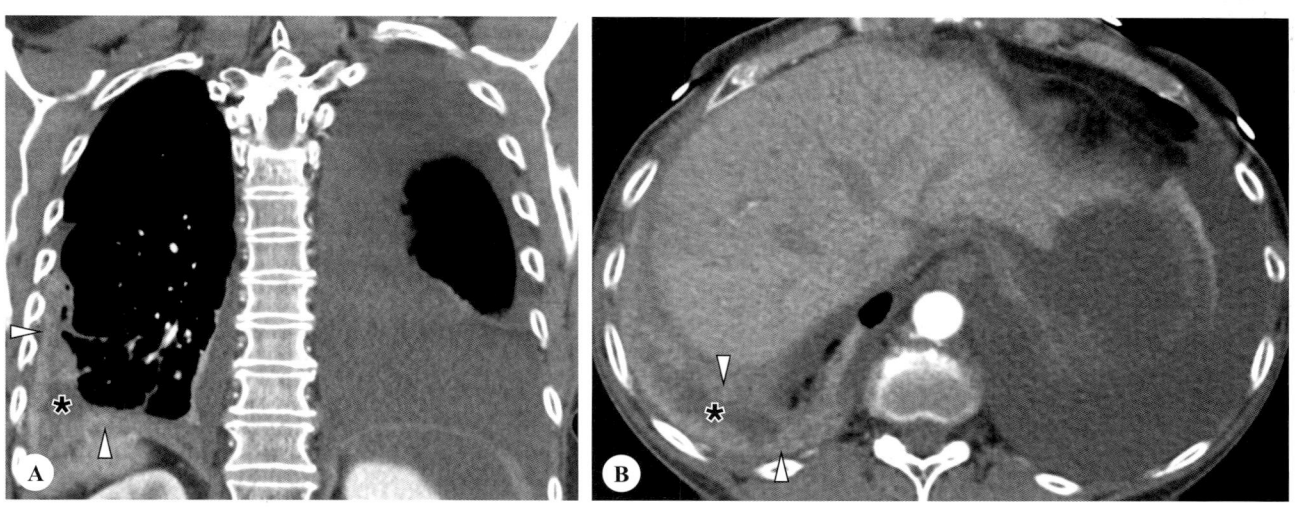

▲ 图 8-59 卵巢癌伴多发转移性胸膜结节和肿块

轴位和冠状位增强 CT 纵隔窗图像显示右侧脏胸膜和壁胸膜强化伴结节状增厚（箭头）和少量胸腔积液（星）。注意左侧大量胸腔积液，不伴胸膜增厚或强化

MPM 分为三种组织学亚型：上皮型、肉瘤型和混合型或双相型。上皮型 MPM 是最常见的类型，占所有病例的 55%~65%，由均匀的立方体细胞组成，胞质嗜酸性，中央有核，核仁明显。肉瘤型 MPM 最不常见，占所有病例的 10%~15%，由梭形细胞组成，核不典型。混合型的发生率为 20%~35%，包括上皮型 MPM 和肉瘤型 MPM 的成分，当标本中每种成分所占比例至少 10% 时，才可确诊。MPM 最初发生在壁胸膜表面，因此壁胸膜的受累程度大于脏胸膜。尸检时发现 55% 的患者存在胸外转移[141]。

间皮瘤患者最常见的症状是胸痛，合并近期新发或逐渐加重的呼吸困难[142]。通常通过影像引导下穿刺活检（灵敏度为 86%）或手术活检（灵敏度为 94%~100%）诊断。经皮穿刺活检术后 4% 的患者可发生针道种植转移，外科活检术后转移发生率约 22%[144]。CT 因为便于操作且空间分辨率高，是 MPM 诊断和分期的主要手段。MPM 最常见的 CT 征象是胸膜增厚（92%）和单侧胸腔积液（74%）。胸膜增厚通常＞1cm，呈结节状或环状，沿纵隔胸膜表面延伸（图 8-67 和图 8-68）。胸膜增厚或结节沿肺裂延伸也比较常见（86%）。肿瘤生长常导致肺组织包裹和一侧胸腔缩小（42%）[145]，进而引起同侧纵隔

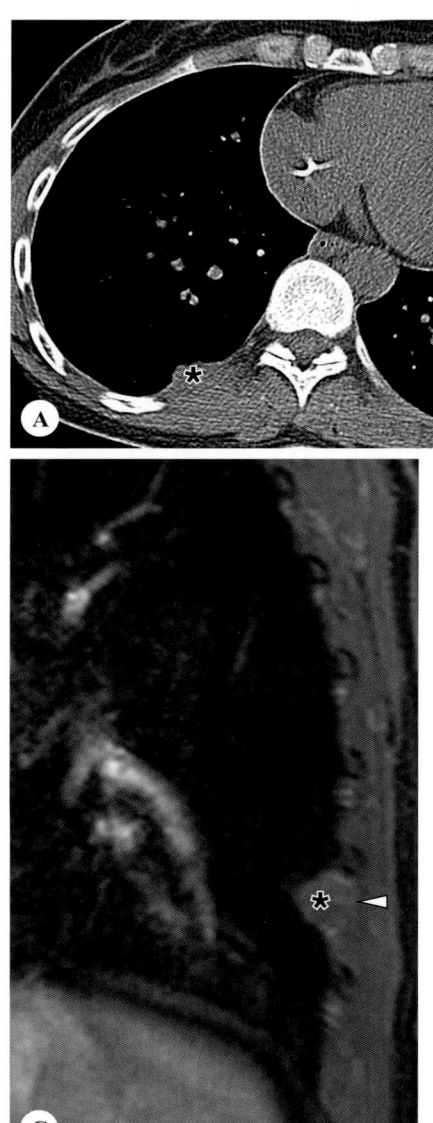
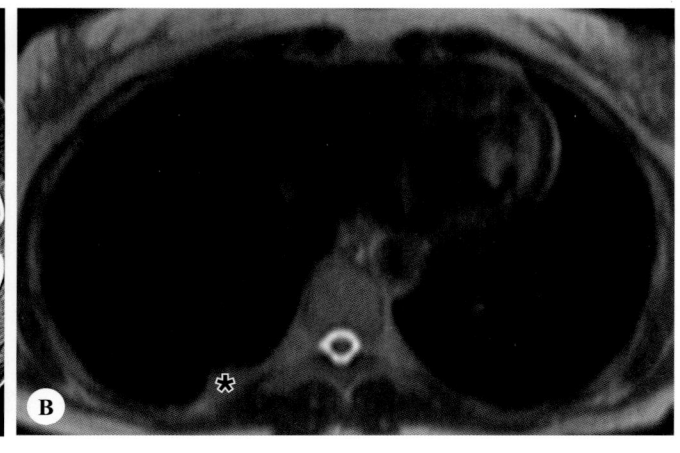

▲ 图 8-60 卵巢癌伴孤立性胸膜转移

A. 轴位平扫 CT 纵隔窗图像显示右后方胸膜肿块（星），通过邻近胸膜外脂肪延伸至肋间肌；B. 轴位平扫 MR T_2 加权图像显示肿块（星）相比邻近肌肉组织呈高信号，并延伸至邻近肋间肌；C. 冠状位增强 MR T_1 加权图像显示肿块呈不均匀强化（星），并且更清楚地显示肿瘤侵入邻近胸壁（箭头）

移位、肋间隙变窄和同侧膈肌上抬。同侧和对侧胸膜钙化斑块在间皮瘤中并不常见，可见于 12%~20% 的病例中[146]。局部胸膜肿块在 CT 检查中并不常见，发生率为 8%；一旦出现该表现，常提示为肉瘤型[145]（图 8-69）。这些征象在 MRI 中也可清晰显示，结节性胸膜增厚在 T_1 加权序列上与肌肉相比呈等信号至稍高信号，在 T_2 加权序列上呈高信号。静脉注射对比剂后，两种成像方法均可见病灶强化，可能呈不均匀强化。

当 MPM 具有以下影像学特征时不选择手术治疗，包括胸壁多灶性或弥漫性侵犯、重要纵隔结构受累、跨横膈扩散、透壁心包侵犯、脊柱侵犯、肿瘤向对侧胸膜延伸、肿瘤远处转移[146]。上述表现涉及的多种结构由薄层组织与胸膜隔开，而这些薄层组织在影像学上很难分辨。MPM 沿胸膜表面扩散，使疾病的术前分期十分具有挑战性，尤其在评估胸壁侵犯、纵隔侵犯和跨横膈扩散时。

CT 检查中胸壁侵犯表现为正常胸膜外脂肪层消失、肋间肌浸润、肋骨移位或骨质破坏。MRI 的优势在于能够清晰地显示胸内筋膜，相比 CT 可以更准确地检查出胸壁侵犯（69% vs. 46%）[147]。胸内筋膜侵犯在 MR T_1 加权序列的表现最清楚，可见肿瘤穿过胸膜外脂肪和胸内筋膜延伸（图 8-70）。更广泛的胸壁侵犯表现为肿瘤浸润至胸壁脂肪和肌层，然后正常软组织层消失。在 T_2 加权序列上通常相比肌肉呈等信号至高信号[146]。需注意，只有当胸腔内存在多

第 8 章 胸膜、胸壁和膈肌
Pleura, Chest Wall, and Diaphragm

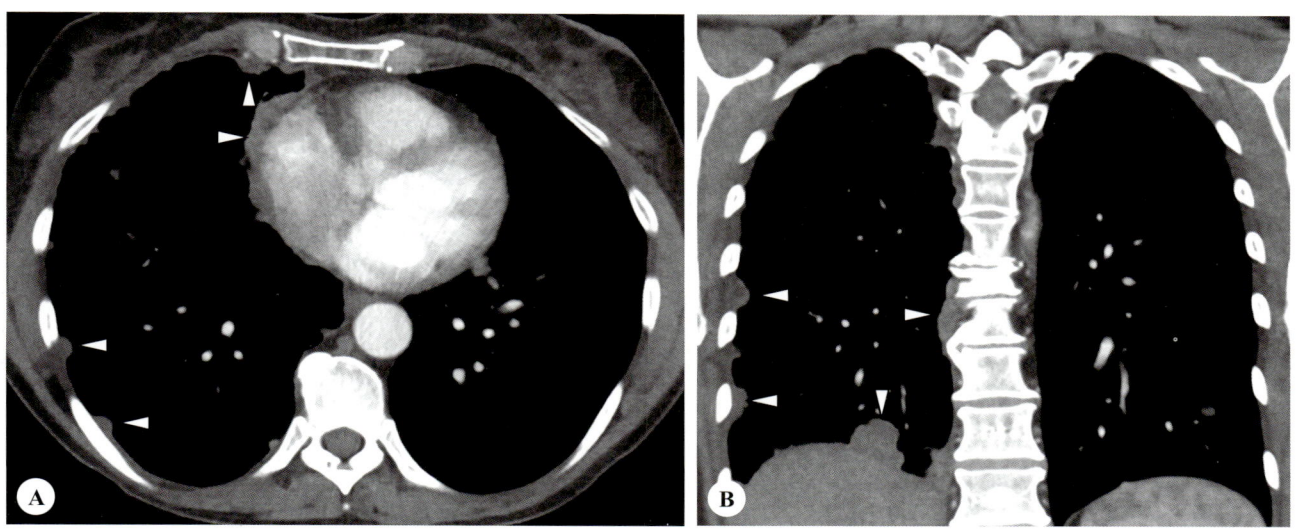

▲ 图 8-61 肺癌伴转移性胸膜结节和肿块
轴位和冠状位增强 CT 纵隔窗图像显示沿侧胸膜、纵隔胸膜和膈胸膜表面的多发强化结节（箭头），不伴胸腔积液

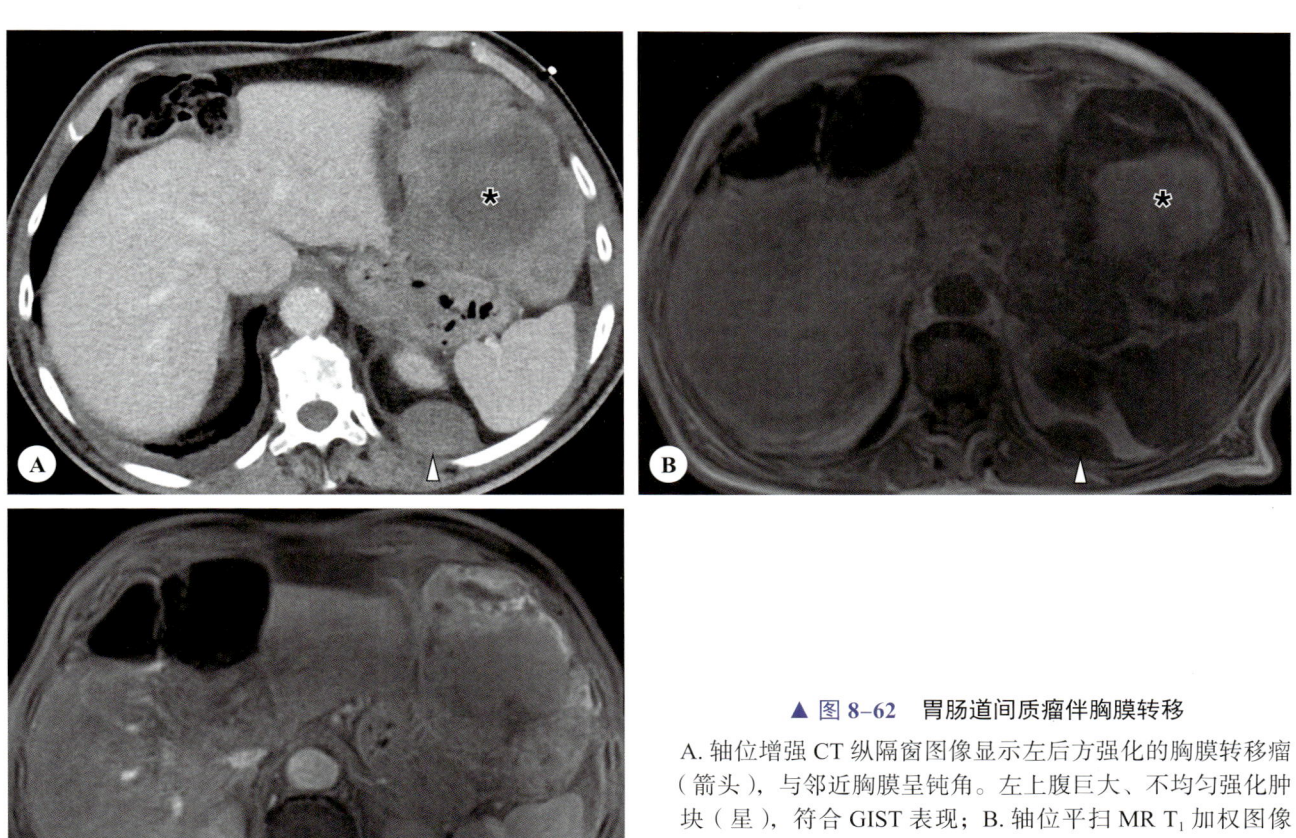

▲ 图 8-62 胃肠道间质瘤伴胸膜转移
A. 轴位增强 CT 纵隔窗图像显示左后方强化的胸膜转移瘤（箭头），与邻近胸膜呈钝角。左上腹巨大、不均匀强化肿块（星），符合 GIST 表现；B. 轴位平扫 MR T_1 加权图像显示左后胸膜转移灶相比肌肉呈等信号（箭头），而 GIST 原发肿瘤呈中心 T_1 高信号，符合出血表现（星）；C. 轴位增强 MR T_1 加权图像显示胸膜转移灶明显、轻度不均匀强化，伴中央坏死区（箭头）

体部 CT 与 MRI（原书第 5 版）
Computed Body Tomography with MRI Correlation (5th Edition)

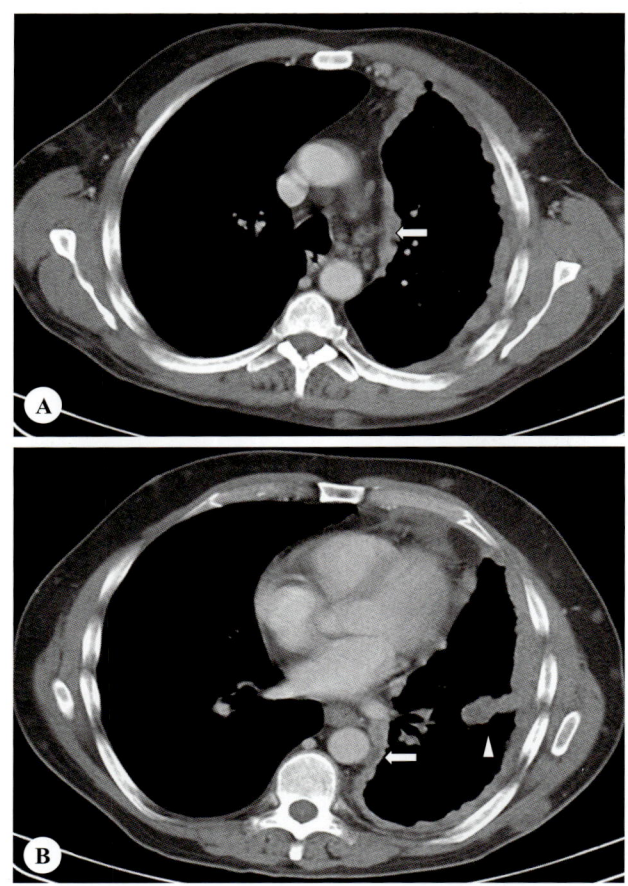

▲ 图 8-63 黑色素瘤可包裹肺部并沿肺裂延伸
轴位增强 CT 纵隔窗图像显示左侧胸膜结节性、环形增厚，沿纵隔胸膜表面（箭）延伸至左侧斜裂（箭头）。该表现无法与间皮瘤区分

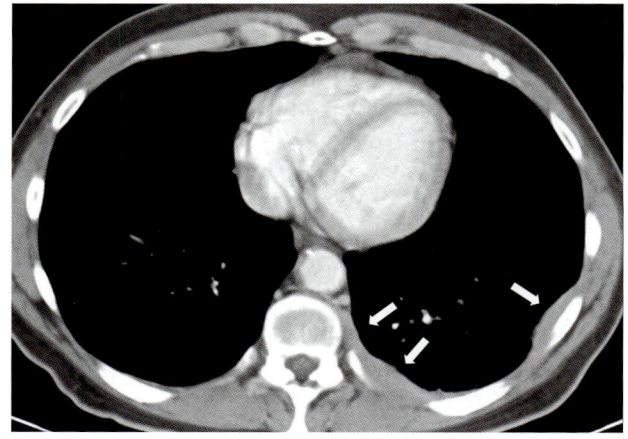

▲ 图 8-64 非霍奇金淋巴瘤
轴位增强 CT 纵隔窗图像显示左后侧胸膜光滑增厚（箭）

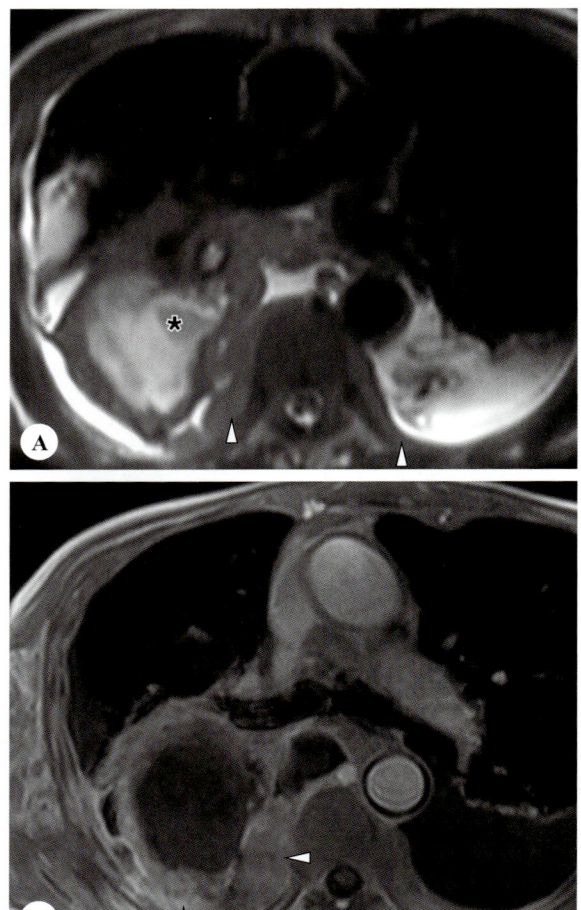

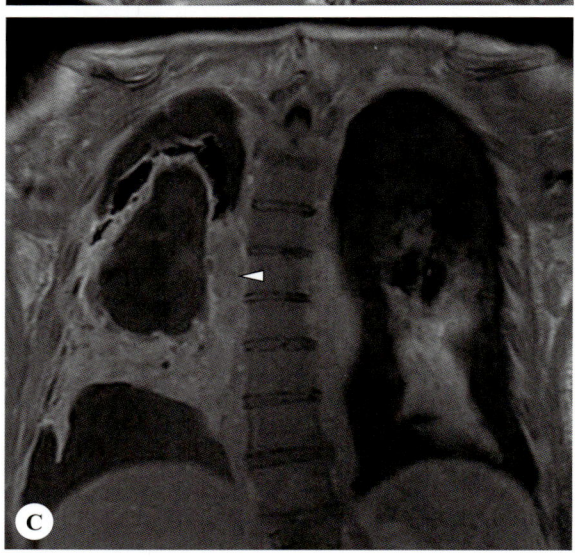

▲ 图 8-65 慢性淋巴细胞白血病（CLL）累及胸膜，伴右下肺叶非小细胞肺癌
A. 轴位平扫 MR T_2 加权图像显示椎旁胸膜增厚，右侧胸膜呈结节状，左侧胸膜光滑（箭头），符合活检证实的 CLL 累及胸膜。可见双侧胸腔积液。注意右下肺叶肿块（星）伴坏死，符合非小细胞肺癌表现。B 和 C. 轴位和冠状位增强 MR T_1 加权图像显示胸膜增厚呈不均匀强化（箭头）

发病灶 / 侵犯胸壁时，才可判定患者不适于手术切除。

对于 MPM 跨横膈扩散，最好通过横膈下表面进行评估。若膈肌下缘轮廓平滑及膈肌下表面与相邻器官之间脂肪界面清晰，这两个征象即提示沿膈肌的 MPM 可通过手术切除[146]。如果 CT 检查中没有上述表现，应采用 MRI 确认是否存在跨横膈扩散，因为 MRI 诊断更准确（82% vs. 55%）[147]（图 8-71）。

已证明 CT 在评估 MPM 侵犯纵隔方面优于 MRI[147]。CT 检查中提示纵隔侵犯的最常见表现是纵隔脂肪被软组织肿瘤浸润，肿瘤和纵隔结构之间的正常脂肪界面消失（图 8-72）。当软组织肿瘤包绕纵隔结构超过 50%，即使没有直接可见的侵犯证据，也提示存在肿瘤侵犯和不可切除[146]。MPM 侵犯心包在 CT 和 MRI 可表现为软组织浸润、心包增厚或结节状改变，可伴有心包积液。若肿瘤延伸至心外膜

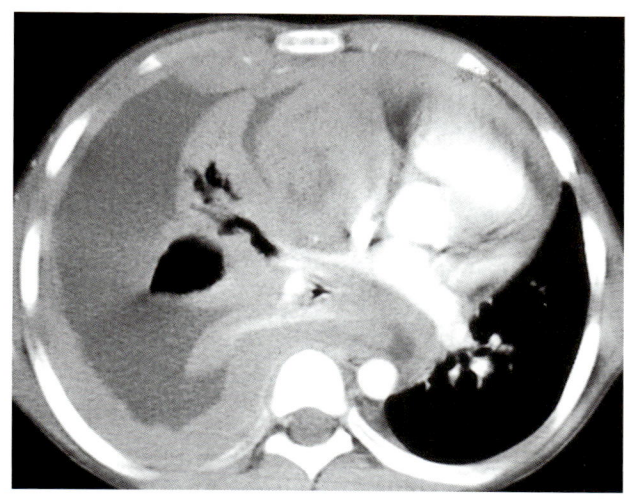

▲ 图 8-66　淋巴瘤
轴位增强 CT 纵隔窗图像显示右侧胸膜广泛结节性、环形增厚，并伴有胸腔积液

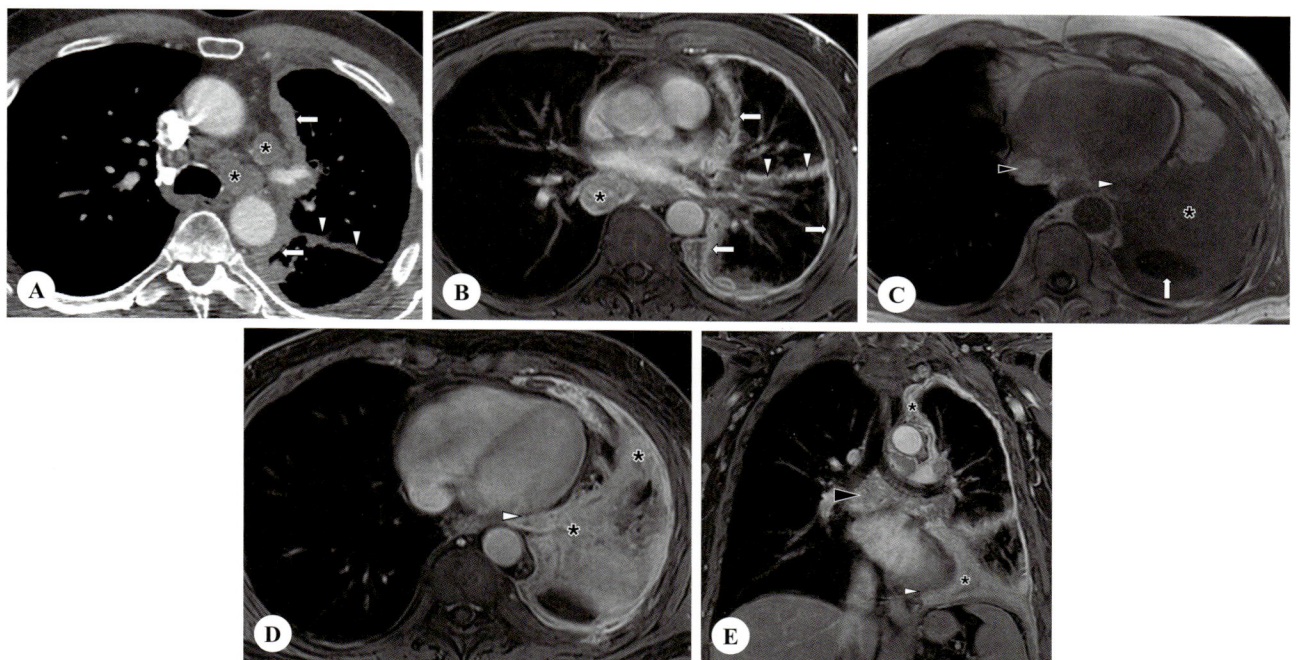

▲ 图 8-67　恶性胸膜间皮瘤伴肺裂延伸和心包侵犯
A. 轴位增强 CT 纵隔窗图像显示主要沿纵隔胸膜表面的结节样胸膜增厚、强化（箭），并沿左侧斜裂延伸（箭头）。左侧胸廓相对于右侧收缩。同时注意到体积增大的纵隔转移性淋巴结（星）。B. 同一患者的轴位增强 MR T$_1$ 加权图像同样显示环周胸膜增厚、强化（箭），并沿左侧斜裂延伸（箭头）。同时注意到隆突下转移性淋巴结强化（星）。C. 另一患者的轴位平扫 MR T$_1$ 加权图像显示沿左膈面的胸膜肿块样增厚（星），左侧胸腔少量包裹性积液（箭）。清楚地显示透壁心包侵犯沿左心室底部及外侧延伸（白箭头），等信号肿瘤穿过心包和心外膜脂肪延伸至心肌，合并淋巴结增大、强化（黑箭头）。D 和 E. 轴位和冠状位增强 MR T$_1$ 加权图像显示结节状、肿块样胸膜增厚（星）呈明显、轻度不均匀性强化，同样观察到透壁心包侵犯（白箭头），肿瘤延伸至但未侵犯心肌。同样可见淋巴结增大、强化（黑箭头）

体部 CT 与 MRI（原书第 5 版）
Computed Body Tomography with MRI Correlation (5th Edition)

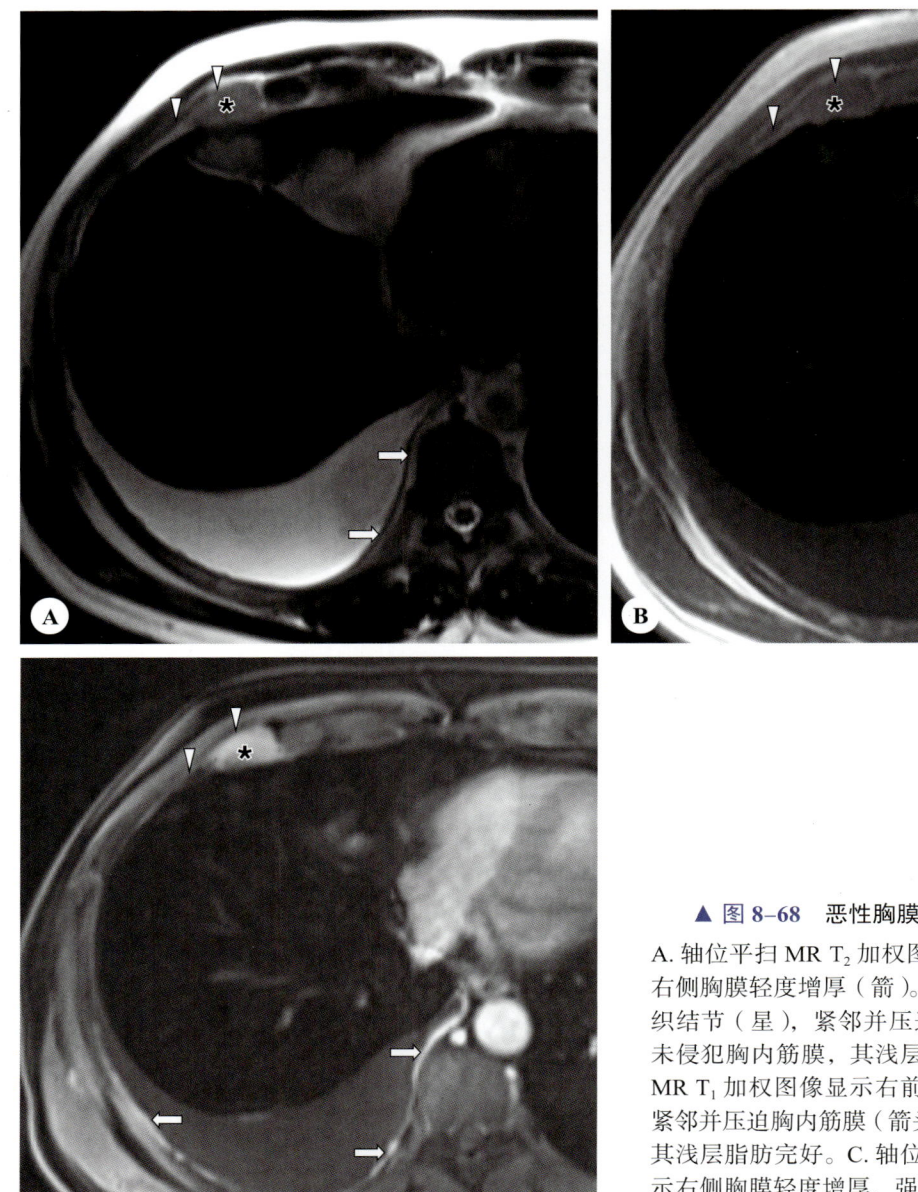

▲ 图 8-68　恶性胸膜间皮瘤不伴胸壁侵犯

A. 轴位平扫 MR T_2 加权图像显示右侧胸腔积液并右侧胸膜轻度增厚（箭）。同时，见右前胸膜软组织结节（星），紧邻并压迫胸内筋膜（箭头），但未侵犯胸内筋膜，其浅层脂肪完好。B. 轴位平扫 MR T_1 加权图像显示右前胸膜软组织结节（星），紧邻并压迫胸内筋膜（箭头），但未侵犯胸内筋膜，其浅层脂肪完好。C. 轴位增强 MR T_1 加权图像显示右侧胸膜轻度增厚、强化伴微小结节（箭）。右前胸膜软组织结节也表现为均匀强化（星），但胸内筋膜（箭头）不如平扫 T_1 加权图像明显

脂肪或累及心肌，则提示跨壁侵犯（图 8-67C 和 D）。可标记心肌的心脏 MRI 电影成像可用于更好地评估心肌受累情况[141]。

CT 和 MRI 准确预测淋巴结转移的能力均有限[147]。淋巴结增大有时也很难与纵隔和肺门周围的胸膜肿瘤相区分[148]。

CT 和 MRI 在分期方面准确性相似。虽然 CT 仍然是标准的术前影像学分期技术，但当 CT 不能确定胸壁、膈肌或心包受侵情况时，MRI 可以作为重要的补充手段。当手术延迟导致 CT 和手术间隔延长时，MRI 也可以作为最后的术前评估[147]。对于已治疗的患者 CT 是评估疾病 / 复发的最佳检查方法[149]。

4. 新 TNM 分期系统　在 1994 年第 1 版 TNM 分期系统发布之前，曾采用多种分期系统进行疾病分期[150]。以往的分期系统，包括第 1 版 TNM 系统，仅基于回顾性手术系列研究和小规模临床试验的部分数据。虽然这些系统被广泛应用于临床，但它们并没有充分的证据基础，所收集的数据存在手术适应证患者偏倚。因此，最新的 TNM 分期系统强调了手术和非手术患者的循证数据，包括 29 个医疗中心

第 8 章 胸膜、胸壁和膈肌
Pleura, Chest Wall, and Diaphragm

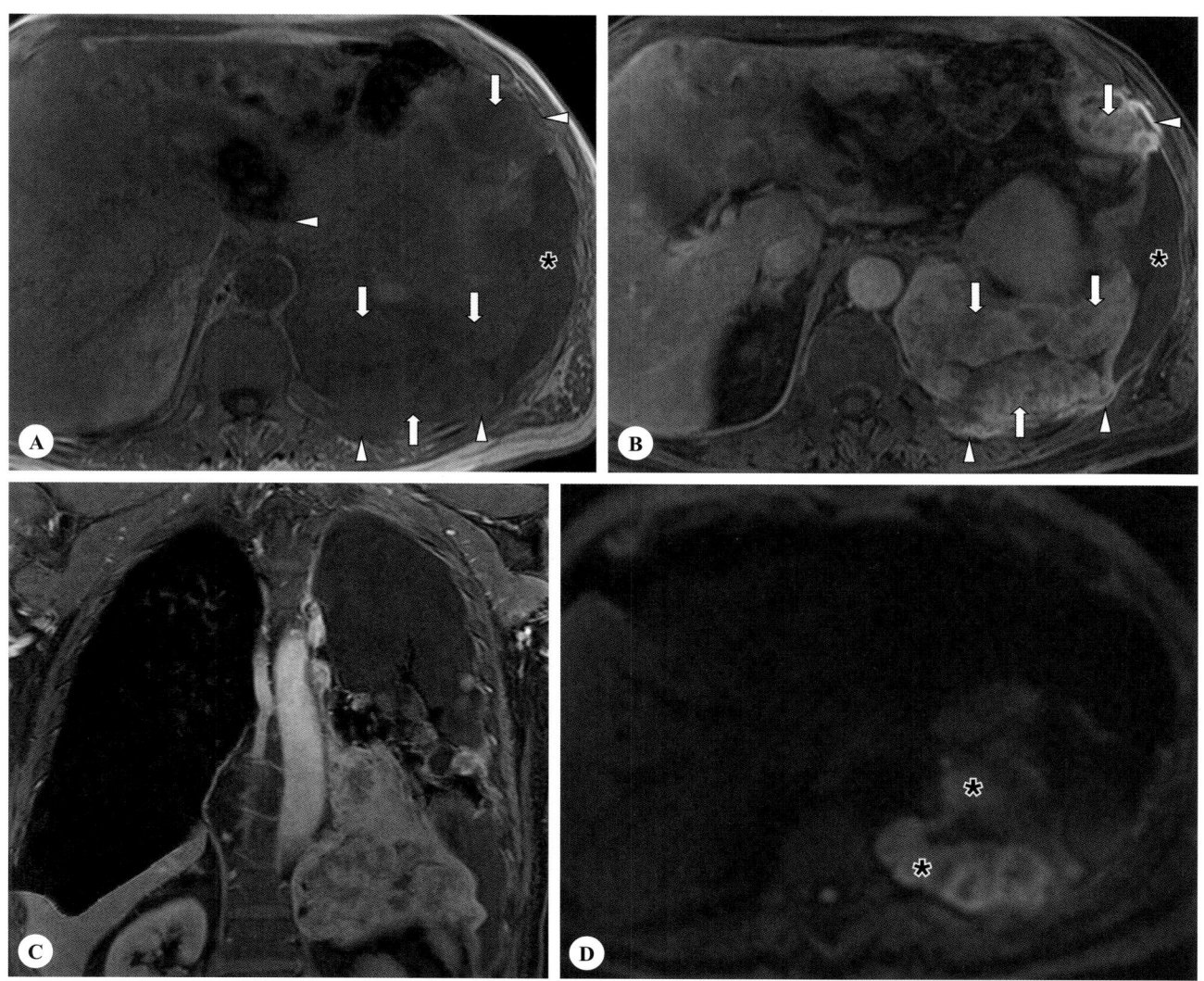

▲ 图 8-69 肉瘤型恶性胸膜间皮瘤
A. 轴位平扫 MR T_1 加权图像显示左侧前、后胸膜等信号肿块（箭），并多灶性胸壁侵犯（箭头）。邻近可见包裹性胸腔积液（星）。B 和 C. 轴位及冠状位增强 MR T_1 加权图像显示胸膜肿块不均匀强化（箭），均侵犯胸壁（箭头）。D. 轴位平扫 MR 的弥散加权图像显示肿块弥散受限（星）

超过 2400 例患者的综合数据（表 8-1 至表 8-3）。

第 8 版 MPM 分期系统中分期分组的修订内容包括：$T_1N_0M_0$ 为 I A 期，$T_{2\sim3}N_0M_0$ 为 I B 期，$T_{1\sim2}N_1M_0$ 为 II 期，$T_3N_1M_0$ 为 II 期，$T_3N_1M_0$ 为 III A 期，$T_{1\sim3}N_2M_0$ 和 T_4 任意 NM_0 为 III B 期，T 任意 NM_1 为 IV 期。与以往的分期分组标准相比，第 8 版分期分组基于更多的循证医学证据，能更好地评估患者预后。但是仍需继续收集数据，以继续完善临床分期标准，更准确地反映病理分期和预后。在未来实践中，以体积或厚度测量值为代表的肿瘤负荷对于改变 T 分期，提高预后评估准确性方面的潜力最大[151]。

(1) T 描述符：原发性肿瘤的累及范围对于预后评估至关重要，包括肿瘤大小、侵袭和胸膜受累情况。MPM 呈环形和环状生长，使得常规应用于大多数其他恶性肿瘤的 T 描述符的适用性大大降低。既往 T 描述符将单纯性壁胸膜受累（T_{1a}）和壁胸膜及脏胸膜受累（T_{1b}）分开，但两者在影像学上通常无法区分。因此，TNM 分期系统中 T 描述符的最新关键变化即合并 T_{1a} 和 T_{1b} 期为 T_1 期[152]。

在某些病例中，仅基于影像学进行准确的 MPM T 分期十分具有挑战，并且手术后疾病分期升级也并不罕见。从临床 T_1 或 T_2 期升级至病理 T_3 期的最常见原因是 T_3 具有多个描述符，而且存在心包（25%）和胸壁筋膜隐匿性受侵（23%）。从临床 T_3 期上升为

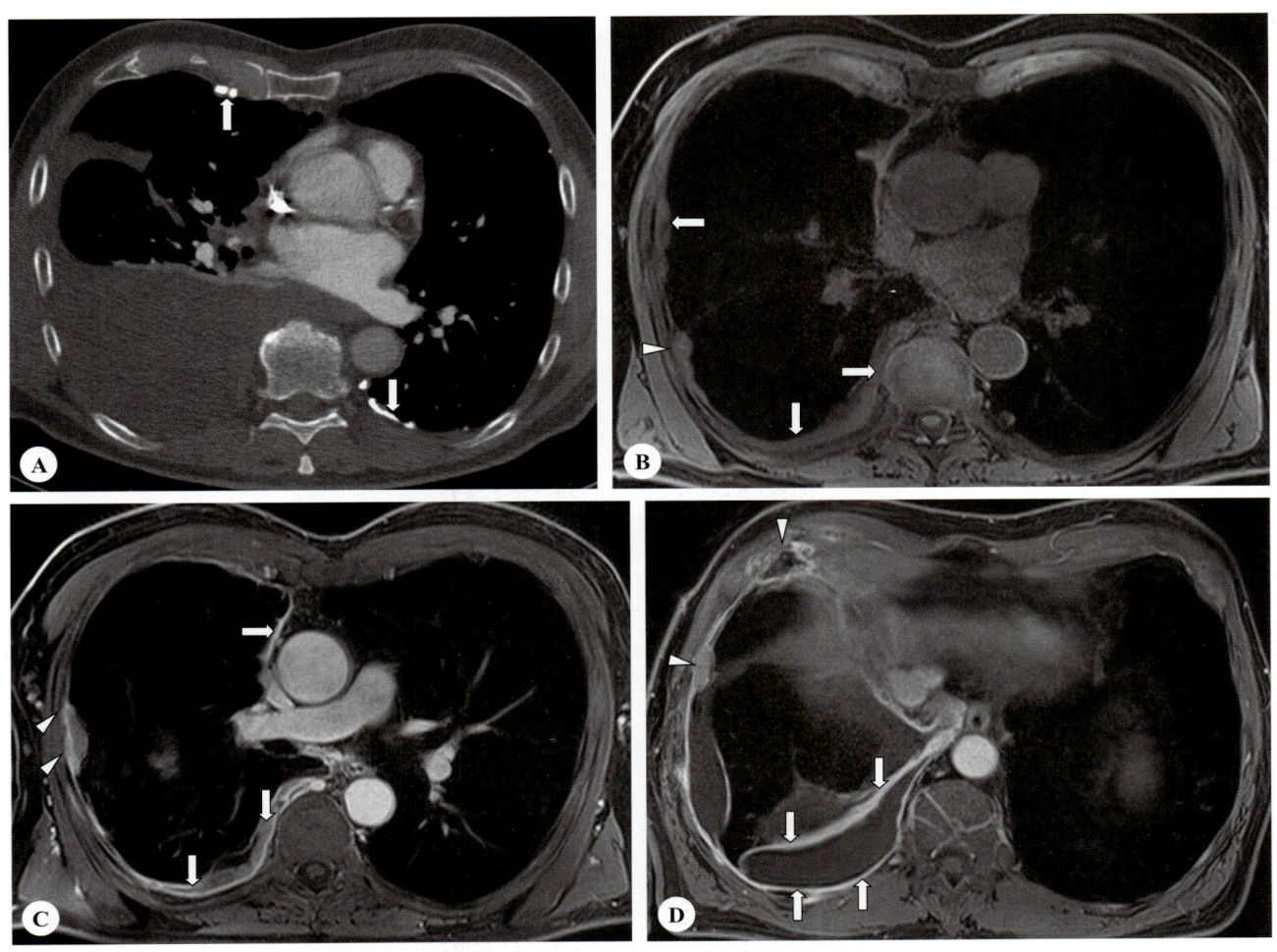

▲ 图 8-70 恶性胸膜间皮瘤伴轻微胸壁侵犯

A. 轴位增强 CT 纵隔窗图像显示右侧大量胸腔积液，伴双侧胸膜斑钙化（箭）。右侧胸膜未见增厚或强化。B. 胸腔穿刺术后轴位平扫 MR T_1 加权图像更清楚地显示了右侧胸膜结节性增厚（箭），并胸壁轻微受侵，经胸内筋膜侵入肋间肌（箭头）。C 和 D. 轴位增强 MR T_1 加权图像显示右侧胸膜平滑、结节状增厚伴强化（箭），周围见包裹性胸腔积液。同时见局灶性胸壁侵犯，通过胸内筋膜至肋间肌（箭头）

病理性 T_4 期最常见的原因是 T_4 具有多个描述符，并且存在心包（11%）、膈肌（3%）或对侧壁胸膜（5%）的隐匿性受侵[152]。

临床 T 分期在准确判断预后方面优于病理 T 分期，支持影像学上明显的肿瘤肿块本身比解剖学侵犯对预后更重要的观点。以下事实可支持这一点：对单侧受累胸腔上、中、下部肿瘤最厚处进行三次一维测量，结果显示肿瘤厚度增加与 T 分期及淋巴结阳性之间存在相关性[152]。近期研究利用 CT 和 ^{18}F-FDG-PET 测量肿瘤体积，结果表明肿瘤体积与生存时间具有相关性[153-157]。在这一过程中，从邻近结构开始半自动分割，以此测量肿瘤体积，与手动测量厚度相比，不易出现观察者间差异（图 8-73）。随着分割过程的自动化和 PACS/3D 软件混合工作站的不断普及，可以实现将 3D 肿瘤体积测量作为 MPM 患者常规评估的一部分。

(2) N 描述符：MPM 中淋巴结转移较为常见，在接受细胞减灭术的患者中的发病率 35%～50%，尸检患者中发病率约 76%[158]。淋巴结转移与 MPM 的不良预后相关，可使长期生存率降低 50%[159, 160]。上皮型 MPM 最容易发生淋巴结转移（41% vs. 27%）[161]。肿瘤厚度增加与淋巴结转移风险增加存在相关性。肿瘤最大厚度<5.1mm 的患者淋巴结转移风险为 14%，而最大厚度>5.1mm 的患者转移风险为 38%[161]。N_1 或 N_2 期淋巴结转移最常见于隆突下（43%）、肺门（36%）和气管下段旁区（20%）（图

第 8 章 胸膜、胸壁和膈肌
Pleura, Chest Wall, and Diaphragm

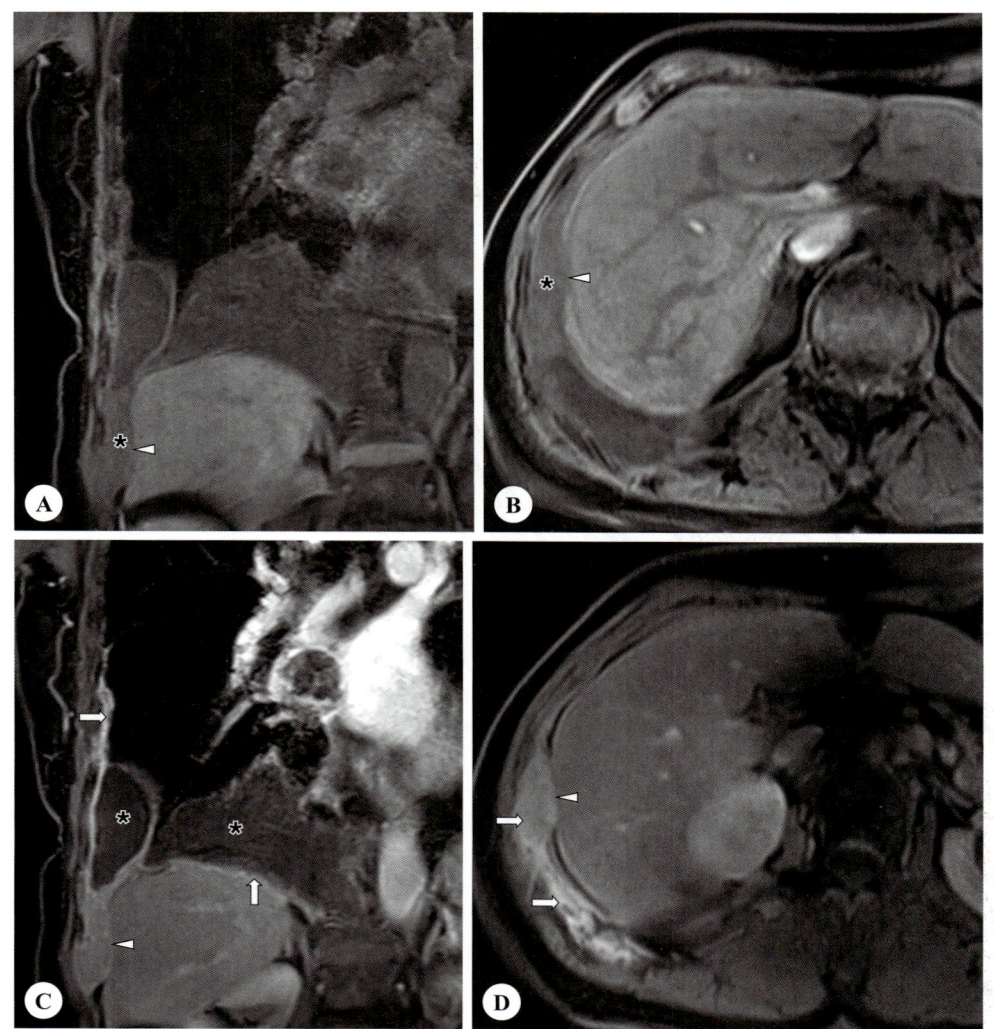

◀ 图 8–71 恶性胸膜间皮瘤跨横膈扩散

A 和 B. 冠状位和轴位平扫 MR T_1 加权图像显示沿右侧膈肌的胸膜呈结节状增厚，右外侧肋膈角肿块（星），均显示延伸至肝包膜，横膈和肝脏间正常脂肪界面消失（箭头）。C 和 D. 冠状位和轴位增强 MR T_1 加权图像显示胸膜结节性增厚和右外侧肋膈角肿块（箭）强化，更好地显示了横膈和肝脏之间脂肪界面消失（箭头）。注意图 C 中附近区域存在非强化的包裹性胸腔积液（星）

8-67A 和 B）。总体来说淋巴结转移提示预后不良，同时有 N_1 和 N_2 病灶的患者的生存率低于只有 N_1 或 N_2 病灶的患者[160, 161]。

临床分期低估了 33% 患者的 N 分期，但高估了 6% 患者的 N 分期。由于 CT 和 MRI 根据淋巴结大小判断淋巴结转移，准确性受一定限制（准确率为 67%），因此很难进行准确的 N 分期。经纵隔镜淋巴结活检对 MPM 分期比 CT 更准确，其灵敏度为 80%，特异度为 100%，准确性为 93%，证明治疗前采用纵隔镜或支气管内或食管超声辅助采样技术进行侵入性淋巴结活检是合理的[161]。

第 7 版 TNM 分期采用 $N_{0\sim3}$ 分类，尽管这一分类由肺癌分期衍生而来，与肺相比，胸膜的淋巴引流途径有所不同。在这个分类系统下，N_1 淋巴结为同侧胸膜内淋巴结（肺门和实质内），而 N_2 淋巴结为同侧胸膜外淋巴结（纵隔、内乳、膈周、心包和肋间）。但是，改良版 TNM 分期的分析结果显示，同侧淋巴结转移的解剖位置似乎不影响预后，N_1 和 N_2 期淋巴结状态之间的生存率没有显著差异。因此，拟定的第 8 版 TNM 分期将原版本中 N_1 和 N_2 合并为 N_1，将以前分类为 N_3 的淋巴结分类为 N_2，并取消 N_3 分类[161]。

(3) M 描述符：第 8 版 TNM 分期中 M 描述符未发生变化，M_1 表示转移性病灶。转移性病灶最常见的部位为远处淋巴结（27%）、腹腔（26%）和对侧肺（15%）。Ⅳ/M_1 期患者的平均生存期为 9.7 个月，而ⅢB/M_0 期患者的平均生存期为 13.4 个月。当仅存在一个转移病灶时，预后似乎更好，这再次提示疾病总体负担会影响生存期[162]。

(4) 手术适应证：MPM 的外科治疗通常适用于Ⅰ期和Ⅱ期疾病，包括胸膜剥脱切除术和胸膜外肺切除术。胸膜剥脱切除术需要将壁胸膜及脏胸膜从肺、

体部 CT 与 MRI（原书第 5 版）
Computed Body Tomography with MRI Correlation (5th Edition)

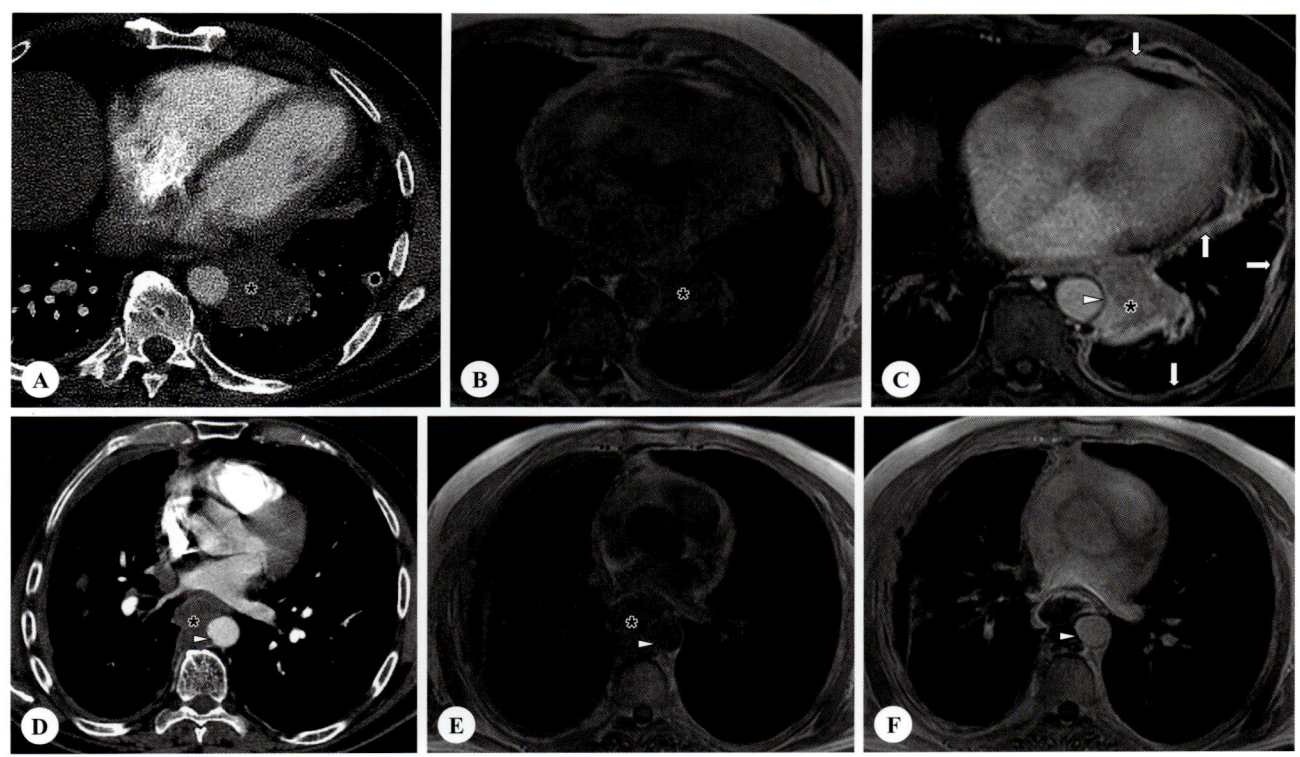

▲ 图 8-72　两例恶性胸膜间皮瘤病灶紧邻主动脉的患者，伴或不伴主动脉侵犯

A. 轴位增强 CT 纵隔窗图像显示主动脉左旁肿块（星），部分环绕主动脉约 150°，无明显脂肪层面受侵。B. 轴位平扫 MR T_1 加权图像显示肿块（星）和主动脉之间存在脂肪界面。C. 轴位增强 MR T_1 加权图像也显示，肿块（星）和主动脉（箭头）之间确实存在脂肪界面，证实无主动脉壁侵犯，也更好地显示了左侧胸膜结节性增厚（箭头）。D. 另一患者的轴位增强 CT 纵隔窗图像显示右侧胸膜结节性增厚，伴主动脉旁肿块，包绕主动脉（星）近 180°，后缘无脂肪界面，后缘表面略不规则（箭头）。E. 轴位平扫 MR T_1 加权图像显示肿块（星）和主动脉之间的脂肪界面消失（箭头）。F. 轴位增强 MR T_1 加权图像显示主动脉旁肿块呈边缘强化，更清晰地显示管腔后缘不规则，符合主动脉壁受侵改变（箭头）

纵隔、心包、膈肌和胸壁剥脱并切除。在不存在跨壁侵犯的情况下，可以切除膈肌和心包并进行网状修复。胸膜外肺切除术包括切除肺部、壁胸膜和脏胸膜、单侧膈肌和同侧心包。大多数病例首选的手术疗法为胸膜剥脱切除术，其生存率获益较胸膜外肺切除术高[162]。

（四）其他原发性胸膜肿瘤

除了间皮瘤，其他原发性胸膜恶性肿瘤极为罕见。据报道，胸膜可作为 Castleman 病[163]、移植后淋巴增生性疾病[164]、血管肉瘤[165]、脂肪肉瘤[166, 167]、滑膜肉瘤[168, 169] 和上皮样血管内皮瘤少见的起源部位，当后者起源于胸膜时，具有广泛转移的侵袭性特点[170]。放疗或化疗后发生的软组织肉瘤也可能起源于胸膜[171]（图 8-74）。除了高分化脂肪肉瘤中的脂肪，CT 检查中没有可用于区分其他原发性或继发性胸膜恶性膜肿瘤的特异性表现。

四、肺切除术后间隙

肺切除术后间隙以残存的肋下、膈肌和纵隔壁胸膜为界。术后初期，间隙内主要包含气体和少量液体。术后 5 天内，大约一半空间充满液体，并且随后几天内浆液性积液逐渐增多，导致气 - 液平面上升。部分积液最终被重吸收，并且该间隙逐渐缩小[172]。肺切除术后间隙内积液通常可持续多年，但约 20% 患者的积液会被完全吸收。随着积液被吸收，纵隔向同侧进行性移位，伴心脏向后旋转及对侧肺疝入肺切除术后间隙（图 8-75）。

肺切除术后主要并发症的发病风险约 30%，围术期死亡率为 5.6%[173]，两者均更多见于右肺切除术后[174]。熟练掌握肺切除术后并发症的影像表现非常重要。肺切除部位的并发症包括脓胸、BPF、肺切除术后综合征、聚四氟乙烯移植物植入失败、胸导管损伤和胸膜食管瘘。

第 8 章 胸膜、胸壁和膈肌
Pleura, Chest Wall, and Diaphragm

表 8–1 恶性胸膜间皮瘤第 8 版 TNM 分期

分 期	定 义
原发性肿瘤（T）	
T_X	原发肿瘤无法评估
T₀	无原发肿瘤证据
T₁	局限于同侧壁胸膜 ± 脏胸膜 ± 纵隔 ± 膈胸膜
T₂	侵及同侧胸膜表面一个部位（壁胸膜、纵隔胸膜、膈胸膜和脏胸膜），并具备以下至少一种特征 • 侵及膈肌 • 侵及脏胸膜下的肺实质
T₃	局部晚期但有潜在切除可能的肿瘤。侵及同侧胸膜表面的所有部位（壁胸膜、纵隔胸膜、膈胸膜和脏胸膜），并具备以下至少一种特征 • 侵及胸内筋膜 • 侵及纵隔脂肪 • 侵及胸壁软组织的单独的、可完整切除的病灶 • 非透壁性心包浸润
T₄	不可切除的局部晚期肿瘤。侵及同侧胸膜表面的所有部位（壁胸膜、纵隔胸膜、膈胸膜和脏胸膜），并具备以下至少一种特征 • 胸壁弥漫性浸润或多个病灶，伴或不伴肋骨骨质破坏 • 直接经膈肌侵入腹腔 • 直接侵及对侧胸膜 • 直接侵及纵隔器官 • 直接侵及脊柱 • 穿透心包的内表面，有或无心包积液，或者侵犯心肌
区域淋巴结（N）	
N_X	区域淋巴结转移情况无法评估
N₀	无区域淋巴结转移
N₁	转移至同侧支气管肺、肺门或纵隔淋巴结（包括内乳、膈周、心包脂肪垫或肋间淋巴结）
N₂	转移至对侧纵隔、同侧或对侧锁骨上淋巴结
远处转移（M）	
M₀	无远处转移
M₁	有远处转移

经 Elsevier 许可转载，引自 Rusch VW, et al. The IASLC Mesothelioma Staging Project: proposals for the M descriptors and for revision of the TNM stage groupings in the forthcoming (eighth) edition of the TNM classification for mesothelioma. *J Thorac Oncol* 2016;11(12):2112–2119.

表 8–2 恶性胸膜间皮瘤第 7 版 TNM 分期分组

分 期	N₀	N₁/N₂	N₃
T₁	Ⅰ（A 和 B）	Ⅲ	Ⅳ
T₂	Ⅱ	Ⅲ	Ⅳ
T₃	Ⅱ	Ⅲ	Ⅳ
T₄	Ⅳ	Ⅳ	Ⅳ
M₁	Ⅳ	Ⅳ	Ⅳ

引自 Rusch VW, et al. The IASLC Mesothelioma Staging Project: proposals for the M descriptors and for revision of the TNM stage groupings in the forthcoming (eighth) edition of the TNM classification for mesothelioma. *J Thorac Oncol* 2016;11(12):2112–2119.

表 8–3 恶性胸膜间皮瘤第 8 版 TNM 分期分组

分 期	N₀	N₁	N₂
T₁	Ⅰ A	Ⅱ	Ⅲ B
T₂	Ⅰ B	Ⅱ	Ⅲ B
T₃	Ⅰ B	Ⅲ A	Ⅲ B
T₄	Ⅲ B	Ⅲ B	Ⅲ B
M₁	Ⅳ	Ⅳ	Ⅳ

引自 Rusch VW, et al. The IASLC Mesothelioma Staging Project: proposals for the M descriptors and for revision of the TNM stage groupings in the forthcoming (eighth) edition of the TNM classification for mesothelioma. *J Thorac Oncol* 2016;11(12):2112–2119.

（一）脓胸

肺切除术后脓胸的发病风险随着手术技术提高和感染控制而降低，目前发病率不到 6%[175, 176]。围术期脓胸通常是由手术部位污染引起，而围术期前后的脓胸往往是血源性播散的结果。肺切除术后脓胸的影像学表现包括肺切除术后间隙迅速充满积液，纵隔向对侧移位，气 - 液平面下降，或者之前充满积液的肺切除术后间隙内新出现局限性气囊或新增气 - 液平面。当怀疑脓胸时，CT 是首选的影像学检查，它还可以显示残余壁胸膜增厚，或者显示常规凹陷的纵隔边缘的凸起性膨出（图 8–76A）。由于支气管胸膜或 BPF 与脓胸的发展有关，因此它们也可能存在[175, 177]。

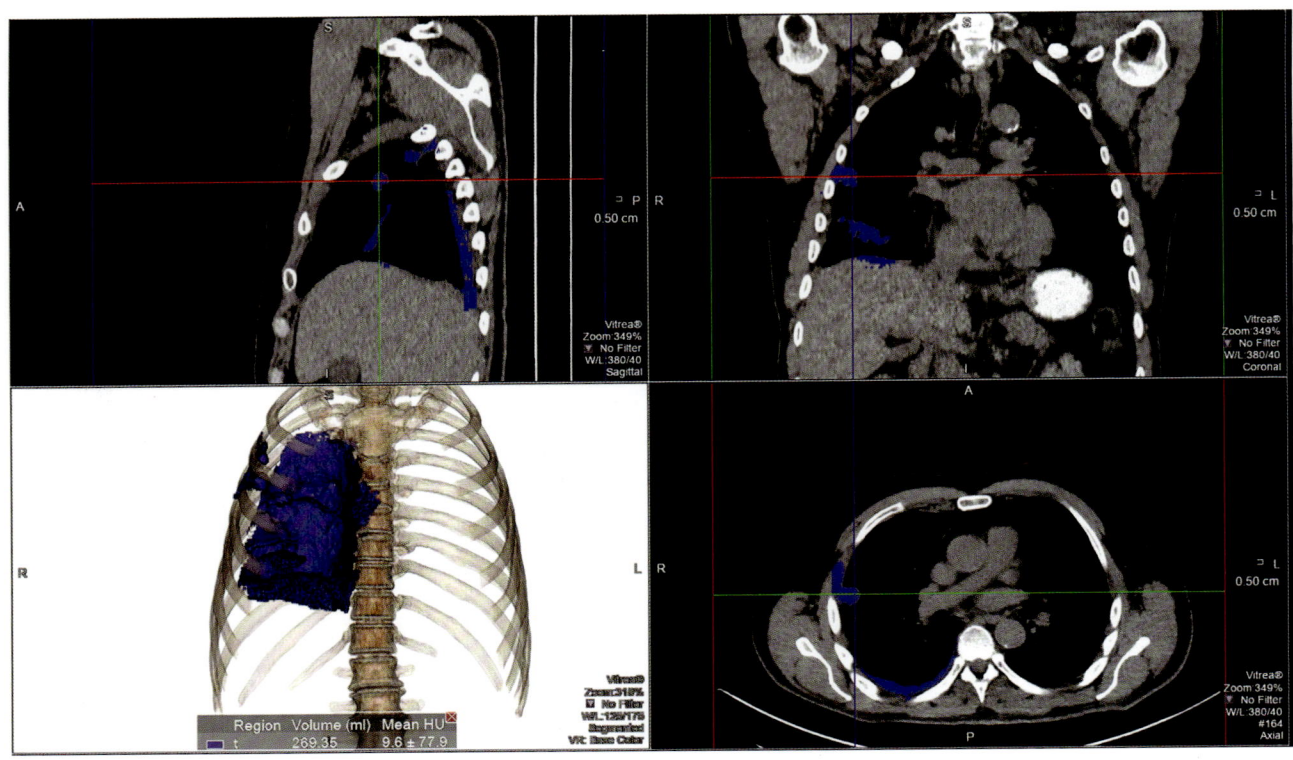

▲ 图 8-73 恶性胸膜间皮瘤 3D 肿瘤体积测量

矢状位、冠状位、轴位和三维图像均显示半自动体积测量过程，靠近正常结构处选择右侧结节状胸膜增厚，以计算该右侧恶性胸膜间皮瘤患者的肿瘤体积（图片由 Dr.Ritu Gill, MD, MPH, Beth Israel Deaconess Medical Center, Boston, Massachusetts 提供）

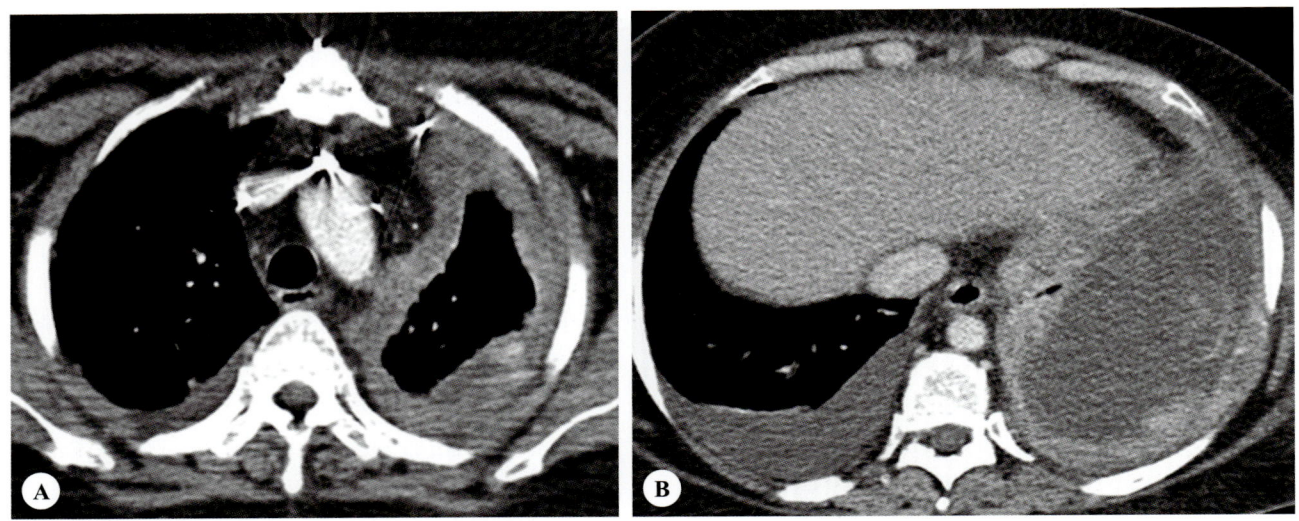

▲ 图 8-74 胸膜梭形细胞肉瘤。38 岁女性患者，霍奇金淋巴瘤放化疗后

轴位增强 CT 纵隔窗图像显示左侧胸膜环状增厚，与梭形细胞肉瘤表现一致，并伴有胸腔积液

第 8 章 胸膜、胸壁和膈肌
Pleura, Chest Wall, and Diaphragm

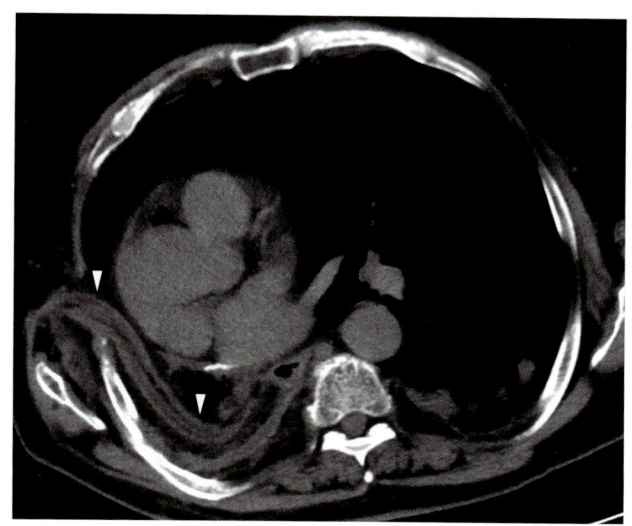

▲ 图 8-75 正常肺切除术后 CT
轴位平扫 CT 纵隔窗图像显示患者右肺切除并肌皮瓣（箭头）转移术后。注意纵隔向同侧移位，心脏向后旋转，对侧肺疝入肺切除术后间隙

（二）支气管胸膜瘘

据报道，肺切除术后支气管胸膜瘘（BPF）的发生率高达 13%，死亡率高达 70%，最常见的原因是吸入性肺炎和成人呼吸窘迫综合征。然而，随着对 BPF 的预防意识和警惕性逐渐增强及新型外科技术的应用，近期报道的发病率已降低到 5% 以下[173, 176]。BPF 与手术后机械通气相关，更常见于右肺切除术后[176]。BPF 更常见于围术期之后，常常是由支气管残端感染或肿瘤复发引起[175]。BPF 征象常常首先在胸部 X 线检查中发现，影像学表现包括肺切除术后间隙未充满积液，充分引流后气胸量不变或增多，以前充满积液的肺切除术后间隙内积气，或者不完全积液的肺切除术后间隙内气 - 液平面下降。还可能出现皮下气肿、纵隔气肿或纵隔向对侧移位的程度加重[175, 176]。对于 X 线怀疑 BPF 的患者，推荐行 CT 检查进一步评估，对于临床高度怀疑的患者可直接行支气管镜检查。应用多平面和薄层轴位（<1.5mm）重建，CT 可以显示支气管残端与肺切除术后间隙的直接交通，还可能发现支气管残端附近的积气（图 8-76B）。对于因手术或坏死性肺炎或支气管炎而出现 BPF 并发症的患者，约 50% 患者的 BPF 病灶可以被定位[75, 178]。BPF 的修补术包括直接单纯性修补或使用带血管蒂皮瓣进行修补（图 8-77）。

（三）肺切除术后综合征

肺切除术后综合征是一种迟发性并发症，通常在术后第 1 年内出现。多数病例为经右肺切除术后肺切除术后间隙较小的儿童和年轻患者。当对侧肺过度延伸至肺切除侧导致左主支气管被肺动脉和主动脉弓压迫时，即引起肺切除术后综合征（图 8-78）。症状包括呼吸困难和喘鸣，伴反复的肺部感染[175]。治疗时向肺切除术后间隙植入乳房假体或组织扩张器等占位性假体，最终达到限制纵隔移位的目的。如果伴有支气管软化症，可能需要应用支气管支架[179, 180]。该综合征并不常见于左肺切除术后，因为左肺切除后对侧肺和纵隔移位使主动脉弓保持正常的前后方向，而右肺切除术后主动脉弓呈横向旋转。

（四）乳糜胸

乳糜胸在肺切除术患者中的发病率约为 1%，因胸导管或其分支损伤引起[176]。肺切除术中淋巴结清扫时较容易损伤的部位包括右下椎旁间隙、下肺韧带区、心包和主动脉瓣下间隙[181, 182]。影像学表现无特异性，产生的积液可能呈脂肪低密度影和蛋白高密度影[176, 181, 182]。

（五）聚四氟乙烯移植物植入失败

在胸膜外肺切除术中，将聚四氟乙烯移植物放置于半侧膈切除后的位置。聚四氟乙烯移植物植入失败可发生在术后早期或晚期，发生率约 3%。在 X 线上表现为移植物位置改变，通常为位置升高。CT 和 MRI 可直接显示腹腔内容物通过缺损疝入相应的胸腔[176]。

（六）食管胸膜瘘

食管胸膜瘘（EPF）是一种罕见的并发症，在肺切除术患者中发病率不足 1%，但预后很差[175, 183]。术后早期出现的 EPF 通常是手术直接损伤食管或手术时食管下段血管受损导致的。在围术期前后出现的 EPF 通常是由肿瘤复发和慢性炎症导致的[175, 183]。EPF 的 X 线和 CT 表现与 BPF 相似，即之前充满液体的肺切除术后间隙内新出现气 - 液平面或既有气 - 液平面下降。CT 检查，尤其在口服对比剂后，可直接显示瘘管及肿瘤复发或慢性炎症等可能的病因。

虽然 X 线可提示肺切除术后并发症，但 CT 和 MRI 对疾病诊断具有更高的灵敏度和特异度，并且可以发现肿瘤复发[177, 184]。支气管肺癌复发最常见于支气管残端附近或纵隔淋巴结内，而胸膜转移很难被发现（图 8-79）。

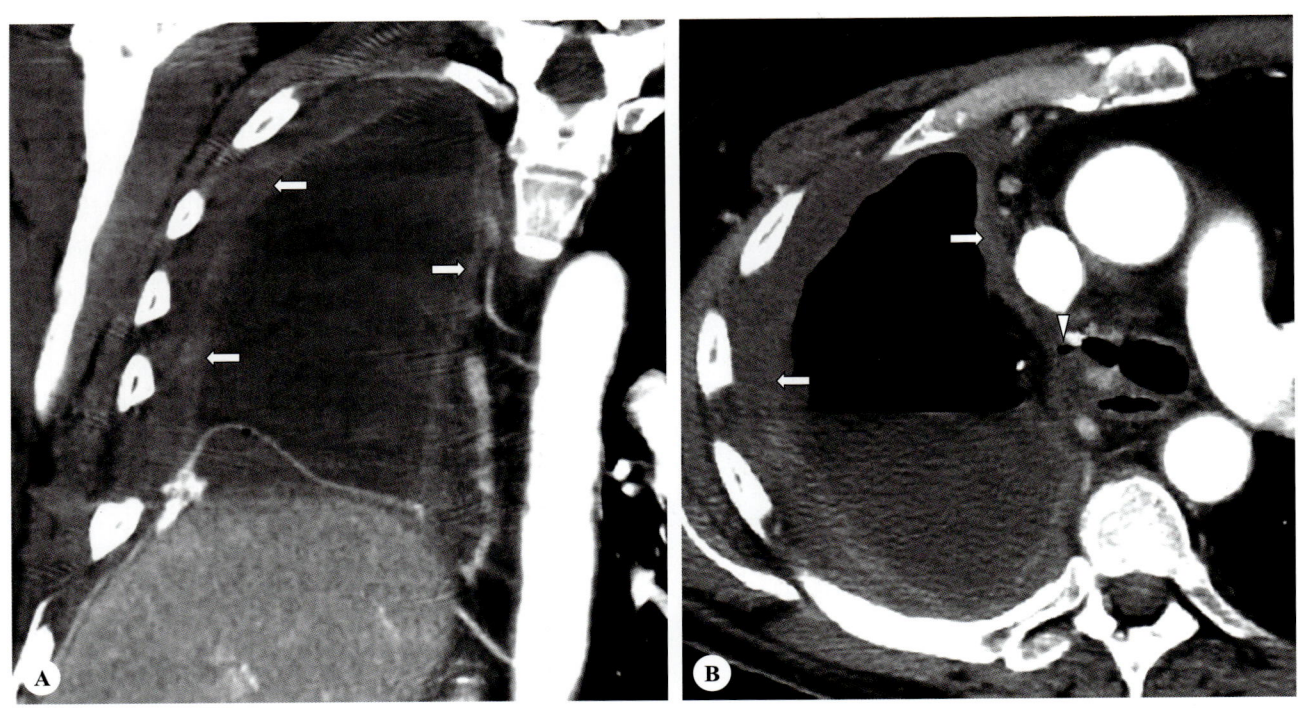

▲ 图 8-76 肺切除术后脓胸和支气管胸膜瘘（BPF）

A. 冠状位增强 CT 纵隔窗图像显示胸腔后侧积液分层，壁胸膜明显增厚、强化（箭）；B. 轴位增强 CT 纵隔窗图像显示气 – 液平面，壁胸膜增厚、强化（箭）。支气管残端附近少量局限性积气（箭头），符合 BPF 表现

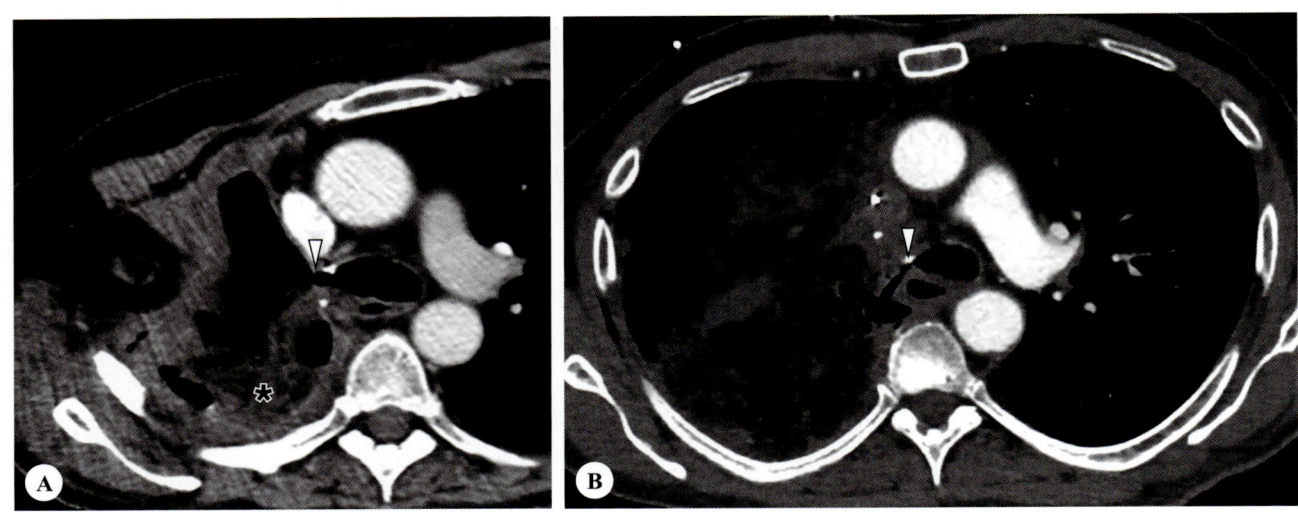

▲ 图 8-77 肺切除术后支气管胸膜瘘

A. 轴位平扫 CT 纵隔窗图像显示肺切除并胸肌成形术（星）后，支气管残端直接与右侧胸膜间隙（箭头）连通；B. 另一例患者的轴位平扫 CT 纵隔窗图像显示，肺切除并胸肌成形术后，支气管残端直接与肌皮瓣（箭头）连通

五、胸壁成像技术

CT 和 MRI 是判断是否存在胸壁病变、评估病变范围的有效手段[185, 186]。因任何原因进行胸部 CT 检查时，都应观察胸壁软组织、肋骨、脊柱和肩带，因为临床上可能未怀疑这些胸壁病变。体格检查和 X 线对胸壁检查和特征描述的价值有限，尤其是对于肥胖患者。CT 和 MRI 在评估胸壁病变时常常互补，CT 的空间分辨率高，可更好地发现骨皮质破坏，而 MR 具有直接多平面扫描和软组织分辨率高的特点，能更好地发现并描述软组织异常和骨髓信号[41, 187]。

第 8 章 胸膜、胸壁和膈肌
Pleura, Chest Wall, and Diaphragm

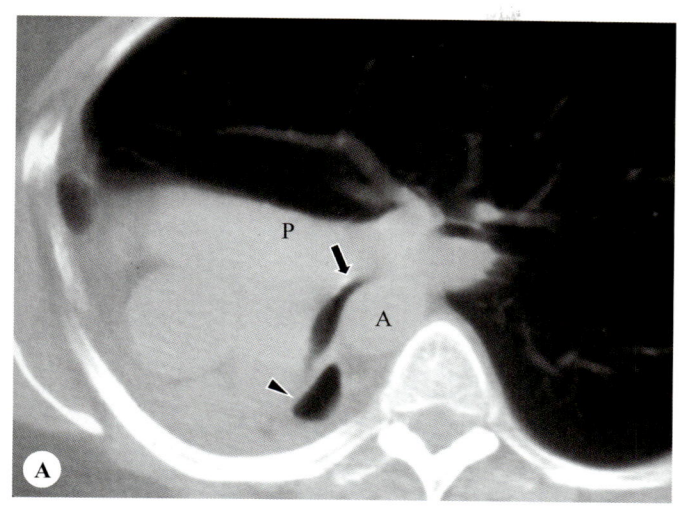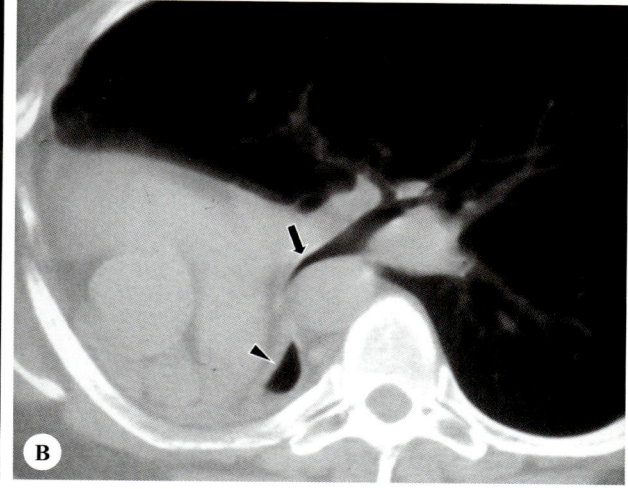

▲ 图 8-78 肺切除术后综合征。54 岁女性患者，肺切除术后出现呼吸困难并逐渐加重
轴位平扫 CT 肺窗图像显示明显的左肺和纵隔疝入右肺切除术后间隙，导致左主支气管（箭）被肺动脉（P）和主动脉（A）压迫。注意邻近左主支气管的食管段含气（箭头）

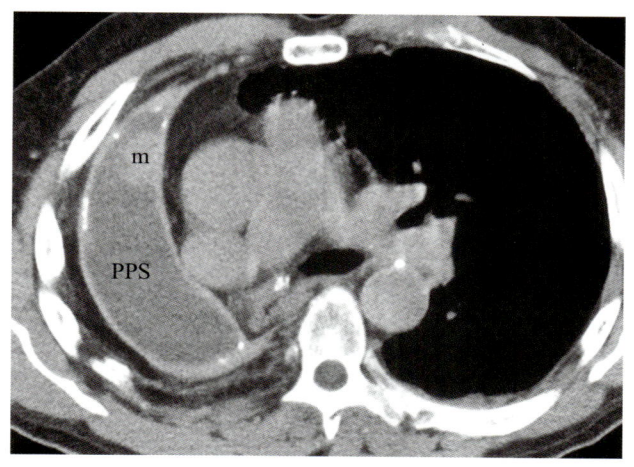

▲ 图 8-79 右肺切除术后支气管肺癌复发
轴位增强 CT 纵隔窗图像显示右肺切除术后间隙（PPS）的纵隔缘有一圆形软组织肿块（m），符合支气管肺癌复发的表现

六、解剖

（一）胸骨和锁骨

胸骨基本上呈扁平状，由胸骨柄、胸骨体和剑突三部分组成。胸骨柄位于最上方，是最宽的部分。它有一个胸骨上切迹和两个与锁骨相连的侧切迹。胸骨柄与第 1 和第 2 肋骨连接，向下逐渐变细并与胸骨体连接。胸骨角在临床触诊中很容易摸到，它标志着胸骨柄和胸骨体以及第 2 肋骨的连接处。胸骨体是胸骨最长、最扁的部分，与第 3 至第 7 肋骨相连，并且是胸大肌内侧止点。剑突是一块细长很薄的小骨头，与胸骨体最下端相连。最初是软骨，后来部分或完全骨化，也可能与胸骨体融合[188]。

CT 是评估胸骨和胸锁关节解剖和病变的首选方法[188]。通过 CT 显示的解剖信息，可显示正常变异，不应与病变混淆。在 CT 图像上胸骨的前后皮质边缘可能成像模糊[189]。胸骨柄下 2/3 的后缘骨皮质可能边界不清或缺如。胸骨柄交界处及从胸骨体至剑突的移行区的不规则钙化也是一种常见的正常变异[189, 190]。剑突可能缺如或重复[188]。胸锁关节间隙内因真空征而出现气体也很常见。胸肋关节常见不规则硬化和皮质不清晰[190]。胸骨肌是一种少见的正常变异，可在 CT 或 MRI 检查中发现（图 8-80）。胸骨肌从锁骨下水平延伸至胸骨下段，覆盖在胸大肌内侧。该肌肉常见于单侧，其功能目前尚不明确[191]。

MRI 也是一种重要的评估胸骨病变的方法，可以进一步提供骨髓和邻近软组织信息。T_1 加权序列对胸骨解剖结构的成像效果最好。与 CT 一样，不应将胸骨皮质边界不清误认为是病变。含少量或不含脂肪的骨髓信号及少量关节液也是正常变异。

1. 胸骨带、裂和孔 胸骨带、裂和孔都发生在胸骨发育过程中。胸骨带和胸骨裂异常发生于胸骨板连接处，呈垂直方向，为软骨间质带，在正常胸骨发育过程中与中线融合。胸骨带垂直、硬化，呈线状，可发生于胸骨柄或胸骨体，无临床意义。

胸骨裂可发于胸骨柄、胸骨体或剑突，并不常见，表现为位于中线、垂直方向的线性透亮裂隙。

385

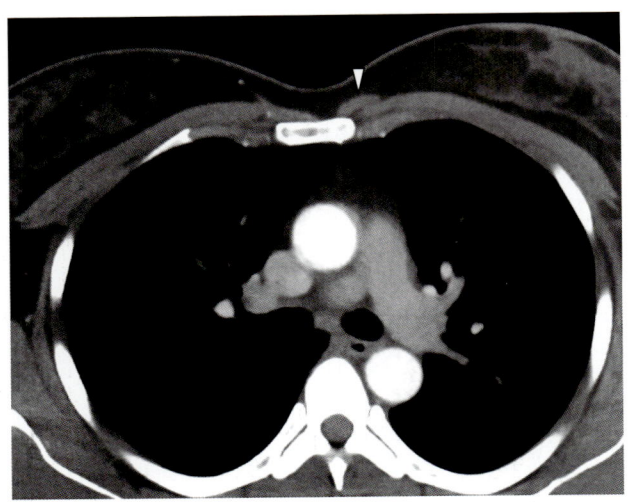

▲ 图 8-80 胸骨肌

轴位增强 CT 纵隔窗图像显示左侧胸骨肌（箭头）覆盖在左胸大肌内侧

不完全性胸骨裂与原位心脏相关，而完全性胸骨裂不常见，与胸部型或胸腹型异位心脏相关[188, 192]。

在发育过程中，胸骨软骨体横向分裂成六个节段，称为胸骨节，每个节段内形成一个骨化中心。这些胸骨节在 20 岁以前从尾部到头部逐渐融合。当两个胸骨节未完全融合时，就形成胸骨孔，发生率约 5%（图 8-81）。这种发育异常通常为偶然发现，没有临床意义，但是对于接受针灸或胸骨骨髓穿刺的患者，提前知道胸骨孔的存在很重要。

2. 胸骨上小骨 胸骨上小骨为正常变异，在胸部 CT 检查中发现率为 1.5%。位于胸骨柄上缘的后方，直径为 2～15mm[193]（图 8-82）。可以是单侧或双侧发生，呈对称或不对称，并且可以与胸骨柄融合[193]。不应与骨折碎片、死骨、异物、淋巴结钙化或血管钙化混淆。

3. 漏斗畸形 漏斗胸是最常见的胸骨畸形，每 400～1000 人中就有 1 例[188]。漏斗胸的特征是胸骨中下段后移并导致肋骨前突。该畸形导致椎前间隙缩小，心脏向左移位旋转[185]（图 8-83）。大多数病例是偶发性的，但家族性病例的占比高达 45%，提示遗传因素的致病作用[194]。中重度漏斗胸畸形可能导致总肺活量下降和心脏每搏输出量下降。以上因素合并体型畸形，使得外科矫正成为中重度畸形的首选疗法。通过 X 线就可得到胸廓畸形的诊断，CT

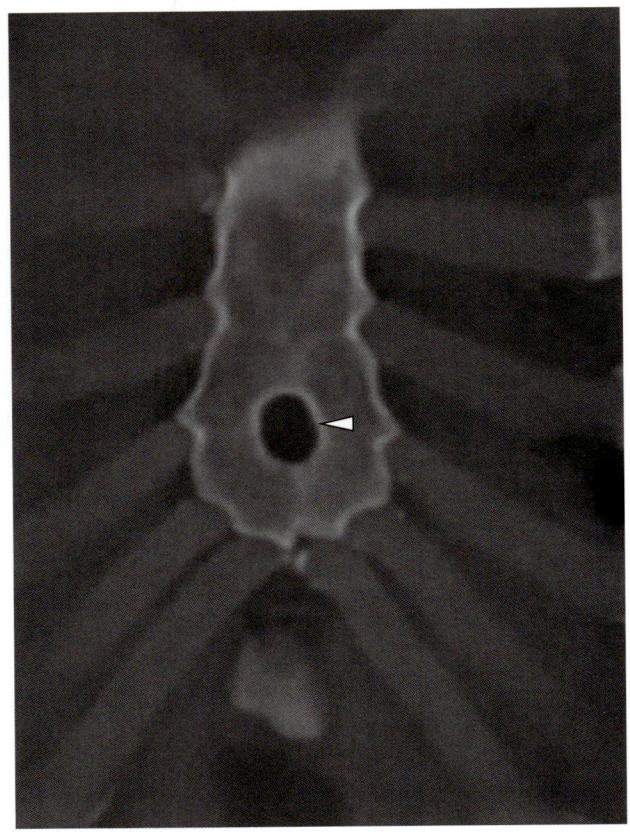

▲ 图 8-81 胸骨孔

冠状位平扫 CT 骨窗图像显示胸骨孔（箭头）

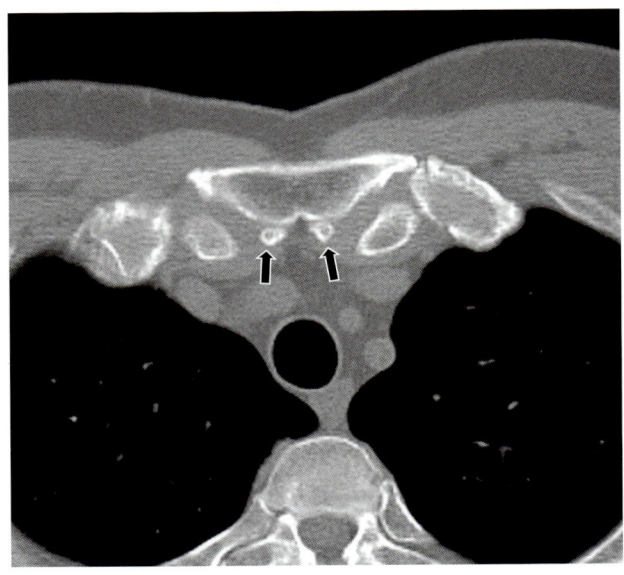

▲ 图 8-82 胸骨上小骨

轴位平扫 CT 骨窗图像显示胸骨后方典型位置的胸骨上小骨（箭）

或 MRI 常用于评估是否符合手术治疗的适应证并有助于制订术前规划。因为 MR 没有电离辐射，所以更倾向于选择 MRI 检查，尤其考虑到患者通常是年轻人（图 8-83C）。通常，借助轴位 CT 或 MR 图像，以胸廓横径（双侧肋骨内缘间距离）除以胸廓前后径（从胸骨后移距离最远处至椎体前缘的距离），计算胸廓或 Haller 指数，以确定手术治疗的必要性（图 8-83A 和 C）。指数正常值为 2.56 ± 0.35，指数＞3.25 的患者可能更需要手术矫正[188, 195]。

鸡胸以胸骨前突为特征，比漏斗胸少见，每 1500 例新生儿中 1 例发病[196]。约 25% 的病例有家族因素[188]。鸡胸有两种类型，一种是累及胸骨柄和胸骨体上部的胸骨柄畸形，另一种更常见类型是累及胸骨中下段的胸骨体突出畸形。和漏斗胸一样，鸡胸在侧位胸片上具有特征性表现，但对于考虑手术矫正的病例，CT 或 MRI 也有获益。两种胸畸形中超过 20% 的患者伴有脊柱侧弯[188]。

4. 创伤性胸骨损伤 胸骨骨折（图 8-84）通常由高能量创伤引起，典型原因包括方向盘损伤和安全带损伤[197]。钝性胸部创伤中胸骨骨折的发生率在 3%～7%，并常伴有其他创伤包括肺和心脏创伤、颅脑损伤和脊柱骨折[188, 198]。胸骨体最常受累[188, 198]。当存在转移性疾病和多发性骨髓瘤时，可能发生胸骨病理性骨折。CT 是评估胸骨骨折和伴发纵隔血肿或其他创伤损伤的首选方法。轴位重建可能会漏诊扫描平面上的胸骨骨折[197]；因此检查时应采用薄层

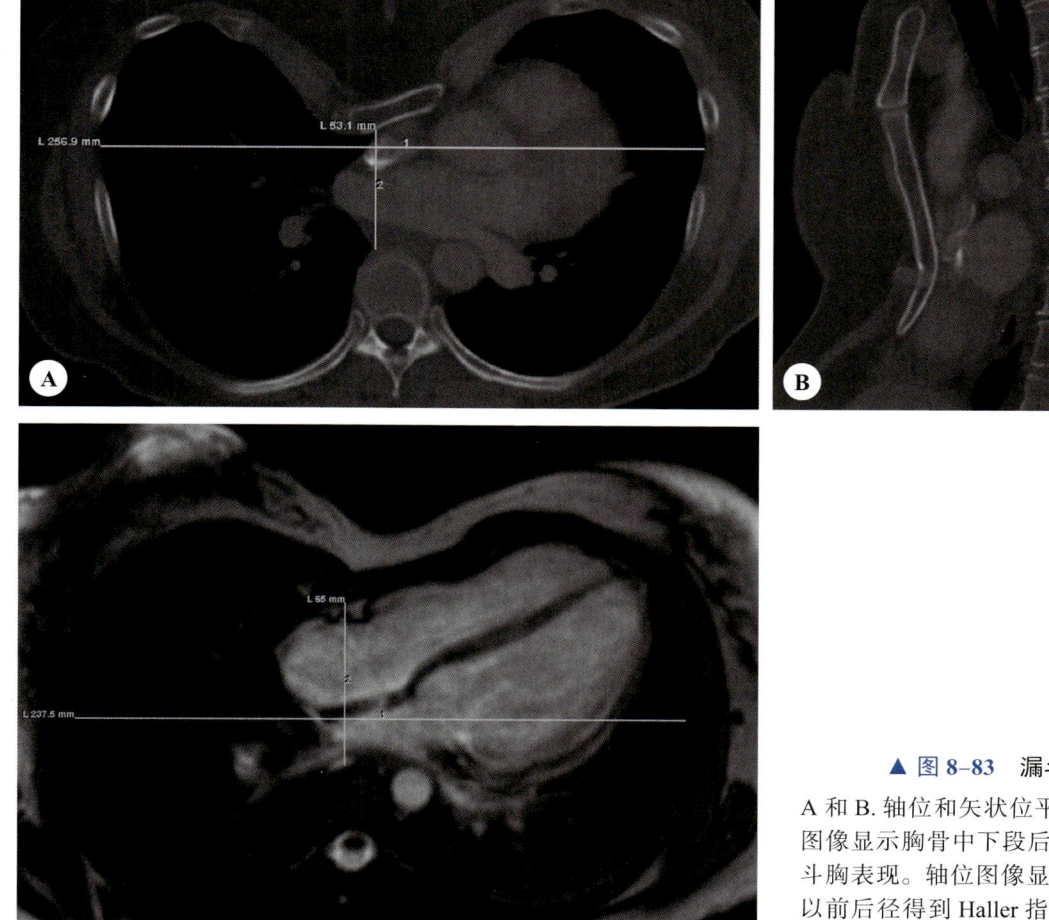

▲ 图 8-83 漏斗胸

A 和 B. 轴位和矢状位平扫 CT 骨窗图像显示胸骨中下段后移，符合漏斗胸表现。轴位图像显示由横径除以前后径得到 Haller 指数。C. 轴位平扫稳态自由进动 MR 图像也显示 Haller 指数的计算

图像及冠状位和矢状位重建[188, 199]。

胸骨柄脱位非常罕见，可以分为两种类型。Ⅰ型脱位会导致胸骨体向后移位（图 8-85），而Ⅱ型脱位导致胸骨体相对于胸骨柄前移。直接创伤最常见的原因是机动车事故，可导致Ⅰ型或Ⅱ型脱位。间接创伤是由脊柱屈曲压缩损伤引起的，通常会导致Ⅱ型脱位。类风湿关节炎和脊柱后凸症容易因间接创伤导致脱位[200]。

5. 胸骨骨髓炎 胸骨原发性骨髓炎非常罕见，发病通常与静脉用药或免疫功能低下有关。金黄色葡萄球菌是最常见的致病菌，而镰状细胞病患者和静脉吸毒者中沙门菌种和铜绿假单胞菌感染也是常见的致病菌。胸骨正中切开术后继发的胸骨骨髓炎比原发性骨髓炎更常见得多。手术患者中发生率高达 2%，危险因素包括肥胖、糖尿病和胸廓内动脉移植[188, 201]。常见的致病微生物包括金黄色葡萄球菌、铜绿假单胞菌、沙雷菌和克雷伯菌。常见的 CT 表现包括胸骨轮廓不规则、骨侵蚀、局灶性硬化和骨膜反应。其他常见表现包括邻近炎性脂肪浸润和软组织肿胀，伴或不伴有积液。MRI 能发现早期骨髓炎，表现为 T_1 加权序列骨髓低信号和 T_2 加权序列骨髓高信号，提示水肿。MRI 也能更好地发现邻近软组织炎症、脓肿、邻近关节间隙受累和窦道形成[202]（图 8-86）。

6. 胸骨切开术后 胸骨切开术后 3 个月内，CT 图像上胸骨愈合的表现可能不明显[203]。胸骨愈合后，通常出现节段性间隙、对合不齐和轻度嵌顿。胸骨裂开是正中胸骨切开术的一种罕见但严重的术后并发症，可伴有或不伴有纵隔炎[204]。其危险因素包括慢性阻塞性肺疾病、肥胖、糖尿病、内乳旁路搭桥移植术、搭桥时间延长、出血后再手术、术后通气时间延长、胸骨切口偏离中线或固定不充分等[205-207]。虽然胸骨裂开通常可在临床实践中发现，但大多数情况下，胸骨钢丝异常还是在胸部 X 线检查中发现，包括移位、旋转和断裂，X 线发现实践有时可能早于临床诊断[205]。胸骨钢丝断裂在胸骨切开术后相对常见，单独的胸骨钢丝断裂通常不伴有胸骨裂开。胸骨钢丝节段的侧向移位在胸片上很容易辨认，但 CT 可以精确定位远处移位。罕见的严重并发症包括钢丝节段侵蚀主动脉、肺动脉、支气管及致命的纵隔出血[206, 208, 209]。胸骨骨髓炎的 CT 征象包括骨脱矿质、骨皮质侵蚀、骨质破坏、骨膜新生骨和骨硬化[207, 210]，患者甚至可能在胸骨切开术后数月至数年后出现胸骨切口感染和裂开[211]（图 8-87）。CT 还可以发现胸骨切开术后纵隔炎和纵隔出血。手术后数周内，胸骨附近的软组织和前纵隔可能出现积液、水肿和炎症改变[211]。但是持续 2 周以上局限性纵隔积液和纵隔积气是纵隔炎的特异性表现[211, 212]。

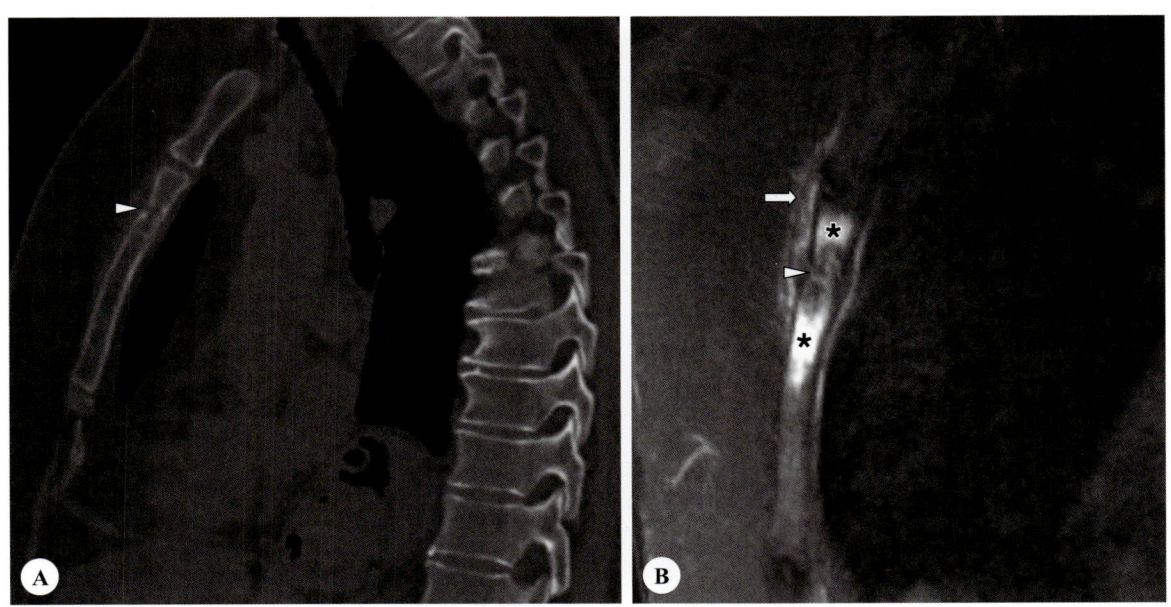

▲ 图 8-84 胸骨骨折

A. 矢状位平扫 CT 骨窗图像显示无移位的胸骨体骨折（箭头）；B. 矢状位平扫 T_2 加权 STIR 图像显示胸骨体骨折（箭头），伴邻近骨髓水肿（星）和软组织水肿（箭）

第 8 章　胸膜、胸壁和膈肌
Pleura, Chest Wall, and Diaphragm

7. 胸骨肿瘤　大多数胸骨肿瘤为转移性肿瘤，可通过血源性或血行扩散或直接从邻近肺、纵隔或乳腺组织直接侵犯。最常转移至胸骨的原发肿瘤包括乳腺、肺、甲状腺、肾、结肠部位的肿瘤、淋巴瘤和多发性骨髓瘤。胸骨转移在 CT 上可表现为溶骨性或成骨性骨质破坏，也可呈膨胀性改变或呈侵袭性软组织肿块[188]（图 8-88）。与其他部位骨质一样，前列腺癌和乳腺癌常表现为成骨性骨质破坏，而其他恶性肿瘤转移更多地表现为溶骨性骨质破坏。转移瘤在磁共振上典型表现为在 T_1 加权序列上呈低信号，在 T_2 加权序列上呈高信号[188]。胸骨原发性肿瘤罕见，发生时多倾向于恶性。最常见的原发性恶性肿瘤包括软骨肉瘤、骨肉瘤、浆细胞瘤和不太常见的尤因肉瘤[213, 214]（图 8-89）。胸骨原发性良性病变非常罕见，包括胸壁其他部位的良性病变，包括内生骨疣、血管瘤、骨软骨瘤、软骨黏液样纤维瘤、纤维性结构不良、LCH 和巨细胞瘤[188, 215]。良性和恶

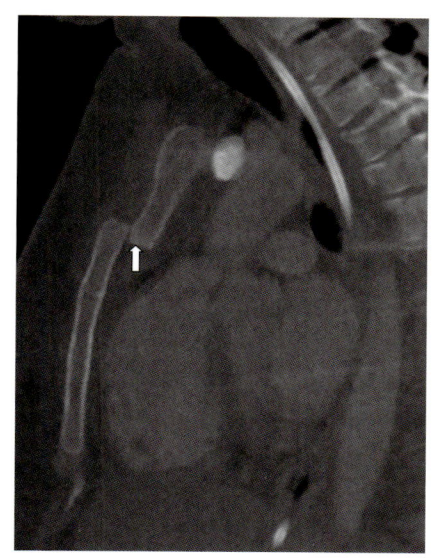

▲ 图 8-85　胸骨柄脱位
35 岁男性患者，胸部钝性创伤后。矢状位平扫 CT 骨窗图像显示胸骨柄（箭）相对于胸骨体后脱位

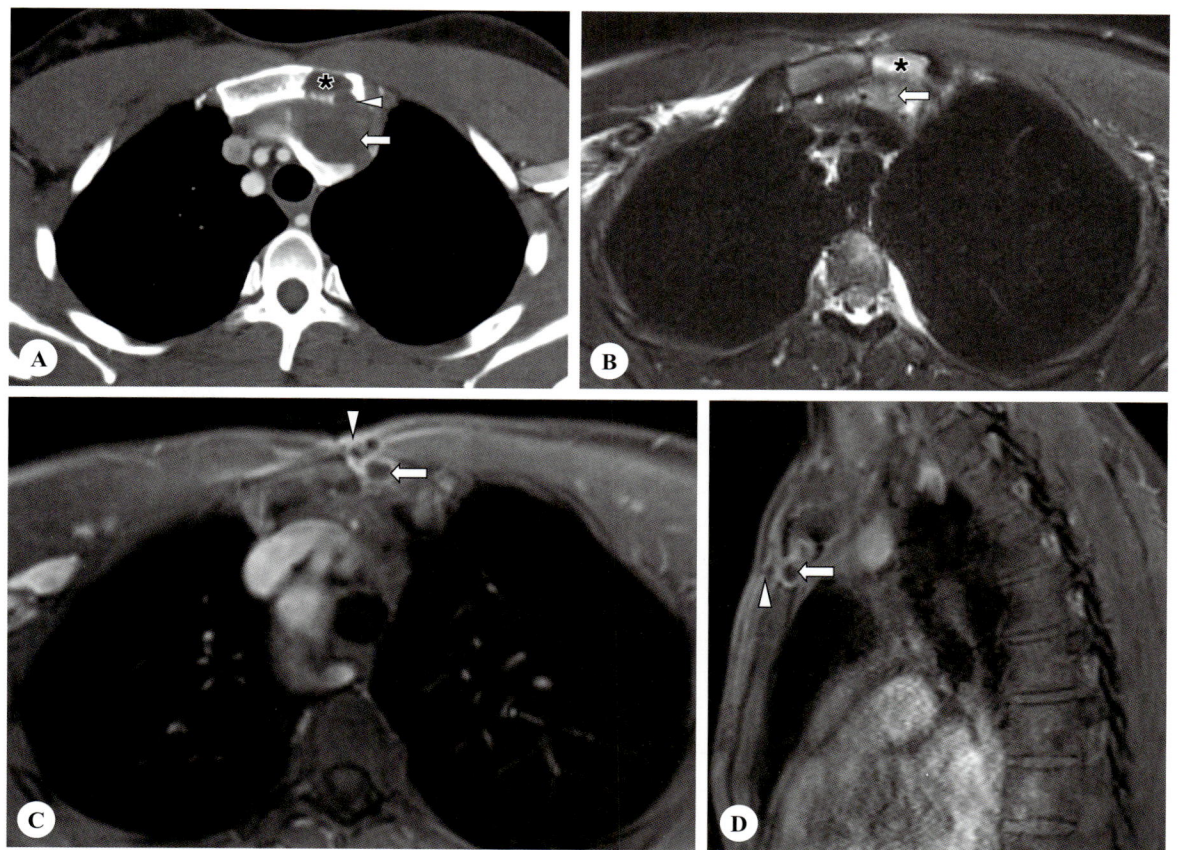

▲ 图 8-86　胸骨骨髓炎伴骨脓肿和胸骨后脓肿，伴至皮肤窦道形成

A. 轴位增强 CT 纵隔窗图像显示胸骨柄左侧骨溶解（星），伴骨皮质侵蚀（箭头）和胸骨后脓肿（箭）；B. 轴位平扫 MR T_2 加权图像显示胸骨柄左侧骨髓水肿（星）和胸骨后软组织水肿（箭）；C 和 D. 轴位和矢状位增强 MR T_1 加权图像显示胸骨柄左侧呈边缘强化的骨脓肿（箭），形成窦道向前延伸至皮肤表面（箭头）

性胸骨肿瘤的影像学表现与胸壁其他部位的相同病变的表现类似，将在后文讨论。

8. 胸锁关节 胸锁关节是连接中轴骨和上肢的滑膜关节。胸锁关节的骨皮质表面通常是光滑、对称的，但退行性改变可使关节内产生骨刺或真空现象[189]。其他偶尔会遇到的胸锁关节不规则包括软骨下侵蚀、关节面不光整、软骨下囊肿和骨硬化[216]。

骨关节炎是影响胸锁关节最常见的异常。危险因素包括体力劳动、绝经后状态和既往颈部根治性清扫术。CT或MR影像学表现包括关节间隙狭窄、软骨下骨硬化和囊肿、骨赘形成和关节囊肥大[188]。

类风湿关节炎中高达30%的患者累及胸锁关节[188]。MRI是检测早期滑膜炎的最灵敏的手段，表现为T_2加权序列上滑膜高信号，静脉注射对比剂后T_1加权序列上病灶强化。T_2加权序列也可显示毗邻骨髓水肿，静脉注射对比剂后T_1加权序列也可显示骨皮质下强化[188]。

SAPHO是一种不常见的综合征，指一系列发生于中性粒细胞性皮肤病患者的无菌性骨关节病变，该缩写基于疾病表现，包括滑膜炎（synovitis，S）、痤疮（acne，A）、掌跖脓疱病（palmoplantar pustulosis，P）、骨质增生（hyperostosis，H）和骨炎（osteitis，O），最常累及胸锁区，发生于65%~90%的病例中[217]。CT和MRI可显示骨硬化和骨质增生，可能伴有骨溶解和强直。MRI T_2加权序列可以显示由于骨髓水肿导致的骨质高信号，有助于区分病灶处于活动期还是慢性期[188]。SAPHO的表现也可能与感染或肿瘤相似[215]。延迟骨闪烁扫描显示胸骨柄和双侧胸锁关节的放射性示踪剂摄取增加，该表现称为"牛头"征，对于SAPHO的诊断具有较高特异性[188]。

胸肋锁骨肥厚症是一种少见的慢性炎症，病因不明。典型的表现是肩部、颈部和前胸壁长期复发-缓解型疼痛和肿胀。常为双侧发病，以锁骨、胸骨

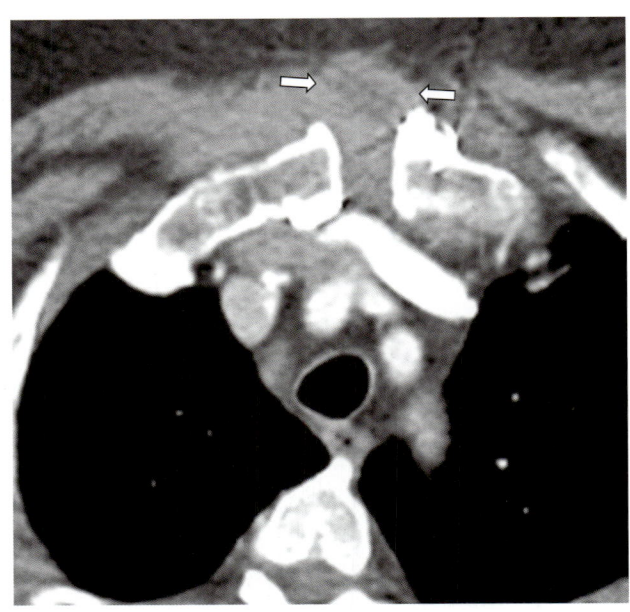

▲ 图8-87 胸骨伤口裂开和脓肿
轴位增强CT纵隔窗图像显示胸骨切口上部轻度裂开，前侧可见少量低密度积液（箭）

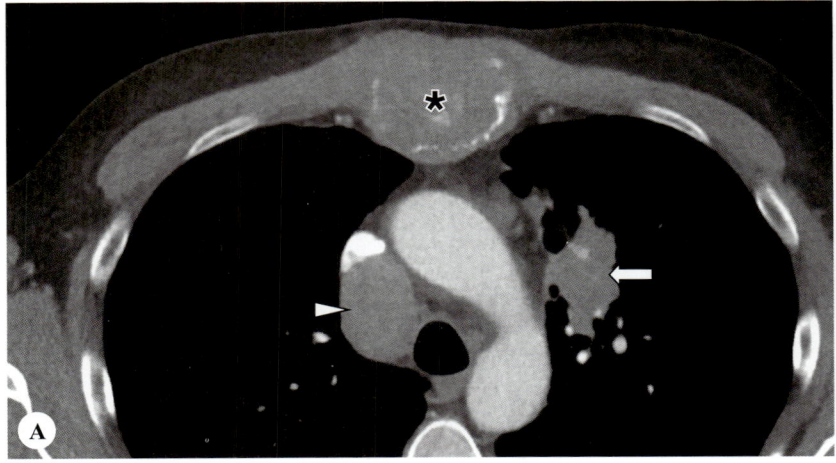 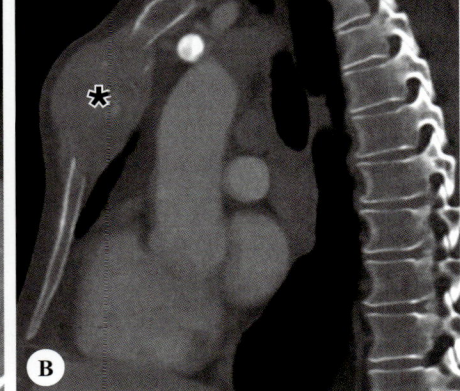

▲ 图8-88 肺癌胸骨转移
A. 轴位增强CT纵隔窗图像显示胸骨体内侵袭性软组织肿块（星），符合左上叶肺癌（箭）转移。另见右侧气管旁淋巴结（箭头）肿大、转移。B. 矢状位增强CT骨窗图像显示肿块头尾轴全范围（星），显示肿块同时累及胸骨体和胸骨柄

第 8 章 胸膜、胸壁和膈肌
Pleura, Chest Wall, and Diaphragm

和上肋骨之间的骨质增生和软组织骨化为特征[218]。骨质肥厚不应与 Paget 病或慢性骨髓炎混淆。

胸锁关节急性化脓性关节炎并不常见，在所有化脓性关节炎病例中占比不到 1%。通常隐匿起病，表现为肩部不适、低热、肿胀和红斑。最常见的病原体为金黄色葡萄球菌和铜绿假单胞菌[188]。常见的危险因素包括静脉用药（21%）、远处感染（15%）、糖尿病（13%）、外伤（12%）和中心静脉感染（9%）。常见的并发症包括骨髓炎（55%）、胸壁脓肿或蜂窝织炎（25%）和纵隔炎（13%）[219]（图 8-90）。CT 常表现为关节间隙增宽和关节面破坏。MRI T_2 加权序列显示水肿所致的异常骨髓信号伴关节积液，T_1 加权序列显示可能存在骨质破坏。CT 和 MRI 均显示邻近软组织炎症，伴有脂肪浸润和水肿，可能有胸壁或纵隔脓肿或蜂窝织炎[219]。

9. 胸锁关节脱位　胸锁关节脱位是由钝性创伤导致的罕见病变。向前或胸骨前侧脱位更常见，并且前胸壁畸形通常很明显，所以临床上更容易诊断。向后或胸骨后侧脱位不太常见，更难诊断，更有可能伴发严重并发症包括气管、食管和神经血管损伤[220, 221]。CT 是诊断脱位类型和伴发损伤的首选检查方法（图 8-91）。MRI 可进一步提供韧带和软骨损伤的细节[220]。

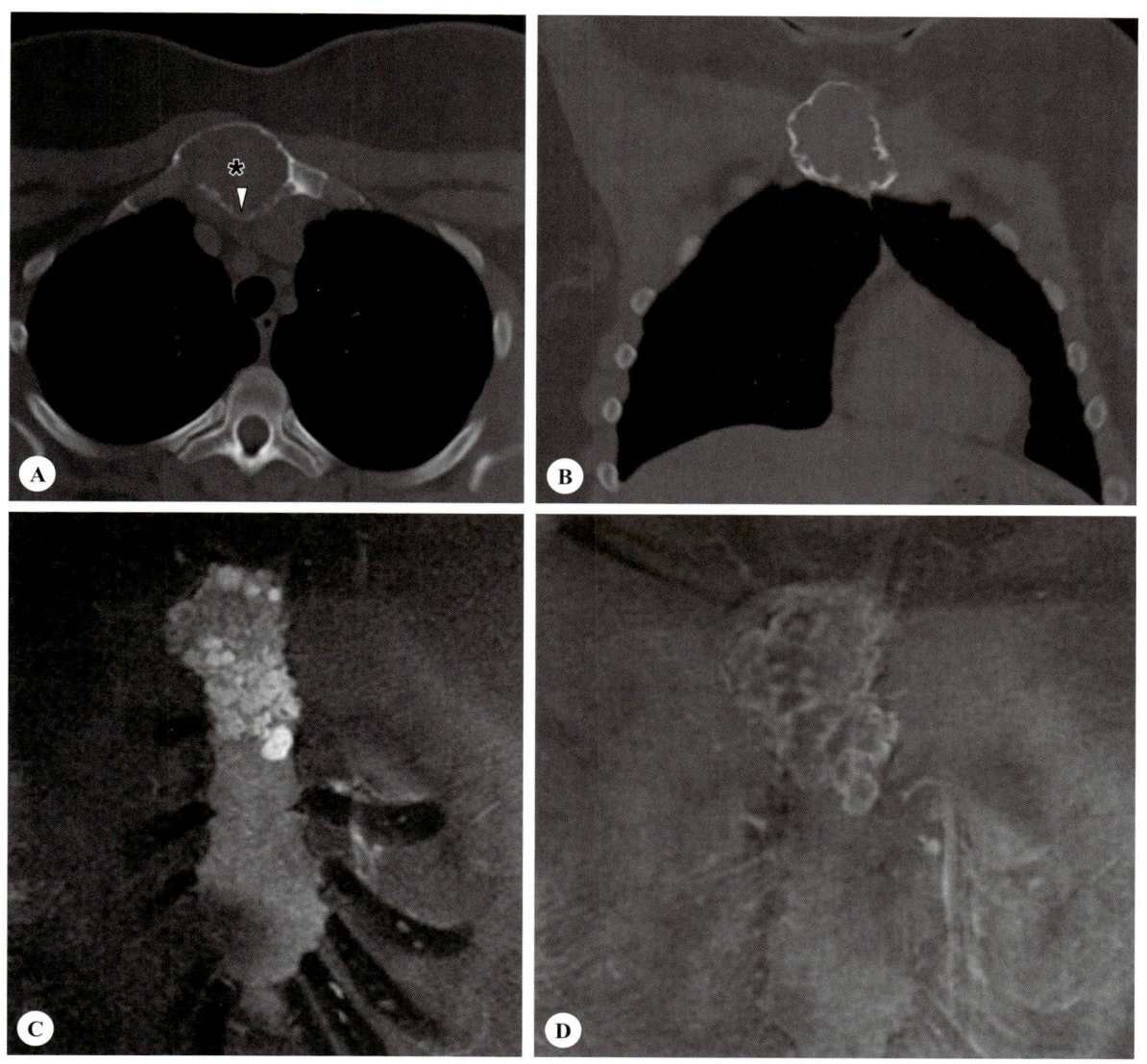

▲ 图 8-89　软骨肉瘤
A 和 B. 轴位和冠状位平扫 CT 骨窗图像显示胸骨柄（星）溶骨性病变伴深部骨内膜扇贝样改变（箭头）；C. 冠状位 T_2 加权快速自旋回波反转恢复序列图像显示病变呈高信号；D. 冠状位增强 T_1 加权序列图像显示病变呈不均匀强化，主要表现为周边和分隔样强化

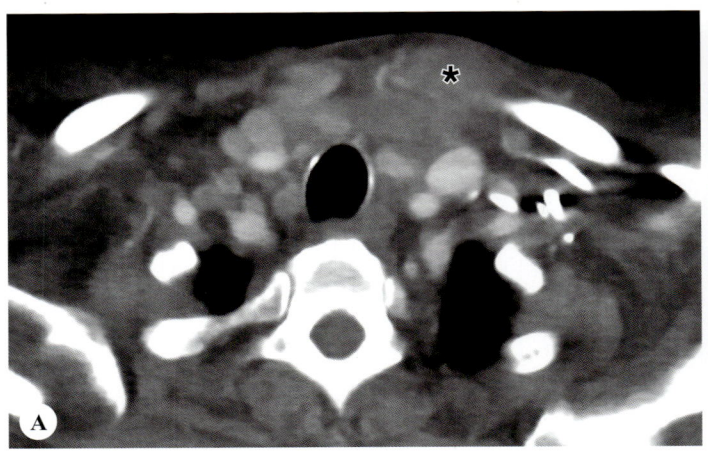
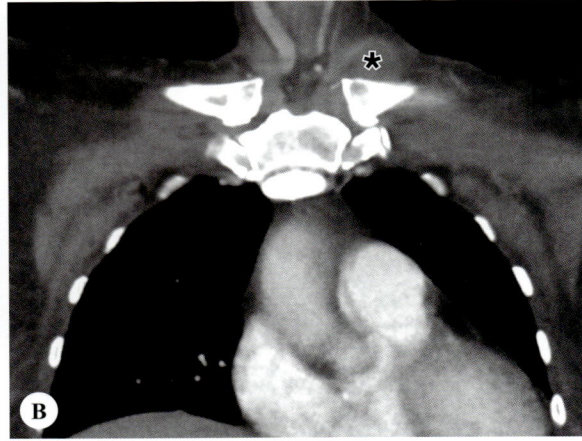

▲ 图 8-90　胸锁关节化脓性关节炎

轴位（A）和冠状位（B）增强 CT 纵隔窗图像显示左侧胸锁关节（星）附近界限清楚的积液，邻近区域炎性脂肪浸润，符合化脓性关节炎表现

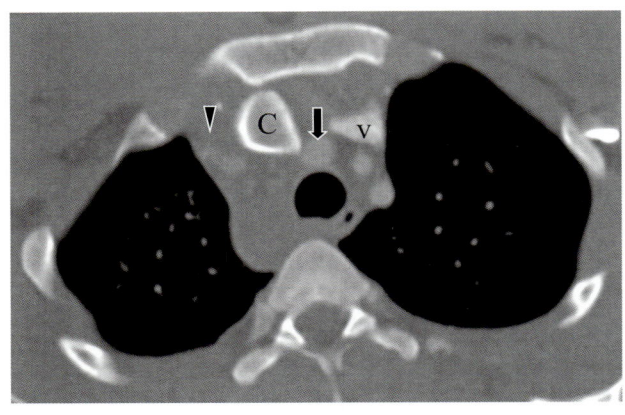

▲ 图 8-91　胸锁关节脱位

轴位平扫 CT 骨窗图像显示右侧锁骨头（C）向后脱位，位于右头臂静脉（箭头）和动脉（箭）之间。左头臂静脉内对比剂强化（v）

CTA 或 MRA 可用于评估隐匿性血管损伤[220]。

（二）肋骨

胸部有 12 对肋骨，肋骨向后与椎骨连接，形成肋椎关节。第 1~7 肋骨通过肋软骨向前附着于胸骨柄或胸骨体。第 8~10 肋与第 7 肋软骨形成软骨联合。第 11 和 12 肋骨前端游离，没有附着处，因此被称为浮肋。

肋软骨钙化常在 35 岁以后在影像学上变得明显，但也可见于年轻的慢性肾功能衰竭、甲状腺疾病或自身免疫性疾病患者中[222]。正常肋软骨钙化在男性中表现为边缘平行的线影，在女性中表现为中心团块影[222]。

1. 正常变异　肋骨有多种罕见的先天性形态异常和解剖变异，包括发育不全、假关节病、两肋融合或桥接和叉状肋，即肋骨前部重复，好发于女性，多见于右侧，通常很少或没有临床意义[223]。

颈肋是起自第 7 颈椎的副肋。女性更常见，通常无症状。但当它压迫臂丛或锁骨下血管时可能引起胸廓出口综合征[224]。

胸内额外肋骨是一种罕见的先天性畸形，表现为正常肋骨、副肋或叉状肋的一端异常进入胸腔。大多数情况下胸部 X 线能充分显示其特征，但 CT 能更明确地区分胸内额外肋骨与胸膜斑、弯刀综合征或异物等异常[225, 226]。

2. 肋骨骨折　虽然肋骨骨折评估时很少专门用到 CT，但创伤时 CT 对诊断急性骨折的灵敏度比便携式 X 线成像高[78]。CT 对于伴随的血胸、气胸或肺挫伤也更灵敏。连枷胸伴局部反常呼吸运动可能发生于 5 根或以上相邻肋骨骨折或 3 根或以上肋骨多处骨折时[78]。对于骨扫描阳性的癌症患者，CT 能够更好地显示肋骨畸形、骨痂，以及骨折愈合期间或愈合后常见的相关骨质硬化，有助于鉴别肋骨骨折和转移。

3. 肋软骨炎　肋软骨炎或 Tietze 综合征，是一种肋软骨炎性病变，常见于 20—50 岁女性。症状包括胸痛，伴局部压痛和肿胀，临床表现可与胸壁肿块类似。通常累及单独的肋软骨（最常见于第 2 或第 3 肋骨），但也可能多发[196]。胸锁关节也是常见的受累部位。CT 可用于排除骨病变或软组织肿瘤，尤其是可触及肿块时。CT 评估软组织、骨髓和软骨病变具有一定的局限性，但有时能够发现局部软骨增大[211]。MR 表现包括局部软骨增大，T_2 加权序列上软骨和软骨下骨质呈高信号水肿，静脉注射对比剂后 T_1 加权序列上软骨和关节周围受累结构呈明显强化[227]。

4. 肺疝 肺疝较罕见，表现为一部分肺疝入胸壁。可以是先天性的，也可发生于胸部手术后，在胸部钝性创伤或咳嗽或打喷嚏后自发出现[228-230]。临床上可表现为在呼吸或 Valsalva 动作时胸壁或颈部局灶性隆起或隆起体积增大[231]。肺疝很容易通过 CT 诊断（图 8-92）。在 Valsalva 动作过程中进行 CT 检查可以发现其他时候不能发现的肺疝[232]。肺疝通常无症状，无须手术修补，但疼痛或咯血可能提示绞窄或疝嵌顿[230]。

（三）侧副血管

中心静脉阻塞累及腋静脉、锁骨下静脉、头臂静脉或上腔静脉的患者，胸壁可见侧副血管扩张[233]。正常患者注射高流速对比剂后，CT 可见胸壁肩胛周围静脉和锁骨上静脉强化（图 8-93）。当注射对比剂时手臂过度外展，导致锁骨下静脉因进入胸腔出口暂时性受阻时，也可以出现上述表现。但前胸壁侧副静脉往往提示中心静脉阻塞[234]（图 8-94）。

七、胸壁疾病

（一）胸壁感染

胸壁感染包括蜂窝织炎、筋膜炎、脓肿和骨髓炎。自发性胸壁感染很少见，但通常与免疫抑制、糖尿病、手术史或外伤有关。常见的致病微生物包括金黄色葡萄球菌、铜绿假单胞菌、结核分枝杆菌、放线菌、诺卡菌和曲霉菌[185]。感染途径包括血行播散或肺、胸膜或纵隔感染直接蔓延致病[235]。

1. 化脓性感染 化脓性感染中最常见的致病菌是金黄色葡萄球菌和铜绿假单胞菌[236]。胸壁感染在胸片上的表现可能很小，通常在症状出现 1~2 周后才会出现。在骨髓炎和其他胸壁感染的检查中，CT 和 MRI 技术更灵敏。软组织感染的典型表现包括组织界面消失、脂肪浸润，可能会有积液。鉴别诊断通常包括术后胸壁血肿和血清肿。血清肿表现为境界清楚的积液，不伴邻近脂肪浸润/炎症。胸壁血肿的表现与感染相似，尽管在 CT 上通常表现为高 - 中 - 低密度液体，这在 MR 上也表现为多种不同信号，但在 T_1 加权序列上常呈高信号（图 8-95）。骨

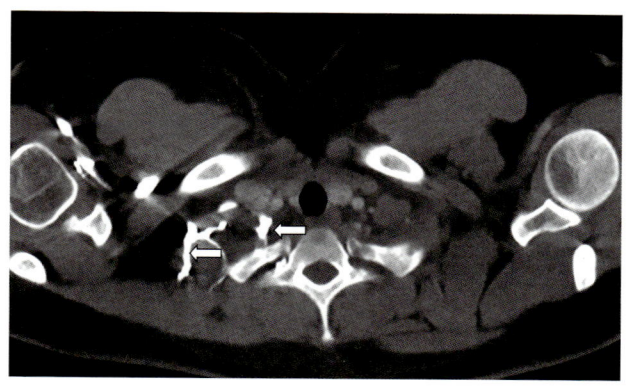

▲ 图 8-93 正常锁骨上静脉

轴位增强 CT 纵隔窗图像显示，经高流速注射静脉对比剂后，锁骨上静脉（箭）正常强化

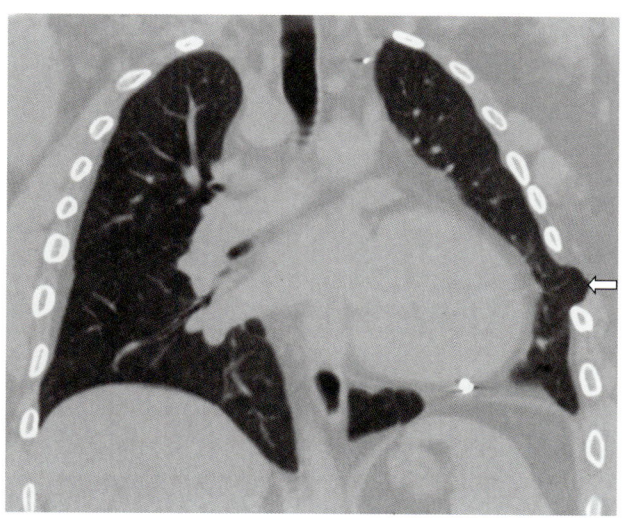

▲ 图 8-92 肺疝

冠状位平扫 CT 肺窗图像显示左肺一小部分通过胸壁缺损（箭）处疝出

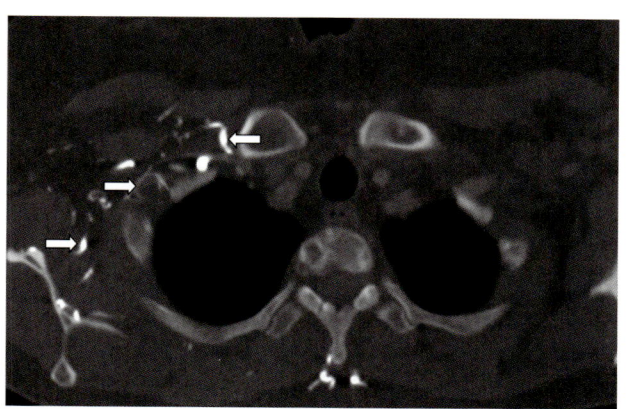

▲ 图 8-94 腋静脉狭窄伴胸前壁侧副血管

轴位增强 CT 骨窗图像显示右腋静脉狭窄继发右胸前壁侧副静脉（箭）异常强化

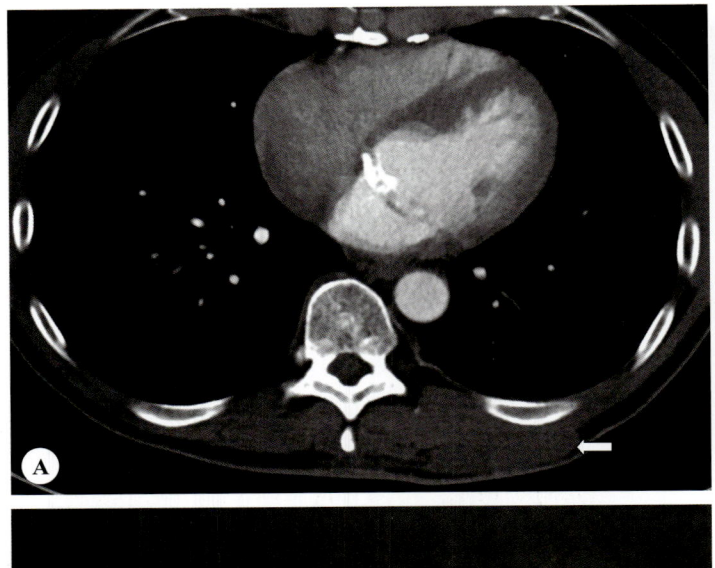
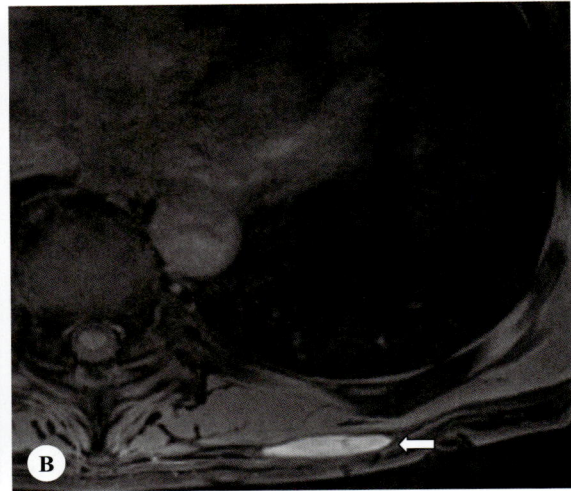
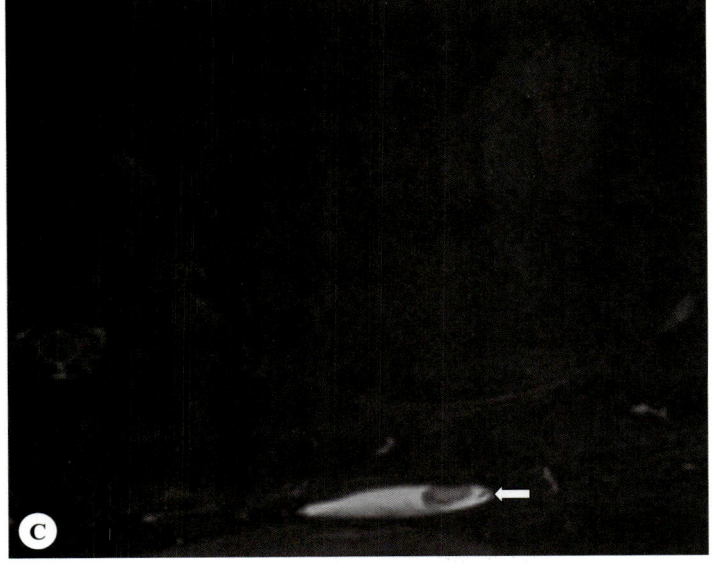

▲ 图 8-95 胸壁血肿

A. 轴位增强 CT 纵隔窗图像显示左后胸壁内积液，与邻近肌肉（箭）相比密度稍低；B. 轴位平扫 MR T_1 加权图像显示病灶呈均匀高信号，符合血肿（箭）表现；C. 轴位平扫 MR T_2 加权图像显示病灶信号轻度不均匀，但主要为高信号，符合血肿（箭）表现

髓炎在 CT 上可表现为骨脱矿质和骨质破坏，可能伴有骨膜掀起和死骨形成。也常出现邻近软组织感染和炎症[41, 185, 237]。与 CT 相比，MRI 可以更早发现骨髓炎，骨髓水肿在 T_1 加权序列上呈低信号，在 T_2 加权序列呈高信号。静脉注射对比剂后可看到病灶强化[41]。MRI 也能更好地显示软组织炎症，表现为 T_2 高信号水肿，同时也能显示窦道和瘘管[41]（图 8-88）。

2. 肺结核 肺结核感染累及胸壁并不常见。当出现该征象并且没有肺部疾病的情况下，最常见的情况是由血行播散引起，但也可能直接从胸膜或肺内感染蔓延。在大约 25% 的病例中会出现胸壁脓肿和窦道形成[238]。胸壁结核在 CT 上常表现为软组织肿块伴钙化，静脉注射对比剂后呈边缘强化，也可能存在骨和软骨破坏[185, 239]。

3. 放线菌病 放线菌病是一种少见的胸部感染病，约发生于 15% 的病例中[240]，特征性表现为邻近肺或胸膜感染直接延伸至胸壁，即所谓的自溃性脓胸。蛋白水解酶的产生可增强其通过胸膜和软组织界面的能力[185]。CT 和 MRI 通常可以显示自溃性脓胸（图 8-96），也可显示窦道、骨膜炎和肋骨破坏[240]。

4. 曲霉病 胸壁曲霉菌感染主要发生于免疫功能低下的癌症或移植患者。与肺结核一样，感染可导致血源性扩散或胸膜或肺部感染的直接蔓延。从邻近肺或胸膜直接蔓延所引起的感染可能伴 CT 可见的肋骨骨溶解。CT 或 MRI 可以显示瘘管形成[241]。血源性扩散在 CT 上可表现为低至中等密度的软组织肿块，在 MR T_2 加权序列上通常呈高信号[241]（图 8-97）。

胸壁感染在影像学上可能与肿瘤病变难以鉴别。

第 8 章　胸膜、胸壁和膈肌
Pleura, Chest Wall, and Diaphragm

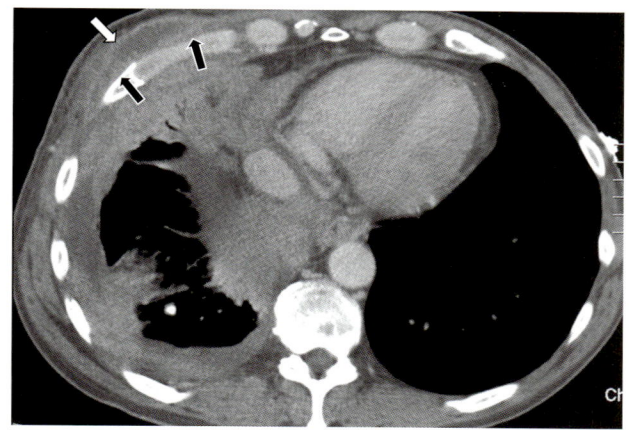

▲ 图 8-96　放线菌性脓胸所致自溃性脓胸

轴位增强 CT 纵隔窗图像显示右侧胸腔积液伴胸膜增厚，并延伸至右前胸壁，右前胸壁可见边缘强化的包裹积液区（箭）

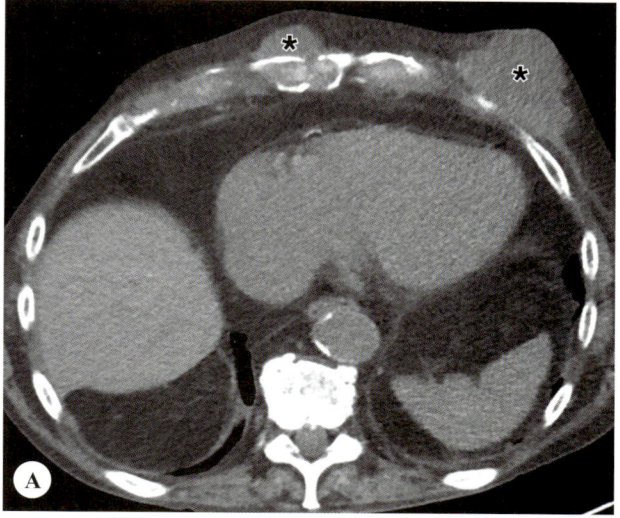

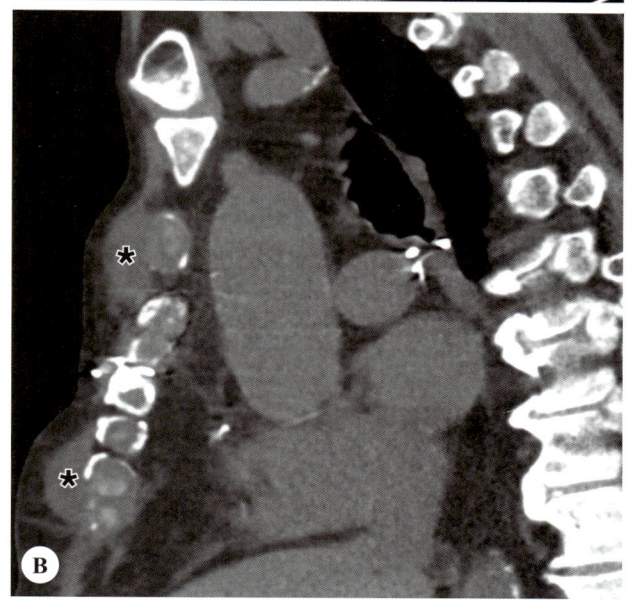

▲ 图 8-97　肺移植术后胸壁曲霉菌感染

轴位和矢状位平扫 CT 图像显示前胸壁（星）多个低至中等密度肿块，符合曲霉菌感染表现

但是，当软组织内出现积液、气 - 液平面、窦道或瘘管时，更倾向于感染，呈合并脓胸。由于许多胸壁感染起源于肺或胸膜腔，因此可以观察到邻近的肺部感染或脓胸。前胸壁感染也可以蔓延至纵隔。

5. 自溃性脓胸　感染性胸腔积液破溃入胸壁时可发生自溃性脓胸，常表现为皮下肿块。最常见于高毒力感染（肺结核最常见）继发性脓胸，占所有病例的 70%[242]（图 8-98）。其他常见的病因包括芽生菌病、诺卡菌病和放线菌病（图 8-96），后者通常是由于口腔卫生不良和误吸所致。创伤、胸部手术或极少见的胸腔穿刺可破坏壁胸膜和胸壁软组织界面，导致胸膜感染进展为自溃性脓胸[39, 243, 244]。CT 和 MRI 可显示脓胸及积液延伸入胸壁、正常软组织界面消失和胸壁肌肉组织增厚，常伴有边界清楚的皮下积液[244, 245]。自溃性脓胸最常见于胸壁，但积液也可延伸至腹壁、椎旁间隙、食管、支气管、纵隔、膈肌和心包[246]。放线菌感染容易导致窦道和瘘管形成和骨质受累，后者表现为骨膜反应和骨质破坏[186]。首选治疗方法是手术清创[244, 245]。

（二）胸壁肿瘤

胸壁肿瘤相对少见，可起源于骨、软骨、脂肪、血管或周围神经。影像学检查对于评估肿瘤特征、阐明肿瘤起源部位、描述肿瘤总体累及范围、评价对邻近结构的影响非常重要。良、恶性肿瘤的影像学表现在许多情况下不具特异度，并且常常重叠。但是，某些影像学特征可特定诊断胸壁肿瘤或至少提供重要的鉴别诊断。

良性胸壁肿瘤通常生长缓慢，往往无症状。其移行区很窄，具有清晰的组织界面。当病变靠近骨骼时，通常会发生平滑的骨重建。相反，恶性病变通常生长迅速并侵犯邻近结构，常伴有临床症状，其中，胸痛最常见。

胸部 X 线是评估触诊异常或其他症状患者的首选检查方法。X 线可以判断病变的大小和位置及是否存在钙化，也可用于确定疑似良性病变的生长速度。CT 的空间分辨率高，可以更好地显示这些特征。MRI 是评估胸壁肿瘤的首选方法。除了优越的空间分辨率外，MRI 的组织对比度也较好，可更好地描

395

述胸壁肿块的特征。MRI 可用于确定病变整体范围并评估其对邻近结构的影响。标准的自旋回波和快速自旋回波序列可满足大多数评估，必要时也可以利用心脏门控和呼吸补偿来减少运动伪影。

1. 良性胸壁肿瘤

（1）骨软骨瘤：骨软骨瘤是常见的骨骼病变，占所有良性骨肿瘤的 35%~41%[247]。但是，胸部孤立性骨软骨瘤的发生率较低，仅占良性肋骨病变的 8%[247]。骨软骨瘤是由正常组织突出骨表面，顶端形成软骨帽，呈错构生长形成的。CT 和 MRI 可以显示受累骨骨皮质和髓腔的连续性（图 8-99）。MRI 还能够显示软骨帽，在 T_2 加权序列上呈高信号[248, 249]。当骨软骨瘤累及肋骨时，最常起源于肋软骨交界处，但起源于肋骨的病变在 T_2 序列上通常不显示呈高信号的软骨帽[248, 249]。肿瘤恶性变是罕见的并发症（<5%），在遗传性多发性骨软骨瘤患者中更多见。发生恶变时，患者常表现为新发疼痛，影像学显示骨质侵蚀和软骨帽增厚，成人软骨帽应<2cm，儿童应<3cm[250, 251]。其他并发症包括受累骨骨折、畸形，神经血管压迫和损伤。

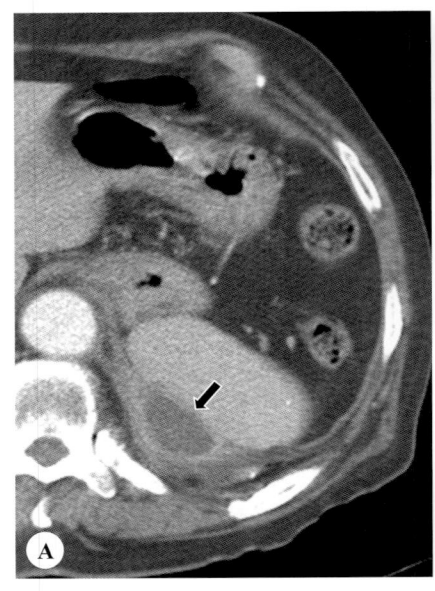
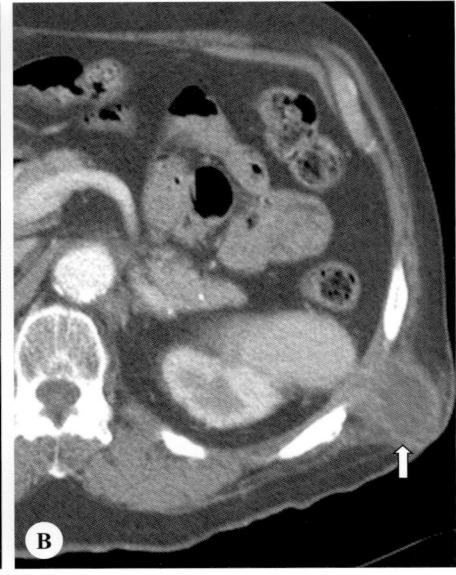

◀ 图 8-98 结核分枝杆菌性脓胸所致自溃性脓胸

轴位增强 CT 纵隔窗图像显示左侧胸腔积液（黑箭）伴胸膜强化，符合结核性脓胸表现。感染通过胸膜延伸至左胸壁，可见积液的边缘强化（白箭）

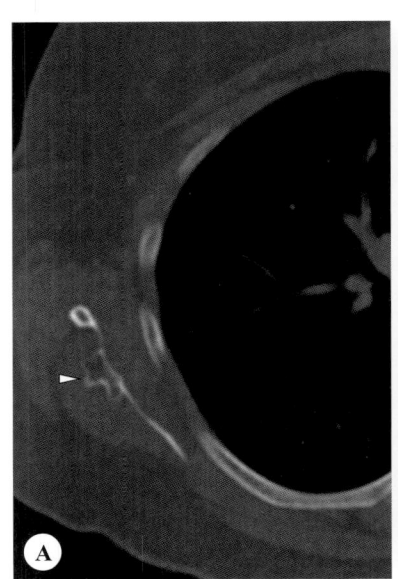
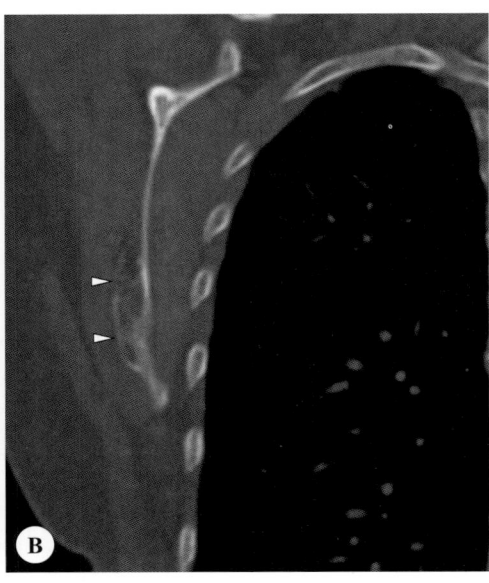
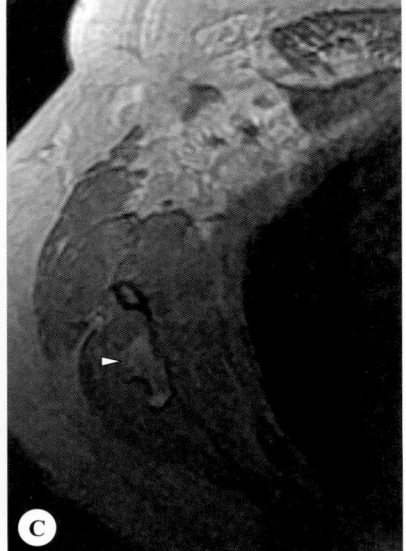

▲ 图 8-99 右肩胛骨骨软骨瘤

A 和 B. 轴位和冠状位平扫 CT 骨窗图像显示外生性病灶（箭头），与肩胛骨相连，病变内部呈低密度，类似髓腔伴边缘硬化；C. 乳腺轴位平扫 MR T_1 加权图像显示病灶（箭头）内含脂肪

第 8 章 胸膜、胸壁和膈肌
Pleura, Chest Wall, and Diaphragm

(2) 动脉瘤样骨囊肿：动脉瘤样骨囊肿为良性肿瘤，常见于 30 岁以下的患者，由充满血液的囊肿组成，囊内有成纤维细胞和多核巨细胞。胸壁不常受累，胸部最常见的受累部位是脊柱后部。MRI 显示肿块呈分叶状，边缘很薄呈低信号，内部多发分隔，出血可导致液 – 液平面[247, 252]。但是液 – 液平面并不具有特异性，在巨细胞瘤、软骨母细胞瘤和单纯骨囊肿中也可见[251, 253, 254]。尽管这些为良性病变，但它们可以快速生长，导致骨质破坏，并向邻近组织内延伸。

(3) 纤维性结构不良：纤维性结构不良是一种发育异常，是由于成骨细胞分化和成熟异常导致未成熟骨和纤维基质代替正常骨。70%～80% 的病例为单骨型，20%～30% 为多骨型[251]。肋骨受累见于 6%～20% 的单骨型病例和 55% 的多骨型病例[247, 255]（图 8-100）。肋骨病变通常起源于肋骨的后外侧面。X 线和 CT 显示主要为溶骨性病变，通常周围可见骨小梁结构。也可能发生矿化，呈无定形或软骨样[256]。患者通常无症状，但相关病理性骨折发生后可感觉疼痛。

通常，通过 X 线和 CT 表现可做出明确的纤维性结构不良诊断。MRI 可准确判定病变范围。MRI 表现多样，但大多数病例在 T_1 加权序列上表现为低信

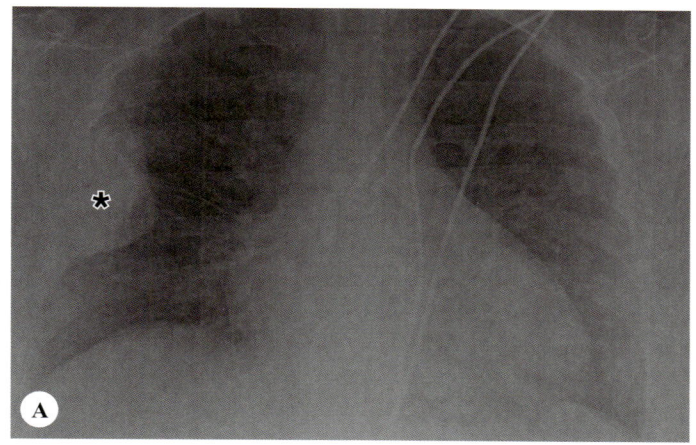

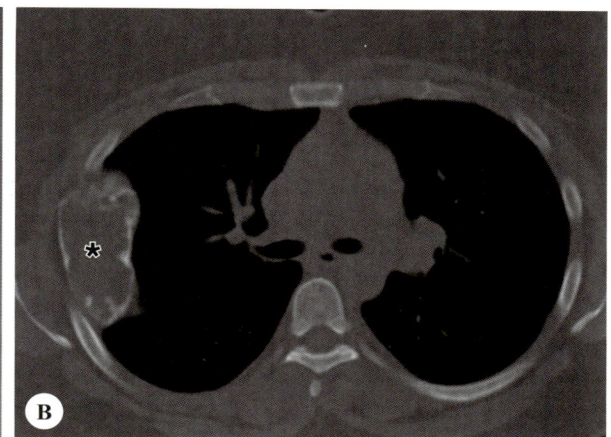

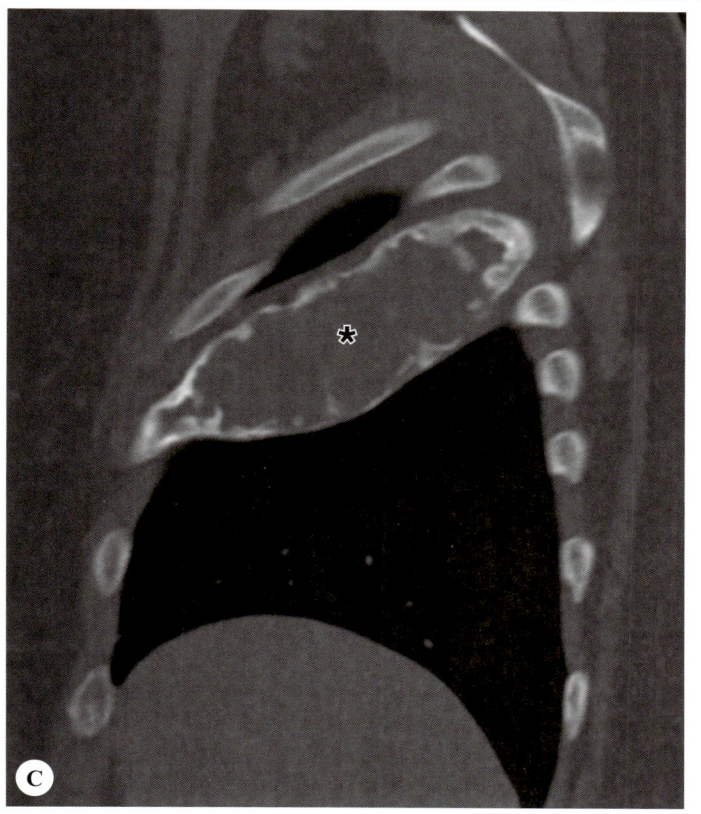

▲ 图 8-100 右侧第 5 肋纤维性结构不良
A. 正位胸片显示右侧第 5 肋膨胀性溶骨性病变（星）；B 和 C. 轴位和冠状位平扫 CT 骨窗图像显示膨胀性溶骨性病变伴骨内膜扇贝样改变（星），符合纤维性结构不良表现

号，在 T_2 加权序列上表现为高信号[251, 257]。

(4) 内生软骨瘤：内生软骨瘤是仅次于纤维性结构不良第二常见的良性肋骨肿瘤。常起源于肋软骨交界处的软骨组织[258]。病变在 X 线和 CT 上具有典型表现，呈分叶状、界限清楚的溶骨性病变伴软骨样矿化。当 X 线和 CT 上软骨样矿化不明显时，可能需要进行 MRI 检查，因为透明软骨成分在 T_2 加权序列上通常表现为高信号[247]。

(5) 软骨母细胞瘤：胸部软骨母细胞瘤常发生于肩胛骨和肋骨。肋骨病变通常发生在肋椎和肋软骨交界处，通常比长骨的软骨母细胞瘤发生得晚[259]。其影像学表现可具有侵袭性，邻近骨髓和软组织广泛水肿，难以与恶性病变鉴别[247]。

(6) 巨细胞瘤：骨巨细胞瘤（giant cell tumor，GCT）是由血管窦构成的良性骨病变，内衬或内含梭形细胞和巨细胞，多发生于骨骺闭合后的 20~40 年。发生于胸壁的病变通常起源于胸骨、锁骨和肋骨的软骨下区域。CT 表现为偏心性病变，伴骨皮质变薄和膨胀性改变。MRI 上通常在 T_1 加权序列上呈低至中等信号，在 T_2 加权序列上呈中至高信号，但也在 T_2 加权序列上表现为低信号[247, 260, 261]。

(7) 朗格汉斯细胞组织细胞增生症（LCH）：LCH 是一种树突状细胞增殖相关的非肿瘤性疾病。病因不明，常发生于 20 岁以下的患者。骨性病变通常累及中轴骨和颅骨，所有患者中孤立性肋骨病变的发生率为 9%~15%[262]。LCH 在成人中不常见，该人群最常见的受累部位是肋骨，占所有患者的 25%[263]。X 线和 CT 最常见表现是骨皮质破坏[263]。MRI 表现不具特异性，可能出现广泛水肿[262]。局限性病变的预后良好。相反，多灶性病变的患者需要全身治疗，预后较差。

(8) 脂肪瘤：脂肪瘤指含脂肪细胞、界限清楚的带包膜肿块。常见于肥胖患者和 50—70 岁的患者。胸壁脂肪瘤往往比身体其他部位的脂肪瘤更大、位置更深[264]。在 CT 和 MR 上表现为均匀的脂肪性肿块，静脉注射对比剂后病变未强化。在 CT 或 MR 上可见内部薄层分隔，可轻微强化[251]（图 8-101）。

(9) 神经鞘瘤：胸壁神经鞘瘤起源于脊神经根和肋间神经。由细胞丰富、排列有序的 Antoni A 纤维和细胞较少、排列紊乱的 Antoni B 纤维组成。神经鞘瘤最常见于 20—50 岁的患者[247]。肿瘤生长缓慢，通常无症状。该肿瘤不具侵袭性，常导致邻近椎骨和肋骨呈光滑的扇贝样改变。较大的病变可表现为边缘分叶状，常伴囊变，可能伴有出血或钙化，这些特征有助于与神经纤维瘤鉴别[247]。

神经鞘瘤在 CT 和 MRI 上表现为边界清楚的均质肿块。在 CT 上通常呈稍低密度，注射对比剂后常可见强化。在 MRI 检查中，病变在 T_1 加权序列上表现为中等信号，在 T_2 加权序列上表现为高信号。在 T_2 加权序列上也可见环状不均匀低信号区域，被称为束状征，可见于 63% 的神经鞘瘤和 25% 的神经纤维瘤[247, 265]（图 8-102）。小肿瘤在注射对比剂后通常表现为明显且均匀的强化，而较大的病灶往往表现为不均匀强化，这是由于病变发生囊性退行性变所致，该特征可用于区分神经鞘瘤和神经纤维瘤[251, 266]。

(10) 神经纤维瘤：神经纤维瘤是一种生长缓慢的肿瘤，起源于神经，最常见于 20—30 岁的患者。大多数病变发生于 I 型神经纤维瘤病或多发性丛状神经纤维瘤患者中。肿瘤恶变偶有发生，但风险较低。与神经鞘瘤一样，神经纤维瘤生长缓慢，通常无症状。在 CT 上表现为边界清楚的低密度病变（图 8-103）。常出现神经孔增宽和邻近骨骼的光滑扇贝样改变。注射对比剂后 MRI T_2 加权序列和 T_1 加权序列可显示靶样病变，这是由于富含细胞的中心被缺乏细胞、富含基质成分的部位包绕。据报道，50%~70% 的神经纤维瘤中存在这种靶样征，但 54% 的神经鞘瘤中也可出现该征象[247, 266, 267]。

(11) 节细胞神经瘤：节细胞神经瘤起源于胸壁的交感神经节，由成熟的节细胞、施万细胞和神经纤维组成，好发于年轻人，也可开始于神经母细胞成熟后，但是并不太常见。CT 常表现为边界清楚有包膜的椎旁肿块，可能呈均质性也可能呈异质性。25% 的病例出现钙化。MRI 显示病变在 T_1 和 T_2 加权序列上呈等信号，因曲线带低信号，而呈漩涡状[251, 268]。

(12) 血管瘤：胸壁血管瘤是一种罕见病变，由正常或异常血管簇构成。根据主要的血管通道类型，在组织学上可进一步分为毛细血管性、海绵状性、动静脉性或静脉性血管瘤[247, 269]（图 8-104）。血管瘤也可包含非血管组织，如静脉石、脂肪、平滑肌或纤维组织[247, 269, 270]。CT 显示软组织肿块伴迂曲血管及散在脂肪。在 MRI T_1 加权序列上主要表现为等信号肿块，伴 T_1 和 T_2 加权序列上均显示为高信号的区域（为海绵状或囊性间隙内的淤血所致）。相反，血

第 8 章 胸膜、胸壁和膈肌
Pleura, Chest Wall, and Diaphragm

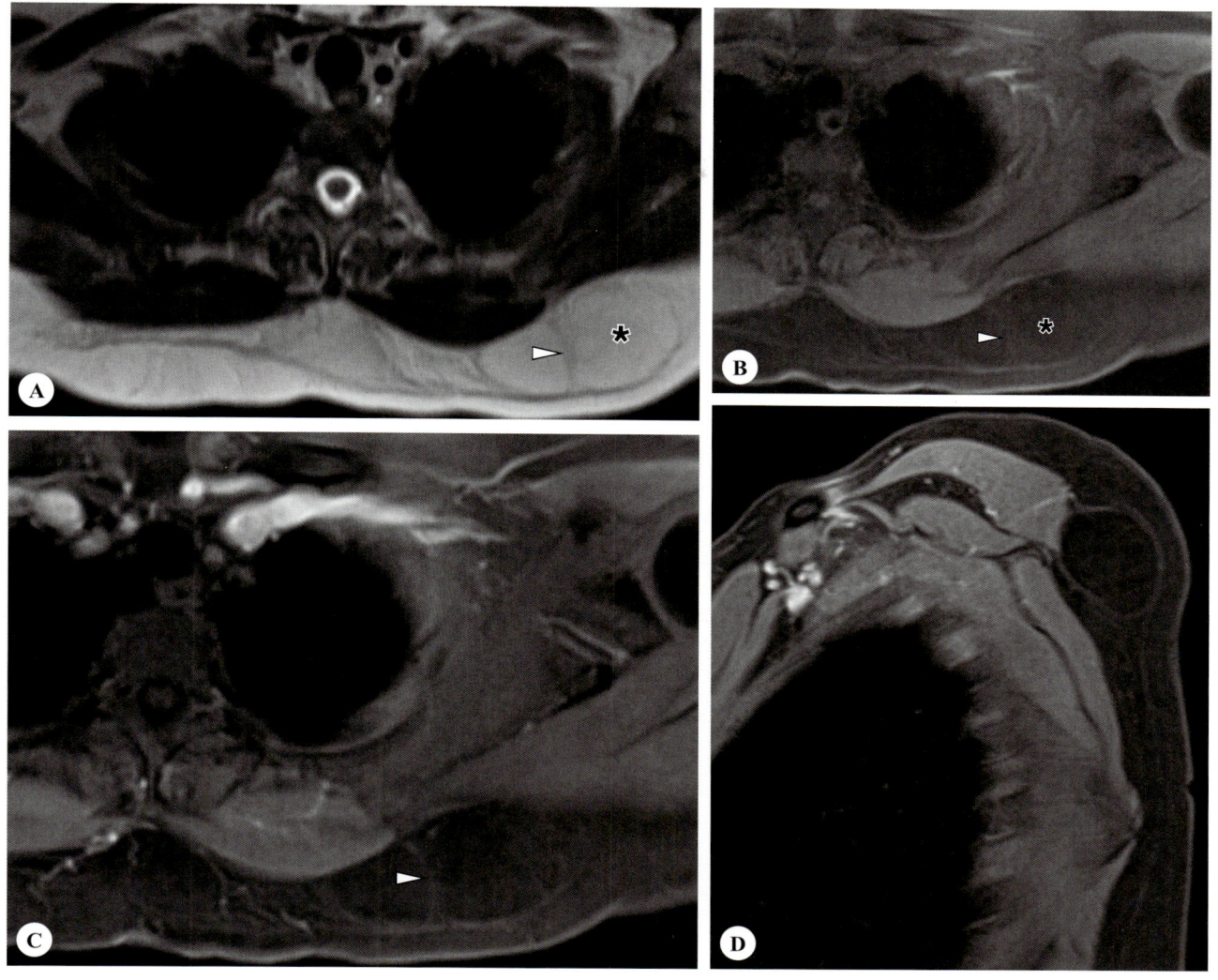

▲ 图 8-101 左后胸壁脂肪瘤
A. 轴位平扫 MR T_1 加权图像显示左后胸壁内含脂肪的肿块（星），内部可见薄层分隔（箭头）；B. 轴位平扫 MR T_1 加权脂肪饱和序列图像显示肿块在脂肪饱和图像上为低信号（星），也可见内部薄层分隔影（箭头）。C 和 D. 轴位和矢状位增强 MR T_1 加权图像显示内部薄层分隔（箭头）轻微强化，但无结节

液快速流动的区域表现为信号流空[271]。

2. 恶性胸壁肿瘤 胸壁原发性恶性肿瘤通常表现为可触及、快速生长的巨大肿块。大多数患者都有症状，最常见的症状是疼痛。这与大多数良性胸壁肿瘤不同，后者通常无症状。

(1) 软骨肉瘤：软骨肉瘤是最常见的胸壁原发性恶性肿瘤，占所有原发性恶性骨病变的 30% 和所有原发性肋骨肿瘤的 33%[187, 272, 273]。约 10% 的软骨肉瘤发生于胸壁，其中大多数发生于前壁，累及上五肋和肋软骨交界处[187, 247, 274]。大多数为原发性病变，只有 10% 起源于既往良性软骨瘤或继发于创伤和胸部放射治疗。多发生于 40—70 岁男性[247]。最常见的

症状是疼痛且可触及的前胸壁肿块。

胸片可以显示不规则肿块，伴骨质破坏和矿化，其外观通常为软骨样，但可以呈点状或致密状[247]。CT 可以更好显示以上特征，同时灵敏度更高。CT 还可以更好地显示骨内扇贝样改变和骨皮质破坏。MRI 上典型表现为不规则肿块，T_1 加权序列与肌肉相比呈低至等信号，T_2 加权序列为等至高信号。病变常侵犯邻近结构。静脉注射对比剂后，通常呈不均匀强化，并且外周强化更明显（图 8-105）。黏液型软骨肉瘤在 T_2 加权序列图像上表现为明显高信号[187, 274, 275]。

(2) 骨肉瘤：骨肉瘤是一种间质性高级别恶性肿

399

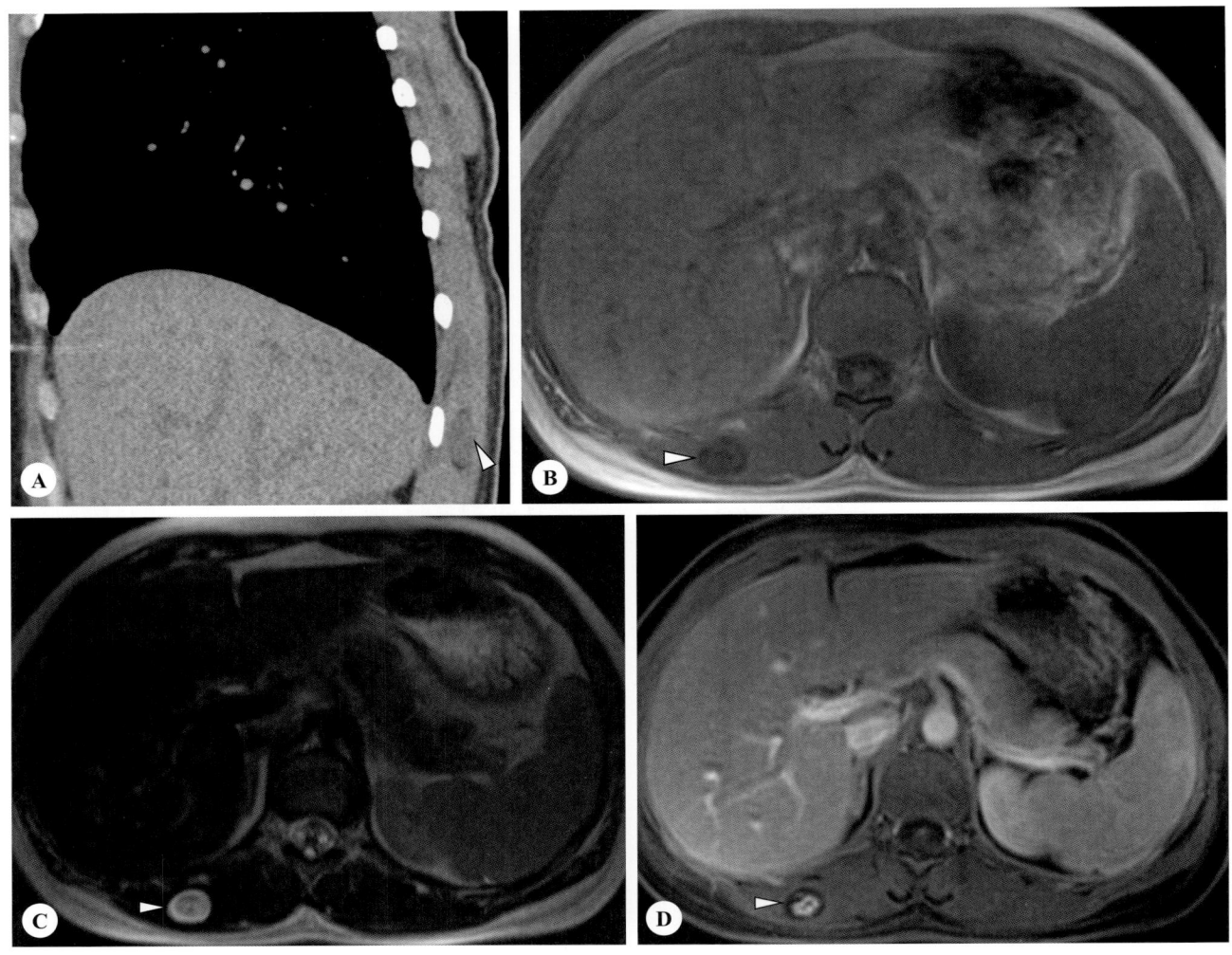

▲ 图 8-102　右后胸壁肌间隙内神经鞘瘤

A. 矢状位平扫 CT 纵隔窗图像显示右后胸壁存在界限清楚的软组织肿块（箭头）；B. 轴位平扫 MR T_1 加权图像显示肿块与邻近肌肉相比呈略低信号（箭头）；C. 轴位平扫 MR T_2 加权图像显示肿块边缘呈高信号，中心呈不均匀信号，与邻近肌肉相比分别呈高信号和等信号（箭头）；D. 轴位增强 MR T_1 加权图像显示中心部分明显强化（箭头），存在一个非常小的病灶，为微小坏死 / 囊变

瘤，占胸壁原发性恶性肿瘤的 10%～15%[187, 276, 277]。两种类型的骨肉瘤均具有双峰年龄分布特征。骨性骨肉瘤常累及年轻人，多起源于肋骨、肩胛骨、胸骨或锁骨。骨外型骨肉瘤较少见，常发生于 50 岁以上患者，起源于软组织，与骨既不相连也无累及[278]。最常表现为可触及的疼痛肿块。起源于胸壁的骨肉瘤更常见肺转移，胸壁病变也更容易发生局部复发。

CT 显示软组织肿块具有不同程度的矿化，可以呈致密、模糊或象牙状（图 8-106）。矿化通常为特征性改变，即中心最明显，向外周逐渐递减。MRI 显示不规则软组织肿块，在 T_1 加权序列上与肌肉相比呈高信号，T_2 加权序列上与肌肉相比呈等至高信号。基质矿化在 T_1 和 T_2 加权序列上均为低信号[247, 278]。囊性成分在 T_2 加权序列上呈高信号。静脉注射对比剂后呈不均匀强化。

(3) 尤因肉瘤：尤因肉瘤指一组包括骨尤因肉瘤、骨外尤因肉瘤和 Askin 瘤（起源于胸壁的外周原始神经外胚层肿瘤）的恶性肿瘤。这些恶性肿瘤具有侵袭性，被认为起源于胚胎神经嵴细胞[276, 279]。好发于 20—30 岁患者，常起源于肋骨、肩胛骨、锁骨和胸骨[276]，是儿童和年轻人中最常见的胸壁原发性恶性肿瘤，是全人群中第三常见的胸壁原发性恶性肿瘤[276]。

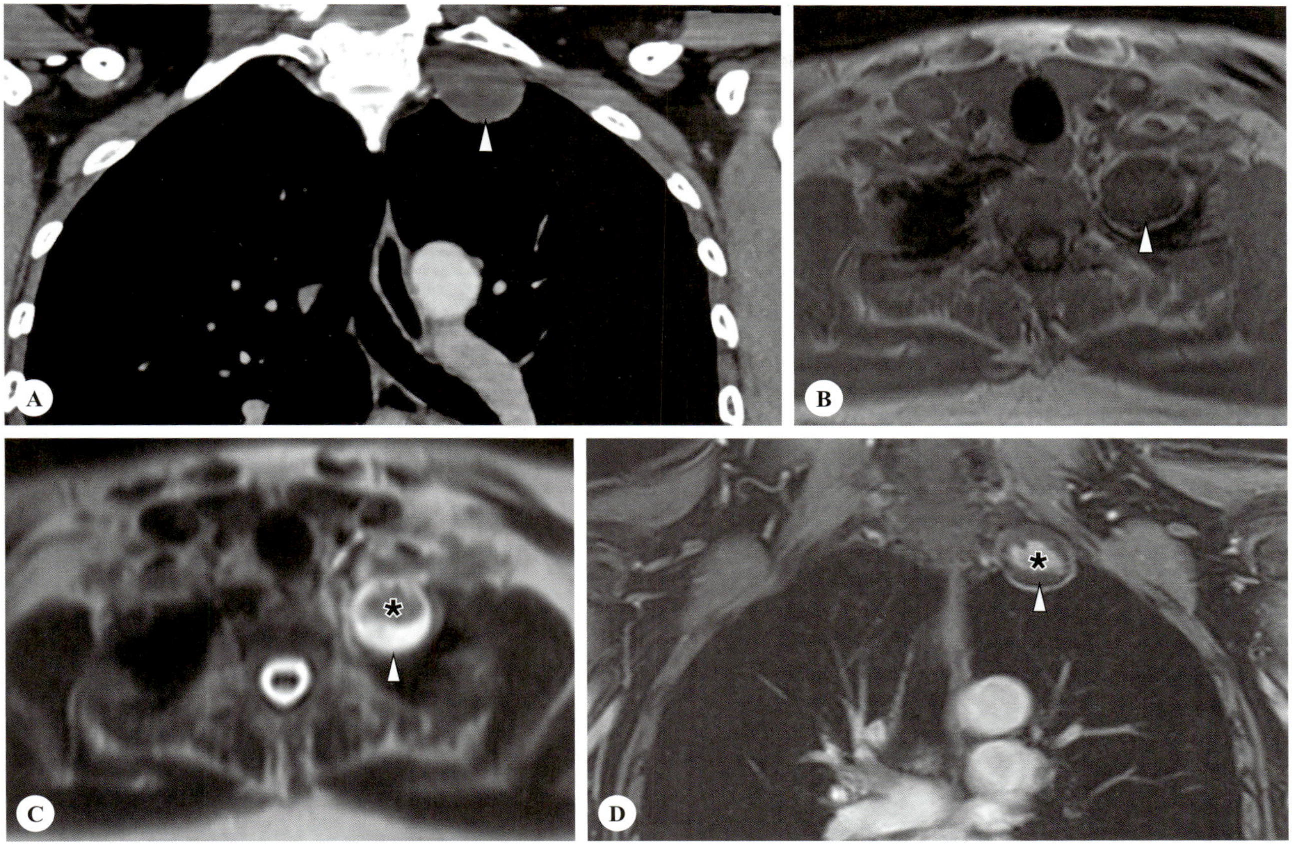

第 8 章 胸膜、胸壁和膈肌
Pleura, Chest Wall, and Diaphragm

▲ 图 8-103 左侧 T_1 神经孔的神经纤维瘤

A. 冠状位增强 CT 纵隔窗图像显示边界清楚的低密度肿块，从左侧 T_1 神经孔延伸出来（箭头）；B. 轴位平扫 MR T_1 加权图像显示肿块（箭头）中央与肌肉相比呈等信号，周围呈低信号；C. 轴位平扫 MR T_2 加权图像显示肿块中心呈等信号（星），周围呈高信号（箭头），符合靶样征表现；D. 轴位增强 MR T_1 加权图像显示病灶中心部分（星）明显强化，周围部分（箭头）不强化

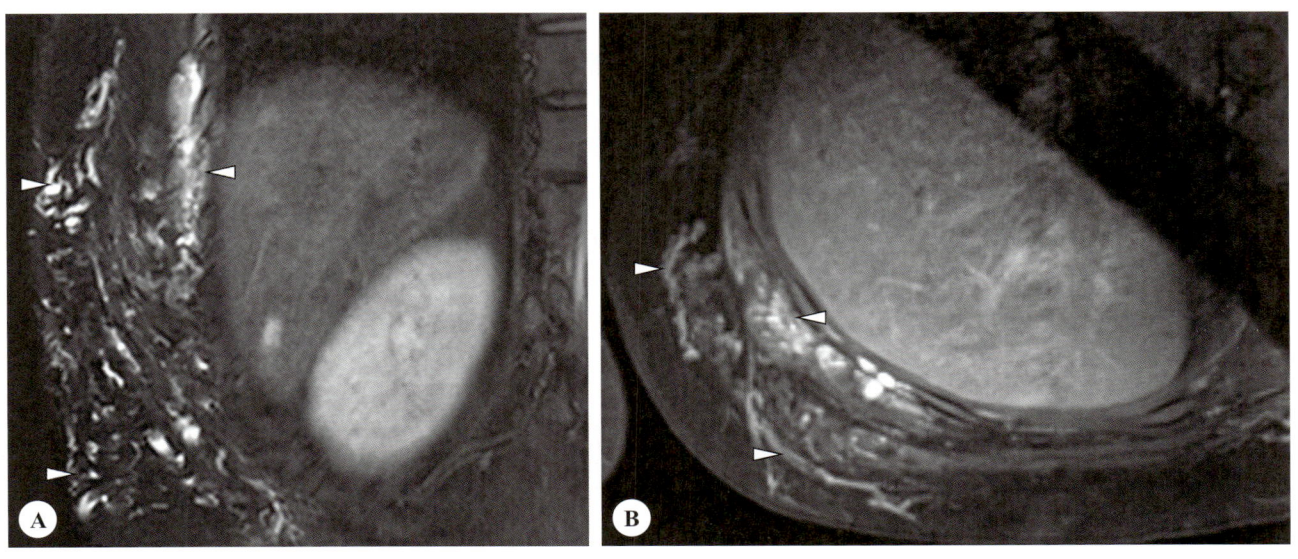

▲ 图 8-104 右胸壁静脉血管瘤

A. 矢状位平扫 MR T_2 加权 STIR 图像显示多个缠绕的高信号扩张血管（箭头）；B. 轴位增强 MR T_1 加权图像显示缠绕血管处明显强化（箭头）

401

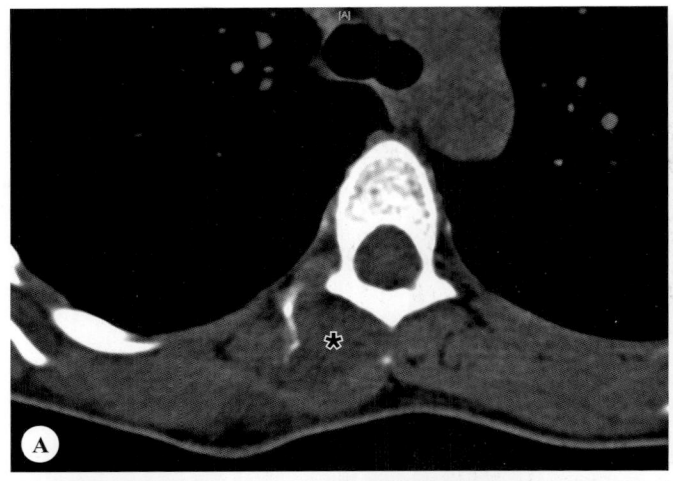
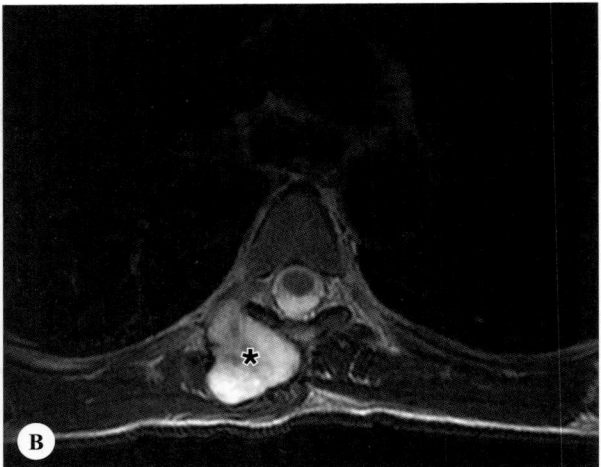
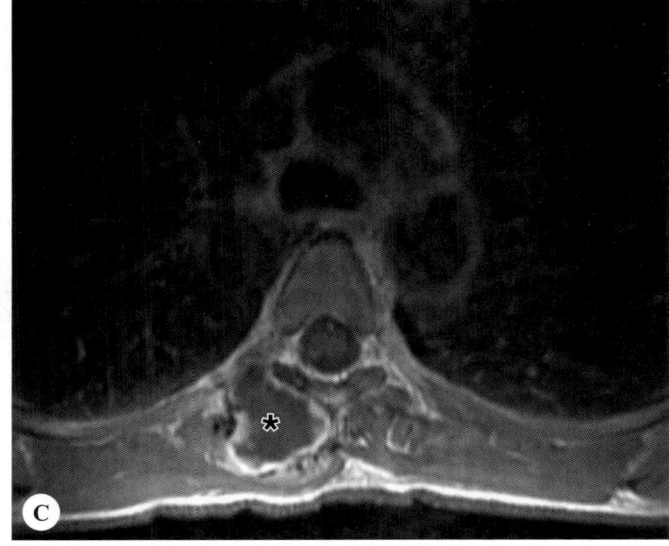

▲ 图 8-105 椎旁软骨肉瘤
A. 轴位平扫 CT 纵隔窗图像显示右侧椎弓根附近低密度肿块（星）；B. 轴位平扫 MR T_2 加权图像显示肿块呈明显高信号（星）；C. 轴位增强 MR T_1 加权图像显示病变周边明显强化，中心部分无强化（星）

该肿瘤的 CT 表现包括密度不均匀的软组织肿块，伴坏死、出血或囊变[187, 276, 278]（图 8-107）。肿瘤可侵犯邻近的胸膜、纵隔和肺。

MRI 上常表现为不均匀的巨大肿块，在 T_1 加权序列上通常与肌肉相比呈等信号或高信号，并伴有高信号出血区；在 T_2 加权序列上，往往表现为高信号。静脉注射对比剂后呈典型的明显强化。较小病变多呈均匀信号[187, 276]。

(4) 多发性骨髓瘤：恶性浆细胞肿瘤包括多发性骨髓瘤、骨孤立性浆细胞瘤（solitary plasmacytoma of bone，SPB）和髓外浆细胞瘤。

多发性骨髓瘤常见于 50—70 岁的患者。SPB 和髓外浆细胞瘤的平均发病年龄为 50 岁[276]。多发性骨髓瘤和 SPB 累及造血活跃的骨骼，包括胸部骨骼。多发性骨髓瘤和 SPB 患者通常表现出疼痛。髓外浆细胞瘤起源于软组织，最常见于上呼吸消化道[280]，常见症状包括鼻衄和鼻漏。SPB 可进展为多发性骨髓瘤，但髓外浆细胞瘤不会[280]。

SPB 和多发性骨髓瘤在 CT 上表现为溶骨性病变，前者常表现为多囊性、膨胀性团块（图 8-108 和图 8-109）。软组织肿块有时伴有溶骨性病变，静脉注射对比剂后呈不均匀强化[187]。MRI 显示病灶在 T_1 加权序列上与肌肉相比呈低信号，在 T_2 加权序列上与肌肉相比呈高信号，静脉注射对比剂后病变强化。病变在 T_1 加权、T_2 加权和增强后序列上均表现为不均匀信号。非活动性病变在 T_1 加权序列上呈高信号，在 T_2 加权序列上呈低信号，在注射对比剂后不强化[187, 281]。

髓外浆细胞瘤在 CT 上表现为局灶性软组织肿块。病变在 T_1 加权序列上呈低信号，在 T_2 加权序列上呈高信号，静脉注射对比剂后病灶强化[187]。

(5) 平滑肌肉瘤：平滑肌肉瘤在胸壁肉瘤中占比

第 8 章 胸膜、胸壁和膈肌
Pleura, Chest Wall, and Diaphragm

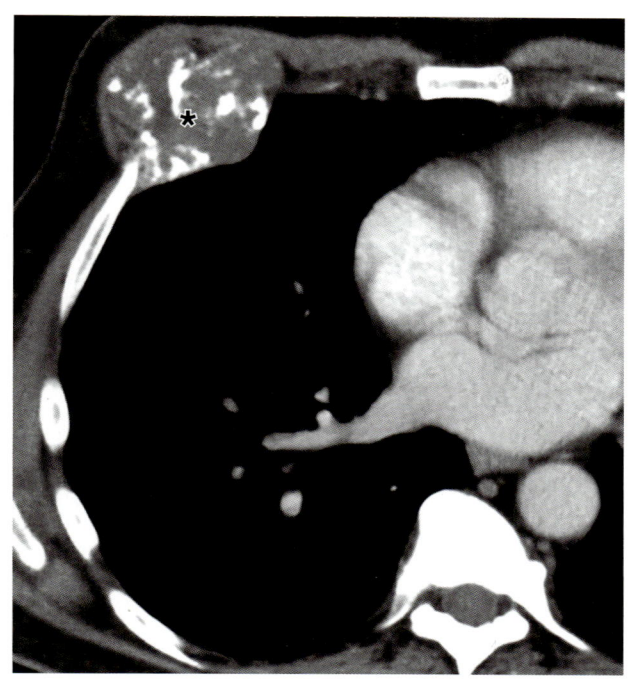

▲ 图 8-106　肋骨骨肉瘤

轴位增强 CT 纵隔窗图像显示右前第 4 肋肋软骨交界处膨胀性软组织肿块。肿块显示致密钙化灶（星）

不足 5%，常发生于胸壁的皮肤和皮下组织中（图 8-110）。常见于 50—70 岁男性，通常表现为可触及的疼痛性肿块。在免疫功能低下的患者中，肿瘤通常与 Epstein-Barr 病毒有关[276, 282, 283]。CT 表现为巨大的软组织肿块，常伴有坏死或囊变。MRI 显示软组织肿块在 T_1 加权序列上与肌肉相比呈低信号，在 T_2 加权序列上与肌肉相比呈高信号。静脉注射对比剂后，病灶边缘强化，囊变或坏死导致病灶中心部分未强化[276]。

(6) 横纹肌肉瘤：胸壁横纹肌肉瘤少见，预后差。与胚胎性和多形性组织学亚型相比，肺泡性亚型更常见于胸壁[284]。CT 显示软组织肿块可侵犯邻近骨，常伴有坏死和囊变。MRI 显示软组织肿块在 T_1 加权序列上与肌肉相比主要呈表现为低信号，在 T_2 加权序列上主要呈不均匀信号。注射对比剂后病变表现为不均匀强化，常呈环状结构[276, 285]。

(7) 脂肪肉瘤：脂肪肉瘤是第二常见的胸壁软组织恶性肿瘤，占所有肉瘤的 15%。约 10% 的病例起源于胸壁（图 8-111）。肿瘤由成脂肪细胞组成，从低分化圆形细胞到成熟脂肪组织，不同类型细胞所占比例不同。WHO 确定了五种基本的病理亚型，包括高分化、去分化、黏液样、多形性和混合型。高分化脂肪肉瘤是最常见的亚型，占所有脂肪肉瘤的 50%[286]。

脂肪肉瘤的影像学表现因不同病理亚型而不同，高分化肿瘤的表现与脂肪瘤类似，而低分化肿瘤的表现与实体瘤类似。4%~9% 的高分化脂肪肉瘤的 CT 和 MR 表现与脂肪瘤相似[247, 286]。若病变具备以下影像学特征：病灶>10cm、内隔厚度>2mm、存在非脂性组织结节区、肿瘤总脂肪含量小于肿瘤体积的 75%，则考虑高分化脂肪肉瘤，而非脂肪瘤[187, 287]。高分化脂肪肉瘤可去分化为更具侵袭性的肿瘤，在 T_2 加权序列上出现高信号区，T_1 加权序列上出现低信号区，静脉注射对比剂后病灶强化[187, 276, 288]。

侵袭性更高的低分化肿瘤的 CT 和 MRI 表现的实性程度更高，因此影像学上更容易与脂肪瘤区分。高达 75% 的多形性脂肪肉瘤在 MRI 上不显示脂肪成分[247, 287, 289]。黏液样脂肪肉瘤在 CT 和 MRI 上可以显示钙化和骨化，在 MR 的 T_1 和 T_2 加权序列图像上常表现为与肌肉相比的高信号[187]。

(8) 硬纤维瘤/侵袭性纤维瘤病：硬纤维瘤或侵袭性纤维瘤病是一种局部侵袭性肿瘤，由结缔组织中分化良好的成纤维细胞组成。为低级别纤维肉瘤，占胸壁低级别肉瘤的 54%[276]。胸壁硬纤维瘤常见于青少年和年轻人，但也可发生于老年人中[247, 276, 290]。在胸壁范围内，该肿瘤最常发生于肩部[291]（图 8-112）。当切除不完全时常发生局部侵袭和复发，但不发生转移。

CT 显示软组织肿块边界不清，细胞、胶原和黏液基质的存在可能导致密度不均匀。肿瘤常局限于肌肉组织和邻近筋膜，但可能环绕邻近的神经和血管，并压迫侵蚀邻近骨质[276]。MRI 显示肿瘤在 T_1 加权序列上与肌肉相比呈等至略低信号。在 T_2 加权序列上因成分多变，信号也可能变化，但通常表现为介于肌肉和脂肪信号的中间信号，并常伴有胶原束低信号带[292]。注射对比剂后病变在 CT 和 MRI 上均呈不均匀强化[247]（图 8-112）。

(9) 未分化多形性肉瘤：未分化多形性肉瘤（undifferentiated pleomorphic sarcoma，UPS）是一种纤维组织细胞瘤，既往被称为恶性纤维组织细胞瘤。该肿瘤为软组织肉瘤，起源于深筋膜或骨骼肌[247, 293]。在女性中稍多见，诊断时患者的平均年龄为 55 岁[187]。UPS 的亚型包括高级别多形性肉瘤、伴巨细胞的多形性肉瘤和伴显著炎症的多形性肉瘤[187, 247]。

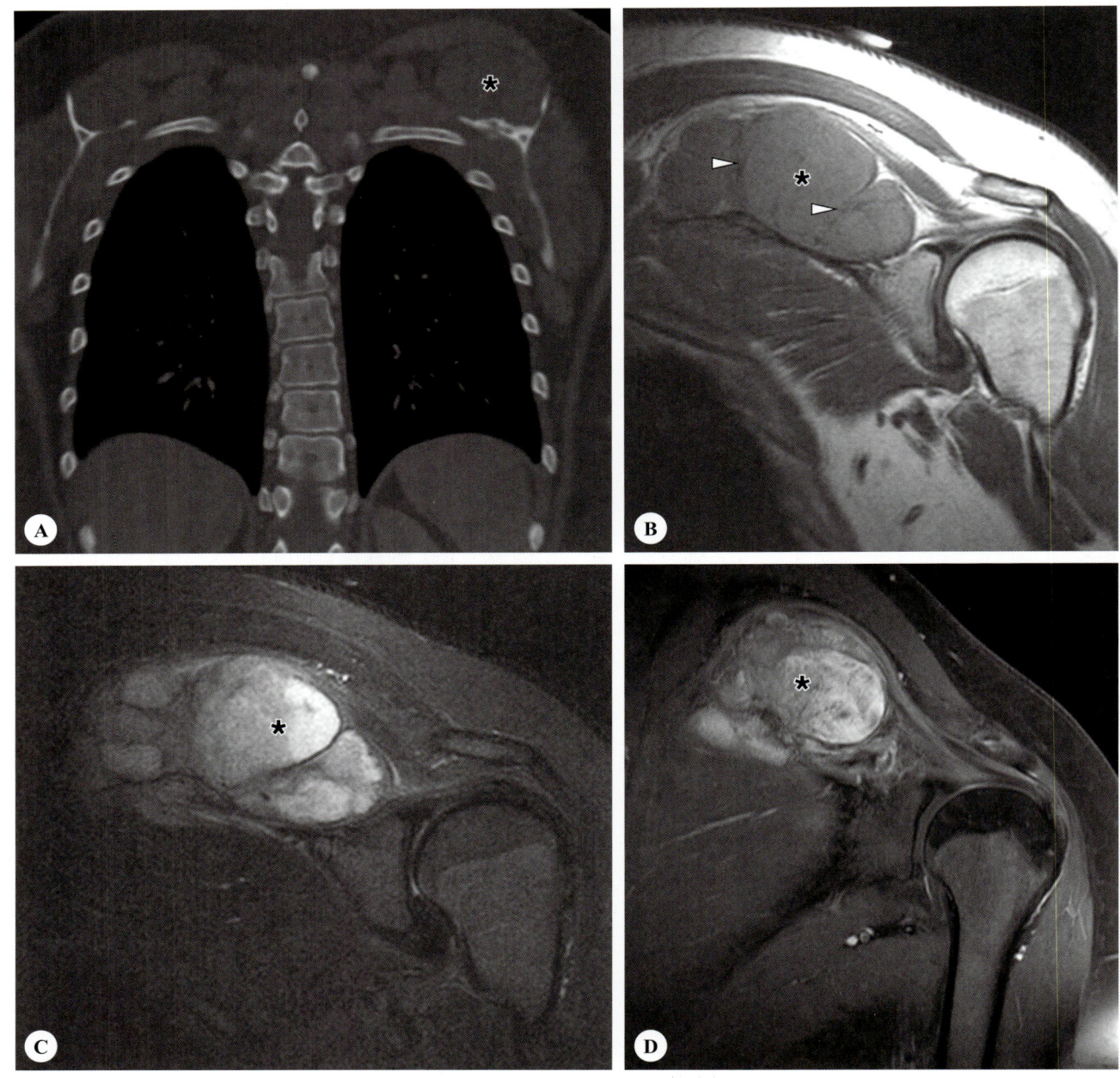

▲ 图 8-107　左肩胛骨周围尤因肉瘤

A. 冠状位平扫 CT 骨窗图像显示左侧肩胛骨周围软组织肿块（星），伴肩胛骨扇贝样改变和骨质侵蚀；B. 冠状位平扫 MR 的 T_1 加权图像显示一分叶状肿块，与肌肉相比呈等信号（星），内部可见分隔（箭头）；C. 冠状位平扫 MR 的 T_2 加权图像显示分叶状肿块信号不均匀，但以高信号为主（星），实性成分呈等信号；D. 冠状位增强 MR T_1 加权图像显示肿块呈不均匀强化（星）

UPS 在 CT 上表现为累及深筋膜或骨骼肌的软组织肿块，静脉注射对比剂后出现不均匀强化。虽然肿瘤很少起源于骨，但常侵犯邻近骨质[276, 294]。在未经治疗的肿瘤中很少见钙化，但可少见于治疗后的病变周围[295, 296]。MRI 显示肿块，在 T_1 加权序列上与肌肉相比呈等信号，在 T_2 加权序列上与脂肪相比呈等至高信号。胶原含量高的肿瘤在 T_1 和 T_2 加权序列上表现为低信号，而肿瘤的黏液样组织在 T_2 加权序列上呈高信号[297]。在静脉注射对比剂后病变呈不均匀强化（图 8-113）。

(10) 恶性周围神经鞘瘤：恶性周围神经鞘瘤是一种起源于神经鞘的梭形细胞肉瘤，占软组织肉瘤

第 8 章 胸膜、胸壁和膈肌
Pleura, Chest Wall, and Diaphragm

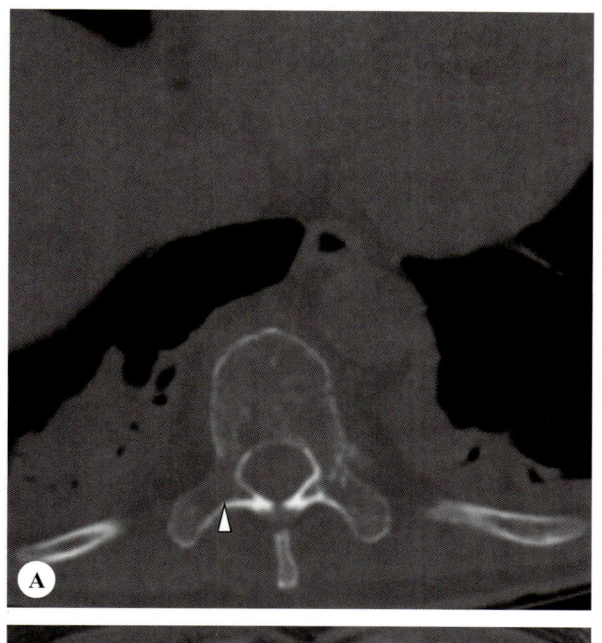
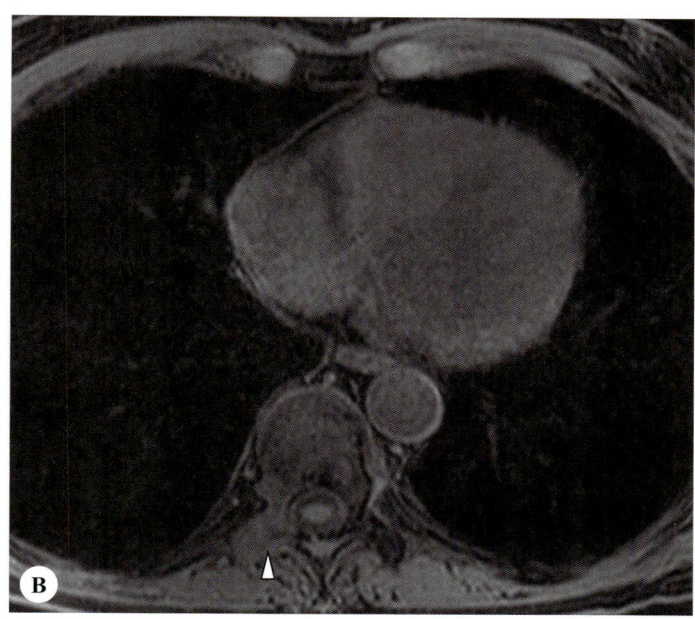
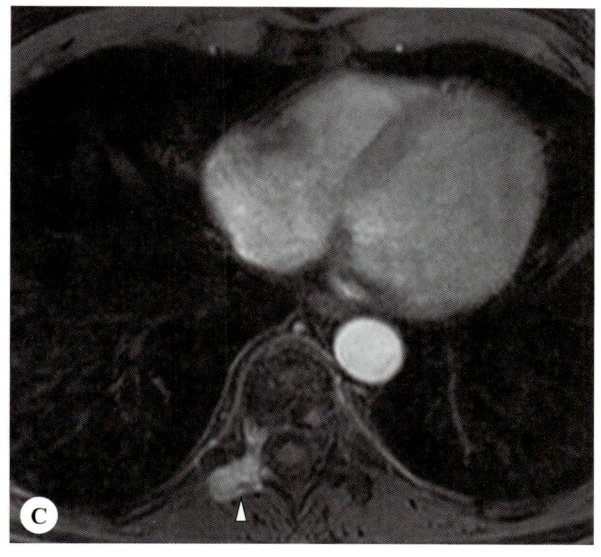

▲ 图 8-108 多发性骨髓瘤
A. 轴位平扫 CT 骨窗图像显示椎体内边界不清的骨溶解区，伴右侧椎弓根（箭头）边界清楚的溶骨性病变；B. 轴位平扫 MR T_1 加权图像显示右侧椎弓根病变与肌肉相比呈等信号（箭头），椎体中存在分界模糊的等信号影；C. 轴位增强 MR T_1 加权 MR 图像显示病变呈均匀性强化，提示为活动性病变（箭头）

的 5%～10%[247]。它倾向发生在中、大血管中，可局部侵袭和转移。偶发性发生率与 I 型神经纤维瘤病（neurofibromatosi，NF）相关性肿瘤的发生率相等。肿瘤诊断时患者的平均年龄为 42 岁，男女性偶发性肿瘤的发生率相同，而 I 型 NF 相关性肿瘤男性患者占比达 80%[276]。肿瘤通常为缓慢生长的肿块。疼痛在 I 型 NF 患者中更常见。良性神经纤维瘤伴疼痛症状时，提示肿瘤恶变。

CT 显示沿周围神经或邻近周围神经的巨大异质性肿块。当病变位于骨骼附近时，可出现骨质破坏。MRI 显示浸润性肿块，在 T_1 加权序列上呈等至高信号，在 T_2 加权序列上呈明显高信号。因导致出血和坏死，病变的 T_1 和 T_2 加权序列信号可能不均匀。注射对比剂后病变呈不均匀强化[276, 298]。

侵袭性较低的恶性周围神经鞘瘤（malignant peripheral nerve sheath tumor，MPNST）在影像学上的表现与良性神经纤维瘤相似。支持 MPNST 诊断的征象包括肿瘤 >5cm、边缘不清、周边强化、病灶周围水肿、肿瘤内囊变[187, 283, 299]。同样，良性神经鞘肿瘤向 MPNST 的转变通常在影像学上表现为良性神经纤维瘤的典型征象消失，如靶征、束状征、脂肪分裂征等消失。提示恶变的其他影像学表现包括肿瘤突然增大、邻近组织受侵，以及 CT 和 MRI 表现因坏死或出血呈异质性，特别是在 MR T_1 加权序列上[187, 276, 298, 299]。

405

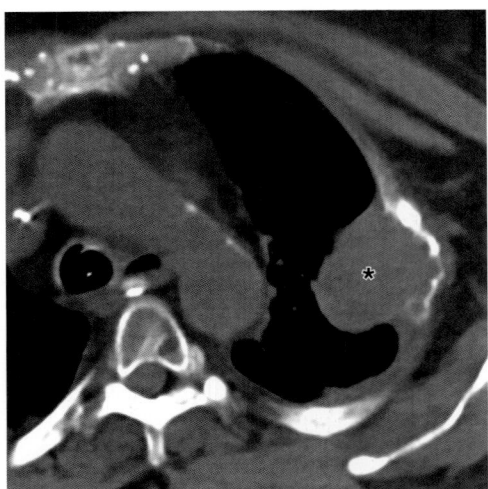

◀ 图 8-109 多发性骨髓瘤（骨孤立性浆细胞瘤）。轴位平扫 CT 纵隔窗图像显示肋骨膨胀性软组织肿块（星），压迫邻近胸膜和肺

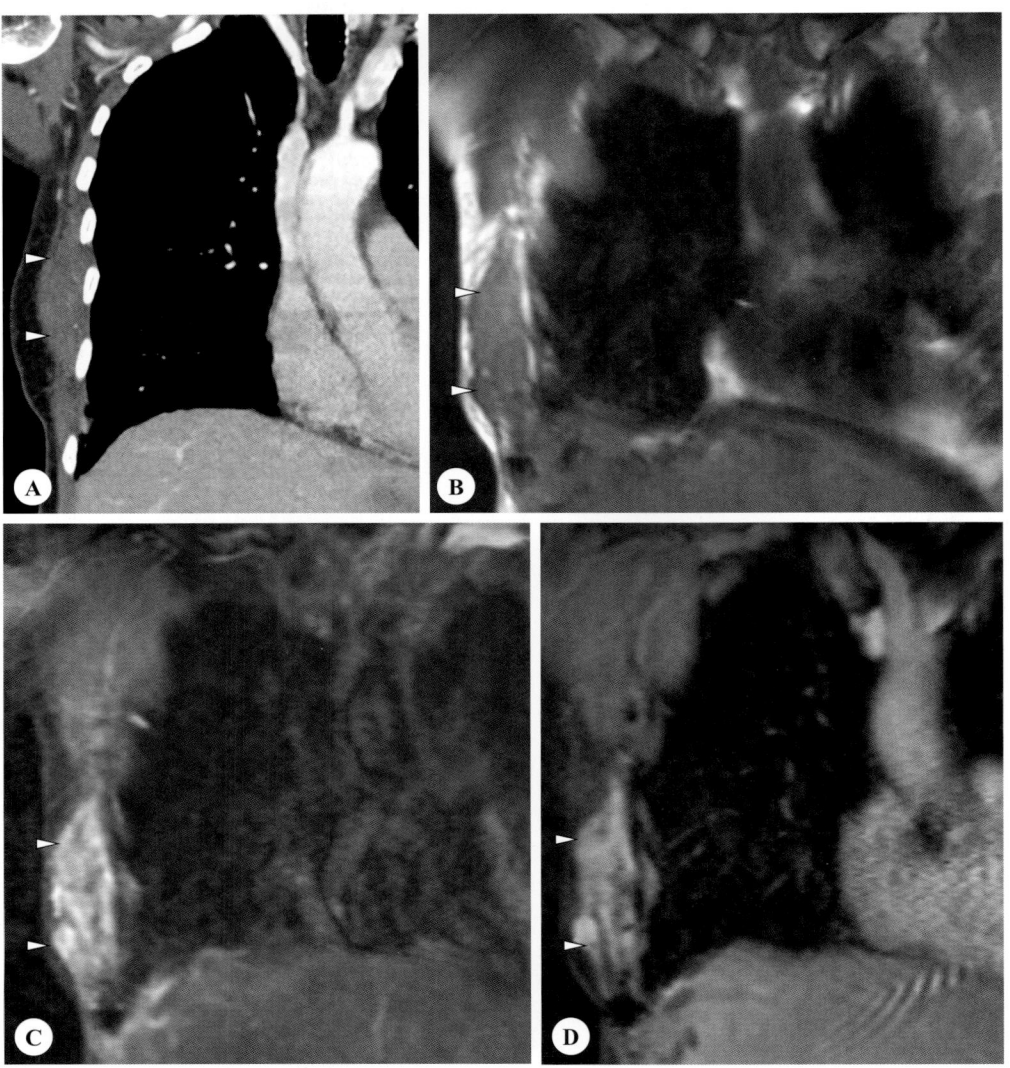

▲ 图 8-110 反复放疗诱发右乳平滑肌肉瘤
A. 冠状位增强 CT 纵隔窗图像显示右侧胸壁不规则细长的软组织肿块（箭头）；B. 冠状位平扫 MR T_1 加权图像显示肿块相比肌肉呈等信号（箭头）；C. 冠状位平扫 MR T_2 加权图像显示肿块主要呈高信号（箭头）；D. 冠状位增强 MR T_1 加权图像显示肿块呈明显的、轻微不均匀强化（箭头）

第 8 章　胸膜、胸壁和膈肌
Pleura, Chest Wall, and Diaphragm

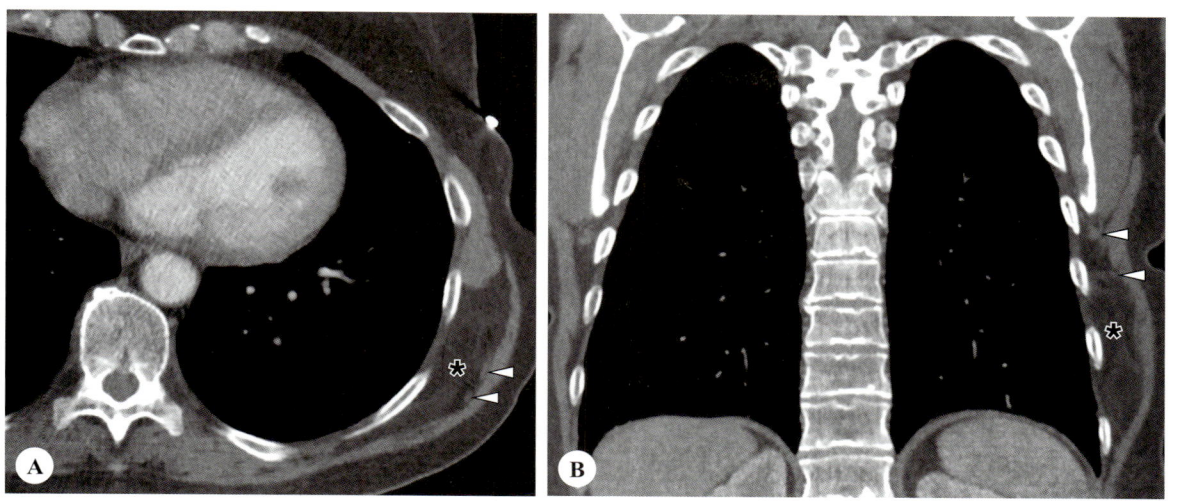

▲ 图 8-111　低级别脂肪肉瘤
轴位和冠状位增强 CT 纵隔窗图像显示，左胸后外侧壁见一脂肪密度肿块（星），内部多个分隔，周围见两个软组织小结节（箭头）

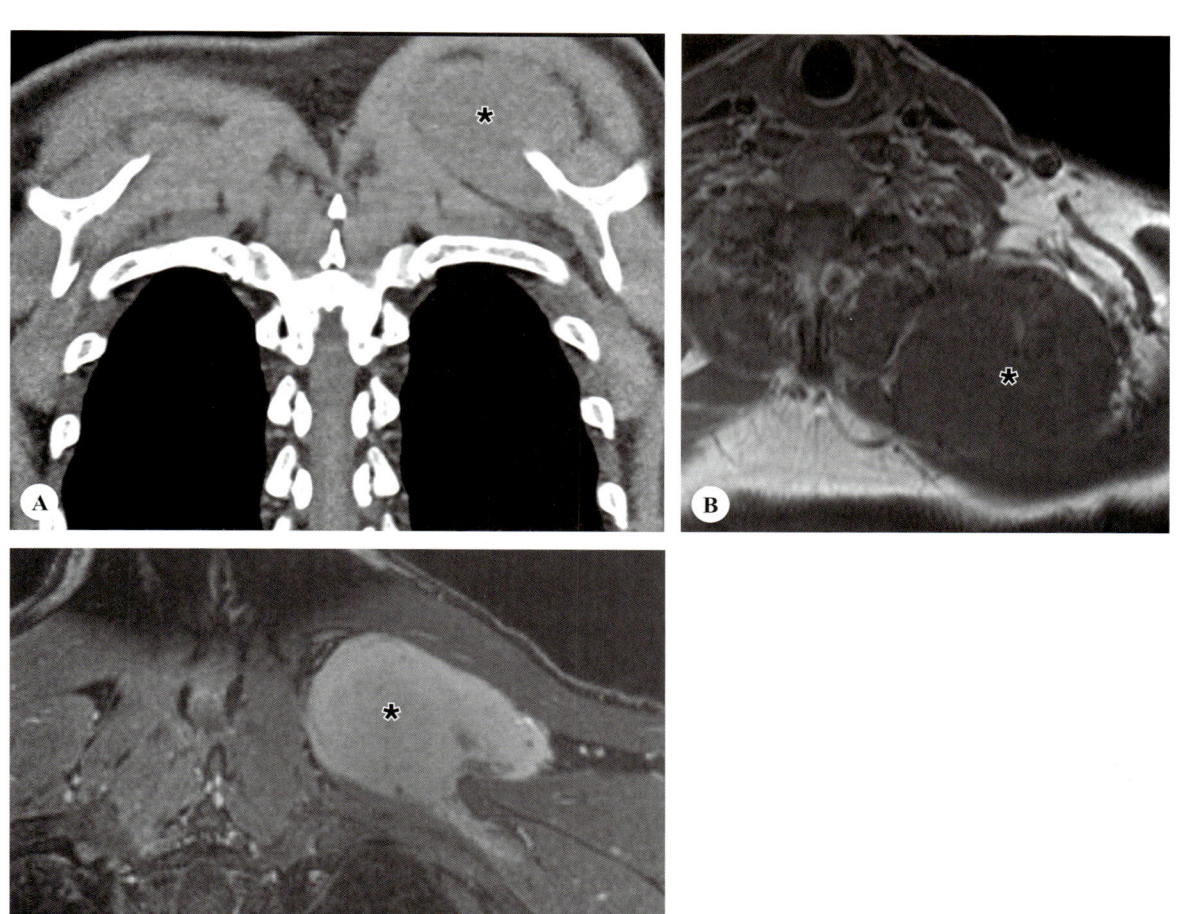

▲ 图 8-112　左侧肩胛周围硬纤维瘤
A. 冠状位平扫 CT 纵隔窗图像显示左侧肩胛周围软组织肿块（星），邻近肌肉组织移位；B. 轴位平扫 MR T_1 加权图像显示肿块与肌肉相比呈等信号（星）；C. 冠状位增强 MR T_1 加权图像显示明显的欠均匀强化（星）

(11) 血管肉瘤：血管肉瘤是一种具有侵袭性的恶性内皮样肿瘤，在组织学上表现为血管形成性结构。病变通常生长迅速，呈疼痛性肿块。可导致出血、贫血或凝血功能障碍[300]。肿瘤常发生在下肢。胸壁血管肉瘤最常见于乳腺[276]。该肿瘤与乳腺切除术后慢性淋巴水肿存在一定相关性，但只占所有病例的10%[301]。肿瘤也与放化疗暴露存在相关性。

CT 和 MRI 显示不均匀的实体肿块，伴有坏死和出血。在 CT 图像上，表现为高低混杂密度区域，而在 MRI T_1 和 T_2 加权序列上表现为不均匀信号。血管化是该疾病的主要特点，可形成多根滋养血管（供应血管）。静脉注射对比剂后，这种血管化表现出明显强化[247]。

(12) 淋巴瘤：胸壁原发性淋巴瘤相对少见，约占胸壁原发性肿瘤的 2.5%[187]，常见病因为霍奇金淋巴瘤或大 B 细胞淋巴瘤直接侵袭，可发生于约 10% 的患者病程中[187]。霍奇金淋巴瘤患者胸壁受累时预后较差[302]。

胸壁淋巴瘤的典型 CT 表现为胸骨旁浸润性软组织肿块，由纵隔直接延伸引起[187, 303]。淋巴瘤的 MRI 表现为软组织肿块，在 T_1 加权序列上呈等至稍高信号，在 T_2 加权序列上呈高信号[41]。

(13) 胸部恶性肿瘤侵犯胸壁：胸壁最常见的恶性肿瘤源于肺、乳腺、胸膜或纵隔的恶性肿瘤直接侵犯（图 8-114）。大多数情况下 CT 可显示这些恶性肿瘤对胸壁的侵犯情况，表现为邻近肋骨或椎骨骨质破坏、胸膜外脂肪消失和胸壁正常软组织界面消失。MRI 能更好地发现微小的胸壁受侵病灶。MRI 图像中胸壁受侵表现为 T_1 加权序列上胸膜外脂肪正常高信号消失、胸内筋膜断裂和胸壁肌肉组织浸润；在 T_2 加权序列上，这些征象可能表现为壁胸膜和胸壁高信号[187, 304, 305]。静脉注射对比剂有助于确定轻微的胸壁受侵病灶[305]。其他检测方法，如呼吸时 MRI 电影成像，有助于识别胸壁受侵，表现为肿瘤附着于胸壁上[306]。

(14) 胸壁原发性恶性肿瘤的治疗：对于大多数胸壁恶性肿瘤，手术切除是首选治疗方法，可延长患者生存期并提供姑息性缓解[187, 307]。对于沿骨膜生长的侵袭性恶性肿瘤，需要切除整根肋骨[308]。累及邻近软组织、皮肤、胸膜和肺组织的肿瘤通常也需要切除。是否需要重建主要取决于肿瘤的大小和位置。一般来说，<4~5cm 的外科缺损及肩胛骨覆盖的后部缺损无须重建胸壁[308]。对于大多数胸壁肉瘤，建议采用新辅助和（或）术后化疗及术后放疗[187, 308]。肺癌侵犯胸膜或胸壁将提高肿瘤分期并对预后产生不利影响，但需要整体切除胸壁时，这不属于手术禁忌证。确定肺上沟瘤是否可能侵犯胸壁并累及臂丛或锁骨下动脉非常重要。

八、膈肌成像技术

膈肌是一种将胸腔和腹部分开的肌腱结构，是主要的呼吸肌。因为膈肌薄而弯曲，CT 或 MRI 很难显示膈肌的全貌。多平面 CT 重建和多平面 MR 图像

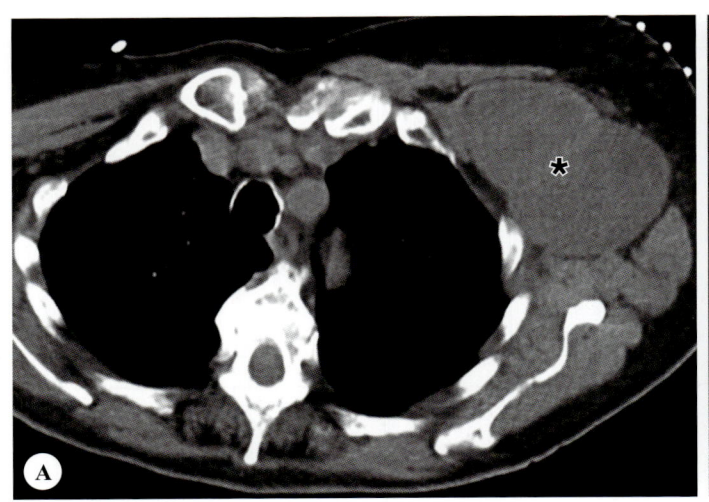
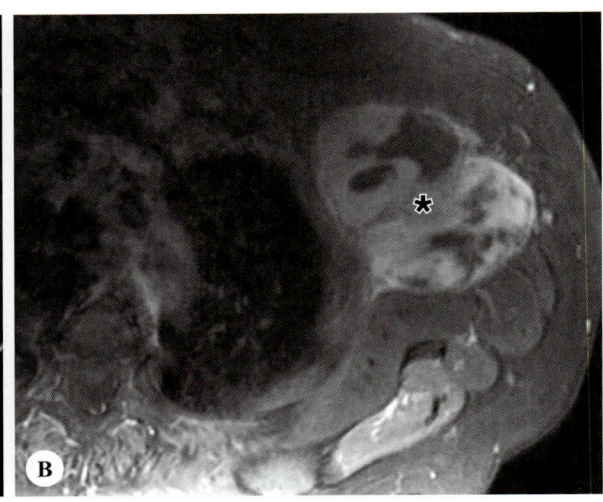

▲ 图 8-113　未分化多形性肉瘤

A. 轴位平扫 CT 软组织窗图像显示左胸前外侧壁软组织密度肿块（星），伴低密度/囊变区；B. 轴位增强 MR T_1 加权图像显示肿块不均匀强化（星）

采集能够更好地显示正常和异常膈肌[309]。膈脚、胸肋附着点和膈肌的其他部分毗邻腹部脂肪，通常 CT 和 MRI 可见。静脉注射对比剂后，膈肌的强化程度比邻近肝脏和脾脏低，因此膈肌成像更明显。膈肌腱部特别薄，在 MRI 或 CT 上无法分辨。

九、解剖：膈肌

1. 膈脚 膈脚位于后部，附着在上段腰椎椎体及椎间盘上。其尾部逐渐变细，止于右侧 $L_{1\sim3}$ 椎体前侧，以及左侧 L_1 和 L_2 椎体前侧[169]。膈脚尾部呈圆形或卵圆形，当吸气膈肌收缩时，这种表现会更加明显[310]（图 8-115），可能被误认为是淋巴结增大（图 8-116）。但是这两种情况可以区分，因为膈脚与上方膈肌相连。当肺向深处延伸至后沟，部分容积平均效应可能导致膈脚后间隙出现假的空气征[311]。膈脚与正中弓状韧带连接，当韧带肥大或位置较低时，可导致腹腔动脉受压。当这种压迫导致上腹部疼痛和体重减轻时，被称为正中弓状韧带综合征。

2. 膈肌假瘤 膈肌侧边结节状内折在 CT 或 MRI 图像上可能表现为膈肌假瘤，其表现与腹膜转移或淋巴结增大类似。常见于左侧横膈，好发于老年人[312]。有时，胸壁止点处的局灶性胸膜增厚可导致肝脏凹陷，与肝脏边缘病变表现类似。卧位扫描可以解决此问题[312]。在某些肌肉发达的患者中，右侧或左前膈肌止点处的表现可能类似前膈/心包淋巴结（图 8-117）[313]。通过连续切割技术追踪以上结构至肋骨附着处，可确认膈肌假瘤。

外侧弓状韧带是覆盖在腰方肌表面的增厚的筋膜带，是膈肌在腰部的附着点。这些附着点有时呈现出类似于结节或肿瘤的征象[106, 314]。这些假瘤最见于肾旁间隙的外侧弓状韧带的右侧缘[314]。

十、膈肌疾病

（一）膈疝

1. 先天性膈疝

（1）Bochdalek 疝：Bochdalek 疝（胸腹膜裂孔疝）是一种先天性缺陷，由胚胎胸腹膜不完全闭合导致。病变多见于左侧，由右侧胸腹膜提前闭合所致。肝脏也可能具有防止右侧膈疝发生的作用[315]。小缺损疝可能只包含腹膜后脂肪。大缺损疝可包括胃、肠、脾、肝或肾[315, 316]。

Bochdalek 疝通常无症状，多为偶然发现[317]，但偶尔疝内容物可发生嵌顿或绞窄[318]。Bochdalek 疝在胸片上常表现为软组织肿块，从单侧膈肌后部向上隆起。CT 可显示疝内容物并且通常可显示膈肌缺

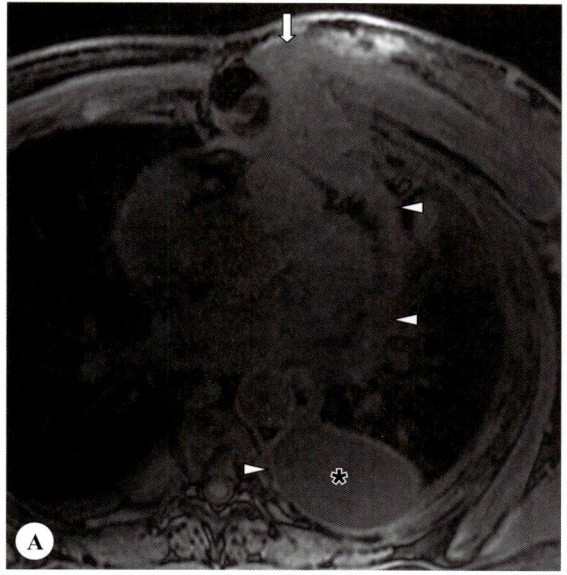 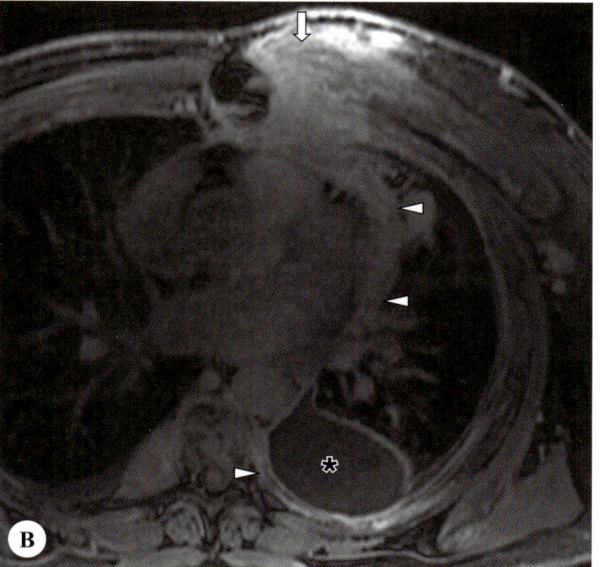

▲ 图 8-114 胸腺癌侵犯前胸壁

A. 轴位平扫 MR T_1 加权图像显示前纵隔浸润性软组织肿块，病变侵犯胸骨左侧前胸壁（箭）。注意心包和胸膜明显增厚（箭头），符合转移性疾病表现。可见肿瘤相关的包裹性胸腔积液（星）。B. 轴位增强 MR T_1 加权图像显示肿块（箭）和胸膜及心包转移灶（箭头）相对均匀强化。同时可见左侧包裹性胸腔积液（星）

损，因此可用于诊断（图 8-118）。局灶性小膈肌缺损伴脂肪或腹部内脏疝的表现可能与 Bochdalek 疝相似，但是前者更常见[319, 320]（图 8-119）。Bochdalek 疝的发病率随着年龄增长、体重增加及肺气肿后升高，强烈提示该疾病为后天获得性疾病[319]。

(2) Morgagni 疝：Morgagni 疝（胸骨后疝）占先天性膈疝的比例不足 10%，由胚胎横隔未能与侧壁融合所致。与 Bochdalek 疝不同，其内容物被腹膜和胸膜包围。Morgagni 更常见于右侧，可能是因为左侧缺损被心脏和心包覆盖。胸片上 Morgagni 疝的典型表现为右侧心膈角区肿块。

症状包括间歇性胸痛、胸紧或胸闷[318]。CT 可排除导致右心膈角肿块的其他原因，如心外膜脂肪垫、心包囊肿、胸膜或肺病变。大网膜和横结肠是最常见的疝内容物[315, 318]。CT 表现为大网膜或肠系膜脂肪和血管经 Morgagni 孔向前下胸腔延伸，伴或不伴腹部脏器疝出（图 8-120）。确切的膈肌缺损位置可能很难辨别。可能伴有横结肠上移和心包缺损[321, 322]。与其他膈疝一样，Morgagni 疝可发生绞窄、嵌顿或梗阻（图 8-121）。

2. 获得性膈疝

(1) 食管裂孔疝：胃食管裂孔疝出是成年人常见的病变。这种获得性异常继发于膈食管韧带松弛和伸展及食管裂孔扩大[315, 316]。肥胖和腹内压升高是促发因素。在 Ⅰ 型或滑动型食管裂孔疝中，膈食管韧带薄弱，胃食管连接部和胃的可移动部分经膈食管裂孔向上进入后纵隔。滑动型食管裂孔疝患者可能无症状或可能有反流症状[315]。在少见的 Ⅱ 型或食管旁疝中，膈食管韧带断裂，使得胃的可移动部分或

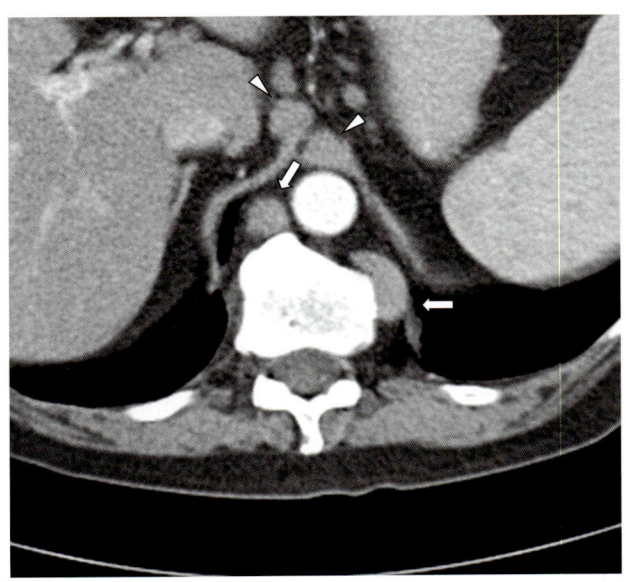

▲ 图 8-116 膈脚后淋巴结增大和分叶状膈脚
轴位增强 CT 纵隔窗图像显示膈脚尾侧呈正常分叶状（箭头），同时可见膈脚后淋巴结增大（箭）

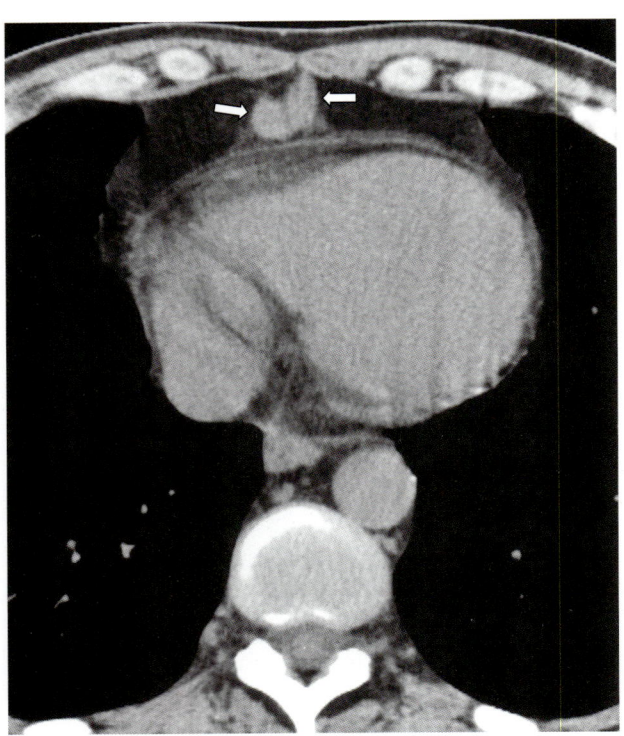

▲ 图 8-117 膈肌胸骨附着处呈正常的结节状
轴位平扫 CT 纵隔窗图像显示膈肌胸骨附着处呈明显结节状（箭），与心包淋巴结增大相似

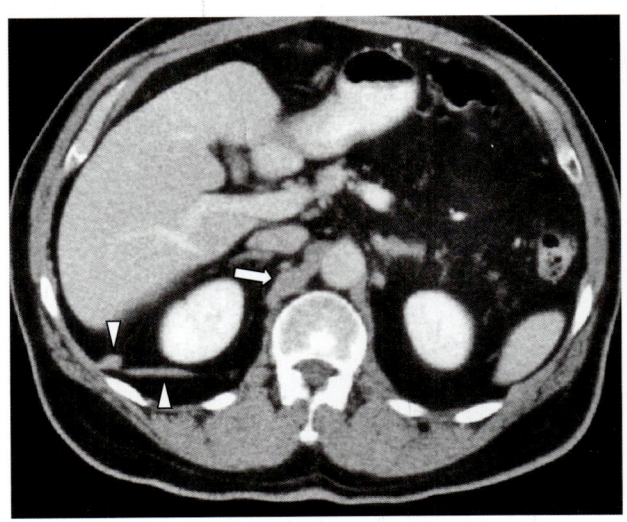

▲ 图 8-115 分叶状膈脚和外侧弓状韧带
轴位增强 CT 纵隔窗图像显示膈脚增厚呈分叶状（箭），膈肌附着处外侧弓状韧带增厚呈结节状（箭头）

第 8 章 胸膜、胸壁和膈肌
Pleura, Chest Wall, and Diaphragm

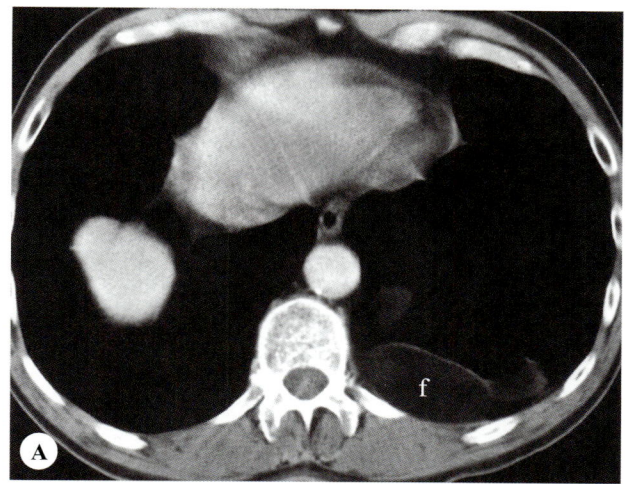

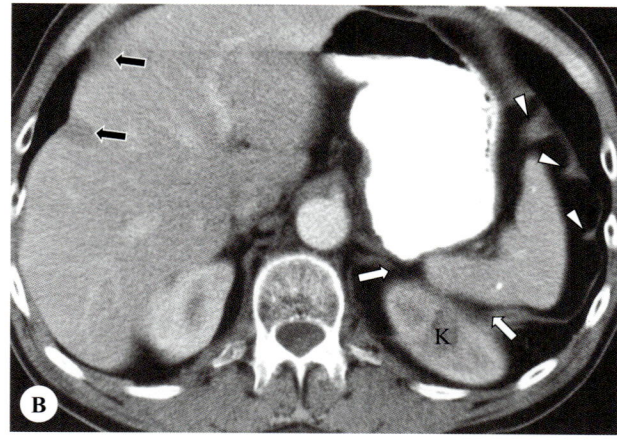

▲ 图 8-118 Bochdalek 膈膜疝

A. 轴位增强 CT 纵隔窗图像显示腹膜后脂肪（f）向左下胸腔延伸；B.（靠近尾侧）轴位增强 CT 纵隔窗图像显示膈肌缺损（白箭），符合 Bochdalek 疝表现，肾脏（K）和腹膜后脂肪向上延伸。另见正常膈肌移位，左侧呈结节状（白箭头），右侧使肝脏凹陷，并导致局部区域密度减低（黑箭）

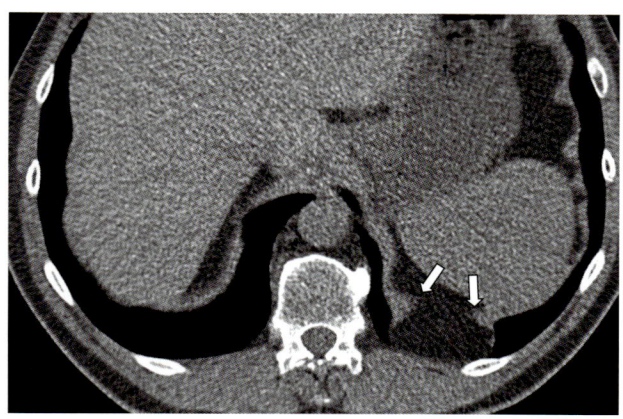

▲ 图 8-119 左膈肌缺损

轴位平扫 CT 纵隔窗图像显示少量脂肪通过左膈肌缺损疝入左下胸腔（箭）。类似的偶发性缺损可能为是后天获得的，与年龄增长有关

其他结构经食管裂孔向上疝出，而胃食管连接部仍在膈肌下方。小的食管旁疝很少有症状，不伴有胃灼热或反流性食管炎，但可能导致餐后不适、胸骨后饱胀和打嗝[323]。

两种类型的食管裂孔疝在 CT 和 MRI 上均表现为近端部分胃或其他腹部内容物延伸至下纵隔（图 8-122 和图 8-123）。随着年龄的增长，食管裂孔异常增宽及食管 - 膈脚间隙增宽的发生率也会增加[324]。当计划进行择期修补时，多平面 MRI 有助于确定疝内容物。大体积疝可能发生嵌顿或扭转[325]。食管旁疝有发生严重并发症的风险，因此无症状患者可考虑择期手术。腹水可通过食管裂孔进入纵隔，表现可类似纵隔脓肿、坏死性肿瘤或前肠囊肿[326]。胸胃不完全扩张的表现可与胃底壁增厚类似，可能怀疑肿瘤，此时行俯卧位成像使近端胃扩张[327]或通过内镜或钡剂透视进一步评估。

(2) 创伤性疝：创伤性膈肌破裂可由钝器伤（如机动车事故、高坠伤和挤压伤）或穿透伤（如刀伤和枪伤）引起。膈肌缺损很难被发现，创伤性疝在初诊时往往被漏诊[328, 329]。正压通气可防止腹腔内容物疝入胸腔，至机械通气停止，推迟疝出现的时间[330, 331]。某些病例可能多年未被诊断。左侧横膈在钝性创伤中更常受累[329]，通常累及横膈后中部位置，缺损部分可呈放射状延伸、长度超过 10cm [316, 328, 332]。疝常累及胃，但也可累及肝、肠、网膜、脾、肾或胆囊。穿透性损伤所致膈肌缺损通常很小，往往在探查性手术中才能发现[333]。创伤性疝会随着时间推移而扩大，可能由胸腹的压力梯度导致，并且有嵌顿和绞窄风险。

不同报道中，CT 诊断创伤性疝的准确率不尽相同，灵敏度为 61%～100%，特异度为 77%～100%。病变位于左侧时诊断更准确，因为肝脏可以阻止腹腔内容物疝入右胸。此外，膈肌撕裂导致的肝脏疝与膈肌升高的其他原因很难鉴别[332]。膈肌不连续是诊断创伤性膈疝最准确的表现，但不能够单靠一个表现下诊断。其他征象包括腹腔内容物疝入胸腔、膈肌不可见（膈缺失征）、疝出肠管或肝脏出现腰状收缩（领口征）、仰卧位图像中疝出的内容物向后侧肋骨 / 胸膜倾倒[328, 332]（图 8-124）。膈肌水平急性动脉内对比剂外漏和膈肌不对称增厚也表明膈肌损伤。以上任一迹象的出现均提示膈肌破裂的可能[334]。

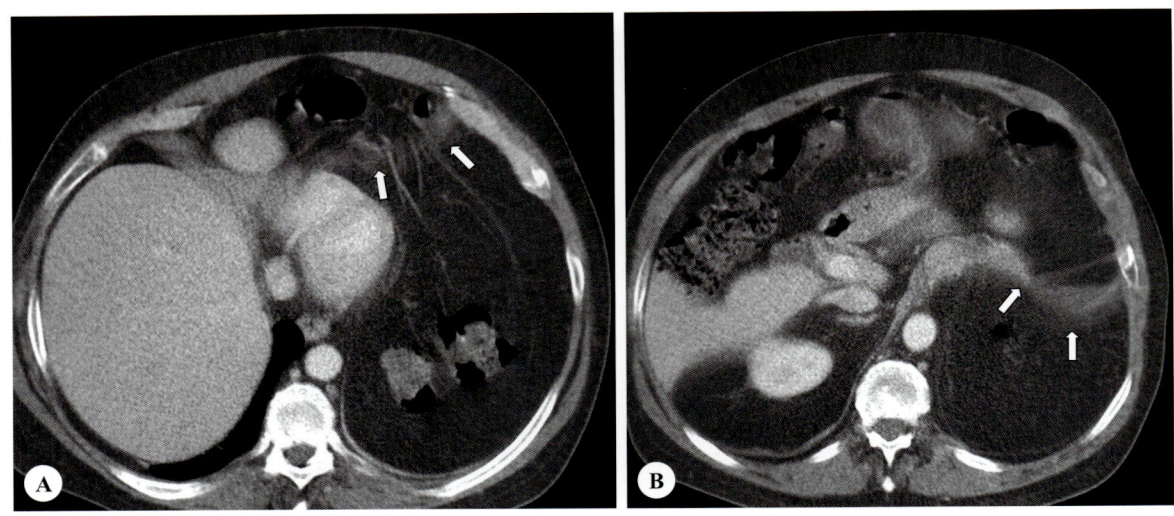

▲ 图 8-120 轴位增强 CT 纵隔窗图像显示肠系膜血管前后走行通过左前膈肌的缺损（箭）

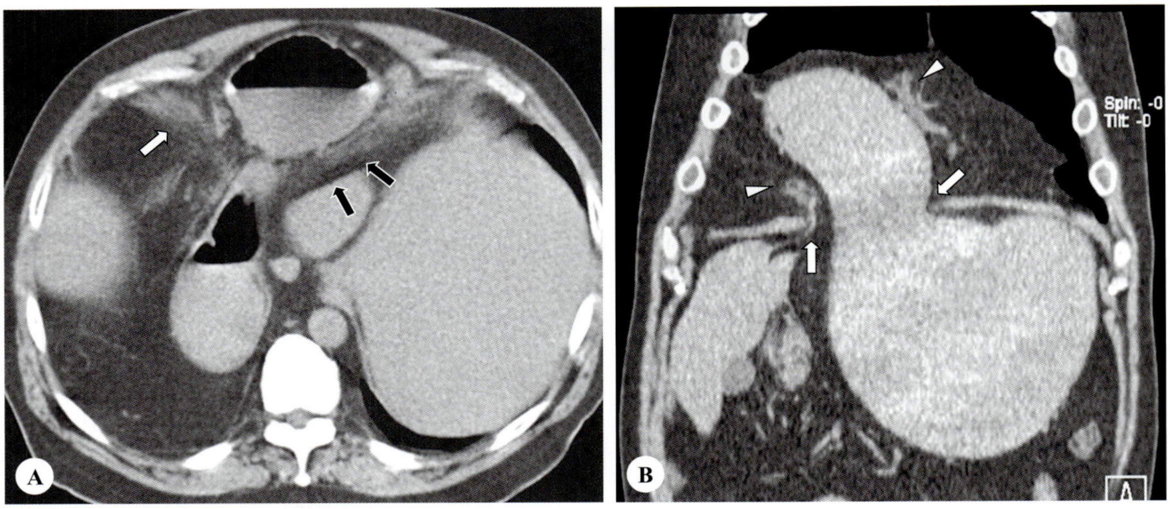

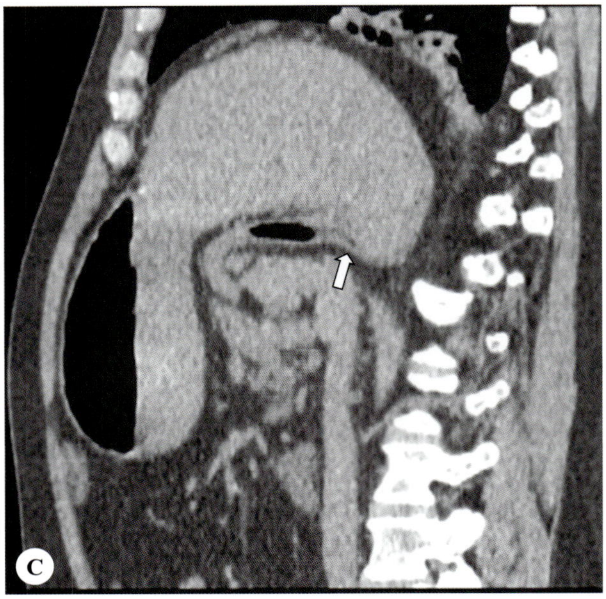

▲ 图 8-121 右侧 Morgagni 疝导致胃出口梗阻。54 岁男性患者，伴恶心、呕吐

A. 轴位增强 CT 纵隔窗图像显示前侧内侧走行的膈肌缺损（箭），胃扩张并通过该缺损疝出；B. 矢状位增强 CT 纵隔窗图像更清楚地显示膈肌缺损的边缘（箭），远端胃、肠系膜脂肪和结肠减压后通过膈肌缺损（箭头）疝入；C. 矢状位增强 CT 纵隔窗图像显示扩张胃和减压后十二指肠之间的移行区（箭）

第 8 章　胸膜、胸壁和膈肌
Pleura, Chest Wall, and Diaphragm

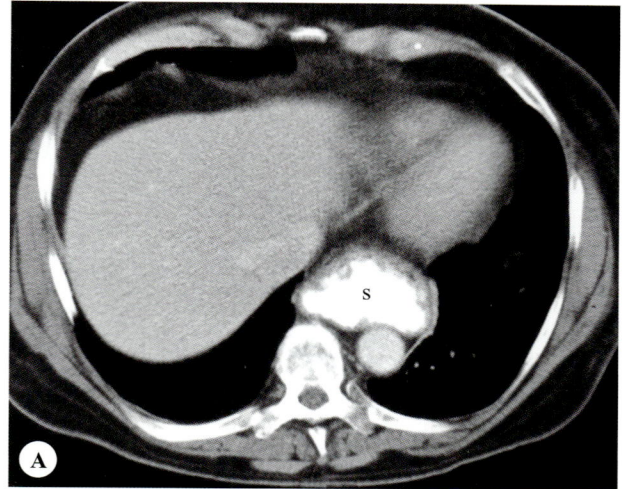

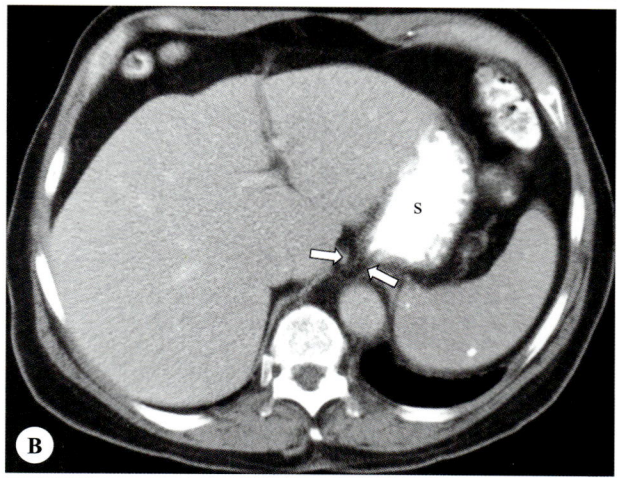

▲ 图 8-122　食管裂孔疝

A. 轴位增强 CT 纵隔窗图像显示胃食管连接处和胃部分疝出（s）；B. 与图 A 为同一患者，增强 CT 纵隔窗图像显示食管裂孔稍增宽（箭）

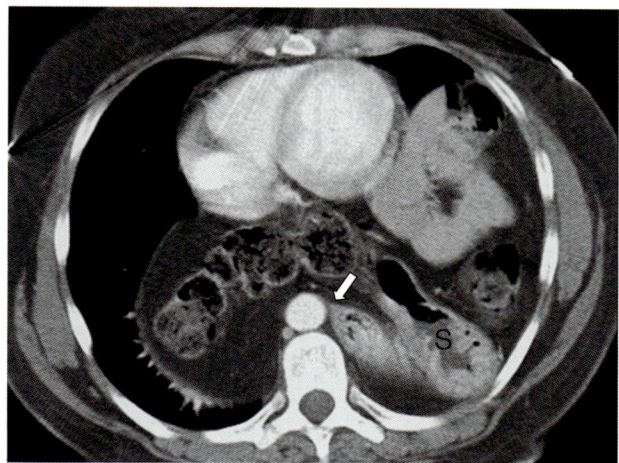

▲ 图 8-123　食管旁型裂孔疝

轴位增强 CT 纵隔窗图像显示结肠和腹腔脂肪通过增宽的食管裂孔疝出至胃食管连接处右侧的纵隔（箭）

穿透性创伤造成的小缺损在没有疝的情况下很难发现，但与膈肌在同一水平的损伤或膈肌两侧相邻的器官损伤（如肝和肺）表明膈肌很可能存在损伤。机动车创伤中，膈肌破裂伴发的最常见损伤包括肝或脾损伤、肋骨和骨盆骨折、肺挫伤[335]。

冠状位和矢状位 CT 重建图像及直接冠状位或矢状位 MRI 有助于诊断创伤性膈肌损伤[336, 337]。

（二）膈上淋巴结

几组淋巴结位于膈肌上方中央位置，沿前侧引流膈肌、前纵隔和前上肝叶。这些膈前群（心膈角、心包、心旁）淋巴结位于心膈角[338]。单侧或双侧膈上前群淋巴结病（图 8-125）最常与淋巴瘤、肺癌、乳腺癌或结肠癌相关。在淋巴瘤患者中，若存在侧前方膈上淋巴结病，可能会改变放疗计划；若未考虑这些淋巴结，可能导致治疗失败[339]。

门静脉高压症患者可能发生心膈角门体静脉曲张，尤其是右侧。扫描时间可能需要延长，以显示这些结构的强化情况，以免误诊为膈上前群淋巴结病[340]。

膈上中群淋巴结通常不可见，但在穹顶上方和内侧可以看到淋巴结增大，通常与下腔静脉相邻（图 8-125）。膈上后群或膈脚后淋巴结位于后纵隔内膈脚后方，引流后纵隔、膈肌和腰部区域[341]。膈脚后间隙通常包含主动脉、奇静脉、胸导管、神经和短径＜6mm 的淋巴结。当存在短径＞6mm 的离散性软组织肿块时，需考虑膈脚后淋巴结病，并且可能通常伴有上腹部主动脉旁淋巴结病[341]。累及膈脚后淋巴结最常见的恶性病变为淋巴瘤，但恶性和良性疾病均可引起淋巴结增大[342]。

奇静脉扩张（图 8-126）可发生异常中断、血栓形成或下腔静脉阻塞，不应误诊为膈脚后淋巴结病。静脉注射对比剂后奇静脉呈连续性表现，这一点可证实诊断。当毗邻脊柱的疾病，如恶性肿瘤、感染或外伤性血肿蔓延，也可导致 CT 上膈脚后间隙出现异常表现。

（三）膈肌肿瘤

膈肌原发性肿瘤极为罕见[343]。良性肿瘤的发生率等于或大于恶性肿瘤，左右两侧受累概率相同[344]。最常见的良性病变包括囊肿（可为间皮源性或支气管源性）和脂肪瘤[345]。神经源性肿瘤和血管瘤也有报道，但是发生率极低[346, 347]。肉瘤为最常见的原发性恶性肿瘤，其中横纹肌肉瘤或纤维肉瘤最常见[345]。

413

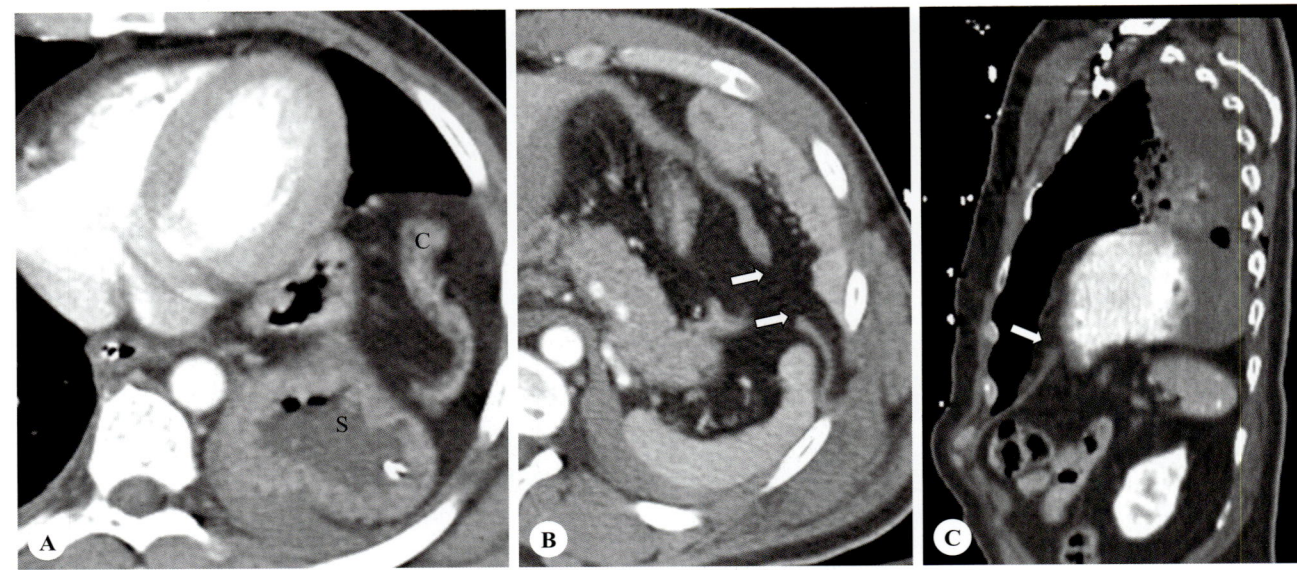

▲ 图 8-124　创伤性膈肌破裂。48 岁男性患者，机动车事故

A. 轴位增强 CT 纵隔窗图像显示胃（S）和结肠（C）通过膈肌疝入左胸，胃向后移位（内脏依靠征）；B.（靠近尾侧）轴位增强 CT 纵隔窗图像显示创伤破裂处膈肌缺损（箭），并伴有肠管疝出；C. 另一例外伤患者矢状位增强 CT 纵隔窗图像显示，外伤性破裂处膈肌缺损（箭），胃通过缺损位置疝入胸腔，伴邻近左侧胸腔积液

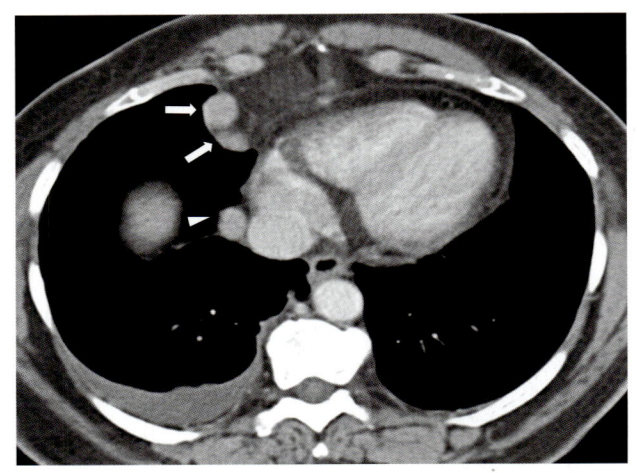

▲ 图 8-125　膈上前群、中群淋巴结增大

轴位增强 CT 纵隔窗图像显示膈上前群（箭）和中群（箭头）淋巴结增大

良恶性软组织肿瘤的影像学表现与胸壁或身体其他部位的肿瘤相似。因为膈肌很薄，因此很难将膈肌原发性肿瘤与胸膜或肝脏肿瘤进行区分。也不能将穿过膈肌缺损的脂肪或肝脏疝误认为原发性膈肌、胸膜或肺肿瘤（图 8-127）。

子宫内膜异位症很少累及膈肌，多见于右侧[348]。大多数患者表现为上腹痛或肩痛。约 80% 的胸腔子宫内膜异位症患者在月经后 72h 内出现月经性气胸[348]。很少发生血胸或咯血。CT 表现不具特异度，表现为胸膜或膈肌结节或肿块，但 MRI 可显示病变 T_1 信号增高，提示出血，并伴有低信号环[349]。

胸腹部肿瘤可直接延伸进而侵犯膈肌。其中腹部肿瘤包括肝细胞癌、肾细胞癌、腹膜癌、淋巴瘤和腹膜后恶性肿瘤[315]。胸部肿瘤包括肺癌、间皮瘤和食管癌，可直接侵犯膈肌。当肿瘤毗邻并可能侵犯膈肌时，应利用 CT 和 MRI 来评估是否存在膈肌跨壁侵犯。膈肌转移性疾病可由血行扩散、胸腺肿瘤脱落转移或卵巢恶性肿瘤腹膜播散引起。

（四）膈肌功能障碍

膈肌功能障碍可分为麻痹、无力或膨升，通常均伴有受累半膈抬高。由麻痹或无力引起的膈肌抬高通常累及半侧膈肌所有部位，而继发于膨升的膈肌抬高只累及膈肌的一部分。所有类型的功能障碍均可表现出膈肌萎缩变薄。受累患者可能无症状，或者出现端坐呼吸或呼吸困难，尤其是存在潜在肺部疾病的患者。无力和麻痹可由中枢神经系统功能障碍、神经肌肉疾病或膈神经功能障碍引起，后者通常是心胸外科手术或肿瘤侵袭的并发症[350]。

膈膨升是一种先天性或获得性膈肌变薄，导致局部抬高。该病变常只累及半侧膈的一部分，最常

第 8 章　胸膜、胸壁和膈肌
Pleura, Chest Wall, and Diaphragm

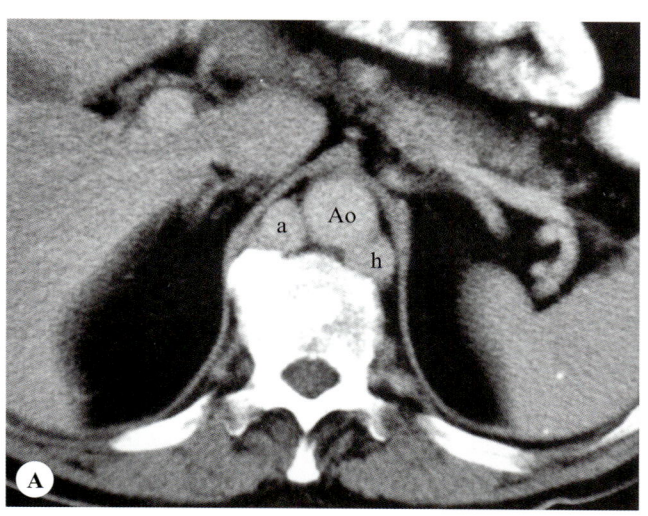
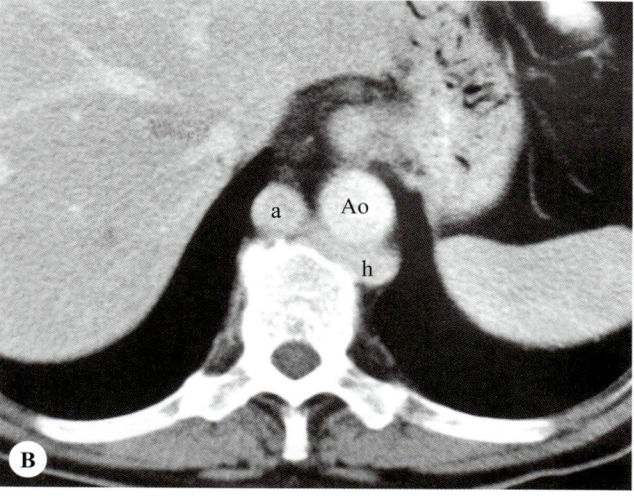

▲ 图 8–126　奇静脉连续

轴位增强 CT 纵隔窗图像显示与主动脉（Ao）毗邻的膈脚后间隙内奇静脉（a）和半奇静脉（h）扩大

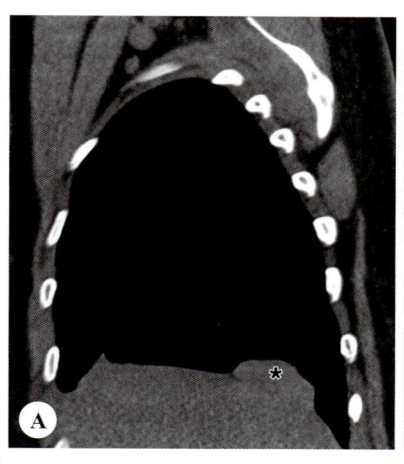
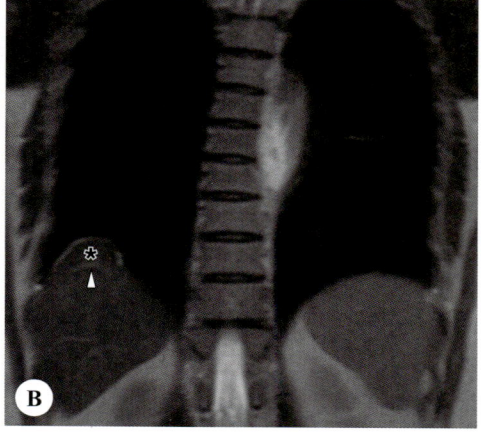
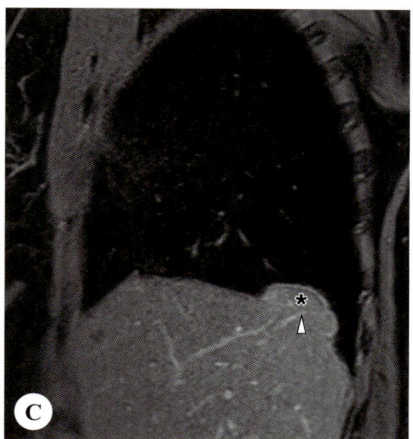

▲ 图 8–127　远期创伤性膈疝引起的肝脏疝

A. 矢状位平扫 CT 图像显示右后膈肌见一软组织肿块，与肝脏密度相似（星）；B. 冠状位平扫 MR T_2 加权图像显示病灶与肝脏（星）具有相同的信号特征，肝血管伸入病变（箭头）；C. 矢状位增强 MR T_2 加权图像显示，静脉注射对比剂后病灶与邻近肝脏的信号特征相同（星），肝血管伸入病灶（箭头）。病变呈轻微蘑菇状，为远期创伤性膈肌缺损所致的肝脏疝表现一致

累及右半膈的前内侧部分[351]。CT 可能显示膨升边缘存在有一个明显的移行区，便能够与膈麻痹清楚区分；但如果因膈肌太薄未显示完整膈肌，可能与膈疝混淆（图 8–128）。吸气试验（fluoroscopic sniff test，FST）是区分膈膨升、无力和麻痹最可靠的方法。膈膨升表现为膈肌受累节段运动异常减少，但其余正常膈肌节段表现为正常顺应运动。膈肌无力表现为在安静或深呼吸时膈肌顺应运动减弱或延迟。麻痹表现为在安静或深呼吸时膈肌运动消失。在安静或深呼吸时，即使顺应运动仅最小限度，也应认为无力，而不是麻痹。在所有类型的膈肌功能障碍中都可以观察到膈肌反常运动，但在膈麻痹中更常见[350]。

动态 MRI 还可利用扰相梯度回波序列和电影稳态自由进动序列评估膈肌的运动情况[352-354]。虽然 MRI 具有无电离辐射的优势，但与透视检查相比，其成本和实用性受限，因此在临床实践中的应用有限。

415

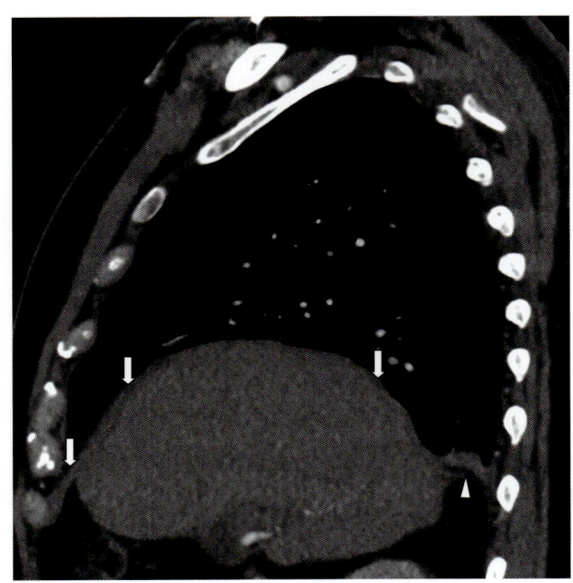

◀ 图 8-128 膈膨升

矢状位平扫 CT 图像显示右半膈中段和前段（箭）抬高，而后段（箭头）不抬高

第 9 章 脊 柱
Spine

Jeffrey P. Guenette　Thomas C. Lee　Varand Ghazikhanian　Violeta Nikac　著
姚　杉　秦　韵　译

对于脊柱疾病的诊断，CT 和 MRI 能提供许多补充性信息。MRI 能更好地评估骨髓及软组织的情况，而 CT 则在评估骨皮质和骨小梁方面更具优势。在本章中，我们将回顾脊柱的正常解剖、常见变异及其影像学特征，讨论包括肿瘤、炎性疾病和感染等病因所致的脊柱病理改变的 CT 和 MRI 的主要征象。

一、脊柱成像技术

在 CT 上，椎体边缘显示为边界清楚的皮质骨，骨髓腔内可见细小的骨小梁穿行。椎弓根和横突主要由皮质骨组成，几乎不含松质骨，腰椎的椎板和棘突也是如此，但颈椎和胸椎的椎板和棘突主要由松质骨组成。椎小关节的关节面致密而光滑，通常在颈椎呈双凸形，在胸椎和腰椎呈扁平状。

在 MRI 上，皮质骨呈低信号，含脂肪的骨呈 T_1 高信号和 T_2 中等信号（本章假设使用快速自旋回波技术进行 T_2 加权成像，因为传统的自旋回波和梯度回波序列在临床实践中很少用于 T_2 加权成像）。任何年龄的患者都可能出现骨髓内的斑块状信号改变，其本身不应被误诊为病理性改变[1]。在静脉注射钆对比剂后，正常骨髓呈均匀强化。自 20 世纪 90 年代末以来，对脊柱弥散加权成像的研究包括定性弥散加权成像和定量表观扩散系数一直持续到撰写本章之际[2-5]，其结果不一，部分是因为伪影，部分是因为健康受试者的基线 ADC 值可变性较高[6]。

椎间盘在 CT 上呈均匀的软组织密度（50～100HU）。在 MRI 上，椎间盘于骨髓对比在 T_1WI 上呈等或稍低信号，T_2WI 上呈较高信号[7]。CT 上无法分辨纤维环与髓核，在 MRI 上正常的纤维环呈为稍低 T_2 信号[8]，穿过髓核内部的低信号水平线属于正常的核内裂[9]。

韧带在 CT 上呈软组织密度，在 MRI 上呈 T_2 低信号（图 9-1），因此在 MRI 上韧带与皮质骨难以区分。黄韧带连接层间间隙，CT 上呈软组织密度，MRI 上呈 T_2 低信号。在腰椎中，若黄韧带厚度＞5mm，一般考虑为黄韧带增厚或折叠。后纵韧带在 CT 上呈软组织密度，MRI 上呈 T_2 低信号，位于硬膜外间隙腹侧与脂肪和血管伴行。硬膜外间隙腹侧的脂肪在 CT 上呈低密度，在 MRI 上呈 T_1 及 T_2 高信号，脂肪可延伸至侧隐窝，侧隐窝内有进入神经孔的神经根。侧隐窝直径正常为 3～5mm，若＜3mm 则考虑狭窄。

MRI 上脊髓造影效果是由 T_2 加权序列产生的，脑脊液在 T_2 加权图像上呈高信号，但高信号的脑脊

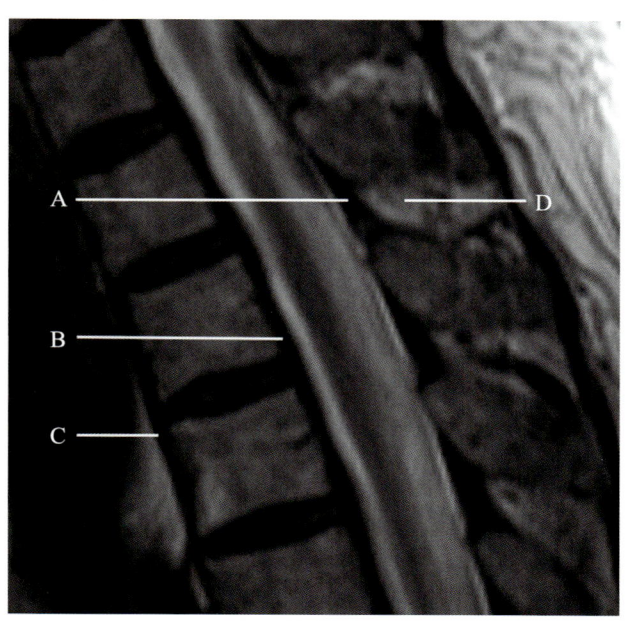

▲ 图 9-1　27 岁男性，受袭后胸椎疼痛

矢状位非增强 T_2 加权 MR 图像示脊柱的主要韧带。A. 黄韧带；B. 后纵韧带；C. 前纵韧带；D. 棘间韧带

液可能与邻近的含脂肪的结构难以区分，需要采用脂肪抑制技术来帮助鉴别。在 CT 成像中，可使用鞘内对比剂以达到类似的效果。

1. 颈椎：代表性方案 对于颈椎进行 CT 检查，无论是创伤、退行性疾病或肿瘤，均以 120kVp 和可变 mA 进行螺旋采集，然后采用骨算法重建出 2mm 层厚的连续的轴位、矢状位和冠状位图像，并采用软组织算法重建出轴位图像。

常规 MRI 检查是在 1.5T 或 3.0T 设备上进行，包括矢状位 T_1 加权自旋回波图像（TR 500ms，TE 10ms，ST 3mm，层间距 0.3mm）、矢状位 T_2 加权快速自旋回波图像（TR 4000ms，TE 100ms，ST 3mm，层间距 0.3mm）、矢状位 STIR 图像（TR 3000ms，TE 40ms，TI 160ms，ST 3mm，层间距 0.3mm）、轴位 T_1 加权图像（TR 600ms，TE 10ms，ST 5mm，层间距 0.3mm）和轴位 T_2 加权图像（TR 5000ms，TE 100ms，ST 5mm，层间距 0.3mm）。DWI 和 ADC 在常规脊柱成像中没有明显的优势。

2. 胸椎：代表性方案 与颈椎一样，胸椎 CT 检查以 120kVp 和可变 mA 进行螺旋采集。胸椎的层厚增加至 3mm。采用骨算法重建出连续的轴位、矢状位和冠状位图像，并采用软组织算法重建出轴位和矢状位图像。

常规胸椎 MRI 扫描方案与颈椎方案非常相似，但层间距有所增加，包括矢状位 T_1 加权图像（TR 500ms，TE 10ms，ST 3mm，层间距 0.6mm）、矢状位 T_2 加权图像（TR 4000ms，TE 100ms，ST 3mm，层间距 0.6mm）、矢状位 STIR 图像（TR 3000ms，TE 50ms，TI 160ms，ST 3mm，层间距 0.6mm）、轴位 T_1 加权图像（TR 700ms，TE 10ms，ST 5mm，层间距 1mm）和轴位 T_2 加权图像（TR 4000ms，TE 100ms，ST 5mm，层间距 1mm）。

3. 腰椎：代表性方案 按照与胸椎相同的方案对腰椎进行 CT 检查。

常规腰椎 MRI 扫描方案与颈椎和胸椎方案相似，均具有矢状位 T_1 加权图像（TR 500ms，TE 10ms，ST 4mm，层间距 0.5mm）、矢状位 T_2 加权图像（TR 5000ms，TE 110ms，ST 4mm，层间距 0.5mm）、矢状位 STIR 图像（TR 3500ms，TE 40ms，TI 170ms，ST 4mm，层间距 0.5mm）、轴位 T_1 加权图像（TR 600ms，TE 10ms，ST 4mm，层间距 1mm）和轴位 T_2 加权图像（TR 6000ms，TE 100ms，ST 4mm，层间距 1mm）。

4. CT 与 MRI 的优缺点 一般情况下，CT 是评估骨骼的首选检查手段，如评估急性创伤性骨折和已知肿瘤造成的骨破坏。MRI 首选用于评估软组织或骨髓异常，如脊髓病变、脊髓损伤或感染、软组织肿瘤或韧带损伤。在术后瘢痕组织与椎间盘的区分中，增强 MRI 比 CT 有着绝对的优势[10]，因此常在术后随访中使用。虽然 CT 和 MRI 评估椎间盘突出的灵敏度、特异度、精密度和准确度是相当的[11,12]，但仍将 MRI 作为参考标准。脊柱融合术的植入物会在 CT 和 MRI 上产生伪影，增加图像识别和解释的难度，但目前已经开发出针对 CT[14,15] 和 MRI[16] 消除伪影的方法。MRI 的主要缺点之一是采集时间过长，但通过使用有限的序列[17] 和优化的单一 3D 序列技术[18]，可能很快就能实现 10min 内完成某些适应证的常规脊柱 MRI 检查。

二、解剖：脊柱

大多数人有 24 个骶前椎体，包括 7 个颈椎椎体，12 个与肋骨相连的胸椎椎体和 5 个腰椎椎体。然而，也存在一定的可变性，特别是在腰椎区域，大约 2.5% 的人有 23 个骶前椎体，而大约 5.0% 的人有 25 个[19]。

1. 颈椎 寰椎（C_1）和枢椎（C_2）在胚胎学起源上与枕骨的关系比与其他颈椎椎体更紧密，最好将其视作颅椎（颅颈）交界处［craniovertebral（or craniocervical）junction，CVJ］的一部分（有关胚胎学的详细信息见 Pang 和 Thompson 的综述[20]）。

前、后寰枕膜连接枕骨基底部和 C_1。在 MRI 上，这些膜常与脊柱前纵韧带（anterior longitudinal ligament，ALL）和后纵韧带相连。C_1 的前弓连接上关节面和侧块，侧块构成椎小关节面，形成包含 C_2 神经根的横突孔及横突起始部。C_1 后方还有后弓（图 9-2）。

位于中线处的顶端韧带和更外侧的翼状韧带将枕骨基底与 C_2 齿状突相连。此外，横韧带延伸于 C_1 前弓内侧的两个结节之间，将 C_2 齿状突固定于 C_1 前弓的后表面，横韧带和从枕骨延伸至 C_2 的纵行纤维合称为十字韧带。寰枢前韧带位于 ALL 后方（图 9-3 和图 9-4）。正常成人的寰齿间隙为 0~3.1mm，平均 < 2mm，并随年龄增长而减小[21,22]。不同资料对正常寰齿间隙的描述略有出入，但大致囊括于图 9-5。在

第 9 章 脊柱
Spine

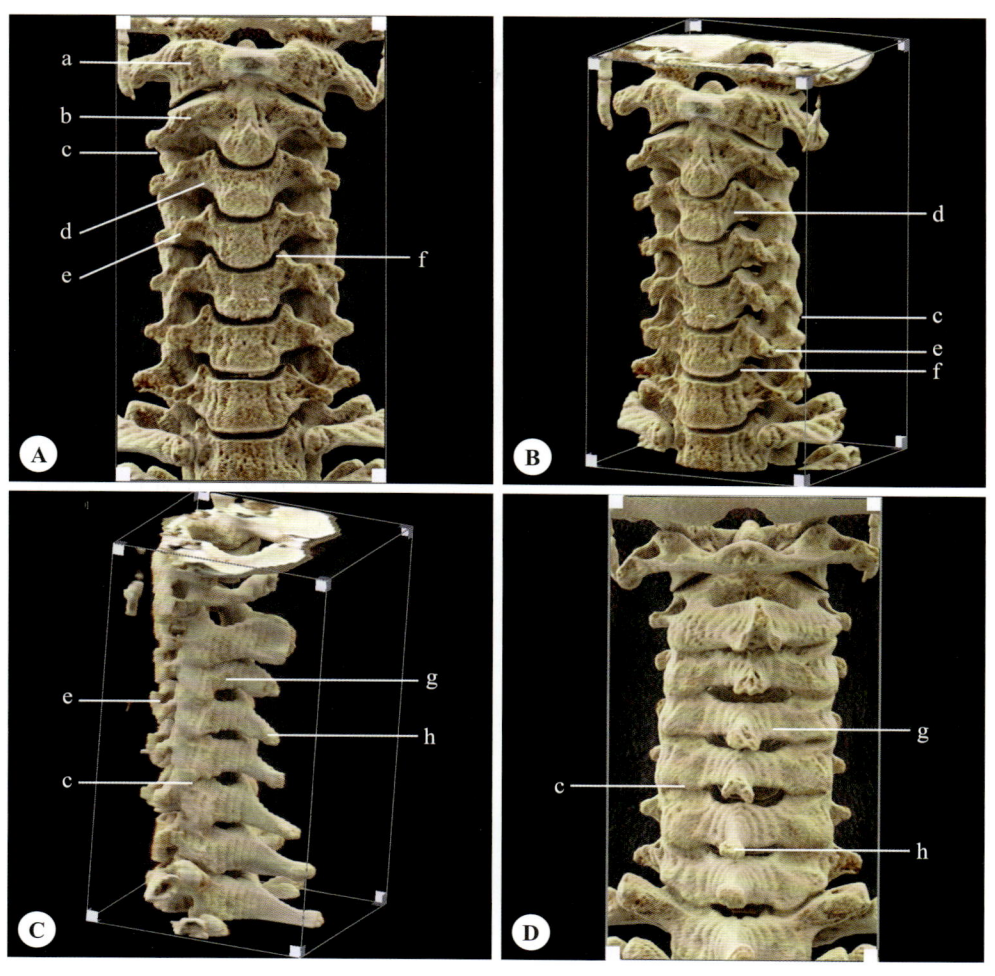

◀ 图 9-2 29 岁女性，无明显既往病史，机动车事故后就诊

正位（A）、正斜位（B）、后斜位（C）和后位（D）平扫三维容积重建 CT 图像示正常的解剖结构。a. 寰椎右侧块；b. 枢椎右侧块；c. 关节突关节；d. 椎弓根；e. 横突和横突孔；f. 钩椎关节；g. 椎板；h. 棘突

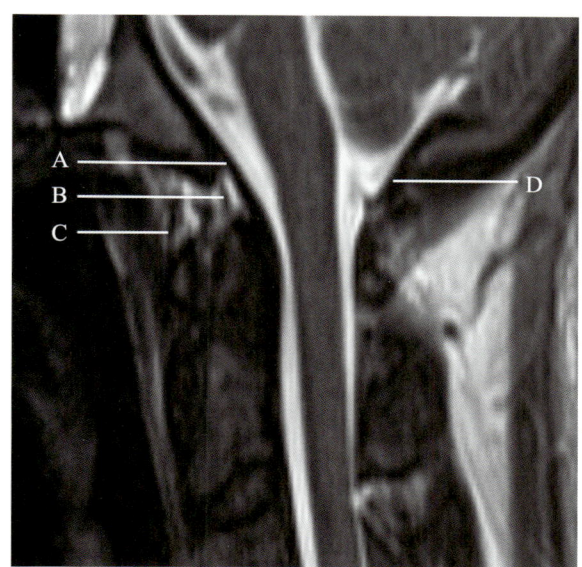

▲ 图 9-3 20 岁男性，无明显既往病史，摔倒后颈部疼痛

矢状位中线平扫 T_2 加权 MR 图像示正常的中线颅颈交界韧带。A. 覆膜；B. 顶端齿状韧带；C. 寰枕前韧带；D. 寰枕后韧带

儿童中，正常的寰齿间隙略高，为 0.8～3.5mm，平均约 2.2mm[23]。C_2 齿状突通过软骨联合与 C_2 椎体相连，有时会显得较突出，不应被误诊为骨折。C_2 椎体通过短椎弓根与椎弓峡部相连，通过椎板向后与棘突相连。上、下关节面及横突孔均起自双侧椎弓峡部（图 9-2）。

颈椎 $C_{3\sim 7}$ 具有相似的解剖特征，椎体大小从 C_3 到 C_7 逐渐增大。除 C_3 外，钩突起自颈椎椎体背外侧缘的上缘，钩突与更近尾部的椎体的下侧面形成滑膜性钩椎关节。椎体背侧中部的基底椎管内有静脉流入 Batson 丛。由皮质骨形成的短椎弓根将椎体与关节柱连接起来，关节柱由上、下关节突组成。在关节突关节内，前方关节突是下方椎体的上关节突，后方关节突是上方椎体的下关节突。下关节突与椎板相连，椎板又连接至棘突。C_7 的棘突是颈椎中最大的。横突将椎体与关节柱相连，形成横突孔，其中见椎动脉走行（图 9-2）。

所有颈椎的神经孔都在轴位平面上与椎体成 45°

左右[24]，钩突形成腹内侧缘，横突形成上下缘，关节柱形成背外侧缘。共有 8 对颈神经根。枕骨与 C_1 间无神经孔，C_1 神经纤维与舌下神经、迷走神经、副神经、C_2 神经根相连[25]，C_1 的腹侧运动纤维通常与舌下神经和 C_2 神经根相连[26]，而 C_1 的背侧感觉纤维变异较大[27]。所有其他颈神经根都从其相应编号的椎体上方发出，C_8 神经根位于 C_7 与 T_1 椎体间的神经孔。

2. 胸椎 肋骨与位于上下终板后外侧缘的胸椎椎体肋骨关节面相连。椎弓根起自椎体的后上方，形成神经孔的上、下缘，神经孔的前缘由椎体和椎间盘构成，后缘由关节突构成。神经孔是朝向外侧的。

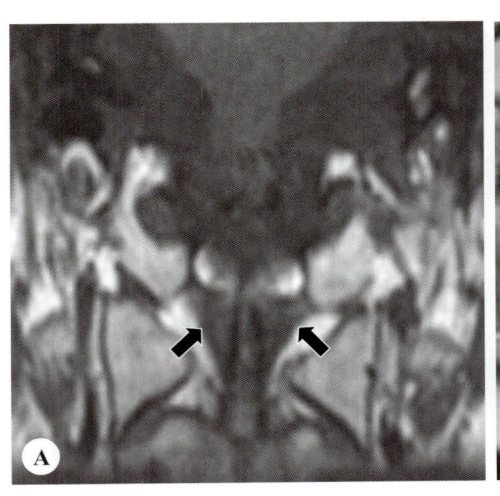
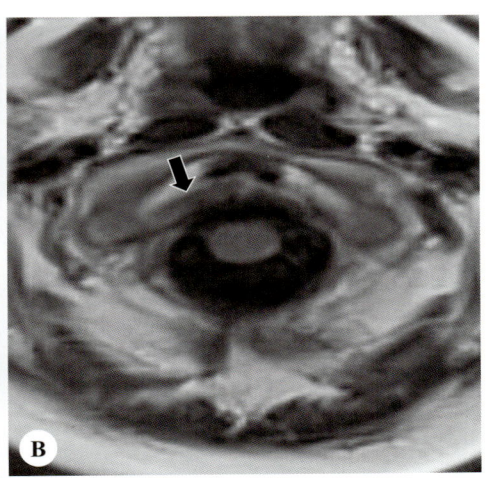

◀ 图 9-4 **22 岁男性，无明显既往病史，撞车后就诊**
冠状位（A）和轴位（B）平扫 T_1 加权 MR 图像示翼状韧带（箭），连接齿状突和枕骨髁

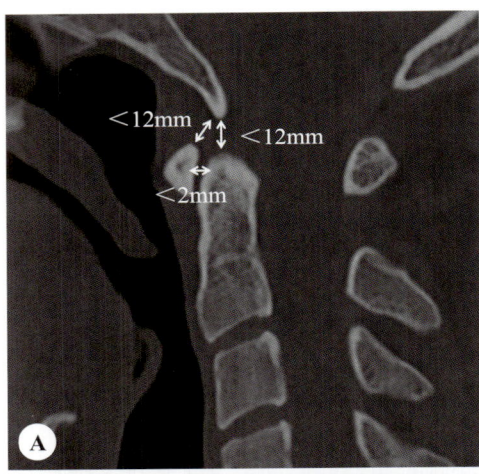
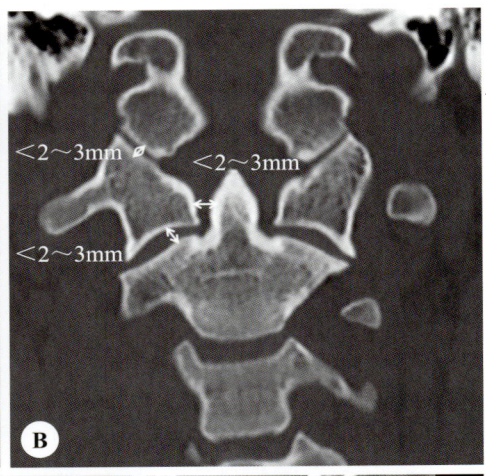
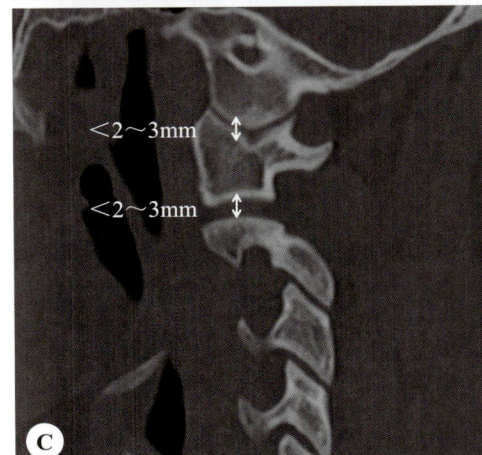
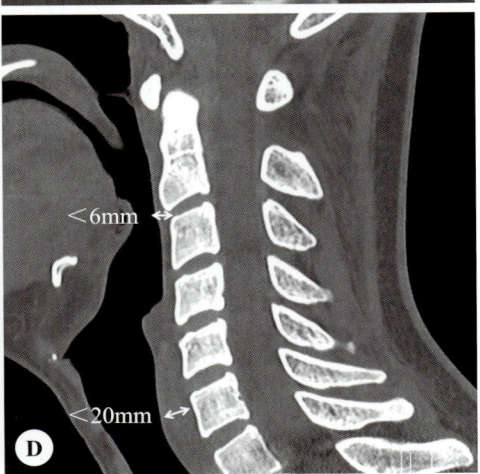

◀ 图 9-5 **22 岁女性，无明显既往病史，摔倒后颈部疼痛**
矢状位中线平扫（A）、冠状位平扫（B）和矢状位非中线平扫（C）骨窗 CT 图像示颅颈交界关节间隙的正常测量范围，这些间隙增宽则提示脱位；矢状位平扫软组织 CT 图像（D）示椎前软组织的正常测量范围，软组织增厚则提示椎前水肿，虽不特异，但通常提示创伤后韧带损伤但不伴有骨折

第 9 章 脊柱
Spine

胸神经根从各自相应编号椎体的下方发出，T_1神经根从T_1与T_2间的神经孔发出。椎弓根向外延伸形成横突，横突位于相应肋骨的后方并在横肋关节处终止。椎板起自横突背侧，并向后连接形成棘突。上关节突位于椎弓根和椎板的连接处。

3. 腰椎 正常腰椎通常包括 5 节椎体，但可常见移行椎，椎体总数可能在 4～6 个。约 2.5% 的人只有 23 个骶前椎体，而约 5.0% 的人有 25 个[19]。腰椎椎体横径大于前后径。粗壮的椎弓根由致密的皮质骨形成。与胸椎一样，椎弓根起自椎体的上、下缘，形成朝向外侧的神经孔的上、下缘，前缘由椎体和椎间盘构成，后缘由关节突构成。腰神经根从各自相应编号椎体的下方发出，L_1神经根从L_1与L_2间的神经孔发出。腰椎板平直，并向后连接形成棘突，而不是像胸椎那样头尾重叠（图 9-6）。

4. 骶椎和尾椎 骶骨由 5 个骶椎融合而成，其间可见残存的椎间隙。L_5椎体可以与S_1椎体融合。骶正中嵴的两侧是较小的骶中间嵴，骶中间嵴外侧有 4 对神经孔，朝向前方。尾骨通常由 3～5 节尾椎融合而成。

三、脊柱疾病

（一）脊柱创伤

CT 对骨折的诊断历来优于 MRI，特别是当后部附件受累时[28]，因此 CT 是评估脊柱急性创伤的首选成像方式。颈椎创伤早期行 MRI 检查有助于评估预后[29]，在颈椎 CT 正常的患者中，可以发现超过 20% 的异常[30]；早期 MRI 可用于评估颈椎 CT 正常的迟钝或无法检查的患者[31]，但若常规使用很少改变临床的治疗策略[32]。MRI 在胸腰椎创伤中的作用尚不明确[33]，但最近有研究显示 MRI 在检测腰椎峡部应力性骨折方面与 CT 相当[34]。与 CT 不同的是，MRI 能清楚地显示脊髓水肿、椎管内血肿和创伤性椎动脉夹层[35]，因此大多用于评估有神经症状的患者。

15 年前 MRI 在诊断韧带和椎间盘创伤的灵敏度和特异度并不理想[36]，而且偶有正常表现（如不

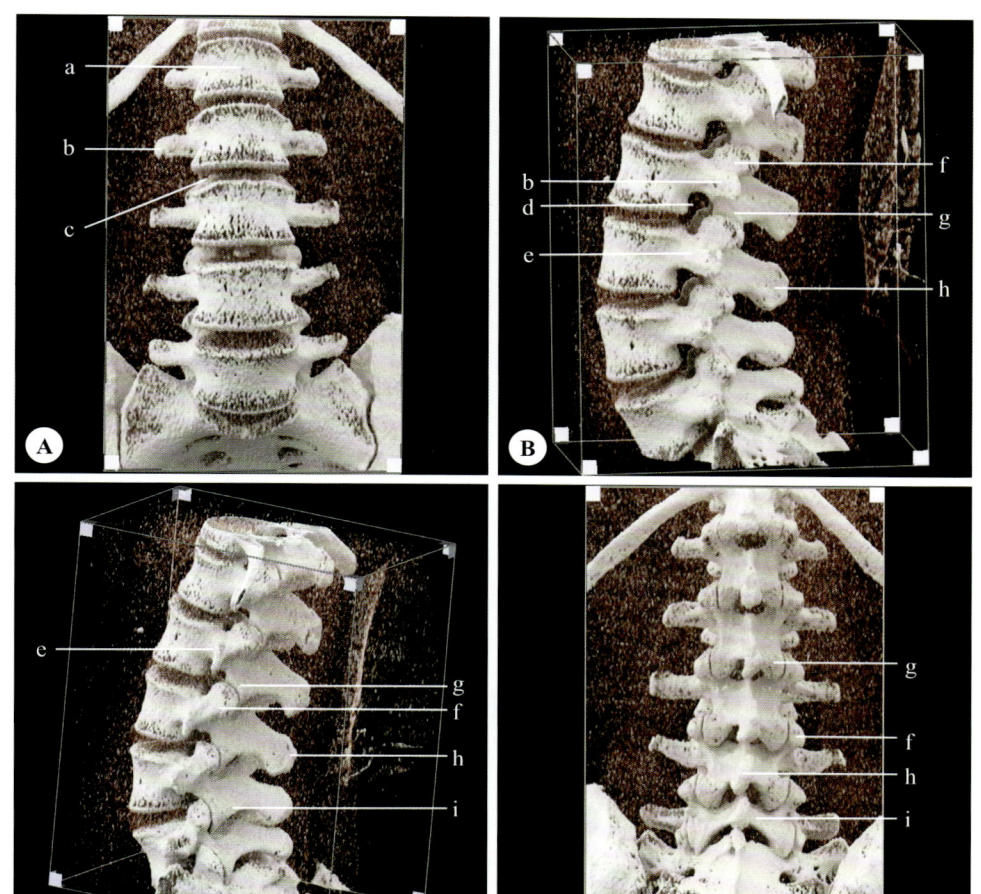

◀ 图 9-6 47 岁女性，背部疼痛

正位（A）、侧位（B）、后斜位（C）和后位（D）平扫积重建 CT 图像示正常的解剖结构。a. 椎体；b. 横突；c. 椎间盘间隙；d. 神经孔；e. 椎弓根；f. 上关节突；g. 下关节突；h. 棘突；i. 椎板

对称的翼状韧带）被误诊[37]。时至今日 MRI 已成为创伤中心评估韧带损伤的标准检查方法，而且已经有了很好的教具，参见 Dundamadappa 和 Cauley 的综述[38]。

（二）创伤性颈椎骨折

CVJ 脱位是一种罕见但严重的损伤（图 9-7）。

由于轴向负荷造成 C_1 双侧侧块向外移位的粉碎性骨折称为 Jefferson 骨折[39]，其可通过识别 C_1 前后弓的骨折进行诊断。由于过伸产生的枕骨与 C_2 之间的压力，导致 C_1 后弓的孤立性骨折，以及过伸引起 ALL 撕脱导致的较少见的 C_1 前弓骨折，均不属于 Jefferson 骨折。在 4% 的尸检标本中发现 C_1 后弓未闭合，称为脊柱裂，也不应与骨折混淆[40, 41]。

根据 Anderson 和 D'Alonzo 提出的方案[42]，齿状突骨折通常分为 Ⅰ 型、Ⅱ 型和 Ⅲ 型。Ⅰ 型骨折是齿状突尖端的撕脱性骨折，需与齿状突游离小骨相区分（图 9-8 和图 9-9）；Ⅱ 型骨折从齿状突的基底部贯穿至与 C_2 椎体连接处；Ⅲ 型骨折延伸至 C_2 椎体上部。尽管放射科医师普遍使用这种分类方法，但这种分类方法没有阐明致伤机制，也不能明确的指导治疗和评估预后，因此还存在多种其他的分类方法[43]。

由过伸引起的 C_2 双侧峡部骨折，也称为外伤性峡部裂和 Hangman 骨折。损伤严重时，C_2 椎体可相对于 C_3 椎体向前移位，并可能伴有脊髓损伤。

$C_{3\sim 7}$ 椎体的过伸性损伤，多由面部或前额的冲击引起，可能导致过伸性脱位或过伸性泪滴样骨折。过伸性脱位是相邻椎体间韧带的断裂所致，包括 ALL、纤维环和关节囊韧带的断裂。MRI 可显示椎前血肿、韧带连续性中断及可能的脊髓损伤。过伸性泪滴样骨折是椎体前下缘 ALL 的撕脱性骨折。

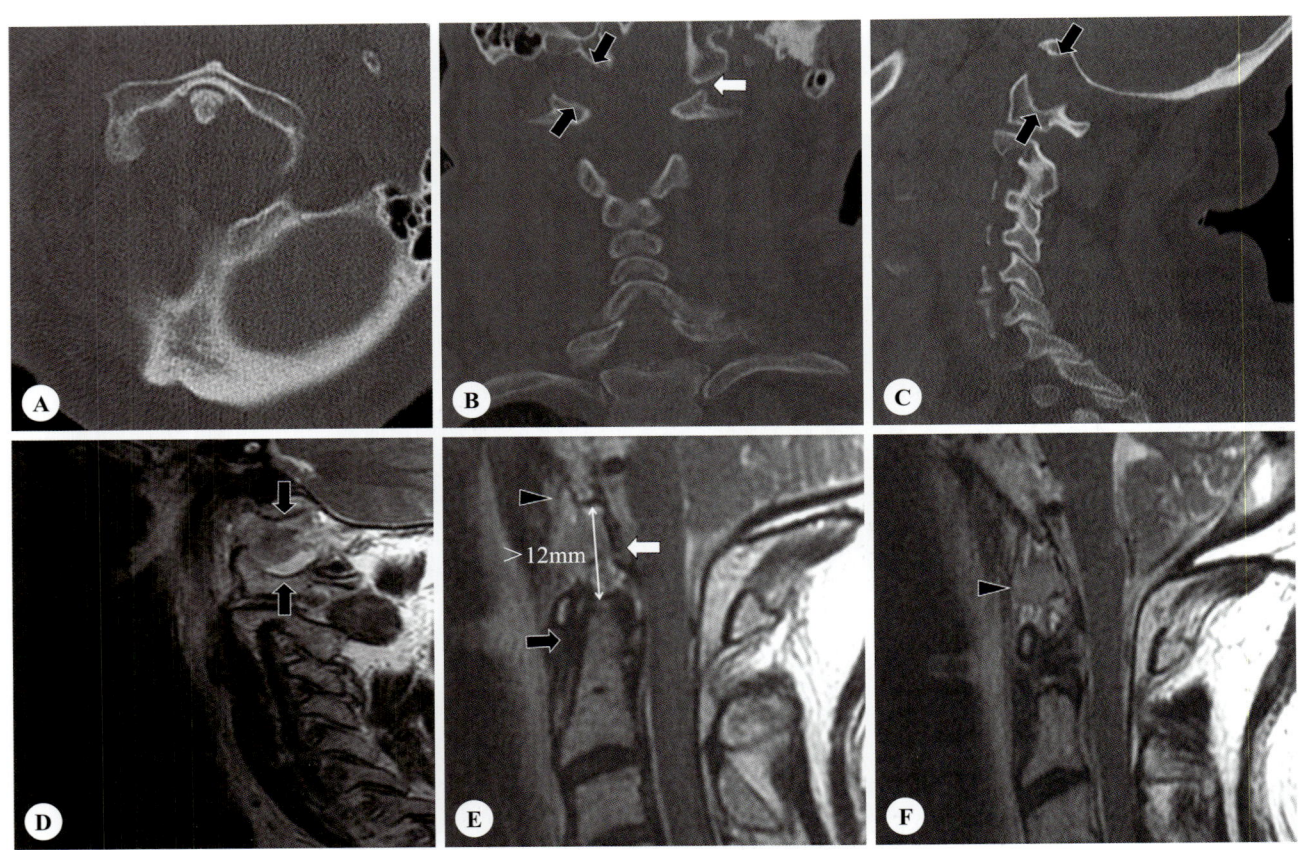

▲ 图 9-7　68 岁男性，被汽车撞伤后的损伤

A 至 C. 轴位（A）、冠状位（B）和矢状位（C）平扫骨窗 CT 图像示寰枕关节脱位，伴右侧寰枕关节间隙明显增宽（黑箭）和左侧寰枕关节对位不良（白箭），注意轴位图像并非不在同一平面内；D. 矢状位中线旁平扫 T_2 加权 MR 图像示右侧寰枕关节间隙明显增宽（黑箭），其内见积液和出血；E. 矢状中线平扫 T_2 加权 MR 图像示寰齿间隙增宽，>12mm，前份寰枕膜（黑箭）断裂，寰枢前韧带（黑箭头）断裂及覆膜（白箭）断裂；F. 矢状位略偏中线平扫 T_2 加权 MR 图像示在增宽的寰齿间隙见一血肿（箭头）；患者在该区域存在严重的神经功能损伤，并于干预前死亡

C$_{3\sim7}$椎体的过屈性损伤是由头顶部或后部遭受撞击、机动车碰撞事故中的加速伸展性损伤所致，包括过屈性扭伤、楔形骨折、关节突关节脱位和过屈性泪液样骨折。过屈性扭伤是指邻近椎体间后部附着的韧带断裂，可通过相邻后部附件间隙的异常增宽、损伤后出现的轻度后凸成角及断裂韧带内呈T$_2$高信号的水肿来识别（图9-10）。楔形骨折是指上终板冲击性骨折伴后纵韧带断裂，导致椎体呈楔形。颈椎关节突关节脱位除了后纵韧带、ALL和纤维环断裂外，还可见关节的完全脱位（图9-11）。CT有助于显示会影响复位的关节块的骨折。过屈性泪液样骨折除了后纵韧带断裂之外，还可见起自椎体上部前下缘的一个大的三角形骨片。

颈椎损伤的手术决策通常是基于胸腰椎损伤分类和严重程度评分（Thoracolumbar Injury Classification and Severity Score，TLICS）[44]和（或）轴下颈椎损伤分类及严重程度评分（Subaxial Cervical Spine Injury Classification and Severity Score，SLIC）[45]。手术观点已在别处作详细阐述[46]。

（三）创伤性胸腰椎骨折

楔形骨折是过屈性外力导致的椎体骨折，后部附件通常不受累。CT和MRI均可用于评估相关的后部附件骨折、骨折碎片向后移位进入椎管、相关的椎间盘突出及残存的椎管直径。

粉碎性骨折是指椎体发生垂直方向的骨折，或者伴有骨折碎片向外侧分散，在T$_9$~L$_5$椎体最常见[47]。与楔形骨折不同的是，粉碎性骨折常伴有椎体后缘断裂。CT和MRI均可用于评估后部附件骨折、骨折碎片移位进入椎管、椎间盘突出及残存的椎管直径等情况（图9-12）。

Chance骨折是指椎体的水平方向骨折，并延伸到后部，与汽车安全带有关，而非目前标准的三点约束（与使用非标准型汽车安全带有关）[48]。Chance骨折存在一种变异情况，表现为椎间盘和后纵韧带的水平断裂。Chance骨折与腹腔内损伤有关，因此鉴别这类骨折，应仔细回顾腹部影像学图像。

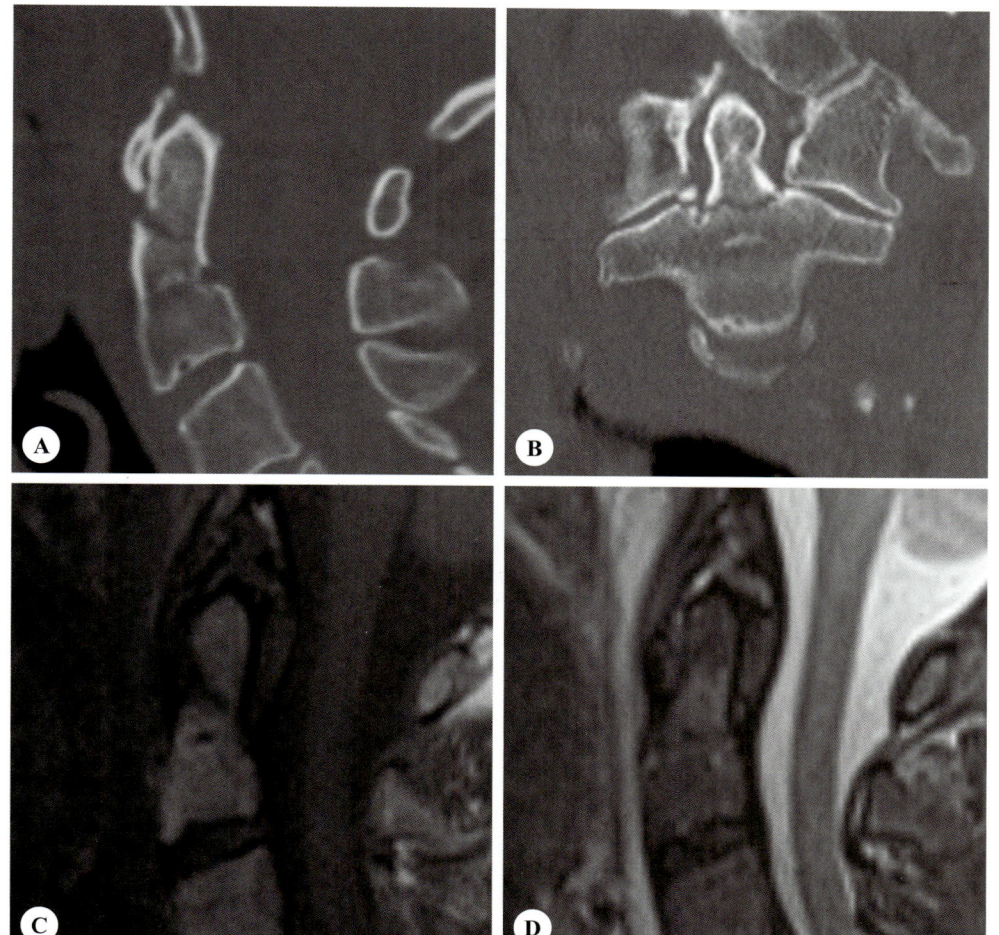

◀ 图 9-8　71岁男性，站立时摔倒致共济失调

A 和 B. 矢状位平扫骨窗CT图像（A）和冠状位平扫骨窗CT图像（B）示贯穿C$_2$齿状突基底部的骨折，为Ⅱ型齿状突骨折；C. 几天后进行的矢状位T$_1$加权MR图像示骨折线和类似的对齐方式；D. 矢状位平扫T$_2$加权MR图像示齿状突轻度水肿

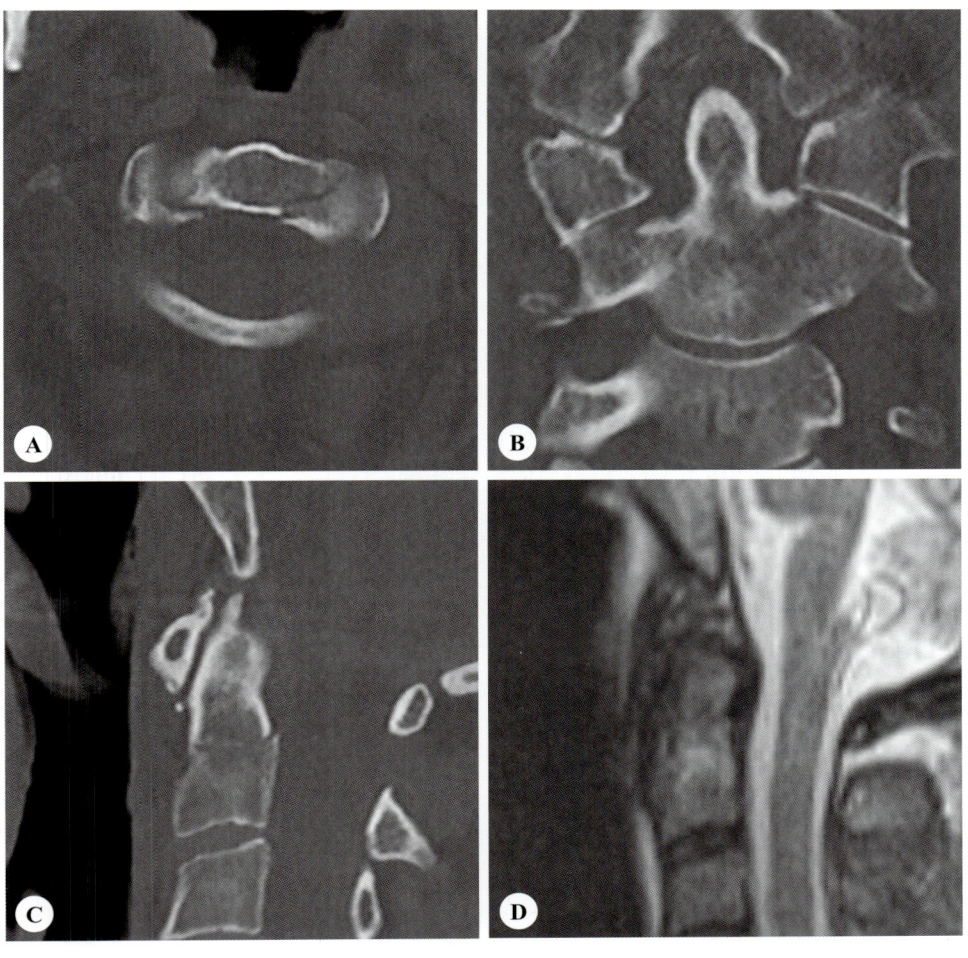

◀ 图 9-9 58岁女性，肝衰竭，站立时摔倒致颈部疼痛

A 至 C. 轴向平扫（A）、冠状位平扫（B）和矢状位平扫（C）骨窗 CT 图像示起自 C_2 齿状突基底部并延伸至 C_2 椎体的骨折，为Ⅲ型齿状突骨折；D. 矢状位平扫 T_2 加权 MR 图像示骨折边缘轻度水肿

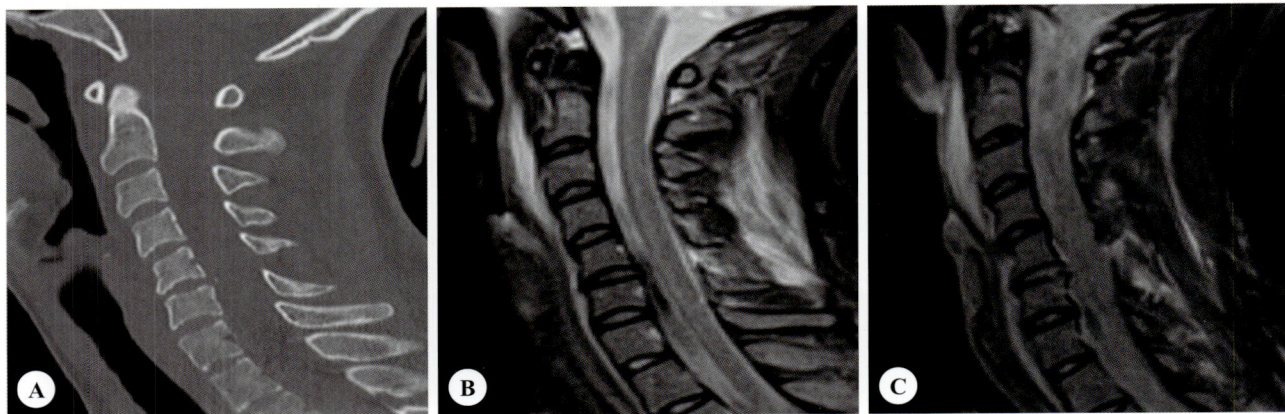

▲ 图 9-10 31岁男性，机动车碰撞所致损伤

A. 矢状位平扫骨窗 CT 图像示 $C_{5\sim6}$ 椎棘突间间隙增宽，并在该层面呈轻度颈椎后凸；B. 矢状位平扫 STIR MR 图像示椎前水肿及 $C_{6\sim7}$ 棘突间水肿提示棘间韧带损伤，棘突后水肿提示棘上韧带损伤，沿 $C_{6\sim7}$ 黄韧带水肿提示黄韧带损伤；C. 矢状位略偏离中线的平扫 STIR MR 图像示后纵韧带不连续

（四）脊柱不完全骨折

到 80 岁时，几乎一半的中轴骨会发生骨质流失，因此骨质疏松性骨折中椎体压缩性骨折是最常见的，全球患病总人数为 140 万（见 Parreira 等的综述[50]）。骨质疏松性椎体骨折可导致严重的疼痛、脊柱畸形、肺功能下降，并有着较高的死亡率[50]。MRI 可用于慢性骨质疏松性椎体骨折与病理性骨折的鉴别诊断。慢性骨质疏松性骨折的 T_1 和 T_2 信号与正常椎体相

第 9 章 脊柱
Spine

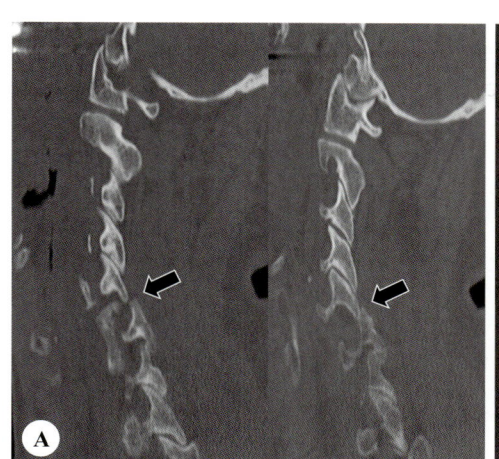
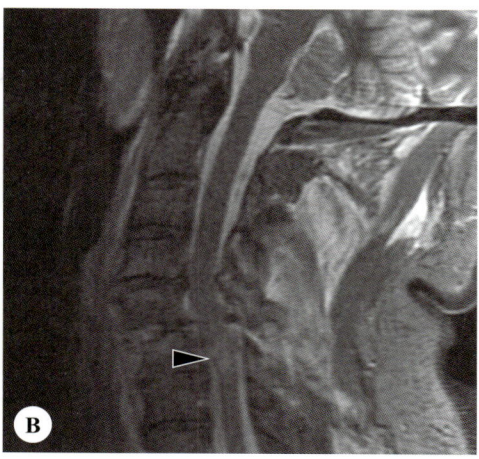

◀ 图 9-11 年龄和性别不明，创伤后入院的患者
A. 矢状位平扫骨窗 CT 图像示 $C_{5\sim6}$ 双侧关节突关节脱位（黑箭）；B. 矢状位平扫 STIR MR 图像示椎前和椎旁软组织广泛水肿，伴前纵韧带、后纵韧带、黄韧带损伤及脊髓水肿（黑箭头），提示急性脊髓损伤

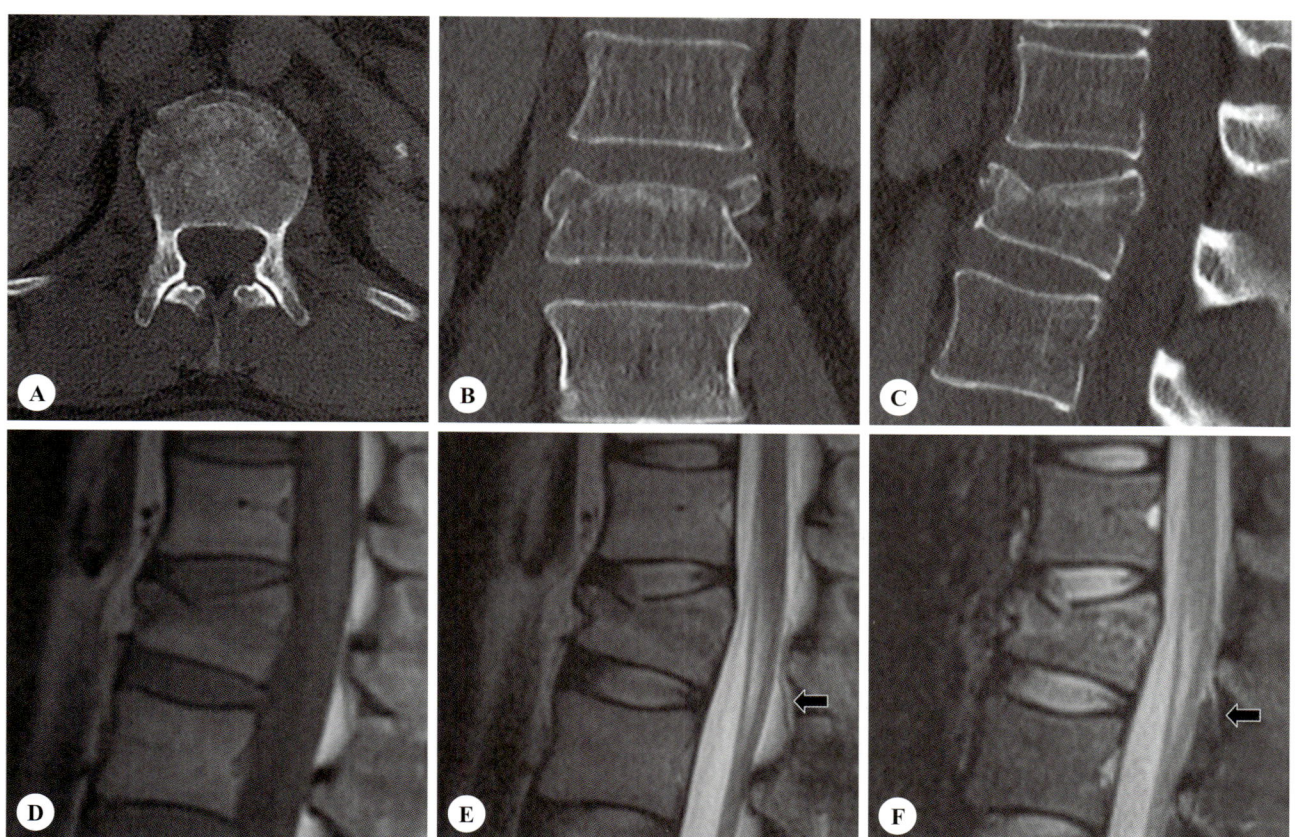

▲ 图 9-12 30 岁男性，既往病史不明，摔倒后损伤
A 至 C. 轴位（A）、冠状位（B）和矢状位（C）平扫骨窗 CT 图像示 L_1 椎体粉碎性骨折，伴多个椎体碎片、椎体轻微后倾，椎体后部结构完整；D. 矢状位平扫 T_1 加权 MR 图像示 L_1 椎体呈压缩性改变，伴骨髓低信号；E 和 F. 矢状位平扫 T_2 加权 MR 图像（E）和矢状位平扫 STIR MR 图像（F）也显示 L_1 椎体压缩性改变伴骨髓信号高，提示急性骨折时的水肿改变，以及沿着椎管后部的线性高信号（箭）提示黄韧带撕裂可能；所有的 MR 图像均显示脊髓信号正常，脊髓圆锥位于骨折的 L_1 椎体的后方

似，而病理性骨折呈 T_1 低信号、T_2 高信号[51]。由于存在椎体水肿，急性压缩性骨折与病理性骨折较难鉴别，但急性骨质疏松性骨折具有以下特征：已愈合的良性压缩性骨折、椎体后部局灶性凸出/反弓及带状异常信号[52]（图 9-13）。而病理性骨折的特征为：其他椎体病变、椎旁或硬膜外肿块、累及椎体后部附件、完全取代正常的骨髓信号、椎体后部弥漫性凸出[52]。

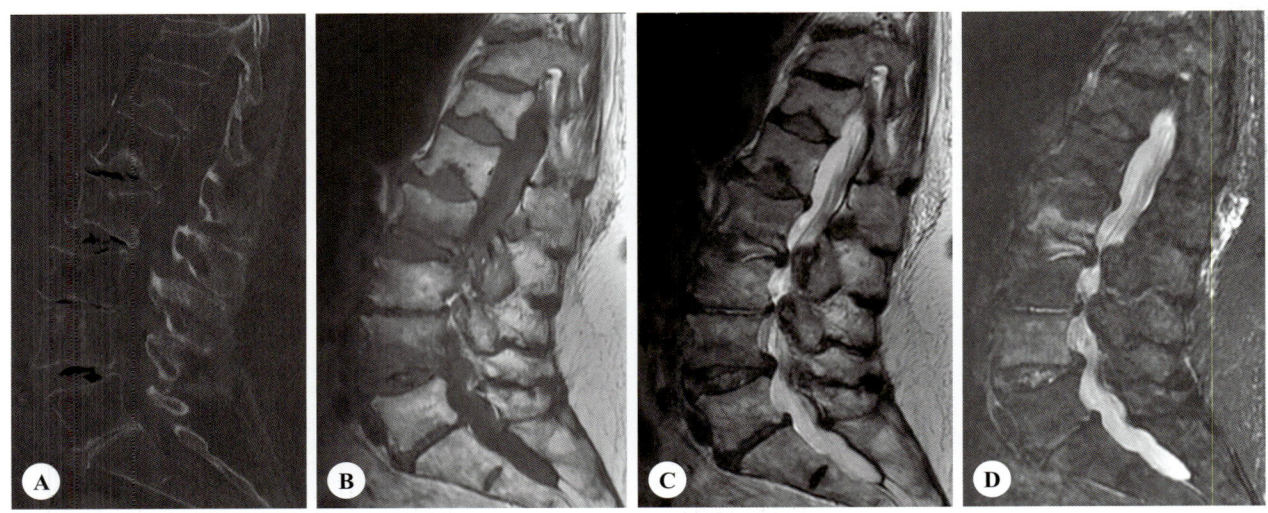

▲ 图 9-13 88 岁女性，$L_{4\sim5}$ 椎体局灶性疼痛，骨质疏松伴压缩性骨折

A. 矢状位平扫骨窗 CT 图像示弥漫性骨质疏松伴 T_{11}、T_{12} 和 L_2 椎体压缩性骨折，T_{12} 椎体压缩性骨折的高度损失最大，约为 75%，同时伴有严重的椎间盘退行性改变，表现为沿 L_1 下端终板的大的 Schmorl 结节伴周围骨质硬化、多节段椎间隙内出现气体、多节段椎间盘间隙消失；B. 矢状位平扫 T_1 加权 MR 图像示与 CT 相同的压缩改变，T_{11} 和 T_{12} 椎体骨髓信号正常，但 L_2 和 L_4 椎体下份骨髓呈低信号；C 和 D. 矢状位平扫 T_2 加权 MR 图像（C）和矢状位平扫 STIR MR 图像（D）也显示 T_{11} 和 T_{12} 椎体内骨髓信号正常，但 L_2 和 L_4 椎体下份骨髓呈高信号；这些结果表明，T_{11} 和 T_{12} 椎体为陈旧性压缩变形，而 L_2 椎体的压缩性骨折为急性至亚急性的，L_4 椎体也可见急性至亚急性的不完全骨折，尚未导致高度损失

骶骨的不完全骨折通常见于骨质疏松的老年患者[53]，也可能发生在产妇等其他骨质矿化程度减低的患者中[54]。尽管骶骨的不完全骨折并不少见，但其影像诊断仍具有挑战性。骶骨的不完全骨折 CT 表现为骨折线穿过骶骨内侧并与骶髂关节平行，而 MRI 表现为沿骨折线周围的大片状 T_1 低信号区，并伴有水肿相关的 T_2 高信号和 STIR 高信号。

（五）脊柱退行性疾病

全球有近 1/4 的成年人曾经出现过下腰痛，就在此刻有 12% 的人正经历着这种病痛[55]，而在美国大约 13% 的成年人无时无刻不在承受着下腰痛的折磨[56]。脊柱退行性疾病受多种因素影响，如涉及椎间盘 - 椎小关节及棘突周围肌肉组织在内的生物学和力学机制，这些因素相互作用并形成恶性循环推动病程的演进[57-59]。退行性椎间盘和椎小关节疾病结构上的异常与疼痛症状之间是否存在因果关系难以确定。一方面，在对无症状受试者进行的一系列脊柱 MRI 检查中，只有 36% 的受试者椎间盘结构正常，而 27% 存在椎间盘突出，1% 存在椎间盘脱出[60]。其他研究也发现了类似的结果[61]。另一方面，许多患者在接受相应的治疗后疼痛症状并没有得到充分的缓解[62]。

目前 MRI 已成为评估脊柱退行性疾病的主要检查方法，其具有优越的软组织和液体对比度，还可同时评估脊髓情况，这是 CT 所不能做到的。CT 通常只用于术前、术后评估和不能接受 MRI 检查的患者。由于脊髓造影属于有创性检查，因此通常只用于不能接受 MRI 检查但必须评估椎管狭窄程度的患者。静脉注射对比剂一般用于疑似感染或肿瘤的患者及术后复查，帮助鉴别游离的椎间盘（不强化）和瘢痕组织（可见强化）（图 9-14）。

1. 退行性椎间盘的影像学表现 早期退行性椎间盘疾病影像学表现之一是 Schmorl 结节，是指髓核突出，并穿破软骨和骨性椎体终板进入椎体，常见于青少年患者，由异常的轴向负荷引起，通常无症状[63]。早期退行性椎间盘疾病也可见椎间盘脱水，是由弹性蛋白和胶原网络的无序发展，伴髓核蛋白多糖病理降解所致[64]。椎间盘退变在 CT 上表现为椎间盘呈气体密度，又被称为真空现象[65]，这些气体的主要成分是氮气，在椎间盘感染中极其少见。椎间盘脱水在 MRI 上表现为髓核 T_2 信号丢失。

较晚期的退行性椎间盘疾病的改变为终板改变，Modic 将其分 3 型[11]。Ⅰ型改变表现为 T_1 信号减低和 T_2 信号增高，是由终板破裂、中断和水肿所致；

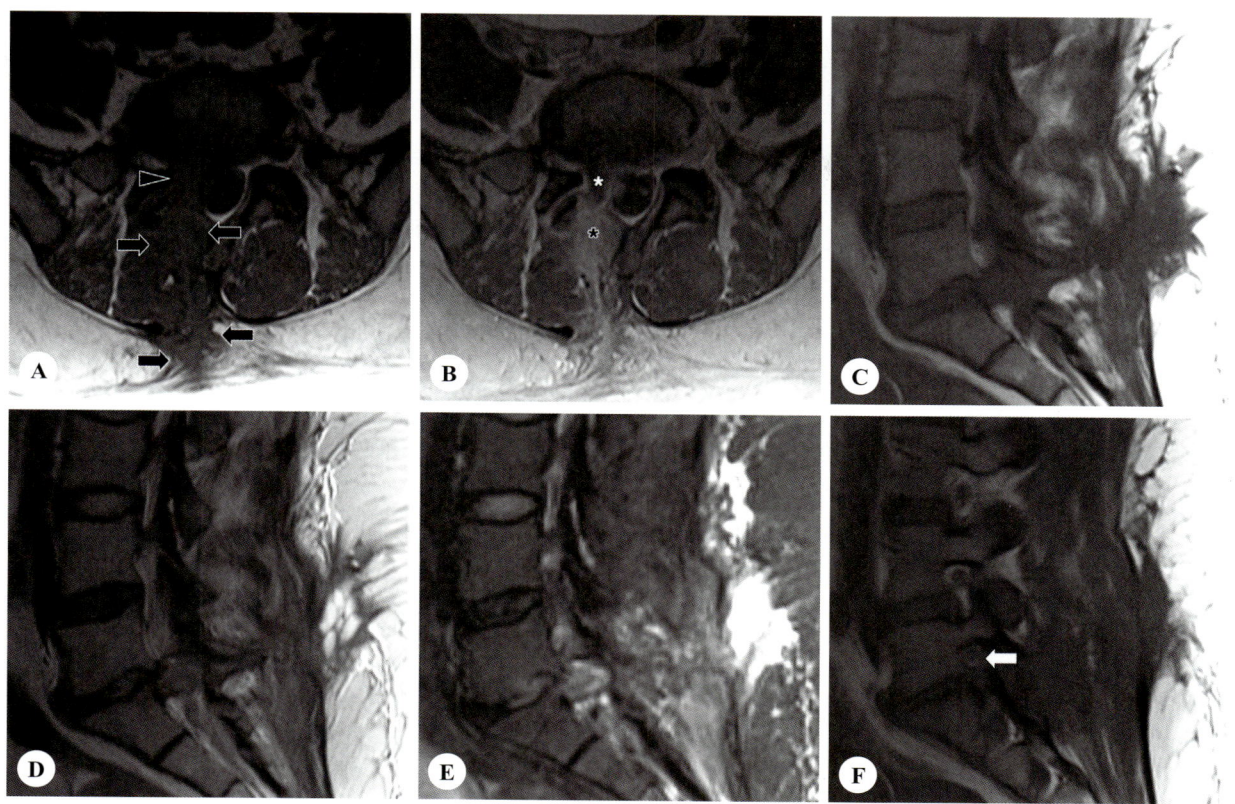

▲ 图 9-14 38 岁女性，右侧坐骨神经痛，2 年前曾行 $L_5 \sim S_1$ 显微椎间盘切除术

A. 轴位平扫 T_1 加权 MR 图像示右侧关节下区域异常融合的软组织（箭头）伴鞘囊消失，延伸至右侧棘突旁肌肉组织和皮下脂肪内（箭），这些表现可能是瘢痕组织或瘢痕组织与复发的椎间盘突出重叠所致；B. 轴位 T_1 加权增强 MR 图像示右侧关节下区域软组织呈边缘强化（白星），伴其后方软组织弥漫性强化（黑星）；C 至 E. 矢状位平扫 T_1 加权（C）、矢状位平扫 T_2 加权（D）及矢状位平扫 STIR 中线 MR（E）示所有序列中关节下区域的软组织成分与椎间盘信号一致，提示右侧关节下区域的复发的无强化的椎间盘突出（已经手术证实），其后方可见强化的瘢痕组织，此外，可见 $L_{4\sim5}$ 椎间盘脱水，椎间盘呈 T_2 低信号和 STIR 低信号；F. 矢状位平扫 T_1 加权中线旁 MR 图像示右侧神经孔中至重度狭窄，椎间盘突出导致神经孔脂肪信号消失（箭）

Ⅱ型改变表现为 T_1 信号和 T_2 信号增高，是由终板内的黄骨髓替代所致；Ⅲ型改变是由广泛骨质硬化所致的 T_1 信号和 T_2 信号减低，CT 上表现为终板密度增高。

随着退行性椎间盘疾病的进展，椎间盘突出并超过椎体柱的自然边缘，纤维环破裂和变形，最终髓核通过纤维环的缺损处突出。目前已发展出一组专门的术语来描述这些影像学特征，并且该术语得到了北美脊柱学会、美国脊柱放射学学会和美国神经放射学学会的认可[66]。

椎间盘突出症是一个广义的术语，囊括了所有超出椎体柱边缘的髓核移位性病变[66]。椎间盘膨出是指广基的（超出外周部分＞25%）髓核超出椎体柱的移位，可偏向一侧或呈对称性。椎间盘突出是指局灶的（受累范围＜外周的 25%）髓核移位，突出结构的长径小于基底部的横径。椎间盘脱出是指局灶的髓核突出，突出结构的长径大于膨出基底部的横径。突出髓核若不与原椎间盘相连，则称为髓核游离。所有的椎间盘突出根据位置可分为中央管型、关节下型、神经孔型和神经孔外区型[66]。

纤维环的纤维分离应该称为裂隙，而不是撕裂。平行于椎间盘外侧轮廓时可描述为同心型，水平时可描述为横向型，其他方向时可描述为辐射型[66]（图 9-15）。

由于中线分隔的存在，腰椎间盘突出通常偏向一侧。腰椎间盘突出症的症状常与椎间盘突出水平以下的神经根相关，例如，$L_{3\sim4}$ 关节下区的椎间盘突出会压迫穿行的 L_4 神经根；神经孔区和神经孔外区的突出常会产生累及同一水平神经根的症状，例如，$L_{3\sim4}$ 神经孔或神经孔外的椎间盘突出会压迫穿行的 L₃ 神经根。

为了代偿椎间盘退变所致的稳定性损失和承重的机械变化，在椎体终板边缘会形成由软骨覆盖的骨性突起，称为骨赘[67]，骨赘通常连接在一起形成机械融合。

2. 退行性椎小关节的影像学表现 滑膜性椎小关节的退行性改变可能是由原发性骨关节炎引起的，往往出现在椎间盘退变后 20 年或更长时间[68]。椎小关节退变的影像特征与其他骨关节炎类似，包括关节表面的软骨下骨质硬化、软骨下囊变、增生性的新骨形成（包括骨赘的产生）、关节间隙狭窄（见 Laplante 和 DePalma 对潜在病理生理学的简要综述[69]）。此外，椎小关节骨关节炎常导致黄韧带屈曲或折叠，在 MRI 上表现为黄韧带增厚。颈椎的钩椎关节也属于滑膜关节，因此钩椎关节骨关节炎也有上述影像学特征[70]。

（六）椎管狭窄

椎间盘突出、椎体骨赘、椎小关节肥大、黄韧带折叠等病理改变导致的椎管变窄，称为椎管狭窄。颈椎管在前后正中矢状位上管径一般 > 13mm，腰椎管在前后正中矢状位上管径一般 > 12mm[71]。椎管狭窄处脊髓 T₂ 信号增高是其典型的影像特征，提示急性期的脊髓水肿或慢性期的脊髓软化，与急性或慢性临床表现相对应。

除了椎间盘和椎小关节退变外，椎管狭窄还可能由先天性因素、硬膜外脂肪增多症、后纵韧带骨化（ossification of the posterior longitudinal ligament,

OPLL）、黄韧带骨化和脊髓外肿瘤等引起。

硬膜外脂肪增多症是指硬膜外间隙内脂肪的过度堆积，可见于内源性或外源性皮质醇增多症，也可见于病理性肥胖者。根据放射科的报告，硬膜外脂肪增多症的总患病率约为 2.5%，但只有约 5% 的患者会出现直接相关的症状[72]。

OPLL 的发病受环境、遗传等多因素影响，其中最主要的是遗传因素[73]。OPLL 在亚洲人群中患病率约 2.4%，其中日本人患病率最高，在非亚洲人群中患病率约 0.2%[74]。OPLL 表现为进行性神经根病、脊髓病和神经功能恶化[75]。MRI 可表现为椎体后方的低信号带，但通常最好用 CT 来诊断。

与 OPLL 一样，黄韧带骨化在东亚人群中最常见，日本老年人群中发病率约 20%，在华南地区占 3.8%[76, 77]。OPLL 通常与颈椎病有关，而黄韧带骨化通常与胸椎病有关[76]。若 MRI 怀疑存在黄韧带骨化，需经 CT 确诊，或者结合功能性步态丧失和痉挛性麻痹等临床表现进行诊断[76]。

（七）脊椎滑脱和椎弓发育不全

脊椎滑脱是指椎体相对于下方椎体出现移位，分为前滑脱和后滑脱。退行性脊椎滑脱是指由椎间盘和椎小关节的退行性改变而引起的脊柱对位不良。脊椎滑脱也可发生在无退行性疾病的情况下，甚至见于年轻患者，通常认为是在椎弓峡部先天薄弱或发育不良的基础上由疲劳性骨折导致的（见 Standaert、Herring[78] 和 Leone[79] 等的综述）。在 20—80 岁的人群中，神经弓分离的发生率相对稳定，

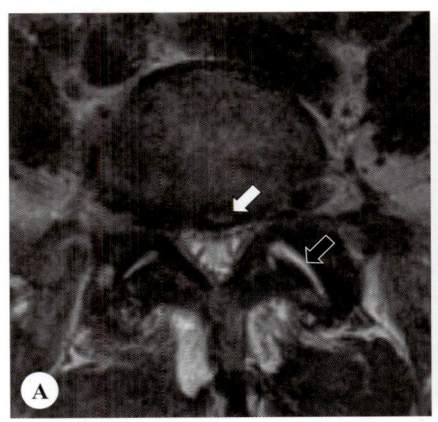 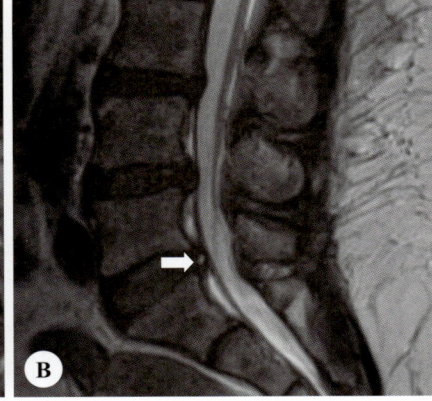 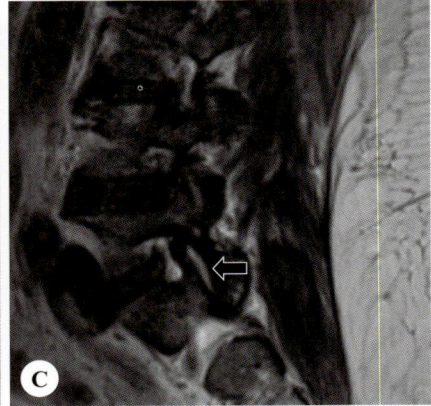

▲ 图 9-15 57 岁女性，双腿感觉异常及背部疼痛

轴位（A）、矢状位中线（B）和矢状位中线旁（C）平扫 T₂ 加权 MR 图像示 L₅~S₁ 椎间盘背侧高信号区（白箭）或环状裂隙，伴左侧椎小关节内大量积液（黑箭）；环状裂隙和椎小关节骨关节炎都能引起背痛，此外，关节内的大量液体可能是椎体不稳的征象

约为 6%[19]。CT 是诊断椎弓峡部裂的首选方式，矢状位 CT 图像能够清楚地显示从下内侧向上走行的不完全性和完全性骨折[79]。CT 上较宽的硬化边缘提示骨折不愈合。在 MRI 上，与其他骨折一样，峡部裂表现为骨折线和硬化缘的信号减低，应激反应、不完全骨折和急性完全性骨折因骨髓水肿呈 T_2 高信号[79]。椎弓发育不全引起的脊椎滑脱是由椎体与后份附件分离所致，因此椎管会增宽，这一点与退行性脊柱滑脱不同。脊椎滑脱时，神经孔被下方椎体和上方椎体后份附件所占据导致神经孔狭窄，在椎弓发育不全时，峡部上份碎片可引起上方神经孔变窄[79]。

（八）脊柱术后改变

多达 50% 的患者在腰椎间盘疾病术后出现复发疼痛，这种情况被称为"腰部手术失败综合征"[80, 81]。术后阶段通常分为早期（0～6 个月）和晚期（6 个月后），Babar 和 Saifuddin 对术后早期和晚期的影像学表现作了详细介绍[82]。简而言之，对比增强 MRI 是首选的成像方式。在术后早期，常见 T_2 高信号的纤维环断裂和纤维环强化，还可见 Modic I 型终板改变、椎小关节强化和少量积液。术后不久便可出现硬膜外间隙的软组织增多，该征象可持续数月并最终纤维化，从而引起与术前椎间盘突出相似的症状。术后前 6 周出现神经根强化可视为正常表现。术后早期的主要并发症包括大的硬膜外血肿、残余/复发的椎间盘突出和椎间盘炎。术后早期椎间盘无强化，易与正常软组织区分；椎间盘炎与正常的术后变化难以鉴别。在术后晚期，椎间盘和椎小关节通常呈持续强化，硬膜外瘢痕组织也持续强化，但较术后早期体积缩小，而此时神经根的强化通常已消失。术后晚期的主要并发症包括复发的椎间盘突出、硬膜外瘢痕形成（压迫神经根或引起椎管狭窄）、蛛网膜炎、硬膜外感染、后方软组织感染、假性脊膜膨出和椎小关节骨折。蛛网膜炎通常为无菌性炎症，无须手术治疗，影像学可表现为鞘膜囊内的神经根向中央聚集、鞘膜囊内的神经根向外周移位使囊腔呈空袋状，或者中等信号肿块阻塞脊髓圆锥下方的蛛网膜下腔（图 9-16）。

（九）脊柱感染

脊柱感染包括椎体感染（称为脊椎炎，广义的脊椎炎也代指其他脊柱炎性病变）、椎间盘炎、后部附件骨髓炎、化脓性小关节炎、硬膜外感染、脑膜炎、多发性神经炎和脊髓炎[83]。Huyskens 和 Kumar 等已对此进行了详尽描述，本部分提供简要的总结[83, 84]。

在西方国家，感染性脊柱炎最常见的病因是化脓性感染，最常见的致病菌为金黄色葡萄球菌。此外，大肠埃希菌所致感染性脊柱炎多见于泌尿系统感染患者，铜绿假单胞菌多见于有静脉吸毒史者，肺炎链球菌多见于糖尿病患者，沙门菌多见于镰状细胞贫血患者或脾缺如患者[84]。但在世界范围内，结核病是脊柱感染最常见的原因[83]。感染性脊柱炎通常是血行播散所致，因此在儿童中主要病灶位于椎间盘内（因为儿童的椎间盘有直接的血液供应）。而成人的终末动脉止于软骨下区而未穿入椎间盘，

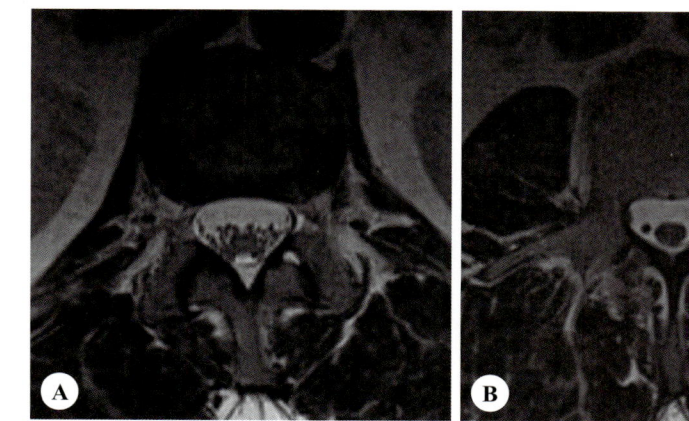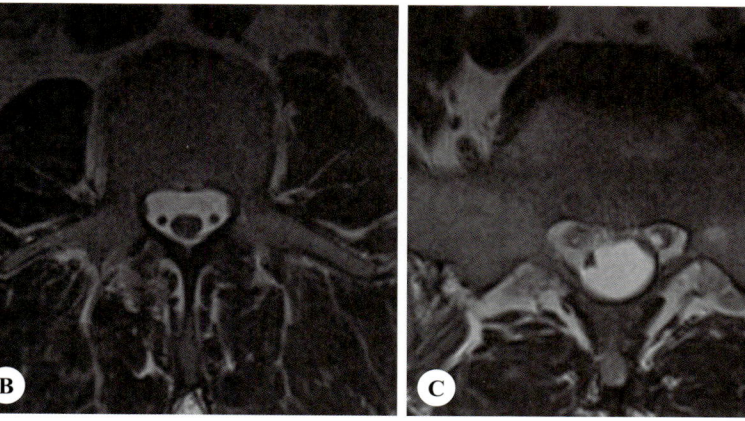

▲ 图 9-16 50 岁男性，持续性背痛伴硬膜外类固醇注射史，蛛网膜炎

轴位平扫 T_2 加权 MR 图像示正常的脊髓圆锥和近端马尾，马尾远端神经根向中心聚集，骶骨水平因神经根向周围聚集而呈空袋状，神经根聚集和空的鞘膜囊袋样改变是蛛网膜炎的典型表现，在本例中可能与之前的硬膜外类固醇注射史有关

因此主要病灶位于软骨下区前份并侵及椎间盘[83]。

MRI 对早期感染性脊柱炎及相关的棘突旁和硬膜外病变最为灵敏。相比之下，病变进展累及椎体终板时，才开始出现 CT 影像改变[83]。据报道，当存在椎旁或硬膜外炎症伴椎间盘强化、T_2 加权图像上椎间盘呈高信号或与液体相等的信号、至少一侧椎体终板的侵蚀或破坏或核裂消失时[85]（图 9-17），MRI 的灵敏度可达 100%。

静脉注射钆对比剂有助于软组织内脓肿与蜂窝织炎[84]及硬膜囊外脓肿的鉴别[84, 86]（图 9-18 和图 9-19）。MRI 表现与感染性脊柱炎的临床病程并不一致，因此，除非出现新的或复发的可引流脓肿，否则通常不需要随访[83]。传统观点认为结核影响椎体后部，但一个大样本研究发现，结核可引起各种各样的病变，而且其中大多数难以与化脓性感染鉴别[87]（图 9-20）。

感染性椎间盘炎的一个主要并发症是椎体骨折和局部脊柱不稳定，长此以往会导致脊柱畸形和椎体排列不齐[83]，进而导致神经系统症状。结核性椎体塌陷引起的局灶性脊柱后凸畸形被称为 Gibbus 畸形。

硬膜外脓肿通常是邻近感染性脊柱炎的并发症。硬膜外脓肿的物理压迫及感染的毒性作用，可能导致神经系统功能障碍，因此死亡率为 10%~30%[83]。若无法使用静脉对比剂，DWI 可能有助于准确诊断硬膜外脓肿[84]。少数情况下，感染会扩散到脊膜导致脊膜炎，或者累及鞘膜囊，导致可见强化的蛛网膜炎和神经根聚集[83]。

椎小关节感染与退行性椎小关节病影像表现相似，为关节内 T_2 信号增高，周围可见 T_2 高信号的水肿[84]。只有将局部和全身感染的症状和体征与影像学表现相结合，才能对两者进行鉴别诊断。

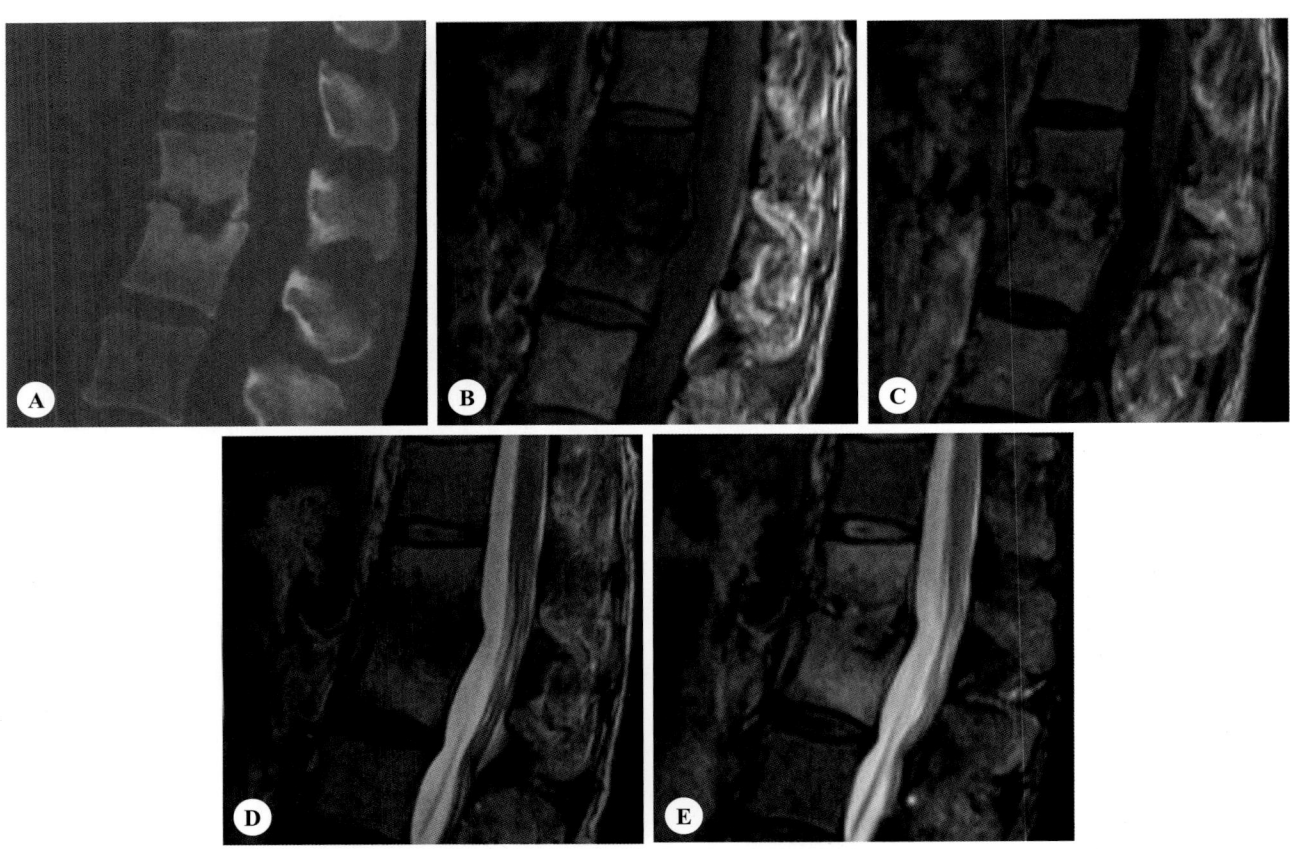

▲ 图 9-17　59 岁女性，活动性或治疗后的 $L_{1\sim2}$ 感染性脊柱炎，曾在另一家机构接受治疗，表现为发热、恶心、呕吐
A. 矢状位平扫骨窗 CT 图像示 L_1 下终板和 L_2 上终板骨质破坏，伴椎间隙消失及周围骨质密度增高；B 至 E. 矢状位平扫 T_1 加权（B）、矢状位增强 T_1 加权（C）、矢状位平扫 T_2 加权（D）和矢状位平扫 STIR MR（E）示受累终板间可见强化，在所有序列上均可见周围低信号，但更外围的 L_1 和 L_2 椎体可见 T_2 高信号和 STIR 高信号，这些影像表现与活动性或治疗后的感染性脊柱炎一致，CT 的高密度环和 MR 的低信号环提示慢性反应性骨质硬化，椎体更外围的 T_2 高信号和 STIR 高信号提示持续的炎症和水肿

第 9 章 脊柱
Spine

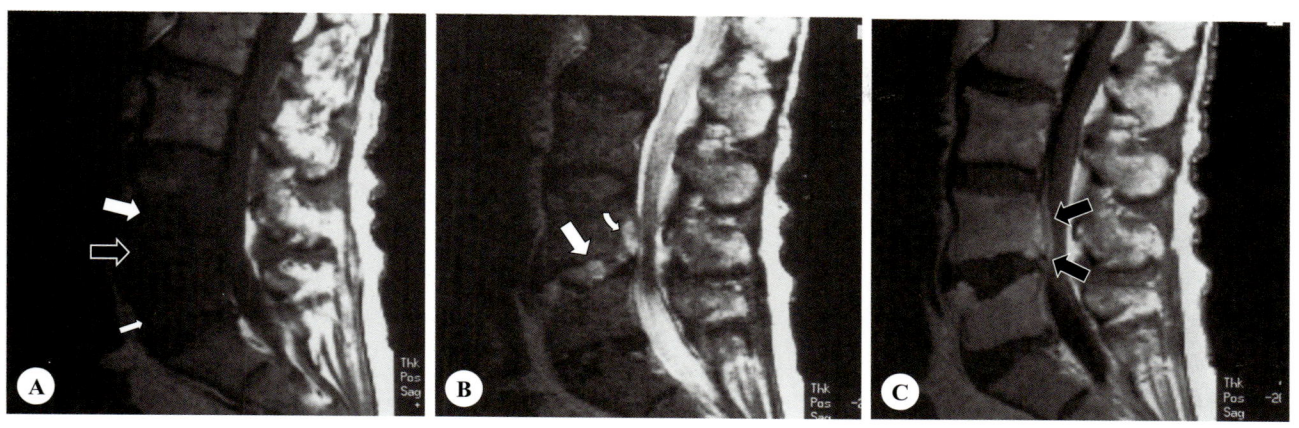

▲ 图 9-18 患者年龄和病史不明，葡萄球菌感染（活检证实）

A. 矢状位平扫 T_1 加权 MR 图像示从 L_4 椎体（大白箭）经 $L_{4\sim5}$ 椎间盘（黑箭）进入 L_5 椎体（小白箭）的低信号；B. 矢状位平扫 T_2 加权 MR 图像示椎间盘（大白箭）和硬膜外间隙（小白箭）信号增高；C. 矢状位增强 T_1 加权 MR 图像示 L_4 和 L_5 椎体强化，伴硬膜外积液及硬膜线性强化（黑箭）。这些表现符合感染性脊柱炎伴硬膜外小脓肿形成的改变

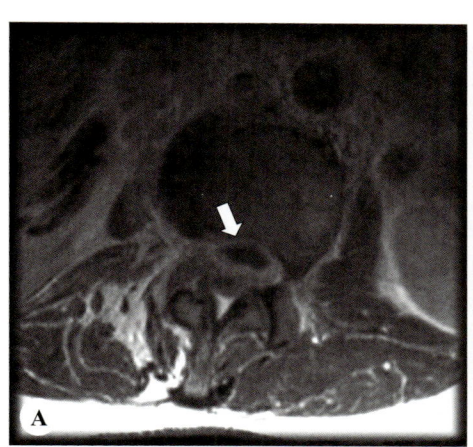
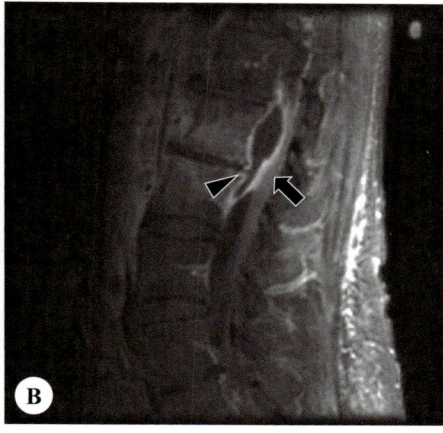

◀ 图 9-19 患者年龄和病史不明，链球菌感染（活检证实）

A. 轴位增强 T_1 加权 MR 图像示腹侧硬膜外积液（箭）伴环状强化；B. 矢状位增强 T_1 加权、脂肪抑制 MR 图像示 L_2、L_3 椎体和椎前间隙的弥漫性强化，并腹侧硬膜外间隙积液伴环状强化。硬膜外积液与 $L_{2\sim3}$ 椎间隙（箭头）相连，神经根向后移位（箭）。这些表现与感染性脊柱炎伴大的硬膜外脓肿形成的改变一致

（十）脊柱非感染性炎性疾病

本部分介绍两种最常见的脊椎关节病：类风湿关节炎和强直性脊柱炎。有关风湿性脊柱疾病（包括痛风、焦磷酸钙沉积病、椎体的缺血性坏死、结节病和 Paget 病）的更全面的讨论，请参见 Oostveen 和 van de Laar 的综述[88]。

类风湿关节炎是一种累及颈椎椎间关节滑膜的疾病，可引起颈椎骨质侵蚀、齿突血管翳破坏、椎间关节融合、椎间隙狭窄、寰枢关节半脱位、垂直性半脱位和轴下半脱位[88]。寰枢关节脱位通常继发于韧带松弛、韧带断裂或局部滑膜炎，可引起疼痛、关节不稳和脊髓受压，从而导致慢性脊髓病和进行性残疾[90]。垂直半脱位，也称为颅骨下降和颅底突出，是齿突向上移位进入枕骨大孔，可导致脑干受压[90]（图 9-21）。CT 能很好地显示骨质侵蚀，而

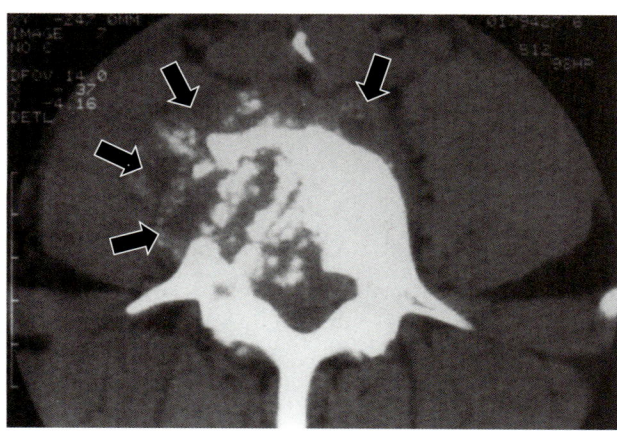

▲ 图 9-20 患者年龄和病史不明，肺结核引起的脓肿

L_4 椎体平面的轴位平扫软组织窗 CT 图像示椎体右侧破坏，伴脓肿延伸至右侧腰大肌和椎前间隙（箭），此外，椎体后缘被侵蚀，脓肿延伸至腹侧硬膜外间隙，导致硬膜囊后移位和受压

431

MRI 能更好地显示血管翳和脊髓受压（图 9-22）。血管翳在 MR 上的信号是多变的，可表现为富血供（类似于关节积液的 T_2 高信号）、乏血供（T_2 相对等信号）或纤维化（T_2 低信号）。相对于关节积液，富血供的血管翳呈早期均匀强化，而乏血供的和纤维化的血管翳的强化可忽略不计[91]。

强直性脊柱炎是一种腱端附着点疾病，可导致炎症、局部骨质侵蚀，最终通过骨桥连接融合形成钙化，称为脊柱强直[89]（图 9-23）。可累及骶髂关节、脊柱和韧带的骨插入。在病程中，MRI 可早于 CT 发现软骨下骨髓异常[88]。然而，CT 能显示骨融合，对评估强直节段假性关节炎相关的骨折很有用。强直性脊柱炎患者椎体的骨折风险约为平均水平的 3 倍，因此即使是轻微创伤也应考虑行 CT 检查[92]。无菌性脊柱炎合并假性关节炎，称为 Andersson 病，也属于强直性脊柱炎的并发症，多由炎症或应力性骨折引起的[93]，对这类患者最好用 MRI 进行评估[94]。

（十一）硬膜外脊柱 / 椎体肿瘤

本部分主要介绍一些最常见的脊柱原发性肿瘤。

1. 动脉瘤样骨囊肿 动脉瘤样骨囊肿（aneurysmal bone cyst，ABC）是良性但具有局部侵袭性的囊性病变，其内充满血湖[95, 96]。动脉瘤样骨囊肿的发病机制仍存在争议，病因可能是血管性、创伤性或遗传性的[95]。10%～30% 的动脉瘤性骨囊肿发生于脊柱[96]。典型的 ABC 位于椎体后份，表现为偏心性、溶骨性和膨胀性病变，并被重塑骨的薄壳所包围（图 9-24），囊肿可见液 - 液平面，在 MRI 上特别明显，在 CT 上通常也可见[97]。

2. 脊索瘤 脊索瘤是一种质软、分叶状的肿瘤。病理学表现为，黏液样或黏液性基质内的特征性空泡细胞岛，其内见纤维分隔[98, 99]。传统观点认为脊索瘤最常见于颅内和骶尾部[100]，但其在脊柱各段的发病率相近[101]。在 CT 上，脊索瘤表现为破坏性的软组织肿块，中心位于椎体前份或外侧，典型者沿硬膜外间隙延伸，常伴有无定形钙化，并具有不同程度的溶骨性和硬化性改变[102-104]（图 9-25）。在 MRI 上，黏液样或黏液性基质呈 T_2 高信号，其内见特征性的 T_2 低信号分隔[105]。

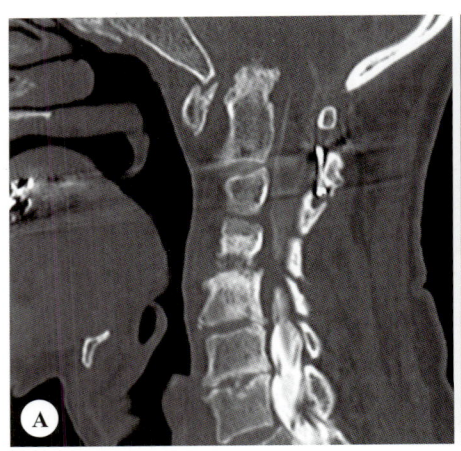
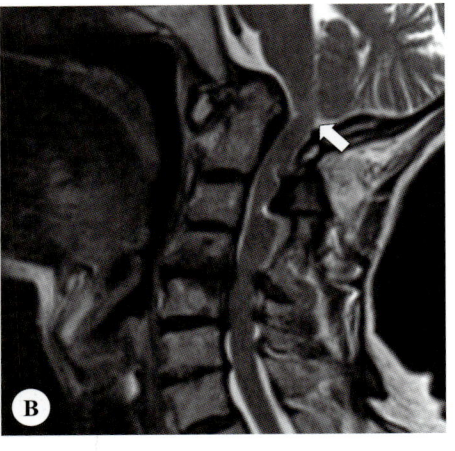

◀ 图 9-21 64 岁女性，类风湿关节炎，既往有融合史，双手麻木和双腿无力

颈椎矢状位脊髓造影骨窗 CT 图像（A）和矢状位平扫 T_2 加权 MR 图像（B）示颅底凹陷和颅颈交界处脊髓弯曲（箭）

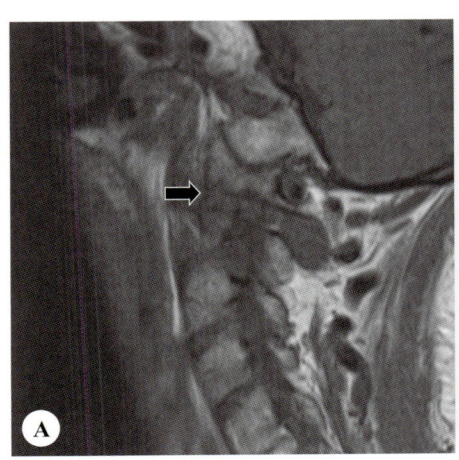
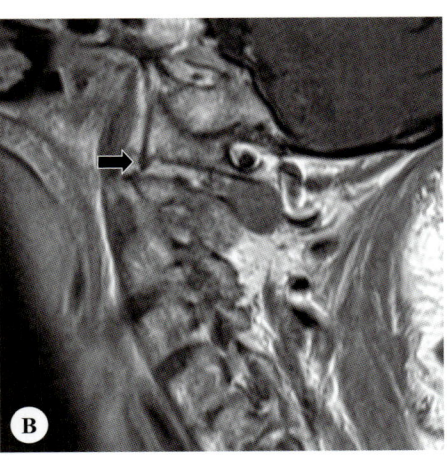

◀ 图 9-22 76 岁女性，类风湿关节炎，颈部疼痛

颈椎矢状位平扫 T_1 加权（A）和矢状位增强 T_1 加权（B）MR 图像示 $C_{1\sim2}$ 侧块关节强化的滑膜炎 / 血管翳，并向前延伸至 C_1 椎弓和齿状突（箭）

第 9 章 脊柱
Spine

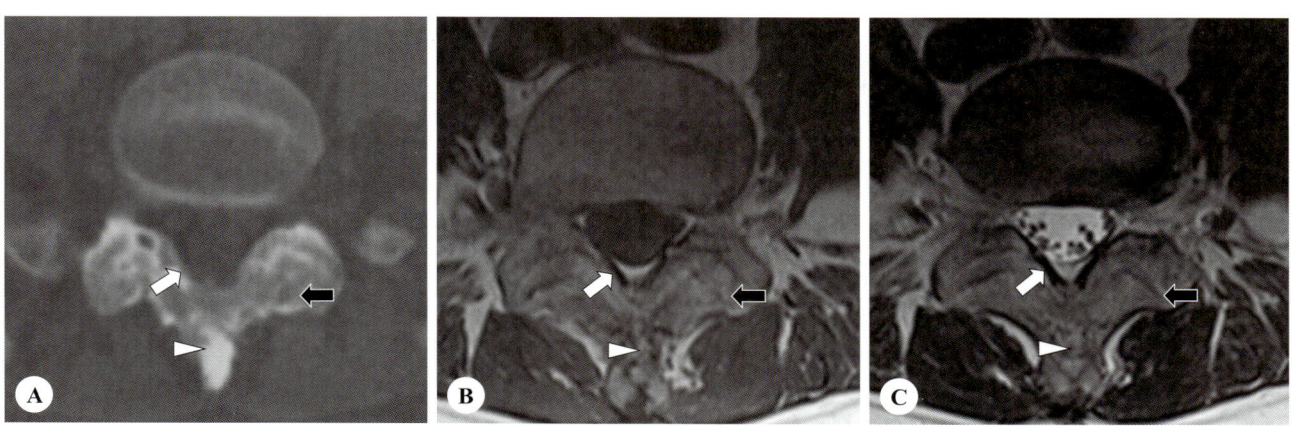

▲ 图 9-23　42 岁男性，强直性脊柱炎，慢性背部疼痛和僵硬

下腰椎轴位平扫骨窗 CT（A）、轴位平扫 T_1 加权 MR（B）及轴位平扫 T_2 加权 MR（C）图像示 L_5～S_1 椎小关节骨融合（黑箭）及包括棘间韧带（白箭头）和黄韧带（白箭）在内的后份韧带的骨化

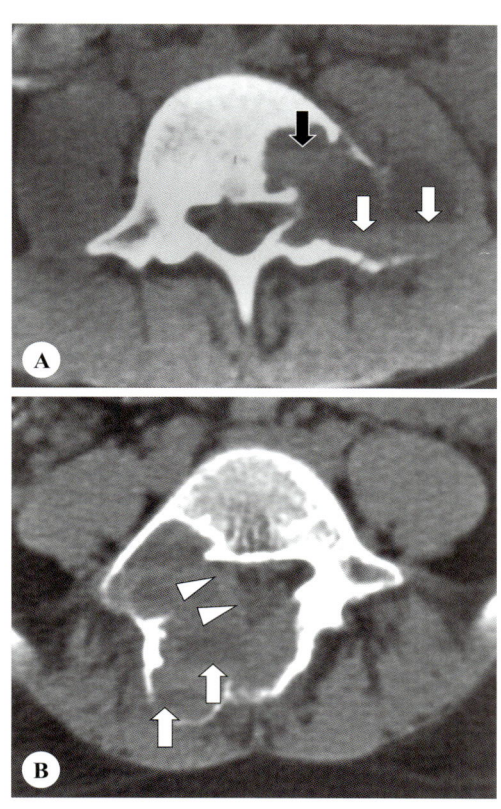

▲ 图 9-24　年龄和病史不明患者，动脉瘤样骨囊肿

A. 经 L_4 椎体平面的轴位平扫软组织窗 CT 图像示一较大肿块，其内见液-液平面（箭），侵蚀椎体、椎弓根、横突和椎板，并延伸至左侧腰大肌，病灶边界清晰；B. 在另一位患者中，通过 L_5 椎体平面的轴位平扫软组织窗 CT 图像示一较大肿块，同样有液-液平面（箭），侵蚀双侧椎板、右椎弓根和右侧椎体，并延伸至硬膜外间隙，硬膜囊部分显示不清（箭头）；这两例均显示了动脉瘤样骨囊肿的典型影像学特征

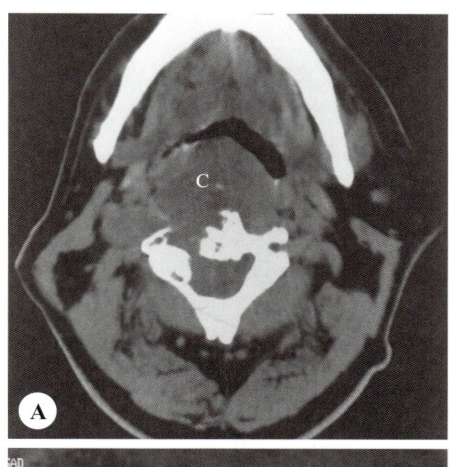

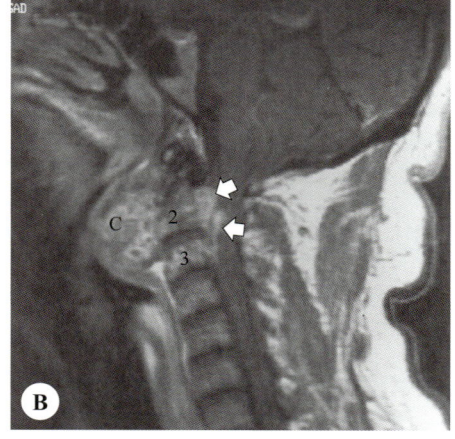

▲ 图 9-25　患者年龄和病史不明，脊索瘤（活检证实）

A. 轴位平扫软组织窗 CT 图像示中线处较大肿块，C_2 椎体部分被侵蚀并向椎前区延伸；B. 矢状位增强 T_1 加权 MR 图像示肿块以 C_2 椎体为中心，累及 C_3 椎体，向前延伸至椎前区（C.脊索瘤），向后延伸至腹侧硬膜外间隙（箭），压迫上段颈髓

433

3. 巨细胞瘤 巨细胞瘤由梭形细胞间质和位于其中的多核巨细胞组构成[106]，是一种膨胀性和溶骨性病变，通常起自椎体，伴周围软组织肿块形成[106, 107]。巨细胞瘤可发生出血，也可累及椎间盘和邻近椎体[108]。与正常骨髓相比，其 MRI 信号通常不均匀，T_1 和 T_2 均呈低至中等信号[108]。

4. 血管瘤 在超过 10% 的尸检中，发现存在椎体血管瘤。椎体血管瘤是由血管组成的肿瘤，血管壁由单层细胞构成，周围见疏松水肿基质及穿插的骨小梁[109]，邻近骨髓常可见反应性的脂肪变或纤维化[109]。在 CT 上，血管瘤呈低密度，其内见粗糙的点状和条纹状的硬化区，在轴位图像上形成所谓的波尔卡点状图案[109]（图 9-26）。仅在罕见的侵袭性亚型中才会出现骨皮质的破坏并延伸至椎体外[109]。在 MRI 上，典型的血管瘤在 T_1 加权和 T_2 加权序列上均呈高信号（图 9-27），并且强化模式多变[109]，在 STIR 图像上因脂肪信号消失通常呈低信号。

5. 朗格汉斯细胞组织细胞增生症 朗格汉斯细胞组织细胞增生症（LCH）是一种骨髓树突状细胞的增生性疾病[110]。病灶早期活动期在 CT 上呈典型的溶骨性表现，MRI 呈 T_1 低信号、T_2 高信号，可进展为椎体均匀塌陷，称之为扁平椎，但椎间隙仍存在[110]。非活动期的愈合性病变在 CT 上呈现为骨质硬化[111]，MRI 呈现出正常骨髓的 T_2 信号和 T_1 高信号[112]。LCH 是导致儿童扁平椎最常见的病因[110]，但在儿童后期发育过程中可自行恢复正常的椎体高度[113]。

6. 淋巴瘤和白血病 累及脊柱的淋巴瘤和白血病在 MRI 上的表现通常与转移瘤相同，但它们也可能表现为环绕并压迫脊髓的软组织肿块而不累及邻近骨质。

7. 转移瘤 进入血液的恶性细胞中只有极小部分（约 0.01%）会产生临床上可检测到的转移灶[114, 115]。一旦进入血液，恶性细胞就可通过一系列复杂的级

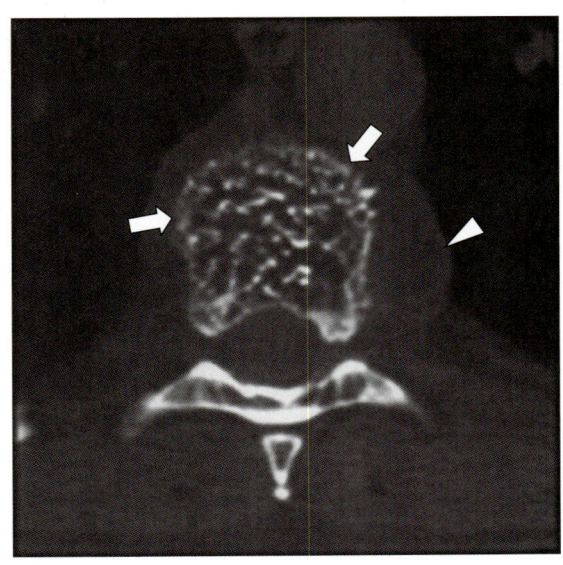

▲ 图 9-26 患者年龄和病史不明，典型的椎体血管瘤

轴位平扫骨窗 CT 示一累及整个胸椎体的大血管瘤（箭）的特征性表现，椎体左侧软组织内的相关软肿块（箭头）提示本例中的血管瘤属于侵袭性亚型

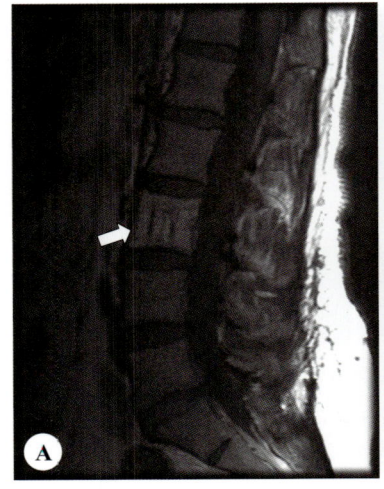 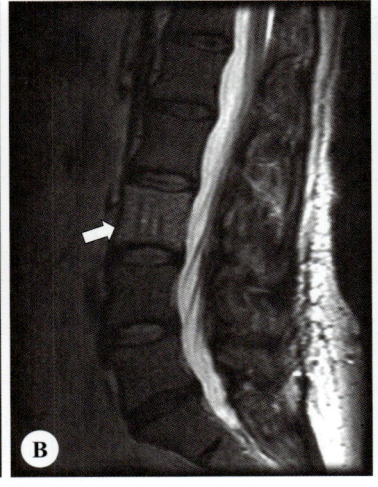 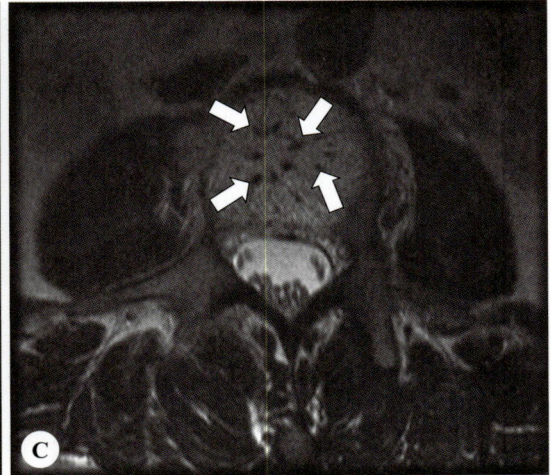

▲ 图 9-27 患者年龄和病史不明，椎体血管瘤

A 和 B. 矢状位平扫 T_1 加权 MR 图像（A）和平扫 T_2 加权 MR 图像（B）示 L_3 椎体呈高信号（箭），其内见线状低信号结构，代表异常增大的骨小梁；C. 轴位平扫 T_2 加权 MR 图像示血管瘤累及大部分椎体（对比病变与正常椎弓根和横突的信号强度），其内的低信号区（箭）很可能代表异常增大的骨小梁和流空血管的结合

联机制定植在骨髓中[115]。这些病变可能是溶骨性的，在 CT 上表现为溶骨性病变；可能是硬化性的，在 CT 上表现为致密性病变；或者为混合性，取决于成骨细胞和破骨细胞活性的相对诱导和（或）抑制[115]。由于取代了黄骨髓，转移灶在 MRI 上几乎都表现为 T_1 低信号，而弥散和 T_2 的信号特征多变，对诊断的帮助不大[2]，转移灶在 STIR 图像上通常表现为高信号，甚至高于急性骨折相关的水肿信号[117]（图 9-28）。有发现指出，DWI 中病理性骨折存在弥散受限，因此可用于鉴别良性骨质疏松性骨折和病理性骨折[118]。总的来说，T_1 加权成像仍然是识别骨转移的最灵敏的序列[119]。

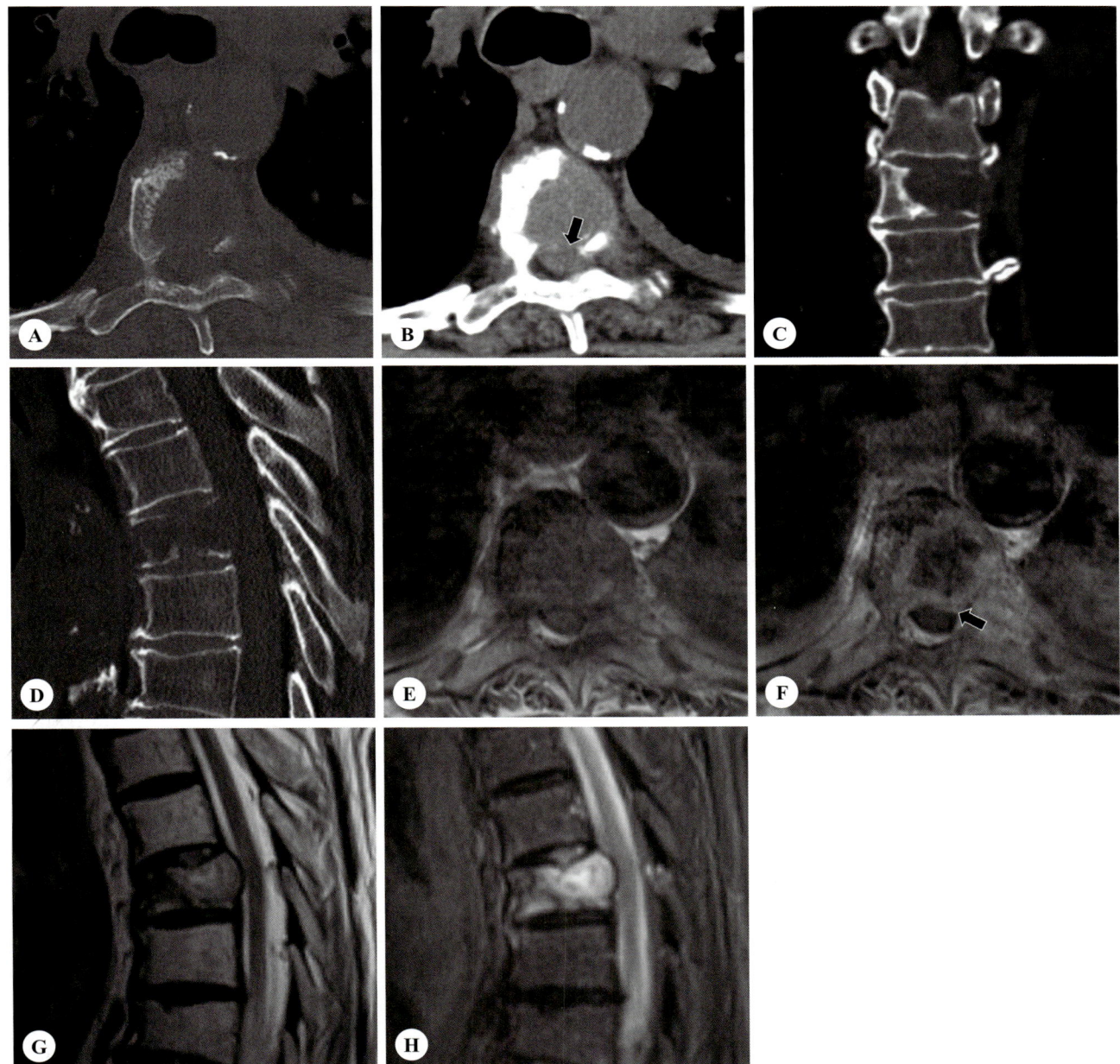

▲ 图 9-28 76 岁男性，非小细胞肺癌，逐渐加重的背部疼痛，脊椎管肿瘤经活检证实为 T_4 椎体转移瘤

A 至 D. 轴位平扫骨窗（A）、轴位平扫软组织窗（B）、冠状位平扫骨窗（C）及矢状位平扫骨窗（D）CT 图像示 T_4 椎体中部及左侧骨质破坏，伴椎体皮质左缘及后缘的骨质侵蚀，软组织窗图像示肿瘤毗邻硬膜囊（箭）；E 和 F. 轴位平扫（E）和轴位增强 T_1 加权 MR（F）图像示一环形强化的硬膜外肿瘤取代了 T_4 椎体的左侧和中央部分（箭）；G. 矢状位平扫 T_2 加权 MR 图像清楚地显示了肿瘤向后凸入椎管内并伴脊髓变形，但脊髓内未见异常信号；H. 矢状位平扫 STIR MR 图像示残余 T_4 椎体内高信号的水肿，因不伴有脊髓水肿，提示虽然即将发生但当前不存在脊髓压迫

8. 多发性骨髓瘤 / 孤立性浆细胞瘤　多发性骨髓瘤，其单独形式称为浆细胞瘤，是一种浸润性的浆细胞增生性疾病[120]。孤立性的椎体浆细胞瘤通常表现为单个塌陷的椎体或扁平椎，并累及椎弓根[121]。通常，CT 可以看到小的透光性病变，并可识别相关软组织肿块的范围，但 MRI 仍然是首选的成像方式，因为它可以评估浸润程度，帮助区分良性和病理性压缩性骨折[122]。浆细胞瘤和弥漫性骨髓瘤通常呈 T_1 低信号、不均匀的 T_2 高信号，伴均匀强化[120, 121]（图 9-29）。浆细胞瘤中曲线状的信号空洞区与异常增大的残余骨小梁相对应[123]。

9. 成骨细胞瘤和骨样骨瘤　骨样骨瘤是一种良性的成骨性肿瘤，好发于椎体后部，常见于青少年男性[124]。成骨细胞瘤在病理学上与骨样骨瘤相似，但体积更大，直径超过 2cm[124]。在 CT 上，骨样骨瘤和成骨细胞瘤表现为离散的圆形或椭圆形的透光区伴周围骨质硬化[108]，中心可有钙化[108]。MRI 对两者并不灵敏，主要表现为广泛的骨水肿[108, 125]。当 MRI 发现脊柱后份广泛的骨水肿时，应考虑骨样骨瘤和成骨细胞瘤可能，并建议进行 CT 检查。

（十二）硬膜下 / 椎管内肿瘤

在美国，每年只有不到 4000 例原发性椎管内肿瘤的新发病例[126]。据报道，这些肿瘤中 60%～70% 是原发性的脊髓肿瘤，也称为髓内脊髓肿瘤[126]。原发性的髓内脊髓肿瘤包括室管膜瘤（最常见）（图 9-30）、星形细胞瘤、血管母细胞瘤和神经节瘤。髓外硬膜下原发性椎管肿瘤最常见的是周围神经鞘的肿瘤（神经鞘瘤和更少见的神经纤维瘤）和脑膜瘤（图 9-31）。在该区域还可出现许多其他的原发性肿瘤，包括血管外皮细胞瘤、副神经节瘤和黑色素细胞瘤 / 黑色素瘤。淋巴瘤和白血病也可出现在髓内脊髓中或髓外硬膜下间隙内，转移灶也可在这些区域生长。鉴于这些肿瘤的罕见性和多样性，对其影像特征的描述超出了本章的范围，但 Merhemic 等最近发表了一篇很好的相关综述[127]。

（十三）脊柱血管性疾病

脊柱的血管病变包括缺血、梗死、出血、动脉瘤和畸形。这些疾病的范围很广，大多数都比较罕见，因此本部分只讨论少数较主要和常见的病变。Vuong[128]、Saliou 和 Krings[129] 等对这个内容做了很好的回顾。

1. 椎管内血肿　椎管内血肿可以是创伤性、医源性或自发性的，可发生于硬膜外间隙或硬膜下潜在间隙，可导致脊髓受压或马尾综合征[130]。硬膜外血肿包绕硬膜外脂肪并使硬脊膜向脊髓方向移位，而硬膜下血肿不包绕硬膜外脂肪，也不造成硬脊膜移位[130]。寻找低信号硬脊膜是鉴别硬膜外和硬膜下血肿的关键所在。超急性期血肿在 CT 上呈高密度，但亚急性期和慢性期血肿在 CT 上很难识别。除了超急性期的硬膜外和硬膜下血肿，其余所有血肿都可以通过 MRI 轻松识别[130]。

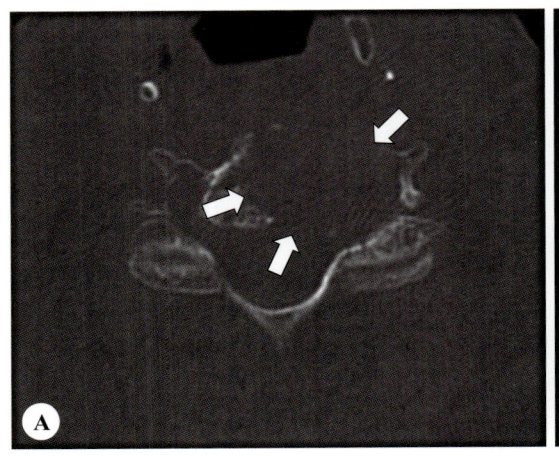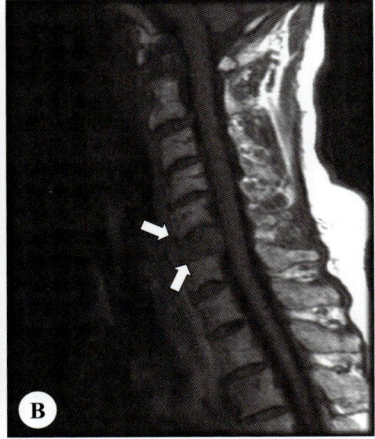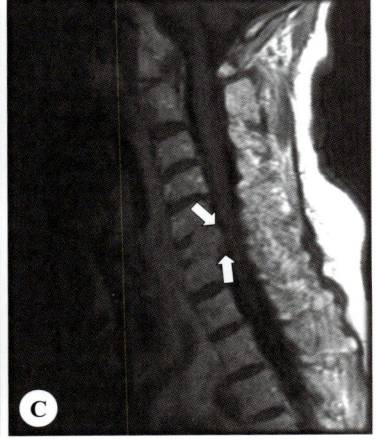

▲ 图 9-29　患者年龄和病史不明，椎体浆细胞瘤

A. 通过 C_6 椎体平面的轴位骨窗 CT 图像示破坏性的溶骨性病变（箭）取代了大部分椎体；B. 矢状位 T_1 加权 MR 图像示 C_6 椎体及相关肿块（箭）呈低信号；C. 矢状位增强 T_1 加权 MR 图像示肿块均匀强化，并清晰显示了肿块向腹侧硬膜外间隙延伸（箭）

第9章 脊柱
Spine

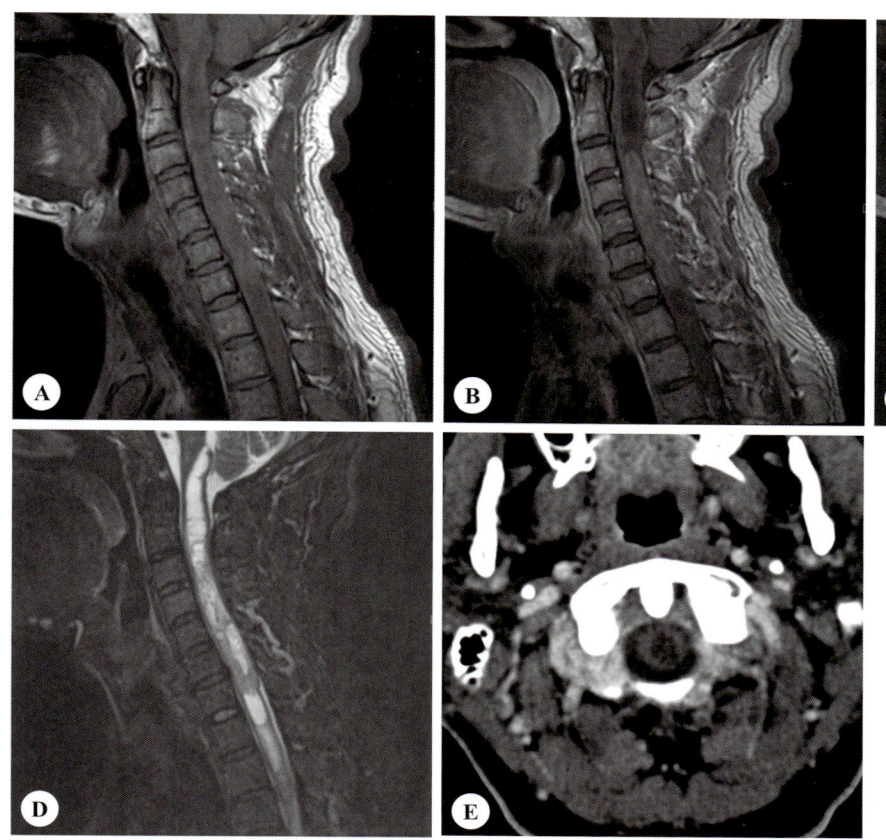

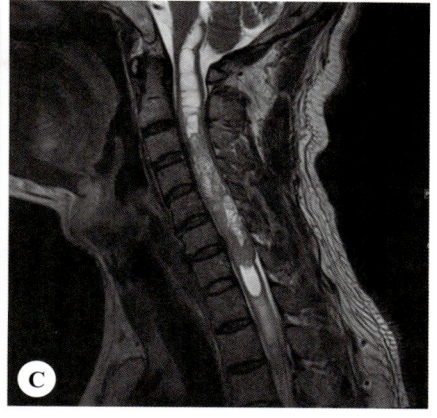

▲ 图 9-30 46 岁男性，无明显既往病史，髓内脊髓室管膜瘤，进行性右下颈部疼痛和右前臂及右手麻木

A 至 D. 矢状位平扫 T_1 加权 MR 图像（A）、对比增强 T_1 加权 MR 图像（B）、平扫 T_2 加权 MR 图像（C）及矢状位平扫 STIR MR 图像（D）示一巨大、强化的膨胀性髓内脊髓室管膜瘤，见从延髓延伸至胸段脊髓的囊实性成分；E. 轴位增强 CT 图像示脊髓中央病变膨胀生长的囊性成分

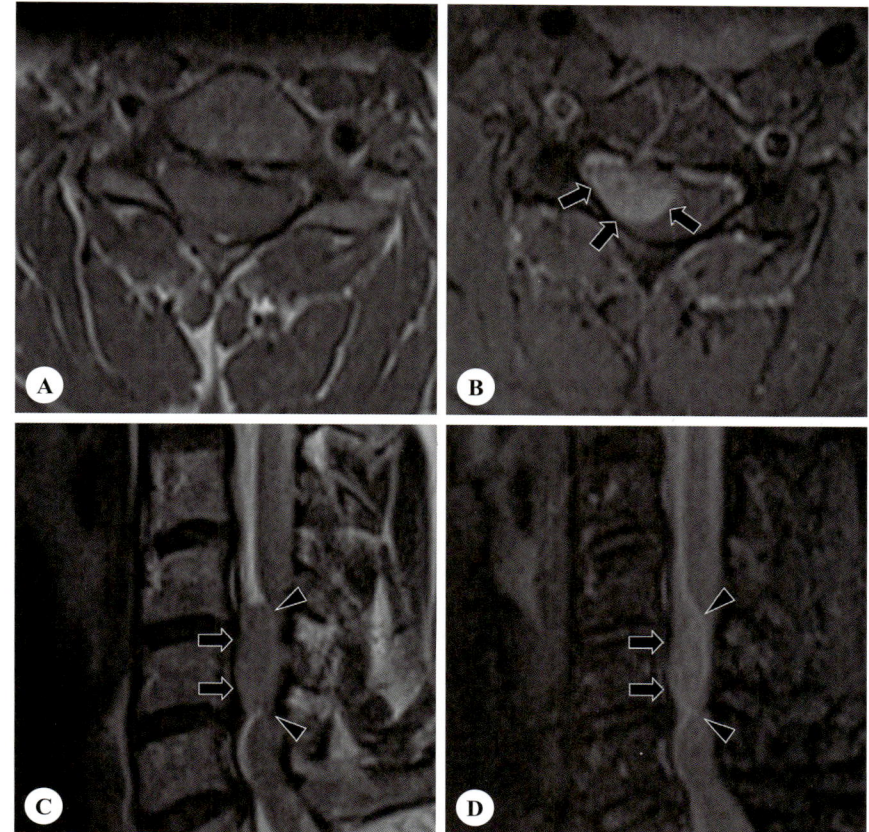

◀ 图 9-31 59 岁女性，无明显既往病史，进行性双手麻木，持续 3 个月的腿部无力和不稳，脊膜瘤

轴位平扫 T_1 加权 MR 图像（A）和轴位增强脂肪抑制 T_1 加权 MR 图像（B）示一填充椎管右侧的均匀强化肿块（箭）；矢状位平扫 T_2 加权 MR 图像（C）和矢状位平扫 STIR MR 图像（D）示 C_5 椎体后方肿块（箭），在肿块和脊髓间见脑脊液裂隙（箭头），提示肿块位于髓外，肿块似乎附着于硬脊膜上，切除肿块后病理证实为脊膜瘤

437

2. 血管畸形 脊髓血管畸形最常见的类型是Ⅰ型硬脊膜动静脉瘘，通常是低血流型分流，一般不会导致动脉瘤或出血[128]（图9-32）。这些分流可引起静脉充血，进而导致脊髓水肿、静脉缺血和进行性的脊髓病[129]。对比增强脊柱CTA已成功用于识别扭曲、扩张的脊髓前血管，以诊断硬脊膜动静脉瘘[131]。MRI和MRA是更佳的成像选择。因MRI时间分辨率较高，可以用于识别脊髓水肿、脊髓肿大及蛇形静脉扩张，MRA则可通过区分动脉期和静脉充盈期帮助定位输入血管和瘘管交通[132]。Ⅱ型髓内球形动静脉畸形、Ⅲ型幼年动静脉畸形和Ⅳ型硬膜下髓周动静脉畸形较少见，与遗传和（或）发育相关，并且更常与动脉瘤和出血相关[128]。

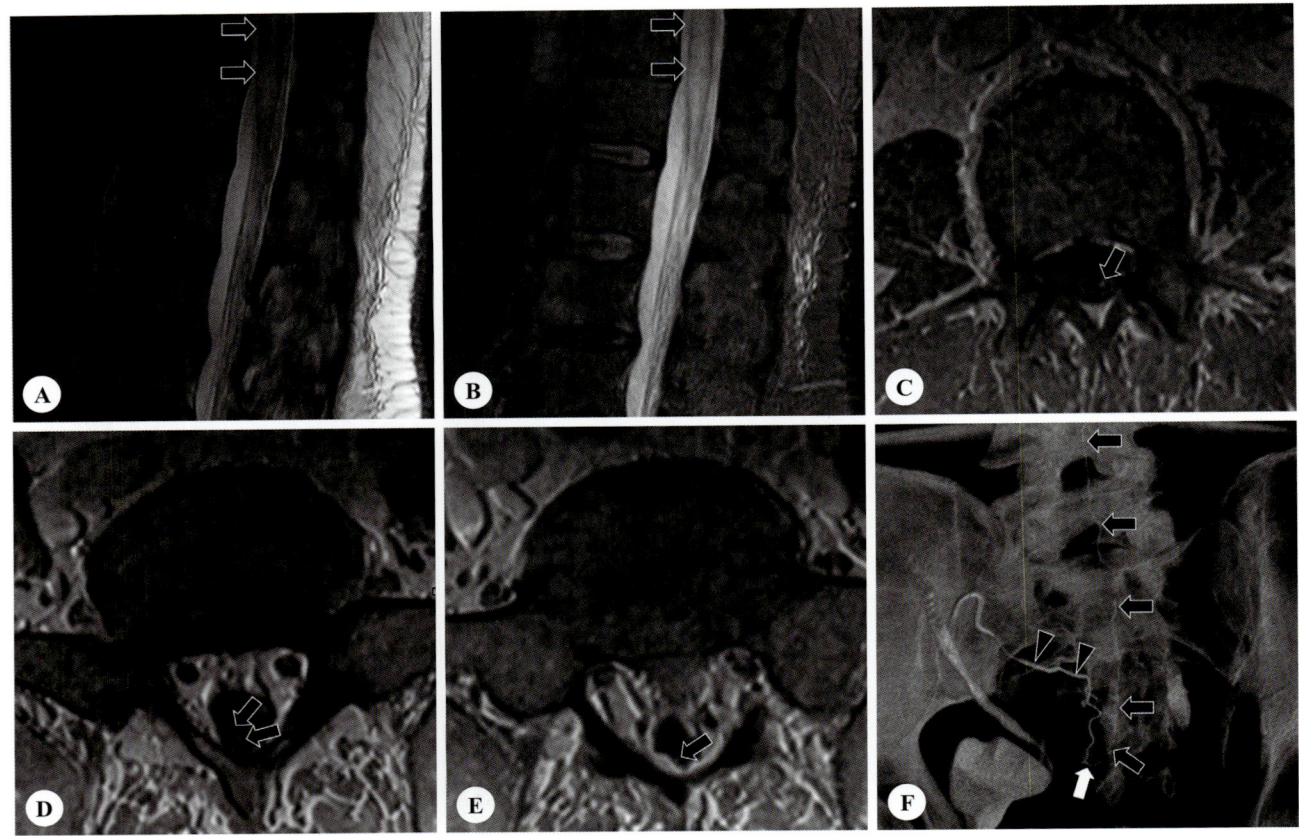

▲ 图 9-32 67岁男性，无明显既往病史，双下肢疼痛、感觉异常、尿潴留和神经功能减退2年

A 和 B. 矢状位平扫 T_2 加权 MR 图像（A）和矢状位平扫 STIR MR（B）图像示扫及范围内的包括脊髓圆锥在内的远段脊髓肿大伴异常高信号（箭），另外，注意多节段退行性椎间盘疾病所表现出的椎间盘的 T_2 和 STIR 低信号，提示椎间盘脱水，伴多个椎间盘膨出或突出，并多个椎间隙变窄；C 至 E. 轴位增强、脊柱血管造影、T_1 加权 MR 图像示椎管背侧一条扩张的、扭曲血管（箭），似乎进入右侧 S_3 神经根套；F. 正位透视 3D 血管造影显示注射的右侧股动脉（箭头）与骶静脉（白箭）间见瘘管交通，再回流到同样扩张的脊柱背侧静脉（黑箭）

第 10 章　肌肉骨骼系统
Musculoskeletal System

Jennifer Ni Mhuircheartaigh　Stacy E. Smith　Yulia Melenevsky　Jim S. Wu　著
李峥艳　张　彤　秦　韵　译

肌肉骨骼系统（musculoskeletal，MSK）在人体体积和重量中占比最大，为人体提供支持、保护、稳定和运动的能力。它由骨骼、肌肉、韧带、肌腱和关节组成，这些结构可能会出现数不清的疾病和创伤，因此需要进行相应的影像学评估。如何正确选择影像检查方法，取决于病变所累及的特定的 MSK 成分，以及所怀疑的疾病本身的演变过程。

传统的 X 线是评估 MSK 主诉的检查方法首选。与其他影像学检查方式相比，X 线检查价格低廉、成像速度快、简便易用等优点。X 线很适合评估骨骼相关的问题，如骨膜反应、骨折和骨质侵蚀。即使面对创伤、关节炎、代谢性骨病和骨肿瘤，X 线仍然是最具诊断价值的检查手段。甚至有时，即使进行了 MRI，X 线片依然可以帮助评估细微的软组织钙化，如钙化性肌腱炎或内生软骨瘤的髓内钙化。评估假体周围的细微骨折时，X 线比 CT 或 MRI 更胜一筹，因为 CT 和 MRI 会有条纹状伪影或金属引起的磁敏感伪影的问题。但 X 线缺点也很明显，对软组织结构的评估能力差。

CT 是评估骨皮质细节及检测骨及软组织钙化的最佳成像方式。CT 最关键的优势是对感兴趣区进行多平面成像的能力，再结合多平面重建技术得到各向同性的图像后，借助多平面图像，就能对骨折进行更详细的评估。评估骨盆和肋骨病变时，CT 也不存在 X 线的图像重叠问题，优势明显。至于缺点，CT 的主要问题是电离辐射剂量较大，但新款 CT 扫描仪已经在不牺牲图像质量的情况下成功改善了辐射剂量问题。

如需确定骨骼病变的存在和程度，特别是需要进行骨肿瘤成像的时候，骨扫描和正电子发射体层成像（positron emission tomography，PET）技术的优势十分明显。骨扫描最适合用来评估引起成骨性变化的过程，也是评估诸如转移瘤这类累及全身骨骼病变的最佳选择，但检查的阳性率还要取决于转移瘤的类型。例如，在骨扫描中，前列腺癌的骨转移很容易被发现，但肾细胞癌的骨转移主要呈溶骨性改变，因此在骨扫描中很难被发现。正好相反，PET/CT 适合评估肾细胞癌骨转移灶中代谢活跃的溶骨性病变，但对前列腺癌的骨转移的评估效果一般。骨扫描和 PET 对解剖细节（尤其是软组织的解剖细节）的显示能力也比较有限，所以仍然需要同时参考断层的 CT 和 MRI。

超声检查没有电离辐射，检查成本低，是浅表肌腱和软组织成像的最佳检查方法。许多研究表明，在评估这些结构时，超声不仅具有很好的准确性，还可以进行动态成像，对识别特定的病变，如肌腱断裂和肘管中的尺神经脱位等，有极大的帮助。随着超声技术的发展，出现了诸如定量超声和弹性成像的技术，进一步扩大了超声的使用范围。但是，用超声对骨性结构评估时，应考虑到致密骨皮质的限制。

由于 MRI 可以清楚地显示软组织结构及骨髓，已成为目前肌肉骨骼系统系统成像的主流检查手段，MRI 的出现革新了软组织损伤和软组织肿瘤的评估方式。通过利用不同组织之间的磁共振自旋 - 弛豫时间差，MRI 可实现对皮下组织、筋膜、血管、神经、肌肉、肌腱、韧带和软骨的精细显示和区分，甚至对显示骨髓异常也十分灵敏。

在本章中，我们将具有典型影像学征象的病例，介绍 CT 和 MRI 与最新的影像学技术的结合，以及它们在一些常见和重要的肌肉骨骼疾病中的应用。

一、肌肉骨骼系统的成像技术

1. CT 针对指定的 MSK 结构进行 CT 时，定位像环节尤其重要。在确认患者肢体的适当摆位后，应根据临床需要调整扫描范围。控制扫描范围，既能减少辐射剂量，又能提升单位时间内的检查效率，若能将患者的肢体摆放在合适的位置上，也提升了患者的舒适性。若 CT 不针对特定的 MSK 结构，又需要评估骨骼结构，则可要求进行额外的骨算法重建，显示更多的骨骼细节。图像获取速度大幅提升，减少了运动伪影的产生，为 MSK 疾病患者创造了更多的价值[1]。通常情况下，MSK 的 CT 扫描层厚较薄，仅为 0.5mm，可通过图像后处理技术获得感兴趣解剖结构的高分辨率冠矢状位图像，还可减少部分容积效应，对于使用金属内固定装置的患者非常有帮助。由于最终获取的是各向同性的 CT 数据，对肢体在扫描架内的准确摆位不作硬性要求。

图像的三维重建后处理步骤通常在独立的工作站上进行。这些重建图像虽然基本上不能帮助放射科医师诊断骨折或评估范围，但能让外科医师观察复杂的骨折模式并制订手术计划[2]。遮蔽表面显示和容积再现是两种常见的三维重建方法。遮蔽表面显示，能展示骨表面的轮廓，有助于描述骨折的特点，但重建图像质量可能因阶梯状伪影干扰而降级，因此无法显示骨皮质下的病变。容积再现，可改变再现物体的透明度并去除或突出某些骨性结构，常用于骨盆复杂性骨折的特征显示，还可用这种方式重建获得虚拟平片，外科医师认为它对髋臼骨折手术方法的制订非常有用（图 10-1）。此外，还可利用这种技术实现微小移位骨折的可视化，特别有助于发现肋骨骨折（图 10-2）。高频图像重建算法通常用于展示骨骼细节和锐利度，但会增加图像噪声，并且其三维重建图像的平滑度较差，对结构对比度的显示能力不足，因此，对于已经完成三维重建的案例，还可采用标准算法进行图像重建辅助诊断。

（1）肌肉骨骼系统 CT 增强扫描：与身体其他部位的 CT 检查一样，为了满足临床需要，常需要考虑使用静脉对比剂。静脉对比剂对评估包括骨折在内的骨骼病变的帮助不大，但是增强扫描有助于评估软组织病变，如脓肿和肿块。之所以对鉴别肌肉内的病变非常有价值，是因为在平扫时，许多肌肉内的病变与肌肉呈等密度，不易区分。若怀疑有创伤性血管损伤或血管源性肿块，则可进行 CT 血管成像（CTA）。为评估软组织肿块（非血管瘤）而进行增强扫描时，通常给予 100~120ml 的低渗含碘对比剂静脉注射，于注射后 90~120s 进行延迟扫描，以辅助病变诊断。

（2）CTA：在一些医疗机构，CTA 已经逐渐取代了诊断性数字减影血管造影（diagnostic digital subtraction angiography，DSA）成为检查外周血管

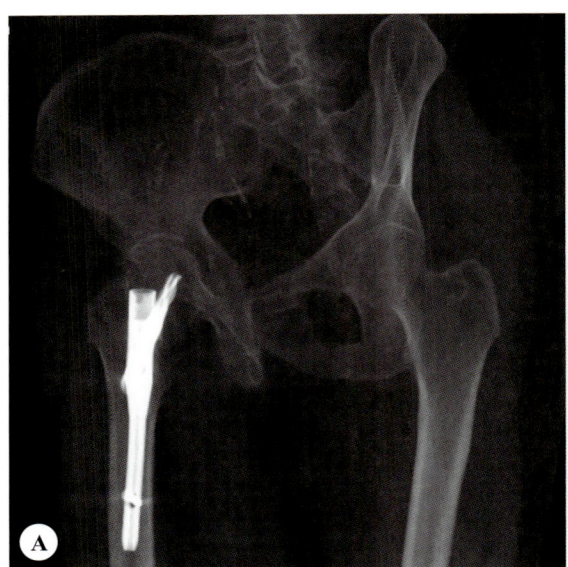 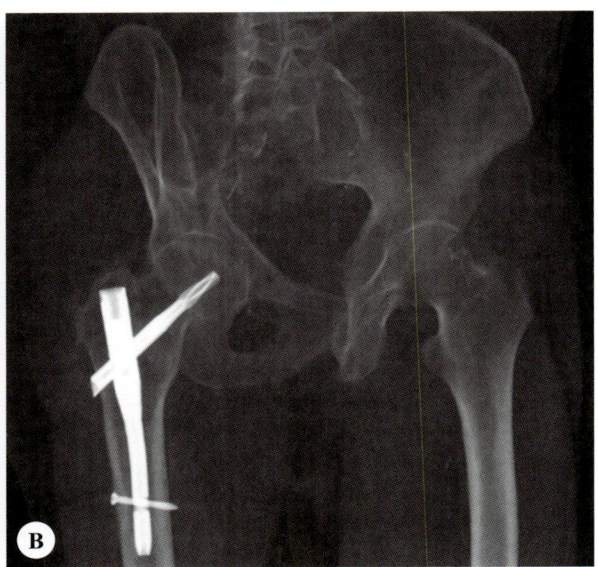

▲ 图 10-1 35 岁男性，右髋关节内固定术后
根据 CT 数据重建的右后斜位（A）和左后斜位（B）Judet 平片

疾病的首选方式，当然DSA也仍然是一种诊断和介入治疗的方法[3,4]。CTA可以对较大体积的组织进行快速成像，但需要调整成像和注射参数，保证成像时血管内有足够的碘浓度，对于成像质量非常重要。必须等到对比剂到达感兴趣的动脉才能开始成像，否则，会出现扫描"反超"对比剂的问题[5]。可以先进行对比剂团注示踪或注射试验，得出适当的扫描时长，确定开始扫描的时间点。另外，下肢动脉成像需要30～50s的延迟扫描时间[6]。在扫描时，应首先获取低剂量的平扫图像，显示感兴趣血管的钙化情况，然后以3～4ml/s的速率给予100～150ml的非离子型对比剂团注，随后再以同样速率注射40ml的生理盐水。外周血流速度差异很大，在患有严重外周血管疾病的情况下尤其明显，可用腿部远端（膝关节以下）的第二阶段增强后图像辅助诊断。如需扫描静脉相，应在90～120s后进行延迟扫描。多平面重建和最大密度投影图像，通常是在独立的工作站上生成的，其中也包含曲线重建，可以改善感兴趣血管的显示。

（3）减少CT金属伪影的手段：为置入了金属材质的内固定物或关节假体的患者成像时可能会出现问题。金属植入物会产生星状或条带状伪影，会干扰扫描仪对邻近结构的判断，产生伪影的原因是射束硬化效应和光子耗竭。可以提高X线束穿透金属的能力来改善CT具体通过降低准直器与螺距和（或）增加kVp和mA实现，但也会增加对患者的辐射剂量，使软组织对比度降低[7,8]。图像后处理也不能采用突出边界（锐利度）的骨算法，否则会使伪影更加明显。采用软组织或平滑算法虽然有助于减少伪影，但会损失空间分辨率。利用宽窗（窗宽4000HU，窗位1000HU）或扩展的窗宽扫描可以减少伪影[9]。对骨科器械进行测评时，也许可以利用三维重建技术。

一些厂商开发了特殊的后处理算法解决减少金属伪影（metal artifact reduction，MAR）的问题。这些算法是基于正弦图补全方法[10]或模型的迭代算法[7]来实现的，不同的算法来自不同的厂商，如Smart MAR（GE Healthcare）、O-MAR（Philips Healthcare）、iMAR（Siemens Healthcare）和SEMAR（Toshiba Medical System）。这两种方法都从原始数据中分割金属，并使用各种专有的算法对数据缺失插值填充[11,12]（图10-3）。双能CT也可减少CT上的金属伪影。做法是在不同的能量水平获取同一解剖区域的两组数据集，通常选在能量水平40～190keV的区间内进行虚拟单色图像的创建。骨-金属结构通常在较高的能量水平下才能达到最好的可视化，

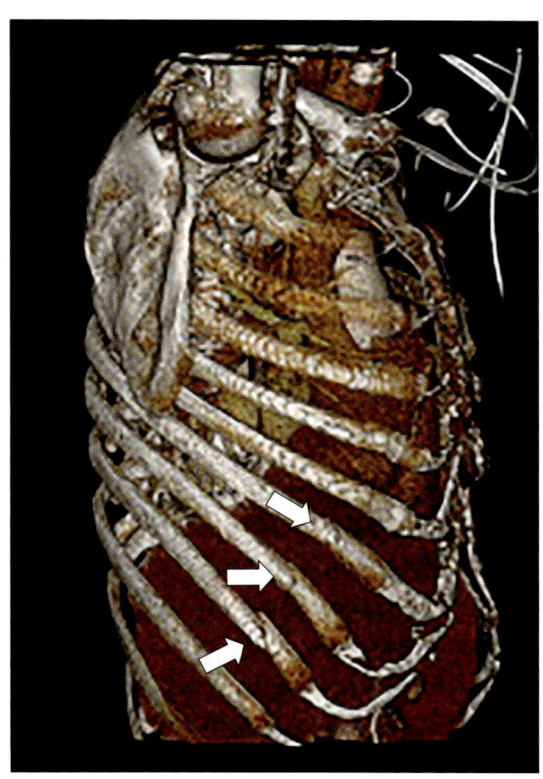

▲ 图10-2　45岁女性，胸部创伤
胸部CT三维容积再现图像示多处轻度移位的肋骨骨折（箭）

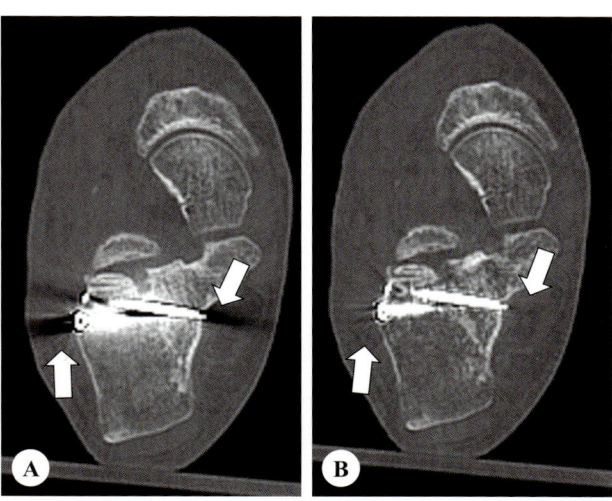

▲ 图10-3　54岁女性，踝关节内固定术后
A. 使用标准骨重建算法重建的踝关节轴位CT图像示内固定周围条纹状伪影（箭）；B. 同一患者使用金属伪影减少算法重建的轴位CT图像示伪影明显减少（箭）

如 140keV[13]，而软组织结构一般在相对较低的能量水平下达到较好的可视化，如 70keV[14]。

(4) 双能 CT：当 MSK CT 需要用到两种不同的能量来源时，临床上常用的方法有两种，即双源 CT 和快速千伏切换双能 CT。在两个不同的能量水平下采集数据集，利用不同能量水平下不同结构之间的衰减差异识别特定的物质，还可以用颜色标记，如痛风中的尿酸钠晶体（图 10-4）。此外，还可以去除某一种物质的减影，如去除钙，就获得了虚拟的不含钙的图像[15]。这种方法还被用来评估 CT 上的骨髓水肿，可以更好地检测骨折[16]。

2. MRI 对服务于 MSK 研究的 MRI 扫描方案进行优化时，需要考虑很多内容，甚至要考虑到个别放射科医师的喜好、设备的可用性和时间限制。很多 MSK 的 MRI 检查不需要用到静脉对比剂。通常在覆盖率足够的情况下，应尽可能选用小的线圈，最大限度地提高空间分辨率。对于大多数的研究，最好在三个平面成像。质子密度（proton density，PD）加权序列，无论是否伴有脂肪抑制，在 MSK 成像中都非常有用。PD 加权序列可以很好地显示解剖结构及某些病变。相对于不施加脂肪抑制的 PD 加权序列相比，脂肪抑制的 PD 加权序列对液体灵敏，会增加对积液和水肿的灵敏度。然而需要注意的是，其灵敏度仍然低于 T_2 脂肪抑制或短时间反转恢复序列。但 PD 加权序列也有其局限性，如采集时间（T_2 脂肪抑制）较长，并且信噪比（STIR）较低。T_1 加权成像适用于评估骨髓，这是因为红骨髓在其他序列上的信号强度变化较大，限制了 PD 加权序列在评估骨髓时的表现。弥散加权成像因其对骨骼病变的高敏感性而在 MSK 成像中受到青睐，但 DWI 成像的特异度较低。DWI 也可用于评估软组织肿块内坏死的情况[17]。

评估软组织肿块、滑膜炎或感染时，静脉对比剂可以发挥作用。MRI 增强扫描可以评估软组织肿块内的血供情况，显示脓肿周围的环形强化，也可显示滑膜炎症或感染时滑膜的强化。使用静脉对比剂时，需要对序列进行选择。理想情况下，在对比剂使用前后，应选择相同序列进行扫描。此外，如果临床不关注关节内或韧带结构，就没有必要在三个平面上获取图像。对比增强在 T_1 加权脂肪抑制图像上最明显，因此，应在对比剂使用前后分别进行 T_1 加权脂肪抑制序列扫描。另外，如果脂肪抑制被省略（减少扫描时间），应保持感兴趣区域不动，补充肢体的减影图像。减影图像对脂肪抑制后 T_1 加权图像上仍呈高信号的病变效果较好，如血肿。MR 血管造影可用于评估可疑的血管源性肿块或血管畸形。

(1) 肌肉骨骼系统 MRI 增强扫描：如前所述，很多 MSK MRI 检查都用不到静脉对比剂。向关节内注射低浓度钆剂，可用于 MR 关节造影。虽然动态增强扫描有助于诊断滑膜炎，但对于大多数 MSK MRI 增强检查而言，静脉团注对比剂的时机并不是特别关键[18]。对于大多数需要行增强 MRI 扫描的患者，体重调整的对比剂团注剂量通常为 0.1mmol/kg，注射的剂量取决于患者的体重和钆剂的浓度。当需

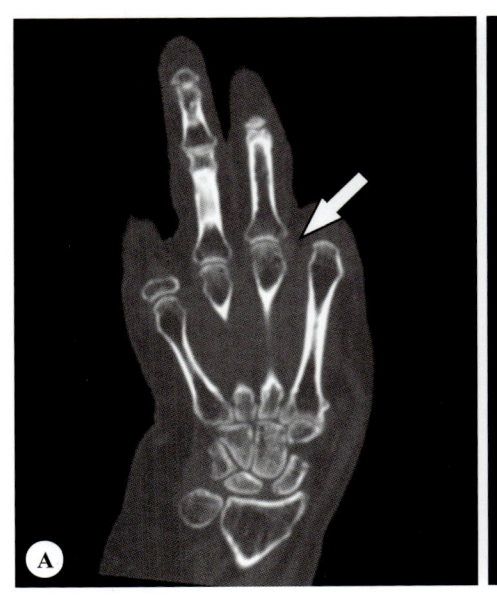 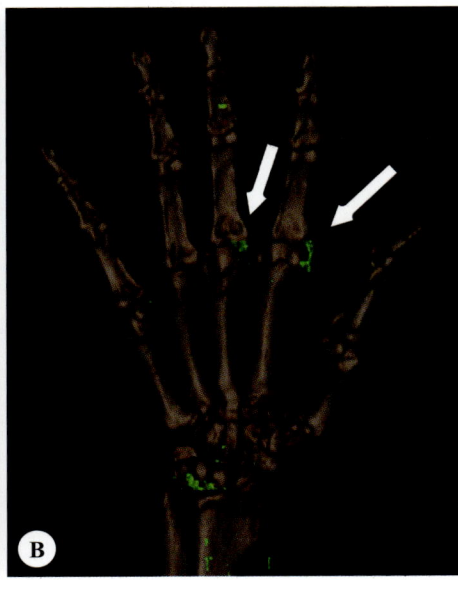

◀ 图 10-4 男性 63 岁，手部疼痛

A. 手部双能 CT 的冠状位重建图像示第 3 掌指关节旁的微小矿化（箭）；B. 容积再现的尿酸图示该痛风患者示指和中指掌指关节旁的绿色尿酸钠结晶（箭）

要注射的钆剂剂量较小时，宜用无菌的生理盐水稀释。进行评估四肢软组织肿块的 MRI 增强检查时，应留出足够的时间让对比剂到达肢体，通常需等待 120~180s。

(2) MRA：与 CTA 和 DSA 相比，MRA 的优势在于没有电离辐射。MRA 分为对比增强和非对比增强两种。大部分非对比增强 MRA 技术在空间分辨率方面有一定的局限性，会产生与血流缓慢或湍流有关的伪影，并且获取图像的时间较长，适合用在患者不能接受静脉注射钆对比剂的情况。时间飞跃技术和相位对比技术可用于获取非对比增强的血管造影图像。在时间飞跃序列中，进入预饱和组织的血液含有未饱和的质子，被射频脉冲激发后，这些质子可以产生新的磁化[19]，将预饱和带放置在感兴趣区的上方或下方，可以显示血流方向；相对于血管成像，相位对比技术多见于评估血流方向，涉及使用双极梯度在移动的物体（即血液）中产生速度依赖的相位变化。在成像过程中，至少有两幅图像是使用相反的双极梯度获得的，在流动的血液中会产生相反的移位，将这些图像相互减影能放大信号强度[20]。

对比增强 MRA 的诊断价值更高，图像质量更好且扫描时间更短。需要使用静脉对比剂和专门的序列，确保 k 空间中心的采样（图像对比度）在团注对比剂达峰时进行。在使用对比剂之前，应进行具有相同参数的初始序列扫描，与增强后的图像进行减影，获取血管造影图像[21]。连续成像通常适用于下半身的三个部位，即腹/盆部、大腿和小腿。为了确保及时地在对比剂到达感兴趣区时进行成像，可采用对比剂追踪技术或透视追踪技术。由于需要快速、连续成像，因此应当尽可能缩短序列采集时间，通常用到的方法是平行成像技术。通过这些技术获得的是静态图像，如果需要动态信息，应使用时间分辨 MRA，这种技术使用了新型的 k 空间填充技术，强调在 k 空间中央部分的对比度填充程度高于外周部分，以达到缩短扫描时间和增加系列图像时间分辨率的目的[22]。这些技术由特定的制造商开发，如 TRICKS（GE Healthcare）、TWIST（Siemens Healthcare）和 4D-TRAK（Philips Healthcare）。

(3) 减少 MR 金属伪影的手段：即便是适用于 MRI 检查的金属假体也会引起局部磁场的变化，进而产生磁敏感伪影。这将严重影响图像质量，特别是邻近假体的组织的图像质量。一些技术因素也会加剧这种现象。梯度回波加权序列特别容易出现这种伪影，应尽可能避免。在选择对比剂增强后的序列时，例如，肝脏快速容积成像技术（liver acquisition with volume acceleration，LAVA）和容积内插屏气扫描序列（volume interpolated breath-hold examination，VIBE）属于梯度回波加权序列，应避免选择。在非必要的情况下，放弃脂肪抑制可能也有好处，因为脂肪抑制也会增加磁敏感伪影（图 10-5）。即使需要进行脂肪抑制，也应避免频率选择性的脂肪抑制，使用 STIR 序列，还要通过调整序列参数减少磁敏感伪影。在一般情况下，增加空间分辨率的调整，能减少金属的感知扭曲效应，具体操作包括通过减少视野（同时保持矩阵）、增加矩阵大小或减少扫描层厚，还有增加带宽也可以改善 MRI 中的金属伪影[7]。然而，与 MRI 中任何图像一样，调整时需要注意权衡，因为调整会导致信噪比下降。通过调整可以得到标准的扫描序列。此外，目前已开发出专门的金属伪影减少序列，如视角倾斜（view angle tilting，VAT）、多采集可变共振图像组合（multiacquisition variable resonance combination，MAVRIC）和层编码金属伪影校正（slice encoding for metal artifact correction，SEMAC）[23]。

二、肩部、肩胛骨和锁骨

（一）解剖

上肢通过肩部与胸廓相连，肩部独特的骨骼和软组织结构使它成为人体内活动度最大的关节。正因如此，肩关节也是人体最不稳定的关节，很容易发生脱位或关节不稳[24]。肩带骨包括锁骨、肩胛骨和肱骨（图 10-6 和图 10-7）。锁骨在内侧与胸骨柄形成胸锁（sternoclavicular，SC）关节，该关节是肩带骨与中轴骨之间唯一的真关节[25]。

肩胸关节虽然不是真正的关节，但它对于上肢的稳定性非常重要[26]。锁骨在外侧与肩胛骨的肩峰形成肩锁（acromioclavicular，AC）关节。此外，锁骨还通过喙锁韧带（锥形和梯形）与肩胛骨相连，喙锁韧带起自于锁骨远端的下表面，延伸至肩胛骨的喙突。肩胛骨是扁平的三角形骨，具有几个突出的特征。肩胛骨体部薄而扁平，构成了肩胸关节的主要表面，该关节主要通过上覆的软组织结构得到加强。肩胛骨后上部的肩峰，是构成 AC 关节的一部分，肩峰还是构成喙肩弓的主要骨性结构，并形

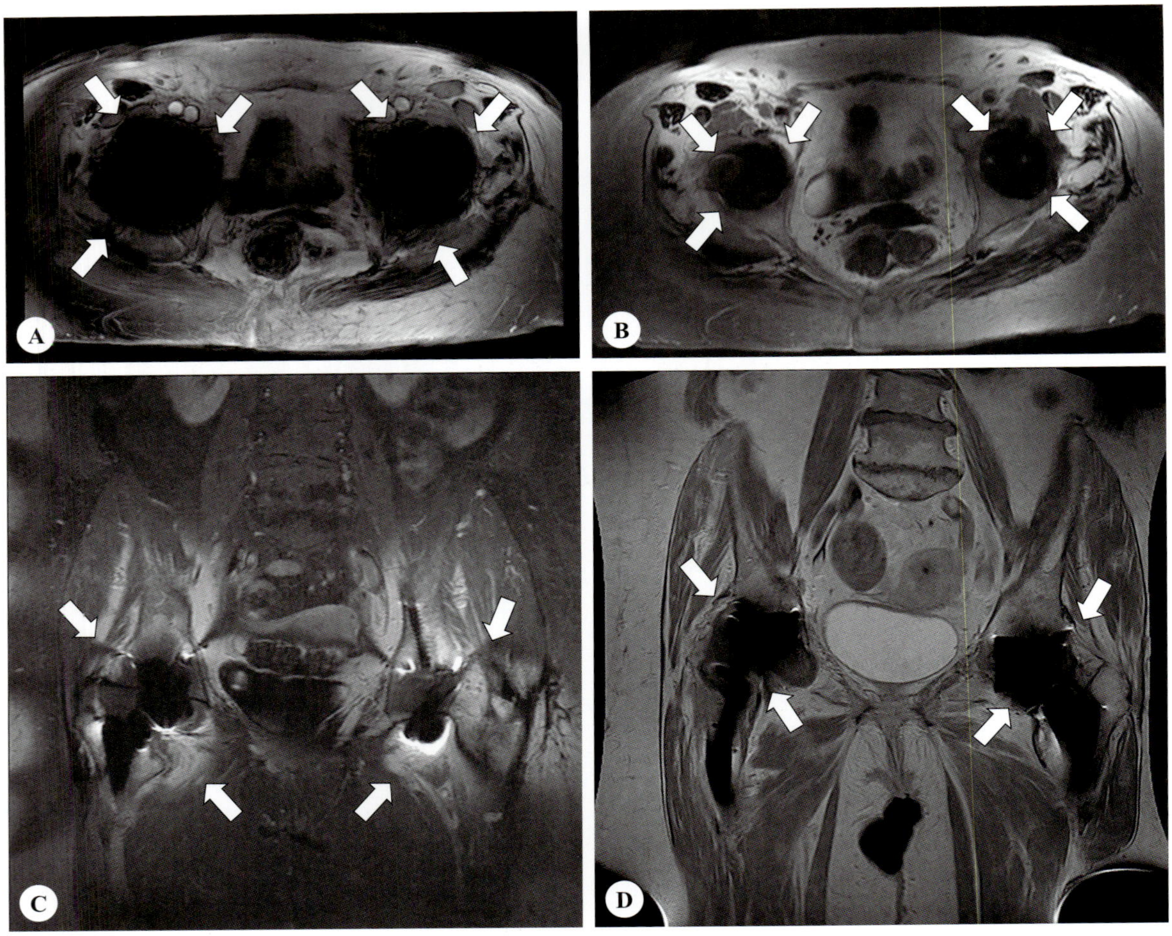

▲ 图 10-5 56 岁男性，双侧髋关节置换术后

轴位 T_1 加权、增强后脂肪抑制梯度回波序列（A）和轴位 T_1 加权、增强后脂肪抑制快速自旋回波序列（B）示梯度回波序列所见伪影加重（箭），注意两个 MR 图像上缺乏均匀的脂肪抑制；同一患者冠状位 T_1 加权、增强后脂肪抑制（C）和 T_1 加权、非脂肪抑制（D）MR 图像示当不使用脂肪抑制时，所见的扭曲程度（箭）减少。当不使用脂肪抑制时，减影图像可以提高增强信号的检出率

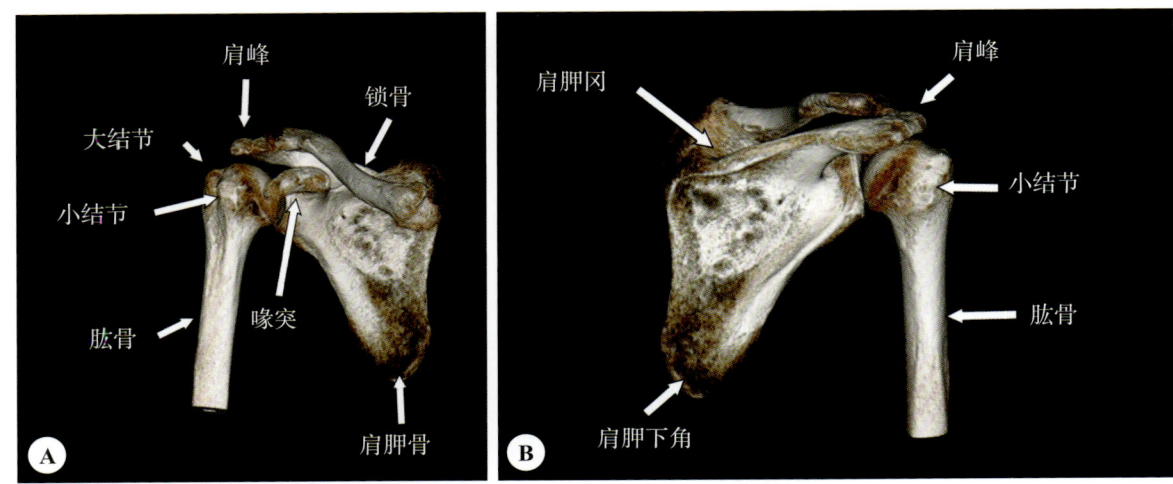

▲ 图 10-6 正常的肩部解剖

前方（A）和后方（B）三维容积再现 CT 图像示肩部重要的骨性标志

第 10 章 肌肉骨骼系统
Musculoskeletal System

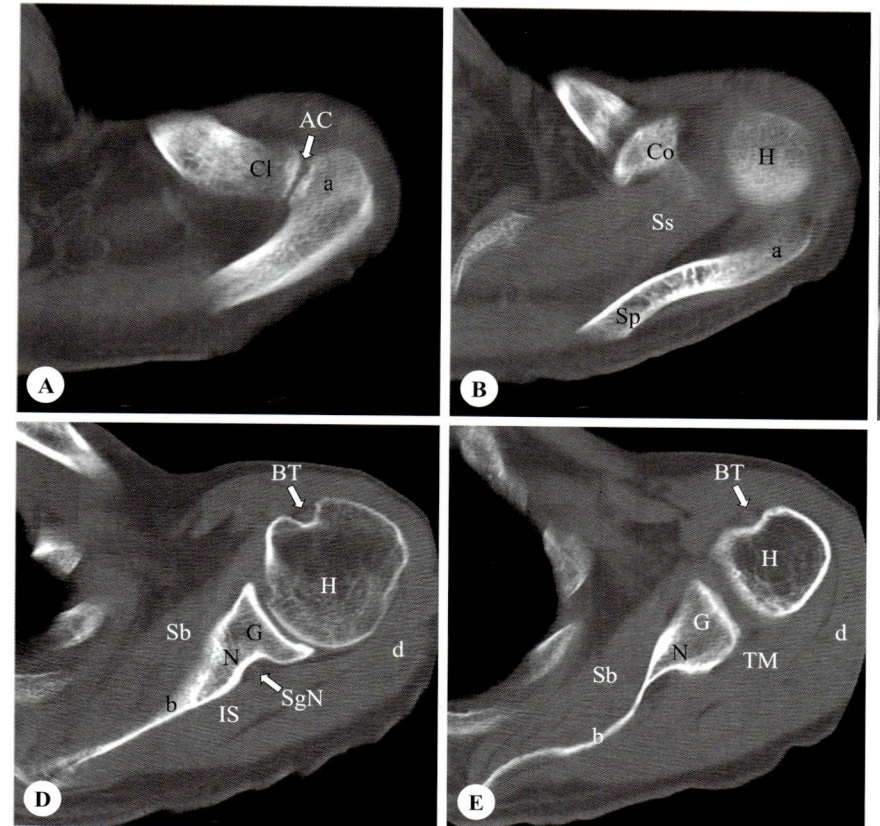

▲ 图 10-7 正常肩部解剖，从上到下的轴位 CT 图像

A. 肩胛骨（a）、锁骨（Cl）、肩锁关节（AC）；B. 喙突（Co）、肱骨（H）、冈上肌（Ss）、肩胛冈（Sp）；C. 关节盂（G）、盂肱关节（GH）、肩胛上切迹（SsN）；D. 肱二头肌腱（BT）、三角肌（d）、肩胛下肌（Sb）、冈下肌（IS）、冈盂切迹（SgN）、肩胛颈（N）、肩胛骨体部（b）；E. 小圆肌（TM）

成肩袖的顶部。肩峰通过肩胛冈与肩胛骨体部相连。前上方的喙突是喙锁韧带、喙肩韧带及肱二头肌短头腱的附着点。

关节盂是位于肩胛骨的外侧的浅的卵圆形压迹，关节盂被软骨性的关节盂唇进一步加深。盂肱关节能够使上肢进行最大限度的外展/内收、屈曲/伸展、内旋/外旋活动。肱骨头的关节面圆且光滑。大结节是肱骨头外侧的突起，它是肩袖内大部分韧带的附着处。前方的小结节是肩胛下韧带的附着处。大小结节之间的结节间沟，走行的是肱二头肌长头腱。肱骨的解剖颈是肱骨头光滑的关节面与大小结节之间的连接区，肱骨的外科颈是指肱骨大小结节远端与肱骨干近端之间的区域。

多个肌肉将上肢与中轴骨相连。前方，胸大肌和胸小肌分别起自胸骨和锁骨，止于肱骨干的近端和喙突。后方，背阔肌起自于胸廓，附着于肱骨干的近端。盂肱关节能够进行大范围的活动，很大程度上要归功于肩袖肌群的支持。冈上肌起于肩胛冈的上方，附着于肱骨大结节的上部；后方的冈下肌，起于肩胛冈下方，止于肱骨大结节的后部；小圆肌，起止点均位于冈下肌的下方；肩胛下肌起自肩胛骨体的前部，止于肱骨小结节；肱二头肌的长头起于关节盂唇上部，走行于盂肱关节前上方的肩袖间隙，沿肱骨的结节间沟至上臂。三角肌从前向后广泛起自尖峰外侧，它覆盖于上臂的外侧，止于肱骨干近端外侧的三角肌粗隆。

肩部的重要血管结构，包括锁骨下动脉、腋动脉和肱动脉。臂丛为肩部和上肢提供神经支配，腋神经与动脉伴行进入腋窝。肩胛上神经自肩胛上切迹跨越肩胛骨，继续向后穿过冈盂切迹。

（二）肩部、肩胛骨及锁骨创伤

肩带损伤很常见，根据患者的年龄和损伤机制有不同的表现[27]。锁骨和骨骺损伤常见于儿童。盂肱关节和肩锁关节的脱位和盂唇撕裂常见于年轻人，病因是外伤。肱骨近端骨折、肩袖异常、骨关节炎多见于老年人。肩部重要的骨性损伤包括胸锁关节分离、锁骨骨折、肩胛骨骨折、肱骨近端骨折、盂肱关节脱位和肩锁关节分离。常见的肩部软组织损伤主要累及肩袖、盂唇和肱二头肌近端肌腱。

ACR 建议，肩部疼痛的初步检查应包括至少三个体位的 X 线，如果怀疑肩关节不稳，应拍摄包括腋窝或肩胛骨 Y 型侧位[28]。CT 能清晰地显示骨性结构，因此是评估复杂的隐匿骨折的最佳成像方式，MRI 则更多的被推荐用于隐匿性骨折或软组织损伤的评价，超声在针对性评估软组织结构时特别有用，如肩袖和肱二头肌肌腱，并有助于诊断和治疗[29, 30]。

1. 胸锁关节 胸锁关节的损伤通常是由前方的外力直接作用于锁骨的内侧所致[25]，因此，这些创伤大部分造成锁骨头向后脱位（图10-8）。移位的锁骨可以压迫或损伤后方的血管结构，特别是左侧。前方的外力作用于锁骨外侧时，可导致胸锁关节处锁骨头向前脱位[31]，但这种情况并不常见。

CT 有助于显示胸锁关节解剖结构的改变，CT 增强扫描则有助于识别邻近大血管的损伤[25]。在进行 CT 增强检查时，需注意应在可疑损伤部位的对侧注射对比剂，否则高浓度的对比剂团会产生条纹状伪影，会掩盖可能存在的血管损伤。

2. 锁骨骨折 锁骨骨折在肩部损伤中发生率高达 44%[27, 32]，因为锁骨的解剖位置较为表浅且靠前。锁骨的骨折，可能是由于摔倒时手部外伸产生的间接暴力传导至锁骨，或者是锁骨直接受到了暴力撞击。根据 Allman 分型，锁骨骨折共分为三型[33]。80% 的锁骨骨折为Ⅰ型，发生在锁骨中段的中外 1/3 交界处[27, 32]，由于胸锁乳突肌的牵拉，内侧的骨碎片通常会上移。Ⅱ型发生在锁骨外侧，最远可达喙锁韧带附着处，Ⅱ型骨折不愈合的概率较高，但锁骨中部骨折很少累及喙锁关节[27, 33]。累及喙锁韧带喙突部分的外侧骨折预后差，因此在影像学检查中描述潜在的喙锁韧带受累至关重要[34]。Ⅲ型骨折累及锁骨内侧，较为少见，通常是由胸锁关节附近的直接

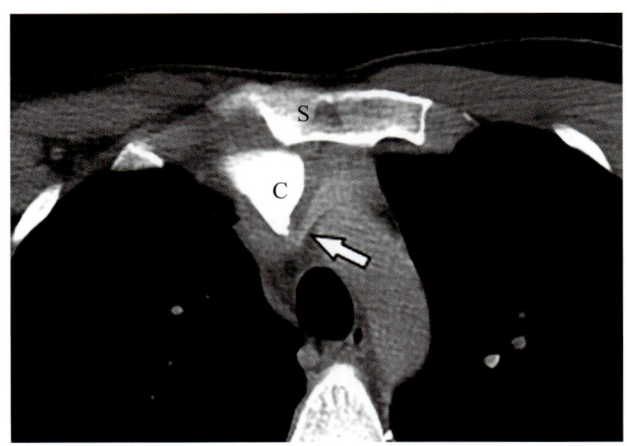

▲ 图 10-8 29 岁男性，右侧胸锁关节向后脱位
轴位平扫 CT 图像示锁骨头（C）相对胸骨（S）向后脱位，压迫头臂静脉（箭）

创伤所致[27]。大多数情况下，这些损伤可以通过 X 线诊断，但骨折有明显移位时，可以通过 CT 检查获得更多细节，完成术前计划的制订[31]。CT 和 MR 也适用于评估喙锁韧带的损伤（图 10-9）。

3. 肩胛骨骨折 肩胛骨体部骨折不常见，在 X 线上很难辨认，读片时应当提高警惕。由于肩胛骨受到周围大肌肉的保护，需要很强的暴力才会导致骨折，95% 的肩胛骨骨折伴有其他损伤，包括肋骨、锁骨骨折和气胸[33]（图 10-10）。因此，看到肩胛骨骨折，应检查邻近结构是否损伤。肩胛骨体部和颈部的骨折最常见，最佳观察体位为经肩胛骨的 Y 型侧位[27, 33]。CT 有助于识别细微的肩胛骨骨折，如存在明显骨折移位需要手术修复，可通过 CT 检查制订详细的术前计划。

4. 肱骨近端骨折 肱骨近端骨折最常见于老年人，尤其是患有骨质疏松的老年女性[33]，主要原因为跌倒时手撑地，或者是直接暴力作用于肱骨近端[35]。肱骨近端骨折有多种分型，最常用的是 Neer 分型[32, 36, 37]。根据 Neer 分型[37]，肱骨近端的组成分为四个部分，即大结节、小结节、肱骨头和肱骨干。根据相互移位程度和（或）成角骨碎片的数量，再对肱骨近端骨折进行分类，若四个组成部分中，任何一个部分出现移位超过 1cm 或成角超过 45° 的情况，则成为一个独立的"部分"。值得一提的是，该分类的依据是发生移位的骨碎片的数量，而不是骨碎片的总数，最多可分为 16 种骨折类型[36, 38]。大多数（80%）肱骨近端骨折是一个"部分"的骨折，发生于外科颈，通常采用非手术治疗[27]。由于观察者间及观察者自身的一致性均较差，Neer 分型的实用性受到质疑[39, 40]。当 X 线显示不清时，可进一步进行 CT 检查（图 10-11）辅助诊断，但对于 CT 三维重建可提高诊断准确性的说法，目前尚无明显的证据支持[41]。

5. 盂肱关节脱位 盂肱关节是人体活动范围最大的关节，但稳定性较差[35]。关节盂仅覆盖肱骨头 1/3 的关节面，关节囊相对较弱，因此，盂肱关节是非常不稳定的，其脱位占人体关节脱位的 50%[42]。盂肱关节脱位分型是根据肱骨头与关节盂的位置来确定的，可分为前、后、上、下四个亚型，其中前脱位占 90%～95% 的病例[27]。前脱位通常是由于肱骨外展外旋导致的肱骨头向关节盂前下方移位[24, 35]，可通过特定的摄片体位辅助诊断，如腋窝侧位和

第 10 章 肌肉骨骼系统
MUSCULOSKELETAL System

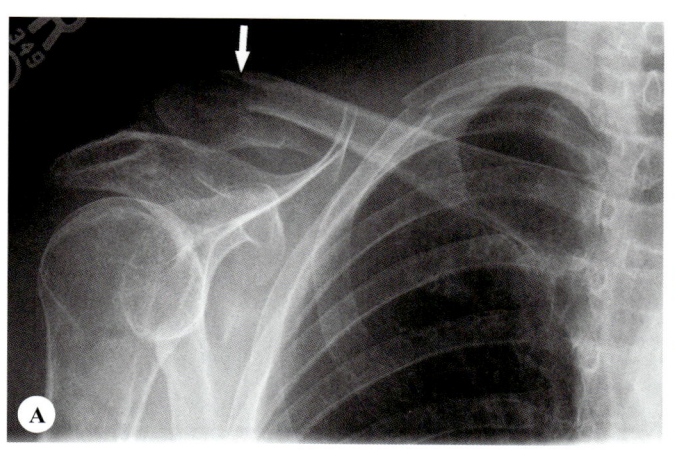
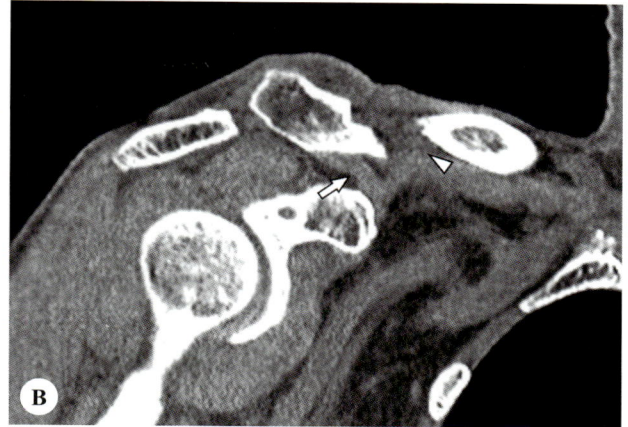

▲ 图 10-9　45 岁男性，锁骨外侧 Ⅱ 型骨折

A. 正位 X 线示锁骨外侧喙锁韧带区的复杂骨折（箭）；B. 冠状位平扫 CT 图像示完整的梯形韧带（箭），伴锥形韧带断裂（箭头）

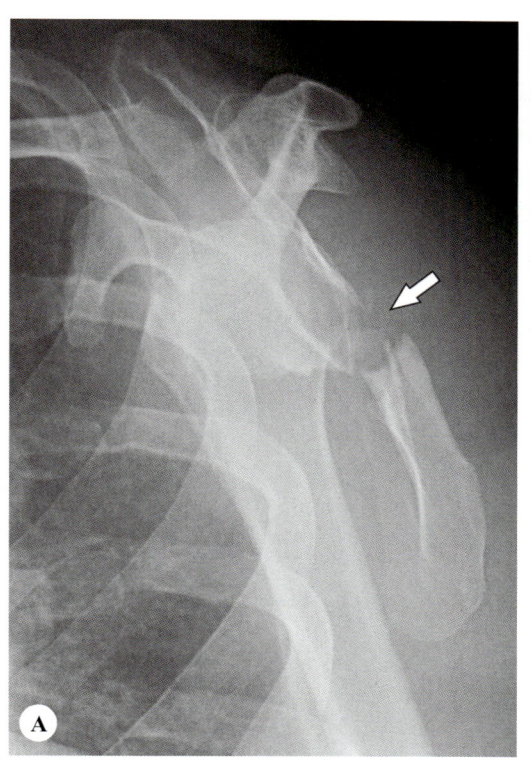
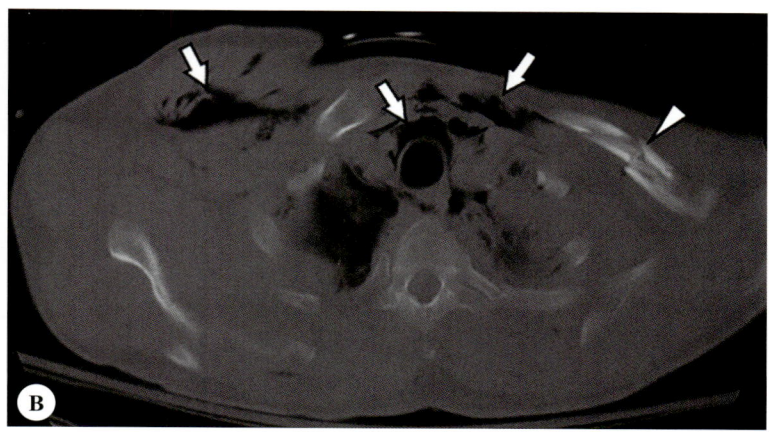

▲ 图 10-10　35 岁男性，肩胛骨骨折

A. 经肩胛骨的 Y 型侧位显示肩胛骨体部骨折伴移位（箭）；B. 轴位 CT 图像示相关的纵隔气肿（箭）和左锁骨骨折（箭头）

（或）经肩胛骨的 Y 型侧位。当诊断存在困难时，可进一步进行 CT 检查（图 10-12），诊断的关键点之一，是识别每个体位摄片上的喙突的位置。喙突位于盂肱关节的前缘，评估肱骨头与喙突的位置关系可以确定脱位的方向。前脱位时，肱骨头与关节盂撞击，会导致肱骨头后外侧的 Hill-Sachs 骨折和关节盂前下缘的 Bankart 损伤[24, 42]（图 10-13）。根据是否有关节盂唇、关节软骨、骨膜或骨受累，Bankart 损伤又可分为不同的亚型[43]（图 10-14 至图 10-16）。CT 和 MRI 关节造影是评估上述损伤最佳的检查方法。

后脱位只占肩关节脱位的 2%～4%，漏诊率却高达 50%[7, 42]。造成后脱位的常见机制是作用于肩部前份的向后方的创伤，双侧肩关节后脱位可能与癫痫发作时外展肱骨严重内旋相关[27]。仅凭肩关节前后位摄影很难诊断后脱位，但在肩关节正位片中，关

447

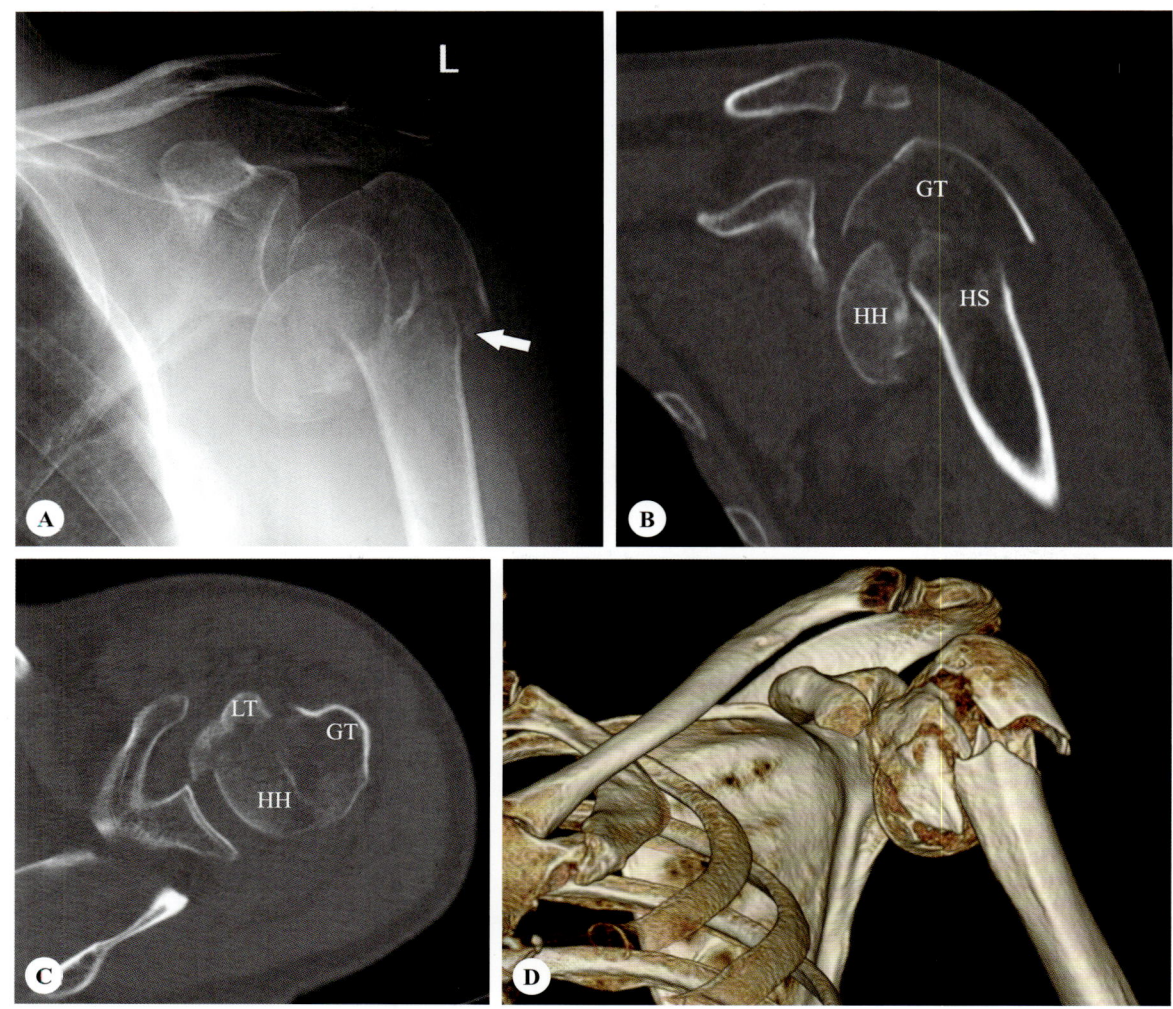

▲ 图 10-11　65 岁女性，肱骨近端骨折

A. 肩部的正位片示复杂骨折（箭），骨折累及外科颈，伴肱骨头和大结节移位；B 和 C. 矢状位（B）和轴位（C）平扫 CT 图像示大结节（GT）、小结节（LT）、肱骨头（HH）和肱骨干（HS）均移位超过 1cm 或旋转超过 45°，使得该骨折分型为累及四部分的肱骨近端骨折；D. 三维容积再现 CT 重建图像可帮助制订手术计划

节后脱位往往表现为盂肱关节间隙增宽（>6mm），该征象被称为"阳性环状"征[42]。此外，腋窝侧位平片上可见肱骨头凹陷性骨折，形成"槽"征[42]。对于肩关节后脱位的患者，手臂不能外旋或外展是其重要的临床表现，因此，在 X 线上若看到肱骨头内旋，应怀疑肩关节后脱位可能，CT 有助于疑难病例的诊断（图 10-17）。

需要特别注意的是肩关节后或前脱位导致的关节盂的骨折，因为这些骨折很难复位，并难以保全完整的关节盂关节面。CT 在评估关节盂骨折中发挥了很大的作用（图 10-18）。首先，CT 非常适用于关节盂骨折的确诊，由于患者检查体位受限，肱骨头与关节盂相互重叠，平片诊断价值有限，如果选择 CT，还能发现细微的骨折；其次，CT 能准确评估骨折分离的程度，为下一步的治疗提供有利的依据；最后，CT 有利于识别骨折碎片，这些碎片可能会阻止肱骨头的完全复位（图 10-19）。

6. 肩锁关节　肩锁关节损伤占肩部损伤的 10%，最常见于男性患者，好发年龄为 16—40 岁[27, 44]。关节间隙增宽的发生机制是肩锁关节受到直接暴力作用，也可以是摔倒时手撑地而引起的间接损伤。这个名称存在一定程度的误导性，因为需要评估的虽然是肩锁韧带和喙锁韧带撕裂的情况，但实际上后者的撕裂更具有临床意义，往往还需要手术治疗[34, 44, 45]。I 型损伤是指肩锁韧带拉伸或小部撕裂，导致肩锁关节间隙正常或轻度增宽（>5mm）；

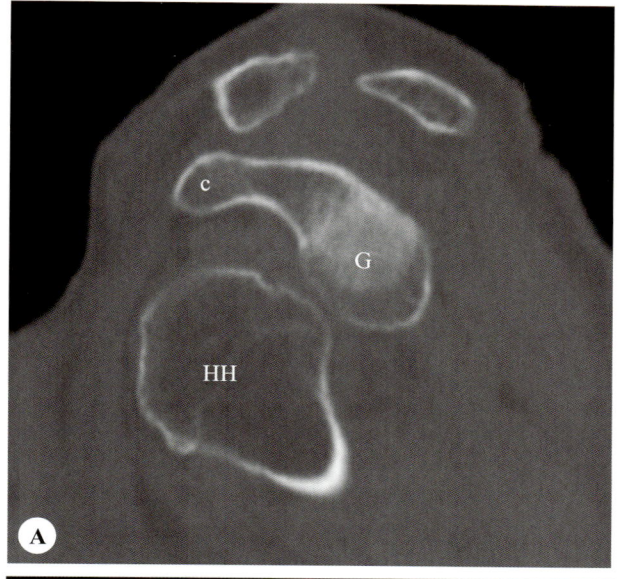
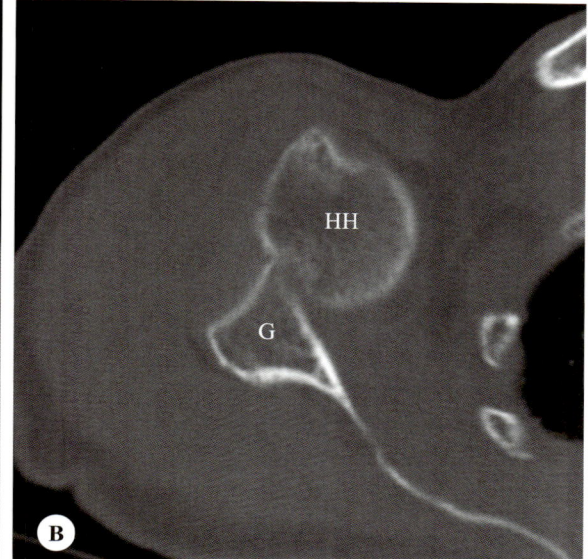
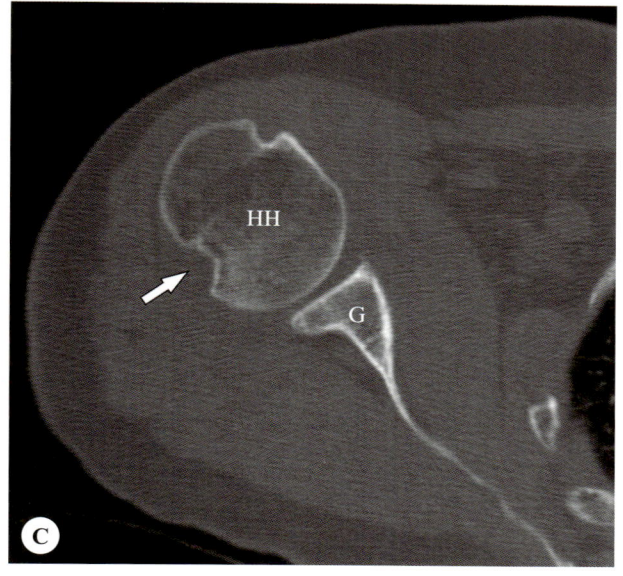

▲ 图 10-12　32 岁男性，肩关节前脱位
A. 矢状位平扫 CT 图像示肱骨头（HH）相对喙突（c）和关节盂（G）向前移位；B. 轴位平扫 CT 图像示肱骨头（HH）相对关节盂（G）向前内侧移位；C. 复位后轴位平扫 CT 图像示肱骨头（HH）与关节盂（G）对位良好，可见 Hill-Sachs 畸形（箭）

Ⅱ型损伤是指肩锁韧带完全撕裂，伴有锁骨远端三角肌和斜方肌腱膜（三角斜方肌筋膜）断裂，但喙锁韧带完好无损[33,34,35]，肩锁关节间隙较对侧增宽 3mm 时则提示Ⅱ型损伤[34,44]，这种差异在负重摄影下更明显，需在 X 线时每个手腕负重 15～20 磅（6.8～9.1kg）；Ⅲ型损伤是指肩锁韧带、喙锁韧带（包括梯形和锥形）和三角肌斜方肌筋膜全部撕裂，锁骨较喙突抬高 14mm；Ⅳ～Ⅵ型包含了Ⅲ型中的所有损伤，并伴有锁骨向后方上方或下方的移位。Ⅰ型和Ⅱ型肩锁关节分离均采用对症治疗，因此，区分这两种类型的临床意义不大[33]；Ⅲ型损伤可以进行手术治疗，特别适合运动员和注重外观的患者[33,44]；Ⅳ～Ⅵ型的患者通常需要手术治疗[33,44]。

MRI 有助于评估喙锁韧带的完整性，喙锁韧带断裂的运动员和其他活跃的患者可能需要手术干预（图 10-20 和图 10-21）。

7. 肩袖　肩袖撕裂分为创伤性和退行性（损耗性）撕裂[46]。创伤性肩袖撕裂多发于年轻患者，通常由高强度的创伤导致肱骨外旋、外展所致[46]。创伤性撕裂通常较大，常伴有肩胛下肌肌腱的撕裂，但这种肌腱撕裂在退行性撕裂中则比较少见[46]。除非是肌腱附着部位出现撕脱性骨折，否则用 X 线很难诊断肩袖撕裂，但这时用 CT 就很容易看清。退行性撕裂通常是由肌腱进行性损伤导致的肌腱病。反复的外力影响、年龄增加、局部供血不足及相邻解剖结构的撞击（肩峰骨赘形成）等因素都会使肩袖肌

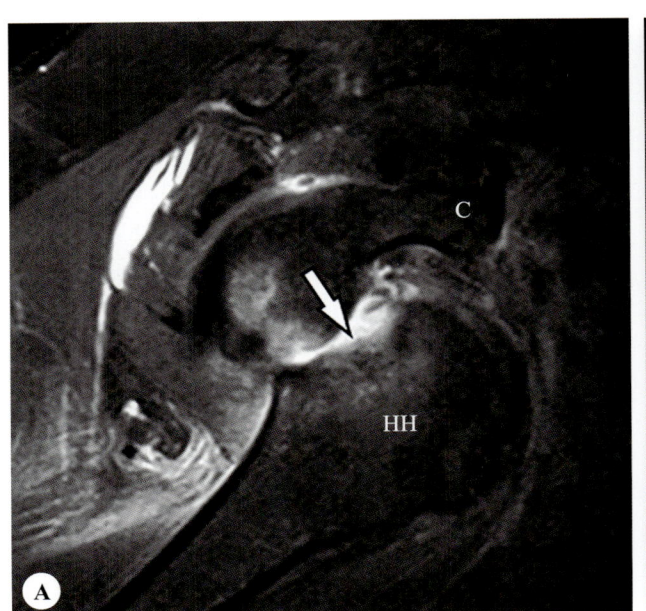 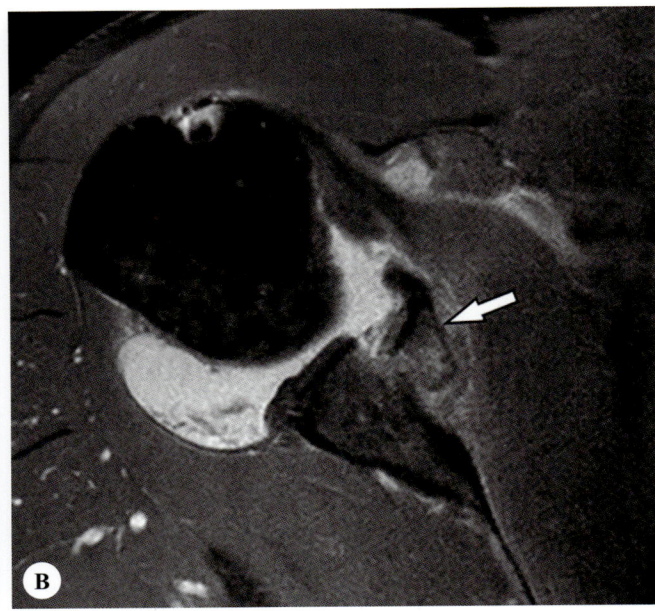

▲ 图 10-13　37 岁男性，肩关节前脱位

A. 矢状位 T_2 加权、脂肪抑制 MR 图像示肱骨头（HH）相对喙突（C）向前脱位，喙突是肩关节前份的重要解剖标志，肱骨头头部可见 Hill-Sachs 骨折（箭）；B. 复位后轴位 T_2 加权、脂肪抑制 MR 图像示关节盂前下缘的 Bankart 骨折（箭）

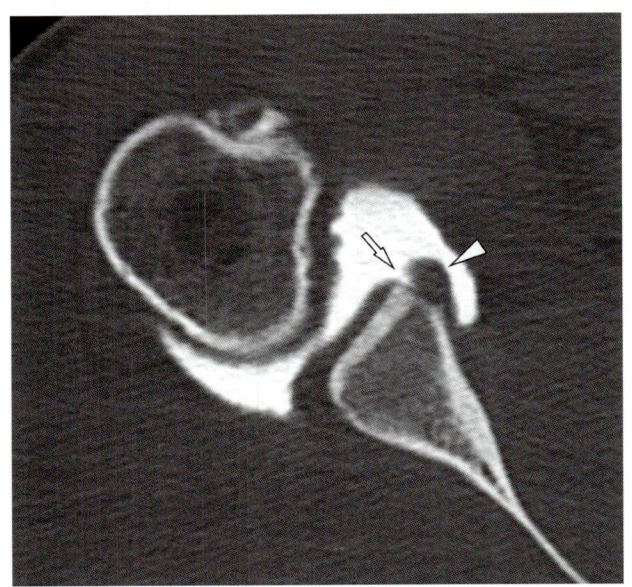 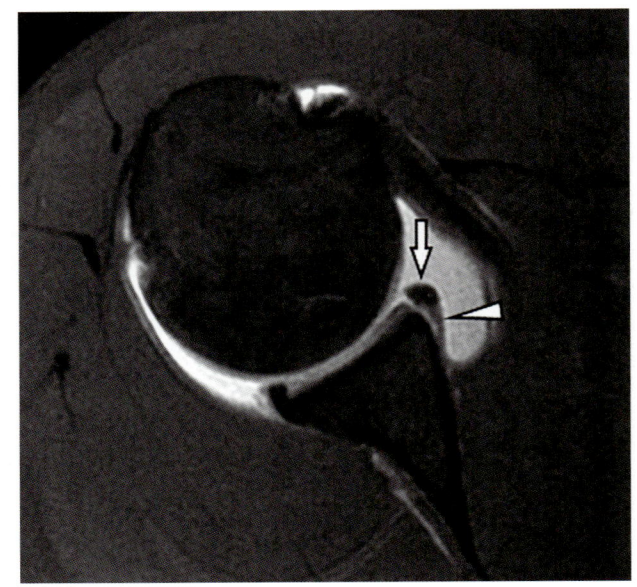

▲ 图 10-14　29 岁男性，既往肩关节前脱位引起的关节盂唇的 Bankart 损伤

轴位 CT 关节造影图像示前下份盂唇移位（箭头），盂唇和关节盂间可见对比剂（箭）

▲ 图 10-15　24 岁男性，既往肩关节前脱位

轴位 T_1 加权、脂肪抑制 MR 关节造影图像示前下份盂唇（箭）移位，与肩胛骨前骨膜（箭头）相连，这种 Bankart 盂唇损伤类型称为 Perthes 损伤

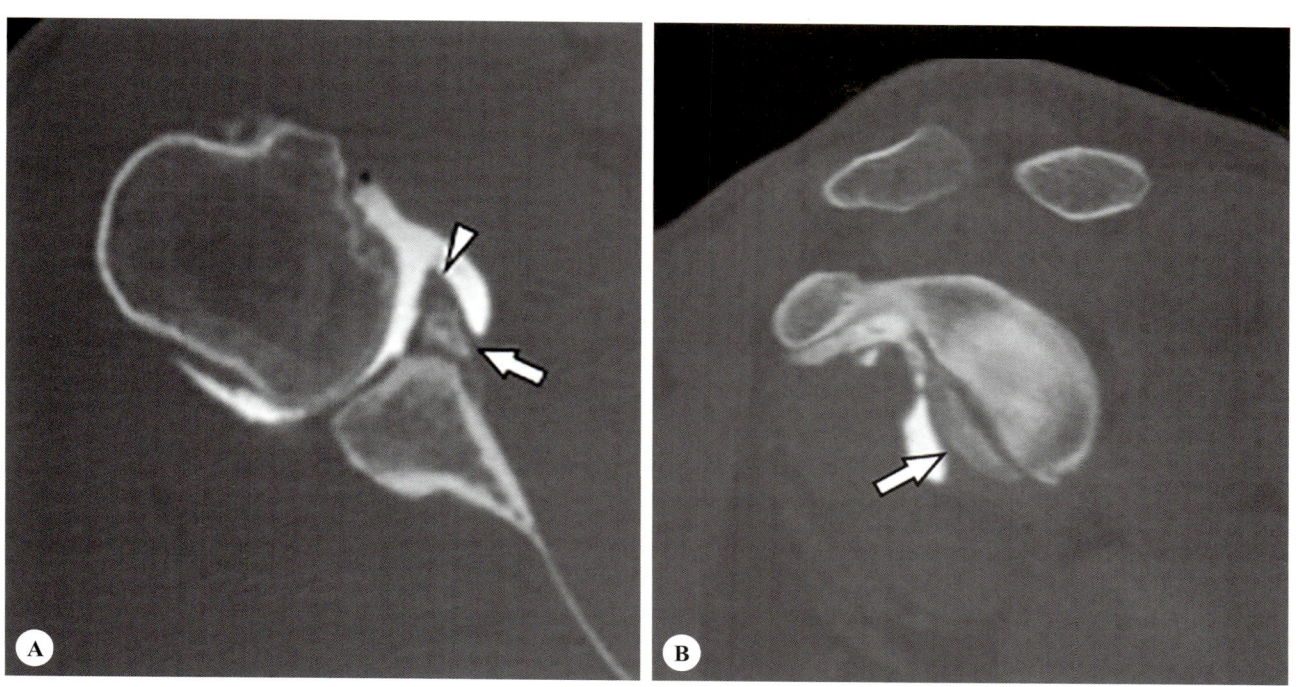

▲ 图 10-16　37 岁女性，肩关节前脱位导致的关节盂前份骨折

A. 轴位 CT 关节造影图像示 Bankart 骨折（箭），伴前盂唇（箭头）与骨折碎片正常相连；B. 矢状位 CT 关节造影图像示 Bankart 骨折碎片的大小（箭），有助于手术计划的制订

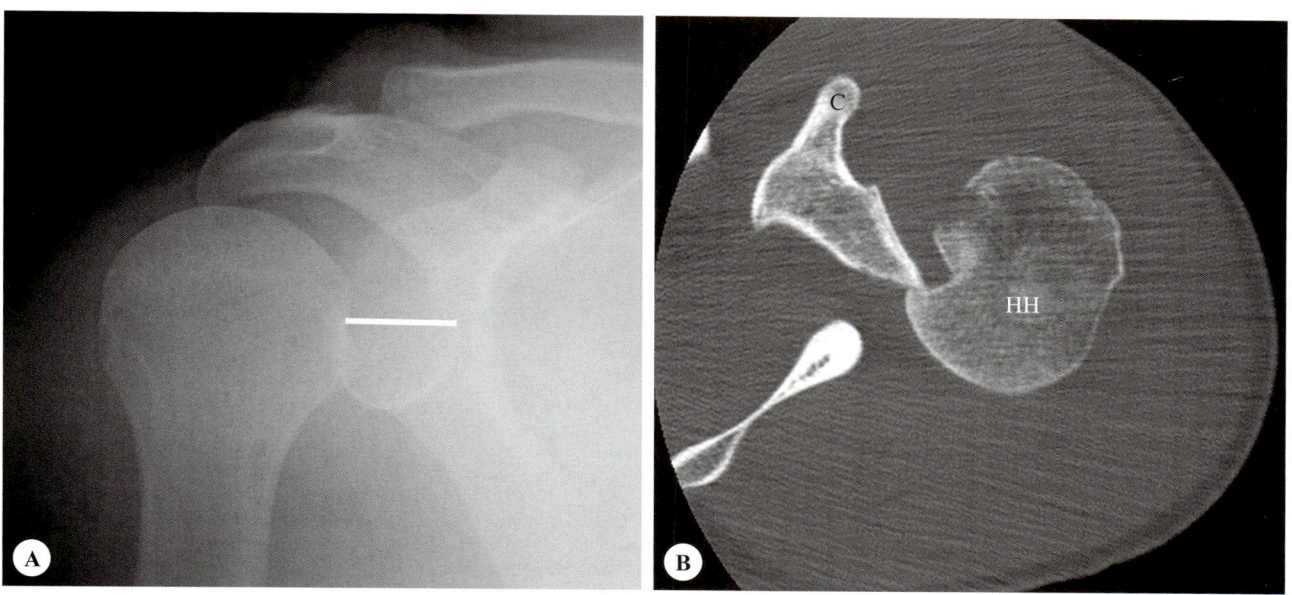

▲ 图 10-17　25 岁男性，肩关节后脱位

A. 正位 X 线示肱骨头内旋和盂肱骨间隙增宽（白线）；B. 轴位平扫 CT 图像示肱骨头（HH）相对喙突（C）向后脱位

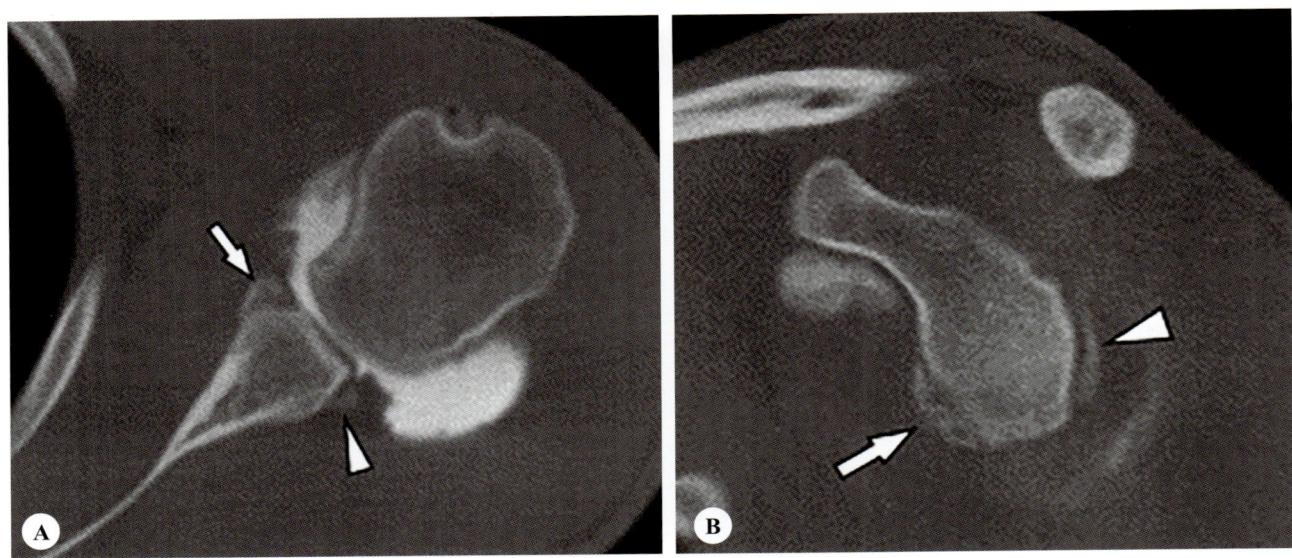

▲ 图 10-18 23 岁男性，既往肩关节前、后脱位
矢状位（A）和轴位（B）CT 关节造影图像示前（箭）、后（箭头）关节盂骨折

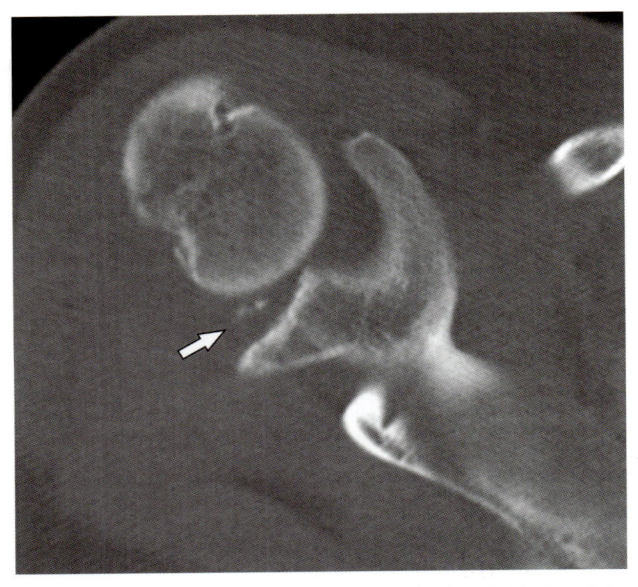

▲ 图 10-19 42 岁男性，肩关节前脱位试图复位后，肩部持续疼痛和畸形
轴位平扫 CT 图像示阻止了肱骨头的复位的小骨折碎片（箭）

腱容易发生撕裂（图 10-22）。肩袖退行性撕裂总是累及冈上肌腱，阅片时需要着重报告的内容包括撕裂的位置（肌腱止点、肌腱、肌肉肌腱交界处）和类型（部分、全层、完全断裂），以制订详细的治疗计划[48, 49]。部分撕裂可细分为关节侧（关节面下）或关节囊侧的撕裂；对于全层撕裂和完全性断裂的患者，肌腱回缩的报告非常重要，影响着手术计划的制订（图 10-23）。此外，肌肉脂肪的萎缩程度也是影响患者手术修复的指标（图 10-24）。如果肌肉脂肪萎缩的比例≥50%，基本上不会进行手术修复，根据 Goutallier 分型系统，此类患者的修复效果往往不佳[50-52]。

评估肩袖的最佳选择是行 MRI 检查，通常还应与 MR 关节造影同时进行[53]。MRI 既能详细检查肌腱、韧带、肌肉和骨髓，又能获取多平面图像，进一步提高了 MRI 对可疑肩袖撕裂的诊断价值（图 10-25）。然而，一旦患者不能接受 MRI 检查（置入起搏器、严重幽闭恐惧症等），CT 检查也能发挥作用[54, 55]。CT 关节造影可通过单或双对比技术来检查肩袖撕裂（图 10-26），在识别可能导致肩袖撞击的骨性结构方面也优于 MRI 检查。肌腱部分的撕裂也可以在 CT 关节造影中得到很好的显示，尤其是通过薄层 CT 图像和多平面重建 CT 图像观察时，效果更好。

8. 盂唇　肩关节的盂唇是一种附着于关节盂的纤维软骨，可使关节盂加深 50%，起到稳定肩关节的作用。盂唇还是肱二头肌长头腱与盂肱韧带的附着点，增强和巩固肩关节的稳定性。最常见的两种盂唇撕裂是上盂唇到下前盂唇（superior to posterior anterior labrum，SLAP）撕裂（图 10-27 和图 10-28）和盂唇 Bankart 撕裂伴盂肱关节前脱位[42, 54, 56]。评估盂唇撕裂的最佳方法是 MR 关节造影，也可选择 CT 关节造影进行检查[55]。

第 10 章 肌肉骨骼系统
Musculoskeletal System

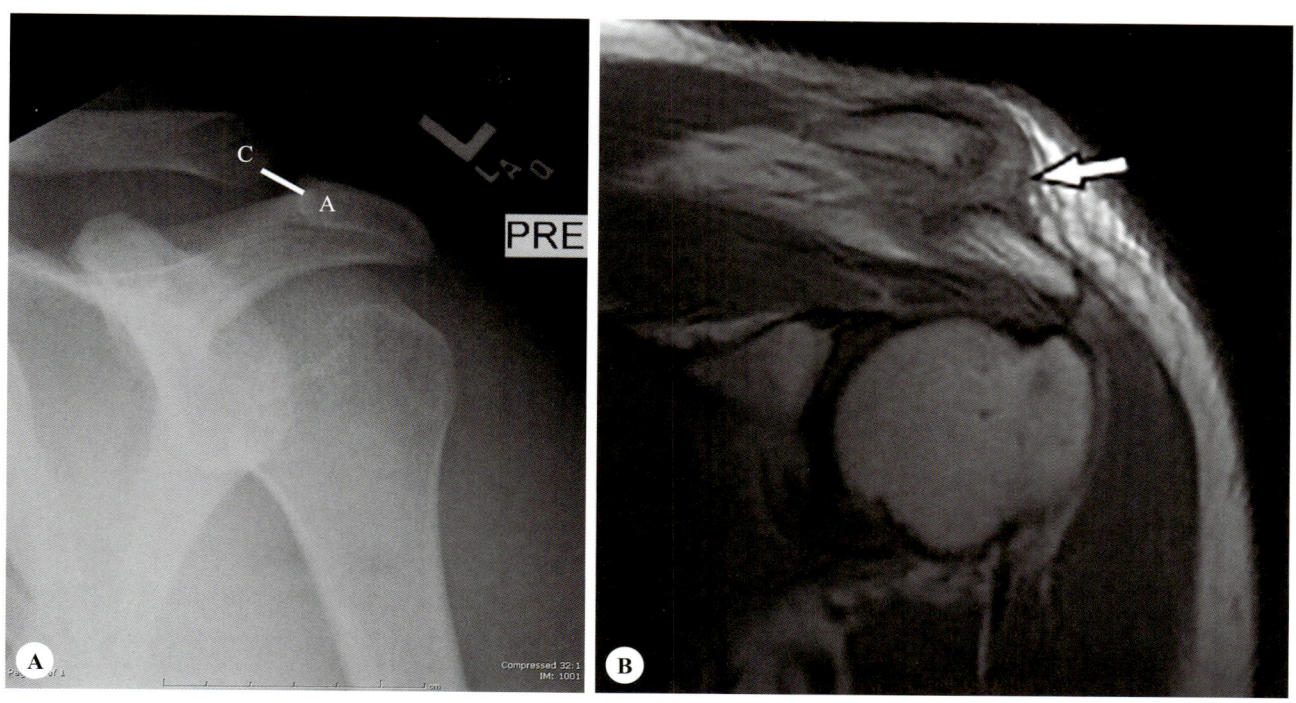

▲ 图 10-20 24 岁男性，Ⅱ级肩锁关节分离
A. 正位 X 线示肩锁关节间隙增宽（实线）；B. 冠状位 T_1 加权 MR 图像示肩锁关节间隙增宽伴关节囊破裂（箭）

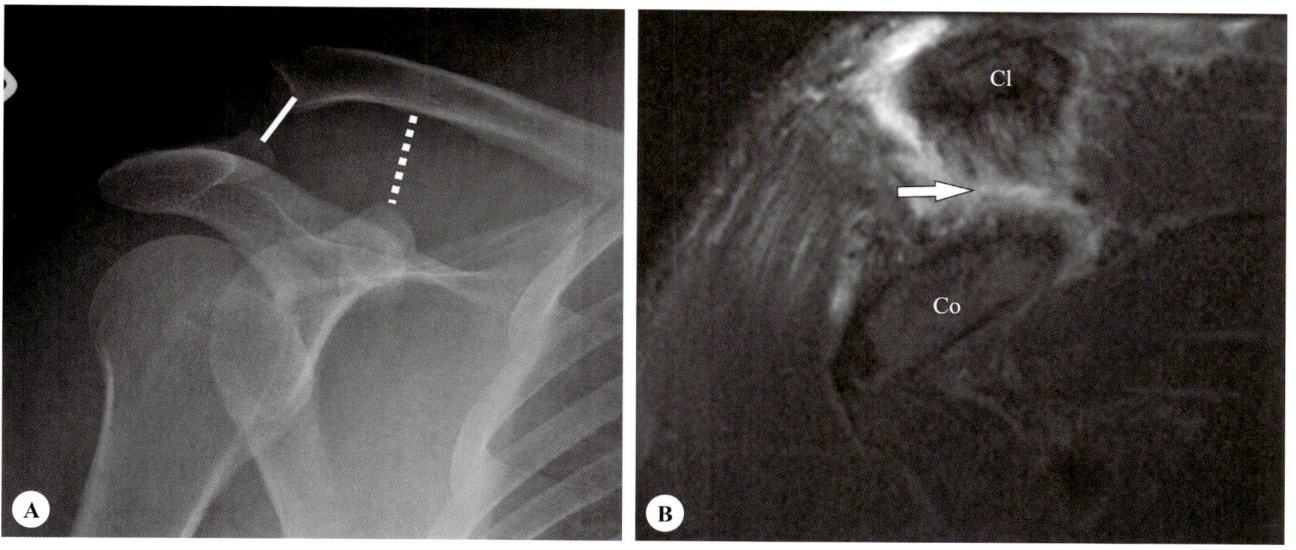

▲ 图 10-21 31 岁男性，Ⅲ级肩锁关节分离
A. 正位 X 线示肩锁关节（实线）和喙锁关节（虚线）间隙异常增宽；B. 冠状位 T_2 加权 MR 图像示喙突（Co）和锁骨（Cl）间的间隔增宽，并伴喙锁韧带（梯形部分）断裂（箭）

三、肘部

（一）解剖

肘关节是由肱骨远端、尺骨和桡骨近端组成的三联关节，由三个主要关节构成，即肱桡关节、桡尺关节、肱尺关节，肱桡关节和近端桡尺关节的组合使肘关节可以进行屈伸、旋后和旋前运动（图 10-29）。肱骨远端扇形膨大形成髁上区，髁上区前以冠突窝为界，后以鹰嘴窝为界，并延伸至内、外上髁。内上髁和外上髁分别作为屈肌总腱和伸肌总腱的近端附着点（图 10-29，图 10-30A 和 B）。

453

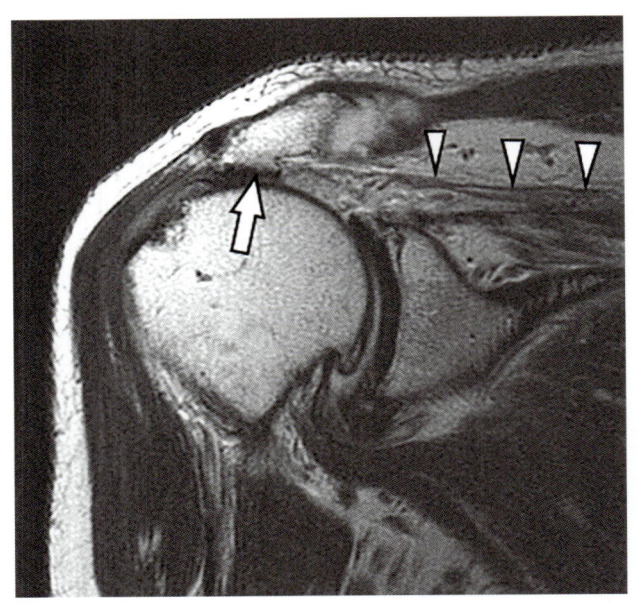

▲ 图 10-22 67 岁女性，冈上肌肌腱断裂

冠状位 T_1 加权 MR 图像示肩峰下骨赘形成（箭）和断裂的冈上肌肌腱出现萎缩和回缩（箭头）

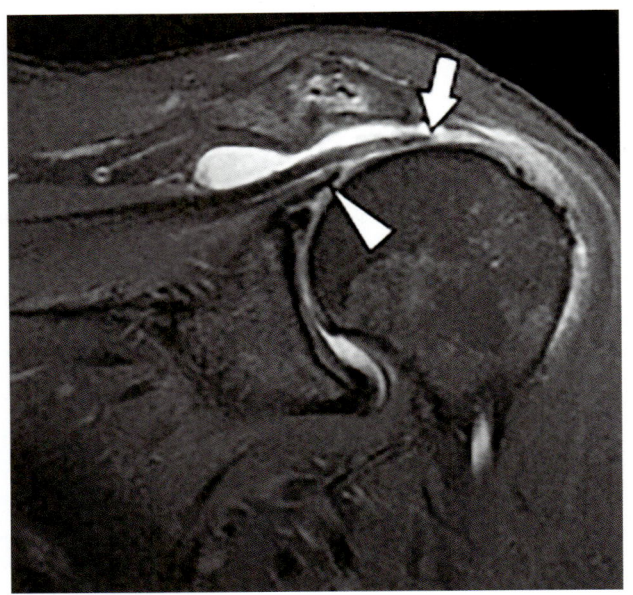

▲ 图 10-23 49 岁男性，冈上肌肌腱撕裂

冠状位 T_2 加权、脂肪抑制 MR 图像示冈上肌肌腱撕裂伴滑囊纤维破裂（箭）及下方部分肌腱纤维回缩（箭头）

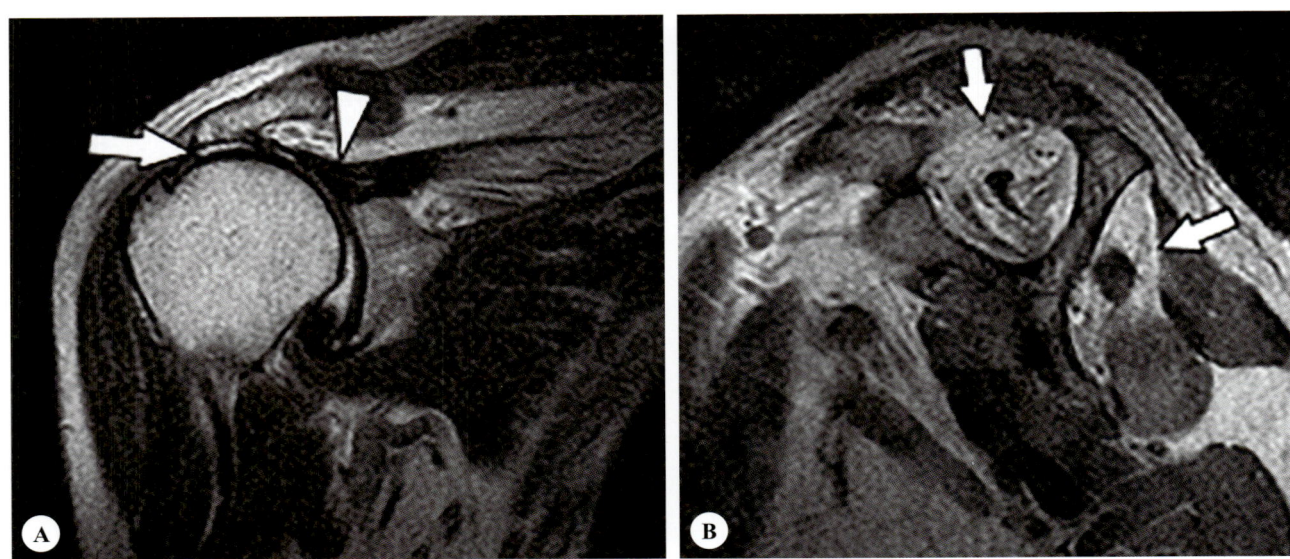

▲ 图 10-24 73 岁男性，肩部疼痛

A. 冠状位 T_2 加权 MR 图像示冈上肌肌腱撕裂（箭头）和肩峰下间隙变窄（箭）；B. 矢状位 T_1 加权 MR 图像示冈上肌和冈下肌严重萎缩并脂肪替代（箭）

第 10 章 肌肉骨骼系统
Musculoskeletal System

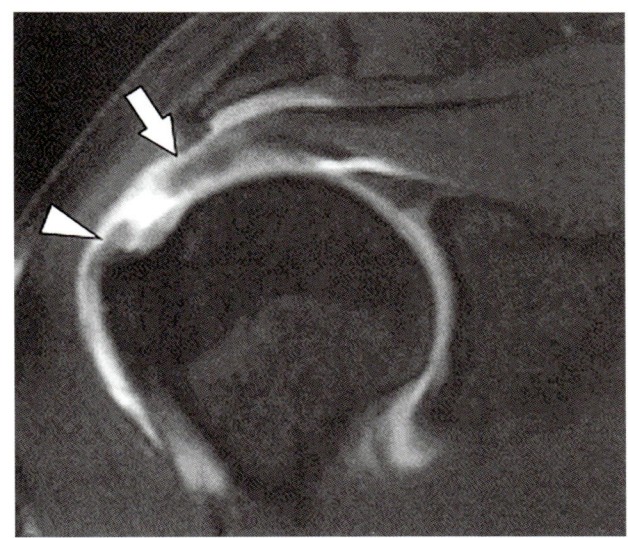

▲ 图 10-25　67 岁男性，冈上肌肌腱断裂
冠状位造影后 T_1 加权、脂肪抑制 MR 图像示冈上肌肌腱远端断裂（箭），大结节上有肌腱残端（箭头）

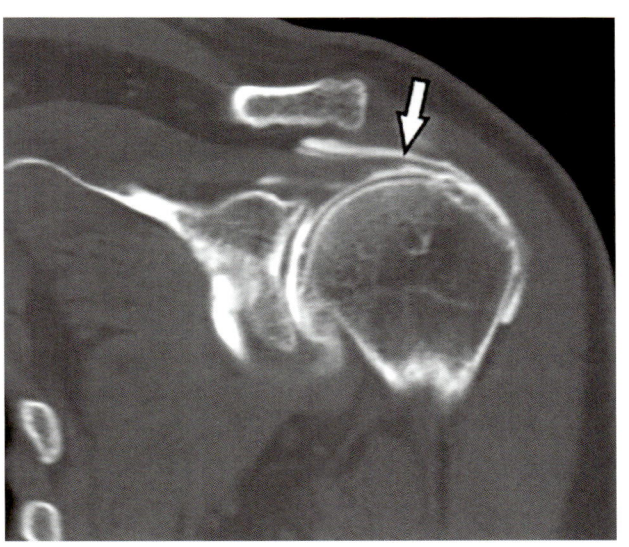

▲ 图 10-26　56 岁女性，冈上肌肌腱断裂
冠状位 CT 造影图像示冈上肌肌腱远端逐渐变细，周围见对比剂环绕（箭），提示肌腱断裂

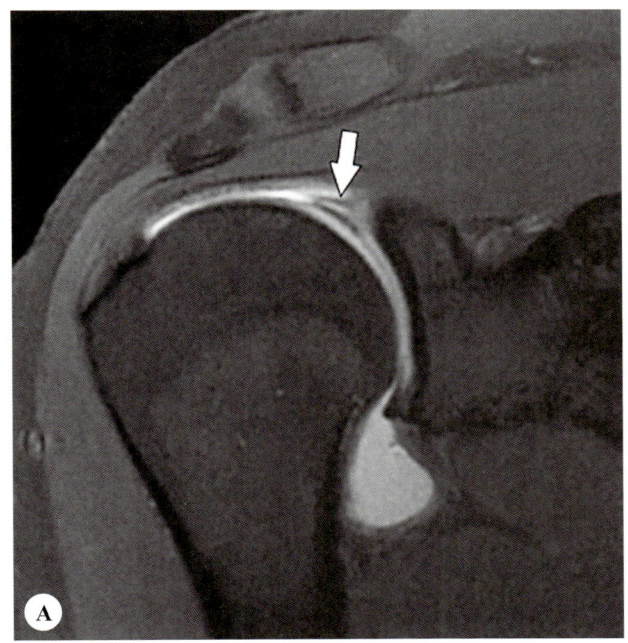

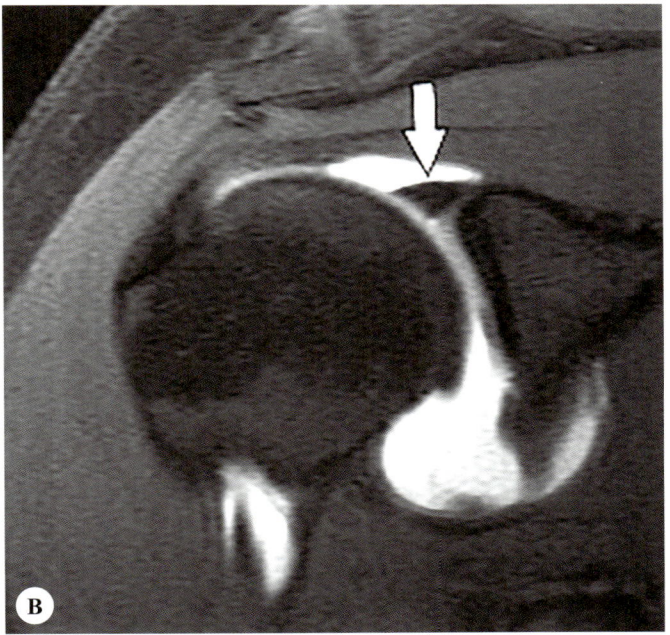

▲ 图 10-27　37 岁男性，正常的上盂唇
A. 冠状位 T_1 加权、造影后 MR 图像示上盂唇正常（箭）；B. 23 岁男性，上盂唇撕裂，冠状位 T_1 加权、造影后 MR 图像示对比剂延伸到上盂唇内（箭）

455

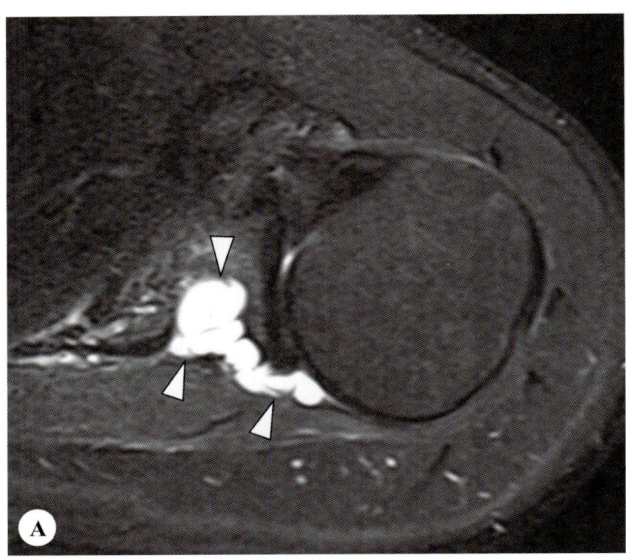
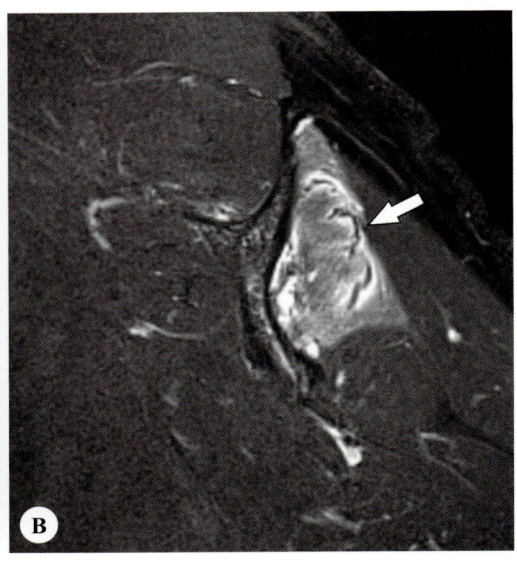

▲ 图 10-28　45 岁女性，肩部疼痛和无力

A. 轴位 T$_2$ 加权、脂肪抑制 MR 图像示盂唇撕裂伴盂唇旁囊肿形成（箭头），该囊肿延伸至肩胛骨的冈盂切迹；
B. 矢状位 T$_2$ 加权、脂肪抑制 MR 图像示盂唇旁囊肿压迫肩胛上神经导致的失神经性肌肉水肿（箭）

　　肱骨远端有两个关节面：肱骨滑车和肱骨小头。肱骨滑车呈弯曲的沟状，与尺骨近端的关节面形成关节，肱尺关节是肘关节的主要组成部分。尺骨冠突是尺骨前方一处小的骨性突起，可防止肘关节向后脱位（图 10-29C 和图 10-30C）。位于后方的尺骨鹰嘴较大，可防止肘关节向前脱位（图 10-29C）。当肘关节完全伸直时，尺骨鹰嘴进入肱骨远端的鹰嘴窝；当肘关节完全屈曲时，尺骨冠突进入冠突窝内（图 10-30A）。肱骨小头的关节面轻度凸出，桡骨头的关节面则呈轻度凹陷的圆形，与肱骨小头的形状相对应。桡骨头与尺骨近端的桡切迹形成的是近端尺桡关节（图 10-30D）。环状韧带将桡骨头固定于关节内，对近端尺桡关节的稳定起主要作用，同时也是外侧副韧带复合体的组成部分[57]（图 10-30E）。这种结构使肘关节除了可以进行屈伸运动之外，还可通过肱桡关节进行旋转运动（旋前和旋后）。值得注意的是，肱骨小头下后方的骨皮质有轻微凹陷，这是一种正常表现，称为假性骨皮质缺损，不要与发生在前下关节表面的真性骨软骨缺损相混淆[58]（图 10-29B）。

　　肘关节的内侧稳定性是通过尺侧（内侧）副韧带进行加强的，由前束、后束和横束组成。前束从肱骨内上髁前下份延伸到尺骨冠突内缘的突出结节，主要在外翻应力下维持肘关节的稳定性（图 10-31A 和 B）。桡侧副韧带和外侧尺副韧带（lateral ulnar collateral ligament，LUCL）为肘关节提供侧向支持，能维持肘关节在外翻应力下的稳定性，并抵抗后外侧不稳定性[59]。LUCL 从肱骨外上髁下份延伸到尺骨近端结节（尺骨旋后肌棘）。韧带的完整性在 MR 关节造影或高分辨 3T MRI 上可以得到最好的显示，倘若无法进行 MRI 检查，也可以用 CT 关节造影来替代[60, 61]。

　　肘关节的主要屈肌是肱肌，它起于肱骨前面，止于尺骨近端的桡侧面（图 10-29C）。肱肌的浅面是肱二头肌，可辅助肘关节进行屈曲。肱二头肌的主要功能是前臂的旋后。肱二头肌肌腱止点为桡骨（二头肌）粗隆（图 10-30F）。肱三头肌是肘关节的主要伸肌。肱三头肌的肌腱止于鹰嘴突的后方（图 10-30F）。前臂屈肌和旋前肌的肌腱共同起自肱骨内上髁，而伸肌和旋后肌的肌腱也共同起自肱骨外上髁（图 10-31A）。

　　肘管是位于肘关节尺侧副韧带（ulnar collateral ligament，UCL）后束和尺神经沟之间的纤维骨性鞘管，UCL 后束构成肘管的底部，尺神经沟上下分别延伸到肱骨、尺骨和尺侧腕屈肌（flexor carpi ulnaris，FCU）的肱骨头（图 10-32A）。尺神经走行于肘管的内后侧。FCU 的浅层筋膜或支持带形成弓状韧带，构成肘管的顶部。慢性或创伤后撞击（棒球投手在高空投掷的早期加速阶段导致的外翻应力增加）、肿块或炎症累及肘管，可导致累及尺神经的神经源性症状，称为肘管综合征[62]（图 10-32B）。

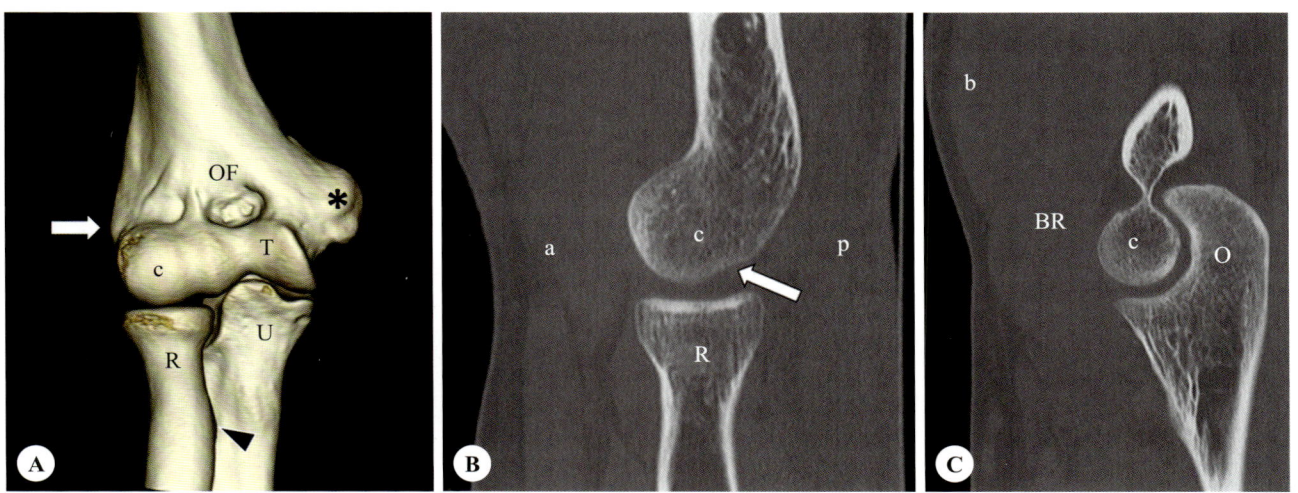

▲ 图 10-29　肘部正常解剖

A. 前位 3D 容积再现 CT 图像示肘关节的三个组成部分，肱骨远端呈扇形外观，形成内上髁（*）和外上髁（白箭），肱骨远端见肱骨小头（c）-桡骨（R）关节和肱骨滑车（T）-尺骨（U）关节，桡骨粗隆（黑箭头）为肱二头肌腱远端附着位置；OF. 鹰嘴窝。B. 矢状位平扫骨窗 CT 图像示正常的桡骨头（R）与肱骨小头（c）对应关系，肱骨小头后方正常的假性骨皮质缺损（白箭）；a. 前，p. 后。C. 矢状位平扫骨窗、偏内侧 CT 图像示正常的尺骨鹰嘴（O）与肱骨远端的关节关系，肱二头肌远端（b）位于肱肌（BR）前面；c. 肱骨小头

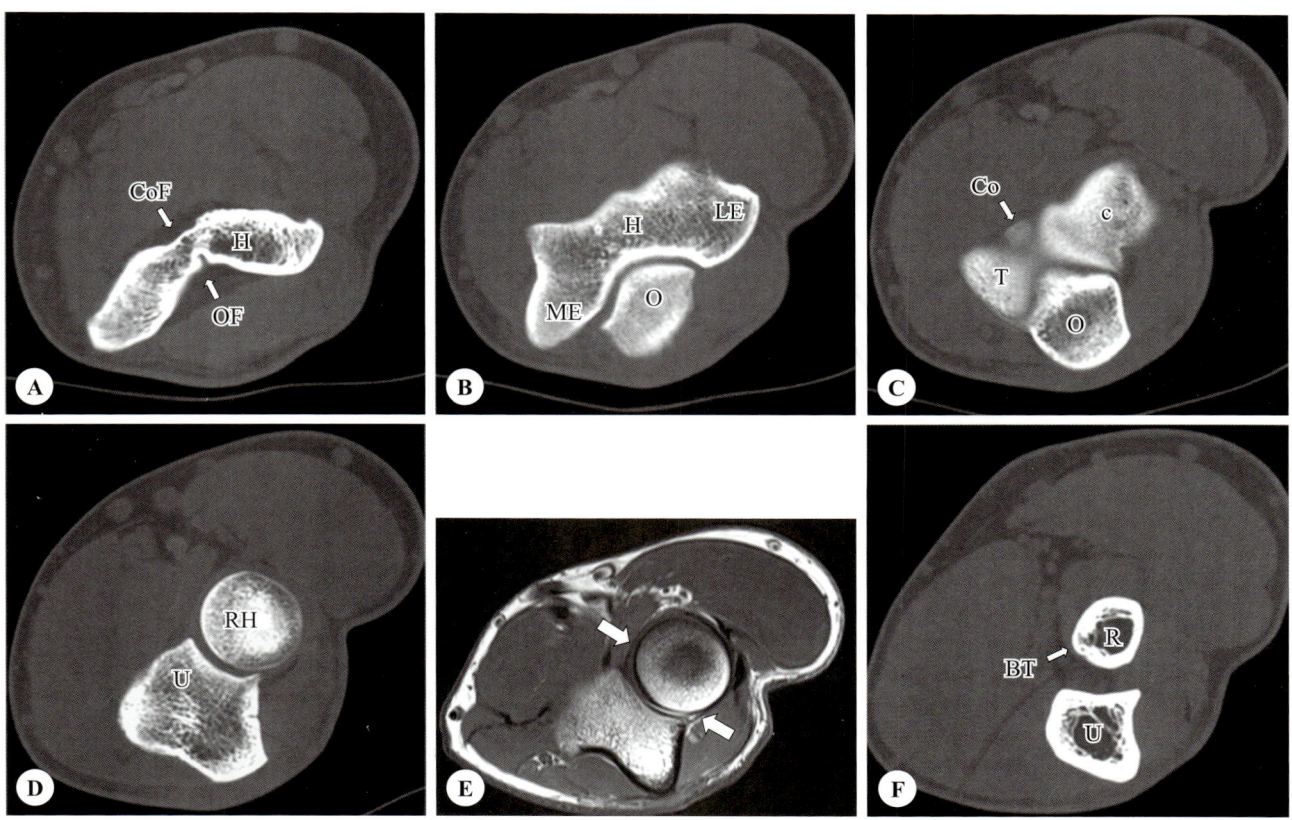

▲ 图 10-30　正常轴位 CT 肘部解剖

轴位平扫骨窗 CT 图像从上至下。A. 肱骨髁上（H）水平，可见前方的冠突窝（CoF）和后方的鹰嘴窝（OF）；B. 内上髁（ME）和外上髁（LE）水平，尺骨鹰嘴（O）和肱骨（H）形成关节；C. 冠突（Co），肱骨小头（c），肱骨滑车（T）；D. 桡骨头（RH）与近端尺骨（U）形成关节；E. 轴位 T_1 平扫 MR 图像，能更好地显示维持尺桡关节的环状韧带，呈低信号（白箭）；F. 更下方层面的轴位平扫骨窗 CT 图像示肱二头肌附着处的二头肌粗隆（BT）水平的桡骨（R）和尺骨（U）

（二）肘部创伤

肘关节 CT 最常见的适应证是评估细微或复杂的骨折（伴或不伴有半脱位 – 脱位）。考虑到肘部的解剖结构复杂，仅凭 X 线很难确定准确的损伤模式。CT 比平片能更好地显示关节面，若联合三维重建，对形态学的评估价值更高。通过 CT 可以更精确地确定关节内碎片的存在、大小和位置，识别骨折碎片的移位和方向，帮助制订手术计划[63]。

肱骨远端、桡骨近端和尺骨近端骨折可能为关节外或关节内骨折。肱骨髁上骨折最常发生于儿童，占所有儿童骨折的 15%[64]（图 10-33）。肱骨远端髁间骨折可累及髁上、肱骨小头和滑车的关节部分（图 10-34）。半脱位、脱位及上述损伤的组合均可发生，并有专门的分型，但不在本章的教

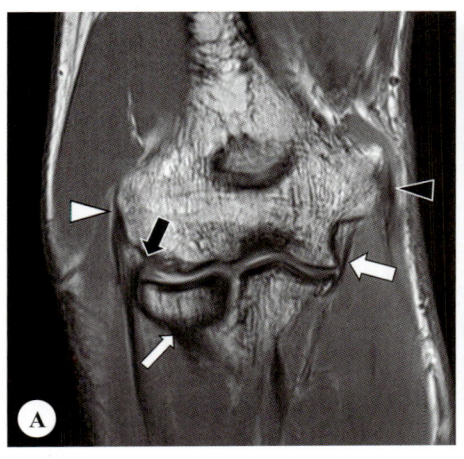
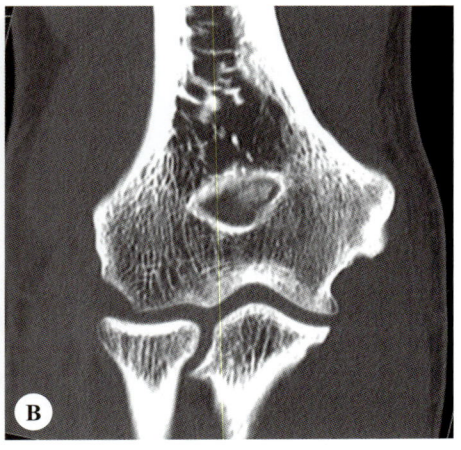

◀ 图 10-31　正常 MR 肘部解剖
A. 冠状位平扫 T₁ 加权 3T MRI 图像示正常肱骨、尺骨和桡骨的黄骨髓呈高信号，韧带和肌腱呈低信号，伸肌腱附着点（白箭头），屈肌腱附着点（黑箭头），尺侧副韧带（白箭）的前束止于突出结节，桡侧副韧带（黑箭），桡侧尺副韧带（小白箭）经桡骨颈延伸到尺骨近端，软骨呈中等信号；B. 肘关节冠状位平扫 CT 图像，以作对比

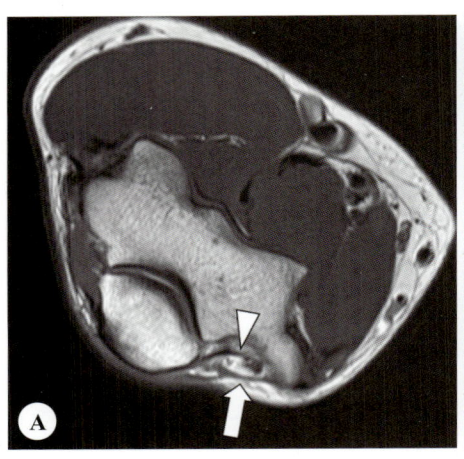
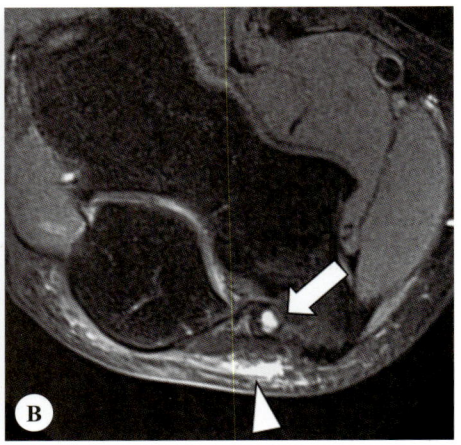

◀ 图 10-32　正常肘管解剖
A. 轴位 T₁ 加权 MR 图像示位于肱骨内上髁后方的肘管，内见尺神经和脂肪组织，肘管底部（箭头）由低信号的尺侧副韧带后束构成，顶部由尺侧腕屈肌腱膜构成（箭）；B. 轴位 STIR 加权 MR 图像示肘管综合征的征象，尺神经内信号异常增高（箭）伴背侧软组织水肿（箭头）

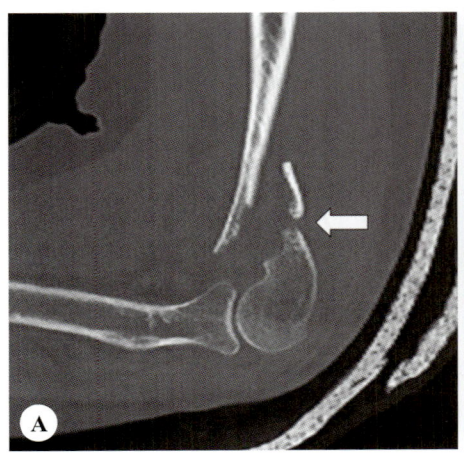
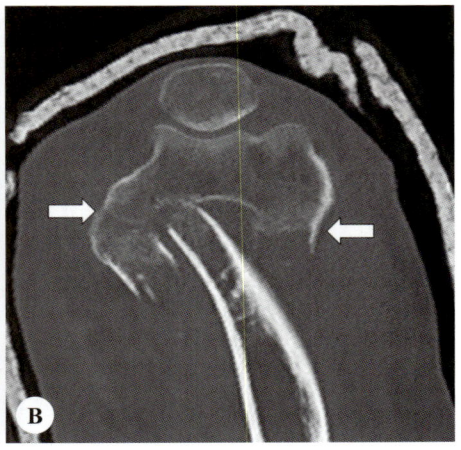

◀ 图 10-33　54 岁女性，肱骨髁上骨折
A. 矢状位骨窗 CT 图像示肱骨远端髁上区斜行、错位骨折（箭），肱桡关节是完整的；B. 冠状位骨窗 CT 图像示肱骨髁上骨折（箭），未累及关节内

学范围内。有一个分型值得一提:国际内固定研究学会(Arbeitsgemeinschaft für Osteosynthesefragen-Association for the Study of Internal Fixation,AO/ASIF)的分型[65],它将肱骨远端分为内侧和外侧承重柱及关节柱,允许对骨折进行更详细的柱状描述,它还界定了粉碎性骨折的存在和程度,被认为是一种可复用的、较精确的分型[65]。应当注意,对肘关节损伤的评估不仅要包括骨性结构,还要考虑相关的继发性骨和软组织的损伤,这些损伤在某些特定情况下可能会导致神经血管受损或慢性关节不稳。

成人肘部最常见的骨折发生在桡骨头和颈部,占所有肘部骨折的33%~50%[66]。这些损伤通常与摔倒时手臂外伸(fall on outstretched arm,FOOSH)有关,力量传导至肱桡关节,导致肱骨小头骨折(图10-35)、桡骨头骨折或累及两者的骨折。更大的暴力作用于前臂时,可导致肘关节半脱位或脱位。近端桡骨和尺骨最常向后方脱位(图10-36),也可向前方或侧方移位,常见的有桡骨头和尺骨冠突的骨折,"恐怖三联征"是指桡骨头和尺骨冠突骨折伴肘关节向后脱位(图10-37)。这种损伤模式必须及时发现,因为它涉及韧带损伤(MCL、LUCL和关节囊前份)和肱桡关节破坏,如不及时治疗,可能导致严重的关节炎和慢性关节不稳[67, 68]。

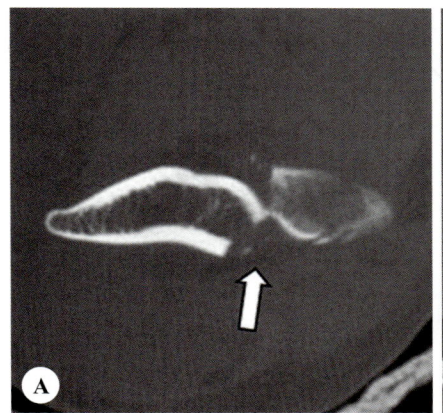 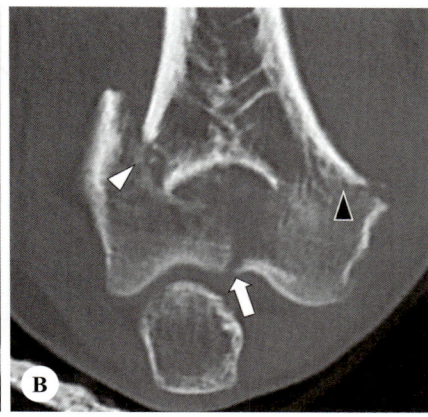 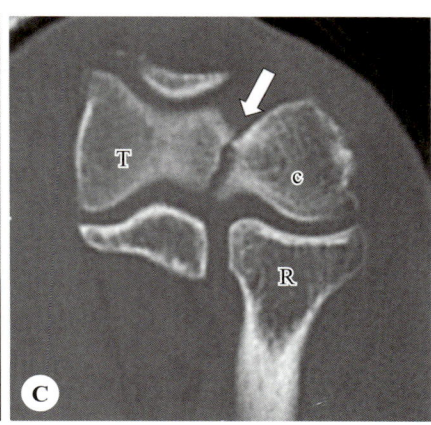

▲ 图 10-34 63 岁女性,摔倒后肱骨髁间骨折

A. 轴位平扫骨窗 CT 图像示肱骨远端垂直骨折(箭),伴内上髁移位;B. 肘关节 90° 屈曲位的冠状位平扫 CT 图像示粉碎性伴轻微移位的髁上 / 髁间骨折,累及内上髁(白箭头)和外上髁(黑箭头),髁间骨折累及关节内(白箭);C. 90° 屈曲位的轴位平扫 CT 图像更好地显示了位于肱骨小头(c)和滑车(T)之间的关节内的骨折(箭),近端桡(R)尺关节关系正常

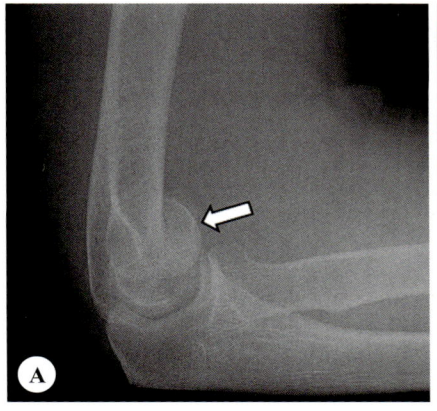 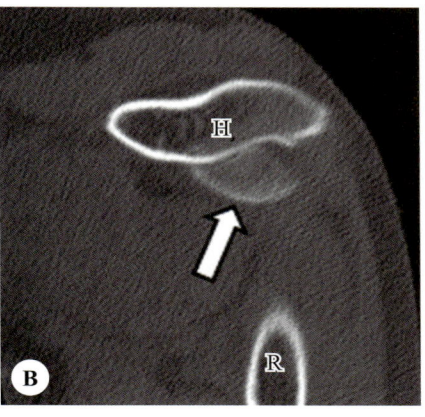 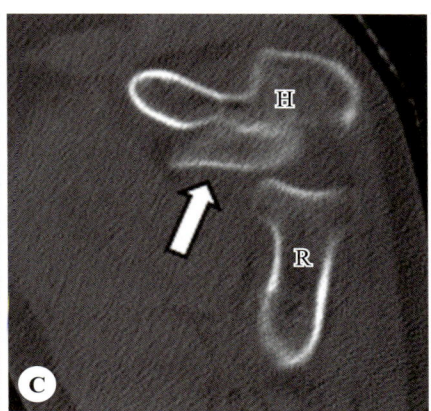

▲ 图 10-35 45 岁男性,肱骨小头骨折

A. 肘关节侧位 X 线示骨折的肱骨小头向近端移位(箭);B. 肘部 90° 屈曲位的轴位骨窗 CT 图像示相对于肱骨(H)和桡骨(R),骨折块(箭)向近端移位;C. 更下层面的轴位平扫骨窗 CT 图像示来自肱骨(H)小头的碎片(箭)的撕裂部位,伴肱骨小头与桡骨头(R)对位不良

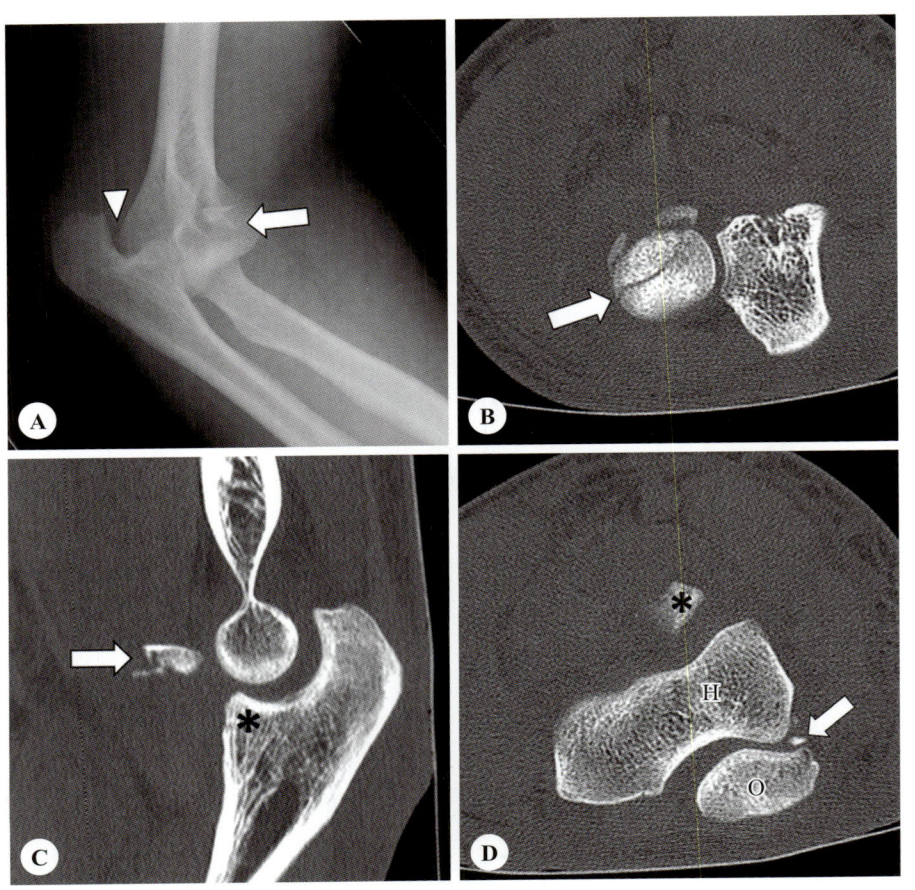

▲ 图 10-36 28 岁男性，手撑地摔倒后肘部损伤状况（FOOSH 损伤），恐怖三联征

A. 肘关节侧位 X 线示近端尺骨相对于肱骨向后脱位，桡骨相对于肱骨小头明显向后半脱位 / 脱位伴嵌插，注意位于关节腔后份的骨折碎片（箭头）和关节腔前份的骨折碎片（箭）；B. 复位后平扫骨窗 CT 图像示桡骨头关节内的垂直骨折（箭），前方见多发骨折碎片；C. 复位后矢状位平扫骨窗 CT 图像示尺骨近端部分复位，更好地显示了尺骨冠突（*）分离的骨折碎片（箭），伴积液所致的前、后脂肪垫上移；D. 复位后矢状位平扫骨窗 CT 图像示，由于后外侧关节腔内存在残余的骨碎片（箭）导致复位不完全，注意，尺骨鹰嘴（O）相对于肱骨（H）存在持续的轻微半脱位，尺骨冠突骨折片前移（*）

冠突损伤被认为是继发于剪切损伤，即在脱位过程中冠突受到撞击所致（图 10-36C）。即使再微小的冠突骨折也需要治疗，并且必须进行 CT 检查。相关肌肉损伤主要累及肱肌和旋前屈肌。在半脱位 - 脱位复位后，进行肘关节 CT 检查的环节非常重要，不仅能发现那些会阻止关节完全复位的关节内的骨碎片，还能显示未复位的骨折碎块或残存的半脱位（图 10-36B 至 D）。桡骨头脱位与由尺骨和桡骨组成的前臂环的中断有关，可能是尺骨近端骨折（Monteggia 损伤）或远端尺桡关节（distal radioulnar joint，DRUJ）断裂（Essex-Lopresti 损伤）所致（图 10-37）。怀疑 Monteggia 损伤时，建议再用 CT 检查寻找额外的骨折，因为 X 线中，Monteggia 损伤所致的肱桡关节脱位可能会漏诊，特别是在自发复发的情况下[69]。适当的鉴别和分类很重要，因为目前治疗 Monteggia 骨折最有效的方法是早期手术治疗，而不是过去所认为的非手术方法[70]。

大部分桡骨头的骨折在 X 线上即可诊断，因此无须再进行 CT 检查。一旦出现明显的关节面中断或关节内骨碎片等情况（图 10-37），或者疑似存在隐匿性骨折时，则属于 CT 检查的适应证。X 线隐匿性的肘关节骨折大多累及桡骨头。用 CT 结合多平面重组技术，可以很容易地显示这些骨折（图 10-38），对于伴发的软组织损伤和骨髓水肿，MRI 则有着更高的分辨率（图 10-39）。目前，已经有报道证实了双能 CT 在使用不含钙技术评估骨髓水肿方面的价值，在一些机构也得到了应用。这种一站式的检查方法在将来的研究中可能会让某些病例不再需要 MRI。创伤性积液是否提示着隐匿性骨折，是否需要进一步进行如 CT 或 MRI 这样更先进的影像学检查，文献中尚存在争论[71, 72]，但目前，当临床上高度怀疑存在隐匿性骨折时，会选择继续做"更先进的" CT 或 MR 检查。虽然 MRI 和 CT 均具有较高的特异度，但最近的研究表明，MRI 对隐匿性骨折有更高的特异度[73]。

肘关节软组织损伤应首选 MR 检查，这是因为 MRI 具有很高的软组织分辨率，能够清楚地显示韧带、肌腱、肌肉和关节软骨。用 FABS 位置（患者俯卧，拇指向上、屈肘 90°、肩部外展、前臂旋后）评估肱二头肌肌腱的 MRI，可获取到垂直于桡骨干

第 10 章 肌肉骨骼系统
Musculoskeletal System

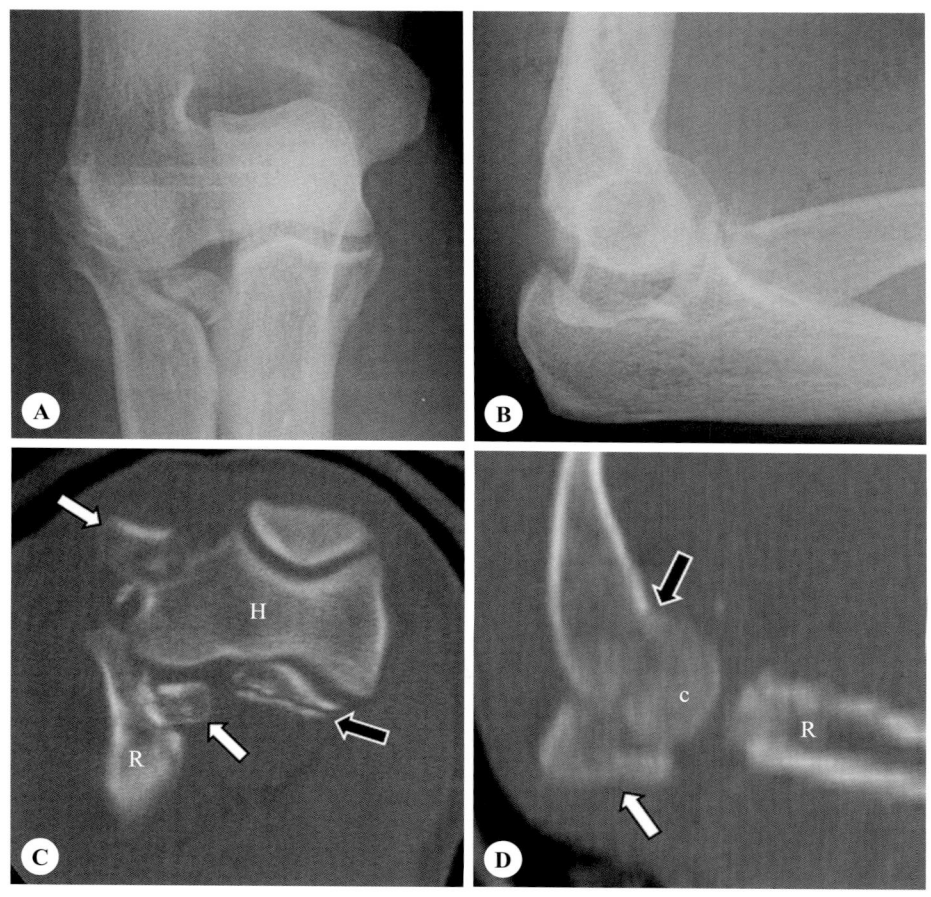

◀ 图 10-37 34 岁男性，摔倒所致的桡骨头骨折 - 脱位

A 和 B. 右肘的前后位和侧位 X 线示桡骨头骨折伴后脱位；C. 肘部 90°屈曲位的轴位骨窗 CT 图像示桡骨头（R）粉碎性骨折，可见两个独立的骨折碎片（白箭），一个碎片仍然与肱骨小头对齐，而另一个脱位到肱骨（H）的后方，CT 还显示了平片未发现的冠突骨折（黑箭）；D. 矢状位平扫骨窗 CT 图像示桡骨头骨折碎片移位（白箭），桡骨（R）与肱骨小头（c）关节脱位，还可见位于肱骨小头基底部的细微、未脱位骨折（黑箭），因为骨折是位于轴位平面上的，故在矢状位 CT 图像显示最清楚，该桡骨头骨折 - 脱位与远端尺桡关节损伤相关，提示 Essex-Lopresti 骨折 - 脱位

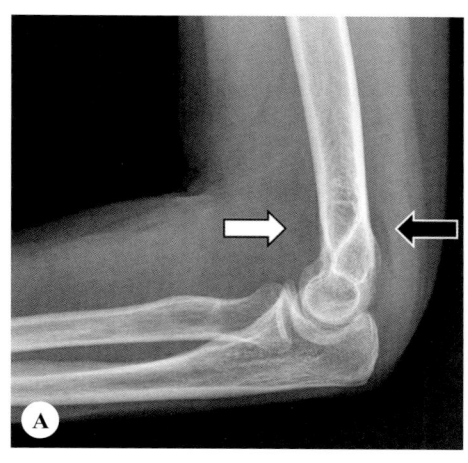
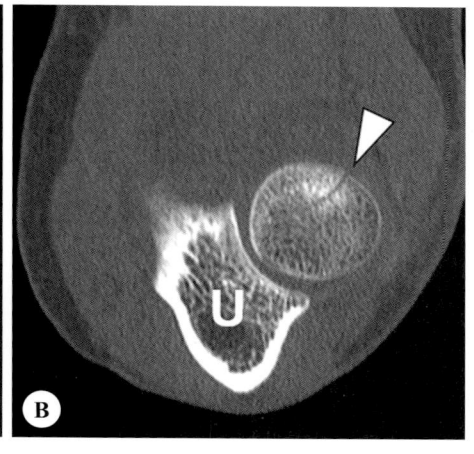

◀ 图 10-38 56 岁女性，摔倒后右肘部疼痛和肿胀

A. 肘关节侧位 X 线示前部（白箭）和后部（黑箭）的脂肪垫上移，提示关节腔积液，未见明确的骨折、半脱位或脱位；B. 轴位平扫骨窗 CT 图像示尺骨（U）旁的细微、垂直、非移位性桡骨头关节内骨折（箭头）

的图像，同时肱二头肌肌腱处于紧张状态，可提供整个肌腱范围内的纵向肌腱评估，同时显示其在桡骨粗隆的附着点[74]（图 10-40）。MR 关节造影增加了韧带和软骨评估的特异性和敏感性，对于不能进行 MRI 的患者，可使用 CT 关节造影作为备选[75, 76]（图 10-41）。

对于投掷运动员出现肘关节内侧疼痛，需要观察 UCL 的完整性及评估扭伤的情况。通过 MRI 或 CT 关节造影（图 10-13），可以显示韧带的部分或完全撕裂，伴或不伴有骨化异常。对于韧带或关节周围的钙化或骨化（图 10-41E），包括异位骨化、骨化性肌炎和撕脱性骨折，CT 的表现明显优于 MRI。此外，由于肘关节金属伪影，会导致一些术后患者的 MRI 图像局部显示不清（图 10-42），因此应选择进行 CT 检查。

（三）肘关节异常

诊断肘关节炎通常无须进行 CT 检查，因为肘关节的骨关节炎并不常见，即使出现也很容易通过 X 线作出诊断。若怀疑有合并症、微小的骨折或其他关节病可能，则可进行 CT 检查，特别是当使用关节内对比剂时（图 10-43），CT 能很好地显示关节内的骨软骨游离体，还可区分骨关节炎、骨赘形成和关节间隙狭窄的程度，以制订精确的手术计划，CT 还能显示薄的、硬化的、环状的、治疗后的骨质侵蚀改变。最近已有研究证实，非对比双能 CT（管电压 80kVp 和 140kVp）对痛风的灵敏度和特异度很高，根据不同频谱的密度差异，使用后处理软件及彩色编码，可以在 2D 和 3D VRT 图像中显示尿酸结晶的沉积[15]。CT 还有助于评估神经性关节病的骨质破坏程度。对于投掷运动员或体力劳动者，鹰嘴和冠突的骨赘可能会产生撞击症状并需要手术切除，鹰嘴可导致后外侧的撞击综合征。即使病变很小，CT 也能清晰地显示上述骨质异常（图 10-44）。在儿童和青壮年中，CT 有助于鉴别典型的骨样骨瘤的中央瘤巢，而对于伴有严重关节痛的患者，该征象容易被 MRI 上的弥漫性水肿所掩盖。但 MRI 的软组织分辨率极好，比 CT 更常用于关节炎的评估。

增强的 T_1 加权脂肪抑制 MRI 序列对这些疾病的灵敏度和特异度较高：炎性关节病（类风湿关节炎）、痛风的骨质侵蚀（图 10-45）、关节内/关节外软组织的沉积性疾病，如色素性绒毛结节滑膜炎（pigmented villonodular synovitis, PVNS）[78, 79]，最重要的是，动态增强技术还能评估关节内强化的滑膜炎（图 10-45）。骨髓水肿（骨炎）是早期炎性疾病的最主要的提示征象，在 MRI 上识别早期急性滑膜炎，可以帮助临床医生在骨质破坏发生之前进行早期治疗干预。MR 关节造影最常用于评估关节内软组织异常或软骨缺损，灵敏度较高。对于肱骨小头的

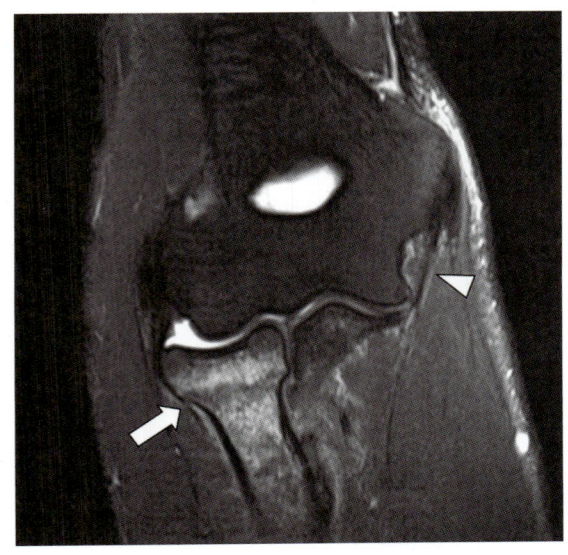

▲ 图 10-39　45 岁女性，创伤后右肘部疼痛

最初的 X 线及 CT 检查均为阴性，冠状位 T_2 加权、脂肪抑制 MR 图像证实为桡骨颈横行、非移位性骨折，不伴有关节内受累，注意 MRI 上可清楚显示弥漫性桡骨近端骨髓水肿（白箭），尺侧副韧带（箭头）完整

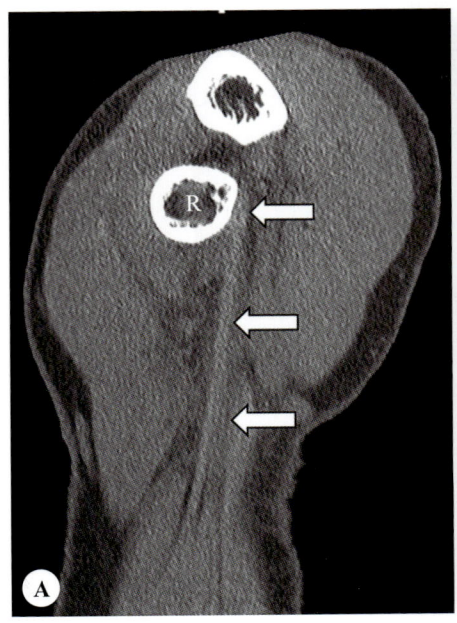 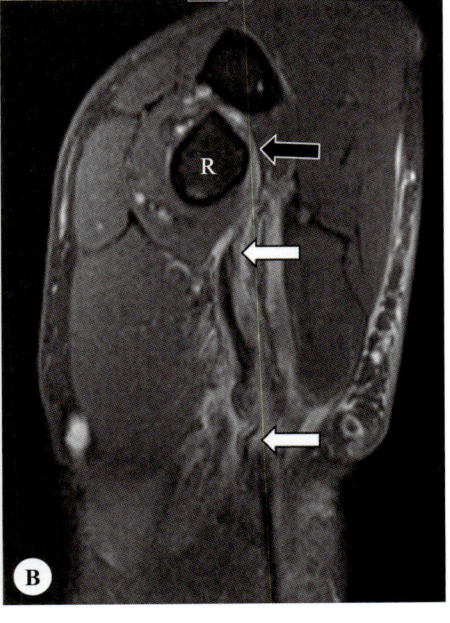

◀ 图 10-40　肱二头肌肌腱的 CT 和 MR 评估

A. 23 岁男性，肘部疼痛，FABS 位的肘部轴位平扫软组织窗 CT 示肱二头肌肌腱（白箭）的正常外观，呈线状、边界清楚，穿行于肘前窝并止于桡骨（R）近端的粗隆；B. 25 岁男性，举重创伤后肘部疼痛，轴位平扫 T_2 加权、脂肪抑制 MR 图像示肱二头肌远端肌腱完全断裂，呈波浪状低信号（白箭），断裂处位于桡骨粗隆附着点（R）上方约 4cm，伴创伤后周围肘前窝软组织水肿及远端预期走行区的积液（黑箭）

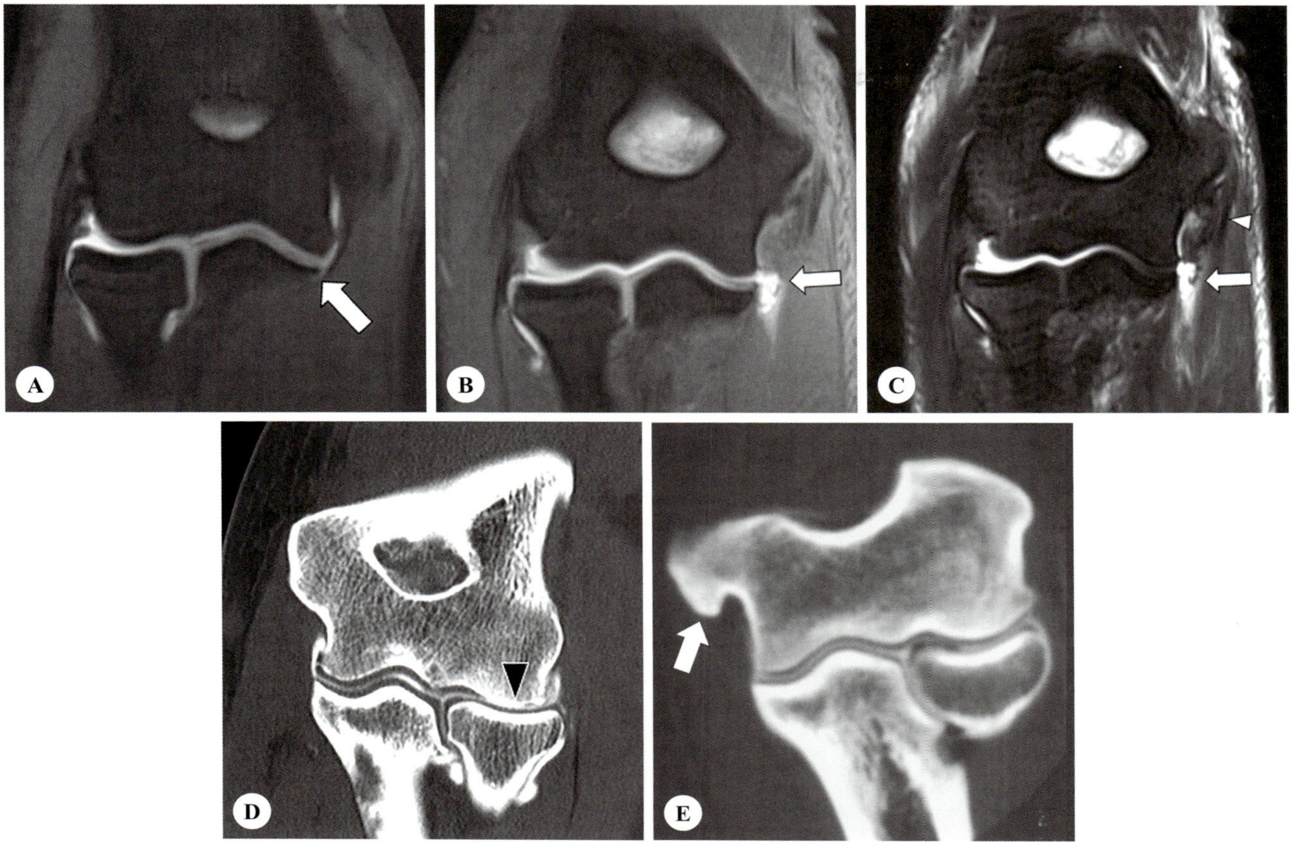

第 10 章　肌肉骨骼系统
Musculoskeletal System

▲ 图 10-41　MR 和 CT 关节造影

A. 16 岁男性，打棒球后损伤，冠状位 T_1 加权、脂肪抑制 MR 关节造影图像示对比剂（箭）异常延伸至尺骨突出结节下方，形成"T"形改变，是远端尺侧副韧带（UCL）部分撕裂的特征；B. 18 岁男性，肘部损伤，冠状位 T_1 加权、脂肪抑制 MR 关节造影图像示远端 UCL 附着点全层撕裂，伴对比剂外渗（箭）；C. 与图 B 为同一患者，冠状位 T_2 加权、脂肪抑制 MR 关节造影图像更好地显示了近端 UCL 形态不规则、信号不均匀（箭头），远端撕裂处伴积液（箭）及软组织水肿，注意肱桡关节间隙增宽；D. 45 岁男性，疼痛和肘部锁定，冠状位 CT 关节造影图像示对比剂延伸到肱尺关节及肱桡关节内份的低密度的正常关节软骨下，伴肱骨小头（箭头）中心软骨全层缺失及软骨下骨质硬化、小骨赘形成，UCL 完整；E. 24 岁职业棒球运动员，肘关节尺侧疼痛，冠状位双对比 CT 关节造影图像示 UCL 完整，肱骨内上髁 UCL 近端附着点见骨性突起（箭），很可能是由肘部的慢性重复性压力所致

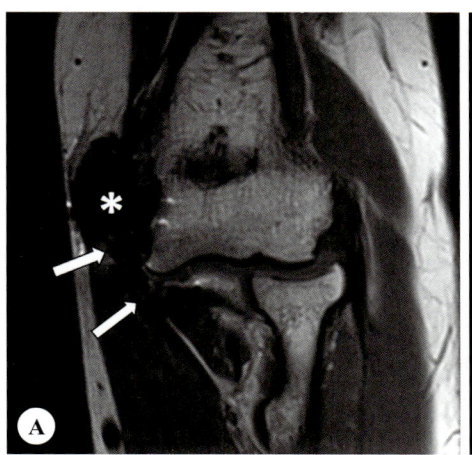
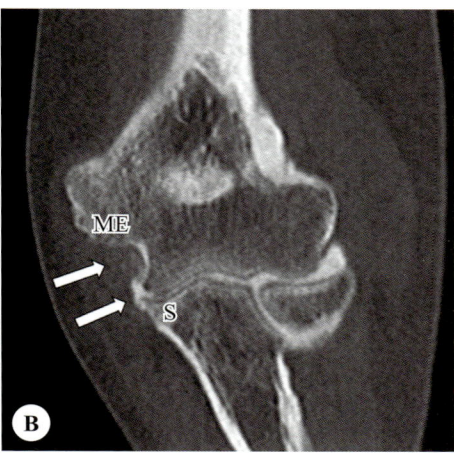

◀ 图 10-42　32 岁男性，UCL 修复术后，肘部尺侧疼痛加剧，术后 UCL 评估的 MR 对比 CT 关节造影

A. 冠状位 T_1 加权 MR 图像示 UCL 中段呈低信号（箭），修复部位近端有手术干预造成的溢出伪影（*），部分影响了对 UCL 的评估；B. 冠状位 CT 关节造影图像能够更好地显示完整的 UCL（白箭），从内上髁（ME）延伸到突出结节（S），CT 图像上没有明显伪影

UCL. 尺侧副韧带

463

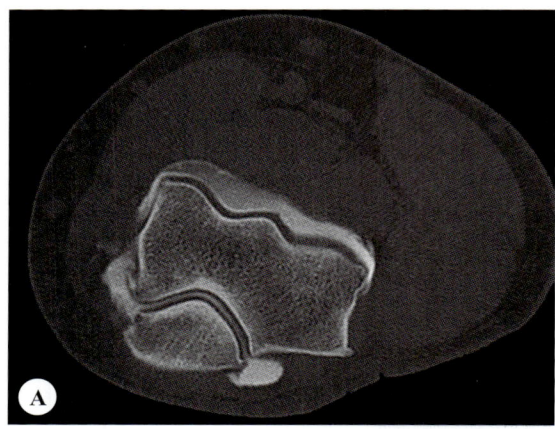
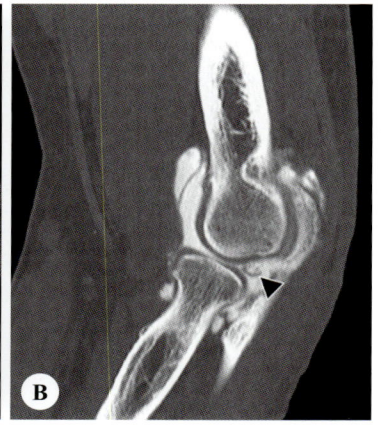

◀ 图 10-43 34 岁男性，肘部疼痛

A. 轴位 CT 关节造影图像示正常的滑车和肱骨鹰嘴软骨；B. 矢状位 CT 关节造影更好地显示了肱桡关节的软骨缺损，并可见关节内小游离体（黑箭头）

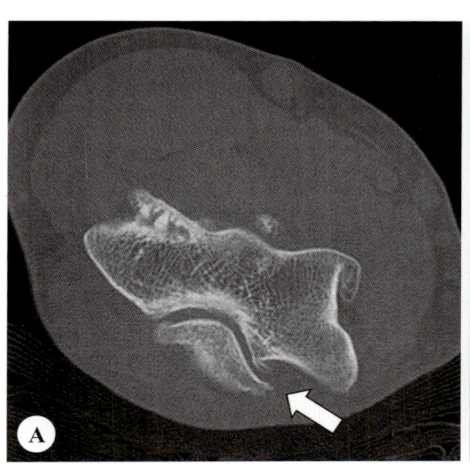
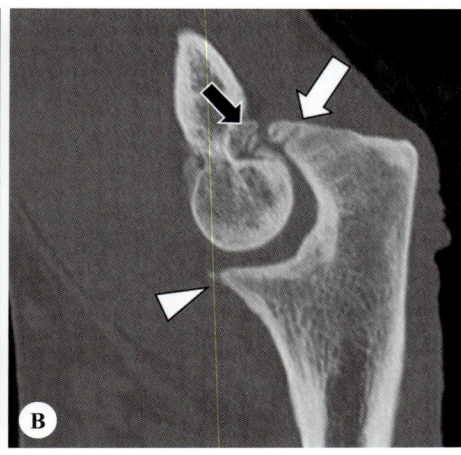

◀ 图 10-44 32 岁男性，投掷运动员，肘后内侧疼痛加重，后内侧撞击综合征

A. 轴位平扫骨窗 CT 图像示后内侧关节的中度骨关节炎，伴关节间隙狭窄及骨赘形成（箭）；B. 矢状位平扫骨窗 CT 图像示尺骨鹰嘴近端大的骨赘（白箭），伴肱骨重复撞击造成的亚急性骨折，关节内疏松的游离体（黑箭）和尺骨冠突小的断裂的骨赘（箭头）；手术切除冠突骨赘和疏松的游离体，患者的疼痛得以缓解

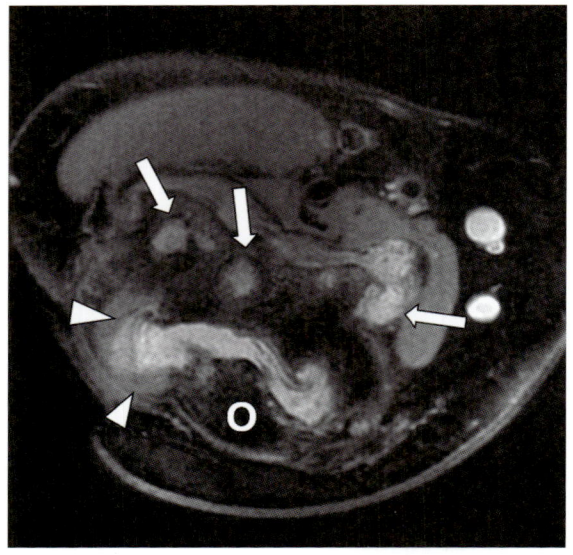

▲ 图 10-45 46 岁女性，肘部疼痛、肿胀，炎性关节病病史

轴位增强 T_1 加权、脂肪抑制 MR 图像示关节内强化的骨质侵蚀（箭）和不规则增厚、强化的滑膜炎（箭头），鹰嘴（O）上还可见小的强化的骨质侵蚀

骨软骨缺损，使用 MRI 结合关节内对比剂进行评估，诊断价值更高[80]。

四、腕部和手部

（一）解剖

腕部和手部是由复杂的骨骼和关节排列组成的，可以进行复杂而精确的运动。腕部（图 10-46）是前臂远端和手指之间的连接，手部包括腕部和手指。腕部的骨骼包括桡骨远端、尺骨远端和 8 个腕骨（图 10-47）。手部包括腕骨、5 个掌骨和 14 个指骨。桡骨远端膨大，为腕关节提供了相对较大的关节面，尺骨远端不提供直接的关节面，但可支持三角纤维软骨（triangular fibrocartilage，TFC）。尺骨远端与桡骨远端的乙状切迹形成远端尺桡关节。腕部分为远、近两排。近排腕骨从桡侧到尺侧依次为舟骨、月骨、三角骨和豌豆骨，舟骨和月骨与桡骨远端形成桡腕关节，三角骨位于尺骨上方，但不与尺骨形成关节，豌豆骨是 FCU 的籽骨，位于腕关节掌侧，并与三角

第 10 章 肌肉骨骼系统
Musculoskeletal System

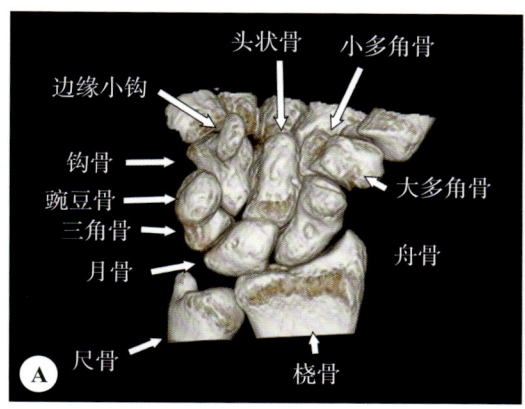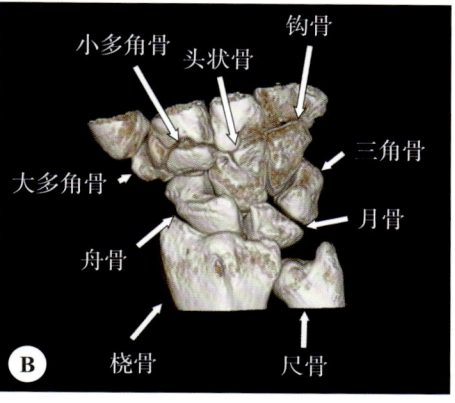

◀ 图 10-46 正常腕关节解剖

前方（A）和后方（B）三维容积再现 CT 图像示腕关节重要的骨性标志

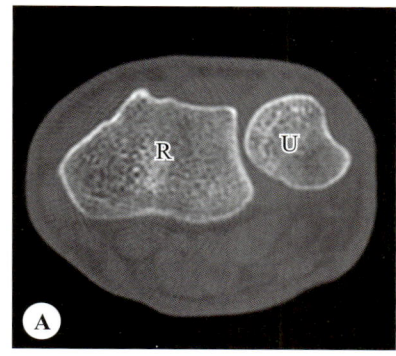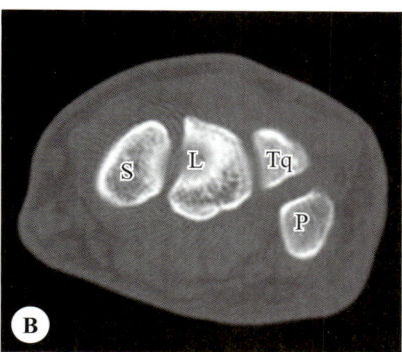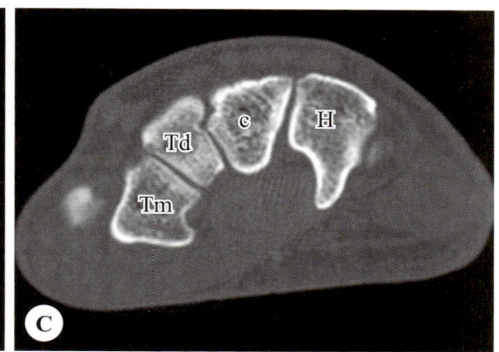

▲ 图 10-47 正常的腕关节解剖，轴位 CT 图像

A. 桡骨远端（R）和尺骨（U）；B. 近排腕骨：舟骨（S）、月骨（L）、三角骨（Tq）和豌豆骨（P）；C. 远排腕骨：大多角骨（Tm）、小多角骨（Td）、头状骨（c）和钩骨（H）

骨形成豆三角关节，但不为腕部提供稳定支持；远排腕骨从桡侧到尺侧依次为大多角骨、小多角骨、头状骨和钩骨。近排腕骨和远排腕骨之间的关节称为腕骨间关节。腕关节的中间稳定柱包括桡骨远端、月骨、头状骨和中指掌骨。

腕管位于手腕的掌侧（图 10-48），包含了大部

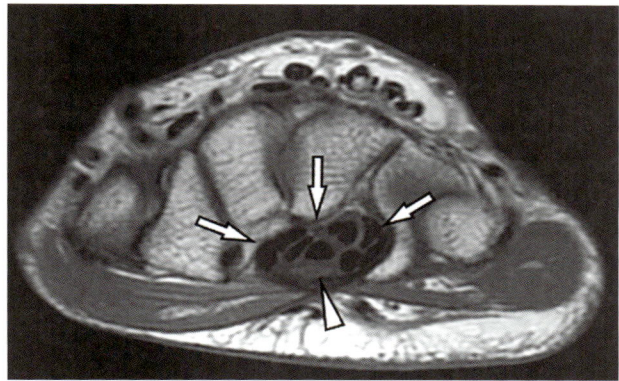

▲ 图 10-48 正常的腕部解剖

轴位平扫 T_1 加权 MR 图像示腕管（箭）内的正中神经（箭头），沿腕关节掌侧走行

分的腕部屈肌腱和正中神经。屈肌支持带构成腕管的顶部，其近侧从舟骨远端延伸至豌豆骨，远侧从大多角骨的结节延伸至钩骨的钩部。Guyon 管是位于腕管掌侧的小结构，内含尺神经和尺动脉。腕部的背侧肌腱分为 6 个部分，向远端延伸并附着于各个掌骨和指骨上。

TFC 从桡骨远端的尺侧延伸到尺骨茎突的基底部。最重要的腕骨间韧带是舟月韧带（scapholunate，SL）和月三角（lunotriquetral，LT）韧带，分别连接舟骨和月骨及月骨和三角骨。腕关节的外部韧带在 CT 和常规 MRI 序列中显示不佳。

（二）腕部和手部创伤

由于腕关节的结构复杂，加之腕骨较小，因此 CT 是在评价腕部的各种创伤时特别有用。在 X 线上，由于无数小关节的存在和重叠影的干扰，腕部和手部骨折是最常被漏诊的骨折之一。为了识别细微的骨折，薄层（图像≤2mm）扫描非常关键，但通常不需要使用静脉对比剂。CT 和 MR 关节造影有助于识别 TFC 和固有韧带的撕裂。

465

1. 桡骨远端骨折 桡骨远端骨折是上肢最常见的骨折[81]。桡骨远端非关节面骨折，如 Colles 骨折（背侧移位）或 Smith 骨折（掌侧移位），通常无须 CT 评估[82]。然而，桡骨远端骨折若累及关节面，如 Barton 或反 Barton 骨折，则需要进行 CT 评估[83]（图 10-49）。手术矫正的目的是保持桡骨关节面的解剖方位，良好的解剖方位是预后好的重要标志[84]。在桡骨远端骨折的 CT 报告中，需要描述关节移位程度、乙状切迹移位程度、DRUJ 的对位关系及尺骨茎突的完整性，以上这些都是确定是否需要手术干预的重要因素[84]。CT 还能用于评估是否发生了合并腕骨骨折。桡骨远端骨折通常会伴发尺骨茎突骨折。此外，CT 检查对术后评估残存的关节面不连续、对位不良或关节内骨碎片很有帮助。一般情况下，桡骨短缩应≤2mm，桡骨倾斜度≤10°，≤2 处关节内移位[84, 85]。MRI 检测桡骨远端的细微骨折的效果最好，这种骨折在平片和 CT 上通常比较隐匿（图 10-50）。

2. 远端尺桡关节 DRUJ 易受到急性或慢性损伤[86-88]。DRUJ 的急性损伤常与桡骨远端骨折（Galeazzi 骨折 – 脱位）相关，但尺骨脱位可能单独发生。Essex-Lopresti 骨折 – 脱位是一种比较少见的 DRUJ 损伤，它包括桡骨头骨折、骨间膜破裂和 DRUJ 脱位[87, 88]。在慢性尺侧腕部疼痛中，可能是韧带功能不全导致了远端尺骨相对于桡骨的半脱位。对于这样的病例，在仰卧和俯卧位对双腕同时进行 CT 是很有帮助的[87, 88]，尺骨远端通常相对桡骨向背侧移出乙状切迹。

3. 舟骨骨折 舟骨骨折若漏诊，可能会导致严重

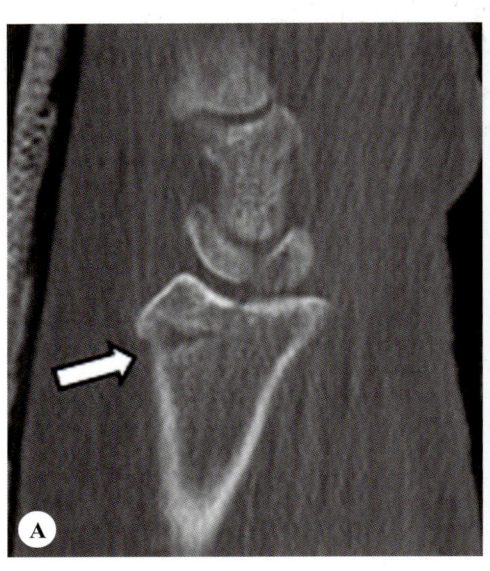
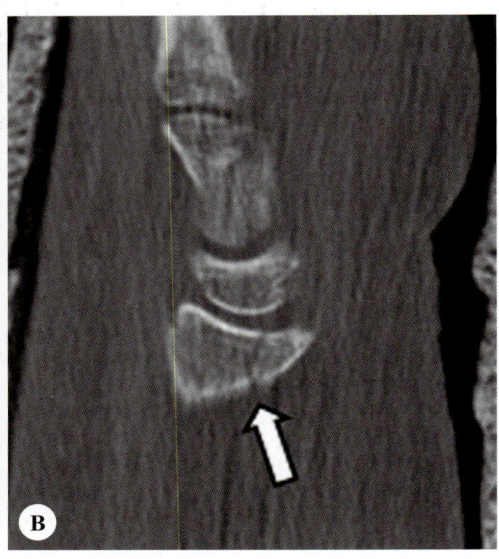

◀ 图 10-49 34 岁女性，桡骨远端 Barton 骨折
A. 舟月间隙矢状位 CT 图像示桡骨远端背唇骨折（箭）；B. 通过月骨水平更偏尺侧的 CT 图像示掌侧唇的骨折（箭）

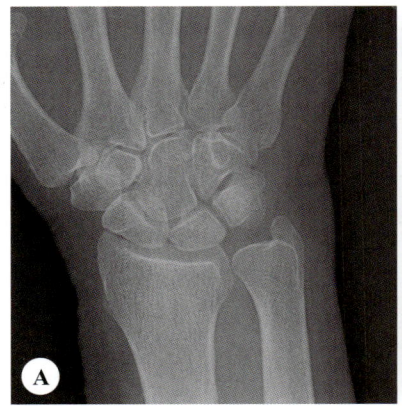
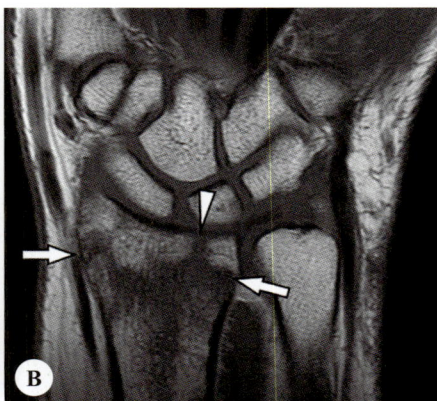
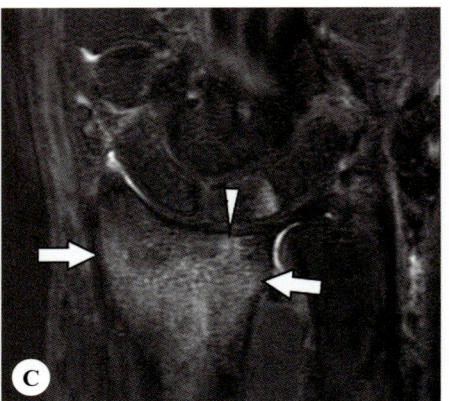

▲ 图 10-50 45 岁男性，桡骨远端隐匿性骨折
A. 腕部正位 X 线示腕关节正常；B. 冠状位 T_1 加权 MR 图像示桡骨远端非移位性骨折（箭），呈低信号；C. 冠状位 T_2 加权、脂肪抑制 MR 图像可见高信号的骨髓水肿，箭头所指为向桡腕关节延伸的关节内骨折线

第 10 章 肌肉骨骼系统
Musculoskeletal System

的长期并发症，如慢性疼痛和骨坏死[89]。这种骨折在 X 线上很容易被忽视，但是，可以选择恰当的方法，如用 CT 识别极其细微的骨折（图 10-51）。过去，舟骨骨折需在矢状位和轴位上分别采集图像，但随着 MDCT 的广泛使用，已经可以进行几乎任意角层面的各向同性重建，扫描次数减少了，辐射剂量也降低了。除了真正的轴位、矢状位和冠状位重建，平行于舟骨长轴的重建也非常有用[89, 90]（图 10-52）。双能 CT 技术不断进步，已逐渐被用于识别舟骨骨折。最近一项使用该技术的研究发现，超过 5.90HU 阈值的患者与急性腕骨骨折有关（灵敏度 100%，特异度 99.5%，准确性 99.5%）[91]。

MRI 对骨髓水肿和非移位性骨折比 CT 更灵敏[92]。MRI 的另一个优点是能够检测出可能导致患者疼痛的软组织损伤。究竟选择 CT 还是 MR，还取决于 CT 或 MR 扫描仪的成本和可利用性等因素。但是在评估骨折愈合方面，CT 比 MRI 更有优势，CT 可以识别骨痂形成或植骨融合的情况。即使是在最初受伤后的数个月内，骨折中的骨髓水肿也可持续存在，但在 MRI 中，可能会错误地认为这是骨折未愈合的表现[93]。CT 还可检测出常规 X 线或 MRI 难以显示的舟骨畸形愈合或不愈合[36]（图 10-53）。

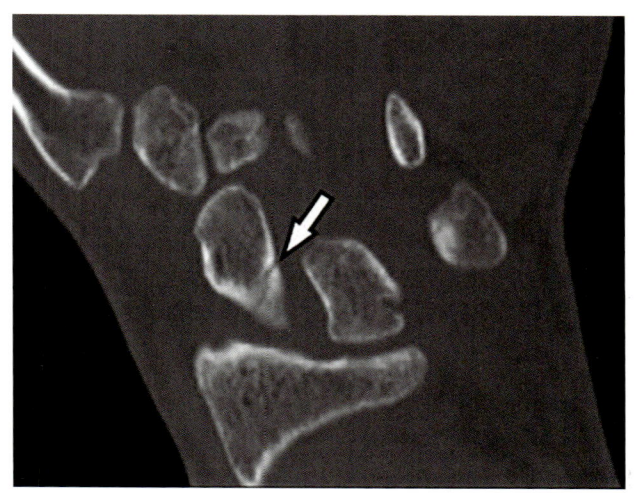

▲ 图 10-51 46 岁女性，舟骨细微骨折
冠状位 CT 图像示舟骨腰部一斜形透亮线（箭）

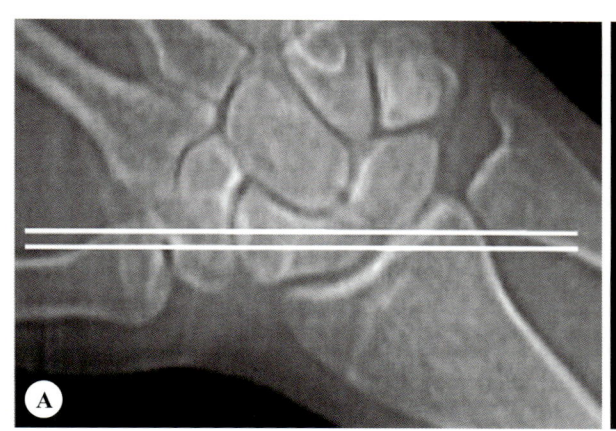
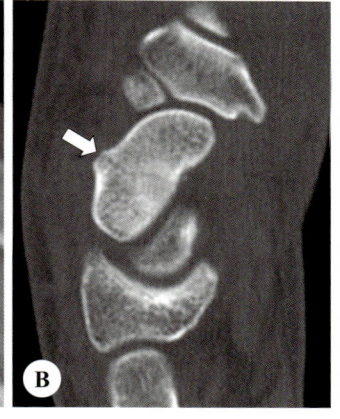

◀ 图 10-52 45 岁男性，舟骨腰部骨折，该患者鼻烟窝有触痛，但 X 线结果为阴性
A. 腕部 CT 定位像示舟骨长轴矢状位图像的切面选择（线）；B. 矢状位 CT 图像示舟骨腰部非移位性骨折（箭）

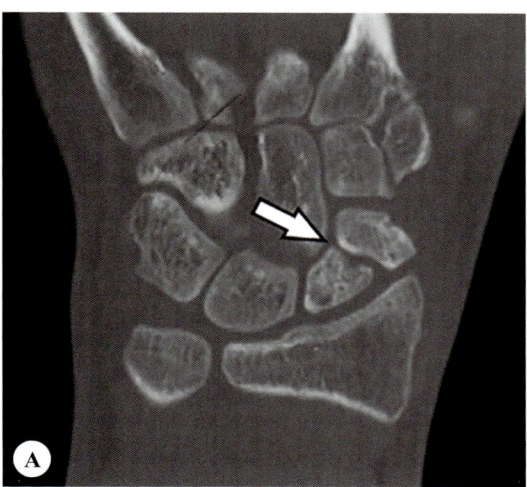
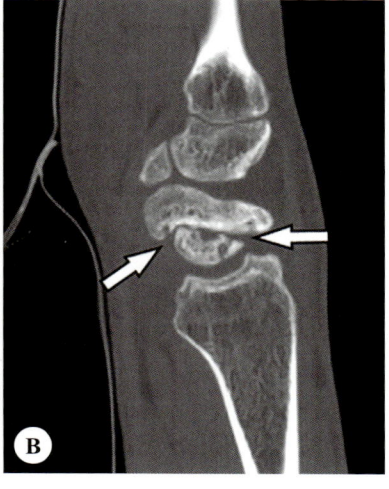

◀ 图 10-53 56 岁男性，舟骨骨折不愈合伴驼背异常
A. 冠状位平扫 CT 图像示慢性舟骨腰部骨折（箭），边缘硬化，断端无骨性连接；B. 矢状位平扫 CT 图像示骨折处驼背畸形（箭），伴舟骨尖部向背侧突出

467

近端舟骨碎片的骨坏死（缺血性骨坏死）是舟骨骨折的一种严重并发症，是由舟骨腰部脆弱的血管被破坏所致[89, 94, 95]。近端骨折片的硬化和塌陷在X线上已经很明显，但CT可以检测到其早期变化，MRI则对骨坏死的早期征象更为灵敏，包括骨髓水肿和早期软骨下变化。在静脉注射对比剂前后进行动态增强MRI扫描，可显示骨折近端的血供情况[96]（图10-54和图10-55）。

4. 其他骨折 掌骨、指骨和其他腕骨的骨折在X线上较难辨认，属于最常被漏诊的骨折[97]。钩骨的钩部骨折更是出了名的难以辨认（图10-56）。高度怀疑上述骨折的时候，可以通过CT检查很好地显示这些骨折，MRI则对X线中的隐匿性骨折病例更有帮助。腕掌关节（carpometacarpal，CMC）的骨折-脱位通常是由撞击伤所致，在X线上很难定性，但CT检查特别有助于显示不同平面的对位关系（图10-57）。月骨和月骨周围脱位是一种复杂的损伤，涉及腕关节多个结构[98]。在月骨脱位中，月骨通常向掌侧移位，但头状骨和远排腕骨与桡骨远端对位良好（图10-58）。在月骨周围脱位中，月骨和近排腕骨与桡骨远端对位良好，头状骨和远排腕骨则通常向背侧移位，月骨周围脱位可伴有腕骨骨折，最常见的是舟骨和（或）头状骨骨折。多平面CT重建图像可以为手术计划提供关键的信息[98]。

5. 韧带损伤 由于MRI相对CT而言具有更加良好的软组织分辨率，因此软组织异常（包括肌腱和韧带）最好使用MRI进行评估。三角纤维软骨、腕关节固有韧带、舟月韧带和月三角韧带的撕裂，也最好使用MR关节造影来评估[99-101]，但有研究发现，MR关节造影的假阳性率要高于常规的MRI[102]。CT和MR关节造影的优点是能够直接显示韧带和关节软骨的全层缺损[103, 104]（图10-59）。通过腕关节造影，对比剂进入DRUJ和近远排腕骨间，分别提示TFC全层撕裂及舟月韧带或月三角韧带的全层撕裂（图10-60）。通过动态观察对比剂的延伸，有助于鉴别是否存在舟月韧带或月三角韧带的缺损。需要注意的是，随着年龄的增长，有可能会出现TFC和固有韧带的无症状撕裂[105, 106]。

五、骨盆、髋臼和髋部

（一）解剖学

骨盆由骶骨和两块髋骨组成（图10-61）；髂

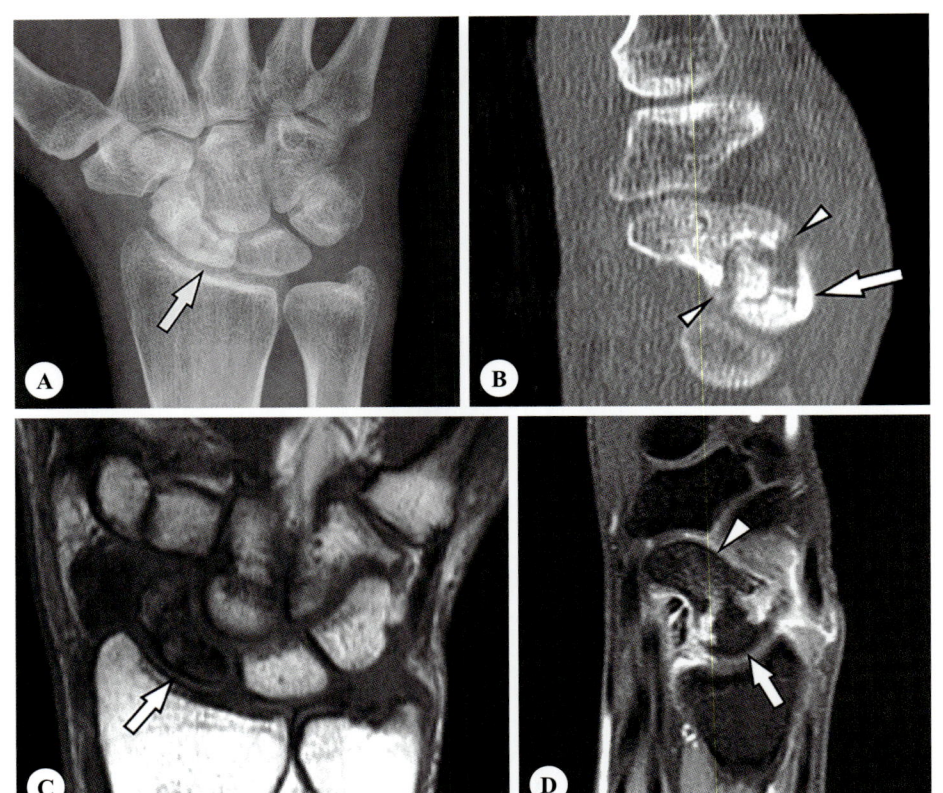

◀ 图10-54 32岁女性，舟骨骨折伴近端骨坏死

A. 正位X线示舟骨近端硬化（箭）；B. 矢状位平扫CT图像示舟骨腰部骨折（箭头），断端硬化，未见桥式骨痂形成，伴舟骨近折端碎裂；C和D. 舟骨近折端（箭）在冠状位T$_1$加权MR图像（C）和矢状位增强后T$_1$加权MR图像（D）上均呈低信号，远折端（箭头）可见强化，但近折端（箭）没有强化，与D上的骨坏死一致

骨、坐骨和耻骨三个独立的骨化中心在髋臼的三叉软骨处汇合，构成髋骨。骶骨与两块髋骨在后方形成骶髂（sacroiliac，SI）关节，在远端与残留的尾骨形成关节，同时双侧髋骨在前方形成耻骨联合。髋臼（acetabulum，拉丁语意为"醋杯"）是一个骨性凹槽，可容纳股骨头，形成髋关节。髋臼的重要解剖成分包括髋臼柱、髋臼壁、髋臼穹隆和四边形板，其中髋臼前柱较大、由耻骨上支和髂骨翼组成；髋臼后柱则由向髂骨延伸的坐骨尺骨支组成，然后两根髋臼柱通过坐骨支柱与中轴骨相连。此外，坐骨支柱还负责连接髋臼和骶髂关节。髋臼壁的外侧部分称为髋臼环，并且髋臼后壁较前壁大，前后壁共同作用，帮助稳定髋关节。髋臼的内侧壁称为四边形板，而髋臼穹隆是髋臼上缘，承担大部分的负重力量。闭孔环是一个重要的标志；在部分情况下，髋臼骨折不会影响闭孔环，而在另一些情况下，髋臼骨折则会将其破坏。

髋关节由股骨头与髋臼形成（图10-62），其中股骨头的关节面呈球形，股骨颈从近端到远端分为三个解剖区域：头下区、颈中区和基底区。较大的

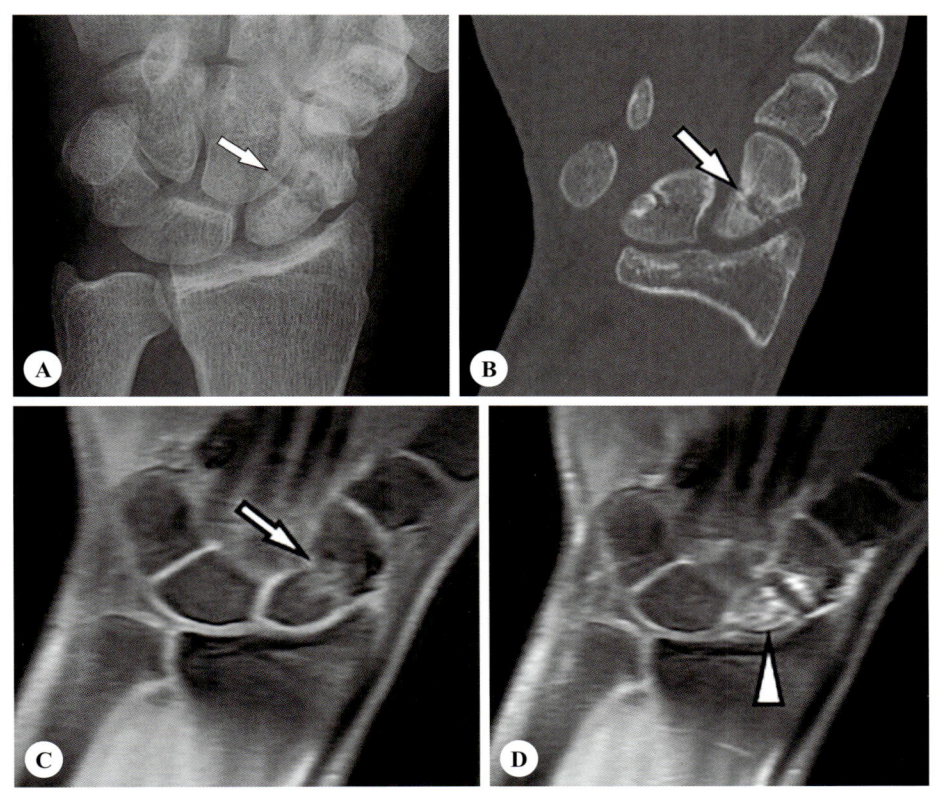

◀ 图10-55 56岁女性，舟骨骨折不伴有骨坏死

正位X线（A）和冠状位CT图像（B）示舟骨腰部骨折（箭）；冠状位T_1加权、脂肪抑制平扫图像（C）示舟骨骨折（箭），冠状位T_1加权、脂肪抑制增强图像（D）示舟骨近折端可见强化（箭头），提示近折端可见血供

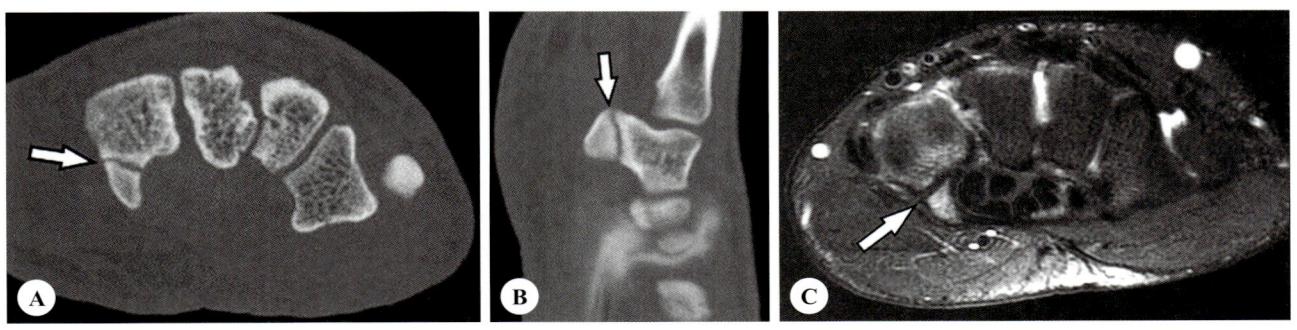

▲ 图10-56 24岁棒球运动员，钩骨钩部骨折

A和B. 轴位（A）和矢状位（B）CT图像示钩骨的钩部骨折（箭）；C. 轴位T_2加权、脂肪抑制MR图像示骨折部位的骨髓水肿（箭）

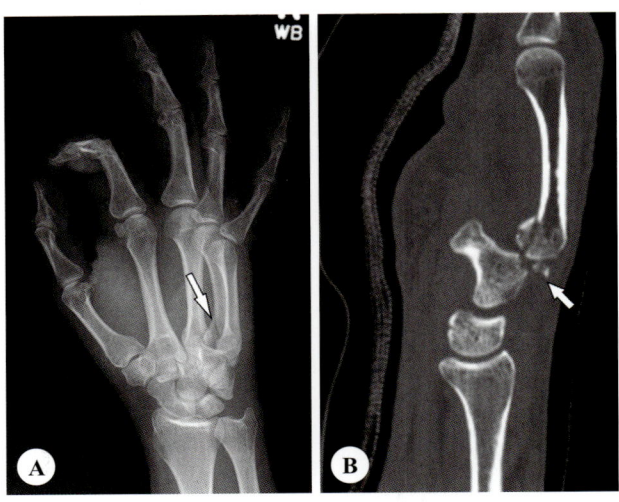

▲ 图 10-57　49 岁女性，第 4 掌指关节的骨折 – 脱位

A. 斜位 X 线示第 4 掌骨基底部的细微骨折（箭），在最初的报告中被漏诊；B. 矢状位 CT 图像示第 4 掌骨基底部掌侧和钩骨背侧骨折（箭头），伴掌骨基底部向后脱位

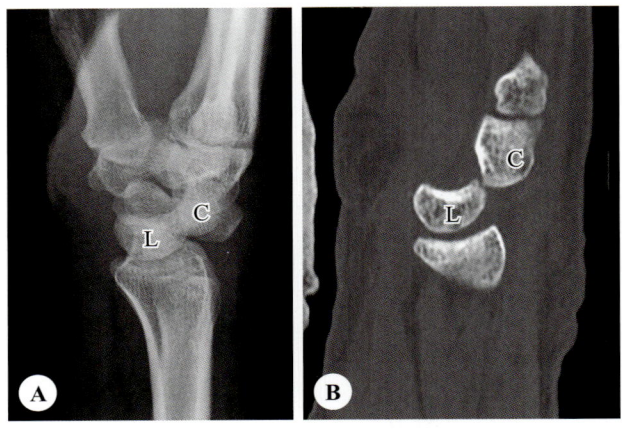

▲ 图 10-58　39 岁男性，手腕摔伤

A. 侧位 X 线示头状骨（C）相对月骨（L）向后脱位，由于重叠影干扰诊断困难；B. 矢状位 CT 图像很好地显示了头状骨（C）相对月骨（L）向背侧脱位

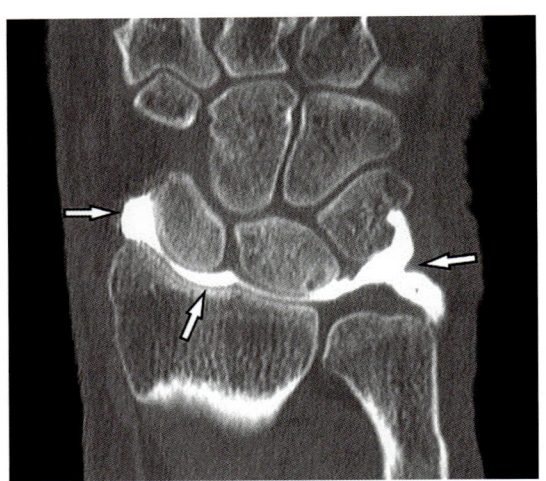

▲ 图 10-59　25 岁男性，腕部疼痛，正常的 CT 关节造影

关节内注射对比剂后的冠状位图像示对比剂（箭）在桡腕关节内并勾勒出关节软骨的轮廓，远端尺桡关节和近远排腕骨间无对比剂延伸，分别提示三角纤维软骨复合体或固有韧带没有全层撕裂

臀大肌广泛起自髂骨翼和骶骨后份，止于股骨转子间线后；最后，前份股内侧肌、股中间肌和股外侧肌起自股骨干近端。

髂总血管及其分支是最重要的骨盆结构，其中髂总动脉分为髂内动脉和髂外动脉，前者的分支为多个骨盆器官和臀肌供血，后者的分支则为下肢供血。股动静脉和股浅动静脉是髋关节周围重要的血管结构，并与股神经及其分支伴行。坐骨神经的大部分神经纤维由骶神经丛构成（L_4～S_3），后者经坐骨大切迹穿出骨盆，沿髋臼后壁下行至大腿后部。股神经是腰神经丛（L_2～$_4$）的最大分支；该神经在腰大肌中向下走行，经腹股沟韧带后方进入大腿。

外侧大转子是臀小肌、臀中肌、梨状肌等髋关节内收肌群和外旋肌群的附着点，较小的内侧小转子则是髂腰肌（髋关节的屈曲肌）肌腱的附着点。髂股韧带和耻股韧带是两条强有力的韧带，能支持髋关节前部，而坐股韧带则支持髋关节后部。圆韧带则连接髋臼下份和股骨头的凹陷处。

缝匠肌和阔筋膜张肌起自髂前上棘（anterior superior iliac spine，ASIS），后者移行为外侧的髂胫束；股直肌起自髂前下棘（anterior inferior iliac spine，AIIS），股薄肌和内收肌群则起自耻骨下支；绳肌腱（半膜肌、半腱肌和股二头肌）起自坐骨结节；

（二）骨盆、髋臼和髋部创伤

骨盆环骨折常见于车祸伤和坠落伤等高能钝性损伤。骨盆环破裂可使骨盆结构不稳定，并引发局部疼痛和显著的功能障碍。导致骨盆环骨折的外力主要有三种，分别是前后（anteroposterior，AP）压力、侧方压力和垂直剪切力；各种外力产生的骨盆骨折方式均有其特征，并且施加的外力越大，骨盆损伤越严重[107-111]。若发现一个部分存在损伤，则需进一步寻找所有伴发的其他部分损伤。目前，常规的螺旋 CT 和 MDCT 扫描整个骨盆的层厚为 3mm（或更低）。可以利用螺旋技术采集的薄层图像生成高质量的薄层二维和三维重建 CT 图像，从而帮助骨盆骨折的定性工作[112]。

AP 压力创伤占所有骨盆环创伤的 20%～30%，最常见于正面的车祸碰撞伤、摩托车事故伤、跌倒伤和挤压伤。AP 压力的方向既可以是前后方向，也可以是后前方向，从而导致骨盆出现一侧或双侧外旋。如果旋转在骶髂关节周围发生，那么耻骨联合即为第一个损伤点。AP 压力创伤的特点是耻骨联合分离，可伴有或不伴有 SJ 关节分离，后者可能表现为耻骨联合移位或一侧或双侧耻骨上支出现垂直骨折。在 1 型 AP 压力创伤中，耻骨联合增宽≤2.5cm，后部韧带完整（图 10-63）；在 2 型 AP 压力创伤中，耻骨联合增宽＞2.5cm，并且伴有一定程度的后部不稳，出现这种现象的原因可能是 SI 前

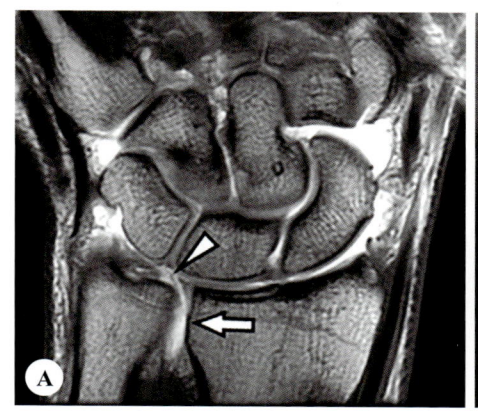
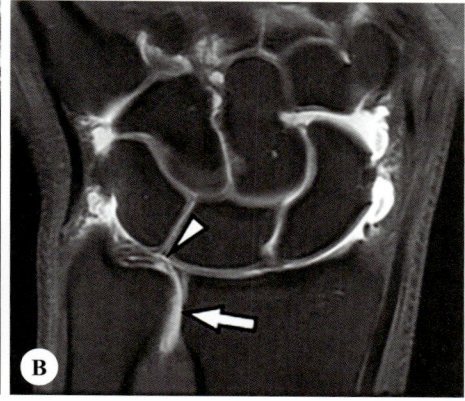

◀ 图 10-60 28 岁男性，腕部疼痛，三角纤维软骨（TFC）全层撕裂

冠状位 T_1 加权、关节腔内注射对比剂后无脂肪抑制（A）和脂肪抑制（B）MR 图像示对比剂（箭）延伸至远端尺桡关节内，伴 TFC 桡侧全层撕裂（箭头）及对比剂向 TFC 内的延伸

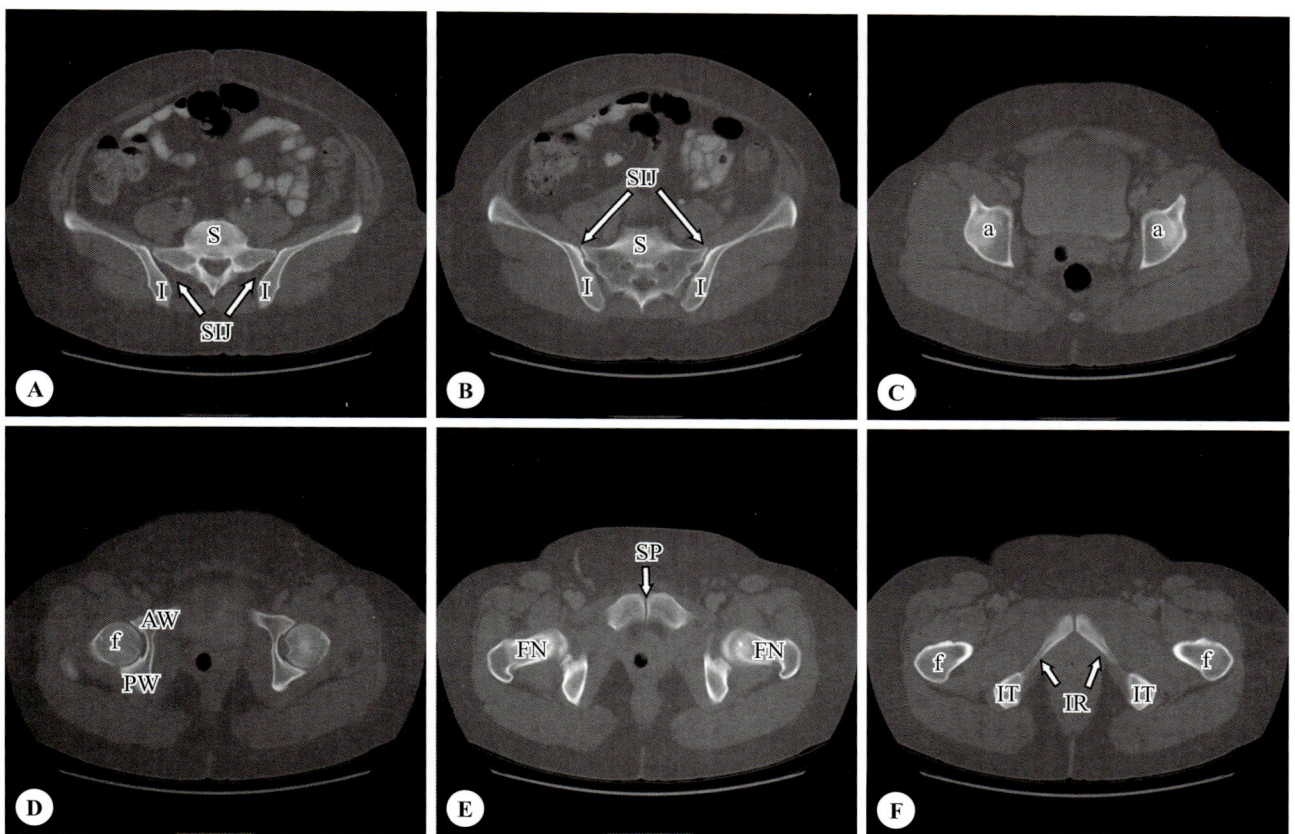

▲ 图 10-61 正常骨盆的解剖学轴位 CT 图像（从上到下）

A. 骶骨（S）、髂骨（I）、骶髂关节（SIJ）的纤维部分，属于骶髂关节的较上份和后份；B. 骶骨（S）、髂骨（I）、骶髂关节（SIJ）的滑膜部分，属于骶髂关节的较下份和前份；C. 髋臼顶（a）；D. 股骨头（f）、髋臼前壁（AW）和后壁（PW）；E. 股骨颈（FN）、耻骨联合（SP）；F. 股骨近端（f）、坐骨结节（IT）、耻骨下支（IR）

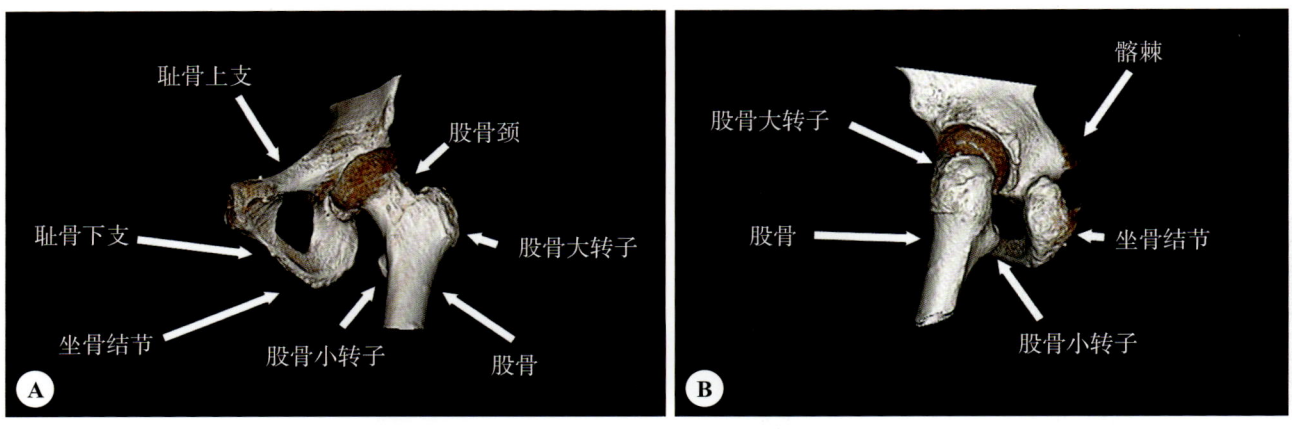

▲ 图 10-62　正常的髋关节解剖
前方（A）和侧面（B）三维容积重现 CT 图像显示髋关节的重要骨性标志

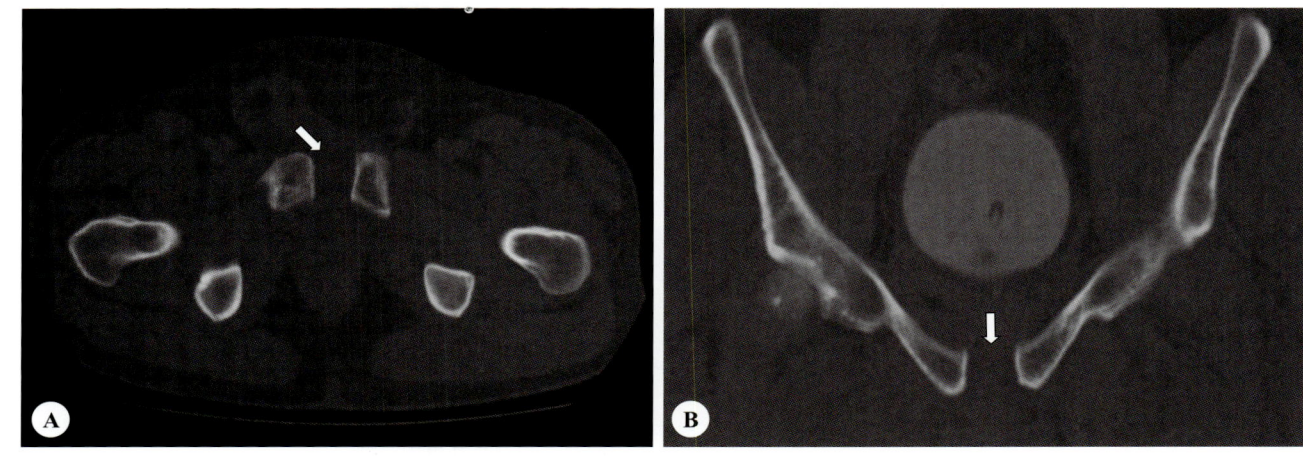

▲ 图 10-63　显示前后压力损伤的 32 岁男性
A. 轴位 CT 图像示耻骨联合增宽（箭）；B. 冠状位 CT 图像示耻骨联合增宽（箭）

韧带、骶结节韧带或骶棘韧带损伤，同时仅 SI 关节前部出现增宽（图 10-64）；在 3 型 AP 压力创伤中，更坚固的 SI 韧带后份也会破裂，导致不稳定的垂直性和旋转性损伤（图 10-65）。半骨盆外旋可导致骨盆容积增大，使得骨骼和软组织结构在出现压迫前即可发生更严重的骨盆出血。随着创伤从 1 型进展为 3 型，患者的平均输血需求亦随之增加[113]。同时，前向压力创伤与骨盆环骨折的最高死亡率之间存在联系。

侧方压力创伤（50%～70%）常见于机动车侧方冲撞伤；另外，机动车从侧面撞击行人也可造成此类损伤。髋骨直接受到侧面冲击力的作用，而后间接将冲击力传递到髋部，导致半骨盆内旋和同侧耻骨支出现横行嵌插性骨折（图 10-66）。在 1 型侧方压力创伤中，冲击力作用于骨盆后部，平行于骶骨骨小梁，导致骶骨翼出现弯曲骨折（图 10-67）。在

2 型侧方压力创伤中，冲击力作用于髂骨翼前份，导致半骨盆围绕 SI 韧带前份发生内旋。成人的 SI 后韧带非常坚固，几乎不会在创伤中撕裂；然而，2 型侧方压力创伤中可能发生髂骨的新月形骨折。在 3 型侧方压力创伤中，冲击力通过骨盆传递，导致冲击侧半骨盆内旋、冲击对侧半骨盆外旋，表现出类似于前后压力创伤的特点。这种混合表现也称为"风吹骨盆"，会导致骨盆容积减少（而非增加），因此骨盆血管损伤和继发出血相对少见。然而，由于骨盆压力增加或骨碎片移位造成了直接损伤，侧方压力损伤可能与膀胱破裂有关。

垂直剪切损伤（15%）常见于高处坠落伤，也可见于车祸伤。垂直方向的作用力通过股骨作用于骨盆一侧，造成垂直剪切损伤。在骨骼较强健的年轻患者中，许多垂直剪切损伤是韧带损伤，导致耻骨

联合和骶髂关节分离；在骨骼较弱的患者中，垂直剪切损伤在前方会造成垂直方向耻骨支出现无嵌插性骨折（图 10-68），在后方则会导致骶骨骨折，骨折线可从坐骨切迹处延伸至骶骨上份。受累的半骨盆可向头侧移位。与 AP 压力创伤一样，垂直剪切损伤可导致骨盆容积增加。有时，作用于骨盆的外力方向可能与上述的基本方向不同。复杂骨折通常是最为严重的损伤，包含一种以上损伤形式，其中最常见的组合是侧方压力损伤和垂直剪切损伤；复杂骨折患者可出现每一种涉及的损伤形式的特异性表现。

许多骨盆骨折类型不会表现出明显的骨盆环破裂，如撕脱性骨折（图 10-69）、臀肌腱撕脱导致的股骨大转子骨折、髂腰肌腱撕脱导致的股骨小转子骨折、股直肌撕脱导致的 AIIS 骨折、腘绳肌腱起始部撕脱导致的坐骨结节骨折、缝匠肌撕脱导致的 AIIS 骨折[114]。直接冲击或骑跨伤可导致耻骨支出现轻微的移位性或非移位性骨折，同时不影响骨盆环的稳定性。不累及 SI 关节的髂骨翼和骶尾骨骨折也不会影响骨盆环的稳定性[115]。骶骨骨折通常呈竖行方向，可分为三个区域（图 10-70）：Ⅰ区骨折仅累及骶骨翼；Ⅱ区骨折延伸至骶神经孔，可能引起潜在的神经根损伤；Ⅲ区骨折穿过骶骨体、累及骶管，

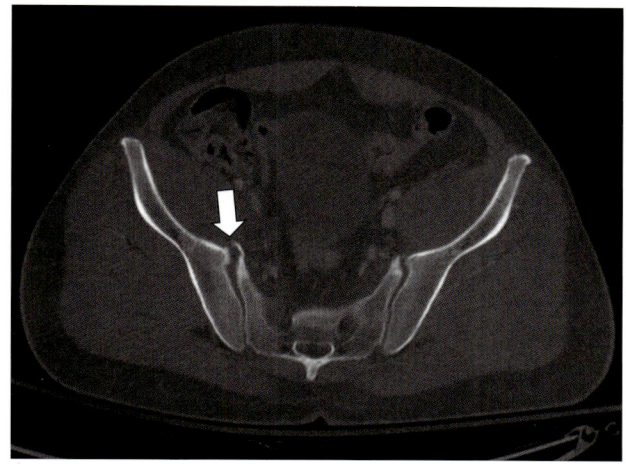

▲ 图 10-64　显示骨盆创伤和前后压力损伤的 50 岁男性
轴位 CT 图像示右侧骶髂关节间隙增宽（箭）

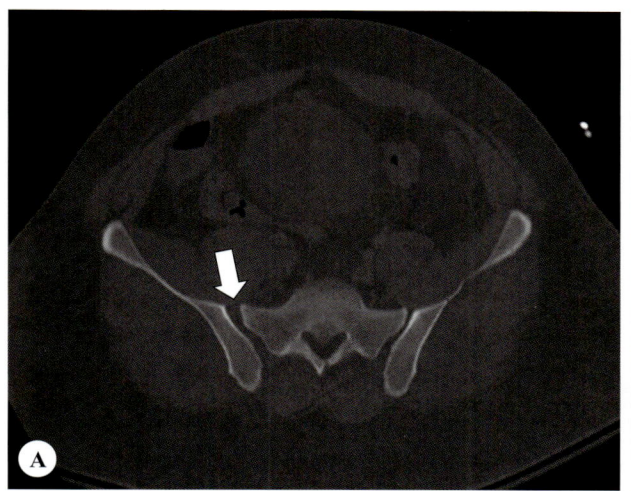

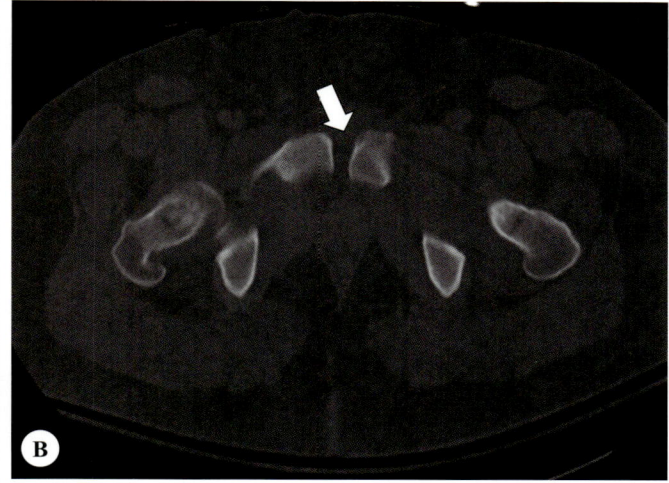

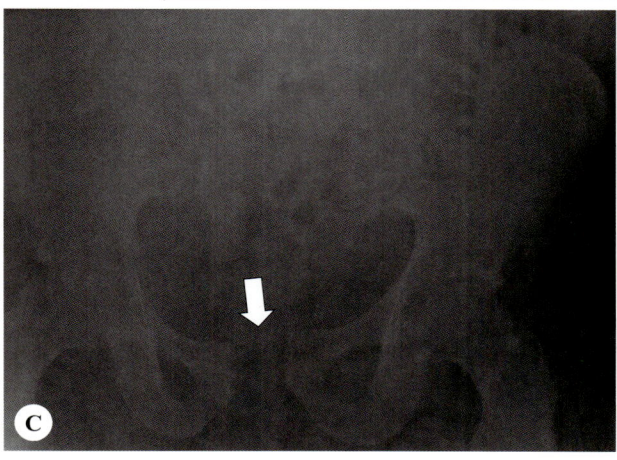

▲ 图 10-65　显示骨盆创伤和前后压力损伤的 48 岁男性
A. 轴位 CT 图像示右侧骶髂关节间隙轻度增宽（箭），伴外侧移位；B. 较下部的轴位 CT 图像示耻骨联合轻微增宽（箭），经稳定化操作，该增宽已缩小；C. 最初的前后位骨盆 X 线图像示耻骨联合明显增宽（箭）

可能引起潜在的马尾神经损伤。骶骨的横行骨折相对少见，但可出现严重的神经损伤并发症[116]。

髋臼骨折可见于车祸或高处坠落导致的严重创伤。此类骨折中钝性外力作用于股骨，通过股骨头传递至髋臼；外力的方向、大小及股骨头的位置决定了髋臼损伤的模式，而损伤模式即是髋臼骨折分类的关键[117, 118]。骨盆环骨折和髋臼骨折的基本损伤机制相似，两者常同时出现。采用 Letournel 和 Judet 描述的系统对髋臼骨折进行分类[119]，该系统基于骨折的方向和累及的结构将髋臼骨折分成 10 类，其中双柱骨折、T 形骨折、横行骨折、横行伴后壁骨折和后壁骨折是最常见的 5 类，共囊括了 90% 的髋臼骨折病例[120]。

在双柱骨折中，骨折线贯穿前、后柱，同时累及髂骨翼和闭孔环（T 形骨折也可累及闭孔环）（图 10-71），X 线图像中观察到髂耻线和髂坐线均受到破坏。为评估髂骨翼受累的情况，同时因为髂骨翼骨折通常在相对于骨盆的冠状面内走行，故需要开展 Judet 位检查或 CT 检查。闭孔环骨折可能发生在耻骨上支和髋臼的交界处，这种骨折方式与骨刺征有关，可见坐骨支柱与髋臼顶部分离。

在横行骨折中，主骨折线相对于髋臼是横行的（详见矢状位 CT 图像，图 10-72），而与双柱骨折表现出的骨折线向髂骨翼延伸不同。典型的横行骨折线走行方向呈斜行向中上，又与 T 形骨折不同；T 形骨折同样包含横行骨折线，但该类型的骨折线延伸至闭孔环（图 10-73）。横行骨折和 T 形骨折均可累及髋臼的前、后壁。横行伴后壁骨折可视为横行骨折的一种，表现如前所述，并伴有后壁粉碎性骨折（图 10-74）。同样，横行伴后壁骨折中髂骨翼不受累，但后壁骨碎片可能仅在 Judet 位或 CT 上可见。孤立的前壁骨折很少见，但孤立的后壁骨折相对常见，并且后一种情况可见髋关节后脱位（图 10-75）。

髋臼的副骨化中心有时可出现类似髋臼壁的骨折，鉴别点包括特征性的上外份位置和具有连续骨皮质的边缘。骨盆环骨折时，有时可见耻骨髋臼连接部前份出现孤立性骨折，此类骨折可能延伸至髋臼前柱；然而，前柱骨折不会延伸至耻骨髋臼连接部前份（图 10-76），此类骨折更准确地说属于耻骨上支骨折。穿透伤通常是枪击所致，可累及骨盆。与所有枪伤的情况一样，CT 检查有助于确定子弹在体内的运动路径并准确显示损伤的结构。骨盆受创时，应特别注意关节面受累的情况和神经血管的完

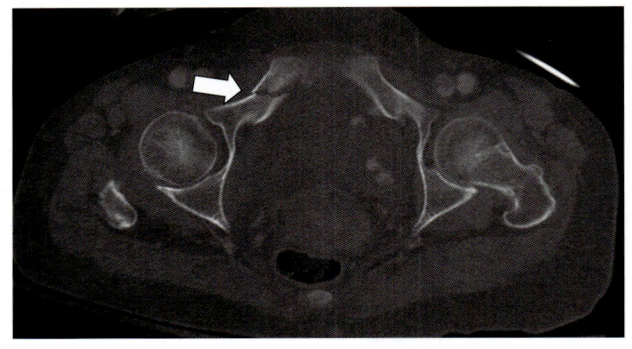

▲ 图 10-66 显示行人创伤的 35 岁男性
轴位 CT 图像示侧向压力损伤所致的耻骨支横行骨折（箭）

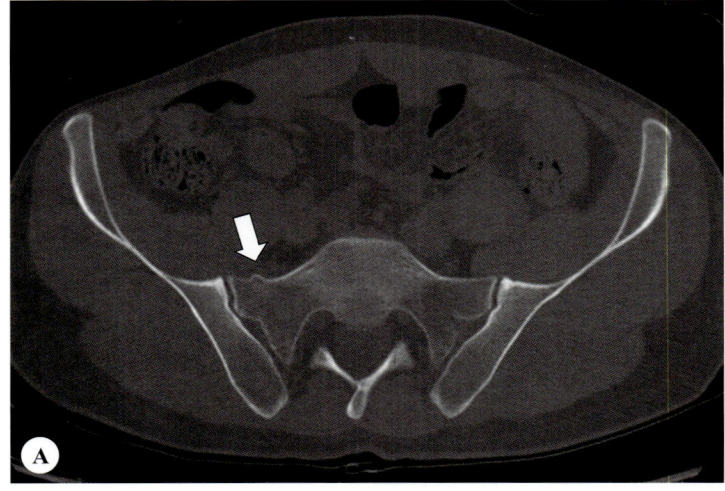
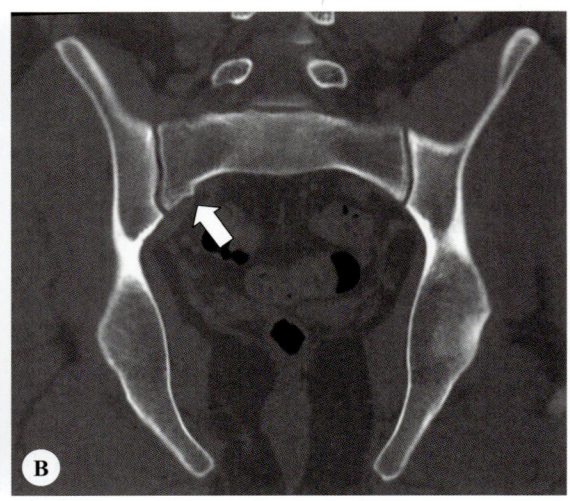

▲ 图 10-67 显示侧向压力损伤的 29 岁男性
轴位（A）和冠状位（B）CT 图像示骶骨弯曲骨折（箭）

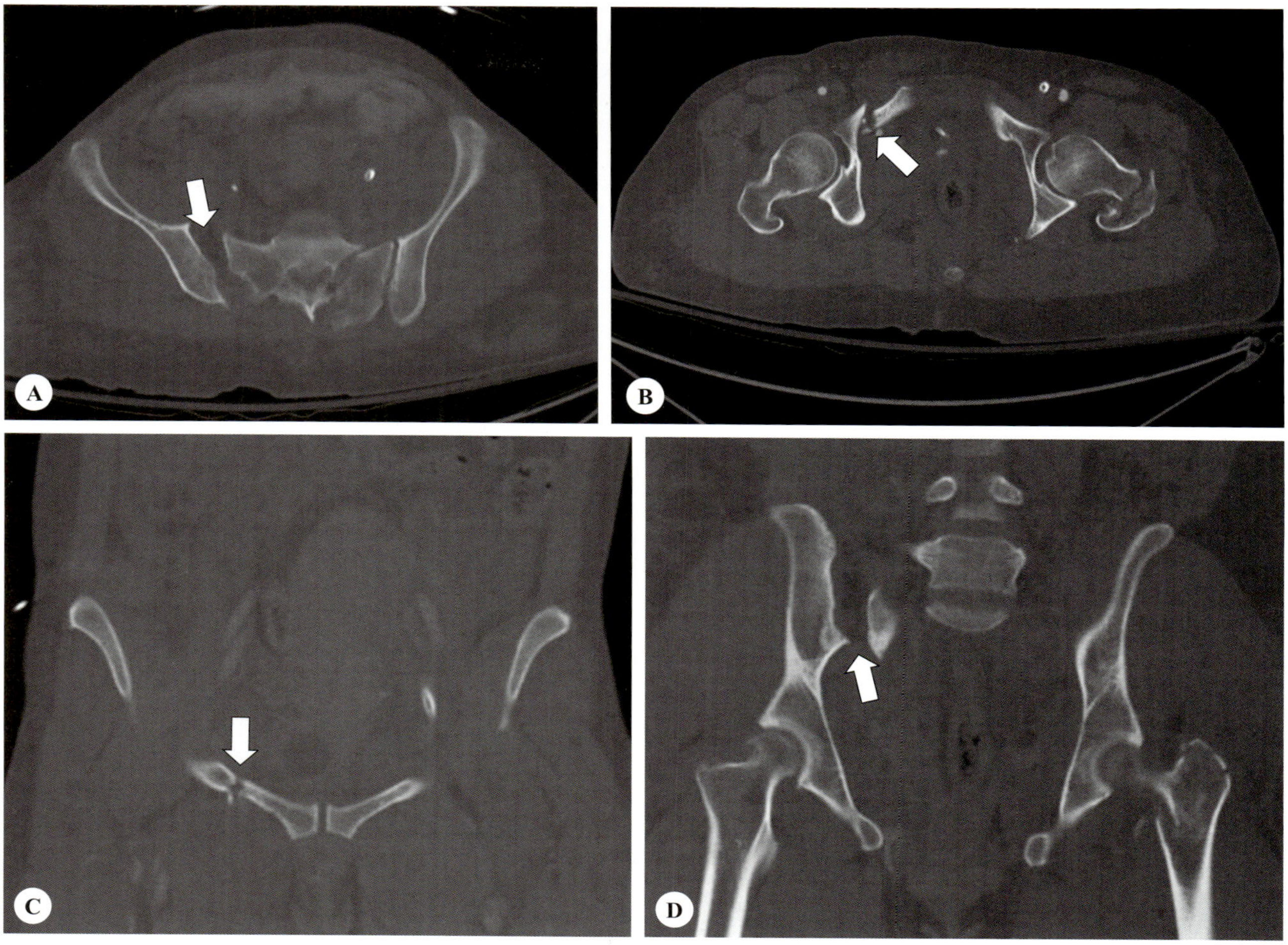

▲ 图 10-68 骨盆垂直剪切损伤的 45 岁男性

A. 轴位 CT 图像示右骶髂关节间隙增宽（箭），伴左侧耻骨骨折；B. 轴位 CT 图像示耻骨上支的垂直方向骨折（箭）；
C. 冠状位 CT 图像示耻骨上支的垂直方向骨折（箭）；D. 冠状位 CT 图像示右侧骶髂关节间隙增宽并向上移位（箭）

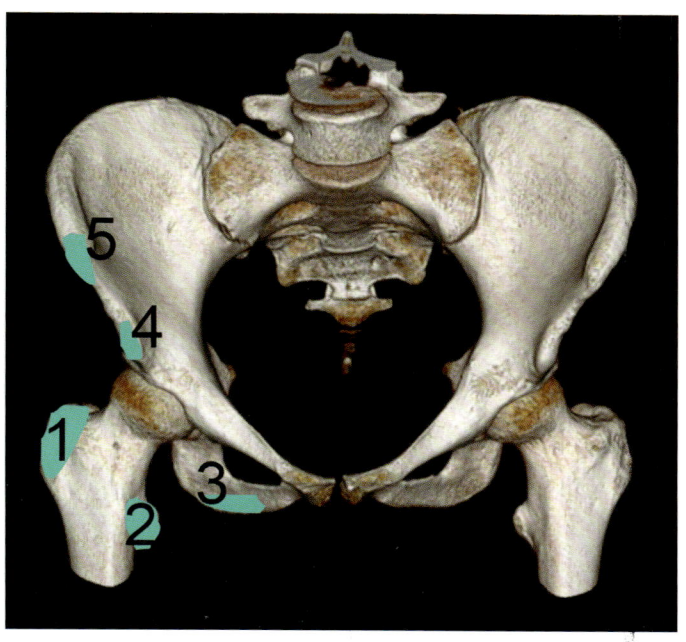

◀ 图 10-69 骨盆周围潜在的撕脱性骨折部位

1. 大转子，臀肌肌腱附着处；2. 小转子，髂腰肌肌腱附着处；3. 坐骨结节，腘绳肌腱起始部；4. 髂前下棘，股直肌附着处；5. 髂前上棘，缝匠肌附着处

整性，同时其他软组织结构（如膀胱、直肠等）也可受累[121]（图 10-77）。

造成骨盆环骨折和髋臼骨折的外力还可同时导致股骨头脱位。骨盆受到的外力绝大多数为前后方向，因此股骨头向后脱位最为常见。虽然髋臼向后倾斜可抑制股骨头后脱位，但无法避免这种后脱位。关节复位前，应行 X 线来辅助诊断，同时需要行 CT 检查，确定关节内是否存在碎骨（图 10-78）。伴发的骨折可能累及髋臼［通常为髋臼后柱和（或）后壁］或股骨头（通常为前部嵌插性骨折），与肩关节的 Hill-Sachs 骨折类似。

股骨头骨折虽不常见，但可通过 CT 评估，在怀疑关节内存在碎骨时尤其如此。通常来说，使用 X 线已足以诊断股骨颈骨折、转子间骨折、转子下骨折和股骨干骨折，而 CT 检查有助于评估骨折碎片的来源和移位情况（图 10-79）。CT 可能无法显示股骨颈的急性非移位性骨折，当骨折线与扫描平面平行时尤其如此[122]；然而，MRI 的灵敏度更高，可即时显示骨折线和相关的骨髓水肿，并显示 CT 无法显示的软组织损伤（如收肌拉伤）。此类软组织损伤可能与骨折有关，也可能单独发生（但可以解释患者出现的疼痛）。

应力性骨折好发于骨盆和髋关节，常见部位包括骶骨翼、骶骨体、耻骨支、髋臼上区和股骨颈[123]。股骨近端的应力性骨折大多在股骨颈发生，但在接受双膦酸盐治疗的患者中，非典型的应力性骨折也可能出现在股骨转子下区。异常应力（如马拉松训

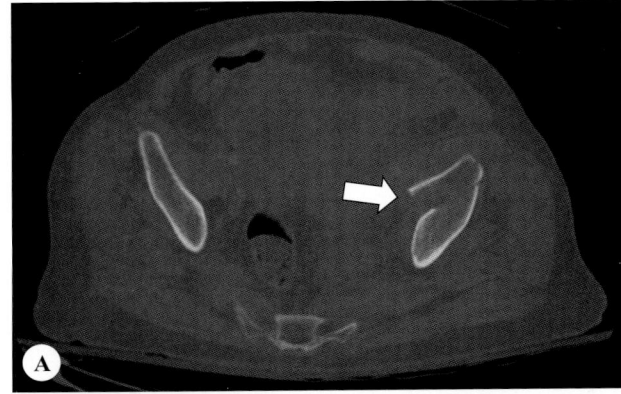

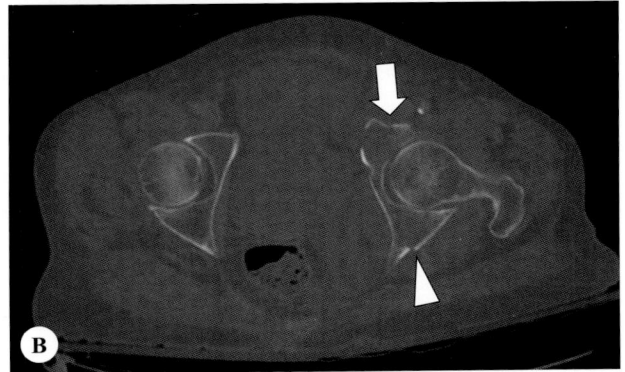

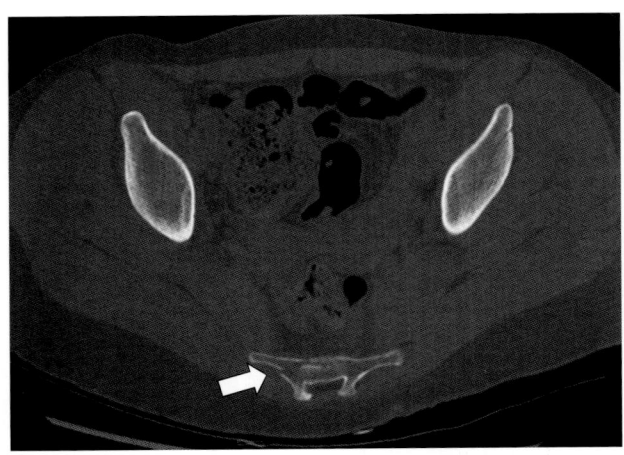

▲ 图 10-70 摔倒后疼痛、骶骨细微骨折的 53 岁女性
轴位骨窗 CT 图像示骶骨细微骨折（箭）

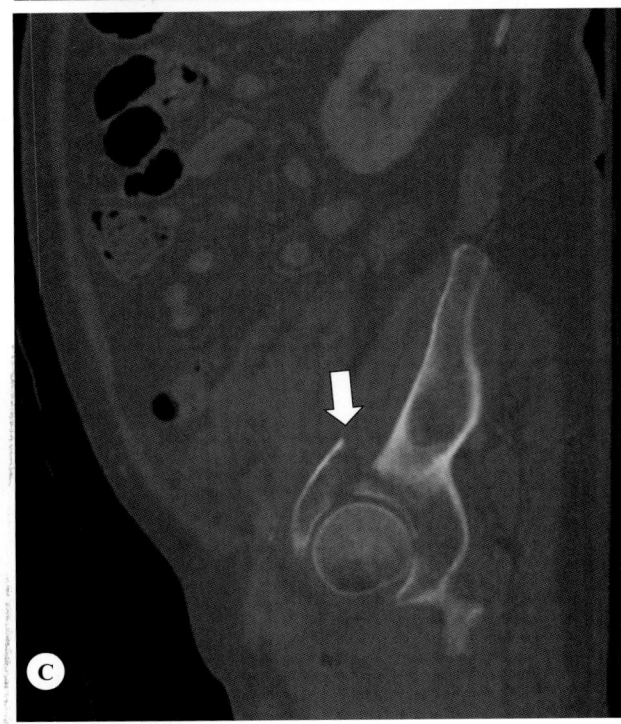

▲ 图 10-71 机动车事故后出现髋臼双柱骨折的 45 岁男性
A. 轴位 CT 图像示骨折断端移位（箭），致坐骨支柱分离；
B. 轴位 CT 图像示骨折线累及前柱（箭）和后柱（箭头）；
C. 矢状位 CT 图像示骨折线（箭）延伸至髂骨翼

第 10 章 肌肉骨骼系统
Musculoskeletal System

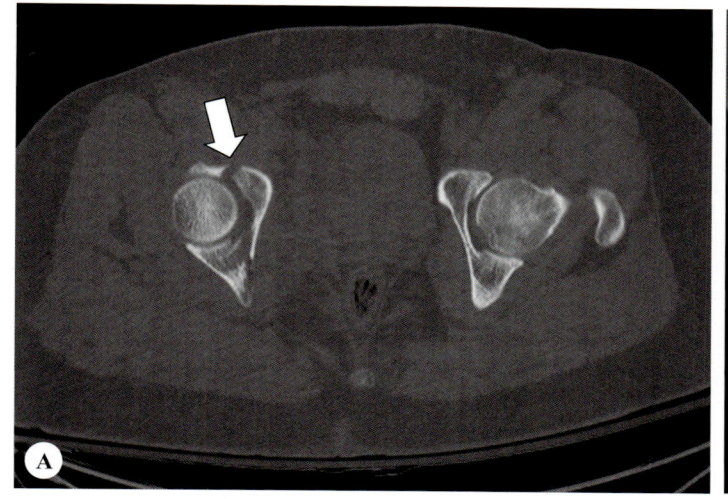

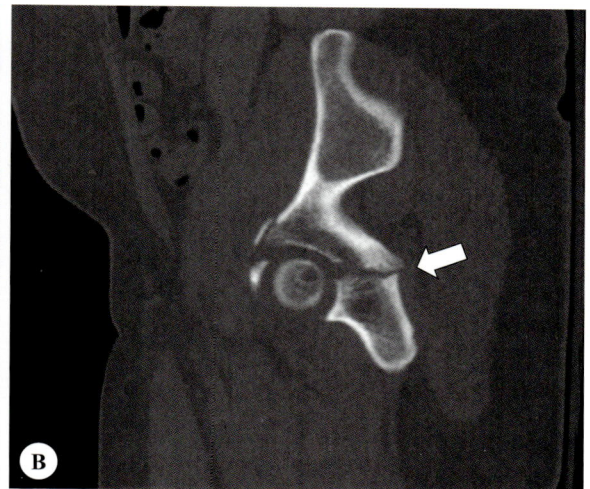

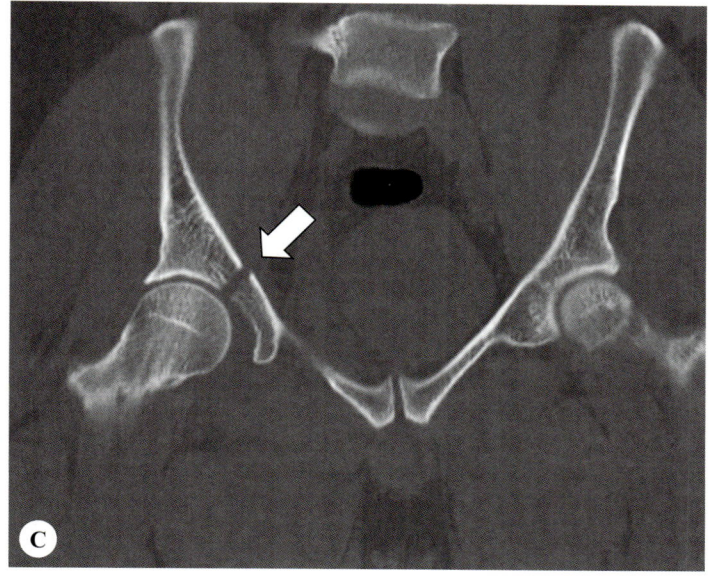

▲ 图 10-72 骨盆创伤的 29 岁男性
轴位（A）、矢状位（B）和冠状位（C）CT 图像示髋臼横行骨折（箭），骨折线横跨髋臼平面，在矢状位 CT 图像上显示效果最佳

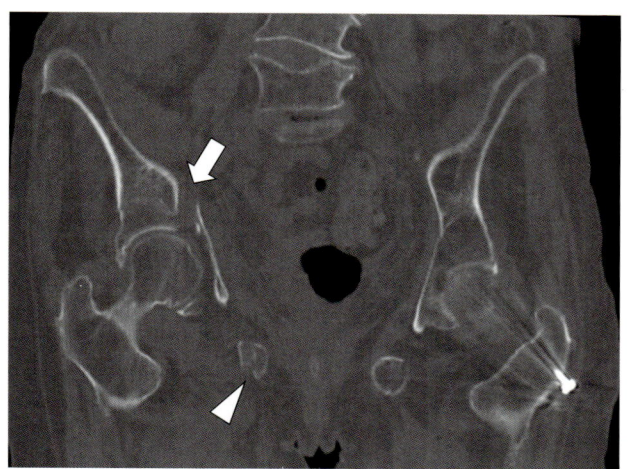

▲ 图 10-73 骨盆创伤的 65 岁女性
冠状位 CT 图像示横行骨折（箭）穿过髋臼，伴耻骨下支骨折（箭头），符合 T 形骨折的变化特征

练）作用于正常骨骼时可导致疲劳性应力性骨折，而正常应力（如行走）作用于异常骨骼（骨质疏松）时可导致不全性应力性骨折。在因盆腔恶性肿瘤接受放射治疗的患者中可见骨盆骨质出现放射性坏死，这种异常的骨质也可造成不全性应力性骨折。

应力性骨折的初始 CT 表现为沿骨折线出现的骨质硬化，随后可出现骨皮质增厚和骨膜反应，但这些表现在骨盆的扁平骨中出现的情况较少（图 10-80）。不连续的透亮骨折线可逐渐形成真正的骨折，并可出现移位。在 CT 或 X 线上出现骨质硬化前，MRI 可显示反映早期应力相关改变的骨髓水肿[124]（图 10-81）。目前认为沿股骨颈下方的应力性骨折属压缩性骨折，理由是此类骨折在承重时受到压缩；相反，沿股骨颈上方的应力性骨折则属于拉

477

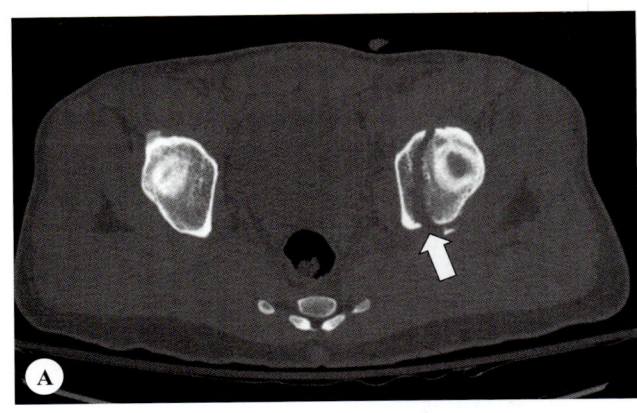
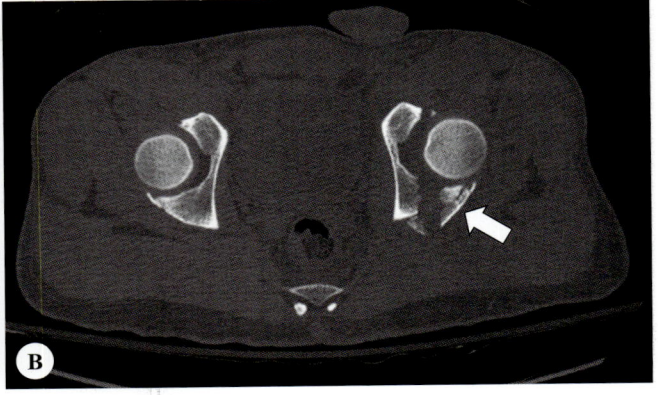

▲ 图 10-74　骨盆创伤的 23 岁男性
A. 轴位 CT 图像示横向的髋臼骨折线（箭）；B. 更下方的轴位 CT 图像示髋臼后壁存在另一处骨折碎片（箭）

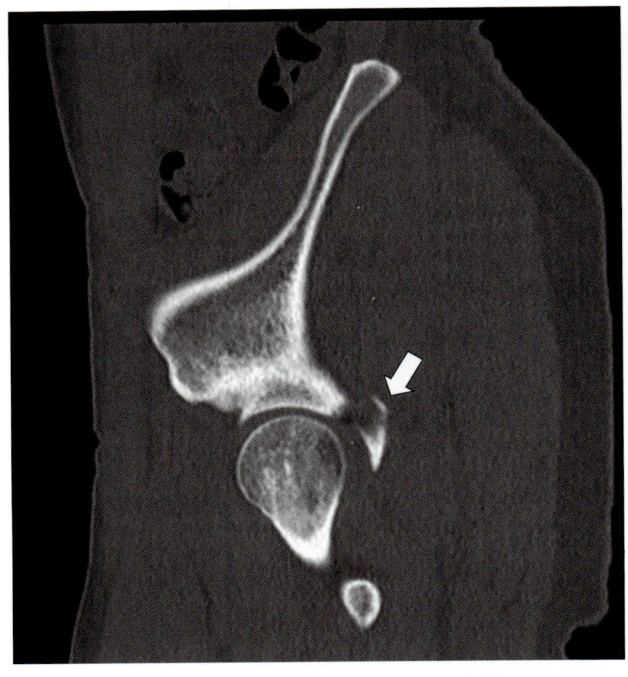

▲ 图 10-75　骨盆创伤的 23 岁女性
矢状位 CT 图像示髋臼后壁骨折（箭）

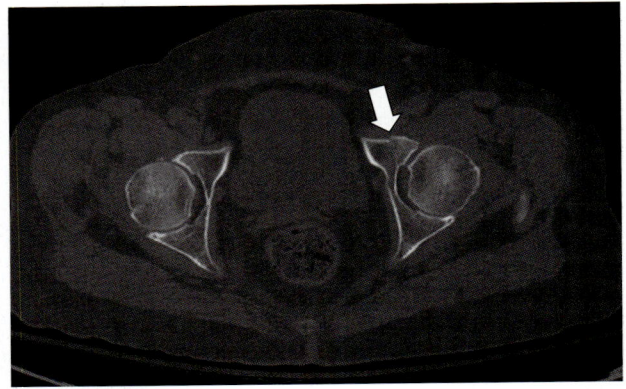

▲ 图 10-76　骨盆创伤的 37 岁男性
轴位 CT 图像示耻骨上支和髋臼交界处有一轻微移位骨折（箭），不得将该伤视作真正的髋臼骨折

伸性骨折，理由是此类骨折在承重时处于拉伸状态，更有可能发展为完全性骨折或移位。

（三）骶髂关节异常

与其他关节的关节病一样，骶髂关节的关节病首选常规 X 线检查，大部分患者无须进一步断层检查即可做出诊断。虽然 MRI 对病变的早期改变更敏感，检测灵敏度更高，但对轻微病变或 X 线无法发现的病变而言，有时需进一步行 CT 检查，原因是 CT 检查可以完整地显示 SI 关节并帮助 SI 关节前后方的细微结构评价。相较于 X 线，MRI 和 CT 显示的细微退变和炎性改变数量更多，结果也更可靠。增强 MRI 检查有助于评估可疑的感染病例，并可能有助于发现早期骨质侵蚀[125]。

SI 关节骨关节炎的表现与其他关节骨关节炎的表现相类似，即关节间隙不规则狭窄、软骨下骨质硬化、囊变和骨赘的形成。关节的滑膜部分可受到骨关节炎的影响，因此 SI 关节的变化常见于前 / 下份，而上份纤维部分不受影响。关节间隙周围的骨质硬化通常呈不对称的状态，原因是髂骨侧的软骨较薄，骨质硬化改变也更为突出。部分病例可在 SI 关节前方形成非常大的骨桥。另外，SI 关节的退行性疾病常伴有耻骨联合或髋关节改变。

类风湿关节炎、强直性脊柱炎等炎性关节病可表现为均匀的关节间隙狭窄，并可能伴有骨皮质侵蚀（图 10-82）。血清反应呈阴性的脊柱关节病通常累及双侧。银屑病性关节炎、Reiter 病和炎性肠病

第 10 章　肌肉骨骼系统
Musculoskeletal System

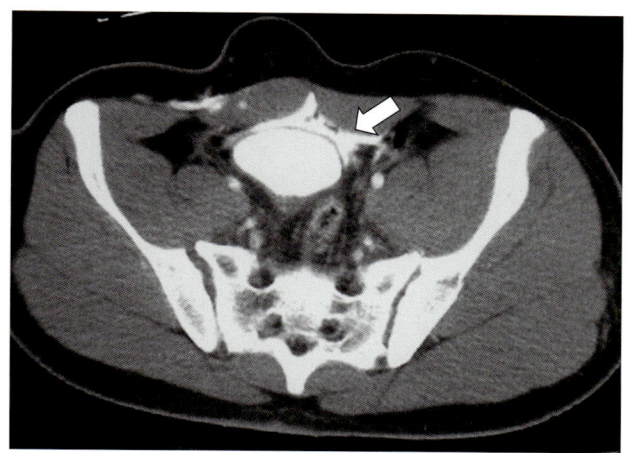

▲ 图 10-77　遭遇机动车事故的 25 岁男性

轴位软组织窗 CT 图像示腹膜外膀胱破裂，在 Retzius 间隙见对比剂漏出（箭）

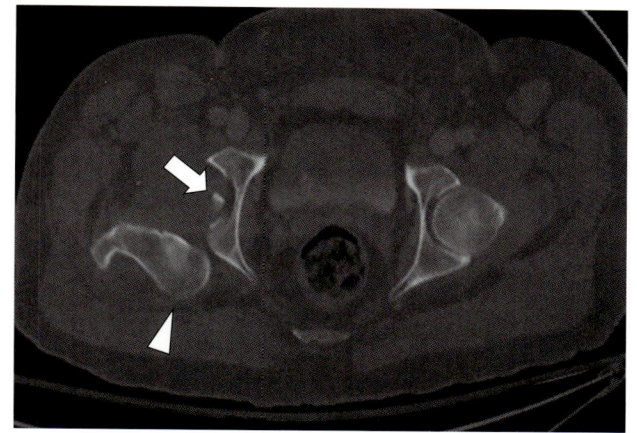

▲ 图 10-78　髋关节创伤的 48 岁女性

轴位 CT 图像示髋关节后脱位（箭头）和关节内存在小块碎骨（箭）

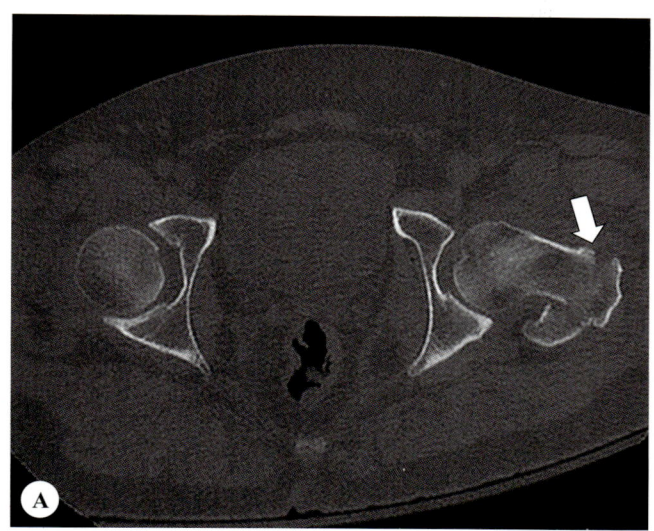

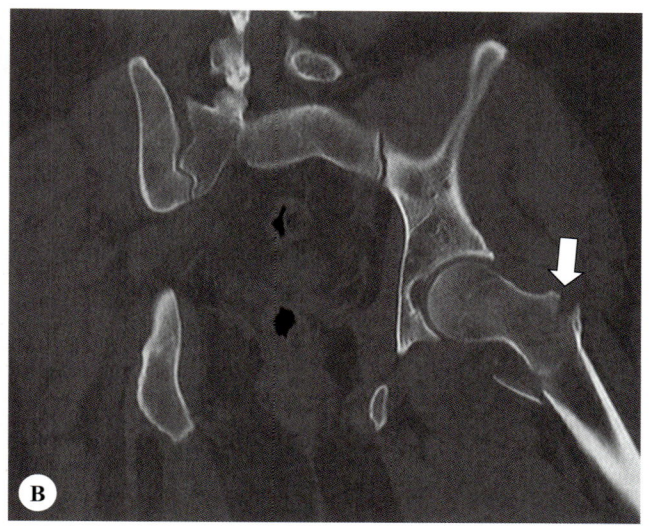

▲ 图 10-79　摔伤的 63 岁女性

轴位（A）和冠状位（B）CT 图像示左股骨转子间骨折（箭）

均可能导致 SI 关节出现炎性关节病，但是骶髂关节融合最常见于强直性脊柱炎。晶体沉积病在 SI 关节中并不常见，但如果病例出现骶髂关节侵蚀性改变，则一定要考虑痛风和焦磷酸钙沉积病的可能性。SI 关节的化脓性关节炎与炎性关节病的表现类似，但当病变主要位于单侧时，应怀疑可能存在化脓性关节炎（图 10-83）；化脓性关节炎常见于静脉药物滥用的患者。应力相关的关节周围改变在 SI 关节周围常见。髂骨致密性骨炎表现为 SI 关节面出现三角形硬化区，通常该硬化区只累及髂骨面，而骶骨面正常，并且 SI 关节本身也保持正常。该病最常见的病因是分娩，在男性当中极为罕见。

通常而言，X 线已足以评价髋关节退行性疾病和炎性关节病，而 CT 可用于观察复杂的解剖结构或在术前评价骨骼的数量和质量。髋关节的骨关节炎在因其他原因进行的骨盆 CT 检查中常见（图 10-84）。髋关节的炎性关节病包括两类，一类呈血清阳性，另一类呈血清阴性。CT 可以更清楚地显示关节间隙的均匀变窄和骨皮质侵蚀（尤其是细微的骨皮质侵蚀）的特征性改变，同时还有助于在全髋关节置换术前评价骨性髋臼的情况（尤其是髋臼突出的程度）。滑膜疝注（皮特注）是股骨头和颈部交界区前方的一

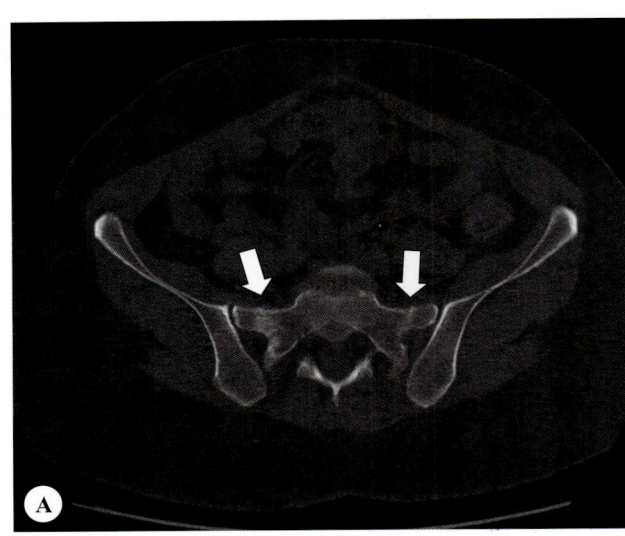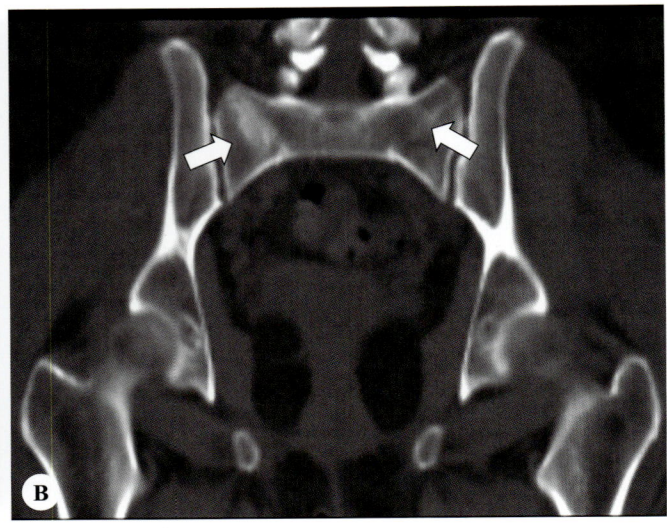

▲ 图 10-80 下腰痛合并骶骨双侧不全性骨折（箭）的 66 岁女性

A. 轴位 CT 图像示双侧骶骨翼硬化和骨皮质轻微不规整；B. 冠状位 CT 图像示双侧骶骨翼骨折（箭）造成的双侧骶骨翼骨质硬化

处透亮区，该区域边界清楚，可能是滑膜和纤维组织疝入所致。皮特涅通常无症状，切勿误诊为炎性骨质侵蚀。就色素沉着绒毛结节性滑膜炎、滑膜软骨瘤病等滑膜疾病，MRI 是检查的最佳选择，但 CT 亦可用于显示钙化情况。此外，淀粉样关节病也是一种可能在 CT 上偶然发现的骨质侵蚀病因；该病表现为淀粉样物质沉积导致的大关节周围出现分叶状、密度相对较高的肿块。肿块通常呈对称分布，并且这些肿块生长缓慢（图 10-85），会造成边界清楚的骨质侵蚀。淀粉样关节病在慢性肾衰竭患者中常见。

髋关节周围的滑囊炎通常采用 MRI 评估，但 CT 检查也有一定的帮助。髋关节周围有大量滑囊分布，最常见的滑囊是髂腰肌滑囊和股骨转子滑囊，其他大多数滑囊表现为潜在腔隙。在类风湿关节炎等炎性关节病中可见髂腰肌滑囊炎，并有 15% 的患者存在髂腰肌滑囊与髋关节前份间隙相通的情况；因此，炎性关节腔积液可进入髂腰肌滑囊[126]。

发育性髋关节发育不良（developmental dysplasia of the hip，DDH）应在儿童期发现并纠正，但很多患者直至成年才发现该病；患者在较年轻时就可出现髋关节退行性变。放射性摄影即可诊断此病，但 CT 合并多平面二维或三维图像重建有助于制订该病的术前计划。DDH 表现为髋臼变浅、髋臼畸形、股骨头发育不良及髋关节向外上移位等。股骨头扭转和股骨头前倾等先天或发育异常也可通过 CT 评估。

除术前评价外，CT 还有助于患者的术后评估。骨折愈合和愈合不良（或不愈合）的评估将在其他章节讨论。此外，CT 也有助于详细评估人工关节和固定器械的位置与状态。X 线可评估全髋关节置换术的并发症，如假体周围骨折、磨损、假体移位或松动等，但是在某些情况下 CT 可以提供额外的帮助。怀疑聚乙烯磨损、假体周围骨质溶解或存在颗粒病时（图 10-86），CT 检查尤为有用[7]。CT 关节造影还有助于识别假体松动。异位骨化在术后髋关节周围也较常见，具体讨论内容见本章中的其他部分。

六、膝部

（一）解剖学

膝关节连接大小腿，由胫股关节和近端胫腓关节组成（图 10-87）。股骨干的远端呈扇形膨大，形成股骨内、外侧髁，后方由髁间切迹相分隔。股骨远端可分为髁上区和髁间区，前者包括干骺交界处和股骨髁，后者包括股骨髁和关节面（图 10-88 至图 10-90）。髁间区的前上部分与髌骨形成关节，称为滑车。髌骨中间嵴将髌骨关节面分为内侧面和外侧面，这两个侧面又进一步由另外两条横嵴分为三个面，使得髌骨的内表面非常不平整。髌股关节的接触面大小随膝关节屈伸程度变化而变化。胫骨平台也分为内侧髁和外侧髁，两者由胫骨内侧棘和外侧棘划定的髁间区隔开。胫骨外侧髁和腓骨小头之

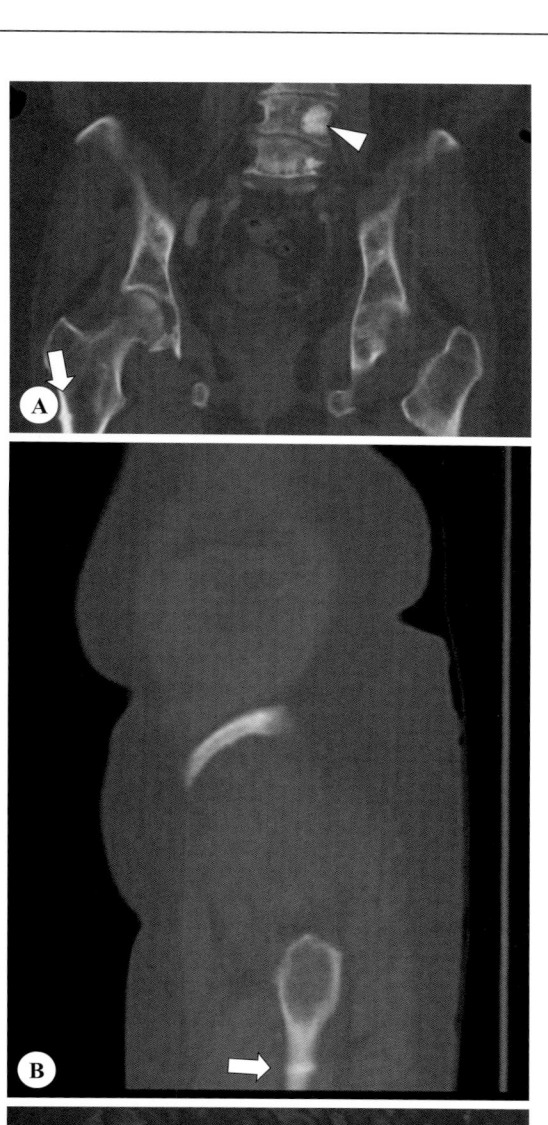

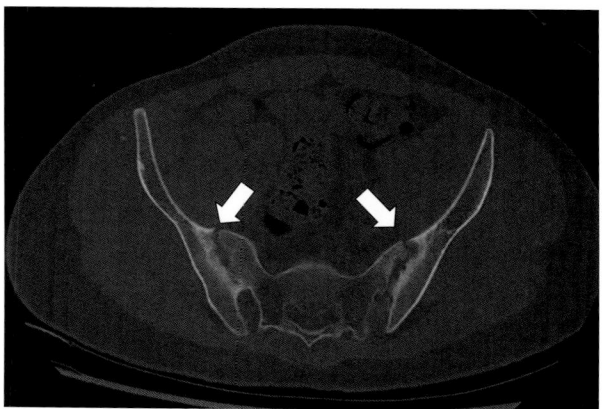

▲ 图 10-82 慢性下腰痛且有强直性脊柱炎病史的 31 岁男性

轴位 CT 图像示双侧骶髂关节骨质侵蚀（箭），累及滑膜部分全段

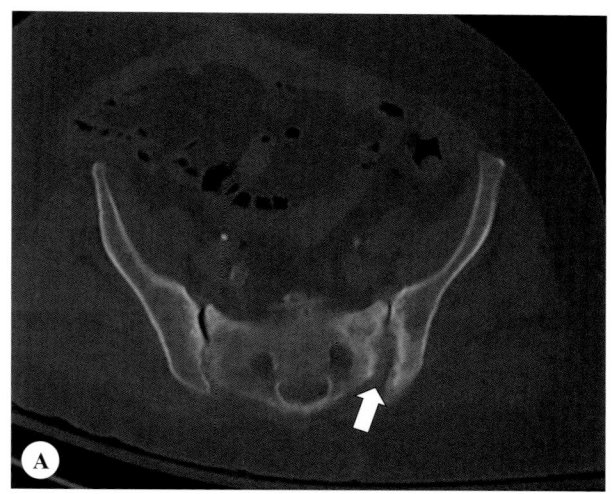

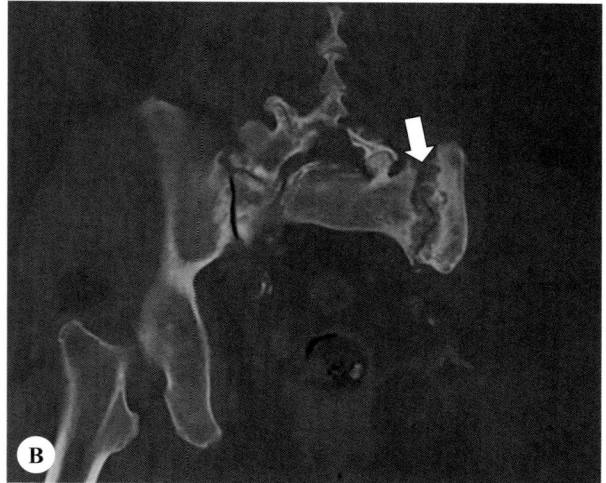

▲ 图 10-83 患左骶髂关节化脓性关节炎、伴发热和严重左腰疼痛的 58 岁女性

轴位（A）和冠状位（B）CT 图像示左骶髂关节间隙增宽，伴不规则骨皮质（箭）

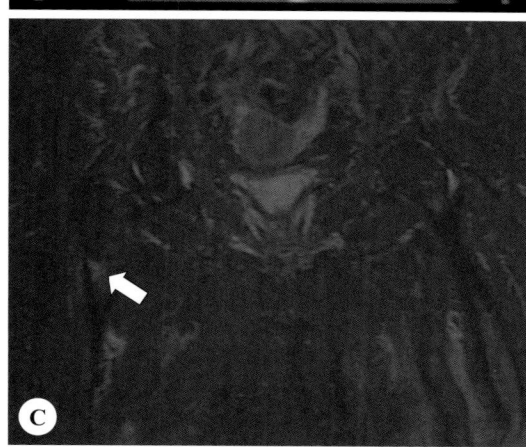

▲ 图 10-81 乳腺癌及双膦酸盐治疗史并有损伤的 67 岁女性

A. 冠状位 CT 图像示股骨转子下区的骨质硬化和骨膜新生骨形成的局灶性区域（箭），符合非典型应力性骨折改变的特征，并且 L_4 椎体可见成骨性转移（箭头）；
B. 矢状位 CT 图像示骨质硬化和骨膜新生骨形成的局灶性区域，符合非典型应力性骨折改变的特征（箭）；
C. 冠状位 STIR MR 图像示不完全应力性骨折（箭）

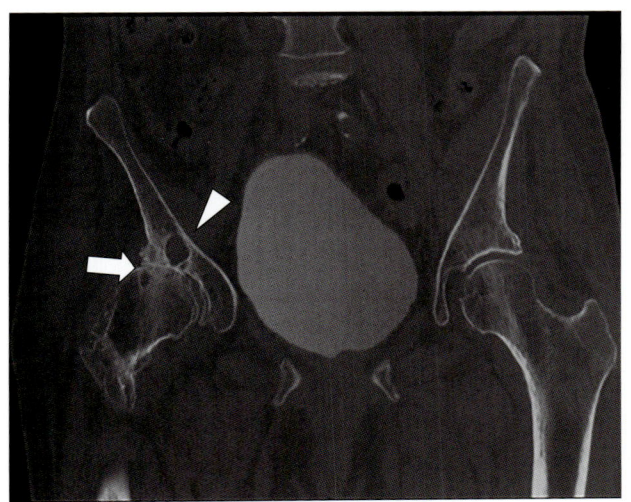

▲ 图 10-84 有急性或慢性髋部疼痛的 67 岁男性

冠状位 CT 图像示右髋关节存在重度骨关节炎，伴关节间隙明显狭窄（箭），髋臼中见软骨下大囊肿（箭头）

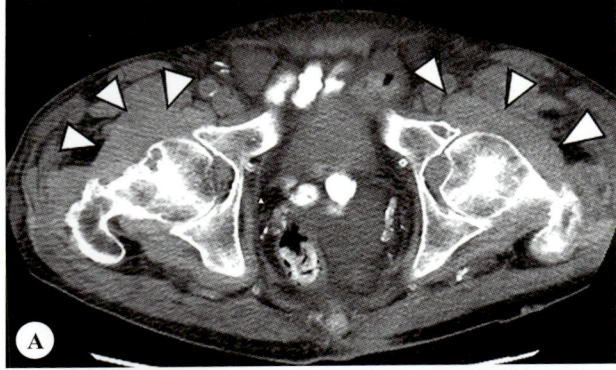

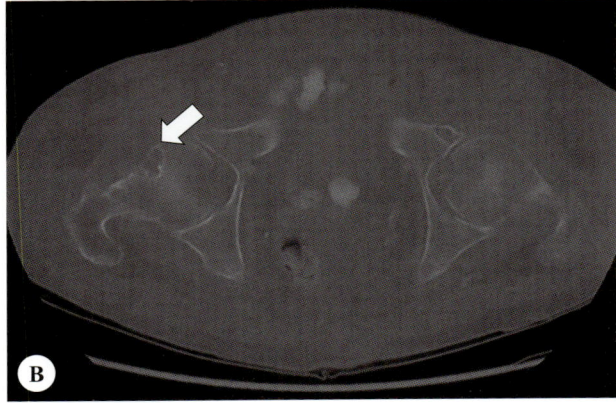

▲ 图 10-85 右侧髋关节痛加重并慢性肾功能衰竭和淀粉样关节病的 58 岁男性

A. 轴位软组织窗 CT 图像示以双髋关节为中心的多分叶、密度相对较高的软组织肿块（箭头）；B. 轴位骨窗 CT 图像示股骨头边界存在清楚的骨质侵蚀（箭）

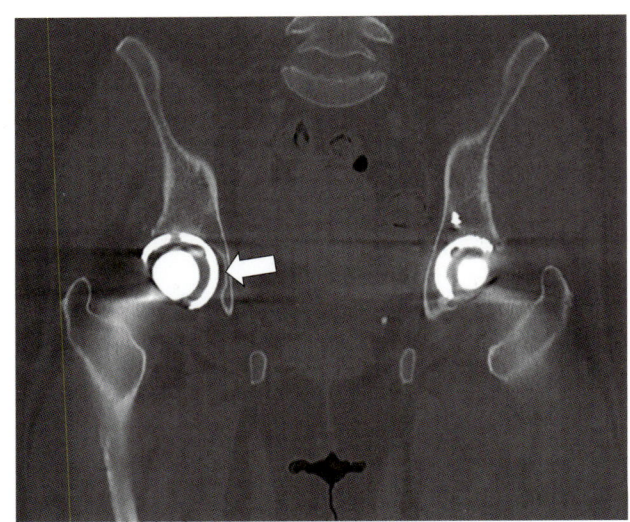

▲ 图 10-86 全髋关节置换术后 10 年、新发右侧髋部疼痛的 67 岁男性

冠状位 CT 图像示髋臼假体与原髋臼间存在 3mm 的分离（箭），随后关节造影证实该分离情况为假体松动的表现

间有一近端胫腓关节，该关节很坚固，由一块厚纤维囊和韧带固定。近端胫腓关节与膝关节相通的情况在约 10% 的关节造影中可见[127]。

MRI 是评估膝关节内部异常的首选检查方法，但 CT 结合关节造影检查亦有帮助。前交叉韧带（anterior cruciate ligament，ACL）在矢状位重建图像中显示最佳，该韧带的近端附着于股骨外侧髁的内侧面，远端呈扇形向前附着于胫骨髁间嵴。后交叉韧带（posterior cruciate ligament，PCL）呈一种致密的纤维结构，近端附着于股骨内侧髁的后外缘，远端附着于胫骨后方一处较小的下隐窝。半月板股骨韧带连接外侧半月板的后角和股骨内侧髁的后外缘。Humphrey 韧带走行于后交叉韧带前方，Wrisberg 韧带则走行于后交叉韧带后方。内外侧副韧带在冠状位重建图像中显示最佳。内侧副韧带和胫侧副韧带均有浅层和深层两部分，浅层部分在 CT 中显示良好，起自股骨内侧髁，止于鹅足后下方的胫骨近端。腓侧副韧带起自股骨外上髁，后与股二头肌肌腱的远端形成联合腱，附着于腓骨头近端。腘肌腱止于股骨外侧髁的腘肌裂孔，并有助于维持膝关节后外侧的稳定性。非关节造影 CT 难以显示半月板撕裂，但内、外侧半月板在重建图像中显示良好。半膜肌腱大部分附着于胫骨的后内侧。斜行韧带表示关节囊后部存在增厚，同时有助于维持膝关节后内侧的稳定性。内侧腓肠肌和外侧腓肠肌均起自股骨远端后份，两者有助于维持膝关节后内侧及后外侧的稳定性。

第 10 章 肌肉骨骼系统
Musculoskeletal System

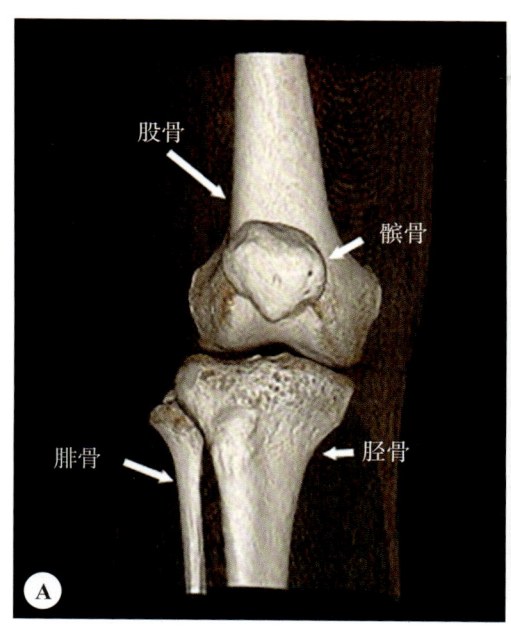 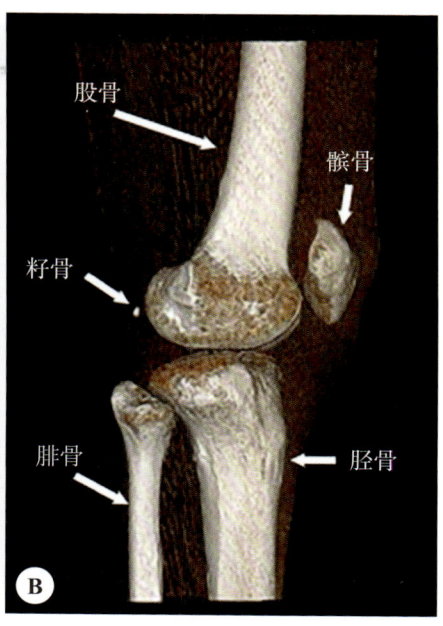

◀ 图 10-87 正常膝关节的解剖图
前方（A）和侧位（B）三维容积重现 CT 图像示膝部的重要骨性标志

在前方，股外侧肌、股中间肌和股内侧肌的肌腱在髌骨上缘融合，形成股四头肌肌腱。股四头肌肌腱纤维发生延续，形成髌骨肌腱，后者从髌骨下缘向前走行，止于胫骨结节处。同样，髂胫束在前方附着于胫骨前外侧的 Gerdy 结节。髌骨内侧支持带和外侧支持带从髌骨横行向外延伸，分别附着于股骨髁和胫骨髁，从而限制了髌骨的横行移动。髌骨内侧支持带插入股内侧肌纤维时出现增厚，形成髌骨内侧韧带，该结构是最为坚固稳定的结构，可限制髌骨外侧脱位。在内侧，缝匠肌、股薄肌和半腱肌的肌腱融合形成鹅足腱，该结构附着于胫骨近端前内侧，距胫骨平台约 5cm。

腘动脉和腘静脉位于腘肌后方，在腓肠肌的两个头之间。胫神经位于腘动脉后方，腓总神经位于后外侧，走行方向包覆腓骨头近端前方。

（二）膝部创伤

与很多其他解剖部位的情况一样，在急性创伤的情况下，CT 由于其便捷性和较快的扫描速度，成为一种常被用于评价膝部复杂骨折的主要断层成像方法。CT 检查中，最常见的膝关节骨折为远端股骨髁骨折和胫骨平台骨折。

大多数骨科医师采用 AO/OTA 分类法将股骨远端骨折分为关节外型（A 型）骨折、部分关节型/单髁型（B 型）骨折和完全关节型/双髁型（C 型）骨折。根据粉碎程度和不稳定性的差异，A 型和 C 型骨折可进一步分类。B 型骨折可根据受累的股骨髁位置进一步分类，外侧髁受累为 B_1 型，内侧髁受累为 B_2 型，冠状面双侧股骨髁受累则为 B_3 型。

X 线是股骨远端骨折常规评估的首选方法（图 10-91 和图 10-92）。关节外骨折通常不需要断层成像，但在部分性和完全性关节骨折（B 型和 C 型骨折）当中，应通过 CT 评估关节内累及范围、粉碎程度、关节内碎骨分布情况、关节面的完整性，在 X 线不足和骨质脱钙的患者中尤应如此。冠状面骨折的出现频率比之前认为的更高，有 38% 的髁间骨折（B 型和 C 型）当中存在冠状面骨折，而这种情况在 X 线图上经常难以显示，需要进一步的 CT 检查[128, 129]。

CT 在胫骨平台骨折的诊断和处理中发挥重要作用[130]。多层螺旋 CT 可以利用细准直和重叠重建的图像将所获得的容积数据进行冠状位和矢状位重建，从而开展准确的骨折评估，帮助进行骨折分类，但针对三维重建图像的作用仍存在争议[131-134]。胫骨平台骨折相关关节内紊乱形的总体发生率高于先前认为的数值[135, 136]。虽然对于胫骨平台骨折的患者而言，MRI 不仅可以准确评估骨折，还有助于发现相关的关节内软组织损伤，但目前为止，MRI 尚未成为常规检查手段[135-140]。

轴位 CT 图像可以确定胫骨平台粉碎性骨折的程度，冠状位和矢状位重建图像则可以进一步呈现骨折断面的特征。虽然此类骨折存在多种分类系统，但大多数骨科医师都采用 Schatzker 分类系统（图 10-93 至图 10-97），该系统需要评估胫骨髁受累、

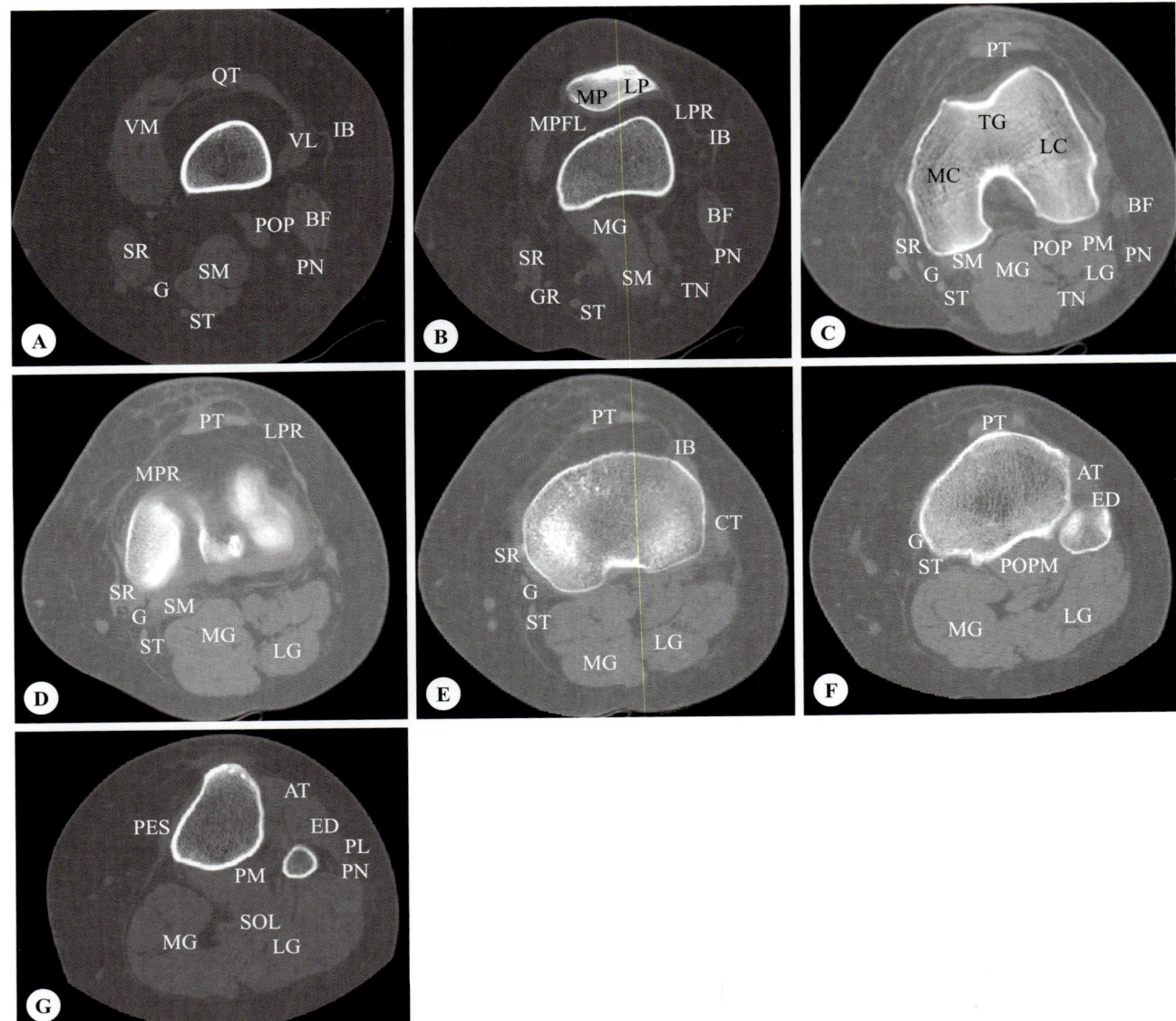

▲ 图 10-88 膝部的轴位 CT 解剖图

A. 轴位正常解剖图，股骨干远端层面：内直肌（VM）、外直肌（VL）、股四头肌肌腱（QT）、髂胫束（IB）、股二头肌（BF）、半膜肌（SM）、半腱肌（ST）、缝匠肌（SR）、股薄肌（G）、腘血管（POP）和腓总神经（PN）；B. 轴位解剖图，髌骨中部层面：髌骨内侧韧带（MPFL）、髌骨外侧支持带（LPR）、内侧腓肠肌（MG）、缝匠肌（SR）、股薄肌（GR）、股二头肌（BF）、内侧髌骨关节面（MP）、外侧髌骨关节面（LP）、腓总神经（PN）、半膜肌（SM）、半腱肌（ST）和胫神经（TN）；C. 轴位解剖图，髁间窝层面：股骨内侧髁（MC）、股骨外侧髁（LC）、滑车窝（TG）、髌韧带（PT）、内侧腓肠肌（MG）、外侧腓肠肌（LG）、腘血管（POP）、跖肌（PM）、半膜肌（SM）、股二头肌（BF）、半腱肌（ST）、缝匠肌（SR）、股薄肌（G）、胫神经（TN）和腓总神经（PN）；D. 髌韧带（PT）、髌骨内侧支持带（MPR）、髌骨外侧支持带（LPR）、缝匠肌（SR）、股薄肌（G）、半腱肌（ST）、半膜肌（SM）、内侧腓肠肌（MG）和外侧腓肠肌（LG）；E. 轴位解剖图，胫骨平台层面：髌韧带（PT）、髂胫束（IB）、缝匠肌（SR）、股薄肌（G）、内侧腓肠肌（MG）、外侧腓肠肌（LG）、半腱肌（ST）、股二头肌和腓侧副韧带的联合腱（CT）；F. 轴位解剖图，近端胫腓关节层面：髌韧带（PT）、胫前肌（AT）、趾伸肌（ED）、股薄肌（G）、半腱肌（ST）、内侧腓肠肌（MG）、外侧腓肠肌（LG）和腘肌（POPM）；G. 轴位解剖图，胫腓骨近端层面：胫前肌（AT）、趾伸肌（ED）、腓神经（PN）、腓长肌（PL）、跖肌（PM）、内侧腓肠肌（MG）、外侧腓肠肌（LG）、比目鱼肌（SOL）和鹅足肌腱（PES）

第 10 章 肌肉骨骼系统
Musculoskeletal System

关节面塌陷和分离的程度[141]，分类等级越高，创伤就越严重（表 10-1）。

放射科医师应报告延伸至胫骨平台的骨折、胫骨干骺端受累和胫骨平台的塌陷程度等情况。骨科治疗的一项重要原则是恢复关节的连续性。如果胫骨平台外份骨折的关节面塌陷超过 3mm 或髁部增宽超过 5mm，则应进行手术治疗。手术固定过程适用于任何出现移位的胫骨平台内份骨折和双髁骨折[142]。

CT 和三维重建图像可以很好地评估骨折愈合情况和骨折不愈合、感染及无菌性松动等潜在的并发症（图 10-98）。在存在骨科植入物的情况下，为减少与金属植入物相关的伪影，可修改采集参数，包括降低螺距、升高管电流和提高峰值千伏电压。首选软组织图像重建过滤器，同时建议常规使用骨窗[143]。此外，对于 X 线隐匿、初次检查阴性，但临床上高度怀疑存在骨折的患者，应利用 CT 检查进行评估（图 10-99 和图 10-100）。在有创伤的情况下，关节积脂积血征对骨折具有高度的特异性，关节内错位

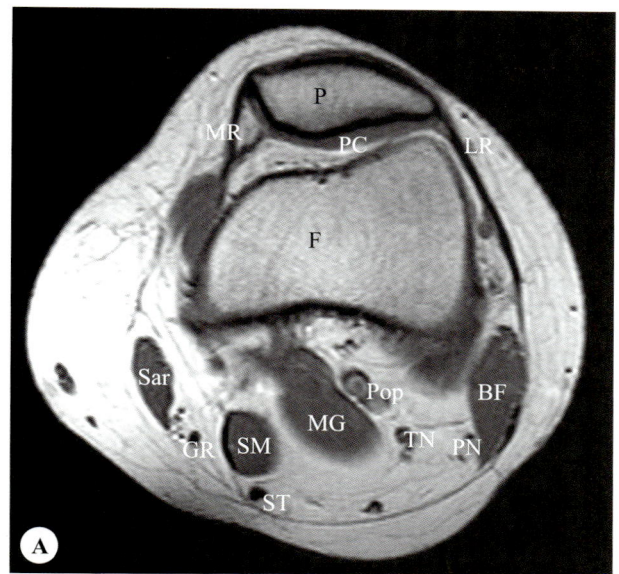

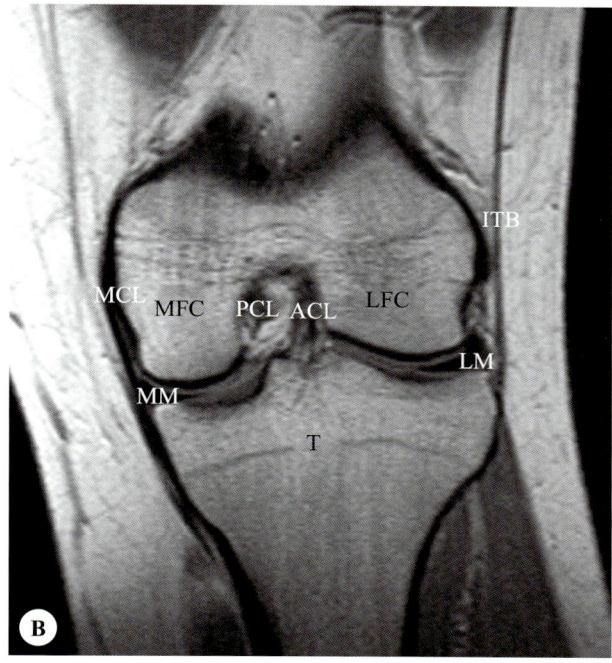

▲ 图 10-89 膝关节 MR 解剖图

A. 髌股关节层面膝关节的轴位质子密度 MR 图像：髌骨（P）、内侧支持带（MR）、外侧支持带（LR）、髌软骨（PC）、股骨（F）、缝匠肌（Sar）、股薄肌（GR）、半膜肌（SM）、半腱肌（ST）、内侧腓肠肌（MG）、腘血管（Pop）、胫神经（TN）、腓总神经（PN）和股二头肌（BF）；B. 膝关节的冠状位质子密度 MR 图像：股骨内侧髁（MFC）、股骨外侧髁（LFC）、前交叉韧带（ACL）、后交叉韧带（PCL）、内侧副韧带（MCL）、髂胫带（ITB）、内侧半月板（MM）、外侧半月板（LM）和胫骨（T）

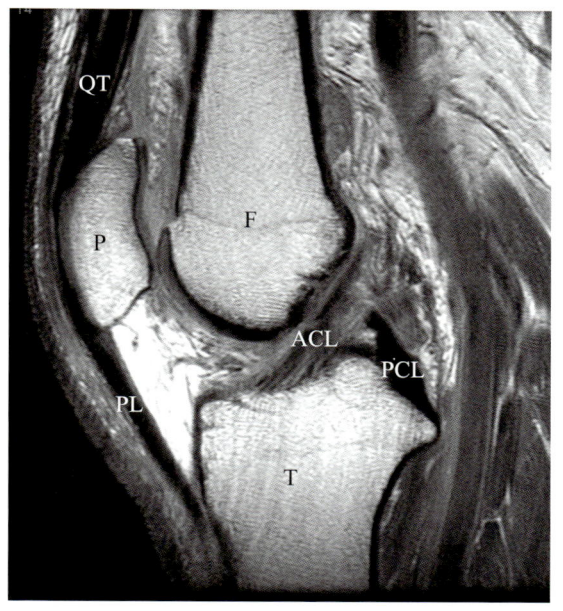

▲ 图 10-90 矢状位膝关节 MR 解剖图

膝关节的矢状位质子密度 MR 图像：髌骨（P）、股骨（F）、股四头肌肌腱（QT）、髌韧带（PL）、前交叉韧带（ACL）、后交叉韧带（PCL）和胫骨（T）

485

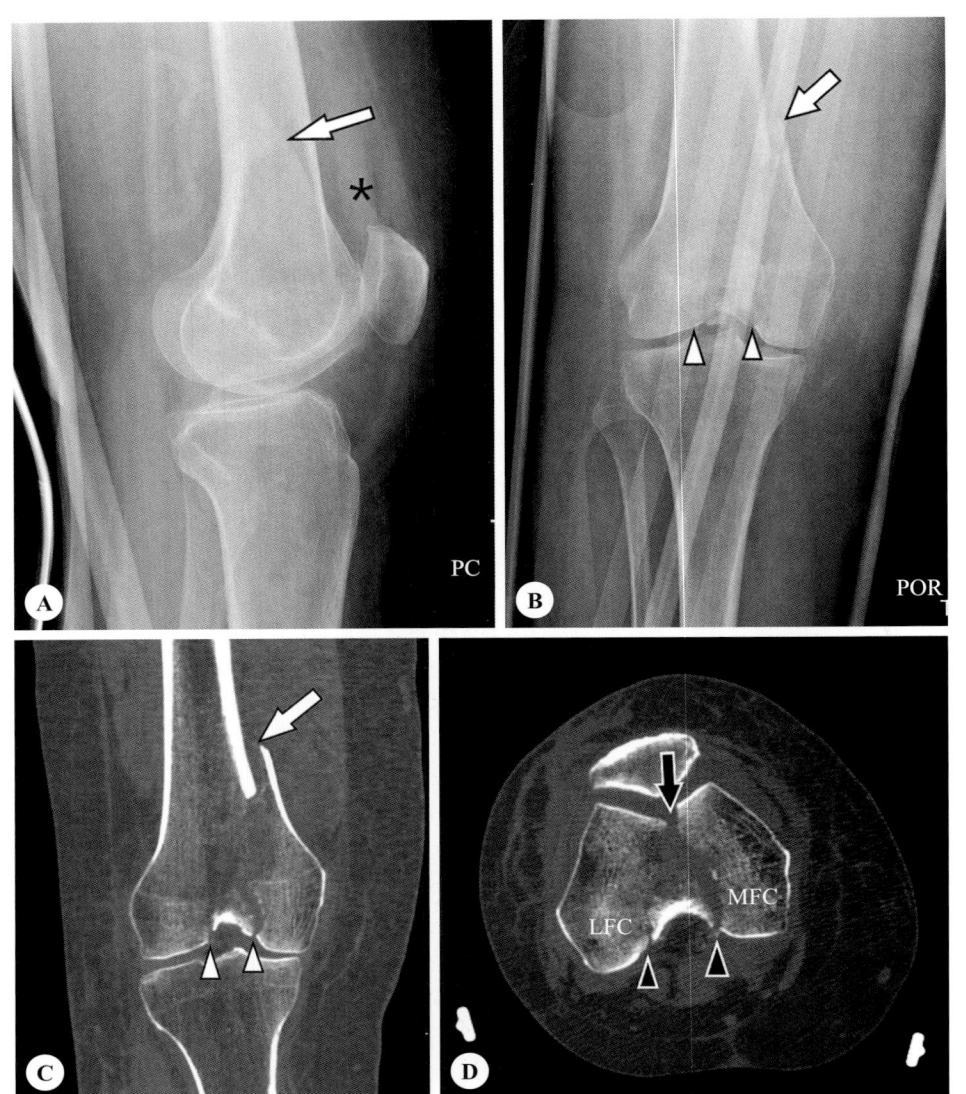

◀ 图 10-91 车祸后膝关节疼痛、远端双侧股骨髁骨折的 48 岁女性

A. 右膝侧位 X 线示股骨远端骨折伴移位（箭），同时伴关节积脂积血（星）；B. 右膝前后位 X 线示股骨远端干骺端骨折（箭），并延伸至股骨内、外侧髁（箭头）；C. 右膝冠状位骨窗 CT 图像证实髁上骨折线（箭）向内侧髁和外侧髁（箭头）延伸；D. 右膝轴位骨窗 CT 图像示矢状走行的骨折线（箭），将股骨内侧髁（MFC）和股骨外侧髁（LFC）分离开来。注意滑车关节面的偏移（箭头）

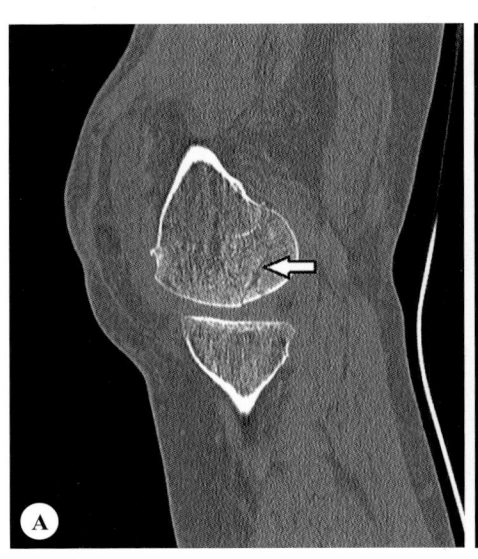 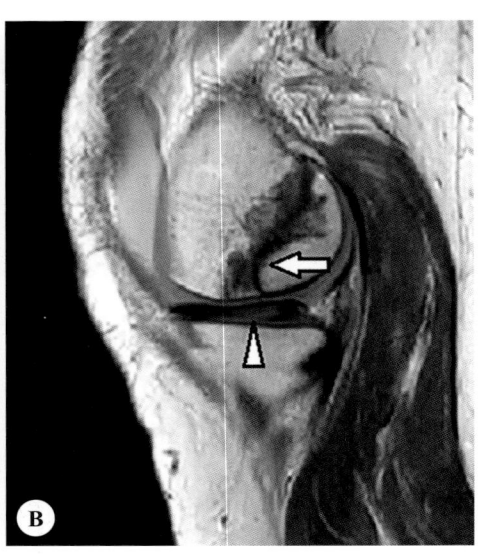

◀ 图 10-92 跌倒后右膝疼痛、股骨远端冠状面骨折的 63 岁女性

A. 矢状位平扫骨窗 CT 图像示股骨后内侧髁冠状面骨折（箭）；B. 矢状位质子密度加权 MR 图像证实右股骨后内侧髁存在骨折（箭），伴内侧半月板的后角/体部交界处撕裂（箭头）

486

骨折也可导致关节内形成血肿；这两种情况均需进行进一步的CT检查[144-146]。

诊断X线隐匿的应力性骨折和不全性骨折首选MRI（图10-101和图10-102），但由于CT可以显示骨小梁的形态破坏、骨折线和轻微的骨膜反应，故CT也可以显示这些骨折。松质骨的应力性骨折表现为垂直于骨小梁的线状硬化带[147]。

（三）关节内紊乱

MRI的软组织分辨率高，是评价半月板、交叉韧带和关节软骨等关节内结构的首选检查手段。部分类型的骨损伤需要进一步检查关节内结构。如果患者患有MRI禁忌证或存在可能限制MRI关节成像的内固定，则可使用CT关节造影（特别是多层螺旋CT的薄层重叠扫描）进行准确评价。多层螺旋CT可准确评价天然半月板损伤和前交叉韧带损伤[148, 149]。患者如有既往手术史，那么患者体内细小的金属碎片可在MRI中造成明显的伪影，但这些碎片对CT关节造影的影响较小[150]。不过，CT难以评价骨髓异常，对交叉韧带（特别是后交叉韧带）和侧副韧带等结构的评估价值也有限。

可采用单对比或双对比技术（气碘对比）开展膝关节CT造影（图10-103至图10-105）。各个关节腔的扩张程度不同，部分学者认为应注入大量对比剂使关节扩张，另外一些学者则主张仅注射少量（10ml）碘对比剂覆盖关节表面即可[150]。CT和MR关节造影可能对于既往接受过半月板部分切除的患者非常有帮助，但与未接受过手术的患者相比，MRI得到的半月板异常信号或形态改变等表现对半月板撕裂的特异度明显降低，已报道的准确度为66%~80%。然而，在注入对比剂使关节腔扩张后，MRI和CT中发现半月板内对比剂存在线状或球状聚集，并且这种聚集情况与撕裂复发或残余的撕裂之间的相关性更强[151, 152]。在对半月板进行术后评估时，若采用特定的诊断标准，如半月板碎片移位、

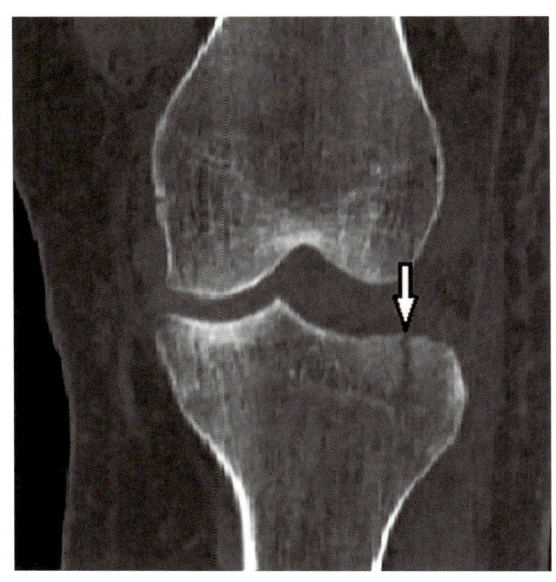

▲ 图10-93 创伤后左膝疼痛、胫骨平台外份垂直分离性骨折的22岁女性（Schatzker Ⅰ型）

左膝冠状位骨窗CT图像示胫骨平台外份垂直骨折（箭），关节面无缝隙或凹陷

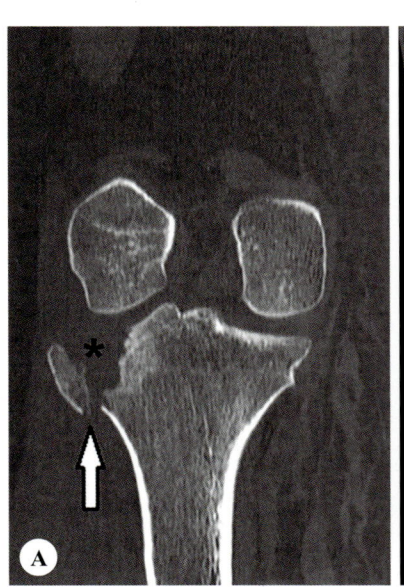 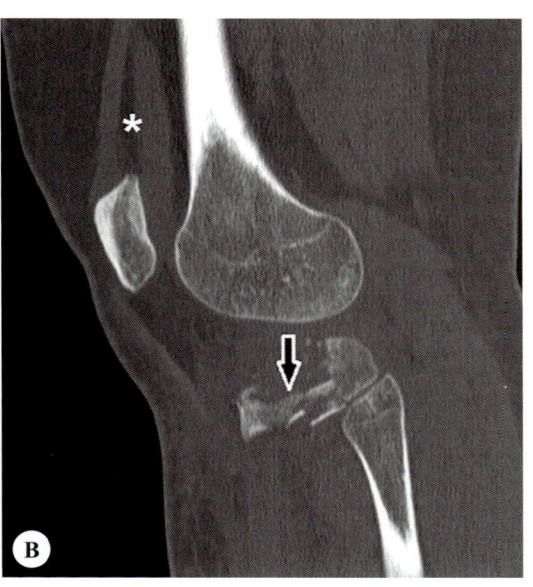

◀ 图10-94 车祸后膝部疼痛、胫骨平台外份分离凹陷性骨折的34岁男性（Schatzker Ⅱ型）

A. 右膝冠状位骨窗CT图像示胫骨平台外份垂直骨折（箭），关节面形成较大间隙和凹陷（星）；
B. 右膝矢状位骨窗CT图像示关节面明显凹陷（箭），伴关节内积脂积血（星）

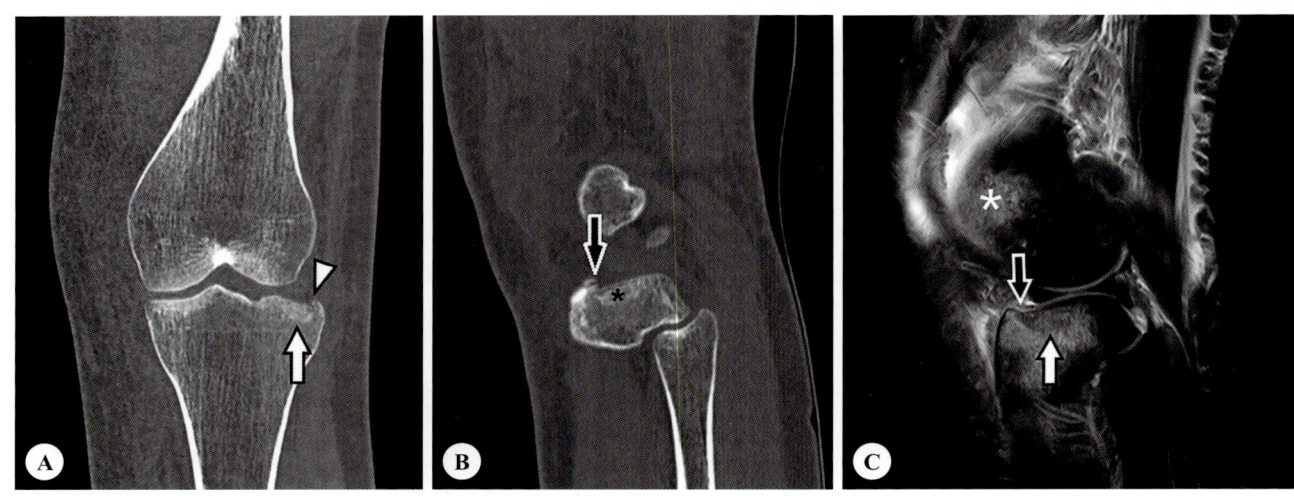

▲ 图 10-95 创伤后膝部疼痛、胫骨平台外份凹陷性骨折的 19 岁男性（Schatzker Ⅲ 型）
A. 膝关节冠状位骨窗 CT 图像示胫骨平台外份凹陷性骨折（箭头），软骨下骨小梁呈压缩状态，表现为骨质硬化（箭）；B. 膝关节矢状位骨窗 CT 图像示关节面的凹陷程度（箭），并证实存在软骨下骨压缩（星）；C. 膝关节矢状位 T$_2$ 加权、脂肪抑制 MR 图像示胫骨平台外份水肿，伴关节面凹陷（黑箭）和软骨下部低信号骨折线（白箭），股骨外侧髁的其他水肿区域（星）符合过度拉伸的损伤类型

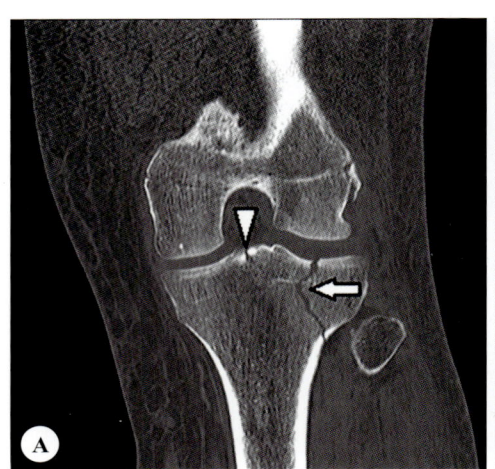
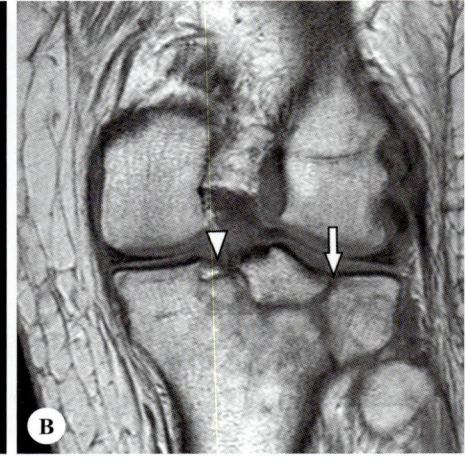

◀ 图 10-96 机动车碰撞后右膝疼痛、胫骨平台双髁骨折的 39 岁男性（Schatzker Ⅴ 型）

右膝冠状位骨窗 CT 图像（A）和 T$_1$ 加权 MR 图像（B）示双髁骨折，累及胫骨平台外侧份（箭）和内侧份（箭头）

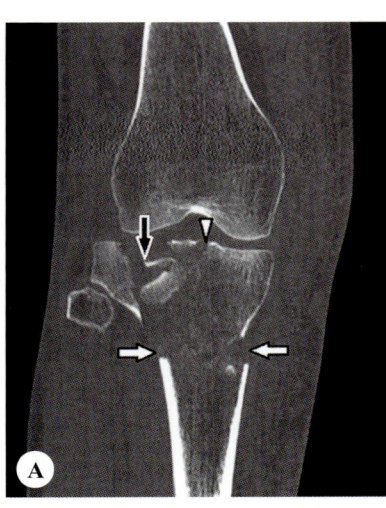
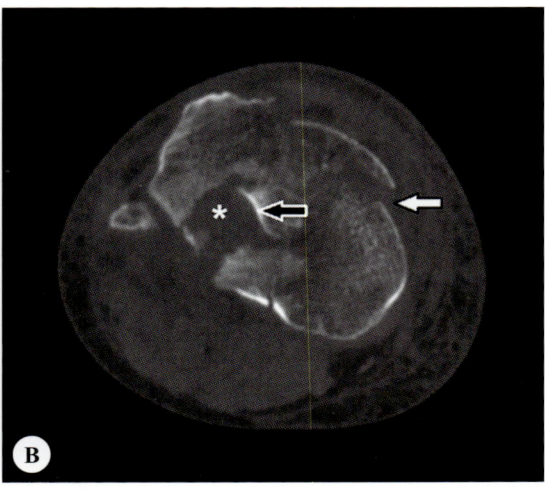

◀ 图 10-97 摩托车事故后右膝疼痛、双髁骨折伴干骺端-骨干分离的 26 岁女性（Schatzker Ⅵ 型）

A. 右膝冠状位骨窗 CT 图像示关节面出现大间隙、凹陷和碎骨嵌入（黑箭），延伸到胫骨平台内份（箭头），还可见骨折线及骨干与干骺端分离（白箭）；B. 右膝轴位骨窗 CT 图像示胫骨平台外份出现大间隙（星），并可见旋转和凹陷的关节面碎片（黑箭）及骨折线向干骺端延伸（白箭）

表 10-1 胫骨平台骨折的 Schatzker 分类系统

Ⅰ型	平台外份垂直分离
Ⅱ型	垂直分离 + 平台外份关节面塌陷
Ⅲ型	仅有平台外份关节面塌陷，无分离
Ⅳ型	仅平台内份受累
Ⅴ型	双髁受累
Ⅵ型	干骺端 - 骨干分离

半月板周围分离、半月板全层或大部分缺损等，则评估结果的灵敏度和特异度较高[153]。

最近发现，在鉴别接受过膝关节手术的患者的关节软骨、纤维软骨和关节内韧带病变这一方面，CT 关节造影比 MRI 更加准确[154]。CT 和 MR 关节造影评估关节内对比剂异常分布的原理相似，并且都有助于评估骨软骨病变的稳定性、评价软骨缺损和确定关节腔内是否存在骨软骨游离体。对累及软骨厚度超过 50% 的病变而言，MR 和 CT 关节造影的诊断价值相近，但是 CT 关节造影对累及软骨厚度 < 50% 的病变具有更高的特异度[150]。CT 关节造影时，关节腔扩张有助于显示滑膜皱襞[155]。最好采用 MRI 评估膝关节周围的腱鞘囊肿和滑膜囊肿，但当采用

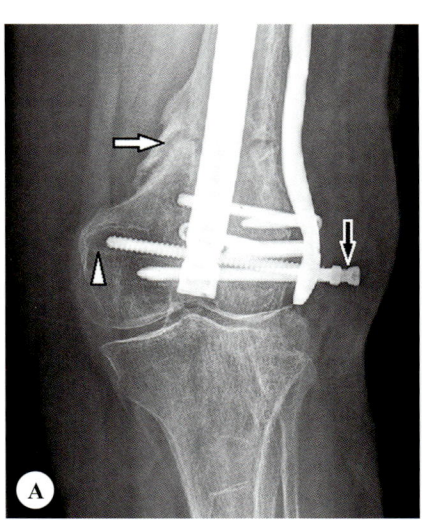
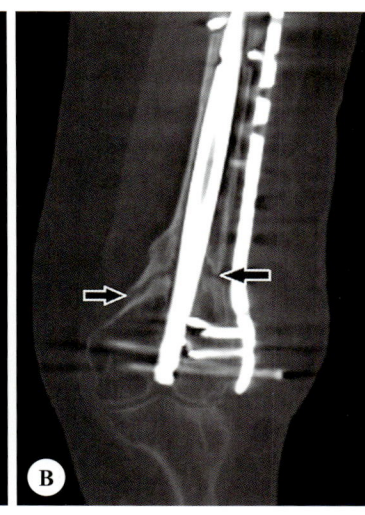
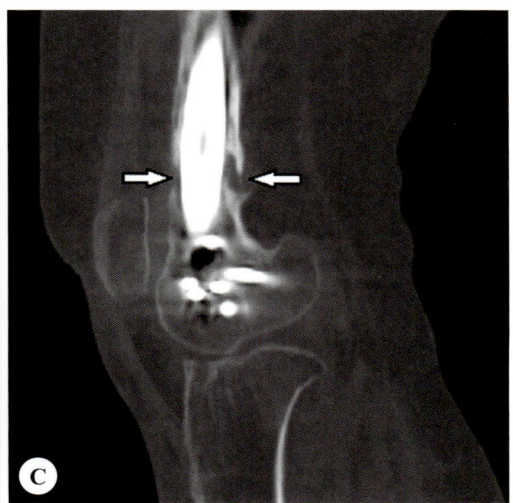

▲ 图 10-98 左股骨远端骨折内固定术后（23 个月）骨折不愈合且有持续性疼痛的 61 岁女性

A. 左膝前后位 X 线示内侧持续存在骨折线（白箭），伴螺钉松动（箭头）和回缩（黑箭）；B 和 C. 左膝冠状位（B）和矢状位（C）骨窗 CT 图像示股骨远端内外（黑箭）和前后（白箭）平面中存在横行未愈合骨折

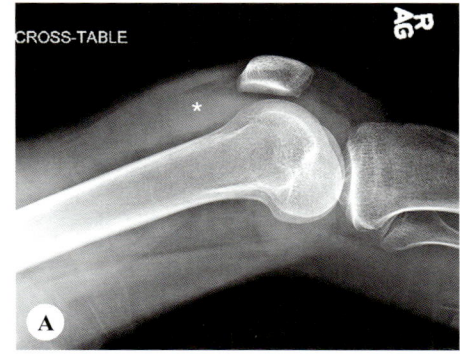
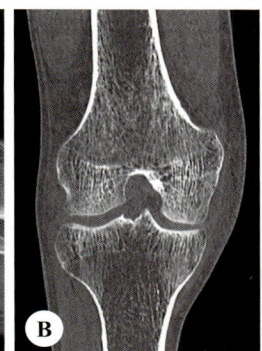
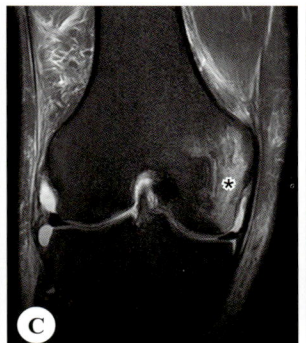
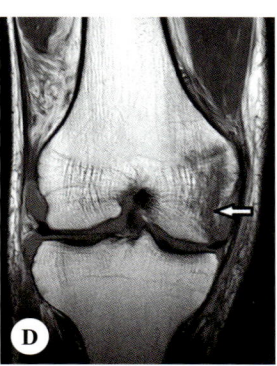

▲ 图 10-99 创伤后右膝疼痛、有隐匿性骨折的 36 岁男性

A. 右膝侧位 X 线示关节内积脂积血（白星）；B. 冠状位平扫骨窗 CT 图像未见确切骨折征象；C. 冠状位质子密度加权、脂肪抑制 MR 图像示股骨内侧髁水肿（黑星）；D. 冠状位 T_1 加权 MR 图像示股骨内侧髁有线状低信号（箭），提示非移位性骨折

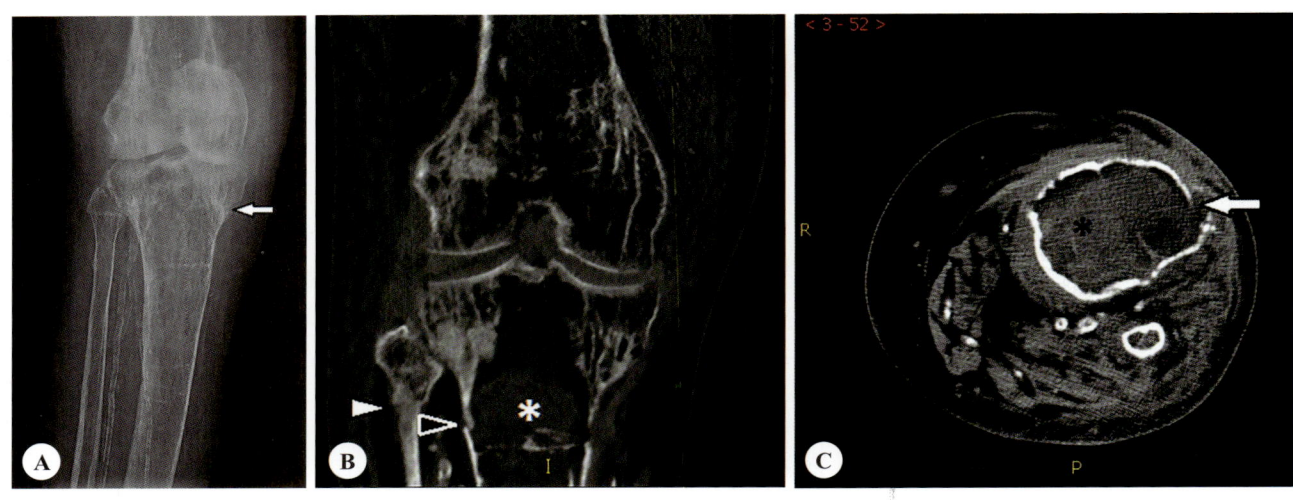

▲ 图 10-100 终末期肾病、轻微创伤后膝部疼痛、有骨质疏松性骨折的 56 岁女性

A. 右膝前后位 X 线示深度脱矿，合并胫骨干骺端内份轻微骨皮质偏移（箭），符合骨折表现；B. 右膝冠状位骨窗 CT 图像示胫骨外侧干骺端（黑箭头）和腓骨干骺端（白箭头）骨折，合并髓腔内高信号血肿（*）；C. 右膝轴位骨窗 CT 图像示髓腔内血肿（*），伴胫骨近端干骺端骨折（箭）

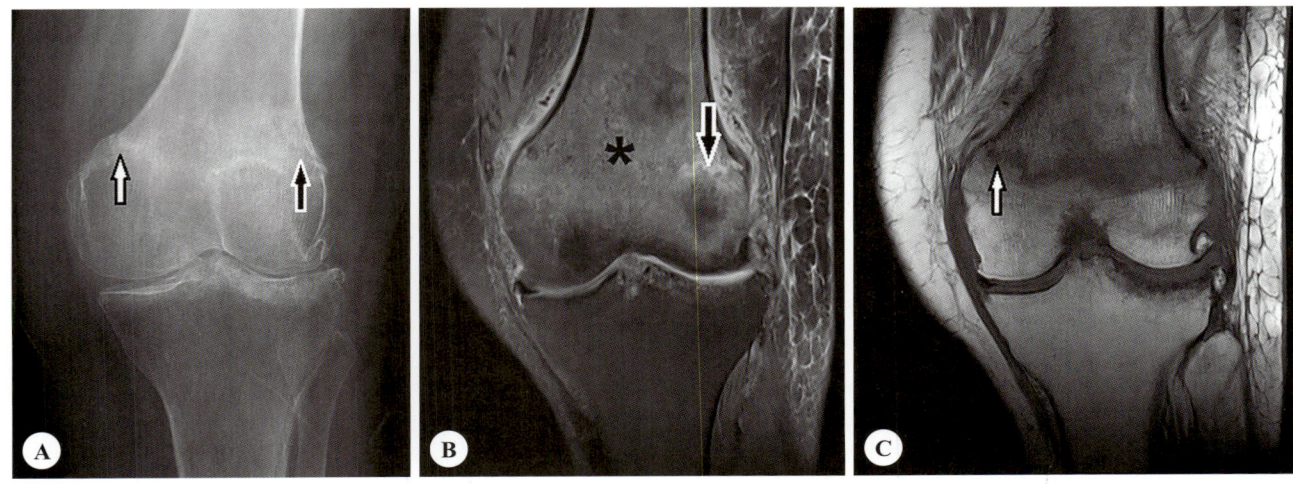

▲ 图 10-101 左膝疼痛持续数周、有左膝不全性骨折的 75 岁女性

A. 左膝前后位 X 线示股骨远端干骺端内侧有硬化线（白箭），干骺端外侧有低密度透亮线（黑箭）；B. 左膝冠状位 T_2 加权、脂肪抑制 MR 图像示股骨内外侧髁明显水肿（星）和股骨外侧髁有线性液体信号（箭），对应于 X 线观察到的透亮线；C. 冠状位 T_1 加权 MR 图像示线状低信号（箭），对应骨折嵌插表现

CT 关节造影时，延迟期图像有助于证实囊肿与关节腔的交通情况[156]。

（四）其他情况

1. 伸膝机制 膝关节前部疼痛是一种常见的临床主诉，与多种病因有关，X 线是该主诉的首选评估方法。然而，如果临床诊断不明确或需要额外的评估来执行进一步处理，那么很多患者会接受断层成像。

髌股关节不稳包含髌股轨迹不良到髌骨脱位等一系列疾病。一过性髌骨外侧脱位后，如立即进行 X 线和 CT 检查，通常会发现关节腔积液，还可能伴发关节内碎片（"棉条"征）[157]。MRI 还可能发现髌骨内侧极和股骨外侧髁存在骨挫伤，伴或不伴有骨软骨骨折。移位的骨软骨体必须接受仔细评估。髌骨内侧韧带和髌骨内侧支持带的扭伤和撕裂都很常见，并且更常见于股骨附着处[158, 159]。如患者存在慢性髌股关节不稳，则应评估是否存在易感的解剖变异情况，具体包括滑车发育不良、髌骨高位、胫骨结节相对于滑车沟有侧方移位、韧带松弛和股骨前倾等

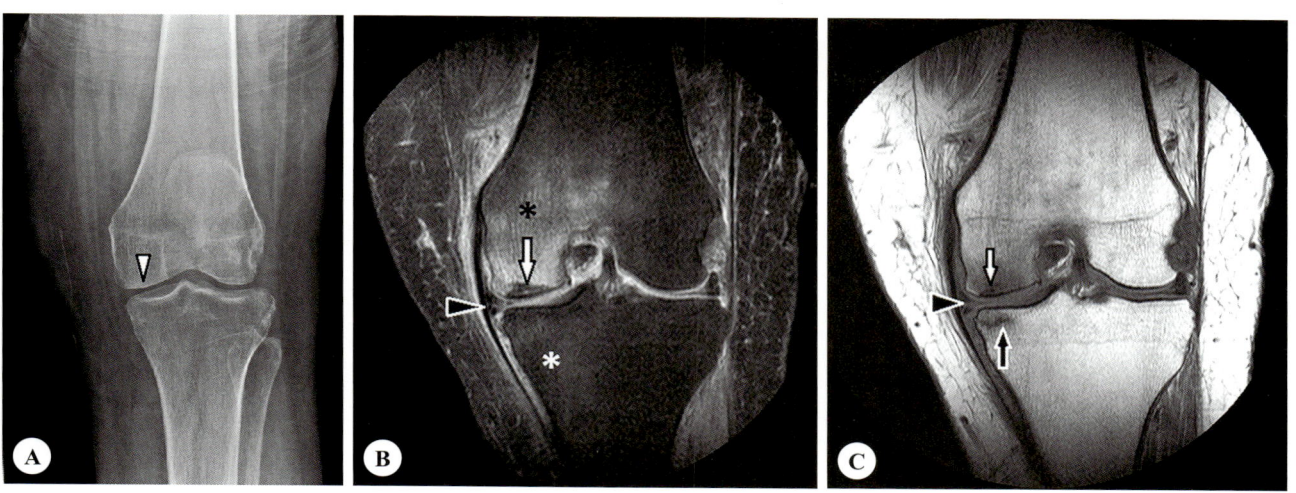

▲ 图 10-102 突发左膝内侧疼痛、无外伤史、有膝关节自发性不全性骨折的 71 岁女性
A. 左膝关节前后位 X 线示股骨内侧髁轻微变平（箭头）；B. 左膝冠状位 T_2 加权、脂肪抑制 MR 图像示整个股骨内侧髁明显水肿（黑*），伴软骨下线样低信号（箭），符合骨折表现；同时合并胫骨平台内份轻微水肿（白*），并且内侧半月板体部可见撕裂和挤压（箭头）；C. 冠状位 T_1 加权 MR 图像示胫骨平台内份软骨下骨折（黑箭），合并股骨内侧髁处软骨下不全性骨折（白箭），伴内侧半月板体部撕裂和挤压（箭头）

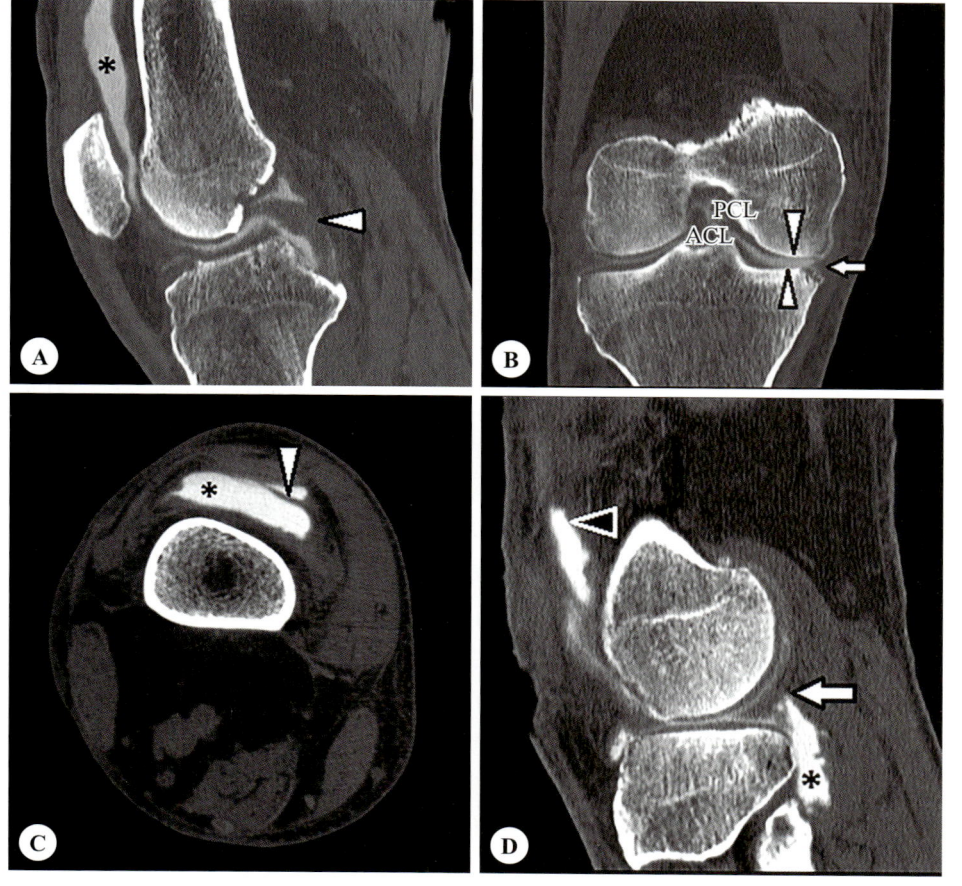

◀ 图 10-103 心脏起搏器置入术后膝关节疼痛的 66 岁女性
A. 膝关节矢状位 CT 图像示关节内对比剂延伸到髌上隐窝（*），并勾勒出前交叉韧带（箭头）；B. 右膝关节冠状位 CT 图像示对比剂勾勒出前交叉韧带（ACL）和后交叉韧带（PCL），在股骨内侧髁和胫骨平台内份之间见软骨全层缺失（箭头），内侧半月板体部受挤压（箭）；C. 膝关节轴位 CT 图像示髌上隐窝处有对比剂显示（*），勾勒出内侧皱襞（箭头）；D. 膝关节矢状位 CT 图像示对比剂通过细颈（箭头）延伸到腱鞘囊肿（*），注意髌上隐窝内对比剂显示正常（箭）

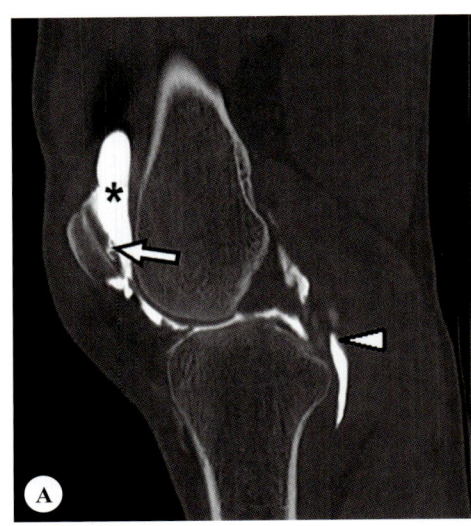
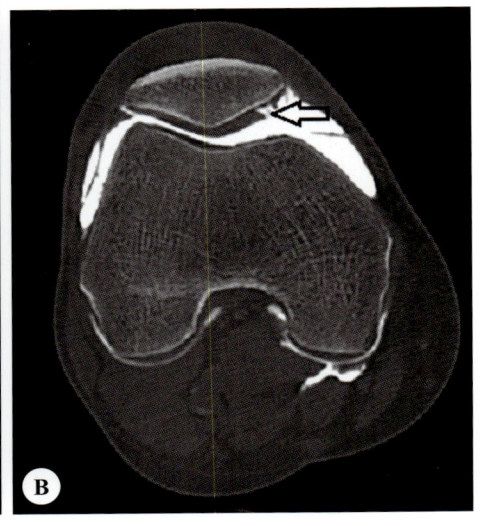

▲ 图 10-104 心脏起搏器置入术后膝关节疼痛、CT 关节造影示软骨缺失的 56 岁男性
A. 矢状位 CT 关节造影示髌上隐窝处有对比剂显示（星），勾勒出近乎全层的软骨缺失（箭）；并有起源于关节的腱鞘囊肿，内见对比剂充填（箭头）；B. 轴位 CT 关节造影示髌骨内侧关节面出现近乎全层的软骨缺失（箭）

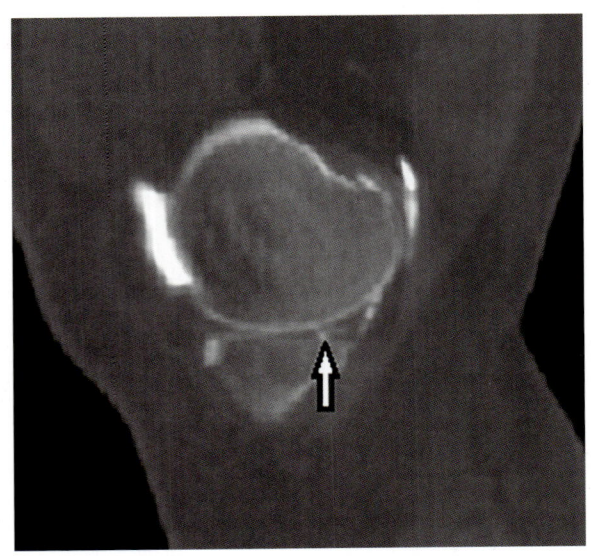

▲ 图 10-105 膝关节疼痛、有幽闭恐惧症的 49 岁女性
矢状位 CT 关节造影示内侧半月板复杂撕裂（箭），伴垂直方向和水平方向损伤

（图 10-106 和图 10-107）。

CT 和 MRI 都能有效显示髌骨轨迹异常。很多有髌股关节症状的患者在屈曲＜30° 时出现髌骨半脱位，而屈曲＞30° 时髌骨位于滑车沟中心。与之相反，无症状患者的膝关节在完全伸展时可出现生理性的髌骨倾斜或半脱位。在屈曲 5°～30° 内开展的影像学检查对区分正常与异常的髌骨轨迹和髌股对位关系具有最高的诊断价值[160]。因此，在膝关节屈曲 45° 时，可以获得髌股关节间隙的轴位图像，其中膝关节屈曲程度由特殊的大腿支架协助保持。通常来说，患者需接受不同体位的扫描，但也有学者主张采用非常快速的 MDCT 连续扫描[161]。MRI 已有人工触发或使用运动敏感探测器的快速成像序列。负重靴可以增加股四头肌的负荷，学界认为该因素是造成轨迹不良的原因，但静态成像无法评估[162]。

髌股关节疼痛综合征常见于经常跑步的人群，相关因素和导致髌股关节不稳的因素类似；其他可能的影响因素包括肌肉不平衡和 IT 带紧绷，两者均可能导致髌骨侧倾。对于该综合征，MRI 可见软组织水肿、软骨缺失、骨髓水肿、软骨下囊变、髌骨异常倾斜和髌骨半脱位（图 10-108 和图 10-109）。

在髌骨外侧摩擦综合征当中，Hoffa 脂肪垫外侧可发生局部水肿，同时该综合征也称为髌腱 - 股骨外侧髁摩擦综合征（图 10-110）。其他征象可能包括髌骨高位、TT-TG 距离增加和髌腱 - 滑车距离缩短。虽然上述征象综合来看与膝关节前部疼痛有关，但 Hoffa 脂肪垫外侧水肿的患者可能没有症状[163-165]。

2. 骨软骨病变 剥脱性骨软骨炎（osteochondritis dissecans，OCD）可影响软骨下骨质，造成关节软骨分层和缺失。根据患者的骨成熟度不同，膝关节 OCD 可分为幼年型和成人型。幼年型 OCD 最常见于股骨内侧髁的外侧，通常利用 X 线即可清楚显示。然而，某些患者的幼年型 OCD 可能发生在股骨沟前外侧，这个位置很难利用 X 线评估，通过横断面成像的显示效果更好[166]（图 10-111 和图 10-112）。CT 可以显示矿化和骨化的关节内解剖结构，显示效果良好，但对关节软骨的评估效果较差。然而，CT 关节造影的矢状位和冠状位重建可用于软骨成像，提

第 10 章 肌肉骨骼系统
Musculoskeletal System

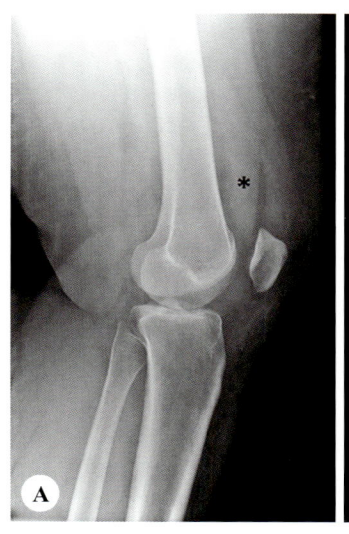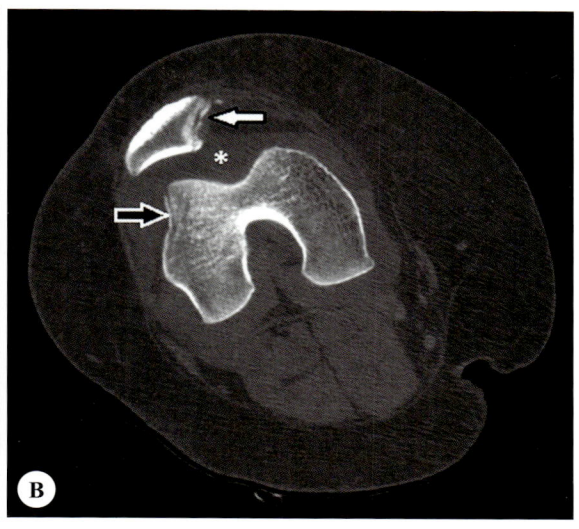

◀ 图 10-106 膝关节损伤后伴髌骨外脱位后遗症和疼痛的 19 岁女性

A. 膝关节侧位 X 线示关节内积脂积血（*）；B. 右膝关节轴位骨窗 CT 示髌骨内侧面（白箭）和股骨外侧髁（黑箭）因短暂的髌骨外脱位而发生嵌顿性骨折，关节内见积脂积血（*）

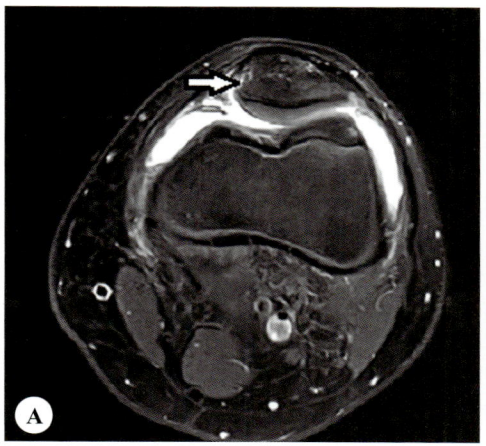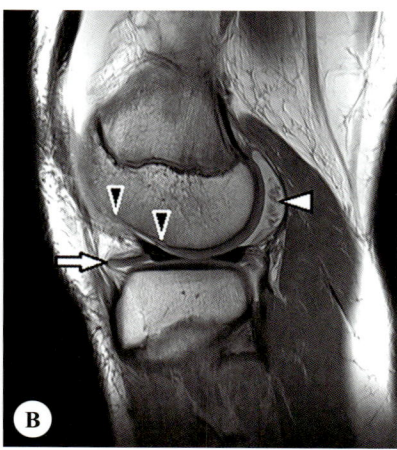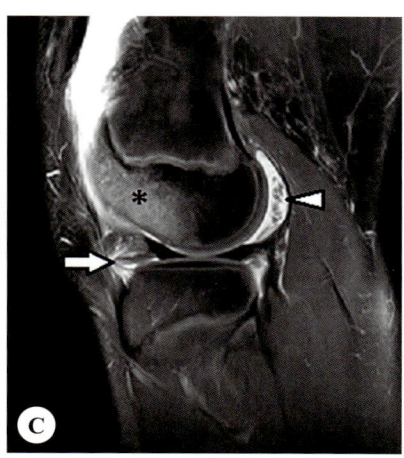

▲ 图 10-107 有膝关节痛和机械性症状、自发复位的髌骨脱位后出现短暂的髌骨外脱位后遗症的 16 岁男性

A. 左膝关节轴位质子密度加权、脂肪抑制 MR 图像示髌骨内侧极骨折（箭）；B. 左膝关节矢状位质子密度加权的 MR 图像示关节内有一游离体（箭），毗邻外侧半月板前角，撕裂部位（黑箭头）起自股骨外侧髁，关节腔后份还可见碎片（白箭头）；C. 左膝关节矢状位质子密度加权、脂肪抑制 MR 图像示外侧髁和邻近的游离体（箭）有明显水肿（*），关节腔后份可见碎片（箭头）

供与覆盖 OCD 的软骨完整性、病变稳定性和愈合潜力相关的可靠信息。由于 CT 关节造影过程中存在电离辐射，并且需要关节内注射，在年幼的幼年型 OCD 患者中不能广泛使用该方法[167]。CT 可用于评估 OCD 游离体固定后的愈合情况[168]。

MRI 具有无创、无电离辐射、软组织分辨率高、显示解剖细节效果好等优点，是评估 OCD 病变的首选检查方法[167]。在幼年型 OCD 患者中，不稳定性 OCD 最具有特征性的 MR 征象为 T_2 高信号环（如关节液）、更深处的 T_2 低信号环和软骨下骨板多发破坏（图 10-113 和图 10-114）。仅在周围出现多个囊肿或囊肿≥5mm 时，提示 OCD 不稳定。在成人型 OCD 患者中，T_2 高信号环和病变周围囊肿是提示不稳定的确切征象[169, 170]。

3. 全膝关节置换术 射线硬化伪影可限制 CT 对全膝关节置换术（total knee arthroplasty，TKA）的评估结果。然而，CT 可显示假体松动、骨溶解、骨折和反应性骨形成等对 X 线隐匿的征象，这一点在利用金属抑制技术时尤为明显。CT 关节造影可勾勒假体周围的透明度，并显示关节内移位的聚乙烯。对比增强 CT 可显示渗出、积液和脓肿的情况。CT 是评估假体组件旋转对位关系的主要手段[171]。

在评估膝关节置换术的软组织并发症方面，MRI 总体上具有优势，可显示周围的软组织病变，包括

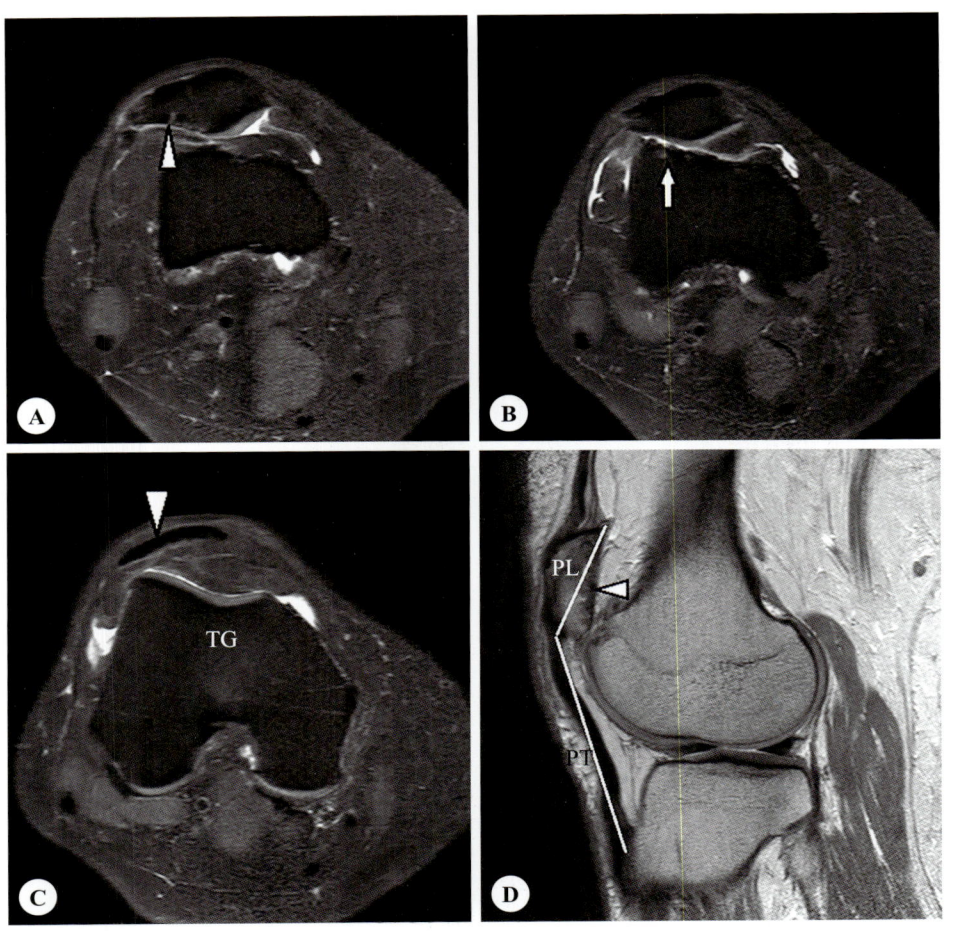

◀ 图 10-108 患髌股关节骨关节炎并有慢性膝关节前部疼痛的 28 岁女性

A. 右膝滑车上方层面的轴位 T_2 加权、脂肪抑制 MR 图像示髌骨外侧关节面存在大面积（箭头）全层软骨缺失，并形成软骨下囊肿；B. 右膝滑车上份层面的轴位 T_2 加权、脂肪抑制 MR 图像示深度软骨软化（箭），累及外侧滑车；C. 右膝滑车层面的轴位 T_2 加权、脂肪抑制 MR 图像示髌韧带（箭头）的位置相对于滑车沟（TG）靠外；D. 膝关节矢状位质子密度加权 MR 图像示深度髌骨软骨损失（箭头），髌韧带长度（PT）与髌骨长度（PL）的比例出现异常上升（>1.2），符合高位髌骨改变的特征

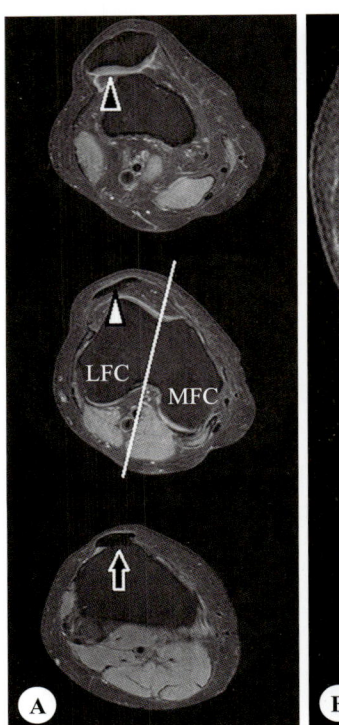
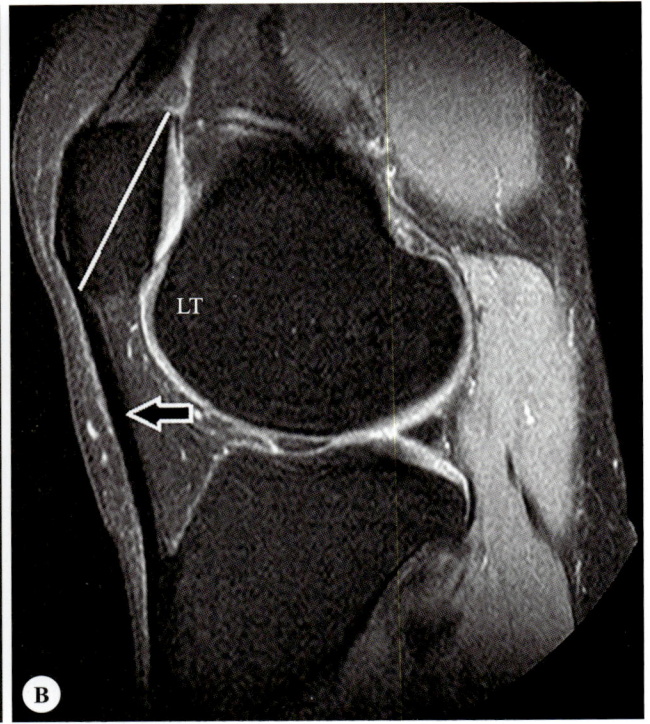

◀ 图 10-109 膝关节前部疼痛、髌骨半脱位的 22 岁女性

A. 三幅轴位质子密度加权、脂肪抑制 MR 图像（从上到下）示髌骨（黑箭头）和髌韧带（白箭头）相对于滑车沟向外侧半脱位。将垂直于股骨后外侧髁（LFC）和股骨后内侧髁（MFC）的线移位到胫骨结节水平，计算胫骨结节/滑车沟（TT-TG）的距离，同时测量胫骨结节（黑箭头）和移位线之间的距离；B. 膝关节矢状位质子密度加权 MR 图像示髌骨位于外侧股骨滑车（LT）的外侧，髌韧带（箭）与髌骨长度（以一条线标出）的比值升高，符合高位髌骨改变的特征

第 10 章 肌肉骨骼系统
Musculoskeletal System

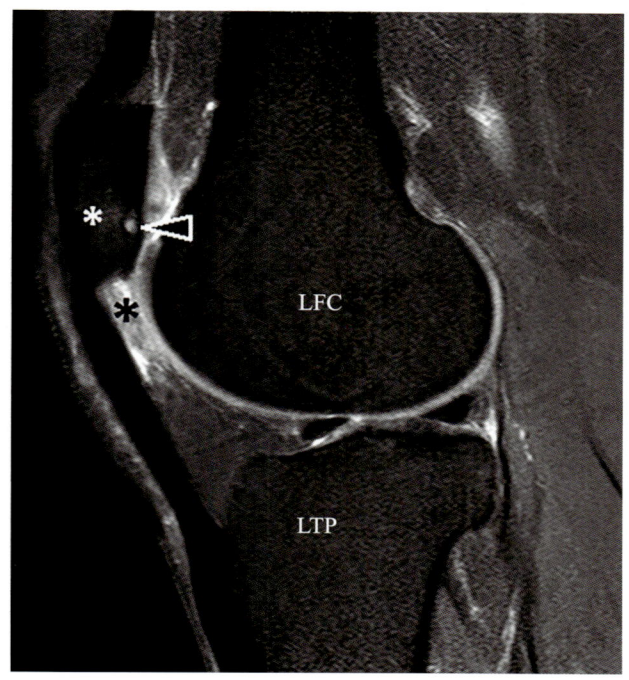

▲ 图 10-110 跑步时出现膝关节前部疼痛、表现为髌韧带 – 股骨外侧髁摩擦综合征的 24 岁女性

膝关节矢状位质子密度、脂肪抑制 MR 图像示 Hoffa 脂肪垫外侧水肿（黑 *）、髌骨软骨缺失伴软骨下囊肿（黑箭头）和骨髓水肿（白 *）；LFC. 股骨外侧髁；LTP. 胫骨平台外份

伸肌腱病变、肿块、水肿、积液、肌肉水肿和萎缩等（图 10-115 至图 10-117）。TKA 术后 MRI 的适应证种类随金属伪影的减少而不断扩大，有可能包括组件松动、骨溶解、感染和旋转不良。最近发现，MRI 当中滑膜炎的表现差异可以用于准确区分颗粒诱导的滑膜炎、感染和非特异性滑膜炎[172]。

七、踝部和足部

（一）解剖学

足部和踝部由前足（跖骨和趾骨）、中足（舟骨、骰骨和楔状骨）和后足（距骨和跟骨）组成（图 10-118A）。Lisfranc 关节连接前足和中足，Chopart 关节连接中足和后足，其中 Chopart 关节包括距跟舟关节和跟骰关节[173-175]（图 10-118B）。踝关节又称距小腿关节，由距骨、胫骨远端和腓骨及由这些骨头产生的对称性踝穴组成（图 10-119）。距下关节包括前、中、后三个面，构成两个各自分开的滑膜腔：前内侧部分（支撑关节）与距舟关节相通，后外侧部分（距下关节后部）在 10% 的患者中与踝关节相通，两个部分均可作为结合部位[174, 176]（图 10-120 和图 10-121）。韧带和肌腱有助于维持足部和踝关节的功能和稳定性[173]，其中肌腱部分包括后内侧屈肌、外侧腓肠肌、前伸肌和较大的前凹跟腱

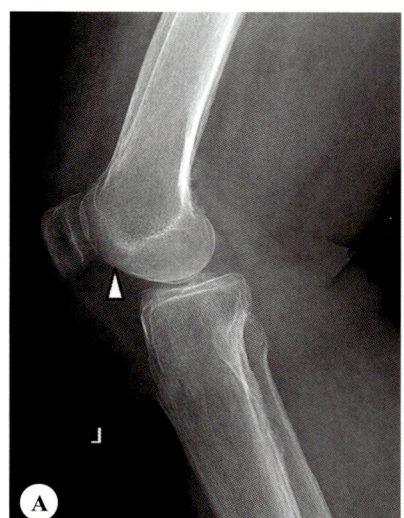 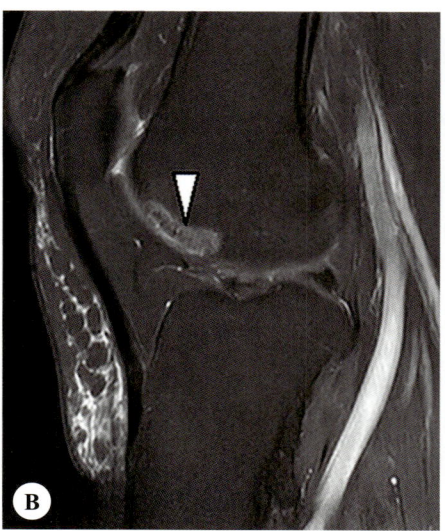 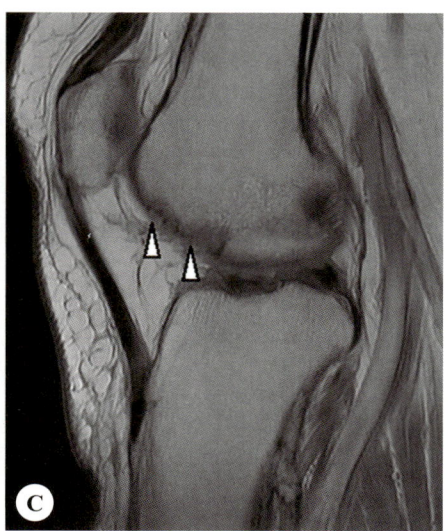

▲ 图 10-111 慢性左膝疼痛、并有滑车骨软骨缺损的 38 岁女性

A. 左膝关节侧位 X 线示股骨滑车处细微透亮影（箭头）；B. 左膝关节矢状位质子密度加权、脂肪抑制 MR 图像示股骨滑车出现更加明显的骨软骨病变（箭头）；C. 左膝关节矢状位质子密度加权 MR 图像示覆盖滑车的骨软骨病变软骨存在部分厚度缺损（箭头）

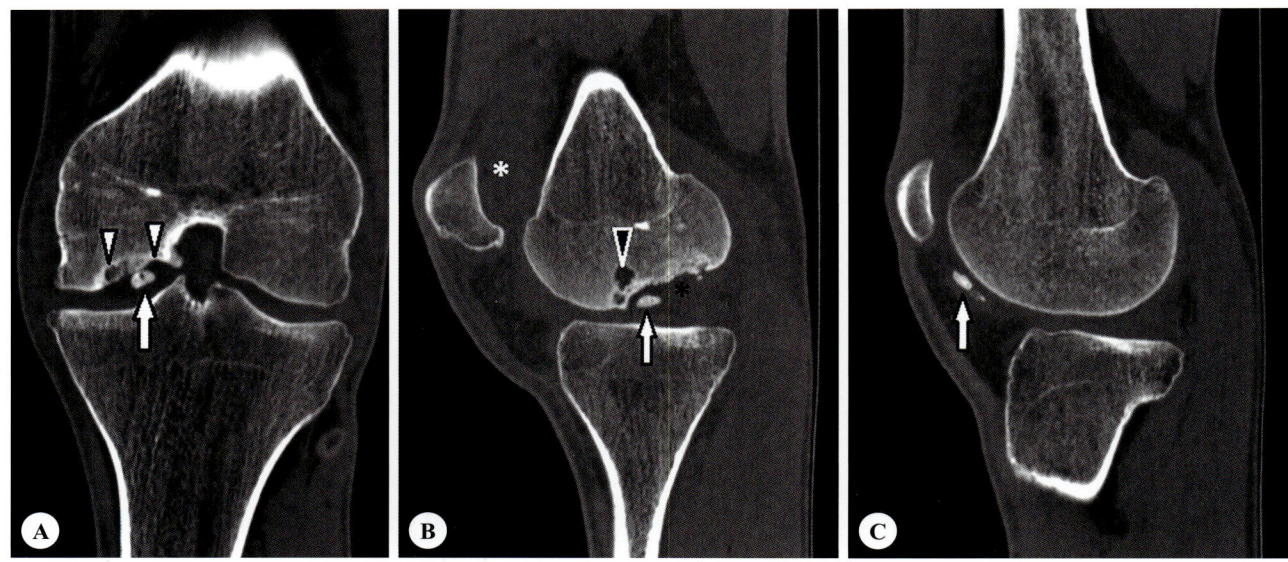

▲ 图 10-112 不稳定骨软骨病变并有慢性膝关节疼痛和机械性症状的 18 岁男性

A. 膝关节冠状位骨窗 CT 图像示内侧髁的外侧部分（箭头）这一典型位置出现骨软骨病变，缺损处可见部分脱落的碎骨（箭）；B. 膝关节矢状位骨窗 CT 图像示股骨内侧髁存在骨软骨缺损（黑*），下方可见硬化和囊肿（箭头），伴部分脱落的碎骨（白箭）和关节积液（白*）；C. 膝关节矢状位骨窗 CT 图像示脱落的碎骨，代表关节内游离体（箭）

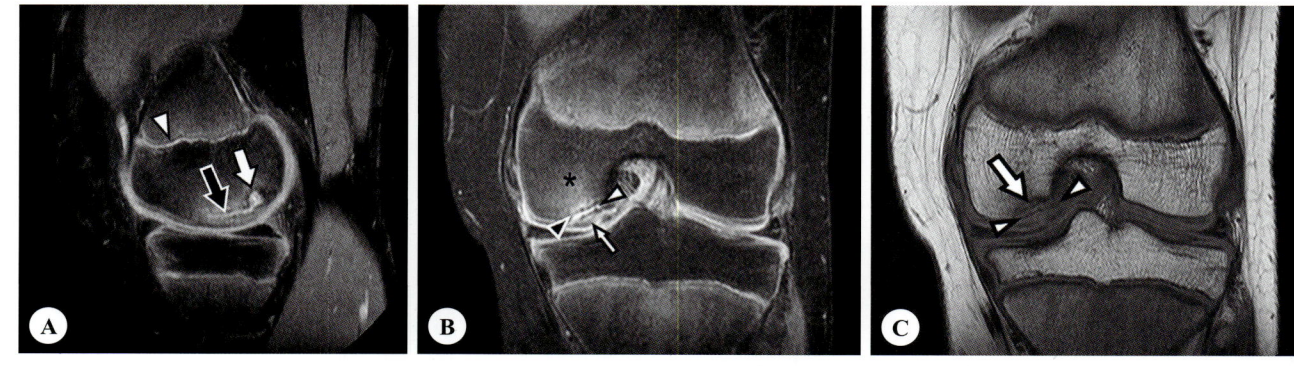

▲ 图 10-113 不稳定幼年型骨软骨缺损伴左膝疼痛的 13 岁男童

A. 膝关节矢状位质子密度加权、脂肪抑制 MR 图像示骨不成熟（白箭头）患儿股骨内侧髁存在剥脱性骨软骨炎，病变下见积液（黑箭）和一较大囊肿（白箭）；B. 膝关节冠状位质子密度加权、脂肪抑制 MR 图像示一骨软骨碎片（白箭），可见液体环绕（白箭头），紧靠其深处可见硬化信号（黑箭头），股骨髁还可见骨挫伤（星）；C. 左膝关节冠状位 T_1 加权图像示碎片内低信号（箭头），提示已经矿化；低信号强度的曲线区对应深处硬化（箭）

（图 10-122），韧带包括位于外侧的胫腓前韧带、胫腓后韧带、距腓韧带和跟腓韧带及位于内侧的三角韧带复合体。距腓前韧带是踝关节最常受损的韧带。弹簧韧带（即跟舟韧带）由三条韧带组成，其中最上方的韧带（上内侧斜韧带）与胫后肌腱非常接近。胫后肌腱、弹簧韧带和三角韧带共同维持足纵弓的稳定。

（二）先天变异

足部和踝关节的次级骨化中心可能与骨折混淆，但先天变异可以由皮层表现和典型位置帮助确诊（图 10-123）。距后三角骨（即距骨后突处不与距骨后突相连的副骨化中心，图 10-124）可能被误诊为罕见的 Shepherd 骨折（即距骨后突的侧结节骨折）。Shepherd 骨折缺乏皮质化，可借此将这种罕见的骨折与常见的距后三角骨鉴别开来。距后三角骨综合征的发病机制是强迫的足底屈曲压迫胫骨后部和相邻跟骨之间的距骨，属于后撞击综合征，可能与狭窄性腱鞘炎同时出现。狭窄性腱鞘炎属于机械性腱

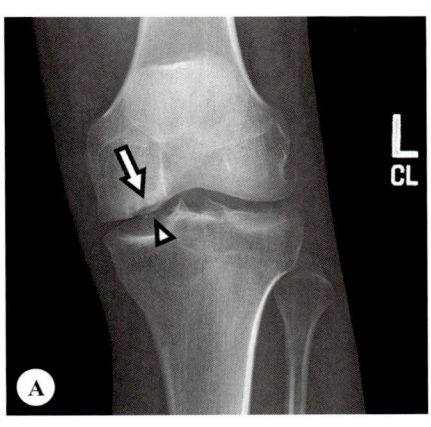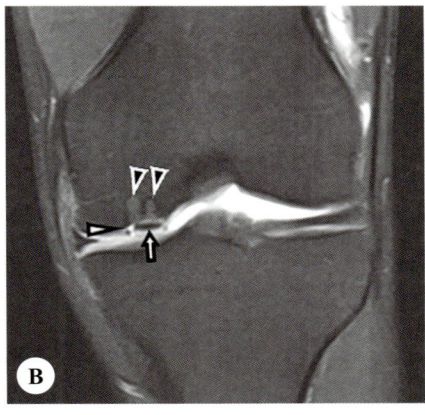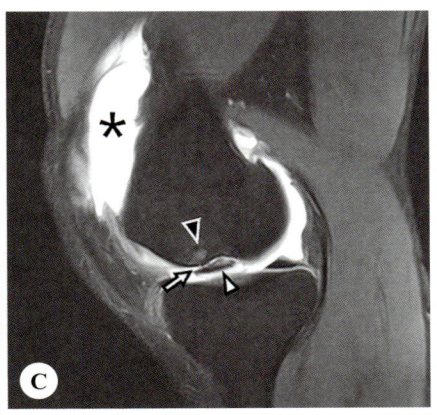

▲ 图 10-114 慢性左膝关节疼痛、有不稳定幼年型骨软骨缺损的 22 岁男性

A. 左膝前后位 X 线示股骨内侧髁外侧部分存在剥脱性骨软骨炎（箭），碎片内可见微弱矿化（箭头）；B. 冠状位 T_1 加权、脂肪抑制 MR 关节造影示一骨软骨碎片（箭），对比剂延伸至软骨和软骨下骨板的缺损处（白箭头），并有数个位于缺损处附近的囊肿（黑箭头）；C. 矢状位 T_1 加权、脂肪抑制 MR 关节造影示髌上隐窝扩张伴内部对比剂填充（星），在碎片（白箭头）和供给部位间可见对比剂延伸（箭），周围可见囊肿（黑箭头）

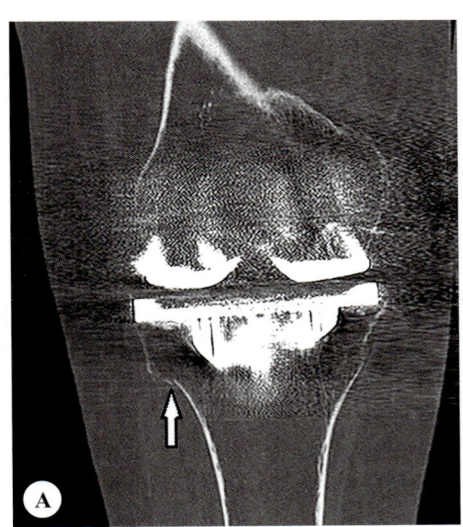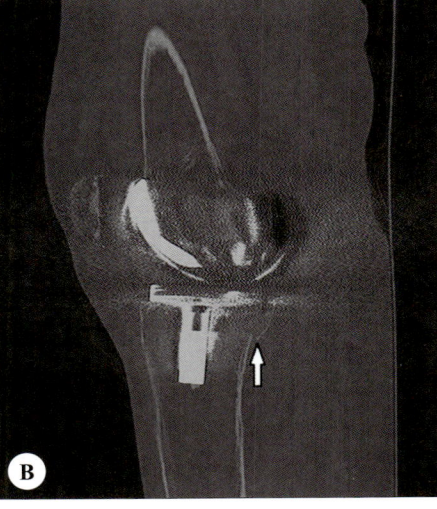

◀ 图 10-115 右侧全膝关节置换术后疼痛、假体周围骨折的 59 岁女性

右膝关节冠状位（A）和矢状位（B）骨窗 CT 图像示全膝关节置换术后胫骨组件出现假体周围骨折（箭）

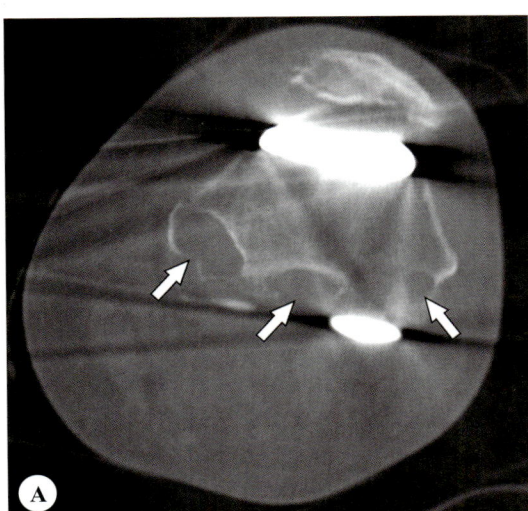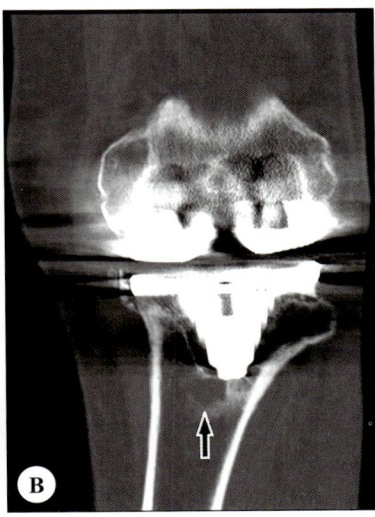

◀ 图 10-116 左侧全膝关节置换术后疼痛、假体周围骨溶解的 73 岁男性

A. 轴位骨窗 CT 图像示假体周围多处溶解性病变（箭）；B. 冠状位骨窗 CT 图像示胫骨组件末端向外侧移位，伴假体周围溶解性病变（箭）

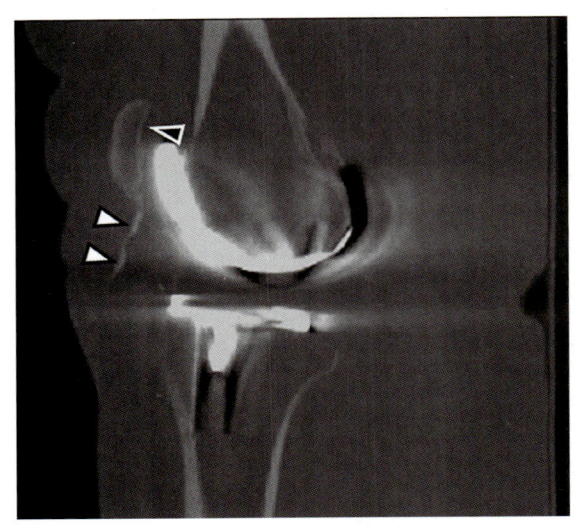

▲ 图 10-117 扭伤后急性膝关节疼痛、有全膝关节置换术治疗史的 64 岁男性

膝关节矢状位骨窗 CT 图像示髌骨组件（白箭头）从髌骨表面（黑箭头）移位

鞘炎，如果跨趾长屈肌腱受到距后三角骨束缚，则可引发该病[177]。距舟骨位于距舟关节背侧，在轴位图上的表现与舟骨骨折类似，但矢状位或侧位图像可清楚显示距舟骨处为具有良好骨皮质的圆状小体，可与骨折区别。副骨有时会引起疼痛，CT 表现包括退变性骨硬化、形状不规则、软骨下囊变和软骨结合部存在真空现象等[178]（图 10-124B）。内侧楔状骨分离属于少见变异，偶尔可有症状[179]，也可见于外伤[180]（图 10-125）。前足籽骨的骨皮质特征良好，易与急性线性骨折相区别，在 CT 上很容易区分。

跗骨融合的人群发生率 <2%，属于少见的情况[181]，其中 90% 发生在距跟关节和跟舟关节内，表现出后足或跗骨疼痛和强直等症状，诱因常常为外伤[176]。对出现疼痛、跗骨活动度下降和畸形的青少年，应进行 X 线和 CT 检查。跗骨融合的三种主要方式为骨性融合、纤维性融合和软骨性融合。跟骨

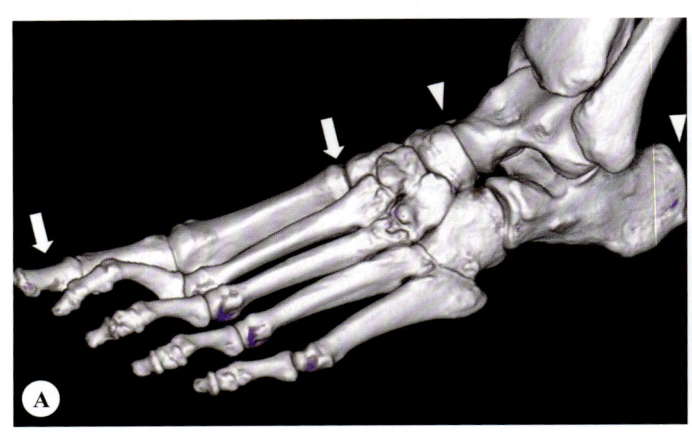
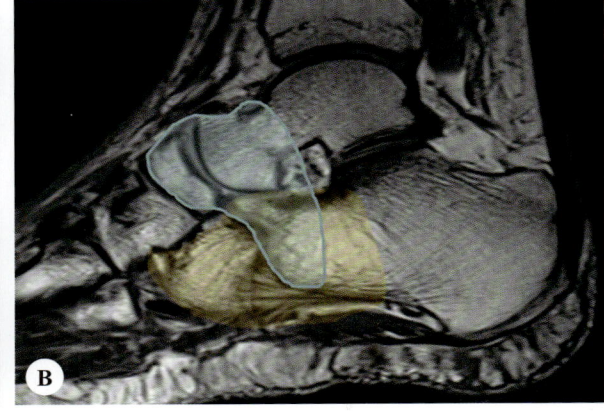

▲ 图 10-118 足踝部的正常 CT 解剖图

A. 足踝部三维重建 CT 图像显示存在三个主要的解剖区域，分别为前足（两个白箭之间）、中足（右侧白箭和左侧白箭头之间）和后足（两个白箭头之间）；B. 矢状位质子密度 MR 图像的彩色覆盖区显示了 Chopart 关节（蓝色阴影）和跟骰关节（橙色阴影）的关节组成

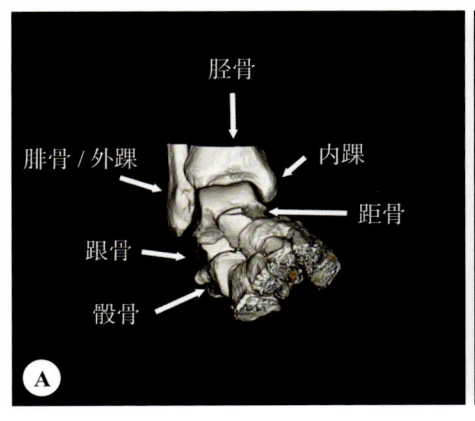
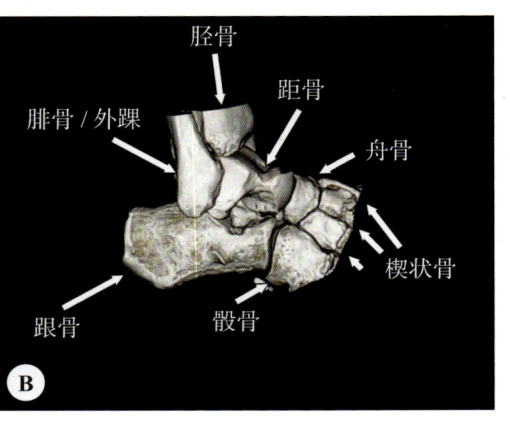

◀ 图 10-119 正常踝部的解剖图

前位（A）和侧位（B）三维容积再现 CT 图像示踝关节的重要骨性标志

前突的伸长形似食蚁兽的鼻子，在跟舟融合中尤为明显。距跟关节融合可累及距下关节中份和后份，CT和MRI的观察效果通常优于X线，在冠状位图像上尤为明显。CT可清晰显示骨桥中存在的"骨条"（图10-126A），在纤维性融合和软骨性融合中，可见更细微的骨性肥大和不规则的对侧关节面[182]（图10-126B）。然而，MRI区分纤维性融合（所有序列均呈低信号）和软骨性融合（液体敏感序列呈高信号）的灵敏度更高（图10-127）。跗骨融合经常在因其他原因执行的断层检查中偶然发现，因此熟悉跗骨融合的影像表现很有必要[176]。相比之下，跟骰关节融合（图10-128）非常罕见[183]，骰舟融合和舟楔融合则更加罕见，后两者仅占所有类型跗骨融合的1%[181]。

在跟骨前中部，单纯性骨囊肿（图10-129）和相对前者少见的跟骨脂肪瘤（图10-130）是最常见的两种边界清楚的髓内透光性病变；与骨质疏松导致的骨小梁稀疏相比，这两种病变的不同点在于其硬化边边界清楚，并伴有中央骨小梁消失或稀少。

（三）踝部及足部创伤

在可视化处理复杂解剖区域（如中足）及评价关节面完整性的过程中，CT是非常有价值的检查手段。建议只对患肢成像，尽可能使扫描平面不覆盖对侧肢体，从而达到减少条纹伪影、优化视野和减少辐射的目的。大多数医疗中心通常采用低剂量CT，期间遵循ALARA原则。可以在中立位（即患者仰卧位）快速获取足部的薄层多平面单能或双能轴位CT图像，并根据需要额外获取多平面（矢状面和冠状面）图像或执行三维重建。与轴位图像相比，多平面重建图像能更准确地评价关节面受累和骨折片移位的情况，同时不产生额外的辐射[184, 185]。在许多情况下，其他成像方法（如MRI和超声成像）可以使患

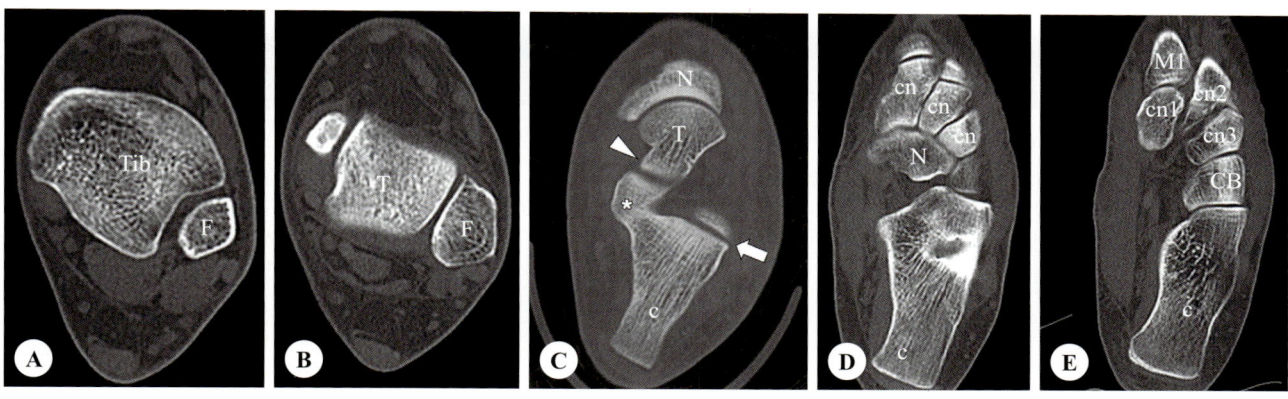

▲ 图10-120 轴位CT从上到下的正常踝部解剖图

A. 只可见胫骨远端（Tib）和腓骨（F）两处骨性结构；B. 可见距骨顶（T）、腓骨（F）和内踝，并且周围的脂肪将屈肌腱和伸肌腱很好的勾勒出来；C. 更下方层面可见远端距骨（T）、舟骨（N）、跟骨（c）、载距突（星）、距突关节（箭头）和距下关节后部（白箭）；D. 可见楔状骨（cn）、舟骨（N）和跟骨（c）；E. 可见第1跖骨基底部（M1）、楔状体（cn1~3）、骰骨（CB）和跟骨（c）

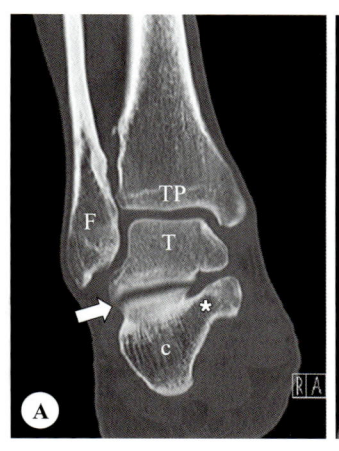 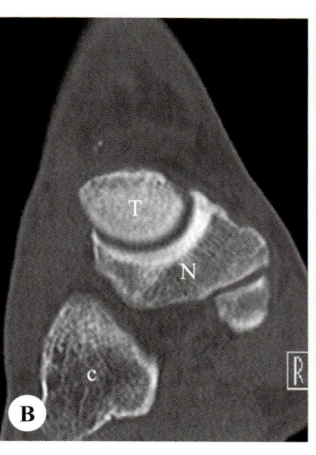 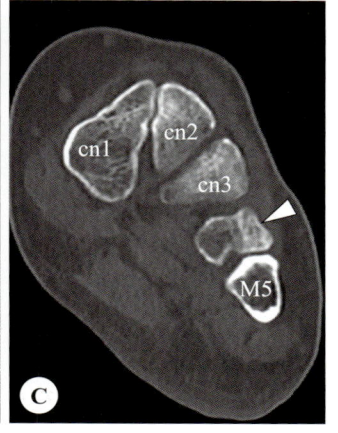

◀ 图10-121 冠状位CT从后到前的正常踝部解剖图

A. 可见胫骨关节面（TP）、距骨（T）、腓骨（F）、距下关节后部（箭）和载距突（星），注意此图中踝穴正常；B. 可见距骨（T）、跟骨（c）和舟骨（N）；C. 可见楔状骨（cn1~3）、第4跖跗关节（箭头）和第5跖骨基底部（M5）

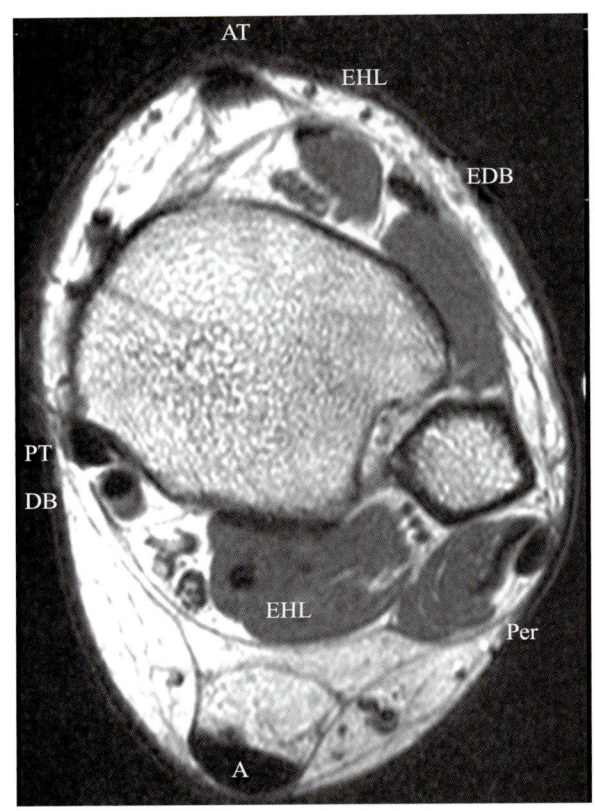

▲ 图 10-122 远端胫腓关节的正常轴位 MRI 解剖图

肌腱和骨皮质均呈低信号，肌肉呈中等信号，脂肪呈高信号；伸肌腱包括胫前肌腱（AT）、跨长伸肌（EHL）和趾短伸肌（EDB）；屈肌腱包括胫后肌腱（PT）、趾肌（DB）和跨长伸肌（EHL）；腓骨肌腱（Per）在腓骨后面；跟腱（A）位于后方，该肌腱的边缘凹陷

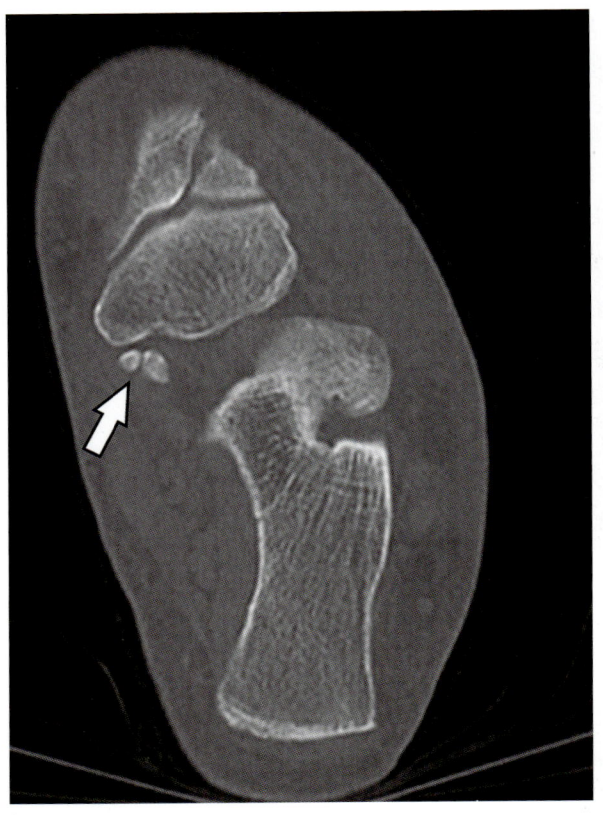

▲ 图 10-123 足部疼痛、偶然发现二分裂副舟骨的 45 岁女性

轴位骨窗 CT 图像示舟骨后内侧存在皮质良好的圆形小骨（箭），为远端胫后肌腱的附属小骨

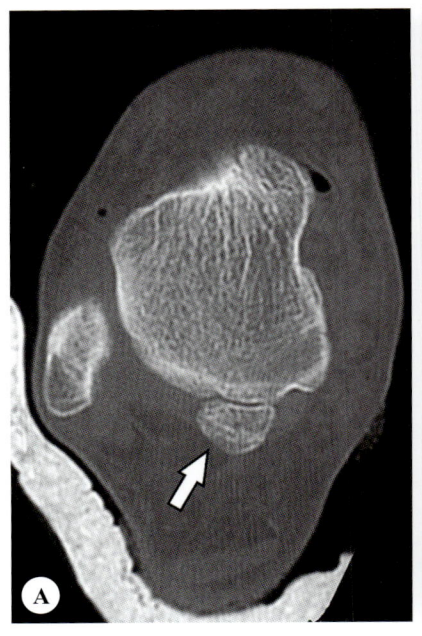
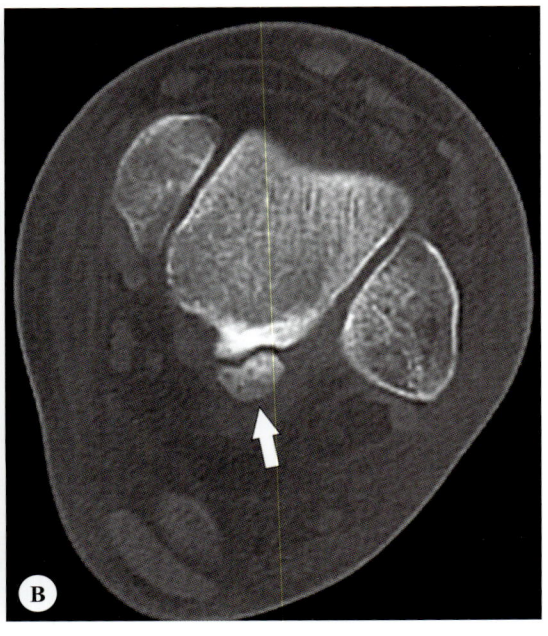

◀ 图 10-124 距后三角骨：正常变异和假关节的退行性变

A. 32 岁女性，踝关节创伤，轴位骨窗 CT 图像示后方存在不连接的次级骨化中心（箭），边缘骨皮质光整，可与急性距骨骨折相区别；该患者软组织囊内存在气体，原因是开放性踝部损伤；B. 54 岁女性，后踝部疼痛，轴位骨窗 CT 图像示距后三角骨（箭）和距骨后份存在退行性硬化和软骨下囊变

第 10 章 肌肉骨骼系统
Musculoskeletal System

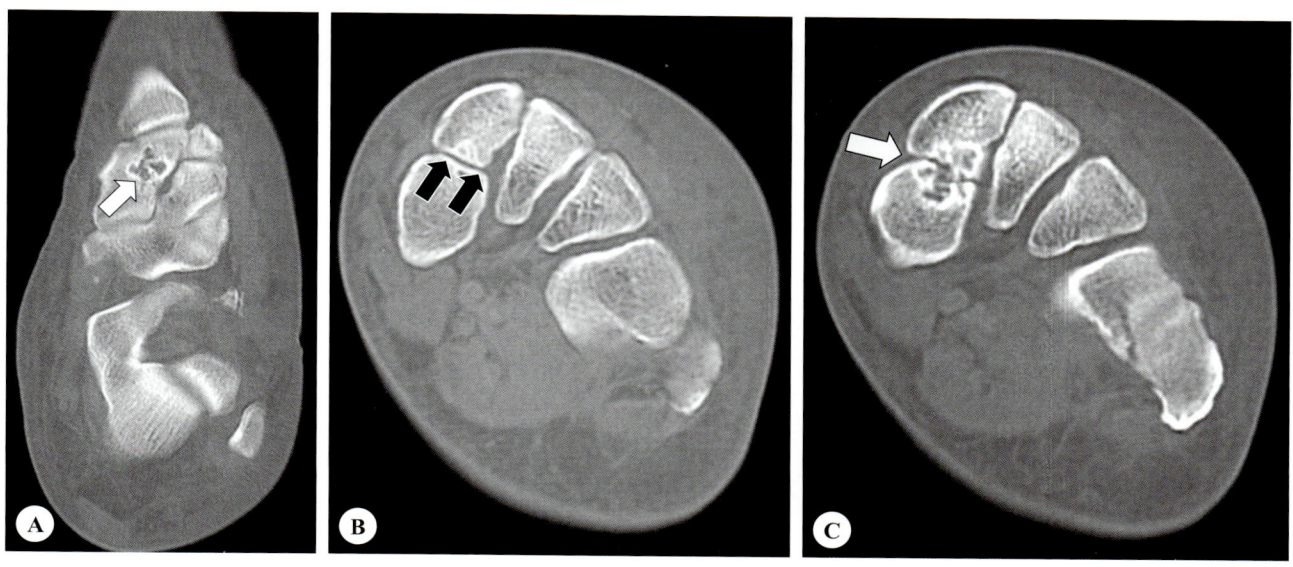

▲ 图 10-125　足部疼痛、二分裂内侧楔状骨的 56 岁男性

A. 轴位骨窗 CT 图像示内侧楔状骨中心有一复杂囊肿样病变（白箭）；B. 冠状位骨窗 CT 图像对内侧楔状骨不同骨化中心之间的软骨结合（黑箭）的显示效果更佳；C. 与轴位图像（A）相比，更远端的冠状位骨窗 CT 图像显示退行性硬化和囊变（箭）的效果更佳；这些变化可伴有临床症状

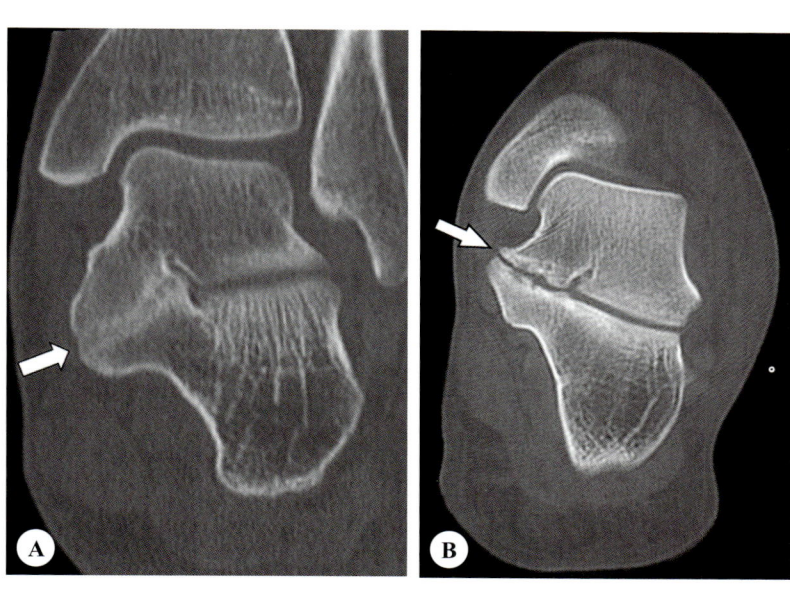

◀ 图 10-126　距跟关节融合

A. 40 岁女性，慢性踝部疼痛，冠状位骨窗 CT 图像示距跟关节内侧面存在骨性融合（箭），注意融合关节的位置略偏下；B. 45 岁男性，足部"僵硬"，冠状位骨窗 CT 示中部距下关节间隙变窄（箭），该纤维融合或软骨融合的关节面不规则，并且伴有硬化

者不受电离辐射的影响。外固定和牵引装置会造成条纹伪影、影响正常摆位，所以在开展 CT 检查前如暂时去除邻近的外固定和牵引装置，可改善图像质量，发现细微骨折[186]。

未成熟胫骨出现的远端骨骺创伤中，Salter-Harris Ⅱ 型病变最常见（46%），其次是Ⅲ型（25%）、Ⅳ型（10%）和 Ⅰ 型（6%）病变。幼年型 Tillaux 损伤（Salter-Harris Ⅲ 型的一种表现形式）占所有损伤的 14%。另外，三平面骨折占胫骨远端骨骺骨折的 10%，并且该病变无法应用 Salter-Harris 分类系统[187, 188]。胫骨远端骨骺的三平面骨折累及复杂的解剖结构，所以 CT 对该病变的评价很有价值；在 CT 图像中，骨折线的冠状面部分累及胫骨骨骺后份，骨骺程度多变；矢状面部分穿过骨骺，通常累及中心部位；水平面部分则累及整个骨骺。侧位 X 线可以清楚地显示 Salter-Harris Ⅱ 型或Ⅳ型骨折，而 Salter-Harris Ⅲ 型骨折在正位 X 线中显示良好。骨骺损伤移位若超过 2mm，则需要手术治疗；采用 CT

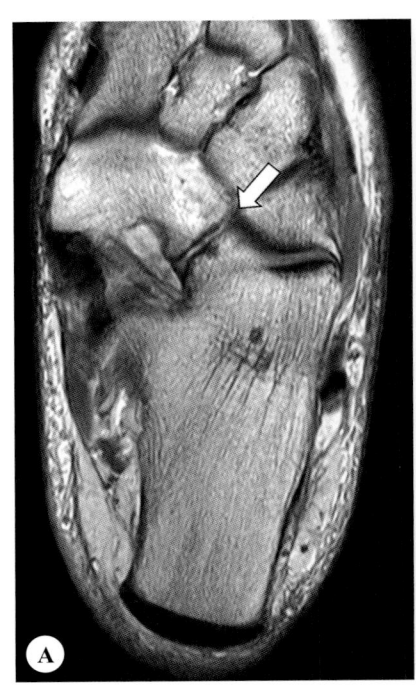
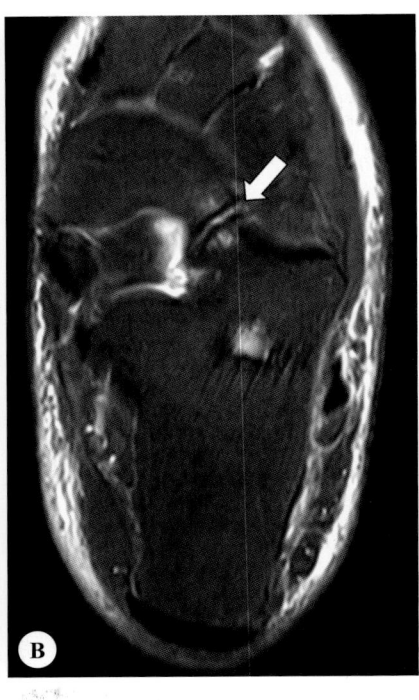

◀ 图 10-127 足部疼痛、跟舟关节软骨性融合的 34 岁女性

轴位质子密度加权图像（A）和轴位 T_2 加权、脂肪抑制 MR 图像（B）示跟舟关节前部变窄，并有低信号硬化边和边缘软骨下水肿，关节内呈高信号（箭），符合软骨性融合表现。纤维性融合通常在所有序列中均呈低信号

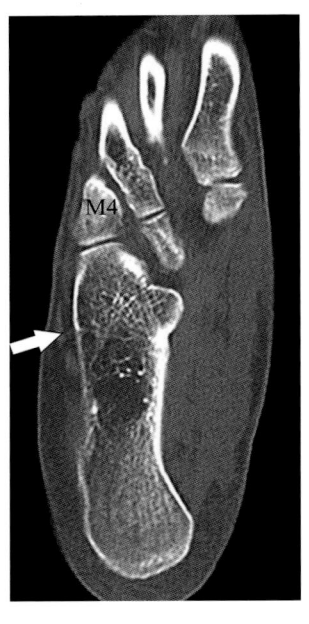

◀ 图 10-128 足部疼痛、跟骰关节骨性融合的 29 岁男性

轴位骨窗 CT 图像示跟骨拉长，与骰骨分界不清（箭），融合骨质与第 4 跖骨（M4）形成关节，属于最为罕见的一种融合形式

显示骨骺损伤移位的效果最佳。直接冠状位成像显示生长板损伤和不连续关节面的效果良好，而轴位图像可很好地显示冠状面骨折和矢状面骨折[189]（图 10-131）。

X 线是大多数成人踝关节损伤的首选检查方法，该方法已足以开展评估；CT 检查则有助于评估复杂损伤[185, 190]，特别是累及胫骨远端关节面的关节内骨折（Pilon 骨折）[191]。Pilon 骨折可见于承受高能轴向负荷之后（如机动车事故或高坠伤后）的骨骼，在下肢损伤中占比不足 10%，患者内踝、后外侧踝及前外侧踝可出现碎骨（图 10-132），75% 的患者伴有腓骨骨折。重要的术前 CT 检查结果包括碎骨的数量、是否存在嵌插和主要骨折线的角度，这些因素都可以改变手术方案、决定手术切口的类型，主观上减少了大多数 Pilon 骨折患者的手术时间。部分学者建议对所有存在移位的关节内 Pilon 骨折开展常规 CT 评估[192]。踝关节骨折和足部骨折的分类系统很多，比较全面的系统有 Muller AO 分类、Weber 分类和 Lauge-Hansen 分类等。Lauge-Hansen 分类为每一种类型的损伤提供了临床算法，有条理地给出了损伤机制，并且具有影像学上的相关性，在骨科实践和放射学实践中的实用性很强[193]（图 10-133）。具体的分类细节不在本章叙述。

胫腓骨远端分离提示骨间韧带撕裂，需手术修复，在伴有腓骨远端骨折时尤其如此。胫腓骨分离很难经 X 线发现，但使用轴位 CT 图像显示则相对容易，有时可见骨间韧带附着处撕脱性骨折或其他相关的复杂损伤[194]（图 10-134）。存在对侧对比图像时，利用轴位 CT 图像诊断胫腓下联合分离最为容易，但并非绝对可行。在胫骨关节面近端水平，胫腓下联合的宽度约为 1cm。腓骨半脱位可提示胫腓下联合撕裂，后者在轴位 CT 图像上明显，但 X 线则无法发现[195]。

后足骨折包括跟骨骨折和距骨骨折两种，前者占所有主要跗骨损伤的 60%[196]。CT 有助于评价复

第 10 章 肌肉骨骼系统
Musculoskeletal System

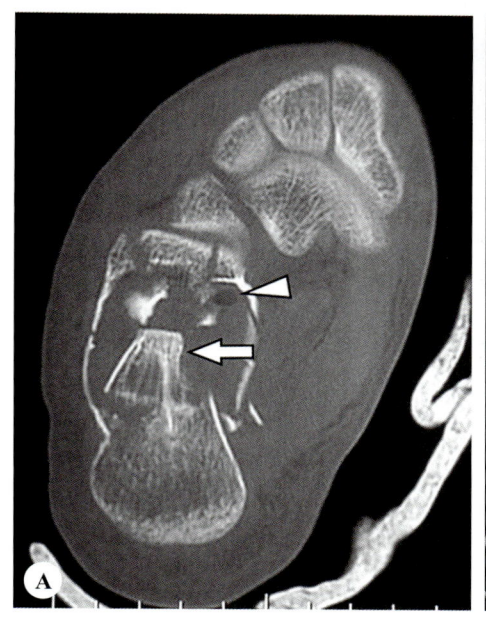
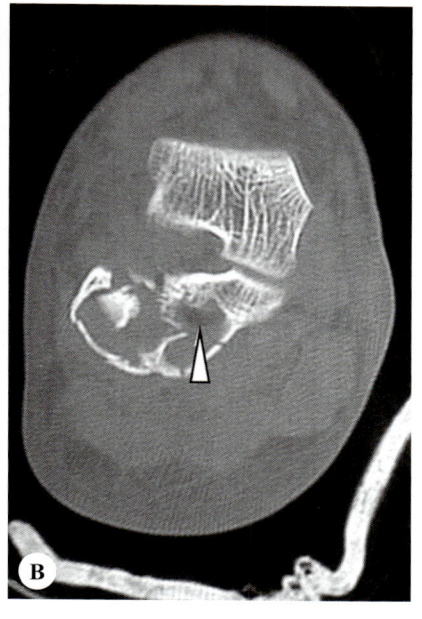

◀ 图 10-129 有跟骨孤立性骨囊肿导致的病理性骨折的 31 岁男性

A. 轴位骨窗 CT 图像示距下关节面的碎骨塌陷（箭）和大块跟骨前部囊肿，内见少量游离骨髓脂肪（箭头）；B. 距突关节的冠状位骨窗 CT 图像示囊肿的非独立部分存在游离脂肪（箭头）

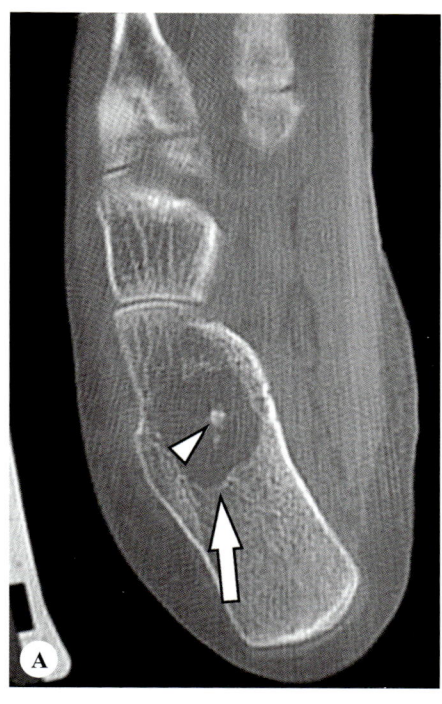
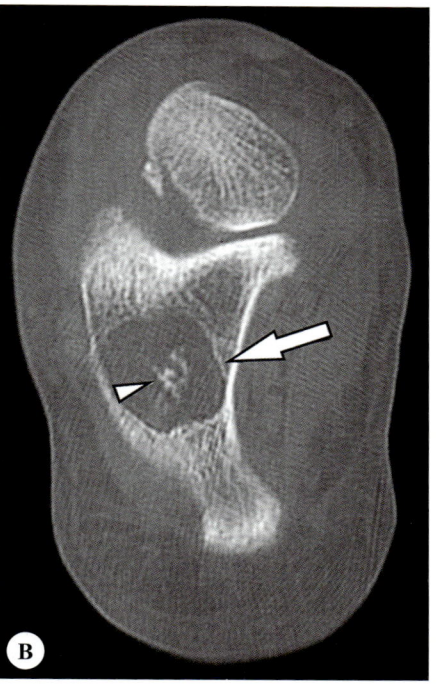

◀ 图 10-130 因足部创伤而意外发现跟骨前部有骨内脂肪瘤的 34 岁男性

轴位（A）和冠状位（B）骨窗 CT 图像示跟骨前部脂肪瘤。可见一条薄硬化边（箭）。中心有营养不良性钙化（箭头）

杂的解剖结构和确定治疗方案（保守治疗或手术治疗）。75% 的成人骨折伴有关节内受累，通常需要开放性手术修复[197]。CT 检查重点关注跟骰和距下关节面的完整性[198]（图 10-135）。外科医师在术后的关注重点是跟骨的高度、长度、对位和关节面的情况，特别是后部关节面和跟骰关节的情况[198, 199]。前部关节面评估的重要性相对较低，原因是该关节面经常缺失或与中部关节面联合，一般不会出现需要手术修复的孤立损伤。距下关节后部关节面的重要性最高，该关节面的外侧半脱位常伴有很多其他损伤，如距骰关节受累、外侧副韧带损伤、腓骨肌腱半脱位和腓骨骨折等，需要外科干预[195]（图 10-136）。青少年的粉碎性骨折比成人少见，因此前者更多采取保守治疗[200]。外力作用下的趾短伸肌收缩可造成跟骨背外侧撕脱性骨折，在 X 线中易与正常的腓籽骨相混淆；然而在 CT 图像中，正常的腓籽骨位于足底[201]（图 10-137）。跟骨前上突骨折在 X 线中诊断困难，但可被 CT 或 MRI 清楚显示（图 10-138）。

503

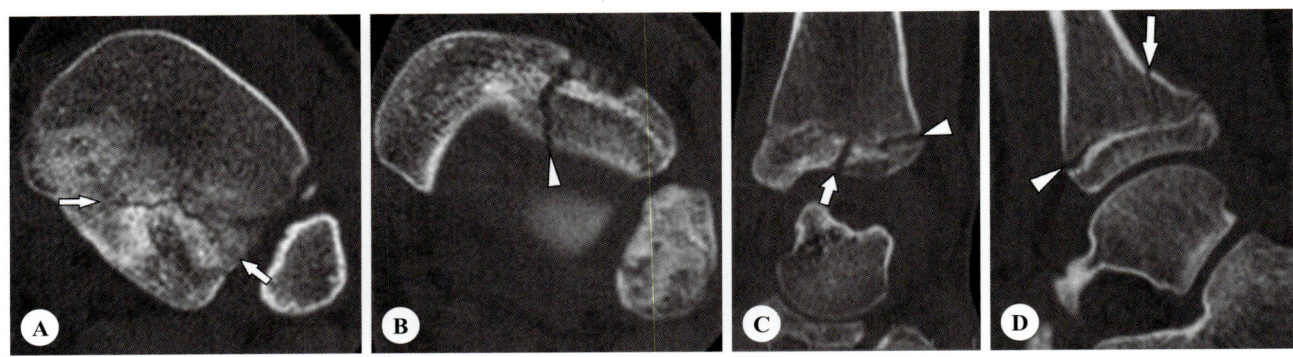

▲ 图 10-131　从自行车上摔倒受伤、胫骨远端呈三平面骨折的 12 岁女童

A 和 B. 轴位骨窗 CT 图像示骨折线（箭）累及胫骨干后部骨皮质，在最下方层面可见纵行的骨折线向下累及骨骺前部（箭头）；C. 冠状位骨窗 CT 图像示骨骺垂直方向骨折（箭）的效果最佳，同时示外侧生长板增宽（箭头），与轴位图像显示的骨折范围一致；D. 矢状位骨窗 CT 图像示冠状方向后份骨折线向上延伸（箭），亦可见骨骺骨折（箭头）和前部生长板增宽

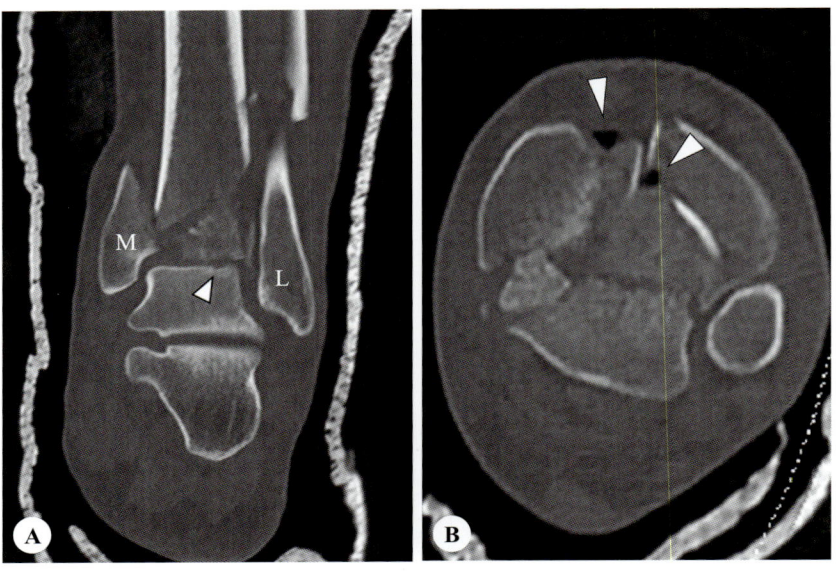

◀ 图 10-132　踝部创伤、呈 Pilon 骨折的 29 岁男性

A. 冠状位骨窗 CT 图像示胫骨远端关节内粉碎性骨折，伴内踝（M）关节内斜行骨折和腓骨干远端（L）骨折；注意距骨顶部外上份存在的骨皮质凹陷（箭头）是压迫性损伤造成的；B. 轴位骨窗 CT 图像显示胫骨前份、内侧、后份和外侧粉碎性骨折程度的效果更好，其中前份骨折部位内可见创伤后积气（箭头）

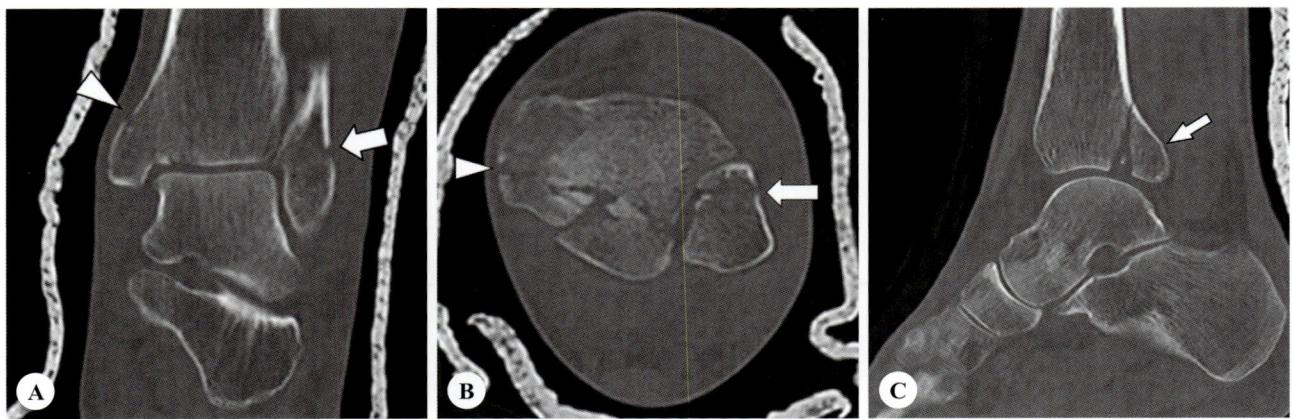

▲ 图 10-133　有踝部创伤和 Weber B 型、Lauge-Hansen Ⅳ 期旋后外旋型损伤的 30 岁男性

A 和 B. 冠状位（A）和轴位（B）骨窗 CT 图像示腓骨远端（箭）和内踝（箭头）有斜行关节内骨折，未见距骨顶受累；C. 矢状位骨窗 CT 图像示胫骨后踝骨折（箭）

跟骨骨折可伴发肌腱损伤、腓骨长肌肌腱夹伤和𧿹长屈肌肌腱夹伤，若漏诊可能会导致慢性疼痛和无力[202]。如果力道足够大，内翻伤时出现的三角韧带损伤（在 MRI 上显示更清楚）可导致载距突骨皮质出现撕脱伤（图 10-139）。

距骨是仅次于跟骨的第二大跗骨，由头部、颈部和体部组成，表面覆盖关节软骨，约占整个距骨表面的 2/3。大多数距骨骨折为韧带附着点的撕脱性骨折，可延伸至关节面（图 10-140）。距骨颈骨折少见，仅占所有距骨骨折的 5%；足部过度跖屈时被迫背屈可导致距骨颈骨折，通常继发于机动车碰撞时足部被制动踏板挤压产生的冲击[203, 204]（图 10-141）。距骨依靠直接供血，因此距骨骨折时发生顶部骨坏死的风险增加，在发生骨折碎片移位及距下关节、

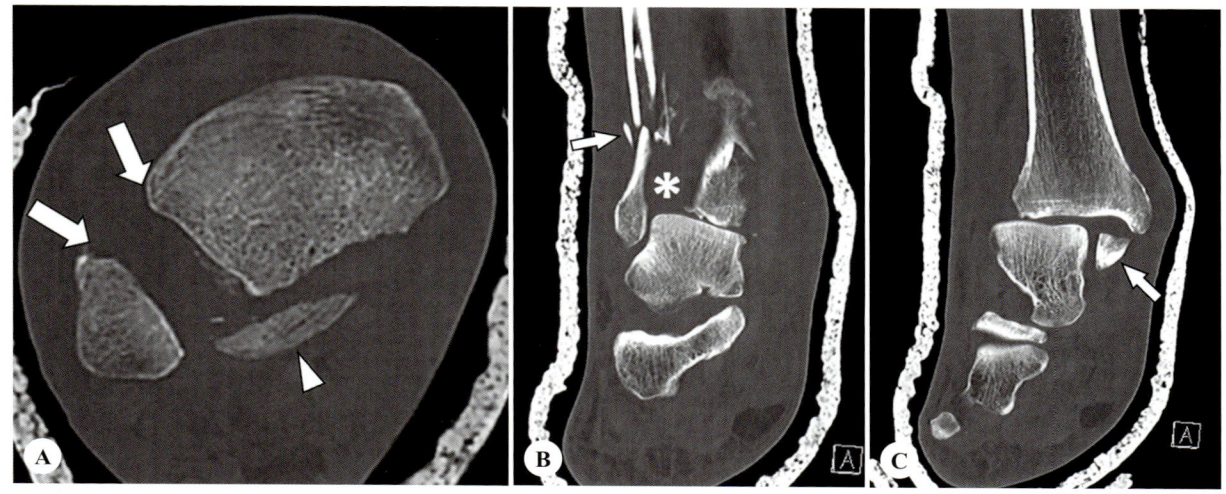

▲ 图 10-134　踝部创伤和胫腓下联合分离的 32 岁男性

A. 轴位骨窗 CT 图像示远端胫腓下联合明显增宽（箭），伴胫骨后下份骨折（箭头），沿胫骨外侧缘可见小块骨性碎片；B. 冠状位骨窗 CT 图像示远端胫腓关节明显分离（*），伴腓骨远端粉碎性骨折（箭），还可见踝穴上内份明显变窄及内侧软组织肿胀；C. 更靠前层面的冠状位骨窗 CT 图像显示内踝骨折片横向移位（箭）和胫骨相对于距骨的明显向内半脱位的效果更好

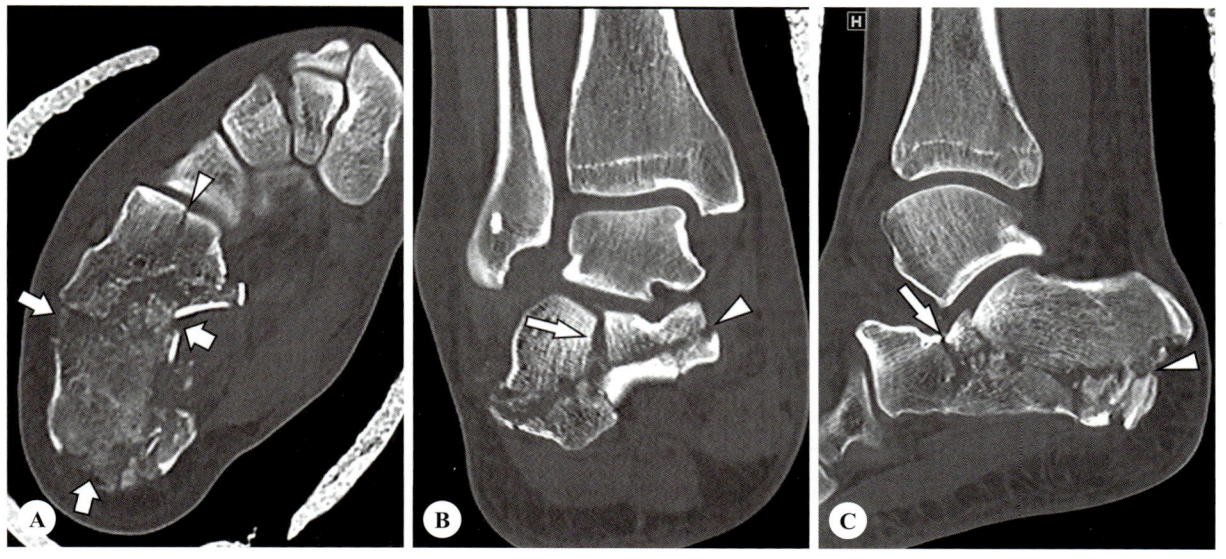

▲ 图 10-135　跌倒后跟骨骨折的 39 岁男性

A. 轴位骨窗 CT 图像示跟骨严重粉碎性骨折（箭），延伸至跟骰关节（箭头），伴皮质碎片向内侧移位；B. 冠状位骨窗 CT 图像示骨折向外侧延伸到距下关节后部（箭），显示效果良好，另示骨折向内侧延伸到载距突（箭头）；C. 矢状位骨窗 CT 图像再示斜行的跟骨粉碎性骨折（箭），延伸至距下关节前部、跗骨窦交界处和跟骨后下份（箭头）

踝关节或距舟关节的半脱位或脱位时尤为明显（图10-142）。在无明显距骨骨折的情况下，也可发生距骨脱位（图10-143）。

Chopart 损伤通常是严重的跗中关节（距舟关节和跟骰关节）创伤造成的距骨、骰骨或舟骨骨折，偶尔也可见楔状骨骨折[174, 175]。高处坠落、机动车事故和扭伤是 Chopart 损伤常见的机制。矢状位重建图像有助于显示 Chopart 关节的解剖结构（图10-144）。Chopart 骨折－脱位常在开展 CT 或 X 线检查前即出现缓解，故需要仔细观察 Chopart 关节的骨折和真空现象，发现缓解后的损伤表现。远端骨折碎片向内侧移位是最常见的缓解后损伤表现（80%）[175]。

中足骨折常导致难以定位的局部疼痛，而且由于结构重叠，中足骨折损伤通常很难利用 X 线观察，因此对中足开展 CT 检查非常重要。骰骨的"胡桃夹"骨折（图10-145）通常见于跌倒后创伤。人在跌倒时，足部处于过度跖屈状态，跖骨的位置相对固定；此时患者的体重会通过跟骨传递，因骰骨在第4、5跖骨与跟骨之间处于固定状态，使得骰骨受到冲击、发生骨折[205]。其他外力造成的前足过度外展也会产生骰骨损伤[206]。

Lisfranc 关节损伤包括跖骨和相邻的楔状骨（主要是前足的 C_1、C_2、M_2、M_1 段）发生的背外侧脱位和骨折，并且伴有不同程度的韧带损伤[175, 207, 208]（图10-146）。跗跖（tarsometatarsal，TMT）关节处的第2跖骨背侧脱位是 Lisfranc 关节损伤的特征性 CT 表现，该表现的产生原因是 Lisfranc 韧带背侧遭到破坏。Lisfranc 关节损伤中，半脱位或脱位可能为同侧（第1跖骨保持正常或向外侧移位），也可能为

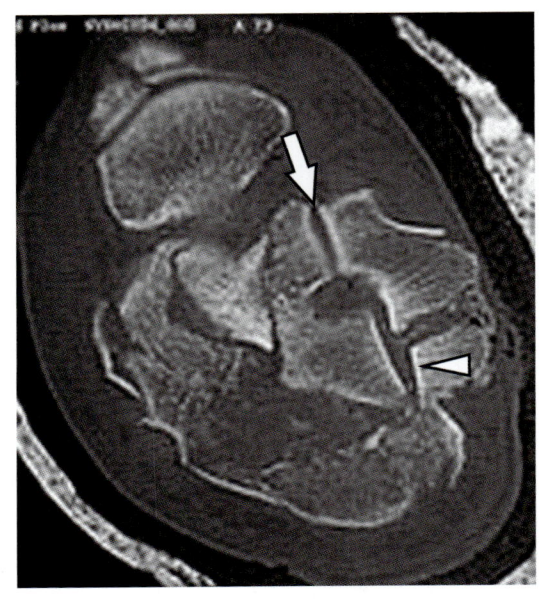

▲ 图 10-136 行走时被汽车撞倒、跟骨和距骨严重粉碎性移位性骨折的 29 岁男性

轴位骨窗 CT 图像示距骨和跟骨严重粉碎性骨折，伴距突关节（箭）和距下关节后部（箭头）旋转；在本幅轴位 CT 图像上，关节面处于矢状位

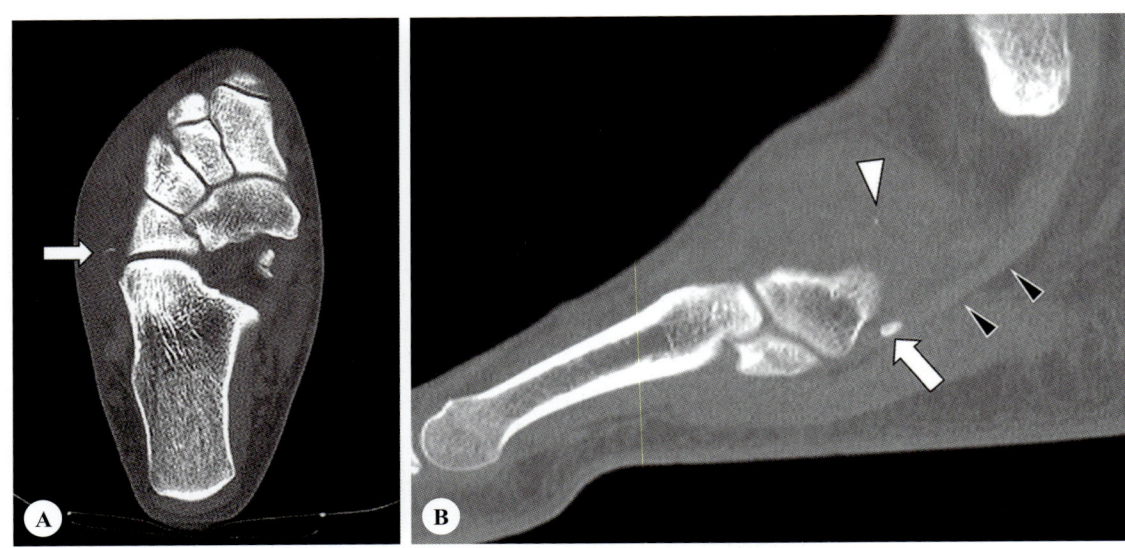

▲ 图 10-137 踝部创伤、远端距骨外侧趾短伸肌肌腱撕脱的 23 岁女性

A. 轴位骨窗 CT 图像示中足外侧软组织明显肿胀，在跟骨远端外侧见小块骨皮质撕脱（箭）；B. 矢状位骨窗 CT 图像证实该患者的图像表现反映跟骨上方的真性撕脱（白箭头），而非腓籽骨；正常腓籽骨（白箭）位于腓骨短肌（黑箭头）至该肌的第5跖骨基底部附着处两者之间的路径内

第 10 章 肌肉骨骼系统
Musculoskeletal System

反侧（第 1 跖骨向内侧移位）。CT 对跗骨骨折和跖骨骨折的灵敏度高；在发生足部高能过屈损伤的情况下，常规 X 线可能会造成近 20% 的跗骨和跖骨骨折以及高达 50% 的 Lisfranc 关节半脱位漏诊。CT 是评估此类患者骨损伤的首选方法，而此类损伤在机动车事故当中最为常见[209]。

MR 是评估低能损伤（主要是运动型损伤）中韧带的首选方法，可以显示韧带的背侧、骨间和足底部分。在韧带的低能损伤中，背侧撕裂最常见，足底部分通常较为稳定，很少撕裂[175, 207]（图 10-146C）。

第 1 跖趾关节过度跖屈造成的损伤称为草皮趾，在顶尖运动员中愈发常见。草皮趾包括关节囊韧带复合体各部分的不同程度损伤，涉及的复合体组成部分包括跖骨头（足底嵴）、籽骨、近节趾骨、跖骨颈基底部、踇短屈肌腱、侧副韧带、籽骨间韧带、趾骨籽骨韧带和跖骨籽骨韧带[210]（图 10-147）。对此类损伤而言，CT 有助于评估骨质结构及半脱位和脱位的情况，但 MRI 可进一步显示骨髓水肿，以及韧带结构的扭伤和撕裂，从而为手术或其他治疗提供潜在的指导价值（图 10-147C）。

第 5 跖骨近端骨折常被笼统地误分类成 Jones 骨折。损伤类型可以使用第 5 跖骨近端三个区域的骨折来区分[211, 212]。3 区为骨干近干骺端处，是应力性骨折最常见的部位，该区的解剖结构为血管分水岭，

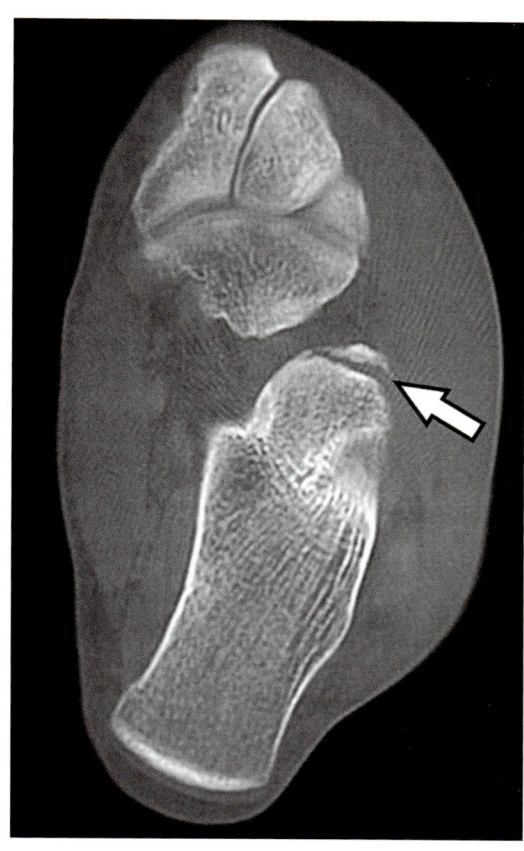

▲ 图 10-138 踝部创伤和跟骨前上突骨折的 35 岁男性

轴位骨窗 CT 图像示骨折（箭）在半冠状平面上延伸至跟骰关节面最上缘，此类骨折难以使用 X 线发现

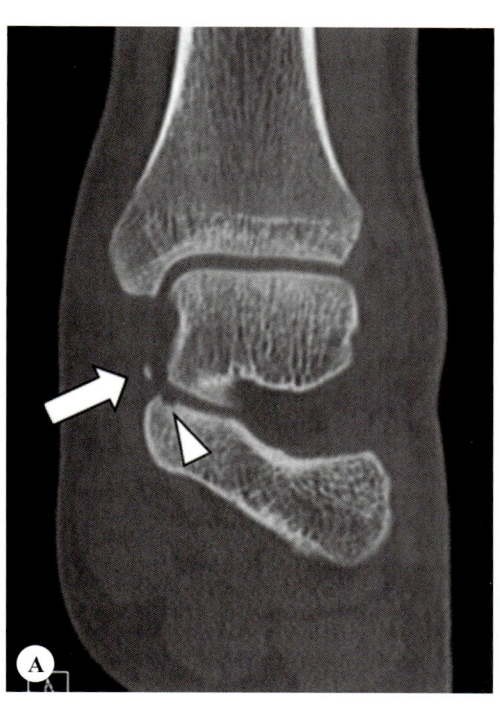

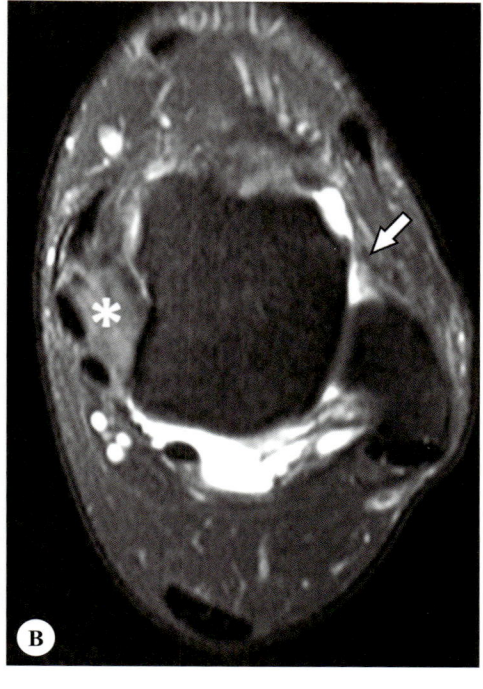

◀ 图 10-139 近端跟骨载距突撕脱和三角韧带复合体损伤的 25 岁女性

A. 冠状位骨窗 CT 图像示三角韧带远端存在点状撕脱（箭），注意在载距突上端有骨皮质缺损（箭头）；B. 轴位 T_2 加权、脂肪抑制 MR 图像示三角韧带的损伤，显示效果良好；三角韧带正常条纹消失、水肿信号增强（*）；注意距腓前韧带存在撕裂和关节积液（箭）

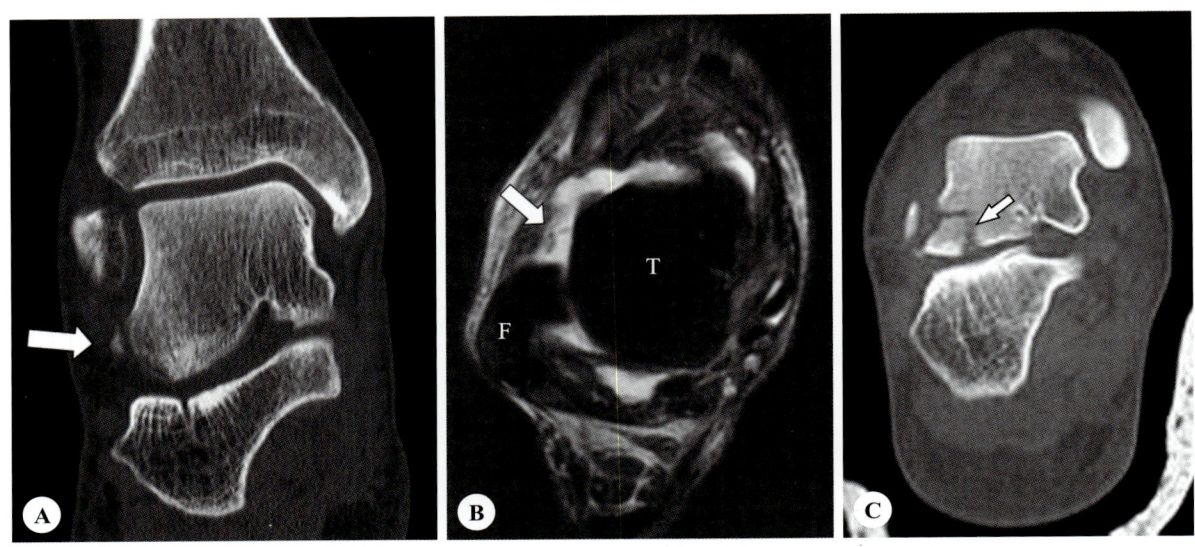

▲ 图 10-140　踝关节扭伤、距骨外侧突撕脱性骨折的 35 岁男性

A. 冠状位骨窗 CT 图像示距腓前韧带区域内距骨外侧突有小块线性骨折（箭）；B. 轴位 T_2 加权、脂肪抑制 MR 图像证实距腓前韧带从距骨前份（T）和腓骨（F）的附着处完全撕裂（箭），损伤部位有异常积液延伸；C. 冠状位骨窗 CT 图像显示骨折碎片及其大小，显示效果良好；另发现距下关节面后份受累（箭），该受累情况在之前的 X 线上无法显示（本例未展示）。鉴于距骨骨折常延伸至关节面，建议采用先进的成像技术，更好地描述损伤程度

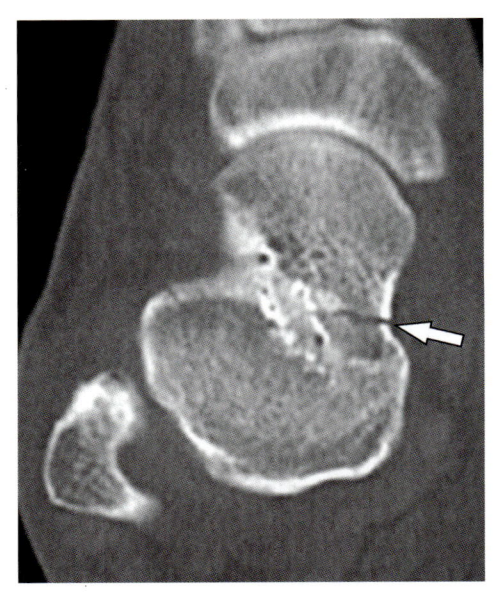

▲ 图 10-141　摔倒后距骨颈骨折的 45 岁女性

轴位骨窗 CT 图像示距骨颈近端非移位性骨折（箭），有缺血坏死的风险

愈合不良的风险较高[211]；1 区为跖骨干骺端近端，包括结节、腓肠肌腱附着点和外侧足底腱膜附着处（图 10-148），其中外侧足底腱膜附着处在负重时如强行内翻，可导致结节撕脱[213]；2 区为干骺端远端，是 Jones 骨折的真实发生部位。

CT 有助于区分第 1 跖骨头处的籽骨骨折与多发籽骨。籽骨骨折的边缘通常较锐利，如将分离部分组合在一起，则大小相当于一块籽骨。多发籽骨的边缘光滑、骨皮质清楚且有斜面，如果组合在一起，很难构成一整块籽骨[174]。

足部多见异物，其中细小的金属异物使用常规 X 线即容易发现，但 X 线诊断非金属（如木质）异物存在一定的困难。如怀疑患者体内存在 X 线阴性异物，可开展超声检查。然而，实践过程中由于缺乏足够的临床病史，往往会因为非特异性疼痛、肿胀或变红而开展 CT 或 MRI 检查。CT 在木质异物检测方面优于 MRI，而 MRI 对异物周围炎性改变的显示效果更佳。与邻近的正常肌肉和脂肪相比，长期存在的木质异物密度更高，骨窗显示效果更佳[214, 215]。然而，木质异物的密度有时可低于周围软组织，具体取决于木质异物的含水量，而含水量又取决于木质异物的干燥程度及检查前在体内停留的时间[216]。

（四）应力性骨折

踝关节和足部应力性骨折包括最常见的低风险应力性骨折（整体来看最常见的胫骨远端后内侧骨折、跟骨骨折（图 10-149）、第 2~4 跖骨骨折及更少见的骰骨骨折和楔状骨骨折）和高风险应力性骨折（骨折部位包括胫骨骨干前份、内踝、舟骨、第 2 跖

第 10 章 肌肉骨骼系统
MUSCULOSKELETAL SYSTEM

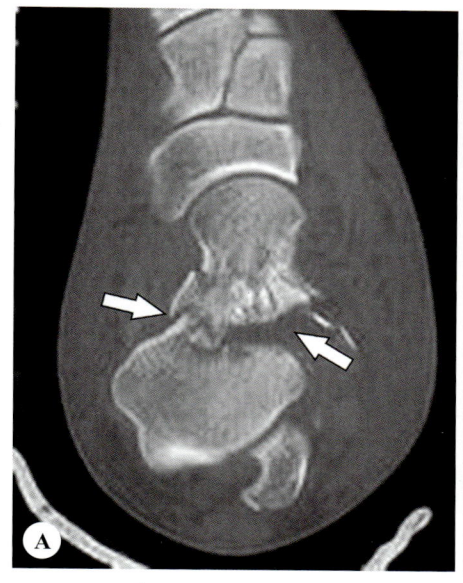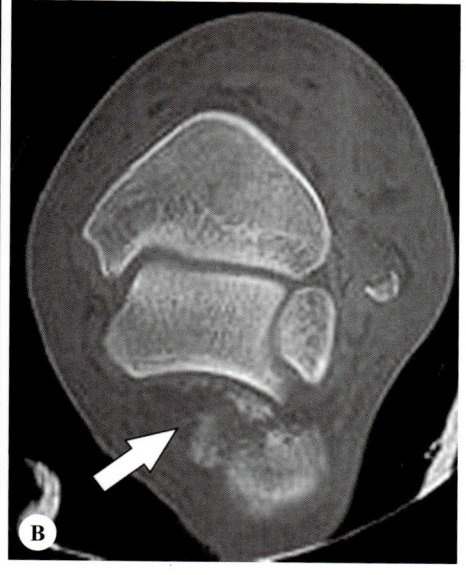

◀ 图 10-142 踝部创伤和移位性距骨颈骨折的 25 岁男性

A. 轴位骨窗 CT 图像示距骨颈粉碎性骨折（箭）；B. 冠状位骨窗 CT 图像示距下关节后部脱位，并可见数个粉碎性跟骨碎片（箭）

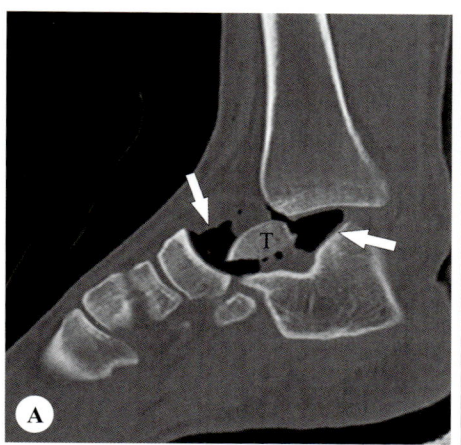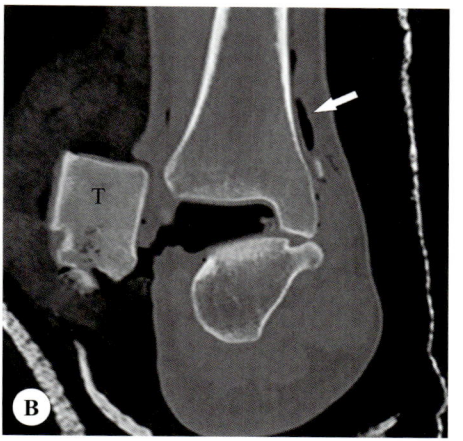

◀ 图 10-143 严重踝部创伤、开放性距骨脱位的 34 岁男性

A. 矢状位骨窗 CT 图像仅可见部分距骨（T），伴明显的关节内积气（箭），胫距关节、距舟关节和距跟关节完全性脱位，未见除距骨外任何其他的骨性结构骨折；B. 冠状位骨窗 CT 图像示距骨（T）完全开放性外脱位，伴皮肤破损和不规则距骨下缘，注意气体（箭）沿踝关节内侧软组织走行

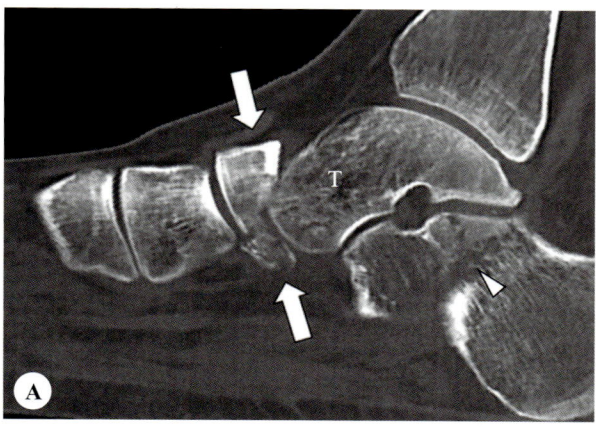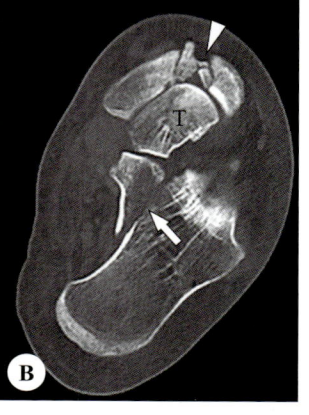

◀ 图 10-144 机动车事故后呈 Chopart 骨折和脱位的 42 岁女性

A. 矢状位骨窗 CT 图像示舟骨骨折（箭）和舟骨相对于距骨的背侧脱位，舟骨压迫距骨（T）远端背侧，破坏 Chopart 关节，另可见斜行的跟骨骨折（箭头）；B. 轴位骨窗 CT 图像示跟骨骨折（箭）延伸至载距突基底部，同时舟骨粉碎性骨折碎片（箭头）移位到距骨前方（T），但不伴有距骨骨折

509

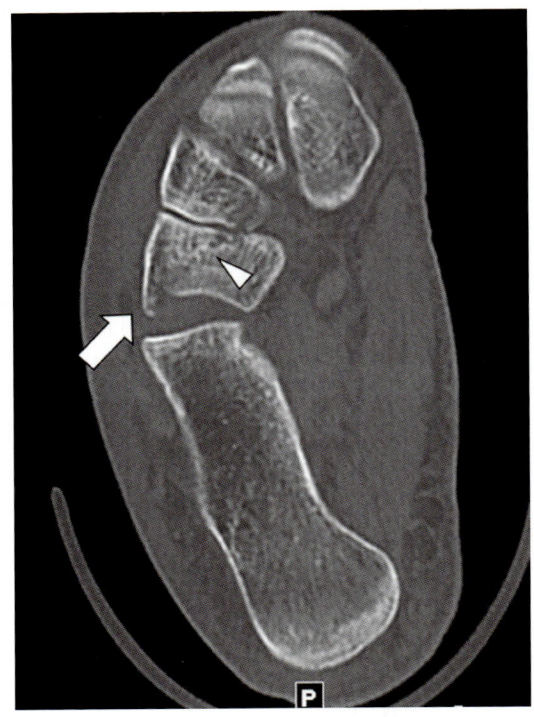

▲ 图 10-145 足部外伤、呈骰骨"胡桃夹"骨折的 34 岁女性

轴位骨窗 CT 图像示骰骨部存在斜行的轻度粉碎性骨折（箭头），伴后外侧关节面受压和局部分离（箭）；创伤时，骰骨受到跟骨和跖骨的撞击

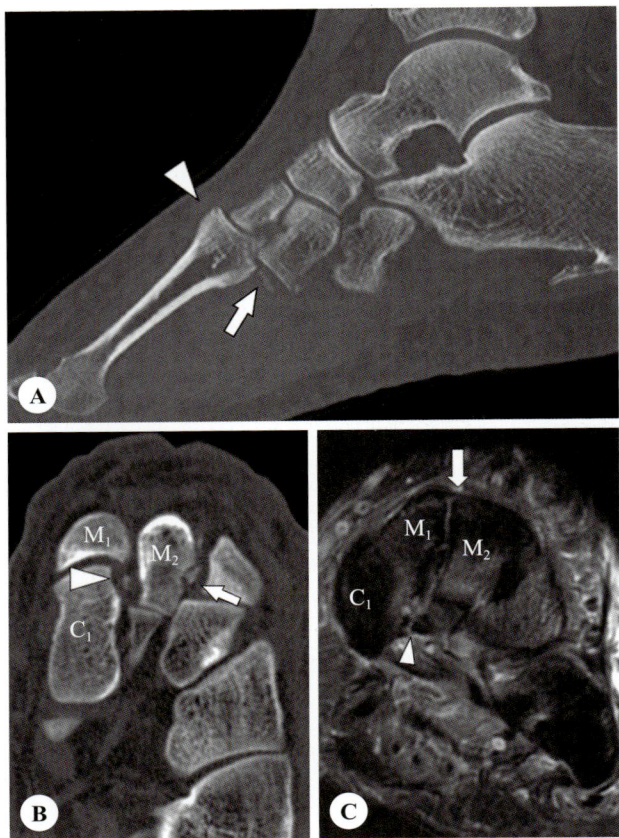

▲ 图 10-146 遭遇机动车事故后呈 Lisfranc 骨折和脱位的 42 岁男性

A. 矢状位骨窗 CT 图像示第 2 跖骨基底部相对于楔状骨向背侧异常半脱位（箭头），第 2 跖骨腹侧基底部压缩性骨折，跗跖关节处有数块小型碎骨（箭）；B. 轴位骨窗 CT 图像示第 1 楔状骨（C_1）、第 2 跖骨（M_2）和第 1 跖骨（M_1）基底部之间的 Lisfranc 韧带区域内存在碎骨（箭头），显示效果良好；同时，第 2 跖骨基底部外侧可见小型碎骨（箭）伴轻微外侧移位，符合同侧损伤表现；C. Lisfranc 关节的轴位 T_2 加权、脂肪抑制 MR 图像示第 1 跖骨（M_1）和第 2 跖骨（M_2）间的背侧韧带（箭）和骨间韧带完整，然而在第 1 楔状骨（C_1）和 M_2 之间可见 Lisfranc 韧带跖侧下份（箭头）破坏

骨基底部、第 5 跖骨近端、距骨和第 1 趾籽骨等）[211]。MRI 对早期应力性骨折，尤其是无分离骨折线的应力性骨折更为灵敏，但 CT 对足部的部分应力性骨折，尤其是舟骨骨折很有价值。舟骨的应力性骨折方向可以是垂直的，也可以是水平的，仅凭 X 线可能难以发现。当 MRI 或骨扫描发现异常但发现的异常不特异时，CT 可以显示 X 线未能发现的透亮或硬化的骨折线和骨膜反应，为临床实践提供有价值的额外信息（图 10-150）。CT 还可显示骨样骨瘤的瘤巢（骨扫描中此类瘤巢的表现与应力性骨折类似）、X 线当中的骨硬化和 MRI 当中的骨髓水肿[217]。在 X 线不明显的情况下，轴位 CT 还有助于诊断高强度运动员体内的籽骨应力性骨折[218]。

大多数的胫骨应力性骨折发生在胫骨近端，呈水平或斜向走行，使用常规 X 线即可诊断。断层影像检查加深了人们对胫骨远端纵向应力性骨折的认识，而常规 X 线往往难以显示此类骨折。相比于 MRI，CT 显示纵向应力性骨折透亮线的灵敏度更高，而 MR 对伴随的骨髓、骨膜、骨皮质和软组织水肿的识别更加灵敏。胫骨应力性骨折常用 Fredericson MRI 分级，具体如下[219, 220]：1 级，正常骨膜、骨膜水肿（图 10-151）；2 级，T_2 有骨髓水肿和骨膜水肿；3 级，T_2 和 T_1 上均有骨髓水肿和骨膜水肿；4 级，出现骨折线，T_2 有骨髓水肿和骨膜水肿。在诊断困难的病例当中，CT 和 MRI 两种检查方法可互补[221]。

（五）关节内紊乱

MRI 的软组织分辨率高、无电离辐射，并且可实现多平面成像，因而成为足踝部软组织病变的最佳成像方式[173, 222]。就所有的韧带和肌腱疾病（如腱

第 10 章 肌肉骨骼系统
Musculoskeletal System

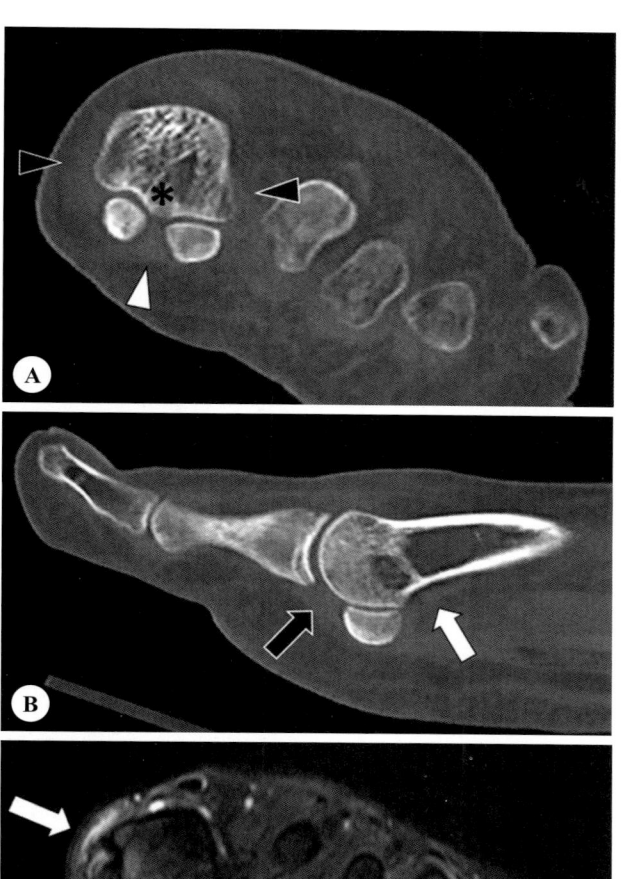

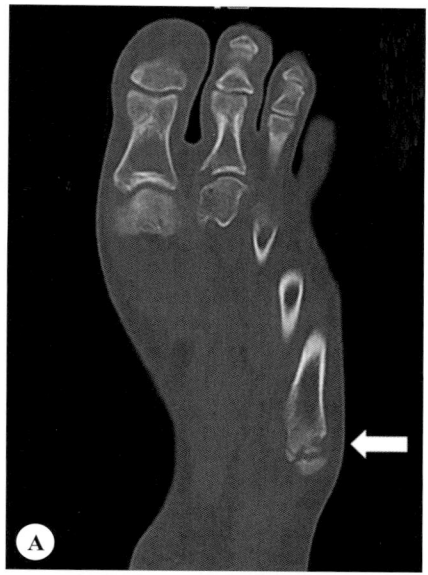

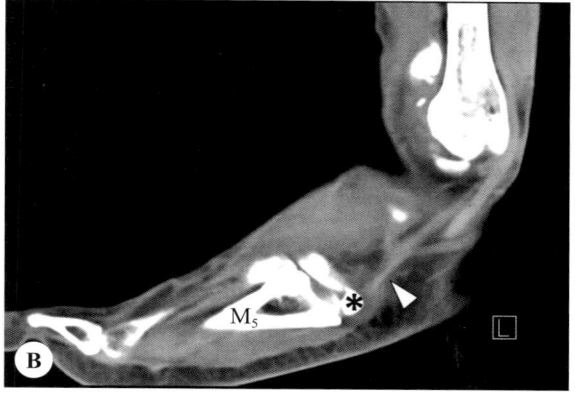

▲ 图 10-148 摔倒后第 5 跖骨基底部骨折的 67 岁女性
A. 轴位骨窗 CT 图像示第 5 跖骨基底部近端粉碎性骨折（箭），累及结节 / 近端干骺端（1 区）；B. 矢状位软组织窗 CT 图像示腓骨短肌腱（箭头）远端附着于近端缩回的第 5 跖骨（M_5）的基底部碎骨（*）

▲ 图 10-147 跖趾关节囊韧带的解剖图和草皮趾型损伤
A. 22 岁的男性足球运动员，大踇趾损伤，第一跖趾关节的冠状位 CT 示两块籽骨与跖骨头（*）正常排列，这些结构之间可见跖板，踇长屈肌（白箭头在籽骨间走行，并由籽骨间韧带固定；内侧副韧带和外侧副韧带（黑箭头）沿关节面外侧走行；B. 矢状位 CT 图像示第一跖趾关节和籽骨正常，近端趾籽韧带（白箭）和跖趾韧带（黑箭）可维持籽骨和关节的完整性；C. 在过伸过程中被戳伤足趾的 34 岁女性，冠状位 T_2 加权、脂肪抑制 MR 图像示内侧副韧带（白箭）在该韧带的骨质附着处严重扭伤

鞘炎、腱鞘周围炎、肌腱病变、肌腱断裂，以及脱位或半脱位等）的显示[223]和支持带状态评估而言，MRI 明显优于 CT，这一点毫无疑问。但是，肌腱和骨皮质在所有 MR 脉冲序列中的信号极低，因此很难将肌腱本身与肌腱周围的骨质异常区分开来。相比之下，CT 评价骨质结构解剖细节的效果良好[222]，更适用于显示钙化、骨赘、骨碎片撞击肌腱或浅 / 凹陷的后踝沟[177, 202, 223]。此外，CT 对创伤后患者肌腱

情况的显示效果良好，在肌腱问题继发于骨折的情况下显示效果更好（图 10-152）。若肌腱不可见，则应开展 MRI 检查；如存在支持带损伤，则尤应照此执行[224-228]。

如无法开展 MRI 检查，则 CT 关节造影对评估软骨和关节周围软组织异常具有很高的价值（图 10-153），并且有助于诊断与创伤后慢性踝关节疼痛相关的软组织碰撞；这一点很重要，主要原因在于关节镜下消融炎性软组织肿块可明显改善临床症状[225]。虽然 MR 关节造影有助于诊断各种踝关节撞击综合征，特别是后部撞击引起的综合征，但在临床情况合适的前提下，通常使用 3T MRI 的高分辨率图像即足以诊断[229]。最近，Kirschke、Schmid 和 El-Khoury 综

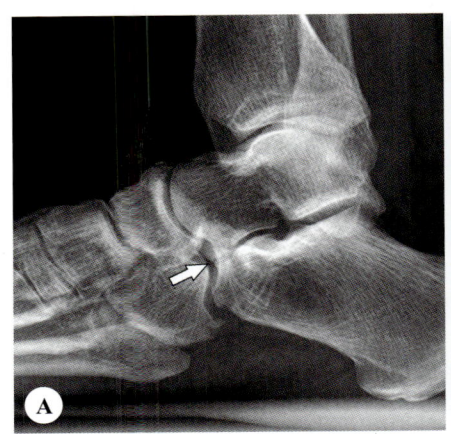
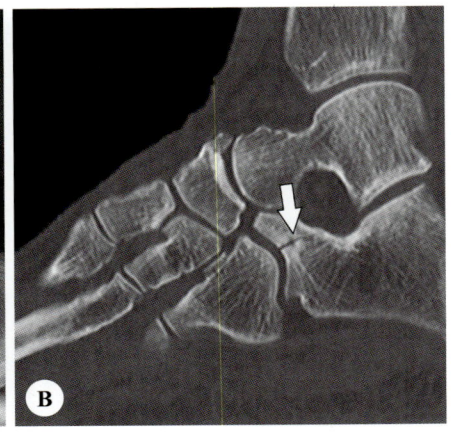

◀ 图 10-149 经常跑步、呈跟骨前部应力性骨折的 44 岁男性
A. X 线侧位片示跟骨前突基底部有细微透亮影（箭）；B. 矢状位骨窗 CT 图像示跟骨前突基底部有非移位性透亮线（箭），显示效果良好，并可见轻度硬化，提示亚急性应力性骨折

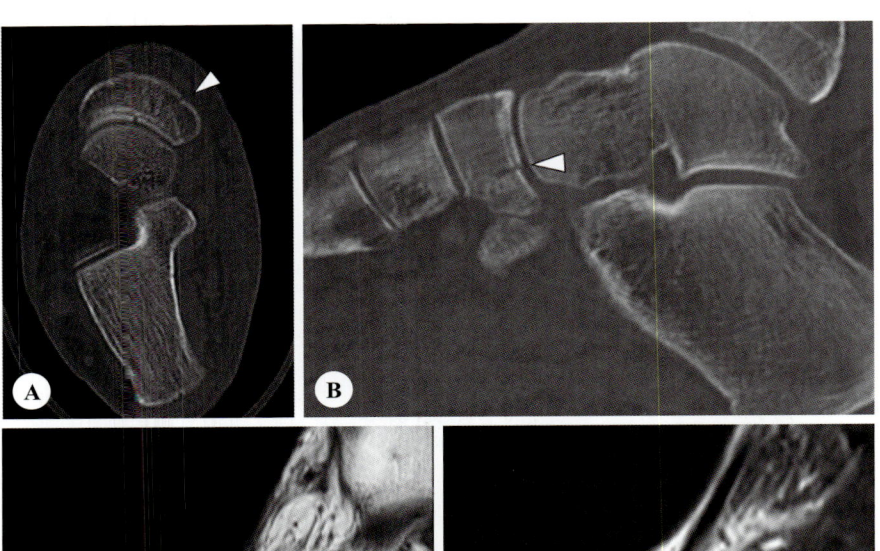

◀ 图 10-150 舟骨应力性骨折
A. 经常跑步、足部疼痛的 54 岁女性，足部轴位骨窗 CT 图像示一横贯舟骨的细微非移位性关节内透亮骨折线（箭头），伴轻度弥漫性骨质疏松；B. 矢状位骨窗 CT 图像示舟骨骨折线后份（箭头）；C. 足部疼痛的 65 岁女性，矢状位 T₁ 加权 MR 图像示舟骨内信号降低，并有低信号骨折线（箭）；D. 矢状位 STIR MR 图像示低信号骨折线和弥漫性舟骨内骨髓水肿（箭），伴周围软组织水肿

述了 CT 与 MR 关节造影的相对价值，该研究指出 CTA 在检测踝关节骨软骨病变方面比 MRA 更可靠。另有研究指出，在所有 CTA 检测到的全层软骨病变中，只有约 50% 可以用 MRA 检测到[230-232]。有学者认为两种检测方法对滑膜异常和软骨异常的评估作用相似，然而由于 MRI 能够直接显示骨髓异常和滑膜外软组织结构（特别是韧带），MRI 和 MR 关节造影往往在慢性创伤后踝关节疼痛患者中更常用。不使用关节腔内对比剂的 CT 检查即可检测距骨的骨软骨病变（osteochondral lesions of the talus, OLT），并且显示骨皮质破坏的能力往往优于单独的 MRI（图 10-154）。OLT 的 CT 表现和 MRI 表现均可随疾病演变而发生变化（图 10-155 和图 10-156）。

正常肌腱的密度高于邻近肌肉，CT 值 75～115HU。肌腱病可表现为肌腱变粗、密度下降和密度不均匀，慢性肌腱病偶见钙化。腱鞘炎表现为高密度肌腱周围存在液性低密度环。CT 常难以区分滑囊积液与肌腱异常，而 MRI 对两者的鉴定则更灵敏（图 10-157）[177, 233]。值得注意的是，多层螺旋 CT 的三维容积重建图像显示肌腱异常的准确性更高[234]。

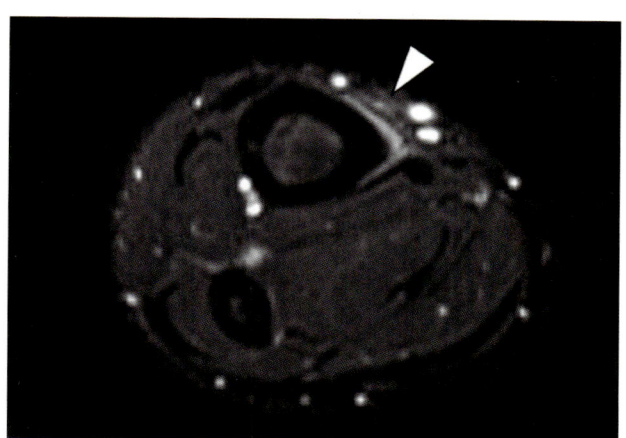

▲ 图 10-151　经常跑步、呈胫骨应力性损伤的 33 岁女性
轴位 T_2 加权、脂肪抑制 MR 图像示平行于胫骨前内侧骨皮质的骨膜水肿（箭头），不伴有骨皮质或髓内的水肿和骨折，符合 Fredericson 1 级应力性骨折的分级标准

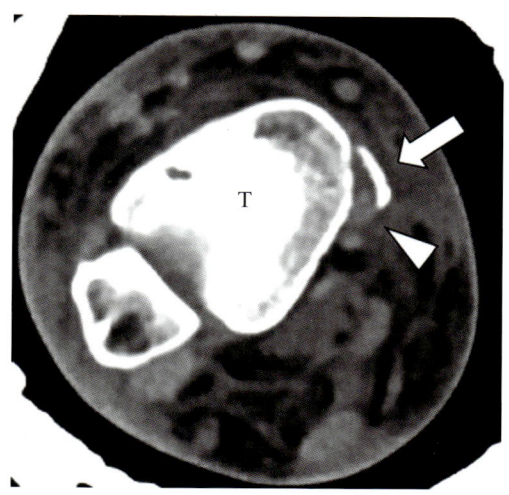

▲ 图 10-152　踝部创伤、胫后肌腱在胫骨骨折部位卡顿的 54 岁男性
轴位软组织窗 CT 图像示胫骨皮质弧形骨折（箭），并见邻近处有稍高密度的胫后肌腱卡顿（箭头）；T. 胫骨

CT 可显示不同程度的肌腱撕裂。Ⅰ型肌腱撕裂表现为肌腱增粗和密度不均匀，其中密度可降至 30~50HU；Ⅱ型撕裂可出现肌腱变薄；Ⅲ型撕裂可见肌腱不连续。MRI 显示肌腱纵向撕裂和不均匀的效果优于 CT，并且显示胫后肌腱撕裂的灵敏度和准确性更高。CT 显示肌腱移位和伴发的先天性或外伤性骨质异常较为容易，但对邻近的瘢痕、软组织损伤和相关韧带的部分撕裂显示效果较差[222]。

（六）关节炎

相比常规 X 线，CT 对足踝部炎性或退行性关节病，尤其是在中足和距下关节的复杂解剖区域发生的此类疾病而言，显示骨质侵蚀、关节间隙狭窄、软骨下囊变、骨质硬化和骨赘形成等征象的效果更佳。与 MRI 相比，CT 显示软骨钙质沉着或痛风石的效果通常更加直观[175]（图 10-158）。距下关节后部病变常导致踝关节疼痛，往往不导致足部疼痛。距下关节后部的退行性变通常继发于外伤后跟骨骨折，该关节的炎性关节炎在类风湿关节炎中常见[174]。CT 关节造影和 MRI 均可显示软骨面的完整性和单纯的软骨缺损，但提高 MR 分辨率可显著提高软骨病变的可识别度。

糖尿病造成的神经性骨关节病最常累及 Lisfranc 关节，但也可累及足踝部的其他关节。该病的 CT 表现与严重退行性关节病一致，包括骨赘形成、软骨下硬化、囊变和骨软骨游离体，通常同时存在萎缩和肥厚表现[235]。

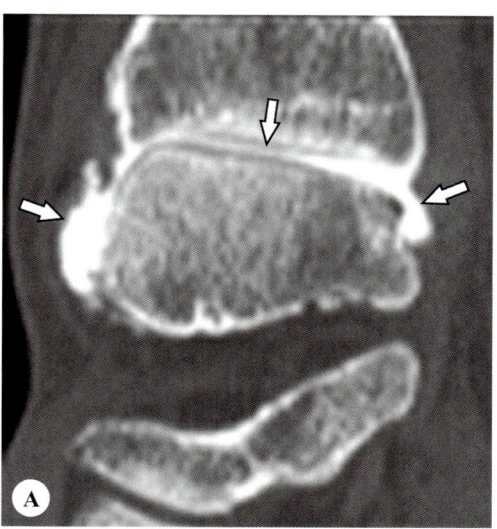

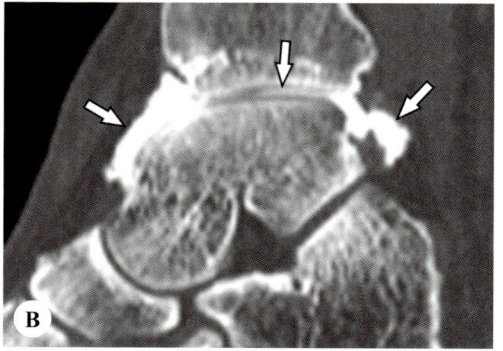

▲ 图 10-153　踝部疼痛僵硬的 54 岁女性
轴位（A）和冠状位重建（B）的 CT 关节造影图像示关节内对比剂正常分布（箭），关节囊轻微不规则，提示粘连性关节囊炎

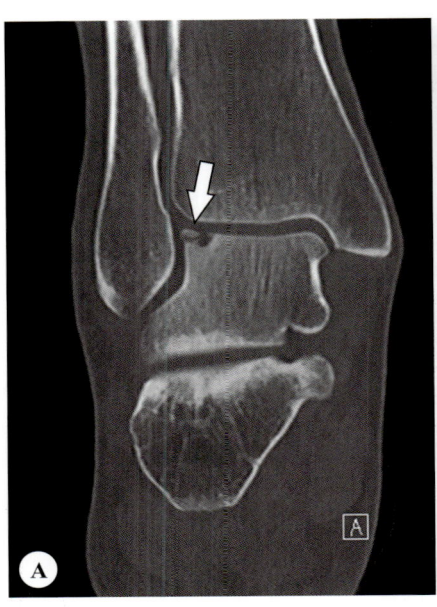
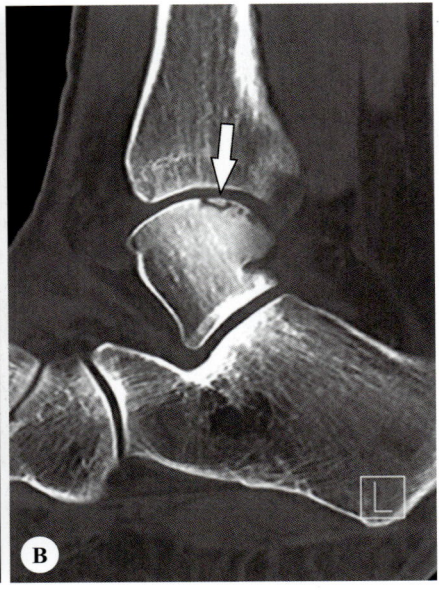

◀ 图 10-154 踝部疼痛，显示距骨骨软骨病变的 32 岁女性

冠状位（A）和矢状位（B）骨窗 CT 图像示距骨顶部外上份有一孤立的骨软骨碎片（箭），关节内未见移位的碎片

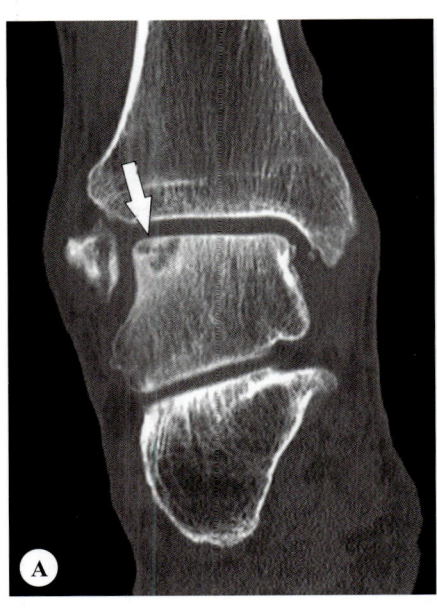
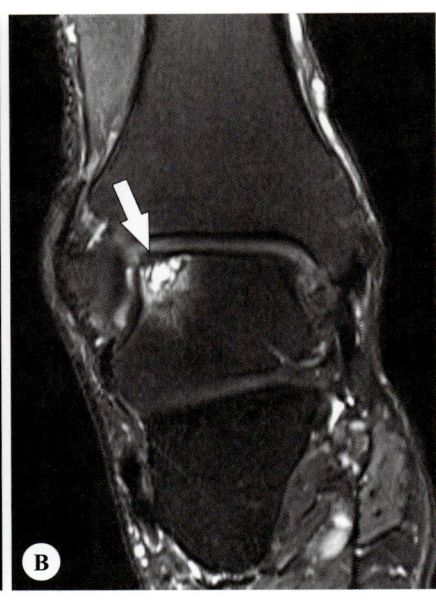

◀ 图 10-155 踝部疼痛，CT 和 MRI 显示距骨骨软骨病变的 45 岁男性

A. 冠状位骨窗 CT 图像示距骨顶部外上份软骨下有一透亮影（箭），伴轻度硬化环，未见骨皮质破坏；B. 冠状位 T_2 加权、脂肪抑制 MR 图像示软骨下囊变（箭），伴邻近骨髓水肿，距骨顶部外上份被覆软骨有轻度不均匀

前足最常见的关节病是原发性退行性关节病，其次是类风湿关节炎（rheumatoid arthritis，RA）。90% 的 RA 患者有一定程度的前足受累，并有高达 20% 的 RA 患者的首发症状出现在前足；其中第 5 跖趾关节通常是足踝部首先受累的关节[174]。

CT 提示关节内高密度时，鉴别诊断应包括 PVNS、血友病或其他反复出血导致的钙化和铁沉积。虽然 PVNS 通常呈现为高密度，CT 值在 100～120HU[236]，但其密度可能低于正常肌肉。CT 评估 PVNS 骨质侵蚀和囊变程度的效能最佳，可为滑膜切除术或全关节置换术治疗提供依据[237]（图 10-157A）。如果 PVNS 为单关节受累，则踝关节的发病率远低于膝关节，在后者发病的病例占所有病例的 80%。在足踝部，PVNS 可表现为局限性的关节外腱鞘巨细胞瘤，也称为结节性腱鞘炎[238]。

八、肿瘤

骨和软组织肿瘤在临床实践中很常见。在临床工作中，决定哪些病变需要评估、哪些病变无须处理是一大难点。患者年龄、症状等许多临床因素有助于作出正确的诊断，但毫无疑问，影像学检查起着最关键的作用。通常情况下，某些特定疾病的影

第 10 章 肌肉骨骼系统
Musculoskeletal System

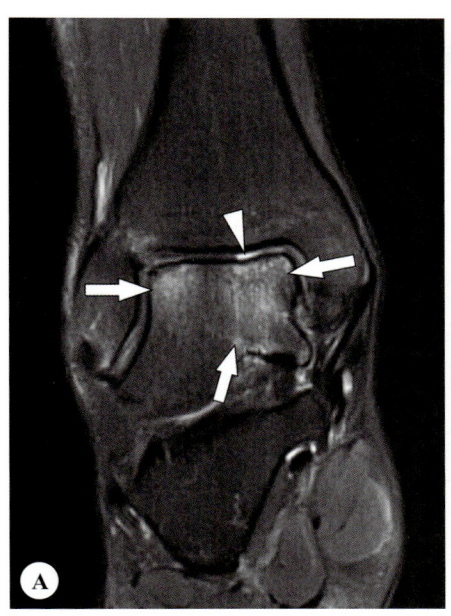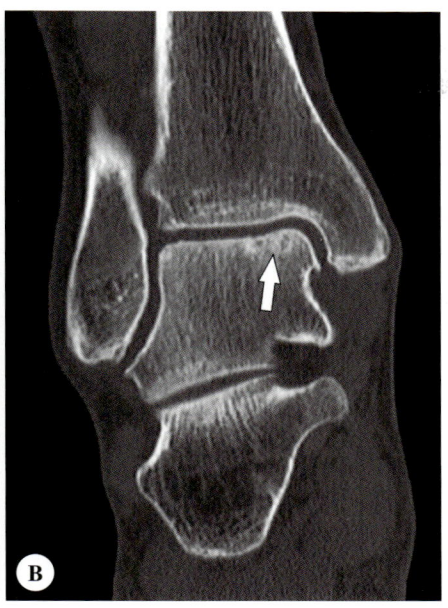

◀ 图 10-156 慢性踝部疼痛，MRI 和 CT 显示软骨病变的 61 岁男性

A. 冠状位 T₂ 加权、脂肪抑制 MR 图像示距骨内弥漫性骨髓水肿（箭），距骨顶部内上份有局灶性全层软骨缺损（箭头），特点是液体性高信号取代了正常软骨的中等信号；B. 冠状位骨窗 CT 图像示软骨下硬化和早期软骨下囊变（箭），显示效果良好，但无法全面评估距骨顶部软骨

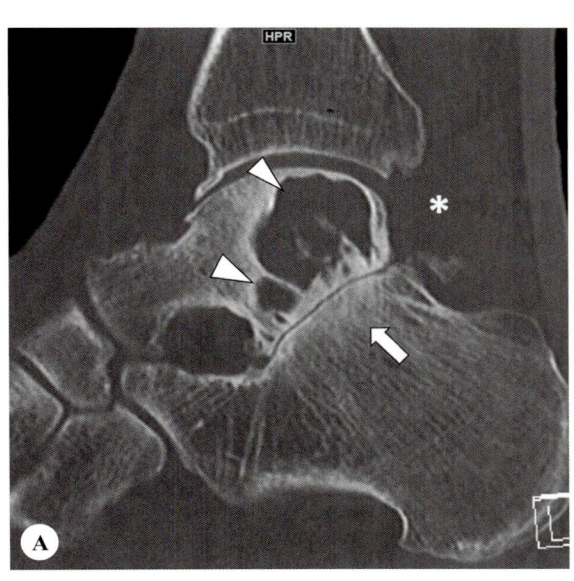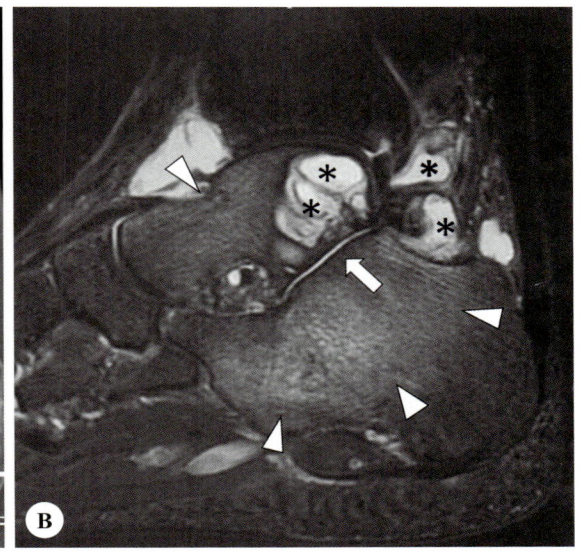

▲ 图 10-157 长期踝部疼痛、活动受限的 46 岁男性

A. 踝关节矢状位骨窗 CT 图像示明显的距下关节间隙狭窄和软骨下硬化（箭），距骨内见大块软骨下囊性病变（箭头），病变内部可见碎片，胫距关节和距下关节后份有中等程度的软组织突出（*）；B. 矢状位 T₂ 加权、脂肪抑制 MR 图像示整块跟骨和距骨有弥漫性骨髓水肿（箭头），伴距下关节间隙明显变窄（箭）；MRI 显示内在液体信号和滑膜炎的效果更佳，并能显示骨内囊肿（*）的低信号区和呈分叶状的关节内物质（*），符合滑膜炎和活检证实的色素沉着绒毛结节性滑膜炎特征

像学表现具有特异性。因此，了解各种影像学检查方式，特别是 CT 和 MRI 的优缺点及特征性的影像学表现对于得出正确的诊断和开展辅助治疗而言非常重要。

（一）骨肿瘤

1. 分类 了解骨肿瘤的一般分类和最常见病变的发生率非常重要。世界卫生组织骨肿瘤分类系统（2013 年最新修订版）为骨肿瘤的报告和治疗制订了统一标准[239]，该系统根据分化形式对骨肿瘤进行分类，即按组织学的相似性进行分组；举例来说，含有软骨成分的肿瘤即归入软骨肿瘤，含有骨基质的肿瘤即归入成骨性肿瘤。然而需要注意的是，WHO 分类系统认为部分常见的病变，如骨岛、骨瘤和非骨化性纤维瘤（nonossifying fibromas，NOF）等不属

515

于真正的肿瘤，故未将这些病变包含在内[240]。

转移瘤是成年人群中最常见的恶性骨肿瘤（图 10-159），病例占比是原发性骨肿瘤的 20 倍[241-243]。成年人群的原发性恶性骨肿瘤中，最常见的是多发性骨髓瘤（40%），其次是骨肉瘤（21%）、软骨肉瘤（11%）、淋巴瘤（7%）和尤因肉瘤（7%）[241-243]。良性肿瘤的发生率较难确定，原因在于许多病变尚未得到完全评估。许多良性骨病变是偶然发现的，并且没有症状，所以在很多情况下并不适合活检或手术切除，也无法获得组织学诊断结果。最常见的良性骨肿瘤是骨软骨瘤（35%），其次是软骨瘤（20%）、骨巨细胞瘤（15%）、骨样骨瘤（10%）和骨纤维发育不良（5%）[241-243]。

2. 骨病变的影像学评价 骨肿瘤影像学检查的主要目的是确定病变的特征，方便诊断；同时划定病变的位置和范围，方便肿瘤分期和治疗。为实现以上两个目标，需要考虑的因素包括：①患者年龄；②病变位置；③病变密度；④病变边缘；⑤骨质破坏类型；⑥基质矿化；⑦骨膜反应；⑧软组织成分；⑨单个或多个病变[244, 245]。

X 线仍然是诊断骨肿瘤最常用的检查技术，该技术可以评估肿瘤的内部基质和肿瘤对宿主骨的影响（包括骨质破坏类型和骨膜反应），有助于确定肿瘤的侵袭性。但是，X 线评价有软组织成分的肿瘤效果较差，在手术计划中的作用有限。超声检查对骨肿瘤的作用有限，理由是来自骨皮质的声影可遮挡肿瘤；然而，对于有骨外软组织成分的骨肿瘤而言，超声检查有助于评估肿瘤的血管状况，引导活检[246]。骨扫描和 PET/CT 可以确定病变活性和疾病分布，可显著地帮助转移性疾病患者，并且还有助于肿瘤分期[247-249]。骨肿瘤特征性表现的最佳成像方式是 CT 和 MRI，其中 CT 可以进一步评估病变基质和骨质变化，并且提供的诊断信息远多于 X 线[250, 251]，CT 还有助于肿瘤定位、指导活检和制订手术计划。相比之下，就帮助制订手术计划、评估骨髓改变及评估软组织受累而言，MRI 是最佳的影像学检查，而这些特征在 X 线和 CT 上都显示不佳[251-253]。

3. CT 在骨肿瘤评估中的作用 在不清楚病变是否来源于骨质，需要更详细地评估骨质特征的情况下，CT 特别有帮助。CT 可以评估因结构重叠而在 X 线上评估困难的位置，如盆骨和肋骨（图 10-160）。CT 还可从螺旋扫描获取的图像中生成任意平面的

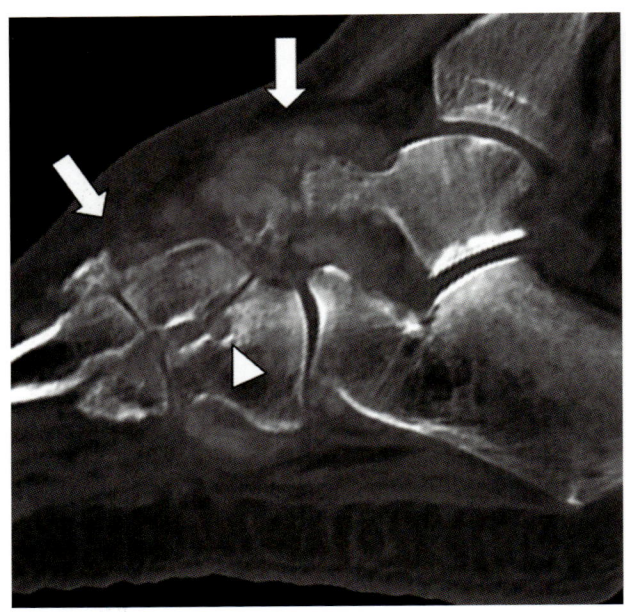

▲ 图 10-158 足部明显疼痛和肿胀、有痛风病史的 56 岁女性

中足矢状位骨窗 CT 图像示整个足部存在异常高密度影，代表痛风石（箭），同时伴软组织肿胀，还可见骰骨内骨质侵蚀，伴边缘硬化（箭头）

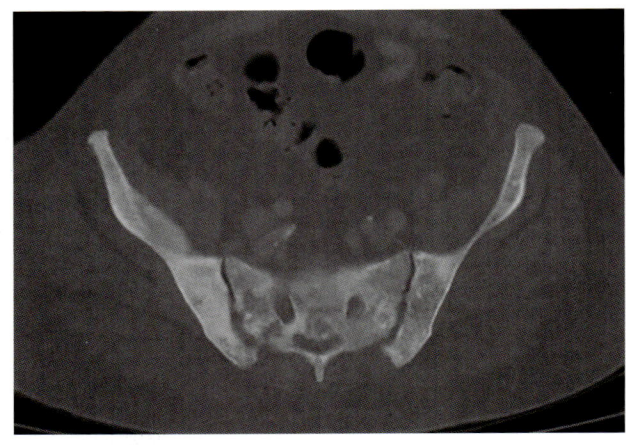

▲ 图 10-159 患转移性前列腺癌的 72 岁男性

骨盆轴位平扫骨窗 CT 图像示整个骶骨和髂骨存在弥漫性硬化病变

重建图像，因此特别有助于定位病变。为评估任何细微的骨质特征，应在病变处采用轴位图像 CT 方案，扫描层厚≤2mm。重建应沿宿主骨长轴的冠状位和矢状位执行，并且使用软组织窗和骨窗重建也很重要。软组织窗评估内部基质病变的效果最佳，而骨窗主要用于评估肿瘤边缘和骨质破坏程度（图 10-161）。由于 CT 很难评估骨肿瘤内的强化，而且骨肿瘤内的

第 10 章 肌肉骨骼系统
Musculoskeletal System

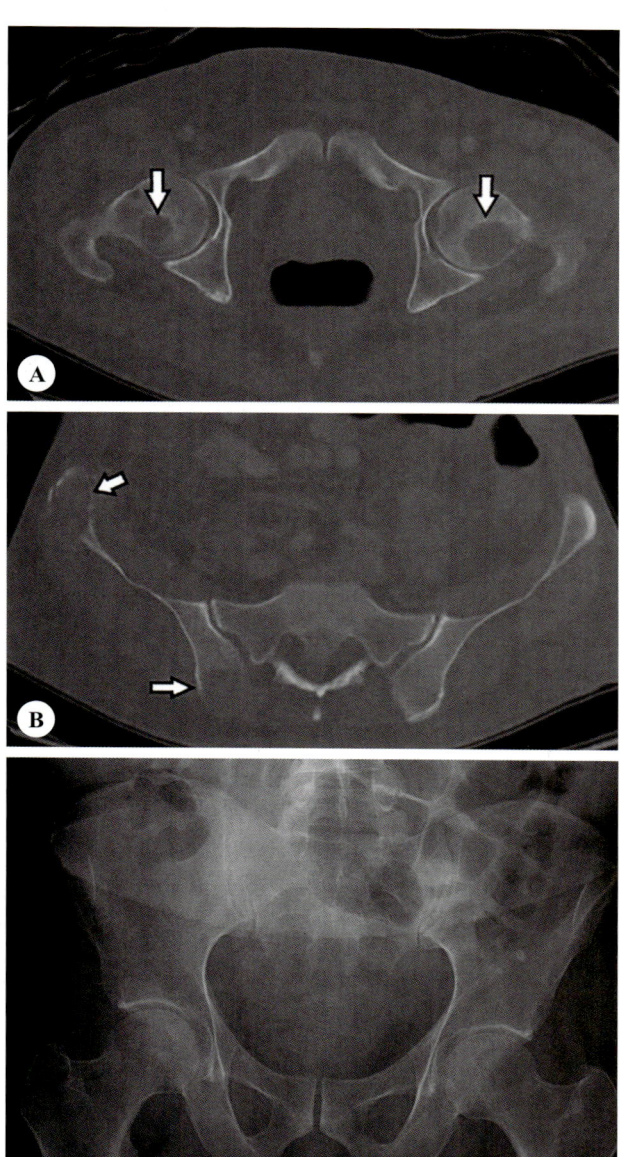

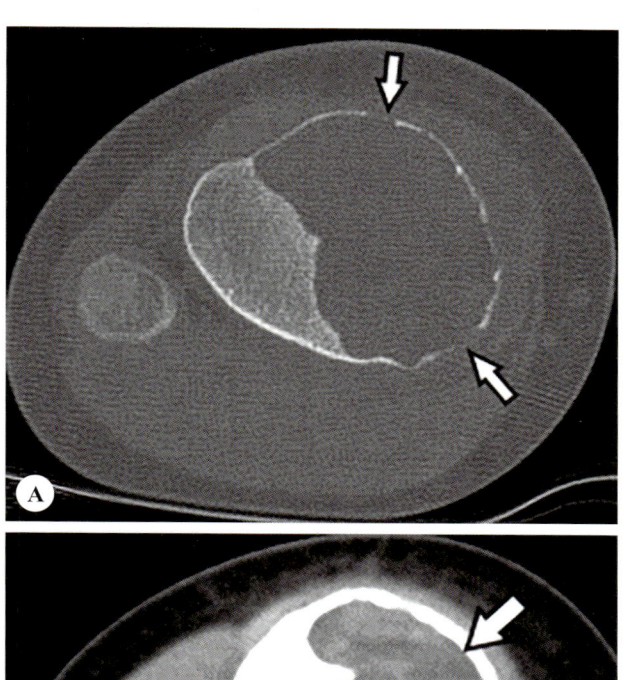

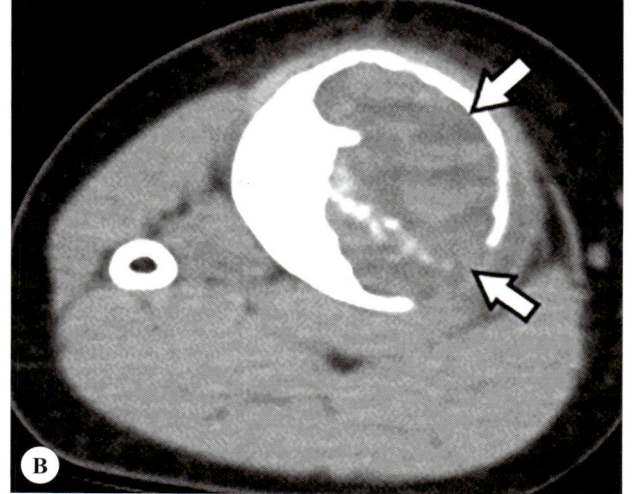

▲ 图 10-161 患胫骨内动脉瘤样骨囊肿的 17 岁女性

轴位平扫骨窗 CT 图像（A）示溶骨性胫骨病变造成的皮质变薄（箭），轴位平扫软组织窗 CT 图像（B）显示软组织成分及液 - 液平（箭）的效果最佳

▲ 图 10-160 患转移性乳腺癌的 65 岁女性

A 和 B. 骨盆轴位平扫骨窗 CT 图像示几处溶骨性转移灶（箭）；C. 在骨盆正位 X 线上不可见，原因是存在重叠血管翳和肠道气体。CT 有助于识别在 X 线上隐匿的病灶

强化会掩盖内部肿瘤基质，所以很少需要使用静脉碘对比剂。

由于病变的解剖结构复杂或存在重叠，仅仅使用 X 线很难确定病变是在骨内、骨表面，还是以皮质为基础的，甚至难以确定病变是否与骨呈分离状态（图 10-162）。病变位置不同会产生潜在肿瘤的鉴别诊断结果不同，例如，X 线上肱骨旁病变如仅在软组织中，则可能诊断为骨化性肌炎；如该病变起自骨皮质，则可能诊断为骨软骨瘤或骨旁骨肉瘤；如该病变起自骨内，则可能诊断为非骨化性纤维瘤或骨纤维发育不良。通过断层成像，CT 可以很容易地确定病变位置。来源于轴位图像的多平面重建图像显示骨皮质相关病变的空间分辨率和对比度均较高。

CT 有助于评估肿瘤的内部基质。骨肿瘤通常可分为含有骨性、软骨性或纤维性基质的病变，但有的肿瘤（如骨巨细胞瘤）不含基质，有的肿瘤含有脂肪（骨内脂肪瘤），甚至有的肿瘤可以含有液体或血性成分（动脉瘤样骨囊肿）[254]。病变基质在 X 线上显示不佳，但 CT 的显示效果良好。CT 可以很容易地显示出软骨肿瘤特有的"弧形和环形"软骨矿化征象（图10-163），也能显示骨肿瘤中致密的"云状"骨矿化[255]。CT还可以利用Hounsfield单位直接定量测量组织密度，不同组织的Hounsfield单位（HU）值不同，脂肪为70～130HU、单纯液体为0～20HU、血肿和含有蛋白质的液体为20～70HU、肌肉和软组织为40～60HU、骨皮质为700～3000HU[256]。使用CT和Hounsfield单位尤其有助于鉴别骨内脂肪瘤、动脉瘤样骨囊肿和孤立性骨囊肿（图10-164）。

CT是评估骨皮质破坏程度和反应性骨质改变的最佳成像方式。如果骨皮质破坏范围较小或X线束没有最佳定向到异常部位，X线可能会漏诊骨皮质破坏的区域。骨皮质的完整性有助于指导鉴别诊断，而如果出现骨皮质破坏的侵袭性表现，则应怀疑存在恶性肿瘤、感染等侵袭性过程。准确评估骨皮质的破坏程度对良好预后也很重要，如果骨皮质破坏超过50%，则病理性骨折的风险会有所上升，

在股骨、胫骨等承重骨上尤为明显[257, 258]（图10-165）。如果病变边缘和反应性骨质硬化由于周围骨质或解剖结构重叠而无法使用X线明显显示，则可使用对这些病变显示效果良好的CT。骨样骨瘤、应力性骨折及Brodie骨脓肿等以骨皮质为基础的病变可伴有骨皮质增厚，在X线上可能掩盖潜在病变。另外，CT则有助于鉴别骨样骨瘤中心的低密度瘤巢（图10-166）、应力性骨折的透亮线及骨髓炎中Brodie脓肿的透明腔。

（二）MRI在骨肿瘤评估中的作用

虽然MRI对肿瘤定性有一定的作用，但该技术最重要的作用是辅助制订术前计划[259, 260]。MRI可以很好地显示骨肿瘤的整体范围，以及骨肿瘤与周围结构的关系，如侵犯或包裹神经血管结构、向关节间隙延伸、侵犯肌肉及向邻近的解剖区域延伸等（图10-167）。肿瘤的这些特征有助于指导活检和制订手

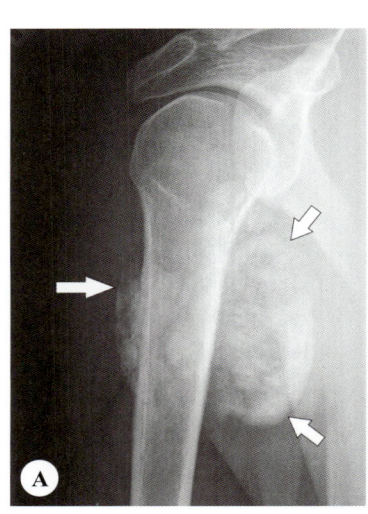
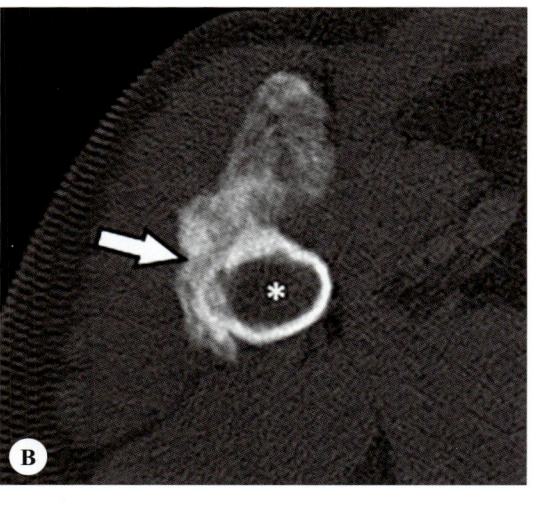

◀ 图10-162 患肱骨旁骨肉瘤的38岁女性

A. 肩部正位X线示一凸出于肱骨的巨大钙化肿块（箭）；B. 肱骨轴位平扫CT图像示肿块（箭）起自肱骨表面，未延伸至骨髓腔（*）

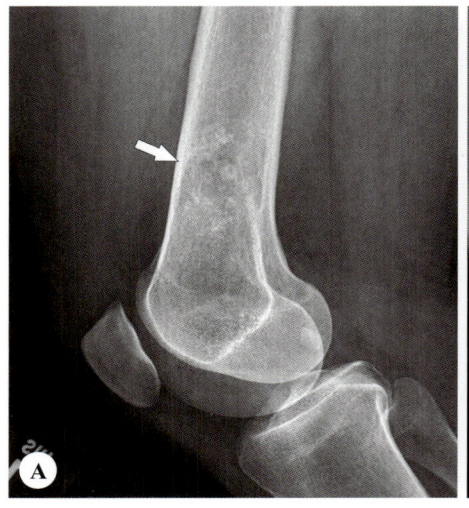
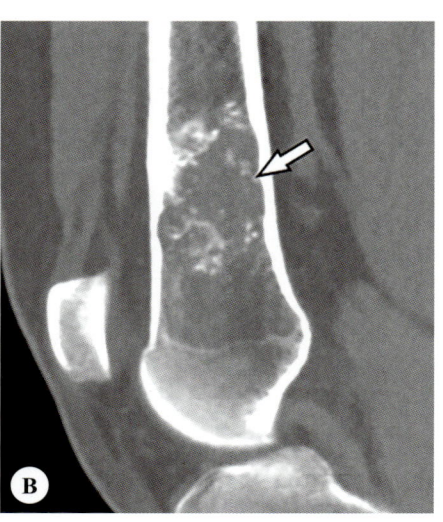

◀ 图10-163 患内生软骨瘤的45岁男性

A. 膝关节X线侧位摄影示股骨远端混合溶骨性和硬化性病变（箭），伴点状钙化；B. 膝关节矢状位平扫软组织窗CT图像示软骨肿瘤点状钙化和弧形钙化（箭）特征

第 10 章 肌肉骨骼系统
Musculoskeletal System

术计划，也是重要的报告内容。对恶性骨肿瘤而言，关节内受累往往需要实施关节置换术治疗，而神经血管结构受累则需要对受累结构实施搭桥治疗，增加了治疗的复杂性。MRI 检查应包括至少两个平面的 T_1 和 T_2 加权序列（通常是轴位，然后是矢状位或冠状位），其中 T_1 加权图像最适于评估骨髓情况，可以确定病变的整体范围（图 10-168）。

一般来说，信号强度应与邻近的骨骼肌相比较。包括大多数骨肿瘤在内的骨髓替代性病变相对于骨骼肌通常呈低信号或等信号，红骨髓相对于骨骼肌则通常呈轻微高信号，并且该高信号常见于成人的骨盆和长骨[261, 262]（图 10-169）。T_1 加权序列的同反相位图像有助于排查骨髓改变，而红骨髓由于存在内部微观脂肪，会出现内部信号丢失的现象[263]（图 10-170）。T_2 加权图像有助于确定骨肿瘤是否含有液体成分及是否引起反应性骨髓水肿。由于含水量较高，细胞含量较多的肿瘤和软骨肿瘤在 T_2 加权图像上呈高信号，并且在肿瘤与脂性骨髓的边界处常有化学位移伪影（频率编码方向）[264]（图 10-171）。前列腺癌骨转移和骨岛等硬化性病变在 T_2 加权图像上呈低信号[265]（图 10-172）。冠状位、矢状位和斜位图像有助于评估关节受累情况，也有助于显示关节受累与神经血管结构的关系。肿瘤定性一般不需要使用静脉对比剂，但静脉对比剂有助于区分囊实性

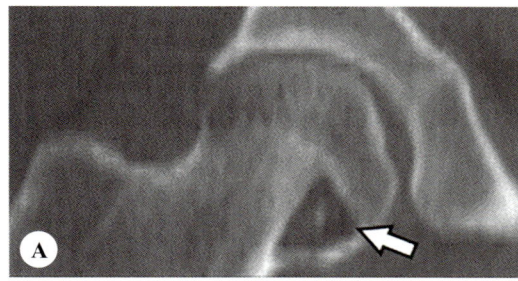
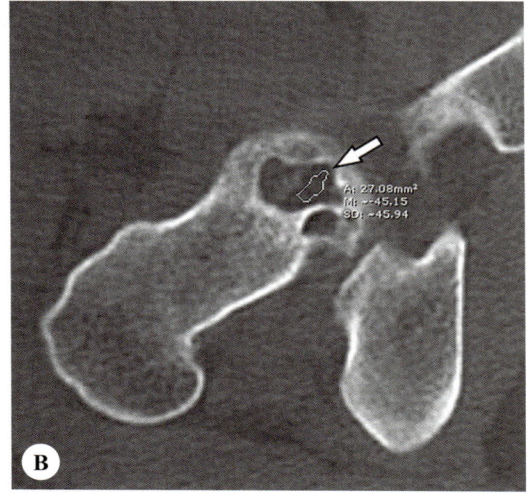

▲ 图 10-164　患股骨近端无症状骨内脂肪瘤的 45 岁男性

A. 冠状位平扫骨窗 CT 图像示股骨头内有溶骨性病变（箭），中心见点状营养不良性钙化；B. 轴位平扫骨窗 CT 图像示病变内重点关注区域（箭）的 CT 值为 -45，提示脂肪成分

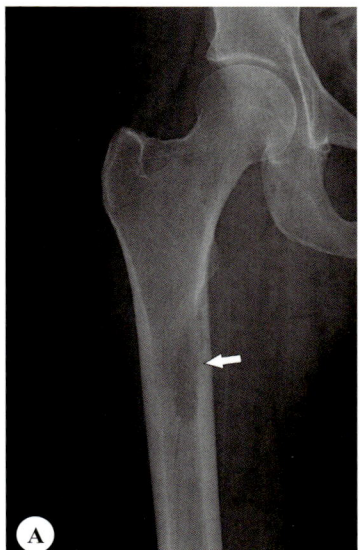
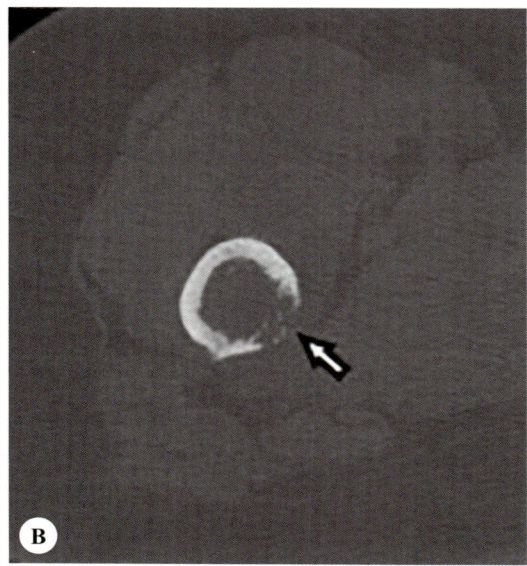
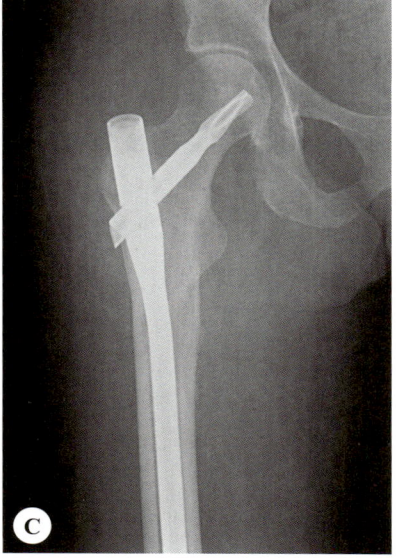

▲ 图 10-165　患转移性乳腺癌的 53 岁女性

A. 正位 X 线示股骨近端溶骨性病变（箭）；B. 轴位平扫 CT 图像示广泛的后内侧骨皮质破坏（箭），发生病理性骨折的风险较高，X 线可能低估骨质破坏的程度；C. 正位 X 线示用于预防性固定的髓内棒

成分，也可以帮助确定活检区域（图 10-173）。活检靶点应选择肿瘤内的强化区域，不选择非强化的坏死区域[266]。本篇作者所属机构采用的方案是轴位和第二平面（冠状位或矢状位）的 T_1 加权和 T_2 加权序列扫描，并在使用对比剂前后采集 T_1 加权、脂肪抑制图像。比较对比剂使用前后的图像时，关键是图像采集的技术和参数要完全相同，最好是在两次使用对比剂之间按顺序进行。

通常来说，描述骨病变特征最好采用 X 线和 CT 两种检查方式，原因是骨膜反应等骨质变化在 MRI 上难以评估。然而，MRI 有助于描述肿瘤的特征，如骨梗死在 X 线上的表现可能与内生软骨瘤相似，但在 MRI 上两者都具有特征性表现，在部分病例中发现匐行边界和中央脂肪区（图 10-174）。MRI 诊断骨内脂肪瘤比较容易，原因是病灶内脂肪在 T_1 加权频率选择脂肪抑制图像上的信号减低（图 10-175）。MRI 可显示液-液平面，提示诊断原发性或继发性动脉瘤样骨囊肿[252, 267]（图 10-176）。T_2 高信号可见于囊性肿瘤（孤立性骨囊肿）、软骨肿瘤（内生软骨瘤）和黏液样肿瘤；T_2 低信号可见于纤维性肿瘤、钙化、含铁血黄素和硬化性病变。

MRI 的软组织分辨率高，是识别累及软组织的骨肿瘤的首选成像方式[259]。软组织受累情况在轴位 MR 图像上显示最佳，常在 T_2、STIR 或增强图像上评估（图 10-177）。如果识别发现病变存在软组织受累，则认为该病变具有侵袭性，需要进一步检查，有可能需要开展治疗。然而，良性病变和恶性病变都可以表现出软组织受累。骨髓炎和朗格汉斯细胞组织细胞增生症等良性病变的软组织成分特征可能与恶性肿瘤（骨肉瘤、骨淋巴瘤等）相似[252, 268]。

（三）软组织肿瘤

1. 分类 与骨肿瘤相似，软组织肿瘤也非常常见。根据软组织肿瘤的组织学特征，WHO 将软组织肿瘤进行了分类[239]。幸运的是，良性软组织肿瘤的

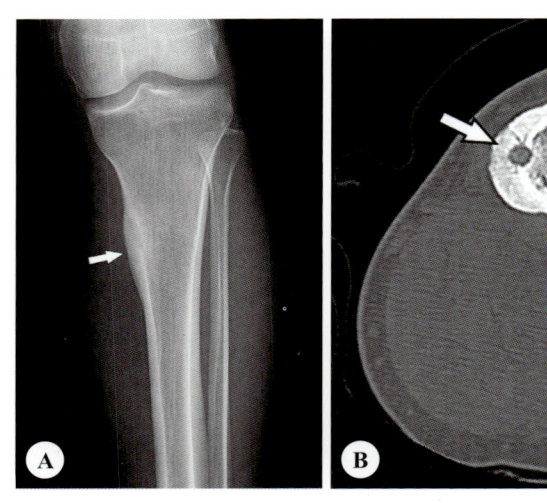
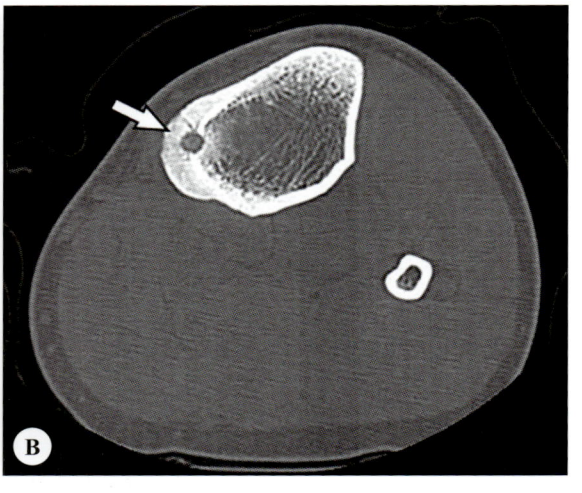

◀ 图 10-166 胫骨疼痛、有骨样骨瘤的 23 岁男性

A. 正位 X 线示胫骨内侧骨皮质增厚（箭）；B. 轴位平扫 CT 图像示广泛的骨皮质增厚与低密度瘤巢，符合骨样骨瘤（箭）的改变特征

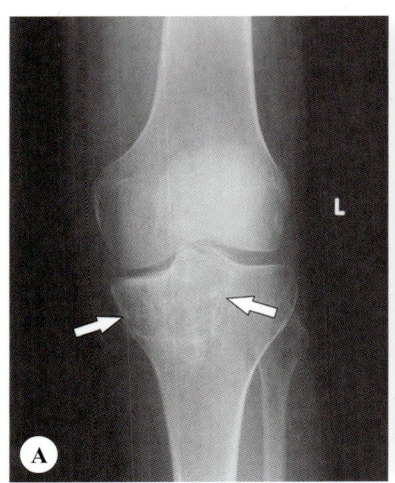
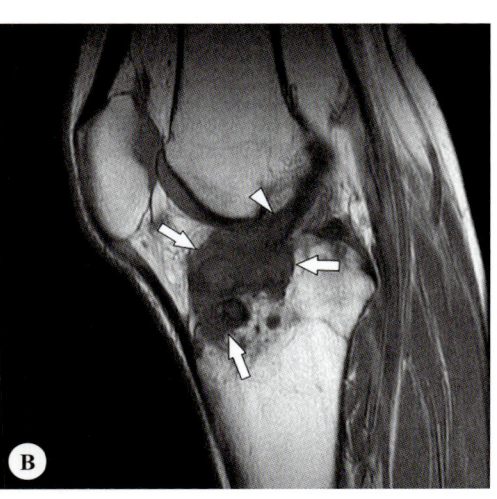

◀ 图 10-167 胫骨有软骨母细胞型骨肉瘤的 27 岁男性

A. 正位 X 线示股骨近端有混合溶骨性和硬化性病变（箭）；B. 矢状位 T_1 加权 MR 图像示一低信号病变（箭），其中一部分延伸至前交叉韧带（箭头），符合关节内延伸的特征，但在 X 线上未见显示

数量远远超过恶性软组织肿瘤，其中最常见的良性软组织肿瘤有脂肪瘤、腱鞘巨细胞瘤、血管瘤、黏液瘤、纤维瘤和周围神经鞘瘤[269]。最常见的恶性软组织肿瘤有脂肪肉瘤、滑膜肉瘤、纤维肉瘤、上皮样肉瘤、横纹肌肉瘤、平滑肌肉瘤和多形性肉瘤［旧称恶性纤维组织细胞瘤（malignant fibrous histiocytoma，MFH）][270-272]。在软组织肿块的鉴别诊断中，需要考虑的其他病变有腱鞘囊肿、血肿、异物肉芽肿、异常肌肉等常见的非肿瘤性病变[273]。

2. 软组织病变的影像学评价 影像学检查的主要目标有二，其一是定性软组织病变（良性或恶性），从而指导治疗；其二是帮助开展活检和可能的手术切除治疗。与骨肿瘤成像类似，各种成像方式对软组织病变都有其优缺点，其中 CT 和 MRI 是实现上述两项影像学检查目标的最佳方式。

3. CT 在软组织肿瘤评估中的作用 CT 有助于评估软组织肿瘤内的钙化情况，有时根据某些特定肿瘤的钙化特征即可作出诊断；举例来说，血管瘤等血管性病变可能被诊断为含有静脉石的浸润性或分叶状软组织肿块[274]。特征性静脉石在 MRI 图像上很难发现，但在 CT 图像上可清楚显示（图 10-178）。同样，滑膜肉瘤通常见于下肢和关节周围区域，可包含粗大的肿瘤内钙化[275]；利用 CT 可以很好地识别这些钙化情况，对诊断也很有帮助。在有既往创伤史的情况下，CT 是评估软组织肿块的首选检查方法，原因是这种肿块可能反映骨化性肌炎。在急性和亚急性炎症期，如果不成熟的异位骨化在 MRI 上有侵袭性表现，可能会误导诊断医师将该侵袭表现定义为恶性侵袭[276]。CT 可以显示肿块内成熟骨化的边缘分布模式和带状分布模式（图 10-179）；这种情况下应避免穿刺活检，否则可能将活检标本误诊为恶性成骨性肿瘤[273, 276]。

CT 也有助于组织的定性，在病变含有脂肪的情况下尤其如此（图 10-180）。检测到富含脂肪的肿瘤时，鉴别诊断类型有脂肪瘤、非典型脂肪瘤/分化良好的脂肪肉瘤和脂肪肉瘤[277-280]。医学实践中期望通过影像学特征来区分这三种病变，原因是非典型脂肪瘤/分化良好的脂肪肉瘤的局部复发风险较高，脂

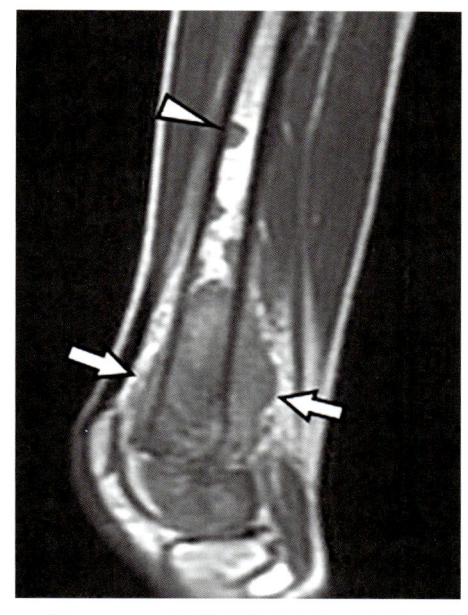

▲ 图 10-168 股骨有软骨母细胞型骨肉瘤的 15 岁女性

矢状位 T_1 加权 MR 图像示股骨远端一处大型低信号病变（箭），含软组织成分；股骨近端可见跳跃性病灶（箭头），应手术切除

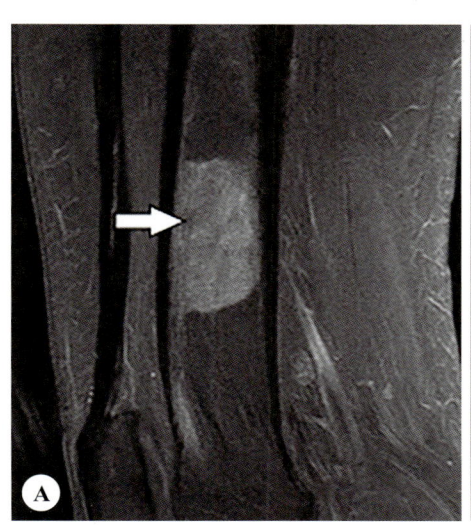
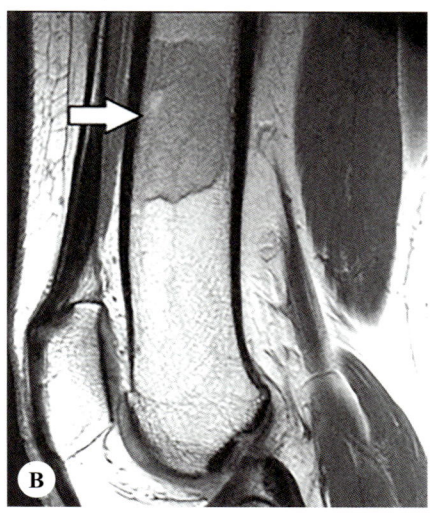

◀ 图 10-169 股骨有远端局灶性红骨髓的 45 岁女性

A. 矢状位 T_2 加权、脂肪抑制 MR 图像示股骨远端一局灶性高信号灶（箭）；B. 矢状位 T_1 加权 MR 图像示病变（箭）为低信号，但相对于邻近的骨骼肌呈高信号，符合红骨髓的表现特征

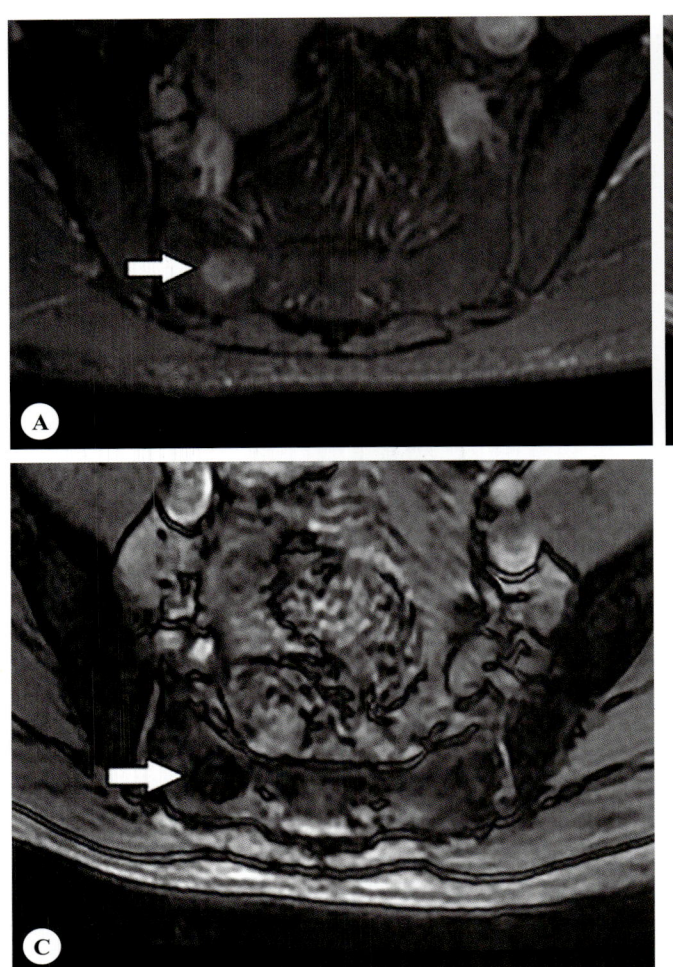

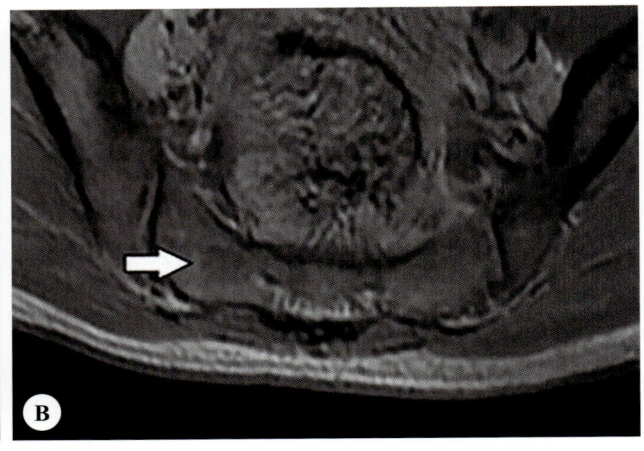

▲ 图 10-170 骶骨右侧有局灶性红骨髓的 52 岁男性
轴位 T_2 加权、脂肪抑制 MR（A）图像示骶骨右侧一局灶性高信号灶（箭），病变（箭）在轴位同相位 T_1 加权 MR 图像（B）上呈低信号，在反相位 T_1 加权 MR 图像（C）上信号呈均匀缺失

肪肉瘤还可转移。如果 CT 表现包括存在较厚的分隔、结节状或球状软组织密度影或软组织肿块、较高比例的软组织密度成分（超过病变的 25%），则提示该脂肪性病变不是良性脂肪瘤，而是非典型脂肪瘤/分化良好的脂肪肉瘤[277-280]（图 10-181）。中、高级别的脂肪肉瘤当中的脂肪含量有所差异，其中部分病变可能完全不包含肉眼可见的脂肪[277-280]。

4. MRI 在软组织肿瘤评估中的作用 MRI 的软组织分辨率高，是评估软组织肿瘤的最佳成像方式；同时，MRI 可以全面描述肿瘤的特征，帮助开展活检、制订手术计划。大多数良性软组织肿块的长径 <5cm，并且位于肌肉筋膜的浅层，MR 信号均匀伴缓慢强化[281]。大多数报道显示影像检查无法可靠地区分良性和恶性软组织肿块[238, 273, 282]，但影像检查有助于确定需要组织活检的病变。一般来说，如果软组织病变可以明确定性为良性病变（即脂肪瘤、腱鞘囊肿、神经鞘瘤、异常肌肉），那么就不需要活检。

MRI 方案应包括 T_1 加权、T_2 加权和增强前后的序列，扫描过程最好在至少两个正交平面上进行。与骨肿瘤不同，对比剂对软组织肿瘤评估很有帮助。T_1 加权 MR 图像上呈高信号的组织不多，仅有脂肪、出血位置、蛋白样物质和黑色素等[273, 283]。病变的脂肪信号会在脂肪抑制序列中下降，涉及的病变种类包括脂肪性肿瘤和内部含有脂肪成分的畸形血管（图 10-182）。分化良好或级别较高的脂肪肉瘤在增强后可出现实性成分强化和（或）分隔强化，而脂肪瘤不会强化[278]。血肿和含有蛋白样物质的囊肿在脂肪抑制的 T_1 加权序列中仍呈高信号，但不伴有内部强化[273]（图 10-183）。大多数含有黑色素的病变在 T_1 加权序列上呈低信号，但也有少数此类病变呈高信号，典型病变通常有内部强化[284]（图 10-184）。T_2 加权序列上呈低信号的病变有纤维性肿瘤（纤维瘤、韧带样瘤和腱鞘巨细胞瘤）、出血、钙化和异物[285]（图 10-185）。纤维性肿瘤通常有实性强化，而其他

第 10 章 肌肉骨骼系统
Musculoskeletal System

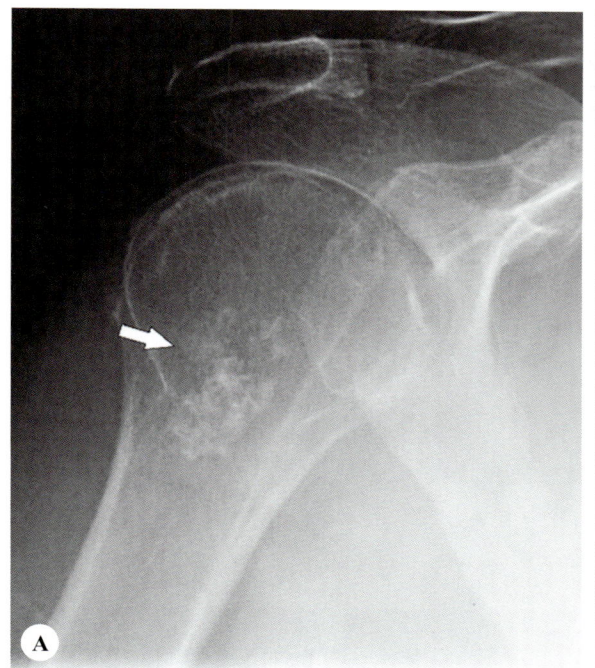
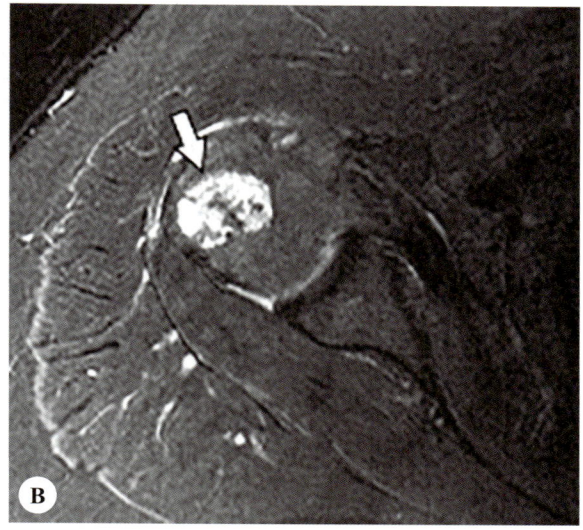
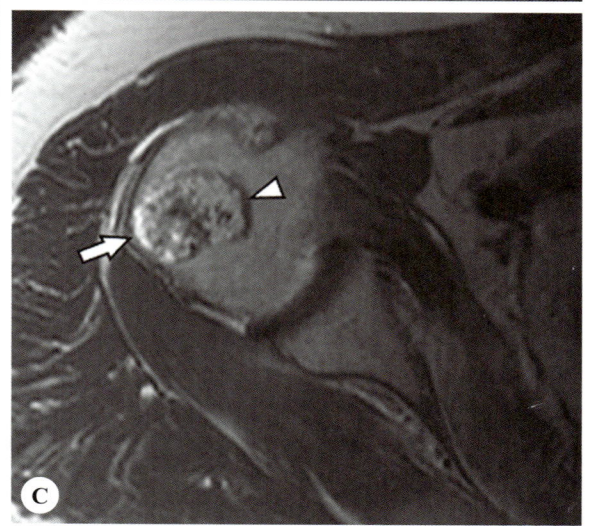

▲ 图 10-171　肱骨近端有内生软骨瘤的 54 岁男性
A. 正位 X 线示肱骨内病变（箭）伴点状钙化；B 和 C. 病变（箭）在轴位 T₂ 加权、脂肪抑制 MR 图像（B）上因细胞成分含量高而呈高信号；T₂ 加权 MR 图像（C）示化学位移伪影，沿频率编码方向有高信号（箭）和低信号（箭头）的边界

在 T₂ 加权图像上呈低信号的病变则没有强化。T₂ 高信号病变包括许多肿瘤和肿瘤样病变，如腱鞘囊肿[273]（图 10-186）。对此类病变而言，对比剂很有帮助：只有周边轻微强化的病变可能是腱鞘囊肿和血肿，此类病变可以不作处理；相反，许多软组织肿瘤可见内部强化，涉及的肿瘤类型有大多数肉瘤、黏液瘤和周围神经鞘瘤[273]（图 10-187）。

软组织肿块的位置有时可以提示正确诊断。神经鞘瘤与外周神经相连，可表现为"靶征"，即平扫时中心呈同心环状高信号[286]（图 10-188）。弹力纤维瘤常表现为肩胛骨周围的均匀低密度肿块，有时在无症状患者的胸部 CT 中可见[287]（图 10-189）。若软组织肿块位于腱鞘内，则主要考虑腱鞘巨细胞瘤[288]（图 10-190）。位于关节近端附近且明显与关节相连的肿块如表现为单纯性囊肿样改变（即均匀低密度伴无强化薄壁），则提示滑膜囊肿或腱鞘囊肿，可以不作处理[156,273]。

先进的 MRI 技术在帮助鉴别良性和恶性软组织肿瘤方面有一定的前景。最近的研究表明，DWI 有助于区分良性和恶性软组织肿瘤[289-291]。肿瘤细胞的密度高、细胞外扩散受限，使得恶性肿瘤的表观扩散系数较低；相反，良性肿瘤（如囊肿）的肿瘤细胞密度低，ADC 值较高[290]（图 10-191）。然而，黏液瘤样病变的含水量高，可能虽然是恶性病变、但仍具有较高的 ADC 值，造成定性错误[289]。同样，MR 波谱成像有助于区分良性和恶性肿瘤，同时有助于疗效评估[292,293]。MR 波谱成像是一种评估胆碱含量的定量技术；胆碱是细胞膜的组成成分，其含量在恶性肿瘤中由于细胞更新快而出现上升。MR 波谱成像中出现的胆碱值升高可提供有用的信息；然而，

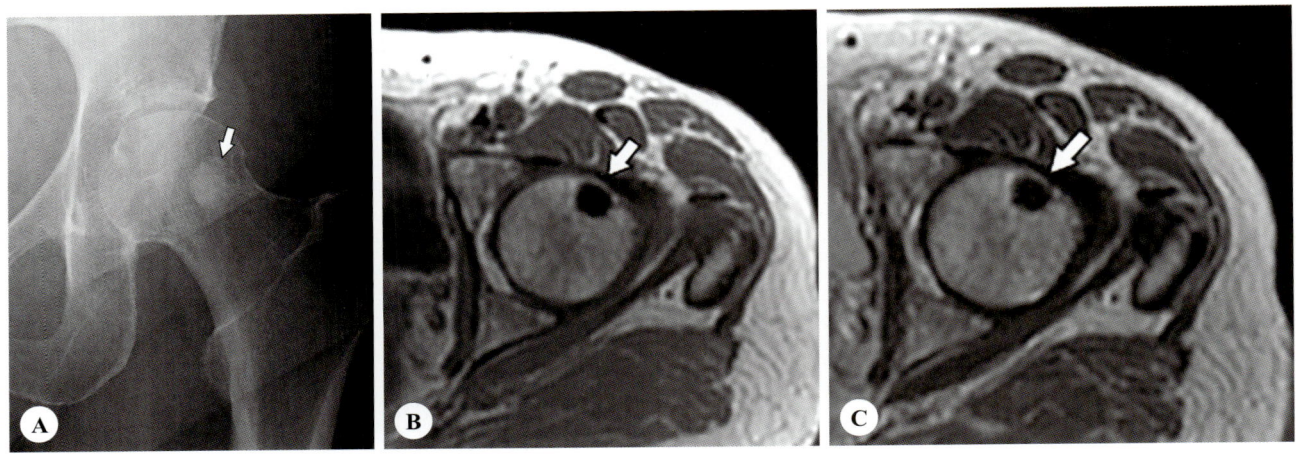

▲ 图 10-172 股骨近端有骨岛的 63 岁女性

正位 X 线（A）示股骨头有一椭圆形致密硬化病灶（箭），病变（箭）在轴位 T_1 加权（B）和 T_2 加权（C）MR 图像上均呈均匀低信号

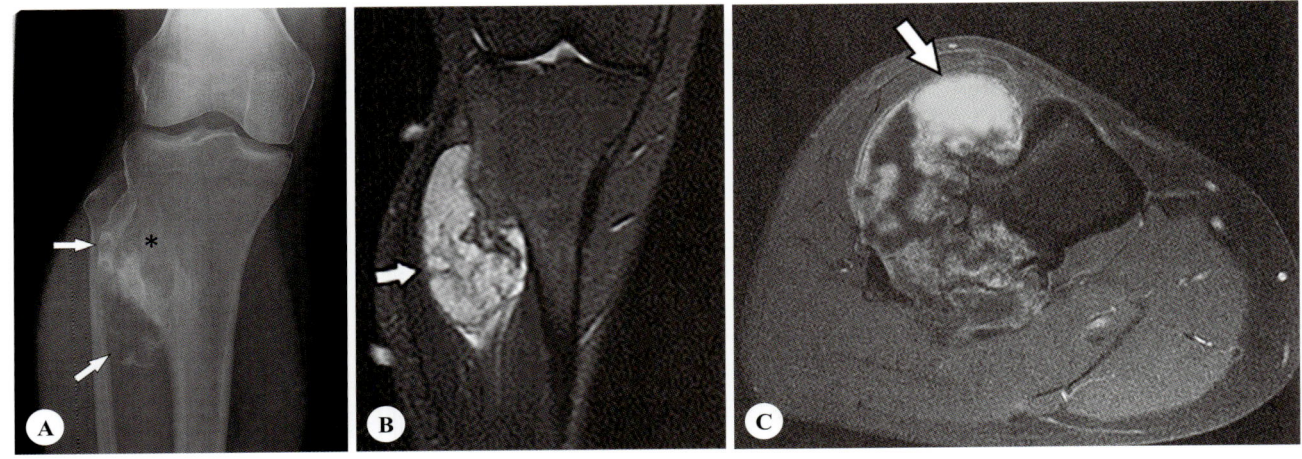

▲ 图 10-173 骨软骨瘤恶变为软骨肉瘤的 33 岁男性

A. 正位 X 线示起源于胫骨近端表面的病变（箭），背向膝关节生长，病变与宿主骨的骨髓腔（*）相通，属于骨软骨瘤的特征；B. 冠状位 T_2 加权、脂肪抑制 MR 图像示肿块有一处大型高信号软骨帽（箭），怀疑恶变为软骨肉瘤；C. 轴位增强的 T_1 加权、脂肪抑制 MR 图像示一结节状强化区（箭），应用作活检靶点

该技术需要对肿瘤内的关注区域进行后处理，可能耗费大量时间[292, 293]。

九、感染性和炎性疾病

感染性化脓性关节炎和坏死性筋膜炎需要及时积极的手术干预和抗菌治疗，是少数真正意义上的 MSK 急症。CT 的费用相对较低，在急诊情况下也比 MRI 更方便。虽然 CT 和 MRI 都有助于评估大多数软组织感染，但若能迅速实施检查，则首选增强 MRI。炎性疾病和感染性疾病最好采用 MRI 评估，评估过程中使用静脉对比剂可提高诊断的灵敏度（图 10-192A）。CT 可以引导诊断性或治疗性的穿刺抽吸，以及针对可疑关节或软组织积液的引流操作（图 10-192B）。若未实施 MRI 检查、实施 CT 检查（这种情况在急诊科更常见），则建议进行增强扫描[294]。

（一）骨髓炎

为及时开展适当的治疗，提高治愈率、降低致病率，在急性期的早期阶段（<48h）发现骨髓炎至关重要[295]。对骨髓炎而言，X 线评估仍是影像检查的初始步骤，该步骤可显示有用的解剖概况[296, 297]。相比之下，CT 可以更快速地评估较大区域的解剖特征，在急诊的情况下尤为重要。CT 对急性骨髓炎的灵敏度不及 MRI，所以如果临床有需要，主要利用 CT 图像来引导抽吸和活检（图 10-192B），从而

第 10 章 肌肉骨骼系统
MUSCULOSKELETAL SYSTEM

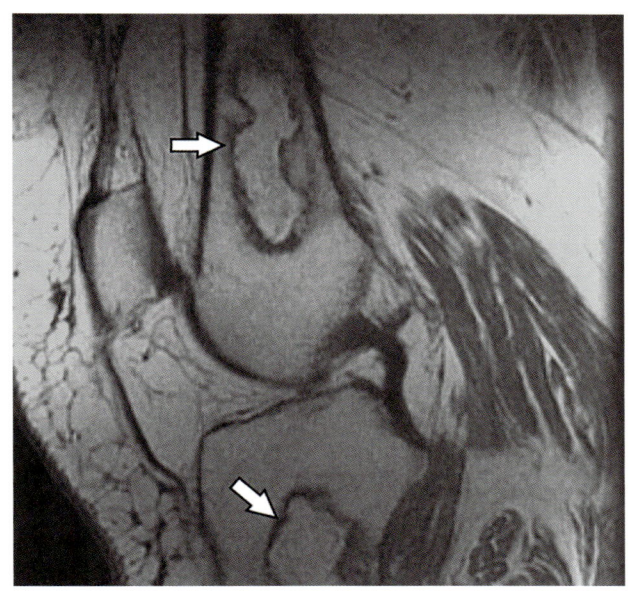

▲ 图 10-174 患股骨远端和胫骨近端骨梗死的 73 岁女性
矢状位 T₁ 加权 MRI 图像示病变边界清楚（箭），边界呈低信号，中心可见脂肪信号

证实骨髓炎或培养致病菌，进而确定致病菌的药物敏感性[298]。患者体内如存在大量可能影响 MRI 检查的骨科器械，可使用 CT 检查评估术后感染（图 10-193）。然而，改良的 MR 减少金属伪影技术目前已有广泛应用，从而提高了这种情况下 MRI 的使用率。

骨髓炎在 CT 或 MRI 上的表现取决于炎症分期和传播途径（接触或血源传播）[299, 300]，具体的分期包括急性期（病程少于 10 天）、亚急性期（病程少于 3 个月）和慢性期。在急性骨髓炎中，软组织肿胀是发病 2～3 天内最早出现的征象[301]，随后会出现中心部骨髓水肿并向外延伸。MR 对此类征象的显示效果优于 CT，但 CT 可以显示骨髓腔内密度减低，之后可出现骨膜抬高；相比于成人，这种现象在儿童中更常见，并最终在骨膜下形成新生骨。骨髓炎伴发疾病的特征性表现为伴有窦道的溃疡、延伸至骨的气体[268]（图 10-194）和骨膜下脓肿[298]，而且皮质侵蚀可能在 2～3 周内可见。一项动物模型研究的结

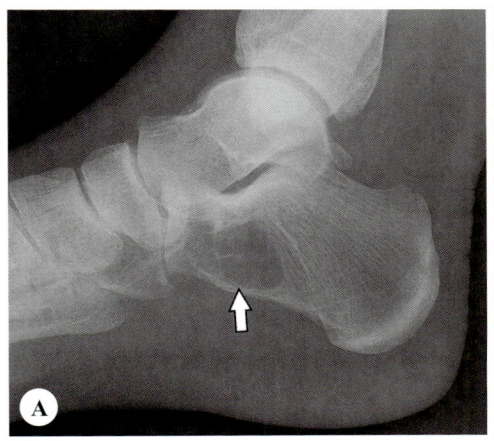
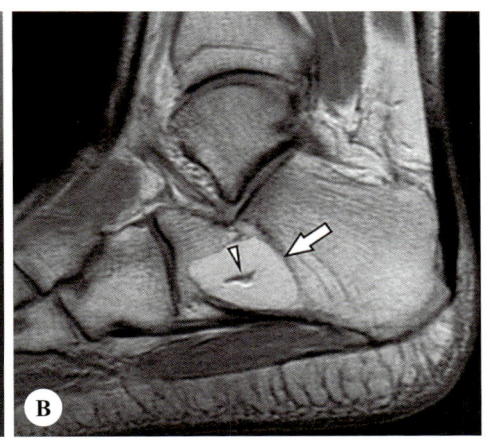

◀ 图 10-175 患跟骨内脂肪瘤的 34 岁女性
A. 侧位 X 线示跟骨前部一低密度灶（箭），中心有营养不良性钙化。B. 病变（箭）在矢状位 T₁ 加权 MR 图像上呈高信号，与内部脂肪一致；中心的营养不良性钙化（箭头）呈低信号

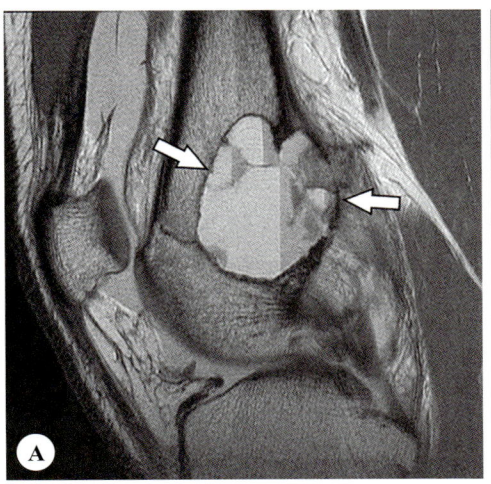
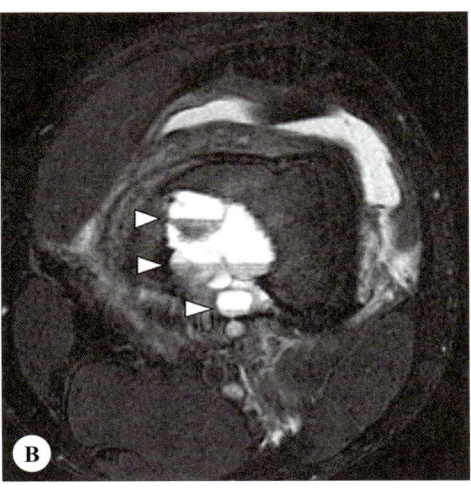

◀ 图 10-176 患动脉瘤样骨囊肿的 24 岁女性
A. 矢状位质子密度加权 MR 图像示股骨远端一膨胀性病变（箭），伴有不同信号强度的液-液平面，与不同阶段的血液成分一致；B. 轴位 T₂ 加权、脂肪抑制 MR 图像示液-液平面（箭头）因重力作用分层

525

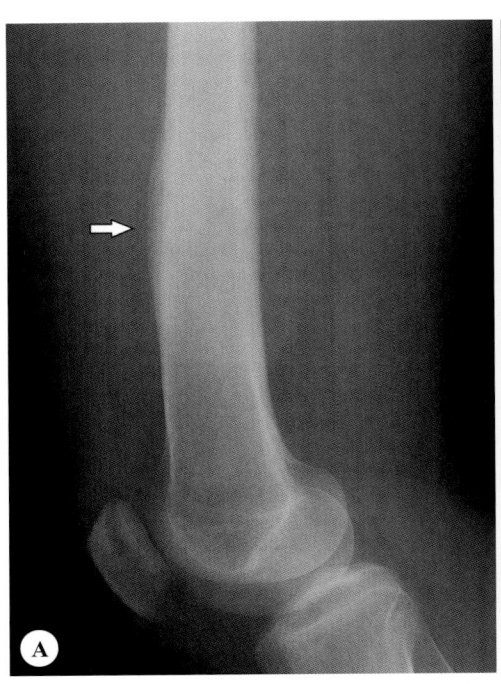
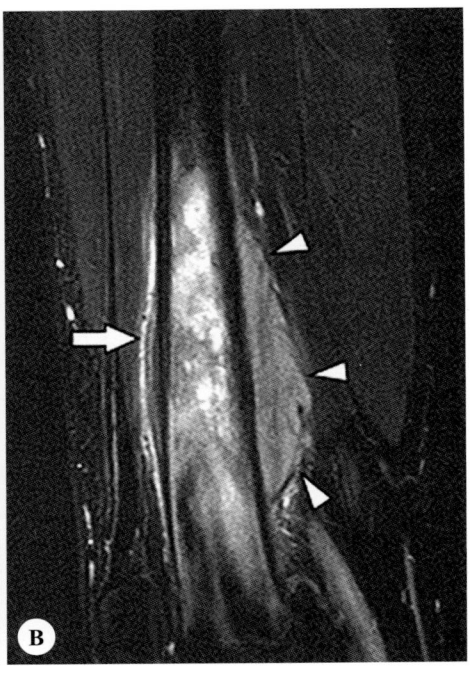

◀ 图 10-177 患骨肉瘤的 21 岁男性

A. 侧位 X 线片示股骨前部骨皮质增厚伴骨膜反应（箭）及轻度髓内硬化；B. 矢状位 T_2 加权 MR 图像示肿瘤（箭）的全部范围，肿瘤内骨髓信号呈不均匀增高，伴超过股骨后部皮质的侵袭性软组织受累（箭头）

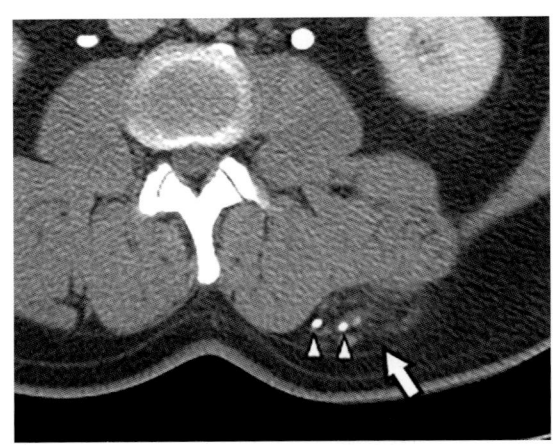

▲ 图 10-178 患软组织血管瘤的 42 岁女性

轴位增强软组织窗 CT 图像示一软组织血管瘤（箭），包含软组织和脂肪密度，对邻近的脊柱旁肌肉产生占位效应；肿块内圆形致密的静脉石（箭头）是血管病变的特征表现

果表明与 MRI 相比，平扫 CT 对骨髓炎早期骨膜炎性反应的灵敏度较低[302]。

亚急性骨髓炎表现出来的局限性更大，进入该时期的必要条件是出现 Brodie 脓肿。典型的 Brodie 脓肿为骨内化脓性脓肿，CT 表现为典型的干骺端内透亮区，周围见硬化缘；MRI 上可见病灶周围肉芽组织形成薄层强化环，称为 MR "半影"征[303]。进入该时期的骨髓炎患者通常不会出现发热和新发疼痛等症状。

慢性骨髓炎的特点是骨坏死。将局灶性坏死（血供中断）的不规则碎骨称为死骨[304]，而死骨可能被肉芽组织或较厚的反应性硬化性骨膜新生骨（即所谓的包壳）包围[268]。CT 可显示死骨，具体表现为与骨皮质和骨松质分离、游离于骨髓腔内、被透亮区包绕的孤立性骨片[305]。这种显示表现可能与骨样骨瘤和骨母细胞瘤相混淆，但骨样骨瘤的中心瘤巢外观光滑有规则，而死骨的外观不规则，借此可将死骨与骨样骨瘤区分开来。CT 还可显示包壳内骨瘘和引流缺损[298]，如果此类骨瘘与皮肤相通，可导致骨膜脓肿或形成引流窦道[297, 306]。慢性骨髓炎的 CT 表现通常为明显的骨质硬化、骨骼变形和骨质吸收，并伴有软组织瘢痕或肉芽组织（图 10-195A）。窦道可表现为骨皮质缺损，进而导致皮下脂肪内出现线状软组织密度影，常伴有皮肤缺损（图 10-195B），还可出现骨或软组织脓肿或异物。CT 是观察骨髓炎的慢性骨质改变（即包壳、死骨和骨瘘等）的最佳方法[297, 307]。

T_1 加权和液体敏感序列（T_2 加权、脂肪抑制或 STIR MR 序列）MRI 对骨髓炎的骨髓水肿拥有最佳的显示效果；在一项与糖尿病足溃疡相关的研究中，MRI 的灵敏度可达 90%[308]。骨髓和骨皮质在 T_1 上的低信号与在液体敏感序列上的高信号相对应，诊断骨髓炎的特异度和灵敏度都很高[309]（图 10-196）。可以借助 CT 图像上的骨髓密度位于正常脂肪密度与液性密度之间这一标准来确定骨髓炎的范围，但该方法的准确度较低，并且很难评估腓骨等细小骨骼，

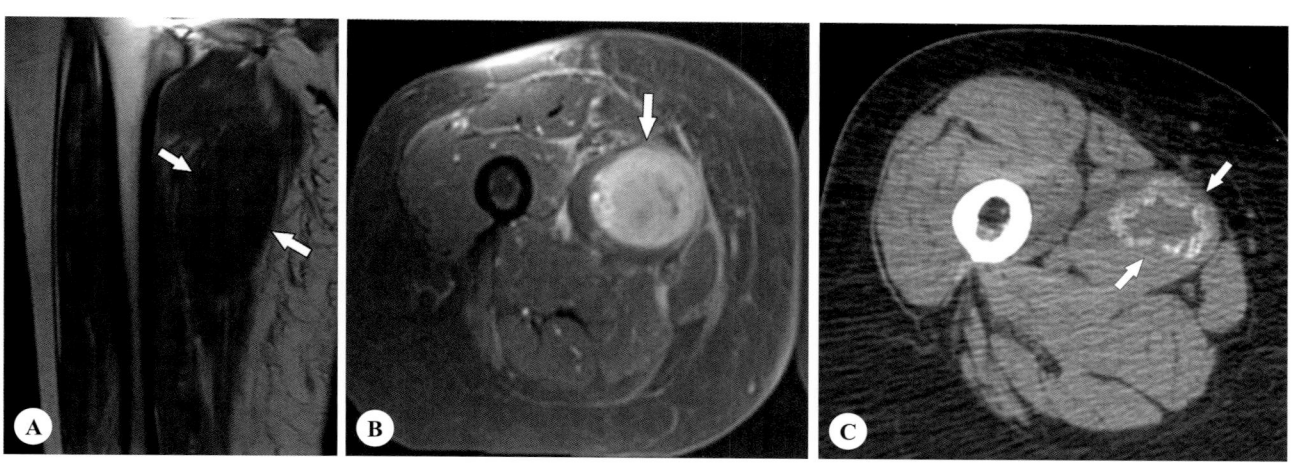

▲ 图 10-179　右上大腿内侧有骨化性肌炎的 37 岁女性

A 和 B. 肿块（箭）在冠状位 T_1 加权 MR 图像（A）上呈低信号，在轴位 T_1 加权、脂肪抑制 MR 图像（B）上呈明显内部强化；C. 轴位平扫软组织窗 CT 图像示肿块边缘有带状钙化（箭），符合骨化性肌炎的特征表现

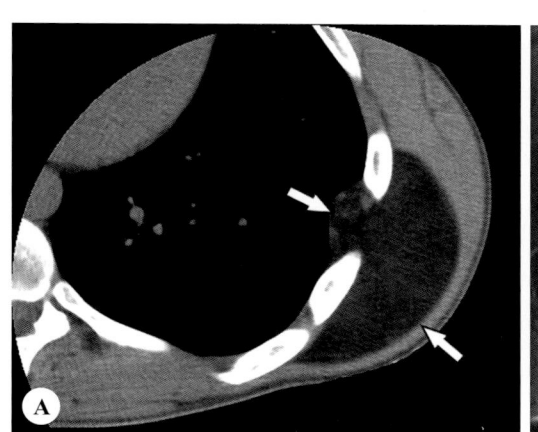
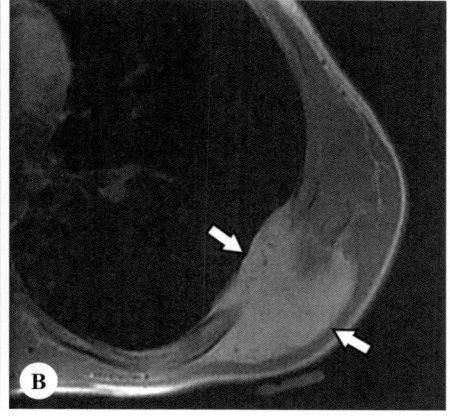

◀ 图 10-180　可触及肿块沿左后胸壁分布的 32 岁男性

肿块（箭）在（A）轴位平扫软组织窗 CT 上呈脂肪密度，在（B）轴位 T_1 加权 MR 图像上呈较高的脂肪信号

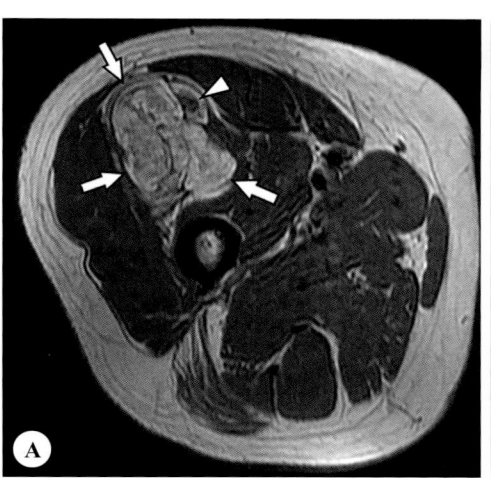
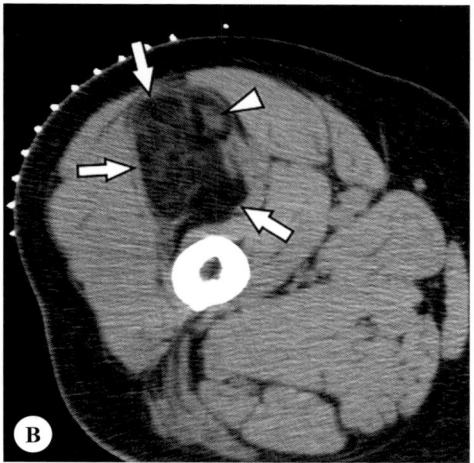

◀ 图 10-181　右大腿前部有脂肪性肿块的 63 岁男性

A. 轴位 T_1 加权 MR 图像示一主要成分为脂肪的肿块（箭），呈高信号，但肿块内可见增厚的分隔、稀疏的非脂肪区域和一局灶性非脂肪结节（箭头）；B. 轴位平扫软组织窗 CT 图像示该脂肪肿块（箭）和非脂肪结节（箭头），显示效果良好

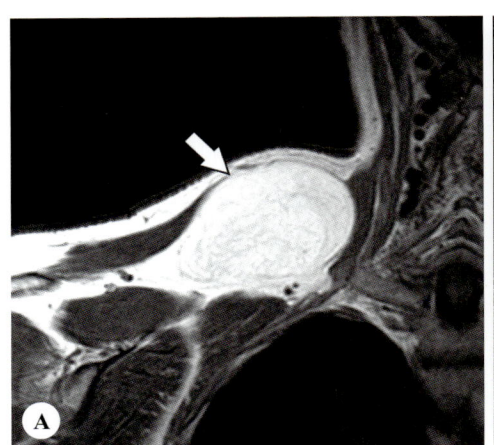 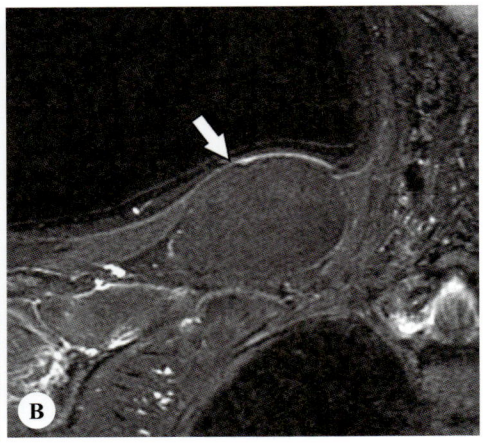

◀ 图 10-182 右下颈部有单纯性脂肪瘤的 32 岁男性

A. 冠状位 T_1 加权 MR 图像示颈根部一均匀高信号肿块（箭）；B. 冠状位 T_1 加权、脂肪抑制 MR 图像上可见上述信号均匀消失，符合单纯性脂肪瘤（箭）的表现特征

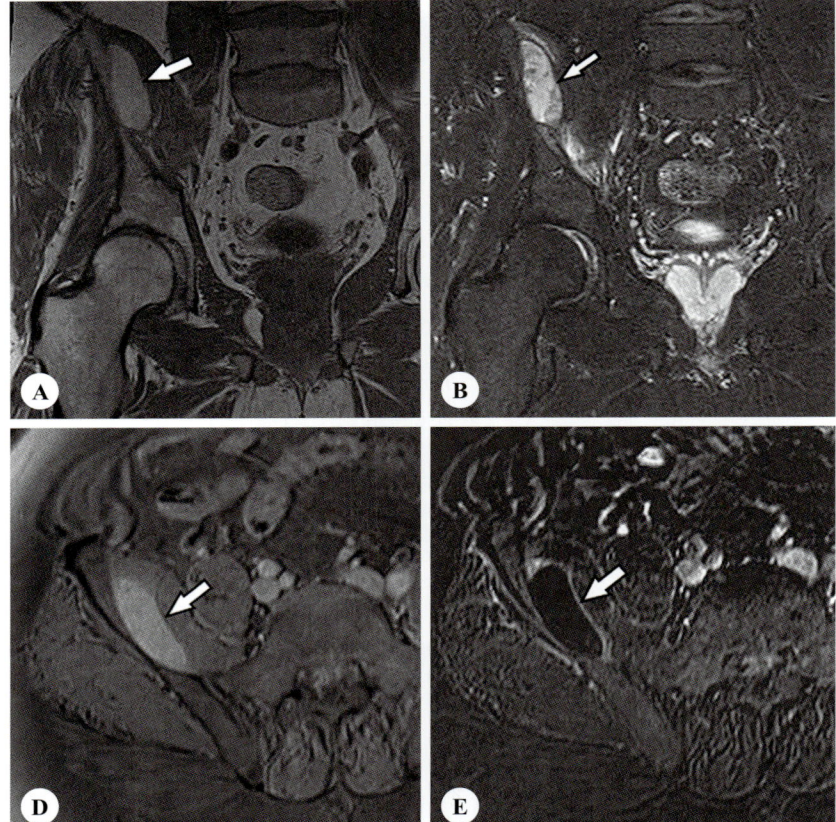

▲ 图 10-183 患右髂肌血肿的 54 岁男性

A 至 D. 病变（箭）在冠状位 T_1 加权 MR 图像（A）和 T_2 加权、脂肪抑制 MR 图像（B）上呈高信号，病变（箭）在轴位非增强（C）和增强（D）的 T_1 加权、脂肪抑制 MR 图像上都呈高信号，提示病变内不含脂肪；E. 轴位 MR 减影图像示无内部强化，符合血肿（箭）的表现特征

原因是细小骨骼的骨髓腔太小。骨髓炎的骨髓变化没有特异性，还可见于肿瘤（尤其是尤因肉瘤）、创伤、部分贫血、贮积症和其他原发性骨髓疾病（如骨髓纤维化）。可以通过 T_1WI 和 STIR 序列上边界清楚锐利的骨性病变将尤因肉瘤与骨髓炎区分开来；最近的一项研究发现，患有骨髓炎的对照组中没有出现此类病变[310]。通过与对侧骨髓相比较，可以判断骨髓替代过程是全身性的还是单侧的[311, 312]。骨髓腔内出现气体符合骨髓炎的表现，但并不常见，并且可在 X 线上出现骨质破坏或新生骨之前发现。非创伤性软组织积气是感染的特征性表现[313]，发生的原因可能是脂肪坏死；另外，发生骨髓炎或化脓性关节炎的髓腔或关节内可见脂-液平面[314]。

使用 CT 难以区分糖尿病性神经性骨关节病和骨髓炎与化脓性关节炎。对于糖尿病足导致的骨髓炎，MRI 的正常骨髓信号阴性预测值要高于正常的 CT 结果。此外，MRI（特别是增强检查）对小型脓肿和小块坏死软组织也更加灵敏[315]。MRI 有时还

第 10 章 肌肉骨骼系统
MUSCULOSKELETAL System

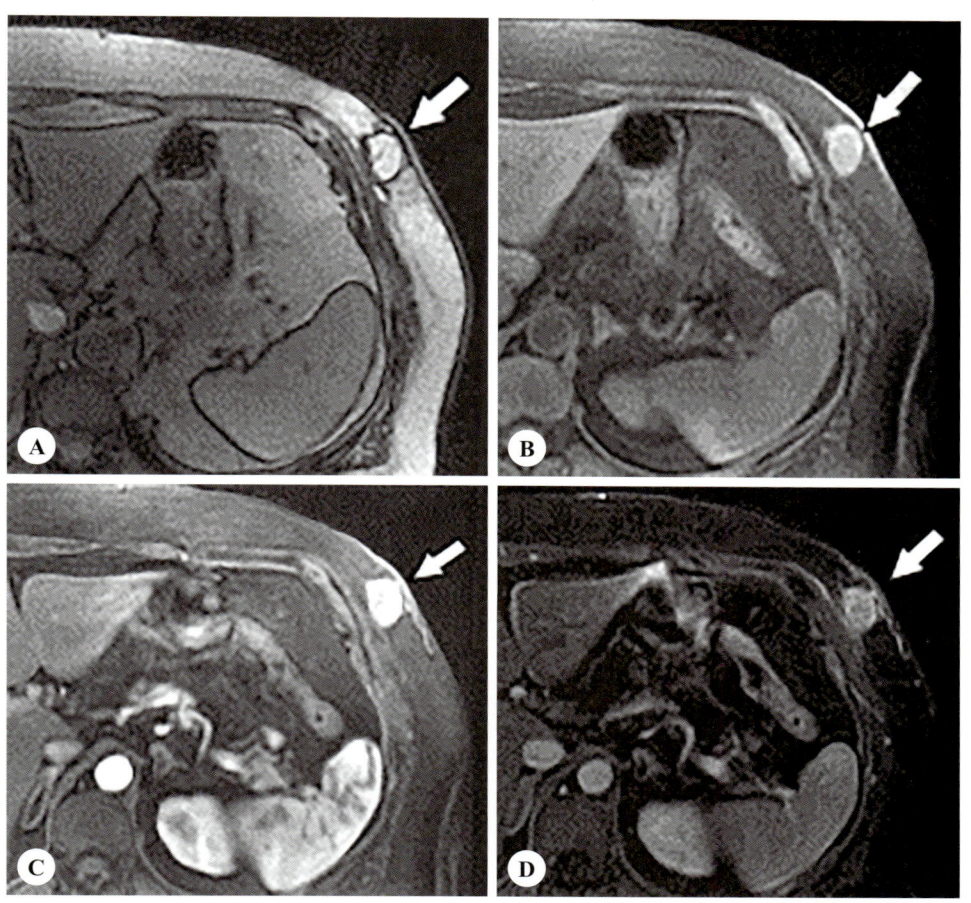

◀ 图 10-184 前腹壁有转移性黑色素瘤的 63 岁女性
A. 轴位 T_1 加权（反相位）MR 图像示左前腹壁软组织内有一高信号灶（箭）；B. 病变（箭）在轴位 T_1 加权、脂肪抑制 MR 图像上仍呈高信号；C 和 D. 轴位增强 T_1 加权图像（C）和 MR 减影图像（D）证实病变（箭指向）有强化。血肿或蛋白性囊肿不会出现内部强化

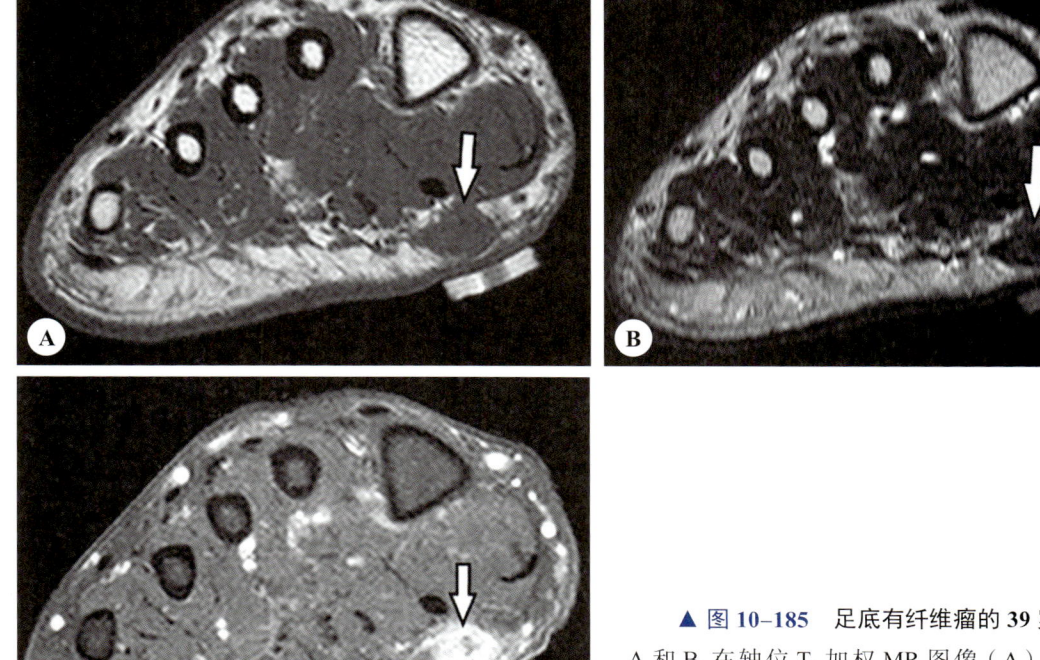

▲ 图 10-185 足底有纤维瘤的 39 岁女性
A 和 B. 在轴位 T_1 加权 MR 图像（A）和 T_2 加权 MR 图像（B）上，足底内侧见软组织肿块（箭），相对于骨骼肌呈低信号；C. 病变（箭）在轴位增强 T_1 加权、脂肪抑制的 MR 图像上呈内部实质强化

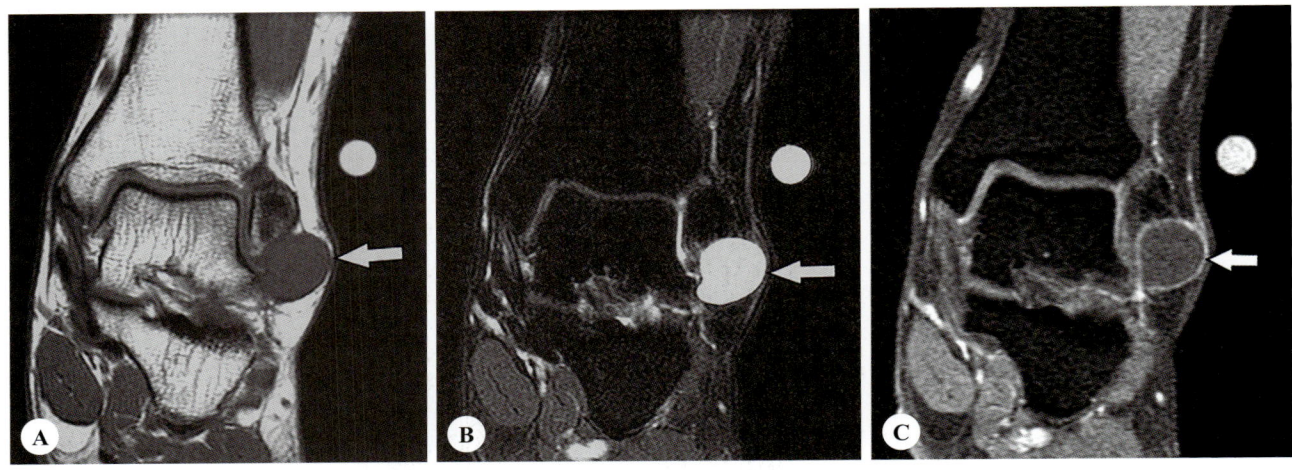

▲ 图 10-186 踝关节有肿块、患腱鞘囊肿的 34 岁女性

沿踝部内侧有一软组织肿块（箭）在冠状位 T₁ 加权 MR 图像（A）上相对于骨骼肌呈低信号，在冠状位 T₂ 加权、脂肪抑制 MR 图像（B）上呈均匀高信号；病变（箭）在冠状位增强 T₁ 加权、脂肪抑制 MR 图像（C）上呈边缘环形强化，符合腱鞘囊肿的改变特征

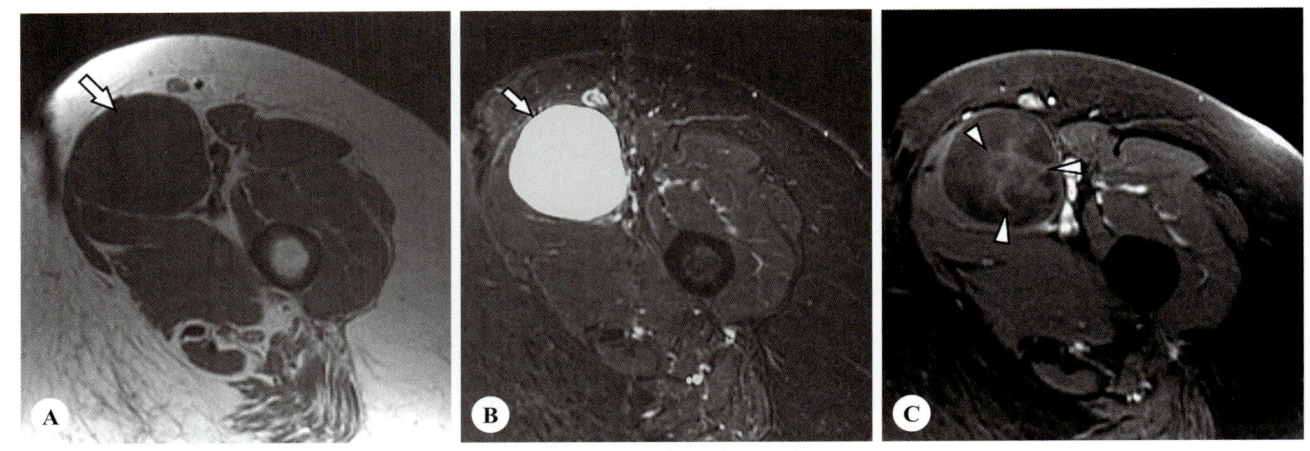

▲ 图 10-187 大腿内侧有肿块、患肌内黏液瘤的 46 岁女性

沿左大腿上段内侧有一软组织肿块（箭），在轴位 T₁ 加权 MR 图像（A）上相对于骨骼肌呈低信号，在轴位 T₂ 加权、脂肪抑制 MR 图像（B）上呈均匀高信号；然而，该病变在冠状位增强 T₁ 加权、脂肪抑制 MR 图像（C）上可见中心强化（箭头），不符合腱鞘囊肿的改变特征。在超声引导下对该病变实施活检，证实为肌内黏液瘤

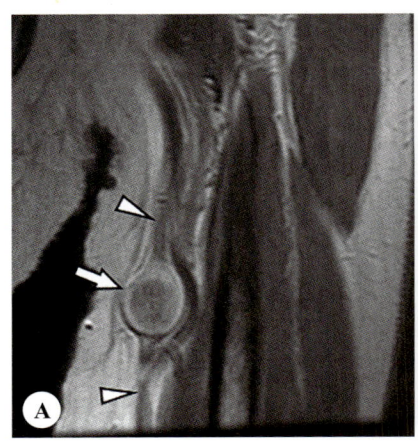 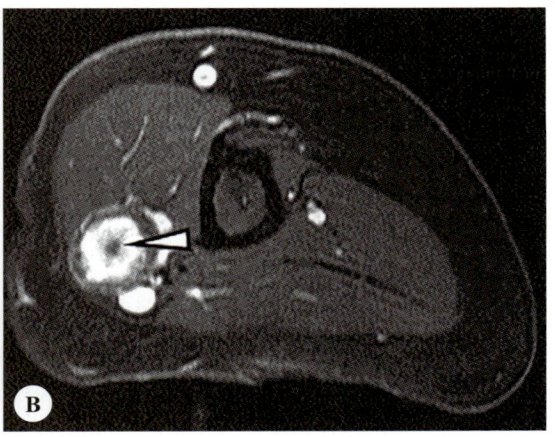

◀ 图 10-188 左腋下有神经鞘瘤的 53 岁女性

A. 冠状位 T₁ 加权 MR 图像示一圆形低信号肿块，可见桡神经（箭头）进入和穿出肿块（箭）；B. 轴位 T₂ 加权、脂肪抑制 MR 图像示肿块内有一中心低信号的"靶征"（箭头），符合周围神经鞘瘤的表现特征

可区分慢性稳定性神经性骨关节病（此时所有MRI序列上均呈低信号）和骨髓炎[316]，而CT则无法区分。放射科医师区分神经性关节病（Charcot关节病）和骨髓炎的难度较大，后者唯一的特征性MR表现是出现溃疡，并伴有延伸至感染骨的窦道[317]（图10-194A）。其他提示骨髓炎、而非神经性病变的MRI征象有T_1加权成像骨髓信号减低、相应的液体敏感序列上骨髓信号增高、受累骨为单块承重骨（跖骨、趾骨或跟骨）而非多块中足骨、软组织积液及软组织脂肪信号替代（图10-197）。有报道称"幽灵"征象（骨皮质在T_1WI中消失，但在T_2WI中可见）提示感染性神经性关节病[318]。近年来，DWI在鉴别神经性关节病和骨髓炎当中发挥了一定的作用[319]。

（二）化脓性关节炎

化脓性关节炎即指关节内感染，通常病程较急，累及单关节，可导致破坏性关节病。关节内感染可以是化脓性的（脓毒性的），也可以是非化脓性的，前者最常见的病原体是金黄色葡萄球菌，也可见淋病奈瑟球菌、肺炎克雷伯菌、白念珠菌和黏质沙雷菌等致病菌；后者包括结核性关节炎、真菌（如放线菌病、隐球菌病、球孢子菌病、组织胞浆菌病和孢子丝菌病）感染、病毒（天花）感染和螺旋体（梅毒、雅司病）感染。髋关节、肩关节和膝关节等血供丰富的大关节最常受累（图10-198），而较少受累的关节（如骶髂关节和胸锁关节）在有静脉药物滥用史的患者中可能受累[295]（图10-199）。化脓性关节炎的基本传播机制为血源性传播或直接接种传播，危险因素包括免疫功能低下、菌血症、静脉药物使用、老年状态、关节假体和侵入性的关节操作。

如怀疑患者患有化脓性关节炎，首选传统X线检查。关节造影仅在影像学引导的关节腔诊断性抽吸时才加以执行。虽然彩色超声多普勒可以显示浅表关节血管周围的富血供状态，然而超声虽对液体敏感，却对感染不特异。超声检查对指导关节抽吸也有一定作用。同样，CT引导关节抽吸的能力远强于评估感染性关节炎的能力，并且CT对于

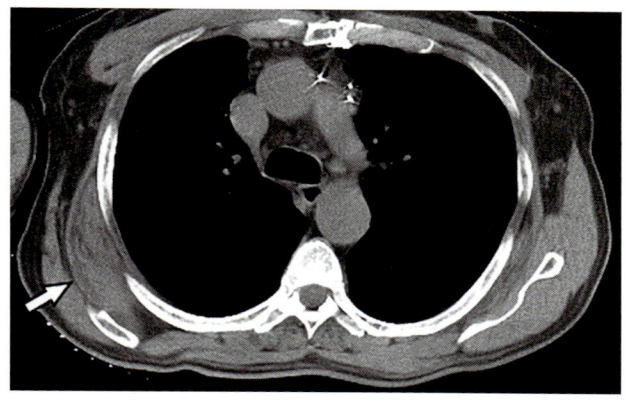

▲ 图 10-189 患右侧弹力纤维瘤的 49 岁男性
轴位平扫 CT 图像示右胸壁后外侧有紧贴肋骨的混合软组织和脂肪肿块（箭），是弹力纤维瘤的好发部位

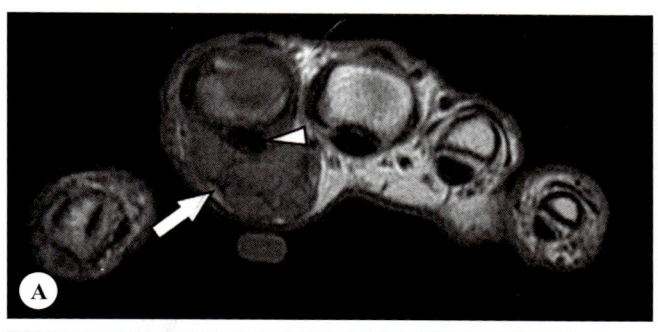
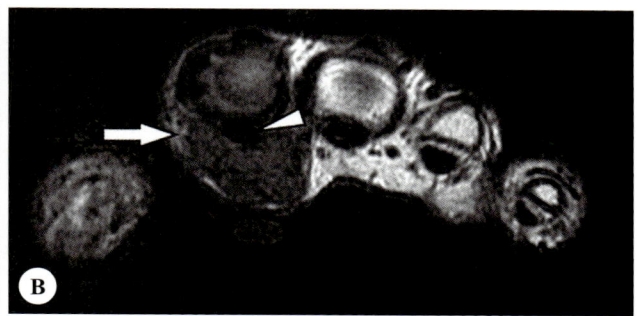
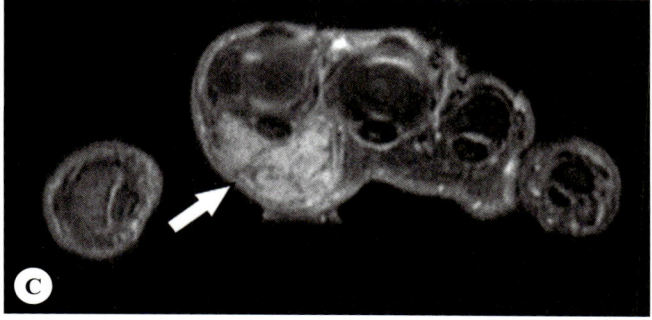

▲ 图 10-190　患腱鞘巨细胞瘤的 62 岁女性
轴位 T_1（A）和 T_2（B）加权 MR 图像示一起自示指屈肌腱（箭头）的低信号肿块（箭）；病变（箭）在轴位 T_1 加权、脂肪抑制 MR 图像（C）上呈实质强化

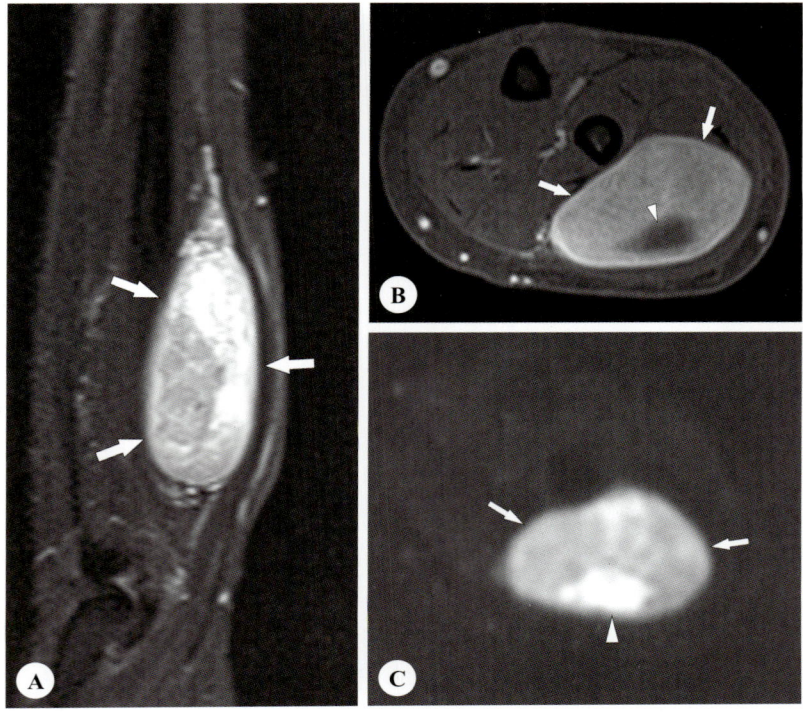

▲ 图 10-191 患恶性周围神经鞘瘤的 32 岁女性

A. 冠状位 T_2 加权、脂肪抑制 MR 图像示前臂近端有一高信号灶（箭）；B. 轴位增强 T_1 加权、脂肪抑制 MR 图像示病变（箭）中心区域未见强化（箭头），符合坏死表现；C 和 D. 轴位弥散（C）和 ADC（D）MR 图像示无强化中心区域（箭头）的 ADC 值高于周围的肿瘤组织（箭）ADC. 表观弥散系数

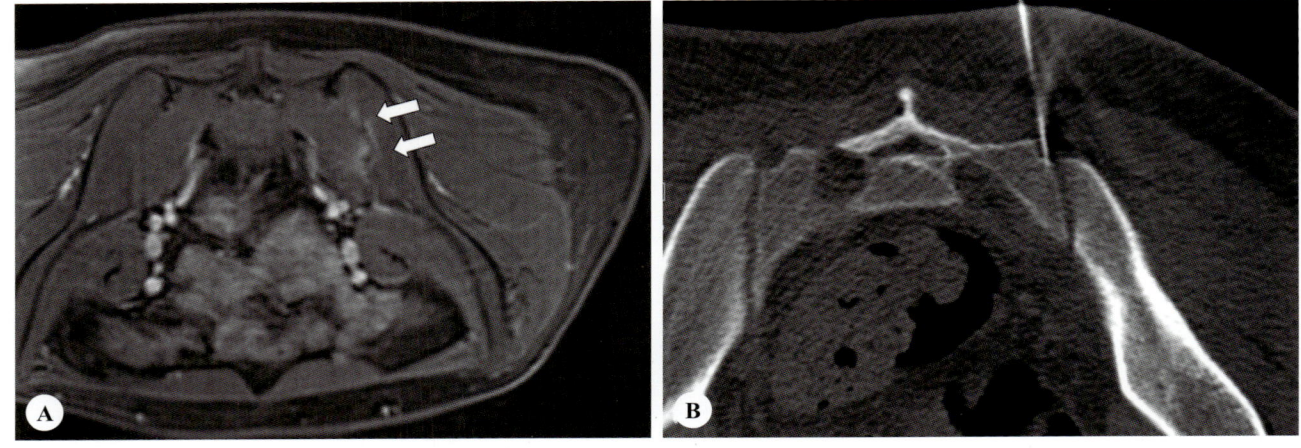

▲ 图 10-192 患骶髂关节化脓性关节炎的 35 岁男性

A. 轴位增强 T_1 加权、脂肪抑制 MR 图像示右侧骶髂关节有早期强化（箭），可见于炎性或感染性疾病；B. 轴位骨窗 CT 图像未显示骶髂关节存在异常，原因是感染尚处于早期阶段，但图像可以用于引导抽吸和活检

假体关节周围感染性积液的诊断性抽吸特别有用（图 10-200）。

感染性关节炎的早期 CT 表现是非特异性的，具体包括关节积液、骨质侵蚀、关节间隙狭窄、滑膜增厚和相关的软组织水肿。关节内积气也是非特异性的（图 10-198），小气泡可见于产气微生物感染；但是，在成人创伤性脱位或儿童关节非创伤性牵引当中，也可以观察到由于真空现象而产生的气体，该情况可有效排除化脓性关节炎。与 CT 相比，MRI 对化脓性关节炎的特异性明显较高[320]，而 CT 对关节积液和囊内液体的灵敏度明显高于 X 线[321]。不过，与 CT 和超声检查相比，MR 检测关节积液及关节周围软组织水肿、溃疡和并存骨髓炎的灵敏度明显更高[322]，尤其有助于识别复杂解剖部位（如髂腰肌囊）的积液[323]。增强 MRI 是显示滑膜增生和增厚程度的最佳成像方式。DWI 能有效区分非急性化脓性关节炎和炎性关节病，其中存在脓性碎片的感染性关节积液通常表现为 ADC 值较低和扩散受限[295, 324]。

第 10 章 肌肉骨骼系统
Musculoskeletal System

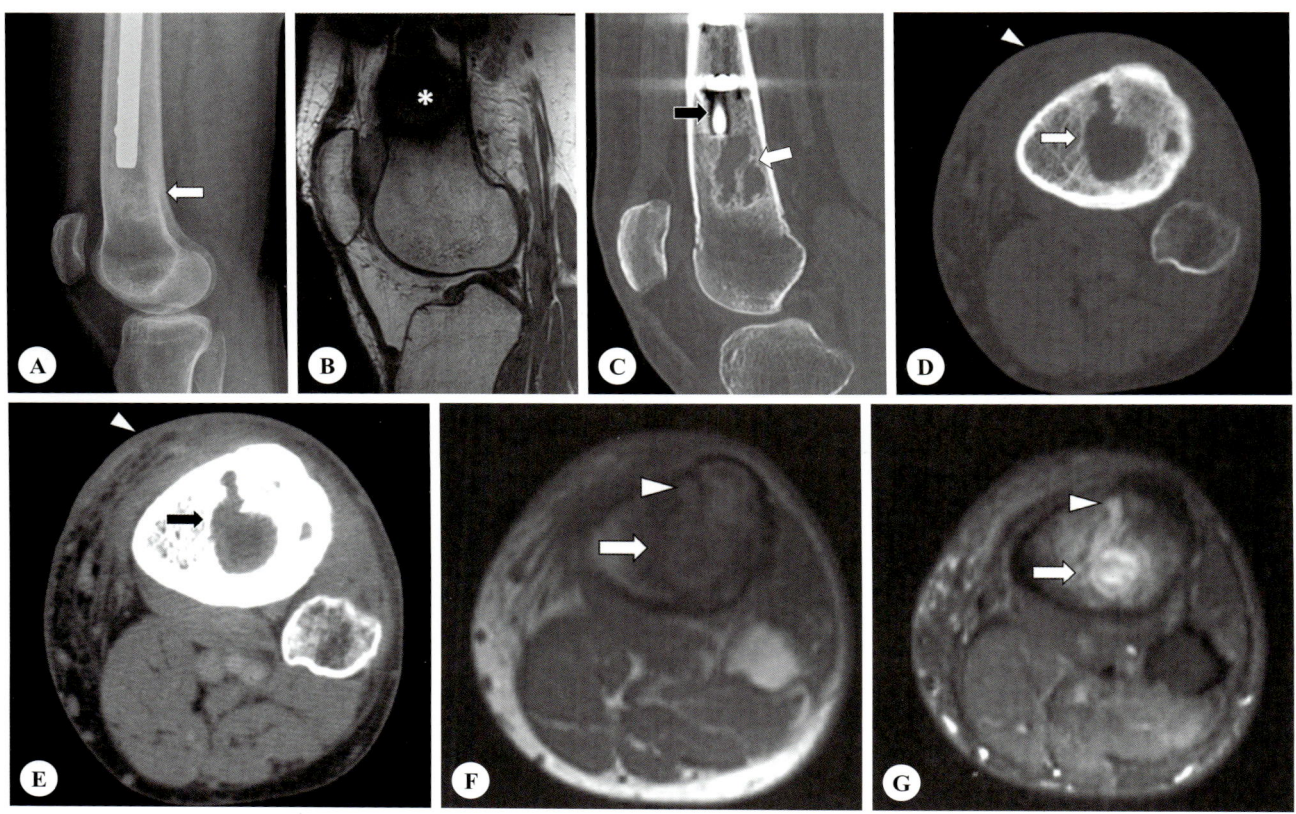

▲ 图 10-193　髓内棒放置术后大腿远端肿胀，不伴发热或疼痛，假体周围可见 Brodie 脓肿的 40 岁女性

A. 膝关节侧位 X 线示假体周围有边界不清的髓内透亮影（箭），在股骨髓内棒下方存在薄层硬化环，未见皮质破坏或渗出；B. 膝关节矢状位质子密度 MR 图像示髓内棒的晕状伪影（*）掩盖了关注区域，未见渗出；C. 矢状位平扫 CT 图像示假体周围髓内有透亮区，显示效果良好，并有与髓内棒（黑箭）相邻的薄层硬化环（白箭）；D 和 E. 轴位骨窗（D）和轴位软组织窗（E）CT 图像示髓内透亮区（箭），显示效果良好，并见窦道延伸至前份骨皮质，另可见伴发的皮下组织和皮肤明显水肿（箭头）；F 和 G. 对应的轴位 T_1 加权（F）和 STIR（G）MR 图像示髓内脓肿特征，即高信号积液（白箭）和延伸至前份骨皮质的窦道（白箭头），伴周围骨髓水肿，显示效果良好

结核性关节炎病例在欧洲和美国不到所有 TB 病例的 5%，在不发达国家、特别是非洲和亚洲国家的发病率稍高[325]。在美国，由于结核性关节炎发病率低、医师对该病的意识存在不足，往往会出现诊断延迟。结核性关节炎继发于结核性骨髓炎，并且该病有一项值得注意的特征，即结核杆菌经骺板扩散穿透干骺端到达骨骺；这种扩散方式与典型的化脓性关节炎不同。结核性关节炎通常是单发的，典型的结核性关节炎见于大型承重关节，更常见于髋关节和膝关节等下肢关节[326]，但在儿童和老年人中多见于外周关节。结核性关节炎常表现为软组织肿胀和区域性骨质疏松，通常比较严重，并且由于缺乏蛋白水解酶，软骨关节间隙可相对保留至疾病后期；关节两侧的边缘骨质侵蚀最终会导致骨质破坏，而骨质融合罕见。慢性关节病可使关节旁软组织窦道和冷脓肿形成。结核性骨髓炎是血源性播散引起的，但在没有潜在骨髓炎的情况下，结核杆菌也可发生从关节内向滑膜的血源性播散，导致肉芽肿性滑膜增厚、关节积液和骨质侵蚀，最终导致骨质破坏[327, 328]。

CT 可以显示冷脓肿的骨质破坏、死骨形成和软组织受累的情况，这些情况可伴有或不伴有钙化。脊柱受累在 CT 和 MRI 上表现为特征性的韧带下扩散，并且 MRI 的灵敏度更高（图 10-201）。由于不同时期出血引起的关节内含铁血黄素沉积和典型骨髓变化，关节积液和关节内碎片具有特征性持续低信号，而 MRI 评估这两种情况及识别窦道和肌炎的敏感度更高。TB 聚集在 T_1 加权图像中，呈伴边缘高信号环的轻度高信号灶，这种特征有助于区分 TB 病灶和其他化脓性感染。

533

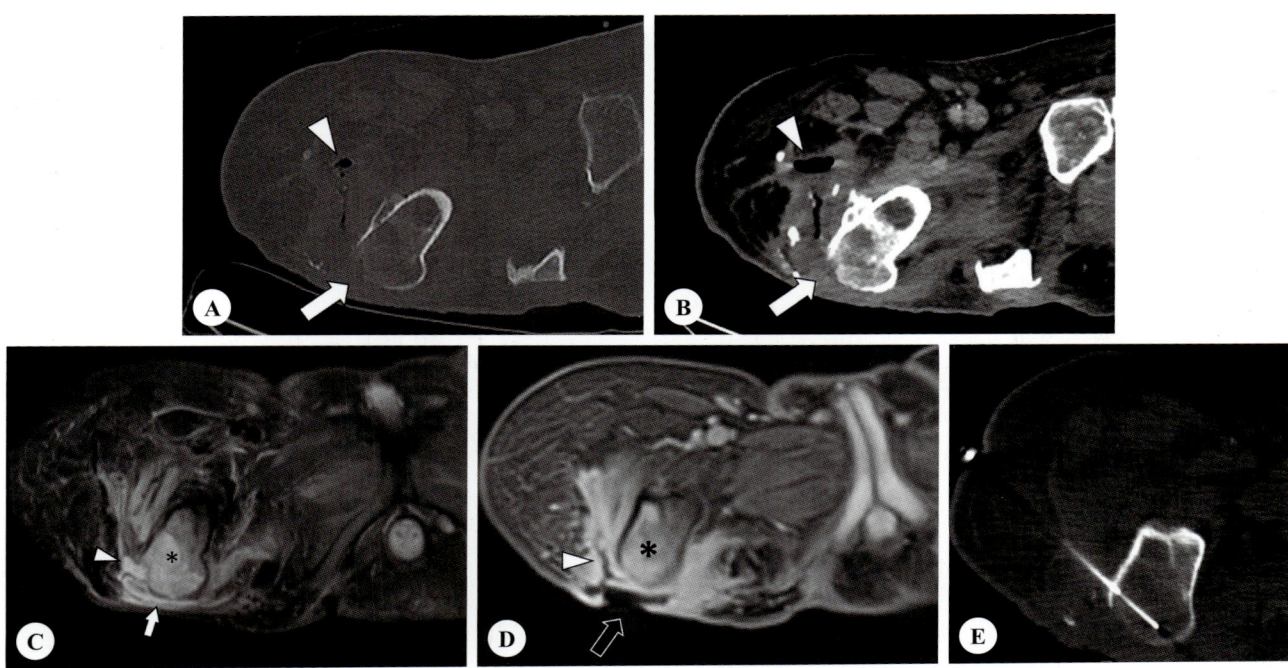

▲ 图 10-194 滥用静脉注射药物，皮肤溃烂、发热和疼痛的 28 岁男性

A 和 B. 轴位骨窗 CT 图像（A）和轴位软组织窗 CT 图像（B）示右侧大转子后部骨皮质破坏（白箭），软组织密度影取代后方皮下组织，并可见软组织内延伸至皮肤的含气曲线状通道（即窦道）（白箭头），另注意坐骨结节后方有溃疡；C 和 D. 轴位 STIR（C）和轴位增强 T$_1$ 加权、脂肪抑制 MR 图像（D）示软组织和骨髓受累的程度（*），显示效果良好，并示右股骨后部液性信号明显上升，液体、水肿和气体（箭头）延伸至后部皮肤，进入皮肤溃疡区域（箭）；E. 骨活检的轴位 CT 图像示活检针道，培养结果证实为金黄色葡萄球菌骨髓炎

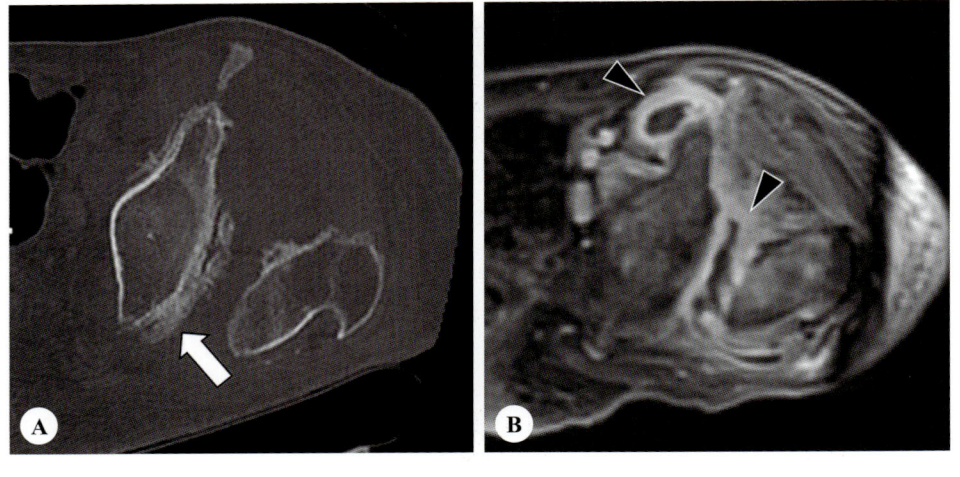

◀ 图 10-195 慢性骨髓炎急性发作、静脉注射吸毒的 24 岁男性

A. 轴位 CT 图像显示左侧髋臼（箭）和残余的左股骨有明显的皮质增厚，符合慢性骨髓炎的表现特征；B. 轴位增强 T$_1$ 加权、脂肪抑制的 MR 图像显示骨髓水肿轻度加重，与因慢性骨髓炎增厚的低信号皮质相互叠加，还可见周边强化的脓肿以及含气影（箭头）

（三）蜂窝织炎、化脓性肌炎、坏死性筋膜炎和脓肿

1. 蜂窝织炎 蜂窝织炎通常局限于皮肤和浅筋膜，CT 的特征性表现包括皮肤和浅筋膜出现增厚、水肿，映衬出脂肪小叶结构，并伴有不同程度的强化[315]（图 10-202A），可能的相关表现还有局部淋巴结增大。CT 有助于识别潜在的异物、脓肿或皮下积气。MRI 通常不用于诊断蜂窝织炎，但可用于鉴别更复杂的感染过程（图 10-202B）；增强 MRI 有助于鉴别蜂窝织炎和慢性或非炎性水肿[295]。

2. 化脓性肌炎 化脓性肌炎是一种原发性细菌感染性疾病，在温带地区少见，最初学界将其归为一种热带疾病。然而，在 20 世纪 80—90 年代，HIV 在温带地区传播开来，使得化脓性肌炎病例在传统热带地区以外的地区有增多趋势[329]。化脓性肌炎的发病率在 HIV 或免疫功能低下的患者中上升，在免

第 10 章　肌肉骨骼系统
Musculoskeletal System

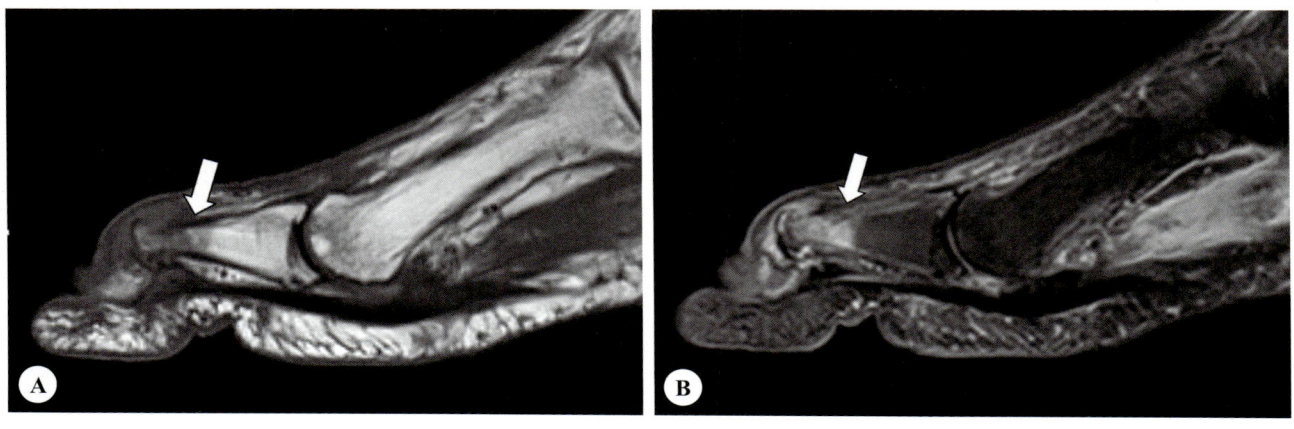

▲ 图 10-196　第 1 趾间关节有骨髓炎 / 化脓性关节炎的 66 岁男性
前足矢状位 T_1 加权（A）和 STIR MR（B）图像示趾间关节异常积液，T_1 加权图像上正常的骨髓脂肪信号变为特征性的低信号（箭），STIR 上关节两侧见高信号水肿区。MRI 有助于显示骨髓受累的范围，方便制订手术计划

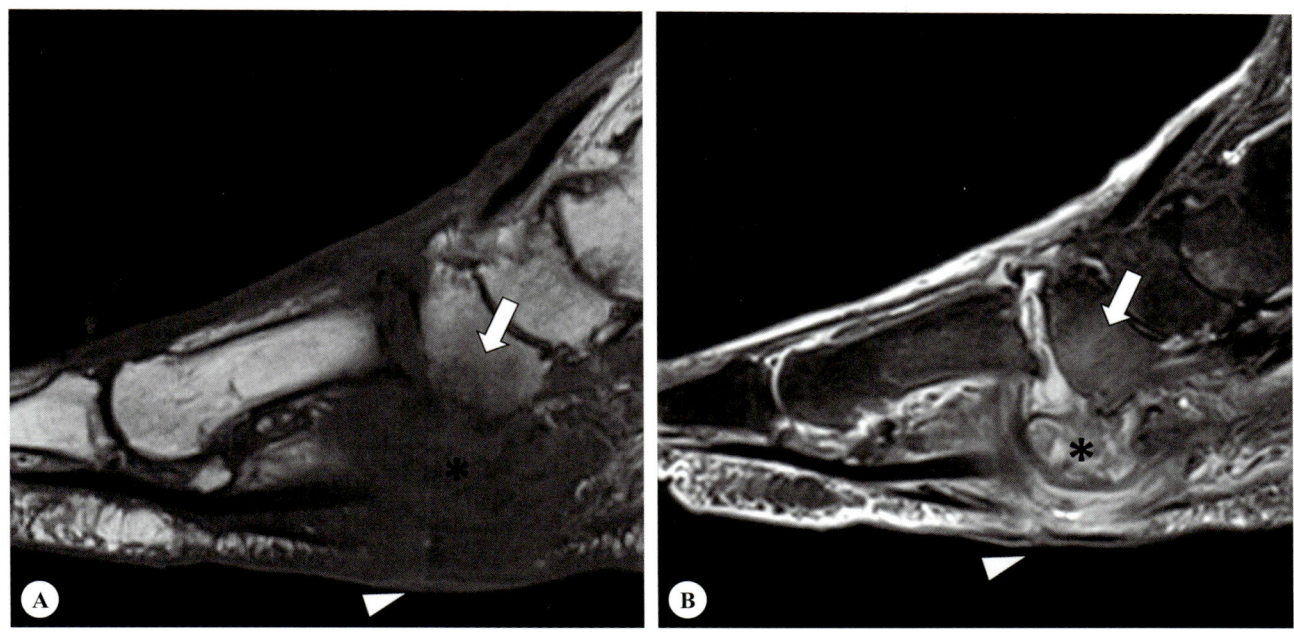

▲ 图 10-197　患糖尿病，有 Charcot 足病史，在慢性足部疼痛基础上新发肿胀和急性加剧的 59 岁男性
A. 前足矢状位 T_1 加权 MR 图像示第 1 跖跗（TMT）关节呈慢性不规则改变，符合 Charcot 足病史表现，注意跖骨前下部骨髓呈低信号（箭），还可见弥漫性低信号软组织影延伸到足底表面，累及皮下脂肪（*），并有局部皮肤不规则，提示形成小范围溃疡（箭头）；B. 矢状 STIR MR 图像示跖骨内的骨髓水肿信号相应增高（箭），弥漫性液性物质信号（*）取代皮下脂肪，从第 1 TMT 关节延伸至足底溃疡（箭头），符合脓肿表现；MRI 检查结果与骨髓炎、软组织脓肿、窦道和 Charcot 关节溃疡的特征一致

疫功能低下的患者中表现为原发性血源性传播或继发于直接注射 / 手术[330]。据报道，MRI 对化脓性肌炎更灵敏；如果患者的肿块增大，怀疑为化脓性肌炎，则应首选 MRI 检查[315]。化脓性肌炎的 MRI 表现包括肌肉增大、T_1WI 信号增高、T_2WI 信号显著增高及伴环状强化的肌肉内高信号液体聚集。大多数化脓性肌炎患者伴有蜂窝织炎[329]。在这种情况下，20%～40% 的患者会出现多发脓肿[331]。化脓性肌炎的 CT 表现包括肌肉增大、肌肉密度减低及不均匀、局灶性积液、增强后的环形强化（图 10-203）。

3. 坏死性筋膜炎　坏死性筋膜炎（necrotizing fasciitis，NF）属于医学急症，是一种进展迅速的软组织感染性疾病，由多菌种（最常见）或单菌种（梭状芽孢杆菌、肠杆菌属、大肠埃希菌、变形杆菌、

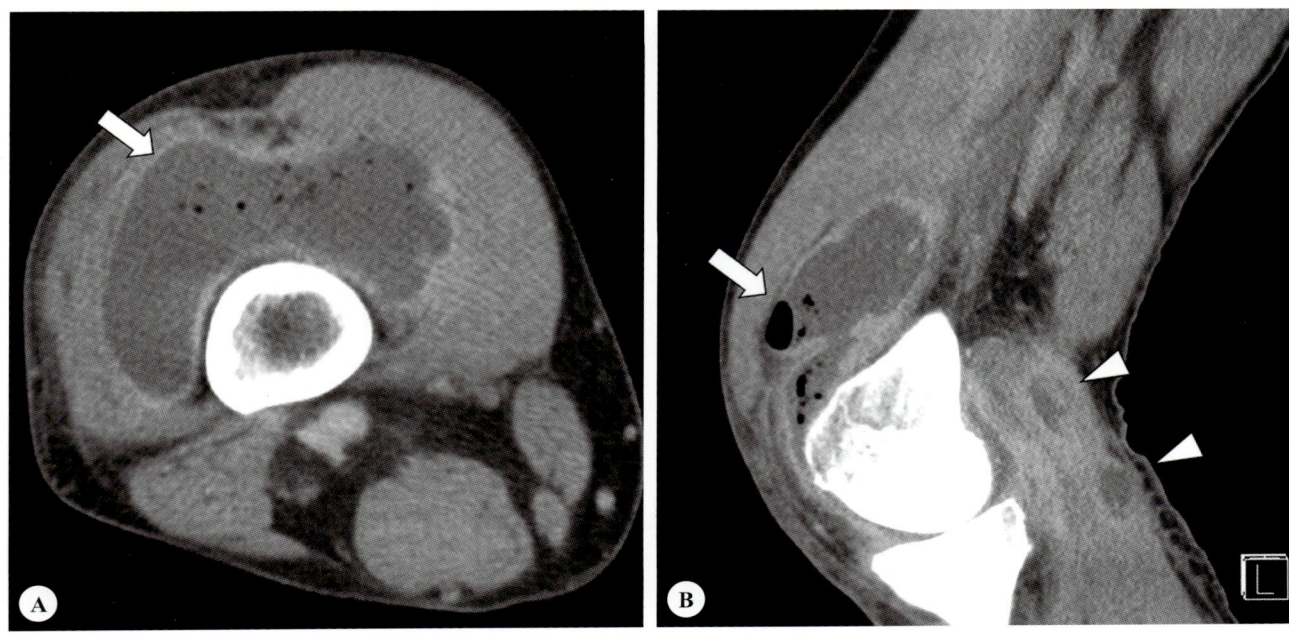

▲ 图 10-198 患化脓性关节炎、膝关节肿胀和疼痛的 63 岁女性

A. 轴位增强 CT 图像示关节腔大量积液伴边缘强化，腔内多发积气（白箭），符合关节感染的特征性表现，并在关节抽吸物中检出金黄色葡萄球菌；B. 矢状位增强 CT 图像示边缘强化的关节积液，内见积气（白箭），并且小腿后上部有多处肌肉内脓肿（白箭头）

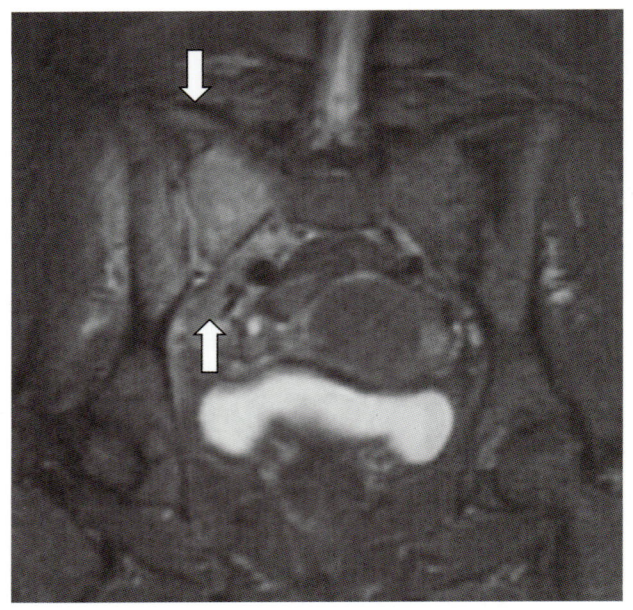

▲ 图 10-199 患化脓性关节炎 / 骨髓炎、有静脉药物滥用史的 25 岁女性

冠状位 STIR MR 图像示右侧骶髂关节面两侧有异常增加的骨髓信号（箭），伴异常关节积液，抽吸液中检出金黄色葡萄球菌

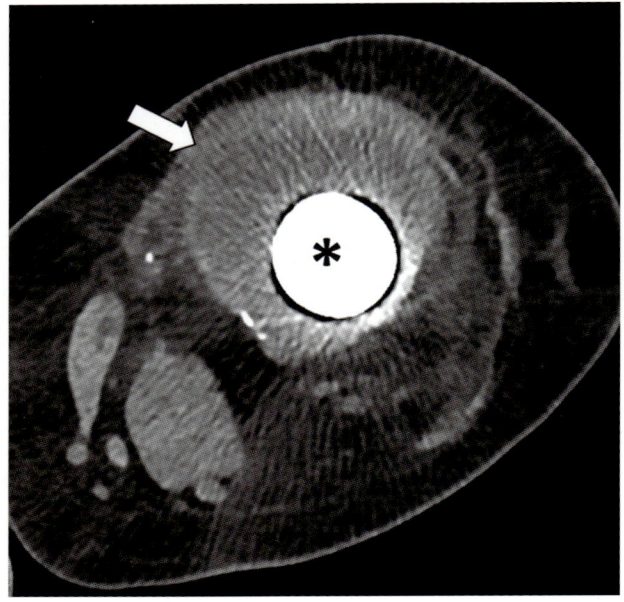

▲ 图 10-200 巨假体植入后假体周围感染，伴发热、腿痛和肿胀的 51 岁女性

大腿远端轴位增强 CT 图像示远端髓内假体（*）周围存在大量低密度积液，伴边缘强化（白箭），经超声引导下的液体采样证实为假体周围感染

第 10 章　肌肉骨骼系统
Musculoskeletal System

拟杆菌属等）感染引起[332]。NF 目前仍属于临床诊断范畴，但影像学图像有助于评估 NF 的范围，方便制订手术计划、排除其他疾病的可能。据报道，NF 的死亡率高达 70%～80%，因此准确诊断对治疗 NF 至关重要[333]。典型的 NF 始于浅筋膜，延伸至肌肉和深筋膜，最终导致微血管结构闭塞。

早期 NF 的 CT 表现包括肌间筋膜的不对称、不规则增厚和脂肪内出现条带状的液体密度改变（皮下水肿），与蜂窝织炎类似，但 NF 另存在皮下水肿这一不太显著的特征。最近的一项研究显示，CT 对 NF 的灵敏度高达 100%，特异度为 80%[334]。尽管可能出现皮肤增厚，但 NF 不常累及表皮层，这种表皮层不受累的表现在蜂窝织炎中少见。筋膜下积气有助于诊断 NF，但并不绝对指示该病。对于软组织内的气体而言，CT 比 X 线和 MRI 更灵敏（图 10-204）。CT 方便快捷、图像可快速采集，是急诊情况下的首选检查。

气体在 MRI 上表现为信号丢失或晕妆伪影，容易误诊为钙化或顺磁伪影。在 MRI 的液体敏感序列上可以看到高信号筋膜增厚沿肌肉腔室长轴分布。使用钆对比剂可以提高 MRI 诊断的灵敏度，增强后

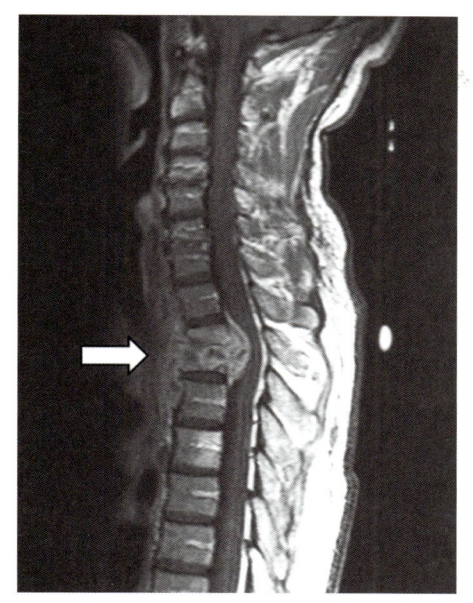

▲ 图 10-201　患脊柱结核，上背部疼痛、发热和乏力的 14 岁亚洲女童

颈胸椎矢状位增强 T_1 加权、脂肪抑制 MR 图像示特征性的韧带下感染灶（箭），可见强化，病灶横跨 T_2 和 T_3 椎体的前后缘，注意边缘强化的髓内脓肿和硬膜外脓肿导致明显的中央性狭窄；轴位 CT（本例未展示）示腰部肌肉内有钙化的边缘强化脓肿（"冷脓肿"）

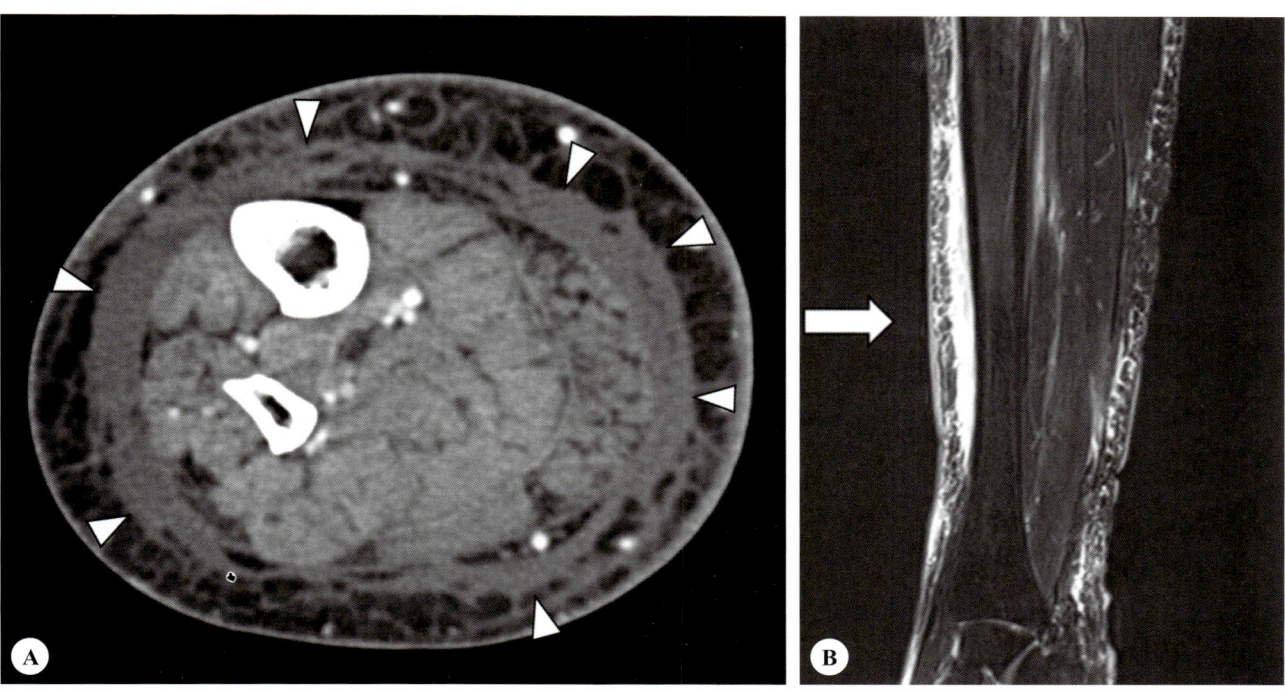

▲ 图 10-202　患蜂窝织炎、小腿肿胀的 48 岁女性

A. 轴位增强 CT 图像示弥漫性皮下组织水肿（箭头），水肿的密度中等，伴皮肤增厚，不伴有异常强化；B. 矢状位 STIR MR 图像示弥漫性皮下水肿和轻度皮肤增厚（箭），显示效果良好，前部较后部更明显，没有提示感染的皮质或骨髓异常

可见受累筋膜强化。然而，术后改变与坏死性筋膜炎很难区分；如患者的临床表现和随访检查发现病灶吸收，未发现病灶进展，则可有助于鉴别诊断[294]。肌肉坏死和脓肿形成等较晚期的并发症可能仅轻微可见，主要表现为肌肉内低密度区或正常肌肉结构缺失。

增强 MRI 检查对坏死性筋膜炎的效果优于 CT，原因在于低血压状况可能禁用碘对比剂[315]。典型的 MRI 表现包括梭形肌或平滑肌筋膜增厚＞3mm 及液体敏感序列上的软组织信号增高[335]。一项前瞻性研究表明 T_2WI、增强 T_1WI 和脂肪抑制 MR 图像上如出现深筋膜受累，则诊断坏死性筋膜炎、否定蜂窝织炎的灵敏度可达 100%[336]。MR 增强扫描显示的无强化筋膜有助于将坏死性筋膜炎和其他疾病区分开来。

4. 脓肿 软组织脓肿的典型表现为低密度积液伴边缘强化，但血液代谢产物和蛋白质样积液可呈高

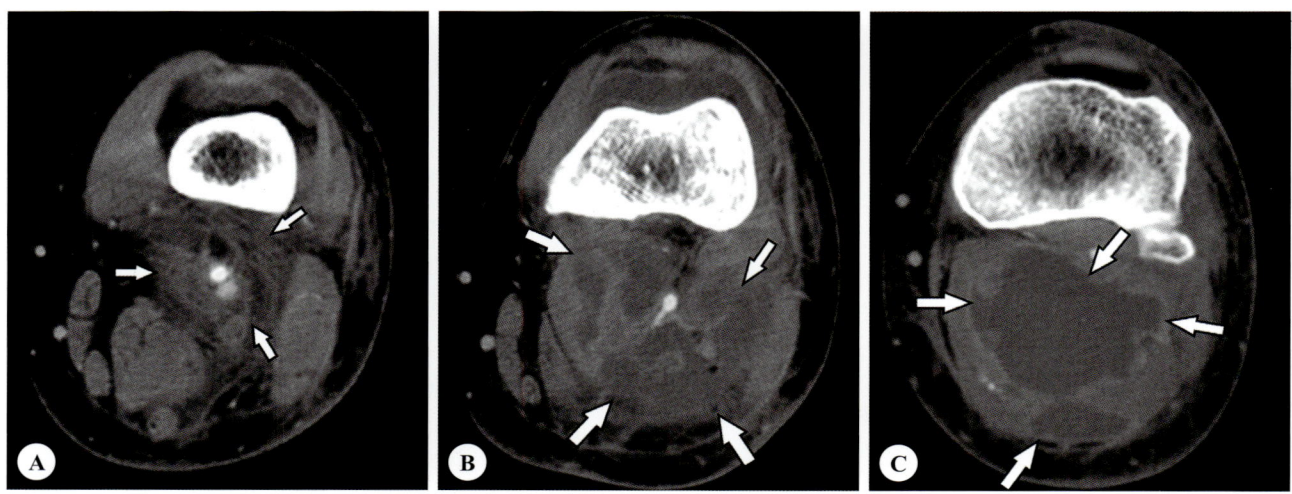

▲ 图 10-203 感染 HIV、膝关节肿胀和疼痛的 45 岁女性
获得性免疫缺陷综合征患者的左膝关节连续轴位增强软组织窗 CT 图像示后部肌肉增大和数个大型脓肿（箭）

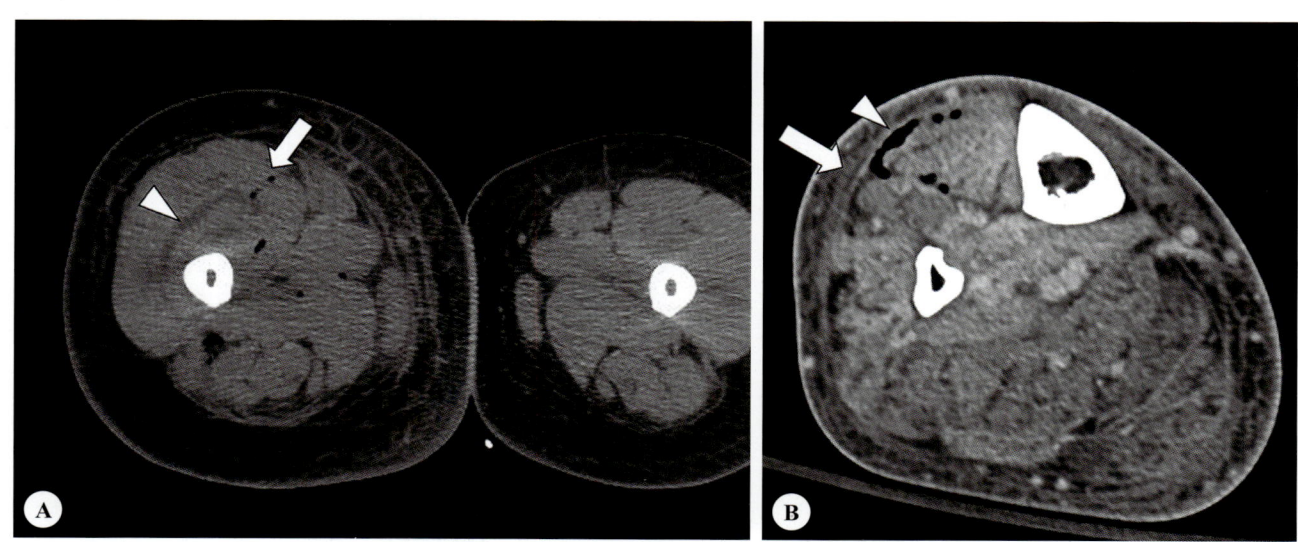

▲ 图 10-204 两例患坏死性筋膜炎的患者
A. 有感染病史、右大腿明显肿胀和疼痛的 32 岁女性，轴位软组织窗 CT 图像示右大腿不对称性增大，皮肤轻度增厚，软组织密度影增加，伴正常脂肪平面消失、炎性脂肪条索影，还可见浅层和深层的新月形积液（箭头）及筋膜下平面/深层筋膜内积气（箭），CT 对软组织内的气体更为灵敏；B. 腿部肿胀的 45 岁男性，小腿的轴位软组织窗 CT 图像示正常脂肪平面消失，筋膜水肿（白箭），筋膜下气体（白箭头）呈曲线状，伴前部肌肉内软组织密度影增加

第 10 章 肌肉骨骼系统
Musculoskeletal System

密度。囊壁通常较厚且不规则，常可见强化分隔（图10-205）。MRI 或 CT 重建的多平面成像可显示脓肿的累及范围，并且 CT 对脓肿的灵敏度远高于 X 线。

（四）非典型感染

猫抓病主要表现为淋巴结显著增大，典型的 CT 表现为软组织肿块强化伴周围明显水肿，同时伴或不伴中央无强化的坏死区[315]。误食猪肉绦虫的虫卵可导致急性囊虫病，有时可引起肌肉假性肥大。广泛分布的活囊尾蚴在 CT 上可能表现为受累的骨骼肌出现蜂窝状改变，可见大量无强化的囊，周围水肿不明显[337]。CT 可显示先前感染的囊尾蚴的米粒形钙化体，长 5~7mm，长轴与肌肉筋膜平行，这种显示结果更加常见（图 10-206）。MRI 显示的肌肉内病变可以是单纯的囊性病变，也可以是囊肿内伴圆形的头节（呈中等到低信号），部分患者还可伴有周围软组织水肿，增强后囊壁和头节均可见强化[338]。人感染狗细粒棘球绦虫会导致包虫病，该病很少累及 MSK 系统，但一旦累及该系统，则表现为单房或多房低密度囊肿[315]。包虫病累及骨骼肌时可呈脓肿样表现伴环形强化，同时可以不出现典型的线样钙化或子囊[339]。包虫囊肿很少累及骨骼，如有累及，可表现为骨内薄壁囊肿[340]。误食旋毛线虫可导致旋毛虫病，该病可造成急性肌肉肿胀和疼痛，随后可出现微小钙化。与常规的 X 线相比，CT 显示旋毛虫病的效果更佳[315]。

（五）特发性炎性肌病

特发性炎性肌病包括多发性肌炎和皮肌炎两种，都表现为逐渐发生的近端肌无力，并且下肢比上肢更常见。在炎性肌病中，CT 可显示长期肌炎导致的肌肉萎缩，受累肌肉内可见弥漫性或斑片状低密度区。CT 检测钙化的灵敏度比 MRI 更高；在约 30% 的患者中可见钙化，多为病程较长或未治疗者（图 10-207）。然而，MRI 对活动性肌病的肌肉水肿更为灵敏，此类水肿常常累及双侧近端肌肉，并且肌肉的受累程度不均匀[341]。MRI 有助于确定肌肉受累的程度以及受累类型（单侧或双侧），从而指示组织活检的最佳部位，帮助监测治疗效果（图 10-208）[342, 343]。在部分国家/地区，作为一种敏感和无创的方法，全身 MRI 已经取得了巨大的成功，不仅可以显示多发性肌炎和皮肌炎患者的肌肉受累程度，还具有识别骨坏死的优势[344]。对全身筛查而言，^{99m}Tc-MDP 闪烁显像的灵敏度与 CT 非常相近，并且更加方便[345]。最近，研究表明 PET/CT 评估疾病总累及范围的灵敏度更高[343]。

炎性肌病应与糖尿病性肌坏死（diabetic myonecrosis，DM）（糖尿病性肌梗死或缺血）相区分，后者的产生原因是长期控制不佳的糖尿病患者体内血流缺乏，通常在股四头肌发生，表现为急性疼痛和肿胀，而非逐渐发生的近端双侧肌无力。在

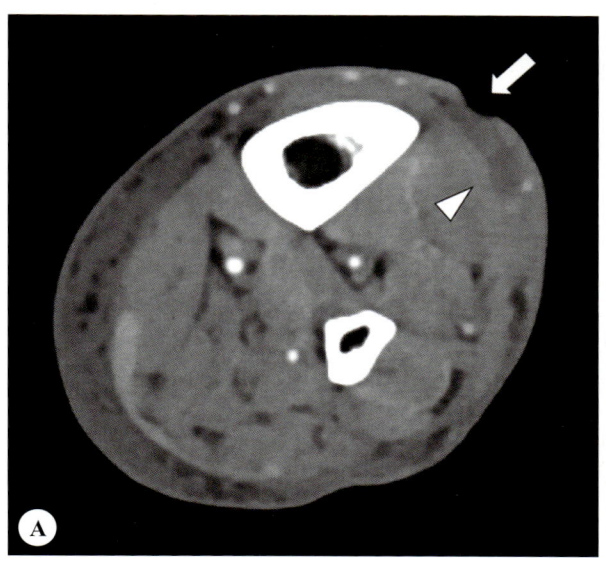 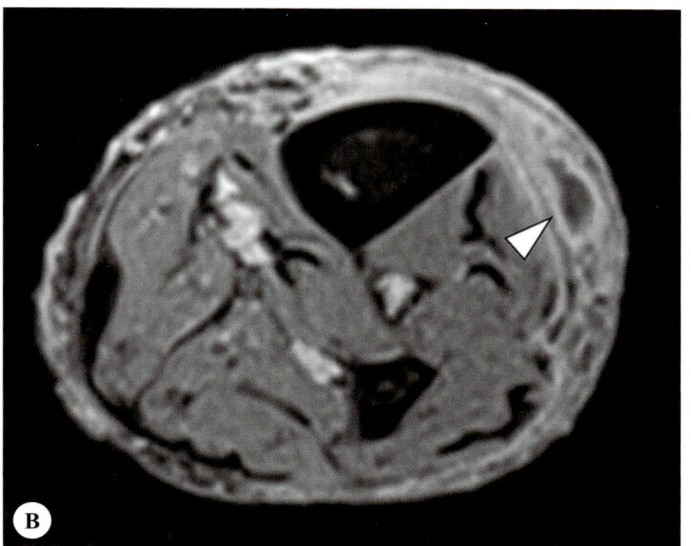

▲ 图 10-205 小腿远端明显肿胀、有皮下脓肿和溃疡的 85 岁女性
A. 轴位增强软组织窗 CT 图像示前部皮肤溃疡（白箭）伴弥漫性皮下组织水肿和前部皮下组织脓肿的边缘强化（白箭头）；B. 轴位增强 T₁ 加权、脂肪抑制 MR 图像示皮下组织脓肿（白箭头）和小腿前部弥漫性皮下感染，显示效果良好

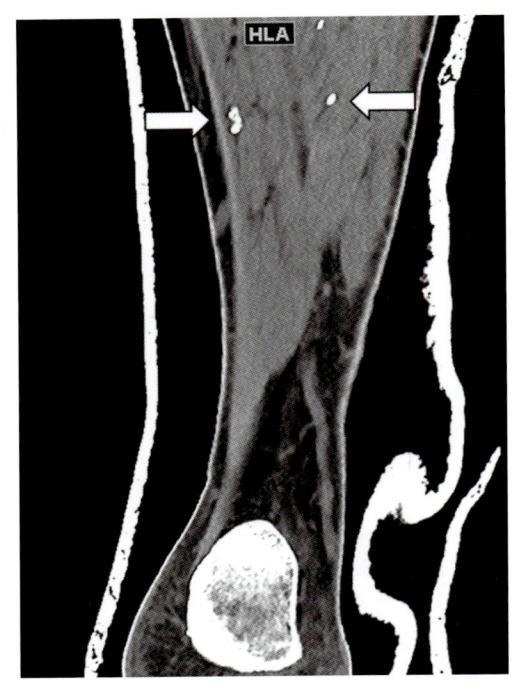

▲ 图 10-206　有地方性囊虫病史的 28 岁男性

小腿冠状位软组织窗 CT 图像示特征性圆形／线状钙化（箭），位于肌肉筋膜之间，并与肌肉筋膜平行

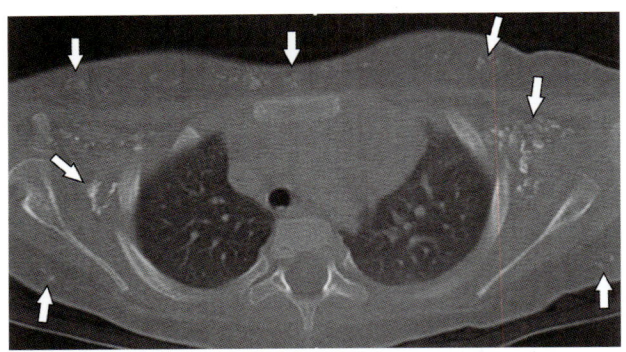

▲ 图 10-207　患皮肌炎和钙质沉着病的 55 岁男性

轴位骨窗 CT 图像示双侧肌肉内和皮下有片状钙化（箭）

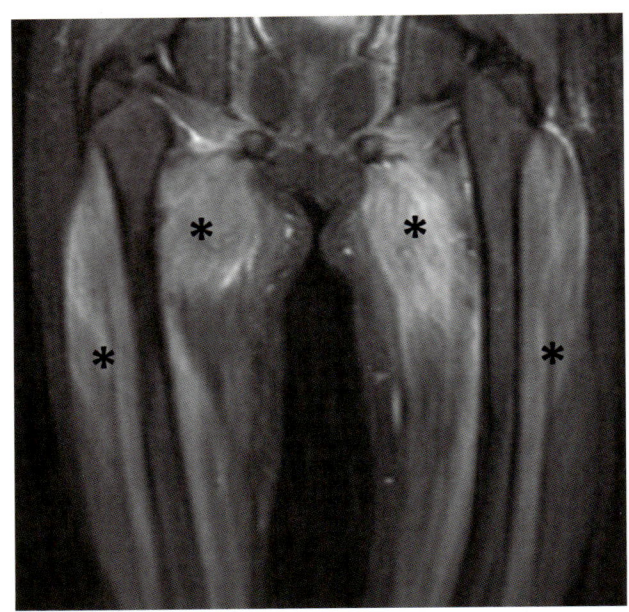

▲ 图 10-208　患多发性肌炎、腿部肿胀无力的 10 岁女童

冠状位 STIR MR 图像示双侧大腿近端肌肉有对称性羽毛样水肿（＊），不伴有脓肿或骨髓异常

局灶性积液的鉴别诊断包括多发性肌炎，在急性期和特定的情况下尤其如此。

横纹肌迅速分解可导致横纹肌溶解症，通常伴有乏力、肌肉疼痛、深色尿液及血清肌酸激酶升高（通常升高至大于正常值上限的 5 倍，正常值为 60～400U/L）[348]。横纹肌溶解症的病因包括挤压伤、运动过度、动脉闭塞、药物、毒素、感染/炎症和体温变化等。肌肉损伤后，细胞毒性物质进入组织，导致血管损伤或渗漏，同时伴筋膜室压力增加，造成早期或晚期筋膜室综合征、缺血等并发症[295]。补液对横纹肌溶解引起的肾功能损害至关重要。如存在筋膜室综合征，可选择筋膜切开术治疗[346]。横纹肌溶解症最常累及下肢的大、小腿肌肉，并有 50% 以上的病例表现为双侧腿部肌肉受累；该病的 CT 表现为肌肉和皮下组织弥漫性水肿，伴肌束显示不清（图 10-209）。MRI 有助于明确病因和发现可能存在的潜在肌病和肌坏死。虽然 1 型和 2 型横纹肌溶解症在 T_1WI（原因是含有高铁血红蛋白、脂肪和蛋白质）、T_2WI 和 STIR MR 图像上均表现为信号增高，但 1 型横纹肌溶解症的信号更均匀，2 型横纹肌溶解症的信号范围更广且不均匀[295]。在增强 MRI 中，1 型横纹肌溶解症呈均匀强化，2 型横纹肌溶解症则可见环形强化的肌肉坏死区。然而，鉴于该病患者的肾功能较差，应谨慎使用对比剂。值得注意的是，

特定的临床情况下，还需排除横纹肌溶解综合征。MRI 是 DM 成像的最佳标准，可显示肌肉、筋膜平面和皮下组织内部存在的高信号水肿；增强 MRI 还可见点状、线状或曲线状环形强化灶，形成"点画"征，该特征的产生原因是肌肉的条纹状强化和中心的无强化区[346]，并有强化环将正常肌肉与异常肌肉分隔开来。在最近的一项研究中，发现"点画"征可以区分急性肌肉坏死和急性肌肉缺血[347]。CT 表现为肌肉增大伴斑片状密度不均，增强后呈轻度环形强化，部分可见局灶性积液。值得注意的是，肌肉内

横纹肌溶解症中肌坏死的特征性"点画"征可显示存活的剩余肌肉和血管发炎区域[349]。

十、代谢性骨病

代谢性骨病的影像学表现各异，放射科医师应该熟悉此类疾病及其特征性影像学表现。有时，影像检查结果可能是判断患者患有潜在代谢性骨病的最初线索，对正确诊断和开展适宜的治疗至关重要。代谢性骨病指一系列在骨量、骨矿物质平衡、骨质转化和（或）骨生长方面发生改变的疾病[350]，包括骨质疏松症、佝偻病/骨软化症、肾性骨营养不良、甲状旁腺功能亢进症、甲状旁腺功能减退症、Paget病、低磷血症、坏血病、甲状腺功能减退症、甲状腺功能亢进症、成骨不全症、骨硬化症和肢端肥大症。本部分将讨论临床实践中较常见的疾病，并重点介绍这些疾病的CT和MRI影像学表现。

（一）骨质疏松症

骨质疏松症是最常见的代谢性骨病，被WHO定义为"一种以骨量低和骨组织微结构退化为特征的骨骼疾病"[350, 351]。该病最常见的病因是与衰老相关的骨代谢改变。然而，性腺功能低下、酒精中毒、肾脏疾病、厌食症、甲状腺功能亢进、类固醇和化疗药等药物也可导致骨质疏松症。

目前有多种技术可以测量骨矿物质密度[351]，其中最常见的检查方法是双能X线吸收法（dual-energy X-ray absorptiometry，DXA）。利用DXA技术，WHO将骨质疏松症量化为T值≤-2.5。定量超声（quantitative ultrasound，QUS）检查也可以测量骨密度，但不产生检查图像。QCT技术可以在大多数临床CT扫描仪上执行，该技术需要增加一个特殊的校准体模，从而补偿射束硬化和扫描仪漂移[351, 352]。与DXA和QUS相比，QCT的优势在于测量松质骨矿物质含量的精度极高（图10-210）。松质骨的表面积较大，通常比皮质骨更易丢失矿物质，学界认为松质骨对矿物质丢失的敏感度是皮质骨的8倍左右。与DXA相比，QCT的另一个重要优势是不受退行性骨质增生、终板硬化和主动脉钙化的影响[351, 353]。然而，QCT的电离辐射剂量远高于DXA，不过该剂量可以通过低能量CT技术（80kVp，146mAs）降至与DXA剂量相当的水平[354]。

近年来，学界逐渐认识到骨强度不仅取决于骨密度，还取决于骨的质量。举例而言，糖尿病患者可以拥有正常的骨密度，但骨折概率较高，同时存在骨转化标志物减少[355]。骨的质量高度依赖于其结构、转换率和损伤累积情况，因此评估骨小梁的微结构也可以帮助预测骨质疏松症患者的骨折风险。骨质疏松症不仅会导致骨皮质和骨小梁变薄，还可导致骨小梁交联减少，使生物力学强度下降[351]。可以使用三维外周定量计算机断层扫描（peripheral quantitative computed tomography，pQCT）和高分

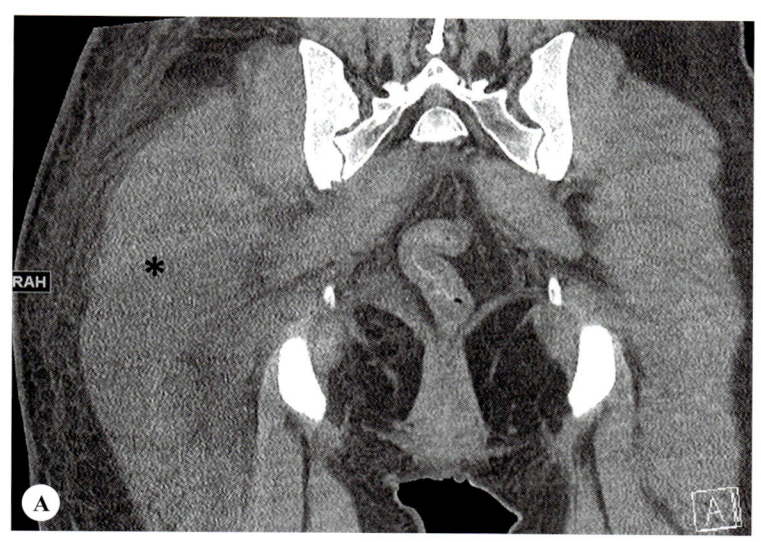
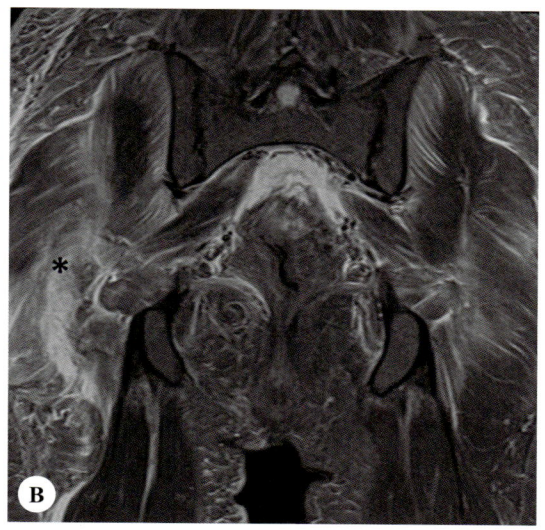

▲ 图 10-209 患横纹肌溶解症、双侧大腿和臀部软组织肿胀凹陷、液体明显耗竭、肾功能差的33岁女性
A. 骨盆和大腿的冠状位平扫软组织窗CT图像示右侧臀部肌肉明显增大，正常脂肪平面消失（*），大腿所有肌肉呈弥漫性密度不均匀，伴右大腿的显著皮下水肿；B. 冠状位STIR MR图像证实存在弥漫性软组织水肿和右臀部肌肉正常条纹状外观消失（*），整个骨盆可见弥漫性肌肉水肿

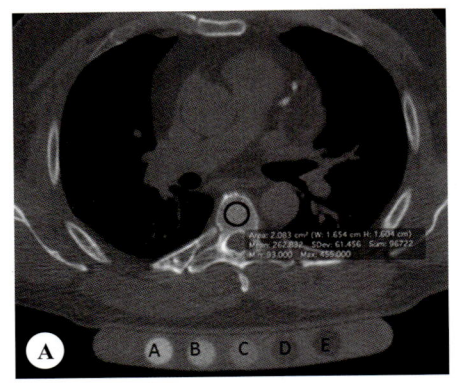

棒	参考棒的 Hounsfield 值（HU）	K_2HPO_4 平衡密度（mg/cm²）
A	459.6	375.83 ± 0.86
B	350.9	157.05 ± 0.26
C	205.2	58.88 ± 0.09
D	−0.6	−53.40 ± 0.10
E	−53.3	−51.83 ± 0.12

▲ 图 10-210　一张定量 CT 图像

A. 轴位平扫骨窗 CT 图像示 T_8 椎体处有一标记的关注区（黑圈）。在患者身下放置一个含有不同浓度 K_2HPO_4 的体模（A 至 E），用于测定骨密度；B. 表格显示了 CT 值和体模之间的相关性，是生成骨密度测量值的参考范围

辨率 MRI 评估骨小梁，其中 pQCT 在可接受的辐射剂量下能获得的分辨率达 165μm；高分辨率 MRI 的二维分辨率与 pQCT 相似，同时不存在电离辐射[350, 351, 353]。pQCT 和高分辨率 MRI 都需要使用特定的软件，从而弥补现有的空间分辨率尚无法显示的部分骨小梁。一项骨小梁结构的体外研究表明与 CT 相比，高分辨率 MRI 与疾病的相关性更高，但扫描时间长、成本高，从而限制了这种方法在骨质疏松症患者筛查和随访中的常规应用。

在接受骨质疏松症治疗的患者中，由于使用双膦酸盐造成的股骨近端骨折越发常见，值得特别关注。阿仑膦酸钠等双膦酸盐属于有选择性的破骨细胞抑制药，是治疗骨质疏松症的高效药物[356, 357]。然而，尽管使用双膦酸盐治疗的骨质疏松症患者表现出整体骨密度增加，但骨质形成并没有提高。骨质重塑的破坏会引发微骨折，并且此类微骨折倾向于在致密的骨皮质区（如股骨转子下区）发生[356, 358]。受累患者的主诉通常为轻度髋部/大腿疼痛，X 线可见沿股骨外侧的皮质增厚区，可进展为不全性骨折；此类骨折通常呈垂直方向，与骨软化症引起的松散区骨折类似，只是松散区骨折更多见于内侧骨皮质[358]。股骨近端骨折的早期变化在 X 线上很难发现，而 CT 有助于识别细微的骨皮质增厚和垂直方向的骨折线（图 10-211），MRI 则有助于在疾病早期（即明显的骨折线出现之前）识别骨髓和骨膜水肿（图 10-212）。值得注意的是，双膦酸盐可以在骨骼中停留，甚至在停药后也可抑制正常的骨骼重塑，抑制效果长达数十年[359]。最后，与双膦酸盐相关的股骨骨折往往在双侧发生，如果发现此类骨折，很重要

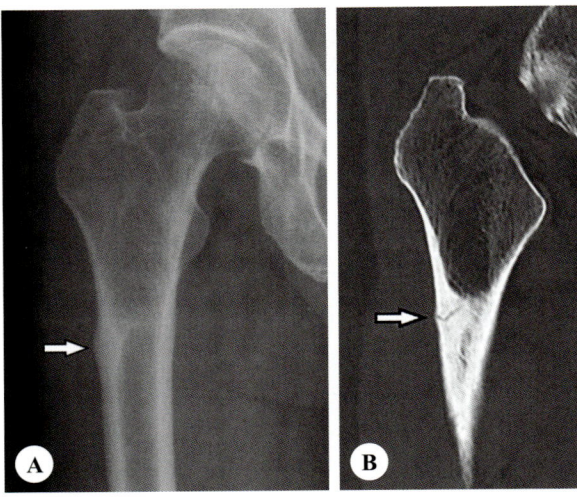

▲ 图 10-211　髋部疼痛、正在接受双膦酸盐治疗的 69 岁女性

A. 正位 X 线示沿股骨外侧有一皮质增厚区（箭）；B. 冠状位平扫骨窗 CT 图像示垂直方向骨折线（箭），该骨折线在 X 线上不可见

的一点是开展对侧成像，从而评估类似的改变[358]。

（二）佝偻病/骨软化症

维生素 D 摄入不足会导致儿童出现佝偻病，成人出现骨软化症[350]。这两种疾病可能的发病原因有维生素 D 的饮食摄入不足、极度缺乏日照、患有肾脏疾病和营养吸收不良等。佝偻病/骨软化症的特点是"骨质变软"，影响儿童生长板的有序发育和矿化，导致骨骺增宽和脱矿；对成人来说，骨软化症的影像学表现包括骨质脱矿、不全性骨折、松散区假性骨折和髋臼突出[360]。通常使用 X 线即可诊断佝偻病/骨软化症，然而 CT 有助于观察细微的骨质吸收

第 10 章 肌肉骨骼系统
Musculoskeletal System

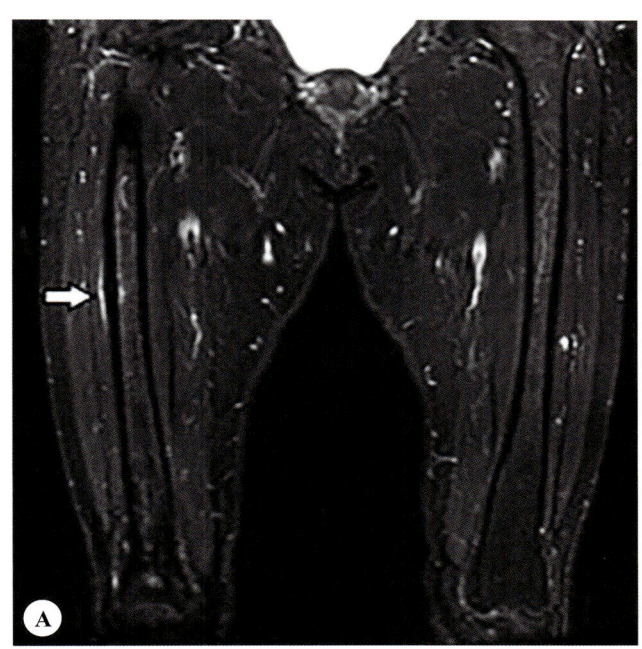
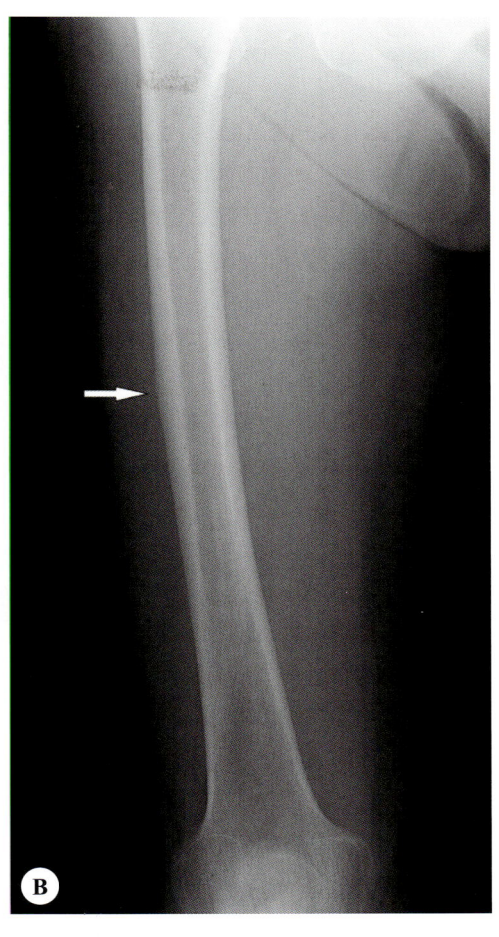

▲ 图 10-212 大腿疼痛、正在接受双膦酸盐治疗的 71 岁女性
A. 双腿冠状位 T_2 加权、脂肪抑制 MR 图像示沿右股骨干外侧有轻微骨膜水肿（箭），符合压力性改变特征；B. 正位 X 线示 MR 图像上骨膜水肿的部位有非常细微的皮质增厚（箭）

变化，也可以帮助发现在 X 线上难以发现的骨盆骨折（图 10-213）。

（三）肾性骨营养不良

慢性肾病患者可发生肾性骨营养不良，特点表现为血清钙水平和维生素 D 水平降低，血清磷水平和甲状旁腺激素水平升高[350, 360]。肾性骨营养不良可导致骨代谢改变，影像学结果可发现骨质吸收、软骨钙质沉着、骨量减少和不全性骨折[360]。虽然这些影像学表现与其他代谢性疾病（如骨软化症和甲状旁腺功能亢进症）的表现类似，但长期存在的慢性肾病可以帮助诊断肾性骨营养不良。CT 有助于识别细微的骨质吸收区域，尤其是骨盆的骨质吸收（图 10-214）和耻骨联合的软骨钙质沉积。

（四）甲状旁腺功能亢进症

甲状旁腺功能亢进症最常见的病因是甲状旁腺腺瘤导致的甲状旁腺激素分泌过剩[361, 362]。为使血清钙水平升高，甲状旁腺功能亢进症又反过来导致骨质吸收增加。甲状旁腺功能亢进症的主要影像学表现是骨膜下骨吸收和局灶性溶骨性病变[361, 362]。骨质吸收可发生在任何部位，典型部位有沿手掌指骨桡侧、颅骨（盐和胡椒征）和脊柱（橄榄球衣状脊柱）（图 10-215）。甲状旁腺功能亢进症的溶骨性病变在活检时可发现肿瘤内有棕色液体，故称之为棕色瘤（破骨细胞瘤），该棕色液体与肿瘤内的出血性产物相关[361, 362]。棕色瘤的典型表现是边界清楚的溶骨性病变，可见分隔和膨胀性改变，有时也可见侵袭性特征（图 10-216）；常见的发生部位有长骨、肋骨、骨盆和面骨。该病变经治疗后可改善，通常转为硬化性病变；若该病变经治疗后未见外观改善，应考虑其他诊断可能。CT 特别有助于识别 X 线上隐匿的骨质吸收和溶解性病变。

冠状位平扫骨窗 CT 图像示左髋臼和左股骨溶骨性病变（箭），伴病理性骨折，符合棕色瘤改变特征。

（五）Paget 病

Paget 病是一种代谢性疾病，涉及骨转化增加、骨转化紊乱及病因不明的骨重塑[363, 364]，在 40 岁以上的患者中多见。患者可以没有症状，也可以出现深部持续性骨痛、四肢弓状畸形、听力下降和颅骨

543

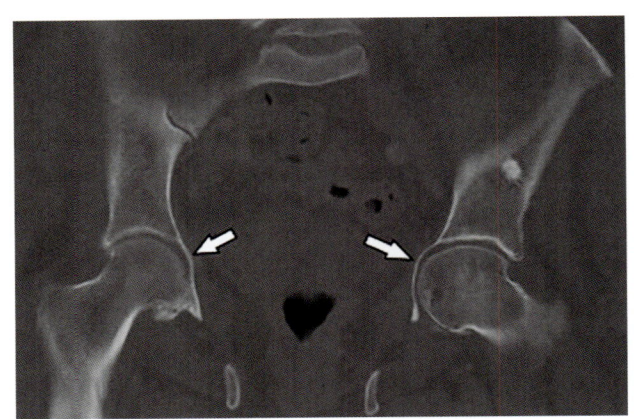

▲ 图 10-213 慢性营养吸收不良的 57 岁男性

冠状位平扫骨窗 CT 图像示骨软化症导致的双侧髋臼突起（箭），左侧更突出

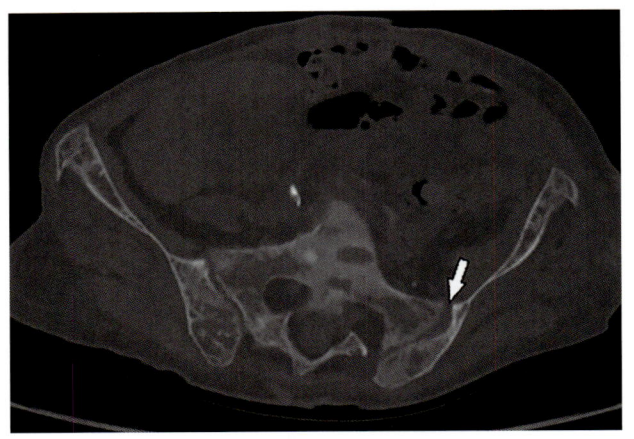

▲ 图 10-214 接受慢性透析、患肾性骨营养不良的 63 岁男性

轴位平扫骨窗 CT 图像示整个骨盆骨存在斑片状骨质硬化和透亮区，左侧骶髂关节处有骨质吸收，造成关节间隙增宽（箭）

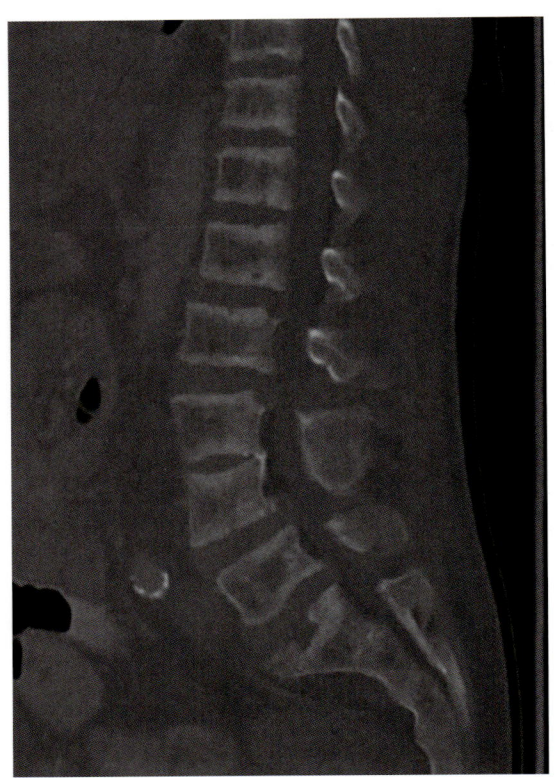

▲ 图 10-215 患甲状旁腺功能亢进症的 54 岁女性

矢状位平扫骨窗 CT 图像示骨质吸收造成的胸腰椎致密终板和中央透亮区，呈明显的"橄榄球衣"表现

增大。Paget 病的其他表现包括碱性磷酸酶水平升高、病理性骨折及罕见的高排出量性心力衰竭。

Paget 病最常累及脊柱、颅骨、骨盆和近端长骨，通常表现为局灶性病灶，但也可表现为多灶性病灶。Paget 病在 X 线中的典型表现有骨皮质增厚、骨小梁变粗和骨膨大。如果疾病累及长骨，那么影像学可以提供相关线索，表现为病变通常从骨的末端开始，并向骨干进展。Paget 病的 CT 表现与 X 线表现相似，不过 CT 显示骨质硬化区的效果更佳（图 10-217）。对已经存在的 Paget 样病变而言，MRI 对显示该病变内的肉瘤样变（骨肉瘤、MFH、软骨肉瘤等）很有价值（图 10-218），但这种情况在所有 Paget 样病变

患者中的发生率不到 1%，并且呈持续下降趋势[365]。若患者疼痛类型发生变化或持续发生病理性骨折，则应怀疑可能存在这种严重的并发症。

十一、肌肉骨骼介入

（一）肌肉骨骼活检

与所有的活检一样，在计划开展 MSK 活检之前，须仔细回顾临床病史和影像学检查结果。部分常见的骨病变具有特征性影像表现（如关节周围的软骨下囊肿、骨岛或股骨颈的滑膜疝注），可能无须活检。骨化性肌炎在影像学上具有特征性，表现为围绕中心髓腔周边的更成熟的骨化，同样不需要活检（图 10-219）。事实上，如果对骨化性肌炎开展活检，由于存在不成熟的骨样基质，可能误诊为骨肉瘤。部分软组织肿块（如脂肪瘤）仅凭影像学结果即可诊断。

成人最常见的恶性骨病变是转移瘤。如果患者患有恶性肿瘤，通常可以较容易地诊断出多发骨病变，也没有必要执行活检来确认病变确实是转移

第 10 章　肌肉骨骼系统
Musculoskeletal System

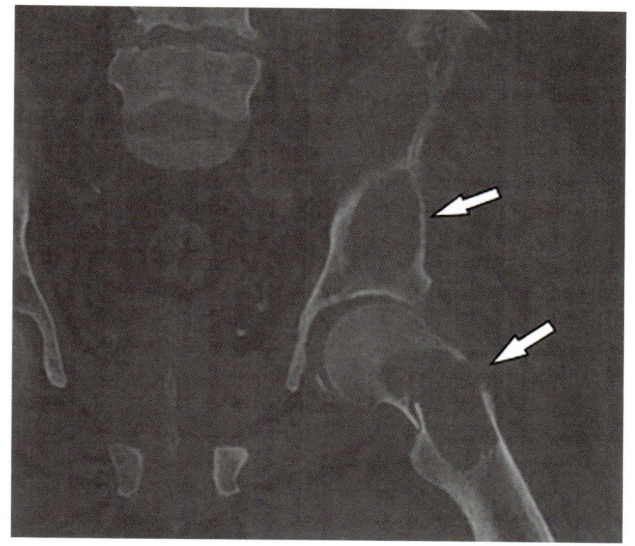

▲ 图 10-216　患甲状旁腺功能亢进症的 47 岁女性

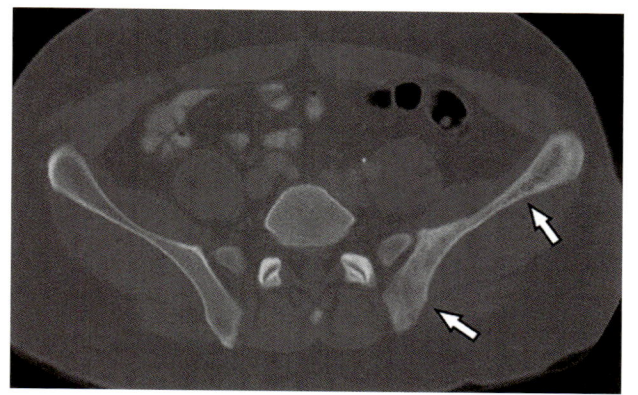

▲ 图 10-217　患 Paget 病的 67 岁男性

轴位平扫骨窗 CT 图像示左髂骨皮质和骨髓膨胀（箭），符合 Paget 病改变的特征

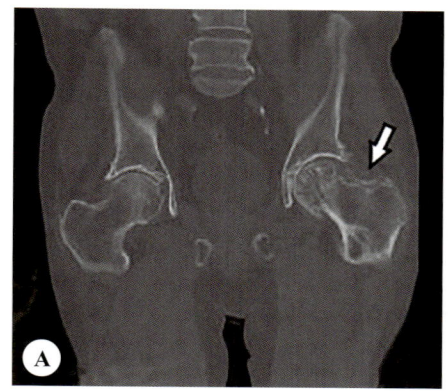 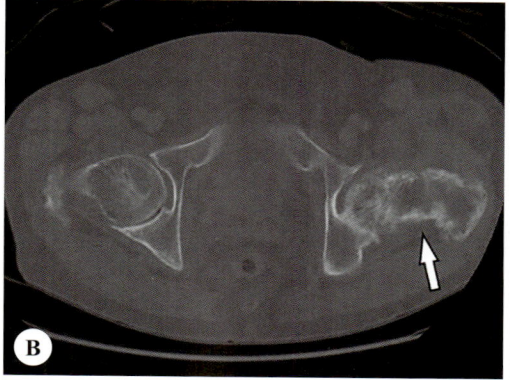 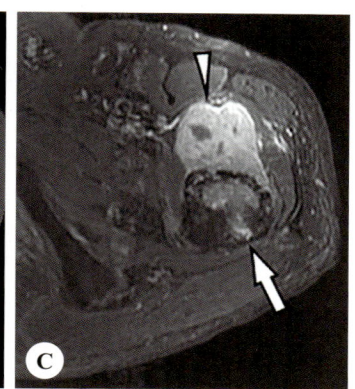

▲ 图 10-218　患 Paget 病的 65 岁男性

A 和 B. 冠状位（A）和轴位（B）平扫骨窗 CT 图像示左股骨皮质和骨髓异常增厚（箭），符合 Paget 病改变特征；C. 轴位 T_1 加权、增强脂肪抑制 MR 图像可见起自股骨（箭）的大块强化软组织（箭头），活检提示 Paget 样骨的骨肉瘤样变

灶。然而，使用活检结果来帮助指导治疗的临床实践也越来越普遍。基于单个肿瘤基因特征的靶向治疗的使用情景越来越多，而通常在靶向治疗当中，临床医师希望分离出已转移且更具侵袭性的表型，而不是对原发肿瘤执行活检。目前正在开展多项研究试验，其中需要对同一病变执行连续活检（图 10-220）。评估疾病缓解的过程也可能需要对转移灶执行活检，原因在于骨病变的外观变化可能无法反映疾病的进展情况；举例来说，骨病变硬化程度和明显程度提高时，可能反映对治疗有应答的病变发生了愈合，也可能反映疾病出现了进展。如果患者没有其他的已知转移灶，通常会对唯一的病灶执行活检，明确诊断结果。

对没有肿瘤病史的成年患者而言，即使仔细回顾了病史和影像学检查结果，若不执行活检，也有可能难以将良性但有侵袭性的病变（如感染、动脉瘤样骨囊肿等）和恶性病变（如转移瘤等）区分开来。如果患者无法明确诊断为良性软组织肿块，通常也需要执行活检。在病变有明显的骨质破坏且具有即将发生病理性骨折的风险，或者存在软组织肿块压迫重要结构的情况下，需要手术治疗；此时部分外科医生可能会选择不等待经皮活检结果，而在手术过程中执行开放式活检。

骨和软组织的 MSK 病变通常采用经皮穿刺活检，可选择不同的影像学方法引导。透视、超声、CT 和 MRI 都能安全准确地靶向感兴趣区[366-369]。

545

（图 10-221）；虽然 PET/CT 的普及程度较低，但该方法也可用于指导活检[370]。许多医疗机构最常使用 CT 和超声，理由是这两项技术相对直接，既可以显示相关的解剖结构和靶病变，又可回避任何邻近的神经血管结构和肢体当中未受累的肌肉筋膜室。每个病例的具体情况决定了选择的影像学技术，但一般来说，CT 是经皮活检过程中靶向骨病变的首选检查方法。软组织活检通常首选超声，但 CT 可能更适合显示骨盆内病变等更深部的病变（图 10-222）。对脂肪性病变当中的不均匀区域而言，即使该区域位于浅表处，使用 CT 引导活检的效果也可能更佳，原因在于脂肪成分当中的不均匀区域可能在超声上不明显。CT 可以清晰显示肌肉筋膜室的边界和神经血管结构，而超声对这两种结构的显示效果较差（图 10-223）。

CT 透视对于邻近神经血管结构病灶的活检作用很大，但使用该技术时需注意辐射剂量可能增加。此外，CT 透视还有助于靶向小型骨病变（图 10-224）或随呼吸移动的病变（如肋骨、锁骨或胸骨病变）[371-373]。通常来说，可使用间断的 CT 透视检查针尖位置、限制检查视野和减少毫安培数，从而完成适当的针头定位，同时限制对患者（和放射医师）的辐射剂量。最后，CT 透视还可以大大缩短手术时间。

CT 引导的经皮穿刺活检对软组织和骨骼病变的诊断非常准确，并且并发症的发病率很低，在多个系列研究中仅为约 1%[374-376]。病变的大小和类型都会影响经皮活检的诊断率，其中较大的病变诊断率更高，并且虽然近来有研究表明硬化性骨病变的活检诊断率很高[379]，但溶解性病变的诊断率比硬化性病变高[377, 378]。有多项研究显示，经皮穿刺活检比开放性活检更经济[380, 381]。如需活检的对象是硬化性骨病变或位于完整骨皮质内部的病灶，则需要使用手钻或电钻系统穿过骨皮质[382, 383]。很多同轴骨活检系

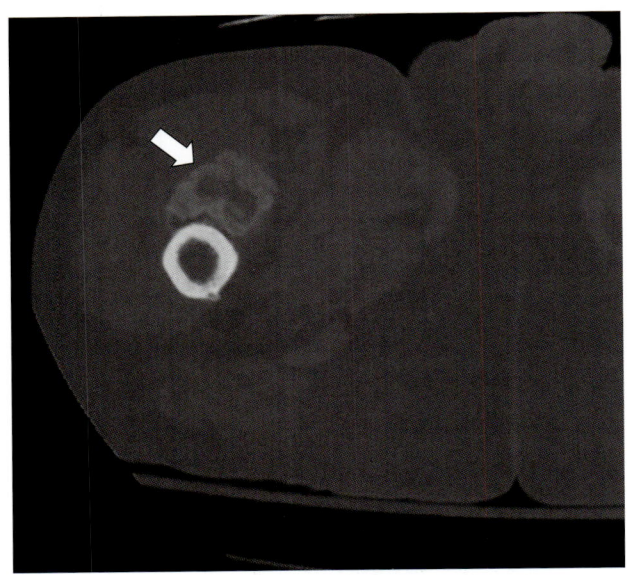

▲ 图 10-219 患骨化性肌炎、有可触及肿块和大腿上部陈旧性创伤史的 54 岁男性

轴位骨窗 CT 图像示软组织肿块，边缘可见成熟骨质，中心为非钙化的低密度区，符合骨化性肌炎表现（箭），无须执行活检确诊

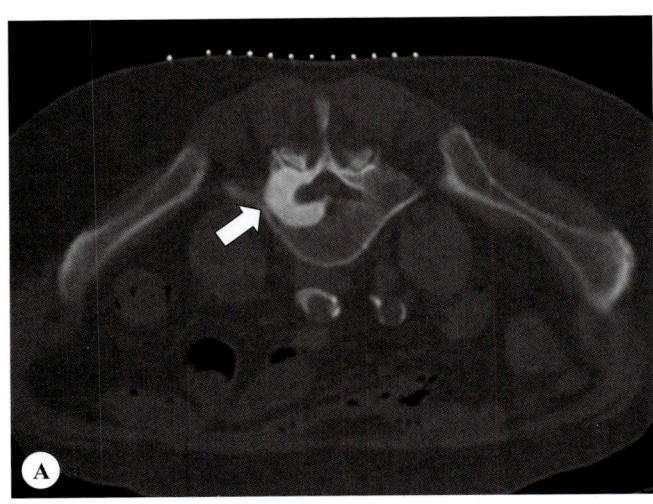 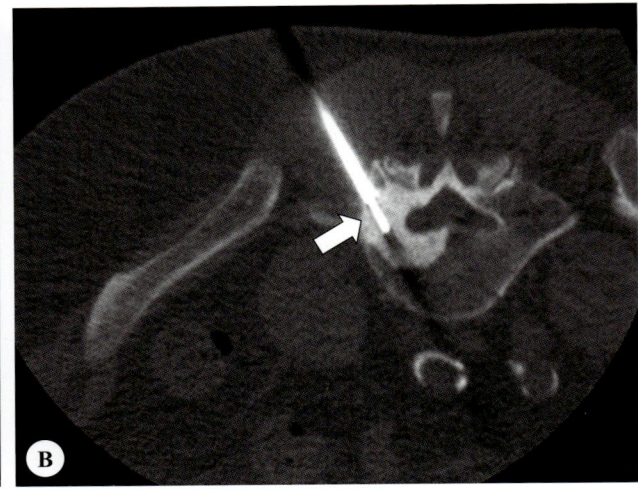

▲ 图 10-220 患前列腺癌、新发背痛的 65 岁男性

A. 轴位骨窗 CT 图像示 L_5 椎体后部有致密硬化病变（箭），向后延伸至附件区，符合前列腺癌骨转移表现；B. 轴位骨窗 CT 图像示 CT 引导下，使用 12 号和 13 号同轴通道和活检针对该转移灶执行活检（箭）

统先使用入路针穿透骨皮质，然后再将活检针多次穿过入路针的路径，执行活检。部分学者主张在执行活检时使用同轴技术开展细针抽吸[384]，但关于该技术使用效果的报道存在分歧[385, 386]。

如果病灶存在明显硬化或囊变，或者处理的对象是密度明显不均匀的软组织肿块，则可在不同的位置采集标本，提高病理诊断的准确性。溶骨性病变使用标准的骨活检针可能难以取样，可采用软组织活检针执行取样。举例来说，Tru-Cut 型设备是一种软组织活检针，可通过同轴骨活检针推进病变位置，获取足够的病变样本（图 10-225）。对硬化性骨病患者而言，获得多个长度较短的组织块可能会有所帮助，原因是较长的组织块可能会因人为挤压发生分散。部分机构聘用病理学专家来评估细胞学样本和冰冻切片样本，从而给出快速但临时的解释，确保在操作终止前获取足够的组织样本。部分软组织活检和大多数骨活检（尤其是有完整骨皮质的活检）过程通常会使用镇静药，患者将在护理人员监控下接受咪达唑仑和芬太尼静脉注射。

如病灶不属于转移瘤，则须与外科骨肿瘤专

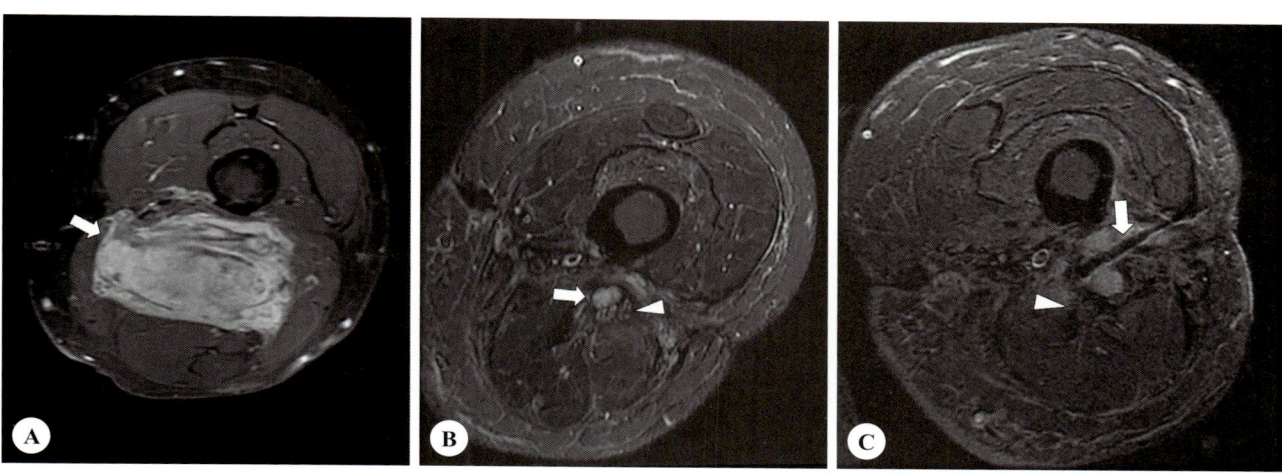

▲ 图 10-221 大腿处有可触及肿块伴疼痛的 57 岁男性

A. 大腿上部轴位增强 T₁ 加权、脂肪抑制 MR 图像示一大型高强化肿块（箭），活检提示为多形性肉瘤，已手术切除；B. 术后 15 个月的轴位 STIR MRI 图像示坐骨神经（箭头）旁一处小型 T₂ 高信号肿块（箭），尝试在 CT 引导下执行活检，但活检没有诊断结果，病变也无法触及；因此，考虑到病变的定位因素，即使在开放性手术时，也要开展 MRI 引导下的定位；C. 轴位 STIR MR 图像示定位线为一低信号线性区域（箭），尖端位于肿块内，再次显示坐骨神经（箭头）与病变之间存在密切关系

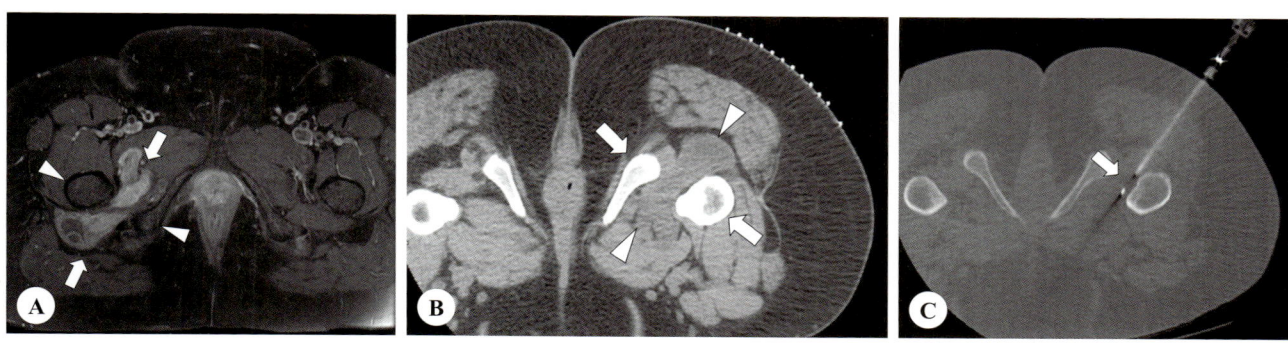

▲ 图 10-222 患巨细胞瘤、右髋疼痛的 40 岁女性

A. 骨盆轴位增强 T₁ 加权、脂肪抑制 MR 图像示坐骨股骨间隙内有一不均匀高强化软组织肿块（箭），并由股骨近端和坐骨结节 / 耻骨下支（箭头）包绕；B. 轴位软组织窗 CT 图像证实软组织肿块（箭）的位置在骨性结构（箭头）之间，超声定位这种情况的病变难度很大；C. 在 CT 引导下对软组织病变执行活检的轴位骨窗 CT 图像示 Tru-Cut 型针头位于病变内（箭），经活检证实病变为巨细胞瘤；请注意在理想情况下活检路径不会穿越臀大肌，但本例当中没有其他可行的路径

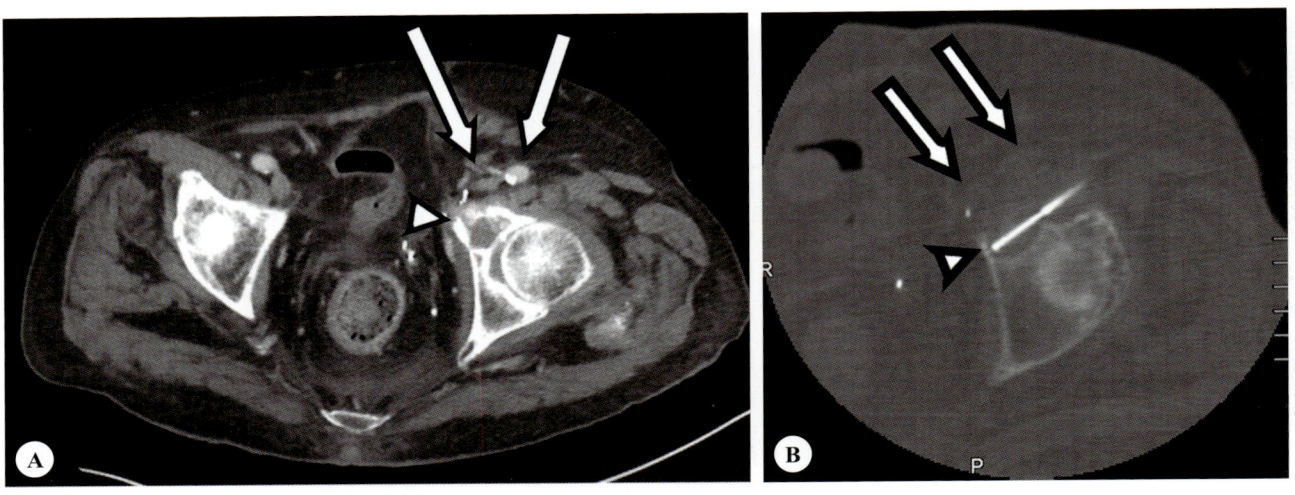

▲ 图 10-223 患转移性移行细胞癌、左髋部疼痛、有既往肾切除病史的 67 岁女性

A. 骨盆轴位增强软组织窗 CT 图像示左侧髋臼内有一紧贴股动脉和股静脉（箭）深部的溶骨性病变（箭头）；B. 经皮穿刺活检手术的轴位 CT 透视图像示活检针（箭头）呈横向走行，穿过股动脉和股静脉深处（箭）。活检证实病变为转移性移行细胞癌

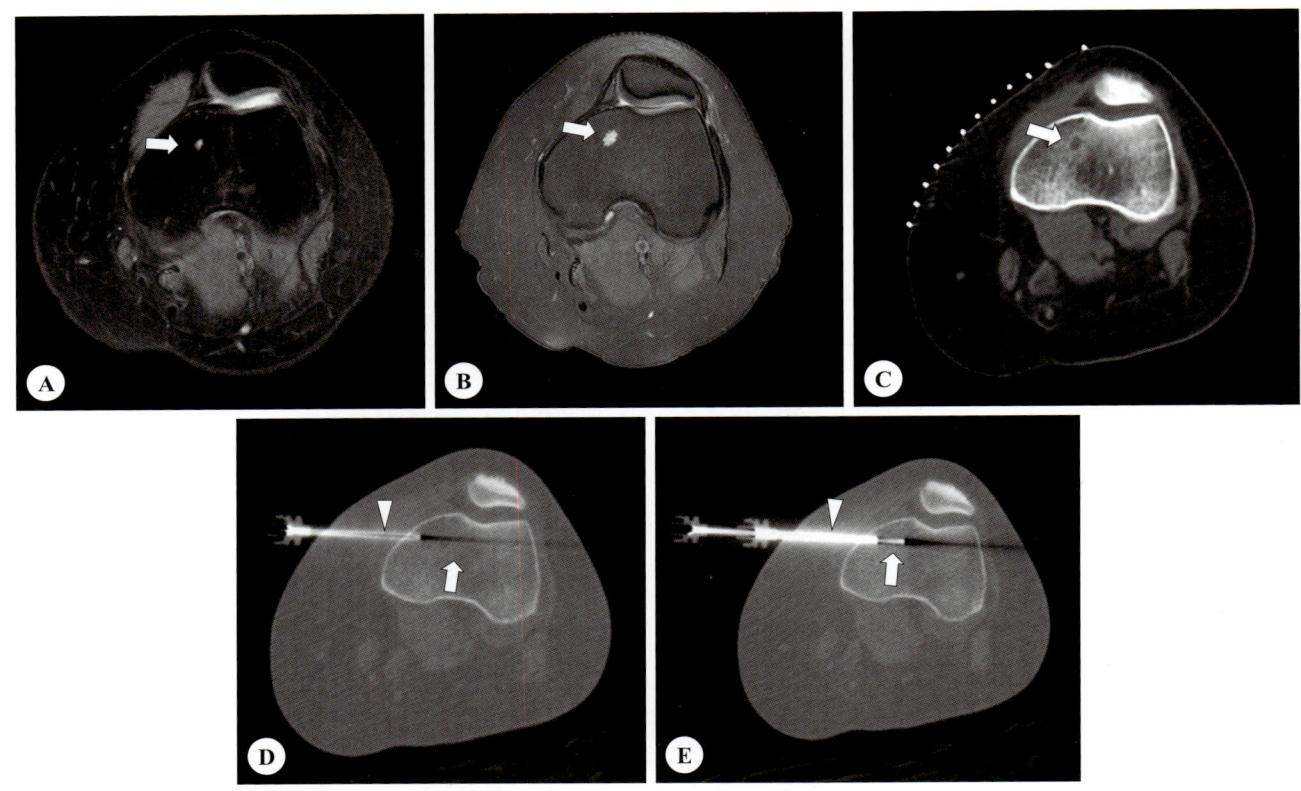

▲ 图 10-224 股骨远端有内生软骨瘤的 45 岁女性

A. 轴位 STIR MR 图像示一微小的高信号病变（箭）；B. 2 年后随访时，因患者主诉膝关节疼痛，开展轴位 STIR MR 成像检查，结果显示病变发生区间增长（箭），需要活检来排除可能的侵袭性病变；C. 活检过程的轴位骨窗 CT 图像示一小型低密度病变（箭），对应于 MRI 表现；D. 轴位骨窗 CT 图像示同轴骨活检系统的导引针（箭头）和小型低密度病变（箭）；E. 轴位骨窗 CT 图像示导引针（箭头）和活检针（箭），活检针穿过低密度病变，后证实该病变为内生软骨瘤

第 10 章 肌肉骨骼系统
Musculoskeletal System

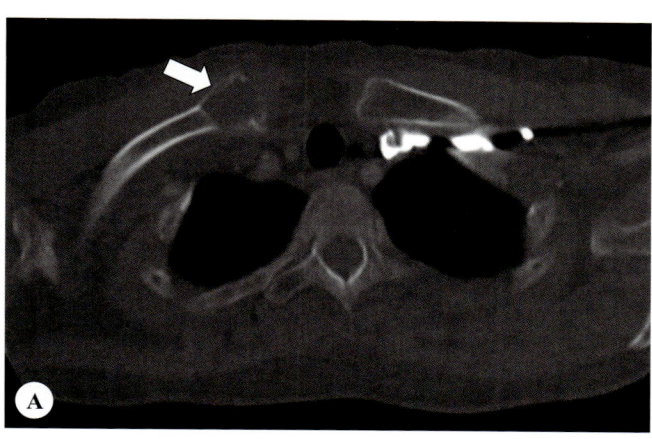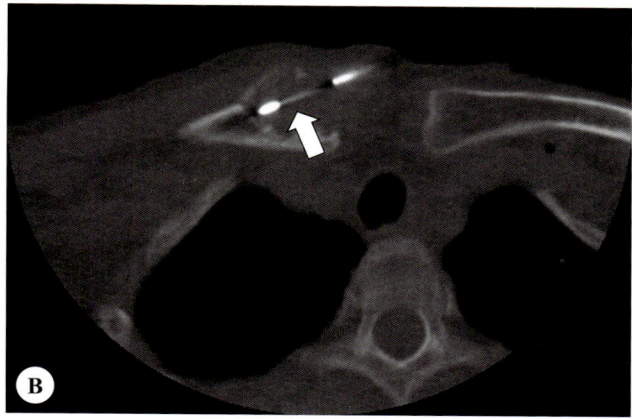

▲ 图 10-225 患转移性黑素瘤、右锁骨疼痛的 67 岁男性
A. 上胸部轴位骨窗 CT 图像示右锁骨内侧有一破坏性、溶骨性病变（箭）；B. 活检过程的轴位骨窗 CT 透视图像示 Tru-Cut 型软组织活检针（箭），该针的定位通过了破坏的骨皮质；经活检，证实病变为转移性黑素瘤

家共同协商活检计划。并非所有的骨病变都需要活检，理由是部分病变通过影像学结果即可作出诊断，即所谓的"勿触"病变。部分位置（如股骨近端）的病变带有很高的病理性骨折风险，可直接开展手术固定或者执行刮除和植骨操作，在这些病变具有非侵袭性表现时尤应如此。如果在鉴别诊断时考虑肉瘤，则在执行穿刺前须与主刀外科医师讨论。通常情况下，外科医师在执行最终手术时会切除活检道，故应根据最终的手术计划选择活检路径。此外，由于病灶有沿活检道播散的风险，使得穿过多个肌肉筋膜室的活检路径存在改变肿瘤分期的风险。

放射科医师在制订穿刺计划时需要注意肢体的隔室解剖学结果[387, 388]。肿瘤的播散范围如果超出其起源的隔室，可能会限制保肢手术的有关选项。上臂前隔室包括肱二头肌、肱桡肌、肱肌和喙肱肌，上臂后隔室包括肱三头肌。执行肱骨近端活检时，建议经三角肌的前 1/3 处执行活检；三角肌由腋神经从后向前支配，切除后方针道可能造成三角肌出现失神经性改变。前臂包括背侧隔室（伸肌群）和掌侧隔室（屈肌群）。对骨盆而言，活检一般不经臀部入路，但没有其他可行路径且已咨询过肿瘤外科医师的情况除外；之所以骨盆活检一般不经臀部入路，是因为切除经臀部入路的活检路径后，可能损坏臀大肌作为正常肌瓣的能力。大腿包括前隔室（股四头肌、阔筋膜张肌和缝匠肌）、后隔室（腘绳肌和坐骨神经）和内侧隔室（股薄肌和内收肌）。股直肌和股四头肌肌腱应尽可能不纳入穿刺路径，理由是这两个结构对稳定性和髋关节屈曲极为重要。小腿包括前隔室（胫前肌、趾伸肌和踇伸肌）、外侧隔室（腓骨肌和腓神经）、深部后隔室（胫后肌、趾屈肌、踇长屈肌和胫后神经）和表浅后隔室（腓肠肌和比目鱼肌）。

（二）影像导向的骨病变消融

1. 骨样骨瘤 骨样骨瘤是良性成骨细胞瘤，无转恶倾向，通常在年轻患者中出现（90% 的患者＜25 岁），并且更常见于男性（男女患者比例为 3∶1）。骨样骨瘤病变包括一处小型血管性瘤巢和瘤巢周围的广泛硬化，可导致急剧疼痛，而治疗瘤巢可使症状缓解。传统的骨样骨瘤治疗方案需要执行手术切除或刮除。然而，随着经皮消融技术的发展，已有替代的方法可以治疗骨样骨瘤。骨样骨瘤是骨病变射频（RF）消融的首个适应证，而骨病变 RF 消融已成为骨样骨瘤的一线治疗方法[389]。据报道，RF 消融术减少疼痛的成功率高达 75%～95%，并且复发率很低，2 年内仅为 5%～7%[390, 391]。CT 导向可定位瘤巢，该病灶通常很小，难以使用透视法定位。CT 导向对仔细放置电极的活性尖端也有很大的作用，从而确保坏死区不包括重要结构；坏死区的大小取决于选择的电极（图 10-226）。虽然脊髓麻醉足以较好地控制成人的疼痛，但上述操作通常在全身麻醉下进行。为保证瘤巢可以充分凝固，有学者主张将电极尖端温度设为 90℃，电极作用时间设为 6min[392]。复发在较大的骨样骨瘤病灶中更常见，可能的原因是电极

549

周围的热能没有完全延伸至瘤巢边缘，造成消融不完全。此类复发病例可再次接受 RF 消融治疗。其他已报道的骨样骨瘤消融术包括采用大型空心针取出瘤巢、CT 导向的瘤巢激光凝固治疗以及向瘤巢内注射稀释的硬化剂（如乙醇）等。

2. 其他骨骼病变 CT 导向的热消融技术也可成功治疗未累及关节腔的软骨母细胞瘤[389]。该肿瘤常见于骨骺，手术切除后容易出现局部复发。射频消融是一种有效的微创手段，可用于局部控制肿瘤，甚至有可能实现治愈（图 10-227），但必须注意避免误伤软骨[393]。另有研究报道了热消融技术治疗其他病变的成功个案，涉及的病变种类有软骨黏液样纤维瘤、动脉瘤样骨囊肿和囊性水囊瘤[390]。经皮热消融也可以治疗软组织肿瘤，并且已有多项研究给出了冷冻消融术治疗硬纤维瘤的结果[394]（图 10-228）。

CT 导向的热消融技术还可用于对症治疗肿瘤骨转移患者的疼痛。冷冻消融术本身具有止痛效果，因此也经常使用[395]。治疗反应包括病变停滞、缩小及疼痛缓解[396]。在这种情况下，热消融技术（冷冻消融术）是一种用于控制局部疼痛的局部治疗，因此选择治疗的患者和病灶非常重要。另外，有报道指出射频消融和经皮灌注丙烯黏固剂的联合治疗可以预防病理性骨折[397]。

（三）CT 导向的抽吸和注射治疗

大多数关节的抽吸和注射治疗可在透视或超声引导下安全、准确地完成。CT 导向对有复杂重叠解剖结构的区域（如骶髂关节）非常有用[398, 399]。透

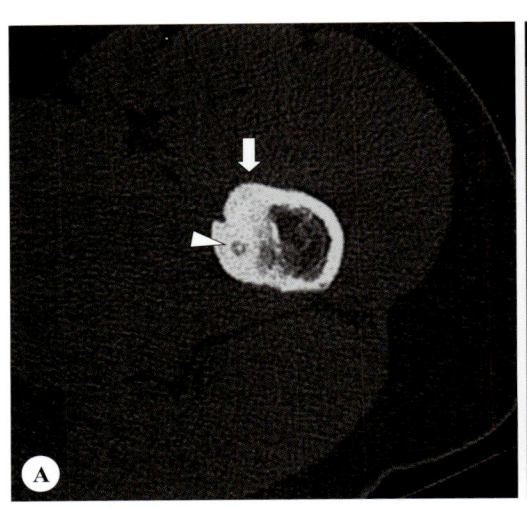
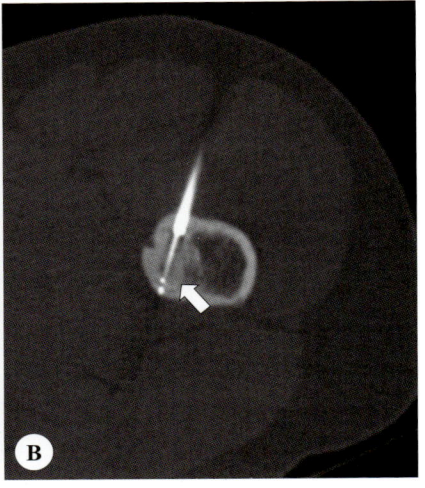

◀ 图 10-226 患骨样骨瘤、左股骨疼痛且夜间加重的 19 岁男性

A. 轴位骨窗 CT 图像示一小型低密度瘤巢（箭头）伴广泛的周围硬化（箭），符合骨样骨瘤表现；B. 轴位骨窗 CT 图像示放置在低密度瘤巢内的射频消融电极（箭）

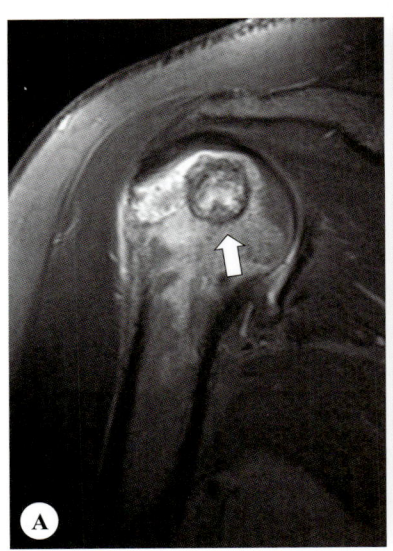
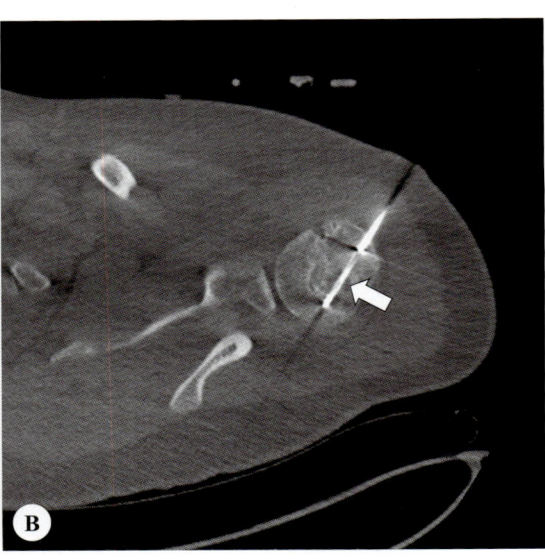

◀ 图 10-227 患软骨母细胞瘤、肩部疼痛的 23 岁男性

A. 冠状位 T_2 加权、脂肪抑制 MR 图像示经肱骨头内活检证实的软骨母细胞瘤（箭），伴周围骨髓水肿；B. CT 引导下执行射频消融时的轴位骨窗 CT 图像示射频消融电极（箭）在病灶内定位

第 10 章 肌肉骨骼系统
Musculoskeletal System

视可用于局部麻醉药物和糖皮质激素在骶髂关节的注射治疗，但非炎性疾病和退行性疾病常导致关节间隙狭窄和关节后方骨桥形成，从而影响关节腔注射；因此，此类注射治疗最好采用 CT 进行导向（图 10-229）。在影像学检查发现关节内有多房性积液的情况下，CT 导向有助于准确定位穿刺部位、提高抽吸量。此外，CT 引导对滑膜囊肿的抽吸和治疗性注射也有一定的帮助（图 10-230）；此处涉及的滑膜囊肿包括深部滑膜囊肿（如膝关节交叉韧带周围的滑膜囊肿）和被骨性结构包围的滑膜囊肿（如冈盂切迹处的盂唇旁囊肿）。

脊柱的椎小关节注射可在透视或 CT 引导下进行，具体使用何种方法取决于医师的偏好和经验。滑膜囊肿的破裂过程也可在 CT 引导下进行。CT 导向可显示针头的轨迹和定位，并且不受骨质和软组织结构重叠影干扰，而透视法则会受到干扰[400]。对选择性的神经根阻滞麻醉和硬膜外间隙处注射糖皮质激素治疗而言，传统方法在透视下进行，但也可利用 CT 导向。对胸椎内有症状的神经根执行操作时，最好采用 CT 导向的激素和局部麻醉药注射治疗，将药物注射到小关节周围的硬膜外间隙[401]。如患者有内脏性腹痛，可以在 CT 引导下对腹腔或内脏神经丛执行神经阻滞（神经松解）的区域性镇痛治疗，达到控制疼痛的目的[402]。虽然缺乏随机对照试验结果，但已有研究指出 CT 导向的腰椎交感神经切除术可以有效缓解不能手术的外周血管疾病患者感到的疼痛[403]。最后，CT 导向的注射还可用于诊断和治疗梨状肌综合征[404]。

（四）影像导向下放置骨科器械和骨水泥

如需治疗不稳定的骨盆骨折，则通常需在全身麻醉条件下，经手术室内的透视导向放置骨科内固定器材。在手术过程中，观察髂骶关节螺钉的位置

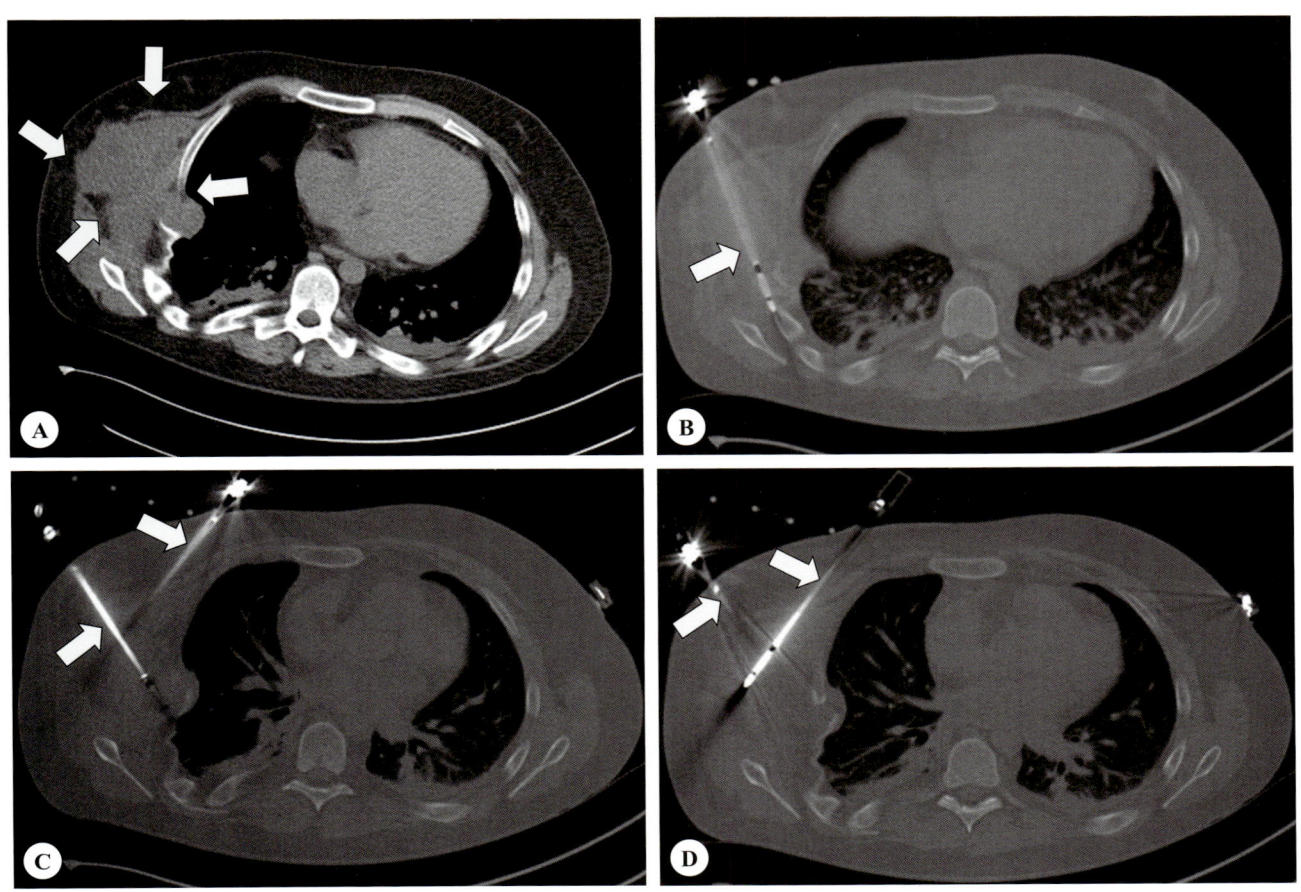

▲ 图 10-228 硬纤维瘤手术切除术后复发伴疼痛的 71 岁女性
A. 胸部轴位软组织窗 CT 图像示手术切除术后硬纤维瘤复发，可见沿右侧胸壁分布的分叶状软组织肿块（箭）；B 至 D. 轴位骨窗 CT 图像示多个冷冻消融探头（箭）在病灶内定位，确保治疗区域足够大

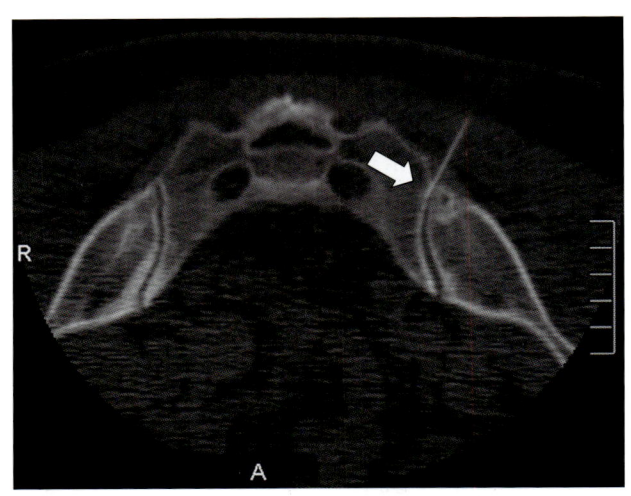

▲ 图 10-229 左侧骶髂关节疼痛的 61 岁女性
左侧骶髂关节注射过程的轴位 CT 透视图像示注射的针头位于骶髂关节的滑膜部分（箭）

存在一定困难，可能导致螺钉错位。有研究称可在局麻条件下经 CT 导向放置骶髂关节螺钉[405]。

为缓解骨质疏松或病理性椎体骨折引起的疼痛，通常需要实施经皮穿刺椎体成形术。最初的报道显示，该术式最好在 CT 和透视的联合导向下实施[406]，然而目前仅采用透视导向即可完成。术后 CT 检查有助于评估该术式的并发症，包括新发骨折和骨水泥向椎管和神经孔渗漏。治疗骨盆和髋臼的溶骨性病变时，CT 引导下经皮骨水泥成形术可能有助于患者的姑息治疗，并且对放疗不敏感的患者尤为有用[407]。

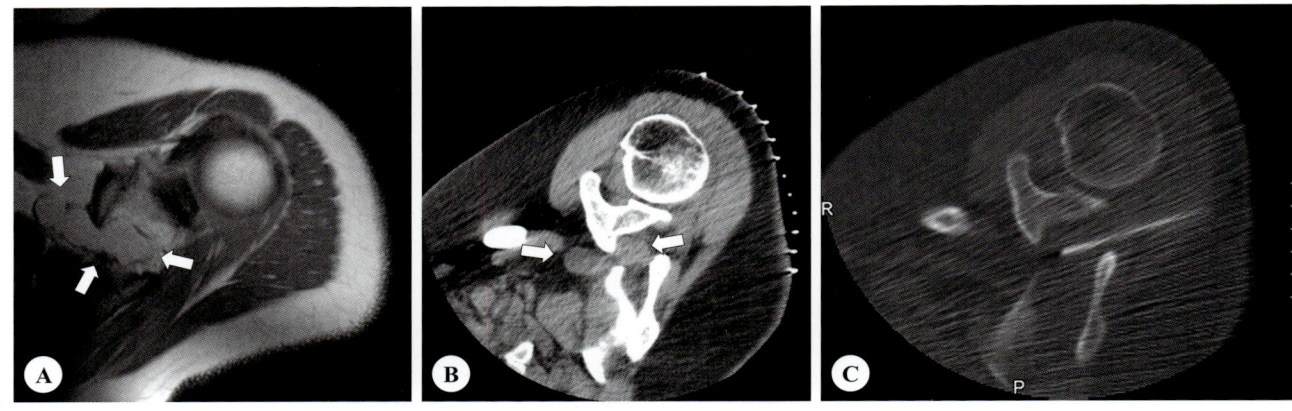

▲ 图 10-230 有分叶状盂唇旁囊肿、左肩疼痛无力的 52 岁女性
A 和 B. 左肩轴位质子密度加权 MR 图像（A）和轴位 CT 图像（B）示冈盂切迹和肩胛上切迹有一分叶状盂唇旁囊肿（箭），在超声引导下抽吸失败；C. 轴位骨窗 CT 图像示抽吸针位于囊肿内，成功抽吸 8ml 黏稠液体，术后 2 个月患者诉症状几乎完全缓解

第11章 肝 脏
Liver

Marc F. Ferrante　Jay K. Pahade　著
陈　婕　张晗媚　译

　　CT 和 MRI 已经成为评估局灶性和弥漫性肝病的基本方法。MRI 由于检查费用相对较高，并且大多数时候与 CT 的诊断效能相当，通常用作 CT 检查结果不明确时的补充手段。每种影像学方法各有优缺点，正确选择何种方法对于体现其诊断效能至关重要。

　　本章重点讨论 CT 和 MRI 在各种局灶性和弥漫性肝脏病变中的应用、介绍多种 CT 和 MRI 技术、讲解针对不同的临床情况应当如何合理选择检查方法，还将详细讲述与临床相关的肝脏解剖，以及与肝脏重要病理改变相关的 CT 和 MRI 表现。

一、肝脏成像技术

1. CT

　　(1) 图像采集的注意事项：肝脏病变的检查会受到很多因素的影响，包括病变本身的特点、对比增强技术和采集图像时的扫描期相。此外，采集图像时所使用的技术参数对于病灶的检出也非常重要。部分容积效应和图像噪声都可能影响小病灶的检出率。部分容积效应可以通过减小层厚和重叠重建间隔降低，但是减小层厚会增大图像噪声，影响病变部位的检出。

　　MDCT 的一个重要优势是，它可在同一次扫描中通过薄层图像重建降低部分容积效应，更大的重建厚层还能降低图像噪声。使用 64 层及以上的 CT 设备时，所有的检查都可以采用 0.6~0.625 的探测器准直，并可以根据不同的需要重建不同层厚的图像。

　　肝脏成像的最佳层厚取决于具体的临床用途。虽然薄层图像能够提高病灶的检出率，但需要与更大的数据量和更长的阅片诊断时间之间寻找平衡点。目前，多数常规肝脏扫描采用 3~5mm 的重建层厚，根据需要会选择更薄的重建层厚。针对特殊的肝脏多时相扫描，最好使用薄层图像（1.25~2.5mm）进行重建，以此保证三维与多平面重建的图像质量。MDCT 数据集中获取的厚层重建图像更便于浏览。

　　为肥胖患者检查时，过高的图像噪声会影响肝脏病灶的检出。降低图像噪声的方法包括：①增大 X 线球管的电流；②增加重建图像的层厚；③避免低千伏值扫描；④采用迭代重建技术。

　　(2) 肝脏增强扫描的原理：肝脏 CT 检查时，给予静脉内对比剂的主要目的是增加病灶与正常肝实质之间的密度差。增强 CT 检查的最终效果，取决于对比剂的剂量/浓度、对比剂的注射方式和扫描期相的选择。此外，患者因素，如其体重和心输出量，也会显著地影响肝脏强化的程度和时间。我们将在本部分中介绍肝脏对比增强的生理学原理。

　　平扫中正常肝实质的 CT 值为 45~65HU[3-5]。肝脏肿瘤的平均 CT 值差异较大，这与组织学、血管情况、坏死、钙化、出血或脂肪浸润等多种因素有关。大多数肝脏肿瘤的平扫密度低于正常肝实质。但如果肝实质存在弥漫性脂肪变性，由于病灶周围肝组织密度降低，肿瘤可呈等或高密度。如果肿瘤与周围肝实质的密度差＜10HU，则病灶不易分辨。

　　经静脉注射后，对比剂迅速从血管内再分布到血管外（间质）间隙，并经过肾脏不断排泄[6-7]。对比剂在肝脏的再分布十分迅速。静脉注射对比剂结束后，间质内积聚的对比剂在很短的时间内就能使肝实质出现明显的强化[8]。肝脏增强扫描主要包含三期（动脉期、门静脉期和平衡期）[8]，各期分别对应主动脉-肝脏时间密度曲线的不同阶段（图 11-1）。动脉期代表对比剂进入血液循环系统的阶段，典型表现为主动脉迅速强化，在注射结束后强化很快达到峰值。此期内肝实质逐渐强化。门静脉期内，对比剂从血管内逐渐弥散进入肝脏的血管外间隙进行再分布。此期内主动脉强化迅速减弱，而肝实质明显强化。对比剂注射结束约 1min 后，肝实质达到强化峰值。这意味着对比剂的血管外积聚使得大部分正常肝实质出现强化[8]。当对比剂逐渐从肝脏血管外间隙再次弥散进入血管内时，肝脏进入增强扫描的平衡期。此期表现为肝脏强化程度逐渐减弱。由于对比剂经过肾小球持续地滤过，主动脉的强化程度也逐渐下降。由于对比剂在病灶与正常肝实质的间质内的积聚差别不大，很多肝脏病灶在此期会变得模糊[8, 11]。但是部分病变在平衡期会更加明显，如肝细胞癌（HCC）。因为 HCC 间质强化程度比周围的肝实质更弱，这通常被称为"廓清"现象[12, 13]。

(3) 肝脏强化的程度：肝实质的强化程度受多种因素的共同影响。最重要的技术因素是碘的总量，这又取决于对比剂的总剂量、浓度和注射速度[14-21]。给定注射速度时，肝脏强化的峰值与碘的剂量呈线性相关[9, 22]。高浓度的碘对比剂能够增加碘的总剂量，从而一定程度上地提高肝实质的强化[23]。加快对比剂的注射速度也可以提高肝实质的强化程度，但两者之间呈非线性关系。当注射速度低于 2ml/s 时，加快注射速度可充分提高肝实质的强化峰值[10]。当注射速度超过 2ml/s 时，加快注射速度仅能小幅度提高肝实质的强化程度[24]。然而，快速注射（如 4~5ml/s）能够提高肝动脉的强化程度，并且将主动脉的强化峰与肝实质的强化峰有效地区分开[10, 25, 26]。这一优势在评估血管丰富的肝脏肿瘤和动脉解剖结构上非常有价值[13]。

影响肝脏强化最重要的患者因素是体重[14, 27]。肝脏的最大强化程度随患者体重的增加而下降[14, 27]。尽管心输出量下降会造成主动脉和肝脏强化的延迟，但不会降低肝脏强化的程度[28]。

我们还可改变传统 CT 和双能 CT 的扫描参数调整肝脏的强化程度。最好的例子是低千伏技术。由于射线能量更接近碘的 k 缘能量，注射碘的衰减更高。该技术在不影响扫描质量的前提下，在降低辐射剂量方面也显示出巨大的应用前景[29-31]。

(4) 肝脏强化的时相：75% 的肝脏血供来自门静脉，25% 来自于肝动脉[32]。与此相反，肝脏肿瘤的血供主要来自于肝动脉，只有少部分来自门静脉[33]。在动脉期，肝脏实性肿瘤（如 HCC）大多强化明显，而门静脉血流尚未向血管外再分布，正常肝实质仅轻度强化。因此，富血供肿瘤在动脉期表现为高密度（图 11-2）。血供贫乏的肿瘤在动脉期不易被发现。但当对比剂经过门静脉系统扩散到肝实质的血管外间隙后，血供贫乏的肿瘤可表现为低密度肿物。相反，如果富血供肿瘤间质内的对比剂积聚量与正常肝实质相近时，它在门静脉期的影像上也可能并不明显（图 11-2）。

肝动脉和肝实质强化的峰值时间主要取决于对比剂的注射时长[16, 21]。快速或少量（持续时间短）注射对比剂时，肝脏的强化峰值出现较早；而缓慢或大量（持续时间长）注射对比剂时，肝脏的强化峰值出现较晚[16, 21]。对于心输出量正常的患者，对比剂注射结束后的 10s 内，肝动脉可达到强化峰值[34]；在注射结束后大约 30s，肝实质可达到强化峰值。如前所述，心输出量的下降会推迟主动脉和肝实质的强化峰值，但并不会明显降低肝脏的强化程度[28]。

(5) 多排计算机断层扫描仪的时相调整：与单排 CT 相比，多排螺旋 CT 能够在很短的时间内完成肝脏的采集。多排螺旋 CT 的扫描时间较短。因此为了能够在肝实质强化峰值期间采集图像，需要延长注射对比剂到开始扫描的时间[35]。对于常规肝脏 CT

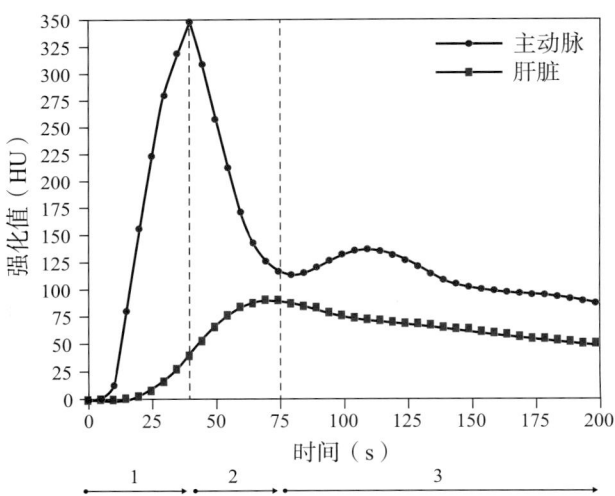

▲ 图 11-1 肝脏增强扫描的期相。男性，体重 68kg，以 5ml/s 的速度静脉注射含碘 320mg/ml 的对比剂 150ml，模拟出的主动脉 – 肝脏强化曲线

1. 动脉期代表对比剂进入血液循环系统的阶段，典型表现为主动脉迅速强化，在注射结束后强化很快达到峰值。此期内肝实质逐渐强化。2. 门静脉期的典型表现为主动脉强化迅速减弱，肝实质强化增加。3. 平衡期内，主动脉和肝实质的强化程度呈同步逐渐下降

检查，从 4 排 CT 到 16 排 CT、从 16 排 CT 到 64 排 CT 时，分别需要增加大约 5s 的延迟时间。具体的扫描时间取决于对比剂的注射时长。例如，使用同一个对比剂注射方案时，如果采用 4 排螺旋 CT 的扫描延迟时间为 65s，那么采用 16 排和 64 排 CT 的扫描时间则分别应该是 70s 和 75s。通常，肝脏多时相增强扫描中对比剂的推注速度为 4～5ml/s；40s 后采集动脉晚期图像；1min 后采集门静脉期图像；2～3min 后采集平衡期图像。

(6) 未注射静脉对比剂的 CT：肝脏 CT 平扫并不是常规的检查方法。但在发现钙化、出血、铁沉积和测定增强前病灶的密度等方面仍有一定用处。这些信息有助于判断病灶的性质。此外，肝脏的原发肿瘤或富血供转移瘤（如神经内分泌肿瘤、肾细胞癌、乳腺癌和类癌等）在增强扫描的门静脉期可呈等密度或与肝实质密度差很小[36, 37]，反而在平扫 CT 上更容易被发现。根据文献及作者本人的经验，只读取门静脉期图像时容易被漏诊一些富血供肿瘤（包括部分 HCC、神经内分泌转移瘤及局灶性结节增生等肝脏良性肿瘤）[38-40]。

(7) 肝脏单相对比增强 CT：门静脉期增强 CT 是常规检查肝脏病变的最佳技术。具体的 CT 扫描方案取决于多个因素。其中最重要的是 CT 设备的类型和患者的体重。由于在对比剂的剂量一定时，肝脏的强化程度与患者的体重呈反比[14, 27]，扫描时应该根据患者的体重调整对比剂的剂量[14]。目前针对肝脏增强 CT 对比剂的最佳浓度、最大剂量和最佳注射方案（固定剂量相较于基于体重）尚无统一的操作标准。多种文献所报道基于体重的注射方案在计算上都存在复杂性[41]。每种方案会计算出不同的注射碘剂的总量和由此而产生的费用[41]。在临床实践中，我们选择一种在固定小剂量的基础上，根据患者体重进行适当调节的方案。该方案可在节省费用的同时，满足几乎所有常规检查的诊断需求。对于体重≤113.4kg 的患者，80ml 350mg/ml 的含碘对比剂即可获得标准的腹部影像。对于超过 113.4kg 的患者，则需要 100ml 对比剂。在注射对比剂后立即给予 20～50ml 生理盐水冲管。这样可以减少 10%～20% 的对比剂用量。

(8) 肝脏多时相对比增强 CT：多时相肝脏增强扫描适用于以下情况，包括检出肝内的富血供病变[38-40, 42-46]；其他影像学手段（如超声、常规腹部 CT 等）所发现病灶的定性诊断[47, 48]；为准备进行肝脏切除术（如肿瘤、活体移植受体或供体）的患者制订手术计划。根据检查的目的选择采集图像的时相。例如，由于需要详细了解肝动脉的解剖，拟行肿瘤切除术或经动脉导管引导治疗的患者需要获得肝动脉的强化程度最高的动脉早期影像（在开始团注对比剂后 25～30s，或者团注对比剂结束后 10s 的影像）。而当需要检出或诊断肝富血供病变时，则应该重点关注肝动脉晚期的影像（在开始团注对比剂后 35～40s 时的影像），此时病变的显示效果最佳[49]。除了肝动脉期影像以外，大部分的多时相肝脏检查方案还需要扫描平扫和门静脉期（肝实质）的图像。

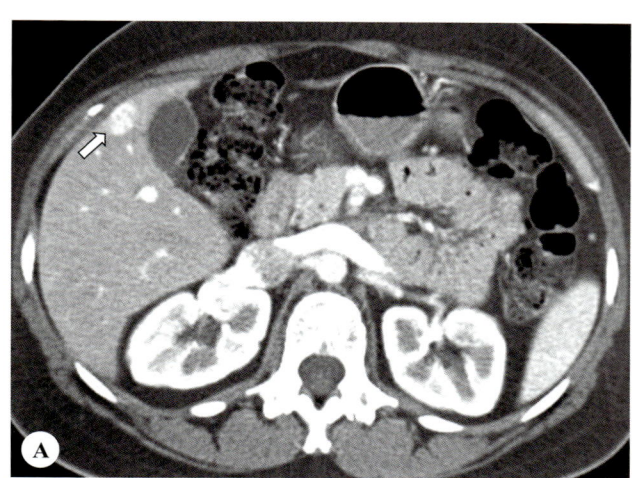
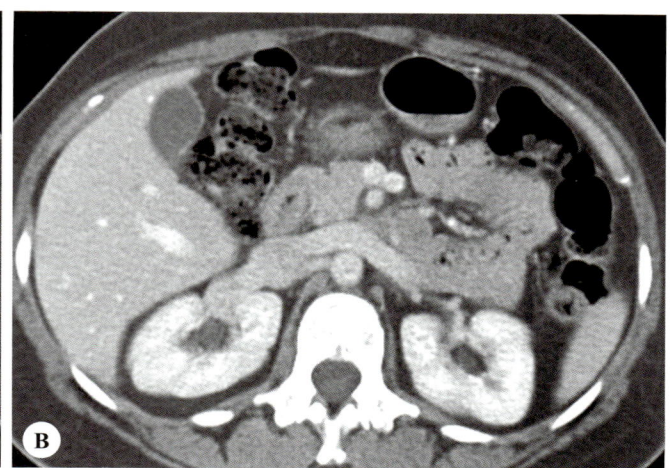

▲ 图 11-2 局灶性结节增生

A. 肝脏轴位 CT 增强扫描动脉期软组织窗图像显示一包膜下强化病灶（箭）；B. 增强扫描门静脉期，病灶与肝组织呈等密度而无法被检出

对于需要评价对比剂廓清的检查方案（如 HCC 的筛查），还需要采集平衡期图像。

我们的常规"三时相"肝脏肿瘤扫描方案如下：将 100ml 含碘 350mg/ml 的对比剂以 4～5ml/s 的速度注射，采集平扫、动脉晚期和门静脉期影像。该高速注射方案提升了肝动脉的最大强化程度，有效地将肝实质强化的动脉期和门静脉期区分开来[10, 25, 26]。为了制订多时相 CT 或 CTA 的个性化延迟扫描时间，我们通常会采用半自动团注追踪技术[50, 51]。当对比剂到达腹主动脉时（强化密度阈值为 50～100HU），设备将自动启动扫描。在对比剂到达时应启动图像扫描并采集动脉早期图像，用来显示动脉解剖。在对比剂到达腹主动脉后额外延迟一段时间（16 或 64 排 CT 通常需要延迟 15～20s）再采集动脉晚期图像，用来显示富血供病灶。

(9) 血管造影辅助 CT：经动脉插管注入对比剂的肝脏 CT 是一项高灵敏度的肝内病变检查技术。目前在全球范围内该技术仍然偶有使用，但美国几乎不再使用[52-57]。肝动脉插管 CT 成像（CT hepatic arteriography，CTHA）需要经肝动脉或腹腔干插入导管[52, 58, 59]。此法获得的 CT 图像中，肝脏恶性肿瘤相对于周围正常肝组织呈周边或均匀强化的高密度[52, 58, 59]。该方法的一个缺点是仅有 2/3 患者的正常肝实质呈均匀强化。这一缺点有多种原因，包括肝动脉替代和肝脏血流动力学的改变[60]。由于邻近部分肝实质也被强化（"花冠样强化"），这种方法所显示的 HCC 病灶大于实际[61]。动脉插管门静脉 CT 成像（CT arterial portography，CTAP）是经肠系膜上动脉或脾动脉插管并注射对比剂后完成 CT 成像[62, 63]。由于肝脏肿瘤的主要供血来自肝动脉，而正常肝实质来自门静脉系统，肿瘤在 CTAP 图像上表现为低密度肿物。CTAP 对于发现肝脏病变有很高的灵敏度[53, 55-57]，但各种灌注异常也可导致很高的假阳性[64-71]。在多排螺旋 CT 和当前的 MRI 技术广泛应用之前，CTAP 是术前判断肝脏肿瘤可切除性的最有效手段[72-75]。但是，在原发或继发性肝内病变的术前评估上，多时相螺旋 CT 和增强 MRI 已经取代了 CTHA 和 CTAP[76-79]。由于术中锥形线束 CT 能提供与 CTHA 相似的信息，并且不需要需将患者转移出造影中心，该技术在 HCC 患者的化疗栓塞前评估中受到越来越多的欢迎[80]。

(10) 碘油注射后的 CT：肝动脉内碘油注射后 CT 检查常常用于检查小体积 HCC[81-83]。CT 检查可在碘油注射当天或第二天进行以确认碘油的分布。或者在碘油注射 1～4 周后进行，以显示所治疗肿瘤组织内的碘油沉积。碘油能很快被正常肝实质的网状内皮系统清除，但是会滞留在富血供的肿瘤组织内[80]。该技术能检出其他方法存在检出难度的小体积肝癌，但是无法显示乏血供的肿瘤[81, 83, 84]。

2. MRI 在很多肝脏疾病的检查中，MRI 均表现出与 CT 相似或稍优于 CT 的检查效能。MRI 是目前西方国家肝脏影像学检查的主要手段。在其他地区，检查费用、MRI 设备、检查时长、有限的肺部疾病的评价能力等因素限制了 MRI 的临床应用。MRI 是很多医疗机构进行肝脏成像的主要手段，并且常作为 CT 或超声检查无法定性时的补充检查手段。同时，MRI 还是无法接受碘对比剂增强 CT 患者的主要检查方法。MRI 技术可以对肝脏铁沉积和脂肪变性进行准确诊断及量化、通过弹力成像技术评估肝纤维化，以及细致展现胆道的解剖情况。此外 MRI 能够评估 CT 不能准确检查的伴有弥漫或局灶性的脂肪变性的癌症患者。

(1) 无须静脉注射对比剂的 MRI：肝脏 MRI 检查包括 T_1 加权和 T_2 加权序列。

调整 T_1 加权梯度回波序列的 TE 时间可获得同相位和反相位图像，这样获得的图像能够表现肝实质和病变内的脂肪成分[85, 86]。同、反相位的回波时间取决于 MRI 的场强。若图像在水和脂肪同相位时采集，则两者的信号相叠加。相反，若图像在水和脂肪反相位时采集，则在同时含有水和脂肪的体素内，两者的信号会互相抵消，与同相位时采集的图像相比，信号明显降低。上述技术基于水和脂肪中质子存在共振频率差异（3.7ppm）。因此，反相位图像能够有效诊断肝脏脂肪变性，确认肿瘤组织内或体素内脂肪的存在（如 HCC 或肝腺瘤）。由于在反相位图像中，弥漫性脂肪肝会影响肝脏肿瘤的显示，因此需要同时采集同相位与反相位图像[87, 88]（图 11-3）。非脂肪抑制的反相位图像可以根据图像中各结构边缘水脂交界面的勾边效应进行识别[89, 90]。

脂肪定量技术还包括磁共振波谱和多回波 Dixon 技术。这些技术能提供更精准的肝脏脂肪分数，并且与病理金标准相比拥有非常高的准确度[90-92]。采用专门的 MRI 方案也可对肝脏铁沉积进行精准量化。并且由于此方法为无创检查，它已经成为肝脏铁沉

第 11 章 肝脏
Liver

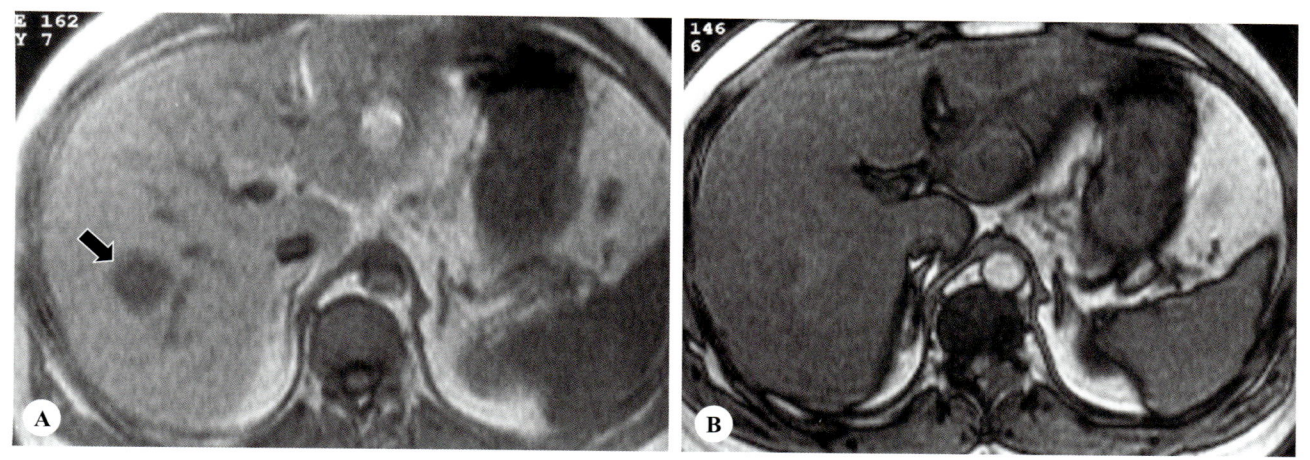

▲ 图 11-3 局灶性肝脏脂肪变性

A. 非增强轴位 T_1 加权梯度回波同相位图像，肝右叶见一低信号肿物（箭）；B. 在反相位图像中，由于脂肪变性肝脏呈弥漫性信号降低，肿物显示不清

积的标准临床检查。肝脏铁沉积通过改变局部磁场强度，缩短 T_2 和 T_2^* 的弛豫时间（即增加 R2 和 R2* 的弛豫时间）。铁沉积的量化方法多样，每种方法各有优缺点。Gandon 最初采用不同的 T_1 和 T_2^* 权重采集 5 次单独的屏气下 GRE，分别测量肝脏和椎旁肌肉的信号强度，计算肝脏 - 肌肉信号比，用来对肝脏铁沉积进行评价[93, 94]。次位常用的技术为采用多回波自旋回波序列（采用商业化开源软件进行计算）或采用 T_2^*（或 R2*）的多回波梯度回波序列对 T_2（或 R2）值直接进行量化[93-97]。通常采用根据所采集图像拟合一条 R2* 信号模型评估 R2* 值[97]。此外，其他充分考虑了脂肪变性和 3T 磁共振图像采集等因素的方法也可用于铁沉积的量化[93]。

T_2 加权图像（T_2 weighted imaging，T_2WI）不仅可用于发现病灶，还能够比 T_1WI 更好地显示病变特征。快速自旋回波序列显著缩短了 T_2 加权图像的采集时间[98-102]。回波链的长度与成像时间的减少是成比例的[103]。当回波链较长时，T_2 图像可以在一个屏气周期内完成采集。采用呼吸触发快速自旋回波单次激发技术已经成为大多数 MR 设备采集 T_2 加权图像的标准做法，该方法可有效避免呼吸运动造成的伪影，获得较高质量的 T_2WI 图像[88, 103]。在 T_2WI 中，大多数肝脏病变相对于正常肝实质呈高信号。

大多数肝脏 MRI 检查均采用脂肪抑制 T_2WI（通过化学选择脂肪抑制或短时间反转恢复序列）。采用该技术所获取的图像中，绝大多数病变和液体成分相对于背景肝脏呈高信号。技术对病变的显示优于传统非脂肪抑制 T_2WI 图像[89]。

弥散加权图像在肝脏 MRI 检查中站到更高的位置。绝大多数 MR 设备均能通过该技术快速采集并获得高质量图像。DWI 与其他 MR 序列相结合时，能为潜在恶性肿瘤的检测和诊断提供更多信息[105]。DWI 技术能够评估水分子在不同组织和生物腔隙内的微观运动。组织的细胞结构越紧密、细胞膜越完整，对水分子运动的限制就越明显，在高权重（高 b 值）的 DWI 图像和相应的表观扩散系数图上分别表现为高信号和低信号[105]。需要注意的是，由于 ADC 值存在重叠，肝脏良、恶性病灶的鉴别并没有一个明确的诊断阈值。

磁共振弹力成像（MR elastography，MRE）是一种非增强的 MR 技术。该技术通过分析肝组织硬度实现对肝纤维化的评估[105, 106]。自 2007 年投入应用，MRE 逐渐广泛使用于临床实践。该技术有三个必需的基本步骤，本章内容不对该技术进行详细介绍[106]。

MRE 采用一个放置于患者右上腹的被动刺激器将低频率的机械波导入其体内，被动刺激器的另一头通过弹性管道与一个放置于 MR 设备间之外的机械波发生器相连。MRE 所需的低频机械波由机械波发生器产生。

• 采用一个调整过的运动编码相位对比序列对机械波进行成像并测量组织位移。通过采集每个周期内机械波在组织内的传播，获取机械波传播的概况。

• 采集到的机械波图像通过后处理生成以千帕（kilopascal，kPa）为单位的组织硬度图。该计算在扫描结束后立即进行。

在临床应用中，通常计算 4 层肝脏最大层面的平均肝脏硬度（±标准差）评价肝纤维化[106]。正常肝脏组织的硬度值通常 <2.5kPa。随着肝纤维化程度增加，肝脏硬度值也增加，诊断的假阳性率也随之增加。炎症、脂肪肝、胆道梗阻、充血及弥漫性浸润性疾病等也会导致肝脏硬度值升高而出现类似肝纤维化的结果[106]。

(2) 对比增强 MRI：最常用的 MR 对比剂是钆螯合物，这是一种能缩短 T_1 和 T_2 弛豫（T_2^*）时间的细胞外顺磁性对比剂。药用剂量的钆螯合物能缩短 T_1 值，进而增强 T_1WI 中图像的对比[107]。常规钆螯合物与碘对比剂拥有相似的药代动力学特性和生物学分布[108, 109]。因此钆螯合物在静脉注射后迅速扩散到血管外间隙。我们通常采用动态三维梯度回波序列进行钆增强检查的扫描。采用兼容 MR 的高压注射器进行对比剂注射，特点是可靠且重复性好。推荐采用预试验团注或自动团注追踪技术，确定扫描的延迟时间[110, 111]。大多数局灶性病变在平扫 T_1WI 上与正常肝组织相比呈低信号。平扫 T_1WI 高信号的病变包括出血性病灶、含有脂肪的病变（局灶性脂肪变性、部分 HCC 和肝腺瘤、脂肪瘤和血管平滑肌脂肪瘤），以及部分黑色素聚集而带来的局部 T_1 信号增高的黑色素转移瘤[112-114]。

对于绝大部分肝脏良恶性病灶的检出和确诊，动态增强 MR 扫描是一十分重要的检查方法[88, 115-121]。通常采用单次屏气的化学选择脂肪抑制三维梯度回波技术采集平扫和增强 T_1WI 图像。该技术可在单次 12～20s 的屏气中完成全腹部的动脉晚期、门静脉期和平衡期的图像采集[88]。并行采集技术可缩短扫描时间，实现肝脏的自由呼吸成像。早期的自由呼吸成像需要数分钟完成，较长的采集时间会影响多时相动态扫描[105]。一些新型增强扫描技术采用放射状 k 空间采集的办法实现自由呼吸的同时获得较高的时间分辨率。采集到的数据可后处理为类似于不同时间点的常规多时相增强 MR 或 CT 检查的动态增强图像[105, 122]。

肝脏 MRI 的对比剂主要分为两类：①非特异性对比剂，该类对比剂分布于血管外间隙；②肝脏特异性对比剂，该类对比剂具有细胞外对比剂和肝脏特异性对比剂的双重特性，能被肝细胞或 Kupffer 细胞特异性摄取[123]。细胞外对比剂用于肝脏的动态增强扫描。而肝脏特异性对比剂，需要在完成动态采集之后延迟数分钟到数小时再次进行，以此显示对比剂在肝细胞和胆道系统的聚集情况。肝脏特异性对比剂主要包括钆贝葡胺（Gd-BOPTA，MultiHance；Bracco）和钆塞酸二钠（Gd-EOB-DTPA，Eovist/Primovist；Bayer）。两者均是 T_1 增强对比剂。与常规细胞外间隙对比剂一样，它们在静脉注射后首先分布于细胞外间隙，但同时通过肾小球滤过并被肝细胞选择性摄取，最后经胆道排泄出体外。

肝胆期图像指的是在对比剂经胆道排泄时所采集的图像。已经有多个研究证实，由于不含有肝细胞（如转移性疾病）的病灶在此期与背景肝脏相比呈明显低信号，肝胆期图像能显著提高肝脏病灶的检出率[124-128]。此外，由于肝细胞的特异性摄取，这类对比剂有助于鉴别病灶是否为肝细胞来源[127, 129-132]。钆塞酸二钠是最常用的肝胆特异性对比剂。它 50% 经过肾脏排泄，50% 经过胆道排泄。肝细胞通常在注射后 2～3min 内开始特异性摄取对比剂，在注射后 20min 采集肝胆期图像[133]。钆贝葡胺的经胆道排泄率只有 5%，因此需要在注射对比剂后 2h 采集肝胆期图像[134]。肝胆期的时机和对比剂的摄取程度与负责对比剂代谢和肝脏功能的一些细胞转运蛋白相关[135, 136]。肝脏合成功能减弱时，对比剂的摄取和排泄也减弱。在肝功正常的患者中，采用延迟 10min 与延迟 20min 采集的肝胆期图像对肝脏病灶的检出率相当[137]。由于 T_2WI 和 DWI 结果不受对比剂影响，我们通常在完成增强动态扫描与等待肝胆期扫描的时间窗内采集上述两个序列[96]。我们还会将翻转角增加至 30°，以此提高肝胆期对比剂的信号强度和病灶的显示效果[96]。

目前已不常规使用超顺磁性氧化铁对比剂，在包括美国的全球大部分地区也已经停用。这类对比剂可被网状内皮系统选择性摄取，显著缩短肝脏的 T_2 时间，显著降低正常肝组织的信号[138, 139]。由于 Kupffer 细胞影响着对比剂的摄取，大多数肝脏转移瘤和中 - 低分化的肝细胞癌与低信号背景肝相比呈高信号[140, 141]。虽然 SPIO 增强检查的结果仍存在不一致性，但与非增强 MR 相比，该技术能够提高病灶与肝脏的对比和肿瘤的检出率[79, 141-149]。

3. 闪烁显像 随着 MRI 和 CT 的成熟和广泛应用，美国越来越少采用放射性核素标记的核医学肝脏成像。半乳糖基人血白蛋白或甲溴芬宁等亚氨基

二乙酸衍生物等与 ^{99m}Tc 相结合的制剂，可以更好地对肝移植或栓塞术前或术后的肝功能进行评价。有研究显示上述方法对肝功能的预测优于肝组织体积测量，与钆对比剂增强 MRI 所预测的肝功能也具有较好的相关性[150-153]。

^{99m}Tc 硫胶体成像曾被用于肝脏功能异常和肝硬化的评估，但随着 CT 和 MRI 在评估肝硬化和门脉高压中的广泛使用而逐渐退出历史舞台。硫胶体成像的原理依赖肝脏疾病时 Kupffer 细胞出现功能减弱，而在脾脏和骨髓中硫胶体的摄取增加（"胶体移动"现象）[154]。同类采用 ^{99m}Tc 红细胞成像对血管瘤进行诊断的技术，也随着 CT、MRI 和超声的应用而逐渐减少了使用。

FDG-PET/CT 在肿瘤评价中方面广获认可。随着分子影像的发展，现今已有报道出多种肝细胞或肝脏转移瘤的靶向放射学核素[128, 155, 156]。

二、解剖

1. 大体形态 肝脏是腹腔内最大的器官，占据着右上腹的大部分腹腔体积。不同个体之间肝脏的大小和形态可能有很大的差异。肝脏的上、外和前面是膈肌的底面。凸出的膈突会造成肝脏表面嵌入肋骨的锯齿形状，产生低密度或低信号，应避免将其误诊为肝脏病灶[157]（图 11-4）。肝脏内侧毗邻胃、十二指肠和横结肠，下方毗邻结肠肝曲，后方毗邻右肾。右肾上腺的上部与肝右叶后上段（第Ⅶ段）的内侧缘相邻。

肝脏表面除了邻近下腔静脉（inferior vena cava，IVC）、胆囊窝和膈肌后上方的区域外，其余部分均被腹膜覆盖。肝脏表面通过镰状韧带与膈肌前上份相连，通过冠状韧带与膈肌后份相连。在上、下冠状韧带之间，肝脏没有腹膜覆盖，被称为"裸区"。由于此区域的肝脏表面没有腹膜覆盖，该区域的肝脏和膈肌之间不会出现腹腔积液。如果肝脏后方的该区域见到积液，则积液实则应位于胸腔[158]、腹膜后腔上隐窝或肝包膜内。在肝脏外侧，上、下冠状韧带汇合形成左、右三角韧带。

三条肝裂能够帮助区分肝叶和主要肝段的边界[32]。叶间裂是肝脏下缘一个不完整的结构，沿下方胆囊窝和上方肝中静脉方向走行，为肝左叶和肝右叶的分界[159]（图 11-5 和图 11-6）。虽然部分患者的叶间裂容易辨认，但是有一部分患者则较难发现。左侧的段间裂（肝圆韧带裂）在肝左叶下方形成一个边界清晰的矢状裂，将肝左叶分为内侧段和外侧段（图 11-5 和图 11-6）。肝圆韧带及少量包绕的脂肪，经镰状韧带的游离缘后方进入此裂。第三条肝裂，即静脉韧带裂，呈冠状或斜行方向走行，位于肝左叶外侧段后方和肝尾叶的前方（图 11-5 和图 11-6）。此裂与段间裂相延续，内部含有部分肝胃韧带（小网膜）。它在肝圆韧带上方的层面可被清晰显示。

肝尾状叶是肝脏的一个有蒂的部分，由肝右叶在下腔静脉与门静脉之间向内侧延伸而来（图

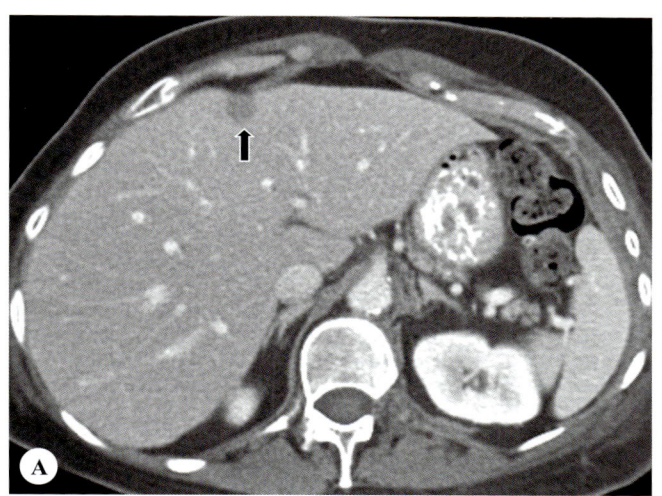 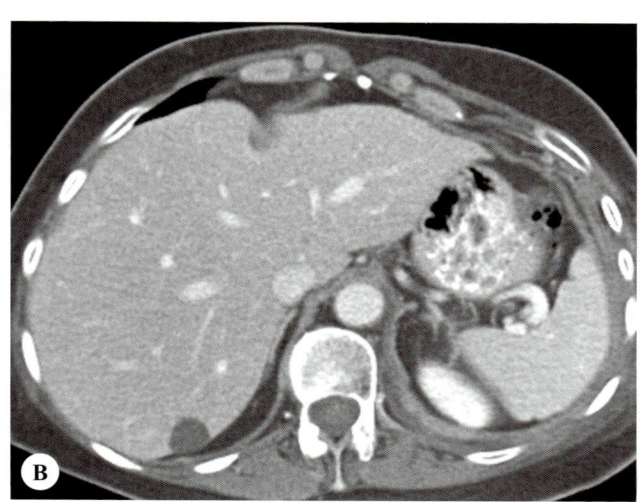

▲ 图 11-4 肝脏假病灶

A. 增强 CT 软组织窗显示肝左叶内侧段一低密度病灶（箭）；B. 更近头侧的图像显示，该影像学表现是邻近嵌入的膈肌造成的

体部 CT 与 MRI（原书第 5 版）
Computed Body Tomography with MRI Correlation (5th Edition)

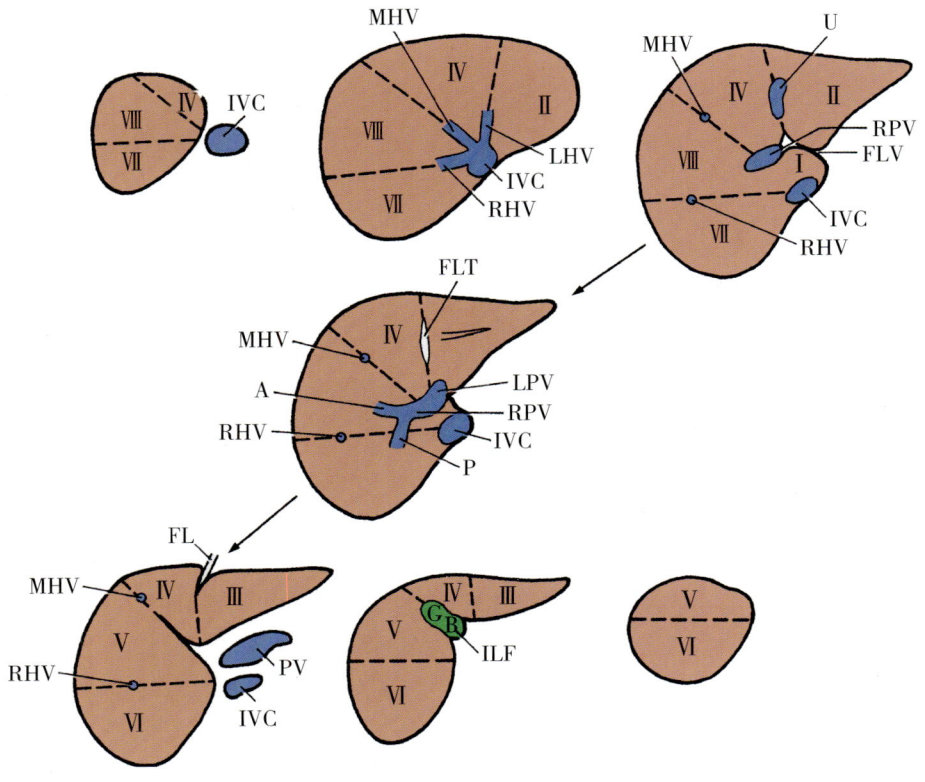

▲ 图 11-5　肝脏不同水平横断面的肝段解剖示意图

门静脉左支和右支所形成横裂，将肝段分隔为头侧段（Ⅱ、Ⅶ和Ⅷ）和尾侧段（Ⅲ、Ⅵ和Ⅴ）。RHV. 肝右静脉；MHV. 肝中静脉；LHV. 肝左静脉；PV. 门静脉；IVC. 下腔静脉；FLT. 肝圆韧带裂；FLV. 静脉韧带裂；RPV. 门静脉右支（A. 前支；P. 后支）；LPV. 门静脉左支；U. 脐段；FL. 镰状韧带；ILF. 叶间裂；GB. 胆囊

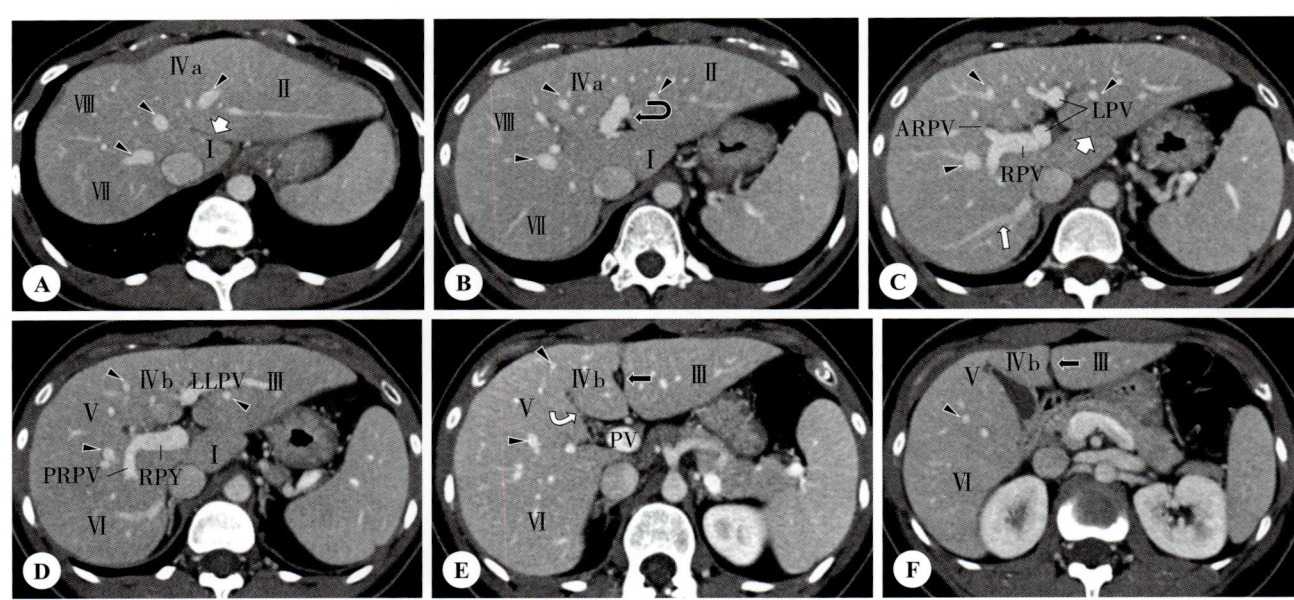

▲ 图 11-6　CT 图像显示肝段和静脉解剖

轴位增强扫描 CT 图像软组织窗。几条肝主静脉（箭头，A 至 F）从垂直方向分割肝段。门静脉右支和左支共同形成横裂（C）。短白箭. 静脉韧带裂；弯黑箭. 门静脉左支的脐段；黑箭. 肝圆韧带裂；PV. 门静脉；LPV. 门静脉左支；RPV. 门静脉右支；LLPV. 门静脉左外侧支；ARPV. 门静脉右前支；PRPV. 门静脉右后支；长白箭. 副肝右静脉；弯白箭. 叶间裂。肝脏的分段依据 Bismuth 修订的 Couinaud 系统（引自 Brett Gratz MD）

11-5 和图 11-6）。由于尾状叶具有独立的血液供应、胆汁引流和静脉回流，它被认为是一个肝脏的独立功能部分。门静脉与腔静脉之间的峡部区域称为尾状突，其内侧的部分被称为乳头突。在肝门下方，乳头突可与肝脏的其他部分不相连，因此可能被误诊为增大的淋巴结[160, 161]。通过阅读多平面视图或仔细分析 CT 或 MRI 的连续层面能够避免这种误诊。

2. 肝段解剖 对于肝内肿物的定位和治疗方案的选择，正确识别肝段的解剖（图 11-7）至关重要。美国和欧洲对肝段的命名不同导致了肝段解剖的混乱现状[162]。目前临床上主要采用由 Couinaud 提出，后由 Bismuth 进行修订的肝脏分段系统。该系统能够提供与手术相关的信息，简便地应用于 CT、MRI 和超声等横断成像技术[162-164]。

表 11-1 列出了三种最常用的肝段命名法之间的对应关系。2000 年澳大利亚布里斯班的世界肝胰胆学会提出的命名法也有描述[165]。

在上述传统的肝脏分段方法并不能区分主要肝段内的上、下亚段。由于外科技术已经发展到进行亚段切除的水平，有必要对这些亚段进行区分，对肝内病变进行更精准的定位。在 Couinaud 肝段命名法中，除了肝尾状叶和肝左叶内侧段以外，肝段的分界不仅有肝静脉所形成的 3 垂直裂，还包括门静脉左、右支形成的横裂（图 11-5 和图 11-6）。因此，肝脏可以根据这个系统被分为 8 个段。Ⅰ段为肝尾状叶。从腹侧观察时，Ⅱ～Ⅷ段呈顺时针方向排列（图 11-5、图 11-6 和表 11-1）。每个肝段都有独立的血液供应和胆道引流[32]。Bismuth 修订后，以门静脉左支将Ⅳ段分为上、下两个亚段（Ⅳa 段和Ⅳb 段）；经过肝右静脉的垂直平面划分将肝右叶分为前段（Ⅴ段和Ⅷ段）和后段（Ⅵ段和Ⅶ段）；经下方的肝圆韧带裂与上方的肝左静脉的垂直平面将肝左叶分为内侧段（Ⅳa 段和Ⅳb 段）和外侧段（Ⅱ段和Ⅲ段）。肝右静脉走行于肝右叶的前段和后段之间，肝中静脉走行于肝右叶与肝左叶之间，肝左静脉走行于左叶的内侧段与外侧段之间。

最常见的混淆肝脏分段的原因为，误将实际划分肝左内叶和左外叶的段间裂当作了肝右叶与肝左叶的分界。段间裂可区分病灶是位于肝左外叶还是左内叶。若阅片者完全只关注肝左静脉的平面，则部分实际位于Ⅱ段和Ⅲ段内、靠近段间裂的病灶可能被会误认为位于Ⅳa 段和Ⅳb 段内。第二常见的原因是，未能识别区分肝左叶与肝右叶的解剖标志物。虽然通常根据经过肝中静脉右侧的垂直平面划分肝左、右叶。但 Cantlie 线（一条从胆囊窝 / 底部前方，经过后方肝内下腔静脉中份，平分门静脉左、右分支的斜线）也可用于肝左、右叶的区分（图 11-5）。

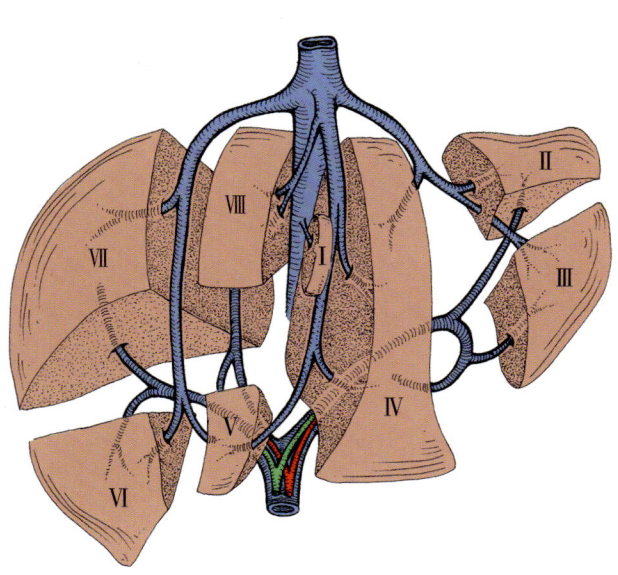

▲ 图 11-7 肝段解剖示意图

如 Couinaud 所述，肝脏包括 8 个功能性的肝段，腹侧观时呈顺时针方向排列。每个肝段有精确的动脉供血、静脉引流和胆道引流。肝主静脉在肝段之间走行（改编自 Ger R. Surgical anatomy of the liver. *Surg Clin North Am* 1989;69:179–192.）

表 11-1 肝脏的解剖分段和相关命名法

解剖亚段	命名法		
	Couinaud	Bismuth	Goldsmith 和 Woodburne
尾状叶	Ⅰ	Ⅰ	尾状叶
左外上段	Ⅱ	Ⅱ	左外叶
左外下段	Ⅲ	Ⅲ	左外叶
左内段	Ⅳ	Ⅳa、Ⅳb	左内叶
右前下段	Ⅴ	Ⅴ	右前叶
右前上段	Ⅷ	Ⅷ	右前叶
右后下段	Ⅵ	Ⅵ	右后叶
右后上段	Ⅶ	Ⅶ	右后叶

2000 年澳大利亚布里斯班肝脏解剖命名法将肝脏分为右半肝（Couinaud V～Ⅷ段 ± I 段）和左半肝（Ⅱ～Ⅳ段 ± I 段），相当于传统的肝右"叶"和肝左"叶"。该命名法中的二级分级被称为"部"（section），相当于传统分类中的"段"（segment）。例如，右半肝由前部和后部组成，而左半肝由内侧部和外侧部组成。第三级分级被称为"段"，相当于 Couinaud 法数字编排的段[165]。

3. 血管解剖 肝脏的供血包括肝动脉和门静脉，两支血管经肝门入肝，在肝实质内分支走行。它们与伴行的胆管分支共同构成门脉三联体。肝静脉是肝脏的引流血管，它不与肝脏的供血系统一起走行，直接汇入下腔静脉。

门静脉起自胰颈后方，由肠系膜上静脉和脾静脉汇合形成。它位于肝十二指肠韧带（小网膜的游离缘）内，经过胆道和肝动脉的后方向肝门走行（图 11-6E）。门静脉一般在肝门处分为左支和右支（图 11-6C），分别与肝左、肝右动脉和胆道一起走行。门静脉右支的起始部向右上方走行，并且发出分支供应肝门和尾状叶。在肝右叶实质内，门静脉右支分为前支和后支供应相应的肝段（图 11-6）。上述每一支分支血管又进一步分为上支和下支，供应相应的亚段（图 11-7）。门静脉左支的起始部（横段）水平向左走行，发出分支供应外侧段（Ⅱ段和Ⅲ段），而后转向内侧进入脐静脉闭锁后形成的肝圆韧带裂内。门静脉左支在肝圆韧带裂内的部分（脐段）（图 11-6B）向头侧走行，最终发出升支和降支，供应Ⅳ段的上亚段（4a）和下亚段（4b）。门静脉存在多种解剖变异，这种变异可能会影响手术方案的制订，但通常无临床意义。最常见的门静脉解剖变异是门脉主干直接分支为左支、右前和右后支[166]。

肝动脉系统只供应 25%～30% 的肝脏血流，但其中携带了大约肝脏所需氧气的 50%[32]。肝总动脉常起自腹腔干，向右前方进入小网膜。在发出胃右动脉和胃十二指肠动脉后，它在肝十二指肠韧带内移行为肝固有动脉。在肝门水平的图像中，肝动脉和胆道通常位于门静脉前方，肝动脉多位于胆道系统的内侧。在肝门处，肝固有动脉分为右支与左支。仅略超过半数的患者表现为这种典型的肝动脉解剖，而高达 45% 的患者存在一种或多种变异[167]。最常见的两种变异是，起自胃左动脉的肝左动脉，以及自肠系膜上动脉的肝右动脉。肝内肝左与肝右动脉的分支方式与门静脉类似，分支分别供应相应的肝段。Michel 分类系统对多种肝动脉解剖的变异进行了介绍[166]。

三支主要的肝静脉均位于肝脏的后上方，包括肝右、肝中和肝左静脉，它们在膈肌下方汇入下腔静脉（图 11-5）。除了肝主静脉，还有少量较小的背侧肝静脉，将肝右叶后部和尾状叶（I 段）的血液直接引流至下腔静脉。肝右静脉位于肝右叶的前段和后段之间（图 11-5 和图 11-6），引流 V、Ⅵ、Ⅶ和Ⅷ段的血液[32]。肝中静脉位于叶间裂平面内（图 11-5 和图 11-6），主要引流Ⅳa 和Ⅳb 段的血液，但也引流部分 V 和Ⅷ段的血流。肝左静脉走行于肝左叶内、外侧段之间的矢状面内（图 11-5 和图 11-6），引流肝脏的 Ⅱ 和Ⅲ段。60%～90% 人群的肝中和肝左静脉在汇入下腔静脉前形成一支共干[166, 168]。副右肝静脉常将 V 和Ⅵ段静脉血直接引流入下腔静脉[166]。充足的血管引流对于保证肝脏功能和防止充血十分重要，因此在肝脏手术中应注意上述血管变异的存在。

4. 肝实质 在 CT 和 MR 图像中，正常肝实质呈均一密度。平扫 CT 中不同个体肝实质的 CT 值存在差异，但通常在 45～65HU。正常人群中肝实质的平扫密度高于脾脏的密度，平均相差 8HU[3]。肝内较高的糖原浓度造成了肝脾的这种密度差[169]。但在注射对比剂后，肝脏的密度通常低于脾脏，两者之间的密度差取决于扫描的时间和对比剂的给药方式。切勿将这种注射对比剂之后肝脾之间密度的正常改变误诊为脂肪肝。

在 MR 的 T_1WI 图像上，正常肝脏呈中等信号，信号强度与胰腺类似，但高于脾脏。肝脾之间的信号差异，可用于 T_1 权重的简单评估（信号差异越大，T_1 权重越高）[170]。在 T_2WI 图像上，肝脏呈低信号，强度稍高于肌肉信号，但低于脾脏信号。由于流动相关的信号丢失，肝血管在 T_1WI 中呈极低信号。但是在 T_2WI 中，受到流动缺失效应影响肝血管可呈低信号，也可由于流入增强效应而呈高信号。

5. 解剖学变异和异常 了解肝脏的解剖变异，才能避免将其误认为病变。最常见的变异是由膈肌内陷形成的一个或多个不完全的肝脏副裂[157]（图 11-4）。这种变异最常见于肝右叶上段，不要误诊为肝脏外周病变。部分患者的肝左叶外侧段可向左延伸，伸入并包绕脾脏的后面，要避免将它误认为胃或脾脏的病变。

真正的肝脏先天异常非常少见[171]，可分为两类：发育不全所致的先天异常和发育过度所致的先天异常[171]。最常见的（如 Riedel 叶）是发育过度所致异常。这类异常多见于女性，表现为肝右叶下方的无蒂副叶，常呈球形向下延伸。由于肝叶或肝段发育不全所致的异常，可表现为缺如（未发育）、结构正常但体积较小（发育不良），或者结构异常并且体积较小（发育障碍）[171]。这类发育异常大多累及整个肝叶[172-176]，很少只累及一个肝段[177]。上述先天异常必须与获得性肝叶萎缩相鉴别，后者常由血管或胆道疾病所致[178, 179]。

三、肝脏病变

（一）先天性异常和发育异常

1. 发育性（单纯性）囊肿 单纯性肝囊肿是一种常见病变，它在人群中的发病率为 5%~14%，更常见于女性[180, 181]。囊肿可以呈单发或多发。通常认为囊肿起源于胆管上皮，覆盖上单层立方上皮，少数可覆盖鳞状或柱状上皮[141]。肝囊肿的 CT 表现为边界清晰、密度均匀、近似水样密度（<10~20HU）的肿物，静脉注射对比剂后无强化[182]（图 11-8）。由于常规的 5mm 层厚的扫描中，尤其是在增强扫描中，邻近肝实质存在部分容积效应，<1cm 病灶的 CT 值可能>20HU。虽然可以忽略大多数有肿瘤病史的患者在检查中偶然发现的直径<1cm 的病灶，但薄层 CT 图像能够对其性质进行鉴别[183, 184]。单纯囊肿

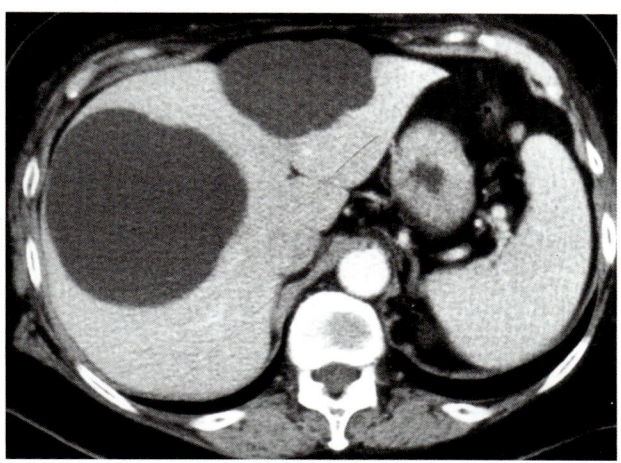

▲ 图 11-8 肝囊肿
轴位增强 CT 软组织窗显示两个大体积肿物，边界清晰，呈均匀的水样密度，无明显的壁结构

MRI 中表现为边界清晰、信号均匀的病灶，T_1WI 呈低信号，T_2WI 呈与脑脊液强度类似的显著高信号[185]（图 11-9）。

其他肝脏囊性肿瘤还包括肝内胆汁瘤或假囊肿、包虫囊肿、脓肿和囊性肿瘤等。它们的表现类似单纯囊肿。但是可根据这些病变的特征与单纯囊肿相鉴别，如厚或不规则的囊壁、囊内分隔或密度>20HU 等。肝囊肿偶可合并出血或感染，难以与上述囊性病变鉴别区分[186]。较大的囊肿可能刺激肝包膜的或挤压周围结构造成占位，此时可通过外科手术或引流、硬化疗法等微创手段进行治疗[187]。

2. 多囊肝 遗传性多囊肝主要分为两类：①单纯性多囊肝；②与常染色体显性遗传多囊肾（autosomal dominant polycystic kidney disease，ADPCKD）相关的多囊肝（患者占比超过 50%）[188, 189]。多囊肝患者的肝囊肿大小不一，可使肝脏体积明显增大（图 11-9）。多囊肝囊肿是一种肝内胆管板异常，主要是肝内小胆管发育异常，也可能是胆管错构瘤内异常胆管的进行性扩张[188]。多囊肝在青春期之前较少见，随着青春期身体发育，囊肿在患者生育期时的大小明显增大、数量显著增加。虽然此病以往的诊断标准是肝内囊肿数量≥20 个，但目前仍没有统一的影像学诊断标准[188]。有研究团队根据囊肿的数量和肝实质受累的范围对此病的严重程度进行分级[190]。当囊肿较小或分布稀疏时，患者常无症状。出现巨大肝囊肿时，患者可出现腹痛、餐后饱胀或气短等症状[188]。多囊肝囊肿也可并发出血或感染。

多囊肝患者的肝功能一般正常，少数会出糖类抗原 19-9（carbohydrate antigen，CA19-9）和碱性磷酸酶（alkaline phosphatase，ALP）的轻度升高[188]。治疗方案包括手术切除、硬化疗法、囊肿开窗术、栓塞治疗、分子靶向药物（如生长抑素类似物）等[188]。

3. 胆管错构瘤 胆管错构瘤（又名 von Meyenburg 综合征）是扩张的胆管和不同数量的纤维基质构成的肿物[191]。它可能起源于退化的胚胎性胆管[192]。胆管错构瘤 CT 下常表现为较小的（通常直径<1.5cm）低密度囊性结构，边缘不规则，增强扫描时无或轻度强化（图 11-10）。胆管错构瘤可呈单发，但以多发为多见，并且散在分布于肝内[193-196]。MRI 表现为多发的小病灶，T_1WI 呈低信号，T_2WI 呈明显高信号（图 11-11）。错构瘤的超声表现多样。较大的病灶常呈无回声，而较小的微囊病变则呈高回声并伴随混

响伪影[189]。给予钆螯合剂增强扫描时，错构瘤大多不被强化，但由于病变周围肝实质受压可导致部分病变内部出现强化或环形强化[192, 197]。

胆管错构瘤患者一般无显著症状，常在检查中被偶然发现。影像学表现可能类似于单纯肝囊肿、小脓肿、Caroli 病或转移性病灶[198]。胆管错构瘤的鉴别诊断要点为：错构瘤相对较小，大小较一致，T_2WI 呈显著高信号（图 11-11），与胆道系统无明显沟通。

4. 胆管周围囊肿 胆管周围囊肿是胆管周围腺体梗阻引起的囊性扩张[199, 200]，发病部位邻近肝内和肝外较大胆管，通常无显著症状[199, 200]。胆管周围囊肿更常见于肝硬化患者[199-202]。本病 CT 表现为散在的囊性结构，或者与中央门静脉相平行的管状低密度影[199-202]。病灶在 MRI 在 T_2WI 或增强扫描 T_1WI 梯度回波上显示最佳。病灶在该序列下表现为门静脉周围的囊状或管状结构，形状类似于扩张的胆道[199, 202]（图 11-12 和图 11-13）。采用钆塞酸二钠等肝胆特异性对比剂 MRI 检查能够鉴别胆管周围囊肿和胆管扩张。其中胆管周围囊肿肝胆期内无任何对比剂积聚（图 11-2）。

5. 肝脏纤毛性前肠囊肿 出现在肝Ⅳ段包膜囊肿需要与此类罕见的先天性囊性病变相鉴别。肝门位置的肝脏纤毛性前肠囊肿也有报道[189, 203]。这是唯一一种组织学上具有纤毛上皮的肝脏囊肿。这种囊肿是起源于前肠的胚胎衍生物[203]。它们可表现为单纯囊肿或内部含有出血或碎片的囊肿。囊肿成分复杂，使得其 CT、MRI 和超声检查呈现不同的影像学表现[204]。此类囊肿可恶变为鳞状细胞癌。因此，所有确诊为此病的患者均应考虑手术切除或影像随访[162, 189, 203]。

（二）感染性疾病

1. 细菌性感染

（1）细菌性脓肿：肝脓肿有五种不同的感染来源，包括胆道，逆行性胆管炎引起；门静脉，来自腹腔败血症；动脉，来自败血症；局部蔓延，邻近组织的化脓性感染病灶累及肝脏；外伤，肝脏钝性或穿通性外伤[205, 206]。脓肿形成多见于肝右叶[189]。患者通常出现显著症状，多表现为发热、精神萎靡和腹部不适。在断层影像出现之前，肝脓肿的死亡率约为 50%[158, 207]。

肝脓肿的特征性 CT 或 MRI 表现为圆形或不规则的低密度影或低信号肿物，增强时可见外周呈环形强化（图 11-14 至图 11-16）。肿物的中心低密度 / 低信号与外周高密度 / 高信号层之间，常常有较窄的强化减低的过渡带[208]（图 11-14 和图 11-15）。部分病灶在动态增强时可出现"双靶征"，即低密度的病灶中心和周围高密度的环形强化，其外还包绕有低密度的水肿带[205]（图 11-14 和图 11-15）。约有 1/3 的肝脓肿病灶在 T_2WI 中出现相应的征象，即病灶周围包绕 T_2WI 高信号区[209, 210]（图 11-15）。肝脓肿可呈单房或多房，多房脓肿内可见强化的分隔结构。多发脓肿可呈现局部簇样的改变，这提示出现了化脓性感染[211]（图 11-14 和图 11-16）。脓肿内的气体

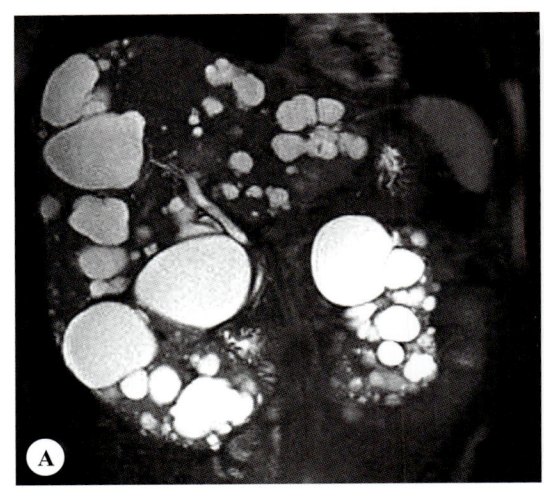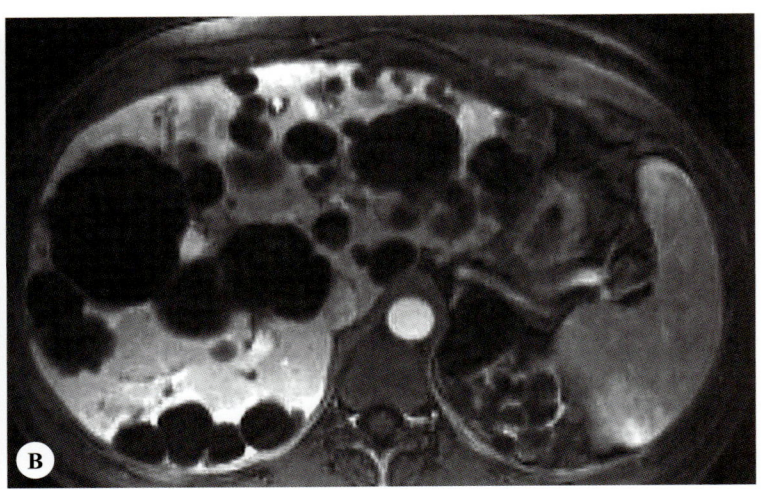

▲ 图 11-9 常染色体显性遗传的多囊肾和多囊肝

A. 冠状位平扫脂肪抑制 T_2WI 图像显示多发、大小不一的高信号囊肿，散在分布于肝脏和肾脏内；B. 轴位增强扫描 T_1WI 显示囊肿无强化

第 11 章 肝脏
Liver

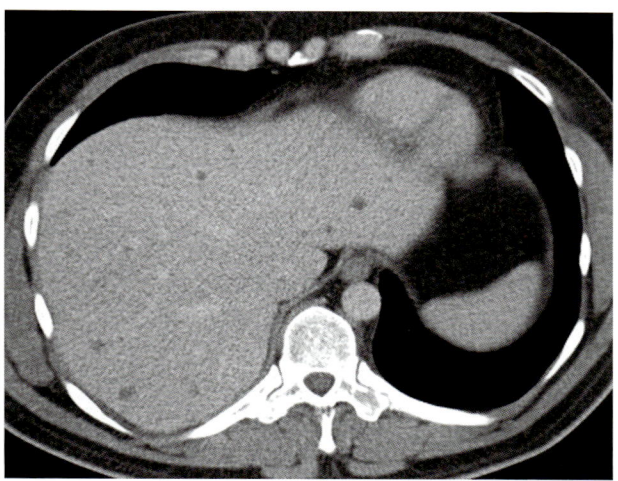

▲ 图 11-10 胆管错构瘤
患者为一名腹痛的 38 岁男性，轴位 CT 增强扫描软组织窗见肝内多发小的低密度灶

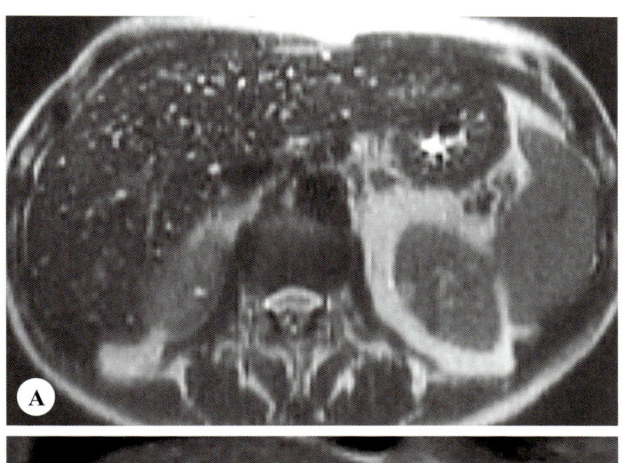

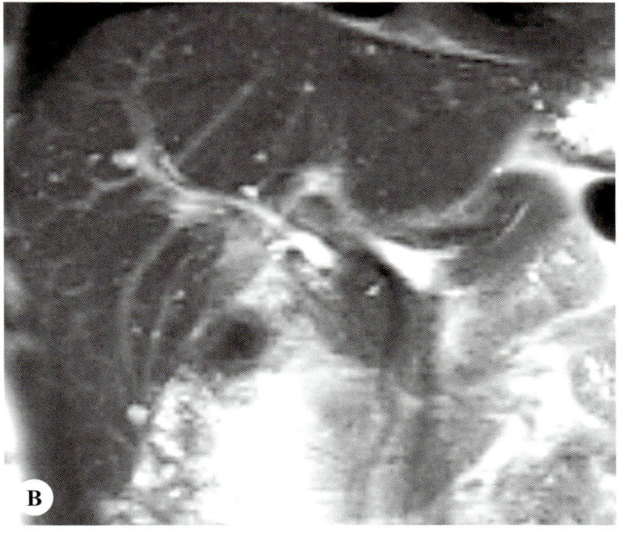

▲ 图 11-11 两例胆管错构瘤
轴位（A）和冠状位（B）T₂ 加权图像上分别见患者肝内多发小的高信号影

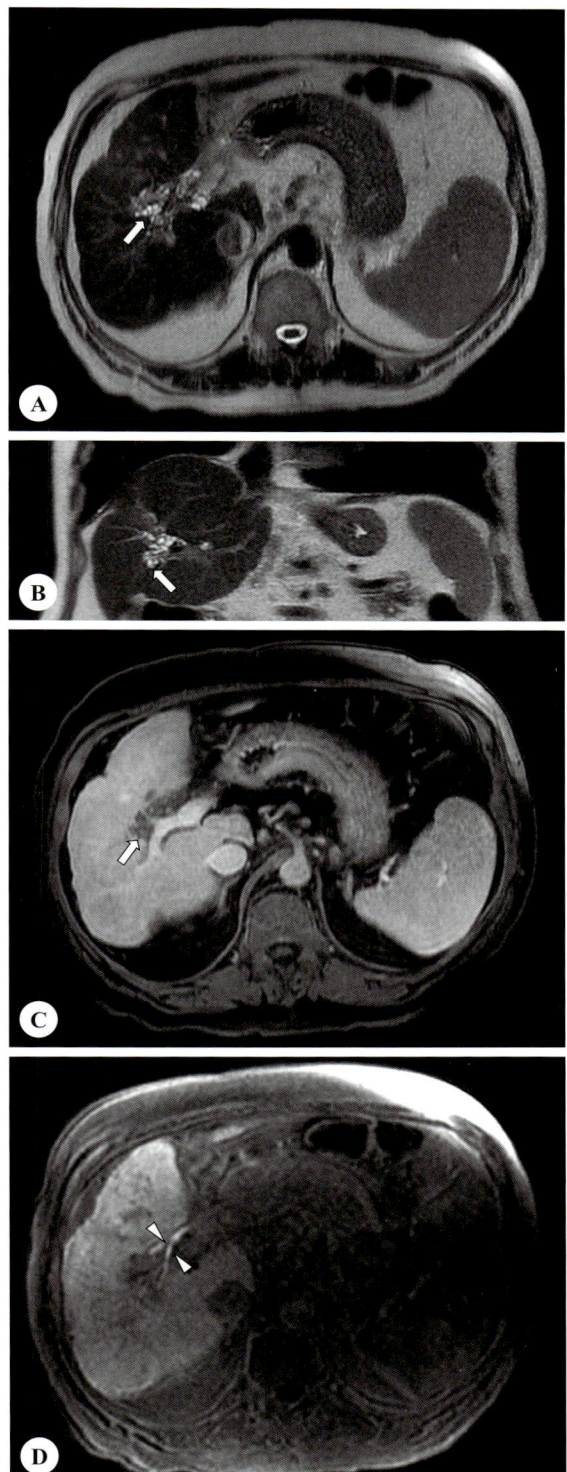

▲ 图 11-12 胆管周围囊肿。62 岁男性，患有肝硬化，磁共振随访图像
轴位（A）和冠状位（B）T₂ 加权图像显示与右叶胆管相伴行的多个小囊肿（箭）。相应的轴位增强扫描脂肪抑制 T₁ 加权门静脉期（C）显示病灶内无强化（箭），肝胆期图像（D）显示邻近胆管内对比剂积聚（箭头），但囊肿内无对比剂

565

可表现为多发气泡（图 11-14）或气-液平面。这些征象高度提示病灶为脓肿，但只有少数病例出现这样的变化[212]。放射医师还必须认识到，软组织呈现蜂窝织炎改变而未发生完全液化时，部分肿物仍可出现内部强化。克雷伯菌肝脓肿更常出现实性与血栓性静脉炎表现[210, 212-214]。囊肿内偶尔也可看见液-液平面或蛋白碎屑形成的分层[209]。虽然脓肿的影像学表现有一定特点，但并无特异性。囊肿或坏死性转移癌也可呈现近似的影像学表现。给予经验治疗后，类似脓肿的病变体积没有缩小或增大时，应该仔细与其他疾病进行鉴别。临床上可以考虑完善活检，排除恶性肿瘤可能。

脓肿的超声影像学表现多样，受到内部坏死程度和所含碎屑数量的影响。穿透性增加能够有效识别有回声的偏囊性病灶[189]。

绝大部分脓肿可通过抗生素治疗和经皮引流治愈[207, 215]。大多数多房性肝脓肿也可通过单次经皮穿刺或导管置入完成引流。脓肿内部的分隔经常不是完整的，临床医生可通过经皮脓肿清创术将肝脓肿彻底引流[216]。还可通过经皮穿刺引流治疗与肝内胆道相通的脓肿，但此术式的引流时间较久[217]。一般只有常规治疗失败的患者才需要接受外科手术[218]。

(2) 杆菌性血管瘤：杆菌性血管瘤病通常是免疫抑制患者感染汉塞巴尔通体所导致的，该病原体可造成免疫抑制患者的猫抓热病[219, 220]。它是一种少见的血管增生性病变，主要累及皮肤，可播散至包括肝脏的其他器官[221]。此病累及肝脏时可出现罕见的肝脏紫癜，其典型表现为肝实质内充满血液的囊性间隙[221]。杆菌性血管瘤病的影像学表现为肝内满布的直径<1～3cm的多发低强化病灶[219, 221]。这种感染与免疫抑制患者的其他播散性疾病（包括细菌性、病毒性、真菌性微脓肿、结核、AIDS 相关的淋巴瘤和 Kaposi 肉瘤）鉴别困难[221]。

(3) 分枝杆菌感染：肝脏结核感染的 CT 中表现为多发的低密度结节灶，但也可仅表现为肝脏肿大[219]。在恢复期，病灶的 CT 影像可表现为弥漫性钙化。病变 MRI 在 T_1WI 中呈低信号，在 T_2WI 中呈低或等信号[219]。

2. 真菌性感染 肝脏的真菌性微脓肿可见于免疫抑制的患者，以血液系统恶性肿瘤的患者最为常见[222-224]。由于患者的血液真菌培养可呈阴性，并且无特异性症状，该病的临床诊断较困难[222]。最常

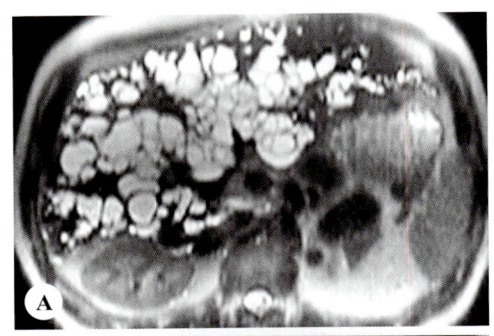
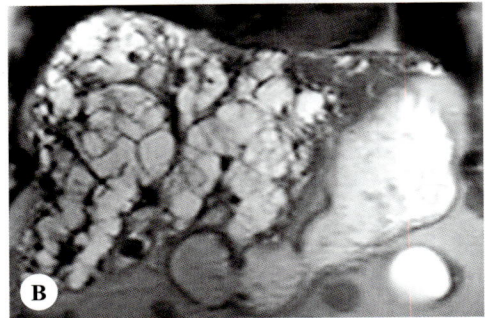
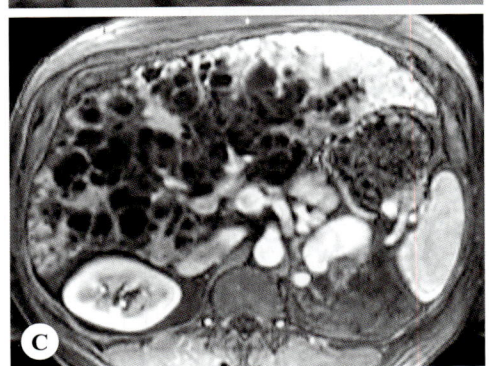
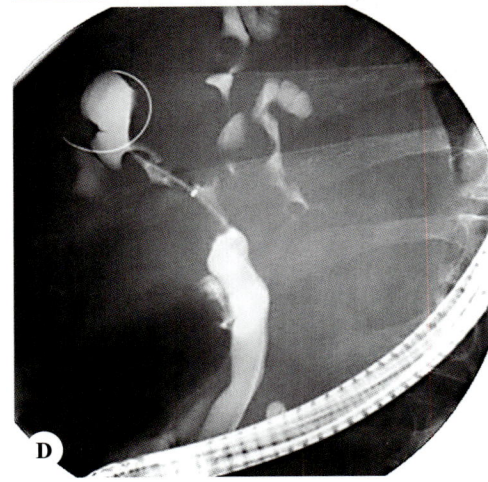

▲ 图 11-13 胆管周围囊肿

轴位（A）和冠状位（B）T_2 加权图像、轴位 T_1 加权增强扫描（C）图像显示多个大小不一的囊肿沿着胆管走行分布。该表现可能会被误诊为胆道系统的弥漫性扩张。内镜逆行胆道造影图像（D）显示多发的、边缘光滑的、外部挤压导致的胆管狭窄，伴远端胆管扩张

第 11 章 肝脏
Liver

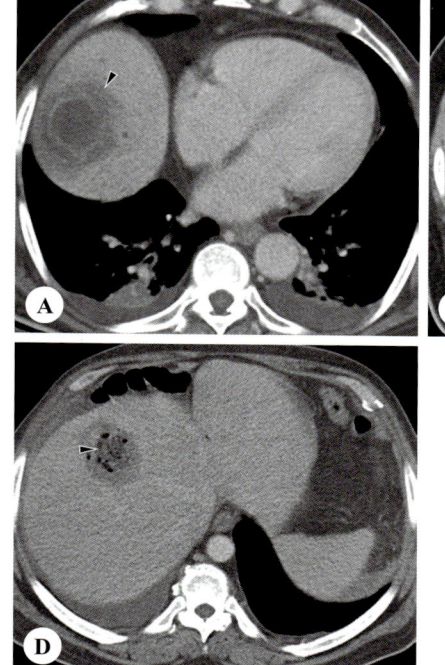
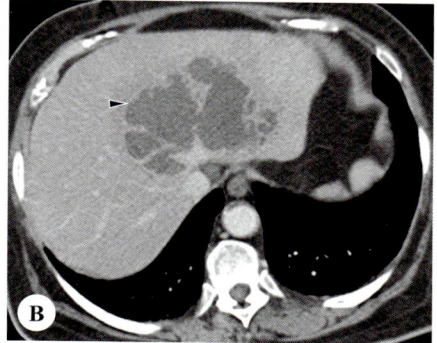
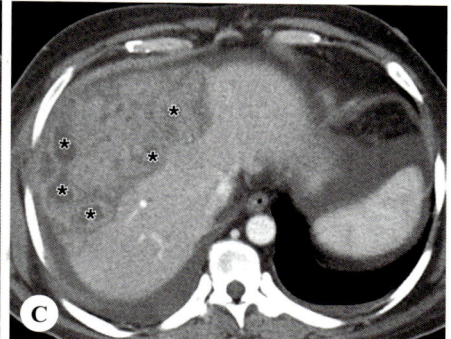

▲ 图 11-14 化脓性肝脓肿不同的 CT 表现，轴位 CT 增强扫描软组织窗图像
A. 圆形低密度肿物，伴环状强化，周围可见低密度的肝实质水肿带（箭头）；B. 巨大的多房囊性肝脏肿物，周围有许多外周小分叶，并有薄强化壁（箭头）；C. 肝脏外周区的巨大不均匀肿物，由无数小的肝脓肿融合形成（黑星）；D. 近肝顶的圆形低密度肿物，内含多处气体影（箭头）

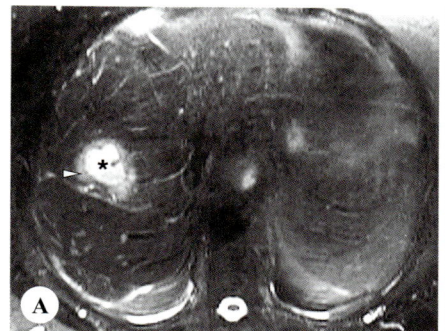
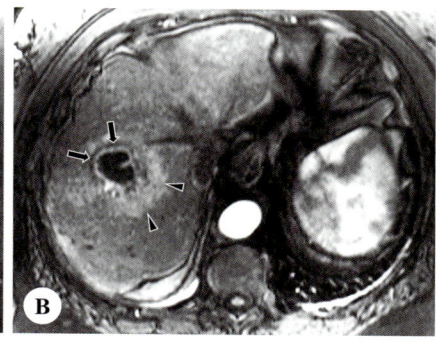
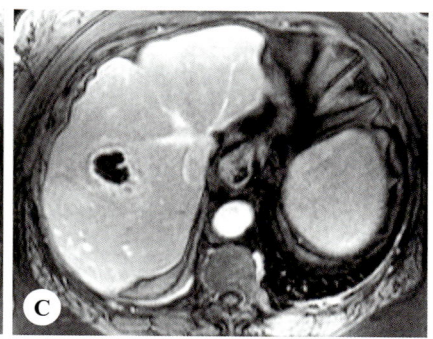

▲ 图 11-15 化脓性脓肿
A. 平扫 T$_2$WI 图像显示肝内高信号小肿物（黑星），肿物周围有稍高信号水肿带（箭头）。B. 动脉期 T$_1$WI 增强扫描显示囊性肿物，囊壁强化。囊壁的周围可见部分水肿引起的低信号（箭）和充血引起的不规则高信号（箭头）。C. 门静脉期图像更好地显示出囊壁的强化和脓肿的分叶状轮廓

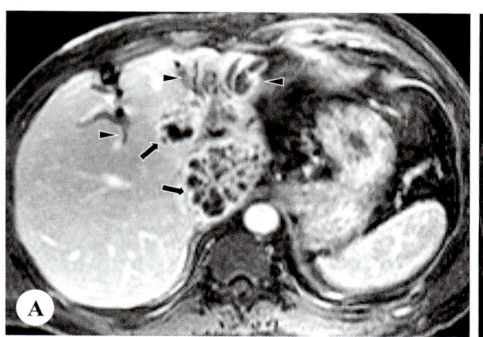
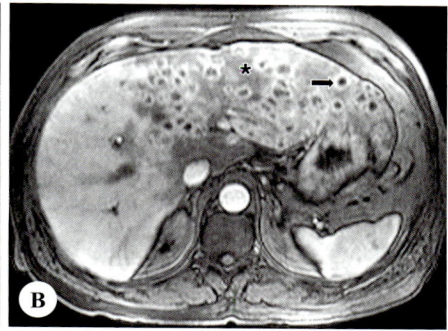

◀ 图 11-16 复发性化脓性胆管炎引发的多房性化脓性肝脓肿
A. T$_1$WI 脂肪抑制增强扫描可见多房性肝脓肿（箭），肝内胆管结石阻塞导致肝左叶的胆管扩张；B. T$_1$WI 脂肪抑制增强扫描显示肝左叶多个环形强化病灶（箭），伴周围组织水肿带来的强化减弱区（星）

的致病菌为白念珠菌，但也可见曲霉菌、隐球菌和其他病原菌感染。典型的 CT 表现是多发小的低密度肿物，弥漫分布于整个肝脏[222-224]（图 11-17）。部分病灶周围出现强化，少数病灶可见菌丝导致的中心高密度影[54, 162, 223, 225]。脾脏和肾脏也常受累[224]。转移癌、淋巴瘤、多灶性脂肪变性、结节病、细菌性肝脓肿和分枝杆菌感染都可以有类似的 CT 表现。

MRI 的表现与疾病的分期有关。急性真菌性微脓肿在 T_1WI 中呈稍低信号，在 T_2WI 中呈明显高信号[226]。大部分病灶在钆增强后呈低信号且无周边强化，仅有少数病灶呈边缘强化[226]。亚急性病变在 T_2WI 中呈轻至中度高信号，在钆对比剂增强后可有强化，在所有序列中均有一个黑色环形信号包绕[226]。这些表现体现了病灶向坏死性肉芽肿转变的过程，即中心为脓肿，周边为纤维组织，外面有淋巴细胞和巨噬细胞增生形成的反应带。输血引发含铁血黄素沉积时，在肉芽肿周边的巨噬细胞内可含有大量的铁，形成病灶外周的低信号环[226]。经治疗的慢性病灶常呈不规则或呈多边形，体积大于未治疗的病灶。它们在 T_1WI 中呈稍低信号，T_2WI 呈等或稍高信号[226]。

当血培养阴性时，需要进行穿刺活检才能确诊此病。肝脏病灶在经过成功的抗真菌治疗后可消退，而完全无菌的病灶可持续存在或发生钙化[224, 227, 228]。

3. 寄生虫性感染

（1）阿米巴脓肿：阿米巴病由阿米巴变形虫引发，该病主要于热带、亚热带地区流行，也见于美国西南部。肝脓肿是阿米巴病最常见的肠外并发症，可见于 3%～9% 的患者[229]。患者常表现为右上腹痛。阿米巴肝脓肿没有特异性的 CT 表现，常常呈孤立的单房圆形或卵圆形低密度（10～20HU）肿物，伴有壁强化[230]（图 11-18）。脓肿可出现光滑或结节状边缘，外周可见不完整的低密度水肿带[230]。大约 3/4 的肝脏阿米巴脓肿出现在肝右叶。这可能是由于门脉系统的血流优先流入肝右叶。化脓性肝脓肿中亦可观察到此现象[231]。阿米巴病常见的肝外症状包括胸腔积液、肝周积液，以及胃、结肠或腹膜后受累[230]。

与 CT 一样，阿米巴肝脓肿的 MRI 表现也没有特异性。相对于肝实质，病灶在 T_1WI 中呈低信号，T_2WI 中呈不均匀的高信号，壁厚可强化[162, 232-234]。在 T_1WI 和 T_2WI 图像上，病灶外周常可见 1～3 个与炎症和实质受压导致的不同信号强度的带状区域[232, 233]，周围肝实质的水肿在 T_2WI 中表现为高信号区，水肿自脓肿延伸至肝表面[232]。

超声、CT 和 MRI 在诊断阿米巴肝脓肿中的效能相近[233]。药物可有效治疗本病，但部分患者可能需要经皮穿刺插管引流[229]。

（2）棘球蚴：棘球蚴病是由细粒棘球蚴寄生引起的，少数也可由泡状（多囊性）棘球蚴引起。细粒棘球蚴的感染常见于饲养羊或牛的国家，包括澳大利亚、新西兰、南美部分地区和地中海附近的国家[235]。泡状棘球蚴常见于欧洲、俄国、西伯利亚、加拿

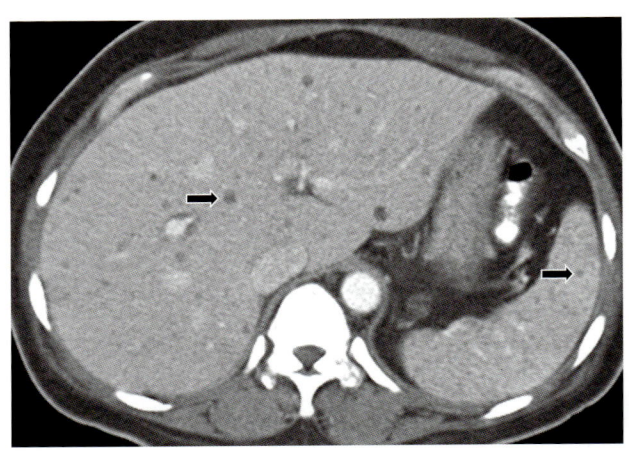

▲ 图 11-17　真菌性微脓肿

增强 CT 图像显示白念珠菌感染播散导致的多发 <1cm 的低密度病灶，遍布整个肝和脾

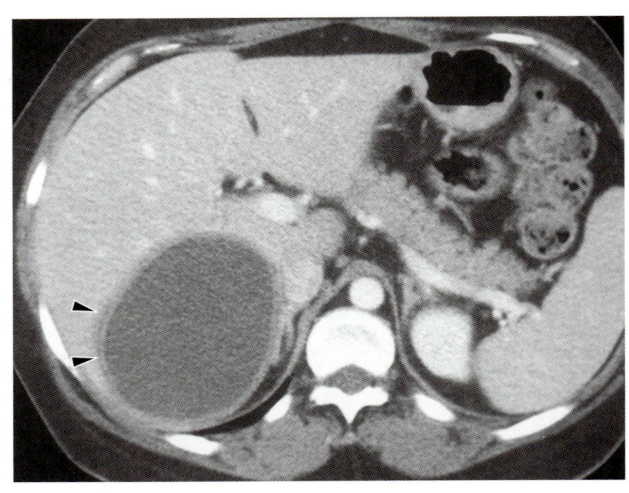

▲ 图 11-18　阿米巴肝脓肿

轴位 CT 增强扫描软组织窗显示一巨大的单房性肿物，壁可见强化，周围可见水肿所致的低密度环（箭头）

第 11 章 肝脏
Liver

大、冰岛和阿拉斯加也有报道[236]。肝脏是最常受累的器官[237]。

细粒棘球蚴引起的肝脏病变的 CT 表现为边界清楚、单房或多房囊肿，囊壁或薄或厚[181, 237, 238]（图 11-19）。子囊为母囊周边伴有分隔的小囊肿。子囊内液体的密度常低于母囊内液体的密度[237-242]（图 11-19）。囊壁或分隔常见钙化，但即使在没有钙化的情况下，囊壁在平扫图像中也可呈高密度[162, 237-241]。棘球蚴病的 MRI 表现也不特异，可能与肝脏其他囊性病变的表现相同。但是，T_1WI 和 T_2WI 图像中均出现低信号环且病灶呈多房性（伴或不伴内膜的碎片）是该疾病较为特异的表现[243-245]（图 11-19）。囊肿的所有部分在恢复期均可出现钙化[237]（图 11-19）。棘球蚴病的肝内并发症主要包括囊肿破裂和感染[241]。病灶通入血液循环系统时，可能导致比较严重的过敏反应[241]。超声能够极好地展现囊肿形态细节，因此棘球蚴病的超声表现具有特征性。经典的超声检查图像包括多个较小的内部回声灶，这些病灶随患者位置的变化而出现分层（包虫沙），内部膜分离后可呈现内部的漂浮回声（睡莲征），以及被内部基质隔开的多个子囊（辐条轮）[241]。目前建议将超声作为通过超声驱动的分类系统引导治疗的影像筛查手段[246]。肝包虫囊肿的治疗常用方法是经皮穿刺抽吸 / 注射 / 再抽吸疗法或外科手术切除结合药物治疗。尽管可单用阿苯达唑或甲苯达唑进行明确的药物治疗[246]，但囊肿与胆管相通的话则需要手术治疗[246]。

泡状棘球蚴所致棘球蚴病与细粒棘球蚴感染的影像学表现存在明显差异，前者的表现为边界不清的浸润性实性肿物，或者在受累的肝脏内出现散布的多发性不规则病灶[247, 248]。肿物呈低密度无强化。大约 90% 的患者影像上可出现簇状的微钙化[249]。此病原体所致病灶的 CT 影像学表现不典型，可类似于肝转移瘤。当病灶中心存在较大的坏死时，不易与脓肿相鉴别[248]。纤维化与寄生性组织常在 MRI 的 T_1WI 和 T_2WI 中呈低信号，T_2WI 中也可呈高信号[249]。坏死区在 T_2WI 中呈显著高信号。MRI 对大多数病灶中存在的钙化显示较差，因此在此类病灶的诊断上存在一定的局限性[249]。治疗上常采用手术切除，同时联合应用抗寄生虫药物治疗[250]。

(3) 血吸虫病：日本血吸虫病常见于中国和菲律宾南部[251]。影像学检查对急性血吸虫病的诊断作用非常有限[219]。慢性期的特征性影像学表现包括包膜钙化和条带状的实质钙化、钙化带垂直于肝包

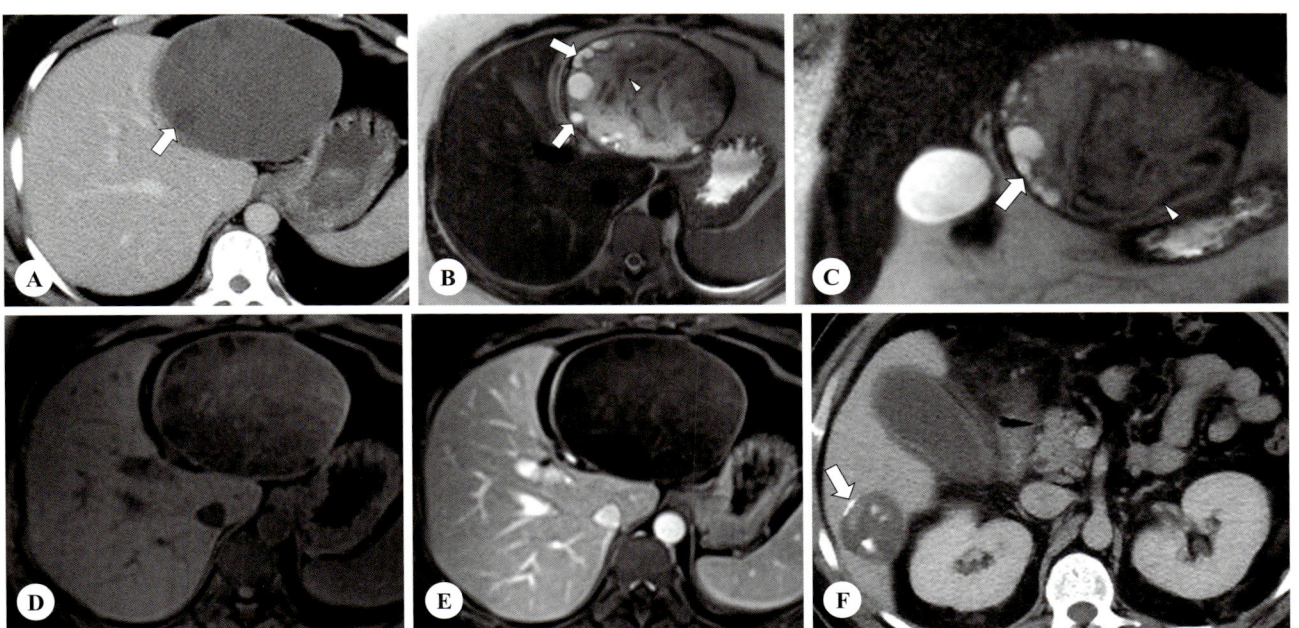

▲ 图 11-19 包虫囊肿，患者为 44 岁男性，出现右上腹疼痛
A 至 E. 轴位增强软组织窗 CT 图像（A）显示大体积多房肿物，沿肿物的外围分布多个子囊（箭）。轴位（B）和冠状位（C）T_2 加权图像显示多个子囊（箭）和内膜结构（箭头）。轴位脂肪抑制的 T_1 加权平扫（D）和门静脉期增强（E）图像显示内部无强化。F. 56 岁男性，腹部隐痛，包虫囊肿周围可见钙化灶（箭）

膜[251, 252]。上述强化伴随肝脏边缘的凹陷时，肝脏可呈特异性的"龟背"样特征[252]。肝纤维化可能使门静脉周围出现显著的脂肪沉积[251]。MRI无法准确展现出特征性的间隔钙化，而表现为线性的信号缺失。纤维间隔在MRI中为T_1加权图像上呈低信号，在T_2加权图像上呈高信号[253]。日本肝血吸虫病的患者具有更高的肝细胞肝癌患病风险[215, 252]。

曼氏血吸虫病常见于非洲东部、中部和西部及中东部分地区，尤其是埃及和苏丹[236]。肝脏的主要表现为纤维化。在CT图像上病灶表现为门静脉周围的圆形低密度区，增强后可见线样或分支状的强化带[254]。在MRI图像上表现为门静脉周围的条带影，在T_1WI中呈低信号，在T_2WI中呈高信号，钆对比剂增强后呈明显强化[253]。

(4) 片形吸虫病：片形吸虫病由肝片形吸虫感染引起的。肝片形吸虫是一种通过淡水植物感染人类的寄生虫。该寄生虫感染常见于发展中国家和欧洲部分地区[255]。肝片形吸虫从肠道进入腹膜腔后，穿透Glisson鞘膜进入肝脏实质，最终进入胆道系统内[255, 256]。影像学检查能够展现该生物体的两个生命阶段：实质期和胆道期。实质期在超声检查中可表现为低回声或高回声结节[255, 256]。该阶段的肝片形吸虫在CT下通常表现为包膜下多个簇状低密度病灶，可见病灶环形强化和包膜强化[255, 256]。在MRI图像上，病变在T_2加权图像上呈高信号，在T_1加权图像上呈低信号，强化则与CT相似[256]。进入胆道系统内是肝片形吸虫胆道期的特征。超声检查可发现肝吸虫回声，伴胆管壁增厚和胆管扩张[255]。此期MRI图像可变现为胆道扩张、包膜内缩及寄生虫占位导致的导管内充盈缺损影[256]。50%的患者还可见门静脉周围淋巴结肿大[255]。

(三) 肝脏肿瘤

本部分将详细介绍各种实性和囊性的肝脏良恶性肿瘤。表11-2为各种肝脏单发或多发实性肿瘤的鉴别诊断大纲。

1. 良性原发性肝脏肿瘤

(1) 血管瘤：肝血管瘤是最常见的肝脏良性肿瘤，正常成人中的发病率为7%~20%[257]。病理学上，肝血管瘤由互相连接的血管网构成，覆以内皮细胞，外周有疏松的成纤维性基质包绕[258]。肝血管瘤由肝动脉的分支供血，内部的血液循环缓慢。肝脏血管瘤的大小保持长期稳定，也可以以每年1~2mm的速度缓慢生长[259-262]。

血管瘤在平扫CT上呈清晰可见的低密度肿物。但是当患者存在肝脂肪变性时，瘤体可能呈等或高密度。平扫CT中肝血管瘤内血管成分的密度，与血管内血液的密度一致[263, 264]（图11-20）。大血管瘤内常见栓塞、纤维化病灶或退变区，其密度低于血液成分（图11-21）。血管瘤有特异性的强化表现。注射对比剂后，病变周边先出现一个或多个结节形或球状的强化区，而后强化逐渐向中心扩展[263, 265-269]（图11-20和图11-21）。一项研究发现，通过单次、对比增强CT中不连续的周边结节状强化这一特征，鉴别肝血管瘤与富血供肝脏转移瘤的灵敏度是88%，特异度为84%~100%[269, 270]。对比剂完全填充血管瘤的时间取决于病灶的大小。对比剂可在1min内将小病灶完全填充。小病灶在动脉期或门静脉期都呈均匀的高密度，还被称为"快速充盈血管瘤"（图11-22）。而对比剂需要20min甚至更长时间才能完全布满较大的病灶（图11-21）。小的、快速强化的血管瘤，可能伴有邻近肝实质的强化（染色）。这

表11-2 单发或多发肝脏实性病灶的鉴别诊断

单发良性病变	多发良性病变
肝血管瘤	肝血管瘤
局灶性结节增生	局灶性结节增生
肝腺瘤	肝腺瘤
	结节性再生性增生
	结节/肉芽肿性疾病
结节性再生性增生	微脓肿或错构瘤（病灶较小时在CT中可表现为实性）
	再生/增生结节

单发恶性肿瘤	多发恶性肿瘤
肝细胞癌	肝细胞癌
胆管癌	胆管癌
转移性肿瘤	转移性肿瘤
神经内分泌肿瘤	上皮样血管内皮瘤
	肝血管肉瘤
淋巴瘤	淋巴瘤

与动脉 - 门静脉瘘的存在有关[271]（图 11-22）。在各阶段图像中，病灶血管区域的强化密度都近似于同一图像上的主动脉密度，这种现象称为"跟随血池"[263, 270, 272]。血管肉瘤是一种极其罕见的肝脏恶性肿瘤，它可能出现类似的强化模式。多时相螺旋 CT 检查可将其与血管瘤区分开来[273, 274]。

其他肝脏肿瘤相比，肝血管瘤具有非常长的 T_2 弛豫时间，我们可以借助这一点使用 MRI 鉴别肝血管瘤与肝脏恶性肿瘤[275-278]。在 T_2WI 中，肝血管瘤的信号明显高于背景肝组织和其他肝脏肿瘤，但稍低于脑脊液信号强度（图 11-23）。由于包含纤维化、出血、血栓、透明样变和囊变，直径超过 4cm 的血管瘤常会出现不均匀的信号[279, 280]。单独采用平扫 MRI 和特征定量技术（如 T_2 值或病灶与肝脏的信号比）鉴别肝血管瘤与其他恶性肿瘤的准确性为 81%～97%[275-278, 281, 282]。结合形态学特征鉴别时，准确性可达 90%～94%[278, 281, 283]。与常规 T_2WI 相比，肝血管瘤在重 T_2WI 图像中信号可稍有增高。而除囊肿外，其他肝脏肿瘤在重 T_2WI 图像中表现为信号降低。一些富血供肿瘤（如嗜铬细胞瘤、类癌和胰岛细胞肿瘤）的 T_2WI 呈明显高信号而不易与血管瘤区分[284, 285]。因此上述征象具有一定的鉴别诊断意义。动态钆增强 MRI 与 CT 具有类似的强化特征（图 11-23）[118, 286-288]。检查血管瘤时，肝胆对比剂（如钆塞酸二钠）的使用上存在一个常见易错点。肝实质最快可在注射对比剂后 90s 开始快速摄取对比剂，这会使得肝脏的强化比血管瘤更明显，造成类似病灶的对比剂"廓清"现象[134]。虽然大部分的小血管瘤（直径＜2cm）常表现典型的强化模式。但在一些不典型情况下，病灶可在肝动脉期和门静脉期均表现为持续的低密度。这些病灶内会出现小高密度影，而不放大成为结节性强化灶（"亮点"征）。此征往往提示着血管瘤的诊断[289]。

血管瘤还可以有其他的非典型表现，包括出血、钙化、包膜退缩和透明样变[290-296]。当血管瘤发生透明样变时（也被称为硬化性血管瘤），它的影像学特征也会出现改变，给诊断造成困难，该现象常见于伴发肝硬化的患者（图 11-24）。在 T_2WI 中，透明样

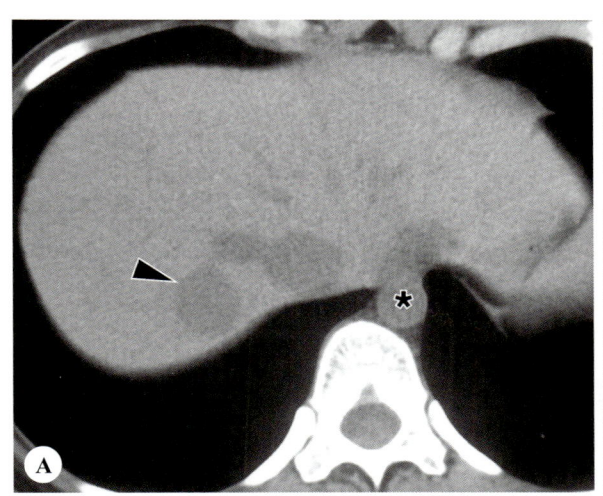
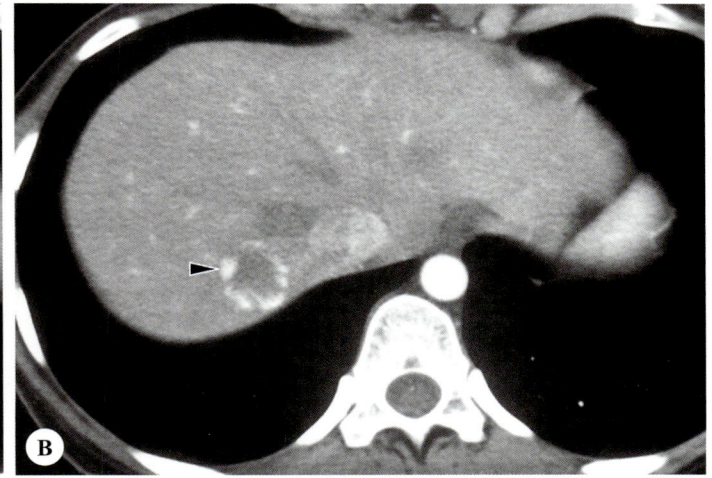
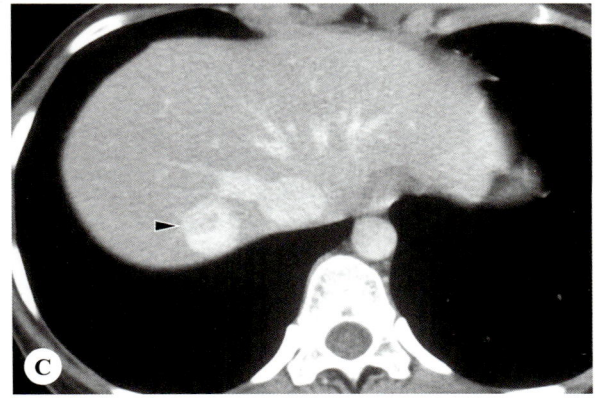

▲ 图 11-20　血管瘤
A. 轴位平扫 CT 图像显示出较小的肿物（箭头），其密度类似于主动脉中的血液（星）；B. 轴位动脉期 CT 图像显示多个周围结节状强化区域（箭头）；C. 轴位门静脉期 CT 图像显示肿物（箭头）接近完全增强（被对比剂填充）。注意肿物增强部分的密度类似于肝内血管的密度

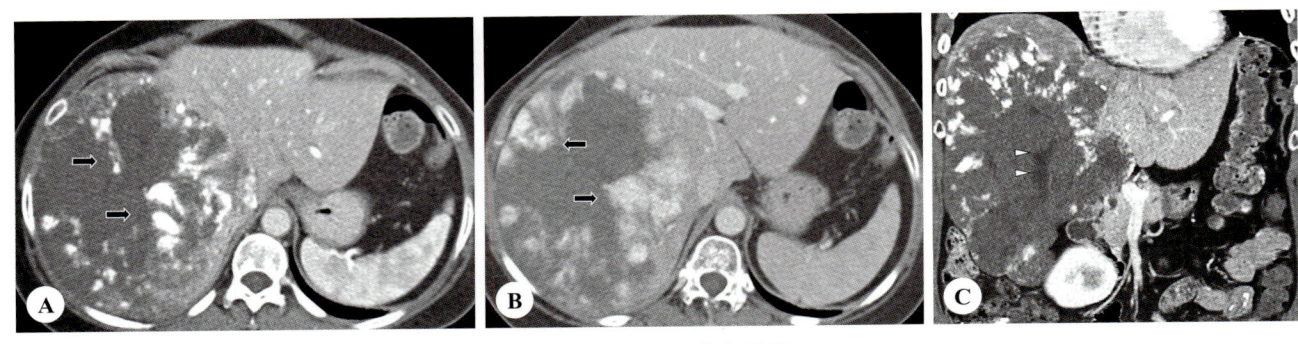

▲ 图 11-21 巨大血管瘤

轴位动脉期（A）和门静脉期（B）CT 图像显示出较大肿物占据了大部分的肝右叶，周围可见较大的特征性结节样强化，门静脉期强化范围逐步向中心扩展（箭）。注意肿物增强部分的密度与血管增强的密度相似。冠状位门静脉期增强 CT 图像良好地展示了病变的范围（C）。病灶中心不规则的低密度（箭头）为纤维化的区域

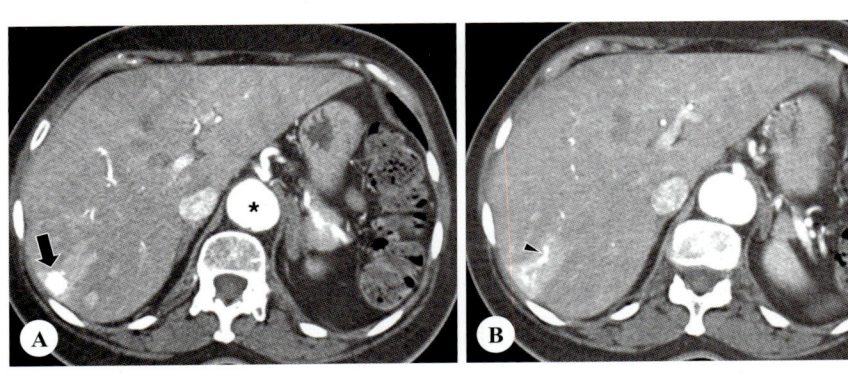

◀ 图 11-22 肝血管瘤伴动静脉瘘

A. 动脉期的 CT 图像显示较小的圆形病灶（箭），强化迅速，密度与主动脉相似；B. 稍下方的图像显示邻近病灶的楔形肝实质强化，这处由动静脉瘘造成。注意血液被提前引流至外周的门静脉分支（箭头）

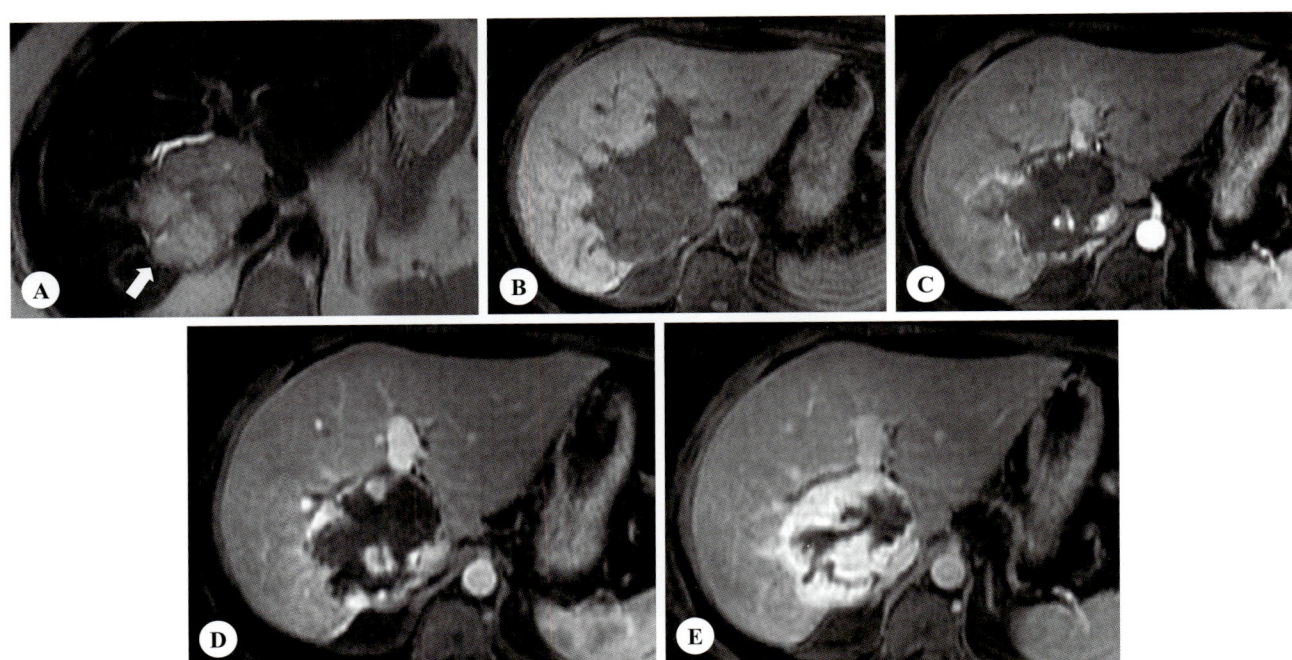

▲ 图 11-23 肝血管瘤。57 岁男性，超声检查中偶然发现肝脏肿物

轴位非脂肪抑制 T₂ 加权 MR 图像（A）显示较大的高信号肝肿物（箭）。轴位脂肪抑制平扫（B）、增强扫描动脉期（C）、门静脉期（D）和平衡期（E）图像显示出特征性的不连续周围强化，随着时间推移进行性充盈

变的血管瘤仅呈轻度的高信号[294]。在增强的 CT 或 MRI 中，此类病灶常不出现早期强化，并且在延迟期仅有轻度的周围强化[294]（图 11-24）。

诊断肝血管瘤时需要综合考虑几个方面的情况，包括患者年龄和肝脏疾病或恶性肿瘤病史。对于超声或 CT 检查中偶然发现的单一、具有典型血管瘤表现的病灶，如果患者没有已知的肝脏疾病、肿瘤病史或可疑的原发恶性肿瘤时，可考虑为良性病变，不予处理[297]。但如果超声或 CT 的表现不典型，患者有恶性肿瘤的风险因素，可考虑选择多时相增强 CT 或 MRI 明确诊断。^{99m}Tc 标记红细胞的核素闪烁扫描对于肝血管瘤的诊断具有重要价值，但现在较少使用[283, 298, 299]。如果检查早期病灶内无核素聚集，而晚期出现延迟和持续性摄取，则可明确肝血管瘤的诊断[298, 299]。肝血管瘤仅在极少数情况下需要活检确诊。

(2) 局灶性结节增生：局灶性结节增生（focal nodular hyperplasia，FNH）是肝脏第二常见的良性肿瘤，发病率仅次于肝血管瘤[181]。它常见于年轻女性，75%～80% 为单发，常在腹部 CT 或超声检查时被偶然发现[300, 301]。典型的 FNH 位于肝脏包膜内且可有蒂[181, 258]。FNH 是富血供的良性肝脏肿瘤，由肝细胞、胆管、血管和 Kupffer 细胞构成。它常常含有位于中心或偏心性的纤维瘢痕，呈辐轮样向外周放射状分布。纤维瘢痕将病灶分成小结节，其内部含厚壁血管和胆管[302]。结节由肝细胞增生形成，但缺乏正常的肝结构。结节内部缺失中央静脉或门静脉，胆管分布异常[302]。有学者认为，FNH 起源于先天血管畸形导致的局部肝细胞增生[303]。尽管有部分研究提示口服避孕药会加快 FNH 的生长，但尚无定论[304-310]。

平扫 CT 中 FNH 常表现为均匀的等或稍低密度肿物。在大约 1/3 的病例中，可见边界清晰的低密度瘢痕[311-313]（图 11-25）。由于 FNH 动脉血供丰富，它在动脉期呈显著强化，相对于背景肝实质呈明显的高密度影[311]（图 11-25）。除中央瘢痕和纤维分隔以外，注射对比剂后 FNH 的典型表现为均匀强化，较大的病变内常可见一支或多支的粗大供血动脉、小的中央和分隔动脉，以及早期引流静脉[311, 313-315]。在门静脉期，FNH 相对于正常肝实质常呈等密度或稍高密度（图 11-25）。肝实质期或延迟期可偶见假包膜的强化[315-318]。由于邻近肝组织受压、病变周围的血管或炎症反应形成了 FNH 的假包膜[317]。但由于这种表现非常罕见（只有一小部分病例可见部分或

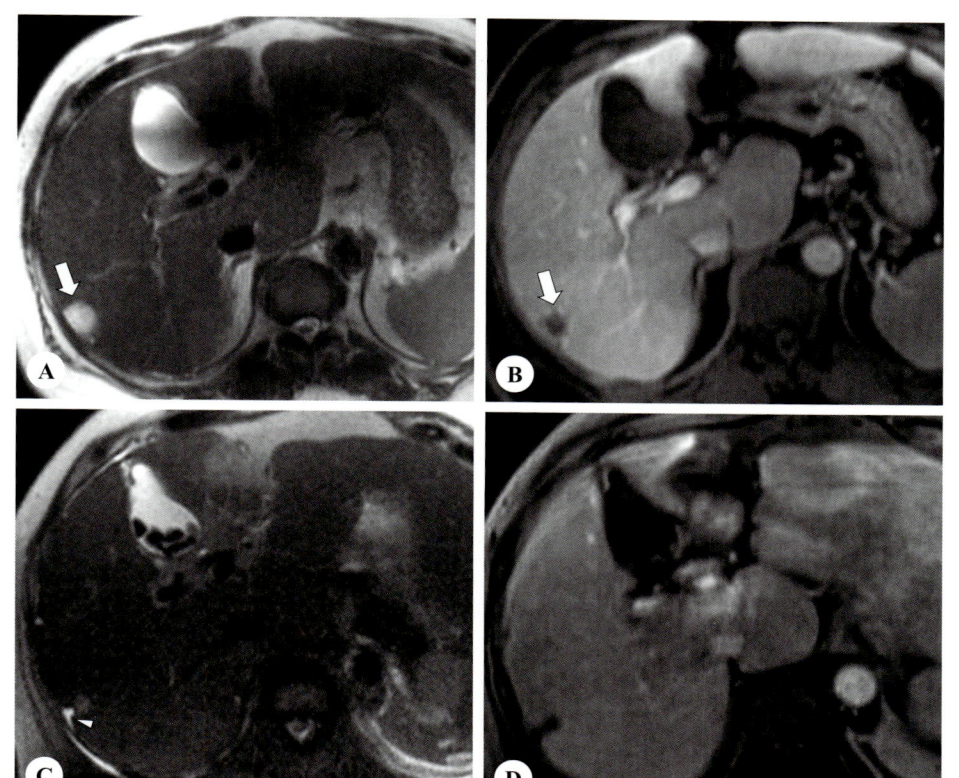

◀ 图 11-24 透明样变 / 硬化性血管瘤。51 岁男性，伴发肝硬化

轴位 T$_2$ 加权图像（A）可见一高信号病变（箭）。轴位脂肪抑制增强 T$_1$ 加权图像（B）显示病灶周围强化（箭）。5 年后随访时的轴位 T$_2$ 加权图像（C）和轴位脂肪抑制增强 T$_1$ 加权图像（D）显示病变减小，包膜轻微回缩（箭头），病灶轻度强化

完整的纤维包膜），出现该征象时应注意进行鉴别诊断[316]。如果病灶存在纤维瘢痕，则FNH在动脉期常呈低密度[62, 302]。由于瘢痕内存在大量的黏液基质，病灶也可在延迟期出现强化[318]。

FNH的平扫MRI信号常类似于肝实质。与正常肝实质相比，它在T_1WI呈中等或稍低信号，在T_2WI中呈等或稍高信号[312, 316, 319-322]（图11-26）。在脂肪抑制的T_2WI或DWI图像上，病变的高信号更明显。由于病变内的脂肪变性、血窦扩张或铜沉积，病灶极少数情况下在T_1WI呈高信号[323-325]。约50%的病灶在MRI中出现中央瘢痕，其典型表现是在T_1WI中呈低信号，在T_2WI中呈高信号。由于包含血管和胆管结构，瘢痕在T_2WI中呈高信号[316, 326]。静脉注射钆对比剂后，FNH的强化模式与增强CT一致，即动脉期高信号、门静脉期等或接近等信号，延迟期出现中央瘢痕强化[316, 319, 327]。注射钆塞酸二钠或钆贝葡胺后，肝胆期延迟成像中的FNH信号强度通常等于或稍高于背景肝组织[130, 131, 134, 293]（图11-26）。当病灶中心部分与背景肝组织呈等信号时，还可见环形延迟强化信号（图11-26）。肝

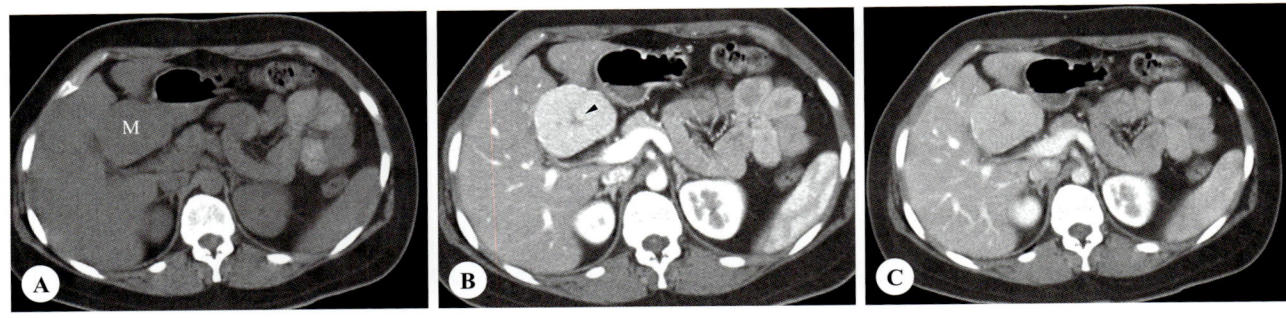

▲ 图11-25 局灶性结节增生
A. 平扫CT图像显示肝脏Ⅳb段较大的等密度肿物（M）；B. 动脉期显示肿物出现显著的均匀强化，中心有低密度的瘢痕（箭头）；C. 门静脉期肿物几乎与肝实质呈等密度

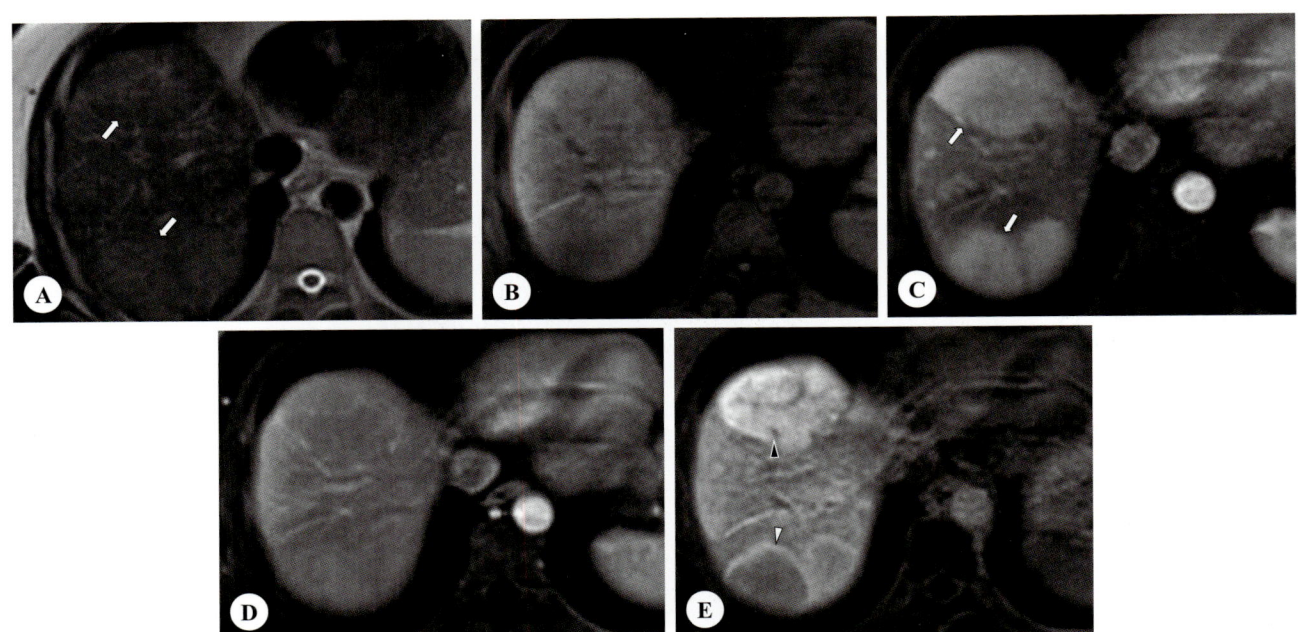

▲ 图11-26 局灶性结节增生。患者为38岁女性，出现右上腹痛，行超声检查发现肝脏结节
A. 轴位T_2加权图像显示肝内两块肿物，与周围肝实质几乎呈等信号。B. 脂肪抑制T_1加权平扫显示肿物与周围肝实质几乎呈等信号。C和D. Eovist钆对比剂脂肪抑制显示T_1加权增强扫描动脉期（C）病灶均匀强化（箭），平衡期（D）病灶与周围肝实质几乎呈等信号。E. 肝胆期显示局灶性结节增生的两种影像学表现，分别为病灶呈均匀高信号（黑箭头）和病灶中心等信号伴周围环形高信号（白箭头）

脏转移性肿瘤在肝胆期可表现为病灶中心显著的低信号，伴周围薄壁环形强化。这种情况不应被误诊为 FNH [134]。

虽然 FNH 具有特征性的 CT 和 MRI 表现，但在 10%～20% 的患者中可出现不典型的表现 [300, 301]。这些表现包括钙化、不均匀强化、动脉期呈低至等密度或信号、T_2WI 瘢痕呈低信号及明显的假包膜 [300, 315, 317, 328, 329]。因此，FNH 也可能呈现出类似于其他肝脏病灶的影像学表现，包括肝血管瘤、肝细胞腺瘤、肝细胞癌、纤维板层癌、肝内胆管细胞癌及富血供的肝脏转移瘤 [312, 319327]。例如，纤维板层癌可表现为显著的动脉期强化，其中央瘢痕或瘢痕样坏死区在 T_2WI 上呈高信号 [330]。但大多数的恶性病灶都可以通过其不均匀的强化模式与 FNH 进行鉴别。当然仍有部分病例无法仅依靠影像学表现明确诊断。

^{99m}Tc 标记硫胶体肝脏核素检查有助于 FNH 的明确诊断。FNH 内含有 Kupffer 细胞，因此瘤体能够摄取硫胶体 [313, 331]。在大约 1/2 的病例中，放射学核素的积聚情况与正常肝实质相似。而在 10% 的病例中，硫胶体的积聚增多 [313, 331, 332]。在其余 40% 的病例中，FNH 的核素积聚的减少。这提示病灶内 Kupffer 细胞的摄取低于正常肝实质。还可采用 ^{99m}Tc 二乙基亚氨基二乙酸作为示踪剂诊断 FNH。由于 FNH 胆道引流的异常，核素示踪剂的摄取与排泄会出现延迟。延迟期的病灶在正常肝组织背景内出现放射学核素浓聚的"热点" [333]。

当单纯依靠影像学表现无法鉴别 FNH 与其他肝脏肿瘤时，就需要进行影像学随访、穿刺活检或手术切除。进行影像学随访时需要注意，虽然大部分病灶均保持稳定不变，少数病灶也可能随着时间推移出现体积增大或缩小 [305, 310, 334]。如果进行活检，则取材时应取到纤维瘢痕，因为其内部存在具有诊断价值的胆管结构 [300]。

(3) 肝细胞腺瘤：肝细胞腺瘤是一种较少见的原发性肝脏良性肿瘤。它由外观正常的肝细胞层构成，但缺乏正常肝脏组织周围的腺泡样结构 [258]。瘤内肝细胞富含脂质和糖原，偶可见 Kupffer 细胞，但无胆管和门静脉结构 [181, 335, 336]。病灶可能有纤维包膜包绕。肝细胞腺瘤常为单发，但多发腺瘤也并不少见 [337, 338]。肝细胞腺瘤主要见于育龄期女性，与服用避孕药有显著的相关性 [339, 340]。尽管停用避孕药后，腺瘤体积会逐渐缩小或完全消失，但也有可能会在停药后继续增大 [341-343]。男性肝细胞腺瘤和肝癌的发生可能与使用合成类固醇激素存在一定相关性 [181, 344]。糖原累积症是发生多发性肝细胞腺瘤和肝细胞癌的危险因素 [345-349]。肝细胞腺瘤容易自发性出血，患者可出现腹痛症状、血流动力学不稳定以及活动性出血（图 11-27）。与 FNH 相比，肝腺瘤动脉期强化程度较低（图 11-28）。在大约 1/3 的肝腺瘤中可见到与肝细胞癌中类似的低信号包膜 [321, 350]。目前有四种报道出的肝腺瘤亚型，每一种均具有独特的影像学表现 [351-353]。

炎性腺瘤是最常见的腺瘤亚型，其发生率为 40%～50%，曾被称为毛细血管扩张腺瘤或毛细血管扩张性 FNH [351, 353]。MRI 是对明确诊断最有帮助的影像学检查。与背景肝实质相比，此类肿瘤通常表现为 T_2 高信号，并在动脉期呈显著增强，门静脉期和平衡期则可见一定程度的持续增强（图 11-29）。增

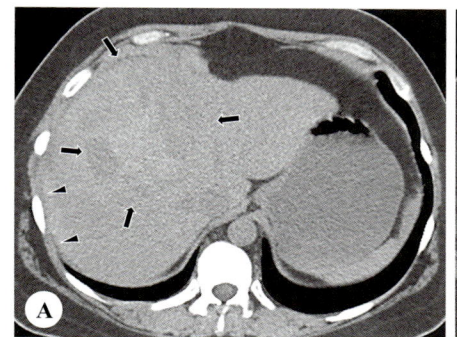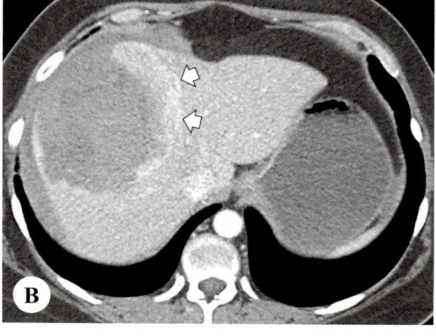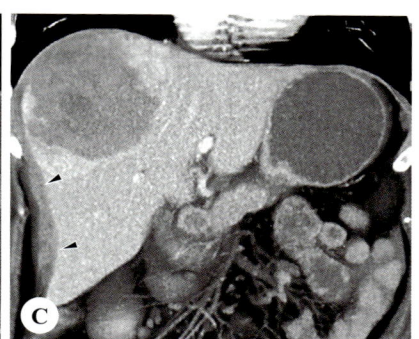

▲ 图 11-27 肝细胞腺瘤破裂

A. 平扫 CT 图像显示近肝顶一较大的不均匀肿物（箭），中心的高密度为出血灶。肝周可见血液高密度影（箭头）。
B. 增强图像显示肿物外周实性部分的强化（箭）。肿瘤出血的部分无强化。肝包膜的前外侧完整性被破坏。C. 冠状位容积再现增强图像显示肿物的周边强化、肝包膜破裂和肝周的血肿（箭头）

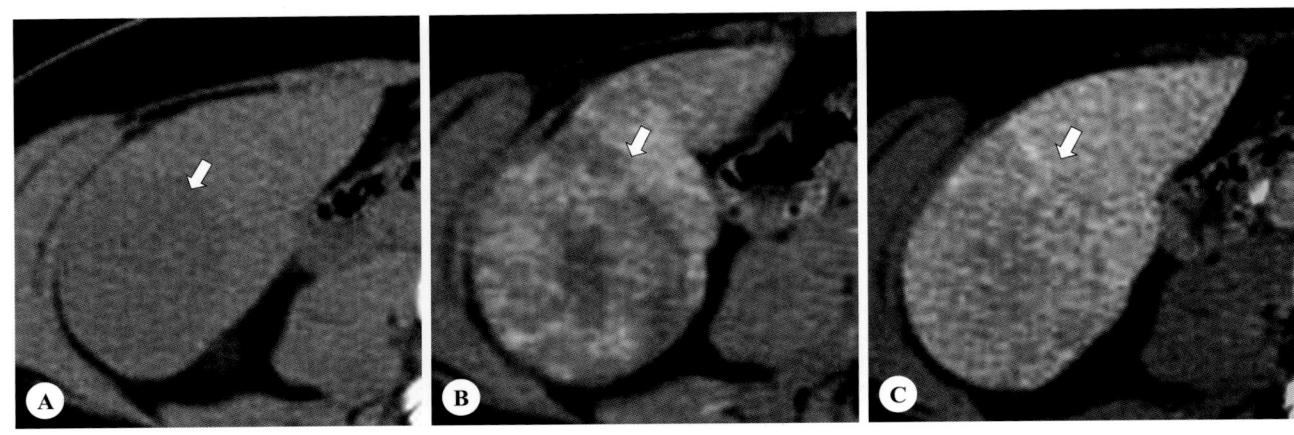

▲ 图 11-28　炎性肝细胞腺瘤

患者为 47 岁女性，腹部隐痛，超声检查中发现肝脏占位，随后行活检证实病理类型。A. CT 平扫图像显示肝内一较大的低密度肿物（箭）；B. 肿物在动脉期呈不均匀高强化（箭）；C. 门静脉期肿物与周围肝组织相比趋于等密度（箭）

强 CT 的强化模式与 MRI 相似[354]。这类病变在大约 50% 的病例中可见"原子钟征象"（图 11-29），即由于血窦扩张病变周围呈现 T_2 高信号环，而病变中心表现为等信号[355]。炎性腺瘤通常不显示任何明显的细胞内脂肪，因此在化学位移反相位图像上看不到明显的信号损失[351, 353, 354]（图 11-29）。尽管采用钆塞酸二钠肝胆期成像能有效区分腺瘤和 FNH，但仍应留意病灶为炎性腺瘤的可能性。多达 25% 炎性腺瘤可能会在病灶中保留一定的对比剂，出现类似于 FNH 的影像学表现[355, 356]。炎症腺瘤的出血风险在肝细胞腺瘤中最高，高达 30%[353]。出血性腺瘤的影像是不均匀的（图 11-30），而单纯性炎性腺瘤是均匀的。

HNF-1α 突变的肝细胞腺瘤是第二大常见的亚型，占 30%~35%[351, 353]。HNF-1α 突变的肝细胞腺瘤几乎只有女性患者，其中超过 90% 有口服避孕药史，并且约 50% 的患者表现为多发肿瘤[351, 355]。它们与青少年发病的成年型糖尿病（maturity-onset diabetes of the young，MODY）和家族性肝腺瘤等综合征有较高的相关性[351]。该亚型的独特之处在于，腺瘤与细胞内和细胞间脂质关系紧密[353]。因此，化学位移成像能较好地检出这一亚型。其表现为在反相位图像上呈显著信号丢失（图 11-31）。在 T_2 加权图像上，该亚型病灶通常呈等或稍高的信号强度，动脉期仅轻微强化。但在门静脉期和平衡期的图像上，病灶多与背景肝呈等信号[351, 354]（图 11-31）。在几乎所有病例中，肝胆期图像显示病灶没有或几乎没有钆塞酸二钠的摄取[356]（图 11-31）。结合病灶内脂肪和肝胆期低信号的影像学表现，可完成该亚型肝细胞腺瘤的准确诊断[356]。HNF-1α 突变的肝细胞腺瘤是侵袭性最低的亚型，该型肿瘤出血和恶变的风险也是最低的[351, 353]。

β-catenin 突变的腺瘤占肝细胞腺瘤的 10%~15%[351, 353]。该型腺瘤在男性中更常见，并与雄性激素的使用、糖原贮积病和家族性腺瘤性息肉病存在相关性[351]。据报道，所有腺瘤发生恶变的确切风险为 5%~10%，该亚型是目前已知的与恶变相关性最高的亚型，35%~45% 的 HCC 中可见该基因的突变[351, 353, 355, 356]。受病变坏死、出血和囊变程度的影响，目前没有发现该亚型腺瘤的特异性 CT 和 MRI 征象[351]。与 HCC 类似，病变常出现富血供的表现。此亚型只有 50% 的病变在肝胆期图像上呈低信号[356]。

未分类的亚型腺瘤约占所有肝细胞腺瘤的 10%，其影像学表现无特异性[351, 353]。在一项回顾性系列研究中，超过 90% 的此亚型病变在肝胆期图像上呈低信号[356]。这一点与其他亚型的肝细胞腺瘤一致。

肝腺瘤病是一种罕见的临床情况，特征是未患有肝糖原贮积病的患者中，出现多个（超过 10 个）任意分布的肝腺瘤。患者血清碱性磷酸酶和 γ- 谷氨酰转移酶水平升高[357, 358]。此病男女均可发病，但以女性为主（在一组报道的数据中，15 名患者中有 14 名女性）[359]。大多数患者相对年轻（平均年龄 36 岁），并且无其他肝脏基础疾病[359]。以往学界认为肝腺瘤病与散发性腺瘤存在区别。但目前的研究表明，它们的发生、组织学特征、危险因素和影像学表现均

第 11 章 肝脏
Liver

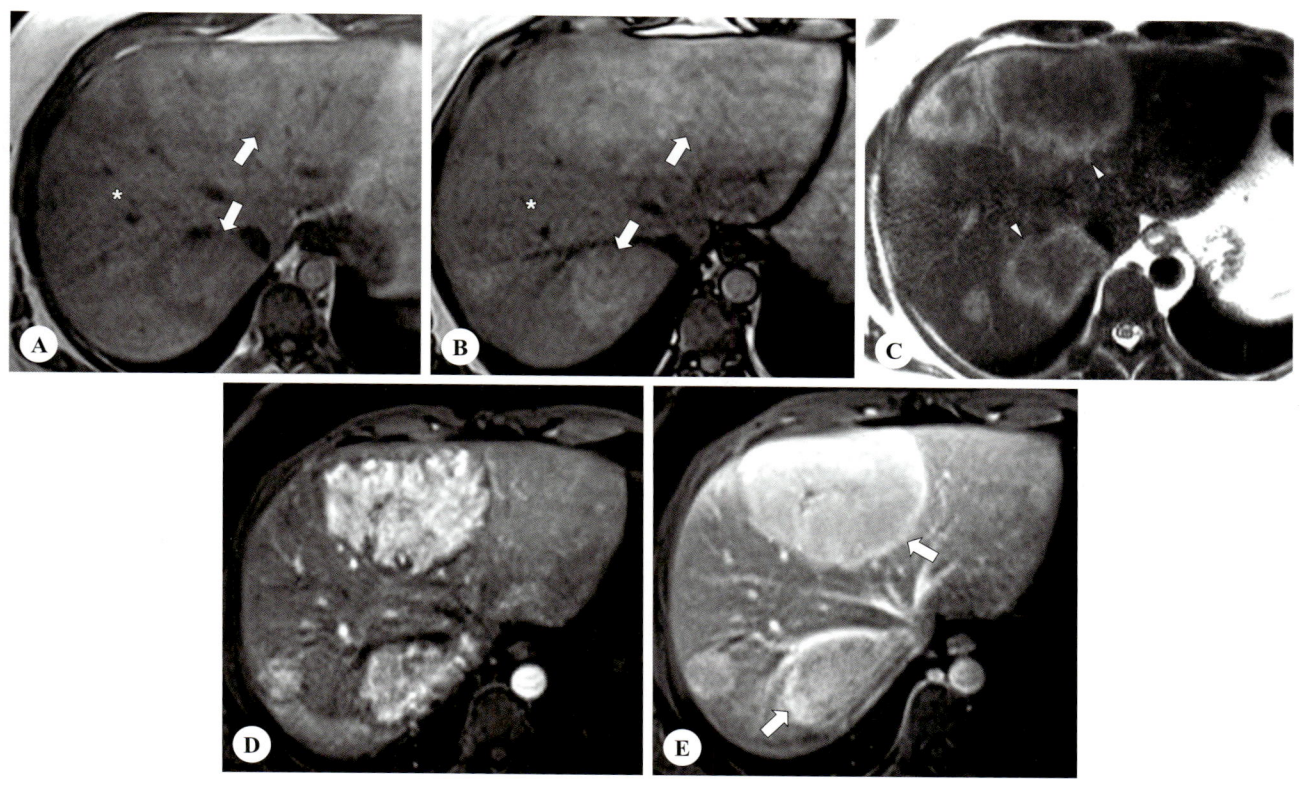

▲ 图 11-29 多发性炎性肝细胞腺瘤。患者 36 岁女性，肝酶升高，超声检查发现肝脏占位

A 和 B. 平扫同相位（A）和反相位（B）图像显示背景肝组织存在脂肪变性（星），但肿物内未见脂肪（箭）；C. T_2 加权图像显示多个肿物周围呈 T_2 高信号的晕环征（箭头）；D. 增强扫描动脉期肿物呈不均匀明显强化；E. 平衡期肿物持续强化，伴包膜强化（箭）

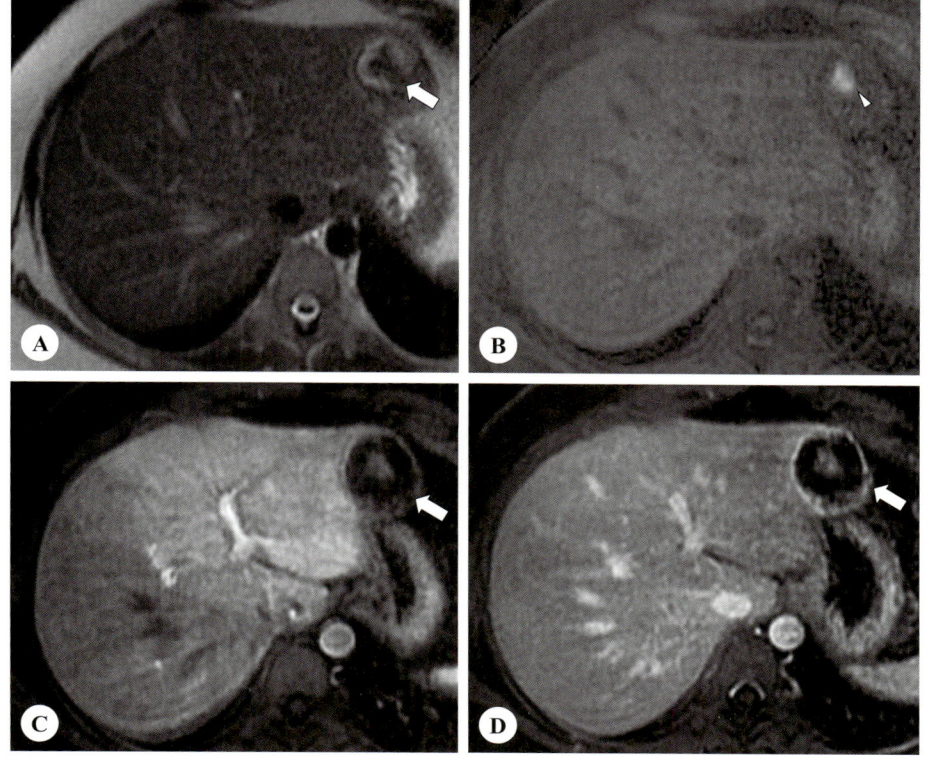

◀ 图 11-30 经病理证实的出血性腺瘤。患者 45 岁女性，CT 检查发现肝脏占位

A. T_2 加权图像显示不均匀的 T_2 高信号和 T_2 低信号（箭）；B. 非增强脂肪抑制 T_1 加权 MR 图像显示与出血信号一致的内部 T_1 高信号（箭头）；C 和 D. 动脉期（C）和门静脉（D）期脂肪抑制的 T_1 加权图像显示病灶边缘强化（箭）

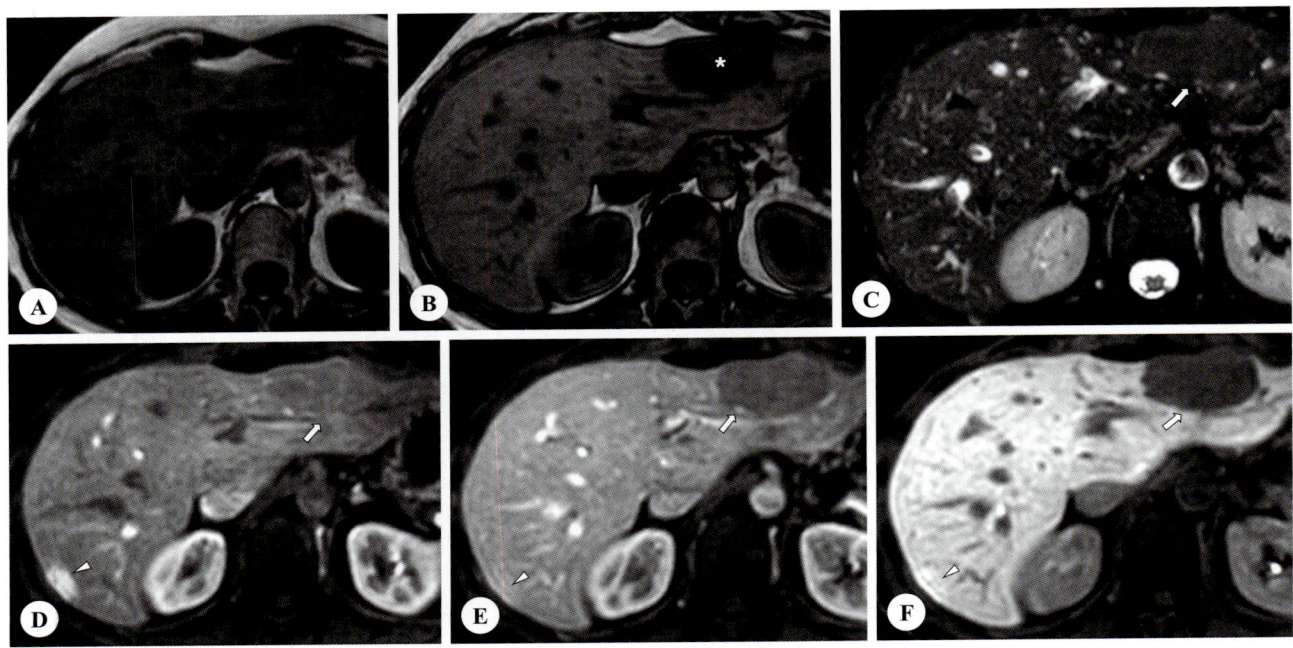

▲ 图 11-31 经病理证实的 HNF-1α 突变的肝细胞腺瘤。患者为 34 岁女性，腹部超声检查发现性质不明确的肝脏占位

A 和 B. 平扫同相位（A）和反相位（B）图像显示肝左叶包块内信号丢失（星），这与这种腺瘤亚型中常见的细胞内脂肪变性一致；C. 轴位脂肪抑制的 T_2 加权图像显示肿物呈等信号（箭）；D. Eovist 对比剂增强扫描动脉期图像显示腺瘤呈低强化（箭头），肝右叶见一小的局灶性结节增生（FNH）病灶（箭）；E. 门静脉期腺瘤呈低信号（箭），FNH 呈等信号（箭头）；F. 肝胆期图像显示腺瘤中没有对比剂摄取（箭），而 FNH 中对比剂摄取均匀（箭头）

与散发性腺瘤存在一定共性[358-360]。肝腺瘤病的出血的风险较高（估计在 40%～60%），发生 HCC 的风险也略高（估计低于 10%）[347, 358-360]。

由于已知的出血和恶变概率不同，腺瘤的治疗主要取决于其亚型分类。肿瘤的大小（＞5cm 常作为手术指征）和患者的性别（男性腺瘤更具侵袭性，并发症发生率也较高）也会影响治疗方案的选择[352]。临床管理还包括随访观察、外科手术（尤其是对于＞5cm 的病变）、经动脉栓塞、消融或肝移植[358]。大多数方案都包括影像随访。一些团队主张每隔 6 个月进行 MRI 随访，2 年后再延长为每年随访一次，但确切的随访时间和频率目前尚不清楚[351, 358]。

(4) 罕见良性肿瘤：肝脏的良性脂肪类肿瘤包括脂肪瘤、血管平滑肌脂肪瘤和髓样脂肪瘤。血管平滑肌脂肪瘤是一种良性的、无包膜的间叶肿瘤，由不同含量的平滑肌、厚壁血管和成熟的脂肪组织构成[361, 362]。6%～10% 的结节性硬化患者会出现脂肪瘤或血管平滑肌脂肪瘤，但也可以单独发病[361, 363-365]。病灶的大小各异，可呈单发或多发。发现肿瘤内的脂肪成分即可通过此影像学特征诊断血管平滑肌脂肪瘤（图 11-32 和图 11-33）。在 CT 和 MRI 中的表现与肿物的脂肪含量（5%～90%）有关[366]。肿物内大部分的脂肪在 CT 图像中表现为低密度影（＜-20HU）（图 11-32）或在 T_1 加权图像中呈高信号，脂肪抑制后信号降低（图 11-33）。薄层 CT 或脂肪抑制 MRI 能够更有效地显示肿物内少量的脂肪成分[367, 368]。病灶内的非脂肪成分常表现为明显的早期和延迟强化（图 11-32 和图 11-33），其中心可见明显强化的血管[369-371]。但对于含实性软组织成分的肿物，考虑诊断良性脂肪肿瘤时格外小心。因为包括肝细胞癌在内的其他肿瘤也可能含有脂肪成分。在未完善活检的情况下，难以对脂肪含量很少的病灶进行明确诊断[372-374]。血管平滑肌脂肪瘤具有显著的早期强化、延迟强化及无包膜的特点，这些特点有助于与其他含脂肪的肝细胞癌相鉴别。后者常在动脉期出现明显强化，而门静脉期时对比剂会被迅速廓清[369-371]。除非有明确证据，对于有基础肝脏疾病的患者中，影像学上出现动脉期强化和门静脉期廓清的微小含脂病变时，应该首先考虑伴有脂肪变性的肝细胞癌。

除了含有成熟脂肪细胞，肝髓样脂肪瘤还含有正常骨髓组织和红细胞的前体[375]。无法通过 CT 和 MRI 图像将其与脂肪瘤、血管平滑肌脂肪瘤进行鉴别。Glisson 鞘假性脂肪瘤一个重点需要与肝脏原发性含脂病变相鉴别的疾病。Glisson 鞘假性脂肪瘤常分布在肝脏周围，与肝包膜紧密相连。该假性脂肪瘤是脂肪坏死后表皮附属物，附属物形成包膜并能够在腹腔内移动，最终与肝包膜相连[325]。

肾上腺残余瘤是肾上腺皮质细胞在肾上腺外的异常聚积所形成的组织[376]。该肿瘤可能没有或具有内分泌功能。有内分泌功能的残余瘤会造成内分泌综合征[377]。脂肪是肿瘤组织的特征性表现。影像学方法很难对肝脏的肾上腺残余瘤、血管平滑肌脂肪瘤和伴脂肪变性的肝细胞癌进行鉴别。

肝脏间叶性错构瘤（也称为淋巴管瘤、胆管细胞纤维腺瘤、错构瘤、海绵状淋巴细胞瘤或囊性错构瘤）是较少见的肝脏囊性病变，主要见于 3 岁以下儿童，也可见于成人[378-381]。学界通常认为这种肿瘤源自肝门附近结缔组织的先天异常[380]。组织学上，错构瘤包括结缔组织、杂乱的肝细胞、异常胆管和间叶组织成分[381]。由于肝脏体积快速增大，错构瘤内的囊性部分来自间质退行性变和积液[258]。间叶性错构瘤的 CT 表现可能是含多个小囊的实性肿物，或者是有多个分隔的囊肿肿物[381-383]。注射对比剂后肿瘤实性部分可出现强化[378]。

2. 原发性恶性肝脏肿瘤

（1）肝细胞癌：肝细胞癌（HCC）发病率的差异较大，于东南亚和非洲撒哈拉以南地区最为常见。虽然 HCC 在北美和西欧的发病率相对较低，但

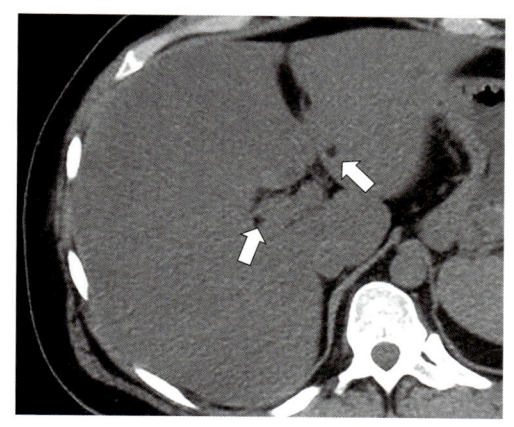

▲ 图 11-32　肝血管平滑肌脂肪瘤
轴位平扫软组织窗 CT 图像显示，一名结节性硬化病患者的肝脏内的两个亚厘米级肝脏结节，结节中包含肉眼可见的脂肪（箭）

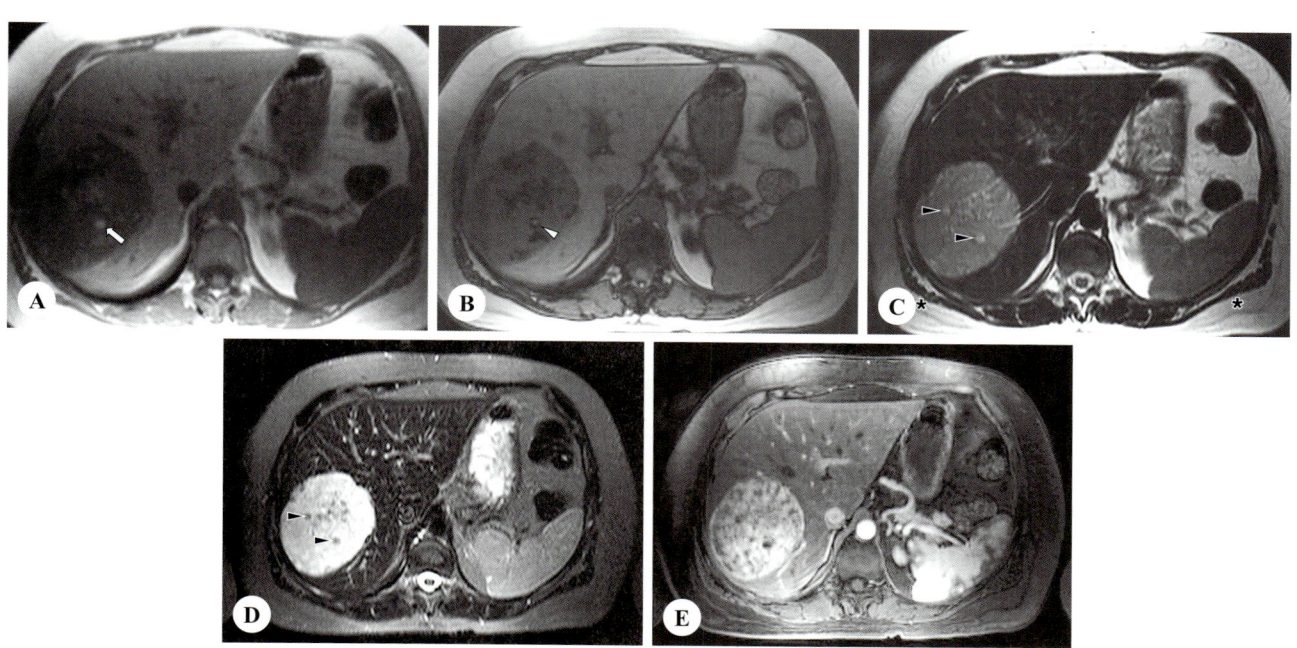

▲ 图 11-33　肝血管平滑肌脂肪瘤
A. 同相位梯度回波 T_1 加权图像，显示肝右叶的低信号肿物，内部由于存在肉眼可见的脂肪呈现局灶性的高信号（箭）；B. 反相位图像显示局灶高信号的勾边效应，提示脂肪与水交界的界面（箭头）；C. T_2 加权图像显示肿物呈高信号，内部的脂肪成分具有更高的信号强度（箭头），信号与皮下脂肪（星）信号相近；D. 脂肪抑制的 T_2 加权图像显示内部脂肪灶信号有所降低（箭头）；E. 钆增强扫描的动脉期 T_1 加权图像显示非脂肪部分肿瘤明显的不均匀强化

其发病率也呈上升趋势。HCC 占肝脏原发恶性肿瘤的 90%，是全球男性第五、女性第七常见恶性肿瘤[384]。男性 HCC 的发病率是女性的 2～4 倍[384]。80%～90% 的 HCC 在肝硬化的基础上发生[384]。HCC 最主要的危险因素为乙肝病毒和丙肝病毒感染、大量摄取酒精及非酒精性脂肪肝病（nonalcoholic fatty liver disease，NAFLD）[384]。丙型肝炎患者发生 HCC 的风险最高。慢性乙型肝炎感染患者约占全球 HCC 病例的 50%（其中 20%～30% 不发生肝硬化）[384]。少见的危险因素包括血色素沉着症、α_1 抗胰蛋白酶缺乏症、摄入黄曲霉毒素、糖原贮积病（尤其是 I 型和 III 型）和 Wilson 病[384]。

在患有慢性肝病的患者中 HCC 通常逐步进展而来。从良性的再生结节开始，经过不典型增生和早期恶变，最后成为恶性肿瘤[121, 385-389]。再生结节是边界清楚的实质组织，在坏死、血液循环改变或其他刺激下逐渐增大[389]。HCC 病灶内的含铁再生结节表现为较大结节内的小结节（"结节中结节"）[390, 391]。

肝细胞癌进展的下一阶段是不典型增生结节。此类结节的成分为肝细胞，直径至少为 1mm。组织学上肝细胞呈不典型增生，但没有明确恶变[389]。不典型增生结节分为低度不典型增生结节或高度不典型增生结节（低度：轻度异型性；高度：中度或重度异型性）。不典型增生结节逐渐生长，异型性增加，形成小肝癌灶。由于不典型结节生长是一个连续的过程，影像学上很难将小肝癌（尤其是亚厘米级）与肝硬化中的非恶性结节鉴别开来。组织学鉴别也比较困难。平扫和细胞外对比剂增强 CT 和 MRI 对肝硬化中不典型增生结节和亚厘米级 HCC 的鉴别能力一般。鉴别的金标准是肝移植术后病理。上述技术对 HCC 和不典型增生结节的灵敏度分别为 33%～77% 和 15%～42%[392-399]。由于平扫 MRI、增强 CT 或 MRI 的影像学表现有一定重合，上述技术难以鉴别早期 HCC 和不典型增生结节[33, 397, 400-404]。在梯度回波图像上，"结节中结节"是由低信号的大结节中含有一个或两个相对肝实质呈等信号或高信号的病灶组成的。T_2 加权图像上最常见的表现是在低信号的再生结节或不典型增生结节内出现高信号灶（图 11-34）。肝癌中偶尔还会出现明显的中央瘢痕[285]。

肝癌患者的血清 α- 甲胎蛋白水平呈不同程度的升高。较大的肿瘤患者的甲胎蛋白水平升高明显，但也有少数甲胎蛋白水平未见升高。肿瘤较小的患

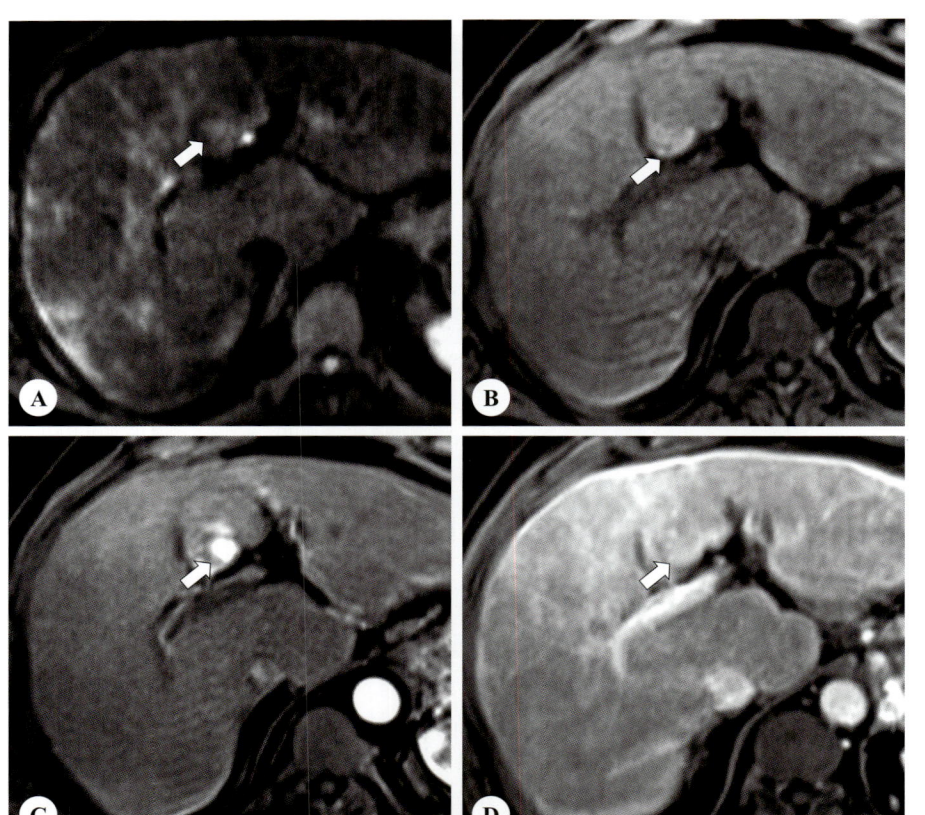

◀ 图 11-34 67 岁男性，肝硬化随访患者的 MRI 图像显示小肝癌的"结节中结节"

A. 脂肪抑制弥散加权图像显示不均匀的肝脏信号，在低信号的结节中可见高信号区域（箭）；B. 平扫脂肪抑制 T_1 加权图像显示，与背景肝相比，结节的信号呈不均匀增高；C 和 D. 轴位增强扫描脂肪抑制 T_1 加权图像（C）显示病灶部分区域呈动脉期强化（箭），平衡期（D）未见对比剂廓清或假包膜（箭）

者中，血清 α- 甲胎蛋白水平通常正常。以＞20ng/ml 为诊断阈值时，血清甲胎蛋白对 HCC 检测的灵敏度较低（25%～65%），因此不建议将血清 α- 甲胎蛋白水平作为患者随访的唯一方法[384]。

影像学在肝癌的诊断和高危人群的筛查中起着最重要的作用[384]。由于低成本且应用广泛，超声是世界范围内筛查 HCC 的主要方式。非增强超声检查灵敏度较低（58%～89%），受操作人员的专业知识、患者特征和病变异质程度的影响较大。但对于存在 HCC 危险因素的患者，超声诊断 HCC 具有较好的特异度（85%～90%）[405]。补充影像学检查通常包括 CT、MRI 或超声造影检查[384,405]。文献所报道的各种技术的诊断灵敏度和特异度分别约为：超声造影为 75% 和 97%，动态增强 CT 为 76% 和 89%，动态增强 MRI 为 83% 和 87%[406]。多时相动态增强扫描是检测和诊断 HCC 的重要方法，分别在增强的动脉晚期、门静脉和平衡期采集图像[405,406]。

为将影像学诊断报告标准化并方便为肝癌高危患者提供健康教育，美国放射学会在 2008 年组建委员会，开发肝脏影像报告和数据系统（LI-RADS）。2017 年完成最近一次修订[121,405]。该委员会主要由放射诊断专家组成，还包括肝病学家、外科医生、病理学家和介入放射学家。LI-RADS 系统形成了一套具有高度特异性的 HCC 综合影像诊断方案，同时保持了与其他常用影像分类系统［如美国肝病研究协会（American Association for the Study of Liver Diseases，AASLD）和器官采购与移植网络 / 美国器官共享网络（Organ Procurement and Transplantation Network/United Network for Organ Sharing，OPTN/UNOS）］的一致性[121,407,408]。在确诊 HCC 时，OPTN 和 LI-RADS 所需采集的影像特征几乎相同（表 11-3）。由于超声造影在美国的使用越来越多，最近还有一套基于超声造影的诊断方案被开发完成[409]。

肝癌的 MRI 和 CT 表现多样。部分 HCC 在平扫 CT 图像和平扫 T_1 加权 MRI 图像上呈低密度 / 信号，这是决定超声难以观察的病变是否进行靶向活检（通常采用 CT 引导）的重要依据[410-412]。5%～10% 的 HCC 存在钙化[410,412-416]。对于识别比背景肝脏密度 / 信号更高的病变（如由于出血或铁沉积引起）平扫图像是很重要的。基于病灶的平扫图像，阅图医师能够避免将增强后的高密度 / 信号误认为是病变的强化。配准良好的 MRI 减影图像可以排除病灶内本身高信号的病变。双能 CT 可以免去平扫，确认高密度是病灶的增强还是背景。平扫图像能够更好地评估复发和病变残余。这对于接受局部疗法（如消融或 TACE）治疗的病变十分关键。平扫还能显示出残余的碘油或局部治疗后的出血灶[405]。47%～62% 的 HCC 在平扫 T_1WI 图像中呈等或高信号，其余则平扫 T_1WI 中呈低信号[425,417]（图 11-35 和图 11-36）。因此，T_1 加权图像上的高信号（可能是由于出血或脂肪聚积、含糖原、铜或铁）或等信号能够将肝癌（图 11-36）和肝脏转移瘤区分开来。因为后者在 T_1 加权图像上几乎都呈低信号[321,417,418]。

肝癌常呈典型的动脉晚期强化特征（"动脉期强化"）[121,418]（图 11-35）。这是因为 HCC 组织一般由肝动脉供血。这是诊断 HCC 时最重要的影像学特征。在 LI-RADS 和 OPTN 评分系统中，动脉期强化是确诊 HCC 的必需征象（表 11-3）。需要注意的是，

表 11-3　OPTN 及 LI-RADS 确诊 HCC 的影像学标准

影像学特征	肿瘤大小			生　长	
	OPTN 5a	OPTN 5b	OPTN 5x	OPTN 5a～g[a]	OPTN 5b～g[a]
	1～1.9cm	2～5cm	＞5cm	1～1.9cm	2～5cm
动脉期高强化	+	+	+	+	+
门静脉期或平衡期廓清	+	±[b]	±[b]	NA	NA
包膜 / 假包膜	+	±[b]	±[b]	NA	NA

LI-RADS 将进展的阈值定义为：≤6 个月内肿瘤大小增长≥50% 或≤6 个月内肿瘤大小增长≥100%；或者肿瘤既往不可见，在≤24 个月内肿瘤大小≥10mm
a. OPTN 进展的标准为：在 CT 或 MRI 上至少 1cm 的动脉期强化结节，6 个月内肿瘤大小增长≥50%
b. ± 两种特征需至少满足一种

不是所有的 HCC 都会表现为动脉期强化，约 20% 的 HCC 在动脉期表现为低密度 / 低信号[38, 46]（图 11-36）。单独采用动脉期强化诊断 HCC 的总体阳性预测值（positive predictive value，PPV）为 65%～81%。同时一些仅表现为动脉期强化的病灶可能并不是 HCC。而约 10% 的 HCC 仅在该期可见[121]（图 11-37）。在门静脉期和平衡期，HCC 常表现为 CT 低密度或 MRI 低信号。这种现象称为对比剂"廓清"[418]（图 11-35 和图 11-36）。一些 HCC 病变仅表现为对比剂廓清而没有动脉期强化。动脉期强化伴门静脉期对比剂廓清的影像学表现可提高 HCC 诊断的特异性和 PPV，因此，上述两个征象对 HCC 的诊断至关重要[121]。使用肝胆特异性对比剂（如钆塞酸二钠）时，针对对比剂洗脱现象的评估需要谨慎。由于背景肝细胞摄取对比剂，使用此类对比剂时只能通过门静脉期（在肝细胞显著摄取对比剂前）的图像评价对比剂的洗脱[121]。LI-RADS 允许使用肝胆特异性对比剂，而 OPTN 分类系统目前不允许。HCC 的最后一个关键影像学特征是病变 / 结节周围存在假包膜。包膜可能是多层不连续纤维组织和血窦组成的真正的纤维包膜，也可能是病灶周边紊乱排列的纤维组织和扩张的血窦组成的假包膜。这里的包膜指的是在门脉期或平衡期病灶周围（图 11-35 和图 11-36）的全部或部分强化的光滑边缘。在 43%～55% 的 HCC 患者中可见包膜影[120, 418, 419]。需要注意的是，病灶边缘有强化包膜并不是 HCC 独有的特征，该征象也可能出现在其他病灶中，如肝内胆管细胞癌、混合型 HCC-胆管细胞癌[121, 418]（图 11-38）。前期研究显示，在病变动脉期强化和门静脉期 / 平衡期对比剂廓清的基础上，包膜的出现可小幅度提高诊断 HCC 的灵敏度和特异度。包膜征在诊断 2cm 以上的、伴有动脉期强化的病灶时具有较高的 PPV[121]（图 11-39）。

影像学难以检出肝硬化背景上的亚厘米级别的 HCC。即使采用最新的 CT 和 MRI 技术，检出的灵敏度仍然较低（为 43%～53%）[121, 397, 420, 421]。动脉内注射碘化油（将保留在富血供 HCC 内）后的 1～4 周进行 CT 检查，能够显示非侵入性方法无法检测的小 HCC[81, 83, 422]。但是，这种技术无法检出乏血供病变[84]。由于准确度有限，LI-RADS 系统和 OPTN 系统均不支持通过影像学检查诊断 <1cm 的病变[121, 405, 407]。

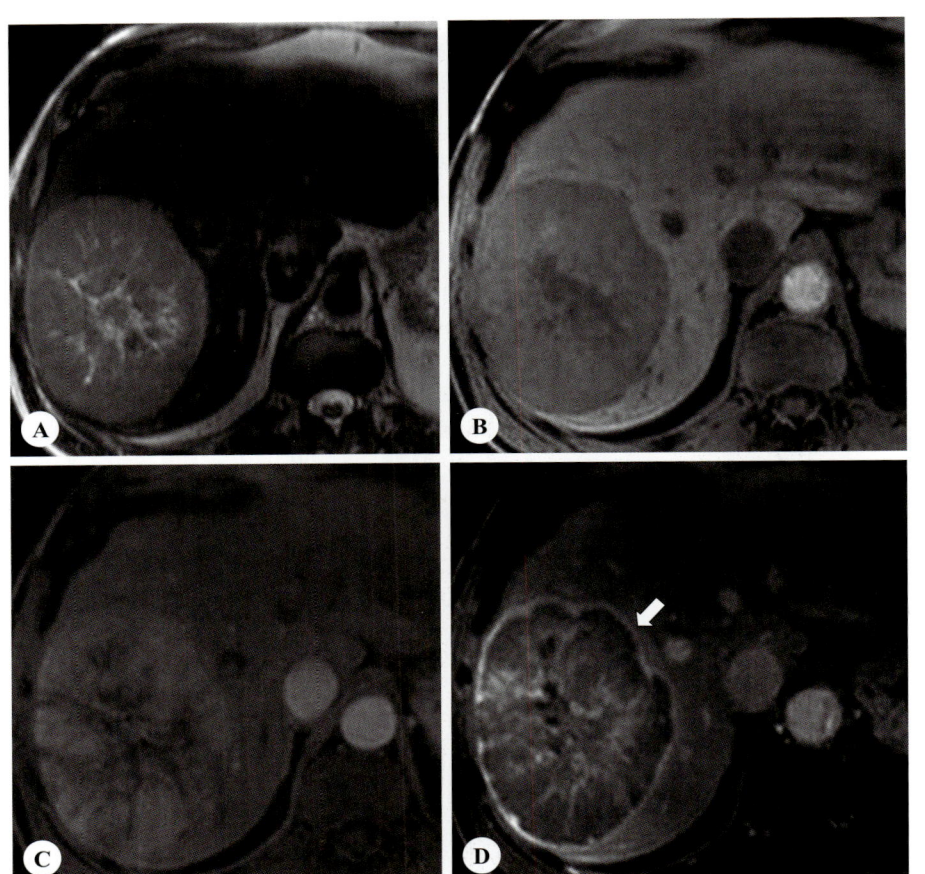

◀ 图 11-35　69 岁肝硬化男性患者典型的肝细胞癌表现

A. T_2 加权显示肝右叶较大的不均匀高信号肿物；B 至 D. 脂肪抑制 T_1 加权平扫图像（B）及增强后动脉期图像显示病变不均匀强化（C），平衡期（D）对比剂廓清，假包膜强化（箭）

第 11 章 肝脏
Liver

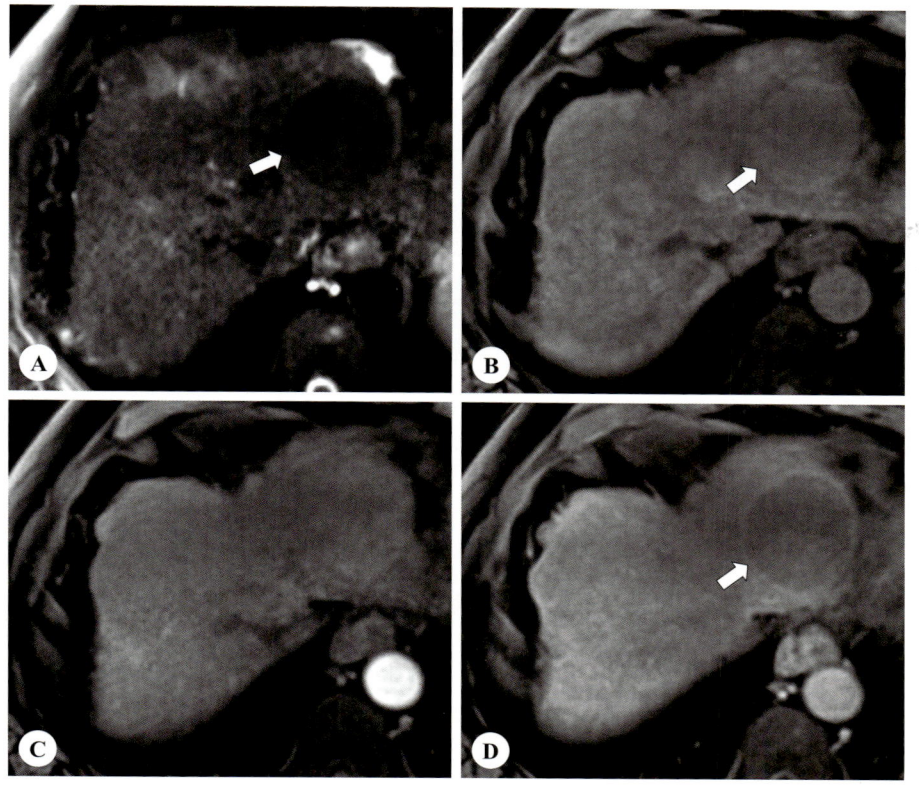

◀ 图 11-36 64 岁肝硬化男性患者的乏血供肝细胞癌

A. 脂肪抑制 T_2 加权图像显示肝左叶较大的不均匀低信号（箭）；B. 脂肪抑制 T_1 加权平扫图像显示包括主要病灶在内的多个病灶内出现稍高信号（箭）；C. 增强扫描动脉期病变未见明显强化；D. 平衡期病变可见对比剂廓清和假包膜（箭），提示病灶为乏血供肝细胞癌

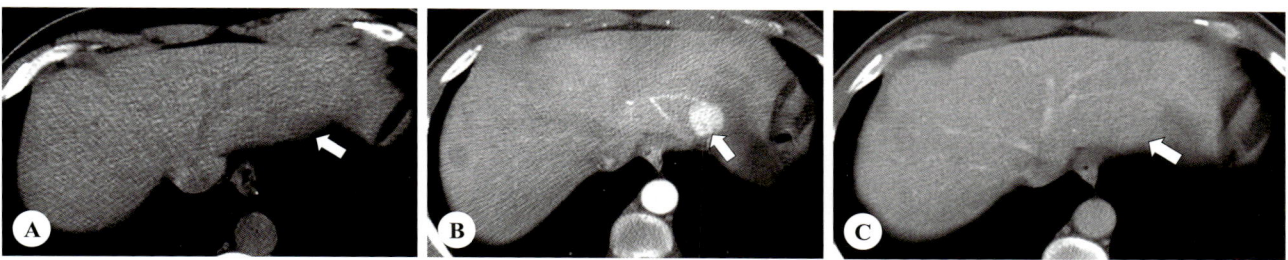

▲ 图 11-37 动脉期强化的肝细胞癌，门静脉期未见对比剂廓清和包膜。58 岁的肝硬化随访男性患者

A. 平扫 CT 图像显示第 Ⅱ 肝段密度稍低的病灶（箭）；B. 病变的边界在动脉期强化明显（箭）；C. 病变在门静脉期与周围肝组织呈等密度（箭）。动脉期（B）另可见肝左叶和肝右叶内呈不均匀低强化的病灶

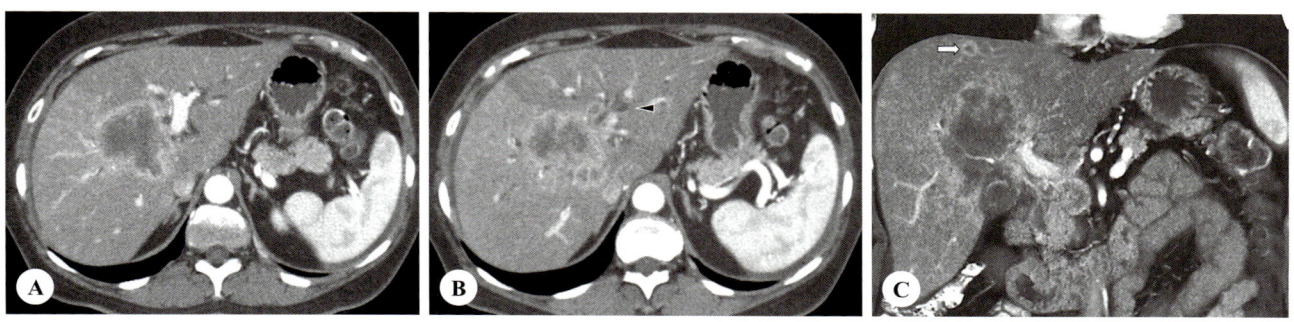

▲ 图 11-38 肝内胆管细胞癌

A. CT 增强扫描动脉期显示肝内较大的分叶状肿瘤，呈周边环形强化；B. 稍上方层面显示出肿瘤周边扩张的胆管（箭头）及肝脏密度差异导致的肝右叶密度弥漫性增高；C. 冠状位增强 CT 图像显示靠近肝顶的卫星病灶（箭）

583

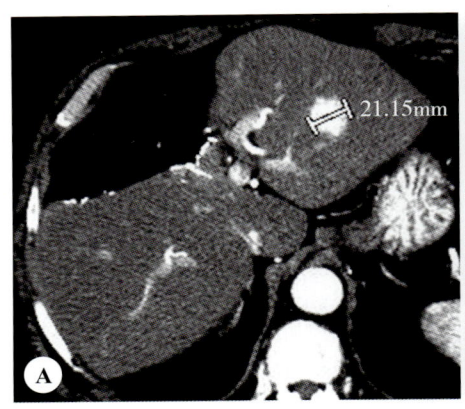
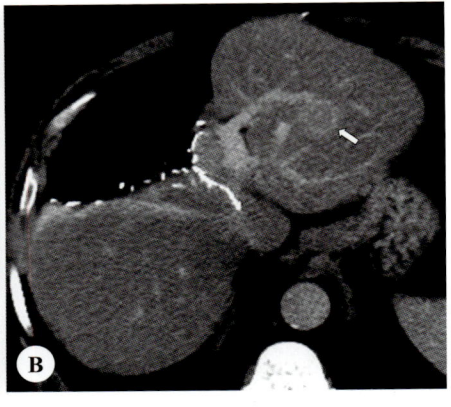

◀ 图 11-39 55 岁肝硬化男性，中央肝细胞癌肝切除术后（OPTN 5b）

CT 增强扫描动脉期（A）和门静脉期（B）图像显示径约 2.1cm 的病灶，动脉期均匀强化，门脉期伴对比剂廓清和假包膜（箭）

优先使用哪种影像学方式诊断 HCC 尚无明确共识。这取决于不同地区的医疗模式、设备的可用性、医疗成本和放射科医生的专业知识。许多地方超声造影更受欢迎。但在美国，CT 和 MRI 是最常用检查方法。MRI 具有更高的灵敏度，在检出和确诊 HCC 方面比 CT 更具优势[415, 417–419, 423]。T_2WI 或 DWI 增高有助于检出 HCC。它们在 LI-RADS 系统中作为辅助诊断 HCC 的高风险特征[424, 425]（图 11-35）。尽管数据存在变化，约有 70% 的 HCC 在 T_2 加权图像上呈高信号，与 SSFSE T_2 加权图像相比，DWI 图像的对比噪声比更高[414–417, 425–427]。半数的 HCC，尤其是直径超过 3cm 的，可呈不均匀的马赛克样信号，以 T_2 加权图像最为明显[415]。尽管研究表明，精简后的平扫和增强 MRI 方案诊断 HCC 灵敏度和特异度已经足够高，然而额外的 T_2 加权和 DWI 能够进一步提高其灵敏度，并且有助于 LI-RADS 评分的升级[424]。在作者所在的机构中，使用精简后的 MRI 方案与细胞外对比剂增强 MR 一同随访经治疗的 HCC，其中包括动态增强前后的 MRI 图像和 T_2 加权脂肪抑制图像（±DWI）。该方案在评估治疗后反应和检出新病灶方面具有足够的灵敏度和特异度，并且能有效缩短扫描时间。连续采集增强后多期图像有助于补偿小肝癌中由于循环和肿瘤血供差异所导致的不确定性。由于 MRI 不产生电离辐射，上述方法不会因为扫描时间增加而对患者造成额外的损伤[428]。

肝细胞特异性钆对比剂增强 MRI 可为 HCC 的影像学诊断提供额外信息。钆塞酸二钠成像中，HCC 通常在肝胆期呈低信号。但部分 HCC 可呈高于背景肝的高信号[131]。肝胆期上呈低信号的不典型增生结节发展为 HCC 的风险更高。与动脉期强化相结合时，肝胆期上呈低信号可作为 LI-RADS 系统的辅助特征（图 11-40）[121]。肝脏良性结节和其他恶性肿瘤（如 ICC 和转移性疾病）在肝胆期也表现为低信号。因此肝胆期低信号这一特征不能直接用于 HCC 的诊断[429, 430]。肝胆特异性对比剂增强 MRI 还可检出局部治疗后复发灶。此方法与传统的采用细胞外对比剂的 MRI 相比，准确性并未见显著差异[429, 431]。

MRI 化学位移技术能够清晰展示结节内存在的病理性脂肪变性。部分 HCC 内存在脂肪变性，并可含有肉眼或镜下可见的脂肪（图 11-41）。目前认为脂肪变性 HCC 多与高分化 HCC 相关，常出现于伴有肝脏脂肪变性或有代谢危险因素的患者[432]。这类病变在化学位移 MRI 中比在 CT 中更容易被识别出来[181, 321, 415, 433]。在肝硬化的背景上，若病灶同时存在脂肪成分和动脉期强化，则应该高度怀疑 HCC。

肝癌最常见的表现为单发或多灶性结节，较少出现弥漫性浸润。在主要病灶周围大多可见一个或多个卫星结节。在动脉晚期观察弥漫浸润型 HCC 效果最佳，其表现为界限模糊不清的动脉期强化影。因此这类病变一部分难以被检出（图 11-42）。通常通过 T_2 信号增高、DWI 弥散受限及癌栓的出现识别这类病变（图 11-42）。癌栓指的是存在于主要静脉血管内的强化软组织。最好在动脉早期或动脉晚期观察癌栓，以便与非恶性静脉血栓相鉴别[405, 434, 435]。与肝静脉相比，癌栓在门静脉内更为多见，并且相应的肿瘤病理分级更高，肿瘤体积更大，患者的预后也更差。其他肿瘤也会有癌栓，如胆管癌[416, 435]。因此，单独通过癌栓诊断恶性肿瘤的阳性预测值较高，但对 HCC 并不特异[405]。CT 和 MRI 增强扫描均可较好地展现 HCC 的血管侵犯和动脉-门脉瘘情况[434–439]。注意不要将动脉-门脉瘘与癌栓混淆。动脉-门脉瘘的征象包括门静脉早期强化或持续强化，

第 11 章 肝脏
Liver

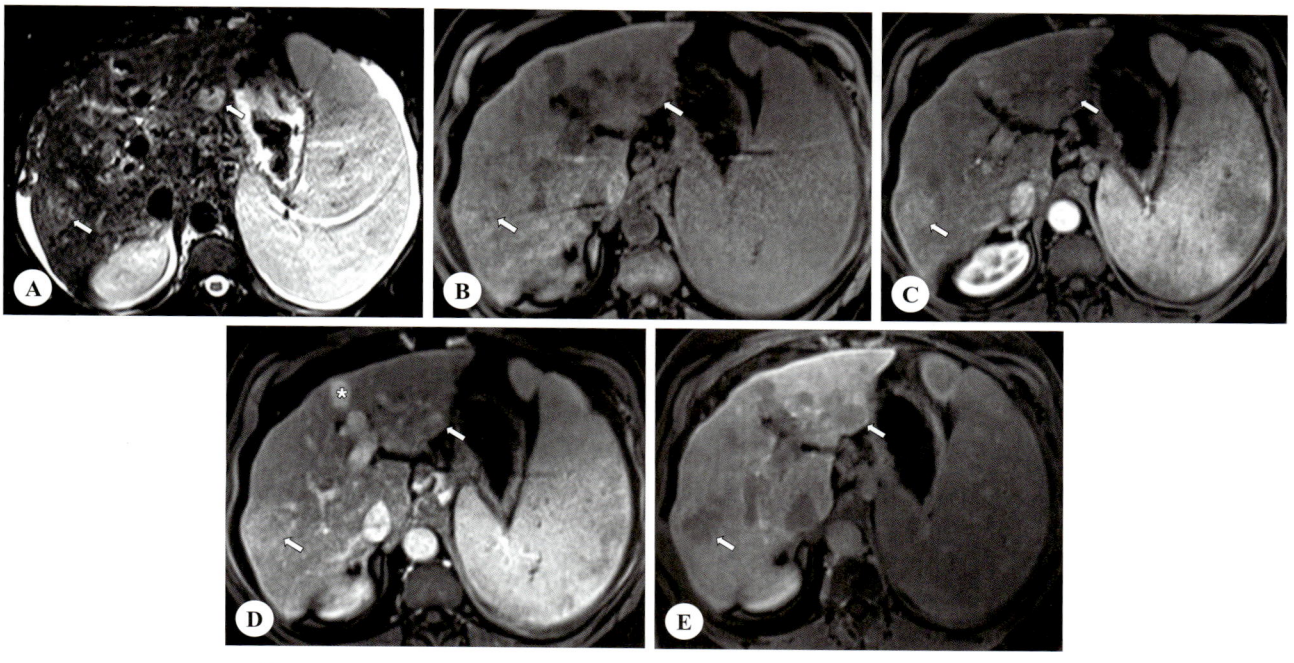

▲ 图 11-40 63 岁肝硬化男性患者，Eovist 磁共振增强扫描显示多发肝细胞癌
A. 轴位脂肪抑制 T_2 加权图像显示两个稍高信号病灶（箭）；B. 轴位脂肪抑制 T_1 加权平扫图像显示病灶呈低 - 等信号（箭）；C. 病灶动脉期强化（箭）；D. 平衡期病灶未见对比剂廓清和假包膜（箭），可见显著再通的脐周静脉（星）；E. 肝胆期图像显示病灶内部分缺乏对比剂摄取（箭），鉴于该病灶还同时存在 T_2 高信号和动脉期强化征象，高度考虑肝细胞癌（LI-RADS 4）

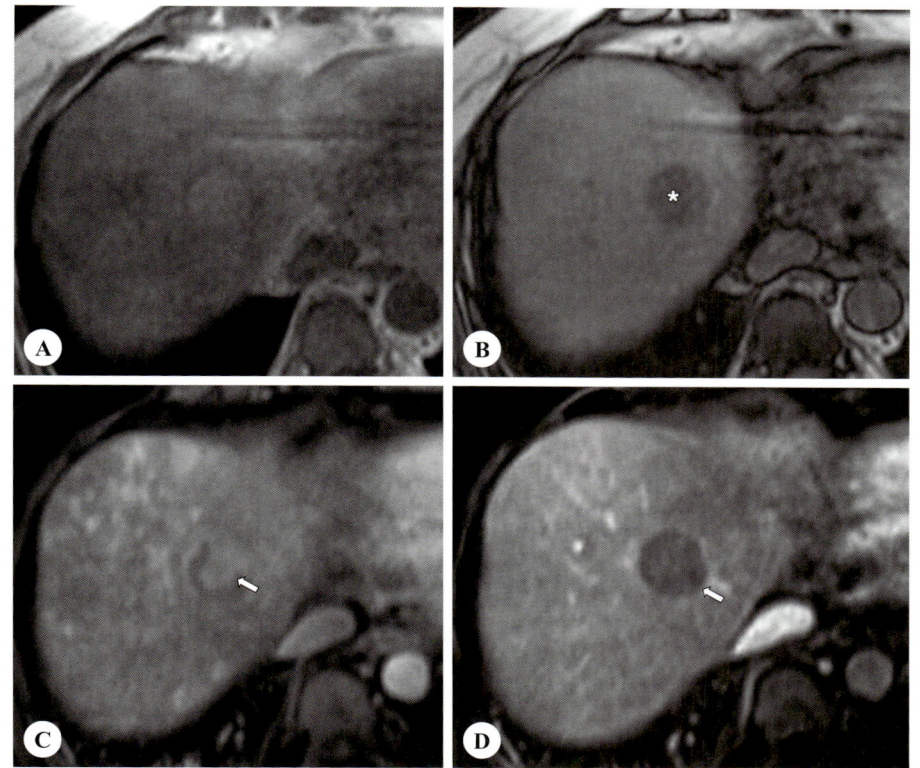

◀ 图 11-41 伴脂肪变性的肝细胞癌。患者为 57 岁肝硬化男性

A 和 B. 平扫同相位（A）和反相位（B）T_1 加权图像显示病灶内信号丢失（星），符合病灶内含有脂肪的影像学表现；C. 动脉期显示结节状强化（箭）；D. 门静脉期结节存在对比剂廓清和假包膜征象（箭）

以及肿瘤周边肝段、肝叶或楔形的一过性强化[438,440]。类似于HCC癌栓，存在动脉-门脉瘘的静脉将在动脉期出现明显增强，在门静脉期与门静脉系统相似呈均匀密度或信号。而癌栓在门静脉期相对于周围正常的门静脉呈相对低密度/低信号（图11-42）。此外，门静脉癌栓通常呈扩张性改变，动脉-门脉瘘中一般看不到病灶扩张。当诊断存在困难时，可以通过超声多普勒检查加以区别。HCC的压迫效应可导致胆管扩张，偶尔也可直接侵犯胆管导致其扩张。与肝细胞腺瘤类似，HCC也可能发生自发性出血[441]。较大的包膜下病变也可能破裂，导致腹腔内出血（图11-43）。评估结节性肝脏病变时，另一个难点是将HCC与其他表现为CT和MRI动脉期强化的良性病变进行鉴别。这类良性病变包括一过性肝脏密度差异（transient hepatic attenuation difference，THAD）、动脉-门脉瘘、肝紫癜、纤维化和其他尚不清楚的情况[67,442-447]。它们在动脉期呈与HCC相似的类圆形强化。针对上述动脉期强化结节目前最佳方案为影像学随访。随访间期体积增大病灶应高度怀疑HCC，而其他良性结节在随访中多自行消失、缩小或无明显体积增大[402,448]。

(2) 纤维板层样肝细胞癌：纤维板层样肝细胞癌是肝细胞癌的一个组织学亚型，发生于无基础肝病的年轻人[449-451]。与常见的HCC多发于男性不同，纤维板层样HCC的发病率无性别差异。组织学上，这种肿瘤含有恶变的嗜酸性肝细胞，通过多个薄的纤维带，将其分隔成条索[452]。患者的血清AFP水平大多正常。尽管纤维板层样HCC的体积通常较大，常有局部侵犯和远处转移，但它的预后好于常见的HCC[453]。进行扩大性手术切除，能够控制

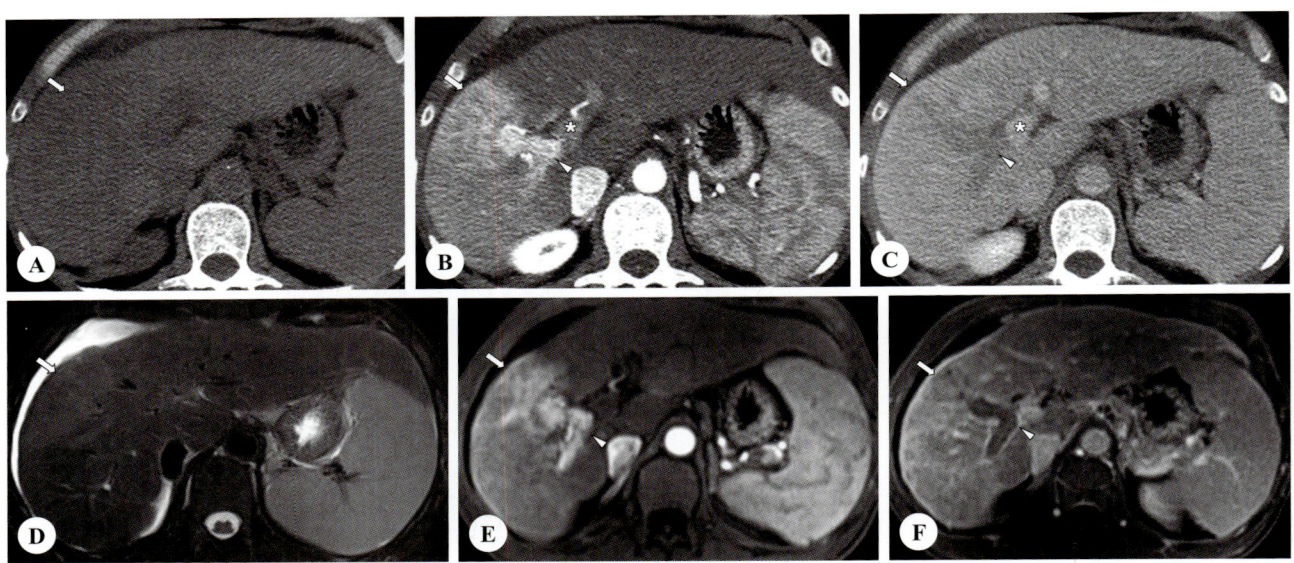

▲ 图11-42　浸润型肝细胞癌。65岁肝硬化男性患者，α-甲胎蛋白水平升高

A. 平扫CT图像显示稍低密度区域（箭）。B. 病变动脉期强化（箭）。C. 病变门静脉期未见对比剂廓清（箭）。门静脉右支内可见癌栓（箭头），相较于正常的门静脉左支表现为动脉期明显强化，随后廓清。D. 脂肪抑制T₂加权图像显示高信号区域（箭）。E. 脂肪抑制T₁加权增强扫描动脉期显示病变明显强化，边界不清（箭），门脉右支内癌栓强化（箭头）。F. 平衡期门脉内癌栓对比剂廓清（箭头），但浸润型肝细胞癌未见明显对比剂廓清（箭）

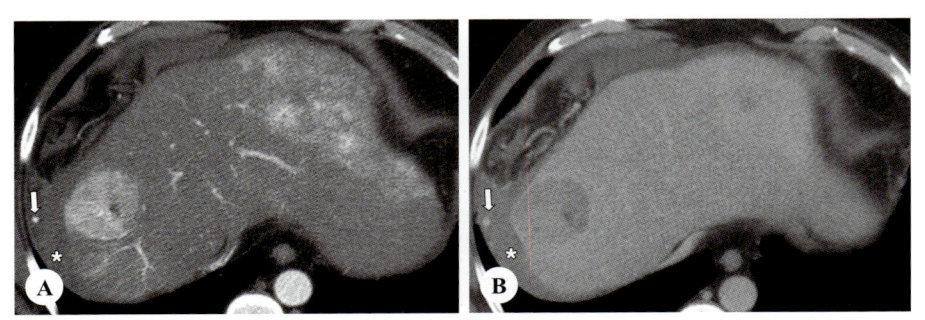

◀ 图11-43　肝细胞癌破裂

54岁男性患者，肝硬化伴腹痛。增强扫描动脉期（A）和门静脉期（B）图像显示肝内多灶性肝细胞癌，可见活动性出血点（箭）及周围的腹腔积血（星）

患者的肿瘤和延长其生存期[453]。最近的一项大样本纤维板层样 HCC 的研究发现，它的 5 年生存率为 50%～70%[453,454]。

纤维板层样 HCC 在 CT 中表现为大的边界清楚的肿物，呈不均匀强化，表面常有分叶[449,451,455]。在 MRI 中，纤维板层样 HCC 多呈 T_1 加权低信号，T_2 加权不均匀高信号[455,456]（图 11-44）。约 50% 的肿瘤可见中央瘢痕，在 T_1 加权和 T_2 加权图像中均相对于背景肝和肿瘤呈低信号。与 FNH 相鉴别时，FNH 的中央瘢痕常呈 T_2 高信号。纤维板层样 HCC 的中央瘢痕常有钙化，而 FNH 的瘢痕很少钙化（约 1%）[293,328,449-451,455]。仅 25% 的纤维板层 HCC 中央瘢痕存在延迟强化，而 FNH 的中央瘢痕常常见延迟强化[455]。

(3) 肝内胆管癌：肝内胆管癌（intrahepatic cholangiocarcinoma，ICC）是一种起源于肝内小胆管上皮的腺癌。尽管它是肝内第二常见的原发恶性肿瘤，但发病率远远低于 HCC，仅占全部肝脏原发恶性肿瘤的 10%[181]，其诱发因素包括原发硬化性胆管炎、华支睾吸虫感染和二氧化钍接触。此外各种胆管的先天畸形，也会增加胆管癌的发病率[258]。大多数 ICC 患者没有肝脏基础疾病。然而，对于肝硬化患者 ICC 依然是仅次于 HCC 的第二常见的原发肝脏恶性肿瘤[121,258]。肿瘤发病部位决定了胆管癌的临床表现。外周区的肿瘤，往往晚期才引起疼痛和全身症状。而中央区（肝门部）的肿瘤，常在早期就会造成无痛性的梗阻性黄疸[457]。

肝内胆管癌可以分为肿物型（最常见）、导管周围浸润型及导管内生长型[458]。组织学上，它是高分化的硬化型腺癌，有大量的纤维结缔组织[258]。肿物周边常可以见到胆管扩张，胆管癌包绕门静脉时可造成肝段或肝叶的萎缩[457,459-463]（图 11-45）。

肿物型 ICC 的常见 CT 和 MRI 表现为分叶状肿物，可伴有包膜回缩，动脉期呈周边环形强化和中心延迟强化。肿物中心延迟强化的最佳观察时间为注射对比剂后的 5～10min[121,457,458,460,464-467]（图 11-38 和图 11-46）。这种典型的强化特征是肿瘤的纤维基质内有大量的间质间隙造成的。ICC 的动脉期周边环形强化与 HCC 动脉期中央强化相反，可用于伴发肝硬化时 ICC 的诊断。HCC 和 ICC 的影像学表现存在重叠[121,429,458]（图 11-46）。ICC 中还可在 DWI 图像上见到中心低信号、周围高信号的靶征（图 11-46），该征象亦可有助于诊断 ICC[458]。ICC 在 T_1 加权图像上呈低信号，在 T_2 加权图像上呈典型的高信号[459-461,463]。肿物周围常可见卫星灶、胆管扩张及肝包膜回缩（图 11-38、图 11-45 和

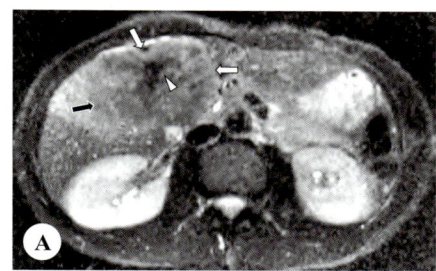 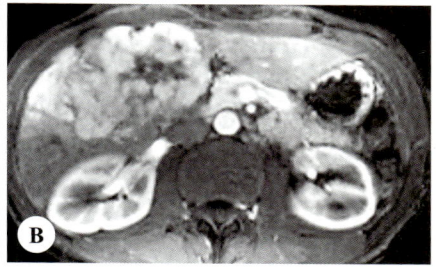 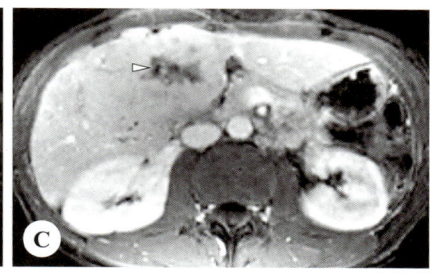

▲ 图 11-44 纤维板层型肝细胞癌

A. 轴位脂肪抑制 T_2 加权图像，显示肝左叶内侧段的较大肿物（箭）。肿物呈稍高信号，并有低信号的中央瘢痕（箭头）。B. 动脉期的 T_1WI 图像显示除瘢痕外，肿物呈不均匀强化。C. 延迟期图像中，瘢痕仍然无强化（箭头）

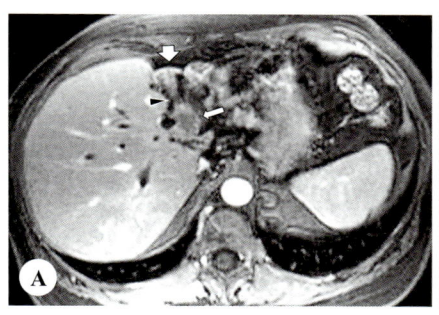 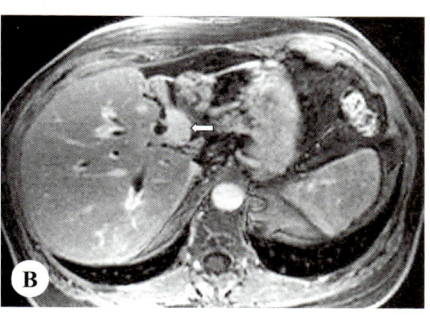

◀ 图 11-45 肝内胆管癌

A. 轴位动脉期增强 T_1 加权脂肪抑制图像，显示肝左叶的小低信号肿物（长箭），伴周边轻度强化。肿物造成胆管扩张（箭头）和肝段萎缩（短箭）；B. 延迟期图像中，肿物由于内部的对比剂积聚而呈明显的强化（箭）

图 11-46)[459, 468-470]。超过一半的病例可见病灶中心瘢痕，少数可见钙化[457, 459, 461, 468]。50% 的 ICC 存在胆管阻塞或血管侵犯所导致的一过性肝段或肝叶灌注异常[463]。

肝胆期内的 ICC 可有多种表现。肿瘤常表现为低信号（图 11-46），偶尔也可见病灶内对比剂不均匀摄取。肿瘤在平衡期还可表现为对比剂假性廓清。因此使用钆塞酸二钠对比剂时，应该只评估对比剂在门静脉期的廓清[429, 458]。

(4) 罕见恶性肿瘤：根据 2010 年世界卫生组织系统，学界对囊性胆管肿瘤进行了重新分类。以前的胆管囊腺瘤 / 囊腺癌的现在被称为肝胆管黏液性囊性肿瘤（mucinous cystic neoplasm，MCN）或胆管导管内乳头状肿瘤（intraductal papillary neoplasm of the bile duct，IPNB）[471]。由于 MCN 含上皮下卵巢样间质，对其他命名时遵循的是其在胰腺的分类逻辑。

MCN 是一种少见的肝脏肿瘤，患者几乎全部为女性，尤其是中年女性[471-474]。MCN 常表现为巨大的囊性肿物，内有分隔。但也可为单房的，囊腔内含有黏液或浆液[181]。MCN 在 CT 中表现为边界清楚的肝内肿物，边界由高密度的囊壁或分隔包绕的无强化的囊腔构成[192, 198, 474]。由于囊腔内蛋白含量不同或存在出血，囊腔在 T_1 加权和 T_2 加权中可有不同强度的信号[452, 475, 476]（图 11-47）。在 T_1 加权图像中含浆液的囊肿呈低信号，含黏液的囊肿呈等或高信号，含血液的囊肿呈高信号[476, 477]。在出血性病灶中还可见到液 - 液平面[476]。病灶如果存在壁或分隔结节以及乳头状软组织突起，也可出现强化，并且该征象与恶变高度相关[472, 475]。在肿瘤的软组织内，有时可见钙化[472, 474]。位于中心的肿物可能会引起胆道梗阻，但通常不与胆道系统相通[471, 475]。

IPNB 是一种梭形或囊性病变，主要生长在胆管内，男性发病率稍高[478]。IPNB 通常与邻近的胆管相通，其图像难以显示，其中包括分泌黏液的亚型（约 1/3 的病例）与不分泌黏液的亚型[460, 471, 478, 479]。IPNB 约占所有胆道肿瘤的 5%，并被认为是可能进展为腺癌的癌前病变，类似于胰腺的 IPMN。最常见的影像学表现是胆管扩张和导管内肿物[478, 479]。

上皮样血管内皮瘤是一种源自血管的罕见肝脏恶性肿瘤，可于成人后的各年龄段发病，女性多见[480]。肿瘤为低至中度恶性，诊断后 43% 的患者的生存期达到或超过 5 年[481]。肿瘤包括位于外周的由黏液基质构成的多发实性结节，中心细胞少而周围细胞多[482]。部分肿瘤的边缘可见窄条形偏中心乏血管带，该带状结构是由肝血窦、静脉和小的门静脉分支受肿瘤侵所致[482]。

上皮样血管内皮瘤的影像学表现与它的大体和

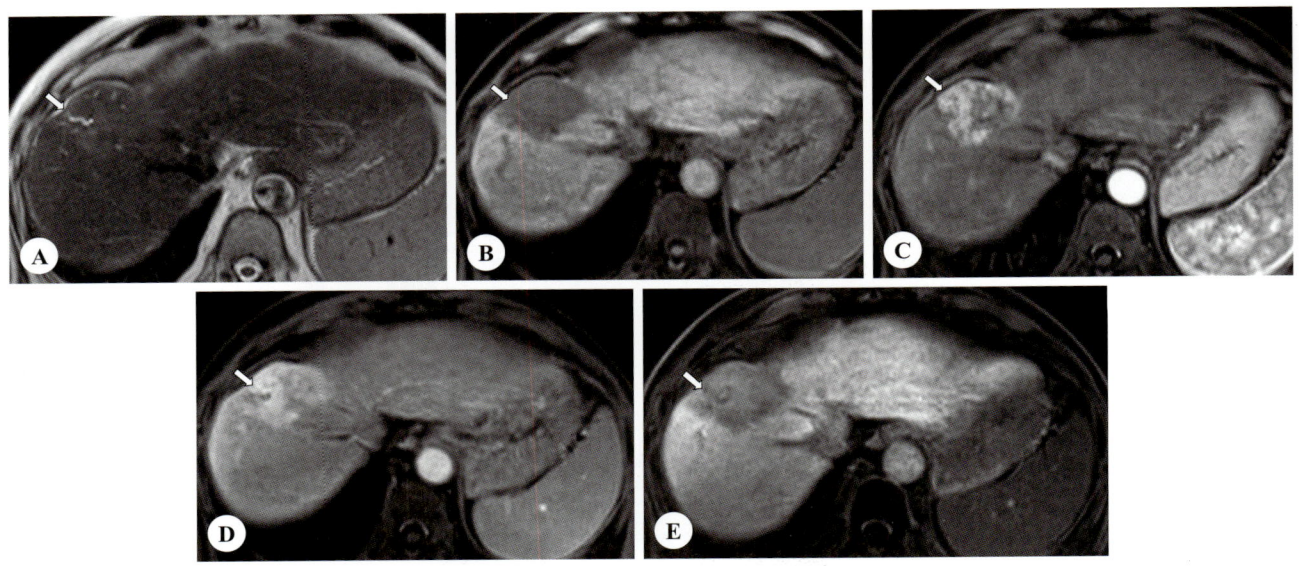

▲ 图 11-46 肝内胆管细胞癌。患者为 72 岁男性，伴体重下降

A. T_2 加权图像显示信号稍高肿物，伴外周胆管扩张（箭），包膜轻度回缩。B. 脂肪抑制 T_1 加权平扫图像显示病灶与周边肝组织相比信号稍低（箭）。C. 脂肪抑制 T_1 加权动脉期图像显示肿物周边明显强化（箭）。D. 平衡期肿物周边持续强化（箭）。E. 肝胆期图像显示病灶内无对比剂摄取（箭）

第 11 章 肝脏
Liver

组织学特征一致。病灶多位于周边，较大的病灶可融合为更大的病灶[482-484]（图11-48和图11-49）。病灶常出现包膜回缩，偶尔可见钙化。平扫CT中，病灶相对于正常肝实质呈低密度。静脉注射对比剂后，肿瘤可呈周围性强化（图11-48和图11-49）。约一半的患者病灶外周可见低密度环，与病理上出现的乏血管带相一致[482]。在T_1加权图像中，肿瘤呈低信号，在T_2加权图像中呈均匀或不均匀的高信号[482, 485, 486]（图11-49）。

原发性肝血管肉瘤是一种源于内皮细胞的罕见恶性肿瘤[181]。患者预后较差，大多数患者在诊断后生存期不到1年，50%～60%的患者就诊时就已经存在转移[273, 487]。肝血管肉瘤与接触二氧化钍、氯乙烯和砷有关，还与全身性疾病（如血色素沉着症、神经纤维瘤）存在相关性[487-490]。肿瘤常表现为多个小结节或伴或不伴有卫星结节的较大肿物[273, 274, 491]。少数情况下可呈弥漫性浸润[273, 492]。大体积肿物内可能含明显扩张的血窦，常伴有出血和坏死[181, 493]。外周区结节或较大肿物破裂可能引发腹腔积血[258, 494]。

在平扫CT中，肝血管肉瘤呈低密度，急性出血区呈等或高密度。静脉注射对比剂后，血管肉瘤的强化方式各异，可呈结节样、不规则或环形强化（图11-50）。尽管血管肉瘤与血管瘤的强化方式类似，但一项多时相增强检查的研究发现，综合平扫、动脉期和门静脉期的扫描能够找出血管肉

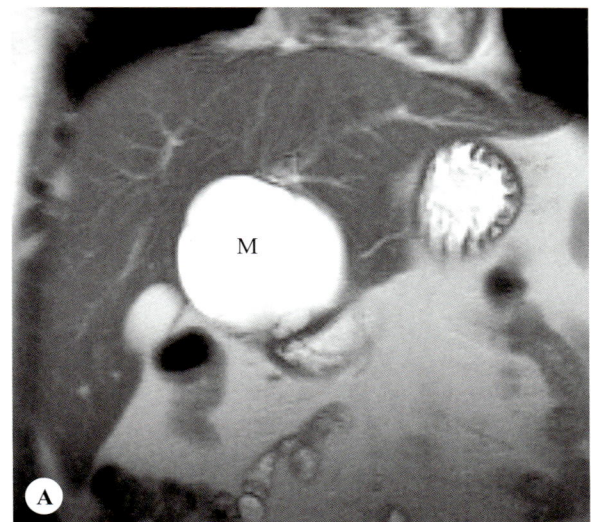
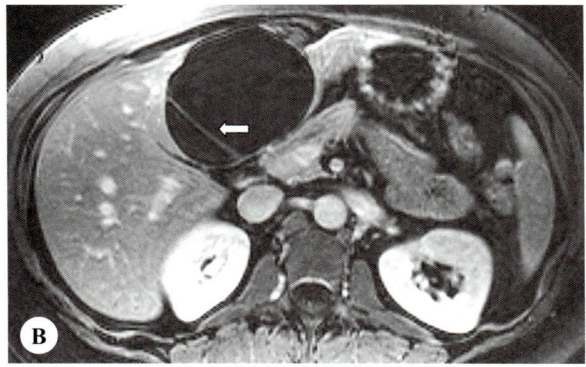

▲ 图 11-47　胆道囊腺瘤 / 黏液性囊性肿瘤
A. 冠状位平扫T_2加权MR图像显示肝脏Ⅳb段大的均匀高信号肿物（M）；B. T_1加权门静脉期图像显示肿物内的单个分隔（箭）

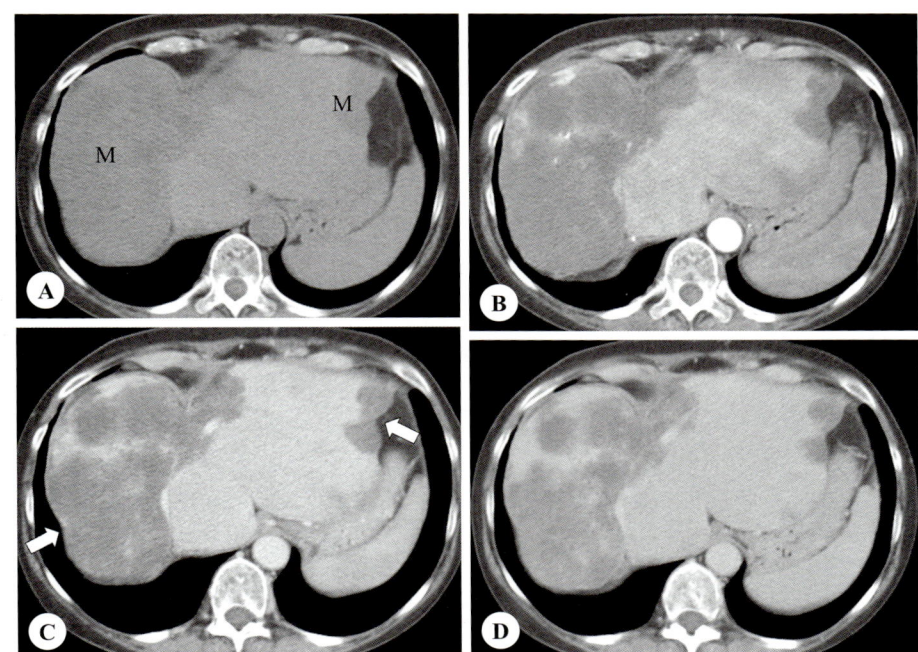

◀ 图 11-48　上皮样血管内皮瘤
A. 平扫CT图像，显示肝脏周边的两个低密度肿物（M）。肝右叶大的肿物由既往检查中曾被发现的多个小病灶融合而成。B至D. 动脉期、门静脉期和平衡期的图像，显示它的周围强化和逐渐填充的向心性强化。注意与肿物密切相关的包膜回缩（箭），以及其余正常肝实质的肥大

589

瘤的特征，与血管瘤相鉴别[273, 274, 495-497]。尽管血管肉瘤也可出现向心性强化，但它的强化区常位于中心，形态不规则，并且至少有一个时相强化程度低于主动脉[273, 274]。因此在多时相增强 CT 中，血管肉瘤的影像学表现一般达不到血管瘤的诊断标准，而更类似于富血供的转移瘤[273]。血管肉瘤的 MRI 表现因病变的大小而不同。在 T_1 加权图像中，小病灶相对于肝实质呈低或高信号，而大的病灶常含有出血所致的高信号[273]。在 T_2 加权图像上，肝血管肉瘤呈高信号[495, 498]。大体积肿物在 T_2 加权图像上可呈明显不均匀的信号，即局灶性高信号及分隔状或圆形的低信号区[273]。钆动态增强扫描中，肿物在动脉期和门静脉期呈不均匀强化，在延迟期呈进行性强化[273, 452]。

肝脏的未分化（胚胎性）肉瘤是起源于间叶组织的罕见恶性肿瘤，主要发生于学龄儿童或青少年。它是一种与肝脏间叶性错构瘤相对应的恶性肿瘤[499]。通常患者预后很差，中位生存期<1 年[499]。大体上，未分化（胚胎性）肉瘤表现为巨大的单发球形肿物，伴有坏死、出血和胶状囊变[258]，常可见边界清楚的纤维性假包膜[499]。组织学上，在黏液基质内可见未分化的星形和纺锤形的肉瘤组织细胞[258]。CT 常表现为巨大的囊性肿物，多伴有强化的分隔和周围实性成分[499, 500]。少数病变以实性为主[499]。影像 - 病理对照研究发现，尽管病灶的 CT 常表现为囊性，但在大体病理中多为实性或接近实性[501]。肿瘤的影像学囊性表现可能是病灶内大量黏液基质的含水量较高所致[501]。在 T_1 加权图像中，肿瘤的囊性区呈低信号，有时可由于出血呈高信号[452, 502-504]。在 T_2 加权图像中，肿瘤多呈高信号。分隔和纤维假包膜在 T_2 加权图像中呈低信号，但可在 T_1 加权中呈等或高信号[503]。注射对比剂后，肿瘤呈轻度不均匀延迟强化，中心部分无强化[503, 504]。

肝脏的原发性淋巴瘤（primary lymphoma of the liver, PHL）较为罕见，但随着 AIDS 发病率和器官移植后免疫抑制患者的增多，该病发病率也有所升高。它还与乙肝病毒、丙肝病毒和疱疹病毒的感染

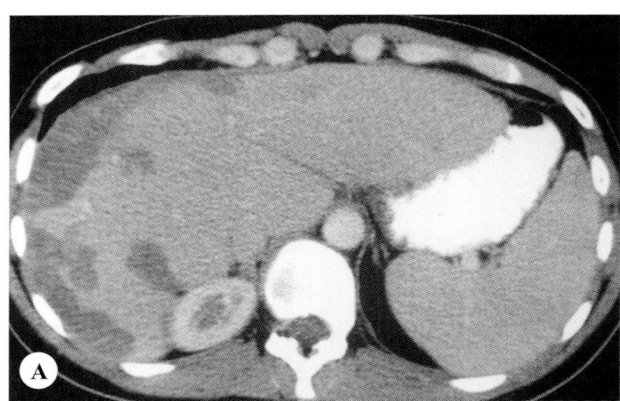
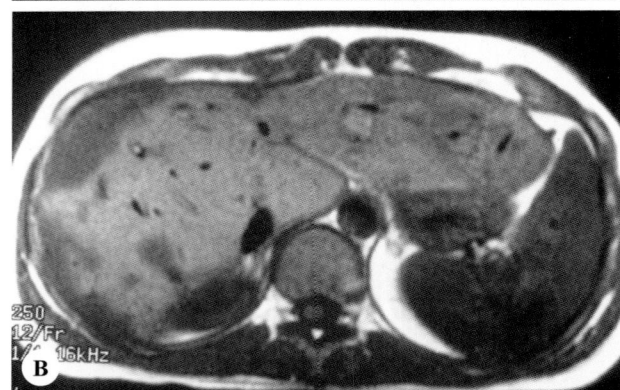
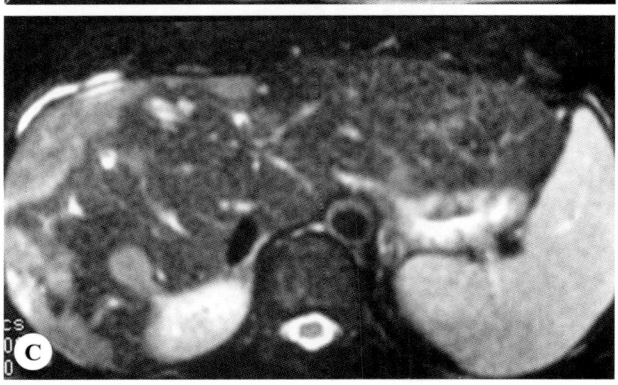

▲ 图 11-49 上皮样血管内皮瘤

A. 增强 CT 显示大的融合性肿物轻度强化；B. 在 T_1 加权图像中，肿物呈低信号；C. 在 T_2 加权图像中，肿物呈高信号

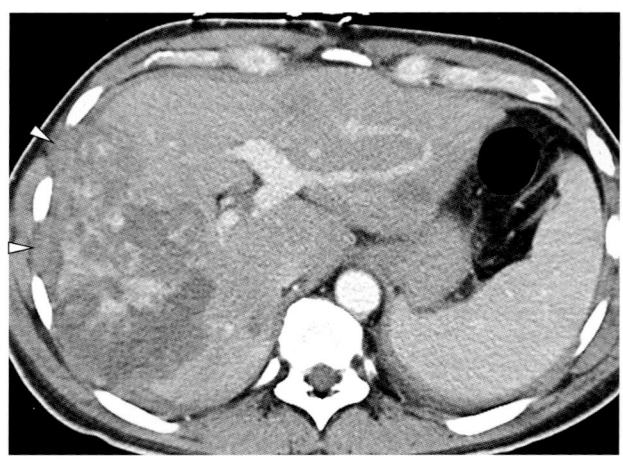

▲ 图 11-50 肝血管肉瘤

增强 CT 图像显示肝右叶的富血供肿瘤，伴中心和周边的不规则强化。邻近病变的高密度区（箭头）为肝包膜破裂所致的肝周血肿

密切相关[505-508]。通常为 PHLB 细胞非霍奇金淋巴细胞型，约 1/3 的患者可出现系统性临床症状[505]。病灶可呈单独的肿物、多发肿物、浸润性病灶或肝门区边界不清的肿物[505]（图 11-51）。CT 和 MRI 增强表现各不相同，但常呈轻度的均匀或略不均匀的强化，强化程度稍低于周围肝实质[509, 510]（图 11-51）。作者在临床实践中见到过表现为动脉期强化和门静脉期廓清的 PHL，这类病变容易被误诊为 HCC（图 11-52）。在 MRI 中，肝脏淋巴瘤常表现为 T_1 加权低信号，T_2 加权高信号，以及局限性弥散[505, 511]。PHL 影像学表现为，肝内肿物沿门静脉或胆管系统生长，但相应管道系统无阻塞表现，或者肿物内可见血管走行[505]（图 11-52）。肝脏的继发性淋巴瘤相较于比原发性更为常见。一半以上的患者在尸检时可在肝脏中见到继发病灶[512]。肝脏的继发性淋巴瘤多表现为多发的结节或弥漫性浸润，但是原发性和继发性肝脏淋巴瘤的表现可有重叠[509, 510]。

肝原发性神经内分泌肿瘤是一种罕见病变，以女性发病为主，多见于肝右叶[513]。该类型肿瘤通常无内分泌功能，与肝脏基础疾病无关[513]。该病的大部分文献报道主要为病例报道和小样本研究。CT 和 MRI 表现各不相同，病变可能是单个或多个、实性或囊性肿物。病变的囊性部分可能含有液 – 液平面[514]（图 11-53）。病变的实性部分通常表现为动脉期显著的不均匀强化，在门静脉期可呈持续强化或廓清[513, 515]（图 11-53）。病灶常可见假包膜[513, 515]。与大多数其他肿瘤一样，该肿瘤在 T_2 加权图像上表现为高信号，局限性弥散[513, 515]（图 11-53）。采用 ^{111}In– 奥曲肽或 ^{68}Ga-DOTATE 的核医学检查有助于诊断神经内分泌肿瘤[514]。

3. 转移瘤 肝脏是肿瘤远处转移第二常见的部位，仅次于肺。因此绝大部分的肿瘤患者，肝脏是重要的随访项目。不幸的是，肝脏转移瘤的影像学表现各异，没有特异性，与病灶的组织学类型、血供情况、大小及病灶内是否存在坏死、纤维化、钙化和出血均密切相关。

肝脏内非常常见小体积良性肿瘤。因此，在没有恶性肿瘤病史的患者中，小病灶（≤10mm）不太可能是转移癌[516]。即使在有恶性肿瘤病史的患者中，这类小病灶为恶性的概率也 <20%[517, 518]。一项研究发现，对于结肠、直肠或胃癌的患者，肝内无大的转移癌的情况下，一个或多个直径 ≤15mm 的低密度病灶为恶性转移瘤的概率小于 3%[519]。另一项研究发现，在最初 CT 检查中无明确肝脏转移的乳腺癌女性患者中，肝脏内过小且无法诊断的病灶中，93%～96% 为良性病变[518]。尽管肝内出现多发肿物考虑转移癌，但是也有很多肝脏的良性病变也是多发性的，鉴别诊断时应该考虑到良性病变的可能。需要鉴别多发的肝脏良性病变包括囊肿、血管瘤、胆管错构瘤和感染性病灶。

MRI 和动态增强 CT 在检测肝脏转移瘤方面均具有较好的准确性，MRI 的灵敏度稍高于 CT[520-528]。尽管 MRI 在检测肝脏转移瘤时具有略有优势，但由于 CT 的使用更广泛、费用较低、扫描更快及对肝外

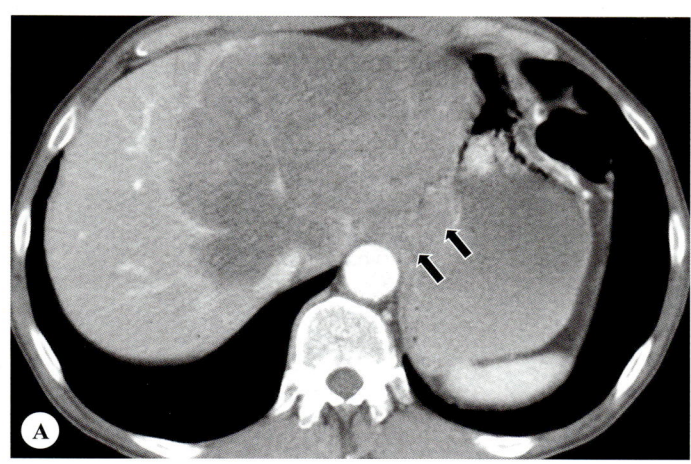 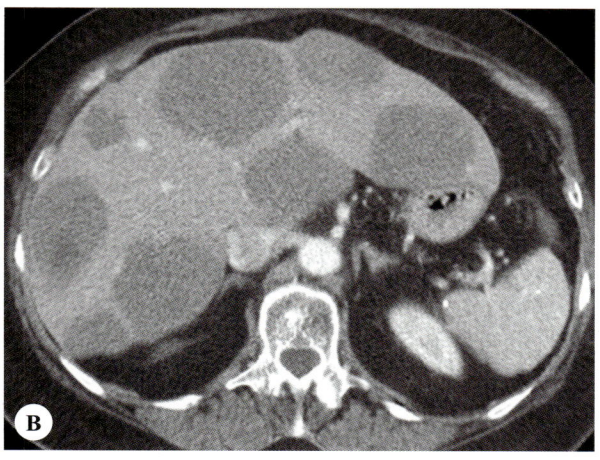

▲ 图 11-51 两例肝脏非霍奇金淋巴瘤

A. 轴位增强 CT 软组织窗显示肝左叶大的融合性低密度肿物，伴有附近肝胃韧带淋巴结的增大（箭）；B. 原发性鼻咽部淋巴瘤患者。增强 CT 图像显示肝脏内多发的相对均匀的低密度肿物

病变的检测更佳,而成为肿瘤患者筛查的主要影像学手段。采用三维体积重建的多层螺旋 CT 血管造影在肝脏手术前的评估中也具有重要价值[529-530]。

大多数转移癌为乏血供,在门静脉期 CT 图像上呈低密度(图 11-54)。大部分病灶仅通过增强后的门静脉期发现肝脏转移瘤。增强 CT 门静脉期对肝脏转移瘤检出的总体灵敏度为 81%,当病灶超过 1cm 时,灵敏度可达 91%[531]。当进行动脉期增强扫描时,病灶周边出现持续性的环形强化是转移瘤最常见的强化模式,此时需注意与肝脏血管瘤的不连续强化相鉴别[532]。富血供转移瘤(如肾细胞癌、神经内分泌转移瘤)可在门静脉期呈等密度而不易显示出来,此时病灶在动脉期显示最清晰(图 11-55 和图 11-56)[36, 37, 39, 40, 45, 46]。对于已知患有富血供原发肿瘤的患者应该进行多时相动态增强 CT。我们通常采集增强后动脉晚期和门静脉期来寻找转移瘤。平扫图像不是必须采集的图像,但是有助于评估钙化(图 11-57)和出血性(图 11-58)转移瘤。钙化常见于来自黏液性结肠癌的转移瘤(图 11-57),但也可见于其他肿瘤(包括胃、卵巢、乳腺、甲状腺、肺、肾、类癌、黑色素瘤和其他少见肿瘤)的转移瘤[292, 533-536]。邻近包膜回缩是肝转移癌的不常见征象,仅见于大约 2% 的患者,一般出现在乳腺、结肠、肺或类癌的转移瘤中[536-538]。乳腺癌患者的转移瘤病灶较大时,常出现包膜回缩,并且与治疗后病灶的大小变化(增大或缩小)存在密切的联系[537]。

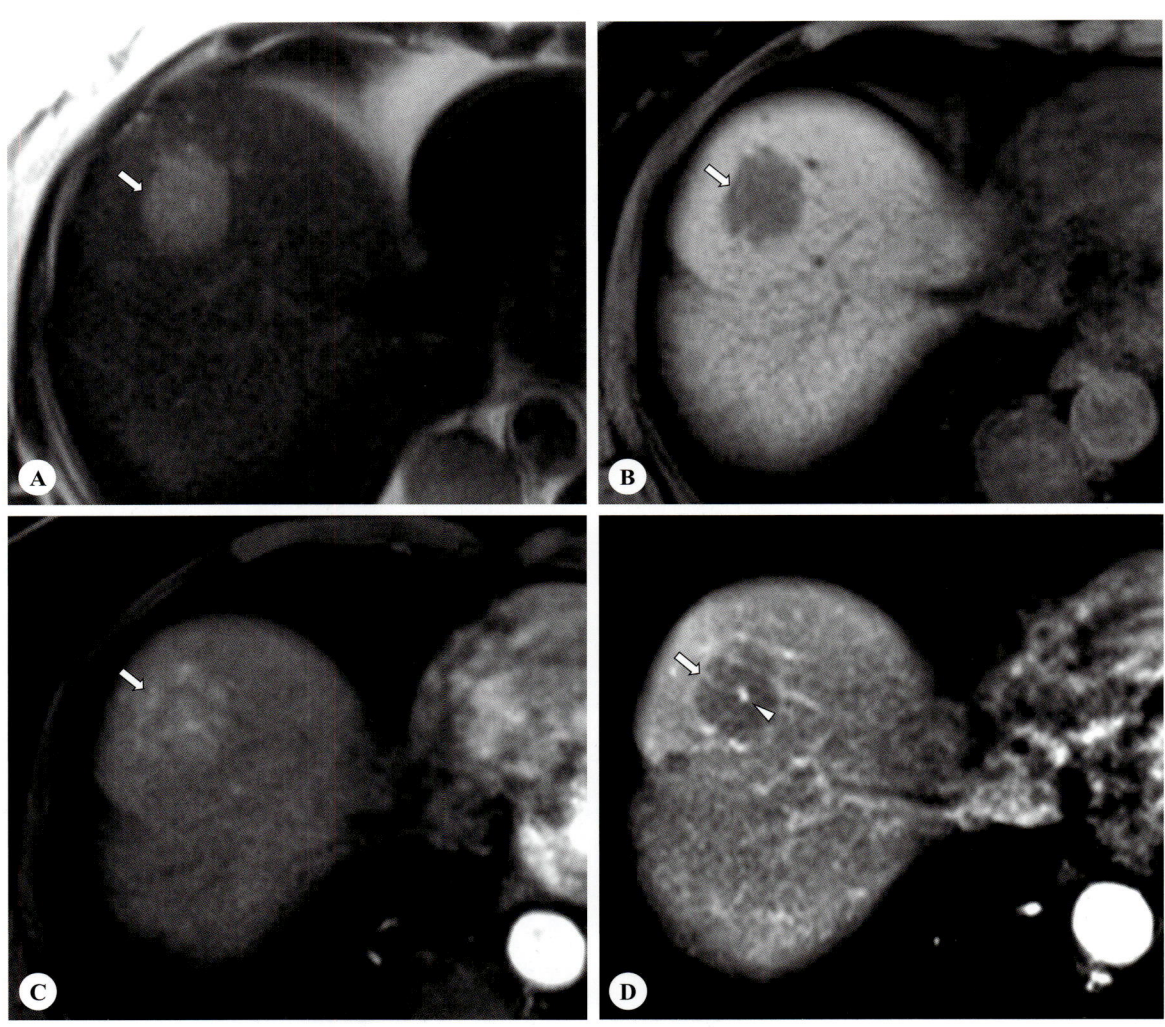

▲ 图 11-52 肝脏淋巴瘤。65 岁女性患者,体重下降

A. T_2 加权图像显示一高信号病灶(箭)。B. 脂肪抑制 T_1 加权平扫图像显示病灶与周围肝组织相比呈低信号(箭)。C 和 D. 脂肪抑制增强扫描动脉期(C)和平衡期(D)图像显示肿瘤动脉期呈不均匀强化(箭),平衡期对比剂廓清(箭),病灶内可见血管走行(箭头)

包膜回缩所导致的包膜影像形状不规则，这种现象也被称为假性肝硬化。在极少数情况下，转移瘤可呈囊性，但可通过肿瘤的囊壁及壁结节与肝脏良性囊肿相鉴别（图11-59）。值得注意的是，治疗后呈囊性的实性转移瘤多提示治疗有效。

在MRI中，转移瘤通常呈T_1加权低信号，T_2加权高信号（在大多数常规T_2加权图像中信号与脾脏相似）。而出血性病灶和源自黑色素瘤的转移瘤，在T_1加权中呈高信号[112-114]。在T_2加权图像中，大部分转移瘤的信号低于血管瘤和囊肿，但5%~10%的转移瘤信号与良性病变的信号相类似[185]。转移瘤通常信号不均匀，边界不清。在T_2加权图像中，15%~30%的病灶中心存在高信号（"靶征"）[185, 539]。部分肿瘤的表现为与靶征相反的，中心呈低信号而周边呈高信号的"晕征"（图11-60）。病灶中心的低信号，与肿瘤组织中的结缔组织或凝固性坏死相对应，而边缘的高信号是周边存活的肿瘤细胞[539]。DWI可增加病灶与背景肝组织之间的对比度，提高病变检出的灵敏度，在腹部的常规成像中的使用逐渐增加[540]（图11-60）。

多项研究显示，采用钆增强MRI能比非增强MRI检出更多肝脏病灶[541-543]。在钆动态增强MRI中，转移瘤的强化模式与CT类似。乏血供的转移瘤呈低信号，在动脉期出现边缘强化[544]。部分转移瘤在增强扫描早期还可出现周边强化（图11-61），这与肿瘤周围肝组织的结缔组织反应、炎性细胞浸润和血管增生等组织学改变有关[545]。富血供肿瘤在动脉期常表现为稍高于周围肝组织的强化，但在门静脉期常呈等信号，而显示不清晰。在延迟期（5~10min）图像中，约1/4的病灶可出现相对于中

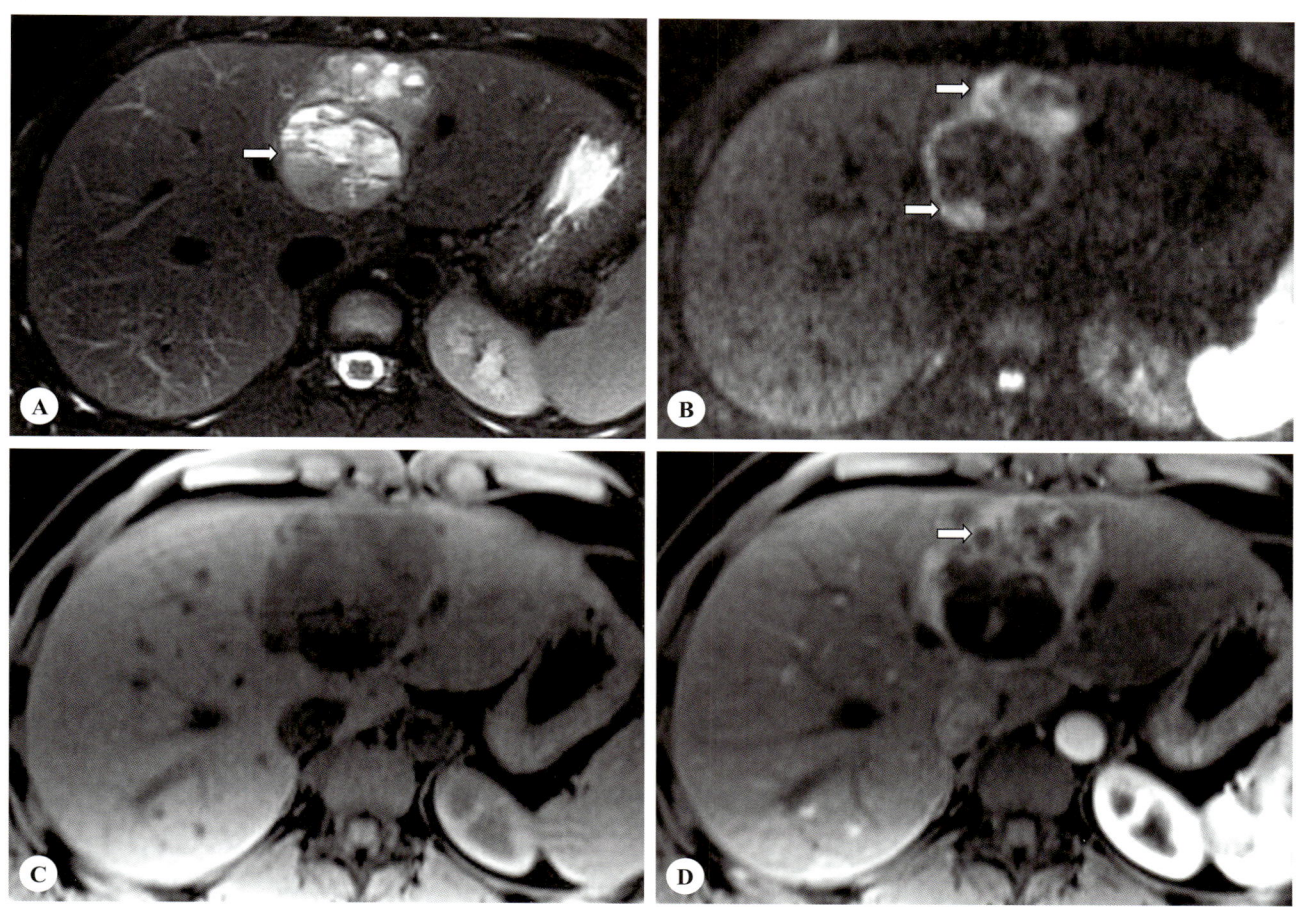

▲ 图11-53 原发性肝脏神经内分泌肿瘤。63岁男性患者，体重下降
A. 轴位脂肪抑制T_2加权图像显示一信号不均匀的病灶，伴内部液-液平面（箭）；B. 轴位DWI图像显示病灶部分区域信号增高，提示弥散受限（箭）；C. 轴位脂肪抑制T_1加权平扫图像显示肿瘤与周边肝组织相比呈低信号；D. 轴位增强扫描动脉期显示病灶实性部分呈不均匀强化（箭）

心区的病灶周边环形低信号（即"周边廓清"）（图 11-62）。该征象是恶性病灶的特异性征象[116]。尽管乏血供和富血供的病灶都可以出现此征象，但富血供转移瘤的周边廓清征象更明显且常见[544]。采用钆塞酸二钠的增强 MRI 是检出病灶敏感度最高的影像手段，常用于病灶的术前分期[78, 79, 145]（图 11-60）。

（四）炎性疾病和其他疾病

1. 脂肪变性　肝脏脂肪变性（脂肪变性）指的是肝细胞内积聚过多的甘油三酯[546]。它与多种临床疾病有关，包括酒精性肝病、糖尿病、肥胖症、营养不良、慢性疾病、胃肠外营养、重型肝炎、肝脏毒素接触史、服用皮质醇激素和内源性皮质醇增多等。较少见的原因包括囊性纤维化、外伤、Reye 综合征、妊娠的急性脂肪肝、糖原贮积病、大量使用四环素和糖原合成酶缺乏等[547]。在没有酒精滥用、病毒感染、遗传因素、自身免疫及药物所导致的肝脏损伤的前提下，肝脏脂肪变性均可被归类为非酒精性脂肪性肝病。NAFLD 与肥胖和糖尿病密切相关，被认为是一种代谢异常引起的肝脏改变[548]。NAFLD 是一系列肝病的集合，其中最主要的是非酒精性脂肪肝（nonalcoholic fatty liver，NAFL）及非酒精性脂肪性肝炎（nonalcoholic steatohepatitis，NASH）。前者为不伴有肝细胞损害的肝脏脂肪变性，而后者肝脏脂肪变性、炎性浸润和肝细胞损伤同时存在[548, 549]。鉴别 NAFL 与 NASH 具有重要的临床意义。NASH 最终可进展为肝纤维化和肝硬化。NAFLD 是目前美国慢性肝病的主要原因，占 HCC 患者的 2%～12%[548-550]。越来越多证据表明，在不出现肝纤维化/肝硬化的情况下，NAFLD 患者也可能被确诊为 HCC[548-550]。

肝脏脂肪变性的临床表现和影像学表现各异。脂肪肝患者通常无临床症状，有些患者可能出现肝脏血清酶升高、肝脏增大或右上腹痛。在少数情况下，如果脂肪变性继发于接触肝脏毒素或妊娠期脂肪肝，以急性肝脏衰竭的形式起病。肝脏的脂肪积聚可在短期内迅速出现和逆转[551-553]。尽管大多数肝脏脂肪变性为弥漫性病变，但也可呈不均匀或局灶性改变。肝脏局灶性脂肪变性的机制目前尚不清楚，但可能与局部肝血管灌注差异有关[554, 555]。

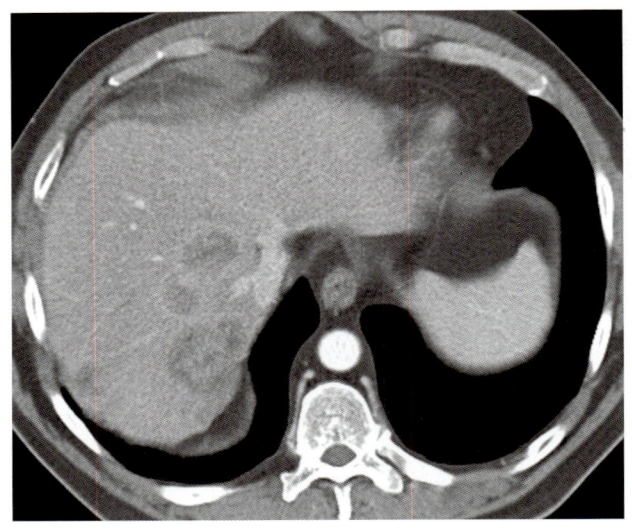

▲ 图 11-54　结肠癌肝转移

轴位门静脉期增强 CT 图像软组织窗显示多发的低密度灶，伴持续性的轻度边缘强化

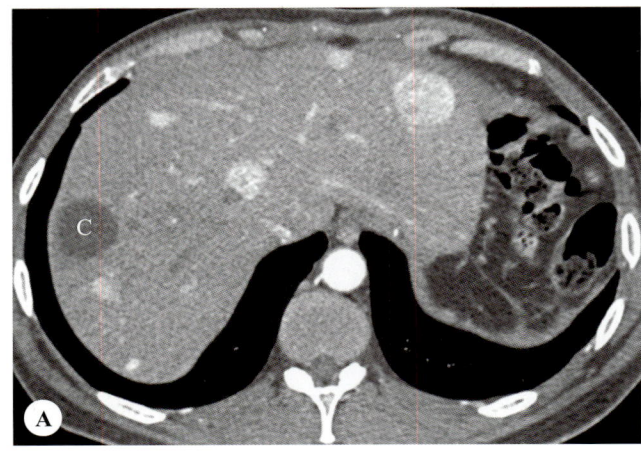 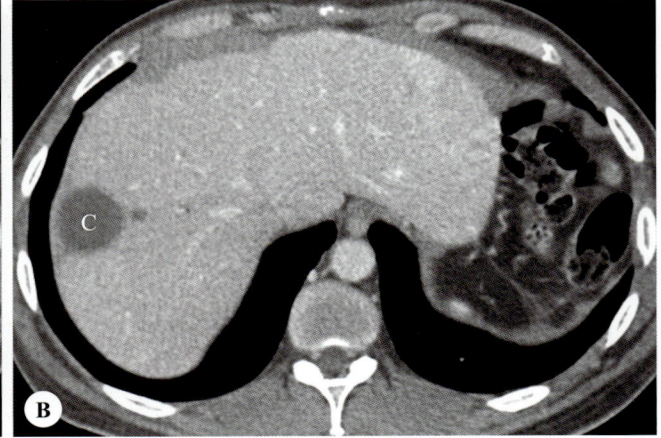

▲ 图 11-55　源自胰高血糖素瘤的富血供肝脏转移瘤

轴位 CT 增强扫描动脉期（A）图像显示肝内多发高密度病灶，病灶在门静脉期（B）呈等密度而无法被识别出来。肝右叶可见两个低密度囊肿（C）

第 11 章 肝脏
Liver

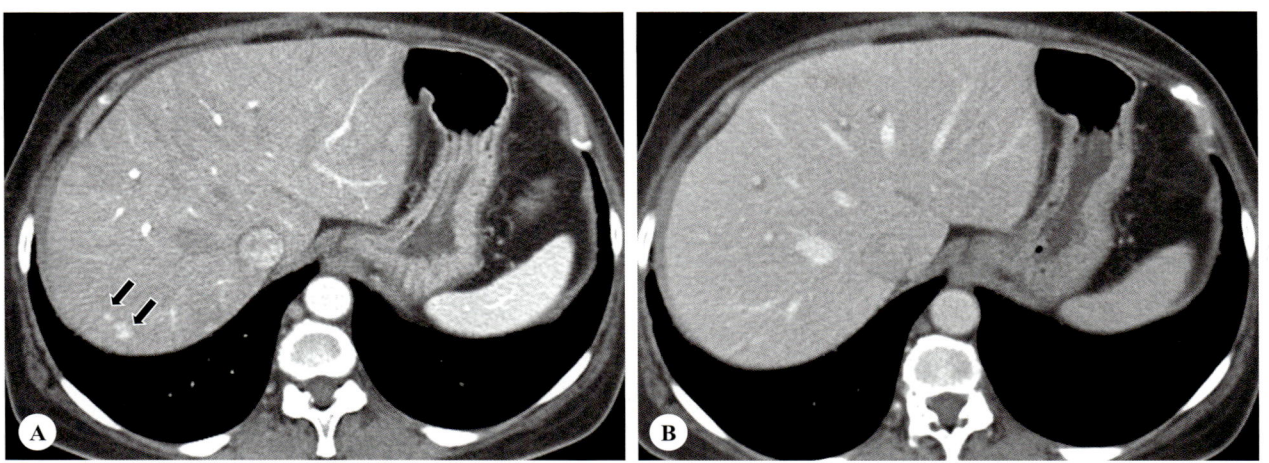

▲ 图 11-56 源自类癌的富血供肝转移瘤

CT 增强扫描动脉期（A）可见两个小的高密度结节（箭），结节在门静脉期（B）呈等密度而无法被识别出来

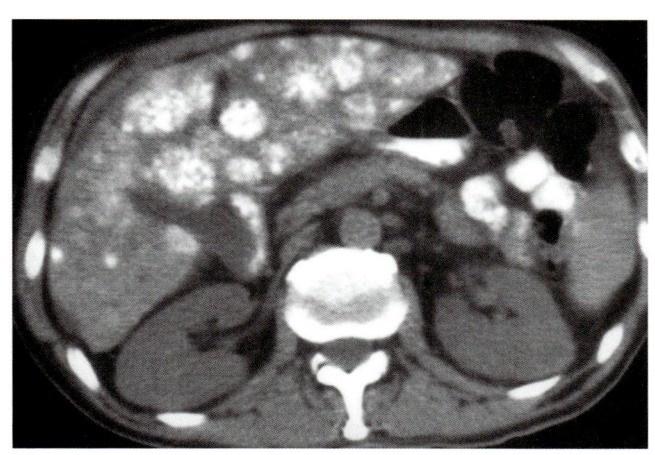

◀ 图 11-57 平扫 CT 软组织窗图像显示源自结肠黏液腺癌的肝转移瘤内多发钙化

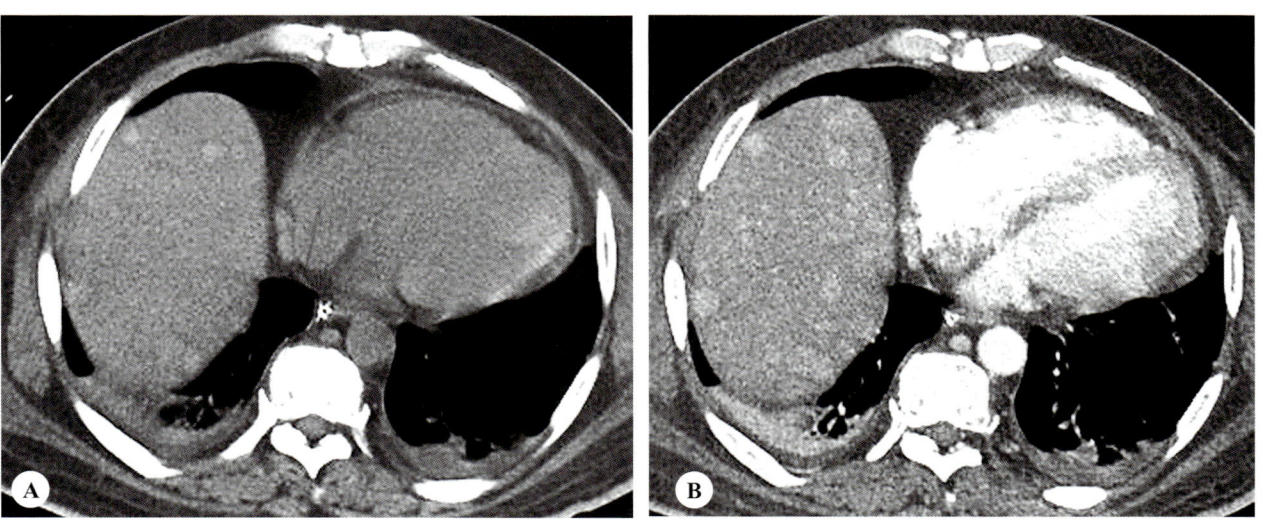

▲ 图 11-58 出血性肝转移瘤，源自黑色素瘤

A. 平扫 CT 图像显示肝顶附近一些小的高密度结节；B. 动脉期图像显示出病灶轻度强化，并找到在平扫图像中未显示的病灶

595

CT是肝脏脂肪变性检测、进展或转归随访的无创且灵敏的方法。肝实质的CT值与活检得出的肝内甘油三酯含量之间存在良好的相关性[556-558]。肝内脂肪含量增加可造成肝脏的平均CT值下降。肝脏明显的弥漫性脂肪变性存在典型的CT表现，即平扫CT中肝实质的密度低于肝内血管的密度[5]（图11-63）。平扫CT中肝实质密度低于脾脏密度，或者肝实质CT值低于40～50HU即可诊断轻微的肝脏脂肪变性。正常成人肝实质的CT值总是高于脾脏，其平均差值为8HU[3]。由于脾脏的强化高于肝脏，难以通过快速注射对比剂后的增强影像诊断脂肪肝。尽管有研究表明，增强后图像中肝脾CT值至少相差25HU能够诊断脂肪肝的[559]，但该方法高度依赖于采集图像的时间和对比剂的注射方法[560]。因此，依靠肝脾实质CT密度差诊断肝脏脂肪变性的方法可能会导致误诊。采用眼观肝脾密度差诊断肝脏脂肪变性具有较高的特异度，但该方法的灵敏度较差[561]。通过增强后图像诊断脂肪肝有一种较为准确的方法，即在典型局灶性乏脂的区域（邻近胆囊窝、门脉分叉处）观察到局部肝实质密度增高。以上经典部位的肝实质密度较高，也可证实肝脏脂肪变性的存在[562]。

肝脏局灶性脂肪变性的CT表现有时难以和原发或继发性的肝脏肿瘤或脓肿相区别。但是，局灶性脂肪变性的一些特征性表现，与其他肝脏占位性病变大不相同[9, 103, 163, 546, 563]。局灶性肝脂肪变性常为肝段性或呈楔形改变，其特征是无占位效应或无肝脏轮廓外凸。但是肝组织梗死也可以有类似表现[564]。此外，典型部位（如邻近肝圆韧带裂）的局灶性脂肪变性诊断较为容易[565]。受累区内可见正常走行的门静脉和肝静脉。但是浸润性转移瘤和淋巴瘤内有时也有肝脏的血管穿行其中，因此上述表现不能排除肝脏肿瘤[566, 567]（图11-52）。

少数情况下，肝脏脂肪变性表现为边界清楚的多发小结节，影像类似于转移瘤[568-571]（图11-64）。结节沿血管周围分布，部分结节中心可呈高密度，影像类似于真菌性脓肿[571]。尽管局灶性脂肪变性难以通过CT诊断，但是这些病灶随着时间会出现有较大的变化。调整饮食数天后重复CT检查，病变可明显缩小或消失[551]。

在肝脏CT成像中诊断弥漫性脂肪变性难度较大。弥漫的变性可能掩盖转移灶或扩张的胆管[572-574]。脂肪变性区域内的高密度灶可能实则是肿瘤或未受累的（不含脂肪）正常肝实质[572, 575]。邻近叶间裂的胆囊窝、肝左叶内侧段的近肝门区或包膜下区等典型部位出现一个或多个"跳跃区"地图样相对高密度，这些是局灶性肝实质未受累的表现[573, 576-578]。局部门静脉的血流下降造成局灶性未受累区域出现此影像学表现。门静脉系统与胃静脉或胆囊副静脉相通时，肝脏血液被稀释所致，也会出现如上的影像[67, 555, 579, 580]。邻近肝脏存在肿物时，肿物会减少局部门静脉血流，也可能出现局灶性的肝脏未受累的影像[577, 581, 582]。当CT无法明确诊断时，MRI能够有效评估肝脏异常，并对局灶性脂肪变性与肿瘤进行鉴别。化学位移成像技术（通常采用T_1加权扰相梯度回波序列）可以很好地诊断弥漫性和局灶性脂肪变性[583-586]。在反相位图像上，脂肪变性区域与相同区域的同相位图像相比可呈低信号（图11-65）。

各种成像技术不仅可以进行定性诊断，还可以对肝脏脂肪含量进行定量分析。Dixon于1984年首次描述了使用化学位移成像来量化肝脏脂肪含量的方法[587]。大多数MRI供应商都提供与Dixon序列类似的技术。所有相关的序列都涵盖同相位、反相位、单纯水相和单纯脂肪相的结果。单纯脂肪相提供半定量脂肪分数。该技术与无创性肝脏脂肪定量的金标准、MR光谱结果均显示出极好的相关性，对整个肝脏影像评价均有附加价值[588, 589]。但是，与MR光谱不同，它无法提供脂肪含量的绝对值。

2. 肝炎 肝炎是炎症弥漫性累及肝脏的过程，分

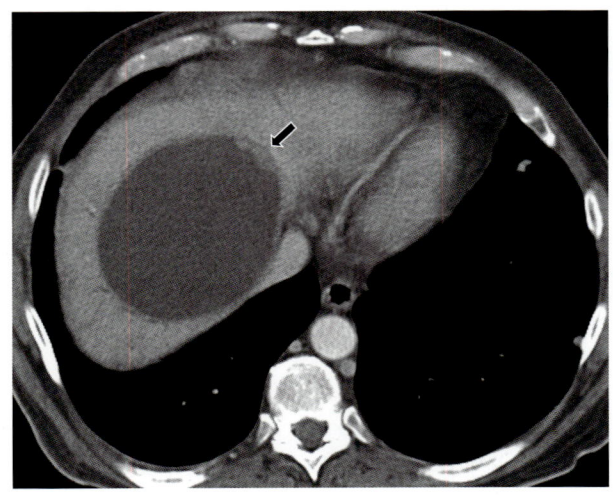

▲ 图11-59　**肝脏囊性转移瘤**

增强CT图像显示肝内一巨大的囊性病灶，患者有结肠癌病史。注意病变有薄壁和壁结节（箭），可据此与单纯肝脏囊肿相鉴别

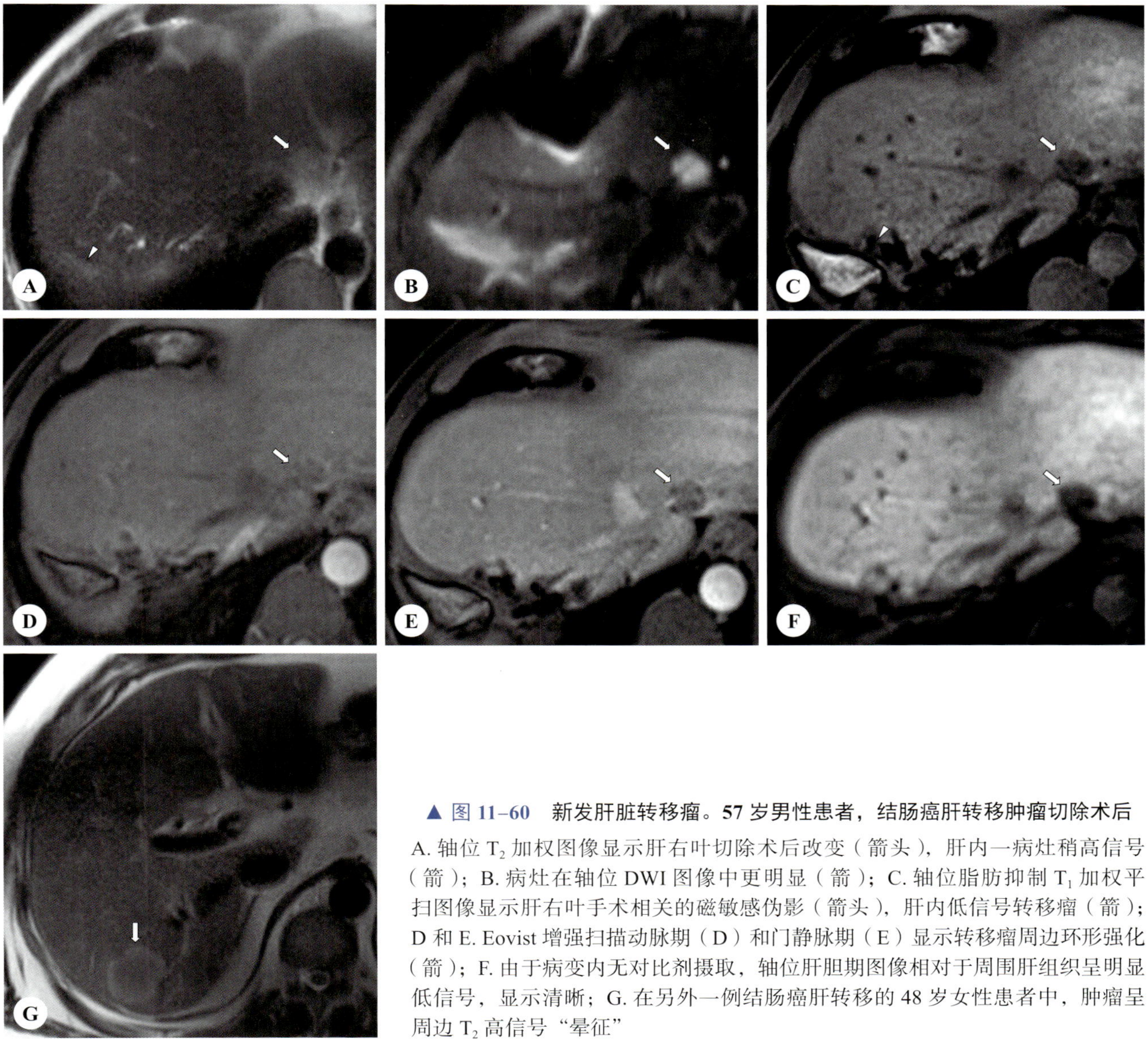

第 11 章 肝脏
Liver

▲ 图 11-60 新发肝脏转移瘤。57 岁男性患者，结肠癌肝转移肿瘤切除术后

A. 轴位 T_2 加权图像显示肝右叶切除术后改变（箭头），肝内一病灶稍高信号（箭）；B. 病灶在轴位 DWI 图像中更明显（箭）；C. 轴位脂肪抑制 T_1 加权平扫图像显示肝右叶手术相关的磁敏感伪影（箭头），肝内低信号转移瘤（箭）；D 和 E. Eovist 增强扫描动脉期（D）和门静脉期（E）显示转移瘤周边环形强化（箭）；F. 由于病变内无对比剂摄取，轴位肝胆期图像相对于周围肝组织呈明显低信号，显示清晰；G. 在另外一例结肠癌肝转移的 48 岁女性患者中，肿瘤呈周边 T_2 高信号"晕征"

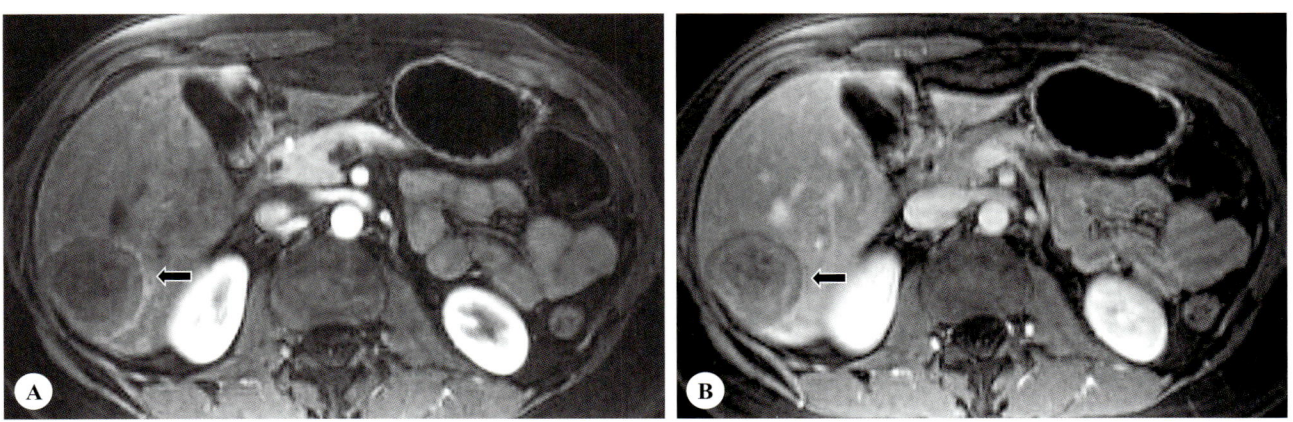

▲ 图 11-61 乳腺癌患者的肝转移瘤

A. 增强扫描动脉期图像显示一低信号肿物外周可见薄环状强化（箭）；B. 增强扫描延迟期肿瘤周边可见一低信号环（箭）

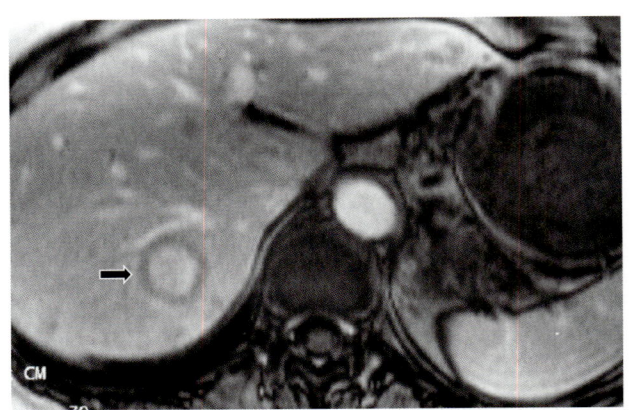

▲ 图 11-62 显示周边廓清的肝转移瘤

轴位 MRI 对比剂注射 5min 后延迟期图像显示肝脏肿物的周边与中心相比呈低信号（箭）

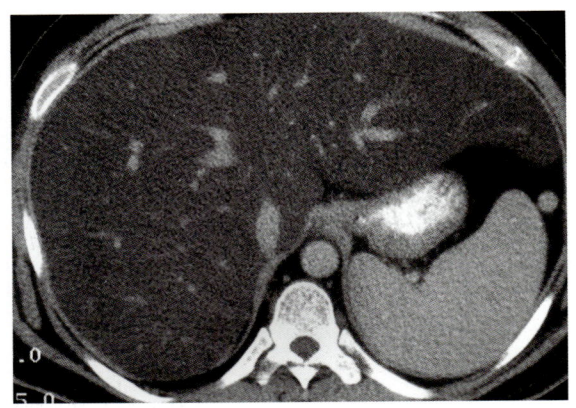

▲ 图 11-63 弥漫性肝脏脂肪变性

平扫 CT 图像上肝实质的密度明显低于脾脏的密度。肝内的血管显示清晰，呈高密度结构

为急性或慢性肝炎。病毒感染是肝炎最常见的原因，非病毒性感染、吸入性因素、胃肠道吸收性或胃肠外输入物质也可导致肝炎。组织学上，急性肝炎的特征表现是肝细胞坏死和退变，但门静脉或门静脉周围不出现异常。慢性肝炎可分为持续性和活动性肝炎。慢性持续性肝炎会出现门静脉周围炎症，但肝小叶结构完好。而慢性活动性肝炎可伴有广泛的炎症、坏死和纤维化[590]。筛查 HCC 是肝炎患者接受 CT 和 MRI 检查的主要目的。

急性肝炎的常见 CT 表现包括肝脏肿大、弥漫性脂肪变性、胆囊壁增厚（图 11-66）和水肿导致的门静脉周围低密度。肝炎的 MRI 表现包括门静脉周围水肿所致的 T_2 加权高信号，以及肝脏的 T_1 和 T_2 弛豫延长[591-593]。钆增强 MRI 可区分慢性肝炎肝纤维化与并发或新发的肝细胞损伤。大约 70% 在增强早期出现片状强化的患者，在病理学检查中可见肝脏炎症病灶。95% 在增强后期呈线样强化的患者，在病理学检查中可见纤维化改变[594]。

在慢性活动性肝炎患者中，大部分可以见到肝门韧带、肝胃韧带和腹膜后的淋巴结增大[595]。淋巴结大小的变化可反映这些患者对免疫抑制治疗的反应[595]。MRI 显示的肝周淋巴结的大小、数目和信号强度，也与疾病的活动程度存在相关性。对 50 例慢性活动性丙型肝炎患者的研究发现，轻度炎症患者平均有 2.5 个肝周淋巴结，其平均直径为 1.5cm，在脂肪抑制 T_2 加权图像中高信号结节的均值为 0.17。而重度炎症的患者平均有 8.3 个肝周淋巴结，其平均直径为 4.9cm，在脂肪抑制 T_2 加权图像中高信号结节的均值为 2.4[596]。

3. 肝硬化 肝硬化是肝脏对多种原因所致肝细胞损伤与坏死的反应。早期的肝细胞损伤会造成周期性的炎症、再生和纤维化，导致肝内循环的改变、门静脉高压和胆汁淤积，并进一步造成肝细胞损伤和纤维化[547]。肝硬化的病理学特点是广泛的纤维化和多发的再生结节[597]。形态学上，肝硬化可分为小结节型（直径相同的 <3mm 的结节）、大结节型（直径从 3mm 到数厘米不等的结节）或混合型[598]。在组织学检查中，正常肝小叶被结缔组织分隔、扭曲，最终形成被结缔组织分隔包绕的肝硬化结节。

最常见的肝硬化原因是丙肝和乙肝病毒感染、过度酒精摄取及 NAFLD。其他原因包括血色素沉着症、胆道梗阻、肝淤血、药物、毒素和遗传病（如 Wilson 病、$α_1$- 抗胰蛋白酶缺乏、半乳糖血症和Ⅳ型糖原贮积病），这些病因在北美相对少见[547]。肝硬化最主要的并发症是门静脉高压所致的静脉曲张出血、HCC 和肝功能衰竭。

肝硬化患者影像学检查的主要作用是评估肝脏大小和血供情况，确定门静脉高压的影响以及发现肝脏肿瘤。在肝硬化早期，肝脏的 CT 和 MRI 一般表现正常。肝硬化相对早期的征象是肝门的门静脉周围间隙增宽，这是肝左叶内侧段（Ⅳ段）萎缩，脂肪填充其内导致的[599]。以 >10mm 为诊断标准，通过该征象判断肝硬化的灵敏度、特异度、准确度和阳性预测值分别为 93%、92%、92% 和 91%[599]。其他早期改变包括肝脏肿大和由于纤维化或不规则脂肪变性肝实质出现密度或信号不均匀。晚期肝硬化

第 11 章 肝脏
Liver

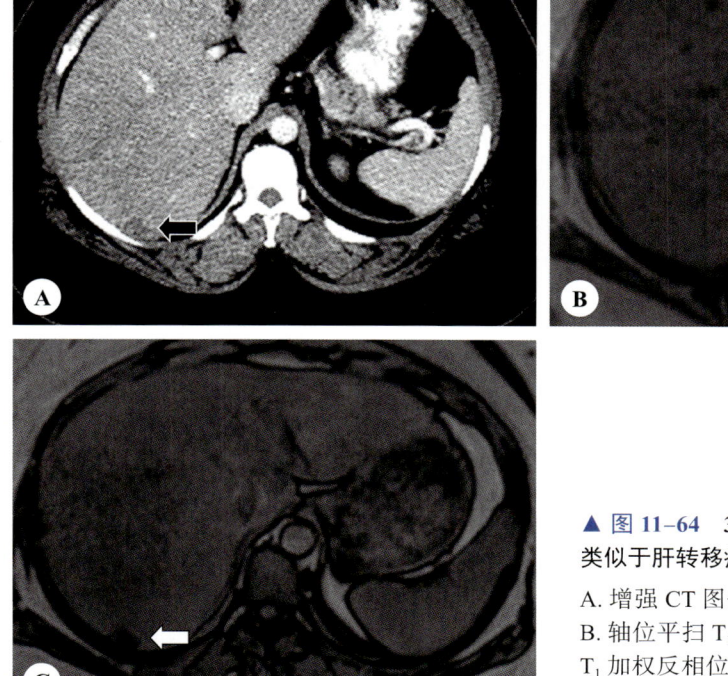

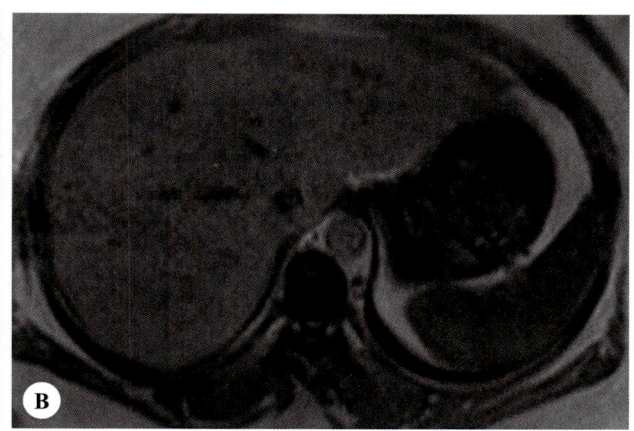

▲ 图 11-64 38 岁乳腺癌患者的肝脏局灶性脂肪变性，类似于肝转移瘤

A. 增强 CT 图像显示肝右叶内一密度稍低结节（箭）；B. 轴位平扫 T_1 加权同相位图像未见明显病灶；C. 平扫 T_1 加权反相位图像显示病灶内显著的局灶性信号丢失，与 CT 图像所显示病灶一致，符合局灶性脂肪变性（箭）

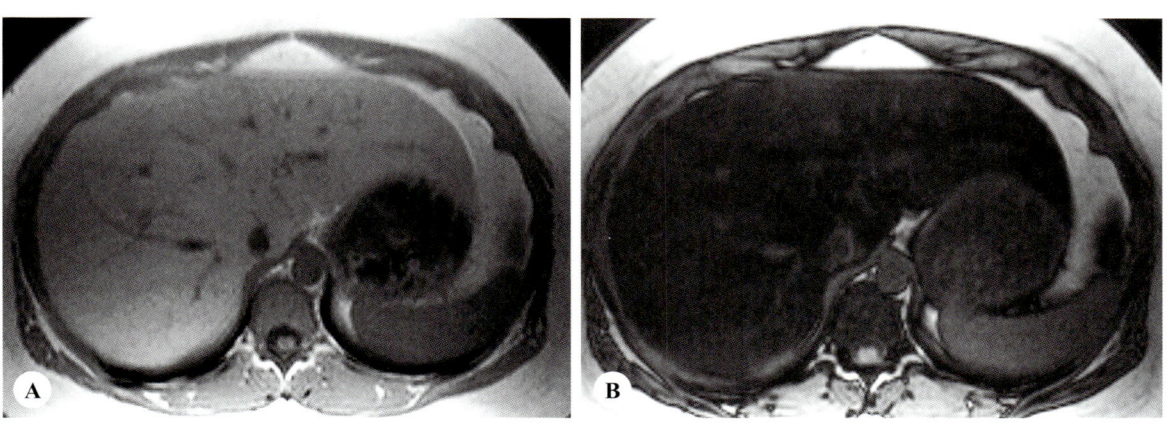

▲ 图 11-65 弥漫性肝脏脂肪变性

A. 同相位梯度回波 T_1 加权图像，显示正常肝脏信号；B. 反相位图像显示肝内明显的弥漫性低信号，符合脂肪变性

的形态学改变，包括肝脏体积缩小和肝裂明显增宽。肝段间裂隙增宽尤为明显[600, 601]。比较典型的表现为，肝右叶和肝左叶内侧段体积缩小，导致胆囊窝扩大[602]（图 11-67）。多数患者中可同时见到尾状叶和肝左叶外侧段代偿性增大[603]（图 11-67）。肝右叶与肝左叶内侧段的进行性萎缩，与肝硬化临床严重程度相关，而尾状叶和肝左叶外侧段的增大与疾病的稳定性相关[604]。肝硬化的另一个高度特异性的征象是肝脏右后表面的锐利切迹[605]（图 11-67）。

尾状叶横径与肝右叶横径的比值能够区分肝硬化与正常肝脏和异常的非硬化肝脏[600]。从尾状叶内侧至门静脉主干侧缘测量其横径，从肝右叶的外侧至门静脉主干侧缘测量其横径。尾状叶与肝右叶比值≥0.65 时，诊断肝硬化的灵敏度为 84%，特异度

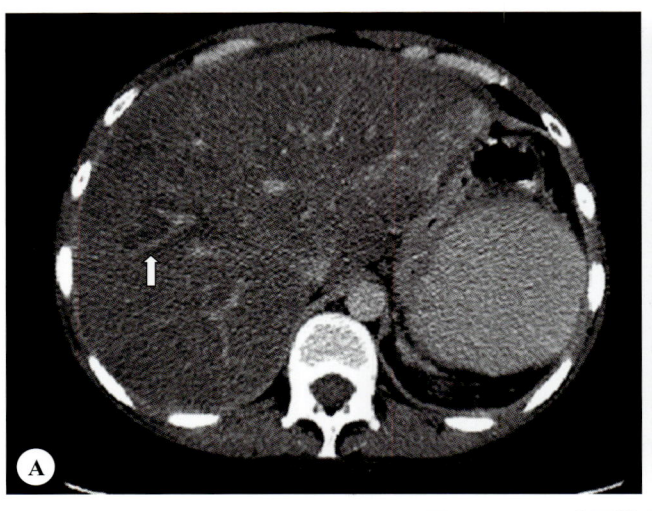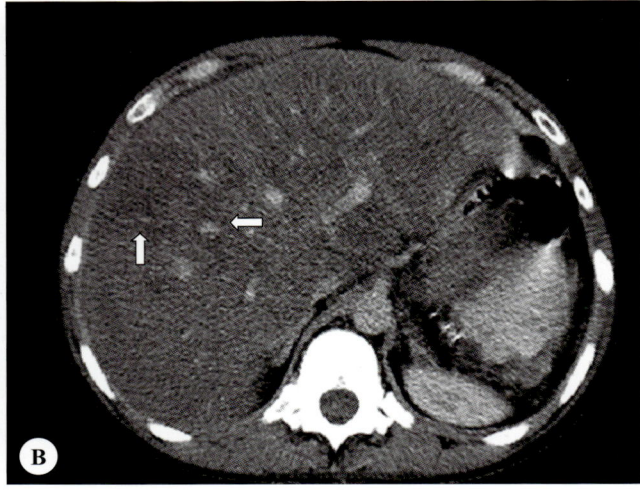

▲ 图 11-66 29 岁男性患者，肝炎伴乏力和黄疸

轴位 CT 增强扫描软组织窗图像显示肝脏增大，门静脉周围水肿（箭）

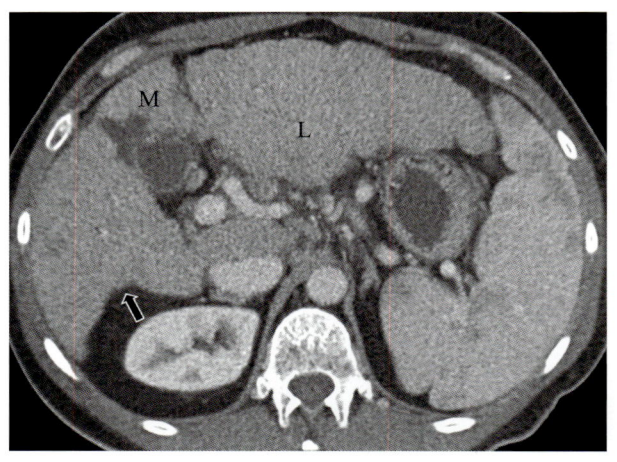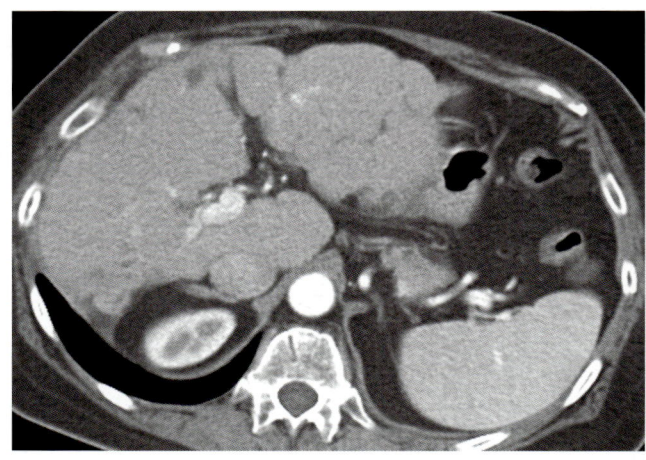

▲ 图 11-67 肝硬化

轴位 CT 增强扫描图像软组织窗显示肝脏边缘呈结节状改变，肝左叶内侧段（M）萎缩，外侧段（L）增大。注意肝右后表面显著的切迹（箭）

▲ 图 11-68 乳腺癌肝转移患者化疗后的假性肝硬化

轴位 CT 增强扫描图像显示肝右叶萎缩，尾状叶和肝左叶增大。包膜回缩，瘢痕组织包绕再生区域，表现类似于大结节型肝硬化

为 100%，准确度为 94%[600]。而另一项研究则表明，虽然尾状叶与肝右叶比值超过 0.65 时诊断肝硬化的特异度比较高，但灵敏度仅为 43%[606]。修订后的尾状叶与肝右叶比值采用门静脉右支代替门静脉主干作为尾状叶的侧界，其诊断肝硬化和评价其严重程度的准确性更高[607]。发生肝硬化时肉眼能够很容易看出形态改变。因此在临床实践中，很少量化比值[608]。此外，肝脏形态改变的程度也与肝硬化的病因有关。乳腺癌肝转移患者在进行化疗后，少数可出现类似于肝硬化的形态学改变，此现象被称为假性肝硬化[609]（图 11-68）。

由于存在再生结节，肝脏的轮廓常呈结节状（图 11-67），再生结节的密度与正常肝实质的密度相似。少数含铁血黄素再生结节会在平扫 CT 中呈高密度[610]（图 11-69）。MRI 更易显示出再生结节，它们常在 T_1 加权和 T_2 加权图像中呈低信号[611, 612]，但少数可在 T_1 加权中呈高信号，而含有含铁血黄素的结节在 T_1 和 T_2 加权图像中均呈低信号[611, 612]。由于再生结节的血供来自门静脉，它们的强化模式与正常肝实质相似。再生结节周围的纤维分隔在 CT 中呈等或低密度，在 T_1 加权图像中呈低信号（图 11-70），在 T_2 加权图像中呈中等信号。由于肝脏血流动力学

第 11 章 肝脏
Liver

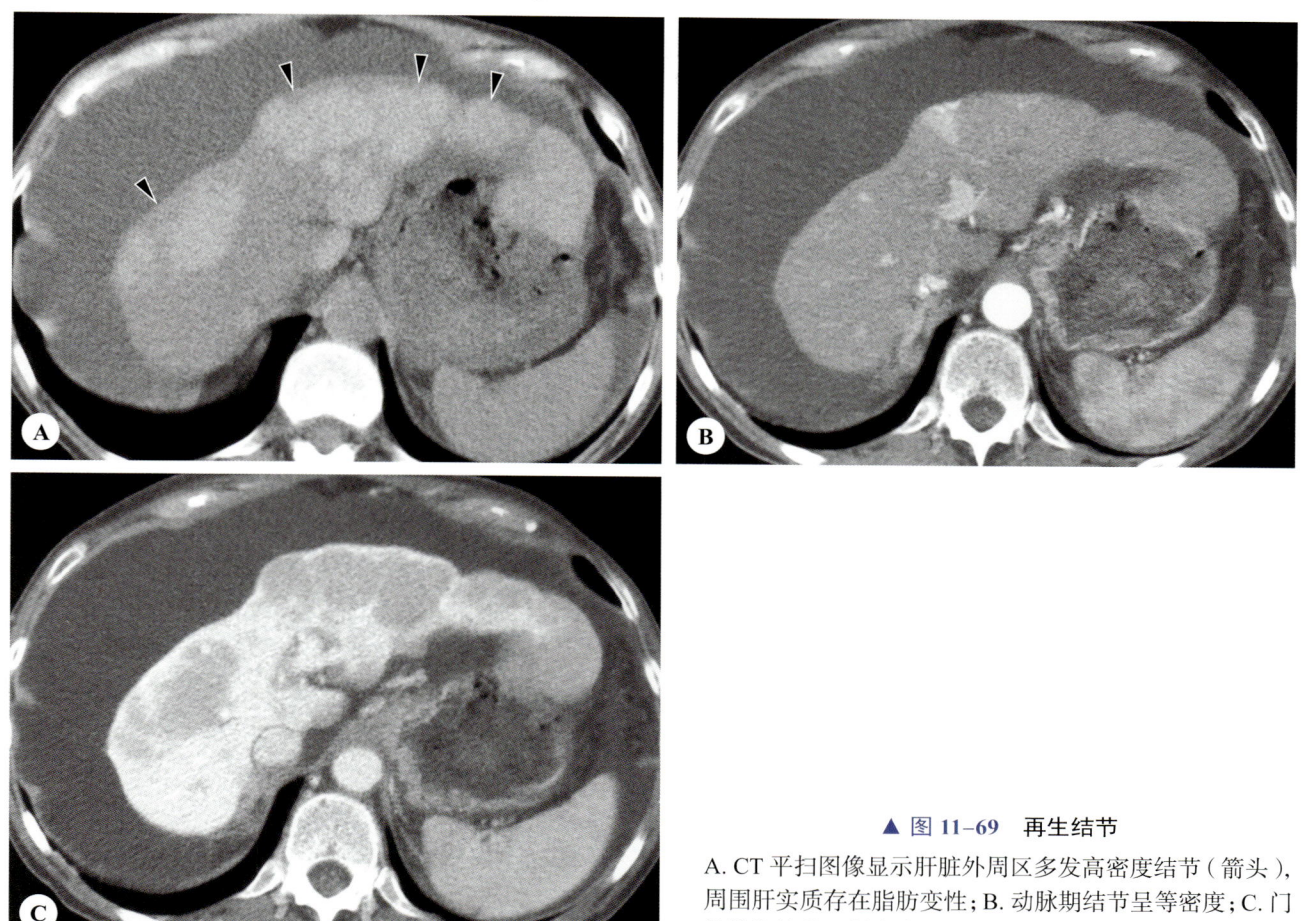

▲ 图 11-69 再生结节
A. CT 平扫图像显示肝脏外周区多发高密度结节（箭头），周围肝实质存在脂肪变性；B. 动脉期结节呈等密度；C. 门静脉期结节呈低密度

▲ 图 11-70 肝硬化
轴位 MRI 平扫（A）和增强后门静脉期（B）图像显示肝内多发小的再生结节，肝脏轮廓呈结节状改变。再生结节周围的纤维分隔在平扫时呈低信号，在延迟增强图像中呈高信号

和形态学的改变，肝硬化患者的肝实质常出现不均匀强化。本章 HCC 的内容中介绍了多种肝硬化结节的影像学表现。

大约 15% 的晚期肝硬化患者出现融合性纤维化，在平扫 CT 中多表现为自肝门向外周区放射状分布的楔形低密度[613]。少见的表现有肝脏外周或累及整个肝叶或肝段的带状病灶。包膜回缩现象较为常见。增强后病灶相对于正常肝实质呈等密度，少数呈低密度。融合性肝纤维化在 MRI 中的形态学表现与 CT 中类似。典型病灶在 T_1 加权中呈低信号，在 T_2 加权中呈高信号（图 11-71）。注射钆对比剂后，融合性纤维化在动脉期常呈低信号，但也有文章称融合性纤维化在动脉早期出现强化信号[614]。在延迟期图像中，纤维化的区域可以呈等或高信号（图 11-71）。肝纤维化在进展期也可能出现逆转，其严重程度与患者的预后密切相关[615, 616]，因此，肝纤维化的诊断和准确分期均具有重要的临床意义。磁共振弹力成像直接测量器官的硬度值，并对肝纤维化进行诊断和分期。随着肝纤维化加重，肝组织硬度增加，机械或声学剪切波在肝组织内的传播也会增快（参考本章开头部分相关技术介绍）[617]。研究表明 MRE 在肝纤维化分期方面具有很高的准确性，其诊断效能高于超声弹力成像[618-621]。

少数肝硬化患者还会出现胆管周围囊肿（图 11-12 和图 11-13）。梗阻的胆管周围腺体呈现囊性扩张形成胆管周围囊肿[199, 200]。其 CT 和 MRI 表现参考本章介绍肝囊肿的部分。

肝硬化的肝外 CT 表现包括腹水、脾大和门静脉侧支循环[622, 623]。门静脉侧支循环在 CT 中表现为迂曲的管状软组织影，注射对比剂后可出现类似于门静脉密度的强化（图 11-72），其在平扫图像中可类似于淋巴结的密度影[624]。在 MRI 自旋回波序列中，流空效应使得门静脉侧支循环常表现为低信号。在对流动效应敏感的梯度回波序列中，流入增强效应使得侧支循环呈管状高信号。除了采用增强扫描对侧支循环进行结构评估外，非增强的功能序列还可提供血流的方向和速度等肝内和肝外血管的功能信息[625-630]。时间飞跃和相位对比 MRI 是一种基于磁化相关流动现象的非增强成像技术。由于这些技术比较稳定和对操作者技术的依赖性低，近来已被用于门静脉和肝血管的常规评估[631, 632]。然而，两种 MRI 技术的图像采集时间较长、运动伪影和层面内流动相关伪影的影响，它们的临床应用均受到一定的限制[632]。

4. 铁过载 体内铁过量有两种常见原因：胃肠道吸收增加或静脉输血[633]。遗传性血色素沉着症和红细胞生成性血色素沉着症可造成长期的肠道内铁吸收增多。在上述情况下，铁沉积于肝和其他器官的实质细胞内（包括胰腺、胃肠道、肾、心脏和内分泌腺），并造成相应器官的损伤[634]。反复的肠外输入红细胞会使过量的铁沉积于肝、脾和骨髓的网状内皮细胞内，造成输血性铁过载[633]。

血色素沉着症分为原发性和继发性。原发性（遗传性）血色素沉着症是 HLA 相关的遗传异常。该病

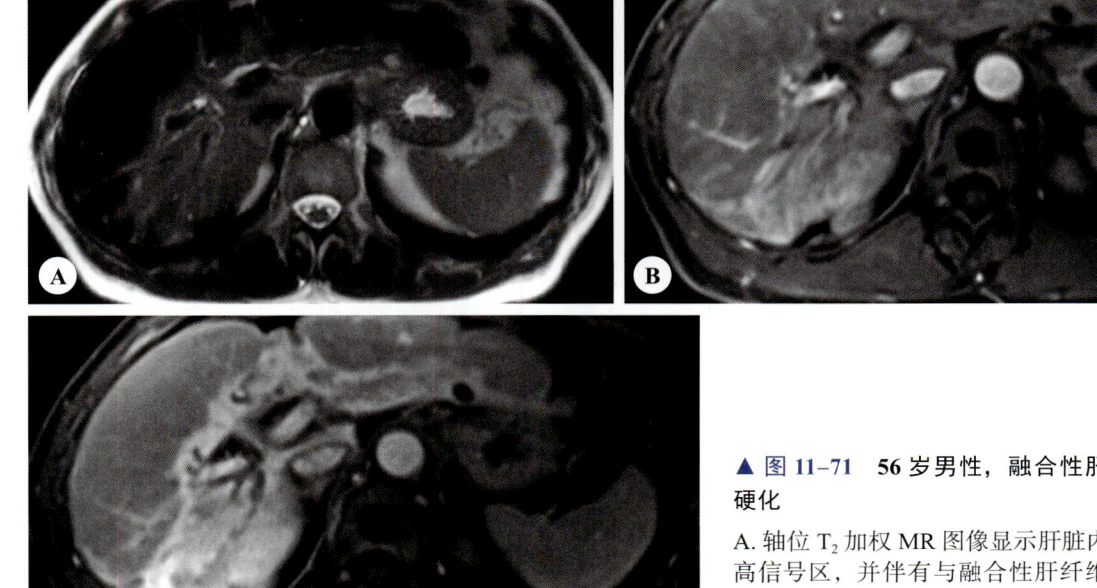

▲ 图 11-71 **56 岁男性，融合性肝纤维化，诊断为肝硬化**
A. 轴位 T_2 加权 MR 图像显示肝脏内大面积地图样 T_2 稍高信号区，并伴有与融合性肝纤维化一致的肝包膜回缩（箭）；B. 动脉期图像纤维化区域无明显强化；C. 门静脉期图像纤维化区域相对于背景肝脏呈明显的延迟强化

患者的肠道壁黏膜不完整，因而铁吸收增多[634]。此病多发于 30—49 岁。首发症状包括血糖升高、色素沉着和非特异性的腹部症状[547]。90% 的患者会出现肝脏肿大，是该病最常见的体征。大多数血色素沉着症可发展为肝纤维化或肝硬化。14%～30% 的患者出现肝癌这一晚期并发症[635, 636]。但是在进展为肝硬化前接受积极治疗，患者出现肝癌的概率则非常低[637, 638]。该病在年轻患者中常出现多系统的内分泌功能不全。心脏受累可见于大约 15% 的患者，表现为心律失常和充血性心衰[639]。1935 年，诊断该病的患者的平均生存期仅为 4.4 年。但随着检查和治疗方法的发展，患者的生存期已经有了明显提升[640]。患者在接受放血治疗后的 5 年生存率为 89%[636]。

继发性血色素沉着症最常见于患有无效性红细胞生成障碍（如珠蛋白生成障碍性贫血）的患者。在珠蛋白生成障碍性贫血性血色素沉着病中，骨髓形成红细胞的前体对铁的需求增加，导致胃肠道对铁的吸收增加，并沉积在实质细胞中[633]。继发性血色素沉着症出现症状的年龄要早于原发性血色素沉着症，但两者的临床和影像学表现相同。

输血性铁过载主要见于多次输血的患者。由来自输血红细胞的铁优先于肝、脾和骨髓的网状内皮细胞内沉积。如果铁含量超出网状内皮细胞系统的铁存贮量，则铁可沉积于实质细胞内并引起器官损害[633]。

CT 可用于肝脏铁过载的无创诊断。中度或重度的肝脏铁过载在平扫 CT 图像中表现为均匀的密度增高影（图 11-73）。正常肝脏平扫的 CT 值为 45～65HU，而铁过载的肝脏平扫 CT 值达到或超过 70HU[423, 641, 642]。常规单能 120kVp 的 CT 和双能 CT，即可发现肝脏 CT 值与含铁量之间存在线性关系[642-644]。但另有一项研究发现，采用单能 CT 诊断肝脏铁过载的灵敏度仅为 63%[641]。因此肝实质的密度正常并不能排除肝脏铁过载的可能。在部分病例中，肝脏可能同时存在脂肪变性，肝脏的密度减小。因此对于肥胖、糖尿病或酒精肝的患者，CT 诊断铁过载的灵敏度有所下降[642]。由于铁的原子序数高，当 CT 扫描能量降低到 80kVp 时，存在过量铁沉积的肝脏密度明显增高。因此，当 120kVp 扫描肝脏密度值接近正常值时，降低 kVp 扫描有助于确诊铁过载[645]。需要注意的是一些并非铁过载造成的肝脏实质密度增高的特异性表现，如肝脏糖原贮积病、Wilson 病、接受胺碘酮治疗、金和顺铂治疗、淀粉样变性及营养过剩的患者[169, 646, 647]（图 11-74）。此外，既往有二氧化钍接触史的患者也可出现肝脏和脾脏密度的明显增高[648]。

MRI 能够灵敏地发现临床中明显的肝脏铁过载，其表现为明显的信号降低[591, 649-651]。此外，MRI 中低信号的表现比 CT 中密度增高具有更高的诊断特异度。由于细胞内铁的顺磁性效应，造成邻近水质子的失相位，最终导致 MRI 信号降低。T_2 加权或 T_2^* 加权图像上肝实质的信号降低的显示效果最佳[652]。

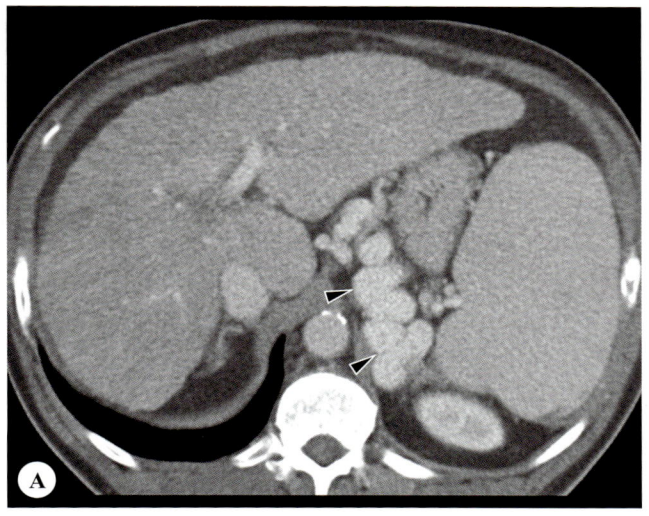 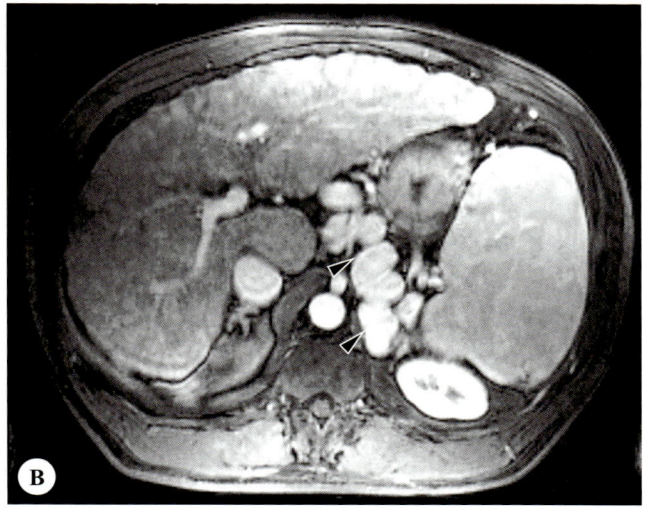

▲ 图 11-72 肝硬化伴门静脉侧支血管

轴位增强 CT（A）和脂肪抑制 T_1 加权增强 MRI（B）图像显示结节样肝脏轮廓，伴尾状叶和肝左叶萎缩。脾大和门静脉侧支血管（箭头）提示门静脉高压

铁过载的 MRI 表现多为弥漫性的，极少会出现局灶性或肝段性的信号降低[653-655]。通过将肝脏的信号强度与相邻的椎旁肌的信号强度进行比较，可以对铁沉积进行定性评估。椎旁肌肉的信号强度不受铁过载的影响，如果肝脏的信号强度低于椎旁肌肉的信号强度，则应考虑铁过载[656]。

在多数情况下，我们可以根据肝外的信号改变来鉴别肝实质的铁过载与网状内皮系统的铁过载[657, 658]。网状内皮系统出现铁过载时，肝脏和脾脏都呈低信号（图 11-75），骨髓也可见低信号。但是，肝实质细胞铁过载的时候，脾脏和骨髓内的信号常无改变，但可见胰腺的低信号。在原发性（遗传性）血色素沉着症患者中，胰腺的低信号与肝硬化存在明显的相关性[656]。

研究发现，T_2 或 T_2^* 的弛豫时间与肝脏活检样本中肝内铁浓度之间存在很好的相关性[660-666]。梯度回波和自旋回波序列可分别用于 T_2^* 和 T_2 弛豫时间的测定，这两者都足以对肝脏铁含量进行定性评估。但是，对于轻度铁沉积梯度回波序列比自旋回波序列更灵敏[652]。我们可以采用基于 MRI 信号测量结果绘制的校准曲线测定肝内铁含量。

5. 放射性损伤 体外电离辐射可造成放射性肝脏损伤，主要见于单次放疗剂量大约 1400rad（14Gy）或 6 周内总剂量超过 3500rad（35Gy）的患者[667, 668]。放疗 60 天内的组织学检查可表现为肝血窦充血、淤血或出血，伴部分中心肝细胞萎缩[667]。

接受放射治疗数月后的 CT 检查显示边界清楚的低密度区，密度与放疗部位相同（图 11-76）。这是放疗所导致的肝脏充血和（或）脂肪变性造成的。数周后，当周边肝实质开始再生后，最初清晰的边界逐渐变得不规则[669]。上述异常的 CT 表现常可在数月后消失[668, 670, 671]。肝脏放疗区域的体积最终出现萎缩。

肝脏恶性肿瘤的大剂量放疗（重叠照射野），可造成肿瘤靶区附近的球形低密度灶[672]。放疗造成的 CT 改变在治疗后 2～3 个月时最明显，可持续 3 个月左右。

放射性肝损伤的 MRI 表现为受累区在 T_1 加权呈低信号，由于照射区域的水分子含量增加而在 T_2 加权呈高信号[671, 673]。钆动态增强图像显示放射性肝损伤区呈早期和延迟强化[673]。

6. 结节病 结节病是一种原因不明的全身性肉芽肿性疾病，最常累及肺实质、纵隔和肺门淋巴结。组织学检查发现，24%～79% 患者的肝脏存在大小不一的非干酪性肉芽肿，同样比例的患者还会出现脾脏受累[674-678]。但是肝脾受累通常不是主要临床表现[679]。肝脏结节病最常见的临床表现是肝脏肿大，可见于 20%～38% 的患者[679, 680]。少数患者可出现黄疸、窦前性门静脉高压或肝功能衰竭。

肝脾结节病最常见的腹部 CT 表现是肝脾的均匀性增大[681]。大小为 2cm 左右的低密度结节，可分别见于 5%～19% 的肝脏和 15%～33% 的脾脏[680, 682, 683]（图 11-77）。极少数情况下，病灶相互融合，直径可达到 6cm[684]。在 MRI 中，病变在所有序列上都相对

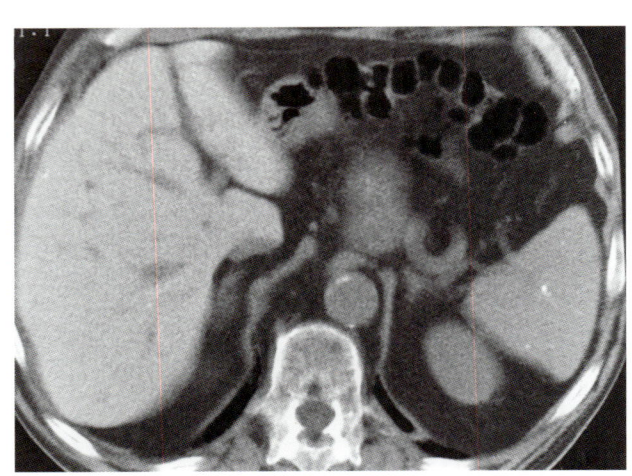

▲ 图 11-73 血色素沉着症
轴位平扫 CT 图像软组织窗显示由于肝实质内铁沉积过多而造成的肝脏密度弥漫性增高

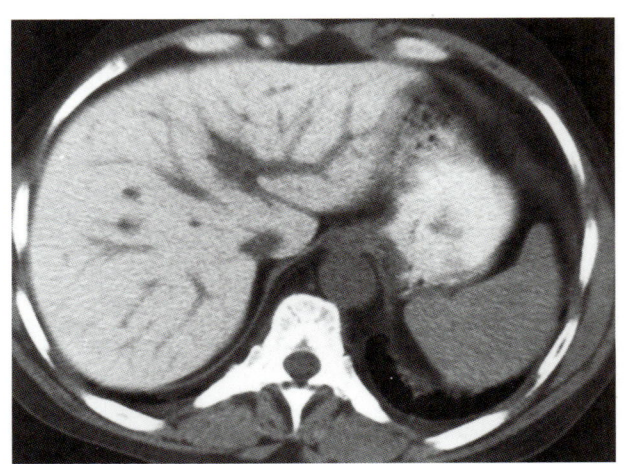

▲ 图 11-74 接受胺碘酮治疗患者的碘沉积
轴位平扫 CT 图像软组织窗显示肝脏密度弥漫性增高，该表现无法与肝内铁沉积相区别

于背景肝和脾脏呈低信号，注射钆对比剂后病灶无强化[685-687]。腹部淋巴结增大是该病另一个常见的表现，常累及肝门、腹腔干和主动脉/下腔静脉周围的淋巴结[680, 682]。腹部 CT 表现与病变的活动性有关，但与该病胸部放射学的分期无关[682]。部分患者的腹部 CT 表现与非霍奇金淋巴瘤难以区分[680]。

7. 贮积异常 肝脏贮积异常性疾病的影像学表现没有特异性，常造成肝脏肿大，伴或不伴肝脏脂肪变性。病程长者可发展为门脉高压和肝硬化。在 CT 图像中，糖原贮积病和 Wilson 病的肝脏均可呈高密度，这是由于糖原和铜在肝脏内沉积造成的[169, 646]。但是，大多数学者发现肝脏 CT 值与肝内的铜浓度没有相关性[688, 689]。此外，糖原贮积病患者的肝脏多表现为正常或低密度，这与伴发的肝脏脂肪变性所致的低密度有关[346, 690]（图 11-78）。

在 I 型（von Gierke 病）和 III 型糖原贮积病患者中常可见到肝腺瘤[691-695]（图 11-78）。一项研究发现，52% 的 I 型和 25% 的 III 型糖原贮积病患者同时存在肝腺瘤[696]。

在 Wilson 病患者的 MRI 检查中，肝脏的 T_1 弛豫时间或肝脏的 T_1 加权和 T_2 加权图像信号无改变[697-699]。

Gaucher 病（一种伴有糖脑苷积累的遗传性酶缺乏症）最常见的肝脏表现是肝脏肿大[700]。另外，有 20% 的 Gaucher 病患者表现出星状或节段性局部信号异常，在 T_1 加权图像上相对于正常肝实质呈低信号，在 T_2 加权图像上呈高信号[701]。这些肝脏局灶性信号异常的成因是纤维分隔及 Gaucher 细胞聚集所导致的缺血性改变[701]。

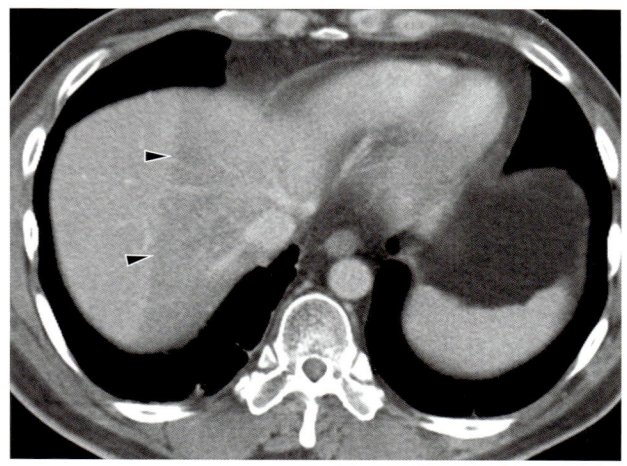

▲ 图 11-76　放射性肝损伤

因肺癌进行体外照射治疗的患者，增强 CT 图像显示肝顶附近边界锐利的低密度区（箭头）

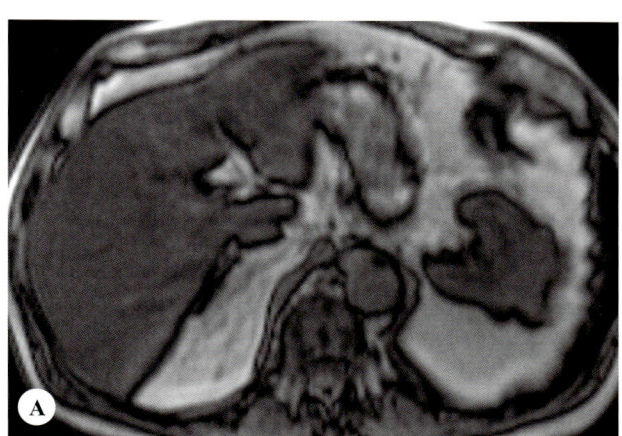

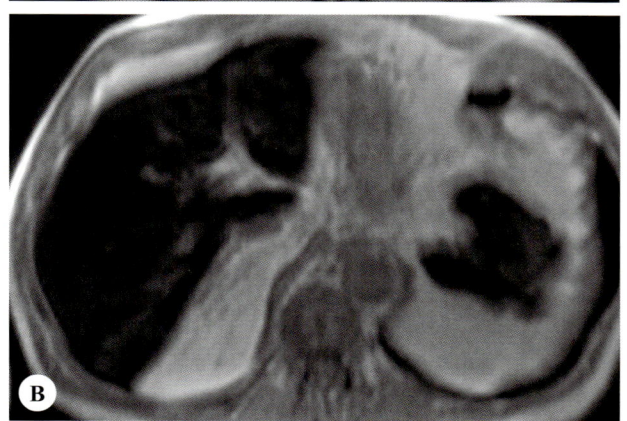

▲ 图 11-75　48 岁的肝脏铁过载男性患者

轴位平扫 T_1 加权反相位（A）和同相位（B）梯度回波 MR 图像显示肝脏在同相位图像比反相位图像信号强度更低，提示铁过载

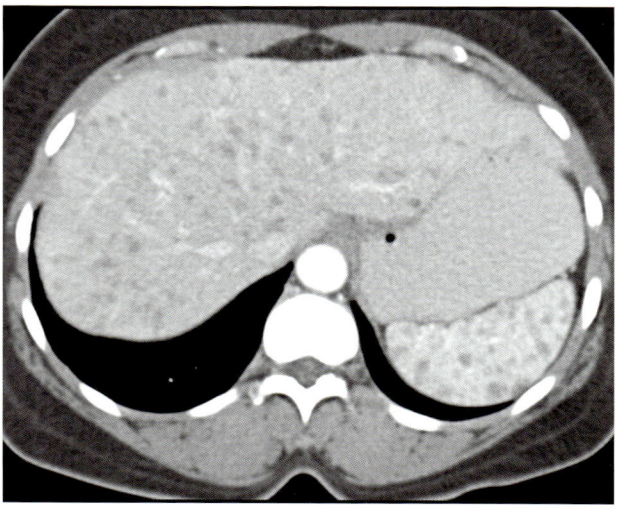

▲ 图 11-77　结节病

轴位 CT 增强图像软组织窗显示肝脏和脾脏内多个小的低密度结节

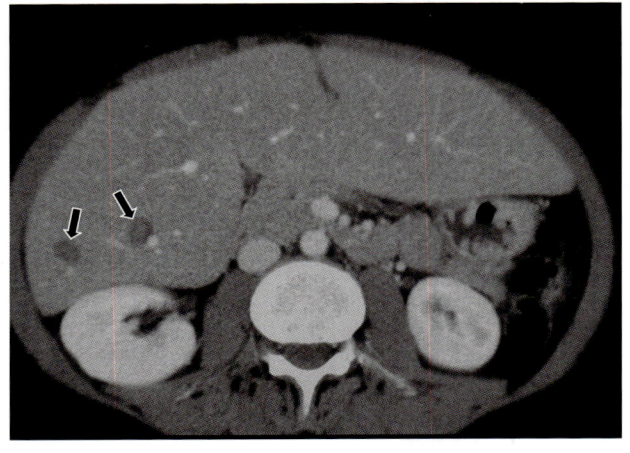

▲ 图 11-78　糖原贮积病

轴位增强 CT 图像软组织窗显示肝脏肿大，伴轻度弥漫性脂肪变性。注意肝右叶的两个小肝细胞腺瘤（箭）

8. 其他弥漫性疾病　淀粉样变性的特征是蛋白质和蛋白质衍生物在细胞外的异常沉积或积聚，常累及肝脏。但其影像学表现不具有特异性[702]。CT 表现为肝脏肿大和弥漫性密度减低[702]。

接受抗心律失常药胺碘酮治疗的患者可出现弥漫性的肝实质密度增高，与肝脏铁过载的 CT 表现难以区分（图 11-74）。即使在接受短期治疗的患者也可出现肝实质密度的升高，其成因是含碘的药物及其代谢产物在肝细胞内的积聚[647, 703, 704]。

接受二氧化钍治疗患者的 CT 也可表现为肝脏、脾脏和局部淋巴结的密度增高[648, 705]。肝脏可呈弥漫性均匀密度增高，但也常有不规则或网状的密度增高。二氧化钍所导致的肝脏肿瘤（如血管肉瘤）表现为高密度肝实质内的低密度肿物[706]。

治疗类风湿关节炎的金制剂可沉积于网状内皮系统中，并导致肝实质密度弥漫性增高[707]。此外，在接受顺铂治疗后立即进行 CT 成像，肝脏密度也可呈弥漫性增高。在治疗后 1 个月内肝脏密度可恢复正常[564]。

肝脏肿大是指肝脏的非特异性病理性增大，可由多种病因引起（表 11-4）。体格检查或影像学检查即可诊断肝脏肿大。更为客观的影像学特征包括在肝脏锁骨中线位置的前后径测量值 > 16cm，或圆形右肝叶延伸至右肾下缘以下[708, 709]。在临床上计算精确肝脏体积费时且没有必要。

（五）血管性疾病

1. 门静脉血栓形成　门静脉血栓是美国门静脉

表 11-4　肝脏肿大的常见原因	
肿瘤性	• 淋巴瘤 • 肝细胞癌 • 转移瘤
代谢性	• 酒精 • Gaucher 病 • 非酒精性脂肪肝病 • 血色素沉着病 • 糖原贮积病
血管性	• 右心衰 • Budd-Chiari 综合征
药物相关 / 毒素	• 酒精 • 他汀类药物 • 胺碘酮 • 化疗
感染	• 病毒性肝炎 • 原发性硬化性胆管炎 • 原发性胆汁性肝硬化 • 结节病 • 结核 • 寄生虫
胆管性	• 原发性硬化性胆管炎 • 原发性胆汁性肝硬化

高压的常见原因[547]。成人门静脉血栓常见病因包括胰腺炎、肝硬化和肿瘤（肝脏、胆道、胰腺或胃肠来源）[710, 711]。少见原因包括高凝状态、外伤、腹腔感染和炎症。门静脉可部分或完全受累，血栓可出现在门静脉的任何部位。由于临床症状和体征没有特异性，所以该病的临床诊断较为困难。

门静脉血栓在 CT 增强扫描中表现为门静脉管腔内部分或完全性的充盈缺损（图 11-79）。完全闭塞时可见门静脉壁的强化，这可能是血流通过扩张的滋养血管造成的，但少量血流通过的不完全闭塞时也可出现类似的表现。门静脉内栓子强化提示存在肿瘤栓子[435]。发生急性血栓时，门静脉内容物在平扫 CT 图像中呈高密度，伴周围脂肪内条索影[712]。不要将来自各部分内脏循环的不同密度的血液所形成的混合不均匀影误认为门脉血栓。我们通常可以通过在 IMV、脾静脉和 SMV 中寻找不同密度的血液进行鉴别。当诊断存在困难时，应再次进行多时相增强 CT 或 MRI 扫描。慢性血栓中常可见门静脉周围无数小的侧支循环形成（海绵样变）（图 11-80 和图 11-81）。门静脉高压造成门体静脉系统侧支静脉的产生，其中包括再通的脐周静脉、扩张的胃冠状静脉和脾肾分流[713, 714]。

门静脉血栓的肝实质改变表现为 CT 平扫图像肝脏密度降低。这可能是因为失去正常门静脉供应的营养及胰岛素，而造成的肝糖原降解和肝细胞内脂肪增多[715]。在动态增强图像可见到两个与血流相关的表现，分别是门静脉期肝实质强化减弱和动脉晚期肝实质强化增加（图 11-79）。由于门静脉的血流下降，肝动脉向肝段或肝叶的血供增多，而出现一过性肝段或肝叶强化增加[435, 716, 717]。后者常被称为肝脏一过性密度/信号差异（THAD/THID），也被称

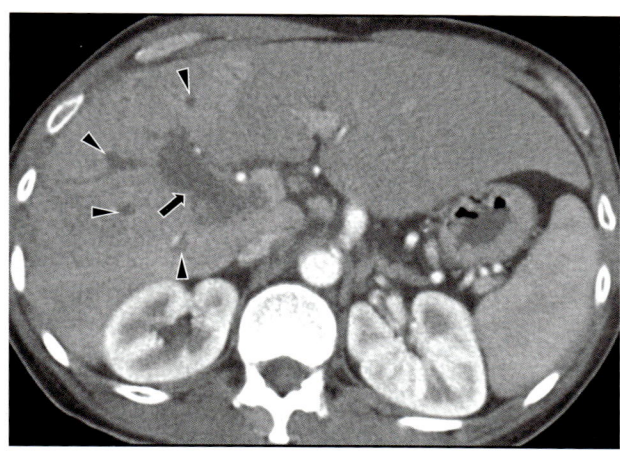

▲ 图 11-79　门静脉血栓

轴位增强 CT 图像显示门静脉右支主干（箭）和门静脉右支的外周分支（箭头）增粗和无强化。注意一过性肝脏密度差异所致的肝右叶密度增高

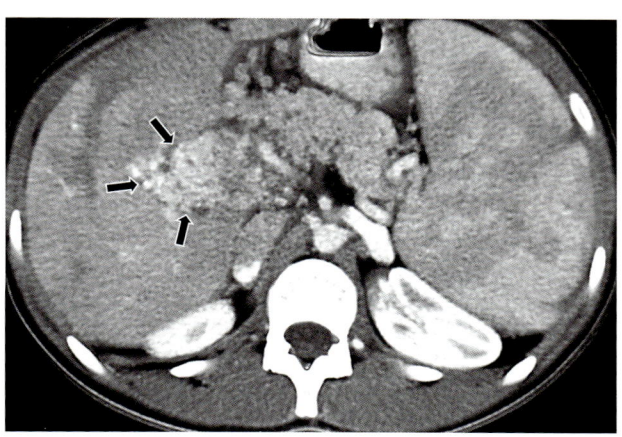

▲ 图 11-80　门静脉海绵样变

轴位 CT 增强图像显示门静脉主干血栓所造成的肝门区杂乱的侧支循环（箭）。脾大是门静脉高压的继发性改变

为灌注异常。门静脉出现血栓时，胆管周围的血管丛使得肝动脉的血流增多[718]。尽管肝内的门静脉血栓可以导致灌注异常，但出现灌注异常并不一定是血栓造成的。任何原因引起的肝内压力增高，进而造成的门静脉血流下降，都可以出现类似的 CT 表现[715]。慢性门静脉血流下降或胆汁引流受阻均可造成受累肝段或肝叶的萎缩[719]。

由于血流差异存在天然对比，MRI 是显示门静脉血栓的良好手段[628, 630, 720]。在自旋回波图像中，非流动伪影所致的腔内信号提示血栓形成。但是仅根据自选回波图像，很难区分血栓与缓慢血流所致的门静脉内信号。对血流敏感的梯度回波序列有助于上述影像之间鉴别[721]。增强 MRI 扫描是发现静脉血栓最佳选择。此技术诊断门静脉血栓或瘤栓的灵敏度为 98%～100%，特异度为 98%～99%，准确度为 98%～99%[722, 723]。小部分患者（主要是肝硬化患者）的检查中，湍流所致的伪影可类似于门静脉血栓[724]。门静脉周围侧支循环可支持门静脉血栓的诊断[720, 725]。瘤栓与血栓的鉴别如下：瘤栓在 T_2 加权图像中呈高信号，注射对比剂后可见强化（通常见于 HCC 患者的动脉期），而血栓在 T_2 加权图像中呈低信号，增强后无强化[726]。

肝内门静脉闭塞可造成肝段或肝叶的信号异常，其表现为楔形的 T_1 低信号、T_2 高信号[727, 728]。通常，血栓累及的肝叶或肝段的灌注异常表现为边界清楚的地图样轮廓。由于 MRI 的软组织对比度更好，THID 在 MRI 中更容易被观察到（图 11-82）。

2. Budd-Chiari 综合征　Budd-Chiari 综合征是肝静脉流出受阻所引起的罕见疾病，梗阻可位于较粗的肝静脉或下腔静脉。急性发病时，患者可出现特征性的腹痛、轻度肝脏肿大和腹水。但亚急性或慢性患者的临床表现隐匿，不易作出诊断。尽管大部分病例的病因不明，一些明确的常见原因可包括高凝状态（尤其是真性红细胞增多症和口服避孕药）、肿瘤（尤其是 HCC、肾细胞癌和肾上腺皮质癌）、慢性白血病、外伤、妊娠及下腔静脉或肝静脉内隔膜或分隔[729]。

肝静脉流出道受阻可造成严重的小叶中心淤血和窦腔压力增高，导致门静脉流入延迟或反流。局部门静脉的血流障碍，造成了增强 CT 或 MRI 中的特征性表现[730-732]。Budd-Chiari 综合征慢性化时，肝动脉的进行性增粗可造成肝动脉灌注的代偿性增加[247]。

Budd-Chiari 综合征急性发作时，平扫 CT 表现为肝脏的球形增大伴弥漫性密度减低，这是肝实质淤血导致的[733]。此时常出现腹水，肝静脉或下腔静脉内可见高密度栓子[731, 733]。动态增强 CT 表现为肝实质片状强化，而肝静脉显示不清。在部分病例中，包括尾状叶在内的肝脏中央部分强化相对正常，而相对于周边区强化不佳的肝实质呈高密度[733, 734]。延迟期图像显示中央区的片状强化逐渐向周边扩散，或与早期强化模式相反呈周边区肝实质相对高密度[732-735]。在另外一些病例中，整个肝脏可呈不均匀的强化。血管内的栓子可表现为肝静脉或下腔静脉内的充盈缺损[731, 733, 735]。有时还可见肝脏梗死，其表现为肝脏周边无强化的楔形区。可见下腔静脉变窄或闭塞，以及侧支静脉扩张[736]。大约 20% 的 Budd-Chiari 综合征患者可伴发门静脉血栓[735]。在慢性静脉闭塞的患者中，肝尾状叶常相对于其他萎缩的肝叶增大。这是因为尾状叶直接引流至下腔静脉而不易回流受阻的影响。该影像征象提示 Budd-Chiari 综合征。肝静脉通常较难识别。尽管晚期肝硬化患者也可见尾状叶增大、肝静脉受压变形和肝实质不均匀强化，但 Budd-Chiari 综合征患者的肝脏不会呈结节样改变。尽管急性或亚急性 Budd-Chiari 综合征患

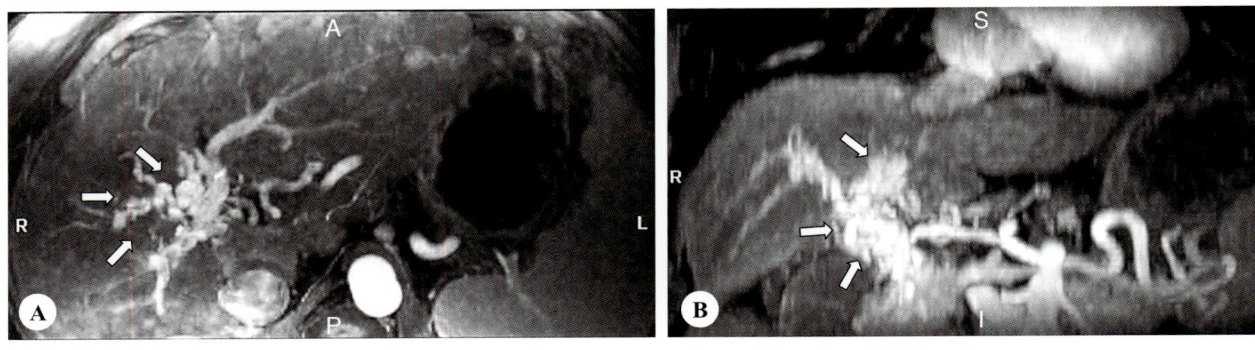

▲ 图 11-81 门静脉海绵样变

最大密度投影法磁共振 T_1 加权增强扫描显示肝门区杂乱的侧支循环血管（箭）

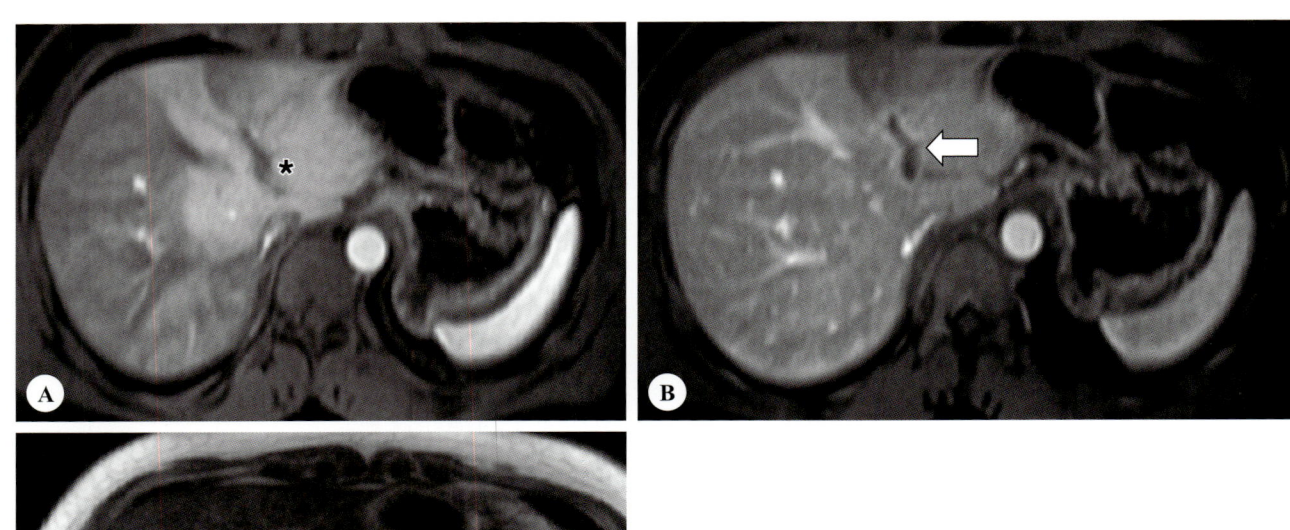

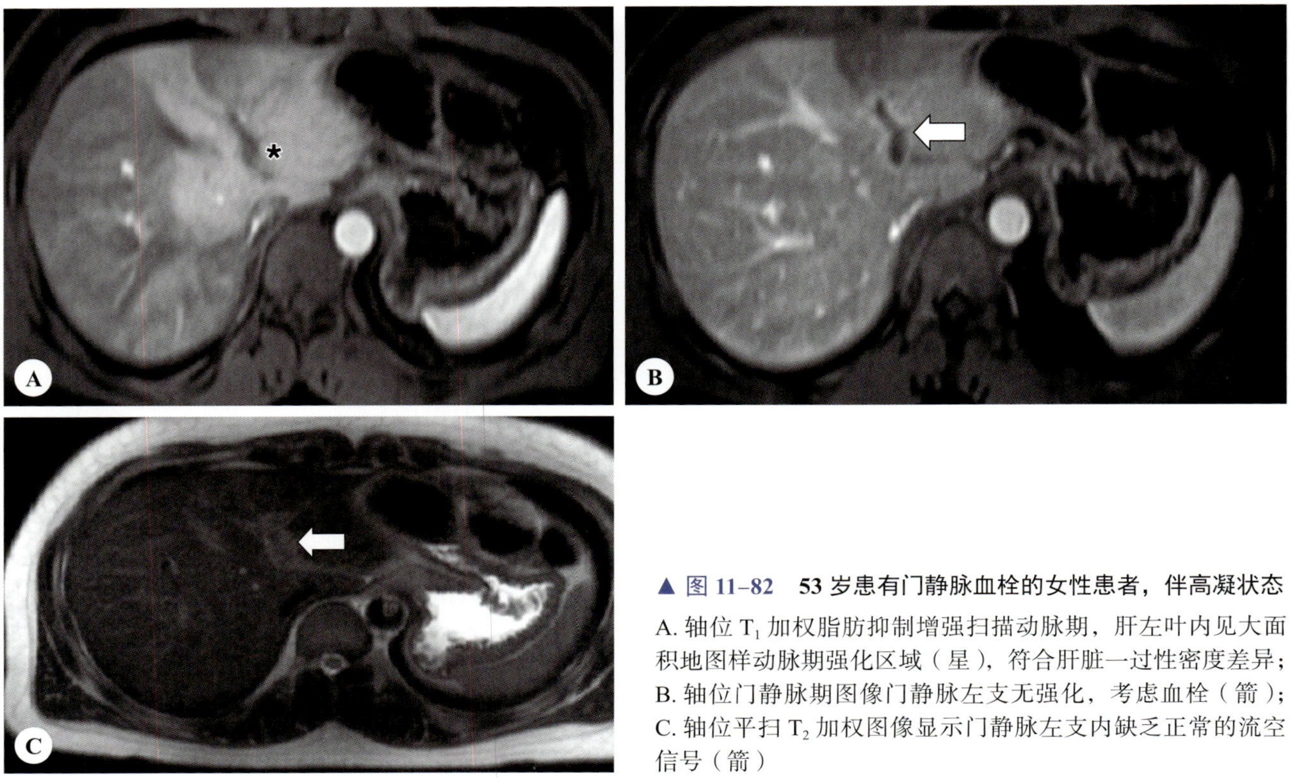

▲ 图 11-82 53 岁患有门静脉血栓的女性患者，伴高凝状态

A. 轴位 T_1 加权脂肪抑制增强扫描动脉期，肝左叶内见大面积地图样动脉期强化区域（星），符合肝脏一过性密度差异；
B. 轴位门静脉期图像门静脉左支无强化，考虑血栓（箭）；
C. 轴位平扫 T_2 加权图像显示门静脉左支内缺乏正常的流空信号（箭）

者的 CT 影像常特征性表现为斑片状肝实质强化，部分慢性 Budd-Chiari 综合征患者也可出现均匀性的肝脏强化[733]。

与 CT 一样，Budd-Chiari 综合征在 MRI 中也可出现特征性的形态学改变：肝脏肿大、肝静脉直径减小或不能显示、下腔静脉的肝内段明显变窄、尾状叶增大及腹水[737-739]（图 11-83）。肝实质的信号常不均匀。急性发病早期，T_1 加权可出现肝脏周边的信号降低，而尾状叶信号相对正常。T_2 加权中肝脏周边可呈不均匀的信号增高，而尾状叶呈均匀的正常信号[730, 740]。钆增强图像中，肝实质呈不均匀强化，伴尾状叶和中心区肝实质的早期强化[737, 740]。这种强化模式可以持续到延迟期。或者肝脏周边可呈相反的晚期强化表现，即相对于中心区呈高信号。大多数患者可见肝静脉内的血栓，约 1/3 的患者可见扩张的奇静脉和半奇静脉[738]。Budd-Chiari 综合征的其他常见门体静脉侧支通路还包括腰升静脉和椎静脉丛[741]。MRI 也可显示肝内的侧支血管，其常表现为迂曲或曲线样结构[741]。慢性 Budd-Chiari 综合征患者中，肝脏内的信号差异不明显，早期和延迟期增强图像常可见不均匀的肝实质强化[737, 740]。少数情况下肝实质可呈均匀强化[737]。

部分 Budd-Chiari 综合征患者可出现较大的良性再生结节，称为结节性再生性增生。结节常为多发，直径＜4cm[742, 743]（图 11-84）。结节在平扫 CT 中呈等或高密度[742, 743]。在平扫 T_1 加权图像中，结节呈等或高信号，在 T_2 加权图像中信号各异，多数呈等信号[247, 742-744]。CT 和 MRI 增强扫描动脉期，病灶为富血供表现，呈均匀强化，延迟期呈等信号，类似于 FNH。少数病灶可有中央瘢痕，表现为 T_2 加权高信号并有延迟强化，亦类似于 FNH[742, 743, 745]。这类结节不应被误诊为 HCC，Budd-Chiari 综合征患者中少见 HCC[743, 746]。一项对 157 例 Budd-Chiari 综合征患者的临床研究发现，在 15 年的随访中约 6.4% 的患者发生了 HCC[747]。但是，其中部分 HCC 与病毒感染相关[742]。

3. 肝小静脉闭塞病 肝脏的静脉闭塞性疾病是少见的肝静脉流出道梗阻性疾病，发生在窦后的小静脉[748]。它可发生于进行化疗、放疗或免疫抑制治疗的患者中，也可与服用草药相关[748]。5% 的造血干细胞移植患者可出现肝小静脉闭塞，常发生在术后 3 周内[749]。患者临床表现包括肝脏肿大、右上腹痛、腹水和黄疸[750]。已有部分研究报道了该疾病的 MRI 影像表现[748, 750]。平扫图像表现为肝脏信号不均匀，在 T_1 加权中呈低信号，T_2 加权中呈高信号[748]。注射钆对比剂后，肝脏强化不均匀，肝静脉主干和下腔静脉可见强化，据此可排除 Budd-Chiari 综合征[748, 750]。超声表现类似放射学检查，可见腹水、肝大、门静脉流速减缓或逆流。结合相应的临床表现，影像学表现有助于肝静脉闭塞的诊断，但由于该疾病为影像学无法直接观察到的小静脉异常，常需要进行活检才能确诊[751]。

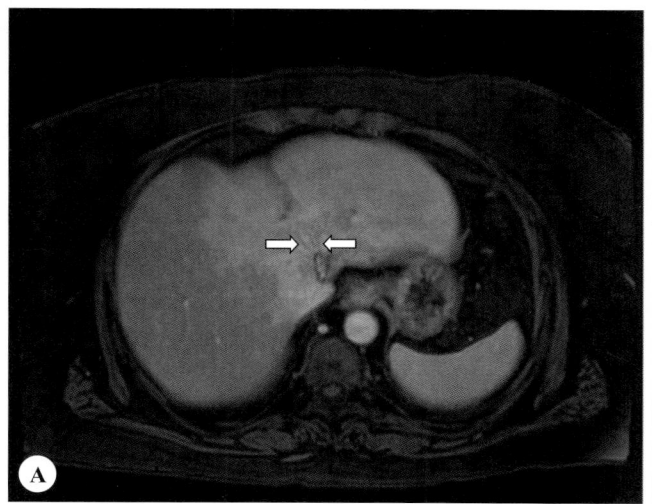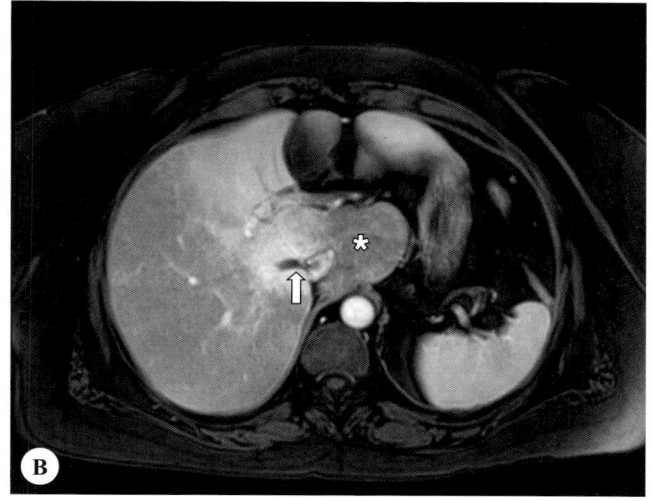

▲ 图 11-83　63 岁女性患者，Budd-Chiari 综合征，伴右上腹痛

A. 轴位 MR 增强扫描门静脉期可见肝脏肿大，呈片状强化，肝中静脉和肝左静脉明显缩小（箭）；B. 更低层面图像显示肝尾状叶明显增大（星），肝右静脉内可见血栓（箭）

4. 继发性肝淤血　继发性肝淤血是充血性心衰或缩窄性心包炎的并发症。中心静脉压升高造成肝血流减少、肝静脉压力增高和肝动脉乏氧[752]。慢性肝静脉高压可造成肝血窦淤血、扩张和窦腔周围水肿[753]。肝淤血患者可出现肝大、肝脏压痛和肝功能异常。如果不进行治疗，肝淤血可进展为肝硬化。

继发性肝淤血的主要 CT 表现为肝脏实质弥漫性斑片样强化（图 11-85），以及强化的血液从右心房反流至下腔静脉和肝静脉[753-755]。下腔静脉和肝静脉常见扩张。其他影像学表现包括心脏增大、胸腔积液、腹水和肝内血管周围的透亮影[756]。由于继发性肝淤血患者的网状或马赛克样肝实质强化模式与 Budd-Chiari 综合征相似，下腔静脉和肝静脉的扩张有助于继发性肝淤血和 Budd-Chiari 综合征的鉴别。

5. 肝梗死　由于肝脏有双重血供，所以肝梗死并不常见。但是，随着肝移植和腹腔镜胆囊切除术（及其伴随血管并发症）的增加，肝梗死的发病率也有所增高[757,758]。尽管这些手术是目前最常见的原因，少数情况下肝动脉闭塞也可造成肝梗死。这可继发于肝动脉硬化、休克、败血症、栓塞、血管炎、产前惊厥、口服避孕药和抗磷脂综合征所致的高凝状态[759-762]。

肝梗死的 CT 表现多样（图 11-86）。常见的三种形态为楔形、圆形和平行于胆道的不规则形[757,761,763-766]。楔形病灶常位于肝周。圆形病灶可位于周边，也可位于中央区。平行于胆道的不规则病灶，多见于肝移植后胆道缺血导致胆汁瘤的患者[757]。梗死区的形态可随时间变化，边缘逐渐变得清晰[757,764]。继发性坏死可造成肝脏内部积气[764]。在 MRI 中，由于组织水肿，急性梗死在 T_1 加权中呈低信号，在 T_2 加权中

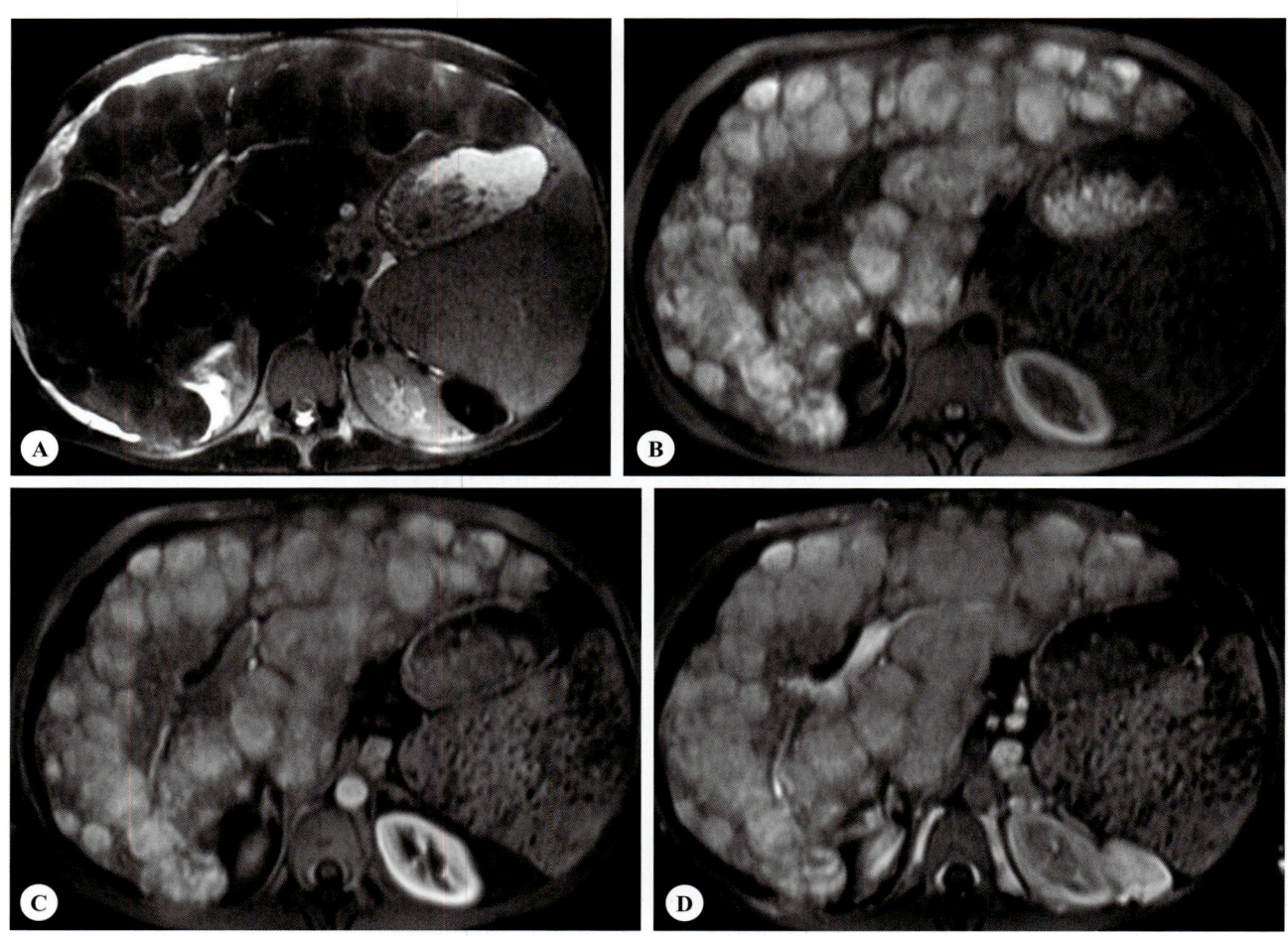

▲ 图 11-84　63 岁男性患者，Budd-Chiari 综合征和结节性再生

A. 轴位平扫 T_2 加权图像显示多个肝内弥漫的等信号结节；B. 平扫脂肪抑制 T_1 加权图像显示结节呈 T_1 高信号；C. 增强扫描动脉期结节未见明显强化；D. 轴位 T_1 加权脂肪抑制增强门静脉期图像显示结节的轻度融合，与背景肝组织相融合

呈高信号（图 11-87）。钆增强扫描中，受累区域无强化。

6. 肝紫癜症 肝紫癜症较为罕见，其特点为肝内不规则的充满血液的间隙和肝血窦的囊性扩张[767]。它可见于结核或癌症等慢性消耗性疾病，还与应用多种药物有关，如合成类固醇和口服避孕药[768, 769]。肝紫癜还可见于 AIDS 和细菌性血管瘤[221, 768]。这类疾病少数情况下可造成肝功能衰竭、出血性坏死或自发性肝破裂[769, 770]。肝紫癜的影像学表现各异，取决于病灶大小、与血窦的相通情况、是否存在肝脂肪变性、病灶内血栓或出血等并发症[771]。文献报道的肝紫癜 CT 表现包括：遍布肝脏的多发圆形低密度灶伴延迟强化（图 11-88）、一个或多个大的不均匀低密度区伴轻度周边强化，以及小的圆形病灶伴早期和延迟强化[221, 768, 771, 772]。若患者存在脂肪肝，则病灶在平扫图像中可呈高密度。如果有出血性坏死，则平扫 CT 中可表现为大的低密度影，其内含小的高密度灶[770]。有报道描述了大的孤立性病灶的多时相螺旋 CT 表现，病灶在动脉期中心呈高密度的球形强化，并逐渐呈离心性强化，延迟期呈弥漫性对比剂聚积。这些表现容易被误诊为不典型肝血管瘤或其他血管性肿瘤[773]。在 MRI 中，病灶在 T_2 加

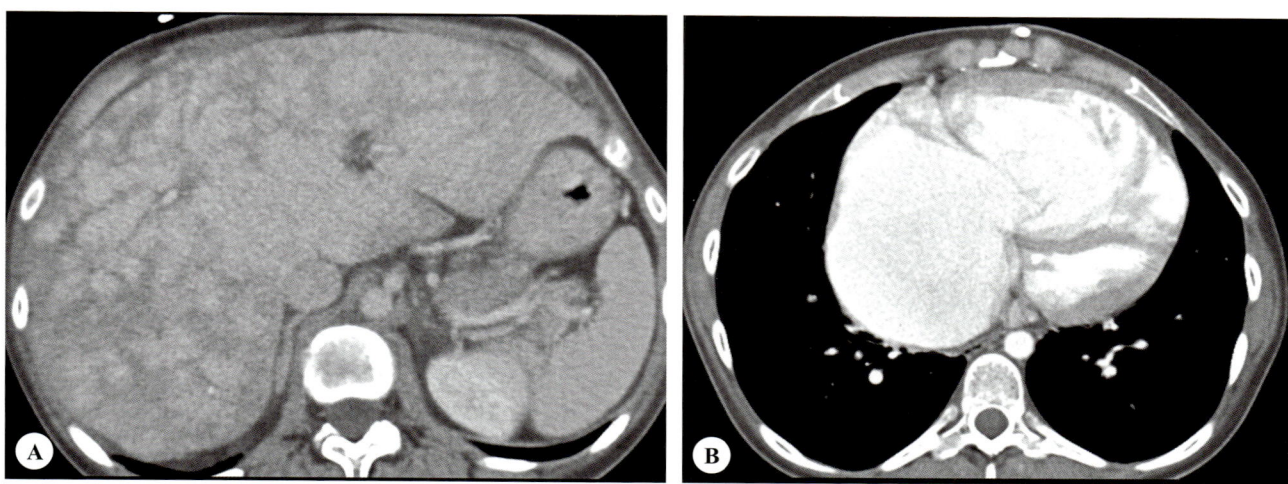

▲ 图 11-85 继发性肝淤血

A. 轴位增强 CT 图像软组织窗显示肝脏增大，肝实质呈斑片状强化；B. 更上层的图像显示三尖瓣反流所致的右心房明显增大

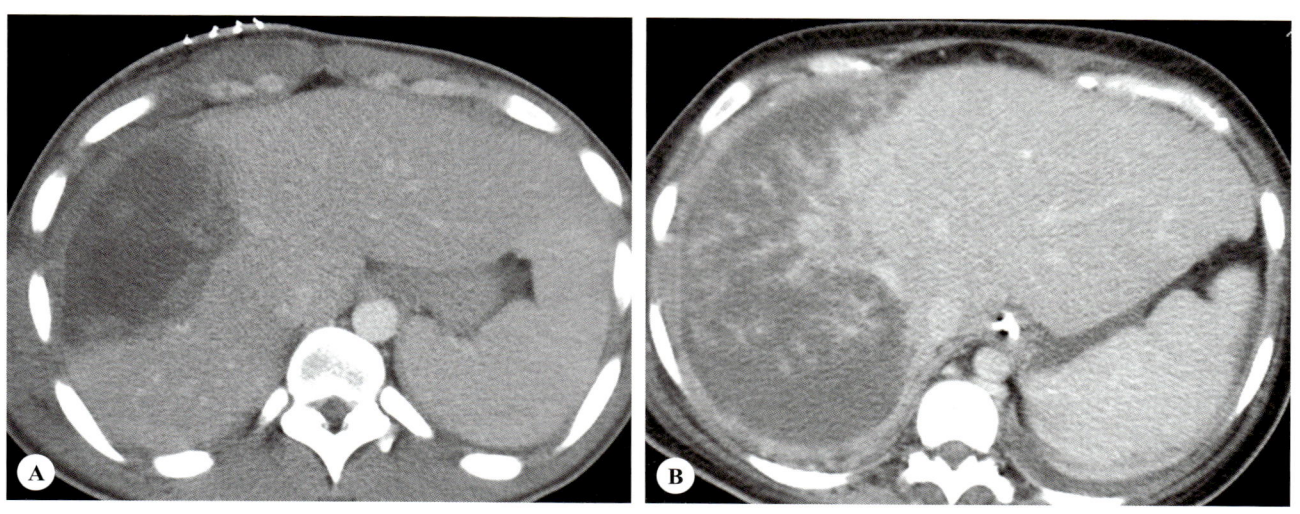

▲ 图 11-86 两位出现肝梗死的患者

A. 术后患者，增强 CT 图像显示肝脏外周大的低密度灶；B. 产前惊厥伴 HELLP 并发症（出血、肝酶升高和血小板降低）的产后患者，增强 CT 图像显示肝脏外周大的低密度区

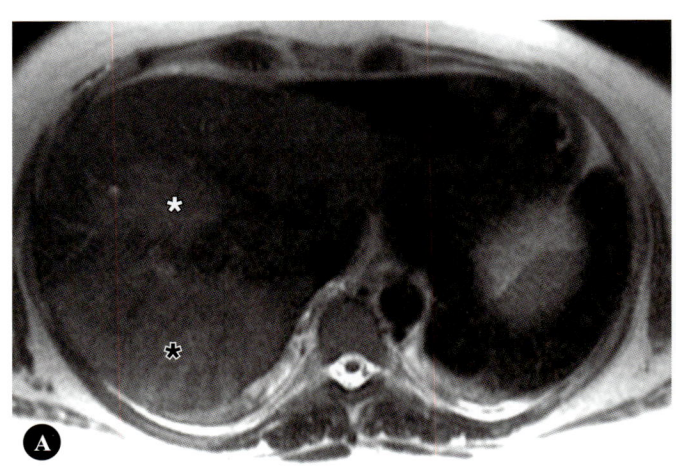
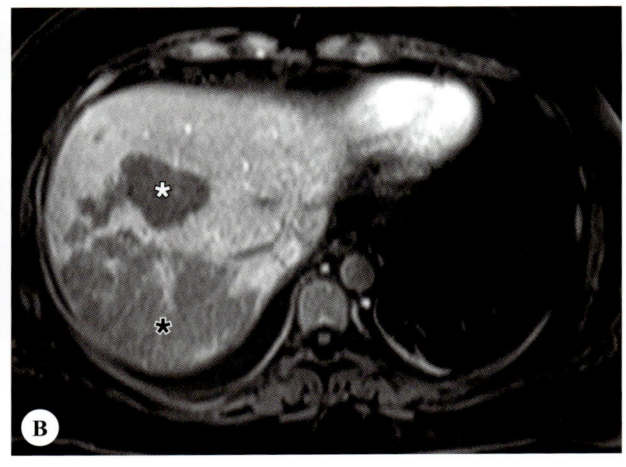

▲ 图 11-87 52 岁女性患者，肝移植手术后肝梗死

T₂ 加权图像（A）和增强扫描门静脉期图像（B）显示肝右叶外周一较大楔形（黑星）和更中央位置的一不规则形（白星）信号异常区域，组织水肿在 T₂ 加权呈轻度高信号，由于异常灌注呈低强化

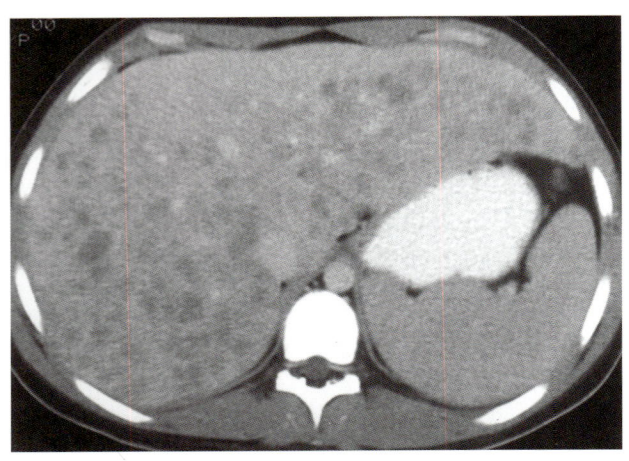

▲ 图 11-88 肝紫癜

采用皮质激素治疗 Fanconi 贫血的患者，CT 可见遍布肝脏的多发圆形低密度灶（图片由 Patrick O. Gordon, MD 提供）

权图像呈高信号，在 T₁ 加权和质子密度加权图像中的信号各异，这可能反映了亚急性出血的不同时期（图 11-89）[772, 774, 775]。

（六）肝脏偶发病变

"偶发性病变"或"偶发性瘤"是指出于不相关的原因在影像学检查中偶然发现的病变。随着断层成像扫描日趋常用，放射科医生遇到偶发瘤的频率及制订相临床决策的频率也越来越高。肝脏偶发性病变较为常见，并且常较难进行临床决策。大约 30% 40 岁的以上患者都可发现肝脏偶发性病变[184]。尽管其中大多数都是良性的，但建立科学一致的临床管理决策是非常重要的[184, 776]。2017 年，ACR 偶发病灶委员会更新了其对肝脏偶发病变的管理建议[184]。这些建议并不全面，仅为放射科医生和临床医生提供指南。指南综合考虑了患者恶性病变的风险、病变的大小和影像学表现（图 11-90）。

（七）术前评估

HCC 和转移瘤是最常见的肝脏恶性肿瘤，其手术切除在本章已有较多论述。肝癌的治疗包括手术切除和肝移植。手术切除并不是结肠癌肝脏转移灶的常规治疗手段，它只用于单发转移灶或局限在一个肝段或肝叶的多个病变的治疗。术前影像学评估侧重于确认肝内/肝外病变、肿瘤负担程度、病变的数量和在转移瘤肝内的位置及血管结构累及情况。术前评估的目的是筛选符合外科切除的患者，并指导外科医生的制订手术方案。

通常，HCC 切除术的相对禁忌证包括：多发病变、肿瘤血栓累及门静脉或肝静脉、肝外转移及门静脉高压[777]。门静脉高压可能导致过量失血而增加围术期死亡的风险。结直肠癌转移瘤肝脏手术切除的禁忌证包括肝外转移、多发病灶（尤其同时累及两个肝叶）及手术切缘超过 0.1cm[777, 778]。术前评估所有病变和肝脏十分重要。这将决定肝脏的切除范围及剩余的肝组织体积是否足够。MRI 是检测小病灶最灵敏的方式，尤其是使用 DWI 和肝胆期对比剂的 MRI（图 11-60）。正常肝细胞能够摄取肝胆特异性对比剂，而转移瘤不会摄取。因此，肝胆期图像能够显示出体积非常小的病灶。PET/CT 适用于肝外转移的检测。虽然 PET/CT 也可找出肝内病灶，但它检测微小病变（<1cm）的能力有限[779]。

肝脏具有独特的再生和增生潜能，在需要时可以进行大范围手术切除。在剩余肝脏体积足以满足患者新陈代谢需求的情况下，肝脏的切除范围没有明确的限制。但在无癌肝实质没有其他疾病的情况下，残余肝脏应至少占术前总肝脏体积的25%[780,781]。在患者患有慢性肝病（如肝硬化）的情况下，残余肝脏体积应至少为术前的30%~40%[777]。术前门静脉栓塞术是一种可用于诱导无疾病肝脏部分增生的技术，它通过增加残余肝脏体积提高患者接受外科手术切除的可能性[777,779]（图11-91）。门静脉栓塞术还可减少围术期出血。

肿瘤与血管的关系影响手术方式的选择。如果肿瘤灶位于肝脏中心并邻近主要血管，即使是单个

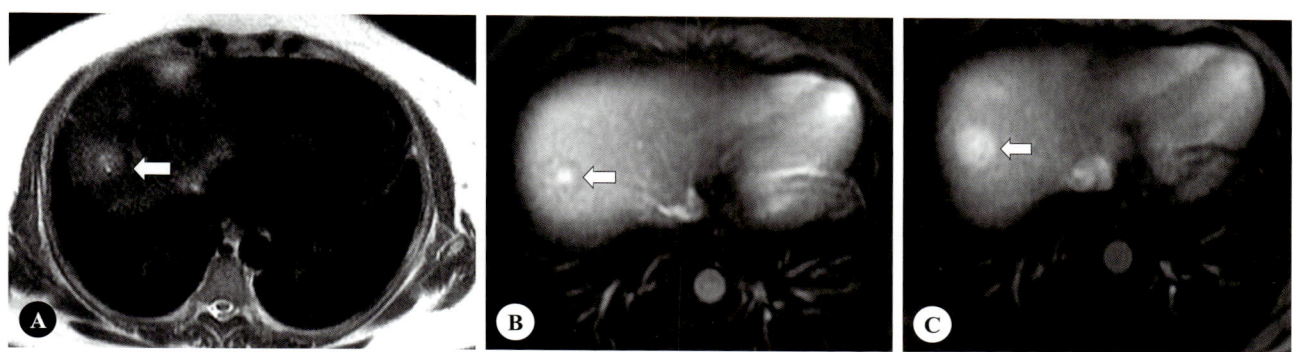

▲ 图 11-89　64岁肝功能异常女性患者，被诊断为肝紫癜
A. T₂加权图像显示肝顶一个高信号病灶（箭）；B.增强扫描动脉期图像显示病变中心强化（箭）；C.门静脉期图像显示病灶中心强化向周边扩散（箭）。肝脏其他区域还可见多个小病灶

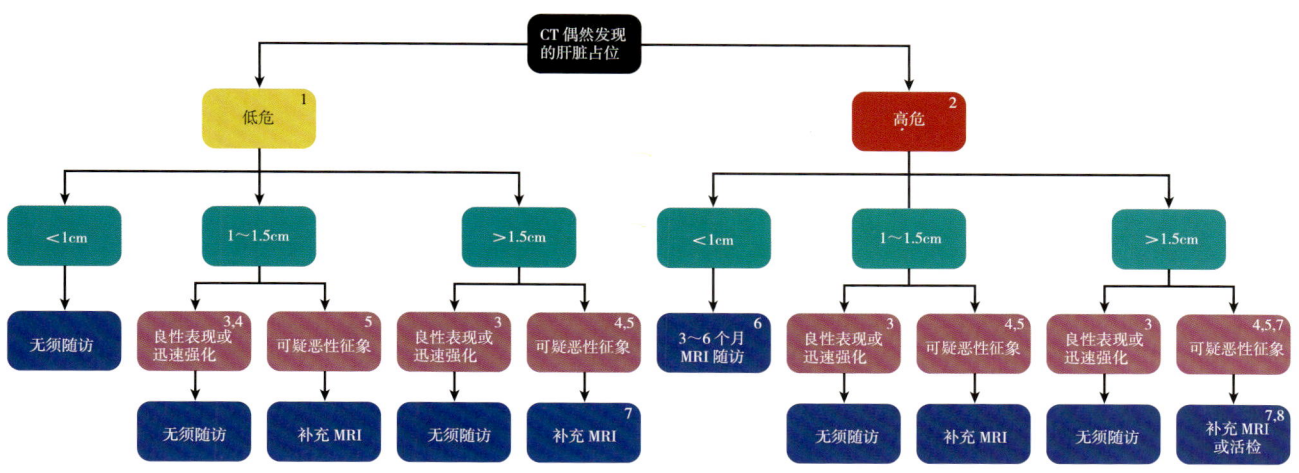

▲ 图 11-90　肝部偶发病变的诊疗决策

1. 低风险患者：没有已知的原发性恶性肿瘤、肝功能障碍或肝脏疾病危险因素。2. 高风险患者：患有易转移至肝脏的原发恶性肿瘤、肝硬化或其他肝脏疾病危险因素。3. 良性征象：边缘清晰、均匀的低密度影［在非增强和（或）门静脉期图像中CT值小于20HU］，以及血管瘤、局灶性结节增生、局灶性脂肪变性、沉积或灌注改变的特征性表现。4. "快速充盈"征象：在动脉期或门静脉早期图像上呈均匀强化。其他期相/序列图像可确定病变为良性或恶性，不应将病变归为此类。5. 可疑征象：边界不清晰、密度不均、壁增厚或结节、间隔较厚、CT值大于20HU（在没有假性增强的情况下）及强化大于20HU（在有增强前后图像的情况下）。首选MRI进行进一步评估。6. 在某些情况下，可能需要早于3~6个月复查MRI。对于需要常规CT随访的肿瘤患者，也可以通过CT完成随访。7. 大于1.5cm且无良性特征的肝脏病灶应及时通过MRI进一步评估。鉴别局灶性结节增生与腺瘤，尤其当病变大于3cm且位于包膜下时，应使用肝胆特异性对比剂。8. 活体组织切片鉴别效果优于细针穿刺活检（改编自Gore RM, Pickhardt PJ, Mortele KJ, et al. Management of incidental liver lesions on CT: a white paper of the ACR Incidental Findings Committee. *J Am Coll Radiol* 2017;14:1429–1437.）

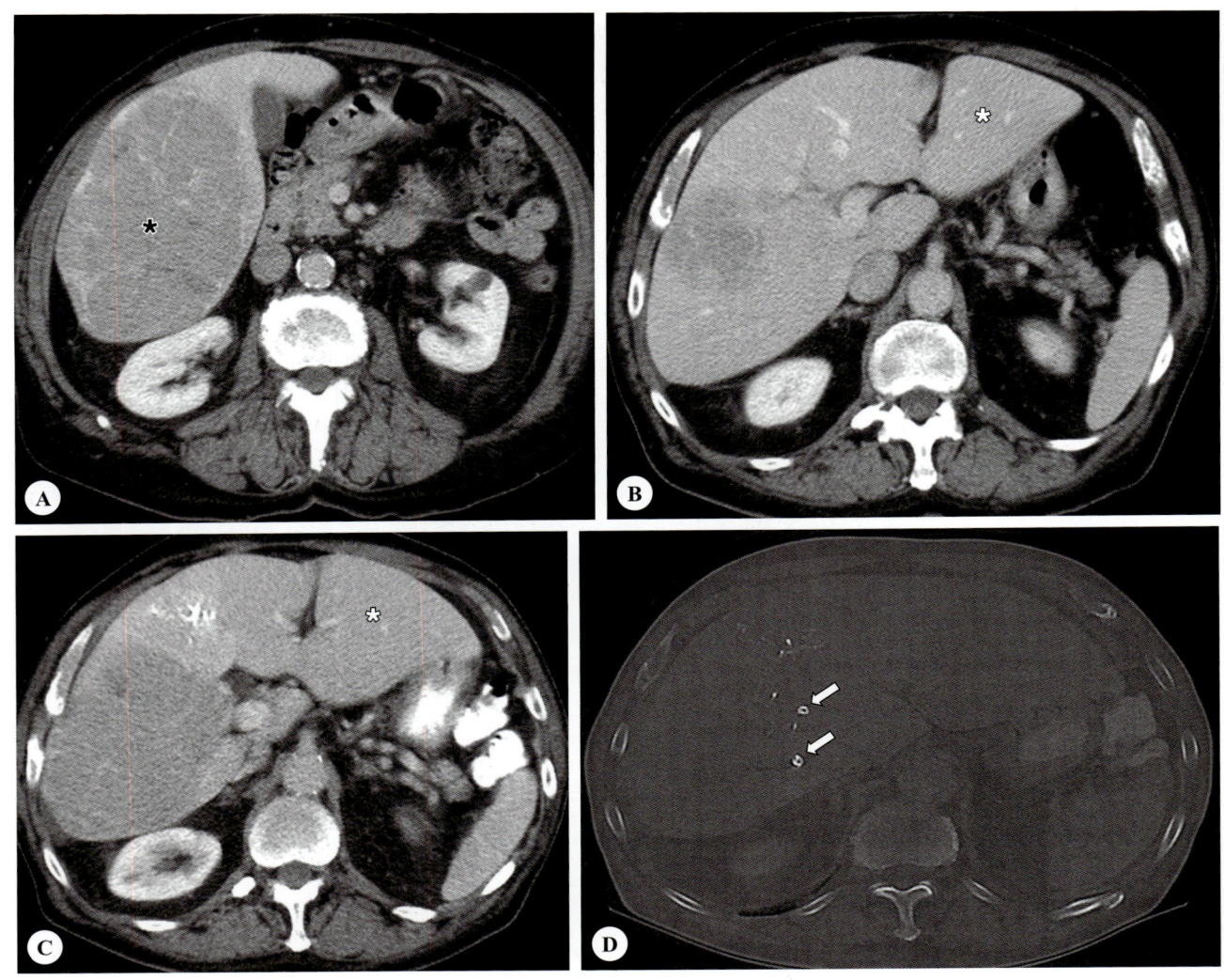

▲ 图 11-91　64 岁男性患者，肝细胞癌门静脉栓塞术后

A. 轴位增强 CT 图像显示肝右叶较大的肝细胞癌病灶（星）；B 和 C. 门静脉右支栓塞前（B）和栓塞后（C）的轴位增强 CT 图像显示肝左叶，尤其是外侧段（星）肥大；D. 轴位增强 CT 骨窗显示门静脉右支分支内的两个栓塞线圈（箭）

病变也可能需要大范围的肝切除。例如，如果无法避开肝中静脉（及其引流的节段），则可能需要对邻近肝中静脉的中心性病变进行右半肝切除术[782]。术前评估血管异常对于制订手术方案也十分重要。例如，当肝左动脉起源自胃左动脉时，需要结扎肝左动脉并调整左肝切除术术式[782]。

（八）术后评估

1. 部分肝切除术的术后改变　部分肝切除术后的肝脏外观取决于被切除的肝叶或肝段、所使用的手术方式及肝脏再生的程度[783]。肝部分切除后肝组织快速再生，此过程可持续 6 个月至 1 年。在此期间肝脏体积逐渐增大[784]。手术边缘常出现较小的低密度影，这可能是一过性血液和胆汁的蓄积造成

的[783]。切除边缘的脂肪密度影是术中放置的大网膜补片。补片能够促进肝脏组织愈合并控制术后并发症[783, 785]。术后早期常见切除部位的积液或血肿，一般没有临床意义。如果切除部位存在气体，应该首先考虑为在手术中使用的纤维素止血材料，而并不是脓肿[785]（图 11-92）。止血材料内有多个大小相近的气泡，内部少见气-液平面，并且通常会在手术后 30 天内吸收消失[786]。术后随着时间推移常见切缘的纤维化和包膜回缩[785]。

2. 经皮肿瘤消融术和冷冻术　肝脏肿瘤消融有多种方式，包括射频消融、微波、激光、酒精消融、冷冻消融及化疗栓塞。CT 和 MRI 是最常用于治疗后评估的影像学方法。这两种影像学方法均可评估病

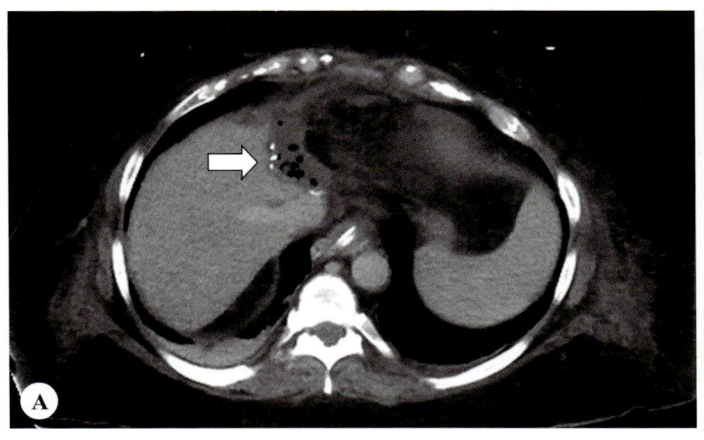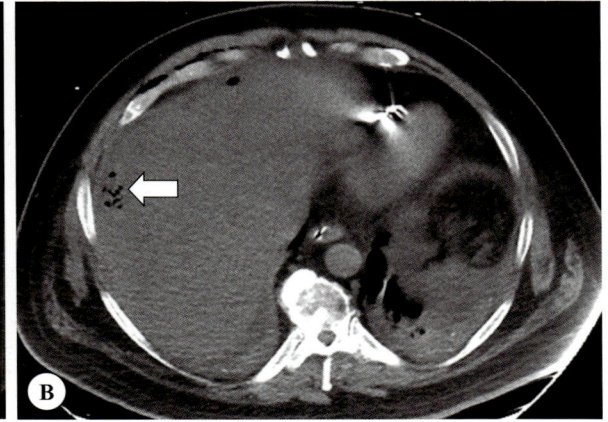

▲ 图 11-92 A. 56 岁女性，左半肝切除术后的肝脏改变。增强 CT 图像显示左肝切除后肝脏的变化。B. 67 岁女性，肝脏楔形切除术后发热。两个图像均显示在手术边缘的含气液体（箭），表现类似脓肿，但实际为术中放置的纤维素止血材料

灶消融程度、发现残余或复发的肿瘤[787-792]。

射频消融或微波消融术后，经过充分治疗的病灶在 CT 图像上呈完全低密度影，或者表现为肿瘤包裹的局灶性高密度影（坏死和出血灶）[790, 793]。由于病灶周边的 5～10mm 边缘区域存在显微镜下可以观察到的受肿瘤侵袭的肝实质，治疗后的转移瘤所形成的低密度区域的体积应略大于原始肿瘤[789, 793]。治疗后的肝癌病灶所形成的低密度区通常与原始肿瘤的体积相等。这是因为肿瘤周围肝硬化区域的电导率较低，阻碍肿瘤边缘以外形成热坏死灶[794]。消融区域在增强 CT 中不强化（图 11-93），但在治疗后最初的几个月内，可见到组织充血和炎症形成的薄环形强化影[790, 794, 795]。环形强化主要出现在动脉期，其形状和厚度可能不规则，但完整包绕消融区域[793, 794]。动脉期图像上有时可观察到邻近射频治疗区域的外周楔形强化区域，这个区域是穿刺针或热损伤引起的 AP 分流[790, 794]。残余病灶或复发肿瘤表现为单独的强化结节或消融边缘的不规则增厚[790, 793, 794]。残余或复发 HCC 表现为 CT 的动脉期强化，而残余或复发的乏血供转移瘤表现为门静脉期或延迟期强化[790, 794, 796]。与 RFA 相比，微波消融的消融区域更大，并且不易被散热效果影响[797]。

在 MRI 随访时，经过适当治疗的病灶在 T_1 加权图像上信号各异（图 11-94），在 T_2 加权图像上呈低信号[790, 792]。病变周围可能会出现水肿形成的边缘强化。少数情况下，在 T_2 加权图像上可出现出血或液化坏死形成的显著高信号[790, 792, 793]。在 T_2 加权图像上，残余或复发性肿瘤表现为一个或多个高信号病灶，增强扫描时可见周围结节状或不规则强化[790, 793]（图 11-95）。在评估随访 CT 或 MRI 检查时，要仔细寻找新的肝脏病变和肝外转移，因为它们出现的概率要高于肿瘤局部复发[789]。

由于热传导性局部治疗效果好，较少使用冷冻消融治疗肝脏肿瘤[797]。大多数治疗成功的病灶与 RFA 治疗的病灶类似，病灶会随时间延长而缩小，这可能与肝脏萎缩有关[798]。小病灶在治疗后可能完全消失，但大病变常以低密度灶的形式长期存在。肝包膜下出血和肝周积液是治疗后的 2 周内的常见表现[799]。

经超声或 CT 引导下经皮乙醇消融术是一种治疗 HCC 和部分肝脏转移瘤的方法[800-802]。完成治疗的患者应在治疗后立即进行平扫 CT。此时的 CT 表现为包含术前整个肿瘤在内的明显的低密度坏死区域[803]。CT 可发现不完全治疗的征象，包括病灶未出现明显的低密度、坏死区域未延伸到肿瘤边缘，以及坏死部位周围未消失的结节状表现[803]。治疗 1 个月后的 MRI 图像上，治疗成功的病灶通常在 T_1 加权图像上表现为高信号，在 T_2 加权图像上呈低信号，并且不出现无强化[788, 804, 805]。未经充分治疗的肿瘤病灶通常在 T_2 加权图像上呈高信号，并伴有强化[788, 804, 806]。然而在极少数病例中，上述征象可呈现假阳性。钆增强 MRI 下出现周围强化可能是坏死结节周围的血管纤维组织，而 T_2 高信号区域可能是出血性梗死、液化性坏死或慢性炎症组织[788, 806]。

CT 和 MRI 还可用于检查经皮肿瘤消融后的并发症[789, 807, 808]。最常见的并发症包括气胸、胸腔积液、肝脓肿、肝内或腹膜内出血，以及胆管损伤引发的

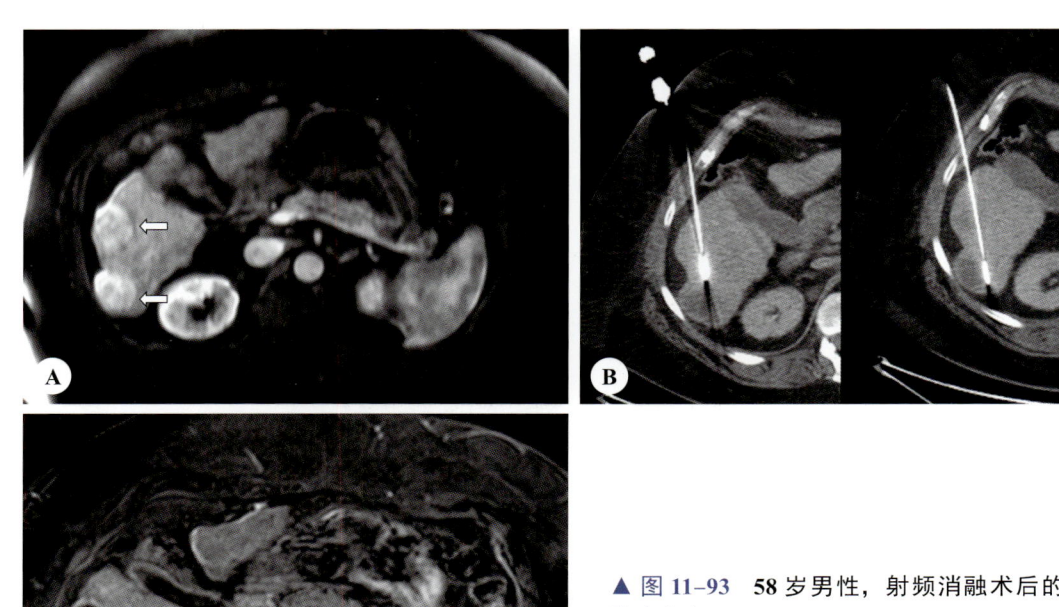

▲ 图 11-93 58岁男性，射频消融术后的肝细胞癌患者

A. MRI 增强图像显示肝右叶两个相邻的强化病灶（箭）；B. 平扫 CT 图像显示分别在两个病灶内的两支射频探针；C. 射频治疗后 3 个月 MRI 增强扫描减影图像显示乏血供射频后腔隙，提示消融治疗成功

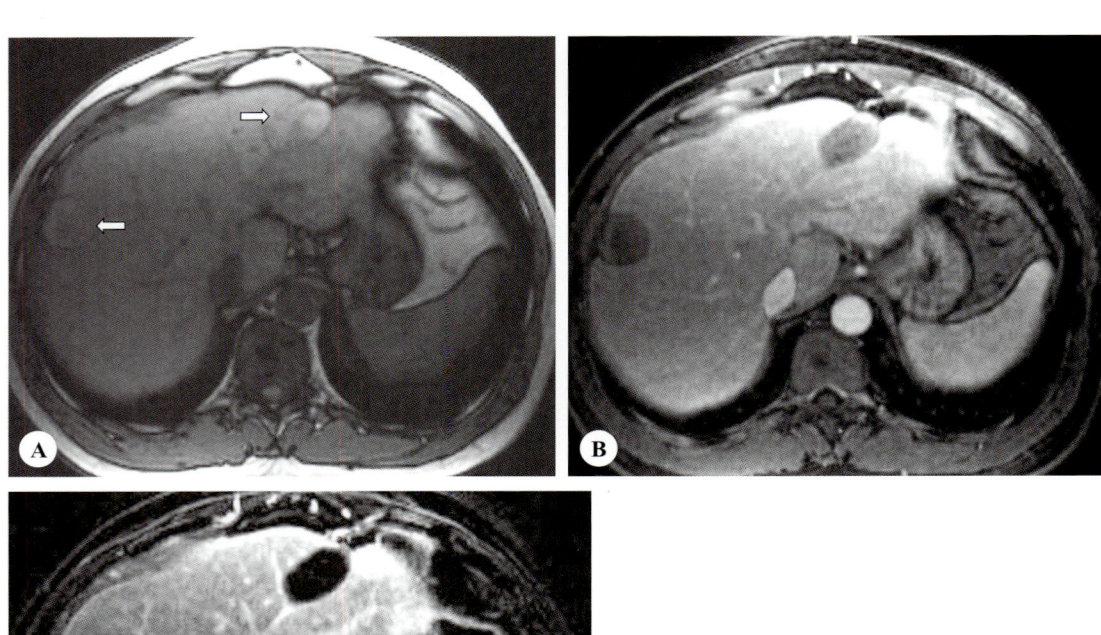

▲ 图 11-94 射频消融治疗后的肝细胞癌

A. 平扫 T_1 加权图像显示肝脏边缘的两个高信号病灶（箭）；B. 增强图像显示病灶与周边正常强化的肝组织相比呈低信号，但内部仍然存在稍高信号；C. 增强扫描减影图像显示病灶内部无强化，提示病灶治疗完全

狭窄、瘘管或肝内胆汁瘤[789, 807, 808]。少数情况下，术后患者还可能会出现节段性肝梗死[761, 808]。

3. 经导管动脉化疗栓塞术 经导管动脉化疗栓塞术常被用于巨大或多发HCC的治疗[809]。少数患者可能出现巨大肿瘤的完全坏死。大多数患者在CT或MRI随访中可见需要再次治疗的残余肿瘤[810, 811]。化学栓塞治疗的方法分为三种，分别是化疗药物与碘油混合珠（常规TACE）、药物洗脱珠（DEB-TACE）和钇放射性粒子（^{90}Y）。常规TACE术后4周左右，肿瘤内存在碘油沉积的部位一般被视为术后坏死区（图11-96）[810, 812]。肿瘤内碘油沉积的模式与预后相关。肿瘤内碘油呈完全均匀的沉积在治疗后1年的无复发率为81%，而不完全地非均匀沉积的患者为48%[809]。化疗栓塞后CT检查的局限性是肿瘤内高密度的碘油沉积及相关伪影造成的。这一现象使得医师难以评估残存肿瘤强化的性质[813]（图11-96）。MRI检查则不会受到该现象的影响。因为碘油在肿瘤内的积聚或在非肿瘤组织内的沉积不会引起MRI信号的改变[814, 815]（图11-97）。

与常规化学栓塞相反，放射栓塞（^{90}Y）需要通过治疗前动脉造影来制订治疗方案。使用放射性粒子时，医师要注意这些粒子会在非目标器官（如胃肠

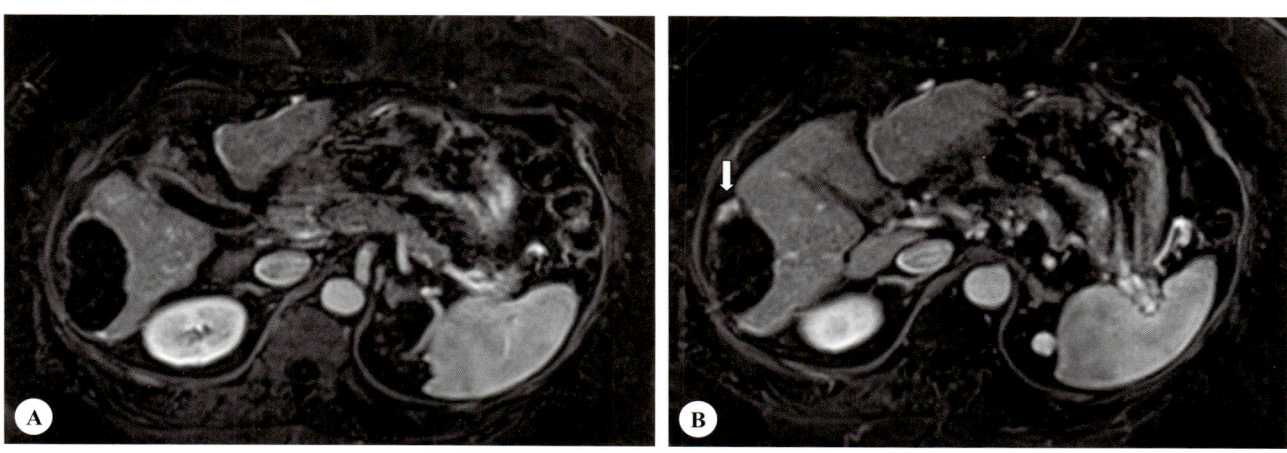

▲ 图 11-95 48岁男性患者，肝细胞癌，消融治疗后复发
A. 轴位T$_1$加权增强扫描减影图像显示乏血供病灶，未见残余或复发病灶的证据；B. 病灶治疗6个月后的轴位T$_1$加权增强扫描减影图像显示消融灶前方边缘的结节状动脉期强化，符合病灶复发（箭）

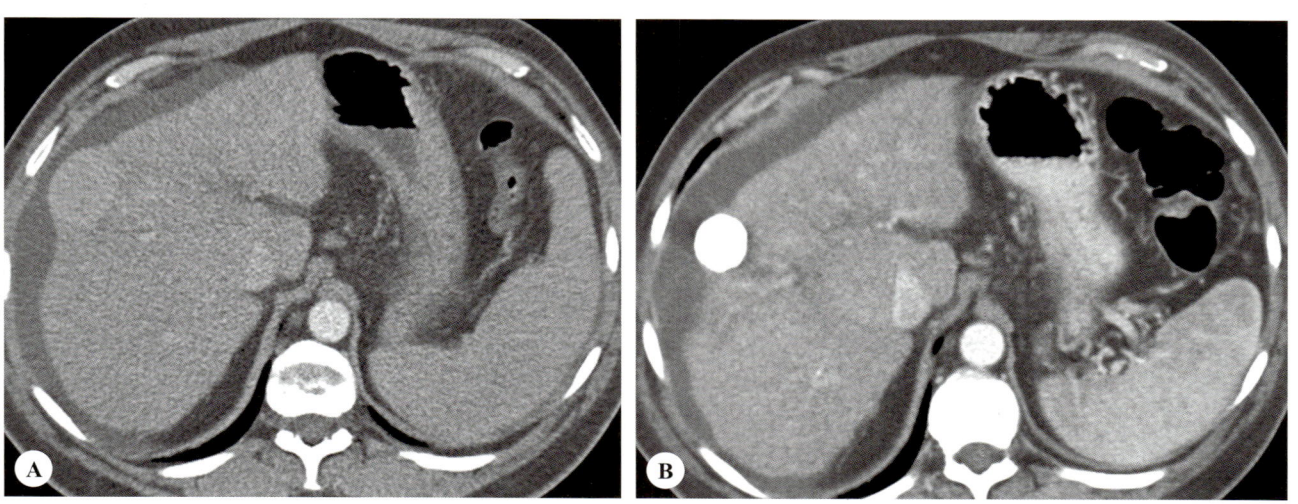

▲ 图 11-96 经化疗栓塞治疗的HCC
A. 治疗前CT增强图像显示包膜下一个强化的HCC病灶；B. 经导管动脉化疗栓塞术后增强CT动脉期图像显示病灶内完全性碘油沉积，病灶区域呈高密度。肿瘤周边未见强化，但病灶评估受到高密度碘油的影响
HCC. 肝细胞癌

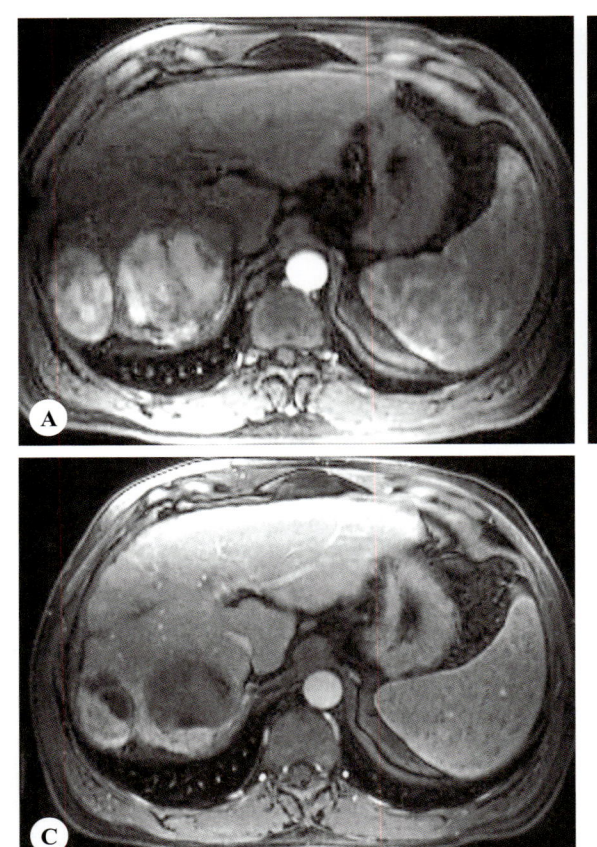

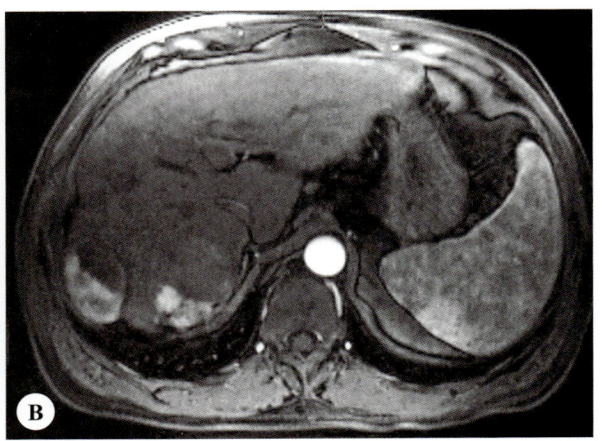

▲ 图 11-97 经化疗栓塞治疗的 HCC

A. 治疗前 MRI 增强扫描 T_1 加权脂肪抑制图像显示肝脏第Ⅶ段两个动脉期强化的 HCC 病灶；B 和 C. 治疗后动脉期（B）和门静脉期（C）图像显示肿瘤后缘残余强化，该表现符合部分治疗的特征

HCC. 肝细胞癌

道和肺）中出现意外沉积[816]。因此，要治疗前进行动脉造影，明确源自肝动脉的非目标血管的位置（如胃十二指肠动脉或胃右动脉），并评估是否存在肝动静脉瘘。如果存在非目标血管或肝动静脉瘘，可在放射栓塞术前对其线圈栓塞，减少对其他器官的意外辐照。线圈栓塞后，我们可以通过在肝动脉中注射 ^{99m}Tc 宏观聚集的白蛋白（^{99m}Tc MAA）模拟治疗放射性颗粒（^{90}Y）的预期分布情况[816, 817]。SPECT 和平面伽马照相机成像能够确定 ^{99m}Tc MAA 的肝外分布并量化肝肺分流分数。分流分数＞20% 是放射性栓塞的禁忌证[817]。若分流分数在可接受范围内，则通常在随后的 1～2 周内进行治疗性动脉造影（图 11-98）。尽管 TACE 是无法手术切除 HCC 的一线治疗，但 Facciorusso 等[818]通过 Meta 分析发现，与 TACE 相比，^{90}Y 放射栓塞治疗的总生存期、缓解率和安全性结果相似，并且其肿瘤进展晚于 TACE 出现。

患者通常需要在放射栓塞后 4 周内进行初次影像学随访。与其他方式的局部疗法（如 TACE）相比，放射栓塞需要更长的时间才能诱发坏死，而 TACE 可立即导致病灶缺血性坏死。在术后早期，病灶常会出现出血、坏死和炎症，这可能会与治疗后出现的表现相互混淆。放射线诱发的肝炎可表现为肝实质强化、水肿、肝大和腹水[819]。因此，患者需要每隔 3 个月进行一次影像学随访，连续性地监测治疗后的肝脏改变和潜在的肿瘤残余及复发。尽管可以通过多时相 CT 或 MRI 进行随访，但我们的首选是 MRI 减影成像，因为它具有区分出血与强化的能力。最快在放疗 3 周后就能观察到治疗后病灶周边的薄环形强化，这一征象可持续长达 6 个月的时间。如果治疗后病灶显示强化结节，则提示可能存在残余的存活的肿瘤灶。病灶周围的实质水肿和强化随着时间延长而消退，相应肝段可能出现纤维化和包膜回缩[819]（图 11-99）。

传统上医师基于肿瘤的大小的改变评估治疗反应。然而在局部治疗的情况下，病灶坏死的程度与疗效相关性更高。治疗后完全缓解的定义为所有病灶治疗后呈完全坏死 / 无血管形成。使用修改后的 RECIST 标准，肿瘤部分反应（partial response，PR）

第 11 章 肝脏
Liver

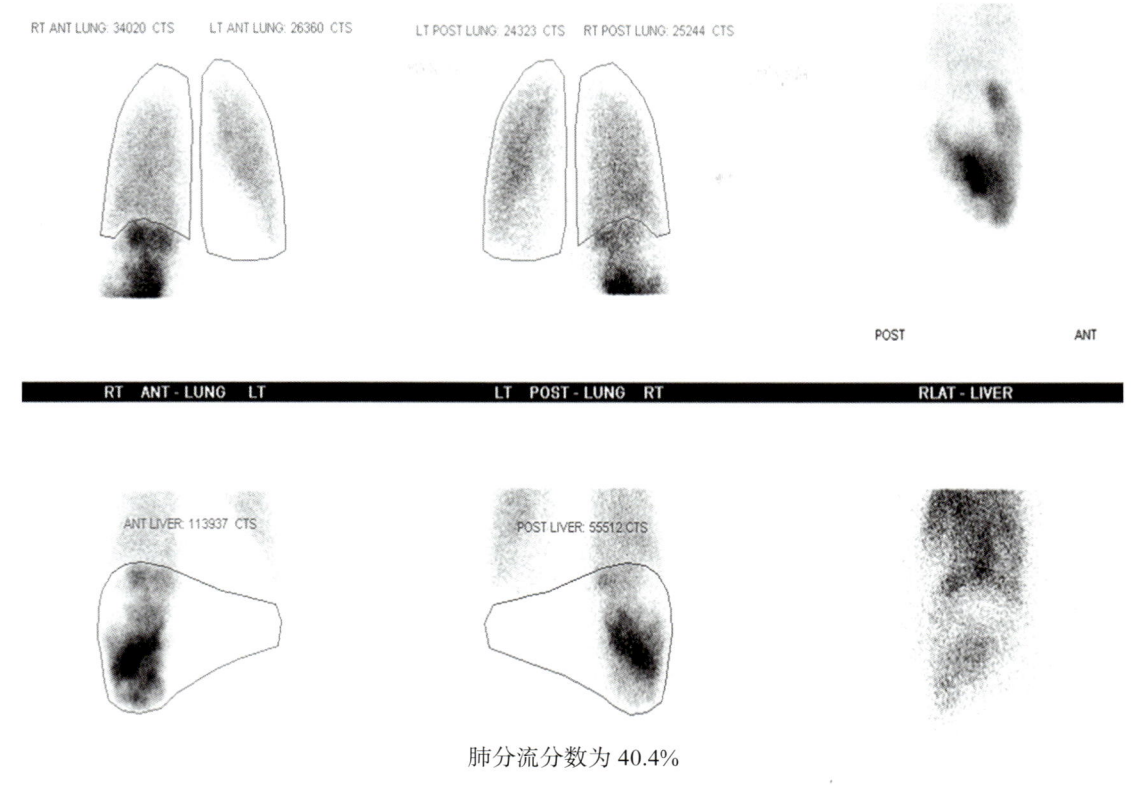

肺分流分数为 40.4%

▲ 图 11-98 接受放射栓塞前评估的 65 岁男性

肝右动脉注射 ^{99m}Tc MAA 后获得治疗前计划平面图像。分别测量肝和肺内的放射性元素活性，并计算出肺分流分数为 40%，因此患者不适合接受放射栓塞治疗

被定义为存活的强化肿瘤负荷降低至少 30%。而疾病进展（progression of disease，PD）被定义为存活的强化肿瘤负荷增加至少 25%。既不属于 PR 也不属于 PD 的病灶将被归为稳定病灶[819]。在 FDG- 高摄取的疾病中，或者可通过治疗前和治疗后病灶 FDG 的摄取评估患者的预后[819]。

（九）肝移植

1. 移植前评估　肝移植是治疗肝功能衰竭的有效方法。目前，肝移植受体的 1 年生存率超过 80%[820]。CT 和 MRI 可用于肝移植术前的评估和术后并发症的检测。对肝移植候选者（受体）的术前评估为外科医生提供手术所必需的信息，并能够排除无法接受肝移植或无法从肝移植中受益的患者[821]。尽管存在多种潜在的受体不符合肝移植标准的情况（如心理社会因素、近期酒精摄入 / 药物滥用），但基于放射学评估的绝对禁忌证包括肝外恶性肿瘤、伴有血栓的肝内恶性肿瘤及解剖异常[822, 823]。广泛的肝内疾病也可以排除肝癌的肝移植治疗。米兰和 UCSF 标准是一种在全球范围内许多机构所采用的评估肝内疾病程度和移植资格的临床指南[823]。米兰标准允许单个 <5cm 的 HCC，或者最多三个均 <3cm 的 HCC 患者接受肝移植。UCSF 标准包容性更高，它允许单个 <6.5cm 的 HCC，或者最多三个均 <4.5cm 的 HCC（累积肿瘤负荷 <8cm）患者接受肝移植[823]。美国的 OPTN 遵守米兰标准。

对于活体分割肝移植，CT 和 MR 检查的重点是评估肝脏供体肝实质的脂肪变性和偶发性肿瘤，以及肝动脉、门静脉、肝静脉和胆道的解剖结构，识别可能会增加手术复杂性的解剖变异。我们还可以通过影像学结果计算肝右叶和左叶的体积（如果肝移植受者为儿童或婴儿，则还应包括肝左外侧段的体积），确保受者和供体都有足够的肝脏体积。各机构之间关于供体的排除标准差异很大。最近的研究表明，肝脏体积不足是导致供体不符合标准的最常见影像学评估结果[780, 824]。供体剩余肝体积应至少为肝脏总体积的 30%~40%[780, 781]。同时，移植肝的尺寸满足移植肝与受体的重量比（graft-to-recipient weight ratio，GRWR）至少为 0.6% 的标准[780, 825, 826]。上述

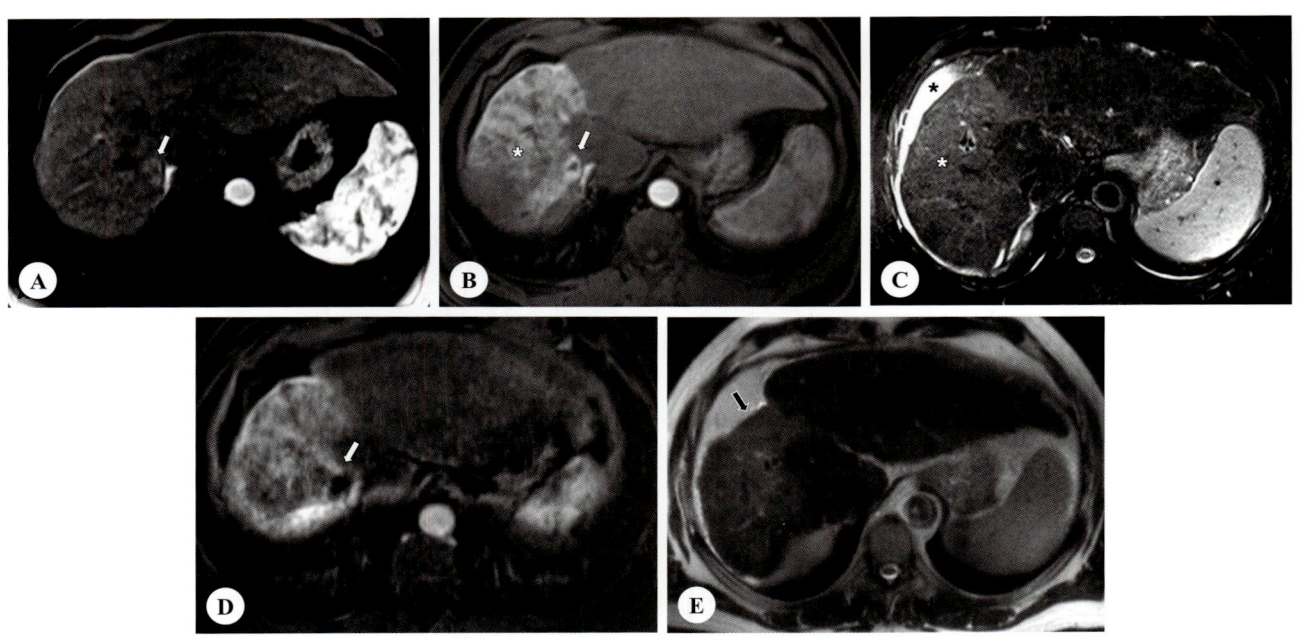

▲ 图 11-99　65 岁男性肝细胞癌患者，接受 ^{90}Y 放射栓塞治疗

A. 治疗前轴位 T_1 加权脂肪抑制增强扫描动脉期图像显示肝细胞癌位于与下腔静脉相邻的肝右叶（箭）。B 和 C. ^{90}Y 治疗后 1 个月的轴位 T_1 加权脂肪抑制增强扫描动脉期（B）和 T_2 加权图像（C）显示整个肝右叶存在 ^{90}Y 分布均呈不均匀强化和水肿（白星），肝周腹水（黑星）。符合放射性肝炎表现。病灶可见较厚的动脉期外周强化（B，白箭）。D. 治疗 3 个月后，动脉期减影图像显示病灶完全无强化，符合完全治疗改变。整个肝右叶的弥漫性动脉期强化符合持续性放射治疗改变。E. 治疗后 6 个月的 T_2 加权图像显示包膜回缩（箭）和肝右叶部分 T_2 稍高信号，符合治疗后纤维化表现

标准能够预防移植供体和受者的并发症的发生。

排除供体的另一个重要原因是肝脏脂肪变性，它占供体排除的 8%～30%[780, 824, 827, 828]（图 11-100）。肝脏脂肪含量超过 30% 是供体残肝肝功能障碍和受者肝功能障碍的高风险因素[829]。虽然我们经常能够发现供体肝脏的局灶性病变，但因为此类病变大多是良性的，因此很少因此排除供体[830]。

尽管血管变异较为常见，但因此排除肝移植供体的概率差异较大。一些医疗机构报告的血管变异造成的排除率较低，而另一些机构则报告该因素为放弃肝移植的主要原因[781, 824, 827, 831]。详细描述肝动脉、肝静脉和门静脉解剖变异对于确定手术方法和可行性至关重要（图 11-101）。血管并发症（如血栓形成和狭窄）的可能性随着解剖结构的复杂性和吻合口的数量增加而增加[823]。在分离肝脏左右两叶时，应特别注意切除平面，该平面通常在肝中静脉右方 1cm 处。放射科医师需要识别出穿越该平面的异常或明显的血管结构，包括其位置、走行方向和直径。起源自肝右动脉的Ⅳ段动脉是常见的可能会改变肝移植决策的血管变异[780]。肝静脉最常见的变异是副肝右下静脉。如果存在上述变异，医师应该报告血管的直径，以及与肝静脉汇入下腔静脉处的相对位置[780, 823]。与肝动脉和肝静脉相比，门静脉变异较为少见，因此较少出现由此排除肝移植的情况。影响肝移植的两种最常见的变异是门静脉主干的肝内分叉和起源于门静脉右前支的门静脉左支[780]。胆道解剖变异也很常见，我们将在后文中讨论其与肝移植有关的注意事项。

CT 和 MRI 均可作为活体肝供体血管解剖、肝体积和肝实质评估的综合性非侵入式方法[830, 832-836]。MRI 可通过磁共振胆道造影和肝胆对比剂对胆道系统进行评估。而无法很好地显示 CT 正常胆道[830, 834]。使用特殊的胆道对比剂时，胆道系统以在 CT 上的图像与 MRI 相似。但是，美国已经停用最后一种胆道对比剂碘普胺（Cholografin Meglumine）。

2. 术后评估和并发症　尽管手术方式、患者筛选、器官保留和免疫抑制治疗已经有了很大进步，但移植术后并发症依然是影响移植肝成功率和威胁患者生存的重要因素。因此，术后并发症的早期诊断和治疗至关重要。由于超声可以在床旁进行

第 11 章 肝脏
Liver

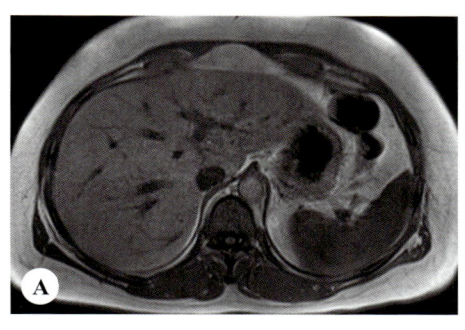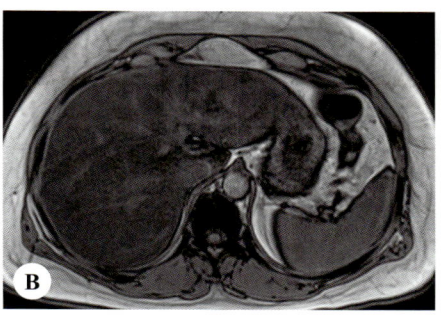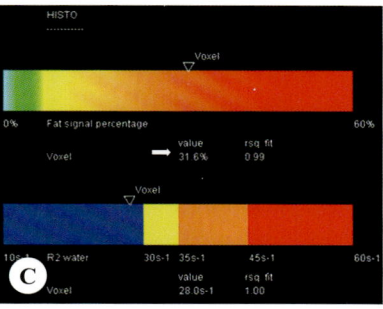

▲ 图 11-100　47 岁女性，肝脏脂肪变性，伴有肝酶升高

A. 轴位平扫 T_1 加权梯度回波同相位图像显示正常的肝信号强度；B. 反相位图像显示与脂肪变性一致的弥散性信号降低；C. 脂肪含量分析显示肝脂肪含量为 31.6%（箭）

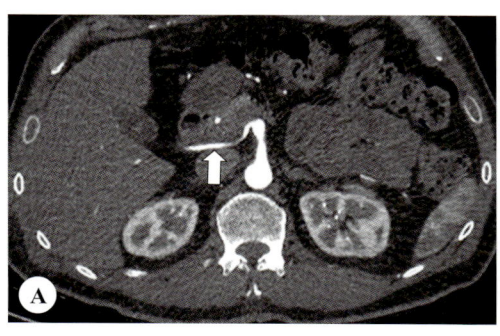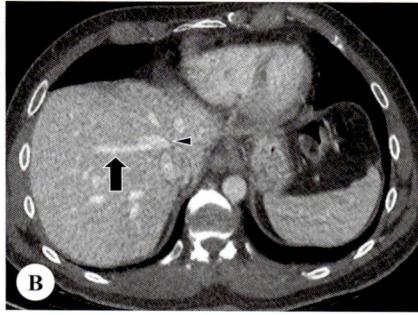

◀ 图 11-101　术前评估 72 岁腹主动脉瘤男性（A）和 56 岁腹痛男性（B）的常见肝血管解剖变异示例

A. 增强 CT 图像显示起源自肠系膜上动脉的肝右动脉（箭）；B. 增强 CT 图像显示一条较大的引流肝脏Ⅷ段的副肝静脉（箭）并汇入肝中静脉（箭头）

并能显示肝实质、血管和胆道情况，它是早期发现肝移植术后并发症的首选影像学方法[758]。但是，当超声不能确诊时，CT 和 MRI 是良好的补充检查方法[563, 758, 837-839]。

肝动脉狭窄和血栓是原位肝移植术后最常见、最严重的血管并发症，可见于 4%～12% 的成年受体和 42% 的儿童受体[840-843]。因为移植肝的胆道完全依靠肝动脉供血，肝动脉闭塞可造成胆道的缺血和坏死[844]。肝动脉栓塞的临床表现为肝梗死、急性爆发型肝坏死、败血症、胆道狭窄或胆汁瘤/脓肿形成[845]（图 11-102）。肝动脉狭窄通常发生在吻合处，如果治疗不及时可能会导致血栓形成[758, 846, 847]。CT 和 MR 血管造影可准确诊断肝动脉血栓形成和狭窄[839, 848-851]。此外，CT 和 MRI 还可用于显示肝动脉血流减少或缺失造成的肝梗死（图 11-103）。肝动脉假性动脉瘤是一种罕见的但危及生命的并发症，通常发生在吻合部位[844, 848]。肝内假性动脉瘤通常是经皮肝活检或局部感染造成的[758]。

原位肝移植术后的门静脉血栓和狭窄相对少见，文献报道的发生率为 2%～13%[852-855]。患者常出现门静脉高压、胃食管静脉曲张或大量腹水[821]。门静脉狭窄或血栓常可通过彩色多普勒超声被诊

断处理。CT 和 MRI 也能很好地显示门静脉的异常[839, 848, 849, 851, 856]。下腔静脉的狭窄或血栓较为罕见，但也可发生在肝上或肝下的吻合口部位[821]。

肝移植术后胆道并发症的发生率为 13%～25%，通常发生在移植术后的 3 个月内[531, 857, 858]。最常见的并发症为胆瘘、吻合口部位的胆道狭窄，以及不慎结扎异常胆管导致的胆汁引流不畅[844, 859, 860]。非 T 管部位的非吻合口胆管狭窄和胆瘘的成因是肝动脉狭窄或血栓导致的胆道缺血[861, 862]。胆道缺血所致的胆道狭窄可能发生在肝脏的任何部位，但通常起源于肝门并向外周发展累及肝内胆管[844]。虽然 CT 和 MRI 能够识别和定位许多移植术后胆道并发症，但大多数并发症通常需要通过内镜逆行胰胆管造影（endoscopic retrograde cholangiopancreatography, ERCP）或皮下胆道引流进行确诊和治疗[863]。

如果遗体或活体移植肝的尺寸过小，无法满足移植受体的代谢需求，患者可能发生一种被称为"小尺寸综合征"（single-shot fast spin echo, SSFS）的术后并发症[864]。虽然 SSFS 的定义因机构不同而异，但一般来说，该综合征的临床特征包括持续性胆囊炎、肝性脑病、难治性腹水和冠心病[864-866]。此综合征相关的发病率和死亡率较高，因此必须在术前

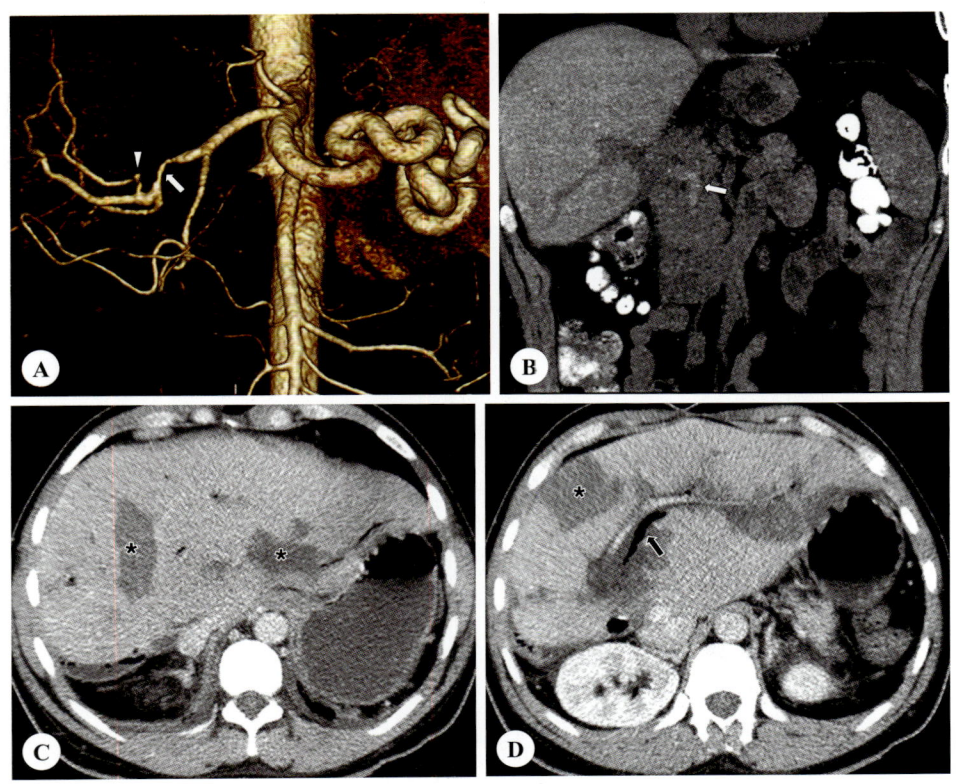

◀ 图 11-102 65 岁男子肝移植术后的假性动脉瘤导致胃肠道出血（A 和 B）及 48 岁男子肝移植术后肝功能恶化伴肝动脉血栓（C 和 D）

A. 肠系膜上动脉的 3D 重建图像显示肝总动脉狭窄（箭）及更远端的假性动脉瘤（箭头）；B. CT 平扫图像显示胆总管内高密度影（箭），符合胆道出血的表现；C 和 D. 肝动脉血栓患者平扫 CT 图像显示肝内多发胆汁瘘（星），还可见胆道积气（箭）

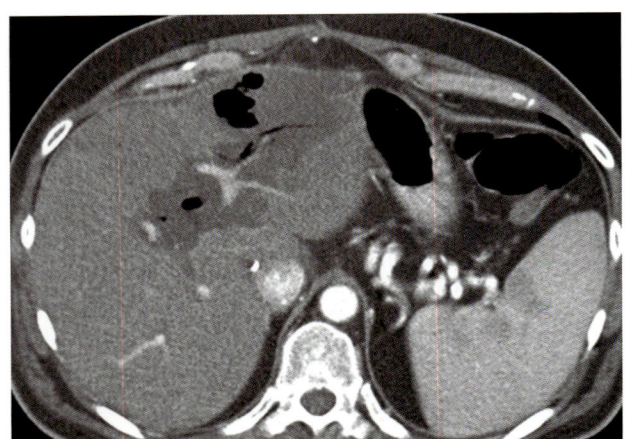

▲ 图 11-103 肝动脉闭塞导致的肝移植术后肝梗死和坏死

CT 增强扫描软组织窗图像显示肝内一较大的地图样低密度含气区

计算移植肝体积 / 标准肝体积（graft volume/standard liver volume，GV/SLV）或 GTWR，确保供体和受体都有足够的肝脏体积[865-867]。

由于接受避免排斥反应的免疫抑制药治疗，肝脏移植的患者患恶性肿瘤的风险增高。4%~5% 的肝移植患者会出现恶性肿瘤，其中大部分是非霍奇金淋巴瘤和皮肤鳞状细胞癌[868]。肝移植术后淋巴组织异常增生可见于 EB 病毒所致的 B 细胞淋巴组织增生，表现可呈癌前增生直至形成淋巴瘤[869]。此病更常见于患有丙型肝炎的移植受体[870]。其肝内表现包括多发的局灶性低密度肝脏病变、弥漫性肝实质浸润和门静脉周围软组织浸润[869]，还可见到肝门淋巴结增大[506, 871]。HCC 或肝脏转移瘤患者接受肝移植后，仍有肿瘤复发的风险。对于 HCC 患者来说，复发的风险与移植前的肿瘤分期有关[872]。最常见的复发部位是肺和移植后的肝脏，其次是局部和远处淋巴结[872]。

肝脏移植的常见 CT 表现是肝脏边缘出现不规则、无强化的低密度区[873, 874]。此征象表示包膜下存在坏死。这是一种较轻微的并发症，较少影响患者预后[874]。另一个移植术后的常见 CT 表现是门静脉中央与外周分支周围的项圈样低密度影。这种门静脉周围的低密度的成因可能是手术中损伤门静脉周围的淋巴管，造成了淋巴回流障碍[875-877]。它在 MRI 的 T_1 加权图像中呈低信号，在 T_2 加权图像中呈高信号[878]。

第 12 章 胆 道
Biliary Tract

Anuradha S. Shenoy-Bhangle Arvind K. Shergill Koenraad J. Mortele 著
陈 婕 张晗媚 译

胆汁是由肝细胞分泌的[1]。胆汁沿着肝内胆管，经过一系列修饰后，排入十二指肠和胆囊。胆汁在胆囊内经过浓缩、酸化后，释放到胆总管（common bile duct，CBD）及十二指肠内。胆道包含所有与胆汁分泌和储存有关的结构，包括肝内胆管、胆囊、胆囊管、肝总管和胆总管。

随着成像技术和对比剂的不断发展，目前难以确定胆道成像的最佳方式。本章将重点介绍 CT 和 MRI 在评估胆道方面的作用。虽然本章对其他成像方式不做详细介绍，但在适当的时候，我们也将讨论超声检查、核素闪烁显像、内镜超声检查（endoscopic ultrasonography，EUS）和内镜逆行胰胆管造影的辅助作用。

MRI 和 MRCP 在评估胆道系统方面受到广泛认可[2]，尤其是 MRCP，这种无创筛查手段现已取代 ERCP 和经皮经肝胆管造影（percutaneous transhepatic cholangiography，PTC）用于评估胆道梗阻。放射性核素胆道显像技术可提供功能信息，但空间分辨率较低，而超声检查的费用较低、检测条件要求不高，因此目前仍广泛使用。

胆道成像的主要作用是区分阻塞性和非阻塞性高胆红素血症。阻塞最初表现为 CBD 直径增加[3]，而成人 CBD 直径通常不超过 6mm 或 7mm[4]。胆道扩张的病程不一，扩张程度取决于阻塞是连续性还是间断性的。在梗阻早期，胆道扩张程度可能较轻。而胆囊切除术后患者可能会在无梗阻的情况下出现 CBD 和（或）肝内胆管扩张[4]。胆道成像还可用于各种先天性胆道异常的评估、胆囊和胆管的术前和术后评估，以及胆道肿瘤的诊断和分期。

影像学检查是检测患者是否存在胆道梗阻、梗阻水平和病因的重要无创手段。如果考虑患者可能存在胆道疾病，应进行全面的病史采集、查体和实验室评估。检测急性胆囊感染或胆道梗阻时，超声仍然是很好的初筛工具。可根据超声检查结果，让患者接受 MRCP，后者可以为更多有创检查（如 ERCP、PTC 或 EUS）的选择提供参考，以做出进一步的诊断或治疗干预。这些技术的并发症发生率较高，但能进行组织取样，同时通过清除引起狭窄的结石或对狭窄段扩张进行相应的治疗。在 ERCP 中，经内镜到达壶腹区以进行胆管插管，扩张胆管并通过对比剂显影。PTC 同样使胆管扩张，但其方法为用穿刺针经肝实质刺入肝内胆管内。PTC 很少用于诊断，更多用于在 ERCP 无法进入胆道系统时对阻塞的胆道引流。

如果根据初始临床表现无法判断病因是否位于胆道，增强 CT 可为胆道肿瘤分期和腹痛筛查提供辅助信息。后文将详细介绍上述成像方法。

本章将讨论胆道成像最新的 CT 和 MRI 技术，还将介绍胆道解剖结构及放射科医生需要熟悉的重要疾病。

一、胆道成像技术

1. CT 碘对比增强 MDCT 具有较高的空间分辨率，常用于显示引起胆道梗阻的肿块及其分期。CT 检查的费用高、便携性差，还存在电离辐射，因此并不是评估胆绞痛的一线影像学检查。不过，如果根据患者的临床症状无法判断病因是否位于胆道，进行 CT 比较可靠。如果 US 检查结果不明确，可使用 CT 确诊胆囊炎，其也可用于评估非胆道疾病（如胰腺肿瘤）对胆道系统的继发效应。CT 对运动伪影的灵敏度不及 MRI，因此怀疑有胆道阻塞且患者难以配合时，可采用 CT 代替 MRI。

采用1∶1螺距、5mm层厚，在一次屏气下能够获得上腹部非增强CT图像，从而可以对胆管和胰腺进行定位，并识别胰腺、胆囊和胆管内钙化。根据检查的适应证选择显示胃肠道的口服对比剂类型（阴性与阳性）。如果扫描主要是为了评估胆道梗阻，则将水作为中性口服对比剂有助于最大限度地减少伪影，还可以提高识别十二指肠和壶腹部异常的灵敏度。但是，如果扫描不只是为了评估胆道梗阻，还要考虑其他病因，则最好在扫描前口服阳性对比剂（水溶性碘对比剂或稀释钡剂）。

将125～150ml碘对比剂以4ml/s或5ml/s的速度快速静脉注入肘前静脉或其他合适的静脉内，获取上腹部动脉期和门静脉期图像。采用≤2.5mm层厚，扫描范围从肝脏膈顶向下到胰头下缘，以便后续的多平面重建或体积再现。动脉晚期成像在注射对比剂30～40s后开始，而门静脉期成像则在约70s后开始。如果患者有心脏病或其他会延长循环时间的疾病，应增加延迟时间，而对于年轻运动员，应缩短延迟时间。常规进行矢状面和冠状面的多平面图像重建，以更好地显示多个平面的胆道异常[5]（图12-1和图12-2）。

在确诊或疑似肝内肿瘤患者中，延迟成像可能有助于鉴别胆管癌与其他肿瘤，尤其是肝细胞癌，因为前者往往在延迟图像上表现为逐渐增强[6]。一些研究提出当怀疑胆管癌时可在注射对比剂后延迟4～6min显像来评估[6]。我们医院采用15min的延迟时间来获得四相成像。

2. MRI 对比增强MRI和MRCP能够清晰地显示出解剖细节，具有较高的空间和时间分辨率，无须电离辐射即可确定胆道梗阻的水平和病因。MRI对胆总管结石的诊断灵敏度为92%，对恶性阻塞的诊断灵敏度为88%（诊断各种疾病的特异度均＞90%）[7]。MRCP利用T₂加权序列显示充满液体的胆管和胰管，无须注射对比剂即可获得胆道和胰腺系统图像。MRCP技术主要是利用静态胆汁和胰液具有长自旋弛豫时间（T₂）的特点。长回波时间会使大多数组织（如脂肪和实体器官）的信号衰减，而只有T₂弛豫时间长的成分（如液体）会产生明显的信号。这种T₂加权序列包括采用呼吸触发的多层3D快速自旋回波序列和在单次屏气期间完成采集的弛豫增强（relaxation enhancement，RARE）单层（厚层）半傅里叶快速采集序列。然后对上述图像进行后处理，显示为最大密度投影多平面重建图像。这些超快技术可以快速获取图像，从而减少运动和呼吸伪影（图12-3）。

正确的患者准备对于优化MRCP对胆道系统的显像至关重要。我们建议患者在MRCP当天尽可能禁食4h，以减少肠内气体和肠道蠕动，但有些医院不要求患者在MRCP之前禁食[8]。检查前可给予阴性口服对比剂以减少来自邻近胆管的十二指肠的信号。检查前30min将1ml钆布醇与50ml水混合并让患者口服。通过置于胸壁和上腹部处的相控阵体部

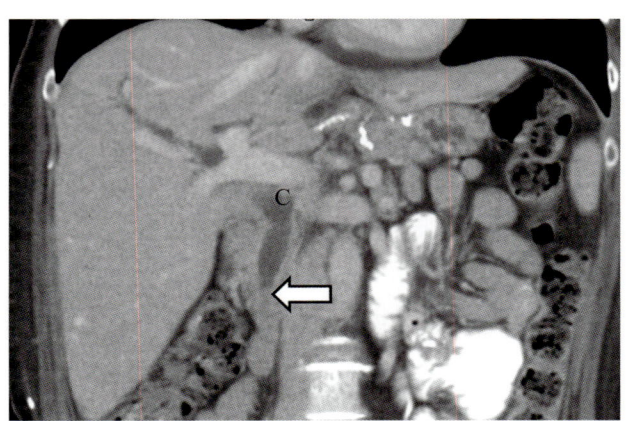

▲ 图 12-1 54岁肝功能测定异常女性，胆总管狭窄
冠状位增强CT软组织窗图像显示胆总管远端狭窄引起的肝内和肝外胆管扩张（箭）。C.胆总管

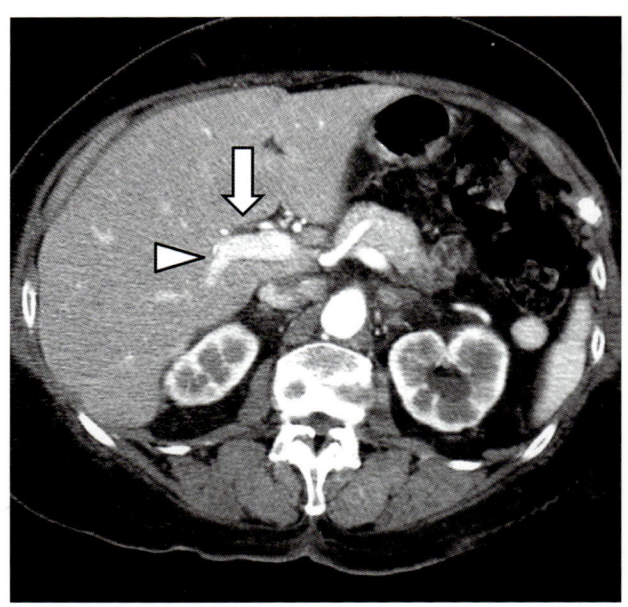

▲ 图 12-2 34岁腹部隐痛女性的正常胆管
轴位增强CT软组织窗图像显示位于门静脉右支（箭）前方的正常右肝内胆管（箭头）

线圈采集图像。

MRCP 检查的场强可以为 1.5T 或 3.0T。多平面薄层图像的空间分辨率较高,因此能清晰地显示胆管。通常,我们在一次屏气时进行 1.6~4mm 层厚的连续扫描。尽管源图像对于检测胆管的细节很敏感,但通常无法在单个层面上显示整个胆管。因此,可以将多个层面的图像组合以形成 MIP 图像,该图像可模拟 ERCP 生成的图像。MRCP 的参数通常如下所示:回波时间为 900~1000ms,重复时间无限,矩阵 256×256,以及不会产生信号包裹的小视野。MRCP 图像无须静脉注射对比剂即可获得,但对于轴位 T_1 图像,必须注射对比剂以显示软组织肿块引起的胆道阻塞。

厚层 MRCP 图像的空间分辨率可能比薄层图像要低,但可以在单个视野中显示大部分的胆道系统。层厚在 20~50mm,如果太薄,则可能会受信噪比差的影响。每次成像只需几秒钟即可获得,通常不受运动伪影的影响。通常采集多个平面的厚层 MRCP,以 CBD 中部为中心进行 15°的角度变化。选择另一个厚层专门对大部分的胰管显像。可将成像层重新放置或变薄,以排除来自重叠结构的信号,如肾脏集合系统,或者可能影响肝外胆道系统显像的含有液体的肠襻。如前所述,口服阴性对比剂有助于减少来自肠道的重叠信号干扰[9]。

正确选择薄层或厚层 MRCP 的成像范围对于检查的成功至关重要。斜冠状位图像通过肝脏的轴位图像定位。如果 CBD 在选定的肝内胆管水平后方,则可能未包全整个胆管,并且可能导致误诊,这可以通过查阅薄层源图像来避免。

MRCP 结合静脉注射促胰液素来评估胆道功能已得到广泛研究[10]。促胰液素(0.2μg/kg 体重)刺激胰腺外分泌,使 Oddi 括约肌收缩短暂增强,从而更好地扩张胰管系统,并能更清晰地显示胰胆管连接处[11-13]。促胰液素起效迅速,作用时间短。进行厚层 MRCP,通常每 15~30 秒重复一次,持续 10~15min。这样可以动态评估胰管和壶腹区。研究发现该技术可提高慢性胰腺炎患者中胰腺分裂和隐匿性胰管狭窄的检出率,Dronamraju 等[10]证实在钙化性胆汁性疼痛患者中,其可作为 EUS 和 ERCP 的辅助检查。

MRCP 的局限性主要为信号体积平均影响胆管小结石的检测[14]。体积平均尤其可能掩盖厚层 HASTE 图像中的小结石,因此,诊断时应始终注意检查薄层 MRCP 源图像中的充盈缺损[14]。

MRCP 检查中遇到的伪影通常来自气体、血凝块、交叉血管、胆囊切除术中使用的金属夹、运动伪影或搏动伪影[14]。这些可能导致无法显示整个胆管,还可能由于数据配准错误而导致其结果类似于胆管结石或狭窄。MRCP 可能会高估 MIP 图像上胆道狭窄的严重程度。可采用厚层 HASTE 图像显示问题区域的狭窄情况[14]。通过使用 CT 图像的多平面重建和 3D 成像及对比增强 MRI 和 MRCP 可以改善壶腹区的评估[15, 16]。

随着胆道对比剂的出现,包括钆贝葡胺和钆塞酸二钠等排入胆道系统的对比剂,对比增强 MRC 在评估特定胆道异常中的作用越来越重要,包括胆瘘的检出、胆-肠吻合术的评估及先天性胆管囊肿的显示[17]。如果肝功能正常,注射对比剂后 20min 内至少 50% 的钆塞酸会排入胆道系统。肝胆期成像可显示胆瘘患者的活动性外渗、胆-肠吻合口狭窄及先天性异常的评估。钆贝葡胺只有一小部分(3%~5%)会排入胆道系统,并且到达肝胆期需要更长的时间(60min),因此与钆塞酸二钠相比,较少用于增强 MRCP。

3. 超声 超声检查的价格便宜、不含电离辐射,还能随身携带方便床旁使用,因此在评估右上腹痛及疑似胆囊或胆道异常时仍是首选的影像学检查。

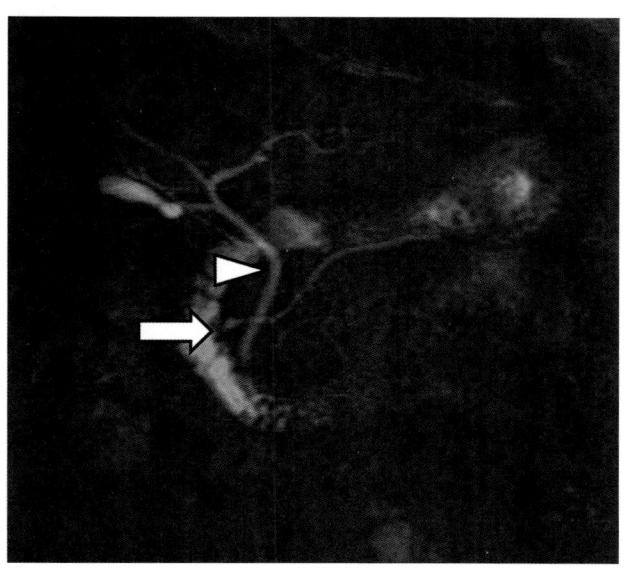

▲ 图 12-3 **35 岁右上腹持续疼痛男性的正常胆总管**
MRCP 显示胆总管直径正常(箭头)及偶然发现的胰腺分裂(箭)

在成人中，通常使用频率范围为 2.5~5.0MHz 的扇形探头来获得良好的穿透力，同时不影响图像分辨率。患者仰卧位时，可在横断面和矢状面上获取胆囊图像。冠心病患者可在左侧卧位或左后斜位获取图像。

超声诊断胆石症、肝内外胆管扩张、急性胆囊炎（结合超声墨菲征）及偶发的胆总管结石的灵敏度很高[18, 19]。然而，超声检测胆道梗阻的特异度通常不高，在肥胖患者中的灵敏度有限[20]。不过，从超声检查中获得的信息在很大程度上取决于检查者和诊断医师的经验。

4. 核医学 胆囊和胆管树核医学扫描利用的是肝胆 ^{99m}Tc 亚氨基二乙酸（99m-hepatobiliary iminodiacetic acid, HIDA）衍生物。这些化合物经肝细胞吸收后，无须结合即可自由分泌到胆汁中，从而能够显示胆汁从肝脏进入十二指肠的过程。如果该过程因肝脏疾病而中断，那么 HIDA 扫描显示为放射性示踪剂不能自由进入十二指肠。在急性胆囊炎中，HIDA 扫描可以非常准确地诊断胆囊管阻塞[21]，表现为胆囊未充盈。它也可用于术后胆瘘的检测、胆道重建术（包括移植患者）的功能评估、胆囊排泄分数评估，以及壶腹狭窄或 Oddi 括约肌功能障碍的评估，后者在 CT 或 MRI 时可见口服对比剂反流进入胆道系统（图 12-4）。

二、胆囊和胆道解剖

正常情况下，胆囊位于胆囊窝内，CT 上呈液体密度、MRI 上呈液体信号（图 12-5），与肝脏叶间裂和肝中静脉位于同一层面。靠近肝脏的胆囊表面，通过结缔组织和血管与肝脏连接，而远离肝脏的表面被腹膜覆盖。CT 上胆囊的密度通常与水类似，但对于胆囊淤泥、结石、钙乳或胆道出血的患者，胆囊密度可能增加（图 12-6）。

胆囊通常长 7~10cm，宽约 2.5cm，壁厚在 1~3mm[22]。胆囊由胆囊动脉供血，并通过多条小胆囊静脉入肝。淋巴管通过肝门的淋巴结组引流。胆囊分为底部、体部和颈部（漏斗部），与胆囊管连接。胆囊的大小和容量取决于禁食状态，范围在 30~300ml[22]（图 12-7）。

三、胆囊疾病

（一）先天和发育异常

研究中已描述了各种胆囊解剖结构异常，最常见的是"Phrygian 帽"，由胆囊底部扭曲折叠形成[23]（图 12-8）。胆囊完全变异的情况极为罕见，据报道发病率不到 1/6000[24]。胆囊分隔（图 12-9）、双胆囊和三胆囊更为常见[23]。异位胆囊可位于肝内、叶

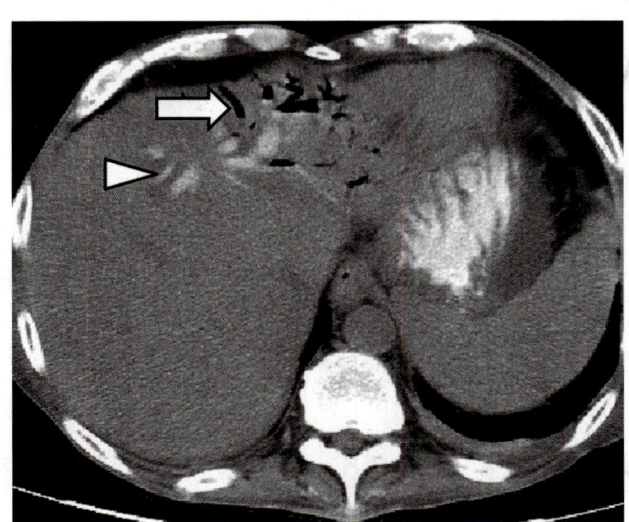

▲ 图 12-4 60 岁女性，Oddi 括约肌功能障碍显示为胆管积气，以及口服对比剂反流进入胆管
轴位平扫 CT 软组织窗图像显示周围线性气体影（箭）和出现在胆管位置的反流口服对比剂（箭头）

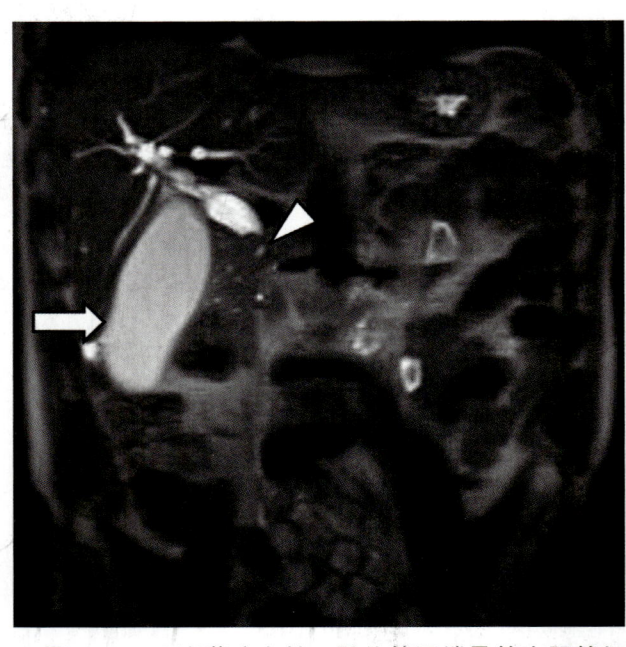

▲ 图 12-5 72 岁黄疸女性，胆总管远端导管内胆管细胞癌
冠状位 T_2 加权 MR 图像显示充满液体的正常胆囊（箭），胆总管可见肿物阻塞引起的胆道梗阻（箭头）

间平面、左侧、左肝叶下方、镰状韧带内、前腹壁、肝上，以及由于肠系膜过长而导致胆囊经 Winslow 孔进入小网膜囊[1]。

同样，胆囊管解剖结构变异也很常见。从左右肝管汇合处到壶腹，胆囊管可在其进程中的任何地方汇入胆总管。常见的变异为胆囊管内侧和低位汇入。肝内胆管与胆囊管也可能直接连通。最后，胆囊管的旋转异常可能导致其在胆总管之前或之后形成一个环[25]。如果怀疑上腹部的液体充盈结构为胆囊，可采用放射性核素胆道成像或肝胆期对比增强 MRI 证实诊断，除非胆囊管被阻塞。

（二）肿瘤性疾病

1. 原发性胆囊良性肿瘤 良性胆囊肿瘤包括绒毛状乳头状瘤、腺瘤、神经节旁瘤和颗粒细胞瘤（后者在胆管中更为常见）。其中大多数是偶然发现的，无任何病理特异性影像学特征。

胆囊息肉：据报道，胆囊切除标本中胆囊息肉的检出率为 2%~12%[26]。大多数胆囊息肉是良性的，很少引起临床症状，只有很少一部分与恶性肿瘤有关。两种常见的组织学类型为：①良性，包括胆固醇性、腺瘤性和炎症性息肉；②恶性，包括腺癌。目前只有尺寸大小这一影像学特征能够区分良性病灶与应手术切除的病灶[27]。息肉>10mm，应予以重视，尽量每 6~12 个月进行 1 次影像学随访，而病灶≤5mm，可以忽略。不同医疗机构具体的随访方案不同。放射科医生和外科医生共同制订的最新指南[28]推荐对>10mm 的息肉行胆囊切除术，对<10mm 的息肉进行病例管理，具体取决于患者和息肉的特征。

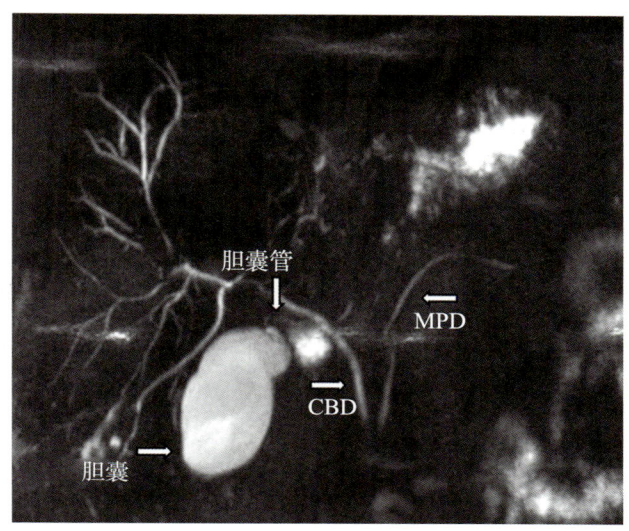

▲ 图 12-7 25 岁右上腹痛女性的正常胆囊和胆囊管
MRCP 图像显示正常口径的胆总管（CBD）和主胰管（MPD），以及正常胆囊和胆囊管（箭）

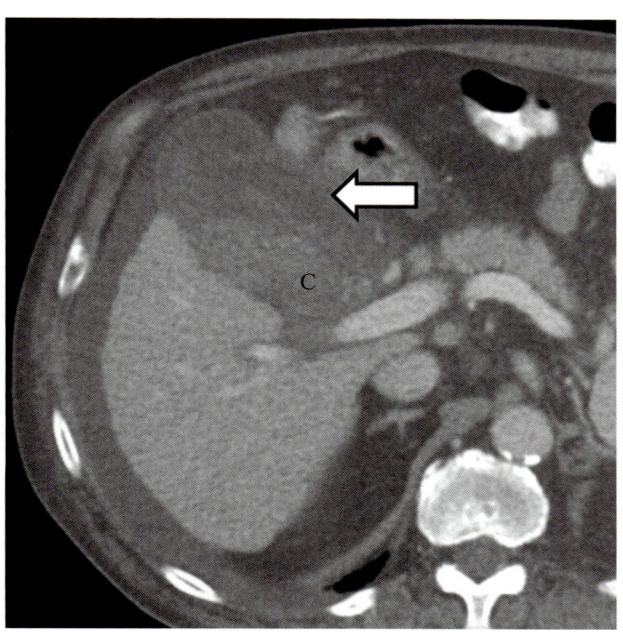

▲ 图 12-6 因右上腹痛和败血症就诊的 65 岁糖尿病患者，胆囊出血
轴位增强软组织窗 CT 图像显示，在坏疽性急性胆囊炎（箭）的情况下，胆囊内可见高密度凝块（C），内壁黏膜无强化

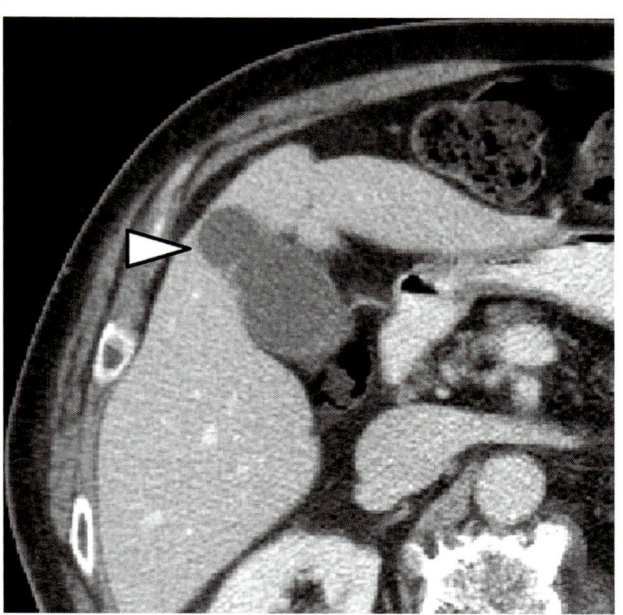

▲ 图 12-8 75 岁腹胀男性，轴位增强 CT 软组织窗图像上偶然发现的 Phrygian 帽（箭头）

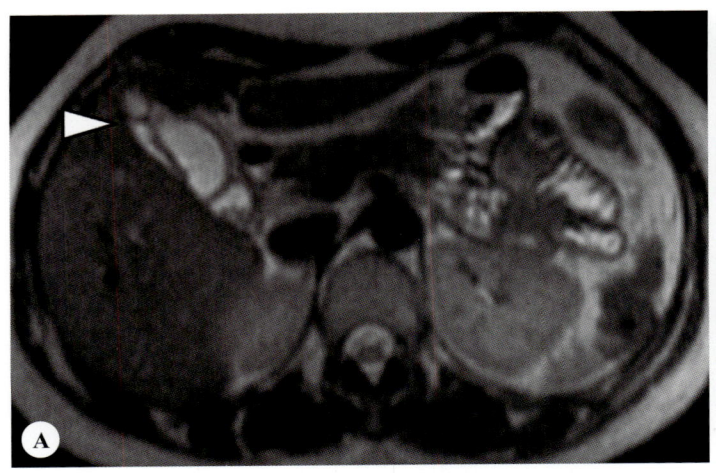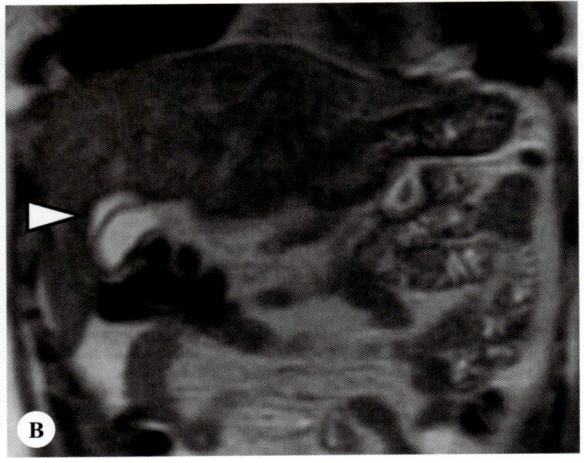

▲ 图 12-9 复发性胆绞痛和胆石症的 27 岁女性中胆囊壁破裂的 MRCP 图像

轴位（A）和冠状位（B）T₂ 加权 MR 图像提示可能为重复 / 分隔胆囊（箭头）。手术病理检查证实这是由慢性胆囊炎所致胆囊壁破裂引起的

在超声检查中，息肉附着在胆囊壁上，呈等回声或高回声，无声影，不会随体位改变而移动。CT 和 MRI 上，静脉注射对比剂后息肉可见强化（图 12-10）。MRI 图像上，胆囊腺瘤在 T₂ 加权序列上呈高信号，并且可以显示出与腺癌相似的强化[26]。如前所述，不论上述表现如何，所有 >10mm 的腺瘤都要考虑手术切除。

2. 原发性胆囊恶性肿瘤

胆囊癌：胆囊癌是美国第六大常见的消化道恶性肿瘤[29]，主要发生于老年人中，平均发病年龄为 72 岁，男女比例为 1:3。某些族群的发病风险较高，包括美洲原住民和拉美裔美国人，这可能是由于其胆囊结石的患病率较高，胆囊结石可导致慢性炎症和不典型增生而成为诱发因素。瓷样胆囊也与胆囊癌有关，但这种关联可能不像以前认为的那么强[30]。需注意，弥漫性胆囊壁钙化可能与胆囊恶性肿瘤的发生无关[30]。

与胆囊癌发生率增加相关的其他疾病包括先天性胆管异常（胆总管囊肿、先天性胆管囊性扩张、胰胆管汇合异常、胆囊管低位汇入）和原发性硬化性胆管炎（primary sclerosing cholangitis，PSC）。早期胆囊癌通常起病隐匿，因此患者就诊时通常已进展为局部晚期或已发生转移。一旦疾病扩散到胆囊外，患者的 5 年生存率仅为 5%[31]。临床症状包括体重减轻和腹痛、右上腹明显肿块或伴有胆道梗阻的无痛性黄疸。

病理上，大多数胆囊恶性肿瘤为腺癌，起源于黏膜层，低中高分化均有。胆囊癌（68%）多为浸润性，而息肉样肿瘤则占 32%[29, 32]。多数肿瘤发生在胆囊底，此时须与腺肌瘤病（adenomyomatosis，ADM）鉴别。

胆囊的其他原发性恶性肿瘤，如鳞状细胞癌、肉瘤、淋巴瘤和类癌，与胆囊癌转移一样较为少见。其中最常见的转移瘤是黑色素瘤、乳腺癌或肾细胞癌[33]。

CT 上，胆囊癌可以表现为完全替代胆囊的肿物、局灶性或弥漫性囊壁增厚或腔内肿物，后者最少见。根据肿瘤坏死程度，肿瘤软组织通常显示出不同程度的强化。直接侵犯邻近肝实质（图 12-11）或结肠肝曲及局部淋巴结增大是恶性肿瘤较确切的表现。在原发性肿瘤沿胆管生长的患者中，可能存在胆道梗阻。CT 还可较好地发现血源性转移灶。

表现为局灶性或全胆囊壁增厚的胆囊癌最难诊断，因为这些表现与慢性胆囊炎相似。因此，寻找病灶周围局部受累或转移的征象尤为重要。胆囊转移癌也可以表现为囊壁肿块，仅凭 CT 表现无法准确区分其与局灶性胆囊癌（图 12-12）。

MR 表现与 CT 类似，在 T₂ 加权图像上呈囊壁局灶性或弥漫性不均匀高信号，弥散受限，迅速强化。上述表现必须与炎症性或良性息肉引起的良性胆囊壁增厚相区分，良性胆囊壁增厚在 T₂ 加权序列上信号较均匀，无强化[34]。

胆囊癌可侵犯邻近肝实质，并通过淋巴管扩散到肝门和胰周或腹膜后区域性淋巴结，也可发生肺、

第 12 章 胆道
Biliary Tract

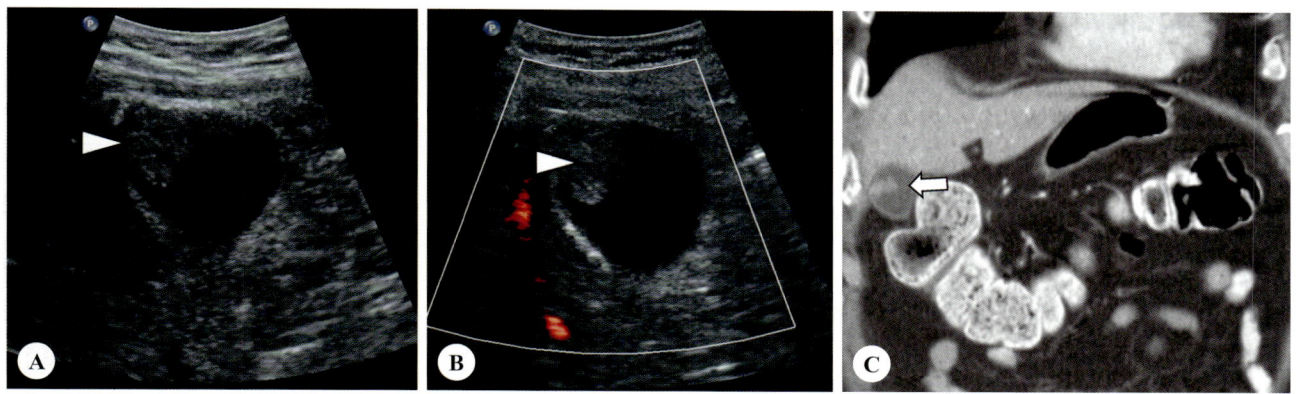

▲ 图 12-10 54 岁女性，超声检查偶然发现胆囊肿块，经手术证实为胆囊腺瘤

轴位灰度图（A）和彩色多普勒图像（B）显示来自胆囊壁的稍强回声软组织息肉（箭头），无明显血供。冠状位增强 CT 软组织窗图像（C）显示来自胆囊壁的息肉（箭）

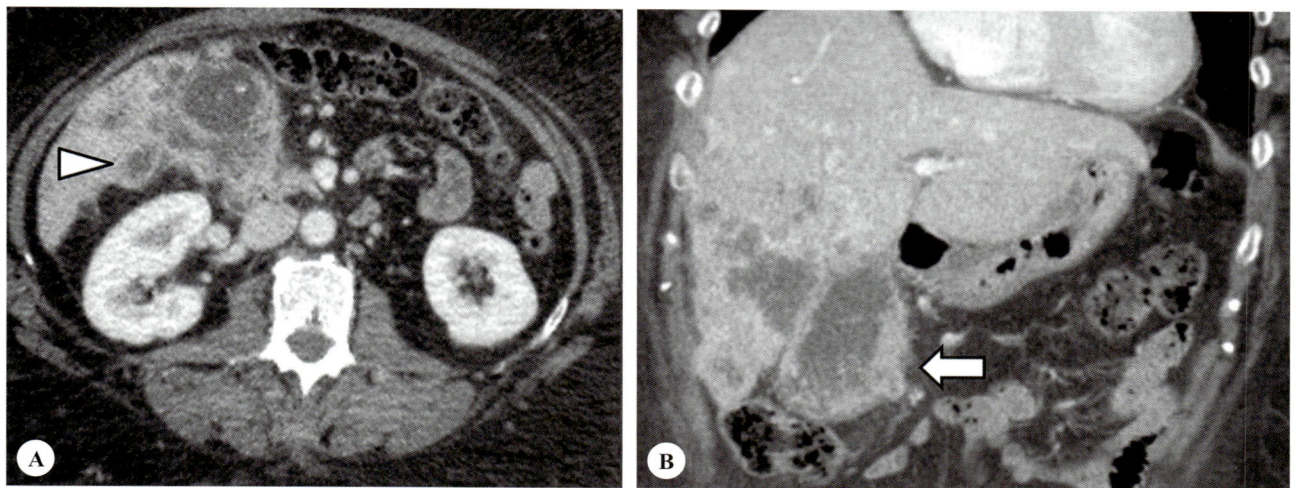

▲ 图 12-11 72 岁右上腹痛女性，经皮肝穿刺活检证实有局部浸润性胆囊腺癌

轴位（A）和冠状位（B）CT 增强扫描软组织窗图像显示不规则的胆囊壁增厚（箭），肿物扩散至邻近肝实质形成低密度灶，邻近肝实质内有多个不均匀的强化区域（箭头）提示肝内转移

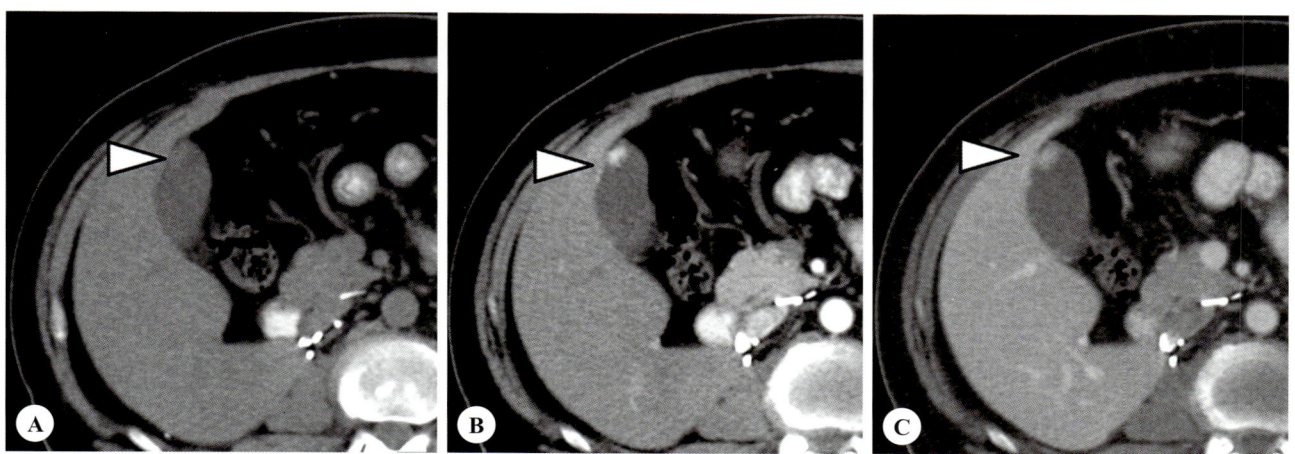

▲ 图 12-12 65 岁肾细胞癌患者治疗后，CT 随访发现胆囊壁病灶，胆囊切除术后病理确诊为胆囊转移瘤

A. 在胆囊平面的轴位平扫 CT 图像显示囊壁边缘小病灶（箭头），密度比邻近的胆汁稍高；B. 在相同平面的轴位增强 CT 软组织窗图像显示囊壁病灶动脉期强化（箭头）；C. 门静脉期增强 CT 软组织窗图像显示病灶内对比剂残留（箭头）

骨和肝脏的弥漫性血行转移。肿瘤分期见表 12-1。

(三) 炎症性、血管和其他疾病

1. 胆囊结石和胆汁淤泥 与胆管结石不同，胆囊结石极为常见。据估计，美国有 2000 万～2500 万成年人患有胆石症，但大多数患者没有症状，因此实际患病率还不清楚[35]。该病好发于女性，年龄越大，发病风险越高。

胆囊结石有 70%～80% 为胆固醇性，其余类型包括色素性、混合性和碳酸钙性结石。其中碳酸钙性结石最少见。人们认为胆囊结石的发病机制与胆汁过饱和、胆囊排空减少及肠道运输时间延长有关。各种临床因素都会增加胆固醇性结石的发生风险，包括雌激素水平升高（妊娠、口服避孕药或绝经后激素替代治疗）、肥胖、体重骤降、高脂血症、肠道蠕动减弱、遗传、长期胃肠外营养、某些药物（如奥曲肽、头孢曲松）、脊髓损伤和回肠末端疾病[36]。

胆汁淤泥是指胆汁内各种成分的沉积，包括从胆汁中析出的胆固醇晶体，并且与其相关的很多临床因素也与胆石症相关[36]。尽管患者通常无症状，并且通常会自行缓解，但在没有胆石症的情况下，胆汁淤泥依然可能会引起胆道梗阻，也可能进一步发展为胆道结石。

尽管胆囊结石患者常有消化不良、厌油腻和嗳气，但这些症状并无特异性。不过，当胆囊结石迁移并阻塞胆囊颈或胆囊管时，就会出现症状。短暂性胆管梗阻患者会出现胆绞痛，通常位于右上腹，1～3h 内反复出现，还可能伴有恶心呕吐[36]。但梗阻持续存在可能引起胆囊壁发炎（急性胆囊炎）。

由于含钙，15%～20% 的胆囊结石在常规 X 线上可见[37]。超声是疑似胆囊结石患者的最佳初始影像学检查，因为其准确性高，价格便宜，无电离辐射，评估肝脏和胆管的能力较好，还能在床旁使用[36]。在超声检查中，胆囊结石显示为腔内高回声结构，可能伴后方声影。对于能在左侧卧位、俯卧位或直立位接受检查的患者，结石的活动性非常有助于诊断胆结石。可根据是否存在声影和运动区分结石与胆囊息肉和胆汁淤泥。通常，胆汁淤泥很容易识别，表现为分层状物质，回声强于胆汁（图 12-13）。CT 上，胆结石从高度钙化到低密度不等，后者表现为典型的纯胆固醇结石[37]（图 12-14）。通常较大的结石很容易识别（图 12-15），但小结石可能很容易被忽视。胆结石内的空气（氮气）很容易

表 12-1 美国癌症联合委员会胆囊癌分期：TNM 分期			
分期	TNM 分期		肿瘤位置
0	T_{is}		原位癌
	N_0		无淋巴结受累
	M_0		无远处转移
I	T_1		肿瘤侵犯固有层（T_{1a}）或肌层（T_{1b}）
	N_0		无淋巴结受累
	M_0		无远处转移
IIA/B	T_{2a}		肿瘤穿透肌层侵犯腹膜侧（IIA）或肝侧（IIB），无肝脏浸润
	N_0		无淋巴结受累
	M_0		无远处转移
IIIA	T_3		穿透浆膜侵犯邻近器官
	N_0		无淋巴结受累
	M_0		无远处转移
IIIB	$T_{1\sim3}$		穿透浆膜未侵及邻近器官
	N_1		受累淋巴结不超过 3 个
	M_0		无远处转移
IVA	T_4		肝脏及其他两处及以上脏器受累
	N_0 或 N_1		无淋巴结受累或受累淋巴结不超过 3 个
	M_0		无远处转移
IVB	任何 T 分期		
	N_2		4 个及以上区域淋巴结受累
	M_0		无远处转移
	或		
	任何 T 分期		
	任何 N 分期		
	M_1		肿瘤转移至肺、肝脏及腹膜腔

第 12 章 胆道
Biliary Tract

通过 CT 图像识别（图 12-16）。CT 检测胆结石的灵敏度约为 80%[37]。

与超声检查一样，当胆囊明显收缩时，CT 可能很难诊断胆囊结石。胆汁淤泥和小结石（泥沙样结石）通常表现为胆囊腔内高密度层，无法通过 CT 明确区分。在存在胆囊水溶性对比剂替代性排泄的患者中，可以看到类似胆汁淤积的密度（图 12-17）。胆囊排泄静脉注射的对比剂通常没有临床意义，患者不论有无肾功能不全都可以观察到[38]。

MRCP 检测胆囊结石的灵敏度高达 98%[39]。胆囊结石通常表现为 T_2 加权图像上高信号胆囊内的充盈缺损（图 12-18）。结石通常呈 T_1 低信号，但若存在离子钙，也可能呈高信号。如果结石内含有水基质，则信号可能不一[39]。如果初次超声筛查提示胆总管结石伴胆道扩张和胆囊结石，多通过 MRCP 进行检测。

2. 胆囊炎　胆囊颈或胆囊管内的结石阻塞胆囊会引起胆囊扩张、胆囊内压增高、囊壁缺血、细菌入侵和急性炎症。少数急性胆囊炎患者没有胆囊结石。钙化性胆囊炎的病因尚不十分清楚，但可能与缺血、胆汁淤积和炎症有关。患者通常表现为急性右上腹痛，通常放射到右肩或背部。还可出现胆囊区域明显压痛（墨菲征）。如果不及时治疗，可能会继发胆囊积脓或胆囊壁坏死和穿孔，导致局部脓肿或腹膜炎。在某些患者中，急性炎症的反复发作会导致慢性胆囊炎，其特征为胆囊壁增厚、浸润和纤维化。

与疑似胆石症患者一样，超声是首选的影像学检查方法，其灵敏度和特异度均＞95%[19]。超声检查表现包括胆囊壁增厚＞3mm、胆囊壁水肿、胆囊周

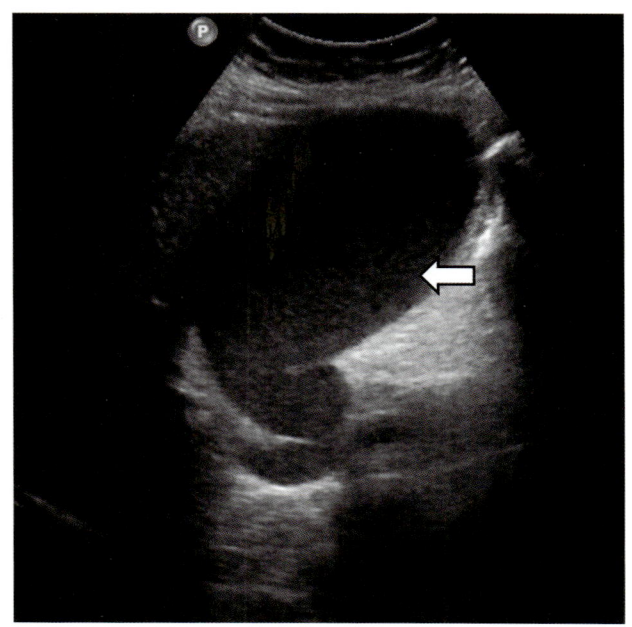

▲ 图 12-13　44 岁右上腹痛女性，胆汁淤泥
超声灰度图显示扩张的胆囊内可见光滑的层状回声物质（箭）

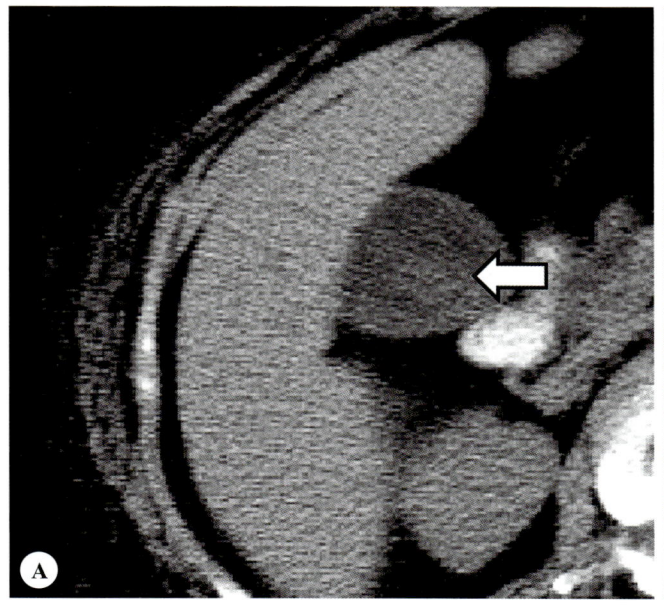

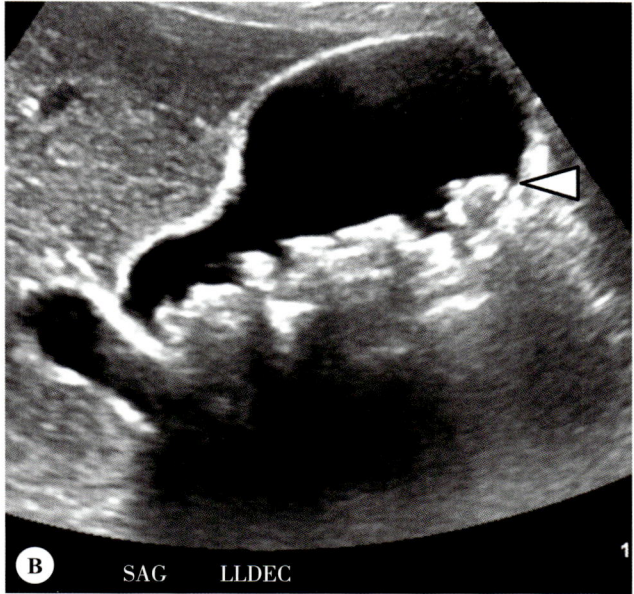

▲ 图 12-14　70 岁肾绞痛男性，胆囊结石
A. 轴位平扫 CT 软组织窗图像显示稍高密度的胆结石（箭）；B. 胆囊的超声灰度图显示胆囊结石伴后方声影（箭头）

631

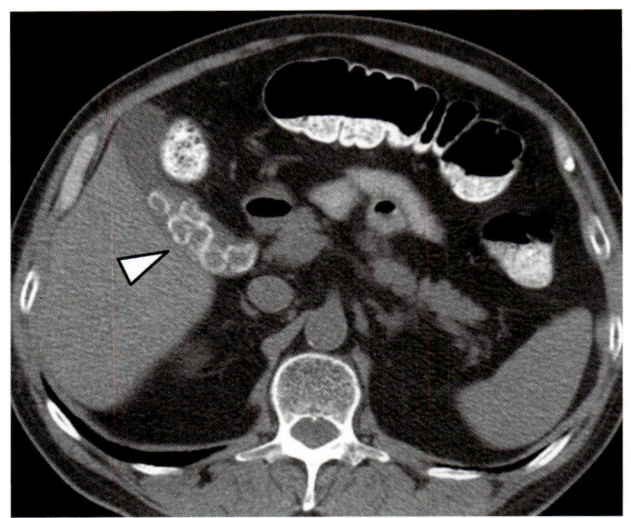

▲ 图 12-15 52 岁腹痛女性，胆囊结石

轴位平扫 CT 软组织窗图像显示胆囊腔内有多个高密度结石（箭头）

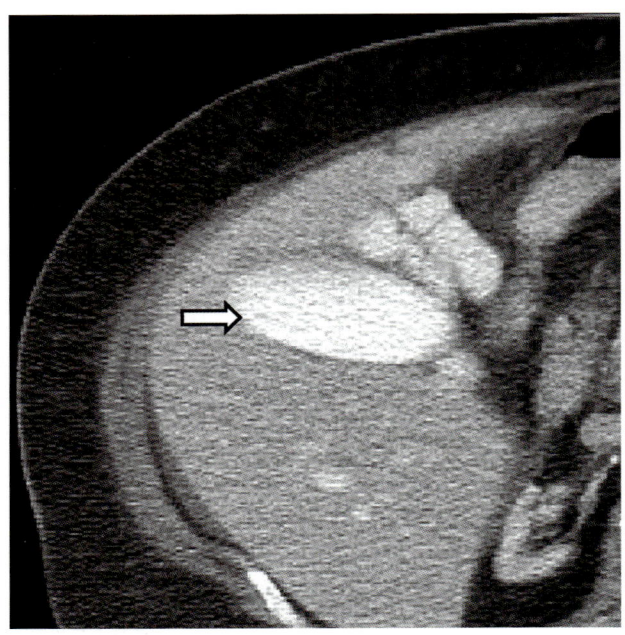

▲ 图 12-17 56 岁男性，胃肠道出血

轴位增强 CT 软组织窗图像显示之前一次增强检查对比剂在胆囊内的替代性排泄（箭）

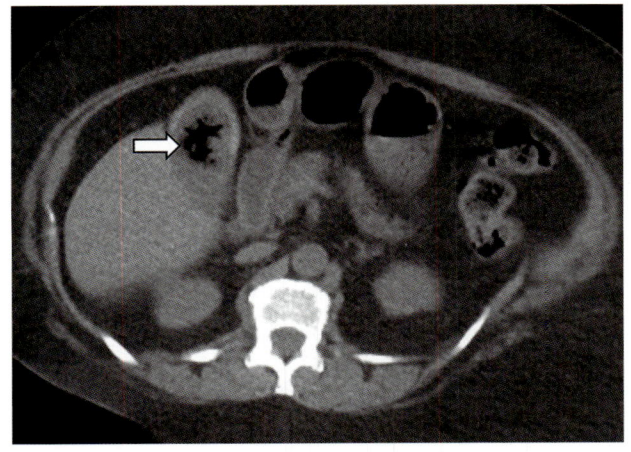

▲ 图 12-16 36 岁右下腹疼痛女性，胆囊结石

轴位平扫 CT 软组织窗图像显示胆囊腔内含有空气（箭）的低密度结石

围液体（图 12-19）和胆囊压痛，即超声墨菲征。放射性核素胆囊造影诊断急性结石性胆囊炎的灵敏度也很高，表现为梗阻胆囊无法显示，但通常在超声检查无法确诊患者时作为辅助检查。

CT 对于诊断不明确的患者或非特异性腹痛患者很有帮助。CT 表现包括胆囊结石、胆囊黏膜增厚和胆囊周围液体，这与超声表现相似。但是，静脉注射对比剂后，CT 和 MRI 对显示存在脂肪浸润的胆囊炎性改变，以及胆囊窝邻近的肝实质充血更为灵敏（图 12-20）。在发生急性创伤的情况下，胆囊损伤的 CT 表现可能类似于急性胆囊炎。在气肿性胆囊炎患者中（糖尿病患者最常见），CT 可以显示胆囊壁和（或）腔内有气体（图 12-21）。

此外，CT 还有助于评估黄色肉芽肿性胆囊炎患者，该病常见于老年女性[40-42]。CT 上可见胆囊壁局灶性或弥漫性增厚，壁内可见低密度带或结节，伴肝脏边缘模糊。严重的增生性纤维化延伸至邻近器官时表现可能类似于胆囊癌，此时影像学鉴别较为困难，因此必须进行手术切除和术中冰冻切片以鉴别诊断[41]。

胆囊炎的并发症很容易通过 CT 和 MRI 发现。这些并发症包括脓胸、坏疽性胆囊炎、气肿性胆囊炎、出血性胆囊炎、胆囊穿孔并形成胆囊周围局部脓肿，或者胆囊结石因胆囊穿孔嵌顿在小肠内引起的小肠梗阻（胆石性肠梗阻）。CT 有助于显示胆囊与肠道之间的瘘管（图 12-22）。胆囊结石梗阻引起的十二指肠阻塞称为 Bouveret 综合征[43]。CT 评估胆石性肠梗阻的效果优于 MRI。坏疽性胆囊炎是一种严重的急性胆囊炎，可能伴有胆囊壁溃疡、出血和坏死，CT 和 MRI 增强扫描中，胆囊壁无强化，称为"间断环形征象"[44]。

MRI 诊断急性胆囊炎的灵敏度非常高（85%），特异度也较高（81%）[45, 46]。MRI 表现包括胆囊壁增厚和增强后 T_1 加权图像上囊壁强化[45]。胆囊壁内或

第 12 章 胆道
Biliary Tract

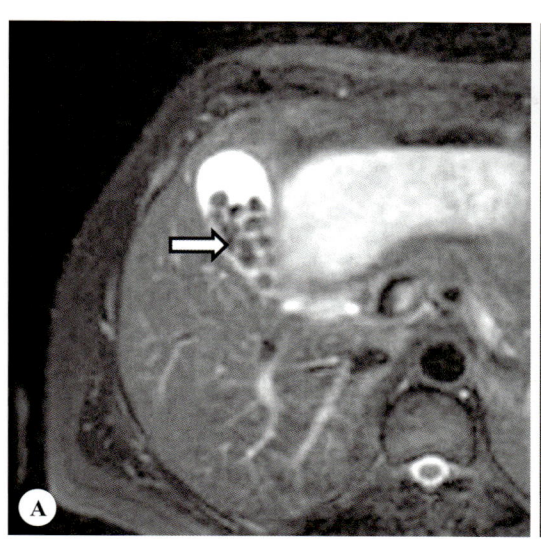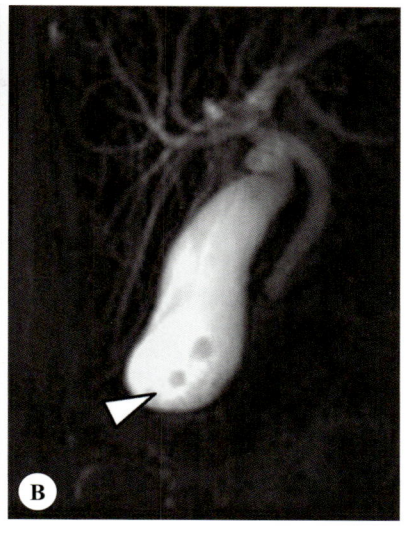

◀ 图 12-18 37 岁胆囊结石女性，临床怀疑胆总管结石

A. 轴位 T_2 加权图像上高信号胆囊内可见多处圆形低信号（箭）；B. 厚层 MRCP 显示胆囊底结石（箭头）

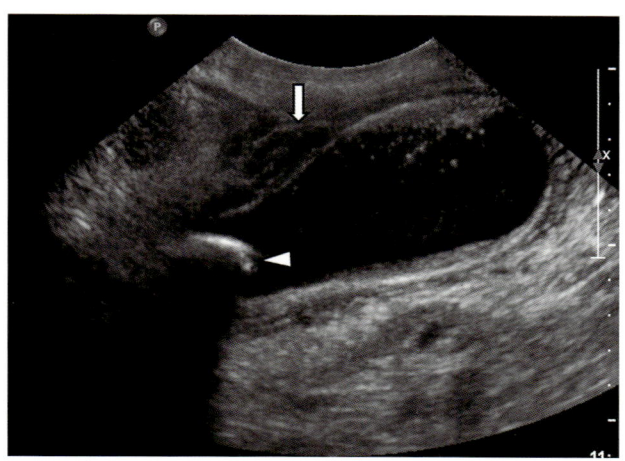

▲ 图 12-19 57 岁男性，伴发热和右上腹痛，强回声胆结石

横断面超声灰度图显示扩张的胆囊腔内有胆汁淤泥，胆囊颈内可见高回声结石（箭头）。胆囊壁明显增厚和胆囊周围水肿（箭）提示炎症改变

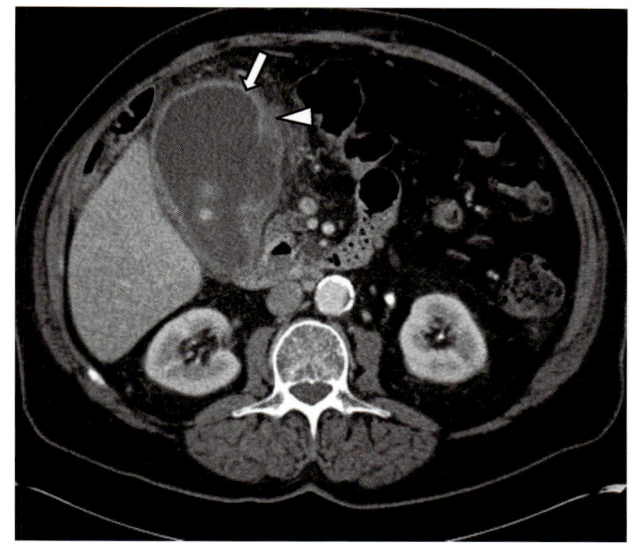

▲ 图 12-20 72 岁急性弥漫性腹痛患者，手术证实为急性胆囊炎

轴位增强 CT 软组织窗图像显示胆囊壁增厚伴黏膜强化（箭），以及囊壁增厚（箭头）伴周围脂肪浸润

周围可见 T_2 高信号液体（图 12-23）。还可能存在胆囊扩张和胆结石。MRCP 可检测阻塞胆囊颈或胆管远端的结石，以提供炎症的证据[45]。在 MRI 增强扫描中，由于充血，与发炎胆囊相邻的肝实质可见异常强化，CT 上也可观察到[1, 46]。

3. 瓷样胆囊 "瓷样胆囊"是指胆囊壁钙化，通常与慢性炎症有关。可能为部分或完全钙化，CT 上很容易识别（图 12-24）。胆囊部分黏膜壁钙化的癌变率约为 7%，而弥漫性壁内钙化相关的癌症风险没有增加[30]。

在超声检查中，必须将瓷样胆囊与包含单个大结石的收缩胆囊区分开来，后者的胆囊壁通常与邻近的结石存在分界，从而形成"囊壁 – 回声 – 声影"征（图 12-25）。如果钙化程度足够高，则声影可能会影响超声对胆囊腔的显像，而 CT 有助于排除胆石症。MRI 上，胆囊壁内钙化呈 T_1 和 T_2 低信号。

4. 腺肌瘤病 腺肌瘤病的特征为上皮层过度增生，最终导致下方的固有肌层折叠，进行导致上皮内层形成憩室，又叫 Rokitansky-Aschoff 窦。胆囊壁的浆膜通常是完整的。如果病灶足够大，则可以在超声、CT 和 MRI 上观察到。目前已知四种 ADM 的类型：基底型、节段型、环型和弥漫型[47]。最常见

633

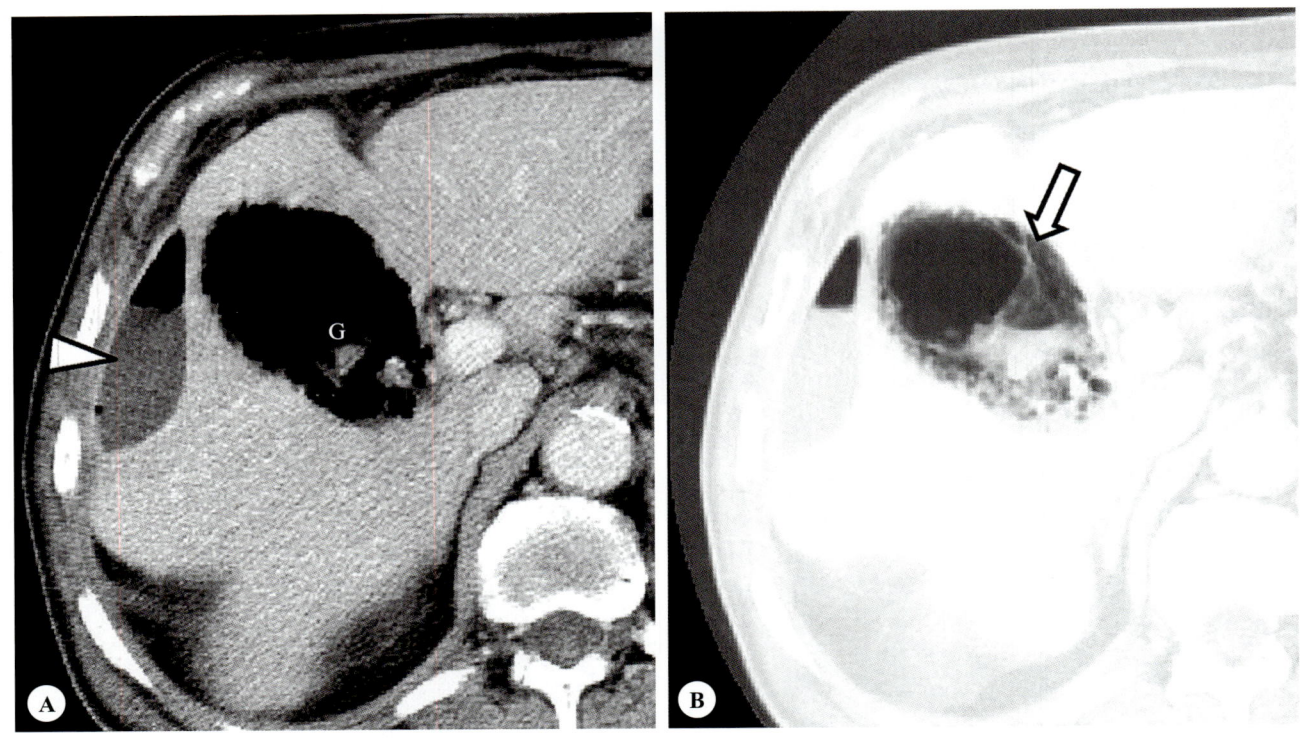

▲ 图 12-21　50 岁糖尿病男性中伴右上腹隐痛，气肿性胆囊炎

A. 轴位增强 CT 软组织窗图像显示胆囊腔内充满气体（G）。肝周脓肿内可见液体和气体（箭头）。B. 同层面轴位增强 CT 肺窗图像显示胆囊腔中存在气体，可以更清晰地观察到胆囊壁内的气体（箭）

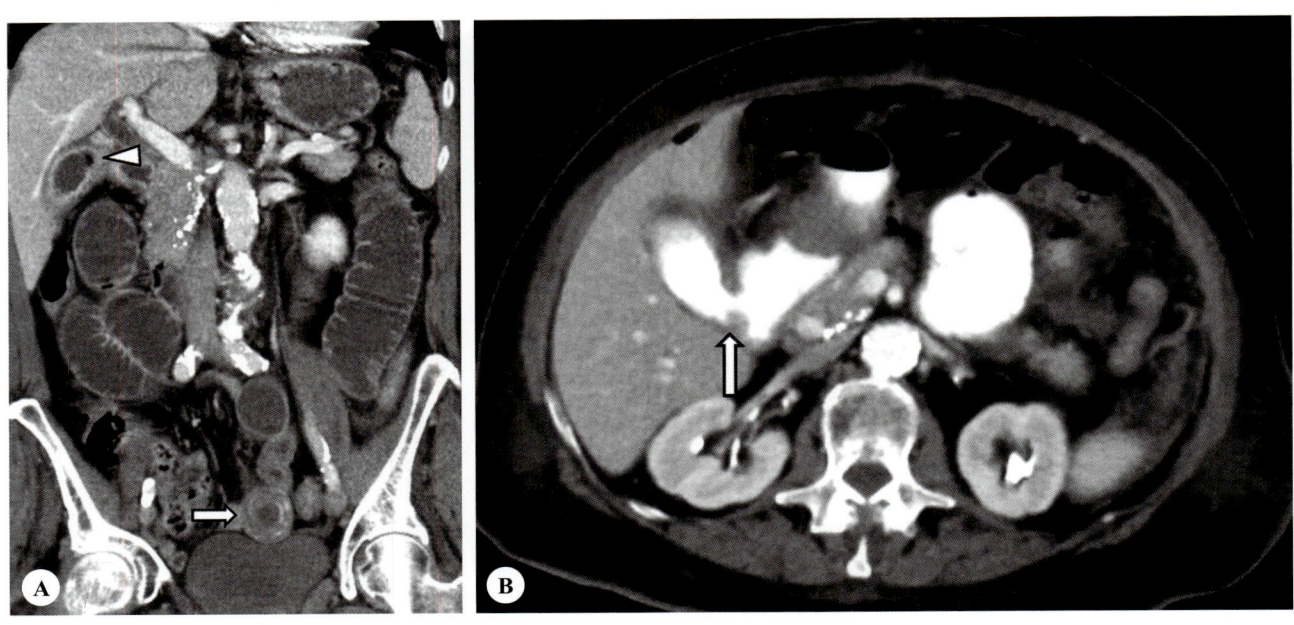

▲ 图 12-22　48 岁男性，伴恶心呕吐胆石性肠梗阻

冠状位增强 CT 软组织窗图像（A）显示多处扩张的小肠内充满液体，盆腔内可见层状胆囊结石阻塞引起肠道梗阻的区域（箭）。胆囊腔中可见少量气体（箭头），提示胆结石穿孔与肠管连通。在另一名患者中，轴位增强 CT 软组织窗图像（B）显示胆囊与十二指肠近端之间形成瘘管，十二指肠近端内的口服对比剂通过瘘管进入胆囊腔内（箭）

第 12 章 胆道
Biliary Tract

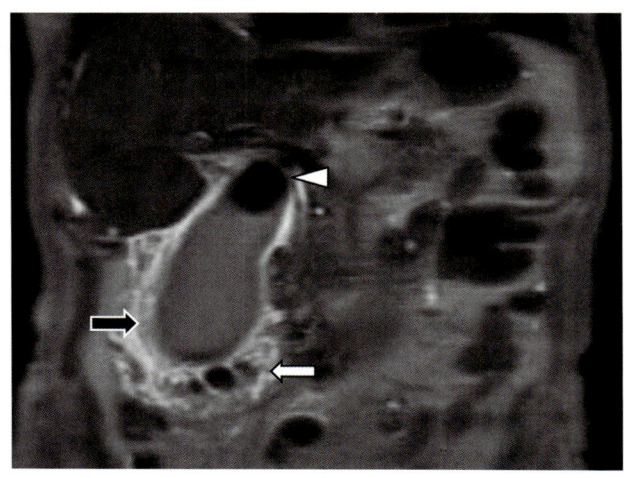

▲ 图 12-23 48 岁女性，有胆石症且肝功能检查异常，急性结石性胆囊炎

冠状位 T_2 加权图像显示胆囊明显扩张，囊壁增厚（黑箭），T_2 低信号结石阻塞胆囊颈（箭头）。胆囊周围增厚组织内的 T_2 高信号表示胆囊周围炎症性改变（白箭）

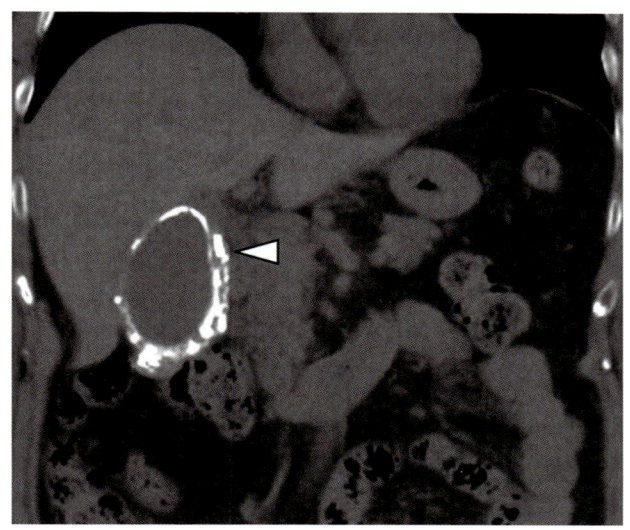

▲ 图 12-24 82 岁男性，腹部隐痛，瓷样胆囊。冠状位平扫 CT 软组织窗图像显示胆囊壁周围钙化（箭头）

的是基底型，表现为胆囊底部单个肿物。环型通常在胆囊中部形成环状增厚和挛缩，从而形成"沙漏"形胆囊。节段型通常在底部形成狭窄，而弥漫型则引起胆囊挛缩[48]。胆囊漏斗部也可能受累。目前较难区分胆囊腺肌瘤病与胆囊癌或慢性胆囊炎（图 12-26）。当胆汁在 Rokitansky-Aschoff 窦内积滞形成淤积或结石时，超声检查可通过在无回声壁窦内显示有彗星尾征而帮助诊断（图 12-27）。CT 上，可根据胆囊壁内的囊性非强化区域和完整胆囊壁内的高密度结石区分 ADM 与胆囊癌。在 MRI T_2 加权图像上，胆囊壁内"珍珠串"的特征性表现为胆汁 / 液体信号，对 ADM 的特异度为 92%[49]。

ADM 的临床意义一直存在争议。大多数专家认为这是一种无症状的疾病，与胆囊恶性肿瘤无关。大约 50% 的 ADM 患者可能伴有胆囊结石。偶有患者存在胆绞痛，如果复发，不论是否伴有胆囊结石，都可以通过胆囊切除术缓解。影像学上具有 ADM 典型表现的患者不需要进一步随访。如果影像学表现不典型而需要与胆囊癌进行鉴别，应进行相应处理[48]。

5. 胆囊扭转 胆囊扭转非常罕见，在老年女性中更为常见（男女比例为 1 : 4）。对于儿童，男孩更常见。易感因素包括胆囊是否存在系膜，多由于体重明显减轻或继发于肝脏萎缩或胆囊周围脂肪减少而导致"胆囊漂浮"。胆囊部分或完全扭转可能表现为突然发作的右上腹痛。如不及早外科手术干预，可能会导致胆囊壁缺血穿孔和坏疽。高度疑似症状结合 CT 上胆囊扩大及胆囊扭转即可确诊。

6. 胆囊偶发病变 可能需要对胆囊壁中的软组织病变进行随访，具体取决于最初发现时的大小。根据 ACR 白皮书，建议对 6mm 或更大的病灶进行随访[28, 50]（图 12-28）。最近，一些研究者建议根据患者的风险状况对较小的病变进行随访。胆囊偶发病变的处理请参考图 12-28。

四、胆道系统的正常解剖和解剖变异

根据 Couinaud 肝段划分法，第 Ⅵ 和 Ⅶ 段肝内胆管汇合形成右后胆管，第 Ⅴ 和 Ⅷ 段胆管汇合形成右前胆管，两者汇合形成肝右管；第 Ⅱ～Ⅳ 段肝内胆管汇合形成肝左管；肝左右管汇合形成肝总管；肝总管与胆囊管汇合形成胆总管。在 Vater 壶腹部，胆总管通常与主胰管连接进入十二指肠（图 12-7）。肝内胆管与肝血管之间的解剖关系是可变的，通常在 CT 上显示为与门静脉分支相邻的低密度结构（图 12-2）。无创成像检查很难将正常口径与交界性扩张的胆道系统区分开。正常外周胆管直径为 1.8mm（范围为 1～3mm），中心胆管直径为 1.9mm（范围为 1～2.8mm）[51]。在 40% 的正常人中，CT 可以看到正常口径的肝内胆管。而在几乎所有存在或无胆管阻塞的患者中都可以观察到肝总管和胆总管（图 12-3）。正常胆总管的最大直径在 6～7mm[52]。一些研究者发现，随着年龄的增长，胆管口径仅有轻微增加[53]，而另一些研究者发现在 75 岁以上的患者中，胆管口径与年龄的增长有关[53]。除非出现扩张，否则在 CT 上通常观察不到胆囊管。胆管壁通常如纸一般薄，伴轻微强化。

胆道引流的解剖学变异很常见，这在潜在活体肝脏供者的评估中特别重要（图 12-29）。人群中只有 58% 的个体具有肝右管前支和肝右管后支与肝左管汇合形成肝总管的正常解剖结构[54]。第二常见的结构是右后段胆管直接汇入肝总管或肝左管（图 12-29），该型变异占 11%。第三常见的结构是肝右管前支和肝右管后支以分叉的形式在同一点汇入肝左管（图 12-30）。其他变异较少见，包括肝右管或副肝管向胆囊管的引流。胆囊床迷走胆管（以前称为 Luschka 导管）包括所有直接引流到胆囊的导管[55]（图 12-31）。为了避免术后胆瘘，胆囊切除术前需要了解这种解剖变异。

五、胆管疾病

（一）先天和发育异常

1. 胆道错构瘤 胆道错构瘤又叫肝脏 von Meyenburg 复合体，是胆管良性畸形，表现为包埋在致密结缔组织中的囊样变形小胆管[56]。CT 上，在肝脏边缘可见多个较小的无强化组织。MRI 上，病变呈 T_1 低信号，T_2 高信号，增强扫描未见强化。

2. 胆总管囊肿 胆总管囊肿的特征为肝内和（或）肝外胆管囊性扩张。通常采用 Todani 等提出的分类方案进行分类[57]，包括五种类型。Ⅰ型囊肿由胆总管囊性（ⅠA）、局灶性节段性（ⅠB）和梭形（ⅠC）扩张组成。Ⅱ型囊肿是胆总管的真性憩室。Ⅲ型胆总管囊肿表现为胆总管远端伸入十二指肠的囊性扩张。Ⅳ型囊肿包括肝内和肝外胆管多发囊肿（ⅣA）或肝外胆管多发囊肿（ⅣB）。最后，Ⅴ型胆总管囊肿包括肝内胆管多处囊性扩张，又叫 Caroli 病。

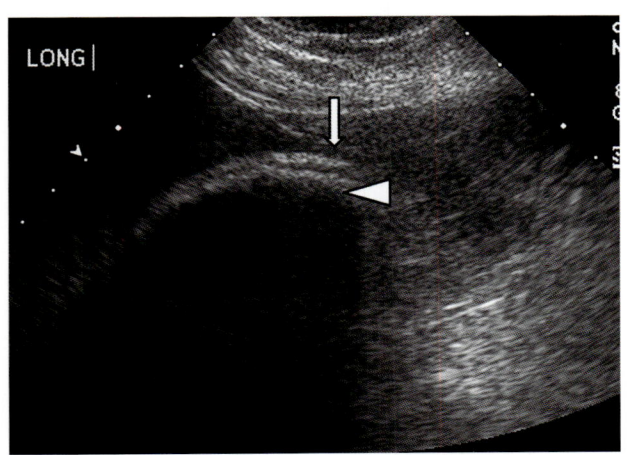

▲ 图 12-25 32 岁女性，右上腹痛，"囊壁 – 回声 – 声影"征
胆囊的超声灰度图显示一层较薄的高回声囊壁（箭），高回声胆囊结石（箭头）前方可见一薄层新月形低回声影

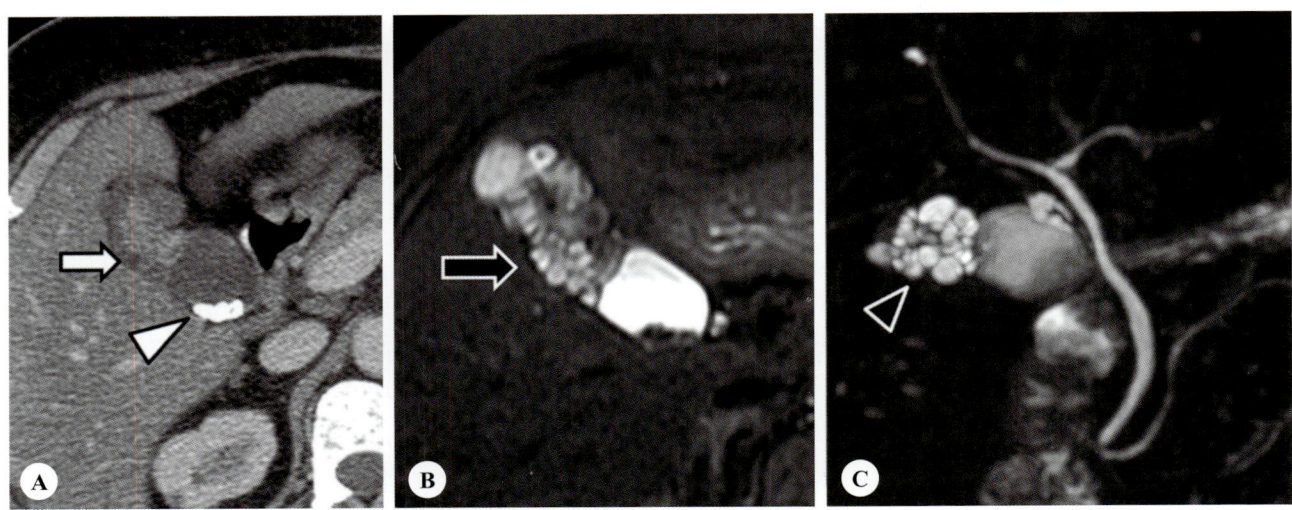

▲ 图 12-26 52 岁腹痛男性，偶然发现胆石症和腺肌瘤病，累及胆囊底部和体部
A. 轴位增强 CT 软组织窗图像显示胆囊体部或"腰"轻度狭窄，囊壁远端有多个囊性区域（箭）。观察到胆囊颈有高密度结石（箭头）。B. 轴位 T_2 加权 MR 图像显示有腺肌瘤病典型的"珍珠串"征（箭）。C. MRCP 证实了上述发现（箭头）

第 12 章　胆道
Biliary Tract

胆总管囊肿的真实发病率尚不清楚。然而，在西方国家，有 100 000～150 000 例活产儿出现该异常[58]。胆总管囊肿的病因尚不清楚，可能与胆总管和胰管之间的异常连接有关，胰酶回流到胆总管，导致胆管进行性扩张[58]。

胆总管囊肿通常在儿童时期被诊断出来，可能伴有黄疸、腹痛或呕吐。还会引起一系列并发症，包括胆道结石症，更重要的是，还包括胆道或胰腺恶性肿瘤[59]。根据胆总管囊肿的类型，建议手术切除囊肿或实施内镜括约肌切开术以预防并发症[59]。

CT 或 MRI 上，胆总管囊肿表现为充满液体的结构，T_2 加权图像上呈高信号，而在增强后图像上未见强化，与胆管相连（图 12-32）。囊肿壁呈结节状或强化的征象可能提示胆管癌，应尽量采用 ERCP 和活检进一步确诊[58]。MRCP 能够显示胆总管囊肿患者的胰胆管连接异常，这也有助于术前计划制订[60]。

3. Caroli 病　Caroli 病又叫海绵状肝内胆管扩张，主要由肝内胆管海绵状或梭形扩张引起[61]。尽管 Todani 最初将其归为 V 型胆总管囊肿，但如今认为该病由肝内胆管的胚胎性前体 – 胆管板的异常重塑（胆管板畸形）引起[62]。然而，文献显示，Caroli 病与肝外胆管扩张存在关联[62]。

目前已知有两种类型的 Caroli 病。与初始描述最接近的简单或单纯疾病类型非常罕见，其特点是胆管扩张而无纤维化和 Caroli 综合征，即 Caroli 病合并先天性肝纤维化[63]。Caroli 病患者可出现胆管炎或肝脓肿的症状，包括右上腹痛和高热反复发作，但不会发展为肝硬化。Caroli 综合征具有遗传性，与门静脉周围纤维化有关，可导致肝硬化和门静脉高压症[63]。

MR 上通常可见大小不一的液体信号囊状病变，呈 T_1 低信号，T_2 高信号，表示横断面扩张的胆管。可能是局部受累，也可能是广泛性受累。造影成像显示中心强化点（中心点征），提示胆道三联征中被扩张导管包绕的门静脉，有助于将 Caroli 病的扩张胆道与其他肝囊肿区分开来[64, 65]。在少数患者中，Caroli 病可并发胆管癌（图 12-33）。

（二）感染性疾病

1. 胆管炎　急性胆管炎通常由梗阻胆管的细菌感染引起。如果不及时治疗，急性胆管炎可能会危及生命或导致肝脓肿形成。细菌从胃肠道逆行或通过

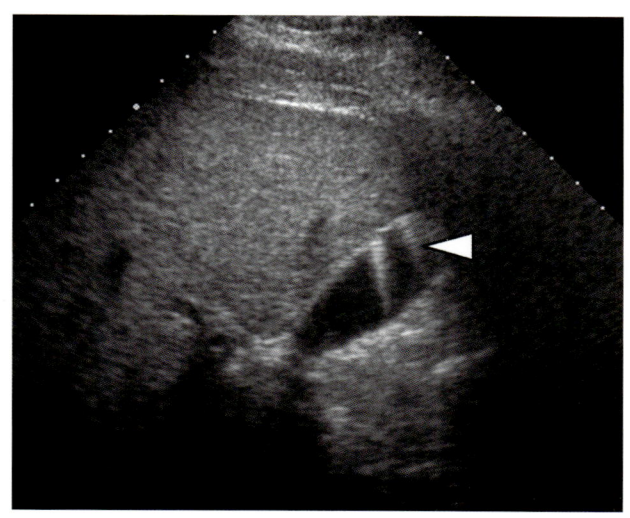

▲ 图 12-27　**36 岁伴腹部隐痛女性，腺肌瘤病**
胆囊的超声灰度图显示"彗星尾"回声影（箭头），声影起自胆囊壁，伸入胆囊腔内

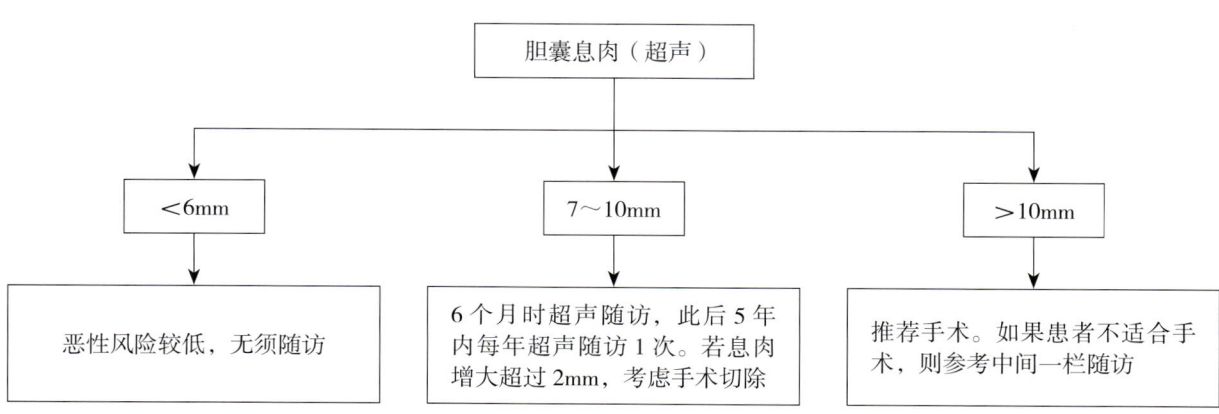

▲ 图 12-28　偶发胆囊息肉的处理

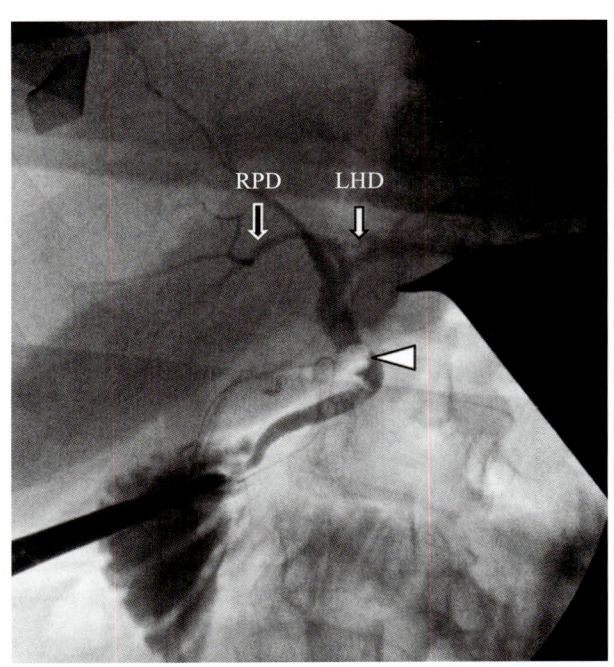

▲ 图 12-29 42 岁男性，在胆囊切除术中接受术中胆管造影，胆管解剖变异

对比增强的透视图像显示肝右管后支（RPD）（黑箭）与肝左管（LHD）（白箭）相连。此变异的发生率为 13%～19%。胆总管内可见由于无意注入的气泡而导致的充盈缺损（箭头）

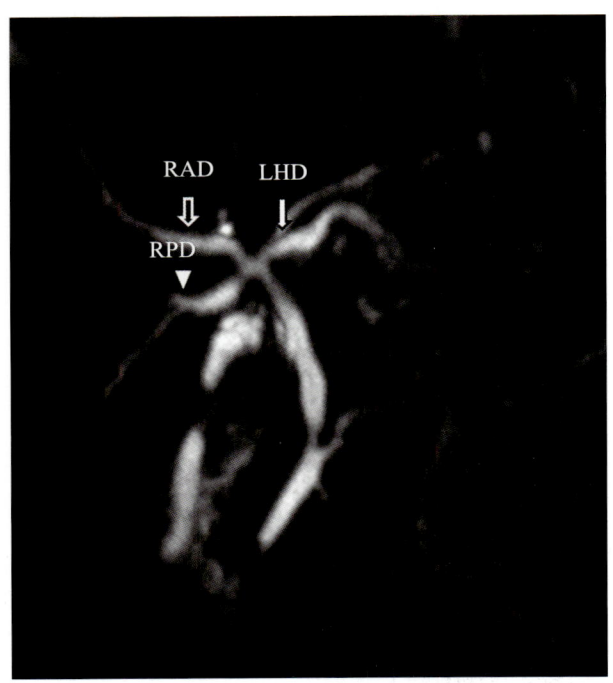

▲ 图 12-30 30 岁右上腹痛男性，胆管解剖变异

MRCP 显示肝右管前支（RAD）（黑箭）、肝右管后支（RPD）（箭头）和肝左管（LHD）（白箭）在汇合处形成三叉样改变。此变异的发生率约为 11%

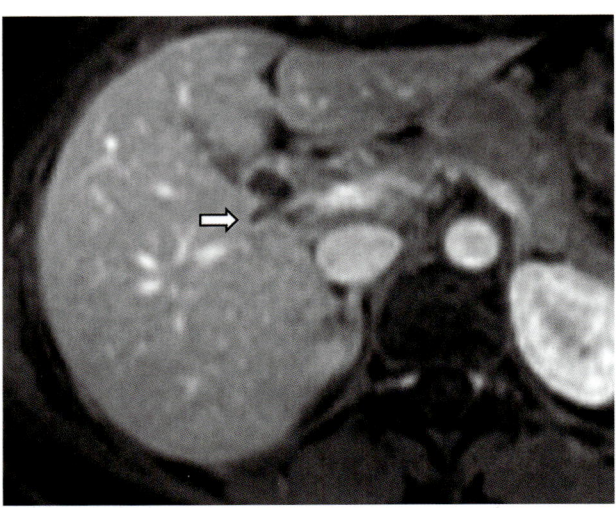

▲ 图 12-31 29 岁右上腹痛女性，胆囊床迷走胆管（Luschka 胆管）

轴位脂肪抑制的增强 T_1 加权图像显示连接肝总管的细线状非强化结构（箭）。临床上 27% 的胆囊切除术后胆瘘由该变异引起

门静脉系统到达阻塞的胆管[66]。影像学检查通常旨在确定梗阻或感染来源。CT 或 MRI 上可见胆管壁增厚，而 CT 或 MRI 增强检查可见胆管壁/胆管周围强化（图 12-34）。此外，Arai 等[67]发现在 13 例急性胆管炎患者中，有 11 例存在结节状、片状、楔形或地图样的动脉期不均匀强化。值得注意的是，这些改变在治疗后大都减弱或消失。

2. 复发性化脓性胆管炎 反复发作的遗传性肝炎的特征为肝内和肝外色素结石形成，并伴有化脓性胆管炎反复发作[68, 69]，以前称为东方胆管型肝炎，在东南亚比较流行，但在美国和其他有大量亚洲移民的国家，发病率也越来越高。患者反复腹痛并伴有黄疸和发热。病理上，受累胆管扩张并包含多个软的胆色素结石和脓液[68]。CT 或 MRI 上可见肝内或肝外有多处结石以及不同程度的肝内胆管扩张，可呈轻度或节段性[68, 69]（图 12-35）。胆管壁增厚并强化。也可能存在肝内脓肿。该病最常累及肝左叶。

3. AIDS 胆管病 AIDS 胆管病涵盖了在 HIV 感染者中发现的所有胆道异常，包括胆囊结石、非结石性胆囊炎、乳头状狭窄、硬化性胆管炎、卡波西肉瘤和淋巴瘤。症状没有特异性，包括腹痛、恶心、发热和黄疸。最常见的机会性病原体是隐孢子虫和巨细胞病毒[70]。超声上可见胆道扩张、胆囊壁或胆管壁增厚（图 12-36）及胆管周围回声增强[71, 72]。胆总管远端

第 12 章 胆道
Biliary Tract

的强回声结节,提示水肿性乳头[73, 74]。MRI 和 MRCP 上可见胆总管壁增厚、强化、肝内和肝外胆管炎,类似于硬化性胆管炎。然而,与 PSC 相比,AIDS 胆管病更常见肝外胆管狭窄。MRCP 上胆总管远端节段性乳头状狭窄被认为是该病患者的另一典型表现[75]。

4. 胆管寄生虫感染 在北美,胆道系统寄生虫感染很少见,但在东南亚和南美等流行地区却很常见。肠道蛔虫病是由蛔虫引起的,也是最常见的人类蠕虫感染[76]。感染通常具有良性病程,但蠕虫可能会通过 Vater 壶腹进入胆管树并引起胆管炎,在极少数情况下,还可能引起肝脓肿。CT 表现没有特异性,而超声检查可见胆管或胆囊内管状结构。MRCP 上有类似表现[76]。死虫也可能是形成结石的诱因,通常发生在胆囊、胆总管或左肝内胆管中。

肝吸虫,又叫中华绒螯蟹、东方肝吸虫、东南亚肝吸虫和肝片状吸虫,也可能感染胆道系统。与蛔虫病一样,轻度感染可能不明显。然而,严重感染时寄生虫可能进入胆囊、肝外胆管,甚至是胰腺内[77, 78]。肝片吸虫病的肝内表现分为两个阶段:实质期和胆管期。CT 上,实质期可见包膜下多个小的簇状低密度区,而在 MRI T_2 加权图像上,寄生虫侵入肝脏的部位可见 T_2 高信号。下一个阶段为胆管期,寄生虫通过肝实质进入胆管,呈线状 T_1 低信号、T_2 高信号,钆增强检查可见导管周围实质水肿所致的环形强化(图 12-37)。

(三)肿瘤性疾病

胆管可引起多种良性和恶性肿瘤,如下所述。

1. 良性原发性胆管肿瘤 包括胆管腺瘤或乳头状瘤在内的胆管良性肿瘤并不常见。多灶性胆管乳头状瘤又叫胆管乳头状瘤病,其特征是胆管内有多个息肉样充盈缺损。CT、MRCP 和超声检查可见胆道扩张,并伴有腔内肿块或充盈缺损[79]。尽管这些肿瘤是良性的,但也有恶变潜能,可能表示胆管癌的导管内形式。

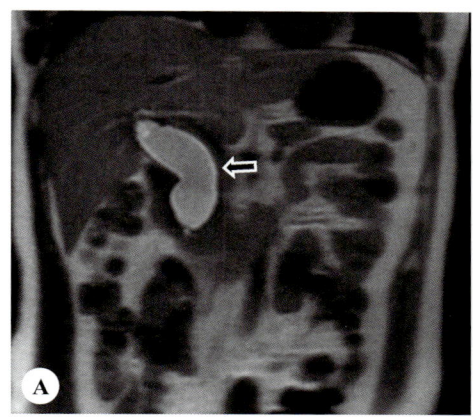
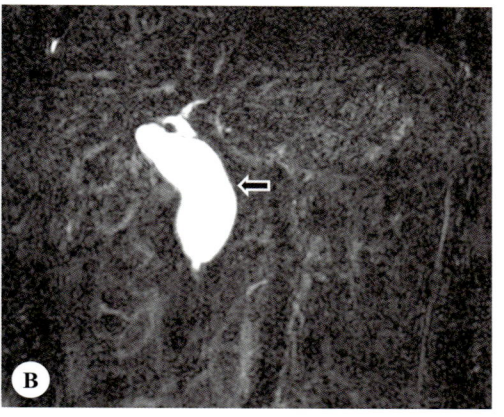

◀ 图 12-32 25 岁腹痛女性,超声检查中偶然发现的胆总管扩张,符合 I 型胆总管囊肿

冠状位 T_2 加权 MRI(A)和 MRCP(B)图像显示有胆总管梭形扩张(箭),而无肝内胆管扩张

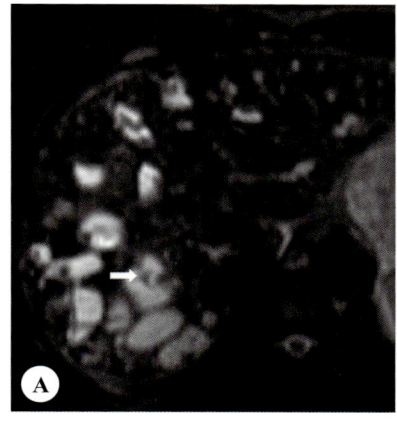
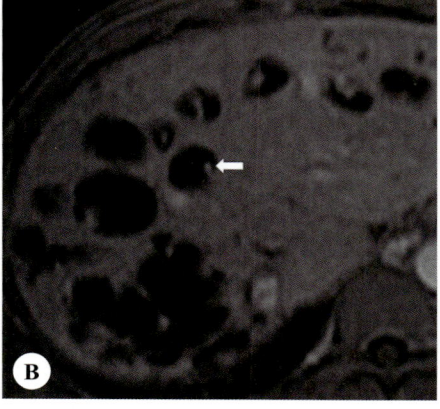
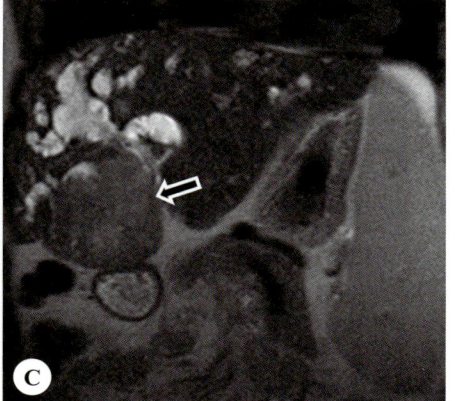

▲ 图 12-33 23 岁的 Caroli 病男性,胆管癌

轴位 T_2 加权(A)和轴位脂肪抑制增强扫描 T_1 加权(B)图像显示多处扩张的胆管伴中心点征(箭)。2 年后冠状位 T_2 加权图像(C)显示肝右叶中出现一较大新发 T_2 中等信号肿块,伴上游胆道扩张,提示伴胆管癌

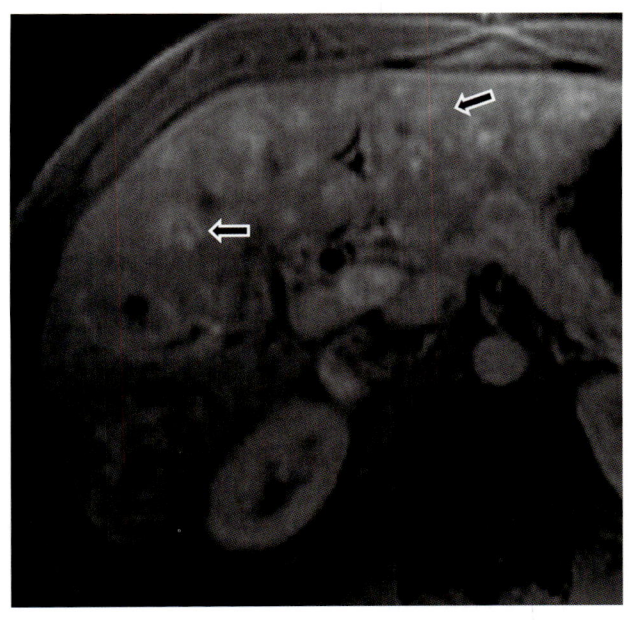

▲ 图 12-34 45 岁男性，有 Whipple 手术史并伴右上腹痛和发热，胆管炎

肝脏轴位增强 T_1 加权 MR 图像显示肝内胆管（箭）明显强化

肝脏黏液性囊性肿瘤是胆道系统罕见的囊性肿瘤，以前称为胆管囊腺瘤或囊腺癌[80, 81]。该病好发于女性，平均发病年龄为 45 岁[82]。良性黏液性囊性肿瘤发生恶变的风险约为 20%[82]。典型的影像学表现为一个包膜清晰的多房囊性病变，伴强化的薄壁分隔[81]（图 12-38）。当存在强化的瘤壁结节时，应高度怀疑恶变[81, 82]。

2. 恶性原发性胆管肿瘤

(1) 胆管癌：胆管癌是起源于胆管上皮的恶性肿瘤[83, 84]。尽管目前已知有多种组织学亚型，但绝大多数为腺癌。

胆管癌的病因仍不确定，但现已确定了很多诱发因素[83]。其中，PSC 与胆管癌的关联最密切。在 PSC 患者中，多达 40% 的尸检标本中发现了隐匿性胆管癌[8]。在胆管囊性疾病（包括胆总管囊肿和 Caroli 病）以及胆管寄生虫感染（尤其是中华假丝酵母）患者中，胆管癌的发生率也有所增加，这可能与胆管慢性炎症有关[61, 77]。

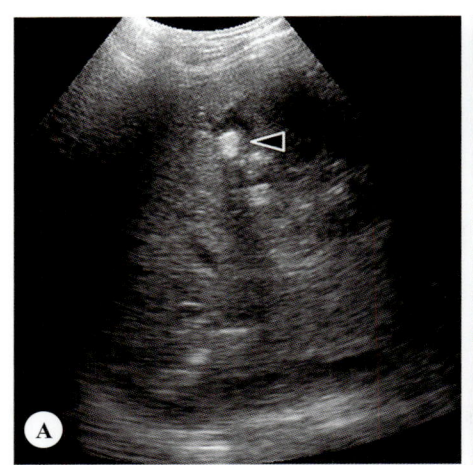

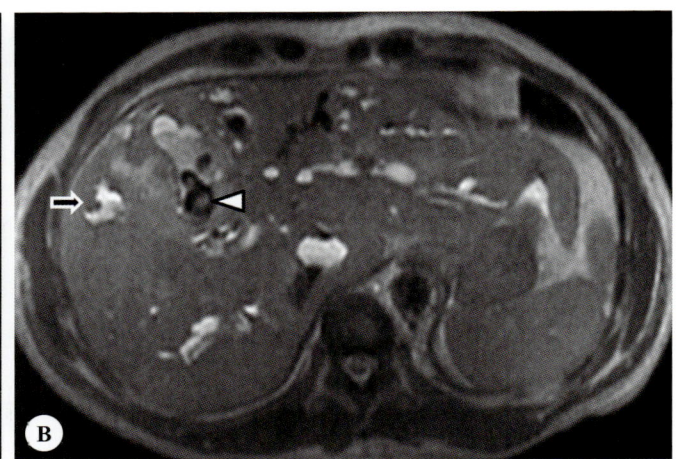

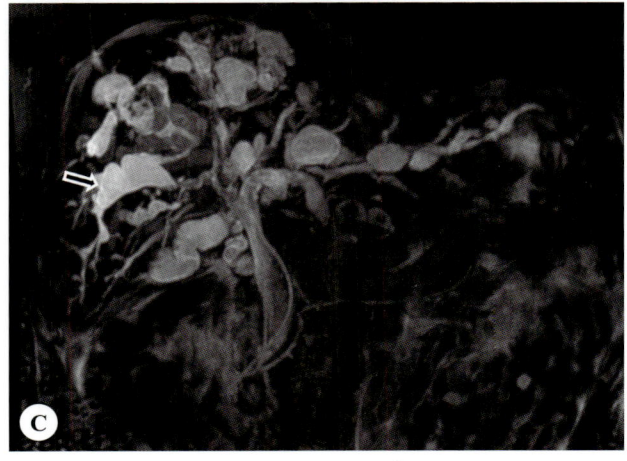

▲ 图 12-35 32 岁男性，复发性化脓性胆管炎

A. 超声灰度图像显示复发性化脓性胆管炎患者的胆管内高回声结石（箭头）伴有后方声影；B. 轴位 T_2 加权 MRI 显示肝内胆管多处扩张（箭），其中包含胆管内 T_2 中等信号和 T_2 低信号的充盈缺损，提示结石（箭头）；C. 冠状位 MRCP 图像显示胆管多处扩张以及狭窄（箭）

第 12 章 胆道
Biliary Tract

从肝内胆管到 Vater 壶腹部，胆管上皮癌可在胆管上皮走行的任何部位发生[86]。AJCC 分类系统将这些肿瘤分为肝内型、肝门周围型和远端型[87]。现已根据生长模式描述了三种不同的形态学亚型，包括"导管周围浸润型"、"肿块型"和"导管内生长型"，以及"导管周围浸润型"合并"肿块型"。当肿瘤发生在肝右管或肝左管的第二分叉周围时，肝内胆管癌（20%）被分类为周围型[84, 88]。在肝管汇合处的肝周胆管癌，以前称为 Klatskin 肿瘤，是最常见的类型，占 60%[89]。其余为沿肝总管或胆总管生长的肝外病变，并按其在胆总管的位置细分为上、中或下 1/3。一些研究者认为肝门周围和肝外胆管癌是同一种类型，因为它们多具有相似的生长方式[90]。

胆管癌的临床表现在很大程度上取决于其起源水平。引起胆道阻塞的肿瘤 90% 伴有无痛性黄疸，

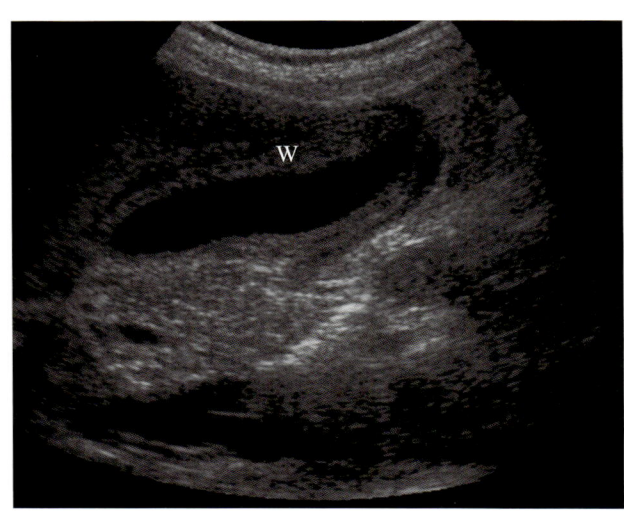

▲ 图 12-36 感染 HIV 的 54 岁男性，AIDS 胆管病
横断面超声灰度图显示出胆囊壁弥漫性增厚（W）。未见远端梗阻，胆总管未见扩张

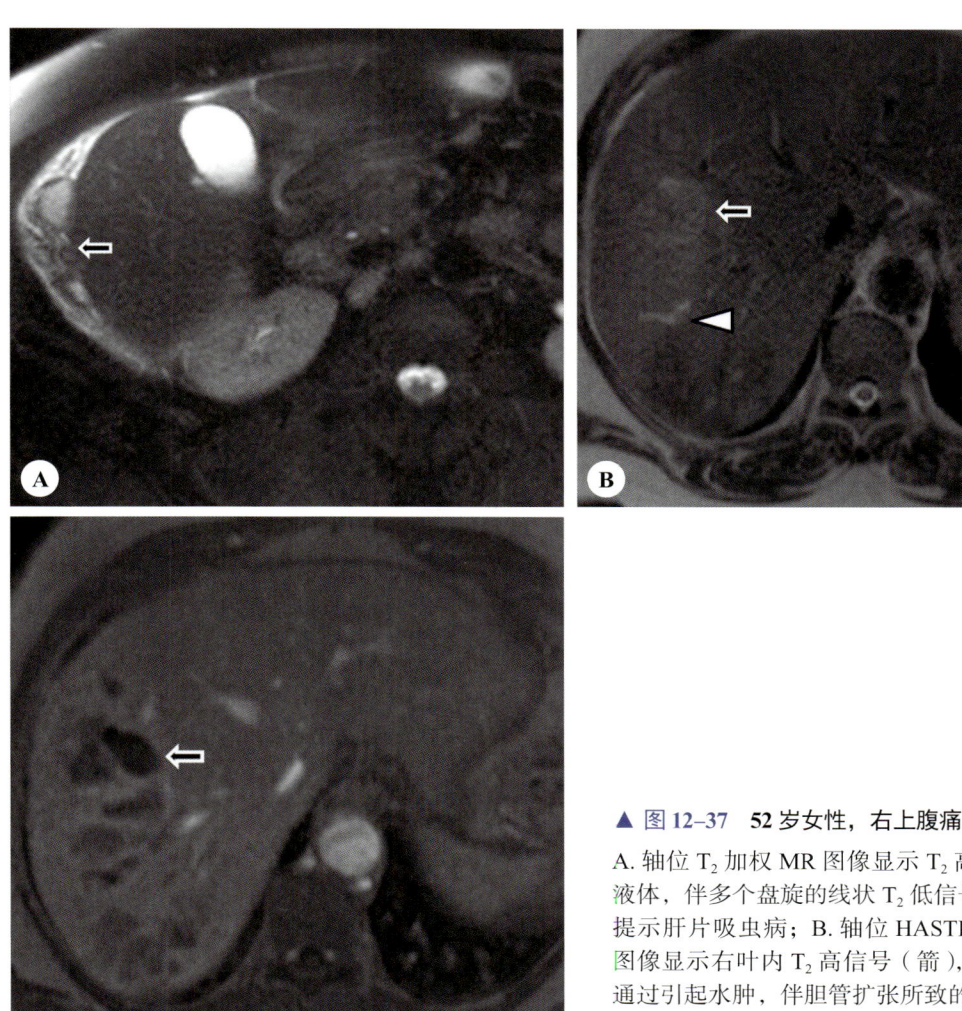

▲ 图 12-37 52 岁女性，右上腹痛，肝片吸虫病
A. 轴位 T_2 加权 MR 图像显示 T_2 高信号的肝周液体，伴多个盘旋的线状 T_2 低信号区域（箭），提示肝片吸虫病；B. 轴位 HASTE T_2 加权 MR 图像显示右叶内 T_2 高信号（箭），提示寄生虫通过引起水肿，伴胆管扩张所致的线状 T_2 高信号（箭头）；C. 轴位增强 T_1 加权 MR 图像显示多处边缘扩张的胆管伴环状强化（箭）

641

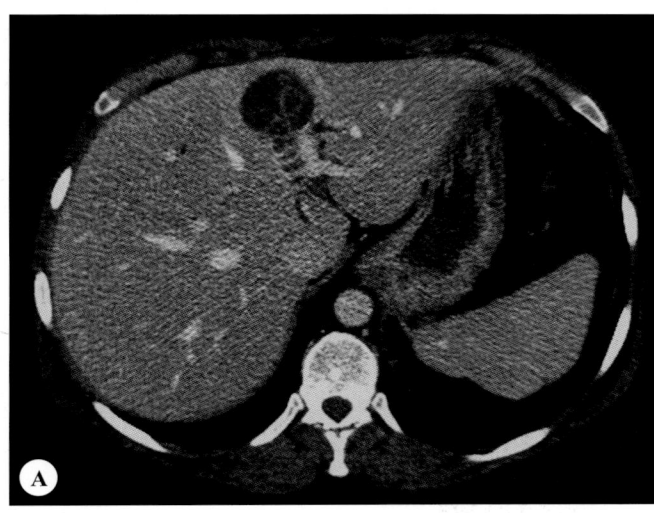
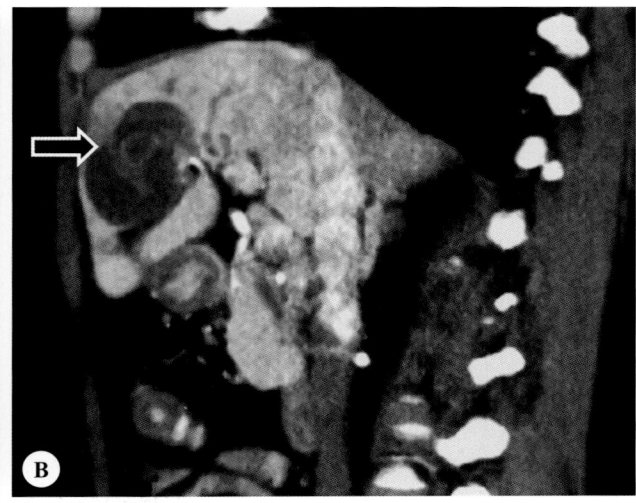

▲ 图 12-38　50 岁女性，经手术病理证实的胆管囊腺瘤
轴位（A）和矢状位（B）增强 CT 软组织窗图像显示肝脏Ⅳ段有薄壁囊性肿块，伴有内部高密度的强化分隔（箭）

50% 伴有体重减轻[89, 90]。右上腹痛、发热和寒战提示并发胆管炎[90]。周围型肝内胆管癌表现为肝脏肿块，伴腹痛、体重减轻、盗汗及不适[90]。血清碱性磷酸酶水平通常升高，但胆红素水平通常正常。尽管没有针对胆管癌的特异性肿瘤标志物，但 CA19-9、癌胚抗原和 CA125 水平可能异常[89-90]。

对于周围型肿块患者，通常可在 CT 或超声引导下经皮穿刺活检进行胆管癌的病理诊断。ERCP、EUS 或 PTC 更易到达位于胆管内的肝外胆管肿瘤[90]。

疑似或确诊胆管癌的患者进行影像学检查的目的是确定是否适合手术切除，这是目前唯一可以治愈的方法。

CT 上，肝内胆管癌表现为在平扫图像上肝脏周围有低密度病灶，在动脉和门静脉期图像上呈不完整的边缘强化[88, 89]。在 36%~70% 的患者中，可见多种动脉期强化模式，以及由于对比剂扩散进入纤维间质导致延迟期进行性强化[89, 90]。周围型肝内胆管癌的其他 CT 辅助征象还包括局部淋巴结肿大、胆道扩张、卫星结节和肝包膜回缩[90]。

导管内肿瘤的特征是胆管节段性扩张，其密度高于正常胆汁[91]。这些肿瘤通常是乳头状腺癌，比其他类型的胆管癌预后更好[91]。值得注意的是，分泌大量黏蛋白的病变与肿瘤近端和远端导管扩张有关。阻塞性肿块本身的检测取决于其大小，>1cm 的肿物在 CT 上可见。

肝门部和肝外胆管癌通常表现为浸润性生长模式[89]。这些肿瘤的特征是胆管局灶性、周围性增厚伴近端扩张，可通过超声或薄层 CT 观察到。在动脉期图像上，对肝门胆管癌的显示最清晰[89, 90]（图 12-39）。有时，肝门部病变的影像学表现类似肝内肿块型胆管癌，或者可能表现为管腔内息肉样肿块[89, 90]。

现已发现了一种同时存在胆管癌和 HCC 的恶性肿瘤，又叫混合型肝细胞 - 胆管细胞癌或双表型原发性肝癌[92]。这种罕见的肿瘤占原发性肝恶性肿瘤的比例不到 5%，预后较差，临床病程类似于 HCC[92-94]。大多数患者存在肝硬化或慢性乙型或丙型肝炎，并且血清甲胎蛋白升高。CT 上，混合型胆管癌-HCC 同时存在这两种肿瘤的影像学特征，包括动脉期强化区域，在门静脉期或延迟期减低，还存在与胆管癌相关的常见延迟期高密度区域和肝包膜回缩。

MRI 在胆管癌的检测、分期和监测中起着重要作用。MRI 方案必须包括评估胆道系统的 MRCP 序列和动态增强图像，以评估肿瘤、肝脏、胰腺和淋巴结[95]。

MRI 上，通常可见分叶状肿块影，在 T_1 加权序列上呈低或等信号，在 T_2 加权序列上信号不一。纤维化程度小的肿瘤呈均匀增强，存在广泛结缔组织的肿瘤可见肿瘤周围强化伴延迟期强化逐渐向中心填充。当存在卫星病变时，预后较差。还可能出现肝包膜回缩和邻近胆管扩张（图 12-40）。

肝门部胆管癌和远端胆管癌往往呈导管周围生长模式。在 T_1 加权图像上，病变可能呈稍高、等或低信号，表现为结节性或浸润性导管周围肿块变大而引起多发性中央胆管中断。

第 12 章　胆道
Biliary Tract

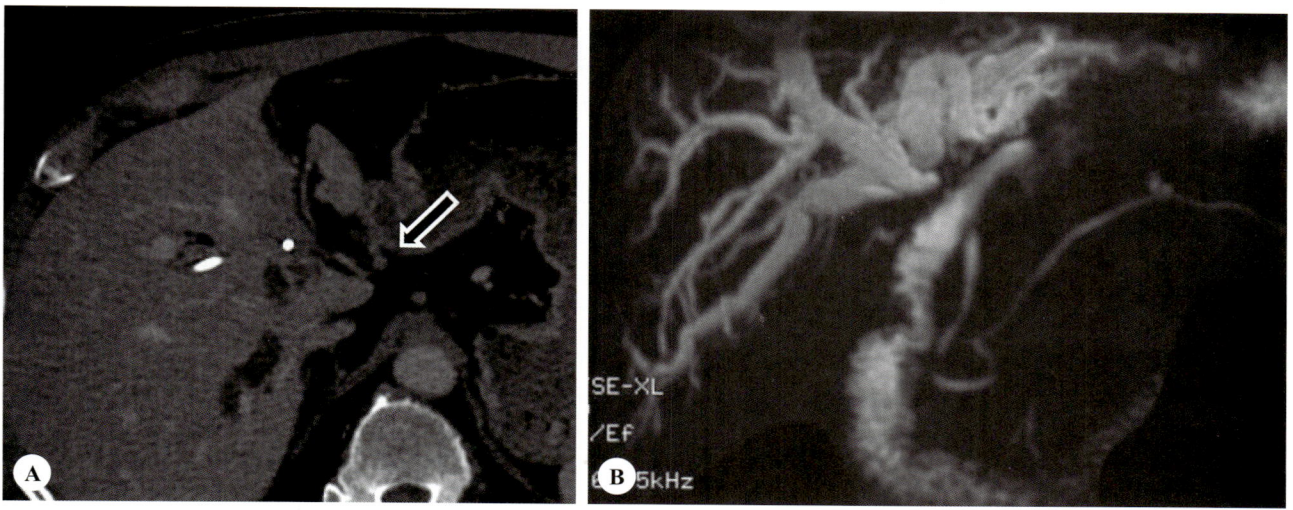

▲ 图 12-39　72 岁女性，梗阻性黄疸，肝门部胆管癌

A. 轴位增强软组织窗 CT 图像显示肝门处（箭）的低密度肿块，肿块引起左右肝内胆管扩张；B. 冠状位 MRCP 图像更清晰地显示出上述发现

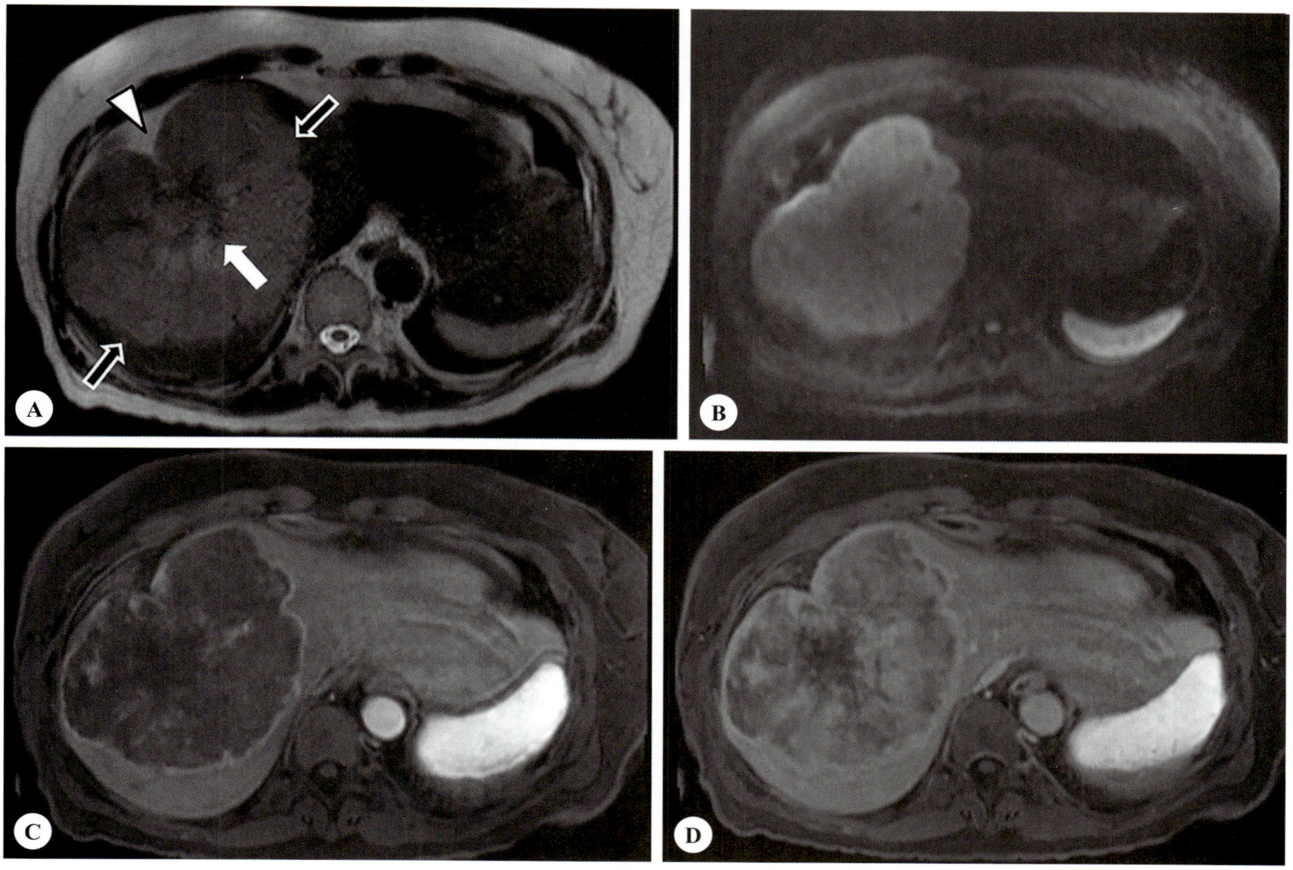

▲ 图 12-40　80 岁女性，超声检查新诊断出肝脏肿块，肿块型肝内胆管癌

A. 轴位 T_2 加权 MR 图像显示一个大的 T_2 中等信号软组织肿块（黑箭），累及肝右叶，T_2 加权可见黑色的中央瘢痕（白箭）和肝包膜回缩（箭头）；B. 轴位高 b 值弥散加权图像显示肿块内弥散受限；C 和 D. 动脉期轴位脂肪抑制的 T_1 加权图像（C）和门静脉期的轴位脂肪抑制增强图像（D）可见进行性强化，并伴有中央低强化瘢痕

胆管导管内乳头状黏液性肿瘤可能导致导管内产生过多的黏蛋白，从而在肿块近端和远端呈 T_2 高信号的扩张导管。肿块本身表现为导管内充盈缺损和延迟强化。

(2) 壶腹和壶腹周围肿瘤：在壶腹和壶腹周围发生的多种肿瘤会累及胆道系统，包括良性肿瘤，如壶腹腺瘤和胃肠道间质瘤（gastrointestinal stromal tumor，GIST），以及恶性肿瘤，如壶腹癌、十二指肠腺癌和胰腺腺癌（图 12-41）。患者通常表现为胆道梗阻的临床症状。

在定位这些肿块并确定其与周围重要结构的关系方面，CT 和 MRI 比超声检查更灵敏。几乎所有患者都表现为壶腹部肿块阻塞引起的肝外胆管和主胰管扩张。良性病变，如腺瘤和良性 GIST，表现为软组织肿块，位于十二指肠腔内或呈外生型。另外，恶性肿块不规则，通常无强化或呈弱强化，但有时也可呈高强化，伴周围多发浸润。胰腺导管腺癌相对于周围胰腺实质呈弱强化[96, 97]。

(3) 转移性疾病：任何原发肿瘤转移至肝内或肝外，都可能阻塞肝内胆管（图 12-42）。目前已知可转移到导管周围淋巴结的常见原发性疾病包括乳腺癌、黑色素瘤和结肠癌[71, 72]。

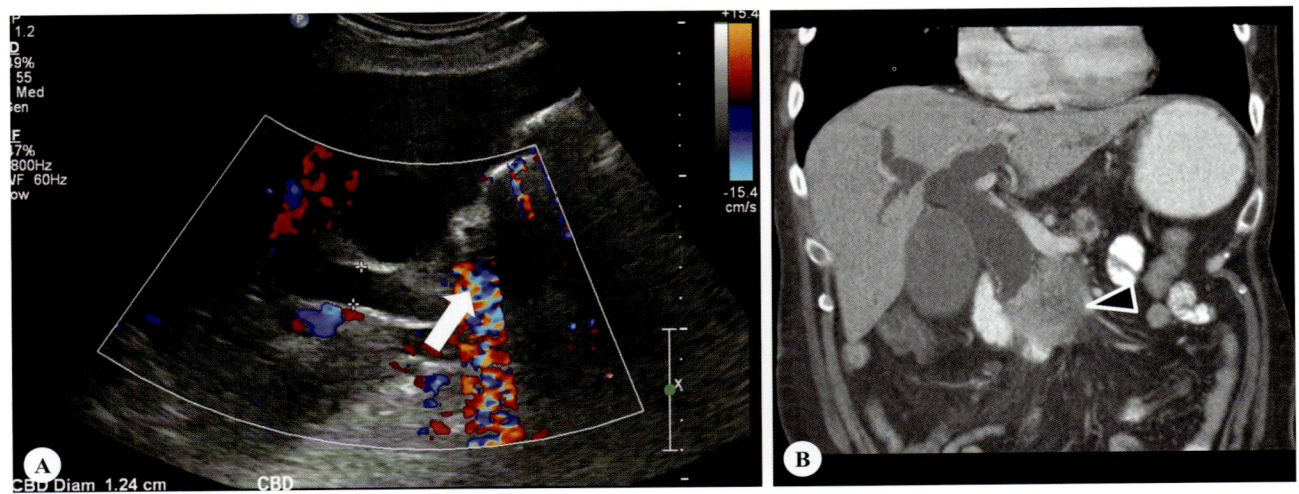

▲ 图 12-41　76 岁男性，肝功能检查异常，胰头肿块

彩色多普勒超声（A）显示胆总管扩张到 1.2cm（箭）；冠状位增强软组织窗 CT 图像（B）显示胰头肿块（箭头）引起肝内和肝外胆道梗阻

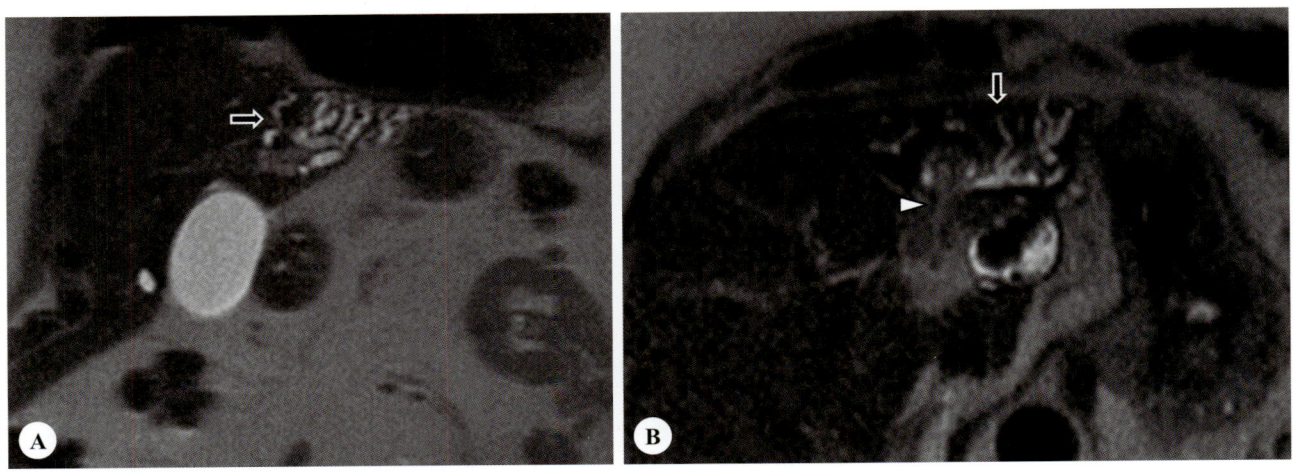

▲ 图 12-42　有黑色素瘤病史的 45 岁男性出现肝内肿块而引起左侧肝内胆管梗阻，经活检证实为黑色素瘤转移灶

A 和 B. 冠状位（A）和轴位 T_2 加权（B）MR 图像显示左叶肝内胆管扩张（箭）并伴有左叶萎缩。B. 左肝内胆管远端可见轻至中度高信号肿物（箭头表示黑色素瘤转移灶）

（四）胆道梗阻

胆道梗阻导致血清中胆红素过多（高胆红素血症），从而引发黄疸、巩膜黄染、尿色深和大便稀薄[98]。该过程不同于非梗阻性黄疸或肝细胞性黄疸，后者主要为肝细胞产生胆汁异常。

临床黄疸和肝功能异常，尤其是 ALP 的增幅超过谷草转氨酶（aspartate transaminase，AST），通常是梗阻性黄疸的早期表现。超声检查是评估此类患者胆道系统的最佳初筛手段[99]。超声检查可见肝内胆管扩张呈线性无血管结构，内有与门静脉分支平行的回声壁。还可评估胆囊中有无胆结石或肿块。肝外胆管扩张时提示梗阻位于更远端，而同时存在主胰管扩张时则提示梗阻位于胰头或壶腹周围。增强后 MRI/MRCP 也能准确评估阻塞原因。MRI 可以很清晰地显示出肝内或肝外原因引起的梗阻。静脉造影对于确定导致胆道阻塞的肿瘤形成过程及证实肿块与周围血管的关系是非常必要的。在胰腺和壶腹周围肿瘤中，行 Whipple 手术之前，CT 血管造影在术前计划制订中起着重要的辅助作用。一旦通过无创影像学检查确定了胆道梗阻的病因，就可以实施 ERCP、PTC 或 PTBD，以进行组织学诊断或治疗。图 12-43 概述了诊断胆道阻塞以及鉴别诊断的方法。

1. 胆总管结石 大多数情况下，胆管内结石是从胆囊中迁移出来的。胆管内很少形成结石，可能见于胆管狭窄、胆管炎、胆总管囊肿或 Caroli 病患者中。少数胆总管结石患者无症状。更常见的情况是，

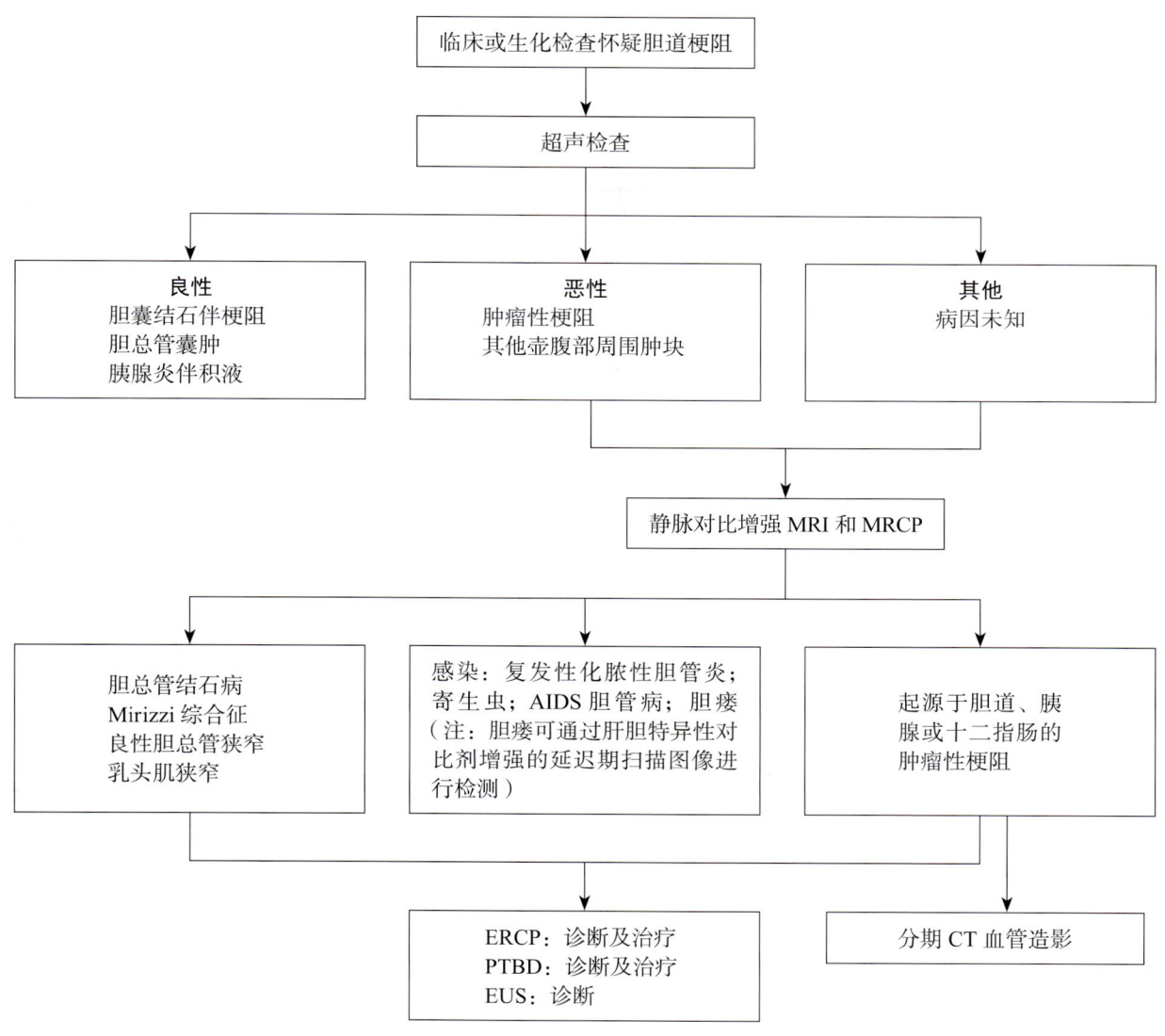

▲ 图 12-43 胆道梗阻的影像学表现及鉴别诊断

患者伴有胆管炎时，出现疼痛、黄疸，甚至发热。

超声检查通常作为疑似胆总管结石患者的一线影像学检查。

尽管 CT 通常不作为专门诊断胆总管结石的检查，但胆总管结石最常见的 CT 表现为胆总管内高密度钙化影[100, 101]（图 12-44）。MRCP 对胆管结石具有较高的灵敏度（86%~100%）和特异度（85%~100%）[102]。胆总管结石的 MR 表现为部分或完全由 T_2 高信号胆汁所包绕的圆形 T_2 低信号影（图 12-45）。不完整结石可能不会完全由胆汁包绕，表现可类似胆管狭窄[102]。有时，MRCP 还能发现肝内胆管结石，并且 MRCP 与 ERCP 相比对肝内结石的灵敏度更高（97% vs. 59%）[102, 104]。

气体、凝块、息肉、金属，以及流动相关伪影都可能与胆管结石的表现相似[14]。在轴位 T_2 加权图像上，可以将空气与胆总管内结石区分开。仰卧位时，空气表现为高位的充盈缺损，而胆总管结石则表现低位的充盈缺损。

2. Mirizzi 综合征 Mirizzi 综合征是指肝总管梗阻，通常为 1 个或多个结石嵌顿在胆囊颈或胆囊管所致[105]。胆囊管平行于肝总管的患者发生该综合征的风险增加[106]。自最初描述这种综合征以来，其定义进一步延伸，目前也包含结石通过胆囊胆总管瘘进入肝总管的情况[107]。患者通常表现为梗阻性黄疸，常伴腹痛和发热。CT 和 MRCP 均可见结石嵌顿，以及肝内胆管扩张且阻塞部位下方胆总管口径正常[107]（图 12-46）。

（五）原发性硬化性胆管炎

原发性硬化性胆管炎是一种慢性胆汁淤积性肝脏疾病，特征为胆管炎症和纤维化。最终，这些改变会导致肝硬化、门脉高压和肝衰竭。

PSC 好发于男性，与炎症性肠病（通常为溃疡性结肠炎或克罗恩病）[109]及其他纤维化（包括纵隔和腹膜后纤维化）有关。症状较为隐匿，因此很难

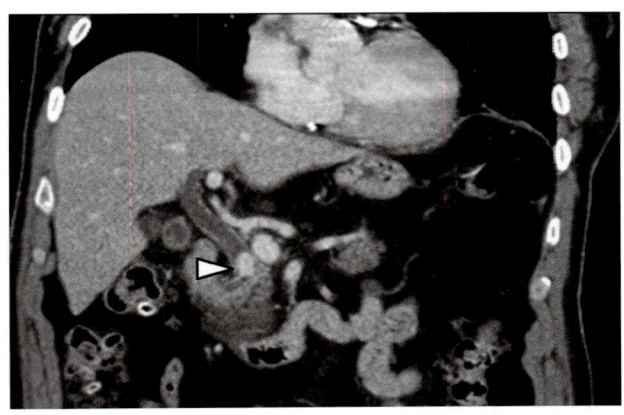

▲ 图 12-44 急诊腹痛的 85 岁女性，胆总管结石
冠状位增强 CT 软组织窗图像显示胆总管远端卵圆形高密度结石（箭头）导致胆道梗阻。结石最终通过 ERCP 移除

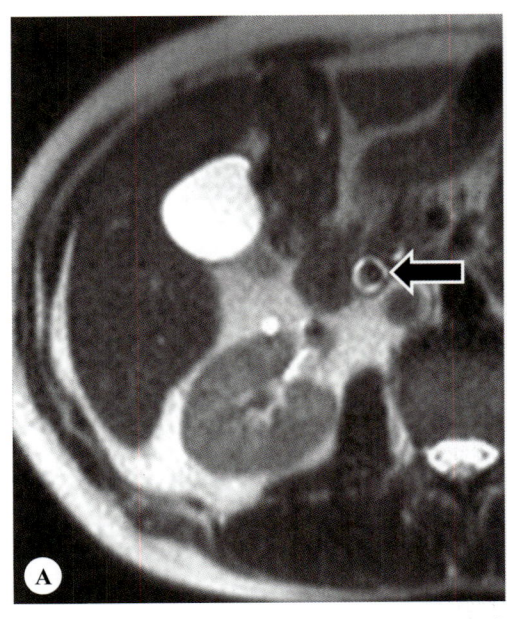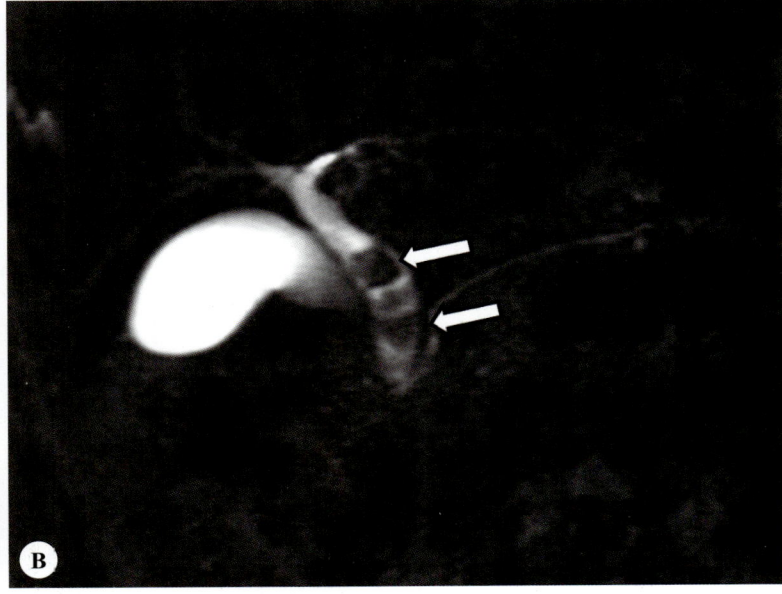

▲ 图 12-45 有胆囊结石既往史并伴梗阻性黄疸的 66 岁男性，胆总管结石
A. 轴位 T_2 加权 MR 图像显示胆总管内 T_2 低信号充盈缺损（箭）；B. 冠状位 MRCP 图像显示扩张胆总管内有多个 T_2 低信号充盈缺损（箭），符合胆总管结石

确定确切的发病年龄。患者多在 30—40 岁确诊，夜间和天气温暖时症状更明显[109]。还可能伴有脂肪泻、脂溶性维生素吸收障碍、骨质疏松和胆囊炎。肝硬化为晚期并发症，PSC 患者发生胆管癌的风险增加。

尽管目前认为多种引起胆管反复损伤的诱因可能参与 PCS 发病，但其确切病因仍然不明[110]。通常推荐采用活检进行 PSC 分期[110]。受累胆管表现为管壁纤维性增厚，这些区域与囊性或管状扩张节段相间[109]。管壁内可见不同程度的炎症浸润。随着疾病的进展，邻近肝细胞受累增加，最终进入纤维化阶段。不过，针对该病的治疗方案很少，效果也很差。虽然有研究尝试了原位肝移植，但临床上明显的 PSC 患者接受肝移植后仍有可能复发。

现已明确描述了几种类型的 PSC。小胆管 PSC 有时也称为胆管周围炎，受累胆管的口径很小，通常无法进行胆管成像。这种类型可单独发生于溃疡性结肠炎患者中，也可能合并大胆管 PSC 发生。继发性硬化性胆管炎在免疫缺陷（严重联合免疫缺陷病或 HIV 感染）、缺血、药物毒性和复发性胆管炎等患者中越来越常见。还有一种类型称为自身免疫性肝炎 -PSC 重叠综合征[112-114]，在儿童中最为常见，定义为 PSC 患者同时存在自身免疫性肝炎的血清自身抗体和组织病理特征。

化疗引起的胆管炎是一种特殊的继发性硬化胆管炎，主要见于行动脉内灌注化疗（尤其是氟尿嘧啶）的转移性结直肠癌患者。对胆管的影响包括直接毒性或缺血，在影像学上表现为肝内或肝外胆管狭窄，这可能导致转移癌患者的预后进一步恶化。

胆管造影仍然是诊断 PSC 的金标准。MRCP 是大胆管 PSC 无创筛查的首选影像学检查。在疾病早期，受累的肝外胆管可能仅表现为管壁轻度不规则或结节状[114]。在疾病后期，其特征为肝内外胆管多发狭窄与正常或轻度扩张的胆管相间，呈不规则串珠状（图 12-47）。

需要注意的是，PSC 患者中形态异常的肝脏，通常被描述为与其他类型的肝硬化相似，但实际仍然存在区别，这些区别可能有助于诊断晚期肝硬化患者[115]。这些表现包括肝脏轮廓明显分叶、后段和外侧段萎缩[115]、尾状叶肥大，呈中央肥大而外周萎缩的模式。CT 平扫上，肥大的尾状叶密度可高于其余肝脏组织，不要误诊为肝脏肿瘤（图 12-48）。

MRI 上，PSC 的典型表现包括累及肝内或肝外胆管的胆管狭窄、胆道憩室伴串珠状表现、胆管不规则和胆管结石。对比增强 T_1 加权图像上可见管壁增厚和异常强化[112-114]。MRCP 诊断 PSC 的灵敏度和特异度分别为 85%～100% 和 92%～100%[115]。Ni Mhuircheartaigh 等[116] 研究 PSC 患者的动脉期胆管周围强化发现，该表现与较高的 Mayo 风险评分相关，提示患者预后较差。

（六）术前评估

肝移植前的胆道解剖学评估（包括劈离式肝移植） 尸体原位肝移植前通常根据实验室检查进行胆

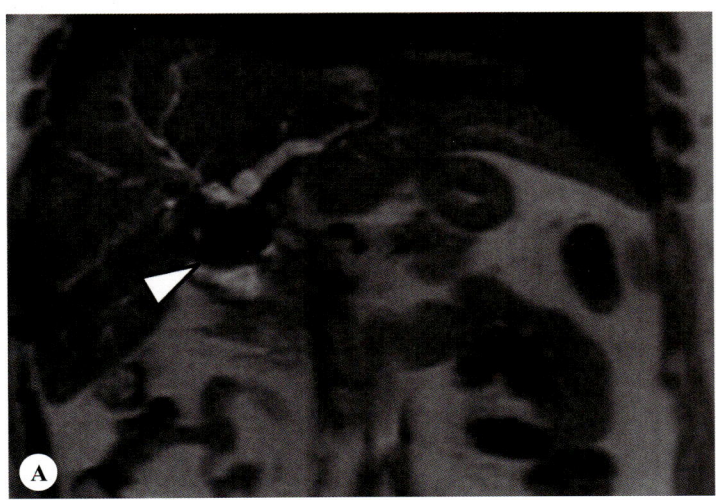
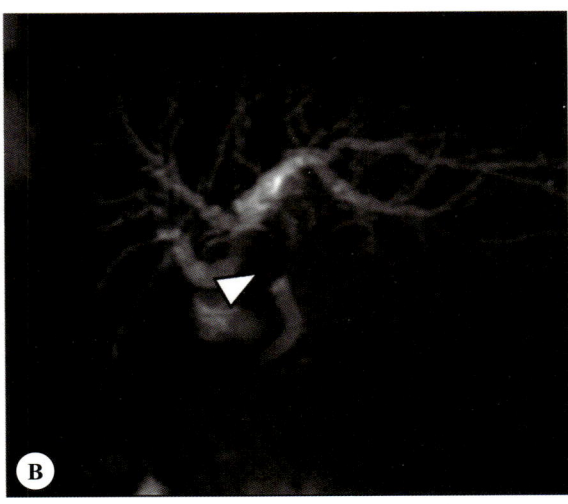

▲ 图 12-46 52 岁男性，超声检查发现胆石，因持续腹痛行 MRI，后诊断为 Mirizzi 综合征
冠状位 T_2 加权（A）和 MRCP（B）图像上，胆囊颈有一 T_2 低信号（箭头）结石阻塞肝总管近端，伴肝内胆管扩张，MRCP 图像上病变更清楚

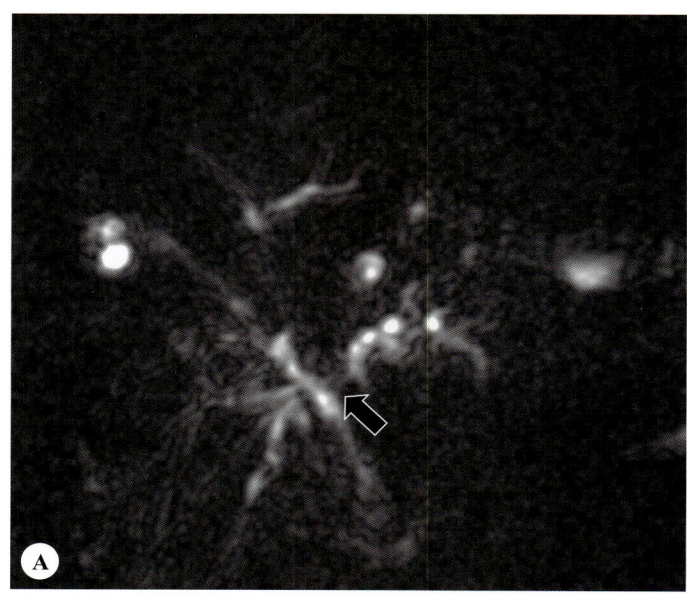 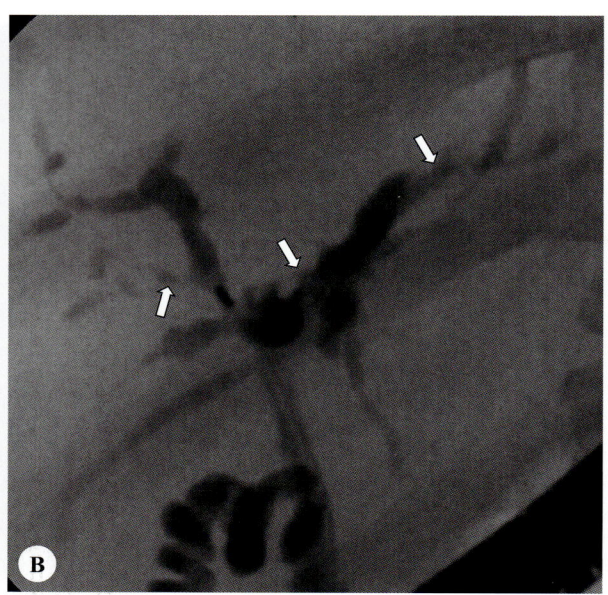

▲ 图 12-47 两名年龄分别为 47 岁和 62 岁的患者，原发性硬化性胆囊炎

冠状位 MRCP（A）和冠状位 ERCP（B）图像显示胆管多处狭窄（白箭），以及胆管树扩张，伴左右肝管汇合处明显狭窄（黑箭）

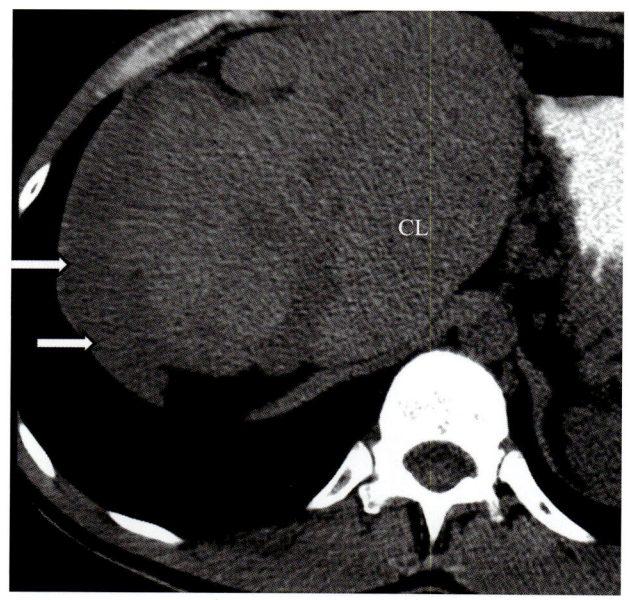

▲ 图 12-48 56 岁男性，原发性硬化性胆管炎伴尾状叶假瘤

CT 平扫图像显示肝尾状叶（CL）明显增大，密度较周围肝组织稍高（箭）

道系统评估，常规不进行影像学评估。然而，在活体肝移植（living donor liver transplantation，LDLT）中，充分了解肝脏的解剖结构至关重要，因此通常通过影像学检查广泛评估动脉、静脉和胆道系统的解剖变异。CT 和 MRI 已基本取代了以前使用的传统有创技术。许多医院首选包括 MRCP 在内的 MRI 和 CT 血管造影，用以评估胆道系统和肝脏血管解剖结构，以及肝脂肪变性。本部分将重点讨论 LDLT 术前评估中重要的胆道解剖变异。

高分辨率 T_2 加权 3D MRCP 技术与呼吸触发或屏气 2D MRCP 技术常用于屏气受限患者的胆道解剖评估[117]。另一种胆道成像技术是在注射肝胆特异性对比剂（注射钆贝葡胺 60～90min 后或注射钆塞酸二钠 10～20min 后）后采集 T_1 加权 3D MRCP 图像。对手术重要的解剖变异包括肝右后管汇入肝左管（11%）、三叉样改变（肝右前管、肝右后管和肝左管汇成一支）（10%）、肝右后管直接汇入肝总管（6%）或胆囊管（2%）。需要注意的是，胆道系统的解剖变异通常合并门静脉系统解剖变异，因此，术前评估发现任何两者之一的解剖结构变异，都应注意排查另一个结构的解剖变异。

在我们的医院，仍然会在肝左管切除前常规进行术中胆管造影，以确认胆管解剖。识别胆管的供血动脉也非常重要，这有助于防止动脉受损引起胆管坏死。

（七）术后评估

1. 胆囊切除术后表现及胆道并发症 胆囊切除术对肝外胆管直径的影响仍然存在争议。一项研究纳入了 234 名接受超声检查的患者，发现术后胆管

第 12 章 胆道
Biliary Tract

直径仅小幅增加（术前平均直径为 5.9mm，胆囊切除术后为 6.1mm）[4]。Puri 等[53] 发现在 34 名胆囊切除术后接受 4～6 个月随访的患者中，胆总管直径没有显著变化。然而，另一项研究发现，胆囊切除术后，老年患者的胆总管显著扩张（平均 8.7mm，4.1～14.0mm）[5]。

腹腔镜胆囊切除术后常常出现胆道并发症[118]。这些并发症包括胆管损伤和胆瘘、结石残留或掉落、血肿、血管损伤、肠道损伤和脓肿形成。虽然超声通常用作疑似胆道并发症患者的初始影像学检查，但增强 MRI（用或不用肝胆特异性对比剂）也常用于胆道并发症的评估，增强 CT 常用于非胆道并发症的评估[119, 120]（图 12-49 和图 12-50）。

胆汁瘤表现为 T_2 加权图像上肝内或肝门附近的高信号液体积聚。采用肝胆特异性对比剂（钆塞酸二钠，注射后 20～40min 成像）可通过对比剂渗出胆道系统外识别胆瘘（图 12-51）。MRCP 可以清晰地显示结石，表现为胆总管、肝内胆管或胆囊内 T_2 低信号充盈缺损，但需要与术后积气仔细区分。胆管手术的延迟并发症包括胆管狭窄。多达 95% 的胆道良性狭窄为术后并发症[121]。MRCP 是一种用于评估狭窄程度及检测胆道异常的无创检查。

2. Whipple 手术后胆道并发症 Whipple 手术或胰十二指肠切除术，包括胰腺部分切除术和十二指肠部分切除术、胰空肠吻合术、胆道空肠吻合术和胃空肠吻合术，是可切除胰头癌的手术治疗方式。Whipple 手术后胆道并发症可能在术后不久或延迟发生。胆道空肠吻合术后胆瘘罕见，多见于术前接受放射治疗的患者。虽然腹部增强 CT 有助于识别吻合口处积液，但使用肝胆特异性对比剂的 MRI 可以更好地对胆瘘进行评估。经皮穿刺/液体引流和实验室检查也能确认胆瘘引起的术后积液。感染性胆汁瘤在增强 CT 上表现为局限性积液区，环形强化。Whipple 手术后患者容易发生胆管炎，评估时首选

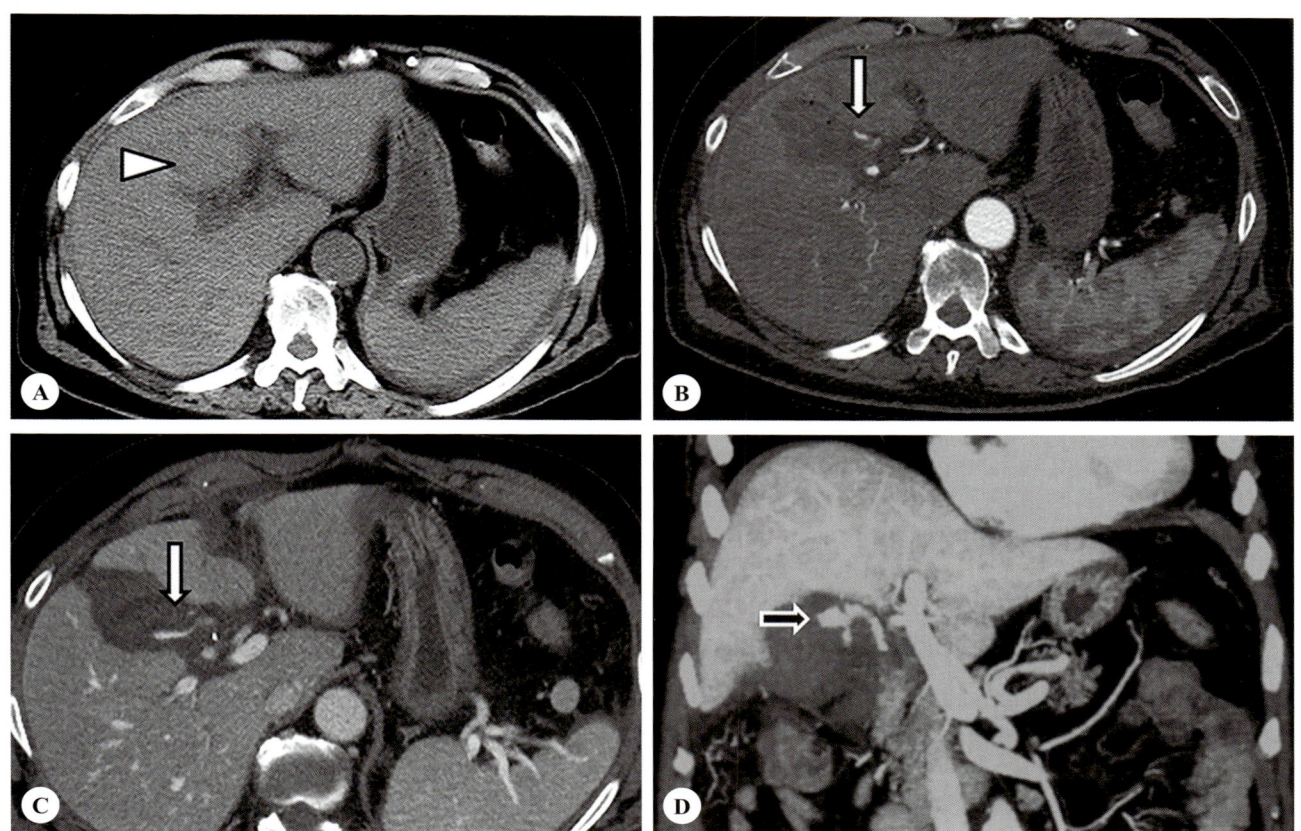

▲ 图 12-49 57 岁女性，腹腔镜胆囊切除术后行 CT 血管造影评估术后血细胞比容下降
A. 轴位平扫 CT 软组织窗图像显示胆囊窝内一高密度区域（箭头），符合血肿表现。B 和 C. 轴位增强 CT 软组织窗动脉期（B）和门静脉期（C）图像显示对比剂从胆囊窝内一小动脉漏出。D. 冠状位增强 CT MIP 图像显示假性动脉瘤伴对比剂渗出

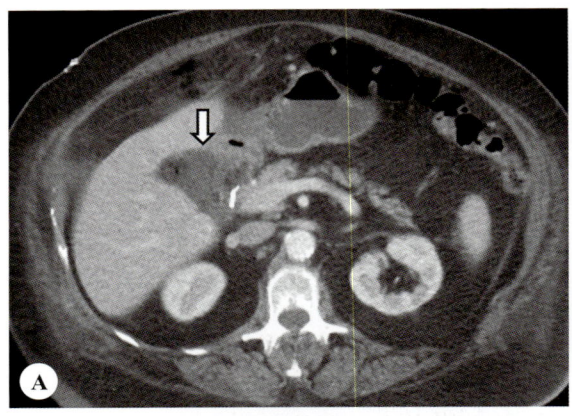
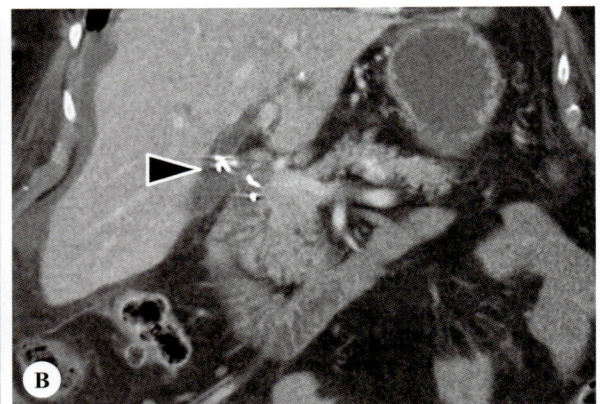
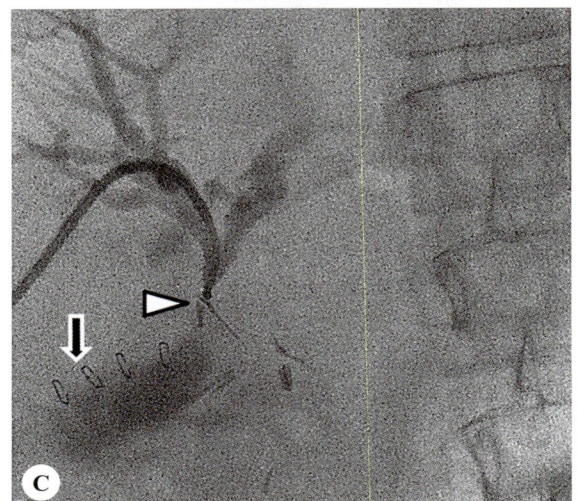

▲ 图 12-50 58 岁女性，胆囊切除术后胆管损伤，疑似胆瘘，行术后 CT 评估

轴位增强 CT 软组织窗图像（A）显示胆囊窝内积液（箭）。冠状位增强 CT 软组织窗图像（B）显示手术夹位于胆囊管区域（箭头）。PTC（C）期间的荧光图像显示肝内胆管扩张，在胆囊管汇入肝总管的水平突发狭窄（箭头），胆囊窝内可见对比剂渗出（箭），符合胆瘘

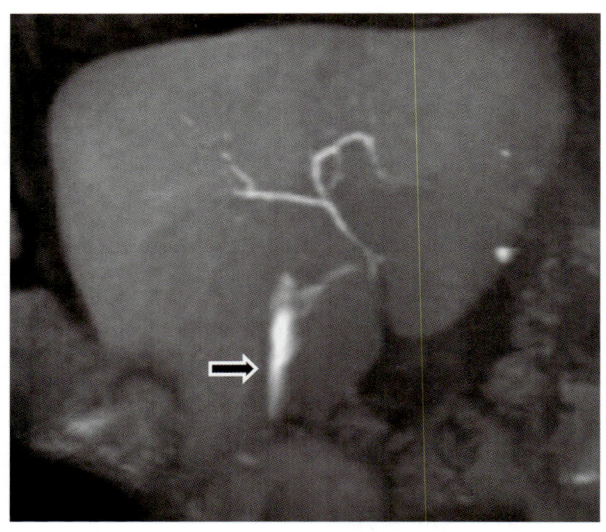

▲ 图 12-51 45 岁男性在胆囊切除术后，采用肝胆特异性对比剂延迟成像来评估胆瘘

注射对比剂后 20min，冠状位增强 T_1 加权图像显示残余胆囊管内对比剂活动性外渗（箭），证实存在胆瘘

对比增强 MRI。患者存在发热和右上腹痛的临床症状并伴有肝功能异常，同时胆管壁强化，伴或不伴胆管扩张，应怀疑胆管炎（图 12-52）。在胆管良性狭窄或吻合口肿瘤复发的情况下，可出现胆道延迟并发症，包括胆管扩张，上述两者都可以通过增强 MRI 和 MRCP 进行评估（图 12-53）。

3. 肝移植后胆道并发症　在肝移植中，通常将供者胆管与受者胆总管或小肠吻合。在大多数情况下，可将供者与受者胆管直接吻合。如果受者胆管太小或存在胆管狭窄（如在 PSC 患者中），则选择胆管空肠吻合术。

尸体肝移植后的胆道并发症可见于 15%～19% 的受者[122]。其余一系列并发症包括胆瘘、狭窄、结石形成或偶发性广泛性胆道坏死。肝移植的早期并发症通常与术式或局部缺血所致胆瘘、肝内胆汁瘤形成，或者在严重情况下，动脉供血不足所致弥漫性胆管缺血相关[122]（图 12-54）。

第 12 章 胆道
Biliary Tract

当怀疑移植肝存在异常时，多普勒超声应该是首选的影像学检查。可以通过超声确定胆道扩张，并评估肝动脉的闭塞情况。超声还能发现肝周或肝门液体积聚。

胆汁瘤在超声上表现为与肝脏相邻的低回声或无回声液体。CT 上，非感染性胆汁瘤表现为无环状强化的低密度液体（图 12-55）。MRI 上，积液呈 T_1 低信号、T_2 高信号，并可回溯至肝脏。胆道吻合处或胆囊管残端可能会发生胆瘘，上述两个部位均须在肝胆特异性对比剂增强的 MRI 检查中仔细评估。如果无法进行 MRI 检查，可采用肝胆特异性 2,6-二甲基亚氨基二乙酸增强扫描识别胆瘘，但该检查识别胆管狭窄的灵敏度不高。迟发性胆瘘最常发生在吻合口部位[122]，而吻合处的胆道狭窄可能是先前胆

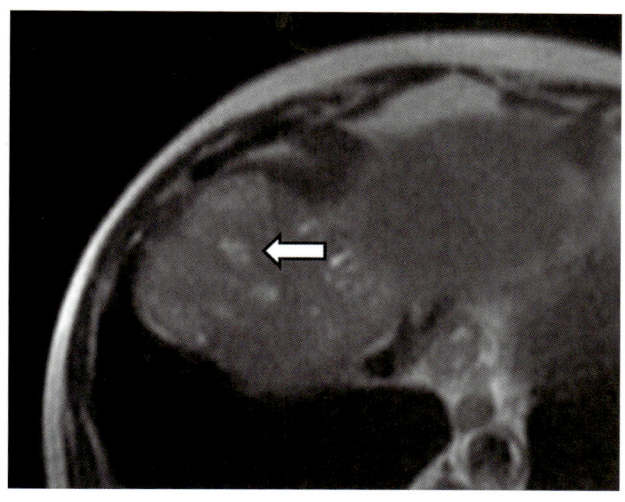

▲ 图 12-52 伴白细胞计数升高和发热的 47 岁男性，近期 Whipple 手术后，进行术后影像学评估

轴位 T_2 加权 MR 图像显示周围胆管壁增厚，信号增高（箭），提示胆管炎。增强后图像存在明显运动伪影，此处未显示，但确实显示出胆管周围强化

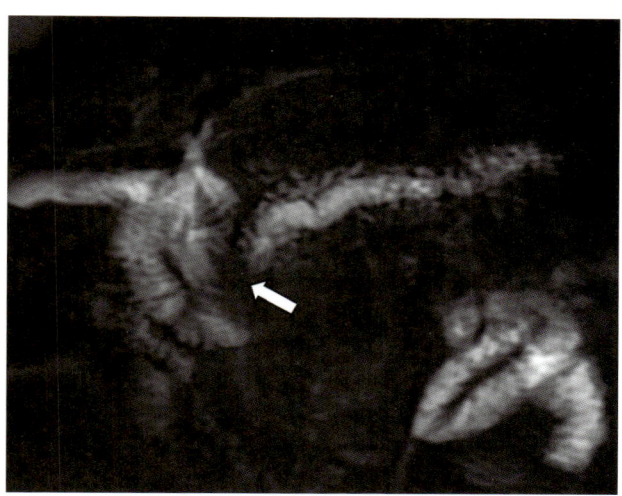

▲ 图 12-53 73 岁男性，接受 Whipple 手术 2 年后常规随访检查。促胰液素增强 MRCP 显示吻合处有明显良性狭窄（箭）

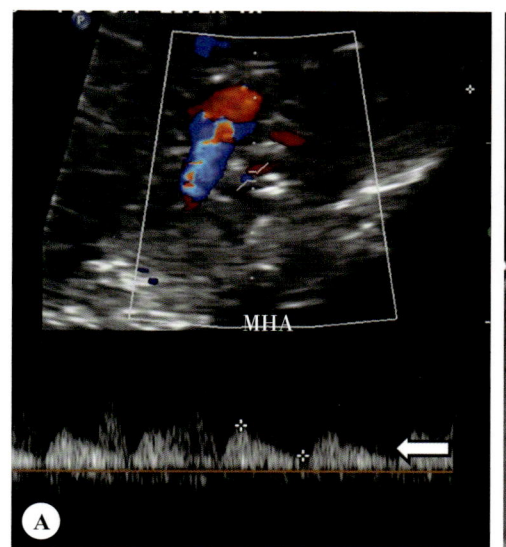

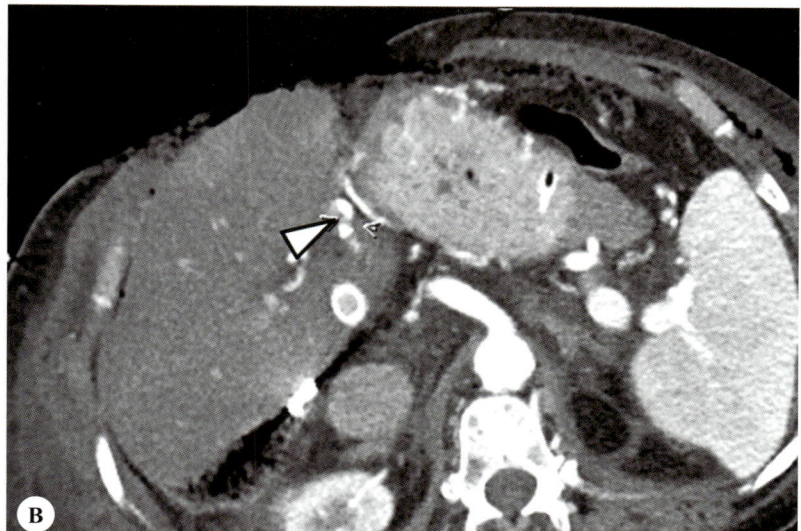

▲ 图 12-54 37 岁男性，肝移植后影像学检查

A. 彩色多普勒超声图像显示肝动脉多普勒异常波形，呈小慢波（箭），提示肝动脉狭窄；B. 轴位 CT 血管造影显示吻合口附近的肝右动脉明显狭窄（箭头）

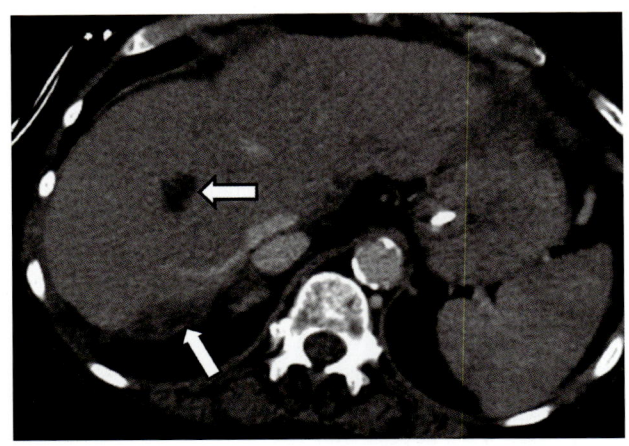

▲ 图 12-55 37 岁男性（与图 12-52 为同一患者），肝移植后影像学检查
轴位增强 CT 软组织窗图像显示肝内和包膜下（箭）有两处小范围积液。推测这些病灶是继发于肝动脉狭窄的胆汁瘤

瘘的后遗症[122]。如果存在胆瘘，可以通过 ERCP 将可移除的塑料支架覆盖在胆瘘处，支架可在原位保持 2 周左右[122]。有时，还需要通过超声或 CT 引导来放置引流管以便进行胆道引流。

胆管缺血和坏死可能很严重，会威胁到移植肝的存活。胆管对缺血非常敏感，并且仅依赖肝动脉供血[121]。急性动脉闭塞可能危及生命，此时需要置入支架或重新移植。局部动脉血栓形成可能会导致胆道狭窄或坏死，进而引起胆汁渗漏或脓肿形成[121, 122]。超声通常是评价肝动脉血栓的首选影像学手段，彩色多普勒超声上可见彩色动脉血流减少，在频谱多普勒中可见小慢波。在灰阶图像上还可能观察到不规则扩张的胆管与胆汁瘤连通。CT 血管造影还可显示动脉血栓，如果动脉血栓形成是分段性的，CT 和 MRI 上可见局灶性灌注异常[122]。这种情况下可进行常规血管造影和血栓切除术或手术探查。

迟发性胆道并发症包括胆道吻合口处狭窄，继而形成结石或引起胆道阻塞和胆管炎，从而引起败血症。采用 ERCP 治疗可去除结石和放置支架。胆管扩张还可能导致 Oddi 括约肌功能障碍，推测可能是由于胆管的去神经支配所致[121, 122]。接受肝移植的 PSC 患者仍有可能出现 PSC 复发，影像学表现与原发疾病相似，CT 和 MRI 上可见狭窄和胆管扩张。

4. 活体肝移植并发症 活体肝移植的并发症可能同时影响移植供者和受者。

肝移植受者的并发症与尸体肝移植受者相似，但发生率更高[123]。在受者中，胆瘘是最常见的短期并发症，可发生在肝脏边缘或吻合口处。

与尸体肝移植不同，活体肝移植的胆道引流最常采用 Roux-en-Y 胆管空肠吻合术，而不是胆管 - 胆管吻合术，这是由于成人活体肝移植接受胆管 - 胆管引流术的狭窄率较高[123, 124]。然而，当进行胆管空肠吻合术时，最常并发吻合处胆道狭窄，可通过 MRCP 或超声检查识别到，表现为胆道扩张[124]。

移植肝供者可能会出现需要额外手术的并发症。这些并发症包括供者肝脏切除表面的胆汁渗漏，导致胆汁瘤形成或腹膜炎[124]。分离移植肝时损伤动脉分支还可导致胆道坏死和残肝坏死，但很少发生供者死亡。

（八）肝脏肿瘤经皮治疗的并发症（射频消融、微波消融和化疗栓塞）

随着多种针对肝肿瘤（尤其是 HCC）的肝靶向疗法的出现，患者的存活率成比例地增加[125]。这些疗法较少引起胆道并发症[125, 126]。射频消融和微波消融可引起胆管狭窄和肝内胆汁瘤形成，两者均可通过 MRI 发现，但只有出现症状时才需要治疗。据报道，化疗栓塞后胆道并发症发生率不足 1%[126]。由于胆管仅由肝动脉分支供血，经动脉栓塞治疗肿瘤时可能意外导致胆管缺血，从而引起缺血性坏死和肝内胆汁瘤形成。上述病灶表现为 T_2 高信号的无强化积液，可与扩张的肝内胆管连通（也可能不连通）（图 12-56）。感染可导致肝内脓肿形成，此时需要影像学引导下经皮引流。胆管坏死可引发胆道狭窄，如果出现症状，可能需要置入支架[128]（图 12-57）。最后，如果患者需要接受更多的局部治疗，那么由治疗引起的任何胆道并发症都可能增加并导致后续治疗延迟。

（九）胆道支架及引流的评价

胆道支架通常用于建立良性或恶性胆管狭窄的旁路或覆盖瘘管。胆道支架常见的并发症包括闭塞、支架移位、错位、穿孔、支架断裂，以及支架移位引起的出血和血管损伤。高达 6% 的患者会发生胆道支架移位，并且支架可能穿透肠腔[128]。增强 CT 在几乎所有上述并发症的检测中都起着重要作用。影像学检查可以很容易地确定错位胆道支架的位置（图 12-58A 和 B）。错位支架仍然留在胆管内，但可能不再穿过狭窄或胆瘘的区域（图 12-58C 至 E）。在这种情况下，胆道积气提示胆道与胃肠道连通，

第 12 章 胆道
Biliary Tract

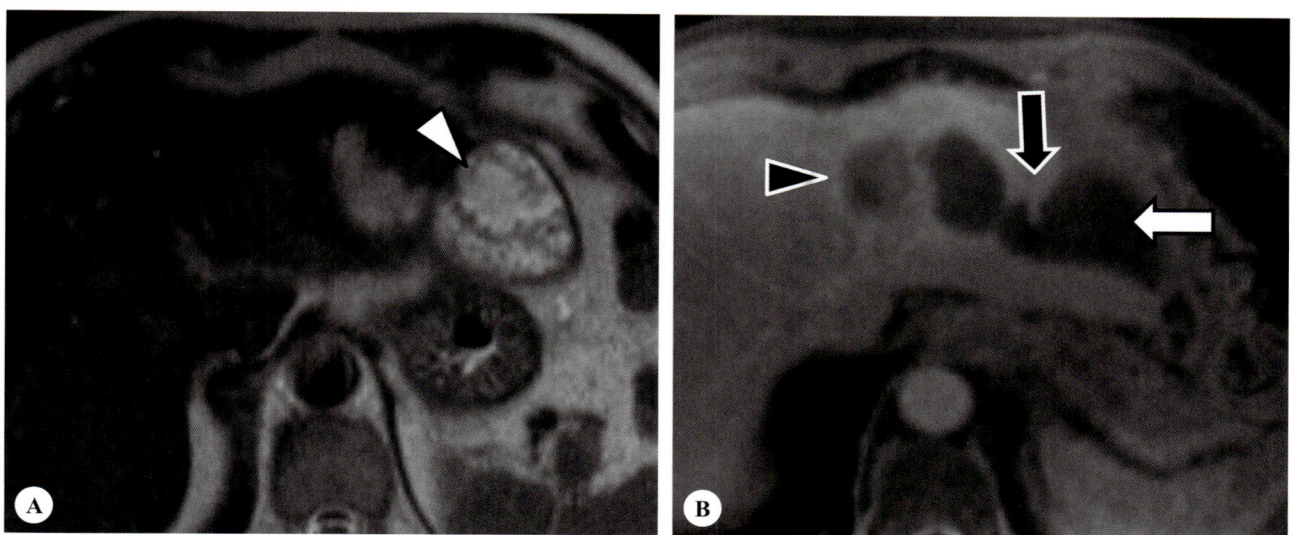

▲ 图 12-56 78 岁男性，肝脏第 Ⅳ 段肝细胞癌化疗栓塞后随访检查

A. 轴位 T_2 加权 MR 图像显示高信号液体积聚，呈部分外生性（箭头）；B. 轴位增强 T_1 加权图像显示积液无强化（白箭），积液与扩张的胆管连通（黑箭），随后进行病灶抽吸活检确诊为非感染性胆汁瘤。注：图上还可见治疗后病灶残腔（箭头）

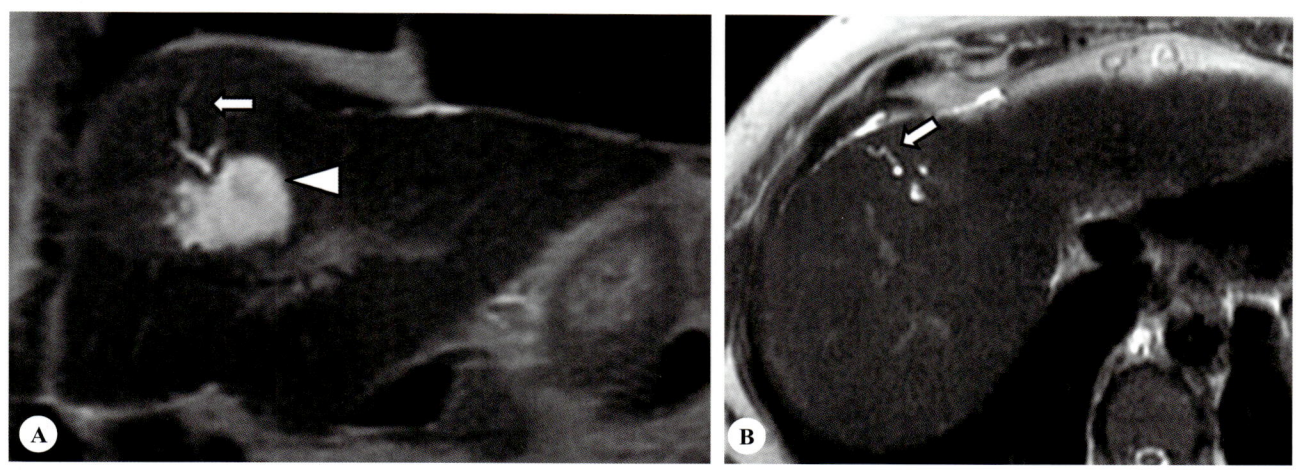

▲ 图 12-57 58 岁男性接受肝细胞癌射频消融术后，影像学随访发现胆管狭窄

A. 冠状位 T_2 加权 MR 图像显示消融区域呈 T_2 高信号（箭头），上游小胆管可见节段性扩张（箭）；B. 轴位 T_2 加权 MR 图像显示节段性胆管扩张（箭）

表明支架通畅。而无胆道积气则可能提示支架阻塞（图 12-4）。在括约肌切开术和胆肠吻合术后，也可以看到胆管中存在气体。

经皮胆道介入治疗的并发症发生率为 3%～10%[129]，包括术中或术后立即发生的并发症，例如，胆管穿孔和胆漏伴胆汁瘤形成[129, 130]。迟发性并发症包括血管损伤伴假性动脉瘤形成、胆道瘘形成、继发性感染（伴或不伴进展为胆管炎）和败血症。胆道导管本身可能会阻塞、移位和断裂，此时需要更换。增强 CT 可以准确评估上述并发症。

体部 CT 与 MRI（原书第 5 版）
Computed Body Tomography with MRI Correlation (5th Edition)

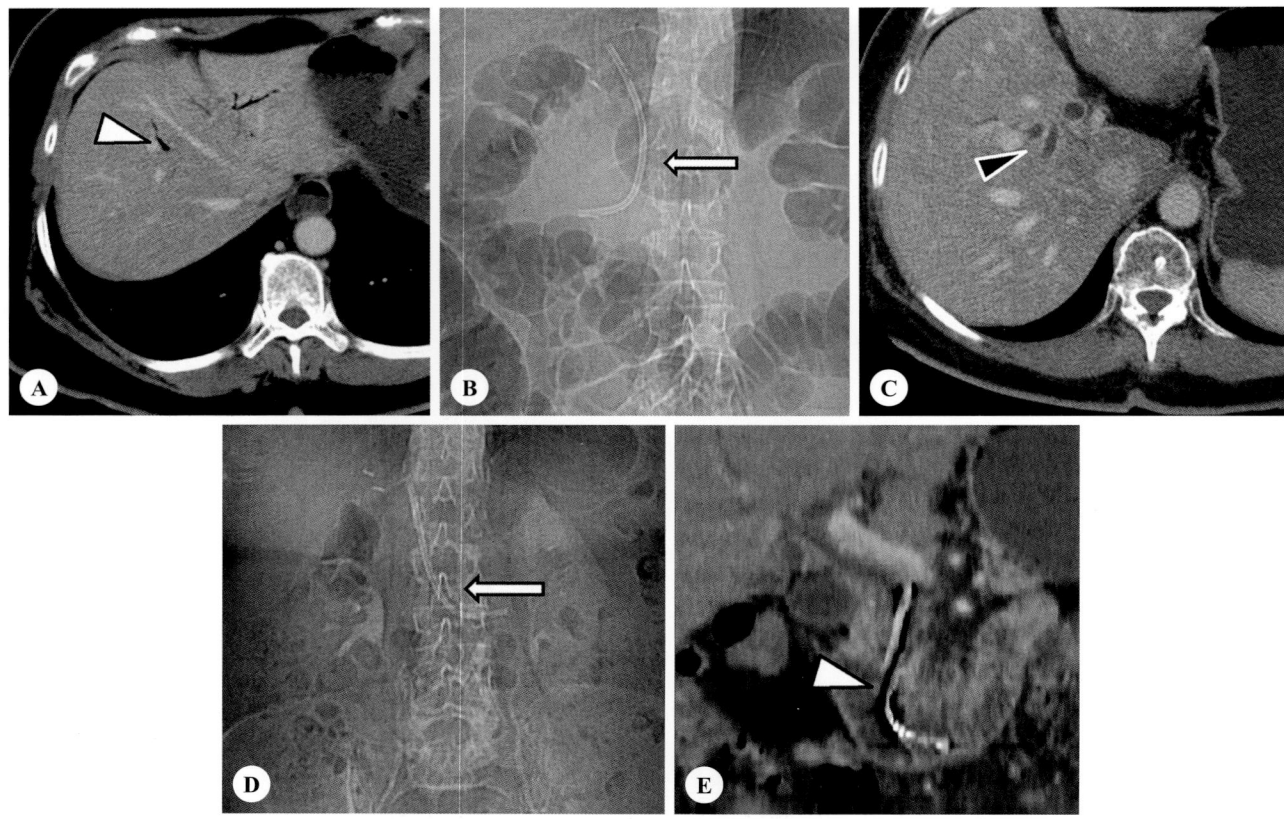

▲ 图 12-58 49 岁女性因胆总管远端狭窄就诊，胆道支架置入术后行影像学检查

A. 支架置入术后，肝脏轴位增强 CT 软组织窗图像显示胆管积气（箭头），表明支架通畅；B. CT 定位图像显示胆道支架（箭）位置适当；C. 3 个月后的轴位增强 CT 软组织窗图像显示肝内胆管扩张（箭头）和气体消失，提示支架不通畅，胆管周围轻度强化提示胆管炎；D. CT 定位图像显示支架（箭）已向远端移位；E. 重建增强 CT 软组织窗图像显示支架向远侧移位（箭头）。注：支架水平以上胆管扩张，以及支架近端未见气体影，支架近端先前位于壶腹部

第13章 胰　腺
Pancreas

Koenraad J. Mortele　著

魏　毅　黎　英　张晗媚　译

胰腺疾病的准确诊断在很大程度上依赖于对高质量成像技术的利用。最近，硬件、软件和成像协议的进步极大地提高了对涉及胰腺的疾病进行成像的能力。目前有大量的辅助成像方式，如超声、CT、MRI和核医学，每种方式都能提供独特信息。

在本章中，我们回顾了胰腺的成像技术，将讨论正常胰腺CT和MRI的解剖学表现，以及放射医师需要熟悉的常见和不常见的胰腺疾病。

一、胰腺的成像技术

1. 超声　经腹超声检查（transabdominal ultrasonography，TAUS）与其他方式相比，价格相对低廉、操作迅速、应用广泛、无创、无电离辐射，而且便于携带，可以对急性病患者进行检查[1]。此外，它非常适用于检测胆结石和胆道扩张，这两种发现可能与胰腺疾病有关。然而，肠道气体的存在、患者体型较大及患者的不适感都会限制整个胰腺和腹膜后的可视化[1]。超声是依赖于操作者的成像技术，动态检查中采集的静态代表性图像难以进行评估，以及与其他方式进行比较[1]。

内镜超声检查是另一种在评估胰腺方面得到普及的技术[2]。由于换能器在胃或十二指肠中与胰腺的距离非常近，因此可以对胰腺进行高分辨率成像。导致TAUS成像效果不理想的肠道气体和患者体型较大，在EUS中是一个较小的影响因素[2]。该技术还可以对实性病变进行FNA活检，对囊性病变进行抽吸[3]，还可以为胰腺炎相关的积液放置引流管。缺点是该技术具有侵入性，需要在内镜下放置，因而需要对患者进行镇静。此外，该技术依赖于操作者，需要大量的培训才能达到熟练的水平。最后，所使用的高频探头覆盖范围有限，可能无法观察到离换能器较远的胰腺疾病[2]。

2. CT　CT仍然是胰腺成像的主要方式。已知的优势是广泛的可用性和成像时间短。MDCT的引入使胰腺的评估更加详细[4]。MDCT不仅提供了更高的空间和时间分辨率，而且便于对数据进行后处理，以生成多平面重建和三维重建，这对于评估胰周血管和胰胆管系统非常有用[5]。快速采集可获得较大覆盖范围的多个增强时相，利于评估胰腺癌转移性疾病和急性胰腺炎胰腺外并发症[6]。尽管患者暴露于电离辐射是必须考虑的因素，但这种强大的成像方式对选定的患者来说，其好处总是大于风险。

MDCT扫描方案在不同机构之间可能略有不同。然而，典型的胰腺扫描方案主要是在静脉注射对比剂后使用薄的准直切片采集多个时相[4-7]（图13-1）。检查前注意事项包括排除任何静脉注射碘对比剂的禁忌证，如肾功能损害或先前有过过敏反应。患者在注射对比剂前要禁食4h。口服准备包括给予水或低密度硫酸钡制剂。

胰腺的非增强成像不是常规的，因为该时相诊断价值有限，而且会进一步增加患者的累积辐射剂量[4-7]。然而，它可能有助于识别慢性胰腺炎的细微钙化，或者评估出血性变化，并对急性胰腺炎的腺体强化程度进行量化。增强后胰腺CT成像通常在以4~5ml/s的速度快速注射100~150ml的碘对比剂（浓度至少为300mg/ml）后约40s及70s时采集。最佳的时间可以通过使用团注追踪技术实现。早期时相被称为"胰腺实质"期，显示出最大的胰腺强化，可以最佳地观察乏血供病变，如胰腺导管腺癌，并对急性胰腺炎的坏死进行最佳评估[4-7]。胰腺实质期还能对胰周动脉进行良好的评估，以确定胰腺恶性肿瘤的可切除性和胰腺炎的血管并发症。随后的门静脉期（portal venous phase，PVP）可对肝实质的转移进行最佳评估，并可用于进一步评估静脉结构[4-7]。

图像通常是在非常薄的准直下获得的，在 0.625~1.25mm。可以在轴位、冠状位和矢状位以不同的厚度进行重建。沿胰管、胆总管或血管的曲面重建图像也可用于显示肿瘤与导管系统的关系或血管结构[5]。先进的后处理技术，如最大或最小密度投影和容积再现图像，可用于显示血管系统[4]。

双能 CT：双能 CT（DECT）是最近开发的一种 CT 扫描方法[8]。DECT 可以通过几种方式实现，其中之一是双源扫描，两个 X 线管在不同的千伏电压下工作，这提供了比较管电压对图像质量和辐射剂量的影响的能力。在一种双源扫描仪中，80kVp 和 140kVp 的图像同时被采集，并可混合产生第三个数据集，模拟在 120kVp 下采集的图像，这种管电压通常用于单能量 MDCT 扫描仪。每个球管的剂量参数都经过调整，与传统的单能量 MDCT 相比，不会造成辐射损害[8]。DECT 还允许从对比增强的 DECT 中除去碘，以产生虚拟平扫图像，而不需要通过进行真正的平扫使患者受到额外的辐射。DECT 在胰腺疾病中的潜在应用是利用虚拟平扫成像来识别慢性胰腺炎中的少量钙化，以及识别急性坏死性胰腺炎中的腺体无强化区域。此外，80kVp 的设置会导致碘对比剂的更大衰减。与传统的 120kVp 的图像相比，这种千伏设置下增强的胰腺有更大的衰减，使得强化弱的病变显示更明显，如胰腺癌[8]（图 13-2）。

3. 核磁共振 MRI 是一种广泛用于评估胰腺疾病的方式[9]。与 MDCT 相比，它具有卓越的软组织对比分辨率，有助于在无电离辐射的情况下检测和描述病理特征。此外，MRCP 序列提供了一种评估导管系统的无创方法。与 MDCT 类似，MRI 硬件和

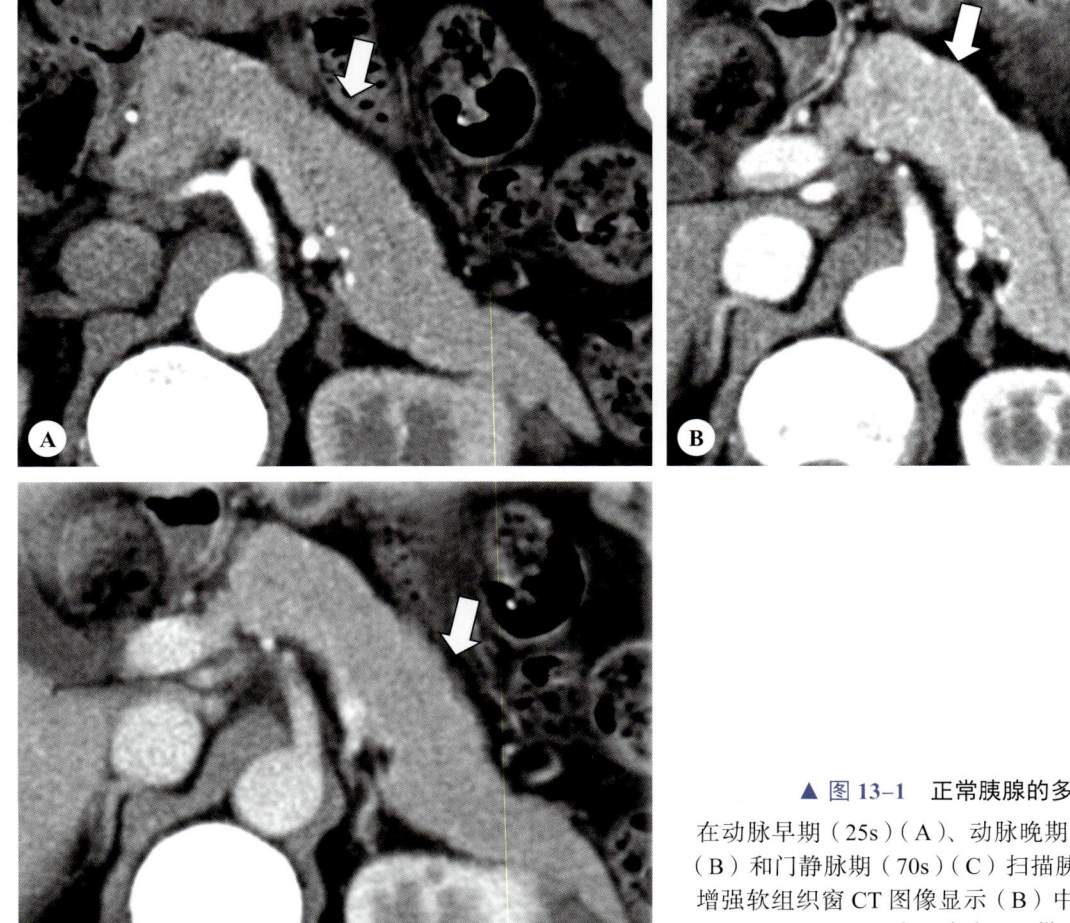

▲ 图 13-1 **正常胰腺的多时相 MDCT**
在动脉早期（25s）（A）、动脉晚期（胰腺实质期）（45s）（B）和门静脉期（70s）（C）扫描胰腺（箭）获得的轴位增强软组织窗 CT 图像显示（B）中腺体的增强效果最为理想；因此，这是检测胰腺乏血供肿瘤和胰腺坏死的最理想时相

第 13 章　胰腺
Pancreas

序列的发展也出现了技术上的进步，如场强增加、平行成像技术和多通道线圈[9, 10]。这些变化使得成像质量提高，图像采集时间加快。MRI 的缺点包括高成本和可用性有限，与 MDCT 相比研究时间长，而且需要与 MRI 兼容的监测设备，这使得 MRI 对急症患者来说是一种挑战。

　　胰腺 MRI 最好在具有高性能梯度和相控阵躯干线圈的高场强系统上进行[9, 10]。3T MRI 的使用越来越多，有助于提高信噪比。患者的准备工作包括排除任何可能阻碍 MRI 检查的情况。要求患者检查前禁食 4～6h 以充盈胆囊，促进胃排空。可以使用 T_2 阴性口服对比剂，如稀释的钆或菠萝汁，以减少胃和十二指肠的信号重叠干扰，这对 MRCP 序列特别重要。常规不使用抗痉挛药物。

　　典型的胰腺 MRI 检查包括获得 T_1 和 T_2 加权图像的组合，有或没有脂肪抑制。T_1 加权成像使用高分辨率的屏气梯度回波双回波同反相位序列获得[9, 10]。T_2 加权成像可使用单次快速自旋回波（single-shot fast spin echo，SSFSE）序列或快速恢复快速自旋回波（fast recovery fast spin echo，FRFSE）序列在轴位和冠状位获得。以 2ml/s 的速度静脉注射钆，团注量为 0.2ml/kg，然后用生理盐水冲洗。在注射对比剂前和静脉注射对比剂后的至少三个时相，连续采集屏气相轴位 T_1 加权三维扰相 GRE 脂肪抑制图像（LAVA、VIBE、THRIVE）（图 13-3）。弥散加权成像是一种可用于评估胰腺的额外 MRI 序列。技术上的进步，如屏气能力和使用多个 b 值，使其在腹部的应用越来越多[9, 10]。该技术利用水分子的扩散特性，或缺乏水分子的扩散特性，来检测和描述可能显示弥散受限的胰腺疾病过程。这些数据可以通过表观扩散系数进行定性和定量的评估。

　　胰腺 MRI 通常会补充 MRCP 序列[11]。重 T_2 加权序列是由从胆管和胰管内静止或缓慢移动的液体中返回高信号形成，这些液体的 T_2 弛豫时间很长[12]。由于背景组织的 T_2 弛豫时间较短，其信号被抑制。这最大限度地提高了导管的可见度和对比度。这些数据可以各种形式获得，通常涉及轴位、冠状位和斜冠状位；既可以是薄的准直线（1～5mm），也可以是厚的层块（30～50mm）图像（图 13-4）。

　　动态 MR 胰腺造影是常规 MRCP 相对较新的辅助手段，可以对胰腺进行解剖和功能评估[12]。在静脉注射促分泌素刺激（每千克体重为 0.2μg）至少 10min 后，每 30 秒获得厚层块图像。促分泌素刺激胰腺外分泌。此外，在注射后的前几分钟，它能暂时增加 Oddi 括约肌的张力，从而抑制液体通过 Vater 乳头排出。在这之后，括约肌张力下降。因此，促分泌素的使用有利于勾勒出正常或病变胰腺中胰管的轮廓，显示其解剖变异和形态改变。胰腺的外分泌功能也可以通过评估 Oddi 括约肌放松后十二指肠内液体的增加来进行定性或定量评估。

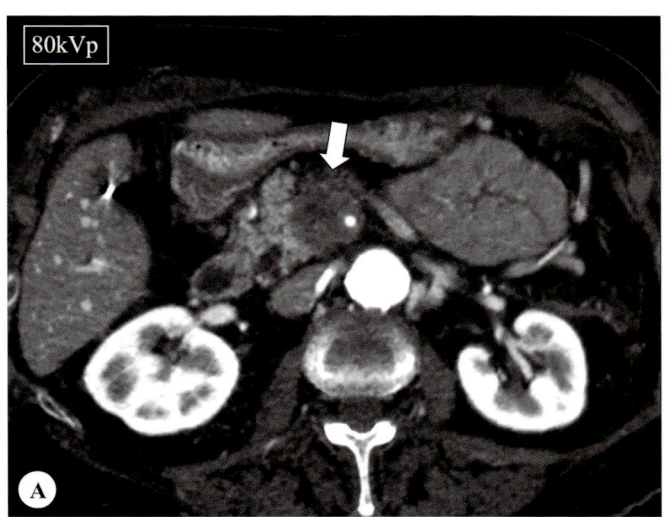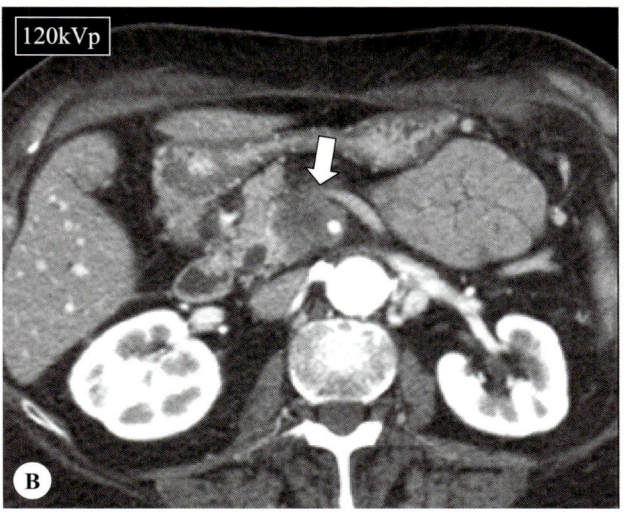

▲ 图 13-2　65 岁男性，患有胰腺癌，表现为体重下降。轴位对比增强双能量 MDCT 软组织窗
动脉期低能量设置（80kVp）的轴位增强双能 CT 图像（A，箭）与动脉期正常（较高）能量设置（120kVp）的轴位增强双能 CT 图像（B，箭）相比，前者显示胰头肿块更明显

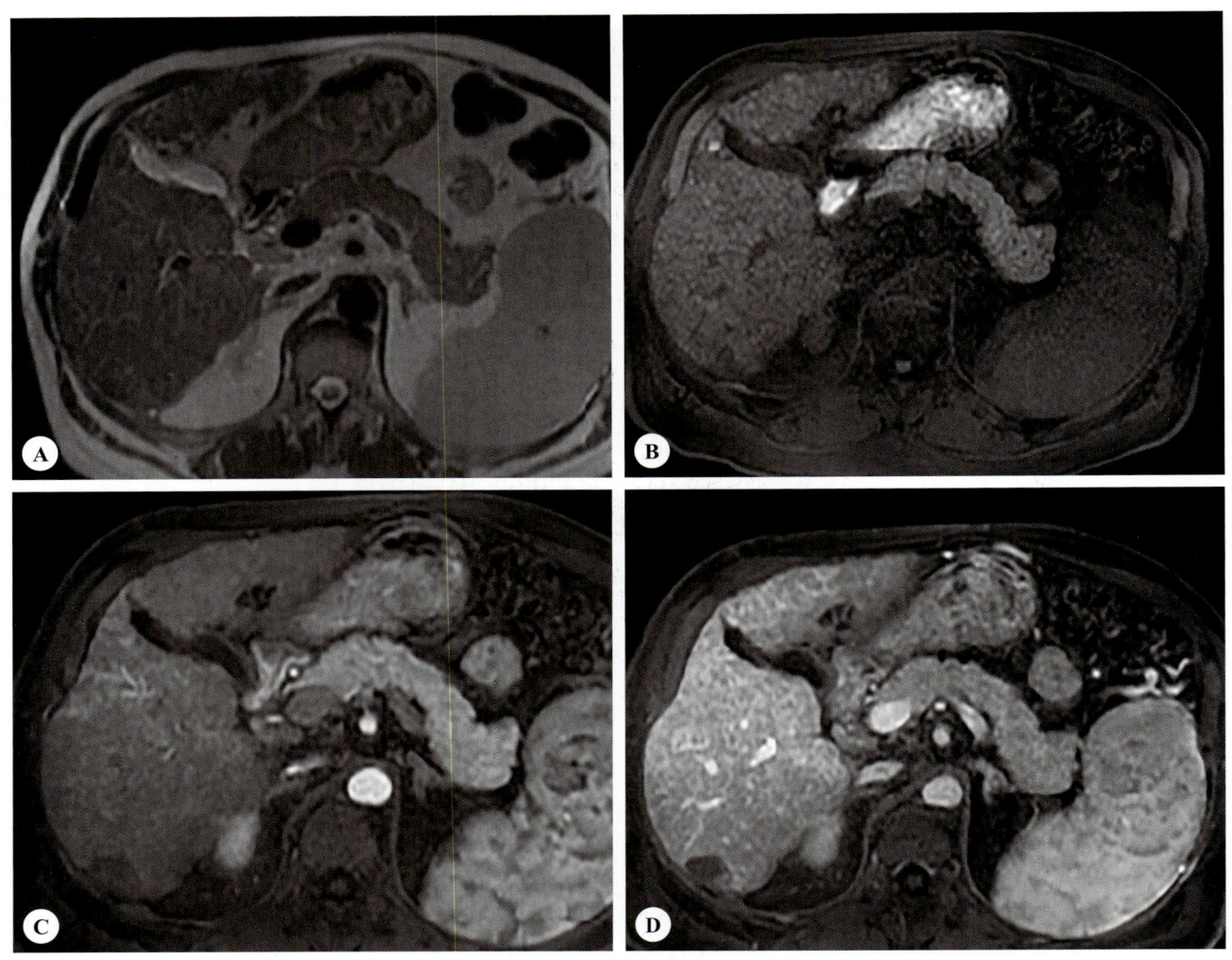

▲ 图 13-3 正常胰腺的 MRI

轴位 T_2 加权图像（A）、轴位平扫脂肪抑制 T_1 加权 GRE 图像（B）、轴位动脉晚期脂肪抑制 T_1 加权 GRE 图像（C）、轴位门静脉期脂肪抑制 T_1 加权 GRE 图像（D）显示胰腺在 T_2 上相比肝脏于呈轻度低信号。胰腺在 FS T_1WI 上是最亮的器官（由于蛋白质和锰），在动脉期（又称胰腺实质期）快速强化，在门静脉期强化减退。偶然发现肝硬化（第 7 段有消融腔）和脾脏肿大

4. 核医学 与其他成像方式相比，核医学在评估胰腺疾病方面的应用有限。然而，在某些情况下，它可以发挥重要作用。目前用于胰腺的三种主要核医学检查是生长抑素受体闪烁显像：^{111}In- 奥曲肽或 ^{68}Ga DOTA-TATE（GaTate）PET 成像和 ^{18}F-FDG-PET[13, 14]（图 13-5）。

^{111}In- 奥曲肽主要用于检测胰腺内分泌肿瘤，其中很大一部分肿瘤表达高浓度的生长抑素受体。这种成像可用于检测原发肿瘤和转移灶。^{111}In- 奥曲肽是一种半衰期为 2.8 天的放射性同位素，主要发射伽马射线。注射后 4h 和 24h 可获得影像。图像可以被重建为平面图像、与 CT 融合的 SPECT 图像或 PET/CT 图像。^{68}Ga DOTA-TATE 成像用于内分泌肿瘤的检测和分期，与 ^{111}In- 奥曲肽伽马照相机或 SPECT 扫描相比，由于固有的模式差异，其灵敏度和分辨率要高得多[13]。

胰腺疾病中 FDG-PET 的主要适应证是胰腺恶性肿瘤的检测和分期[14, 15]。恶性细胞的摄取和代谢可以通过 FDG-PET 检测，并通过测量标准化摄取值进行半定量。FDG-PET 的半衰期为 110min，发射的正电子可被 PET 扫描仪检测到。影像是在注射后 1h 获得的，PET 图像通常与 CT 图像在同一时间获得。尽管各个数据集可以独立查看，但通常会匹配并形成一个融合的数据集。这改善了 PET 图像的解剖学定位。

第 13 章 胰腺
Pancreas

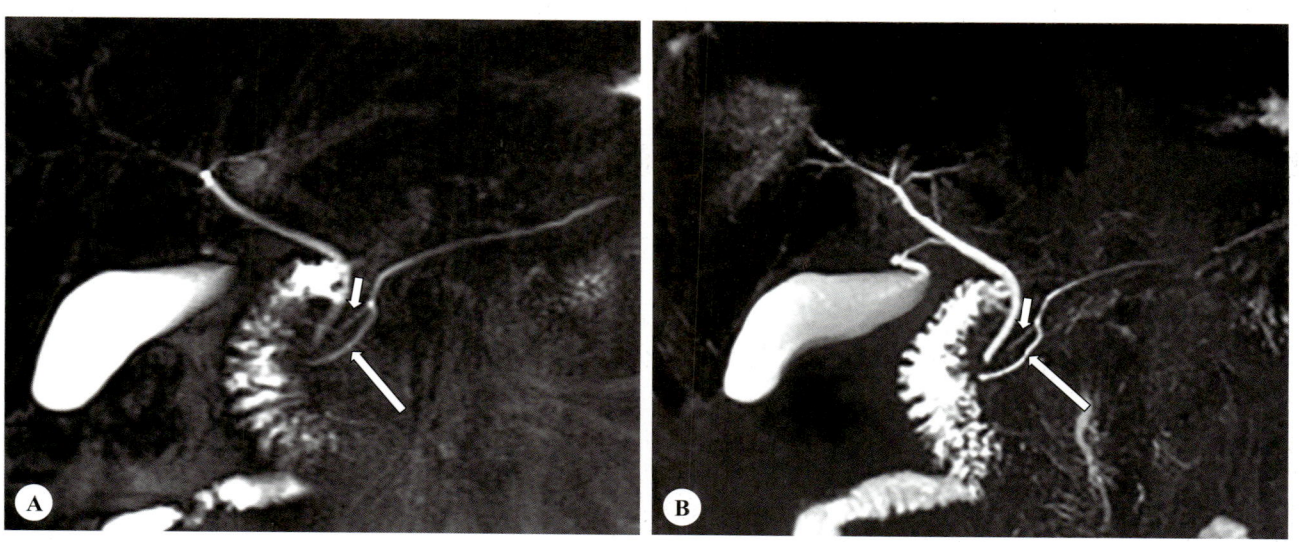

▲ 图 13-4　正常胰腺的 MRCP

A. 斜冠状位重 T₂ 加权厚层块（50mm）MRCP 图像显示胰管的正常口径和走向。注意，没有发现胰管分支。主胰管在大乳头处通过腹侧胰管（长箭）与胆总管一起排空。可见背侧胰管闭锁（短箭）。B. 由呼吸触发的薄层冠状位 T₂ 加权序列获得的冠状位 MIP 图像展示了同样的征象

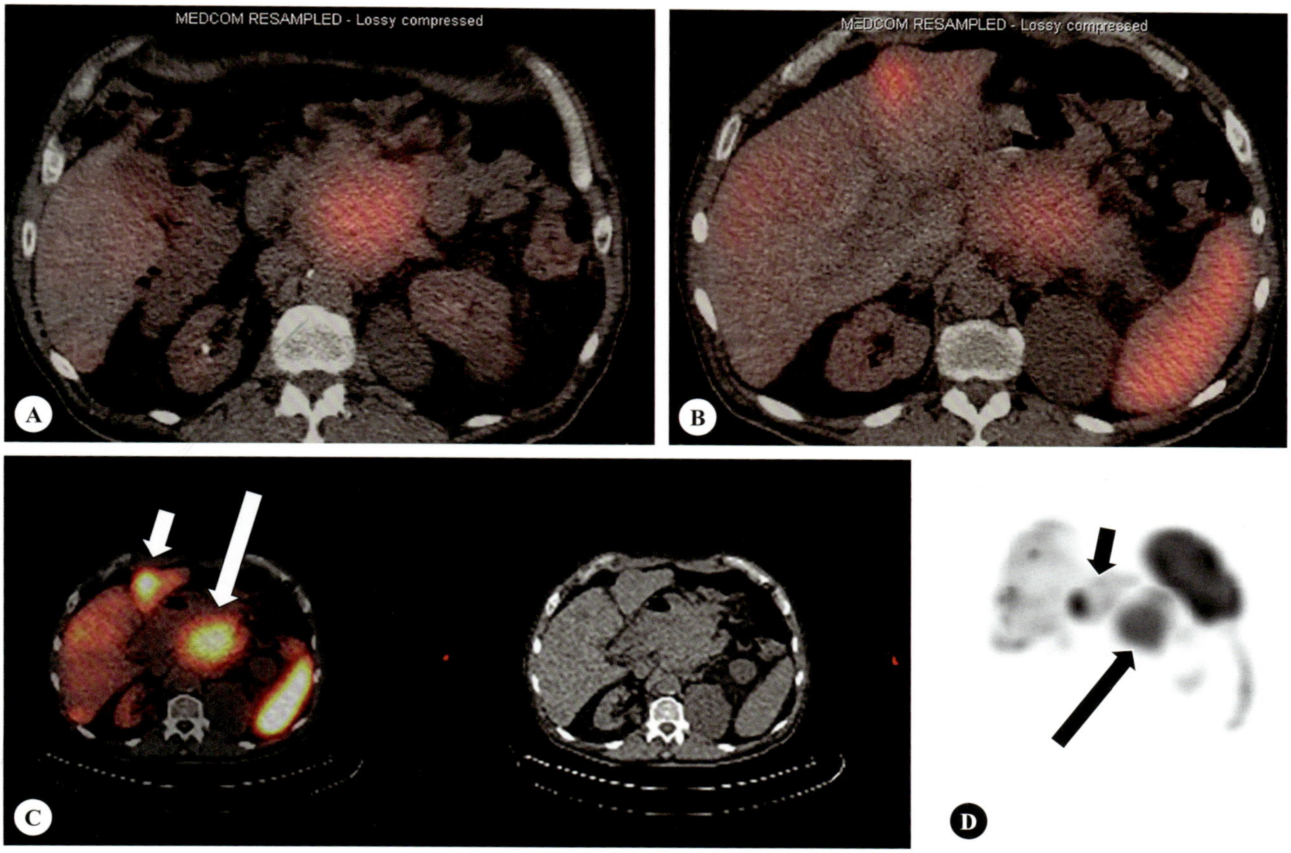

▲ 图 13-5　56 岁男性，患有腺胰癌，表现为背痛

轴位融合 PET/CT 图像证实为胰腺腺癌，示踪剂在胰体部的肿块（长箭）和肝脏左叶的转移性病变（短箭）内有明显的聚集

二、解剖学

1. 胰腺 胰腺是一个粗大的分叶状腺体，长度为15～20cm，位于后腹膜的后方，位于腹膜后的肾旁前间隙[16]。该腺体通常分为五个部分：头部、钩突、颈部、体部和尾部。头部、颈部和体部在腹膜后，而尾部延伸到被脾肾韧带包裹的腹腔内。根据定义，胰头位于十二指肠环内，在肠系膜上静脉（superior mesenteric vein，SMV）的右侧。钩突向左延伸，是胰头的尾部，它呈三角形外观，通常后缘是直的或凹的。胰颈轻微收缩，位于胰头左侧及SMV前方。胰体和胰尾位于网膜囊和胃的后面，它们之间的边界没有明确的定义，但是可以用颈部和胰腺末端之间距离的一半来确定。

随着年龄的增长，胰腺腺体的体积逐渐缩小[17]。据报道，51—60岁人群的胰腺前后径为：头部24.00mm（±3.6mm），体部16.00mm（±2.0mm），尾部15.1mm（±1.9mm）。然而，众所周知，胰腺的大小是多变的，这种从头部到尾部逐渐变细的情况偶尔可能不存在，在这些人中，体部和尾部可能有几乎相同的厚度，或者尾部可能比胰腺的其余部分更大。因此，在评估是否存在局灶性或弥漫性胰腺异常时，腺体的整体比例和特征（包括小叶结构、对称性、密度和信号强度、正常导管、胰腺轮廓）被认为比绝对测量值更重要。

2. 胰管 主胰管（pancreatic duct，MPD）的正常前后径最大为头部3.5mm，体部2.5mm，尾部1.5mm，总长度为9.5～25cm。大约有27种可能的导管构型，如常见的"乙状"构型和不常见的"环状"构型[18]（图13-6）。通常情况下，MPD拥有20～30个侧支，分别以直角汇入。

胰头部的下游导管构型最常见的是分叉构型（60%），由Wirsung管（腹侧胰管）和Santorini管（背侧胰管）构成分叉结构[16-18]。其次常见的构型包括发育不良的背侧胰管（30%），背侧主胰管（1%），以及"胰管环路"，即背侧胰管是腹侧胰管的一个侧支并形成一个乙字形环路。在MPD的"膝部"可以看到导管口径变窄，这代表背侧和腹侧胰管的融合部位。由于近端或上游的导管系统未扩张，因此可将这种正常的变异与真正狭窄区分开来。胰腺导管系统的重复异常是相当常见的，而涉及胰腺实质的重复异常则较为罕见[16]。

3. 胰胆管汇合 Wirsung管与CBD结合并汇入大乳头[16]。Santorini管或称副胰管，引流胰头部的前份和上份的胰液排入小乳头。CBD远端和Wirsung管在进入十二指肠之前被Oddi括约肌（由三个独立的平滑肌组成，长度为10～15mm）包围。在大多数情况下（80%～90%），CBD和Wirsung管在这个括约肌段内结合。这个括约肌段形成一个短的共同通道，称为"壶腹"。

三、胰腺疾病

（一）先天性异常和变异/缺陷

1. 胰腺分裂 胰腺分裂是最常见的胰腺先天性异常，据报道有高达10%的人口出现这种异常[16-18]。它是由于背侧和腹侧胰管融合失败所致。腹侧胰管（Wirsung）仅通过大乳头排出腹侧胰液，而大部分胰液通过背侧胰管排入小乳头。胰腺分裂通常不引起任何症状，但在慢性腹痛、胰腺功能测试结果升高和特发性胰腺炎的患者中，这种情况比一般人更多。内镜逆行胰胆管造影术显示，在对大乳头进行标准插管时，只有腹侧导管显影。MRCP显示了不相通的背侧和腹侧胰管及其独立的引流部位。腹侧胰管通常较短且非常狭窄，背侧胰管的口径通常较大（图13-7）。背侧胰管末端的局灶性扩张，被称为"Santorinicele"，被描述为胰腺分裂和小乳头处的相对阻塞[19]。

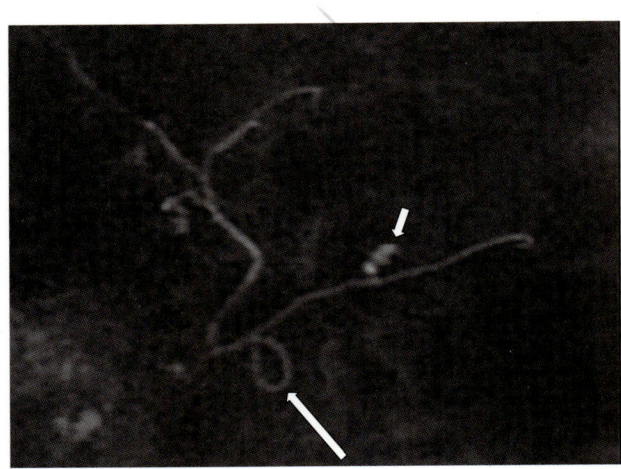

▲ 图13-6 48岁女性，主胰管环状构型，胰管分支出现导管内乳头状黏液性肿瘤（IPMN）

斜冠状位重T₂加权MRCP图像显示主胰管呈环形外观（长箭）。注意有一个1cm的分支型IPMN与主胰管相通（短箭）

2. 环状胰腺 环状胰腺是一种罕见的先天性异常,腹侧原基旋转不完全,导致胰腺的一个部分环绕十二指肠的第二段[16-18]。环状胰腺的发病率为1/2000,单独或与其他先天性异常一起发生。在大约一半的有症状的病例中,环状胰腺会在新生儿中出现胃肠道梗阻(10%)或胆管梗阻,可能与胰腺炎有关。在成年人中,它可能表现为消化性溃疡病、十二指肠梗阻或胰腺炎的症状。环状胰腺有两种类型,即壁外型和壁内型[16]。在壁外型中,腹侧胰管绕过十二指肠与MPD相连。在壁内型中,胰腺组织与十二指肠壁的肌肉纤维交织在一起,小导管直接汇入十二指肠。

环状胰腺的诊断依据是CT、MRI和ERCP检查结果显示胰腺组织和环状导管环绕十二指肠降部(图13-8)。

3. 胰腺异位 异位胰腺发生在0.6%~13.7%的人口中,可在胃(26%~38%)、十二指肠(28%~36%)、空肠(16%)、梅克尔憩室或回肠中发现[16-18]。很少发生在结肠、食管、胆囊、胆管、肝脏、脾脏、脐带、肠系膜、结肠系膜和网膜。异位组织的大小通常为0.5~2.0cm(很少达到5.0cm),在大约50%的病例中位于黏膜下。异位胰腺通常没有症状,但可能出现溃疡、出血和肠梗阻等并发症[20]。罕见的是,胰腺异位可以由一些细胞成分发展成:①肿瘤,包括腺癌和内分泌肿瘤;②炎症,其特点是异位胰腺周围存在脂肪(图13-9)。在影像学上,正常情况下异位胰腺将表现为正常胰腺组织的征象。在MRI上看到异位胰管的情况较罕见。

4. 胰腺缺如和发育不全 胰腺完全缺如是极其罕见的,并且生活中会有不适感[21]。一种发育蛋白IPF1的突变是造成该器官缺如的原因。它与其他畸形如胆囊发育不良、多脾症有关,也和胎儿生长受限有关。

腹侧或背侧原基的缺如导致胰腺发育不全(部分缺如)[21]。背侧原基的缺如,可以是部分或全部,更常表现为短小或截断的胰腺。它可能被单独发现或

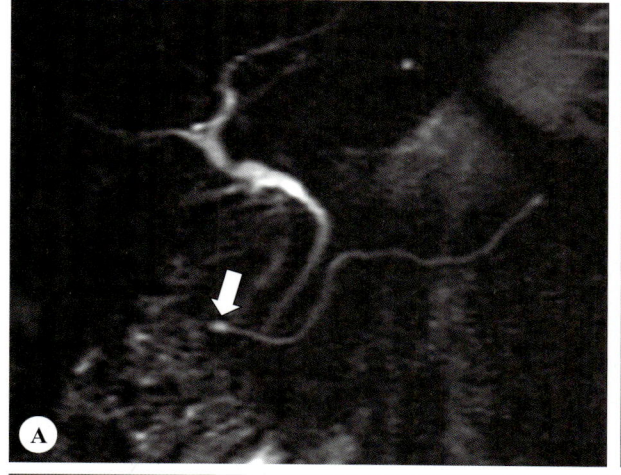

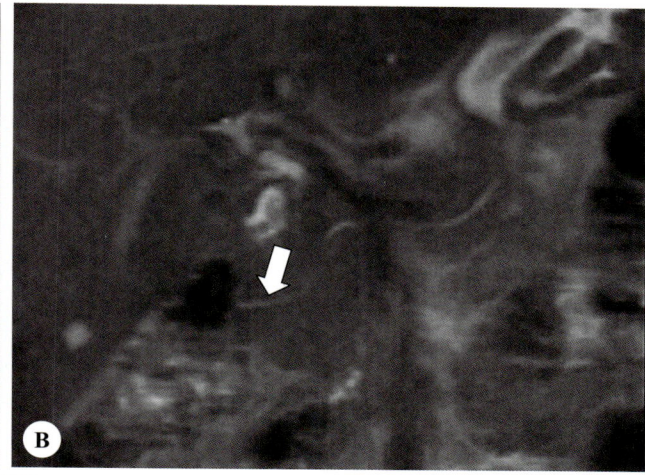

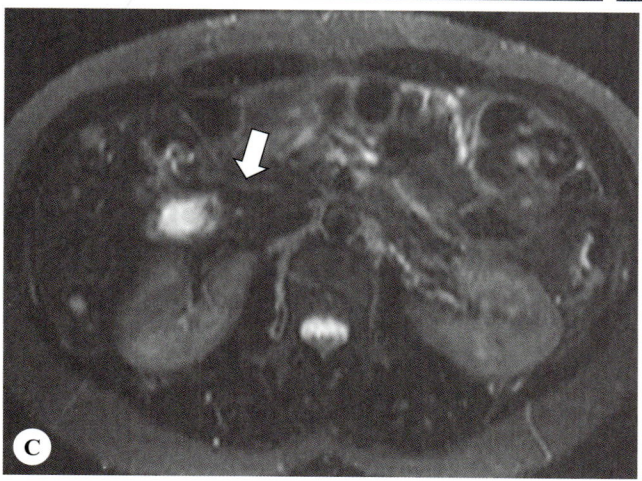

▲ 图13-7 46岁男性,有胰腺憩室和小的Santorinicele,胰腺功能测试异常

斜冠状位重T_2加权MRCP图像(A)、冠状位(B)和轴位(C)单次激发快速自旋回波T_2加权图像显示主胰管通过Santorini管(箭)汇入小乳头,该管在胆总管的前方。注意有一个小的Santorinicele(箭)的存在

661

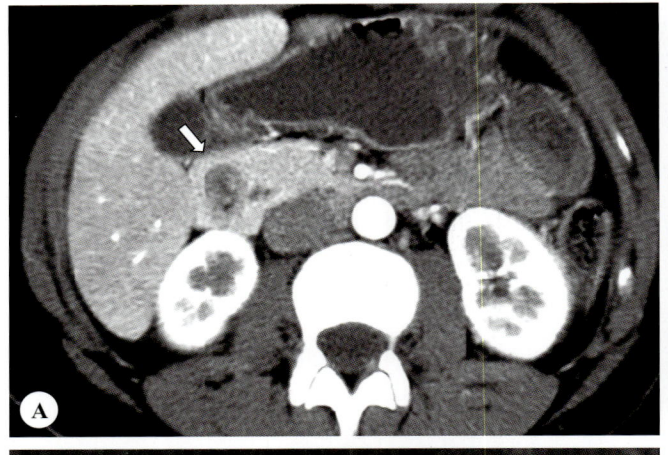
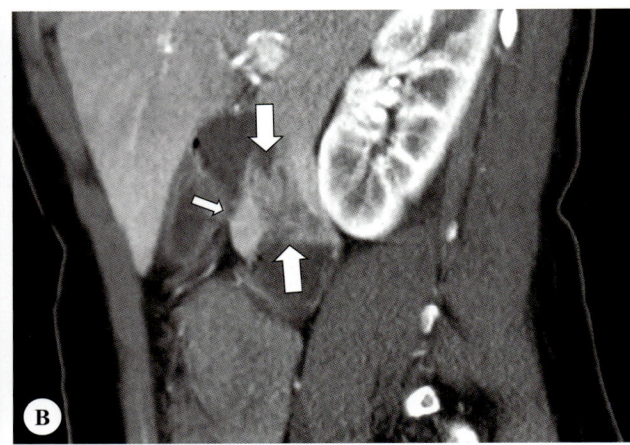
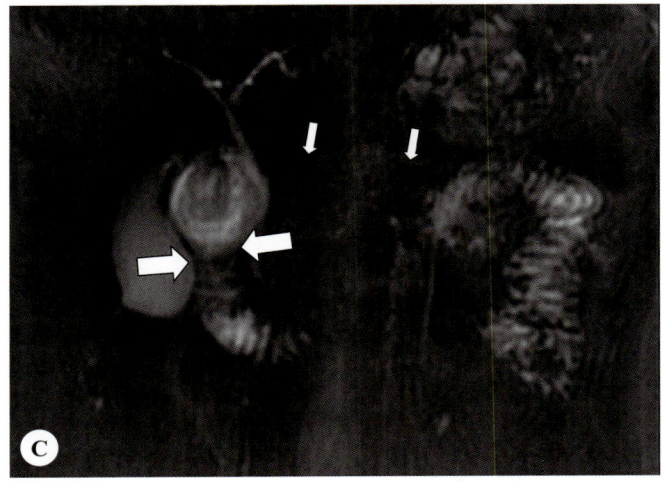

▲ 图 13-8 28 岁男性，表现为进食后饱胀，图中可见环状胰腺包裹十二指肠

A 和 B. 轴位增强（A）和矢状位增强（B）软组织窗 CT 图像显示十二指肠的第二段（大箭）被胰腺实质（小箭）完全包裹；C. 冠状位 MRCP 图像显示十二指肠被包裹（大箭），胰腺其余部分的胰管正常（小箭）

与异位症候群有关。背侧胰腺部分缺如比腹侧部分缺如更常见，但背侧胰腺完全缺如则极为罕见，也有报道过钩突孤立性发育不全。

背胰缺如的患者常常表现为非特异性腹痛，可能由胰腺炎引起，也可能不是。许多患者有糖尿病。当诊断怀疑为背胰缺如时，关键是要排除胰腺癌导致的腺体萎缩。

5. 胰胆管汇合异常 胰胆管汇合异常的特点是胰管和 CBD 在十二指肠壁外和 Oddi 括约肌融合，形成一条长的共同通道（通常＞15mm）[16]。这条长的共同通道的存在允许胰腺分泌物反流到胆道系统，可能导致胆总管囊肿形成。反之，胆汁反流到胰管可引起胰腺炎。一般来说，在出现胰胆管并发症（如胆管癌）之前，应诊断出汇合异常并进行手术治疗。

6. 囊性纤维化 囊性纤维化是高加索人最常见的致死性常染色体隐性疾病，也是导致儿童胰腺外分泌功能不全的最普遍原因[22]。染色体 7q31.2 区有一个突变，负责调节氯化物导管的分泌，增加了胰管内黏液的黏度。受影响的患者有胰腺外分泌功能障碍，这是由于小导管被黏液分泌物阻塞而引起的，导致腺泡扩张和腺体萎缩。

临床/病理表现包括出生时的胎粪回流，以及在 2—3 岁的儿童中出现明显的小叶状和肥大的胰腺，之后常出现胰管扩张、进行性纤维化和脂肪萎缩、潴留囊肿和钙化。

在 CT 和 MRI 上，胰腺的异常通常以脂肪沉积和胰腺纤维化为特征。脂肪沉积在 CT 上呈低密度，在 T_1 和 T_2 加权 MR 图像上呈高信号，而纤维化在 T_1 和 T_2 加权图像上均呈低信号（图 13-10）。胰腺经常由于脂肪替代而显得明显增大。这种特征的组合被称为脂肪瘤性假性肥大。胰腺潴留囊肿相对常见，可能继发于黏液浓缩造成的导管阻塞。囊肿通常较小（直径 1～3mm），但也可达数厘米。胰腺囊肿病是 CF 的一种罕见表现，即胰腺被大小不一的非肿瘤性上皮内衬囊肿所取代，可能在腹部造成占位效应。

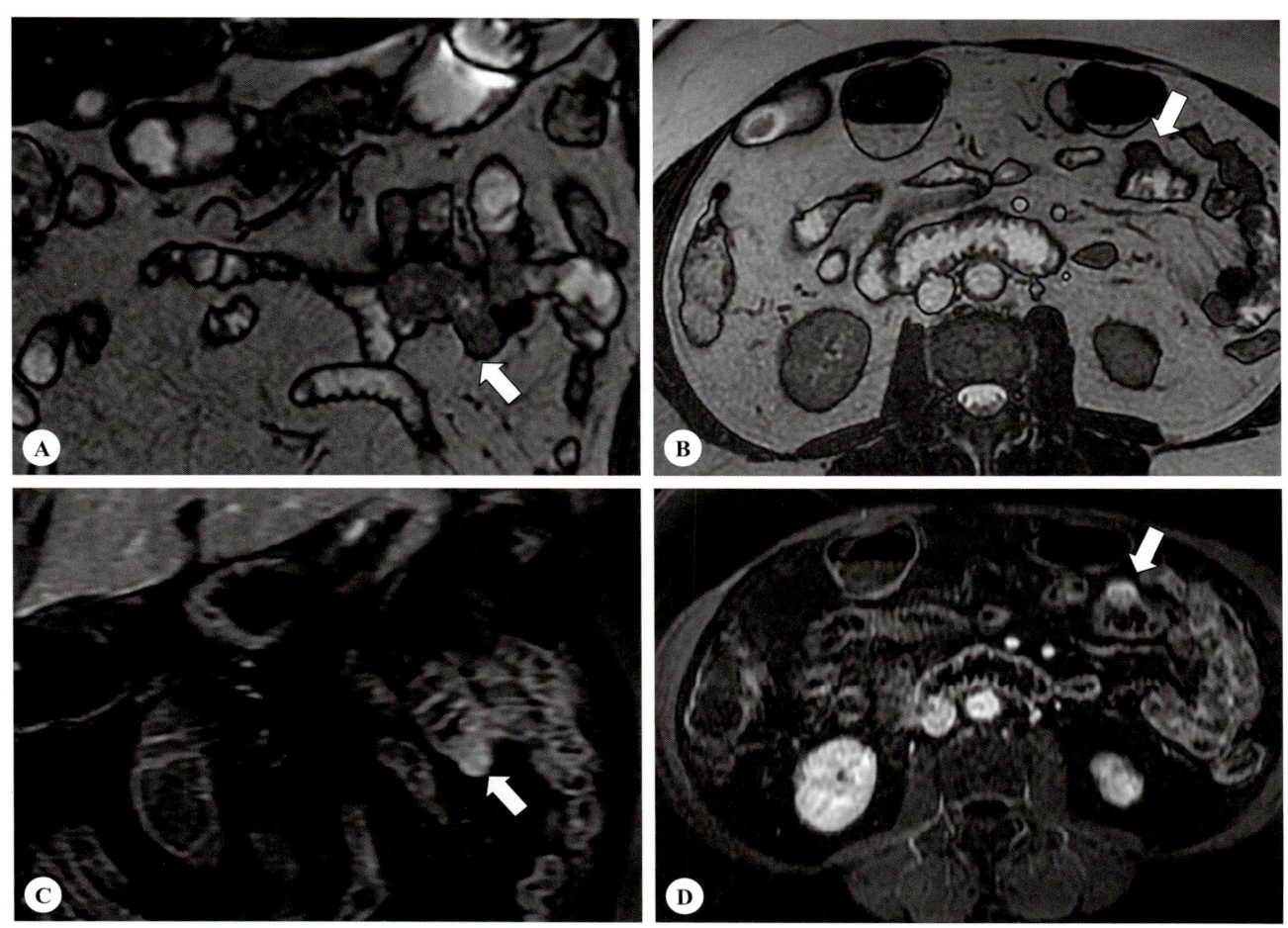

▲ 图 13-9　58 岁女性，表现为腹痛和腹泻，偶然发现有一个异位胰腺
A 和 B. 冠状位（A）和轴位（B）FIESTA 图像显示存在一个紧贴空肠的低信号外生性病灶（箭）。C 和 D. 冠状位非增强图像（C）和轴位增强（D）脂肪抑制 T_1 加权 GRE 图像显示肿块（箭）呈明显高信号和明显强化

7. Shwachman-Diamond 综合征　Shwachman-Diamond 综合征（SDS），又称 Shwachman-Bodian-Diamond 综合征，是一种罕见的先天性疾病，以胰腺外分泌功能不全、骨髓功能障碍、骨骼异常和身材矮小为特征[23]。继囊性纤维化之后，它是儿童胰腺外分泌功能不全的第二大常见原因。SDS 以常染色体隐性遗传为特征。超声、CT 或 MRI 可能显示胰腺缩小或弥漫性脂肪瘤。

8. 不均匀脂肪增多症　胰腺的脂肪替代可能在整个腺体中是不均匀的，因为腹侧和背侧的胰腺有不同的组织学组成[24]。胆管周围区域的低脂区和胰头前部的脂肪替代是影像学研究中的一个常见征象（图 13-11）。在这些情况下，CT 中发现的低密度影可能需要与乏血供的胰腺肿瘤鉴别。缺乏导管梗阻以及与同相位图像相比，反相位 T_1 加权图像上的信号强度下降可以证实诊断。

胰腺不均匀脂肪增多症有四种不同类型[16]。1a 型（35%）是胰头部脂肪替代，不包括钩突和胆管周围区。1b 型（36%）是头部、颈部和体部的脂肪替代，不包括钩突和胆管周围区。2a 型（12%）是胰头部脂肪替代，包括钩突，不包括胆管周围区。2b 型（18%）是腺体完全被脂肪替代，不包括胆管周围区。

9. 胰腺脂肪　胰周的脂肪可以内陷到胰腺中，产生类似于裂缝的表现[16]。外伤患者 CT 上的这种形态可与胰腺断裂相混淆。然而，胰腺酶通常是正常的，而且胰周的脂肪仍然清晰，这通常可以排除严重的胰腺创伤的诊断。

10. 胰腺内的副脾　副脾，也被称为多余的脾脏，是非常常见的，大约 15% 的患者会出现[25]。其位置是可变的，20% 位于胰尾部附近或内部（1%）。因此，可能出现将副脾误诊为富血供胰腺肿块的情况。副脾在 CT 或 MRI 上通常应分别具有与脾脏相同的

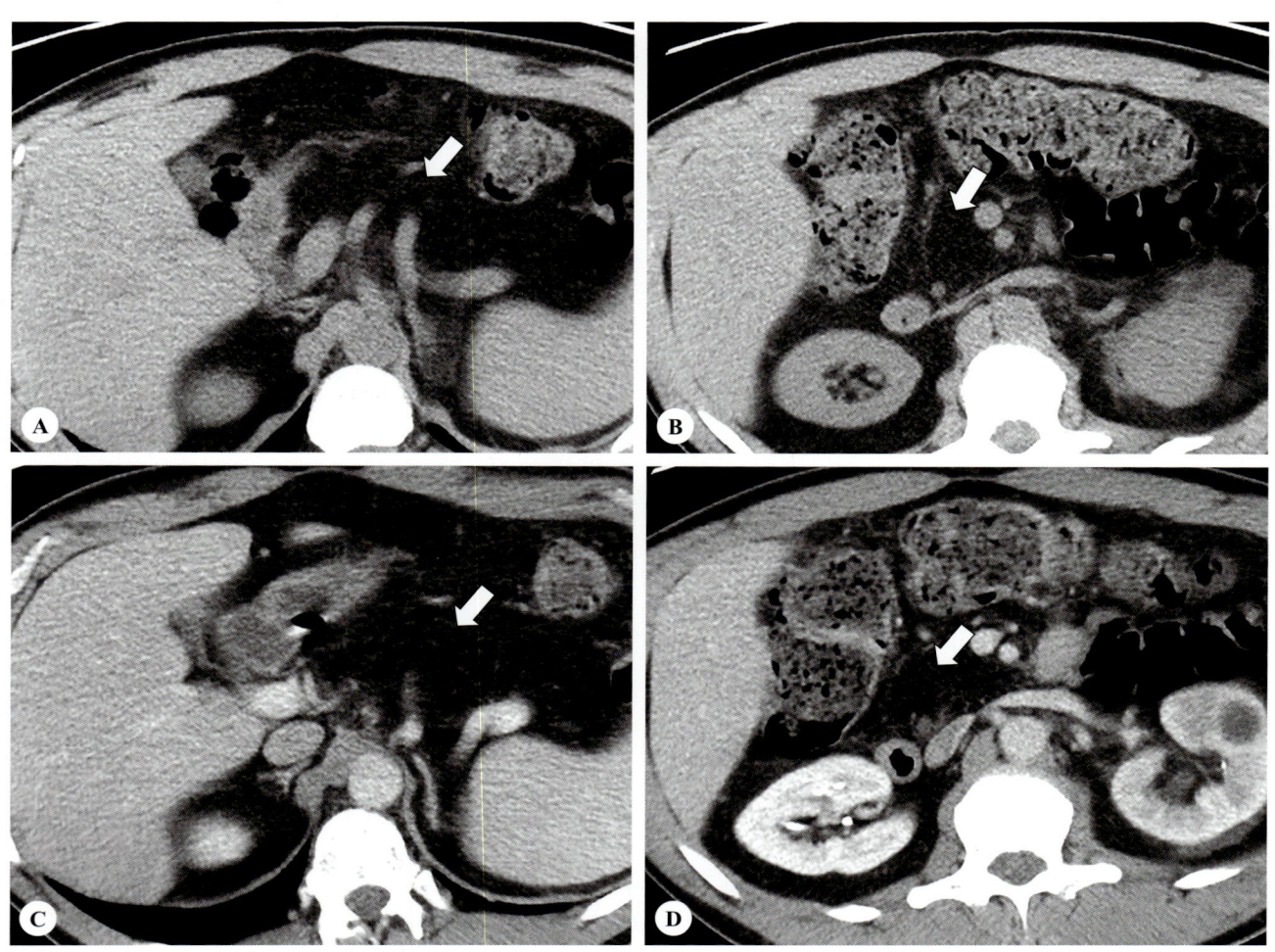

▲ 图 13-10 42 岁男性，有囊性纤维化病史，表现为左腹疼痛，图中可见胰腺脂肪替代和肾盂肾炎
A 和 B. 轴位非增强和轴位增强软组织窗；C 和 D. CT 图像显示胰腺完全被脂肪替代（箭）。注意左肾的肾盂肾炎

密度或信号特征（图 13-12）。此外，它们在两种方式下的强化程度与脾脏相同。然而，如果 CT 和 MR 检查结果仍不明确，则可用 ^{99m}Tc 标记的硫磺胶体或 ^{99m}Tc 标记的热损伤红细胞进行核素闪烁显像。也有报道使用弥散加权 MRI 成功诊断出胰腺内的副脾。

11. 胰腺假性肿块 胰腺形状的改变可表现为假性肿块并类似胰腺肿瘤[16]。胰头部和颈部分叶是指超过胰十二指肠前上动脉 1.0cm 的腺体外突。约 30% 人群可见这些变异。主要有三种类型：Ⅰ型（前面，10%）、Ⅱ型（后面，19%）、Ⅲ型（侧面，5%）。

另一个公认的假性肿块是在肠系膜上血管左侧的胰体前表面的突出物，与小网膜的后表面相邻；这种肿块被称为"网膜结节"，不应被误解为真正的胰腺肿瘤或增大的淋巴结[16]（图 13-13）。

12. 乳头旁十二指肠憩室 十二指肠憩室最常位于壶腹周围区域，沿着十二指肠第二段和第三段的内侧[26]。当充满液体时，它们可以类似胰头部的囊性病变。在 CT 上，如果充满阳性口服对比剂，它们还可以类似胰腺富血供病变或胰周的假性动脉瘤。识别憩室内的气体或延迟成像时的持续高密度可以证实诊断。

（二）炎症和血管炎性疾病

1. 急性胰腺炎 急性胰腺炎是胰腺的一种急性炎症，严重程度不一[27]。其范围从胰腺间质炎（胰腺轻度水肿，有时伴有胰周脂肪的炎症和胰周积液）到更严重的疾病形式，即胰腺实质坏死，可能伴有大量的胰周脂肪坏死和全身表现，如器官衰竭[28]。急性胰腺炎是一种常见的疾病，全世界大约有 1/10 000 人受到影响。此病无性别倾向；然而，女性的急性胰腺炎通常与胆石症有关，并且比男性的急性胰

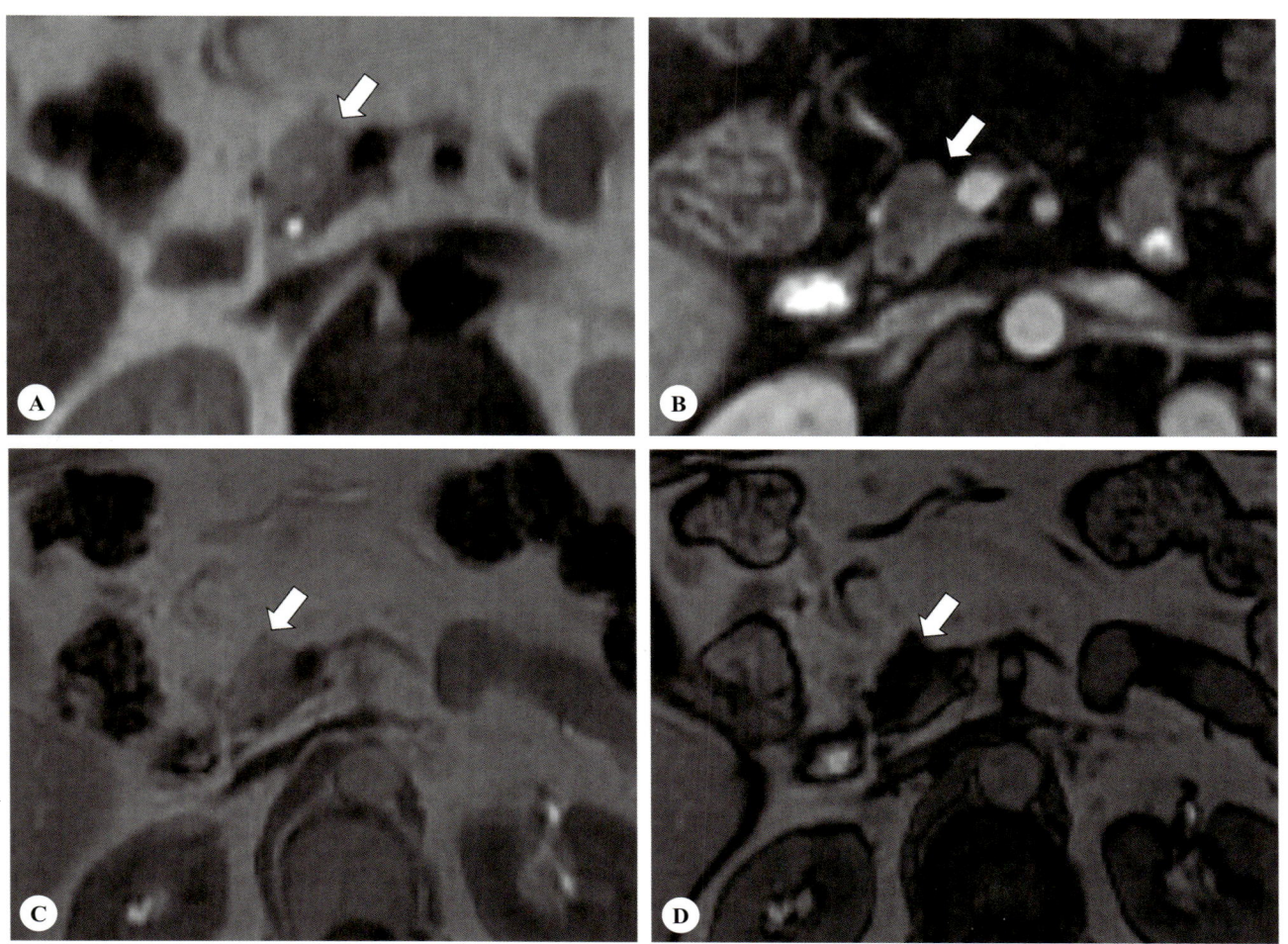

▲ 图 13-11　72 岁男性，患有不均匀脂肪增多症，评估在 CT 上看到的胰腺肿块

A. 轴位 T_2 加权 MR 图像显示胰头部有高信号肿块（箭）；B. 轴位增强脂肪抑制 T_1 加权 GRE 图像显示肿块（箭）强化程度较正常胰腺弱；C 和 D. 轴位非增强 T_1 加权同相位（C）和 T_1 加权反相位（D）GRE 图像显示肿块的信号在反相位图像中明显下降（箭），符合细胞内存在脂肪

腺炎发生得晚，后者更多是由酗酒引起的[28]。其他公认的急性胰腺炎病因包括医疗仪器的使用（如ERCP）、高脂血症、高钙血症、肿瘤、寄生虫、胰腺炎和特发性病因。急性胰腺炎的发病率正在上升，最近的数据表明，美国的急诊就诊率、入院率（2002年有 20 万人次入院）和直接医疗费用（每年直接费用超过 20 亿美元）都在增加[27]。

几乎所有的急性胰腺炎患者都表现为持续多个小时的腹痛。疼痛常在上腹部和左上腹部，并可能放射到背部。疼痛的强度经常是难以忍受的，而且很少波动。其他症状包括恶心和呕吐。体格检查时主要表现为严重的上腹部压痛。侧腹部瘀斑（Grey-Turner 征）或脐部附近瘀斑（Cullen 征）是一种罕见的体征，由胰腺渗出物的局部扩散引起。这一发现

虽然具有特异性，但只出现在 3% 的病例中。急性胰腺炎的诊断需要以下三个特征中的两个：①强烈提示急性胰腺炎的腹痛；②血清淀粉酶和（或）脂肪酶至少是正常值上限的 3 倍；③影像学检查中出现急性胰腺炎的特征性征象[27]。在对前瞻性试验的详细分析中，淀粉酶增加的灵敏度和特异度分别为 83% 和 90%。血清淀粉酶水平在疼痛出现后 2h 内增加，但在 3～5 天内可恢复正常。

急性胰腺炎严重程度增加的危险因素包括高龄、合并症和肥胖。入院时疾病严重的标志包括全身炎症反应综合征（systemic inflammatory response syndrome, SIRS）、存在器官衰竭、血细胞比容＞44% 的血液浓缩，以及 APACHE Ⅱ 评分增加（如＞8 分）[29]。SIRS 是由以下两个或两个以上的标准定义：脉搏＞

体部 CT 与 MRI（原书第 5 版）
Computed Body Tomography with MRI Correlation (5th Edition)

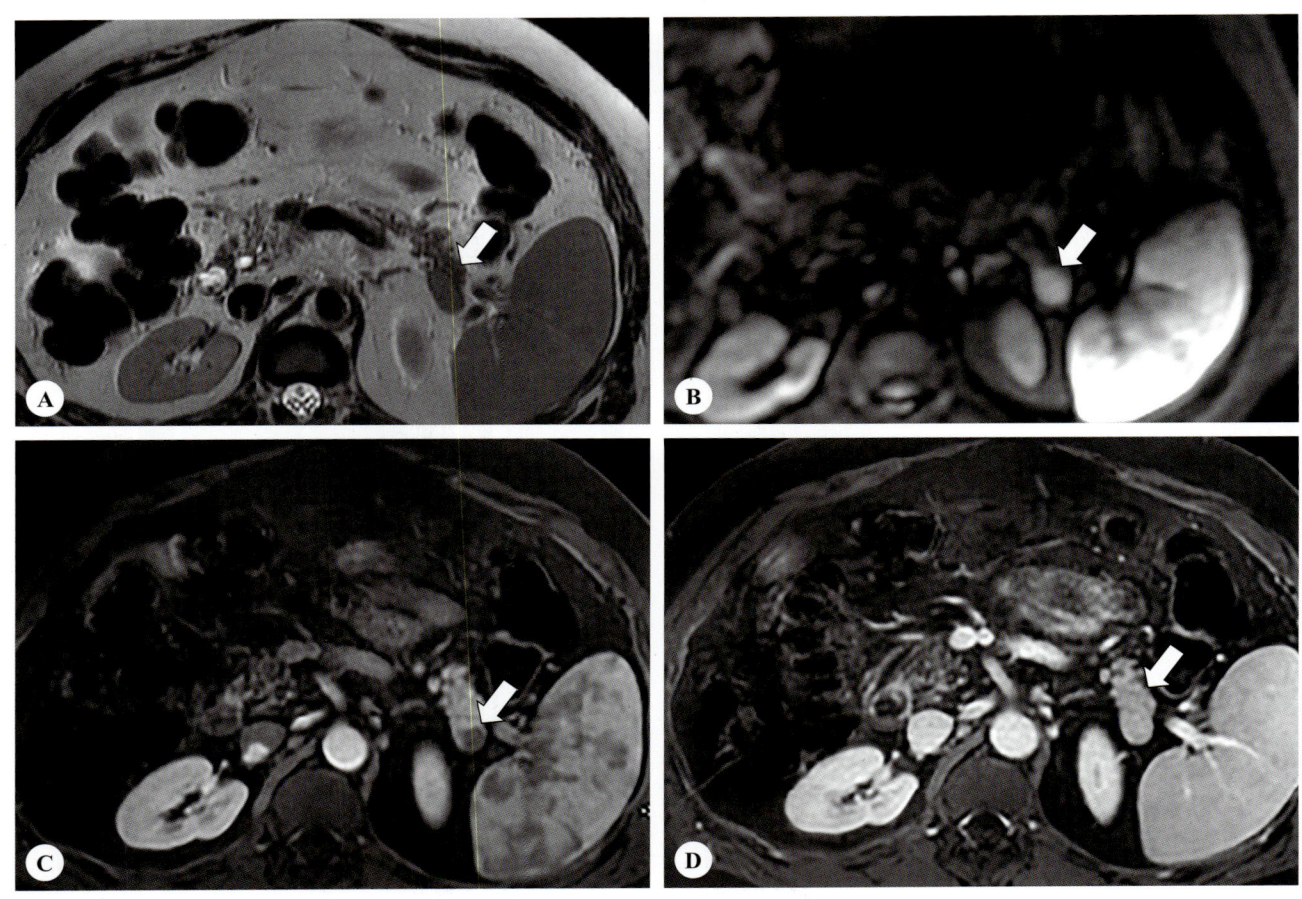

▲ 图 13-12　63 岁男性，有胰腺内副脾，评估在 CT 上看到的胰腺肿块

轴位 T_2 加权（A）、轴位高 b 值 DWI 图像（B）、轴位动脉晚期（C）和轴位门静脉期（D）增强脂肪抑制 T_1 加权图像显示胰尾部有一个小肿块（箭），表现出与脾脏相同的信号强度和强化模式

90 次 / 分，呼吸＞20 次 / 分或 pCO_2＜32mmHg，直肠温度＜36℃或＞38℃，以及白细胞计数＜4000/mm³ 或＞12 000/mm³。患有严重胰腺炎的患者应转到重症监护室进行更密切的监测，进行液体复苏，并改善肺部护理。

现在人们认识到，急性胰腺炎有两个临床阶段[30]。在早期阶段，持续 7～10 天，疾病严重程度主要基于临床定义。这一临床定义的主要内容是持续的器官衰竭（超过 48h）。器官衰竭的定义如下：休克，收缩压＜90mmHg；肺功能不全，PaO_2≤60mmHg；肾功能衰竭，肌酐＞2mg/dl。在急性胰腺炎的第二阶段，即 7～10 天后，疾病严重程度的分类基于临床（持续的器官衰竭）和影像学形态改变（间质性胰腺炎与坏死性胰腺炎）。

（1）急性胰腺炎的影像学分类：在影像学上，急性胰腺炎传统上被分为间质性（或水肿性）胰腺炎和坏死性胰腺炎[30-32]。在急性间质性胰腺炎中，胰腺微循环是完整的，整个胰腺均匀强化（图 13-14）。急性坏死性胰腺炎的特点是微循环被破坏，导致坏死区不强化（图 13-15）。胰腺和胰周的变化取决于局部炎症过程的程度和强度，它们在影像学上的出现是一种时间依赖现象。症状出现后 1～2 天内的早期对比增强 CT（contrast-enhanced CT，CECT）可能无法显示临床上严重急性胰腺炎患者发病时的主要形态学变化，并且低估了胰腺实质坏死的存在。此外，胰腺和胰周炎症的 CT 表现往往滞后于患者临床状态的改善，强调 CT 表现必须结合临床结果来解释[30-32]。

在 CECT 和 MRI 上，轻度、中度和重度急性胰腺炎（acute pancreatitis，AP）可以通过一个放射学数字评分系统来区分，该系统称为 CT 严重程度指数（CT Severity Index，CTSI），由 Balthazar 开发[33-35]。CTSI 可以通过评估胰腺和胰周区域的炎症及胰腺实质坏死的数量来确定，这需要使用静脉注射对

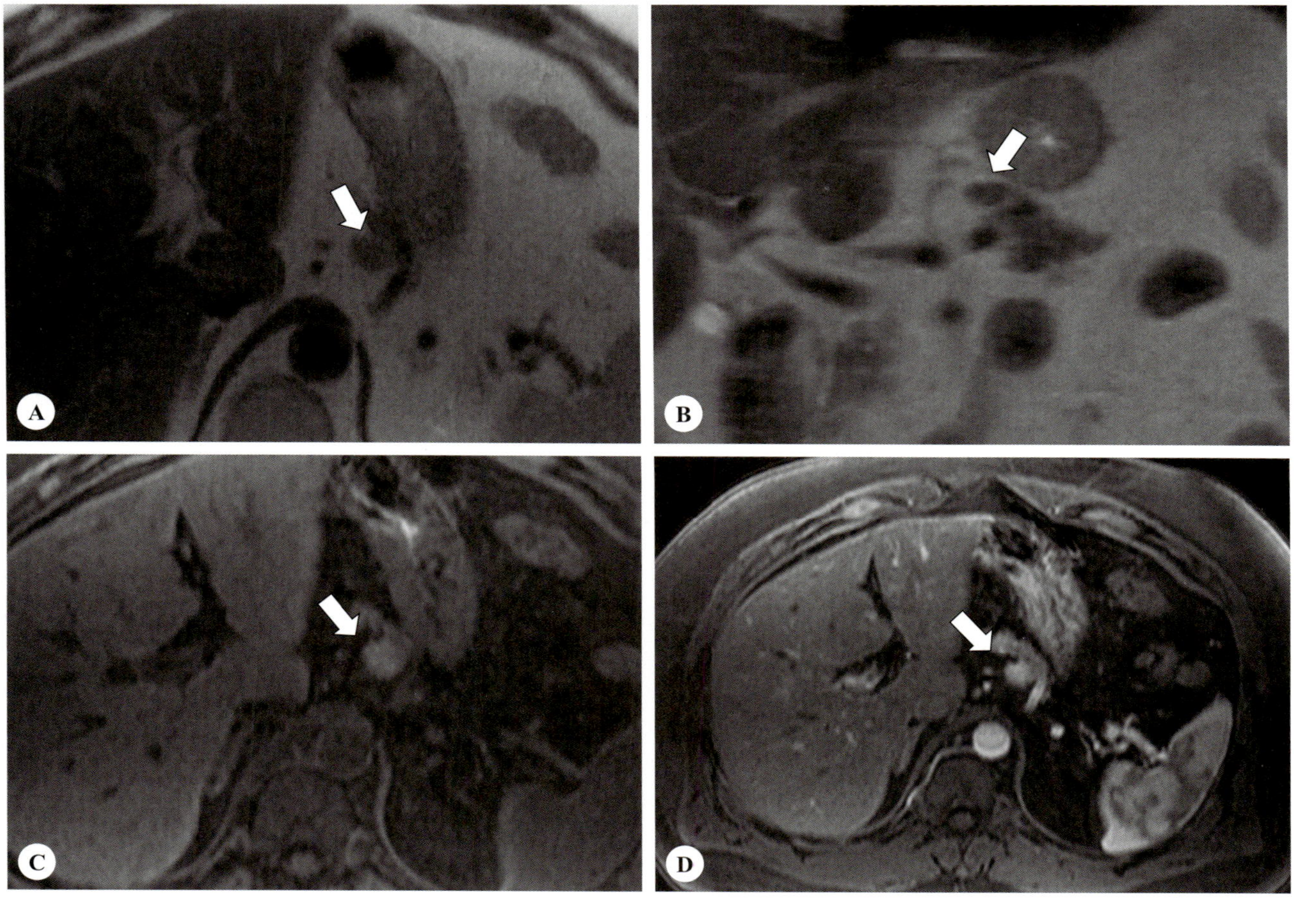

第 13 章 胰腺
Pancreas

▲ 图 13-13 71 岁女性，有网膜结节，评估 CT 上看到的胰腺肿块
A 和 B. 轴位（A）和冠状位（B）T$_2$ 加权图像显示从胰体部向上有一个小的延伸（箭）。C 和 D. 轴位非增强（C）和轴位增强（D）脂肪抑制 T$_1$ 加权图像显示了胰腺正常的外突（箭），呈高信号和明显强化

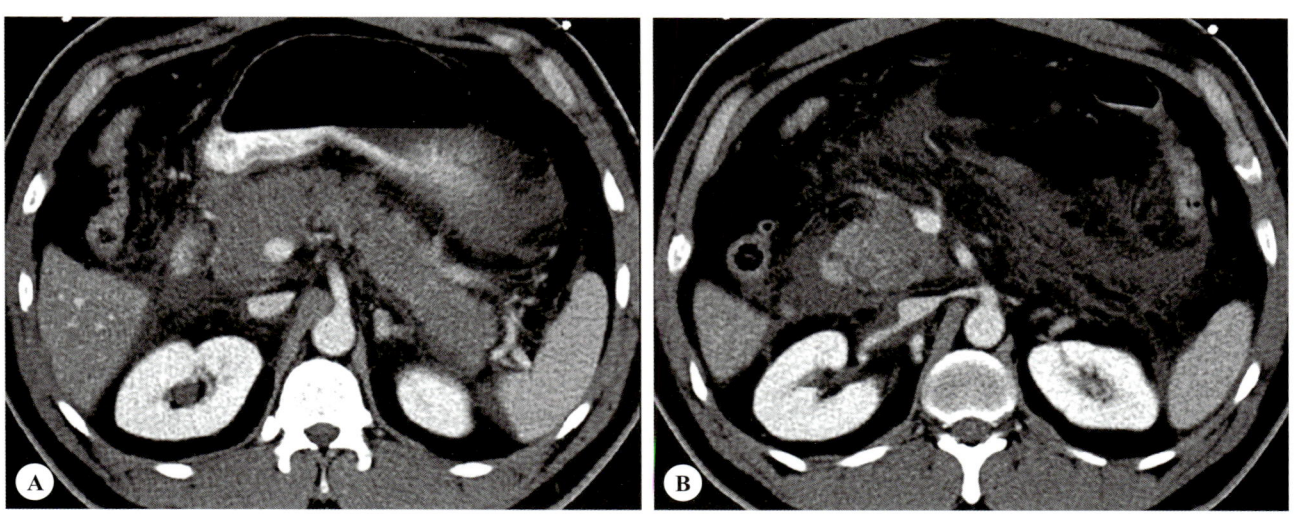

▲ 图 13-14 46 岁男性，患有急性间质性胰腺炎，表现为腹痛
轴位增强软组织窗 CT 图像显示本应强化的腺体出现肿胀和水肿。注意胰周的液体和条索影

比剂[33-35]。Mortele 等修订后的 CTSI（modified the CTSI，MCTSI），引入了胰腺外并发症（如出现胸腔积液、腹水、血管和胃肠道并发症），检测了急性积液的数量和胰腺坏死的百分比[36]。CTSI 和 MCTSI 都被证明与患者的发病率和死亡率相关，因此可以为临床医生提供宝贵的预后信息。

AP 是一个影像学上不断变化的动态过程。AP 的早期是胰腺实质坏死和急性积液[33-35]。在急性胰腺炎的过程中，胰腺坏死和胰周脂肪发生液化坏死，导致液体和坏死物混合积聚。急性积液的自然过程是可变的：它们可以扩大或演变为包裹性胰腺坏死或假性囊肿，也可以因吸收而消失。有时，胰周脂肪坏死不能完全吸收，可表现为类似胰腺癌或淋巴结增大。急性胰腺炎中积液的意义在于它们有感染的倾向，或者由于占位效应而引起症状。尽管修订后的亚特兰大分类法提供了定义，但关于胰腺积液仍存在许多语义上的混淆[33-35]。积液可以被视为一组异质的过程，包括不同的内容，取决于是否存在胰腺或胰周坏死、积聚物的内容（液体、非液体组织或两者均有）、感染状态（无菌或感染）、积聚物周围是否存在纤维壁，以及从急性发作症状开始的时间（少于或多于 4 周）。AP 是一个不断发展的过程，因此，当急性积液变成假性囊肿或急性坏死物积聚变成包裹性坏死时并没有一个单一的时间点。

(2) 急性胰腺炎的影像特征：急性胰腺炎的超声特征可表现为正常，也可表现为局灶性或弥漫性腺体增大，伴有胰腺回声不均匀或因水肿而导致的回声降低（比肝脏更低回声）。在更严重的病例中，可以观察到胰周积液、腹水的存在，偶尔也可观察到血管并发症。超声可以评估胆道扩张和是否存在胆管结石，因此有助于对可能受益于 ERCP 的患者进行分流。US 可用于监测胰腺积液，并可区分积液里是充满液体还是含有坏死物。此外，在诊断或治疗干预期间，超声可以作为影像引导手段。超声最重要的缺点仍然是操作者依赖性及由于体型、肠道内气体、存在手术缝线、引流或敷料的影响使整个胰腺显示有限，特别是胰周腹膜后区域的显示。

轻度急性胰腺炎的 CT 特征包括正常表现或胰腺局灶性或弥漫性增大，正常的胰腺强化（高于基线 50~60HU），有或没有胰周脂肪受累[33-35]。在更严重的病例中，胰腺实质坏死、出现急性积液，主要发生在胰周、肾旁前间隙或肾旁后间隙和小网膜囊中。

CT 是诊断和评估急性胰腺炎的首选成像方式，可以提供有力诊断。CT 还可用于检测、随访和监测已确定的胰腺局部并发症，显示其他非胰腺后遗症，如肾脏、脾脏、血管和胃肠道并发症，并用于指导介入手术（图 13-15）。CECT 仅在对碘对比剂过敏的患者和有功能性肾损伤的患者中相对禁忌。CT 的其他局限性是检测胆结石的灵敏度不高，对胰周积液内容物的鉴别能力有限。没有确切证据表明静脉注射碘对比剂对急性胰腺炎有不利的影响。最后，对于像急性胰腺炎这样的非恶性疾病患者，必须明智地使用 CT，以限制辐射暴露。只有在临床情况突然恶化的情况下，如出现高热（这可能是感染性坏死或胰腺脓肿或胃肠道并发症如结肠缺血或穿孔的征兆）、休克的迹象（可能有出血）或考虑进行介入时，才进行重复的 CT 检查。

MRI 和 CT 一样能够描绘出胰腺坏死和胰周积液的存在和程度，并提供关于 AP 严重程度的准确诊断信息[37]。此外，MRI 在检测轻度 AP 方面优于 CT，胰腺增大在任何序列上都可以显示，而实质水肿和出血在平扫 T_1 加权图像上可以更好地显示。T_2 加权序列对于显示胰周积液非常好（图 13-16）。一些研究指出，MRI 能准确描绘胰腺积液中的固体碎片，从而很好地预测积聚物的可排出性。在这方面，MRI 可能对 CECT 分类胰腺积液有补充作用，特别是在考虑介入时。此外，MRCP 还可用于评估胰腺和胆管系统的完整性以及是否存在胰腺发育异常，如胰腺分裂[38]。近年来，在使用胰岛素后的 MRCP 被证明可以提高 MPD 解剖结构和完整性的显示[39]。MRI 对碘对比剂过敏或轻度 / 中度肾功能衰竭的患者、孕妇和年轻患者也是有益的，并有避免电离辐射的好处。除了通常的 MRI 禁忌证，如带心脏起搏器或胰岛素泵的患者，还有其他主要的实际限制，可能会阻碍这种成像方式在急性胰腺炎中广泛使用。其缺点是扫描时间较长（对患者来说可能无法忍受），有运动伪影，需要专门的 MRI 兼容设备来监测这些经常处于危重状态的患者，以及常规使用的费用较高。此外，与 CT 相比，MRI 对检测气泡和钙化的灵敏度较低，而且在介入中进行影像引导相当复杂，在大多数机构中并不常规使用。

(3) 急性胰腺炎的管理 / 临床问题：间质性胰腺炎的治疗是支持性的。液体复苏和密切监测氧饱和度是关键。不到 10% 的病例会出现器官衰竭，并且

第 13 章 胰腺
Pancreas

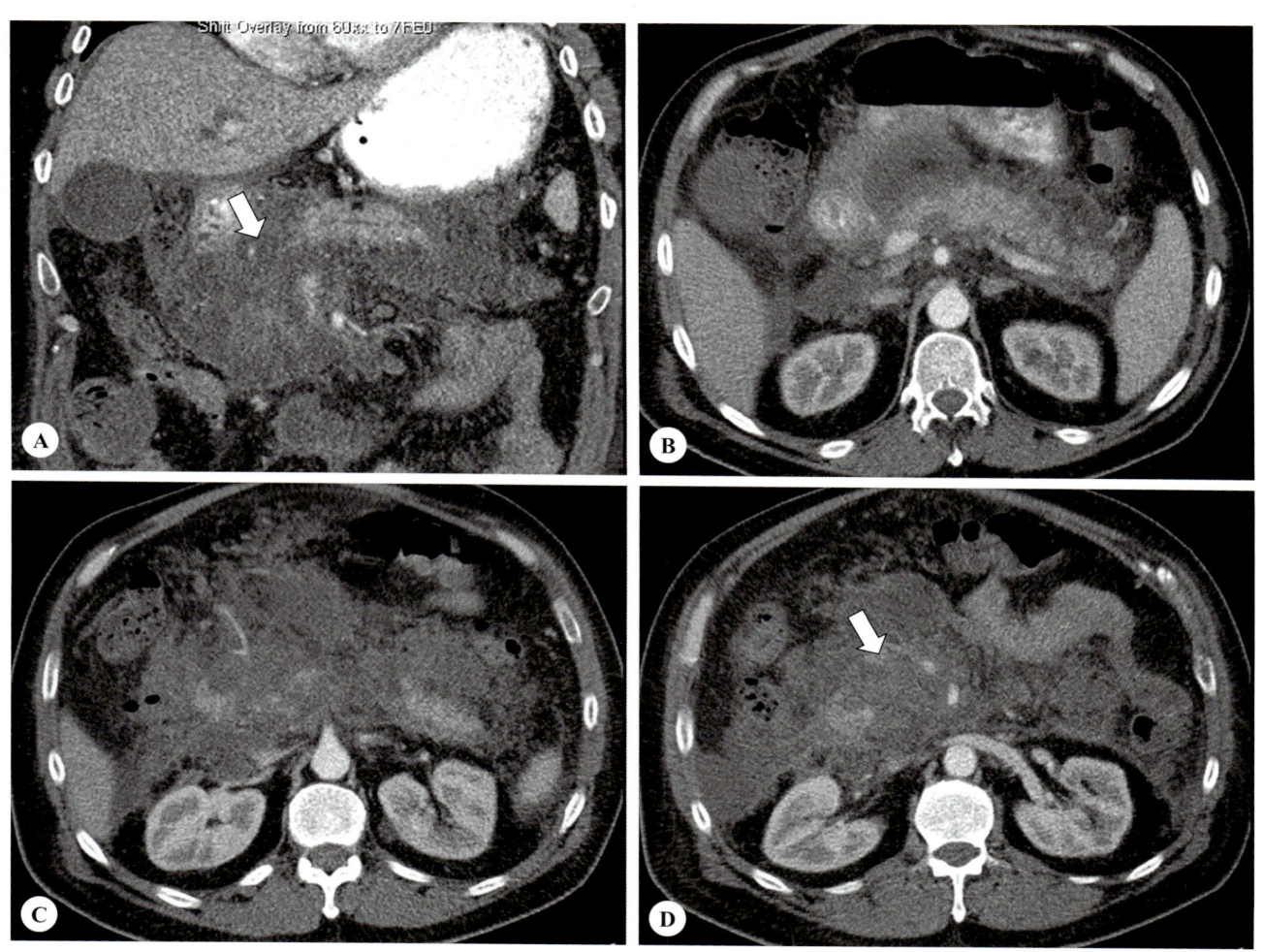

▲ 图 13-15 63 岁男性，患有急性坏死性胰腺炎，表现为腹痛
冠状位（A）和轴位（B 至 D）增强软组织窗 CT 图像显示大部分胰头和胰颈坏死（A 和 D 中的箭）和邻近腹膜后广泛的胰腺外脂肪坏死

通常是一过性的。间质性胰腺炎的预后一般良好，死亡率低于 3%。死亡通常是由于未解决的器官衰竭造成的，特别是在有合并症的患者中。

坏死性胰腺炎通常是一种比间质性胰腺炎更严重的疾病。在死亡的患者中，有一半在最初的 7~14 天内因持续的器官衰竭而死亡。另一半后来因并发症而死亡，如未解决的器官衰竭或感染性坏死。最初几周的临床护理主要是液体复苏、仔细的肺部护理和治疗其他临床特征，如难治性休克、肾衰竭和可能需要插管的肺功能不全进展。几周内没有口服营养品的患者应开始使用鼻饲。如果这样做无效，则需要进行全肠外营养。抗生素的使用应限于那些有感染的人，如肺炎、尿路感染或血流感染。内镜下括约肌切开术在严重胆汁性胰腺炎中的作用仍有一定的争议性。一般来说，如果强烈怀疑 CBD 内有残留的结石，以及可能反映上行性胆管炎的持续器官衰竭，建议进行内镜下胆道括约肌切开术。大约从第 10 天开始，有难治性器官衰竭证据或脓毒症样表现（表现为高热和高白细胞计数）的患者，应进行影像引导下经皮抽吸，并进行革兰染色、培养和药敏检测，以确定坏死性胰腺炎是否已发生继发感染[40]。患有感染性坏死的患者需要使用适当的抗生素并对感染性坏死进行清创。对感染性坏死进行清创的时间由患者的整体状况决定。近年来，有人考虑当疾病进展到包裹性坏死再延迟清创。清创术的选择包括传统手术清创、腹腔镜手术清创、微创手术清创、放射清创或内镜清创[40]。坏死性胰腺炎的预后更为严重。对于不伴有器官衰竭或其他并发症的坏死性胰腺炎，死亡率低于 5%。然而，与多系统器官衰竭有关的坏死性胰腺炎的死亡率高达 50%。

2. 慢性胰腺炎 慢性胰腺炎（chronic pancreatitis，CP）是一种进行性的、不可逆转的、纤维化的疾病，临床表现为慢性腹痛、体重减轻及胰腺外分泌和内分泌功能可能不足[41, 42]。

慢性胰腺炎应该与其他出现上腹痛并向背部放射、脂肪泻、体重明显下降或复发性急性胰腺炎的患者进行鉴别。慢性胰腺炎最主要的临床特征是长期反复发作的强烈腹痛。

患者一般都有慢性胰腺炎的已知危险因素，长期中度至重度饮酒史是最常见的原因[41, 42]。其他病因包括高脂血症、甲状旁腺功能亢进症、创伤、囊性纤维化、自身免疫性疾病、吸烟和胰腺分裂。30%～40% 的慢性胰腺炎患者没有明显的潜在原因，被认为是"特发性"慢性胰腺炎。

慢性胰腺炎的病理变化因其病因而异。典型的大体变化包括胰腺萎缩、胰管扩张、瘢痕部位的小叶形态消失，以及导管内存在结石。其中部分特征会发生变化，不一定在所有病例中都能看到。在组织学上，慢性胰腺炎的两个最常见的特征是腺泡组织丧失（萎缩）和纤维化。纤维化通常围绕着小叶（小叶周围或小叶间纤维化）或延伸到小叶中的腺泡组织（小叶内纤维化）。瘢痕最初可能是局灶性的，并可能发展为弥漫性的。腺泡组织丧失可能导致外分泌功能不全并最终导致胰岛组织丧失，发展成糖尿病。慢性炎症浸润可能存在，但这一特征变化很大，在慢性胰腺炎的后期消失。

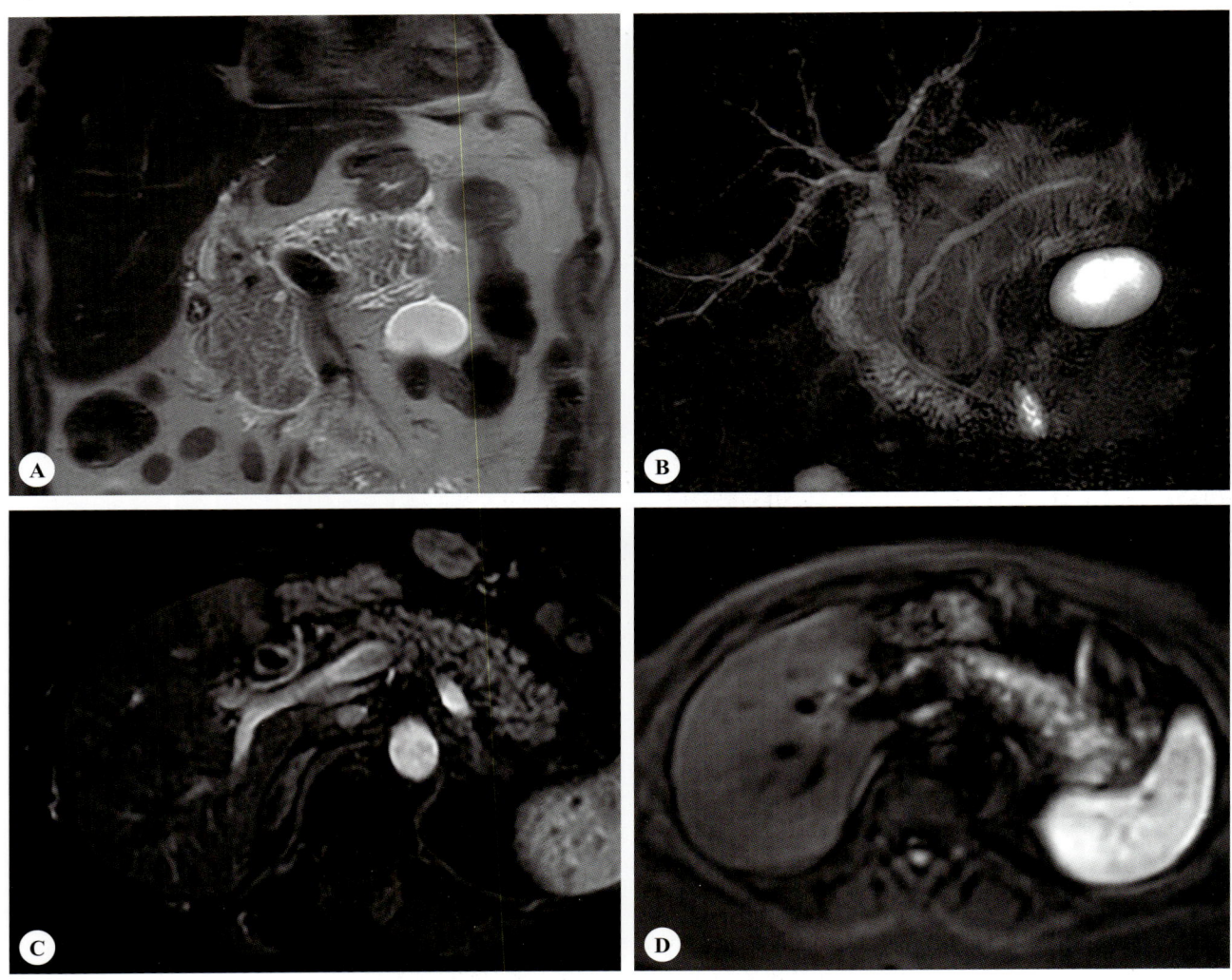

▲ 图 13-16 52 岁男性，患有急性胰腺炎，表现为腹痛

冠状位 T_2 加权 MR 图像（A）、斜冠状位 T_2 加权 MRCP 图像（B）、轴位胰腺实质期增强 T_1 加权图像（C）和轴位高 b 值 DWI 追踪图像（D）显示水肿的胰腺（A 和 B 中的长 T_2 信号），DWI 信号增加（D），但没有坏死

第 13 章 胰腺
Pancreas

慢性胰腺炎的影像特征：经腹超声检查在慢性胰腺炎的诊断中受到很大的限制，因为在大多数患者中，由于患者体型或肠道气体干扰，无法评估完整的胰腺，而且在超声检查中显示的大多数慢性胰腺炎的表现对于诊断既不灵敏也不特异[41, 42]。已报道的超声有用的发现包括腺体大小和回声的改变、胰腺钙化、胰管扩张和胆道不规则扩张及胰腺内/外假性囊肿的存在。胰腺钙化表现为多个点状高回声病灶，可能有也可能没有声影，可能显示彩色多普勒闪烁伪像，并导致导管梗阻。胰腺钙化程度和模式可能随时间变化，外分泌功能与胰腺钙化的数量之间不存在相关性。胰腺可能表现为不均匀回声，有高回声和低回声的混合区域。高回声区域可能与纤维化和结石有关，而低回声区域则与炎症有关。超声可用于观察假性囊肿和 CP 的并发症，包括胆管梗阻和血管并发症，如脾静脉血栓和脾动脉假性动脉瘤形成。

CT 有助于诊断晚期慢性胰腺炎及其相关并发症[43]。然而，它对早期慢性胰腺炎的检测是有限的。严重慢性胰腺炎的 CT 表现包括 MPD 扩张、实质萎缩、胰腺钙化和假性囊肿（图 13-17）。钙化是由于导管内浓缩的蛋白栓中的碳酸钙沉积而形成的。它们的大小和分布可以有很大差异。在慢性胰腺炎中，实质萎缩比增大更常被注意到。然而，胰腺偶尔会因炎性假瘤而增大，当聚焦观察这种增大时，可能难以与胰腺癌区分。假瘤没有引起钙化移位可能提示其为炎症性病因。CT 有助于识别慢性胰腺炎的并

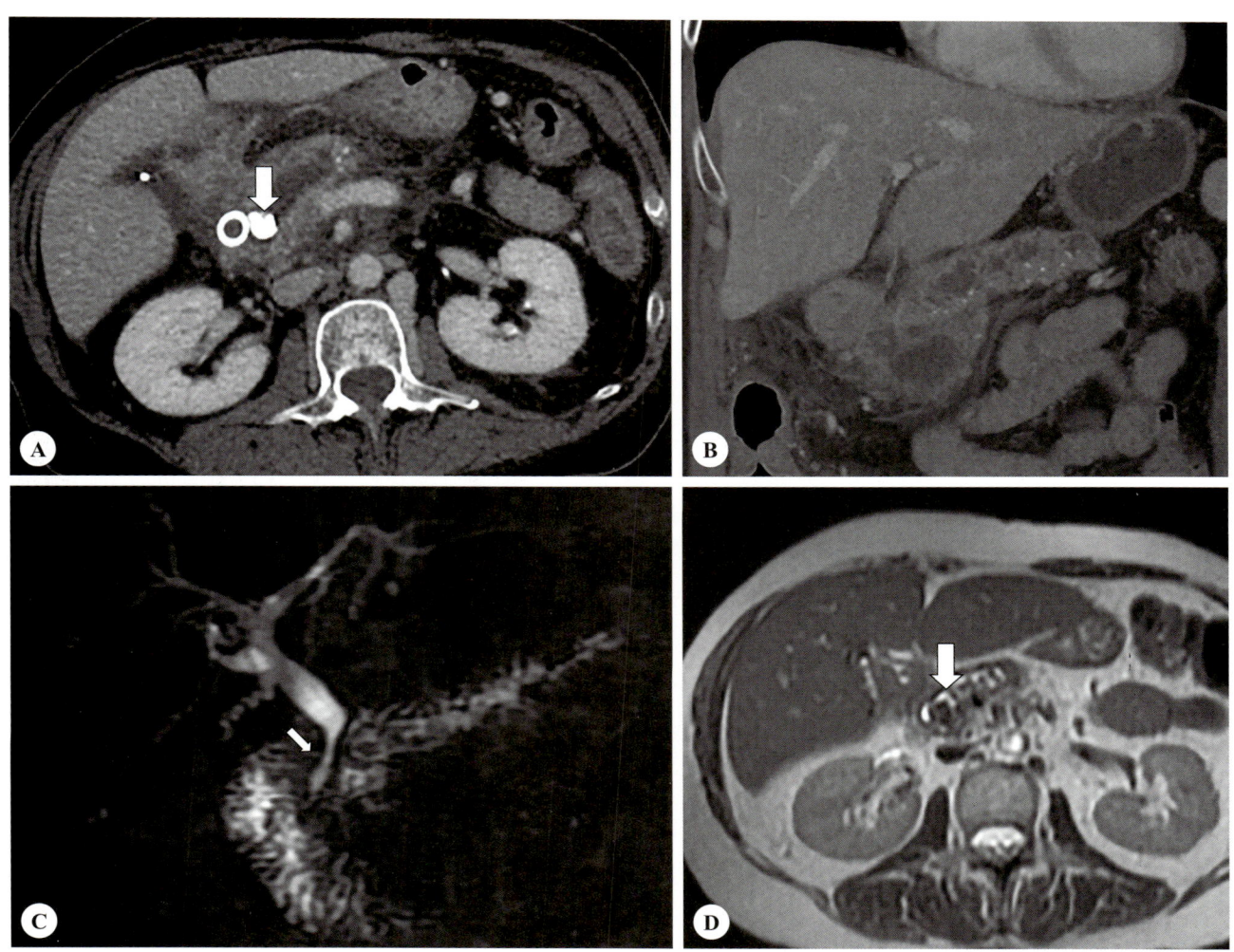

▲ 图 13-17 47 岁男性，患有慢性胰腺炎，表现为持续性腹痛
轴位（A）和冠状位（B）增强软组织窗 CT 图像显示，由于胰头部的阻塞性结石（A 和 D，箭）导致胰管明显扩张；其他多个小的钙化散布在腺体中（B），胆总管内有一个金属支架（A）。斜冠状位 T$_2$ 加权厚层块 MRCP 图像（C）和轴位 T$_2$ 加权 MR 图像（D）显示胰管不规则扩张，导管内有结石（D，箭），胆总管胰腺段变窄（C，箭）

发症，包括假性囊肿、门静脉血栓、假性动脉瘤和胰瘘。CT 尤其有助于排除引起腹痛或体重减轻的其他原因。

MRI 通过评估实质和导管的变化，对慢性胰腺炎的诊断具有高度的灵敏度和特异度，特别是对于处于疾病较晚期的患者[43]。然而，MRI 也可以帮助诊断早期慢性胰腺炎，通过静脉注射促胰液素后腺体的激素分泌来评估导管和实质的外分泌反应。

从胰管的角度来看，由胰管周围纤维化引起的变化，如胰管扩张和流出道受阻，很容易通过 MRI/MRCP 识别。侧支异常、主胰管扩张和狭窄，或者存在胰管内结石和实质内囊肿形成，可以用剑桥分类法进行分级。除了评估胰管的变化，MRI 对检测实质异常也非常敏感，如腺体内细微的信号强度下降，特别是在脂肪抑制 T_1 加权图像上。这些实质异常可能先于胰管异常出现。因此，CT 或超声在检测早期慢性胰腺炎时可能会出现假阴性，因为它们不能检测到只有在 MRI 上才能看到的细微的实质异常。慢性胰腺炎的另一个重要的 MRI 特征是在使用钆螯合物后腺体的延迟强化和强化减弱。因此，慢性胰腺炎的实质特征除了萎缩外，还包括脂肪抑制 T_1 加权图像上的信号强度降低，以及对比增强后的延迟强化和强化减弱（图 13-18）。

已描述的几个 MRCP 特征，可以将慢性胰腺炎中的炎性假瘤与胰腺癌区分开[44,45]。其中包括：①穿透性导管征，即穿过炎性肿块的导管没有中断（与癌症中的完全阻塞相反）；②吸引征，即 CBD 被吸引和拉入炎性肿块（与癌症中只是阻塞相反）；③冠状征，在胰腺癌中阻塞的侧支胰管移位（与炎性假瘤中不引起胰管移位相反）（图 13-19）。

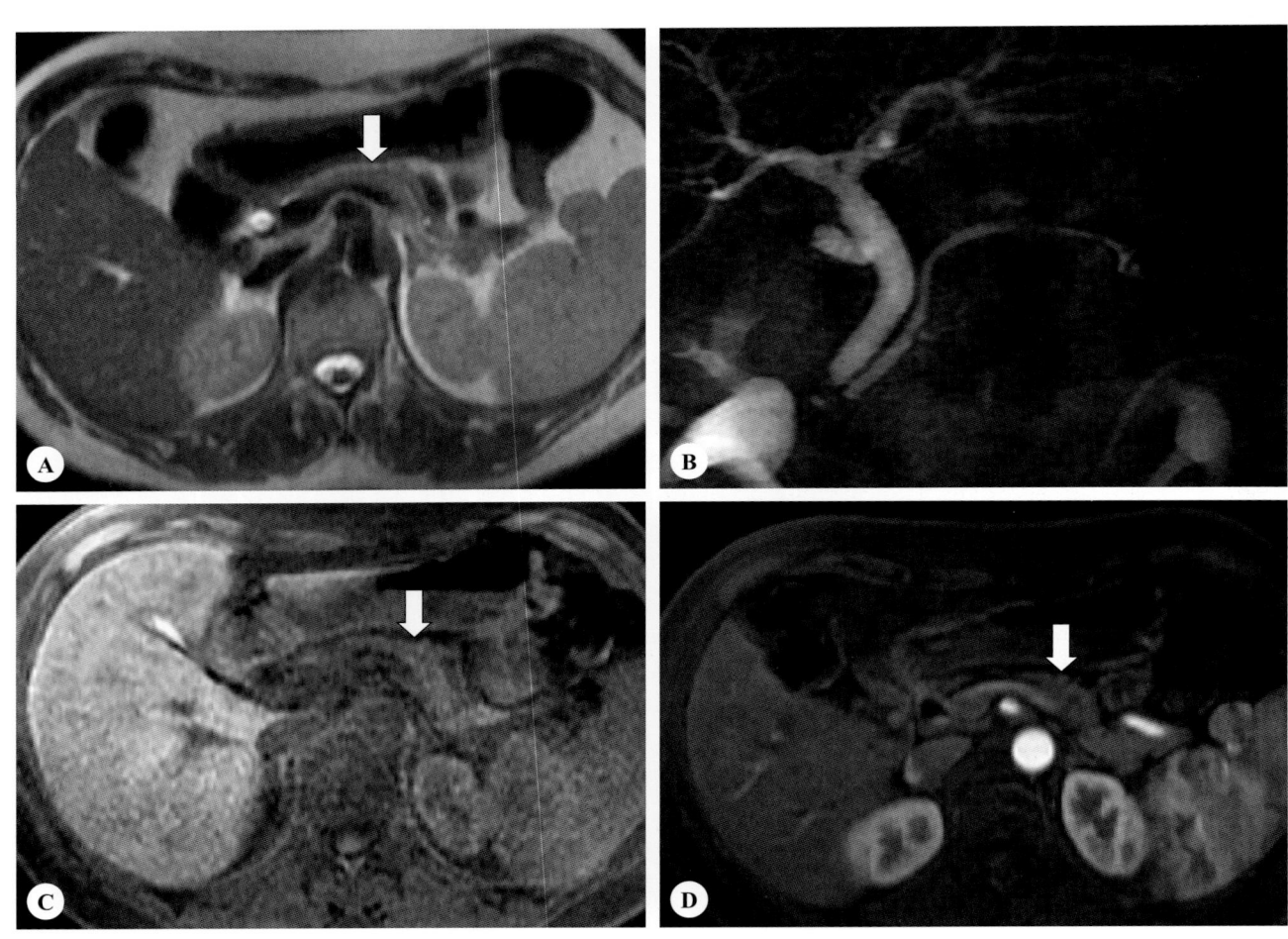

▲ 图 13-18　38 岁男性，患有慢性胰腺炎，表现为间歇性腹痛
A. 轴位 T_2 加权 MR 图像显示胰腺实质萎缩（箭）；B. 斜冠状位 T_2 加权厚层块 MRCP 图像显示胰管正常形态；C 和 D. 轴位非增强（C）和轴位实质期增强（D）脂肪抑制 T_1 加权图像显示腺体萎缩（箭），平扫图像上胰腺信号异常减低，腺体强化程度低于正常

一项研究应用促分泌素增强 MRCP 评估胰管顺应性（pancreatic duct compliance，PDC），促分泌素刺激后胰管正常扩张（约 1mm），静脉注射促分泌素 10min 后胰管直径恢复到基线。一些研究者评估了静脉注射促分泌素后 MPD 扩张达到峰值的时间，以区分正常胰腺和患有慢性胰腺炎的患者的胰腺[46-48]。患者早期可能有完全正常的 MRCP/MRI 表现，只有促分泌素刺激后会显示出轻度的胰管顺应性异常。此外，还应该评估静脉注射促分泌素的增强 MRCP 图像，以了解侧支数量的增加或识别新的侧支，并通过评估腺体产生和排泄的碳酸氢盐和液体来评价胰腺的外分泌功能，后者可以通过定量和半定量的方式进行评估。在半定量方面，人们可以应用一个基本的分级系统，评估给予刺激后十二指肠和空肠环的充盈情况。一个更准确的方法是使用多层快速 T_2 加权序列和一个非常简单的数学模型。测量静脉注射促胰液素刺激胰腺前后产生的液体信号强度及三维体积，可以评估腺体在一段时间内产生多少液体，并可以提供一个流速图。这个定量模型已被成功用于评估慢性胰腺炎患者在使用促胰液素前后的外分泌液体流速。

3. 慢性胰腺炎的特殊类型

（1）沟槽性胰腺炎：沟槽性胰腺炎是慢性胰腺炎的一个特殊类型，也被称为十二指肠旁胰腺炎或十二指肠壁囊性萎缩症[49-51]。沟槽性胰腺炎累及十二指肠小乳头壁、邻近的胰头实质和 CBD 之间

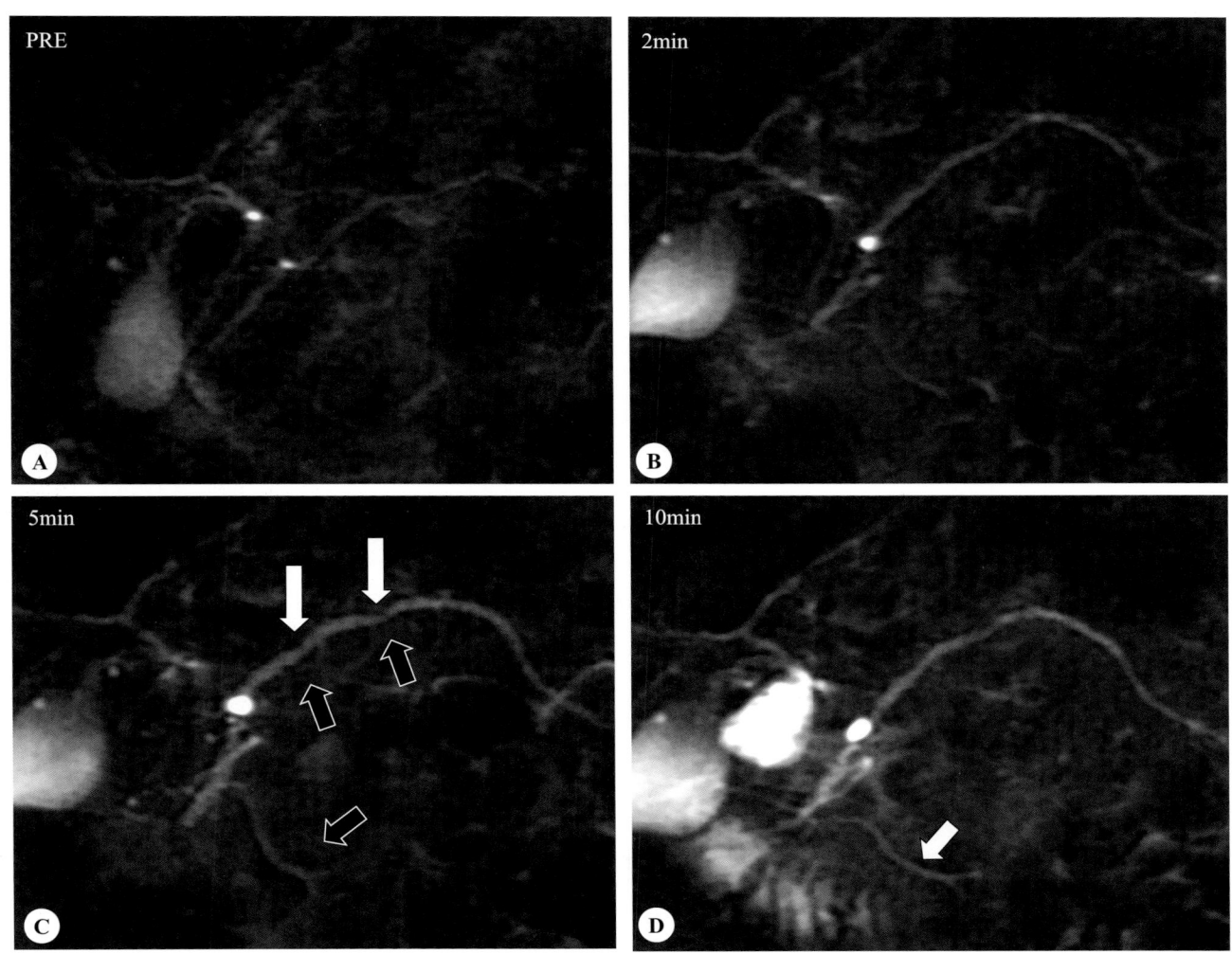

▲ 图 13-19　20 岁女性，患有早期慢性胰腺炎，表现为腹痛，多项影像学检查结果阴性
静脉注射促胰液素前（A）、注射后 2min（B）、5min（C）和 10min（D）获得的连续冠状位厚层块 MRCP 图像显示胰管顺应性异常，有多处胰管狭窄（C，箭），10min 时口径未完全恢复到基线（持续扩张），有多处新扩张的侧支（D，箭）

的区域（"沟槽"）。现已描述出两种形式的沟槽性胰腺炎。单纯性沟槽性胰腺炎仅限于胰腺十二指肠沟，而节段性沟槽性胰腺炎则以沟槽为中心，延伸到胰头。这两种形式并不总是能够区分开。沟槽性胰腺炎可导致胰管开口进行性狭窄，导致整个胰腺实质的慢性胰腺炎变化。

沟槽性胰腺炎的确切病因尚不清楚，但主要发生在有酗酒史的 40—50 岁男性[51]。据推测，乙醇会增加胰液的黏度，易形成晶体，增加蛋白质的产生。这可能导致结石的形成，造成小乳头处的解剖学或功能性阻塞，引起胰腺分泌物淤积和背胰的 Brunner 腺增生。这导致了沟槽区的胰腺炎。为什么这个过程会选择性地影响小乳头区域仍然是未知的。

患者主要表现为与慢性胰腺炎有关的主诉（复发性上腹痛、十二指肠狭窄导致的恶心或呕吐及体重减轻）。出现十二指肠梗阻的症状先于胆道梗阻的症状，黄疸并不常见。患者的血清胰腺酶有轻微的升高。肿瘤标志物如癌胚抗原（carcinoembryonic antigen，CEA）和 CA19-9 通常正常。

在影像学上，最典型的发现是胰腺十二指肠沟的片状、曲线状软组织肿块[50, 51]。在 CT 上，炎症/纤维化区域出现低密度和乏血供改变，钙化和囊性改变很常见（图 13-20）。邻近的十二指肠壁增厚也是一个常见的表现。在 MRI 上，由于水肿或纤维化组织，在 T_1 加权图像上，沟槽性胰腺炎相对于胰腺实质呈轻微的低信号。T_2 加权图像上的信号强度是可变的：由于水肿和积液，软组织在亚急性/急性期通常为高信号，随着时间的推移，由于纤维化组织而呈低信号。使用钆对比剂后，立即出现外周强化，延迟成像时有渐进性向心性不均匀强化。在胰头部可能呈肿块状，由于萎缩和纤维化，T_1 信号强度减低，在组织学上对应于慢性胰腺炎。在 MRCP 上，由于十二指肠壁增厚，十二指肠腔与胆总管远端和胰管之间的空间可能变宽，而且这个空间内有沟槽

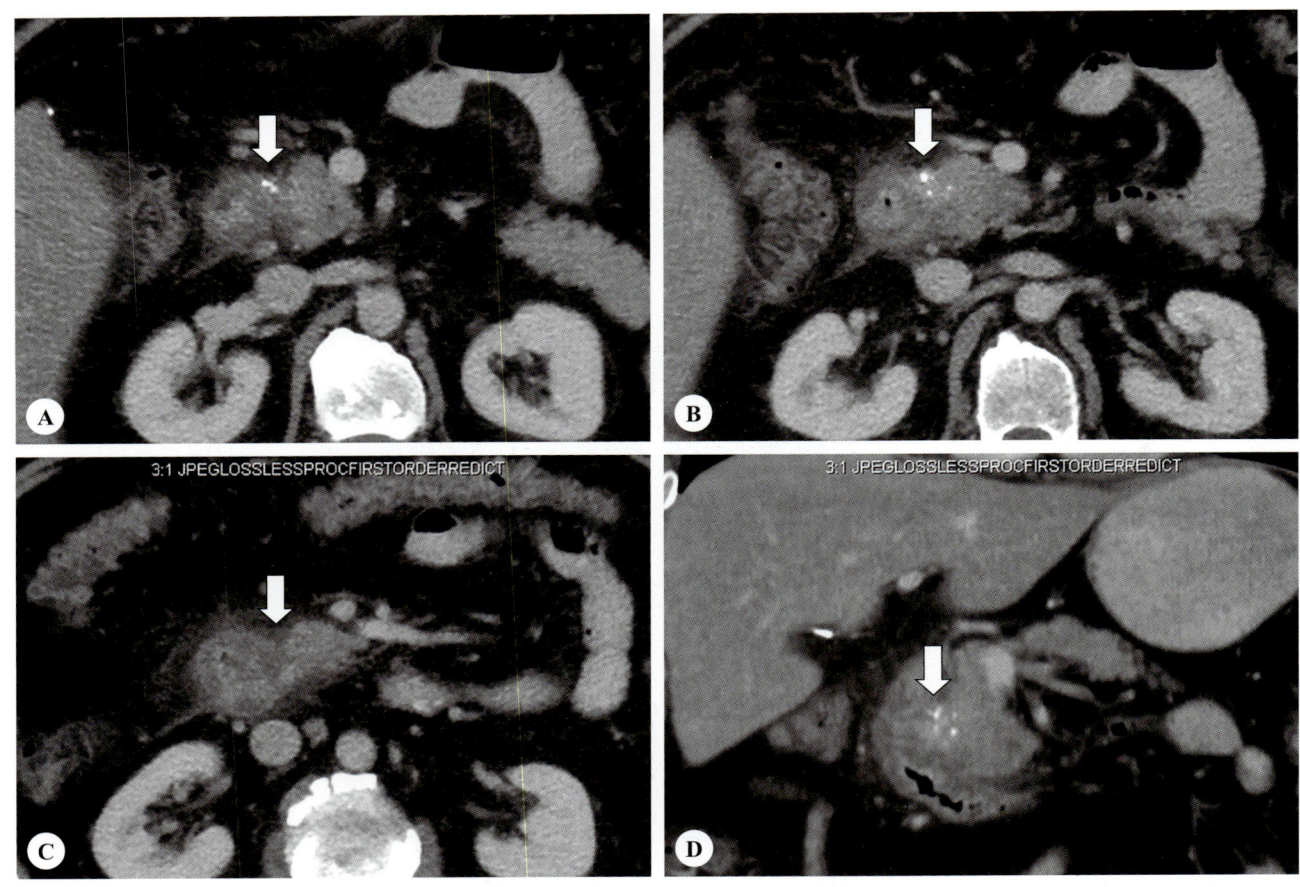

▲ 图 13-20　51 岁男性，患有沟槽性胰腺炎，表现为体重下降
轴位（A 至 C）和冠状位（D）增强软组织窗 CT 图像显示，在胰头部和十二指肠第二段之间的沟槽（箭）有炎症和钙化。注意十二指肠壁水肿

病灶占据。十二指肠壁可能局灶性或节段性受累，壁增厚，T_2信号增高，强化程度增高，伴或不伴有壁内和（或）十二指肠旁囊肿。MRCP 可能显示壶腹附近的胆总管远端或胰管狭窄。

即使在影像学上前瞻性地考虑到沟槽性胰腺炎，明确诊断也可能是困难的，而无法将沟性胰腺炎与原发性十二指肠、壶腹、沟槽或胰腺腺癌区分开来，往往会导致患者进行手术。胆总管和胰管的突然截断及血管侵犯是区分胰腺恶性肿瘤和沟槽性胰腺炎的最有用的标志。癌症往往有一个更圆的肿块状表现，与沟槽性胰腺炎的片状表现形成对比，尽管这在节段性沟槽性胰腺炎的情况下可能会难以鉴别。

(2) 自身免疫性胰腺炎：自身免疫性胰腺炎（autoimmune pancreatitis，AIP），也被称为硬化性、非酒精性导管破坏性或淋巴浆细胞性胰腺炎，是一种越来越被认识到的慢性胰腺炎特殊类型[52-55]。它经常与其他自身免疫性疾病相关。大约 60% 的病例中免疫球蛋白 G_4 水平升高。因此，AIP 属于 IgG_4 相关硬化性疾病，是一种多系统疾病，组织病理学上以炎症和纤维化为特征。在 AIP 中，IgG_4 阳性的浆细胞浸润导管周围系统，导致导管周围和小叶间纤维化。根据病理结果、年龄和性别，AIP 已被细分为两种类型：①淋巴浆细胞性硬化性胰腺炎；②特发性导管中心性胰腺炎[55]。胰腺以外的器官受累也可以出现在 IgG_4 相关硬化性疾病的谱系中，可以影响胆道系统、肝脏、胆囊、肾脏、肺、唾液腺、肠系膜和腹膜后。

AIP 的胰腺受累有三种模式：弥漫性、局灶性或多灶性。弥漫性模式是最常见的，通常被描述为"腊肠状的胰腺"，继发于胰腺增大和胰腺实质的典型小叶结构丧失。局灶性 AIP 表现为单一的胰腺肿块，通常在胰头部，并可类似胰腺癌。然而，与胰腺恶性肿瘤相反，局灶性 AIP 通常表现为跳跃性的 MPD 狭窄和较轻度的上游胰管扩张（图 13-21）。

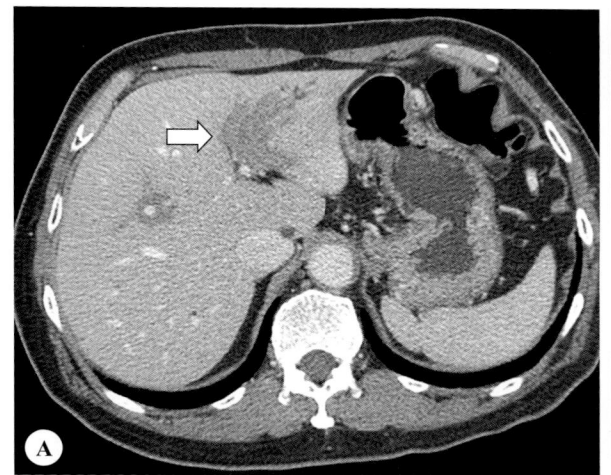
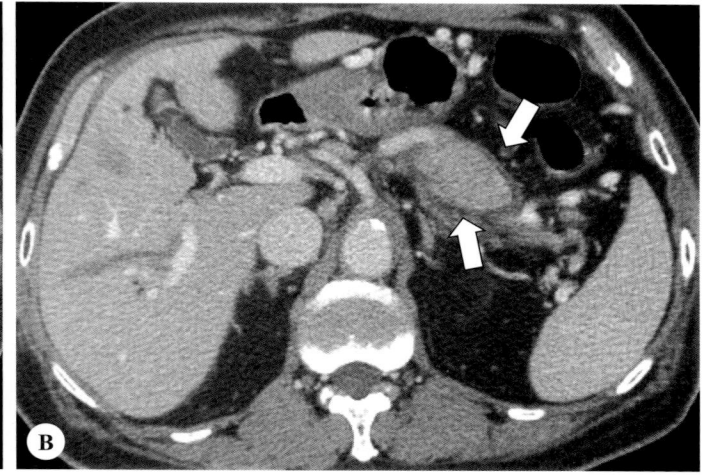
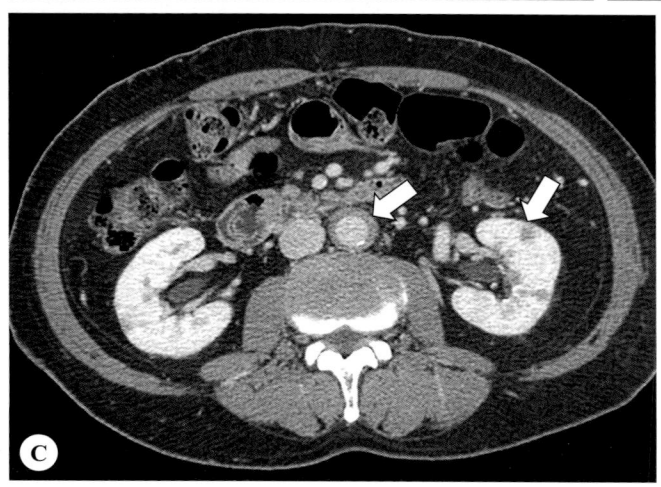

▲ 图 13-21 63 岁男性，患有自身免疫性胰腺炎，表现为疲劳

通过上腹部的轴位增强软组织窗 CT 图像显示肝内门静脉周围软组织（A，箭），胰尾和胰体呈"腊肠"状，有包裹性纤维包膜（B，箭），以及几个小的低密度肾脏病变（C，箭）和主动脉周围纤维化（C，箭）

AIP 在 CECT 和 MRI 上的典型增强模式包括：AIP 的强化程度减低，延迟期中度强化，可能是继发于纤维化[55]。在 MRI 上，AIP 在 T_1 加权图像上呈低信号，在 T_2 加权图像上呈轻度高信号，ADC 值低。胰周存在典型的低信号包膜样边缘，被认为与炎症改变和纤维化有关（图 13-22）。与其他形式的胰腺炎不同，AIP 通常没有大量的胰周条索影；然而，门静脉周围软组织可能增厚。

AIP 的诊断仅靠影像学是难以确定的。目前已经建立了诊断标准，考虑到了放射学、组织学和血清学标准，以及胰腺外受累和对皮质类固醇治疗的反应。最常用的包括日本胰腺协会标准和梅奥诊所的 HISORt 标准[55]。

(3) 遗传性胰腺炎：遗传性胰腺炎是一种罕见的常染色体显性遗传病，其特点是在儿童期以急性胰腺炎发病，并通常会发展为慢性胰腺炎[56]。它是一种外显率为 80% 的疾病，没有性别倾向。它占所有胰腺炎病例的 1%~2%。它是由位于 7q35 位置的胰蛋白酶原基因突变所致。反复发作的急性胰腺炎可发展为慢性胰腺炎。遗传性胰腺炎也与患胰腺癌的风险增加有关。可以在疾病的后期阶段看到纤维化、严重的胰管扭曲和扩张。年轻患者的胰管扩张伴有大的结石是该病的标志性特征。

通过内镜下括约肌切开术改善胰腺导管系统的引流，可以有效地缓解大多数遗传性胰腺炎患者的疼痛，减少胰腺炎发作的次数。

(4) 慢性胰腺炎的管理/临床问题：慢性胰腺

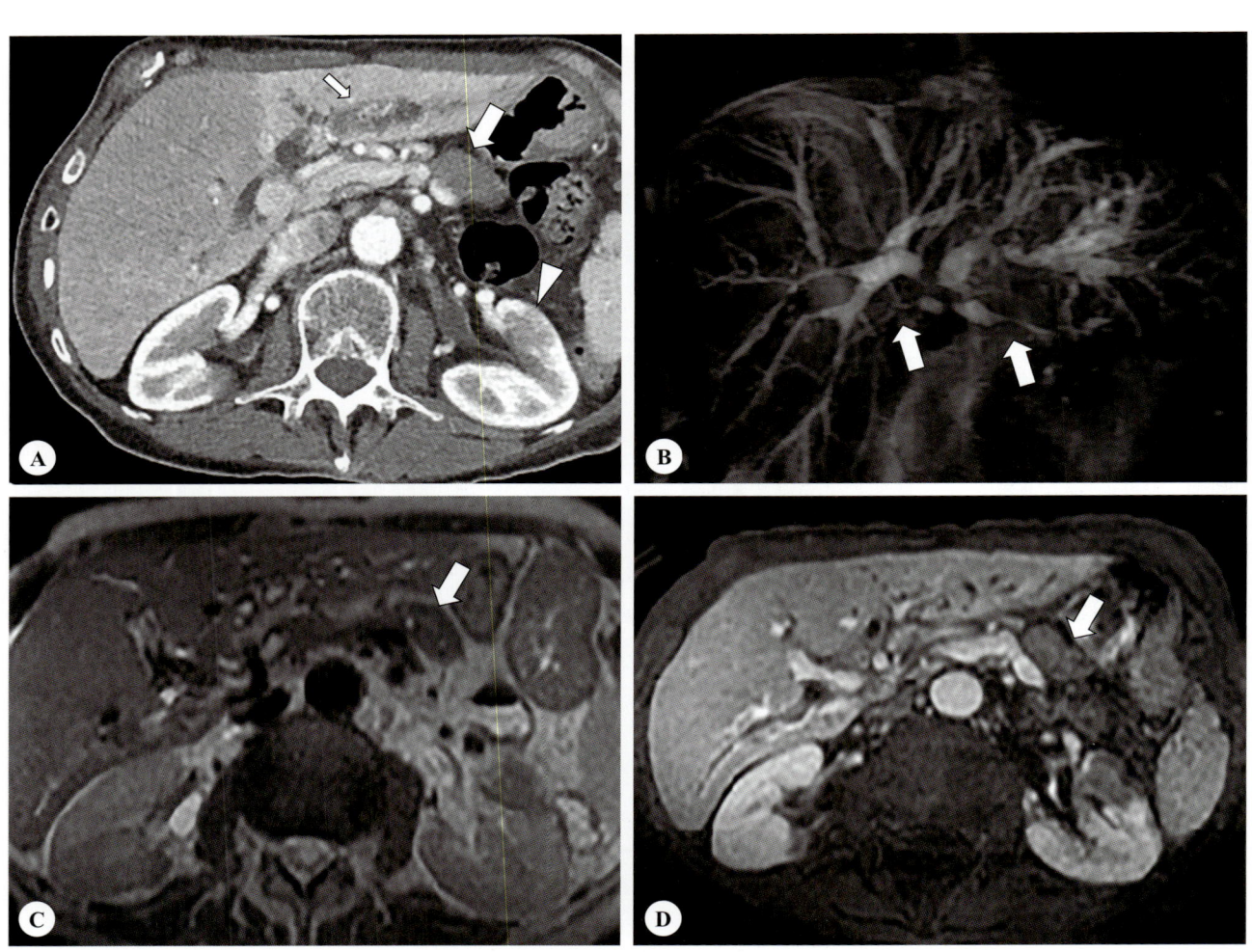

▲ 图 13-22　51 岁男性，患有 IgG4 硬化性疾病，表现为恶心
A. 轴位增强软组织窗 CT 图像显示肝左叶胆管不规则扩张，伴有胆管炎（细箭）。注意胰体强化程度减低（粗箭）和左肾内的肿块（箭头）。B. 斜冠状位 T_2 加权 MRCP 图像显示胆道多发狭窄，胰管也有多处狭窄（箭）。C 和 D. 轴位 T_2 加权（C）和轴位增强 T_1 加权（D）图像显示肾脏肿块呈短 T_2 信号，强化程度弱，与胰体相似（箭）

炎的治疗很复杂，取决于潜在的病因、严重程度和症状。一般来说，治疗的方向是消除致病因素，疼痛管理，以及在胰腺外分泌或内分泌功能不全的情况下进行替代治疗。在更严重的情况下，需要进行有创手术，如腹腔神经节阻断或分流手术（如 Whipple、Puestow 或 Freye 手术）。

沟槽性胰腺炎通常采用保守治疗，使用镇痛药、禁食、胰腺休息和禁酒，与传统胰腺炎类似。内镜下小乳头引流可辅助症状缓解。对于有慢性疼痛、体重减轻或严重胰腺功能不全的患者，胰十二指肠切除术可减轻疼痛并恢复体重。在诊断不明确的情况下，需要手术来排除恶性肿瘤。

AIP 或 IgG4 相关硬化性疾病对皮质类固醇治疗有明显的反应，也可能呈自限性。然而，尽管 AIP 可以通过药物治疗，它目前仍是美国进行 Whipple 手术的最常见的良性疾病。

（三）胰腺肿瘤性疾病

1. 囊性胰腺肿瘤

（1）先天性非肿瘤性胰腺囊肿：先天性胰腺囊肿极为罕见。女性发病居多，通常表现为无症状的可扪及的肿块。患者也可能表现为上腹部疼痛、黄疸和呕吐，这与周围结构受压有关。这些囊肿可以是单个或多个，更常见的是位于胰腺的尾部和体部。多发性先天性囊肿与其他异常情况有关，如 von Hippel-Lindau（VHL）病和多囊肝[57]。

VHL 病是一种常染色体显性遗传病，其特征是视网膜血管瘤和 CNS 血管母细胞瘤[57]。胰腺囊肿在 VHL 中比较常见，受累范围从单个囊肿到腺体的囊性替代[58]（图 13-23）。囊肿外周可出现钙化。胰腺病变可能是该病多年来的唯一表现。其他在 VHL 中并不常见的胰腺肿瘤包括胰腺微囊型浆液性腺瘤和内分泌肿瘤。

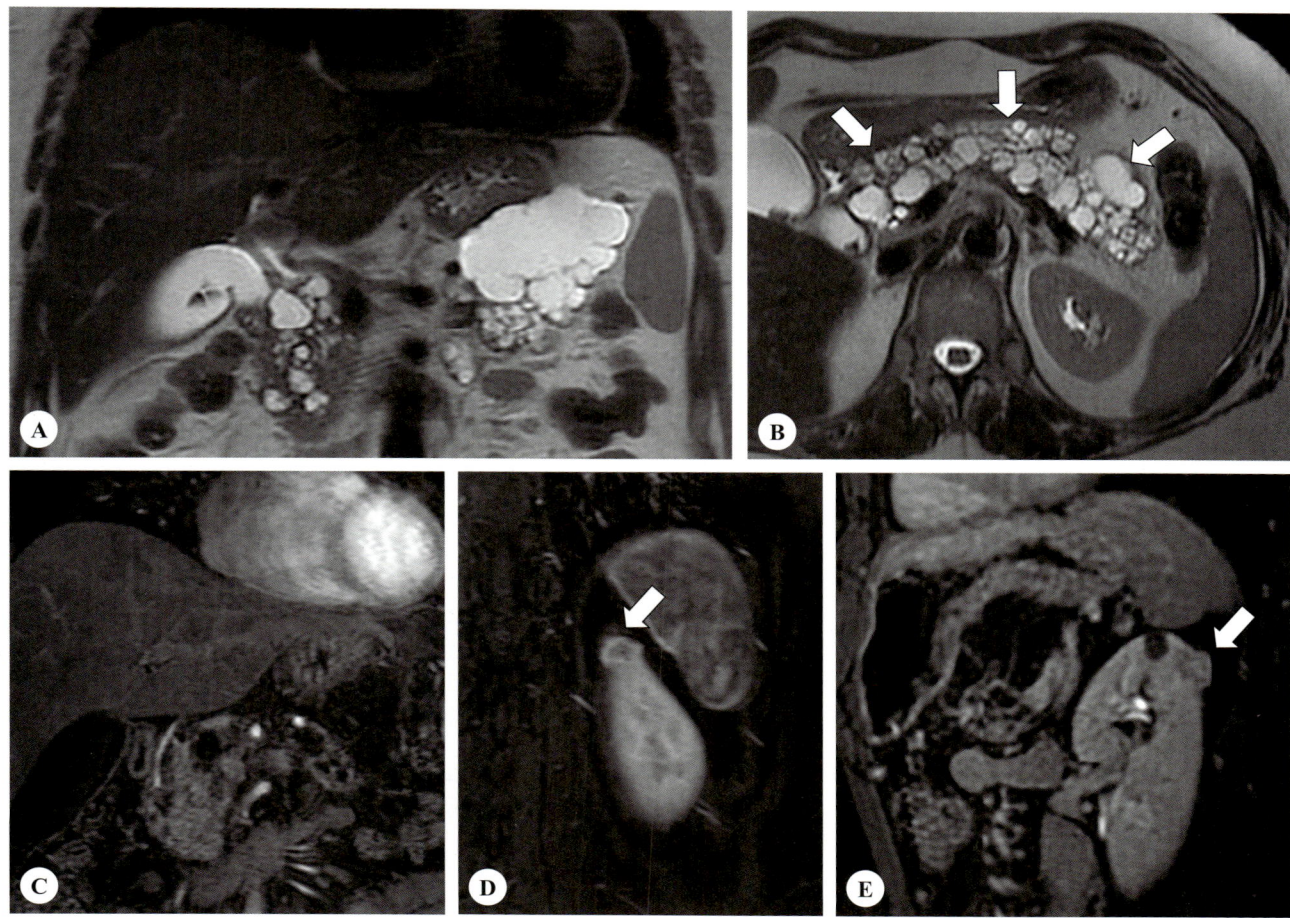

▲ 图 13-23 36 岁女性，患有 von Hippel-Lindau 病
A 和 B. 冠状位（A）和轴位（B）T_2 加权图像显示明显的胰腺囊肿（箭）；C 至 E. 冠状位增强脂肪抑制 T_1 加权图像显示大量无强化的胰腺囊肿，在左肾上极存在一个小的强化的肾细胞癌（箭）

(2) 胰腺导管内乳头状黏液性肿瘤：胰腺导管内乳头状黏液性肿瘤（intraductal papillary mucinous neoplasm，IPMN）是最常见的胰腺囊性肿瘤，是一种产生黏液的病变，产生于胰腺导管上皮（主胰管型）、导管分支（分支胰管型）或两者均有（混合型）[59]。

与大多数其他胰腺囊性肿瘤不同，IPMN 通常在男性（70%）和老年人群（平均年龄为 65 岁）中被诊断。大多数分支胰管型 IPMN 是无症状的和偶然发现的。然而，较大的病变和主胰管病变可能引起上腹部疼痛和类似于急性和慢性胰腺炎的症状。主胰管 IPMN 的 5 年恶性风险为 63%，但在孤立的分支胰管型 IPMN 中只有 15%[59]。

在组织学上，与其他胰腺囊性肿瘤相反，该肿瘤的特点是导管内产生黏液的柱状细胞生长。后者由萎缩的胰腺实质支持，IPMN 缺乏典型的黏液性囊性肿瘤的卵巢样基质[60]。IPMN 的侵袭性是可变的，从 IPMN 腺瘤（轻度发育不良）到 IPMN 交界性病变（当存在中度发育不良时），最后是导管内乳头状黏液癌[60]，癌进一步分为原位癌（高级别发育不良）和浸润性癌。

IPMN 囊液的细胞学分析在大约 60% 的病例中为酸性 Schiff 反应阳性，阿尔辛蓝染色和黏蛋白胭脂红染色阳性，类似 MCN。然而，IPMN 因为与胰管相通，具有较高的淀粉酶水平（> 20 000U/ml），而且因为它们是黏液性的，所以 CEA 水平较高（> 200ng/ml）[60]。

分支胰管型 IPMN 由于黏液扩张了分支胰管，使胰腺内出现一个多形性囊性肿块，与 MPD 相通。由于其他肿瘤性囊性病变一般不与胰管相通，分支型 IPMN 的影像学诊断最依赖于确定病变与胰管的这种关系。相比之下，主胰管 IPMN 不是表现为肿块，而是表现为主胰管扩张[61]。

IPMN 的经腹超声检查，如果是主胰管型 IPMN，一般显示胰管扩张，如果是分支胰管型 IPMN，则显示一个边界清楚的多形性囊性肿块[61]。经腹超声检查很少显示出分支胰管型病变与主胰管相通。根据病变的大小和位置，可以看到其他的发现，如壁结节、黏球蛋白或假性分隔。

在 CT 上，分支胰管型 IPMN 最常见的表现是多形性的低密度病变，紧靠胰管[61-64]。分支胰管型 IPMN 的主要位置是在胰腺钩突，原因不明。如果存在病变和导管之间相通，通常单独在轴位成像上是不可见的，最好用曲面重建图像来显示[62]。主胰管型病变的特点是导管弥漫性或节段性扩张（图 13-24）。一般来说，只有在含有结节性病灶或乳头状突起的病变中才会发现导管壁异常强化。评估强化的最好方法是比较病变在碘对比剂使用前后的 HU 密度，以区分无强化的黏球蛋白和实性肿瘤结节[61-64]。

MRI 与 MRCP 为胰腺导管系统提供了一种无创和多平面的成像方法，与 ERCP 相比，在识别囊性病变方面具有相似的准确性[65]。Taouli 等还证明，MRCP 上的发现与组织病理学上的发现有很好的相关性[61]。MPD 病变的典型特征是 MPD 扩张，而分支胰管型病变具有多形性外观，与胰腺实质相比，在 T_2 加权图像上呈高信号，在 T_1 加权图像上呈低信号。分支胰管型 IPMN 要么紧靠主胰管，要么与主胰管直接相通；病变与 MPD 的关系一般在厚层块或薄层多层 MRCP 成像中显示得最好（图 13-25）。混合型病变表现为主胰管和分支胰管均扩张（图 13-26）。结节成分或壁增厚区域（如果存在的话）的强化在使用钆对比剂后最为明显。

一些研究试图发现有助于区分侵袭性病变和非侵袭性病变的 CT 和 MRI 特征[59-65]。影像学上提示恶性的危险因素包括：主胰管宽度 > 10mm，分支胰管型病变增大，分支胰管型病变 > 3cm，存在钙化、CBD 扩张、厚的分隔和（或）壁结节[66]。目前，研究还没有得出明确的界定标准来可靠地确定是否存在恶性病变，而且阈值的差异或某一特定发现可以预测恶性疾病的能力也没有很好地建立。一般来说，直径 > 1cm 的主胰管型病变很可能是恶性的，而大多数 < 3cm 的分支胰管型病变可能是良性的。

IPMN 的治疗方式，特别是涉及 MPD 的病变，是手术切除。术前影像学检查可高估或低估导管系统的受累程度，外科医生应该意识到这一缺陷，并做好术中修改切除计划的准备，以确保切缘阴性。在有侵袭性疾病的情况下，还要进行区域淋巴结清扫。对于无恶性特征的分支胰管型病变，尤其是对于无症状的老年人或体弱者，治疗方案是有争议的。越来越多病变小（< 3cm）且稳定的患者接受连续的影像学检查随访而不进行外科干预。

(3) 黏液性囊肿肿瘤：胰腺的黏液性囊性肿瘤很罕见，占所有胰腺外分泌肿瘤的比例不到 2.5%[67]。该组病变包括良性黏液性囊腺瘤（72%）、交界性 MCN（10.5%）、MCN 伴原位癌（5.5%）及最具侵袭性的黏液性囊腺癌（12%）[68]。

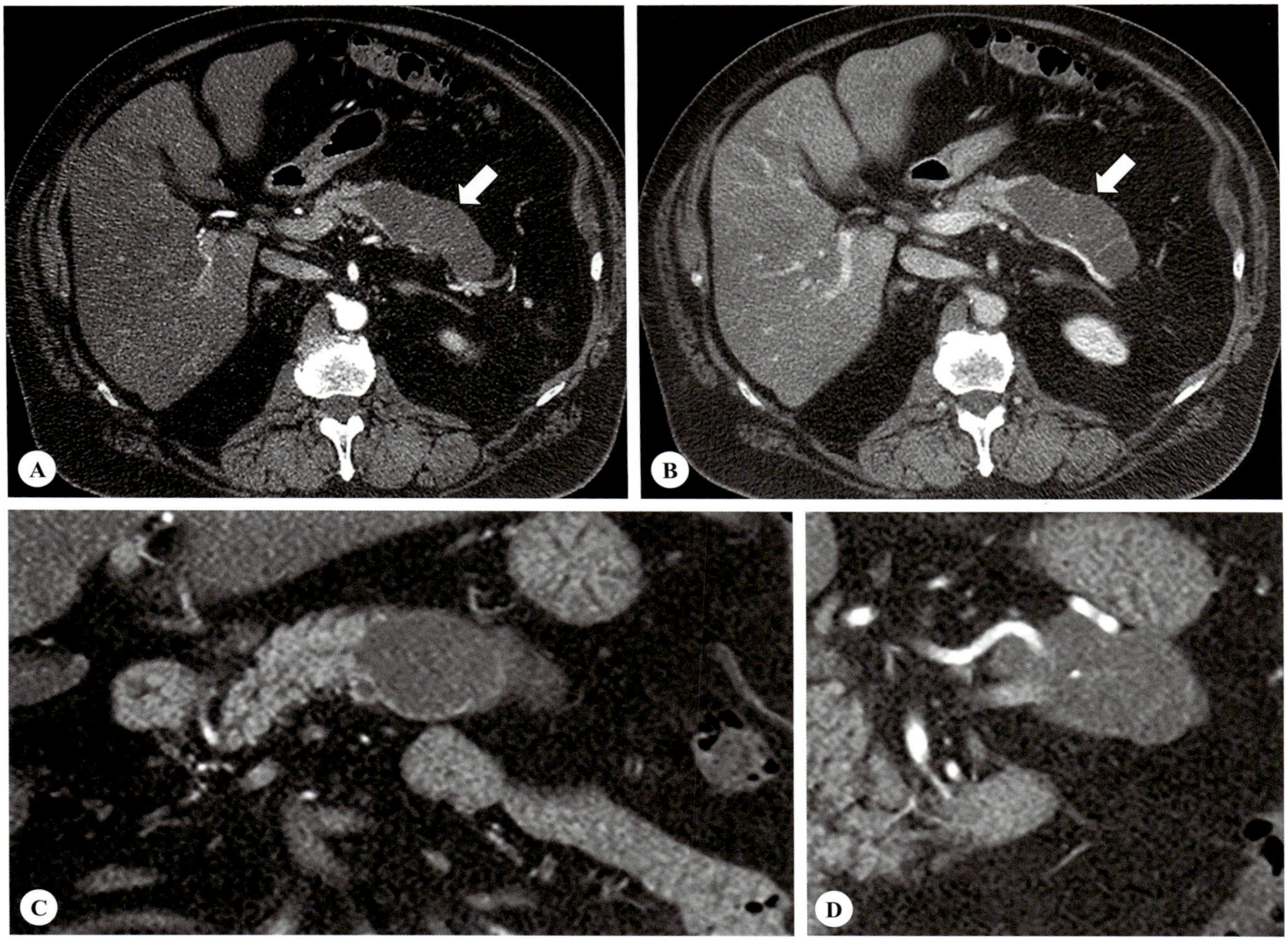

第 13 章 胰腺
Pancreas

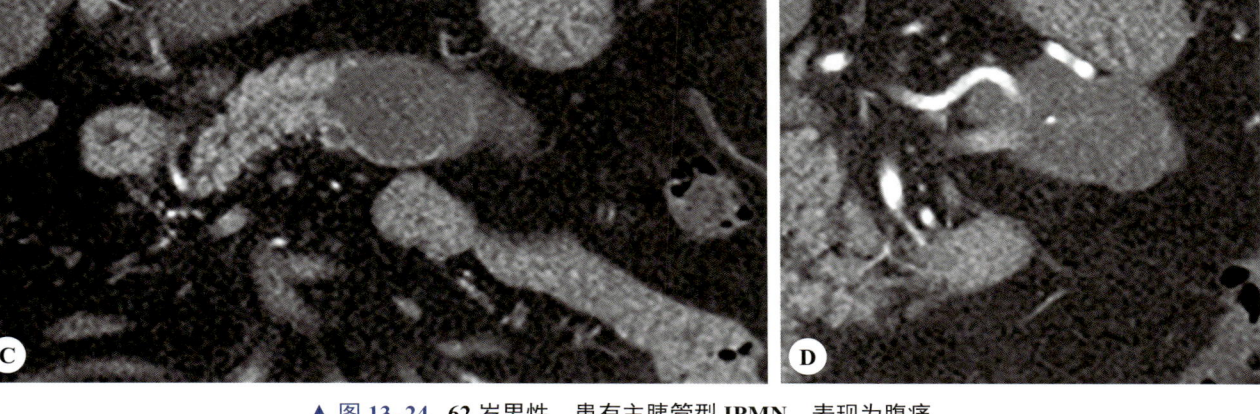

▲ 图 13-24 62 岁男性，患有主胰管型 IPMN，表现为腹痛
轴位动脉期（A）和轴位（B）及冠状位（C 和 D）门静脉期增强软组织窗 CT 图像显示，由于广泛的黏液积聚，胰体和胰尾的主胰管（箭）明显节段性扩张。注意没有任何肿块、结石或狭窄来解释明显的胰管扩张

大约 99.7% 的 MCN 发生在女性身上，诊断的平均年龄比微囊型浆液性腺瘤早，大约在 50 岁（范围 20—82 岁）；因此，有人提出了"妈妈瘤"一词来描述它们[67]。只有少数报道男性 MCN 病例，平均发病年龄明显较晚，约为 70 岁。

大多数小的 MCN 是无症状和偶然发现的。然而，较大的病变可能由于占位效应而引起上腹部疼痛，在恶性 MCN 的情况下，会由于侵犯其他器官和（或）转移性疾病出现相关症状。

MCN 由一个优势囊肿组成，呈圆形或椭圆形，有包膜。最常见的位置是胰腺的体部和尾部。研究对 MCN 诊断时的平均大小有不同的说法，平均大小为 6～11cm[69]。肿瘤的基质成分与卵巢基质相似，这种成分将 MCN 与 IPMN 区分开来，后者的基质成分来源于胰管，MCN 上皮细胞由高大的柱状细胞组成，细胞内有丰富的黏液。MCN 上皮细胞在病变的不同部分可以有不同的结构，相对良性形态的上皮细胞与浸润性癌的区域相邻，这使得活检鉴别良性与侵袭性疾病在几乎所有病例中都不可靠。

用囊液分析来预测恶性肿瘤，其灵敏度为 57%～94%，特异度为 85%～97%。40%～68% 的 MCN 细胞学检查呈阳性，阿尔辛蓝染色和黏蛋白胭脂红染色阳性。它们的体液分析显示淀粉酶水平低（＜250I/L），CEA 水平高（＞800ng/ml），如果是恶性的，CA19-9 水平亦高[67-72]。

MCN 的声像图显示胰腺内有一个边界清楚的囊性肿块。根据其大小和组成，它可以有不规则的壁、分隔、壁结节和钙化。然而，由于超声检查的结果往往与其他囊性肿瘤重叠，通常需要用 CT 或 MRI 进一步评估[68-71]。

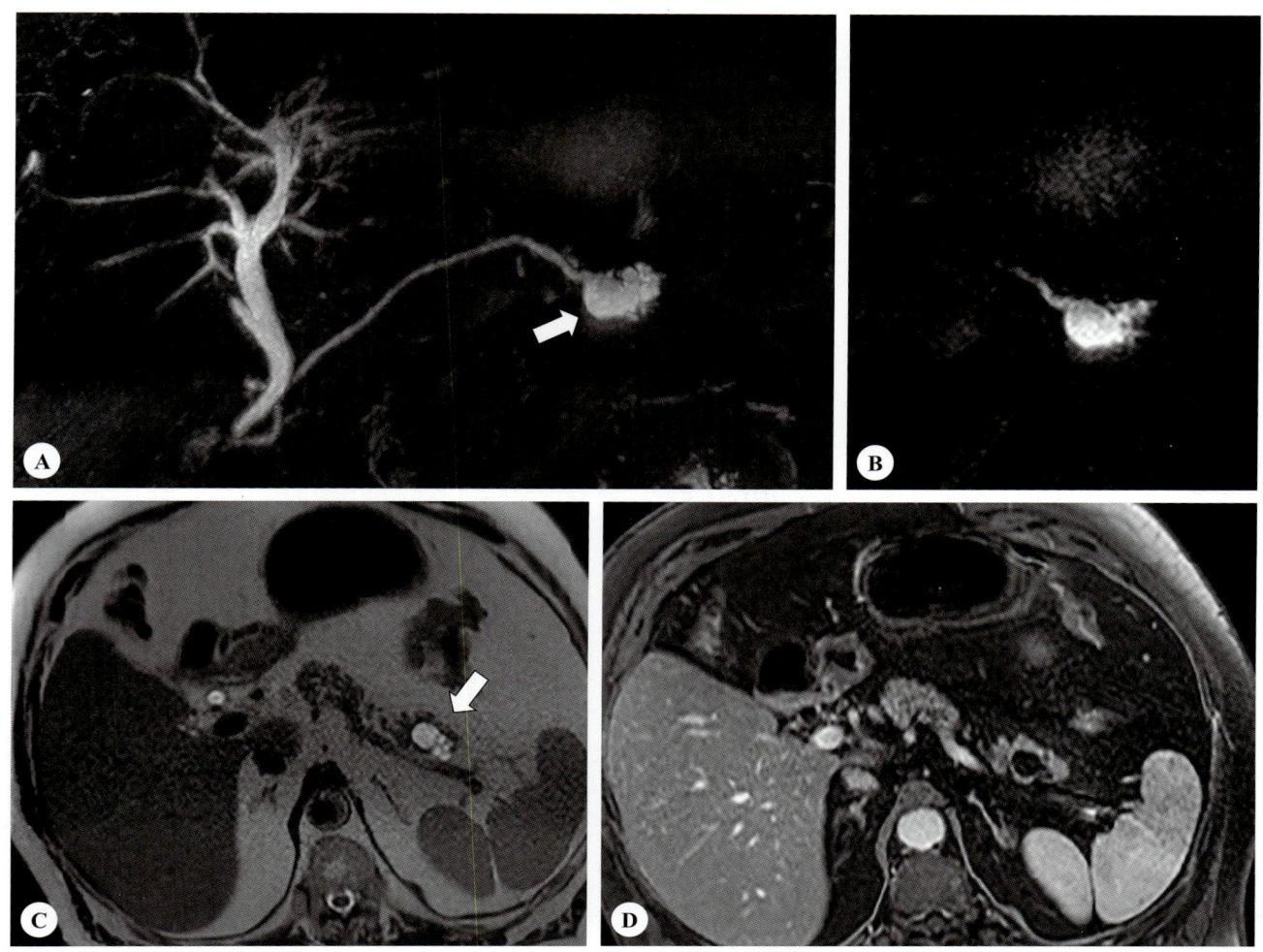

▲ 图 13-25　64 岁男性，患有分支胰管型 IPMN，腹部 CT 显示胰腺肿块

A. 斜冠状位重 T_2 加权厚层块 MRCP 图像显示主胰管没有扩张，但在胰尾部存在一个明显的分支胰管病变（箭）；B. 冠状位薄层 T_2 加权图像显示病变与主胰管相通；C 和 D. 轴位 T_2 加权（C）和增强脂肪抑制 T_1 加权（D）MR 图像显示少数假性分隔（C，箭），但没有令人担忧的强化结节

在平扫 CT 检查中，囊肿内容物为液体密度，由于纤维包膜的存在，病变通常边界清楚（图 13-27）。弧形钙化发生在病变周围，见于 15% 的病例。在使用碘对比剂后，纤维囊壁的强化及任何分隔或壁结节的强化都可以被显示出来。Procacci 等利用常规和双时相螺旋 CT 扫描了 52 名组织学证实的 MCN 患者，发现如果病变包含壁或分隔钙化、分隔和厚壁，恶性的概率为 94.5%[69]。含有这三个特征中任意两个的病变，其恶性概率为 56%~73.8%，取决于表现出来的那两个特征。总的来说，使用这些特征来预测病变为恶性可达 81.3% 的灵敏度和 83.3% 的特异度[69]。

MCN 的 MRI 图像显示 T_2 加权成像上呈高信号，并有低信号包膜[67-72]（图 13-28）。基于囊肿的蛋白含量，MCN 在脂肪抑制 T_1 加权成像上可能是低信号、等信号或信号略高于胰腺。因为厚的囊肿壁的纤维结构，在延迟期可见强化，在恶变的情况下，伴有内部分隔和壁结节的区域强化。在伴有梗阻性胰腺炎的患者中，可见腺体的萎缩性改变，伴有导管代偿性扩张，脂肪抑制 T_1 加权成像中信号强度降低，以及使用钆后不均匀延迟强化。如果可见钙化，在 T_1 和 T_2 加权成像上都是低信号的。DWI 和相应的 ADC 图已被一些研究用来评估病变内是否存在黏液，最近的研究没有明确确定弥散 MRI 根据 ADC 值区分黏液性和非黏液性胰腺囊性肿瘤的效果[72]。

由于已有文献证明任何 MCN 均有可能转化为浸润性癌，因此所有 MCN 均视为需要进行手术的病变[73]。

(4) 浆液性微囊肿腺瘤：浆液性微囊型囊腺瘤是一种不常见的良性胰腺肿瘤，占所有胰腺外分泌肿

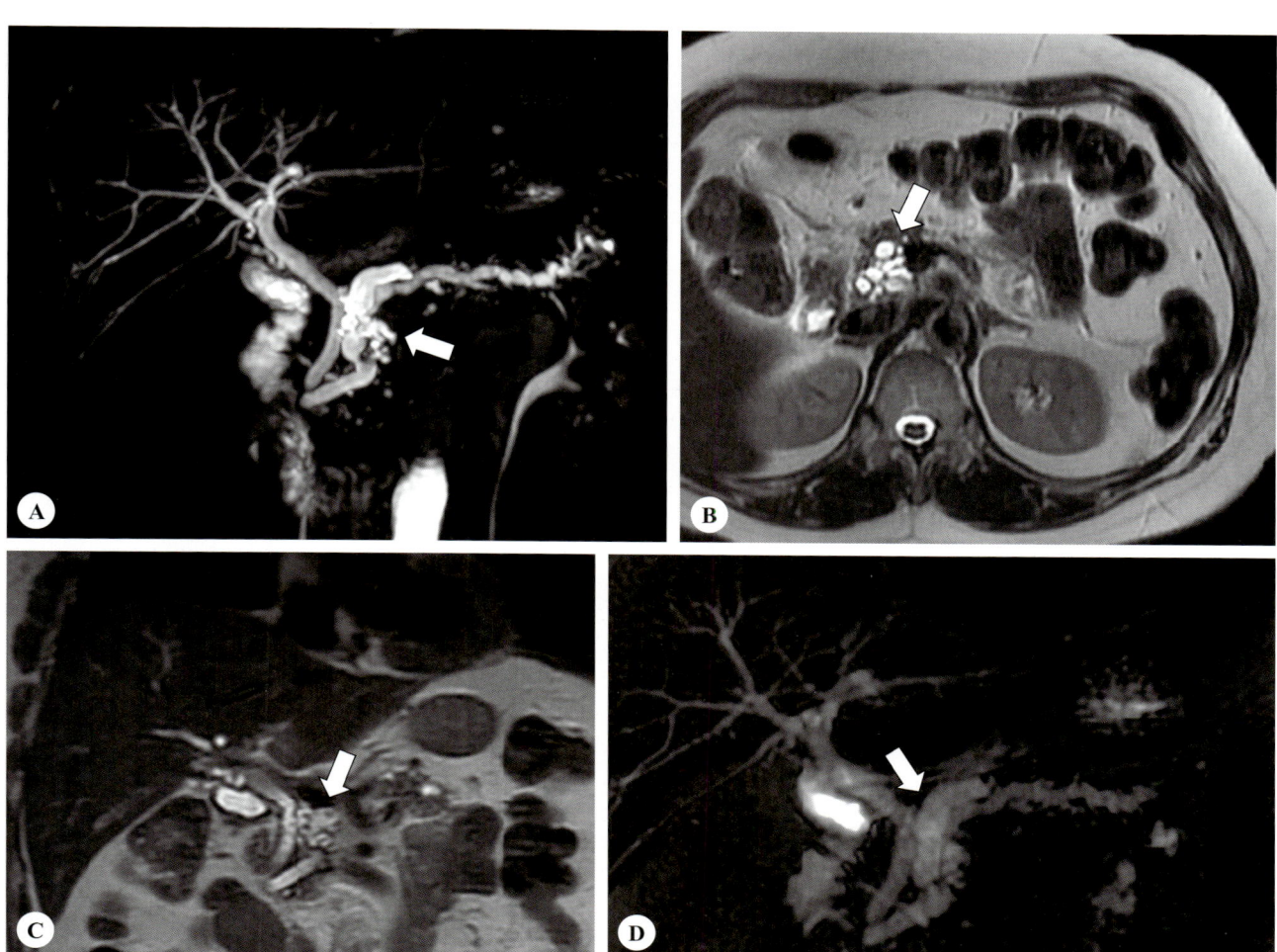

▲ 图 13-26 72 岁男性，CT 上首次诊断胰腺肿块，在 MRI 上证实为混合型 IPMN
冠状位 T_2 加权 MIP 图像（A）、轴位（B）和冠状位（C）T_2 加权 MR 图像，以及斜冠状位重 T_2 加权厚层块 MRCP 图像（D）显示主胰管扩张达 7mm（A 和 D，箭），胰头 / 颈部存在分支胰管型病变（B 和 C，箭）。病理显示混合型 IPMN，伴有高级别发育不良

瘤的 1%~2%[74]。

80% 的浆液性微囊型囊腺瘤发生在 60 岁以上的女性身上；因此，人们创造了"奶奶瘤"一词来描述这种肿瘤。它们往往不会引起很多临床症状，而且在被发现之前可以变得非常大。较大的肿瘤有占位效应，压迫周围结构，可能导致恶心或非特异性腹部不适等症状。患有 VHL 病的患者中，浆液性微囊型囊腺瘤的发生率增加[74-76]。

组织病理学上，浆液性微囊型囊腺瘤由多个囊肿（>6 个）组成，大小<2cm。囊肿被薄的分隔隔开，内衬上皮细胞，并充满类似于水的浆液。大体上，该肿瘤被描述为具有"一串葡萄"样的外观。30% 的情况下，囊肿围绕着中央的纤维性瘢痕排列，呈"日光放射状"。在>5cm 的肿瘤中，这些瘢痕往往含有中央区域的粗大钙化。胰头部的发生率略高，但在胰腺的所有部位均有报道。

浆液性微囊型囊腺瘤的超声成像通常显示为边界清楚、分叶状的病变，声波穿透性增强。病变的纤维部分是高回声的，而囊肿部分是低回声的。在囊肿只有几毫米大小的病变中，由于有无数的反射界面，肿瘤可以有一个实性的表现。钙化的区域表现为高回声，有后方声影。

在 CT 上（图 13-29），浆液性微囊型囊腺瘤最常见的是分叶状[77]。由于肿瘤主要是水的密度，在平扫 CT 中，它们呈现低密度。如果存在钙化，则为高密度，一般在病变中央呈星芒状排列。使用对比剂后，病变的纤维部分会强化。浆液性微囊型囊腺瘤、囊性内分泌肿瘤和转移瘤，是唯一的富血

体部CT与MRI（原书第5版）
Computed Body Tomography with MRI Correlation (5th Edition)

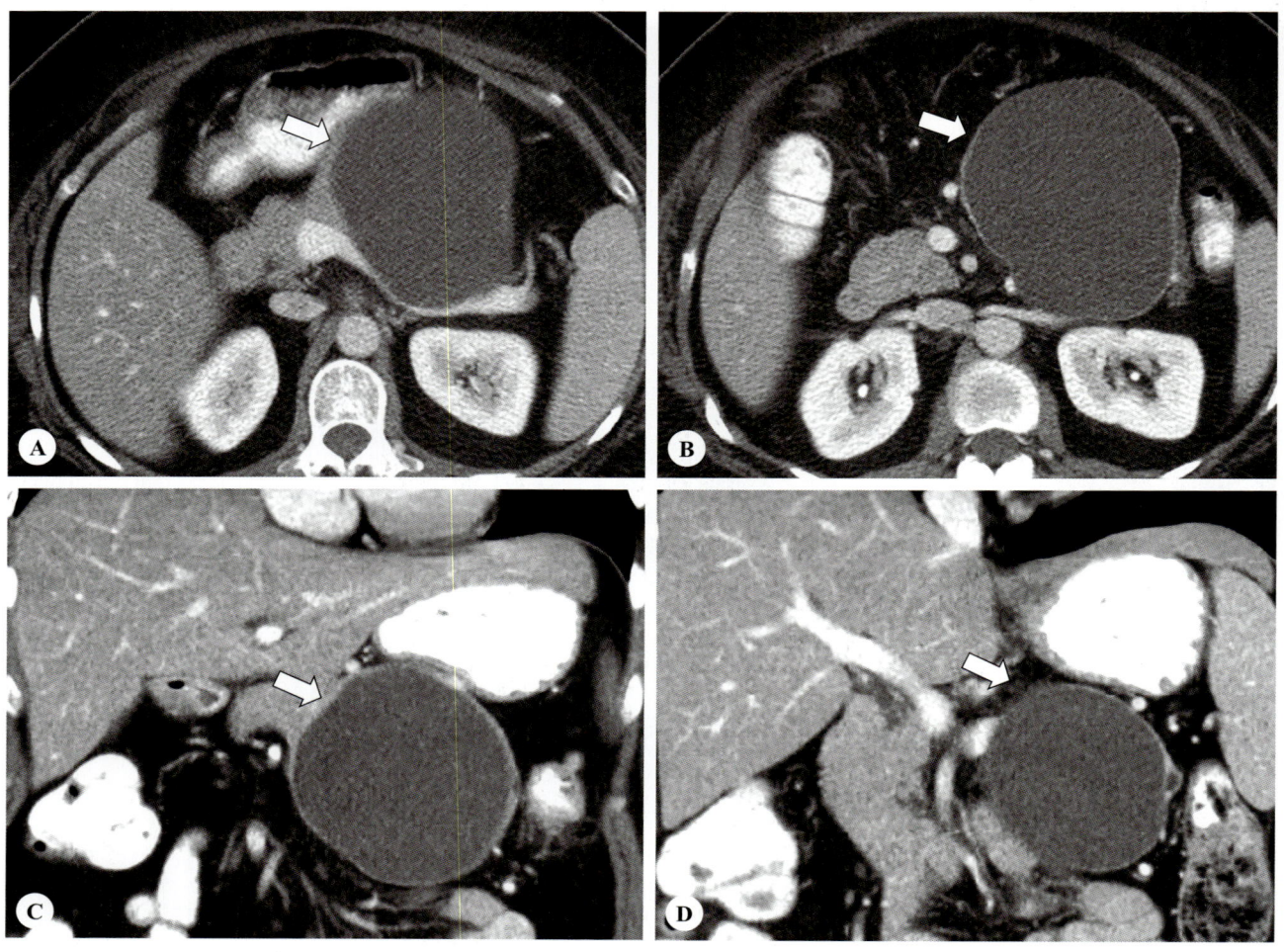

▲ 图 13-27　50 岁女性，患有黏液性囊性肿瘤，表现为上腹部不适
轴位（A 和 B）和冠状位（C 和 D）增强软组织窗 CT 图像显示胰尾部有一个大的单房的、有包膜的病变（箭）

供胰腺囊性病变，因此，这种强化模式是一个重要的鉴别特征。在主要由微小囊肿构成的病变中，病变可有实性表现，在静脉注射对比剂后有更均匀的强化[77]。

在 MRI 上，浆液性微囊型囊腺瘤的囊性成分在 T_2WI 上呈高信号，纤维成分呈低信号（图 13-30）。囊性部分在 T_1WI 上是典型的低信号，但如果以前有囊内出血，则可能有高信号区域。纤维成分在 T_1WI 上是低信号的。任何可见钙化的区域在 T_1WI 和 T_2WI 上都是低信号的。使用钆后，在早期和晚期成像中可见纤维间隔的强化，而在延迟成像时中央瘢痕持续强化。与 CT 相比，MRI 在检测液体方面更有帮助，因为其灵敏度增加。肿瘤的液体成分主要由微囊组成，可能无法用 CT 检测到；这些液体会以 T_2WI 高信号的点状区域显示出来，特别是在重 T_2 加权序列上。

一小部分肿瘤被描述为具有类似于浆液性微囊型囊腺瘤的组织学特征，但大体上表现不同[78]。这些分叶状的肿瘤包含少数囊肿，大小通常 > 2cm，而且没有中央瘢痕。有几个名字被用来描述这种变异：浆液性巨囊型囊腺瘤、浆液性少囊型囊腺瘤和浆液性实体型囊腺瘤。与浆液性微囊型囊腺瘤一样，它们是良性的，除非肿瘤有症状，否则没有必要进行手术切除。将这种病变与黏液性囊性肿瘤区分开来可能很困难。然而，浆液性肿瘤通常位于胰头部，壁厚 < 2mm，轮廓呈分叶状，并且没有壁的强化（图 13-31）。

浆液性微囊型囊腺瘤是良性的，而且许多是偶然发现的。因此，一般来说，不需要进一步随访或治疗。有症状的病变和那些生长迅速的病变可以考虑切除。到目前为止，还没有关于转移性病变的报道。

(5) 实性假乳头状肿瘤：实性假乳头状肿瘤（solid

第 13 章 胰腺
Pancreas

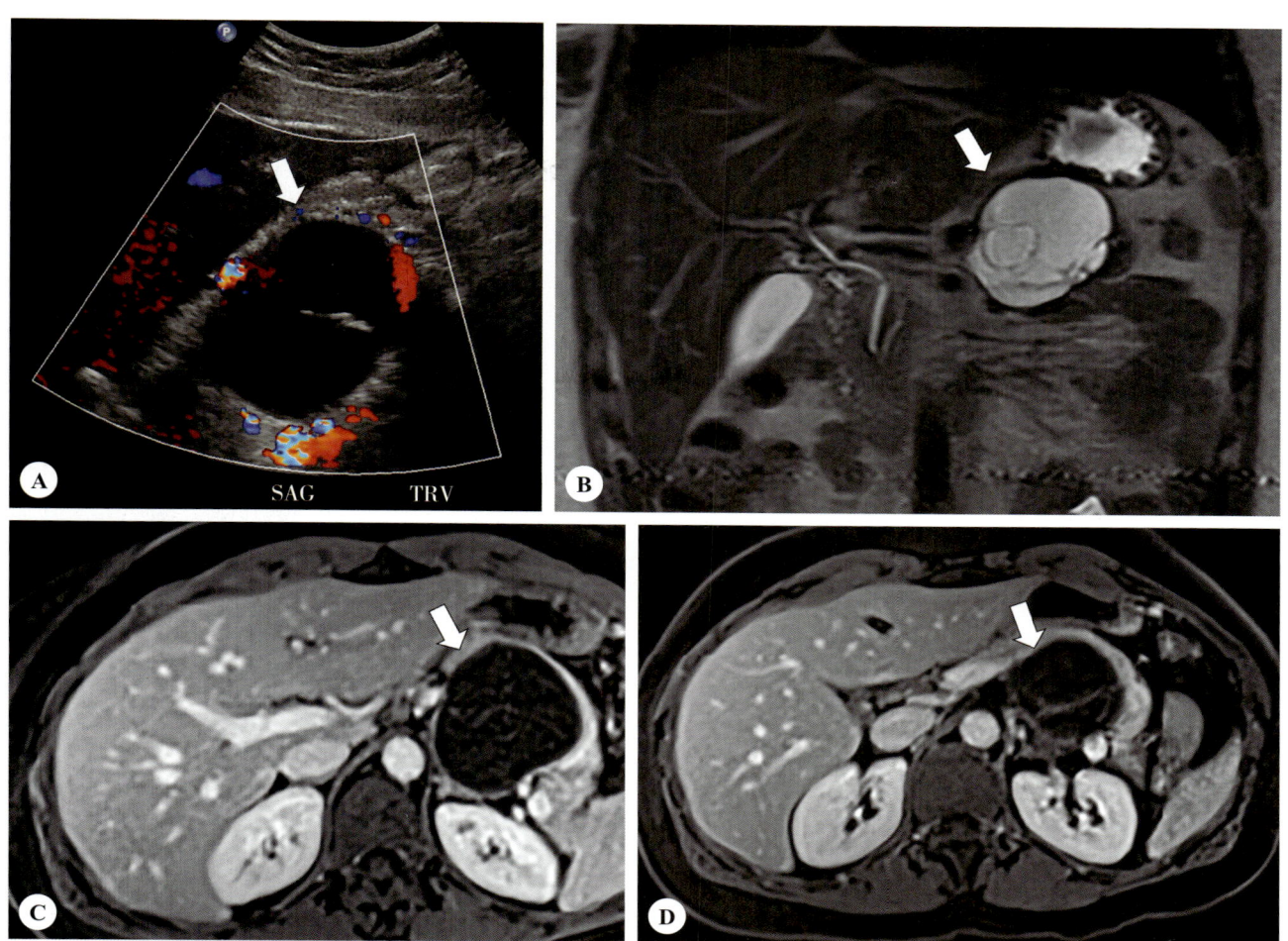

▲ 图 13-28　52 岁女性，超声检查发现胰腺囊性肿块，经手术病理证实为黏液性囊性肿瘤

A. 彩色多普勒超声横断面图像显示边界清楚的胰腺囊性肿块（箭），有不规则的分隔；B. 冠状位 T_2 加权 MR 图像显示胰体部肿块（箭）呈囊性、有厚的短 T_2 信号包膜及几个薄的分隔；C 和 D. 轴位增强脂肪抑制 T_1 加权 MR 图像显示肿块多个强化分隔和包膜（箭）

pseudopapillary neoplasm，SPN），以前也被称为实性乳头状上皮性肿瘤（solid and papillary epithelial neoplasm，SPEN），是一种罕见的胰腺肿瘤，文献中描述的病例不到 1000 例[79]。

SPN 几乎只发生在女性身上，大多数发生于年轻女性（平均年龄 25 岁，年龄范围为 8—67 岁）。因此，在胰腺囊性肿瘤中用"女儿瘤"一词来描述它。尽管一些病例系列报道，SPN 最常位于胰尾部，并且常见于非洲和亚洲血统的患者中，但其他研究没有证实这些发现。肿瘤本身一般没有症状，因此，在大多数情况下是偶然发现的。然而，当它长到足够大时，由于对周围结构的外源性压迫，它可能会引起症状。

SPN 通常是一种良性或低级别的恶性肿瘤[80]。SPN 通常是单发的，发病时体积较大，平均大小为 9.3cm。病变有包膜，由于自发梗死而含有大量内部出血。SPN 倾向于压迫周围的血管和器官引起移位，而不是侵犯它们；只有在极少数情况下才会出现血管被包埋、肠系膜受累和转移性播散，如果出现，最常见的是累及肝脏。

超声一般无助于区分 SPN 与其他类型的胰腺囊性病变。在年轻女性的上腹部出现一个大的、弥漫性或复杂回声的肿块且边界清楚，可能提示该诊断，但通常需要进一步的影像学检查。

在 CT 上，SPN 一般是一个分界清楚、有包膜、大的囊实性肿块。在囊实性肿瘤中，实性组织成分一般在外周，中央区域有出血和囊变。包膜和实性成分（通常位于外周）在使用对比剂后强化（图 13-32）。大约 30% 的病例存在钙化（位于中央或外周）。

MRI 通常显示一个边界清楚、有包膜的肿块，

683

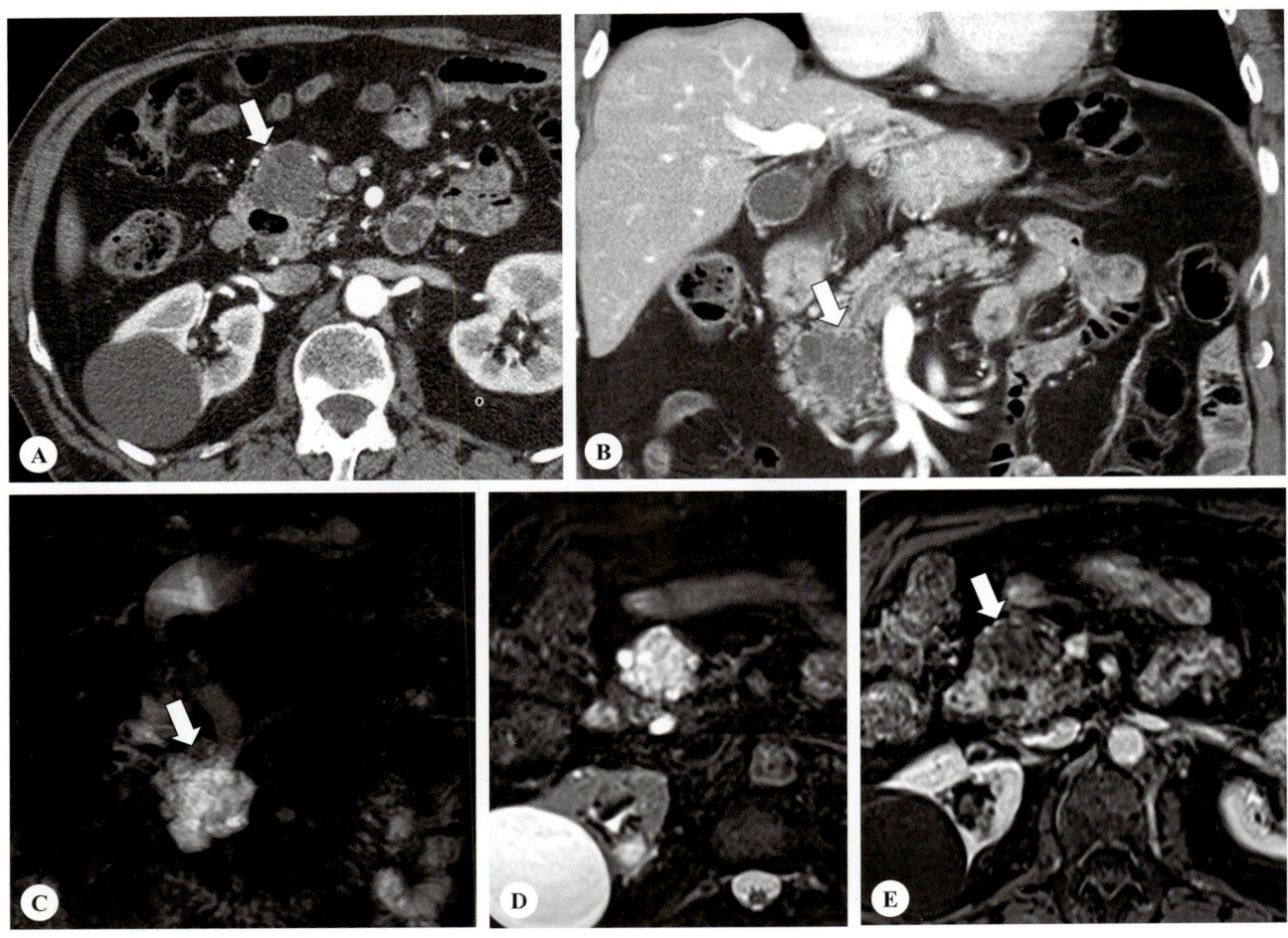

▲ 图 13-29 76 岁女性，患有浆液性微囊型囊腺瘤，表现为右上腹部疼痛

A. 轴位增强软组织窗 CT 图像显示胰头部边界清楚的分叶状囊性肿块（箭）。肿块内有一些强化分隔。注意肿块后方的含气十二指肠憩室。B. 冠状位增强软组织窗 CT 图像显示肿块位于胰头部（箭）。胰管未梗阻。C 和 D. 斜冠状位（C）和轴位（D）T_2 加权 MRCP 图像显示肿块呈囊性（箭）。E. 轴位对比增强脂肪抑制 T_1 加权 MR 图像显示肿块多个强化分隔（箭）

在 T_1 和 T_2 加权成像上通常信号不均匀[82]。出血区在 T_1 加权成像上相对于胰腺实质呈高信号，在 T_2 加权成像上呈低信号（图 13-33）。注意动脉期可出现外周轻度强化，在门静脉期和延迟期实性部分逐渐强化。SPN 的关键诊断结果是肿瘤由纤维包膜包裹伴内部出血。

SPN 的治疗一般是手术切除，剜除术的病例已经有描述，并且由于纤维包膜包裹肿瘤使之成为可能。总的来说，这种肿瘤患者有很好的生存率，包括较罕见的实性假乳头状癌（15%），其 5 年生存率为 96%。

(6) 囊性内分泌肿瘤：胰腺内分泌肿瘤（pancreatic endocrine tumor，PET）可以是功能性或非功能性[83]。囊性内分泌病变倾向于非功能性，因此与实性病变相比，往往更大（分别为 8.4cm 和 2.9cm）[84]。尽管罕见，PET 与多发性内分泌肿瘤 1 型（multiple endocrine neoplasia type 1，MEN1）、神经纤维瘤病和 VHL 有关[85]。

在超声检查中，PET 的囊性或坏死部分是无回声的，声波穿透性增强。病变壁的均匀性和规则与否取决于病变内囊变或坏死的程度，后者表现为更加不规则。

在 CT 上，PET 的坏死部分是低密度的，而且是液体密度。在动脉期和静脉期，肿瘤的非坏死部分明显强化、边缘强化，强化程度高于胰腺实质（图 13-34）。在 PVP 中，较小的病变可能与周围的实质难以区分。组织边缘形态不规则、密度不均匀，与超声所见类似，肿瘤伴坏死时形态更加不规则。

第 13 章　胰腺
Pancreas

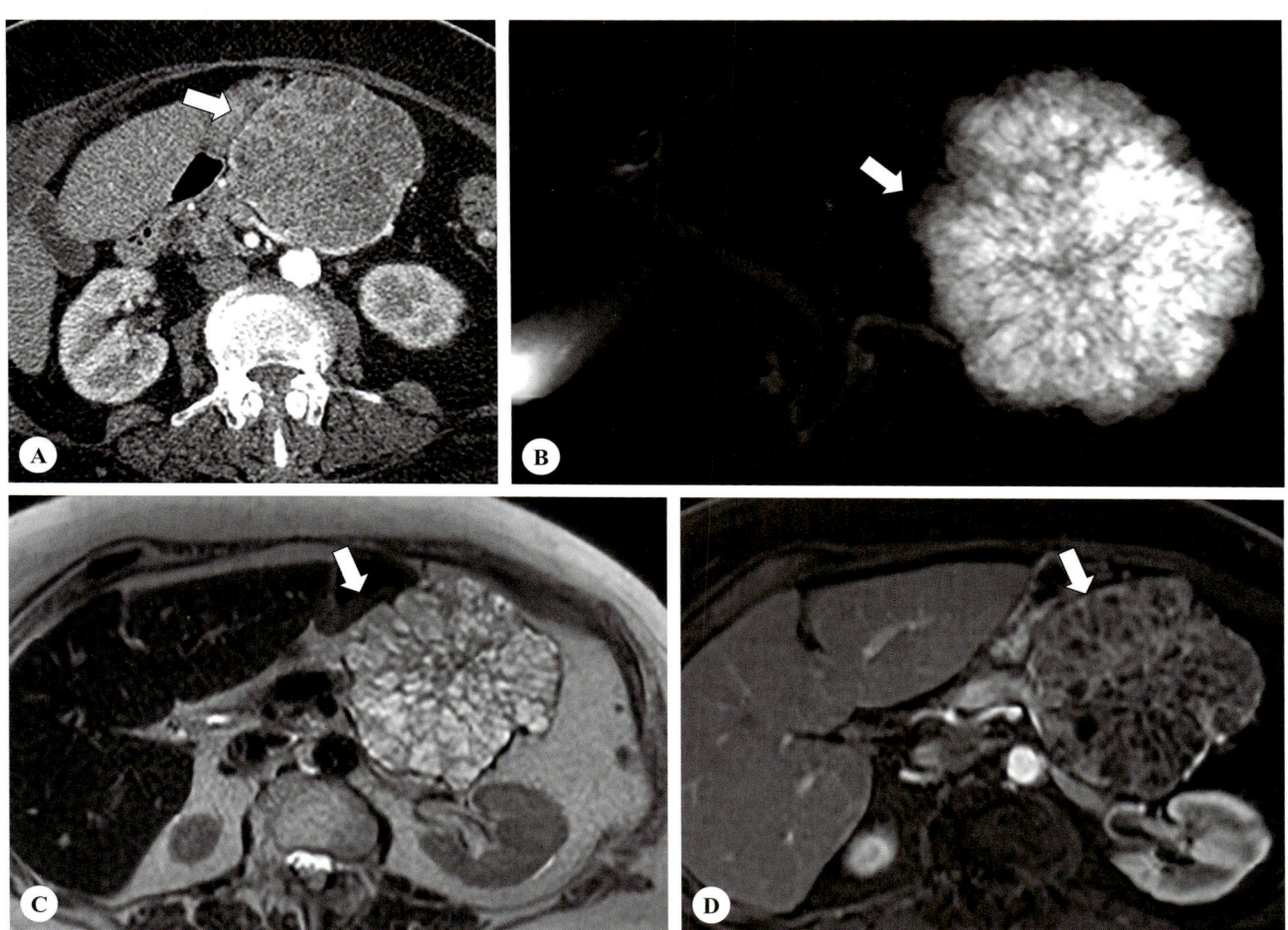

▲ 图 13-30　82 岁女性，患有浆液性微囊型囊腺瘤，表现为上腹部疼痛
A. 轴位增强软组织窗 CT 图像显示胰体部有边界清楚的分叶状的富血供肿块（箭）。该肿块包含多个小的囊性灶。
B. 斜冠状位 MRCP 图像显示肿块呈分叶状及明显高信号（箭）。病变由许多微小的囊肿组成，被细小的分隔隔开。
C. 轴位 T_2 加权 MR 图像显示肿块呈微囊型（箭）。D. 轴位增强脂肪抑制 T_1 加权 MR 图像显示强化分隔形成蜂窝状的表现（箭）

在脂肪抑制 T_2 加权成像中，PET 相对于邻近的胰腺实质呈中度高信号，在脂肪抑制 T_1 加权成像中呈低信号[86]。可能存在短 T_2 信号的包膜。增强后 PET 的强化特征与 CT 相似，呈明显强化，最好用多期动态增强后采集的图像评估。明显强化虽然是一种诊断性的影像学特征，但并不总是存在，缺乏明显强化可能是内部玻璃样变的标志[84]。

（7）淋巴管瘤：胰周淋巴管瘤最常见于女性患者的胰体和胰尾（女性与男性的比例为 2∶1），无年龄倾向性[86]。患者通常没有症状，或者表现为不明确的非特异性症状。肿块体积较大时可能被触及，肿块伴出血、破裂或感染等并发症时可出现急性症状。淋巴管瘤虽然是良性的，但可以是局部侵袭性的，通常可以完全手术切除。

超声显示胰周有多囊性低回声或无回声病变。CT 显示多个边界清楚的囊性病灶，有薄的分隔与胰腺相邻 / 相连，扩张的囊性病灶内可有不同程度的强化和静脉石样钙化。既往的囊肿内出血会增加囊性成分的密度。MRI 特征与 CT 相似，在 T_1 和 T_2 加权成像中呈边界清楚的多囊性病变，壁薄。囊性成分在 T_2 加权成像呈高信号，在 T_1 加权成像呈低信号（图 13-35）。在既往有出血或感染的情况下，T_2 信号可能会降低，而在近期出血的情况下，T_1 信号可能会增高。使用钆后的强化模式是可变的。

（8）淋巴上皮囊肿：非肿瘤性上皮内衬囊肿（淋巴上皮囊肿）与胰腺的其他囊性病变可能无法区分[86]。这些囊性病变非常罕见，主要见于男性。它们可以出现在一些疾病中，如 VHL 病、囊性纤维

685

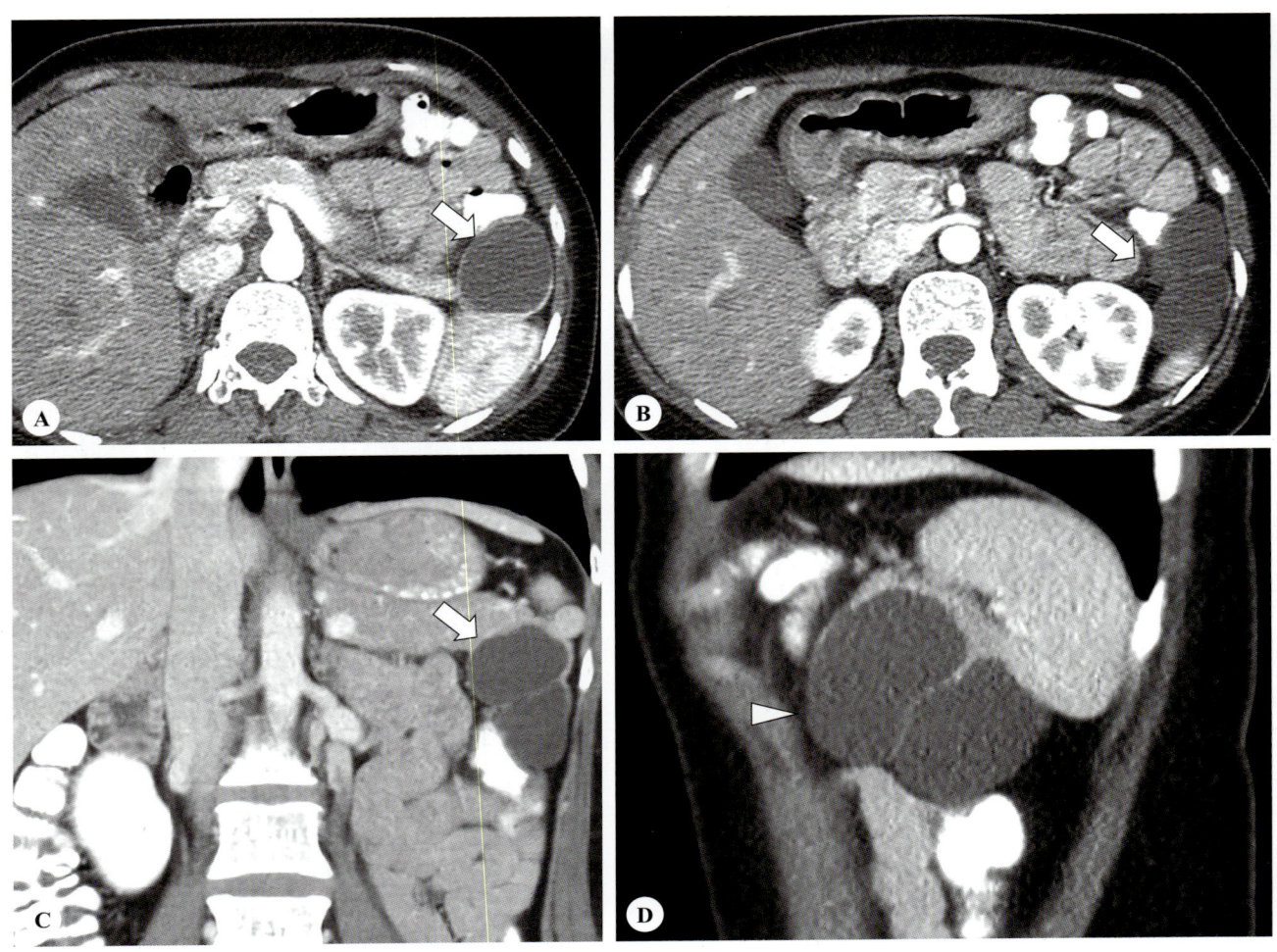

▲ 图 13-31 65 岁女性，表现为左上腹部疼痛，CT 上显示胰腺浆液性少囊型囊腺瘤
轴位（A 和 B）、冠状位（C）和矢状位（D）增强软组织窗 CT 图像显示胰尾部有一个双叶状的、外观简单的囊肿（箭）。没有发现包膜（箭头）

化、多囊肝、多囊肾，以及一些罕见的综合征，如 Meckel-Gruber 综合征、Saldino-Noonan 综合征、Jeune 和 Ivermark 综合征。其影像学特征是非特异性的，通常为＜5cm 的单发囊性病变。

(9) 囊肿转移性疾病：转移到胰腺的疾病通过血源性传播[86]。在诊断时，患者往往有多个器官受累。肾细胞癌是一个例外，可以单独转移至胰腺，而没有其他转移灶。肾细胞癌和肺癌转移到胰腺是最常见的。然而，转移灶坏死或囊变，多来源于侵袭性肿瘤，如黑色素瘤、肉瘤或囊性原发肿瘤（如卵巢癌）。

(10) 胰腺囊肿病变的管理：影像学在评估胰腺局灶性囊性病变中的作用是尽量对病变进行定性，并确定可能与恶性有关的高风险特征[86]。当出现这些特征时，阅片者应提出病灶恶变的可能性。

MRI 是用于评估胰腺囊性病变的最灵敏和特异的无创方式。考虑到扫描方案缩短，使用静脉对比剂已被证明对这些病变的随访影响很小。尽管 EUS 具有可比性，但其侵入性使其保留到 FNA 诊断。由于经腹超声的胰腺可视化有限，CT 存在电离辐射，这些方式对病变的随访不如 MRI 有利。

病变特征决定了管理。MCN、实性假乳头状肿瘤（solid pseudopapillary tumor，SPT）、囊性胰腺神经内分泌肿瘤和主胰管型 IPMN 如果＞1cm，通常要进行手术切除。浆液性囊腺瘤在 3 年内每年都要进行影像学检查，以评估其稳定性，如果有症状或＞4cm，通常要进行手术切除。

对分支胰管型 IPMN 和无法定性的病变的治疗要以影像学和症状为指导。如果有症状或存在壁结节，囊性病变要手术切除。如果病变大小超过

第 13 章 胰腺
Pancreas

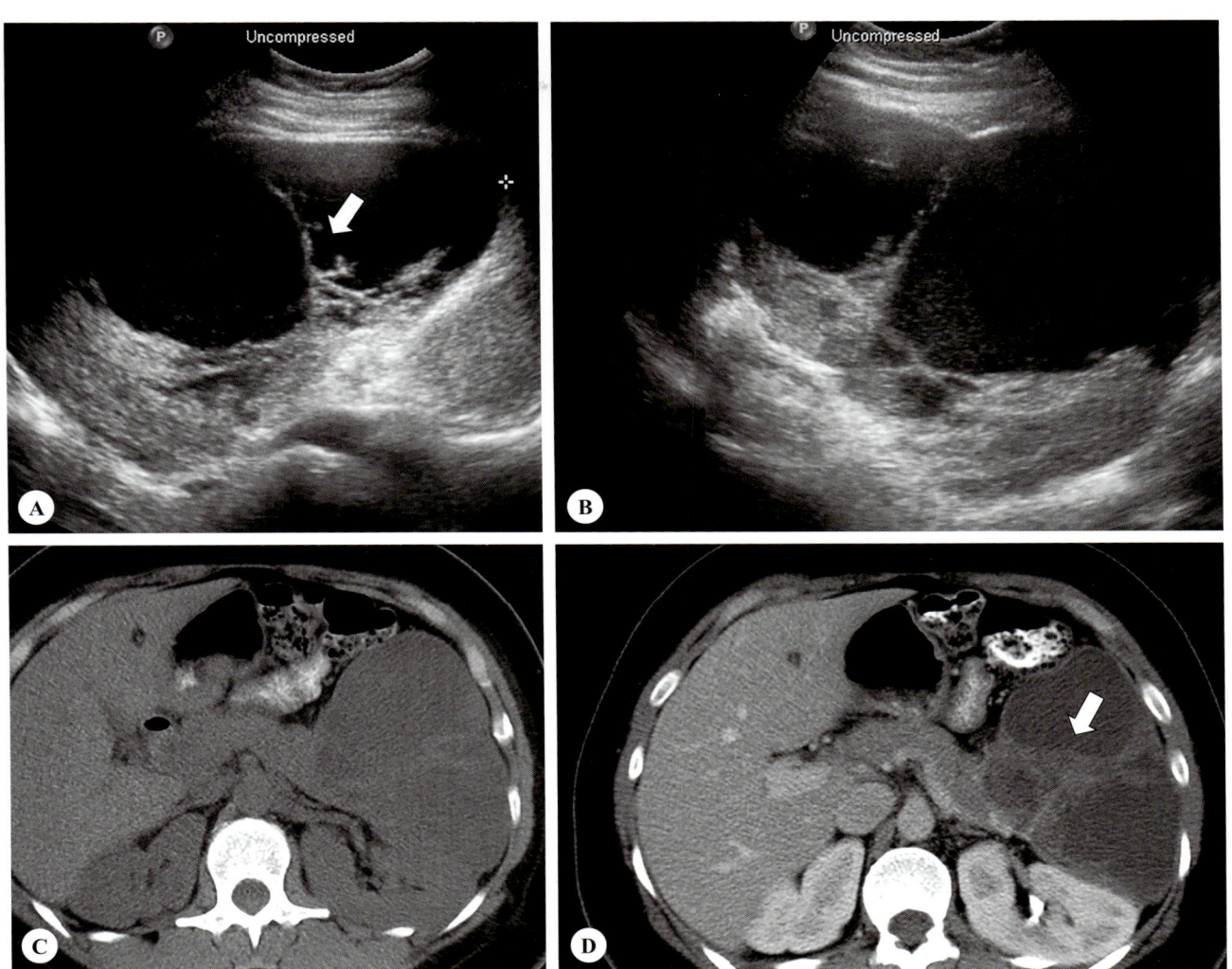

▲ 图 13-32　18 岁女性，表现为腹痛，经手术病理证实为实性假乳头状肿瘤

A 和 B. 横断面灰阶超声图像显示胰尾部一个边界清楚的大的囊性肿块，有一些不规则的分隔（箭）；C 和 D. 轴位平扫（C）和增强（D）软组织窗 CT 图像显示肿块有包膜，存在多个强化的不规则和厚的分隔（箭）

3cm，囊壁增厚 / 强化，MPD＞0.6cm 但＜1cm，存在不强化的壁结节，或者 MPD 口径突然改变，伴有远端胰腺萎缩，则进行 EUS 与 FNA，其结果可指导进一步管理。

如果这些特征都不存在，那么随访就由囊肿的大小决定。对于这些病变的管理，存在各种算法。根据 2012 年国际共识指南[87]：＜1cm 的病变应 2 年后随访一次；1～2cm 的病变应 2 年内每年随访一次，然后延长间隔时间再随访；＞2cm 的病变应在 3～6 个月内进行 EUS，然后进行 MRI 随访。每个机构对分支胰管型 IPMN 和不确定的囊性病变的管理指南各不相同，影像学检查增加的频率通常基于当地的实践偏好。

2. 胰腺导管腺癌　胰腺导管腺癌是一种恶性上皮性肿瘤，来源于具有导管分化的分泌黏液的腺体结构（同义词：导管细胞腺癌，胰腺外分泌癌）[88]。

胰腺导管腺癌占所有恶性胰腺肿瘤的 85%～95%。在世界范围内，虽然它只是第 9 种最常见的恶性肿瘤，但却是癌症相关死亡最常见原因中的第 4～5 种，凸显了其不良的预后[88]。在西方世界，胰腺癌的总发病率约为 10/10 万，在 75 岁以上的人口中上升到 100/10 万。80% 的肿瘤发生在 60—80 岁，男性的发病率约为女性的 2 倍。

胰腺导管腺癌通常表现为胆道梗阻引起的黄疸，继发于脾脏或腹膜后神经受累的疼痛，或者新发的糖尿病，以及体重减轻。预后很差，5 年生存

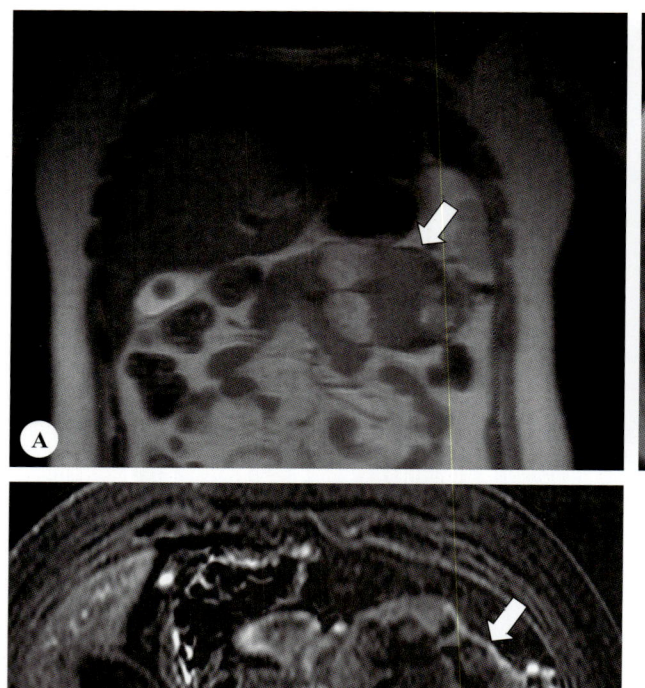
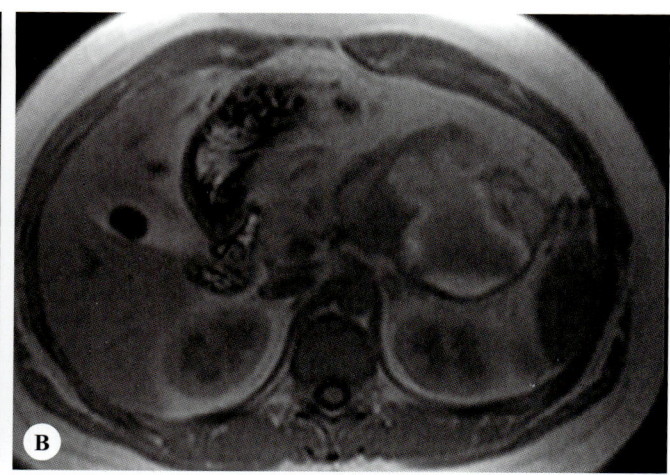
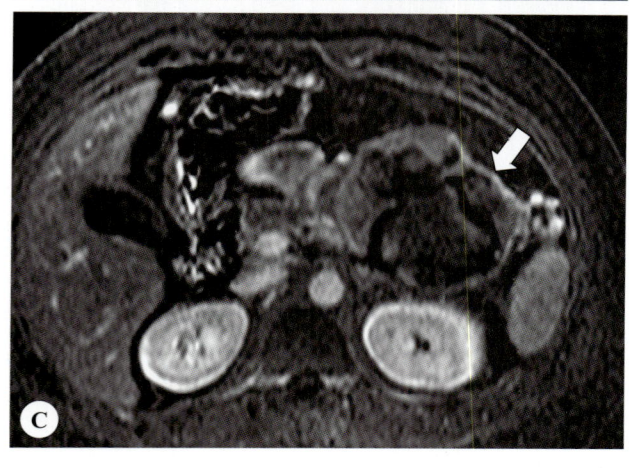

▲ 图 13-33 21岁女性，表现为体重减轻，经手术病理证实为实性假乳头状肿瘤

A. 冠状位 T_2 加权 MR 图像显示胰尾部一个有包膜的不均匀信号的肿块（箭）；B. 在轴位平扫 T_1 加权图像上，该肿块因出血而呈高信号；C. 轴位增强减影图像显示病变包膜强化（箭）

率为 1%～5%；有临床表现时，66% 的患者为肿瘤晚期，85% 的病例存在转移性疾病[89]。在高达 70%的病例中，肿瘤位于胰头内，通常不累及钩突；在 10%～20% 的病例中，肿瘤起源于胰体和胰尾。由于胰头与 CBD 和十二指肠的关系密切，胰头导管腺癌一般比胰体或胰尾的肿瘤发现得更早。据报道，多达 30% 的病例有肿瘤扩散[89]。

导管腺癌的大体外观是一个实性肿块，直径约为 3cm（范围为 1.5～10cm，胰头病灶的平均直径为 2.5～3cm，胰体和胰尾病灶为 5～7cm）。肿瘤的切面为黄色至白色，无出血或坏死；可能存在微囊性改变。由于促纤维增生反应沿小叶间隔扩散，这种硬化型的乏血供肿瘤的边缘可能不清楚。胰头肿瘤往往会出现 CBD 远端和 MPD 的狭窄或闭塞。即使梗阻不完全，也可以看到两个导管系统的上游扩张，导致黄疸和胰腺实质的纤维性萎缩（阻塞性慢性胰腺炎）。根据肿瘤的大小和位置，侵犯十二指肠壁并随后出现溃疡，包埋肠系膜神经和血管，以及侵犯邻近器官（胃、脾脏、左侧肾脏）是常见征象。侵犯周围结构是由于胰腺不像其他的腹部主要器官那样被包膜所限制。

（1）胰腺导管腺癌的影像特征：MDCT 是胰腺腺癌检测和术前分期的首选成像方式[90]。MDCT 扫描仪具有快速采集大容量数据和窄准直的特点，为放射医师提供了检测胰腺肿瘤的高准确性[90]。对比增强 MDCT 图像是在团注非离子型碘对比剂后快速进行薄层扫描获得的，腺癌相对于周围正常胰腺实质呈低密度病变（图 13-36）。在 CT 上除了肿瘤本身，通常也有一些间接征象表明肿瘤的存在：胆总管和胰管扩张，但无结石，胰管在体部和尾部扩张，但在头部未见扩张，在密度不均匀的萎缩腺体内有一个密度均匀的区域，钩突隆起，以及胰尾萎缩[91, 92]。最佳的肿瘤与胰腺实质的对比度差异使放射医师甚至能发现非常小的病变。在动态 CECT 检查的胰腺实质期（40s）或 PVP（70s）期间，可以达到最大的肿瘤显示效果[90-92]。

肝脏转移的检测对于患者的术前分期至关重要，因为肝内存在转移性病灶会使肿瘤无法切除。MDCT

第 13 章 胰腺
Pancreas

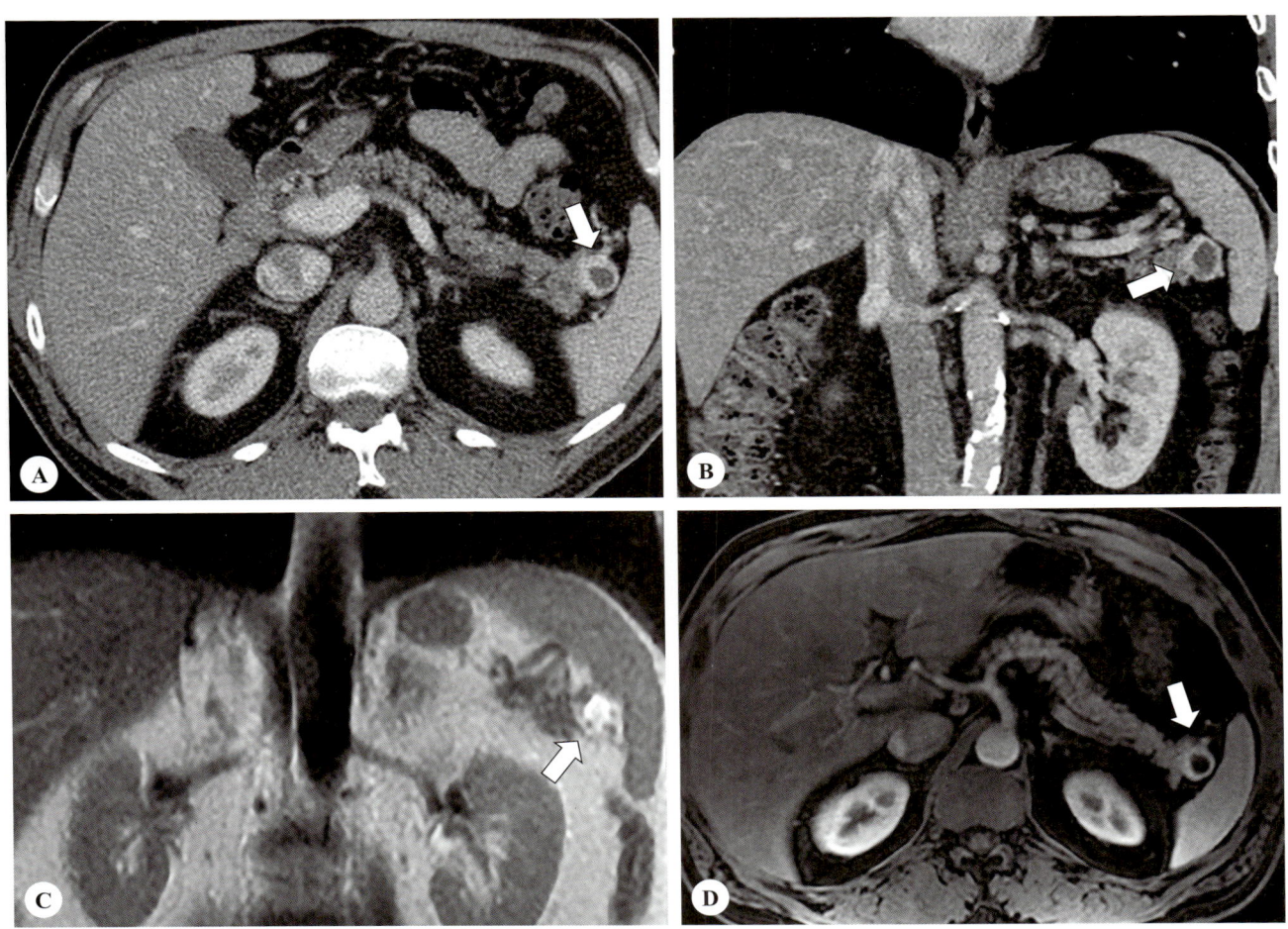

▲ 图 13-34 54 岁男性，表现为左上腹部疼痛，经手术病理证实为胰腺囊性内分泌肿瘤

A. 轴位增强软组织窗 CT 图像显示胰尾部边界清楚的圆形囊性病灶（箭）。该病灶显示明显的外周强化。B. 冠状位增强软组织窗 CT 图像显示病灶位于胰尾部（箭）。C. 冠状位 T_2 加权 MR 图像显示病灶呈囊性（箭）。D. 轴位增强脂肪抑制 T_1 加权 MR 图像显示病灶的厚壁强化（箭）

扫描仪有能力显示非常小的病灶（< 5mm），尽管其特异性因缺乏良好的软组织对比而受到影响[93]。在没有明显的肝脏和腹膜/网膜转移的情况下，肿瘤是否可切除取决于是否存在局部侵犯或血管受累。Soriano 等在一项前瞻性研究中比较了内镜超声检查、CT、MRI 和血管造影在胰腺癌术前分期和肿瘤可切除性评估中的作用，报道称 CT 是胰腺癌分期的主要手段，在评估原发肿瘤范围、局部区域扩散、血管侵犯和转移性扩散方面最好（准确率分别为 73%、74%、83% 和 88%）。在这项研究中，内镜超声检查被认为在评估肿瘤大小和淋巴结受累方面至关重要。然而，可以认为最初对内镜超声检查胰腺癌分期的热情如今已经减弱，因为有研究报道称，EUS 在局部区域分期中并不像早期建议的那样准确，尤其是在诊断血管受累方面。此外，由于 EUS 视野受限，

包括非区域性淋巴结群在内的远处转移的检测远远超出了 EUS 的能力范围，因此，倾向于将 MDCT 作为胰腺癌分期的单一成像技术[93-95]。

利用 MRI，胰腺腺癌的检测主要基于平扫 T_1 加权脂肪抑制图像和立即注射钆对比剂后的 T_1 加权扰相 GRE 图像[96-98]。在 T_1 加权脂肪抑制自旋回波图像上，胰腺癌显示为低信号肿块，并与正常胰腺组织明显区分开，后者由于锰和蛋白质的存在而呈高信号（图 13-37）。事实证明，MRCP 是评估胰管梗阻程度和原因的准确手段。MRCP 的一个主要优点是根据胰腺分泌物的信号特征来显示导管。因此，人们可以在阻塞性病变的近端和远端对导管进行观察。事实上，导管内液体可以提供额外的图像对比，用来观察未使腺体变形的肿瘤[99]。肿瘤周围的促纤维增生反应偶尔会使肿瘤附近的脂肪模糊而类似胰腺

689

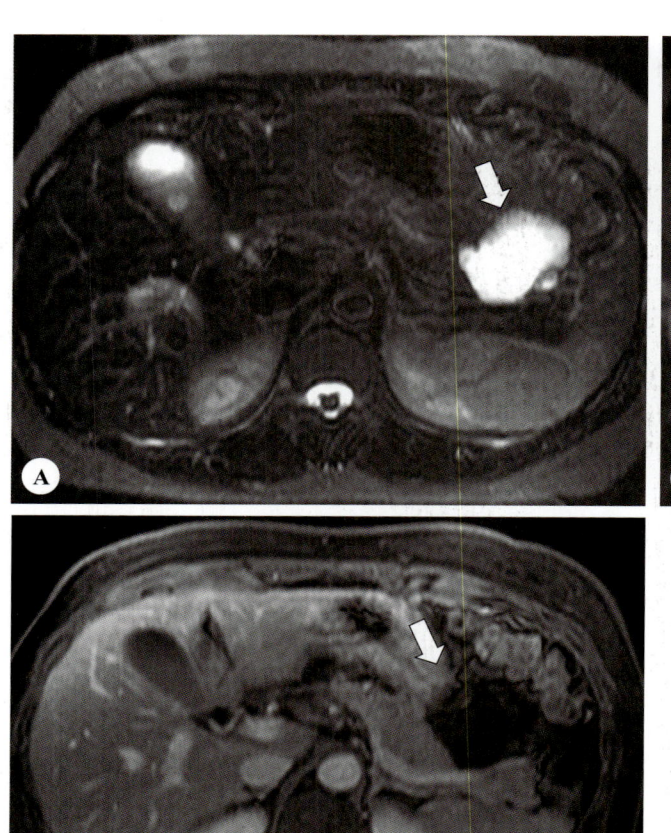

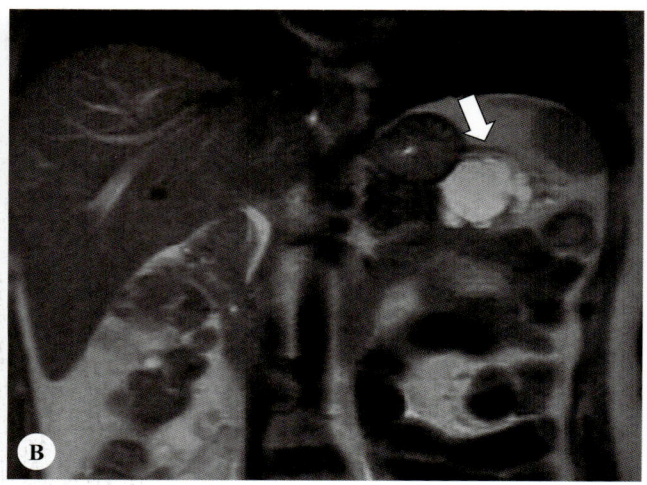

▲ 图 13-35 37 岁女性，患有胰周淋巴管瘤，CT 扫描时偶然发现囊性肿块

A 和 B. 轴位脂肪抑制 T_2 加权（A）和冠状位 T_2 加权（B）MR 图像显示，在胰尾部下方的腹膜后间隙见一边界清楚的高信号肿块（箭），与空肠相邻；C. 轴位增强脂肪抑制 T_1 加权 MR 图像显示乏血供分叶状肿块（箭）及其与肠道和胰腺的关系

炎。事实上，在胰腺癌中合并胰腺炎的情况并不少见（例如，在导管阻塞的情况下）。在区分慢性胰腺炎和胰腺癌方面，MRI 可能优于 CT。T_2 加权成像可以帮助区分这些纤维化变化和炎症变化，因为胰周液体在 T_2 加权图像上有较高的信号强度。然而，即使有动态钆增强，慢性胰腺炎仍然难以与胰腺癌区分。

^{18}F-FDG-PET 是一种相对新颖的胰腺成像方式[100]。而对于直径＜2cm 的胰腺肿瘤，^{18}F-FDG-PET 的灵敏度明显优于 CT；当胰腺病变较大时（直径＞4cm），CT 的灵敏度优于 ^{18}F-FDG-PET。与解剖学成像相比，PET 的主要优势是能够通过恶性组织较高的葡萄糖代谢来区分胰腺癌和局灶性胰腺炎，并通过检测小的和隐匿的转移性病变来改变患者的管理（图 13-38）。

胰腺导管腺癌的分期和治疗基于肿瘤的大小、在胰腺内的位置、局部扩散到周围血管及是否存在转移性病变[93-98]。美国常用的分类系统是由美国癌症联合委员会（American Joint Committee on Cancer，AJCC）和美国国立综合癌症网络（National Comprehensive Cancer Network，NCCN）提供的分类系统[101]。基于 TNM 系统的 AJCC 分类法被用来评估近期和长期临床预后，并根据疾病的阶段生成患者的总体生存数据。NCCN 指南提供了一个基于肿瘤范围的分类系统，为不同治疗建议的患者进行分层。在没有转移性疾病的情况下，胰腺癌患者被分为三个主要类别：①可切除；②边缘可切除；③局部晚期/不可切除。疾病归于哪类取决于：①肿瘤在胰腺内的位置，位于胰头或钩突的肿瘤可能适合 Whipple 手术或胰十二指肠切除术，而位于胰体或胰尾的肿瘤适合远端胰腺切除术；②动脉或静脉受累，肿瘤与血管周缘接触的角度≤180°（也称为"毗邻"），或者肿瘤与血管周缘接触的角度超过 180°（也称为"包埋"）。

根据 NCCN 指南，按照血管受累的位置和程度，胰腺癌患者被划分为：①当腹腔干（celiac axis，

第 13 章 胰腺
Pancreas

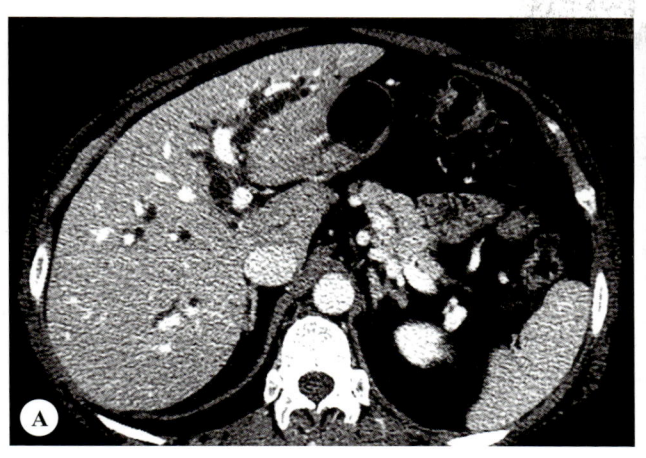
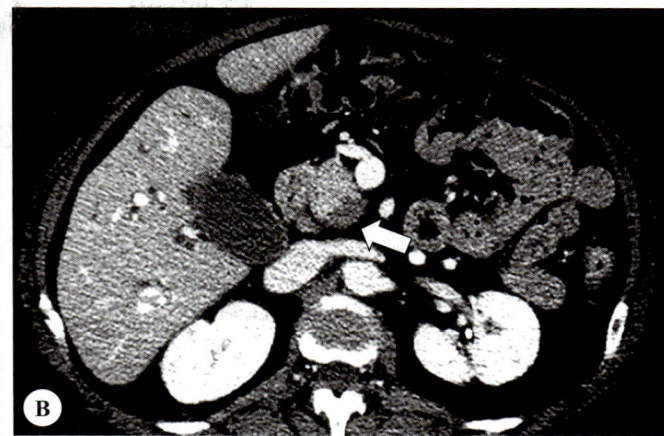
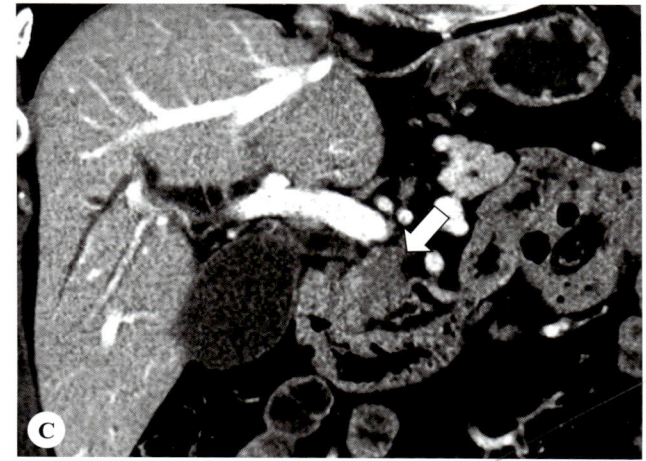

▲ 图 13-36 45 岁患者，有胰腺癌家族史，CT 筛查时发现肿块，经手术病理证实为胰腺导管腺癌

轴位（A 和 B）和冠状位（C）增强软组织窗 CT 图像，在低能量设置（80kVp）下应用对比剂团注技术，显示胰头后份有乏血供肿块（箭），胰管扩张很轻微，肿块与胰周任何血管之间没有接触

CA）、肠系膜上动脉（superior mesenteric artery，SMA）和肝动脉周围有清晰的脂肪间隙，并且没有 SMV 或门静脉（SMV or portal vein，SMV/PV）接触（病灶）或扭曲时，可切除；②当 SMV 或 PV 有静脉受累，伴随静脉扭曲或变窄时，可边缘切除；当静脉闭塞，近端和远端有合适血管时，可安全切除并进行静脉跳跃式移植（图 13-39），当胃十二指肠动脉被肿瘤包埋，上至肝动脉短节段，或者与肝动脉直接毗邻但不延伸至腹腔干时，可边缘切除，或者肿瘤与SMA 毗邻，与血管壁周缘接触的角度不超过 180° 时，可边缘切除；③当有远处转移，主动脉受侵或包埋，不可重建的 SMV/PV 闭塞，胰头肿瘤包埋 SMA 超过 180°，任何 CA 毗邻，下腔静脉受累，胰体 / 尾部肿瘤包埋 SMA 或 CA 超过 180°（图 13-40），以及转移到切除区域以外的淋巴结时，不可切除。延伸到邻近结构，如横结肠或结肠系膜、胃、脾脏、肾上腺或肾脏，并不是手术的明确禁忌，因为这些结构可以和原发肿瘤一起切除。

（2）胰腺导管腺癌的管理 / 临床问题：在出现临床症状时，2/3 的患者为肿瘤晚期，85% 的病例出现转移性疾病。只有 10%～20% 的患者有治疗意图接受了手术。可切除肿瘤的患者 5 年生存率可高达 20%～25%，而不可切除肿瘤的患者 5 年生存率为 0%。进行肿瘤边缘切除的患者通常会接受吉西他滨或福尔马林的新辅助化疗，并在有可能切除手术前进行重新分级。无法切除肿瘤的胰腺癌患者可接受化疗或射波刀放射治疗。

3. 其他胰腺实性肿瘤

（1）胰腺内分泌肿瘤：以前也被称为胰岛细胞瘤或神经内分泌肿瘤，是罕见的胰腺肿瘤，被认为是由胰腺外分泌的亚全能性腺泡 / 导管细胞产生的[102, 103]。识别这些肿瘤具有重要的临床意义，因为它们具有恶性潜能和相关的副肿瘤综合征。

胰腺内分泌肿瘤占所有胰腺肿瘤的 2% 或更少，估计年总发病率低于 1/10 万人。它们的发病率在生命的第 60～70 年中是最大的。非功能性 PET 没有明显的性别倾向，但功能性 PET 更常在女性患者中被诊断[102]。

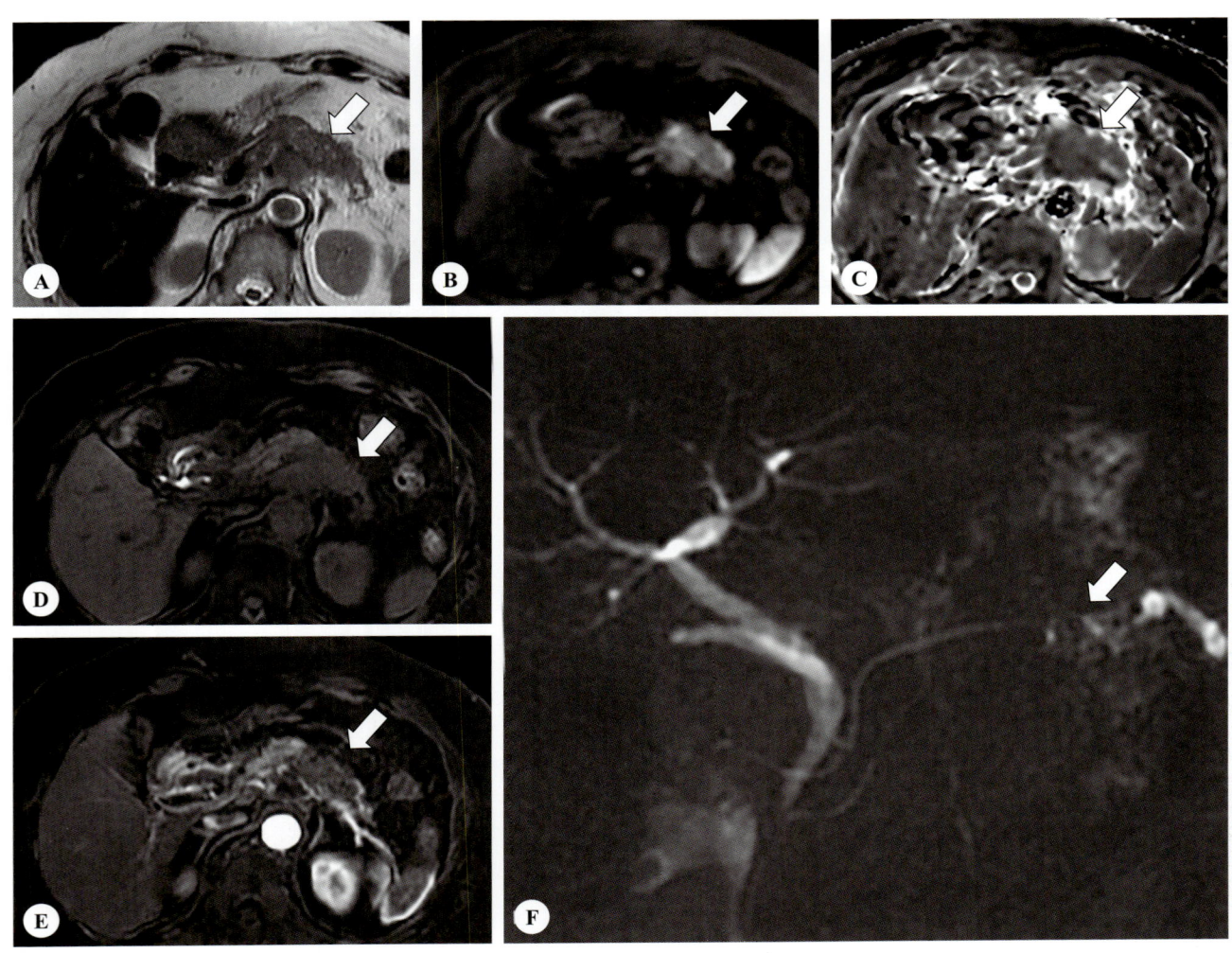

▲ 图 13-37 47 岁女性，患有胰腺导管腺癌，表现为恶心和体重下降

A. 轴位 T₂ 加权 MR 图像显示胰体部边界不清的轻度高信号肿块（箭）；B 和 C. 肿块（箭）在轴位高 b 值 DWI 图像（B）上呈明显高信号，在轴位 ADC 图（C）上呈低信号，提示弥散受限；D 和 E. 轴位非增强（D）和轴位增强（E）脂肪抑制 T₁ 加权图像显示肿块（箭）相比于正常高信号胰腺实质（D）呈低信号，肿块为乏血供（E）；F. 斜冠状位 T₂ 加权 MRCP 图像显示胰管在体部水平截断（箭）。注意胰尾部的导管梗阻。偶然发现胰腺分裂

虽然大多数 PET 是散发性的，但少数病例是遗传性的，可能发生在 MEN1、VHL 综合征、神经纤维瘤病 I 型或结节性硬化症患者身上。患有这些遗传性疾病的患者更有可能有多个 PET。超过 50% 的 MEN1 综合征患者和 5%～10% 的 VHL 综合征患者发生 PET[102]。

在临床上，是否出现副肿瘤性内分泌障碍可作为分化良好的 PET 分类的依据。如果没有副肿瘤性内分泌障碍的症状，PET 被认为是非功能性的。而当这些症状出现时，则认为肿瘤是功能性的。几乎所有分化良好的 PET 都产生激素，但大多数患者没有表现出临床上明显的内分泌障碍，因为激素的分泌量很小或功能不活跃。在一个纳入了 297 名 PET 患者的研究中，75% 为非功能性的，25% 为功能性的。功能性 PET 病例的临床表现与肿瘤所分泌的特定激素有关，通常会导致诊断更早和肿瘤更小。胰岛素瘤（60%）、胃泌素瘤（20%）和胰高血糖素瘤（3%）是最常见的功能性 PET。众多其他亚型，如 VIP 瘤、生长抑素瘤和产生 5- 羟色胺的肿瘤（引起类癌综合征），也有被描述。大多数无功能性 PET 是偶然发现的。当有症状时，无功能性 PET 患者会出现与占位效应或转移有关的症状，腹痛是最常见的主诉。

世界卫生组织将 PET 分为分化良好的内分泌肿瘤、分化良好的内分泌癌和分化不良的内分泌癌。

第 13 章 胰腺
Pancreas

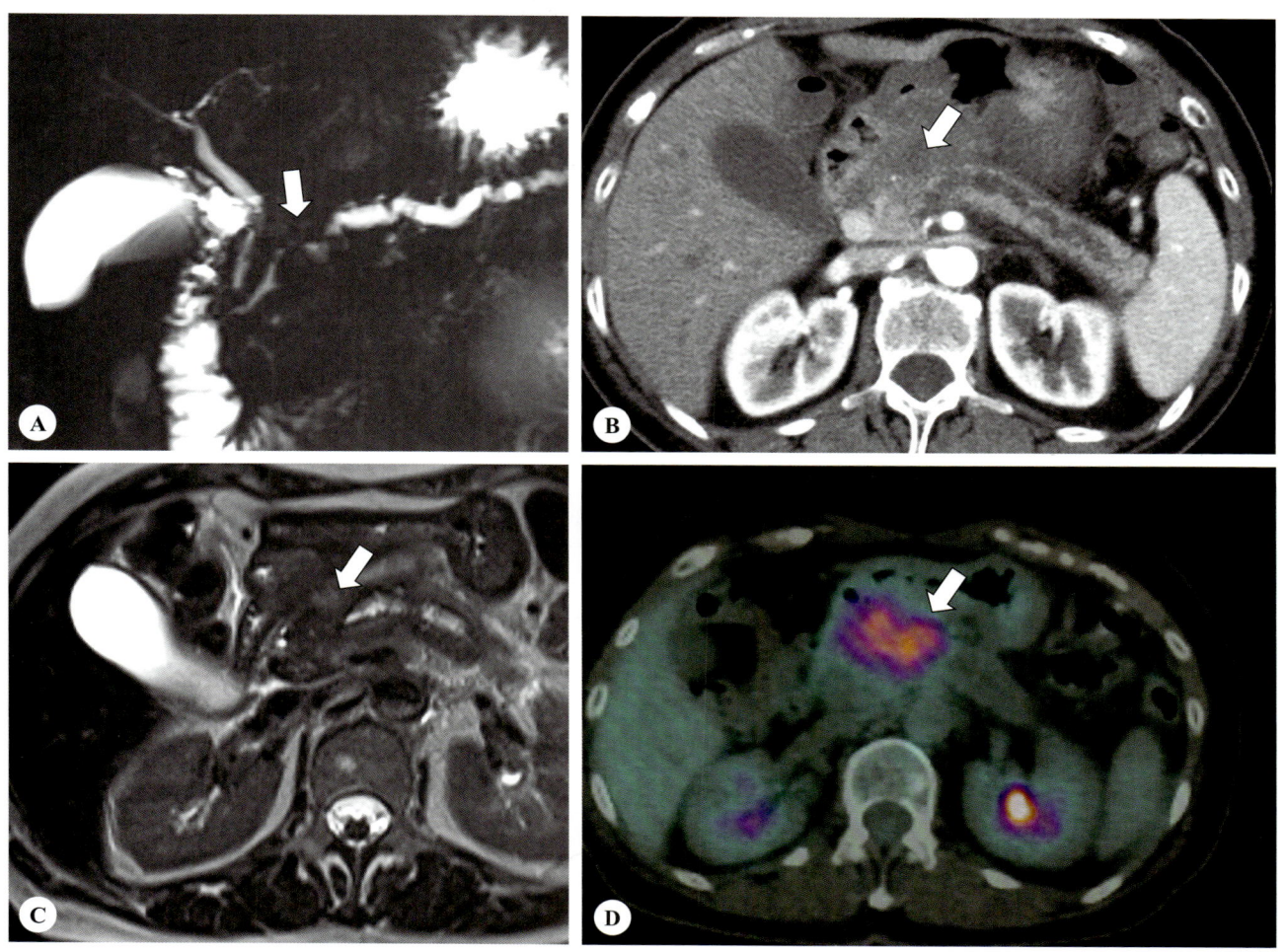

▲ 图 13-38　76 岁女性，表现为上腹痛，经手术病理证实为胰腺导管腺癌

A. 斜冠状位 T_2 加权 MRCP 图像显示胰管在颈部水平截断（箭）。注意胰体部和尾部的导管梗阻。B. 轴位增强软组织窗 CT 图像显示胰颈部边界不清的乏血供肿块（箭），向胃窦延伸。注意胰管梗阻。C. 轴位 T_2 加权 MR 图像显示该肿块呈轻度高信号，并阻塞了胰管（箭）。D. 轴位非增强 FDG-PET/CT 融合图像显示示踪剂在肿块内有明显的聚集（箭）

分化良好的 PET 局限于胰腺，并细分为具有良性行为的 PET（大小＜2cm）或不确定行为的 PET（大小≥2cm，或者以下任何一项：神经末梢侵犯，血管侵犯，每 10 个高倍视野有 2 个视野出现有丝分裂，Ki-67 阳性＞2%）。分化良好的胰腺内分泌癌是一种低级别的恶性肿瘤，伴有局部侵犯和（或）转移。分化不良的内分泌癌是一种罕见的高级别恶性肿瘤，男性/女性比例约 4∶1，在所有 PET 人群中占比不到 8%。

通过超声检查，与正常胰腺相比，PET 通常表现为低回声，但也可能是等回声，很少是高回声。肿瘤如果是均匀的实性，则显示为均匀回声。然而，如果存在囊性改变或坏死，则肿瘤会表现得不均匀，并有相对于肿瘤组织呈无回声或低回声的液体填充区域。肿瘤钙化表现为高回声，有后方声影。与 MRI 或 CT 相比，经腹超声对原发性 PET 的检测灵敏度较低。内镜超声检查是侵入性的、昂贵的，但对胰尾部以外的胰腺内肿瘤有很高的灵敏度（94%），并可进行组织取样。术中 US 可用于识别其他方法可疑但无法确定的 PET。

在 CT 上，分化好的 PET 通常是圆形或卵圆形的肿瘤，边缘相对于正常胰腺来说很清楚[102-105]。分化较差的内分泌癌显示浸润性边缘。PET 大小的中位数为 2.0cm（功能性和非功能性的肿瘤中位数分别为 1.5cm 和 2.8cm）。如果没有局部侵犯邻近器官或可识别的转移，影像学研究不能可靠地预测 PET 的恶性

693

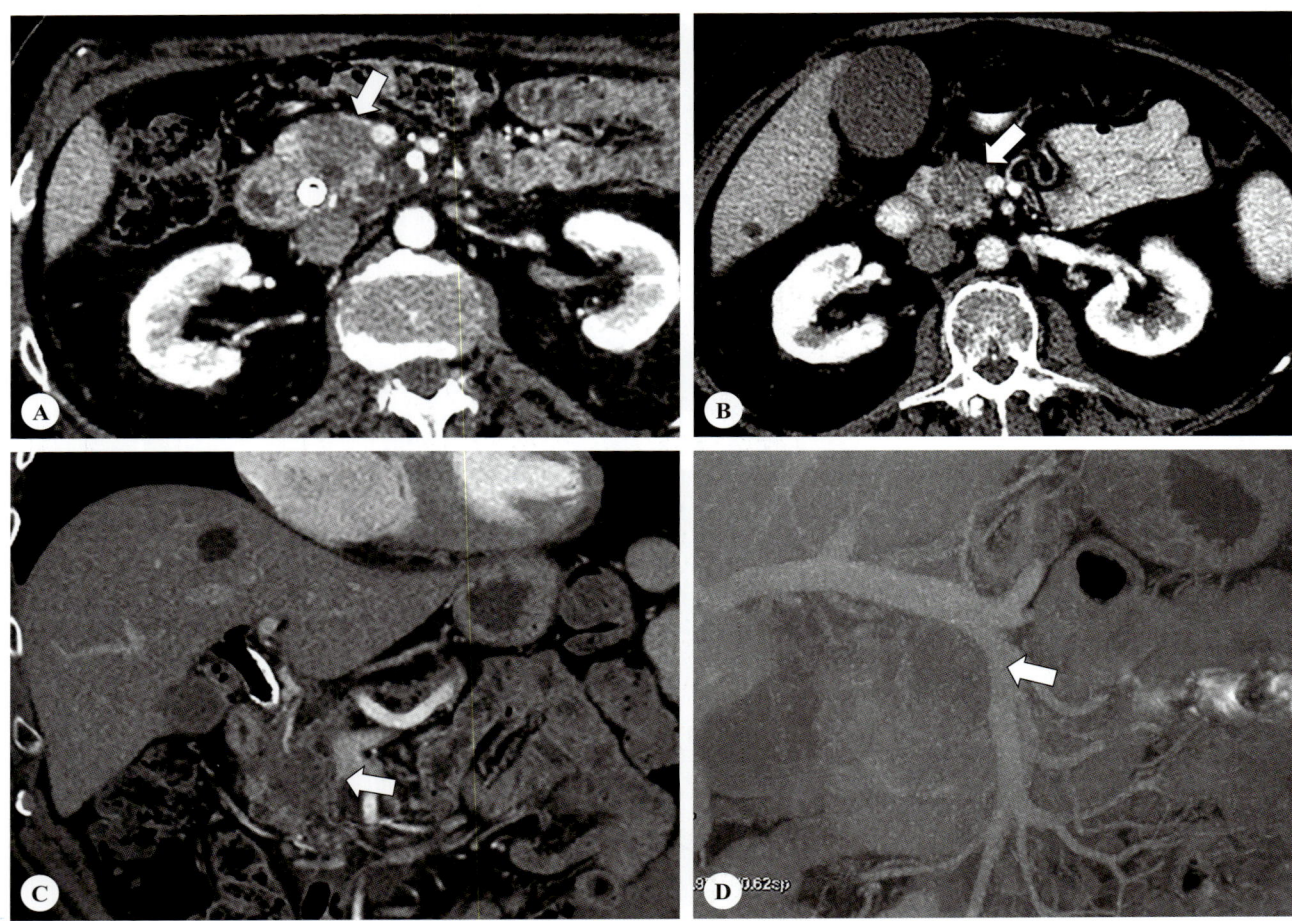

▲ 图 13-39 59 岁男性，表现为上腹痛、背痛，经手术病理证实为胰腺导管腺癌，行边缘切除
A 和 B. 轴位增强软组织窗 CT 图像显示胰头部肿块，与肠系膜上静脉毗邻（接触范围＜180°）（箭）；C 和 D. 冠状位增强软组织窗 CT 图像（C）和冠状位 MIP 图像（D）显示肿块引起静脉轻度移位（箭）

行为。一般来说，较大（＞5cm）的肿瘤恶变的风险增加。肿瘤可能位于胰腺内、外生的或胰腺外（特别是胃泌素瘤、生长抑素瘤和 VIP 瘤）。胰胆管梗阻、伴或不伴远端胰腺萎缩在 PET 并不常见，这与胰腺腺癌不同，该病中胰胆管梗阻通常与肿瘤体积有关，而不是浸润或结缔组织增生引起。最近，小 PET 在局部释放 5-羟色胺已被确定为可能诱发胰管狭窄的一个因素。

根据退行性囊变或坏死的比例（如果存在的话）和实性成分强化的程度，PET 的征象差异很大。虽然大多数 PET 通常是实性的，但 17%～42% 的 PET 可以看到囊变，而且更多见于较大的肿瘤。部分囊性 PET 可以看到内部分隔。囊性 PET 可能类似其他囊性胰腺肿瘤和胰腺假性囊肿。

对于 PET 的 CT 评估，主张利用在 AP 和 PVP 中获得的双期对比增强图像。通常在注入对比剂后分别延迟 20～25s 和 50～70s 的情况下进行 AP 和 PVP 成像[102-105]。双期 CT 检测 PET 的灵敏度为 69%～94%。使用中性肠道对比剂可提高十二指肠内或附近的非囊性肿瘤的显示率，并可为手术计划重建血管图像。在平扫 CT 图像上，PET 通常相对于正常胰腺呈等密度或低密度，但可能很少呈高密度。CT 能更好地描述肿瘤钙化，几乎 25% 的 PET 存在钙化。PET 是典型的富血供病变，相对于胰腺实质而言强化程度增高[106]（图 13-41）。在 AP 成像过程中，捕捉 PET 的肿瘤染色对于发现小的、其他隐匿性病变至关重要。强化模式涵盖了从较小病灶的均匀强化到较大病灶的环形和不均匀强化。

在 T_1 和 T_2 加权 MR 图像上，PET 通常分别呈低信号和高信号[106]（图 13-42）。虽然 T_1 等信号的 PET 很少见，但 T_2 低信号或等信号的 PET 并不少见。与 CT 类似，MRI 的 PET 强化模式、程度和时

第 13 章 胰腺
Pancreas

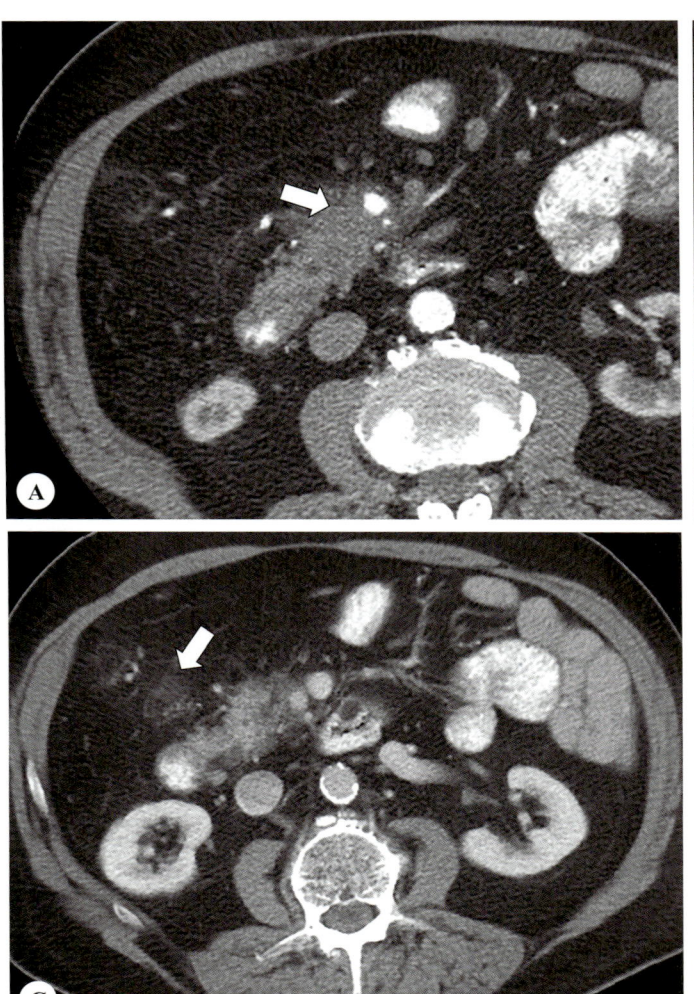

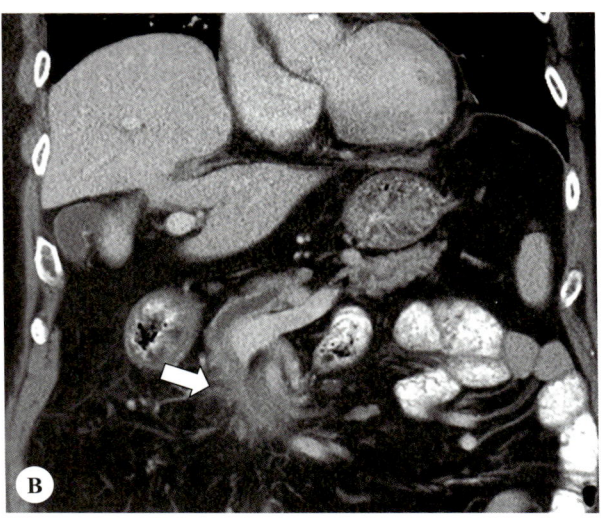

▲ 图 13-40 45 岁男性，患有局灶性晚期胰腺导管腺癌，表现为上腹痛、背痛

A. 轴位增强软组织窗 CT 图像显示胰头部边界不清的乏血管肿块，完全包埋肠系膜上动脉（箭）；B. 冠状位增强软组织窗 CT 图像显示边界不清的胰头肿块阻塞了主胰管并湮没了肠系膜上静脉（箭）；C. 轴位增强软组织窗 CT 图像显示大网膜右侧边界不清的结节（箭），符合转移性疾病

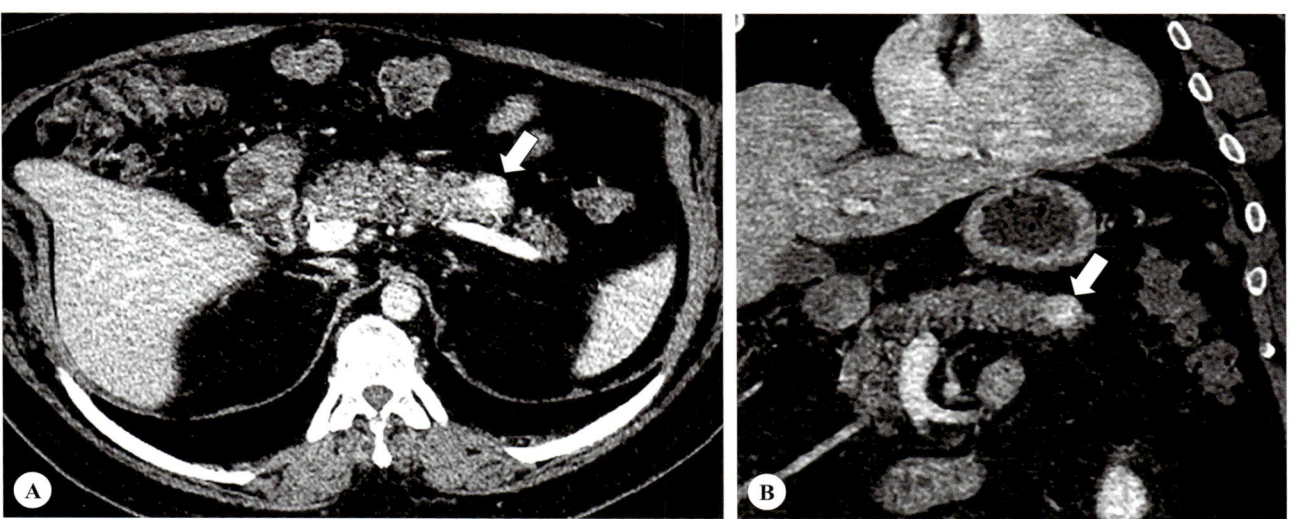

▲ 图 13-41 52 岁男性，低血糖发作，经手术病理证实为胰腺内分泌肿瘤

A. 轴位增强软组织窗 CT 图像显示胰体部边界清楚的富血供肿块（箭）；B. 冠状位增强软组织窗 CT 图像显示胰体部富血供肿块（箭）

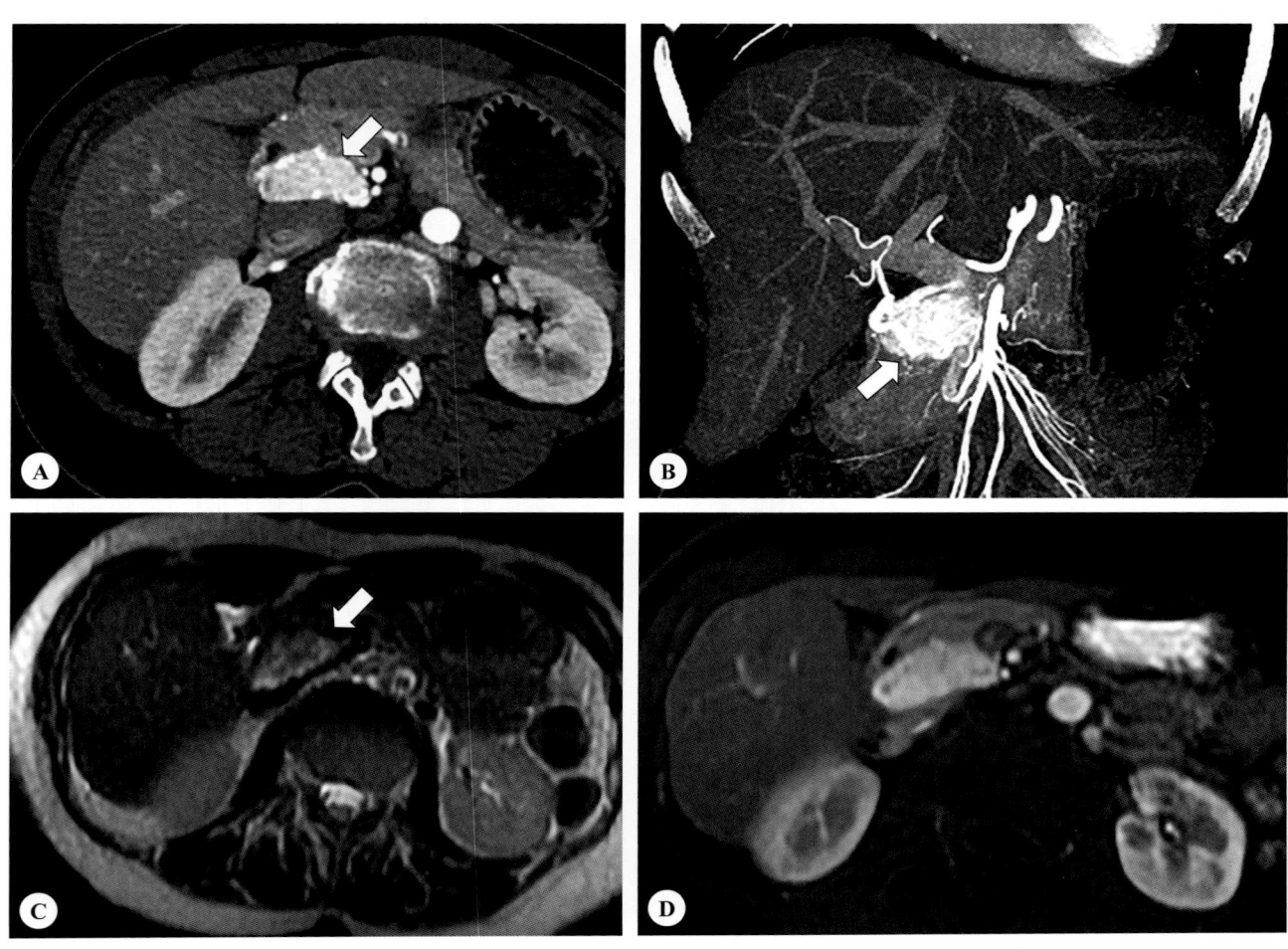

▲ 图 13-42 36 岁女性，表现为腹痛，经手术病理证实为胰腺内分泌肿瘤

A. 轴位增强软组织窗 CT 图像显示胰头后份边界清楚的富血供肿块（箭）；B. 冠状位重建增强软组织窗 CT 图像显示胰头部富血供肿块（箭）及其与动脉的关系；C. 轴位 T_2 加权 MR 图像显示该肿块相对于正常胰腺呈高信号（箭）；D. 轴位增强脂肪抑制 T_1 加权 MR 图像显示富血供肿块

间是可变的。肿瘤在 AP 图像上可能相对于正常胰腺呈高、等或低信号，并有均匀、不均匀或环形强化的模式。一些 PET 在延迟序列上强化程度显著增高。这一征象可能与肿瘤内大量的纤维组织有关。单独的 MRI 检测 PET 的灵敏度很高（75%~95%）。带有脂肪抑制的非增强和延迟增强 T_1 加权图像似乎能提供最好的灵敏度。动态对比增强减影图像可以增加病变的显示率，有助于检测。DWI 在 PET 方面的效用还没有被广泛研究，但可能有价值（图 13-43）。

生长抑素受体显像（somatostatin-receptor scintigraphy, SRS）（奥曲肽扫描）可能对含有生长抑素受体的良好分化的 PET 的检测、分期和监测有用；试验通常使用 [111]In-喷曲肽。PET 和 PET 转移灶显示为放射性药物活性增加的局部区域（图 13-44）。据报道，SRS 的灵敏度因肿瘤大小和亚型而异。在一个纳入了 142 名患者的研究中，SRS 检测原发肿瘤的总体灵敏度低于所有其他成像方式，为 67.6%，非功能性 PET 的灵敏度（75.2%）大于功能性 PET（49.1%）。分化较差的内分泌癌没有生长抑素受体或生长抑素受体数量减少，因此不能用 SRS 进行可靠的成像，但确实存在代谢活动增加，可以用 FDG 正电子发射断层显像进行准确分期。对于分化良好的 PET，FDG 正电子发射断层显像没有用，因为这些肿瘤的代谢活动不够活跃，不能表现出检测所需的葡萄糖摄取量增加。

病灶呈局灶性的患者的处理方式与有远处转移的患者不同，但在大多数患者中，通过影像学研究和血清中的嗜铬粒蛋白 A 水平进行监测。局灶性、分化良好的功能性 PET 和那些超过 2cm 的非功能性 PET 的最佳治疗方式是手术切除，根据肿瘤的大小

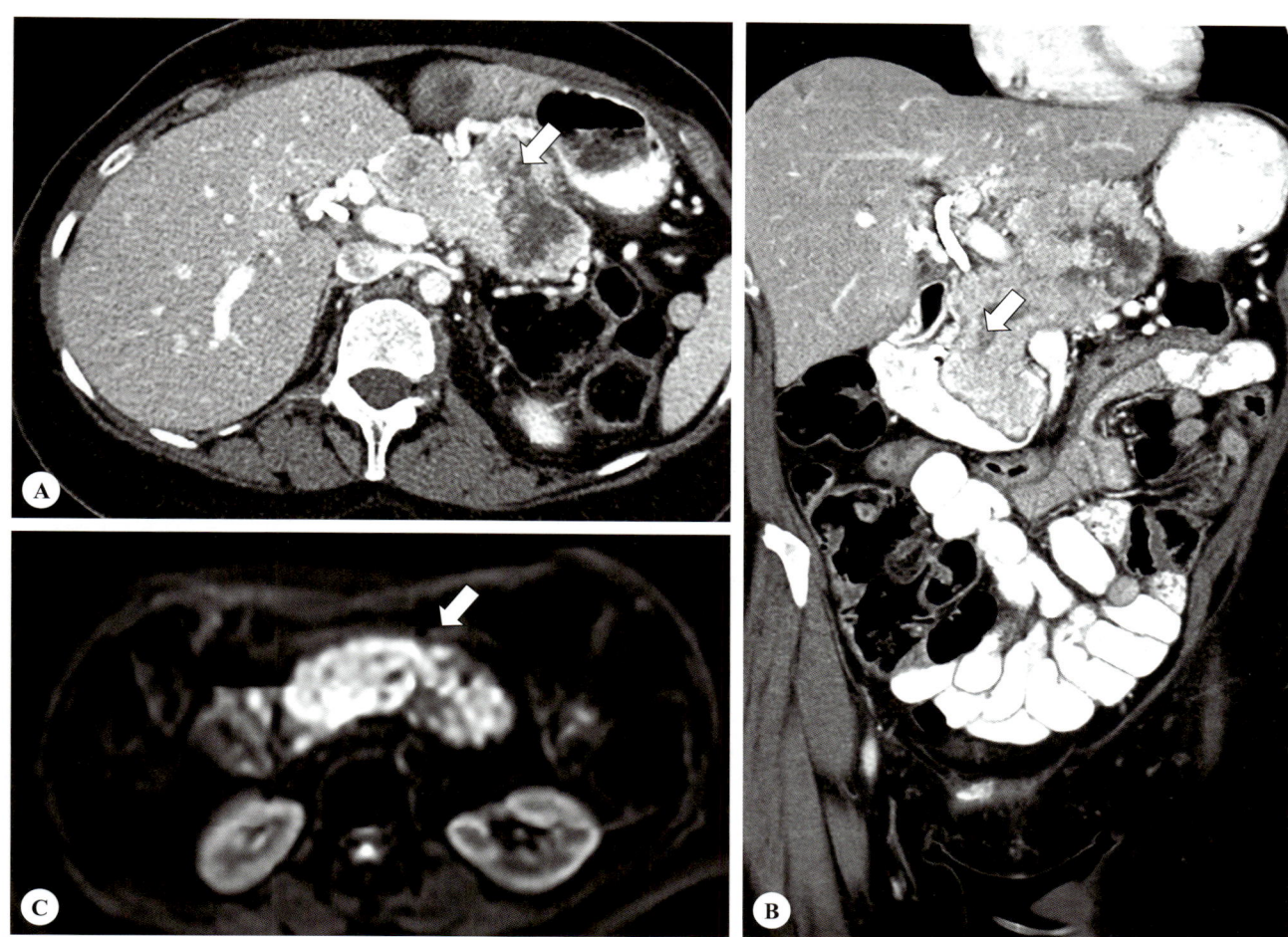

▲ 图 13-43 36 岁女性，表现为腹痛和胰腺肿块，经手术病理证实为胰腺内分泌肿瘤

A. 轴位增强软组织窗 CT 图像显示胰体部大的边界清楚的富血供肿块（箭）；B. 冠状位重建增强软组织窗 CT 图像显示富血供肿块（箭）在胰头部延伸，并压迫到十二指肠的第三段；C. 轴位 DWI 加权高 b 值 MR 图像显示肿块相对于正常胰腺呈明显的高信号（箭）

和位置，可以通过胰十二指肠切除、中间胰腺切除、远端胰腺切除、病灶摘除术或全胰腺切除完成。在肝脏转移的情况下，往往是多发性的，通常表现为环形强化的肿块，肝脏切除对长期生存率有良好的影响，在没有肝外疾病和至少 90% 的肿瘤可以切除的情况下，应该考虑肝脏切除。对于没有肝外疾病和其他治疗方法失败的患者，可以尝试进行肝脏移植以获得治愈，但复发是很常见的。

患有远处转移或无法切除的疾病的患者可使用化学治疗剂（如氟尿嘧啶）或生物治疗剂（如干扰素和生长抑素类似物如奥曲肽）进行药物治疗。对于有症状、无法切除的肝转移瘤，导管介导的化疗栓塞和射频消融可能有助于姑息治疗。

(2) 腺泡细胞癌：腺泡细胞癌是一种罕见的胰腺上皮性肿瘤，显示腺泡分化，偶尔也有内分泌成分[106, 107]。尽管腺泡细胞占胰腺实质的大部分，但腺泡细胞癌约占胰腺外分泌肿瘤的 1%。

除少数病例外，腺泡细胞癌发生在生命的第 50~70 年。胰腺腺泡细胞癌是相对侵袭性的肿瘤；然而，腺泡细胞癌患者的预后好于导管腺癌患者，但比胰腺内分泌肿瘤患者的预后差。患者症状通常与病灶引起局部占位效应或转移有关。症状是非特异性的，包括腹痛、食欲不振、体重减轻、恶心和呕吐。在 10% 的病例中，腺泡细胞癌具有肿瘤细胞产生过多胰酶的特征。血清酶的升高，特别是脂肪酶的升高，可导致一种被称为"脂肪酶过度分泌综合征"的临床综合征，其特点是皮下脂肪坏死、骨梗死和多关节炎。也有报道称与血清甲胎蛋白的升高有关。

在超声图像中，腺泡细胞癌的声像图结果被描

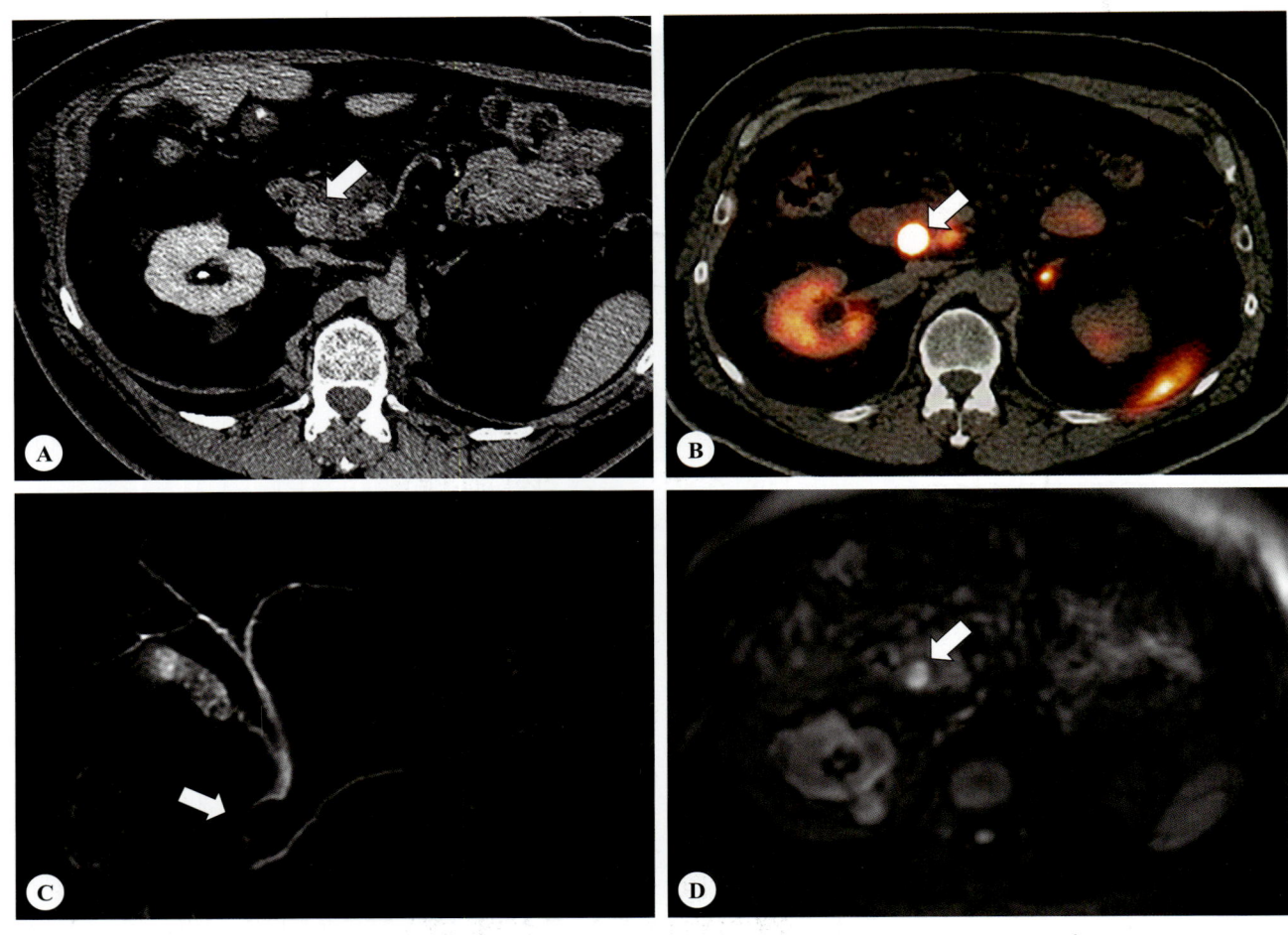

▲ 图 13-44 47 岁男性，表现为右上腹部疼痛，经手术病理证实为胰腺内分泌肿瘤

A. 轴位增强软组织窗 CT 图像显示胰头部有边界清楚的富血供肿块（箭）；B. ^{68}Ga DOTA PET/CT 图像显示富血管肿块（箭）明显摄取核示踪剂；C. 斜冠状位 MRCP 图像显示胆囊结石和胆总管移位（箭）；D. 轴位 DWI 加权高 b 值 MR 图像显示肿块相对于正常胰腺呈明显高信号（箭）

述为不均匀回声肿块，含有一些内部低回声区，提示坏死。与导管腺癌不同的是，肿瘤通常边界清楚，呈外生性[106, 107]（图 13-45）。腺泡细胞癌通常相当大，平均直径为 7.1~10.6cm。在 CT 上，肿瘤小的时候可以完全是实性，大的时候可以有大的囊性成分，囊性成分可以占到肿块的 75% 以上[106]。后者是由肿瘤坏死发展而来，肿瘤过大使得血液供应不足。

腺泡细胞癌的实性部分表现出均匀的强化，通常在 CT 和 MRI 上都比周围的胰腺实质强化弱一些。在 MRI 上，肿瘤的实性区域在 T_1 加权图像上呈轻度低信号，在 T_2 加权图像上相对于胰腺实质呈轻度高信号。坏死区在 T_2 加权图像上呈高信号，在 T_1 加权图像上呈混合信号。诊断病灶本身的同时可能发现转移[106, 107]。

大多数腺泡细胞癌患者在诊断后平均 18 个月内死于癌症，5 年生存率为 5.9%。出现脂肪酶升高症状的患者情况更糟（平均生存期为 8.8 个月）。年轻的患者（＜60 岁）和肿瘤＜10cm 的患者往往有更长的生存期。手术切除伴或不伴化学放射治疗是首选的治疗方法。

(3) 胰母细胞瘤：胰母细胞瘤是一种罕见的原发性胰腺肿瘤，通常在儿童期出现，在成人中罕见[108, 109]。在儿科相关文献中大约有 150 例报道。胰母细胞瘤主要见于男性，所有已知病例中有一半是亚裔患者。先天性的胰母细胞瘤病例与 Beckwith-Wiedemann 综合征有关。胰母细胞瘤通常难以与其他儿童腹部肿块鉴别，如神经母细胞瘤、Wilms 瘤、肝母细胞瘤或淋巴瘤。仅仅根据影像学确定起源器官是很困难的，通常临床和实验室参数为诊断提供

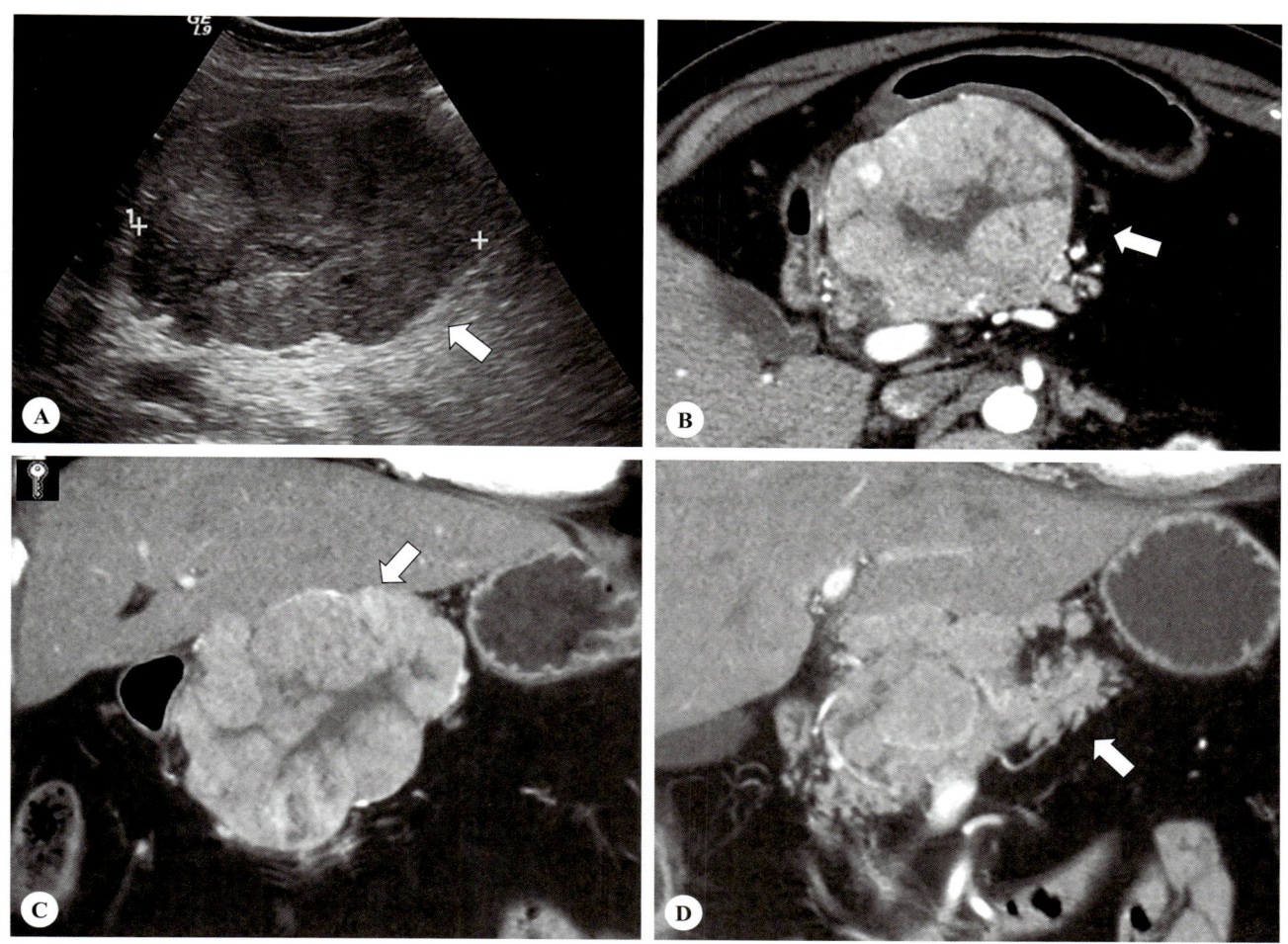

▲ 图 13-45　65 岁男性，表现为腹痛，经手术病理证实为腺泡细胞癌
A. 横截面灰阶超声图像显示胰颈部有一个大的、边界清楚的低回声肿块（箭）。B 和 C. 轴位和冠状位动脉晚期增强软组织窗 CT 图像显示在胰头部有一个边界清楚的富血供肿块（箭）。注意存在中央瘢痕。D. 冠状位增强软组织窗 CT 图像显示肿块与正常胰腺的关系（箭）

重要的线索。据报道，多达 1/3 的胰母细胞瘤患者的血清 AFP 升高。

胰母细胞瘤在外科病理文献中已有详细描述。胰母细胞瘤通常由原始腺泡、内分泌细胞、胰岛细胞和导管成分混合组成，让人联想到妊娠 7 周时分化不完全的胎儿胰腺。对胰头、胰体或胰尾没有明显的部位好发性。从大体上看，肿瘤部分边界清楚，可出现质地变化、坏死和钙化，多数病灶有较多囊性成分。大多数肿瘤体积较大，大小为 5～14cm，平均大小为 8.6cm。

肿瘤局部侵犯、血管和神经周围侵犯已有报道。患者通常胰酶升高、内分泌标志物和 CEA 结果呈阳性。鳞状小体是一种不确定祖系的大的上皮细胞的松散聚集，具有一致性的形态学特征。

在超声检查中，胰母细胞瘤最常见的表现是一个边界清楚的不均匀肿块[108, 109]。在中央部位，病变有实性和囊性区域，通常有高回声的内部分隔。在 CT 上，肿瘤表现为不均匀，中央有与坏死相对应的低密度区域。在 CT 上可以看到多分叶状的外观，分隔强化，偶尔（30%）有簇状或边缘钙化。在 MRI 上，肿瘤边界清楚，在 T_1 加权图像上呈低至中等信号，在 T_2 加权图像上呈高信号，与坏死灶相对应。胰母细胞瘤转移并不常见（20%），通常出现在肝脏、网膜和腹膜。在大多数病例中，转移瘤与原发病灶的影像学表现类似。

胰母细胞瘤的预后相对较好，中位生存期和 5 年生存率分别为 48 个月和 50%。治疗首选完全切除，并进行长期随访，旨在治疗任何早期的局部复发或转移。

(4) 胰腺继发性肿瘤：胰腺继发性肿瘤是指那些从胰腺外原发肿瘤扩散到胰腺的肿瘤，如 RCC、黑色素瘤、乳腺癌和肺癌[110-112]。

从人口统计学角度来看，胰腺转移发生在原发肿瘤的典型年龄段。一般来说，它们最常见于 60—70 岁的患者。它们占胰腺恶性肿瘤的 2%～5%。除 RCC 外，胰腺转移发生在原发恶性肿瘤诊断后的几年内。RCC 转移到胰腺可能发生在原发肿瘤诊断和治疗后多年（有些患者超过 20 年）。胰腺转移的临床症状与原发性胰腺肿瘤相似：腹痛、背痛、容易出现饱腹感、体重下降、黄疸、恶心和呕吐、胃肠道出血。如果肿瘤阻塞了胰管，胰腺炎可能是最初的临床表现。

转移可能通过直接蔓延、血源性或淋巴扩散到达胰腺。最常见的远处转移来自肺部、乳腺、结肠、肾脏和皮肤（恶性黑色素瘤）。来源于十二指肠、Vater 壶腹、CBD 远端、胃、结肠、胆囊的癌和腹膜后肉瘤可能通过直接蔓延侵犯胰腺。血源性转移可能涉及胰腺的任何部分，可能是单发或多发的。在大体病理上，它们可能与原发性胰腺肿瘤相似。在组织学上，诊断是由典型的显微镜下表现和免疫组织化学特征决定的。

胰腺转移最常在 CT 上发现，因为 CT 是恶性肿瘤患者最常使用的影像学监测方式[110-112]。在 CT 上，单发肿块是胰腺转移最常见的表现（图 13-46）。弥漫性胰腺增大和多个肿块也可能发生。单发肿块通常为圆形或椭圆形，可能边界清楚或不清楚。肿块可能引起 CBD 和（或）胰管梗阻。脾静脉阻塞或血栓形成也有报道。胰腺转移瘤的强化模式通常与原发肿瘤的强化模式相似。例如，原发富血供肿瘤（如 RCC）可能产生富血供转移灶。在大多数胰腺转移性疾病的患者中，存在广泛的转移，因此，诊断并不

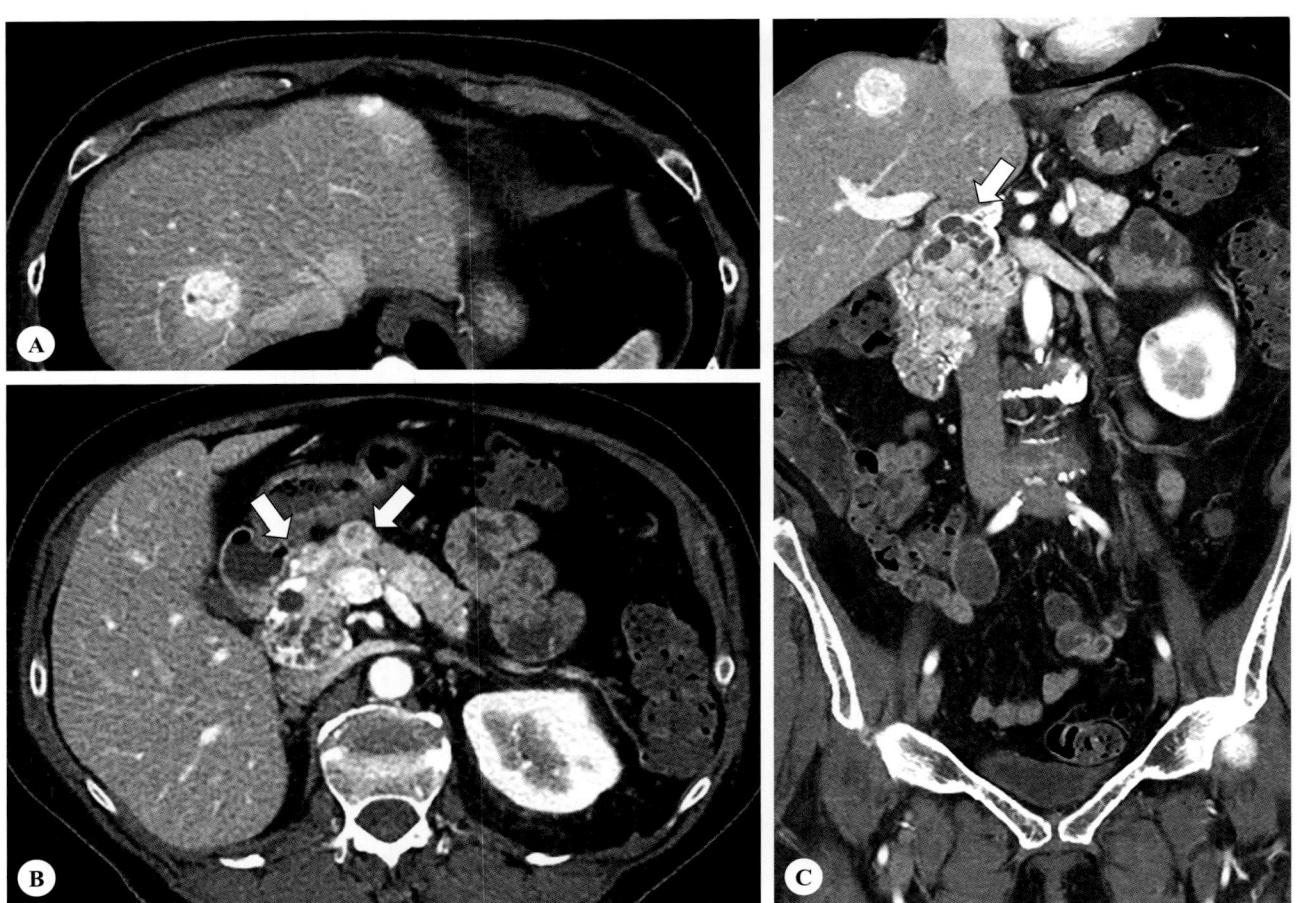

◀ 图 13-46　56 岁男性，有右肾切除史，行影像学检查监测时发现肾细胞癌向胰腺转移。肝脏活检的病理结果证实为肾细胞癌的转移灶

A. 轴位增强软组织窗 CT 图像显示肝脏边界清楚的富血供肿块。B. 轴位增强软组织窗 CT 图像显示胰头部有多个富血供肿块（箭）。注意右肾术后缺如。C. 冠状位增强软组织窗 CT 图像显示肝脏的富血供肿块和胰头肿块（箭）

困难。然而，很少会出现孤立的转移，诊断就更具有挑战性。孤立的转移往往来自肾癌、肺癌、乳腺癌、结肠癌和皮肤癌（黑色素瘤）。

由于转移到胰腺的情况很少，因此在临床上必须与原发性胰腺肿瘤进行区分。因此，往往需要进行活检来确定胰腺转移的诊断，特别是当它是一个孤立的病变时。活检最常见的是在内镜超声检查下进行。

当胰腺是 RCC 患者唯一的转移部位时，通过手术切除转移病变可以提高患者的 5 年生存率。因此，识别这些病变并准确诊断是很重要的。

(5) 淋巴瘤：胰腺中的淋巴瘤是罕见的，占胰腺肿瘤的 0.5% 以下。继发性比原发性淋巴瘤更常见，发生在非霍奇金 B 细胞淋巴瘤患者肿瘤广泛播散的情况下，由邻近淋巴结侵犯[113, 114]。胰腺 B 细胞淋巴瘤的各种亚型已被描述，包括滤泡性淋巴瘤、黏膜相关淋巴组织淋巴瘤（MALT 淋巴瘤）和弥漫性大 B 细胞淋巴瘤。区分原发性和继发性胰腺淋巴瘤通常由病灶的分布决定。当病灶和临床表现都局限于胰腺时，淋巴瘤就是原发性的。临床症状包括恶心、呕吐、腹痛、可触及的肿块、体重下降或黄疸。据报道，最初也可出现胃出口梗阻和小肠梗阻的情况。

胰腺中的淋巴瘤可表现为局部肿块或引起腺体弥漫性增大。它们在 CT 上的密度往往是相同的，通常比邻近的正常胰腺强化程度弱（图 13-47）。胰周和肝十二指肠韧带淋巴结可能显示。与原发性胰腺导管腺癌相比，肾静脉下方的腹膜后淋巴结的存在是一个提示淋巴瘤的有用发现。如果存在巨大的结节状病灶，可能难以确定肿块的起源部位是胰腺还是胰周。淋巴瘤阻塞胰管是不常见的，这是一个通常与腺癌有关的发现，因此是一个有用的区分特征[115]。

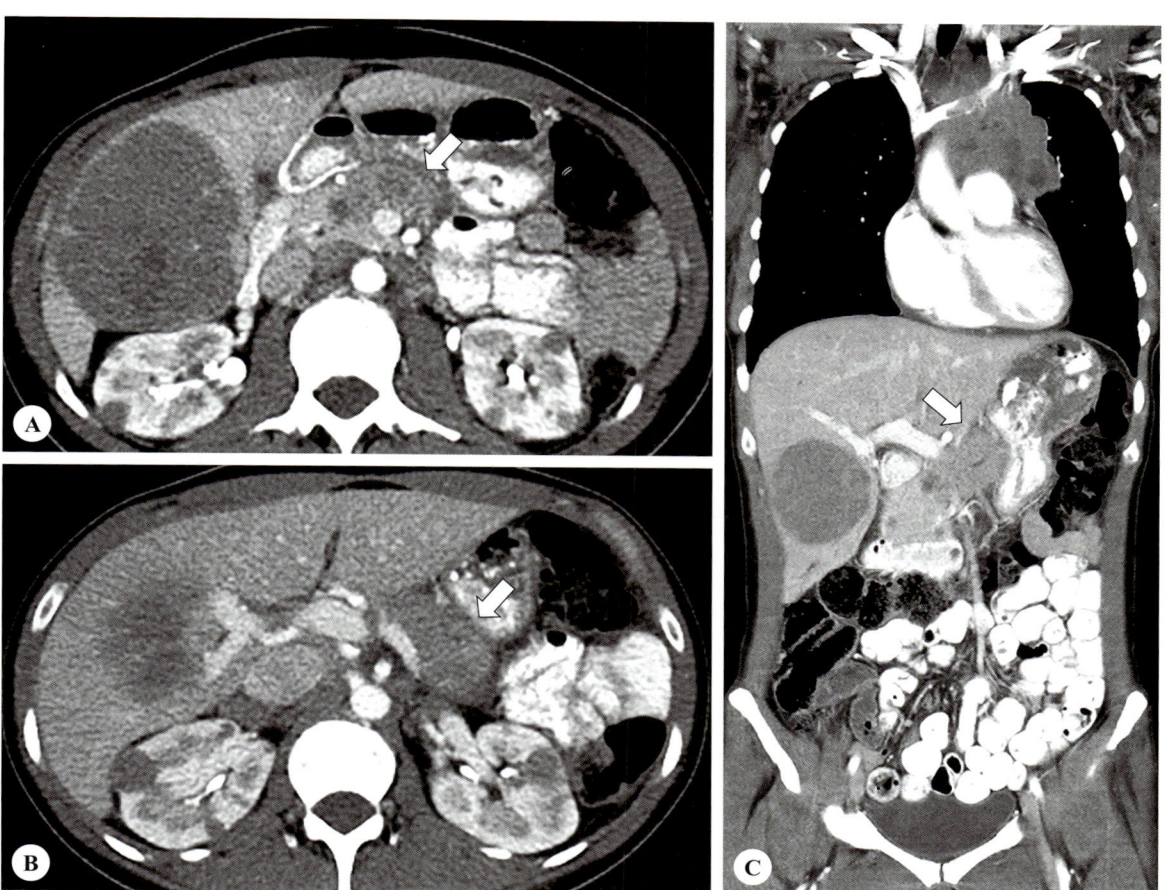

▲ 图 13-47 23 岁女性，表现为呼吸急促，经活检病理证实肝脏病灶为淋巴瘤
A. 轴位增强软组织窗 CT 图像显示右肝、胰颈部（箭）和肾脏上极边界清楚的乏血供肿块；B. 轴位增强软组织窗 CT 图像稍高层面图像显示胰尾部受累（箭）；C. 冠状位增强软组织窗 CT 图像显示左侧纵隔大的肿块，肝右叶肿块和胰颈部肿块（箭）

第 14 章 胃肠道
Gastrointestinal Tract

Jesse L. Wei　Arwa Badeeb　Bettina Siewert　著
叶　铮　黎　英　张晗媚　译

CT 是评估胃肠道（gastrointestinal，GI）的主要影像学手段，能提供关于肠壁和周围结构的准确信息，患者接受程度高，现已广泛应用于临床。随着现代扫描机器中大量数据采集通道的应用，多层螺旋 CT 能实现对快速高分辨率各向同性数据的采集。除了传统轴位图像显示外，常规冠状和矢状多平面重建从不同但更为直观的视角来评估胃肠道（图 14-1）。胃肠道蠕动及产生的运动伪影使得通过横断面成像评估胃肠道这类空腔器官变得困难，但现代扫描仪器的运行速度基本可克服这一局限。

过去，因空间分辨率有限、扫描时间长，以及患者体质和生理运动相关伪影都使得图像变得模糊和难以解释，MRI 很少用于胃肠道评估。但随着科技进步，梯度性能提高，平行成像、创新脉冲序列和生理门控 / 触发广泛采用，以及现代扫描机器信噪比性能的全面改进，MRI 在肠道评估中的运用逐渐增多[1, 2]。目前 MRI 是直肠癌和肛周炎症评估的首选方式。由于没有电离辐射，所以 MRI 比 CT 更适合监测某些慢性病变，如炎症性肠病（inflammatory bowel disease，IBD）[3]。

总体上，胃肠道壁由黏膜层（上皮、固有层、黏膜肌层）、黏膜下层和固有肌层组成，被壁腹膜形成的浆膜层或疏松结缔组织外膜包围。固有肌层是由内环层和外纵层组成的平滑肌，其收缩形成蠕动，受内环层和外纵层之间的副交感肠肌神经丛（即奥尔巴赫神经丛）的调控。此外，胃的肌层被认还拥有额外一层内斜层，有助于胃部翻搅。在结肠，外纵层汇聚成几条纵行肌肉带，被称为结肠带。在结肠，外层的纵向层被压缩成纵向的肌肉带，称为 taenia 杆菌。

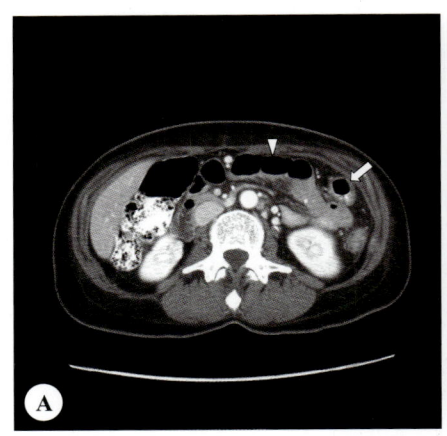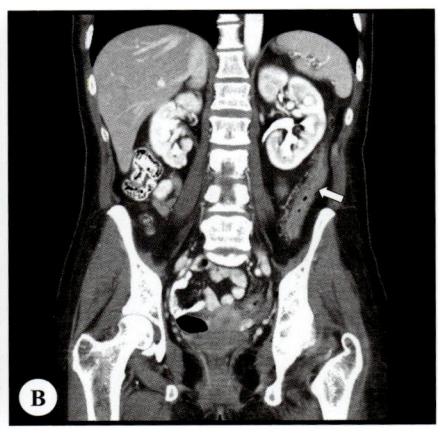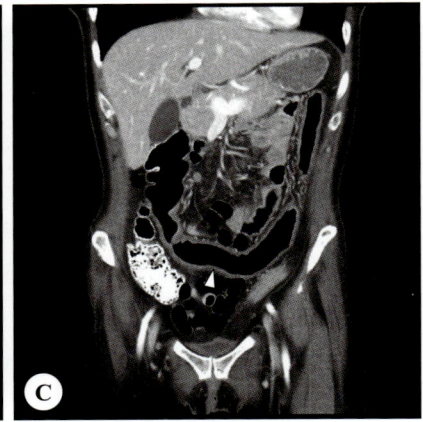

▲ 图 14-1　多平面重建在显示胃肠道疾病中的价值。49 岁女性慢性溃疡性结肠炎患者，因腹痛和反复性结肠炎就诊
A. 轴位增强软组织窗 CT 图像显示降结肠壁轻度增厚（箭），与蠕动性收缩难以区分，横结肠内有积气（箭头）；B. 冠状位增强软组织窗 CT 图像更清晰地显示降结肠壁连续性增厚（箭）；C. 冠状位增强软组织窗 CT 图像显示横结肠壁无明显增厚（箭头）

本章中我们将探讨胃肠道影像学技术以及在各种临床环境下应用的基本原理，阐述与胃肠道重要病理情况相关的解剖结构及其 CT 和 MRI 表现。

一、食管成像技术

现代 CT 可在单次屏气情况下扫描整个胸部和腹部，同时减少呼吸及心脏运动产生的伪影。开始 CT 扫描前服用高密度或阳性对比剂如钡剂，有利于部分扩张食管腔和勾勒食管腔的轮廓[4,5]。扫描通常在门静脉期进行，对比剂推注速度为每秒 2~4ml，层厚在整个胸部扫描中推荐不超过 5mm。评估胃肠道壁异常时，对于疑似食管静脉曲张患者，可以用水作为阴性对比剂，结合静脉注射对比剂[6]；相反，阳性口服对照剂联合静脉注射对比剂可以模糊黏膜或黏膜下的血管病变和结构。多平面重组图像可以提供食管的纵视图，可能对评估食管炎症程度或肿瘤有所帮助。

充气法食管 CT 虽然应用不广，但已被用于评估食管壁病变。该技术事先将连接氧气袋的鼻饲管插入食管上端，按压氧气袋数秒使患者食管膨胀后再开始 CT 扫描。与传统 CT 不同，充气法食管 CT 可准确评估黏膜下肿瘤深度，效果优于超声内镜，可弥补 EUS 在评估起源于深肌层的黏膜下肿瘤及其与纵隔结构关系上的不足[7]。

另一项新型 CT 成像技术为灌注 CT。该技术将高时间分辨率图像采集技术和第 1 分钟对比增强相结合，已在食管癌微循环评估中显示出价值，或者有利于发现 PET/CT 或传统对比增强 CT 所无法检测到早期癌症[8,9]。

快速屏气 MR 序列的出现促进了 MR 在胃肠道评估中的应用[10]，但 MRI 在食管评估中应用仍然有限。传统上，须采用心脏门控以减少运动伪影的产生，但要用单一屏气序列覆盖整个食管仍不能解决问题[2]。然而，仍有一些研究通过 T_2 加权图像和对比增强图像来评估食管壁，从而进行食管癌分期。研究显示，在自由呼吸、无呼吸触发和心脏门控情况下，图像质量往往较差，但食管 T_2 加权成像在技术上可行[11]。此外，关于自由呼吸对比增强 MRI 新技术的研究也颇具前景，该项技术可能对运动伪影不那么灵敏[12]。MR 在评估食管癌方面问题较多，而 CT 在早期食管癌局部分期方面更为方便和准确，因此 CT 在食管癌分期方面优于 MR。

二、食管解剖

食管是从口腔到胃部的管道，普通成年人的食管长度在 23~25cm，起于环咽肌、食管上括约肌，通过后纵隔肌延伸到较低的、位于膈外裂口之上的食管括约肌。颈段食管位于气管中线后方，在胸腔入口位于中线偏左，紧挨胸腔中部的左主支气管和左心房，远端位于中线左边降主动脉的前方，接着进入横膈裂孔（图 14-2）。食管与右侧胸膜相邻，主动脉将其与左侧胸膜相对分隔开来，累及胸中部食管的病变往往先扩散至右侧胸膜腔。

正常食管壁扩张时厚度为 3mm，而收缩时为 6mm[13]。不同于大部分胃肠道，食管壁（由黏膜层、黏膜下层和固有肌层组成）并没有浆膜层，它被外膜（食管周围结缔组织）所包围，这样的结构使感染和肿瘤扩散得更快。CT 上，正常食管腔内可能有少量积气。如果食管上段至中段腔内径＞10mm 或食管下段腔内径＞15mm，应视为异常，提示存在梗阻或动力障碍[14]（图 14-3）。食管内若有气 - 液平面也应视为异常。

三、食管疾病

（一）先天性异常

食管重复囊肿 食管重复囊肿较少见，发病率约为 1/8200。男性发病率是女性的 2 倍[15]，该病通常在童年时被诊断为纵隔或颈部肿块，可导致喘鸣。重复囊肿最常见于食管远端，通常和食管腔不相通。组织学上，囊肿有一层上皮和两层肌层，50% 以上囊肿含异位胃黏膜，也可能含胰腺组织。大多数成年患者不具有症状，只有在胸部 CT 偶然发现食管周围局灶性液体密度影时才被诊断出来（图 14-4）。囊肿会继发出血、感染或溃烂。CT 上，囊肿是边界清楚的液体密度影，静脉注射对比剂后囊肿壁可强化。囊肿感染时可能呈现厚壁强化、腔内见气 - 液平面等征象，出血时表现为弥漫性密度增高。食管重复囊肿内常有成分复杂的液体。囊肿在 T_1 加权 MRI 上可能呈低信号或高信号，取决于蛋白质或出血物含量，而在 T_2 加权图像上通常呈高信号。

（二）肿瘤性疾病

1. 良性肿瘤 食管良性肿瘤很少见，只占食管肿瘤不到 1%。食管间质瘤包括平滑肌瘤、纤维血管性息肉、神经鞘瘤和神经纤维瘤。平滑肌瘤最为常

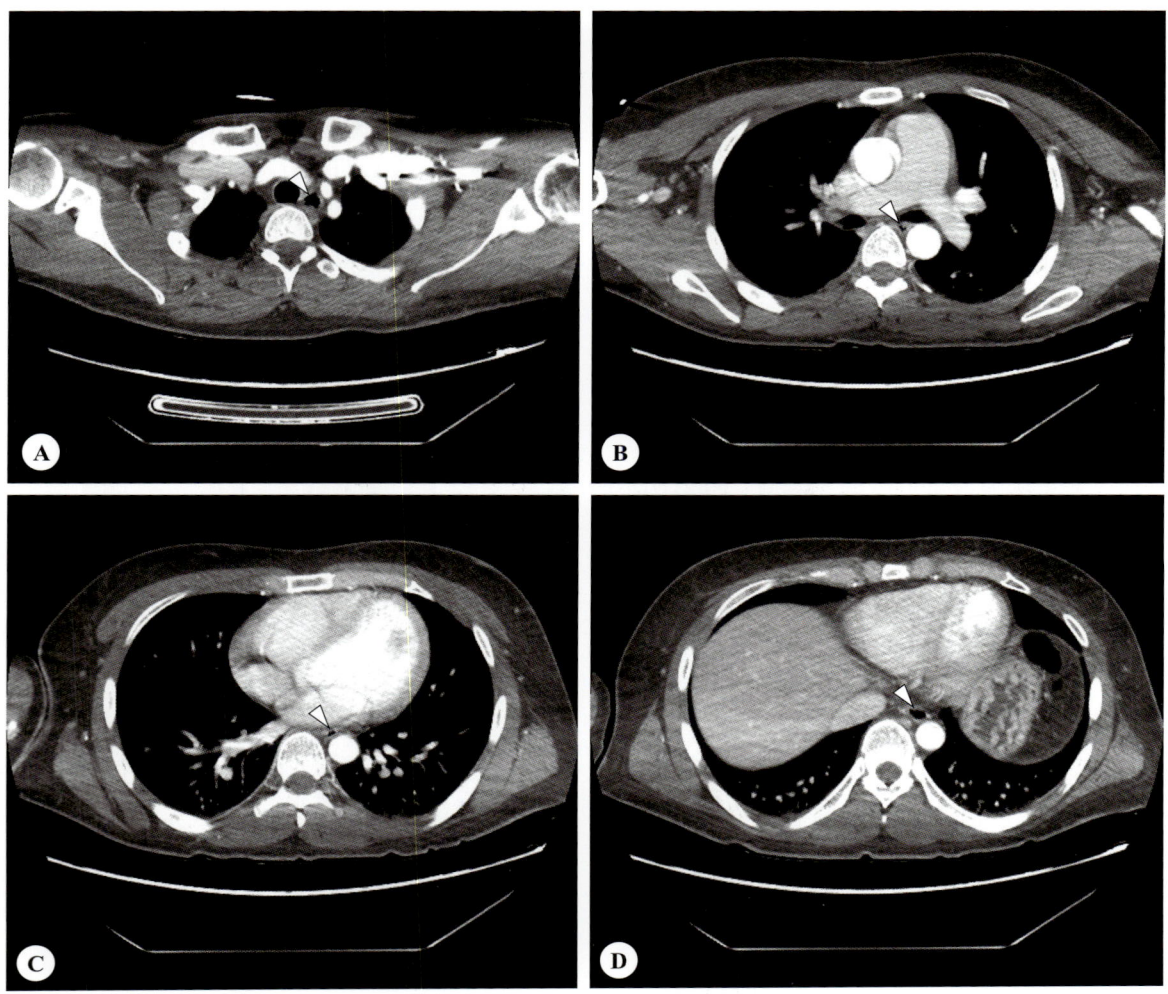

▲ 图 14-2 38 岁男性因车祸受伤就诊，图示正常食管和周围结构的关系

胸腔入口（A）、肺动脉（B）、左心室（C）和横膈（D）各平面轴位增强软组织窗 CT 图像显示正常食管（箭头），壁薄

见，约占良性肿瘤的 2/3 [16, 17]。该病变源于固有肌层的环层，通常位于食管远端。从 CT 来看，平滑肌瘤表现为圆形、边界清楚、强化的黏膜下软组织肿块影。多发性平滑肌瘤又称平滑肌瘤病，与 Alport 综合征及其他器官平滑肌瘤病有关 [18]。食管平滑肌瘤通常＜3cm，一般没有症状，但较大病变可引发吞咽困难、疼痛或梗阻。溃疡导致出血比较少见，极少存在恶变风险，可以不进行手术摘除。

纤维血管性息肉是一种覆盖上皮的息肉，内部含有纤维血管和脂肪组织。纤维瘤、纤维脂肪瘤、脂肪瘤、黏液纤维瘤和血管脂肪瘤统称为纤维血管性息肉 [19, 20]。这类病变源于颈段食管黏膜下层，有蒂，体积可发展较大。患者表现为吞咽困难或呼吸道症状，肿块位置较固定。肿块的 CT 和 MRI 表现取决于脂肪和血管成分含量。肿块可表现为不均匀软组织和脂肪成分。通过 CT 或 MR 识别的脂肪有助于直接治疗 [21]，脂肪含量高的肿瘤在内镜下切除更安全。而病灶血管病变越多，意味着出血风险更高，需要开放式手术干预。

长期使用类固醇的部分患者，CT 可观察到食管脂肪过多症 [22]，但无症状。从组织学来看，食管壁内有弥漫性脂肪沉积。横断面成像显示胸段食管上 1/3 可见脂肪环，呈"双环征" [23]。食管的良性黏膜病变包括乳头状瘤、腺瘤、炎性息肉和食管棘皮症。CT 或 MRI 对诊断这些肿瘤作用甚微，食管造影和内镜则是比较灵敏的检查。

2. 恶性肿瘤 食管癌相对罕见，只占消化道癌症的 7%，预后较差 [24]，临床上通常到晚期才发现。食

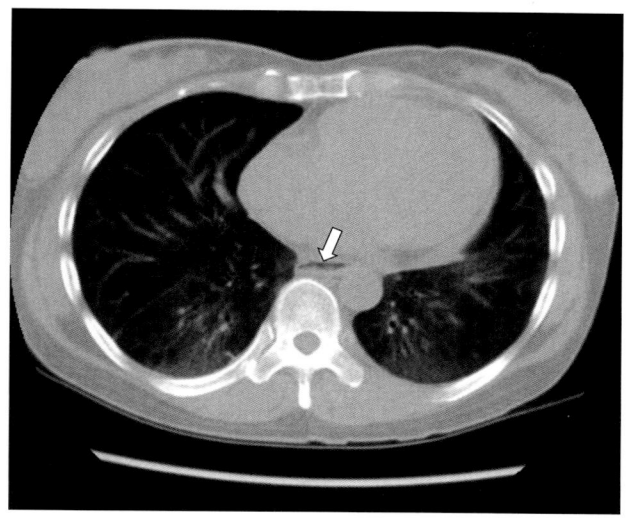

▲ 图 14-3 38 岁女性因间质性肺病就诊，图示硬皮病的食管表现

轴位平扫肺窗 CT 图像显示食管扩张（箭）。双肺下叶可见非特异性间质性肺炎，与硬皮病病史一致

管癌起源于黏膜，组织学上分为鳞状细胞癌和腺癌。

(1) 鳞癌：鳞癌（图 14-5）是近十年最常见的恶性肿瘤类型。目前，鳞癌主要见于年长非裔美国男性，在黑种人中占所有食管癌的 87%，而在白种人中只有 45%[25]。鳞癌有很多危险因素，包括饮酒和吸烟（两者可以产生协同效应）、石棉和石油类污染物、热饮和食物引发的慢性热损伤。食管鳞癌也和辐射损伤、碱液摄入后食管继发狭窄、贲门失弛缓症、Plummer-Vinson 综合征、线虫病、腹腔疾病相关，最常发生于食管近段和中段。

(2) 腺癌：目前西方国家腺癌发病率已经超过鳞癌，发病率增长速度为美国所有癌症之首。腺癌与慢性胃食管反流疾病相关，常见于 Barrett 化生背景下的食管远段，好发于中老年白种人男性。据报道，Barrett 化生人群的腺癌风险比一般人群高出 125 倍[26]。但最近有研究证实，风险并非以往认为的那么大[27]。这两种组织类型的食管癌均可通过局部浸润、淋巴和血行转移进行扩散。

(3) 食管鳞癌和腺癌的分期：过去 10 年，食管癌分期经历了多次更新。2018 年 1 月国际抗癌联盟（UICC）和 AJCC 联合发布第 8 版食管和食管胃交界部（esophagogastric junction，EGJ）癌症分期标准，将接受新辅助治疗患者的预后差异考虑在内，并对腺癌和鳞癌的分期进行区分。第 8 版分期标准还将患者初诊时的临床分期（cTNM）、病理分期（pTNM）和新辅助治疗后分期（ypTNM）进行区分。新版分期标准考虑到了组织学分级，而对于鳞癌分期还考虑到部位[28]。

食管肿瘤往往初诊时已经处于晚期，局部浸润广泛，部分是因为缺乏浆膜层。远端食管癌经常可见从 EGJ 一直延伸到胃贲门。在第 8 版分期标准中，EGJ 癌位置是以肿瘤中心为基础，以肿瘤上下边界相对进行描述的。如果肿瘤中心距胃贲门不超过 2cm，那么累及 EGJ 的肿瘤应分期为食管癌（图 14-6）。如果累及 EGJ，但肿瘤中心在更下方，则肿瘤应分期为胃癌。

和大部分胃肠道一样，食管癌局部分期（表 14-1）很难用 CT 和 MRI 来进行，部分是因为两者空间分辨率和显示管壁各层能力有限，而且食管不同程度的扩张加大了分期的难度。在常规 CT 中，肿瘤早期扩散可表现为食管周围脂肪内条索影。而采用动脉期食管成像技术[29]，尤其结合食管和胃低密度腔内扩张的技术，可明显改善食管肿瘤成像质量。该技术虽成熟，但由于患者体质、新辅助治疗或支架置入等因素，导致对 T_1 期肿瘤的诊断灵敏度较低，对 T_2/T_3 期肿瘤鉴别困难[6]，但对 T_4 期肿瘤的评估较理想。气管支气管侵袭在 CT 上表现为气管或支气管移位或凹陷，因食管往往直接与气管和左主支气管接触，故中间脂肪平面消失未必意味着侵袭[30]。同样，降主动脉和食管相邻，脂肪平面消失并不能预测肿瘤的扩散。除增强异常外，食管肿瘤侵袭主动脉也可导致两者之间环形接触部分增加。CT 标准可根据降主动脉与食管壁之间接触程度来预测主动脉是否受累：接触<45°属于正常；>90°为可能存在侵袭；45°~90°则无法判定主动脉是否被肿瘤累及。该标准对于主动脉受累的判断准确度达到 80%[31]。食管、主动脉和脊柱之间脂肪三角的消失对于主动脉侵袭的预测灵敏度为 100%，特异度为 82%[32]。心包侵袭也很难用 CT 准确判断，食管壁与心包之间脂肪平面消失时可能提示心包侵袭的存在，但极度消瘦弱患者和接受过放疗的患者脂肪平面很难进行有意义的测量，需更多证据表明心包侵袭的存在[30]。

淋巴结受累是较好的食管癌预后指标。食管淋巴管不仅延伸到黏膜下层（胃肠道很常见），还延伸到黏膜固有层和黏膜肌层，使得即浅表肿瘤（T_1 期）也容易发生早期淋巴转移。黏膜下淋巴管丛可以纵向引流，使得淋巴转移部位在解剖学上远离原发肿

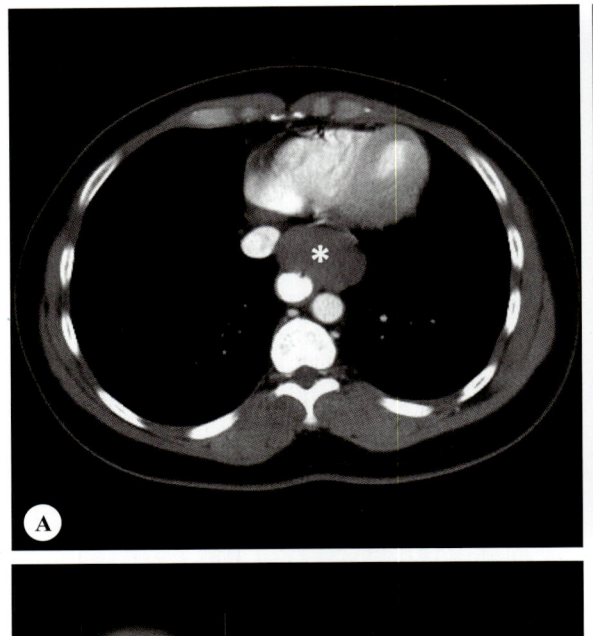
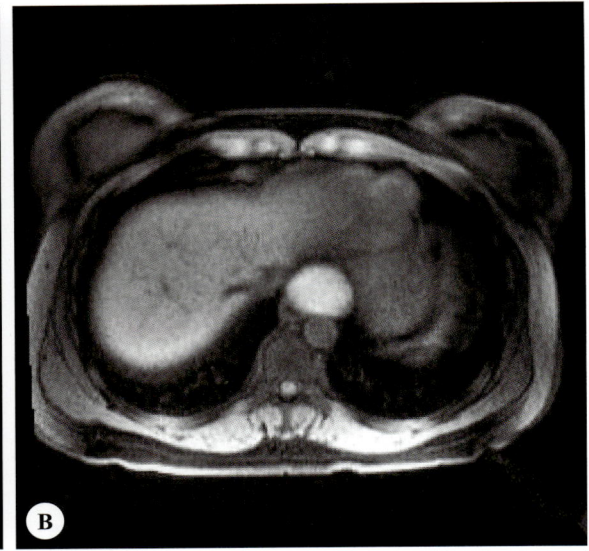
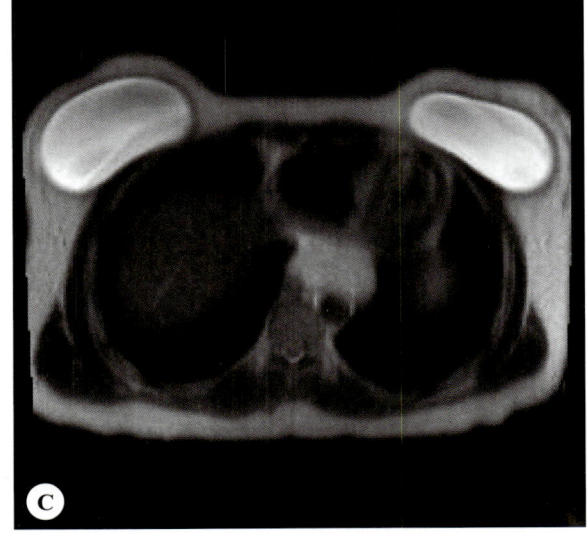

▲ 图 14-4 41 岁女性因车祸受伤就诊，发现食管重复囊肿
A. 口服对比剂后，轴位增强软组织窗 CT 图像显示，在心脏、下腔静脉、食管和胸主动脉之间有边界清楚的液体密度肿块影（*）；B. 轴位平扫 T_1 加权脂肪抑制 MR 图像显示食管旁肿块为高信号，无强化；C. 轴位 T_2 加权 MR 图像显示食管旁肿块为中等高信号。MR 影像所见符合蛋白性或出血性食管重复囊肿特征

瘤。食管癌区域淋巴结包括上方位于颈部食管周围的淋巴结，向下延伸到腹腔淋巴结[33]。淋巴管可直接流入胸导管[34]或经过区域淋巴管进入胸导管，两种途径均可加速全身转移。腹部淋巴结受累相较其他器官转移预后更好[35]。

CT 和 MRI 无法有效区分反应性增生淋巴结和转移性小淋巴结，很难确定淋巴结是否受累。通常将短径>10mm 的淋巴结或圆形淋巴结判定为阳性，N 分期体现阳性淋巴结数量，有研究认为肿瘤长度和阳性淋巴结数量和预后有直接关联[36]。远处转移最常累及肺和肝。

临床 TNM 分期的预后情况依赖于影像学证据。目前，局部肿瘤的主要显影方式仍然是食管胃十二指肠镜（esophagogastroduodenoscopy，EGD）或 EUS，结合细针穿刺活检。鉴于鳞癌和腺癌细胞的临床分期标准有所不同，必须进行组织取样方能确定分期。CT 和 FDG-PET/CT 仍然是评估局部和淋巴受累情况及远处转移的主要方式[37, 38]。

CT 用于食管癌分期的效果差异较大，主要取决于采用何种 CT 技术[30, 39]，灵敏度为 33%~100%[29, 32, 40-42]，早期灵敏度往往较差[5, 40-42]，早期准确率为 30%~60%[29, 41]。EUS 评估早期肿瘤尤其食管壁的侵袭深度方面明显更准确，准确率为 62%~92%。但据报道，CT[29, 41]诊断 T_3 和 T_4 肿瘤的准确率高达 94%。CT 评估区域淋巴结的效能和 EUS、MRI 类似，准确率为 60%~77%[40, 42-44]。EUS 结合可疑淋巴结 FNA 在区域淋巴结受累检测上灵敏度显著提高，可达 81%~97%。但是，CT 却是评估远处转移最佳、最

第 14 章 胃肠道
Gastrointestinal Tract

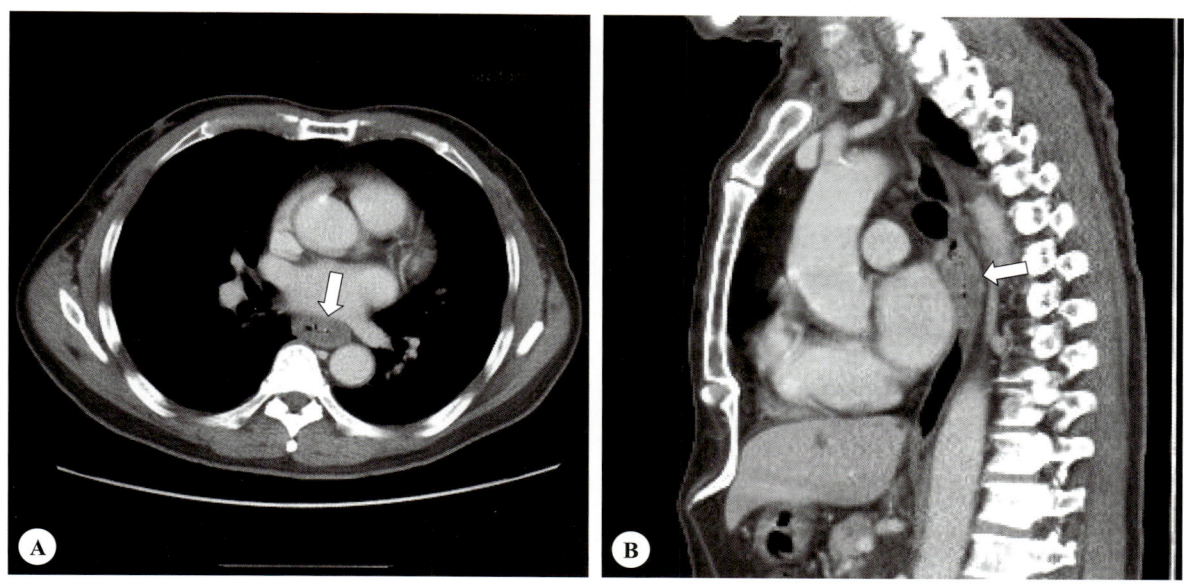

▲ 图 14-5 食管鳞癌，69 岁男性，因胸痛和食管肿块就诊
轴位（A）和矢状位（B）增强软组织窗 CT 图像显示食管壁局灶性增厚（箭）

全面的检测方法[29,41]。PET 成像已在转移性食管鳞癌评估上展现出潜力，比 CT 更能够灵敏捕捉淋巴结病变[46]。一项针对 CT、EUS、PET 和胸腔镜/腹腔镜的成本效益分析表明，EUS+FNA 结合 PET 是分期食管癌成本效益最高的方法[47]，如果 PET 不可用的话，则 EUS+FNA 结合 CT 是次佳的选择。

(4) 神经内分泌肿瘤：食管小细胞癌（small cell carcinoma，SCC）是一种分化不良且预后较差的神经内分泌癌，属于侵袭性肿瘤，确诊时常伴有转移[48]。组织学上食管 SCC 和肺 SCC 类似，但罕见，可表现为息肉样肿块或不规则狭窄[49]。CT 或 MRI 无法区分食管 SCC、鳞癌或腺癌，但仍然要依靠影像学检查来确认是否为食管原发，排除肺部原发后转移至食管。小细胞癌通常和淋巴瘤一样表现为纵隔淋巴结肿大，但与鳞癌不同。大细胞神经内分泌癌分化不良，"类癌"一词用于指分化良好的神经内分泌肿瘤[50]。

(5) 淋巴瘤：食管淋巴瘤极为罕见，尸检结果表明只有不到 1% 淋巴瘤患者食管受累。非霍奇金淋巴瘤和霍奇金淋巴瘤均可通过原发性纵隔或胃部病变直接蔓延，继而累及食管，但在霍奇金淋巴瘤中比较少见。原发性食管淋巴瘤既可以是霍奇金型或非霍奇金型，前者多发于食管上至中段，而后者多发于食管远段。CT 和 MRI 上，食管淋巴瘤外观多变，呈弥漫性、均匀强化、管壁增厚、结节、溃疡、曲张样肿块或狭窄[50,51]。获得性免疫缺陷综合征相关

非霍奇金淋巴瘤表现为较大的溃疡性肿块[52]。

(6) 肉瘤：平滑肌肉瘤只占食管肿瘤不到 1%，预后要好于鳞癌和腺癌。在 CT 上，平滑肌肉瘤表现为较大外生性溃疡肿块，也可呈均质腔内肿块[53]。在 MRI 上，平滑肌肉瘤相对骨骼肌在 T_1 加权图像上呈等信号，在 T_2 加权图像上呈高信号[53]，中间信号缺失代表溃疡龛内的气体。

梭形细胞癌是一种罕见食管肿瘤，通常表现为较大的分叶状肿块，不伴梗阻。该肿瘤含癌性和肉瘤成分，预后较差[24,53a]。

(7) 转移癌：最常见的食管转移癌来自胃腺癌，其通过直接侵犯或淋巴结转移而来，可表现为食管扩张、继发性贲门失弛缓或假性失弛缓。食管壁的增厚通常不对称，可能有胃贲门区肿块[54]。

同样，肺癌和乳腺癌也可通过直接侵犯或淋巴结转移侵袭食管。广泛纵隔淋巴结可通过外部压迫而非直接侵袭造成吞咽困难，乳腺癌和黑素瘤则一般通过血行播散到食管。值得一提的是，累及食管的黑色素瘤更有可能是原发性而非转移性的。这种病变常具有类似于原发性食管癌的息肉样病变[55,56]。

(三) 其他疾病

食管潴留囊肿是后天性的，它比先天性重复囊肿罕见，通常表现为黏膜下腺体扩张，无症状，见于食管远段。与重复囊肿不同，潴留囊肿往往尺寸较小，可多发。

707

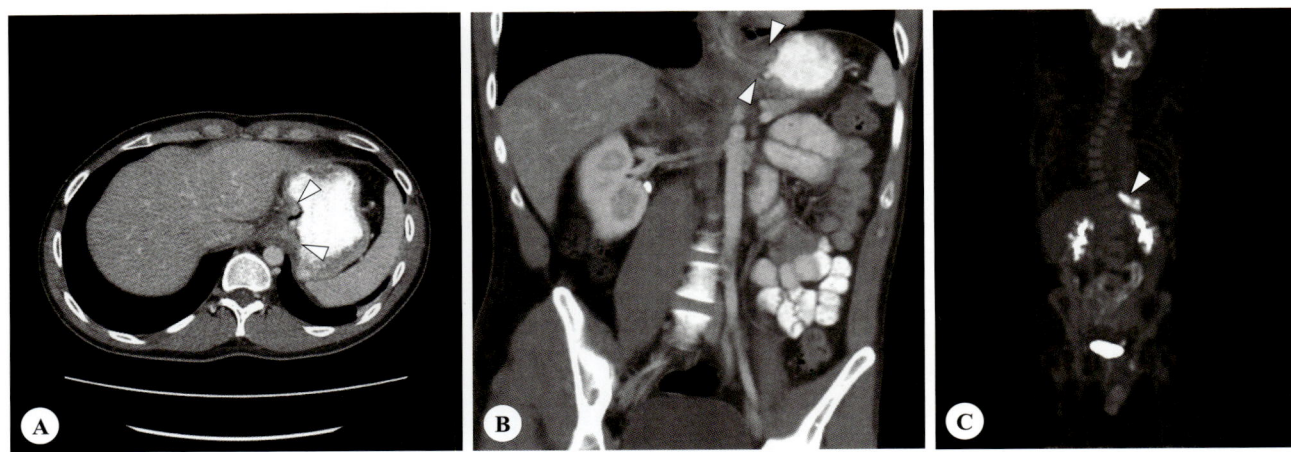

▲ 图 14-6　26 岁男性因吞咽困难数月就诊，食管胃交界部腺癌，有印戒样特征。内镜和超声内镜检查发现胃贲门和食管远端有 4cm 溃疡型肿块

A. 轴位增强软组织窗 CT 图像显示贲门处胃壁局灶性增厚（箭头）；B. 斜冠状位增强软组织窗 CT 图像显示肿块（箭头）和胃部及食管远端的关系；C. 斜冠状位 ^{18}F-FDG-PET 最大信号强度投影图像与 CT 图像相对应，显示食管远端和胃贲门受累（箭头）。由于肿块横跨食管胃交界部，并且肿瘤中心距胃贲门 2cm 以内，该肿块应归为食管癌并进行相应治疗

1. 食管炎　横断面成像在食管炎患者初步评估中作用甚微。但从 CT 来看，长节段管壁环周增厚可提示食管炎[57]（图 14-7）。远段食管壁厚度在 5mm 或以上（在冠状窦和胃食管交界部之间水平，测量食管前壁或食管侧壁）对内镜诊断反流性食管炎的灵敏度为 56%，特异度为 88%。

3mm 厚度的阈值适合评估食管扩张背景下管壁增厚，但对反流性食管炎的诊断特异度明显较低。反流性食管炎患者常可见周围淋巴结，但据此并不能提高食管炎的诊断效能[58]。当黏膜下水肿时可出现靶征，强化黏膜的下方可呈相对的低密度。该现象可出现在胃肠道任何部位，但如果出现在食管，可视为食管炎的一种相对特异性表现[57]。放射性食管炎可呈弥漫性壁水肿，与放射区间有清晰的边界，与食管相邻的肺常发生纤维化改变。

2. 食管穿孔　食管穿孔可以自发或继发于外伤或异物。超过一半的病例属于医源性[59]，最常见于上消化道内镜检查时。外伤性撕裂大多数发生在颈段和胸上段食管[60]，剧烈呕吐或 Boerhaave 综合征所致的撕裂也可位于食管远段。少数有基础疾病（如癌症）的患者也会发生食管穿孔。食管穿孔可危及生命，延误诊断将导致发病率和死亡率增高。对比增强 CT 是评估穿孔和纵隔炎的理想方法，可表现为管壁增厚、食管周围积液、腔外积气和胸腔积液（图 14-8）[61, 62]。食管穿孔以往属外科急诊，现在大多采取保守治疗，尤其当穿孔能够自行封闭时[63]。

3. 其他　气管食管瘘是最常见恶性并发症，包括先天性、医源性、创伤后或感染性[61]。在 CT 上可以直接看到瘘口。

食管异物常位于咽、环咽肌的近端。常规颈部 X 线可显示异物，但 CT 能够识别体积更小、X 线可穿透的异物，以及穿孔等并发症，很容易发现进入胃肠道远端的异物。

食管壁内血肿或夹层也可能是医源性，常见于抗凝治疗，如静脉曲张硬化治疗后。外伤性血肿往往发生在远段，由黏膜撕裂和随后食管壁出血造成，CT 表现为椭圆形或梭形、边界清楚的壁内肿块，肿块无增强，随疾病进展内容物可能密度增高。MRI 提示肿块信号可变，变化情况取决于血红蛋白的降解程度。

食管静脉曲张分为上行性或下行性。上行性静脉曲张最常见于肝硬化和门静脉高压症患者，由冠状静脉流向食管远端静脉丛反流而引起。食管周围的静脉流经奇静脉汇入体循环。上行性静脉曲张可能出血或破裂，导致大量胃肠道出血。而下行性静脉曲张则由上腔静脉阻塞引起，导致头颈部和上肢静脉系统的血液经侧支流入胸段食管中上段周围的静脉，然后进入奇静脉。

在 CT 上，静脉曲张表现为食管周围强化的管状结构，其密度和静脉血池相等。CT 在评估静脉曲张

表 14-1 食管和食管胃交界部癌症分期

原发肿瘤（T）	T_1	局限于黏膜层和黏膜下层
	T_2	局限于固有肌层
	T_3	侵及外膜
	T_{4a}	侵及胸膜、心包、奇静脉、横膈或腹膜
	T_{4b}	侵及其他相邻结构，如主动脉、椎体或气道
区域淋巴结（N）	N_0	无
	N_1	1～2个
	N_2	3～6个
	N_3	7个或以上
远处转移（M）	M_0	无
	M_1	有

注：1.适用于癌症分期，不包括肉瘤和胃肠道间质瘤等非上皮性肿瘤；2.出于分期考虑，如果肿瘤中心在胃贲门近端2cm以内，则食管胃交界部肿瘤应归为食管肿瘤；如果累及食管胃交界部，肿瘤中心在贲门近端2cm以外，则归为胃肿瘤；3.区域淋巴结包括从食管周围颈部淋巴结到腹腔淋巴结

和内镜下静脉曲张套扎术疗效方面较灵敏[65]。鉴别静脉曲张与食管炎、食管癌引起的结节状壁增厚必须使用静脉注射对比剂。静脉注射对比剂增强MRI对检测食管静脉曲张也很灵敏，灵敏度达81%，而单独使用非增强型MR灵敏度仅为51%。贲门失弛缓和弥漫性食管痉挛（diffuse esophageal spasm，DES）等动力障碍通常不能用CT或MRI来诊断或评估，在横断面成像上呈现出类似食管癌的异常。贲门失弛缓和DES可引发食管壁对称性增厚，贲门失弛缓管壁增厚仅限于食管下括约肌，通常厚度<10mm[54, 67]，近端食管扩张且常充满液体（图14-9）。DES表现为食管远段2/3处对称性增厚，管径正常，常塌陷。食管癌的典型表现是不对称性管壁增厚或肿块。相比动力障碍，食管增厚10mm以上癌症可能性更大。

（四）术后改变

食管切除术常用于原发性食管癌，但不经常用于治疗贲门失弛缓等良性疾病。通常采用胃上提来进行重建。CT上胃位于胸腔内，沿纵隔走行，吻合口常位于胸上段食管、胸腔入口附近。幽门位于食管裂孔水平。对比增强CT评估吻合口瘘、出血和脓肿等术后并发症较理想，甚至可识别食管造影看不到的瘘口。从长远来看，CT可用于诊断复发性和转移性疾病：食管胃吻合口处或附近出现软组织肿块是肿瘤复发的标志，而局部和远处淋巴结增大及肝转移也可以通过CT识别。胃上提的表现可类似于贲门失弛缓患者的食管扩张，因此必须详细了解患者手术史和仔细观察吻合口结构。对于不能进行胃上提或胃不能移动（如胃切除术后或既往有溃疡病史）的情况下，可在胸骨后或沿原有食管路径行结肠替代术。对于贲门失弛缓等良性疾病，往往绕过原有食管而不将其切除，改在胸骨后进行此手术。

对于胃食管反流病，可实施胃底折叠术，即用胃底包住食管远端和食管下括约肌。Nissen胃底折叠术是全360°折叠，Toupet胃底折叠术是部分270°折叠，Dor胃底折叠术是180°折叠。从CT来看，胃底折叠术表现为胃食管交界部软组织肿块，仔细可见胃折叠（图14-10）。虽然CT不能对折叠进行功能性评估，但却是评估吻合口瘘和脓肿术后并发症的理想方法。判断胃底折叠术是否失败，可在给予产气剂后行俯卧位CT。当食管远端无环形增厚或食管下括约肌前没有气体潴留时，可诊断为胃底折叠术后裂开[70]。

对于不能进行手术切除、有症状性阻塞或气管食管瘘但不能进耐受手术的患者，可放置金属覆膜支架[71]，CT成像很容易看到高密度结构。

四、胃部成像技术

与标准CT相比，螺旋CT胃部评估能力得到改善[72]，多层螺旋CT的加入显著提高多平面显示的性能[73]。以水或低密度肠溶对比剂作为口服阴性对比剂，可以很好显示黏膜，改善三维的呈现质量。腔内无阳性对比剂干扰且能将胃皱襞分开，大大减少了后期处理工作。

用于胃癌分期的影像扫描方法应该合理优化[72, 74]。一般来说，在检查前30～45min给予750～1200ml阴性口服对比剂，即将扫描前再补充250～500ml，可使胃部扩张至最好状态。另一种方式是在即将扫描前给予阳性对比剂，然后给予口服阴性对比剂[75]。胃壁塌陷会造成假瘤或使病灶模糊，因此必须扩张胃腔。此外，对比剂和食物的混合也会造成假瘤，患者最好在检查前至少禁食6h。胃贲门难以完全扩

张，可用泡腾剂帮助扩张。患者取左卧位或左后斜位可改善胃腔和贲门的扩张，俯卧位可改善胃底扩张。为达到低渗状态，以往一般给予胰高血糖素（静脉注射或肌内注射 1mg）处理，现因扫描技术的提高而不再必要。通常，2～5mm 层厚是胃部评估理想的参数。

以 2～3ml/s 速度给予静脉注射对比剂，可在门静脉（胃实质）期获得图像。如果检查是为了进行癌症分期，则应在动脉期和门静脉期进行薄层双期扫描，注射速率至少 3ml/s，最好 4～5ml/s。除了快速扫描外，虚拟胃镜的开发也有望使得病变检测和胃癌分期更加准确[78-84]。

随着超快速成像"单镜头"和屏气序列的广泛运用，MRI 在胃部疾病中的作用也变得更加重要。静脉注射钆对比剂后胃黏膜强化明显，并且相比于小肠更加显著[85]。给予口服对比剂后，阳性对比剂可提高消化道内 T_1 加权图像的信号，而阴性对比剂可降低 T_2 加权图像的信号[10]。

五、胃部解剖

胃从食管 - 胃结合部延伸到幽门，由四部分组成：胃贲门、胃底、胃体和胃窦，是一个动态的器官，其外观因扩张程度而异。皱襞贯穿整个胃，在胃体近端沿胃大弯处较厚。与食管一样，胃也是由黏膜层、黏膜下层和固有肌层组成。与食管不同的是，胃还有浆膜层。充盈良好的胃壁厚度大概 5mm，测量时应当在皱襞之间进行。

在 CT 上，正常胃壁可呈单层、双层或三层[86]。在动态对比增强螺旋 CT 上，大多数患者正常胃壁呈

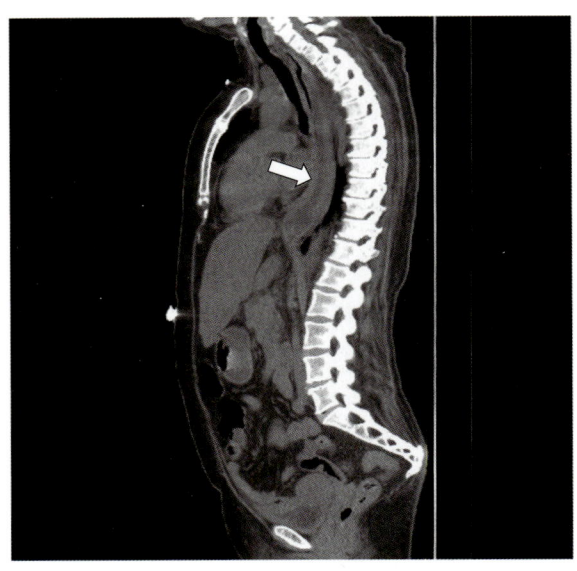

▲ 图 14-7 60 岁女性患者，严重食管炎，因戒酒期间胸痛持续 3 天就诊，内镜检查发现食管严重质脆，病理表现包括溃疡和细菌定植

矢状位非增强软组织窗 CT 图像显示整个食管壁增厚约 7mm（箭），食管腔内有液体

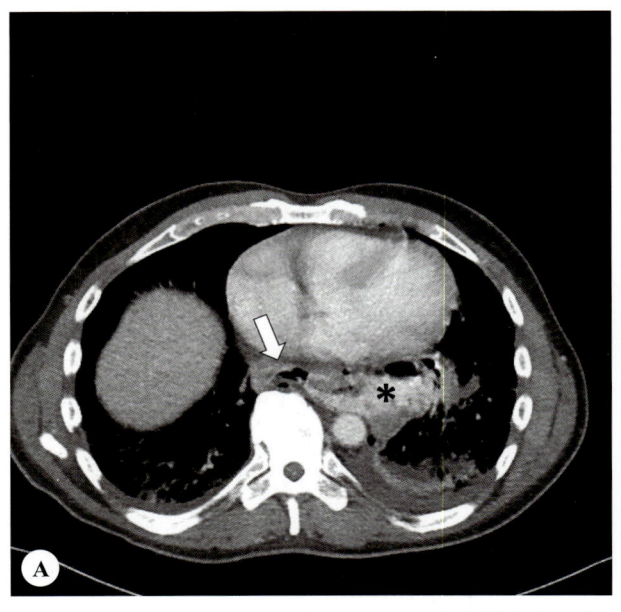
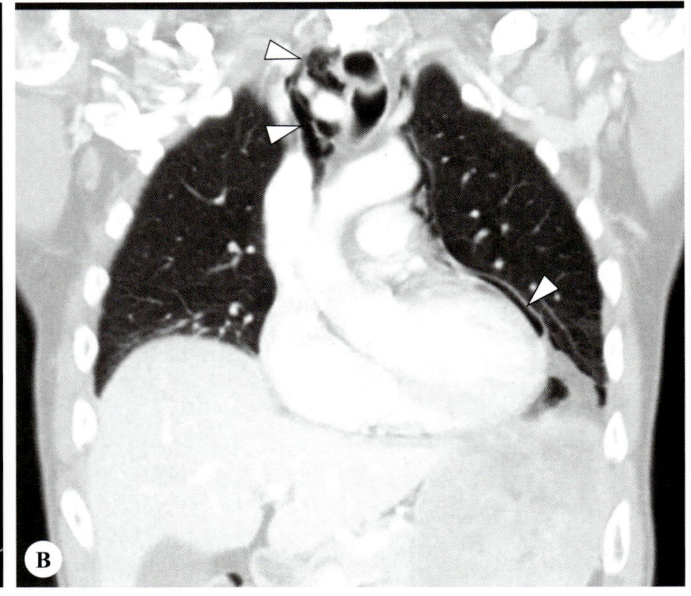

▲ 图 14-8 65 岁男性患者，食管穿孔，因反复呕吐后严重急性胸痛就诊

A. 轴位增强软组织窗 CT 图像显示食管壁增厚（箭），以及位于纵隔的腔外口服对比剂（*）；B. 冠状位增强肺窗 CT 图像显示纵隔积气（箭头）

多层增强[76, 77, 86]。黏膜层强化明显，黏膜下层仍然保持低密度，而肌层和浆膜层中度强化，这种现象多见于动脉期，有时也见于门静脉期。对比剂的注射速度可以用于反映正常胃壁不同层的结构。注射速度较高（5ml/s）往往能更多产生分层的表现。

六、胃部疾病

（一）先天性异常

和食管重复囊肿一样，胃重复囊肿通常和管腔不相通，从胃大弯向后延伸。CT 表现为不强化的水样密度肿块。MR 外观因蛋白质含量而异，可导致 T_1 高信号，壁内可能有钙化。

先天性胃憩室发生在胃底、胃食管交界部的下方，通常向后突出，可类似于肾上腺肿块[88]（图 14-11）。憩室颈部可能显示不清，内部出现口服对比剂或气体影可用于确定其起源于胃。

胃内的异位胰腺很小而且没有症状，通常很难诊断[89]。胰腺炎引发的上腹疼痛、出血和假性囊肿导致的胃排空受阻并不常见。异位组织常位于胃窦内，沿胃大弯生长（图 14-12），也可见于近段小肠。从 CT 来看，异位胰腺表现为肿物，具有与胰腺相似的强化特征[89]。须鉴别的疾病包括胃肠道间质瘤、类癌和淋巴结增大。

内脏异位在儿童中报道较多，成年人多在影像检查时才偶然发现。内脏位置指的是心脏和内脏与中线的相对位置，内脏正位即这些结构的位置正常。内脏转位则是正位的镜像，即心尖在右、肝脏在左。肠管也有镜像表现，胃和空肠在右、回肠在左。复杂异位指的是上述两种情况以外的位置异常，可分为多脾症和无脾症。几乎所有无脾症患者都有严重先天性心脏病，多在出生后 1 个月内死亡。而多脾症患者患先天性心脏病的概率较低，病情也不那么严重，CT 表现为多发圆形软组织肿物，增强后呈典型的脾组织的增强方式。肠管和实质器官位置也可变化，肝脏常位于中线。

（二）肿瘤疾病

1. 良性肿瘤 约 90% 胃部肿瘤属于良性，其中大部分是增生性息肉，无恶变倾向，腺瘤较少见。两者均表现为源于黏膜的圆形软组织肿物（图 14-13 和图 14-14）。神经源性肿瘤包括神经瘤、神经鞘瘤和施万细胞瘤，CT 表现与小的胃肠道间质瘤相似。胃脂肪瘤少见，易通过 CT 脂肪密度来判断（图 14-15），无恶变倾向。

2. 胃肠道间质瘤 过去几十年里胃肠道间质组织肿瘤的分类有很大变化。胃肠道间质瘤（GIST）起源于平滑肌的 Cajal 起搏细胞，表达酪氨酸激酶生长因子 KIT（CD117）。这类肿瘤不含平滑肌细胞，与平滑肌瘤和平滑肌肉瘤明显不同。GIST 是胃和小肠

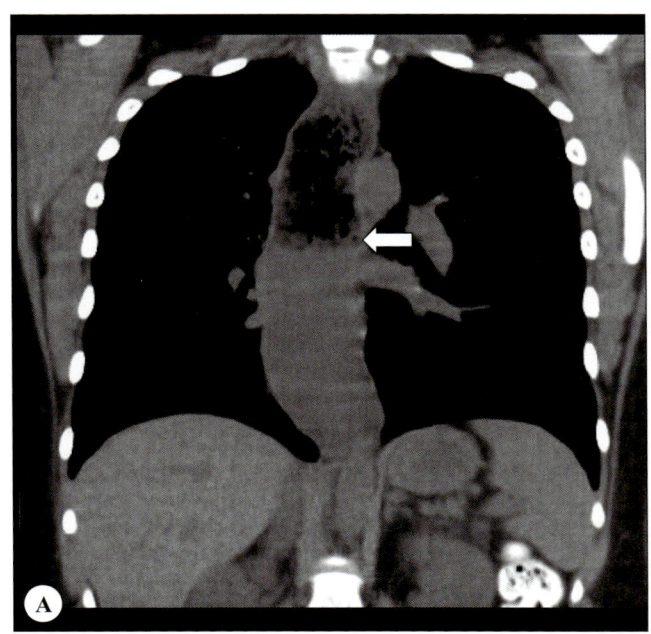
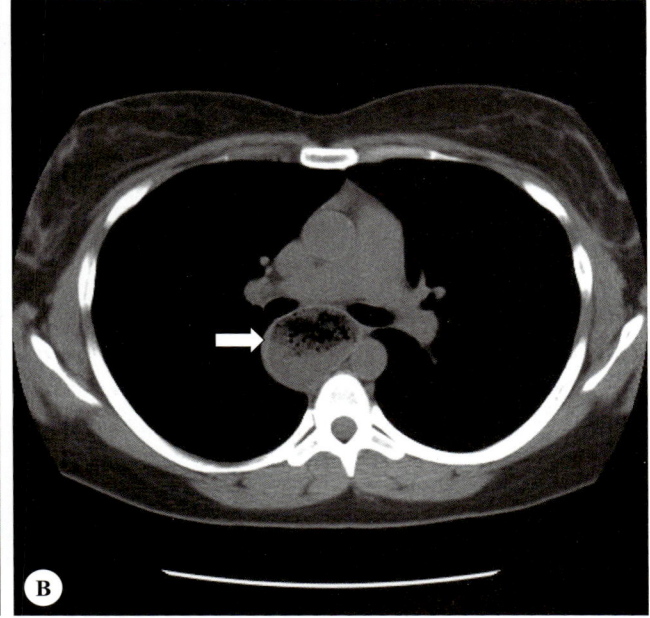

▲ 图 14-9　28 岁女性，贲门失弛缓，因进食障碍 2 周且吞咽困难 3 年就诊
冠状位（A）和轴位（B）非增强软组织窗 CT 图像显示食管扩张，伴液体 - 食物残渣界面（箭）

最常见的间叶性肿瘤，食管间质瘤多表现为含平滑肌的真正平滑肌瘤[91]。

胃肠道间质瘤多见于 50 岁以上患者，无性别差异。胃是 GIST 最常见部位，44%GIST 发生在胃部[92]。在 I 型神经纤维瘤病患者中，小肠的 GIST 发生率更高。

GIST 恶变倾向很难通过影像学或病史特征加以判断。一般而言，＞5cm 发生肿瘤转移概率更高[92]，但 CT 上没有特异性指征可将其确定为恶性肿瘤。肿瘤多因生长速度过快，超出血供范围生长而出现坏死，故坏死并非可靠的指标。组织学上，有丝分裂数的增加预示恶性倾向，但有丝分裂数低的肿瘤也可以发生转移。恶性肿瘤可局部扩散并转移至肝脏和腹膜（图 14-16），很少通过淋巴管系统播散转移，故淋巴结增大亦非其典型影像学特征。从影像学角度看，GIST 通常表现为较大外生性软组织密度肿物（图 14-17），可突入胃腔内（图 14-18）。大的肿瘤边缘强化，而小肿瘤则均匀强化。多数情况下，内部常有坏死或囊变形成的低密度区（图 14-19）。如果近期发生出血，病灶区内可有密度增加。这些病变常有较大溃疡，被口服对比剂所填充。＜3cm 的肿瘤很少坏死，密度比较均匀[93]，钙化少见。MR 表现因坏死程度、是否有出血和溃疡而异。该病的肝转移瘤和原发肿瘤表现类似，可有坏死或呈囊变。对于可手术切除的病例来说，不建议对原发肿瘤进行经皮穿刺活检，以避免沿针道种植或腹膜种植的风险[94]。胃平滑肌肉瘤较胃肠道间质瘤少见，影像学无法区分两者。

3. 恶性肿瘤

（1）腺癌：胃腺癌是目前最常见的胃恶性肿瘤，占胃部恶性病变的 95%。男性比女性更常见，通常发生于 60—80 岁。危险因素包括吸烟、高硝酸盐饮食、萎缩性胃炎、先前行 Billroth II 手术、Ménétrier 病和慢性幽门螺杆菌感染。胃腺癌常到晚期才被确认，预后较差，5 年生存率不足 20%。早期未侵犯黏膜下层的胃腺癌预后较好，因此通过 CT 早期识别病变至关重要。

组织学上，胃腺癌有四种类型：黏蛋白型（可伴钙化）、印戒细胞型、乳头型和导管型。典型印戒细胞胃腺癌表现为硬癌，造成皮革胃。胃腺癌播散模式包括局部侵犯和远处转移（经淋巴和血行转移），可引发全身扩散。肿瘤从胃部转移至卵巢被称为 Krukenberg 瘤。胃癌可通过淋巴转移[95]，短轴＞8mm 的胃肝韧带淋巴结疑似淋巴结转移[96]。胃部的静脉回流通过门静脉，故肝脏转移较常见。其他远处转移部位包括肺、肾上腺、骨、脑和肾。

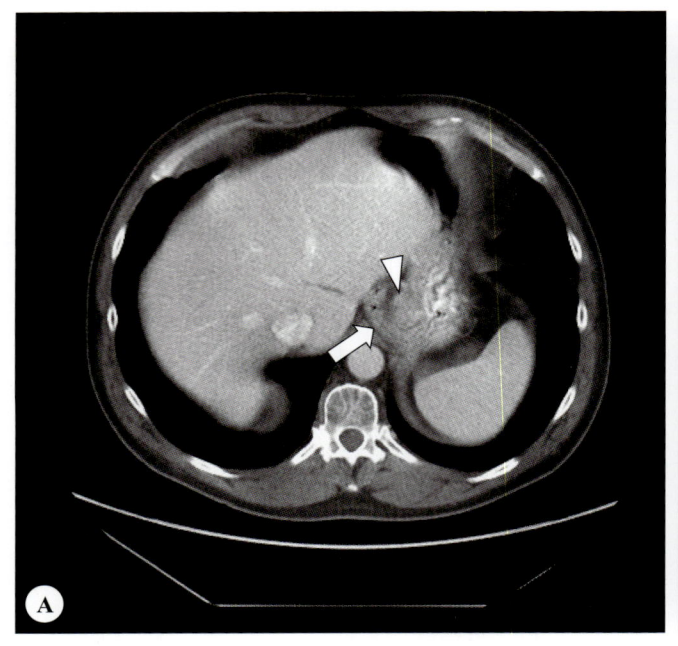 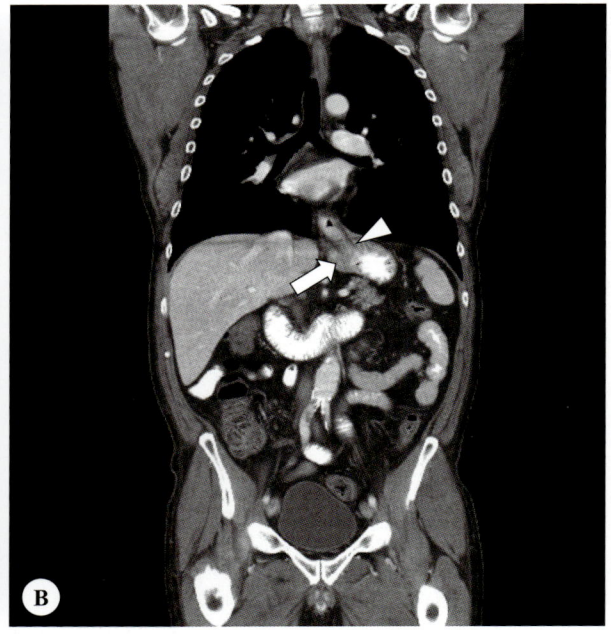

▲ 图 14-10 50 岁男性胃底折叠术后，摄片以进行浅表食管癌分期

轴位（A）和冠状位（B）增强软组织窗 CT 图像显示，在胃食管交界部，胃底折叠术的胃（箭）向食管远端内侧和后侧延伸（箭头）

第14章 胃肠道
Gastrointestinal Tract

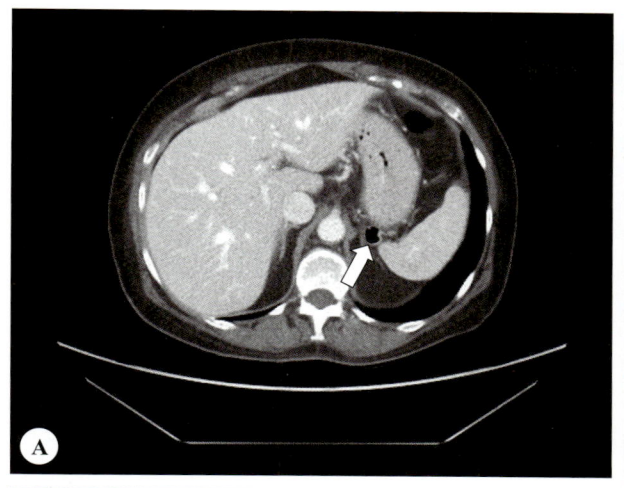

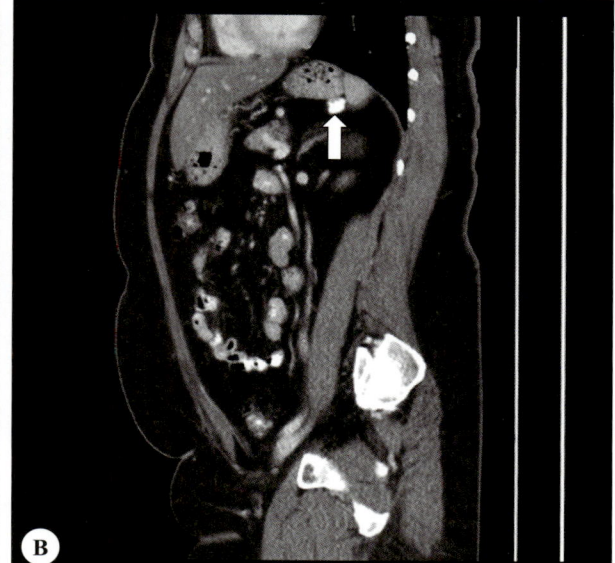

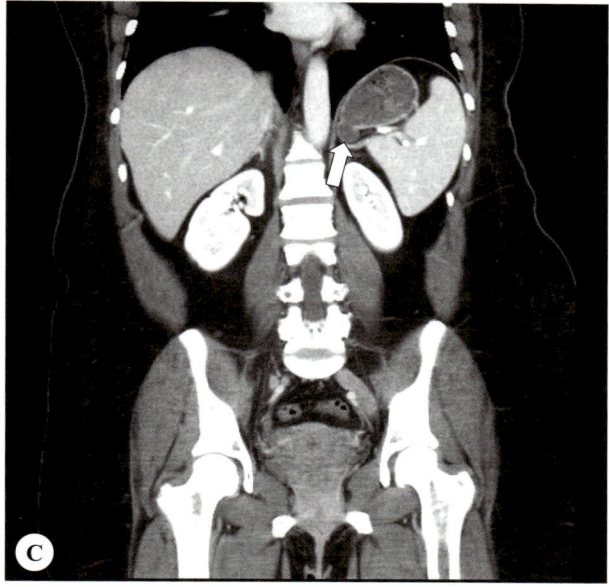

▲ 图 14-11 3 例患者在腹部 CT 中偶然发现胃憩室
A. 轴位增强软组织窗 CT 图像显示充满气体的胃憩室（箭）；B. 矢状位增强软组织窗 CT 图像显示含高密度肠道对比剂的胃憩室（箭）；C. 冠状位增强软组织窗 CT 图像显示含液体的胃憩室（箭）

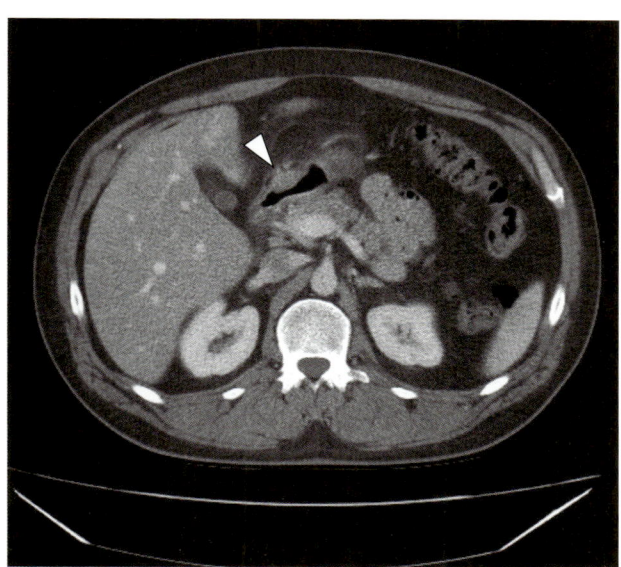

◀ 图 14-12 异位胰腺，37 岁男性因右上腹部疼痛就诊
轴位增强软组织窗 CT 图像显示胃窦局灶性增厚（箭头），代表存在异位胰腺组织，周围脂肪少量条索影

713

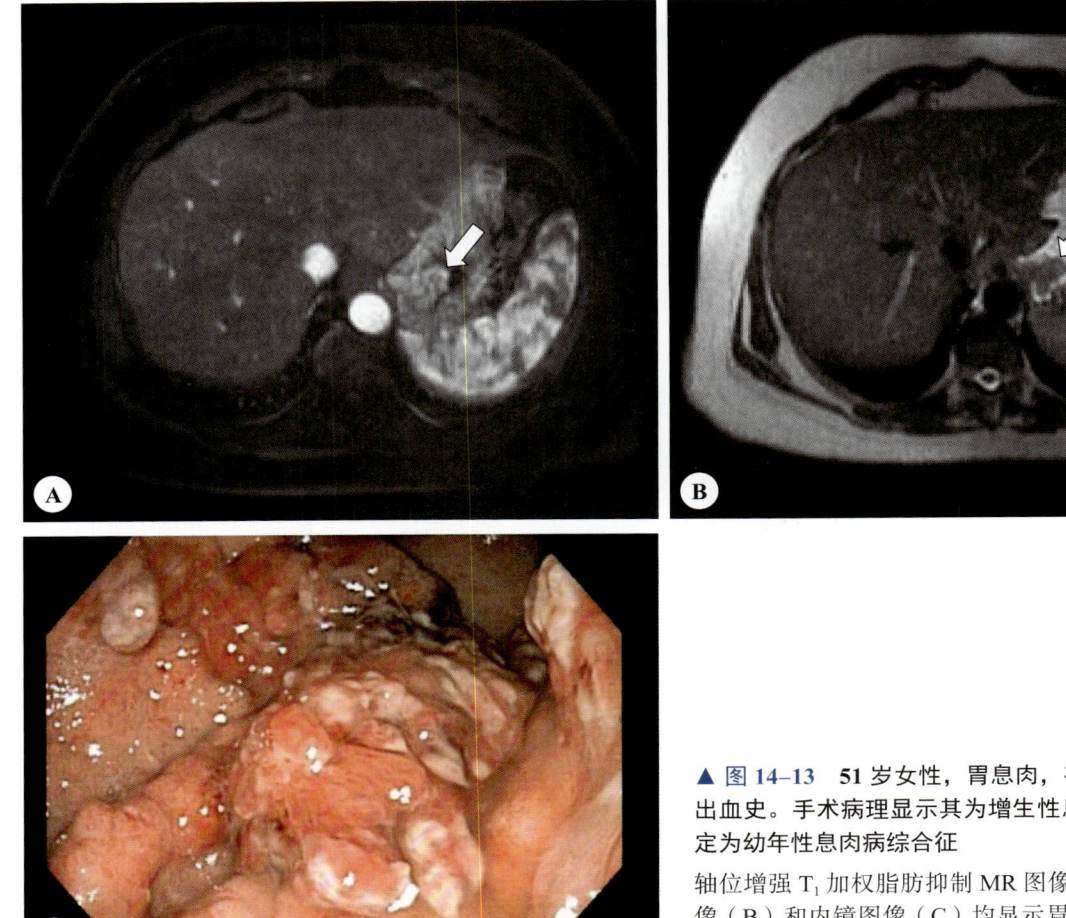

▲ 图 14-13 51 岁女性，胃息肉，有缺铁性贫血和消化道出血史。手术病理显示其为增生性息肉，随后基因测试确定为幼年性息肉病综合征

轴位增强 T_1 加权脂肪抑制 MR 图像（A）、轴位 T_2 加权图像（B）和内镜图像（C）均显示胃贲门处充盈缺损（MR 可见强化）（箭）

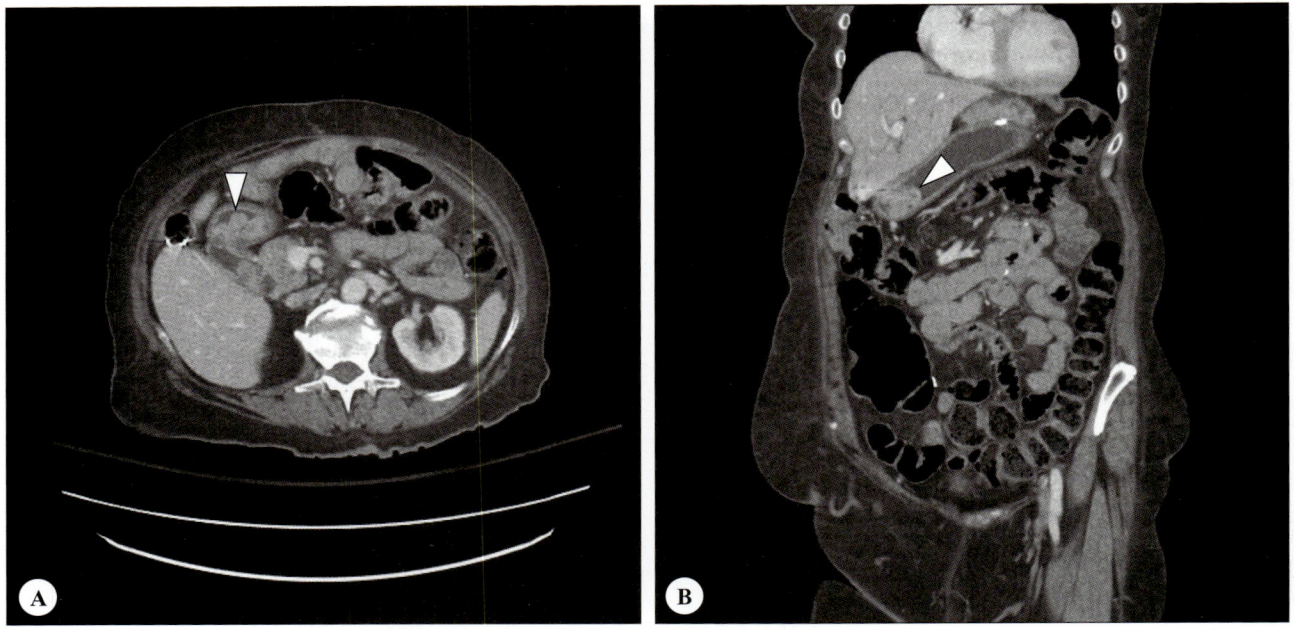

▲ 图 14-14 59 岁女性被封闭胃部的增生性息肉（箭头），有胃旁路手术史，因车祸受伤就诊

A. 轴位增强软组织窗 CT 图像；B. 冠状位增强软组织窗 CT 图像

第 14 章 胃肠道
Gastrointestinal Tract

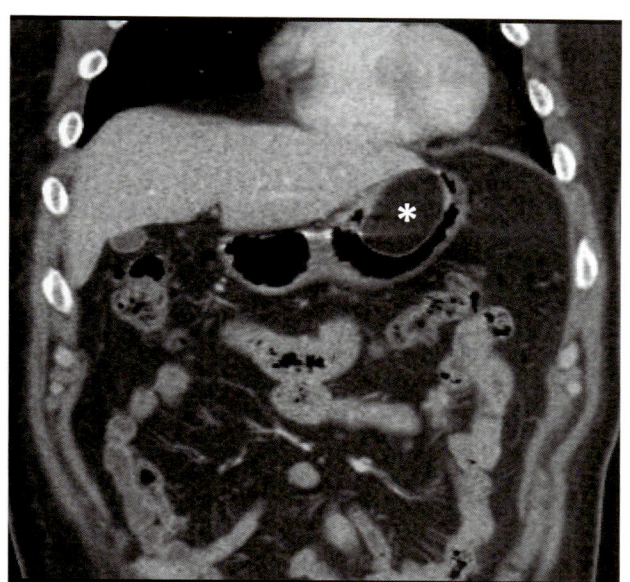

▲ 图 14-15 57 岁男性，慢性丙肝病毒携带者，偶然发现的胃脂肪瘤，因肝细胞癌筛查就诊

冠状位增强软组织窗 CT 图像显示脂肪密度肿块（脂肪瘤，*）

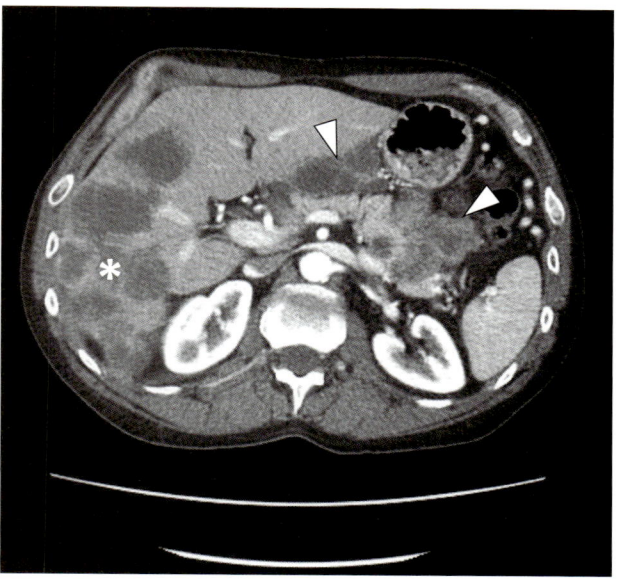

▲ 图 14-16 56 岁男性，胃肠道间质瘤转移，为行病变再分期就诊

轴位增强软组织窗 CT 图像显示肝转移（*）和腹膜转移（箭头）

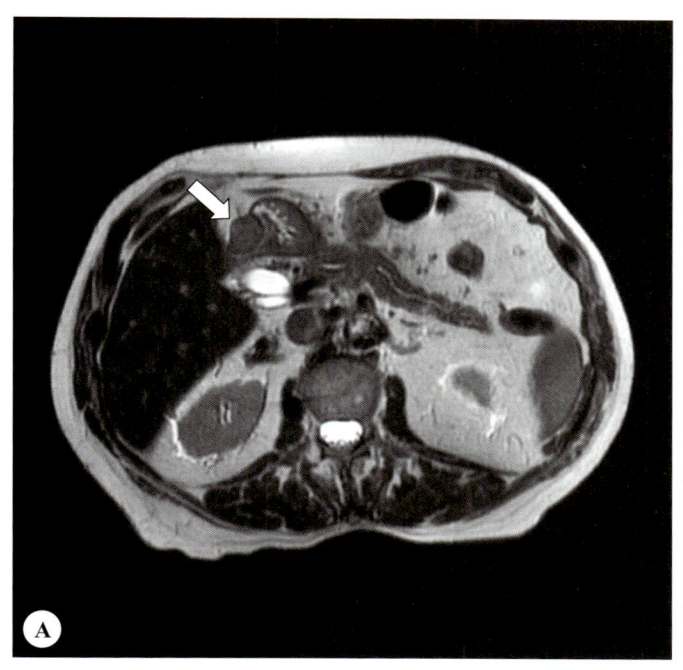

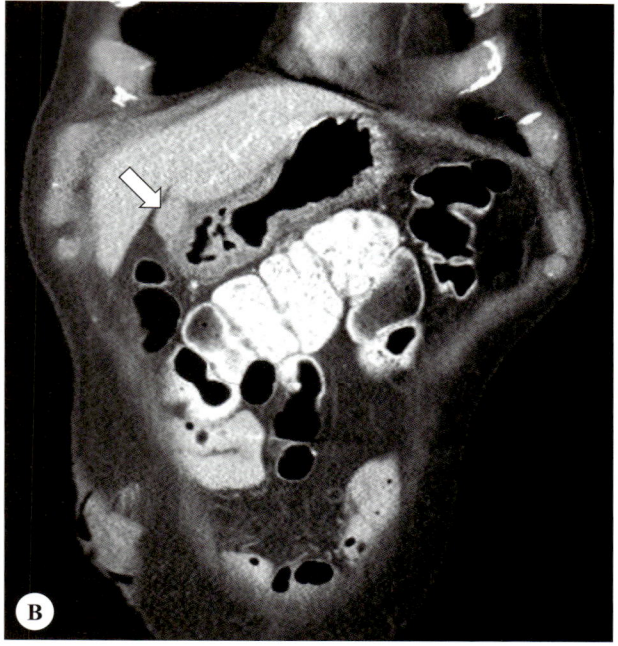

▲ 图 14-17 外生性胃肠道间质瘤，77 岁男性因随访胰腺囊肿就诊

轴位 T₂ 加权 MR 图像（A）和冠状位增强软组织窗 CT 图像（B）显示胃窦小的外生性富血供病变（箭）

715

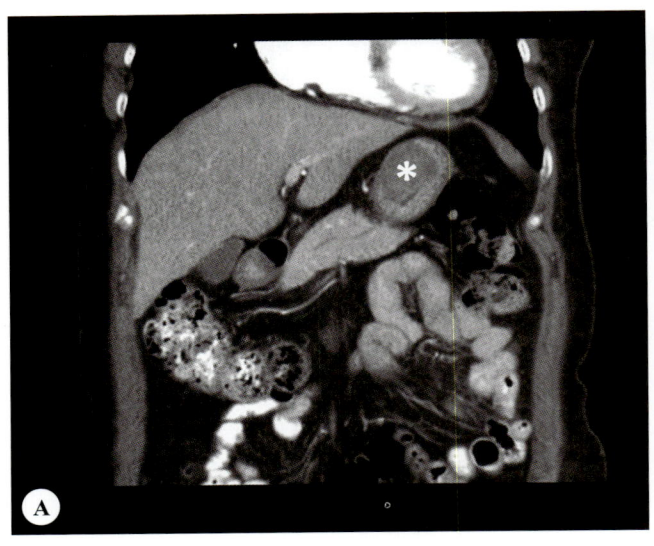
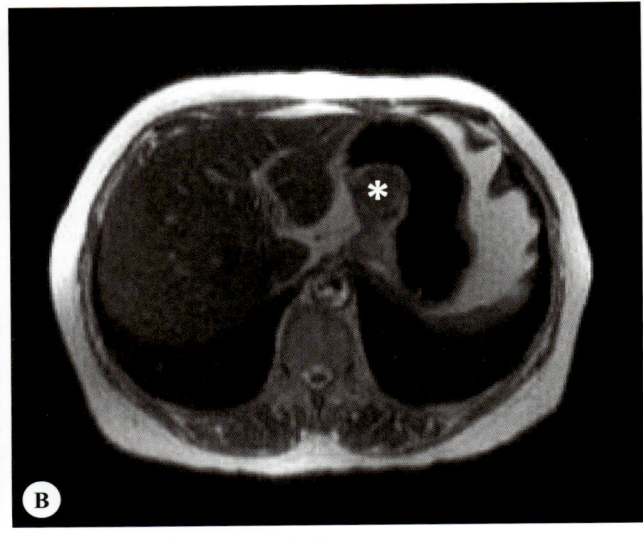

▲ 图 14-18　66 岁男性胃肠道间质瘤突入胃腔内，右下腹疼痛

A. 冠状位增强软组织窗 CT 图像显示低强化病变（*），突入胃部近端；B. 轴位 T_2 加权 MR 图像显示胃部肿块（*），强度与肝脏和肌肉相似

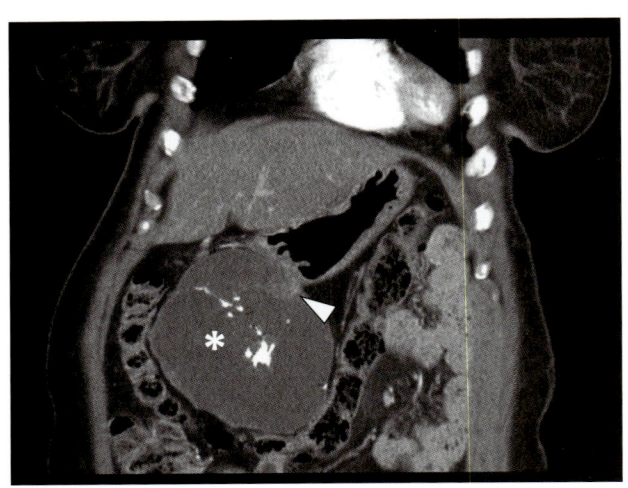

▲ 图 14-19　68 岁女性，大的胃肠道间质瘤伴坏死，因上腹部肿块就诊

冠状位增强软组织窗 CT 图像显示一个大的乏血供肿块，代表肿瘤坏死（*），中央钙化。病灶内部邻近胃的区域轻度强化，代表该肿瘤的血供来自该区域（箭头）

在 CT 上，胃腺癌可表现为局灶性胃壁增厚（图 14-20）、弥漫性胃壁增厚（皮革胃）（图 14-21）、伴或不伴溃疡的分叶状肿块。胃壁正常分层增强模式改变有利于指导对胃癌进行 CT 分期[76, 77, 97, 98]（表 14-2）。早期癌症黏膜层强化更明显，在动脉期显示更清楚，可能是由黏膜增厚所致，而低密度黏膜下层保持完整[97]。进展期癌症表现为分层强化方式的破坏或全层强化。根据这些标准，早期癌症分期准确率为 80%，而进展期癌症分期准确率为 99%（总体为 78%）。早期癌症的诊断较困难，检测灵敏度为 23%~26%，而晚期癌症的检测灵敏度上升至 98%~100%[97, 99]。如未在动脉期进行快速扫描，则分层强化的表现可能不明显。有学者提出用 1cm 厚度来鉴别良恶性肿瘤[100]，1cm 以上胃壁厚度对癌症的检测灵敏度为 100%，但特异度较低，仅为 42%，这是因为良性病变中也有胃壁增厚。其他 CT 表现如局灶性、偏心性或强化的胃壁增厚，进一步提示为恶性病变。

胃周脂肪内的网格状条纹或邻近的脂肪层消失，提示病变扩散到浆膜外，但炎性反应也可以出现胃周的网状线条纹，所以必须加以鉴别。脂肪较少的患者也很难据此进行判断。以 5mm 层厚对胃进行连续扫描，以水作为口服对比剂，在俯卧位、低张条件下，可准确评估浆膜侵犯情况，但胰腺受累则较难诊断。胃和胰腺之间的脂肪层消失，可见于胰腺受侵，也可见于胰腺包膜粘连而无直接侵犯[76]。在评估肿瘤分期和局部淋巴结肿大方面，EUS 比 CT 更准确[40, 43, 102]。

对于整个胃肠道，在肿瘤分期中淋巴结的判断都存在着困难，灵敏度仅 74%~97%，特异度仅 42%~66%。在无腹水的情况下通常难以可靠评估腹腔传播，可能无法发现早期或较小腹膜结节[77]。

胃贲门癌诊断仍具挑战性。在此区域胃底皱襞聚合，再加上食管远端斜向插入，会造成假瘤外观，这种现象存在于 23% 正常人中[105, 106]。正常患者也可

第 14 章 胃肠道
Gastrointestinal Tract

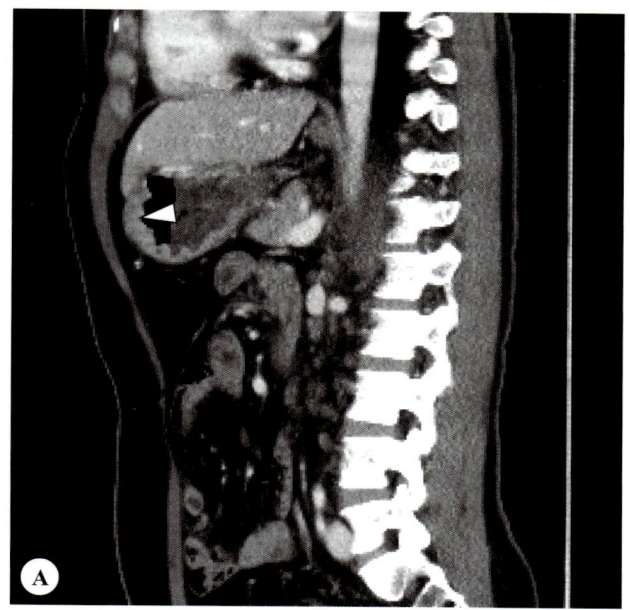

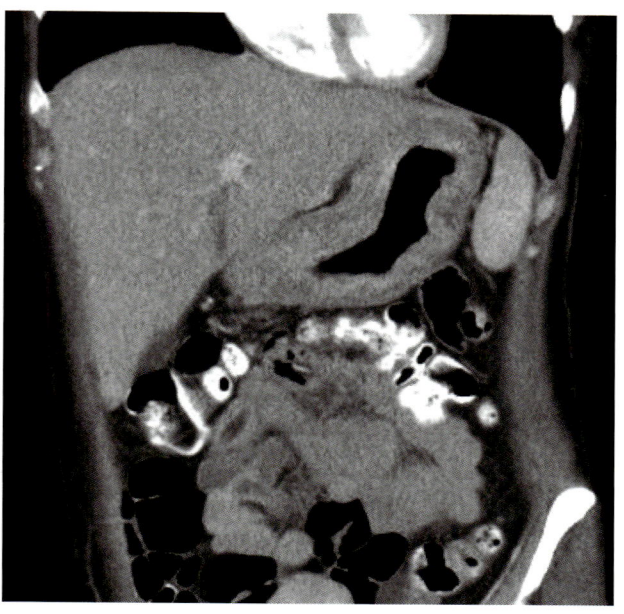

▲ 图 14–21　39 岁女性，胃腺癌的皮革胃形态
冠状位增强软组织窗 CT 图像显示胃壁弥漫性增厚

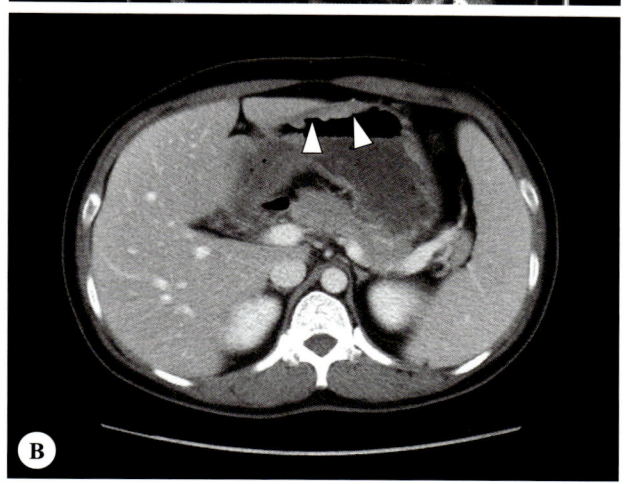

▲ 图 14–20　36 岁女性，印戒细胞胃腺癌，既往腹部 MRI 偶然发现胃壁增厚和溃疡
矢状位增强软组织窗（A）和轴位增强软组织窗（B）CT 图像显示胃壁局灶性增厚，失去正常皱襞形态（箭头）

表 14–2　胃癌分期

原发肿瘤（T）	T_1	局限于黏膜和黏膜下层
	T_2	局限于固有肌层
	T_3	侵及浆膜下层，未侵及脏腹膜或邻近结构
	T_{4a}	侵及浆膜
	T_{4b}	侵及邻近结构（不包括延伸至十二指肠或食管）
区域淋巴结（N）	N_0	无
	N_1	1～2 个
	N_2	3～6 个
	N_3	7 个或以上
远处转移（M）	M_0	无
	M_1	有

观察到小弯侧近端的胃壁增厚[107]。此外，贲门皱襞部分扩张可能会掩盖病变，给予产气剂、左侧卧位扫描可解决这一问题。硬癌的诊断也存在难度。在透视检查中看到的典型胃壁僵硬表现，在常规 CT 中因胃部充盈可变而可能显示不佳。胃壁可能因肌层水肿出现靶征，但通常壁水肿被视为良性病变的表现。CT 在原发肿瘤分期准确性上仍存在争议[108]，但无疑是诊断肿瘤远处转移，确定整体可切除性的重要手段[109]。

内镜和 EUS 可用于评估原发性病变和活检，CT 可用于胃癌分期，而 MRI 对于胃癌分期的作用有限[110, 111]。

注：1. 适用于癌症分期，不包括非上皮性肿瘤如胃肠道间质瘤、其他肉瘤、淋巴瘤和分化良好的神经内分泌肿瘤；
2. 出于分期考虑，如果肿瘤中心在胃贲门 2cm 以内，则食管胃交界部（EGJ）肿瘤应归为食管肿瘤。如果累及 EGJ，肿瘤中心在贲门 2cm 以外，则归为胃肿瘤。不累及 EGJ 的贲门处肿瘤归为胃癌

(2) 淋巴瘤：胃是胃肠道淋巴瘤最常见部位，但胃淋巴瘤仍是相对少见，仅占胃恶性肿瘤不足5%，属于非霍奇金型淋巴瘤。在横断面成像上，淋巴瘤表现为弥漫性壁增厚、息肉样病变、单发或多发溃疡性病变或多发黏膜下结节。相比胃腺癌，胃淋巴瘤通常胃壁增厚更明显，环形受累更弥漫，增厚胃壁可达4～5cm[112,113]。与引发胃出口梗阻的腺癌不同，胃淋巴瘤通常不引起梗阻，可表现为皮革胃[114]（图14-22）。淋巴结肿大合并胃淋巴瘤很常见，典型表现是淋巴结肿大并延伸到肾门下方，这与淋巴结肿大合并腺癌不同，后者通常局限于肝胃韧带内。

黏膜相关淋巴样组织淋巴瘤是与幽门螺杆菌感染有关的低恶性程度的B细胞淋巴瘤。胃在正常情况不含淋巴组织，但在幽门螺杆菌慢性感染后可有淋巴样组织出现。和其他淋巴瘤和腺癌相比，MALT淋巴瘤是一种无痛性肿瘤，多数情况下只要消灭幽门螺杆菌便可治愈。在CT上，MALT淋巴瘤表现和高恶性程度的非霍奇金淋巴瘤相似，包括壁增厚、息肉样肿物或溃疡[116,117]。但MALT淋巴瘤的胃壁增厚往往不太明显，淋巴结增大也并非其主要特点[118,119]。

(3) 神经内分泌肿瘤：胃神经内分泌肿瘤（类癌）分为三种类型。Ⅰ型发生于恶性贫血或高胃泌素血症所致的慢性萎缩性胃炎，通常是良性的。Ⅱ型肿瘤最少见，发生于多发性内分泌肿瘤Ⅰ型与 Zollinger-Ellison综合征的患者，常出现淋巴结转移，类癌综合征不常见。在CT上，胃近端常常会出现多发肿块，伴弥漫和明显的胃皱襞增厚。Ⅲ型肿瘤是散发性的，表现为较大的实性肿块，可能含有分化不良的内分泌和外分泌细胞，可出现肝转移和类癌综合征，预后不良。这些肿瘤往往血供丰富，适宜以水作为口服对比剂，并在动脉期成像。

(4) 其他恶性肿瘤：胃小细胞癌是一种罕见但具侵袭性的肿瘤，CT表现无特异性，肿块通常较大，强化不明显[120]。

胃的转移瘤可来自肝细胞癌或胰腺癌的局部侵犯，也可来自血行转移（肺癌、乳腺癌和黑色素瘤），或者食管癌和结肠癌淋巴播散。在某些人群中，对于皮革胃的诊断需考虑乳腺癌的转移（图14-23）。黑色素瘤和Kaposi肉瘤可出现多发的黏膜下结节。

(三) 其他胃部疾病

1. 食管裂孔疝　食管裂孔疝有四种类型。Ⅰ型占食管裂孔疝95%，是一种简单的滑动性食管裂孔疝。Ⅱ型是少见的食管旁疝，胃底经膈食管韧带进入胸腔成疝。Ⅲ型比Ⅱ型更常见，是一种兼具Ⅰ型和Ⅱ型疝特征的混合型疝，胃食管交界部常位于裂孔上方。而Ⅳ型是胸腔胃，常伴有沿器官轴的旋转（图14-24）。CT的多平面重组图像有助于确定疝的解剖情况[121]。

2. 扭转　沿器官轴扭转和绕系膜轴扭转是胃扭转两种主要类型[122]，前者比后者更常见。在沿器官轴扭转中，整个胃沿其长轴旋转，导致胃大弯位置高于胃小弯。绕系膜轴扭转（图14-25）则沿肠系膜或小肠的短轴进行，导致胃窦高于胃食管交界部。值得注意的是，"扭转"一词仅用于有症状的病例，例如扭转引发梗阻或血管损伤。由于缺血、坏死和相关并发症风险的存在，可能还需紧急外科手术。另外，一些患者（尤其是大裂孔疝患者）极易发生部分沿轴旋转，但无急性梗阻症状。对于这类病例，建议将胃描述为沿轴旋转、位置异常等，而非扭转，同时应描述其位置或形态。

3. 胃炎　CT并非诊断胃炎的主要工具，不过可偶然发现胃炎的存在，其表现通常为弥漫性胃壁增厚但<1cm，水肿导致胃壁密度减低。幽门螺杆菌是胃感染的最常见原因。肉芽肿性感染包括结核、结节病和梅毒，可累及胃部造成明显皱襞增厚。嗜酸性胃炎的病因不明，病理显示嗜酸性细胞沉积于胃

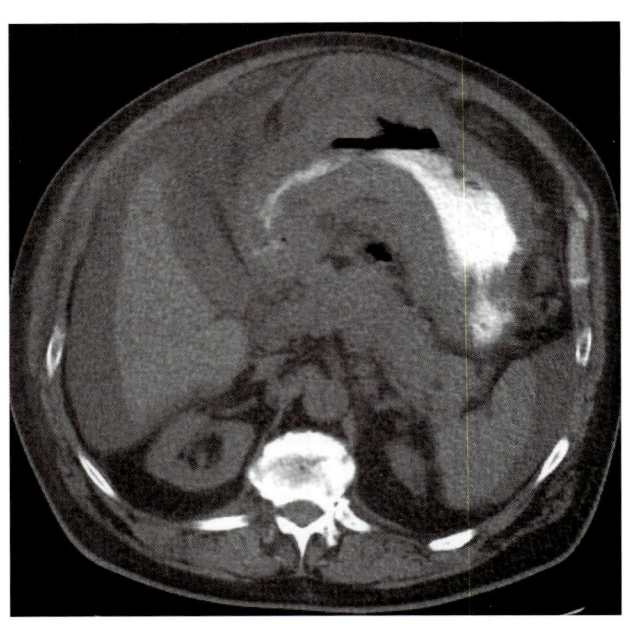

▲ 图14-22　66岁男性，胃淋巴瘤，皮革胃形态，腹胀2周
轴位平扫软组织窗CT图像显示胃壁弥漫性增厚

肠道壁，CT 表现无特异性，只有在伴有小肠壁增厚情况下才能将其与其他胃炎进行区分。除弥漫性皱襞增厚外，胃炎还可能有息肉样病变。放射性胃炎也有非特异性壁增厚，胃壁增厚常有明确的边界，由外照射野的范围所确定。

4. Zollinger-Ellison 综合征和 Ménétrier 病 Zollinger-Ellison 综合征可见弥漫性胃皱襞增厚，是一种继发于神经内分泌肿瘤（胃泌素瘤）的胃酸分泌过多症，常散发。Zollinger-Ellison 综合征也可伴发于多发性内分泌肿瘤Ⅰ型，通常为恶性，可多发。CT 显示胃壁明显弥漫性增厚，胃部或十二指肠可见明显溃疡。胃呈高分泌状态，胃、小肠和结肠有大量液体，使

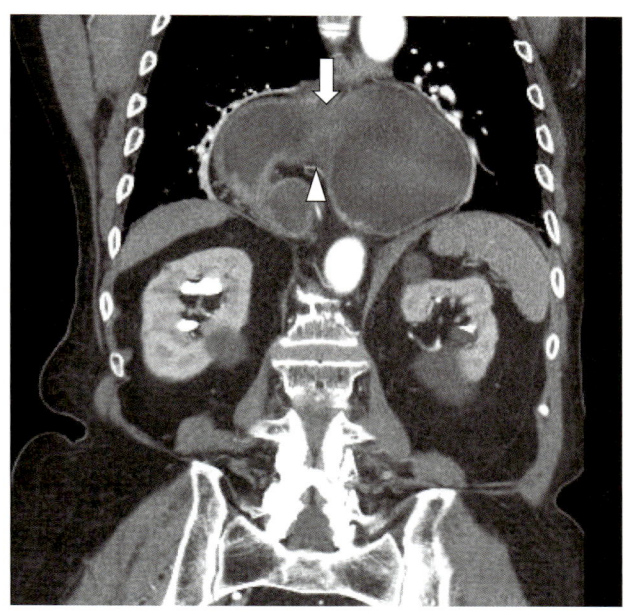

▲ 图 14-24 87 岁男性，胃部沿器官轴旋转，因胸腹疼痛就诊

冠状位增强软组织窗 CT 图像提示裂孔疝较大，胃沿其长轴旋转，该长轴位于胃食管交界部和幽门区之间。胃部呈"倒置"状，即胃大弯（箭）位于胃小弯（箭头）之上。在无血管损伤或梗阻情况下，不建议将其描述为"扭转"

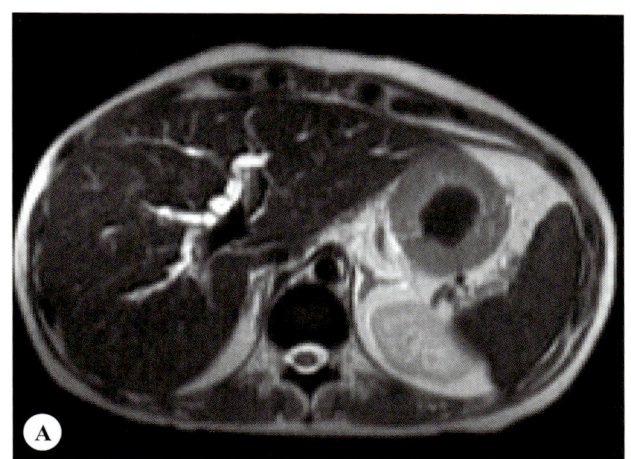

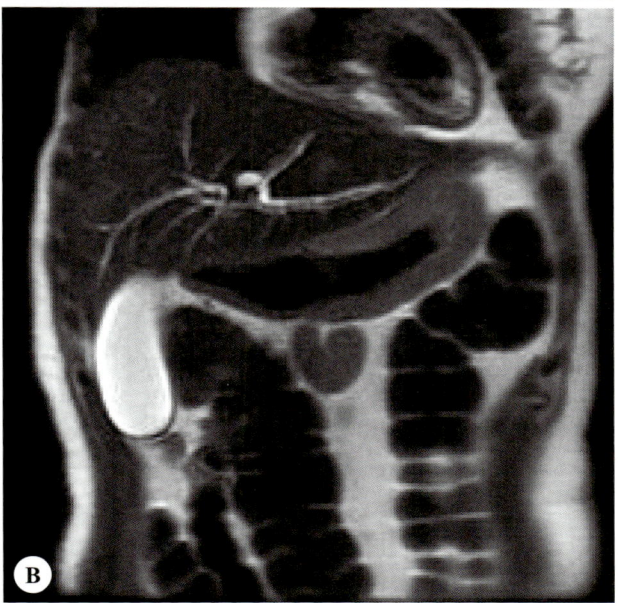

▲ 图 14-23 47 岁女性，乳腺癌转移的皮革胃表现，转移性乳腺癌，因进一步分期检查就诊

轴位（A）和冠状位（B）T₂ 加权 MR 图像显示胃壁弥漫性增厚

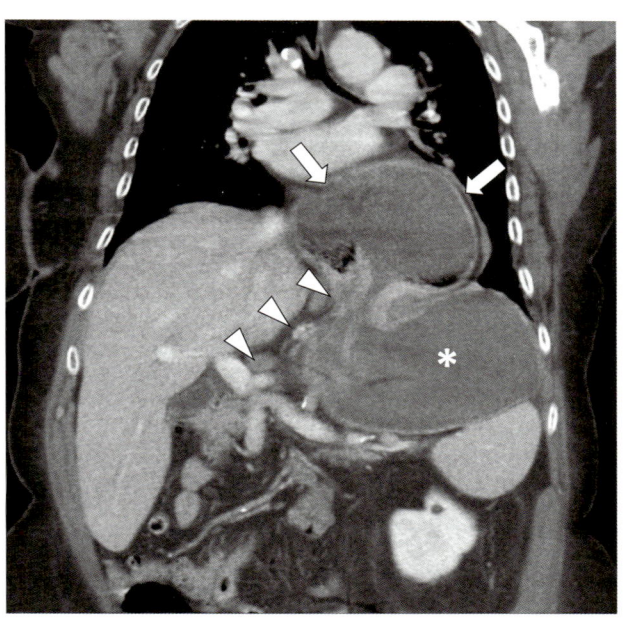

▲ 图 14-25 84 岁女性，绕系膜轴胃扭转，因上腹部疼痛和裂孔疝史就诊

冠状位增强软组织窗 CT 图像显示中重度裂孔疝，胃沿系膜轴（短轴）旋转。胃贲门、胃底和胃近端位于横膈下方（*）。疝内可见胃体远端和胃窦（箭），十二指肠第一段不在成像平面内，但是被拉进疝内（箭头）

得口服对比剂受到稀释。动脉期薄层 CT 通常可用于识别胰腺或胰周肿瘤和肝转移灶。

Ménétrier 病，也称为巨大肥厚性胃炎，和 Zollinger-Ellison 综合征有相似的明显皱襞增厚（图 14-26），但病变不累及胃窦和十二指肠，与高分泌状态无关。

5. 胃积气 胃积气（图 14-27）病因众多，可能是偶然的胃内气体积聚[72]，即气肿性胃炎，可能危及生命。致命的胃积气可来自产气杆菌（最常见为大肠埃希菌）的感染、腐蚀物摄入、创伤或胃梗死。据报道，腐蚀物摄入和滥用酒精是气肿性胃炎最常见病因[124]。胃内有大量侧支循环，不易发生梗死。CT 表现为胃壁增厚，并伴有壁积气。胃气肿可发生在严重呕吐、严重阻塞性肺疾病或近期内镜检查之后，这些情况不会出现胃壁增厚。

6. 胃穿孔 胃穿孔的最常见原因是溃疡，CT 显示腹腔内有游离气体，胃壁增厚，胃腔外口服对比剂渗漏并不常见[125]。CT 出现黏膜强化不连续或继发性炎性改变，如增厚胃壁周围脂肪内有条索影或局灶游离液体，可能提示有胃溃疡但无穿孔[126, 127]。

7. 腐蚀物摄入 摄入酸和碱等腐蚀性物质或其他化学物（如漂白剂和洗涤剂），可造成胃损伤，具体为充血、糜烂、凝固或液化性坏死（取决于该物质性质），也可造成胃壁大面积损伤（图 14-28）。早期并发症包括摄入后头几周严重出血或穿孔，最常见的后遗症是狭窄，有时伴胃出口梗阻。

8. 胃静脉曲张 CT 可准确显示胃静脉曲张与食管静脉曲张。胃静脉曲张有两种常见类型：门静脉高压致静脉曲张和继发于脾静脉栓塞形成的静脉曲张。前者表现为肝硬化和其他门静脉高压特征的改

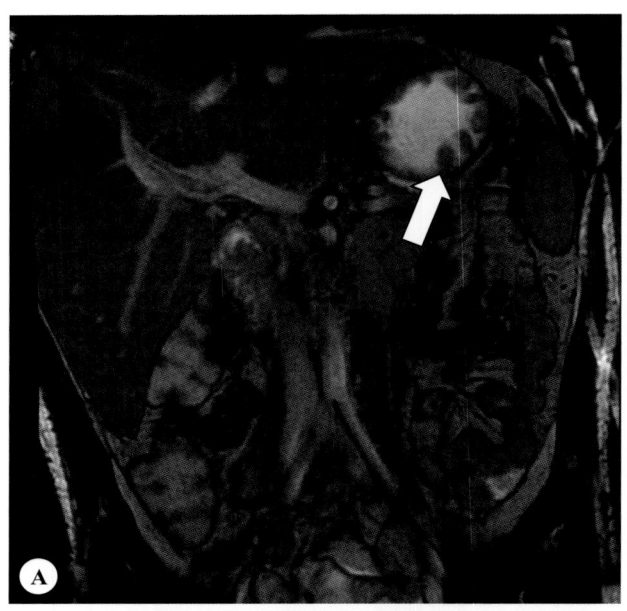

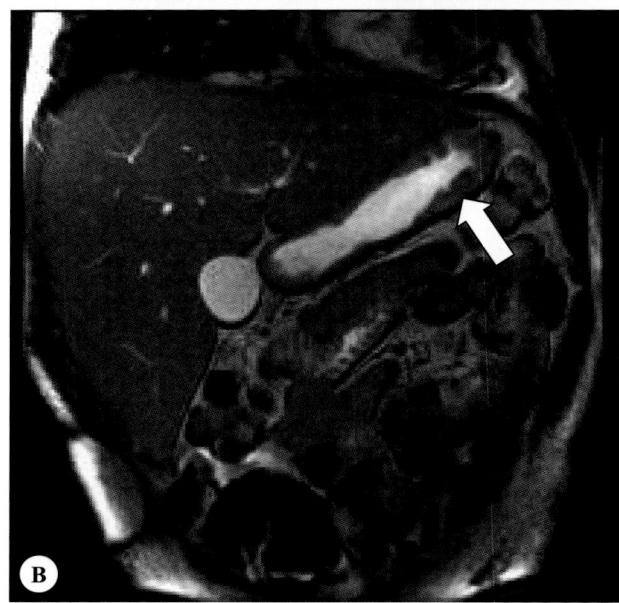

▲ 图 14-26 32 岁男性，Ménétrier 病，伴蛋白丢失性肠道疾病
冠状位平扫平衡稳态自由进动 MR 图像显示皱襞增厚（箭），未累及胃窦

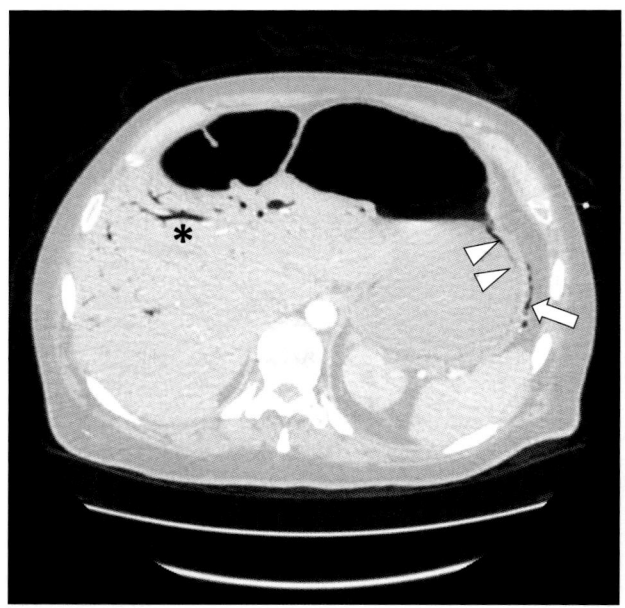

▲ 图 14-27 51 岁男性，胃积气，直肠癌，近期肠梗阻、气促
轴位增强肺窗 CT 图像显示胃壁内（箭头）、沿静脉属支（箭）和门静脉系统内（*）有空气。在 1 个月后复查中，这些症状自行消退，胃和肝脏表现正常

第 14 章　胃肠道
Gastrointestinal Tract

变，包括脾大、其他静脉曲张和腹水（图 14-29）。而后者则表现为正常肝脾，好发于胰腺炎或胰腺癌侵犯血管。以水作为口服对比剂，在门静脉期对患者进行扫描，可清晰显示曲张的静脉。

（四）胃部术后评估

CT 有利于评估胃的术后改变，如同对食管的评估。根据肿瘤的部位，胃癌切除术包括胃次全切术、胃全切术和食管胃切除术。一般通过胃空肠吻合术进行重建，术式包括 Roux-en-Y 式或 Billroth Ⅱ 式。术后的早期并发症有吻合口瘘、脓肿、出血、伤口并发症和梗阻。晚期并发症有肿瘤复发、粪石形成和梗阻。

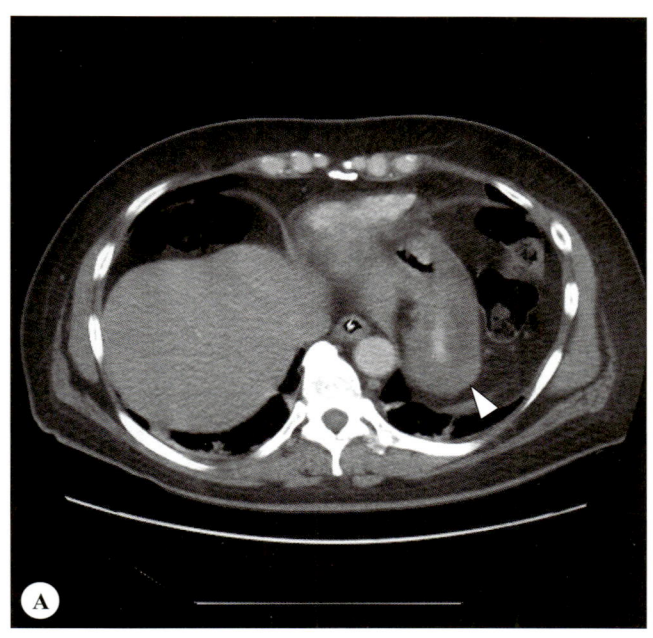
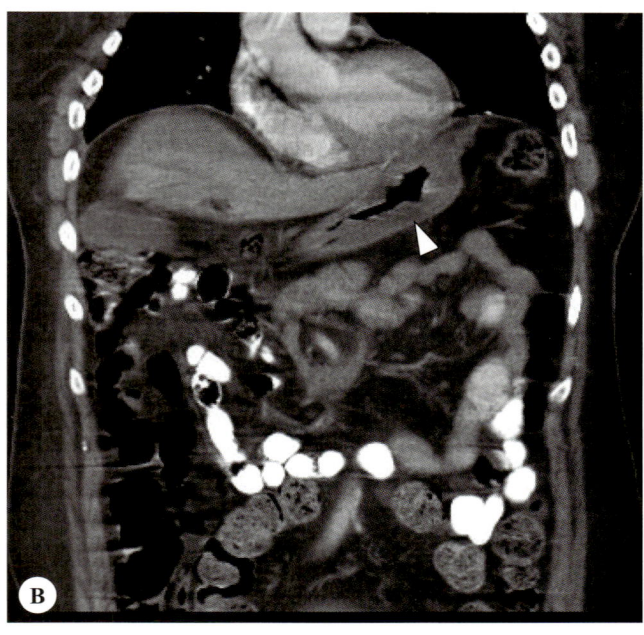

▲ 图 14-28　55 岁男性抑郁症患者，摄入腐蚀物（漂白剂）造成的胃损伤，经胃镜检查发现胃内明显炎症、坏死
胃部轴位（A）和冠状位（B）增强软组织窗 CT 图像显示胃壁弥漫性增厚和低强化，正常皱襞消失（箭头）

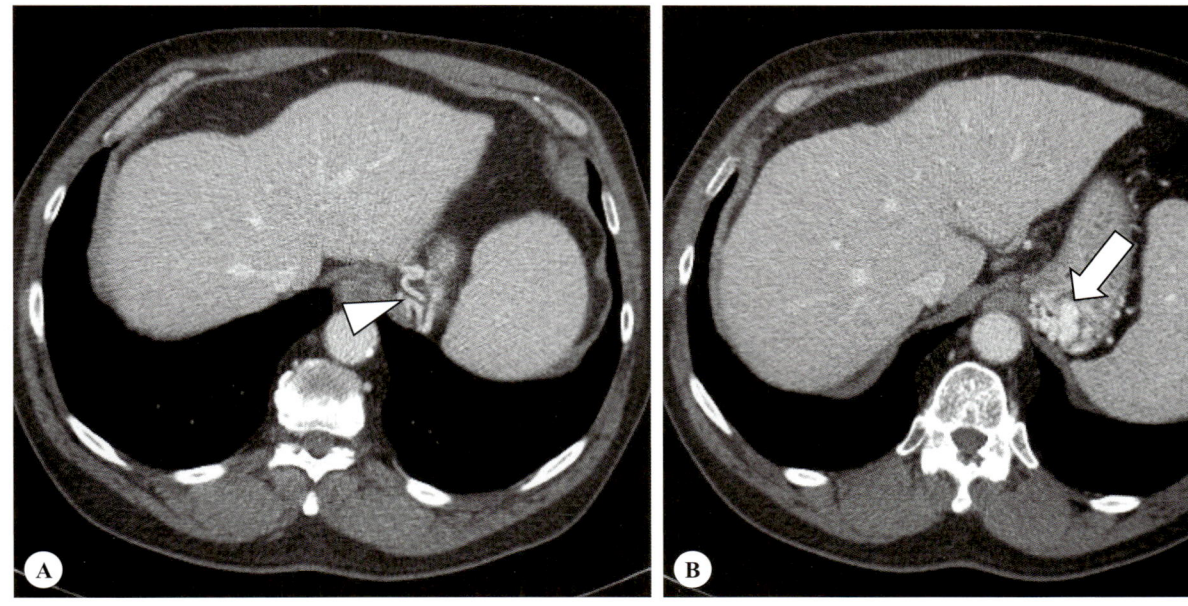

▲ 图 14-29　66 岁男性，胃静脉曲张，肝硬化，因肝细胞癌筛查就诊
轴位增强软组织窗 CT 图像显示胃壁内有静脉曲张（箭），胃壁外也有邻近静脉曲张（箭头）

有些肥胖（包括病态性肥胖）患者在改变行为（包括在监督下改变饮食和运动）后仍无法有效减轻体重。为了解决这一问题，减重手术日益增加。减重手术的目的在于限制胃容量，减少吸收，改变饱腹感来进行减肥。

1. Roux-en-Y 胃短路术 Roux-en-Y 胃空肠吻合术通过限制胃容量来促进减重。在胃贲门制作一个大小约 25ml 的囊袋，与胃部其他部分分开，在结肠前（通过大网膜）或结肠后（通过横结肠系膜）将 Roux 的分支与其进行侧方的胃空肠吻合。

无论胃短路术还是其他减重手术，胃空肠吻合术后出现的早期并发症均包括胃空肠吻合口瘘或空肠 - 空肠吻合口瘘，以及被封闭胃部或 Roux 分支处漏。上消化道检查中无法检测到的术后瘘管可被 CT 识别出来[132]。如发生术后发热、腹痛和腹胀，应进行 CT 检查。通过大网膜或横结肠系膜的 Roux 分支、胃空肠的吻合后或继发粘连可能会造成梗阻。腹腔镜手术可降低粘连发生率，但内疝的发生率较高[133]，内疝（最常见是肠系膜内疝）是这些患者小肠梗阻（small bowel obstruction，SBO）最常见原因。

输入襻将被封闭胃、十二指肠和空肠近端清空，一直到其与 Roux 肠襻的吻合点。输入襻无法吸收口服摄入的营养物，其长度与吸收不良导致的减重程度有关。输入襻综合征由 Billroth Ⅱ 式或胃短路术后输入襻发生梗阻引起，常继发于粘连、内疝或肿瘤复发。CT 提示小肠襻扩张，充满液体，在上腹部呈水平方向排列[130]（图 14-30）。

胃短路术其他并发症包括胃空肠吻合口边缘性溃疡（因小肠黏膜长期接触胃酸）和胃 - 胃瘘（分隔胃囊和被封闭胃的吻合线裂开），后者使食物得以进入被封闭的胃，体重反弹[134]。被封闭胃内可见口服对比剂，提示存在胃 - 胃瘘，但应排除对比剂从空肠 - 空肠吻合口沿输入襻逆流而上造成的。如怀疑胃 - 胃瘘，可行上消化道透视确认。

2. 腹腔镜胃束带术 腹腔镜胃束带（一种穿过胃食管交界部下方的胃减容束带）提供了一种潜在可逆的减重方法。正常情况下术后胃束带上方胃囊直径大概 4cm，相应体积 15～20ml。我们可通过向硅胶带注水 / 抽水来调节胃缩小程度。束带位置不当或向远端滑动偏离 EGJ，可导致胃腔狭窄、胃囊增大、造成胃梗阻（图 14-31），这通常是因胃束带过度充盈，经常暴饮暴食或呕吐所致。胃束带术其他并发症包括压迫性坏死导致束带在胃内腐蚀、急性胃穿孔，以及当胃下垂绕束带旋转引起束带滑移，从而造成胃扭转。

3. 袖状胃切除术 袖状胃切除术是一种新型的不可逆的胃减容技术，该技术沿胃长轴将胃分成两半，切除胃大弯以减少胃容量，既限制了食物摄入，也

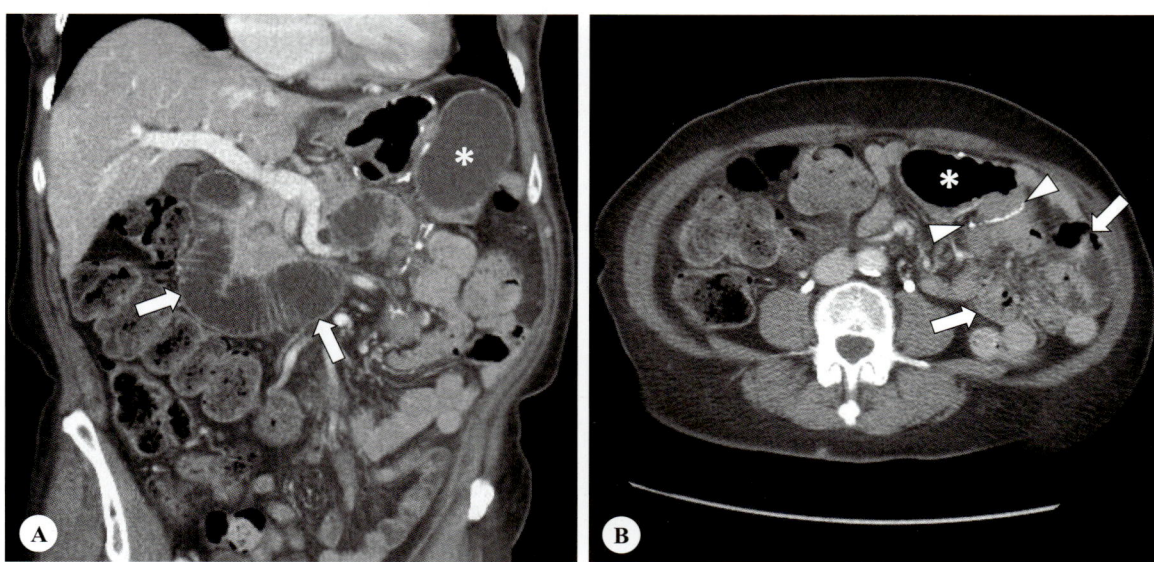

▲ 图 14-30 61 岁女性，输入襻综合征，有 Roux-en-Y 胃短路术史，因腹痛就诊
A. 冠状位增强软组织窗 CT 图像显示被封闭胃为液体所充盈（*），十二指肠扩张（箭）；B. 轴位增强软组织窗 CT 图像显示输入襻远端扩张（*），空肠 - 空肠吻合口的手术钉合线（箭头），吻合口远端未见空肠襻扩张（箭）

减少饥饿感。在图像上,最终胃呈管状或"香蕉状",沿胃大弯有一条吻合线(图 14-32)。

七、小肠成像技术

现代 MDCT 速度足够快,但小肠的影像评估主要得益于肠溶和(或)静脉注射对比剂的使用。常规腹部和盆腔 CT 检查可以发现小肠急性炎症,但仍缺乏能提供最佳和全面评估的专门检查。容积图像采集通过获取各向同性体素,在轴位、冠状位和矢状位以 2~5mm 层厚重建来进行。对于非外伤性腹痛/盆腔痛,常规 CT 无须口服对比剂[136, 137],但对于专门的肠道检查,肠溶对比剂能够扩张小肠,将相邻黏膜表面分开。阳性(高密度)肠溶对比剂常用于扩张和标记肠腔,有利于识别急性小肠病变。肠壁增厚和肠腔扩张,以及相关肠外病变,如脓肿、穿孔产生游离气体、肠梗阻造成的管径和通畅程度的变化,在给予口服对比剂后更易分辨。但高密度阳性对比剂可能会遮蔽黏膜细节和异常强化。

要观察肠壁增强或肠腔内异常,可以用密度与水接近的阴性(中性)肠溶对比剂,从而评估肠道炎症、肿瘤或出血[138](图 14-33)。

评估异常肠壁最简便方式是采用专门肠道扫描,给予静脉注射对比剂、低密度或不使用肠溶对比剂。门静脉期和肠道期成像能够充分评估小肠炎症等病变[139],也可在特定时间(给予静脉注射对比剂后 50s,主动脉增强出现峰值后 14s)进行 CT 肠道扫描[140],使小肠壁增强最大化。评估小肠或结肠出血通常在注入对比剂进行动脉期或肠道期成像之后进行门静脉或延迟期成像,以识别出血、观察黏膜或

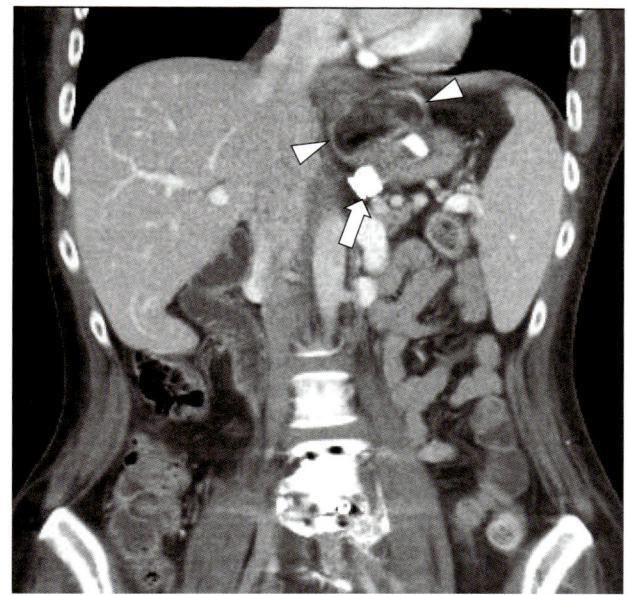

▲ 图 14-31 40 岁胃脱垂 / 胃束带滑移患者,有腹腔镜胃束带减容术史,因吞咽固体物困难改为流食就诊
冠状位增强软组织窗 CT 图像显示胃束带(箭)向远端(下方)滑动,引发胃梗阻,胃腔膨大扩张(箭头)

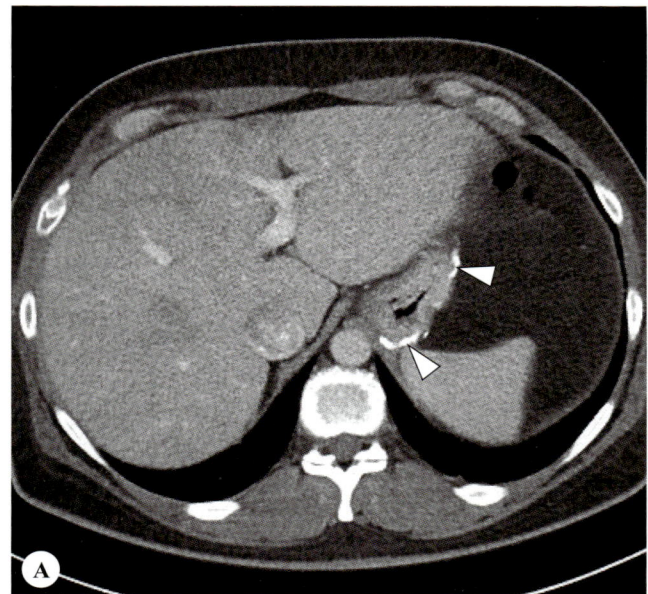
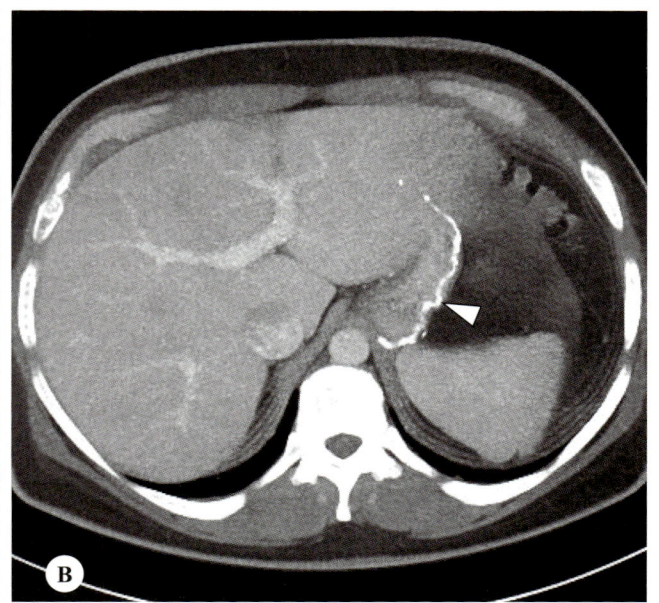

▲ 图 14-32 32 岁男性,袖状胃切除术后改变,因腹痛就诊
轴位增强软组织窗 CT 图像(A)和轴位最大密度投影 CT 图像(B)显示切除胃大弯后的高密度吻合线(箭头)。袖状胃切除术后并发症包括胃瘘、胃腔狭窄、扩张和胃食管反流

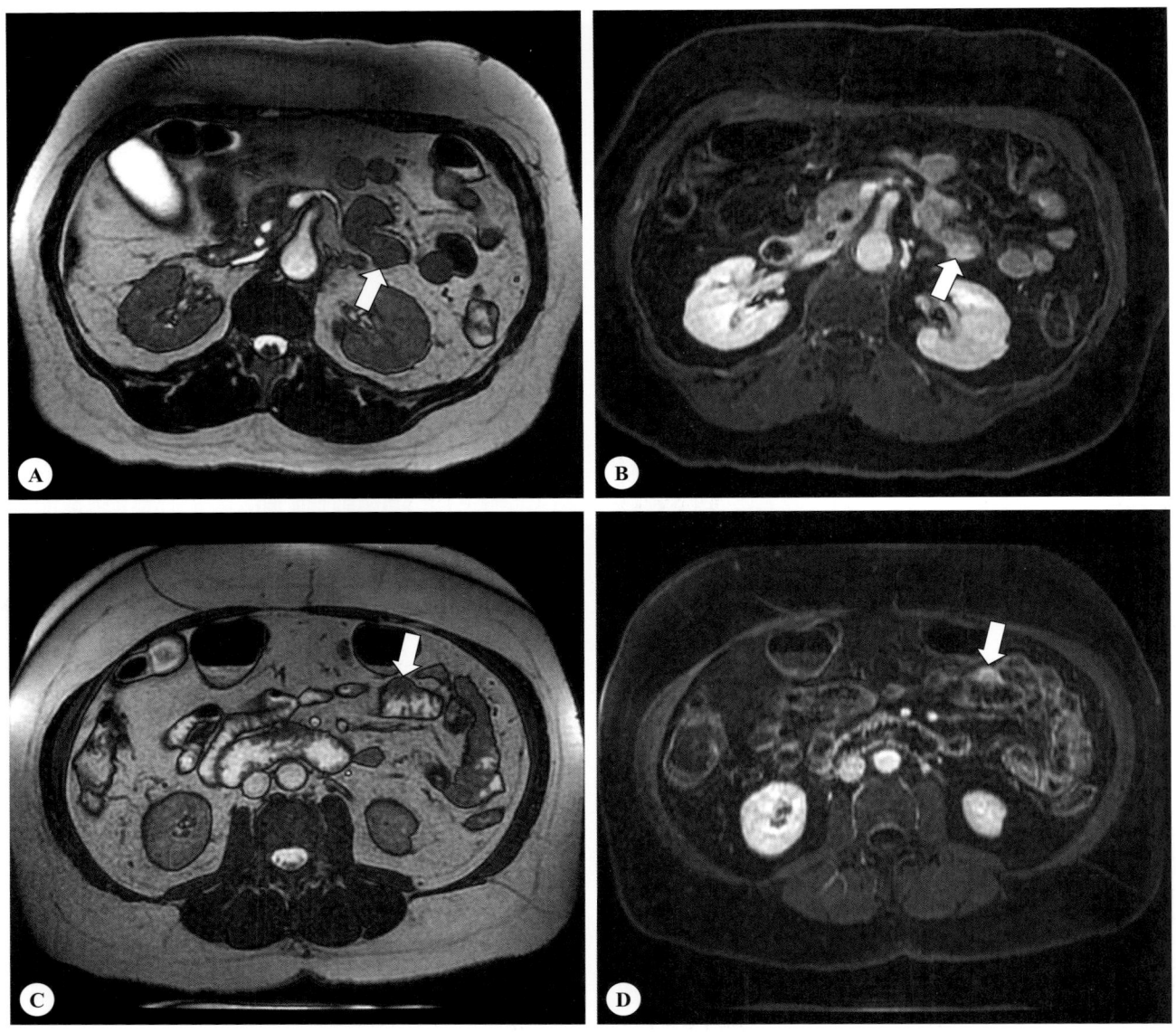

▲ 图 14-33 肠溶对比剂在小肠肿瘤检测中的价值。73 岁女性，空肠异位胰腺症，伴腹痛。行 MR 小肠扫描，刚开始时小肠扩张欠佳，后来用低密度硫酸钡悬浮液改善肠道扩张

A 和 B. 最初检查中，轴位平扫平衡稳态自由进动 MR 图像（A）及轴位增强 T₁ 加权 MR 图像（B）上病变（箭）并不明显。C 和 D. 在随后随访检查中，肠道扩张得到改善，在轴位增强平衡稳态自由进动 MR 图像（C）和轴位增强 T₁ 加权 MR 图像（D）上更易识别病变（箭）

肠壁的强化。多平面和三维成像也可以改善小肠的评估，尤其用于诊断梗阻[141]、炎症过程的可视化[142]或消化道活动性出血[43]。

CT 的即时可用性使其应用广泛，而技术进步也使得 MRI 在小肠评估，尤其炎症性肠病的评估中的应用大大提高，MRI 可避免慢性肠道异常（如克罗恩病）患者反复接触电离辐射，而后者正是 CT 监测慢性疾病状态的缺点之一。MR 肠道扫描通常采用"双期"肠溶对比剂，使肠腔在液体敏感图像（T₂ 加权图像）变亮，而在对比增强图像（T₁ 加权图像）上变暗。与 CT 一样，MRI 可以水作为口服对比剂，结合添加剂保持扩张。添加剂包括钡、甘露醇、聚乙二醇和水溶性剂[81, 144, 145]。口服对比剂容量在 300~1500ml，取决于添加剂内容。患者往往在摄入对比剂后 45min 内完成检查。

MRI 序列有四种常见成像类型：①动态电影成像，和小肠跟进图像相似，通过重复重 T₂ 加权厚层块单张图像来评估肠蠕动 / 运动、柔韧性和扩张性

（图 14-34）；②超快解剖成像，可以将运动伪影最小化，通过单张 T_2 加权或平衡稳态自由进动图像来评估肠壁厚度和肠腔内径；③脂肪抑制图像对水肿敏感的序列来评估炎症活动，如弥散加权和 T_2 加权；④屏气三维 T_1 加权动态对比增强图像，用于评估肠壁、肠系膜和周围其他脏器。将轴位和冠状位图像相结合，冠状图像可直观显示肠道，而轴位图像则可与 CT 常见图像断面相关联。在获取动态电影图像后，通常给予药理性肠麻痹剂（肌内注射或静脉注射胰高血糖素 0.5~1.0mg）减少运动伪影，尤其在三维对比增强成像序列采集时间较长时可出现运动伪影[146]。

CT 和 MR 小肠肠溶对比剂是颇具前景的评估小肠病理的工具，可控制和预测肠腔扩张程度，可靠的肠腔扩张有利于检测肠道肿瘤[147-149]。然而，如同传统小肠肠溶对比剂，这项技术需要对患者进行鼻腔插管，通常患者不能很好耐受，因此其临床应用受到限制。

将肠壁大致分为"白色""灰色""黑色""脂肪晕征"和"水晕征"，是 CT 评估肠壁异常增厚的方法之一。白色密度是肠壁高强化的表现（图 14-35），最常见原因是血管通透性增加导致静脉内对比剂渗漏，如肠道低血容量休克，或者炎症性肠病等急性炎症中所致肠壁充血。急性肠壁出血时也可会观察到白色密度。灰色密度则是肠壁增厚的表现，类似肌肉密度和强化（图 14-36），可能由良性或恶性病变引起，包括缺血、肿瘤和纤维化改变，如慢性克罗恩病。黑色密度则代表肠壁内空气密度（图 14-37），由缺血、创伤和感染等引起的肠黏膜损伤造成。区分肠壁内空气、肠腔内空气和肠壁皱襞间空气很重要，但有时很困难，后者常常是非重力依赖性的。门静脉系统（肠系膜静脉或门静脉）内有气体可证实肠壁积气，积气也见于良性病变，如哮喘和慢性阻塞性肺疾病。脂肪晕征代表黏膜层和固有肌层之间有低密度（脂肪）影（图 14-38），通常被认为是慢性 IBD（克罗恩病、溃疡性结肠炎）或其他慢性损伤（化疗或放疗后）的后遗症，但也见于正常患者，尤其肥胖患者。水晕征代表增强黏膜层和固有肌层之间有液体（水）密度影（图 14-39），由黏膜下层水肿造成，提示肠壁损伤，包括缺血、感染、炎症、门静脉高压性肠病、血管水肿等。这些征象可对肠壁异常进行大致分类，但需要注意的是，这些征象的出现和存在高度依赖于成像技术且随病情在时间和严重程度上的演变而变化。特定患者的单一病情可能有多种模式，模式可能随时间发生变化。

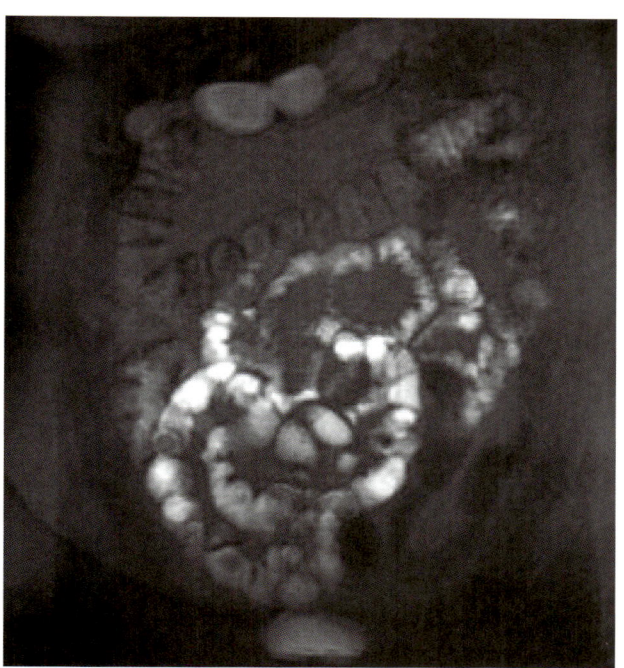

▲ 图 14-34 45 岁女性，厚层块重 T_2 加权 MR 肠道扫描图像显示小肠腔，因排便习惯改变就诊

口服低密度硫酸钡悬浮液后，借助长 TE（700ms）技术获取冠状位（层厚 5cm）非增强 T_2 加权图像。每个图像多次重复可直观看到小肠蠕动情况

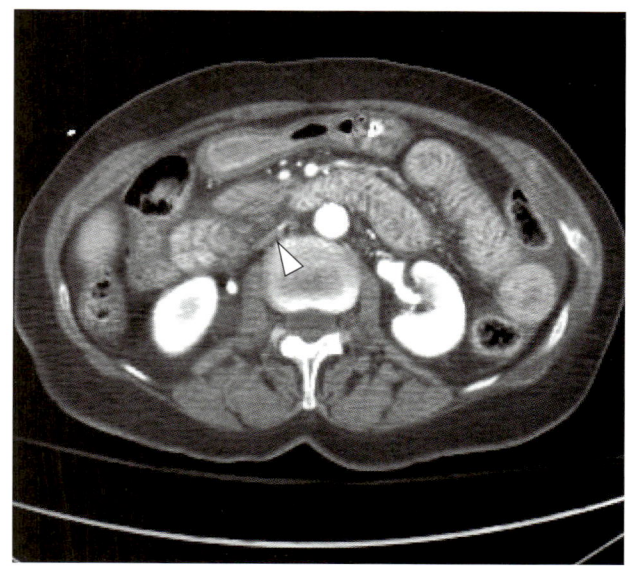

▲ 图 14-35 76 岁女性，肠壁白色密度，因车祸后低血压和肠道休克就诊

轴位增强软组织窗 CT 图像显示胃部和小肠高强化，下腔静脉扁平（箭头）

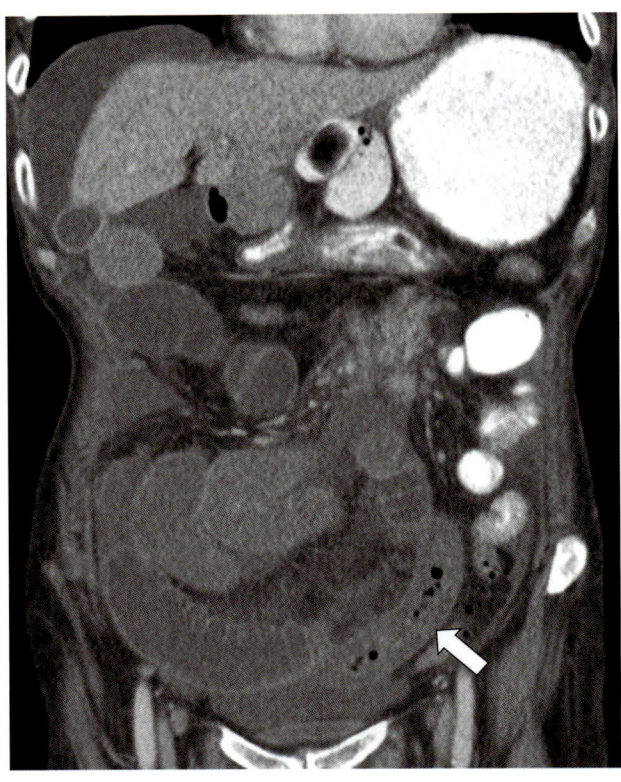

▲ 图 14-36 62 岁女性，肠壁灰色密度，因腹痛和肠缺血就诊

冠状位增强软组织窗 CT 图像显示小肠壁增厚，透壁液体密度（箭）

八、小肠解剖

小肠由十二指肠、空肠和回肠组成。十二指肠从幽门起延伸到位于 Treitz 韧带的十二指肠空肠交界处，分为球部（D_1）、降部（D_2）、水平部（D_3）和升部（D_4）。第一到第三部分构成"C"形环，和胰头紧密相邻。十二指肠球部主要位于腹膜内，其他部分则位于腹膜后肾旁前间隙内。小肠从 Treitz 韧带起延伸到回盲瓣，长度超过 6m。空肠内的小肠黏膜皱襞比回肠内更紧密。空肠位于左上腹部，和右下腹部的回肠腔相比，空肠腔管径略大。当扩张良好时，正常小肠壁厚 1～2mm，而当部分塌陷或肠襻不扩张时，肠壁略有增厚，上限 2～3mm[151, 152]。当肠腔内充满口服阳性对比剂时，正常肠壁可被遮蔽。

九、小肠疾病

（一）先天性异常

1. 旋转不良 当妊娠 4～10 周正常旋转顺序被打乱时，小肠和结肠位置和方向会出现异常，引发旋转不良。旋转不良包括从不完全旋转到不旋转的一系列异常。最极端情况下，小肠位于右腹，结肠位于左腹，肠系膜上动脉（superior mesenteric artery，SMA）和静脉方向异常，即静脉位于动脉左侧。胚

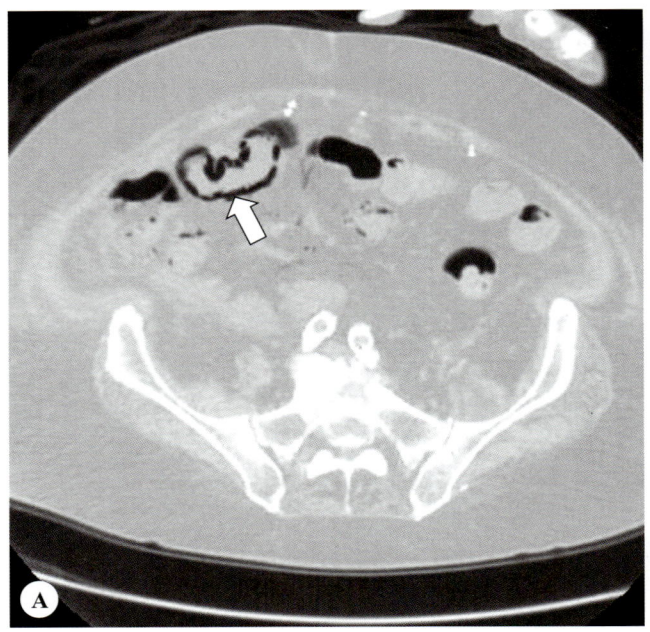
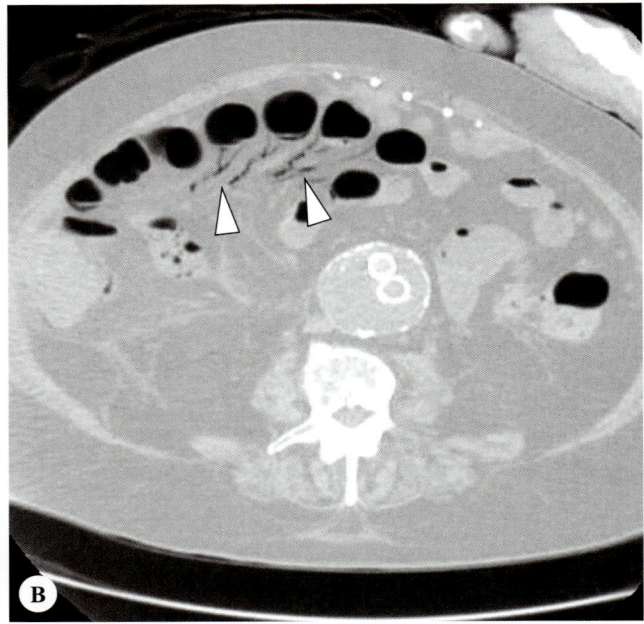

▲ 图 14-37 66 岁男性，肠壁黑色密度，因近期结肠镜后左下腹疼痛就诊

轴位平扫肺窗 CT 图像显示小肠壁积气（箭）和肠系膜积气（箭头）

胎发育期间，中肠完成 270° 逆时针旋转，如果正常旋转的话，肠系膜根部将从左上腹（其中 Treitz 韧带代表十二指肠和空肠交界处）伸出，经回盲瓣和盲肠附着于腹膜后腔的右下腹，接着广泛固定于后腹壁，这种固定通常会限制肠系膜和肠道的灵活性；在旋转不良情况下，肠系膜不完全固定于后腹壁。狭小的肠系膜根部会提高肠道灵活性，增加肠道扭转风险，导致扭转，即肠道机械扭转导致肠梗阻，甚至造成血管阻塞。蠕动小肠明显扩张可能存在局部缺血，扭转的肠系膜血管呈漩涡状（图 14-40）。

2. 憩室 先天性小肠憩室很少见，包括黏膜层、黏膜下层和固有肌层三层。大多数憩室属于获得性憩室，仅包括黏膜层和黏膜下层。由于先天性和获得性憩室无法通过影像学相鉴别，所以在本部分中我们将其合并讨论。

十二指肠憩室很常见，最常源于十二指肠第二和第三部分，然后延伸到胰腺。憩室最常见类型为壁外型，呈边界清楚的圆形结构，从十二指肠壁延伸出，内容物包括残留食物残渣、气体和口服对比剂。不同于结肠憩室，十二指肠憩室内容物成分比较复杂，或许是憩室颈部通常较宽，而上消化道内容物更具流动性所致。憩室必须和十二指肠穿孔相互区分，后者表现为无包裹的液体和气体，周围有炎性改变。

如果憩室内完全充满液体，影像学表现类似腺胰囊性肿瘤或假性囊肿[153]。MRI 表现因憩室内容物而异。如果憩室内含有气体的话，通常会有信号缺失和病灶磁敏感性伪影，较大的憩室可能含明显液平或食物残渣。十二指肠憩室炎不常见，CT 可以极易诊断出来[154]（图 14-41）。十二指肠乳头旁憩室毗邻胆总管和壶腹部，可产生占位效应，增加胆道结石风险[155, 156]。腔内十二指肠憩室也很容易通过 CT 诊断出来，在横断面成像中可观察到钡剂造影中的典型"风向袋"征象[157]。

在十二指肠外，小肠憩室被认为是获得性，多见于空肠而非回肠，患者通常无症状，但在少数情况下多个憩室内可发现细菌感染。憩室炎和穿孔虽然罕见但具有临床意义，消化道出血也可能出现。

Meckel 憩室属于脐肠系膜导管的残存结构，是胃肠道最常见的先天性异常[158]。憩室位于回肠肠系膜的对侧，距回盲瓣约 30cm，可能含异位胃黏膜和异位胰腺组织。^{99m}Tc 高锝酸盐的核素成像可能发现异位胃黏膜的存在。除了极少数有并发症的病例外，Meckel 憩室很少能够通过 CT 诊断出来。

该病症可表现为从脐周延伸至右下腹的管状、圆形或卵圆形盲端结构（图 14-42）。出血是胃黏膜消化性溃疡常见并发症，尤其见于儿童。成年患者中最常见伴有肠梗阻[159]，病因多样化，包括半系腹膜带、憩室内翻或肠套叠。存在炎症时，Meckel 憩

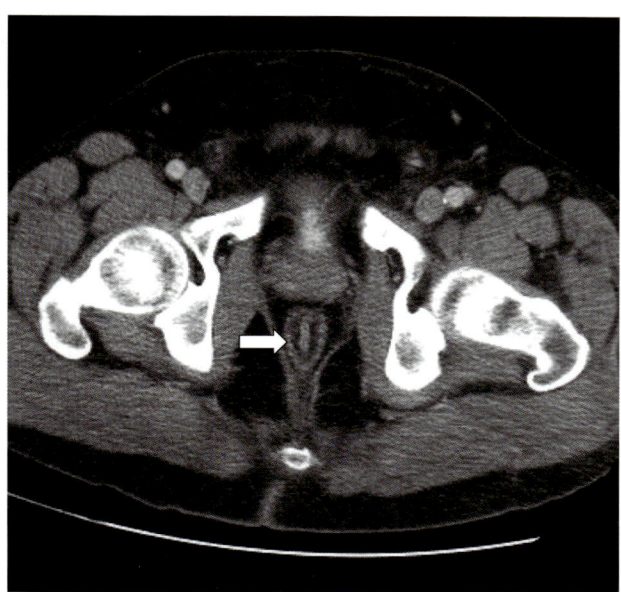

▲ 图 14-38 46 岁男性，肠壁脂肪晕，慢性溃疡性结肠炎
轴位增强软组织窗 CT 图像显示直肠壁内有脂肪（箭）

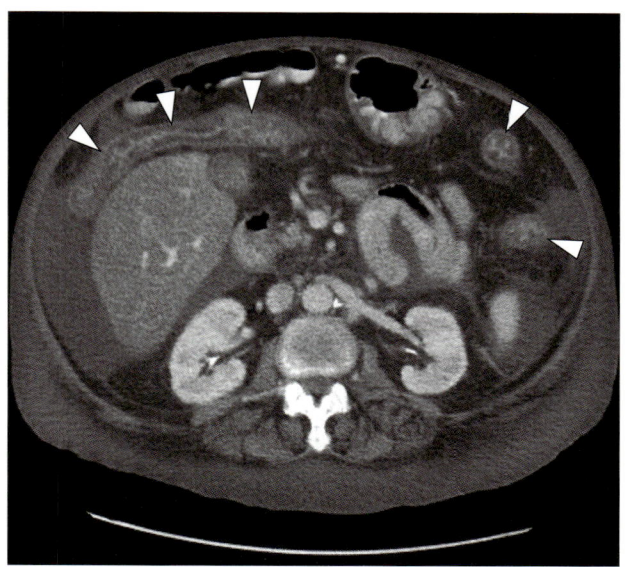

▲ 图 14-39 59 岁女性，肠壁水晕征，因艰难梭菌结肠炎就诊
轴位增强软组织窗 CT 图像显示高强化黏膜和高强化固有肌层之间存在液体密度影（箭头）

体部 CT 与 MRI（原书第 5 版）
Computed Body Tomography with MRI Correlation (5th Edition)

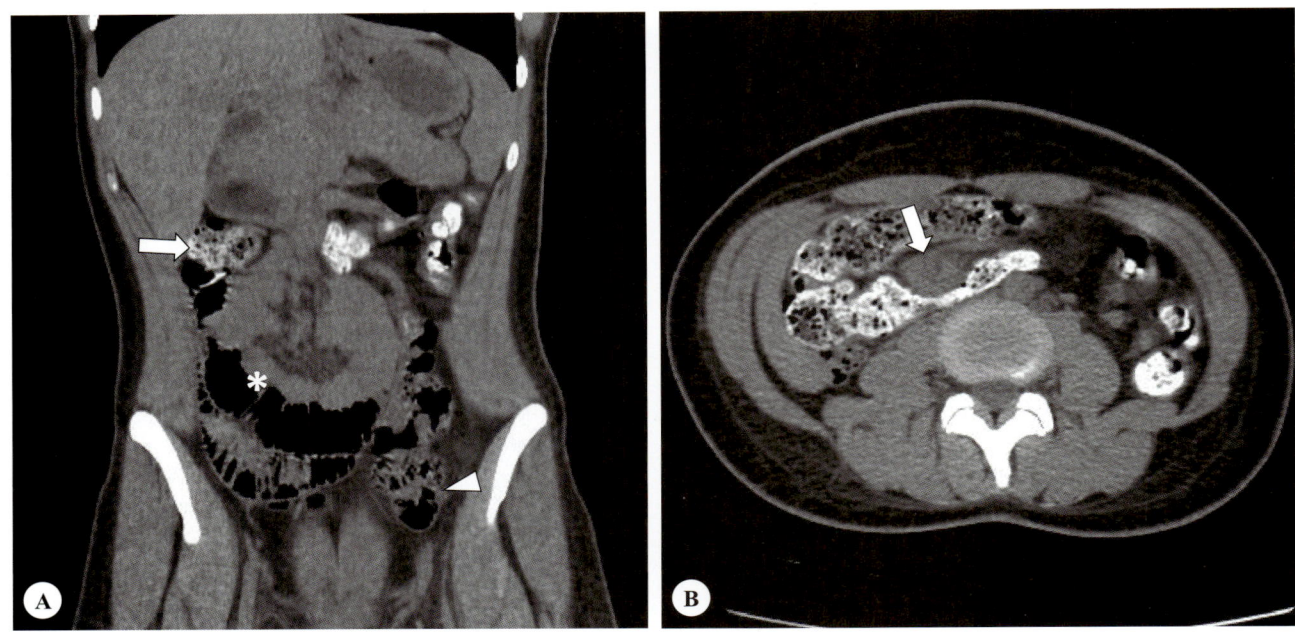

▲ 图 14-40　22 岁女性，中肠旋转不良和扭转，下腹痛 4 天

A. 冠状位非增强软组织窗 CT 图像显示小肠襻位于腹腔右侧（*），包括盲肠在内的结肠（箭头）位于左侧，而肝曲则位于常规位置（箭）；B. 轴位非增强软组织窗 CT 图像显示漩涡状肠系膜血管（箭），与急性肠扭转有关

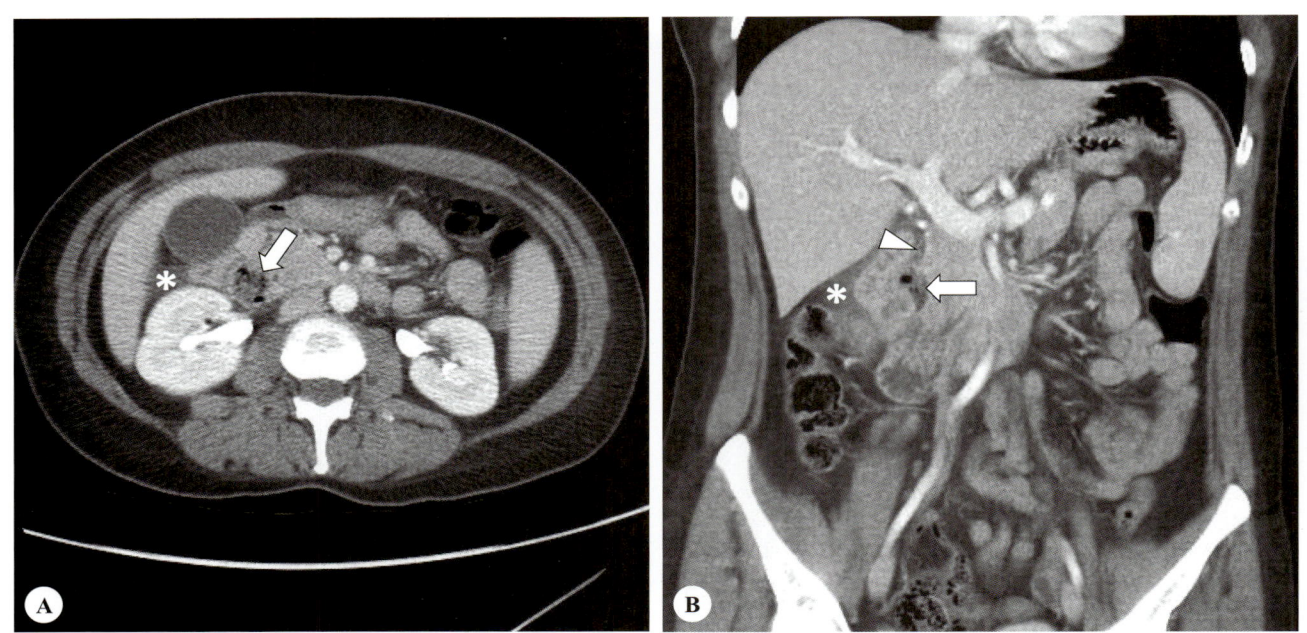

▲ 图 14-41　45 岁女性，十二指肠憩室炎，因腹痛就诊

轴位（A）和冠状位（B）增强软组织窗 CT 图像显示十二指肠第二部分和胰腺之间有包含气体、食物残渣的结构（箭），周围脂肪内有沿胰十二指肠沟（箭头）及肾旁前间隙（*）分布的炎性条索影

第 14 章 胃肠道
Gastrointestinal Tract

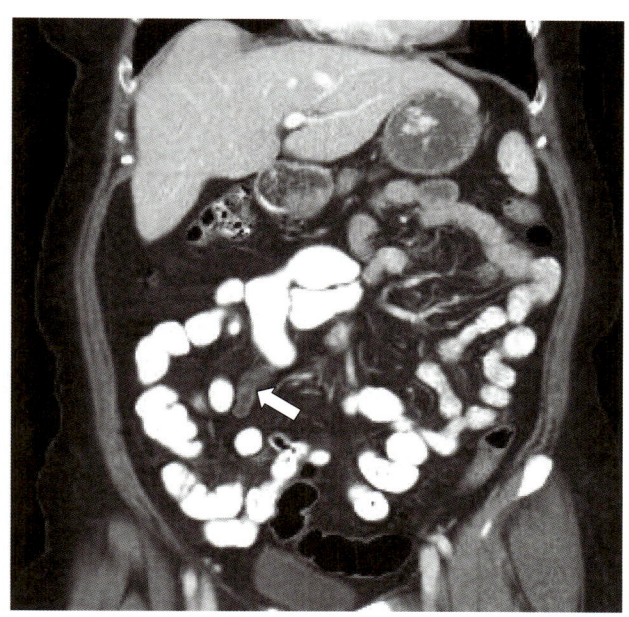

▲ 图 14-42 65 岁女性患者，Meckel 憩室，偶然发现，有小肠梗阻病史

冠状位增强软组织窗 CT 图像显示脐周 / 腹部右侧出现管状盲端结构（箭）

室炎可能包含气 – 液平面、液体或粪便样物质，外观和急性阑尾炎相似，肠壁增厚增强，周围肠系膜出现炎性改变（图 14-43）。因此在诊断 Meckel 憩室炎时，可观察阑尾状况。肠道结石也可能在此病中出现。

3. 小肠重复囊肿 小肠重复囊肿比较罕见，在 CT 和 MR 上与其他部位囊肿有相同表现[161]，表现为肠壁或沿紧挨肠道肠系膜呈囊性或管状结构，很少与肠腔相通（图 14-44）。

4. 先天性小肠淋巴管扩张 先天性小肠淋巴管扩张是一种罕见的良性病变，多发生于儿童和年轻成人，是因小肠和肠系膜淋巴管异常扩张而导致蛋白丢失的肠道疾病。CT 表现为弥漫性肠系膜水肿伴小肠壁水肿，管壁出现低密度的分层[162]。在 MRI 上，T_2 加权图像显示肠壁呈高信号[162]。

5. 异位胰腺 小肠异位胰腺表现为黏膜下肿物，很难将其与更为多见的黏膜下 GIST 或平滑肌瘤鉴别。形态细长或扁平（而非球形）、纯腔内生长、边界不清、上覆黏膜明显强化均有利于胰腺异位的诊断[163]。在 MRI 图像上，异位胰腺可能具有正常胰腺的信号特征，在 T_1 加权图像上具有高信号（图 14-45），可引起异位胰腺炎或其他并发症（包括假性囊肿形成、恶变、胃肠道出血、肠梗阻和肠套叠）[164]。

（二）肿瘤疾病

小肠肿瘤相对不常见。由于普及度高和快速成像，CT 仍然是检测小肠肿瘤的首选成像工具。小肠肿瘤的评估和鉴别归功于专门肠道扫描术，该技术通过给予静脉注射和肠溶阴性对比剂，增加肠道异常的显著程度，有利于放射科医生重点对肠道进行评估。

1. 良性肿瘤 脂肪瘤一般没有症状，通常在影像学检查中偶然发现。瘤体足够大，一般也不会引发肠套叠。脂肪瘤多见于十二指肠和回肠，CT 和 MRI 很容易通过脂肪成分将其识别。

其他良性小肠肿瘤包括平滑肌瘤、腺瘤（图 14-46）、错构瘤、增生性息肉和神经纤维瘤。这些肿瘤在影像学检查中的表现不能区分。多发性腺瘤可见于具有家族性息肉病综合征背景的人群，多发性错构瘤见于 Peutz-Jeghers 综合征背景人群。神经纤维瘤病 I 型时，可出现肠道神经纤维瘤，这些患者也是神经鞘瘤、平滑肌瘤和神经内分泌肿瘤的高危人群。

2. 恶性肿瘤

(1) 腺癌：腺癌是小肠最常见原发性恶性肿瘤，好发于十二指肠，70% 小肠腺癌发生在十二指肠（图 14-47）或空肠。患者就诊时通常已是晚期，常伴有急性肠梗阻。CT 表现为腔内息肉样肿块或壁增厚伴环形浸润性狭窄，正常肠壁突然过渡到肿瘤。肿瘤常累及短节段，可能伴有溃疡或邻近淋巴结肿大（表 14-3）。

(2) 神经内分泌肿瘤：神经内分泌肿瘤是小肠第二常见的原发肿瘤，一般为恶性。该肿瘤源于黏膜下层的神经内分泌细胞，体积较小，位于回肠，20%～30% 病例属于多中心性[165]，早期很难发现。据报道，在转移性疾病患者中，CT 对隐匿性原发肿瘤的诊断灵敏度仅为 0%～6%[166]。神经内分泌肿瘤的诊断通常基于肠系膜根部淋巴结转移的典型 CT 表现，即肠系膜根部带毛刺的淋巴结，或者中央钙化的肠系膜肿块[167]。由肿瘤产生的血管活性胺、5-羟色胺和色氨酸可能造成局部结缔组织增生反应，引发肠系膜回缩、相邻小肠走行扭曲和肠壁增厚。转移性淋巴结位置有利于将注意力导向附近肠壁。无论 CT 还是 MRI，原发肿瘤均表现为息肉样或黏膜下肿块，或者局部壁增厚、富血供，在动脉期或肠道期图像上特别明显（图 14-48）。

肿瘤通过淋巴途径局部扩散，可观察到局部淋

729

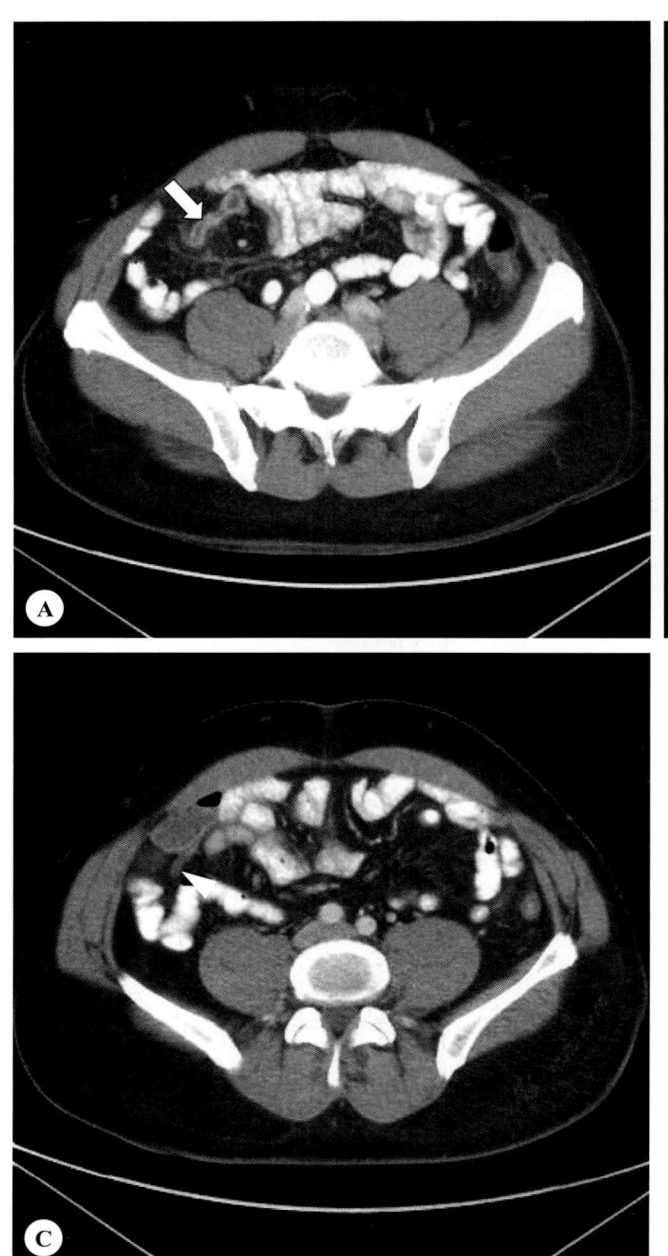

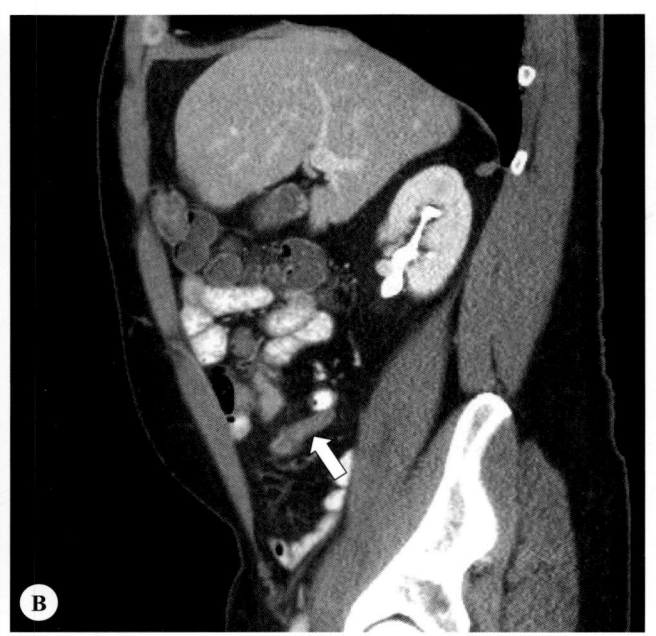

▲ 图 14-43　44 岁男性，Meckel 憩室炎，右下腹疼痛
A 和 B. 轴位（A）和矢状位（B）增强软组织窗 CT 图像显示腹腔内有充满液体的管状盲端结构（箭），该结构源于小肠；C. 正下方可见正常形态阑尾（箭头）

巴结肿大。肠系膜淋巴结转移主要鉴别诊断包括硬化性肠系膜炎、淋巴瘤治疗后和结核。血行转移到肝脏会导致类癌综合征，表现为面色潮红、头痛、腹泻、恶心和呕吐。肝转移性肿瘤常呈富血供，在动脉期显示最佳，在门静脉期和平衡期呈现等密度。和 CT 类似，MRI 难以诊断原发性小肠神经内分泌肿瘤，但可以显示肠系膜和肝转移。

(3) 小肠淋巴瘤：淋巴瘤是第三常见的小肠恶性肿瘤，即可能是原发性也可能是继发性。90% 以上肠淋巴瘤病例中[169]，原发性小肠淋巴瘤属于 B 细胞型，最常见于回肠远端。而其他淋巴瘤属于 T 细胞型，更具侵袭性，最常见于十二指肠和空肠。小肠淋巴瘤有以下几种形式，包括环状肿块、空腔或息肉样肿块、肠系膜结节形。小肠淋巴瘤典型外观是环状肿块，伴弥漫壁增厚和肠腔动脉瘤样扩张，由自主神经丛被破坏、固有肌层被侵袭造成（图 14-49），通常伴有肠系膜和腹膜后淋巴结肿大。大多数淋巴瘤为软组织肿瘤，通常不会阻塞肠腔或血管，可观察到长段累及。患者也可能出现非梗阻性穿孔及治疗后穿孔[171]。当小肠淋巴瘤向心性透壁性

第 14 章　胃肠道
Gastrointestinal Tract

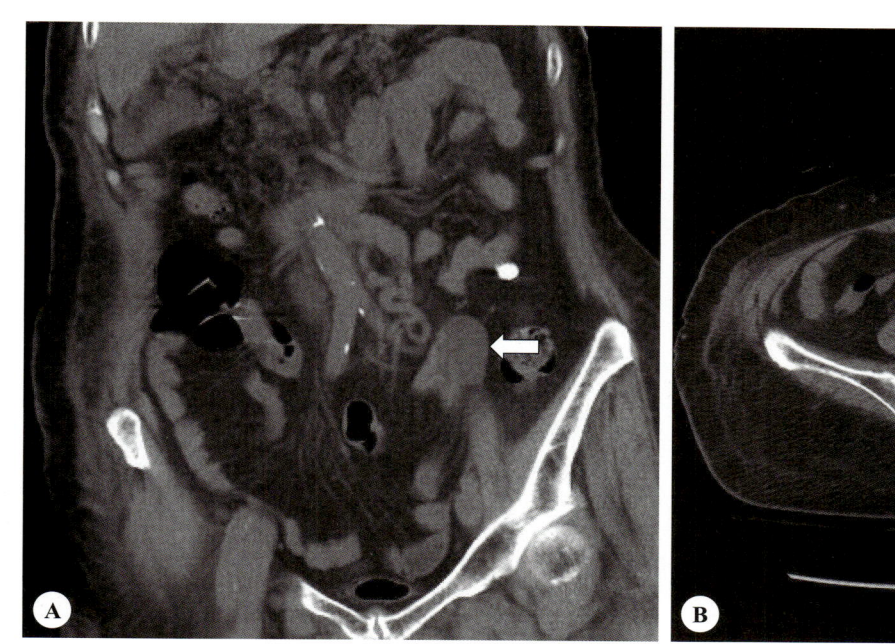
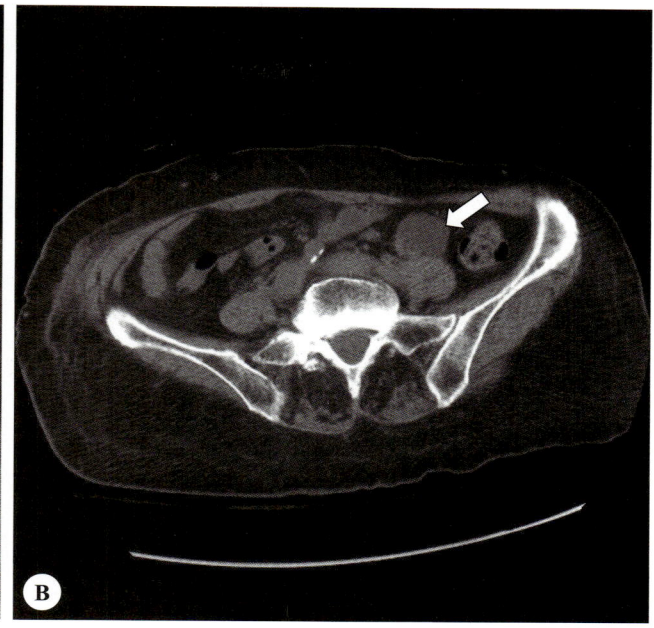

▲ 图 14-44　82 岁女性，小肠重复，因腹膜后血肿就诊

冠状位（A）和轴位（B）平扫软组织窗 CT 图像显示沿小肠分布着边界清楚的薄壁囊性结构（箭）

累及肠道时，穿孔概率随着病情进展将会更高[172]。穿孔更常见于 T 细胞淋巴瘤[170]，T 细胞淋巴瘤可能仅限于黏膜层，造成大溃疡，很难通过影像学检查诊断出来。

(4) 转移：血行转移通常来自肺癌和黑色素瘤[55]，表现各不同，最常见表现为位于肠系膜对侧的圆形肿块，或者腔内息肉状或环形病变（图 14-50）。结肠癌、胃癌和胰腺癌可通过直接侵犯累及小肠。腹膜种植转移使得肿瘤沉积在肠浆膜上，最常见于卵巢癌、结肠癌、胃癌和乳腺癌。研究表明 MRI 检测小的转移性腹膜结节比 CT 更为灵敏。

3. 胃肠道间质瘤　胃肠道间质瘤是小肠最常见的间叶性肿瘤，通常认为起源于肌层内或肌层之间的 Cajal 间质细胞，含有梭形细胞和（或）上皮细胞。小肠 GIST 一般比胃内 GIST 更具侵袭性，就诊时体积已经很大，影像学表现和胃 GIST 相似：圆形，非均质强化，中央区坏死。比较小的肿瘤可能表现为更均质软组织密度影或信号强度。GIST 通常属于外生性，但也可出现在壁内甚至腔内[92]，最常见转移部位是腹膜或肝脏。

（三）小肠梗阻

CT 是确定是否有小肠梗阻、发现梗阻位置和潜在病因，以及判断是否存在并发症的有效工具。CT 可以用于区分是否梗阻合并动力障碍[176-178]，对于明显梗阻检测灵敏度为 78%～100%[178]，但诊断局部或不太明显的梗阻仍有困难。研究显示，CT 对明显梗阻的检测灵敏度达到 96%，但对不太明显的梗阻的灵敏度仅为 65%。MDCT 和三维成像的出现进一步改善了肠梗阻成像水平[141, 180]，快速 MRI 可灵敏准确检测 SBO。研究发现，MRI 表现优于螺旋 CT，具有更好的灵敏度、特异度和准确度[181, 182]。这些对比研究在 MDCT 广泛使用和多平面重建常态化之前就已经开展。技术进步及 CT 的普及性和方便性，使 CT 成为评估急性肠梗阻的主要影像学工具。

CT 上直径＞3cm 的扩张小肠诊断为小肠梗阻，SBO 有移行点，移行点以远肠道远端相对近端塌陷。SBO 和非动力性肠梗阻须加以区分，后者表现为弥漫性肠梗阻，没有移行点。当 SBO 程度较高而且发病数天后，可观察到结肠完全排空与塌陷。小肠内有粪便样物质（"小肠粪便征"）是中重度肠梗阻的高度特异性表现，发生率为 59%～72%，但低级别梗阻中发生率只有 17%[183]。"小肠粪便征"的发生源于小肠内容物输送减慢，以至于小肠液体吸收量增加，细菌过度生长。小肠粪便征往往出现在梗阻点附近，能够帮助我们发现移行区。在无肠道扩张情况下，粪便可通过回盲瓣功能不全反流到小肠，回肠末端最后 30cm 也可以出现这种表现，属于正常表现。

731

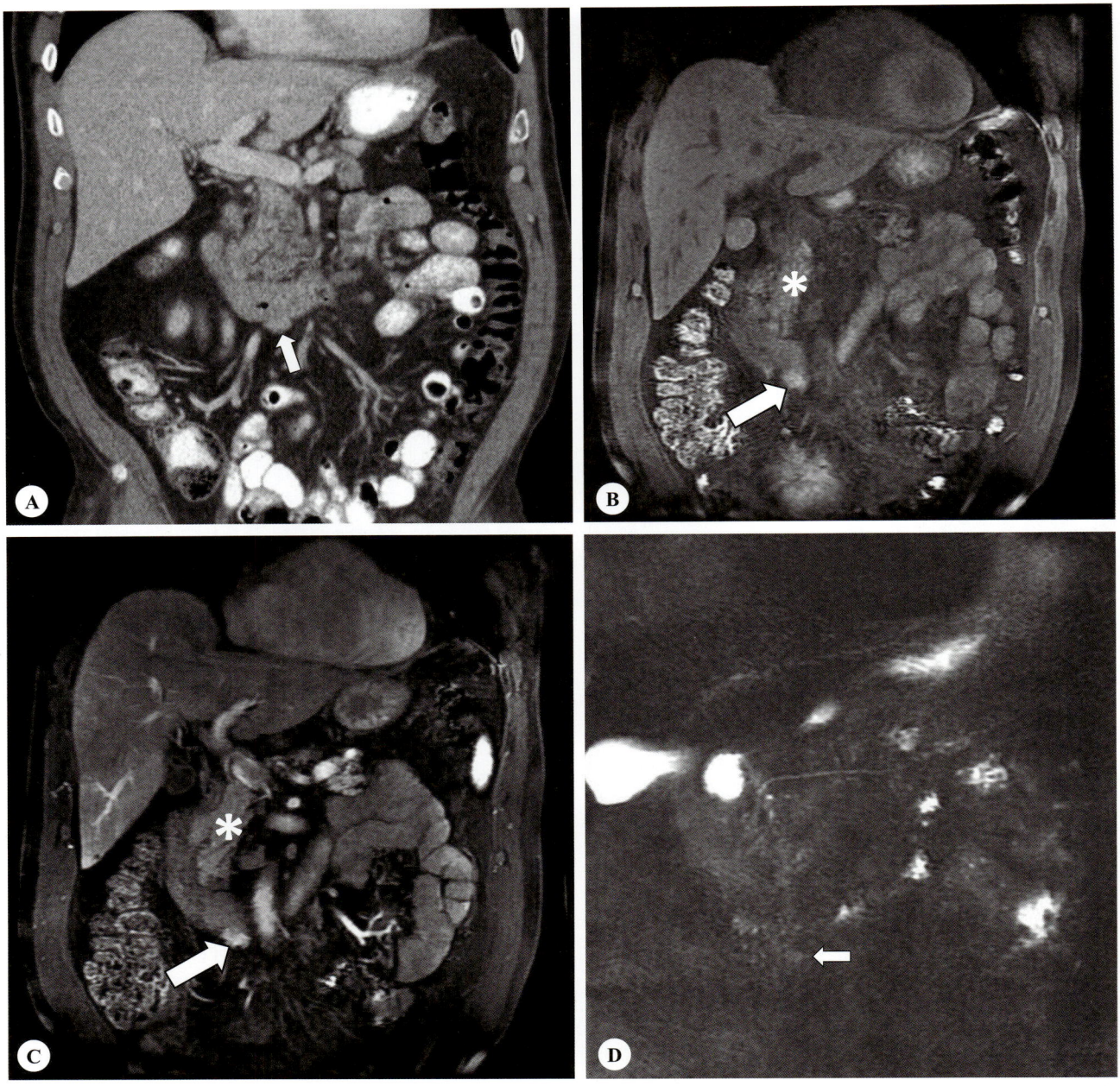

▲ 图 14-45　62 岁男性，偶然发现的异位胰腺，因腹痛就诊

A. 冠状位增强软组织窗 CT 图像显示十二指肠第三部分旁出现软组织密度结节影（箭）；B 和 C. 冠状位平扫（B）和冠状位增强（C）T_1 加权、脂肪抑制 MR 图像显示结节呈高信号和动脉期强化（箭），与正常胰腺相似（星）；D. 静脉注射促胰液素后，冠状位厚层块重 T_2 加权 MRCP 图像显示，由于胰液生成，该组织信号强度增加（箭）

1. 小肠梗阻的原因　虽然 SBO 诊断没有必要识别分散的移行点，但显示移行点有利于确定梗阻的根本原因。在 SBO 众多病因中[184]，粘连约占 70%，其次分别是疝（15%）和肿瘤（10%）。罕见病因包括克罗恩病、结核、脓肿、嗜酸性胃肠炎、放射性肠炎、局部缺血、血肿、肠套叠、胃肠结石和异物。粘连可导致肠道突然从扩张转变为塌陷，并伴有相邻塌陷肠襻的扭曲和牵拉。大多数病例有腹部手术史，腹膜炎后常观察到粘连，10% 病例属于先天性。

(1) 腹疝：腹疝大多是根据解剖位置来命名的[185, 186]，腹外疝比腹内疝更常见。在腹外疝中，腹股沟疝位于腹股沟韧带上方，更多见于男性，而股疝位于腹股沟韧带下方，多见于女性。与腹股沟疝

第 14 章 胃肠道
Gastrointestinal Tract

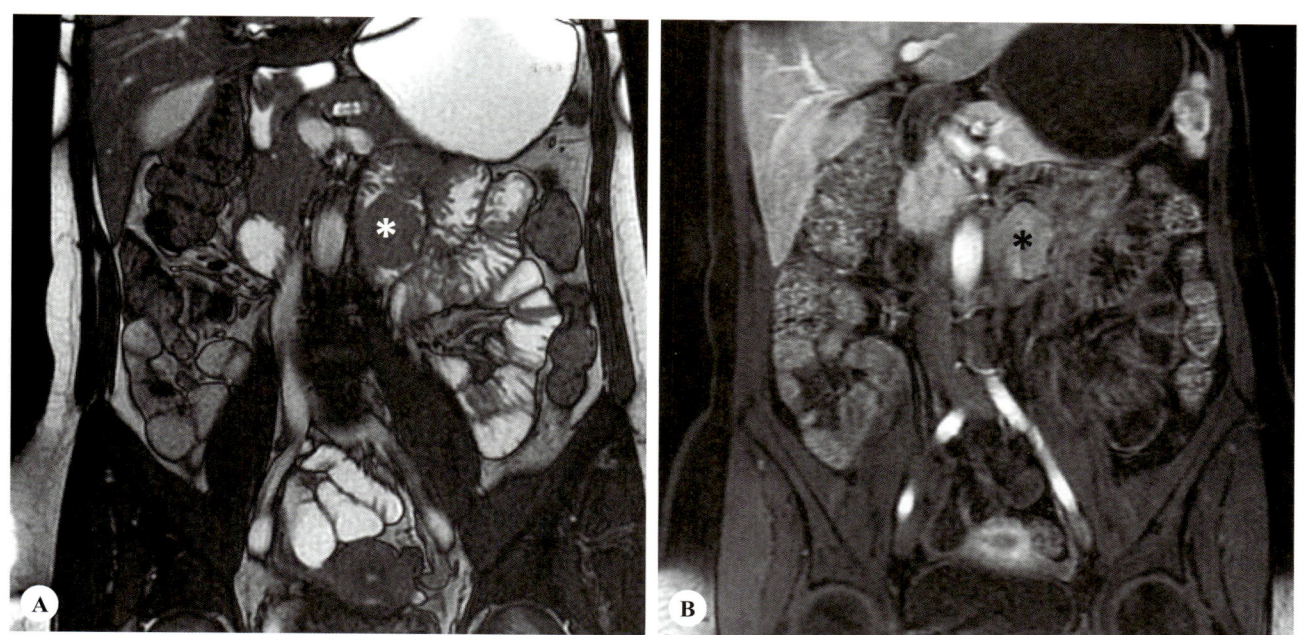

▲ 图 14-46 48 岁女性，大的十二指肠息肉（*），缺铁性贫血，手术病理证实为腺瘤
A. 冠状位平扫平衡稳态自由进动 MR 图像显示十二指肠第四部分有充盈缺损（*）；B. 冠状位增强 T_1 加权脂肪抑制 MR 图像显示该病灶强化

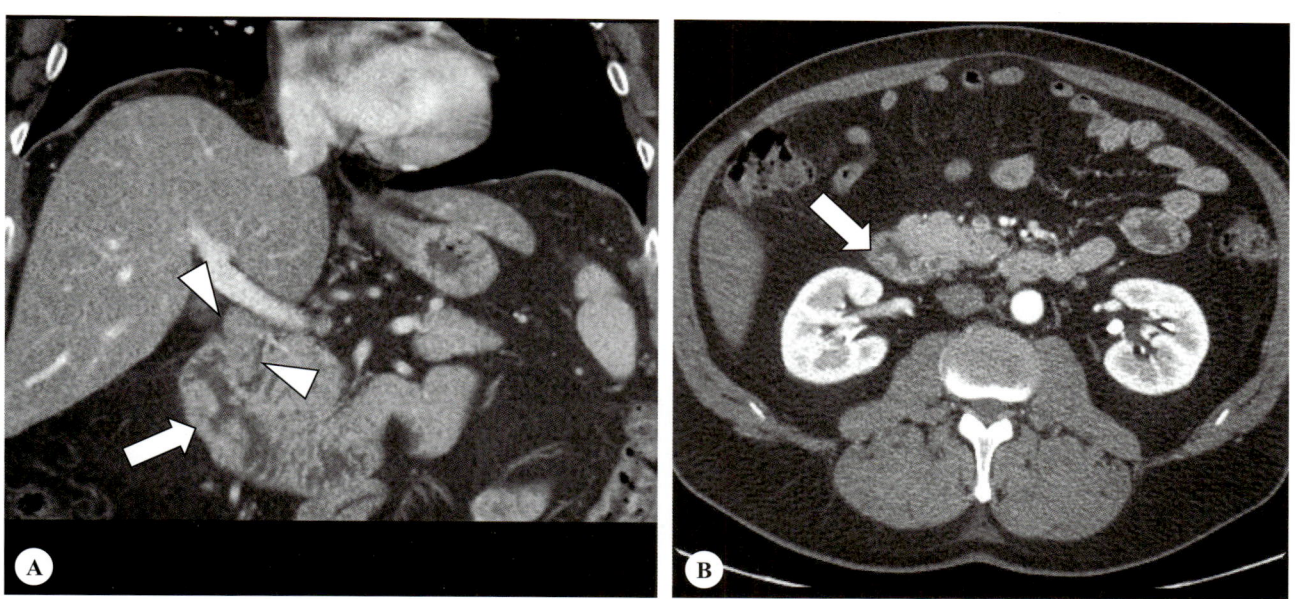

▲ 图 14-47 67 岁男性，十二指肠腺癌，术前评估
冠状位（A）和轴位（B）增强软组织窗 CT 图像显示正常皱襞消失，十二指肠壁增厚伴溃疡（箭），淋巴结增大、强化不均匀（箭头）

相比，股疝的疝囊较小（<3.5cm），不超过耻骨结节，疝经股环内侧突入股管时会压迫股静脉[187]。从轴位图像上看，腹股沟直疝从下内侧突向腹壁下血管，从前内侧突向腹壁下血管的起点，对腹股沟管内容物产生占位效应。而腹股沟斜疝从上外侧突入腹股沟下血管，进入腹股沟管，延伸至男性阴囊或女性大阴唇[188]。

半月线疝经半月线突入，位于腹直肌的外侧缘、脐与耻骨联合的中点。Richter 疝是一种累及肠壁一侧的部分性疝。值得注意的是，这种疝可以在不出

733

现完全性肠梗阻的情况下出现绞窄。闭孔疝较为少见，它通过闭孔管疝出，可位于耻骨肌与闭孔外肌之间、闭孔内与外肌之间，或者经过闭孔外肌的纤维。切口疝是腹部手术常见并发症之一。

表 14–3 小肠癌的分期		
原发肿瘤（T）	T₁	局限于黏膜和黏膜下层
	T₂	局限于固有肌层
	T₃	侵袭浆膜下层或无腹膜覆盖的组织，如肠系膜或腹膜后，但未侵袭浆膜
	T₄	穿透浆膜，或直接侵袭其他结构
区域淋巴结（N）	N₀	无
	N₁	1～2 个
	N₂	3～6 个
远处转移（M）	M₀	无
	M₁	有

注：适用于癌症分期，不包括非上皮性肿瘤，如胃肠道间质瘤、肉瘤、淋巴瘤和分化良好的神经内分泌肿瘤

(2) 内疝：内疝非常少见，仅占所有疝的 0.2%～0.9%。较常见内疝是十二指肠旁疝、肠系膜疝、经 Winslow 孔疝、盲肠旁疝、乙状结肠旁疝、胆肠吻合术、胃空肠吻合术及 Roux-en-Y 吻合术后吻合口疝。内疝常继发于先前手术，引发肠系膜或大网膜撕裂，但也可能是先天性[189, 190]。CT 诊断内疝有困难，尤其是在无梗阻或其他并发症情况下。在有梗阻情况下，CT 灵敏度可达到 78%～83%，特异度 67%～89%[191]。

了解腹膜正常解剖特征、术后改变和内疝典型位置对于术前确定内疝特征是必需的。CT 上内疝表现为一簇扩张性小肠襻（图 14-51），可能表现为结肠移位、十二指肠空肠交界部移位、肠系膜血管主干移位、肠系膜上动脉后方可见小肠而非十二指肠。肠系膜血管呈拉伸状，肠系膜呈漩涡状或蘑菇状。如果同时存在扭转和缺血等内疝并发症，则诊断比较困难，灵敏度较低，分别为 46% 和 43%，但特异度较高，分别为 96% 和 98%。

(3) 肠套叠：肠套叠导致肠梗阻在成年人中很少见。当某段肠段套入在其远段肠腔时，即形成肠套叠。肠套叠按发生部位分类，最常见于小肠襻之间（小肠 – 小肠），较少出现在回肠 – 结肠、结肠 – 结肠或胃 – 十二指肠。横断面成像显示远端的肠套叠的鞘部分包绕在近端套叠肠管的周围（即"靶

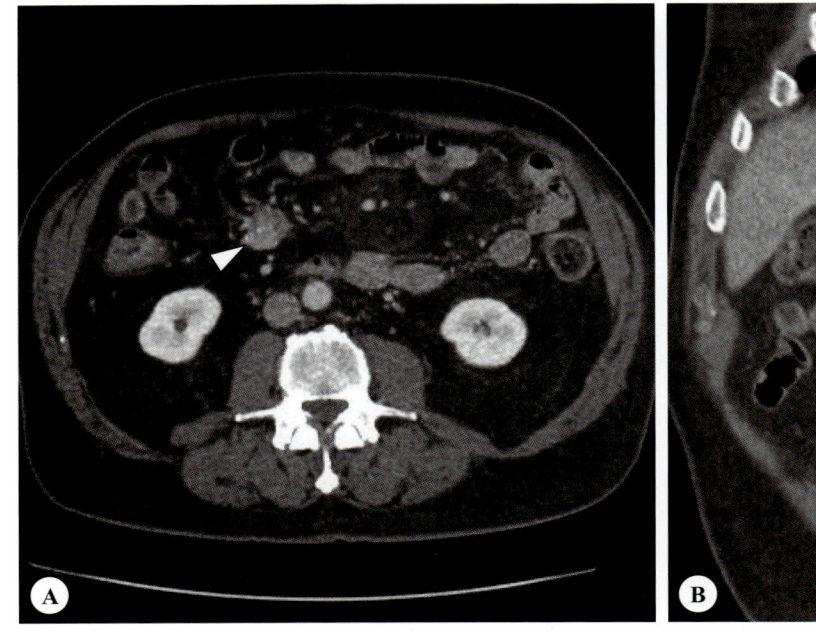
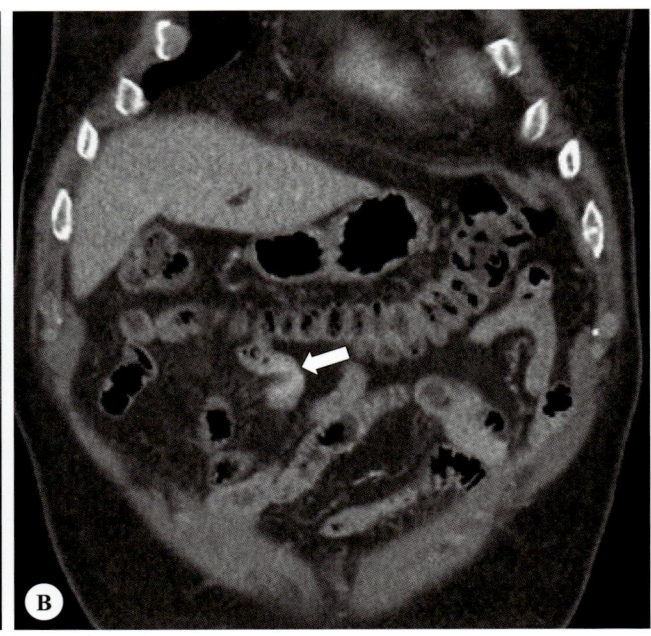

▲ 图 14-48　73 岁男性，转移性小肠神经内分泌肿瘤，影像显示肠系膜肿物

A. 轴位增强软组织窗 CT 图像显示肠系膜肿物边缘不规则，伴点状钙化（箭头），符合小肠类癌所引发淋巴结转移的特征；B. 冠状位增强软组织窗 CT 图像显示局部壁增厚和早期强化，代表小肠原发肿瘤（箭），引流至肠系膜肿物

征"），在肿块样病灶中可观察到肠系膜脂肪和血管。随着横断面成像技术使用的普及，更多的偶发性、自限性肠套叠被诊断出来，这些肠套叠影像是目前 CT 所呈现的绝大多数肠套叠的典型代表（图14-52）。发现引起肠套叠的病因非常重要，如肿瘤。成人中 70%~90% 具有临床意义肠套叠病因可在术中加以证实。小肠中引起肠套叠的原因主要是良性病变，包括重复囊肿、Meckel 憩室、炎症、脂肪瘤和腺瘤，但仍然可能是转移性肿瘤（最常见黑色素瘤）、淋巴瘤和原发性小肠腺癌。成人不伴近端扩张且长度＜3.5cm 的肠套叠无临床意义，无须进一步检查[193, 194]。瘘管患者可观察到无诱发点的多发复发性小肠套叠。在空肠吻合术和 Roux-en-Y 吻合口附近和周围也常观察到自限性肠套叠。

(4) 小肠梗阻的其他原因：异物、胆道结石、胃石等均可引发梗阻，在 CT 和 MR 上易鉴别。胃石在 CT 上通常呈团块状，包含蔬菜纤维物质和果浆，常见于胃术后或胃麻痹的患者，两者都存在胃动力下降。区别该团块与部分 SBO 病例中发现的小肠粪便征很重要。胃肠结石一般呈圆形或卵圆形，有包膜，而小肠粪便则更多呈管状，无包膜[195]。少数情况下胃石不含有气体，难以与小肠肿瘤区分。

CT 和 MRI 都是评估有恶性肿瘤病史的 SBO 患者的良好工具[173, 196]。良性梗阻可见于粘连、疝或放射性狭窄所致的人群。多灶性梗阻可由转移、癌变和放射性肠炎引发。CT 是区分良性和恶性梗阻的有用工具，具有重要治疗意义[196]。勾勒转移性病变需应用静脉注射对比剂，但对肾功能不全患者要谨慎使用。在没有静脉注射对比剂的情况下，MRI 比非增强 CT 更能显示转移性病变，可能有所帮助。

多种炎症条件下可能出现复杂性梗阻，如克罗恩病、阑尾炎，甚至结肠憩室炎均会呈现出 SBO[197]。此时 CT 是首选成像方式。

2. 闭襻性肠梗阻　肠管的血流阻断后受累肠襻就可出现绞窄，进而产生水肿、发绀和坏疽，最常发生于闭襻性肠梗阻。在闭襻性肠梗阻中，小肠段沿其路径上两个出入端发生梗阻，形成 U 形或 C 形肠襻，或者在较长连续肠段上有某个近远端衔接点（图14-51）。闭襻性肠梗阻最常见原因是粘连（75%）、腹内疝或扭转。如闭襻性肠梗阻不是由扭转造成的，它本身存在引发扭转的风险。早期闭襻性肠梗阻中，闭合襻近端和远端肠段直径是正常的。但随着时间推移，小肠近端扩张，闭合襻本身变成梗阻点。由于腔内液体逐渐积累，闭合襻也随之增大。此时要诊断潜在闭襻性肠梗阻是有困难的，需要在多个扩张小肠襻内确定两个转折点。当一簇肠襻与其他肠襻有不同口径、壁厚或水肿时，可考虑闭合襻。腔内积液，腔内压力逐渐增大，累及静脉和动脉血流可能引发肠梗死、穿孔和腹膜炎等并发症。

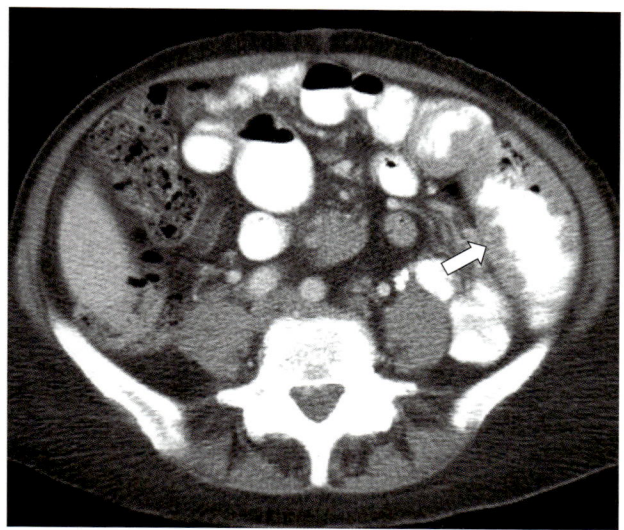

▲ 图 14-49　75 岁女性，小肠淋巴瘤，不明原因消瘦
轴位增强软组织窗 CT 图像显示小肠段肠壁增厚（箭），肠腔与小肠整体管径都增大

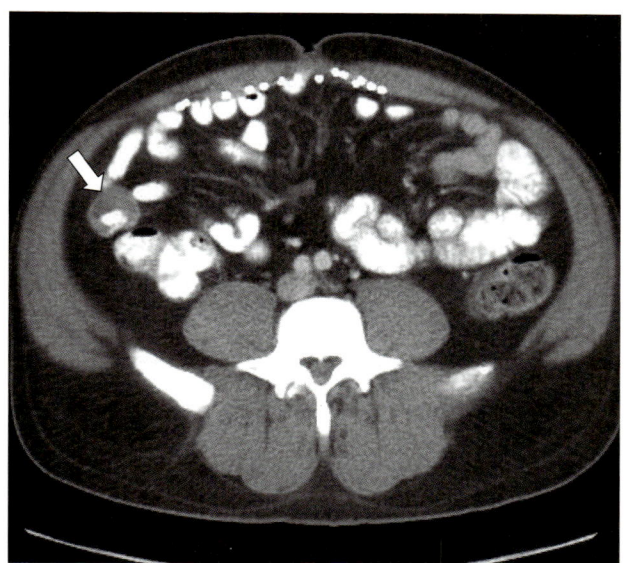

▲ 图 14-50　42 岁男性，黑色素瘤转移到小肠，因再分期检查就诊
轴位增强软组织窗 CT 图像显示回肠壁偏心性但接近环形局灶增厚（箭）

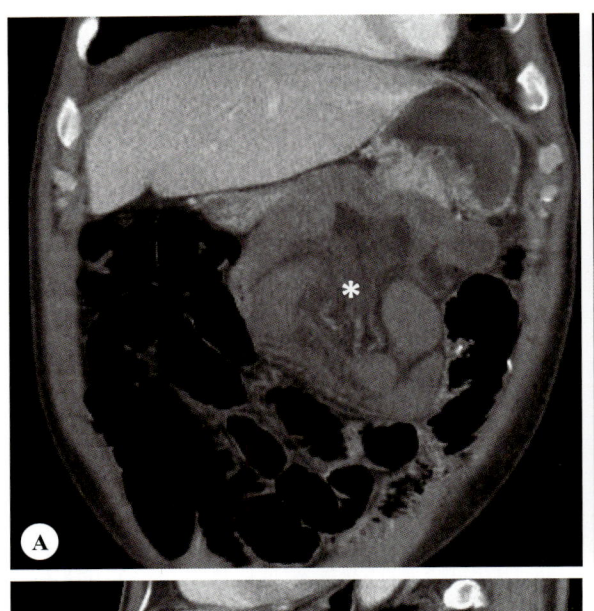
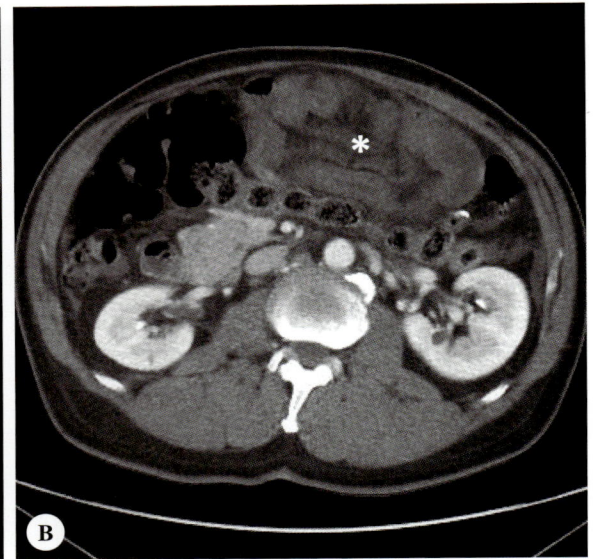
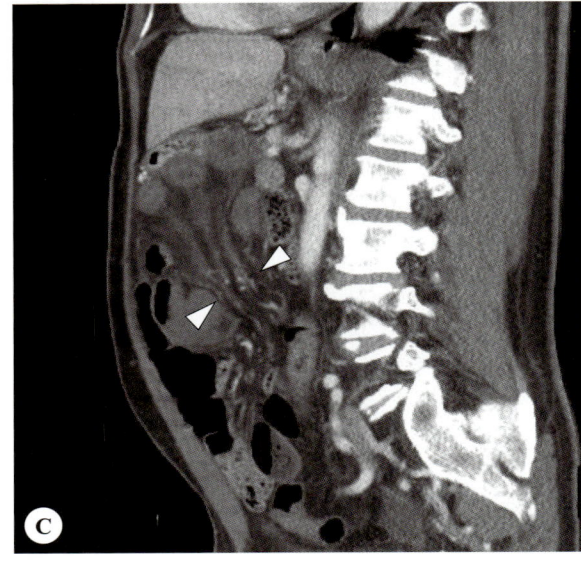

▲ 图 14-51 65 岁男性，小肠腹内疝患者，有胰腺手术史，因急性腹痛就诊。剖腹探查术显示疝通过肠系膜缺口，该缺口是 Roux-en-Y 空肠 – 空肠吻合术造成的

A. 冠状位增强软组织窗 CT 图像显示一簇厚壁小肠襻（*）；B. 轴位图显示这些肠襻强化减低（*）；C. 矢状图像显示肠系膜血管（箭头）从疝中间穿过。在进出疝的地方，可看到肠管近端 / 远端移行点，以及肠壁增厚

3. 中肠扭转 中肠扭转更常见于肠旋转不良患者，在儿童中更容易发现[198]。CT 表现包括小肠襻扩张，大多为液体所充盈。扭转部位由于突然变窄，扭转闭合襻的末端可能呈现鸟嘴状[199]，在横断面图像上看起来像三角形[199]。此外，SMA 和静脉方向也会出现异常，静脉不在其正常位置（动脉右侧）。肠系膜旋转使得供应受累肠段的肠系膜血管呈漩涡状（图 14-40），但须谨慎解释该征象的意义[200]。存在 SBO 时，漩涡征对于手术必要性的阳性预测值为 80%，阴性预测值为 86%。无肠扩张的情况下，先前手术、粘连性疾病和腹水均会产生漩涡状外观只有 7%～33% 患者需要手术[201]。

（四）肠缺血

肠缺血可能源于原发性血管疾病，或者继发于其他情况（最常见为机械性 SBO、结肠炎、化疗或放疗）。静脉注射对比剂增强 CT 是评估特异性血管表现（如动脉栓塞和动静脉血栓形成）的必要手段（图 14-53），肠壁强化减低是肠缺血的高度特异性表现，特异度达 96%，但灵敏度较低（18% 左右），即使没有这些表现，其他次要表现仍可怀疑缺血：肠壁增厚及肠腔扩张、腹水和肠系膜条索影、积液或出血、肠壁内积气、门静脉气体、腔外气体和实质器官梗死（最常见于动脉栓塞背景下脾脏和肾脏）。最近有研究发现，若综合考虑这些因素，双期 CT 血管造影对缺血的检测灵敏度超过传统血管造影，两者灵敏度分别为 96% 和 88%[202]。

在缺血情况下，肠壁增厚可因水肿而呈现分层（水晕征），也可因壁内出血而密度有所上升（白

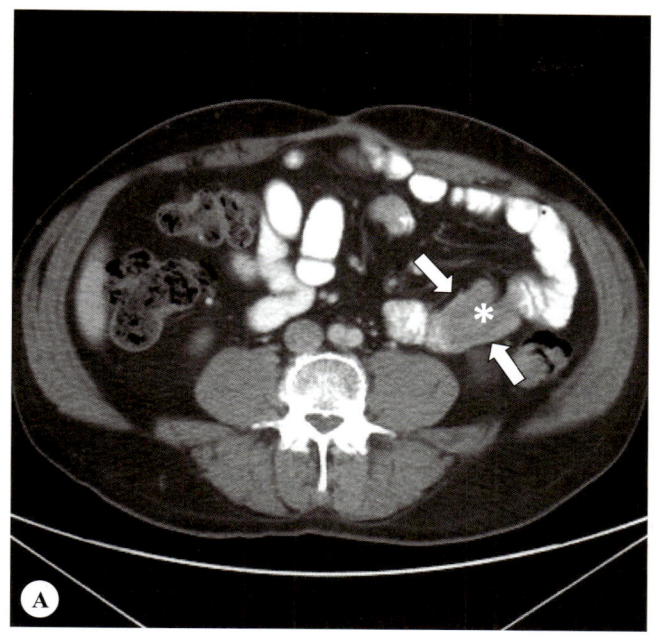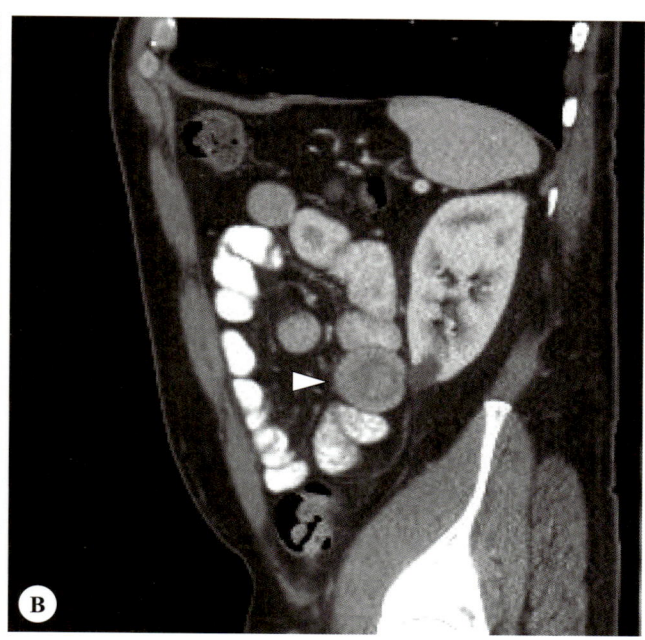

▲ 图 14-52 53 岁男性，短暂性无症状小肠套叠，患者在常规肿瘤随访扫描时偶然发现此征象
A. 轴位增强软组织窗 CT 图像显示近端套入部（*）脱垂到远端肠管（箭）；B. 矢状位增强软组织窗 CT 图像显示肠套叠横截面呈"靶状"或"甜甜圈状"（箭头），由黏膜层、肌层、脂肪等多层交替

色密度）[202-205]。后者是非对比 CT 的唯一特异性体征（特异度 100%，灵敏度 56%），对于不能接受静脉注射对比剂的患者特别重要。在增强 CT 基础上增加平扫，可以使 SBO 患者肠缺血诊断灵敏度提高 21%[206]。即使无机械性梗阻，也可能存在肠腔扩张，据报道这种体征可预测缺血的不可逆性[207]。

积气常被认为代表病情严重，往往和严重缺血或梗死有关。但随着 CT 应用的增加，目前积气大多见于无症状个体（图 14-54）；50% 患者可采用保守疗法进行治疗，70% 病因属于良性[208]。积气的良性病因包括经皮胃部或空肠插管术、硬皮病、类固醇治疗、慢性阻塞性肺疾病、消化性溃疡和肠道扩张。在这些情况下不会观察到缺血的其他继发性体征。如果除积气外还发现肠缺血其他表现，应考虑肠梗死[209]。最近研究表明，即使在缺血情况下，积气也不一定意味着透壁性梗死和坏死。有人认为除肠壁积气外，存在门静脉气体也可预示预后较差[210]。在一项对"良性"和"恶性"肠道积气患者进行的研究中，血清乳酸水平是唯一具有统计学意义的预后指标。如果血清乳酸高于 2.0mmol/L，则死亡率超过 80%[212]。在肠壁坏死和穿孔情况下可见到腔外空气，代表疾病处于晚期，需立即进行手术干预。肠壁通透性增加所造成的缺血 1~4h 后可引发肠系膜脂肪条索影、肠系膜积液和腹水。这些表现是最有诊断意义，具有高达 97% 的阴性预测值，不存在这些表现则不太可能出现透壁性梗死[213]。

全身性低灌注造成的原发性缺血（如低血压或外伤所见）诊断仍然很困难。患者可能因肾功能不全而无法接受静脉注射对比剂处理，故应特别注意上述平扫 CT 的影像学表现。

当肠壁出现强化减低（100% 特异度）、肠系膜血管充血（90% 特异度）或肠系膜积液（90% 特异度）时，应考虑 SBO 合并缺血。缺血也可引发肠壁增厚和腹水，但特异度较低（分别为 78% 和 76%）[213]。

血管炎可造成局灶短暂性缺血[214]，可见于全身性红斑狼疮和结节性多动脉炎。肠壁水肿见于整个胃肠道，最常见于小肠，通常具有多灶性、短暂性和迁移性。多节段受累有利于区分肠系膜血管炎和栓塞性病变[215]。类似于活动期克罗恩病，狼疮肠系膜血管炎中的血管也可呈梳状[216]。经过合理激素治疗后，CT 上可见缺血完全缓解[216]。结节性多动脉炎表现为累及全部腹腔脏器的中动脉和小动脉多发动脉瘤[217]，患者可能有肠系膜出血。放射性肠炎也有类似表现，但只局限在放射区域或累及周围器官（图 14-55）。放射损伤可引起纤维化性改变和邻近肠系膜内脂肪的回缩，使用可卡因也可引起小肠的局灶性缺血。

(五)炎性疾病

1. 克罗恩病 克罗恩病是小肠最常见的炎症,多见于成年人,但任何年龄都可能发生,可累及从口腔到肛门的胃肠道的任何部分,70%以上病例累及末端回肠。克罗恩病是一种病灶呈跳跃性的透壁性病变,病变之间有正常的黏膜。组织学上可根据有无非干酪样肉芽肿来诊断。在克罗恩病初步诊断中,常规CT对于检测仅限于黏膜的早期克罗恩病并不太灵敏,但可作为传统小肠检查和小肠造影的补充,后两项检查可识别早期肠腔溃疡[218]。当发

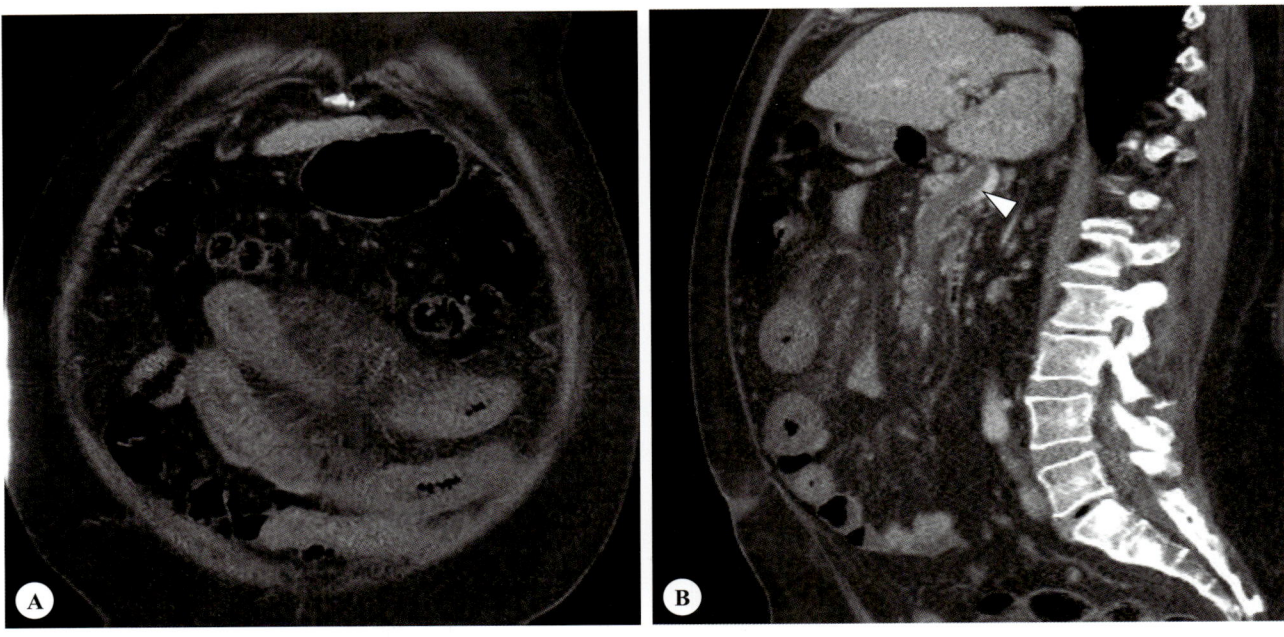

▲ 图 14-53 66 岁男性,门静脉血栓形成造成的小肠缺血,因弥漫性腹痛就诊
A. 冠状位增强软组织窗 CT 图像显示小肠呈"灰色密度",小肠壁增厚、强化减低,肠系膜水肿;B. 矢状位增强软组织窗 CT 图像显示血栓部分阻塞了肠系膜上静脉(箭头)

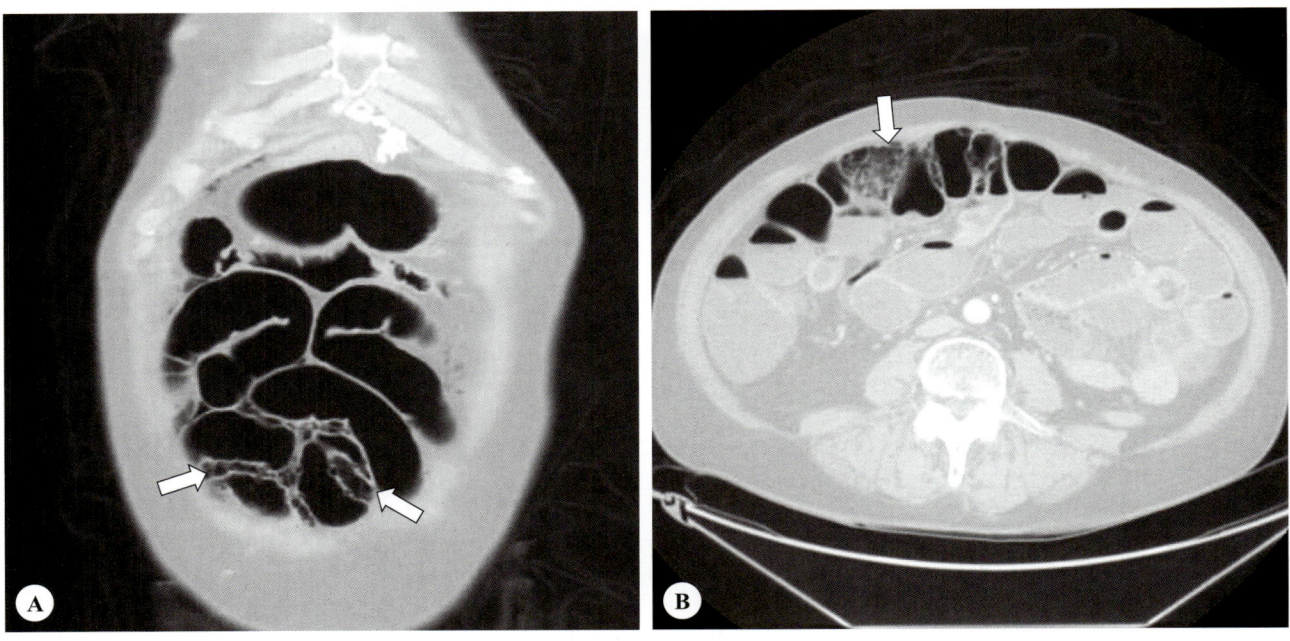

▲ 图 14-54 63 岁男性,肠壁囊样积气,可能是含气囊肿破裂造成,因腹痛就诊
冠状位(A)和轴位(B)平扫肺窗 CT 图像显示小肠壁内有气体密度(箭)

第 14 章 胃肠道
Gastrointestinal Tract

现肠壁增厚、肠壁强化和肠周变化时，MRI 诊断克罗恩病的灵敏度和特异度分别达到 91% 和 71%[219]。小肠灌肠后的 CT 和 MRI 可以提供良好的肠道扩张和腔外异常评估，但侵袭性较大[220, 221]。CT 肠道扫描结合多平面重组成像，与小肠灌肠后 CT 和 MRI 相似，口服含有添加剂的水作为口服阴性对比剂，可在不侵袭小肠肠管的情况下改善肠道扩张和可视性[222-225]，疑似克罗恩病患者最高的诊断准确率可达到 94%[223]。

CT 的普及广、鉴别腔外积气或游离积气的相对容易，是评估已知克罗恩病和疑似急性并发症患者的首选成像方法。因为 MRI 本身具有良好组织对比度，无电离辐射，如无症状时监测克罗恩病活动性以确定是否有并发症，应优先使用 MRI。

克罗恩病的特征包括环状肠壁增厚、淋巴结增大、邻近肠系膜模糊的炎性改变和纤维脂肪增生[226]。环状肠壁增厚超过 3mm 应当引起怀疑（图 14-56），根据炎症程度，肠壁可能会出现水晕征或白色密度。明显黏膜溃疡，伴假息肉或鹅卵石样黏膜（图 14-57），提示残留黏膜和溃疡混合（图 14-58）。据报道，以下表现与疾病活动有关：肠系膜血管间距增宽，异常扩张和弯曲（梳样征）[227]（图 14-59）（被认为是炎症引发血流增加，生长因子促进炎性新生血管形成造成的）[228]，受累肠道周围纤维脂肪增生。

辅助征象有肠壁层状强化模式、黏膜高增强、淋巴结肿大及肠系膜条索影，但这些征象准确度在文献中未达成共识，有人认为它们与活动性疾病无关[229]。与此相反，MRI 在评估疾病活动性方面一致性更高[219]：肠壁增厚更明显，并且静脉注射钆后肠壁增强程度更明显。具体地说，壁内层状增强模式表明疾病处于活动期[219]。脂肪抑制图像上的肠壁 T_2 高信号和纤维脂肪增生，与疾病活动性也具有良好相关性。

局灶性肠腔狭窄可能是急性炎性狭窄造成的，呈高强化，在 T_2 加权图像上呈高信号，可随治疗消失。慢性纤维化狭窄在 T_1 和 T_2 加权图像上变暗，当引起梗阻症状需要手术干预。在慢性疾病中，肠系膜对侧可以看到假球囊样扩张（图 14-60），系膜侧由于长期炎症而出现纤维化。轻度黏膜强化，肠壁较薄，在 T_2 加权像上并没有肠系膜水肿或肠壁高信号，可能演变为慢性病变（图 14-61）。壁内（黏膜下）脂肪常常被视为慢性炎症的后遗症，提示疾病处于静止期。

CT 可发现穿孔、脓肿、瘘管形成和 SBO 等并发症，虽然可诊断小肠 - 皮肤、小肠 - 膀胱、小肠 - 小肠和小肠 - 结肠瘘，但没有口服阳性对比剂，很难显示出这些瘘管。

克罗恩病评分模型：克罗恩病可用活动性炎症、穿孔、瘘管、纤维狭窄、修复和再生等来描述[231]。

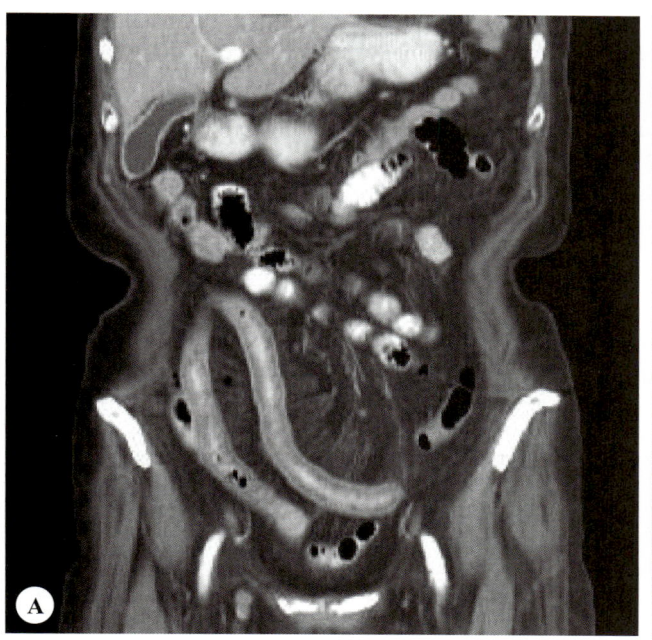 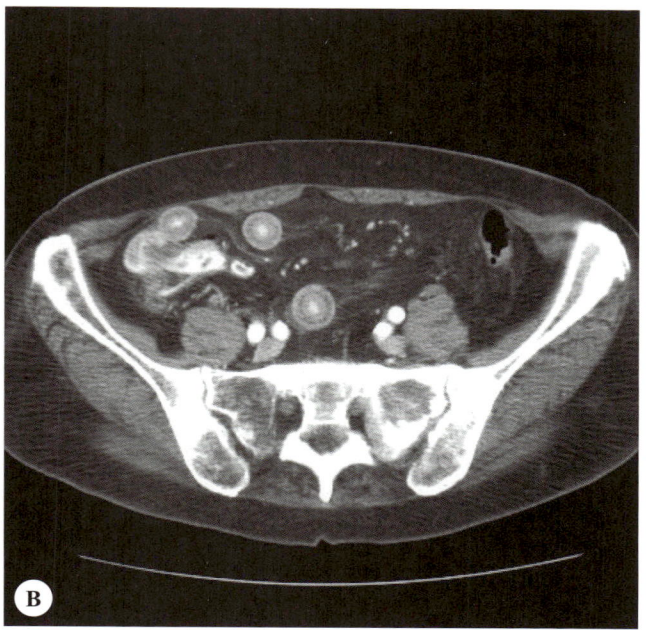

▲ 图 14-55 79 岁女性，放射性肠炎，有转移性乳腺癌病史，最近接受盆腔放疗，以治疗肿瘤转移

冠状位（A）和轴位（B）增强软组织窗 CT 图像显示连续的区域节段的"水晕征"、小肠壁增厚和肠系膜水肿

目前已有多个评分模型从放射学角度评估小肠的克罗恩病活动性[232]。最初指数（MaRIA，即磁共振活动性指数）旨在评估一系列内镜下活动性疾病的独立预测因子，包括壁厚、相对对比增强、壁水肿和肠道六个部位溃疡的存在[233]。而当前纳入最多参数的模型是MRE整体评分模型，它综合考虑了小肠壁厚、肠壁T_2信号、肠系膜T_2信号、肠壁增强和增强方式、受累段长度和其他壁外特征（淋巴结、梳状征、脓肿、瘘管）等因素[234]。

2. 肠炎 小肠感染、肠炎由病毒、细菌、原虫或真菌引发[235]。兰伯贾第鞭毛虫和粪类圆线虫常感染近端小肠，而小肠结肠炎耶尔森菌、假结核耶尔森菌、非伤寒沙门菌、空肠弯曲菌和结核分枝杆菌多累及回肠末段，可以类似克罗恩病表现（图14-62和图14-63）。耶尔森菌感染表现为回肠末段和结肠肠壁明显增厚，伴肠系膜淋巴结肿大。小肠内与获得性免疫缺陷综合征有关的病原体有鸟型-胞内分枝杆菌复合体、巨细胞病毒和小隐孢子虫。MAC感染常累及结肠，伴淋巴结密度减低、肿大。CMV感染使肠壁增厚，可能导致累及整个胃肠道的跳跃性病灶。CMV感染所见黏膜下出血继发于黏膜下静脉血栓形成。Whipple病（肠性脂质营养不良）是一种革兰阳性杆菌导致的吸收不良状态，CT提示空肠皱襞增厚，肠系膜淋巴结肿大，密度极低。

3. 移植物抗宿主反应 随着骨髓移植的增多，移植物抗宿主反应（graft versus host disease，GVHD）越来越常见，任何器官移植后均可能出现。GVHD可

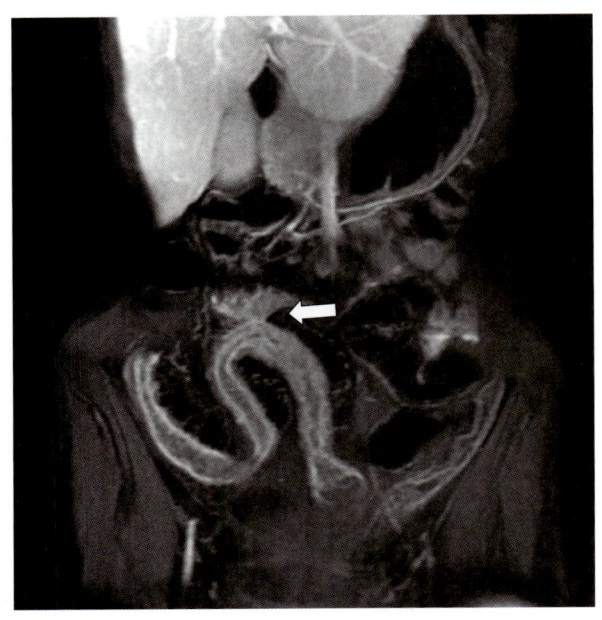

▲ 图14-56 21岁女性，活动期克罗恩病，为评估疾病活动性而就诊

冠状位增强T_1加权脂肪抑制MR图像显示肠壁增厚、透壁性高强化、回肠远端模糊、横结肠炎症（箭）

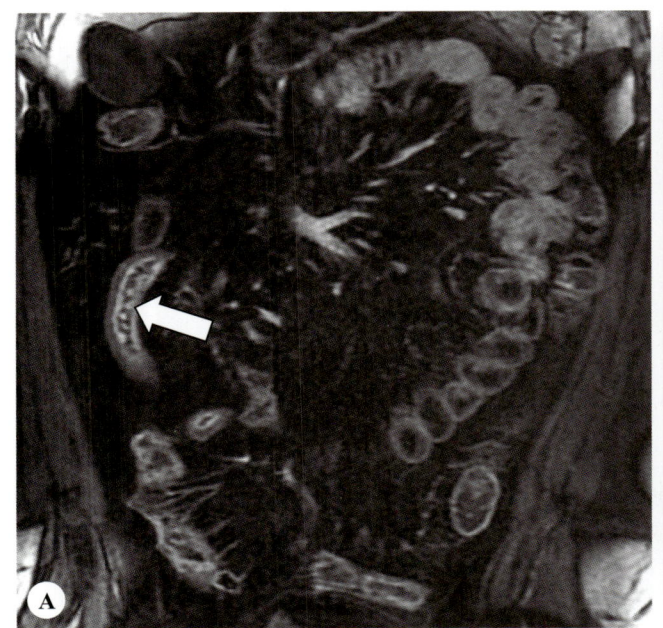
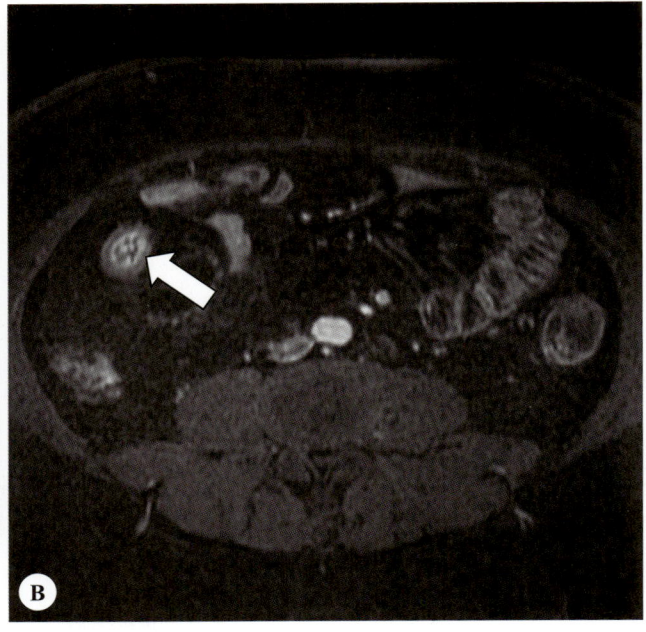

▲ 图14-57 49岁男性，克罗恩病假息肉/鹅卵石样黏膜，为评估疾病活动性而就诊

冠状位（A）和轴位（B）增强T_1加权脂肪抑制MR图像上显示假息肉（箭），这是肠黏膜广泛溃疡造成的，只留下相对正常的残余黏膜的岛状息肉。具有广泛深度溃疡和假息肉的区域汇聚在一起，称为鹅卵石样黏膜

累及整个胃肠道，但更常见于小肠，横断面成像上表现为受累肠段环周增厚，黏膜强化增高（图 14-64），正常皱襞模式消失，肠腔可呈管状表现[236]。

（六）非炎性水肿

小肠水肿与胃肠道其他部位水肿表现相似。水肿发生于黏膜下层，在横断面成像上呈肠壁环形增厚，在正常增强黏膜层和肌层之间有中央低密度环（"水晕征"）。小肠水肿原因较多，有赖于放射科医生厘清病因。低蛋白血症、右心衰竭、腹水和肾病综合征等状态下均可发生小肠水肿，肝硬化和门静脉高压症患者中也很常见，常影响小肠近端和升结肠。评估壁水肿特征有利于辨别病因。如水肿累及十二指肠或回肠而非空肠、横结肠，或者降结肠壁增厚而无升结肠壁增厚，应考虑肝硬化以外的其他病因[237]。

血管源性水肿由毛细血管通透性增加所致，可引发患者面部、气道和黏膜表面急性水肿，小肠影像学表现为小肠壁增厚，呈低密度水肿。家族性血管源性水肿是一种常染色体显性遗传病，表现为反

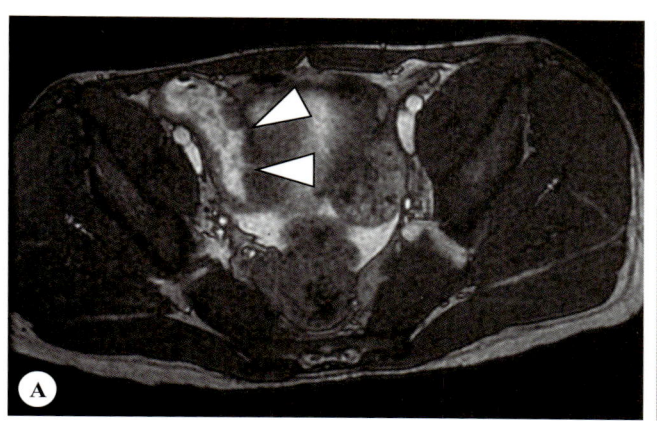 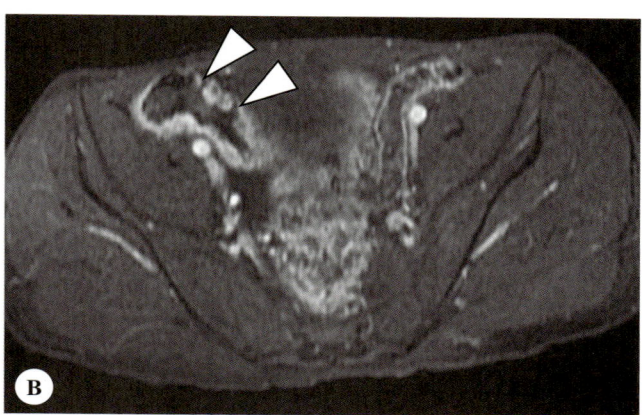

▲ 图 14-58 22 岁男性，回肠末端克罗恩病深部溃疡，持续性腹泻

轴位平扫平衡稳态自由进动 MR 图像（A）和轴位增强 T$_1$ 加权脂肪抑制 MR 图像（B）显示回肠末段增厚肠壁局灶性溃疡（箭头）

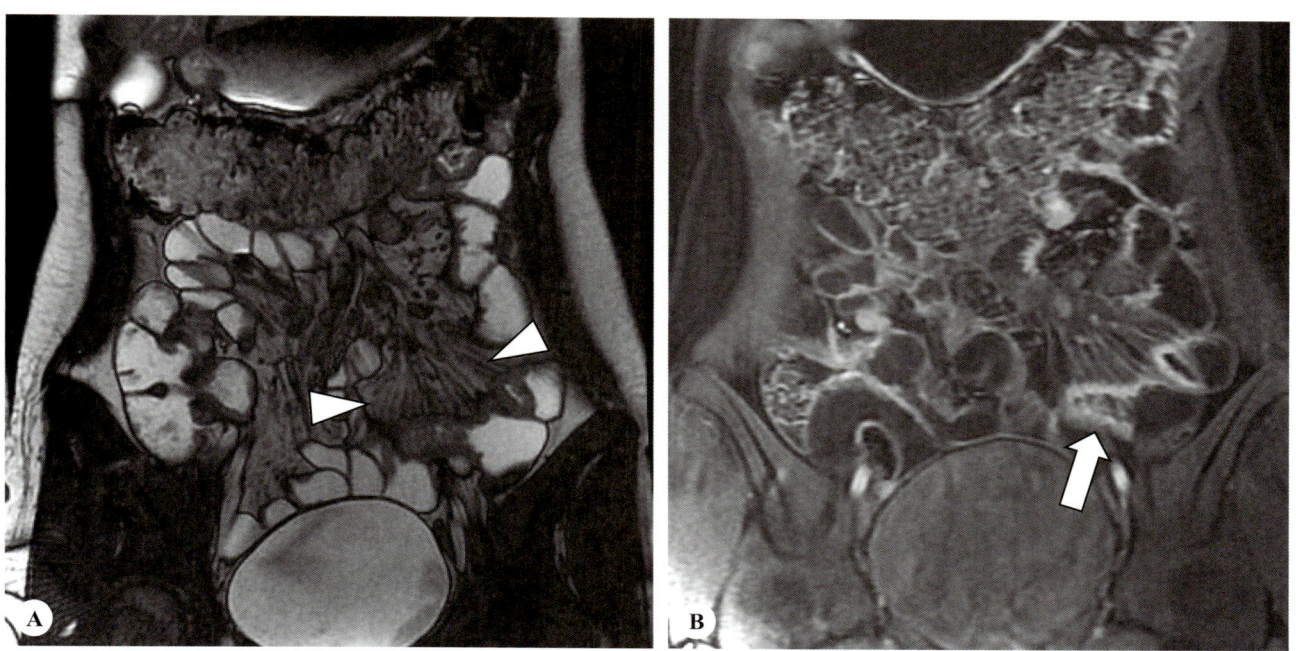

▲ 图 14-59 25 岁女性，活动期克罗恩病"梳状征"，为评估疾病活动性而就诊

冠状位平扫平衡稳态自由进动 MR 图像（A）和冠状位增强 T$_1$ 加权脂肪抑制 MR 图像（B）显示小肠高强化、肠壁增厚，并且伴有鹅卵石样黏膜（箭）。相关肠系膜小血管扩张，呈高强化（"梳状征"）（箭头）

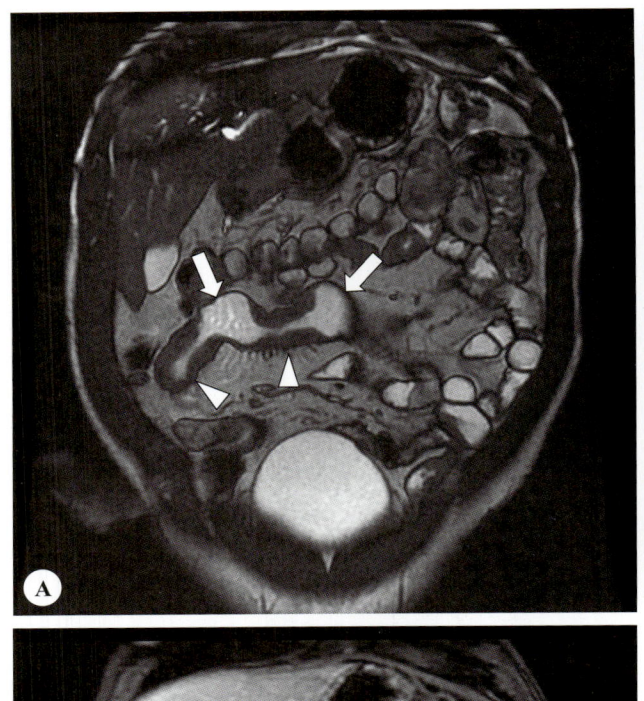
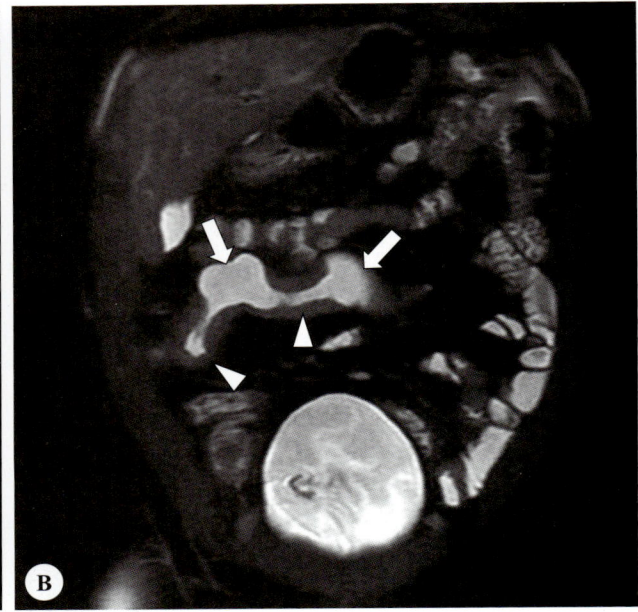
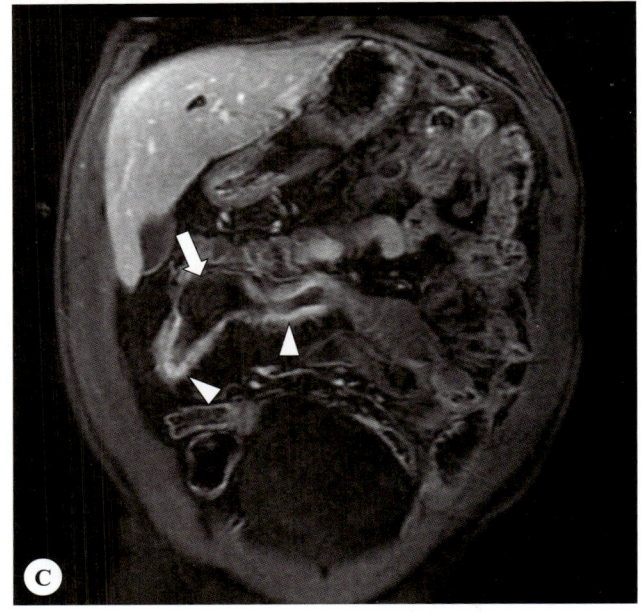

▲ 图 14-60 68 岁男性，慢性克罗恩病的假球囊样改变，伴活动性炎症，为评估疾病活动性就诊

冠状位平扫平衡稳态自由进动 MR 图像（A）、T_2 加权脂肪抑制 MR 图像（B）和增强 T_1 加权脂肪抑制 MR 图像（C）显示克罗恩病慢性改变，即假球囊样扩张（箭），以及活动性炎症成分，即增厚、高强化和肠壁水肿（箭头）

复急性水肿发作，获得性 C1 酯酶抑制因子缺乏症（一种副肿瘤综合征）也有类似症状。血管性水肿也可为血管紧张素转化酶（angiotensin-converting enzyme, ACE）抑制药[238-241]和静脉内对比剂的并发症，但非常罕见[242]。血管性水肿常发生于开始服用 ACE 抑制药后的 7 天内，停药后 24～48h 内可自行消退。在 CT 和 MRI 上，血管性水肿表现为黏膜下水肿，和黏膜增强形成对比，非对称累及肠壁较少见[243]。

（七）其他疾病

1. 十二指肠损伤 十二指肠损伤/血肿是脊柱受到压迫性外伤所造成。如果在十二指肠附近发现腔外气体或口服对比剂，应当考虑此诊断。同时，邻近的脂肪也会模糊，继发于出血、水肿和壁增厚[244]。类似表现也出现在腹部严重钝挫伤后的其他部位的小肠（图 14-65）。

2. 壁内血肿 小肠壁内血肿发生于凝血障碍状态异常，最常见原因是过度抗凝，也可见于过敏性紫癜。壁内血肿的 CT 表现包括环周壁增厚，伴肠腔狭窄，有时可有机械性梗阻[245]，多见于空肠。肠壁密度增加可能由出血所致，但和静脉注射对比剂后的正常肠壁增强相比或许难以察觉。有学者建议，如果怀疑存在出血，应首先在不使用静脉或口服对比

第 14 章 胃肠道
Gastrointestinal Tract

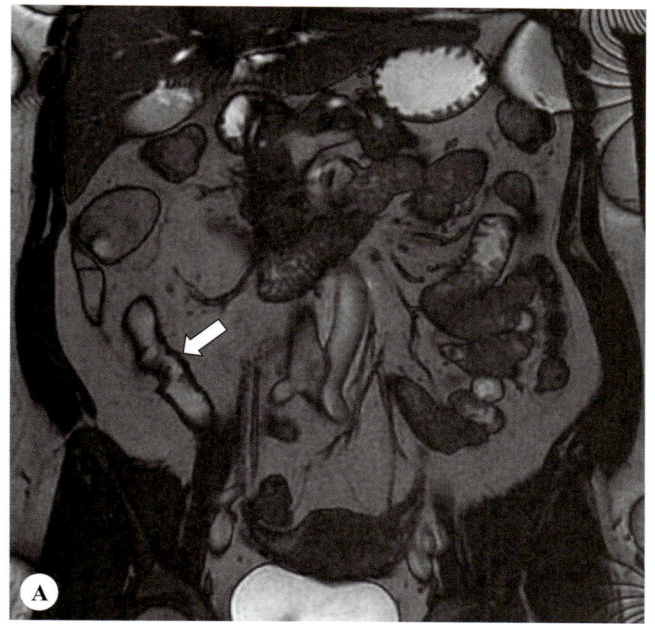

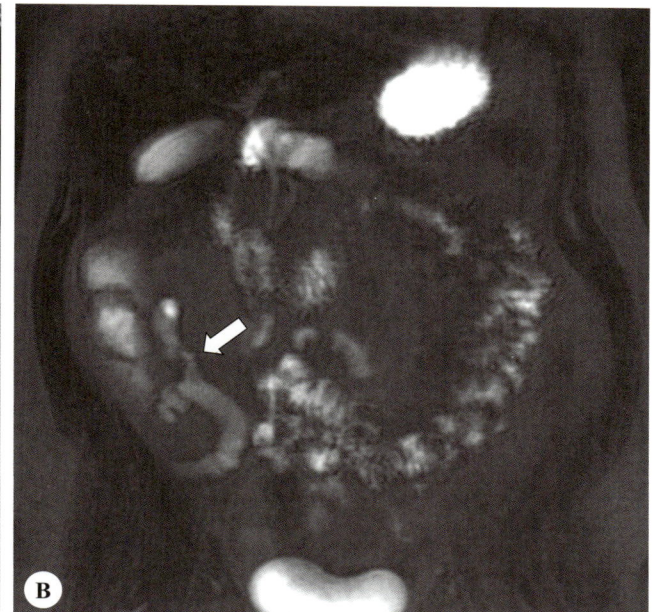

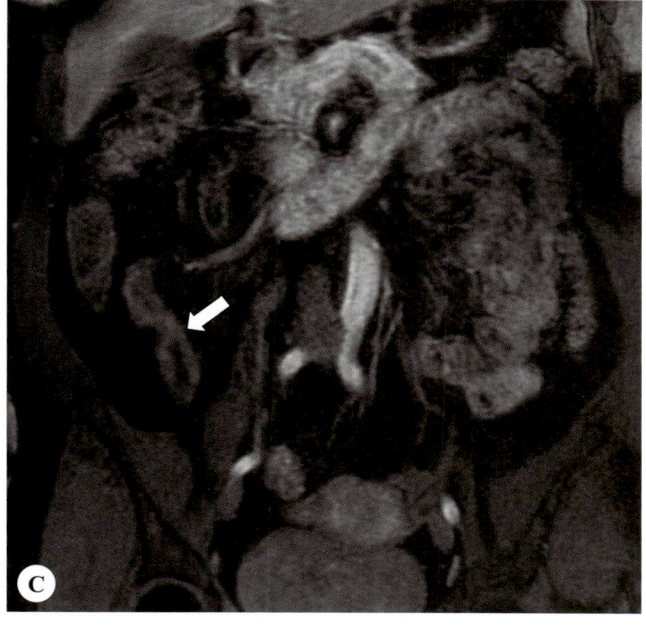

▲ 图 14-61 53 岁女性，临床表现和内镜征象提示缓解的克罗恩回肠炎的慢性改变

A. 冠状位平扫平衡稳态自由进动 MR 图像显示肠壁轻度增厚（箭）；B 和 C. 相应 T_2 加权脂肪抑制 MR 图像（B）显示肠壁呈低信号（箭），增强 T_1 加权脂肪抑制 MR 图像（C）显示这些节段呈轻度高强化（箭）

剂的情况下进行检查[246]。小肠缺血和出血鉴别较难。如果小肠局灶性节段有明显（>1cm）肠壁增厚和腹腔积血的话，可提示出血。而如果长节段只是轻度增厚，常判定为缺血。

3. 创伤性肠系膜或肠道损伤 CT 对于识别创伤后肠系膜损伤和肠道损伤很有价值，灵敏度分别达到 96% 和 94%[248]。CT 能确定肠道损伤是否需要手术探查上，但不能准确检查出肠系膜损伤上。创伤发生后，通过肺窗评估整个腹部和盆腔更容易发现细微腔外气体。创伤、长时间低灌注可能引发肠道休克[249]。CT 上，内脏血管收缩可导致脾脏、胰腺增强

降低，肾脏、肾上腺和肝脏持续增强。肠道壁弥漫性增厚，强化增加，肠腔可能会充满液体（图 14-66），主动脉和下腔静脉管腔较小，强效液体复苏可导致门静脉周围水肿。这些症状几乎总是可逆的。最近在其他低血压病因（如脓毒症休克、细菌性心内膜炎、严重头部脊柱损伤和糖尿病酮症酸中毒）中也报道了这点[250]。

4. 摄入异物 摄入异物可引发梗阻以外并发症。吞下牙签和细骨（如鱼骨和鸡骨）大多能够经胃肠道排出，不会造成并发症，但仍然是异物导致肠道穿孔的最常见原因[251]。除引发肠穿孔外，这些细长的

743

骨头也可能会卡在周围结构中，包括肝胃韧带、胆囊和肝脏[252, 253]。

穿孔可引发局限性腹膜炎，更常发生于局灶性肠道成角处或腹膜后固定部位。小肠中局限性腹膜炎常发生于十二指肠、回盲部、疝或憩室[251, 254, 255]。由于这些异物有一定透射性，要作出前瞻性影像学诊断较难，通常只有当继发炎症征象（如壁增厚、周围脂肪出现条索影或腔外异常气体）将放射科医生注意力吸引到某个无法解释的细微的不透射线的线性结构时，才能够做出诊断。

户外烧烤可能会导致食用者无意中摄入附着于熟食上的金属清洁刷毛，刷毛卡在肠壁内，穿过腹膜后或肠系膜支持结构或移动到周围器官如肝脏，可能造成患者腹痛而不知道自己摄入刷毛。近期食用过烧烤食品是诊断的关键。松散刷毛在靠近肠腔处呈现细线状金属物[256]（图14-67），在X线上可以观察到，在MRI梯度回波图像序列上最为明显，可能无周围积液/积气，也可能伴有脓肿[256]。若据临床病史怀疑摄入烧烤刷刷毛或骨头，在做CT评估时最好避免使用高密度口服对比剂（图14-68），以免遮蔽不透射线的异物。

摄入磁铁，尤其高强度（"稀土"）磁铁和磁性玩具可能会造成严重损害，尤其对于儿童、精神病患者和发育迟缓人群而言。摄入单块磁铁通常不会有太大危险，但如果多个时间点摄入多块磁铁，可能相互吸引，造成肠壁压迫性坏死、肠穿孔、瘘管、梗阻或其他并发症[257, 258]。

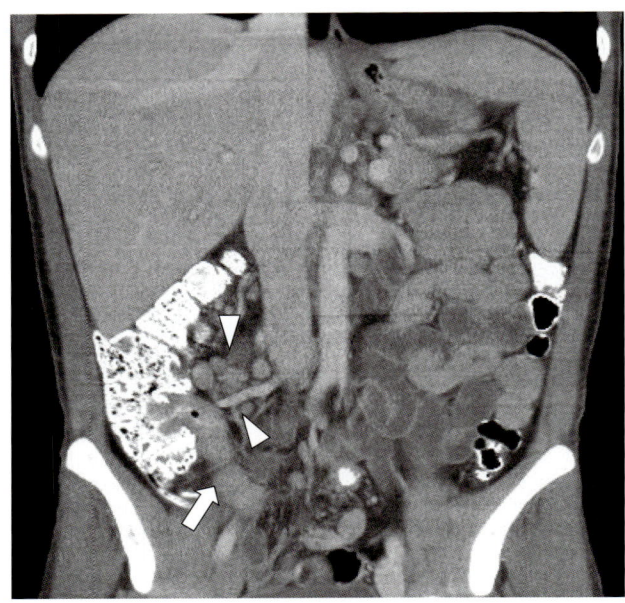

▲ 图 14-62 27 岁男性，体重减轻 13.6kg，连续发热 10 天，经血液培养诊断为沙门菌

冠状位增强软组织窗 CT 图像提示近 15cm 长的回肠末段壁连续增厚（箭），伴回结肠淋巴结肿大（箭头）

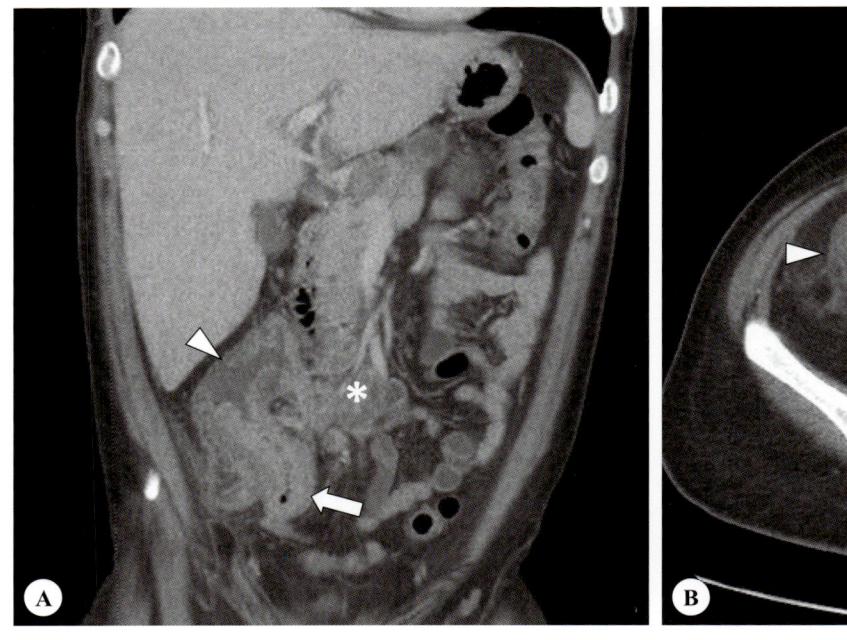
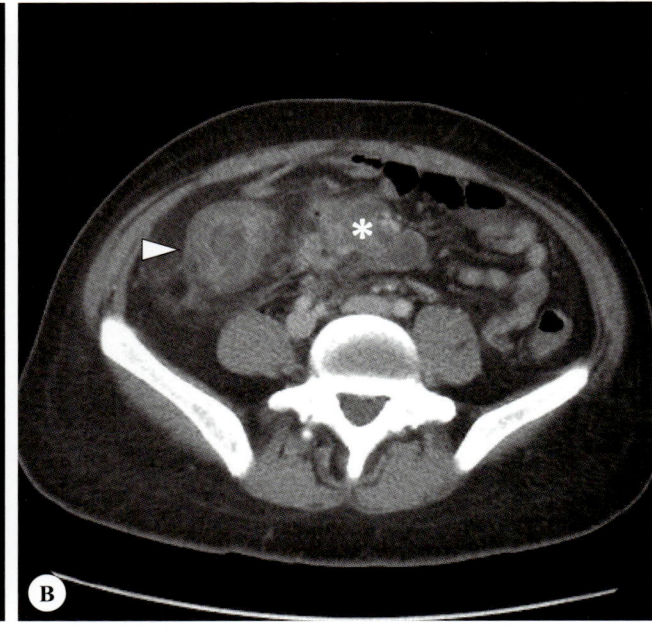

▲ 图 14-63 39 岁男性，感染 HIV，伴活动性肺结核和腹痛，肺结核累及小肠

冠状位（A）和轴位（B）增强软组织窗 CT 图像显示回肠末段受累（箭），盲肠（箭头）和肠系膜淋巴结坏死（*）

第 14 章　胃肠道
Gastrointestinal Tract

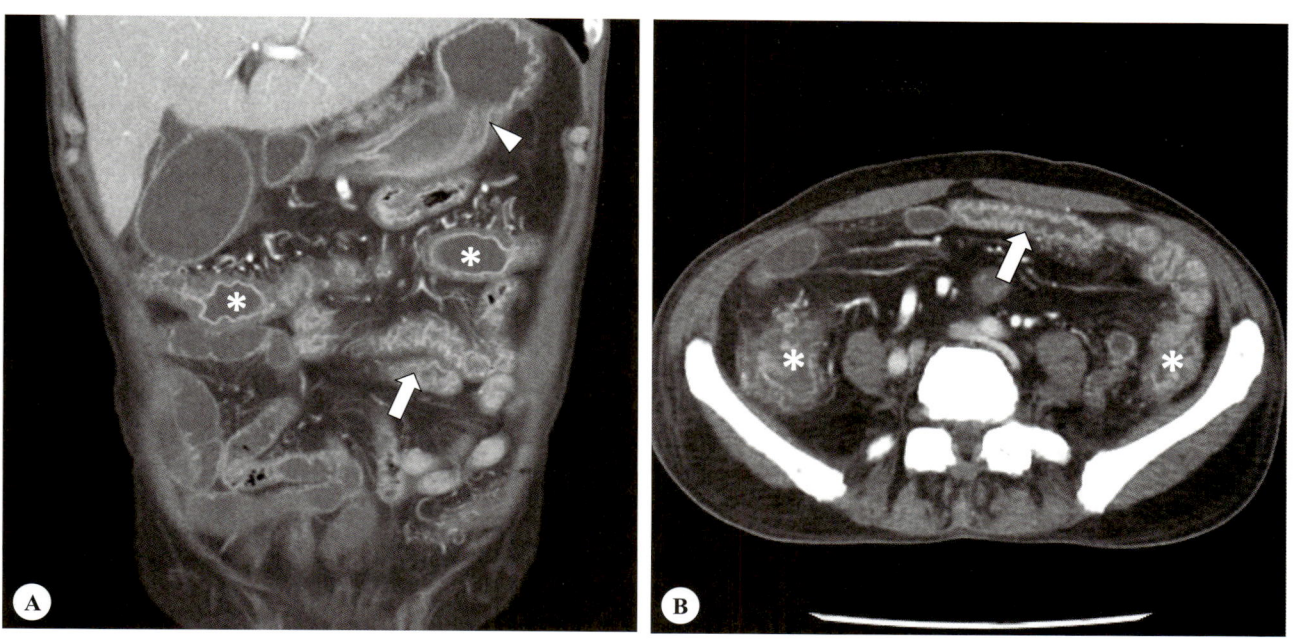

▲ 图 14-64　62 岁男性，移植物抗宿主反应，有既往干细胞移植史，全血细胞减少伴持续性腹泻
冠状位（A）和轴位（B）增强软组织窗 CT 图像显示小肠襻（箭）、胃（箭头）和结肠（*）环周肠壁增厚和黏膜高强化

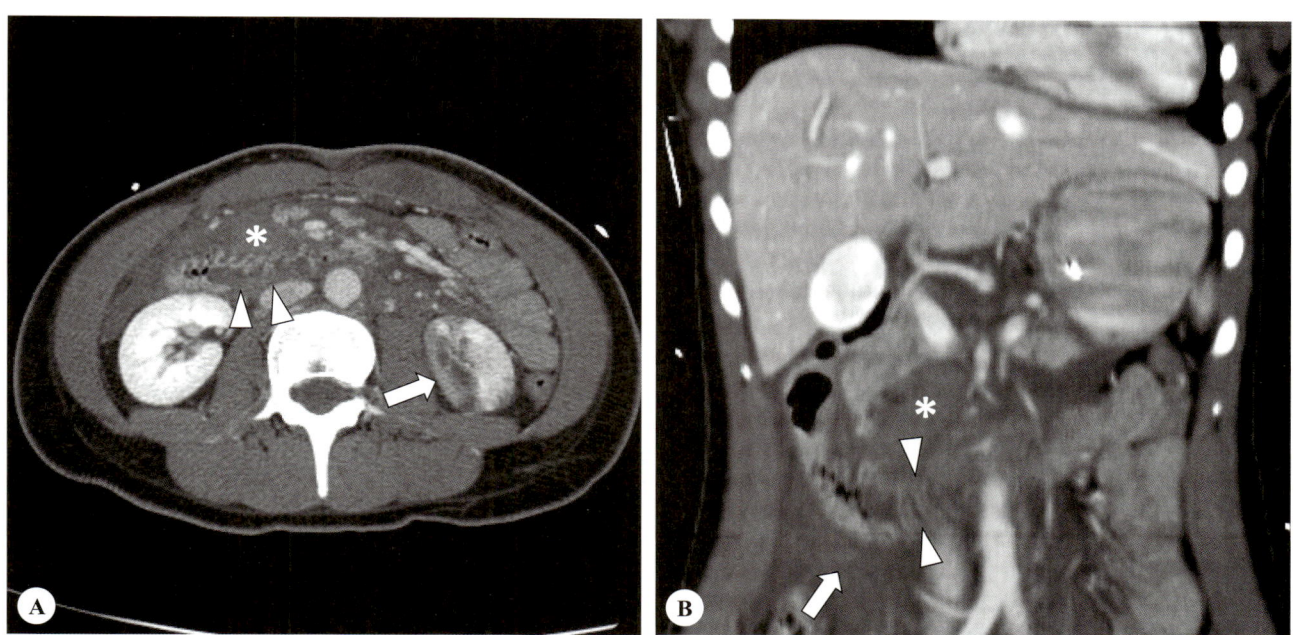

▲ 图 14-65　23 岁女性，十二指肠及胰周血肿，因上腹部被马踢中腹痛就诊
A. 十二指肠第三段轴位增强软组织窗 CT 图像显示壁内血肿，伴十二指肠后壁增厚而无增强，皱襞增厚（箭头），胰腺钩突和十二指肠之间有高密度积液，代表血肿（*），左肾挫裂伤（箭）；B. 冠状位增强软组织窗 CT 图像同样显示十二指肠皱襞增厚（箭头）、胰周血肿（*）和肠系膜出血（箭）

745

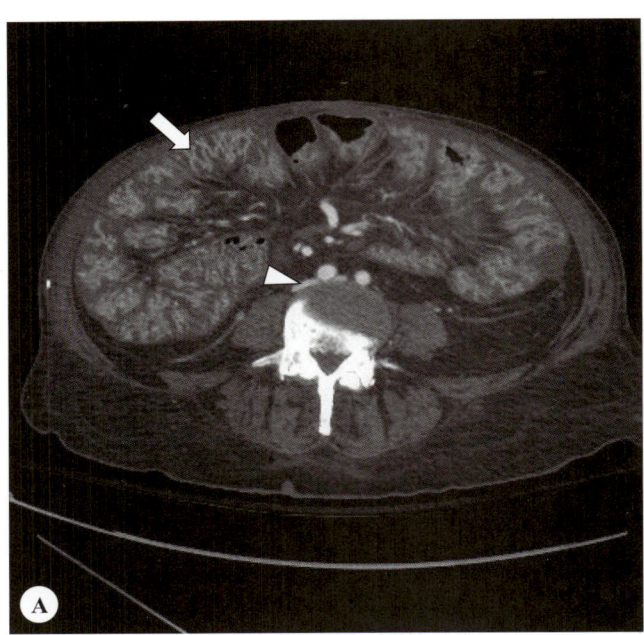 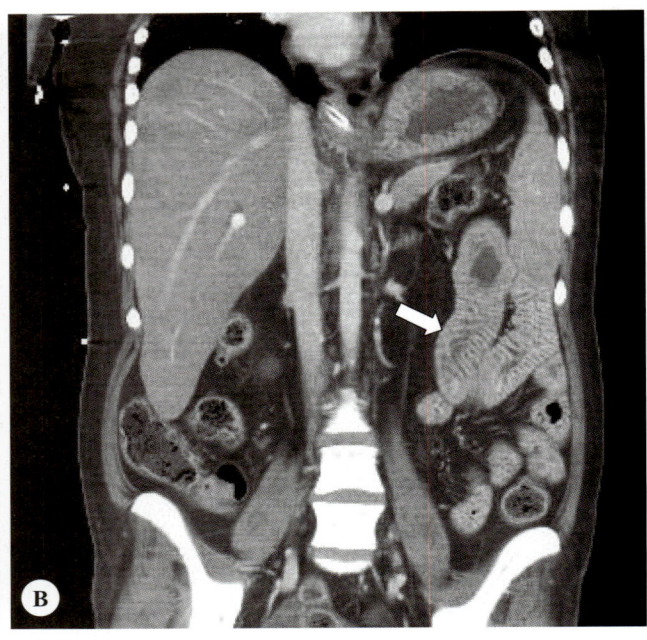

▲ 图 14-66　2 例患者肠道休克

A. 49 岁女性，正在接受抗凝治疗，因低血压就诊。轴位增强软组织窗 CT 图像显示黏膜高强化（箭）、髂静脉扁平（箭头）。B. 26 岁女性，晕倒，无意识，血压偏低。冠状位增强软组织窗 CT 图像显示小肠襻高强化，肠腔充满液体（箭）

5. 慢性或复发性胃肠道出血　小肠慢性或复发性胃肠道出血的评估较困难。患者通常需要接受上下消化道内镜两种检查，小肠初诊则是靠小肠钡餐或胶囊内镜完成。小血管发育不良也是慢性消化道出血最常见病因之一，但在这些影像学检查中难以被发现。比较严重的情况下，可进行 CT 血管造影、^{99m}Tc 红细胞闪烁扫描术和（或）常规血管造影。有人建议给予这些疑难病例口服阴性对比剂，进行三期（增强前、动脉期和门静脉期）对比增强 CT，对比增强前后图像，寻找肠道内新出现的腔内高密度区，以寻找出血部位。CT 对于诊断长期慢性出血的作用尚不明确，但对于寻找和定位急性出血无疑是有效的[259-261]。

6. 肠系膜上动脉综合征　肠系膜上动脉综合征是指十二指肠第三段在主动脉和 SMA 之间的机械性梗阻，常见于快速减重或手术导致腹膜后脂肪含量改变的患者中。CT 显示十二指肠第三段穿过中线时突然变细，与 SMA 交叉处的近端十二指肠出现扩张，而 SMA 远端十二指肠出现塌陷。与对照组相比，症状性 SMA 综合征患者的 SMA 和主动脉之间角度更窄（≤22°），位于 SMA 和主动脉之间的十二指肠距离更短（≤8～10mm）。

7. 淀粉样变性　淀粉样变性是指无定形、纤维样蛋白在体内沉积，分为原发性和继发性。继发性淀粉样变性常见于慢性炎症或感染患者，如类风湿关节炎、肺结核和多种恶性肿瘤，也见于慢性血液透析患者。几乎所有淀粉样变性患者存在胃肠道受累[264]，小肠是最常见的受累部位。蛋白沉积于小动脉周围和肌肉中，可引起缺血和萎缩。CT 上可见黏膜向心性水肿，伴肠系膜浸润。淀粉样变性也可出现局灶的结节样表现。

8. 弥漫性肠病　弥漫性肠病的 CT 和 MRI 表现并无特异性，但一些表现仍有提示意义[265]。谷物过敏引发小肠绒毛自身免疫损伤，造成乳糜泻或炎性腹泻，最可靠的表现是空回肠皱襞反转：回肠皱襞密度增加，而空肠皱襞密度减小。有研究显示，在一组乳糜泻患者中，回肠内皱襞密度高于空肠，而在对照组中则相反。通常空肠每隔 2.5cm 有 4～6 个皱襞，而回肠有 2～4 个皱襞。乳糜泻患者空肠中则每隔 2.5cm 皱襞数<4 个，而回肠中>4 个[267]。壁内脂肪和增厚可能由慢性炎症所导致。在吸收不良时，液体吸收量减少、分泌量过多，可见小肠液体充盈，属于非特异性改变。乳糜泻中也可出现短暂性肠套叠、结肠气过多、肠系膜血管增多、多个较小或轻度增大肠系膜淋巴结[268]。硬皮病可表现为皱襞数增加或体腔扩张[269]（图 14-69），但皱襞数仍然正常，

第 14 章 胃肠道
Gastrointestinal Tract

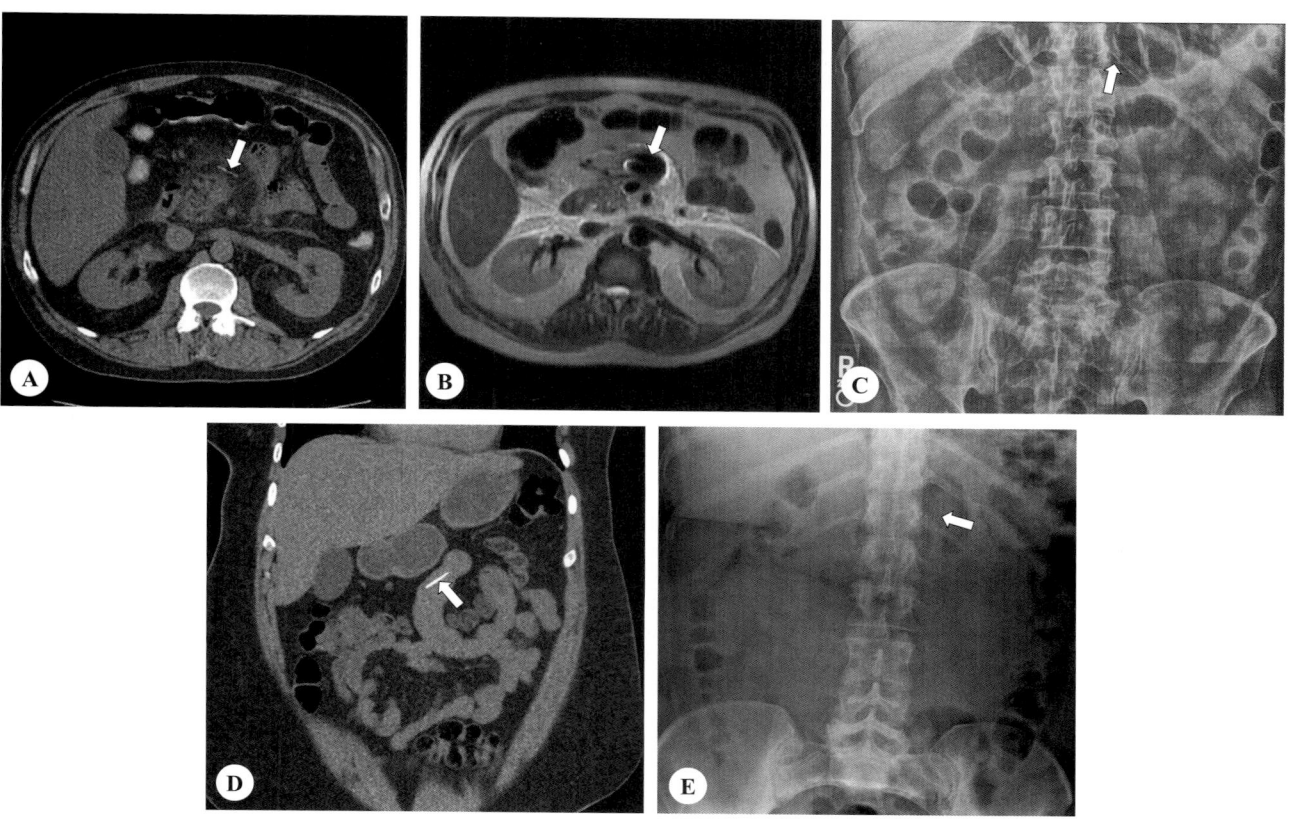

▲ 图 14-67 2 例患者摄入异物（钢丝）

A 至 C. 55 岁男性，右上腹压痛。患者被发现无意中吞下户外烤架清洁刷钢丝。A. 轴位平扫软组织窗 CT 图像显示胰周脂肪内线形高密度影，位于小肠襻旁（箭）。B. 同一水平轴位 T_2 加权图像显示与钢丝金属特性有关磁敏感信号（箭）。C. 腹部正位片显示横结肠有一处模糊线状不透射线影（箭），与钢丝对应。D 和 E. 36 岁女性，近期烧烤后出现腹痛。在内镜下取出刷毛状异物后，症状即消失。D. 冠状位平扫软组织窗 CT 图像显示空肠襻内有一处线状影（箭）。E. 腹部正位片显示小肠近端有一处不透射线的线状影（箭）

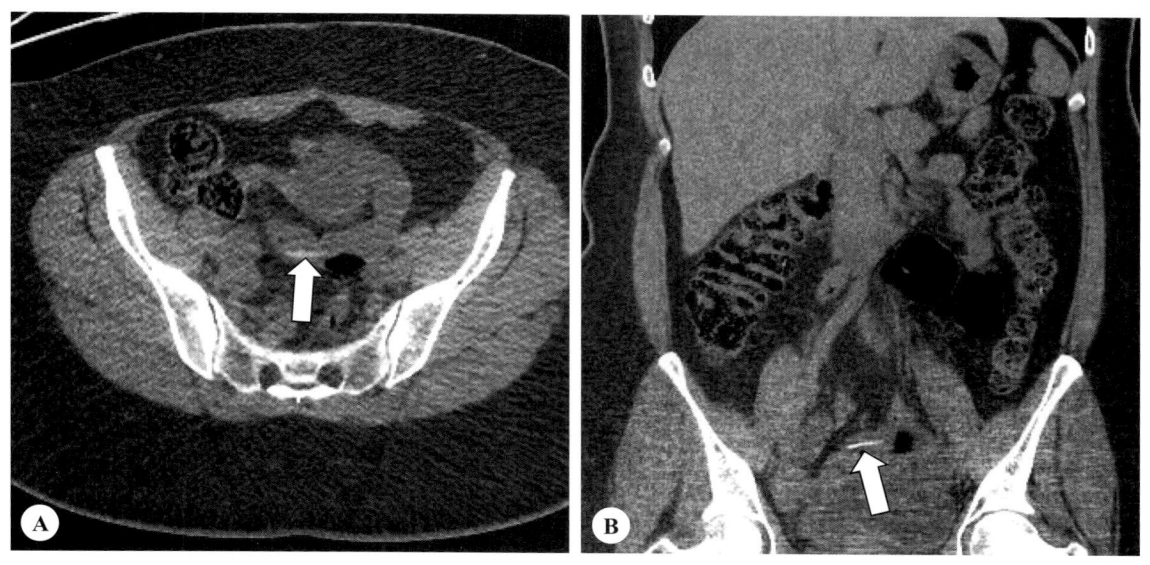

▲ 图 14-68 46 岁女性，摄入鸡骨，因耻骨上疼痛而就诊

轴位（A）和冠状位（B）平扫软组织 CT 图像显示在远端小肠襻内，有高密度线状结构（箭），代表被摄入的鸡骨。口服阳性对比剂可能遮蔽鸡骨的存在

由于固有肌层内形肌的硬化，皱襞变得更紧密，外观类似手风琴。CT 表现似有壁增厚，但仔细观察可见皱襞之间有口服对比剂的痕迹。

（八）术后并发症

大多数小肠手术需要进行原路的吻合。CT 表现为吻合口局灶性扩张，而端－侧吻合或侧－侧吻合时扩张尤为明显[270]，在 Roux-en-Y 重建术中小肠吻合口也是如此。如果口服了阳性对比剂，骨窗有助于识别不透射线的缝合线。相对于手工缝合，肠道缝合器使得"端－端"和"端－侧"吻合口可能呈现侧－侧吻合口外观，"吻合"一词指的是肠内容物通过吻合口的流动途径；在某些情况下，缝合线末端以外可能存在肠道短肢或"盲端"。溃疡性结肠炎（ulcerative colitis，UC）和家族性息肉病患者可以行直肠切除术，采用回肠袋肛门吻合术进行重建。除了有能够控制排泄的回肠袋外，这些患者既不会有患结直肠癌的风险，也不会有 UC 症状。用回肠形成"J"形、"W"形或"S"形囊袋，并与齿状线吻合。吻合口在回肠近端常发生转向，需要 2～3 个月才能完全愈合。吻合口并发症包括梗阻、缝合线开裂、脓肿和瘘管形成[271]。回肠袋炎是一种常见的炎症反应，20% 患者在术后 1 年、50% 患者在术后 10 年出

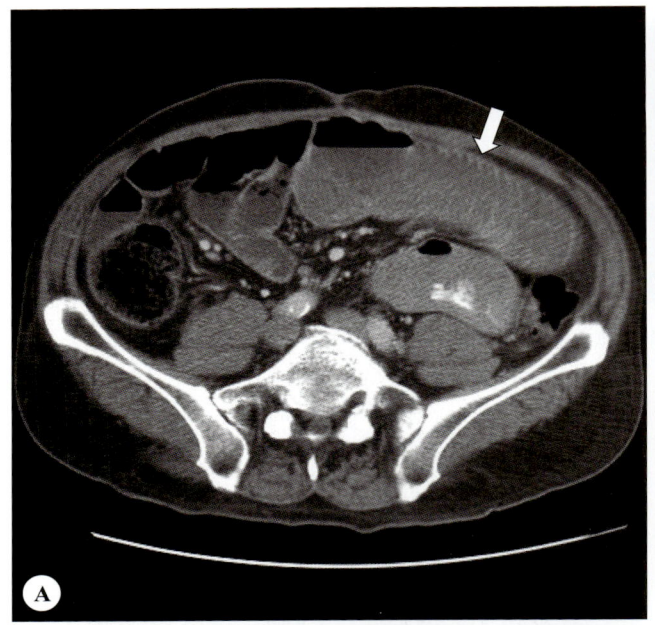

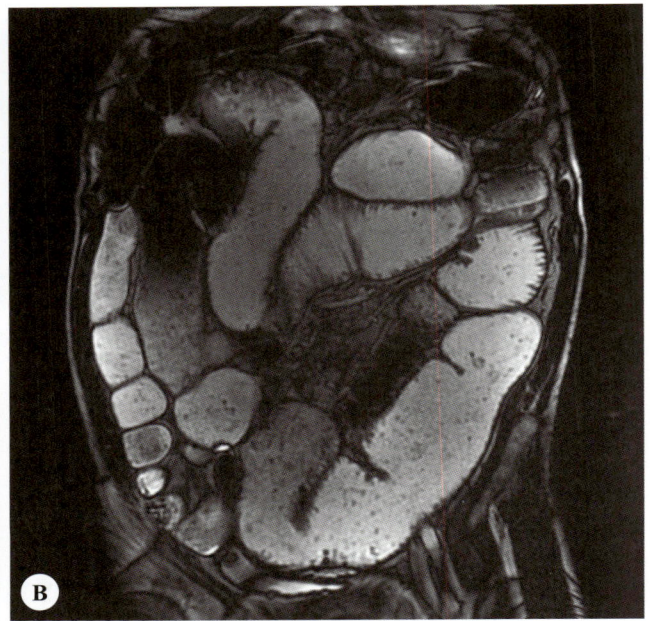

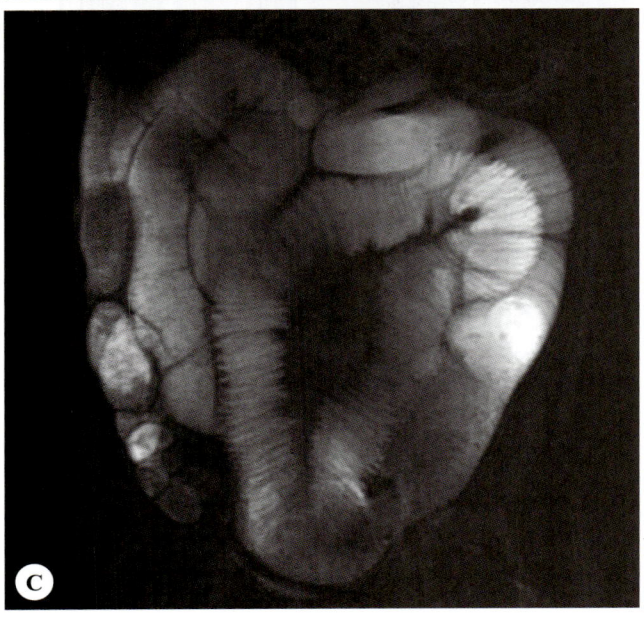

▲ 图 14-69 60 岁男性，全身性硬化症 / 硬皮病小肠的硬皮样表现，因小肠动力障碍和肠梗阻发作就诊

A. 轴位增强软组织窗 CT 图像显示小肠襻扩张，皱襞排列紧密（箭）；B 和 C. MR 肠道扫描的冠状位平扫平衡稳态自由进动（B）和冠状位厚层块重 T_2 加权（C）图像显示小肠襻弥漫性扩张，管径可达 5cm，皱襞呈硬皮样表现

第 14 章　胃肠道
Gastrointestinal Tract

现疼痛和发热。回肠袋炎的 CT 和 MRI 表现均包括回肠袋壁增厚、炎性改变（条索影和液体）、黏膜高强化和囊袋扩张[272]（图 14-70）。

空肠留置导管的并发症包括肠套叠、梗阻和瘘。局灶性皱襞增厚常见于导管末端或远侧[273]。有人认为这种增厚并不真实存在，但确实对正常皱襞造成了手风琴样压迫[274]。经皮胃肠道插管时气体被携入壁内也可引发肠壁积气，不过通常预后较好。

十、结肠、直肠和肛门成像

与小肠一样，用于评估结肠的最佳 CT 方案是在门静脉期进行 5mm 或更薄层厚连续扫描。不管直肠阳性对比剂还是阴性对比剂，都有利于确定显示病变，但非必要。在诊断炎性疾病时，阳性对比剂可能会遮蔽黏膜表现[275]，影响对黏膜的评估（图 14-71）。当前常规腹部和盆腔 CT 是诊断多数急性结肠病变的首选方式，采用各向同性体素的高分辨率容积成像技术日益进展，计算机断层结肠镜（computed tomography colonography，CTC）得以开发出来并作为结肠癌的专用筛查技术。

MRI 在结肠主要用于进行结直肠癌分期[10]，但也可用于结肠其他病症，如感染和炎症[276]。MRI 在评估结肠克罗恩病中的作用日益增加，尤其是对于患有炎性肛周疾病患者。

十一、结肠、直肠和肛门解剖

结肠始于盲肠尖部，由阑尾、盲肠、升结肠、横结肠、降结肠和乙状结肠组成。直肠和肛门可视为结肠的一部分，也可视为独立的结构。盲肠和升结肠的分界是回盲瓣，升结肠和降结肠位于腹膜后。横结肠和乙状结肠位于腹膜内，分别被横结肠系膜和乙状结肠系膜悬吊。与胃和小肠一样，结肠也由四层组成：黏膜层、黏膜下层、固有肌层和浆膜层。固有肌层中外层的纵行肌不完整，形成结肠带，这些结肠带相对于结肠壁比较短，形成结肠袋。升结肠和降结肠后壁、直肠中 1/3 后壁和直肠整个下 1/3 均位于腹膜外，没有浆膜面。

结肠向直肠的过渡位于距齿状线 12~15cm 处。正常结肠壁厚取决于扩张程度，收缩肠段壁厚达到 6~8mm，而当结肠口径＞4cm 时，壁厚＜2mm[277]。

小肠远端和结肠壁有时可见壁内脂肪密度层，曾被认为是慢性 IBD 的表现。但现在人们意识到这可能是肥胖者的一种正常表现[278]，不存在其他炎性改变时，可认为正常（图 14-72）。壁内脂肪密度层在肠腔塌陷时脂肪层比较明显，在肠腔扩张时消失。回盲瓣也可见脂肪浸润。

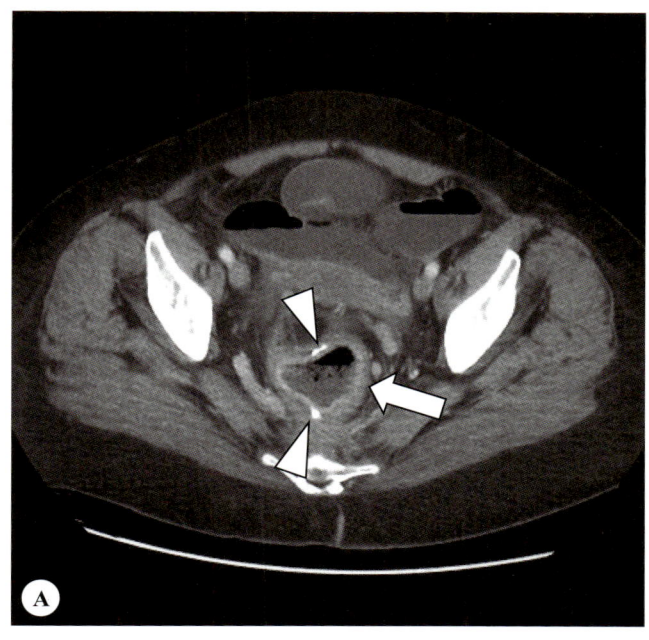
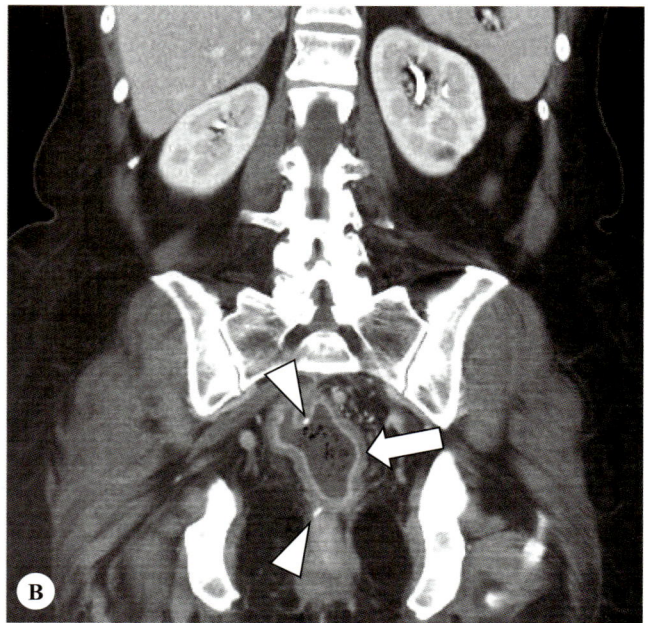

▲ 图 14-70　62 岁女性，回肠袋炎，有全结肠切除术史，J 形贮袋，因腹泻就诊
轴位（A）和冠状位（B）增强软组织窗 CT 图像显示 J 形贮袋壁增厚，黏膜增强（箭）。沿着贮袋（箭头）出现了局灶性线状影，代表缝合线

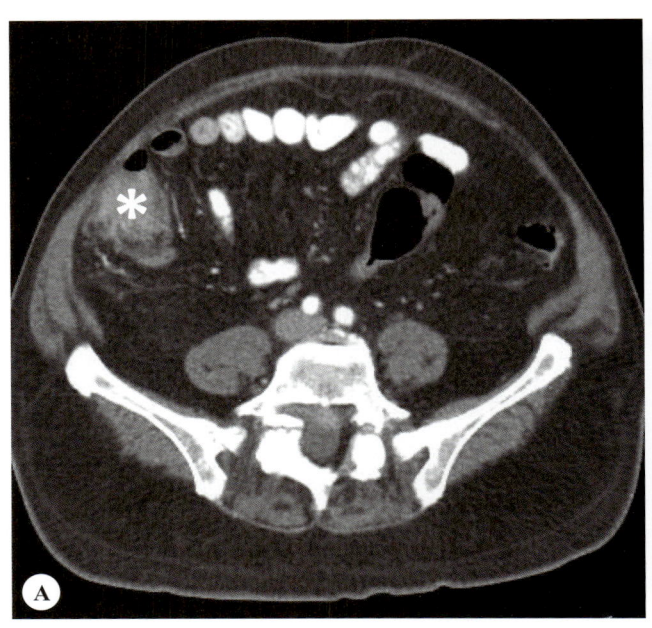
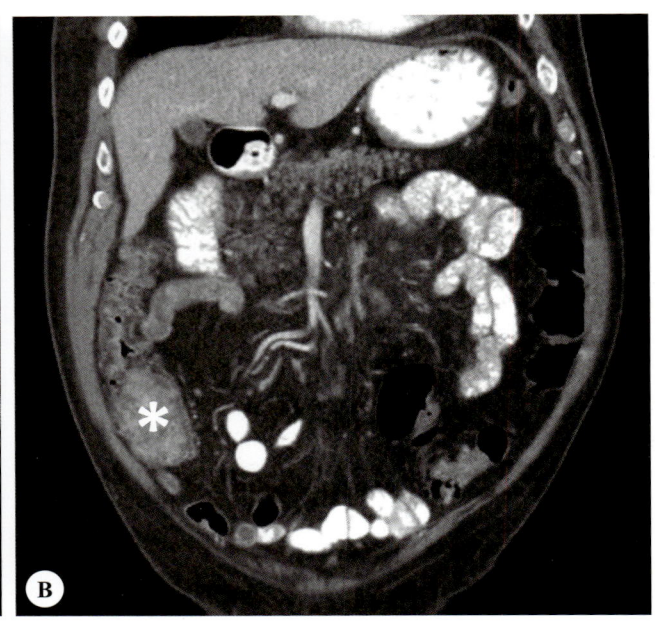

▲ 图 14-71 82 岁男性，被诊断为食管肿块后接受初步分期检查，阳性肠道对比剂掩盖了强化的盲肠肿块

轴位（A）和冠状位（B）增强软组织窗 CT 图像显示盲肠肿块强化（*），但最初并没有发现。盲肠腔内更高密度影被认为是口服对比剂进入盲肠时，高密度影相互重叠所致

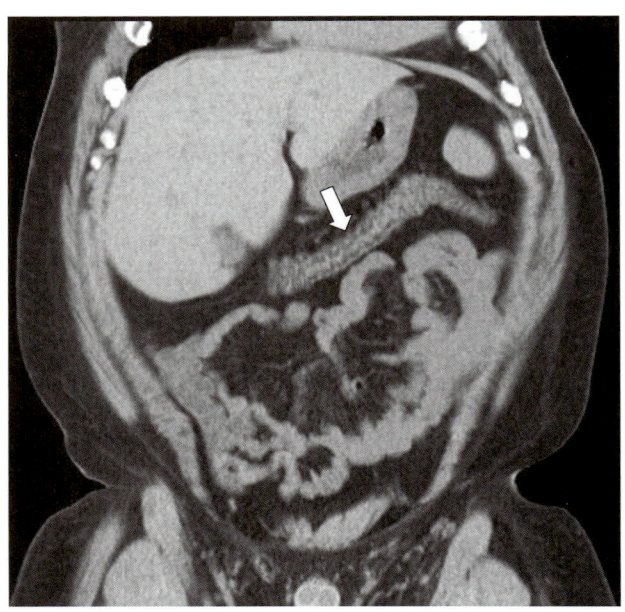

▲ 图 14-72 45 岁男性，壁内脂肪，在正常结肠中可见。无慢性结肠炎病史，因侧腹部疼痛和血尿拍片

冠状位平扫软组织窗 CT 图像显示横结肠（箭）和升结肠有壁内脂肪，但其他结肠或小肠未见异常

十二、结肠，直肠和肛门的疾病

（一）先天性异常

肠管不旋转是最常见的旋转异常。所有结肠位于左腹部和盆腔，和右侧小肠相连。

先天性结肠重复囊肿比较罕见，在 CT 或 MRI 上可通过结肠或直肠邻近的囊性结构诊断（图 14-73），通常呈低密度、边界清楚，可出现与较长节段或整个结肠相伴行的管状重复囊肿。与胃肠道的其他重复畸形不同的是，这些病变常与结肠腔相通。

直肠后囊性错构瘤或尾肠囊肿是一种仅限于腹膜外骶前 / 直肠后间隙的囊性病变，它将直肠和骶骨分开，有时突入坐骨肛门窝内，常属于复杂多房性病变，囊肿内容物复杂，影像学特征也相应变化（图 14-74）。往往通过鉴别 MRI 而非 CT 进行鉴别，有时成分简单呈液体，在 T_1W 图像上低信号，在 T_2W 图像上高信号；有时则有蛋白质或出血特征，在 T_1W 图像上呈相应高信号，在 T_2W 图像上有可变信号。病变壁增厚、强化和周围淋巴结病变需考虑重复性感染或恶变的可能。成人直肠后囊性病变的鉴别诊断包括其他发育性囊肿，如表皮样囊肿、皮样囊肿、神经管原肠囊肿和重复性囊肿[279]。虽然尾肠囊肿往往属于良性，但也有恶变先例，所以可选择手术切除[280]。

（二）肿瘤性病变

1. 良性肿瘤 腺瘤是结肠和直肠最常见良性肿瘤（图 14-75），源于黏膜腺体组织。腺瘤是恶性肿瘤的癌前病变，结直肠腺瘤 - 癌的发生体现了癌基因的积累和激活以及抑癌基因的失活等分子事件（图14-76）。腺瘤既可以呈息肉样，也可以呈非息肉样（扁平"地毯样病变"）[281]。家族性息肉病和Gardner综合征患者可有大量结肠腺瘤，具有更高患癌风险。错构瘤性息肉导致的癌症与腺瘤导致的癌症不同，但多发性结肠错构瘤（包括Peutz-Jeghers和幼年性息肉病）患者恶变风险更高[282]。

直到最近CTC发展，CT才在结肠息肉评估中发挥作用。虽然传统（光学）结肠镜在结直肠癌筛查和活检方面已大大取代双对比钡灌肠造影，但随着医疗机构和患者对CTC需求不断增加，CTC在近几年来结肠筛查中发挥的作用越来越大。本章最后将讨论CTC在结肠息肉检查中的作用。

结肠良性黏膜下肿瘤包括脂肪瘤、平滑肌瘤、神经纤维瘤、淋巴管瘤和血管瘤。除增生性息肉外，脂肪瘤是结肠中第二常见良性肿瘤，源于黏膜下层，在CT和MRI上呈典型富脂肪表现，可无蒂或呈息肉样/有蒂，多见于盲肠、升结肠和乙状结肠，以右半结肠居多，须和回盲瓣正常黏膜下脂肪浸润区分。小脂肪瘤通常无临床意义，而大脂肪瘤则导致肠道形态改变、出血、肠套叠/脱垂、梗阻或穿孔[283]。结肠平滑肌瘤偶见于结肠远端（主要是直肠、乙状结肠），通常属于内生性息肉样肿瘤，黏膜下层完好，起源于并局限于黏膜肌层，由分化良好的平滑肌细胞组成。平滑肌瘤在组织学（KIT/CD117阴性）和形态学上均不同于GIST。GIST是KIT阳性，源于环形肌和纵形肌之间的固有肌层，形态学上常呈外生性[284]。神经纤维瘤在结肠中很少见，多数见于Ⅰ型神经纤维瘤情况下。淋巴管瘤是良性非增强壁内病变，在CT上呈液体密度，在MRI上呈液体信号。结肠海绵状血管瘤与Klippel-Trenaunay-Weber综合征、蓝色橡皮泡痣综合征及其他许多先天性异常

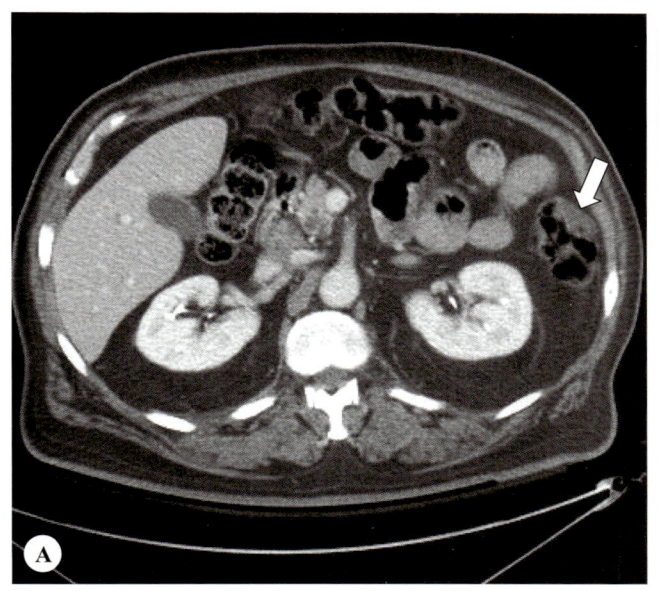

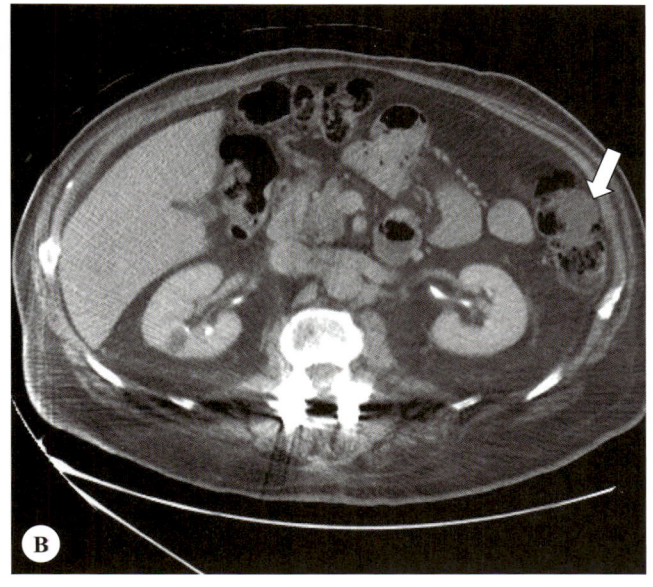

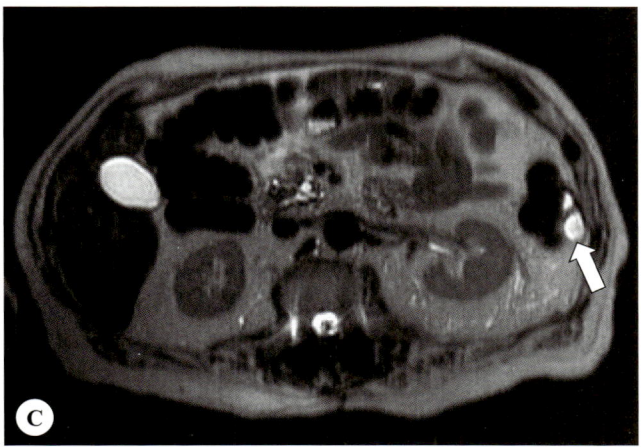

▲ 图14-73 75岁男性，随访胰腺导管内黏液性肿瘤时，偶然发现结肠重复囊肿

A. 轴位增强软组织窗CT图像显示，沿结肠脾曲出现边界清楚的液体密度影（箭）；B. 以5年前轴位增强软组织窗CT图像作为对照，发现现在的病灶比5年前要小；C. 首次发现病灶5年后的轴位T_2加权MR图像显示，（结肠脾曲）存在边界清楚的T_2高信号囊性病变（箭），大小与10年前最初检查类似

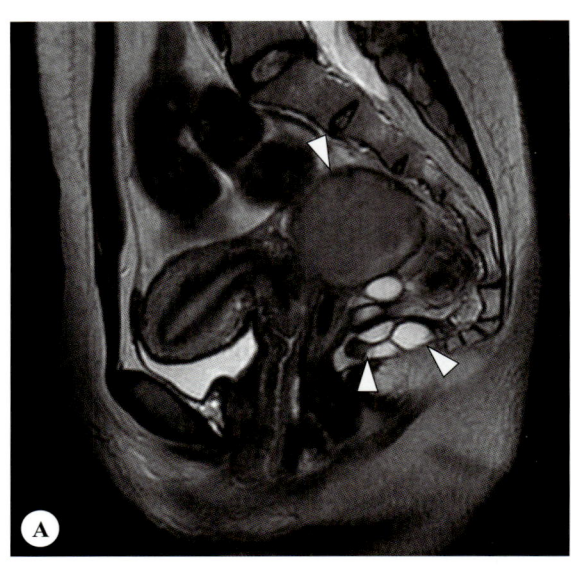 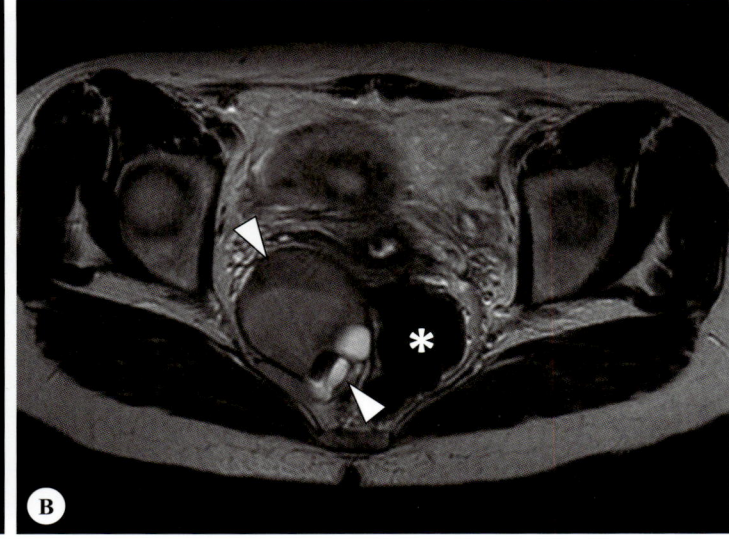

▲ 图 14-74 26 岁女性，直肠后囊性错构瘤（尾肠囊肿），因盆腔肿块就诊

矢状位（A）和轴位（B）平扫 T_2 加权 MR 图像提示边界清楚的多房性病变（箭头），该病变靠近尾骨并推挤直肠（*）。后续对比增强图像未显示明显强化

有关，大部分病例累及直肠。CT 上，直肠壁存在多个壁内结节，由于很多异常扩张血管已有血栓，结节可以强化或不强化。肿块边界欠清、肿物内的静脉石可组成特征性的管状结构，是其特异性征象，可据此作出诊断[285]。

2. 恶性肿瘤

（1）结直肠癌：结直肠癌是发达国家的第三大最常见恶性肿瘤，也是第二大最常见恶性肿瘤死因。结直肠癌最常见的类型为腺癌，从其癌前病变腺瘤开始进展，有利于筛查，以往通过钡灌肠造影，而现在最常通过结肠镜检查。在横断面成像中，肿瘤可能呈环状（图 14-77），产生偏心性肠壁增厚（图 14-78），或者表现为息肉样肿块。直肠出血和梗阻较常见。

淋巴结转移往往经特定的结肠系膜引流至门静脉系统。虽然转移与结节大小无直接关系，但影像学检查显示淋巴结＞1cm 和形态异常（圆形、不规则边缘、不均匀或高增强），应当怀疑转移。肝和肺是远处转移常见部位，CT 和 MRI 可以准确评估。结肠癌肝转移典型表现为低密度、低强化病变，在门静脉期显示最为清楚。黏液性结直肠癌表现可能是低密度伴钙化肿块，也可能发生弥漫性腹膜种植转移。如果结直肠癌患者发生不明原因腹水，应当留意观察腹膜表面是否有腹膜转移。

（2）结直肠癌分期：结肠癌术前分期根据周围结构的受侵来评估手术可行性，以及评估是否存在转移至关重要。虽然通常不会在可手术疾病中提供新辅助治疗，但患者可从局部晚期结肠癌的新辅助化疗中受益。

值得注意的是，结直肠癌的 AJCC/UICC TNM 分期，适用于腺癌、高级别神经内分泌癌和结直肠鳞癌（表 14-4）。而阑尾癌、肛门癌和分化良好的神经内分泌肿瘤（类癌）各自采用其他方法分期。

在过去，Dukes 分期用于结直肠癌的分期，现基本被更为详尽的 TNM 分期所取代。根据 TNM 分期法，成像在术前分期中的作用主要是评估非区域性淋巴结和远处转移。局部肿瘤浸润和区域淋巴结受累的数量主要通过手术标本确定。但学者仍在尝试术前通过影像学评估原发肿瘤累及情况，尤其在评估新辅助疗法对局部晚期疾病的功效时。Meta 分析表明，在确定肿瘤在肠壁以外总体侵袭方面，已经达到 90% 的灵敏度，但特异度有限，只有 69%。这可能因为促结缔组织增生反应的迷惑性表现（图 14-79），使之很难与真正壁外肿瘤受累区分开来（图 14-80）。重建层厚变薄也提高了灵敏度，减少部分容积效应影响。不出所料，虽然业界试图准确量化肿瘤超出固有肌层边界的毫米数（$T_{3a\sim 3d}$ 疾病 UICC 分期亚型），但却发现准确性更低[286]。

区分结直肠癌引流区内淋巴结受累和反应性增生较困难。T_2W 图像上淋巴结边界呈刺状或不清晰，淋巴结内部见斑点状影或信号不均匀，对于判断淋

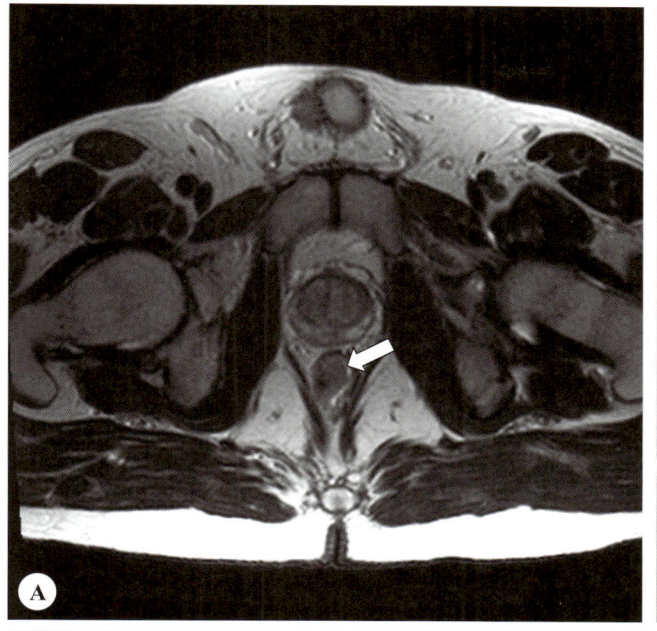
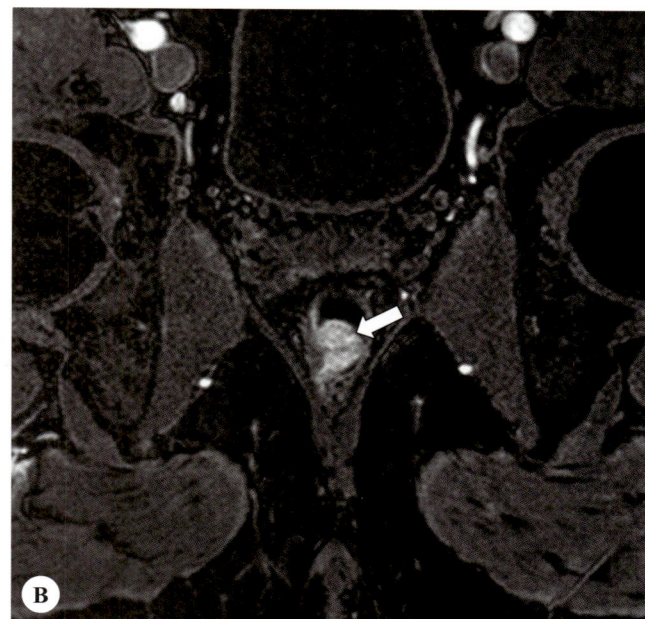
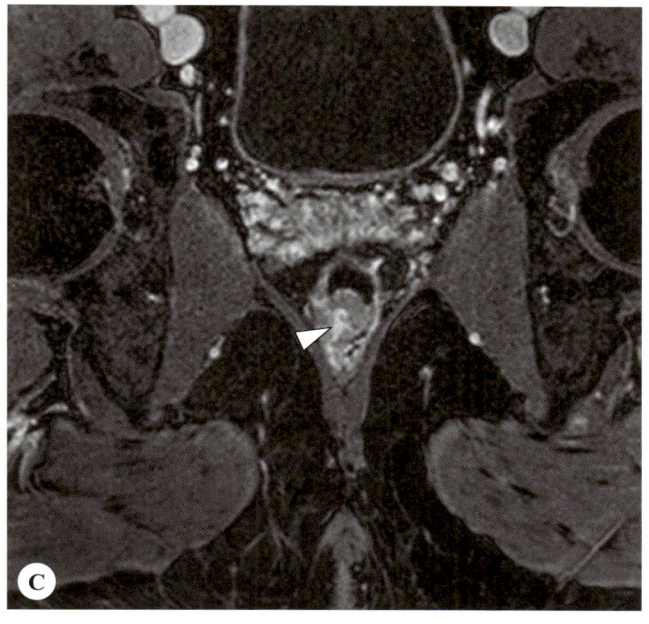

▲ 图 14-75 52 岁男性，管状和管状绒毛状腺瘤，因直肠肿块就诊。手术病理证实诊断，显示腺瘤内存在高级别异常增生和低级别浸润性腺癌

A. 轴位 T_2 加权 MR 图像显示内生性病变突入直肠腔（箭）；B. 轴位动脉期增强 T_1 加权脂肪抑制 MR 图像显示息肉明显强化（箭）；C. 轴位延迟期增强 T_1 加权脂肪抑制 MR 图像显示血管蒂持续强化（箭头）

巴结是否受累预测价值最高（图 14-81）。在 T_2W 图像上，相对原发肿瘤呈高信号的淋巴结很罕见[287]。短轴超过 8mm 的淋巴结肿大具有高度特异性；圆形淋巴结比卵圆形淋巴结临床意义更差。预测直肠癌中区域淋巴结受累的方法之一是结合特征相（圆形、不规则形和信号不均匀），将 <9mm 的淋巴结归为可疑，5～8mm 淋巴结需要结合两项特征，短轴直径 <5mm 的淋巴结需要结合所有三项特征[288]。含黏液成分的淋巴结通常归为恶性（图 14-82）。值得注意的是，远离原发肿瘤、但沿肠系膜静脉分布的淋巴结被视为区域引流淋巴结，在报告时应注明以确保其被切除。

(3) 直肠癌分期：直肠癌使用与结肠癌相同的分期系统，但最初分期通常还是要靠内镜/经直肠超声和（或）MRI 来评估局部肿瘤范围，在局部分期上 MRI 软组织对比和空间细节描述更佳，效果要优于 CT。直肠癌 MRI 分期主要基于高分辨率 T_2 加权图像和弥散加权图像。

T_2 加权图像应当垂直或平行于肿瘤长轴，作为评估 T 期、N 期、直肠系膜筋膜（mesorectal fascia，MRF）受累和壁外血管侵犯（extramural vascular invasion，EMVI）的主要序列。通常不推荐将对比增强图像用于原发性直肠癌局部分期，因为该做法

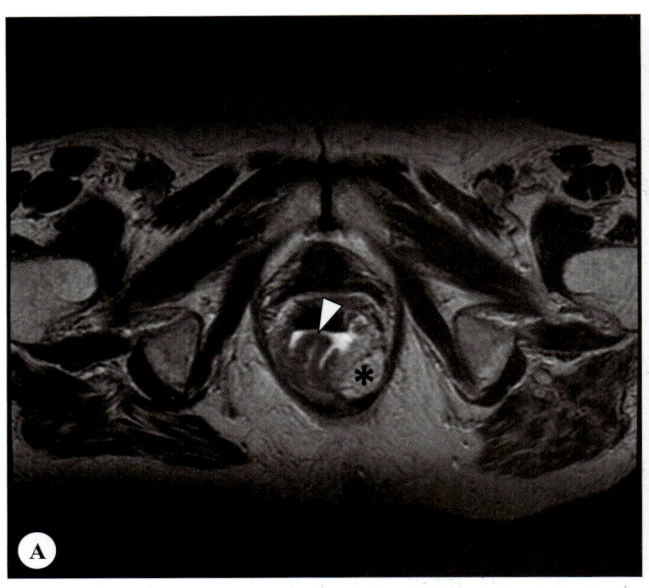 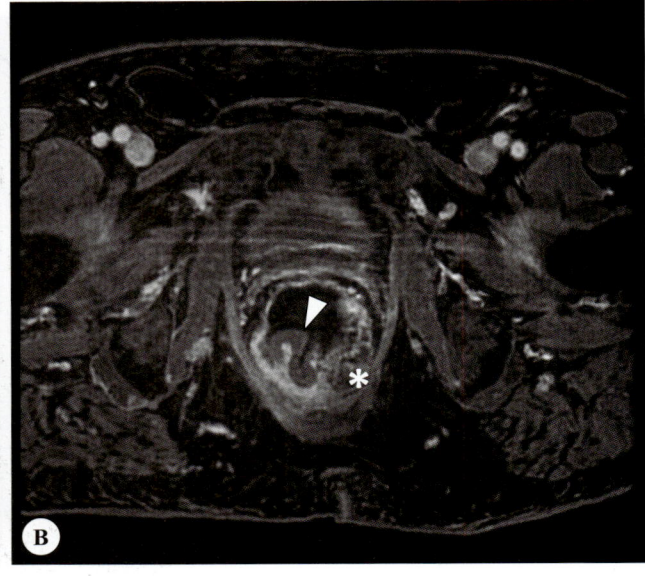

▲ 图 14-76 91 岁女性，管状腺瘤背景下的黏液性腺癌，新诊断为直肠癌

A. 轴位 T_2 加权 MR 图像显示腺瘤（箭头）内有透壁高信号提示癌（*）；B. 轴位增强 T_1 加权脂肪抑制 MR 图像显示黏液性腺癌斑点状低强化（*），与背景强化腺瘤对比（箭头）

仍存在争议。弥散加权图像用于区分残余肿瘤和治疗反应[288, 289]。治疗策略的选择很大程度上取决于肿瘤和周围肌肉组织、器官的关系。因此，直肠癌局部分期需要提供除 TNM 分期以外的其他信息。大部分直肠未被腹膜所覆盖，肿瘤可切除与否取决于肿瘤或受累淋巴结最近部分到达直肠系膜筋膜和腹膜表面的距离（图 14-83）。以距离作为阈值并不稳定，但通常以距 MRF 1mm 或以下[288, 289]来预测环周切缘阳性（即"受威胁或受累直肠系膜筋膜"）。肿瘤向下延伸至肛门括约肌复合体，向上延伸至肛提肌/腹膜反折区决定了手术方式，而周围结构包括膀胱、前列腺、子宫、骶骨或腹膜的受累决定肿瘤可切除性和是否需要新辅助治疗，预示切除复杂性更高。专用小视野 MRI 空间分辨率的能够区分壁外肿瘤与促结缔组织增生反应、EMVI。EMVI 见于 T_3 或 T_4 期，表现为肿瘤侵入固有肌层以外静脉，呈匍行状，呈现出肿瘤的影像学特征（图 14-84）。进一步怀疑 EMVI 的特征包括：肿瘤周围静脉呈向外放射的形态，血管靠近肿瘤，管径扩大，血管边界不规则/结节状，信号与肿瘤相似而非与血管相似[290, 291]。

取得广泛共识的指南认为，理想状态下直肠癌的原发 MR 分期应包括[288, 289]以下情况。

- 与肛门边缘和肛管直肠环的距离、肿瘤长度和钟面位置。
- 肿瘤生长形态（环状、息肉样、溃疡状）。
- 肛门括约肌复合体或盆底受累情况。
- T 期，T_3 期延伸范围（mm）。
- 有无壁外血管侵袭。
- 直肠系膜内外是否有肿瘤。
- N 期，可疑淋巴结数量。
- 有无直肠系膜外淋巴结。
- 肿瘤或淋巴结累及直肠系膜筋膜，或者距离直肠系膜筋膜的最近距离及其位置。

(4) 结直肠腺癌亚型：学界认为存在几种结直肠腺癌亚型，最常见的是黏液型和印戒型。黏液型腺癌在 CT 上表现为细胞外黏蛋白大量表达及相应低密度区，在 MRI 上呈高 T_2 信号，轻度强化（图 14-82），偏心性显著肠壁增厚（>2cm）比典型腺癌更为常见。黏液型亚型钙化（图 14-85）也更为常见，预后比典型腺癌要差[292]。原发性印戒腺癌在组织学上表现为丰富的胞质内黏蛋白和周围核移位，是一种罕见结肠腺癌亚型，具有侵袭性，临床预后较差，腹膜转移概率较高。影像学表现为浸润性大面积环状增厚，较长的肠段肠腔变窄，有时黏膜基本完好，表现为皮革胃状，与胃部所见类似[293]。

(5) 超声分期直肠癌：直肠超声空间分辨率高，可直接评估直肠壁，因此可对直肠癌进行准确局

第 14 章 胃肠道
Gastrointestinal Tract

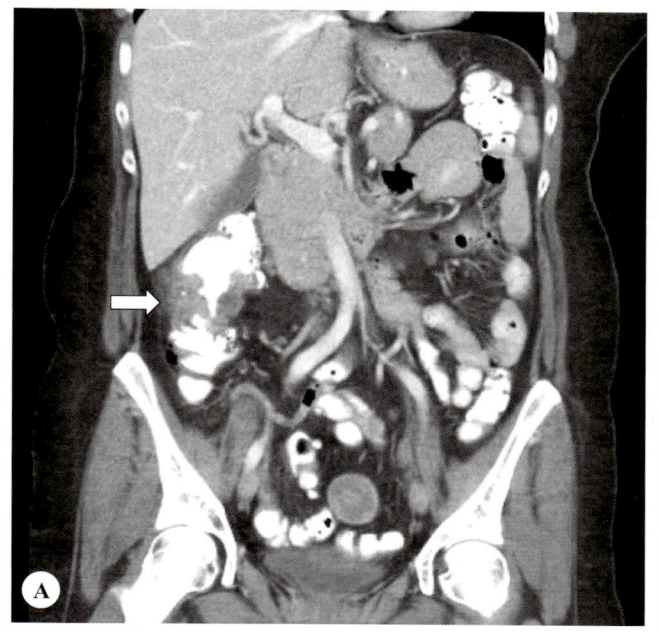

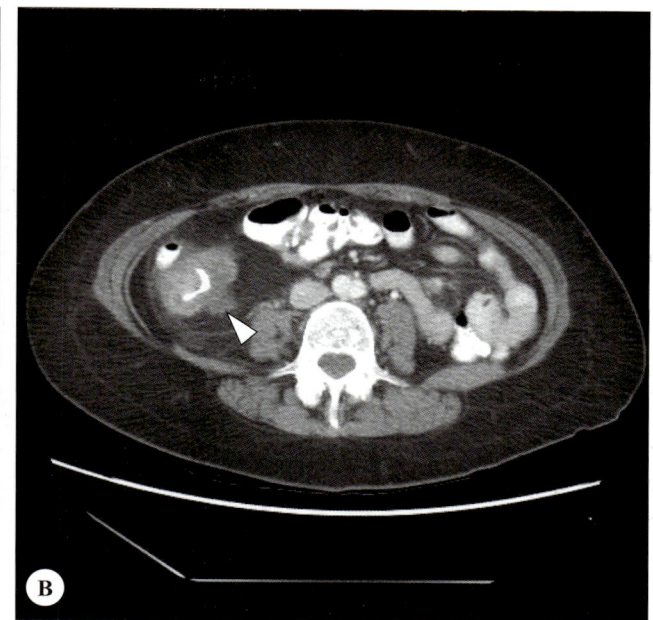

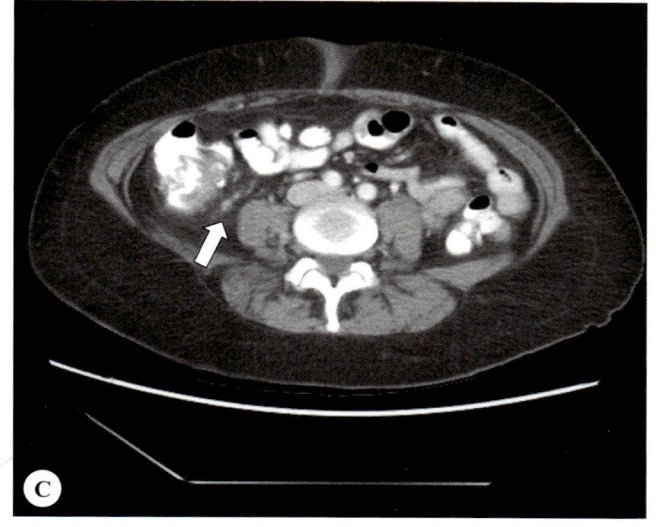

▲ 图 14-77 58 岁女性，升结肠腺癌的环状增厚形态，因分期检查就诊

A. 冠状位增强软组织窗 CT 图像显示环周 / 环状升结肠肿块（箭）；B. 轴位增强软组织窗 CT 图像显示向壁外延伸的肿块（箭头）；C. 更低层面轴位图像显示受累的小淋巴结（箭）

部分期[294]。但操作者依赖程度、需求相对缺乏和显示直肠上段病灶受限等因素限制了该技术的广泛使用。

(6) 区分良恶性结肠病变：CT 区分良恶性结肠病变有一定困难，并且结肠癌和炎症可能同时发生。从 CT 来看，约有 10% 右侧结肠癌存在末端回肠增厚[295]，可能是恶性肿瘤侵犯或肠壁水肿所致。升结肠癌或盲肠癌引起的回肠增厚很难跟 IBD 引起的回肠增厚区分，后者肠壁增厚通常不如前者明显。机械性梗阻病变近端有时也会发生缺血，导致肿瘤和缺血节段的长度难以确定。区分肿瘤和炎症的方法之一是看壁增厚的情况：肿瘤增厚往往体积比较大、不规则、软组织密度，比缺血引起的增厚更不对称，

后者通常较均匀，表现为黏膜下水肿[296]。尽管结肠壁"靶征 / 水晕征"是良性疾病的特异性表现[297]，但解释这一发现必须谨慎，因为结肠腺癌的黏液亚型和印戒细胞亚型也可能存在壁呈低密度增厚。结肠癌和急性憩室炎在影像学表现上也存在明显重叠。结肠癌中大面积结肠壁被肿瘤累及，伴结肠周围脂肪浸润，很难与憩室炎相互区分，但如果发现憩室有炎症，而肠壁强化模式也存在，则倾向于憩室炎的诊断[298]。发现肠系膜积液和肠系膜血管充血也倾向于憩室炎的诊断[299]。这两种情况下都会观察到肠系膜淋巴结增大，不过更多情况下提示结肠癌，而非憩室炎[300]。慢性憩室炎有较多可能持续 6 个月以上的惰性症状，患者往往出现便秘、肠梗阻、恶心 /

755

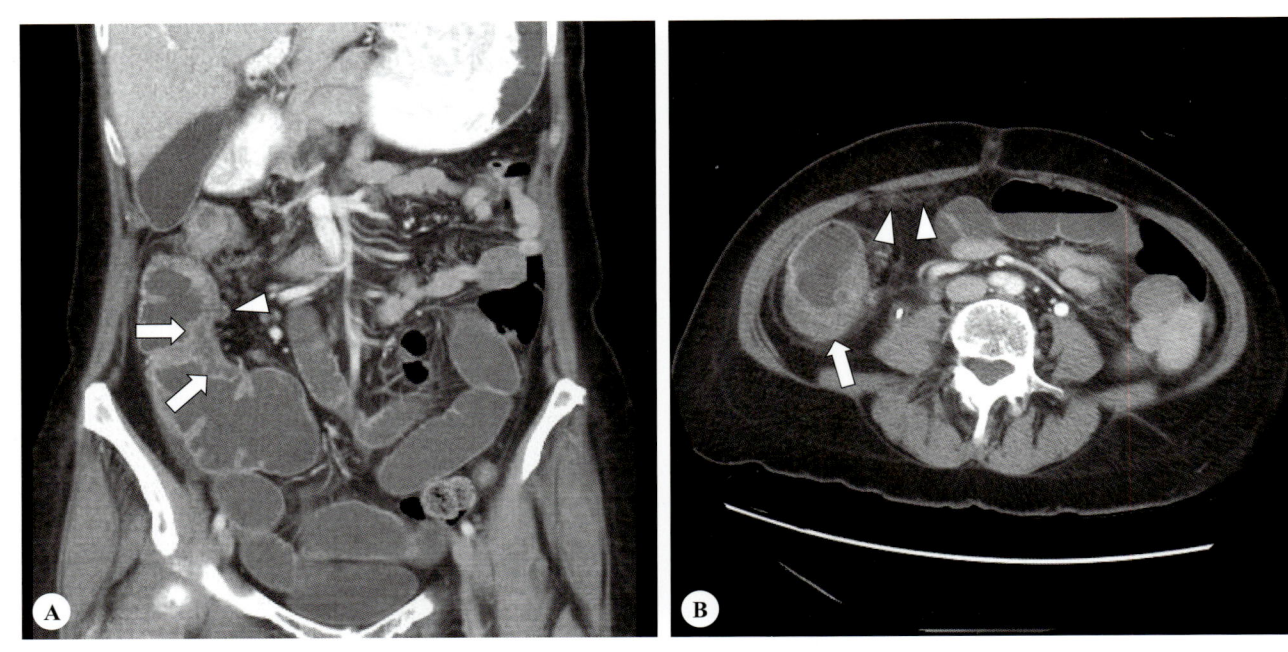

▲ 图 14-78　59 岁女性，偏心性结肠腺癌，因腹部隐约不适就诊

A. 冠状位增强软组织窗 CT 图像显示升结肠内侧壁偏心性增厚（箭），伴病灶局部向壁外延伸（箭头）；B. 轴位增强软组织窗 CT 图像再次显示偏心性壁增厚（箭）和结节性网膜转移灶（箭头）

表 14-4　结肠癌和直肠癌的分期		
原发肿瘤（T）	T₁	局限于黏膜层和黏膜下层
	T₂	局限于固有肌层
	T₃	肿瘤侵出固有肌层，或者侵犯无腹膜覆盖的结直肠旁组织
	T₄ₐ	侵犯脏腹膜
	T₄ᵦ	侵犯相邻器官
区域淋巴结（N）	N₀	无区域淋巴结转移
	N₁	1～3 个区域淋巴结转移或任何数量肿瘤种植
	N₂	4 个或以上区域淋巴结转移
远处转移（M）	M₀	无远处转移
	M₁ₐ	1 个部位或器官转移，无腹膜转移
	M₁ᵦ	2 个或以上部位或器官转移，无腹膜转移
	M₁c	腹膜转移

注：1. 适用于癌症分期，不包括非上皮性肿瘤、分化良好神经内分泌肿瘤、阑尾癌和肛门癌；2. 虽然 AJCC TNM 分期不能量化 T₃ 疾病的壁外扩展，但可以根据肿瘤超出固有肌层的范围对 T₃ 期进一步分类，因为这会影响治疗决策

呕吐和腹胀。结肠壁纤维化和慢性炎症，以及结肠周围脂肪（增生）可导致肠腔变窄，出现类似于癌症的症状[301]。如果沿受累段存在憩室、边缘呈锥形、有长段（>10cm）狭窄、筋膜增厚、黏膜皱襞完好但扭曲，则倾向于慢性憩室炎的诊断。无憩室、肠壁明显增厚（>2cm）、受累段较短、黏膜皱襞完全扭曲，则倾向于恶性肿瘤的诊断，尤其同时存在好几项时[302, 303]。

(7) 结直肠癌复发：CT 和 MRI 在结直肠癌复发监测中发挥重要作用。局部复发通常见于手术区附近，也可能在腹部切口或远隔转移。远隔转移通常发生于手术切除后 2 年内，常见多发[304]。术后改变和放射性纤维化可降低肿瘤复发的检出的特异性。手术或治疗后几个月行常规 CT 或 MRI 检查，有利于在治疗和急性水肿消退后确定这些变化。纤维化可以强化，但往往强化程度低于肿瘤。

(8) 肛门癌：肛门癌分期适用于源于肛门、肛周瘘和肛周区的肿瘤（图 14-86 和表 14-5），外阴癌单独分类和分期。会阴部的不明来源的癌症可根据临床印象分为外阴癌或肛周癌。大多数肛门癌属于鳞癌，由致癌人乳头瘤病毒引起。肛门癌原发肿瘤根据原发、未经治疗肿瘤大小来分期的，而非直肠癌分期所采用的肿瘤累及深度。不同于直肠癌分

第 14 章　胃肠道
Gastrointestinal Tract

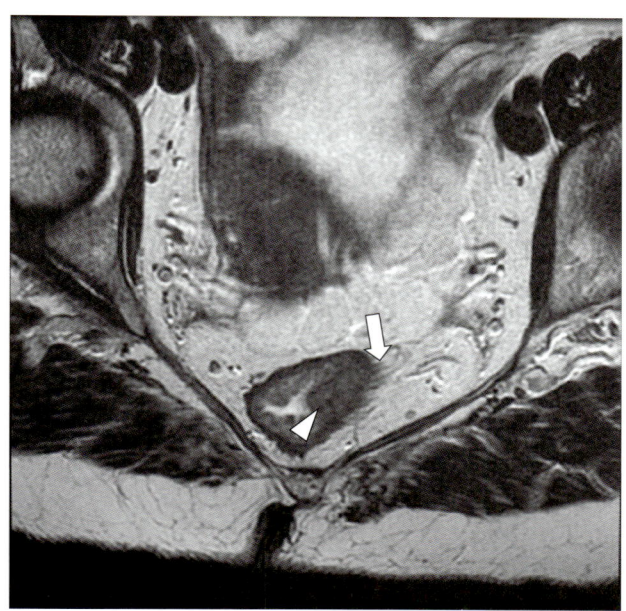

▲ 图 14-79　69 岁女性，直肠癌的促结缔组织增生反应，初诊为直肠肿块，为确定分期而就诊

轴位 T_2 加权 MR 图像显示局部肿瘤壁区（箭头）出现平行的、线形低信号毛刺征（箭），和促结缔组织增生反应一致

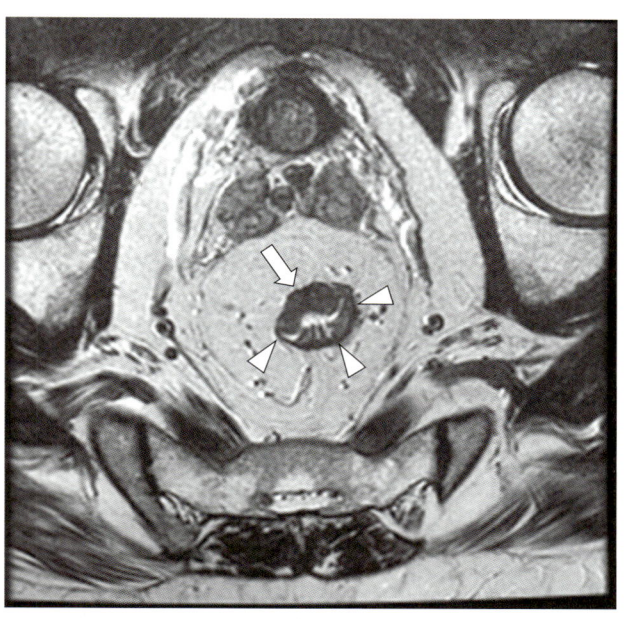

▲ 图 14-80　65 岁男性，肿瘤壁外扩散，在近期诊断出直肠肿块后，因分期检查就诊

肿瘤的斜轴位 T_2 加权 MR 图像显示增厚结肠壁在其与直肠系膜脂肪交界处被分成小叶状（箭）。这些小叶状区域信号强度与肿瘤相同，但低于固有肌层。远离肿瘤的未受累固有肌层呈深色细线状（箭头）。这些表现与 T_3 局部病变相符

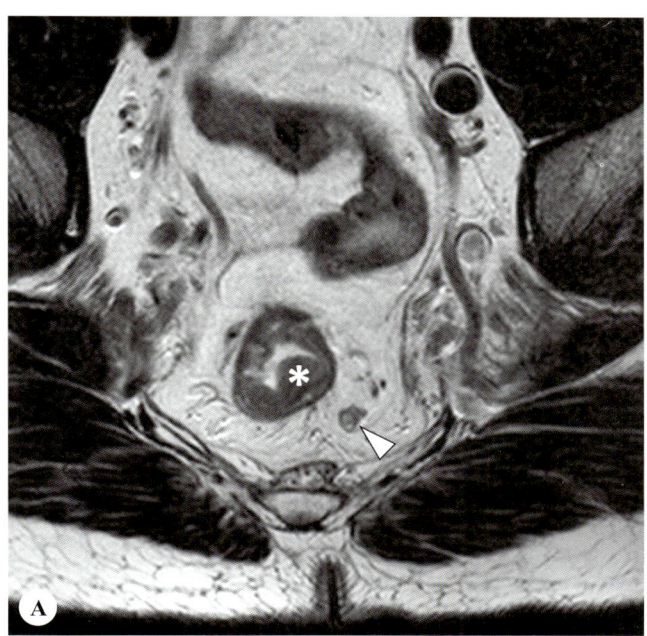
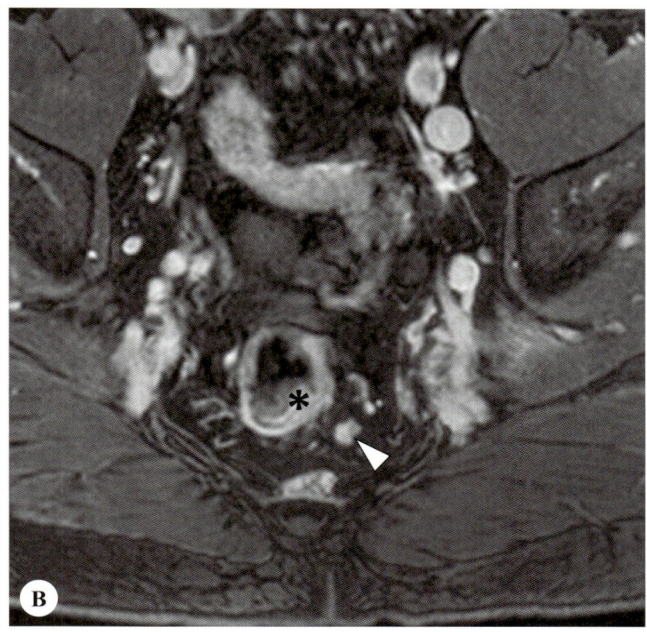

▲ 图 14-81　57 岁男性，直肠系膜淋巴结受累，为进行直肠癌初步分期而就诊

斜轴位 T_2 加权 MR（A）和斜轴位增强 T_1 加权脂肪抑制 MR 图像（B）显示 T_3 期直肠癌（*），直肠系膜淋巴结受累，这个淋巴结有分叶状边界，在 T_2 加权和增强图像上信号不均匀（箭头）

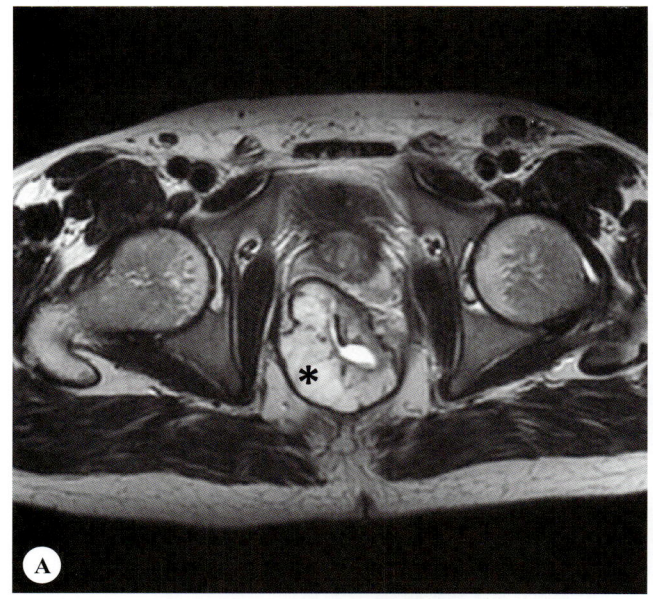
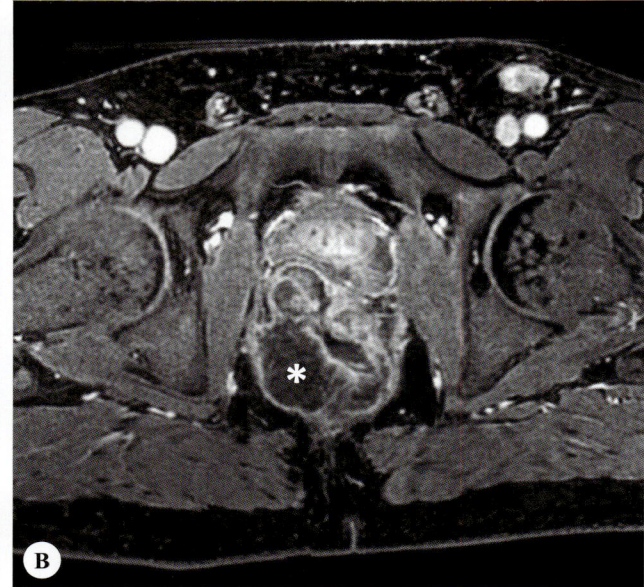
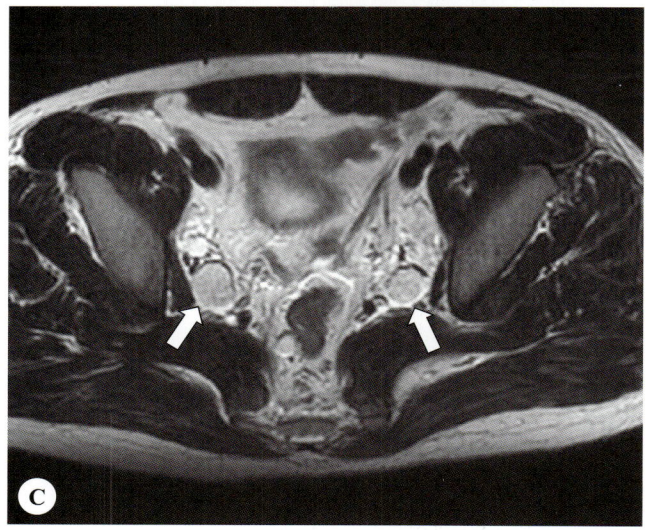

▲ 图 14-82 45 岁男性，黏液性直肠腺癌伴盆腔淋巴结受累，因初步分期就诊

A. 轴位 T_2 加权 MR 图像显示由于含有黏液成分，整个直肠肿块（*）呈高信号；B. 轴位增强 T_1 加权脂肪抑制 MR 图像显示该肿块内只有很少区域增强（*）；C. 更上方层面的轴位 T_2 加权 MR 图像显示髂血管旁淋巴结受累，该淋巴结由于黏液成分存在也呈现高信号（箭）

期，淋巴结分期是根据转移淋巴结位置而非转移淋巴结数量进行的。由于 ^{18}F-FDG 具有高亲合力，FDG-PET/CT 比常规影像学更能灵敏捕捉原发肿瘤、区域淋巴结转移和远处转移。NCCN 指南证实，虽然 PET/CT 无法替代诊断性 CT 评估，但在规划放疗和评价肛门癌分期时应纳入考虑[305-307]。

(9) 其他恶性肿瘤：结肠淋巴瘤表现各异，可表现为局灶性肿块或弥漫性浸润。在胃肠道其余部位，淋巴瘤典型表现是壁环周增厚伴肠腔扩张，常伴有淋巴结增大。

如前所述，累及结肠的鳞癌最常发生于肛管，影像学上与腺癌不易区分。

神经内分泌肿瘤可发生于结肠任何部位，但更常见于直肠。这些肿瘤表现和小肠同类肿瘤类似，往往在检测和评估淋巴结转移后发现。源于结肠、直肠和阑尾的神经内分泌肿瘤比来自胃、十二指肠和小肠的神经内分泌肿瘤预后更好[65, 308]。

肺癌和乳腺癌中，累及结肠的转移性病变可通过血源性播散，但结肠转移性病变更常继发于腹腔种植的播散，最常见于卵巢癌。腹膜转移对结肠产生的占位效应，造成管腔狭窄[309]。

盆腔子宫内膜异位症可表现为类似于腹膜转移到结肠的改变。结肠处盆腔内病灶（尤其陷凹内的病灶）可能在内镜和横断面成像上呈肿块状。这种特征性部位、其他子宫内膜异位症病灶的存在、T_2 加权图像上的深色信号，以及肿块内可能出现的 T_2 高信号点

第 14 章 胃肠道
Gastrointestinal Tract

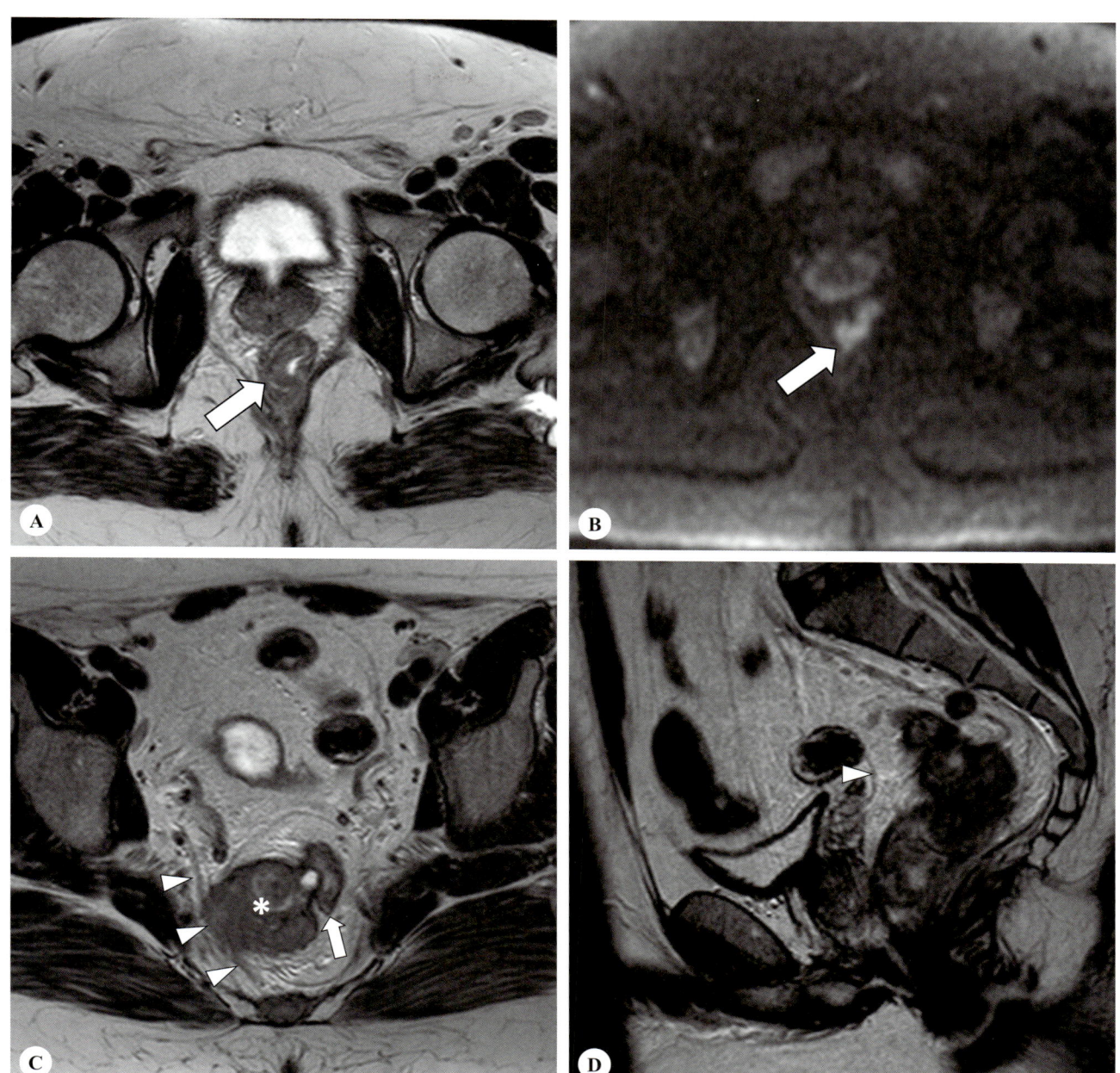

▲ 图 14-83 39 岁男性，新诊断出直肠癌，行分期检查，在直肠癌分期中评估直肠系膜筋膜和腹膜反折

A 和 B. 轴位 T_2 加权（A）和轴位弥散加权（B）（b=800）MR 图像显示低位直肠癌（箭）。C. 稍上方层面轴位 T_2 加权 MR 图像显示存在较大淋巴结转移（*），累及增厚的直肠系膜筋膜（箭头）。直肠（箭）被大的淋巴结肿块挤压移位。D. 矢状位 T_2 加权 MR 图像显示直肠上段腹膜反折前部未受累（箭头），离低位直肠肿瘤比较远

状病灶均可提示子宫内膜异位症诊断（图 14-87）。

3. 胃肠道间质瘤　与胃肠道其他部位一样，结肠胃肠道间质瘤是源于固有肌层的间充质梭形细胞肿瘤，恶性潜能不定。结肠和直肠 GIST 约占所有 GIST 病变的 5%，最常见于直肠（图 14-88）。一般根据肿瘤有丝分裂象、大小和起源部位评估其转移风险，典型表现是较大的异质性外生性肿块。

4. 阑尾肿瘤

(1) 阑尾黏液囊肿：阑尾黏液囊肿用于描述阑尾黏液性扩张（图 14-89）。良性黏液囊肿可由阑尾起点的慢性梗阻或黏液增生造成管腔梗阻所引发。但按照世界卫生组织对黏液性腺瘤、阑尾低级别黏液性肿瘤（low-grade appendiceal mucinous neoplasm, LAMN）和黏液性腺癌的分类，无法将良性病因与阑

体部CT与MRI（原书第5版）
Computed Body Tomography with MRI Correlation (5th Edition)

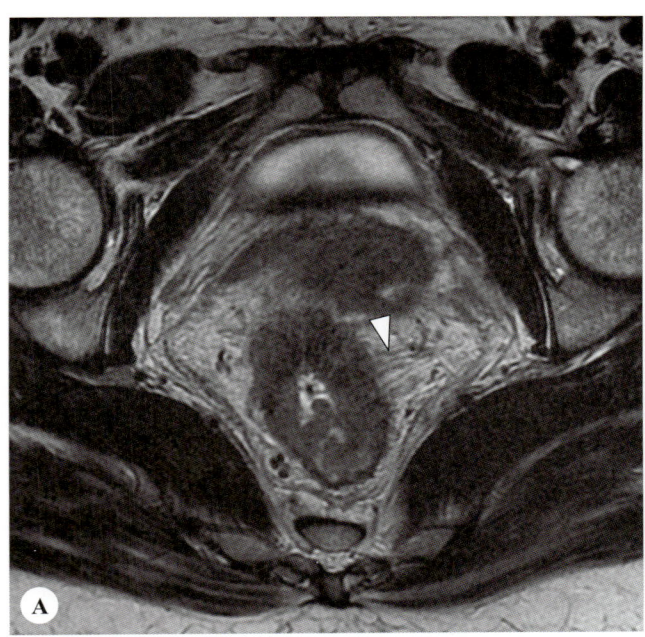

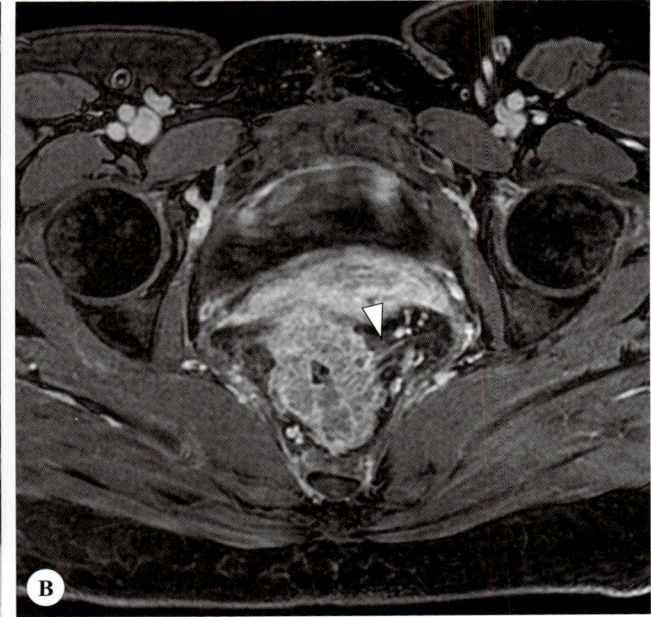

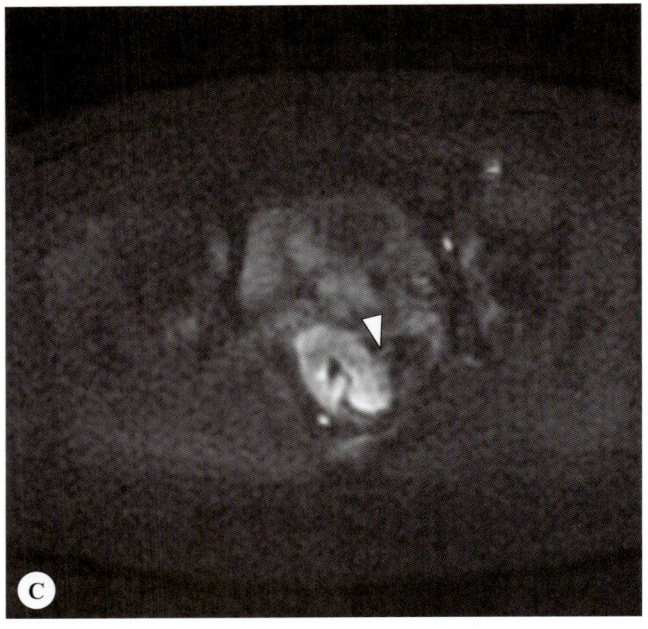

▲ 图 14-84 42 岁男性，直肠癌的壁外血管侵犯（EMVI），因行初次分期就诊

A. 轴位平扫 T_2 加权 MR 图像显示 T_3 肿瘤，有线形信号从肿瘤向外走行（箭头）；B. 轴位增强 T_1 加权脂肪抑制 MR 图像显示从肿瘤延伸出来的相应线形增强（箭头）；C. 轴位弥散加权（b=600）MR 图像显示 EMVI 区高信号（箭头）

尾黏液性肿瘤进行区分。如破裂，LAMN 和腺癌可能引发腹膜播散并导致腹膜假性黏液瘤（图 14-90）。血行转移和淋巴结转移值得警惕，尤其在腺癌中，但在 LAMN 中风险较低。

从 CT 来看，黏液囊肿表现为阑尾扩张，被低密度物质所充填，可出现薄壁增强或钙化[310]。在 T_1 加权 MR 图像上，由于含有蛋白成分故信号强度有所增加。和急性阑尾炎相比，良性黏液囊肿和黏液性肿瘤的影像学特征是阑尾扩张但缺乏炎性改变。出现壁内结节、壁不规则增厚或局部淋巴结增大，应

高度怀疑恶性肿瘤，但通过影像学区分良性还是肿瘤性黏液囊肿不可靠。为此，所有黏液囊肿都需要完全切除整根阑尾以免其破裂。切除范围取决于当地手术水平和术前对潜在肿瘤存在的怀疑程度[311]。

(2) 阑尾实性肿瘤：除了黏液性肿瘤外，阑尾实性肿瘤也比较罕见。最常见阑尾肿瘤是神经内分泌肿瘤。一般在影像检查或阑尾切除术标本中偶然发现，表现为阑尾远端局灶性肿块，但较少转移。杯状细胞类癌 / 腺癌具有神经内分泌肿瘤和腺癌的组织学特征，其组织学分级介于两者之间[312]（图 14-91）。

第14章 胃肠道
Gastrointestinal Tract

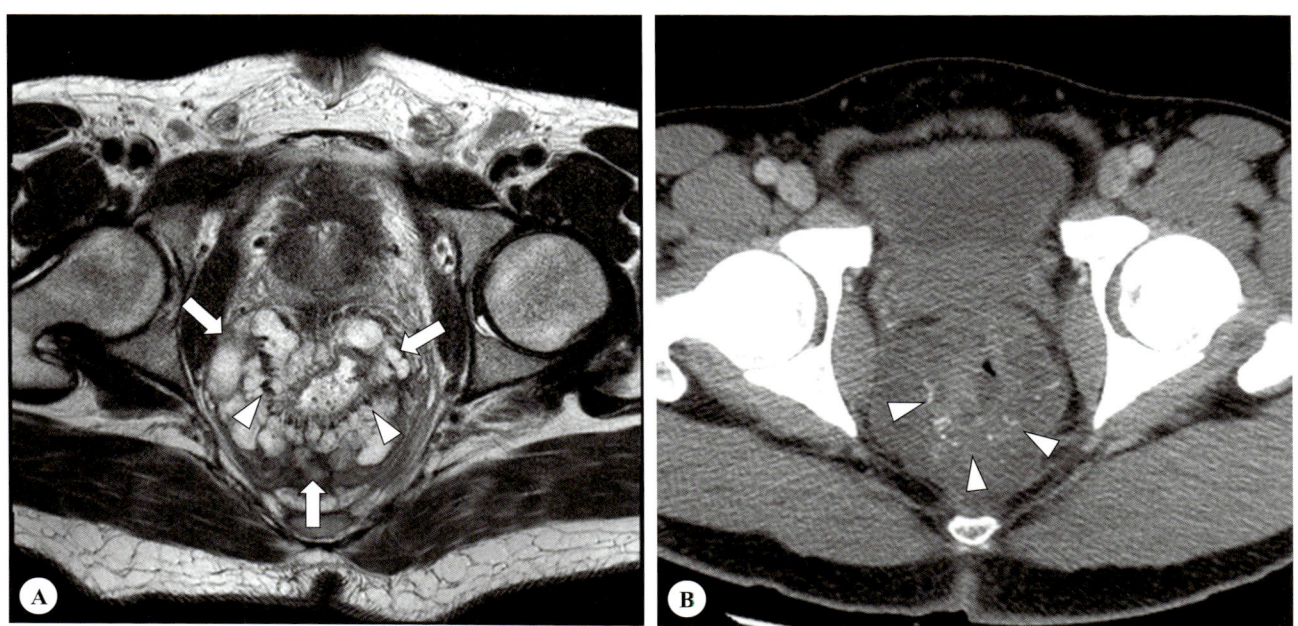

▲ 图 14-85　40岁男性，黏液型直肠癌钙化，因首次行癌症分期就诊

A. 轴位 T_2 加权 MR 图像显示由于黏液成分的存在，整个直肠肿块呈现高信号（箭），点状钙化物的磁敏感性导致出现低信号斑点区（箭头）；B. 轴位增强软组织窗 CT 图像显示相应区域钙化（箭头）

非霍奇金淋巴瘤也很少累及阑尾。多数阑尾淋巴瘤患者存在急性阑尾炎症状。与小肠淋巴瘤一样，该淋巴瘤累及阑尾，表现为阑尾弥漫性增大，通常比急性阑尾炎体积更大，直径在 3cm 或以上[313]。炎症和肿瘤蔓延也可表现为阑尾周围脂肪内的软组织条带影，可伴或不伴有淋巴结肿大，故这一征象不能用于阑尾炎的鉴别。盲肠癌堵塞阑尾的开口时，也可出现阑尾的恶性扩张。阑尾的副神经节瘤、神经节瘤和其他间质组织肿瘤较为罕见。

（三）炎性疾病

1. 憩室炎　急性憩室炎是憩室梗阻引发的炎症，最常见于乙状结肠。对于腹痛、发热和白细胞增多持续数日到数周的患者，CT 是首选成像方法。单纯憩室炎仅造成局部壁增厚，并产生结肠周围脂肪的炎性改变（图 14-92）。许多病例可观察到梗阻性憩室及其内的粪石，炎性改变在受累憩室旁最为明显，严重憩室炎可能会累及结肠环周。结肠穿孔伴局灶性腔外积液 / 积气是一种相对常见并发症，CT 有利于评估其严重程度并指导抗生素治疗、经皮引流和手术等治疗。存在急性憩室炎时，如果膀胱内有气体且在患者最近没有膀胱插管，则高度提示结肠膀胱瘘的可能。有瘘出现，常会出现膀胱壁增厚、强化增高等现象（图 14-93）。穿孔伴气腹不太常见，

多见于接受慢性皮质激素治疗的患者，可能因其免疫系统无法作出反应来封闭穿孔。肠系膜门静脉系统存在气体是憩室炎的另一罕见表现，一经发现应当对需要紧急手术治疗的肠缺血相关的其他征象进行细致的放射学评估和临床评估。右侧结肠憩室炎不常见，但其影像学表现与乙状结肠和降结肠憩室炎类似[277, 314]。先天性憩室的盲肠憩室炎（包括所有肠壁层）可发生在年轻患者中，好发于年轻亚洲女性，该疾病的病程是良性的。憩室通常孤立存在，比乙状结肠憩室病变的后天性憩室更大。确认阑尾和发炎的盲肠憩室是相互分离的很重要，这样才能将其与阑尾炎区分。结合多平面重建的容积 CT 显著了提高识别能力。如前所述，慢性憩室炎病程较长，症状持续超过 6~12 个月。结肠壁和结肠周围脂肪慢性炎症及纤维化可导致结肠壁轻度增厚，结肠腔变窄[301]。与癌症不同的是，结肠憩室往往呈锥形边缘。

明确为单次单纯性憩室炎发作后，往往不需要影像随访，但如果存在并发症、复发或结直肠癌"预警症状"[315]，应考虑憩室炎的病因可能是结肠癌。Meta 分析显示，10.8% 复杂性憩室炎患者在结肠镜检查中观察到恶变，而仅 0.7% 单纯性憩室炎患者观察到恶变[316]。首发症状如肠壁厚度＞6mm、出现脓肿、肠梗阻或周围淋巴结肿大，更有可能与恶变有

761

关[317]。憩室炎治疗后的"预警症状"有体重减轻、排便习惯改变、血便或持续性腹痛。存在预警症状的患者中有 4.4% 后来发现结直肠癌，而不存在预警症状患者中仅 0.2% 后来发现结直肠癌[315]。

2. 阑尾炎 单纯性急性阑尾炎的 CT 表现包括阑尾肿大（横径＞6mm）、壁增厚伴强化增高、阑尾周围炎性改变（图 14-94）。其他继发性表现包括盲肠末端增厚、阑尾结石、蜂窝织炎和腔外积气[318]，由于目前的影像手段可以提供高分辨率图像，继发性表现并不是那么重要。

一项评估正常阑尾检查效能的 Meta 分析表明，CT 可能略优于 MRI 和超声，但该结论并不具有统计学意义[319]，84% 患者可观察到正常阑尾。若见正常阑尾则可排除阑尾炎的诊断，右下腹无炎性改变的情况下即使阑尾不可见可排除阑尾炎，这对急性阑尾炎的诊断具有 95% 阴性预测值[320]。正常阑尾的直径在 4～13mm[321]，须通过阑尾周围炎症和增厚、强化的壁等其他表现来支持阑尾炎诊断。

用于评估阑尾炎的具体扫描方案各不相同。大多数人认为层厚需要在 5mm 以内[322]，现在这种较薄轴位图像层厚已成为标准。进行冠状位和矢状位重建对于提高疑难病例的诊断可信度特别有帮助[323]。

静脉注射、口服对比剂和直肠对比剂颇具争议，但不管采用何种方法，CT 在阑尾炎诊断中的表现都很好[318, 324-331]。大多数正常阑尾在平扫检查中即可被识别[327, 328, 330, 332, 333]。正常阑尾识别率可能因患者体

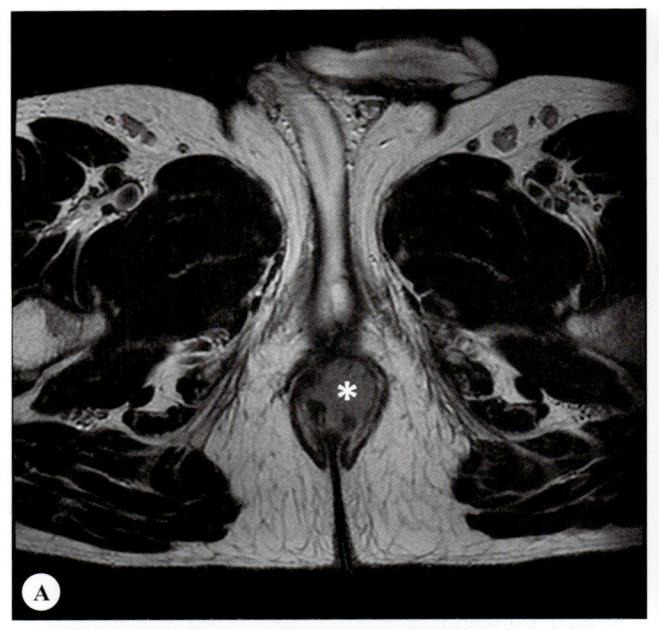

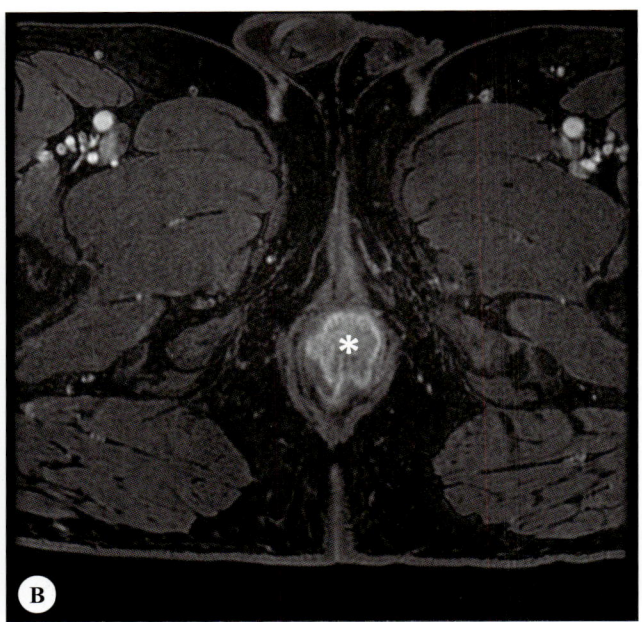

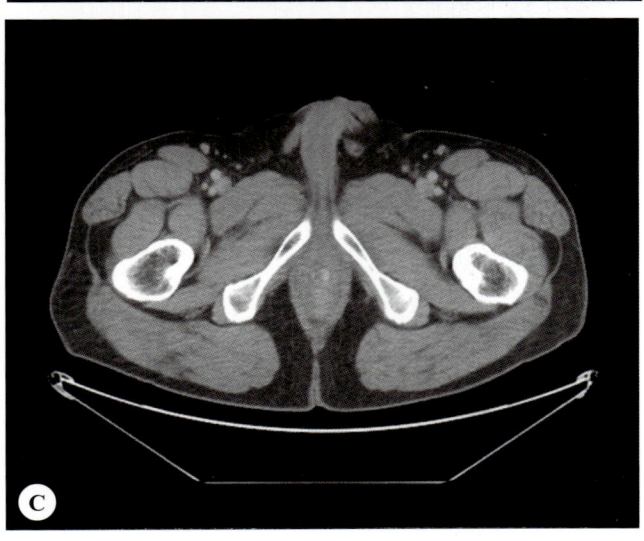

▲ 图 14-86 51 岁男性，肛门鳞癌，因直肠疼痛就诊
A. 轴位 T_2 加权 MR 图像显示中等信号肿块累及肛管（*）；B. 轴位增强 T_1 加权脂肪抑制 MR 图像显示肛门癌强化（*）；C. 轴位增强软组织窗 CT 图像对于评估肛门和肛周异常作用非常有限，该病例未显示明显肿块

重指数、腹内脂肪厚薄程度、阑尾位置和腔内有无气体而异[334]。给予静脉注射对比剂可能有助于识别阑尾，尤其对于在病程早期成像的患者，早期或轻度阑尾炎可不存在阑尾周围炎性改变[335]，壁增厚、强化可能是唯一表现[332]，静脉注射对比剂是识别阑尾炎相关征象的一种方法[324, 325, 327, 333]。阑尾内有气体常被认为正常的表现，表明不存在梗阻、与结肠腔内相通，但在阑尾炎症情况下，气体也可能是反复感染或坏死的标志（图14-95），早期调查显示，19% 急性阑尾病例腔内含有气体。只有在急性阑尾炎时，才能观察到阑尾周围或壁内气体[336]。如果使用肠道对比剂，阑尾被对比剂填满往往提示阑尾腔畅通。

CT 可非常准确地诊断复杂性阑尾炎，包括穿孔、阑尾周围脓肿和 SBO。五种影像学表现提示穿孔（图14-96）：脓肿、蜂窝织炎、腔外空气、腔外阑尾结石和增强阑尾壁局部缺损。这些征象单独来看灵敏度并不高，只有21%~64%，但其特异度很高，可达到95%~100%。阑尾壁缺损是最灵敏的单一症状，占64%。当所有征象都存在时，灵敏度将上升到95%，特异度为95%[337]。

MRI 在评估疑似急性阑尾炎中的作用明显有所提高，因能避免电离辐射而对孕妇和儿童群体尤其具有重要意义[338, 339]。由于肠道蠕动，影像学技术在很大程度上依赖能够快速将肠道运动定格的影像学技术，类似于 MR 肠道扫描所用技术。多平面单张 T_2 加权图像和（或）二维平衡稳态自由进动图像常用于阑尾的解剖学识别。脂肪抑制 T_2 加权、bSSFP

表 14-5　肛门癌的分期

原发肿瘤（T）	T_1	大小 ≤ 2cm
	T_2	大小 > 2cm 但 ≤ 5cm
	T_3	大小 > 5cm
	T_4	侵及周围器官
区域淋巴结（N）	N_0	无
	N_{1a}	腹股沟、直肠系膜或髂内淋巴结
	N_{1b}	髂外淋巴结
	N_{1c}	N_{1a} 和 N_{1b} 淋巴结
远处转移（M）	M_0	无
	M_1	有

注：1. 适用于肛门和肛周肿瘤的分期，但不包括非上皮性肿瘤、分化良好神经内分泌肿瘤和黑色素瘤；2. 肛管起于直肠进入耻骨直肠肌后，止于黏膜和肛周皮肤交界处，大约在内括约肌外边界处；3. 距肛门 5cm 以内肿瘤，稍微牵拉臀部即可完全看见，称为肛周癌

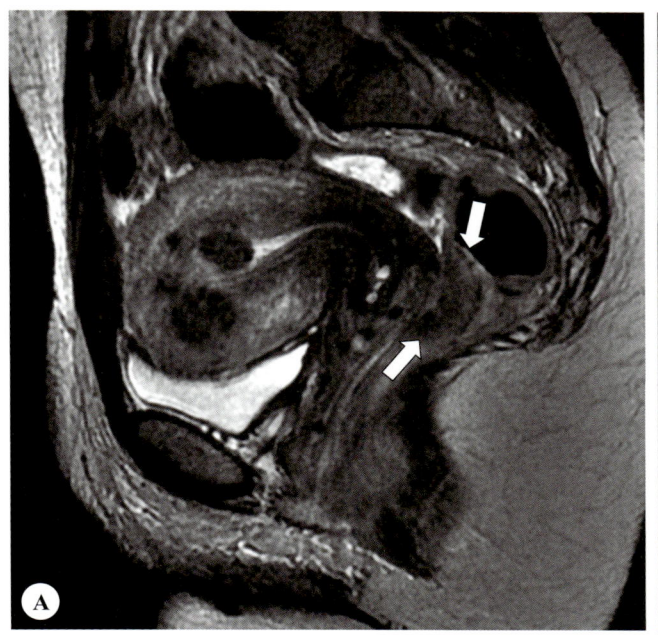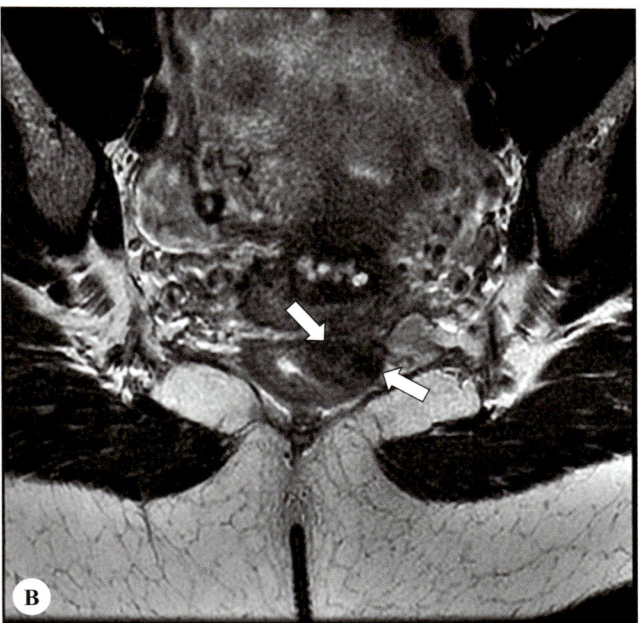

▲ 图 14-87　40 岁女性，盆腔深部子宫内膜异位，在先前结肠镜中发现黏膜下肿块

矢状位（A）和轴位（B）T_2 加权 MR 图像显示沿直肠子宫陷凹（箭）处直肠前壁浆膜区呈局灶性低信号增厚，为纤维化的子宫内膜异位病灶

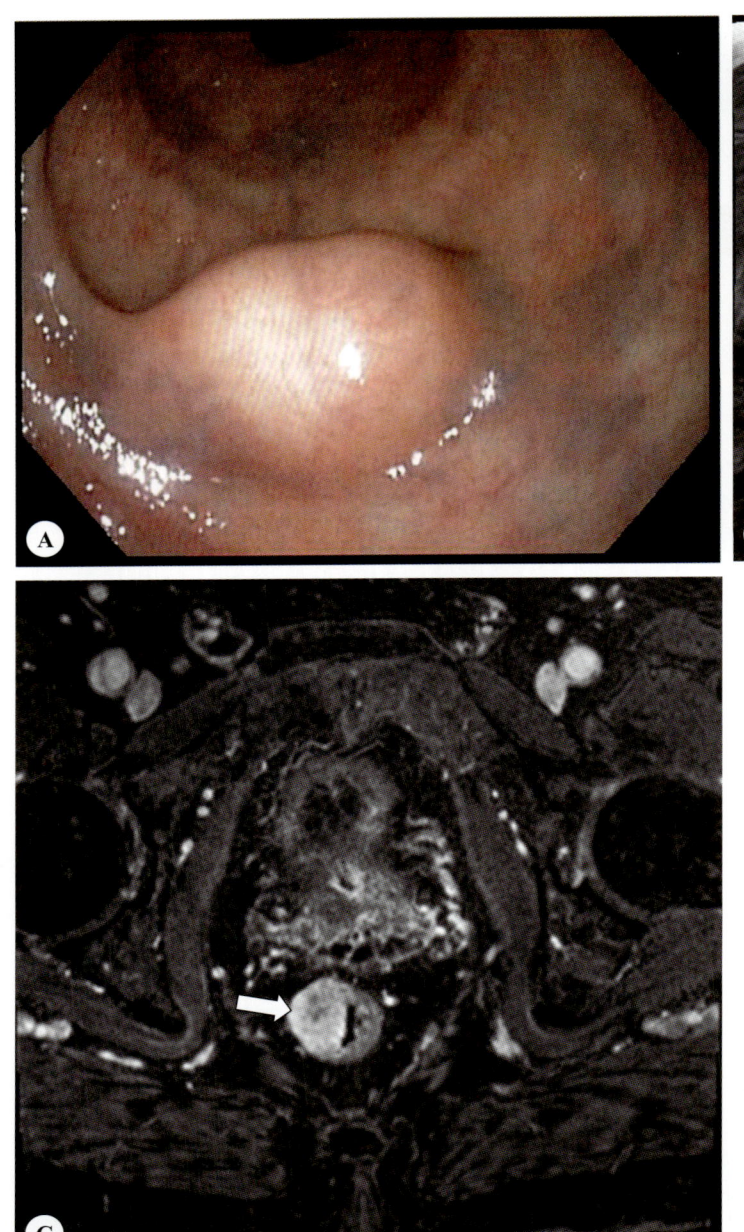

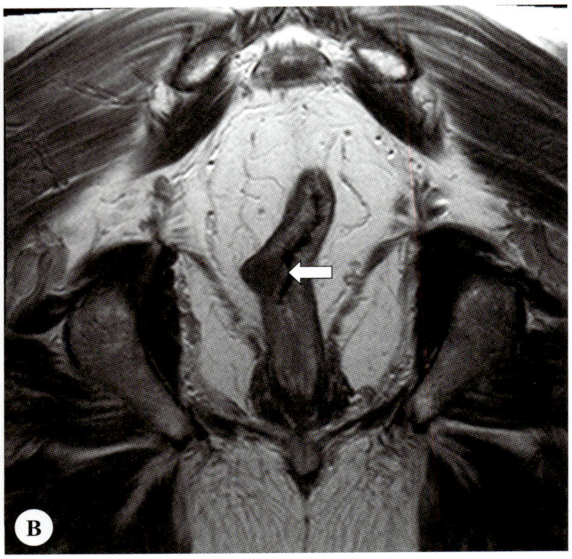

▲ 图 14-88 68 岁男性，胃肠道间质瘤，内镜下发现直肠黏膜下肿块

A. 内镜图像显示黏膜下肿块，黏膜完好，未被累及；B. 冠状位 T_2 加权 MR 图像显示直肠壁内有低信号病变（箭），导致黏膜层和肌层均突出；C. 轴位增强 T_1 加权脂肪抑制 MR 图像显示胃肠道间质瘤高强化（箭）

或弥散加权图像则用于识别炎症和水肿区。时间飞跃图像可区分阑尾和盆腔静脉，后者也为充满液体的管状结构。梯度回波序列提供磁敏感成像，可更好识别腔内空气或阑尾结石。与 CT 类似，急性阑尾炎的诊断基于阑尾肿大、管径＞6mm、腔内充满液体等表现，其继发性表现包括阑尾周围脂肪内条索影和壁增厚（图 14-97）。与 CT 一样，MRI 可评估急性阑尾炎并发症，如阑尾结石（图 14-98）、蜂窝织炎（图 14-99）、穿孔和脓肿。MRI 评估急性阑尾炎也可用于诊断胃肠道、泌尿道和其他盆腔结构引起的右下腹疼痛，如子宫或卵巢[340]。在急性阑尾炎评估方面，一项针对儿童和普通人群的 Meta 分析表明 MRI 和 CT 具有可比性[341, 342]。

一些慢性炎性过程可能累及阑尾，类似急性阑尾炎，如肉芽肿性阑尾炎、淋巴样增生、纤维化和非特异性慢性炎症[343]。仅凭 CT 表现不能对这些病变与急性阑尾炎进行区分[343]。对于阑尾形态异常伴局部症状患者，接受阑尾切除术后通常可以改善症状。如前所述，原发性阑尾或盲肠肿瘤的体征、症状及影像学表现都和阑尾炎类似。但阑尾异常而不

第 14 章　胃肠道
Gastrointestinal Tract

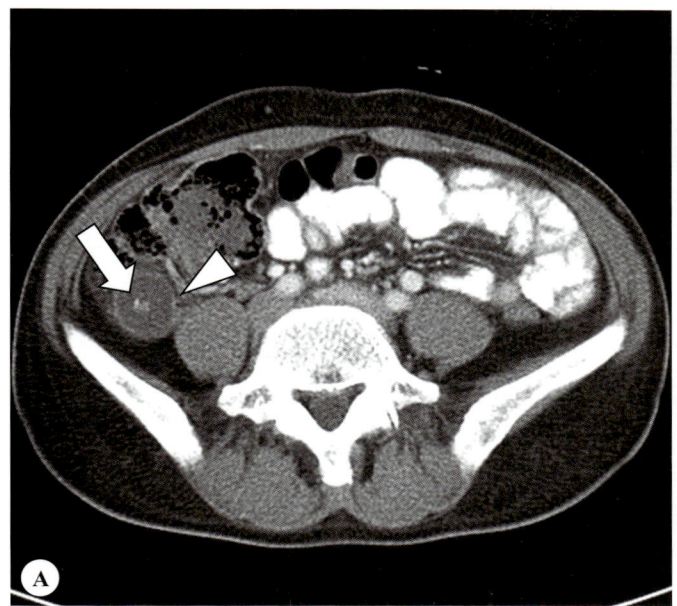
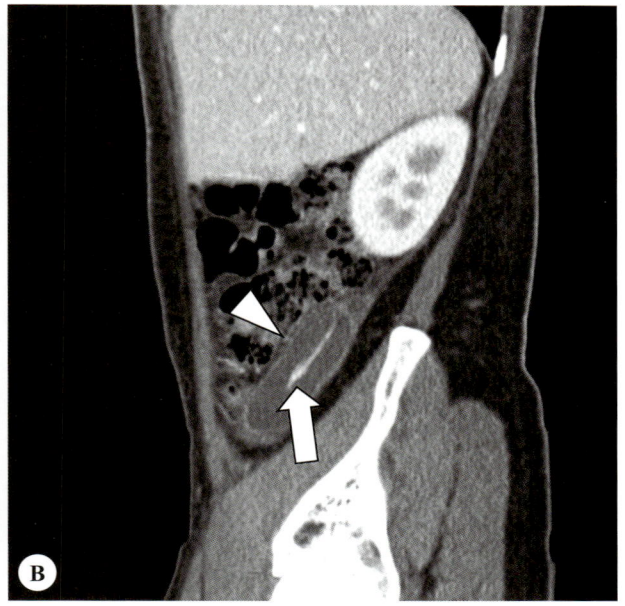

▲ 图 14-89　50 岁女性，低级别阑尾黏液性肿瘤，因右下腹疼痛 3 周而就诊
轴位（A）和矢状位（B）增强软组织窗 CT 图像显示盲肠底部存在扩张的管状结构（箭头），周围脂肪没有明显的炎性条索影。中间的线状高密度影代表钙化（箭）

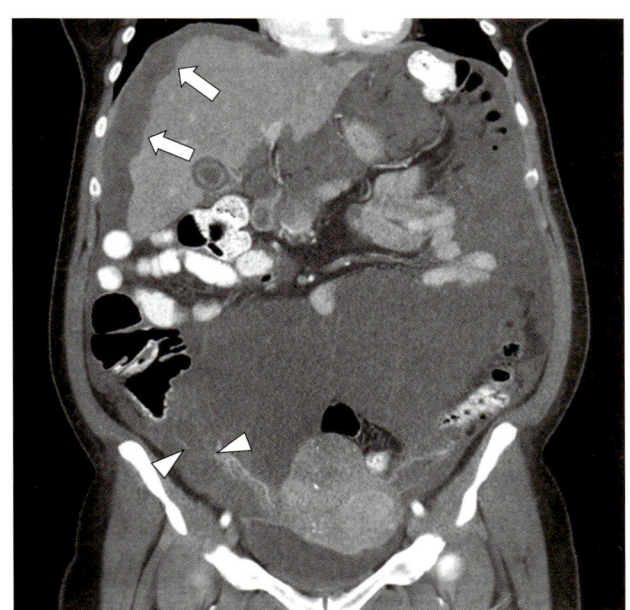

▲ 图 14-90　55 岁女性，阑尾黏液性肿瘤破裂导致腹膜假性黏液瘤，因过去 2 个月出现明显腹胀就诊
冠状位增强软组织窗 CT 图像显示黏液在整个腹腔内沉积，密度不同，存在腹膜黏液性病变特有的扇贝样肝包膜压迹（箭）。盲肠周围薄壁管状结构（箭头）代表阑尾扩张和破裂

具备急性阑尾炎典型影像学表现时，术前 CT 提示肿瘤非常关键，将改变手术规划。阑尾直径＞15mm 提示肿瘤可能性更大[344]。

3. 炎症性肠病　包括克罗恩病结肠炎（肉芽肿性结肠炎）和溃疡性结肠炎，显微镜下呈结肠炎表现（胶原型和淋巴细胞型），临床上呈慢性水样腹泻，无特异的影像学表现。克罗恩病结肠炎最常累及右半结肠和直肠。小肠和结肠也可发生类似改变，可出现肠壁增厚伴周围炎症和纤维脂肪增生。病灶可呈跳跃性，累及其余部分的胃肠道。

溃疡性结肠炎（UC）始于肛门，然后向近端延伸，无跳跃性病灶。横断面成像显示肠壁增厚。以下几点有利于鉴别克罗恩病结肠炎和 UC[226]：克罗恩病壁增厚得更加明显，通常表现为均匀强化和浆膜不规则。UC 壁增厚不如克罗恩病，呈分层状表现，黏膜下脂肪沉积增多，而浆膜表面光滑（图 14-100）。局限于直肠周围的脂肪沉积更多见于 UC，尽管没有腔外或肠系膜的改变，如脓肿或纤维脂肪增生。UC 慢性病程可导致肠管呈"铅管"样表现，结肠管腔狭窄、长度缩短和壁内脂肪沉积（图 14-101）。克罗恩病多可保持正常结肠袋的形状。这两种结肠 IBD 患者结直肠癌风险均升高，但 UC 风险更大。

MRI 可用于克罗恩病的诊断和评估[345]。疾病活动度和静脉注射钆对比剂后肠壁强化相关性最高[220]。由于运动相关伪影、空气和粪便成分的影响，以及需要大视野，CT 是评估结肠的首选横断面成像方式。

765

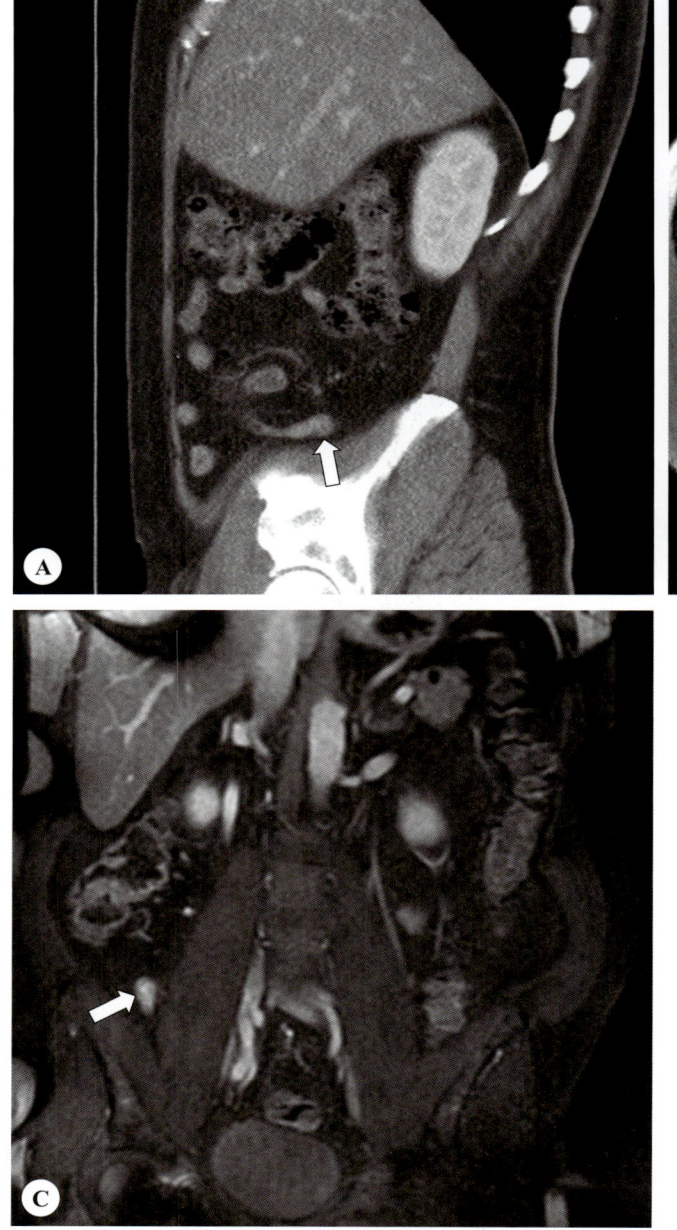

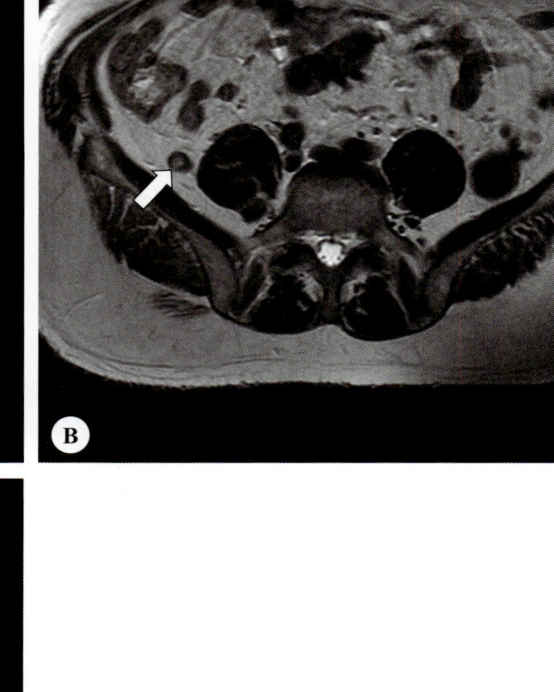

▲ 图 14-91 59岁男性，阑尾末端混合性杯状细胞类癌 – 腺癌，因血尿就诊

A. 矢状位增强软组织窗 CT 图像显示阑尾末端呈球形（箭），直径为 14mm；B. 轴位 T₂ 加权 MR 图像显示阑尾末端呈不均匀信号（箭），中间高信号代表印戒细胞的癌症成分、存在黏液空泡；C. 冠状位增强 T₁ 加权脂肪抑制 MR 图像显示阑尾末端球形高强化（箭）

MRI 是公认的评估肛周炎症性疾病的首选影像学方法，尤其适用于克罗恩病[346, 347]。虽然对比增强不是鉴别瘘管所需，却可以帮助识别积液（脓肿），评估疾病急性程度。CT 可识别脓肿，但 MRI 却能更好分辨瘘管、肉芽瘘管和纤维瘢痕。活动性瘘管在 T₂ 和质子密度加权序列上呈高信号，明显强化（图14-102）。慢性（肉芽）瘘管在 T₂ 加权图像上呈高信号，并轻度强化。瘢痕组织在 T₁、T₂ 和质子密度加权序列上呈低信号。积液（脓肿）在对比增强图像上通常不强化，在 T₂ 加权图像上通常呈高信号（图 14-103）。

肛周瘘管型克罗恩病：两套评分系统广泛用于评估肛周瘘管型克罗恩病。基于 MRI 疾病活动度评分（"Van Assche 指数"）可量化肛周克罗恩病严重度，并评估瘘管型疾病对药物治疗的反应[348]。该评分由描述瘘管形成程度的解剖参数（瘘管数量、瘘管位置、相对于肛提肌的位置），以及反映炎症活跃程度的参数（在 T₂W 图像上高信号、有积液、累及直肠壁）共同决定。该评分主要是依据未静脉注射对比剂的 T₂ 加权成像，但其他学者发现使用脂肪抑制的 T₁ 加权成像的对比增强成像对瘘管检测和分类最有用[349]。

第 14 章 胃肠道
Gastrointestinal Tract

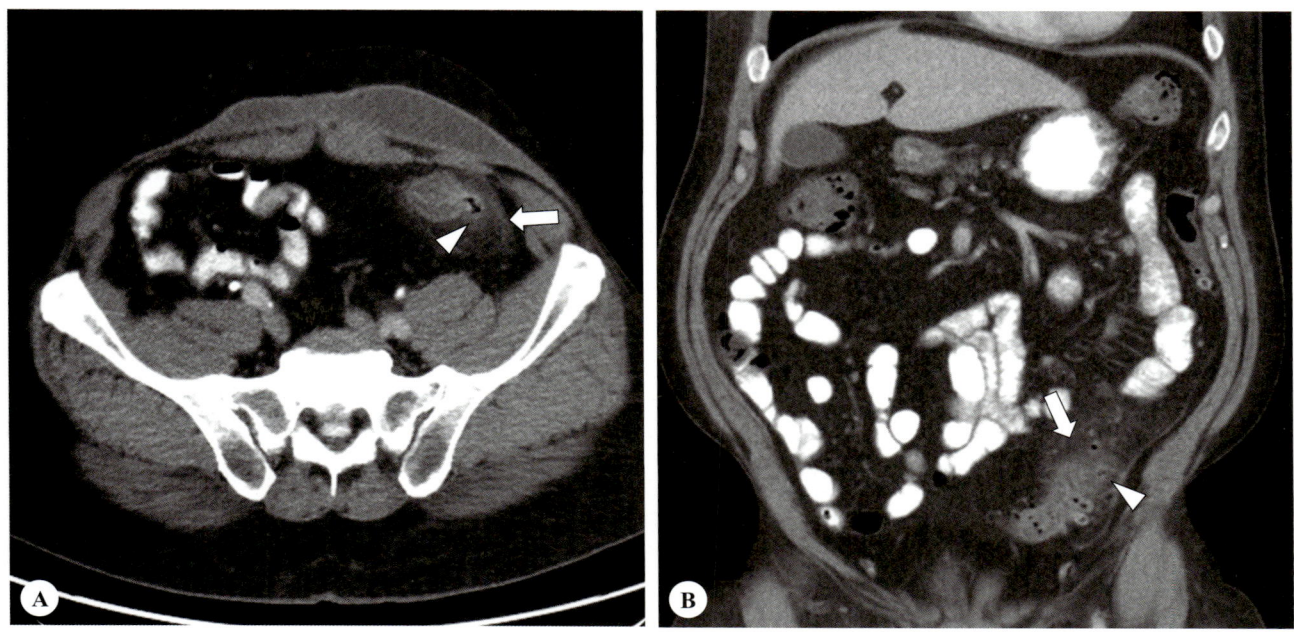

▲ 图 14-92 55 岁男性，急性单纯憩室炎，因左下腹和耻骨上疼痛就诊
轴位（A）和冠状位（B）增强软组织窗图像显示发炎的憩室（箭头）和结肠周围脂肪内条索影（箭）

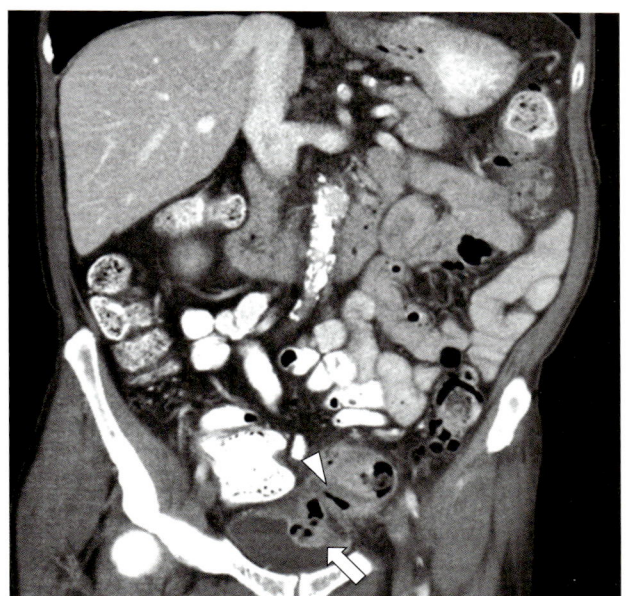

▲ 图 14-93 67 岁男性，憩室炎背景下的结肠膀胱瘘，憩室炎 3 个月，目前表现为排尿困难和尿液异味
冠状位增强软组织窗 CT 图像显示急性憩室炎后遗症伴壁内脓肿（箭头），结肠膀胱瘘延伸至膀胱（箭），伴周围脂肪内条索影

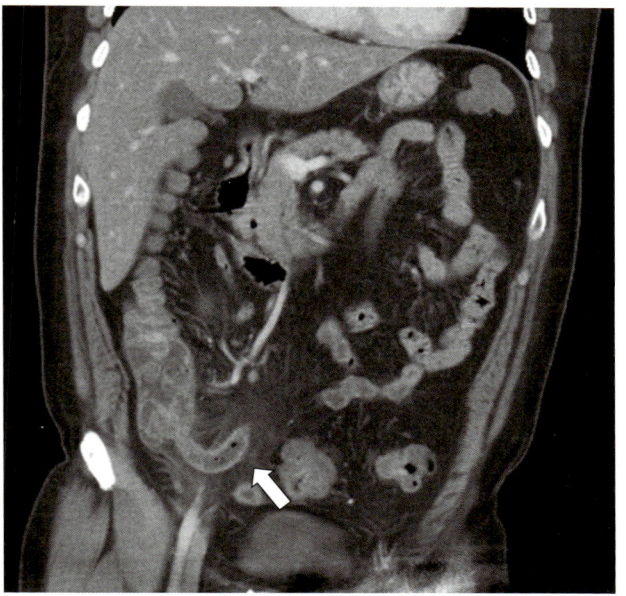

▲ 图 14-94 61 岁男性，急性阑尾炎，右下腹压痛
冠状位增强软组织窗 CT 图像显示阑尾扩张，充满液体，内部有斑点状气体，伴阑尾周围脂肪内条索影（箭）

767

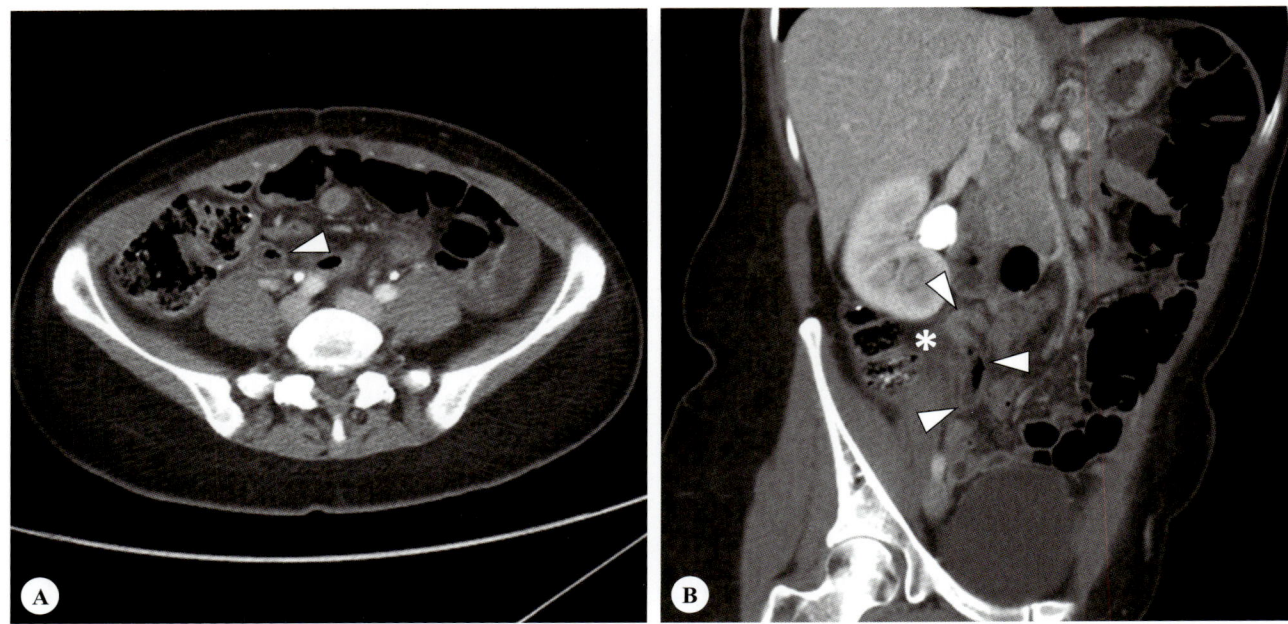

▲ 图 14-95 34岁女性，急性阑尾炎的腔内气体，新发右下腹疼痛。在阑尾切除手术中，患者被发现急性阑尾炎穿孔

A. 轴位增强软组织窗 CT 图像显示阑尾肿大，充满液体，伴气 - 液平面（箭头）；B. 斜冠状位增强软组织窗 CT 图像显示含有气体和液体的阑尾（箭头），其中部和末端扩张，伴阑尾周围脂肪的条索影（＊）

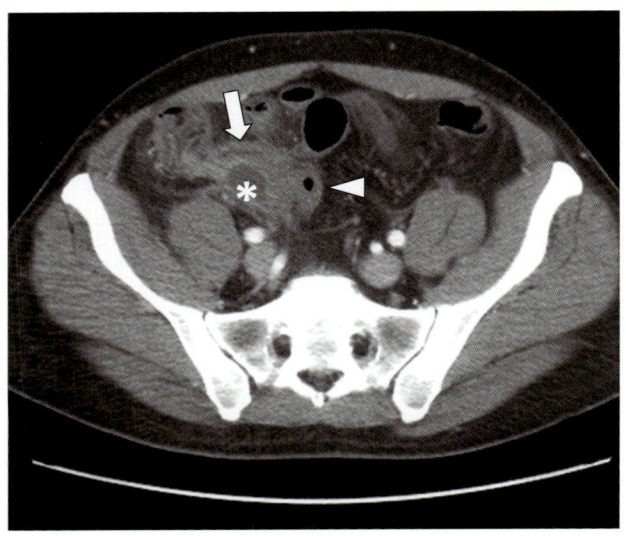

▲ 图 14-96 41岁男性，急性阑尾炎穿孔，伴阑尾周围脓肿，右下腹疼痛

轴位增强软组织窗 CT 图像显示阑尾壁增厚，充满液体（箭），周围有脓肿（＊），邻近乙状结肠有继发性炎症（箭头）

肛瘘 Parks 分类标准接受程度最广，有利于外科医生制订治疗方案[350, 351]。描述瘘管的皮肤和黏膜开口位置、瘘管路径、与肛门括约肌有关的分支、疾病与肛提肌的关系，以及是否存在肛周脓肿非常重要。Parks 分类将瘘管分为：括约肌间瘘、经括约肌瘘（横跨外括约肌）、括约肌上瘘和括约肌外瘘。三维脉冲序列和所得容积图像更有利于多平面重建，有助于描绘瘘管相对于肛周解剖结构的路径。MRI 在皮毛窦评估方面也很有帮助。

4. 缺血性结肠炎 缺血性结肠炎通常源自小血管病变或全身灌注不足，而非源自 SMA 或肠系膜下动脉（inferior mesenteric artery，IMA）或相应静脉的局部阻塞。交界区指来源于主要血管树远端分支的双重血供的区域，该区低血流状态和小血管病变往往严重影响远端血管分支。缺血最常累及的部位包括：结肠脾曲，即 SMA 中结肠支（供应横结肠）和 IMA 左结肠支（供应降结肠）之间的交界；直肠乙状结肠，即 IMA（供应直肠上动脉）和髂内动脉（供应直肠中动脉和下动脉）之间的交界。CT 表现为连续环壁增厚，呈不均匀或层状表现。对比增强图像通常显示黏膜或透壁性低强化。缺血性结肠炎并发症包括梗死 / 坏死、穿孔和狭窄[354]（图 14-104）。在这种情况下，肠壁积气提示可能存在梗死。肠系膜静脉或门静脉气体也可怀疑梗死的存在。

5. 伪膜性结肠炎 伪膜性结肠炎最常见原因是抗生素治疗时艰难梭状芽孢杆菌感染（图 14-105）。CT 表现为明显低密度肠壁增厚，这是结肠炎非特异性表现[355]，结肠周围可出现条带影和腹水。结肠皱

第 14 章 胃肠道
Gastrointestinal Tract

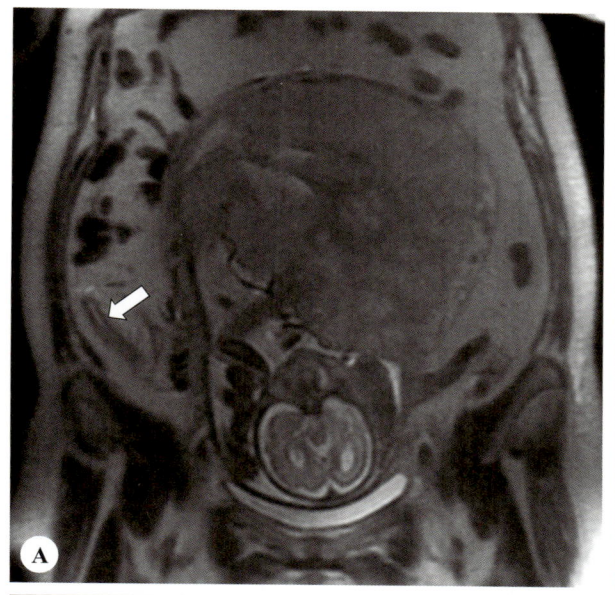

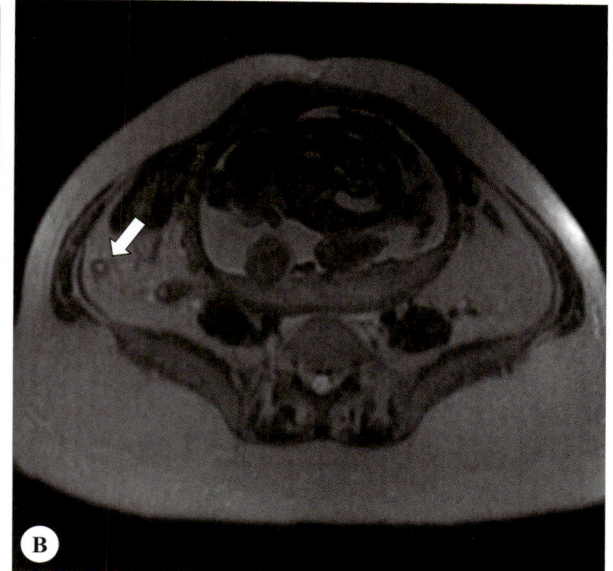

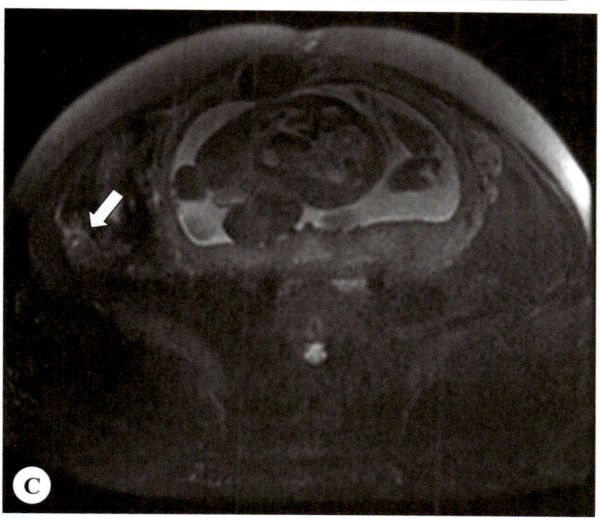

▲ 图 14-97 41 岁女性，妊娠 29 周，因右下腹痛和白细胞增多就诊，通过 MRI 诊断急性阑尾炎

选择 MRI 是为了避免胎儿受到辐射。A 和 B. 冠状位（A）和轴位（B）T$_2$ 加权 MR 图像显示阑尾充满液体，其管径为 8mm，周围脂肪轻度水肿（箭）。C. 轴位 T$_2$ 加权脂肪抑制 MR 图像显示阑尾周围水肿（箭）

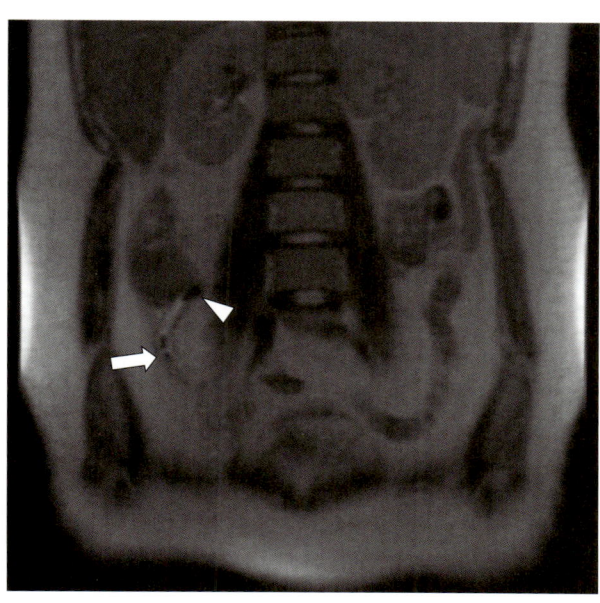

◀ 图 14-98 18 岁女性，妊娠 14 周，MRI 识别急性阑尾炎的阑尾结石，因右下腹疼痛就诊，冠状位 T$_2$ 加权 MR 图像显示阑尾扩张，充满液体，具有多处阑尾结石（箭），其中一处结石堵塞阑尾基底部（箭头）

769

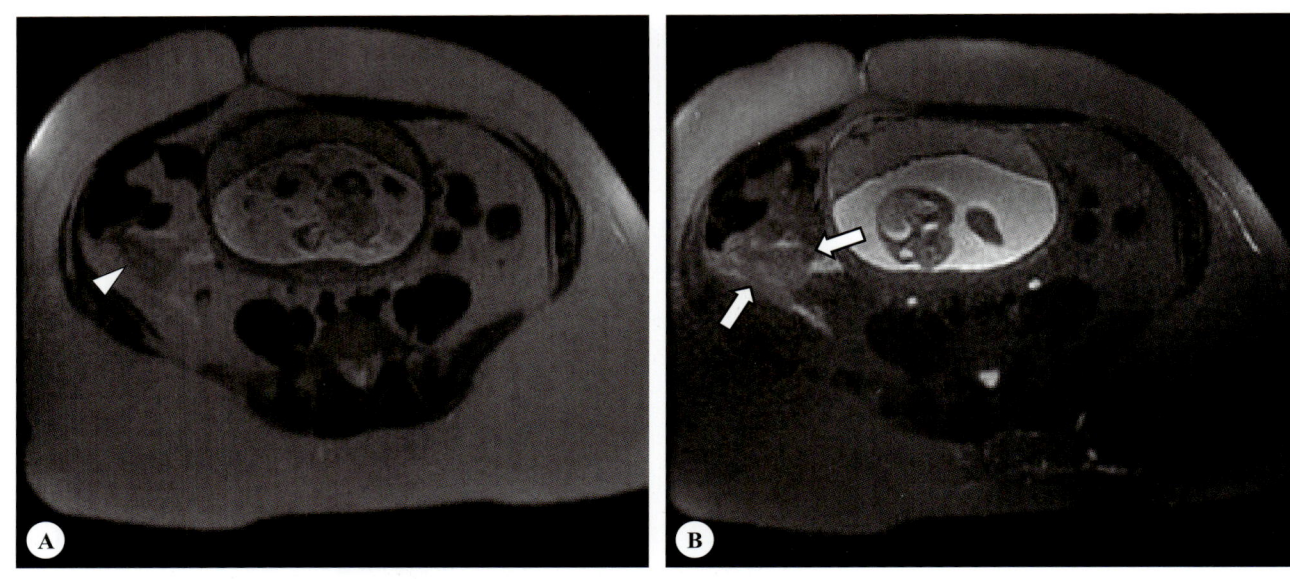

▲ 图 14-99 24 岁女性，妊娠 20 周，急性阑尾炎的蜂窝织炎，因右下腹疼痛就诊

A. 轴位 T_2 加权 MR 图像显示阑尾壁增厚（箭头），轴位显示阑尾有少量积液；B. 轴位 T_2 加权脂肪抑制 MR 图像显示（阑尾轴位）脂肪信号增高，阑尾周围存在少量液体信号，与蜂窝织炎相符（箭）

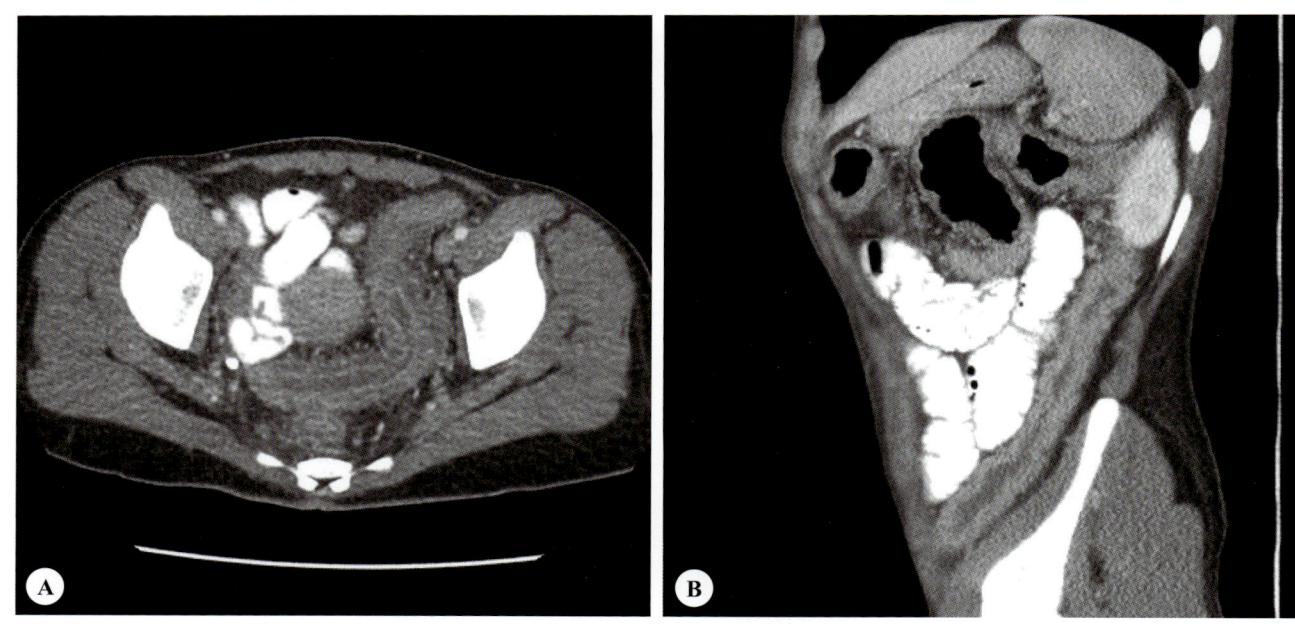

▲ 图 14-100 2 例活动性溃疡性结肠炎患者

A. 25 岁女性，有溃疡性结肠炎病史，白细胞增多、稀便，轴位增强软组织窗 CT 图像提示，结肠远端连续透壁增厚，结肠系膜充血呈"水晕征"；B. 22 岁男性，弥漫性腹痛，有溃疡性结肠炎病史，矢状位增强软组织窗 CT 图像显示降结肠透壁增厚，强化增高

襞增厚，而结肠袋皱襞则呈手风琴状，这种模式最初见于伪膜性结肠炎，也可见于任何严重结肠炎[356]。高密度对比剂游走于明显增厚的低密度水肿皱襞之间，会导致出现手风琴状外观，但也可能不出现[357]，患者的 CT 图像可表现为正常。CT 对疑似伪膜性结肠炎诊断的阳性预测值高达 88%，是进行内科治疗的依据[117]。但在少数情况下，CT 不能确定是否需要手术治疗。

6. 中性粒细胞减少性小肠结肠炎 中性粒细胞减少性小肠结肠炎生在中性粒细胞减少的患者中，无

第 14 章　胃肠道
Gastrointestinal Tract

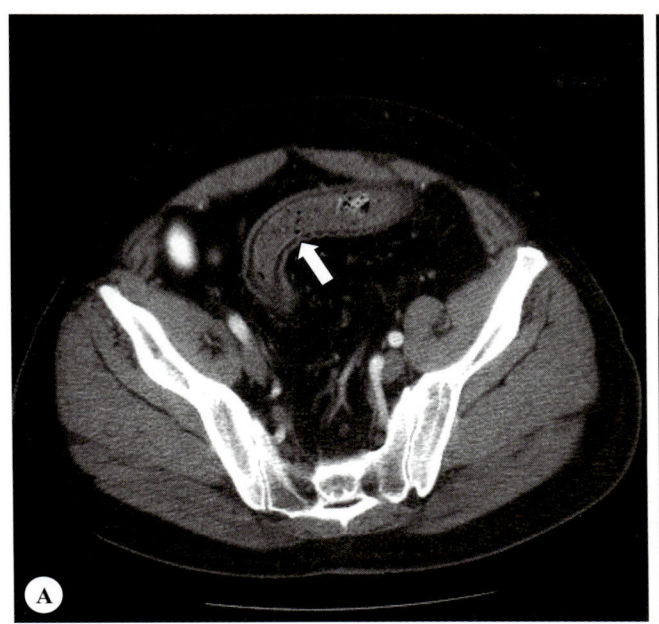
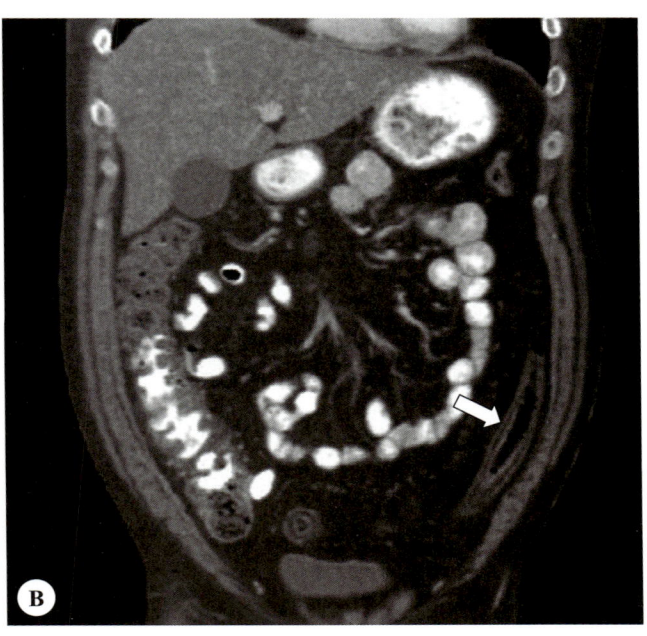

▲ 图 14-101　47 岁男性，慢性非活动性溃疡性结肠炎，因急性腹痛就诊

轴位（A）和冠状位（B）增强软组织窗 CT 图像显示壁内脂肪沉积，肠管狭窄，结肠袋消失（箭）。未见活动性炎症

结肠炎特征性的影像学表现，当局限于盲肠时称为盲肠炎。该病病因被认为与黏膜层破坏而后细菌感染有关，也可累及小肠[359]，多伴有结肠周围积液。中性粒细胞减少性小肠结肠炎必须与 GVHD 相鉴别（图 14-64），后者为另一种多发生于免疫抑制的患者的异常状态。GVHD 可引发肠腔狭窄、黏膜强化，但较少有管壁增厚。

7. 其他感染性或炎性结肠疾病　其他感染性结肠炎（图 14-106）包括巨细胞病毒、沙门菌、志贺杆菌和大肠埃希菌结肠炎。这些感染的影像学表现无特异性，但如果免疫抑制的患者有结肠炎时出现深的溃疡，应怀疑巨细胞病毒感染[360]。血性腹泻常见于巨细胞病毒性结肠炎，水样腹泻则常见于伪膜性结肠炎。中毒性巨结肠可以是任何类型结肠炎的并发症，但最常见于 UC，表现为结肠明显扩张，存在穿孔风险。此病患者常有全身性症状，但接受皮质激素治疗的患者的严重程度可能被掩盖。中毒性巨结肠和严重结肠炎影像学表现可有重叠之处，两者都可以有分层状的肠壁增厚、结肠周围炎症和腹水。当发生全身性败血症时，全结肠扩张可超过 6cm，伴结肠袋扭曲，应考虑中毒性巨结肠[361]。

免疫治疗相关结肠炎是免疫检查点抑制药（immune checkpoint inhibitor，ICI）导致的一种并发症，据报道多数和伊匹木单抗相关，伊匹木单抗是美国 FDA 批准使用的第一款 ICI。患者有近期 ICI 用药史，临床表现为水样便或稀便，无急性憩室炎其他典型感染症状。最常见影像学表现包括黏膜高强化、肠系膜血管充盈和结肠壁增厚（图 14-107）。最初免疫治疗相关结肠炎一般有两种：弥漫型结肠炎（结肠充满液体）和累及乙状结肠的节段型憩室相关结肠炎（segmental colitis associated with diverticulosis，SCAD），其表现可与急性憩室炎类似[362]。后来提出第三种类型——孤立型直肠乙状结肠炎，在无憩室病的情况下，这可能是 ICI 相关结肠炎的早期表现[363]。目前 ICI 相关结肠炎主要由肿瘤学家根据患者临床表现来判断并进行药物治疗，结肠炎可能会导致液体大量流失、肠穿孔等严重后果，相关症状应予以重视。

放射性结肠炎可见于放疗后数周或多年后（图 14-108）。影像学检查多在慢性期进行，可见管腔狭窄和环形的肠壁增厚。这些表现最常见于宫颈癌或前列腺癌放疗后，或者转移癌治疗后。直肠周围脂肪增多，可含有纤维条索影。

原发性肠脂垂炎累及结肠周围脂肪填充的区域，主要分布于横结肠或乙状结肠腹膜覆盖区，由栓塞或扭转造成，可导致脂肪梗死，属于自限性病变，无须手术干预。在 CT 上，肠脂垂炎表现为圆形或卵圆形脂肪肿块，大小为 2~3cm，位于结肠的侧

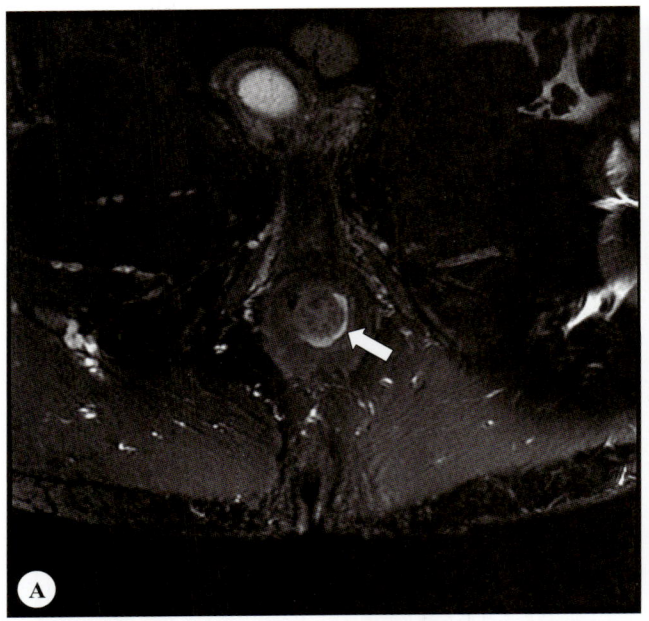
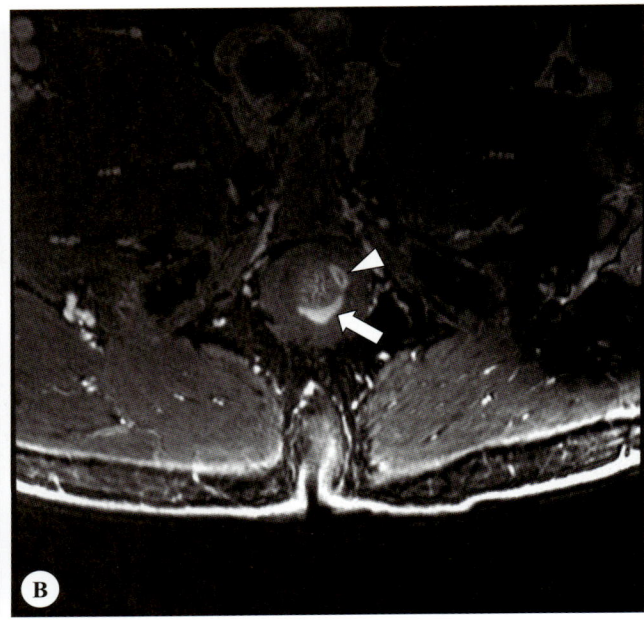
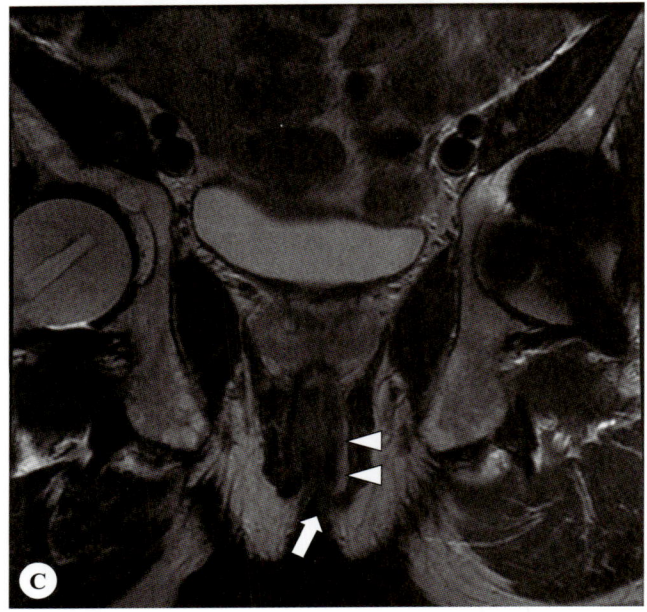

▲ 图 14-102 54 岁男性，括约肌间瘘管，克罗恩病患者，因肛周积液引流就诊

A. 轴位 T_2 加权脂肪抑制 MR 图像显示括约肌间隙呈高信号（箭）；B. 轴位增强 T_1 加权脂肪抑制 MR 图像显示括约肌间隙相应区域高强化（箭），其中有少量不强化的液体（箭头）；C. 冠状位 T_2 加权 MR 图像显示局灶性高信号从左侧括约肌间隙（箭头）通往皮肤（箭）

方或前方（图 14-109），周围有轻度炎性改变，典型表现是卵圆形脂肪病灶周围一圈脂肪密度环，可能存在高密度中央带或圆点，被认为是静脉或纤维间隔[364, 365]。大网膜的脂肪坏死在 CT 上表现类似，但病灶通常更大，边界不清楚，沿大网膜分布位于结肠和小肠的前侧或内侧。

随着断层成像应用于胃肠道感染的早期诊断和治疗以及抗生素的使用，胃肠道感染引发的门静脉炎和肝脓肿已较为罕见。一旦发生，最常见原因是憩室炎、阑尾炎和 IBD（图 14-110）。有理论认为，当肠系膜下静脉/脾静脉与肠系膜上静脉汇合形成门静脉主干时，层流可最大限度减少肠系膜下静脉/脾静脉与肠系膜上静脉的血液混合，结果是来自肠系膜下静脉引流区的感染（如左半结肠或乙状结肠憩室炎造成）往往会优先影响肝左叶，而来自肠系膜上静脉引流区的感染（小肠和右半结肠，如急性阑尾炎造成）则优先影响肝右叶[366]。

（四）其他疾病

1. 结肠梗阻 CT 很适合评估结肠梗阻，不仅可以确定梗阻点，还可以确定梗阻病因。原发肿瘤表现为具有向心性狭窄的肿块。引起梗阻的腹膜转移灶或血行转移灶在位置上更呈偏心性。当盲肠扭

第 14 章 胃肠道
Gastrointestinal Tract

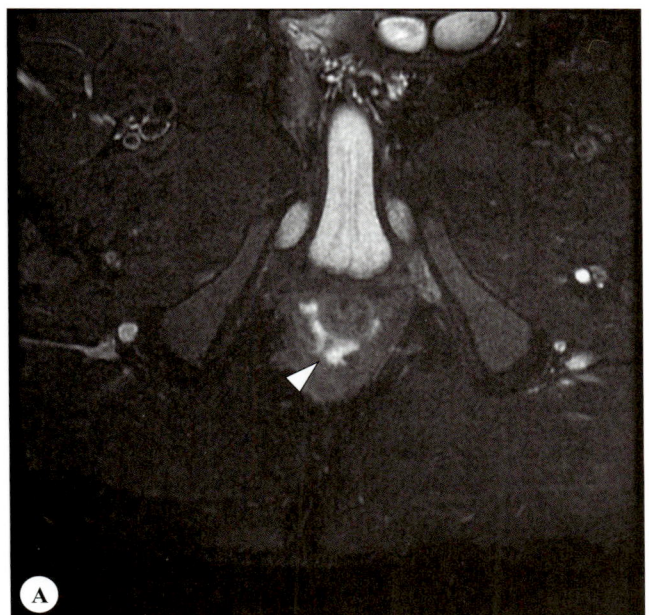

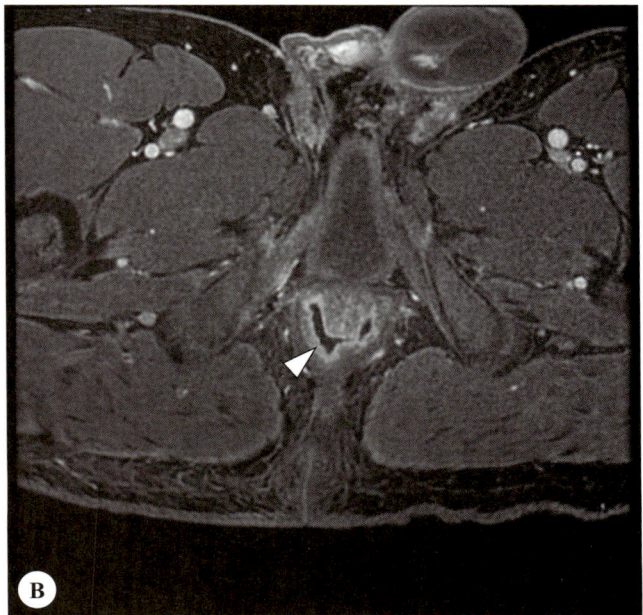

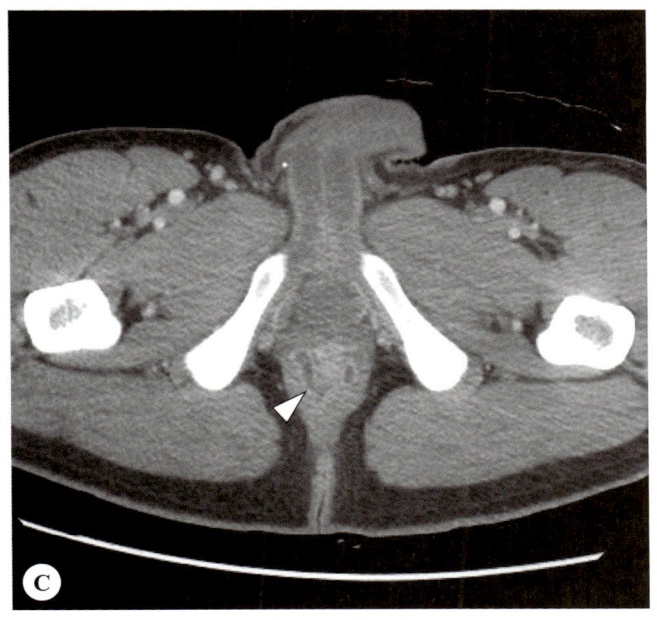

▲ 图 14-103 27 岁男性，肛门括约肌间脓肿（箭头），溃疡性结肠炎伴腹泻

A. 轴位 T_2 加权脂肪抑制 MR 图像显示括约肌间隙内有液体信号；B. 轴位增强 T_1 加权脂肪抑制 MR 图像显示积液边缘强化，但内部没有强化；C. 同日轴位增强软组织窗 CT 图像显示括约肌间积液和增强 MR 图像类似

转时，盲肠明显扩张，末端常位于左上腹，伴小肠和盲肠梗阻（图 14-111）。实际扭转发生于升结肠近端，在腹腔和腹膜后的移行处。在乙状结肠扭转中，乙状结肠明显扩张，其长轴往往朝右上腹或中上腹部突出，并且存在结肠近端梗阻（图 14-112）。两者都有可能出现肠系膜血管的漩涡状表现，梗阻部位常常位于固定的腹膜后和活动的腹腔内交界处。

2. 累及结肠的肠套叠 累及结肠的肠套叠最常见的原因是结肠癌、淋巴瘤或转移瘤等恶性因素。若套叠长度在 4cm 或以上、近端肠腔扩张或肠壁增厚，应进一步评估是否存在肿瘤[194]。累及结肠的肠套叠诱发的良性病变包括脂肪瘤和伪膜性结肠炎[194]。

3. 肠壁囊样积气 肠壁囊样积气为良性疾病，在结肠壁内可见多个含气囊肿（图 14-113），少数情况下可见于小肠。这种病既可以是特发性的，也可伴发肺部疾病和结缔组织病。囊肿可破裂，导致良性气腹。

4. 下消化道出血 评估急性下消化道出血如小肠出血，可采用多时相 CT 增强技术。静脉注射对比剂在结肠腔内聚集是急性对比剂外渗的特异性征象（图 14-114）。

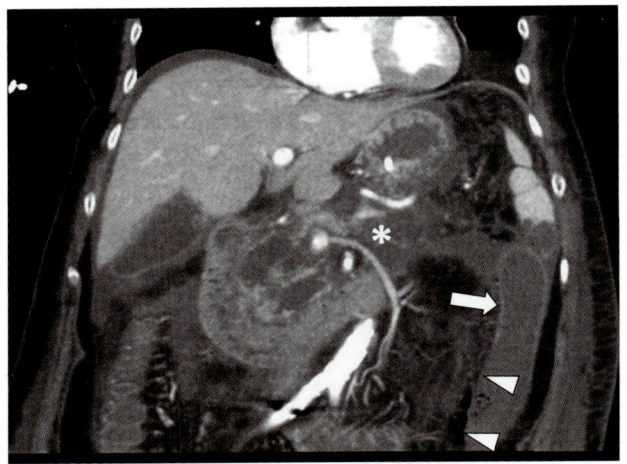

▲ 图 14-104 67 岁女性，缺血性结肠炎，急性坏死性胰腺炎，因脓毒症就诊

冠状位增强软组织窗 CT 图像显示从肠壁强化（箭）转变为不强化和结肠壁积气（箭头）。此外，还可发现与坏死性胰腺炎相关的腹膜后积液（*）。剖腹探查术提示缺血性结肠炎，伴积气和穿孔

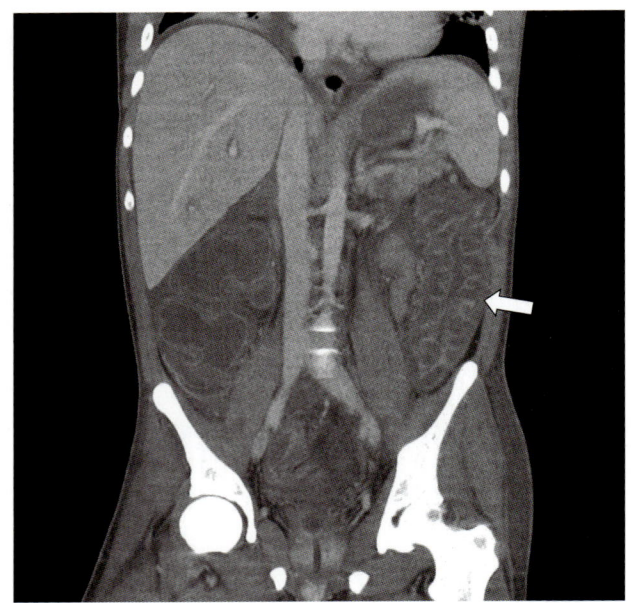

▲ 图 14-105 27 岁女性，艰难梭菌型结肠炎，中性粒细胞减少症

冠状位增强软组织窗 CT 图像显示肠壁弥漫性增厚，降结肠水肿（箭）

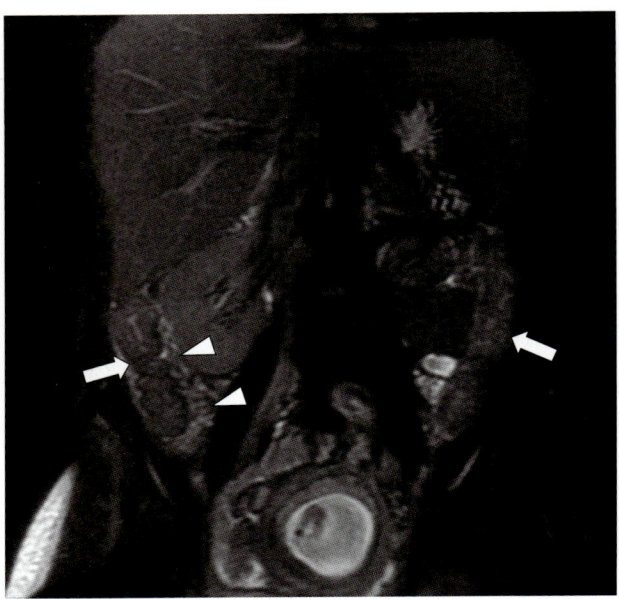

▲ 图 14-106 32 岁孕妇，感染性结肠炎，因腹泻、发热和白细胞增多就诊

冠状位 T_2 加权脂肪抑制 MR 图像显示结肠壁轻度增厚，信号略有增加（箭），由于水肿，结肠周围脂肪呈高信号（箭头）

肠液体残留[368]。经证实，钡基粪渣标记剂可准确区分局灶性软组织病变和粪便，检查前 2 天给予钡基粪渣标记剂可提高特异性，有助于解释可疑病变[369]。为方便确定病变的性质，一般先将空气或 CO_2 灌入结肠，然后对整个结肠进行连续薄层（2～3mm）的扫描，取俯卧位和仰卧位以充分扩张肠管（某些体位可能会肠管塌陷），使其内液体移动[370-372]。根据结肠襻扩张程度、冗余度和结肠准备充分性，可能还需要使用额外体位，静脉注射胰高血糖素可能是非必需的[372, 373]。

针对首批 14 篇评估 CTC 作用的临床研究的 Meta 分析发现，CTC 对息肉大小≥10mm 的患者灵敏度为 86%[374]。一项 300 名患者参与的大型试验显示，对息肉大小≥10mm 的患者，针对患者诊断和针对息肉诊断的灵敏度分别为 100% 和 90%[375]。ACRIN CTC 试验是一项多中心前瞻性研究，其对象是计划接受常规结肠镜检查的患者，负责判读的放射科医师被要求参与专门标准化 CTC 判读培训。从个人（每位患者）的评估来看，检测 10mm 或以上病变灵敏度和特异度分别为 90.0% 和 86.0%；而从单个息肉来看，检测≥6mm 病变灵敏度为 70.0%；对于 10mm 及以上病变，灵敏度为 84.0%[376]。

（五）CT 结肠成像

CT 结肠成像是进行结直肠癌筛查的一项新方法，已表现出广阔的前景。患者必须进行常规肠道清洁。枸橼酸镁比磷酸苏打和聚乙二醇的清洁效果更好，因为磷酸苏打会导致肾脏损伤而聚乙二醇会导致结

第 14 章　胃肠道
Gastrointestinal Tract

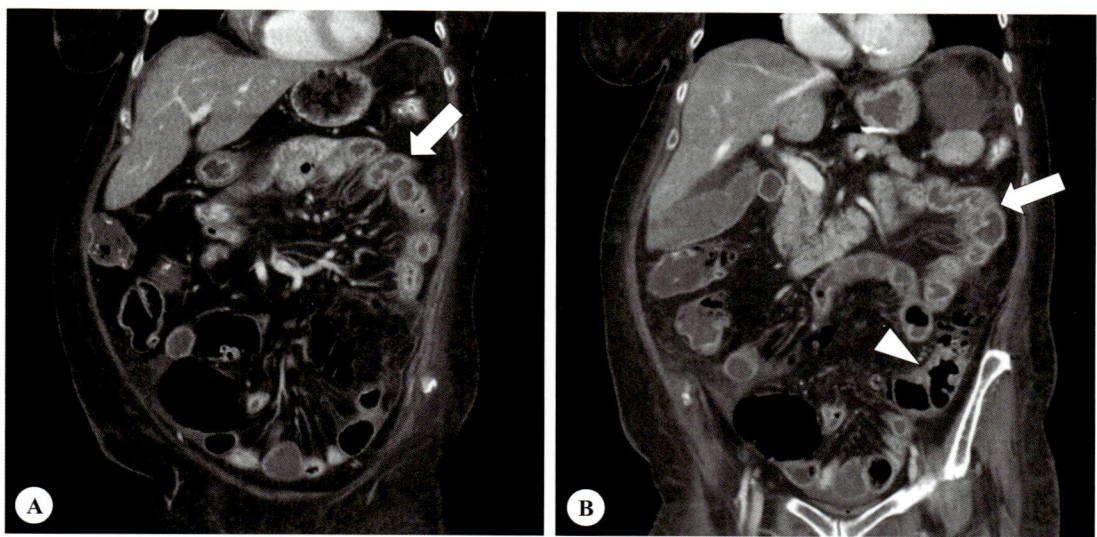

▲ 图 14-107　70 岁女性，免疫治疗相关结肠炎，因黑色素瘤转移接受免疫治疗，因呕吐和腹痛就诊

冠状位增强软组织窗 CT 图像显示小肠积液，肠壁增厚，黏膜强化（箭），结肠节段性肠壁增厚（箭头）

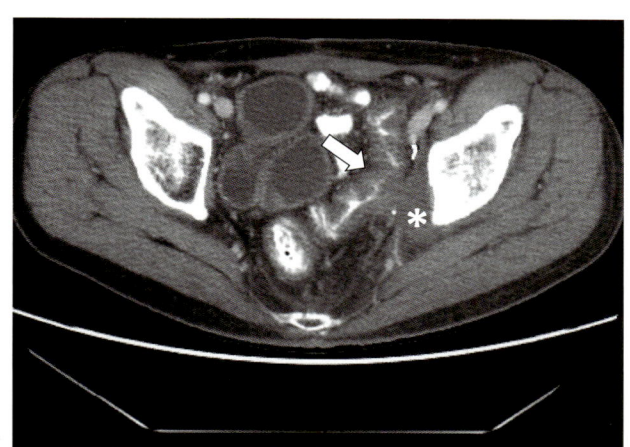

◀ 图 14-108　60 岁男性，放射性结肠炎，有膀胱癌和前列腺癌病史，因骨盆侧壁肿块接受外粒子束放疗

轴位增强软组织窗 CT 图像显示由于放射性结肠炎导致的乙状结肠弥漫性肠壁增厚（箭）。图像同时显示了邻近的治疗后的盆腔壁肿块（*）

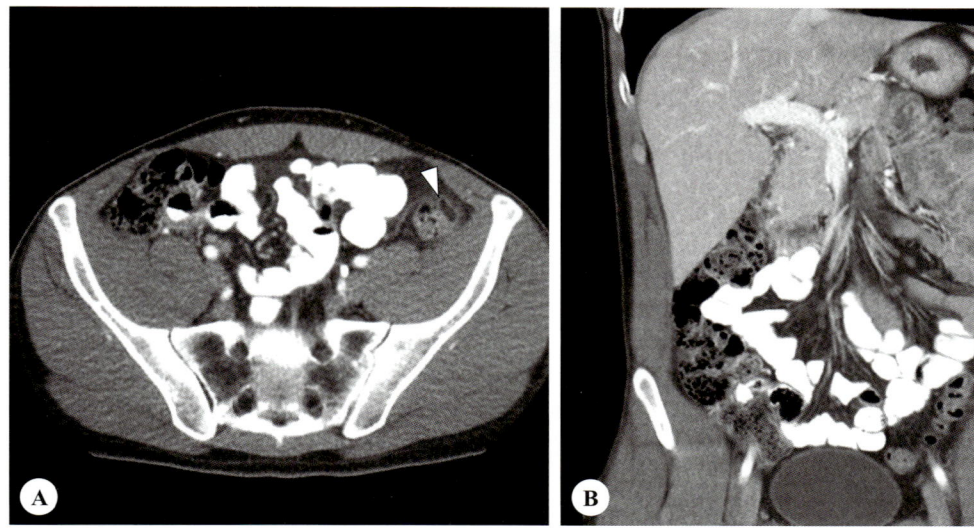

▲ 图 14-109　29 岁男性，肠脂垂炎，左下腹疼痛

轴位（A）和冠状位（B）软组织窗 CT 图像显示分叶状脂肪密度结构紧邻乙状结肠，周围被一圈薄的液体 / 水肿所包围（箭头）

775

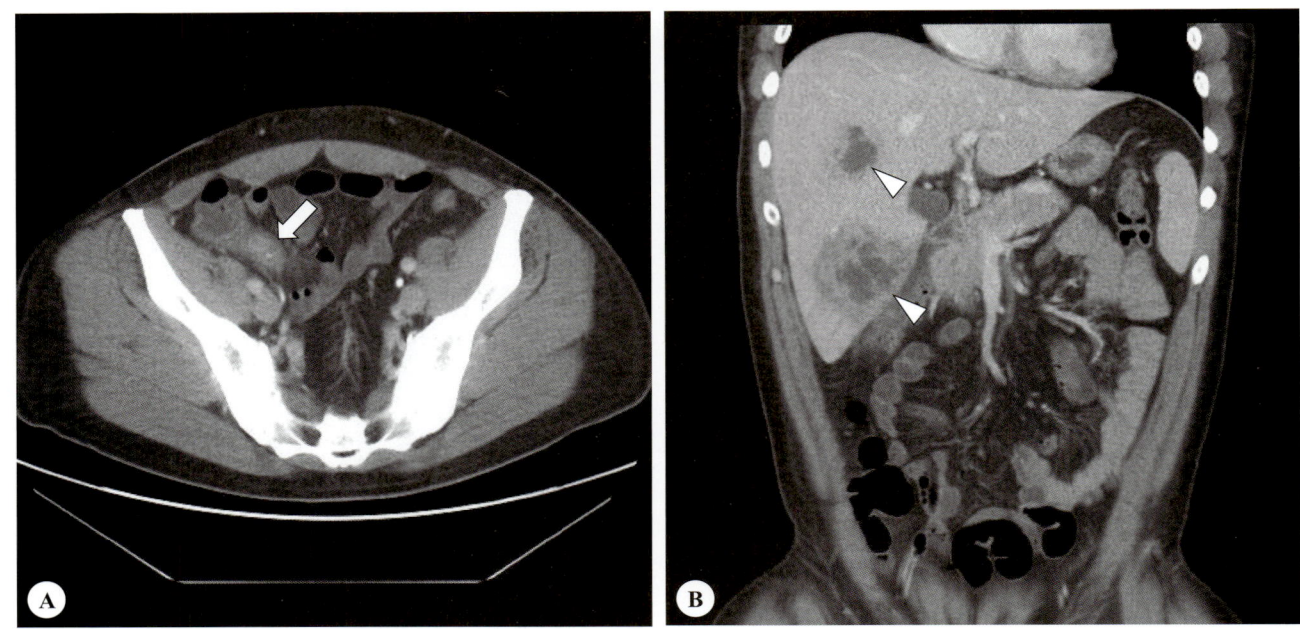

▲ 图 14-110 37 岁男性，急性阑尾炎，肝脓肿，因腹痛和发热就诊

A. 轴位增强软组织窗 CT 图像显示阑尾壁增厚，伴阑尾周围脂肪内条索影（箭）；B. 冠状位增强软组织窗 CT 图像显示肝右叶脓肿（箭头）

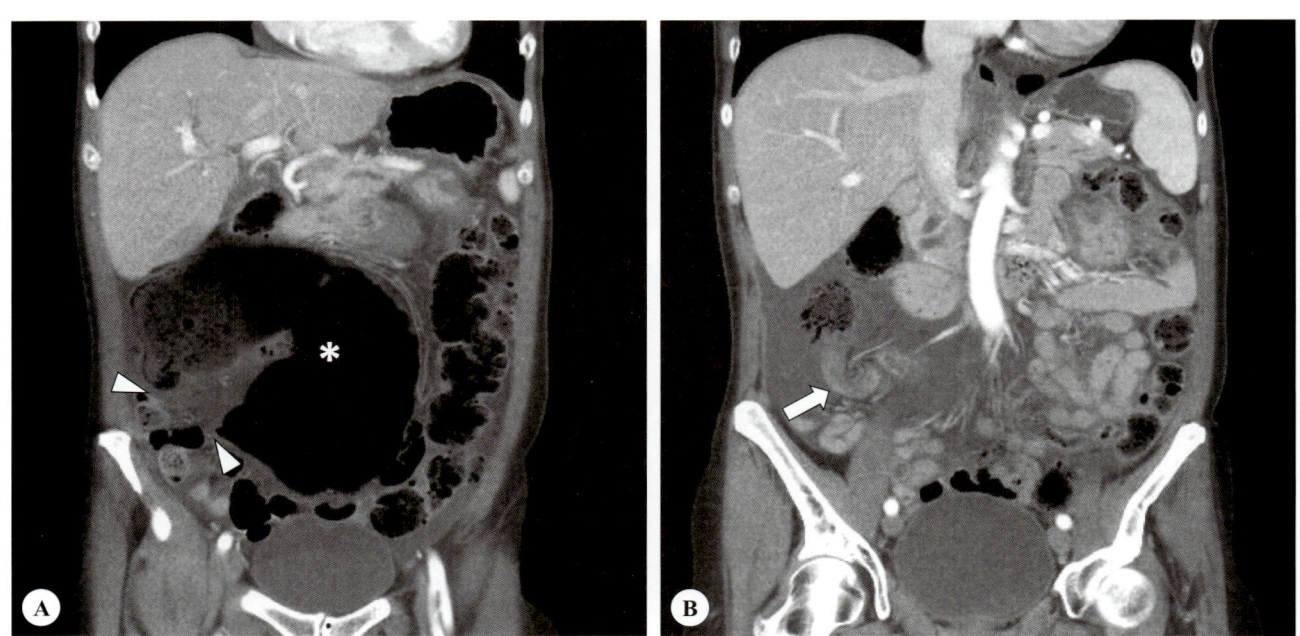

▲ 图 14-111 58 岁女性，盲肠扭转，因腹痛就诊

A. 冠状位增强软组织窗 CT 图像显示右下腹结肠襻明显扩张，呈"C"形（*），扩张的肠襻末端指向盲肠右下方向腹膜后固定的点（箭头）；B. 更后方冠状位图像显示漩涡状血管蒂和受累的回肠末端（箭）

第 14 章 胃肠道
Gastrointestinal Tract

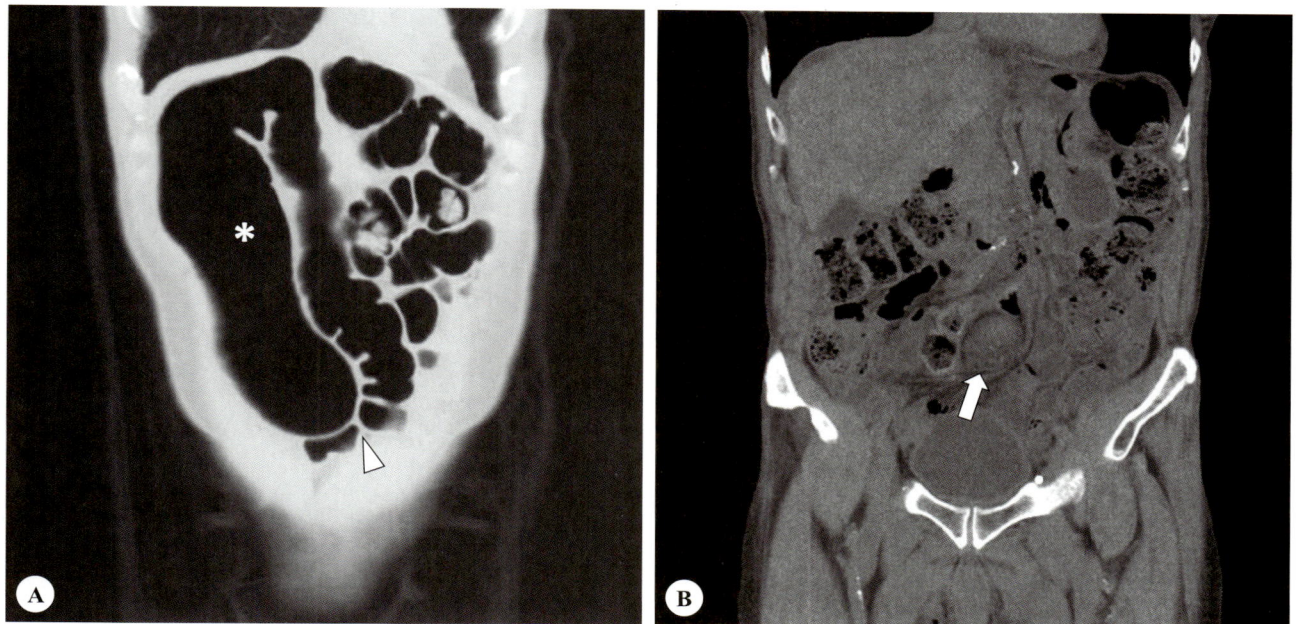

▲ 图 14-112　78 岁男性，乙状结肠扭转，因下腹疼痛和腹泻就诊
A. 冠状位平扫肺窗 CT 图像显示结肠襻明显扩张（*），呈 "C" 形，肠襻末端指向左下腹降结肠 - 乙状结肠交界处（箭头）；B. 更后方冠状位平扫软组织窗 CT 图像显示扭转造成的漩涡状血管蒂（箭）

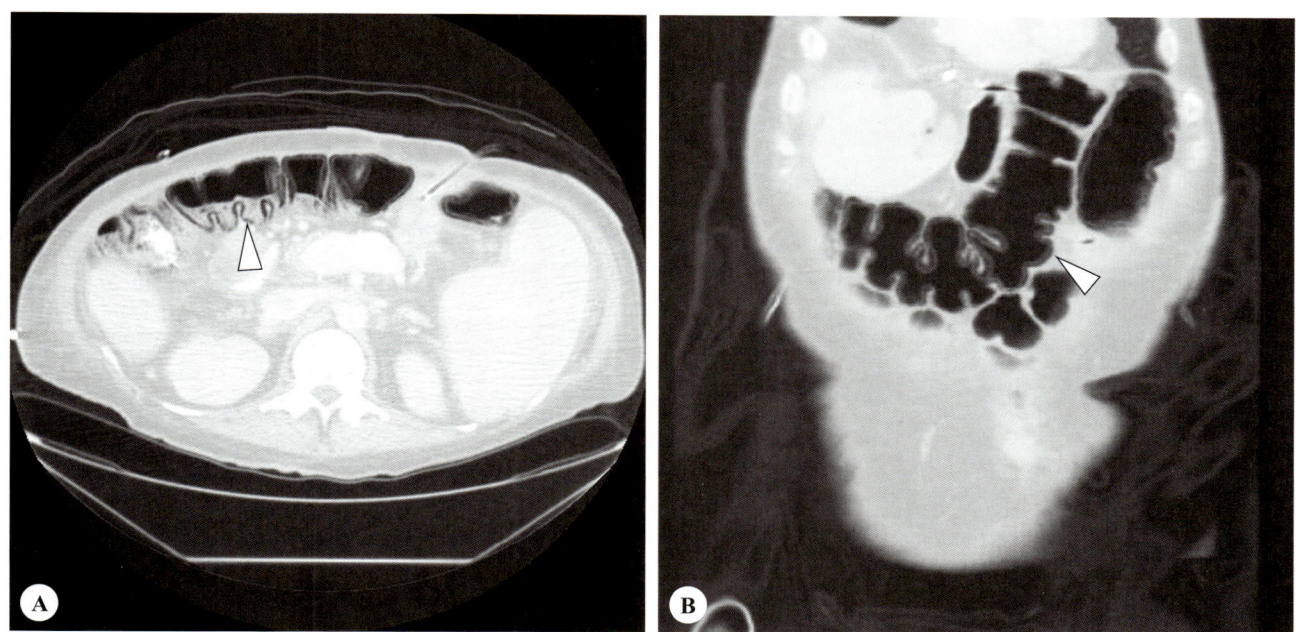

▲ 图 14-113　46 岁男性，偶然发现结肠积气（箭头），有肝移植史，因腹痛就诊
轴位（A）和冠状位（B）平扫肺窗 CT 图像显示横结肠壁内有气体。未见其他结肠壁增厚征象，肠系膜血管内或肝内门静脉系统内未见气体；患者症状自动消失

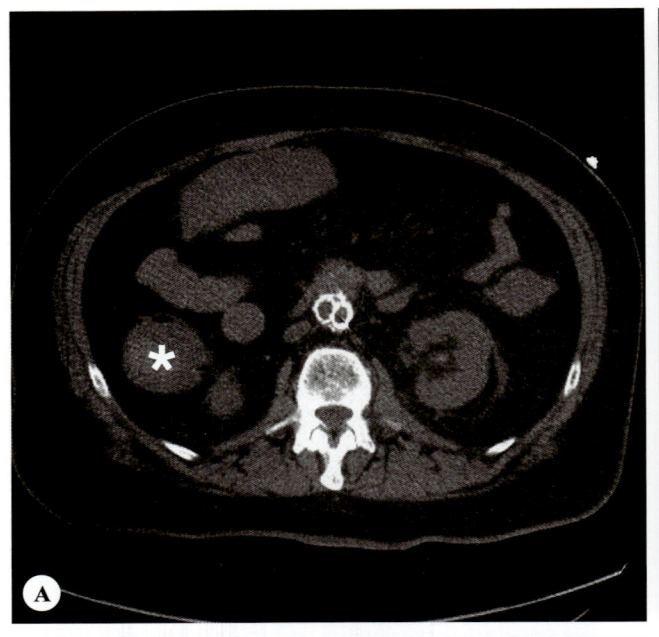
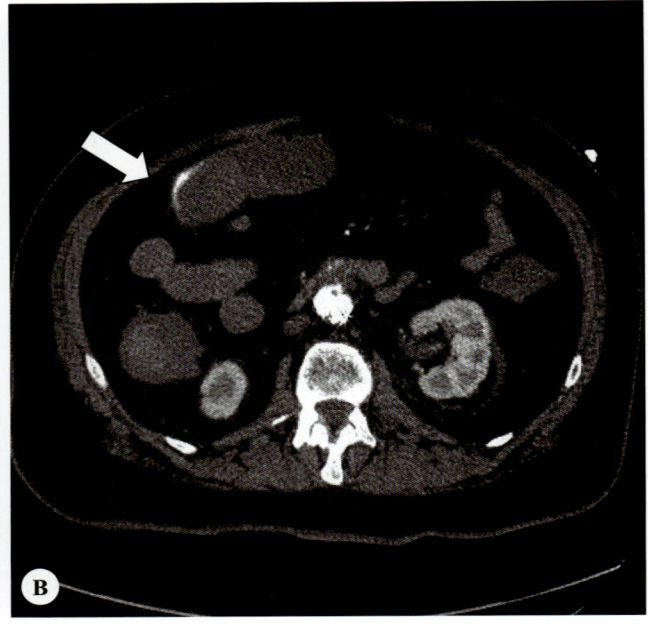
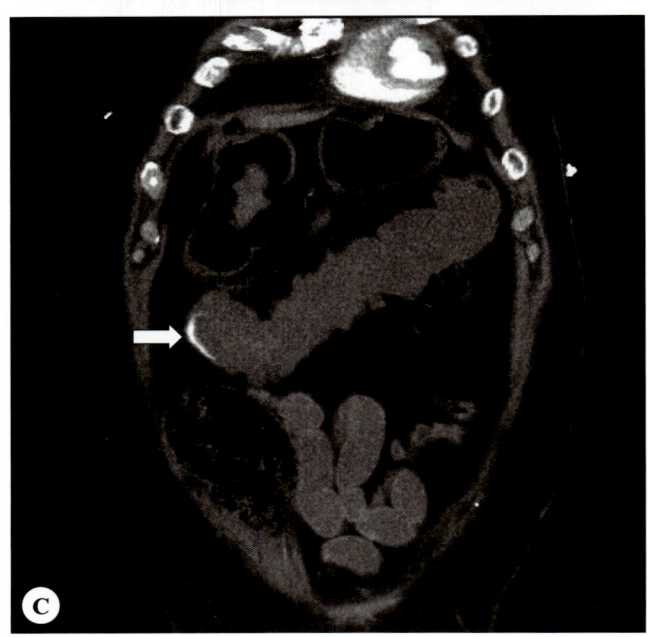

▲ 图 14-114　65 岁男性，急性下消化道出血

A. 在静脉注射对比剂前，轴位平扫软组织窗 CT 图像，以利于与增强图像对比。升结肠高密度（星）继发于血凝块 / 既往出血。B. 动脉期轴位增强软组织窗 CT 图像显示活动性对比剂外渗（箭）至横结肠内，这是相对于平扫图像的新发现。C. 动脉期冠状位增强软组织窗 CT 图像显示沿结肠壁分布的对比剂（箭）

早期研究表明，CT 结肠镜表现（灵敏度、特异度和准确度）存在显著差异，可能与研究设计、患者准备和成像相关技术因素、图像判读方式或放射科医生经验有关[377]。因此，实践指南已制订，从而更好规范 CTC 的操作和结果解释[378]。

目前评估计算机辅助诊断（computer-aided diagnosis, CAD）在息肉检测中发挥的作用[379, 380]。CAD 能够提供另一种诊断意见（相对于阅片者）或进行双重诊断。这有望提高灵敏度，缩短解释影像所需要的时间。

发现结肠病变后（图 14-115），通常认为大小为 10mm 或以上病变应当行结肠镜切除。大小为 6～9mm 的小病变的处理可能有多种选择，建议有 3 年内间隔随访 CTC，以及结肠镜息肉切除术。美国放射学会实践指南认为没有必要报道大小为 6mm 以下病变[378]。

正如所有的 CT 筛查一样，CTC 往往能够偶然发现结肠外的异常，其中大部分（而非全部）并没有临床意义。在一项对 264 例接受 CTC 患者的研究中，109 例患者偶然发现了 151 个病灶。在 151 个病灶中，

第 14 章 胃肠道
Gastrointestinal Tract

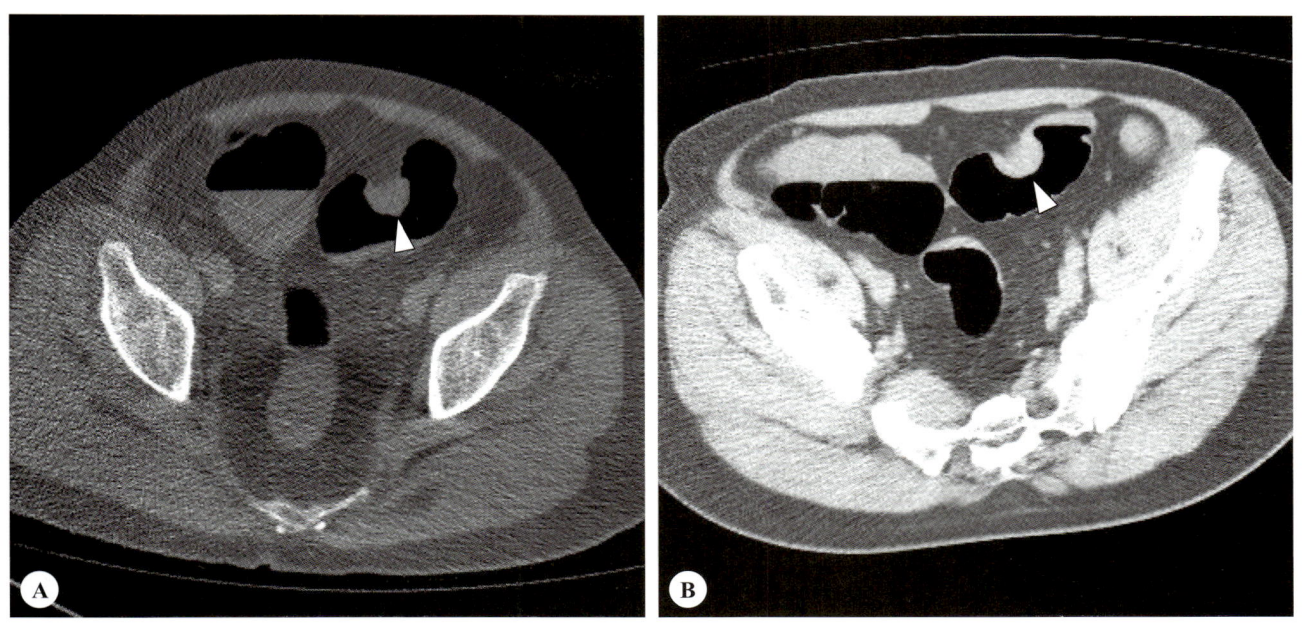

▲ 图 14-115 **69 岁男性，因粪便潜血试验阳性就诊，CT 结肠成像发现低级别外生性腺癌，经手术病理证实诊断**
向患者结肠灌入二氧化碳后，采集患者仰卧位（A）轴位平扫骨窗 CT 图像，以及俯卧位（B）轴位平扫软组织窗 CT 图像，显示乙状结肠壁存在一个呈局灶软组织密度增厚的区域（箭头）

23% 的发现被认为非常重要，如它们有恶变倾向、动脉瘤或其他需要诊治的病理状态[381]，为此需要对患者进行进一步的检查。这对患者不仅是发病率的问题，而且涉及费用和医疗法规。与钡灌肠造影或结肠镜检查相比，患者对 CTC 具有更好接受度[382-384]，有望提高患者对筛查建议的依从性[385]。美国预防服务工作组建议每 5 年进行一次 CT 结肠镜检查以筛查结直肠癌[386]。循证医学表明，CT 结肠镜适用于中低风险患者的结直肠筛查或结肠镜检查不完全的情况。高危人群中 30%～55% 检查是阳性，这些患者需要额外使用光学结肠镜来进行活检以确定病变的性质[388, 389]，故筛查高危因素（有遗传性非息肉性结直肠癌、UC 或克罗恩病结肠炎病史）患者应优先使用光学结肠镜[387]。与 MR 结肠成像相关的研究很早就已经开展，但这项技术尚未得到广泛应用。

第 15 章 肾与输尿管
Kidney and Ureter

Sree Harsha Tirumani　Stuart G. Silverman　著
陈云天　黎 英　张晗媚　译

肾脏的影像学检查可以选择多种方式，包括 CT、MRI、超声、核医学、静脉尿路造影（intravenous urography，IVU）、血管造影和腹部平片。得益于许多重大技术进步，包括滑环、多探测器等，CT 成为肾脏乃至整个泌尿系的主要影像检查方法。同时，MRI 与磁共振尿路成像（MR urography，MRU）也发展成了非常重要的影像学检查手段。超声、核医学、血管成像和腹部平片仍然是非常有价值的检查方法。本章概述了肾脏和输尿管的最新 CT 与 MRI 检查技术及相关的解剖知识，并介绍了放射科医生需要熟悉的常见与罕见疾病。

一、肾脏与输尿管成像技术

1. CT

（1）正常肾脏表现：肾脏的 CT 多平面成像可见肾脏精细解剖细节。CT 检查可以清晰地显示正常肾脏光滑的轮廓、上下极及内部结构，类似于大体标本。在平扫 CT 中，肾脏皮质与髓质的密度非常接近，CT 值为 27～47HU[1]，近似肝脏的密度。肾窦通常位于肾实质内侧，由于含有脂肪密度，在平扫 CT 上很容易与肾实质区分。肾窦组织内含有线状的肾脏血管，起自腹主动脉或引流至下腔静脉。肾脏的集合系统包括肾盏与肾盂。集合系统通常是塌陷的，但肾盏内可能有少量尿液。

静脉注射碘对比剂后，肾脏的影像表现随采集时间变化。在平扫 CT 中，无法区分正常肾脏的髓质与皮质。注射对比剂 15～25s 后，主动脉与肾动脉明显强化，类似 CT 血管成像所见。在增强的皮髓质期，肾脏皮质和髓质可见不同程度的强化，最终在图像上可见较亮的皮质与强化程度较弱的髓质平行排列（图 15-1A）。在标准的注射速率下（2～3ml/s），肾脏皮质的 CT 值可在动脉期增至 70HU，在注射后 40s 增至 145HU，即使在注射对比剂后的 50s，强化后的肾脏髓质 CT 值也不足 60HU[2]。在注射对比剂 100～120s 后，进入实质期，此时肾脏皮质和髓质的 CT 值接近，至少达 120HU[2]（图 15-1B）。正常肾脏的实质在实质期均匀强化，与无强化的肾窦脂肪有清楚的边界。在注射对比剂至少 3min 后，对比剂由肾小管排出，开始充满肾盏与肾盂，此时称为排泄期（图 15-1C）。此时，由于对比剂从肾小管中排出，髓质的强化程度可能比实质稍高。在排泄期，高密度的对比剂依次充满集合系统、输尿管，最终到达膀胱。

（2）CT 扫描方案：对于不同的检查指征，需采用不同的 CT 扫描方案。首先必须确定是否使用静脉对比剂，虽然许多疾病，如腹膜后血肿或肾结石等，诊断时并不一定需要增强检查，但患者可能仍有其他问题需要增强检查。例如，临床怀疑肾结石时，远端输尿管很难显示，静脉对比剂能区分输尿管与盆腔的钙化静脉石。尽管可能出现过敏反应，临床上使用静脉对比剂仍有较大优势。增强扫描显著提升了腹腔和盆腔结构的显示效果，并能更好显示血管。同时包括静脉注射对比剂前、后以及排泄期的 CT 检查称为 CT 尿路造影[3]。静脉对比剂的种类及其适应证和禁忌证见第 1 章。作为静脉对比剂的补充，口服对比剂有时候反而会对泌尿系统检查结果造成负面影响，虽然口服对比剂已广泛用于各种腹部适应证，但是在检查泌尿系结石时应避免使用，因为其可能会影响同样高密度的结石显像。此外，为了不干扰三维显示，在 CT 尿路造影和 CT 血管造影期间，通常用水来代替口服对比剂。

除了泌尿系结石以外，其他肾脏疾病都需要采用多期增强扫描。3mm 或更薄层的扫描可使用多排探测器。CT 扫描仪内置了降低辐射剂量的算法，但是多次一期扫描仍会使患者接受更大的辐射剂量。因此，医师需要考虑多期扫描能否明显获得额外的诊断信息，仔细斟酌是否需要对患者进行多次扫描。对年轻患者，为了减少辐射的潜在致癌效应，减少辐射剂量尤其重要。而对于已明确诊断恶性肿瘤的患者，临床医生的关注点应在于精确诊断、明确肿瘤分期或肿瘤是否复发，因此限制辐射剂量就不是当务之急了。在这类患者中，如果由于影像检查不充分导致漏诊肿瘤复发或延迟诊断，患者的预期寿命将明显降低。

肾脏多期扫描的方案包括 3～5mm 层厚的肾脏平扫图像、静脉注射对比剂后 100s 和 8min 时采集的 3～5mm 层厚的增强后图像。CT 尿路造影扫描方案包括腹腔和盆腔的平扫图像、在肾实质期（注射对比剂后 100s）与排泄期（注射对比剂后 10～15min）采集腹腔和盆腔的增强后图像。为了使肾盂、输尿管和膀胱充分扩张充盈，应嘱患者在检查前饮水 900ml。平扫后，先静脉注射 10mg 呋塞米（速尿），2min 后注射 80ml 碘对比剂（每毫升 350～370mg 碘）[3, 4]。对于对呋塞米（或磺胺类药物）过敏或低血压患者，应在完成肾实质期图像采集后滴注 250ml 生理盐水。最终，将生成实质期和排泄期的轴位、矢状位和冠状位图像及排泄期的最大密度投影、曲面重建和容积重建图像（图 15-2）。在年轻的患者（＜35 岁）中，采用"双相造影剂注射"技术将 3 次扫描减为 2 次扫描从而降低辐射剂量。使用这种扫描方案时，在平扫完成后，先静脉注射一部分对比剂（30～50ml，含碘量为 350～370mg/ml），在第一次注射对比剂后的 8～10min，再注射剩余的对比剂（80～100ml）。在第二次注射对比剂后的 100s 进行第二次采集，即可同时获得肾实质期与排泄期的图像[3]。

2. MRI

(1) 正常肾脏表现：在平扫 T_1 加权序列中，正常肾脏的信号强度类似于其他的腹部器官，如肝脏（图 15-3）。肾脏皮质呈中等 T_1 信号。在没有进行脂肪抑制的情况下，肾窦组织呈典型的脂肪组织信号，呈高 T_1 信号与中等 T_2 信号。但是，T_1 加权序列通常都会采用脂肪抑制技术进行成像。脂肪抑制降低了周围脂肪的信号，从而使得肾脏轮廓显示更清晰。肾脏皮质和髓质组织在 T_2 加权图像呈中等的高信号（图 15-3）。

通常，增强 MRI 图像以 2～3ml/s 静脉注射钆剂（0.1～0.3mmol/kg）获得。静脉注射的钆剂通过肾动脉进入肾脏后，如果延迟时间＜70s 进行成像，肾脏皮质和髓质都可以被明显区分。在注射钆剂后的 100s 左右，进入肾实质期，此时肾实质会呈现类似于 CT 的均匀强化。在所有序列中，肾周脂肪组织会与其他部位脂肪呈现相似的特点。对比剂注射至少 3～5min 后的排泄期，由于排泄的对比剂导致尿液 T_1 弛豫时间降低，此时集合系统中的尿液呈高信号。此外，尿液中高浓度钆剂的 T_2^* 效应偶尔会导致 MRI 信号的丢失。

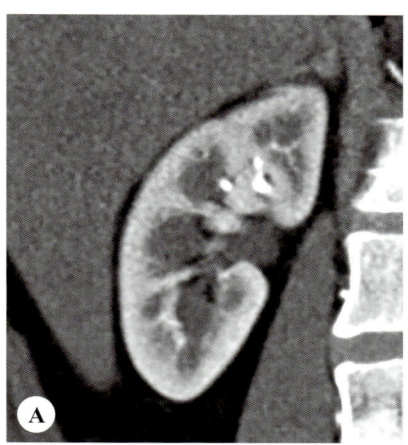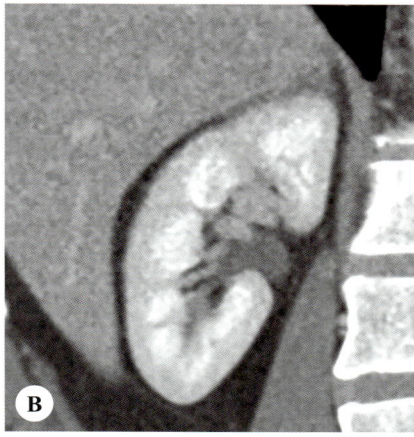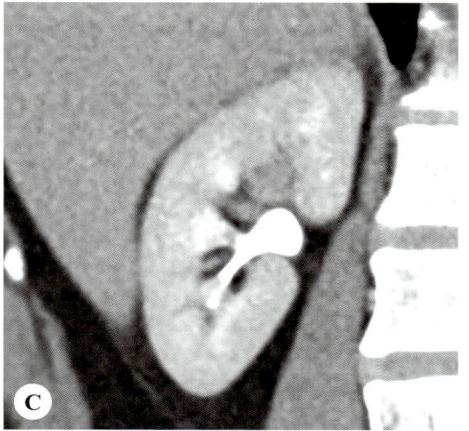

▲ 图 15-1　36 岁男性，血尿就诊

A. 冠状位重建增强 CT 图像显示正常肾脏皮髓质强化期，只有皮质强化；B. 实质期，皮质和髓质强化程度相似；C. 排泄期，对比剂已从皮质和髓质流出，集合系统显影；注意在 A 中集合系统的极高密度影是肾动脉分支在皮髓质期的显影

(2) MRI扫描方案：MRI用于评估泌尿系统疾病是非常有价值的。许多技术可提供良好的空间分辨率与对比度。呼吸门控技术可减少运动伪影。肾脏MRI检查通常让患者处于仰卧位，采用相控阵体部线圈。T_2加权图像通常采用快速自旋回波序列，每个序列需要3~5min，可进行轴位、冠状位和矢状位成像。在需要对整个泌尿系进行成像时，冠状位非常有用，因为轴位可能无法将整个泌尿系包含在一个序列中。超快速半傅里叶采集技术也可用于采集T_2加权图像，但空间分辨率低于FSE技术。此外，其较低的运动伪影与化学位移伪影部分抵消了空间分辨率的不足[5]。目前，标准的自旋回波序列已被梯度回波序列替代，如快速多平面毁损梯度回波T_1加权成像。三维容积T_1采集序列也可以获得高分辨的肾脏T_1加权图像。

常规的肾脏MR检查方案应包括冠状位和轴位的半傅里叶单次快速自旋回波T_2加权成像，轴位同、反相位的T_1加权GRE成像和增强前、后多平面的3D快速脂肪抑制T_1加权成像及弥散加权成像。T_2加权成像可以帮助区分肾囊肿。同、反相位的T_1加权成像可以检测脂肪成分。增强前和增强后的T_1加权图像可以评估并量化肾脏和病灶的强化程度。脂肪抑制技术可协助分辨病灶有无强化，因为此时肾实质和周围组织的信号差异会更加明显。

某些扫描方案可用于一些特定的泌尿系统疾病。需要对肾透明细胞癌进行分期时，扫描至心脏层面的冠状位T_2加权图像和增强后T_1加权图像有助于发现潜在的下腔静脉栓子。MRI尿路造影可帮助诊断输尿管肿瘤、狭窄或梗阻。水成像MRU是基于平扫尿液信号的重T_2加权冠状位尿路成像。排泄期MR

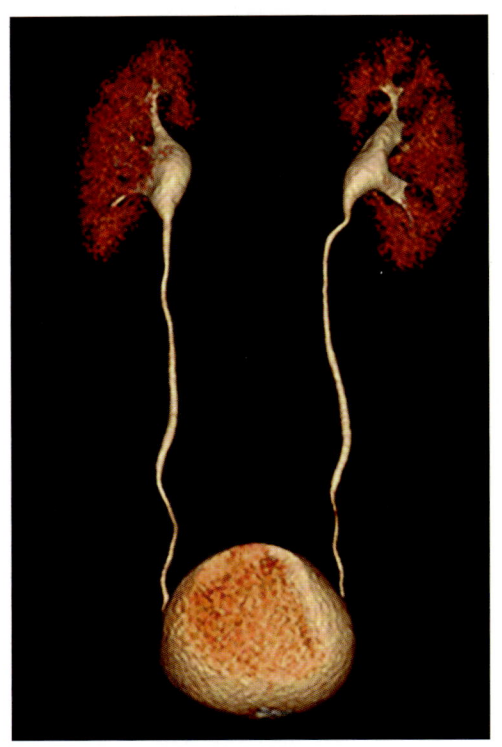

▲ 图15-2 56岁男性，因血尿就诊，泌尿系正常解剖

CT尿路造影排泄期的伪彩容积重建图像显示了去除泌尿系以外组织的泌尿系正常解剖

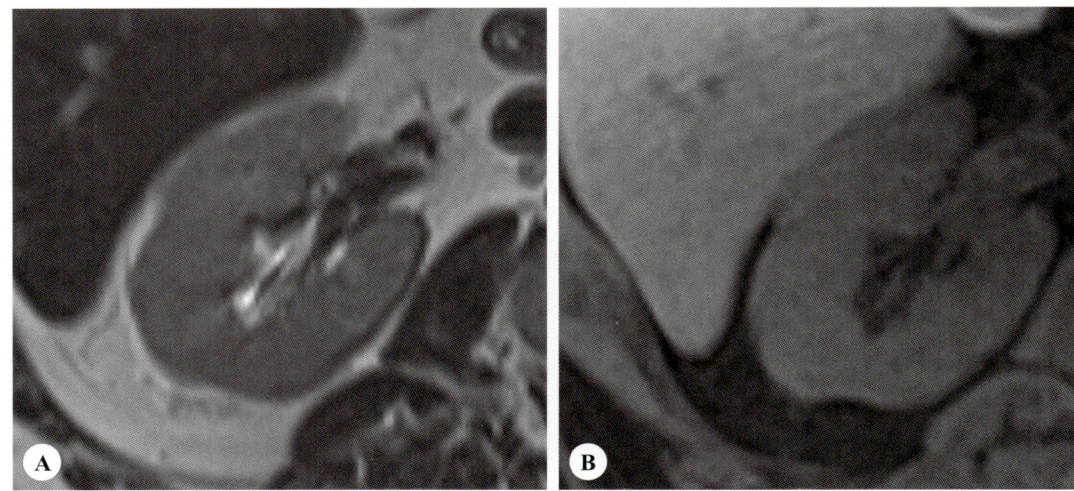

▲ 图15-3 37岁孕妇，因腰痛就诊，正常肾脏

A.轴位T_2加权图像；B.轴位T_1脂肪抑制平扫图像；正常肾脏实质与肝脏及其他软组织相比呈T_2高信号，以及与肝脏和其他软组织类似的T_1信号

尿路成像在静脉注射钆剂后进行采集。通常来说，肾脏的动态成像应分别在增强前、皮髓质期和实质期进行。排泄期图像则在 5min 后从轴位和冠状位进行采集。静推呋塞米（速尿）可能有助于扩张输尿管，但不建议通过口服进行，因为可能会干扰水成像 MRU 的显像[3]。

MR 血管造影已经从过去的基于平扫血液的时间飞跃法发展为基于钆增强的屏气扰相梯度成像法，后者已经解决了过去常出现的流动伪影问题。静脉内注射钆对比剂（0.1~0.3mmol/kg）可减少血管组织的 T_1 弛豫时间，增加强化组织的 T_1 加权信号。进行动脉评估时，MR 血管造影采用自动峰值时间测量团注技术或对比剂团注测试法，来选择最佳的成像时机，因为在标准的 25s 延迟时，有可能对比剂还未填充至最佳。冠状位 MR 血管造影应采集无间隔的 3mm 或更薄的冠状位图像。

3. CT 与 MRI 的局限性 CT 和 MRI 均是评估肾脏及输尿管的常用检查。尽管两者各有缺点，但是 CT 价格更便宜也更方便，因此，CT 常被作为除超声外的首选检查。CT 具有良好的空间分辨率和图像对比，增强检查可进一步提高图像对比。多层螺旋 CT 可以进行超快速扫描，从而减少运动伪影。对于不能接受静脉碘对比剂的患者，如肾衰竭或有碘对比剂过敏史的患者，则无法使用 CT 检查。对这些患者，MRI 更有价值，因为肾功能不全的患者仍可静脉使用钆对比剂，但需要患者的肾小球滤过率> 30ml/（min·1.73m²）。虽然 MRI 对比剂的过敏反应非常罕见。但是，MRI 更容易受到运动的干扰而产生运动伪影，在极度虚弱的患者中尤其常见。超快速 3D MRI 序列在减少运动伪影方面有所改善。此外，对于可能有 MRI 禁忌证（如心脏起搏器或脑动脉瘤夹）的患者，应选择 CT 检查。

无论是 CT 还是 MRI，都可能在某些案例中难以辨别肾脏病灶是否存在强化。MRI 对于病灶内的血管更加敏感，但是通常只能显示相对的强化。CT 可以进行绝对的强化定量，但是由于邻近肾实质强化所致的密度增高，病灶可出现明显的假强化，在对小病灶（<1.0cm）进行成像时更常见[6]。此外，辐射剂量和人群的辐射接触也是 CT 中需要关注的问题。

二、解剖

正常人通常有两个肾脏。每个肾脏均由皮质、髓质、肾窦脂肪、血管和尿路结构组成。肾脏位于腹膜后间隙中，分别位于椎体两侧，高度平 T_{10}~L_2 水平（图 15-4）。左肾通常比右肾稍高。双肾在大小和形态上通常对称，但是左肾有可能比右肾稍长。男性的肾脏通常比女性更大。肾脏通常在青年时停止长大。肾脏的大小根据身高差异可以有所不同，其中位长度为 11cm，绝大部分为 9.8~12.3cm[7]。根据目前的超声研究报道，肾脏皮质平均厚度为 10mm，并且双肾对称[8]。

正常肾脏的边缘通常是光滑的，可见小的切迹。正常肾脏周围覆盖了一层薄的包膜，此包膜在影像上通常不能显示。在肾动脉闭塞时，有时由于肾包膜动脉在肾外周形成薄的环形强化，可观察到肾包膜的边缘[9]。在肾包膜外，是肾周间隙，内含脂肪与薄纤维分隔。肾周脂肪在 Gerota 筋膜内。Gerota 筋膜还包绕肾上腺，后者与肾脏之间有横行的分隔。肾前筋膜、肾后筋膜将肾脏与肾上腺与其他间隙分开[10]。当筋膜由于积液或其他原因增厚时，有时候可以在影像上显示。

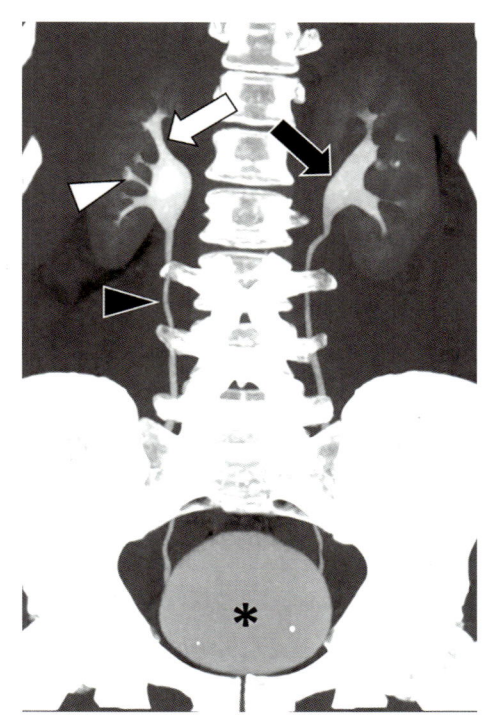

▲ 图 15-4 36 岁男性，因血尿前来就诊，正常肾脏

冠状位 CT 尿路造影排泄期最大密度投影重建。双肾位置正常，肾盏（白箭头）和漏斗（白箭）形态均正常。肾盂（黑箭）、输尿管（黑箭头）和膀胱（*）的显影均正常

每侧肾脏由一支或多支肾动脉供血。肾动脉通常起源于腹主动脉（肠系膜上动脉以下层面），少数起源于髂动脉。双侧单支肾动脉供血是最常见的，肾动脉通常走行在肾脏的前内侧（图 15-5）。但是，在 24%～30% 的人群中，肾脏有多支肾动脉供血[11]。右侧主肾动脉通常会走行于下腔静脉（IVC）后方，但是是 5% 左右的人群肾动脉走行于 IVC 前方[12]。肾动脉通常在肾门处分为背侧和腹侧的分支，进一步分为肾段动脉。此外，约 1/5 的肾动脉在主肾动脉发出后可提前分支（距腹主动脉 2cm 内）[13]。肾动脉还与集合系统近端输尿管紧密伴行。了解以上情况非常重要，因为血管交叉有时候会导致肾输尿管连接处（ureteropelvic junction，UPJ）的梗阻。此外，患者接受内镜下肾盂造口术时，对以上情况的精确诊断有助于防止术中出血[14, 15]。

肾脏静脉数目和位置可以有很大的不同。右侧肾静脉通常直接汇入 IVC。而左侧肾静脉通常更长并走行于腹主动脉前方直到其汇入 IVC（图 15-6）。多支肾静脉是所有变异中最常见的，在 15%～30% 的人中存在[11]。最常见的肾静脉变异为两支左肾静脉环绕腹主动脉走行（环绕腹主动脉的左肾静脉）。第二常见的变异，是左肾静脉经过腹主动脉后方汇入 IVC（腹主动脉后左肾静脉）（图 15-7）。环绕腹主动脉和主动脉后左肾静脉的后支血管，常走行于肾脏较下方的位置。正常的左肾上腺静脉和左侧性腺静脉均引流至左肾静脉。

三、肾脏、输尿管疾病

（一）先天性异常

1. 位置异常或融合 异位肾，或者称肾脏位置异常，在 500～900 人中可有 1 人发生[16]。当输尿管芽或后肾胚胎细胞不能正常移行时，可出现异位肾。最常见的无融合异位肾是盆腔肾[17]。盆腔肾通常伴随着肾旋转异常、肾门形态异常或翻转表现（图 15-8），其血供通常来自髂动脉或肾脏平面以下的腹主动脉且由多条动脉供应[16]。

马蹄肾（图 15-9）是一种最常见的肾脏融合畸形，在 400～800 人中可有 1 人发生[18]。马蹄肾是指肾极（常为下极）融合并形成峡部。正常肾脏发育的上升

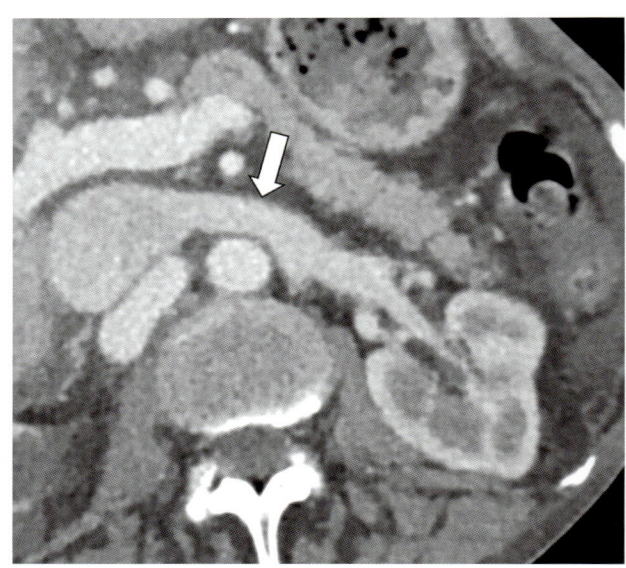

▲ 图 15-6 48 岁男性，下腹痛前来就诊，轴位增强 CT 软组织窗显示正常左肾静脉汇入下腔静脉（箭）

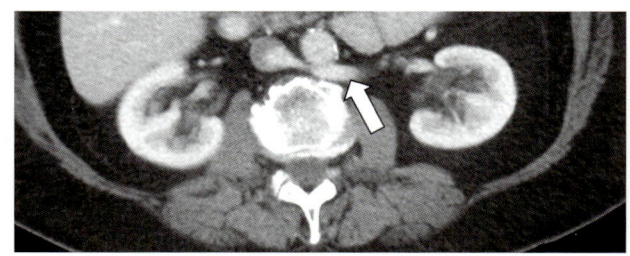

▲ 图 15-7 63 岁女性，上腹痛就诊，正常肾静脉变异轴位增强 CT 软组织窗显示左肾静脉经过腹主动脉后汇入下腔静脉（箭）

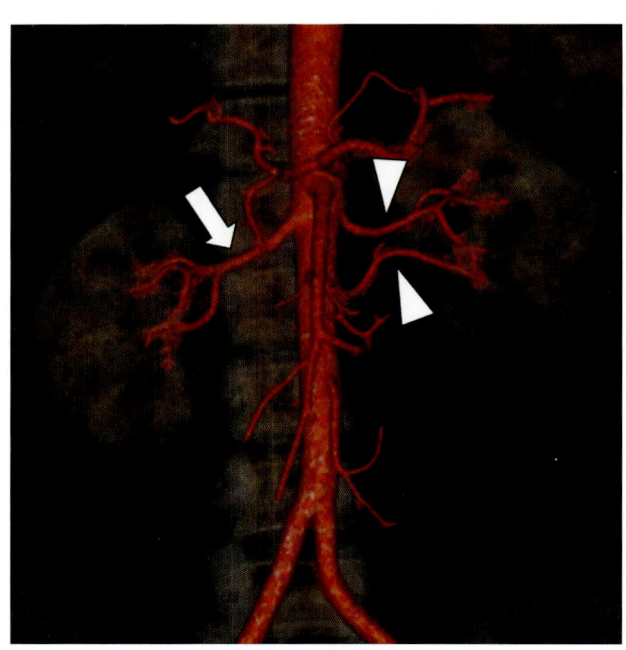

▲ 图 15-5 38 岁女性，潜在的肾移植供体，正常肾脏 CT 血管造影的动脉期容积重建伪彩重建图像。右侧为单支肾动脉（箭），而左侧存在两支肾动脉（箭头）

第 15 章　肾与输尿管
Kidney and Ureter

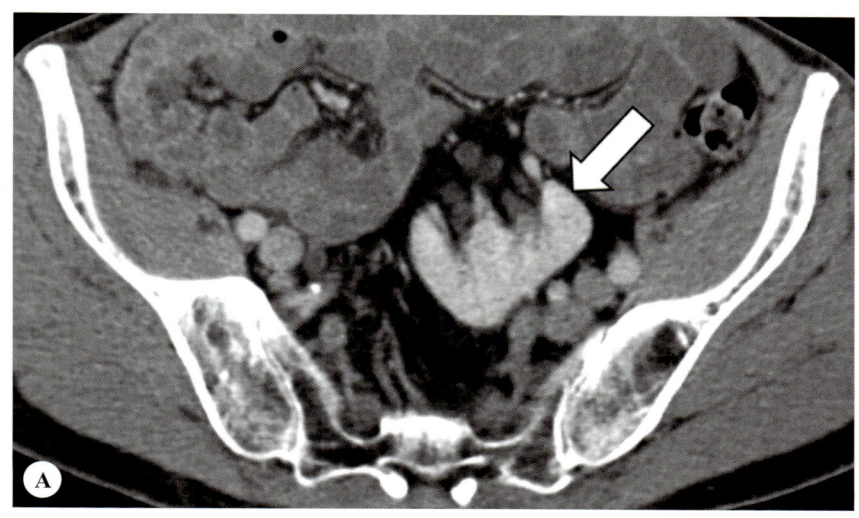
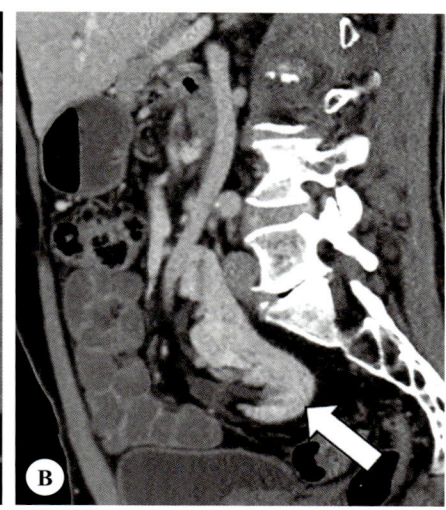

▲ 图 15-8　64 岁男性，前列腺癌，偶然发现盆腔肾
轴位（A）和矢状位（B）增强 CT 软组织窗图像均显示了左侧盆腔肾（箭）

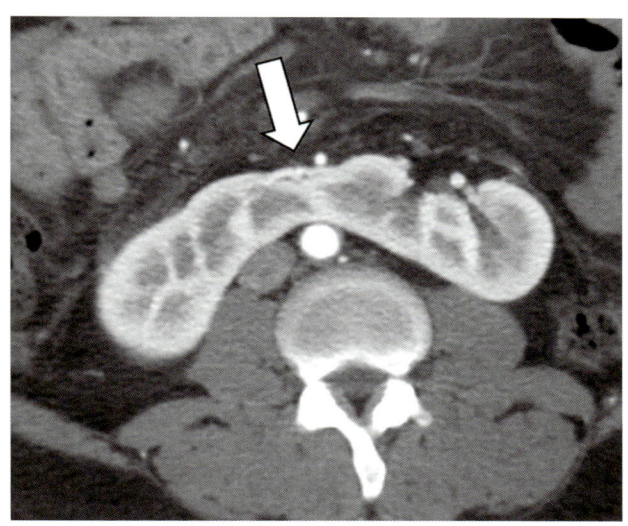

▲ 图 15-9　43 岁女性，右侧疼痛就诊，马蹄肾
轴位增强 CT 软组织窗显示了双肾下极在腹主动脉前融合（箭）（图片由 Dr. Vijayanadh Ojili, UTHSC at San Antonio, San Antonio, Texas, USA 提供）

过程终止，使肾脏位于肠系膜下动脉水平，肾脏位于腹部中线区、主动脉和脊柱前方[19]。马蹄肾的下极位于上极的内侧，在 L_3 椎体层面以下。而正常肾脏的下极位于或高于 L_2 椎体层面。CT 上可见双肾在中线部位通过局部的峡部相连。马蹄肾及马蹄肾峡部通常均可在注射静脉对比剂后强化。马蹄肾常见肾血管异常，表现为通过中央肾门的大量分支血管[20]。

马蹄肾容易出现几种并发症。由于血管的分支和肾脏的形态，可能存在因尿液淤积而导致泌尿系结石或感染的风险[21]。马蹄肾与 UPJ 梗阻或膀胱输尿管反流的发生相关，并会增加创伤性肾损伤的风险和多种肿瘤的发生率，如透明细胞癌、尿路上皮癌、类癌和肾母细胞瘤[18]（图 15-10）。马蹄肾还与多种肾外疾病和综合征相关，包括中枢神经系统疾病（Chiari 畸形、脊膜脊髓膨出）、消化道疾病（肛管直肠异常）、泌尿生殖道疾病（尿道下裂、膀胱外翻）及心血管系统疾病（主动脉缩窄、法洛四联症、室间隔缺损）[18]。此外，还有文献报道马蹄肾与肾外肿瘤也可能有关[18]。

异位肾的另一种形式，被称为交叉异位，发生率约为 1/1000，在男性中更常见[17]。主要指一侧肾脏跨越中线，伴或不伴有输尿管跨越（图 15-11）。左至右异位伴融合到正常位置肾脏下极是最常见的类型[22]。85% 的交叉肾脏，伴有肾实质融合[23]。罕见情况下，可以为单独的肾脏和单独的交叉输尿管，或者有两个肾脏和两条交叉的输尿管。在融合的交叉异位中，动静脉结构通常不典型或比较复杂。异位的肾脏通常旋转不良。在 97% 的病例中，异位肾的输尿管在正常位置汇入膀胱。而仅在不到 3% 的病例中，输尿管为异位汇入[22]。交叉异位肾会导致泌尿系结石与梗阻的发生风险增加，并与尿道瓣膜发育不良、尿道下裂与隐睾症相关[16]。考虑进行手术治疗时，CT 尿路造影或 MR 尿路造影可在术前提供精准的解剖细节，显示出肾脏融合的位置，肾脏无功能区域，并描述集合系统的解剖结构[21]。CT 血管

785

造影可显示相应的血供情况。

罕见情况下，异位肾还可在伴或不伴膈疝的情况下移行至胸腔。胸腔肾的发生率＜1/10 000[17]，并且常发生于男性，常发生于左侧胸腔[24]。胸腔肾多为偶然发现，因为绝大部分患者无明显症状。胸腔肾可能在胸片或腹部平片上被误诊为肿物，但通过CT和MRI可以明确诊断。除旋转不良外，胸腔肾的肾功能通常是正常的[24]。

肾缺如指单侧或双侧肾脏的完全缺失。肾缺如的发生率根据人群不同差异很大。双侧肾缺如是致命的并通常伴有肺发育不全。单侧肾缺如并不常见，发生率在新生儿中约为1/2000[21]，更常见于左肾。此外，其他同样从中肾管发育而的泌尿生殖器官的异常也可伴随单侧肾缺如，包括男性精囊腺囊肿、精囊腺或输精管缺如、附睾异常，以及女性的子宫、输卵管和阴道异常[16]。单侧肾缺如患者的对侧肾脏通常除代偿性肥大外，其他均正常。

肾脏发育不良在新生儿中发生率约为1/400，其发生原因为肾单位发育受损[25]。受影响的肾脏形态偏小、轮廓光滑、肾功能正常或下降（图15-12）。鉴别诊断包括肾动脉狭窄、慢性血管性损伤[21]。肾脏发育异常通常出现在儿童中，将在第24章中讨论。

2. 肾脏集合系统异常　肾盂输尿管连接处梗阻在儿童和成人中均可发生，更好发于男性。肾盂输尿管连接处梗阻可双侧发病，单侧发病时，更好发于左侧。成人的先天性病因包括腔内狭窄、纤维化以及血管骑跨[26]。成人中非先天性的病因包括结石，由于外伤、感染或其他原因引发的炎症导致的良性狭窄，以及恶性肿瘤[26]。CT尿路造影和MR尿路造影中均可发现肾积水及UPJ管径的突然变化。肾积

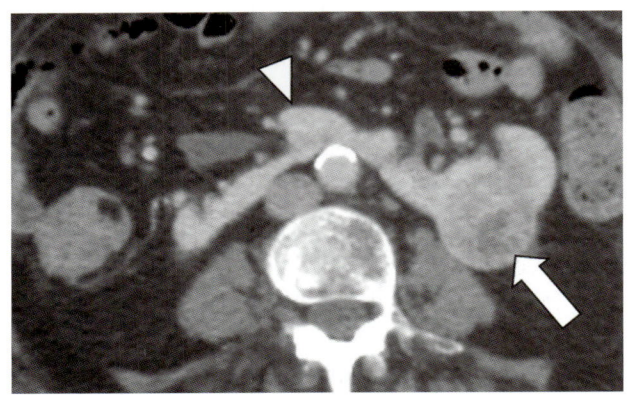

▲ 图 15-10　62 岁男性，因血尿就诊，肾细胞癌和马蹄肾
增强 CT 软组织窗显示双肾下极在腹主动脉前融合（箭头）；左肾可见一不均匀强化的肿块（箭）（图片由 Dr.Vijayanadh Ojili, UTHSC at San Antonio, San Antonio, Texas, USA 提供）

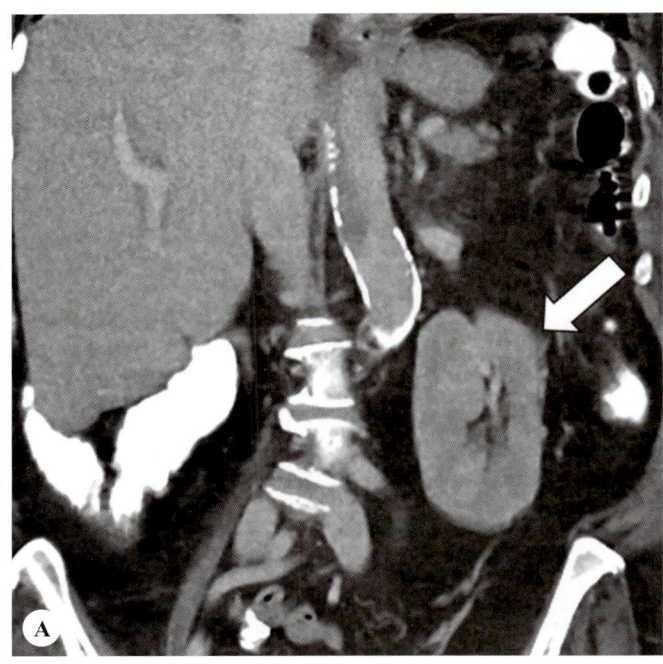
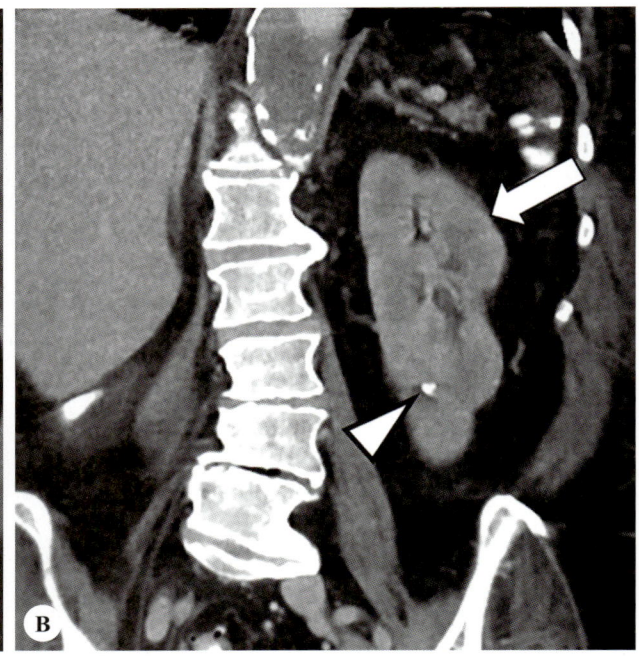

▲ 图 15-11　69 岁男性，因血尿前来就诊，交叉融合异位肾
冠状位增强 CT 软组织窗重建图像可见右侧肾脏缺失（A），左侧可见另一肾脏与正常左侧肾脏（B）的下极融合（箭）；左肾下极可见一枚结石（箭头）

水的程度取决于梗阻的程度与持续时间。CT 和 MRI 也被用于寻找梗阻的病因；随着解剖细节的显示，可能存在的骑跨血管也能被找到[26]。骑跨血管的确诊可有效预防内镜下肾盂切开术中损伤，对于这些患者，可能需要采用直接肾盂成形术或血管移植术[26]。

肾集合系统重复畸形是最常见的先天肾脏异常之一，重复可以是部分的，也可以是完全的，这取决于肾脏集合系统融合的程度，可以表现为叉状肾盂，部分输尿管重复畸形（Y 形输尿管），不完全输尿管重复畸形（在输尿管膀胱连接处前输尿管融合，V 形输尿管），或者完全输尿管重复畸形，有完全不同的输尿管膀胱开口[27]。在完全输尿管重复中，第二输尿管通常遵循 Weigert-Meyer 法则：上端输尿管在下端输尿管的内侧和下方汇入膀胱，并且是异位的[28]。完全输尿管重复畸形可伴随输尿管囊肿、UPJ 梗阻和输尿管膀胱反流。CT 尿路造影和 MR 尿路造影可显示重复的集合系统、异位输尿管和输尿管囊肿[21, 27]。肾上极集合系统可因输尿管囊肿或异位输尿管汇入而积水[29]。异位输尿管汇入在男性中总是在括约肌上，通常在尿道前列腺部、精囊腺或射精管。在女性中，异位输尿管通常在括约肌下开口进入阴道[21]。输尿管囊肿指在输尿管末端、输尿管膀胱连接处或输尿管异位开口处的球状扩张。

CT 和 MRI 上可以看到的其他集合系统先天性异常包括巨肾盏（扩张的肾盏伴发育不全的肾锥体）、多肾盏（肾盏数量＞12 个）、巨输尿管（近端输尿管扩张，远端输尿管逐渐变细且无反流或占位性病变），下腔静脉后输尿管（右侧输尿管的异常，在 $L_{3\sim 4}$ 水平走行于下腔静脉后方）[21]。

3. 肾皮质异常 永存胚胎期分叶状肾是成年人常见的一种变异，其原因是肾小叶融合不完全。通过肾的平滑轮廓和锥体间凹陷的位置，可以在 CT 和 MRI 上将其和肾瘢痕区分开。肾柱肥大是指肾皮质异常增厚，病变可能与肿瘤相似、难以区分，但

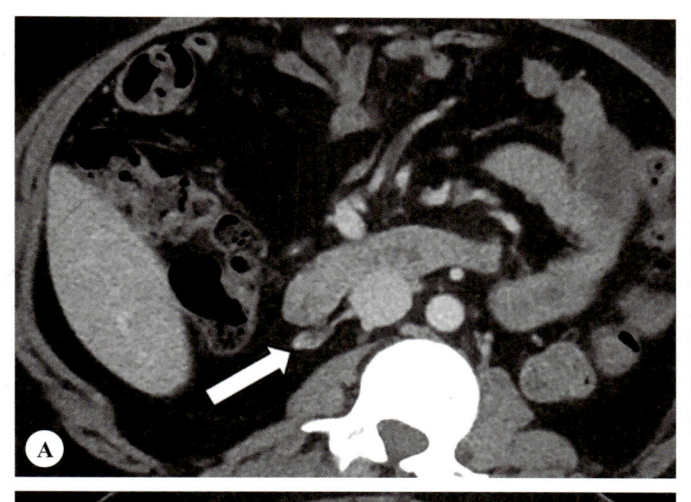
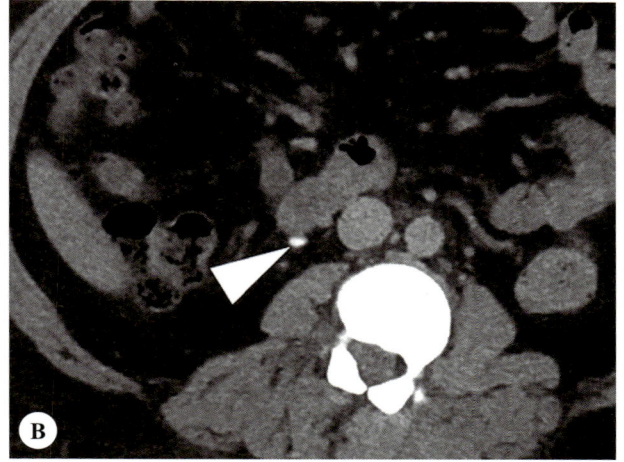
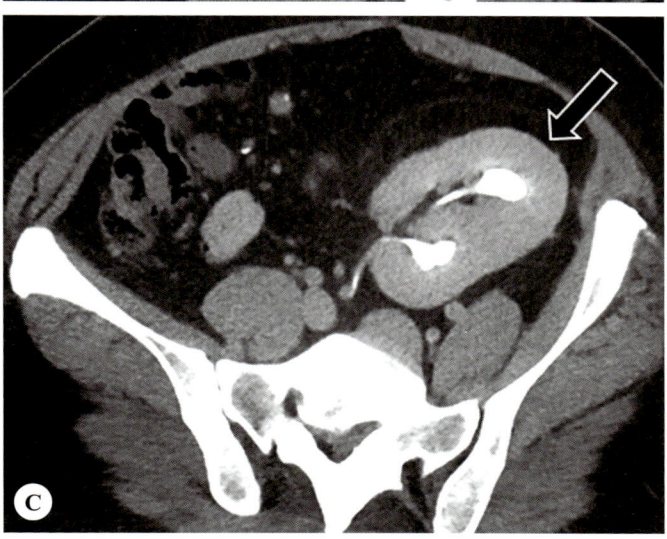

▲ 图 15-12 32 岁女性，因高血压就诊，肾脏发育不良

轴位增强软组织窗 CT 图像排泄期显示右肾发育不良（白箭）及左侧盆腔肾（黑箭）；注意对比剂在右侧输尿管的排泄（白箭头）代表右侧肾脏有功能

它常与单一的肾锥体相连，对诊断具有提示意义[30]。尽管该结构在超声上可能表现为低回声，需要进一步进行其他影像检查，但它在 CT 和 MRI 上的密度或信号及增强模式通常类似于正常肾实质[30]。提示诊断的重要线索是肾脏的外缘光滑，任何肾皮质边缘的变形都提示其他的诊断。

结合部肾皮质缺损是超声检查中的常见变异，被认为是胚胎期的融合缺陷[16]。该变异表现为肾脏前上缘或后下缘的局灶性肾皮质变薄。它们通常位于肾脏下极和中部之间。结合部肾皮质缺损，常伴有被称为中间分隔的线样皮质结构。CT 和 MRI 中的强化方式，可以将这种正常变异与肿瘤区分开来。然而，结合部的缺损表现可类似于皮质瘢痕。

由于肾皮质内折，肾皮质前部会出现肾门唇。肾皮质增厚的区域在超声上可表现为隆起，甚至与周围肾实质相比呈轻度低回声。然而，在 CT 或 MRI 上的所有序列中，其特征均与邻近肾实质相似[16]。驼峰肾是脾脏切迹导致左肾局部轮廓隆起的另一种正常肾脏变异，其特征与其他肾实质相似。

（二）囊性肾病

成人最常见的肾脏肿物是良性的单纯性囊肿。单纯性肾囊肿起源于肾皮质，可单发/多发，可发生在肾脏的任何部位。随着年龄的增长，囊肿的大小和数量往往会增加[31]。不同囊肿的生长模式区别很大；大部分生长缓慢，有些则可能会长得很大。囊肿通常是无症状的，但也可能会引起血尿，如囊肿过大可能会引起疼痛，并且可能通过占位效应导致高血压或集合系统阻塞。在这种情况下，治疗可采用影像引导下的经皮囊肿穿刺抽吸和硬化。如果肿块无症状，并且符合超声、CT 或 MRI 对单纯囊肿的诊断标准，则无须进一步的影像学评估。

在 CT 上，诊断特征包括：①囊壁光滑，线样薄壁；②内容物为均匀的水样密度（≤20HU）；③邻近肾实质的界面光滑、锐利；④增强扫描上密度均匀，并且无强化[32]（图 15-13）。

囊肿（尤其是位于肾极的囊肿）的周围可能会围绕薄层的环状肾实质；此外，相邻的两个囊肿之间也可见受压的肾实质。有时，囊肿和肾实质的边缘可呈鸟嘴状。如果平扫和增强扫描之间的密度变化＜10HU，则认为病灶未增强。明显增强可能是由部分容积效应或假性增强所致，特别是在＜1cm 的病灶中，大部分被强化的肾实质包围[33]。当图像包括部分囊肿和部分肾实质时，部分容积效应可能导致肿块出现增强，此时得到的密度值是邻近强化肾实质和未强化的囊肿密度的平均值。部分容积效应通常发生在层面厚度大于病灶半径时。因此，增强检查最好应在层面厚度小于等于病灶半径情况下进行[34]。假性增强是由周围增强的肾实质内的碘对比剂引起的线束硬化性伪影所致。以上两个因素可能导致增强扫描时囊肿密度略高；因此，存在 10～19HU 的密度差异对于病灶是否存在强化是不确定的。强化的明确定义为 20HU 或以上的差异[32]。

在 MRI 上，单纯性囊肿表现为：①囊壁平滑，线样薄壁；②在 T_1 和 T_2 加权图像上与 CSF 具有相似的均匀信号强度；③邻近肾实质的界面光滑、锐利；④增强扫描无强化[33]（图 15-13）。MRI 中，若增强扫描前后之间的信号强度差除以增强前的信号强度＜15%，则认为病灶无强化[35]。与 CT 一样，信号强度值可能受部分容积效应的影响，但 MRI 不会出现假增强。减影成像即是从增强扫描中将非增强扫描的信号值减去，而与 CT 相比，MRI 可以更容易地完成减影成像，并用于定性肿块是否存在强化。

良性单纯性肾囊肿可合并急性感染或出血。感染时，囊肿可能会扩大，通常在 CT 上表现出较高的密度、囊壁增厚、囊内有时还可见气体，周围脂肪通常受累。出血时，囊肿可能扩大，通常在 CT 上显示更高的密度，在 T_1 加权图像上显示更高的信号强度，也可见肾周脂肪受累。

肾盏憩室在 CT 或 MRI 上可能与单纯囊肿表现相似，它们在皮质髓质期均表现为无强化水样密度或信号的肿物。肾盏憩室通常是偶然发现的，当它们含有结石、钙乳或碎屑时，可能会与肿瘤表现相似，此时应通过 CT 尿路造影或 MR 尿路造影进行更全面的评估。肾盏憩室腔内覆盖移行上皮，并通常通过狭窄的开口与肾盏（1 型）或漏斗/肾盂（2 型）相连[36]。肾盏憩室通常体积较小且位于肾内（图 15-14），但也会存在巨大憩室并延伸到肾脏表面以外的情况[37]。憩室内的结石或钙乳会随着患者体位的改变而移动[37]。与单纯囊肿不同，在大多数情况下，肾盏憩室在排泄期图像上会有对比剂填充，从而可以正确进行鉴别诊断[37]（图 15-14B 和 C）。

良性囊肿可能随着时间的推移而呈现出与上述描述不同的特征，通常认为这些特征是由感染、出血或其他病理过程所致。当出现上述情况并且患者

第15章 肾与输尿管
Kidney and Ureter

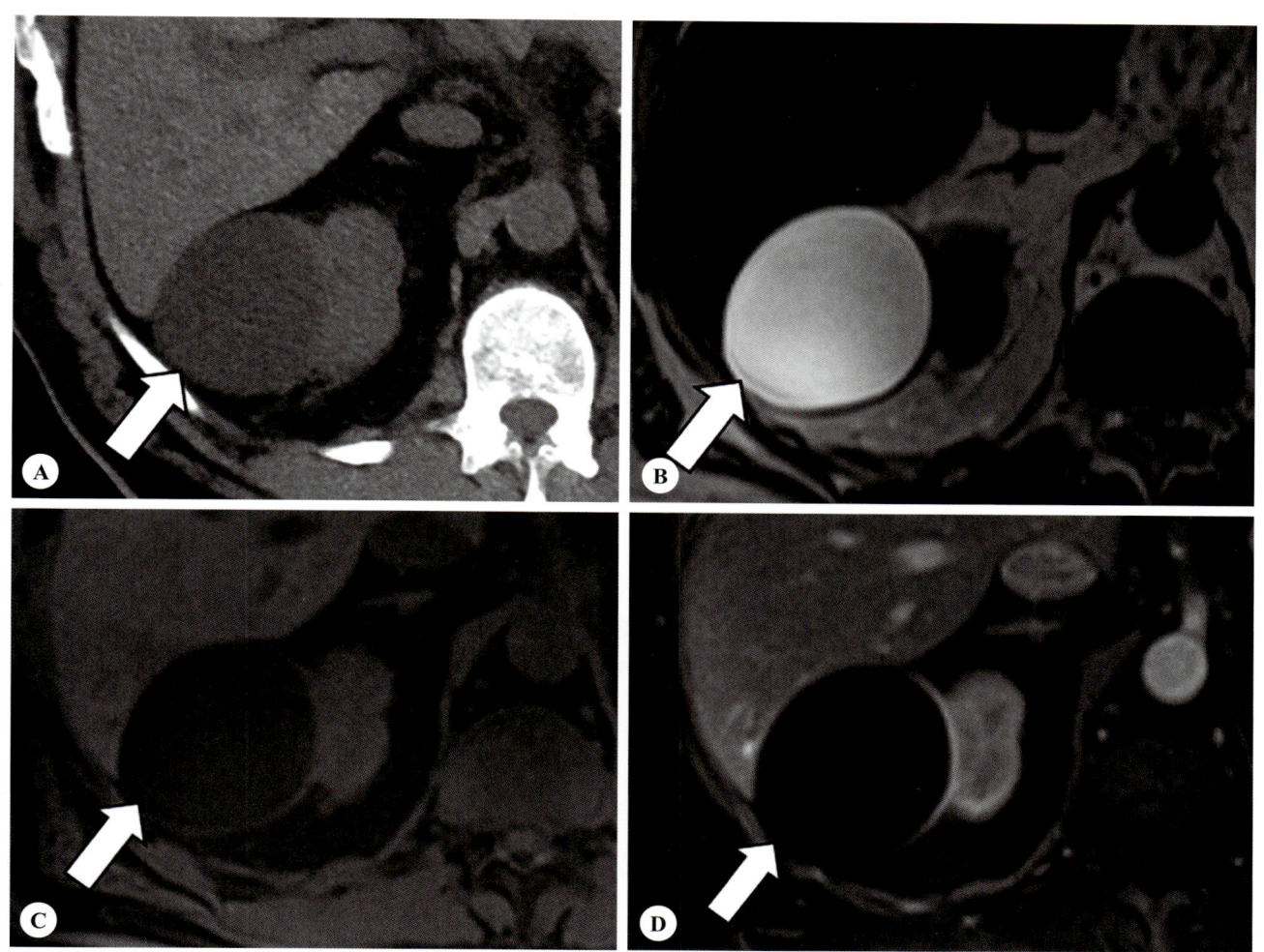

▲ 图 15-13 72 岁男性，因血尿前来就诊，Bosniak Ⅰ类单纯性肾囊肿
A. 轴位非增强 CT 可见右肾上极外生性囊性肿块，均匀水样密度（6HU），无分隔或钙化，线样薄壁（箭）；B 至 D. 轴位 T_2 加权 MR 图像（B），平扫（C）和增强后减影（D）T_1 加权图像显示囊性肿块呈均匀 T_2 高信号、T_1 低信号且无强化（箭）

无症状时，囊肿被称为良性复杂囊肿，无明显的临床意义。尽管如此，也必须与肾脏恶性肿瘤鉴别诊断[37-39]。CT 和 MRI 在这方面非常有用，而 CT 也通常作为以上情况的初始检查。良性复杂囊肿的特征包括囊内少量的[7,8]、薄的（1~2mm）分隔[38]及囊壁或分隔有薄的、边界清楚的钙化（图 15-15）。良性囊肿也可能发展为不强化、均匀、高（>20HU）密度（图 15-16）病灶。这些囊肿通常被称为高密度囊肿，绝大部分是陈旧性出血所导致的，其内容物 CT 值通常为 40~90HU[32]（图 15-16）。高密度是由血液蛋白成分浓缩所致，因此，更好的术语可能是蛋白质囊肿。部分囊肿内含黏稠的机油样物质，其他可含浓缩的白色物质（类似于肾钙乳），但也有部分含高蛋白的淡黄色液体[40]。大多数高密度囊肿是单发的，但也可能是多发的，常见于常染色体显性遗传的多囊性肾病[39]。在超声检查时，高密度囊肿可能表现为无回声，但通常由于黏稠的内容物而出现回声，尤其是在有近期出血的情况下。

良性高密度囊肿的最初定义为小囊肿（≤3cm）、密度均匀且无强化[32]。但是，在平扫 CT 上密度均匀且测量 CT 值为 70HU 或更高的囊肿，几乎可以肯定为良性高密度囊肿[41]。如果平扫 CT 上的肾囊肿不均匀，或者是密度均匀、测量值 20~70HU，则应通过 CT 或 MRI 评估是否可能存在肾细胞癌。肾细胞癌很少呈均匀水样密度（在平扫 CT 上≤20HU），其密度几乎总是不均匀的[42]。使用单个大感兴趣区域时，有些 RCC 可能表现为均匀，并测量为水样 CT 值，但使用多个小 ROI，则能测量出 >20HU 的 CT 值[43]。

在增强 CT 中，若肾脏肿块的 CT 值高于 20HU 且密度均匀，通常为蛋白质囊肿，这些肿块是肿瘤的可能性很小。超声检查对这些肿块定性可能有帮助，但由于蛋白质囊肿可能存在低回声，通常需要采用 CT 或 MRI 对这些肾脏肿块进行进一步的检查。近期的研究表明，良性囊肿在增强 CT 上的 CT 值最高可达 30HU，而均质性肾癌的 CT 测量值不会低于 42HU[44]。因此，在未来有可能认为 CT 值在 30HU 以下且密度均匀的肾脏肿块是良性囊肿。

良性囊肿和囊性肿瘤（如肾细胞癌、肾母细胞瘤等）的影像学特征均可表现为囊壁或分隔增厚或不规则、多发分隔、囊内容物密度不均匀、块状或不规则的钙化[45, 46]。Bosniak 描述了一种基于影像学特征的肾囊性肿物的分类，该分类在肾囊性肿物的风险评估和制订治疗策略中很有用[32, 47, 48]（表 15-1）。Bosniak 分类主要是基于 CT 影像特征，但在某些情况下可以应用于超声和 MRI。

上文提到的单纯性囊肿为 Bosniak Ⅰ 型囊肿（图 15-13），无恶性风险。前文提到的良性复杂囊肿和良性蛋白质囊肿均为 Bosniak Ⅱ 型囊肿（图 15-15 和图 15-16），几乎没有恶性风险。目前已有多项可靠的证据显示，Bosniak Ⅱ 型囊肿是良性的[32]。如果肾囊肿满足所有的高密度囊肿标准但＞3cm，或者存在多发的线样薄分隔或稍增厚的分隔伴轻度强化或结节样钙化，则被认为是 Bosniak ⅡF 型囊肿。这些肿块可能是良性的，但应持续随访（follow-up，因此使用字母"F"修饰）至少 5 年以确定它们的良恶性。在随访中，约 11% 的患者最终被诊断为恶性囊肿，

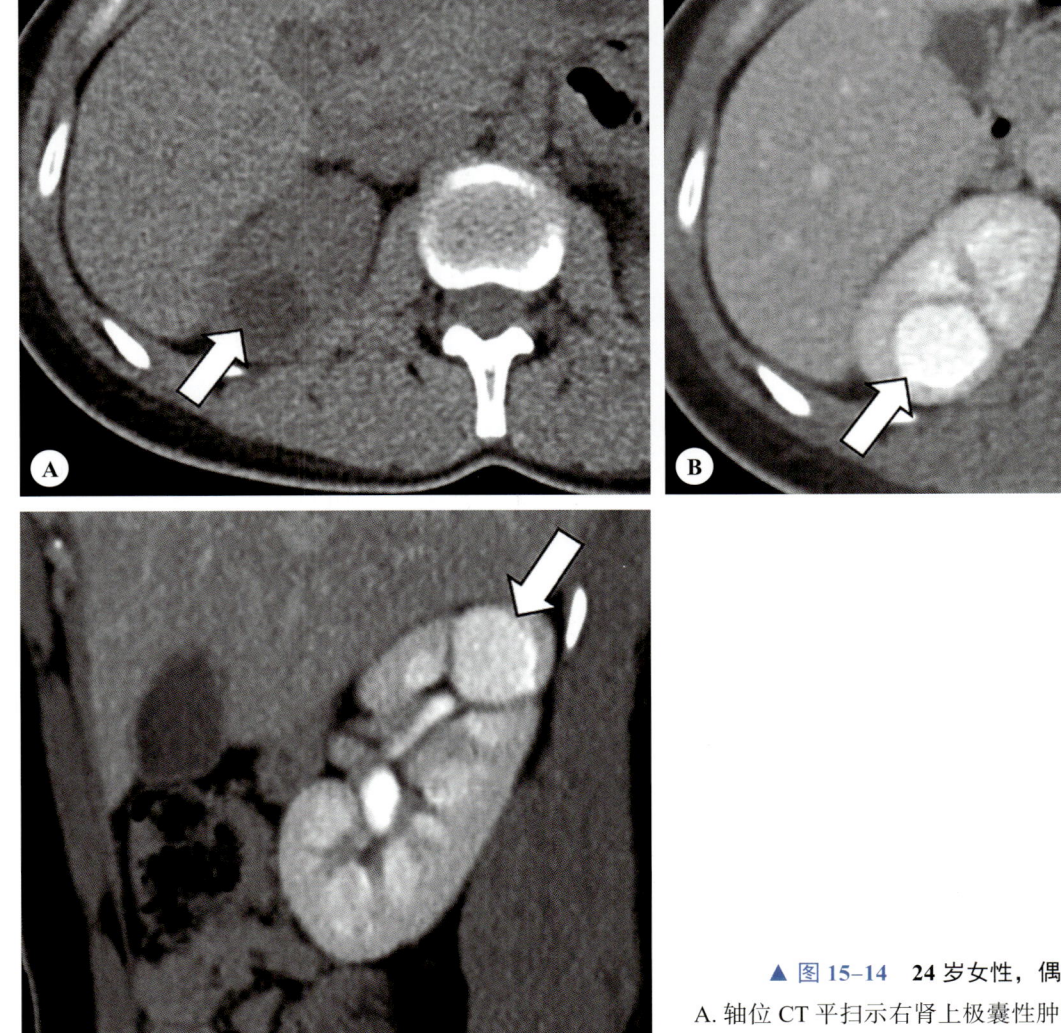

▲ 图 15-14　24 岁女性，偶然发现肾盏憩室
A. 轴位 CT 平扫示右肾上极囊性肿物（箭）；B 和 C. 在排泄期的轴位（B）和矢状位（C）增强 CT 软组织窗图像上，肿物的密度类似于集合系统，最终诊断为肾盏憩室（箭）

其在随访中[49]肾囊肿会出现形态改变，如间隔增加或增厚，或者出现强化结节。肾囊肿体积增长本身并不是恶性的征象，因为良性的Bosniak Ⅱ型囊肿也可能会出现体积增长。两个相邻的单纯性囊肿容易与分隔性囊肿相混淆，通常可以通过识别囊肿间的肾实质来进行区分。

具有厚的强化分隔或囊肿壁的肾囊肿被认为是Bosniak Ⅲ型肾囊肿（图15-17），其恶性概率为50%～60%[50]。因此，这些肿块被认为是有外科手术指征的[51-54]。尽管对于有外科指征的患者可进行经皮穿刺活检[55]，但除非被诊断为特定的良性病变，否则都不可能完全排除肾癌的可能性。除囊

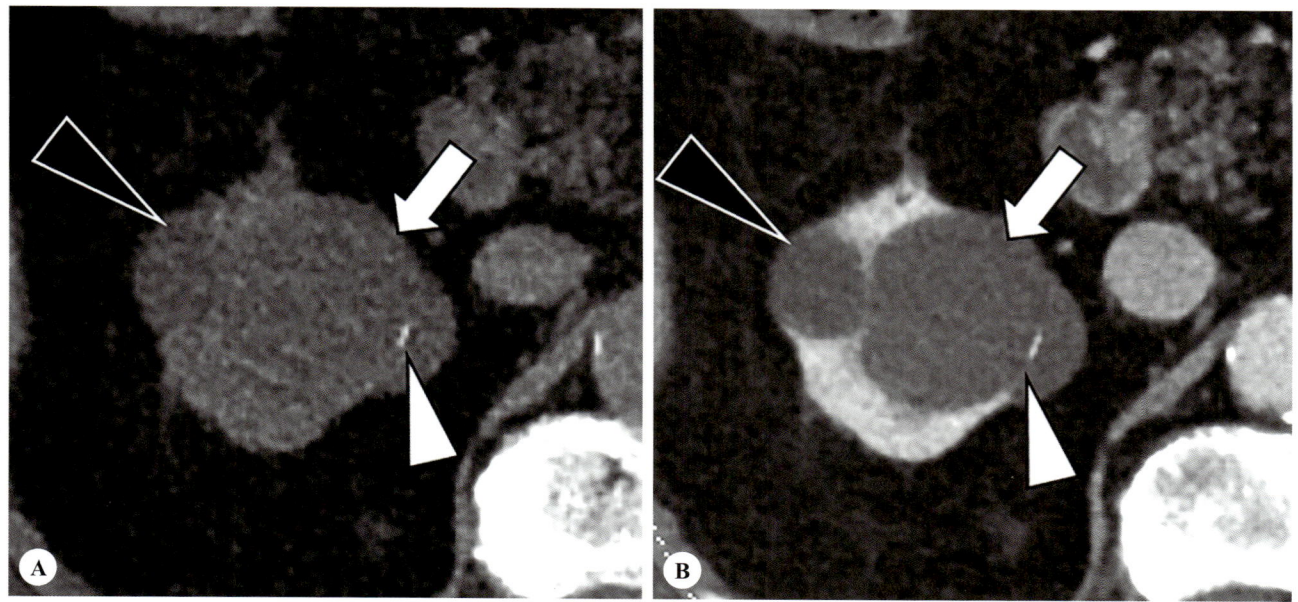

▲ 图15-15 80岁女性，因间歇性肉眼血尿前来就诊，Bosniak Ⅱ类囊性肿块
轴位平扫（A）和增强（B）CT软组织窗显示右肾上极（箭）有水样密度的囊性肿块，囊内可见线样薄的分隔伴钙化（白箭头）。肿块诊断为良性复杂囊肿。右肾上极另可见单纯性囊肿（黑箭头）

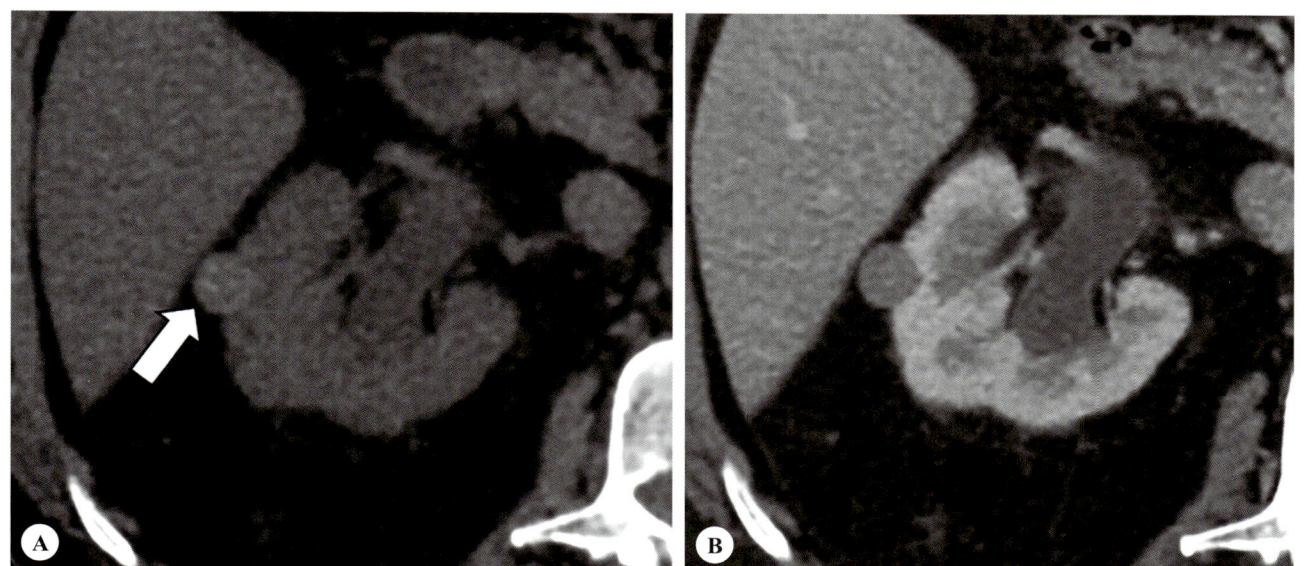

▲ 图15-16 58岁男性，因腹痛前来就诊，Bosniak Ⅱ类囊性肿块
A. 轴位平扫CT软组织窗示右肾（白箭）可见大小为1.0cm高密度（55HU）病灶。B. 轴位增强CT软组织窗显示病灶未见强化（64HU）。病灶被认为是良性高密度囊肿或良性蛋白质囊肿。注意偶然发现右肾轻度积水

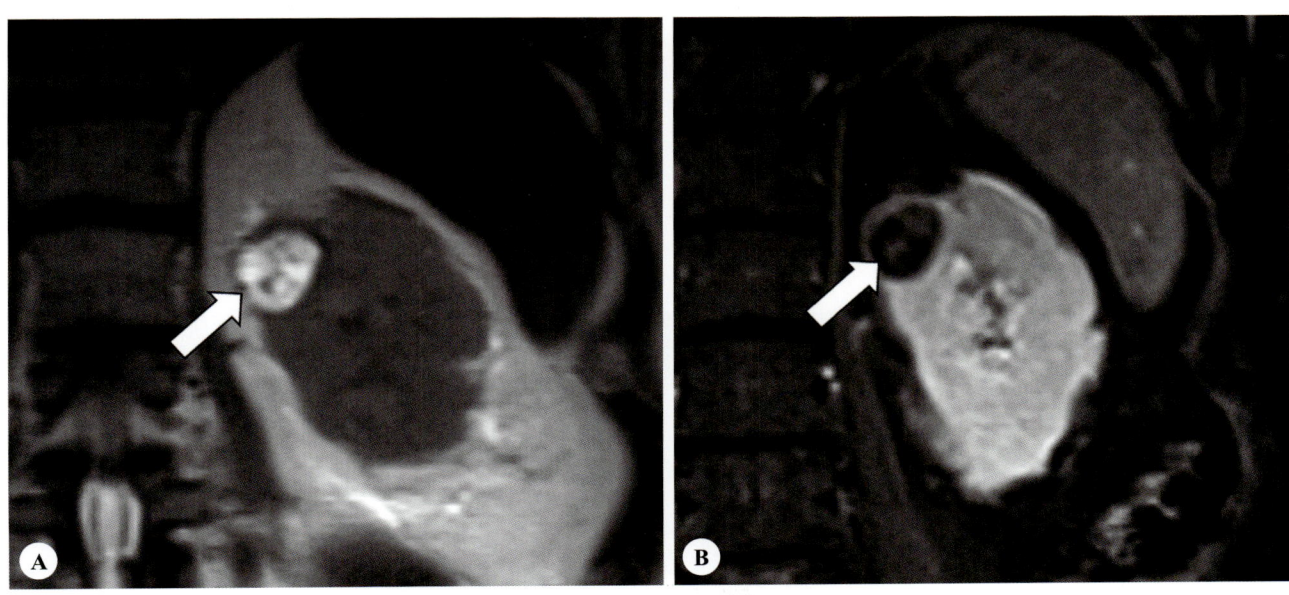

▲ 图 15-17　50 岁男性，偶然发现 Bosniak Ⅲ 类肾囊肿
A. 冠状位核磁共振 T_2 加权成像显示左肾 T_2 高信号囊性病灶，伴结节状增厚的内部分隔（箭）；B. 增强扫描脂肪抑制 T_1 加权 MR 减影图像，显示结节状增厚的分隔强化（箭）

壁或分隔以外还存在强化结节的肾囊肿，被认为是 Bosniak Ⅳ 型肾囊肿（图 15-18）。这些患者诊断为肾细胞癌的可能性很高，约为 90%。虽然 Bosniak Ⅲ 型或 Bosniak Ⅳ 型肾囊肿均存在手术指征，但也有研究支持保守治疗，如通过影像学进行定期随访（现在称为主动监测）[34]。最新研究表明，囊性肾癌往往组织病理学分级较低，生长缓慢且很少转移[54, 56, 57]。表 15-1 总结了根据 Bosniak 分类法制订肾囊性肿物的管理策略建议。

Bosniak 分类法主要适用于 CT。虽然应用彩色血流多普勒和对比剂可以扩大超声的适用范围[58-60]，但超声通常仅用来诊断单纯性囊肿。一般，需要进一步采用 CT 或 MRI 来评估不符合单纯性囊肿标准的肾囊肿。此外，超声可能会比 CT 显示更多的间隔，可能高估囊肿为恶性的可能性。

Bosniak 分型已应用于 MRI。对碘对比剂过敏及希望避免辐射暴露的患者，可以选择 MRI 对肾囊性病灶分类[34]。如果病灶在 MRI 上显示为类似于脑脊液的边缘光滑、T_1 低信号、T_2 高信号，则可诊断为单纯性囊肿。此外，CT 上的形态学标准（例如，均匀性、边界、囊壁和分隔的数量和厚度、强化及钙化）也可应用于 MRI（图 15-17），并且 MRI 可能比 CT 对强化更灵敏[35]。虽然 MRI 对钙化的灵敏度较低，但由于良性和恶性病变中均可发现钙化，因此其对最终结果良恶性判别的结果影响不大。此外，增高的对比分辨率有助于检测囊肿是否伴出血、囊肿的蛋白质含量及囊肿内容物的其他变化。良性复杂囊肿在 T_1 加权像上信号强度高于水，而在 T_2 加权像上信号强度则变化较大。减影有助于这些囊肿的鉴别诊断，因为通过对 T_1 高信号的结构进行减影，可以显示那些强化后的组织[61]。MRI 可以显示出更多分隔（类似超声），分隔增厚，以及发现 CT 上未发现的囊壁或分隔强化。以上发现可以为一些分类不确定的肾囊肿的 Bosniak 分型提供更多信息。但是，目前仍不确定以上信息是否有助于鉴别良恶性[62, 63]。有观点认为，除非有可测量的增强，否则 MRI 检测出的更多或更厚的间隔应忽略不计[64]。

1. 肾盂旁和肾盂周围囊肿　肾盂旁囊肿为皮质囊肿，可向外或向中央肾窦脂肪生长（图 15-19）。尽管肾盂旁囊肿偶尔可为多发，但通常是单侧、单发的囊肿。肾盂旁囊肿患者通常无症状，但偶尔也会因压迫肾集合系统而引起肾盂积水或因压迫肾动脉而引起高血压[37]。肾盂周围囊肿是起源于肾窦脂肪的囊肿，通常为多发的双侧小囊肿，它们也被称为先天性肾盂淋巴管扩张症[65]。肾盂周围囊肿经常可压迫邻近结构导致其移位，包括肾实质、集合系统和肾门血管。肾盂周围囊肿为单发时，囊肿体积可能会很大，通常可达几厘米大小，呈圆形或椭圆形。

而当其为多发时，通常为圆形或卵圆形（图 15-20）。肾盂旁囊肿和肾盂周围囊肿的内容常表现为水样密度，但密度也可能稍高。注射对比剂后，囊肿既无强化，也与集合系统无相互交通[37]。在平扫 CT、MRI 或超声检查中，这些囊肿可能与肾积水相似。通过增强 CT 或增强 MRI 排泄期图像，可将强化的集合系统与非强化囊肿区分开来（图 15-20）。除非这些病变增大到引起梗阻，否则没有临床意义。

2. 常染色体显性遗传的多囊性肾病 常染色体显性遗传的多囊性肾病（autosomal dominant polycystic kidney disease，ADPCKD）是一种遗传性疾病，可导致患者出现大量肾囊肿，并影响多个其他器官系统。它具有 100% 的外显率，但疾病的症状表现多变。在大多数患者（PKD1）中，该疾病是由第 16 对染色体短臂上的基因病变引起的[39]。另一种稍轻型的疾病形式已证明与第 4 对染色体长臂（PKD2）上独特基因位点相关。肾病是该病主要的临床表现，所有终末期肾病中有 5%～10% 是由 ADPCKD 引起的，此外，该疾病也会影响到许多其他器官系统的功能[39]。高血压也是该病的常见表现，并通常先于肾功能衰竭出现[66]。该病合并脑动脉瘤的发生率为 5%～10%（脑出血发生率约为 8%），但因为这些动脉瘤通常较小[67]，并且仅累及前循环，因此此前可能高估了其

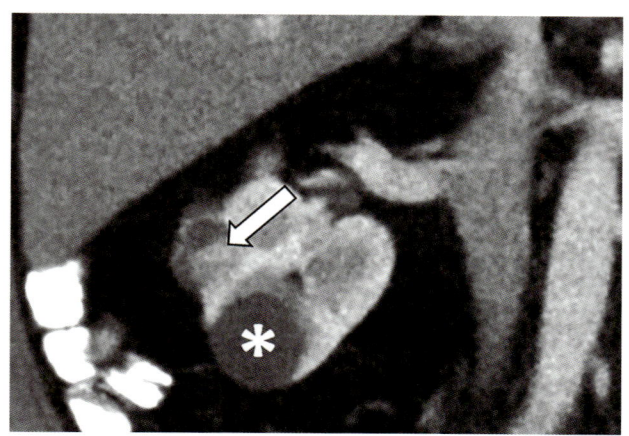

▲ 图 15-18 60 岁男性，因血尿就诊，Bosniak Ⅳ型肾囊肿
冠状位重建增强 CT 软组织窗显示右肾囊性病灶，病灶内可见强化结节（箭），提示该肾囊肿为肾细胞癌的可能性很大。右肾下极为单纯性囊肿（*）

Bosniak 分类	影像学特征	治疗建议	对于存在外科合并症或寿命有限的患者的治疗建议
Ⅰ[a]	均匀水样密度，无囊壁增厚、钙化、分隔、实性成分或强化	可忽略	可忽略
Ⅱ	纤细分隔（伴或不伴强化），良性钙化，壁或分隔有短节段轻度增厚的钙化，均匀高密度无强化病灶（≤3cm）	可忽略	可忽略
ⅡF	多个纤细分隔（伴或不伴强化），囊壁或分隔可轻度均匀增厚，可有强化，可能含有增粗或结节状钙化，没有强化的软组织成分，直径＞3cm，位于肾内的无强化高密度肿物	定期随访[b, c]	定期随访[b] 或可忽略[d]
Ⅲ	增厚而不规则的或光滑的壁或分隔，可见强化	手术[e]	手术[e] 或定期随访[b]
Ⅳ	符合Ⅲ型标准，并且邻近囊壁或分隔含有强化的软组织成分	手术[e]	手术[e] 或定期随访[b]

表 15-1 肾囊性肿物的管理策略建议

注：以上建议仅在肾脏肿物非肿瘤性原因（如感染）已被排除的情况下才适用。这些建议作为一般指南提供，并不一定适用于所有患者
a. 当＜1cm 的肿物表现为单纯性囊肿时，进一步的检查不太可能获得有用的信息
b. 在首诊 6 个月及 12 个月时进行 CT 或 MR 复查，后每年一次复查，持续 5 年；观察间隔和观察持续时间可以变化（例如，如果病灶无变化，则可以选择较长的观察间隔，对于某些肿物也可以选择更长的观察持续时间以获得更加确切的结论）
c. 年轻患者可以考虑早期手术干预，特别是可以采用微创方法时（如腹腔镜部分肾切除术）
d. 在有合并症和寿命有限的患者中，对于 1.5cm 或更小的非单纯性囊肿或无法被准确分类的囊性肿物，也可不进一步评估
e. 手术选择包括开放或腹腔镜肾切除术和部分肾切除术，每一个病灶应分开进行病理活检。也可以考虑经皮消融术，但也需要进行活检以获得组织诊断。目前证据下，消融术的长期（5 年或 10 年）预后结果还不清楚
经 Radiological Society of North America（RSNA®）许可转载，改编自 Silverman SG, Israel GM, Herts BR, Richie JP. Management of the incidental renal mass. *Radiology* 2008;249(1):16–31.

严重程度[67]。该病患者比普通人群更容易出现主动脉瘤、主动脉夹层、心脏瓣膜病[68]。60%~80% 的患者可在肝脏中发现囊肿[69,70]。约 10% 的患者可在胰腺中发现囊肿，不到 5% 的患者可在脾脏中发现囊肿[70,71]。肝功能通常不受影响，除非出现弥漫性肝脏受累。

ADPCKD 通常有不同的表现形式，肾功能衰竭的平均发病年龄为 60—70 岁[72]。通常，该病是在超声检查或受累个体的后代筛查时发现并诊断的。事实上，所有患有该病的患者在 30 岁时超声检查都可发现囊肿[69]。随着囊肿数量和大小的增加，以及患者肾脏的增大，患者可能会出现可触及的肿物、腰痛、血尿或尿路感染（urinary tract infection，UTI）。

据报道，高达 36% 的病例会出现肾结石（通常为尿酸盐结石）[73]。

超声检查对于该病的筛查和初步诊断十分有效。CT 和 MRI 通常不用于疾病的筛查，但有助于评估并发症，并可以发现可以辅助诊断该病的一些征象。在该病患者的整个肾实质中，可发现多个从几毫米到几厘米大小不一的肾囊肿[39]（图 15-21 和图 15-22）。在年轻或表达不明显的患者中，有时在肾脏中只能看到少数囊肿，类似于散发的多发性单纯囊肿，此时发现其他器官的囊肿有助于提示诊断。

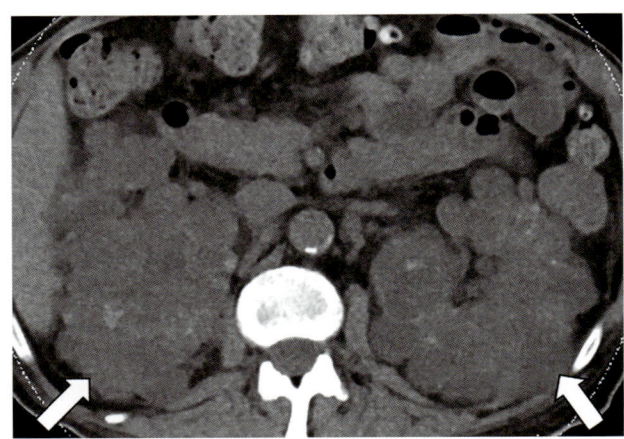

▲ 图 15-21　43 岁男性，常染色体显性遗传的多囊性肾病轴位平扫 CT 软组织窗显示双肾内大量大小不一、密度不同的囊肿（箭）

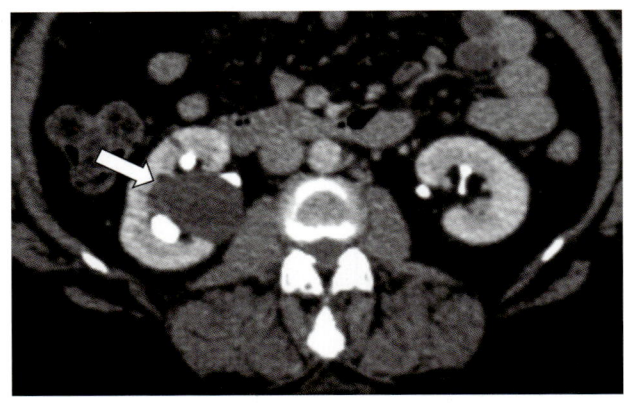

▲ 图 15-19　73 岁女性，因下腹痛前来就诊，偶然发现肾盂旁囊肿。CT 尿路造影排泄期的轴位增强软组织窗显示肾皮质囊肿伸入肾窦（箭）

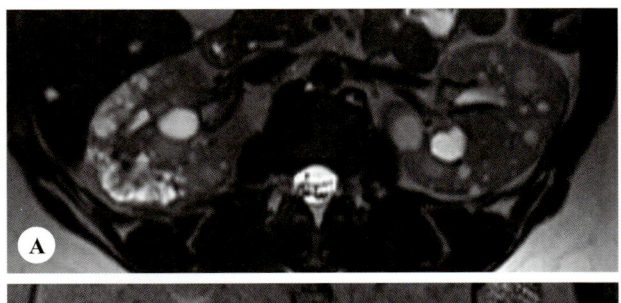

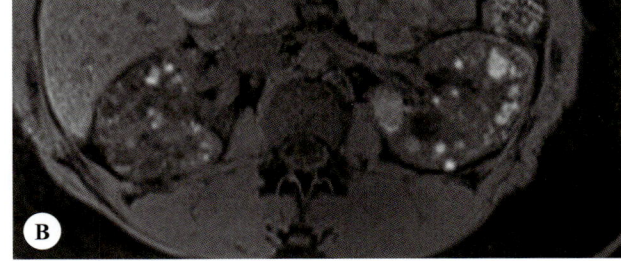

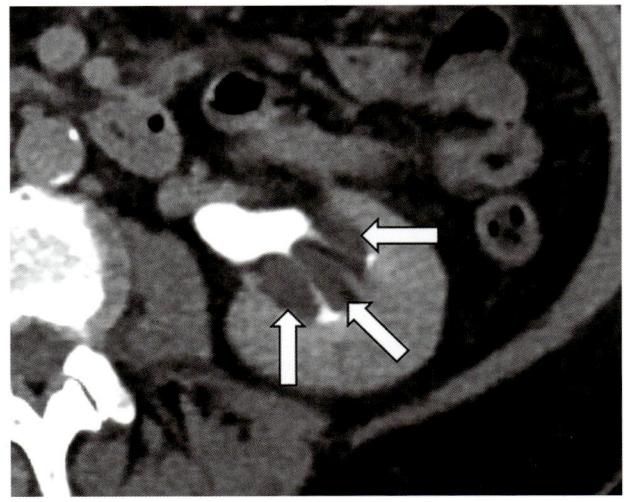

▲ 图 15-20　68 岁女性，肾盂周围囊肿伴血尿
CT 尿路造影排泄期轴位增强软组织窗显示肾窦内多个水样密度囊肿（箭），肾漏斗被肾盂周围囊肿压迫

▲ 图 15-22　53 岁女性，常染色体显性遗传的多囊性肾病
A. 轴位 T_2 加权 MR 可见双肾多发囊肿，大小不一，信号强度不一；B. 在平扫脂肪抑制 T_1 加权 MR 图像上，一些囊肿 T_1 呈高信号，代表其合并出血或蛋白含量高

随着病程的进展，患者肾脏可随囊肿数量增多、增大而逐渐增大，肾实质逐渐受压。患者通常为双侧受累，偶尔受累情况不对称，但单侧肾脏受累的情况极少出现[74]。尽管 ADPCKD 囊肿在 CT 上可能具有典型的单纯囊肿的表现，但由于这些囊肿常常会发生出血，因此高密度囊肿也是常见的[69]（图 15-21）。囊肿壁钙化也在 ADPCKD 中很常见，可能是由于陈旧性出血引起的。约 50% 的 ADPCKD 患者在 CT 上有钙化表现，包括囊肿钙化和肾结石[73]。需要注意的是，ADPCKD 患者囊壁的钙化提示其为恶性的证据等级与普通人群不同。尽管存在一些争议，但目前没有研究证实 ADPCKD 中 RCC 的发病率会增加。但是，ADPCKD 的患者确实有时会发生 RCC，评估这些患者的肾囊肿时，可以使用前文所述的标准，尤其需要注意囊肿是否存在强化。MRI 和 CT 均可用于评估 ADPCKD 患者的血尿来源（结石、囊肿出血、感染或是肿瘤），并且诊断准确率高于超声检查[75]。

肾囊肿在 CT 和 MRI 上显示的 CT 值和信号强度是可变的。MRI 对出血引起的变化更为灵敏，但出血在 T_1 和 T_2 加权图像上的信号强度是可变的[69]（图 15-22）。这是因囊肿内出血的时间不同所导致的，因此有的囊肿呈 T_1 低信号，T_2 高信号，而有的囊肿呈 T_1 高信号，T_2 低信号。囊肿内出血的影像表现是复杂的，可能导致 T_1 信号和 T_2 信号均缩短，因此可能表现出与单纯囊肿不同的 T_1 高信号，T_2 低信号[69]。合并出血的囊肿在 MRI 的信号通常不均匀且可分层，甚至一些在 CT 上呈均匀密度的囊肿也可表现为上述征象。出血性囊肿的信号通常可分层，出血相关的部分 T_1 呈高信号，T_2 呈低信号，而未出血的部分则呈相反的模式[76]。静脉注射钆对比剂后，通过识别强化的肿瘤组织，也可以在这些患者中检测出肾细胞癌[76]。

虽然目前 ADPKD 的病变体积评估仍只停留在研究层面，但有助于疾病进展的评价。因为肾功能相关的指标（如血清肌酐、肾小球滤过率）到疾病晚期才会出现变化，而 CT 和 MRI 是已知有效的肾功能评估手段[77]。目前，已有研究准确测量了 ADPKD 患者的全肾体积、全部囊肿体积和随时间变化的准确测量方法[78]。在此类评估中，MRI 具有特殊的优势，因为它不产生电离辐射，并且没有对比剂造成的肾毒性。但由于囊肿在 MRI 中信号强度多变，需要进行多序列（T_1、T_2 和 T_1 增强）扫描以进行全面评估。

3. 获得性囊性肾病 获得性囊性肾病（acquired cystic kidney disease，ACKD）是由终末期肾病引起的非遗传性疾病，在慢性血液透析或腹膜透析患者中尤为常见[37]。ACKD 的发病率随着透析时间的延长而增加。在患者透析超过 2 年、9 年及 10 年时，其 ACKD 的发病率分别达 13%、87% 及 100%[37]。ACKD 的具体病因仍不明，可能的病因有肾脏缺血、纤维化、代谢因素和肾病控制不佳。ACKD 患者的肾小管上皮增生，引起肾单位阻塞和扩张，最终导致囊肿形成。肾细胞癌的发病率在 ACKD 的患者中会增加 3%~7%[37]。因此，对透析时间超过 3 年的患者，可能需常规评估其 ACKD 的风险。

在 ACKD 疾病的早期，患者肾脏较小，并且只有少量囊肿（图 15-23）。此时，肾脏轮廓通常仍可见，大部分囊肿体积较小（<0.5cm），并且完全位于肾内。虽然在透析的最初几年中，肾脏的体积可能会继续减小，但因为囊肿的数量和体积均不断增加（2~3cm），最终患者肾脏开始增大。出血可以发生在囊肿内，也可以发生在肾包膜下或肾周间隙。这可能导致囊肿壁的密度、不均匀性、厚度和钙化的增加。最终，在多年的透析后，ACKD 患者的肾脏的表现可能与 ADPCKD 患者几乎无法区分，甚至伴有钙化[79]。然而，在 ACKD 患者的其他器官中不会

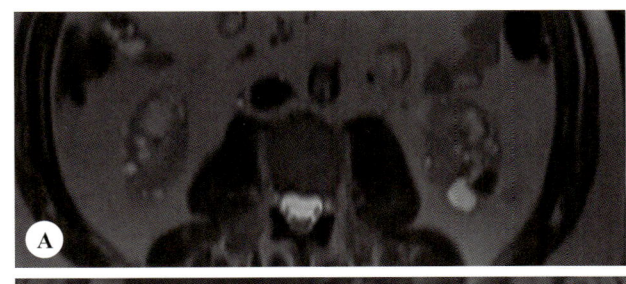
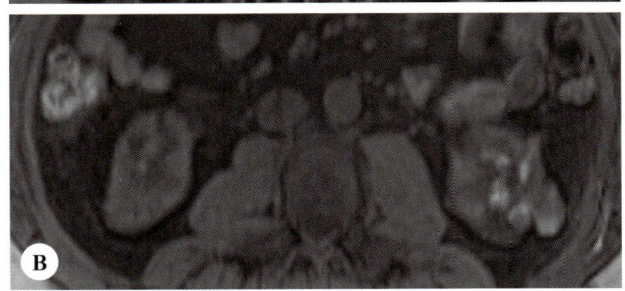

▲ 图 15-23 59 岁男性，患获得性囊性肾病
轴位 T_2 加权（A）和轴位平扫脂肪抑制 T_1 加权（B）图像显示患者双肾存在多个信号强度不同的小囊肿

发生囊肿。

与 ADPCKD 一样，CT 在发现并发症，特别是肾细胞癌的方面优于超声[38]。据报道，血液透析患者中肾癌的患病率是普通人群的 100 倍[80]，获得性囊性疾病相关 RCC（acquired cystic disease-associated RCC，ACD-RCC）是一种新的 RCC 亚型，是发生在伴有终末期肾病的 ACKD 患者中的独特肾癌类型[80]。尽管以前认为乳头状肾细胞癌是 ACKD 患者中最常见的肾恶性肿瘤，但现有观点是 ACD-RCC 是 ACKD 患者中最常见的 RCC 亚型[80]。随访研究表明，ACKD 患者中相当大比例的 RCC 呈相对惰性，例如，一项研究表明，65% 的 ACKD 患者中的 RCC 倍增时间超过 1 年[81]。因此，如果患者不适合进行肾切除术，或者病变<2cm，可考虑采用连续 CT 或 MRI 监测的方式来确定肿瘤的生物学侵袭性[81]。静脉注射对比剂通常可用于透析患者，在 CT 或 MRI 上检测到病变强化是诊断肾细胞癌的重要依据。

尽管有报道称 ACKD 囊肿在患者接受成功肾移植后可复发，也有报道表明移植后的自体肾脏可出现肾癌[82]。囊肿的潜在恶性仍可持续一段时间，当移植患者出现血尿时，提示应对自体肾脏进行检查。

4. 常染色体隐性遗传的多囊性肾病 常染色体隐性遗传的多囊性肾病，主要造成肾小管扩张和肝纤维化，仅占 PCKD 患者的 10%，其症状在新生儿期或儿童期就会出现。每 20 000 新生儿中有 1 例发病[83]。该病可能会在出生前就发生，患病的新生儿通常无法存活。而在新生儿期存活的患病儿童则有 50%～80% 的概率可以存活至 15 周岁[83]。该病最常用的检查方法是超声，因为进行 CT 检查有辐射。

在超声检查中，患儿的肾脏通常呈对称性增大，有多发的囊肿或呈弥漫性回声表现[84]。出生前的超声筛查少数可发现散在的囊肿，在一项研究中，27 名患者中只有 4 名患者在产前超声中成功检测到了囊肿[85]。在 CT 上，患儿的肾脏较大且呈低密度，强化后呈现条纹状表现[86]。在少部分病例中，MRI 也被证实可用于检测这些患者的早期囊性病灶。该病患者也可发生胆管纤维化和门静脉高压的表现。对该病患者肝脏相关的胆道扩张，MRI 比超声或 CT 更加灵敏[87]。

5. 结节性硬化 结节性硬化症（tuberous sclerosis，TS）是一种常染色体显性遗传疾病，由第 9 对染色体缺陷引起[38]。该病有一些不同的表现。虽然其最常见的临床特征是癫痫发作、智力低下和皮肤病变，但患者仍然可能在成年后才被确诊。虽然该病通常被认为与血管平滑肌脂肪瘤（angiomyolipomas，AML）的发病的相关性最为密切，但还有一些其他的肾脏病变与 TS 有关[88]。例如，14%～53% 的患者可见肾囊肿，甚至一些患者在出生后的前几个月就会出现肾囊肿[38, 88]，类似于 ADPCKD[88]。该病患者也可能发生肾功能衰竭，但并不常见。这些囊肿有类似于 ACKD 囊肿的增生的上皮细胞。TS 患者的 RCC 发病率与普通人群相似（2%～3%），但发病年龄较年轻，并且 RCC 的生长速度较慢[88]。

40%～80% 的 TS 患者会发生 AML[89, 90]。通常，这些患者的 AML 呈双侧、多发且体积较小（图 15-24）。但是，少数患者也可能仅发生单个的 AML。一项纵向研究表明，TS 中的 AML 有增大和出血的倾向，因此需要进行血管栓塞或手术治疗[90]。如果 CT 或 MRI 在脂肪抑制序列或化学位移图像上发现脂肪组织，则可以诊断 AML。但是，AML 合并出血可能使其 CT 的表现复杂化。此外，仅凭超声高回声诊断 AML 是不够的，因为体积较小的 RCC 也可能是高回声的[91]。随着 AML 体积大小的增加，其发生自发性出血的风险增加。因此，对于长径>4cm 的 AML，应考虑积极治疗[90]。所有患>10cm 的 AML 患者都应评估是否需要进行选择性动脉栓塞，即使此时患者是无症状的[92]。对于这些体积较大的 AML，选择性动脉栓塞可减少体积大小及其发生自发性出血的风险[92]。

淋巴管平滑肌瘤病，是 TS 少见的肾脏并发症。

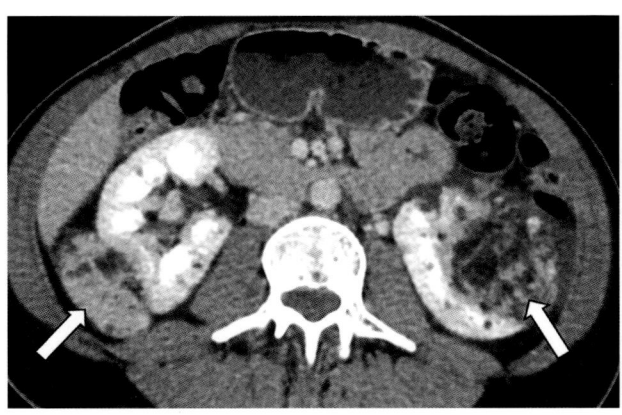

▲ 图 15-24 42 岁男性，结节性硬化合并血管平滑肌脂肪瘤

轴位增强 CT 软组织窗显示双侧肾脏肿块，肿块内都包含脂肪密度成分（箭）。脂肪密度成分是血管平滑肌脂肪瘤的可靠诊断依据

这一疾病最常见于胸部，是平滑肌增生阻塞淋巴管导致的囊性病变。这些患者的肾周间隙中可见液体密度肿物[93]。

6. von Hippel-Lindau 病 有一种可能累及肾脏的常染色体显性遗传疾病是 von Hippel-Lindau（VHL）病，其发病率占肾脏常染色体显性遗传疾病的 30%～75%[38]。该病的致病原因定位于第 3 对染色体短臂[38]。该病存在几种表现型，最常见的表现包括视网膜和中枢神经系统血管母细胞瘤、肾囊肿和肾癌、胰腺囊肿，但不伴有嗜铬细胞瘤。其次常见的表现包括血管母细胞瘤、嗜铬细胞瘤和胰岛细胞瘤，但不伴有胰腺囊肿、肾囊肿及肾癌。该病最不常见的表现可为血管母细胞瘤、嗜铬细胞瘤及肾脏和胰腺疾病[94]。

60% 的 VHL 病患者会发生肾囊肿，囊肿通常为双侧，可类似于 ADPCKD，尤其是可见胰腺囊肿[94]（图 15-25）。在 VHL 病的肾脏肿瘤中，74% 为囊性[95]。尽管肾囊肿发展为肿瘤并不常见[95]，但许多发生在 VHL 病患者中的 RCC 为囊实性（图 15-25）。在 VHL 病患者中，RCC 常出现在年轻患者中，并且常为双侧起病[94]。高达 45% 的 VHL 病患者的肾脏病灶会发展成 RCC，尽管还存在争议，但很多人认为 VHL 病患者中的 RCC 比散发的 RCC 患者肿瘤生长速度更慢，存活率更高[95-97]。但从目前的记录上来看，1/3 VHL 病患者的死亡是由肾细胞癌引起的[94, 95]。血管造影对 VHL 中肾细胞癌的诊断灵敏度仅为 35%[98]。此外，由于这些患者的肾细胞癌在最初发现时通常较小，因此 CT 可能比 MRI 更有优势，但目前还没有相关研究报道。体积较小的肿瘤在首次 CT 检查时可能会被遗漏，但是经过仔细规律的随访，可发现增大的病灶。曾进行保留肾单位手术或独肾患者，MRI 随访肾脏肿块比 CT 更适合。通常，T_2WI 对于肾脏肿瘤的假包膜比 CT 更灵敏，它可表现为肾脏肿瘤周围薄的低 T_2 信号环[94]。

目前证据表明，被认为是肾细胞癌且直径达到 3cm 的病变建议手术切除，此外，对 VHL 病患者应尽可能尝试保存肾脏的手术而不是根治性肾切除术，因为患者的对侧肾很可能后续还会发生 RCC[95]。对于此类小肿瘤，肿瘤摘除术、部分肾切除术、经皮消融术都是潜在的治疗方法[99, 100]。目前研究表明，选择 3cm 作为手术阈值时，VHL 病患者很少出现转移病例。此外，小于此标准的肿瘤可进行局限性切除术，很少需要透析或移植[101]。>3cm 的患者肿瘤中，有 27% 的患者发生转移[101]。如果随访中发现新的肿物，应继续随访至 3cm，然后进行保留肾单位的手术。因为患者后续出现另外的肾细胞癌的可能性仍然很高[95]。

7. 其他囊性肾病 多房性囊性肾瘤（multilocular cystic nephroma，MLCN）会在良性肾脏肿物中进行讨论。多囊性肾发育不良肾通常发生在新生儿或婴儿中，此处不再讨论。局限性囊性疾病，也称为肾段囊性疾病，是一种良性囊性疾病，累及全部或部分单侧肾脏，通常不伴有 PCKD 或肾功能衰竭。该病在 CT 上，为单侧肾脏出现无包膜的无强化囊肿，囊肿分隔可能存在钙化。该病中高密度囊肿并不常见。表现仅局限于单侧肾脏，对侧肾脏正常。在 MRI 上，其表现与 CT 类似[102]。

（三）感染性肾脏疾病

1. 急性肾脏感染

(1) 急性肾盂肾炎：在大多数情况下，急性 UTI

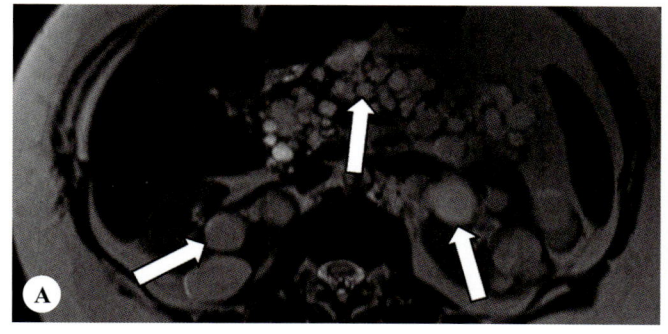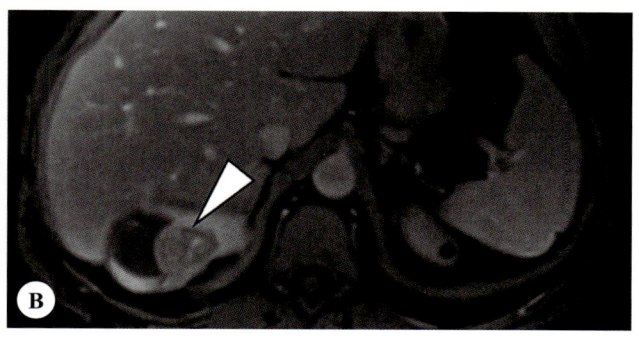

▲ 图 15-25 45 岁女性，von Hippel-Lindau 病

A. 轴位 T_2 加权 MR 图像显示大量胰腺囊肿和双侧肾囊肿（箭）；B. 增强脂肪抑制 T_1 MR 减影图像显示右肾上极（箭头）内侧有一个实性强化肿块，伴有囊性成分，与肾细胞癌的表现一致

能依靠临床症状（如发热、寒战、腰痛或压痛）和实验室结果［如白细胞增高（80%）、脓尿和菌尿］诊断。目前证据表明，尿液培养阳性率为 75%，血液培养阳性率为 50%[103]。在许多情况下，如果采用适当的抗生素治疗效果良好，则无须进一步进行影像检查。但是，当临床症状和实验室指标改变不典型，或者患者治疗反应不佳时，通常会进行影像成像以寻找潜在的并发症[104]。UTI 是宿主和病原菌通过多种因素相互作用而造成的。CT 可用于显示反复发作尿路感染的解剖异常，如结石、梗阻（包括先天性和后天获得性所致）及膀胱或尿道憩室[105]。

肾脏的急性细菌性感染有很多不同的名称，如急性局灶性细菌性肾炎和大叶性肾炎[106]，但是在临床首选的名称应该为急性肾盂肾炎[107]。对于急性肾盂肾炎患者（几乎都对抗生素有反应），影像学检查更重要的是发现肾积水、脓肿或结石等合并症。因为在 25% 的急性肾盂肾炎病例中，IVU 不能显示任何异常，因此 IVU 不再用于评估 UTI。另外，有几种严重的病变可能导致肾脏在 IVU 上不可见，如严重肾盂肾炎或肾积脓[105]。尽管超声检查可用于检测肾积水、结石和脓肿，但其灵敏度不如 CT[105, 108]，放射性核素检查对感染引起的肾功能变化敏感；然而，它不能区分具体病因。

CT 是急性肾盂肾炎患者首选的影像学检查方法。急性肾盂肾炎患者的 CT 特征通常在感染 72h 后变得明显[109]，包括：①受累肾脏肿大；②局灶性低密度；③占位效应。患者的肾实质在平扫 CT 图像上，可出现密度减低（因水肿或坏死），或者密度增高（较少见，通常来自于出血）的圆形或楔形区域[110]。注射静脉对比剂后，急性肾盂肾炎患者的肾脏可出现低密度和高密度交替的条纹状改变，表现为从肾乳头向肾包膜、平行于肾小管分布[110]（图 15-26）。由于感染引起的水肿或血管痉挛，急性肾盂肾炎患者的肾脏也可出现强化程度低于正常实质的楔形区域。但在注射对比剂 24h 后的图像上，由于对比剂残留和受感染的肾小管中的高对比剂浓度，这些区域内或周围的密度可能增加。

在部分病例中，患者肾脏可存在一个或多个局部区域明显受累，而其他部分正常[105]。此时，由于严重水肿，患者可能出现单个肿物样表现，即局灶性肾盂肾炎，应避免误诊为肿瘤[104]（图 15-27）。病灶内可能出现局限性的斑片状强化减低。另一个急性肾脏感染的常见征象是因充血和炎性水肿导致的肾筋膜增厚、肾周间隙内的分隔增厚[105]（图 15-27）。

即使进行充分的抗生素治疗，CT 表现也可持续数周或数月。通常，CT 异常征象会在 4~6 周内消失，但有时可能需要 1~5 个月[111]。持续 CT 异常征象（局灶性肿物）应考虑肿瘤的可能性。此外，随着感染的消退，肾脏实质常残留局部瘢痕。

(2) 气肿性肾盂肾炎：气肿性肾盂肾炎（emphysematous pyelonephritis，EPN）是一种致命性的肾脏感染。EPN 的促发因素包括组织葡萄糖水平高、存在糖酵解细菌、血供不足 / 组织缺氧、宿主免疫障碍和肾脏梗阻（最后一条并不必要）。因此，这一疾病多见于糖尿病患者（90%）[105]。EPN 患者可能出现急性感染症状，但常由于糖尿病性酮症酸中毒而昏迷。事实上，没有临床症状或实验室指标可将 EPN 患者与其他上尿路感染患者区分开来[112]。影像检查是诊断的必要条件。EPN 诊断过去主要通过 IVU 进行（无功能的肾内出现混杂气体）；但部分研究表明，CT 是 EPN 诊断的最佳手段，因为 CT 能发现一些 IVU 或 US 无法识别的肾脏征象[113]。CT 不仅可显示气体的存在和位置，还能显示可能存在的肾周积液或肾脏 / 肾周脓肿[114, 115]（图 15-28 和图 15-29）。Wan 等将 EPN 分为两种类型[114]。1 型 EPN，也称为经典型 EPN，其特征是肾实质内积气（可能是混杂、点状、泡状或分叶状），不伴肾周积液或局部肿胀

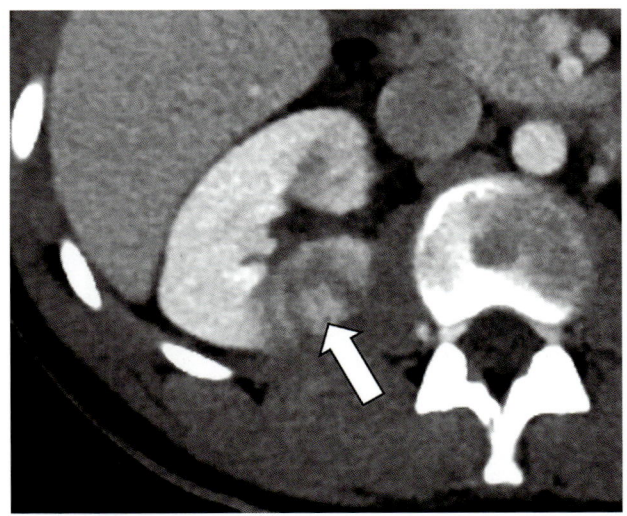

▲ 图 15-26 20 岁女性，急性局灶性肾盂肾炎，临床表现为发热和右侧腰痛

轴位 CT 增强软组织窗图像显示右肾内侧呈楔形强化减低区域，伴有从乳头延伸到肾包膜的放射状条纹（箭）

（图 15-28）。在经典型的 EPN 中，积气可能延伸到肾包膜下、肾周和肾旁间隙，甚至跨越至对侧腹膜后间隙（即使对侧肾脏没有感染）。2 型 EPN 的特征是"存在肾脏或肾周积液伴有泡状或包裹性气体，气体可位于集合系统内"（图 15-29）。在一系列临床研究中，Wan 等报道 1 型 EPN 的死亡率为 69%，而 2 型 EPN 的死亡率仅为 18%[114]。1 型 EPN 预后较差的因素，包括严重的血小板减少、肾功能障碍和重度血尿。在该研究中，除 1 名患者外，其余患者均患糖尿病，其中 13 名患者接受经皮穿刺置管引流成功，16 名患者需行肾切除术。Huang 和 Tseng 等则将 EPN 分为四型：1 型，仅集合系统中积气；2 型，肾实质内积气，积气不向肾外延伸；3A 型，积气或积液延伸至肾周间隙；3B 型，延伸至肾旁间隙；4 型，双侧 PEN 或独肾 EPN[116]。在对 48 名 EPN 患者的研究中，他们发现 1 型和 2 型 EPN 的疗效更好[116]。在另一个包含 20 名 EPN 患者的研究中[112]，所有患者均表现出典型的 EPN 特征，患者平均年龄 55 岁，其中糖尿病患者占 80%，75% 患者为女性，左肾稍

常见（60%），只有 50% 的患者伴有集合系统梗阻，70% 的患者的感染源为大肠埃希菌，所有患者均接受肾切除术，但死亡率为 20%。"气肿性肾盂炎"是一种仅累及集合系统的产气性肾感染的亚型，应与 EPN 进行鉴别。一项研究表明，在集合系统有积气但无肾实质或肾周受累的 5 名患者中，无人死亡。此外，5 名患者中只有 1 名患者患有糖尿病，但 5 名患者中有 4 名患有尿路结石[117]。

近期研究显示，虽然总体死亡率降低，但 EPN 仍可致命。此外，液体的存在及其特点，与气体的存在和位置一样重要。在所有 EPN 患者中，无功能肾脏，伴有实质积气、无积液仍然是最严重的表现。仅集合系统中积气，但不伴积液的 EPN 则是最轻的，可以进行内科治疗（如果需要，可以解除梗阻）。但是，气体伴有肾周液体或脓肿则为中度，如果采取保守治疗，应通过 CT 进行密切监测。如果药物治疗有效，积气应迅速减少，因此若随访 CT 检查显示积气持续存在，则提示感染进展[118]。如果在使用抗生素和经皮导管引流后积液和积气的情况仍无改善，可能需要进行肾切除术。

(3) 脓肾：脓肾是由肾积水的感染所致。尽管少数患者无症状，但若患者存在已知的泌尿系梗阻并伴有腰痛和发热，应怀疑该病[105]。因此，必须将该病与急性肾盂肾炎、肾脓肿和黄色肉芽肿性肾盂肾炎（xanthogranulomatous pyelonephritis，XGP）相鉴别。

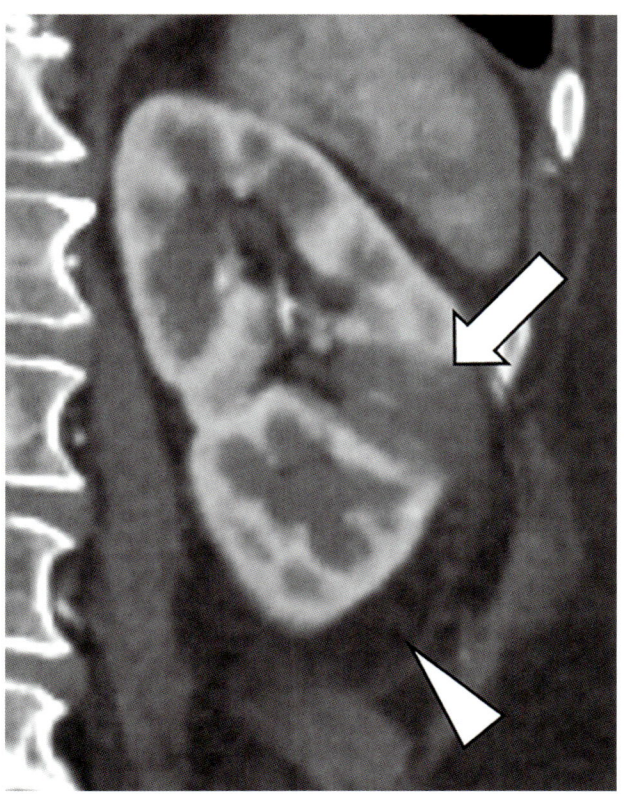

▲ 图 15-27 75 岁女性，发热，急性局灶性肾盂肾炎
冠状位增强 CT 软组织窗图像显示左肾实质内楔形肿物样低密度区（箭），伴肾周条索（箭头）

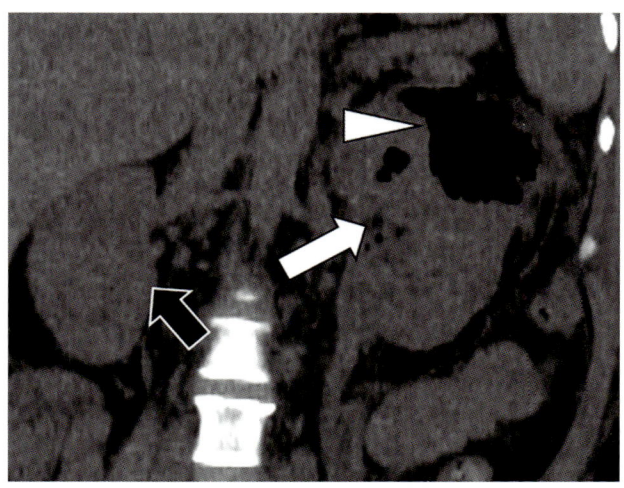

▲ 图 15-28 64 岁男性，患糖尿病，气肿性肾盂肾炎
冠状位平扫 CT 软组织窗图像示左肾增大，伴有轻度肾积水和实质积气（箭头）。左肾集合系统也可见气体（白箭）。右肾中度积水（黑箭）（图片由 Dr.Vijayanadh Ojili, UTHSC at San Antonio, San Antonio, Texas, USA 提供）

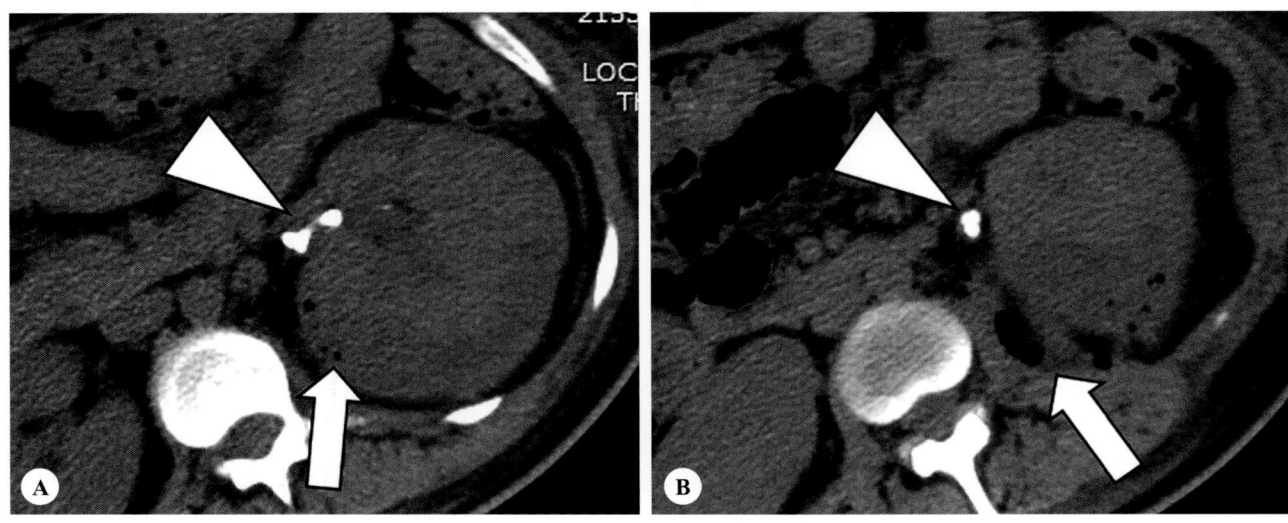

▲ 图 15-29　43 岁男性，患糖尿病，气肿性肾盂肾炎

轴位平扫 CT 软组织窗示左肾水肿伴多发结石（箭头），肾周和肾旁后间隙积气（箭）（图片由 Dr. Vijayanadh Ojili, UTHSC at San Antonio, San Antonio, Texas, USA 提供）

IVU 对于诊断该病价值不大，因为肾脏通常无功能。超声检查有助于诊断，并可以引导经皮抽吸和肾造口。但是，该病最常用的检查依然是 CT。CT 可显示集合系统扩张伴随梗阻、排泄减低，常见肾盂壁增厚（>2mm）及肾周的炎性改变。尽管仅根据内容物密度很难区分未感染的肾盂积水和脓肾，但在某些病例中，可以看到集合系统中的液体呈高密度，内含组织碎片并分层[105]。此外，CT 也可用于寻找梗阻的病因。

(4) 急性肾感染的 MRI 评估：对于急性肾感染患者，MRI 仅用于不能接受 CT 检查的患者，如孕妇，或者 CT 检查结果不明确的患者[107]。磁共振尿路造影不产生辐射，并可评估肾功能和尿路引流是否通畅。与 CT 相比，MRI 的缺点包括扫描时间长、重病患者的运动伪影较大及对小结石的检出率低。类似于 CT，在使用钆对比剂后，肾盂肾炎患者在屏气 GRE T_1 加权 MR 图像上表现为实质不均匀强化[105]。此外，T_1 加权 MR 图像对显示肾瘢痕具有高度的灵敏度和特异度[107]。而肾脓肿在增强 T_1 加权 MR 图像上显示为低信号、无强化的病变，伴弥散受限，壁环形强化，肾周炎性条带影[37]。弥散成像可用于鉴别肾积水和脓肾，对妊娠患者特别有用[119]。脓肾往往弥散受限，并且表观扩散系数值较低。

(5) 肾脓肿：肾脓肿越来越少见，主要是因为大多数急性感染患者都能在早期得到有效治疗。目前大多数肾脓肿是由逆行性感染所引起的，病因通常为革兰阴性尿道病原菌，尤其是大肠埃希菌[120]。而由葡萄球菌血行播散导致的肾脓肿比例低于 10%[120]。肾脓肿也可能由外伤、手术、邻近器官直接蔓延或经淋巴播散引起[103]。糖尿病和肾结石可增加发生肾脓肿的风险[120-122]。在大多数情况下，肾脓肿是急性肾盂肾炎治疗不充分的微脓肿融合或进展所致。脓肿是坏死的无血管腔，通常充满脓液。很多患者的急性感染如果定位性症状不清，如只出现腰部疼痛、乏力和体重减轻等症状，难以仅凭临床表现诊断[120]。具体来说，1/3 的肾脓肿患者无发热，1/4 的肾脓肿患者尿液指标正常，并且只有 1/3 的肾脓肿患者尿液培养呈阳性[120-122]。因此，当影像学发现肾脏局部异常时，需要考虑肾脓肿，并将肾脓肿与急性肾盂肾炎和肾肿瘤进行鉴别。CT 是对此最佳的检查方式，可明确 80% 以上的脓肿[120, 121]。尽管超声检查也可诊断肾脓肿，但其灵敏度低于 CT，并且可能无法将其与肾肿瘤区分。

肾脓肿患者在平扫 CT 图像上可以看到局灶低密度区域（近似水密度），病变的壁或周围可能强化，脓肿液化时，其中心通常无强化。一般来说，脓腔周围可见较厚的、轻度不规则的、边界不清的强化组织环（图 15-30）。此外，脓肿内可能有分隔。若脓腔无相关器械损伤、无相关外伤且与肠道无交通，则脓腔内气体的存在可诊断肾脓肿。肾脓肿患者肾脏的其余部分可能正常或增大[109]，有时表现类似肾盂肾炎。其中肾周间隙炎症和 Gerota 筋膜增厚最常

第 15 章 肾与输尿管
Kidney and Ureter

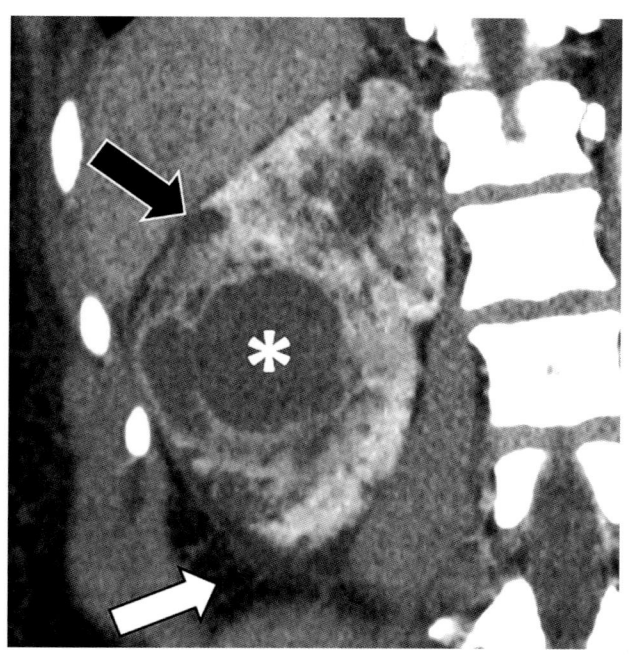

▲ 图 15-30 25 岁女性，因发热和腰痛就诊，肾脓肿
冠状位增强 CT 软组织窗显示右肾低密度病灶，病灶边缘可见不规则环状强化（*），还可见少量肾周条索（白箭）。肾脏内可见许多微小的单纯囊肿（黑箭）

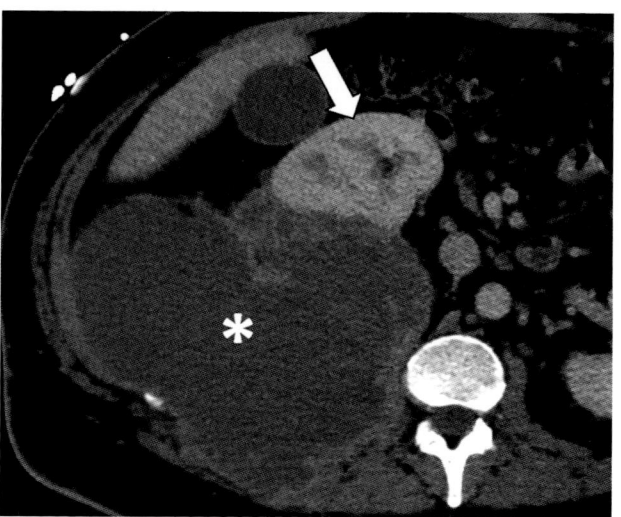

▲ 图 15-31 48 岁男性，因右腰痛就诊，肾周脓肿
轴位增强 CT 软组织窗显示右肾周一个大的低密度病灶，病灶周围可见厚而不规则的边缘（*），右肾（箭）因肾周脓肿推挤向前移位

见（分别为 77% 和 42%）[109]。

近年来，肾周脓肿的发生率有所下降，因此并不常见，但仍可发生，通常为肾脏感染蔓延至肾周间隙。在 CT 上表现为肾周间隙内散在的有分隔积液，通常有强化边缘（图 15-31）。它可能与肾实质脓肿相邻或含有气体。尽管肾周脓肿的死亡率曾超过 50%，但 CT 的普及使得肾周脓肿患者能被尽早诊断并及时引流。在一项研究纳入 25 名肾周脓肿患者的研究中，只有 4 名需要接受肾切除术，并且死亡率仅为 12%[123]。10 名患者＜1.8cm 的脓肿，仅用抗生素治疗就获得成功，另外有 11 名患者采用抗生素治疗和经皮穿刺引流，并且均获得成功。

有时，无痛性肾脓肿和肾肿瘤坏死难以区分[124]，此类患者可能需要经皮穿刺活检。这在继发于放线菌病的脓肿中较常见，其影像改变类似于肾脏肿瘤。在 T_1 和 T_2 加权的 MR 图像上，可能表现为局灶性的低信号[125]。此外，如果发现体积较大的脓肿，应考虑对脓液进行针吸、培养及留置引流管。对于肾脓肿患者，除了常规采用静脉注射抗生素治疗以外，进行穿刺引流的肾脓肿大小指征目前尚不明确，一些研究建议为 2cm[123]，有些研究则建议为 5cm[122]。此外，所有肾脓肿患者均建议进行后续 CT 随访，以确保脓肿痊愈。

2. 慢性肾脏感染　在 CT 上很容易观察到慢性肾盂肾炎的特征性改变。局灶肾实质瘢痕使肾盏增宽，可提示诊断，病灶可以为单发或多发。与梗死后形成的瘢痕不同的是，梗死时肾盏无扩张。

(1) 黄色肉芽肿性肾盂肾炎：这种少见的慢性感染具有特定的病理表现，通常发生在梗阻的肾脏。由于局部免疫反应异常，病灶中出现含脂质的巨噬细胞（黄色细胞）堆积及肉芽组织浸润[105]。85% 的 XGP 病变是弥漫性的，表现为全肾受累，但也可能是局灶性的[126]。CT 对于诊断 XGP 非常有用，因为超声和静脉尿路造影的表现没有特异性[105, 126, 127]。在 CT 上，XGP 常显示以下改变：①大的中央性钙化，常呈鹿角状；②肾脏（或局部肾段）增大；③排泄期集合系统内对比剂很少或无对比剂填充；④多发局灶性低密度（-10~30HU）肿物，分布于肾脏受累部位（图 15-32）。CT 上低密度区，为充满碎屑的扩张肾盏和黄色细胞聚集。病灶本身无强化，也无对比剂排泄，但由于炎性血管生成，病灶边缘可有明显的强化。虽然 XGP 常伴有慢性梗阻，但肾盂的扩张程度通常低于其他严重慢性梗阻。此外，肾窦脂肪常因炎症而消失。CT 上还可显示出炎症在肾周的侵犯情况，可能出现瘘管，但气体少见[126-128]。XGP 在 CT 上的表现有时可能会不同，部分患者肾脏可能很小，可能不伴结石，这样很难将 XGP 与其他感染疾

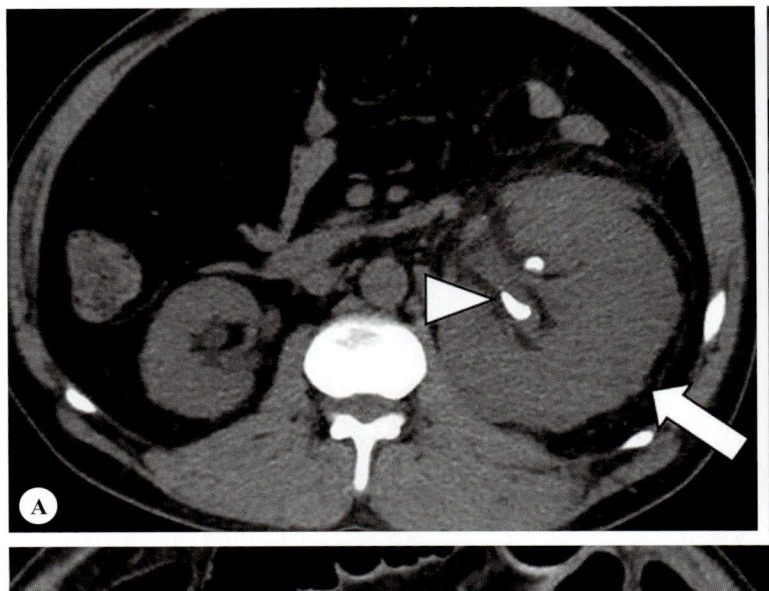
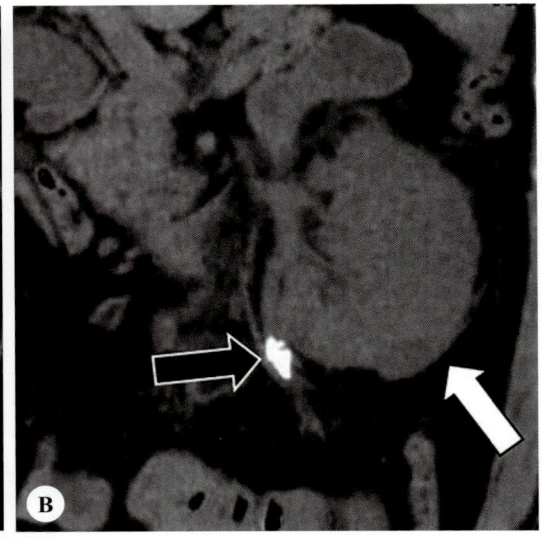
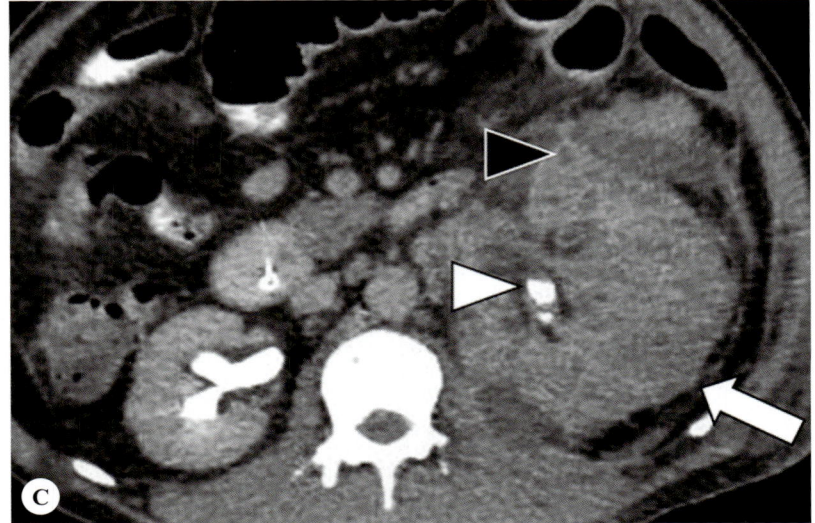

▲ 图 15-32 56 岁女性，反复尿路感染史，黄色肉芽肿性肾盂肾炎

A 和 B. 轴位（A）和冠状位（B）平扫 CT 软组织窗图像显示左肾增大（白箭），肾盂内可见一枚鹿角状结石（白箭头），输尿管近端也可见一枚结石（黑箭）。C. 排泄期轴位增强 CT 软组织图像显示左肾功能下降（白箭头），无对比剂填充。肾实质内有许多微小的低密度病灶（黑箭头）。此外还可见左肾周条索样影和积液（白箭）（图片由 Dr. Subramaniyan Ramanathan, Al-Wakra Hospital, Hamad Medical Corporation, Doha, Qatar. 提供）

病或肿物相鉴别。XGP 的局灶性表现为累及部分肾脏的炎性肿物，并且不伴结石嵌顿。所有 XGP 病例均应进行肾切除术，局灶性 XGP 可进行肾部分切除术。

（2）肾结核：肾结核是一种少见的疾病，但由于耐药菌和 AIDS 患者的增多，其发病率在上升。不同时期的结核会显示出不同的征象[105, 129, 130]。CT 能够显示出结核相关的实性肿物、空洞、粟粒结节、瘢痕、钙化、肾盂或输尿管壁增厚、肾积水、自截肾及肾外表现（图 15-33）。尽管目前的报道有限，但目前很多人认为 CTU 可以更好地显示出结核患者的虫蚀样肾盏和肾漏斗截断的表现。单个患者的肾结核表现可能没有特异性，但是综合所有表现可提示诊断。一项研究发现，肾实质肿物的病例至少有一项其他表现，而在 CT 上最常见的是肾积水，伴有实质瘢痕。"肾自截"显示为体积减小的无功能肾，伴有弥漫性不定型钙化，在 CT 上很容易发现。小的积水肾脏伴缩小的厚壁肾盂，也提示结核。有时在 CT 上可以看到明显增厚的输尿管或肾盂壁。此外，CT 也可有效观察结核侵犯肾周邻近器官（如结肠或十二指肠）的情况或是否形成瘘管。

（3）肾脏真菌感染：随着免疫抑制患者（包括移植受体、恶性肿瘤和 AIDS 患者）人数的增加，肾脏真菌感染的发病率呈上升趋势[104, 131]。真菌感染可引起肾盂肾炎和肾脓肿，其 CT 表现与细菌感染相同[131]。当肾脏、脾脏或肝脏出现多发性微脓肿时，应考虑真菌感染。尿道上皮脱落、炎性细胞和菌丝体，进入集合系统可形成真菌球[110]。此类患者肾功能通常较差，在平扫 CT 上识别真菌球需要仔细观察肾盂内容物的密度。这些患者的肾盂扩张，并且充满了软组织密度而非水样密度。

第 15 章 肾与输尿管
Kidney and Ureter

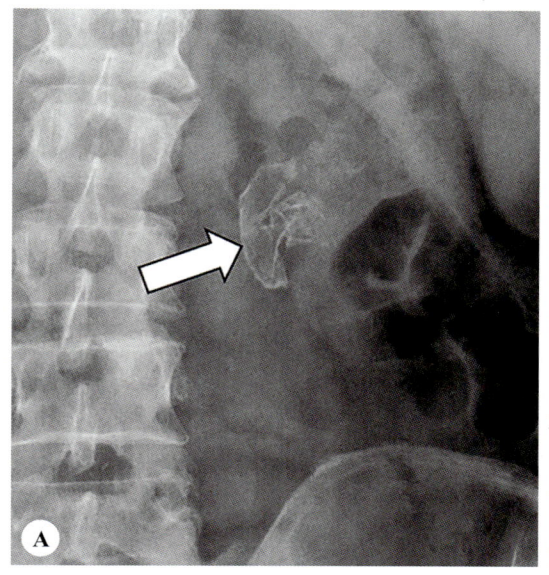
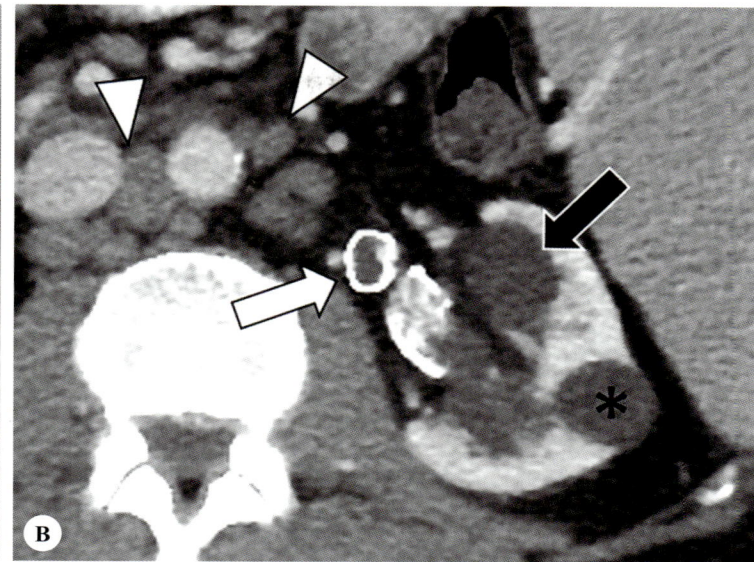
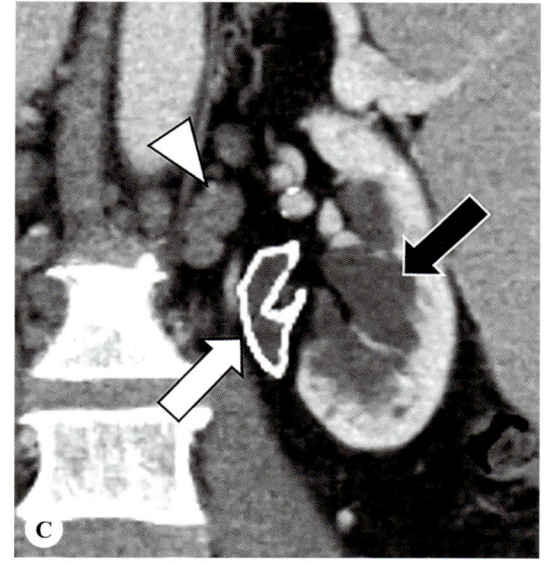

▲ 图 15-33　52 岁男性，肾结核
A. 仰卧位腹部 X 线片显示左肾窝有致密钙化（箭）；B 和 C. 轴位（B）和冠状位（C）增强 CT 软组织窗图像显示左肾盂和近端输尿管壁的致密钙化（白箭），并伴左肾积水（黑箭），还可见与结核相关的腹膜后淋巴结增大（箭头）。偶然发现左肾单纯性囊肿（*）（图片由 Dr. Ashish Khandelwal，Mayo Clinic，Rochester，Minnesota，USA 提供）

(4) 软化斑：软化斑是一种少见的慢性感染，尽管更常见于其他器官，尤其是膀胱，但肾脏也可出现。目前研究表明，软化斑在女性、虚弱或免疫抑制的人群更常见，可见于肾移植后[105]。当患者出现细菌感染（最常见的是大肠埃希菌感染），并因局部免疫障碍导致细菌不能被根除时，就会发展成慢性肉芽肿性炎症。病灶通常是多灶性的，并可累及双侧。CT 上可以看到多个大小不等的软组织肿物[105]。有报道称，这些肾肿物类似于肾癌[132]。在静脉注射对比剂后，这些病变由于炎性血管生成而出现强化，但强化程度低于正常肾实质。通常，病变不伴肾积水、肾结石和病灶钙化，但可能有肾周侵犯。如果是单发病灶，软化斑的影像表现可类似于肾细胞癌；如果是多灶性，则需要与转移瘤或淋巴瘤鉴别。软化斑的确诊常需病理检查，病理上可根据病灶内大的组织细胞（von Hansemann 细胞）和胞质内嗜碱性包涵体（Michaelis-Gutmann 体）来确诊[105, 132]。

(5) 包虫病：包虫病在北美很少见，但在世界上部分地区可为流行病，可见于部分移民或旅行者。2%~3% 的患者可出现肾脏受累[133]。该疾病是由细粒棘球绦虫的幼虫感染引起的。该病的症状和体征没有特异性，包括腰部肿物、血尿、少尿、发热和高血压。包虫囊肿可能发生破裂并进入集合系统，肾绞痛可能是包虫病的一种临床症状[133]。该病的 CT 表现具有特征性，通常表现为囊壁钙化的多房囊性肿物，囊壁较厚且可伴强化，主囊内发现子囊是其

803

特征性表现，可据此与伴钙化的肾细胞癌相鉴别诊断。但是，偶尔也会出现无钙化的单房囊肿，此时很难将病灶与感染的单纯囊肿相鉴别[133]。

（6）获得性免疫缺陷综合征：获得性免疫缺陷综合征（AIDS）患者的许多并发症均会影响肾脏，而CT可能有助于诊断这些疾病。AIDS患者伴发卡波西肉瘤、淋巴瘤或肾细胞癌可以出现肾脏肿物[131]。所有类型的肾感染，包括肾盂肾炎、脓肿、真菌感染和结核，在AIDS患者中更为常见。机会性致病菌，如肺炎球菌、分枝杆菌和巨细胞病毒，也可累及肾脏，以上疾病可以导致肾脏散在的多发性小钙化[131]。HIV相关性肾病，最常见于有静脉吸毒史的年轻黑种人男性。在CT上，该病患者的肾脏大小可正常或增大，静脉注射对比剂后肾脏可出现放条纹状强化，平扫时还可能发现肾盂壁增厚和髓质密度增高[131]。

（四）原发性良性肾肿瘤

1. 多房性囊性肾瘤 MLCN是肾脏的局限性囊性疾病，多数认为是一种良性肿瘤[37, 134, 135]。MLCN少见且病因不明，没有遗传性。该病最常见于小男孩（3月龄至4岁）和成年女性（30岁以上）[134]。成人发病的MLCN在组织学和形态学上与儿童MLCN均不同[136]，本章不讨论儿童的MLCN。在修订的2016年世界卫生组织肾肿瘤分类中，根据相似的人口统计学和组织化学特征，成人发病的MLCN（称为成人囊性肾瘤）和混合性上皮和间叶性肿瘤（mixed epithelial and stromal tumor，MEST）均归类至肾上皮和间叶性肿瘤（renal epithelial and stromal tumor，REST）[135-138]。成人MLCN的特征如下：①单侧的孤立性肿物；②由多个互不交通的上皮囊肿组成，有纤维分隔，不含肾实质；③常可见清晰的包膜；④未受累的肾组织正常；⑤囊肿不与集合系统相交通，但肿块的一部分常常会疝入肾盂。MLCN通常是偶然发现的，但体积较大时可能会引起相应的症状。

在CT上，MLCN是边界清晰、包膜完整的多房囊性肿块，肿块长径可从几厘米到十几厘米不等[134]（图15-34），有时会疝入肾盂或近端输尿管[37]。MLCN囊肿的内容物的密度通常近似于水（-10～20HU），有时稍高于水，囊肿内分隔通常较薄且无强化[37]。约10%的病例可见分隔钙化，常呈曲线状[139]。MLCN中高密度囊肿罕见（通常源于陈旧性出血）。在MRI上，MLCN囊肿显示T_1低信号和T_2高信号。由于包膜为纤维组织，其在T_1和T_2加权序列上均呈低信号，并可见强化[38]。大多数MLCN表现为Bosniak Ⅲ型肿块，难以与囊性肾癌区分[37, 38, 134]。这些肿块通常需手术切除，尤其是CT或MRI显示分隔增厚或结节状强化时。有人认为，在无症状的多房囊性肿物患者中，如果没有强化的实性成分，则该病变可能为MLCN，并且该病变可以只进行随访而暂不做处理，但目前尚存争议[134]。

2. 混合性上皮和间叶性肿瘤 MEST是一种少见的囊性肾肿瘤，2016年WHO分类中被归类至REST[38, 136, 137]。MEST通常发生在围绝经期女性中，患者诊断时平均年龄为46岁[38]，患者通常有长期口服雌激素治疗史[137]。MEST患者常表现出血尿、腰痛、可触及的肿物或泌尿系统感染。在组织病理学上，MEST有实性和囊性成分，含有基质和上皮成分，基质成分由表达雌激素和孕激素受体的梭形细胞组成，而上皮成分则是多个上皮内衬的囊肿[135]。

在CT上，MEST通常表现为边界清楚的多房囊性肿物，可含有实性成分，由于分隔结节状增厚，有时可见肿物突入肾窦[137, 140]（图15-35）。MEST的实性成分通常可伴强化，可表现为延迟强化[137]。在MRI上，实性成分为T_1高信号和T_2低信号，可伴强化，而囊性成分为T_1低信号和T_2高信号且不伴强化[38, 137]。MEST的鉴别诊断包括MLCN、多房囊肿和囊性RCC[137]。MEST的术前诊断通常较为困难，大多数会被归类为需要手术切除的Bosniak Ⅲ型或Ⅳ型病变[137, 140]。

3. 嗜酸细胞瘤 肾嗜酸细胞瘤是一种良性肿瘤，占肾肿瘤的3%～7%[141-143]，影像表现为强化的实性肿块，有许多与肾细胞癌相似的影像特征，尤其是嫌色细胞癌[144]（图15-36）。因此，单凭影像学很难准确区分嗜酸细胞瘤与肾细胞癌。嗜酸细胞瘤可发生于不同年龄的患者，在男性中更常见，瘤体的大小可差异很大[141, 142]。大多数（约80%）患者无症状，但少数患者可能出现血尿、疼痛或可触及的肿物[142]。嗜酸细胞瘤并不常见，但是无症状、偶然发现肾脏肿块的患者确诊此病的概率高于有泌尿系统症状的患者[141]。

2.5%～16%的肾嗜酸细胞瘤可为多发，4%～12%的病例为双侧发病[144, 145]。多发嗜酸细胞瘤可能与Birt-Hogg-Dubé综合征相关，后者特征为多发性肾肿物，包括肾细胞癌、嗜酸细胞瘤、肾囊肿、多发性肺囊肿及多发性皮肤毛囊肿瘤[146]。肾脏嗜酸细胞瘤病，即双侧多发嗜酸细胞瘤（包括一个占优势的大嗜酸细胞瘤），非常罕见[147-149]。10%的病例中，肾嗜酸细胞瘤可与肾细胞癌同时发生，两者位于同一肾脏或位于同一肿块内（所谓的混合嗜酸细胞瘤）[145, 150]。

肾嗜酸细胞瘤在CT上典型表现为实性、边缘清楚的肿瘤，在平扫图像上与肾实质相比呈稍低密度[151, 152]。肾嗜酸细胞瘤通常表现为均匀强化（图

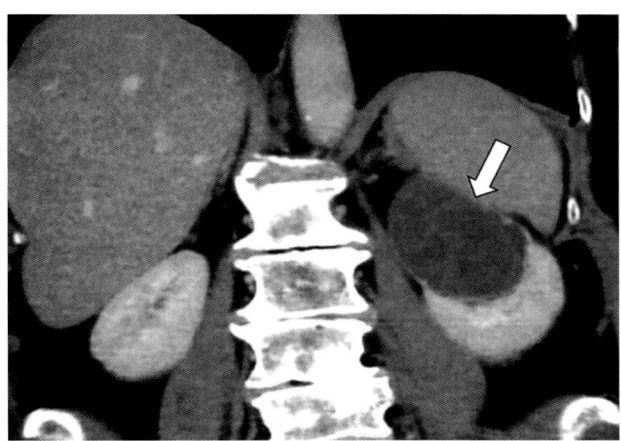

▲ 图 15-34 48岁女性，因上腹部疼痛就诊，偶然发现多房性囊性肾瘤
冠状位增强CT软组织窗图像显示左侧肾脏边界清楚的囊性肿块，伴多个纤细分隔（箭）

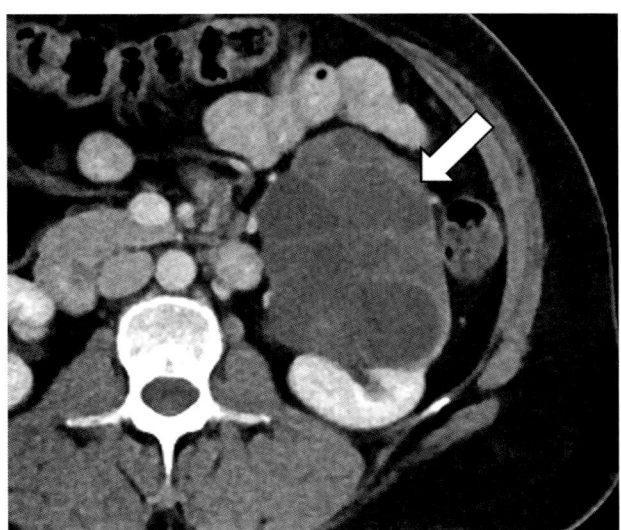

▲ 图 15-35 51岁女性，因血尿就诊，诊断为混合性上皮和间叶性肿瘤
轴位增强CT软组织窗图像显示左侧肾脏边界清楚的囊性肿块，伴多个分隔，可见强化的实性成分，肿块突入肾窦（箭）

15-36）。尽管嗜酸细胞瘤通常比肾细胞癌更均匀，但也有很多RCC也可呈均匀的表现[153]。肾嗜酸细胞瘤可以有包膜[151, 152]，此外在一些病例中可观察到低密度、具有分支样表现的中心瘢痕，该瘢痕与病变大小无关[152, 154]（图15-37）。中心瘢痕通常不会强化[154]。肿物出现中心瘢痕，缺乏钙化、坏死、出血可能提示肾嗜酸细胞瘤的诊断，即便这些征象与小的肾细胞癌有一定重叠[151, 152, 154]。

事实上，RCC也可因中心坏死而出现中心瘢痕样的改变[153, 154]。近期研究提出，节段性强化反转征是小的（<4cm）肾嗜酸细胞瘤的强化模式[155, 156]。它是指在增强CT上，肾嗜酸细胞瘤肿物中会存在两个不同的强化区，其强化程度在皮髓质期和排泄期会反转[144, 155]。单凭节段性强化反转征不能诊断肾嗜酸细胞瘤，因其也可在肾细胞癌中出现[154, 157]。因此，目前尚无可用于区分嗜酸细胞瘤和肾细胞癌的特异性CT表现[144, 152, 154]。目前，手术前可采用影像引导下的经皮活检进行鉴别，以避免切除的肿块是嗜酸细胞瘤[158, 159]。

在MRI上，典型肾嗜酸细胞瘤呈T_1低信号；但是，大约27%的病例在T_1上呈等信号[160]。肾嗜酸细胞瘤在T_2上通常为不均匀高信号[144, 161]（图15-36）。病变通常表现为均匀强化，并可能表现出中心的轮辐状强化[161]。当存在中心瘢痕时，肾嗜酸细胞瘤在T_2加权上通常为低信号，而不是坏死组织的T_2高信号[160]。肾嗜酸细胞瘤的MRI特征也无法可靠地将其与肾细胞癌区分开[161]。

经皮穿刺活检可用于诊断肾嗜酸细胞瘤[32, 162-164]。免疫组织化学和特殊染色可用于区分肾嗜酸细胞瘤和其他嗜酸细胞肿瘤。嗜酸细胞瘤的CK7阳性染色较少，而嫌色细胞癌则呈弥漫性阳性[163]。KIT（CD117）和波形蛋白等标志物有助于区分嗜酸细胞瘤和嫌色细胞癌及其他类型的肾细胞癌[163]。由于尚没有诊断嗜酸细胞瘤的可靠影像学特征[32, 144, 152, 154]，目前临床上常采用以下诊断途径：对肾脏小肿瘤（<4cm）的术前患者，术前行引导经皮穿刺活检，避免对嗜酸细胞瘤不必要的治疗[158, 159]。

4. 血管平滑肌脂肪瘤 除了部分伴结节性硬化的患者（20%）[165, 166]，AML通常是散发的单个肿瘤（80%）。不伴TS的散发性AML，常见于50—70岁或年龄更大的女性，并且体积通常比与TS相关的AML更大[167]。目前，我们对AML的放射学和病理

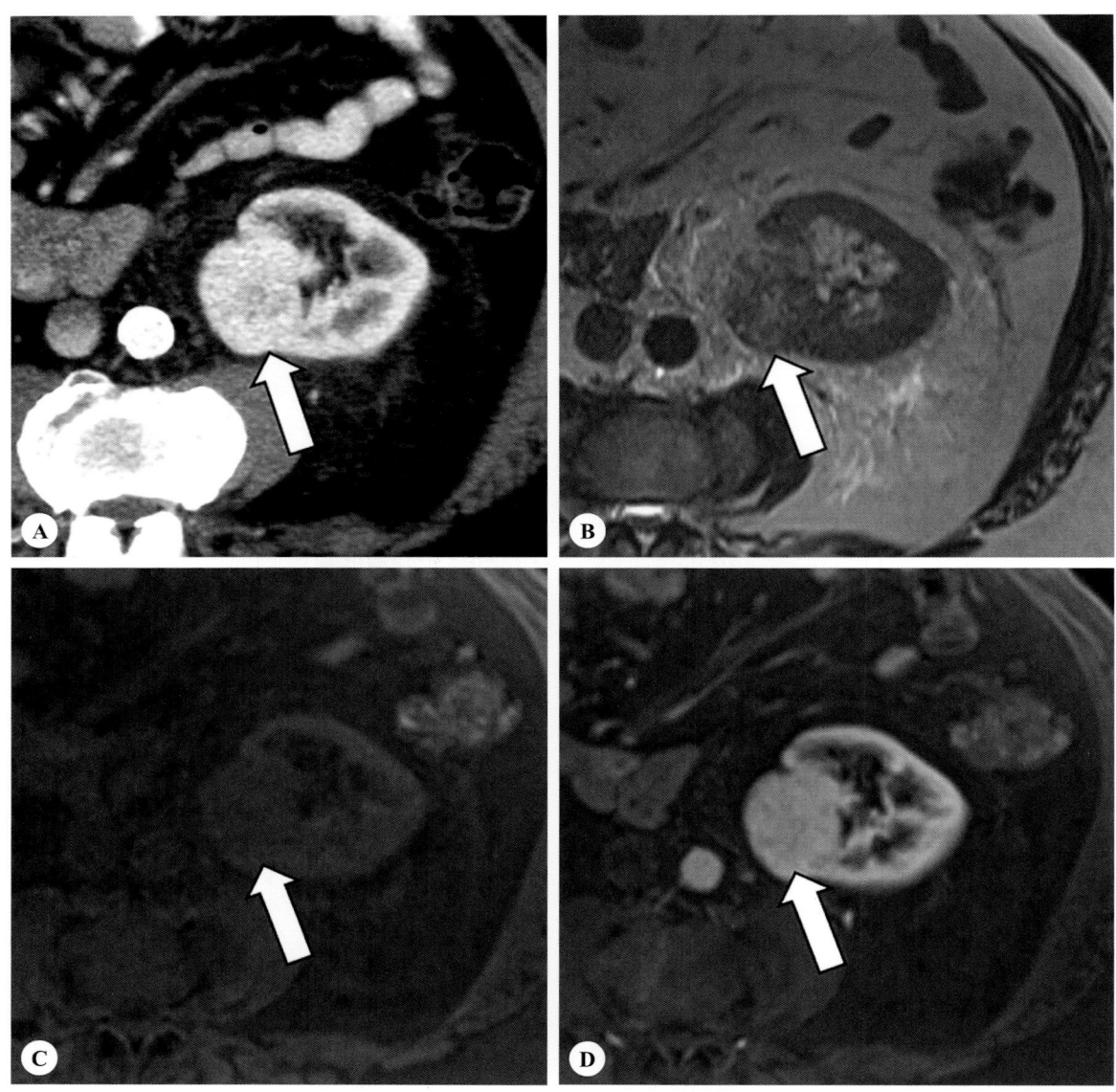

▲ 图 15-36　71 岁男性，偶然发现肾嗜酸细胞瘤

A. 轴位增强 CT 软组织窗图像显示均匀、实性、边缘清楚的肿瘤，伴明显强化（箭）；B 至 D. 轴位 T_2 加权（B）、平扫（C）与增强（D）的 T_1 加权 MR 图像显示肿块为 T_2 不均匀高信号，T_1 低信号，伴明显强化（箭）

学特征有更深入认识。目前认为 AML 是血管周上皮样细胞肿瘤（PEComa）的一部分[167]。散发性 AML 可为三相型（含有畸形血管、成熟脂肪组织和平滑肌组织）或上皮样型（含有大量不典型的上皮样细胞，几乎没有或没有脂肪）[168]。三相型 AML 在放射学上可分为经典型 AML 和乏脂型 AML。乏脂型 AML 可进一步细分为高密度、等密度 AML 及伴有上皮囊肿的 AML[168]。TS 是 AML 最常见的相关综合征，典型的症状包括智力低下、癫痫发作和皮肤病变[169]。如前所述，多发性 AML 患者（图 15-24）应考虑是否合并 TS。大约 80% 的 TS 患者患有 AML[166]。

少数 AML 可能伴发于神经纤维瘤病Ⅰ型、VHL 病和淋巴管平滑肌瘤病[165]。

AML 是常见的良性肾脏肿瘤，多为偶然发现，部分患者是由于肿物出血导致的症状前来就诊。出血症状包括疼痛或休克[170]，其中无 TS 的患者更容易出现症状[90]。在超声检查中，由于脂肪的存在，病变通常呈高回声[171]。

CT 是检测和诊断 AML 最准确的成像技术。典型的 AML 病灶通常可见脂肪成分所致的低密度（图 15-38 和图 15-39），存在脂肪成分是该病的特征性改变。由于部分容积效应，这些病变的 ROI 密度通

第 15 章 肾与输尿管
Kidney and Ureter

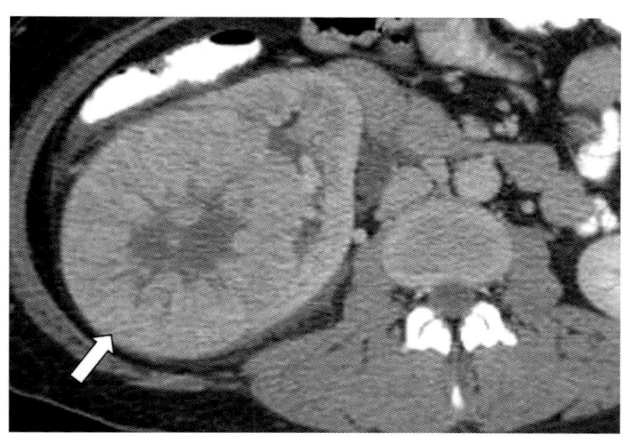

▲ 图 15-37 48 岁女性，因腰痛就诊，肾嗜酸细胞瘤
轴位增强 CT 软组织窗图像显示右肾一个边界清楚的强化肿块，肿块中央可见低密度星状瘢痕（箭）

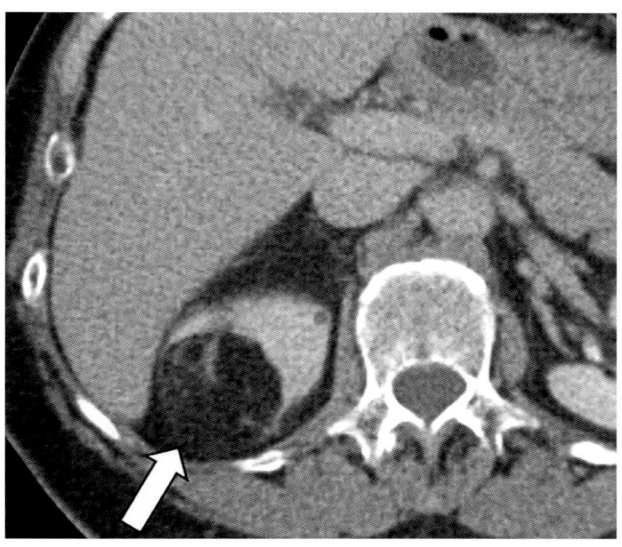

▲ 图 15-38 65 岁女性，偶然发现血管平滑肌脂肪瘤
轴位增强 CT 软组织窗图像显示右肾肿块，主要为脂肪密度（箭）

常 <-10HU[172]。体积较小的 AML 中的脂肪需要采用薄层成像来显示[173]。采用 -15HU 至 -30HU 阈值测量可获得更高的诊断特异度。在 CT 上，AML 的脂肪成分可能与实性成分混杂，这些实性成分通常是血管性的，因此增强后呈中度强化。有时肿块内可以观察到较大的血管（图 15-39）。AML 病灶内可有瘤内动脉瘤，直径 >5mm 的动脉瘤与出血风险增加相关[174]。当肿块合并出血时，尤其 >4cm 的肿块，可掩盖脂肪征象而被误诊为肾癌。其他类似 AML 的含脂肪肿瘤包括脂肪肉瘤和一些罕见的肾细胞癌。鸟嘴征和肿块供血血管的存在的有助于区分 AML 和脂

肪肉瘤[175]。含脂肪的肾细胞癌较罕见，通常伴有钙化，目前认为这些脂肪是来自骨化生[176]。

MRI 也可以显示出 AML 的脂肪成分。在 MRI 上，AML 具有与脂肪组织一致的特征性 T_1 高信号。与邻近肾实质相比，病灶内信号强度在脂肪抑制后显著下降[168]。同样，反相位 T_1WI 的信号低于同相位 T_1WI[168]。AML 在钆剂增强后的 T_1WI 的 MR 图像上可表现出强化，但强化程度通常低于周围实质。AML 在 T_2 加权图像可呈中等高信号[177]。

一种三相型 AML 的亚型由于脂肪含量太少，无法在 CT 上检测到，因此被称为乏脂型 AML[16, 168, 178]（图 15-39）。通过与平扫 CT 上的肾实质进行对比，乏脂型 AML 可进一步分为高密度（>45HU）与等密度（-10~45HU）[178]。高密度的乏脂型 AML 通常体积较小（平均 3cm），均匀强化，MRI 上呈 T_1 和 T_2 低信号，在脂肪抑制或化学位移序列上信号不降低[179]。等密度的 AML 也为 T_2 低信号，但由于其含有分散的脂肪细胞，在化学位移序列上会出现信号降低[180]（图 15-40）。可采用经皮穿刺活检鉴别诊断乏脂型 AML 和 RCC[55, 181]。

58%~75% 的 AML 病变体积会随时间而增长[182, 183]。TS 不相关的孤立性 AML 的体积增长的比例远低于 TS 相关或多发的 AML[182]。一般来说，对无症状 AML 患者需要每年进行一次随访评估，当病灶直径已 >4cm 且出血风险增加时，必须每半年进行一次随访评估[184]。对于体积较小的孤立性 AML，若确认其大小稳定，可将随访检查频率进一步降低。对于肿瘤体积较大的有症状的 AML 患者，栓塞治疗可以有效缩小肿瘤的体积，并预防发生出血的风险，特别是肿瘤发现 >5mm 的动脉瘤的情况下[174, 185]。

5. 罕见的肾良性肿瘤　在影像学检查中还可发现其他的肾良性肿瘤。肾乳头状腺瘤是一种小的实性肾肿瘤，在病理学中用于描述特征与乳头状肾细胞癌几乎相同但却非常小（<5mm）的病变[186]。影像学检查很少能发现这些病变，其特征可能与肾细胞癌或嗜酸细胞瘤相同[187]。肾平滑肌瘤是一种罕见的良性平滑肌肿瘤，其起源于肾包膜。在影像学上，它表现为边界清晰、密度均匀的外生性实性肿块。由于起源于平滑肌[187]（图 15-41），它在 MRI 上具有典型的均匀 T_2 低信号。其他良性肿瘤包括后肾腺瘤[188]、肾纤维瘤[189]、血管瘤、淋巴管瘤和肾素瘤[187, 189, 190]。

体部 CT 与 MRI（原书第 5 版）
Computed Body Tomography with MRI Correlation (5th Edition)

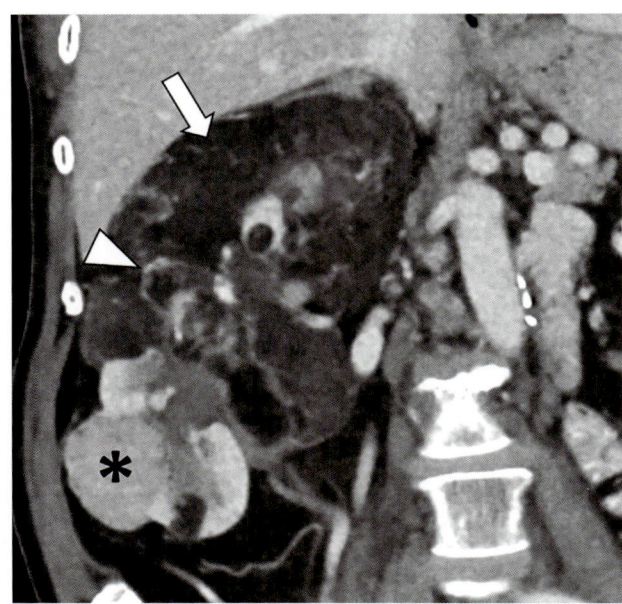

◀ 图 15-39 68 岁男性，因腰痛就诊，血管平滑肌脂肪瘤

冠状位增强 CT 软组织窗图像显示肾脏上极（箭）、下极典型的血管平滑肌脂肪瘤，瘤内血管迂曲（箭头），下极另见一个均匀强化的乏脂型血管平滑肌脂肪瘤（*）

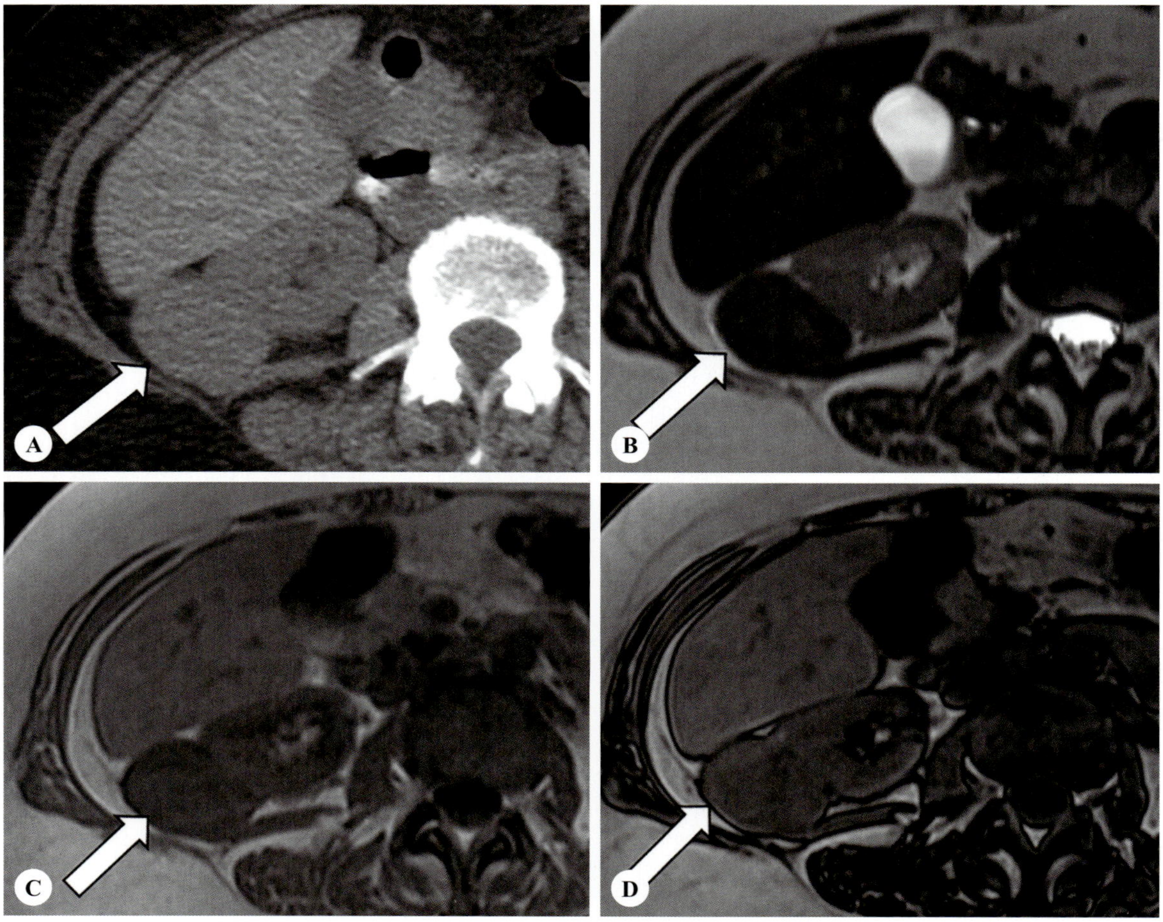

▲ 图 15-40 54 岁女性，因血尿就诊，等密度乏脂型血管平滑肌脂肪瘤

A. 轴位平扫 CT 软组织窗图像显示右肾均匀实性肿块，边界清晰，与肾实质等密度（35HU）（箭）；B. 轴位 T_2 加权 MR 图像显示肿块呈均匀 T_2 低信号（箭）；C 和 D. 在化学位移磁共振序列上，肿块在反相位序列（D）上显示出轻微的信号丢失，这是由于内部存在分散的脂肪细胞（箭）。最终由经皮穿刺活检明确诊断

（五）肾脏恶性肿瘤

肾脏恶性肿瘤可起源于多种组织细胞。大体上分为肾细胞肿瘤、后肾肿瘤、肾母细胞肿瘤、间叶性肿瘤、混合性上皮和间叶性肿瘤、神经内分泌肿瘤、造血和淋巴系统肿瘤、生殖细胞肿瘤和转移瘤[136]。对上述所有肿瘤的详细讨论超出了本章的范围，因此本章后续部分仅会详细讨论一些常见的肿瘤。

肾脏恶性肿瘤最常见的临床症状和体征包括血尿、体重减轻、可触及的腰部包块和腰痛。此外，肾脏恶性肿瘤，尤其是肾细胞癌，可出现多种副肿瘤综合征，包括红细胞增多、高钙血症和肝功能障碍（Stauffer综合征）。但是，由于CT的广泛应用，肾脏恶性肿瘤最常诊断于偶然发现肾肿块的无症状患者之中。在这些患者中，CT通常是针对与泌尿系统无关的症状进行的。对有上述症状或无症状偶然发现但无法确诊的肾肿块患者，增强CT是首选检查方式。通常采用针对肾肿块的CT扫描方案，需要进行薄层扫描，即在静脉注射对比剂前后均应进行层厚为3～5mm的薄层扫描[191]。有静脉碘对比剂禁忌证及高辐射风险的患者可采用标准MRI（不使用及使用钆对比剂）进行肾脏肿块评估。此外，CT和MR尿路造影也可对肾肿块进行更全面评估。由于该方案专门采集排泄期的图像，并且增加了专门针对输尿管的扫描序列，因此其通常优于肾脏肿块常规的CT和MRI方案。

1. 偶发的肾脏实性肿物的一般临床管理路径　肾细胞癌是最常见的偶发性肾脏肿物。但是，在偶发性肾脏肿物被诊断为肿瘤之前，需要先排除几种病变。假性病变或假性肿瘤偶有类似于肾肿瘤的表现，包括肾脏部分肥大、邻近肾瘢痕的区域及Bertin柱肥大。但是，上述病变通常可较轻易地与肿瘤区分，因为其影像特点与强化模式与正常肾实质相似。此外，还需要排除血管疾病，如动静脉畸形

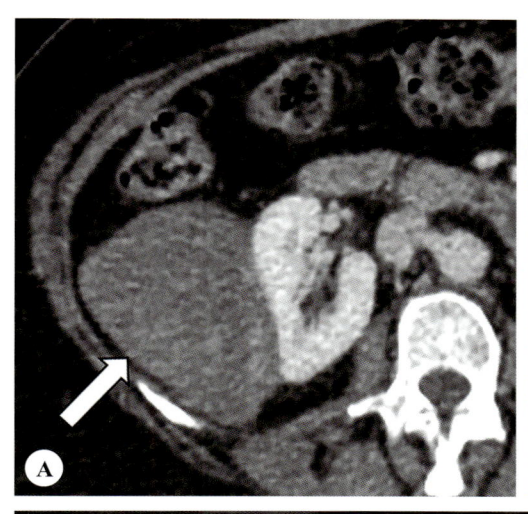
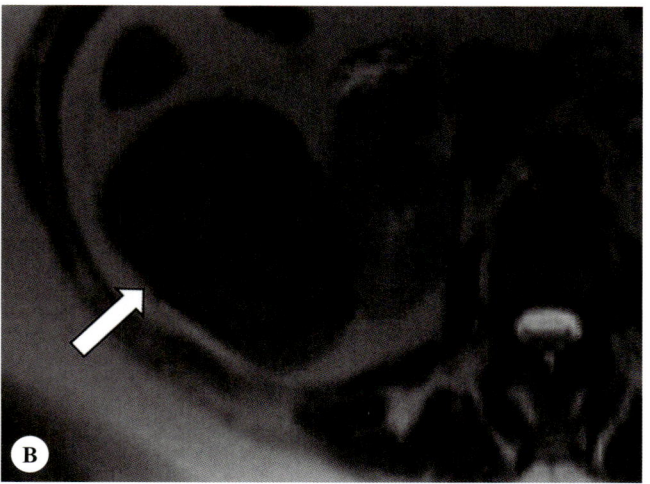
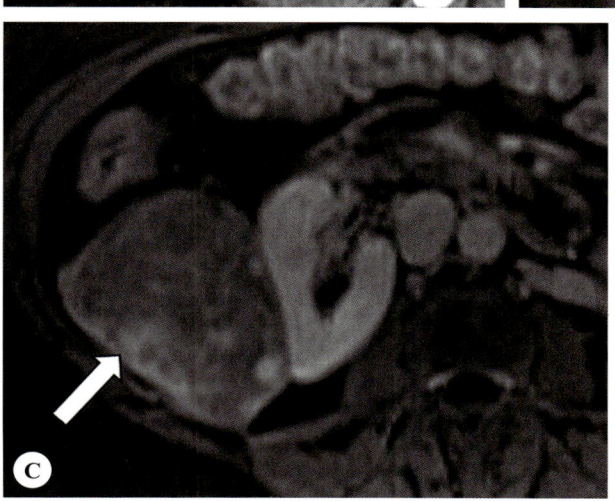

▲ 图15-41　54岁女性，因右腰痛就诊，肾包膜平滑肌瘤

A. 轴位增强CT软组织窗图像显示一个位于右肾的均匀的外生性实性肿块，肿块边界清晰，毗邻肾包膜（箭）；B. 轴位T₂加权MR图像显示肿块为相对均匀的T₂低信号（箭）；C. 在轴位增强脂肪抑制T₁加权MR图像上，肿块显示不均匀强化（箭）。最终由经皮穿刺活检明确诊断

（arteriovenous malformation，AVM）、动脉瘤、创伤后改变（梗死、血肿和挫伤）及感染性或炎性的病变。最后，肾脏的实性肿物也可发生在非肿瘤性疾病中，如结节病和自身免疫性胰腺炎可表现为累及双肾的多发低密度肿物样病变[192, 193]。当排除以上良性病变后，应考虑肿瘤性病变。

肿块大小决定了偶发性非脂肪性实性肾肿物的管理方案。体积较小（<1cm）的实性病灶更可能是良性的，即使是恶性的，也通常是低级别或惰性的恶性肿瘤[34, 194]。因此，可以对这些病灶采用增强和平扫CT或MRI进行主动监测，最初监测时间间隔6~12个月，然后每年1次，共持续5年[195, 196]。随访期间应密切关注病灶的任何增长情况（每年≥4mm）或形态学改变，如果出现上述改变，患者需要转诊接受进一步的治疗并考虑经皮穿刺活检[197]。对于1~4cm大小的实性病灶，确实存在恶性肿瘤的可能性，可能需要基于经皮活检结果来指导进一步的治疗[198]。>4cm的肿物为恶性肿瘤的可能性很高[197]。因此通常应接受手术治疗。经皮穿刺活检可用于存在严重合并症患者的术前评估，以明确肿物是恶性的。此外，在其他章节中已经讨论了偶然发现的乏脂型AML的处理策略。

在已知存在肾外恶性肿瘤原发灶的患者中，虽然存在肿物为转移瘤的可能性，但经皮穿刺活检仍有助于诊断肾细胞癌或其他良性肿瘤[199]。当在无已知原发恶性肿瘤的患者中发现多个实性肾肿物时，应考虑多发肾细胞癌、多发嗜酸细胞瘤及淋巴瘤。在此情况下，经皮穿刺活检有助于诊断多发性肾肿物并指导进一步的治疗[32]。

2. 肾细胞癌 肾细胞癌是最常见的原发性肾脏恶性肿瘤，男性发病率高于女性，发病高峰出现在50—70岁。尽管大部分的RCC病例都是散发性的，但一部分RCC可能与某些综合征相关，如VHL和遗传性乳头状肾癌综合征等。RCC的易感因素包括吸烟、接触石油产品、镉、铅和石棉、肥胖、未控制的高血压、持续使用利尿药、肾移植和HIV感染[200]。慢性透析时发生的获得性肾囊性疾病可使肾细胞癌风险增加3~6倍，前者最早可出现于透析开始的3年后[201]。肾细胞癌通常是单发的，但也可以是多发和双侧的，尤其是在VHL患者中[201]。

研究表明，从细胞学上可将RCC分为几个不同的亚型[202]。将RCC亚型按发病率大小排序，依次是肾透明细胞癌、肾乳头状细胞癌和肾嫌色细胞癌[136, 202, 203]。而罕见的RCC亚型包括集合管癌、髓质癌、肾小管细胞癌、黏液样小管状和梭形细胞癌、Xp11易位肾细胞癌。组织学上，肾细胞癌的起源细胞因其亚型不同而不同，肾透明细胞癌和肾乳头状癌起源于近曲小管细胞。目前认为肾嫌色细胞癌起源于肾皮质集合管的细胞。集合管癌和髓质癌起源于髓质集合管。大体上，所有RCC亚型通常包膜完整，可为实性、囊性或混合性，可伴出血、钙化和坏死[203]。RCC，尤其是肾透明细胞癌，常发生肾静脉侵犯，在某些情况下癌栓甚至可出现在右心房。所有RCC亚型都可表现出肉瘤样变，但不常见，此类RCC的侵袭性更强，预后更差。肉瘤样分化在透明细胞癌的亚型中更常见。

不同亚型的肾细胞癌的影像学特征也不同。肾透明细胞癌是最常见的RCC亚型，在CT和MRI的增强成像中呈典型的富血管表现（图15-42），因此肿瘤的强化程度可用于区分肾透明细胞癌和非透明细胞癌[204-206]。Kim等的研究表明，在皮质髓质期以84HU作为阈值，可有效区分肾透明细胞癌和非透明细胞癌，诊断特异度为100%[205]。此外，与肾实质[207]相比，肾透明细胞癌在T_2加权图像上呈等信号或高信号，在T_1加权图像上呈等信号或低信号（图15-42和图15-43）。此外，60%的肾透明细胞癌细胞内存在脂肪[207]，因此其在反相位MR图像上显示出明显的信号下降（图15-42）。肾透明细胞癌可合并囊性变、出血和坏死，此外钙化也可见于10%~15%的肾透明细胞癌中[208]。

肾乳头状细胞癌是第二最常见的RCC亚型，比肾透明细胞癌更加均匀、乏血供（图15-44）。Herts等表明，肾乳头状细胞癌强化程度远低于非乳头状肾细胞癌亚型，尤其是在<3cm的肿瘤中[209]。肾乳头状细胞癌通常为T_2低信号，部分原因是细胞内含铁血黄素沉积及细胞排列密集[210]。在增强扫描中，肾乳头状细胞癌呈均匀低强化[208, 210]。肾乳头状细胞癌偶尔也可表现为囊性出血性肿块，伴乳头状强化[207]。

肾嫌色细胞癌通常在CT和MRI上表现为均匀强化的肿物，肿物体积较大时亦然[208]（图15-45）。肾嫌色细胞癌可能在T_2上呈低信号，有时也可见肾嗜酸细胞瘤的中央瘢痕和轮辐状的强化模式[161]。

集合管癌在所有恶性肾肿块占比不到1%，具有

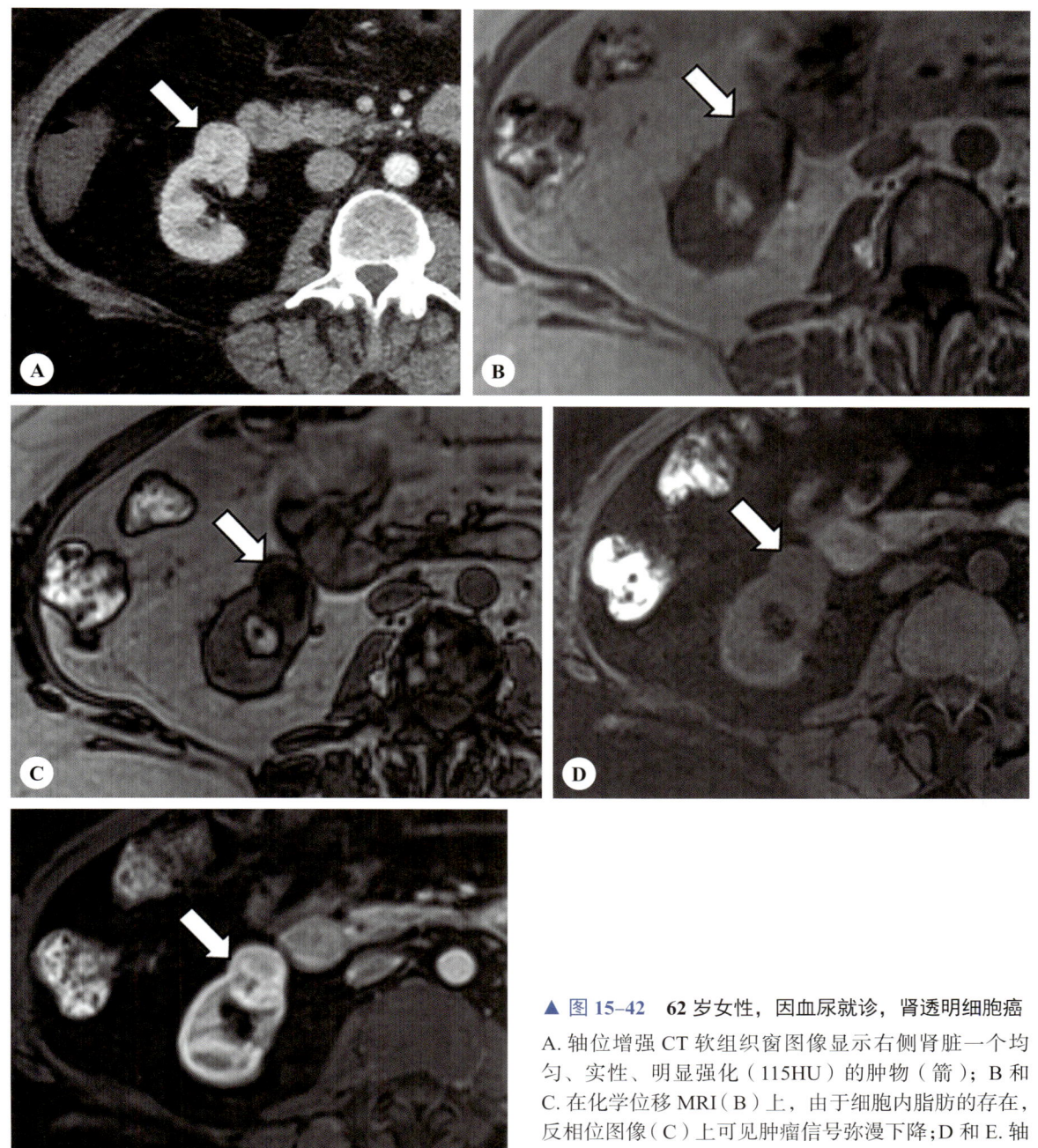

▲ 图 15-42 62 岁女性，因血尿就诊，肾透明细胞癌
A. 轴位增强 CT 软组织窗图像显示右侧肾脏一个均匀、实性、明显强化（115HU）的肿物（箭）；B 和 C. 在化学位移 MRI（B）上，由于细胞内脂肪的存在，反相位图像（C）上可见肿瘤信号弥漫下降；D 和 E. 轴位平扫（D）和增强（E）脂肪抑制 T_1 加权 MR 图像显示肿物明显强化（箭）

高度侵袭性，发现时常已伴转移[211]。集合管癌起源于肾髓质，往往呈浸润性生长。在 CT 和 MRI 上，典型的集合管癌表现为实性肿物，偶尔含有囊性成分。肿块通常位于肾脏中央并侵犯肾盂，其强化程度通常高于肾透明细胞癌，常合并出血和坏死[212]。

髓质癌是一种罕见的肾细胞癌亚型，常发生在年轻的非裔美国儿童和成人中，并以男性为主。此外，该病通常见于患镰状细胞病的患者中。髓质癌是一种浸润性、乏血供、不均匀的髓质肿瘤，由于肿瘤内含有血细胞降解产物，因此也呈 T_2 低信号[211]。

(1) 肾细胞癌的分期：RCC 分期可用于确定最佳治疗方案和预测患者预后[213]。目前临床上通常采用 2017 版 TNM 分类方案[215] 来代替 Robson 分类标准进行[214]RCC 分期。RCC 的分期取决于病变大小、肾边界的情况及是否存在肾周脂肪浸润。CT 和 MRI 对

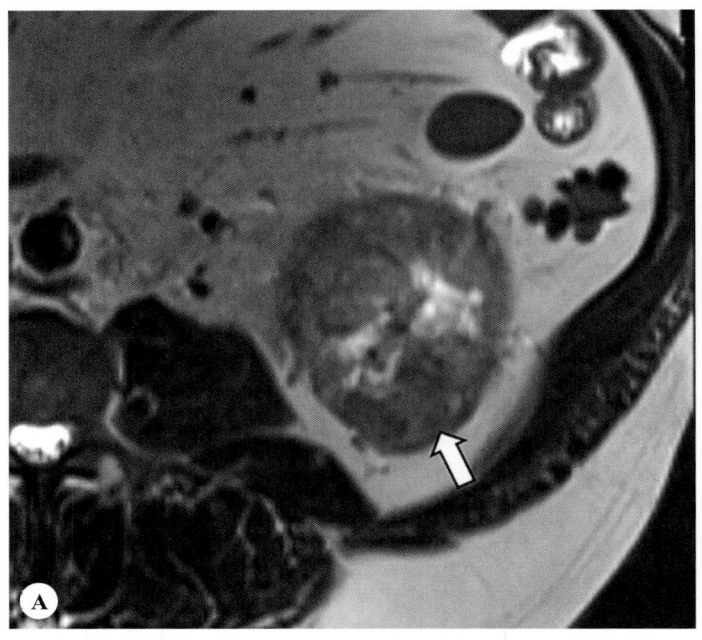
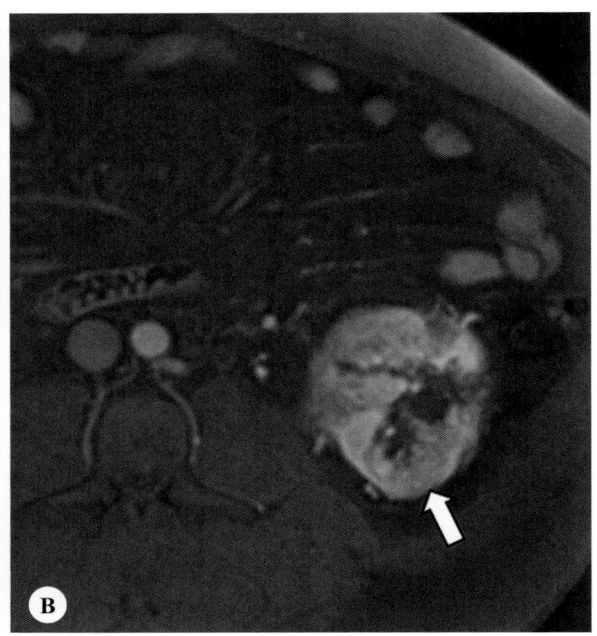
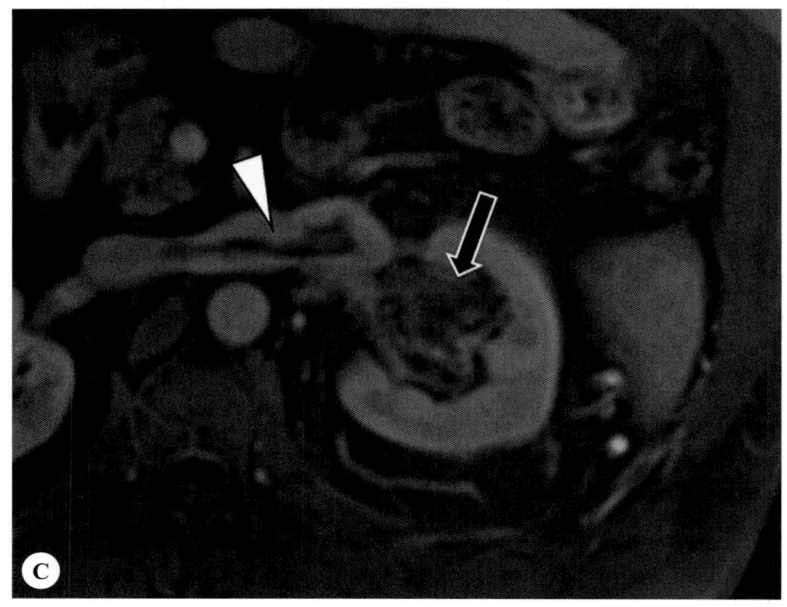

▲ 图 15-43 60 岁男性，血尿就诊，肾透明细胞癌

A. 轴位 T_2 加权 MR 图像显示左肾下极不均匀的 T_2 高信号肿块（箭）；B. 轴位增强脂肪抑制的 T_1 加权 MR 图像显示肿块明显强化，可见肾周脂肪浸润和肾周侧支血管（箭）；C. 肾门层面的轴位增强脂肪抑制 T_1 加权 MR 图像显示肾窦脂肪浸润（箭）。左肾静脉（箭头）内有栓子，未延伸至下腔静脉

肾细胞癌都能够准确地进行 RCC 分期，并均具有高度的灵敏度、特异度[216-219]。

现有研究发现，无症状偶然发现的 RCC 分期通常低于有症状患者的分期。此外，无症状偶然发现的 RCC 通常生长缓慢，并且很少转移[220]。目前有新的证据支持对部分偶然发现的肾细胞癌的患者进行主动积极监测，尤其是肿瘤呈惰性且体积较小的情况下[34]。

Ⅰ期（$T_1N_0M_0$）和Ⅱ期（$T_2N_0M_0$）RCC 局限于肾脏[215]。T_{1a} 肿瘤大小≤4cm，T_{1b} 肿瘤大小＞4cm 且≤7cm，T_{2a} 肿瘤大小＞7cm 且≤10cm，T_{2b} 肿瘤的大小＞10cm[215]。Ⅰ期（$T_1N_0M_0$）肿瘤可通过手术切除或接受经皮消融术治疗。最近，经皮热消融术越来越受欢迎，因为其与手术切除相比，术后并发症较少[221]。较大的肿瘤（Ⅱ期）则需要进行手术切除治疗。过去绝大部分肾细胞癌都采用根治性肾切除术治疗，但近来部分肾切除术更受青睐，因其保留了肾功能并能改善患者的预后[222, 223]。此外，近期研究表明，机器人辅助部分肾切除术的预后可能比腹腔镜或开放式手术更佳[224]。

CT 识别肾周脂肪浸润效果不理想[225]。出现肾周浸润和侧支血管可能代表疾病已到 T_3 期，但也可能

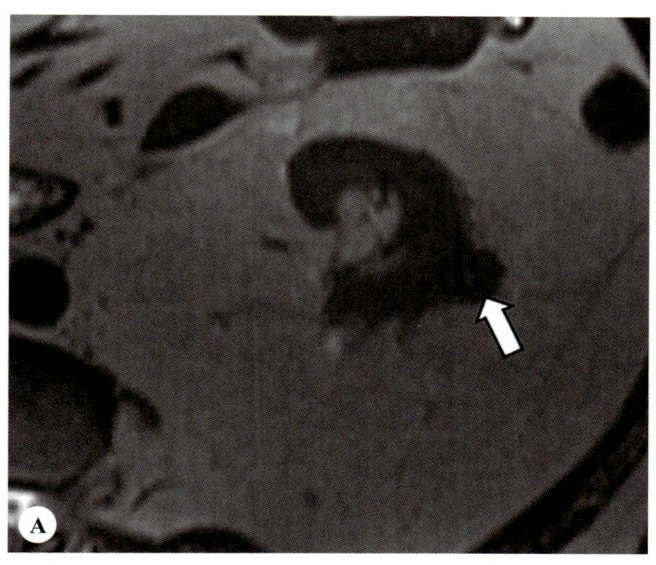
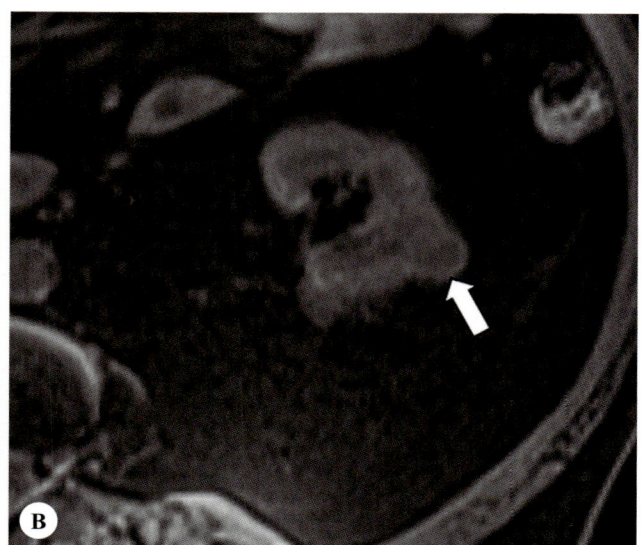
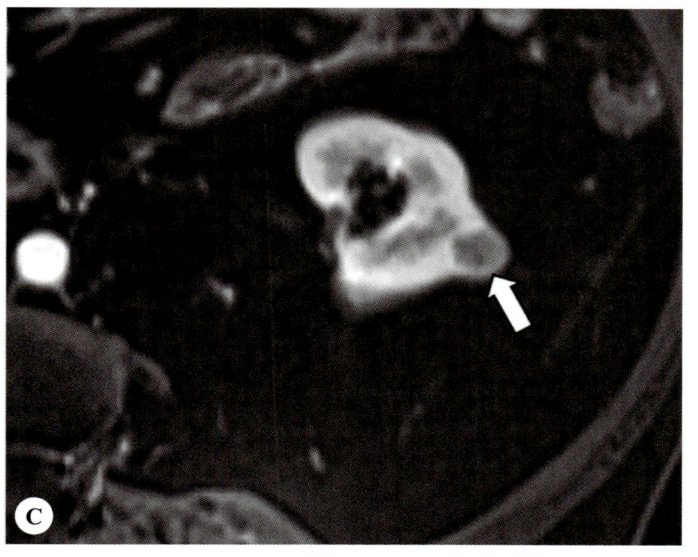

▲ 图 15-44　75 岁男性，腹痛，偶然发现肾肿物，术后病理诊断为肾乳头状细胞癌

A. 轴位 T_2 加权 MR 图像显示左肾一个均匀的 T_2 低信号外生型病灶（箭）；B 和 C. 轴位平扫（B）和增强（C）脂肪抑制 T_1 加权 MR 图像显示病灶轻度强化（箭）

仅由水肿或充血引起[226, 227]。MRI 也无法准确诊断肿瘤是否伴肾周脂肪或肾窦脂肪浸润[216-219]。如果进行根治性肾切除，浸润对患者预后影响不大[213]。但是，若考虑进行部分肾切除术或经皮消融术，肾周和肾窦的浸润情况就对患者的预后影响重大。

Ⅲ期（$T_{1/2}N_1M_0$ 和 $T_3N_{0/1}M_0$）肿瘤分类包括侵犯肾静脉、下腔静脉、集合系统、肾周脂肪、肾窦脂肪或局部淋巴结转移[215]（图 15-43 和图 15-46）。当肾静脉或下腔静脉有癌栓时（图 15-46），需要在手术时将其清除[213, 228, 229]。因此，在术前确定下腔静脉癌栓的上下界非常重要。如果癌栓延伸至右心房，则需要泌尿外科和心胸外科联合进行手术[228]。存在腹膜后淋巴结转移的患者预后很差[230]。对这些病例，可进行淋巴结清扫。CT 可用于检测肿大的淋巴结，并且通常采用 1cm 为阈值[231]。但是，该标准无法有效区分炎性淋巴结和转移性淋巴结，即 1cm 或更大的淋巴结中有很大一部分是良性的[231]。因此，对于淋巴结肿大的患者仍应进行手术治疗。另外，直径<1cm 的淋巴结也可能含有显微镜下才可见的微转移灶。

CT 可有效识别肾静脉癌栓，在一项研究中，其准确率可达 96%[232]。在增强 CT 上发现肾静脉内存在低密度充盈缺损时，可诊断为癌栓或血栓。但要注意在排泄期扫描中用对比剂完全填充肾静脉和下腔静脉，以便观察病灶。通过检测强化水平，可以区分癌栓和血栓[213]。从盆腔方向流入的未强化血液可能会与下腔静脉的栓子相混淆，因此在某些情况下需要进行排泄期扫描。癌栓的图像表现也不尽相

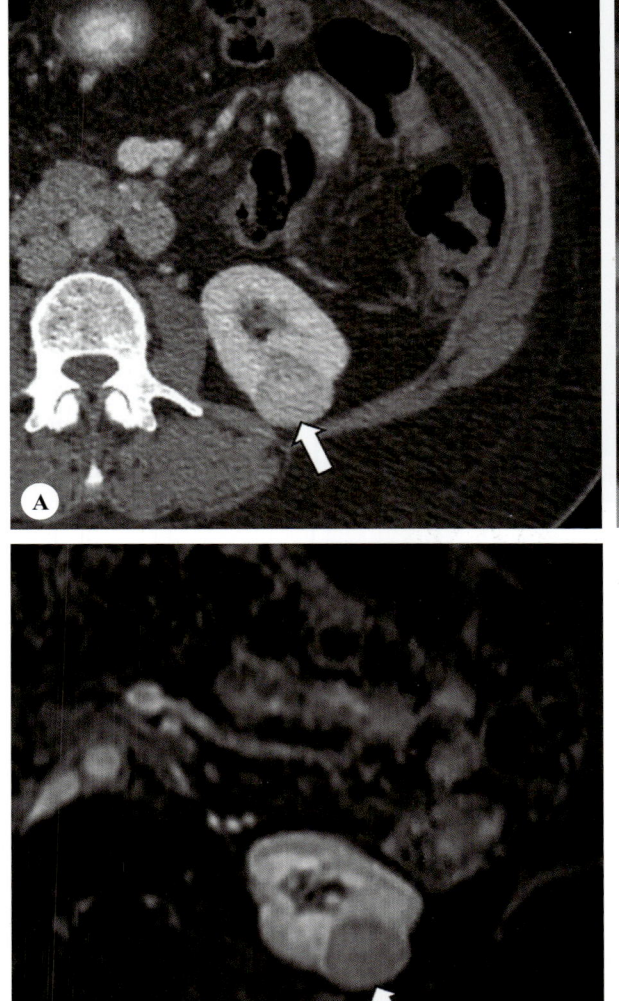

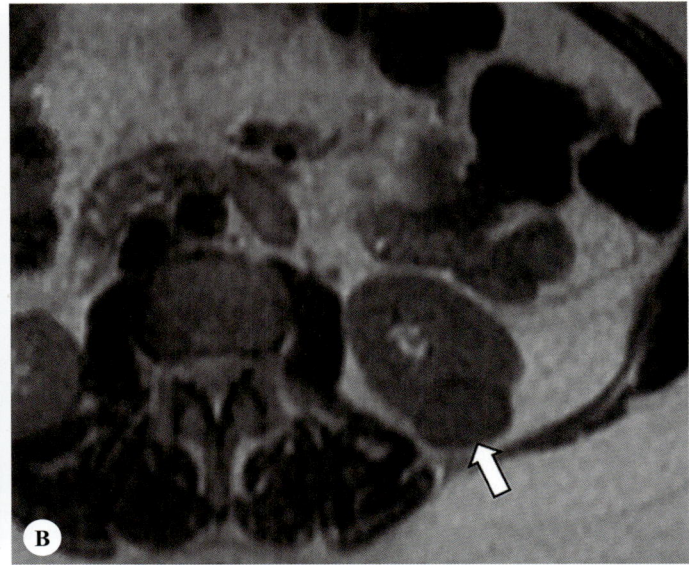

▲ 图 15-45 57 岁男性，下腹痛，偶然发现肾肿物，术后病理诊断为肾嫌色细胞癌
A. 轴位增强 CT 软组织窗图像显示左侧肾脏均匀的实性肿块，可见强化（箭）；B. 轴位 T_2 加权 MR 图像显示肿块呈均匀 T_2 低信号（箭）；C. 在增强 T_1 加权脂肪抑制减影图像上，肿块也可见强化（箭）

同，有时候会导致下腔静脉扩张和侵犯下腔静脉血管壁。术前确认血管壁的侵犯很重要，因为在这种情况下可能需要进行腔静脉切除术。因血流方向问题，肾静脉层面以下的栓子通常都是血栓，但也可能含有肿瘤。

对于Ⅲ期（$T_{1/2}N_1M_0$ 和 $T_3N_{0/1}M_0$）疾病，MRI 对下腔静脉的癌栓形成更加灵敏。梯度回波图像可检测到高信号管腔内的局部低信号或低信号流空内的局部高信号。下腔静脉在 MRI 在冠状位上成像也有助于诊断（图 15-46）。当然，CT 也可以显示冠状面图像。轴位或冠状位的 T_2 加权图像有助于评估血管侵犯。此外，MRI 和 CT 对下腔静脉壁受侵犯具有相似的灵敏度和特异度[213, 233]。

MRI 检测淋巴结的能力与 CT 相似，无法有效区分淋巴结反应性增生和淋巴结转移[231]。仅根据淋巴结大小标准，MRI 和 CT 对肿瘤局部淋巴结转移的灵敏度和特异度相似。目前有研究报道，RCC 中超过 50% 的淋巴结增大（＞1cm）是炎性或其他非转移性因素引起的[213]。

Ⅳ期（T_4 任意 NM_0 或任意 T 任意 NM_1）的肿瘤已存在远处转移或扩散到邻近器官（图 15-47）。在 2017 年修订的 TNM 分期分类中，肿瘤对同侧肾上腺的侵犯也被分到 T_4 期[215]。RCC 的远处器官转移通常涉及肺、肝、胰腺、骨或脑。肝脏和胰腺的转移瘤通常是富血供的（图 15-47），有时转移瘤可能仅在 CT 的动脉期上可见。肾细胞癌在直径＜3cm 时很

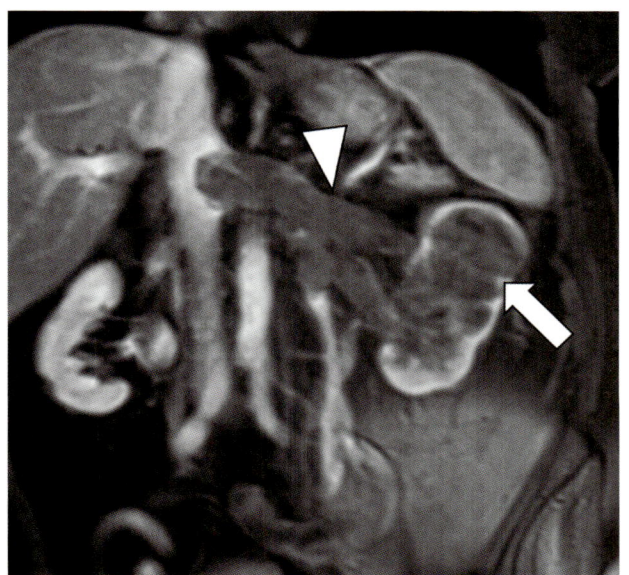

▲ 图 15-46 86 岁女性，因血尿就诊，术后病理诊断为肾透明细胞癌伴左肾静脉受侵

冠状位增强脂肪抑制 T_1 加权图像上左肾可见一个浸润性的肿块（箭），左肾静脉扩张及癌栓（箭头），癌栓延伸至下腔静脉（由 Dr. Ayaz Aghayev, Brigham and Women's Hospital, Boston, Massachusetts, USA. 提供）

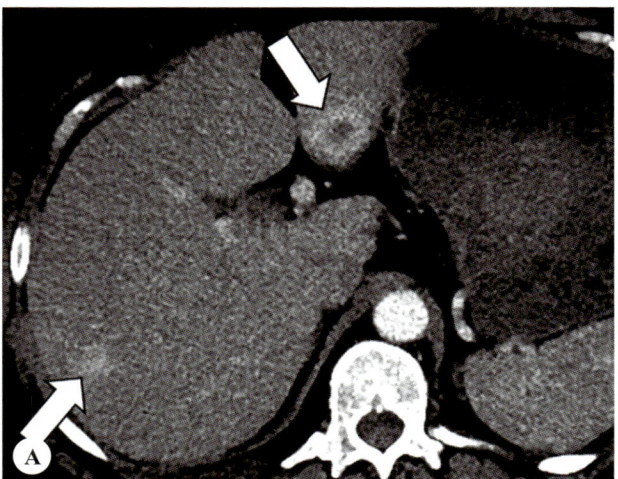

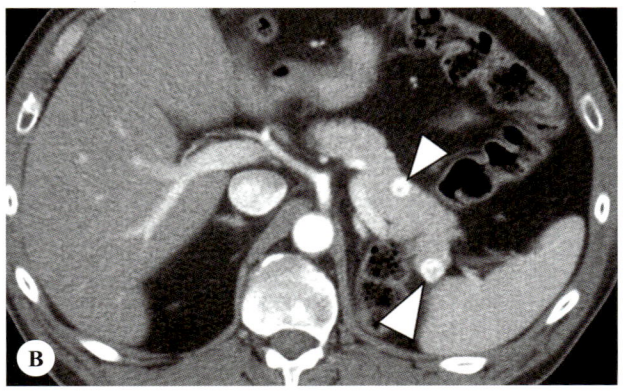

▲ 图 15-47 58 岁女性（A）和 43 岁男性（B），均诊断为肾细胞癌转移

轴位增强 CT 软组织窗图像显示肝脏（箭）和胰腺（箭头）的富血供转移病灶，来源于肾细胞癌

少转移[234]。然而，一旦发生转移，预后极差。Ⅳ期疾病通常采取姑息性治疗，因为几乎无法行手术治疗。在肿瘤发生转移的情况下，可考虑手术切除原发肿瘤以缓解症状，可能提高患者的生存预期[213]。对孤立性远处转移进行经皮热消融可延长生存期。在肾切除术患者中，不到 10% 的病例发现肾上腺转移[235]。

(2) 肾细胞癌的随访和治疗：肾细胞癌的治疗主要根据肿瘤的分期而定。T_{1a} 期的 RCC，尤其是偶然发现的肿瘤，转移的概率很低。因此，对 T_{1a} 和某些 T_{1b} 肾细胞癌，越来越多的患者可选择进行监测代替手术治疗，尤其是预期寿命有限或有严重合并症的患者[236]。对于主动监测的患者，应在最初诊断后 3 个月及 6 个月随访复查，之后间隔 6 个月复查，持续 2～3 年，最后变为每年复查 1 次并推荐至少持续 5 年[237]。

对于接受手术治疗的患者，肾部分切除术（或称保留肾单位手术）更常用于小肿瘤患者中，目前结果显示其肿瘤复发率与根治性肾切除术相似[222, 223]。肾部分切除的适应证包括＜4cm 的肿物、双侧或多发性肾细胞癌、独肾肾癌、肾功能不全、周围性或外生性肿瘤[213]。该手术可通过腹腔镜进行。此外，对于体积较小的外生性肿瘤，经皮消融术是一种安全、

有效的治疗方法。对所有接受保留肾单位手术或消融治疗术的肾细胞癌患者均应进行随访，以评估患者是否发生局部复发或肿瘤转移。此外，对同侧或对侧肾脏发生的其他病灶的评估也非常重要。最有可能复发的部位是肾切除术的术区或邻近结构。肿瘤转移可发生在肝、肺、骨、脑或肾上腺。随访影像学检查的频率、间隔和持续时间取决于肿瘤类型和临床分期[237]。建议在 3～5 年内使用胸片或 CT 每年进行 1 次胸部影像学检查，以确定患者是否发生肺转移[237]。

3. 尿路上皮癌 尿路上皮肿瘤，在上尿道比肾细胞癌少见[238]。但是，尿路上皮癌是成人第二常见的肾脏肿瘤，占尿道上皮肿瘤的绝大部分。最常见于膀胱，其次是输尿管和肾盂。其次常见的尿道上皮肿瘤类型是鳞状细胞癌，其发生与炎症、肾结石和黏膜白斑有关[239, 240]。鳞状细胞癌具有高度侵袭性，

可表现为浸润性肿物、肾盂壁增厚，或集合系统的充盈缺损[240]。只有不到1%的尿路上皮恶性肿瘤为腺癌，其发生与腺性输尿管炎和慢性炎症相关[241]。

尿路上皮癌的危险因素包括滥用非甾体抗炎药和吸烟[238]，更常见于男性[242]。马蹄肾患者的尿路上皮癌的发病率也可能会增加[242]。患者最常见的临床表现为血尿，少数可有腰痛或体重下降。对有症状的尿路上皮肿瘤患者，最常见检查是CT或MR尿路造影，常可见尿路肿物或壁增厚，伴或不伴梗阻[242]。超声检查偶尔也可发现尿路上皮肿物。

尿路上皮癌在CTU（图15-48）上常表现为软组织密度的病灶（<40HU），在平扫图像上密度高于尿液，低于尿路结石（不包括为软组织密度的罕见的茚地那韦结石）和血凝块[243,244]。与血凝块（和结石）不同，尿路上皮癌在增强扫描后其会强化10～50HU[244]。由于其强化程度低于周围肾实质，因此病灶相对于肾脏为低密度。通过观察输尿管内的病灶有无强化，可鉴别诊断尿路上皮癌与其他非肿瘤疾病（如结石、凝块、真菌球和脱落的乳头）[245]。但是，当尿路上皮癌表现为与肾实质分界不清的肿物时，很难与肾细胞癌侵入尿路鉴别。由于尿路上皮癌起源于尿路上皮，因此通常比肾细胞癌更位于中心，但不通过术前活检依然很难鉴别两者。尿路上皮癌可能表现为高侵袭性的肾肿物[246]，肿物边缘可能不清晰。尿路上皮癌可含有点片状钙化[246]和坏死（通常在体积较大的病灶中发生）[242]。2%～4%的患者为双侧尿路上皮癌[242]。与肾细胞癌不同的是，尿路上皮癌通常不侵犯肾静脉。

尿路上皮癌可表现为集合系统尿路上皮或输尿管壁增厚[243]（图15-49）。这种增厚可能是对称性或偏心性的，并且近端集合系统可能因梗阻而扩张[246]。在某些情况下，增厚可能会延伸至输尿管，并可能导致整个肾脏梗阻。

在MRU上，体积较小的尿路上皮癌通常在集合系统中表现为强化的病灶[207]。尿路上皮癌通常在T_2加权和静态MR尿路造影图像上相对于尿液呈低信号。尿路上皮癌在T_1加权像上通常与肾髓质呈等信号，体积较大的尿路上皮癌患者中肾窦脂肪信号有可能会消失。MR尿路造影在检测上尿路上皮肿瘤方面不如CTU灵敏，但如果患者不能接受CTU，则可以使用MRU[3]。

对于尿路上皮癌，肾脏、输尿管或膀胱合并另外的尿路上皮癌的可能性为20%～50%[247]。然而，在膀胱尿路上皮癌患者中，合并上尿路尿路上皮癌的可能性仅为0.6%～10%[244]。

上尿路的尿路上皮癌的分期，与肾细胞癌有不同的预后指标。原位癌和局限于黏膜下层的肿瘤（Ⅰ期）预后最好。侵犯超出黏膜下层（Ⅱ期）和肌层

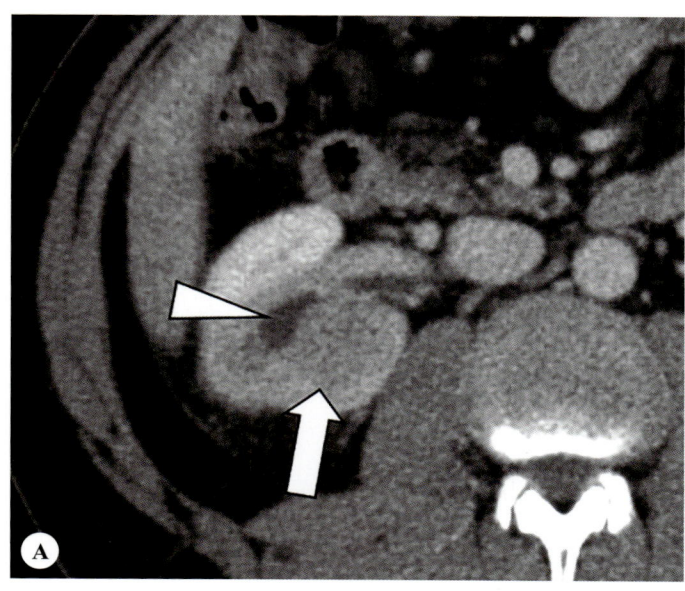
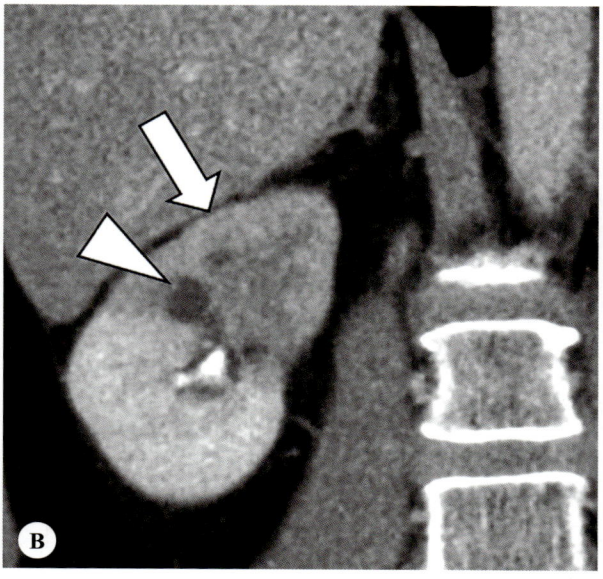

▲ 图15-48　54岁男性，因血尿就诊，术后病理确诊为浸润性尿路上皮癌

轴位（A）和冠状位（B）增强CT图像显示右肾盂（箭）浸润性软组织密度肿块，肿块局部侵犯肾实质并造成集合系统部分梗阻，导致局灶性肾盏扩张（箭头）

（Ⅲ期）的肿瘤预后较差。因此，制订上尿路尿路上皮癌治疗计划时，评估是否存在肌层侵犯很重要[248]。但是，CTU和MRU都不能准确区分体积较小的尿路上皮肿瘤是否侵犯肌层[248]。肿瘤达到Ⅲ期的其他标准是肿瘤侵犯肾实质或侵犯肾盂旁/输尿管旁脂肪。任何淋巴结转移或远处转移的肿瘤均被分为Ⅳ期[249]。在上尿路尿路上皮癌中，淋巴结转移比血行转移更常见[246]。目前对CT显示淋巴结受累的准确度有不同的报道[250]。

对于Ⅰ期和Ⅱ期肿瘤，通常建议进行肾输尿管切除术，部分患者可以接受保留肾脏的手术[251]。侵犯肾实质或输尿管周围组织（Ⅲ期）的患者预后较差。目前研究中CT对于这些患者的分期的准确性尚无定论[248, 252]。目前有限的研究显示新辅助化疗在治疗局部晚期尿路上皮癌中能发挥重要作用[253]。Ⅳ期疾病的特点是侵犯邻近器官、淋巴结转移或转移到其他器官，如骨或肺[252]，应接受全身治疗。

4. 淋巴瘤 肾脏淋巴瘤可伴有淋巴结增大，以及其他器官（如肝脏和胃肠道）受累[254]。尸检的病理回顾，全身性的淋巴瘤中近30%～60%可见肾脏受累[254]。淋巴瘤的肾脏受累通常无症状。CT或MRI检查出肾脏受累的仅占1%～8%[255]。非霍奇金淋巴瘤的肾脏受累，比霍奇金淋巴瘤更常见[256]。

在检测肾淋巴瘤方面，CT比超声更灵敏[256]。淋巴瘤累及肾脏的表现有多种，最常见的类型是多发局限性病灶，大约占60%的病例[207]（图15-50）。

有时，肾淋巴瘤也表现为孤立的肾实质肿物，但大部分病例为多发，并且通常为双侧[254]。在平扫CT上，肾淋巴瘤的密度和肾实质相似或稍有差别。淋巴瘤的强化通常为轻度强化，并且体积较小的病灶通常是均匀强化。在较大的肾淋巴瘤中可能存在坏死和密度不均匀，但钙化少见（除非治疗后）。肾脏淋巴瘤也可表现为侵犯肾脏的肾门肿物（图15-51），但其通常不侵犯肾静脉或下腔静脉[255]。

累及肾周的淋巴瘤通常源于腹膜后的其他部位。在不到10%的患者中，该疾病可能表现为肾周的软组织密度壳[255]（图15-52）。肿物呈较低密度，常直接侵犯肾实质。此外，肿物可能会压迫邻近的肾门结构。

肾淋巴瘤较少见的表现是肾实质的弥漫侵犯[256]。在这些病例中，低密度浸润性肿物可能导致弥漫性的肾脏增大，肾脏呈均匀增大，伴或不伴局部的外凸性病变。肾髓质通常比皮质易受累。此外，肿块常侵犯肾门，包绕肾血管，并可能造成肾脏强化程度减弱[255]。

淋巴瘤在MRI上的形态学表现与CT中的特点类似。在平扫T_1加权成像上，肾淋巴瘤通常表现为稍低信号。在T_2加权像上，肿块相对于肾皮质呈低信号，在有些病例中可呈不均匀高信号[207, 254]。肿瘤轻度不均匀强化，但静脉注射钆对比剂后强化程度远小于周围肾实质。

肾脏的原发性淋巴瘤是一种罕见的非霍奇金淋

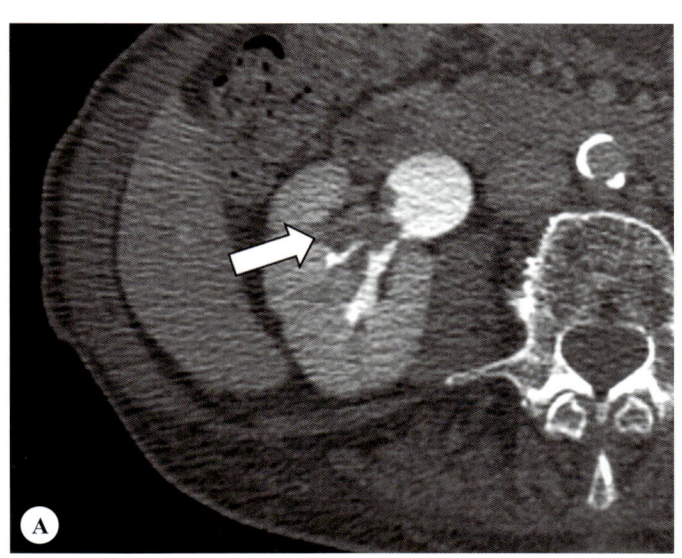
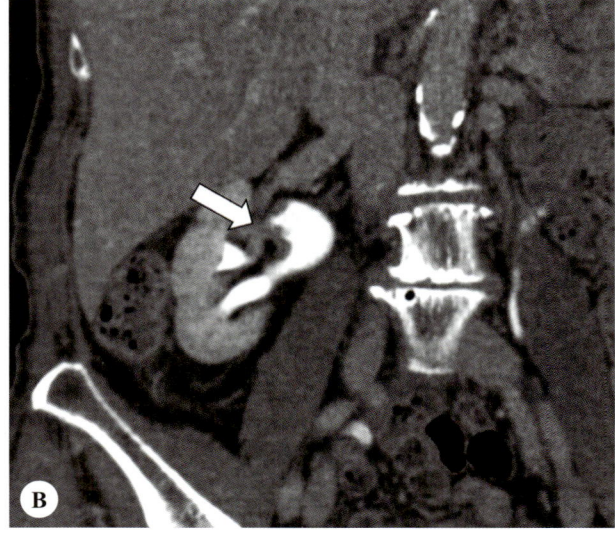

▲ 图15-49 81岁男性，因血尿就诊，术后病理诊断为尿路上皮癌
轴位（A）和冠状位（B）增强CT软组织窗排泄期图像上可见右侧息肉状的尿路病灶，侵入肾盏、漏斗和肾盂（箭）

巴瘤，可直接起源于肾实质。原发性肾淋巴瘤极为罕见，因为正常肾脏没有淋巴组织[257]。患者可能会出现急性肾功能衰竭或腹痛[254]。肿瘤有时候具有高侵袭性且进展迅速[257]。但是，在接受系统治疗后，患者肾功能可以恢复。该肿瘤的典型 CT 表现为弥漫性肾脏增大。在病例报道中，43% 为双肾受累[258]。

慢性淋巴细胞性白血病（chronic lymphocytic leukemia，CLL）是一种罕见的肾脏出血性恶性疾病。尽管 CLL 患者在存活时很少发现肾脏受累，但在 CLL 患者尸检中，肾脏受累的病例高达 90%[259]。CLL 患者的肾脏受累可能伴发膜性肾小球肾炎，偶尔导致肾功能衰竭[259]。

5. 转移癌 肾脏转移多数来自血行转移，其他部位通常也有转移灶[260]。肾外恶性肿瘤患者中有 10%～13% 存在肾转移，取决于原发肿瘤类型[260, 261]。除淋巴瘤和白血病外，转移到肾脏的最常见的原发恶性肿瘤为肺癌、结肠癌、乳腺癌、黑色素瘤和生殖器官肿瘤，如睾丸癌或卵巢癌[260, 262]。肾脏转移通常无症状，在影像学检查中发现[262]。少数肾脏转移患者可出现血尿[260]。

CT 对肾脏转移非常敏感。过去认为，肾脏转移最常见的 CT 表现为肾脏多发的小肿物，可累及双肾[263]（图 15-53）。但是近期研究指出，肾转移癌更多为单发（超过 70% 的病例）[260, 262]。肾转移癌是典型的低密度实性肿物。与肾细胞癌不同的是，除非原发肿瘤是富血供的，否则转移癌不会明显强化。肾转移癌在平扫 CT 图像上测量的 CT 值为 20～40HU，伴轻度强化（通常为 5～15HU）[264]。黑色素瘤或肺癌转移可能通过淋巴途径侵犯肾周间隙，有时也可能发生弥漫性的浸润性转移[265]。肾转移癌合并出血与黑色素瘤最密切相关，但在其他富血供的原发性肿瘤（如嗜铬细胞瘤和平滑肌肉瘤）中也会发生[266]。此外，囊性转移癌很少见。肾静脉和下腔静脉受累可能提示肿瘤是肾细胞癌，但也不能完全依靠此确定，因为有些转移癌（如肺癌）也可能侵犯静脉[265, 266]。根据经验，转移癌的边缘通常比肾细胞癌更不清楚且比肾细胞癌离肾脏中心更远，但这些征象也不能作为诊断的可靠依据。

因为肾转移癌和肾细胞癌的影像表现相似，通常不能单纯依靠影像的做出诊断。因此，当在已知

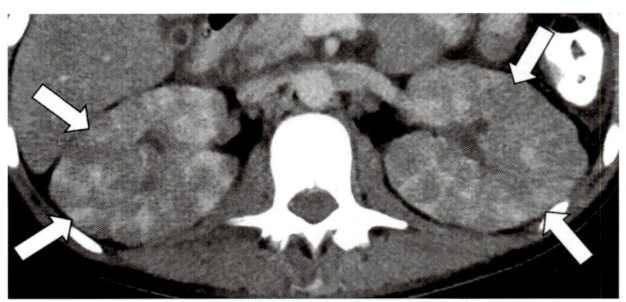

▲ 图 15-50 25 岁男性，因体重减轻就诊，穿刺活检诊断为淋巴瘤

轴位 CT 增强软组织窗图像显示双肾脏大量互相融合的低密度肿物（箭）

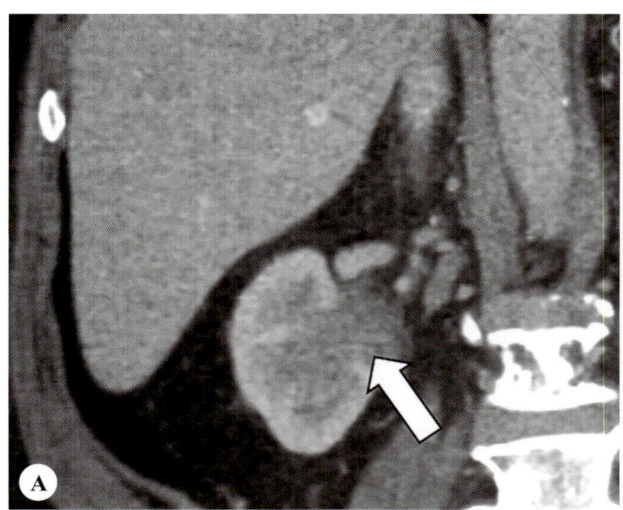
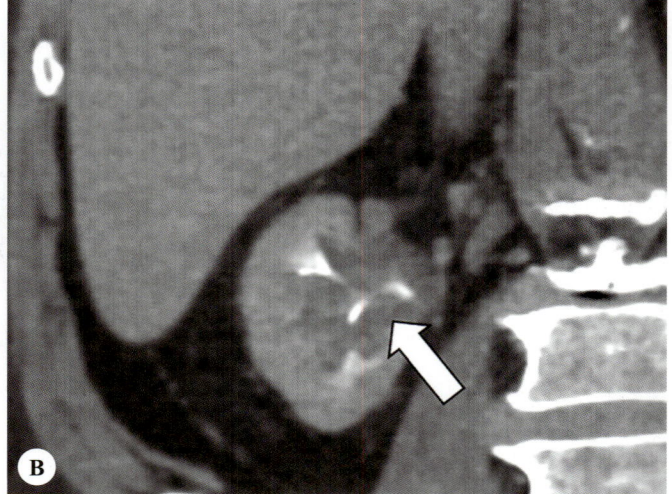

▲ 图 15-51 79 岁男性，因夜间盗汗就诊，穿刺活检诊断为肾淋巴瘤

冠状位增强软组织窗 CT 图像实质期（A）和排泄期（B）可见肾窦内的低密度肿块（箭）侵入肾实质，并且肾漏斗和肾盏被肿块牵拉

患恶性肿瘤患者中检测到孤立性肾肿物时，通常需要进行经皮穿刺活检明确诊断。根据经验，肾外原发性肿瘤患者的孤立性肾肿物更有可能是第二个原发性肿瘤，尤其是在其他地方未见转移的情况下[199]。

6. 肾恶性间叶性肿瘤 肾恶性间叶性肿瘤可能来自于肾实质或肾包膜。常见于 40 岁以上的患者，通常表现为血尿、腹胀、体重减轻或疼痛[189]。平滑肌肉瘤是最常见的肾脏肉瘤，占比 50%～60%[189]（图 15-54）。肿瘤通常位于肾周间隙（可能起源于肾包膜），但也可能起源于肾静脉、肾实质或肾盂的平滑肌纤维[267]。肾平滑肌肉瘤通常通过手术切除治疗，但预后较差[189]。在 CT 上，肾平滑肌肉瘤的瘤体很大，伴不均匀强化，包裹肾脏，有时完全替代肾实质，瘤体常见中心坏死。在 MRI 上，肿瘤呈 T_1 低信号，而在 T_2 加权序列上可见高低信号混杂区域[189]。

肾脏脂肪肉瘤通常起源于肾包膜，或者起源于肾周脂肪侵犯肾脏。患者可表现为可触及的肿物、疼痛和体重减轻，有时可见血尿[268]。在 CT 上，脂肪肉瘤通常表现为肾周乏血供的大的肿物（平均 10cm 以上），可含有或不含有肉眼可见的脂肪组织（图 15-55）。肿瘤内是否存在脂肪组织主要取决于脂肪肉瘤的亚型，分化良好的肿瘤通常含肉眼可见的脂肪组织，而黏液样小圆细胞性、多形性、去分化的脂肪肉瘤通常不含脂肪组织。脂肪肉瘤可紧邻、推挤肾脏或使其移位，但通常不侵犯肾实质。除非肿瘤起源于肾实质（极为罕见），否则不会出现肾皮质缺损，无肾皮质缺损是该病重要特点。当发现一个巨大的含脂肪的肾周肿物时，主要的鉴别诊断是脂肪肉瘤和 AML。而伴肾皮质缺损的含脂肪肿物则更可能是 AML。此外，AML 是富血供的，肿瘤内部含有桥接血管和微动脉瘤，而脂肪肉瘤是乏血供的[175]。

滑膜肉瘤是一种软组织肉瘤，常见于年轻人。肾脏原发性滑膜肉瘤很少见，现有文献中报道的病例也很少[189]。在 CT 上，肾脏滑膜肉瘤表现为不均匀强化的实性肿块，可侵犯肾盂。滑膜肉瘤也可表现为囊性肿块，伴有强化的分隔和壁结节[269]。在 MRI 上，肿瘤信号不均匀，呈 T_1 低信号，T_2 高信号，常伴有出血和坏死[270]。

血管周上皮样细胞瘤是一种罕见的间叶性肿瘤，起源于血管周上皮样细胞，特征性地表达人类黑色素细胞标志物（HMB-45）和平滑肌细胞标志物[271]。PEComa 包括多种肿瘤，包括 AML、肺淋巴管肌瘤、肺透明细胞糖瘤，恶性 PEComa 预后很差[272]。PEComa 几乎可以起源于任何器官，肾脏和其他腹膜后软组织是其最常见的起源部位。在 CT 上，PEComa 表现为边界清楚的肿块，相比其周围肌肉呈低密度或等密度，并伴明显强化[271]。在 MRI 上，T_2WI 呈不均匀的高信号，由于出血可呈低信号，T_1WI 呈等信号[272]。

其他罕见的肉瘤也可发生在肾脏和肾周间隙，包括骨肉瘤、多形性肉瘤和孤立性纤维瘤等[189,207]。

（六）炎性和其他疾病

1. 肾结石 多年来，诊断可疑泌尿系统结石患者一直依赖于影像学检查。传统的检查方法是腹部常规 X 线，可选择使用或不使用静脉对比剂。在 20 世纪的大部分时间里，甚至在 CT 普及的多年后，IVU

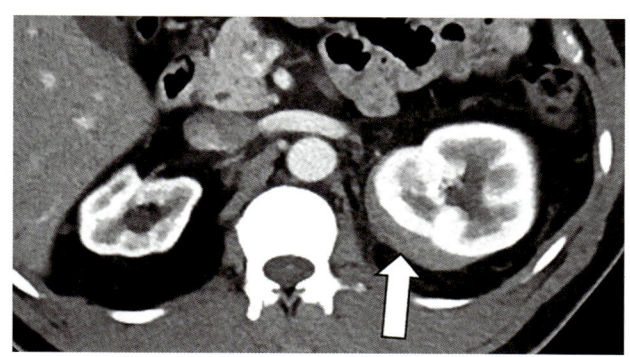

▲ 图 15-52 63 岁男性，诊断为淋巴瘤
轴位增强软组织窗 CT 图像显示左肾周间隙低强化的软组织壳（箭）

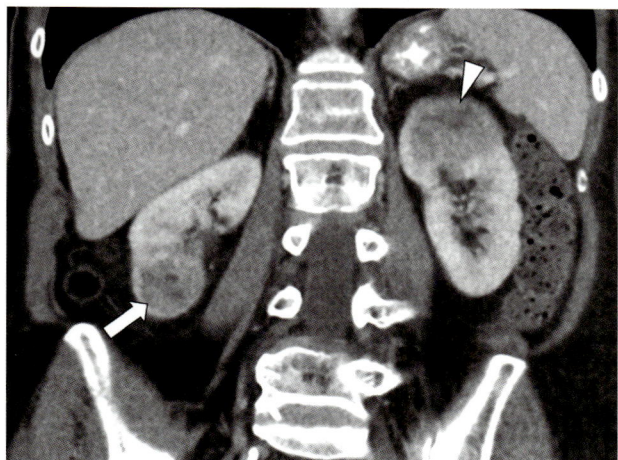

▲ 图 15-53 74 岁女性肺癌患者，经影像引导活检确诊肾转移癌
冠状位增强 CT 组织窗图像显示右肾下极（箭）和左肾上极（箭头）两个低密度肿物

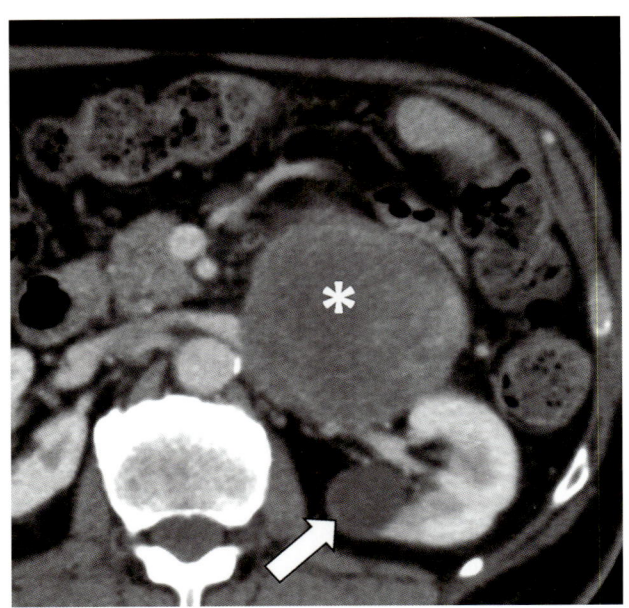

▲ 图 15-54 65 岁男性，因腹部触及肿块就诊，术后病理诊断为平滑肌肉瘤

轴位增强 CT 图像软组织窗可见左肾周间隙前份一个巨大的不均匀肿块（*），肿块可能起源自肾包膜并压迫左肾静脉。此外，偶然发现左肾单纯性囊肿（箭）

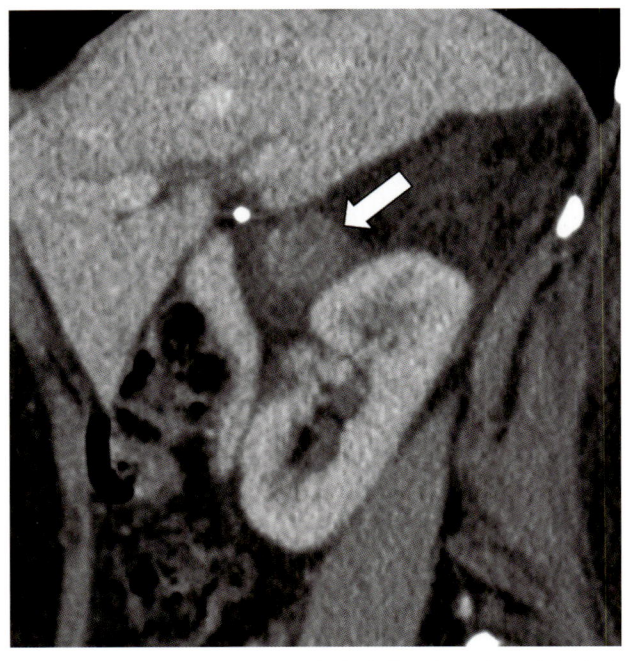

▲ 图 15-55 48 岁女性，因腹痛就诊，术后病理诊断为腹膜后脂肪肉瘤

矢状位增强 CT 软组织窗图像显示右肾前上方有一个乏血供的肾周肿块。肿块以脂肪密度为主，但也有软组织成分（箭），无肾皮质的缺损表明肿块起源于肾外

仍被认为是评估的金标准。但是，在平扫 CT 评价尿路结石首例报道的里程碑之后的 20 年[273]，CT 已在美国成为评估泌尿系统结石的标准检查，几乎取代了 IVU。

自最初的报道后，多项研究证明了平扫 CT 在肾结石诊断中的准确性[273, 274]，其灵敏度＞95%，特异度＞96%[275-278]。几乎所有结石都可以通过 CT 检测出来，而常规 X 线只能检测出大约 60% 的结石[279]。此外，CT 也被证明比 IVU 和超声更准确。许多研究将单独使用 CT 与超声或联合平片进行比较，发现在结石诊断中，超声的灵敏度为 24%～77%，而 CT 的灵敏度为 92%～96%，而且 CT 检查明显比超声耗时更短[280-283]。

CT 的一个相当大的优势是能够检测出泌尿生殖系统（genitourinary，GU）及非 GU 的其他病变，该病变也可能是患者出现泌尿系统结石相关临床表现的原因[284]。而 IVU 对泌尿系统外病变的诊断能力有限，尽管超声可以显示妇科病变，但较难诊断憩室炎、阑尾炎、肠系膜炎和胰腺炎等胃肠道病变。在一项关于疼痛患者的研究中，210 名患者中有[285]30 名患者的疼痛原因并不是泌尿系结石。此外，Fielding 等发现，14% 的非结石性 GU 病变和 11% 的非泌尿生殖系统病变也可导致患者出现泌尿系统结石的临床表现[276]。CT 可同时检测多种病变，因此可采用评估结石的 CT 方案来评估腹痛患者，即使该患者的腹痛并不是结石梗阻引起的[286, 287]。结果，结石诊断的"阳性"率从 49% 下降到 28%（其中"阳性"指患者被认为是输尿管结石梗阻），而相应的鉴别诊断率从 16% 上升到 49%[286]。但是，有人可能认为这并不具临床意义，因为腹痛患者（无论病因为何）都需要准确诊断并及时治疗。

(1) CT 评估方案：平扫 CT 扫描方案的覆盖范围通常从肾上极至膀胱底部。采集 CT 图像时，层厚为 5mm，并采用 3mm 层厚进行冠状面和矢状面重建。虽然较薄的层厚（1～3mm）可提供更高的分辨率，但如果想要图像的噪声保持不变，则会增加辐射剂量。CT 的扫描参数为 100～120kVp（峰值）伴自动管电流调制，电流范围为 80～500mA，准直为 5mm，螺距为 1.5：1。有人也使用螺距为 1：1 或准直为 2.5mm，或者兼而有之，认为这样可以更好地检测微小结石，但其必要性仍待验证。CT 的结石扫描方案可以根据患者的身体情况和 CT 机的参数进行定制。迭代重建技术可以联合低 kVp 和低 mA 采集技术来进一步降低辐射剂量。如果想通过单次 CT 来同时评估患者临床症状的其他潜在原因，则可以更改采集参数，包括更广泛的扫描覆盖范围及静脉注射对比剂，后者在某些病例中有助于区分血管钙化和输尿管结石，但通常不必要。

(2) 图像的解读：测量结石大小的最佳窗口是骨窗（窗宽 1120HU，窗位 300HU）[288]。平扫 CT 可检测出所有类型的泌尿系结石，包括常规 X 线上呈云雾状的结石，如尿酸结石（图 15-56）。只有纯基质结石和茚地那韦结石具有软组织密度，可能需要进一步进行排泄期成像[288,289]。

通过轴位及多平面重建图像，即使输尿管无扩张，也方便对它进行追踪。输尿管在腰大肌的前方下行，最初位于同侧性腺静脉的外侧，在下腹部交叉至性腺静脉的内侧，经盆腔中部，最终向前到达膀胱三角区。这一点很重要，因为在输尿管腔内找到高密度结构才能诊断结石，而在输尿管管腔内直接观察到结石伴或不伴近端输尿管扩张是确诊的有力证据。结石周围 1~2mm 厚的软组织环是输尿管壁水肿所致，有助于区分输尿管结石和静脉结石[290]（图 15-57）。输尿管结石引起的梗阻会引起继发征象[288]，这些症状包括肾积水（59%）、输尿管扩张（83%）、肾周条带影（65%）、输尿管周围条带影（59%）和肾脏肿胀（57%），肿胀肾脏有时可见低密度影[293]（图 15-57）。如果最初未能成功发现结石，但发现以上继发征象则应继续寻找结石[288]。若存在继发征象但仍未能观察到结石可能是：①先前梗阻的结石已经排除；②结石的大小或密度超过 CT 检测极限值的罕见结石[288]；③由于其他原因造成的梗阻。在患者存在急性腰痛的情况下，如果未发现输尿管结石或继发性尿路梗阻征象，则应立即寻找泌尿系统外的病因[288]。

输尿管梗阻的继发征象有时存在诊断陷阱。例如，肾盂积水可被误诊为肾外肾盂，因此在诊断肾积水时，两极肾盏积水的征象往往比肾盂出现积水更可靠。此外，输尿管也可因利尿药、膀胱输尿管反流、既往梗阻史或先天性畸形等原因出现扩张。肾周条带影的原因很多，如果是双侧对称发生的，则可能不具临床意义；而如果是单侧发生的且没有

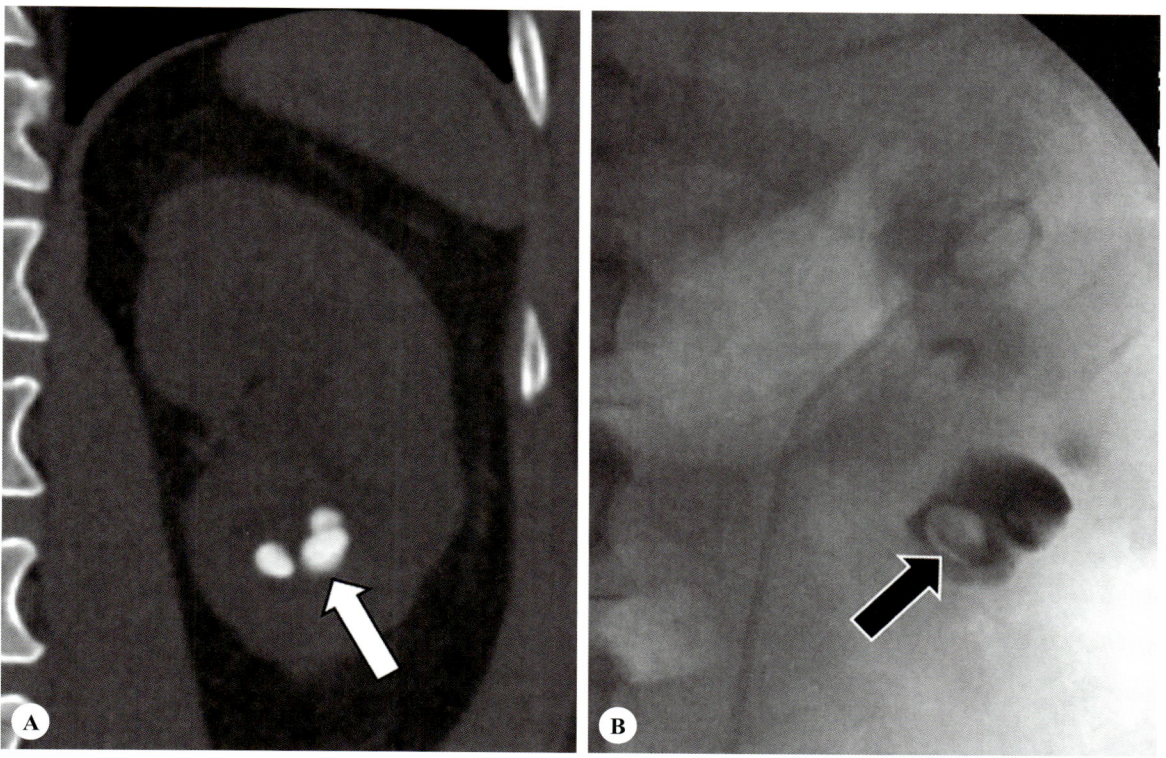

▲ 图 15-56　52 岁男性，尿酸肾结石

A. 冠状位平扫 CT 图像显示左肾下极有多个结石（箭），每个结石的 CT 值约为 300HU，可见肾积水；B. 逆行肾盂造影显示其中一个结石为可透射线的充盈缺损（箭）

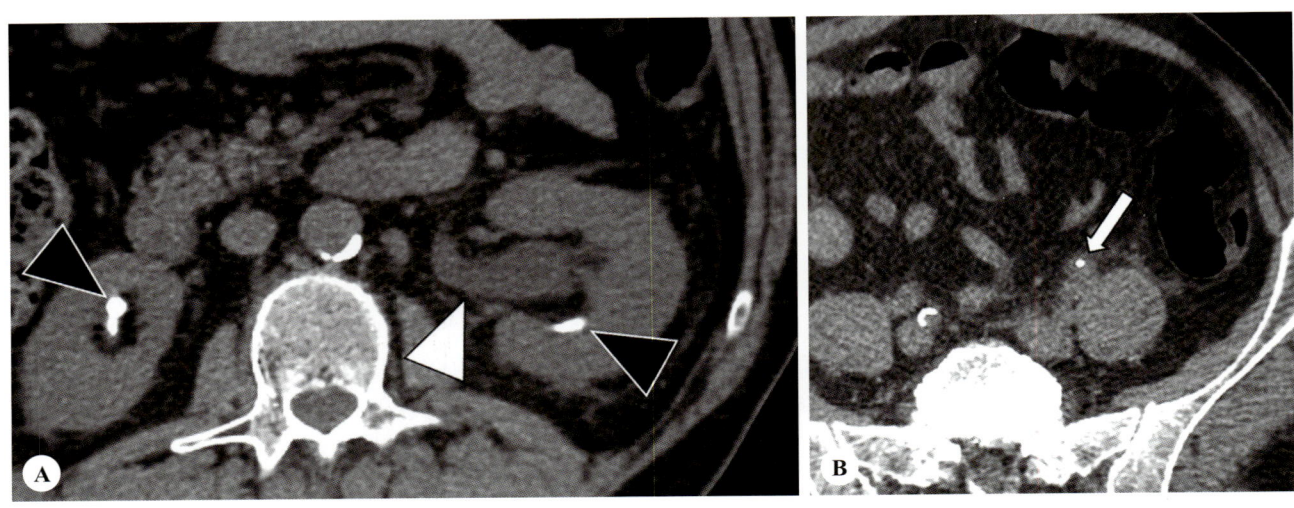

▲ 图 15-57　66 岁男性，因左侧腰痛和急性肾绞痛就诊

A. 肾脏层面的轴位平扫 CT 软组织窗图像显示左肾轻度增大、水肿并伴有轻度肾积水（白箭头），双侧肾脏可见非梗阻性肾结石（黑箭头）；B. 在骨盆入口层面，左侧输尿管中段可见一个梗阻性结石（箭），结石周围可见软组织密度环绕，表明是输尿管结石嵌顿而导致的急性梗阻（由 Dr. Abhishek Keraliya, Brigham and Women's Hospital, Boston, Massachusetts, USA 提供）

其他的梗阻征象，则患者可能出现了肾盂肾炎。当出现梗阻时，肾脏的淋巴回流增加，由于肾盂周围压力增高而反流至包膜，从而产生这种条带影[294]。肾周积液主要原因是严重水肿或肾脏破裂，在增强检查的排泄期可观察到对比剂外渗。

(3) 泌尿系结石与静脉石：泌尿系结石和静脉结石通常难以鉴别诊断，尤其是在输尿管未扩张的盆腔下部区域。以下几个影像特征可能有助于鉴别诊断，包括静脉石通常是光滑的，输尿管结石通常有棱角且边缘模糊。在静脉石边缘，很少（0%～20%）能见到软组织环[290, 295, 296]。有时（21%）可见从静脉石延伸的软组织，类似于彗尾，为残留的静脉，而输尿管结石中不会出现该征象[297]。静脉石（有时需要在骨窗中观察）中常见（但并非总是）中心透亮，而该表现在输尿管结石中罕见（图 15-58）。与先前的检查进行对比可能对鉴别诊断有所帮助，因为静脉石的位置保持不变。此外，如果目前怀疑结石的位置，之前检查并没有发现，则更可能是泌尿系结石而不是静脉石。性腺静脉中的静脉结石也可能被误认为是泌尿系结石，鉴别诊断需确定其位置在静脉而不是输尿管中。

(4) 结石成分评估：判断结石能否自行排出最主要的依据是结石的大小和位置。90%～98% 的 1～3mm 的结石能够自行排出，而近端 5mm 或更大的结石则很难排出。>7mm 的结石只有 50% 能够

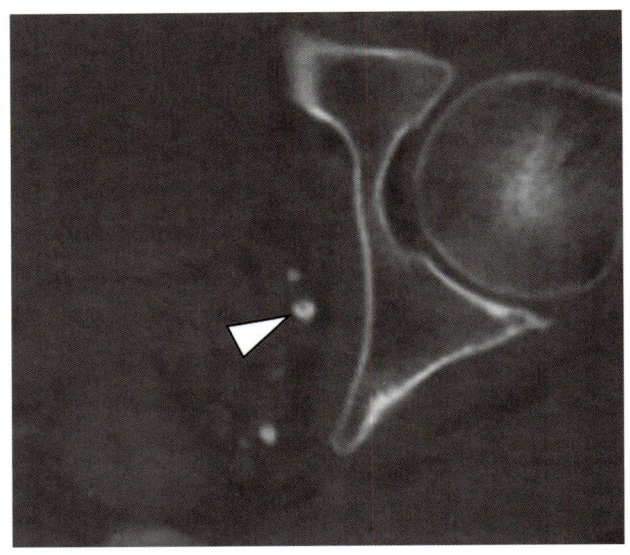

▲ 图 15-58　42 岁女性患者，因左侧腰痛就诊，静脉石

轴位 CT 平扫软组织窗图像可见盆腔左侧一个静脉石。其中一个结石（箭头）中心透光，为静脉石的特征

顺利自行排出，但一些更大的远端结石也可能自行排出[298-300]。大多数位于输尿管近端且大小 >6mm 的结石会表现出继发性梗阻的征象，并需要人为干预[291, 300]。此外，远端输尿管内和输尿管膀胱连接处超过 50% 的结石能够自行排出[299]（图 15-59）。当结石较大且不规则时，结石的二维大小测量无法准确量化结石负荷。此时，更准确的评估方法是使用三个正交测量结果或三维半自动分割工具测定结石

体积[301-303]。评估结石体积有助于制订手术方案，并可有效预测治疗效果[302]。

CT 还有助于评估肾结石的内部结构和成分，进而帮助确定其硬度及预测冲击波碎石术的效果。在骨窗上观察到内部均匀的结石更坚硬，也更难被碎石术击碎。另外，内部不均匀的结石较脆，超声碎石的成功率较高（图 15-60）。除了结石的内部结构外，CT 还可以评估结石的化学组成。在体外研究中，通过放置 ROI 获得的 CT 值可以预测结石成分。在 120kV 电压下，各种结石的 HU 如下：尿酸结石（200~450HU）、鸟粪石结石（600~900HU）、半胱氨酸结石（600~1100HU）、磷酸钙结石（1200~1600HU）、一水草酸钙和透钙磷石结石（1700~2800HU）[304-308]。需要注意的是，单纯使用 CT 值对体内结石的成分进行评估的结果可能不准确，因为结石通常由多种成分组成。此外，对于某些结石，尤其是小结石，会存在由于部分容积效应而难以测量的情况。

双能 CT（DECT）能够可靠地区分尿酸结石和非尿酸结石[309]。DECT 应用于结石成分评估的基本原理是 DECT 可显示结石在不同 X 线能量下的密度特征（基于其成分）。本章不对 DECT 技术详细回顾。目前有几种 DECT 技术可用，每种技术在高能和低能 X 线的产生和后处理方式上都有所不同。DECT 使用两套 X 线管（140kVp 与 80kVp 或 100kVp）和探测器，并在单个机架中相互垂直安置[306, 309]。有些 DECT 使用单个 X 线管和单个探测器，能够在高能量（140kVp）和低能量（通常为 80kVp 或 100kVp）之间快速切换（0.4ms）[310]。在双探测器的 DECT 中，每个 X 线源（120kVp 或 140kVp）与专用探测器配对，其有两个闪烁层用于探测高能和低能光子[311]。连续 DECT 仅有一个 X 线源，通过旋转在低能量（80kVp）和高能量（130kVp）之间切换。每个 DECT 技术都有特定的后处理平台，使用两种或三种算法来评估目标的成分。可以通过计算低能量和高能量扫描的结石 CT 衰减率或计算有效原子序数（Zeff）并与已知成分结石的 Zeff 进行比较来估计尿路结石的成分[311]。使用 DECT 对肾结石进行准确的亚型分类是一个正在不断发展的领域。

(5) 结石的随访：进行保守治疗时，应注意后续随访，以确保结石能够排出。如果结石在 CT 图像上清晰可见，通常也可见于常规 X 线片。几乎所有 >5mm 或 >300HU 的结石都能在 X 线上看到，

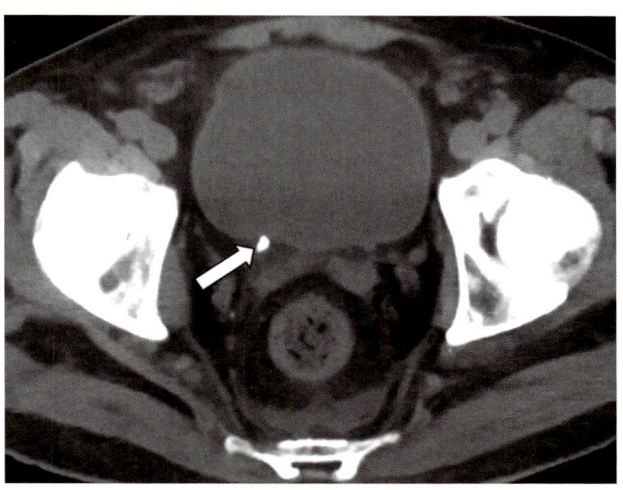

▲ 图 15-59 65 岁男性患者，因右侧腰部疼痛就诊，诊断为输尿管结石
盆腔层面的轴位平扫软组织窗 CT 图像显示右侧输尿管膀胱交界处可见一输尿管结石（箭）。输尿管远端和输尿管膀胱连接处的结石自行排出的可能性很大

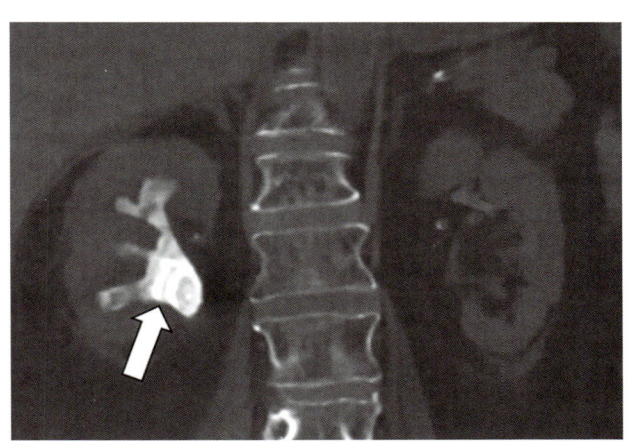

▲ 图 15-60 56 岁女性，因血尿就诊，鹿角状肾结石
冠状位平扫 CT 骨窗图像显示右肾内可见鹿角状结石（箭），结石内部不均匀。内部不均匀表明结石较脆，碎石的成功率较高

但 <2mm 或 <200HU 的结石可能需要进行 CT 检查[312]。有时，可以使用超声来检查输尿管远端和位于输尿管膀胱连接处的结石。当在泌尿外科进行治疗后，也应进行 CT 检查以确保结石已完全清除，并监测残余结石情况和可能出现的手术并发症。CT 是评估经皮肾镜取石术和冲击波碎石术等手术术后残余结石负荷的首选方式[306]。此外，对于泌尿外科的术后患者，若在影像上持续检测出结石，则比术后无结石状态患者的结石复发率高[313]。

(6) 孕妇的结石评估：超声可用于评估妊娠期间

的肾绞痛，但妊娠子宫压迫而导致的生理性肾积水可能会导致诊断难以明确[314, 315]。如果超声检查的结果不明确，并且患者症状强烈支持结石诊断，则可进行低剂量平扫CT检查[315]。此外，还可使用MRU，但MRU对结石的诊断不如CT灵敏。结石可表现为输尿管中的低信号影[315]。一项调查发现在妊娠中晚期患者怀疑肾结石时，大多数放射科医生更倾向选择CT而不是MRI检查[316]。

(7) 辐射剂量：肾结石评估中CT所产生的辐射是一个不容忽视问题，尤其是对于年轻和复发性结石的患者。平扫CT的辐射剂量为2.8~18mSv，高于IVU[306]。通过减少z轴覆盖，使用5mm的层厚而不是1~3mm的层厚，以及使用较低的管电流（50~100mA），可显著降低辐射剂量，最高可减少至80%[317-320]。此外，将管电压从120kV降低至80kV也可将辐射剂量降低30%~50%[321]。自动管电流调制也有助于降低辐射剂量。超低剂量（定义为低于1.9mSv的辐射剂量）CT扫描方案也可用于检测结石，该方案可在保持较高的灵敏度和特异度的同时，将辐射剂量降低至接近常规X线的剂量[322-324]。此外，迭代重建技术也在保持图像质量的同时大幅减少辐射剂量[325]。

2. 其他肾脏钙化病变　评估肾脏钙化时，为达到最佳效果，应采集增强和平扫的图像。因为结石在排泄期可能被对比剂所遮盖，而集合系统附近的高密度病变也可能是肾肿瘤的钙化，而后者的诊断通常取决于肿物有无强化[326]。

肾结石（即肾集合系统内的结石）是泌尿系统高密度病变的最常见原因之一。鉴别肾结石与其他疾病的一个关键因素是认识到结石仅可位于集合系统内。肾脏的钙质沉积，常见于不同原因所致的肾髓质或皮质钙化，具体影响范围取决于其病因。髓质海绵肾的典型表现是双侧肾脏椎体存在多发的细小钙化（图15-61）。髓质海绵肾最常见的原因是肾小管扩张、肾小管酸中毒（远端，1型）和高钙血症。肾小管酸中毒和高钙血症通常影响全部或大部分乳头，而肾小管扩张仅影响其对应的那一个乳头。髓质海绵肾可由CT尿路造影确诊，其因集合管扩张而在排泄期表现为"油漆刷"外观[327]。此外，乳头坏死也可导致肾髓质密度增加。肾皮质的钙盐沉积最常见的原因是急性皮质坏死、Alport综合征、慢性肾小球肾炎和高草酸尿症。肾皮质的钙盐沉积可表现为局限于肾皮质的不规则钙化，或皮质和髓质均有钙化，有时可伴慢性皮质坏死。肾皮质的钙盐沉积在肾外周和肾皮质髓质交界处可见"轨道样"钙化[328]。

肾钙乳在CT上表现为囊性结构内（最常见的是肾盏憩室）的高密度分层，有时位于积水的肾盏、肾盂或输尿管疝内。诊断必须通过排泄期图像证明该囊性结构与集合系统相交通，特别是该结构仅有少量钙化时，因其可能被误诊为钙化的肿瘤。

3. 肾脏替代性脂肪增多症　肾脏替代性脂肪增多症是一种罕见疾病，可在CT上观察到明显的病变[329, 330]。该病与慢性感染和结石有关，通常为中心性，常引起梗阻[329, 330]。肾脏可能增大或缩小，通常无功能。肾窦内可见脂肪增生，在严重的病例中，大部分肾实质均已被脂肪取代，有时只可见含有结石的肾影（图15-62），可见肾周筋膜增厚，可能合并瘘管。此外，还可以看到脂肪肿物压迫邻近结构移位，与脂肪肉瘤难以区分[331]。

4. 肾乳头坏死　肾乳头坏死可由多种原因引起，常与UTI和糖尿病有关，但也可能由血管疾病、血红蛋白病等疾病导致。该病过去依赖IVU诊断，现在可以通过CT尿路造影检查确诊。该病在CT尿路造影的排泄期表现为肾髓质尖端边缘变钝，可形成空腔，但没有足量研究证明CTU的灵敏度和特异度[332]。一项研究显示，在病程早期可看到乳头肿胀和强化程度减弱等改变，并且在皮髓质期最容易观察到。但是，在进行IVU随访时，以上病例只有部分进展为典型的乳头坏死表现，可能是因为治疗成功[333]。

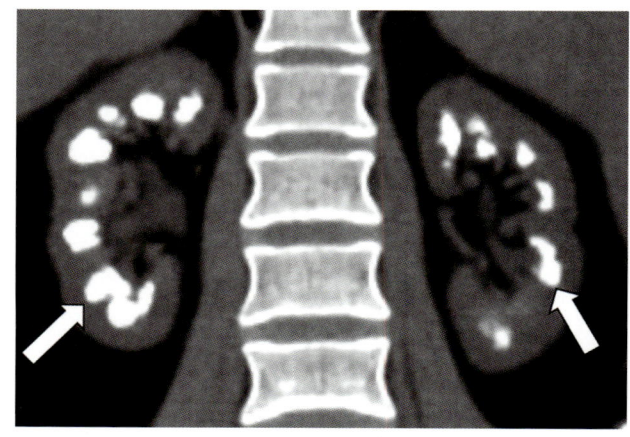

▲ 图15-61　32岁女性，因右侧腹痛就诊，髓质海绵肾
冠状位平扫CT软组织图像显示肾锥体内多发钙化（箭），这是髓质海绵肾的特征

5. 泌尿系梗阻 CT 和超声是泌尿系梗阻有效的检查方法。与 IVU 相比，任意肾功能水平的肾脏都可使用这两种检查，因为其成像不依赖于对比剂排泄。此外，与超声检查不同的是 CT 可以显示输尿管的全长，因为气体或骨骼不会干扰输尿管在 CT 中的显示。CT 可以显示发生急性梗阻时的一系列改变：水肿、肾周条状影、肾盂扩张和对比剂排泄延迟（图 15-57）。慢性梗阻的改变是肾实质萎缩、肾积水和对比剂排泄不良。CT 最大的优势是能够显示输尿管的全程、梗阻输尿管管径变化的起始点及寻找梗阻的可能病因，如高密度的结石或输尿管肿瘤，后者为软组织密度，增强后明显强化。而梗阻的外源性原因，如外源性肿瘤、腹膜后纤维化、下腔静脉后输尿管或先天性输尿管畸形（如异位输尿管囊肿），也很容易在 CT 中被发现。

慢性梗阻的一个特征性改变是整个梗阻肾（在重复输尿管病例中可为部分肾）的对称性萎缩，这与梗死或慢性肾盂肾炎引起的局灶性和不规则肾萎缩不同。因此，应仔细分析 CT 中的特征从而避免误诊。慢性梗阻的另一个特征是肾积水，很容易在 CT 上显示。增强扫描也可避免一些潜在的诊断陷阱，如肾外肾盂、多发肾盂旁囊肿、利尿状态或膀胱出口梗阻等，这些情况可表现为对比剂正常排泄或与集合系统分离的囊肿。延迟成像可使对比剂填充整个集合系统和输尿管。有时可在 CT 上看到输尿管内对比剂的喷射，可证明输尿管通畅。

尽管空间分辨率可能略低于 CT，MRI 对诊断或排除泌尿系梗阻也很有价值。MRI 能够显示前文所描述的急性或慢性梗阻时发生的解剖变化。此外，通过水敏感技术，MRI 不仅可以显示扩张的集合系统和输尿管，还可以看到急性梗阻时出现的肾周水肿和条索。但是，在 MRI 上发现小结石比在 CT 上更困难，而较大的结石可能表现为输尿管中的低信号柱状充盈缺损。MRU 有助于检测泌尿系梗阻疾病的梗阻程度和病因。此外，在慢性梗阻伴显著集合系统扩张的情况下，T_2 加权成像非常有用，尤其是因肾脏排泄不良、钆对比剂使用受限时。

6. 肾衰竭 尽管 CT 检查比超声检查更昂贵，而且比核医学技术能获取的定量参数更少，但评估非梗阻性肾功能衰竭时还是非常有价值的。尽管各种肾实质性疾病在 CT 或 CT 血管造影无特异性改变，但可以清楚地显示血管损害，尤其是肾动脉闭塞或狭窄及肾静脉血栓形成。此外，MRI 或 MR 血管造影对血管评估同样有效，尤其是对于有碘对比剂禁忌证的患者。尽管 CT 和 MRI 通常可以区分急性和慢性非梗阻性肾功能衰竭，前者肾脏体积正常或稍肿胀、肾脏无积水、对比剂排泄不良（图 15-63 和图 15-64），而后者表现为肾弥漫性萎缩，无肾积水（图 15-65），但几乎无法鉴别具体病因（如急性肾小管坏死与药物性肾毒性）。严重肾功能衰竭的患者出现肾脏肿大和对比剂排泄不良，并且伴肾病综合征可能提示其患有 HIV 相关肾病[131]。对于既往无肾功能衰竭史但近期接受对比剂检查的患者，24～48h 后进行

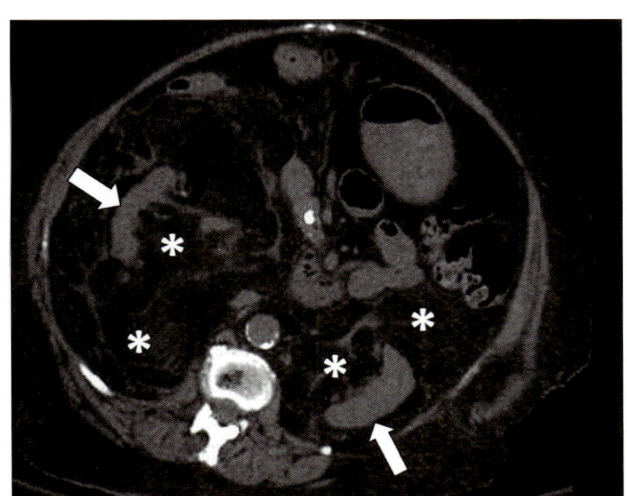

▲ 图 15-62 69 岁男性，因慢性肾功能衰竭就诊，肾脏替代性脂肪增多症
轴位平扫 CT 软组织窗图像显示肾实质萎缩（箭），肾窦和肾周间隙脂肪增生（＊）

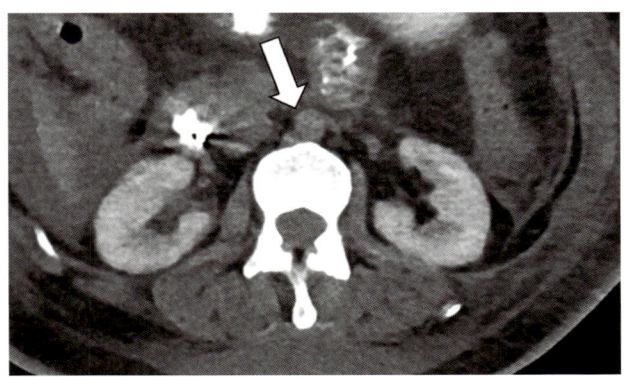

▲ 图 15-63 49 岁女性，双侧肺移植术后，出现呼吸衰竭和肾功能不全，急性肾小管坏死
轴位平扫 CT 软组织窗图像显示静脉注射对比剂后 1 天，双肾仍持续强化。注意主动脉（箭）及肾集合系统内无对比剂

的平扫 CT 若双肾表现为持续的高密度，提示急性对比剂中毒，应避免额外的对比剂检查[334]（图 15-63）。在这种情况下，对比剂排泄到胆囊中也很常见。

（七）血管性疾病

CT 血管造影或 MR 血管造影有助于评估血管解剖及可能存在的病变，并协助制订手术计划。在 CT 血管造影中，采集图像可由使用 bolus 追踪软件，在实际扫描前进行小剂量的测试注射，再以连续的低辐射剂量扫描，或者以每秒 4~5ml 的速度注射 75~150ml 静脉对比剂（每毫升碘含量 350~370mg），延迟 20~30s 后开始采集[5]。采集层厚应设置为 1~1.5mm，扫描时间为亚秒级，螺距最高为 2:1，以保证单次屏气可覆盖所有感兴趣区（覆盖时间在 16 层以上的机器上不再是问题）。约 20s 的延迟采集有助于减少肾静脉的显影度，可能会使标准方法的 MIP 图像上的动脉模糊。但对于通过容积或目标 ROI 进行的 MIP，不会造成明显的影响。延

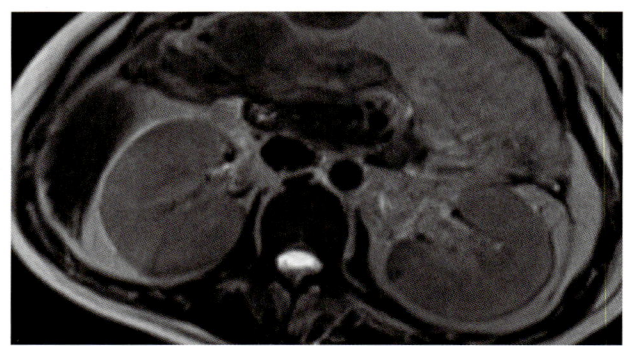

▲ 图 15-64 24 岁男性，出现肾功能不全，急性肾小管坏死
轴位 T₂ 加权 MR 图像显示双肾弥漫性增大，弥漫性 T₂ 高信号提示间质水肿

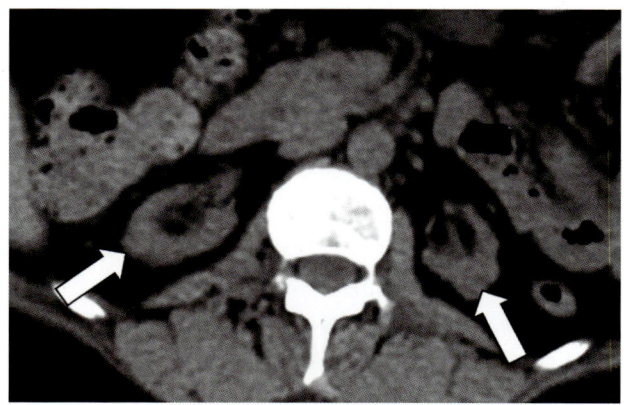

▲ 图 15-65 67 岁男性，终末期肾功能衰竭
轴位平扫 CT 图像显示双侧肾脏萎缩，体积减小（箭）

迟扫描约 30s 可获得更好的肾静脉显影度，帮助检测肾静脉病变或是否存在肿瘤侵犯。皮质髓质期内的肾动脉有时可类似或掩盖存在的肾脏肿物，但肾静脉期采集的图像可显示皮质髓质期未检测到的肿块。对于肾移植供体的评估，应在 5~10min 时进行延迟扫描，以获得集合系统和输尿管的排泄期图像。

MR 血管造影主要包括静脉注射钆（0.1~0.3mmol/kg）前后的多相屏气 3D 动态冠状位 T₁ 加权成像[335]。通过推注少量对比剂并在肾动脉层面的主动脉放置 ROI 的自动推注或追踪技术可用于确定图像采集的时机。要确定采集图像的时机，可推注少量（测试剂量）对比剂、在肾动脉层面的主动脉放置一个 ROI，并使用 bolus 计时或 bolus 追踪技术确定。或者，可以在延迟 10~20s 后进行图像采集，但由于后者的血管强化常不理想，因此不作为首选推荐。3D MR 尿路造影常用于在潜在的肾供体。应常规采集冠状位和轴位 T₂ 加权图像及增强后轴位 T₁ 加权图像以获取解剖学信息。

1. 图像后处理 虽然基于轴位图像就可明确大部分诊断，但多平面重建技术对肾动脉血管的评估也非常有用。重建的冠状位或矢状位上的图像有助于更好地显示肾脏上极、下极和集合系统内的病变。常用的三维可视化技术包括 MIP、VR 和 SSR。将容积数据在某个投影方向上仅保留最大的密度值，即可获得 MIP。因为其不含深度信息，MIP 图像不能很好地显示复杂的解剖关系，并且 MIP 通常也不能很好地显示肾内病变。此外，MIP 图像可能还需要编辑掉不需要的高密度结构，如骨骼，在较旧的仪器上通常会很费时与枯燥。因此，有时可能会仅仅重建有限体积或"层块"的 MIP 图像。容积重建技术同时具有表面显示和 MIP 的许多优点。容积重建使用图像的全部数据，因此可以提供近似真实的图像，包括颜色、透明度、不同密度的透过度、光线和阴影（图 15-2）。采用容积重建时较难测量狭窄的程度，因为透视图上常存在着不同透过度的物体，并且重建的透视图常存在扭曲。但是，在评价肾动脉狭窄方面，容积重建比 MIP 更快、更准确，能更好地观察一致性和可重复性[336,337]。沿着肾动脉中心线的曲面重建图像，可最准确地描述血管的狭窄程度，尤其是对比剂受到钙化的影响时[337]。对于所有的成像平面，应在两个互相垂直的方向上进行重组，以准确评价狭窄。MR 血管造影术中的图像后处理技

术包括 3D 容积重建、多平面重建和用于动脉和静脉重建的 MIP 技术（图 15-66）。

2. 肾动脉狭窄、肾动脉支架和肾灌注 肾动脉狭窄是继发性高血压的常见病因，是肾功能障碍不断增多的原因，也是主要诱因。肾动脉狭窄通常定义为至少一支主肾动脉的管径狭窄超过 50%。高达 90% 的肾动脉狭窄源于动脉粥样硬化性血管疾病，通常发生在肾动脉开口或近端[338]。纤维肌发育不良（fibromuscular dysplasia，FMD）是其余 10% 的肾动脉狭窄的主要病因，多见于女性，发病年龄通常 < 55 岁，常发生在肾动脉主干的远端 2/3 或肾动脉的分支内[339]。FMD 是一种血管炎，可导致多发的短段狭窄和狭窄区域间扩张，从而使肾动脉产生"串珠状"表现[339]。肾动脉狭窄不常见的原因包括大动脉炎、神经纤维瘤病和受到辐射。确诊肾动脉狭窄很重要，因为狭窄的治疗可纠正高血压和改善肾功能。

评估肾动脉狭窄的成像方式包括肾脏核素显像、多普勒超声、CT 血管造影、MR 血管造影和动脉血管造影。目前，最佳的检查方式仍存在争议[338]。核素显像和多普勒超声均可评估肾脏的生理功能，因此，它们可以有效预测血管再通后的效果[338]。肾脏核素显像有相对较高的灵敏度和特异度，均约为 90%，能准确预测血流重建后的患者肾功能的改善。但是，对于双侧肾脏疾病、肾功能不全或独肾的患者，其检查结果可能很难解读[338]。超声检查是无创的，也可以提供肾功能信息，但依赖于操作者的水平。多普勒超声检查的灵敏度高达 91%，特异度为 96%[338, 340]。此外，若多普勒超声显示的舒张血流减少或"阻力指数"升高，可预测患者的高血压无法因狭窄纠正而改善[340]。

CT 血管成像和 MR 血管成像通过无创采集类似于介入血管造影的图像，能作为肾脏核素显像和多普勒超声的有效补充（图 15-67）。与介入血管造影相比，CT 血管成像和 MR 血管成像还可以发现肾内和肾外其他病变。长期经验表明，由于肾动脉狭窄导致肾脏的灌注减少，肾脏萎缩伴光滑的肾轮廓可视为病程中肾脏继发的改变（图 15-67）。在肾动脉狭窄的管理中，早期成像是经济有效的方法[338]。MR

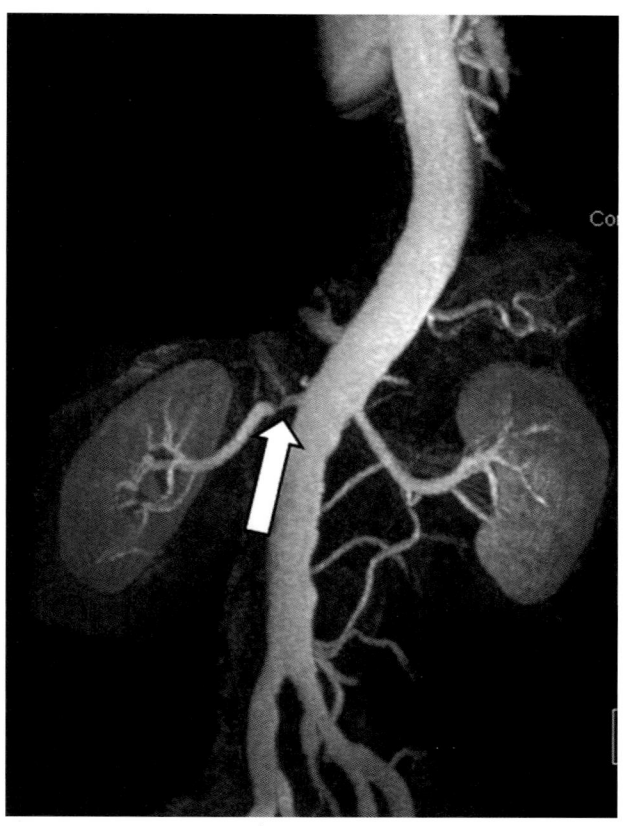

▲ 图 15-67 71 岁男性，高血压，肾动脉狭窄
磁共振血管成像冠状位最大信号投影图像显示右肾动脉近端严重狭窄（箭），右肾灌注相对减少。可见单支左肾动脉，左肾血流灌注正常（图片由 Dr. Ayaz Aghayev, Brigham and Women's Hospital, Boston, Massachusetts, USA 提供）

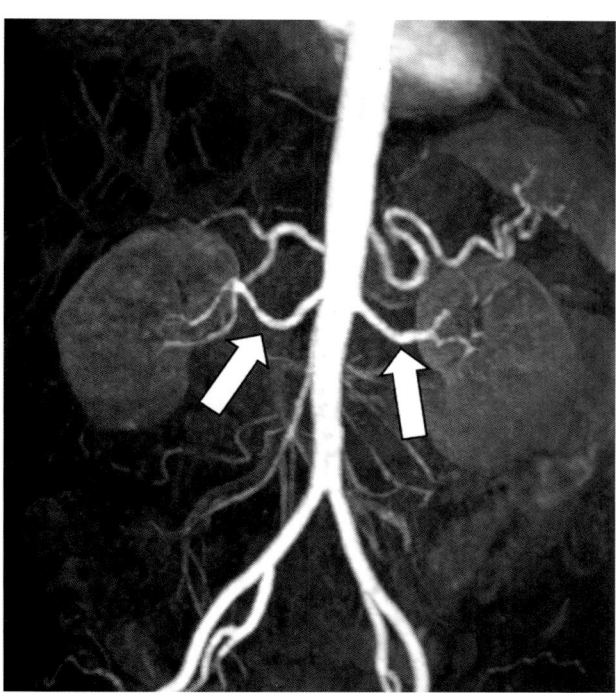

▲ 图 15-66 69 岁女性，高血压，可见正常的单支肾动脉
磁共振血管成像冠状位最大密度投影图像显示两侧的正常单支肾动脉（箭）

血管成像尤其适用于评估肾功能不良的患者，但它对运动伪影更灵敏，并且空间分辨率低于CT血管成像[341]（图15-67）。

以介入血管造影结果为金标准，CT血管成像诊断显著肾动脉狭窄的灵敏度为88%~96%，特异度为77%~98%[338]，并且由于目前X线和其他技术的进步，灵敏度可能处于该范围的高值。CT血管成像的一个局限性是无法有效鉴别外周肾动脉狭窄和FMD[339]。但是，随着CT扫描设备的空间分辨率的提升，采用0.5~1mm的层厚，可较为便捷的像传统血管造影一样发现轻度或外周FMD[338]（图15-68）。在放置血管内支架治疗肾动脉狭窄后，CT血管成像还有助于无创性评估血管可能的再狭窄[342]。

3. 肾动脉瘤　肾动脉瘤很少见，通常与动脉粥样硬化或主动脉瘤无关（图15-69）。大多数表现为纤维肌发育不良，在女性中更为常见（图15-70）。此病可能与高血压和多次妊娠有关[343]。AML可出现瘤内动脉瘤，当动脉瘤>0.5cm时，自发性出血的风险增加（图15-71）。其他较少见原因包括血管炎、结缔组织疾病（如神经纤维瘤病和Ehlers-Danlos病）及炎性疾病（如败血症栓子和真菌性动脉瘤）[339]。大多数患者无症状，许多患者是在因其他原因进行影像学检查中偶然发现的。

该病的外科与保守治疗的适应证仍不明确。大多数<2.0cm的肾动脉瘤较安全，可以定期随访[344]。在妊娠期间，肾动脉瘤破裂风险会增加，因此将来手术指征可为妊娠、动脉瘤较大或增大[344]。并且，目前的研究显示，与保守治疗相比，手术治疗可改善高血压。因此，存在难治的高血压也是手术的指征[345]。肾动脉瘤容易发生在动脉的分支部位，中层弹性膜在此处不连续。肾动脉瘤通常发生在肾门区的主肾动脉一级或二级分支，但也可位于肾实质内。梭形动脉瘤可发生在肾动脉的任何部位。此外，动脉壁钙化和附壁血栓在肾动脉瘤中也较常见，尤其是在较大的动脉瘤中[339]。

假性动脉瘤可继发于穿透伤、钝伤、经皮穿刺活检、血管内操作引起的医源性损伤、肾脏或肾血管手术。炎性疾病（如结节性动脉炎）、Wegener肉芽肿和某些肿瘤有时也会导致肾内假性动脉瘤。动脉瘤的位置和临床信息，可提示假性动脉瘤的诊断。假性动脉瘤可能会伴发肾动静脉瘘，或者合并出血，从而引起血尿或肾周血肿。假性动脉瘤过去多通过介入血管造影确诊，但目前也可由增强CT诊断，在CT上还可观察到肾区其他的异常，如对比剂外渗和肾周血肿[346]。

4. 肾梗死　肾梗死最常见的病因是心房颤动和

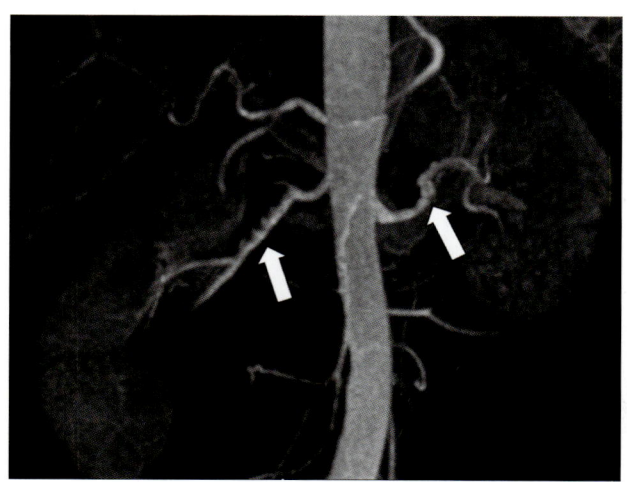

▲ 图15-68　48岁女性，高血压，纤维肌发育不良
MR血管成像冠状位最大信号投影图像显示双侧肾动脉呈串珠状，无狭窄（箭）（图片由Dr. Ayaz Aghayev, Brigham and Women's Hospital, Boston, Massachusetts, USA 提供）

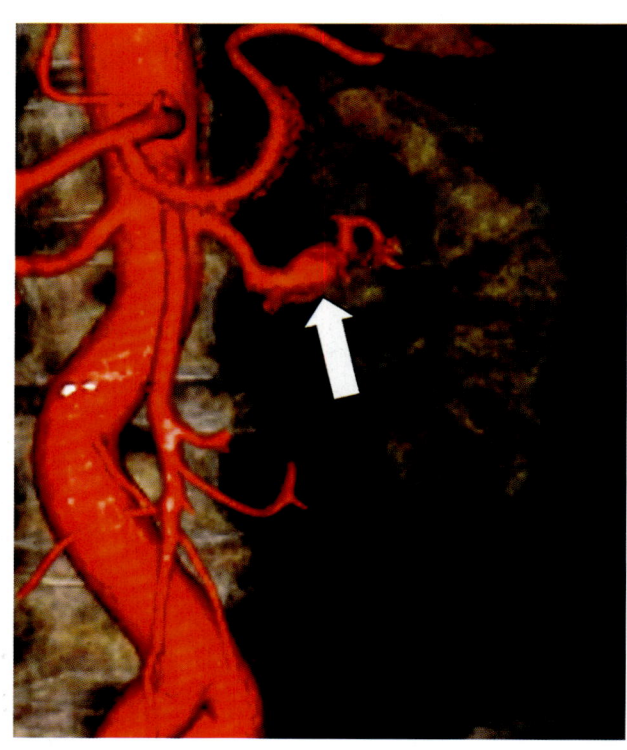

▲ 图15-69　82岁男性，高血压，偶然发现肾动脉瘤
CT血管成像伪彩容积重建图像显示肾门附近的左肾动脉瘤（箭）（图片由Dr. Ayaz Aghayev, Brigham and Women's Hospital, Boston, Massachusetts, USA 提供）

动脉粥样硬化引起的血栓栓塞[347]，肾梗死在感染性心内膜炎、经导管栓塞术后、主动脉夹层也可能发生。肾梗死的其他病因包括血管炎［结节性动脉炎、系统性红斑狼疮（systemic lupus erythematosus，SLE）、药物性血管炎］、创伤、镰状细胞贫血和静脉闭塞[339]。肾梗死患者常见的临床表现为急性腰痛、血尿、发热[348]，实验室指标异常包括白细胞增多和乳酸脱氢酶升高[348]。在排除结石后，评估肾梗死的首选检查是增强 CT[348]。急性梗死灶在 CT 中显示为增强后强化程度降低的楔形区域（图 15-72）。

在延迟成像中，以上低密度区域可能反而会出现强化，称为"反转强化"，代表该病灶可能为缺血而非梗死[349]。当梗死灶较大时，受累肾脏会增大及肿胀。由于肾外周皮质由肾包膜血管供血，因此随后可见肾外周皮质边缘出现薄层强化（皮质边缘征）[339]。在某些情况下，可在其他器官尤其是脾脏中也发现梗死灶[348]。CT 也可显示主动脉、肾动脉或肾静脉的血栓形成。多发性双侧肾梗死最常见于血栓栓塞和血管炎。在肾梗死的慢性期，梗死的肾脏区域萎缩，并且伴有实质瘢痕。

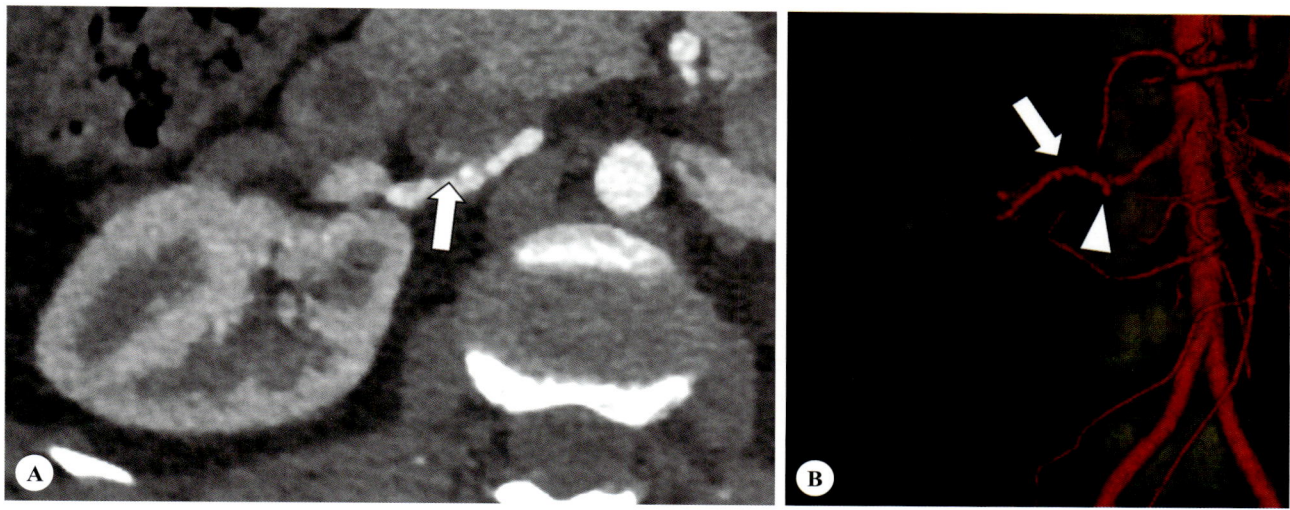

▲ 图 15-70　42 岁女性，高血压，纤维肌发育不良伴肾动脉瘤

轴位 CT 血管成像图像（A）和伪彩重建的 CT 血管成像图像（B）显示右肾动脉串珠状表现（箭）和小肾动脉瘤（箭头）（图片由 Dr. Ayaz Aghayev, Brigham and Women's Hospital, Boston, Massachusetts, USA 提供）

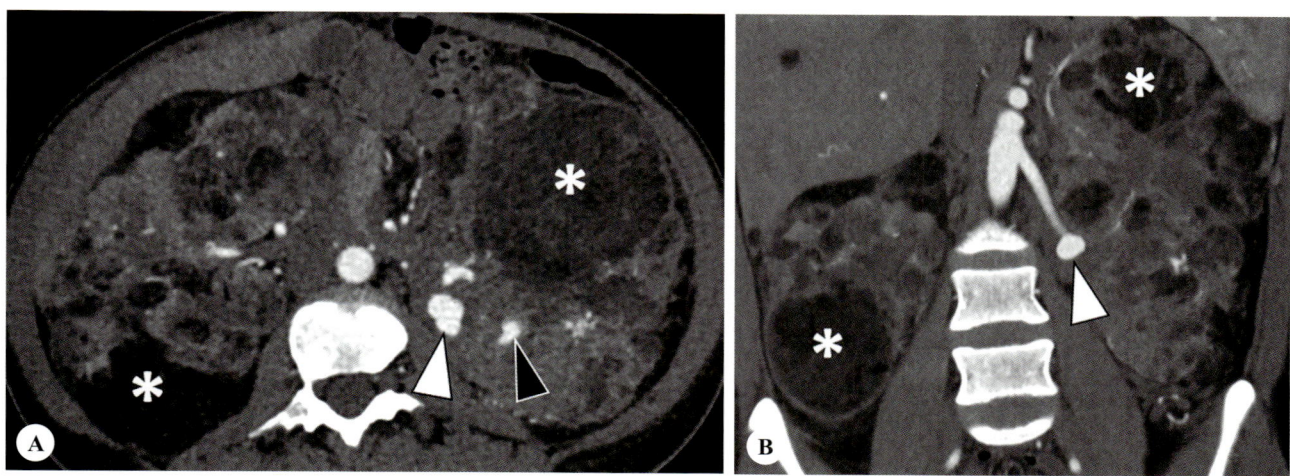

▲ 图 15-71　37 岁女性，结节性硬化症患者，血管平滑肌脂肪瘤中可见肾动脉瘤

轴位（A）和冠状位（B）CT 血管成像图像显示双侧肾脏大的脂肪密度肿块，为血管平滑肌脂肪瘤（*）。左肾动脉可见一小动脉瘤（白箭头）。左侧血管平滑肌脂肪瘤内可见另一小动脉瘤（黑箭头）（图片由 Dr. Ayaz Aghayev, Brigham and Women's Hospital, Boston, Massachusetts, USA 提供）

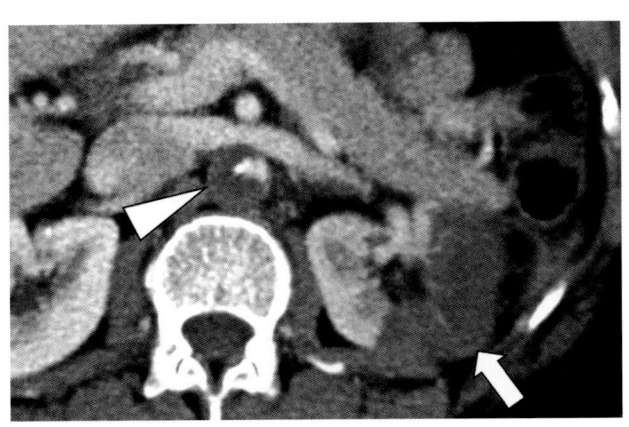

▲ 图 15-72 60 岁女性患者，因左腰痛就诊，肾梗死

轴位增强 CT 软组织窗图像显示主动脉血栓形成（箭头），左肾可见一大的楔形无强化区，为肾梗死的区域（箭）（图片由 Dr. Ayaz Aghayev, Brigham and Women's Hospital, Boston, Massachusetts, USA 提供）

5. 血管炎 除了狭窄和动脉瘤外，与结节性动脉炎、Wegener 肉芽肿和系统性红斑狼疮（SLE）等疾病相关的肾脏小血管炎也可能引起肾段水平的肾灌注异常，从而出现条纹状强化、肾梗死，甚至形成肾瘢痕（图 15-73）。结节性动脉炎和 Wegener 肉芽肿也可能引起自发性肾周出血[350]。急性期的 SLE 患者可能表现为肾脏增大，但在疾病后期肾脏又可能会萎缩。它们可出现与其他小动脉炎相类似的动脉表现，但 SLE 患者形成肾静脉血栓的风险很高，多达 1/3 的 SLE 和肾病综合征患者发生了肾静脉血栓[351]。

6. 动静脉交通 动静脉瘘（arteriovenous fistula，AVF）在 CT 和 MRI 检查中可能表现为动脉和静脉之间的直接交通。AVF 通常是医源性的，如肾活检，或者发生在钝性或穿透性创伤后。通常 AVF 无症状且可自发消退，但有时可出现充血性心力衰竭。AVF 血流过高时可听到血管杂音。AVF 可导致持续性血尿，可能是由 AVF 外周的肾段缺血所引起的，少数可以有高血压[339,352,353]。AVF 的其他病因包括炎性疾病、肿瘤或动脉瘤侵蚀邻近的静脉。该病通常可见一条扩张的供血动脉和一条扩张的引流静脉。少数动静脉畸形患者可能会发生肾动脉和肾静脉之间的直接交通。动脉和静脉之间通常有多发的小交通，如果邻近集合系统，则可能出现肉眼血尿。如果肾皮质受累，则可能出现肾包膜下或肾周血肿[339,352,353]。增强 CT 和 MRI 可以显示扩张的血管结构（图 15-74），以及下腔静脉和同侧肾静脉的早期强化。

7. 肾动脉夹层 肾动脉及其分支的动脉夹层可能导致狭窄、动脉瘤样扩张或两者均有。动脉夹层可继发于钝性创伤、动脉插管和主动脉夹层的扩展，或者由原发肾动脉病变（如动脉粥样硬化，内膜或中层纤维发育不良）所引起[339,354,355]。薄层 CT 可显示内膜瓣或动脉瘤，以及与动脉夹层相关的灌注异常或梗死。伴有血流异常的夹层，可造成肾功能障碍或继发性高血压，可作为血管内治疗的指征。继发于动脉夹层的动脉瘤，通常不稳定，需要进行修补[354,355]。

8. 肾静脉血栓 肾静脉血栓形成是一种少见的血管疾病，可造成肾功能障碍。患者可能出现腰痛和血尿。肾静脉血栓的形成通常与高凝状态、肾脏疾病相关，或者两者均有[356]。它最常见于肾病综合征，尤其是由膜性肾小球肾炎所致和 SLE 患者[351]，肾静脉血栓可与生长至肾静脉内的肿瘤的癌栓（伴或不伴血栓）表现类似，后者最常见于肾细胞癌，包括尿路上皮癌在内的多种肿瘤也可生长至肾静脉内[11,227]。在儿童中，肾静脉血栓常继发于新生儿脱水和 Wilms 瘤[11,339]。肾脏或肾门外伤可导致肾静脉撕裂或肾静脉血栓形成，可见于所有年龄的患者。肾静脉的血栓形成，少数可造成下腔静脉和左卵巢静脉的血栓形成[339]。

如果患者存在肾功能不全，超声和 MRI 是首选的成像技术，否则可以采用增强 CT 进行检查。在由于血尿、高凝状态、肾肿瘤或外伤而进行的 CT 检查中，常可见肾静脉血栓形成。

肾静脉血栓累及左肾静脉的频率略高于右肾静脉，可能是由于左肾静脉走行相对较长[339]。急性肾静脉血栓通常表现为静脉扩张，血管壁增厚，无强化或仅外周强化，通常伴有静脉周围和肾周水肿[357]。癌栓可出现强化，此外，有时肾静脉的肿瘤内可见供血动脉的早期强化（图 15-75）。肾脏可能会肿大伴对比剂排泄迟缓或无排泄[357]。超声可显示舒张期动脉血流减少或出现反流，伴有静脉血流减少或消失。慢性肾静脉血栓形成表现为肾静脉密度增高，伴肾门和上段输尿管周围的侧支静脉血管增粗[339,357]。

9. 胡桃夹综合征 在胡桃夹综合征患者中，由于肠系膜上动脉与腹主动脉之间的角度变小，导致左肾静脉受压（图 15-76）。左肾静脉的压力增高导致肾门和输尿管近端周围静脉曲张[358]。患者可能出现严重疼痛或反复的肉眼血尿，有时可能需要外科干预。手术方式通常是将左肾静脉下移至下腔静脉[359]或放置肾静脉支架[360]。

第 15 章　肾与输尿管
Kidney and Ureter

在胡桃夹综合征患者中，CT、MRI 或超声均可显示肾静脉在跨过腹主动脉处的严重狭窄，近端肾静脉的严重扩张及肾门、输尿管上段周围的明显静脉曲张（图 15-76）。薄层 CT 的矢状位和冠状位图像或 MR 血管成像的矢状位图像可能有助于显示异常陡直走行的肠系膜上动脉的起始部[361]。对于可疑病例，可能需要直接测量肾静脉内的压力梯度，但这与肾静脉的正常压力范围（超过 10cmH$_2$O）有重叠[358]。

（八）CT 血管成像在术前评估中的应用

1. 肿瘤手术前评估　CT 广泛应用于肾脏肿瘤的检测和分期。当患者确诊为肾细胞癌，并计划进行根治性肾切除术时，可能不需要详细的肾动脉解剖结构。但是，对于小肾癌、不确定良恶性的肿瘤及需要进行肾穿刺的局限性肾肿瘤，肾部分切除术越来越受到青睐。根治性肾切除术和部分肾切除术均可通过腹腔镜进行[362]。肾部分切除术的适应证包括单侧肾肿瘤、肾功能不全、多发的肾肿瘤、对侧肾功能异常或遗传性疾病，如 VHL 病[362]。在术前处理中，CT 血管成像可提供肿瘤与肋骨、髂嵴、脊柱、肾血管系统、肾脏边缘和集合系统的关系来协助规划手术入路[363]。CT 薄层扫描还可更好地评估是否存在很小的肾周脂肪侵犯，这是提示不能进行保存肾单位手术的重要征象[227]。容积重建技术对于复杂数据的处理非常有帮助，可以显示"手术入路"图像，并允许交互式的操作，如可逐步去除各层组织以显示外科手术中的关键部位的解剖关系[363]。

2. 肾盂输尿管结合部梗阻　CT 血管成像也有助于显示 UPJ 梗阻修补术后可能的并发症。在目前 UPJ 梗阻的治疗中，经皮或输尿管镜治疗已成为常规选择。但是，多达 40% 的患者有与输尿管交叉的副肾动脉，其可能与 UPJ 梗阻有关，可增加术中出血风险，并增加内镜治疗的失败率[364]。大多数交叉血管位于 UPJ 前方，因此切口操作通常在 UPJ 的后外侧方。但是，也有部分交叉血管位于后方[26]。因此，一些外科医生主张在术前常规采用 CT 血管成像来评估患者的血管情况。特别是如果 UPJ 处有迂曲，则应进行开腹或腹腔镜手术[364, 365]。如果患者考虑进行内镜手术，CT 血管成像能够确定切口位置的交叉血管情况，并显示在介入造影中无法显示的动脉与 UPJ 的位置关系[14, 366, 367]。

3. CT 血管成像在供肾者中的应用　CT 血管成像术是潜在肾供体应接受的常规检查。影响肾移植操作的因素包括副肾动脉、肾动脉过早分支、FMD、肾静脉异常和集合系统重复畸形（图 15-77）。尽管许多人即使存在以上变异，仍然可以作为供肾者，但它们的存在使手术变得复杂，有时应考虑选择对侧肾脏进行捐赠。其他表现，如肾结石、肾脏异位、肾血管疾病、肾脏不对称、多发肾动脉、肾肿瘤或其他肾外疾病，都会影响肾脏的捐赠[368]。

与开放手术相比，腹腔镜取肾术可减少供体的风险、术后并发症的发生和恢复时间。但是在腹腔镜取肾术中，手术视野可能会受到更多限制，因此

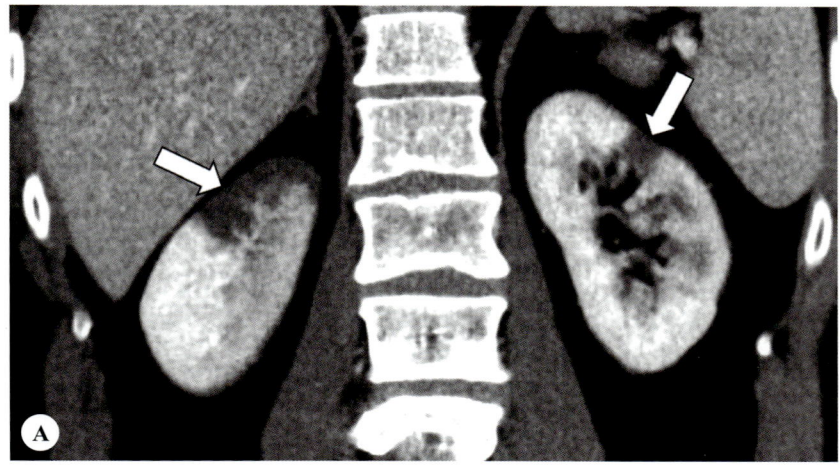
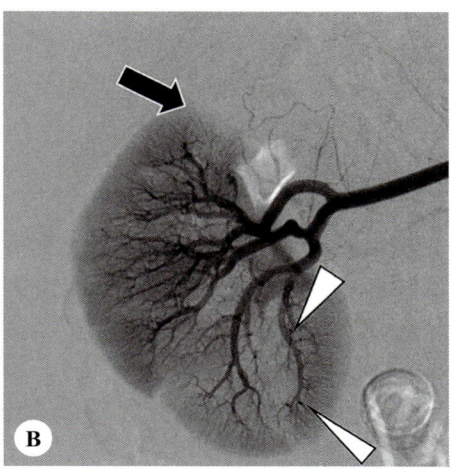

▲ 图 15-73　45 岁男性，结节性动脉炎

A. 冠状位增强 CT 软组织窗图像显示右肾上极大片低密度区，左肾上极楔形低密度区，与梗死一致（箭）；B. 右肾动脉介入造影后可见叶间动脉和弓状动脉分叉处有多个微动脉瘤（箭头），右肾上极相对灌注不足（黑箭）（图片由 Dr. Ayaz Aghayev, Brigham and Women's Hospital, Boston, Massachusetts, USA 提供）

体部 CT 与 MRI（原书第 5 版）
Computed Body Tomography with MRI Correlation (5th Edition)

静脉血管的解剖变异可能产生更严重的后果，如导致出血，甚至需要再次进行开腹手术[368]。

以介入血管造影结果为金标准，CT 血管成像对副肾动脉检测的灵敏度为 95%～100%，特异度为 99%～100%，对肾门前分支检测的灵敏度为 93%～100%，特异度为 99%～100%[13, 369–372]。大多数研究还显示，至少部分副肾动脉能在 CT 中很好地显示，并且还能显示静脉和肾实质的异常[13, 369–372]。

（九）肾移植

1. 肾移植术前评估：受体 肾移植是现经证实治疗慢性肾功能衰竭最有效的方法，长期效果非常成功。由于费用较高和手术的复杂性，以及缺乏足够的供体肾脏，肾移植受体术前需要进行严格的评估。受者需要长期接受免疫抑制治疗，而免疫抑制状态可能会使低度恶性肿瘤恶化或转移，故手术前应排除肿瘤。多囊肾病患者的肾脏可能非常大，并且受到腹膜腔的局限。在部分患者中，自体肾脏可在肾移植手术时进行切除。由于多囊肾对肌酐和体液平衡存在一定影响，因此一般不考虑进行双侧肾切除术。

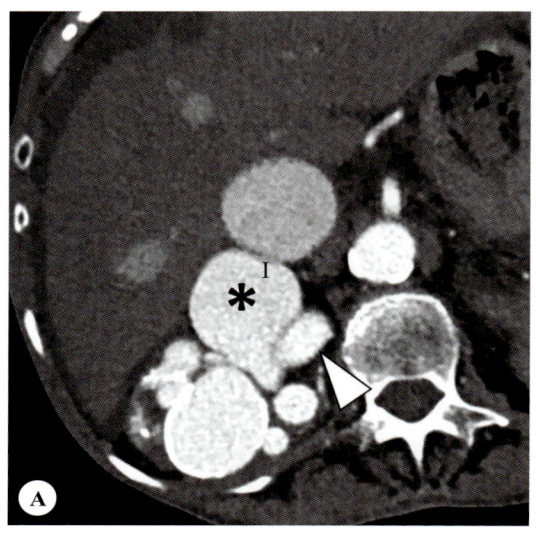
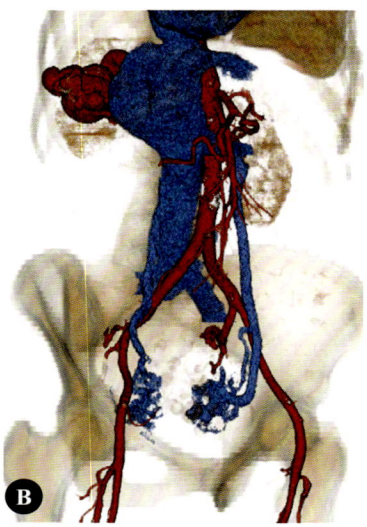

◀ 图 15-74 85 岁女性，肾动静脉瘘

轴位 CT 血管成像图像（A）和伪彩容积重建 CT 血管成像图像（B）显示右肾动静脉瘘伴右肾动脉瘤（箭头），引流入明显扩张的右肾静脉（*）和下腔静脉（I）（图片由 Dr. Ayaz Aghayev, Brigham and Women's Hospital, Boston, Massachusetts, USA 提供）

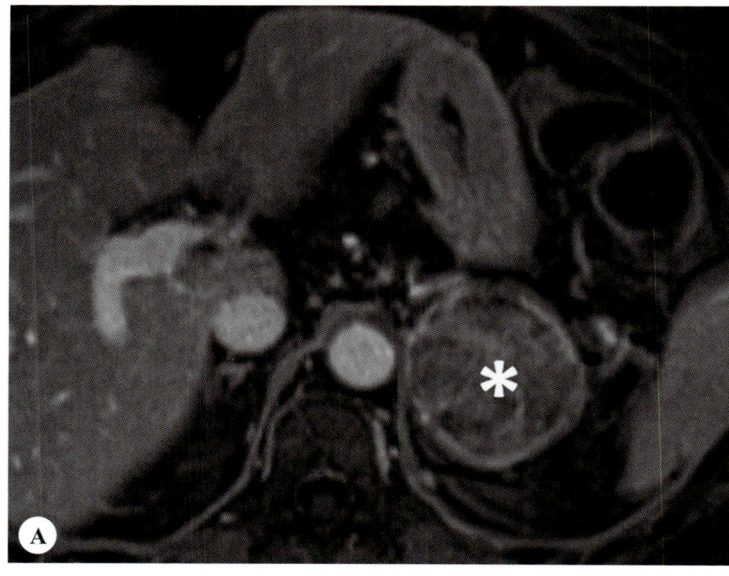
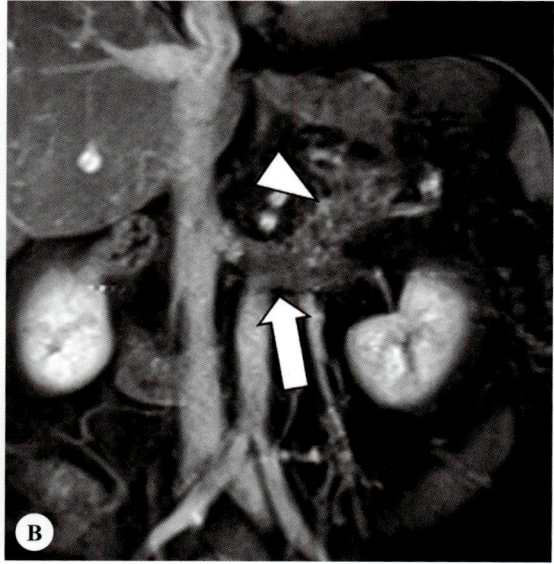

▲ 图 15-75 69 岁女性，出现肾静脉栓塞

轴位（A）和冠状位（B）增强脂肪抑制 T_1 加权 MR 图像显示左肾静脉（箭）和肾上腺静脉（箭头）扩张，并可见来自左肾上腺皮质癌（*）的癌栓（图片由 Dr. Ayaz Aghayev, Brigham and Women's Hospital, Boston, Massachusetts, USA 提供）

随着患者血液透析时间的延长,患者血管管壁的钙化也会增多[374]。而广泛钙化的髂动脉可能会使能放置移植肾的范围明显受限,并可能导致移植肾脏的失败[375]。在西班牙的一组研究中,发现大约29%的慢性透析患者存在严重的髂血管钙化,从而影响了移植肾的吻合[375]。移植肾受者应常规通过腹部平片检查评估盆腔的钙化情况[376],对于很少钙化或无钙化的患者,则无须对动脉进一步评估。对有严重钙化或存在吸烟史、长期糖尿病、下肢外周动脉疾病的患者应进行CT,最好进行CT血管成像[377-379]。放射报告应详细说明盆腔钙化的程度和血管的管径,以及任何偶然的发现。

2. 肾移植术前评价:供体 供者在捐献肾脏之前应接受常规评估,以保证供体不存在肾脏疾病或将来出现肾衰竭的可能。评估方法包括IVU、核素肾扫描和常规血管造影。最近,CT血管成像和CT尿路造影已取代IVU和常规血管造影[368]。平扫主要用于排除肾结石,并可以为随后的CT血管成像进行肾脏的定位。应使用快速静脉注射对比剂进行薄层CT血管成像,并完全采集从横膈到髂骨的三维重建图像,以便观察动脉的解剖情况。在许多情况下,动脉期图像也可用于观察静脉解剖[368]。而排泄期图像主要用于在术前评估集合系统是否存在病变[368,379]。

CT血管成像的目的是确定肾动脉和静脉的位置和数量。约30%的患者至少一侧肾脏存在多发肾动脉供血[368](图15-77)。由于左肾静脉较长,通常首选左肾进行移植(图15-77)。但是,如果患者存在多发左肾动脉而右肾动脉为单支动脉,则首选右肾。此外,存在两条左侧输尿管,也是选择右肾进行移植的潜在指征。小囊肿和小AML(<5mm)的存在不是肾移植的禁忌证。此外,在移植前也可局部切除较大的囊肿和AML[368,380]。肾移植供体的首要原则是,捐赠者应保留具有最佳功能的肾脏。MRI可以用与CT类似的方式来评估患者。但其对结石和血管钙化的灵敏度低于CT,并且MRI更容易受到运动伪影的影响,从而降低图像质量[379]。

3. 肾移植术后评估:急性并发症 肾移植是一项复杂的手术,肾动脉和肾静脉需要吻合至髂血管,移植肾的输尿管与膀胱吻合以引流尿液。手术过程可能需要数小时,并且可能会出现一些并发症。泌尿系统并发症总的发生率为6%~8%[381,382],血管并发症发生率为1%~2%[383,384]。

术后急性情况下可能发生的泌尿系统并发症包括含尿囊肿、血肿和淋巴水瘤,以上情况都可能压迫相邻的血管和输尿管(图15-78)。含尿囊肿和血肿通常术后立即发生,而淋巴水瘤通常在4~8周后发生,有时在移植术后数年内可能都不会出现[385]。移植肾肾周脓肿可由细菌播散至移植肾肾周积液中引起。移植肾肾动脉狭窄是肾移植中常见的并发症[383],其可能会引起严重的灌注不足,并最终导致移植肾功能障碍。尽管MR血管成像在某些情况下

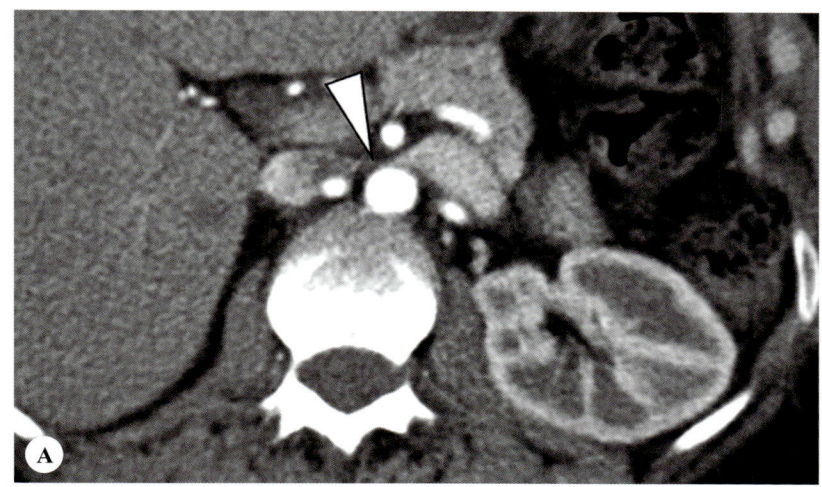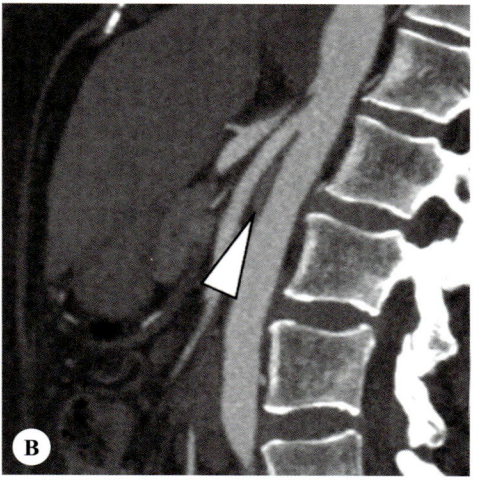

▲ 图 15-76 51 岁女性,胡桃夹综合征,为行肾供体的评估而检查
皮髓质期的轴位(A)和矢状位重建(B)增强CT软组织窗图像显示左肾静脉严重狭窄,近端扩张,原因是其在主动脉和肠系膜上动脉之间受压(箭头),符合胡桃夹综合征(图片由Dr. Ayaz Aghayev, Brigham and Women's Hospital, Boston, Massachusetts, USA 提供)

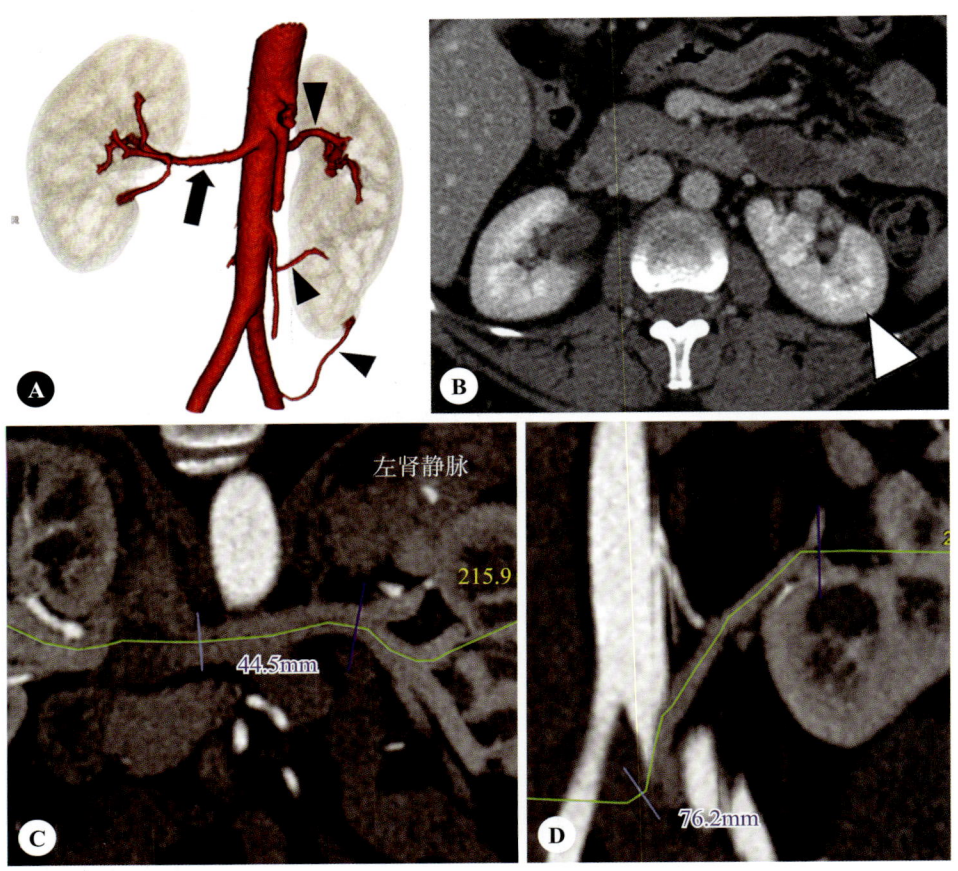

◀ 图 15-77 47 岁女性，进行肾供体评估

A.CT 血管成像的伪彩容积重建图像显示存在 3 条左肾动脉（箭头）和 1 条右肾动脉（箭）；B. 在 CT 血管成像实质期，轴位增强 CT 软组织窗图像显示左肾旋转不良，左肾门向前（箭头）；C 和 D. 沿着左肾静脉的曲面重建图像显示左肾静脉主干（4.5cm 长）流入下腔静脉（C），副左肾静脉（7.6cm 长）流入左髂总静脉（D）（图片由 Dr. Ayaz Aghayev, Brigham and Women's Hospital, Boston, Massachusetts, USA 提供）

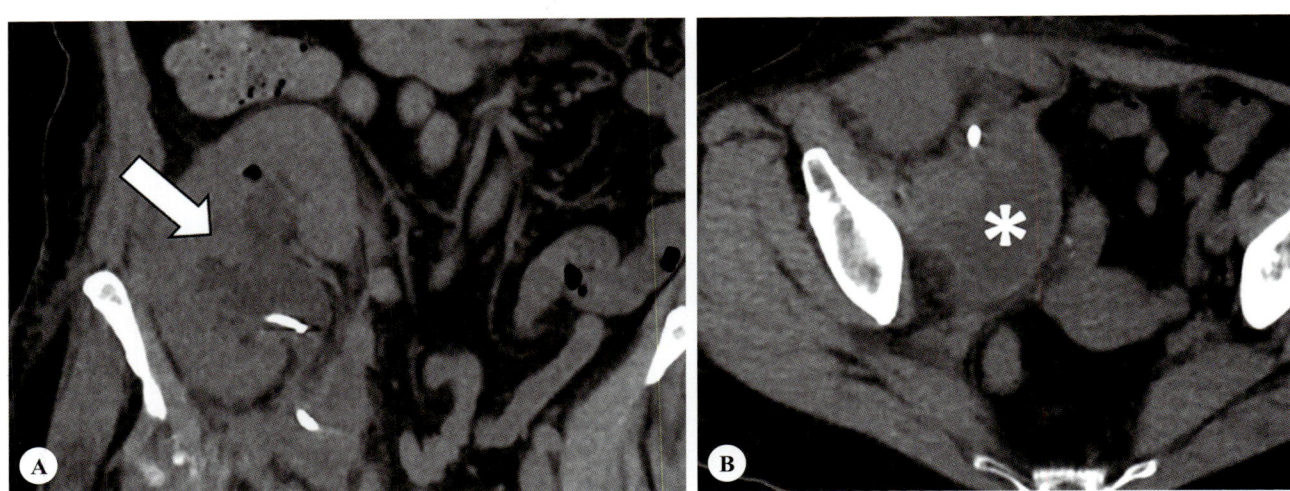

▲ 图 15-78 59 岁女性，肾移植术后发现含尿囊肿

冠状位重建（A）和轴位（B）平扫 CT 软组织窗可见右下腹移植肾积水（箭），可能是盆腔右侧的含尿囊肿（*）压迫输尿管所致。注意移植输尿管中的输尿管支架

很有用，但彩色多普勒超声是检查肾动脉狭窄的首选方法[385]。所有移植术后并发症中最严重的是肾动脉血栓形成，伴移植肾失败。这是极为罕见的，最好立刻进行急诊超声检查[385]。在 CT 或 MRI 上，肾脏可表现为完全或部分肾段无强化。

肾静脉血栓形成是肾移植的另一个严重并发症。10%～15% 的随访检查中可发现动静脉瘘[386, 387]。事实上，移植肾中的动静脉瘘比自体肾中的动静脉瘘更常见，其他并发症包括急性肾小管坏死和急性排斥反应。在这些情况下，移植肾可呈斑片状表现，并且在增强 CT 上可表现为强化程度降低。但是，由于伴有肾功能不全，超声或平扫 MRI 是首选检查。

4. 肾移植术后评估：慢性并发症 对于肾移植患者，还应监测它的长期并发症。移植肾可能出现肾盂积水、输尿管积水、肾动脉疾病和慢性排斥反应。约 2% 的同种异体肾移植患者会在移植后 6 个月内因输尿管膀胱连接处狭窄发生梗阻和肾盂积水[385]。CT 对肾盂积水具有较好灵敏度和特异度，此外 MRI 也可用于诊断肾移植并发症，如肾盂积水[92]。肾移植受者发生泌尿系结石的风险也会增加[385]。

肾移植受者长期为免疫抑制状态，其发生恶性疾病的风险增加，包括移植后淋巴增生性疾病（posttransplant lymphoproliferative disorder，PTLD）（图 15-79）、淋巴瘤、皮肤癌及自体肾和移植肾的肾癌[388]。

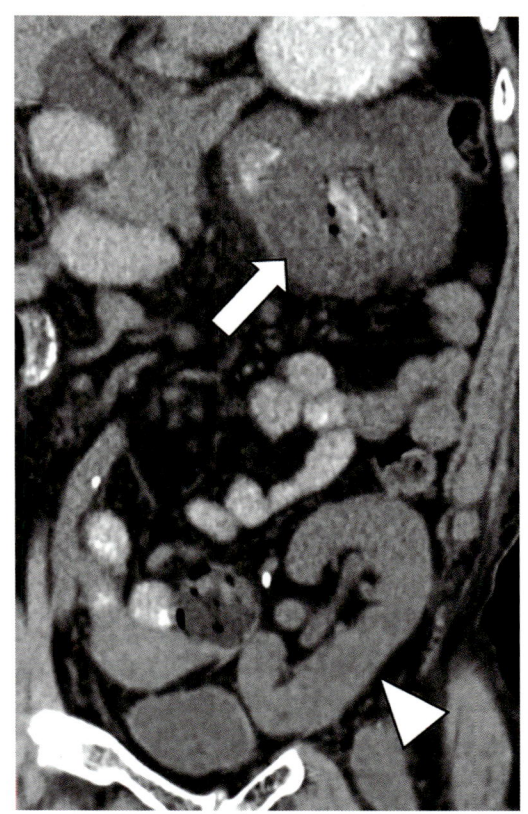

▲ 图 15-79 65 岁男性，体重减轻就诊，肾移植手术史，移植后淋巴增生性疾病

冠状位平扫 CT 软组织窗重建图像显示空肠环形息肉样肿块（箭）。注意左下腹可见移植肾（箭头）

第 16 章 肾上腺
Adrenal Glands

Jason A. Pietryga　Julie H. Song　著
叶　蕾　黎　英　张晗媚　译

肾上腺是位于肾脏上方的重要内分泌脏器。它们具有分泌大量激素的功能，其中包括皮质类固醇、雄激素、肾上腺素和去甲肾上腺素。肾上腺可能发生多种病理改变。一些病变会引发内分泌紊乱（功能性疾病）。而另一些则不会引起机体显著的生化异常，因此常在检查中被偶然发现。这些偶发的肾上腺肿物较为常见。4%～5% 接受腹部 CT 检查的患者中会发现肾上腺病灶[1-4]。尽管肾上腺的偶发肿物多为良性病变，但也有恶性病变的可能，临床医师需要仔细鉴别。CT 和 MRI 能够检测出和鉴别大多数肾上腺肿物。

本章节对用于肾上腺成像的 CT 和 MRI 技术进行了综述。将讨论正常肾上腺解剖结构的 CT 和 MRI 影像表现，以及常见和罕见的肾上腺病理学特征。

还将讨论偶发性肾上腺肿块及其检查处理方法。

一、肾上腺成像技术

1. CT　MDCT 是评估肾上腺异常的首选影像学诊断手段。合适的 MDCT 能够在轴位和冠状位图像上清楚地显示肾上腺结构（图 16-1）。常规 5mm 连续快速扫描重建 MDCT 能够检测出大多数肾上腺肿物。但在无法确定较小肾上腺病灶性质或初步筛查结果为阴性时，应当进行薄层扫描（2.5～3.0mm 连续扫描）。虽然常规的门静脉期显像能够检测出大多数肾上腺肿物，但通常还需要其他的成像技术来确定肿物的性质。

肾上腺 MDCT 可用于肾上腺疾病的检测和鉴别。如果出于其他目的，在图像检查中偶然发现性质不

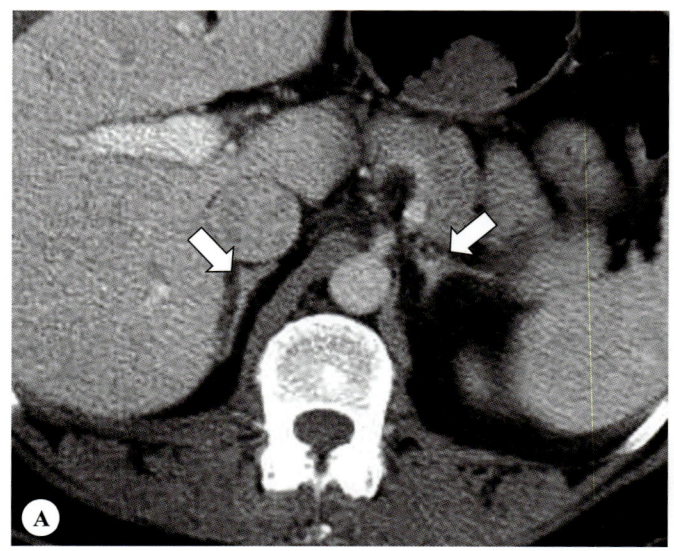 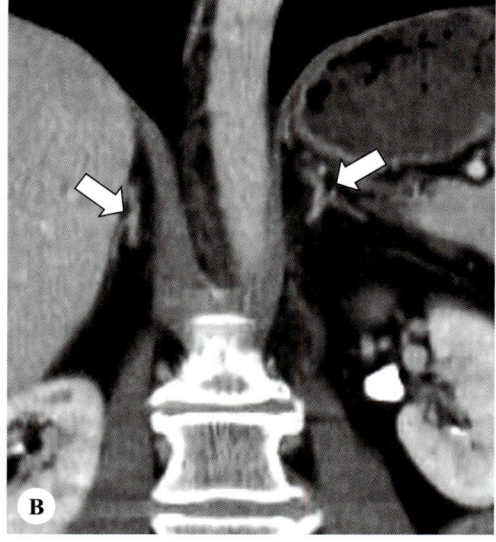

▲ 图 16-1　22 岁女性，正常肾上腺的 MDCT 图像
A. 轴位增强 CT 软组织窗图像显示正常的倒 Y 形肾上腺（箭）；B. 冠状位增强 CT 软组织窗图像显示正常的倒 V 形肾上腺（箭）

明的肾上腺肿物，MDCT 还有助于对其进行鉴别诊断。MDCT 通过密度测量和展现静脉期对比剂廓清的特征对肾上腺腺瘤或非腺瘤做出准确的鉴别诊断。在进行肾上腺的 MDCT 时，放射科医师应该先查看平扫图像，再决定是否进行后续扫描。如果在平扫图像上查见肾上腺病灶，我们可以通过 ROI 测量密度并判断病灶是否为富含脂质的腺瘤（HU≤10）[5]。如果肿物密度＞10HU，应在注射对比剂后 60～90s 和 15min 后分别进行肾上腺的动态增强扫描并计算对比剂的廓清率。

放射科医师需要根据 CT 机型调整成像参数，保证足够的空间分辨率和可接受的图像噪声，精确测量肾上腺病灶的大小和密度，形成一个合适的肾上腺 MDCT 检查方案。MDCT 成像的层厚通常为 0.6～2.5mm，并将其重建为 3mm 层厚的轴位和冠状位图像。冠状位重建图像有助于确定病灶是起自肾上腺，还是邻近结构（如肝脏、肾脏及胰腺）。管电流调制和限制 z 轴剂量等降低剂量的技术能够降低患者进行肾上腺 MDCT 平扫时受到的辐射剂量[6,7]。测量密度时，不同的管电压会影响 CT 值。最常用的管电压是 120kVp，测量密度时应使用固定的 120kVp 管电压[8]。目前没有研究报道表明低剂量 MDCT 技术是否影响 CT 值测量。曾经有学者在结肠低剂量 CT 成像检查中将 10HU 设定为诊断肾上腺腺瘤的阈值[9,10]。

随着腹部 MDCT 的发展，双能 CT 也被用于肾上腺肿物的评估。DECT 利用物质在不同能量（通常是 80kVp 和 140kVp）下密度的差异来区分深部组织或结构的成分构成[11]。目前已经有多个成像平台能够完成 DECT，包括连续成像 DECT、双源成像 DECT、快速电压切换 DECT 及分层探测 DECT[12]。双源 DECT 平台能够从原图像数据中识别并分离出对比增强扫描数据集中的碘图，并从对比增强图像中生成虚拟无对比剂增强（virtual non-cotrast-enhanced，VNC）图像[13-16]。通过相似的原理，双源 DECT 和快速电压切换 DECT 平台通过两个不同的能级下 X 线吸收特征的差异分析物质的分解，进而鉴别人体组织中含脂肪、水和碘物质的组成，结合增强扫描图像即可确定肾上腺肿物的性质[17-19]。

2. MRI 腹部 MRI 技术已取得十足进展。目前的 MRI 技术几乎能将所有患者的肾上腺显示出来。化学位移成像（chemical shift imaging，CSI）是一种主要用于评估肾上腺肿物的 MRI 技术。通过利用质子在水中和脂质中共振频率的差异，CSI 能够检测到肾上腺肿物内的细胞内脂质，进而识别出富含脂质的腺瘤[20]。水和脂质中的质子进动的频率不同，因此这些分子中的质子进动方向有时相同、有时相反。在质子进动方向相同时获取图像（同相位成像），来自质子的信号相互叠加，从而呈现高信号。相反，在质子呈相反相位分布时获取图像（反相位成像），两种质子的信号相互抵消，最终呈现低信号。CSI 多采用二维梯度回波序列。该序列可在一次闭气过程中采集同相位和反相位图像，降低所获图像错误配准的可能性。扫描过程中应先采集反相位图像，确保任何相对于同相位成像的信号丢失来自细胞内脂质，除外其源于 T_2^* 磁敏感伪影的可能。同样，通过测定最小回波时间使得两个相位图像中的 T_2^* 磁敏感伪影最小化，而信噪比最大化。准确的回波时间取决于磁场强度。化学位移减影成像还可用于含脂质肾上腺肿物的诊断[21]。肾上腺 MRI 检查应包括 T_1 和 T_2 加权图像。基于 GRE 序列的 T_1 加权同、反相位和 T_2 加权图像扫描时，应同时采集横断面和冠状面图像，更有利于显示较小的肾上腺病灶。T_1 加权脂肪抑制梯度回波序列需要采集横断面图像，确认是否存在肉眼可见的脂肪。静脉注射对比剂前后均可 T_1 加权图像。但是，还没有公认的 MRI 增强扫描中肾上腺病灶廓清的参数。因此在肾上腺腺瘤诊断中，相对于 CT 廓清率，MRI 的作用略逊一筹。但 MRI 可用于与其他实性或囊性肿物的鉴别。另外，尚不清楚弥散加权成像评估肾上腺肿物的能力[22,23]。

尽管 MDCT 和 MRI 是检测和评估肾上腺肿物的首选图像诊断方法，^{18}F-FDG-PET 或联合 PET/CT 也可用于肾上腺肿物的诊断，特别是对于已知患有恶性肿瘤的患者。PET 成像能够监测肿物代谢活动的情况。相对于正常组织，恶性肿瘤代谢增加，因此肿瘤组织需要更多的葡萄糖。通过给患者注射 FDG（一种放射性葡萄糖剂），随后使用 PET 或 PET 融合 CT 成像，这种成像技术可以识别包括肾上腺在内的全身高代谢肿物。FDG-PET 和 PET/CT 对肾上腺良、恶性病灶的鉴别具有高度的灵敏度和特异度。本章将在转移性疾病一节对此进一步讨论[24]。

肾上腺静脉采样（adrenal vein sampling，AVS）是另一种评估肾上腺肿物性质的放射学检查方法。AVS 是一种血管造影技术，它通过在双侧肾上腺静脉内置管并对肾上腺回流静脉血进行采样，直接测得两侧肾上腺中醛固酮和皮质醇的分泌情况。AVS 常被用于原发性醛固酮增多症（Conn 综合征）的诊断。右侧肾上腺静脉直径较小，其插管的技术难度较大[25]。本章将在关于 Conn 综合征部分中进一步讨论 AVS 评估肾上腺病理变化的作用。

二、解剖

肾上腺是一对腹膜后器官，它们位于肾脏上方并被包绕在肾周筋膜内。肾上腺周围有体积不等的腹膜后脂肪。右侧肾上腺通常位于右肾上极的正上方，其最下方部分位于肾上极前方。右侧肾上腺位于下腔静脉的正后方，处于肝右叶和右膈脚之间。腹膜后脂肪稀少的情况下，右肾上腺不易显示，但采用目前的 CT 设备一般能够将其分辨出来。左侧肾上腺可与右侧肾上腺位于同一水平，但位置往往较右侧肾上腺略低。左侧肾上腺位于左肾上极的前内侧，常见于与左肾相同 CT 的层面。左侧肾上腺位于腹主动脉和左膈脚的外侧、左肾静脉的上方。部分胰腺或脾血管位于左侧肾上腺的正前方。肾上腺可在上下方向延伸 2~4cm，而肾上腺肿物可能向上方或下方突出。因此在进行肾上腺的薄层 CT 时，一定要采集足够层数的图像，否则可能只采集到部分正常形态的肾上腺图像。

肾上腺立体结构复杂，因此在横断面图像中呈现不同的形态（图 16-2）。从解剖结构上看，双侧肾上腺都从中间嵴向后延伸出内侧支和外侧支。右侧肾上腺可表现为平行于膈脚的线样结构，这是因为内侧支在图像上能够被清晰显示，而外侧支常紧靠肝脏而难以分辨。采用合适的技术能够显示呈倒 V 形或 Y 形右侧肾上腺的两支。

肾上腺侧支的长度差异较大。虽然还没有测量肾上腺侧支长度的严格标准，但可认定任意区域超过 10mm 的厚度为异常结果[26, 27]。肾上腺轻度增厚和（或）结节都可能是正常变异（图 16-3），这些变异可能与年龄增长相关[28, 29]。一项纳入 55 名正常人的研究中，研究对象无内分泌疾病、无肾上腺病变，也未患有可能导致增生的其他严重的非肾上腺疾病，研究结果显示 CT 横断面图像上右侧肾上腺中央部分的平均最大宽度为 0.61cm，第 95 百分位宽度为 0.99cm，内侧支的平均最大宽度、第 95 百分位宽度分别为 0.28cm 和 0.44cm，外侧支分别为 0.28cm 和 0.39cm。左侧肾上腺可呈三角形，体积稍大。这项研究测得左侧肾上腺中央部分的平均最大宽度为 0.79cm，第 95 百分位宽度为 1.22cm，内侧支的平均最大宽度、第 95 百分位宽度分别为 0.33cm 和 0.47cm，外侧支分别为 0.30cm 和 0.48cm[30, 31]。将肾上腺侧支与同侧同平面的膈脚进行比较能够粗略评估正常肾上腺大小。正常情况下任意肾上腺侧支的厚度都不应超过膈脚厚度。需要注意，在应激情况下（如危重患者），血液中循环的促肾上腺皮质激素水平生理性升高，肾上腺的体积可能因此增大。

肾上腺在 CT 平扫图像中为与肝脏相近的软组织密度。肾上腺非常早期的增强扫描可表现为明显强化，随后快速消退为中等强化。在 T_1 加权图像中（图 16-4A），肾上腺呈与肝脏相似的中等信号强度，稍高于膈脚，但远低于周围的脂肪[32, 33]。在常规的 T_2 加权图像中（图 16-4B），肾上腺的信号强度低于脂肪，与肝脏呈等信号，但高于膈脚。肾上腺在动态增强 MR 图像（图 16-4D 和 E）中的强化方式与增强 CT 上的类似。

很多肾上腺左侧的正常结构可被误认为是肿物。胃的憩室[34, 35]（图 16-5 和图 16-6）、过长的胃底，还有小肠襻都可能被误诊为左侧肾上腺的肿物。副脾或少见位置的胰尾均可在左侧肾上腺的区域表现为圆形结构。在阅览脾切除术后患者的图像时应谨慎种植脾或小结节的可能。如发生部位邻近肾上腺区域，其图像表现可能类似于肾上腺肿瘤。而扭曲或扩张的脾动脉或脾静脉也可被误诊为肾上

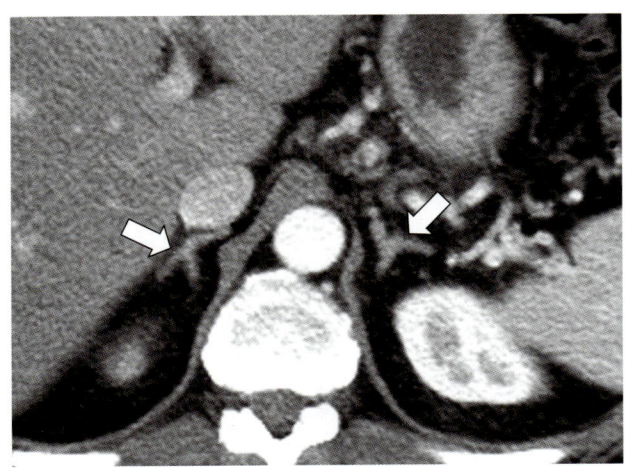

▲ 图 16-2　38 岁男性，腹痛，正常肾上腺

轴位增强 CT 软组织窗图像显示正常的呈倒 Y 形的肾上腺（箭）

第 16 章 肾上腺
Adrenal Glands

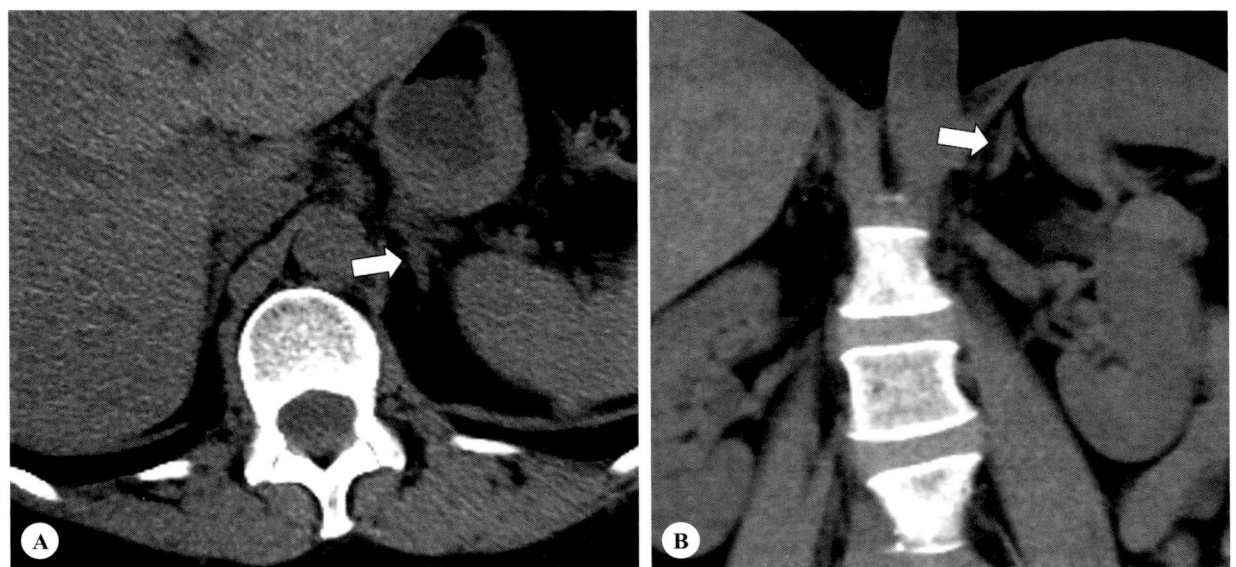

▲ 图 16-3　57 岁女性，腰痛，正常肾上腺

A. 轴位平扫 CT 软组织窗图像显示左侧肾上腺轻度增厚（箭），为正常变异；B. 冠状位 CT 软组织窗图像显示左侧肾上腺内侧支增粗（箭）

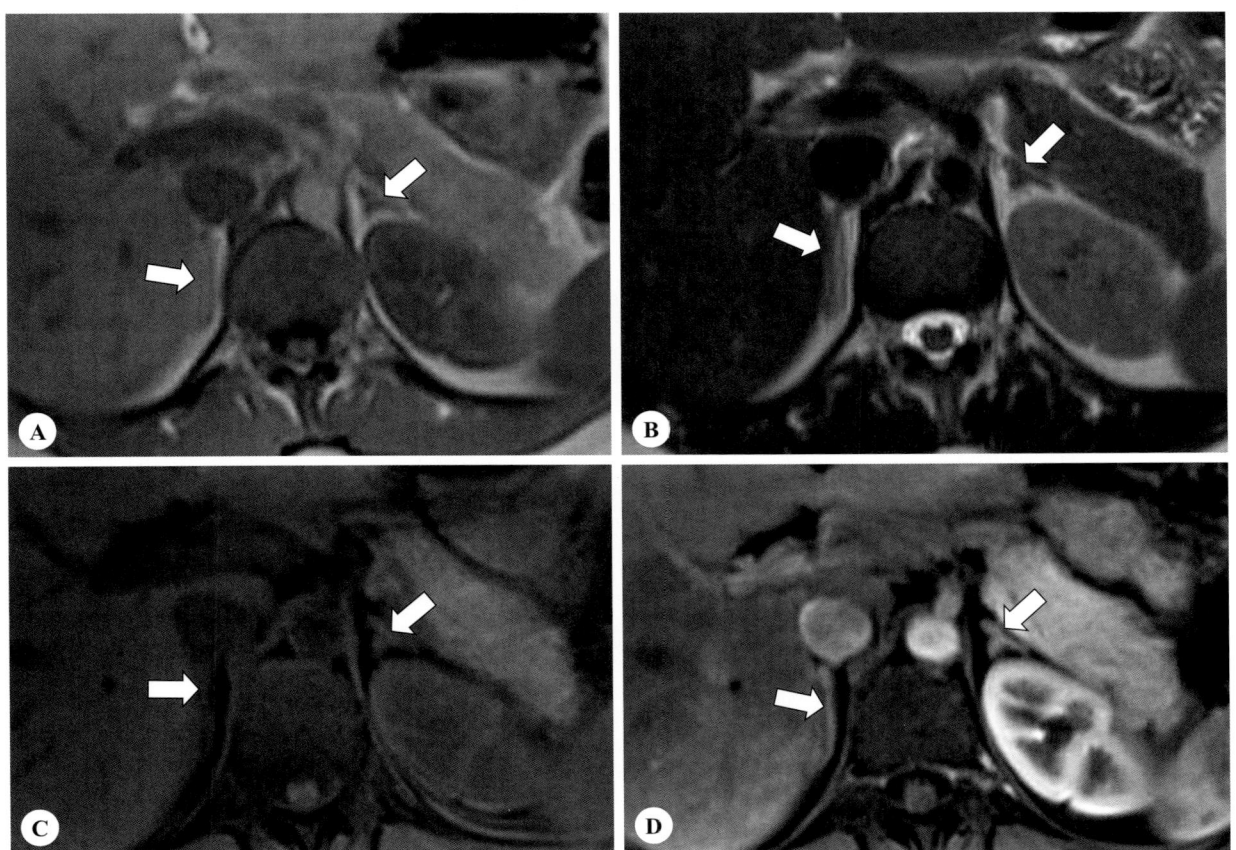

▲ 图 16-4　34 岁女性，正常肾上腺的 MRI 表现

A. 轴位 T_1 加权 MR 图像显示的正常肾上腺（箭）；B. 轴位 T_2 加权 MR 图像显示的正常肾上腺（箭）；C. 轴位脂肪抑制 T_1 加权 MR 平扫图像显示的正常肾上腺（箭）；D. 轴位脂肪抑制 T_1 加权增强 MR 成像动脉期图像显示的正常肾上腺呈均匀强化（箭）

腺肿瘤[36-38]。患者存在门静脉高压时，最常出现这种情况。此时走行在左肾正前方的左侧膈下静脉扩张，成为脾静脉至左侧肾静脉的侧支通路[37]。放射科医师可以通过观察这些血管性假瘤的管状特征和静脉注射碘对比剂后呈现明显强化的特征来鉴别（图16-7）。血管在自旋回波图像中呈流空信号或在 GRE 序列中呈高信号，因此在平扫 MR 图像上也可以较容易地轻松识别出血管性假瘤。常规多平面重建后图像能够正确识别多数假瘤。

三、肾上腺疾病

（一）先天和发育异常

先天性肾上腺缺如非常罕见[39]。绝大多数肾脏发育不全或异位肾的患者，有单侧的肾上腺[39, 40]，但这些患者的肾上腺形态呈盘状，平行于脊柱。在轴位 CT（图16-8）或 MRI（图16-9）图像中，这些患者的肾上腺呈线样结构，可位于正常部位或偏下。然而，曾行单纯性肾切除术或有肾脏严重萎缩的患者中，肾上腺呈现正常形状[40]。肾周筋膜和肾脏的切除可能使其他器官（如右侧肠襻、胰尾部向内侧移位，左侧的肠襻、脾血管或脾）移动至肾上腺附近。因此，这些患者的肾上腺的影像学评估较为困难。

马蹄肾上腺是另一种罕见的先天性肾上腺畸形，由肾上腺内侧支融合形成。马蹄肾上腺最常与无脾综合征同时出现，此病可能与肾脏异常、神经管缺陷和 Cornelia de Lange 综合征相关[41]。

（二）感染性疾病

肾上腺的感染不常见。肾上腺脓肿很少发生，有时继发于肾上腺血肿[42]。肾上腺炎症通常是由慢性肉芽肿性疾病引起，最常见的是结核（图16-10）和组织胞浆菌病（图16-11）。尽管北美芽生菌病也可累及肾上腺，但较为少见[43]。

球孢子菌病或南美芽生菌病是南美洲最常见的

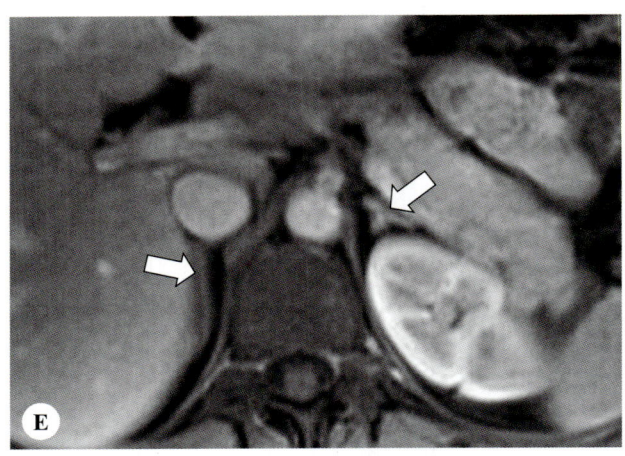

▲ 图 16-4（续） 34 岁女性，正常肾上腺的 MRI 表现
E. 轴位脂肪抑制 T_1 加权增强 MR 成像门脉期图像显示的正常肾上腺均匀强化（箭）

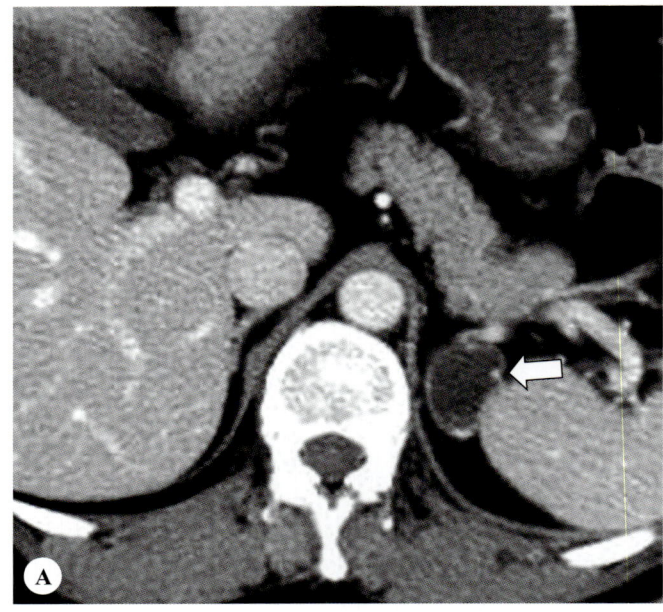

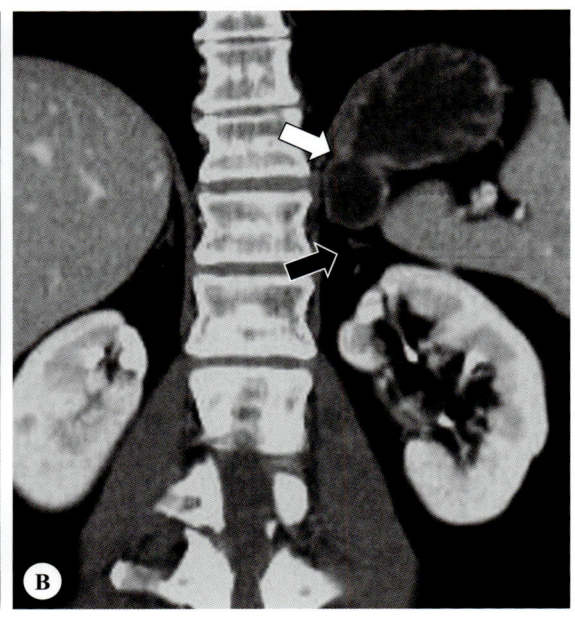

▲ 图 16-5 56 岁女性，肾上腺"假瘤"，左下腹痛
A. 轴位增强 CT 软组织窗图像显示液体密度的左肾上方肿物（箭）；B. 冠状位增强 CT 软组织窗图像显示左肾上方呈液体密度的肿物（白箭）与胃连续，此肿物为胃憩室，另见正常左侧肾上腺（黑箭）

第 16 章 肾上腺
Adrenal Glands

全身性真菌病，主要累及呼吸道。该病可表现为急性自限性肺部疾病或进行性肺部疾病，还可向肺外播散。最常受到影响的器官是构成网状内皮系统的器官，其中包括肾上腺[44]（图 16-12）。

在疾病的不同阶段，肾上腺肉芽肿性疾病表现不同。多数表现为双侧肾上腺增大[45-48]（图 16-11）。

对于双侧肾上腺增大的患者，伴有结核菌素实验阳性或胸片有结核样改变时，即使痰培养为阴性，也提示南美芽生菌病或组织胞浆菌病的诊断[48]。

肾上腺的活动性结核或南美芽生菌病在病程小于 3 个月（急性期）时，双侧肾上腺通常有一定程度的增大（图 16-12A）。肿物密度不均匀，呈不均匀

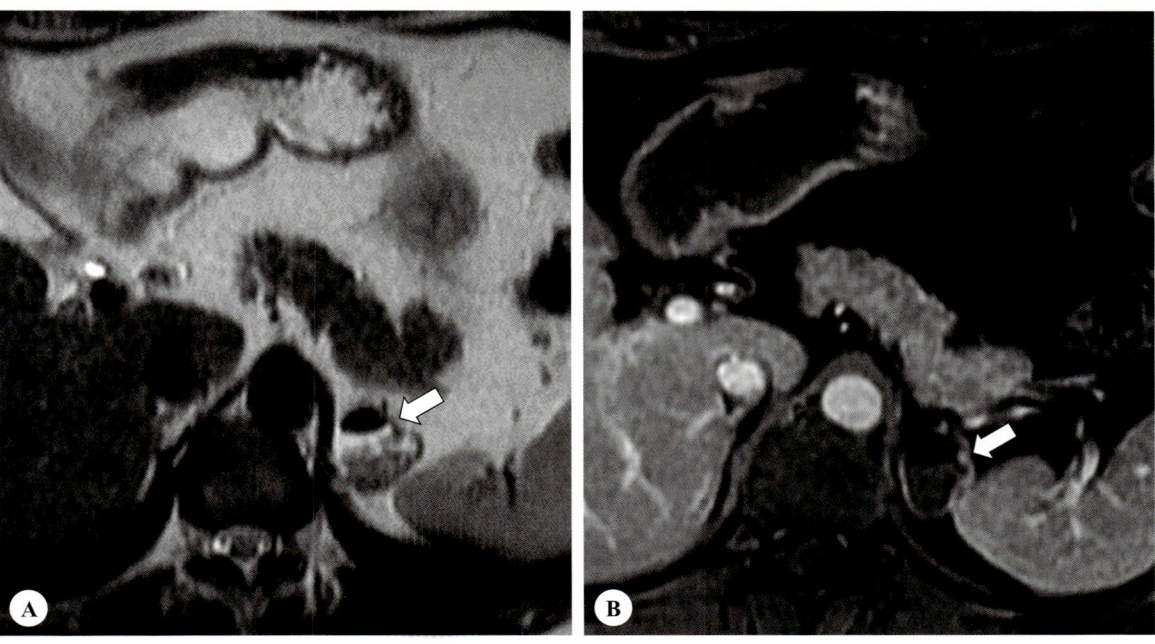

▲ 图 16-6 55 岁女性，肾上腺"假瘤"，伴胰腺囊肿
A. 轴位 T_2 加权 MR 图像显示左肾上方肿物可见气 - 液平面（箭）；B. 轴位 T_1 加权 MR 增强图像显示含有气 - 液平面的左肾上方病灶，并且病灶呈与胃部相似的边缘强化（箭），此肿物为胃憩室

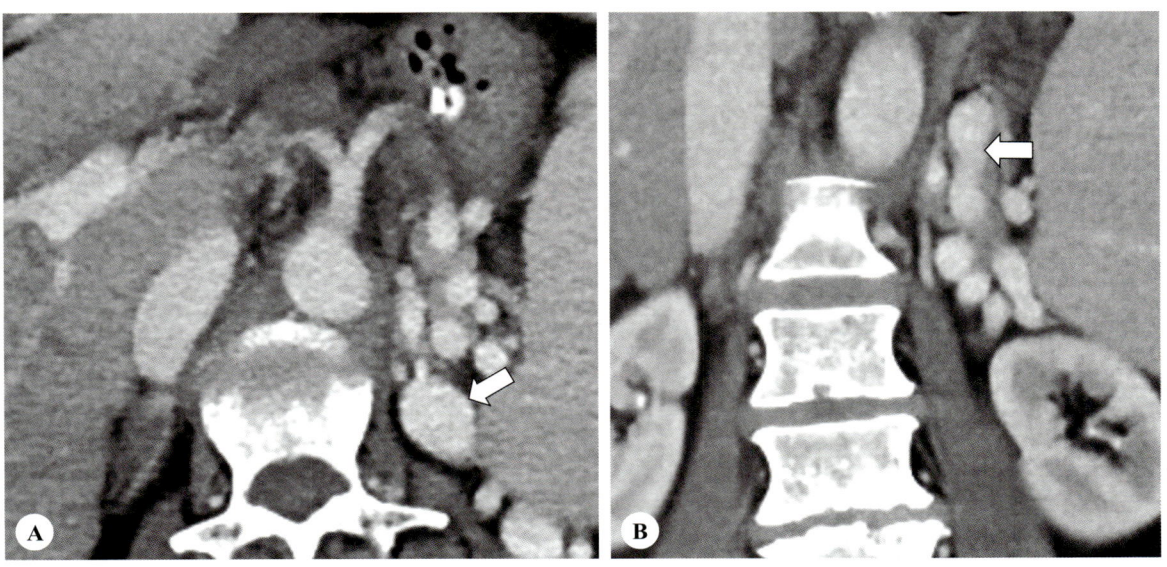

▲ 图 16-7 59 岁男性，肝硬化、门静脉高压伴肾上腺"假瘤"
A. 轴位增强 CT 软组织窗图像显示左肾上方"病灶"（箭），强化方式与周围血管相同；B. 冠状位增强 CT 软组织窗图像显示左肾上方管状病灶（箭），强化方式与周围血管相同，此"病灶"为曲张的静脉

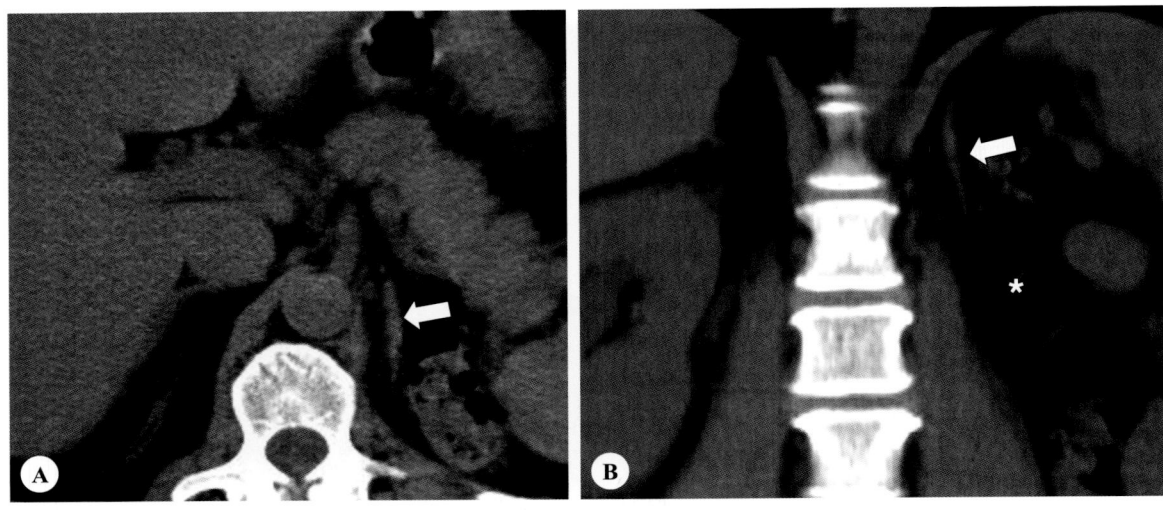

▲ 图 16-8 56 岁男性，肾脏发育不全伴肾上腺形态异常
A. 轴位平扫 CT 软组织窗图像显示左侧肾上腺呈线样圆盘状表现（箭）；B. 冠状位 CT 软组织窗图像显示左侧肾上腺呈线样圆盘状（箭），与脊柱平行，另见左肾缺失（星），符合肾脏发育不全的表现

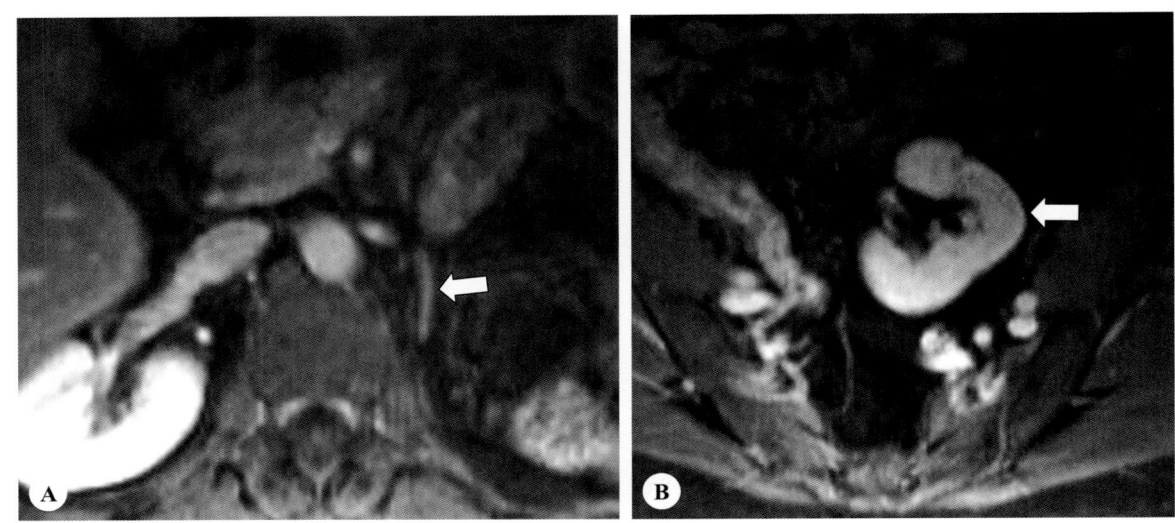

▲ 图 16-9 30 岁女性，盆腔异位肾伴肾上腺形态异常
A. 轴位 T_1 加权 MR 增强扫描门静脉期图像显示左侧肾上腺呈线样圆盘状（箭），左肾缺失；B. 盆腔轴位 T_1 加权 MR 增强扫描门静脉期图像显示盆腔异位肾（箭）

强化，其低密度的中心区域为干酪样坏死[49]。而该病的亚急性期（病程 6～24 个月）可出现腺体增大或萎缩[50]。

近半数肾上腺结核病例存在钙化改变[45, 51]（图 16-10）。慢性期（病程超过 24 个月）可出现腺体萎缩（图 16-12C）。一些处于疾病晚期的病例可能看不到软组织肿物，而只能看到致密钙化灶[45]（图 16-13）。活跃的肾上腺组织胞浆菌病常表现为双侧腺体轻度到明显的对称性增大，但形态仍可保持正常[48, 52]。病灶因干酪样坏死呈中心低密度而外周较高密度[48, 52]。钙化通不常见于急性期，但在治愈后常见[48]。

结核、芽生菌病和组织胞浆菌病可能伴发淋巴结增大，并且都可能导致肾上腺功障碍。根据肾上腺的 CT 表现和临床特征，特别是在伴发肾上腺功能障碍时，多可诊断此类疾病。经皮穿刺活检术可用于以上疾病的明确诊断[43, 45, 48]。

感染性肾上腺肿物的 MRI 信号强度没有特异性（图 16-11），其在 T_1 加权图像上的信号强度与脾脏相似，在 T_2 加权图像上的信号强度等于或高于脂肪[53]。强化模式未见报道。MRI 图像上难以显示钙化。

第 16 章 肾上腺
Adrenal Glands

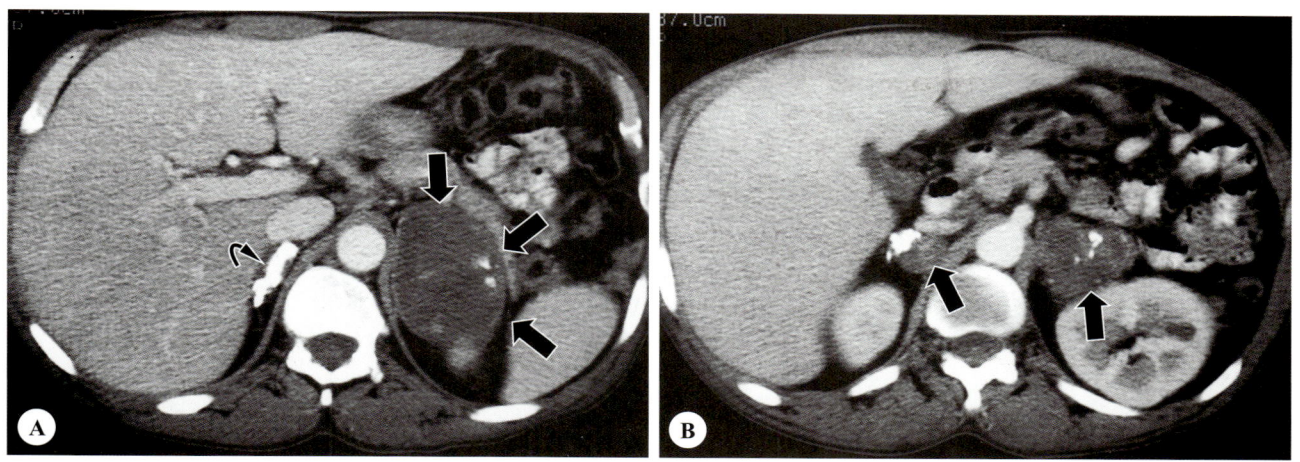

▲ 图 16-10 肾上腺结核

A. CT 显示右侧肾上腺致密钙化（弯箭）和左侧肾上腺不均匀的肿物（箭）；B. 稍下方的层面可见双侧肾上腺呈不均匀改变，伴低密度小病灶（箭）

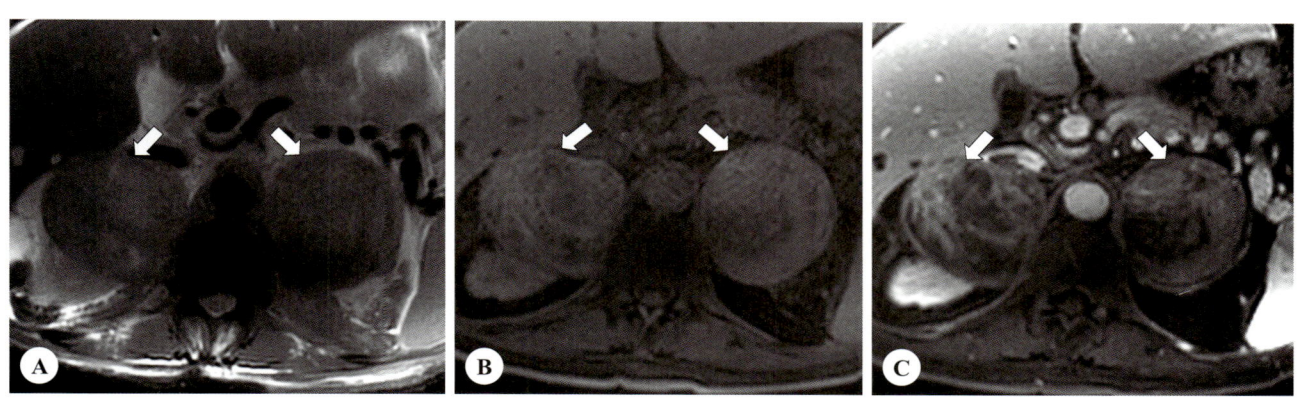

▲ 图 16-11 74 岁男性，肾上腺组织胞浆菌病

A. 轴位 T_2 加权 MR 图像显示双侧肾上腺非特异性低信号肿物（箭）；B. 轴位脂肪抑制 T_1 加权 MR 图像显示双侧肾上腺非特异性低信号肿物（箭）；C. 轴位脂肪抑制 T_1 加权增强 MR 图像显示双侧肾上腺非特异性低信号肿物，伴外周强化（箭）（图片由 Dr. Achille Mileto, University of Washington, Seattle, Washington 提供）

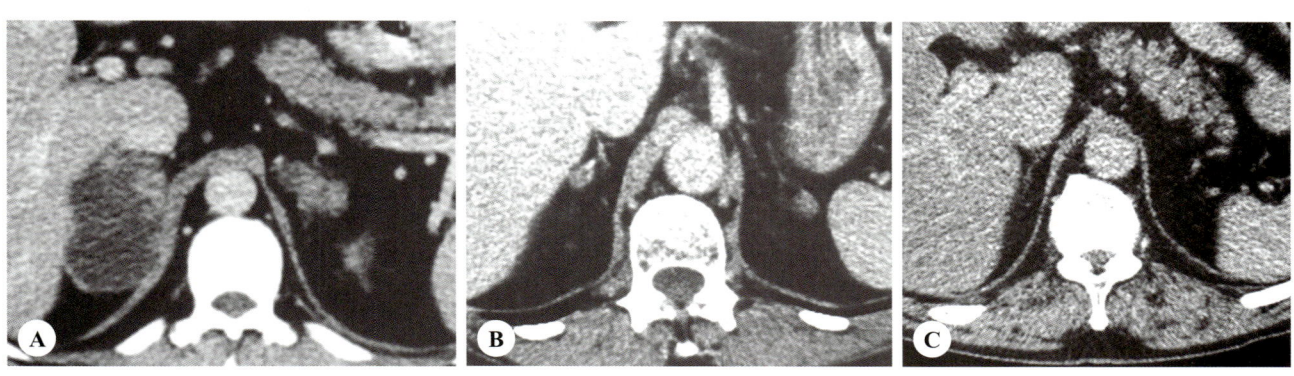

▲ 图 16-12 球孢子菌病

A. 急性期内，增强 CT 显示双侧肾上腺增大，右侧伴肾上腺低密度肿物，为肉芽肿性炎症；B. 随访期双侧肾上腺呈轻度结节样增大，呈典型亚急性期表现；C. 慢性期双侧肾上腺萎缩

843

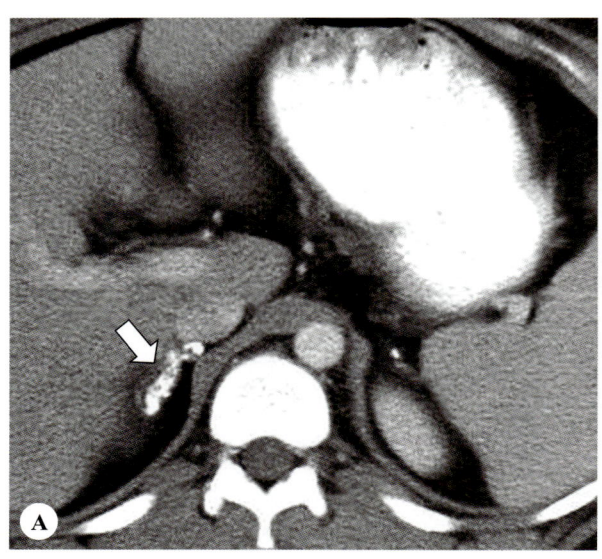
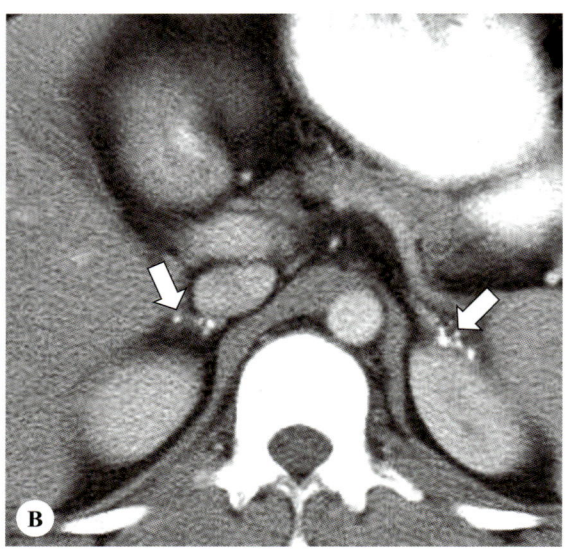

▲ 图 16-13 肾上腺钙化可能来自既往肉芽肿性感染

A. 轴位增强 CT 软组织窗图像显示右侧肾上腺存在粗糙钙化灶（箭）；B. 轴位增强 CT 软组织窗图像显示双侧肾上腺均存在粗糙钙化灶（箭）

（三）肾上腺囊肿

肾上腺囊肿很罕见，尸检中该病患病率为 0.06%[54]。肾上腺囊肿没有功能，通常被偶然发现。当囊肿较大、反复感染或合并出血时可出现症状。肾上腺囊肿的发生率女性高于男性，比例（2~3）:1[54]。肾上腺囊肿多为单侧，也有约 15% 在双侧出现[55]。肾上腺囊肿包括内皮性囊肿、假性囊肿、寄生虫囊肿和上皮性囊肿（真性囊肿）4 种类型，其中以内皮性囊肿（45%）和假性囊肿（39%）为最常见[56]。通常认为假性囊肿是肾上腺出血的后遗症[57]（图 16-14），但越来越多的证据表明内皮性囊肿和假性囊肿是血管性肾上腺囊肿的变异形成的[54]。上皮性囊肿是第三常见的肾上腺囊肿（9%），而寄生虫囊肿最少见（7%）[56]。大多数寄生虫性囊肿由棘球蚴引起，也有报道过单侧肾上腺受累的寄生虫性囊肿[58]。

单纯性肾上腺囊肿 CT 表现为局限的病灶，壁薄、液体密度（0~20HU）、无内部强化[55]（图 16-15A 和图 16-16），可见边缘薄层强化和边缘钙化[59]（图 16-17）。假性囊肿囊壁较厚[59]（图 16-18）。囊肿并发出血时可使密度增加，形成分隔和钙化。分隔钙化常见于内皮性囊肿，而边缘钙化常见于假性囊肿（图 16-19）和寄生虫性囊肿[56]。具有以下特征的肾上腺囊肿存在肿瘤的可能性，应与良性囊肿鉴别：厚壁（>5mm）、含有结节状实性强化成分，或

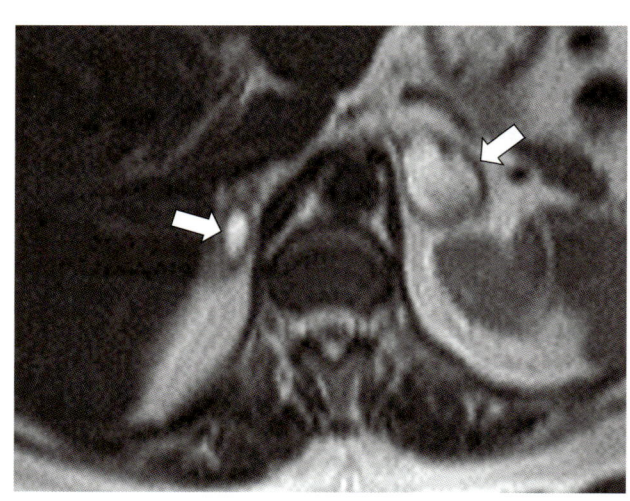

▲ 图 16-14 55 岁女性，假性囊肿，既往创伤性肾上腺出血

轴位平扫 T_2 加权 MR 图像显示双侧肾上腺存在厚壁假性囊肿（箭）

者内部强化。

MRI 图像上单纯性肾上腺囊肿呈局限的薄壁病灶，T_1 均匀低信号，T_2 均匀高信号，并且无内部强化[60]（图 16-15B 和 C）。既往出血的囊肿在 T_1 加权图像上信号可能增高。囊肿的钙化 CT 图像显现良好。棘球蚴囊肿的图像特征取决于棘球蚴感染的阶段，表现为单纯囊肿或复杂的多房性囊肿，伴或不伴有内部"子囊"[61]。棘球蚴囊肿外观也可能无特异性，难以与其他类型的肾上腺囊肿相鉴别。在其他

第 16 章 肾上腺
Adrenal Glands

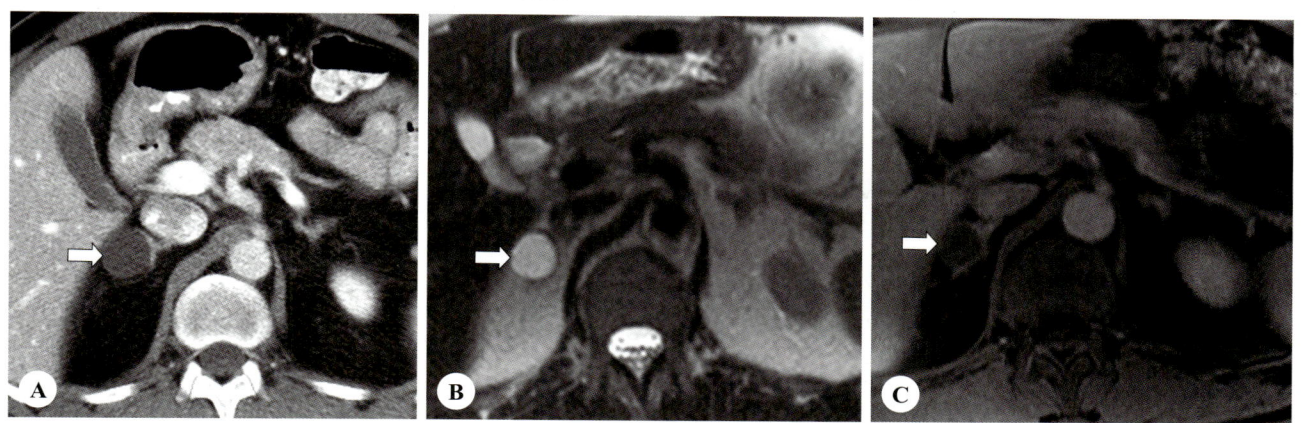

▲ 图 16-15　50 岁男性，患有肺癌，影像学检查发现肾上腺囊肿
A. 轴位增强 CT 软组织窗图像显示起自右侧肾上腺的局限性病灶（箭），呈圆形、液体密度；B. 轴位 T_2 加权 MR 图像显示起自右侧肾上腺的局限性病灶（箭），呈圆形、壁薄、液体信号；C. 轴位增强脂肪抑制 T_1 加权 MR 图像显示起自右侧肾上腺的局限性病灶（箭），呈圆形、壁薄、无内部强化，考虑为肾上腺囊肿

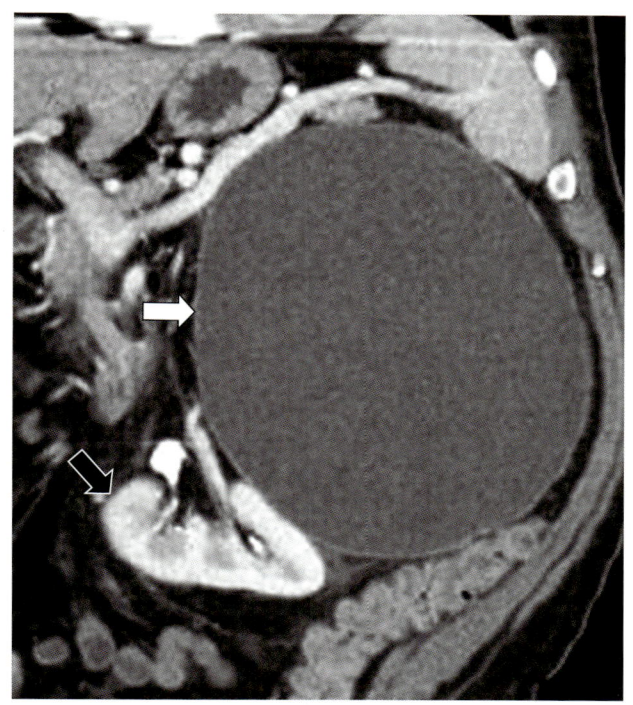

▲ 图 16-16　58 岁男性，肾上腺上皮样囊肿，脾大病史
冠状位增强软组织窗 CT 图像显示左侧肾上腺一个大的液体密度的肿物（白箭），推挤左肾（黑箭）导致移位。脾脏大小正常

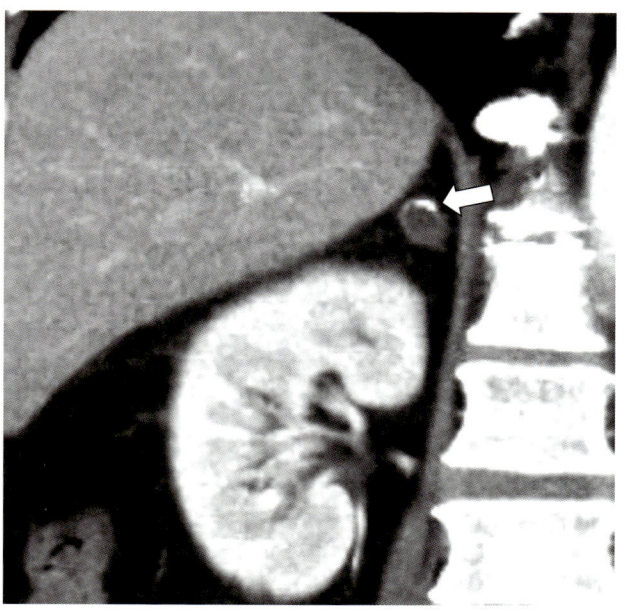

▲ 图 16-17　成年患者低复杂性肾上腺囊肿
冠状位增强软组织窗 CT 图像显示右侧肾上腺一个不强化的囊肿（箭），伴边缘钙化

器官上发现典型棘球蚴囊肿有助于明确诊断[62]。

　　肾上腺囊肿通常采用保守治疗，在出现症状时可选择穿刺抽吸或病灶切除。有些学者建议对＞5cm（出血风险高）或出现症状，并且有相关影像学表现的肾上腺囊肿应行手术切除[63]。肾上腺囊肿随时间推移增大并不罕见，但不能单独作为恶性病变的依据[56]。

（四）肿瘤

1. 良性原发肾上腺肿瘤

　　(1) 肾上腺腺瘤：临床上无内分泌功能的肾上腺腺瘤并不少见，尸检时的发现率为 6%～9%[64, 65]，而在腹部 CT 检查的发现率为 3%～4%[3, 4]。肾上腺腺瘤通常单侧发病，双侧较罕见。尽管非高功能性腺瘤的大小可达 6cm 或更大[66]，但大多数＜3cm，仅有 5% 的腺瘤直径超过 5cm[67]。在糖尿病（16%）和高血压（12%）患者中的该病的发生率稍高[66]。

845

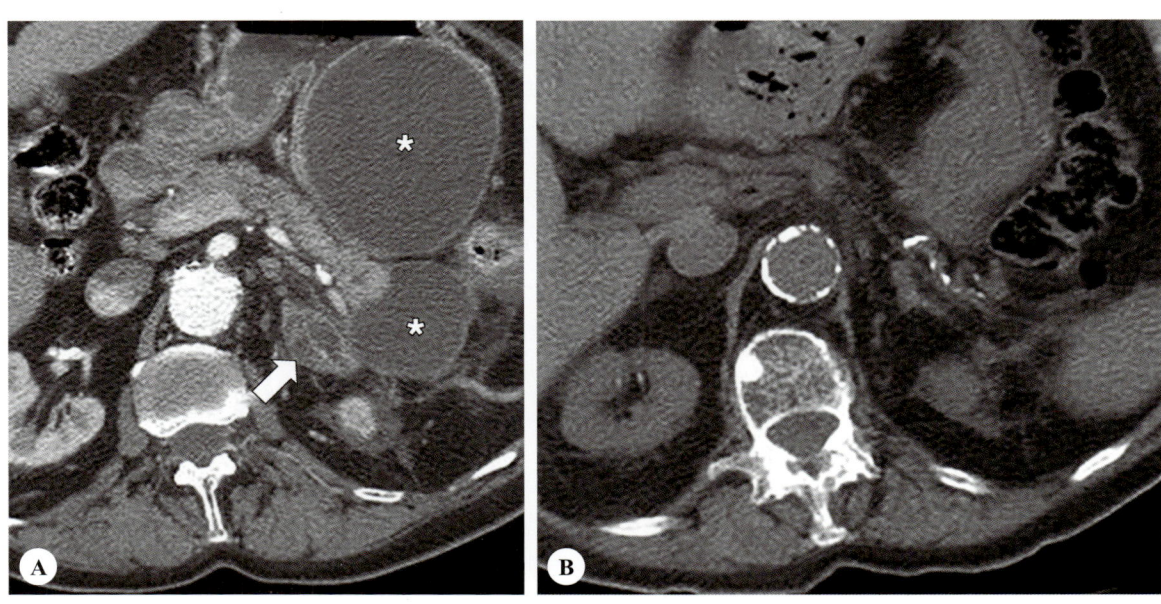

▲ 图 16-18　73 岁男性，胰腺炎引发的假性囊肿

A. 轴位增强软组织窗 CT 图像显示左侧肾上腺一个大小约 3.5cm 的复杂性囊性病灶（箭），壁厚、不规则。注意另外可见胰腺假性囊肿（星）；B. 2 年后患者 CT 随访，轴位平扫 CT 软组织窗图像已难以分辨之前的假性囊肿

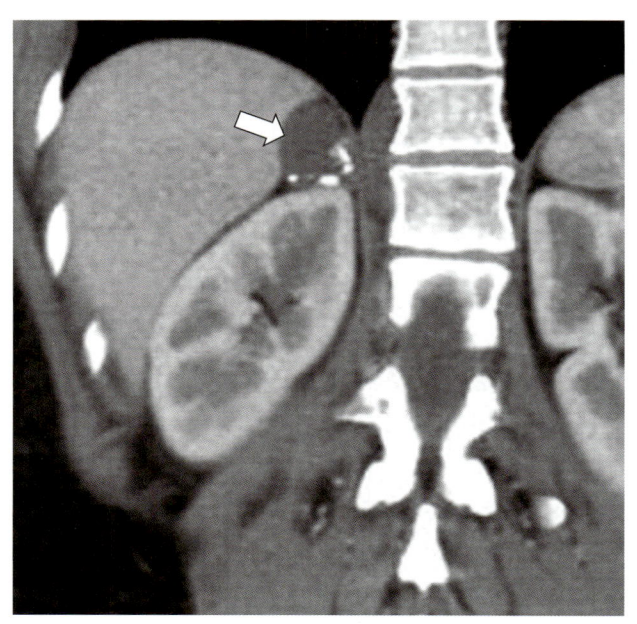

▲ 图 16-19　55 岁女性，右下腹痛就诊，肾上腺假性囊肿很可能由既往创伤引起

冠状位 CT 增强软组织窗图像显示右侧肾上腺（箭）一个液体密度病灶，边缘伴粗大钙化

除了无对侧肾上腺萎缩外，很难将非高功能腺瘤的 CT 表现与其他腺瘤区分开来。而功能性腺瘤可造成对侧肾上腺萎缩。非高功能腺瘤通常表现为边界清楚的光滑圆形或卵圆形肿物（图 16-20）。在平扫 CT 图像上，这些腺瘤密度均匀且无明显的壁状结构（图 16-21）。有些腺瘤也可呈不均匀密度（图 16-22 和图 16-23），在注射对比剂后此现象更明显，而钙化较为罕见。

在 CT 上可根据存在细胞内脂质和廓清这两个特征诊断腺瘤。Lee 等[68] 第一次在大样本研究中采用平扫 CT 的 CT 值鉴别肾上腺肿物。他们发现大多数腺瘤的 CT 值低于恶性肿瘤。随后这一结果被 Korobkin 等[69] 和 Boland 等[5] 的研究证实。Boland 等总结了 10 篇研究的数据，结果表明采用 10HU 作为诊断肾上腺腺瘤的阈值（图 16-21），其诊断灵敏度为 71%，特异度为 98%[5]。肾上腺腺瘤中胞质内脂质的含量不等，脂质含量与 CT 值呈反比[70]。平扫图像中 CT 值为 10HU 或更低的均匀肾上腺肿物中，有 98% 为良性病变（大多数为腺瘤）。29% 的腺瘤的 CT 值可超过 10HU，这类密度影难以与包括转移瘤在内的非腺瘤病变相鉴别。值得注意的是，肾上腺腺瘤在平扫图像中 CT 值极少超过 43HU。CT 值超出 43HU 提示恶性肿瘤的可能[71]。

另一种测定 CT 密度值的方法是"直方图"功能，该功能还可用于鉴别肾上腺肿物的性质。目前大多数设备都具备该功能模块。本章作者对肾上腺病变的 CT 图像进行了进一步研究。研究纳入 90 例腺瘤

第16章 肾上腺
Adrenal Glands

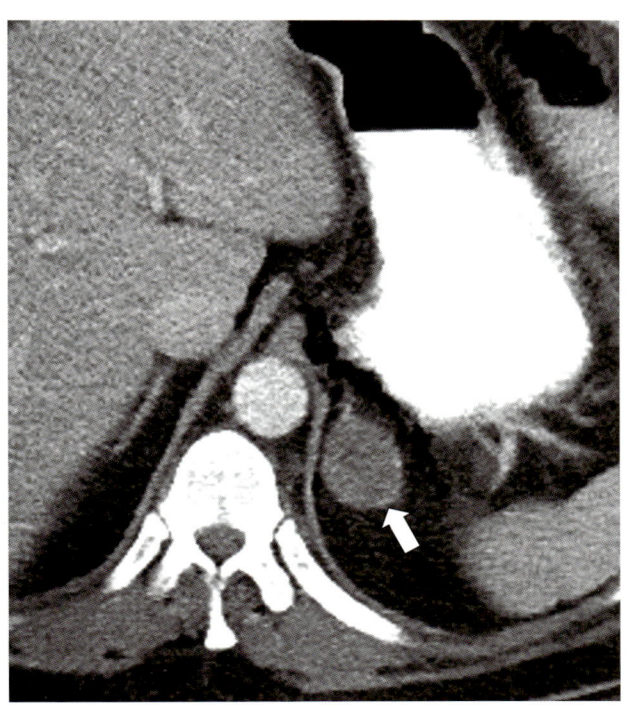

▲ 图 16-20　45 岁女性，腹痛来诊，偶然发现肾上腺非高功能性腺瘤

轴位增强 CT 软组织窗图像显示左侧肾上腺有一个约 3cm 的均匀低密度肿物（箭）

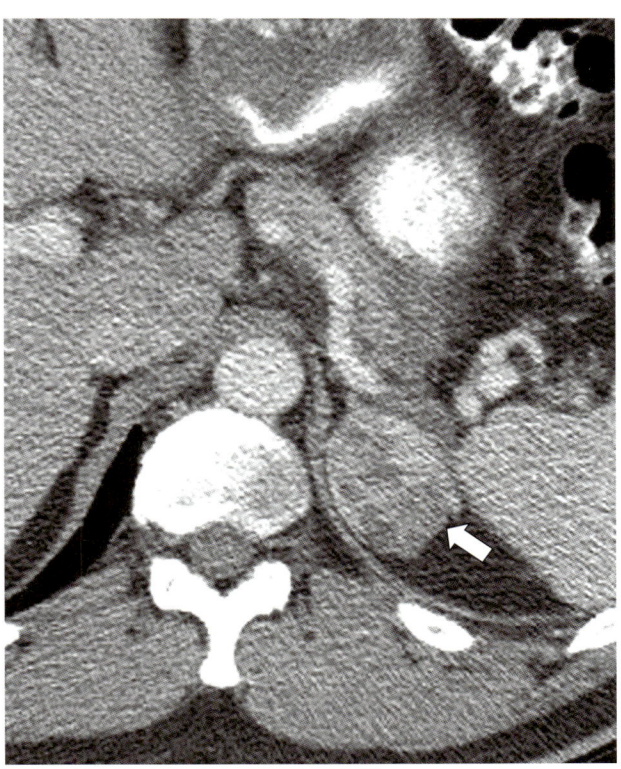

▲ 图 16-22　49 岁男性，胰腺炎伴肾上腺腺瘤

轴位增强 CT 软组织窗图像显示左侧肾上腺有一个约 4.5cm 的密度不均匀肿物（箭）

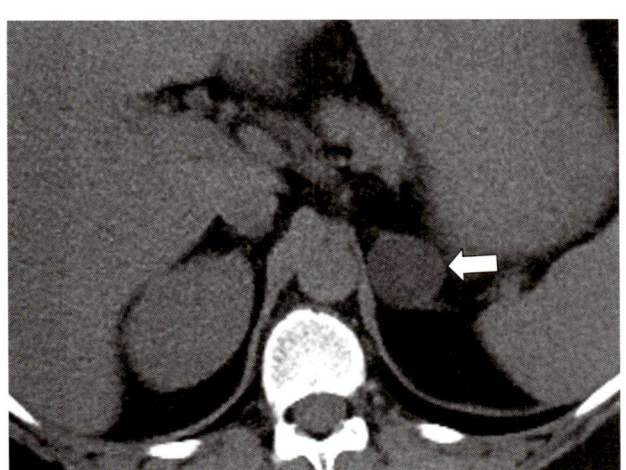

▲ 图 16-21　47 岁患者，左侧腰痛

偶然发现左侧肾上腺处富含脂质的腺瘤。轴位平扫 CT 软组织窗图像显示左侧肾上腺上一个约 2.5cm 的局限性低密度（-10HU）肿物（箭）

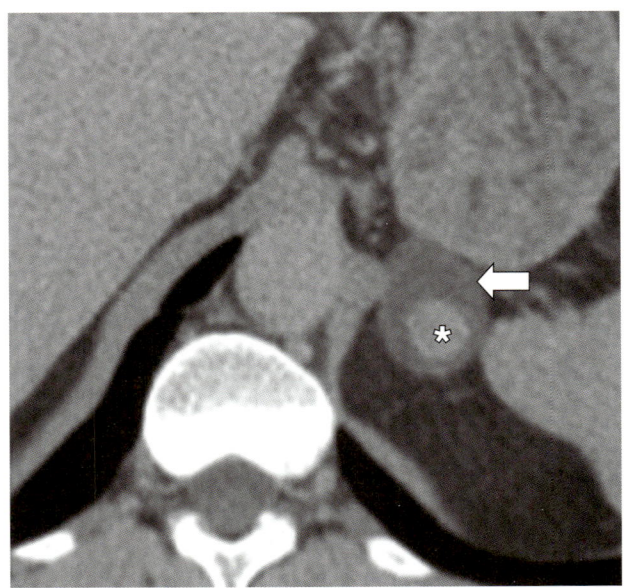

▲ 图 16-23　48 岁男性，非典型肾上腺腺瘤

轴位平扫 CT 软组织窗图像显示左侧肾上腺有一个约 2.9cm 的中心高密度（星）低密度腺瘤（箭）。随后病理检查证实中心高密度区域为既往出血形成的血栓

847

的平扫 CT 图像、184 例腺瘤的增强 CT 图像和 31 例转移瘤的增强 CT 图像，将圆形关注区设定为在中心区的 2/3，以此规避外周的部分容积效应[72]。直方图的 X 轴为像素的 CT 值，Y 轴为 CT 值的频率，同时还可获得平均密度、像素数及像素 CT 值的范围。研究结果表明在增强 CT 图像中，肾上腺转移瘤无负 CT 值，而 52% 的腺瘤有负值，并且 51% 的腺瘤中负值超过 10%。在 90 例腺瘤的平扫 CT 图像中，87 例有负 CT 值，16 个病例中有 14 个病例的平均 CT 值>10HU[72]。然而，这种方法测量结果变异较大，并未作为常规检查手段[73,74]。

肾上腺腺瘤的 MRI 图像在 T_2 加权图像上通常呈均匀低信号。化学位移 MRI 能够有效鉴别肾上腺结节。与大多数转移瘤和其他非腺瘤病变不同，肾上腺腺瘤通常含有大量的细胞内脂质[20]。由于富含细胞内脂质，多数肾上腺的良性腺瘤在同相位和反相位 GRE 图像上的信号强度出现降低（图 16-24）。有研究分析了手术切除的腺瘤组织特征和术前 CT 和 MR 特征的关系。研究结果表明，腺瘤组织中富含脂肪的皮质细胞含量与平扫图像中 CT 值和化学位移 MR 反相位图像中信号强度的相对变化均呈线性相关[70]。

反相位图像上的信号减低可以直接肉眼定性评估或者定量测量。信号减低的定量测量方法包括肾上腺 - 脾信号强度比值和信号强度指数。肾上腺 - 脾信号强度指数为同相位图像上病灶 - 脾信号比值除以反相位图像上病灶 - 脾信号比值[75]。在 1.5T MR 上，指数<0.71 时为富脂性腺瘤[76]。信号强度指数为同相位图像上病灶信号强度减去反相位图像上病灶信号强度，再除以同相位图像上病灶信号强度，最后乘以 100[76]。需要注意的是，值>16.5% 提示为富脂腺瘤，是针对 1.5T 的磁体。有报道显示，3T 磁体扫描时的信号强度指数阈值较低[77]。在评估反相位乳腺的信号减低时，有经验的评估者进行定性和定量评估的效果相同[78]。定性评估时，需以脾或肌肉为参照标准。

通常，肾上腺腺瘤在反相位图像上表现为均匀的信号减低（图 16-24）。然而，当腺瘤内乏脂和富脂细胞分布不均时，偶尔会发生不均匀的信号减低[79]（图 16-25）。化学移位 MR 对富脂肾上腺腺瘤的检测灵敏度高于 CT 的密度测定。化学移位 MR 可用于鉴别增强 CT 值衰减在 10~30HU 的肾上腺肿块[80, 81]（图 16-26）。然而，如果肿块有 30HU 或更大的衰减，则化学位移 MR 无法检测到细胞内脂质[82]。

约 30% 的肾上腺腺瘤中脂质含量很低，不能通过测量平扫 CT 值的方法来定性这些腺瘤。其内部的脂质成分在增强扫描时也存在对比剂迅速廓清的特性。Korobkin 等[83]证实通过计算腺瘤廓清率，并在注射对比剂 15min 时选择最佳阈值能够鉴别腺瘤和其他肿瘤。随后多篇研究也证实了廓清曲线值用于诊断腺瘤的准确性，但这些研究并未确定延迟扫描的时间[71, 84-88]。

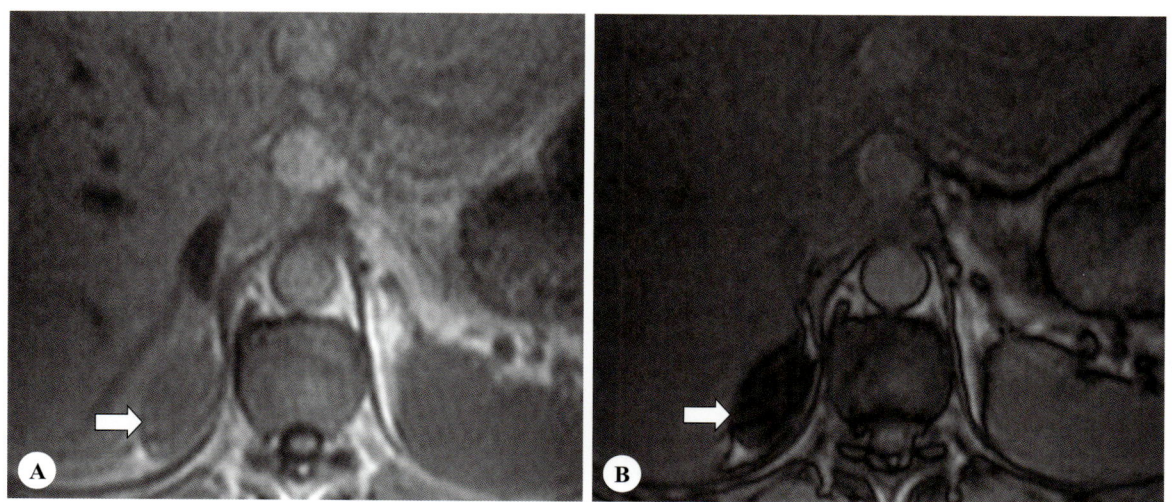

▲ 图 16-24　59 岁男性，支气管肺癌，伴右侧肾上腺富含脂质的腺瘤

A. 轴位平扫 T_1 加权同相位 MR 图像显示右侧肾上腺一个约 3.8cm 的中等信号肿物（箭）；B. 轴位平扫 T_1 加权反相位 MR 图像显示右侧肾上腺肿物呈弥漫均匀信号减低（箭），性质为富含脂质的腺瘤

腺瘤廓清曲线值的计算公式中包括病灶在平扫、门静脉期（60～90s）和15min延迟期的CT值[83, 88]。检查时应采用合适的技术条件，使用薄层扫描，密度测量应在病灶1/2～2/3的范围内并始终保持在同一位置。测量时应避开钙化和坏死区。肾上腺肿物中的不均匀低密度提示坏死或囊性成分不能用于评估延迟期强化廓清率（图16-27）。

同时采集平扫和增强图像时，绝对强化廓清率（absolute percentage of enhancement washout，APW）的计算公式为(E-D)/(E-U)×100%。其中，E为增强图像上病灶的CT值，D为15min延迟期图像上病灶的CT值，U为平扫图像上病灶的CT值。APW值≥60%时可考虑诊断腺瘤（图16-28）。

若无平扫CT图像，可计算相对强化廓清率，其计算公式为(E-D)/E×100%。若相对强化廓清率≥40%，可考虑诊断为腺瘤（图16-28）。肾上腺肿物的相对强化廓清率接近于真实的强化廓清率。在无平扫CT值时，可以通过在对肾上腺肿物标准增强CT后再进行延迟增强扫描，计算相对强化廓清率。但是此方法得到的数值不能反映肿物的生理学情况。因为它只将密度减低的程度与强化后的CT关联，而未考虑造影剂进入后密度的增加程度[89]。

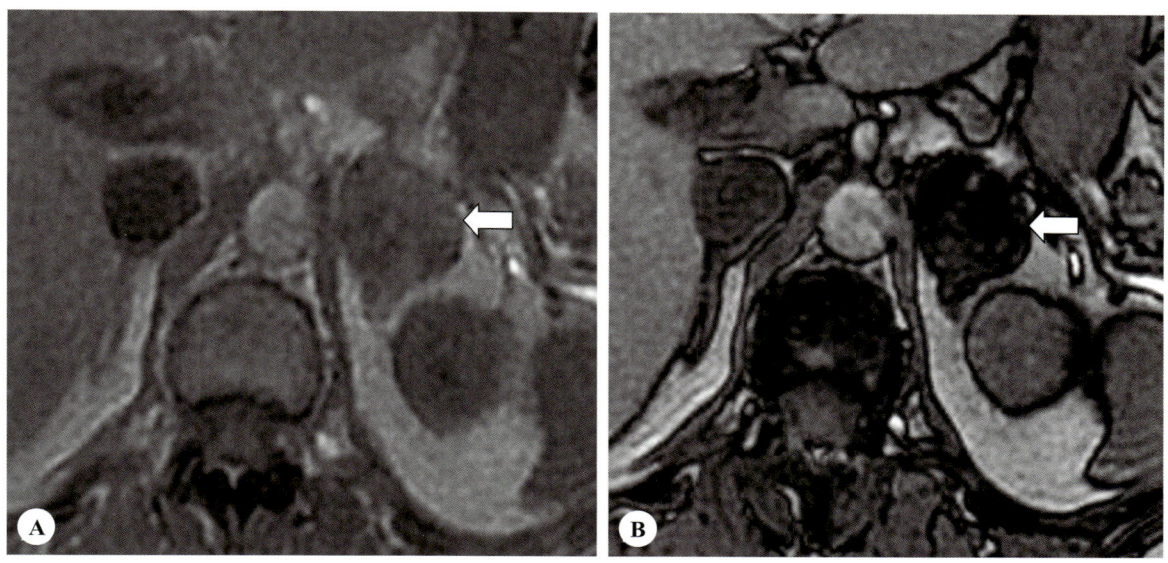

▲ 图 16-25 62岁女性，主诉体重减轻，诊断为富脂腺瘤
A. 轴位平扫T₁加权同相位MR图像显示左侧肾上腺一个直径约3.7cm不均匀肿块（箭）。B. 轴位平扫T₁加权反相位MR图像显示左侧肾上腺肿块（箭）信号减低，符合富脂腺瘤的表现

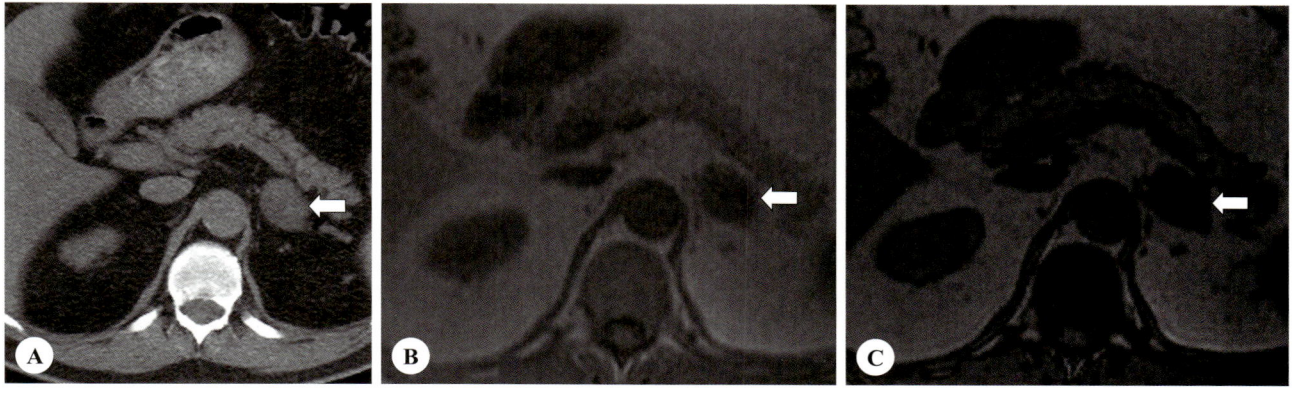

▲ 图 16-26 59岁男性，肾上腺腺瘤，在平扫CT图像上不能确定肿块性质，但可通过化学位移MR诊断
A. 轴位平扫CT软组织窗图像显示左侧肾上腺一个直径约3.7cm的肿块（箭），CT值为18HU，性质不能确定。B. 轴位平扫T₁加权同相位MR图像显左侧肾上腺肿块（箭）呈中等信号。C. 轴位平扫T₁加权反相位MR图像显示左侧肾上腺肿块（箭）信号均匀减低，符合富脂腺瘤的表现

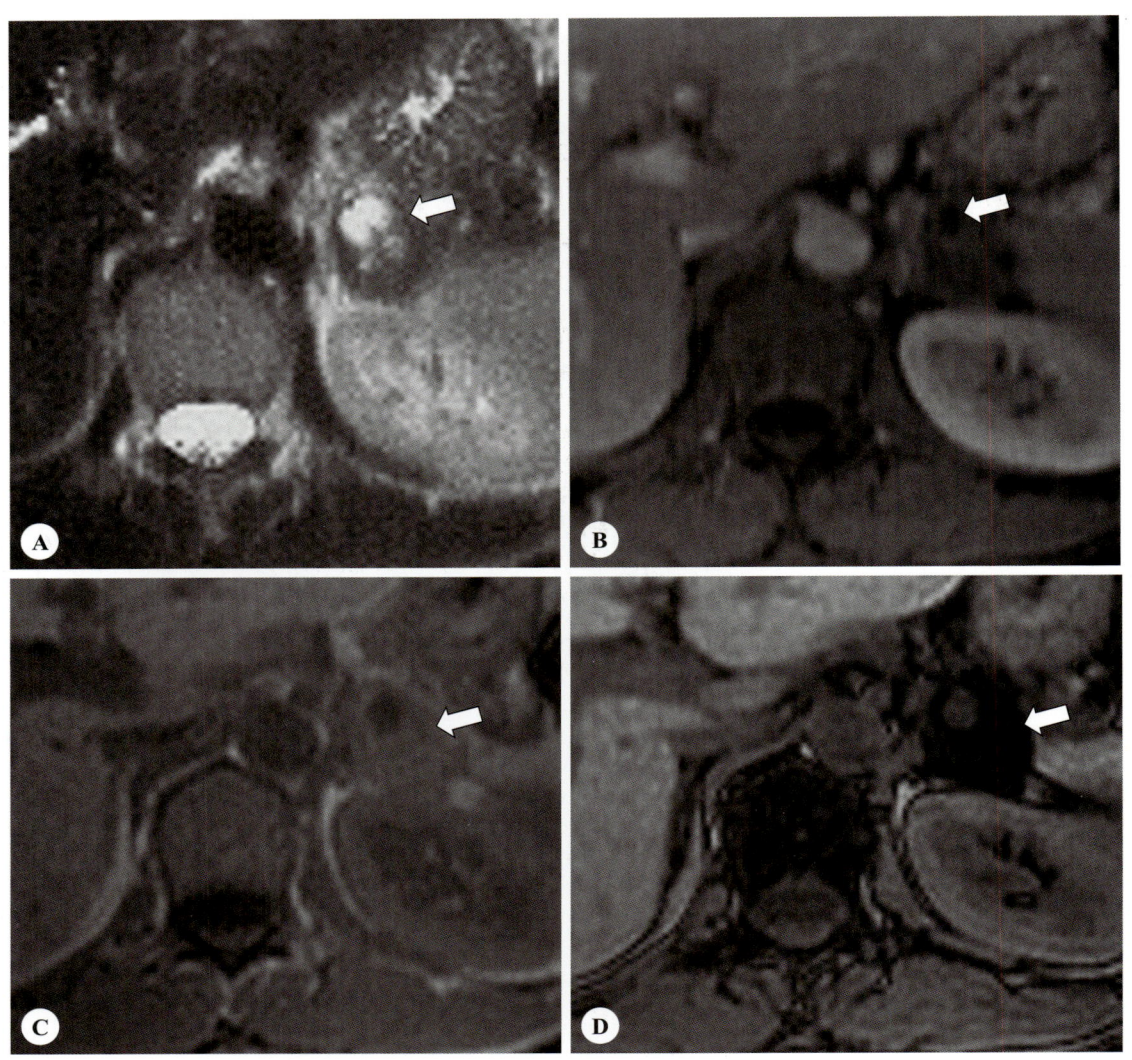

▲ 图 16-27 58岁男性，胃肠道出血伴非典型肾上腺腺瘤

A. 轴位平扫 T_2 加权图像显示左侧肾上腺一个约 3.1cm 囊实性混合肿物（箭）；B. 轴位增强脂肪抑制 T_1 加权图像显示左侧肾上腺肿物中未强化囊性成分（箭）；C. 轴位平扫 T_1 加权同相位图像显示左侧肾上腺肿物大部分区域呈轻度 T_1 高信号（箭）；D. 轴位平扫 T_1 加权反相位图像显示左侧肾上腺肿物中除囊性成分外的大部分区域信号缺失（箭），证实了非典型腺瘤的诊断

临床上应首先使用 CT 平扫评估肾上腺肿物。单侧肾上腺肿物的鉴别诊断见表 16-1。CT 值＜10HU 的肿物多数是富含脂质的肾上腺腺瘤，仅少数为囊肿。这种情况不需要进一步的影像学评估。如果肿物的 CT 值超过 10HU，则性质不定，还需进行增强和 15min 延迟增强 CT 扫描。若增强廓清率＞60%，则最可能的诊断是乏脂性腺瘤。使用增强廓清率诊断乏脂性腺瘤的灵敏度和特异度分别为 89% 和 95%[85]。结合平扫和延迟增强 CT 检查，诊断腺瘤的灵敏度为 98%，特异度为 92%，准确率为 96%[87]。高 CT 值腺瘤（平扫 CT 值＞20～30HU）在 CSI-MR 上无法定性，此时肾上腺 CT 廓清率的诊断作用优于 CSI-MR[82, 90, 91]。

双能 CT 能够在只进行增强 CT 检查的情况下鉴别腺瘤。这是一种有应用潜力的技术。偶发的肾上腺肿物很常见，并且通常为腺瘤，但往往无法在初次检查时确定其性质。在仅获得增强图像的情况下更难定性。DECT 可使用增强图像创建 VNC 图像（图 16-29）。据报道，在双能源 DECT 创建的 VNC 图像上测得的 HU 值与传统平扫图像上测得的平均差异仅为 1.1～1.8HU（VNC 上的测值高于平扫）[92, 93]。这两项研究均表明 VNC 图像鉴别肾上腺肿物的准

第 16 章 肾上腺
Adrenal Glands

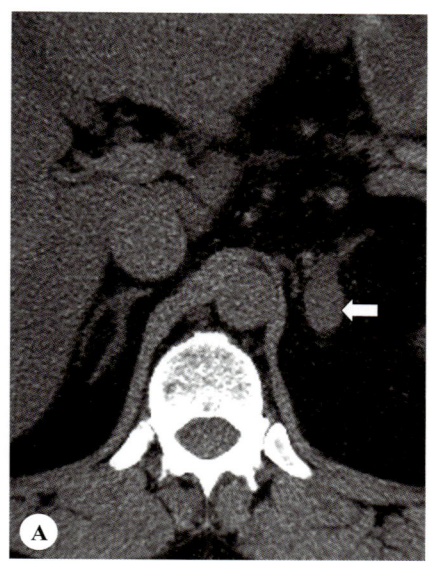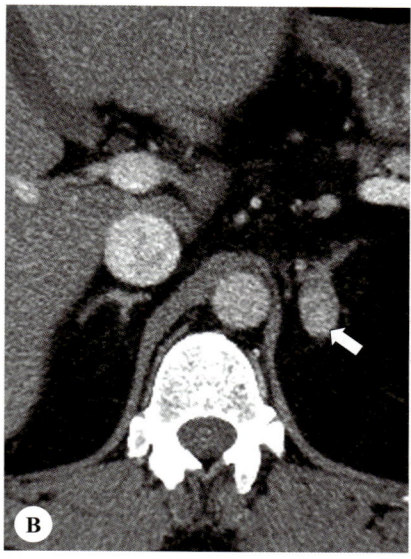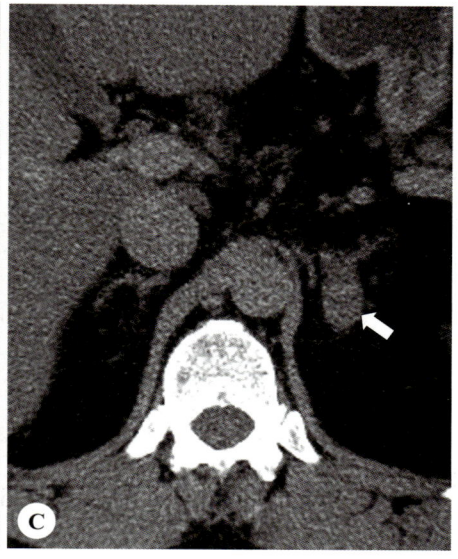

▲ 图 16-28 49 岁男性，偶发肾上腺肿物，被诊断为乏脂性肾上腺腺瘤

A. 轴位平扫 CT 软组织窗图像显示左侧肾上腺偶发一个约 3cm 肿物（箭），CT 值为 35HU；B. 轴位增强 CT 软组织窗图像显示强化的左侧肾上腺肿物（箭），其门静脉期的 CT 值为 115HU；C. 轴位增强 CT 软组织窗图像显示增强的左侧肾上腺肿物（箭），其 15min 延迟静脉期的 CT 值为 54HU。经计算，该肿物的绝对强化廓清率为 76%，而相对强化廓清率为 53%，符合乏脂性腺瘤特征

表 16-1 单侧肾上腺肿物在常规增强 CT 上的鉴别诊断	
良性肿物	恶性肿物
• 腺瘤（最常见） • 髓样脂肪瘤（通常含脂质） • 血肿（创伤后） • 囊肿 • 嗜铬细胞瘤	• 转移瘤（不常见于无肿瘤病史患者） • 淋巴瘤 • 肾上腺皮质癌 • 嗜铬细胞瘤（10%）

确性接近传统平扫 CT 图像[92, 93]。另一项研究表明，VNC 图像和传统平扫图像上 HU 测量值存在较大差异，降低了检测富含脂质的腺瘤的灵敏度[94]。诊断富含脂质腺瘤的 CT 阈值为 10HU。但由于 VNC 图像上测得的 HU 值比传统平扫图像更高，故此阈值在 VNC 图像上的灵敏度低于传统平扫图像。使用虚拟平扫（virtual unenhanced，VUE）软件处理的快速千伏切换 DECT 前期数据显示，在 VUE 处理的 CT 图像上应使用高于 10HU 的阈值来鉴别腺瘤和恶性肿瘤[95]（图 16-29 和图 16-30）。除 VNC 图像外，成分密度分析也可鉴别腺瘤和其他肿瘤[17]。

(2) Cushing 综合征：Cushing 综合征是肾上腺皮质激素分泌过多引起的临床症候群。约 85% 的病例是垂体腺瘤或增生（80%）造成 ACTH 分泌过多（ACTH 依赖性疾病）或肾上腺皮质激素的异位分泌[96]。异位产生 ACTH 时，尿液中的皮质醇水平不受抑制。因此地塞米松抑制试验有助于区分过多的 ACTH 的来源[96]。约 15% 的 Cushing 综合征为非 ACTH 依赖性，通常由皮质腺瘤或肾上腺癌所致，而继发于原发结节性增生较为罕见[96, 97]。肾上腺 CT 检查可用于鉴别 ACTH 依赖性（增生）和非依赖性（局部肿物）Cushing 综合征，并确定后者中局部肿物的具体位置。腺瘤或癌症患者同侧未被病灶侵袭的肾上腺和对侧肾上腺可正常或萎缩。手术切除腺瘤（或可切除癌）是本病的根治性治疗手段。对于这些患者，生化检查非常重要。

CT 对于皮质醇增多症的肾上腺腺瘤的发现率几乎为 100%[98-100]。这些腺瘤在发现时几乎都超过 2cm，通常为 2~5cm[101]，容易在 CT 中发现，特别是对于有丰富腹膜后脂肪的患者。这些肿瘤边缘光滑，呈圆形或卵圆形，由于细胞内脂质含量较高而呈现较均匀低密度（图 16-31）。此外，大多数肿物在注射对比剂 15min 后呈现快速廓清，超过基线密度的 60%[83]。对侧肾上腺明显较正常变薄，提示 ACTH 抑制所致的萎缩。值得注意的是，目前没有能够区分皮质醇腺瘤或醛固酮腺瘤或提示是否存在功能亢进的 CT 特征[102]。

851

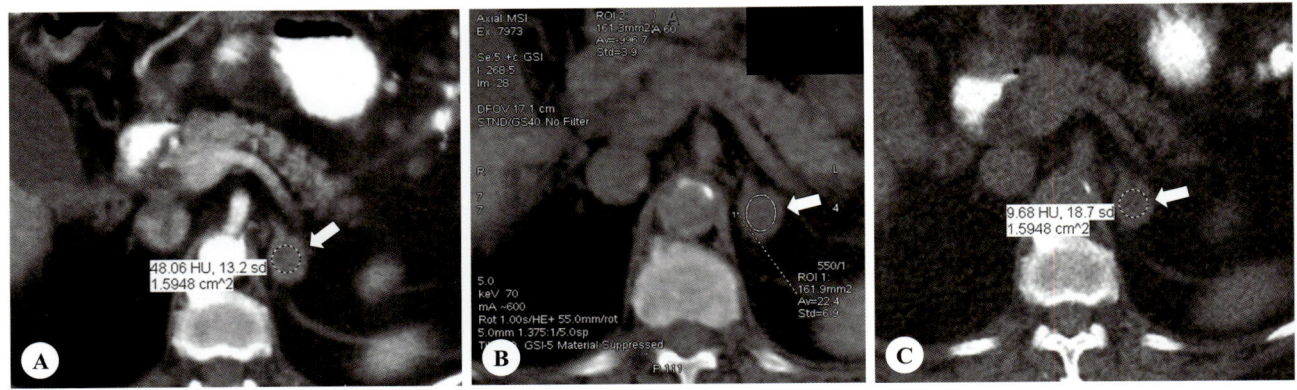

▲ 图 16-29　87 岁女性，乳腺癌伴肾上腺腺瘤

A. 轴位增强 CT 软组织窗图像显示左侧性质不明的肾上腺肿物（箭），测得的 CT 值为 48HU；B. 轴位虚拟平扫软组织窗图像显示左侧肾上腺肿物（箭）的 CT 值高于 10HU（22HU）；C. 轴位平扫 CT 软组织窗图像显示左侧肾上腺肿物（箭）的 CT 值低于 10HU，符合腺瘤的特征

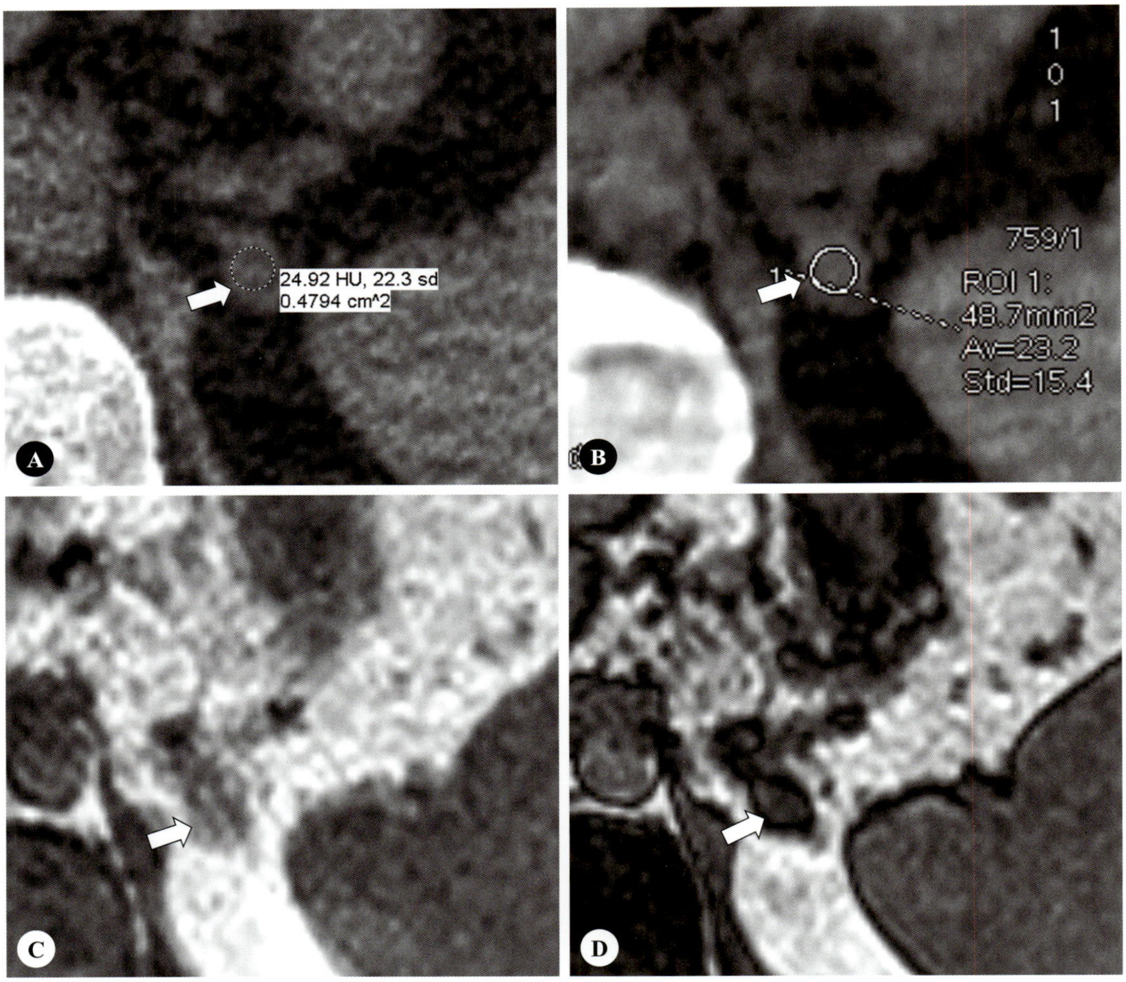

▲ 图 16-30　29 岁女性，血尿来诊，双能 CT 上偶然发现肾上腺腺瘤

A. 轴位平扫 CT 软组织图像显示左侧肾上腺结节（箭），测得的 CT 值为 25HU；B. 轴位虚拟双能（快速千伏转换）CT 平扫软组织图像显示左侧肾上腺结节（箭），测得的 CT 值为 23HU，提示腺瘤；C. 轴位平扫 T_1 加权同相位图像显示左侧肾上腺结节（箭）为 T_1 中等强度信号；D. 轴位平扫 T_1 加权反相位图像显示左侧肾上腺结节（箭）的信号降低，为乏脂性腺瘤

第 16 章　肾上腺
Adrenal Glands

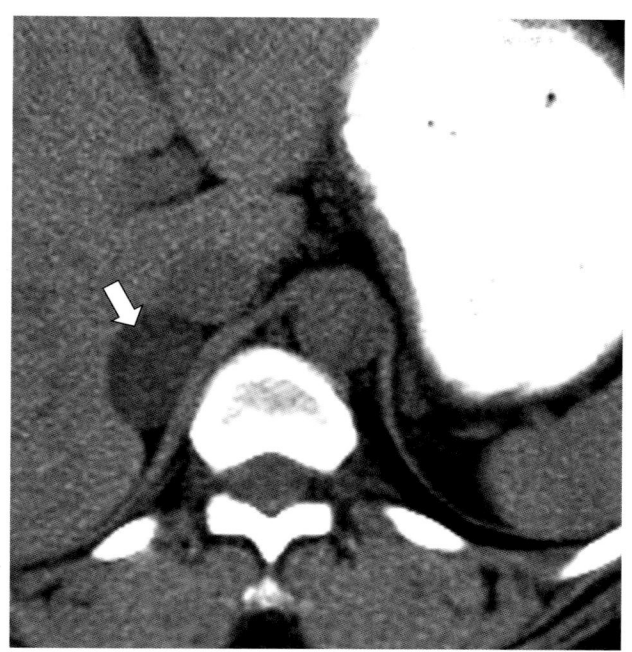

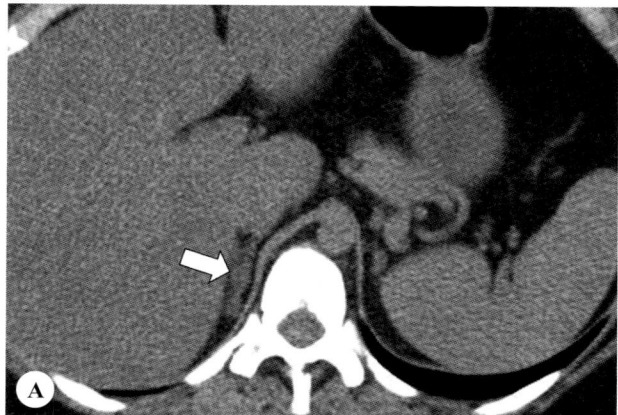

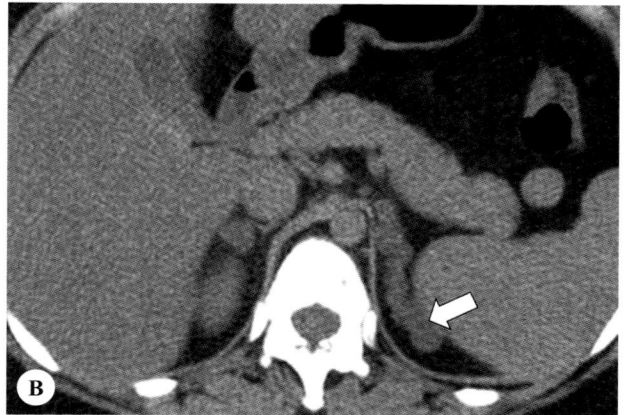

▲ 图 16-31　32 岁女性，肾上腺腺瘤伴发 Cushing 综合征
轴位平扫 CT 软组织图像显示右侧肾上腺上一个约 3cm 低密度（-8HU）肿物（箭），为肾上腺腺瘤

由于皮质醇腺瘤的体积较大，MRI 对其的诊断准确度较好[97]。腺瘤在 T_1 加权图像中的信号强度类似肝脏，在 T_2 加权图像中呈等或稍高信号。CSI 可显示细胞内的脂肪成分[20]。

在 ACTH 依赖性 Cushing 综合征中，双侧肾上腺可由于 ACTH 异常增高而呈现光滑性增厚，增厚程度非常明显，严重时表现为结节样改变[101, 103]。结节通常出现在双侧，但也可为单侧[104]。然而，CT 或 MRI 表现正常并不能排除腺体增生[103, 104]。实际上，对于生化检查证实的高皮质激素血症的患者，在排除了使用外源性激素的情况后，即使肾上腺影响学表现正常也可以诊断为增生。

原发性色素性结节状肾上腺皮质病是一种导致 Cushing 综合征的罕见疾病。与其他类型的 Cushing 综合征相比，它更常在年轻患者中出现。患者的皮质醇升高，但 ACTH 水平很低。CT 的典型表现为双侧多发肾上腺结节，直径可达 3cm。与 ACTH 过多导致的巨结节性增生不同，这种疾病的结节间皮质会发生萎缩[105, 106]。结节在 MRI 的 T_1 加权和 T_2 加权图像上均呈较低的信号。另一种可造成 Cushing 综合征的疾病为 ACTH 非依赖性巨结节性肾上腺增生。这是一种多发于男性的疾病，年长患者为主[107]。双侧肾上腺在 CT 和 MRI 上明显增大伴多发结节[108]（图 16-32）。

▲ 图 16-32　32 岁女性，促肾上腺皮质激素非依赖性巨结节性肾上腺增生引发的 Cushing 综合征
A. 轴位平扫 CT 软组织图像显示右侧肾上腺结节状增厚（箭）；B. 轴位平扫 CT 软组织图像显示左侧肾上腺（箭）弥漫性结节状增厚

（3）Conn 综合征（原发性醛固酮增多症）：原发性醛固酮增多症（primary aldosteronism，PA）（Conn 综合征）是肾上腺分泌皮质的醛固酮激素分泌过多所致的疾病。它表现为血浆肾素水平降低、低钾血症和高血压。但是，最近的研究表明多数 PA 患者并不存在低钾血症[109]。生化检查提示静脉输注生理盐水不能抑制醛固酮分泌，体位变化也不能引起血浆醛固酮水平的改变[110]。引起 PA 的两个最常见病因是双侧肾上腺增生（bilateral adrenal hyperplasia，BAH）（约 60%）和分泌醛固酮的腺瘤（aldosterone-producing adenoma，APA）（约 35%）。少数病例可起自双侧腺瘤、单侧增生和肾上腺癌[111, 112]。醛固酮瘤可通过手术切除治愈，因此该病的正确诊断尤为重要[113]。但对于肾上腺增生的患者，部分甚至全部切除双侧肾上腺常难以消除高血压症状[114]。BAH 患者通常需要药物治疗。

853

APA 在 CT 上常表现为与其他腺瘤相似的圆形或卵圆形的病灶，但体积小于皮质醇腺瘤[113, 115, 116]。这类腺瘤通常＜2cm（图 16-33），甚至常＜1cm[25, 117]。由于醛固酮瘤体积较小，相比于皮质醇腺瘤的成像难度更大。CT 对 APA 的检测准确性差异较大，研究报道其诊断灵敏度在 40%～100% 波动[115, 118-124]。MRI 可准确定位醛固酮腺瘤，但与 CT 相比无明显优势[119]。MRI 对 APA 的检出率在 83%～92%，与 CT （85%～87%）相似[125]。目前尚不能通过 MR 的特征鉴别出醛固酮腺瘤。并且功能性和非功能性腺瘤的 CT 和 MR 特征无特异性[126]。

引起醛固酮增多症的双侧肾上腺增生可表现为微结节或巨结节。肾上腺 CT 上可无异常表现或呈现弥漫性增厚。也可能表现为一个或多个散在的结节，大小为 7～16mm[113]。据报道，BAH 患者肾上腺侧支的平均厚度大于 APA，该特征可作为 BAH 的诊断依据[127]。

醛固酮瘤和 BAH 鉴别困难，常导致误诊。BAH 患者中常能发现非高功能性腺瘤，这导致假阳性率增加。对侧非高功能性腺瘤的存在，增大了醛固酮腺瘤的诊断难度（图 16-34）。因此难以仅通过横断面图像鉴别 APA 和 BAH。据报道，CT 和 MRI 诊断原发性高醛固酮血症病因的准确度为 62.2%～71.1%[128, 129]。因此，确定原发性高醛固酮血症病因时必须完成肾上腺静脉血采样（图 16-34）。如果操作得当，肾上腺静脉采样生化检查的准确度接近 100%[116, 130]。然而，无经验的操作者常出现操作失败。数据采集或解读失误常引起误诊[111]。例如，在双侧肾上腺增生的病例中，右侧肾上腺静脉采样不充分会被误认为左侧增生具有更高的内分泌功能。临床上需要化验全血的醛固酮和皮质醇水平，并结合静脉采样结果和 CT 进行综合评价，避免此类错误的发生。

PA 患者的影像学评估通常首选 CT 或 MRI，这还取决于患者当地医疗机构的临床经验和专业知识。有学者建议对 CT 和 MRI 图像上肾上腺无异常、多发肾上腺结节或单发肾上腺结节且年龄超过 40 岁的患者进一步行肾上腺静脉采样，确保其诊断正确性并接受手术治疗[131]。

(4) 髓样脂肪瘤：髓样脂肪瘤是一种罕见的良性无功能性肾上腺肿瘤，尸检中的发病率＜1%[132]。病理诊断的肾上腺肿瘤中，髓样脂肪瘤占 2.6%[133]。一项对偶发肾上腺肿物的研究显示，髓样脂肪瘤占其中的 6%[4]。髓样脂肪瘤的组成类似骨髓组织。瘤体由不同数量的脂肪和造血组织构成（包括髓系、红细胞系细胞及巨核细胞）。虽然病因不明，但髓样脂肪瘤可能是肾上腺细胞化生，也可能是胚胎发育阶段骨髓细胞错位[134]。此病男女的发病率无明显差别。虽然它是无功能性肿瘤，但是 10% 的患者可伴内分泌异常，其中包括 Cushing 综合征[135]、先天性肾上腺增生[136]和 Conn 综合征[137]。多数髓样脂肪瘤（80%）没有症状，并且通常没有临床意义。部分（10%）髓样脂肪瘤可增大，并造成不明确的症状或疼痛[138]。体积较大的髓样脂肪瘤可发生出血并引起疼痛。瘤体的大小为 1～15cm，平均值约为 4cm。

大部分髓样脂肪瘤的 CT 表现为边界清楚、含脂肪成分的肿物（图 16-35）。有时可见明显的薄的不连续包膜。偶尔，肿物可延伸至腹膜后间隙[139]。几乎所有的髓样脂肪瘤都含有肉眼可见的脂肪或可测得脂肪密度（＜-20HU）。但脂肪含量差异较大，可从几乎全部为脂肪或一半以上均为脂肪（50%），到仅软组织内含少量脂肪（10%）[140-143]（图 16-36）。有时，由于脂肪和骨髓成分混杂在一起，肿物的密度介于脂肪和水之间。需要注意的是，在脂肪含

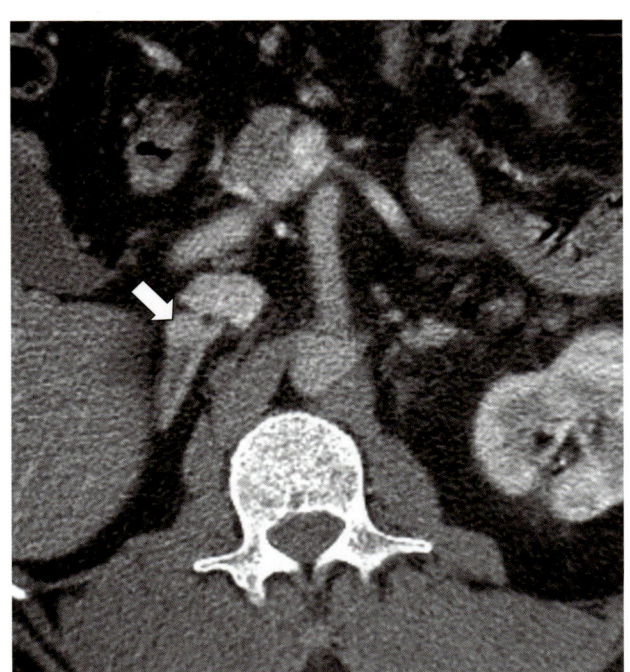

▲ 图 16-33　60 岁男性，患顽固性高血压，醛固酮瘤
轴位增强 CT 软组织图像显示右侧肾上腺一个约 1.3cm 的结节（箭）

第 16 章 肾上腺
Adrenal Glands

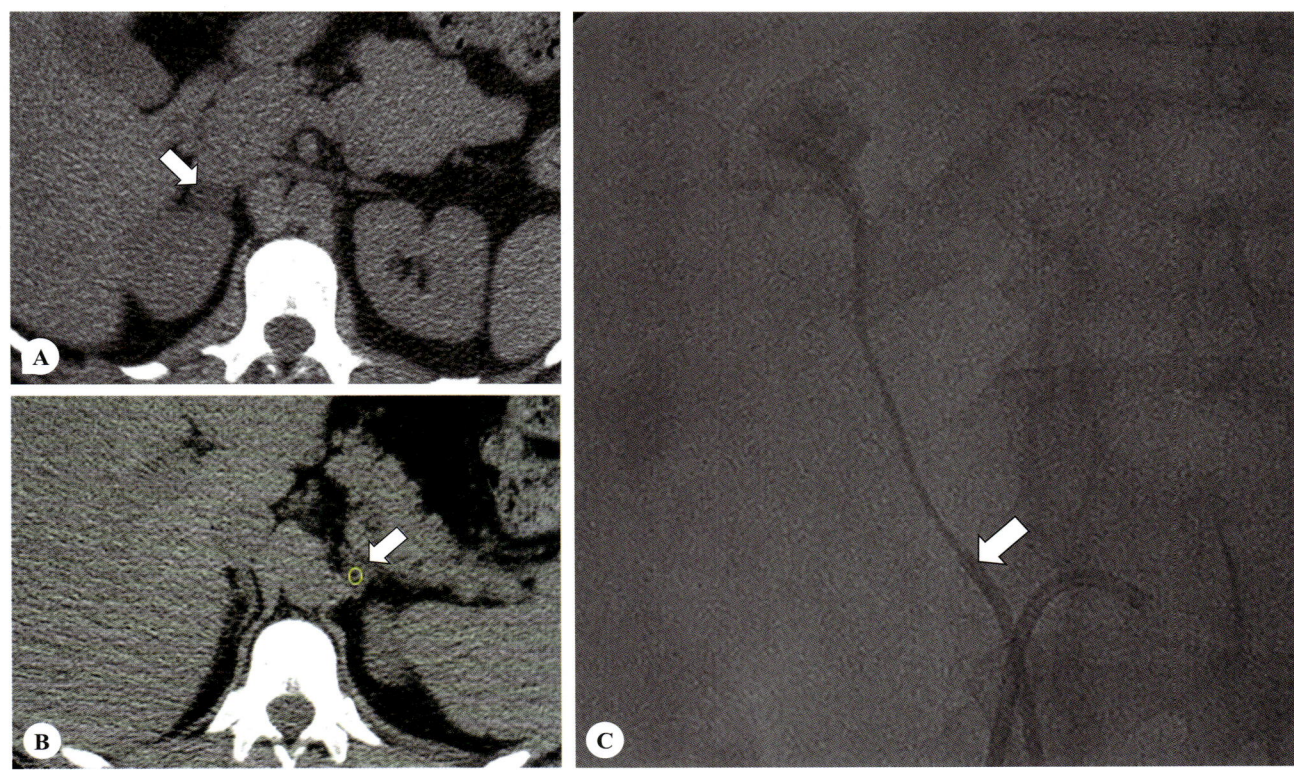

▲ 图 16-34 40 岁男性，患顽固性高血压，诊断为醛固酮瘤和非高功能腺瘤

A. 轴位平扫 CT 软组织图像显示右侧肾上腺一个约 1.2cm 的低密度（7HU）结节（箭）；B. 轴位平扫 CT 软组织图像显示左侧肾上腺一个约 1.6cm 的低密度（1HU）结节（箭）；C. 肾上腺静脉取样时的荧光图像显示导管（箭）已置入右侧肾上腺静脉。肾上腺静脉采样结果证实右侧肾上腺腺瘤分泌醛固酮

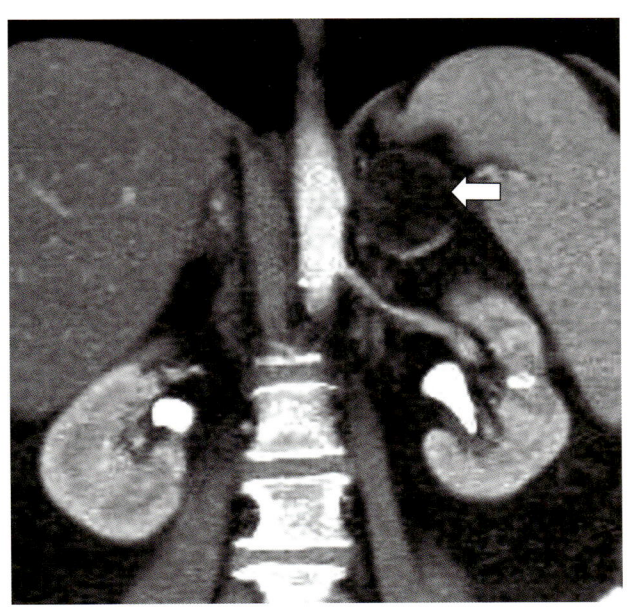

▲ 图 16-35 61 岁女性，腰痛，髓样脂肪瘤

冠状位增强 CT 软组织窗图像显示左侧肾上腺一个约 3cm 的边界清楚的结节，呈脂肪密度，包膜较薄（箭）

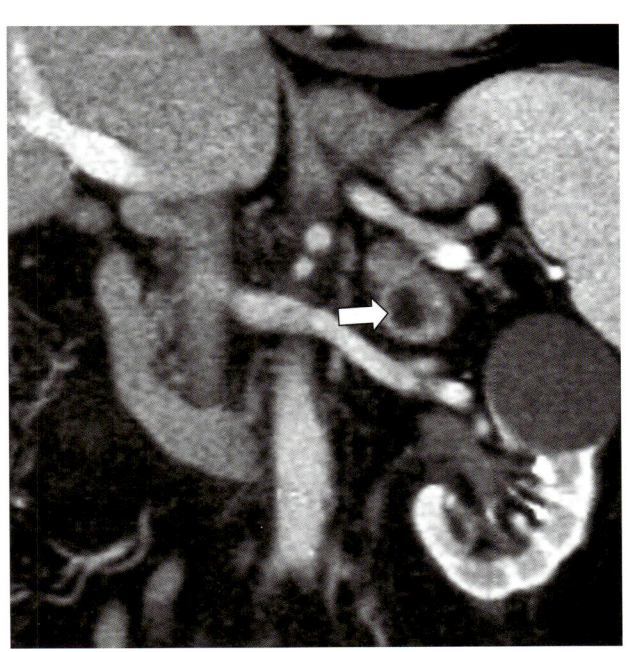

▲ 图 16-36 60 岁男性，黄疸，髓样脂肪瘤

冠状位增强 CT 软组织图像显示左侧肾上腺一个约 1.5cm 结节，仅小部分为脂肪密度（箭）

855

量＜10%的肿物中，有25%并不是髓样脂肪瘤，而是髓样脂肪样化生的肾上腺肿瘤[140]。肾上腺腺瘤和皮质癌中均可见到髓样脂肪样化生[144]钙化的发生率为24%[140]。发生出血时，病灶中可见高密度区域。

MR可识别出肾上腺肿块中的成熟脂肪，而脂肪在T_1和T_2加权图像上通常都是亮的[145]（图16-37A和B）。脂肪抑制图像中病灶的信号降低（图16-37C）有助于确诊[20]。若肿物中几乎全是成熟的脂肪成分，反相位图像中则无信号缺失。这是因为只有在脂肪和水混杂区域发生相位抵消时，才出现信号缺失[146]。由于髓样脂肪瘤中非脂肪区域的信号强度与造血骨髓相似，髓样脂肪瘤通常呈不均匀信号[147]。静脉注射钆对比剂后病灶处信号明显增强。

髓样脂肪瘤的诊断要点是肾上腺肿物中含有肉眼可见的脂肪组织。而其他的肾上腺肿物几乎都不含脂肪。如前所述，肾上腺癌中只在文献中报道过几次髓样脂肪样化生。肾上腺畸胎瘤和脂肪肉瘤极为罕见。在肾脏上极出现的血管平滑肌脂肪瘤可被误诊为肾上腺髓样脂肪瘤。但这两种病变均为良性，误诊不会导致重大影响。在几乎所有的病例中，仅根据CT或MRI检查结果即可确诊肾上腺髓样脂肪瘤。髓样脂肪瘤通常不需要进行特殊治疗，但有学者建议有症状（图16-38）和＞7cm（由于占位和出血风险）的髓样脂肪瘤需进行手术切除[148]。

(5) 血管瘤：肾上腺血管瘤是一种罕见的良性肿瘤，尸检时的患病率为0.01%[149]。它是一种富血供肿瘤，通常不引起临床症状。肾上腺血管瘤CT上表现为边界清楚、低或不均匀的密度影。伴发静脉石是其特征性表现。它在增强CT和增强MRI的图像

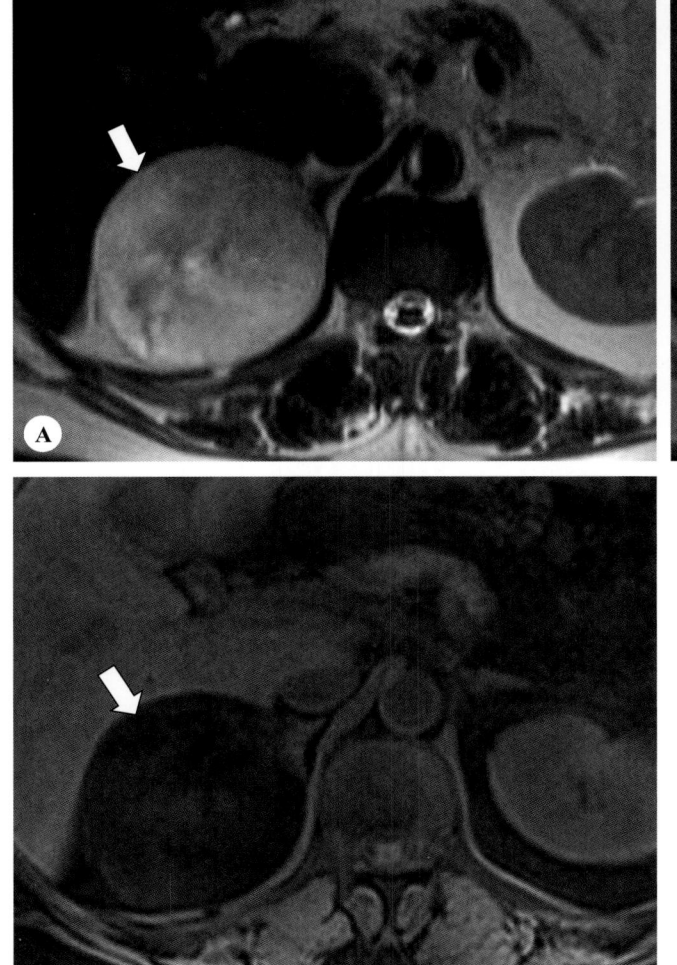

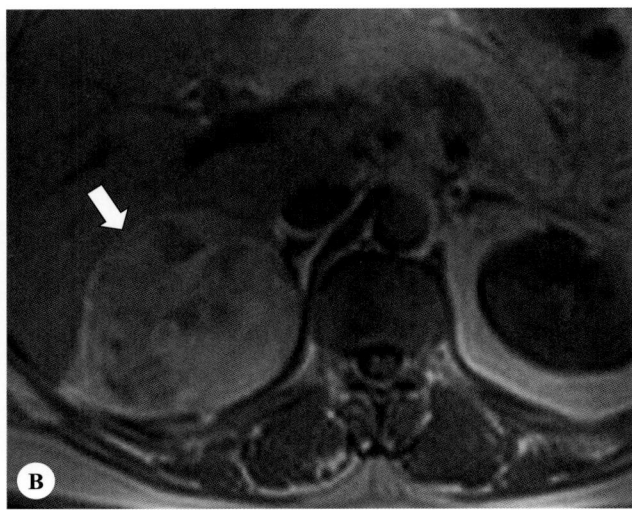

▲ 图16-37 50岁男性，结肠癌，髓样脂肪瘤
A. 轴位T_2加权MR图像显示右侧肾上腺一个约8cm高信号肿物（箭）；B. 轴位平扫T_1加权同相位MR图像显示右侧肾上腺T_1高信号肿物（箭）；C. 轴位平扫脂肪抑制T_1加权MR图像显示右侧低信号肾上腺肿物（箭）。肿物在所有序列中均为脂肪信号，诊断髓样脂肪瘤

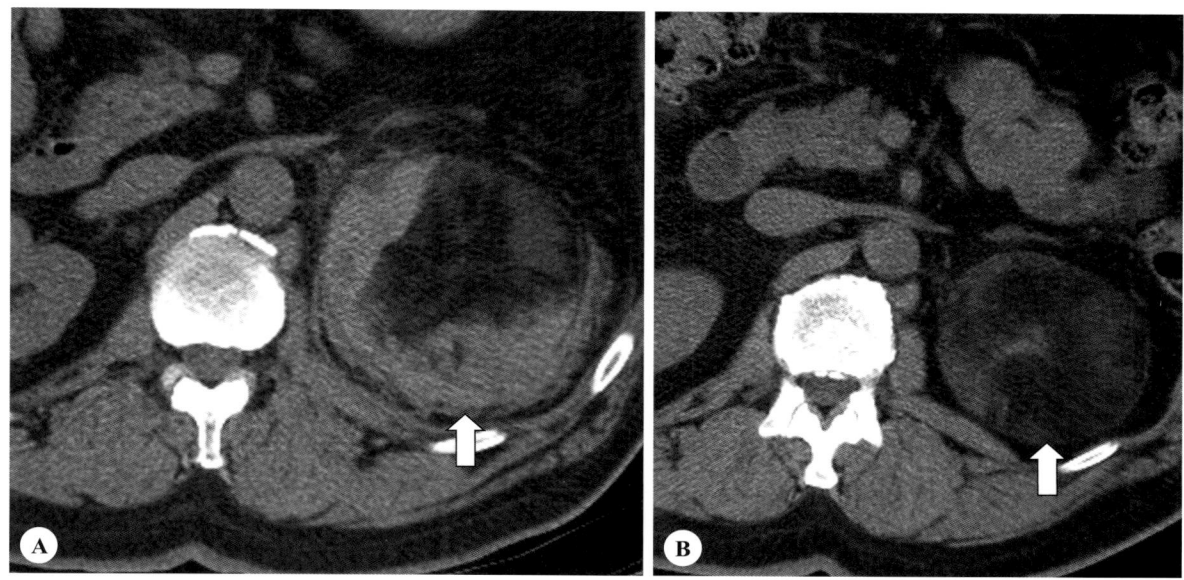

▲ 图 16-38　52 岁男性，左侧腰痛，髓样脂肪瘤伴出血

A. 轴位平扫 CT 软组织窗图像显示含脂肪成分的左侧肾上腺肿物（箭）中部分区域软组织密度增加，提示左侧肾上腺髓样脂肪瘤内出血，手术病理确认此诊断；B. 4 月前的轴位平扫 CT 软组织窗图像显示左侧肾上腺肿物（箭），大小约 10cm，部分区域为软组织密度，提示髓样脂肪瘤诊断。此时未发现出血

上表现为周围结节性不连续性强化（图 16-39A 和 B）。在延迟期成像时可能出现或不出现向心性充填（图 16-39C）。肾上腺血管瘤的 MRI 图像通常呈 T_2 高信号（图 16-39D）和 T_1 低信号。

(6) 其他良性肿瘤：肾上腺的其他良性肿瘤包括节细胞神经瘤、神经鞘瘤及腺瘤样肿瘤。肾上腺嗜酸细胞肿瘤极为少见，并且大多数是良性的，但部分交界性肿瘤可能发生恶变。在 CT 和 MR 上，这些肿瘤通常边界清楚（图 16-40 和图 16-41）。然而，这些肿物大多没有特定的影像学表现。图像上较大体积、内部不均匀的肿物表现类似恶性肿瘤，因此常被手术切除。

2. 恶性原发性肾上腺肿瘤

(1) 肾上腺皮质癌：肾上腺皮质癌是起自肾上腺皮质的高度恶性肿瘤。本病罕见，发生率估计为每百万 1～2 例[150]。肾上腺癌可为散发或与肿瘤综合征有关，如 Li-Fraumeni 综合征、Lynch 综合征、Ⅰ型多发性内分泌瘤（multiple endocrine neoplasia type Ⅰ，MEN- Ⅰ）等[151]。肾上腺癌可发生于任何年龄，但发病年龄呈双峰分布，幼儿和 40—50 岁成人的发病率最高[152]。女性发病率高于男性，比例为 1.5 ∶ 1[150]。约 60% 的肾上腺癌可引起内分泌异常，其中以 Cushing 综合征最为常见，约占肾上腺癌患者的 60%[153]。Cushing 综合征可单独发生，也可伴有女性男性化。男性化、女性化和醛固酮增多症的发生率依次递减[104, 112, 154, 155]。

大多数肾上腺皮质癌在首次被发现时体积已经非常大。特别是无功能性肿瘤，可直到晚期都没有临床症状。通常是因为出现腰痛、乏力、触及肿物或转移表现而被发现。即使是功能性肿瘤，就诊时体积已很大。这可能是因为此类肿瘤能够产生的激素相对不足，更大的体积才足以产生足够的功能性激素并引起临床症状[156]。患者就诊时肾上腺皮质癌的平均大小为 12cm（范围 3～30cm）[155, 157]。但是随着影像学检查的普及，部分肿瘤可被偶然发现[155]。越来越多的文献报道检出 <6cm 的肾上腺癌[158]。偶然发现的肾上腺肿物也可能是肾上腺癌。腺瘤常为小圆形或卵圆形，生长速度非常缓慢，平扫 CT 值低于 10HU 且密度均匀，在 MRI 反相位图像中的信号降低[89]。而肾上腺癌常生长迅速。因此，虽然没有区分肾上腺癌和腺瘤的生长速率阈值，但我们可以通过每 6 个月一次随访检查鉴别两者。肿物若无明显生长即可排除肾上腺癌。

肾上腺皮质癌的组织学表现多样。即使是手术切除的标本，也难以鉴别分化良好的肾上腺癌与腺瘤。因此，为避免肿瘤播散的潜在风险，通常不对疑似肾上腺癌的病灶进行活检[159]。本病总体预后非常差，5 年生存率为 22%~37%[160, 161]。但是，如果能完全切除，局灶性（Ⅰ期）肾上腺癌（66%）的预后较好[162, 163]。

肾上腺癌容易被 CT 发现。病灶大多数表现为肾上腺区域的大肿物，形态不规则，密度不均匀，部分中心区域为低密度区，约 40% 的病灶还可出现坏死和钙化[157, 164]（图 16-42）。注射对比剂后病灶常出现不均匀强化[157]（图 16-43）。据报道，与其他恶性肾上腺肿瘤类似，肾上腺皮质癌表现为缓慢廓清[84, 165]。此类肿瘤可能边界不清，或者可出现局部侵犯。还可见侵犯下腔静脉（图 16-44），或者发生肝转移、腹膜后淋巴结肿大等表现。由于肾上腺癌的特征与典型的肾上腺腺瘤和增生存在显著差异，临床上通常可通过 CT 诊断肾上腺癌（特别是功能性肿瘤）（图 16-45）。

肾上腺癌的 MRI 图像表现为大的不均匀肿物，T_1 加权图像相对于肝脏的等或低信号，T_2 加权图像中相对于脂肪的等或高信号（图 16-46A）。因此很容易被检出[166-168]。出血区域可能出现不同的信号强度，这取决于出血时间。注射钆对比剂后通常可见不均匀强化[169]。偶尔可见肾上腺癌病灶中包含小的脂肪灶，在反相位图像上表现为信号缺失[170]。肉眼可见的脂肪很少见，但已有相关报道[171-173]。基于具有侵袭性的不均匀肿物的图像特征，即可做出正确诊断。癌栓在肾静脉和下腔静脉最常发生（图 16-46B），MRI 对于静脉侵犯的诊断灵敏度高[174]，这有助于术前确定癌栓的范围。

(2) 淋巴瘤：肾上腺淋巴瘤通常为继发，原发较为罕见。非霍奇金淋巴瘤是最常见的类型，据

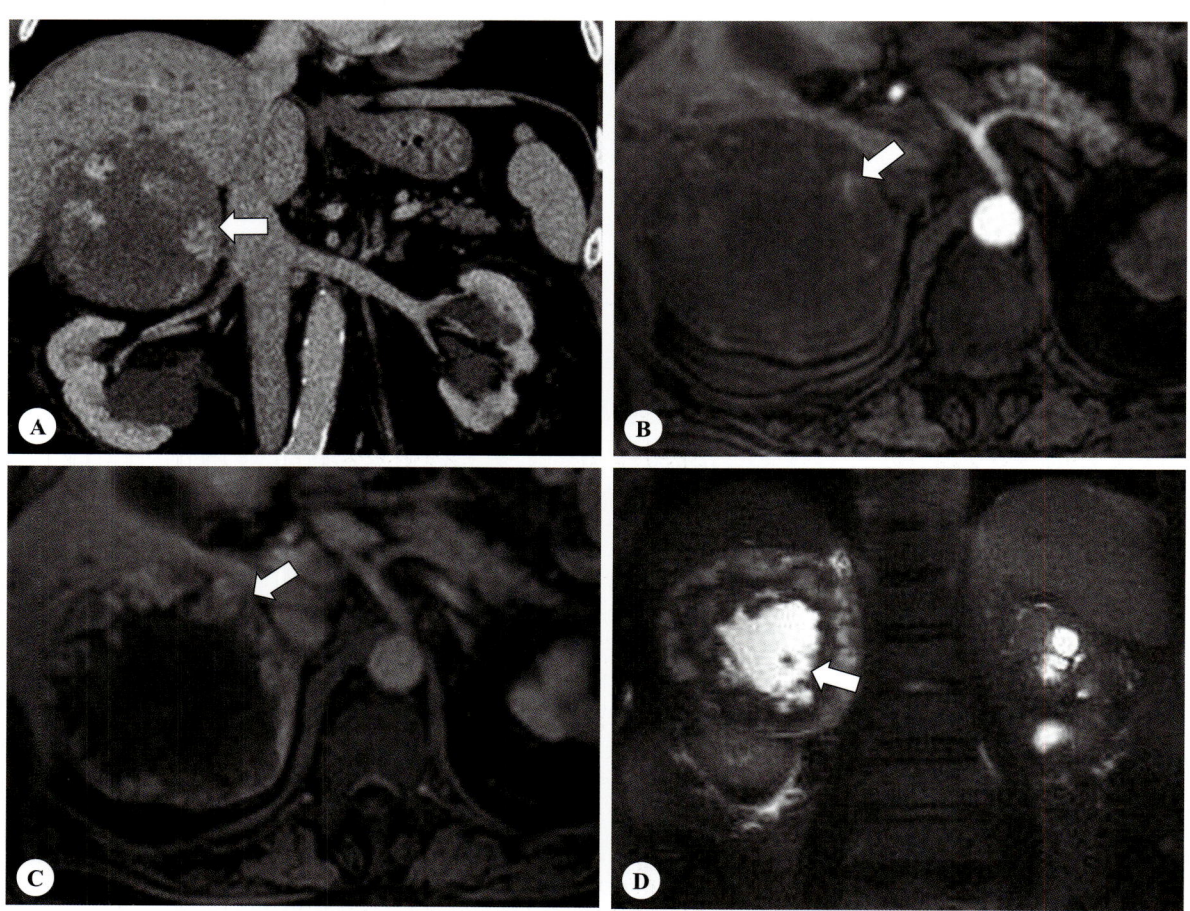

▲ 图 16-39　72 岁男性，偶然发现肾上腺血管瘤，随后病理确诊

A. 冠状位增强 CT 软组织窗图像显示右肾上方一个约 13cm 的低密度肿物（箭），肿物内见结节性强化；B. 轴位增强脂肪抑制 T_1 加权 MR 图像显示肿物在动脉期呈早期外周结节状不连续性强化（箭）；C. 轴位增强脂肪抑制 T_1 加权 MR 图像显示静脉期肿物内呈结节状强化的范围增大（箭），证实肾上腺血管瘤诊断；D. 冠状位 T_2 加权 MR 图像显示右侧肾上腺肿物呈 T_2 高信号，中央区域呈 T_2 显著高信号（箭）

第 16 章 肾上腺
Adrenal Glands

报道 4%~25% 的患者在随访中可出现肾上腺淋巴瘤[175, 176]。约 50% 的肾上腺淋巴瘤为双侧发病，这些患者可出现肾上腺功能不全（特别是原发性淋巴瘤）。肾上腺淋巴瘤有三种形态：局灶性、多灶性和弥漫性。该病影像学表现没有特异性，难以与其他疾病相鉴别，尤其是在未发现其他部位的淋巴瘤时。局灶性或多灶性肾上腺淋巴瘤通常表现为分散的均匀强化的软组织结节（图 16-47），其鉴别诊断包括乏脂性腺瘤、皮质癌、嗜铬细胞瘤和转移瘤。双侧肾上腺肿物（图 16-48 和图 16-49）的鉴别诊断见表 16-2。本病最常见的表现为单侧或双侧肾上腺增大[175]（图 16-50），可与肾上腺增生相似，但外形保持正常。肾上腺淋巴瘤可能无 CT 或 MRI 特异性表现[177]。FDG-PET/CT 可用于淋巴瘤的常规鉴别、分期和监测。肾上腺淋巴瘤通常为 FDG 高摄取，因此 FDG-PET/CT 检查有助于鉴别肾上腺淋巴瘤[176]。

原发性肾上腺淋巴瘤的 CT 表现为均匀或不均匀的软组织肿物，伴轻或中度强化[178]。继发性肾上腺淋巴瘤通常呈均匀密度，伴轻度强化、廓清缓慢[179]。其不均匀密度影常为囊变和（或）出血。它可表现为正常形态的腺体、弥漫性增大的腺体、局灶性结节或浸润腺体的广泛性腹膜后疾病。治疗前通常无钙化[180]，但可在治疗后出现（图 16-51）。

肾上腺淋巴瘤的 MRI 图像相对于肝脏呈 T_1 等或低信号（图 16-47C 和图 16-48C）、T_2 等或轻度高信号（图 16-47B 和图 16-48B）。病灶通常轻度或中等强化，在反相位图像中无信号缺失，并且弥散受限[178]。

(3) 嗜铬细胞瘤：嗜铬细胞瘤是发生在肾上腺髓质含有嗜铬细胞的肿瘤，并且能产生过多的儿茶酚

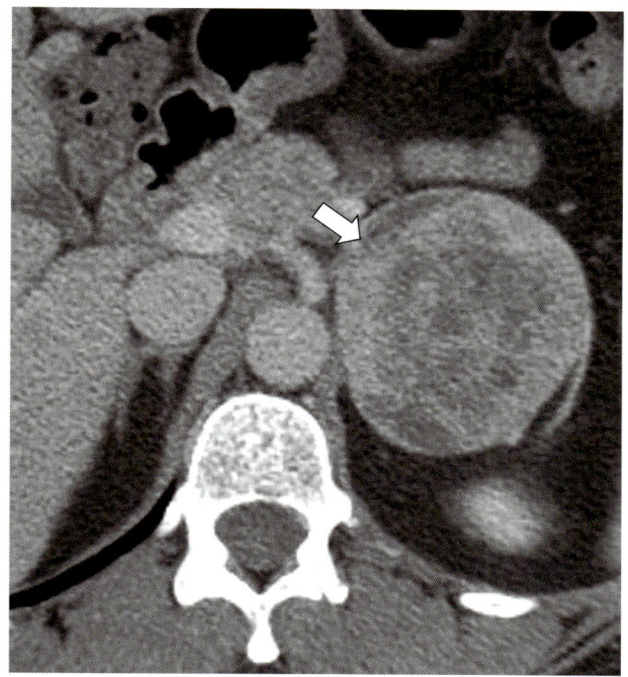

▲ 图 16-40　43 岁女性，右下腹疼痛，嗜酸细胞瘤
轴位增强 CT 软组织窗图像显示左侧肾上腺一个约 7cm 的肿物（箭），呈不均匀软组织密度。术后病理证实此肿物为嗜酸细胞瘤

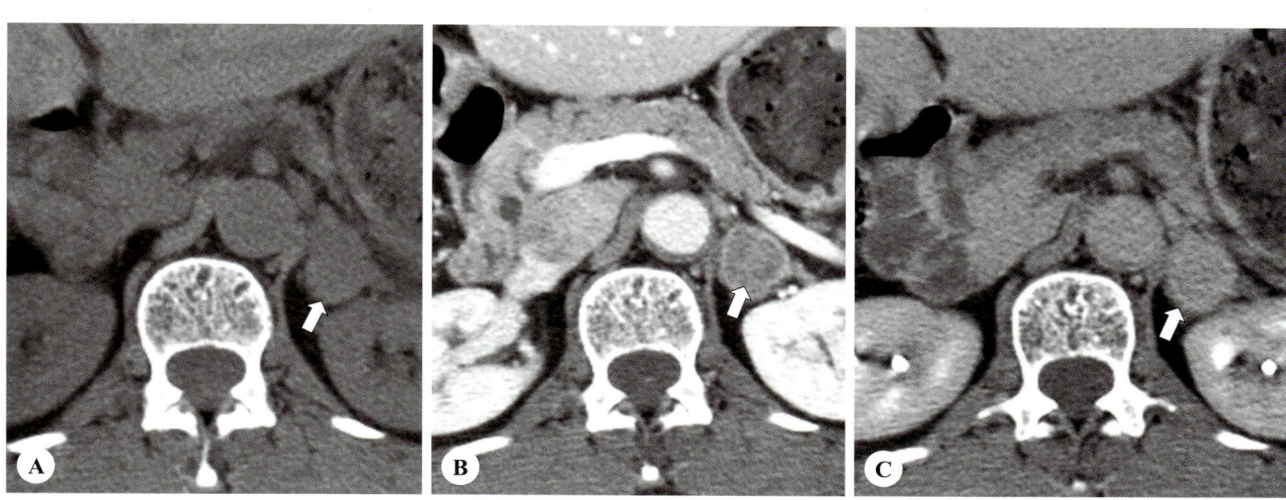

▲ 图 16-41　67 岁女性，因胸痛行胸部 CT 检查时，偶然发现肾上腺肿物，诊断为神经鞘瘤
A. 轴位平扫 CT 软组织窗图像显示左侧肾上腺一个约 2.2cm 的中等密度（29HU）肿物（箭）；B. 轴位增强 CT 软组织窗图像显示左侧肾上腺肿物（箭）在门静脉期发生强化（93HU）；C. 轴位增强 CT 软组织窗图像显示延迟期的肿物密度（89HU）无明显变化。肿物（箭）的绝对廓清率为 6.3%，不能据此定性，但排除腺瘤。这个肿物术后病理结果为神经鞘瘤

胺。可起自副神经节及靠近交感神经链的神经嵴细胞，这种肿瘤发生在肾上腺以外时，也称副神经节瘤。肾上腺外的副神经节瘤可发生于全身，包括颈部、腹膜后、纵隔（Zuckerkandl 器官）（图 16-52 和图 16-53）及膀胱壁等部位。嗜铬细胞瘤和肾上腺外副神经节瘤与许多遗传综合征有关，包括Ⅰ型神经纤维瘤病、ⅡA 及ⅡB 型 MEN、VHL 病（图 16-54）和家族性副神经节瘤综合征。

嗜铬细胞瘤是一种罕见的肿瘤，高血压患者中的检出率为 0.3~0.6%[181, 182]，而普通人群尸检时的检出率为 0.05%[183]。约 10% 的嗜铬细胞瘤为恶性[184]，但肾上腺外副神经节瘤的恶性比例较高。散发病例常为单侧发病，双侧的比例约为 10%。Ⅱ型 MEN 和 VHL 病中双侧发病的比例分别为 50%~80% 和 40%~80%[185]。虽然过去认为 10% 的嗜铬细胞瘤呈家族性发病，但最新分子诊断研究表明，多达 1/3 的嗜铬细胞瘤具有相关的遗传易感性[186]。

嗜铬细胞瘤十分罕见且常表现为非特异性症状，因此临床诊断难度很大。该病最常见的症状为高血压（持续性或偶发性）。典型三联症包括心悸、头痛和发汗，可发生于 10%~36.5% 的病例[187, 188]。其他常见症状还有面色潮红、呼吸困难、焦虑、心慌、面色苍白、体重减轻和恶心。高血压危象是嗜铬细胞瘤最严重的并发症，可导致心肌病、肺水肿、心血管意外和死亡[189]。

嗜铬细胞瘤的临床表现多样，通常与肿瘤产生过量的儿茶酚胺有关。传统上认为大多数嗜铬细胞瘤是有症状和临床表现的。但无特异性症状（或无症状）的嗜铬细胞瘤或因其他原因导致的影像学检查次数增加，使得高达 58%~64% 的嗜铬细胞瘤被偶然发现[190, 191]。约有 25% 的嗜铬细胞瘤未被发现[192]。尽管许多嗜铬细胞瘤无临床表现，但仍可致命[65]。因此，我们建议对偶发的肾上腺肿物进行生化指标检测[65]。

无论是临床怀疑的或图像检查中偶然发现的嗜铬细胞瘤，都可通过生化检测儿茶酚胺、甲氧基

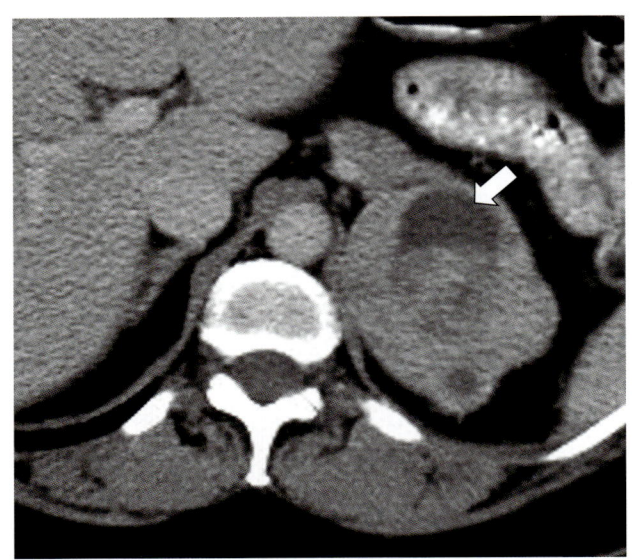

▲ 图 16-42　60 岁女性，肾上腺皮质癌

轴位增强 CT 软组织窗图像显示左侧肾上腺一个约 7.3cm 的不均匀肿物，中心区域有坏死（箭）

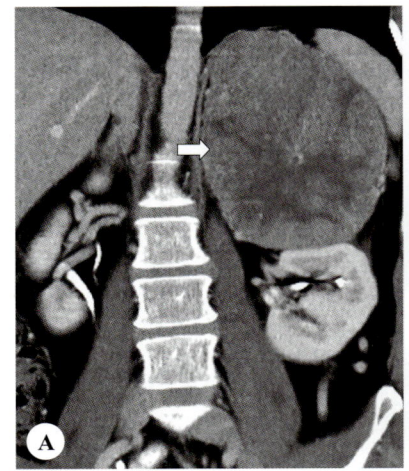 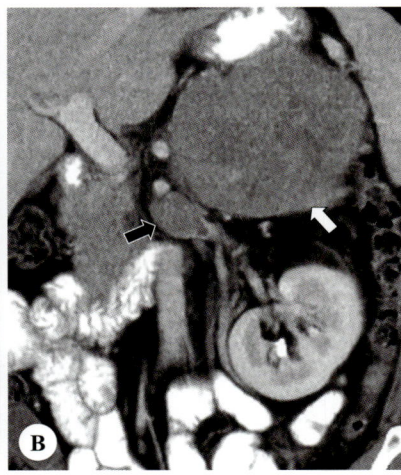 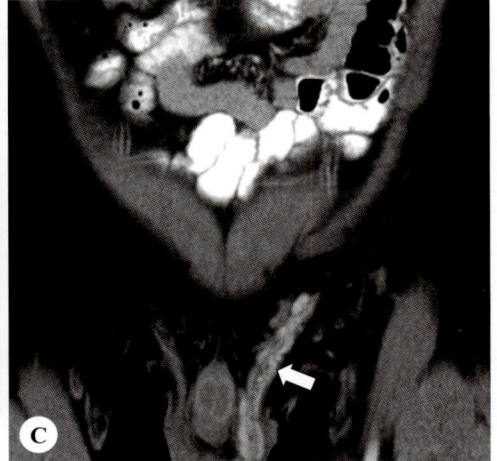

▲ 图 16-43　39 岁男性，肾上腺皮质癌伴精索静脉曲张

A. 冠状位增强 CT 软组织窗图像显示左侧肾上腺一个约 14cm 的伴中心区域坏死的不均匀肿物（箭）；B. 冠状位增强 CT 软组织窗图像显示左侧肾上腺的不均匀肿物（白箭）和左侧肾静脉的癌栓（黑箭）；C. 冠状位增强 CT 软组织窗图像显示左侧精索静脉曲张（箭）

肾上腺素及其代谢物的水平进行诊断。与测量血浆甲氧基肾上腺素或血浆游离甲氧基肾上腺素水平一样，还可以测量 24h 分段尿液中的甲氧基肾上腺素和儿茶酚胺的水平。通过尿液中分段甲氧基肾上腺素和儿茶酚胺水平升高诊断嗜铬细胞瘤的灵敏度为 91%～98%，特异度为 91%～98%[65]。临床或生化检查诊断嗜铬细胞瘤后，影像学检查有助于定位手术前对病灶。对于偶然发现肾上腺肿物的患者，在影像学上找到越多关于嗜铬细胞瘤的常见图像特征，越有助于做出诊断。

嗜铬细胞瘤的患者在就诊时其肿瘤体积通常很大（3～5cm）[149]，在无对比剂的平扫 CT 或 MRI 上都可被直接发现。但其影像学表现多样且无特异性（图 16-55），难以通过 CT 或 MRI 早期诊断[193,194]。大多数嗜铬细胞瘤为实性病灶，约 1/3 为混杂性或囊性[90]。在 CT（图 16-56）和 MRI 上常表现为不均匀肿块[195]。

一些 CT 上的影像学特征可以提示嗜铬细胞瘤。嗜铬细胞瘤平扫 CT 的 CT 值 > 10HU（图 16-57）。肾上腺肿物的 CT 值低于 10HU 时，可基本上排除嗜铬细胞瘤的诊断[196]。但有文章报道过 1 例低 CT 值的嗜铬细胞瘤[197]。平扫 CT 中可以清楚显示钙化灶。据报道，10%～12% 的嗜铬细胞瘤病灶中有钙化[90,191]。肾上腺肿物伴钙化的相关鉴别诊断见表 16-3。在增强 CT 上，嗜铬细胞瘤通常发生明显

强化（图 16-58）和廓清（图 16-59）。然而，嗜铬细胞瘤的对比剂廓清动力学与腺瘤有相同之处，因此不能直接通过肾上腺 CT 廓清将其与腺瘤鉴别开来[90,196,198,199]。值得注意的是，尽管曾经认为非离子型静脉 CT 对比剂可引发高血压危象，但现已证明，即使不使用 α 受体拮抗药，嗜铬细胞瘤患者也可安全地使用此类对比剂[200]。大体积嗜铬细胞瘤可出现出血和坏死区域（图 16-60）。目前尚无 CT 表现能有效地区分有症状和无症状的嗜铬细胞瘤[191]。直接侵犯邻近结构或出现转移性疾病是唯一可诊断恶性嗜铬细胞瘤的 CT 特征。

嗜铬细胞瘤的 MRI 表现为类似 CSF 的典型 T_2 高信号（"灯泡样"亮度）[60]。但这个 MR 图像特征多变（图 16-61）。在研究报道中有 11%～65% 的嗜铬细胞瘤存在此特征[201,202]。还有报道称约 35% 的病例呈低 T_2 信号[202]。此外有研究发现，伴有囊性变的大体积肾上腺腺瘤也可出现 T_2 高信号[203]。考虑到这一点，一些学者建议使用 T_2 信号强度比来区分嗜铬细胞瘤和腺瘤[196,204]。由于可能存在出血和坏死，嗜铬细胞瘤的 T_1 加权信号多变，但通常相对于肝脏呈低信号，相对于肌肉呈等信号[194]。虽然嗜铬细胞瘤在 MRI 上无固定的强化模式，但强化明显（图 16-62）。细胞内脂质可使 MR 反相位图像呈低信号。放射科医师可据此基本排除嗜铬细胞瘤的诊断[196]（图 16-63）。与 CT 相似，MR 诊断恶性嗜铬细胞瘤的特征是直接侵犯邻近结构和出现转移性疾病。

对于 CT 或 MRI 难以鉴别的疾病，如双侧肾上腺肿物、肾上腺外疾病、可疑多灶性疾病、转移性疾病或考虑手术切除后复发，临床上可以进一步使用核素功能成像进行评估[179]。最常用于检测嗜铬细胞瘤的功能成像方法是核素的间碘苄基胍（metaiodobenzylguanidine，MIBG）成像（图 16-64）。MIGB 是一种可被肿瘤吸收的去甲肾上腺素类似物。据报道，^{123}I-MIBG 检测嗜铬细胞瘤和肾上腺外副神经节瘤的灵敏度为 98%[205]。^{123}I-MIBG 成像的优点之一是能够发现全身的转移性疾病，研究中该方法的诊断灵敏度为 83%[206]。

3. 转移性疾病 转移至肾上腺的疾病较为常见，病灶可来自多种原发恶性肿瘤，包括甲状腺、肾脏、胃、结肠、胰腺和食管等部位的恶性肿瘤及黑色素瘤。肾上腺转移瘤是第二常见的肾上腺肿物，仅次于肾上腺腺瘤[207]。肾上腺转移瘤最常来自肺癌和乳

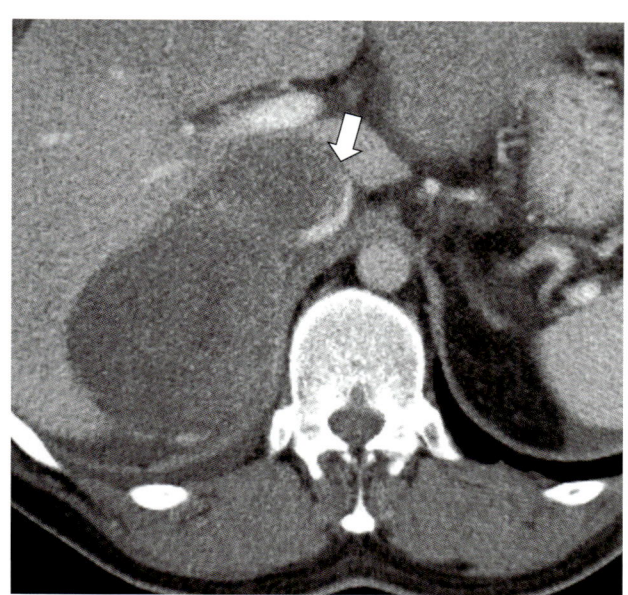

▲ 图 16-44 35 岁男性，右侧腹痛，诊断为肾上腺皮质癌
轴位增强 CT 软组织窗图像显示右肾上方的肿物侵犯下腔静脉并使其管腔扩张（箭）

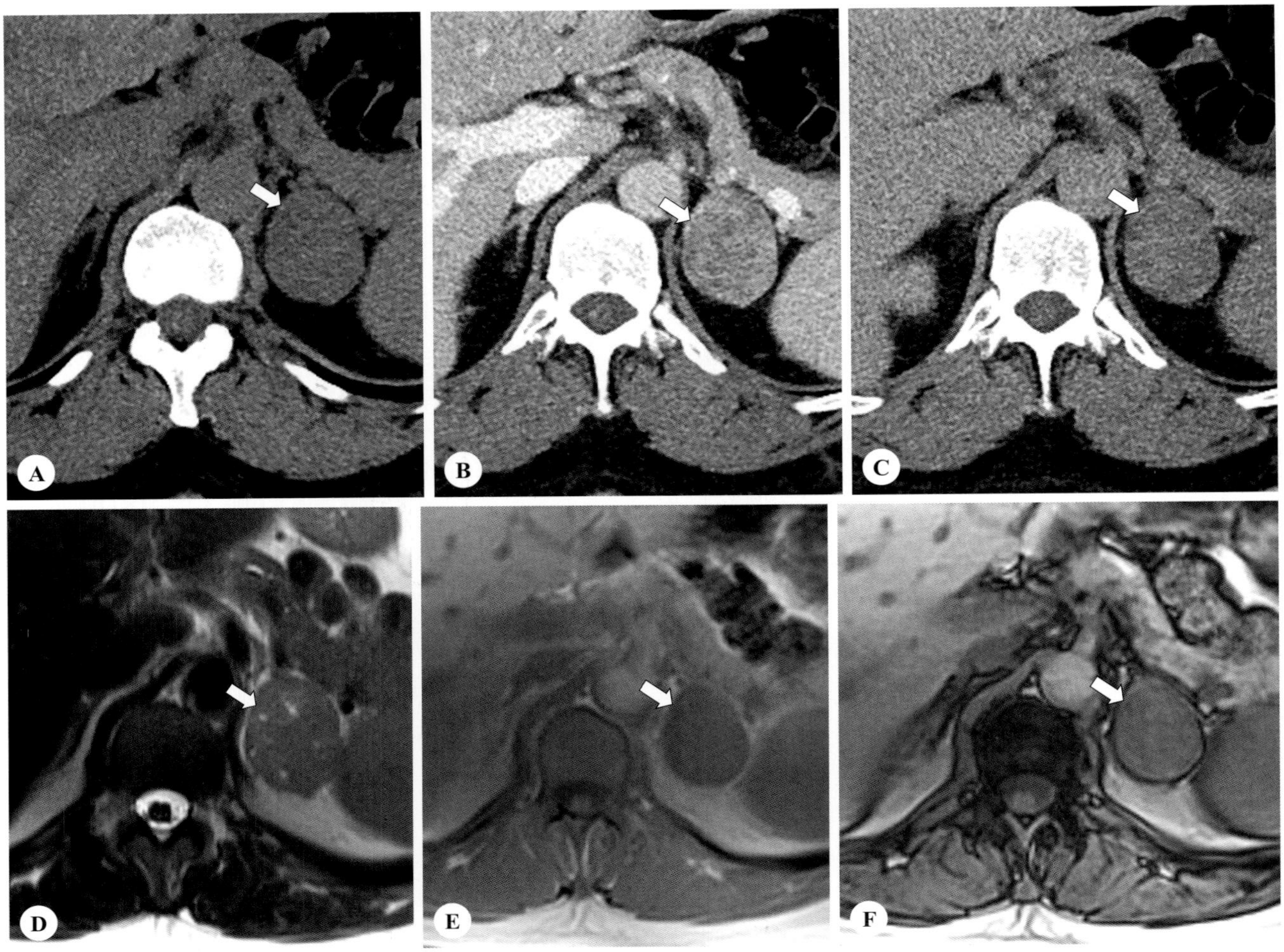

▲ 图 16-45 45 岁男性，肾上腺皮质癌伴 Cushing 综合征

A. 轴位平扫 CT 软组织窗图像显示左侧肾上腺一个 4.7cm 的肿物（箭），CT 值（31HU），无法定性。B. 轴位增强 CT 软组织窗图像显示肿物（箭）在门静脉期发生强化（74HU）。C. 轴位增强 CT 软组织窗图像显示肿物（箭）廓清，CT 值降低为 57HU。但是，绝对廓清率为 40%，相对廓清率为 23%，不能确定肿物的病理类型。随后的病理检查确定肿物为肾上腺皮质癌。D. 轴位 T$_2$ 加权 MR 图像显示左侧肾上腺肿物（箭）主要为中等 T$_2$ 信号，伴呈高信号的少量坏死或囊性改变区域。E. 轴位平扫 T$_1$ 加权同相位 MR 图像显示左侧肾上腺肿物（箭）主要为中等 T$_1$ 信号。F. 轴位平扫 T$_1$ 加权反相位 MR 图像显示左侧肾上腺肿物（箭）无信号缺失，凭图像表现难以对肿物定性

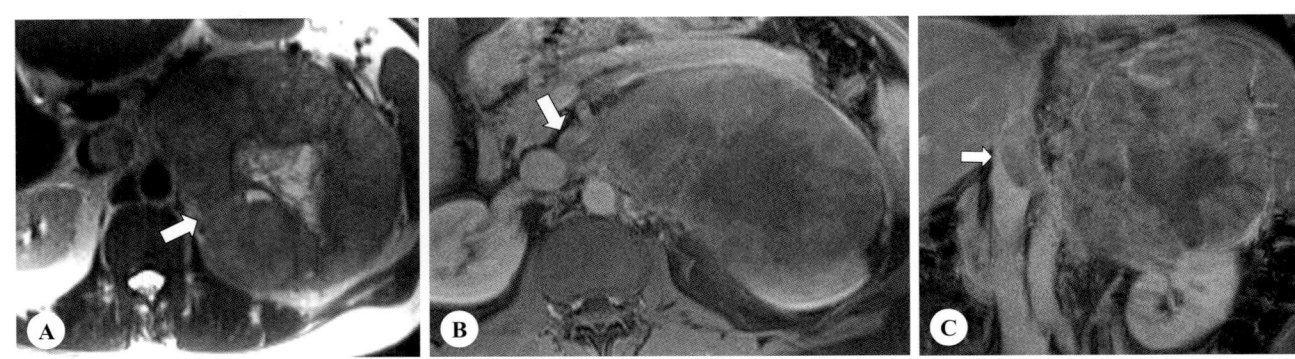

▲ 图 16-46 54 岁男性，肾上腺皮质癌

A. 轴位 T$_2$ 加权 MR 图像显示左侧肾上腺一个约 16cm 的肿物（箭），伴中心区域坏死；B. 轴位增强脂肪抑制 T$_1$ 加权 MR 图像显示左侧肾上腺肿物不均匀强化，强化延伸至下腔静脉（箭）；C. 冠状位增强脂肪抑制 T$_1$ 加权 MR 图像显示左侧肾上腺肿物延伸至下腔静脉（箭）

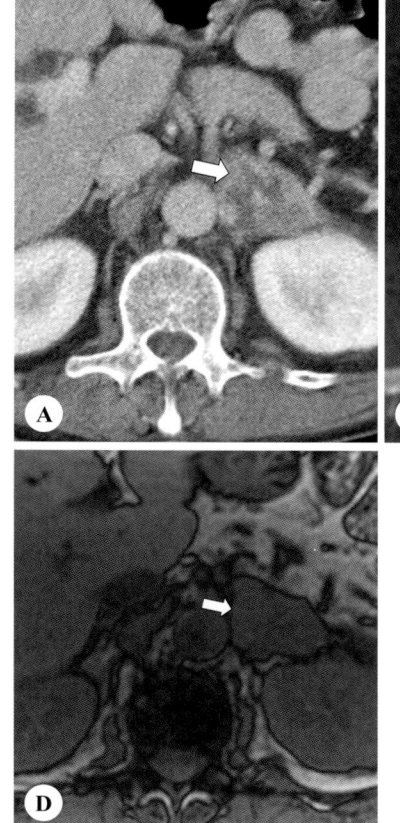
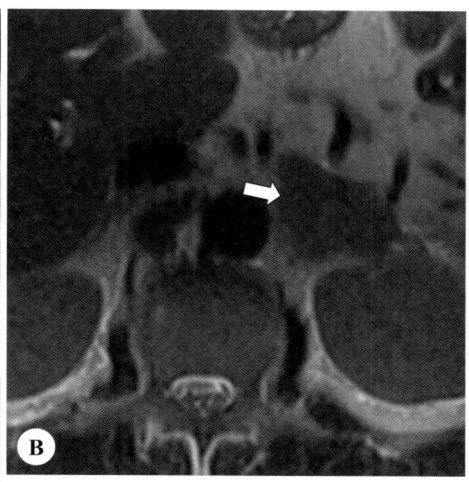
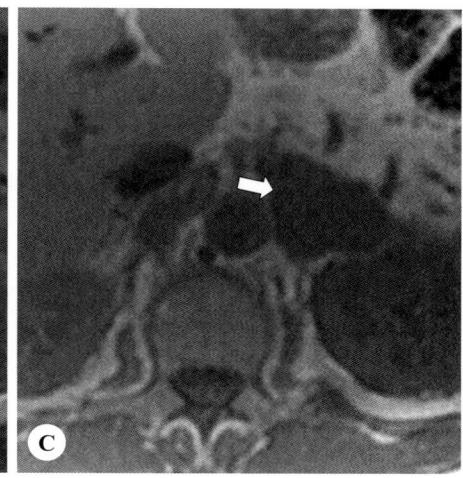
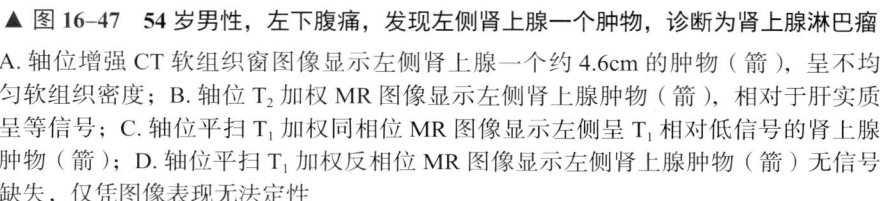

▲ 图 16-47 54 岁男性，左下腹痛，发现左侧肾上腺一个肿物，诊断为肾上腺淋巴瘤
A. 轴位增强 CT 软组织窗图像显示左侧肾上腺一个约 4.6cm 的肿物（箭），呈不均匀软组织密度；B. 轴位 T_2 加权 MR 图像显示左侧肾上腺肿物（箭），相对于肝实质呈等信号；C. 轴位平扫 T_1 加权同相位 MR 图像显示左侧呈 T_1 相对低信号的肾上腺肿物（箭）；D. 轴位平扫 T_1 加权反相位 MR 图像显示左侧肾上腺肿物（箭）无信号缺失，仅凭图像表现无法定性

腺癌。约 19% 的肺癌患者可在 CT 上发现肾上腺转移[208, 209]（图 16-65）。由于肾上腺转移在肺癌中很常见，而且肾上腺可能是唯一的转移部位，因此所有肺癌患者都应接受肾上腺 CT 检查。

在无恶性肿瘤病史的患者中，罕见偶发的肾上腺转移瘤。在一项连续纳入 1049 名偶发肾上腺肿物但无已知恶性肿瘤病史的患者的研究中，所有的肾上腺肿物均为非转移性疾病[4]。在另一组表现为隐匿性恶性肿瘤的患者中，0.2% 的患者有孤立性肾上腺病灶，并且肾上腺肿物＞6cm[210]。因此，发现无恶性肿瘤病史的患者出现肾上腺肿物，除非肿物体积很大，否则其为转移性疾病的可能性很小。在无肿瘤病史的情况下，即使肾上腺偶发肿物没有良性病变的诊断特征或既往没有可用于比较的检查结果，肿物很大可能是良性的[211]。

在有原发恶性肿瘤病史的患者中，肾上腺肿物也不一定是转移瘤。肿瘤患者的孤立肾上腺肿物更可能是良性，而不是转移瘤[212]。但是，医师要谨慎地排除和评估这些病灶是否为肾上腺转移，确保患者得到合适的治疗。在有肾上腺肿物和其他转移性疾病的肿瘤患者中，无须排除肾上腺转移性疾病，因为这已经不影响肿瘤分期。

在常规的增强 CT 和 MRI 检查中，肾上腺转移瘤通常没有特异性表现。不同的原发灶转移时，转移灶可能有不同程度的强化（图 16-66）、不同的 CT 值和 MRI 信号。中心区域坏死（图 16-67）和不规则或浸润性边缘是怀疑恶性肿瘤的特征图像[213, 214]。肾上腺新发肿物或肿物增大也高度提示转移性疾病。平扫 CT 上无钙化和出血的肿物且 CT 值＞43HU 时则可能是转移瘤[71]。一般来说，肾上腺良性肿瘤为均匀低密度、边缘光滑。但是，不具备这些特征的肿物也不一定是恶性，而小的转移灶也可能表现出"良性"特征[213, 214]（图 16-68）。

常规增强 CT 能够检测出肿瘤患者的非特异性肾上腺肿物。这些肿物需与腺瘤相鉴别。肿物中存在细胞内脂质，在平扫 CT 上测得的 CT 值＜10HU，在反相位 MRI 上表现为信号缺失，这些特征可基本确定腺瘤的诊断且排除转移瘤。在 CSI-MR 上可能存在的例外是转移灶中有来自原发灶的微观脂质。据报道，肾细胞癌和肝细胞癌在肾上腺的转移瘤中可能

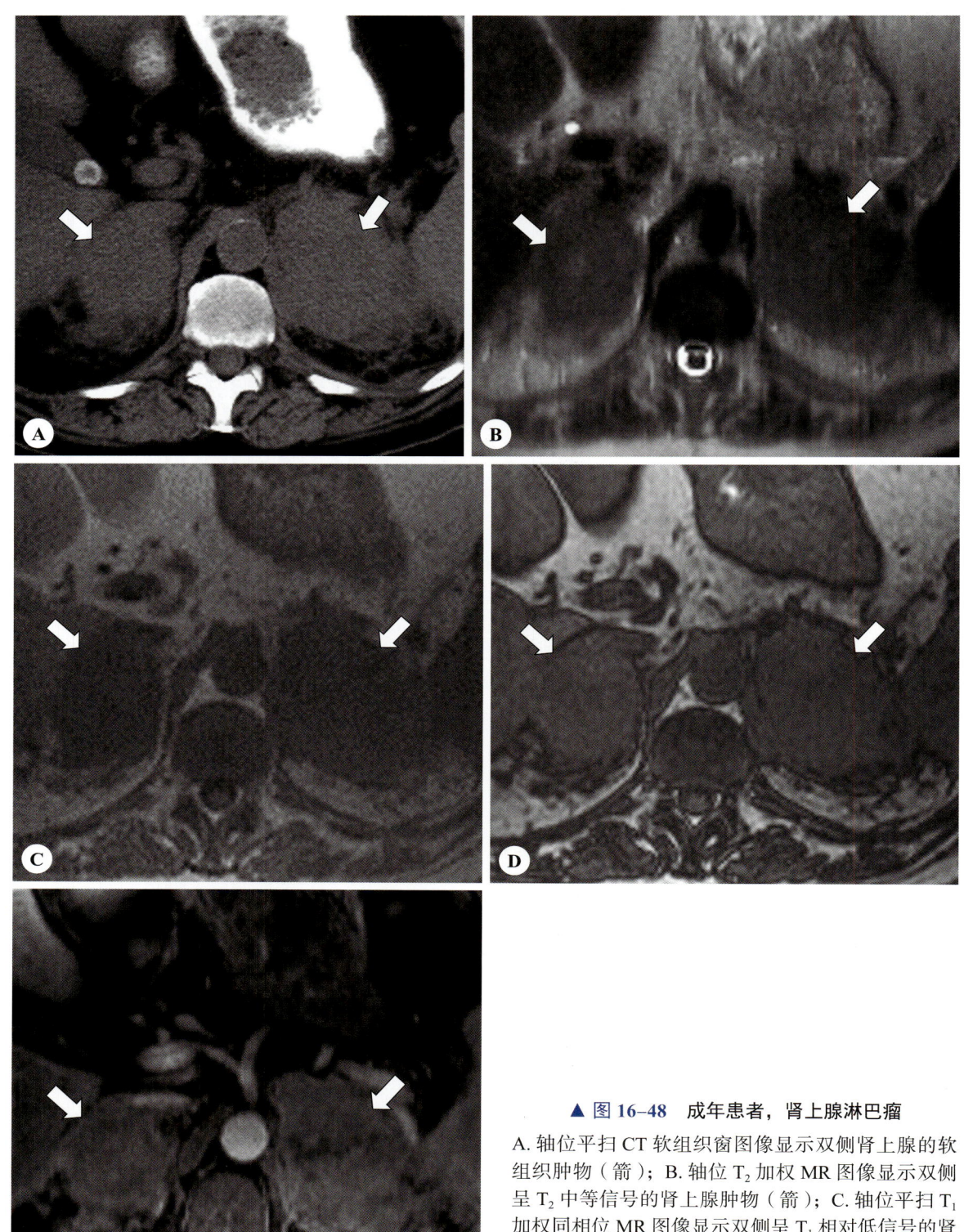

▲ 图 16-48 成年患者，肾上腺淋巴瘤

A. 轴位平扫 CT 软组织窗图像显示双侧肾上腺的软组织肿物（箭）；B. 轴位 T_2 加权 MR 图像显示双侧呈 T_2 中等信号的肾上腺肿物（箭）；C. 轴位平扫 T_1 加权同相位 MR 图像显示双侧呈 T_1 相对低信号的肾上腺肿物（箭）；D. 轴位平扫 T_1 加权反相位 MR 图像显示双侧肾上腺肿物（箭）无信号缺失，（仅凭图像表现）性质不明确；E. 轴位增强 T_1 加权 MR 图像显示双侧呈不均匀强化的肾上腺肿物（箭）

第 16 章 肾上腺
Adrenal Glands

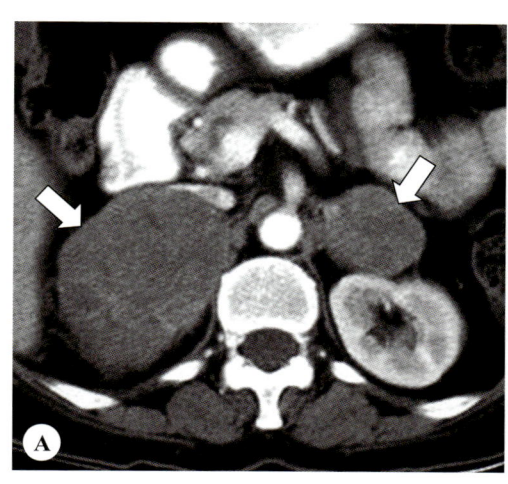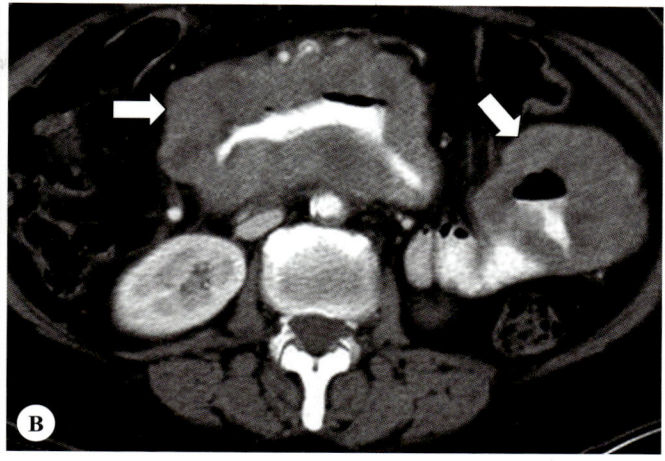

▲ 图 16-49 成年患者，肾上腺淋巴瘤

A. 轴位增强 CT 软组织窗图像显示双侧肾上腺肿物（箭）无特异性表现；B. 轴位增强 CT 软组织窗图像显示肠襻明显增厚（箭）伴动脉瘤样扩张，高度提示淋巴瘤

表 16-2　双侧肾上腺肿物的鉴别诊断	
病灶类型	发生率
转移瘤	已有癌症诊断的病例中，发生率可达 50%
淋巴瘤	可达 50%
肉芽肿性感染	常见
血肿	无创伤病史时，通常发生在双侧
腺瘤	10%
嗜铬细胞瘤	10%

含有细胞内脂质[215-217]。比较这些患者既往图像检查的结果，即可判断这些病灶是新发还是增大。大多数转移瘤不含细胞内脂质，约 30% 的腺瘤缺乏脂质，且 CT 或 MRI 上无细胞内脂质的相关征象。若在肿瘤患者体内发现无脂肪的肾上腺肿物，需行肾上腺 CT 检查并计算廓清率进一步鉴别腺瘤和转移瘤[83-88]。RCC（图 16-69）和 HCC 等富血供的恶性肿瘤可表现为与腺瘤相似的廓清动力学表现，这是肾上腺 CT 廓清的局限性[218]。

若 CT 或 MRI 不能确定肾上腺肿物的性质，可使用 FDG PET 或 FDG PET/CT 进行评估（图 16-70）。一项 Meta 分析显示，FDG PET 和 FDG PET/CT 鉴别良性和恶性肾上腺肿物的平均灵敏度为 97%，而平均特异度为 91%[24]。在无创影像学检查不能准确诊断时，可以通过活检获得病理诊断结果（图 16-71）。由于现代影像学技术已能够准确诊断肾上腺肿物，因此影像学引导下的活检的需求已经下降[219]。目前，活检主要应用于肿瘤患者，用以明确考虑存在转移的患者的分期和了解肿瘤的组织学特性，以及进行分子分析和临床试验登记。经皮穿刺活检通常需要在 CT 下引导，较大的肿物可以使用超声引导。图像引导的活检安全有效，其诊断准确性为 85%~96%，并发症发生率为 3%~9%[220, 221]。需要注意的是，肾上腺活检前需行实验室检查排除嗜铬细胞瘤，避免高血压危象的风险。

4. 碰撞瘤　碰撞瘤是一类需要单独强调的转移瘤的亚型。碰撞瘤是两种肿瘤相邻生长，通常其中一种为转移性肿瘤[222]。在诊断了原发性恶性肿瘤和肾上腺肿物的患者中，MRI 上检测出碰撞瘤概率为 2%[223]。碰撞瘤可在 CT 和 MRI 被诊断出来，表现为不同密度或信号强度的局灶区域（图 16-72 和图 16-73）。但在缺乏前次影像学检查用以证实肾上腺病变发生变化时，碰撞瘤的诊断较为困难。小的碰撞瘤也可表现为类似具有异质性的其他良性病变。PET/CT 在识别碰撞瘤时具有重要作用[224]（图 16-72）。如有需要，医师可以使用影像学引导下活检确诊碰撞瘤，但需确保对肿瘤中最可疑的部分进行取样。

865

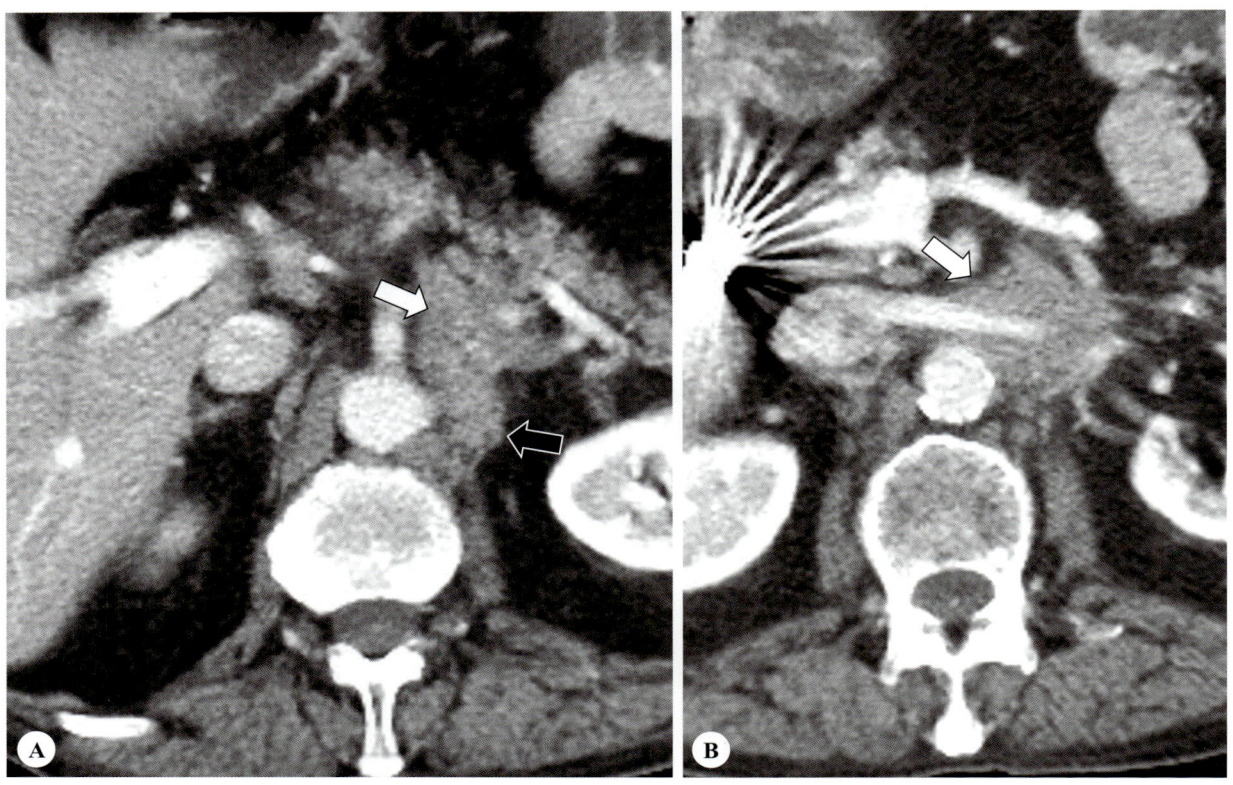

▲ 图 16-50　75 岁男性，肾上腺淋巴瘤

A. 轴位增强 CT 软组织窗图像显示左侧肾上腺增大（白箭），边界欠清，延伸至主动脉左旁（黑箭）；B. 轴位增强 CT 软组织窗图像显示软组织影延伸至左侧腹膜后间隙，并包绕左侧肾静脉（箭）

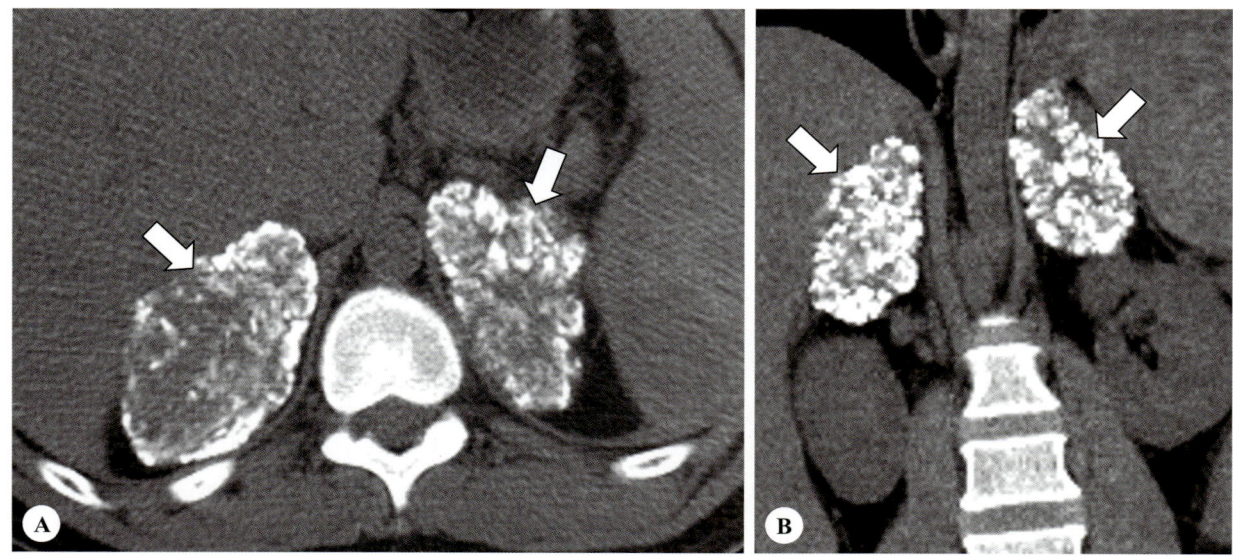

▲ 图 16-51　成年男性经治疗后的淋巴瘤

A. 轴位平扫 CT 软组织窗图像显示治疗后的淋巴瘤患者的双侧肾上腺增大，伴弥漫性钙化（箭）；B. 冠状位平扫 CT 软组织窗图像显示治疗后的淋巴瘤患者的双侧肾上腺增大，伴弥漫性钙化（箭）

第 16 章　肾上腺
Adrenal Glands

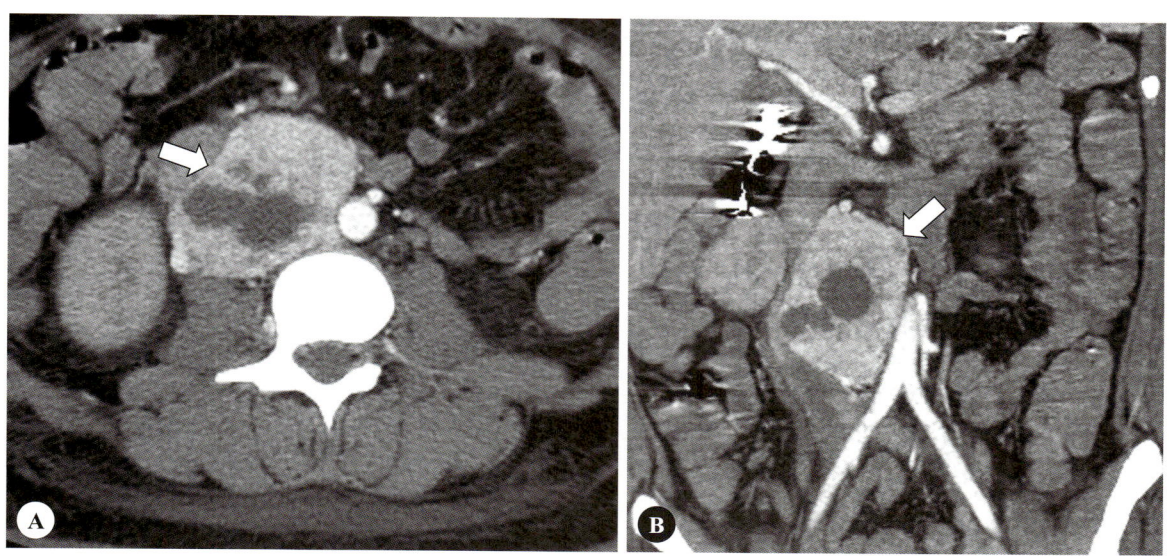

▲ 图 16-52　16 岁女性，患高血压和 Zuckerkandl 器官副神经节瘤

A. 轴位增强 CT 软组织窗图像显示右侧腹膜后间隙囊实性混合肿物（箭）；B. 冠状位增强 CT 软组织窗图像显示位于 Zuckerkandl 器官区域的右侧腹膜后肿物（箭），表现为典型的副神经节瘤

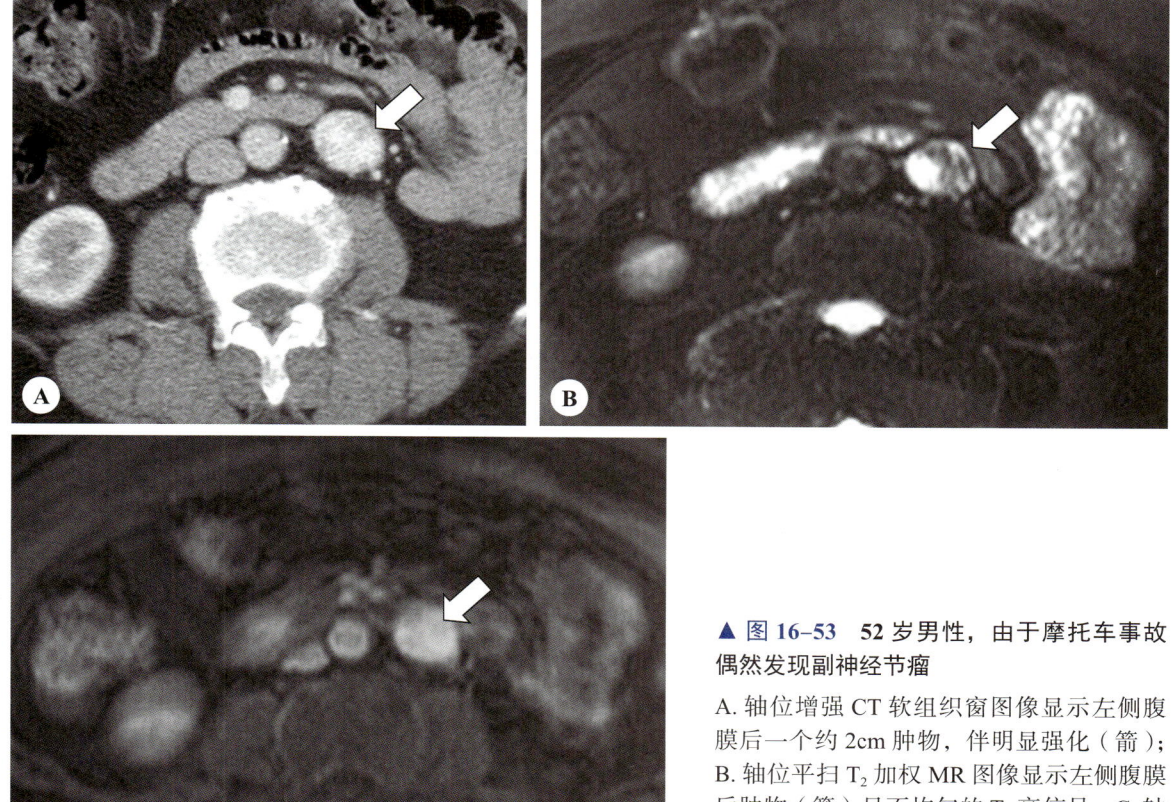

▲ 图 16-53　52 岁男性，由于摩托车事故偶然发现副神经节瘤

A. 轴位增强 CT 软组织窗图像显示左侧腹膜后一个约 2cm 肿物，伴明显强化（箭）；B. 轴位平扫 T_2 加权 MR 图像显示左侧腹膜后肿物（箭）呈不均匀的 T_2 高信号；C. 轴位增强脂肪抑制 T_1 加权 MR 图像显示左侧腹膜后肿物显著强化（箭）

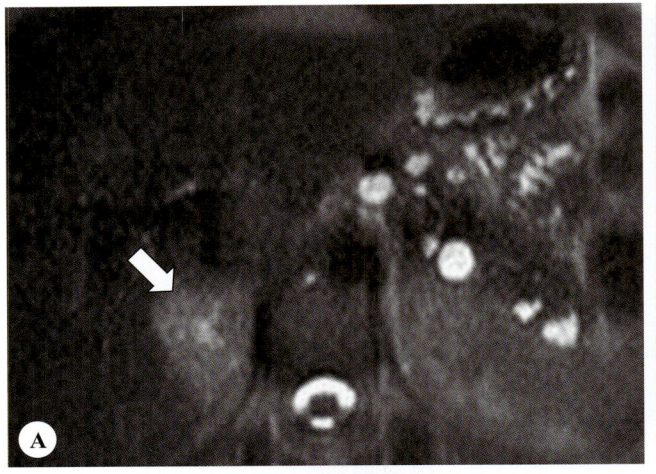
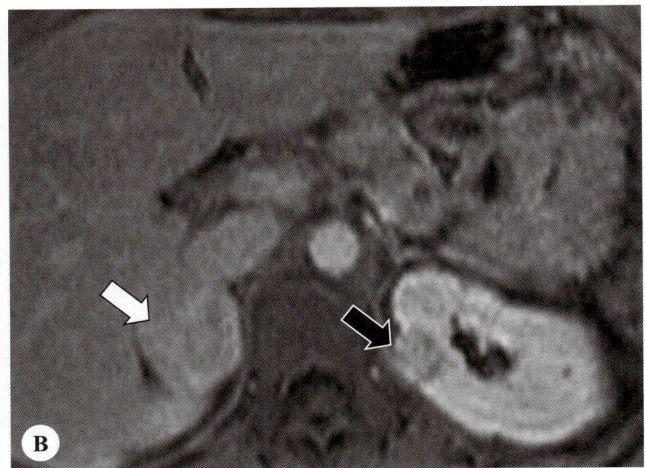
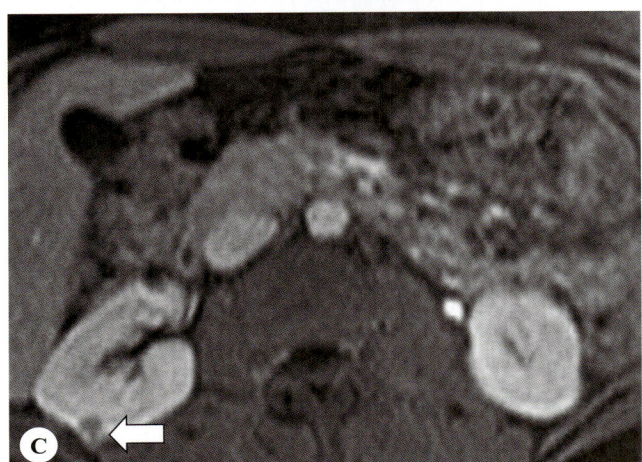

▲ 图 16-54 23 岁女性患 VHL 病和嗜铬细胞瘤的随访检查

A. 轴位 T_2 加权 MR 图像显示右侧肾上腺肿物（箭）呈轻度 T_2 高信号。胰腺多发囊肿。B. 轴位增强脂肪抑制 T_1 加权图像显示右侧肾上腺肿物（白箭）弥漫性强化，符合嗜铬细胞瘤特征。左侧肾脏肿物也发生强化（黑箭），符合肾细胞癌特征。C. 轴位增强 T_1 加权 MR 图像显示一个强化的右侧肾脏肿物（箭），符合肾细胞癌特征

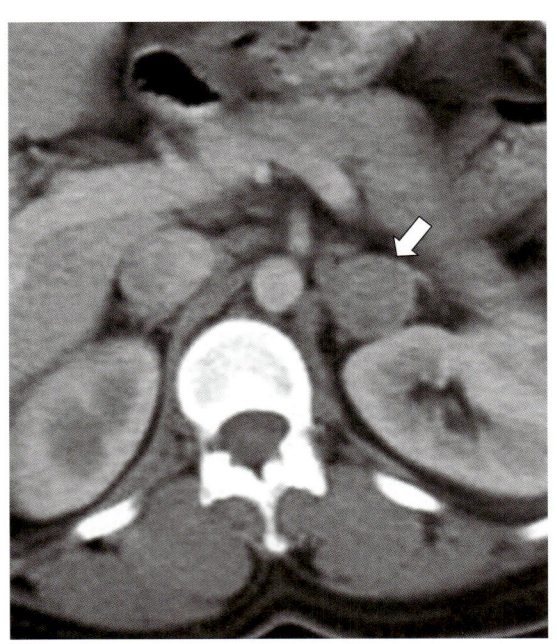

▲ 图 16-55 65 岁患者，嗜铬细胞瘤

轴位增强 CT 软组织图像显示左侧大小约为 3cm 的均匀软组织密度肾上腺肿物（箭）

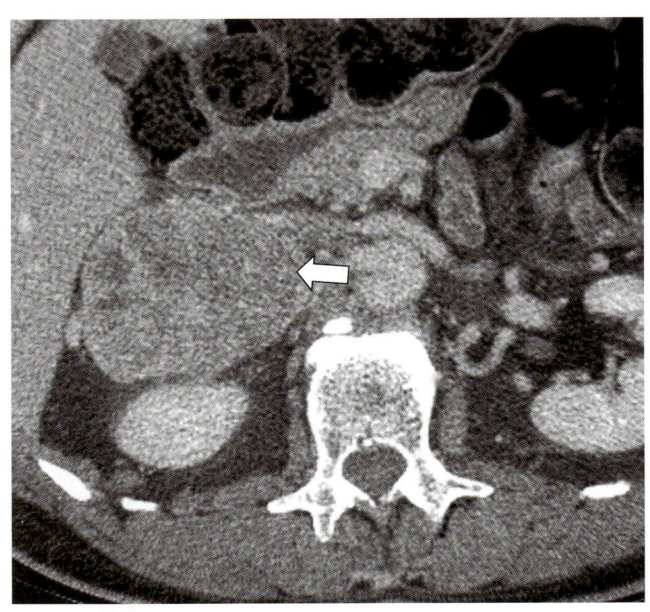

▲ 图 16-56 69 岁男性，嗜铬细胞瘤，伴高血压和甲氧基肾上腺素水平升高

轴位增强 CT 软组织图像显示右侧肾上腺一个约 8cm 的不均匀软组织密度肿物（箭）

第 16 章 肾上腺
Adrenal Glands

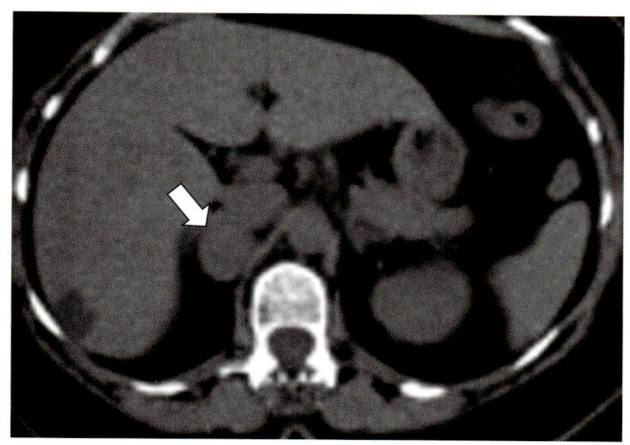

▲ 图 16-57 63 岁女性，嗜铬细胞瘤和高血压
轴位平扫 CT 软组织图像显示右侧肾上腺一个 3cm 肿物（箭），测得 CT 值为 47HU

表 16-3 肾上腺钙化或肾上腺肿物钙化的鉴别诊断要点

钙 化	钙化的肾上腺肿物
既往出血史	囊肿和假性囊肿——占比达 60%
	肉芽肿性感染——50% 为结核
	腺瘤（已退化）——罕见
既往肉芽肿性疾病感染史	髓样脂肪瘤——25%
	嗜铬细胞瘤——10%
	肾上腺皮质癌——40%
	转移癌（若原发恶性肿瘤有钙化）
	血管瘤——特征性的静脉石

（五）炎性、血管性和其他疾病

1. 增生 肾上腺增生可导致肾上腺弥漫性增厚，但肾上腺形态保持正常（图 16-74）。肾上腺增大可呈光滑或结节状。但是在双侧肾上腺均增大时，无论是呈平滑或结节状考虑为增生。据报道，肾上腺增生尸检中的患病率为 0.51%，并且患病率随着年龄增长而递增[225]。同样，肺癌患者的常规肾上腺 CT 也可发现肾上腺均匀增大或轻度结节样增大。而肺癌肾上腺转移的风险并不增加。此类肾上腺增大的发生率与年龄增长相关[28]。相反，大量经临床和生化检测诊断为肾上腺增生的患者，其肾上腺在 CT 上可表现为正常[100, 104]。部分原因可能是肾上腺皮质在增厚到可被识别的体积前已存在明显的功能亢进。

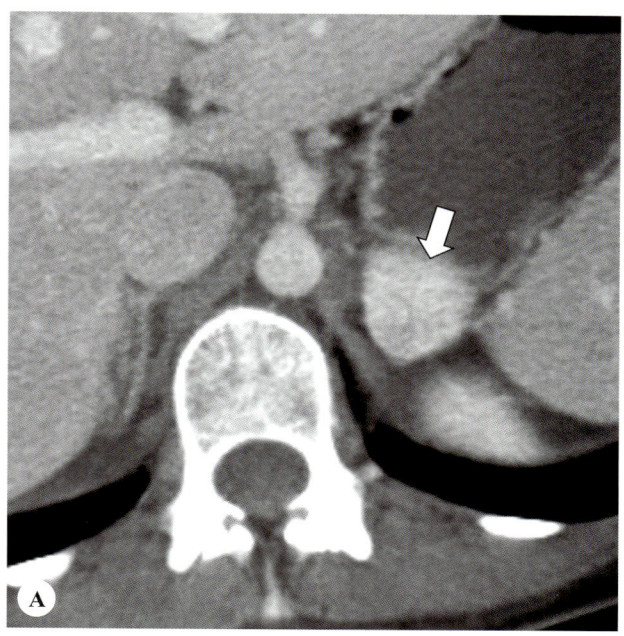

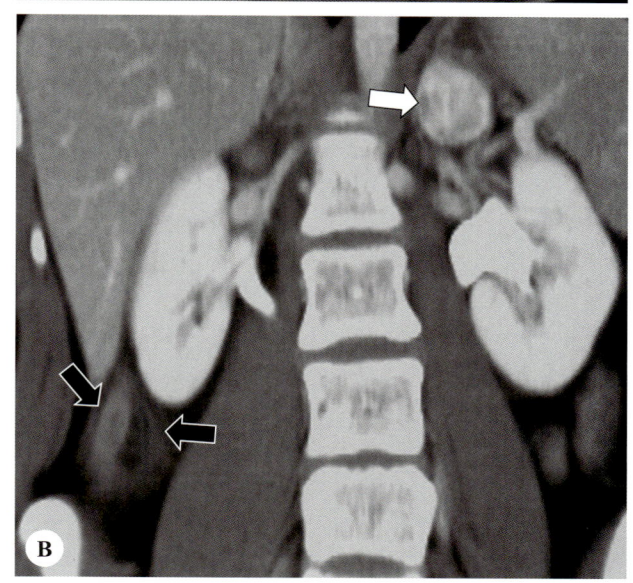

▲ 图 16-58 19 岁女性，因右下腹疼痛和急性阑尾炎就诊，偶然发现嗜铬细胞瘤

A. 轴位增强 CT 软组织窗图像显示左侧肾上腺一个约 2.9cm 富血供（192HU）肿物（箭）；B. 冠状位增强 CT 软组织窗图像显示左侧肾上腺富血供（192HU）肿物（白箭），阑尾扩张伴周围炎性反应（黑箭），病理证实左侧肾上腺肿物为嗜铬细胞瘤

因此，肾上腺表现正常时并不能排除增生。

目前的 CT 技术常能在肾上腺增生中检测到局灶性结节。这些结节通常 <5mm，但有些体积可达几厘米[226]（图 16-75）。双侧肾上腺结节或腺体增厚伴结节可被诊断为肾上腺增生。原发性功能性肾上腺肿瘤患者同侧残余肾上腺组织和对侧肾上腺可能表

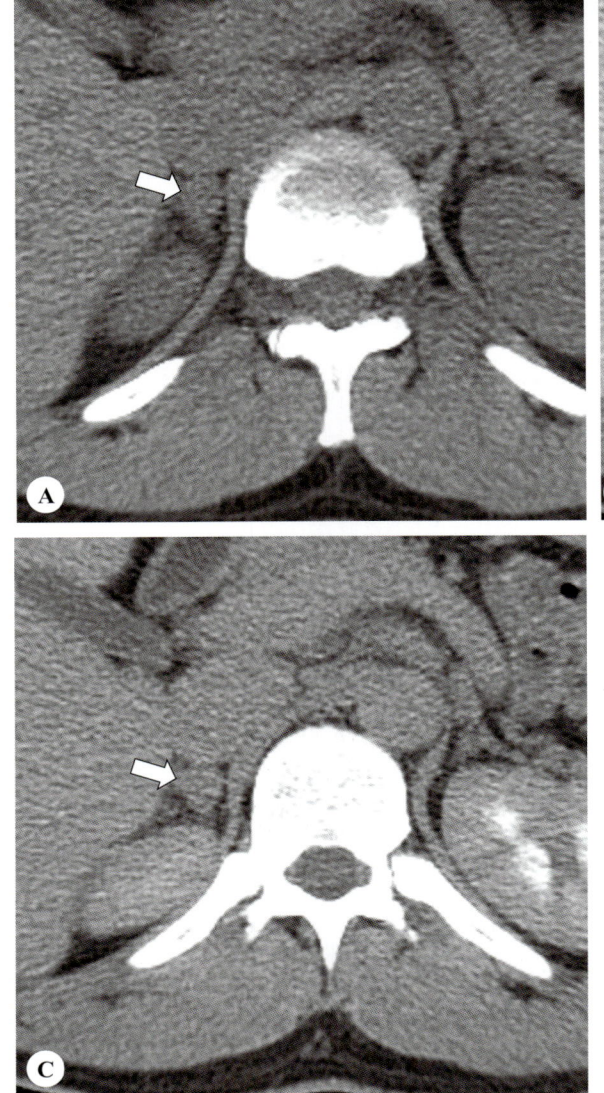

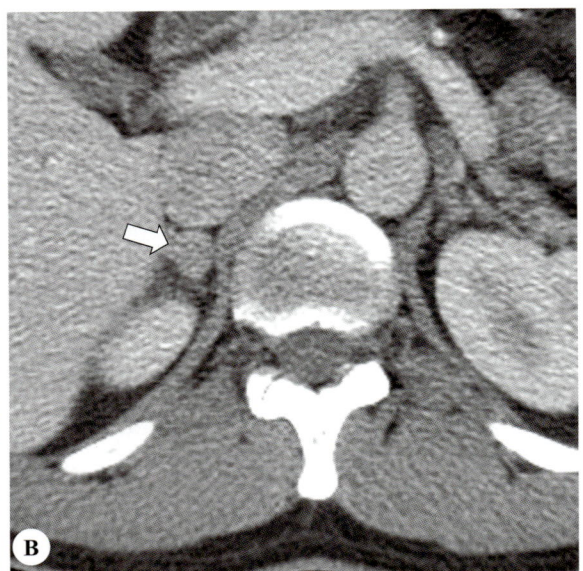

▲ 图 16-59 35 岁男性，Ⅱ型多发性内分泌瘤，嗜铬细胞瘤

A. 轴位平扫 CT 软组织窗图像显示右侧肾上腺病灶（箭），CT 值为 44HU；B. 轴位增强 CT 软组织窗门静脉期图像显示右侧肾上腺病灶（箭），CT 值为 92HU；C. 轴位增强 CT 软组织窗 15min 延迟扫描图像显示右侧肾上腺病灶（箭），CT 值为 63HU。病灶绝对廓清率为 60%，提示腺瘤。但相对廓清率为 32%，无法以此定性。患者存在嗜铬细胞瘤的临床和生化表现，随后切除的病理结果证实此诊断

现正常或发生萎缩。但是，CT 鉴别腺瘤和孤立性增生性结节的能力是有限的。

评估肾上腺功能异常患者的重点是找出肾上腺增生。虽然 MRI 和 CT 都能显示明显增大的腺体，但 CT 能更好地显示肾上腺细微的形态学改变，故更推荐使用 CT 来检测肾上腺增生。肾上腺增生在 MRI 上表现为体积增大，其信号强度与正常肾上腺相似。偶尔可在肾上腺功能正常的患者中发现肾上腺增大，但并没有临床意义。许多疾病都与非特异性肾上腺增生存在关联，包括肢端肥大症（100%）、甲状腺功能亢进症（40%）、主动脉瘤和夹层（55%）、高血压伴动脉硬化（16%）、糖尿病（3%）和多种恶性肿瘤[31, 227, 228]。一些病例中的肾上腺增大是一种生理性应激反应，其在图像上的表现与可导致肾上腺功能亢进的增生无明显区别。

2. Addison 病　引起肾上腺功能不全的原因很多，根据病因可分为原发性和继发性。原发性肾上腺功能不全，即 Addison 病，是肾上腺皮质被破坏而引起的。此病最常见的病因是自身免疫性疾病，其次是肉芽肿性疾病（如肺结核和结节病）、出血、肿瘤（如转移性疾病和淋巴瘤）和真菌性感染（如组织胞浆菌病）。继发性肾上腺功能不全由肾上腺缺乏刺激而来，通常由外源性或内源性糖皮质激素的抑制或垂体和下丘脑肿瘤引起。

Addison 病可分为急性、亚急性（2 年以内）和慢性[229]。急性 Addison 病很罕见，最常见的原因是

第 16 章 肾上腺
Adrenal Glands

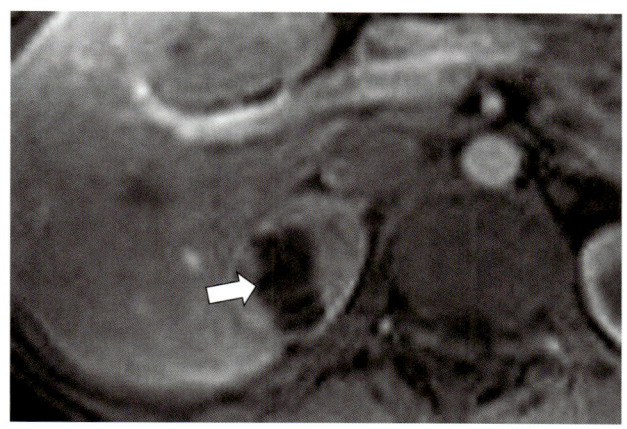

▲ 图 16-60 42 岁女性，高血压，嗜铬细胞瘤
轴位增强脂肪抑制 T_1 加权 MR 图像显示右侧大小约 4.2cm 的肾上腺肿物，其中心囊性坏死区域未发生强化（箭）。随后病理结果证实为嗜铬细胞瘤

双侧肾上腺出血[230]（图 16-76）。CT 和 MRI 上表现为肾上腺出血，具体表现将在本章后文中讨论。CT 有助于评估亚急性 Addison 病，特别是肉芽肿性感染，其表现通常为伴边缘强化和中心坏死的增大肾上腺[45, 48]。CT 引导下活检可用于评估继发于组织胞浆菌病、结核和真菌性疾病的活动性肾上腺炎症[229]。

CT 有助于寻找慢性 Addison 病的病因。由自身免疫性疾病引起的肾上腺萎缩表现为腺体缩小而无钙化[45, 51, 100]（图 16-77）。此类 Addison 病需与外源性激素引起的肾上腺萎缩相鉴别。两者表现类似，需要结合病史具体分析。部分或完全钙化的肾上腺缩小提示陈旧性肉芽肿性疾病（特别是结核或芽生菌病），而不伴有软组织成分的致密钙化灶提示肾上腺出血机化后的改变。

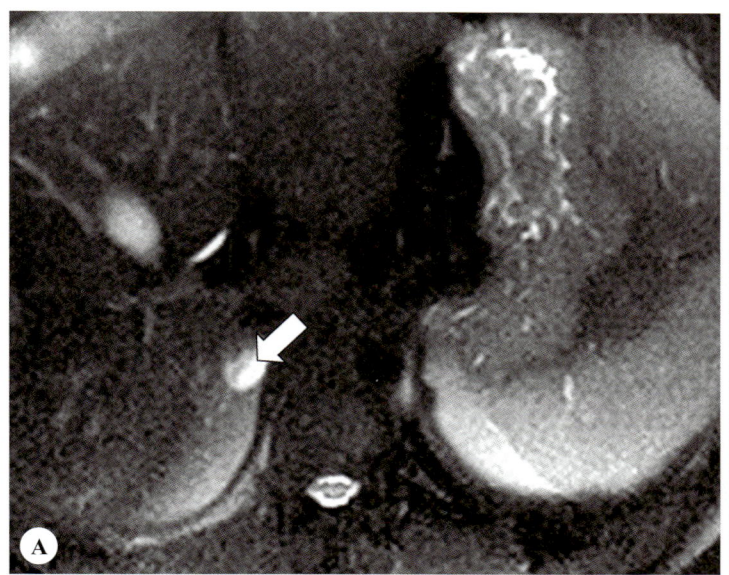

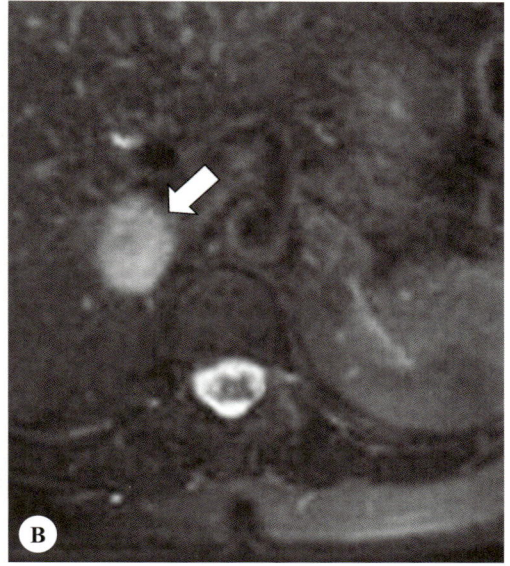

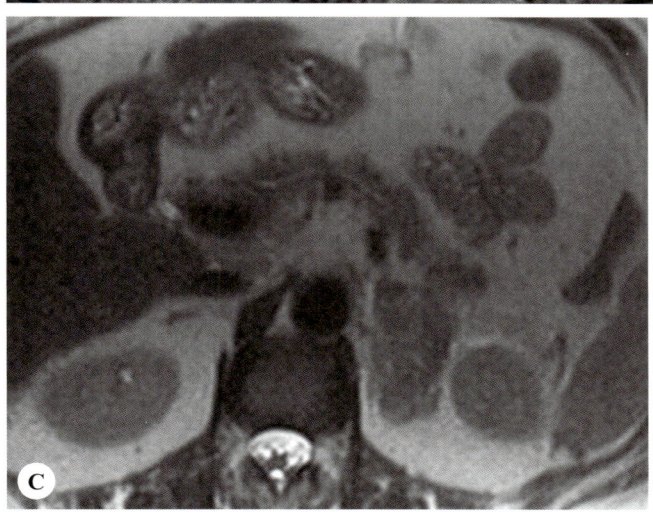

▲ 图 16-61 多个患者的嗜铬细胞瘤，肿物出现不同的 T_2 加权信号强度

A. 轴位 T_2 加权 MR 图像显示右侧肾上腺一个约 1cm 的 T_2 高信号结节（箭），呈与脑脊液相似的信号；B. 轴位 T_2 加权 MR 图像显示右侧一个大小约 3cm 的肾上腺肿物（箭），呈中等 T_2 高信号；C. 轴位 T_2 加权 MR 图像显示左侧一个大小约 4.8cm 的肾上腺肿物（箭），呈与脾相等的信号

871

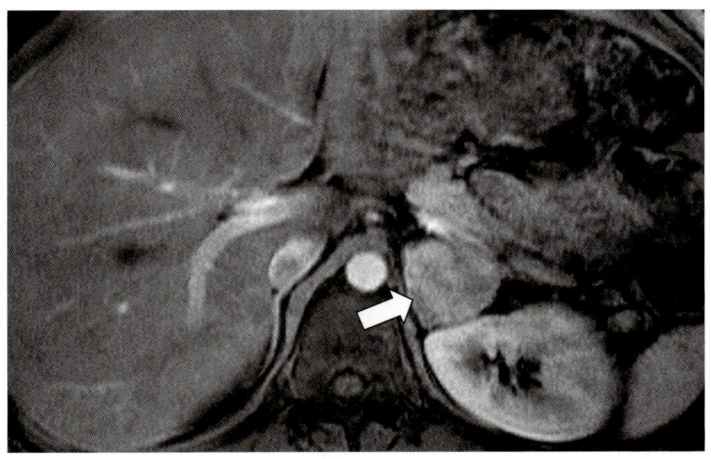

◀ 图 16-62 26 岁男性，嗜铬细胞瘤，伴高血压和甲氧基肾上腺素升高

轴位增强脂肪抑制 T_1 加权 MR 图像显示左侧肾上腺一个约 2.6cm 的明显强化的肿物（箭），呈典型的嗜铬细胞瘤表现

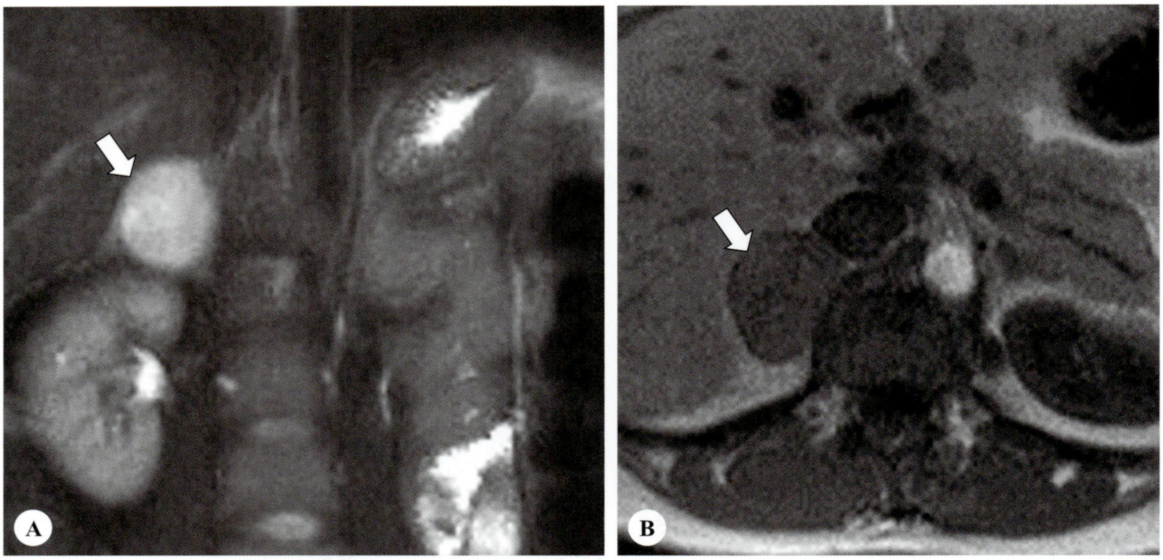

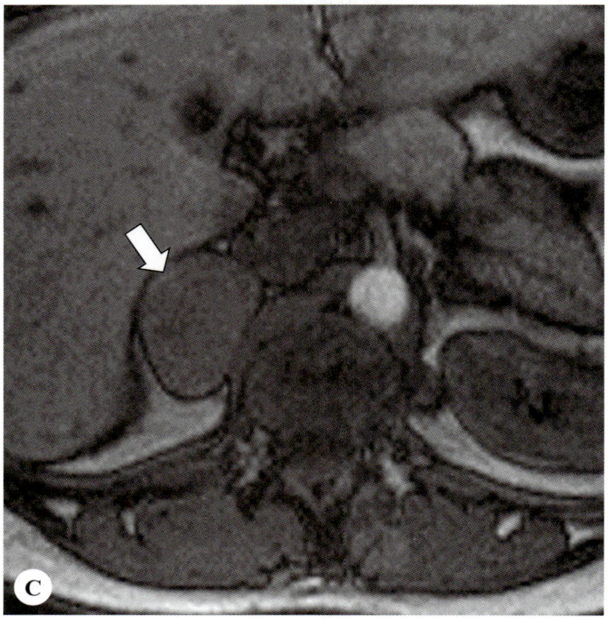

▲ 图 16-63 34 岁女性，嗜铬细胞瘤

A. 冠状位 T_2 加权 MR 图像显示右侧肾上腺一个约 4.1cm 的高信号肿物（箭）；B. 轴位平扫 T_1 加权同相位 MR 图像显示右侧 T_1 低信号的肾上腺肿物（箭）；C. 轴位平扫 T_1 加权反相位 MR 图像显示肿物（箭）内无明显信号缺失，肿物难以定性

第 16 章 肾上腺
Adrenal Glands

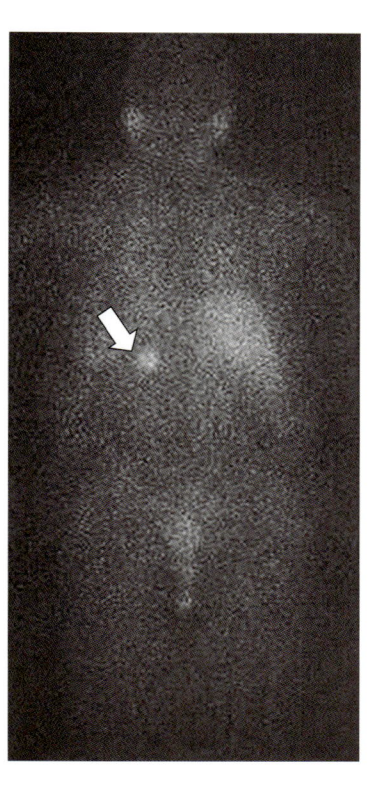

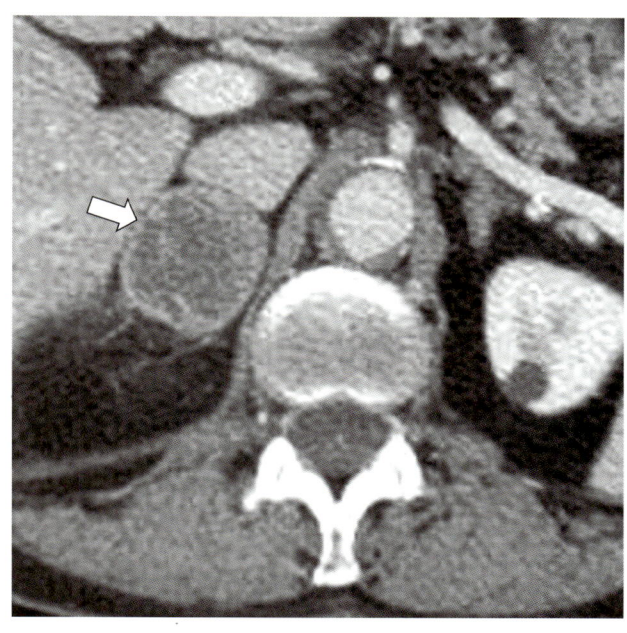

◀ 图 16-64 成年患者，嗜铬细胞瘤

冠状面 MIBG 图像显示右侧肾上腺区域（箭）摄取增强，符合嗜铬细胞瘤表现

▲ 图 16-66 60 岁女性，乳腺癌伴肾上腺转移

轴位增强 CT 软组织窗图像显示右侧一个约 3.6cm 内部不均匀的肾上腺转移瘤（箭）

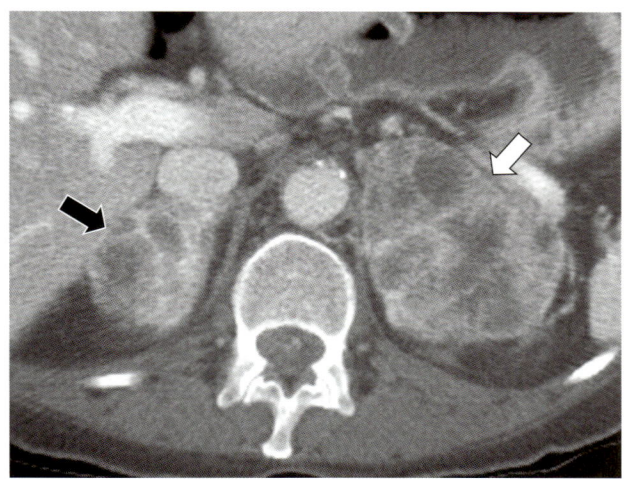

▲ 图 16-65 54 岁女性，肺癌伴双侧肾上腺转移

轴位增强 CT 软组织窗图像显示左侧约 7.1cm 的肾上腺肿物（白箭），约 5.1cm 的右侧肾上腺肿物（黑箭），均呈不均匀强化

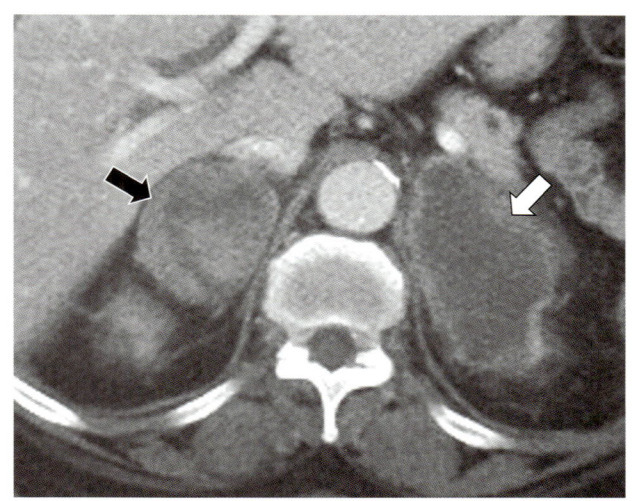

▲ 图 16-67 73 岁女性，肺癌伴双侧肾上腺转移

轴位增强 CT 软组织窗图像显示左侧一个约 7.1cm 的肾上腺肿物坏死（白箭）和右侧一个约 4.5cm 的肾上腺不均匀肿物（黑箭）

873

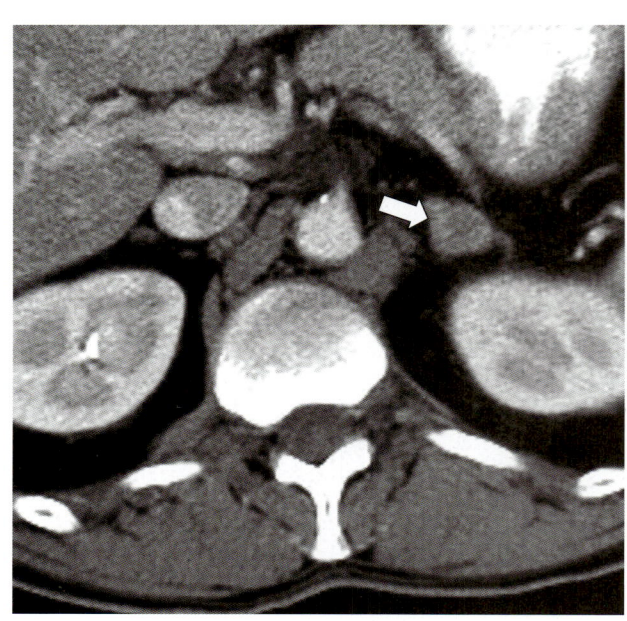

▲ 图 16-68 48 岁男性，肺癌伴肾上腺转移

轴位增强 CT 软组织窗图像显示左侧肾上腺有一个约 1.5cm 的转移瘤，密度相对较均匀（箭）

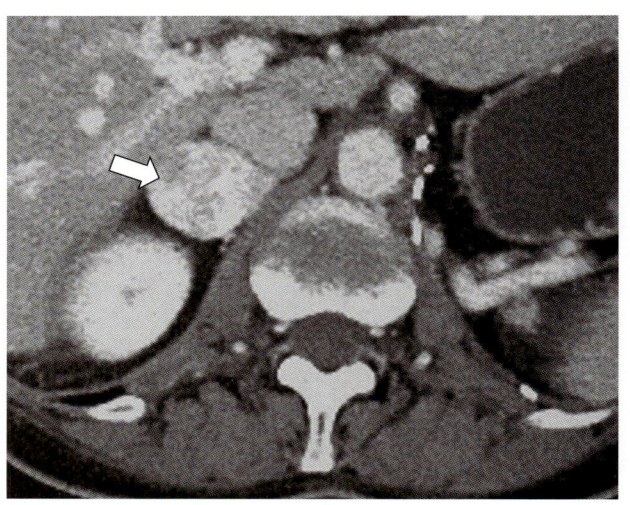

▲ 图 16-69 61 岁女性，肾细胞癌伴肾上腺转移

轴位增强 CT 软组织窗图像显示右侧肾上腺肿物（箭）强化明显，符合富血供肾细胞癌转移的特征。注意图像中既往左肾切除术置入的手术夹

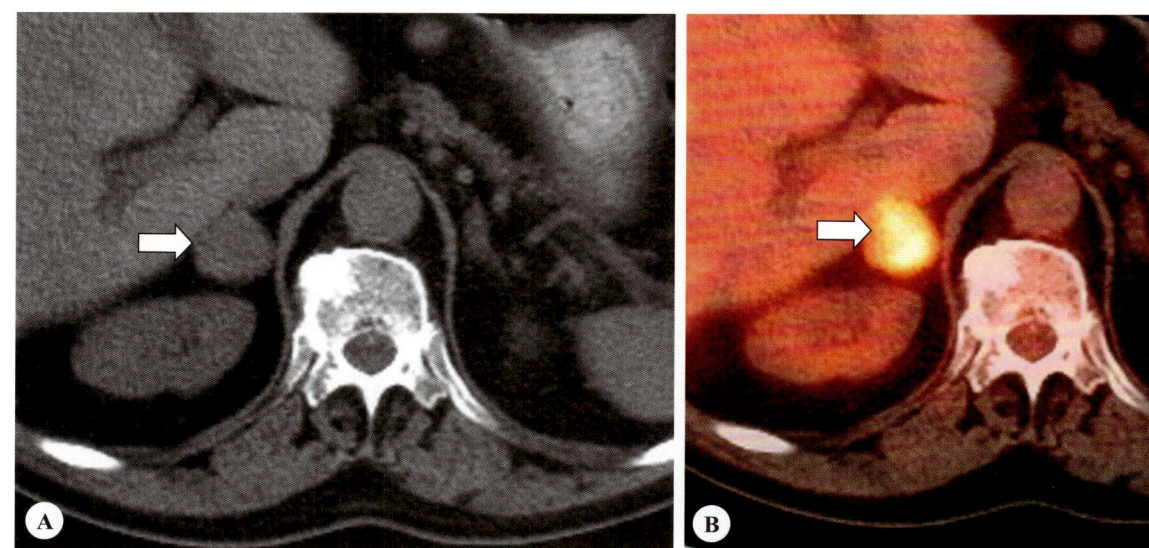

▲ 图 16-70 65 岁男性，直肠癌伴肾上腺转移

A. 轴位平扫 CT 软组织窗图像显示右侧一个约 2.9cm 的肾上腺结节（箭），其 CT 值为 23HU，难以定性；B. 轴位平扫软组织窗融合 PET/CT 图像显示右侧一个约 2.9cm 的肾上腺结节（箭），呈 FDG 高摄取，符合转移瘤表现

3. 肾上腺出血　肾上腺出血有三种不同的情况：新生儿出血、成人自发性（非创伤性）出血和严重创伤性出血。新生儿出血较为常见，一部分病因是分娩时损伤到胎儿期的较大肾上腺。由于主要受损的胎儿肾上腺会逐渐退缩，这类患者不会出现肾上腺功能不全。成年后的唯一后遗症是肾上腺钙化，而无肿物[164]。

成人肾上腺出血原因分为外伤性和非外伤性。大多数成人肾上腺出血的病因为外伤。通常为单侧（右侧更常见）（图 16-78），但也可为双侧[231]。原位肝移植时必须切除受者的一段下腔静脉，分开并结扎右侧肾上腺静脉，此过程可能导致右侧肾上腺区域坏死和出血[232, 233]。有 2% 接受这种手术的患者会

第 16 章　肾上腺
Adrenal Glands

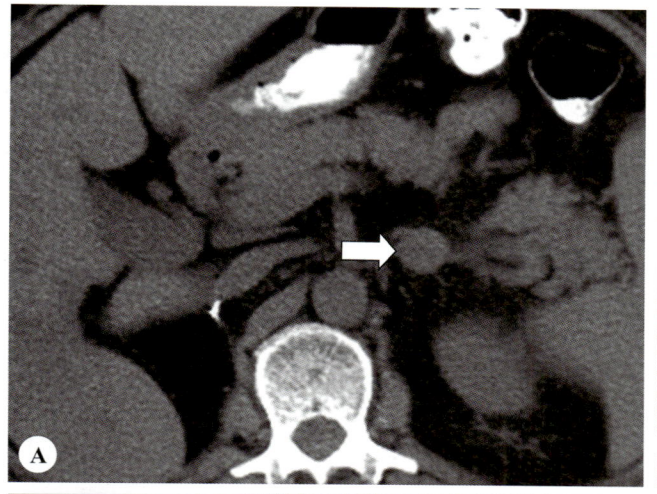
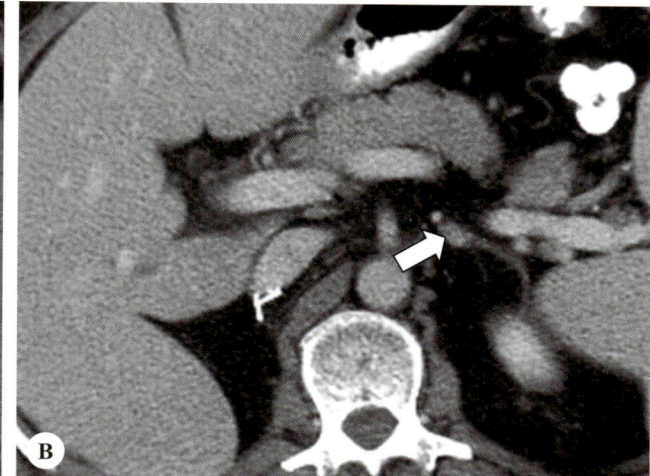
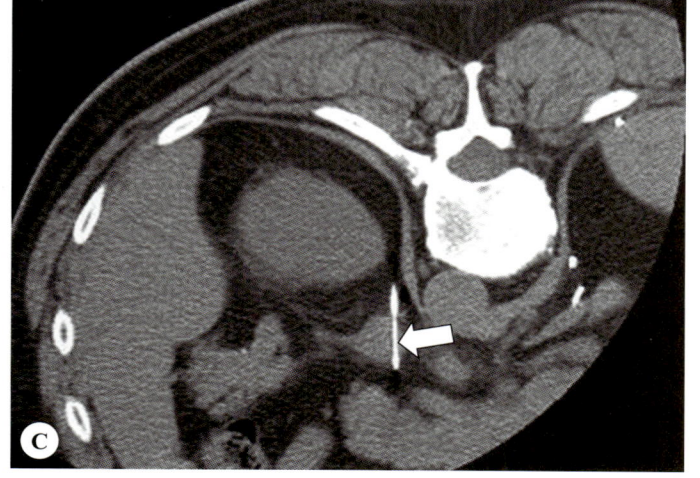

▲ 图 16-71　成年患者，肾细胞癌伴肾上腺转移

A. 轴位平扫 CT 软组织窗图像显示左侧肾上腺结节（箭），无特异性表现；B. 6 个月前的轴位增强 CT 软组织窗图像显示左侧肾上腺结节（箭），体积明显更小；C. 轴位平扫 CT 软组织窗图像显示左侧肾上腺结节内的活检针（箭）。病理证实为肾细胞癌转移灶

出现这种情况。但只要对侧肾上腺保持完整，即可判断该情况为没有临床意义的手术并发症[232]。

自发性非创伤性肾上腺出血通常为双侧发病，与应激（如脓毒血症、烧伤和手术）（图 16-76）、凝血功能障碍（图 16-79）或潜在的肾上腺肿物相关。肾上腺出血通常无临床症状，但也可能出现疼痛或休克。肾上腺转移瘤可发生出血但少见。肾上腺转移瘤出血与其他类型的肾上腺出血有明显差异，影像学上表现为大的不均匀肿物，并伴有更广泛的浸润性腹膜后出血[234]。由于这类患者通常处于疾病晚期，其他部位可能也存在明显的肿瘤病灶。如果患者表现为自发性肾上腺出血且无明确的病因，应给予影像学随访，直至出血消失且没有发现潜在的肿物。

大多数急性肾上腺出血的 CT 表现为较高密度（50～90HU）的圆形或卵圆形肿物（图 16-79 和图 16-80）。一种较为罕见的形态是遮住腺体的边界不清的肾上极肿物[235]。CT 随访时，肿物的大小和 CT 值随时间减小（图 16-79 和图 16-80）。大多数出血灶会逐渐缩小，最终消失。但还有一些出血灶最终会以假性囊肿的形式持续存在。钙化可在数周至数月内发生，这可能是出血在图像上唯一持续的征象。需要注意的是，双侧肾上腺出血时可能发生肾上腺功能不全。由于临床症状可能不明显，临床上可以通过 ACTH 刺激试验来确认是否存在肾上腺功能不全。

肾上腺出血的 MRI 表现为根据出血时间不同而呈不同信号的肿物[236]。急性出血通常为 T_1 等至轻度低信号和 T_2 低信号（图 16-81）。亚急性血肿通常在 T_1 和 T_2 加权图像上都呈高信号。急性期至亚急性期可能存在信号重叠（图 16-82）。慢性肾上腺血肿中含有含铁血黄素沉积和纤维包膜，在 T_1 和 T_2 加权图像中可出现低信号边缘。梯度回波成像能够展示含铁血黄素的磁敏感性所造成的"晕状"效应[236]。

（六）肾上腺偶发病变

肾上腺肿物常在影像学检查中被偶然发现。偶发

体部 CT 与 MRI（原书第 5 版）
Computed Body Tomography with MRI Correlation (5th Edition)

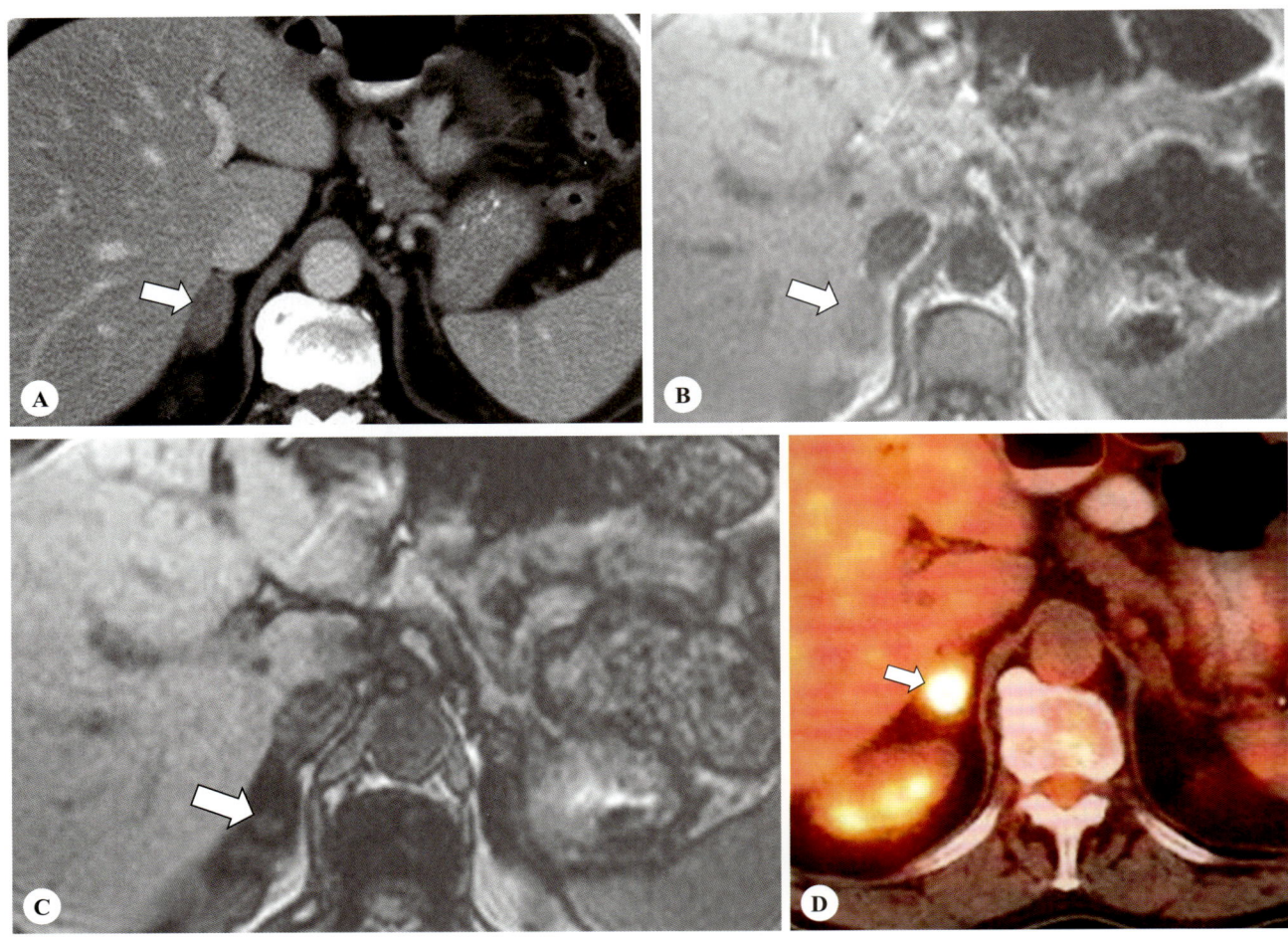

▲ 图 16-72　60 岁男性，肺癌伴碰撞瘤

A. 轴位增强 CT 软组织窗图像显示右侧肾上腺低密度软组织肿物（箭）。B. 轴位平扫 T₁ 加权同相位 MR 图像显示右侧肾上腺中等信号肿物（箭）。C. 轴位平扫 T₁ 加权反相位 MR 图像显示右侧肾上腺肿物内弥漫性信号缺失，符合腺瘤的表现；但是肿物中的一个局灶无信号缺失的区域（箭）。D. 轴位融合平扫 PET/CT 软组织窗图像显示右侧肾上腺肿物（箭）呈局限性明显 FDG 高摄取，提示患者有右侧肾上腺腺瘤和肺癌肾上腺转移灶构成的碰撞瘤

性肾上腺肿物在 CT 检查中的检出率为 4%~5%[1, 3]。在无恶性肿瘤病史的患者中，大多数偶然发现的肾上腺肿物都是良性的，并且最常见的是非高功能性腺瘤[4, 237]。但是，肾上腺是肿瘤常见的转移部位。其次，肾上腺可出现原发性高功能性肿瘤。而在肾上腺肿物较大的情况下，也需要考虑较罕见的原发性肾上腺皮质癌的可能性。因此我们要在偶然发现肾上腺肿物时，正确识别较罕见的需要治疗的患者，并为其推荐合适的检查手段。同时识别出大多数没有临床意义的患者，避免患者接受不必要的检查。

图像特征、病灶大小、病灶的稳定性和恶性肿瘤患病史是指导制订偶发性肾上腺肿物诊疗方案的关键因素。一些良性肾上腺肿物具有特异的诊断特征，包括前文所述的髓样脂肪瘤、囊肿、出血和腺

瘤。在没有诊断良性病变特征的情况下，医师常将较大的肿物怀疑为恶性病变。对于不能定性的肾上腺结节，比较其与前次检查的变化意义重大。结节稳定一般提示其为良性病变（图 16-83）。良性和恶性肿物都可能随时间增大，并且目前尚无可区分两者的增长率阈值[238]。但常规上需要完善进一步检查，排除增大肿物恶变的可能性。恶性肿瘤病史对于确定患者肾上腺病灶的良恶性至关重要。因为在无已诊断原发恶性肿瘤病史的患者中，少见单发的肾上腺转移瘤。评估偶发的肾上腺肿物时，医师还需要了解患者整体的临床状态。例如，对于有广泛转移性疾病或寿命有限的患者，其进一步肾上腺肿物检查的获益较小。

ACR 委员会白皮书中推荐对肾上腺偶发肿物的

第 16 章 肾上腺
Adrenal Glands

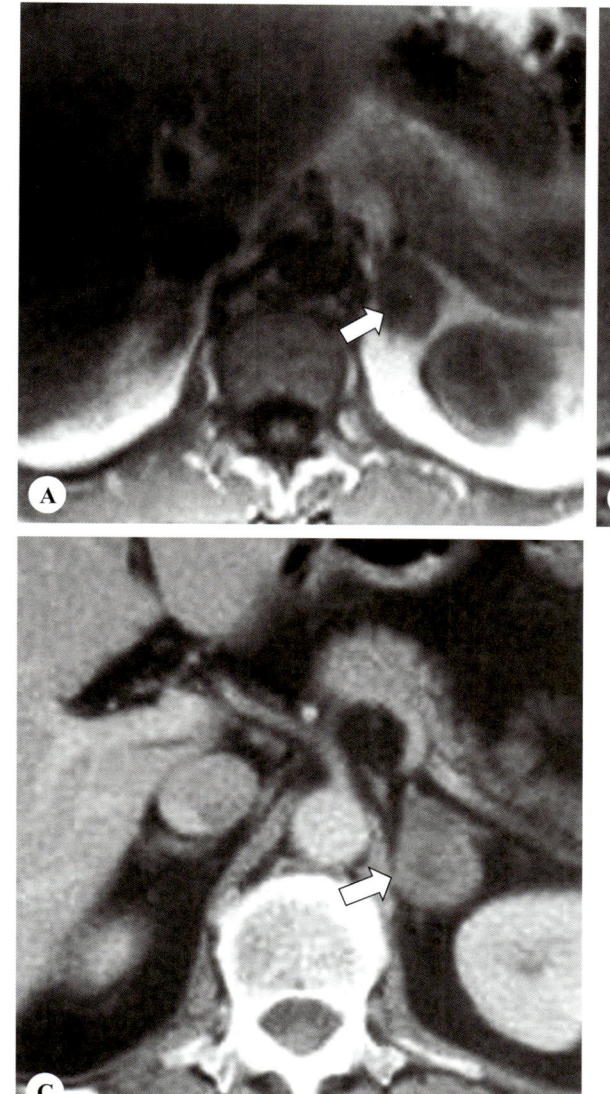

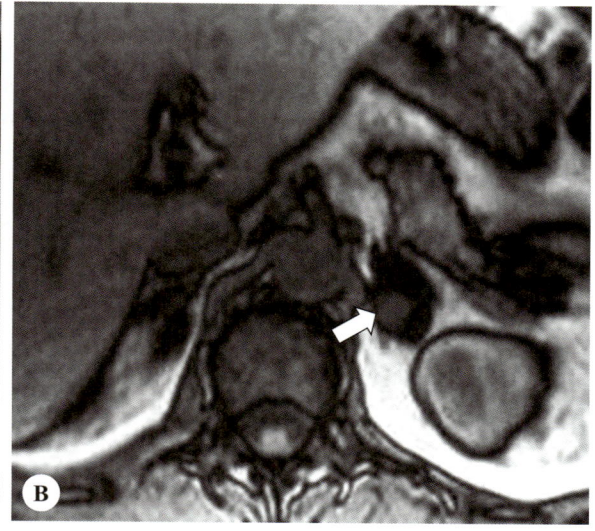

▲ 图 16-73　73 岁女性，食管癌伴碰撞瘤
A. 轴位平扫 T_1 加权同相位 MR 图像显示左侧肾上腺中等信号肿物，其后内侧为局灶性低信号（箭）；B. 轴位平扫 T_1 加权反相位 MR 图像显示左侧肾上腺肿物内弥漫性信号缺失，后内侧结节出现信号（箭），表现符合腺瘤内含转移性食管癌形成的碰撞瘤的特征；C. 轴位增强 CT 软组织图像显示左侧肾上腺肿物（箭），6 个月的随访 CT 显示肿物增大，证实碰撞瘤的诊断

影像学检查流程详见图 16-84 [239]。通常不评估短轴＜1cm 的肾上腺偶发肿物。随着影像学检查空间分辨率的提高，肾上腺的亚厘米级结节和增厚能够被检测出来，但目前尚不确定这些小病灶是否为真正的肿物。≥1cm 但＜4cm 的未定性肿物需要进一步评估其图像特征。最合适的检查方式是低剂量肾上腺 CT。此方法可评估肿物的密度和廓清。

偶发肾上腺肿物诊疗的推荐总结如下。

• 任意大小的具有良性肿物的特异性诊断特征的肾上腺肿物均不需要进一步的影像学检查。

• 对于没有诊断性图像特征的＜4cm 的肿物，如果肿物已经稳定至少 12 个月，则肿物为良性的可能性很大，不需要进一步影像学检查。如果肿物随时间增大，提示需进一步检查，排除恶性肿瘤。肿瘤患者还需考虑完善 PET/CT 检查或活检，排除转移性疾病。无恶性肿瘤病史且未定性的肾上腺肿物持续增大时，应进行生化检查，并视其生长速度决定是否需手术切除治疗可能的肾上腺皮质癌。

• 在没有恶性肿瘤病史的患者中，即使无前次检查证实未定性肾上腺肿物的稳定性，多数＜4cm 的肿物也可确定为良性病变。若这些患者的肾上腺肿物为 1～2cm，可以考虑在 12 个月后进行肾上腺 CT 随访。对于那些 2～4cm 的良性可能肿物，可以通过肾上腺 CT 证实良性的可能性。极少情况下，若肾上腺 CT 不能明确诊断病变为良性，可根据个体情况，在 6～12 个月后选择进行随访检查或手术切除。

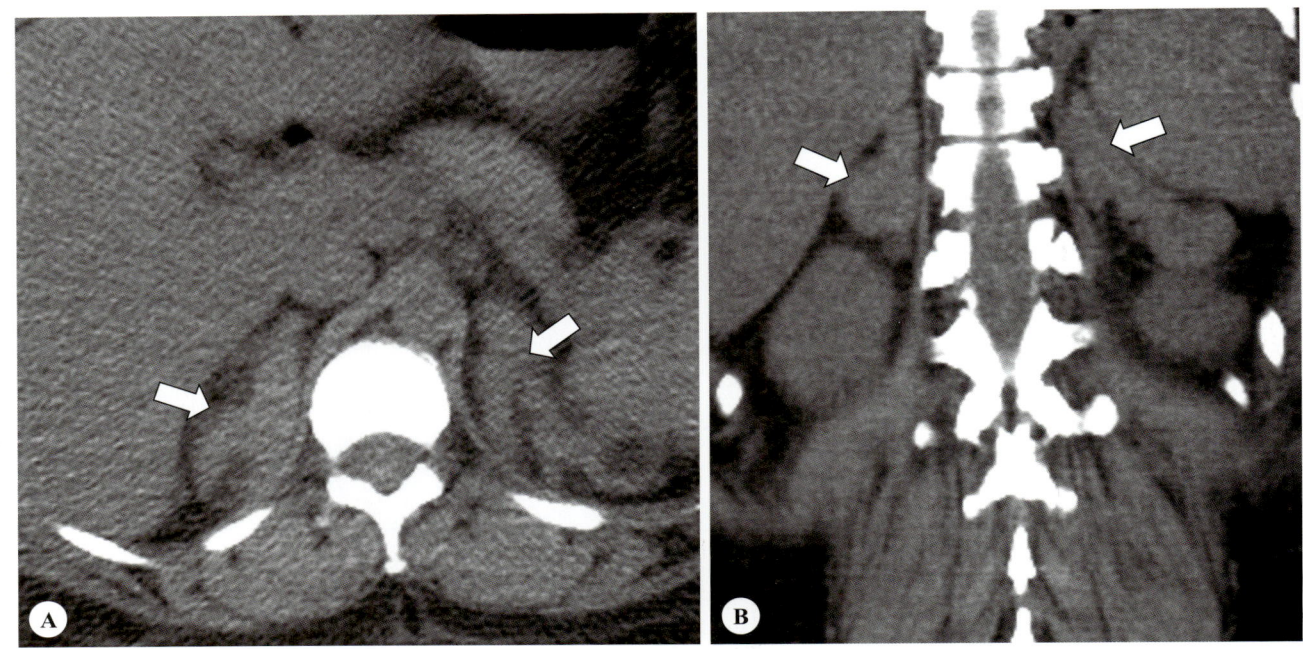

▲ 图 16-74 36 岁女性，先天性肾上腺增生

A. 轴位平扫 CT 软组织窗图像显示肾上腺弥漫性结节状增厚（箭）；B. 冠状位平扫 CT 软组织窗图像显示肾上腺弥漫性结节状增厚（箭）

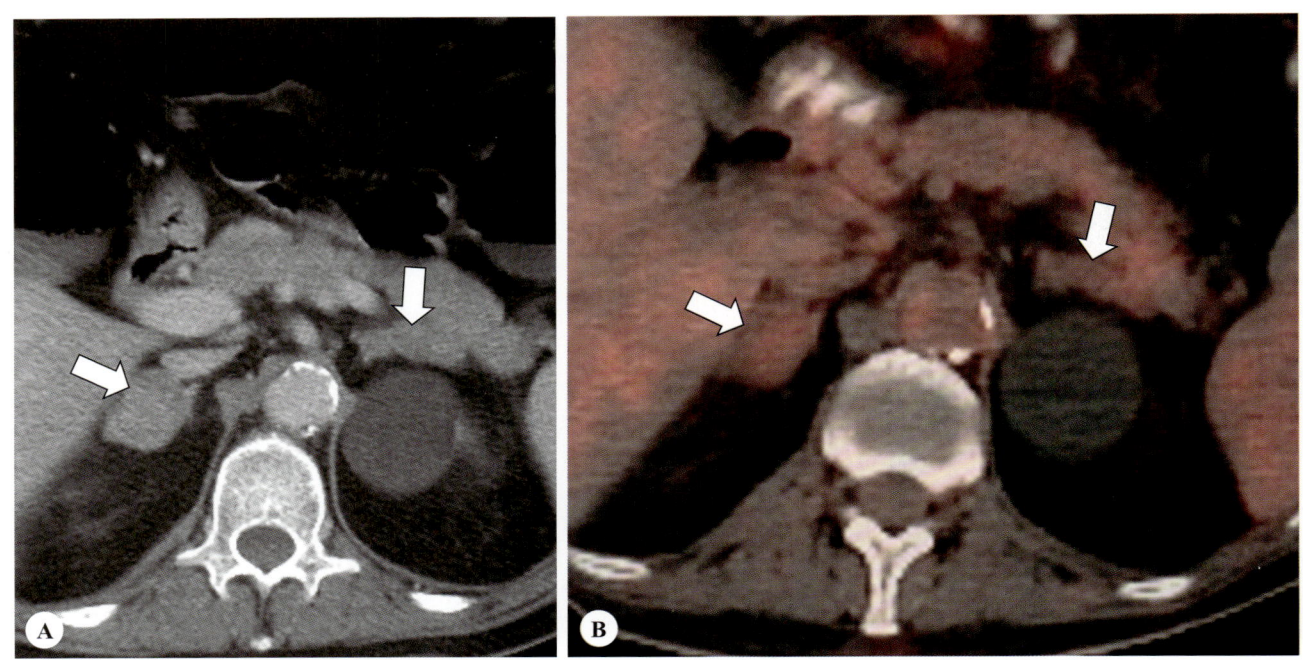

▲ 图 16-75 63 岁男性患者，肺癌，病理确诊为肾上腺增生

A. 轴位增强 CT 软组织窗图像显示肾上腺结节状增厚（箭），右侧肾上腺大于左侧；B. 轴位平扫融合 PET/CT 软组织窗图像显示双侧肾上腺均无局灶性 FDG 浓聚（箭）。右侧肾上腺活检结果证实肾上腺增生

第 16 章 肾上腺
Adrenal Glands

- 在无明确转移的肿瘤患者中，若肾上腺肿物无特异的良性诊断特征，并且无前次检查确定肿瘤的稳定性，则推荐进行肾上腺 CT 检查。因为常规增强 CT 不能鉴别良性和转移性病变[213, 214]。然而，如果肿瘤中有中心坏死，则恶性的可能性增加，可以考虑进行活检或 PET/CT[214]。

- 肾上腺肿物＞4cm 且无良性诊断特征时，即使患者无肿瘤病史，由于肿物有可能为肾上腺皮质癌，通常也会进行手术切除。若为肿瘤患者，则建议进行 PET/CT 检查或活检排除转移的可能。

影像学检查虽然有助于区分肾上腺肿物的良恶性，但不能确定肿物是否具有功能。生化检查可确定肾上腺肿物是否分泌过量激素。偶发肾上腺肿物中亚临床功能亢进的发生率尚不确定，一些报道中的发生率为 5%～9%[240]。尽管嗜铬细胞瘤很罕见，但它被偶然发现的情况却越来越多[191, 241]。包括内分泌学会指南在内的大量指南均建议完善所有偶发肾上腺肿物生化指标筛查，排除隐匿的高功能性肿瘤的可能性[1, 2, 65, 240, 242]。最新一版 ACR 白皮书的建议与其他指南一致，也推荐对多数偶发肾上腺肿物进行内分泌功能评估。然而，这个建议仍然存在争议。一些内分泌学家提出这些检查的费用昂贵，并且假阳性率高[243]。

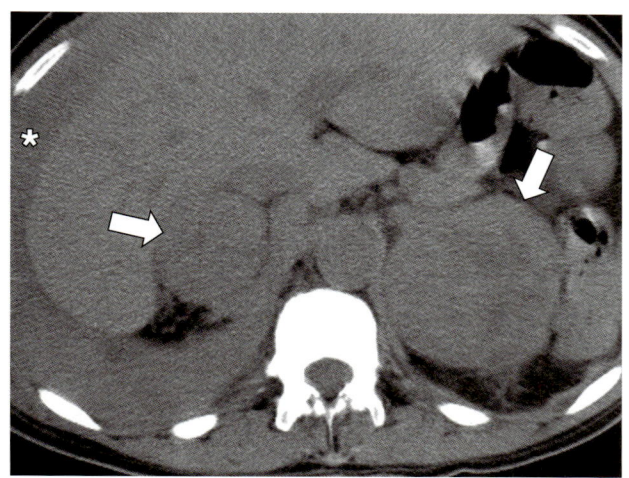

▲ 图 16-76　51 岁男性，支气管肺癌切除术后发现肾上腺功能低下，诊断为双侧肾上腺出血
轴位平扫 CT 软组织窗图像显示双侧肾上腺大的血肿（箭），高密度游离液体提示出血（星）

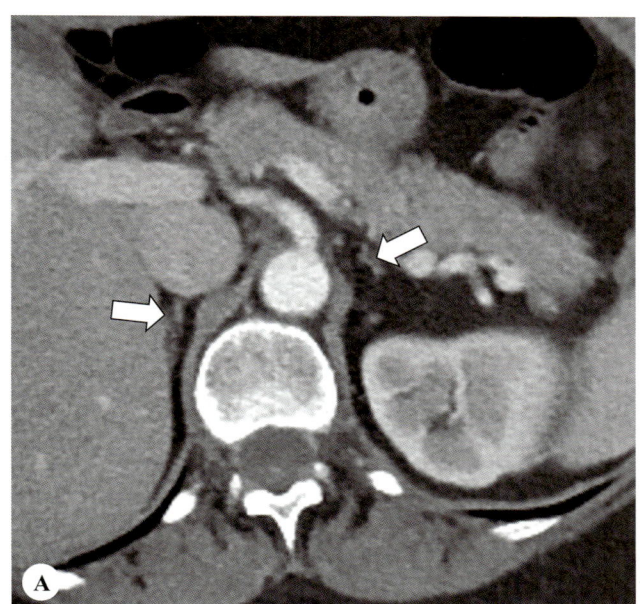 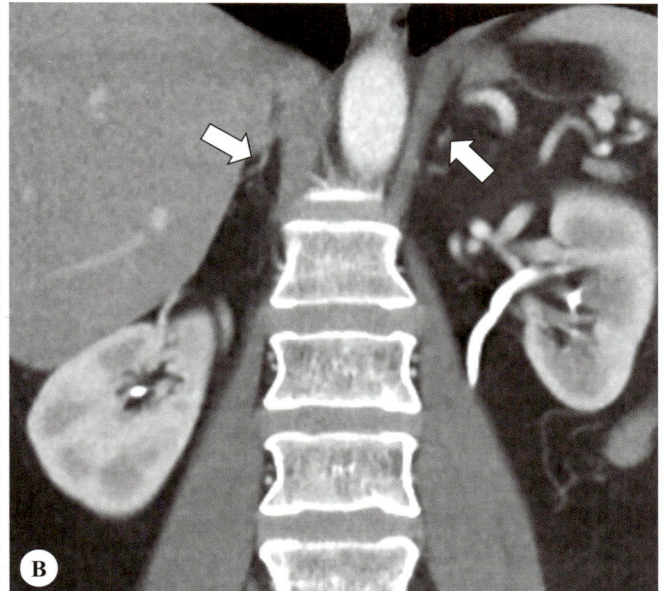

▲ 图 16-77　78 岁男性，诊断为 Addison 病
A. 轴位增强 CT 软组织窗图像显示纤细的肾上腺（箭）；B. 冠状位增强 CT 软组织窗图像显示纤细的肾上腺（箭）

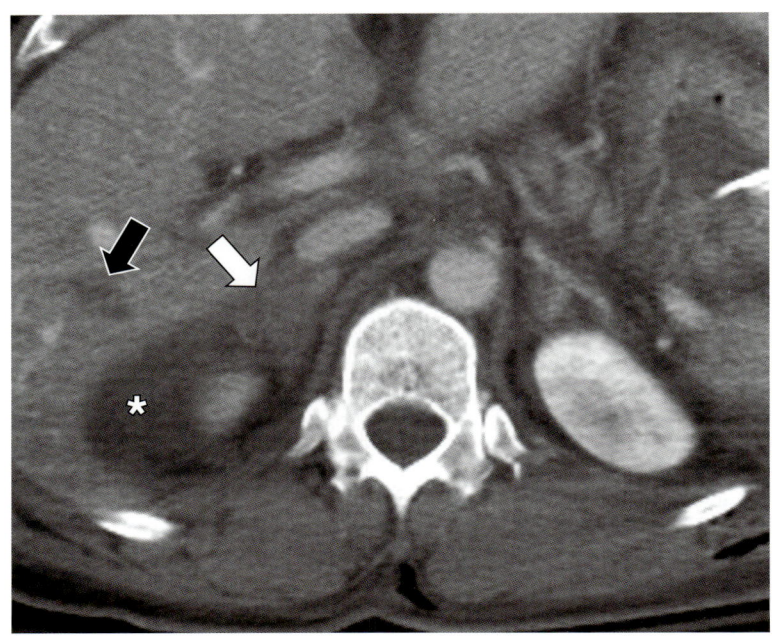

◀ 图 16-78 49 岁男性，摔倒后发生肾上腺出血

轴位增强 CT 软组织窗图像显示右侧肾上腺呈弥漫性、边缘模糊的软组织增厚影（白箭），提示患者发生创伤后急性出血。注意肝撕裂伤（黑箭），高密度游离液体（星）提示出血

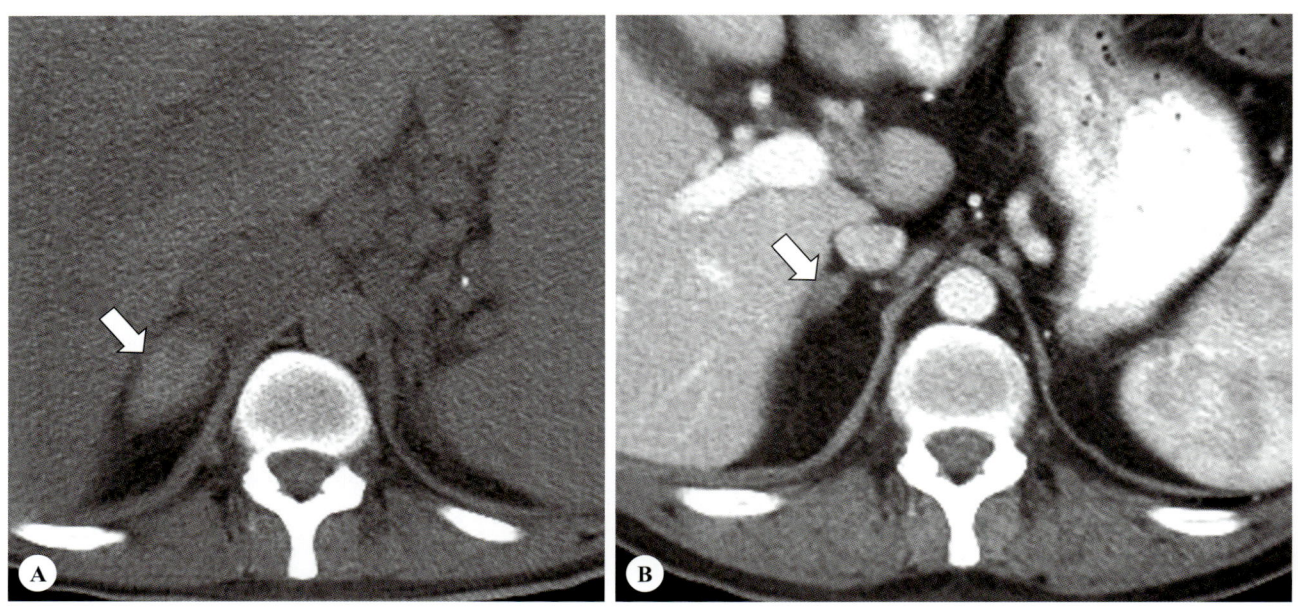

▲ 图 16-79 45 岁男性患者，因肺栓塞使用肝素治疗后出现血红蛋白降低，诊断为肾上腺出血

A. 轴位平扫 CT 软组织窗图像显示右侧肾上腺一个约 3.5cm 的高密度（CT 值 60HU）肿物（箭），提示急性出血；B. 1 年后的轴位增强 CT 软组织窗图像显示右侧肾上腺一个约 1cm 的肿物（箭），肿物较前明显减小。证实前次肾上腺出血的诊断

第 16 章　肾上腺
Adrenal Glands

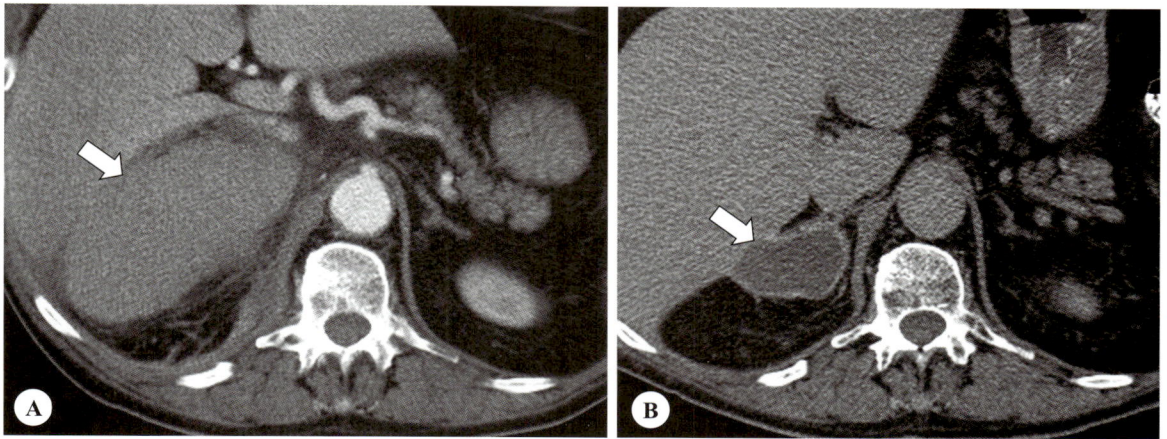

▲ 图 16-80　62 岁男性，发生肾上腺出血
A. 轴位增强 CT 软组织窗图像显示右侧肾上腺一个约 12cm 的均质肿物（箭）；B. 6 个月后的轴位增强 CT 软组织窗图像显示右侧肾上腺肿物（箭）体积减小，证实肾上腺出血的诊断

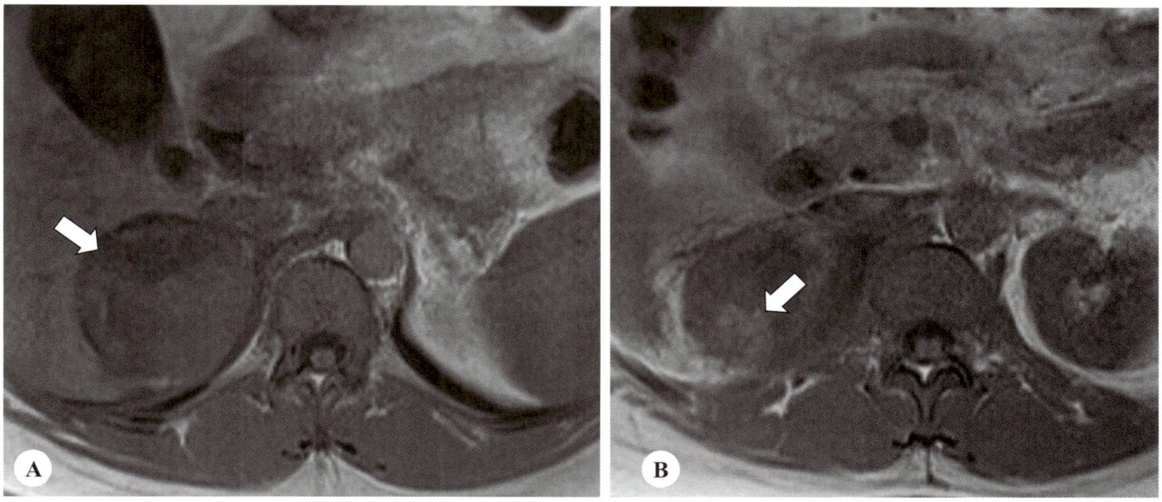

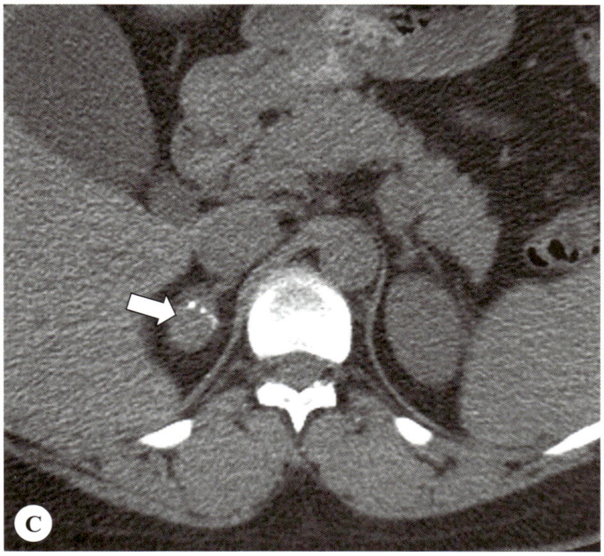

▲ 图 16-81　37 岁孕妇，右上腹疼痛，诊断为肾上腺出血

A. 轴位平扫 T_1 加权 MR 图像显示右侧肾上腺一个约 6.7cm 的不均匀 T_1 等 / 低信号肿物（箭）；B. 更下方层面的轴位平扫 T_1 加权 MR 图像显示右侧肾上腺肿物中有部分区域为 T_1 高信号（箭），提示出血；C. 10 个月后的轴位平扫 CT 软组织窗图像显示右侧肾上腺病灶（箭）的大小为 1.5cm，体积较前减小且伴有外周钙化，证实肾上腺出血的诊断

881

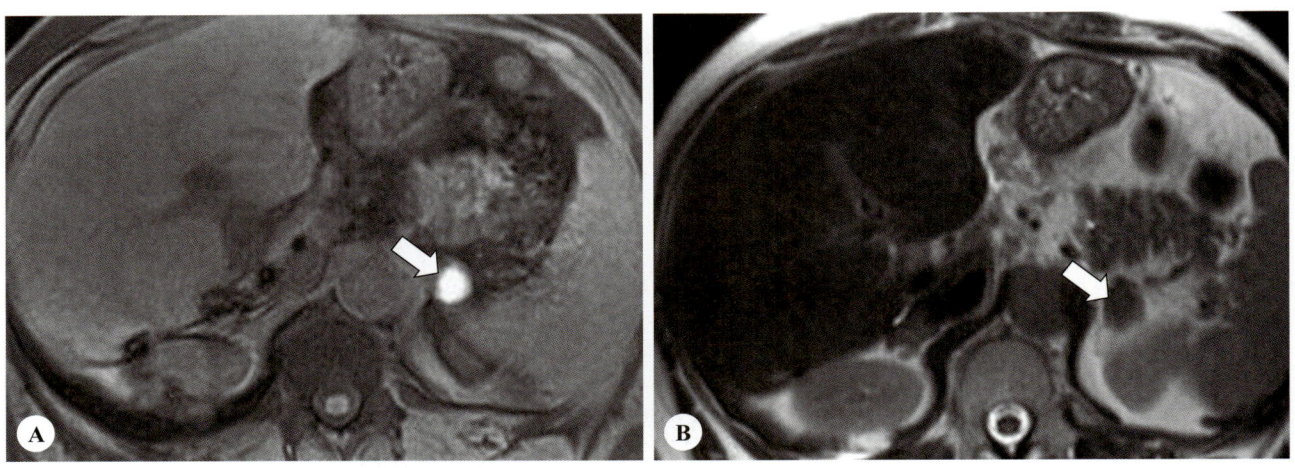

▲ 图 16-82 近期接受肝切除的成年患者，偶然发现肾上腺出血（亚急性）

A. 轴位平扫 T_1 加权 MR 图像显示左侧肾上腺病灶呈 T_1 高信号（箭）；B. 轴位 T_2 加权 MR 图像显示左侧肾上腺病灶呈 T_2 低信号（箭），符合亚急性早期肾上腺出血的表现

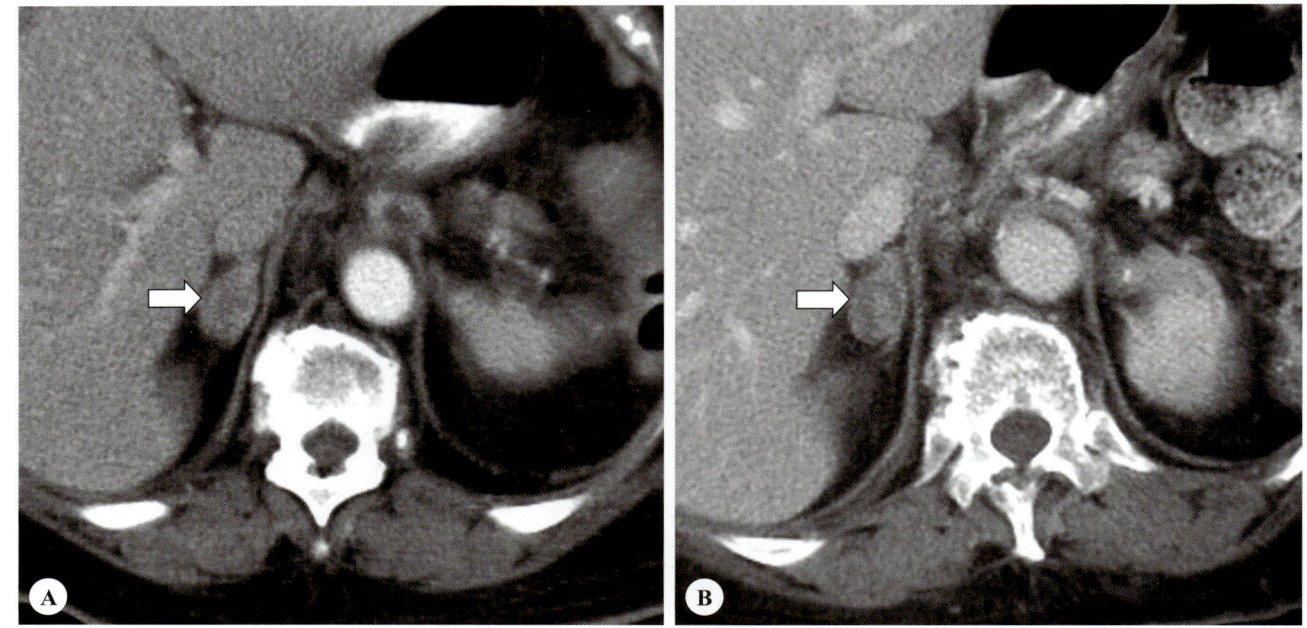

▲ 图 16-83 60 岁男性，腹痛就诊，偶然发现肾上腺结节

A. 轴位增强 CT 软组织窗图像显示右侧肾上腺一个约 2.6cm 的软组织结节（箭）；B. 2 年后的轴位增强 CT 软组织窗图像显示右侧肾上腺结节征象无明显变化（箭），提示良性病变

第 16 章 肾上腺
Adrenal Glands

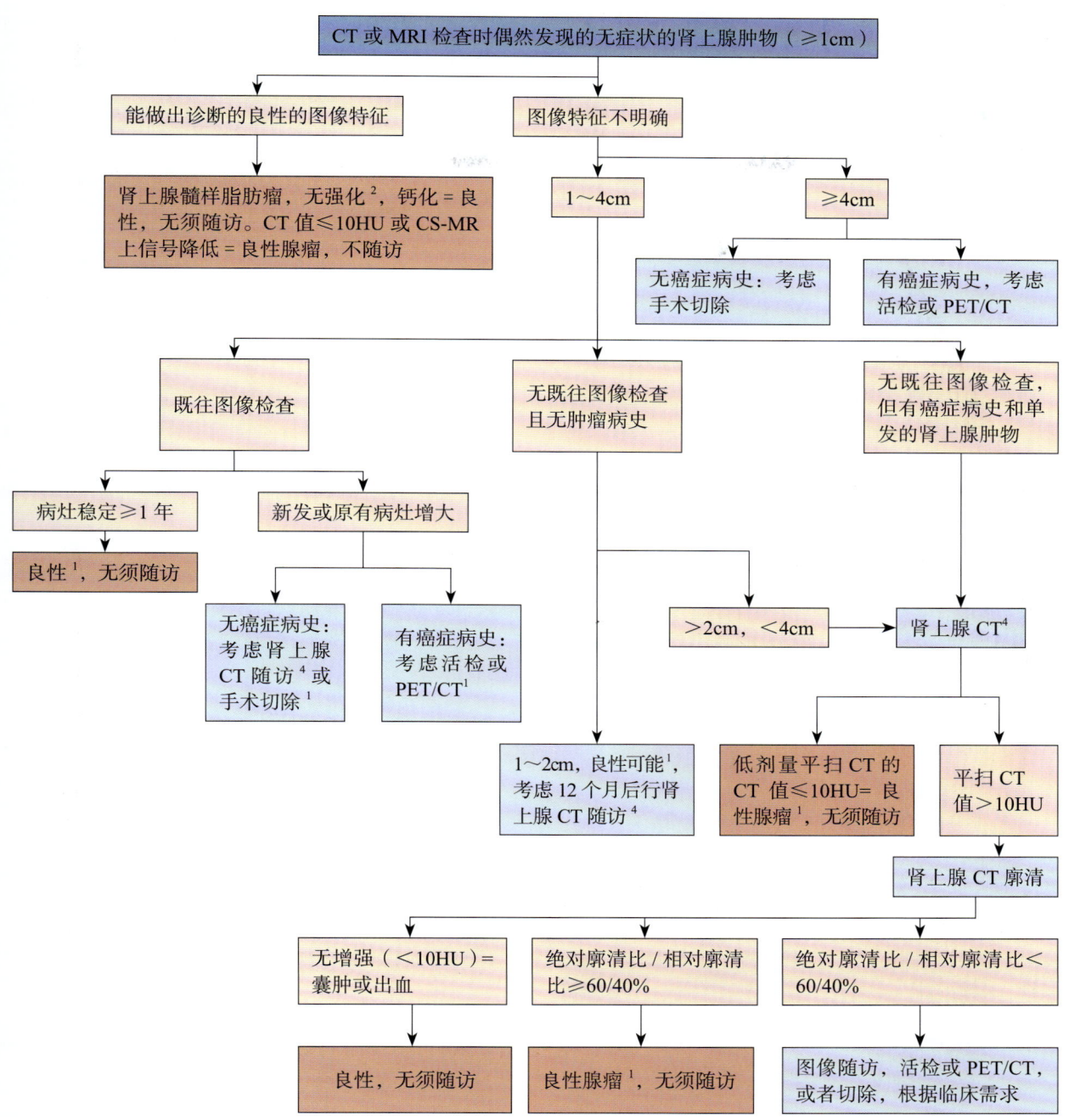

▲ 图 16-84 ACR 推荐的偶发无症状肾上腺肿物的诊疗流程

经 Elsevier 许可转载，引自 Mayo-Smith W, Song J, Boland G, et al. Management of incidental adrenal masses: a white paper of the ACR Incidental Findings Committee. *J Am Coll Radiol* 2017;14(8):1038–1044.

第 17 章 脾 脏
Spleen

Karen S. Lee　Komal Talati　Koenraad J. Mortele　著
姚　杉　张晗媚　译

脾脏在 CT 和 MRI 上都可以很好地显示。脾脏显影为一个长条形或椭圆形器官，位于左上腹，由脾肾、脾结肠、脾胃和脾膈韧带固定[1]。脾脏的上外侧缘轮廓凸出，与腹壁和左半膈相邻。脾脏边缘光滑，脾脏实质与邻近脂肪分界清楚。脾门通常位于前内侧，脾动脉及其分支、脾静脉及其属支在此区域进出脾（图 17-1）。脾门后方的脾后内侧常为凹面，顺应邻近左肾的形态。脾门前方的内侧面与胃相贴，在部分患者中还可见一个浅的凹面（图 17-2）。

与肝脏类似，脾脏通常有一小块未被腹膜覆盖的区域，即所谓的裸区[2]。它比肝脏的裸区小，是脾表面 2~3cm 大小的部分，位于脾肾韧带的前后叶之间。此区域位于左肾上极前面肾筋膜的上方。腹水和左上腹的其他腹腔积液，常常包绕该区域以外的脾脏表面。一些情况下，这一特征的识别有助于确定液体是位于腹膜腔还是胸膜腔。

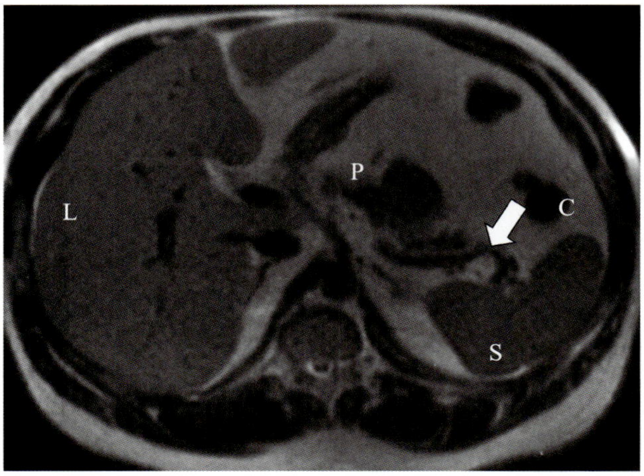

平扫 CT 即可显示脾血管。脾静脉走行平直，沿胰体和胰尾的后方横行进入脾门。与脾静脉不同的是，脾动脉通常迂曲走行，呈螺旋样构型，老年患者的脾动脉壁内通常可见钙化的粥样斑块。在任何特定的节段中，脾动脉表现为单一的曲线样结构，也可以表现为往复进出横断面的一系列圆形密度影，其中每个圆形密度影代表某一部分脾动脉的断面。

脾的组织学组成有助于理解其增强后的实质强化模式。脾脏由称为"红髓"的血管窦和称为"白髓"的带有网状内皮细胞的淋巴滤泡组成。随着年龄的增长，淋巴滤泡的数量增加，导致白髓比红髓多。脾脏红髓有一条双循环路线：一个是"快速系统"，即动脉血液直接流入静脉窦；一个是"慢系统"，即动脉血液在到达静脉窦之前经过淋巴组织。正是这两种系统间血流动力学的差异，解释了脾脏增强成

▲ 图 17-1　40 岁男性，正常脾脏解剖
轴位 T₂ 加权 MR 图像示正常脾脏（S），外缘凸出，与相邻体壁形态一致。内侧呈凹面。脾动脉（箭）进入脾门。C. 结肠；P. 胰腺；L. 肝脏

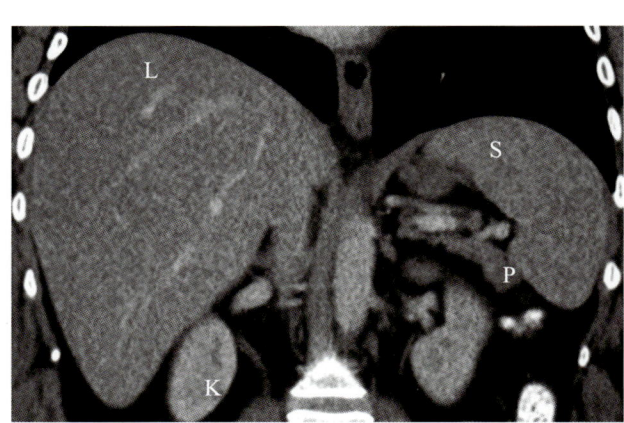

▲ 图 17-2　42 岁女性，正常脾脏解剖
冠状位增强 CT 软组织窗图像显示正常脾脏（S）内侧轮廓凹陷。K. 肾脏；P. 胰腺；L. 肝脏

像时的强化模式[3-5]。

本章中，讨论了脾脏最新的 CT 和 MRI 技术。概述相关解剖，并描述放射科医师需要熟悉的常见和不常见疾病，并强调其 CT 和 MRI 特征。

一、脾脏成像技术

1. CT 在未静脉注射对比剂时，正常脾脏密度均匀，CT 值为 40～60HU，等于或略低于正常肝脏[6]（图 17-3）。若进行脾的 CT 检查，静脉注射碘对比剂非常有帮助。团注对比剂后进行动态扫描，最适于确认脾门和胰腺后方软组织结构的性质，这些软组织的影像表现与胰腺或左肾上腺的病变类似，但实际上，这可能是正常脾血管。脾动脉和静脉及其分支在团注对比剂后可出现明显强化，很容易识别。脾实质密度也可增高，该方法可用于提高脾内肿物的检出率。快速静脉注射对比剂后，若在注射早期摄片，可见脾实质常表现为不均匀强化（图 17-4）。由于脾红髓的双重循环通路，在动脉早期到晚期可见脾的弧形和波浪样强化表现[4, 5]。1min 或更久后，脾实质呈均匀强化。在一项对儿童的研究中，这种早期的不均匀强化已经证明与注射速度、年龄和脾大有关，并且更容易出现在注射速度较快、患者为 1 岁以上、无脾大的情况下[7]。注意不要把注射后早期的不均匀强化误读为局部异常表现。

采用离子型和非离子型对比剂，脾实质强化程度无显著差异，平均强化程度在 75～97HU[8, 9]。

2. MRI 成人脾脏的 T_1、T_2 弛豫时间相对较长。在 T_1WI 中，脾脏的信号强度低于肝脏（较暗），与肾皮质相似。在 T_2WI 中，脾脏比肝脏看起来更亮，反映了其含较多的自由水（图 17-5）。与成人不同的是，在 T_2WI 图像上，新生儿的脾脏在出生后的第 1 周相对于肝实质呈等或低信号，8 个月后则呈现类似于成人的表现。T_2WI 中信号的增加可能与淋巴系统的成熟、白髓与红髓的相对比例增加有关[10]。因脾实质在所有腹部实性器官中的弥散受限程度最大，故弥散加权成像和表观扩散系数在鉴别脾实质方面具有价值，并可成为解决问题的有效手段[11]。此外，通过减少采集时间和呼吸运动伪影，单次激发快速自旋回波序列已经证明适用于脾脏评估。血液流动所致的流空表现使脾脏主要血管可在不注射对比剂时显影良好。由于脾脏实质的弛豫时间与许多脾脏

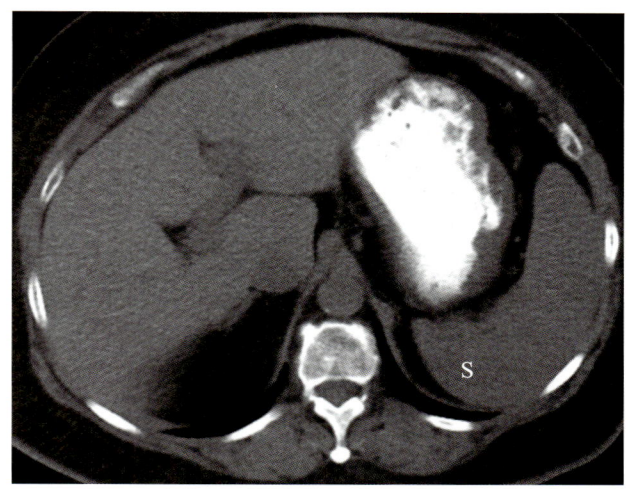

▲ 图 17-3 35 岁男性，脾脏正常 CT 表现
轴位 CT 软组织窗图像示正常脾脏，其密度均匀（S）

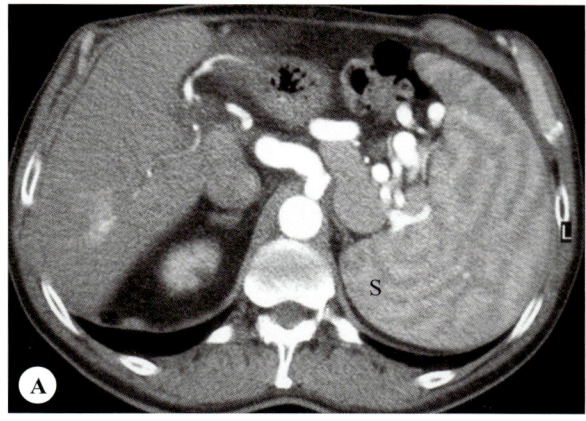
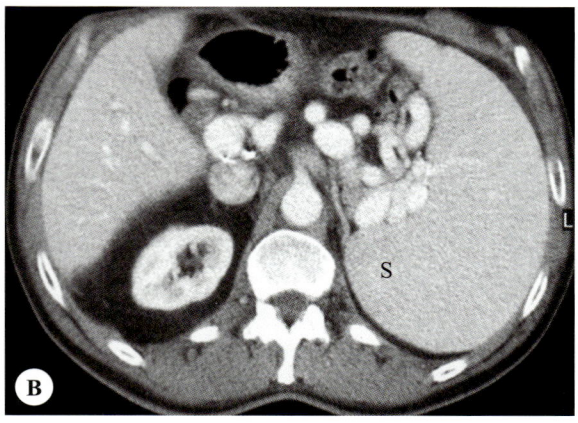

▲ 图 17-4 47 岁男性，脾大，脾脏正常 CT 强化表现
A. 注射对比剂 30s 后，轴位增强 CT 软组织窗图像显示脾实质呈弓形、波浪状强化（S），主动脉、脾动脉明显强化；B. 注射对比剂 70s 后，轴位增强 CT 软组织窗图像显示脾实质强化均匀（S）

肿瘤的弛豫时间相似，静脉注射钆对比剂对于脾脏的评估已变得重要[12, 13]。可在注射对比剂后的各个时间点用多层面 T_1WI 毁损梯度回波序列采集脾脏灌注早、中、晚期的图像（图 17-6）。使用该技术，约 80% 的患者早期灌注图像显示正常的不均匀或弓形强化，15% 表现为均匀的高信号[13]。尽管推测早期均匀强化可能为机体对共存感染或肿瘤性病变的反应，其意义尚不明确[13]。

CT 和 MRI 均可通过直接采集或图像重建进行冠状位和矢状位成像，有利于显示脾与邻近左肾、肾上腺和左膈的关系。静脉对比剂增强 MRI 对脾实质评估的灵敏度相当于 CT，或者略高于 CT。MRI 检查无辐射暴露，并且可用性强（如 DWI 和动态对比增强序列），使得它成为解决问题的宝贵工具。然而，MRI 检查的使用可能受制于呼吸运动伪影大、费用贵和时间长的问题。

二、解剖

（一）脾脏大小

脾脏大小因身高和性别而异。在一项对 1230 名健康志愿者的研究中，女性的脾长度、厚度和宽度分别为 10.0cm、4.2cm 和 6.0cm，男性的分别为 11.3cm、4.6cm 和 6.7cm[14]。虽然一些研究建议使用 11~12cm 作为正常脾长度的上限，但性别和身高校正公式可能为确定正常脾大小的上限提供更准确的标准[14, 15]。然而，由于脾的形态不规则，呈斜行位于左上腹，以上量度在 CT 和 MRI 上对帮助确定脾的正常大小的用途有限。许多观察者根据经验对 CT 或 MR 图像进行主观评价，以判断脾的体积。正常的新月形脾脏变得圆钝，向后延伸至主动脉或向下至肝右叶下方或左肾下 1/3 处，皆为脾脏增大的低敏感性影像表现[16]。

脾指数，即 CT 或 MRI 上脾的长度、宽度和厚度的乘积，是更准确的脾体积评估方法[17, 18]（图 17-7）。脾的长度是通过计算脾在连续显示层面内的总和（或）在冠状位重建图像上测量来确定的。脾的宽度是任意横断面中脾的最大径。脾的厚度在脾门水平测量，是脾内外缘之间的距离。若脾前后部的厚度存在显著差异，可以进行 2~3 次测量，而后取平均值。按这种方法，对正常大小的脾而言，其脾指数为 120~480cm³ [16, 19, 20]。脾指数（与其他简化的线性测量方法）与各层面中测得的脾体积之间有很好的相关性[21, 22]，但是与手术切除后脾重量的相关性不佳。以克为单位，切除后的平均脾重量相当于脾指数的

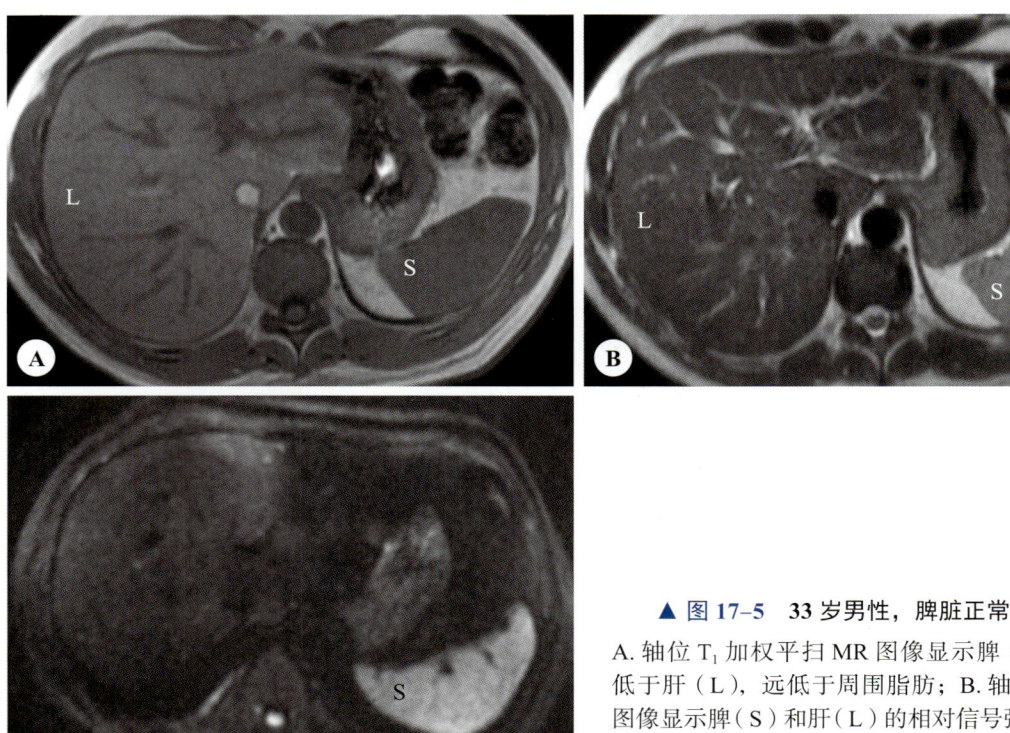

▲ 图 17-5 33 岁男性，脾脏正常 MRI 表现
A. 轴位 T_1 加权平扫 MR 图像显示脾（S）信号强度低于肝（L），远低于周围脂肪；B. 轴位 T_2 加权 MR 图像显示脾（S）和肝（L）的相对信号强度反转；C. 轴位 DWI 图像（$b=600mm/s^2$）显示脾（S）的信号强度在所有腹部脏器中最高

第 17 章 脾脏
Spleen

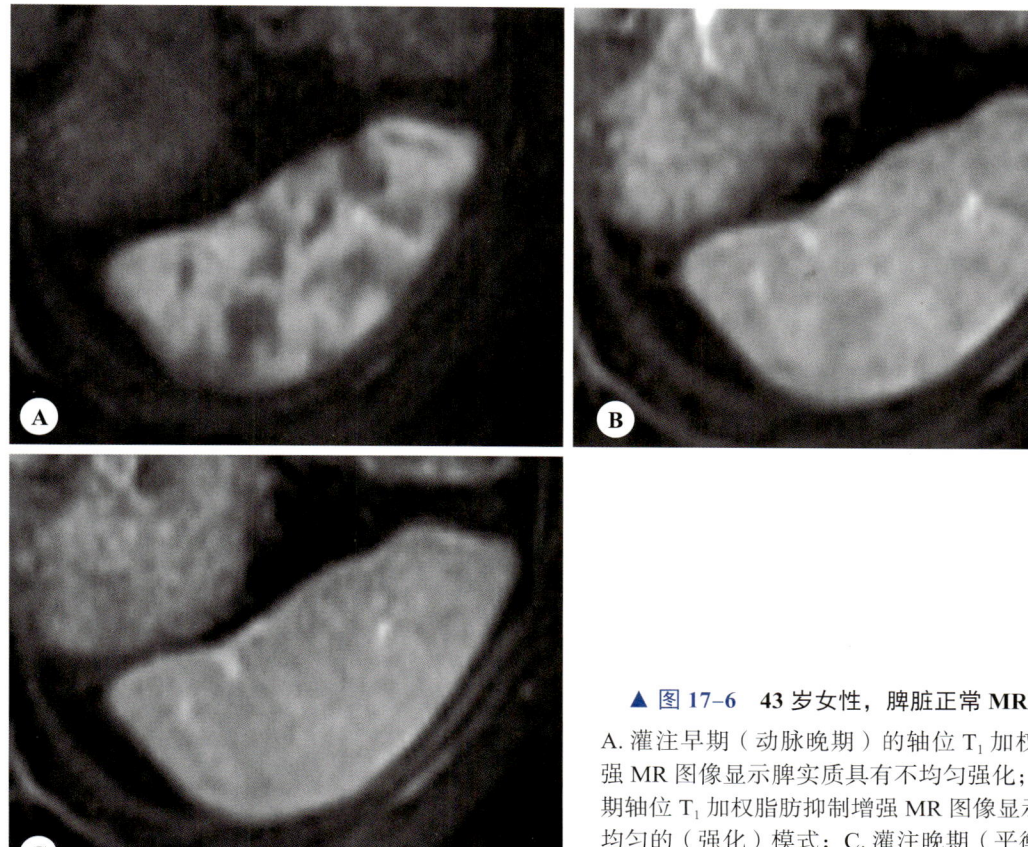

▲ 图 17-6 43 岁女性，脾脏正常 MRI 强化表现
A. 灌注早期（动脉晚期）的轴位 T_1 加权脂肪抑制增强 MR 图像显示脾实质具有不均匀强化；B. 在门静脉期轴位 T_1 加权脂肪抑制增强 MR 图像显示脾脏呈现更均匀的（强化）模式；C. 灌注晚期（平衡期）的轴位 T_1 加权脂肪抑制增强 MR 图像显示脾脏强化均匀

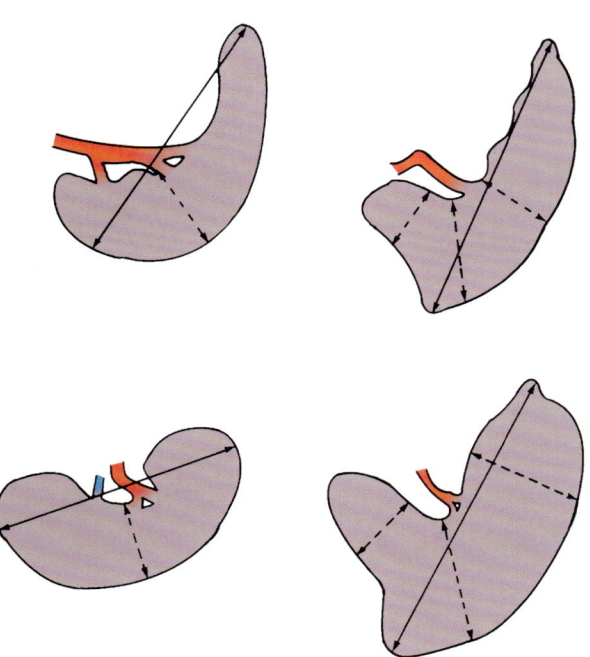

▲ 图 17-7 用于不同形状的脾脏的轴位 CT 或 MRI 图像中计算脾指数所用测量值的图示，显示了宽度（实线）和厚度（虚线）

1/3～1/2 [23]。这是因为切除后脾的大小和重量，会受到称重前标本内血容量的影响。因此，CT 或 MRI 中的脾指数与手术或病理所测得的脾重量相比，可能是脾大更好的指征。

最准确的方法是根据一系列 CT 或 MR 图像，采用 3D 计算机程序计算脾的体积。不同研究中所测得正常成人的脾体积的平均值为 112cm³（32～209cm³）到 215cm³（107～315cm³）[17, 18]。脾的体积与性别、体重指数或体重无相关性 [17, 18]。虽然在一项研究中提到它与年龄呈负相关，但未见于其他报道 [17, 18]。

（二）正常变异

脾脏由胃背侧系膜内多个间充质细胞聚集发育而来。背侧系膜随胃的发育转向左侧，这些细胞逐渐聚集融合。背侧系膜的左侧与壁腹膜融合，覆盖左肾上腺和左肾表面，形成 Gerota 筋膜。这种融合使背侧胰腺和脾血管位于腹膜后。但是，脾仍位于腹膜腔内，其血管走行于脾肾韧带内。胃脾韧带是胃背侧系膜前部的残存，连接脾和胃大弯。脾肾韧带和胃脾韧带共同形成小网膜囊的边缘 [24]。

1. 脾脏分叶　由于脾发育过程很复杂，脾的形状和位置在不同的个体之间可能有很大的差异[25]。常可见脾组织的凸出或分叶，从脾的一部分向内侧延伸[26]（图 17-8）。可能类似于左肾或左肾上腺肿物。少数情况下，脾前部的凸出可与脾内肿物类似。有时，脾组织的分叶可部分位于左肾后方，并使其向前移位。邻近分叶之间的残存裂隙可很锐利，有时可深至 2~3cm（图 17-9 和图 17-10）。它们常位于脾的膈面，类似于撕裂伤[24]。

脾的质地柔韧，左上腹肿物或增大的器官可导致其产生明显的移位和变形。同样，若手术切除相邻器官，脾的位置也会发生变化。这在左肾切除的患者中尤为明显。此时，脾可以占据左肾窝。有时，若脾韧带很松弛，即使没有腹部肿物或手术史，脾也可以位于异常位置。倒悬脾作为一种变异，由于韧带松弛，脾门位于脾上方，近内侧部；或者有时位于脾侧方，近左侧膈肌相邻的外侧部[27]。

2. "游走"脾　"游走"脾是另一种先天性变异，有时诊断较困难。这种罕见变异多见于女性，由于脾的悬韧带非常松弛，致使它可在腹腔内移动[28]。影像表现包括腹腔内软组织密度"肿物"，大小类似于脾，同时正常的位置未发现脾。有时可见脾的特征性形状和脾门，并能随着脾的血管追踪到它的起源部位。若发生扭转，可见螺旋形的血管[27,29]（图 17-11）。注射对比剂后的强化模式有助于诊断。

若不确定肿物是否为异位的脾，弥散加权成像或 99mTc 标记的硫胶体放射性核素显像或 99mTc 标记的热损害红细胞显像有助于解决问题[30]。最常见的临床表现是肿物，并伴有间歇性腹痛。少数情况下，腹腔或盆腔可见无症状的肿物[31]。急性腹部症状少见，但因其提示扭转和血供障碍而应引起注意[27-29, 32-36]。脾梗死时，放射性核素扫描可出现假阴性结果，然而根据 CT 或 MRI 的表现可做出正确诊断[35, 37]。腹水也可出现[35]。若胰尾也受累发生扭转，CT 中可见

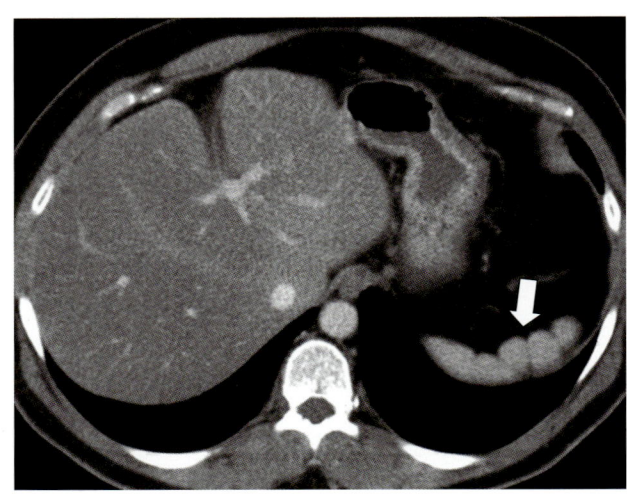

▲ 图 17-9　26 岁女性，正常脾脏，有明显的裂隙

轴位增强 CT 软组织窗图像显示脾脏内多发明显裂隙（箭）。这种解剖变异与脾撕裂伤类似

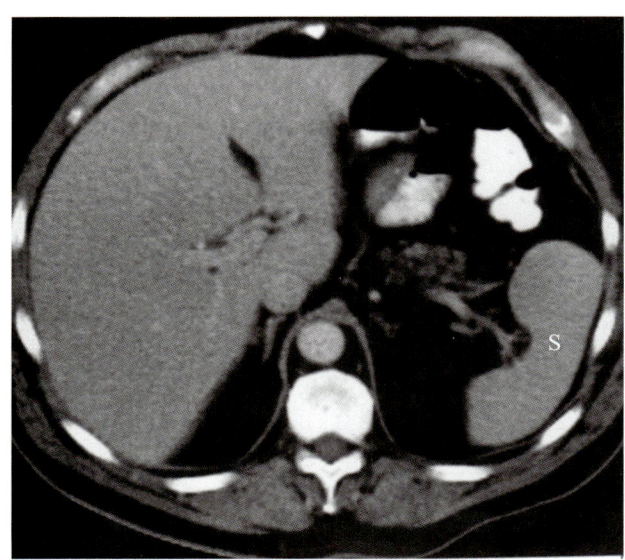

▲ 图 17-8　脾形态正常变异

轴位增强 CT 软组织窗图像显示脾小叶凸出，延伸至脾前缘（S）

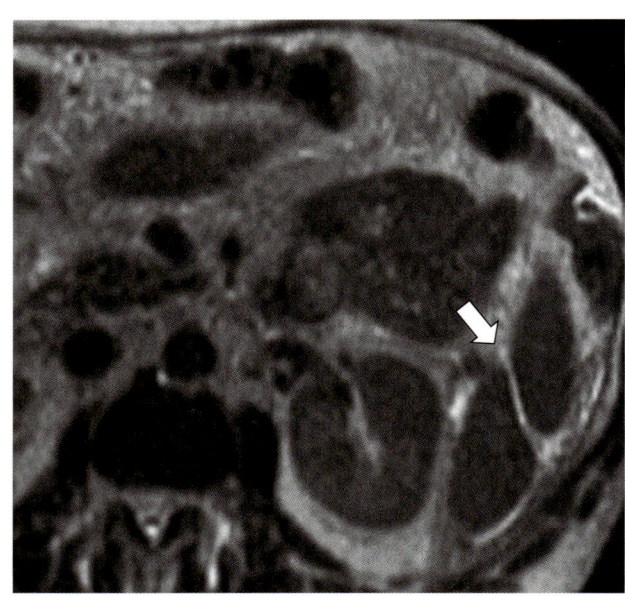

▲ 图 17-10　39 岁患者，正常脾，伴脾裂

轴位 T_2 加权 MR 图像显示脾裂（箭），此为一种解剖变异，内含少量液体

胰尾和邻近脂肪的螺旋形表现[35, 38]。在一例扭转和梗死漏诊几周后的病例中，出现了较厚的强化假包膜，代表网膜和腹膜粘连[39]。

据报道，慢性扭转伴静脉淤血可导致脾大、脾功能亢进和胃静脉曲张[28, 40]。脾扭转和伴发的胰尾梗阻，还可造成胰腺炎[40, 41]。此外，脾蒂周围的回肠扭转可引起肠梗阻[42]。

3. 副脾　副脾是常见的影像学表现，为胚胎期胃背侧系膜内脾组织胚芽融合失败所致。在尸检中，副脾的发生率为10%～30%[43, 44]。虽然副脾通常为单发，但约10%的副脾患者有2个副脾。2个以上副脾的情况少见（5%）[44]。针对脾切除患者的研究显示，单发和多发副脾的发病率均增加，可能是由于促使切脾的潜在病理改变使得先天性的镜下沉积展现出明显临床表现，或者这些副脾可能提示种植脾[45]。

副脾常位于脾门附近（图17-12和图17-13），但有时也可见于脾韧带或胰尾内[46-49]（图17-14）。罕见情况下，它们可位于腹腔或腹膜后的其他部位[50-52]。从CT或MRI上无法显示的镜下沉积，到直径2～3cm的结节，副脾大小各异[43, 44]。在脾存在病变或脾切除的患者中，副脾可增生，直径达10cm或更大[49]。副脾通常为光滑的圆形或卵圆形。在包括DWI在内的所有MRI序列上，副脾的强化模式和信号特征与脾相似。它的血供多起自脾动脉，引流至脾静脉。

在大多数患者中，副脾是偶然发现的，没有临床症状。鉴别副脾组织在一些情况下很重要，尤其是副脾与其他肿物相混淆时。例如，副脾可出现类似于胃、胰腺、左肾上腺、肝或其他肿物的表现[46-48, 50, 51]。鉴于副脾组织的高信号与正常脾一致，DWI序列是MRI中识别该组织最有用的序列（图17-14C）。该序列常对形似胰腺恶性病变的胰腺内副

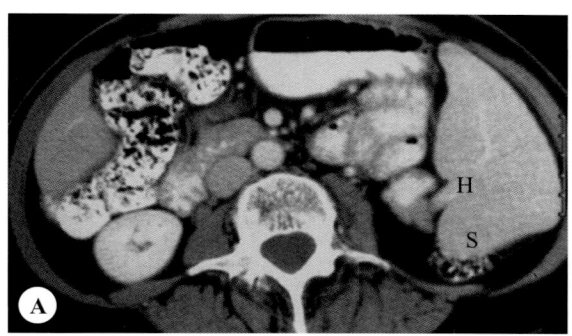
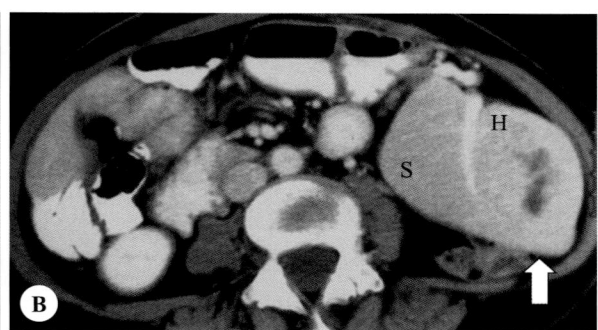

▲ 图 17-11　43岁女性，"游走"脾，伴脾扭转和梗死，临床表现为左侧腹痛

A. 在症状出现前约1个月采集的轴位增强CT软组织窗图像显示脾位置正常（S），脾门（H）位于内侧；B. 轴位增强CT软组织窗图像显示，出现症状时的脾（S）现位于左下腹并扭转，脾门（H）向前旋转。脾实质内的低密度区与脾扭转引起梗死（箭）的发展一致

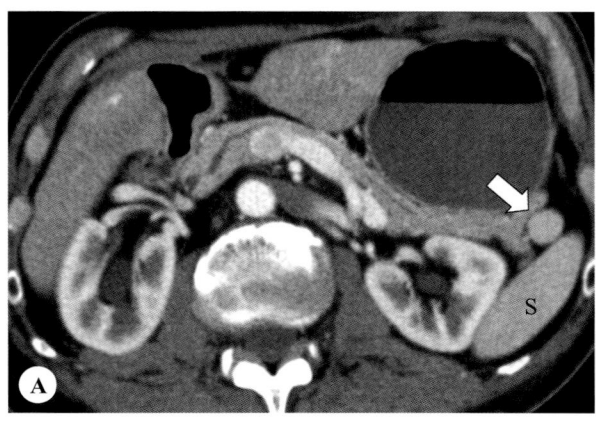
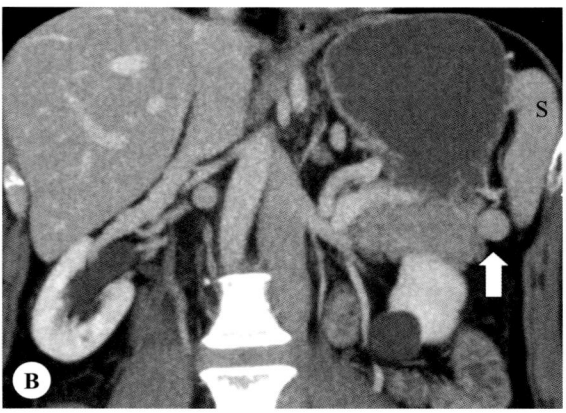

▲ 图 17-12　36岁女性，正常副脾

A. 轴位增强CT软组织窗图像显示脾（S）前方的小副脾（箭）；B. 冠状位增强CT软组织窗图像显示副脾（箭）在脾（S）下方

脾病灶特别有用[11]。

三、脾脏疾病

（一）先天性和发育异常

1. 种植脾 异位脾组织的全身良性种植可见于脾切除术后或脾脏创伤后。该异位组织聚集了局部血供，并被称为种植脾（可多发或单发）。种植脾的影像特征及形态与副脾相似，鉴别两者的主要依据是有无脾脏。区别种植脾和副脾非常重要。副脾是先天性的，较常见，由脾动脉供血；而种植脾是获得性的，较罕见，由邻近组织供血[53]。种植脾主要位于腹腔内，也有病例报道发生在有膈肌和脾脏破裂的患者的胸腔内，还可发生在胰腺、骨盆，甚至罕见部位，如肝脏、胆囊和大脑[54]（图 17-15）。

鉴别异位脾组织对于最初因血液病导致脾功能亢进而行脾切除术的患者尤为重要。在这些患者中，脾组织的生长可导致脾脏活性再次升高，而出现复发[55]。有报道称种植脾也会发生扭转和梗死，可表现为疼痛性的腹部肿物[56, 57]。自发性破裂亦有报道[58]。其他脾脏病变，如先天性囊肿，也可见于种植脾，使诊断变得更加复杂[59]。

若不能确定 CT 上结节代表的是副脾或是种植脾，可以比较静脉注射对比剂前后脾脏 CT 值（HU）。副脾组织和种植脾倾向于表现出与脾本身相同的强化模式[49]。对于不能确定的病例，可行 MRI 检查。

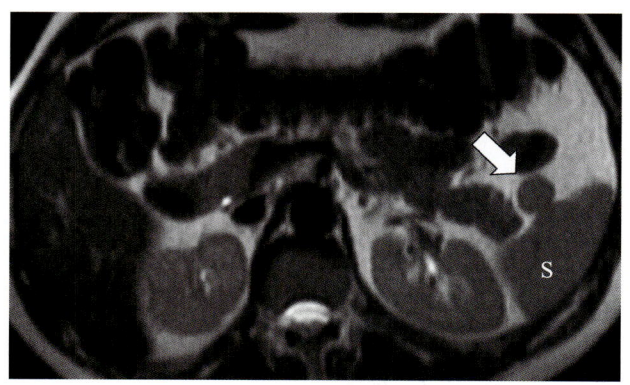

▲ 图 17-13 38 岁男性，正常副脾
轴位 T_2 加权 MR 图像显示小副脾（箭）位于脾（S）前内侧，与脾信号强度相似

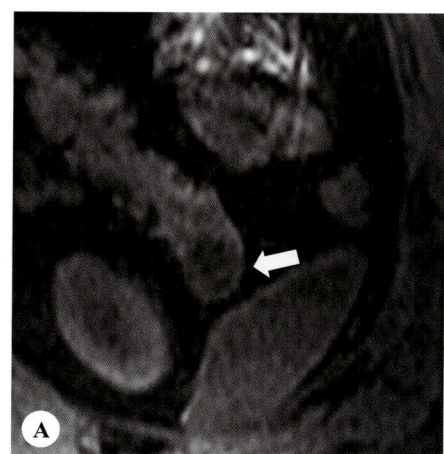 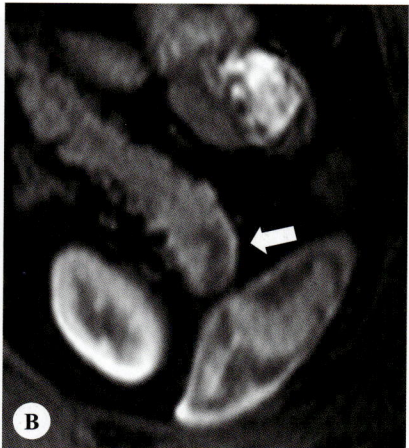 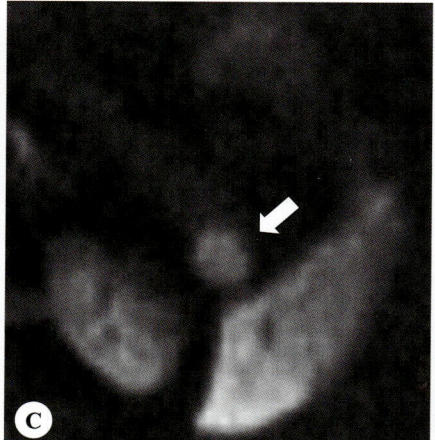

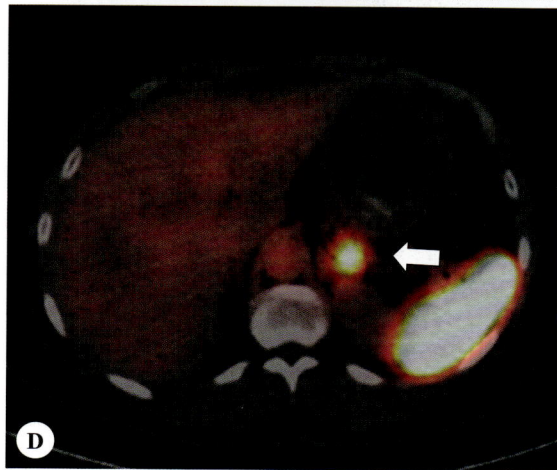

▲ 图 17-14 72 岁女性，无症状，胰腺内副脾
A. 轴位 T_1 加权脂肪抑制 MR 图像显示胰尾有一个中等信号的圆形肿物（箭），与脾脏信号强度相似；B. 轴位增强 T_1 加权脂肪抑制的动脉早期 MR 图像显示肿物（箭）不均匀强化，与脾脏类似；C. 轴位 DWI 图像（b=600mm/s²）显示胰腺内脾组织信号与正常脾组织相等（箭）；D. 轴位 99mTc 热损害标记的红细胞显像 SPECT/CT 图像显示胰腺内副脾（箭）摄取，与脾脏类似

第 17 章 脾脏
Spleen

可疑病变将表现出与脾脏相同的信号特征，包括 DWI 上高信号和相应 ADC 图低信号[60]。此外，99mTc 硫胶体或热损害标记的红细胞显像也有帮助[61]。超声也可显示向副脾供血的脾动脉和脾静脉[62]。在脾扭转病例中，副脾表现为低密度软组织肿物，伴厚壁的强化假包膜，可能会与其他病变难以区分，如脓肿、假性囊肿或扭转的系膜囊肿[57]。

2. 多脾 多脾是一种罕见的混合性先天异常，表现为多发的异常脾结节和其他器官的畸形。尽管本病常称为左侧异构（双侧均发育为左侧内脏异构），但可伴有复杂的畸形，而非单一性的病理异常（表 17-1）[63]。在大多数病例中，脾可包括 2~16 块大小类似的部分。它们位于右上腹或左上腹，沿胃大弯分布。少数情况下，可有 1 个或 2 个大脾脏，伴有一些小的副脾。单一的双叶脾很罕见[63]。还可出现其他腹部脏器的位置异常。在一项 146 名多脾患者的研究中[64]，57% 的患者中可见位于中线位置的对称肝脏，21% 的患者有完全的内脏转位，65% 的患者出现下腔静脉中断伴奇静脉延续（图 17-16）。亦有观察到半环形胰腺或胰体胰尾缩短的短胰腺[65-67]。肠管的异常旋转也可见，通常表现为中肠襻的反向旋转或不旋转[65]。一项研究中，8 名患者中有 7 名存在位于十二指肠前的门静脉[65, 67]。包括肾脏发育不全或多输尿管在内的泌尿生殖系统异常也可出现。

多脾伴发的胸部异常，包括双侧均为左肺形态（如两个肺叶和一个上支气管），可在约 58% 的病例中出现。40%～50% 的患者出现双侧上腔静脉、右侧主动脉弓和肺静脉部分回流异常。心脏异常多见，常是患者的死亡原因，半数的患者在出生后 6 个月内死亡。最常见的心脏异常是房间隔缺损、室间隔缺损、大血管错位或转位及肺动脉狭窄或闭锁[64]。尽管一项报道显示只有 10% 的患者能活到十几岁[64]，但值得注意的是，多脾综合征有时可不伴有明显的心脏异常，可能在影像检查时偶然发现[63, 65, 68, 69]。CT 或 MRI 可用于显示内脏异常[70]。

3. 无脾 先天性无脾综合征（右侧异构或 Ivemark 综合征）的特征是脾缺如，伴有腹部和胸部的多发性异常（表 17-1）。下腔静脉与右心房的交通大多正常，但腹腔脏器的位置大多异常[71, 72]。在一项对 39 例无脾病例的研究中[72]，31% 的患者可见完全性或部分性内脏转位，38% 存在腹腔内脏的位置异常。常见相关的小肠旋转不良[73]，15% 可见泌尿生殖系统异常[72]，69% 的患者双肺均为右肺形态[72]。最严重的相关异常为心血管异常，它们常比多脾中可见的其他异常更为复杂。在前面所述 39 名患者的研究中[72]，87% 可见单房室瓣，44% 为单心室。大血管转位和肺静脉的完全性回流异常也很常见。这些严重并发症的死亡率很高，80% 的患者在出生后 1 年内死亡[72]。无脾相关的败血症亦导致了患者的死亡率。

大部分无脾的患者表现为发绀或心肺异常，部分患者可出现肠梗阻症状。在这些患者中，CT 或 MRI 检查可有助于诊断，全面显示所存在的异常[73, 74]。

4. 脾性腺融合 脾性腺融合是一种罕见的先天异

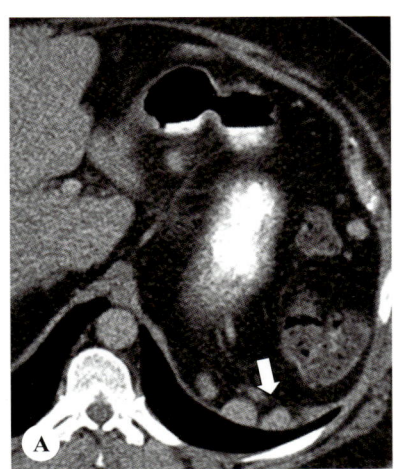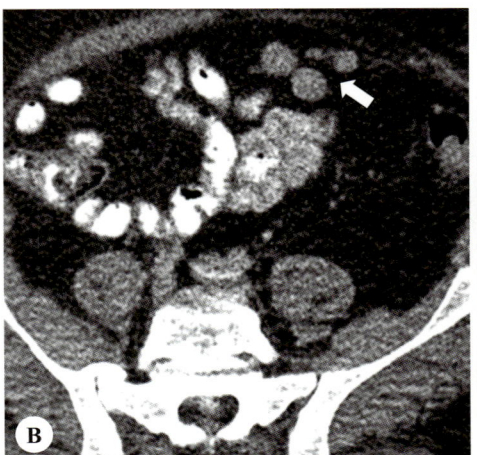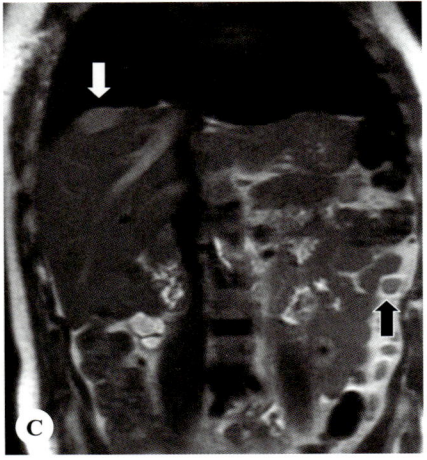

▲ 图 17-15 45 岁男性，种植脾，有外伤性脾破裂及脾切除史，临床表现为腹部多发软组织结节
A. 轴位增强 CT 软组织窗图像显示左膈肌种植脾（箭）；B. 轴位增强 CT 软组织窗显示前中腹部种植脾（箭）；C. 冠状位 T₂ 加权 MR 图像显示沿着肝顶部（白箭）和左侧腹腔内（黑箭）的种植脾

体部 CT 与 MRI（原书第 5 版）
Computed Body Tomography with MRI Correlation (5th Edition)

表 17-1 无脾和多脾的伴随异常总结

异 常	无脾（右侧异构）	多脾（左侧异构）
肺	双侧三叶肺（69%）	双侧双叶肺（58%）
上腔静脉	双侧上腔静脉（53%）	双侧上腔静脉（47%）
下腔静脉	正常下腔静脉-心房连通	下腔静脉与奇静脉延续（65%）
	单房室瓣（87%）	房间隔缺损（78%）
	冠状窦缺如（85%）	室间隔缺损（63%）
	肺动脉狭窄或闭锁（78%）	右位主动脉弓（44%）
心脏	完全肺静脉回流异常（72%）	肺静脉部分回流异常（39%）
	大血管移位（72%）	大血管移位或位置异常（31%）
	房间隔缺损（66%）	肺动脉瓣狭窄（23%）
	单心室（44%）	主动脉瓣下狭窄（8%）
脾	缺如	多脾
	腹部内脏异位（38%）	腹部内脏异位（57%）
胃肠道	内脏位置反转（15%）	内脏位置反转（21%）
	部分位置反转（15%）	
	内脏正位（31%）	内脏正位（21%）
泌尿生殖道	多种异常（15%）	多种异常（17%）

数据引自 Peoples WM, Moller JH, Edwards JE. Polysplenia: a review of 146 cases. *Pediatr Cardiol* 1983;4:129–137 (polysplenia); Rose V, Izukawa T, Moes CAF. Syndromes of asplenia and polysplenia: a review of cardiac and non-cardiac malformations in 60 cases with special reference to diagnosis and prognosis. *Br Heart J* 1975;37:840–852 (asplenia).

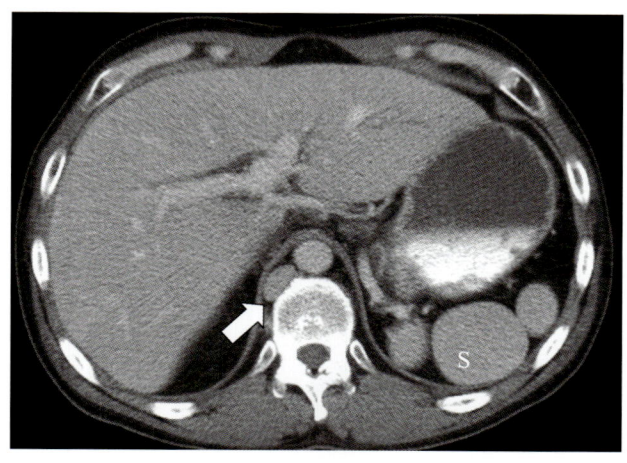

▲ 图 17-16 **28 岁女性，多脾**
左上腹可见多个副脾（S）。奇静脉（箭）突出，下腔静脉缺如

常，功能性脾组织的位置非常接近于性腺组织。本病好发于男性，男女比例为 17：1 [75]。功能性脾组织通常表现为有包膜的团块，可位于附睾、精索或白膜内。据推测，这种异常可能是由于发育中的性腺在性腺下降之前和脾的胚胎细胞相粘连所致。半数以上的患者中可见一条含有脾组织的纤维束伸向主脾。这种"连续型"的脾性腺融合可伴有其他先天异常，包括肢体缺陷、小颌和心脏缺陷 [76]（图 17-17）。15%~20% 的患者可有疝和睾丸未降 [75]。与主脾没有联系的"不连续型"脾性腺融合通常不伴有其他先天异常。尽管肿物通常无症状，但若体检发现肿物，或者单核细胞增多症或疟疾等全身性疾病造成脾组织增大或压痛，就容易与睾丸恶性病变或炎症相混淆 [77, 78]。这种混淆可能会导致不必要的睾丸

切除[75, 78]。连续型融合中的纤维束，还可造成肠梗阻[75, 79]。CT 显示脾组织为边界清楚的均匀肿物[80, 81]。MRI 可确诊脾性腺融合，其脾组织具有与正常脾相似的信号特征，并在高 b 值 DWI 示踪图上表现为高信号。最近，有部分研究通过超声比较彼此特征相似的富血供睾丸肿物和脾脏肿物，以便确定一些脾性腺融合病例，尽管此种影像评估之前须先在临床上作高度怀疑[80, 82]。

5. 脾肾融合 脾肾融合是一种罕见的良性先天异常，脾组织在胚胎发育期与肾脏融合。所形成的肿物，影像表现可类似于肾脏肿瘤[83]。一般累及左肾，很少发现右侧脾肾融合的病例。在 CT 和 MRI 上，该病变累及的脾脏组织表现为一个实性强化的肿物，可通过 MRI 检查的 DWI 序列确诊[82]。

6. 先天性囊肿 上皮性囊肿（也称为表皮性、间叶性、原发性或真性囊肿）是先天性的[84]。病理学上为真性囊肿，其上皮层的起源被认为是脾实质内残存的腹膜间皮细胞[84, 85]。大体上，它们的表面常具有光亮的白色小梁[84]。上皮性囊肿约占非寄生虫性脾囊肿的 20%。但是部分研究指出，该比例受到人为压低，并且反映了上皮性囊肿评估的不完整性。上皮性囊肿常见于儿童期或成年早期[86]，女性比男性更常见[84]。虽然绝大多数病例为散发性，家族性发病亦有报道[87, 88]。在较大的上皮性囊肿中，肿瘤标志物（CA19-9、CA125 和癌胚抗原）可在患者的血清中和囊肿内出现升高[87, 89]。

80% 的先天性脾囊肿为孤立的单房囊肿。在 CT 中，它们表现为边界清楚的水样密度球形病灶，静脉注射对比剂后无中心或周边强化[90]（图 17-18）。虽然该病常为单发，但多发性病变也有报道。CT 可显示囊壁的小梁或外周分隔。囊壁有时可见钙化[86]。MRI 中通常表现为液性囊肿，呈高 T_2 信号与中等或低 T_1 信号。还可见分叶或小梁[90]（图 17-19）。

先天性脾囊肿的鉴别诊断包括脓肿、包虫囊肿[91]、急性血肿、脾内胰腺假性囊肿[92]、囊性肿瘤（淋巴管瘤或血管瘤）、囊性或坏死性转移癌[93]、存在纤维壁而不含内层上皮的创伤后继发囊肿或假性囊肿。假性囊肿通常比真性囊肿小，纤维厚壁内可见钙化[93]（图 17-20）。

（二）感染性疾病

脾感染可为单发，也可呈弥漫性或粟粒性表现。虽然脾感染并不常见，但肿瘤、移植和 AIDS 患者中的免疫抑制可使此病发生的风险增加[94]。其他易感

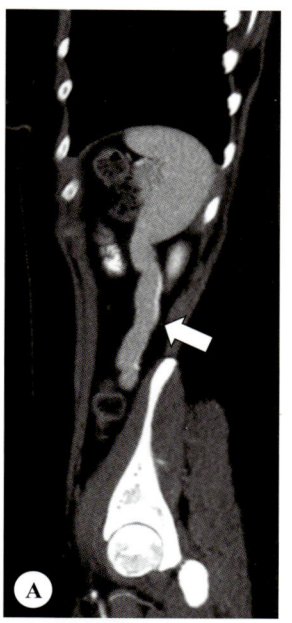
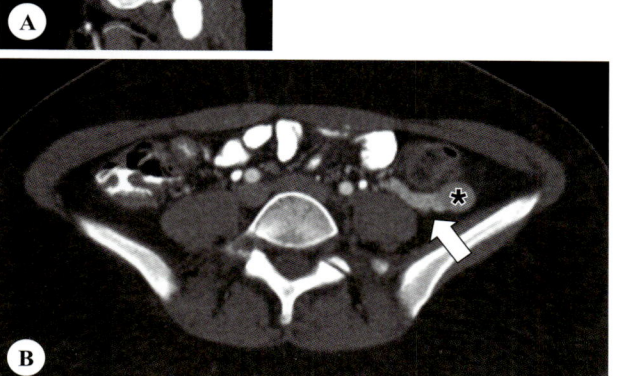

◀ 图 17-17 26 岁女性，脾性腺融合

A. 矢状位增强 CT 软组织窗图像显示脾脏从左上腹向下走行至盆腔上份（箭）；B. 轴位增强 CT 软组织窗图像显示该脾脏衍生出的下行结构（箭）延伸至左侧卵巢旁（星）

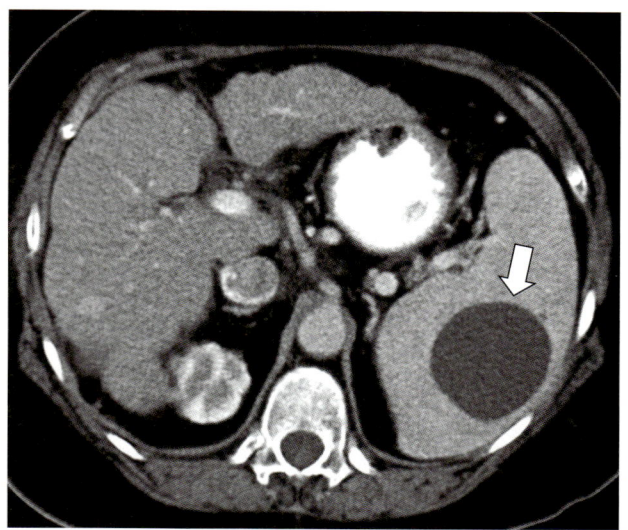

▲ 图 17-18 50 岁女性，偶发性脾囊肿伴肝硬化

轴位增强 CT 软组织窗图像显示单个单房大囊肿，呈均匀低密度（箭）

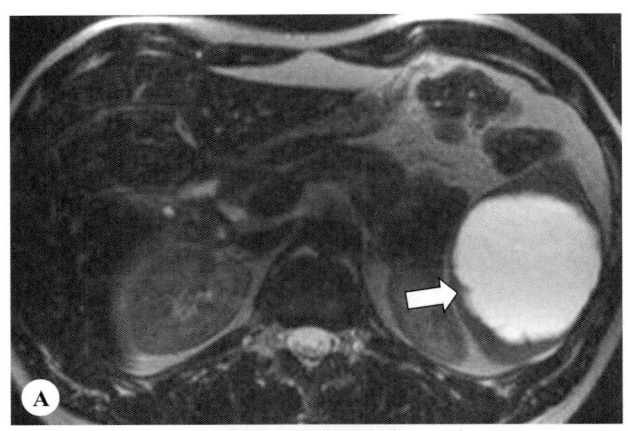
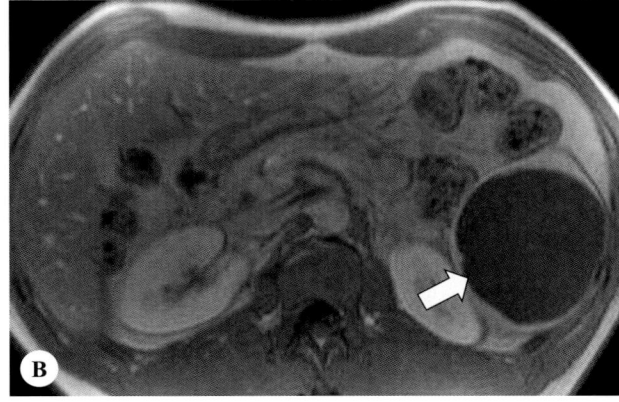

▲ 图 17-19 21 岁女性，偶发性脾囊肿
A. 轴位 T_2 加权 MR 图像显示单房性脾囊肿（箭），呈均匀高信号，壁可见小梁；B. 轴位 T_1 加权增强 MR 图像显示脾囊肿（箭）呈均匀低信号，无强化

因素包括糖尿病、镰状细胞病和外伤或梗死造成的正常脾实质破坏[95]。

脾感染通常是血源性播散所致。心内膜炎是最常见的伴发感染，可见于 12% 的脾脓肿患者。相反，5% 的心内膜炎患者可出现脾脓肿[96]。其他的伴随感染包括尿路感染、手术伤口感染、阑尾炎和肺炎[95]。15%～20% 的患者可出现其他器官的脓肿[84, 95, 97]。邻近器官感染的直接播散，可见于胃溃疡和胃癌、降结肠癌和肝周脓肿。

1. 细菌感染 脾的细菌感染可发展为脾脓肿，临床上可表现为发热、白细胞增多和疼痛。疼痛局限于左上腹或左胸，也可放射至肩部[95, 98]。尽管这种表现常见于正常患者的孤立性脾脓肿，但免疫抑制患者的多发性脾脓肿常无局部症状。约一半的脾脓肿患者，体检时可发现脾大。最常见的致病菌是葡萄球菌和链球菌，发生率为 10%～20%。大肠埃希菌和沙门菌也很常见。其他致病菌还包括克雷伯杆菌、

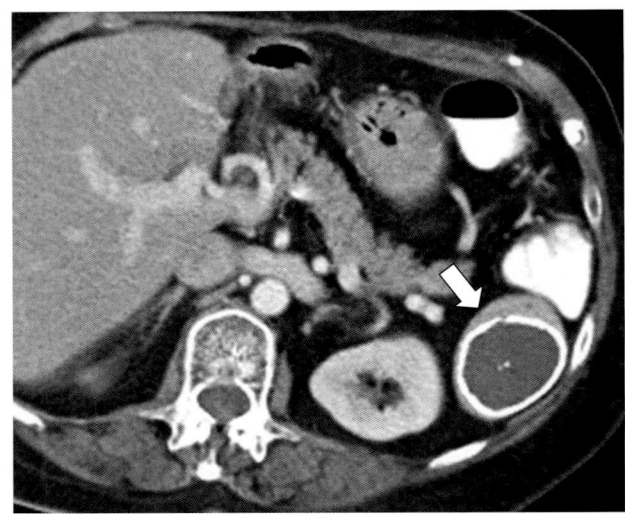

▲ 图 17-20 51 岁男性，假性囊肿，有左上腹外伤史
轴位增强 CT 软组织窗图像显示边界清楚的圆形囊肿（箭），边缘钙化

假单胞菌、肠道细菌和巴尔通体[97, 99]。厌氧菌感染可见于 5%～17% 的患者[94, 98]。还可出现分枝杆菌、卡氏肺孢子虫、溶组织内阿米巴（图 17-21）和真菌感染；随着免疫抑制药使用的增加，真菌感染更加常见[94, 100]。

在 CT 中，脾脓肿表现为无强化或低强化的低密度区（图 17-22）。脓肿的边缘相对于周围的脾实质常呈等密度，在静脉注射对比剂后可强化[98, 101]。腔内可见气体或气-液平面。尽管静脉注射对比剂通常有助于显示脾脓肿，一些学者建议在增强前后皆进行扫描，特别是怀疑真菌或分枝杆菌感染的粟粒性脓肿时[6]。病灶大小各异，多灶性或粟粒性病灶可<1cm，孤立性病灶的直径可>14cm[97, 101]。

脾脓肿的 MR 影像特征类似于其他部位的脓肿。通常表现为液体信号特征，呈中等或高 T_2 信号，低 T_1 信号（图 17-23），边缘通常不规则和不清楚。一些情况下，由于 T_1 加权同相位梯度回波序列的回波时间较长，可能会有来自内部气体的磁敏感伪影。增强图像中可见包膜高强化，呈边缘强化征象[1, 92]。

结核和非结核分枝杆菌感染：分枝杆菌感染分为结核性和非结核性。结核分枝杆菌的菌种包括结核分枝杆菌和牛分枝杆菌，而非结核分枝杆菌的菌种包括鸟分枝杆菌复合体和堪萨斯分枝杆菌[102]。分枝杆菌感染的脾脏累及较罕见，但可见于免疫功能低下的患者，尤其是播散性粟粒型结核患者（48.5%）[103]。需要注意的是，孤立性脾结核很少见。

第 17 章 脾脏
Spleen

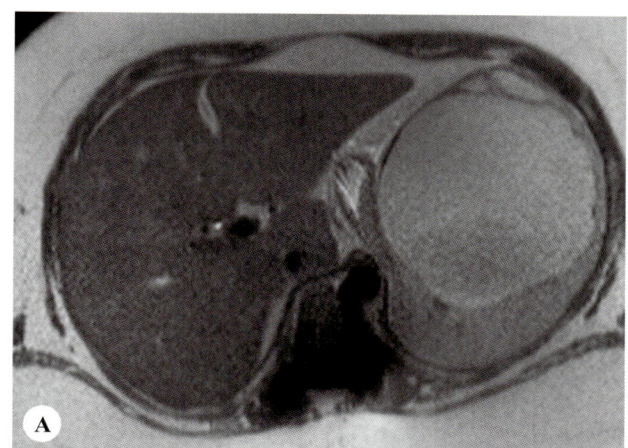

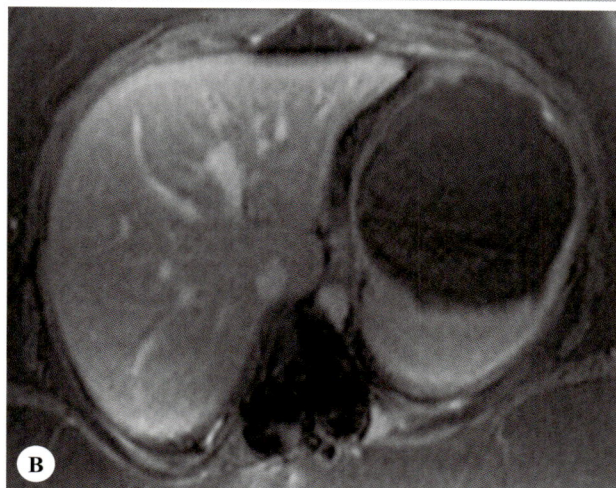

▲ 图 17-21 24 岁女性，脾脓肿抽吸物证实阿米巴病，临床表现为发热和左上腹痛
A. 轴位 T_2 加权 MR 图像显示脾脏内单发大型分叶状囊性病变，呈明显高信号，其外周伴有几个较小的囊性病变；B. 轴位 T_1 加权脂肪抑制的增强 MR 图像显示囊性病变内无强化

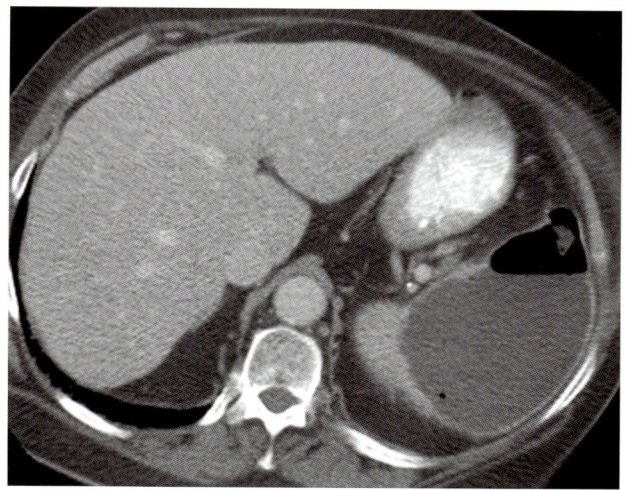

▲ 图 17-22 42 岁男性，经脾脓肿抽吸物确诊大肠埃希菌感染，表现为发热，白细胞升高，左上腹疼痛
轴位增强 CT 软组织窗图像显示积气与积液，伴边缘强化

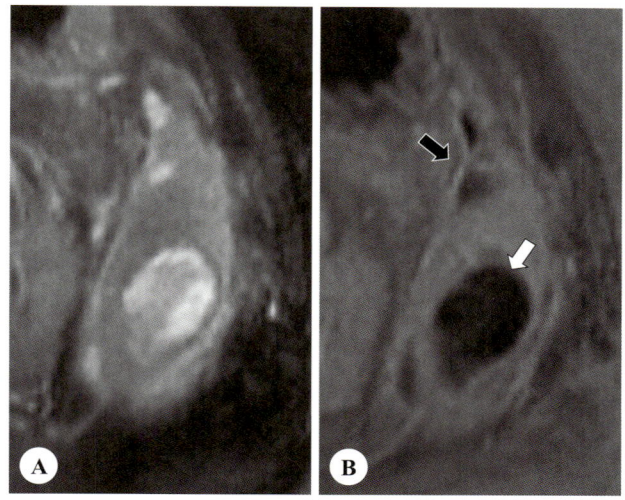

▲ 图 17-23 58 岁男性，脾脓肿（抽吸物）培养确诊咽峡炎链球菌感染，发热，白细胞增多，左上腹痛
A. 轴位 T_2 加权脂肪抑制的 MR 图像显示脾内不均匀高信号液体聚集；B. 轴位 T_1 加权脂肪抑制的增强 MR 图像显示液体周围边缘强化（白箭）和脾周围强化（黑箭）

鉴于与肺外结核相关的高发病率和死亡率，对于免疫功能低下或来自疾病流行地区的不明原因发热患者，该诊断的考虑至关重要。

脾结核可表现为微结节或大结节。微结节更常见，并且通常有脾大，CT 上可看到脾脏内细微的低密度小病灶。大结节较少见，可单发或多发，大小 1~3cm，呈圆形或椭圆形[103]。CT 可显示疾病晚期的钙化，但在超声上不明显[102, 104]。鉴于结核和其他病变（如真菌感染、结节病和淋巴瘤）的 CT 影像特征有显著重叠，MRI 可帮助临床医生进行鉴别诊断[103]。

在 MRI 上，结核病变在 T_1 加权图像上通常与邻近实质呈等信号，而在 T_2 加权图像上呈低信号，这是区别于各种其他病变的关键特征。然而，由于病灶内干酪样改变、肉芽肿形成、纤维化和液化坏死的数量不同，根据疾病分期，T_2 加权图像上的信号也会有所不同。T_2 加权图像上典型的低信号病变可能在增强早期图像上由于边缘充血表现为边缘强化，随后，因其含大量纤维组织或肉芽组织，强化逐渐向病灶中央扩展填充，表现为延迟强化。相比之下，中心液化坏死合并外周纤维化的病变在 T_2 加权图像上表现为中央高信号，边缘则信号稍低。出现中心

895

坏死的病灶，增强图像中可表现为中心低强化和外周充血改变[102, 103]。

单凭影像学可能难以区分非结核性感染与结核性感染，应结合临床病史综合考虑。两种病变均表现为肝脾大，并可累及其他器官。CT 上存在低密度淋巴结和局灶性内脏病变可能提示结核分枝杆菌感染，而软组织密度淋巴结和弥漫性空肠壁增厚则提示鸟-胞内分枝杆菌感染和其他非结核性病变。然而，这两组病变特征有显著重叠[103, 105]（图 17-24）。

2. 真菌感染 脾脏中的真菌感染和分枝杆菌感染常呈粟粒性、多灶性或多房性的表现[101]。64% 的多房性脓肿（<1cm）由真菌引起，而约 94% 的单房脓肿由细菌引起[94]。脾脓肿内偶可出现气体。在治疗后的念珠菌性微脓肿或由其他真菌引起的病变中可见钙化，并且组织胞浆菌病、分枝杆菌和肺囊虫感染钙化显著[101, 106]（图 17-25）。据报道，脾脏假性动脉瘤、梗死和出血与鼠斑疹伤寒（一种立克次体感染）有关，可能为全身性血管炎的表现[107]。

MRI 和 CT 对真菌病灶的总体灵敏度高于 US，MRI 和 CT 能检出 90% 患者的肝、脾念珠菌病，而 US 仅能检出 70%～75%[101]。在一项评估 MRI 对急性肝、脾真菌病诊断准确性的研究中，MRI 的灵敏度和特异度分别为 100% 和 96%[108]。然而，需注意的是，MRI 或 CT 未发现局灶性异常并不能排除早期感染的可能性，特别是在血源性播散的真菌性疾病中[101, 109]。

在 MRI 上，典型的脾真菌感染，如念珠菌病，表现为多个微脓肿，相对于正常脾实质在 T_1 加权图像上呈低信号，T_2 加权图像呈高信号[110]（图 17-26）。静脉注射钆对比剂后，病灶内无强化，但可见周围环状强化[1]。T_2 加权脂肪抑制和增强早期损毁梯度回波 T_1 加权是发现这些小病变最敏感的 MRI 序列[108, 110]。

3. 寄生虫感染 尽管事实上棘球蚴病中脾脏受累的比例不到 2%～3%[112, 113]，棘球蚴感染被视作全世界 2/3 脾囊肿的病因[95, 111]。在超过 70% 的棘球蚴病累及脾脏的患者中，其他器官也可受累，其中肝脏是最常见的[114]。在北美，棘球蚴病很少见，每年确诊病例不到 200 例，其中 90% 以上是在其他地区感染的[115]。棘球蚴病是由较常见的细粒棘球蚴和侵袭性较强的多房棘球蚴引起的。患者通常无症状[91]，若出现症状，通常与囊肿的大小有关。除非出现囊肿继发感染，否则通常不发热[115]。

在平扫 CT 上，棘球蚴囊肿是边界清楚的低密度病变，可伴有脾脏增大（图 17-27 和图 17-28）。囊

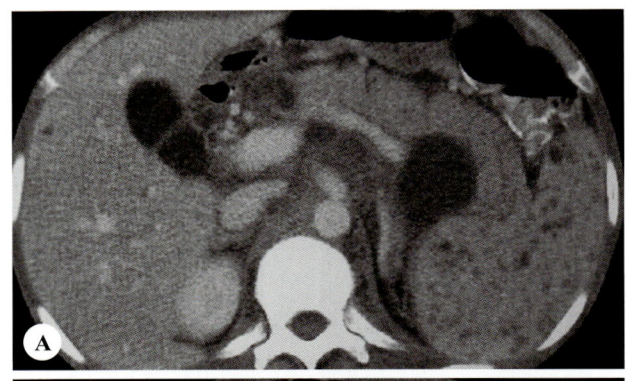

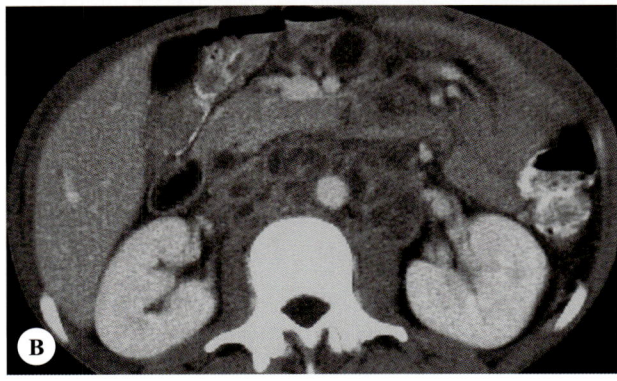

▲ 图 17-24 27 岁男性，体重减轻、疲劳和腹痛，经过血培养证实为结核分枝杆菌感染

A. 轴位增强 CT 软组织窗图像显示多个小的低密度脾脏结节；B. 轴位增强 CT 软组织窗图像显示多个增大的腹膜后淋巴结，中心低密度坏死和边缘强化

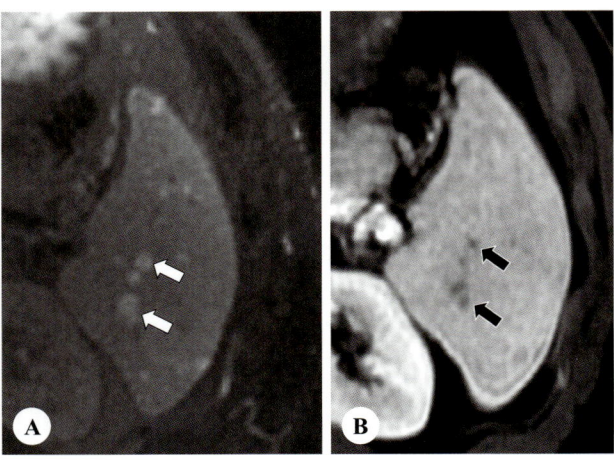

▲ 图 17-25 35 岁男性，在前往马萨诸塞州的玛莎葡萄园岛后出现类似流感的症状，血液涂片显示巴贝斯虫病

A. 轴位 T_2 加权脂肪抑制 MR 图像显示巴贝斯虫病引起的微小脓肿呈多发高信号小病变（箭）；B. 轴位 T_1 加权脂肪抑制的增强 MR 图像显示这些病变大多为低强化（箭）

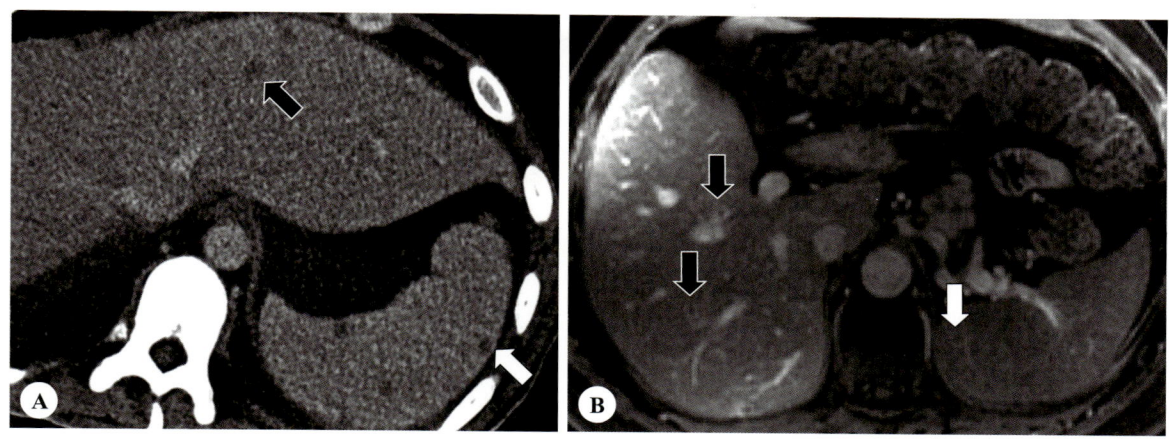

▲ 图 17-26 53 岁男性，急性髓系白血病，血清学检查发现念珠菌感染，患者出现发热，肝脏和脾脏可见多处病变
A. 轴位增强 CT 软组织窗图像显示多个小的低密度脾脏（白箭）和肝脏病变（黑箭）；B. 轴位 T_1 加权脂肪抑制的增强 MR 图像显示脾脏（白箭）和肝脏（黑箭）内存在与肝、脾念珠菌病相关的多个微小病变，呈边缘强化

内容物碎屑和棘球蚴砂可能会使囊肿相对于相邻的脾实质呈稍高密度[95]。囊壁钙化较常见，约有一半的患者可出现[95, 114]。多发孤立性囊肿也较常见，而子囊和囊壁塌陷则不太常见。增强 CT 上，棘球蚴囊肿无内部强化[95]，尽管有一些较为久远的血管造影研究显示囊肿外壁可见强化[116]。在 MRI 上，棘球蚴囊肿相对于脾实质在 T_1 加权图像上呈低信号，在 T_2 加权图像上呈高信号。约 75% 会出现不均匀信号。在 T_1 加权序列上，子囊的信号强度通常比母囊稍低。T_2 加权成像上在囊肿周围通常可见 4～5mm 厚的连续低信号边缘，表现明显。该低信号环与包裹寄生膜的致密纤维囊表现一致[117]。治疗方法为手术切除[118]。应避免经皮穿刺，因为存在囊肿内容物引起过敏反应和感染传播的风险[111, 119, 120]。

（三）肿瘤性疾病

1. 良性原发性脾肿瘤 良性的脾肿瘤不常见，其中最常见的类型是血管瘤，在尸检中的发病率为 0.02%～0.16%[121]。

（1）血管瘤：血管瘤通常为偶然发现，无症状[122]。少数可表现为腹部肿物或疼痛。在某些报道中，破裂和出血可高达 25%[123]。还可见贫血、血小板减少和消耗性凝血功能障碍（Kasabach-Merritt 综合征）[124]。少数可见门脉高压伴食管静脉曲张[125]。脾血管瘤可为多发，其他器官亦可伴发血管瘤（图 17-29），这些血管瘤可能与 Klippel-Trenaunay-Weber 综合征有关，该综合征包括皮肤血管瘤、静脉曲张、肢体的软组织和骨肥大[126]（图 17-30）。血管瘤的大小从几毫米

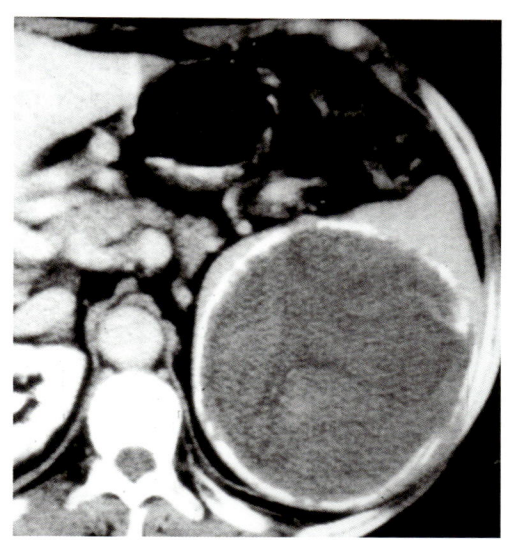

▲ 图 17-27 45 岁男性，脾棘球蚴囊肿，表现为嗜酸性粒细胞增多，棘球蚴血清学检测阳性
轴位增强 CT 软组织窗图像显示外周钙化的脾脏病灶，边界清晰，并可见高密度成分，为棘球蚴砂

至 15cm 以上不等[127]。极少数情况下可能发生弥漫性血管瘤病，此时整个脾可被血管瘤取代[128]。该类型的受累常伴有其他造血器官的血管瘤以及造血异常[121]。在脾脏中，海绵状血管瘤比毛细血管型血管瘤常见，但毛细血管型血管瘤与海绵状血管瘤之比高于肝脏[121, 129]。

在 CT 平扫上，脾血管瘤表现为边界清楚的低密度肿物，可含囊性成分。注射对比剂后，大多数病灶从周围强化逐渐向内充盈，延迟期为持续性强化

（图 17-31）。但是，部分病变可能持续表现为低密度，呈弥漫性强化或散在的斑点状强化[126, 127, 130, 131]。然而，与肝血管瘤特征性强化模式类似且边界清晰的外周不连续结节状强化并不常见。在一个使用对比增强 MRI 的研究中，22 名患者中只有 2 名出现这种征象[132]。钙化可呈散在的点状或曲线样高密度，或者从中心向外辐射[126, 127]（图 17-32）。

在 MRI 上，血管瘤在 T_1 加权图像上相对于脾实质表现为低信号或较少见的等信号，而在 T_2 加权序列上表现为高信号。T_2 加权图像中，病灶信号有时不均匀，是存在囊性和实性成分且伴有不同程度的纤维化、坏死和出血的体现[130-132]。血管瘤内的磁敏

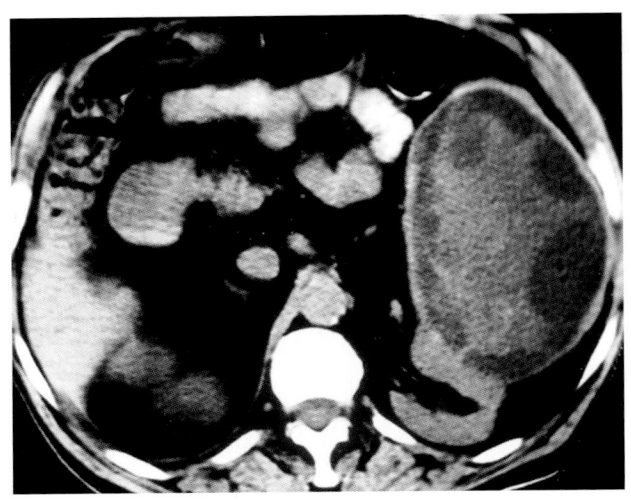

▲ 图 17-28 38 岁男性，脾棘球蚴囊肿，来自希腊，无症状，棘球蚴血清学检测阳性
轴位增强 CT 软组织窗图像显示边界清楚的病灶，母囊内含许多较小的低密度子囊

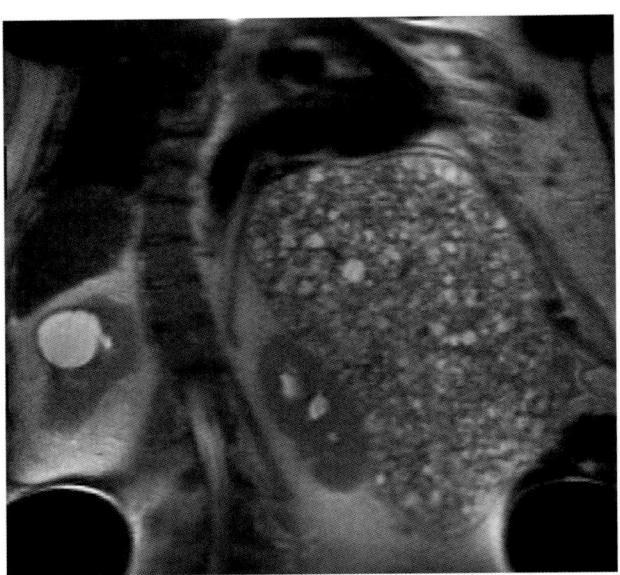

▲ 图 17-30 46 岁女性，Klippel-Trenaunay-Weber 综合征伴脾血管瘤
冠状位 T_2 加权 MR 影像显示无数均匀明亮的圆形囊性病变，遍布脾脏

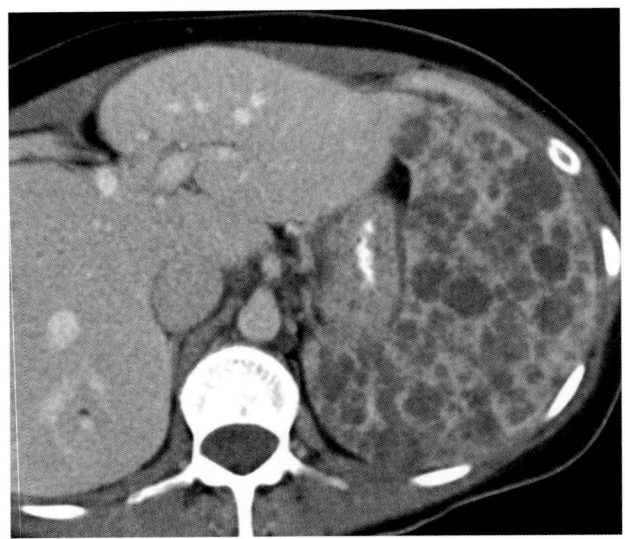

▲ 图 17-29 44 岁男性，无症状，基于影像特征怀疑脾血管瘤
轴位增强 CT 软组织窗显示多个边界清楚的低密度脾脏病变

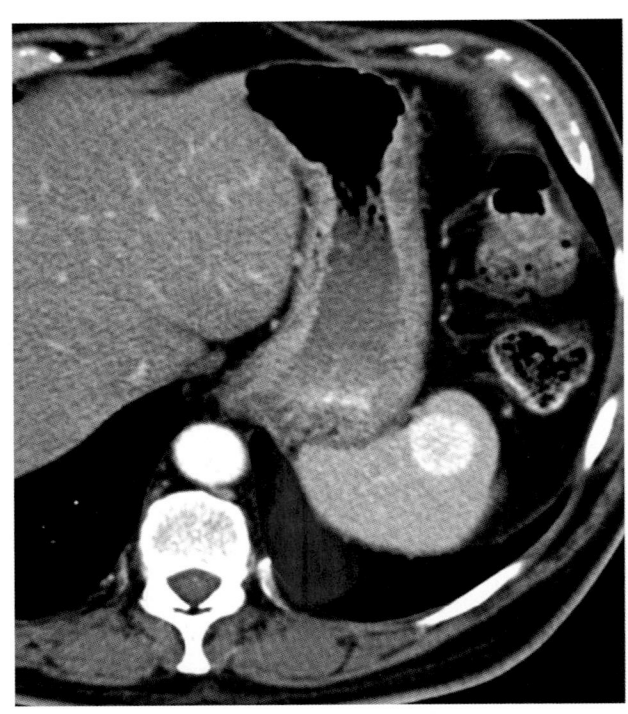

▲ 图 17-31 41 岁女性，无症状，偶然发现脾血管瘤
轴位增强 CT 软组织窗图像显示单发、均匀的高密度病灶

感伪影表明存在含铁血黄素或钙化（图17-33）。静脉注射钆对比剂后的强化模式与CT上使用碘对比剂后的强化模式相似，有三种，包括早期均匀强化、早期周边强化伴延迟均匀强化，以及早期周边增强伴向心性渐进性强化[132,133]（图17-34）。

(2) 脾错构瘤：脾错构瘤，又称脾瘤或脾的结节样增生，是罕见的良性脾肿瘤[86,134,135]。该病变主要以红髓构成，红白髓混合或以白髓为主者较少见。尚不能确定本病的性质是发育异常、肿瘤，或者是创伤后病变[135]。错构瘤通常单发，少数为多发[92]。直径从＜1cm至＞15cm不等[13,136]。与大多数良性脾脏病变类似，这些病变通常是偶然或由于肿物所导致的症状而发现的。出现血小板减少、贫血或自发性破裂者罕见[137]。部分报道称脾错构瘤是结节性硬化或Wiskott-Aldrich综合征的少见表现[138,139]。

在CT上，脾错构瘤平扫图像表现为边界清楚的等密度或低密度肿物，有时可见囊性成分[140]或钙化（图17-35）[140,141]。在平扫MRI上，错构瘤在T_1加权图像上通常是等信号的，而在T_2加权图像上，相对于背景脾脏呈轻度高信号或等信号[132,142]（图17-36）。在早期增强CT和增强MR图像上，静脉注射对比剂后可出现不均匀明显强化，这是有助于区分脾错构瘤和血管瘤的关键影像特征[143]。在延迟期图像上可见更均匀的持续强化，信号等于或略高于相邻的正常脾脏。由于存在囊性坏死，延迟图像上有时可见低信号区域[132]。

(3) 淋巴管瘤：虽然淋巴管瘤最常见于颈部和腋窝，但少数也可发生于腹部脏器，累及多个区域的弥漫性淋巴管瘤也有报道[144,145]（图17-37）。根据淋巴管异常的大小，淋巴管瘤可分为毛细管型、海绵状型和囊型。在脾内，囊型最常见[146]。脾淋巴管瘤通常无症状或因左上腹肿物而被发现。淋巴管瘤可单发或多发[129,135]。CT上可表现为包膜下边界清楚的多房性囊肿或多发的薄壁囊肿，还可见脾脏弥漫性受累，正常脾实质被完全取代[147]。静脉注射对比剂后，分隔和囊壁可呈无强化或仅轻度强化。囊肿的CT值为15～35HU[148-150]。还可见曲线样钙化。

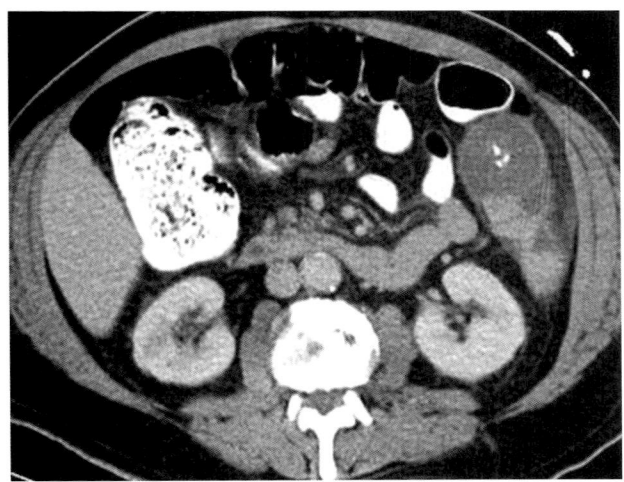

▲ 图17-32 55岁男性，基于影像特征及临床随访推测为脾血管瘤
轴位增强CT软组织窗图像显示脾脏囊性病变伴粗糙钙化

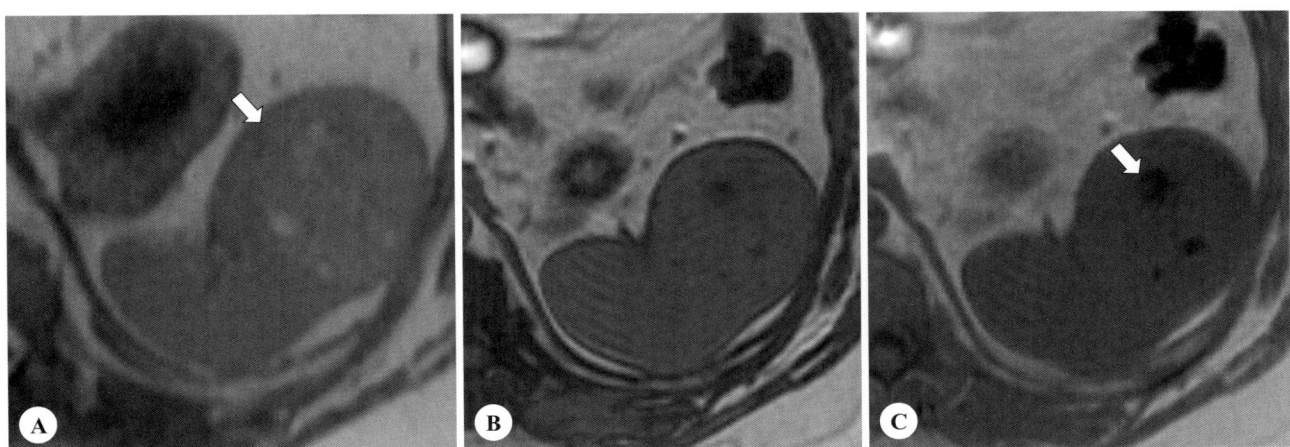

▲ 图17-33 61岁女性，偶然发现脾肿物并行脾切除术，经病理证实为脾血管瘤伴慢性出血
A. 轴位T_2加权MR示脾前部一圆形轻度高信号肿物（箭），内部高信号区域较小；B. 轴位T_1加权平扫反相位MR图像显示脾血管瘤内存在多个低信号灶；C. 轴位平扫T_1加权同相位MR图像显示，由于先前出血导致的含铁血黄素沉积，脾血管瘤内可见磁敏感伪影或晕状伪影（箭）

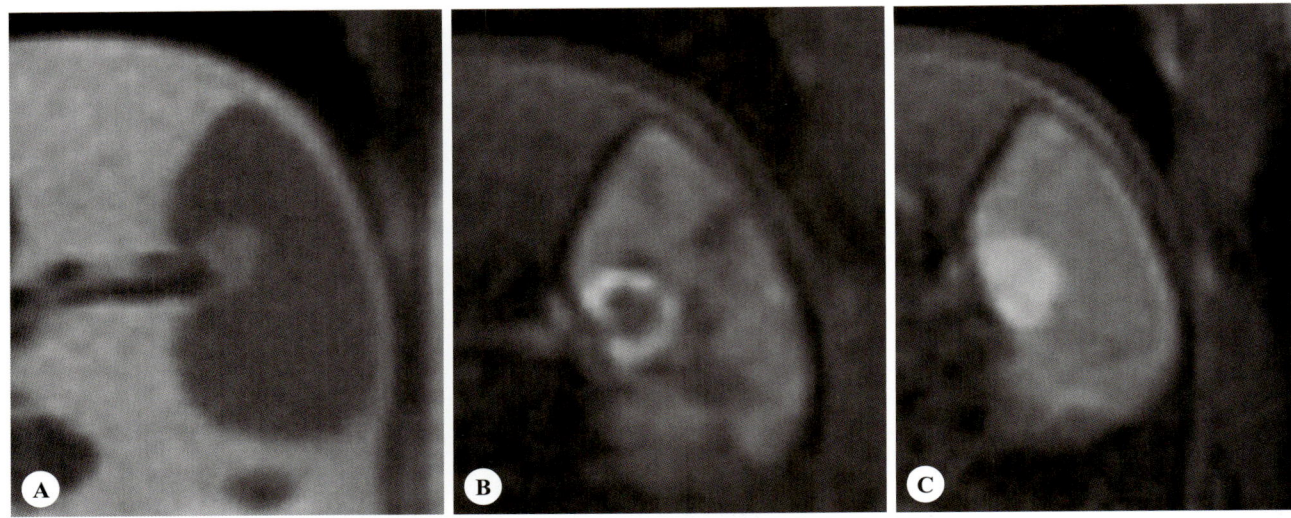

▲ 图 17-34 59 岁女性，脾血管瘤，具有典型 MR 影像特征

A. 冠状位 T_2 加权 MR 图像显示分叶状圆形脾病变，呈等高信号；B. 冠状位增强 T_1 加权脂肪抑制的 MR 动脉期图像显示血管瘤内存在不连续的结节样周围强化；C. 冠状位增强 T_1 加权脂肪抑制的门静脉期 MR 图像显示血管瘤由于对比剂填充而呈现出更均匀的表现

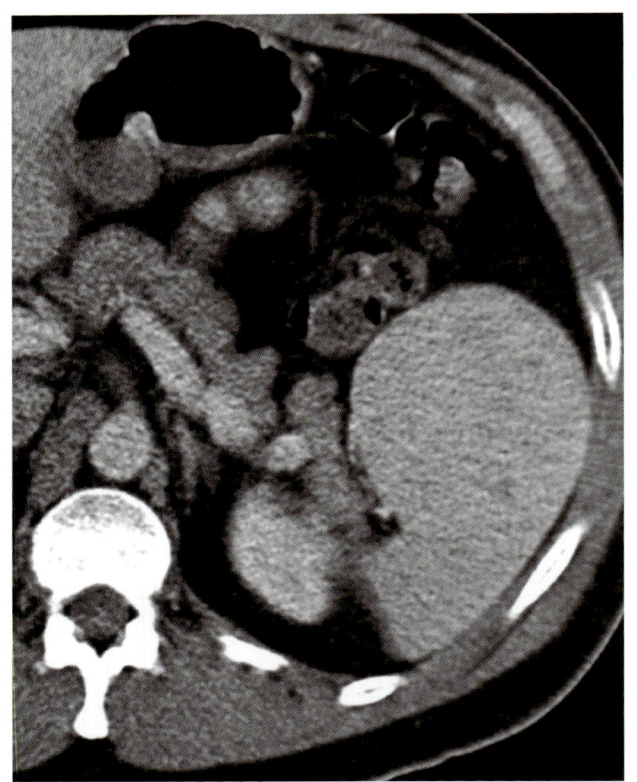

▲ 图 17-35 58 岁女性，偶然发现脾错构瘤，并且经病理证实，无临床表现

轴位增强 CT 软组织窗图像显示脾前份有一单发的等密度肿物，中央低强化

罕见情况下，若囊肿较小，淋巴管瘤可能看似为实性[151]。T_2 加权 MR 图像表现为典型的液体高信号，伴有多个边界清楚的低信号薄分隔[147, 149, 152]（图 17-38）。T_1 加权图像通常显示为低信号病变，若先前有出血或囊液含蛋白成分较多，也可偶见高信号[148]。

(4) 窦岸细胞血管瘤：窦岸细胞血管瘤是一种少见的血管性肿瘤，为脾脏所特有。它可能起自脾红髓窦内的上皮细胞（窦岸细胞），具有内皮细胞和巨噬细胞的特点[121]。本病无年龄和性别倾向。患者可无症状或出现脾大。出现脾功能亢进所致的血小板减少、贫血、原因不明的发热和门脉高压的情况亦有报道[153]。虽然病变本身是良性的，但可伴发其他恶性肿瘤（如结直肠癌、肾细胞癌、脑膜瘤和胰腺腺癌）[154]。此类相关疾病可能是 CT 在恶性肿瘤分期中受到广泛应用的体现，并不代表因果关系[121, 155]。

在 CT 上，病灶多为多发，大小相近，直径 0.2～9cm，增强门静脉期图像呈低密度。在这些病变中尚未发现钙化或包膜的存在[153, 156-158]。在 MRI 上，病变具有与脾错构瘤相似的信号特征，T_2 加权成像中呈不均匀高信号，T_1 加权成像中呈低信号（图 17-39）。然而，由于含铁血黄素沉积，T_1 和 T_2 加权成像上通常会出现低信号并伴有磁敏感伪影，此为关键的影像特征。增强成像显示向中心充盈的边缘强化，并且该强化在延迟期呈等信号至高信号[1, 157, 158]。

(5) 硬化性血管瘤样结节性转化：硬化性血

第 17 章 脾脏
Spleen

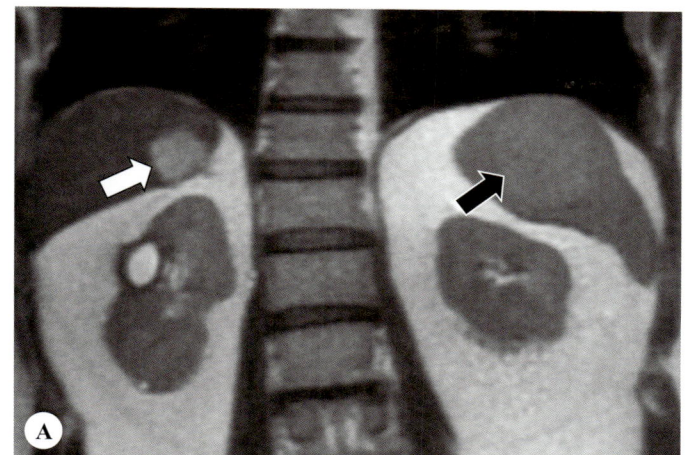
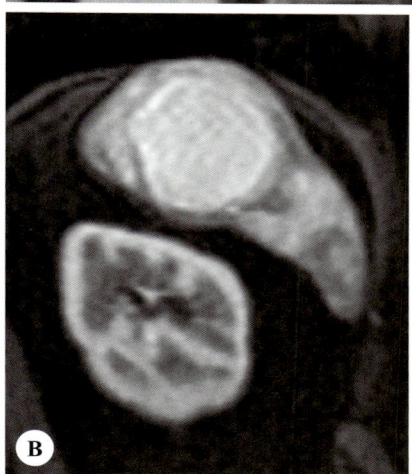
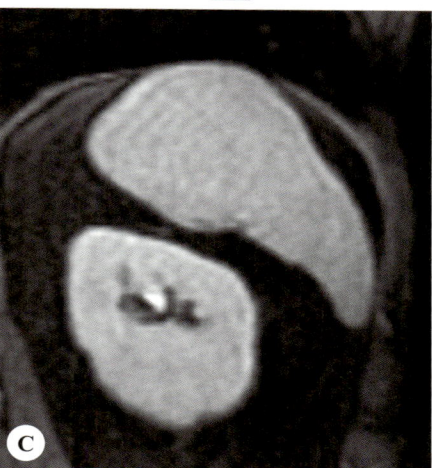
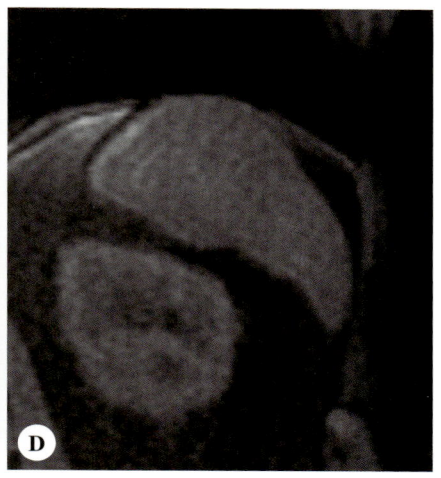

◀ 图 17-36 62 岁男性，疑为脾错构瘤。MR 影像特征高度提示脾错构瘤，病变与肝脏局灶性结节增生的信号特征相似

A. 冠状位 T_2 加权 MR 图像显示等信号至轻度高信号的脾脏病变（黑箭）。肝脏中高信号病变为肝血管瘤（白箭）。B. 冠状位 T_1 加权脂肪抑制的平扫 MR 图像显示病变与脾脏等信号。C. 冠状位增强 T_1 加权脂肪抑制的动脉期 MR 图像显示肿块呈均匀高强化。D. 冠状位增强 T_1 加权脂肪抑制的静脉期 MR 图像显示肿块与脾脏其余部分相比呈等信号

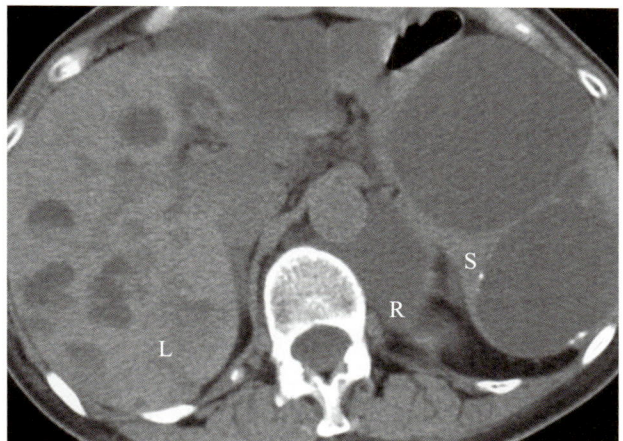

▲ 图 17-37 39 岁女性，弥漫性淋巴管瘤
轴位平扫 CT 软组织窗图像显示多发低密度囊性病变，累及肝脏（L）、脾脏（S）和腹膜后（R）

管瘤样结节性转化（sclerosing angiomatoid nodular transformation，SANT）是一种无症状的良性病变，通常为偶然发现。它由含铁血黄素沉积和纤维间质内的血管瘤样结节组成，其中纤维间质包含通常呈星状排列的胶原纤维带[159]。与其他只累及单一类型血管的脾血管病变不同，SANT 涉及多种类型的血管，如脾窦、小静脉、索状毛细血管和红髓，由此形成特征性的结节样表现[159,160]。典型的治疗方法是脾切除术。据报道，少数 SANT 患者可出现 IgG4+ 升高，说明糖皮质激素可能在治疗 IgG4+ SANT 及预防其他 IgG4− 相关病理方面发挥作用[160]。

这些病变在平扫 CT 上典型表现为圆形、单发、等密度至低密度。通常，可出现分叶状轮廓。静脉注射对比剂后，相对于相邻的脾实质，病变主要呈不均匀低强化。由于散布的辐射状纤维带，常见周边强化的辐射状线。由于大部分血管结节位于病变边缘，可见周围边缘的强化，该强化表现称为放射状"辐轮"征[160]。纤维成分的进行性强化导致延迟期增强图像中病变的等密度或稍高密度。据报道，约 22% 的 SANT 病变会有中央低强化瘢痕，并有罕见的点状散在钙化[159]。

在 MRI 上，由于含铁血黄素沉积，SANT 在 T_1

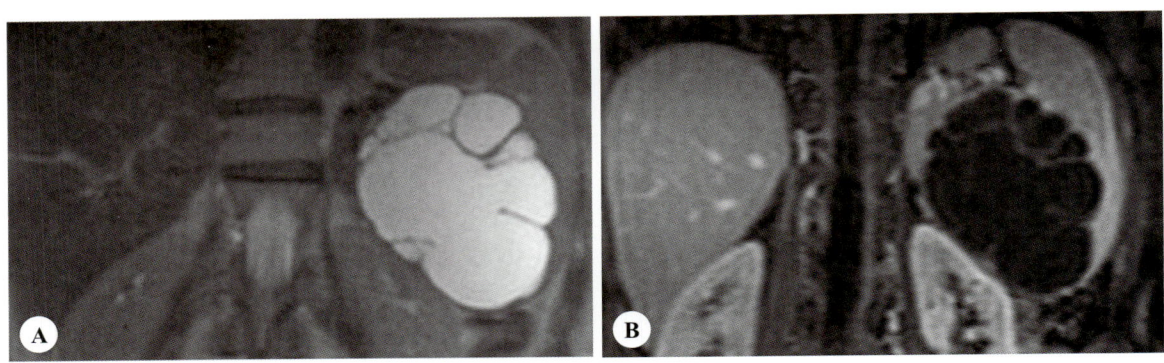

▲ 图 17-38 70 岁女性，脾淋巴管瘤伴脾囊性病变
A. 冠状位 T_2 加权 MR 图像显示分叶状、多分隔的脾脏囊性病变；B. 冠状位 T_1 加权脂肪抑制的增强 MR 图像显示薄分隔有强化，无壁结节

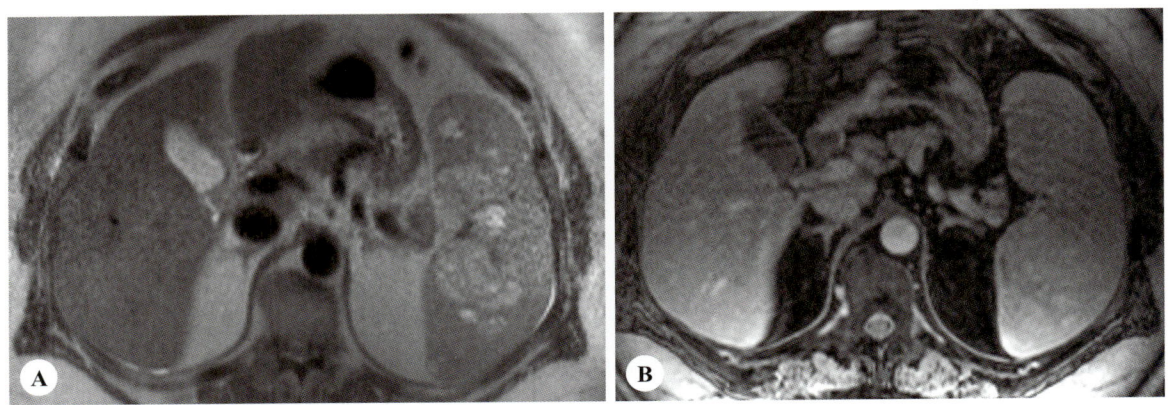

▲ 图 17-39 49 岁男性，活检证实脾脏病变为窦岸细胞血管瘤，有黑色素瘤病史，腹部（包括脾脏）多发肿物
A. 轴位 T_2 加权 MR 图像显示多发高信号病变散在分布于整个脾脏；B. 轴位增强 T_1 加权脂肪抑制 MR 图像显示这些病变相对于背景脾脏略有强化

加权图像上是等信号的，而在 T_2 加权图像上呈不均匀的低信号。与反相位图像相比，在较长回波时间的同相位图像中，含铁血黄素沉积可能会导致病变内出现低信号灶。SANT 在 MRI 与 CT 上的增强特征相似。在动脉期图像上，病变表现为不均匀轻度强化，门静脉期则与相邻的脾实质呈等信号或低信号。在早期增强图像中可以看到周围的辐射状线和边缘强化，形成"辐轮"征，并沿放射线呈向心性地进行性强化。在延迟期增强图像中，由于纤维成分的进行性强化，病变通常为等至稍高信号（图 17-40）。此外，可能存在中央强化减弱的瘢痕，在 T_2 加权成像上呈低信号。DWI 可帮助鉴别 SANT，血管瘤样结节呈高信号，而纤维区域信号较低[161]。

单发脾肿物的鉴别诊断范围较广，而关键的影像特征有助于做出正确诊断。SANT 在 T_2 加权图像上呈典型的低信号肿物，无囊性改变。因此，本病可与血管瘤、错构瘤和血管肉瘤等病变较容易地区分。淋巴瘤在 T_2 加权成像上呈典型低信号，然而，淋巴瘤病变会出现强化减弱，并且不表现出 SANT 中典型的"辐轮"状强化模式[159, 160]。

(6) 其他脾脏良性脾瘤：其他良性肿瘤相当罕见，包括脂肪瘤、纤维瘤和血管平滑肌脂肪瘤[162, 163]。血管平滑肌脂肪瘤可发生于有或无结节性硬化的患者[164]。CT 和 MRI 出现特征性的脂肪表现，则提示脂肪瘤和血管平滑肌脂肪瘤（图 17-41）。

2. 原发性脾脏恶性肿瘤

(1) 淋巴瘤：脾的原发性淋巴瘤罕见，约占淋巴瘤的不到 1%[135]（图 17-42），通常是非霍奇金淋巴瘤。尽管小细胞淋巴瘤曾被认为是原发性脾淋巴瘤中最常见的组织学类型[135]，部分研究显示弥漫性大细胞淋巴瘤占该病的绝大多数[165, 166]。最常见的症状为左上腹疼痛或不适，伴体重减轻和发热等全身症

第 17 章 脾脏
Spleen

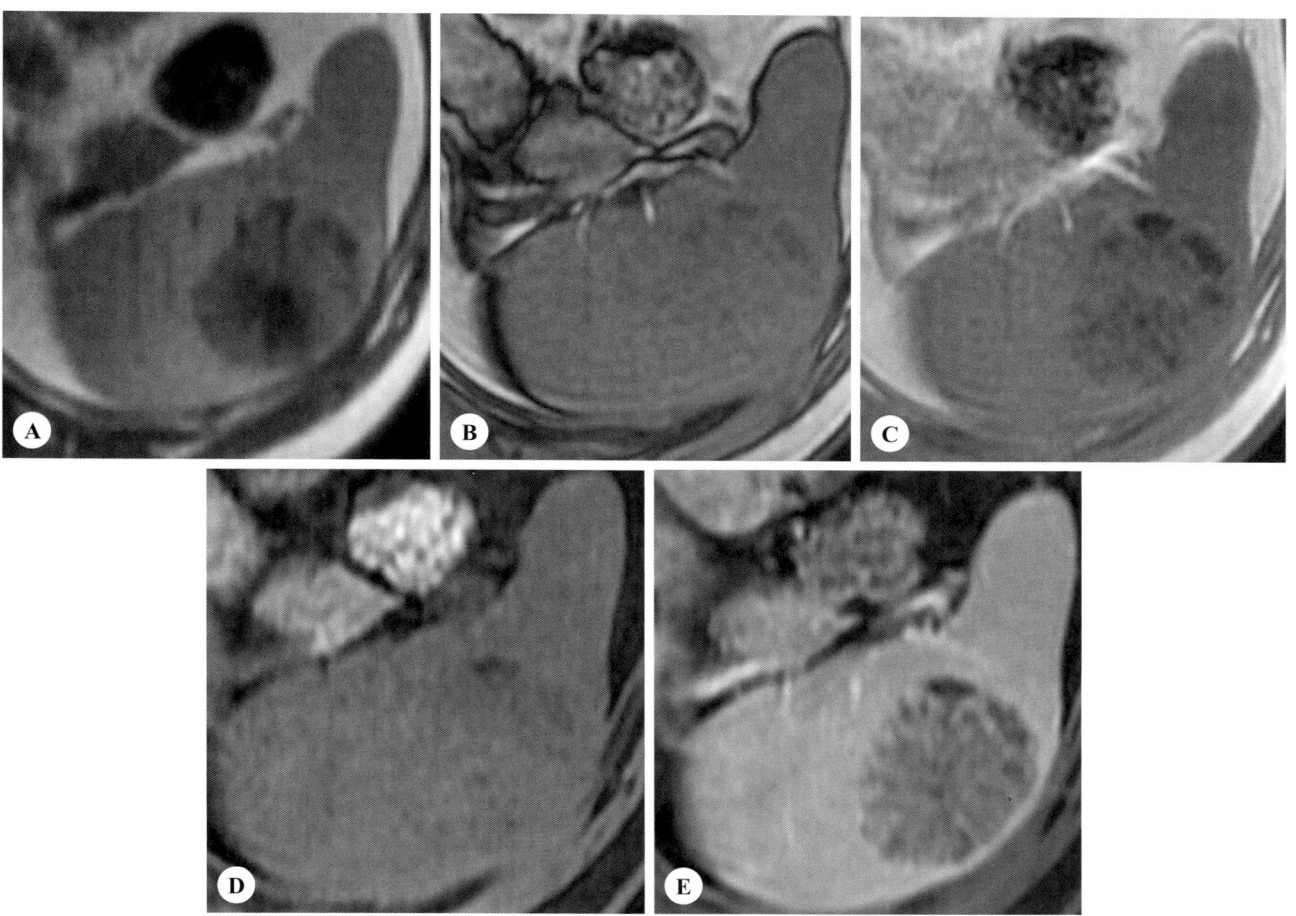

▲ 图 17-40 44 岁男性，硬化性脾血管瘤样结节性转化，右下腹疼痛，脾脏偶发病变。患者行脾切除术，病理证实诊断

A. 轴位 T_2 加权 MR 图像显示脾脏单发低信号病变；B. 轴位平扫 T_1 加权反相位 MR 图像显示病变等信号，具有不均匀的低信号区域；C. 轴位平扫 T_1 加权同相位 MR 图像显示病变内信号缺失，而反相位 MR 图像显示含铁血黄素沉积所致的磁敏感伪影；D. 轴位平扫 T_1 加权脂肪抑制 MR 图像显示病变与脾脏等信号；E. 轴位增强 T_1 加权脂肪抑制 MR 图像显示病变内的放射状"辐轮"征

状[135]。虽然脾淋巴瘤可受脾包膜限制，但也可局部蔓延侵犯邻近结构[167, 168]。大多数为孤立性（＞5cm）病灶，或者由大小各异（通常＞1cm）的多个肿物构成。

淋巴瘤是一组最常见的脾脏恶性肿瘤，霍奇金和非霍奇金淋巴瘤常使脾脏受累。在诊断霍奇金和非霍奇金淋巴瘤时，脾脏通常已经受累。发病率取决于具体的细胞类型[135, 163]。淋巴瘤的脾脏受累有多种形式：①均匀性增大；②粟粒样结节；③＞1cm 的多发病灶；④单发的孤立性肿物[163]（图 17-43）。按照非霍奇金淋巴瘤的一般规律，大细胞淋巴瘤可形成孤立性或多发肿物。而小裂细胞型、混合细胞型和中等淋巴细胞型淋巴瘤通常为粟粒样表现。伴有血液系统受累的低度恶性淋巴瘤通常会表现为均匀性

增大。霍奇金淋巴瘤可出现孤立性病灶或多发肿物或粟粒样表现[163]。所有类型的霍奇金病均可累及脾脏，但以淋巴细胞为主型的脾脏受累最少见[135, 163]。

在平扫 CT 上，原发性脾淋巴瘤常表现为非钙化病变，与脾实质相比呈轻度低密度或等密度[146]。静脉注射对比剂后，这些病变相对于正常脾脏仍呈低密度，并且可能很少出现边缘强化。明显的低密度病灶并不少见，提示有坏死或缺血区域[146]。继发性淋巴瘤累及脾脏的表现为比正常脾实质密度低的明显局灶性病变。病灶通常是均质的，但罕见的大病灶坏死亦有报道，此时可见类似于脾脓肿的不规则囊性表现[169]。钙化不常见，但有报道称，其可出现于经过治疗的侵袭性病变[170]。

在平扫 MRI 上，局灶性病变常在 T_1 和 T_2 加权

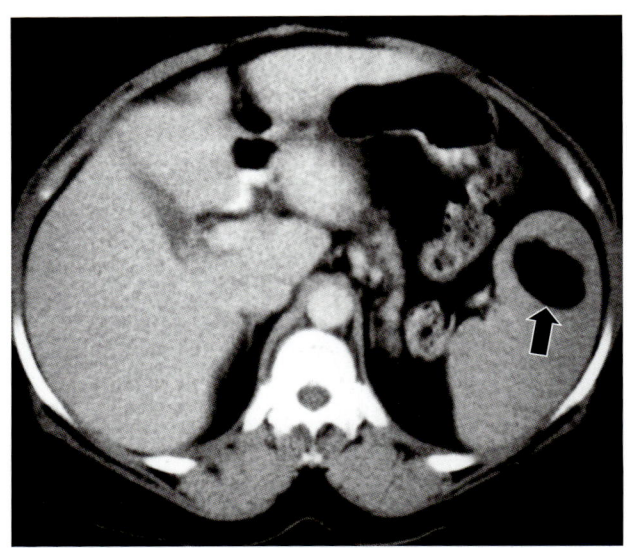

▲ 图 17-41　脾脂肪瘤

轴位增强 CT 软组织窗图像显示边界清楚的脂肪密度肿物（箭）

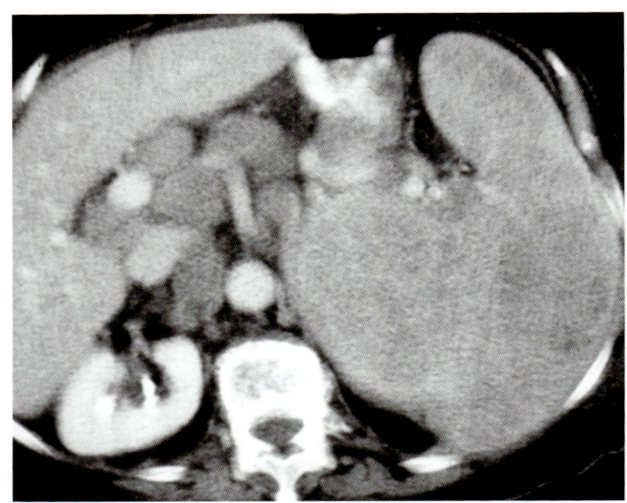

▲ 图 17-43　41 岁男性，继发性脾淋巴瘤，表现为体重减轻、疲劳、发热和淋巴结增大。腹股沟淋巴结活检阳性，诊断为非霍奇金淋巴瘤

轴位增强 CT 软组织窗图像显示腹膜后及门静脉周围淋巴结增大，脾大，脾脏多发低强化肿物

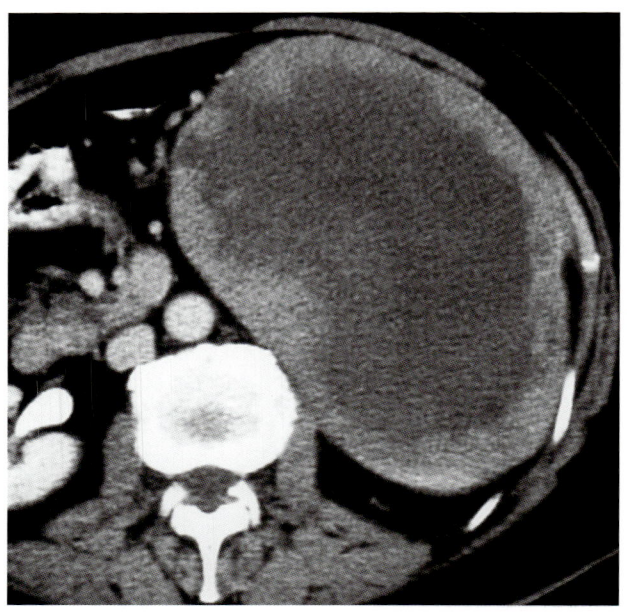

▲ 图 17-42　57 岁男性，经脾切除术后病理证实为原发性脾淋巴瘤，临床表现为左上腹不适伴体重减轻

轴位增强 CT 软组织窗图像显示脾脏存在一个巨大的单发肿块，并且出现脾大

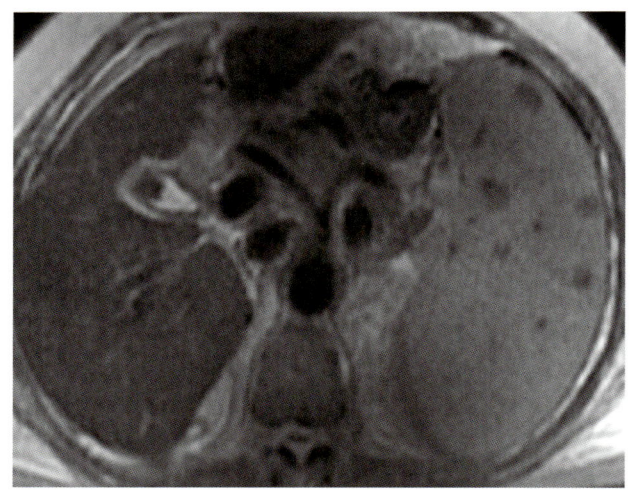

▲ 图 17-44　50 岁女性，非霍奇金淋巴瘤和脾脏受累

轴位 T_2 加权 MR 图像显示腹膜后淋巴结增大，脾大伴多发信号低于正常脾脏的病灶

图像上相对脾实质呈等信号。有时，病变在 T_2 加权图像上的信号强度低于脾，这一特征可能有助于区分淋巴瘤和转移瘤[171]（图 17-44）。若出现坏死、出血、纤维化或水肿，部分病变也可呈现不均匀信号[167,172,173]。MRI 静脉注射钆对比剂可提高其检测局灶性脾病变的能力[12]。病变在增强图像上信号通常低于背景脾实质[171]。

尽管 CT 和 MRI 可以显示局灶性病变，但这两种方式对于淋巴瘤分期都不准确。鉴于受累区信号常与周围脾实质相等，或者超出 CT 分辨率的下限，有关报道中 CT 预测淋巴瘤脾脏受累的准确性差异较大，其灵敏度和特异度可分别在 30% 和 71% 的较低水平[174]与近 90% 的较高水平之间波动[23,175]。其中反映较低水平的数值更贴合海量临床文献，这些文献证实了正常大小的脾脏常有镜下受累，并且轻至中度增大的脾脏经常出现淋巴瘤样病变[163, 176]。

MRI 同样不能准确地进行脾淋巴瘤分期[177, 178]。在一项比较 MRI、CT 和 US 在检测霍奇金和非霍奇金淋巴瘤患者的脾浸润的研究中，MRI 和 US 在显示霍奇金淋巴瘤患者的浸润方面优于 CT，但在非霍奇金淋巴瘤中没有显著差异。三种成像技术均不能显示大多数非霍奇金淋巴瘤的浸润[9, 178-180]。

DWI 在鉴别淋巴瘤累及脾脏方面发挥了一定作用。最近的小样本研究报道 DWI 检测脾淋巴瘤的灵敏度为 85.7%，特异度为 96.5%[181]。DWI 序列中，脾脏固有的高信号是一个难题，不过这些研究利用了呼吸门控技术来识别小的脾脏局灶性病变，但弥漫性的脾脏受累常被忽视[181, 182]。

（2）血管肉瘤：起源于脾脏间充质成分的恶性肿瘤非常罕见，大多数是血管性起源[135, 183]。血管肉瘤（又称恶性血管内皮瘤、内皮肉瘤），常指恶性肿瘤，而血管内皮瘤是边界性的血管性肿瘤，具有潜在恶性[135, 163, 184]。大多数脾脏血管肉瘤患者年龄在 40 岁以上。本病无性别倾向。症状包括腹痛、左上腹肿物、发热、体重减轻、贫血和消耗性凝血功能障碍[135]。症状的持续时间通常很短[121]。本病常见远处转移，预后差[135, 184]。绝大多数患者可见脾大，据报道 1/4～1/3 的患者可发生脾破裂[183, 184]。

在 CT 上，这些肿瘤通常表现为局限性的不规则圆形影，呈不均质低密度，伴明显的不均匀强化[131, 185-187]（图 17-45）。病变的直径在 1～18cm[121]，可见囊变和坏死区。急性出血和含铁血黄素沉积可表现为密度增高区，广泛钙化曾见于一例病例报道[131, 186]。

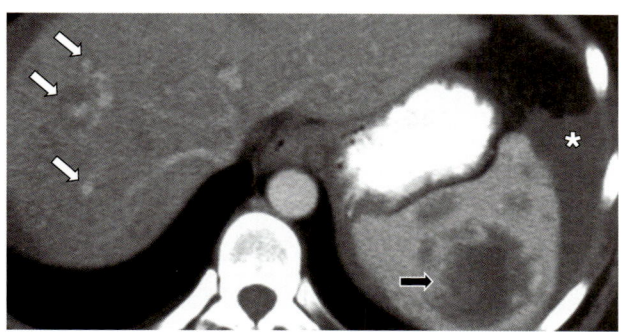

▲ 图 17-45　64 岁男性，转移性脾脏血管肉瘤，临床表现为腹部和背部疼痛及食欲下降
CT 图像显示肝脏及脾脏肿物，以及肋骨及腰椎病灶。左肋骨病灶经活检确诊。轴位增强 CT 软组织窗图像显示脾脏存在一不均匀强化的大肿块（黑箭），伴腹腔出血（星）和肝转移（白箭）

在 T_2 加权 MR 图像上，脾血管肉瘤呈不均匀高信号，而 T_1 加权图像呈低信号。肿瘤内出血也可导致 T_1 加权图像上病灶内信号升高[186]，而含铁血黄素沉积可能会在 T_1 和 T_2 加权图像上使信号降低，伴磁敏感（伪影）[131]。在血管造影中，可观察到多个类似于海绵状血管瘤表现的血管湖[188]。

血管肉瘤与接触钍对比剂有关，此为一种二氧化钍的胶体悬液，至 20 世纪 50 年代之前，仍用其作血管造影对比剂[185]。在这些患者中，CT 显示脾脏实质的密度明显增加，这是由于脾脏网状内皮细胞中不透射线物质的慢性滞留所致。虽然钍所致的血管肉瘤更常见于肝脏，但脾脏的原发病例也有报道[185]。虽然接触氯乙烯和砷与肝脏的血管肉瘤有关，但尚无证据表明脾的血管肉瘤可由此诱发[163]。

（3）其他恶性脾脏肿瘤：脾脏中已报道的其他原发性间质恶性肿瘤包括纤维肉瘤、平滑肌肉瘤、恶性畸胎瘤和恶性纤维组织细胞瘤（MFH）[129, 135, 183]。MFH 表现为具有广泛坏死区域的较大肿物[189]。据报道，黏液性囊腺癌也可发生于脾脏，该病可能起源于内陷的包膜间皮细胞或胰腺或肠道组织的胚胎残余。在 CT 上，黏液性囊腺癌表现为大的多囊性肿物，可见钙化[1, 190, 191]。但总的来说，这些病变的 CT 表现不具特异性。

3. 转移性疾病　脾脏中的转移性病变不常见。如存在此病变，通常为血源性播散所致，也可来源于腹膜转移和肿瘤直接浸润。虽然血源性转移大多见于癌症广泛播散的患者（如转移至 3 个或更多器官），但也可出现孤立性脾转移[192-195]。在尸检中，1%～9% 的癌患者存在脾转移[6, 194]。其中，1/3～1/2 为显微镜下转移[194]。脾脏淋巴系统输入不足、脾动脉搏动性、肝和肺的血液滤过及脾内的免疫监视，都用以解释大体脾转移的相对低发生率[189, 194, 196]。黑色素瘤的脾转移发生率最高，34% 的黑色素瘤患者在尸检时发现脾转移[197]。其次常见的是乳腺癌，然后是肺癌、结肠癌、胃癌、卵巢癌、子宫内膜癌和前列腺癌[1, 196]。据报道，黑色素瘤、结直肠癌和卵巢癌可发生孤立性脾转移[198]。脾转移最常表现为多发性结节，但在少数患者中也可见弥漫性浸润[196]。脾转移通常无症状。

在 CT 上，血源性脾转移表现为圆形、低密度、不均匀或均匀强化的病变，通常表现出"靶征"（图 17-46）。卵巢癌、乳腺癌和子宫内膜癌及黑色素瘤

的转移可表现为囊性病变[93, 193, 195, 199]。钙化不常见，但可发生于浆液性或黏液性囊腺癌患者中[131]。卵巢癌、胃肠道癌或胰腺癌患者的腹膜种植可导致脾脏包膜表面呈扇贝样改变[200]。脾的直接侵犯不常见，但若邻近的胃、结肠、胰腺或左肾有原发病变，此情况也可发生[131, 199]（图 17-47）。在 MRI 上，脾转移在 T_2 加权图像上呈稍高信号，在 T_1 加权成像上呈低信号至等信号（图 17-48）。增强图像上通常出现不均匀或边缘强化[1]。若在 T_1 加权图像上，这些病灶内部呈高信号，则可能是肿瘤内出血或黑色素瘤转移引起的黑色素沉积所致[1, 88, 198]（图 17-49）。黑色素瘤转移灶在增强图像上通常表现为富血供[198]。

（四）其他脾脏疾病

1. 脾大　判断左上腹部肿物是增大的脾还是局灶性病变有时会有难度。此时，CT、US 和 MRI 检查

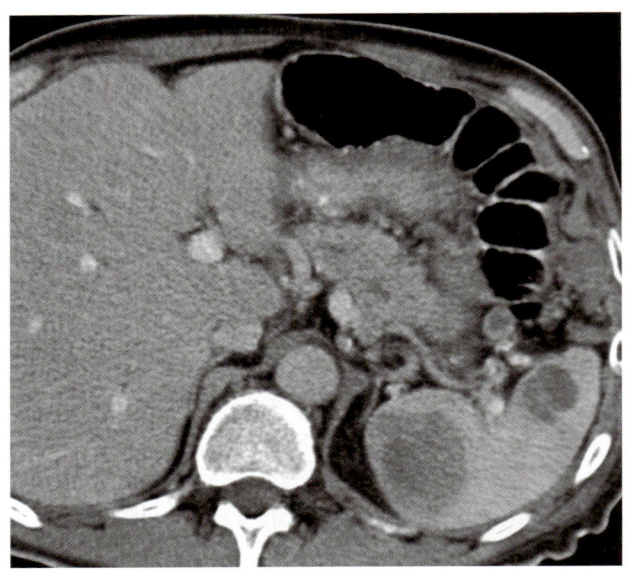

▲ 图 17-46　69 岁女性，活检证实某原发灶不明的肿瘤转移至脾脏，影像学发现脾脏有多个病变，临床表现为易疲劳和体重减轻
轴位增强 CT 软组织窗图像显示脾脏内多发不均匀低密度肿物

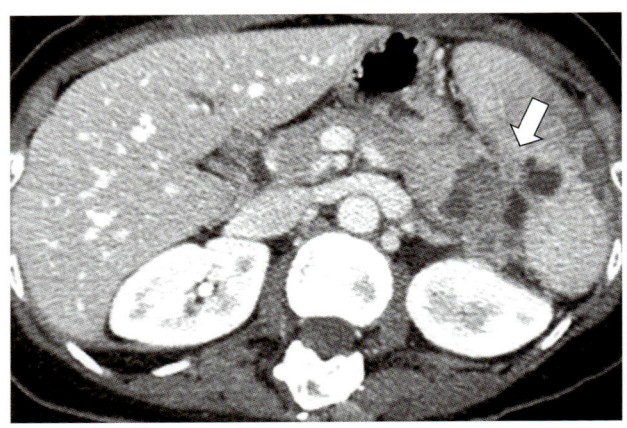

▲ 图 17-47　56 岁女性，胰尾腺癌伴左上腹疼痛加重
轴位增强 CT 软组织窗图像显示起源于胰尾的不均匀低密度肿块，并深入侵犯脾门（箭）

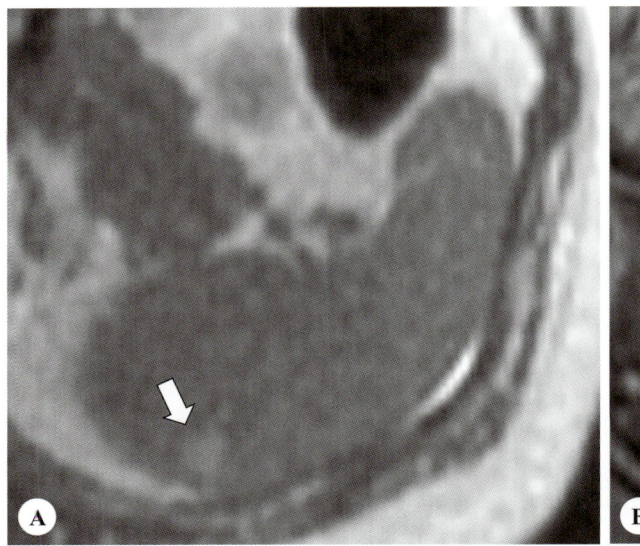
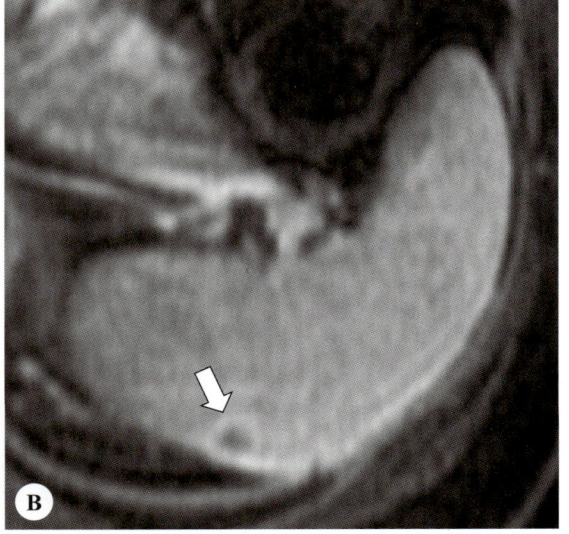

▲ 图 17-48　61 岁女性，有输尿管尿路上皮癌病史，影像学上表现为肝脏、骨和脾脏多发病变。诊断基于肝脏病变的活检
A. 轴位 T_2 加权 MR 图像显示脾脏后部一高信号病灶（箭）；B. 轴位 T_1 加权脂肪抑制的增强 MR 图像显示脾脏转移灶中央低强化和周围边缘高强化（箭）

可确定脾脏是否增大或是否存在腹腔肿物。脾增大时，其脏面常凸出呈球形[92]。

若出现脾大，常有提示病因的临床或影像表现。脾内可出现肿瘤、脓肿或囊肿。腹部淋巴结增大可提示淋巴瘤或结节病。在肝硬化伴门静脉高压所致脾大的患者常有肝脏大小和形状的特征性改变，其脾门与肝胃韧带内的静脉结构突出[92]。患者可能有单核细胞增多症、镰状细胞贫血或特发性血小板减少性紫癜的病史。少数情况下，患者可有淀粉样变性或 Gaucher 病的临床症状。一项对 18 名由于原因不明的脾大而进行脾切除术患者的研究中，7 名患者诊断为淋巴瘤，6 名患者诊断为良性脾增生，4 名患者诊断为结节病，1 名患者诊断为 Castleman 病[201]。考虑到脾大的各种原因，在条件允许的情况下，应结合临床病史及影像表现（表 17-2）。

2. 淀粉样变 淀粉样变性为多种器官和组织中细胞外纤维性物质沉积所致。本病常为多系统受累，但少见的局限型亦有报道。根据淀粉样纤维的生化特点，全身性的淀粉样变性可分为两种主要类型。原发性淀粉样变性的淀粉样蛋白由单克隆的浆细胞产生，伴有或不伴有多发性骨髓瘤的临床症状。继发性淀粉样变性的淀粉样沉积继发于慢性炎性疾病，如风湿性关节炎[202, 203]。两种类型中，脾脏均可受累，常弥漫且均匀。但脾大很少出现，仅见于 4%～13% 的患者[203]。脾内也可出现局灶性的瘤样病变，可见于全身性或局部性疾病[204]。脾脏受累通常无症状，但也可出现疼痛、梗死和脾功能障碍[205]。即使是正常大小的脾，也可出现自发性的脾破裂，其原因可能是淀粉样物质沉积造成的血管和（或）脾包膜脆性增加[205-208]。脾破裂通常是淀粉样变性患者的首发临床表现[209, 210]。

CT 上可见脾密度的弥漫性减低和强化[203, 211]。局灶性肿物可表现为边界不清的低密度病灶，其强化减弱[205, 212]。原发性淀粉样变性中，脾可出现广泛钙化[213]。MRI 图像中，脾的淀粉样变性在 T_2WI 表现为信号强度减低，可能与器官内淀粉样蛋白替代导致的血细胞数目减少有关。鉴于本病的主要鉴别诊断是铁过载，可用同相位和反相位图像或 T_2^* 序列

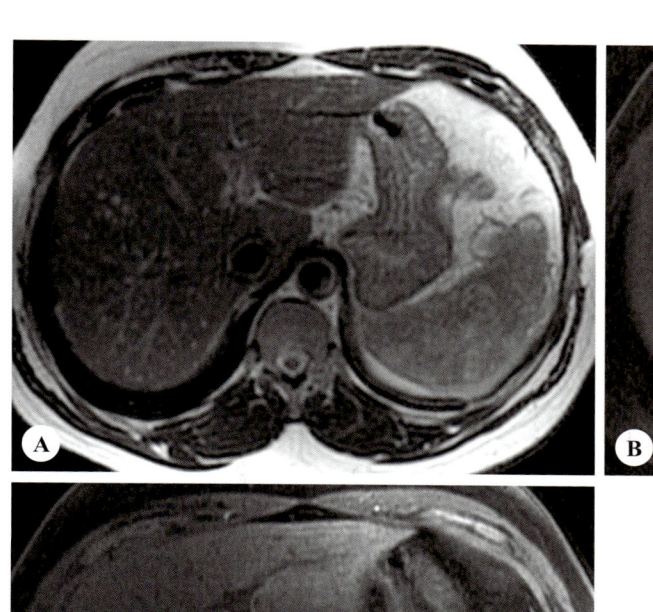

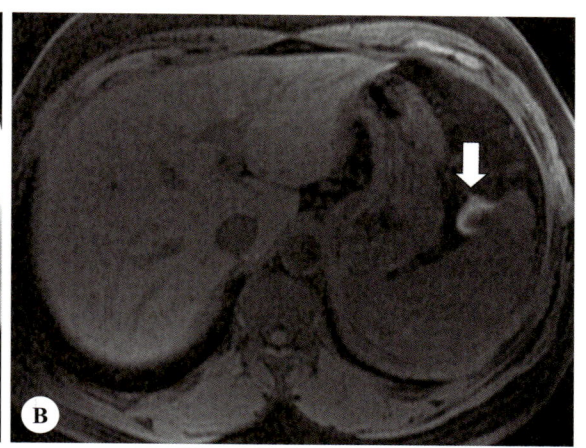

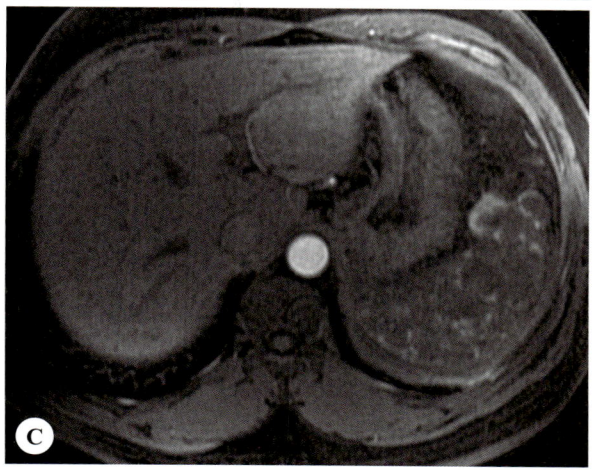

▲ 图 17-49 69 岁男性，转移性肾细胞癌，表现为脾脏多个肿物，其影像学特征与转移灶一致，其中一个病灶有出血表现

A. 轴位 T_2 加权 MR 图像显示脾脏中多个不均匀稍高信号病变。肝脏中的多个高信号病灶为胆道错构瘤；B. 轴位 T_1 加权脂肪抑制平扫 MR 图像显示沿脾脏前份外围走行的新月形高信号和出血导致的部分外生性病变（箭）；C. 轴位 T_1 加权脂肪抑制的增强 MR 图像显示脾脏内多个低强化病变

表 17-2 脾大的鉴别诊断

脾大的病因

感染	• 脓肿 • 疟疾 • 单核细胞增多症 • 结核病
浸润性疾病	• 淀粉样变（罕见） • Gaucher 病 • 结节病
肿瘤	• 血管肉瘤 • 淋巴瘤 • 转移瘤
血管性	• 窦岸细胞血管瘤 • 门静脉高压 • 脾扭转伴静脉淤血 • 脾静脉血栓形成
其他	• 镰状细胞病所致的急性脾隔离症 • 良性脾增生 • 髓外造血 • 特发性血小板减少性紫癜

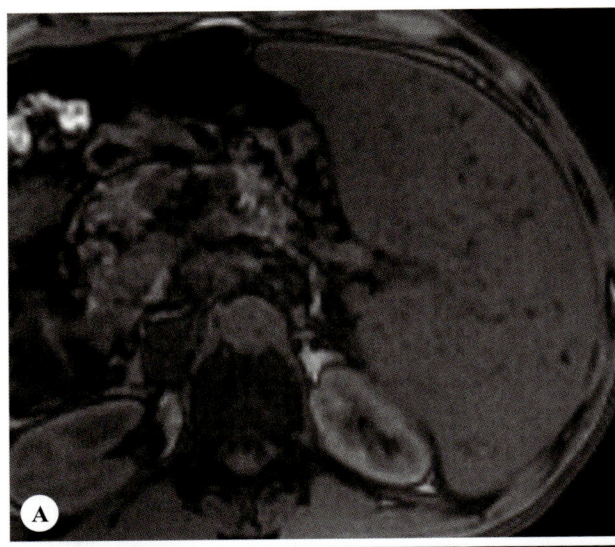
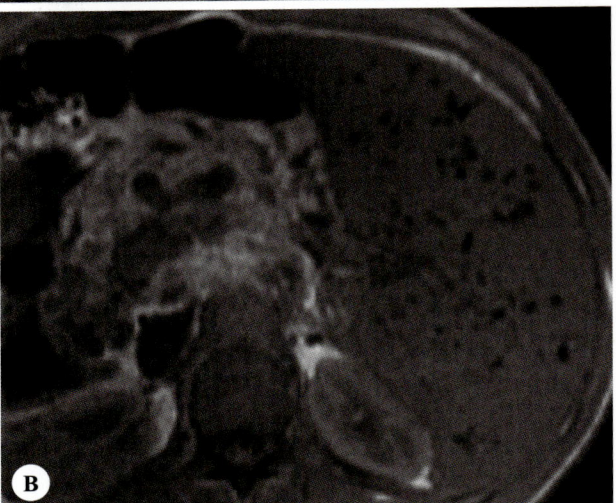

▲ 图 17-50 46 岁女性，患有肝硬化和门静脉高压，Gamna-Gandy 小体

A. 轴位 T_1 加权反相位 MR 图像显示增大的脾脏内有多个点状低信号灶；B. 轴位平扫 T_1 加权同相位 MR 图像显示磁敏感伪影和晕状改变

中提示铁沉积的磁敏感伪影区分这两种病变[208, 211, 214]。

3. Gamna-Gandy 小体 Gamna-Gandy 小体是脾内的含铁小结节，含有不同数量的含铁血黄素、纤维组织和钙化。该小体出现于脾实质的点状出血之后，并常与门脉高压伴发[92, 215]。据报道，它们还可见于门静脉或脾静脉血栓、溶血性贫血、继发性血色素沉着症、阵发性夜间血红蛋白尿和输血之后。CT 通常不能显示 Gamna-Gandy 小体，但由于沉积铁的顺磁性，该小体在 MRI 上可以很好地显示[92, 216]。这些结节的直径可长达数毫米至 1cm，它们在所有脉冲序列中表现为分布于全脾内小的弥漫性低信号；由于铁沉积，在较长回波时间的 T_1 加权同相位 GRE 序列上表可出现磁敏感伪影和"晕状"改变[216]（图 17-50）。

4. Gaucher 病 Gaucher 病是常染色体隐性遗传疾病，为葡萄糖脑苷脂酶缺乏所致。I 型 Gaucher 病占绝大多数，发生率约为 1/50 000。它是最常见的溶解酶障碍性疾病，并可造成巨噬细胞内葡萄糖脑苷脂（细胞膜的分解产物）的积聚[217]。这些富含脂质的巨噬细胞（Gaucher 细胞）最常聚集于肝、脾、骨髓，少数位于肺内。Gaucher 细胞的聚集可导致明显的脾大。本病并发症包括血小板减少、贫血、肝功能异常、骨梗死和骨折。淋巴增生性疾病的发病率也显著升高[218]。20%～30% 的病例可出现局灶性结节，对应不同数量的 Gaucher 细胞、纤维化和梗死区[219-221]。

在 CT 中，局灶性病变表现为低密度，并且强化程度低于脾实质。在 MRI 中，病变的信号表现多样，T_2WI 中显示高低混杂信号，主要表现为等或低信号[219, 220]。T_2WI 也可出现中心低信号、周边高信号的靶样表现[1, 92, 220]（图 17-51）。在 T_1WI 图像上，病变呈等信号或稍低信号，注射钆对比剂后表现为轻度强化[92, 219-221]。也可伴发脾梗死和脾纤维化导致的不均匀区域[1, 92]。

5. 铁过载　血色素沉着症是一种铁过载疾病，分为原发性和继发性。继发性常见于多次输血或血管外溶血（损伤或缺陷红细胞被网状内皮系统降解）的患者，如遗传性球形红细胞增多症、镰状细胞病或自身免疫性溶血性贫血，导致网状内皮系统中铁沉积。这种沉积在 MRI 中很容易发现，因为铁的顺磁性效应可明显降低肝、脾和骨髓的信号，特别是在 T_2^* 同相位梯度回波序列上[177, 222-224]（图 17-52）。尽管 CT 对于这种改变较不敏感，有时也可以表现为密度增加[177, 225]。原发性血色素沉着症是一种常染色体隐性遗传疾病，其病因是胃肠道对铁的过度吸收，可导致铁主要在肝脏、胰腺和心脏的实质内沉积。在原发性血色素沉着症中，铁沉积通常不累及脾。同样，在疾病进展期，含铁血黄素沉着偶尔可引起肝脏和胰腺实质的铁沉积，也称为继发性血色素沉着症[177, 225]。

重度地中海贫血患者可能发生红细胞生成性血色素沉着症，导致铁吸收增加，并可能出现类似于原发性血色素沉着症的铁分布特征[226]。阵发性睡眠性血红蛋白尿症的血管内溶血特征通常导致肾皮质铁沉积，但肝脏和脾脏通常不会受累，除非患者多次输血[227]。

6. 脾脏紫癜症　脾脏紫癜症是一种罕见疾病，肝、脾内或（少数情况下）其他的网状内皮系统中可形成血液充盈的多发间隙。本病与服用类固醇激素和（或）避孕药有关，也见于 HIV 感染或慢性消耗状态的患者，甚至健康人群[228-230]。本病还可伴发于杆菌性血管瘤病或移植后免疫抑制的患者[231]。患者通常无症状，但有报道脾脏紫癜症患者也可出现脾破裂[229, 230]。

在平扫 CT 中，脾脏紫癜症常表现为小的低密度病变[232]，有时可融合为大的分叶状肿物，伴有清楚的分隔[229]。其强化表现不一，部分病变相对于脾实质呈等密度，病变小叶间隔强化减低，其余无强化[228, 229, 232]（图 17-53）。在 MRI 中，由于脱氧血红蛋白和高铁血红蛋白的存在，脾脏紫癜症在 T_1WI 和 T_2WI 图像上呈混合信号[232]。含铁结节可能与这些病

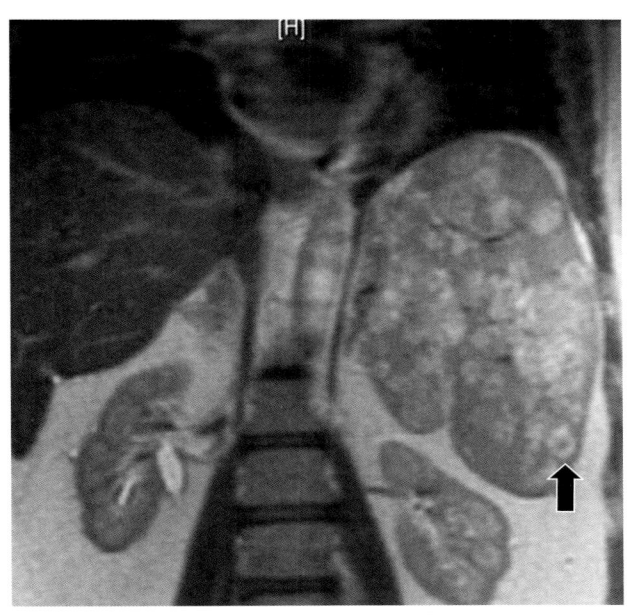

▲ 图 17-51　31 岁男性，Gaucher 病
冠状位 T_2 加权 MR 图像显示多发高信号病灶，散在分布于增大的脾脏，部分呈靶样表现（箭）

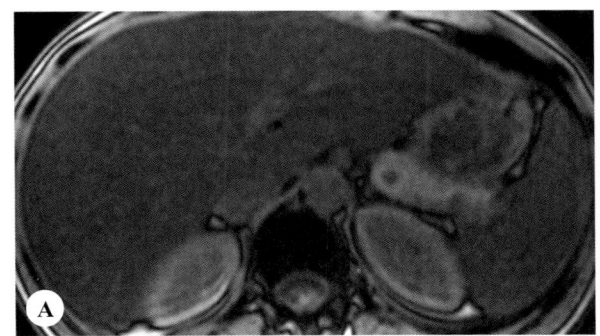 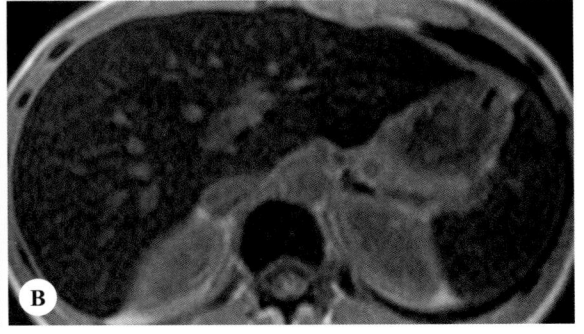

▲ 图 17-52　44 岁男性，继发性血色素沉着症，患有 β 珠蛋白生成障碍性贫血，接受常规输血
A. 轴位平扫 T_1 加权反相位 MR 图像显示肝脏、脾脏和骨髓内弥漫性低信号；B. 轴位平扫 T_1 加权同相位 MR 图像显示，由于铁在网状内皮系统中沉积，肝脏、脾脏和骨髓中出现弥漫性信号降低

变相关，导致磁敏感伪影，强化图像表现为类似 CT 中的强化模式[109, 229]。

7. 结节病 脾脏经皮穿刺抽吸活检研究表明，1/4~1/2 的结节病可累及脾[233]。脾脏结节病通常无症状。但是，在脾明显受累的情况下，患者可出现腹部不适、发热、疲劳、脾功能亢进，甚至脾破裂[234]。脾的表现可类似淋巴瘤，这样会导致不必要的脾切除。一项对 59 名结节病患者 CT 表现的回顾性研究显示[235]，6% 的患者有明显脾大，27% 的患者的脾脏为轻度到中度肿大。15% 的患者脾内可见低密度结节，符合聚集的肉芽肿表现。这些结节通常无环形强化。少数可出现点状钙化[236]。脾大的患者常伴有腹部淋巴结肿大。25% 出现脾大或散在脾脏结节的患者胸片可表现正常[235]。一项对存在 5 个及以上脾结节患者的研究显示，无论患者有无症状，结节病都是多发脾结节的常见原因[237]。但是，需要注意，这一结论可能会由于结节病的地域分布不同而发生人群适用性的改变。随访研究发现，脾结节的出现并不预示患者肺部病变的恶化[238]。

在 MRI 中，结节病引起的脾结节通常在所有序列中都呈低信号，强化程度低于正常脾实质。病变在脂肪抑制 T_2WI 和动脉期的增强 T_1WI 中显示较好（图 17-54）[1, 92, 239]。

8. 胰腺炎的脾受累 脾的位置邻近胰尾，在胰腺炎时经常受累。一项对 100 名胰腺炎患者的研究显示，最常见的脾异常为脾周积液（58%）、脾静脉栓塞（19%）、脾梗死（7%）和包膜下出血（2%）[240]。脾门附近的胰尾假性囊肿偶尔可在脾包膜下延伸，甚至进入脾实质[241]。大部分积液可自行吸收或经皮引流后缓解，但脾破裂的情况亦有报道[3, 242, 243]。复杂性胰腺炎的患者还可出现脾梗死、包膜下血肿和脾动脉的假性动脉瘤[240, 244]。急性胰腺炎相关的一过性脾增大可能为脾静脉狭窄或梗阻所致[245]。

9. 炎性肌成纤维细胞瘤 炎性肌成纤维细胞瘤，以前称为炎性假瘤，是一种罕见的良性病变，由多形性炎细胞构成，伴有不同数量的肉芽肿反应、纤维化和坏死[246]。每个器官都可出现此病，包括肺、食管、肝脏、淋巴结和脾[135]。这些瘤体可能不导致症状，或者表现为伴不明确的全身症状（如发热、疲劳）的肿物。病因尚不明确，据猜测或为感染或自身免疫性。脾的炎性肌成纤维细胞瘤大多见于成人；然而，本病亦曾发现于 4 岁的儿童[134, 247]。随访观察发现炎性肌成纤维细胞瘤可出现体积增大[248]。在脾内，它表现为边界清楚的有包膜的肿物。通常为单发，但也可见肝脾内的多发病变[246, 249]。直径为 1.5~12cm 以上[246, 250]。

炎性肌成纤维细胞瘤影像表现各异。在平扫 CT 上，病变通常表现为不均匀低密度肿物，可出现边缘或中心钙化[246, 251]。静脉注射对比剂后，可出现不均匀强化，相对脾脏呈等或稍低密度[248, 252, 253]，中心通常呈低密度，对应纤维化区域[248, 252, 253]。

在 MRI 中，病变 T_1WI 相对于正常脾实质呈等或稍低信号[248, 249, 251]。T_2WI 图像中，病变由于纤维化，通常呈低信号，但也可能呈中央高信号[249, 251, 253]。T_1WI 和 T_2WI 图像中，病变内的低信号区反映钙化部位。静脉注射钆对比剂后，可见轻度至中度强化，

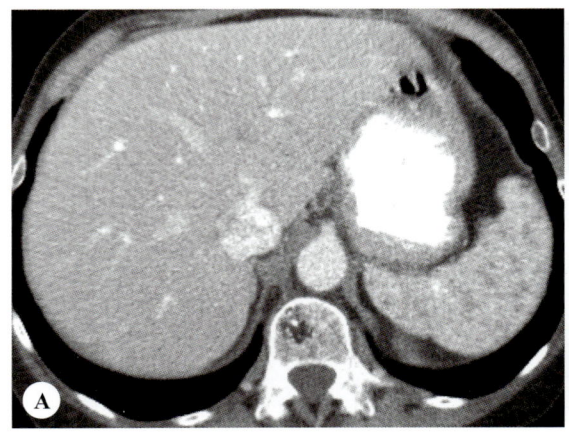 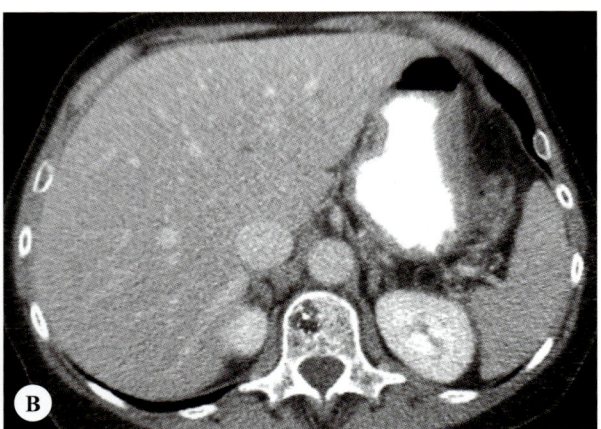

▲ 图 17-53 36 岁女性，脾脏紫癜症，平素体健，服用口服避孕药，偶然发现脾脏病灶，经脾活检确诊
A. 轴位增强 CT 门静脉期软组织窗图像显示脾脏多发小的低密度病变；B. 轴位增强 CT 延迟期软组织窗图像显示这些病变相对于脾脏呈等密度

与 CT 上的病灶表现类似，伴中心和周围的纤维化区呈延迟强化[249, 251]。上述表现的差异可能反映了这些病灶在组织学上的潜在不均匀性。炎性肌成纤维细胞瘤主要需要与 SANT 鉴别，它们可能在 T_1WI 和 T_2WI 图像上有相似的表现。炎性肌成纤维细胞瘤通常表现为迟发性不均匀强化，而非具有 SANT 特征性、呈放射状和向心性进展的早期周围强化。但是，若炎性肌成纤维细胞瘤中存在中央纤维化瘢痕，其强化可能与 SANT 类似，故很难区分它们。

10. 髓外造血 髓外造血也可在脾内产生局灶性的肿瘤样病变，但更常见的是脾脏均匀性肿大[254, 255]。髓外造血虽然常伴有症状明显的血液系统基础疾病，但部分患者可仅有轻度贫血[254]。增强 CT 中，局灶性的髓外造血可表现为脾实质内的低密度肿物[254, 255]。MRI 中的特征取决于成像时病变的活动性。活动性病变在 T_1WI 上呈等信号或稍低信号，T_2WI 上呈高信号。团注钆对比剂后，病变呈进行性强化，早期相对于脾实质呈低信号，晚期呈等信号[1, 92, 256]（图 17-55）。非活动性病变在 T_1WI 和 T_2WI 上呈无强化和低信号。由于病变内存在铁元素，相较于回波时间较短的反相位 GRE 成像，回波时间较长的同相位 GRE 成像存在信号缺失，此为一个关键的特征[1, 92]。细针抽吸活检可确诊脾的局灶性髓外造血[257]。

11. 镰状细胞贫血 镰状细胞贫血的患者通常有反复发作的脾梗死，最终导致脾萎缩，伴有弥漫性的镜下钙、铁沉积[258]。纯合性镰状细胞病患者可行自体脾切除[1]。在 CT 中，脾常萎缩，并伴有致密的钙化[259]（图 17-56）。在 MRI 中，由于含铁血黄素和（或）钙的沉积，T_1 和 T_2 的信号明显降低。若存在梗死或出血，T_1WI 中可见高信号区[1]。

由于脾的血池作用，儿童可出现急性的脾隔离

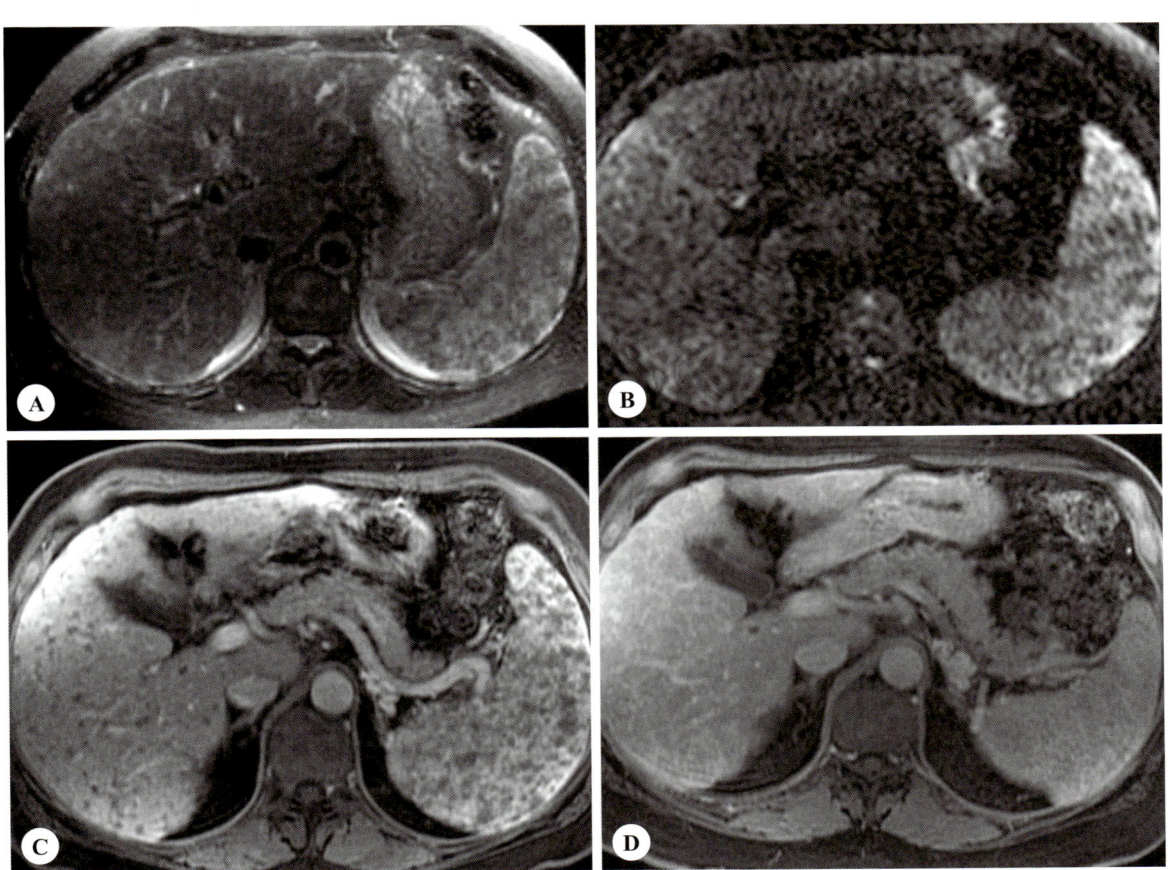

▲ 图 17-54 38 岁女性，结节病，腹部轻度不适，影像学上发现肝脾多发病变。肝活检确诊
A. 轴位 T_2 加权脂肪抑制 MR 图像显示增大的脾脏内多发低信号结节。在此序列中未见肝脏病变。B. 轴位 DWI 图像（b=600mm/s²）显示脾结节呈低信号，背景脾呈高信号。在此序列中未发现肝脏病变。C. 轴位 T_1 加权脂肪抑制的增强 MR 门脉期图像显示这些脾结节及肝脏中多个类似的结节呈低强化。D. 轴位 T_1 加权脂肪抑制的增强 MR 静脉期图像显示肝脾结节呈延迟强化，分别与背景脾和肝脏呈等信号

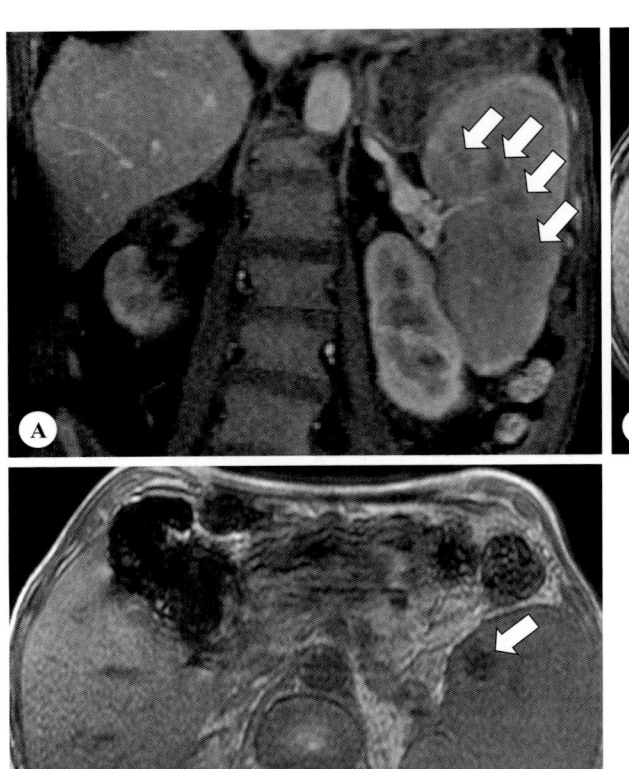
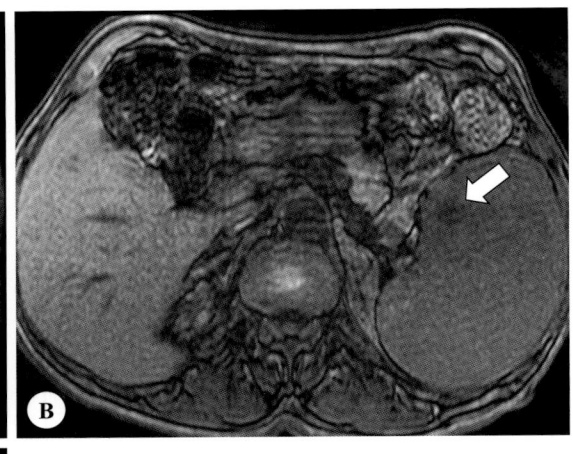

▲ 图 17-55 65 岁男性，髓外造血，骨髓纤维化，脾大且有多个脾病变

A. 冠状位 T_1 加权脂肪抑制的增强 MR 图像显示脾大和多个大小不等的低强化脾结节（箭）；B. 轴位 T_1 加权平扫反相位 MR 图像显示其中一个病灶呈低信号（箭）；C. 轴位 T_1 加权平扫同相位 MR 图像中，同样的病灶信号降低，为铁沉积导致（箭）

T_2WI 中均呈高信号[261]。镰状细胞贫血也可发生脾破裂，易通过 CT 诊断[259]。

12. 创伤后囊肿 有关脾创伤的详细讨论见第 21 章。创伤后囊肿被认为是脾血肿演化的最终阶段。组织学上，它们缺乏细胞层，因此称为假性囊肿[262]。大体上，内部粗糙，呈血性。在美国，发现的大多数脾囊肿都被认为来源于创伤后改变[84, 86, 97, 263]。

与上皮性囊肿类似，创伤后囊肿在 CT 和 MRI 中表现为边界清楚的病灶。它们几乎都是单房，无强化，含类似于或稍高于水的液体密度。在一系列的病例研究中，创伤后囊肿的平均最大径为 13cm，并且假性和真性囊肿在体积上无显著差异。在 CT 上，比起先天性囊肿，钙化更常见于创伤后假性囊肿（50% vs. 14%）（图 17-20）。囊壁小梁和外周分隔在先天性囊肿中更常见[97]。

尽管通常无症状，任何非寄生虫性脾囊肿均可表现为左上腹肿物，引起左上腹的胀满感或间歇性钝痛[86]。囊肿破裂或感染时，可出现急性腹部症状。左肾受压可引起肾绞痛，少数情况下可出现高血压[88, 264]。

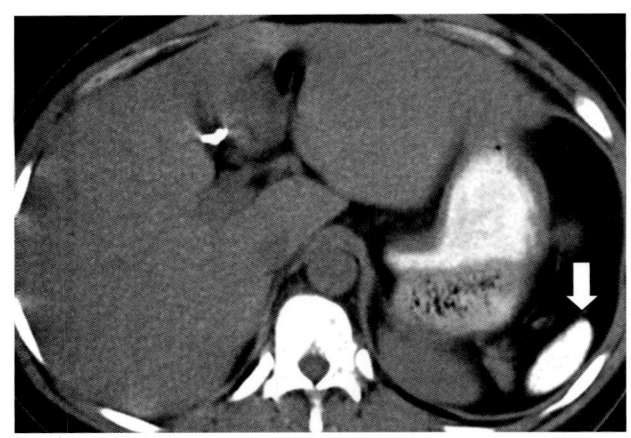

▲ 图 17-56 52 岁女性，镰状细胞贫血，行自体脾切除术
轴位平扫 CT 软组织窗图像显示萎缩梗死的脾，已完全钙化（箭）

危象。临床表现为脾的轻度到重度增大，伴循环血量减少。虽然诊断的主要根据为临床出现血细胞比容的急剧下降和脾大，但可能仍需影像检查。在增强 CT 中，脾通常表现为多发的外周无强化低密度区或较大的弥漫性低密度区，可累及大部分脾实质[260]。这些低密度区可能是亚急性出血区域，在 T_1WI 和

（五）血管疾病

1. 脾动脉瘤 脾动脉瘤是腹部内脏最常见的动脉瘤。尸检的发现率为0.01%～0.2%，若特意寻找，发现率可达10%[265-267]。易感条件包括妊娠、多次生产、全身或门静脉高压及动脉硬化[1, 268, 269]。因为与妊娠有关，脾动脉瘤明显好发于女性，仅15%～20%见于男性[265, 269]。大多数动脉瘤为囊状，80%以上位于脾动脉的中段和远段1/3[269, 270]；5%～40%为多发。动脉瘤的大小可从不足1cm至30cm，平均2～3cm[265, 269]。虽然绝大多数患者无症状，但也可出现搏动性肿物、左上腹疼痛和动脉瘤破裂[265, 269]。若动脉瘤发生于妊娠期或临产期女性、出现症状、直径超过2cm、体积增大，建议进行栓塞或切除治疗[265, 271]。有时，部分特定的原因也可以造成脾动脉的假性动脉瘤。急性和慢性胰腺炎、胃溃疡穿孔、创伤和败血症栓子都可出现[244]。霉菌性动脉瘤也可累及脾动脉的脾内分支[147, 265]。

在平扫CT中，脾动脉的走行区可见低密度病变伴周围钙化。若病变较大，可出现明显的不均匀密度区，相当于栓塞和出血区。注意不要误认为是胰腺实性肿物[272]。在平扫MRI上，T_1WI和T_2WI序列可见不均匀信号，代表局部的栓子[273]。动脉瘤的瘤腔表现为流空信号。静脉注射对比剂后，除非病变出现栓塞，MRI和CT中均可见明显强化[92, 273]（图17-57）。

2. 脾梗死 脾梗死可发生于心源性疾病或动脉粥样硬化所致的栓塞，或者见于动脉炎、骨髓增生性疾病、胰腺炎、胰腺肿物和镰状细胞贫血的患者[274, 275]。若脾梗死范围较小，患者可能无症状。大范围的梗死可引起左上腹疼痛、发热和膈肌刺激症状。在CT上，梗死通常表现为边界清楚的楔形低密度区，基底部位于脾包膜，尖端指向脾门，呈低强化或无强化[92]（图17-58）。但是，梗死通常表现为多发、边界不清的病变，与其他类型的局限性脾病变难以区分[1, 6]。若全脾发生梗死，如脾动脉闭塞或撕脱后，除了紧邻包膜的实质外，其余实质均无对比剂强化。这种外周强化也称为环征，为包膜血管的供血所致。在MRI上，梗死区通常为无强化的楔形区域，根据梗死的进展和是否存在出血在T_1WI和T_2WI上表现不同（图17-59）。非出血性梗死在急性期可能呈T_1低信号和T_2高信号，而在慢性期，T_1和T_2均呈低信号。在MRI中，出血性梗死在T_1WI和T_2WI图像上通常呈高信号[204]。在大面积脾梗死时，未感染的脾实质也会出现气泡，可能与脾脓肿相混淆[55]。

无梗死时脾实质强化下降可见于重度低血压的情形[201]。这种表现类似于腹部钝伤后的脾动脉破裂。

3. 自发性脾破裂 自发性脾破裂与脾大有关，

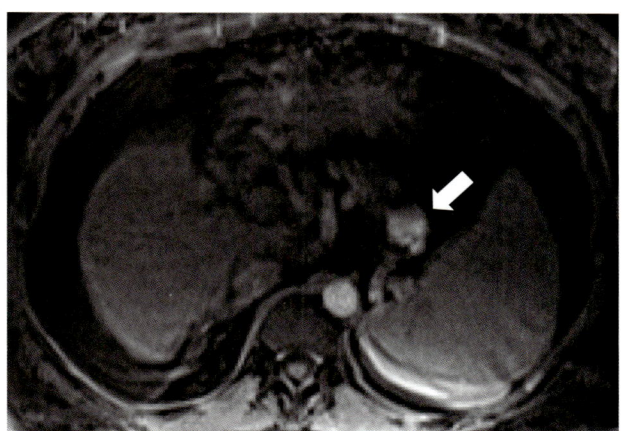

▲ 图17-57 54岁女性，肝硬化，在接受常规肝脏检查时偶然发现脾动脉瘤
轴位T_1加权脂肪抑制的增强MR动脉早期图像显示源自远端脾动脉的囊性动脉瘤，呈高信号，大小为2.5cm（箭）

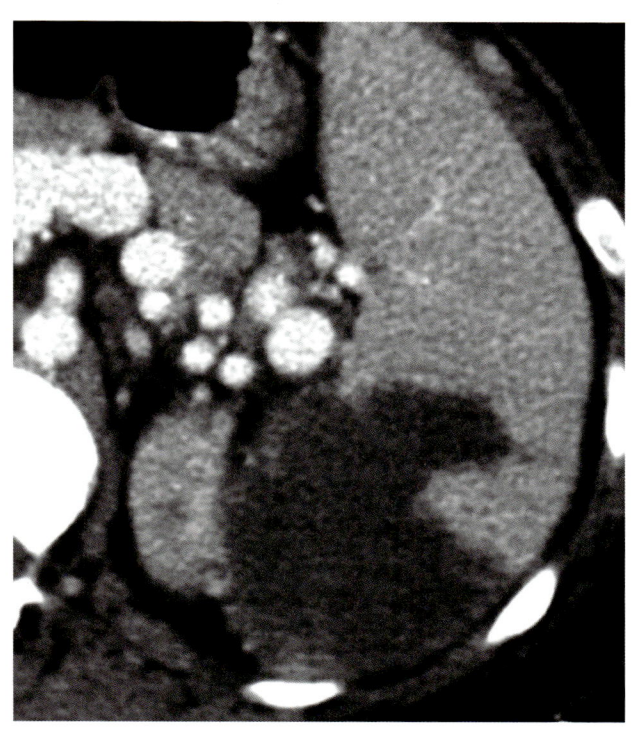

▲ 图17-58 59岁男性，脾梗死，脾大，左上腹疼痛
轴位增强CT软组织窗图像显示楔形低强化区域，累及脾后部，符合梗死表现

可为感染（如疟疾[276, 277]或单核细胞增多症[162]）或血液系统的恶性病变（如白血病或淋巴瘤[278]）所致。自发性脾破裂也可见于正常大小的脾，为淀粉样变[205, 209, 210]、紫癜[229]或恶性肿瘤所致[279]。很多局灶性病变也可导致脾破裂，包括感染[94]、局部肿瘤侵犯[129]、结节病[280]、胰腺假性囊肿[3, 243]。低分子肝素的抗凝治疗也偶尔与脾破裂有关[281, 282]。破裂还可发生于无明显病理改变的脾[283]，或者组织学上正常的副脾，但较罕见[58]。

脾破裂可表现为脾内、包膜下和（或）脾周围血肿，在平扫 CT 上呈高密度。在 MRI 上，脾血肿由于血肿的进展和演变而表现多样。在亚急性期晚期，由于高铁血红蛋白的存在，脾血肿在 T₁WI 和 T₂WI 图像上均呈高信号。

（六）脾脏偶发病变 – 诊断

1. 脾脏孤立性肿物 前述许多疾病可出现局灶性脾肿物。在无其他症状且无恶性肿瘤病史的患者中，若病变呈囊性或低密度，鉴别诊断包括先天性囊肿、创伤后囊肿、血管瘤、胰腺假性囊肿和淋巴管瘤。

若患者有症状或病变表现出一些可疑特征，应考虑到包括囊性或坏死性转移灶在内的肿瘤。若临床症状支持，还应鉴别孤立性脾脓肿或包虫囊肿。若病变是实性的，鉴别诊断应包括血管瘤（最常见的良性肿瘤）、淋巴瘤（最常见的恶性肿瘤），以及少见的肿瘤，如脾错构瘤、SANT、血管肉瘤和转移性疾病。尽管有些表现可能非常有提示性，如血管肉瘤的明显强化（血管瘤的典型表现）或 SANT 的"辐轮"状强化，在大多数病例中，影像学表现常不够明确，不足以支持特异性诊断。

偶然发现的脾脏病变是否重要及是否需要随访取决于患者的病史。在有恶性肿瘤病史的患者中，34% 的病变是恶性的，而在有左上腹疼痛、发热或体重减轻症状的患者中，近 28% 的脾脏病变是由恶性病因引起的。在偶然发现病变的患者中，由于脾外表现，只有 1% 在 CT 上诊断为恶性。

2. 脾脏多发性肿物 多发性脾肿物的鉴别诊断范围很广。一项对于存在 5 个以上脾结节患者的研究显示，淋巴瘤、肉芽肿性感染和结节病是与有症状患者相关的最常见病症。在无症状患者中，结节病、良性血管性肿瘤和转移性疾病最为常见[237]，后者通常有恶性肿瘤病史。病变在 T₂WI 图像上的信号强度可能是鉴别结节病（T₂WI 上呈低信号）和转移性疾病（T₂WI 上呈稍高信号）的有用特征[1, 92, 239]。与多发性脾结节相关的其他罕见疾病包括髓外造血、淀粉样变性、Gaucher 病、苯妥英的药物反应和紫癜（图 17–60 和表 17–3）。

（七）脾脏偶发病变 – 处理

2013 年"白皮书"中的 ACR 指南建议，应对所有 >1cm 且无典型良性特征的非囊性脾肿物进行影像学检查[284]（图 17–61）。各种研究表明，在无恶性肿瘤病史的无症状患者中偶然发现的脾脏病变很少会诊断为恶性。一项研究中，仅 1% 患者的脾病变在随访中被发现为恶性[285]。鉴于该患者群体中恶性肿瘤总体发病率较低，其他作者所建议的两种方法，即对这些肿物进行 FNA 活检或利用 MRI 进一步确定这些病变的特征，皆增加了医疗成本。然而，病灶大小 >1cm、有症状且无典型良性特征的非囊性脾肿物患者，应进行随访或评估，因为有报道称多达 27.6% 的此类脾病变为恶性。在这种情况下，MRI 和（或）活检可能有助于确定这些病变的特征[285, 286]。

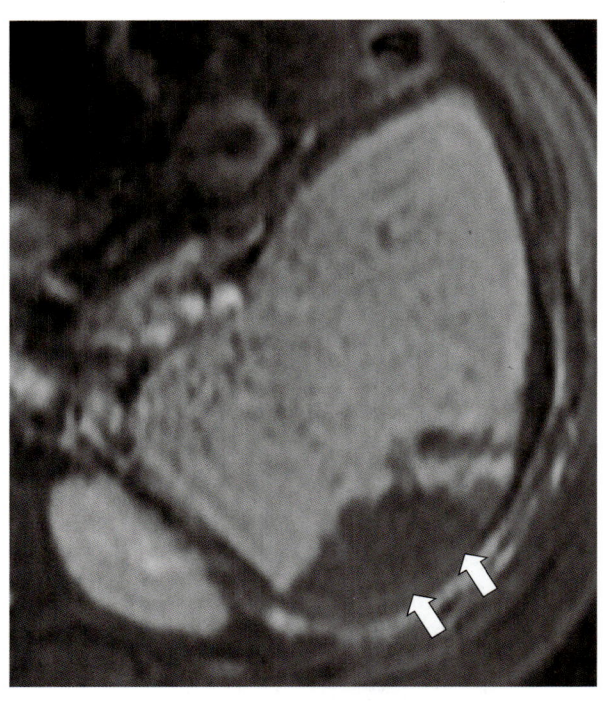

▲ 图 17–59 61 岁男性，进行肝移植和从脾动脉到肝总动脉的移植，发生脾梗死

轴位 T₁ 加权脂肪抑制增强 MR 图像显示低强化的外周楔形区域，累及脾后部，保留轻微的包膜强化，与梗死一致（箭）

第 17 章 脾脏
Spleen

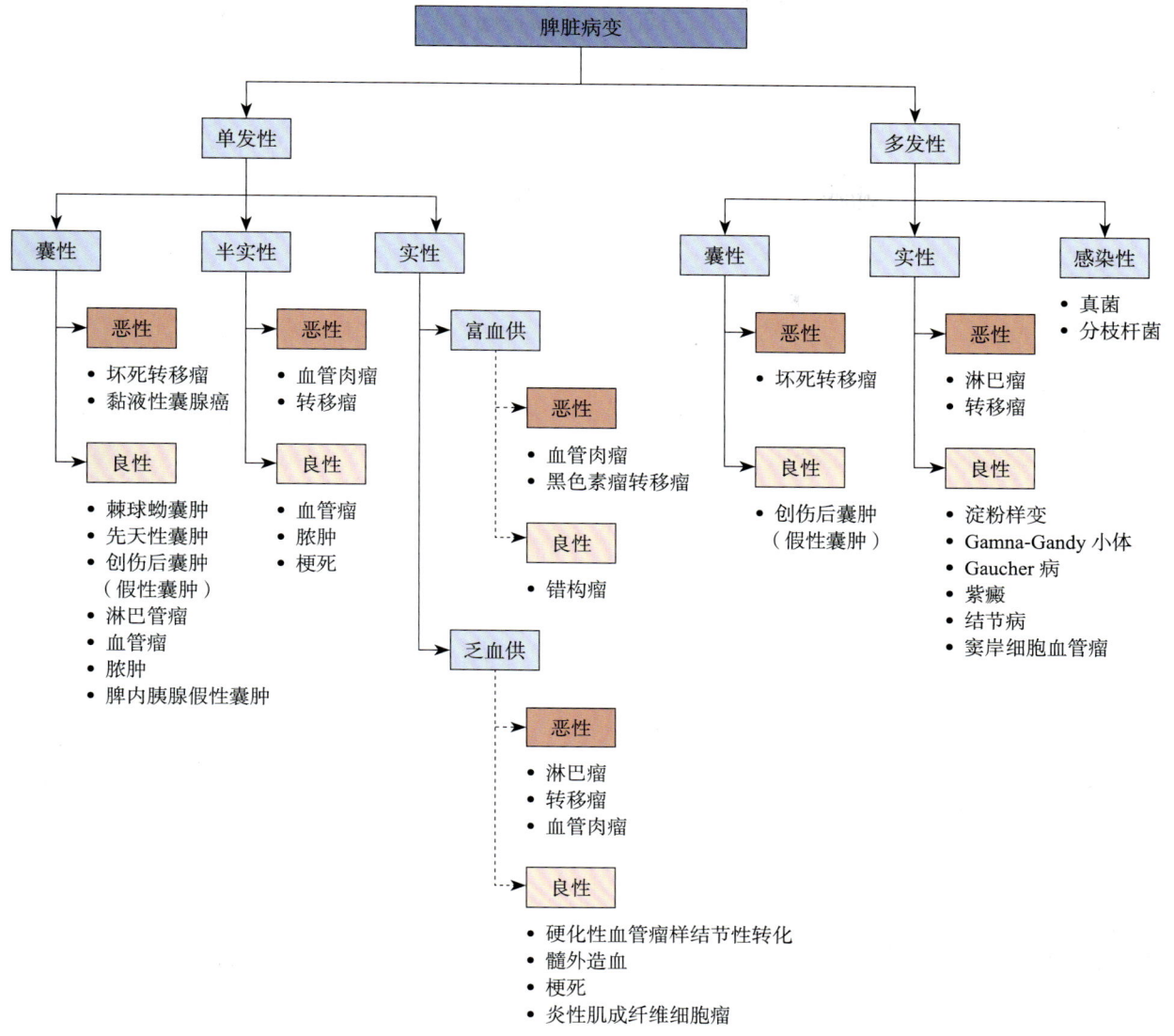

▲ 图 17-60 脾脏病变决策树

经许可转载，引自 Lee H, Kim JW, Hong JH, et al. Crosssectional imaging of splenic lesions: radiographics fundamentals online presentation. *Radiographics* 2018;38(2):435–436.

表 17-3 脾脏病变的鉴别诊断

脾脏病变	临床特征	性 质	边 缘	对比增强	CT/MRI 征象	其 他
棘球蚴囊肿	在某些地区流行	囊性/囊内碎片	边界清晰	± 边缘强化	母囊及子囊 ± 边缘钙化 CT 上囊内碎片稍高密度 子囊比母囊 T_1WI 信号↓	避免经皮抽吸
先天性囊肿	真性囊肿（多见于）年轻患者	囊性	边界清晰	无强化	• 液体信号 • ± 分叶征/小梁	• 大 • 单房性
创伤后囊肿（假性囊肿）	最常见	囊性	边界清晰	无强化	• 液体信号 • ± 钙化	单房性
淋巴管瘤	（多见于）儿童	囊性	边界清晰	无强化	• 液体信号 • 内部分隔 • ± 曲线状周围钙化	多房性
血管瘤	常见、良性	半实性/囊性	边界清晰	• 可变 • ± 由边缘向心性强化	• ± 液体信号 • ± 钙化	类似于肝血管瘤
脓肿	发热、感染、免疫抑制	实性/半实性/囊性	不规则不清晰	• ± 边缘强化 • ± 外周充血	• 液体信号 • ± 病灶内气体	引流物>3cm
转移瘤	恶性（肿瘤）病史	实性/半实性/囊性	通常边界清晰	• 通常乏血供（除黑色素瘤） • ± 边缘强化	• T_2WI 信号稍↑ • ± 靶征	罕见的孤立性脾转移
血管肉瘤	（多见于）老年患者 ± 钍对比剂暴露	实性/半实性	不清晰	乏血供	• 非均匀强化 • T_2WI 信号↑伴坏死 • 因出血致 T_1WI 信号↑	• 侵袭性 • ± 脾破裂 • 脾大
梗死	病因广泛，包括栓塞、低血压、镰状细胞、胰腺炎	实性/半实性	外围楔形	• 乏血供至无强化 • 延迟期显示最佳	根据梗死年龄而变化	保留环状强化
念珠菌病	免疫抑制	实性/半实性/囊性	不清晰	• 乏血供 • 边缘强化	• T_2WI 信号稍↑ • ± 钙化	多个微脓肿
错构瘤	各年龄段均可见，较不常见	实性	边界清晰	• 早期乏血供 • 延迟期等密度且均匀强化	• T_2WI 信号稍↑ • T_1WI 等信号	单发
淋巴瘤	最常见的恶性肿瘤	实性	通常边界清晰	乏血供	• T_2WI 信号↓ • DWI 信号↑ • ± 治疗后钙化	单个或多个

第 17 章 脾脏
Spleen

（续表）

脾脏病变	临床特征	性　质	边　缘	对比增强	CT/MRI 征象	其　他
硬化性血管瘤样结节性转化	良性	实性	边界清晰	• 乏血供 • 放射状"辐轮"征	• T_2WI 信号↓ • 磁敏感伪影	• ± IgG4+ • 单发
髓外造血	潜在的血液病	实性	边界清晰	乏血供	• 可变 • 磁敏感伪影	肝脾大
炎性肌成纤维细胞瘤	• 良性 • 不常见	实性	通常边界清晰	• 纤维化区域乏血供，伴延迟强化 • 中央瘢痕	• 可变 • ± 钙化 • 因纤维化致中央及外周 T_2WI 信号↓，伴延迟强化	大小可增加
淀粉样变	无症状	实性	• 不清晰 • 弥漫性受累	乏血供	• 与铁无关的广泛 T_2WI 信号↓ • ± 钙化	• 脾大不常见 • ± 脾破裂
Gamna-Gandy 小体	通常有门静脉高压	实性	通常边界清晰	乏血供	• T_1WI 和 T_2WI 信号↓ • 磁敏感伪影	多个小结节
紫癜	• 罕见 • 与口服避孕药、合成代谢类固醇、免疫抑制等有关	实性	边界清晰	• 延迟强化 • ± 相关强化部分液-液平面	± 磁敏感伪影	• 多个小结节 • 可合成有分隔的多房性较大肿物
结节病	症状可与淋巴瘤相似	实性	边界清晰	• 乏血供 • 延迟强化	• T_1WI 和 T_2WI 信号↓ • 淋巴结病	单个或多个不同的小结节
窦岸细胞血管瘤	• 良性 • 罕见与其他恶性肿瘤关联	实性	边界清晰	• 外周强化向中心填充 • 延迟期等信号至乏血供	• 无包膜 • ± 磁敏感伪影 • T_1WI 信号↓，T_2WI 信号↑	多个大小相似的结节
结核	常见于播散性疾病	实性	不清晰	乏血供	• 通常 T_2WI 信号↓ • 信号可根据疾病不同阶段而变化	多个小结节或大结节

经许可转载，引自 Lee H, Kim JW, Hong JH, et al. Cross-sectional imaging of splenic lesions: radiographics fundamentals online presentation. *Radiographics* 2018;38(2):435–436.

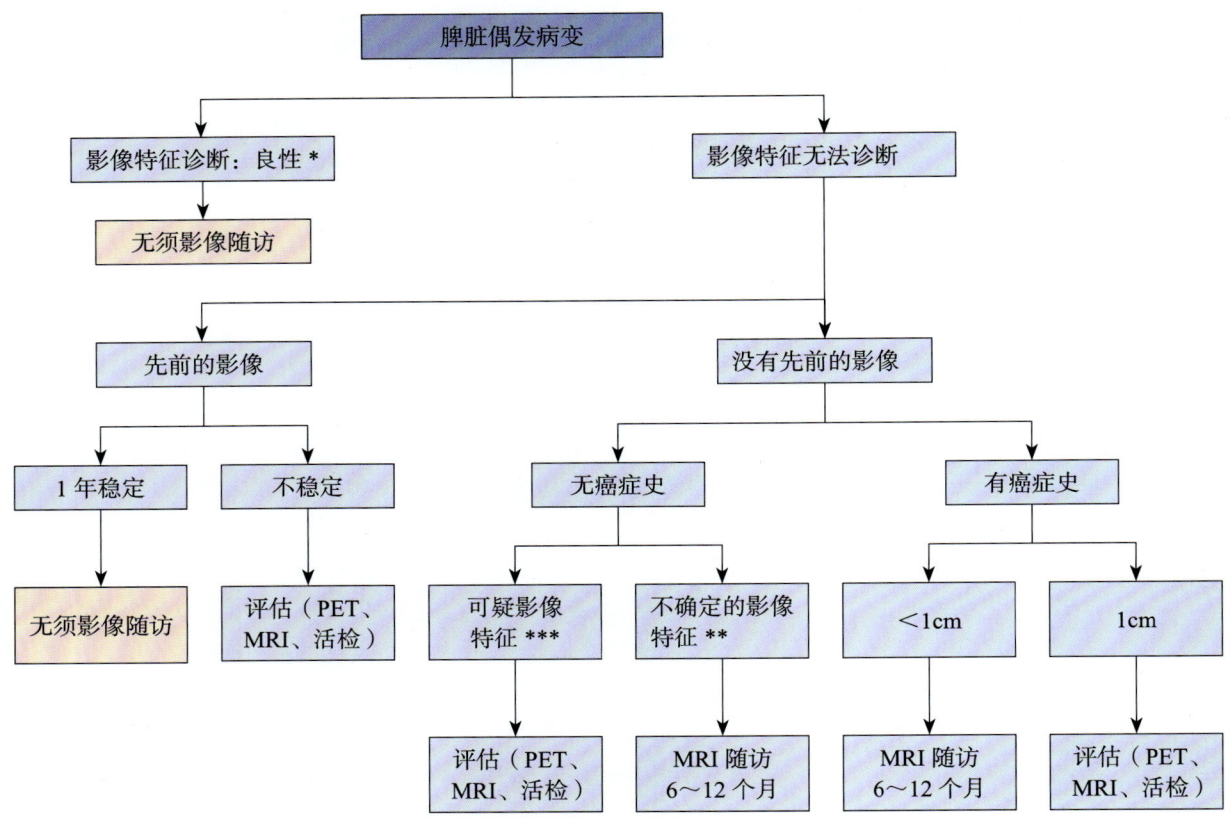

▲ 图 17-61　偶发脾脏病变的处理（引自 2013 年 ACR 指南）

*. 良性影像特征：均匀，低密度（<20HU），囊性，无强化，边缘光滑。**. 不确定的影像特征：不均匀，密度＞20HU，强化，边缘光滑。***. 可疑影像特征：不均匀，强化，边缘不规则，坏死，有血管或实质侵犯，迅速扩大（经许可转载，引自 Heller MT, Harisinghani M, Neitlich J, et al. Managing incidental findings on abdominal and pelvic CT and MRI, part 3: white paper of the ACR incidental findings committee II on splenic and nodal findings. *J Am Coll Radiol* 2013;10:933–939, Elsevier.）

第 18 章 腹壁、腹腔、肠系膜和大网膜
Abdominal Wall, Peritoneal Cavity, Mesenteries, and Greater Omentum

Ravi V. Gottumukkala Michael S. Gee 著
叶　铮　刘曦娇　译

尽管对腹部的研究大多集中于内脏器官，若要更清楚地认识腹盆腔的病理情况，还需要了解腹壁和腹腔的解剖结构，以及可能对其造成影响的疾病。虽然腹壁的图像已可通过横断层面成像得以呈现，但若腹膜未发生病理改变，其潜在腔隙难以察觉。同样，腹膜皱襞（以正常肠系膜和网膜为代表）也难以与周围的腹内脂肪区分。除非存在积液将腹腔间隔室撑开，或者肠系膜与网膜出现异常组织或炎症，否则腹膜腔的解剖特征极易被忽略[1]。

查看横截面成像时，重点关注腹壁和腹膜腔的情况乃首要任务。例如，如果发现腹膜内层或大网膜出现细微的增厚或结节，或者有助于早期诊断腹膜癌等病理情况，否则可能延误诊疗导致其疾病进展至更严重的阶段。此外，有些疾病本身可能在形态学上不具特异性表现，但在某些情况下，病变与腹膜亚间隔室的关系可以提示疾病性质。腹壁的支撑结构（包括其肌肉组织和筋膜）有时可能无法容纳腹腔内容物，从而引起一系列疝。若具备相关解剖学知识，则可准确描述疝的特征。

有鉴于此，本章节对腹壁、腹膜腔、肠系膜和大网膜进行了概述。首先，本章介绍了最新的成像技术和正常的解剖结构，其次，对原发于和继发于上述结构和空间的病理情况进行简介。

一、腹壁、腹膜腔、肠系膜和大网膜的成像技术

1. CT　CT 凭借其高空间分辨率、多平面成像能力和广泛的实用性，成了先天性和后天性腹壁和腹腔疾病的主要评估手段。低密度的皮下组织和腹膜外脂肪精确地勾勒出腹壁肌肉的外形，并使肿块、血肿、炎症和疝气等显影更佳。此外，若作为背景的肠系膜、网膜和腹膜外脂肪含量适中，绝大多数的腹膜病理改变清晰可辨。

一些技术因素可以优化 CT 对腹壁和腹膜病理的成像能力。口服对比剂对于区分腹膜软组织肿块与萎陷的未充气肠襻、表征肠穿孔而言至关重要。应在检查前 30～45min 给予受检者至少 500ml 口服对比剂，以使远端小肠达到最佳的显影状态。在检查前 15min 再度给予受检者 500ml 对比剂，使其胃和近端小肠显影。可以根据机构协议和患者耐受性调整口服对比剂的给药安排，静脉内碘对比剂常用作首选，因为它通常可以改善软组织的对比度，从而可提高大多数腹部盆腔病变的显示情况。另外，静脉内对比剂能显示腹壁内活动性血管外渗出或腹腔内血肿的存在。最后，现有的多排螺旋 CT 平台均可生成高分辨率多平面重建图像，这一优势对于那些轴向平面成像无法清楚描绘的细微病理或解剖特征而言至关重要。

2. MRI　MRI 凭借其高软组织对比度和多平面成像的能力，可以轻松描绘出腹壁和腹膜的病理过程。然而，对于大多数病变而言，MRI 无法提供比 CT 更快速、更广泛、更经济的诊断信息。可见，腹壁或腹膜病变的 MRI 适应证范围不如 CT，支持的例子包括子宫内膜异位症、神经纤维瘤病、性质不明的肠系膜肿块和囊肿，以及需避免电离辐射的青年炎症性肠病患者的肠外症状。了解本章节各病理过程的 MRI 表现对于解释继发性腹膜和（或）腹壁病变（尤其是肿瘤指征）的器官特异性 MRI 检查结果而言至关重要。

腹壁和腹膜的 MRI 检查技术与其他腹部 MRI 检查技术类似[2]，可以快速获得冠状位和（或）轴位 T_2 加权单次激发快速自旋回波或半傅里叶单激发扰

相快速自旋回波（half-Fourier acquisition turbo spin echo，HASTE），以全面了解成像处的解剖结构。此外，由于肠系膜脂肪与邻近结构（如淋巴结、血管和肠浆膜）之间的边界存在化学位移伪影，冠状位和（或）轴位平衡稳态自由进动成像技术非常适合评估肠系膜表面情况。T_1加权梯度回波同、反相位成像也是众多标准腹部成像技术之一，而应用钆对比剂抑制脂肪后进行T_1加权三维梯度回波成像有助于表征病变进展情况。最后，额外进行弥散加权成像可以提高 MRI 检测细微腹膜转移的灵敏度和特异度[3]。由于 MRI 的图像获取时间较长，因此胃肠蠕动和呼吸运动伪影有时会使 MRI 图像质量下降，并限制肠系膜区域的空间分辨率。给予肠麻痹药（如胰高血糖素）可以帮助限制胃肠蠕动[2]。与 CT 相同，应用口服对比剂使肠襻显影可能有助于提高成像效果，尤其是在进行 MR 小肠造影时，可通过选用双相（T_1加权低信号，T_2加权高信号）口服对比剂来实现[4]。

二、解剖

（一）腹壁

腹直肌构成了腹壁的前部[5]（图 18-1），它们附着于剑突前部和第 5～7 肋软骨上，并向下延伸为扁平、相对较宽的结构，附着于耻骨联合处。在脐上方，三块前外侧肌的腱膜形成坚韧的肌鞘，包围腹直肌[6]。前层由腹外斜肌肌纤维和腹内斜肌的部分肌纤维形成。后层主要由横腹肌的纤维及一些腹内斜肌的纤维形成。在脐下约 2cm 处，肌鞘的后部消失，三个前外侧肌肉群的纤维从腹直肌的前方穿过（解剖过渡区称为弓状线），该结构的临床意义在于能够将上腹部的腹直肌鞘血肿很好地限制在腹直肌鞘内。然而在弓状线下方，血肿就会进入易于扩张的横筋膜中，并可以从后方（进入 Retzius 间隙）、越过中线或从侧面延伸进腹部（图 18-2）。

腹壁浅静脉位于皮下脂肪内的腹直肌表面，通常在骨盆横断面上最为粗大（图 18-3）。腹壁下血管在腹直肌腹部和后腹直肌鞘之间走行；在弓状线以下的部分，其位于腹直肌和横筋膜之间。在连续层面上观察下方节段，可见腹壁下血管下段在脐外侧皱襞内（即腹股沟深环的内侧）横向走行。血管同样构成了腹股沟三角（Hesselbach 三角）的外侧边界，该三角的内侧边界是腹直肌边缘，下侧边界为耻骨。冠状和矢状位图像能够最直观地描绘腹壁下动静脉的起源和走向（图 18-3）。

腹前外侧壁由三对肌肉组成：从浅到深依次为

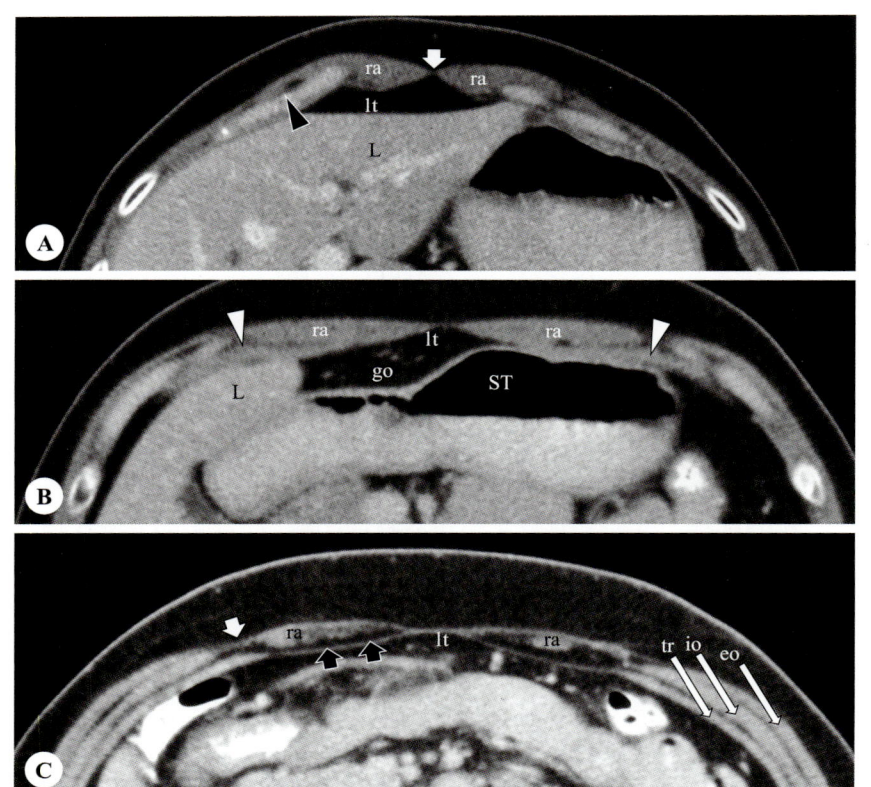

◀ 图 18-1 腹壁：腹直肌和肌鞘

A. 剑突尾部轴向 CT 图像可见成对腹直肌（ra），其向内侧变窄，附着于腹白线处（箭）。腹直肌横向附着于第 5～7 肋的肋软骨（箭头），其正后方的脂肪位于圆韧带（lt）根部。L. 肝左叶。B. 在图 A 尾部 5cm 处获得的轴向 CT 图像。可见腹直肌（ra）变薄变宽。在外侧，其位于腹横肌的表面（箭头）。在内侧，圆韧带根部（lt）的脂肪位于其后表面。其右是部分大网膜（go）；其左侧是胃体（ST）。L. 肝脏。C. 该患者由于腹直肌（ra）存在脂肪浸润，可观察到腹直肌鞘。在此水平上（弓状线以上），来自腹横肌（tr）和（或）来自腹内斜肌（io）的纤维从腹直肌后穿过形成腱膜性后腹直肌鞘（黑箭）。腹外斜肌（eo）和腹内斜肌的纤维融合在一起（白箭）穿过腹直肌，形成腹直肌前鞘。lt. 圆韧带根部的脂肪

第 18 章　腹壁、腹腔、肠系膜和大网膜
Abdominal Wall, Peritoneal Cavity, Mesenteries, and Greater Omentum

腹外斜肌、腹内斜肌和腹横肌。如前所述，三块肌肉的内侧面都为腱膜，有助于形成腹直肌鞘。外侧斜腱膜的下部构成腹股沟韧带。目前，MRI 已被有效地用于检测前外侧肌肉组织的应力情况[7]。

腹后壁在内侧的主要肌肉是竖脊肌，在外侧的主要肌肉是背阔肌（图 18-4）。竖脊肌（或骶棘肌）实际上是由标准成像技术无法区分的三块肌肉群组成，从外到内依次为髂肋肌、最长肌和棘肌。整体而言，上述肌肉的形态在骶骨水平较窄，在胸腰椎区域较宽。

除下缘外，腹外斜肌的后外侧表面也被背阔肌覆盖，这两部分肌肉分别附着于髂骨嵴的不同位点。腹外斜肌向前附着，而背阔肌肌腱向后走行，进而暴露出位于髂嵴正上方的小三角形腹内斜肌组织。即腰下三角（也称为 Petit 三角）（图 18-5），是自发性腰疝的好发部位[8]，对于高速车辆创伤的患者（特别是因安全带而活动受限的患者）而言，检查该区域至关重要[9]（图 18-6）。

同样，在弓状线水平附近，腹横肌腱膜和腹直肌外侧腹内斜肌同样存在一个相对的薄弱点。这是半月线疝发病的典型部位[10]。此类疝气由于局限在腹外斜肌深部，故疝气较小时，临床症状通常不明显（图 18-7）。

腹股沟管是从腹部穿过外侧壁肌肉组织的主要结构。男性的腹股沟管包含精索，女性的腹股沟管包含圆韧带。腹股沟深环是横筋膜上的狭缝状开口。其内容物通过腹股沟管时被腹内斜肌纤维覆盖，而腹内斜肌的纤维在下方形成提睾肌。最后，它们向下穿过腹股沟浅环处的腹外肌腱膜。

（二）腹膜腔

腹膜腔内包含众多相互连通但彼此分隔的潜在空间，除非被液体扩张，否则很难被 CT 发现（图 18-8）。明确这些间隙的解剖结构及其周围韧带对于了解腹膜腔的病理过程至关重要。

腹膜腔的壁层，以及其中包含的腹腔和盆腔器官，都衬有腹膜（由间皮细胞覆盖的乳晕膜）[1]。腹膜皱襞，又称为韧带，能够连接并支撑腹腔内结构。特定韧带的名称通常反映了它所连接的两个主要结构（例如，胃结肠韧带即连接胃大弯和横结肠）[1]。连接胃和其他结构的韧带被称为网膜。大网膜将胃大弯连接到结肠，然后继续向下延伸到小肠前方。小网膜（也称为肝胃韧带）将胃小弯与肝脏相连。

肠系膜是连接小肠或部分结肠与后腹壁的腹膜皱襞。此类腹膜皱襞通常无法直接通过 CT 成像，但 CT 可清楚显示其中的脂肪、淋巴结和血管[1]。若腹膜皱襞因水肿、炎症或肿瘤浸润而增厚，可在 CT 上直接观察到。在良性和恶性病理过程中，韧带、网膜和肠系膜可作为腹膜腔内部及腹膜和后腹膜之间的传播途径[11-13]。传播方式可以是直接扩散，也可以通过腹膜包围的组织中的淋巴管、血管或神经（一些学者称之为腹膜下间隙）发生传播[1, 12, 13]。了解上述结构对于判别 CT 图像至关重要。

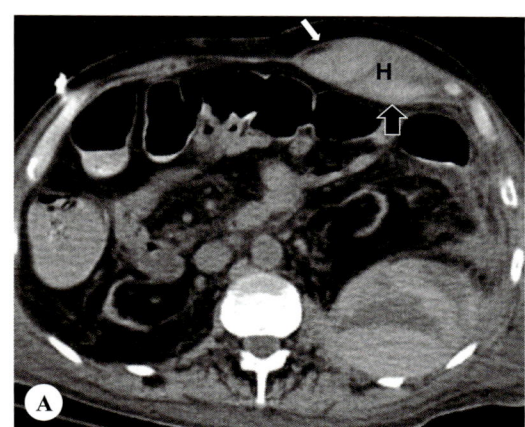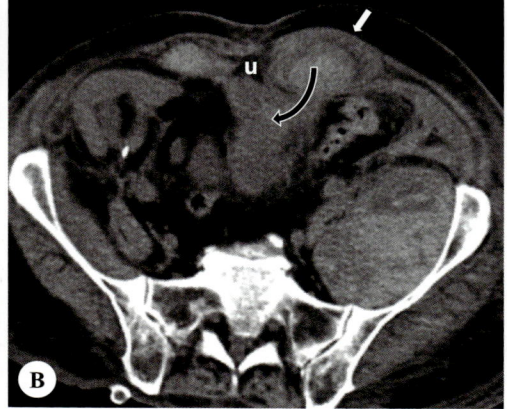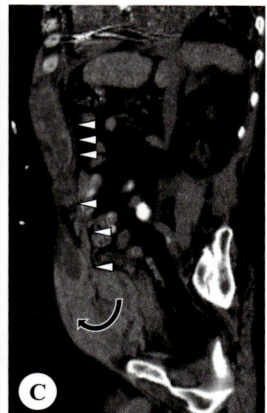

▲ 图 18-2　腹直肌鞘
A. 左侧腹直肌鞘血肿（H）患者弓状线以上的轴位 CT 图像。请注意，血肿位于前外侧斜肌（白箭）和后腹横肌（黑箭）的腱膜纤维之间。B. 弓状线以下的轴位 CT 图像仅观察到前腱膜（直箭）。在其后方，血肿不受限制，并延伸（弯箭）到腹膜外空间。注意脐尿管（u）周围的三角形脂肪。C. 另一例患有广泛性腹直肌鞘血肿的患者的矢状位 CT 图像显示，腹直肌鞘的后层（箭头）将血肿限制在弓状线的水平。尾侧可见血肿自由延伸（弯箭）到膀胱前脂肪

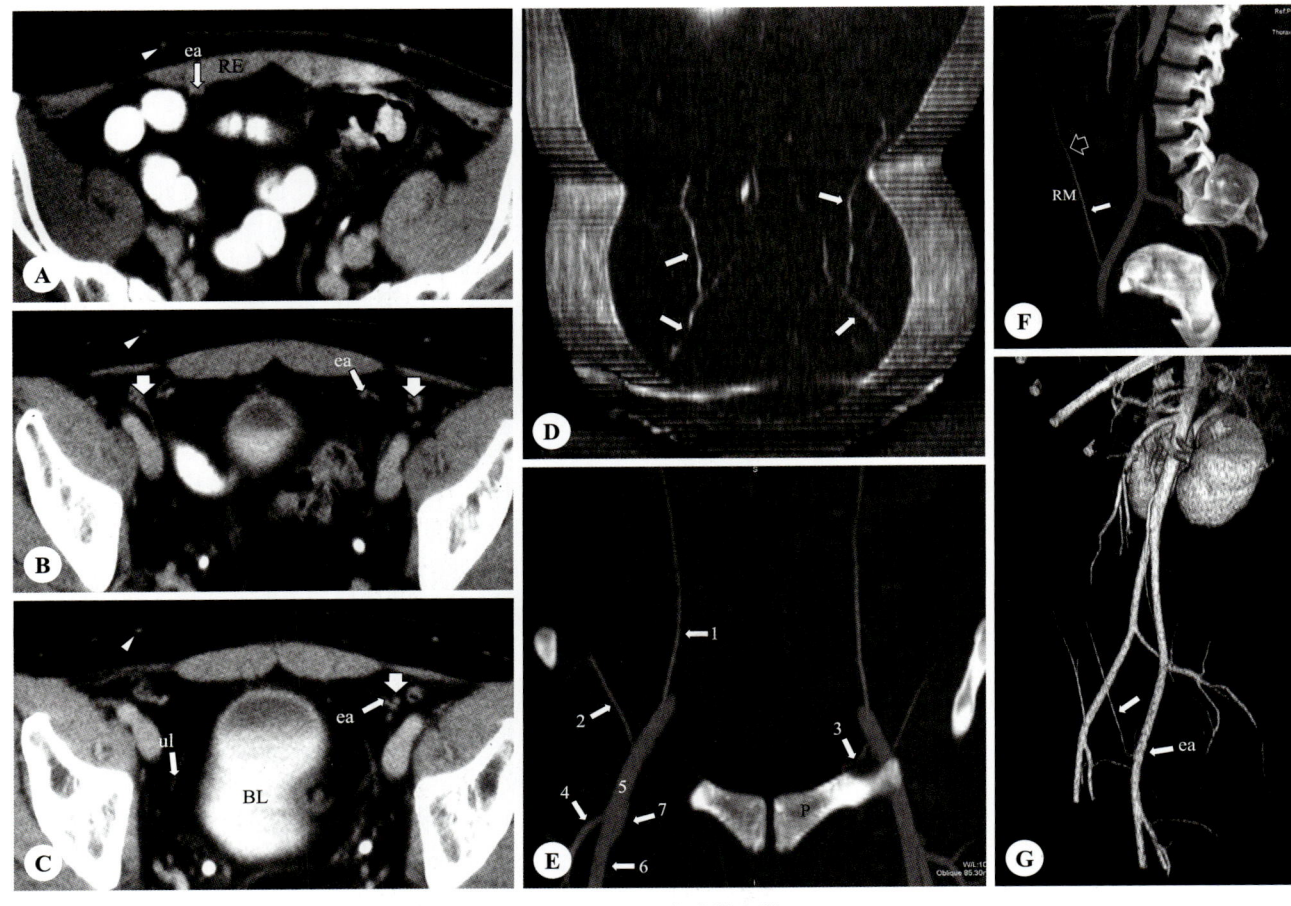

▲ 图 18-3 腹壁浅血管

A. 通过骨盆入口的轴位增强 CT 图像可见腹直肌（RE）前皮下脂肪内的腹壁浅静脉（箭头）。该静脉是连接胸腹壁血管系统、腹壁下血管系统和脐旁静脉丛的广泛网络的一部分。腹直肌的深面存在腹壁动脉和静脉。B. 位于图 A 层面下方 16mm 的腹壁血管（ea），位于男性患者的输精管附近（女性患者该血管则位于圆韧带旁）。腹壁浅静脉（箭头）。C. 腹壁血管（ea）比图 B 低 16mm，在髂外动、静脉起点附近，横穿输精管（箭）。靠近中线的是脐带内侧韧带（ul），脐带动脉残迹，位于膀胱（BL）的前方。腹壁浅静脉（箭头）。D. 冠状位增强 CT 图像显示腹壁浅静脉呈蛇形走行（箭）。E. 冠状位增强 MIP 图像显示了腹壁下动脉（1）与髂外动脉主要浅支的关系。腹壁下动脉从略高于腹股沟韧带处发出，而旋髂浅动脉（2）通常源于腹股沟韧带尾侧的股总动脉。近端腹壁下动脉分出耻骨动脉（3），耻骨动脉向耻骨尾侧走行（P），在下方与闭孔动脉形成吻合。股总动脉（5）分为股浅动脉（6）和股深动脉（7）。后者产生一个大的侧支，即旋股外侧动脉（4）。F. 矢状位 MIP 增强 CT 图像显示了腹壁下动脉（白箭）在腹直肌（RM）后缘的走行情况；在上方，它沿弓状线下缘穿过横筋膜（黑箭），并上行于腹直肌及其鞘之间。G. 斜位增强 CT 显示左下腹壁动脉（箭）起源于髂外动脉（ea）

分隔腹膜腔的主要屏障是横结肠系膜，横结肠系膜将腹膜腔分为上结肠系膜和下结肠系膜[1,14]。

1. 结肠系膜上区 在后文的讨论中，我们将左、右结肠系膜上区划分为若干子空间。尽管这些空间可以自由连通，但若炎症或肿瘤使其空间内出现积液，它们往往会被纤维粘连分隔开。

2. 左腹膜间隙 左腹膜间隙可分为肝周前后间隙和膈下前后间隙。左前肝周间隙可受到来自肝左叶或胃体前壁和胃窦的病理影响（图 18-9）。此外，左腹膜间隙其他部分的病理扩散也会对其造成影响（图 18-10）。

左肝后周间隙也称为胃肝隐窝。一旦与其关系密切的生理结构出现病理过程，如肝左叶、胃小弯、十二指肠球部前壁和胆囊前壁，该区域均会受到影响[15]。

左前膈下间隙在内侧与左肝前周间隙直接相通，并在背侧与左后膈下间隙直接相通[15]（图 18-11 至图 18-13）。结肠脾曲或胃底部或上部穿孔可能导

第 18 章 腹壁、腹腔、肠系膜和大网膜
Abdominal Wall, Peritoneal Cavity, Mesenteries, and Greater Omentum

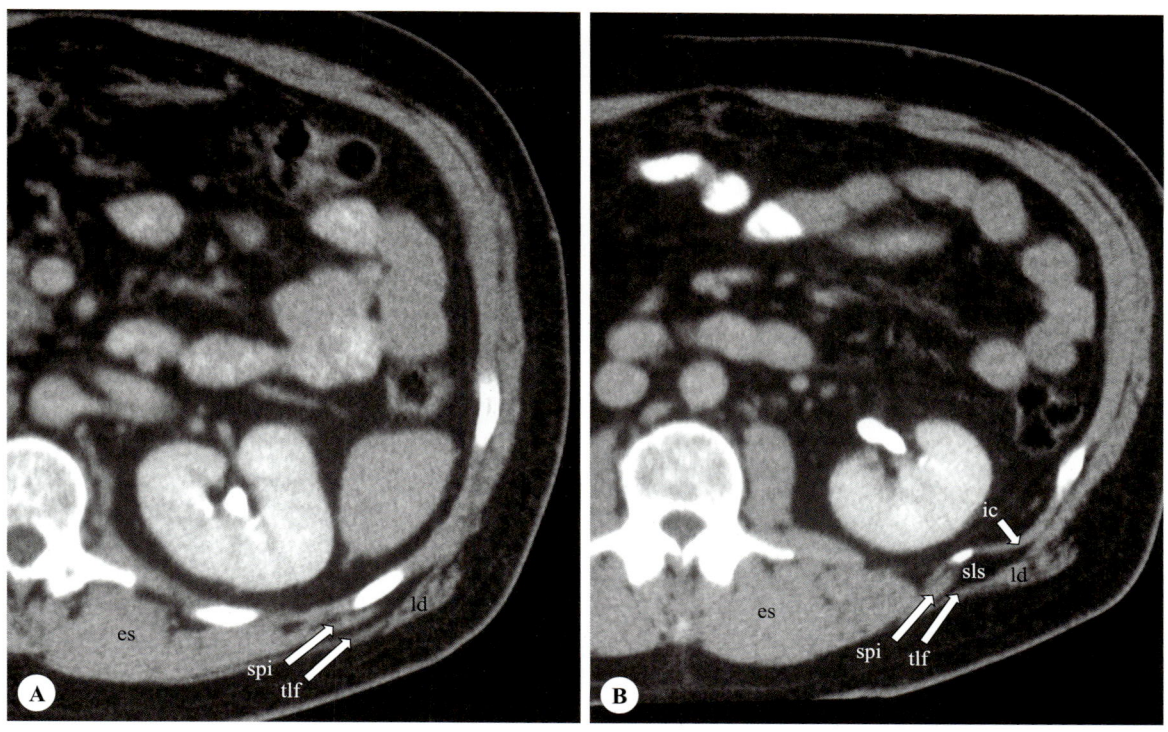

▲ 图 18-4 后腹壁

A. 肾门水平轴位增强 CT 图像可见靠近椎体横突的粗大竖脊肌群。覆盖在身体后外侧表面肋骨上的是后下锯肌（spi）和背阔肌（ld）。背阔肌能够产生一层坚韧的筋膜层，即胸腰筋膜（tlf）。B. 图 A 尾侧 16mm 处的轴位增强 CT 图像。上腰椎间隙（sls）位于肋间肌（ic）和背阔肌（ld）之间，此处包含少量疝出的脂肪；胸腰椎筋膜（tlf）位于后下锯肌（spi）带的外侧。es. 竖脊肌

致该区域出现积液。此外，左前膈下间隙积液可能是为病变扩展使左肝周间隙或左后膈下间隙受累所致。

左后膈下间隙（脾周）是前膈下间隙的后部延展（图 18-12）。累及左后膈下间隙的常见病理来源包括脾脏手术（即术后脓肿或血肿）、脾脏损伤和累及前膈下间隙的疾病进展[15-17]。此外，涉及胰腺尾部的病理改变可影响左侧膈下间隙。比较罕见的情况是，发生在腹膜后器官如左肾或左肾上腺的疾病过程可以延伸到腹膜间隙。

3. 右腹膜间隙 右侧腹膜间隙包括肝脏周围的小网膜囊和大腹腔膜的右侧部分（即右侧肝周间隙）。这两个空间通过网膜孔（Winslow 孔）连通。

4. 右肝周间隙 右肝周间隙由膈下间隙和肝下间隙组成（图 18-14 和图 18-15），两者由右冠状韧带部分隔开。肝下后间隙向头侧延伸入肝和右肾之间的隐窝（图 18-14B）。该隐窝被称为肝肾隐窝或 Morison 囊，若身体处于仰卧位，该隐窝是肝下间隙中最受体位影响的部分，对于确定腹腔积液的扩散情况和定位具有重要意义。

导致右肝周间隙积液的常见病理来源包括胆囊、十二指肠下降部分（图 18-16 至图 18-19）、肝右叶和右结肠。导致右侧肝周积液的另一个重要原因是盆腔积液能够通过右侧结肠旁沟向头侧延伸。有时候，发生在右肾、右肾上腺、胰头或十二指肠的腹膜后疾病可延伸至右肝周间隙。

5. 小网膜囊 小网膜囊通过下腔静脉和肝十二指肠韧带游离缘之间的狭窄入口（即网膜孔或 Winslow 孔）与右侧腹膜间隙的其余部分连通。腹膜炎症的患者此孔可能会闭合，从而将小网膜囊与大腹膜腔分隔开[14]。突出的腹膜皱襞（胃左动脉抬高后腹壁形成）将小囊分为两个腔室：左侧大的外侧腔室和右侧小的内侧腔室[14]（图 18-20）。内侧隔室包含一个包裹肝脏尾状叶的上隐窝（图 18-21）。

能造成全身性腹水或累及胰腺、横结肠、胃后壁、十二指肠后壁和肝尾状叶的疾病可引起小网膜囊病理改变。导致小网膜囊积液最常见的原因是腹水[18]。良性渗出性腹水患者往往有较多的大网膜囊

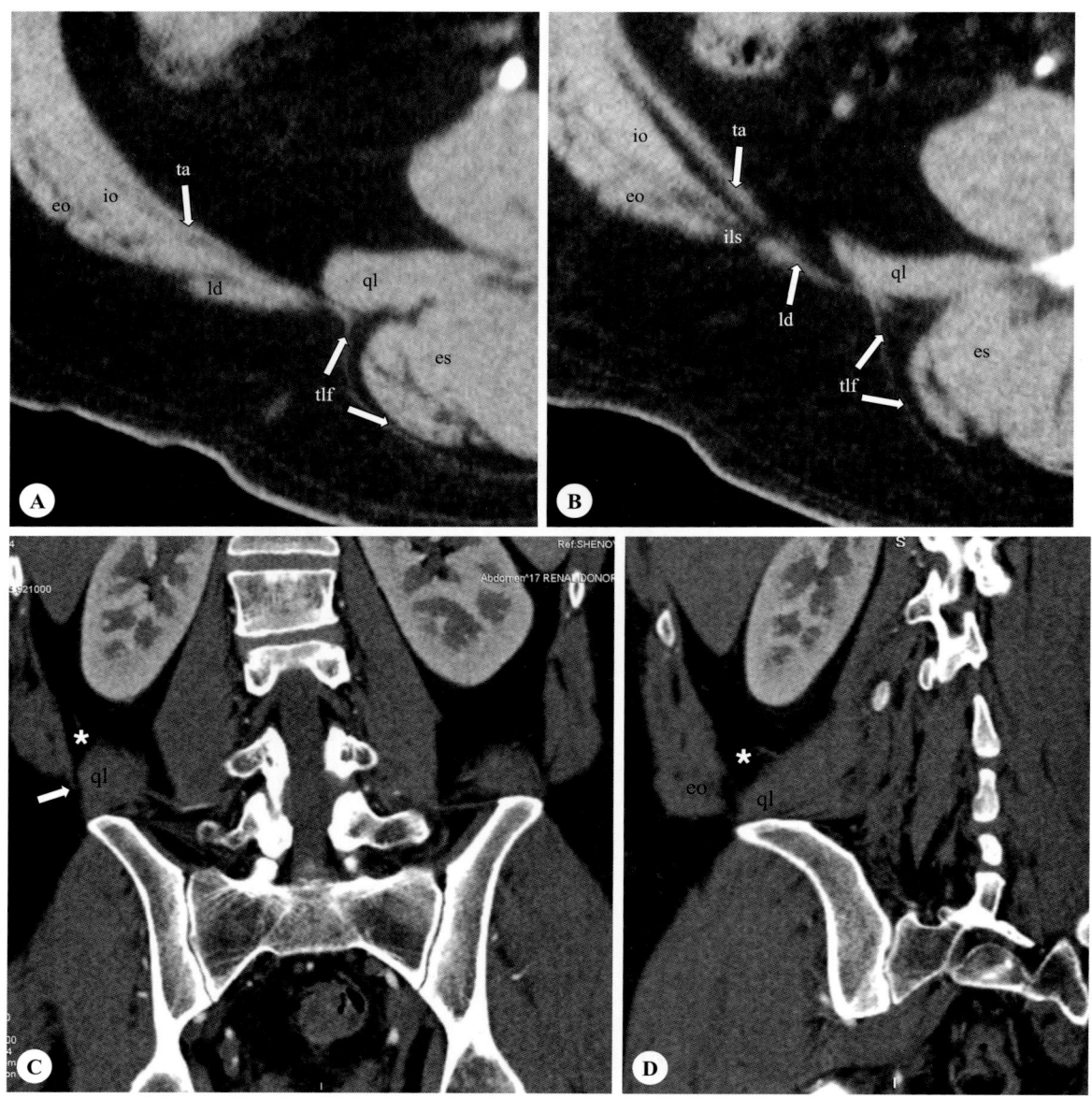

▲ 图 18-5 腰下三角（Petit 三角）：正常解剖结构

A. 经腰方肌（ql）的轴位 CT 图像可见覆盖后腹壁后侧的带状背阔肌（ld），由腹横肌（ta）、腹内斜肌（io）和腹外斜肌（eo）组成。胸腰筋膜（tlf）是背阔肌的延伸，向后内侧延伸，覆盖腰方肌和竖脊肌的表面。B. 图 A 尾侧 7mm 处的轴位增强 CT 图像显示，背阔肌（ld）从腹后外侧肌肉组织［腹横肌（ta）、腹内斜肌（io）和腹外斜肌（eo）］的后内侧穿过，并由此形成一个缺损，即腰椎下间隙（ils），腰椎疝可通过该间隙疝出。ql. 腰方肌；es. 竖脊肌；tlf. 胸腰筋膜。C. 另一例患者的冠状位增强 CT 图像显示其内侧腰方肌（ql）与外侧横腹肌细纤维（箭）之间可见含脂肪的腰下三角（星）。D. 斜冠状位重建增强 CT 图像突显了腹壁肌肉组织［主要由腹外斜肌（eo）和腰方肌（ql）组成］之间的含脂肪间隙（星）

积液，小网膜囊积液较少，但腹膜癌患者的两个囊腔积液量往往成比例出现[19]。若与此空间直接相邻的器官发生疾病，小网膜囊的积液量最大。尽管位于胰腺前的胰腺积液常视作存在于小网膜囊内，但一项解剖学研究表明，此类积液更可能存在于腹膜后筋膜平面内[20]。小网膜囊外侧腔积液使胃向前移

位（图 18-14）和有时向内侧移位，而内侧腔积液可引起胃向外侧移位。延伸到胰体水平以下的积液会使横结肠和结肠系膜下移。不太常见的情况是，由于大网膜的叶中有一个持续性存在的囊下隐窝，小网膜囊积液可因此向横结肠的腹侧和下方延伸[21]。有时，累及内侧室的炎症或肿瘤可通过主动脉或膈

第 18 章 腹壁、腹腔、肠系膜和大网膜
Abdominal Wall, Peritoneal Cavity, Mesenteries, and Greater Omentum

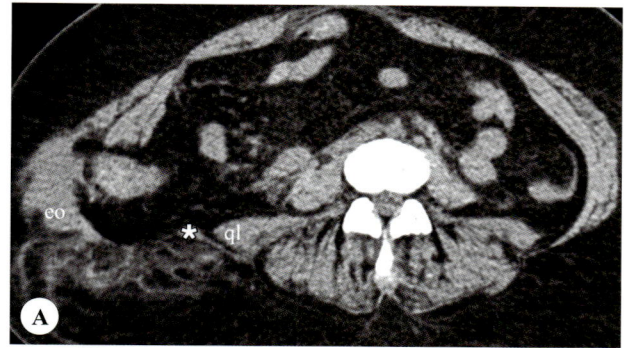

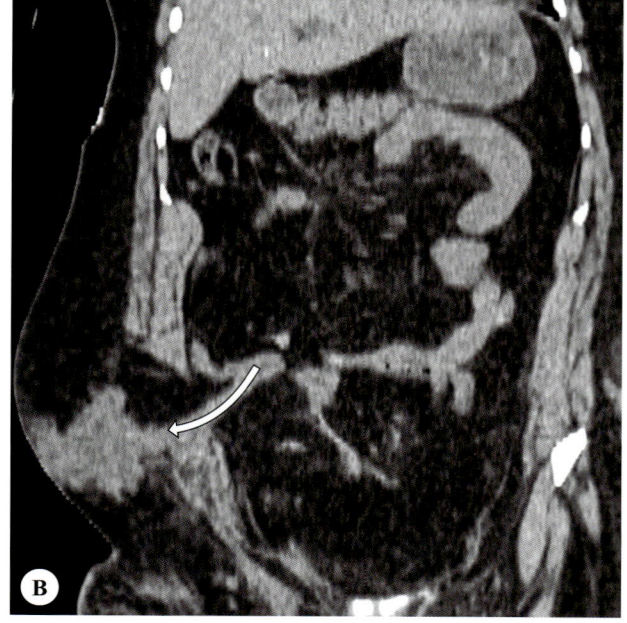

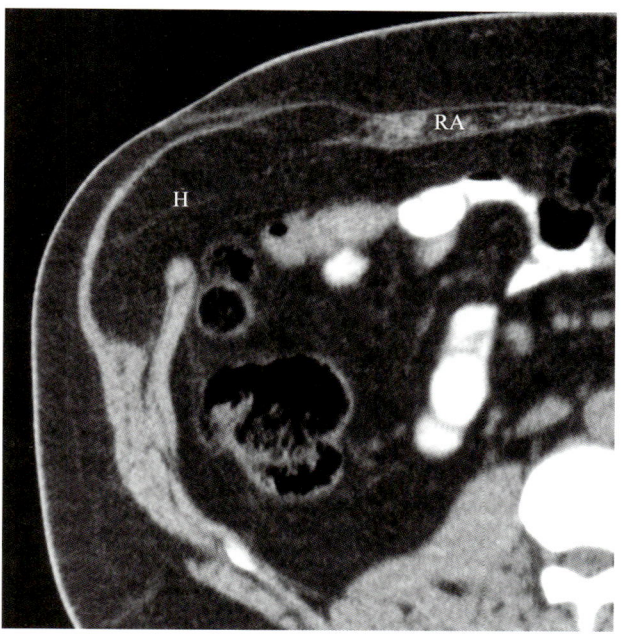

▲ 图 18-7　半月线疝

中腹部轴位 CT 图像显示大网膜通过腹直肌外侧的缺损疝出，典型的半月线疝好发部位

▲ 图 18-6　创伤性腰疝

A. 该遭遇高速车祸时佩戴安全带的患者的轴位 CT 图像展示了其髂嵴以上情况。腹壁外侧肌（eo）和背阔肌（星）之间有明显的分离，刚好位于腰方肌（ql）的外侧。B. 同一患者的冠状位 CT 图像可见外伤性疝气引起的小肠疝（箭）

裂孔进入下纵隔[21]。

6. 结肠系膜下区　倾斜的小肠肠系膜将结肠系膜下区分成两个不相等的空间（图 18-22）。较小的右侧肠系膜下间隙受远端小肠系膜与盲肠连接的限制，而较大的左侧肠系膜下间隙除与乙状结肠系膜相连的部分外向下朝骨盆开放。结肠旁沟位于升结肠和降结肠腹膜返折处的外侧。右侧结肠旁沟与右侧肝周间隙上缘连续。在左侧，膈结肠韧带在左侧结肠旁沟和左侧膈下间隙之间形成部分屏障。无论直立还是仰卧，骨盆内的腹膜腔是整个腹膜腔中最受体位影响的部分，并且由侧膀胱旁间隙和 Douglas 腔（女性为直肠子宫陷凹，男性为膀胱直肠陷凹）组成。

腹腔内液体的自然流动是由重力和腹内压的呼吸变化所控制的，并按腹膜腔解剖分区所决定的路径走行[14]（图 18-22）。通常情况下，感染性液体或恶性腹水聚集的地方容易出现脓肿和癌症转移。感染性腹腔积液和随后脓肿形成的最常见部位是骨盆、右侧肝下间隙和右侧膈下间隙[14]。同样，恶性腹水聚集和腹膜转移的最常见部位是 Douglas 腔、回盲部附近的小肠系膜下段、乙状结肠系膜和右侧结肠旁沟[22]。结肠系膜下区的积液通常会延展到骨盆，并首先填满 Douglas 腔，随后填满侧面的膀胱旁窝。右侧结肠下间隙的液体沿着小肠肠系膜的凹陷流动，在回盲部附近的肠系膜与结肠汇合处聚集，随后溢出到 Douglas 腔中。左侧结肠下间隙的液体在降入骨盆之前经常被乙状结肠系膜阻断。在呼吸过程中，随着腹内压的变化，液体可以从骨盆上升到两个结肠旁沟。沿左侧结肠旁沟的液体流动缓慢而微弱，并且膈结肠韧带常限制该液体向头侧蔓延[23]。液体主要沿右侧结肠旁沟进入右侧肝下间隙，尤其是该间隙的后部延伸结构，即 Morison 囊[23]，还可从右侧肝下间隙进一步上升至右侧膈下间隙。镰状韧带阻止了液体从右侧膈下间隙经中线流向左侧膈下间隙的直接扩散。

925

（三）肠系膜

小肠肠系膜是一个宽阔的扇形腹膜褶皱，连接空肠和回肠与后腹壁[1]。它起源于脊柱左侧的十二指肠空肠曲，并斜行延伸至回盲部连接处。小肠肠系膜的根部在上方与肝十二指肠韧带相连，在前方与

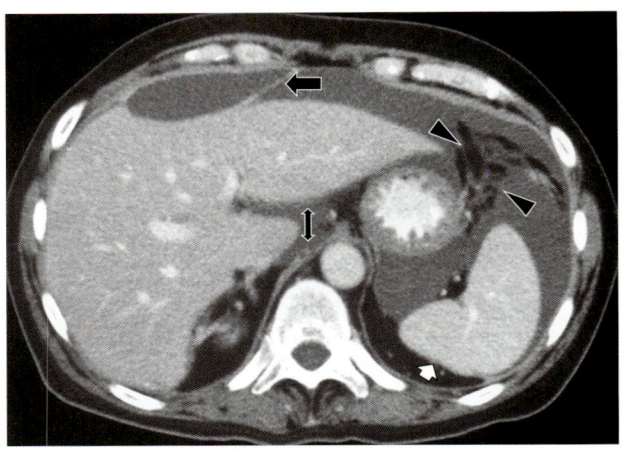

▲ 图 18-9 转移性卵巢癌患者的恶性腹水

轴位增强 CT 图像显示，前方的镰状韧带（黑箭）将左右腹膜间隙分开。胃结肠韧带中的脂肪（箭头）勾勒出了左前肝周间隙的左边缘。小网膜囊内存在少量液体（双箭）。沿着脾脏的后缘，液体受到脾脏腹膜反折（脾裸区）的限制（白箭）

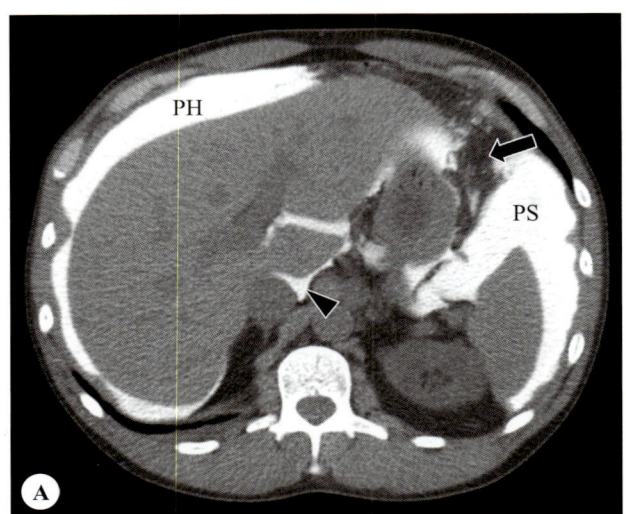

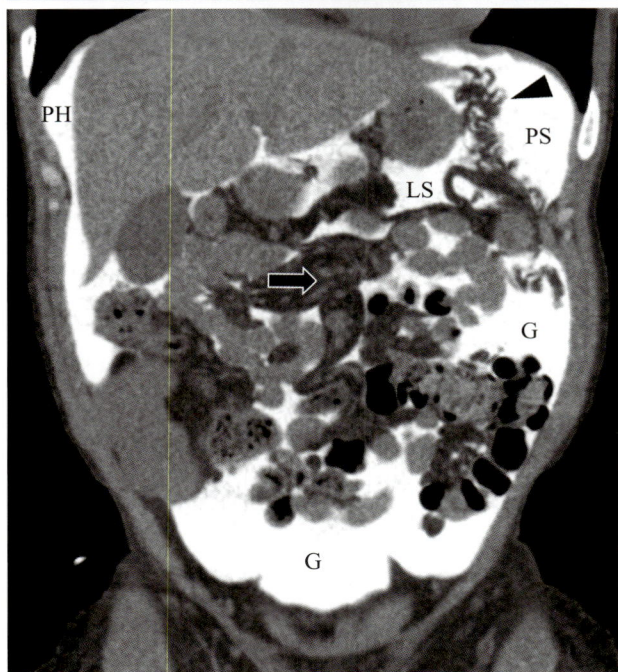

▲ 图 18-8　47 岁腹膜透析患者，接受了 CT 腹膜造影，碘对比剂直接注入腹膜腔

A. 轴位 CT 腹膜造影图像可见腹膜间隙和韧带，包括右肝周间隙（PH）、脾周间隙（PS）、小网膜囊内隔上隐窝（箭头）和胃结肠韧带（箭）；B. 冠状位 CT 腹膜造影图像清楚显示腹膜间隙和韧带，包括肝周间隙（PH）、脾周间隙（PS）、小网膜囊内侧室（LS）、腹膜大腔（G）、小肠肠系膜（箭）和胃结肠韧带（箭头）

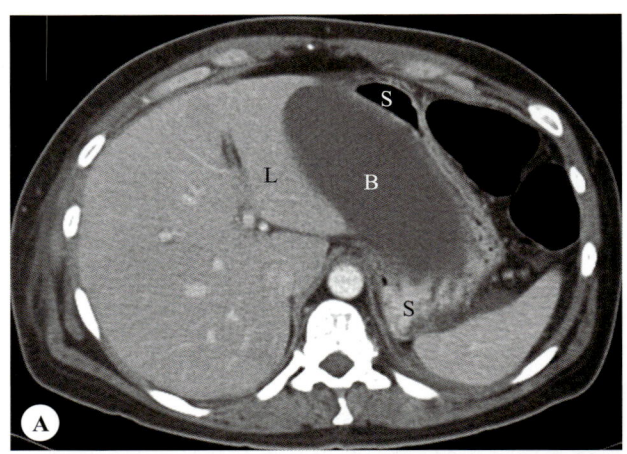

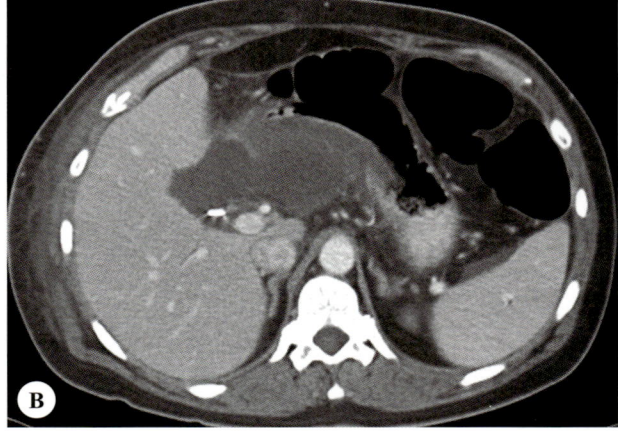

▲ 图 18-10　近期接受腹腔镜胆囊切除术的患者，胆汁瘤

A. 轴位增强 CT 图像显示左前肝周间隙的积液（B）压迫胃体（S）和肝左叶（L）；B. 该患者更低层面的轴位增强 CT 图像显示积液与胆囊窝连通

第 18 章 腹壁、腹腔、肠系膜和大网膜
Abdominal Wall, Peritoneal Cavity, Mesenteries, and Greater Omentum

横结肠系膜相连，在后方与升结肠和降结肠系膜相连[24]。在小肠肠系膜的两个融合层中，包含肠系膜上动脉和静脉的分支、淋巴管、淋巴结、神经和不同量的脂肪。在 CT 成像中，肠系膜显示为位于小肠襻中心的含脂肪区域，其中空肠和回肠血管显示为边界清晰的圆形或线性密度。直径＜1cm 的正常淋巴结通常能够被 CT 识别，特别是在 MDCT 检查中[25]。正常的肠系膜脂肪的密度与皮下脂肪相似（-100HU 至 -160HU）[26]。对于存在大量腹水的患者而言，由于液体能够勾勒出肠系膜的褶皱，因此不难识别到肠系膜呈褶皱样的特点。

横结肠系膜包含结肠中动脉和静脉，并从胰腺前表面延伸到横结肠。在右侧，结肠系膜的根部与十二指肠结肠韧带相连，并因此与肝曲的后部连通。在内侧，它穿过十二指肠降支和胰头，沿着胰体前下缘和胰尾延伸。在左侧，该系膜与膈结肠韧带和

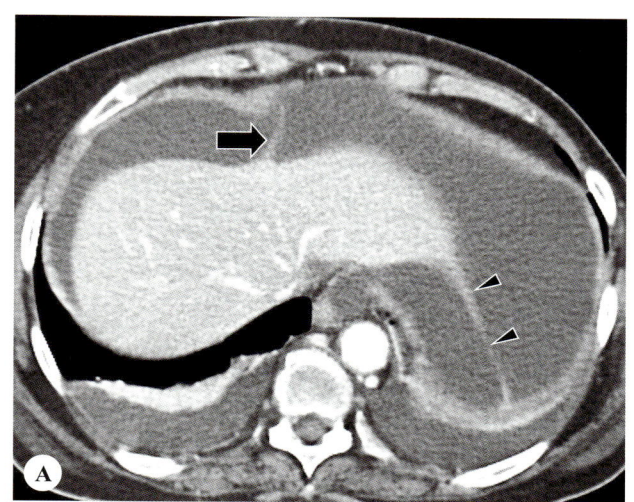
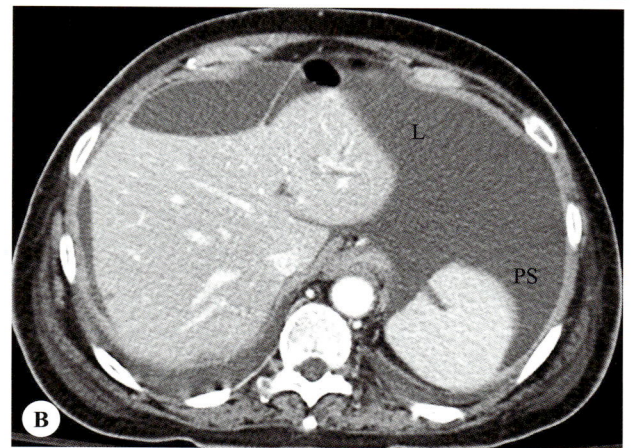
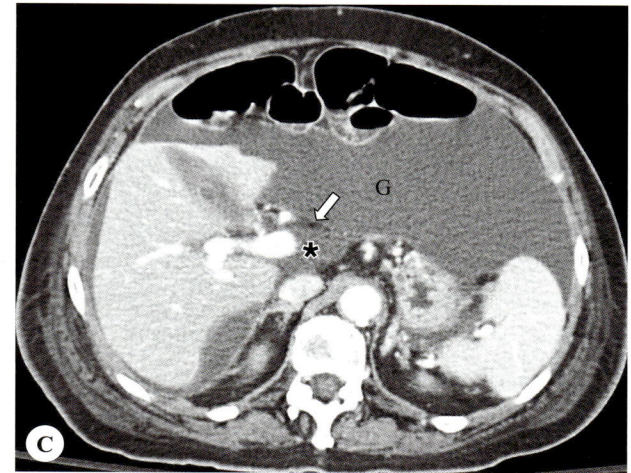

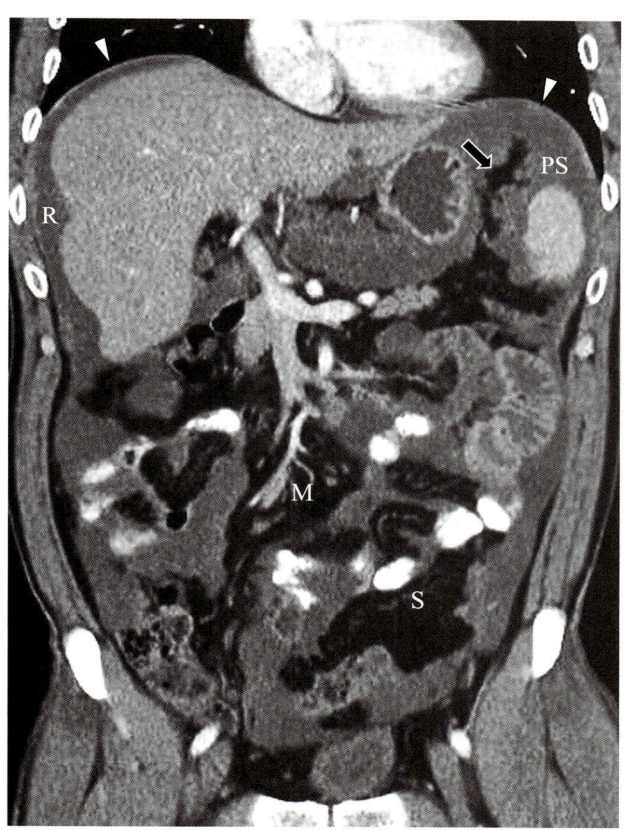

▲ 图 18-11 腹膜假性黏液瘤

冠状位增强 CT 显示弥漫性腹膜受累伴融合性低密度肿块，勾勒出了小肠肠系膜（M）和乙状结肠系膜（S）的轮廓。由图可见左右膈下间隙（箭头）的受累情况。脾周间隙（PS）、右肝周间隙（R）如图所示。胃脾韧带（箭）清晰可见

▲ 图 18-12 转移性卵巢癌患者的恶性腹水

A. 轴位增强 CT 图像显示，腹膜腔积液勾勒出了镰状（箭）和左三角（箭头）韧带的轮廓；B. CT 轴位增强显示左肝周间隙（L）与脾周间隙（PS）连通；C. 轴位增强 CT 显示胃肝韧带（箭）将后方的小网膜囊上隐窝（星）的液体与前方大腹膜腔间隙（G）的液体分隔开

927

脾肾韧带相连[12]。在大多数患者中，横结肠系膜在 CT 上很容易被识别为一个从胰腺延伸到结肠壁边缘的含脂肪区域，在胰腺钩突水平上更是如此[27]。在较为瘦弱的患者中，由于肠系膜脂肪缺乏和肠系膜与腹主动脉夹角过于陡峭，横结肠系膜可能很难识别。几乎所有患者横结肠系膜的结肠中支都能得到准确识别。小肠肠系膜的根部在十二指肠空肠曲附近，与横结肠系膜的根相连[1, 14]。乙状结肠系膜从骨盆后壁延伸，包含乙状结肠和痔血管，通常可在骨盆深处发现。

（四）大网膜

大网膜由双层腹膜组成，从胃大弯向下延伸，向上覆盖在横结肠上，并在腹膜后延伸到胰腺[28]。大网膜的血液供应主要来自左右胃网膜动脉。在 CT 和 MRI 上，大网膜表现为一条厚度不等的脂肪组织带，从胃窦向上延伸至骨盆下方，纵深至腹膜筋膜前方。它包含小血管，位于横结肠和下腹小肠襻的正前方。

三、腹壁疾病

（一）腹壁疝

虽然疝气通常可以在临床上确诊，但在某些情况下，CT 可能有助于区分疝气和腹腔或腹壁内的肿块。CT 还可用于查看那些难以检查的有症状的切口疝患者，如肥胖患者、术后早期患者和腹壁瘢痕患者[29, 30]。此外，术后 CT 检查可发现临床上未发现的切口疝，还能发现遭受钝性或创伤性腹部创伤患者出现的腹疝[31, 32]。CT 有助于探查疝囊大小和潜在的筋膜缺损，以及疝内容物和相关并发症，如肠梗阻、缺血或梗死。

在患者进行 Valsalva 试验以增加腹腔内压力时进行 CT 图像采集可使因疝气导致的腔隙相通更为明显，涉及腹壁的疝气尤为如此[33-35]。腹侧疝是由于腹白线断裂，脂肪和（或）肠疝穿过缺损向前突出而产生的（图 18-23）。切口疝可发生在任何腹壁手术切口部位，包括腹腔镜手术切口部位（图 18-24）。

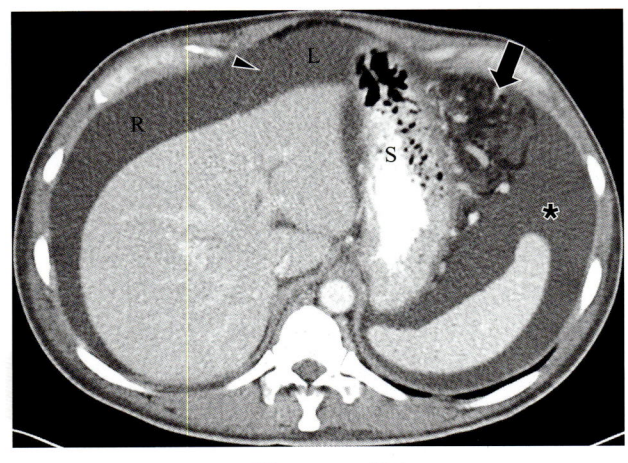

▲ 图 18-13　腹水

轴位增强 CT 图像显示右（R）和左（L）肝周前间隙存在腹水，两者被镰状韧带（箭头）隔开。对于该患者，胃和胃结肠韧带（箭）将左前肝周间隙与脾周间隙（星）分隔开来

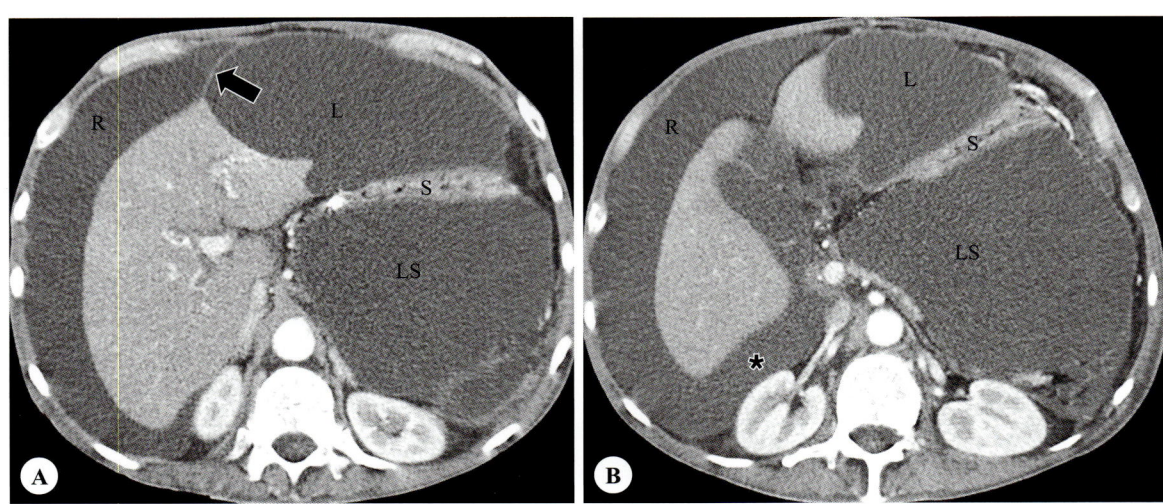

▲ 图 18-14　恶性腹水

轴位增强 CT 图像显示大量腹水聚集在腹膜腔大间隙和小网膜囊（LS）的右侧（R）和左侧（L）部分，压迫肝左叶和胃（S）。右肝周间隙与右肝下间隙相连。可见镰状韧带（箭）和 Morison 囊（星）

第 18 章　腹壁、腹腔、肠系膜和大网膜
Abdominal Wall, Peritoneal Cavity, Mesenteries, and Greater Omentum

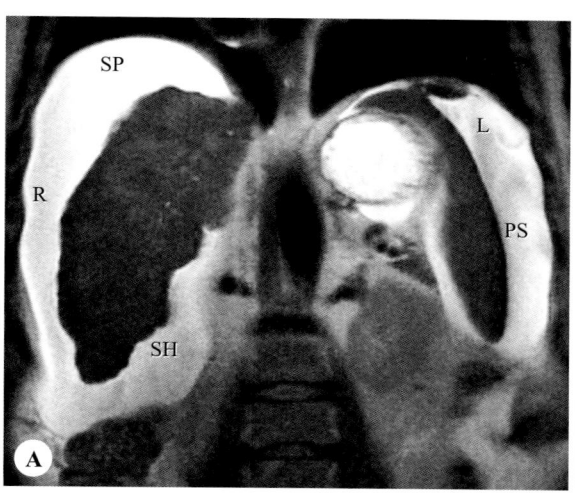
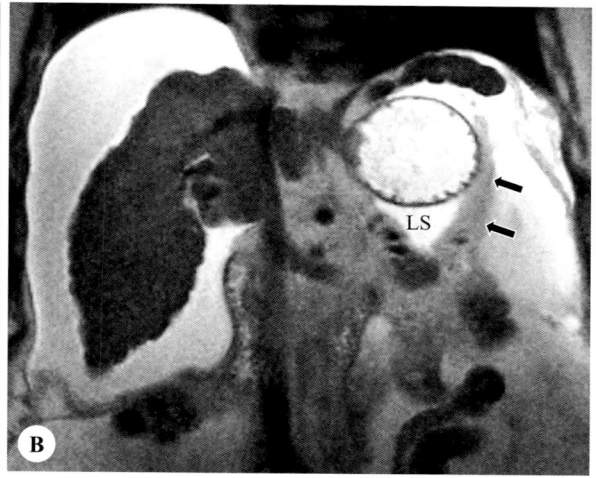

▲ 图 18-15　腹腔不同区域的腹水
A. 冠状位 T₂ 加权图像显示腹水位于右侧膈下（SP）、肝周（R）、肝下（SH）、左侧膈下（L）和脾周（PS）间隙；
B. 冠状位 T₂ 加权 MR 图像显示小网膜囊（LS）内有少量液体。胃脾韧带如图所示（箭）

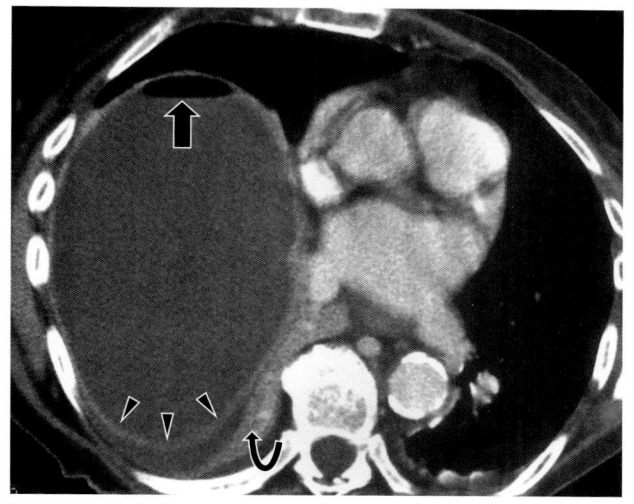

▲ 图 18-16　胃空肠切开术后右侧膈下脓肿
轴位增强 CT 图像显示右侧膈下间隙内充满大量积液，并伴有气 - 液平面（直箭）。横膈（箭头）将脓肿与右胸腔积液从后方分开。肺不张（弯箭）如图所示

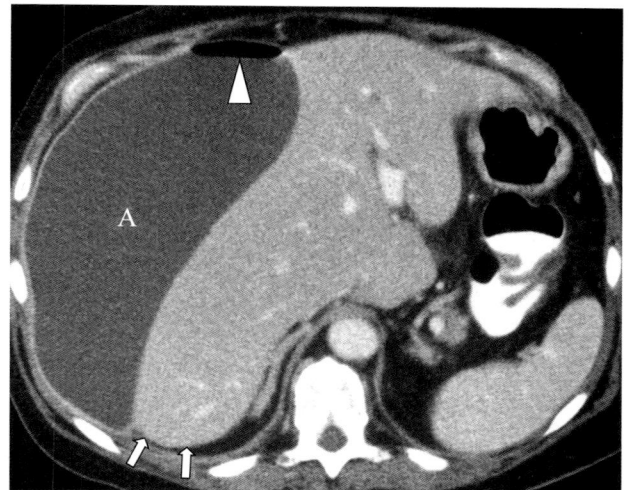

▲ 图 18-17　十二指肠溃疡穿孔继发右肝周脓肿
轴位增强 CT 图像显示右肝周（膈下）空间可见一处近水密度的积液（A），其气 - 液平面（箭头）受到肝裸区（箭）的限制

半月线疝是因腹内斜肌和腹横肌腱膜无力而使得腹膜内容物在腹外斜肌下疝出。CT 可以通过显示腹直肌鞘外侧边缘的腹膜和肌肉缺损来确定诊断[36]（图 18-25 和图 18-26）。腰椎疝可能发生在后外侧腹壁的两个薄弱点[33]。偏下方的薄弱点，称为腰下三角或 Petit 三角，位于腹外斜肌和背阔肌之间的髂骨嵴正上方。偏上方的薄弱点被称为腰上三角或 Grynfeltt 三角，以第 12 肋、后锯肌、腹内斜肌和竖脊肌复合体为界。上述罕见的腰疝可能包含腹膜内或腹膜外内容物。

腹股沟斜疝是最常见的腹外疝类型，为腹膜内容物通过腹股沟深环疝出所致（图 18-27）。若疝囊足够大，男性可延伸至阴囊，女性可延伸至大阴唇。腹膜内容物进入邻近股动、静脉的股管时会发生股疝。在这种类型的疝气中，疝囊突出于腹股沟管外侧，介于耻骨上支腹外斜肌附着点和耻骨上支本身之间（图 18-28）。通常很难通过放射学来区分小腹股沟疝和股骨疝[29, 33]。若腹膜内或腹膜外内容物在耻骨肌和外部闭孔肌之间突出，最常造成的疝气类型为闭孔疝[37]（图 18-29）。而发生在外闭孔肌和内闭孔

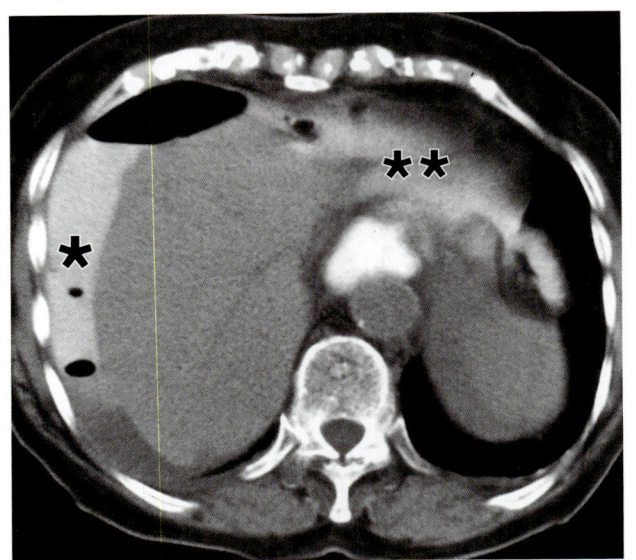

▲ 图 18-18 十二指肠溃疡穿孔

轴位 CT 可见液体、空气和高密度口服对比剂（星）充满右侧肝周间隙。左侧腹膜间隙同样可见空气和口服对比剂（双星）

肌之间或外闭孔肌束之间的疝气通常比较少见。

（二）腹壁感染性和炎性疾病

腹壁发炎最常由感染引起，最常见的是术后伤口感染。其他不太常见的原因包括创伤、腹腔内炎症过程的直接侵袭及宿主防御系统的改变[38]。腹壁感染的临床诊断通常很困难，尤其是在术后早期或肥胖患者中。体格检查结果往往会低估组织受累的程度。CT 成像有助于鉴别脓肿和蜂窝织炎，诊断或排除术后伤口压痛患者的感染，界定脓肿的大小和范围，以及确定是否累及腹腔。

腹壁炎症的 CT 表现是非特异性的，具体包括条纹状软组织密度影、正常肌间脂肪平面丢失、腹壁肌肉增大、密度不同的局限性肿块和沿筋膜平面分割的肿块。腹壁脓肿常表现为中央低密度的异常肿物（图 18-30）。静脉注射碘化对比剂后，脓肿周围区域或外壁会强化。有时，由产气生物体产生的气体可能存在于腹壁脓肿中。然而，腹壁内气体的存在并不是脓肿的特异性征象，也有可能是部分开放性腹部伤口中的气体，或者是连接肠道和皮肤表面瘘管中的气体，它们表现相似。由于脓肿的 CT 表现不具有特异性，可能需要针吸活检来确诊。MRI 和 CT 都能有效地显示和描述腹壁感染。CT 和 MRI 的多平面成像对确定腹腔内扩张及图像引导或手术引流途径特别有帮助[38, 39]。

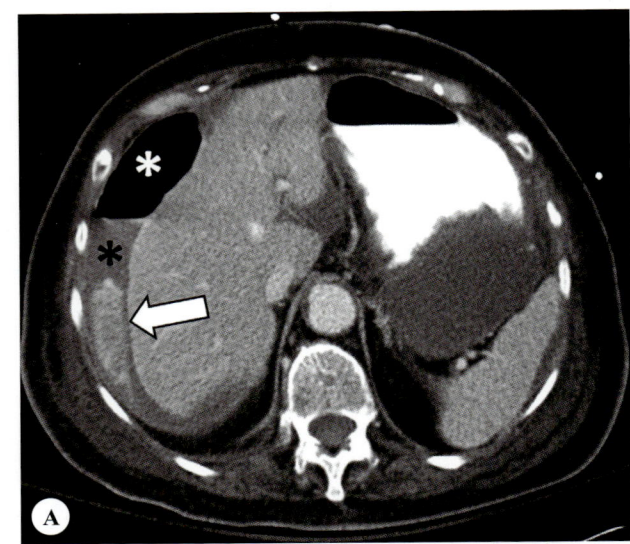

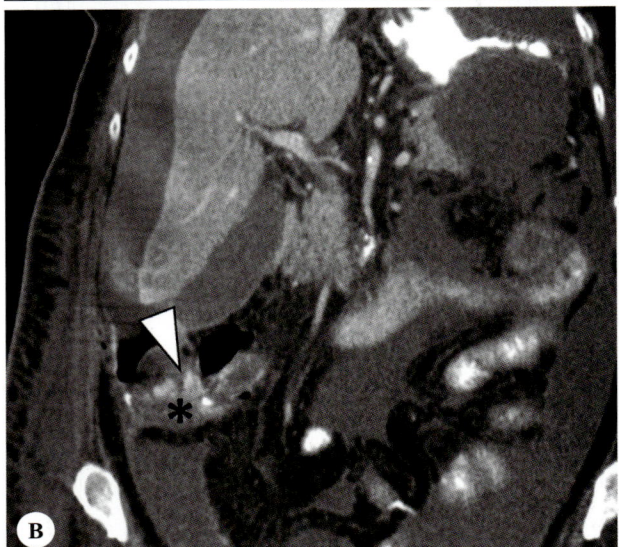

▲ 图 18-19 回肠 – 结肠吻合口瘘。75 岁女性，右半结肠切除术后出现严重腹痛

A. 轴位增强 CT 图像显示右侧肝周间隙呈气腹表现（白 *）和高密度腔外口服对比剂（箭），表明存在肠穿孔。可见游离液体（黑 *）。B. 冠状位增强 CT 图像显示腔外口服对比剂（箭头）与回结肠吻合口（黑 *）直接相连，表明吻合口瘘是穿孔的原因

（三）腹壁肿瘤疾病

原发性和继发性肿瘤均可累及腹壁。虽然大肿块通常能通过检查和触诊发现，但小肿瘤在临床上可能很难发现，特别是在肥胖患者或有手术瘢痕或硬化组织的患者中。CT 能显示腹壁小肿瘤，对确定可触及病灶的范围、放置放疗口和评估化疗的有效性有一定的价值。同时，CT 也有助于发现手术切除后的肿瘤复发情况。

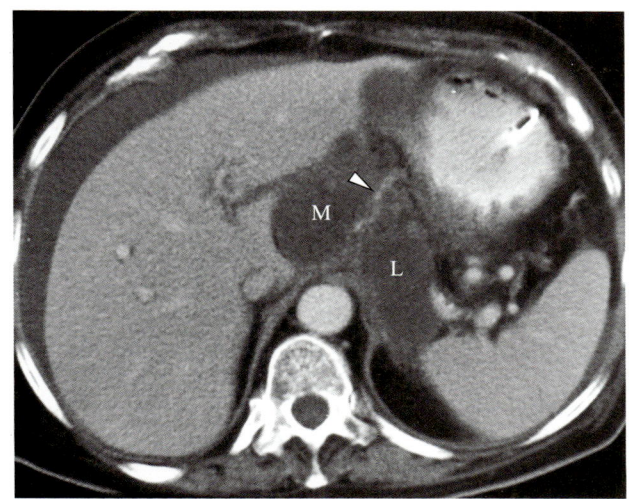

▲ 图 18-20　小网膜囊腹水

轴位增强 CT 图像显示，小网膜囊外侧（L）和内侧（M）隔室被一层经过胃左动脉（箭头）的腹膜分开。腹水也存在于左侧和右侧大腹膜间隙

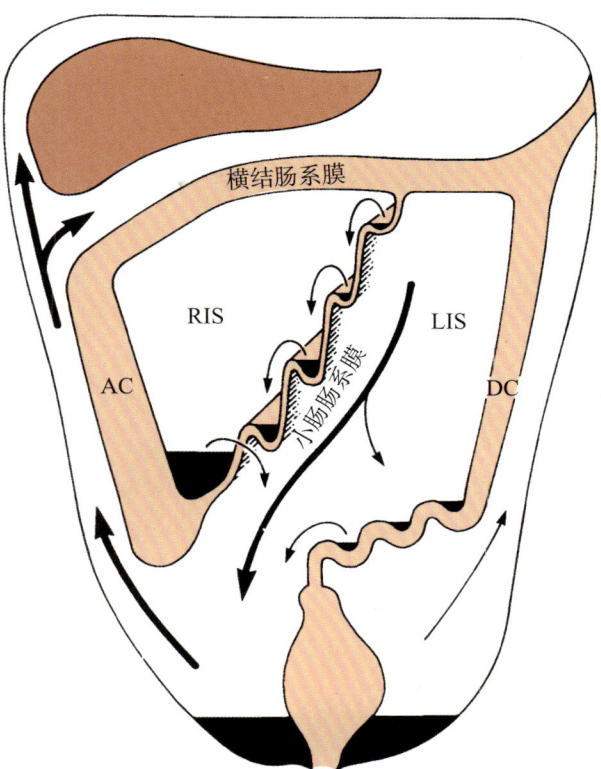

▲ 图 18-22　腹腔系膜下区示意

小肠肠系膜将结肠系膜下区分成两个不相等的空间。箭表示腹水在腹腔内的自然流动情况。右结肠下间隙（RIS）、左结肠下间隙（LIS）、升结肠（AC）和降结肠（DC）如图所示

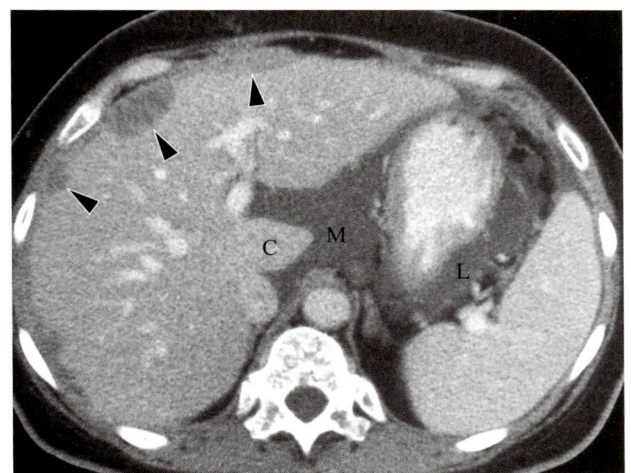

▲ 图 18-21　转移性卵巢癌

轴位增强 CT 显示恶性腹水充满小网膜囊的内侧（M）和外侧（L）腔。内侧隔室的上隐窝环绕着肝尾状叶（C）。存在肝周腹膜转移（箭头）

1. 良性原发肿瘤　脂肪瘤是常见的良性肿瘤，可发生于全身各处，如腹壁的皮下脂肪或肌肉层。此类肿块具有界限清楚、均匀、脂肪密度（-40HU 至 -100HU）的特点，可能包含薄的软组织隔膜和血管。

硬纤维瘤是一种局部侵袭性良性纤维组织肿瘤，最常见于腹前壁的肌腱膜筋膜，通常位于腹直肌和腹内斜肌及其筋膜覆盖层。约 3/4 的腹壁硬纤维瘤发于女性患者，并且主要发生在生育期[40]。在 CT 平扫图像上，硬纤维瘤的密度与肌肉相似，但注射

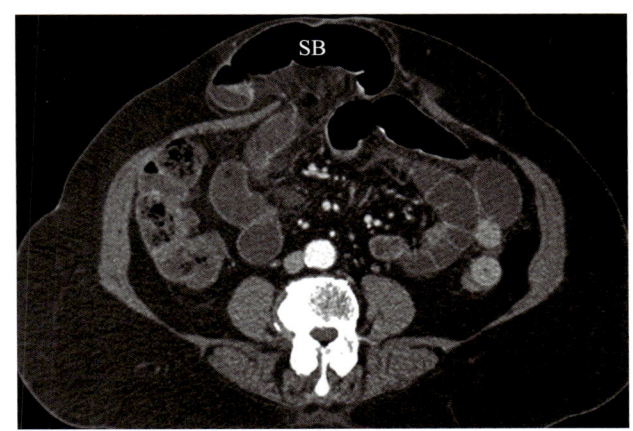

▲ 图 18-23　腹疝

轴位增强 CT 图像显示小肠襻（SB）通过腹白线处的缺损向前疝出；注意小肠肠系膜水肿

对比剂后，硬纤维瘤可能发生增强，密度较肌肉增高[41]（图 18-31）。在 MR 图像上，硬纤维瘤通常在 T_1 加权图像上与肌肉呈等信号，在 T_2 加权图像上信号强度可变，静脉注射钆对比剂后呈弥漫性强化[42]。

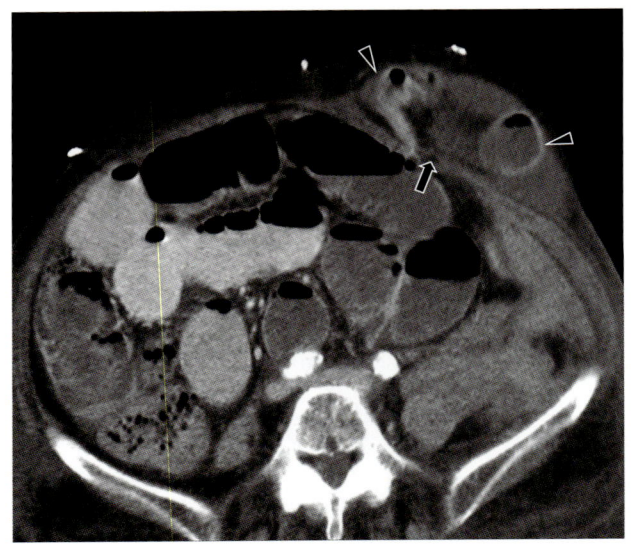

▲ 图 18-24　腹腔镜孔部疝

轴位增强 CT 图像显示小肠襻（箭头）通过腹直肌外侧的筋膜缺损（箭）疝出，导致小肠梗阻

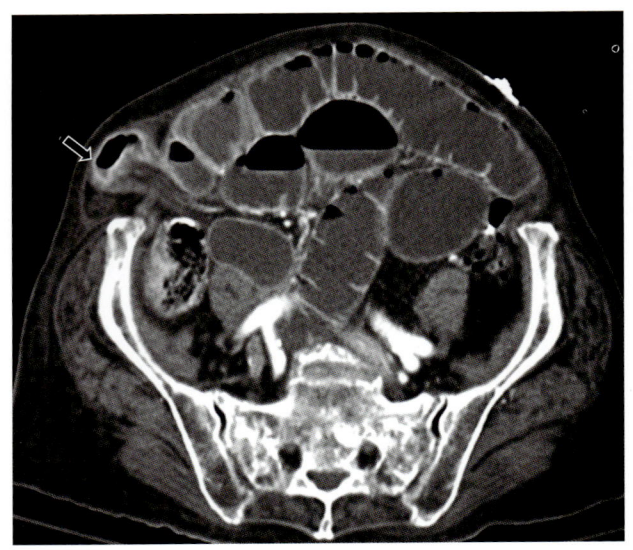

▲ 图 18-26　半月线疝伴小肠梗阻

轴位增强 CT 图像显示小肠襻通过右侧半月线的缺损疝出（箭），导致了严重的小肠梗阻

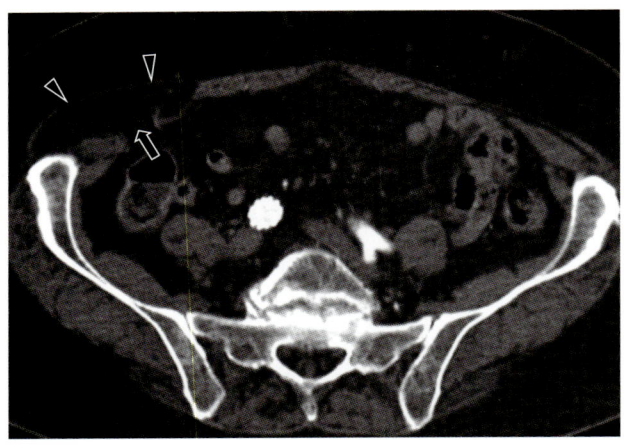

▲ 图 18-25　半月线疝

轴位增强 CT 图像显示网膜脂肪通过右侧半月线的缺损疝出（箭），但被整块腹外斜肌所包含（箭头）。若未能识别肌肉缺损，则可能混淆疝囊与腹壁脂肪瘤

T_1 和 T_2 加权像上的低信号强度区域提示广泛纤维化[42]。MRI 和 MDCT 多平面成像的能力有助于确定肿块与腹壁肌肉或筋膜的粘连情况。

神经纤维瘤是良性神经鞘肿瘤，最常见于神经纤维瘤病患者，通常表现为均匀的软组织肿块，大小不等，累及皮肤和皮下脂肪（图 18-32）。腹壁神经纤维瘤的 CT 值通常与骨骼肌相似。在 MRI 上，神经纤维瘤在 T_2 加权像的典型表现为"靶征"，即周边表现为高信号强度，而中心表现为与中央胶原基质相关的低信号强度[43]。

2. 恶性原发性和转移性肿瘤　腹壁最常见的原发性恶性肿瘤是肉瘤（图 18-33），其次是淋巴瘤。血源性转移可能累及腹壁肌肉组织（图 18-34）或皮肤/皮下组织。转移性肌肉受累能导致肌肉增大及 CT 值差异。皮下转移瘤通常为结节性，可清晰地显影于 CT，在低密度的皮下脂肪中表现为软组织密度的肿块影[44]。

腹内肿瘤直接扩散到腹壁，表现为肌肉增厚，伴肌间和肌周脂肪平面丢失。腹膜内扩散的恶性肿瘤（如卵巢和胃肠道癌）有累及脐部的趋势，会产生脐周肿块。这种脐周转移瘤也称为 Sister Mary Joseph 结节。此结节得名于 William Mayo 医生第一助手的名字，该助手早期在梅奥诊所为患者进行腹部术前准备时观察到，晚期腹腔内恶性肿瘤患者常伴有脐结节[45]。结肠、卵巢、胃癌和胆囊癌的腹壁转移在腹腔镜检查后的切口和端口部位均可发生[46-48]（图 18-35）。

仅靠 CT 标准无法区分腹壁肿瘤与脓肿或血肿，通常需要结合临床证据。可能需要在超声或 CT 引导下经皮穿刺活检来区分上述实体性病变。

（四）腹壁其他非肿瘤性实体

腹壁的子宫内膜种植可能发生在剖腹手术切口或腹腔镜手术器械端口的管道中（图 18-36 和图 18-37）。尽管子宫内膜种植通常为暴露子宫内膜腔的手术（如剖宫产）所致[49]，但附件或腹膜子宫内膜异位也可

第 18 章 腹壁、腹腔、肠系膜和大网膜
Abdominal Wall, Peritoneal Cavity, Mesenteries, and Greater Omentum

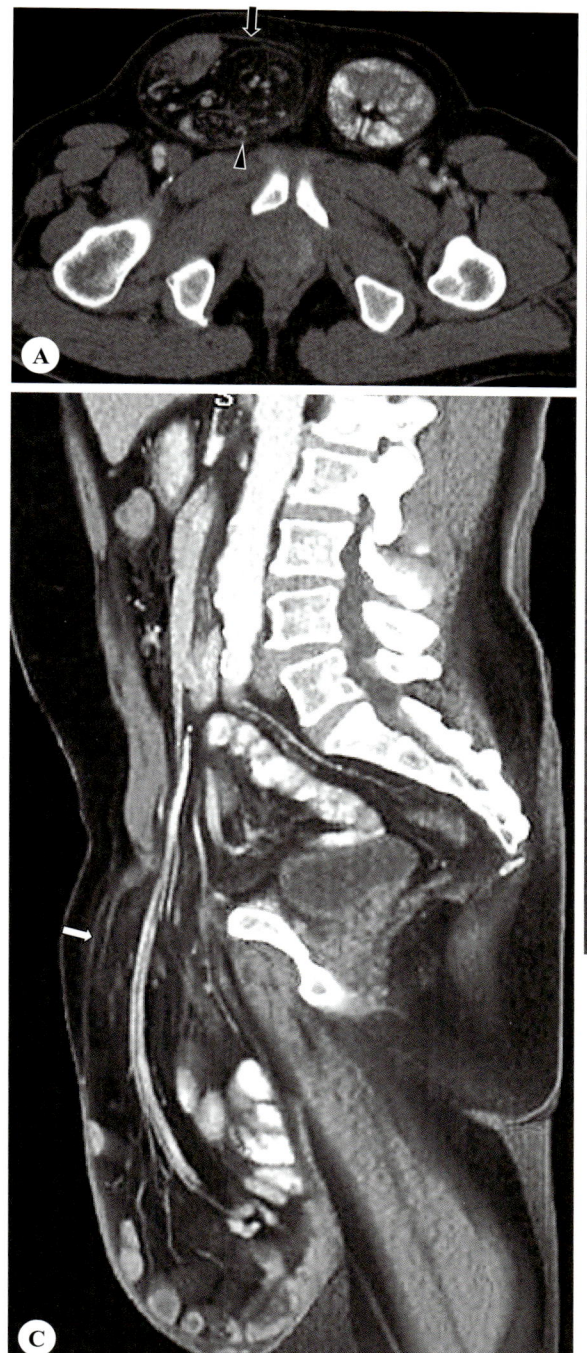

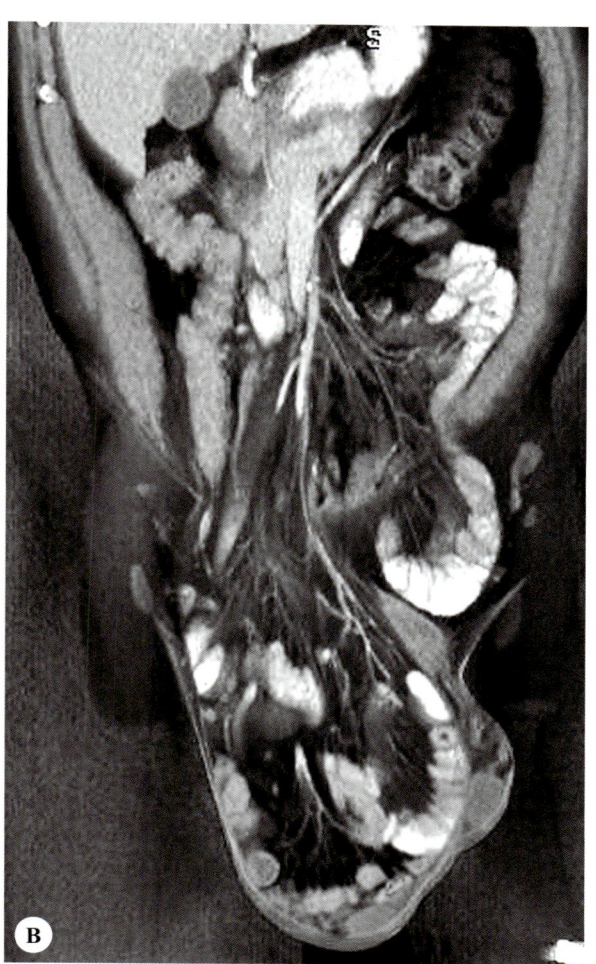

▲ 图 18-27 双侧腹股沟疝
轴位增强（A）、冠状位增强容积再现（B）和矢状位增强容积再现（C）CT 成像显示小肠襻和小肠肠系膜经双侧筋膜缺损疝出。腹外斜肌腱膜（箭）形成前壁，腹横肌腱膜（箭头）形成后壁

造成上述病变。CT 可显示为难以与邻近腹壁肌肉组织区分的软组织肿块。MRI 可能在 T_1 和 T_2 加权像上显示出血引起的高信号强度（图 18-38）。

异位骨化，在有创伤的情况下称为骨化性肌炎，可发生在腹部手术切口中线。骨、软骨和骨髓成分（较少见）的异位骨化决定了软组织、骨及少数脂肪密度成分在未来所能测得的 CT 表现。清楚认识此类病变有助于与其他疾病进行鉴别，如术后血肿或感染、残留异物、原发性恶性肿瘤或转移性恶性肿瘤等[50]。腹壁伤口（瘢痕瘤）形成的大量瘢痕表现为浅表的软组织肿块，集中在覆盖切口部位的皮肤内。在 MR 图像上，瘢痕瘤在 T_1 和 T_2 加权图像上的信号强度低，与瘢痕胶原含量相关。

弥漫性腹壁脂肪瘤病是一种良性疾病，可能无法通过 CT 或 MRI 与分化良好的脂肪肉瘤鉴别，需要进行组织学诊断[51]。

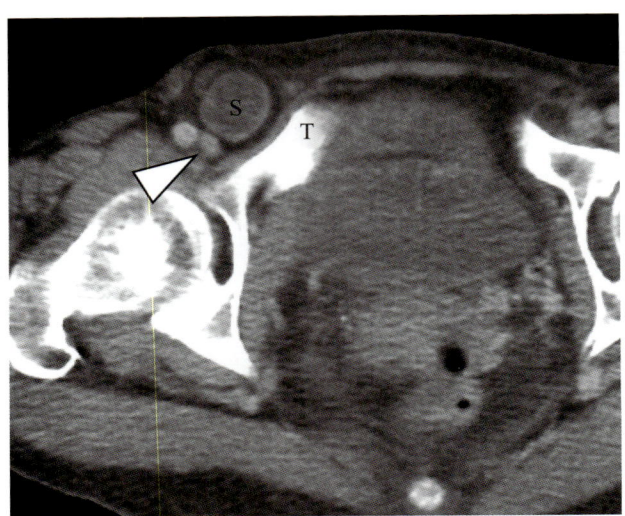

▲ 图 18-28　48 岁女性，股疝，临床表现为右下腹疼痛

轴位增强 CT 图像显示小肠襻（S）疝出至右侧腹股沟。肠襻位于耻骨结节（T）外侧，轻度压迫右股静脉（箭头），符合股疝表现

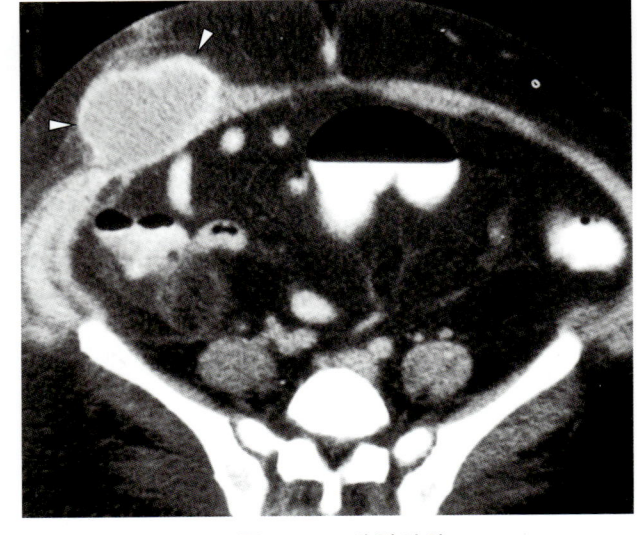

▲ 图 18-30　腹壁脓肿

轴位增强 CT 图像显示右腹直肌包含一处低密度的积液，增强扫描示脓肿壁强化（箭头）

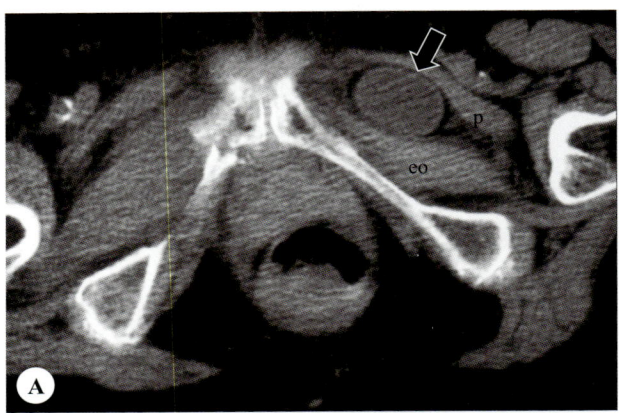

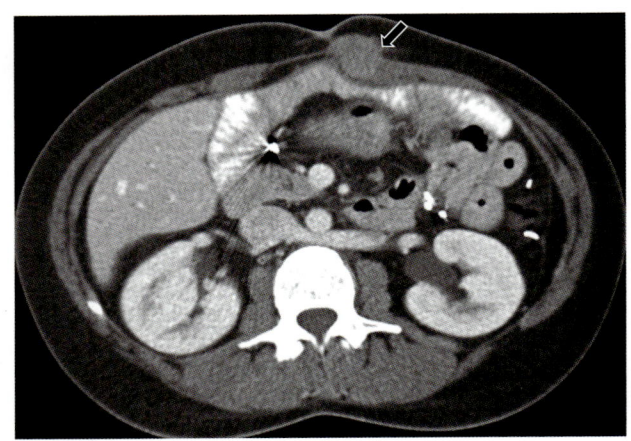

▲ 图 18-31　硬纤维瘤

该患者因家族性腺瘤性息肉病接受了结肠切除术，轴位增强 CT 可见一个均匀强化的肿块（箭）累及左侧腹直肌

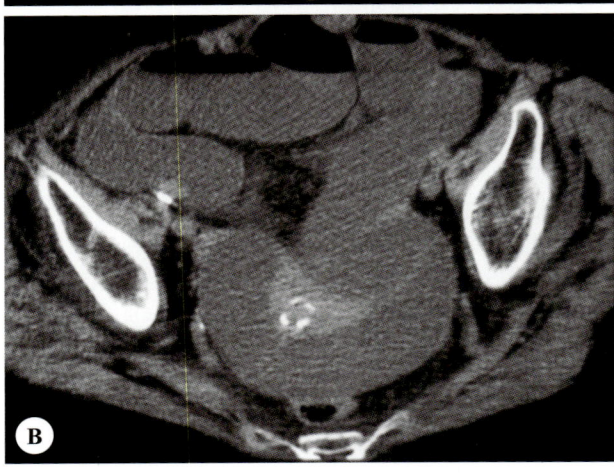

▲ 图 18-29　造成小肠梗阻的闭孔疝

A. 轴位 CT 显示，在齿状肌（p）和外闭孔肌（eo）之间可见小肠襻（箭）；B. 头侧图像显示小肠扩张，梗阻

（五）腹壁创伤性疾病

血肿　腹壁血肿最常发生在腹直肌鞘内，最常继发于抗凝治疗，还可能因各种疾病状态、腹壁创伤和剧烈运动导致[52, 53]。与可触及肿块相关的急性腹痛发作、肿块上方皮肤变色和血细胞比容降低皆为提示腹壁血肿的临床表现。本病症状通常只有急性腹痛，CT 可明确血肿的诊断，并排除其他腹腔内病因。CT 可以准确地评估血肿的范围，并确定是否伴有腹腔内或腹膜后血肿。

第 18 章 腹壁、腹腔、肠系膜和大网膜
Abdominal Wall, Peritoneal Cavity, Mesenteries, and Greater Omentum

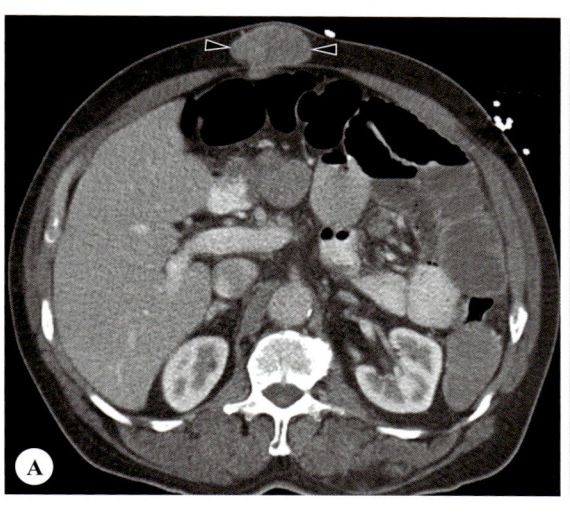
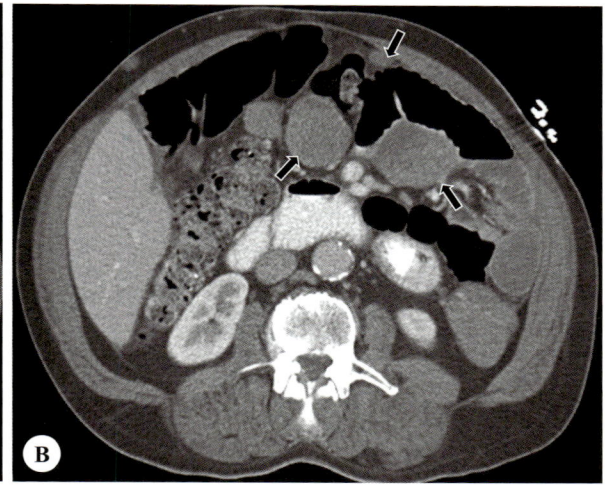

▲ 图 18-32 Ⅰ 型神经纤维瘤病

轴位增强 CT 图像显示皮下脂肪（箭头）和肠系膜及网膜脂肪（箭）内均匀强化的软组织肿块影

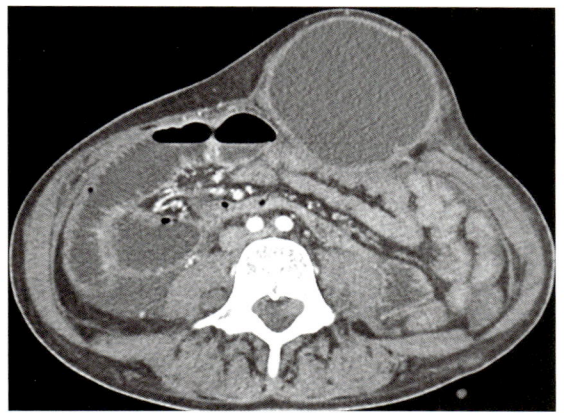
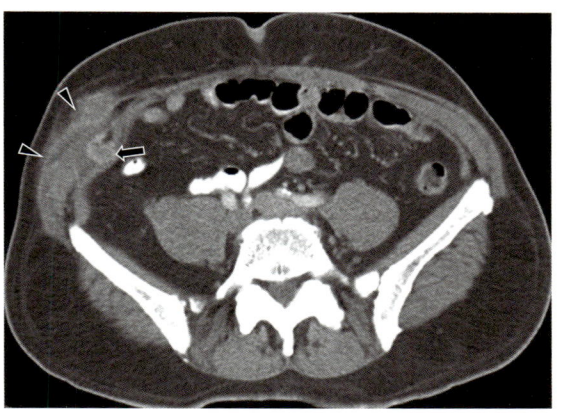

▲ 图 18-33 腹壁神经纤维肉瘤

轴位增强 CT 图像显示该患者的左腹直肌内有一个巨大的囊性肿块

▲ 图 18-34 转移性结肠癌

轴位增强 CT 图像显示右腹壁肌肉增厚（箭头），肌间脂肪平面丢失。肿瘤结节（箭）累及腹横肌和腹内斜肌

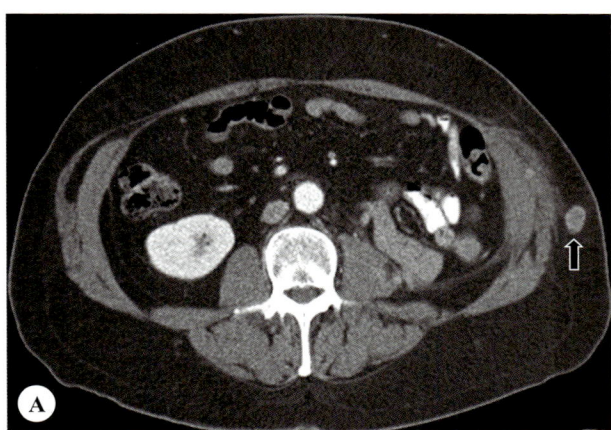
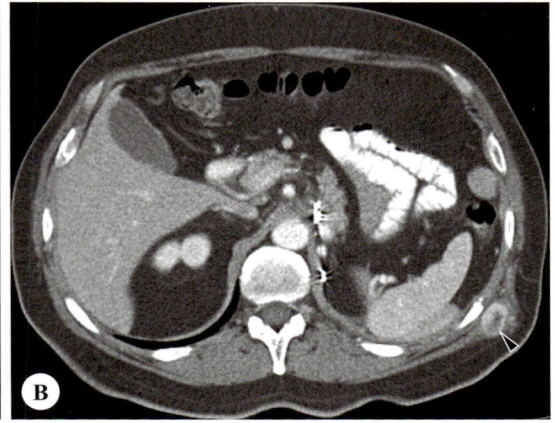

▲ 图 18-35 肾细胞癌累及腹壁

因肾癌行左肾切除术患者的轴位增强 CT 图像显示皮下脂肪（箭）和腹壁肌肉（箭头）内有增强结节

935

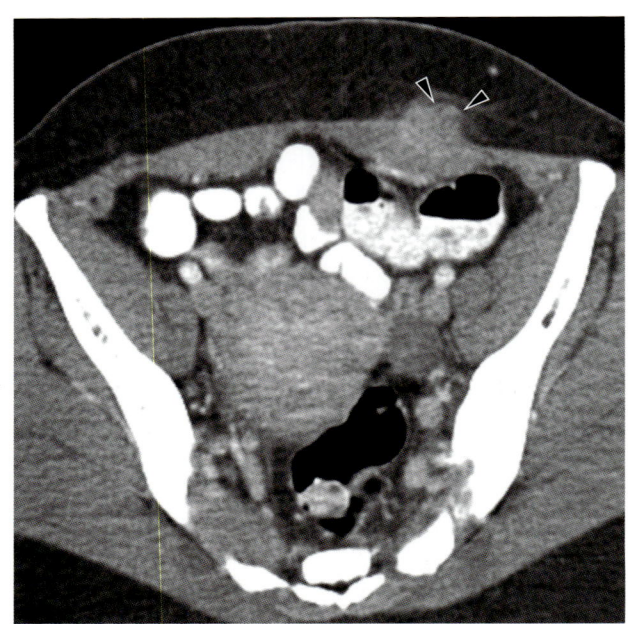

▲ 图 18-36 腹壁子宫内膜瘤

轴位增强 CT 图像显示左腹直肌内有一个小的软组织肿块（箭头），该患者曾因子宫内膜异位症接受过腹腔镜检查

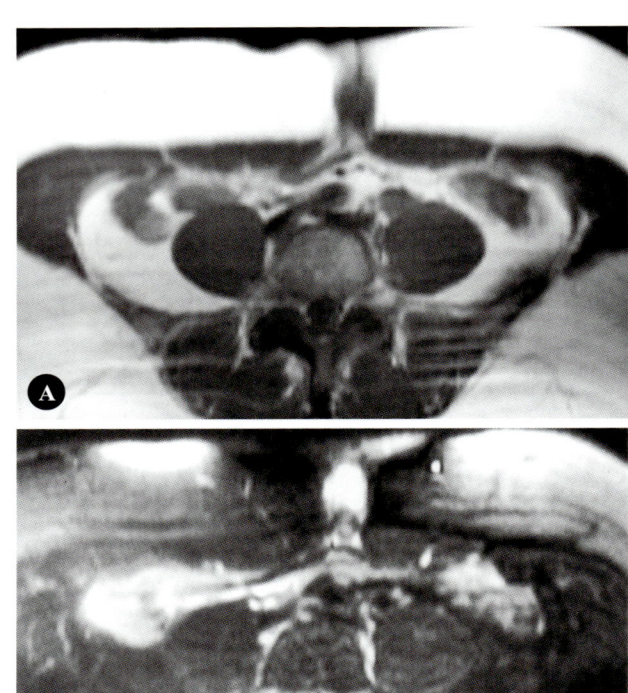

▲ 图 18-38 脐部子宫内膜异位症

轴位 MR 显示脐部增厚，T_1 加权（A）信号强度中等，T_2 加权（B）信号强度高

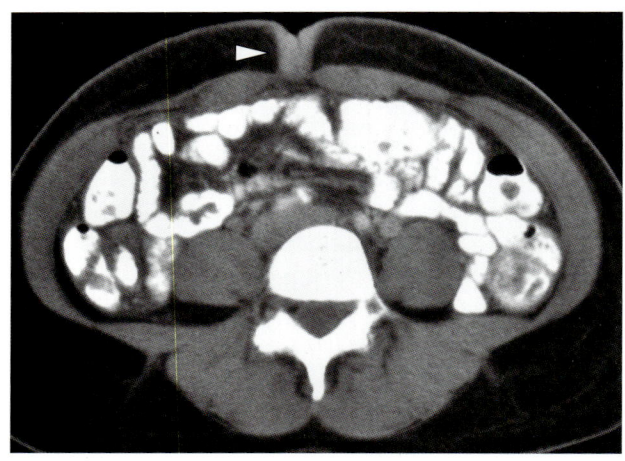

▲ 图 18-37 脐部子宫内膜异位症

轴位增强 CT 图像显示脐部软组织密度影（箭头），为子宫内膜异位症通过腹腔镜检查通道播种的表现。该患者经历了周期性脐部出血，时间与其月经周期相对应

腹壁血肿的 CT 表现为腹壁异常肿块，常呈椭圆形或梭形，使邻近正常结构发生移位（图 18-39A）。腹直肌鞘血肿通常局限于腹白线的一侧。然而，大血肿可能沿着筋膜平面向下剥离，并延伸到骨盆，压迫内脏并蔓延至对侧[54]。由于血红蛋白的高蛋白质含量，急性腹壁血肿的密度会等于或大于腹肌的密度。在出血后前 2 周内扫描的体壁血肿中，75% 为高密度且常为异质性[55]。有时，由于血肿内细胞

成分的沉降（血细胞比容效应），可以观察到液 – 液平面征象（图 18-39B）。随着血肿的成熟，红细胞内蛋白质逐渐分解和清除，导致血肿衰减值降低[56]。分解的过程通常是向心性的，先在周围产生一个低衰减晕，而后该环随着溶解的发展而变宽。初次出血后 2～4 周，血肿密度可接近血清（20～30HU）密度，然后在其存在期间保持血清密度。随着时间的推移，血肿周围可能出现纤维母细胞膜和血管膜（假包膜），在 CT 图像上呈致密的环形边缘。有时，慢性血肿（血清瘤）的周围可能会出现钙化。

腹壁血肿的 MRI 表现与 CT 表现相似。除年龄这一决定因素以外，血肿的 MRI 表现还取决于成像时的磁场强度和使用的脉冲序列。急性血肿在 T_1 加权像上显示与肌肉相似的信号强度，在 T_2 加权像上显示明显的低信号强度[57]，其产生原因为完整红细胞内 Fe^{2+} - 脱氧血红蛋白在磁化率相关急性血肿中发生了 T_2^* 效应[58]。这种磁化敏感性效应在高场强（3T）和梯度回波脉冲序列中会更为明显。大的急性血肿可以在磁共振图像上显示出液 – 液平面征象，类似

第 18 章 腹壁、腹腔、肠系膜和大网膜
Abdominal Wall, Peritoneal Cavity, Mesenteries, and Greater Omentum

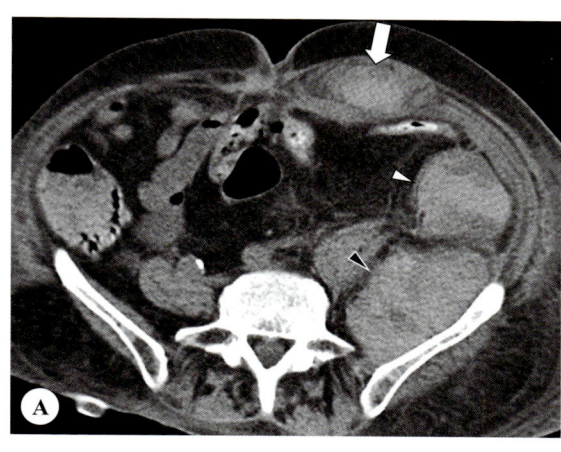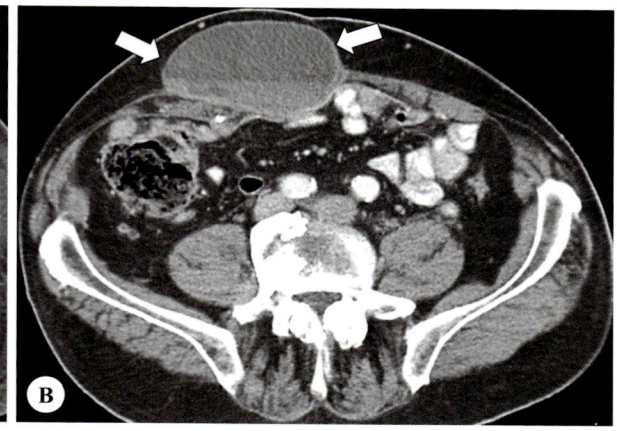

▲ 图 18-39 腹壁血肿

A. 轴位 CT 平扫显示左腹直肌呈梭形增大和高密度影（箭）。注意骨盆左份的腹膜外出血（箭头）。B. 另一位患者的轴位增强 CT 图像显示，右腹直肌肌鞘内有椭圆形积液（箭），并伴有血细胞比容水平变化

于 CT 成像结果。在 CT 上，血肿附属部分呈高信号。在 T_1 加权 MR 图像上，附属部分与上清液相比呈高信号，而在 T_2 加权图像上，上述信号强度关系刚好相反[59]。

亚急性血肿（时间长于 1 周）在 T_1 加权像上有更具特征性的 MRI 表现，含有一个中等信号强度（略高于肌肉）的中心区域（对应于 CT 上的高密度区域），周围有一个高强度信号环（对应于 CT 上的低密度区域），又被一个信号强度很低的薄外缘所包围[57, 59]。在 T_2 加权像上，中心区的信号强度与周围区相似。外周薄环的信号强度仍然很低。亚急性血肿的高信号强度为 T_1 缩短所致，并且 T_1 缩短的原因是血红蛋白氧化变性导致细胞外存在高铁血红蛋白[60]。

四、腹膜腔疾病

（一）腹水

腹水为产液量增加或排出功能受损导致的腹腔积液，其病因包括充血性心力衰竭、低蛋白血症、肝硬化、静脉或淋巴阻塞、炎症和肿瘤。

CT 能准确显示并定位少量游离腹膜积液。右侧肝周间隙、Morison 囊或 Douglas 腔中经常可见局限性腹水蓄积[61]。通过保留升结肠或降结肠后面的腹膜后脂肪，可以很容易地将结肠旁沟中的腹膜液与腹膜后液区分开来。出现大量腹水时，小肠襻通常位于腹部中央，液体通常以三角形的结构积聚在小肠肠系膜叶内或肠襻附近[62]（图 18-40）。继发于术后、炎性或肿瘤性粘连的包裹性腹水，可能表现为一种界限分明的液体密度团块，并导致邻近结构发生位移（图 18-41）。有时，腹腔积液可在肝脏的四个正常裂隙或副裂隙内形成囊泡，造成肝内囊肿、脓肿或血肿的假象[63]。这些部位的腹膜转移也可能会被误认为是肝内病变（图 18-42）。

腹水的 CT 值一般为 0～30HU，但渗出性腹水的 CT 值可能更高，腹水的密度会随蛋白质含量的增加而增加[64]。然而，腹水的 CT 值是非特异性的，仅根据 CT 值无法准确区分感染性或恶性腹水与单纯渗出性腹水。相对急性的腹腔内出血通常可以与其他积液相区别，因为它会导致腹膜液的 CT 值超过 30HU[65]。然而，急性创伤性腹腔积血的 CT 值通常＜20HU，在适当的临床环境下不应被视为腹水[66]。相反，腹水在延迟静脉造影增强 CT 或 MRI 上可能显示增强[67, 68]。延迟造影后腹水 CT 值增加是非特异性的，应与胃肠道或泌尿道出血或穿孔引起的高衰减液体进行区分。

腹水在腹腔内的分布可能提示腹水的性质。良性渗出性腹水患者往往有较多的大网膜囊内积液，而小网膜囊内积液较少。在恶性腹水患者中，大小网膜囊的腹腔内液体量通常是成比例的[69]。患有相关疾病的患者可能在毗邻该空间的器官中出现大量的小网膜囊内积液[18]。然而，这些 CT 表现并不具有特异性，可能需要进行诊断性穿刺以区分渗出性腹水。

MRI 也可用于评估腹腔积液。漏出性腹水在 T_1 加权像上的信号强度较低，在 T_2 加权像上的信号强度较高（图 18-43）。T_1 加权的信号强度随着蛋白质

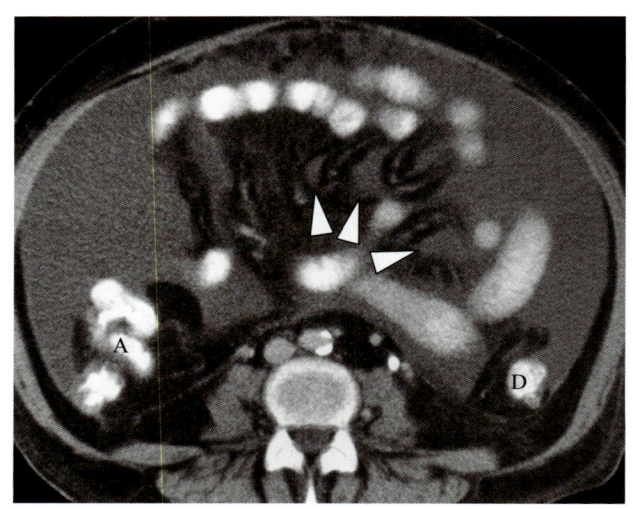

▲ 图 18-40　大量腹水

轴位增强 CT 显示小肠肠襻位于腹部中央。小肠肠系膜的褶皱可视作由液体勾勒出的若干肠系膜叶。肠系膜叶之间的积液呈三角形（箭头）。注意升（A）和降（D）结肠后的腹膜后脂肪

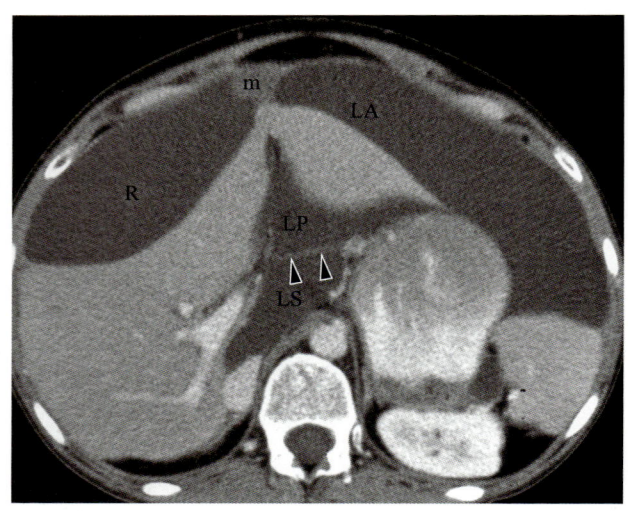

▲ 图 18-41　卵巢癌

轴位增强 CT 图像显示镰状韧带上的转移性种植（m）将右肝周（R）和左前（LA）肝周间隙的恶性腹水分离开来。右侧肝周液体被包裹，使肝缘变形。胃肝韧带（箭头）将左后肝周间隙（LP）和小网膜囊内侧室（LS）中的腹水分开

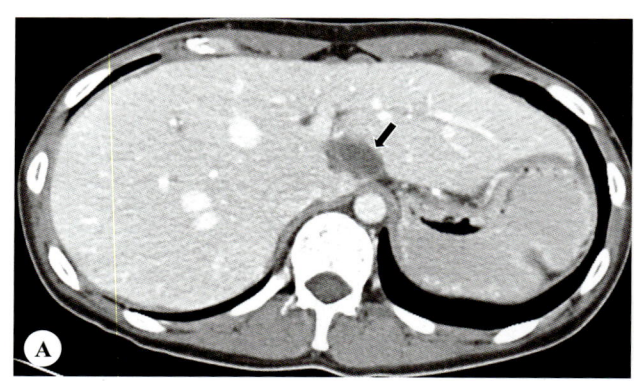
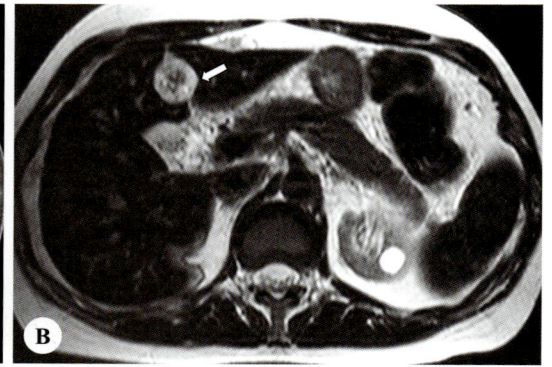

▲ 图 18-42　腹膜转移，与肝内肿块近似

A. 结肠癌患者的轴位增强 CT 图像显示静脉韧带裂孔内有一个低密度腹膜肿块（箭）；B. 阑尾癌患者的轴位 T_2 加权 MR 图像显示圆韧带裂隙内有高信号肿块（箭）

浓度的增加而增加[70]。因此，渗出性腹水在 T_1 加权中呈中等到高信号强度，在 T_2 加权中呈低信号强度。漏出性和渗出性腹腔积液皆可在 T_1 加权增强图像上清晰显影，表现为低信号。腹水周围腹膜的信号增强可以反映腹膜炎，提示有渗出性或感染性腹水的积聚[68, 71]。

（二）腹膜内脓肿

近几十年来，腹膜内脓肿的流行病学发生了变化。在 20 世纪上半叶，溃疡穿孔、阑尾炎和胆道疾病是其最常见的病因[72]。然而，在过去的几十年中，腹膜内脓肿最常发生在手术后，尤其是涉及胃、胆道和结肠的手术[73, 74]。尽管经皮引流法已有所进步，

但在诊断和治疗方面，腹膜内脓肿仍然是一项重大难题。

尽管大多数患者表现为发热、白细胞增多和腹痛，但慢性腹壁外脓肿患者几乎无明显的临床症状或体征。此外，一些症状可能被抗生素或皮质类固醇掩盖。

CT 是诊断和评价腹膜内脓肿的主要影像学检查手段。脓肿的 CT 表现因年龄和部位而异。在早期阶段，中性粒细胞局灶性聚集在细菌播种的组织或器官中，形成脓肿，由此呈密度接近软组织的肿块。脓肿成熟后，会发生液化性坏死。同时，高度血管化的结缔组织在坏死区周围增生。在这个阶段，

第18章 腹壁、腹腔、肠系膜和大网膜
Abdominal Wall, Peritoneal Cavity, Mesenteries, and Greater Omentum

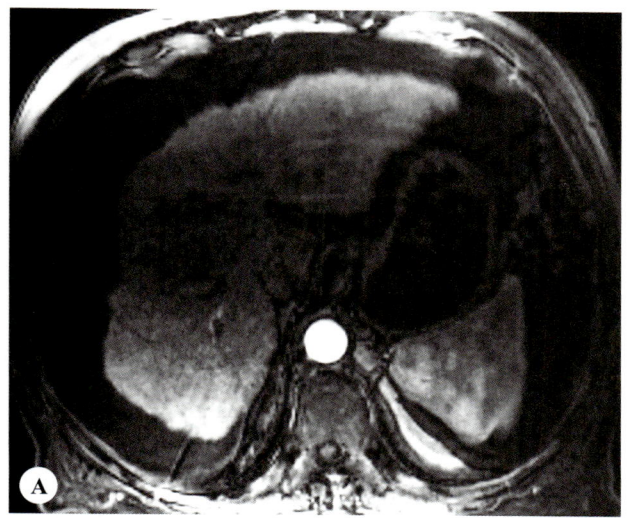

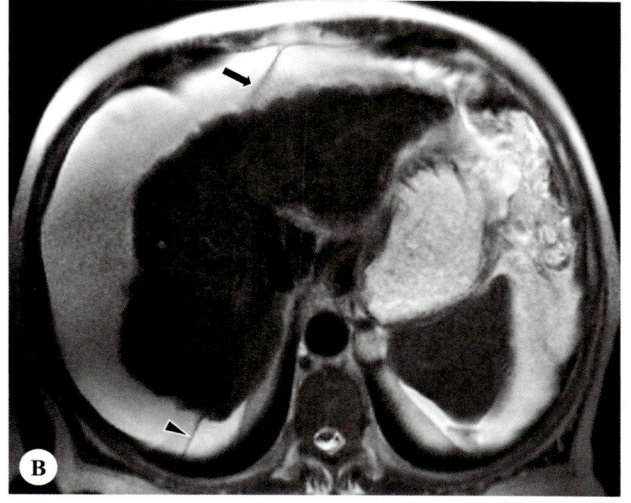

▲ 图 18-43 腹水

由于腹水的 T_1 和 T_2 弛豫时间较长，在 T_1 加权（A）图像上信号强度较低，而在 T_2 加权（B）图像上信号强度较高。镰状韧带（箭）和右三角韧带（箭头）如图

脓肿存在一个密度近水的中心区域，其周围被密度更高的边缘包绕，通常在静脉注射对比剂后出现增强[75]（图18-44）。约1/3的脓肿含气量各异，在CT上表现为多个小气泡或气-液平面[75, 76]（图18-45和图18-46）。长期存在的气-液平面提示其与胃肠道连通[77]。

用于止血的术后包装材料，如氧化纤维素（Surgicel）和明胶生物可吸收海绵，其影像表现类似于含气脓肿。以下表现有助于区分止血剂和脓肿：气泡紧密堆积，呈线性排列；其外观在随后的检查中不发生改变；无气-液平面或增强壁[78]。脓肿的间接表现包括周围结构移位，邻近筋膜平面增厚或闭塞，邻近肠系膜脂肪密度增加。虽然大多数脓肿

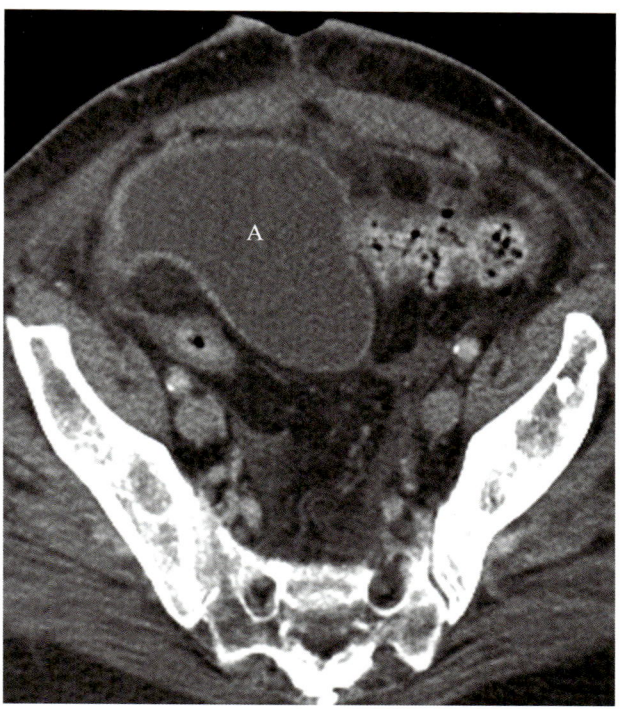

▲ 图 18-44 盆腔脓肿

术后患者的轴位增强CT图像显示包裹性积液（A），边缘强化

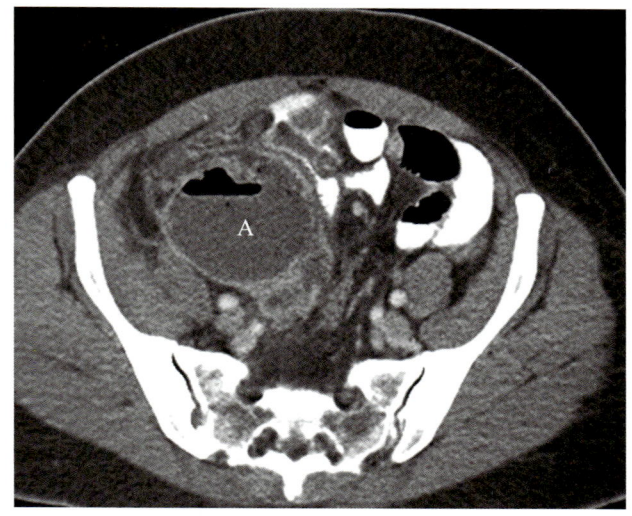

▲ 图 18-45 急性憩室炎继发盆腔脓肿

轴位增强CT图像显示含气积液（A），边缘增强

呈圆形或椭圆形，但与肝脏等实体器官相邻的脓肿可能呈新月形或豆状。

在某些情况下，脓肿的CT表现可以提示其病因。包含圆形钙化密度影的右下腹低密度积液高度提示阑尾脓肿伴阑尾结石。若在腹部的其他区域发现包含高密度物体的低密度积液，则提示存在异物

939

脓肿。异物脓肿的一个更常见的原因是手术海绵残留（称为棉球）（图 18-47）。

虽然 CT 表现能高度提示脓肿，但并不具有特异性。其他具有中心低密度的肿块包括囊肿、假性囊肿、血肿、尿路瘤、淋巴囊肿、胆汁瘤、囊性腹水、血栓性动脉瘤和坏死性肿瘤。此外，正常的结构，如未显影的膀胱、胃和肠，其影像表现也与脓肿近似（图 18-48）。肠内造影阳性有助于区分肠内容物和脓肿液。邻近筋膜平面增厚也是非特异性的，可见于腹腔内血肿和肿瘤浸润。即使肿块内有气体也不是脓肿的特异性特征，因为坏死的非感染性肿瘤和与肠道相通的肿块也可能含有气体。由于仅凭 CT 表现无法明确诊断脓肿，诊断时有必要结合临床证据。可通过经皮穿刺抽吸进行明确诊断。就此，CT 十分适用于确定安全且无肠道污染的进针通道。

脓肿存在与否可以通过获取革兰染色和培养的标本来确定。在大多数情况下，如果存在脓肿，则可通过经皮置管进行确定性引流。经皮脓肿引流法已经证实为一种诊断和治疗腹腔内脓肿的安全有效方法[80]。即使是潜在的复杂脓肿，如阑尾脓肿、憩室脓肿和继发于克罗恩病的肠间脓肿，也可以采取经皮引流，并且无并发症风险[81-83]。对于阑尾周围脓肿，进行经皮引流可以减少手术需要，并且憩室脓肿的经皮引流能够将复杂的 2 阶段或 3 阶段手术过程转化为更安全的一阶段结肠切除术[82]。克罗恩病相关脓肿的经皮穿刺引流有助于促进免疫抑制药物治疗的迅速启动，并可降低未来肠切除术的需要[83]。

脓肿的两个特征对于预测经皮引流的最终结果很有价值：脓肿的位置和积液中气体的分布。膈下脓肿和肝脓肿的引流结果优于其他部位的脓肿[77]。此外，浅表气体（浅气泡或气-液平面）脓肿比深气泡脓肿更容易完全引流（96% vs. 62%）[84]。由于脓肿没有特定的 CT 特征可用于预测其能否成功引流，因此所有腹腔内脓肿都应考虑作经皮引流术[77]。

腹腔内脓肿的 MRI 表现也是非特异性的。因此，诊断时 MRI 检查并不降低脓肿抽吸的需要。脓肿在 T_1 加权像上表现为低至中等信号强度，在 T_2

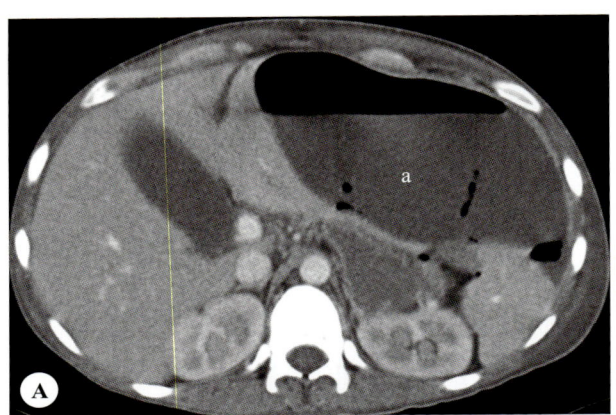
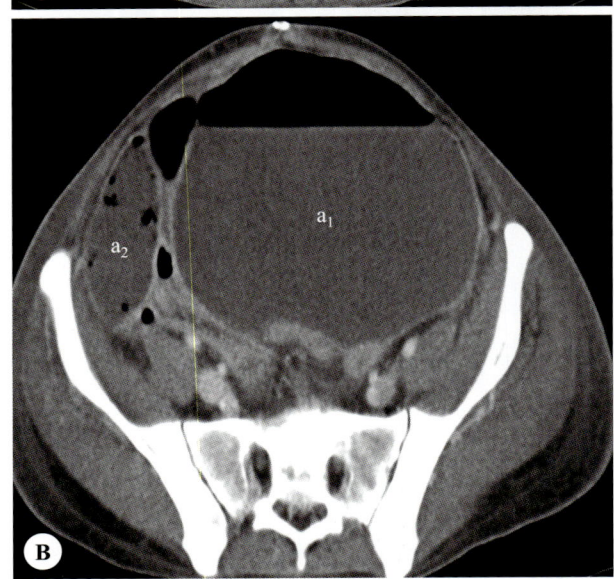

▲ 图 18-46 腹膜脓肿

A. 轴位增强 CT 图像显示有大量积液（a），伴气-液平面和较深的气体病灶累及左前肝周间隙；B. 轴位增强 CT 图像显示脓肿（a_1）延伸至盆腔，可见较小的含气脓肿（a_2），位于右侧

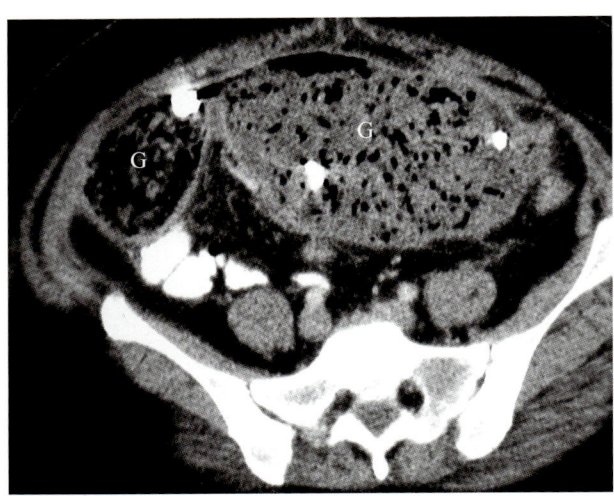

▲ 图 18-47 棉球

轴位平扫 CT 图像显示下腹腔内可见两个混杂密度团块影，其内可见高密度灶、气体及软组织密度影（G），这与该患者的炎症反应相对应。该患者在最近一次的剖腹手术中遗留了 5 个手术纱布在体内

第 18 章 腹壁、腹腔、肠系膜和大网膜
Abdominal Wall, Peritoneal Cavity, Mesenteries, and Greater Omentum

加权像上表现为均匀或不均匀的高信号强度[85, 86]。在经钆剂增强的 T_1 加权脂肪抑制图像上，脓肿通常表现为边界清晰的积液，周围边缘和邻近组织增强[85, 86]。在一项正常和异常体液的对比研究中（体液经皮引流获得），相较于正常与异常的胆汁、腹水、尿液蓄积、囊肿和假性囊肿液及胸膜液，经皮引流获得的体液的平均 T_1 加权信号强度更高，平均 T_2 加权信号强度更低[87]。

CT 和 MRI 诊断腹腔内脓肿的准确率约为 95%[75, 85, 88]。大多数假阳性诊断是由检查人员将蓄积液体的胃、肠、膀胱或无菌液体误认为脓肿所致。如果对充液结构的性质存在疑问，可以使用其他口服、直肠或静脉注射对比剂，并进行再扫描（图 18-49）。

（三）其他腹膜内液体蓄积

1. 腹膜内出血 过度抗凝治疗、出血倾向、肝脾或肠系膜损伤、血管肿瘤自发性破裂、出血性囊肿或异位妊娠、十二指肠溃疡穿孔或急性肠系膜缺

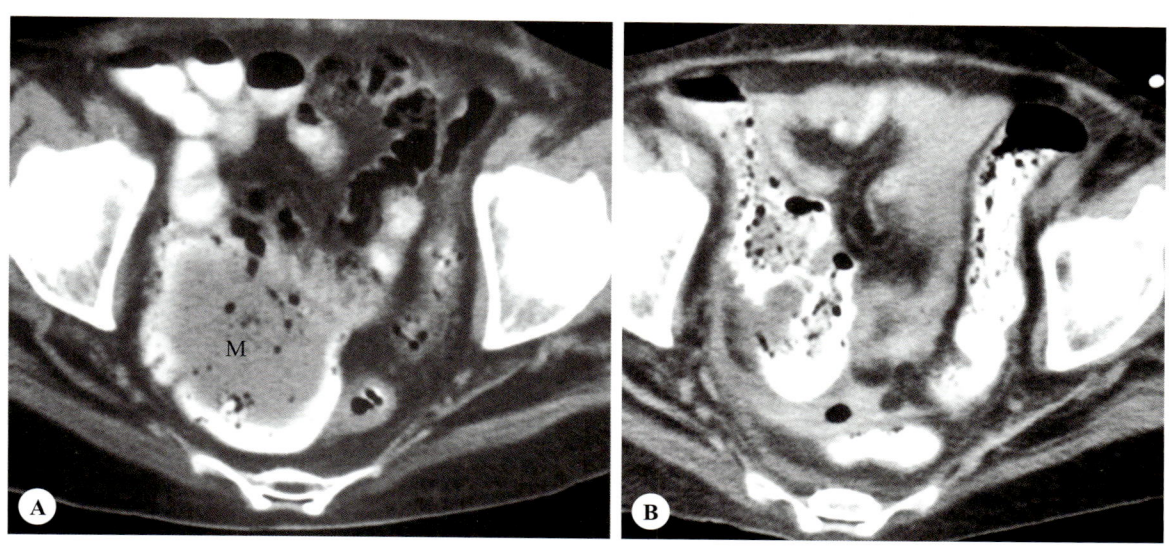

▲ 图 18-48 充满液体的盲肠，近似脓肿
A. 早期的轴位增强 CT 图像显示盆腔一个低密度团块影（M），其内多发小气泡，近似脓肿；B. 随访 1 天后获得的轴位增强 CT 图像显示，含有粪便和口服对比剂的盲肠外观发生了明显的变化，肠襻扩张程度减低

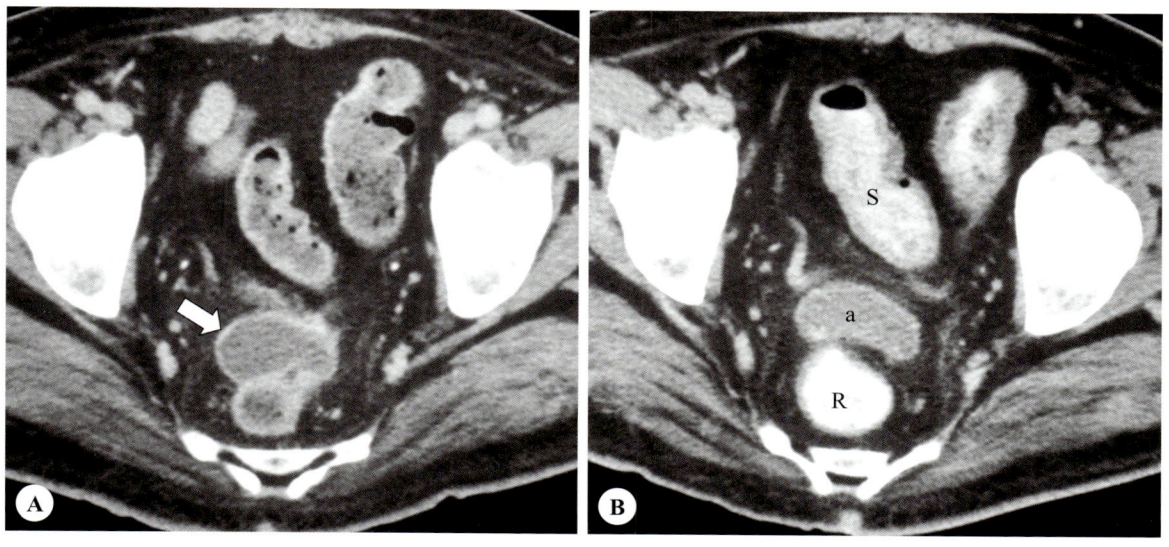

▲ 图 18-49 胆囊切除术后子宫直肠窝脓肿
A. 无直肠造影的轴位增强 CT 图像显示，边缘强化的小积液影（箭），难以与邻近直肠和乙状结肠区分；B. 使用直肠对比剂后，脓肿（a）与显影的直肠（R）和乙状结肠（S）不难区分

血都可导致腹膜内出血。此外，行腹部手术后也经常会出现腹腔积血。已有证据表明，CT 诊断腹腔积血具有高度灵敏度和特异度[65]，可以基于腹腔积液的高 CT 值做出诊断（图 18-50 和图 18-51）。然而，一定要牢记，急性腹膜出血的 CT 值可能会＜20HU[66]。

腹膜内出血的部位、患者年龄和出血程度决定了腹膜内出血的 CT 表现。出血后，腹膜内积血的密度立刻与循环血流同样的 CT 值。数小时内，由于血红蛋白在血凝块形成期间逐渐发生浓缩，CT 值随之增加[56]。在大多数情况下，随着血凝块的逐渐溶解，CT 值会在几天内逐渐下降[89]。CT 值会伴随时间稳步降低，并且通常在 2～4 周后接近水的 CT 值（0～20HU）。在高密度阶段，腹腔积血的衰减值为 20～90HU[90, 91]。

近期发生的腹膜内出血的形态学特征变化多样。积血可以表现为均匀的高密度区，或者伴有结节状或线性且被低密度液体围绕的不均匀高密度区。不规则的血凝块吸收或间歇性出血可能会造成异质性表现[91]。在大多数情况下，腹腔内积血包含密度高于游离态腹腔积血的局灶区域，为血凝块（图 18-51）。这些局部血凝块通常形成于出血器官附近，因此有助于确定出血部位，这一发现被称为"哨兵血块征"。有时，血肿内或腹膜间隙内的新鲜血液可能会表现出血细胞比容效应，发生沉淀红细胞和血凝块的浆液分层（图 18-52）。

上腹部遭受外伤后，CT 上最常见的血液积聚部位就是 Morison 囊[92]。右侧结肠旁沟为另一个常见的积血部位，脾脏外伤的情况下也是如此。随着大面积出血，大量的血液蓄积可能会充满骨盆，而上腹部则几乎没有血液。因此，在对疑似腹腔内出血的患者进行任何 CT 检查时，一定要将骨盆包括在内，对于遭受持续性腹部钝伤的患者而言尤其如此。在开始检查前，应给予患者足够的口服对比剂，使其全部的腹部和盆腔肠管都能显影。

如果在未经静脉注射对比剂的情况下进行了 CT

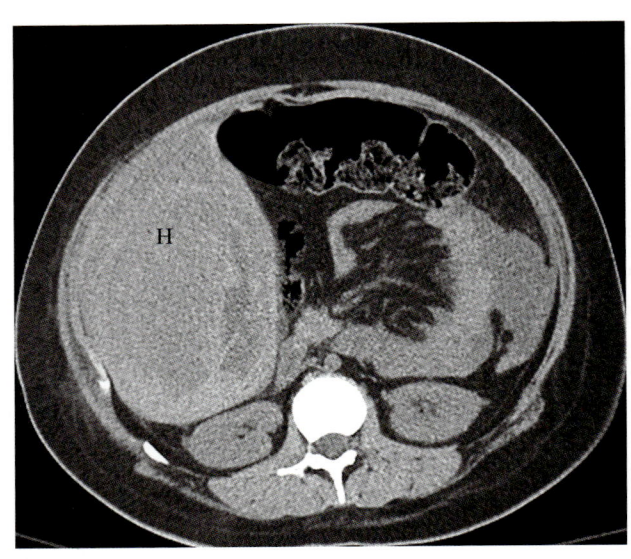

▲ 图 18-51 腹腔积血

肝损伤患者的轴位 CT 图像，显示右肝下叶呈不均匀密度（H）

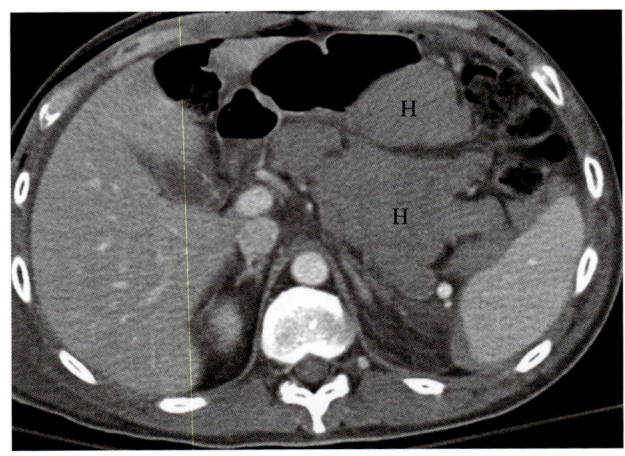

▲ 图 18-50 腹腔积血

行 Nissen 胃底折叠术患者的轴位增强 CT 图像显示其胃脾韧带出现高衰减液体（H）

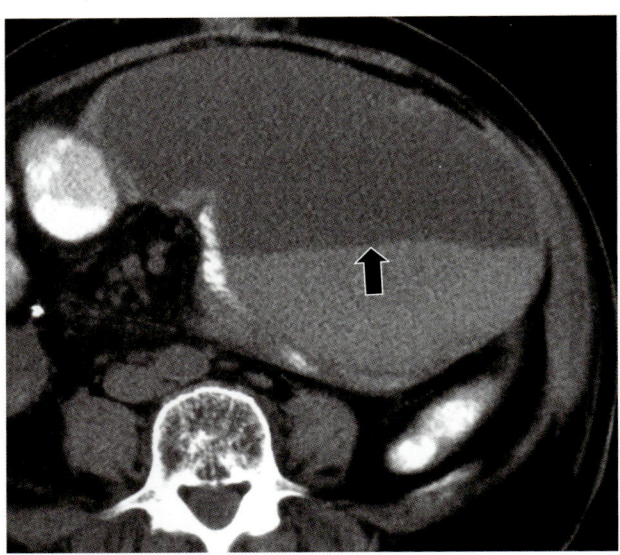

▲ 图 18-52 腹腔内血肿

该抗凝患者的轴位平扫 CT 图像显示腹腔内巨大囊性病变，其内可见高低密度分层改变（箭）

检查，可用窄窗宽来观察图像，这样有助于凸显新鲜血液和邻近软组织之间的密度差异。然而在大多数情况下，造影前并非必须进行 CT 检查，可以通过经静脉团注开始检查。造影增强有助于显示肝脏、脾脏和肾脏的损伤，并能通过增加周围组织的密度，使腹腔积液更加明显。若静脉对比剂外溢，可产生密度高于急性腹腔内积血所残存血液的液性区，提示严重的活动性出血[93]。

MRI 还可用于证实腹腔内出血的存在。然而，许多因疑似发生腹腔出血而转诊的患者生命状态不稳定，需要配备大量的监测和支持设备，因此 MRI 检查不太适用。48h 内的血肿信号强度可能不具特异性[94]。3 周以上的腹内血肿可出现一种特殊的表现，称为同心环征，在这个同心环中，含铁血黄素形成的外周薄圈在 T_1 和 T_2 加权像上显示低信号强度，并围绕在一个 T_1 加权高信号的内环周围[59]。有时在 MRI 上也可以看到血细胞比容效应。在 T_1 加权像上，出血性积液的可流动部分与上清液相比呈高信号，而在 T_2 加权像上，信号强度关系则是相反的（图 18-53）。

2. 腹膜内胆汁瘤 腹腔内胆汁淤积（胆汁瘤）可由医源性、创伤性或自发性胆道破裂引起[95]（图 18-54）。胆汁能引起轻度炎症反应，即形成薄囊或在肠系膜和网膜之间发生炎性粘连，可由此将积聚的胆汁隔离开来[96]。大多数胆汁瘤呈圆形或椭圆形，CT 值<20HU。并发出血或感染的复杂病情可能密度较高。胆汁瘤好发部位通常局限于上腹部，虽然大部分位于右上象限，但位于左上象限的胆汁瘤也并不少见，发生率约有 30%[97]（图 18-10）。因为胆汁瘤的 CT 表现不典型，所以无法将它与其他腹腔积液区分开来，但针吸活检、肝胆显像或经静脉注射含钆对比剂（Eovist）的 MRCP 可用于辅助确诊。大多数胆汁瘤可以通过经皮导管引流术成功治疗[95]。

3. 腹膜内尿性囊肿 腹膜内尿液蓄积（尿性囊肿）可由尿路梗阻或手术或与肾脏、输尿管或膀胱相关的创伤所致。腹膜内游离尿液通常由膀胱圆顶的创伤性破裂引起。腹膜内膀胱破裂患者经膀胱造影术后，或者经静脉注射对比剂后行 CT 检查，可见高密度游离液体充满腹膜空间。虽然局部尿液蓄积（尿性囊肿）通常发生在腹膜后间隙，若外伤或之前的手术破坏了腹膜后的解剖边界，则可能出现腹膜内尿性囊肿[98]。在未经静脉注射对比剂就进行 CT 检查的

图像中，尿性囊肿的 CT 值会<20HU。然而，在静脉注射对比剂后，由于尿液在蓄积过程中逐渐混浊，CT 值会增加。因此，行 CT 延迟显像检查可能有助于诊断尿性囊肿。

4. 腹膜内淋巴囊肿 淋巴囊肿是淋巴液的异常积聚，通常为淋巴管遭到手术破坏所致。肾移植和腹膜后淋巴结清扫术最常导致本病。虽然大多数淋巴囊肿部位通常都局限于腹膜后，但腹膜内也会出现淋巴囊肿。腹膜内淋巴渗漏较常见的表现是乳糜性腹水，通常由肿瘤引起的淋巴梗阻所致[99]。

淋巴囊肿的影像学表现不具备特异性，无法通

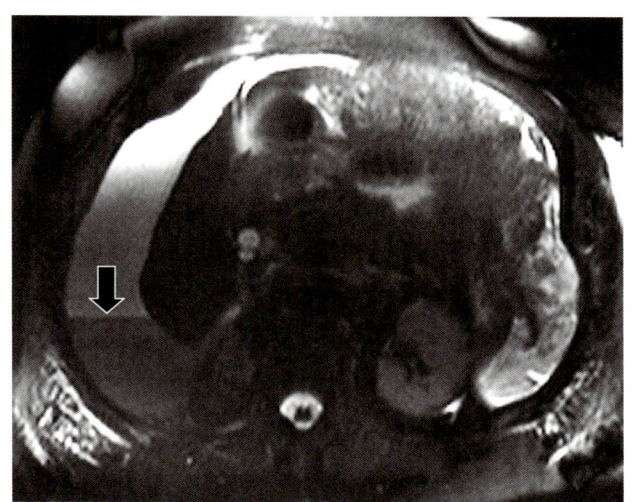

▲ 图 18-53 腹腔积血

轴位 T_2 加权脂肪抑制 MR 图像可见右肝周间隙有较多液体蓄积伴红细胞沉降形成的平面（箭）

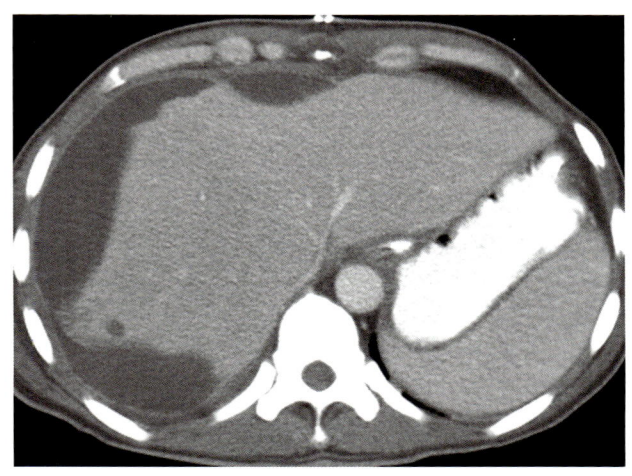

▲ 图 18-54 胆汁瘤

既往行腹腔镜胆囊切除术患者的轴位增强 CT 显示腹腔内胆汁聚集在右侧肝周间隙内

过 CT 将其与其他腹腔积液区分。淋巴积液的 MRI 特征包括 T_1 加权高强度或大囊腔，但仅凭借这些成像特征就做出诊断并不可靠。经皮穿刺可明确诊断[99, 100]。乳糜腹水通常无法与其他类型的腹水区分开来。然而，若检测到由淋巴液中高脂肪含量导致 CT 值变负，则可能提示乳糜腹水的诊断。乳糜性腹水的病理特征就是腹水中出现脂-液平面的罕见现象[101]。

（四）腹膜原发肿瘤

囊性间皮瘤（也称为多囊性间皮瘤、良性囊性间皮瘤和腹膜包涵体囊肿）是一种罕见的腹膜源性良性肿瘤。本病主要发生在育龄女性中[102, 103]。至于囊性间皮瘤是否是一种真正的肿瘤，目前尚无定论。有一些学者认为囊性间皮瘤是一种良性肿瘤，而另一些学者则认为它只是一种疾病反应过程[103, 104]。囊性间皮瘤的 CT 表现是一种多房的囊性肿块，可对邻近的解剖结构产生占位效应，但没有侵袭性表现。囊肿在 MRI 的 T_1 加权像中呈低信号，T_2 加权像中呈等或高信号[103, 104]。囊性间皮瘤的影像学表现可能与淋巴畸形相同，也与其他囊性腹膜肿块相类似。因此，需要完成组织学评估才能得出最终诊断。

炎性假瘤，又称为肌纤维母细胞瘤，是一种罕见的反应性病变，可累及腹膜。它常见于年轻患者，可表现为单发浸润性肿块或多个界限清楚的腹膜肿块[105]。

腹膜原发性浆液性乳头状腺癌是一种罕见的腹膜原发性肿瘤，主要见于绝经后女性[106]，以腹部癌扩散为主要特征，不会累及或仅累及卵巢表面[107]。腹膜原发性浆液性乳头状腺癌的临床和病理特征与转移性卵巢癌难以区分。若影像学检查中未见卵巢肿块或胃肠道原发肿瘤证据的同时伴有腹水及腹膜与网膜肿瘤广泛受累，则应提示该诊断[106-109]。此外，还可看到腹膜钙化和淋巴结肿大。

间皮瘤是一种罕见的恶性肿瘤，起源于胸膜、腹膜和心包的间皮细胞。腹膜受累可能单独发生，也可能与胸膜受累同时发生。其 CT 表现与腹膜间皮瘤的两种主要临床类型相关。在"湿"型中，腹水与腹膜、肠系膜和网膜增厚有关，这种增厚可能呈不规则或结节状[110-112]（图 18-55 和图 18-56）。由于肿瘤使血管周围束增厚，肠系膜受累可能会出现"星形"外观[113]（图 18-57）。在"干痛"型中，CT 可见多发小肿块或单发优势肿块孤立于部分腹腔[110-112]。在晚期患者中，具有囊性变性区域的实体瘤可能遍

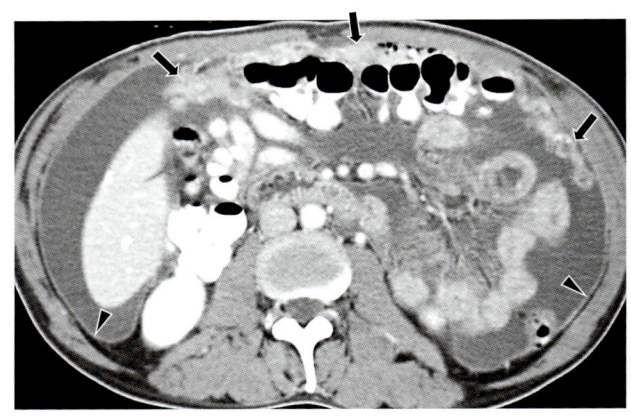

▲ 图 18-55　原发性腹膜间皮瘤

轴位增强 CT 图像显示腹水及腹膜（箭头）和网膜（箭）的弥漫性增厚。其外观与腹膜癌难以区分

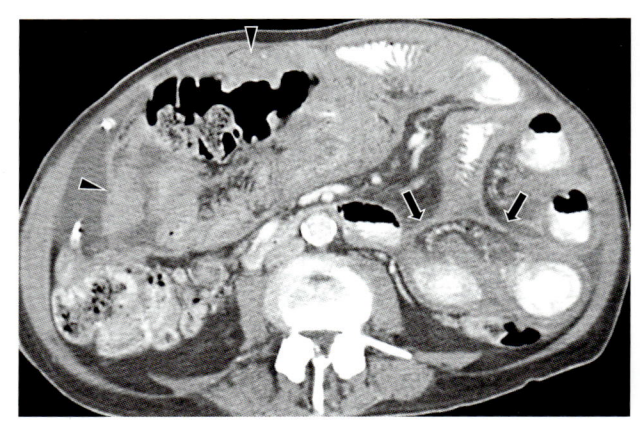

▲ 图 18-56　原发性腹膜间皮瘤

轴位增强 CT 图像显示了大网膜（箭头）和小肠肠系膜（箭）的弥漫性增厚。右侧腹腔内有一根引流导管

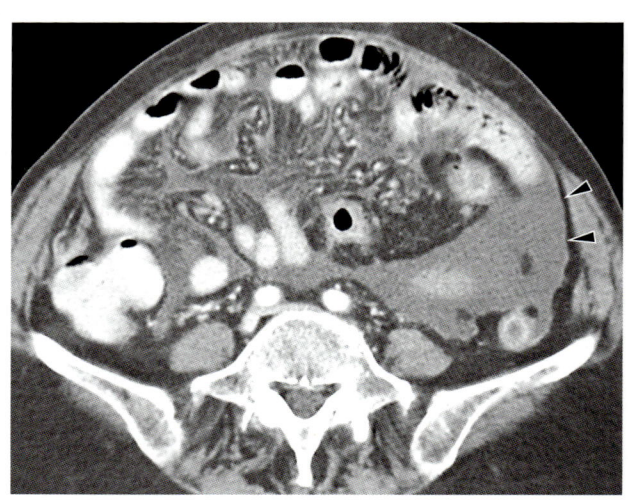

▲ 图 18-57　原发性腹膜间皮瘤

轴位增强 CT 图像显示腹水、小肠肠系膜增厚、壁腹膜轻度增厚和强化（箭头）

布整个腹部。腹膜间皮瘤的 CT 表现可能难以与腹膜癌、淋巴瘤和良性疾病（如结核性腹膜炎）区分，但间皮瘤软组织成分造成的腹水量可能比腹膜癌要少得多，而腹膜癌通常的突出特征就是腹水。

腹部促结缔组织增生性小圆细胞肿瘤是一种罕见的侵袭性恶性肿瘤，见于青少年和年轻成人（平均年龄 20—25 岁）[114-116]。本病的 CT 表现各异，既可能有一个或多个大的分叶腹膜肿块，也有可能呈弥漫性不规则腹膜增厚而无离散肿块[114-116]。肿块可能包含中央低密度或点状钙化区域。肿块在 MRI 的 T_1 加权像上表现为低信号强度，在 T_2 加权像上表现为高信号强度，并且呈不均匀强化，伴中央低强化，提示存在坏死[116]。在 T_2 加权像上可以看到液-液平面，与瘤内出血相对应[116]。此外，还可能存在腹水和腹部或盆腔淋巴结病变。肿瘤转移最常累及肝脏，较少累及胸部和骨骼[114-116]。

（五）腹膜继发性肿瘤

腹膜的继发性肿瘤过程通常会累及肠系膜和网膜，因此我们会在后面的章节中讨论腹膜、肠系膜和网膜的继发性肿瘤。

五、肠系膜和大网膜疾病

（一）水肿

弥漫性肠系膜水肿最常由肝硬化导致的低白蛋白血症引起[117]。由肾病综合征、心力衰竭、肠系膜缺血、血管炎和肠系膜静脉或淋巴阻塞引发的弥漫性肠系膜水肿较为少见。肠系膜水肿的特征性 CT 表现包括肠系膜脂肪密度增加、节段性肠系膜血管显影不清及腹膜后脂肪的相对缺如[26, 118]。继发于系统性疾病的肠系膜水肿通常会伴皮下水肿和腹水[24]。有些患者还会出现肠壁增厚。每当发现肠系膜水肿，应仔细评估肠系膜的根部，以排除是否存在阻塞肠系膜血管并造成继发性水肿的局灶性肿瘤块[26]。虽然转移性肿瘤对肠系膜的弥漫性浸润可能会产生与肠系膜水肿相类似的外观，但有时可通过肠系膜叶的硬度来与水肿相区分。对患者进行侧卧位或俯卧位成像可能有助于展示肠系膜固定情况。

（二）胰腺炎

CT 在胰腺炎的初始诊断、预后评估、并发症评估、影像引导干预方向和随访等方面发挥了重要作用[119-121]。在重症急性胰腺炎患者中，横结肠系膜可受到胰酶切割的影响。在暴发性胰腺炎患者中，约有 1/3 的病例存在结肠系膜受累[27]。小肠肠系膜受累的情况较少。

对于发生与胰腺炎相关的肠系膜炎症患者而言，主要 CT 表现为肠系膜脂肪密度呈条状或汇合性增加。MRI 表现为 T_1 加权像上肠系膜索呈低信号强度，T_2 加权像上肠系膜脂肪呈正常或高信号强度。在急性胰腺炎患者中，脂肪抑制 T_1 加权图像上胰周脂肪内信号强度增加与预后不良相关[122]。胰酶沿肠系膜叶切割可导致脓肿、假性囊肿、出血、肠瘘和晚期肠狭窄的形成[27]。肠系膜积液中出现气泡可能为脓肿、无感染坏死或与胃肠道相通所致，此时 CT 成像会优于 MRI。相对于 CT 显示无肠系膜扩散证据的患者，经 CT 证实有肠系膜受累的患者发病率和死亡率更高[27]。

（三）克罗恩病

克罗恩病是一种消化道慢性肉芽肿性疾病，最常累及小肠或结肠。克罗恩病患者进行 CT 检查的一个主要优势在于能鉴别和那些钡透无法良好区分的肠周疾病[123]。CT 有助于检测本病的并发症（穿透性病变），包括瘘管和脓肿（通常发生于肠系膜部位）亦经证实可辅助检测肠壁增厚和肠系膜淋巴结病[123]。纤维脂肪性肠系膜增生（"爬行脂肪"）是钡餐透视下肠襻分离的最常见原因，其特征包括分离的肠襻之间脂肪密度增加（-70HU 至 -90HU），以及受累区域缺乏软组织肿块或液体蓄积[124]（图 18-58）。肠系膜的弥漫性炎症反应会导致肠系膜脂肪出现类似的密度增加，但缺乏明显的边界。若确定存在边界清晰的近水密度肿块，可确诊为脓肿。有时肿块内可能含有气体和经口服的对比剂，这表明肿块与肠道相通。CT 还有助于识别和确定窦道和瘘管的范围。若肠系膜肿块的 CT 值与软组织接近，可能难以区分脓肿和炎性肿块。

有时，若患者的炎症性肠病在临床上难以分类，CT 成像中肠系膜纤维脂肪增生的表现可能有助于克罗恩病的确诊，因为肠系膜脂肪增生在溃疡性结肠炎中并不常见[125]。纤维脂肪增生和血流增加可能引起血管扩张和迂曲的 CT 表现，以及与受累肠段相关的直小血管间距增宽和突出（"梳样征"）[126]（图 18-59）。尽管 CT 小肠造影术能较好地评估活动性疾病的肠系膜特征，其与 MR 小肠造影术在检测活动性克罗恩病方面性能相似[127, 128]。

（四）憩室炎

多年来，透视对比剂灌肠检查一直是诊断憩室炎的主要影像学检查，但其局限性在于无法描述疾病的结肠外病变范围。CT 的优势体现在它能清楚地描绘结肠外病变范围，并且无须使用对比剂扩张结肠。憩室炎患者最常见的 CT 表现是结肠周围脂肪发炎，其特征是软组织密度不清，邻近受累结肠的脂肪呈细线状[129-131]（图 18-60）。乙状结肠肠系膜根部积液是左侧憩室炎的常见表现[132]。其他 CT 表现包括结肠壁增厚、结肠肠系膜周围血管充血、壁内窦道、壁上或壁外脓肿、瘘和腹膜炎[133-135]。据报道，CT 诊断憩室炎的灵敏度高于对比灌肠造影[131, 136]。此外，CT 在显示憩室炎的结肠外病变范围和并发症方面（如膀胱受累、输尿管梗阻和远处脓肿）比对比剂灌肠更加准确[131, 136-138]。脓肿或＞5mm 的肠外气囊会导致非手术治疗失败率增加[131, 139, 140]。

结肠壁增厚和结肠周围炎性改变不是憩室炎独有的病理特征，穿孔性结肠癌、盆腔炎、阑尾炎、网膜附件炎、子宫内膜异位症、克罗恩病和其他类型结肠炎也会有类似的影像表现。

（五）肠脂垂炎

肠脂垂是从结肠浆膜表面发出的细长脂肪结构[141]。因其脂肪密度与附近结肠周围的脂肪密度相近，故在 CT 图像上基本见不到。然而，可以在腹水量大的患者中识别（图 18-61）。肠脂垂由结肠直肠血管的末端动脉供应，并由穿过其狭窄蒂的静脉引流。肠脂垂扭转或静脉血栓形成可导致缺血性或出血性梗死，引发局部炎症过程，即肠脂垂炎，临床上类似于憩室炎或阑尾炎[141, 142]。

肠脂垂炎的 CT 表现为结肠周围的卵圆影，其脂肪密度高于正常值，提示肠脂垂梗死，并且周围可见更高密度的边缘，对应发炎的内脏腹膜内层[143-145]（图 18-62 和图 18-63）。一些患者除有局部结肠壁增厚之外，还可出现中央高密度影，提示静脉充血或血栓形成或存在中央出血区域[132, 143, 145]。同时，本病可能出现邻近壁腹膜的增厚[143, 144, 146]。有时，梗死后

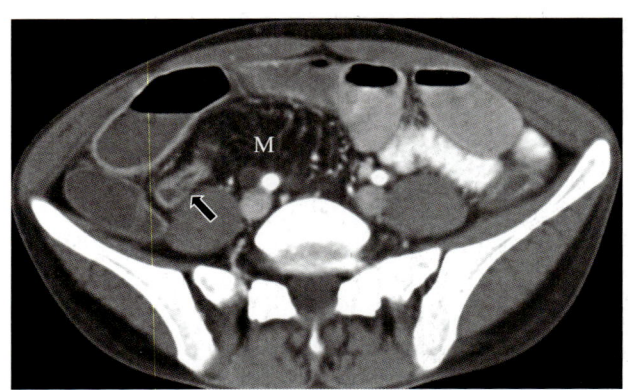

▲ 图 18-58　克罗恩病患者小肠肠系膜的纤维脂肪增生
轴位增强 CT 图像显示末端回肠壁增厚（肠管扩大并压迫了周围扩张的肠管）（箭）及附近的小肠肠系膜（M）

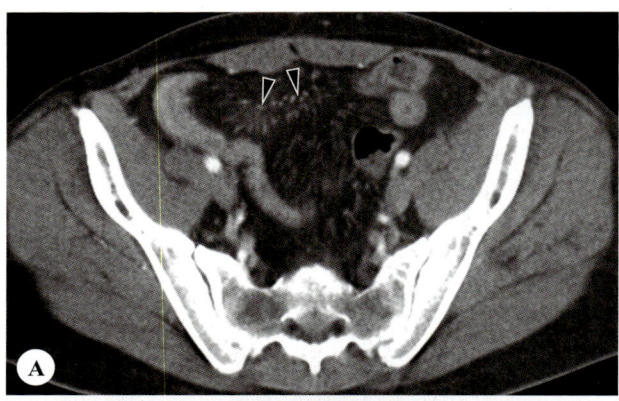

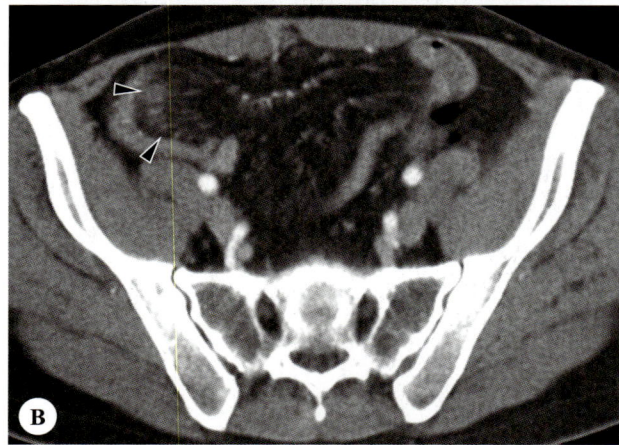

▲ 图 18-59　克罗恩病患者的梳样征
轴位增强的 CT 图像显示，增厚的肠系膜内的增粗的小血管影（箭头），从而为发炎的肠道提供血供

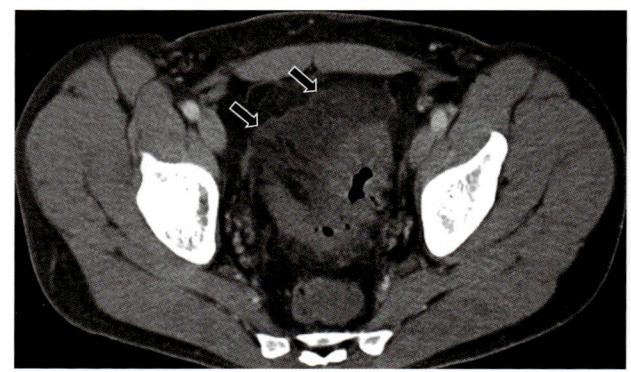

▲ 图 18-60　憩室炎
轴位增强 CT 图像显示乙状结肠增厚，相邻乙状结肠系膜密度增加（箭）

第18章 腹壁、腹腔、肠系膜和大网膜
Abdominal Wall, Peritoneal Cavity, Mesenteries, and Greater Omentum

可发展为外周性营养不良钙化[105]。在 T_1 和 T_2 加权 MR 图像上，结肠周围卵圆形信号强度高，边缘信号强度低[147]。在钆剂增强后的 T_1 加权脂肪抑制图像上，边缘信号增强。一些患者的病灶还可出现中心点低信号[147]。

（六）腹膜炎

腹膜炎是一种可由多种原因引起的腹膜炎症，可呈局限性或弥漫性，也可呈感染性或非感染性[148]。细菌性病因最为常见，虽然细菌性腹膜炎可为原发性，但通常继发于腹部内脏穿孔。常见病因包括阑尾炎、憩室炎、溃疡穿孔、癌穿孔、急性胆囊炎、胰腺炎、输卵管卵巢炎和腹部手术。弥漫性腹膜炎

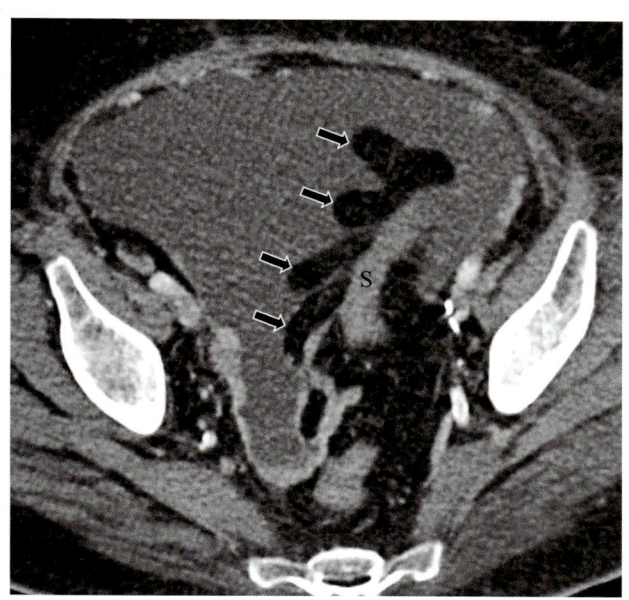

▲ 图 18-61 肠脂垂
轴位增强 CT 图像显示正常乙状结肠（S）的肠脂垂（箭），腹水中漂浮的结肠周脂肪呈手指状突起

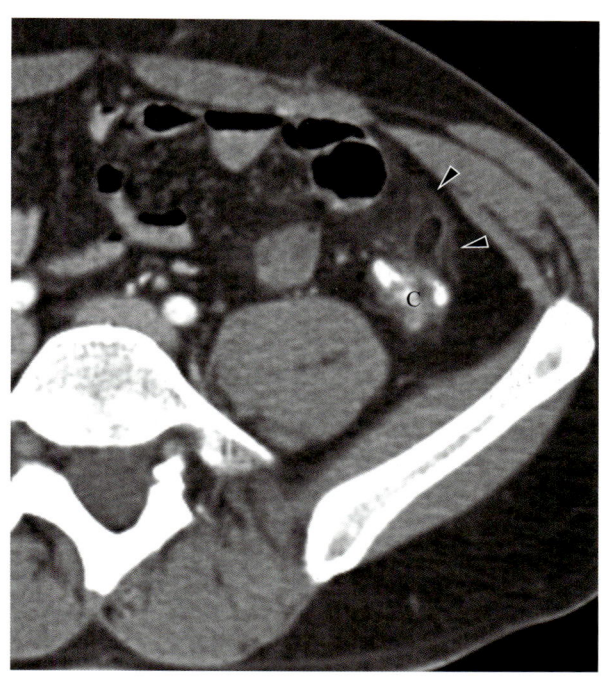

▲ 图 18-62 肠脂垂炎
轴位增强 CT 图像显示降结肠（C）前有一个椭圆形脂肪密度肿块，周围有一个高密度边缘（箭头）。肿块包含一个中央高密度结构，提示可能存在形成血栓的中央血管

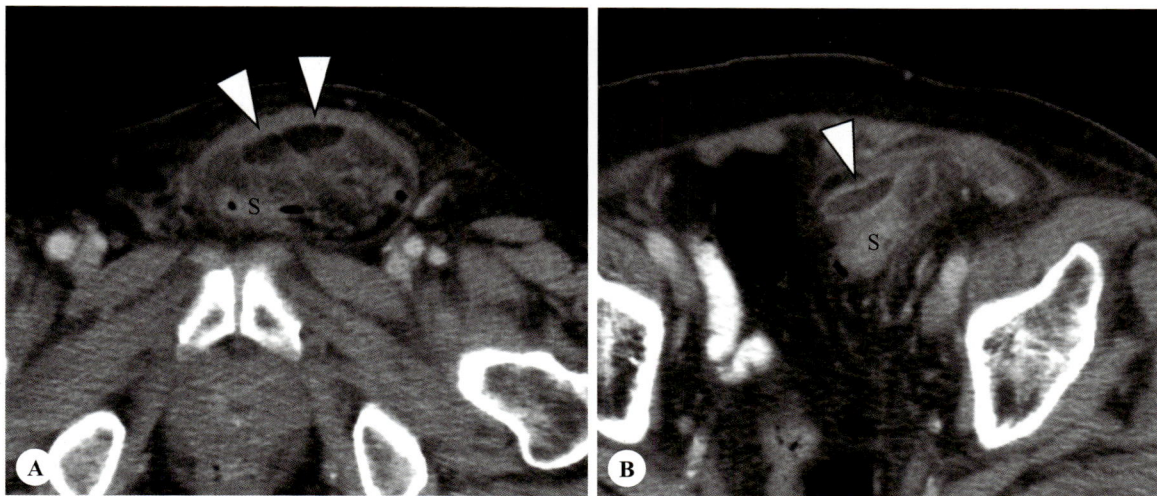

▲ 图 18-63 85 岁男性，肠脂垂炎患者，有左侧腹股沟疝，表现为左侧腹股沟疼痛
A. 轴位增强 CT 显示左侧巨大腹股沟疝，内有乙状结肠（S）。可见多个卵圆形脂肪密度结构，边缘有软组织密度影（箭头），周围条带状脂肪影，其表现符合肠脂垂炎特征。疝囊内的乙状结肠为非绒毛状，无绞窄迹象。
B. 轴位增强 CT 显示乙状结肠（S）附近左下象限有一个额外的肠脂垂炎病灶（箭头）

的 CT 表现包括腹膜、网膜和肠系膜增厚、肠系膜脂肪密度增加和腹水[148]。上述 CT 表现不具有特异性，也可见于转移癌或腹膜间皮瘤患者。

结核性腹膜炎目前已相对少见，但仍可见于流行地区或免疫功能低下的患者[149]。有学者认为本病的发生方式有直接蔓延（淋巴结破裂或胃肠道或泌尿生殖道结核性病变穿孔），或者淋巴道或血道播散[150]。结核性腹膜炎的 CT 表现多种多样。最常见的 CT 特征是淋巴结病，主要发生在肠系膜和胰周区[151]（图 18-64）。约 40% 的患者可见肿大淋巴结内存在可能由干酪样坏死形成的中心低密度影[130, 152]。

3/4 的 HIV 感染患者中可发现播散性结核分枝杆菌感染。这些患者淋巴结肿大呈低密度影，而鸟型分枝杆菌细胞内感染更常导致呈软组织密度的淋巴结病[153]。高密度腹水（20~45HU）是结核性腹膜炎的另一个特征，腹水密度的增加与腹水的高蛋白含量有关[130, 152]（图 18-64）。其他 CT 表现包括腹膜表面、肠系膜和网膜的增厚与结节[130, 152]（图 18-64 和图 18-65）。虽然这些 CT 特征高度提示结核性腹膜炎，但并不具有病理学意义，仍需要与其他疾病进行鉴别诊断，如非结核性腹膜炎、淋巴瘤、转移癌、腹膜间皮瘤、腹膜假性黏液瘤等。肠系膜改变、直径≥5mm 的软组织结节和中心低密度的腹膜肿块更符合结核性腹膜炎而非转移性癌的表现（图 18-65），转移性癌通常会伴发更显著的网膜受累[149]。此外，结核性腹膜炎的腹膜增厚往往程度轻微且表现光滑，并有明显的强化，而腹膜不规则增厚则更常见于腹膜癌[154]。

硬化性腹膜炎是一种严重并发症，见于进行持续性非卧床腹膜透析患者中，可导致腹膜增厚，包裹部分或全部小肠。主要 CT 表现为弥漫性腹膜增厚、片状钙化、包裹性积液和小肠肠管聚集[155, 156]。包裹硬化性腹膜炎十分罕见，其特征是纤维膜包裹小肠，形成具有内部粘连的囊腔（"腹茧"），从而导致小肠梗阻[98]。包裹硬化性腹膜炎的病因尚未明确。

腹膜的罕见寄生虫感染，如多房棘球绦虫、卫氏并殖吸虫、曼氏裂头蚴和肝片吸虫，可导致腹膜腔内多发分隔囊性肿块，常伴有网膜软组织模糊索条影（其边界不清）和密度增高影[157, 158]。与此前讨论的许多病变一样，其 CT 表现不具有特异性。

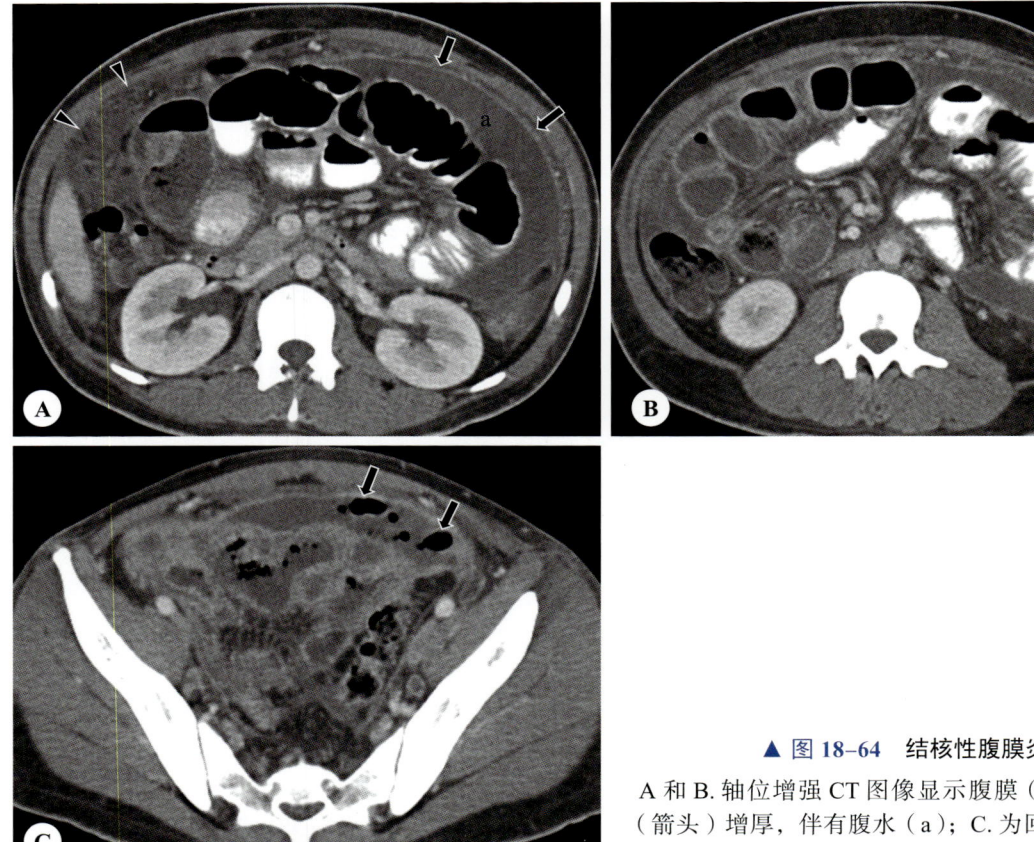

▲ 图 18-64 结核性腹膜炎
A 和 B. 轴位增强 CT 图像显示腹膜（箭）和网膜（箭头）增厚，伴有腹水（a）；C. 为回肠穿孔造成的腹腔内气体（箭）

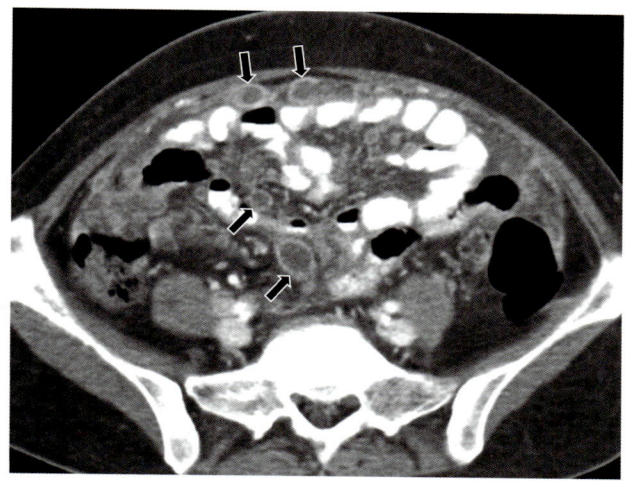

▲ 图 18-65　结核性腹膜炎
轴位增强 CT 显示腹膜和肠系膜广泛增厚，肠系膜及大网膜可见多个低密度结节影（箭）

（七）硬化性肠系膜炎

硬化性肠系膜炎是一种病因不明的罕见疾病，以慢性炎症为特征[159,160]。根据病理阶段及其主要病理结果可分为三个亚型。肠系膜脂膜炎的特征是慢性炎症、脂肪坏死引起的肠系膜脂肪营养不良和纤维化引起的回缩性肠系膜炎[161,162]。尽管该病的病因尚不清楚，但它可能与其他特发性炎症疾病有关，如腹膜后纤维化、硬化性胆管炎、Riedel 甲状腺炎和眼眶假瘤（IG4-相关的硬化性疾病相关的症状）[159,163]。在一项研究中，69% 的硬化性肠系膜炎患者同时罹患恶性肿瘤[164]。患者可能会出现腹部不适，但硬化性肠系膜炎通常是在无症状患者中偶然发现的[164]。

硬化性肠系膜炎的 CT 表现各异，可有肠系膜脂肪轻度弥漫性增强（图 18-66），也可有肠系膜软组织实性肿块（图 18-67）等[159,160]。发炎的肠系膜可能表现出局部占位效应，伴有邻近小肠襻移位[165]，还可能存在肠系膜淋巴结增大（图 18-66）。一些患者可见紧密围绕中央肠系膜血管的脂肪，呈正常低密度（"脂肪环"征）[160]。肠系膜炎症过程可能出现多囊性改变，究其原因可能是淋巴管阻塞[134,138]。若肠系膜内出现实性肿块，其时有钙化，可能与中央脂肪坏死有关（图 18-67）。

硬化性肠系膜炎的 CT 表现与其他良恶性病变重叠。与硬化性肠系膜炎类似的病变包括肠系膜水肿或出血、继发于胰腺炎的肠系膜炎症、与克罗恩病相关的纤维脂肪性肠系膜增生、淋巴瘤（尤其是化疗后）、原发性肠系膜肿瘤（如硬纤维瘤、肠系膜囊肿或脂肪瘤性肿瘤）、腹膜间皮瘤、转移性肿瘤，尤其是类癌肿瘤[159,160,165]。仔细回顾患者完整的 CT 检查、既往的影像学检查和临床病史有助于做出正确的诊断。然而，若怀疑患者患有硬化性肠系膜炎，有必要进行活检以确定诊断，并排除感染或恶性肿瘤。

（八）肠系膜囊肿（淋巴管畸形）

肠系膜囊肿（或淋巴管畸形）是起源于血管的良性肿块，有淋巴管分化的表现[160]。本病最常来源于小肠肠系膜，起自大网膜、结肠系膜和腹膜后者少见[166,167]。肠系膜囊肿通常含有浆液性或乳糜性液体[168]。临床上，肠系膜囊肿大多偶然被发现，多为无症状的腹部肿块，但可引起慢性腹痛或急性疼痛，或继发于扭转、破裂、出血或胃肠梗阻等并发症。

肠系膜囊肿在 CT 上表现为近水密度的腹部肿块，边界清楚，有时有较高密度的膈膜[166]（图18-68）。若存在大量厚膈膜，肿块的总体密度可能大于水（图 18-69）。在某些情况下，可以从周边组织识别较薄的肠壁。乳糜囊肿偶有病理性脂-液分层，可通过 CT、MRI 或超声证实。囊肿通常为单发，但也可为多发，并且大小不等。儿童患者的囊肿可能会占据腹腔大部[166]。尽管囊肿内容物通常呈水密度，但含有黏液或出血的囊肿在 CT 上密度较高。肠系膜囊肿具有与液体相似的信号强度特征，T_1 加权像上呈低强化，T_2 加权像上呈高强化[169]。T_1 加权 MR 像上 CT 值为负或低强化可能提示脂肪的存在[170]。

多种其他良性和恶性的实体肿物可表现为囊性肠系膜或网膜肿块。具体包括肠道重复囊肿、间皮囊肿、卵巢囊肿、非胰腺假性囊肿、囊性间皮瘤、囊性间质瘤、囊性畸胎瘤和包虫囊肿。尽管在某些情况下，CT 表现可能提示特定的诊断，但通常仍需要完善组织学检查才能确诊[170,171]。

（九）肠系膜的其他非肿瘤过程

1. 脂肪坏死　脂肪坏死可影响肠系膜、网膜或腹膜，也可由感染、近期手术或异物引起[172]。从肠系膜软组织密度浸润到软组织密度结节、肿块和（或）脂肪衰减不等，本病在 CT 上表现多样[162,173]（图 18-70）。坏死的中央部分也可见钙化。可以观察到囊性成分，代表淋巴管和（或）静脉阻塞所致的淋巴管扩张[174]。在某些情况下，若出现脂肪密度，本病 CT 表现可能与脂肪肉瘤或含脂肪畸胎瘤类似（图 18-70）。当出现软组织密度结节时，需与类癌、

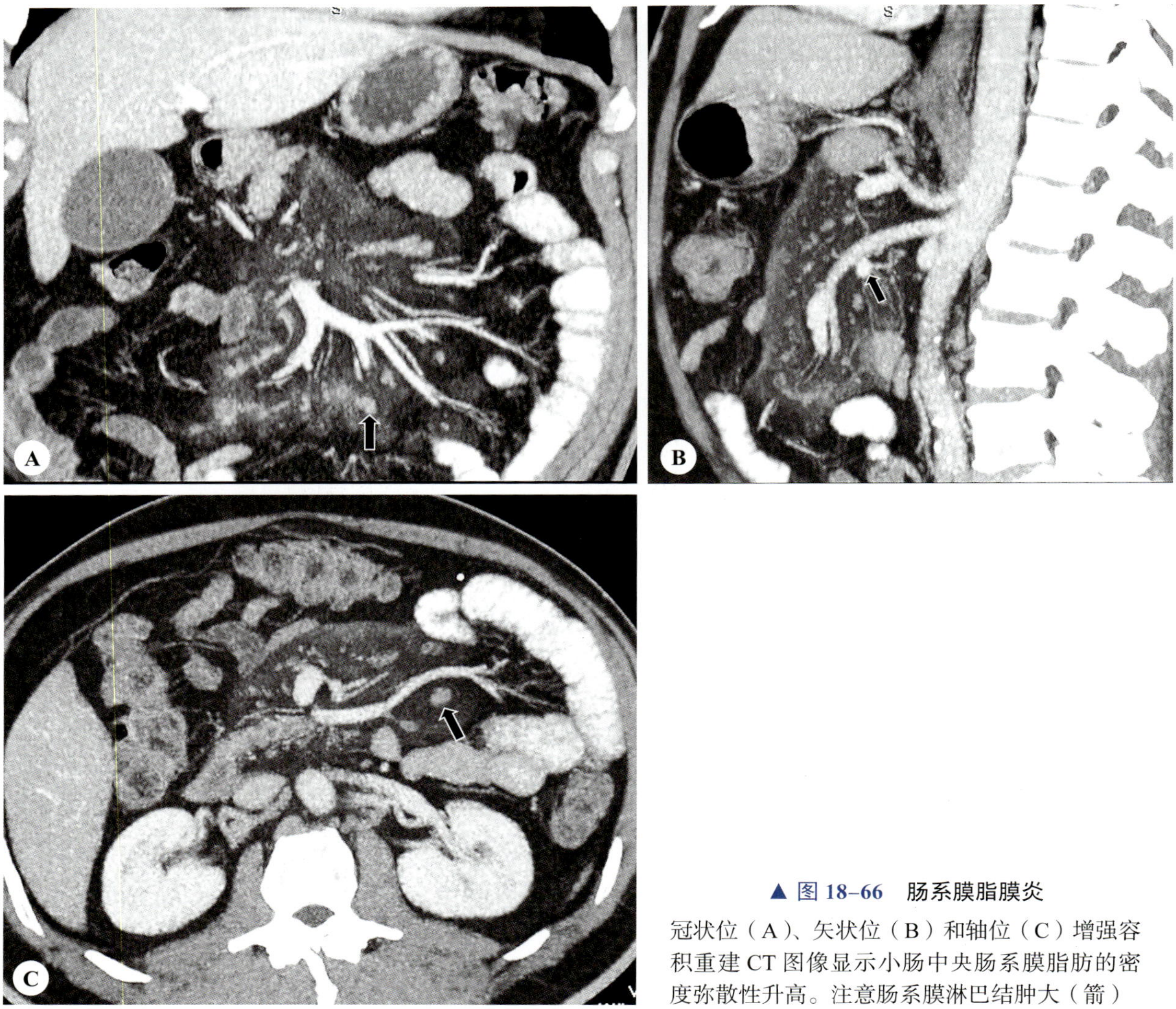

▲ 图 18-66 肠系膜脂膜炎

冠状位（A）、矢状位（B）和轴位（C）增强容积重建 CT 图像显示小肠中央肠系膜脂肪的密度弥散性升高。注意肠系膜淋巴结肿大（箭）

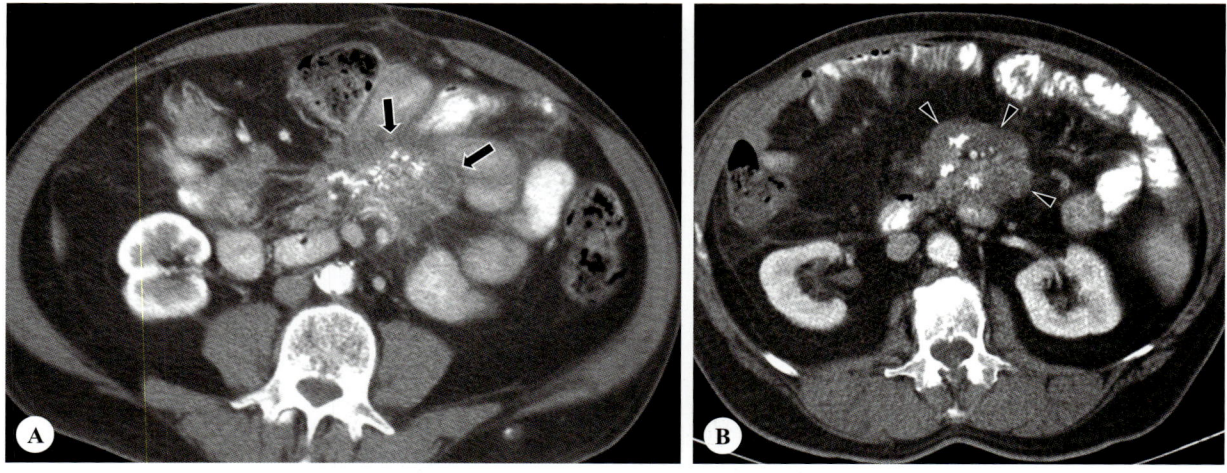

▲ 图 18-67 两例硬化性肠系膜炎患者

A. 轴位增强 CT 显示小肠肠系膜根部有浸润性软组织肿块（箭）。肿块包含中心钙化，并与周围结缔组织增生有关。其外观难以与类癌区分。B. 另一个患者的图像中可见分叶状肠系膜软组织肿块（箭头），其中心钙化分界更清晰

第 18 章 腹壁、腹腔、肠系膜和大网膜
Abdominal Wall, Peritoneal Cavity, Mesenteries, and Greater Omentum

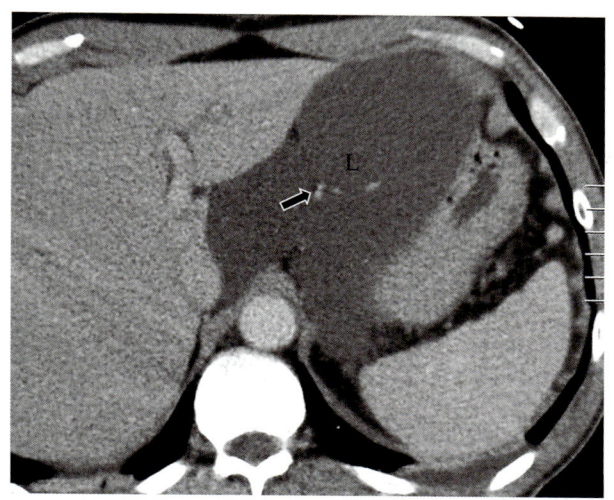

▲ 图 18-68 淋巴管畸形

轴位增强 CT 图像显示，胃肝韧带周围有一个均匀的巨大肿块（L），呈水密度，包围胃左血管（箭），使胃向左侧移位

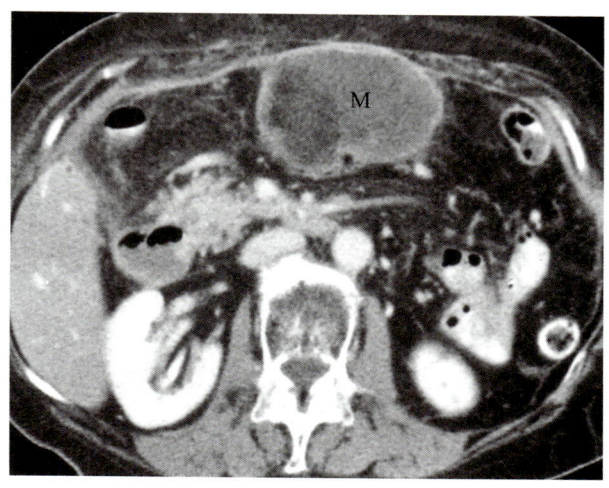

▲ 图 18-70 脂肪坏死

轴位增强 CT 图像中可见一个大而清晰的团块（M），其中混杂软组织和脂肪密度成分。胰腺癌部分胰腺切除术后，肿块出现在横结肠系膜内

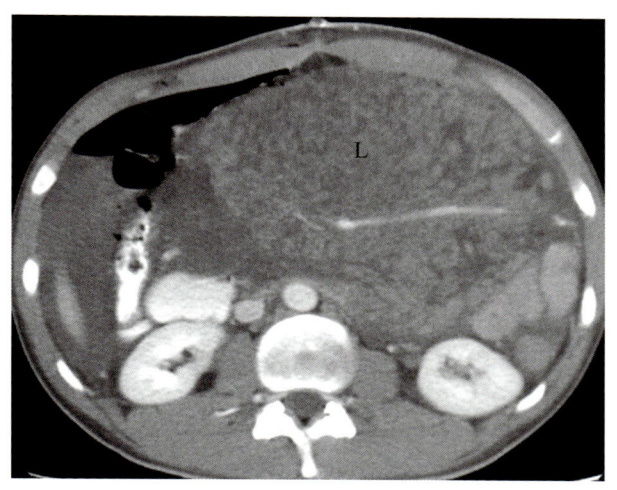

▲ 图 18-69 肠系膜淋巴畸形

轴位增强 CT 图像显示源自小肠肠系膜的巨大肿块（L），内含许多厚间隔（图片由 Alvaro Huete，MD 提供）

硬纤维瘤、肠系膜淋巴瘤和转移癌等疾病相鉴别。上述疾病 MRI 表现各不相同，信号特征能够提示液体或炎症（T_1 加权低信号，T_2 加权高信号）、脂肪（T_1 加权高信号，T_2 加权高信号）或纤维化（T_1 加权低信号，T_2 加权低信号）[162]。

2. 网膜梗死 网膜梗死是指大网膜的节段性梗死，可导致大网膜脂肪内呈团块状的条纹状密度增加[146, 175-177]（图 18-71 至图 18-73）。梗死通常发生在右侧，可能是由于右侧大网膜供血系统在胚胎时期发生变异，使其易形成静脉血栓。网膜梗死患者表现为急性发作的右侧腹痛，其症状类似于急性阑尾炎或胆囊炎。若 CT 检查中识别到病变聚集于网膜的表现，并伴发程度极轻微的相关肠壁或胆囊壁增厚，即可得出本病的正确诊断结果。网膜梗死可能是特发性的，也可能与粘连、既往手术、外伤或网膜扭转有关[175, 178]。网膜扭转有时会导致特征性的 CT 表现，表现为纤维性和脂肪性皱襞呈放射状会聚[178]。

3. 肠系膜出血 肠系膜出血类似于腹膜其他部位的出血，根据患者的年龄和出血程度不同而呈现出不同的表现。急性肠系膜出血可在肠襻附近产生局限性、界限清楚的软组织肿块或较大的"蛋糕状"肿块，并造成肠襻移位。当表现为局灶性肿块时，肠系膜血肿可被误诊为原发性或转移性肠系膜肿瘤、肠外生肿瘤或伴有出血的肠系膜囊肿[179]。发生弥漫性受累时，肠系膜脂肪会消失（图 18-74）。血肿的密度最初很高，在数周内逐渐减小，而后剩余血肿逐渐被吸收。完全吸收后，肠系膜可能恢复正常或残存纤维化[179]。

4. 肠系膜假瘤性脂肪增多症 肠系膜假瘤性脂肪增多症是指正常肠系膜脂肪过度增生。这种良性疾病可能是特发性的，也可能与肥胖、Cushing 综合征或类固醇治疗有关[180]。在胃肠道的对比研究中，肠系膜脂肪瘤病可能会造成肠管移位，其表现近似腹部肿块或腹水。借助 CT 可发现位移由正常脂肪的弥漫性或局灶性积聚引起，从而排除肿瘤的存在[180, 181]。

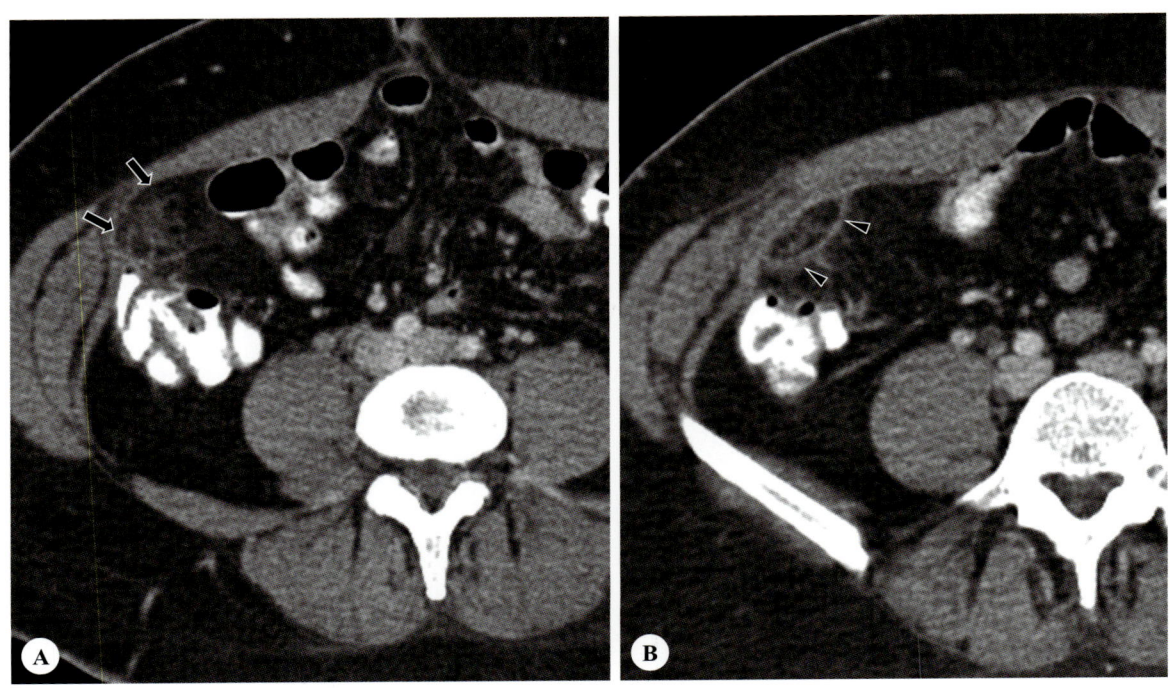

▲ 图 18-71 网膜梗死

A. 轴位增强 CT 图像显示在升结肠前方的网膜脂肪内存在一个界限不清的密度增高区（箭）；B. 5 天后的随访检查中病灶呈现出典型的演变，受累区域周围伴有密度增高的线性带（箭头）

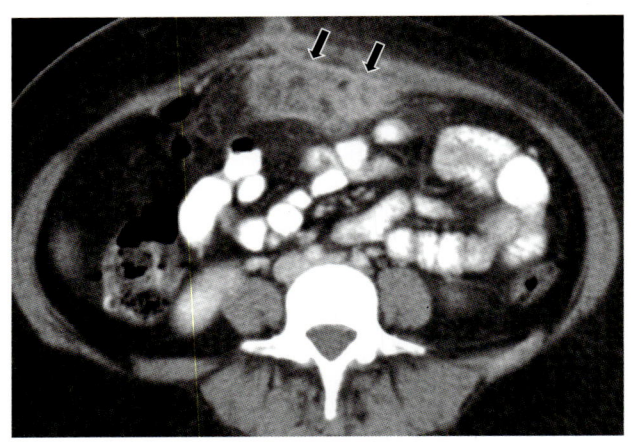

▲ 图 18-72 网膜梗死

轴位增强 CT 图像显示大网膜内不均匀强化的软组织影（箭）。随访检查（未展示）显示完全消失（图片由 Alvaro Huete，MD 提供）

5. 系统性淀粉样变 系统性淀粉样变的特征在于某种无定形嗜酸性蛋白 - 多糖复合物的弥漫性细胞外组织沉积[182]。淀粉样变性可以作为主要疾病出现，或者由慢性炎症疾病或多发性骨髓瘤诱发。若肠系膜广泛受累，本病易在 CT 上观察到[183]。CT 表现为肠系膜脂肪密度增加，肠系膜血管包裹，与其他引起弥漫性肠系膜浸润的疾病过程（包括腹膜炎、转移癌和腹膜间皮瘤）无明显区别[182, 184]。可能具有与肠系膜浸润相似表现的情况包括髓外造血和结节病[105, 185]。

6. Whipple 病 Whipple 病最常见的影像学表现是小肠 Kerckring 褶皱增厚。CT 能够显示该病一些不太常见的肠外疾病表现，包括低密度腹膜后膜和肠系膜淋巴结病及骶髂关节炎[186, 187]。Whipple 病患者的淋巴结肿大继发于淋巴结中的中性脂肪和脂肪酸沉积，因此其密度值可能较低[186]。

7. 肠系膜静脉血栓形成 肠系膜静脉血栓形成占肠缺血病例的 5%～15%[188]。95% 的患者存在肠系膜上静脉（SMV）受累，该症状易在 CT 中显现。慢性 SMV 血栓形成的典型表现是静脉扩张，以及出现高密度管壁包绕中央低密度管腔的表现[189]（图 18-75）。静脉注射对比剂后，静脉壁增强，该表现可能为动脉供血血管增强所致[190]。急性 SMV 血栓形成时，血栓的密度可能高于软组织。可见相关的门静脉或脾静脉血栓形成[189]。在某些情况下，由于肠系膜水肿，肠系膜静脉血栓形成会导致肠系膜脂肪密度增加，节段性肠系膜血管清晰度降低[26]。也可能存在肠壁增厚。若肠系膜缺血严重到足以引起肠梗死，也可观察到肠壁内、门静脉或肠系膜静脉气体。若为非闭塞性血栓，通常不会出现上述表现。

第 18 章 腹壁、腹腔、肠系膜和大网膜
Abdominal Wall, Peritoneal Cavity, Mesenteries, and Greater Omentum

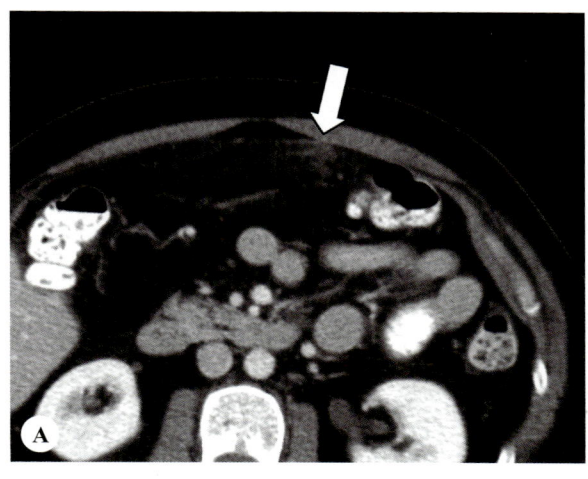
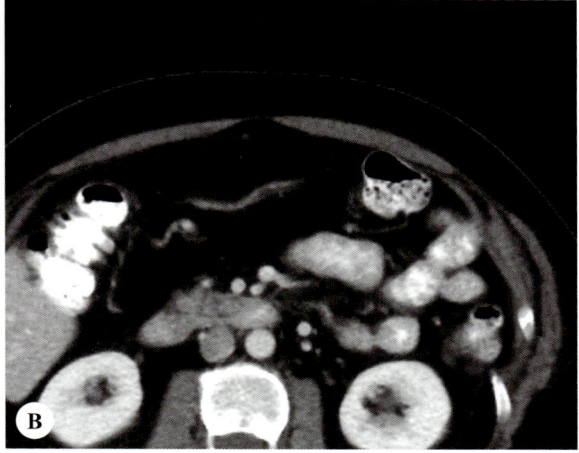

▲ 图 18-73 49 岁女性，网膜梗死患者，临床表现为急性上腹痛
A. 轴位增强 CT 图像显示网膜上部（箭）有一个界限不清的增强区，伴周围条带状脂肪影，其表现与大网膜梗死相一致；B. 复查时的轴位增强 CT 图像显示既往网膜梗死消失

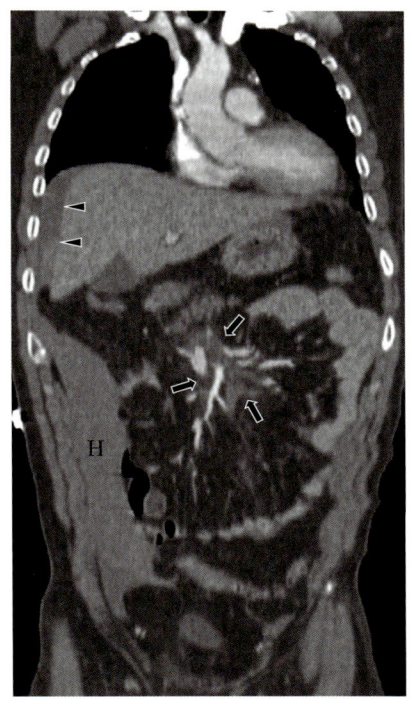

▲ 图 18-74 肠系膜出血
冠状位增强 CT 图像显示，在小肠肠系膜根部的血管周围有一处不规则形状的积液（箭），内含高密度区域。注意右侧肝周间隙（箭头）和右侧结肠旁沟（H）的积血

8. 子宫内膜异位症 子宫内膜异位症可广泛累及腹膜，表现为网膜、肠系膜和腹膜表面的囊性、实性或囊实性肿块。影像检查也可能发现腹水。虽然 CT 表现无特异性，但对育龄女性应考虑此诊断。鉴别诊断包括腹膜癌、腹膜假性黏液瘤、淋巴瘤和结核性腹膜炎。然而，在大多数情况下，异位到腹膜的子宫内膜往往太小以致无法在 CT 上识别。

在 MR 图像上，大的子宫内膜瘤在 T_1 加权像上表现为信号强度高的肿块，在 T_2 加权像上表现为信号强度低的肿块，并伴有信号强度高的区域[191, 192]。这种信号强度模式称为 T_2 阴影。T_1 加权脂肪抑制脉冲序列最适用于显示子宫内膜瘤，呈现出典型的超高信号。子宫内膜异位症也可能表现为多个小囊肿，在 T_1 加权像上呈高信号，在 T_2 加权像上具有不同的信号强度[192, 193]。大多数子宫内膜瘤在钆螯合物增强的 T_1 加权像上仍呈高信号，也常见邻近的腹膜增强[193]。尽管在显示腹膜子宫内膜异位症方面，MR 成像优于 CT，但 MR 在显示小型腹膜种植方面也存在不足[194]。有研究表明，钆增强 T_1 加权脂肪抑制 MR 仅显示 27% 的子宫内膜植入，并且阳性预测值为 64%[193]。

9. Castleman 病 Castleman 病是一种特发的良性疾病，其特征是淋巴组织增生成为肿瘤性肿块。该病最常表现为孤立的纵隔肿块，但也可为孤立性或广泛性肠系膜疾病[195]（图 18-76）。CT 成像可见明显强化是其典型表现[195]。

（十）原发性肠系膜和网膜肿瘤

肠系膜和大网膜的原发性肿瘤十分罕见，通常起源于间质[196]。肠系膜硬纤维瘤是一种无包膜、局部浸润性纤维瘤病。该病偶有发生，但在 Gardner 综合征患者中尤其常见，尤其是那些接受过腹部手术的患者[197, 198]。在 CT 上，硬纤维瘤表现为软组织

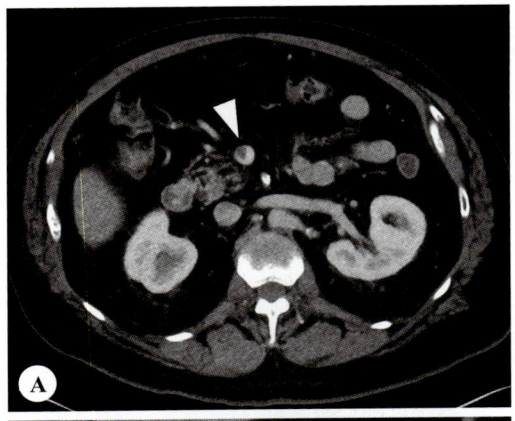

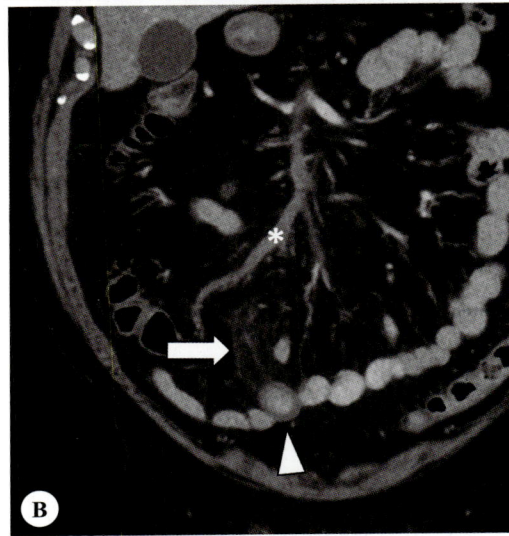

▲ 图 18-75　71 岁男性，肠系膜上静脉（SMV）血栓患者，表现为右下腹疼痛

A. 轴位增强 CT 显示 SMV（箭头）存在一个边界清楚的低密度充盈缺损，符合 SMV 血栓形成特征；B. 冠状位增强 CT 图像显示 SMV 远端分支不显影（*），伴有右下象限肠系膜绞窄（箭）和累及远端回肠襻的壁水肿（箭头），符合缺血性肠炎表现

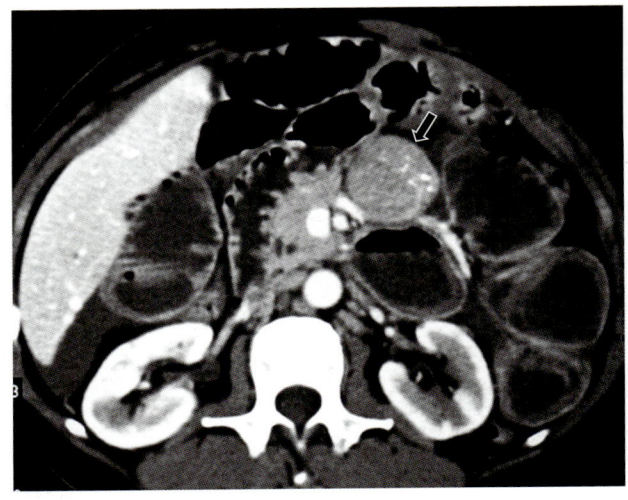

▲ 图 18-76　Castleman 病

轴位增强 CT 图像显示小肠肠系膜根部均匀强化肿块（箭）已造成小肠梗阻。肿块内有少量钙化

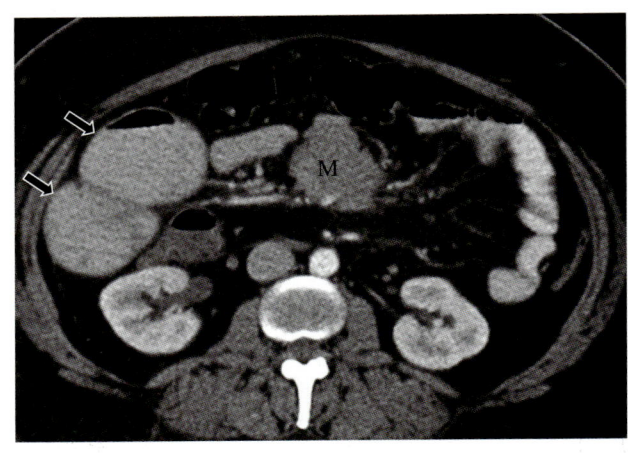

▲ 图 18-77　硬纤维瘤

轴位增强 CT 显示小肠肠系膜内有一均匀强化的软组织肿块（M），边缘不规则。这个肿块导致小肠梗阻。注意充满液体而扩张的小肠襻（箭）

肿块，取代了邻近的内脏结构[198]（图 18-77 和图 18-78）。虽然肿块边界清楚，但常有不规则边缘延伸到肠系膜脂肪，反映了其浸润性。极少数情况下，肿块可能有"螺纹"样表现[199, 200]。肠系膜硬纤维瘤表现为均匀或不均匀的对比增强。

其他肿瘤如肠系膜转移瘤和淋巴瘤也有类似的 CT 表现。在 MRI 上，硬纤维瘤在 T_1 加权像上表现为相对于肌肉的低或等信号，在 T_2 加权像上因为不同的细胞数和纤维含量而信号强度有所不同[199, 201]。T_2 加权像高信号和静脉注射对比剂后明显强化，提示肿瘤快速生长[201]。

脂肪瘤主要发生在腹膜后，很少累及腹膜腔。良性脂肪瘤主要由脂肪组成，这在其 CT 密度和 MRI 信号特征中得到体现。肌脂肪瘤是一种罕见的良性肿块，含有脂肪和软组织密度影，其影像学表现类似脂肪肉瘤（图 18-79）。脂肪肉瘤存在多种组织学亚型，每种亚型均有相应的 CT 和 MRI 表现。高分化脂肪肉瘤可为脂肪瘤型或硬化型，CT 和 MRI 分别显示脂肪或肌肉。黏液样脂肪肉瘤的 CT 平扫表现与水相似，静脉注射对比剂后呈网状强化。圆形细胞和多形性脂肪肉瘤是非脂肪性肿瘤，在 CT 和 MRI 上表现为非特异性软组织[202]（图 18-80）。

第 18 章 腹壁、腹腔、肠系膜和大网膜
Abdominal Wall, Peritoneal Cavity, Mesenteries, and Greater Omentum

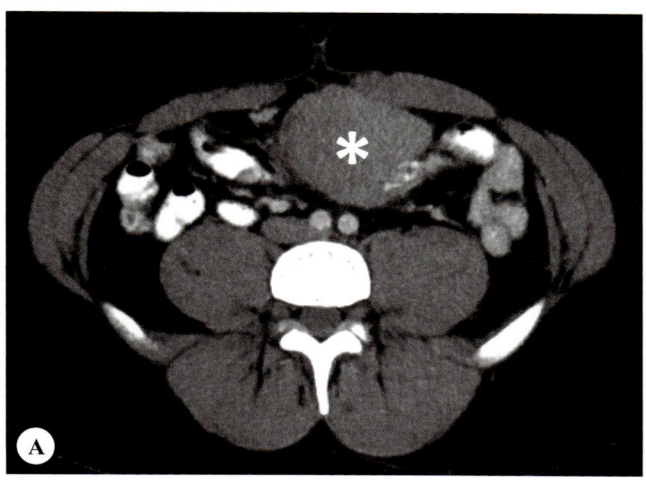
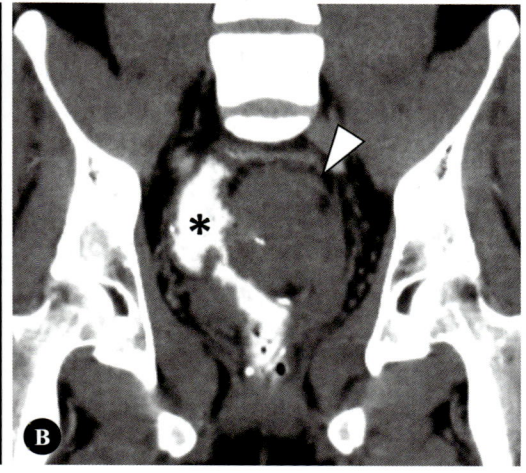

▲ 图 18-78　35 岁男性，Gardner 综合征患者，硬纤维瘤。全直肠切除术后，表现为腹部不适
A. 轴位增强 CT 显示一个均匀强化的软组织肿块（＊），位于肠系膜中心，使邻近的小肠襻移位，经病理证实为硬纤维瘤；B. 冠状位增强 CT 图像显示盆腔内存在包埋回肠袋（＊）的不规则软组织肿块（箭头），经病理证实为硬纤维瘤

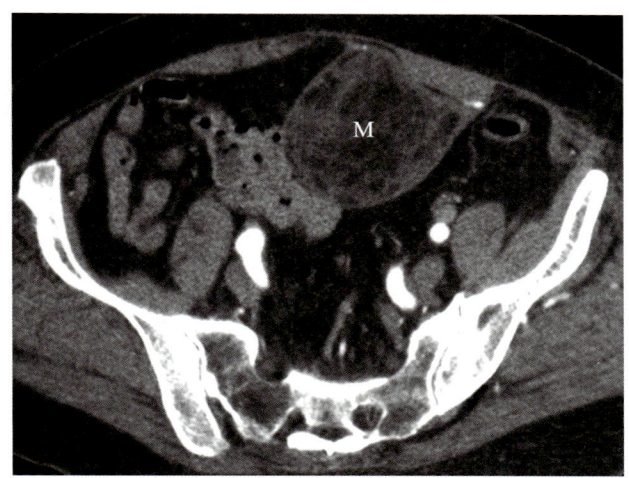

▲ 图 18-79　肌脂肪瘤
轴位增强 CT 显示大网膜内有一个不均匀脂肪包块（M），外覆包膜。其表现与脂肪坏死或脂肪肉瘤等肿块类似

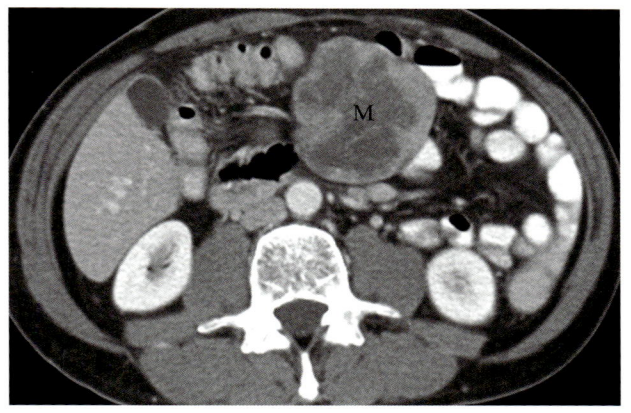

▲ 图 18-80　多形性脂肪肉瘤
轴位增强 CT 显示小肠肠系膜内有一个不均匀强化的大肿块（M）

良性或恶性原发性肠系膜和网膜肿瘤（硬纤维瘤和脂肪瘤除外）极为罕见，可发生于任意间充质组织成分[203-208]（图 18-81 和图 18-82）。原发性大网膜和肠系膜的胃肠道间质瘤与起源于这些结构的其他肉瘤没有区别[209]。也有研究对原发性肠系膜和网膜畸胎瘤进行了报道[210]。由于良性和恶性原发性肠系膜和网膜肿瘤都可能表现为囊性、实性和囊实性，通常需要进行组织学诊断。

（十一）腹膜、肠系膜和网膜继发肿瘤

最常见的腹膜恶性肿瘤是转移癌和淋巴瘤。转移瘤通常来源于胃、结肠或卵巢，较少发生在胰腺、胆道或子宫[211]。肾细胞癌、膀胱移行细胞癌和胃肠道平滑肌肉瘤较为罕见[212-214]。恶性黑色素瘤的晚期复发在极少数情况下可表现为腹膜受累[215]。

在 CT 普及之前，除非病变大到足以使邻近器官产生位移或引起肠梗阻，无法从影像学上探查到腹膜转移瘤。尽管 CT 显示亚厘米级腹膜转移瘤的灵敏度仍然有限，现在常规使用 MDCT 可以发现直径 <5mm 的腹膜转移瘤。采用屏气 T_1 加权梯度回波成像加脂肪抑制和钆螯合物增强的 MRI 也是一种有效的成像手段，可显影腹膜肿瘤；据报道，其灵敏度为 84%～95%[216-218]。一项多机构研究比较了 CT、MRI 和超声对晚期卵巢癌患者的分期能力，结果发

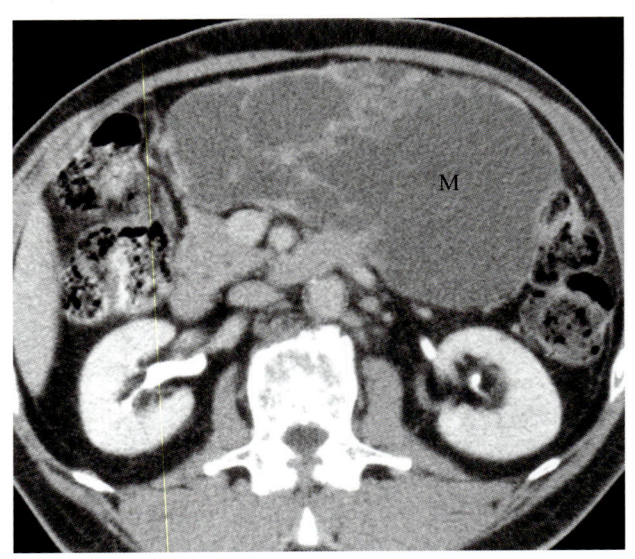

▲ 图 18-81　大网膜原发性血管肉瘤
轴位增强 CT 显示大网膜巨大肿块（M），其内有接近水密度和强化的软组织密度成分

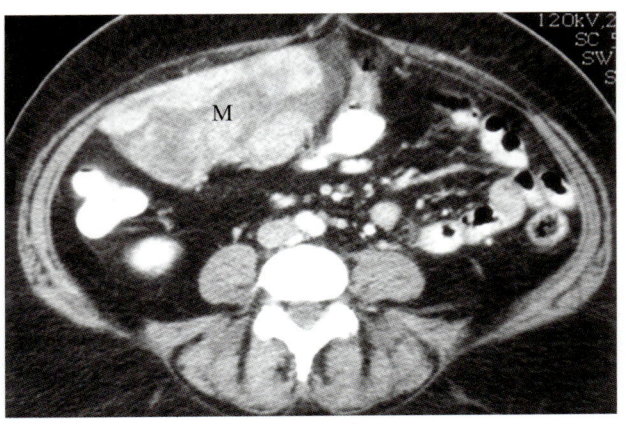

▲ 图 18-82　大网膜梭形细胞肉瘤
轴位增强 CT 可见大网膜上存在一个大的血管性肿块（M），呈不均匀强化，使邻近的肠管移位

现 MRI 和 CT 在显示腹膜转移方面无显著统计学差异（分别为 95% 和 92%）[218]。在该研究中，CT 和 MRI 性能均优于超声检查（灵敏度 69%）。

转移性肿瘤可通过四种途径完成腹膜腔扩散：直接沿肠系膜和韧带扩散、腹膜内种植、淋巴管扩散和栓塞性血行扩散[219]。许多肿瘤主要通过一种特定途径转移，产生特征性 CT 表现。

1. 沿腹膜表面直接扩散　卵巢、胃、结肠和胰腺的恶性肿瘤在渗透入这些器官的边界以后，就可以直接沿着相邻的内脏腹膜表面扩散，从而累及其他腹膜结构。距原发肿瘤有一定距离的肠道也可因肿瘤沿腹膜扩散而受累。横结肠系膜是从胃、结肠和胰腺扩散的主要途径。胃结肠韧带（大网膜）是胃和结肠之间的另一个重要通道。胃恶性肿瘤也可沿胃脾韧带延伸至脾脏，而胰腺尾部的肿瘤可经膈结肠韧带扩散至结肠脾曲[12]。胆道肿瘤通常沿胃肝韧带和肝十二指肠韧带扩散。卵巢癌沿所有相邻的间皮表面扩散。

肿瘤直接沿腹膜扩散的 CT 表现取决于扩散的程度。早期腹膜浸润使肿瘤附近的脂肪密度增加。较为恶性的扩散会导致与原发肿瘤的相邻部位出现肿块，并通常会沿预计中韧带附着处和邻近器官之间的通路进行扩散[13]。由于腹膜韧带与腹膜后腔相通，腹膜韧带除了充当腹膜内肿瘤扩散的通道外，还能充当腹膜和腹膜后疾病传播的通道[12]。

大网膜的肿瘤性浸润可产生独特的 CT 或 MR 影像学表现，包括结肠或小肠前方脂肪密度的小结节或软组织影（图 18-83 和图 18-84），或者将结肠或小肠与前腹壁分开的大肿块（"大网膜饼"）[22, 211]（图 18-85 和图 18-86）。大网膜广泛的肿瘤浸润最常见于转移性卵巢癌，也可与其他肿瘤同时发生。卵巢癌患者的网膜或其他腹膜转移偶尔会出现钙化（图 18-87）。最常见的是浆液性乳头状囊腺癌，组织学上可见砂粒样钙化[220]。网膜炎性增厚（如腹膜炎引起的网膜炎性增厚）可能与网膜肿瘤浸润难以区分。

类癌累及肠系膜通常会产生典型的 CT 表现。具体包括肠系膜肿块内钙化、肿块周围反应性结缔组织增生导致的放射状软组织影及邻近肠襻肠壁增厚[221, 222]（图 18-88 和图 18-89）。高达 70% 的病例可发现钙化[221]（图 18-88 和图 18-90）。肠系膜肿块中度强化是其 CT 和 MR 成像的典型特征[223]。肠系膜静脉充血可继发于肿块引起的肠系膜静脉阻塞（图 18-88C 和图 18-89B）。许多患者在诊断时常伴有肝转移。

2. 腹膜内种植　腹膜内肿瘤种植性转移主要取决于腹膜腔内液体的自然流动情况，是由腹腔空间的分隔、重力作用和呼吸引起的腹腔内压变化共同决定的[224]。腹水合并腹膜转移的最常见部位是 Douglas 腔（图 18-90 和图 18-91）、回盲连接处附近的小肠下肠系膜、乙状结肠系膜和右侧结肠旁沟[224]。最常通过这种途径传播的原发性肿瘤包括卵巢、结肠、胃和胰腺的腺癌。约 70% 的卵巢癌患者在诊断时存在腹膜受累[225]。

在 CT 上，种植性转移瘤表现为软组织肿块，经

第 18 章 腹壁、腹腔、肠系膜和大网膜
Abdominal Wall, Peritoneal Cavity, Mesenteries, and Greater Omentum

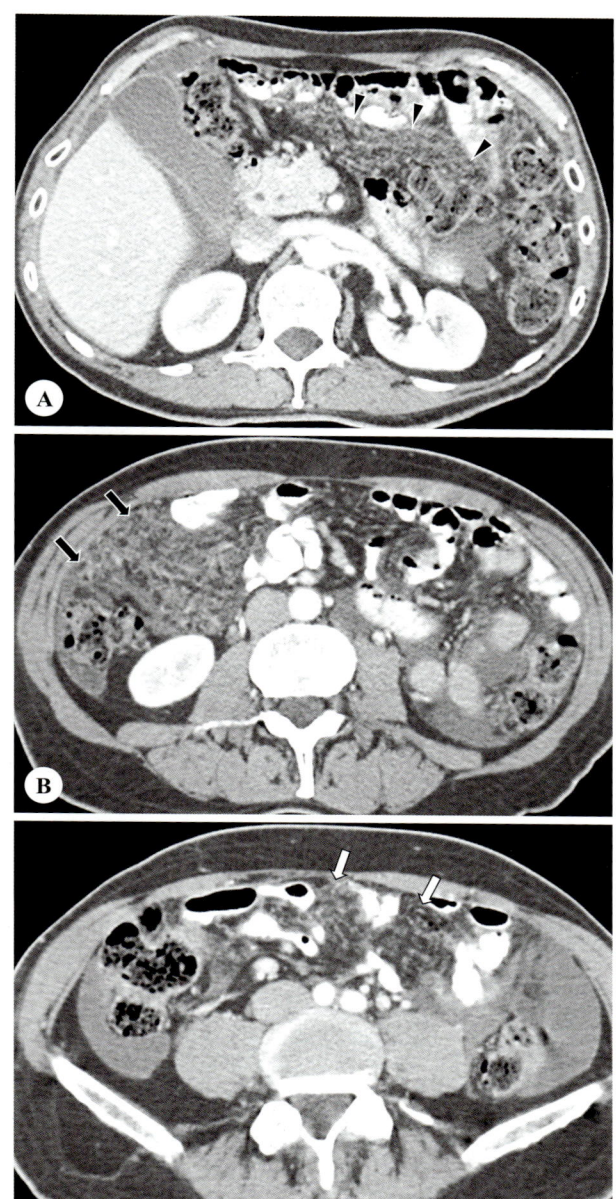

▲ 图 18-83 胃腺癌患者的腹膜癌
轴位增强 CT 图像显示横结肠系膜（箭头）、大网膜（黑箭）和小肠肠系膜（白箭）散在微小的软组织结节

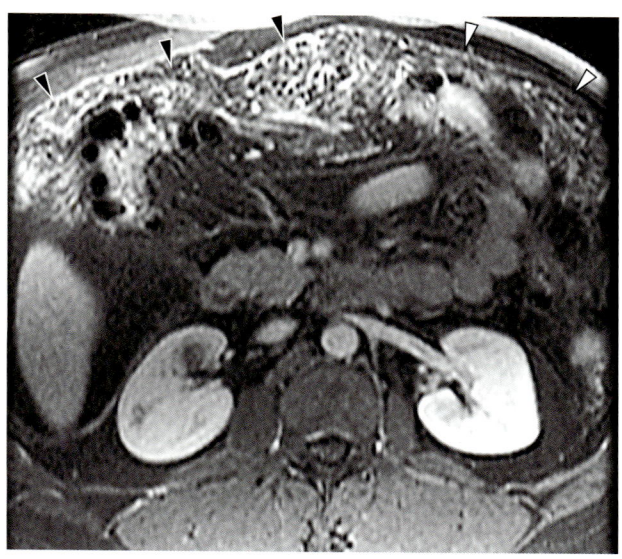

▲ 图 18-84 网膜转移
静脉注射钆螯合物后获得的轴位 T_1 加权梯度回波 MR 加脂肪抑制图像显示大网膜强化（箭头），大网膜弥漫浸润，伴有卵巢癌转移

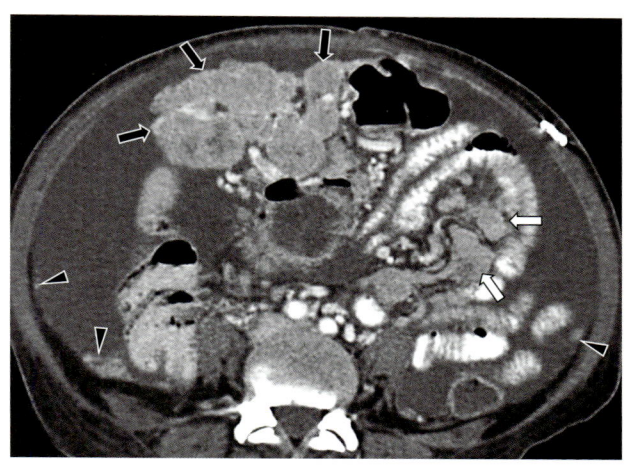

▲ 图 18-85 转移性卵巢癌
轴位增强 CT 图像显示大量腹水及相关软组织团块累及大网膜（黑箭）。同时注意到多个较小的肿块累及小肠肠系膜（白箭）和壁腹膜（箭头）

常伴有腹水，可呈单发或多发（图 18-92）。部分患者会出现弥漫性腹膜增厚。若腹水量适中，可借助 CT 确定直径＜5mm 的腹膜种植灶。若转移灶很小，腹水可能是腹腔种植的唯一标志。若腹水很少或没有腹水时，腹腔内癌变的唯一 CT 表现可能是取代了正常肠系膜脂肪密度影的软组织密度影。小肠肠系膜和大网膜常因腹膜内播散性肿瘤受累。肠系膜受累的四种常见 CT 模式包括：圆形肿块、饼状肿块、

界限不清的肿块和星形结构[226]。圆形肿块最常见于非霍奇金淋巴瘤（主要由淋巴结病变而非腹腔种植引起）[226]（图 18-93 和图 18-94），但也可见于其他转移性肿瘤（图 18-95 和图 18-96）。卵巢癌种植转移多表现为不规则、界限不清的饼状肿块，但非霍奇金淋巴瘤和其他转移癌也有类似表现[196]。囊性肠系膜肿块是卵巢癌的偶发表现。星状结构由肠系膜叶的放射状结构组成，可见于多种转移癌，如卵巢

957

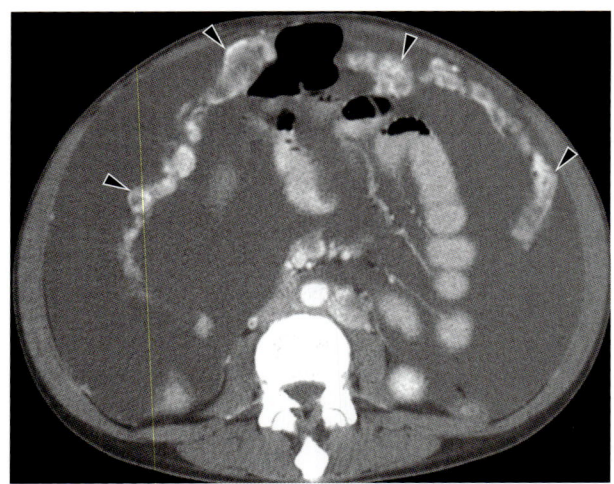

▲ 图 18-86 转移性结肠癌

轴位增强 CT 图像显示大量腹水，伴广泛累及大网膜的强化转移灶（箭头）

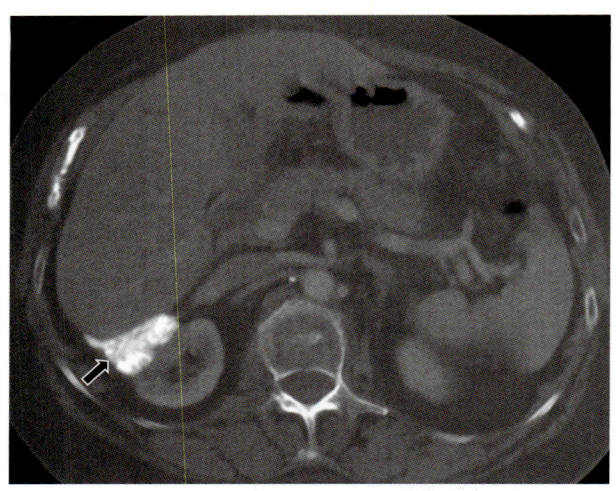

▲ 图 18-87 卵巢癌患者的钙化转移

轴位骨窗 CT 图像显示 Morison 囊内有高密度转移（箭）

癌、胰腺癌、结肠癌和乳腺癌（图 18-97）。这种结构是由弥漫性肠系膜肿瘤浸润导致血管周围束增厚和僵硬所致[227]。上述肠系膜表现虽然具有转移性受累的特征，但不具有特异性，原发性腹膜肿瘤（如间皮瘤）和炎症过程（如胰腺炎和结核性腹膜炎）也有类似的影像学表现。

腹膜假黏液瘤会产生独特的 CT 表现，腹膜表面会弥漫性浸润大量黏液物质。尽管关于腹膜假黏液瘤的起源仍有争议，但临床病理研究表明，绝大多数病例起源于阑尾的原发性黏液腺瘤，其次是卵巢[228-230]。虽然已经描述了该疾病的一种较为良性（播散性腹膜腺黏液蛋白病）和较为恶性的形式（腹

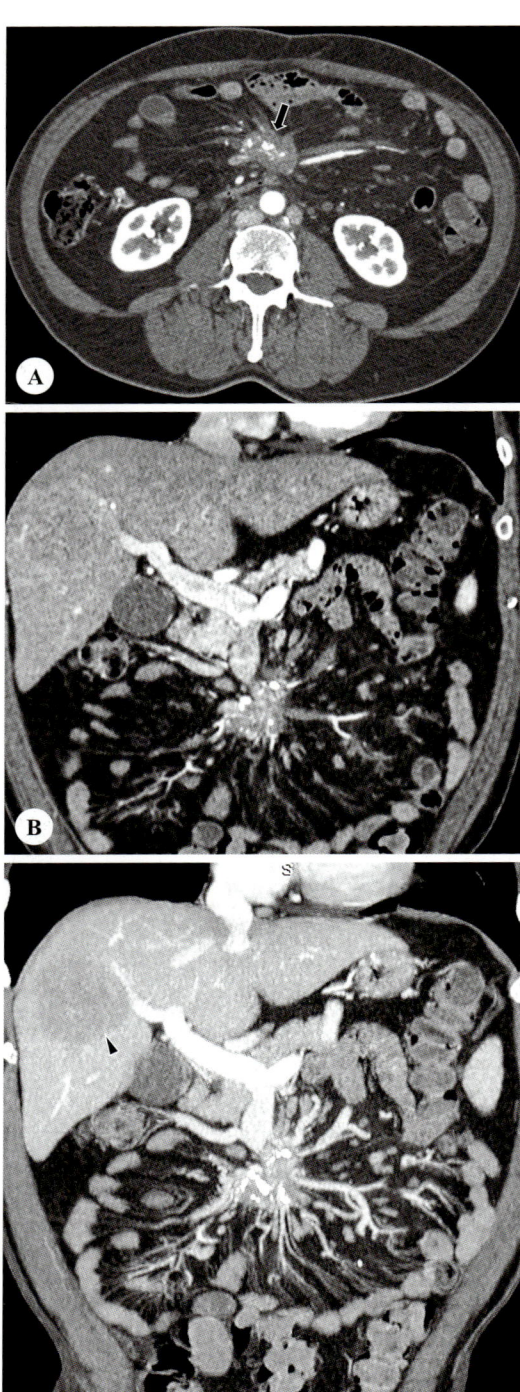

▲ 图 18-88 转移性类癌

A. 轴位增强 CT 显示小肠肠系膜根部有分叶状的软组织肿块（箭），中心点状钙化。从肿块向小肠襻放射线样的软组织密度影提示肿瘤的促结缔组织增生反应。B. 冠状位增强 CT 图像也显示了肿块的特征性表现。C. 冠状位最大密度投影 CT 显示肠系膜静脉因肿块部分阻塞而充血。注意肝转移灶（箭头）

第 18 章 腹壁、腹腔、肠系膜和大网膜
Abdominal Wall, Peritoneal Cavity, Mesenteries, and Greater Omentum

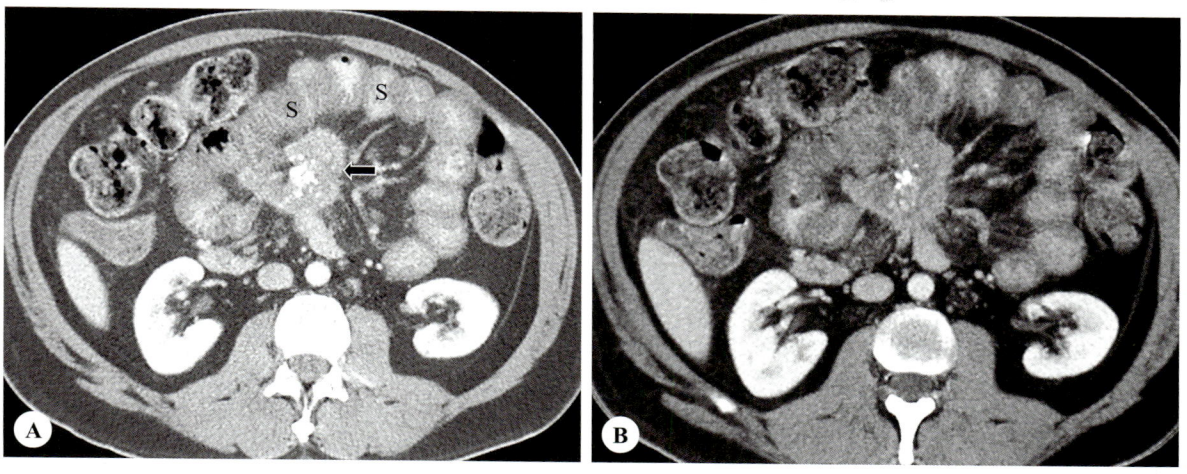

▲ 图 18-89 转移性类癌
A. 轴位增强 CT 图像显示小肠肠系膜根部有一伴中心钙化的软组织肿块（箭）。注意相邻小肠襻壁增厚。B. 轴位增强 CT 显示肠系膜脂肪内结缔组织增生反应及肠系膜静脉充血

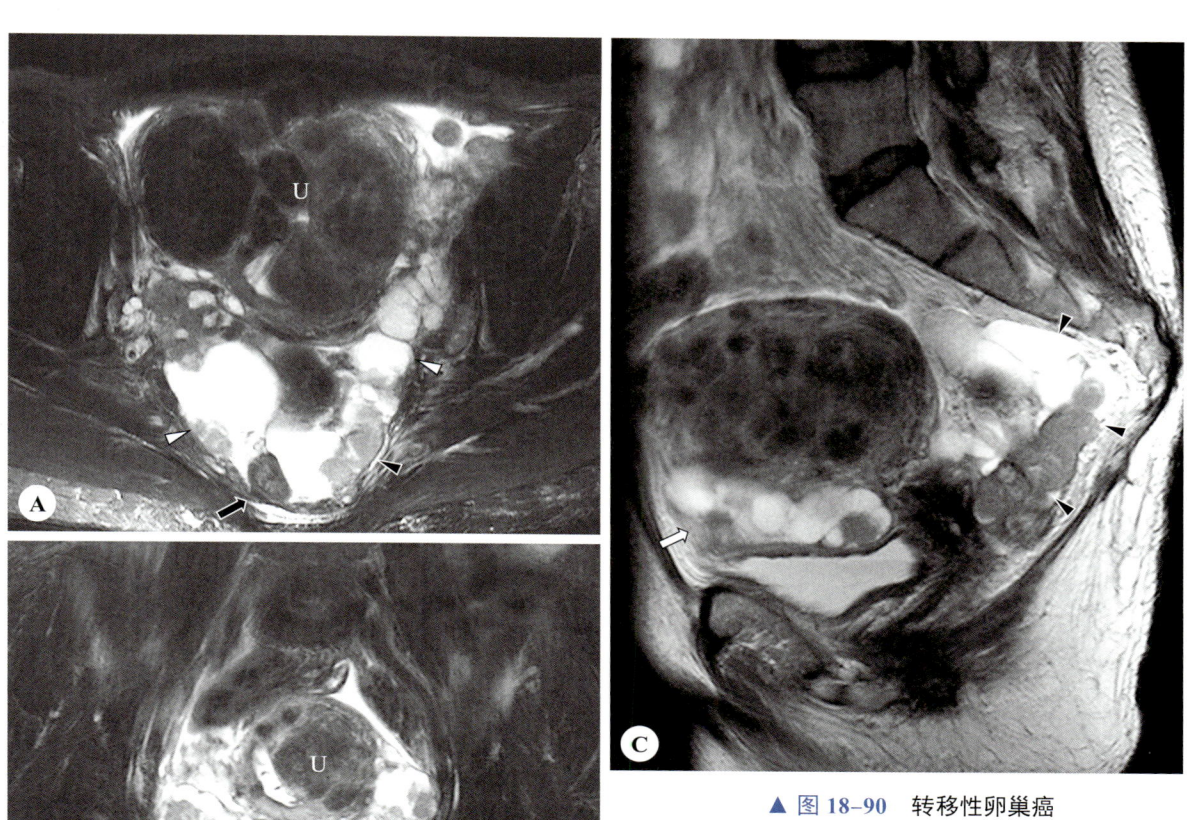

▲ 图 18-90 转移性卵巢癌
A. 轴位 T$_2$ 加权伴脂肪抑制序列图像显示盆腔多发转移，累及直肠子宫凹陷（箭头）。子宫肌瘤（U）和直肠（箭）。B. 冠状位 T$_2$ 加权成像显示子宫（U）和膀胱（b）之间有转移。C. 矢状位 T$_2$ 加权 MRI 显示直肠子宫凹陷（箭头）和膀胱子宫陷凹（箭）多发转移瘤

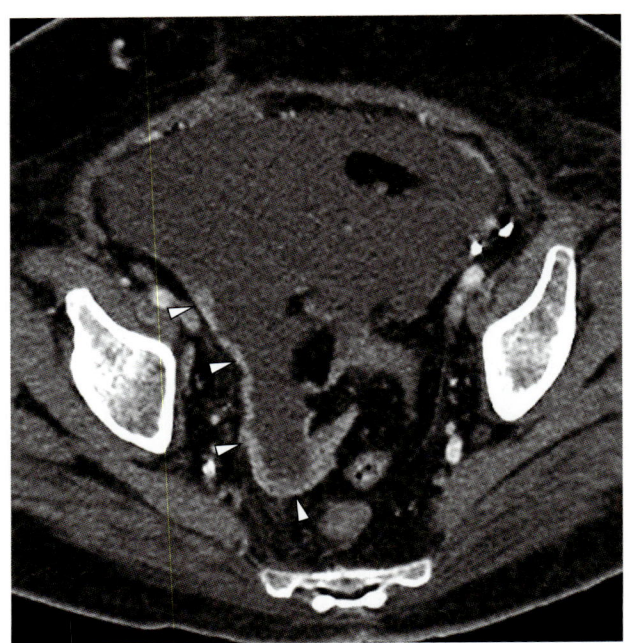

▲ 图 18-91　转移性结肠癌

轴位增强 CT 显示腹水，伴腹膜增厚，并在直肠子宫凹陷（箭头）处增强

膜黏液蛋白癌病），但是这两种形式的影像学表现是基本类似的[231]。CT 表现包括具有不连续壁的低密度肿块或弥散性腹膜内低密度影，这些物质可能含有分隔，并且经常导致肝、脾和肠系膜边缘发生扇形凹陷[211, 232-234]（图 18-98 至图 18-100）。钙化在有大量病灶的患者中并不少见，在化疗后的患者中尤为如此[233, 235]。如果囊性肿块的壁很薄，其 CT 表现可能与包裹性腹水相似。凝胶状肿块的外部压力导致肝、脾和肠系膜边缘发生扇形凹陷及肠襻无法"漂浮"到前腹壁的特征可能有助于鉴别腹膜假黏液瘤和腹水[232]。MRI 显示的形态变化与 CT 上所见的相似[236]（图 18-101）。

3. 淋巴扩散　淋巴扩散是转移癌腹腔内扩散的次要方式[14]，但却是其向肠系膜淋巴结扩散的主要方式。在成像时，约 50% 的非霍奇金淋巴瘤患者有肠系膜淋巴结受累，而只有 5% 的霍奇金病患者出现肠系膜疾病[237]。

鉴别肠系膜淋巴结疾病极其重要，该病患者大多需要化疗，有时需要放化疗。美国 Burkitt 淋巴瘤是一种 B 细胞淋巴瘤，主要影响儿童和年轻人，通常在腹部产生巨大的结外肿瘤[238]。

淋巴瘤累及肠系膜淋巴结的 CT 表现包括肠系膜脂肪内的圆形或椭圆形小肿块及使邻近肠襻移位

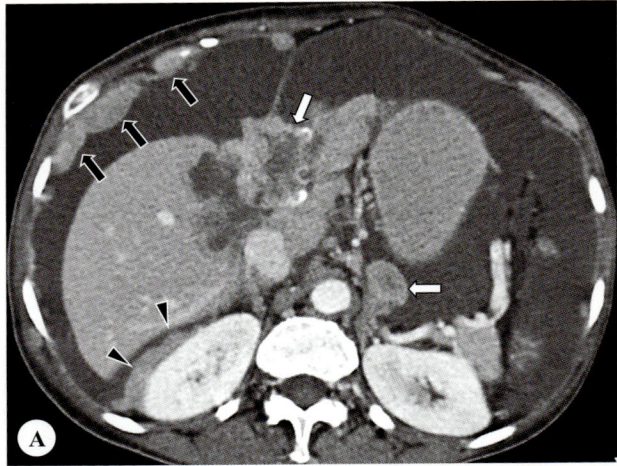

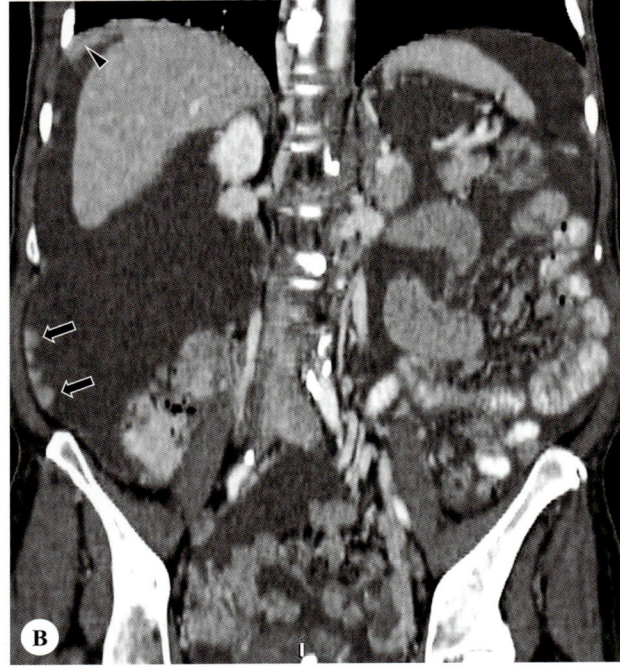

▲ 图 18-92　转移性卵巢癌

A. 轴位增强 CT 图像显示腹水伴结节性腹膜增厚（黑箭），肿瘤植入 Morison 囊（箭头）、小网膜囊（白箭）和镰状韧带（白箭）；B. 冠状位增强 CT 图像显示肿瘤种植在右侧结肠旁沟（箭）和横膈表面（箭头）

的融合性大肿块[226, 227]（图 18-102）。淋巴结的大融合性肿块可环绕肠系膜上动脉和静脉，形成"三明治样"外观[239, 240]（图 18-103）。非霍奇金淋巴瘤经放疗或放化疗联合治疗后，可在肠系膜肿块中见到周围的曲线状钙化[241]。若淋巴瘤扩散到肠系膜以外的腹膜表面（腹膜淋巴瘤病），其 CT 表现可能与转移癌难以区分[242]（图 18-104）。获得性免疫缺陷综合征相关淋巴瘤患者通常有更晚期的表现[243]。有时，肠系膜淋巴瘤的最早 CT 征象是肠系膜内正常

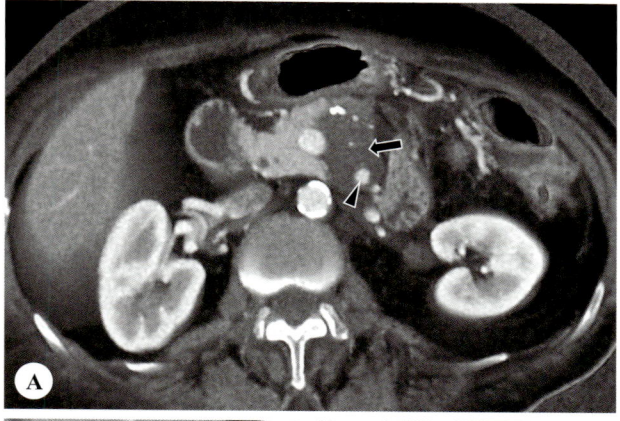

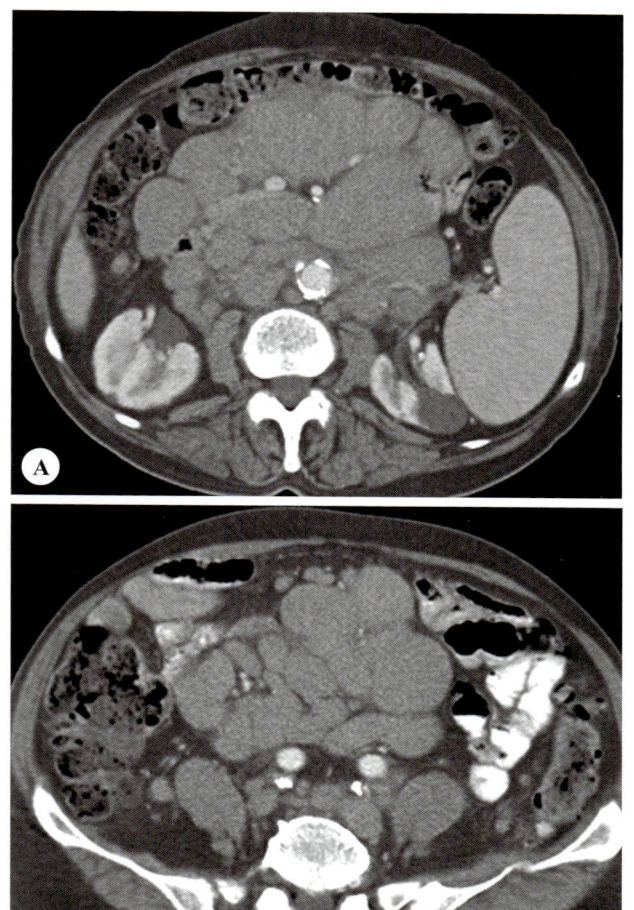

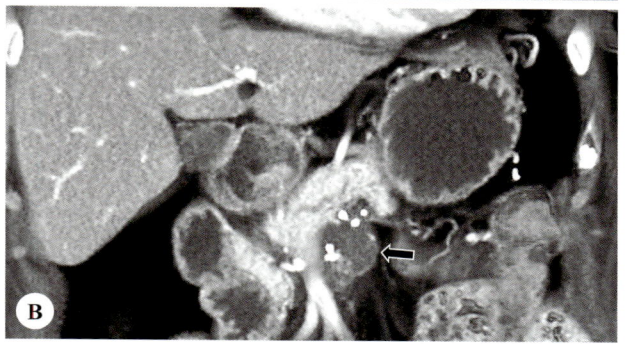

▲ 图 18-95　两例转移性结肠癌

轴位增强 CT 图像（A）和冠状位容积重建 CT 图像（B）显示肠系膜根部一个低密度肿块（箭），包裹肠系膜上动脉，伴点状钙化（箭头）

▲ 图 18-93　慢性淋巴细胞白血病患者的肠系膜淋巴结病

轴位增强 CT 显示肠系膜上散发多个包绕肠系膜上血管的肿块。请注意脾脏增大

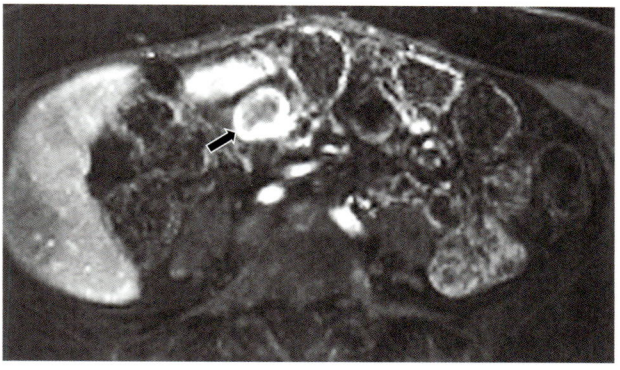

▲ 图 18-96　肠系膜转移

静脉注射钆螯合物后获得的轴位 T₁ 加权梯度回波 MR 加脂肪抑制图像显示结肠癌患者肠系膜存在边缘强化的结节（箭）

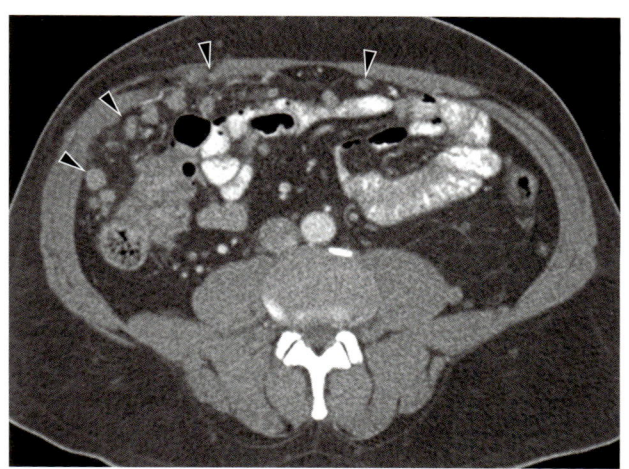

▲ 图 18-94　腹膜淋巴瘤

非霍奇金淋巴瘤患者的轴位增强 CT 图像显示大网膜多发软组织结节（箭头）

大小（＜1cm）的淋巴结数目增加。然而，轻度肠系膜淋巴结病是一种非特异性表现，并不一定提示淋巴瘤的存在。原发性肠系膜腺炎的 CT 表现包括右侧肠系膜淋巴结增大（≥5mm），无可识别的急性炎症过程，或者回肠末端仅有轻度壁增厚[244, 245]（图 18-105）。

第 18 章　腹壁、腹腔、肠系膜和大网膜
Abdominal Wall, Peritoneal Cavity, Mesenteries, and Greater Omentum

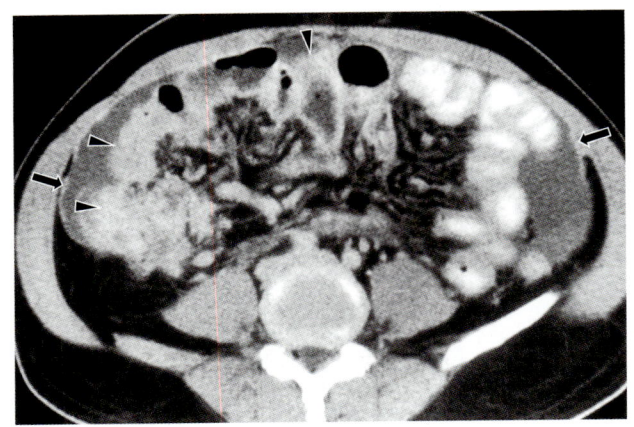

▲ 图 18-97　结肠癌腹膜和肠系膜转移

轴位增强 CT 显示腹水伴弥漫性腹膜增厚（箭），网膜种植（箭头），肠系膜浸润。肠系膜血管束增厚，肠系膜外观僵硬

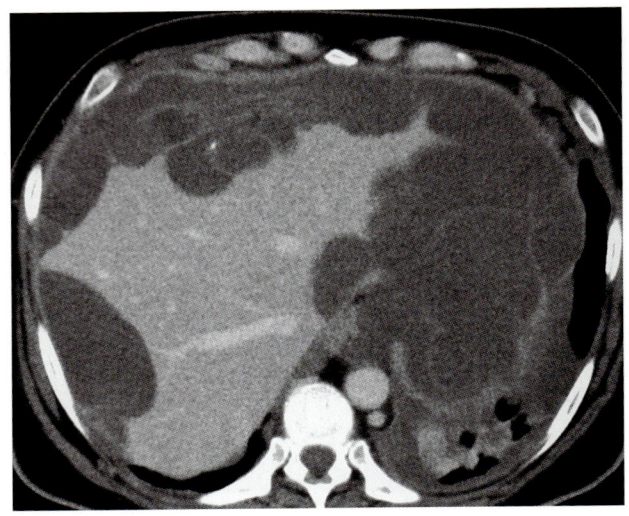

▲ 图 18-99　腹膜假黏液瘤

轴位增强 CT 图像显示广泛的腹膜受累，肝脏边缘有含分隔的囊性肿块

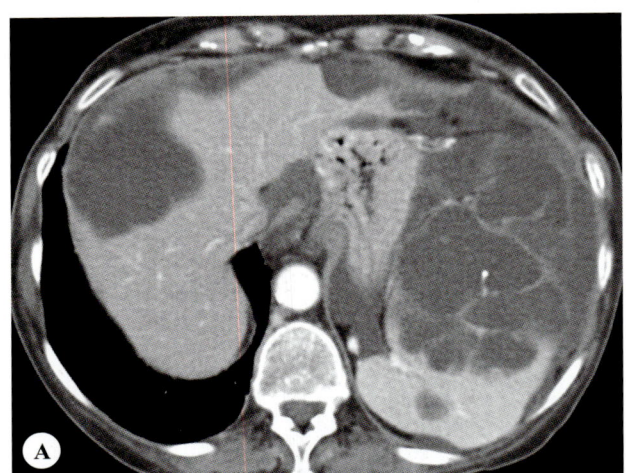

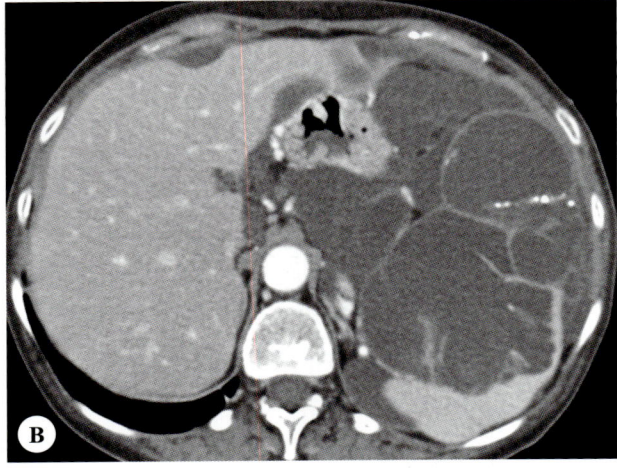

▲ 图 18-98　腹膜假黏液瘤

轴位增强 CT 图像显示巨大的囊性肿块，互相融合，具有分隔，导致肝、脾边缘扇形凹陷。部分肿块含有点状钙化

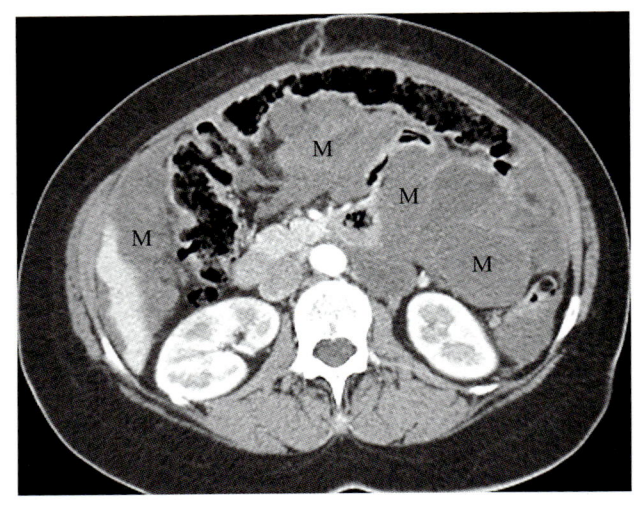

▲ 图 18-100　腹膜假黏液瘤

轴位增强 CT 图像显示相互融合的低密度肿块（M），含分隔，使肝脏边缘呈扇形，并造成肠管移位

肠系膜淋巴结病的其他非肿瘤性的原因包括浸润性和炎症性疾病，如克罗恩病[246]、结节病、Whipple 病[187]、腹腔疾病[247]、贾第虫病、结核性腹膜炎[130]、结核分枝杆菌[248]、肥大细胞增多症[249]和获得性免疫缺陷综合征[248, 250]。与乳糜泻相关的肠系膜淋巴结很少会出现空洞，并表现为液体或脂肪密度的肠系膜肿块（"肠系膜空洞性淋巴结综合征"）。CT 图像可见肠系膜淋巴结肿大并含有脂-液平面，可用于进行影像学特异性诊断[105, 251]。

第 18 章　腹壁、腹腔、肠系膜和大网膜
Abdominal Wall, Peritoneal Cavity, Mesenteries, and Greater Omentum

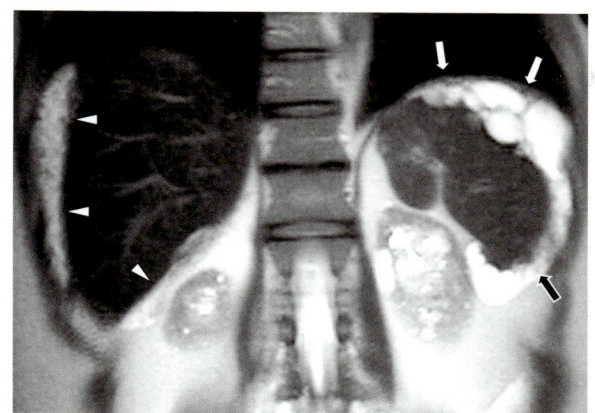

▲ 图 18-101　腹膜假黏液瘤

冠状位 T_2 加权 MRI 显示多个脾周囊性肿块（箭），信号强度高，互相融合，导致脾边缘呈扇形。注意肝周和肝下间隙存在肿瘤种植（箭头）

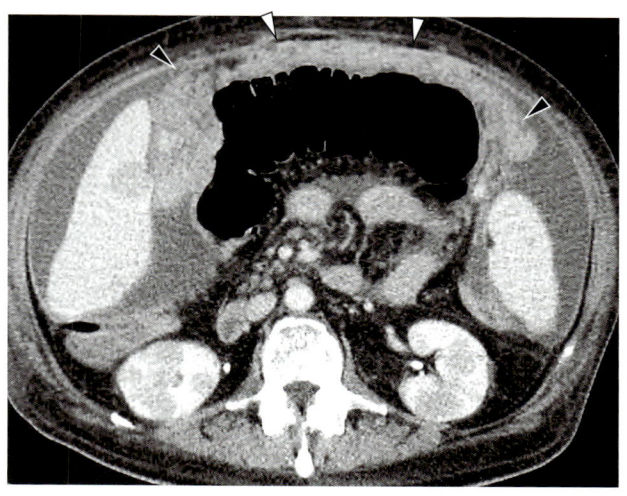

▲ 图 18-104　腹膜淋巴瘤

弥漫性播散的非霍奇金淋巴瘤患者，轴位增强 CT 图像显示腹水和大网膜弥漫性浸润（箭头），形成"大网膜饼"。请注意肝脏及双肾的稍低密度病灶

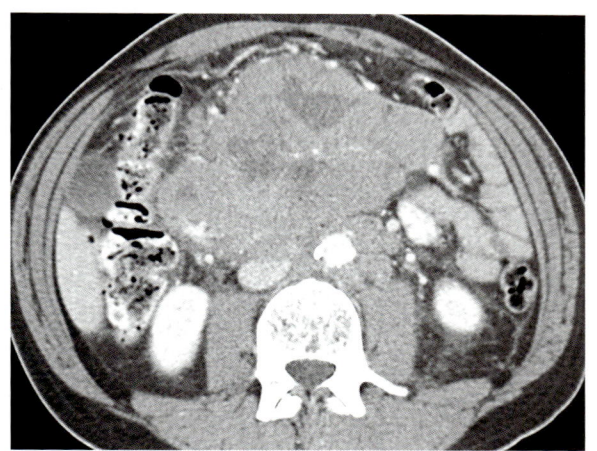

▲ 图 18-102　Burkitt 淋巴瘤

轴位增强 CT 显示肠系膜存在巨大软组织肿块，包埋肠系膜血管

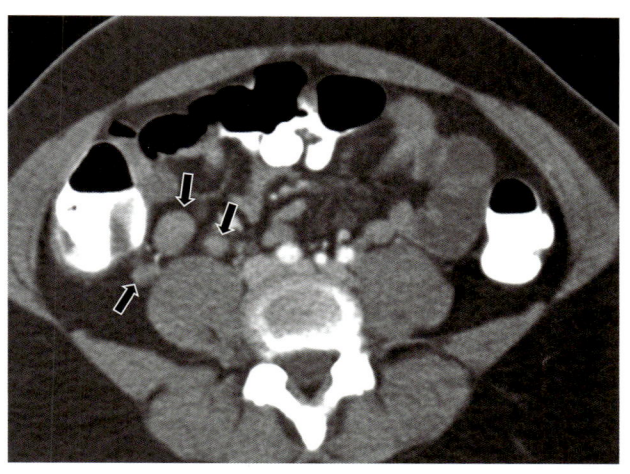

▲ 图 18-105　肠系膜腺炎

轴位增强 CT 图像显示肠系膜回结肠区存在数个肿大的淋巴结（箭）。在盆腔下部的影像上可见正常的阑尾

4. 栓塞转移　瘤栓可通过肠系膜动脉到达肠管的对系膜缘，肿瘤细胞在此处植入并随后生长为壁内肿瘤结节[184, 219]。在 CT 上，此种栓塞转移可导致肠系膜叶增厚或局灶性肠壁增厚，有时伴发 CT 可识别的溃疡。最常以这种方式扩散的肿瘤是黑色素瘤[252]和乳腺癌或肺癌（图 18-106 至图 18-107）。

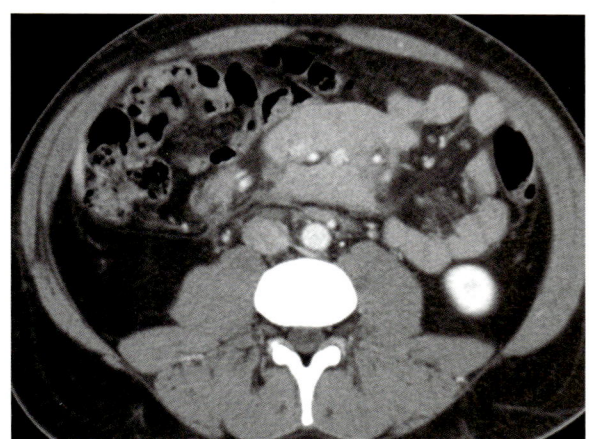

▲ 图 18-103　非霍奇金淋巴瘤

轴位增强 CT 图像显示，肠系膜上血管周围有大量融合的肠系膜淋巴结肿块，呈"三明治样"外观

963

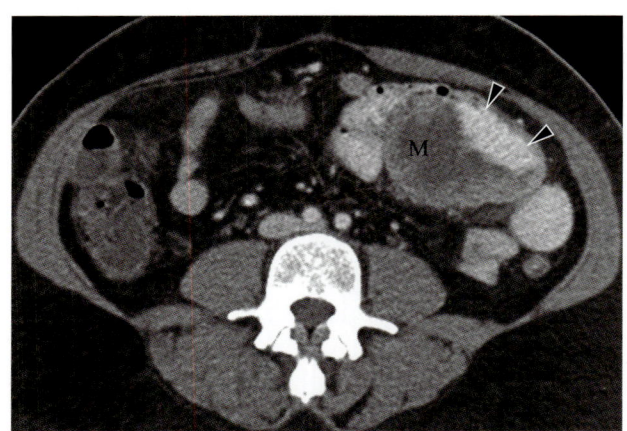

▲ 图 18-106　转移性乳腺癌

轴位增强 CT 可见一个巨大的肿块（M）累及小肠襻壁（箭头）

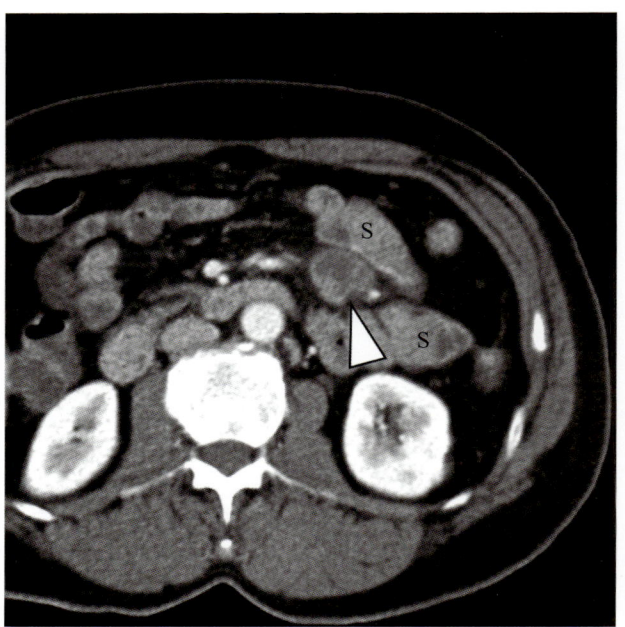

▲ 图 18-107　56 岁女性，既往有黑色素瘤病史，经常规 CT 检查发现转移性黑色素瘤

轴位增强 CT 显示小肠肠系膜内有不均匀强化的软组织肿块（箭头），难以与邻近的小肠襻（S）区分。经手术切除证实为转移性黑色素瘤

第 19 章 腹膜后腔
Retroperitoneum

Pei-Kang Wei　Fady El-Gabalawy　Vassilios Raptopoulos　Leo L. Tsai　著
郑天颖　刘曦娇　译

腹膜后腔上达膈肌，下抵盆腔脏器，其前界为壁腹膜，内侧、后侧和外侧则分别以覆盖腰肌、腰方肌和腹横肌的筋膜为界。

腹膜后腔包含多种发生过程中先后位于该腔隙的器官。原本就在腹膜后腔内发育、仅前被覆腹膜的器官为腹膜外位器官，包括肾上腺、肾脏和输尿管；在腹膜腔内发育，但发育过程中会向腹膜腔外移动而三面包被腹膜的器官为腹膜间位器官，包括胰腺、部分十二指肠、升结肠和降结肠。本章仅讨论累及大血管、淋巴结和腰肌的疾病及原发性腹膜后肿瘤。与其他腹膜后实质性器官，如肾脏、肾上腺和胰腺相关的疾病在本书其他章节介绍。

本章概述了最新的腹膜后腔 CT 和 MRI 图像及相关的解剖结构，并讨论了放射科医师需要熟悉的常见病和少见病。

一、腹膜后腔成像技术

CT 是评估腹膜后腔最常用的影像学检查方法。根据不同的检查指征，我们可以采用不同的检查方案：门脉期增强扫描图像评估淋巴结病、3min 延迟扫描评估下腔静脉血栓、CT 血管造影术前评估主动脉瘤。

MRI、PET/CT 和淋巴管造影也可用于评估腹膜后腔。MRI 提供了良好的软组织对比，对急性炎症和恶性病变的灵敏度高，同时避免了电离辐射。MRI 也可用于检测血流，其分辨率接近 CT。对于不能静脉注射药物的患者，可以采用非对比剂增强 MR 血管成像。PET/CT 对淋巴瘤活动期的诊断有一定的帮助。淋巴管造影可以发现正常大小淋巴结的转移性疾病和淋巴回流障碍。成像技术将在疾病各论中详细讨论。

二、解剖

1. 腹膜后腔解剖　在中腹部，肾筋膜将腹膜后腔分为三个间隙：肾旁前间隙、肾周间隙和肾旁后间隙（图 19-1 和图 19-2）。肾后筋膜（Zuckerkandl 筋膜）与腹后壁肌肉相连，并平行于腹壁向外侧延伸，至某一层面分为两个不同的筋膜：向外侧延伸并最终与壁腹膜融合的侧锥筋膜，向内侧弯曲 / 延伸并包绕肾脏的肾前筋膜（Gerota 筋膜）。

肾旁后间隙位于腹膜后腔的后份，肾后筋膜和腹横筋膜之间，并于腹膜外脂肪平面向外侧延伸 / 融合。肾周间隙位于肾前筋膜和肾后筋膜之间。肾旁前间隙位于肾前筋膜和腹膜之间。椎前间隙、血管

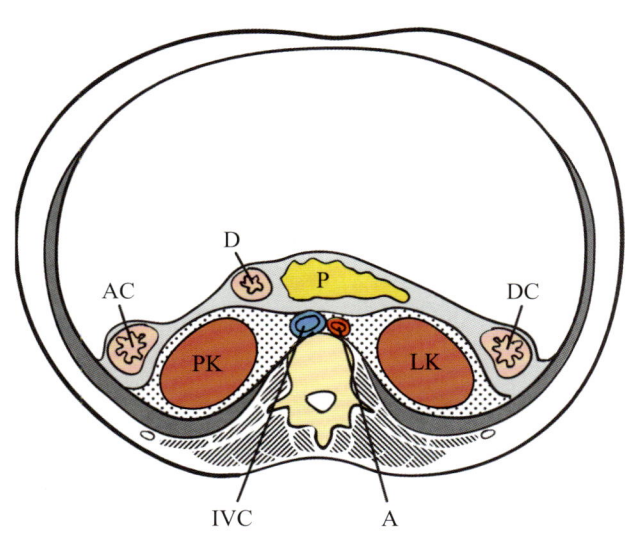

▲ 图 19-1　腹膜后间隙（横断面）

阴影部分为肾旁前间隙（浅灰色）、肾周间隙（点状）和肾旁后间隙（深灰色）。肾旁前间隙包含胰腺（P）、升结肠（AC）和降结肠（DC）及十二指肠（D）。肾周间隙包含左肾（LK）和右肾（RK）。考虑下腔静脉（IVC）和主动脉（A）位于独立的第四间隙内

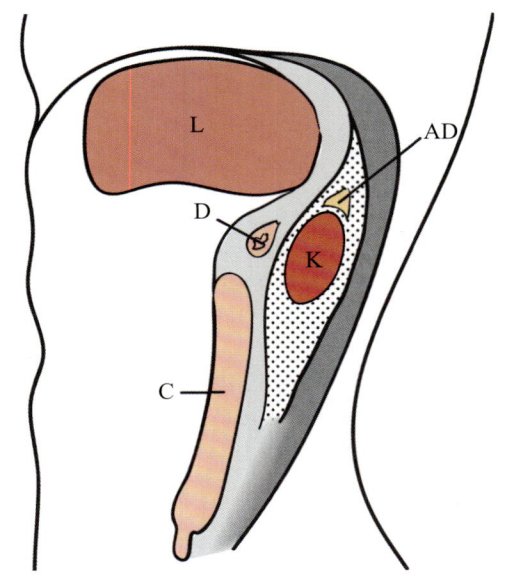

▲ 图 19-2　腹膜后间隙（矢状面）

阴影部分为肾旁前间隙（浅灰色）、肾周间隙（点状）和肾旁后间隙（深灰色）。肾旁前间隙包含十二指肠（D）和结肠（C）。肾周间隙包含肾脏（K）和肾上腺（AD）。L. 肝脏

间隙和主动脉旁间隙位于中央[1-3]。

肾筋膜本身是多层的，筋膜间平面或潜在间隙可使得液体和病变沿筋膜扩散。存在一处沿肾后筋膜走行的潜在间隙，其允许来自肾旁前间隙的液体通过；该间隙最初名为肾筋膜通路，并在胰腺炎病例中得到证实。这一潜在平面也名为肾后间隙[4,5]。在胚胎发育过程中，肾前筋膜、肾后筋膜和侧锥筋膜的多种融合可导致额外筋膜间平面的出现[5,6]。肾前筋膜和肾后筋膜在尾侧融合形成肾筋膜围成的肾周间隙（形似一倒置的锥体）和单一的多层筋膜（侧锥筋膜），该筋膜向尾侧延伸至骨盆，最终与腹膜壁层融合[7]。少数情况下，肾筋膜未闭合，或者向下附着松散，肾周间隙可向下与肾下间隙和盆腔腹膜外间隙相通，向上与膈肌表面和肝裸区相通[8,9]。

肾旁前间隙内有升结肠、降结肠、十二指肠和胰腺，还包含左右结肠系膜，并向前延伸至小肠系膜（腹膜下间隙）[10]。它的前界为后份壁腹膜，后和外侧界分别为肾前筋膜和侧锥筋膜。

肾周间隙围绕肾脏和肾上腺，前界为肾前筋膜（Gerota），后界为肾后筋膜（Zuckerkandl）。从肾筋膜延伸至肾纤维膜的桥隔，也称作 Kunin 桥隔，将肾脏固定于肾周间隙内[11]。两侧肾周间隙有时跨越中线相互沟通，提示在下腔静脉和主动脉前区域存在一个部分或有孔的屏障[12,13]。

肾旁后间隙的前外侧界为肾后筋膜和侧锥筋膜，后界为腹横筋膜，其内仅含脂肪。

围绕主动脉和下腔静脉的第四间隙以双侧肾周间隙为界，向上延伸至后纵隔，向下延伸至盆壁的腹膜外间隙[6]。

2. 主动脉　腹主动脉起自 T_{12} 水平的主动脉裂孔，沿脊柱稍左前方向下走行，在 L_4 层面分为双侧髂总动脉。腹主动脉的直径随着向远端分叉走行而逐渐变细。在 CT 上正常主动脉直径随年龄和性别而变化。男性的血管直径通常比同龄的女性粗，而无论男女，主动脉直径都随着年龄的增长而逐渐增大[14]。在肾门水平测量的主动脉直径范围，30—39 岁年龄段女性平均为 1.53cm，70—79 岁年龄段男性平均为 2.10cm。这两组人群肾脏以下、分叉以上的主动脉直径分别为 1.43cm 和 1.96cm。在肾动脉水平处，主动脉直径 <1.2cm 会增加低血容量性休克的可能性[15]。

除了贫血患者，平扫 CT 难以区分非钙化主动脉壁与管腔内的血液。正常人主动脉腔内血液的 CT 值为 50～70HU，而贫血患者的血液 CT 值明显较低。因此，使非钙化主动脉壁显影的低密度血池提示贫血。

流动的血液在 MR 图像上的表现不同于静止组织。在不同影像学检查技术中，血液可表现为高信号或低信号。通常，正常流速（>10cm/s）的血流在自旋回波（spin-echo，SE）序列（尤其长 TE）中不产生信号，而在梯度回波序列（尤其短 TE）中由于时间飞跃现象而呈高信号。因此，主动脉及其主要分支在 SE 图像上表现为流空信号，在 GRE 图像上表现为等或高信号。

若采用多层 SE 技术采集轴位图像，由于流入相关增强效应，主动脉通常呈成像区域最顶层的信号。在成像容积上方放置预饱和带可抵消此效应，并确保流动的血液保持黑色低信号[16,17]。在 MR 血管成像中，GRE 序列联合静脉注射钆对比剂可使血管内的血液呈高信号（图 19-3）。但是，正常主动脉的薄壁难以单独显示清楚。

3. 下腔静脉及其属支　下腔静脉由双侧髂总静脉在第 5 腰椎水平汇合而成，然后在主动脉右侧沿着脊柱上行至膈肌水平进入胸腔，最终止于右心房。虽然下腔静脉尾侧紧邻腰椎，但头端位置更靠近腹侧。

下腔静脉的形状和大小因人而异，即使在同一患者中，不同层面上也有差异。对于腹部外伤的患者，如CT检查中在多个层面均可见扁平形下腔静脉，可能是大出血导致低血容量的征象[18, 19]。在一些病例中，下腔静脉塌陷的出现可先于休克的临床察觉。但是，扁平形下腔静脉也可见于正常血压的患者，这可能是因为除体液因素外下腔静脉还可能与患者的呼吸状态有关。在一项对500名非创伤患者的影像研究中，有70名患者的下腔静脉在一个或多个层面呈扁平形，其中只有30%的患者证实有低血压或低血容量[20]。

肾静脉位于肾动脉的腹侧。左肾静脉通常比右肾静脉长，并在腹主动脉和肠系膜上动脉之间跨越中线。肝静脉及其属支在膈肌附近汇入下腔静脉。在约0.5%的患者中，肝静脉汇入下腔静脉处或稍高层面的下腔静脉内可见少量卵圆形脂肪堆积，并与膈下段食管周围的脂肪相连续，这些脂肪与血管内脂肪瘤或血栓表现类似[21-23]。

即使在平扫CT上，下腔静脉、髂静脉和肾静脉也可清楚显示。平扫CT也可显示肝静脉主干及其属支，因为它们的密度稍低于正常肝实质。在大多数患者中，通过在增强CT上连续层面的观察，至少可见部分正常管径的性腺静脉。在右肾静脉与下腔静脉汇合处下方约4cm处，右侧生殖静脉直接汇入下腔静脉[24]。左侧生殖静脉通常汇入左肾静脉。左侧性腺静脉常位于肠系膜下静脉的后方，左侧腰肌的前方。经产妇和患精索静脉曲张的男性，性腺静脉可能增粗。

下腔静脉管腔内血液的CT值与腹主动脉管腔内的血液相似，也随患者血细胞比容的变化而变化。但与主动脉壁相比，下腔静脉管壁较薄，即使在严重贫血的患者中，也很少能单独看到血管壁的结构。

由于含流动血液的血管结构与邻近软组织的对比良好，下腔静脉及其属支在MRI上也可清晰显示。正常下腔静脉在SE序列图像上无腔内信号，而在GRE序列上呈高信号。与主动脉类似，若采集轴位SE序列图像，流入相关增强效应（也称流入现象）也可使下腔静脉产生高信号。但与主动脉不同的是，由于血流方向相反，流入相关信号见于成像容积最尾侧的层面。

4. 淋巴结 在腹部，淋巴结位于下腔静脉和主动脉周围、肠系膜根部及下腔静脉和门静脉主要属支的走形区。在盆腔，淋巴结紧邻髂血管。尽管较少见，淋巴结还可见于腰肌的前方和后髂嵴周围[25, 26]。

在CT或MRI上，腹部和骨盆的正常淋巴结通常表现为小的、椭圆形的软组织密度影，大小为3~10mm[27, 28]。应测量淋巴结的短径，以减少走行方向所致的误差。CT或MRI通常不能分辨淋巴结的内部结构，也无法鉴别炎性淋巴结病和肿瘤浸润。正常淋巴结在静脉注入对比剂后通常表现为轻度强化，这有助于区分小的淋巴结和血管结构，尤其是在肠系膜和盆腔内。在平扫和增强CT上，正

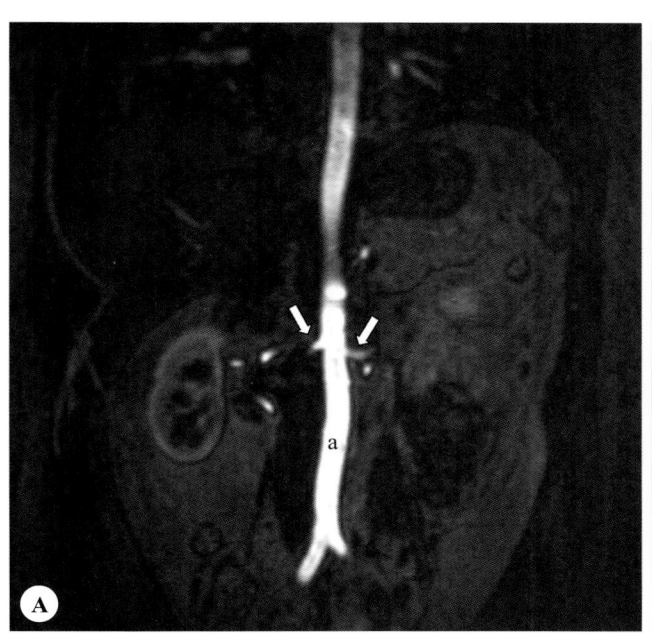
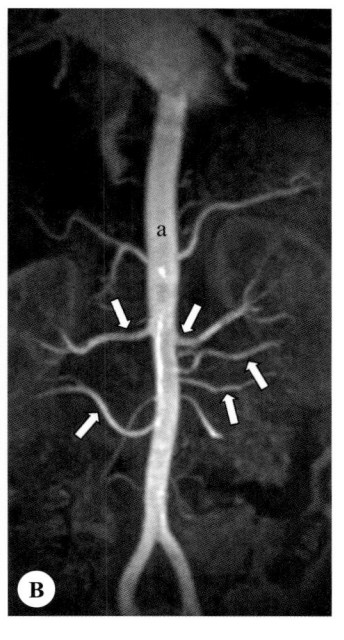

◀ 图19-3 磁共振血管成像

A. 钆对比剂增强梯度回波序列主动脉（a）血管成像的冠状位T₁WI。箭示肾动脉。B. GRE序列三维重建最大密度投影图像。箭示偶然发现的双侧副肾动脉（左侧3支，右侧2支）

常淋巴结的密度与肌肉的密度相似。在 MRI T₁WI 上，淋巴结的信号强度略高于肌肉和膈脚，远低于脂肪的信号强度。但是，偶尔由于出血或黑色素，淋巴结在 T₁WI 上的信号强度很少等于脂肪。在 T₂WI 上，淋巴结的信号较高，因此与肌肉的对比度增加，与脂肪的对比度降低。最容易在弥散加权图像上发现淋巴结，特别是高 b 值的弥散加权图像（图 19-4）。

5. 腰肌 腰大肌、腰小肌和髂肌是一组肌群，它们的功能是使大腿和躯干屈曲。腰大肌起自第 12 胸椎和所有腰椎横突上的纤维。在其上份附着点，腰肌从下方穿过膈肌弓状韧带。所有肌纤维融合并在脊柱旁区向下走行。出盆腔后，腰大肌在髂肌前方与之融合形成髂腰肌。髂腰肌在腹股沟韧带深面走行，止于股骨小转子。腰肌所在筋膜层从纵隔一直延伸至大腿。

腰小肌是一块紧贴于腰大肌前方的长而纤细的肌肉。它起自第 12 胸椎和第 1 腰椎椎体侧缘及其间的纤维软骨，并以长扁状肌腱止于髋骨的髂耻隆起。

在 CT 或 MRI 上，几乎所有正常腰大肌都表现为边界清楚，成对的脊髓旁软组织结构。腰肌近端呈三角形，远端近似圆形。从头侧至尾侧，腰大肌逐渐增粗。有时可见腰小肌，尤其是在年轻、肌肉发达者或腰肌萎缩的患者，腰小肌表现为腰大肌前方的小而圆的软组织影（图 19-5）。需要注意的是，不要将腰小肌与肿大的淋巴结相混淆。交感干及腰静脉和腰动脉有时也表现为位于腰肌内侧和腰椎外侧的小的软组织密度影。在这个区域无法区分动脉、静脉和神经。

三、腹膜后腔疾病

（一）先天性和发育异常（正常变异）

了解静脉系统的各种发育异常，认识其 CT/MRI 表现对于正确分析图像和恰当处理患者至关重要。静脉异常可能被误诊为淋巴结病或其他病变。下腔静脉延续为奇静脉可类似主动脉夹层[29]。术前识别静脉异常可避免医源性损伤，尤其是腹主动脉手术前[30]。还有报道，下腔静脉异常与其他异常（如无脾、多脾和肾发育不全）及深静脉血栓形成相关[31-36]。

下腔静脉由三对静脉系统（后主静脉、下主静脉和上主静脉系统）相继发育和退化形成[37-40]。后主静脉系统约在胚胎期第 6 周最先发育，随后退化而未参与形成正常的下腔静脉，此段不完全退化被认为是形成腔静脉后输尿管的原因。右侧下主静脉系统在胚胎期第 7 周开始发育，形成肾静脉头侧的下腔静脉，并与发育中的肝血管吻合形成肝段下腔静脉。左、右侧下主静脉系统吻合形成正常的左肾静脉，下主静脉系统其余部分则完全退化。右侧上主静脉系统约在胚胎期第 8 周开始发育，形成肾静脉头侧的奇静脉系统和肾静脉尾侧的下腔静脉。左侧上

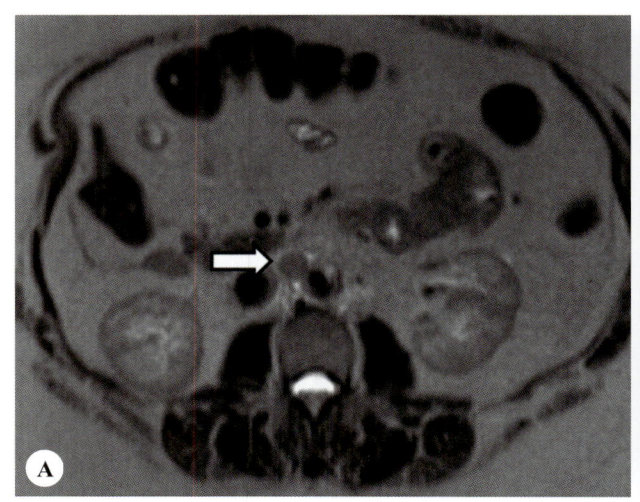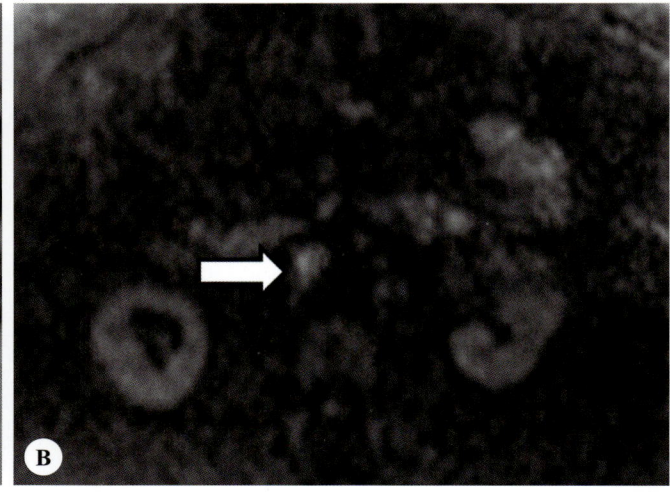

▲ 图 19-4 55 岁男性，因肝硬化就诊，腹膜后见一增大淋巴结，经活检诊断为黑色素瘤转移
A. 轴位 T₂WI 示主动脉旁等信号淋巴结（箭）；B. 轴位弥散加权成像（b=600）示淋巴结呈显著高信号（箭），提示弥散受限

主静脉系统形成肾静脉头侧的半奇静脉系统，肾静脉尾侧部分正常情况下发生退化。

这些静脉结构的任何异常退化或不退化会导致不同的异常。例如，右侧下主静脉系统与发育中的肝静脉吻合失败导致下腔静脉的肝段中断伴奇静脉延续。双下腔静脉为左侧上主静脉系统退化不完全所致。上述静脉异常多数都可通过在平扫 CT 或 MRI 上追踪连续层面来明确诊断。如果仍然存在疑问，可以通过静脉注射对比剂来证实这些结构是血管。

1. 下腔静脉中断伴奇静脉/半奇静脉延续　在胚胎期中，若右侧下主静脉无法与肝静脉连接，血液就会通过奇静脉/半奇静脉系统回心，而肝静脉直接引流至右心房（图 19-6）。罕见的变异包括下腔静脉延续为门静脉和半奇静脉[38]，以及左侧下腔静脉延续为半奇静脉[41,42]。这种异常的发生率为 0.6%，通常单独发生[37]，偶尔也可合并心脏或其他内脏异常，如多脾综合征[31,43]。

在轴位 CT 或 MRI 上，自双侧髂总静脉汇合处至双肾水平可见正常的下腔静脉，而位于右膈脚前方和肝尾状叶后方的肝段下腔静脉缺如。但是，在主动脉两侧的膈脚后间隙内可见增粗的奇静脉，通常也可见半奇静脉。继续向头侧扫描，可进一步追踪到奇静脉在主动脉弓下方呈弓形向前汇入上腔静脉。

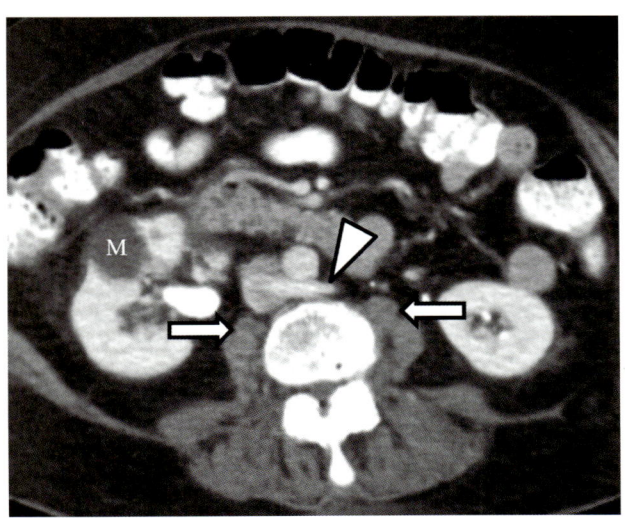

▲ 图 19-5　75 岁女性，右肾癌

轴位增强 CT 软组织窗示腰小肌（箭），由于腰肌整体萎缩而表现得更为突出，不应与淋巴结相混淆。注意右肾肿块（M）和主动脉后左肾静脉（箭头）

2. 环主动脉型左肾静脉　在这种变异中，主动脉周围可见真正的血管环。主动脉前的左肾静脉在正常的肾静脉水平从左肾汇入下腔静脉。另外一支主动脉后的左肾静脉向尾侧下行，通常在主动脉前左肾静脉下方 1~2 个椎体的水平在主动脉后方跨过脊柱与下腔静脉相通（图 19-7）。通常，左侧性腺静脉汇入异常的主动脉后肾静脉。主动脉后肾静脉被认为是左侧上主静脉系统和上主静脉间吻合支的残迹，发生率为 1.6%[44]。

3. 主动脉后左肾静脉　在这种变异中，位于主动脉前方的下主静脉完全退化，仅主动脉后的左侧上主静脉和其与右侧上主静脉间的吻合支保留下来对左肾进行引流。主动脉后左肾静脉可位于正常左肾静脉水平，或者更靠近尾侧的位置，有时甚至可低至髂静脉汇合水平。这种变异的发生率约为 3%[44]。

4. 左侧下腔静脉　右侧上主静脉的异常退化和左侧上主静脉系统的持续存在可造成下腔静脉转位。单一的下腔静脉沿脊柱左侧上行，在肾静脉水平从主动脉的前方或后方跨过主动脉，然后沿脊柱右侧继续上行，汇入右心房（图 19-8）。这种变异的发生率约为 0.2%[44]。

5. 双下腔静脉　在双下腔静脉中，脊柱右侧有一支下腔静脉，管径较正常细。此外，脊柱左侧还有一支下腔静脉，上行至肾静脉水平，经主动脉前方或后方的血管结构汇入右侧下腔静脉。任何一侧的下腔静脉都可占优势，或者两者相当。这种变异是由于双侧上主静脉都持续存在，发生率为 0.4%[44]。肾静脉以上层面仅见单支的右侧下腔静脉（图 19-9）。重复的左侧下腔静脉与扩张的左侧性腺静脉可通过继续向尾侧扫描追踪血管走行来鉴别。重复的左侧下腔静脉与髂总静脉相连，而扩张的左侧性腺静脉可进一步向下至腹股沟管水平。

6. 环绕腔静脉输尿管（下腔静脉后输尿管）　胚胎学上，环绕腔静脉输尿管为右侧上主静脉尾侧段异常退化和右侧后主静脉持续存在所致。最终，输尿管穿过下腔静脉的后方并绕过其内侧份，然后从前方绕过并部分环绕下腔静脉（图 19-10）。虽然右侧下腔静脉后输尿管更常见，但左侧下腔静脉后输尿管合并左侧下腔静脉也有报道[45]。环绕下腔静脉输尿管可能是在影像学上偶然发现的。但是，有此变异的患者有时会出现与右侧输尿管梗阻相关的体征和症状。无症状或肾盏轻微扩张的患者只需偶尔

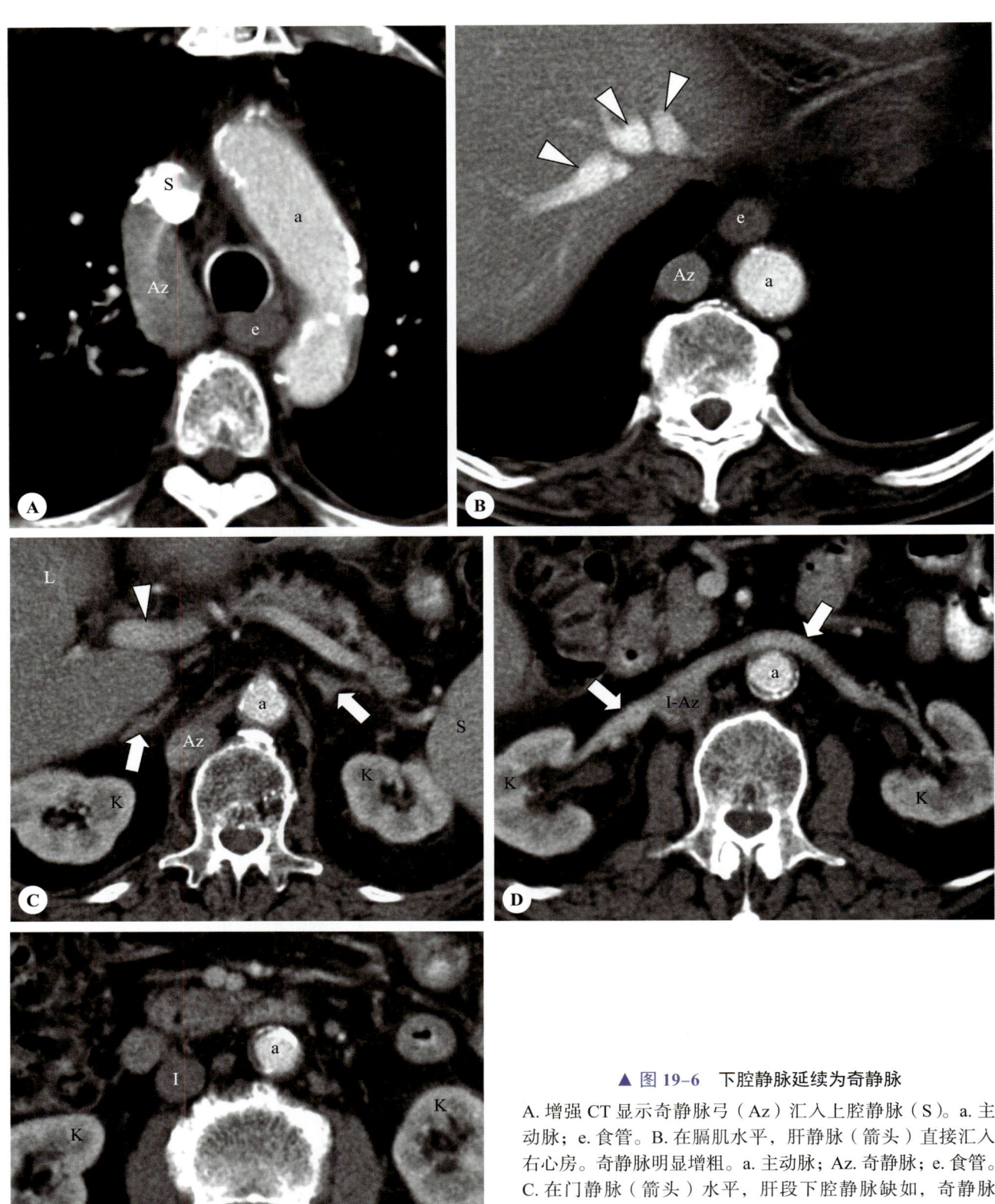

▲ 图 19-6 下腔静脉延续为奇静脉

A. 增强 CT 显示奇静脉弓（Az）汇入上腔静脉（S）。a. 主动脉；e. 食管。B. 在膈肌水平，肝静脉（箭头）直接汇入右心房。奇静脉明显增粗。a. 主动脉；Az. 奇静脉；e. 食管。C. 在门静脉（箭头）水平，肝段下腔静脉缺如，奇静脉（Az）明显增粗。a. 主动脉；L. 肝脏；S. 脾脏；K. 肾脏；箭. 肾上腺。D. 在肾静脉（箭）水平，奇静脉与下腔静脉相延续（I-Az）。K. 肾脏。E. 肾下段下腔静脉（I）正常。a. 主动脉；K. 肾脏

第 19 章 腹膜后腔
Retroperitoneum

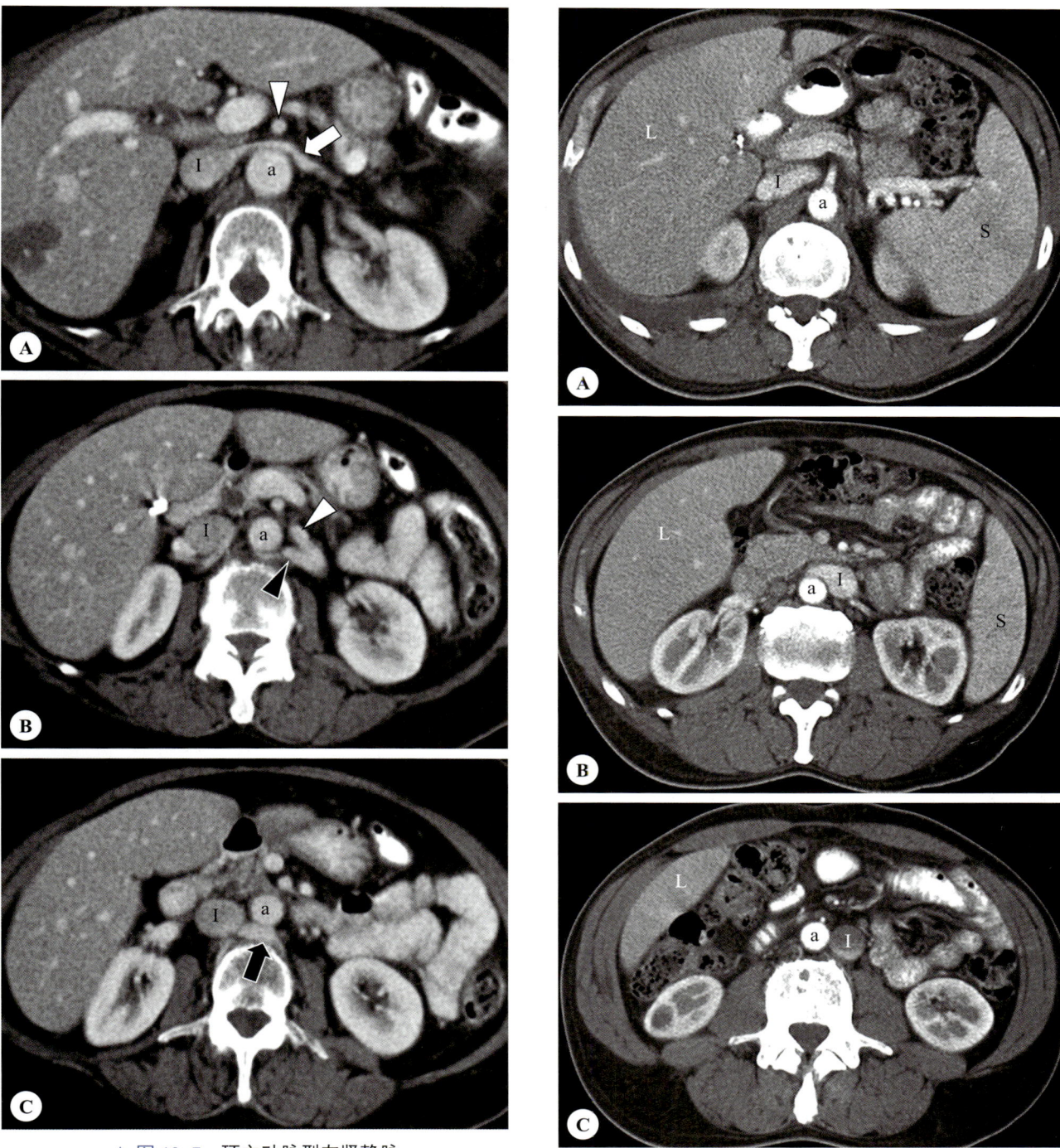

▲ 图 19-7 环主动脉型左肾静脉
A. 增强 CT 示左肾静脉的前支（箭）在肠系膜上动脉（箭头）和主动脉（a）之间穿过。I. 下腔静脉。注意肝脏血管瘤。B. 左肾静脉分为前、后两支（箭头）。C. 左肾静脉后支（箭）在主动脉（a）后方汇入下腔静脉（I）

▲ 图 19-8 左侧下腔静脉
A. 增强 CT 示肾上段下腔静脉（I）位置正常。a. 主动脉；L. 肝脏；S. 脾脏。B. 下腔静脉（I）经左肾静脉跨到左侧。a. 主动脉；L. 肝脏；S. 脾脏。C. 下腔静脉（I）仍位于主动脉（a）左侧。无正位右侧下腔静脉。L. 肝脏

971

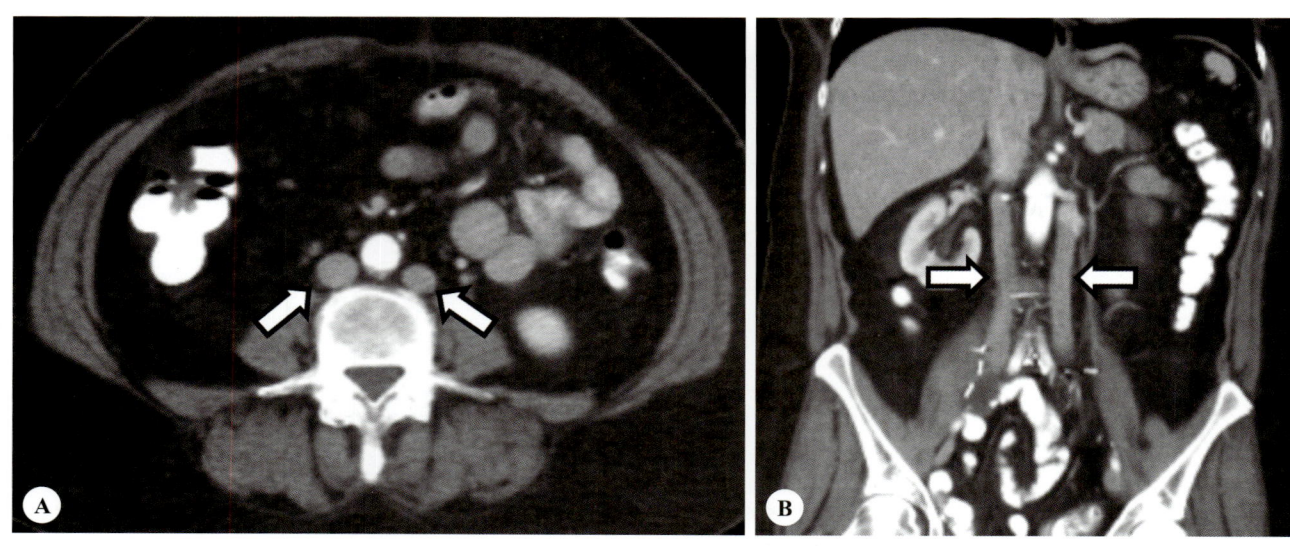

▲ 图 19-9　53 岁男性，胆囊癌行胆囊切除术后监护，双下腔静脉
A. 轴位增强 CT 软组织窗示双下腔静脉（箭）；B. 冠状位 CT 重建图像示重复的肾下段下腔静脉（箭）

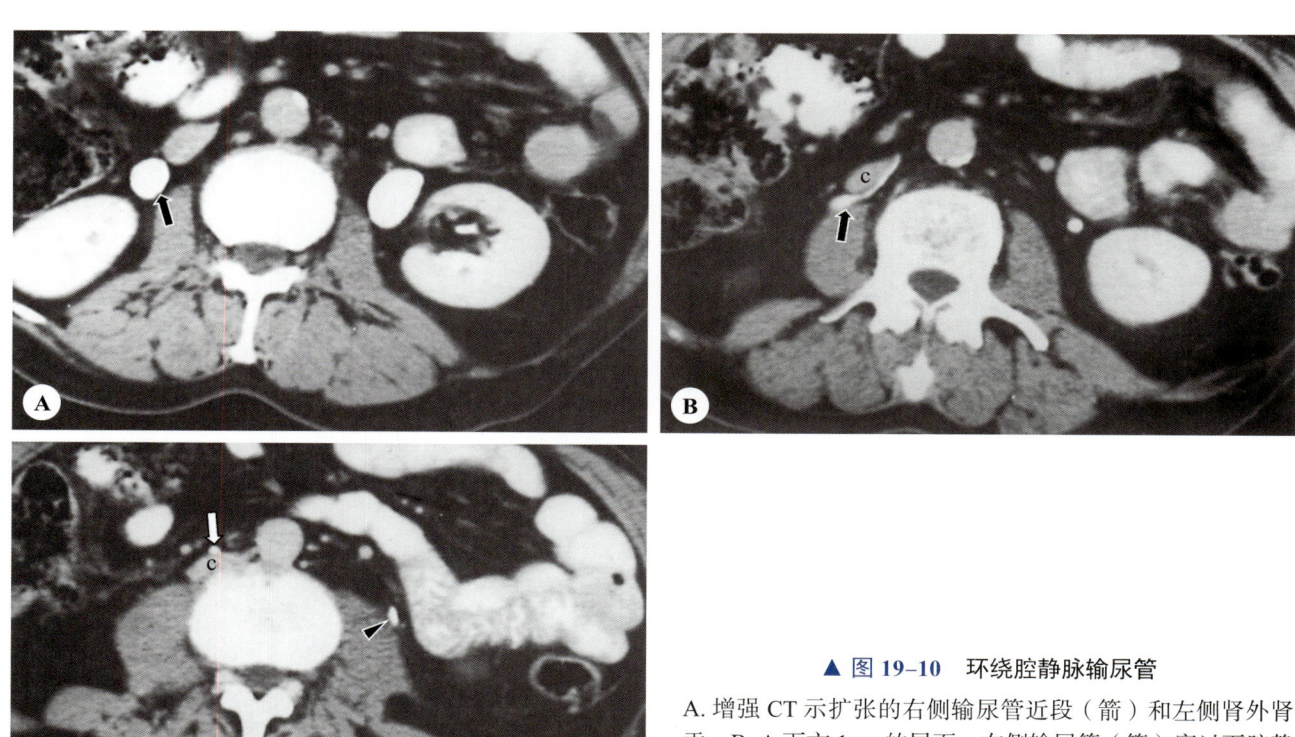

▲ 图 19-10　环绕腔静脉输尿管

A. 增强 CT 示扩张的右侧输尿管近段（箭）和左侧肾外肾盂；B. A 下方 1cm 的层面，右侧输尿管（箭）穿过下腔静脉（c）的后方；C. B 下方 1cm 的层面，右侧输尿管（箭）位于下腔静脉（c）前方，与位于腰肌前外侧的正常左侧输尿管（箭头）不同

复查，而严重尿路梗阻的患者常需要手术治疗。

7. 其他罕见变异　文献报道的其他罕见的下腔静脉变异包括先天性门腔分流[46]、肾下段下腔静脉缺如而肾上段下腔静脉存在[47]，以及前述变异类型的组合，如双下腔静脉伴奇静脉延续[40]。

（二）肿瘤性疾病

1. 原发性腹膜后肿瘤　原发性腹膜后肿瘤是一组罕见而多样的肿瘤，起自腹膜后腔，但与腹膜后器官（如肾上腺、肾脏、胰腺和淋巴结）无关。病理学上，病变可起自间叶组织（结缔组织、脂肪、肌肉和血管)、神经源性组织(神经或神经鞘、交感神经节和异位肾上腺)或胚胎或脊索残留[48]。大多数肿瘤为恶性。尽管畸胎瘤和神经母细胞瘤多见于儿童，但大多数肿瘤好发于中年人。多数肿瘤无明显的性别倾向，但畸胎瘤、神经节瘤和平滑肌肉瘤多见于女性，脂肪肉瘤、脊索瘤和未分化肉瘤多见于男性。

患者早期多无症状，直到肿瘤长大才出现症状。症状通常不明显或无特异性，并且通常为邻近结构受压所致。腹痛或背痛是常见的症状，可由神经根受压或受侵引起。静脉受压可引起下肢肿胀，胃肠道受压或扭转可引起食欲减退、恶心或体重减轻，泌尿生殖系统受压可引起梗阻、尿频或血尿。腹膜后肉瘤的主要治疗方法是手术切除。由于这些病变通常较大，很难完全切除，因此5年生存率很低[49, 50]。

即使肿瘤相对较小，CT或MRI也能很好地诊断起自腹膜后组织的肿瘤。这些肿瘤在CT或MRI上通常表现为软组织肿块，推移或压迫正常的腹膜后结构或使其边界模糊不清。尽管有时很难鉴别真正的腹膜后肿瘤和源自腹膜后器官的肿瘤，但鸟嘴征、幻影器官征、包埋器官征和明显的滋养动脉征都可能有助鉴别[51]。这些征象提示肿瘤起源于某个特定的器官，而非腹膜后软组织。例如，鸟嘴征是指肿块使起源器官的边缘变形呈鸟嘴状。幻影器官征是指起源于某个器官的肿块生长庞大，使得该器官无法辨认。包埋器官征是指起源器官比起受压变形更像是包埋于肿块之中。明显的滋养动脉征见于某特定器官起源的肿块使该器官的正常动脉供血增加时[51]。

若器官周围存在一定的脂肪，CT或MRI便可准确地显示肿瘤的大小和范围，并在一定程度上明确肿瘤的构成及其对邻近结构的影响。尽管矢状位和冠状位图像在这方面尤为适用，但应注意相邻并不意味着侵犯，因为即使没有发生侵犯，肿瘤和器官之间也可无清晰的界线。由于影响到手术可切除性，应该谨慎地预测正常结构的受侵情况。

CT和MRI通常能够鉴别原发性腹膜后肿瘤和腹膜后淋巴瘤。前者在CT上的密度通常不均匀，而淋巴瘤通常密度均匀[52]。尽管大多数实性腹膜后肿瘤与肌肉组织表现相似，但有时也可以根据特定的CT或MRI表现来缩小鉴别诊断的范围。例如，脂肪的存在是脂肪瘤和脂肪肉瘤的特征。尽管畸胎瘤也可能含有脂肪，但通常还伴有脂液平面或钙化。T_2WI上呈高信号的黏液样间质可见于一些脂肪肉瘤、未分化肉瘤和神经源性肿瘤[53]。

大面积坏死可见于任何高级别肿瘤，但在平滑肌肉瘤中尤为典型。淋巴管瘤、黏液性囊性病变和神经源性肿瘤可存在部分或完全囊变区。不同肿瘤类型的血供也不同，淋巴瘤和低级别脂肪肉瘤相对乏血供[51]。明显的富血供见于副神经节瘤和血管外皮细胞瘤。中等程度的富血供见于多数其他肉瘤。生长方式可为鉴别诊断提供线索。例如，累及交感神经节的神经源性肿瘤沿着交感神经节生长，故通常呈长条状。淋巴管瘤、神经节瘤和淋巴瘤倾向于沿着正常结构的间隙生长，而不是压迫或推移正常结构[54]。若影像学特征不能满足精确的术前诊断，可以进行CT引导下的经皮穿刺活检。

CT和(或)MRI在肿瘤切除术后患者随访中也有重要作用。一项对33名腹膜后肉瘤复发患者的研究表明，85%的患者有局部或区域复发，近3/4的复发发现于初次手术切除后2年内。与原发病变一样，大部分复发性肿瘤在CT上表现为不均匀密度影[55]。

2. 脂肪瘤和脂肪肉瘤 脂肪瘤及其相应的恶性肿瘤(脂肪肉瘤)是腹膜后最常见的软组织肿瘤[49, 50]。通常在患者就诊时它们就已相当大，并且可为多发。组织学上，脂肪肉瘤可分为高分化、去分化、黏液样和多形性四型，后两种类型在腹膜后极为罕见。高分化脂肪肉瘤无转移潜能，但有局部复发的倾向。其他亚型含有更高级别的成分，具有转移潜能和更高的局部复发率。

脂肪瘤表现为边界清楚的均质性肿块，其CT密度和MRI特征均与正常脂肪相同。可见细线状的条纹密度影和由致密组织构成的包膜薄边。无明显软组织成分[56, 57]。

高分化脂肪肉瘤是最常见的脂肪肉瘤亚型，通常在CT或MRI上无法与良性脂肪瘤相鉴别。与脂肪瘤类似，这些病变通常生长缓慢，早期多无症状，直到肿瘤长大对邻近结构造成明显占位效应时才出现症状。虽然影像上很难鉴别这两种疾病，但通常将它们当作独立的疾病，脂肪肉瘤不只是脂肪瘤的恶性转化[58]。

去分化脂肪肉瘤病灶内含高级别肿瘤和高分化脂肪肉瘤两种成分。这种亚型很罕见，但发生于腹膜后比发生于四肢更常见。他们与高分化脂肪肉瘤的区别在于存在非脂肪结节状强化成分，在 CT 上与肌肉类似，在 MRI T_1WI 上呈低至中等信号，在 T_2WI 上呈等至高信号[59, 60]（图 19-11 至图 19-13）。

黏液样脂肪肉瘤，又称圆细胞脂肪肉瘤，是脂肪肉瘤中第二常见的亚型。在 CT 上，通常密度低于肌肉，与水相似。在平扫 MRI 上，黏液样成分的信号强度与水类似，病变表现为复杂的囊肿，但增强后实性成分强化，典型表现为网状强化。黏液样脂肪肉瘤可以有清晰的边界或钙化，通常不含大块脂肪。

多形性脂肪肉瘤是最罕见但侵袭性最强的亚型，常见于四肢而非腹膜后。病变在 CT 上通常表现为类似于肌肉的非特异性软组织。在 MRI 上有时可见小的脂肪灶，但通常以软组织为主，并且由于其侵袭性较强，常可见边缘不规则、出血和坏死[58]。

3. 其他含脂腹膜后肿块 脂肪瘤和脂肪肉瘤以外的其他病变也可能含有脂肪，如成熟畸胎瘤、髓脂肪瘤、血管平滑肌脂肪瘤和淋巴管瘤。成熟畸胎瘤通常可以通过所含的脂 - 液平面和钙化与脂肪瘤或脂肪肉瘤相鉴别，但极少数情况下，脂肪瘤或脂肪肉瘤中也可能有这些表现[61, 62]。肾上腺髓样脂肪瘤和肾血管平滑肌脂肪瘤可以与脂肪肉瘤表现相似，但是它们通常来源于肾上腺或肾脏，可借此明确诊断。增粗的血管通常见于血管平滑肌脂肪瘤，而在脂肪肉瘤中少见[63]。极少数情况下，血管平滑肌脂肪瘤可起自肾周脂肪，与肾脂肪肉瘤难以鉴别[64]。同样，髓样脂肪瘤也可发生于肾上腺以外的腹膜后腔和骶前区[65]。

在 CT 上，含有大量脂质成分的淋巴管瘤也可与脂肪瘤的表现类似[56, 66]。腹膜后和（或）盆腔内脂肪弥漫性增多也可见于 Cushing 病、腹膜后脂肪瘤病、抗逆转录病毒治疗相关的脂肪营养不良、脂肪性淋巴结病和某些特发性疾病[56, 67]。脂肪的对称性和包膜的缺如有助于与脂肪瘤进行鉴别。

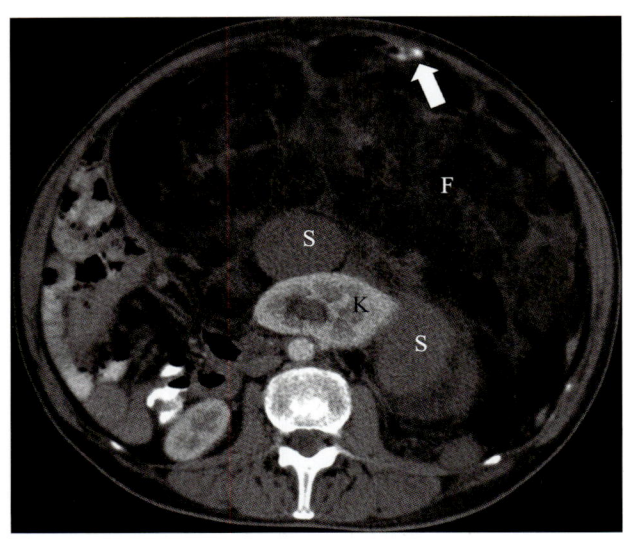

▲ 图 19-11 腹膜后脂肪肉瘤
增强 CT 示腹膜后巨大肿块，可见脂肪（F）和软组织（S）混杂密度。降结肠（箭）和肾脏（K）向前内侧移位，提示肿瘤位于腹膜后腔

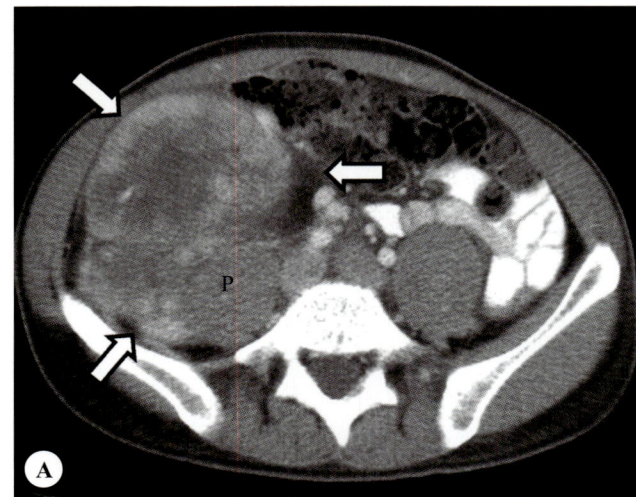 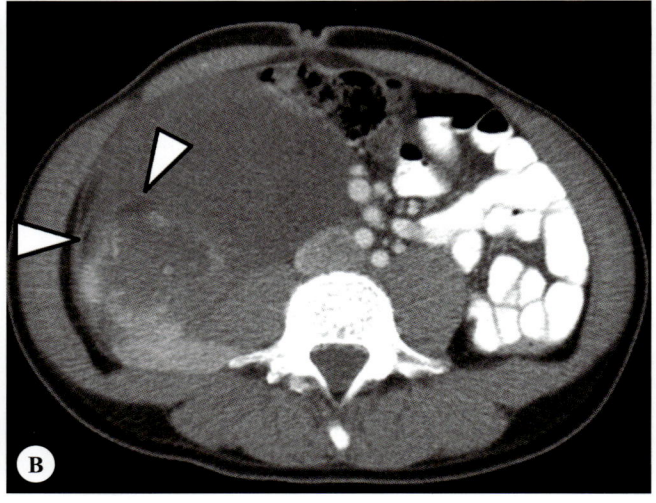

▲ 图 19-12　34 岁男性，主诉右侧腹痛并可触及肿块，活检证实为去分化脂肪肉瘤
A. 轴位增强 CT 软组织窗示右侧腹膜后巨大肿块（箭），呈混杂密度，与图 19-11 所示病灶相比，实性成分更多。P. 右侧腰肌。B. 稍高层面的轴位增强 CT 软组织窗示肿块内小的脂肪灶（箭头）

第 19 章 腹膜后腔
Retroperitoneum

4. 平滑肌肉瘤 平滑肌肉瘤是第二常见的腹膜后肉瘤[49, 50, 68]，女性比男性更常见。平滑肌肉瘤可向血管内或血管外生长，也可同时向血管内外生长[68, 69]。与其他腹膜后肿瘤一样，平滑肌肉瘤在诊断时也可很大，有报道称其直径可达 35cm[70]。

在 CT 上，平滑肌肉瘤通常表现为边界清楚、体积较大的肌肉密度肿块，伴低密度的坏死区（图 19-14）。通常，坏死区域比其他腹膜后恶性肿瘤范围更大[71]。腔内生长最常见于膈肌和肾静脉之间的下腔静脉受累者，通常可导致下腔静脉扩张并可延伸至心脏[68]。MRI 上的信号表现也具有异质性。病变通常在 T_1WI 上呈低至等信号，在 T_2WI 上呈等至高信号，信号强度反映了囊变坏死的比例。

5. 未分化未分类肉瘤 未分化未分类肉瘤包括所有无法确定来源的肿瘤和曾划分至旧术语恶性纤维组织细胞瘤名下的病变。根据病理形态主要可分为四型：梭形细胞、多形性细胞、圆形细胞和上皮样

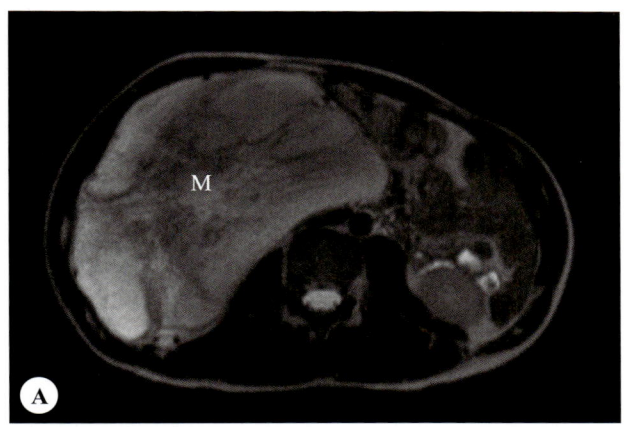

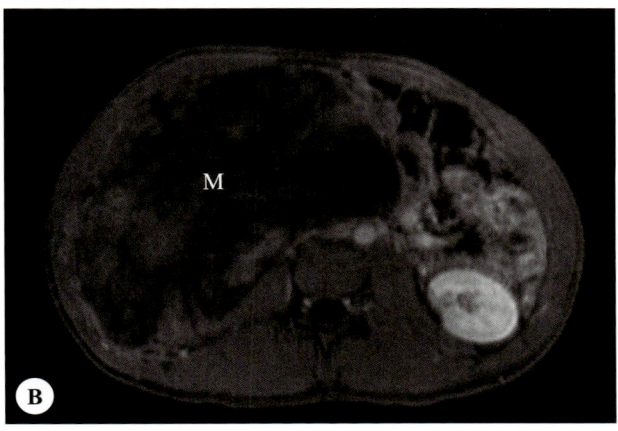

▲ 图 19-13　34 岁男性，主诉右侧腹痛并可触及肿块，活检证实为去分化脂肪肉瘤（与图 19-12 为同一患者）
A. 轴位 T_2WI 示腹膜后肿块（M），呈混杂高信号；B. 轴位脂肪抑制增强 T_1WI 示肿块（M）呈不均匀强化

细胞[72]。尽管大多数病例发生在四肢，但几乎任何部位或器官均可受累。此肿瘤常见于中老年人，男性比女性更常见，患者多伴有肿块或疼痛症状。

在 CT 或 MRI 上，病变表现多样，反映了潜在的组织多形性。肿瘤通常很大，边界可能清楚或模糊。病变密度或信号可不均匀，尤其见于病变中央，符合坏死、出血或黏液样物质的表现。有时可见液平面，提示有自发性出血。病变不含脂肪，这有助于与脂肪肉瘤相鉴别[73]。病变增强方式多样。仅少数病变中可见钙化[74]。在 MRI 上，肿瘤通常在 T_1WI 上呈低或等信号，在 T_2WI 上呈高信号。如果存在黏液样物质，则通常在 T_2WI 上呈高信号[75]。

6. 神经源性肿瘤 腹膜后神经源性肿瘤可分为神经节细胞来源肿瘤（节细胞神经瘤、节细胞神经母细胞瘤和神经母细胞瘤）、副神经节系统来源肿瘤（嗜铬细胞瘤和副神经节瘤）和神经鞘膜细胞来源肿瘤（神经鞘瘤、神经纤维瘤和恶性神经鞘瘤）[76]。这些肿瘤通常位于肾上腺至主动脉旁 Zuckerkandl 器官之间的脊柱旁区，与交感神经节的分布一致。神经母细胞瘤和节细胞神经母细胞瘤好发于婴儿和儿童，其余神经源性肿瘤多见于成人。大多数病变的临床表现为肿块或疼痛，但它们也可分泌某些物质，包括儿茶酚胺、血管活性肽或雄激素，这些物质可产生各种全身症状。

大多数神经源性肿瘤表现为界限清楚、单纯性或分叶状肿块。因为肿瘤沿着交感神经生长，因此可表现为长条状[51]（图 19-15 和图 19-16）。与其他腹膜后肿瘤不同的是，神经源性肿瘤通常沿着血

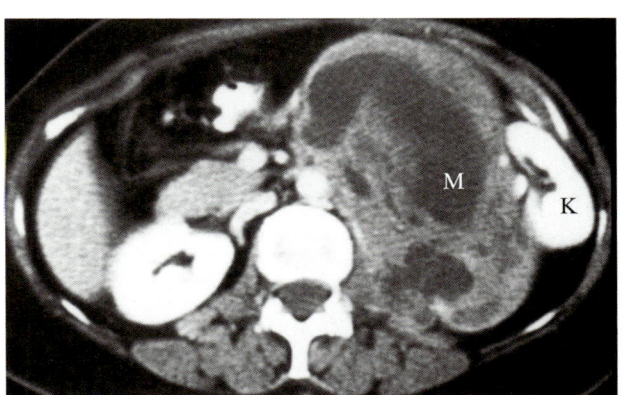

▲ 图 19-14　腹膜后平滑肌肉瘤
增强 CT 图像显示大而不均匀强化的肿块（M）使左肾（K）向外侧移位。病灶内的不规则低密度区代表平滑肌肉瘤中常见的组织坏死和囊变

975

管间隙生长，不引起血管压迫或移位[54]。神经源性肿瘤中钙化常见，约85%的神经母细胞瘤可见钙化，其他神经源性肿瘤中比例稍低。在CT上，大多数病变密度十分均匀，与肌肉相似或略低于肌肉密度[54, 76-78]。在肿瘤坏死或黏液样变性的区域可见囊样区[79]。肿瘤在MRI T_1WI 上呈低信号，因所含黏液样基质的量不同而在 T_2WI 上呈等至显著高信号[53, 76, 80]。节细胞神经瘤在 T_2WI 上呈旋涡样改变[53]。

神经源性肿瘤的强化方式多样，含黏液样间质的肿瘤因对比剂缓慢扩散至黏液样区域而表现为延迟强化。副神经节瘤通常为富血供肿瘤，表现为显著强化，而节细胞神经瘤则表现为轻度早期强化（图19-17和图19-18）。节细胞神经瘤有一层薄的包膜，而神经纤维瘤无包膜。神经鞘瘤可见囊性变，而节细胞神经瘤则没有。尽管已经注意到静脉注射对比剂可促使嗜铬细胞瘤释放儿茶酚胺，但研究表明即使不使用α受体拮抗药，静脉注射对比剂也是安全的[81]。

7. 原发性生殖细胞肿瘤 一般认为，性腺外生殖细胞肿瘤起源于胚胎发生过程中原始生殖细胞的异常迁移，或者为隐匿性性腺原发肿瘤的转移。大多数性腺外生殖细胞肿瘤发生于中线区，纵隔是最常见的部位，其次是腹膜后腔[82]。在儿童中，无论是良性还是恶性的生殖细胞肿瘤都无明显的性别倾向。在成人中，尽管良性肿瘤的性别差异同样不明显，但超过90%的恶性性腺外生殖细胞肿瘤发生于男性。精原细胞性和非精原细胞性生殖细胞肿瘤及畸胎瘤

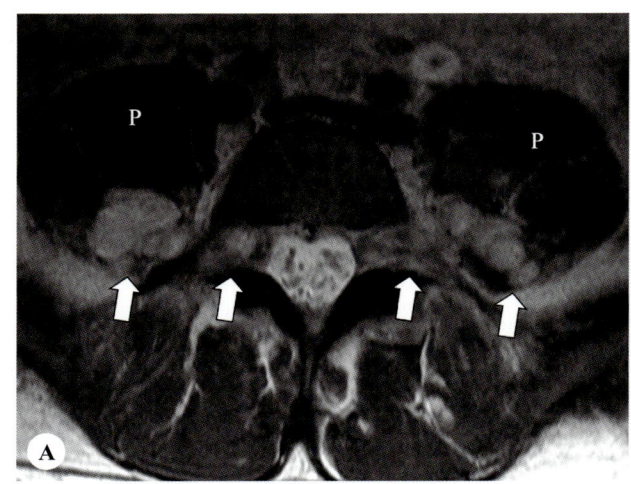

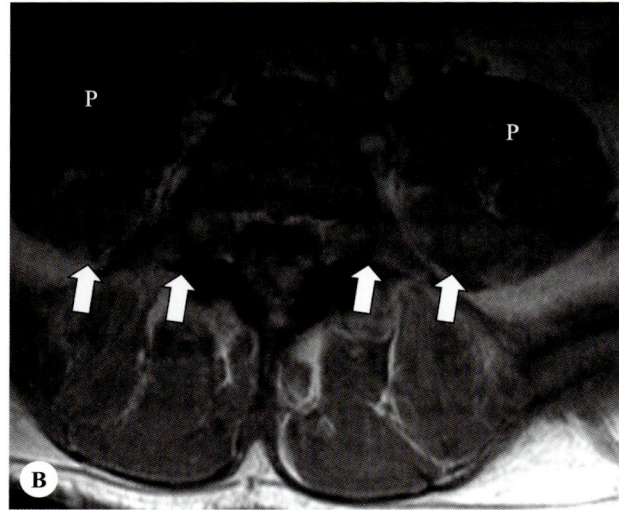

▲ 图19-16 神经纤维瘤病合并神经纤维瘤

A. T_2WI 示高信号分叶状肿物（箭）从双侧神经孔向外生长，并使腰肌向前外侧移位（P）；B. T_2WI 示肿物（箭）与肌肉信号相似

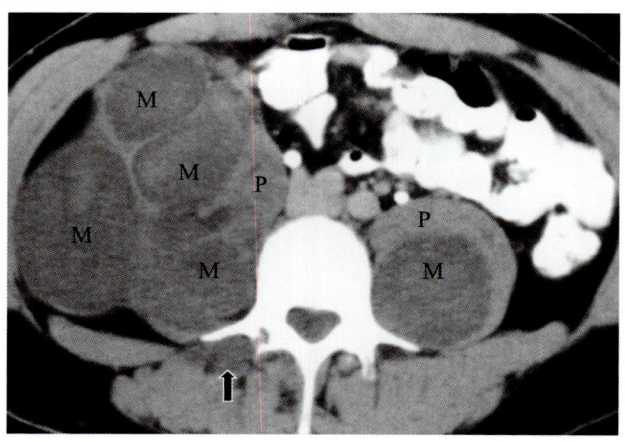

▲ 图19-15 神经纤维瘤病合并神经纤维肉瘤

增强CT显示双侧轻度强化的低密度肿块（M）沿腰神经延伸，并使腰肌（P）向前移位。这是神经源性肿瘤的典型好发部位，大体不对称应怀疑肉瘤变性。右侧横突后方另可见一个小的神经纤维瘤（箭）

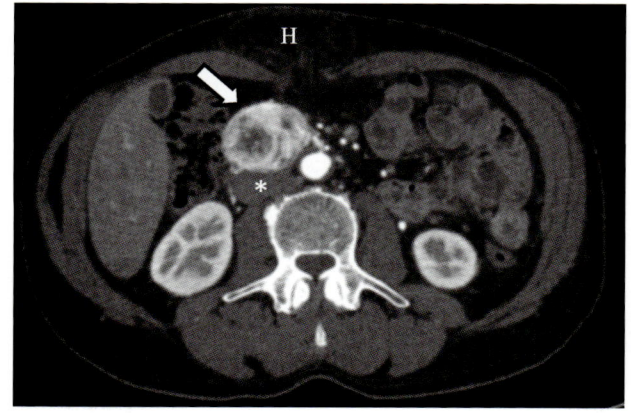

▲ 图19-17 61岁男性，腹壁疝病史，因腹部可触及新发实性肿物就诊，经手术切除证实为副神经节瘤

轴位增强CT软组织窗示邻近下腔静脉（*）的肿块（箭）明显强化。H. 腹壁疝

第 19 章 腹膜后腔
Retroperitoneum

均可发生于腹膜后腔。大多数患者表现为背部疼痛或腹部肿块，亦可见淋巴回流障碍性水肿。应评估血清学生物标志物（如 hCG 和 AFP）是否升高[82]。

在 CT 或 MRI 上，成熟畸胎瘤的典型表现为边界清楚的囊实性肿块，含有脂肪、液体和钙化。脂肪通常有几种形式，即固态脂肪、皮脂和与毛发混合的脂肪，因此在 CT 上的密度和 MRI 上的信号强度表现多样[83]。可见脂-液平面，高度提示畸胎瘤[84]。精原细胞瘤在 T_1WI 和 T_2WI 上均表现为均匀、分叶状、轻度强化的等信号肿块。与非精原细胞性生殖细胞肿瘤不同，出血、钙化和坏死少见。恶性生殖细胞肿瘤表现为大而分叶的肿块，呈混杂密度，其内的低密度区可能与坏死或陈旧性出血有关[85, 86]。

8. 其他腹膜后肿瘤 多种其他肿瘤也可累及腹膜后腔。其中大多数相当罕见，但有些具有特征性的影像学表现。淋巴管瘤通常表现为边界清楚、长条状、单房或有分隔的液性肿物。分隔通常光滑且较薄，但在约 20% 的病例中呈不规则增厚。钙化少见。

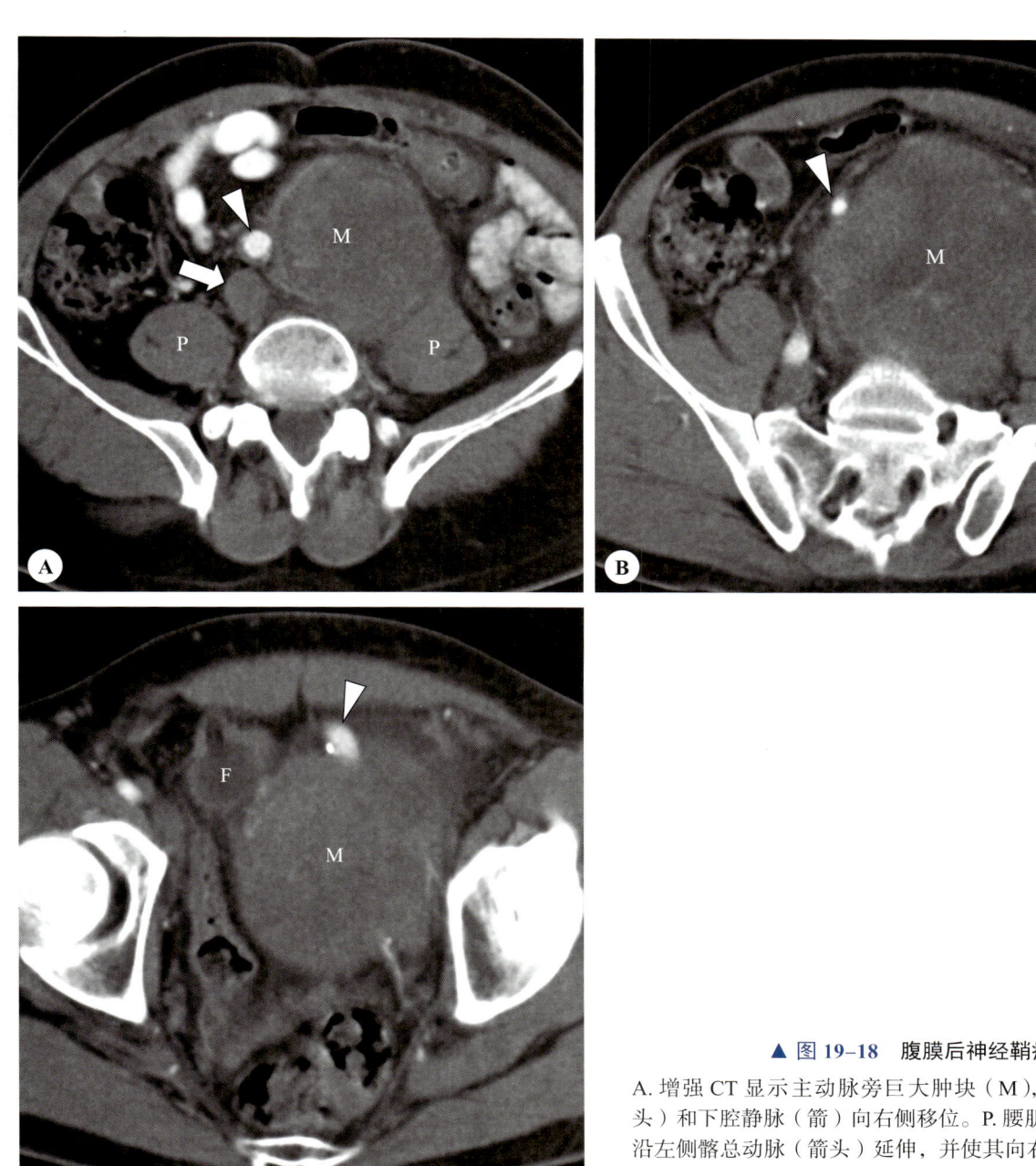

▲ 图 19-18 腹膜后神经鞘瘤
A. 增强 CT 显示主动脉旁巨大肿块（M），使主动脉（箭头）和下腔静脉（箭）向右侧移位。P. 腰肌。B. 肿块（M）沿左侧髂总动脉（箭头）延伸，并使其向右移位。P. 腰肌。C. 在盆腔较低的层面，肿块使左侧股动脉（箭头）向前内侧移位，使膀胱和其内的 Foley 导管（F）向左侧移位

液性成分通常密度均匀，接近水的密度，但也有报道含脂肪密度乳糜的病变。在 MRI T_2WI 上，病变内部呈显著高信号。除出血外，T_1WI 上一般表现为低信号[87]。分层的碎屑亦可见[66, 88]。

腹膜后的其他囊性病变包括原发性黏液性囊腺瘤、囊性畸胎瘤、囊性间皮瘤、多种先天性病变（表皮样囊肿和尾肠囊肿）及实性肿瘤的囊性变，如副神经节瘤[89, 90]。血管外皮细胞瘤表现为体积较大，成分复杂的肿块，内含多个不规则低密度区，符合坏死或出血的表现。实性部分富血供是其特征性表现，但该表现也可见于平滑肌肉瘤和未分化肉瘤[91, 92]。

病例报道中记录的其他更罕见的肿瘤包括原发性血管周上皮样细胞肿瘤、血管肉瘤、脊索瘤和髓外造血[93-96]。

9. 腹膜后淋巴结病

（1）概述：多种胃肠道及泌尿生殖系统的恶性肿瘤常累及腹膜后淋巴结。引起腹膜后淋巴结病最常见的恶性肿瘤包括睾丸癌、前列腺癌、宫颈癌、子宫内膜癌和肾癌[97]。在 CT 或 MRI 上诊断腹膜后淋巴结病的依据是淋巴结肿大的识别，有时晚期疾病可伴有正常结构的移位或模糊（图 19-19 至图 19-21）。例如，主动脉后和下腔静脉后淋巴结的明显增大可能导致这些血管向前移位。除了异常清瘦或恶病质的患者，肿大的淋巴结通常都可在周围脂肪的衬托下清楚显示。膈脚后方和肝门区的淋巴结应不超过 6mm，而正常肝胃韧带淋巴结的上限是 8mm[98, 99]。腹膜后、腹腔干、肠系膜和盆腔淋巴结的直径超过 10mm 应视为异常，但上述区域内发现多个略小（8~10mm）的淋巴结也应引起怀疑[27, 28]。

淋巴结病可表现为不同的形式：①一个或多个散在的肿大淋巴结；②一组大小近于主动脉或下腔静脉的肿大淋巴结，彼此相邻成簇；③一个大的均匀肿物，其中单个的淋巴结已无法辨认，并且模糊了周围正常结构的轮廓。仅依靠影像学表现，很难鉴别继发于病毒或肉芽肿性疾病的淋巴结肿大与淋巴瘤或转移，但是在良性疾病中几乎从未见过大片的淋巴结聚集（图 19-22）。

虽然在 CT 上绝大多数淋巴结呈软组织密度，但是恶性和良性疾病中都可见到低密度的肿大淋巴结。睾丸肿瘤，尤其是畸胎癌和泌尿生殖道的鳞状细胞癌常可见低密度的肿大淋巴结（图 19-23）。这种低密度的肿大淋巴结可能出现于治疗后，代表坏死或液化区域，也可能病初即存在，代表内衬上皮的囊性区域。低密度淋巴结病的其他原因包括分枝杆菌感染［结核分枝杆菌（图 19-24）比鸟型分枝杆菌更常见］、组织胞浆菌病、Whipple 病（图 19-25）和淋巴管平滑肌瘤病[100-103]。乳糜泻相关的空洞淋巴结综合征中也可见增大的低密度淋巴结，甚至淋巴结内的脂 - 液平面[104]。低密度淋巴结很少见于淋巴瘤患者中[105]。

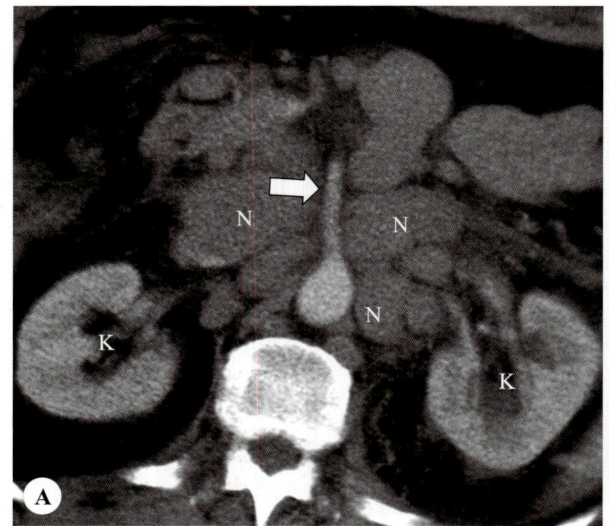 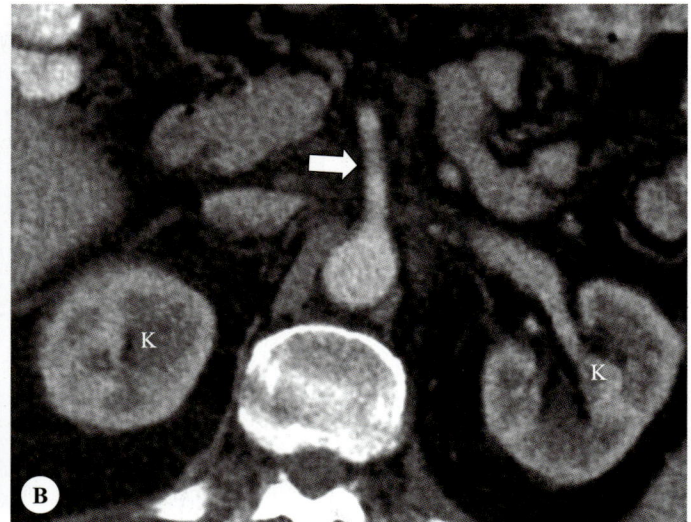

▲ 图 19-19 Burkitt 淋巴瘤治疗前后

A. 腹腔干水平的轴位增强 CT 示淋巴结肿大（N）。K. 肾脏。B. 治疗后，腹腔干旁的巨大淋巴结几乎完全消失（箭）。K. 肾脏

第 19 章　腹膜后腔
Retroperitoneum

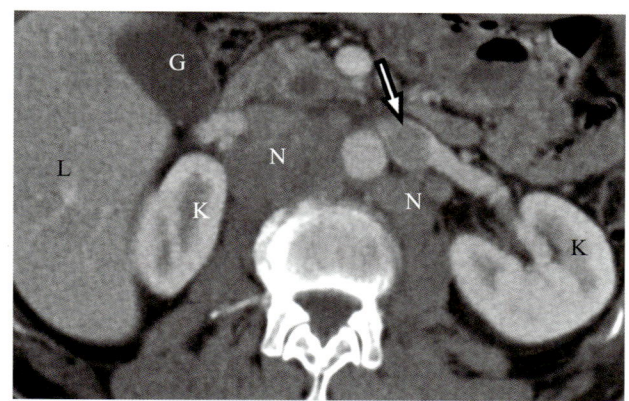

▲ 图 19-20　左侧下腔静脉旁淋巴瘤

左肾静脉水平的轴位增强 CT 示左侧下腔静脉汇入左肾静脉（箭）。此淋巴瘤患者中可见多发、相互融合的腹膜后淋巴结（N）。K. 肾脏；L. 肝脏；G. 胆囊

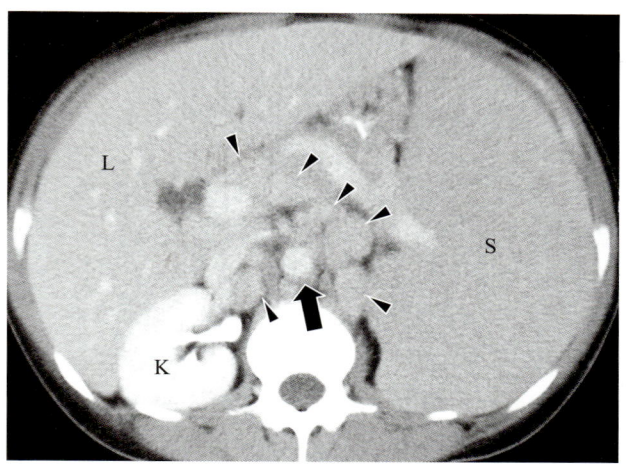

▲ 图 19-22　结节病伴腹膜后淋巴结肿大（箭头）和脾大（S）

L. 肝脏；K. 肾脏；箭. 主动脉

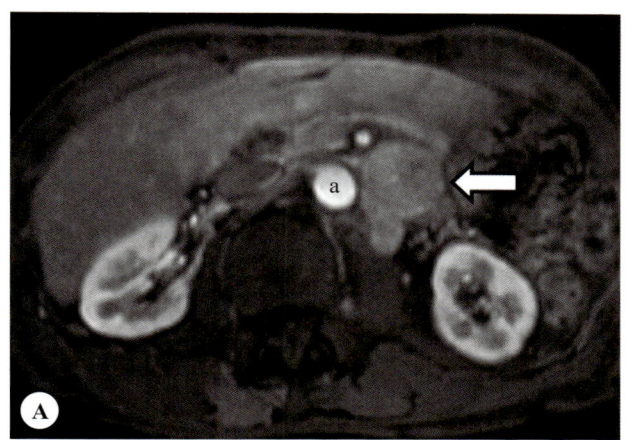

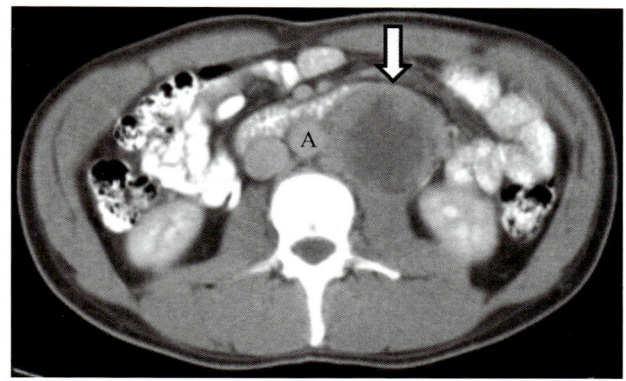

▲ 图 19-23　32 岁男性，精原细胞瘤，因腹部可触及包块就诊

病理证实为精原细胞瘤，随访超声检查发现左侧睾丸肿物。轴位增强 CT 软组织窗示左侧主动脉旁淋巴结（箭）增大，呈低密度，对主动脉（A）造成轻度占位效应

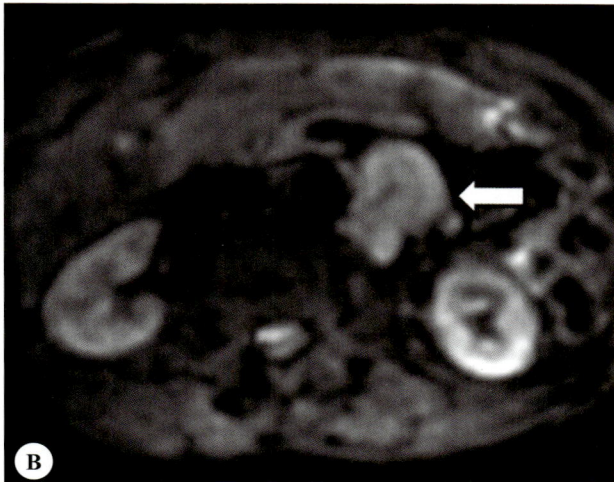

▲ 图 19-21　60 岁男性，肝细胞癌行肝移植多年后转移，临床表现为新发腹部不适和甲胎蛋白水平升高

A. 轴位 T$_1$WI 增强扫描，示左侧分叶状腹膜后淋巴结病（箭），后经活检证实为转移。a. 主动脉。B. 轴位 DWI（b=600），示病变呈显著高信号（箭），提示弥散受限

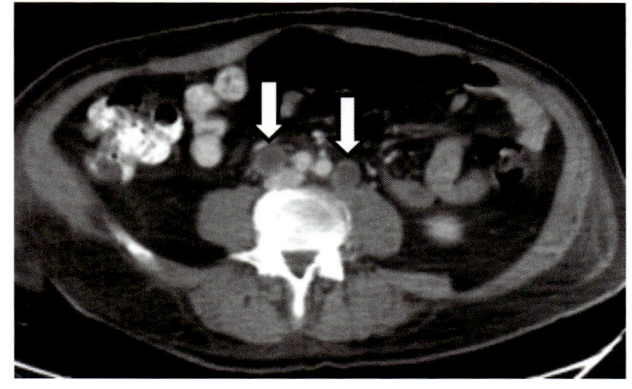

▲ 图 19-24　62 岁男性，播散性结核，临床表现为发热和心动过速

淋巴结活检证实诊断。轴位增强 CT 软组织窗示腔静脉旁和主动脉旁低密度淋巴结（箭）

979

在静脉注射碘对比剂后，良性和恶性淋巴结病均可表现出轻度至显著强化[105-107]（图19-26）。强化方式可以是均匀强化、不均匀强化或周围强化。尽管大多数淋巴瘤仅呈轻度至中度强化，但包括肾细胞癌（图19-27）、膀胱癌、类癌和Kaposi肉瘤转移，以及血管免疫母细胞性淋巴结病和Castleman病（图19-28）在内的许多疾病，都可表现为高增强的肿大淋巴结[105, 106, 108-110]。显著强化的肿大淋巴结有时也可见于分枝杆菌感染。尽管均匀强化也有报道，此种强化以周围强化最常见[107]。

淋巴结钙化可见于肉芽肿性感染，也与多种恶性肿瘤有关，包括黏液癌、肉瘤和治疗后（治疗前罕见）的淋巴瘤[111, 112]（图19-29）。

CT和MRI可用于评估淋巴结肿大，但由于检查成本和速度的原因，通常选择增强CT用于初始评估。如果肠道显影良好，即使在腹膜后脂肪较少或术后腹膜后组织已发生改变的患者中，CT也能很好地显示肿大的淋巴结。在检测小钙化方面，CT优于MRI，MRI的这一局限性对纵隔病变评价的影响大于腹膜后和盆腔病变。

高b值弥散加权序列可抑制来自血管和囊性病变的信号，通过此序列MRI通常可鉴别淋巴结和邻近结构。这对于只能接受非增强检查的患者很有用。增强MRI检查通常需要多期扫描，以便更好地鉴别邻近血管的淋巴结和其他软组织。在CT上，静脉异常、突出的性腺静脉和侧支血管都可能与腹膜后淋巴结肿大的表现相似，但常规MRI检查通常能轻易显示出这些血管结构。

一般而言，CT是最经济有效的评估腹膜后淋巴结病的方法。如果CT表现不明确，可进行MRI检查。对于电离辐射暴露应受控制的患者，如儿童和孕妇，MRI应作为首选影像学检查方法。

(2) 偶发腹膜后淋巴结病的管理：若存在已知肿瘤、炎症、感染或自身免疫性疾病，腹膜后淋巴结病的发现通常不会造成诊断上的困难。如果从患者的病史或影像学检查中都无法确定潜在的病因，则根据淋巴结位置和患者的共病情况，选择活检（仍然是金标准）、PET/CT或密切影像学随访进一步评估。

ACR偶发病变委员会具体描述了淋巴结的正常

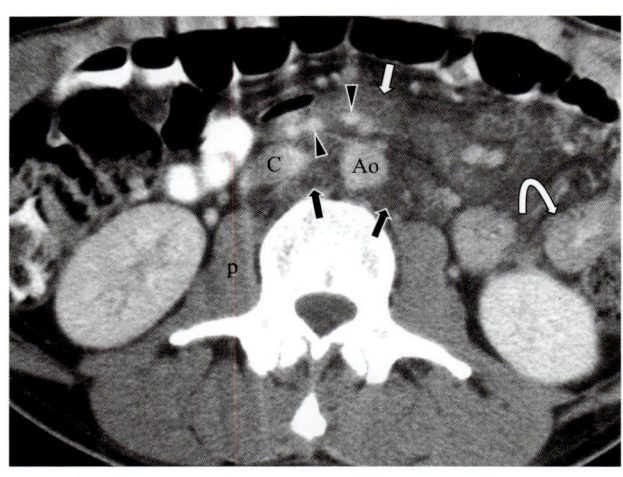

▲ 图19-25 Whipple病

腹膜后腔（黑箭）和肠系膜区（白箭）淋巴结增大。注意淋巴结密度低于腰肌（p）。Ao. 主动脉；C. 下腔静脉；黑箭头. 肠系膜上血管；弯白箭. 增厚的空肠

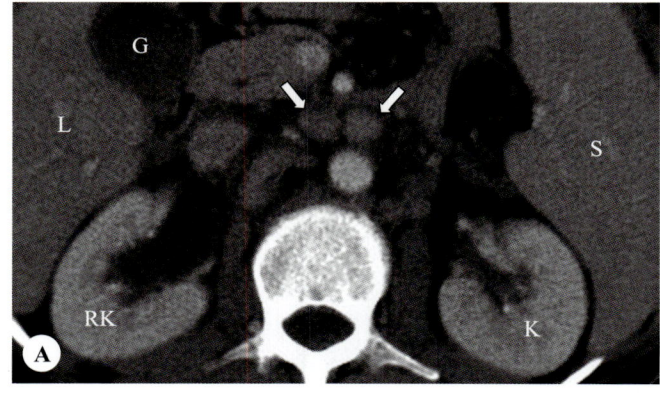 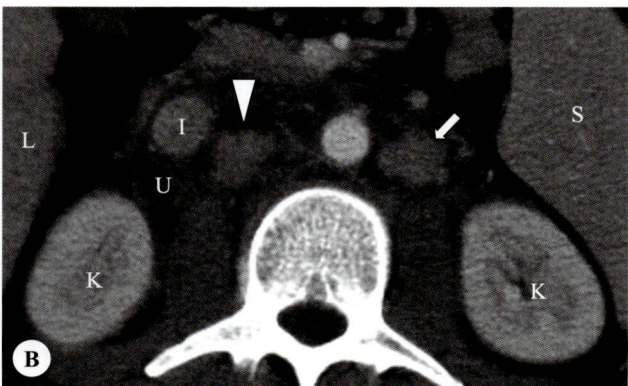

▲ 图19-26 人类免疫缺陷病毒感染患者的隐球菌感染所致的高密度淋巴结肿大

A. 增强CT显示主动脉旁区的高密度淋巴结（箭），由于淋巴结压迫造成输尿管梗阻而引起右肾（RK）积水。K. 左肾；L. 肝脏；G. 胆囊；S. 脾脏。B. 主动脉旁（箭）和主动脉腔静脉间（箭头）高密度淋巴结使下腔静脉（I）移位。U. 扩张的右输尿管；S. 脾脏；K. 肾脏；L. 肝脏

第 19 章 腹膜后腔
Retroperitoneum

影像学特征，并就偶发异常淋巴结的管理提出了建议[113]。最新版白皮书提出了淋巴结异常影像学特征的判断标准，包括短径增大（≥1cm）、结构异常（圆形、淋巴结门模糊）、异常强化（低强化或高强化）和数量增加（某一站有 3 个或更多淋巴结聚集成簇，或同等大小或更大区域内有 2 个或更多淋巴结聚集成簇）。如果无法从既往影像学检查判断异常淋巴结 1 年内是否稳定，并且患者无恶性肿瘤病史（或腹膜后转移少见的恶性肿瘤），无临床或实验室结果提示淋巴增生性疾病，则建议短期影像学随访，3 个月后进行 CT 或 MRI 检查。对于有恶性肿瘤病史，或者临床或实验室检查提示淋巴增生性疾病的患者，建议通过活检或其他影像学检查（如 PET/CT）进一步评估。影像学上表现为 1 年内稳定的异常淋巴结可认为是良性，不需要继续影像学随访。

(3) 睾丸肿瘤腹膜后淋巴结转移：睾丸肿瘤表现

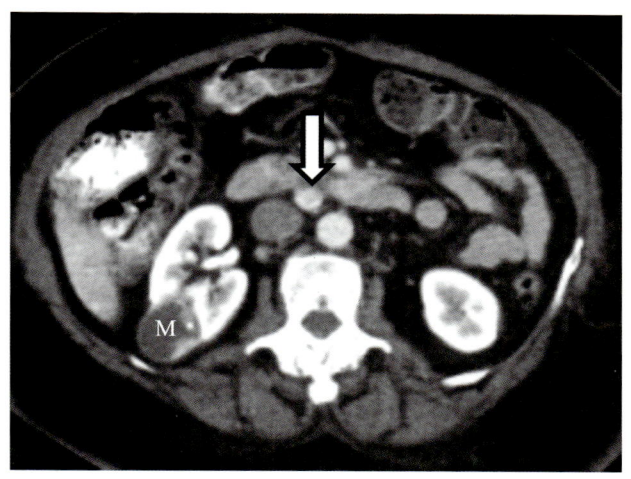

▲ 图 19-27 60 岁男性，右肾细胞癌伴活检证实的淋巴结转移，临床表现为血尿

轴位增强 CT 软组织窗示肾脏肿物（M）和明显强化的腹膜后淋巴结（箭），经内镜下超声引导活检证实为转移

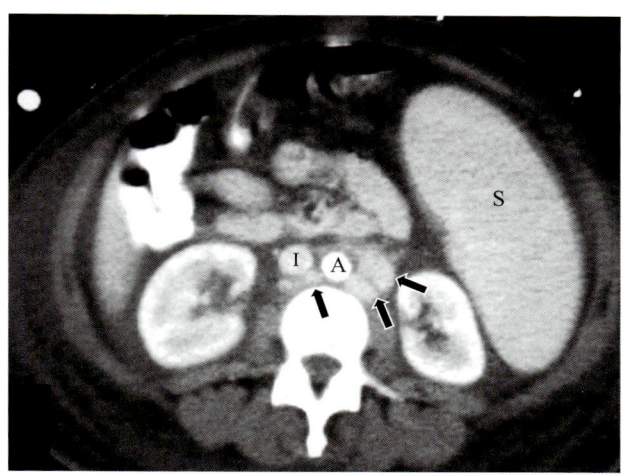

▲ 图 19-28 Castleman 病

增强 CT 显示明显强化的主动脉旁和腔静脉后肿大淋巴结（黑箭）。同时还可见脾大（S）。I. 下腔静脉；A. 主动脉

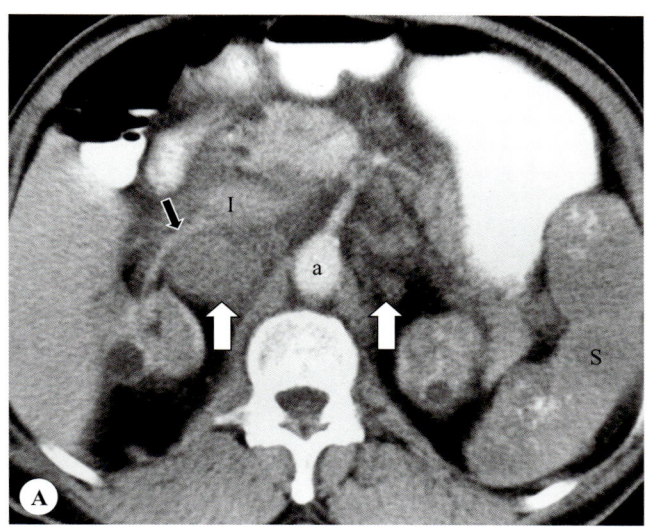
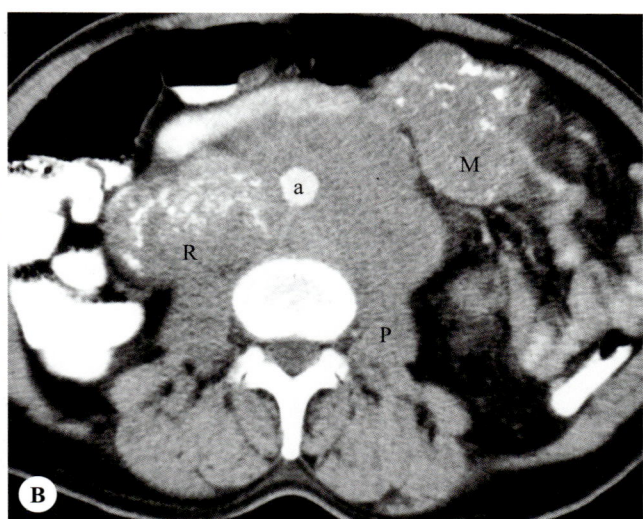

▲ 图 19-29 治疗前的钙化淋巴结

A. 肠系膜上动脉起始部水平的增强 CT 显示下腔静脉后和主动脉旁的淋巴结增大（白箭）。脾脏的局灶性病变内可见不规则钙化。双肾内可见小的肾囊肿。a. 主动脉；I. 下腔静脉；S. 脾脏；黑箭. 被包绕的肾动脉。B. 向下 7cm 水平的 CT 示肠系膜（M）和下腔静脉后（R）肿大淋巴结钙化，此表现在治疗前的淋巴瘤中极少见。其余腹膜后的肿大淋巴结均为软组织密度。注意主动脉（a）前移和腰大肌（P）边缘模糊

出独特的腹膜后淋巴结扩散途径。即使睾丸肿物很小，也可出现腹膜后、纵隔或肺转移，非精原细胞性肿瘤尤为如此，因其倾向于经淋巴道转移[97]。精原细胞性和非精原细胞性肿瘤的治疗首先都需要行经腹股沟根治性睾丸切除术。对于精原细胞瘤，如果病变扩散到睾丸以外，则需要行辅助化疗。非精原细胞性肿瘤的治疗选择包括根据分期行腹膜后淋巴结清扫术。

睾丸淋巴管与睾丸动静脉伴行，直接引流至肾门或其附近的淋巴结（图19-30）。这些前哨淋巴结受累后，可累及腰主动脉旁淋巴结（单侧或双侧），随后播散至纵隔和锁骨上淋巴结，或者血行播散至肺、肝脏和脑[114]。

一组大样本的手术资料表明，右侧睾丸的淋巴结转移通常位于中线区，主要受累区域为主动脉腔静脉间、腔静脉前和主动脉前淋巴结群[115, 116]（图19-31）。左侧睾丸的淋巴结转移好发于主动脉前淋巴结群，其次是左侧主动脉旁和主动脉腔静脉间淋巴结群。通常，如无同侧或中线区受累，很少发生对侧转移。

CT和MRI可用于评估睾丸癌腹膜后受累情况。但是，因无法识别正常大小（<1cm）淋巴结的肿瘤（图19-32），它们的灵敏度较低。如果以淋巴结≥10mm为判断标准，CT的灵敏度为40%，特异度接近100%[117, 118]。

（4）腹膜后淋巴结病鉴别诊断：其他病变，如腹膜后纤维化（retroperitoneal fibrosis，RPF）、动脉瘤周围纤维化、囊状主动脉瘤和未强化的肠管，在CT或MRI上可能与恶性淋巴结肿大表现相似。但是，特发性RPF或动脉瘤周围纤维化的软组织肿块通常比恶性淋巴结肿大的边界更规则。增强扫描通常可以鉴别主动脉瘤和淋巴结肿大。肠襻通常可以沿着其走行进行追踪和识别。尽管膈脚下部、扩张的腰淋巴管或血管异常和变异，如增粗的性腺静脉、双下腔静脉和增粗的奇静脉或半奇静脉，都可能与增大的淋巴结相混淆，但通过仔细观察多个连续层面并同时使用静脉对比剂可将这些病变与淋巴结肿大相鉴别[119]。

影像学检查的一个重要应用是对放疗或化疗后仍残留腹膜后肿物的患者进行评估。CT常无法区分残留的纤维化改变和存活肿瘤[120, 121]。多项研究表明，MRI可鉴别治疗后纤维化与残留或复发的肿瘤[122-124]。在T_1WI和T_2WI上均匀的低信号影（类似肌肉）提示软组织肿块为成熟的纤维化。但是，T_2WI上中等至高信号的区域可能是存活肿瘤，也可能是良性病变，如坏死、炎症或早期纤维化。在开始

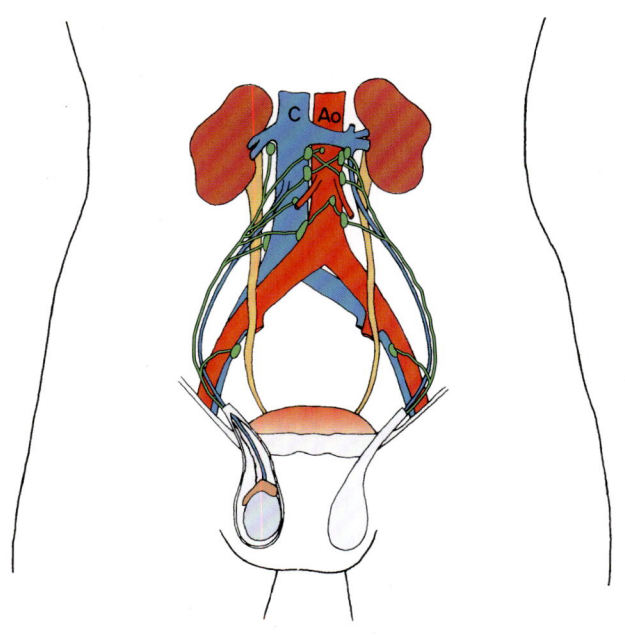

▲ 图 19-30 睾丸和附睾的淋巴回流示意
睾丸淋巴主要引流至肾门或肾门下方的淋巴结，而附睾淋巴引流至主动脉远端或髂血管近端淋巴结群。Ao. 主动脉；C. 下腔静脉

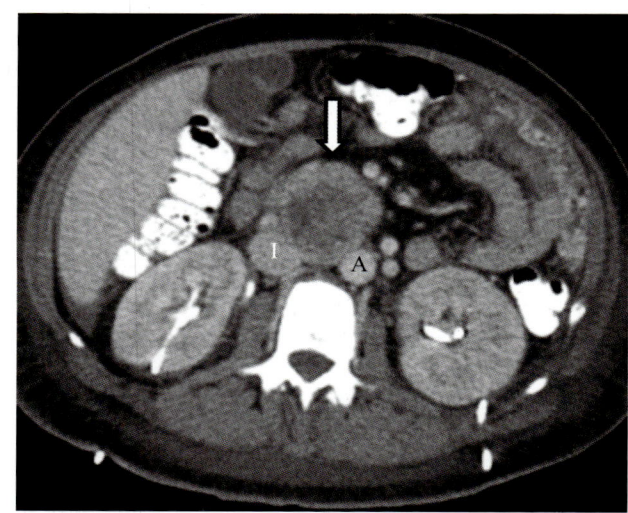

▲ 图 19-31 45 岁女性，右侧卵巢腺癌，因腹胀就诊
轴位增强CT软组织窗示肿大的主动脉腔静脉间淋巴结（箭），位于主动脉（A）和下腔静脉（I）之间。该位置通常为卵巢和睾丸肿瘤淋巴结转移的第一站，尤其在原发灶位于右侧时

治疗后的前 6 个月尤其如此[124]。需要注意的是，磁共振信号强度仅反映大体组织学特征，不能排除显微镜下的残留病变。对于疑似复发患者的监测，连续 MRI 检查可能比任何一次单独的检查都更有价值。FDG-PET 对评估治疗后残留肿瘤也有重要的作用，可见残留肿瘤摄取增加，而纤维化肿块的摄取降低[125, 126]。

淋巴囊肿是由于输出淋巴管中断导致淋巴液在腹膜后腔积聚而形成的，通常见于淋巴结切除术后。大多数患者都可自行消退，但是少数患者可能持续存在。较小的淋巴囊肿通常无症状，但也可能引起如下症状，包括静脉阻塞、腹胀和继发感染。淋巴囊肿在 CT 或 MRI 上表现为无强化的单纯性薄壁积液，不应误诊为坏死的淋巴结。有时，液体内可呈负的 CT 值，如果存在，则强烈提示为淋巴管瘤。囊壁钙化少见[90, 127, 128]。

10. 淋巴瘤 淋巴瘤是腹膜后淋巴结肿大的常见原因，是一组涵盖从惰性缓慢生长的恶性肿瘤到侵袭性迅速生长的致命性疾病的表现各异的疾病。淋巴瘤可分为两大类：霍奇金淋巴瘤（Hodgkin lymphoma，HL）和非霍奇金淋巴瘤。在美国和西欧，前者占所有淋巴瘤的 20%～30%[97]。

2016 版世界卫生组织造血与淋巴组织肿瘤分类联合应用形态学、免疫表型、遗传特征和临床特征定义了淋巴瘤的亚型[129]。霍奇金淋巴瘤分为五个亚型：结节性淋巴细胞为主型和四种经典亚型（结节硬化型、淋巴细胞为主型、混合细胞型和淋巴细胞减少型）。结节性淋巴细胞为主型和结节硬化型的预后最好，而淋巴细胞减少型预后最差。非霍奇金淋巴瘤的分类相对复杂，读者可参考病理学文献了解更多细节[97]。

除组织学分类和临床表现外，分期也是决定淋巴瘤治疗方案的重要因素。Lugano 分类用于非霍奇金淋巴瘤分期，而 Ann Arbor 分期系统用于霍奇金淋巴瘤（表 19-1）[130–132]。

表 19-1 霍奇金淋巴瘤 Ann Arbor 分期系统

分 期	受累范围
I	限于单个淋巴结区（I）或单个淋巴结外器官或部位（I_E）
II	累及膈肌同侧两个或更多淋巴结区（II）；局限侵犯单个淋巴结外器官或部位，伴膈肌同侧单个或更多淋巴结区（II_E）
III	膈肌上下均有淋巴结病变（III）
IV	远处或广泛侵犯单个或更多淋巴结外器官（如骨髓、肝脏、肺和皮肤），伴或不伴淋巴结受累

注 释	定 义
A	无症状
B	不明原因发热、盗汗和体重下降
X	存在大块病变（淋巴结 > 10cm）

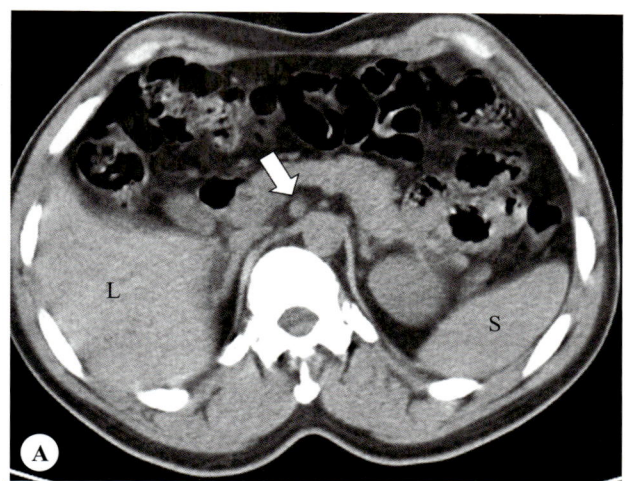

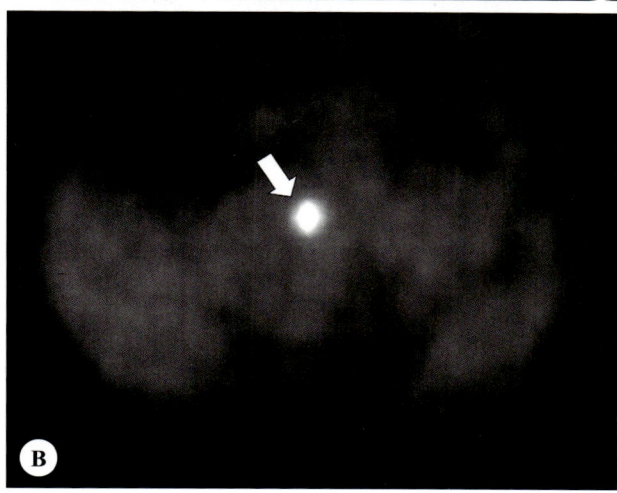

▲ 图 19-32 正常大小的淋巴结（箭）内含恶性肿瘤细胞，在 FDG-PET 成像时表现为高摄取
A. 轴位增强 CT 示腹主动脉右旁小淋巴结。L. 肝脏；S. 脾脏。B. FDG-PET/CT 示放射性增高（箭），符合小转移灶的表现

相较于非霍奇金淋巴瘤，这种分期模式对霍奇金淋巴瘤的治疗和预后判断更有意义。鉴于霍奇金

淋巴瘤具有经淋巴管连续播散的特性，病变的范围将直接影响治疗。相反，非霍奇金淋巴瘤可通过血液系统播散，常表现为不连续的广泛性淋巴结转移，并更易累及淋巴结外部位（图 19-33）。因此，非霍奇金淋巴瘤的治疗更多取决于组织学亚型、症状和病变体积[132, 133]。在非霍奇金淋巴瘤中，高达 55% 的患者在就诊时存在腹膜后淋巴结受累，而在霍奇金淋巴瘤中，这一比例仅为 25%~35%[133]。

CT 和 MRI 都是检测淋巴瘤患者腹腔内和盆腔淋巴结病变相对准确的方法[134]。假阳性诊断可能是将继发于良性炎症性疾病的淋巴结病变误诊为恶性淋巴结或将非淋巴结的邻近结构误诊为淋巴结所致。假阴性诊断几乎都是因为无法识别正常大小或轻微增大的异常淋巴结。由于 FDG 摄取与疾病活动度相关，因此 PET/CT 是目前淋巴瘤分期和评估治疗反应的首选检查方法。但应注意的是，低级别恶性淋巴瘤和某些特定类型的淋巴瘤（如黏膜相关淋巴组织淋巴瘤）表现出低 FDG 摄取[135-137]。

对于首次检查中表现为巨大淋巴结的患者，即使临床完全缓解，随访检查中淋巴结也不一定能完全恢复正常。继发于放疗或化疗的纤维化改变可表现为小而分散的软组织肿物，或者使主动脉和下腔静脉边界不清的薄鞘。CT 和 MRI 可能无法鉴别存活的残余肿瘤和化疗或放疗引起的纤维化改变[138]。可能需要进行连续 CT、MRI 或 PET 检查来追踪肿瘤缓解、稳定或进展。在一些疑难病例中，可能需要通过手术或经皮活检明确诊断。

在平扫上，淋巴瘤常表现为软组织密度（40~50HU）[105]。不均匀强化多见于高级别淋巴瘤[139]。钙化可出现于治疗后，并且罕见于未经治疗的患者，该表现可在更具侵袭性的 B 细胞淋巴瘤中发现[111]。

异常淋巴结的 MRI 信号通常均匀，如有钙化或坏死则信号可不均匀。一项研究显示，超过 60% 的高级别非霍奇金淋巴瘤淋巴结在 T_2WI 上信号不均匀（对应坏死），而低级别非霍奇金淋巴瘤淋巴结大多信号均匀。高级别非霍奇金淋巴瘤中，MR 信号均匀者较信号不均匀者生存率更高[140]。据报道，静脉注射钆对比剂可提高信号不均匀淋巴结的检出率[140]。

（三）炎性、血管炎性、血管性和其他疾病

1. 腹膜后出血 腹膜后出血的病因较多，如主动脉瘤破裂、腹膜后血管或器官的创伤及肾活检或经腰主动脉造影的并发症。在接受抗凝治疗、有出血

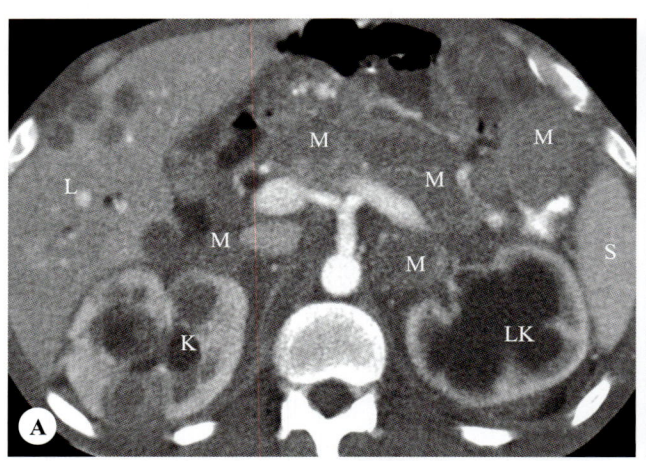

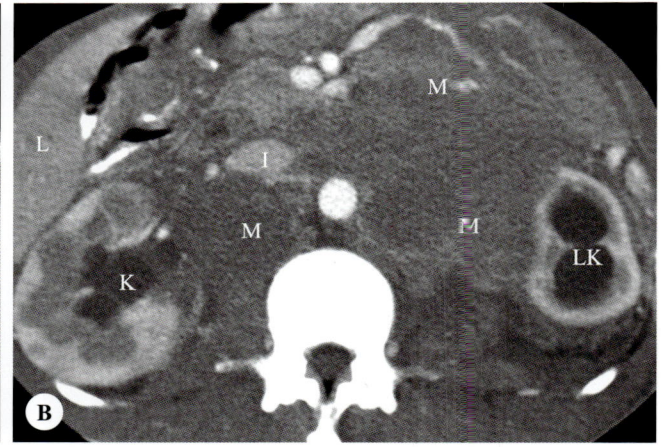

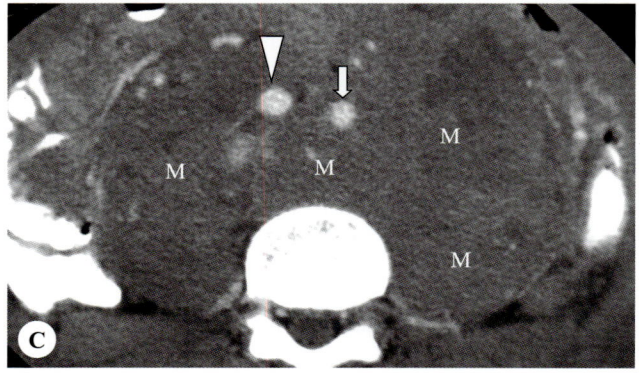

▲ 图 19-33 AIDS 患者发生 Burkitt 淋巴瘤

A. 轴位增强 CT 显示一个大的结节状肿物（M）占据腹膜后腔大部，同时肝脏（L）和右肾（K）可见低密度影。左肾（LK）由于输尿管受压而致肾盂积水。S. 脾脏。B. 稍低层面可见大的结节状肿物（M）使下腔静脉（I）向前移位，左肾（LK）向外侧移位。双侧肾盂积水。K. 右肾；L. 肝脏。C. 更低层面示大的腹膜后结节状肿物（M）使主动脉（箭）和下腔静脉（箭头）向前移位

倾向或血管炎的患者中可自发发生。一些腹膜后肿瘤，包括肾细胞癌、肾血管平滑肌脂肪瘤、肾上腺嗜铬细胞瘤和髓脂肪瘤，以及腹膜后转移也可能伴有腹膜后出血[141-144]。

尽管急性腹痛、腹部包块同时伴红细胞比容下降高度提示腹膜后出血，但是临床体征和症状可能不明确、延迟出现或误导诊断。腹部平片诊断腹膜后出血的灵敏度和特异度均低。

CT 和 MRI 都是能准确诊断腹膜后出血的无创影像学检查方法。在 CT 上，腹膜后出血表现为局限性或弥漫性浸润腹膜后腔的异常软组织密度影（图 19-34）。病变的位置和密度取决于出血的来源和持续时间。肾活检或肾肿瘤所致的出血集中在肾脏周围，而与腹主动脉瘤或经腰主动脉造影相关的出血通常在主动脉周围，然后延伸至邻近的腹膜后腔。急性期血肿的密度（70～90HU）高于循环血液，因为血栓的形成和收缩导致红细胞的浓度增加[145]。增强 CT 可显示活动性动脉血外渗，表现为大血肿内的局灶性高密度区或弥漫性高密度区。亚急性血肿通常有透明的晕，中心呈软组织密度。慢性血肿通常表现为低密度肿块（20～40HU），边缘厚而致密，周围有时可见钙化。虽然高密度为急性期血肿相对特异的表现，但腹膜后出血在 CT 上的表现并不具有特异性。亚急性期血肿可与腹膜后肿瘤相混淆，慢性期血肿可与脓肿、淋巴囊肿、囊肿或尿性囊肿的表现相似。鉴别这些病变往往需要结合患者的临床病史。在临床特征不明确时，连续多次检查见病灶缩小且密度降低则可证实血肿的诊断。

腹膜后出血的 MRI 表现与血肿的期龄相关。超急性期血肿在 T_1WI 上的信号强度与肌肉相似，在 T_2WI 上呈显著低信号[146]。血肿在 T_2WI 上呈显著低信号是因为细胞内存在脱氧血红蛋白，导致 T_2 缩短。这种效应在 GRE 序列上比在 SE 序列上更明显。

在 T_1WI 上，急性期和亚急性期血肿通常都含有高信号区域（图 19-35）。亚急性期血肿可呈现明确的三层信号：符合富含含铁血黄素的纤维包膜表现的低信号薄环，稍厚的高信号（类似脂肪）周围区，以及中等信号的中央区（略高于肌肉）[147]。在 T_2WI 上也见到类似的 3 层环状表现，但中央区的信号高于周围区，最外层的环仍呈低信号。随着血肿的进一步成熟，代表回缩血块的中央区范围进一步缩小，最终整个血肿在 T_1WI 和 T_2WI 上都表现为伴外周低信号环的均匀高信号肿物。

尽管血肿的 MRI 表现可能具有特征性，但值得注意的是，肿瘤内出血可能很难与单纯的血肿相鉴别。此外，高蛋白质含量的液体也可能与消散期血肿的表现类似。脓肿内碎屑沉积所致的液-液平面

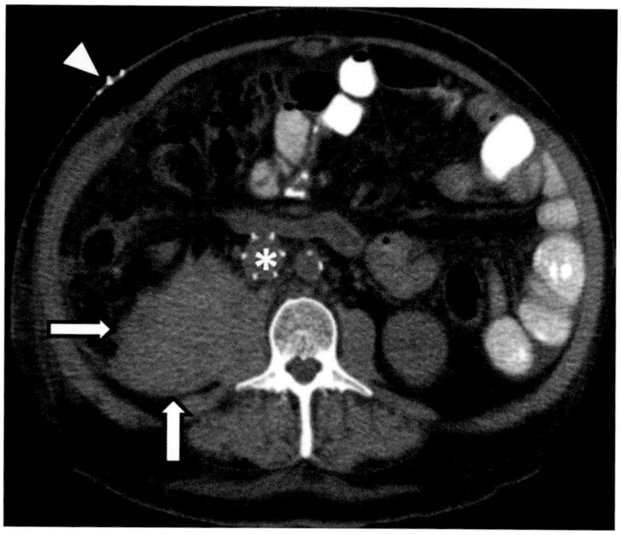

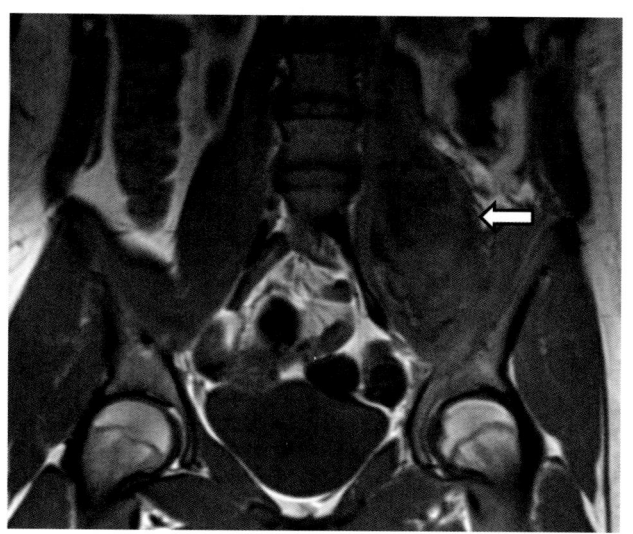

▲ 图 19-34 68 岁女性，急性期血肿，因术后肺栓塞行抗凝治疗期间出现右侧腹痛和红细胞比容下降就诊
轴位平扫 CT 软组织窗示高密度积液（箭）使右侧腰大肌边界模糊，测量 CT 值为 55HU。可见外科皮肤钉（箭头）和下腔静脉滤网（*）

▲ 图 19-35 16 岁女性，亚急性期血肿，曾患伴嗜酸性粒细胞增多和系统症状的药疹，使用伊诺肝素后出现左侧腹痛
冠状位平扫 T_1WI 示盆腔内存在呈混杂信号的积液，使腰肌增大（箭），其内侧份呈高信号，无强化

也可能与血液的沉积表现相似。

2. 腹膜后纤维化 腹膜后纤维化以沿腹膜后腔后部的纤维组织增生为特征。尽管病变可发生于胸部至盆腔的所有部位，但最常见的受累区域位于肾门与骨盆入口之间。据报道，病变范围可向前延伸至肠系膜，向后延伸至硬膜外间隙[148]。病变可包绕血管、输尿管，甚至包埋结肠，造成结肠梗阻[149, 150]。腹膜后纤维化多见于男性，典型年龄为 40—60 岁。患者可出现侧腹痛、体重减轻、恶心、呕吐和全身不适等症状。红细胞沉降率通常升高。输尿管梗阻者可出现氮质血症[148]。

腹膜后纤维化分为特发性和继发性。约 2/3 的腹膜后纤维化为原发性（旧称 Ormond 病）。继发性腹膜后纤维化由药物反应（如二甲麦角酰胺、肼屈嗪、β 受体拮抗药）、原发性或转移性肿瘤（如淋巴瘤和印戒细胞癌）、感染（结核、组织胞浆菌病、放线菌病）、放疗或腹膜后手术和创伤引起[97, 151]。所有病例的组织学表现相似，可见成纤维细胞增生、胶原沉积和不同程度的炎性浸润。早期病变血供丰富，呈炎性改变，而晚期病变发生纤维性，表现为乏血供[97, 148]。据报道，类似的特发性纤维化也可发生于胸部（纤维性纵隔炎）、甲状腺（Riedel 甲状腺炎）、眼眶（炎性假瘤）和胆道（硬化性胆管炎），并可能是 IgG4 相关性疾病的部分表现[152]。恶性腹膜后纤维化是指部分与肿瘤相关的继发性腹膜后纤维化，通常是腹膜后肿瘤或转移瘤引起的促纤维增生性反应所致。

腹膜后纤维化在 CT 和 MRI 表现多样（图 19-36）。大部分患者表现为肾门和骶骨岬之间区域的主动脉周围软组织密度影，边界清晰，包绕主动脉和下腔静脉前外侧。通常，上述结构和腰肌周围的正常脂肪间隙消失。极少数情况下，腹膜后纤维化可表现为双侧高度不对称的受累，或者膈脚后、肠系膜、胰周、肾周或骶前区域的受累[153-158]。甚至可表现为单个或多个边界不规则的软组织肿块，与原发性腹膜后肿瘤或其他恶性淋巴结肿大相似[159, 160]。不同于腹膜后肿瘤，这些肿块通常不会引起主动脉向前移位或输尿管向外侧移位，或者导致骨质破坏[161, 162]。

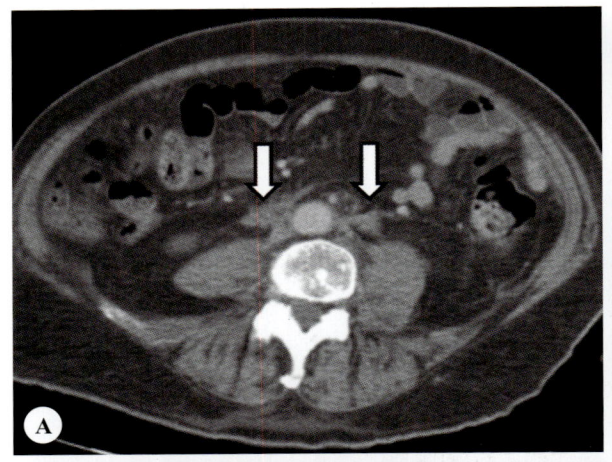
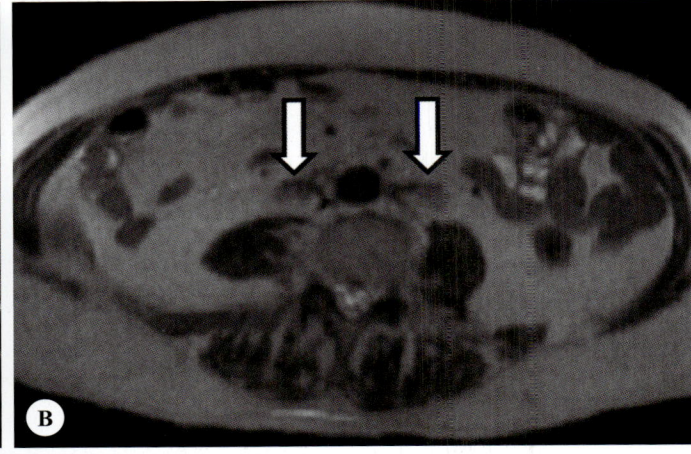
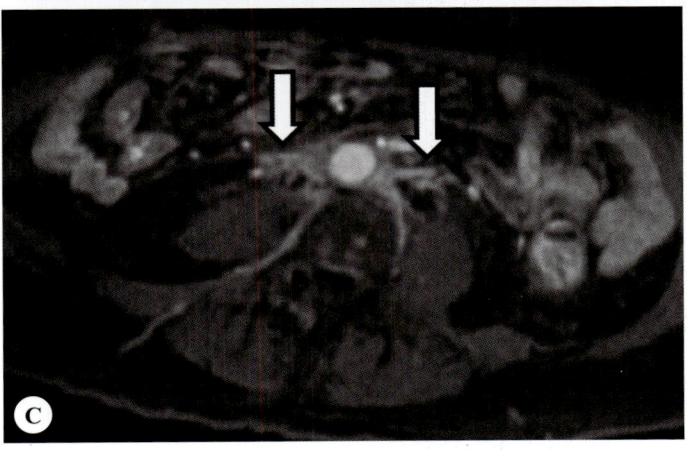

▲ 图 19-36 72 岁男性，经活检诊断为急性特发性腹膜后纤维化，临床表现为进行性背痛

A. 轴位增强 CT 软组织窗示主动脉旁环形软组织密度影（箭），轻度强化，包绕主动脉和下腔静脉；B. 轴位平扫 T_2WI 示此时期病变呈混杂低信号，提示水肿和纤维化混合存在（箭）；C. 轴位脂肪抑制增强 T_1WI 示病变强化（箭），提示急性期/活动期

常见输尿管中段向内侧偏移及其远端管腔变细,但不具有特异性。

在平扫 CT 上,腹膜后纤维化的密度通常与肌肉相似,但也有表现为局灶性或均匀分布高密度影的报道[160, 163]。在 MRI 上,腹膜后纤维化的典型表现为 T_1WI 上呈类似于腰肌的均匀低信号。T_2WI 表现取决于疾病分期和活动度,早期炎性病变表现为高信号,晚期病变表现为低信号[164](图 19-37)。增强后强化程度不一,同样反映了疾病的分期和活动度。早期的炎性纤维化可表现为显著强化(图 19-38),而晚期病变呈现为低增强[160, 163]。

恶性腹膜后纤维化往往在 T_2WI 上呈混杂高信号,造影后强化(图 19-39 和图 19-40)。其他提示恶性腹膜后纤维化的非特异性征象包括主动脉和下腔静

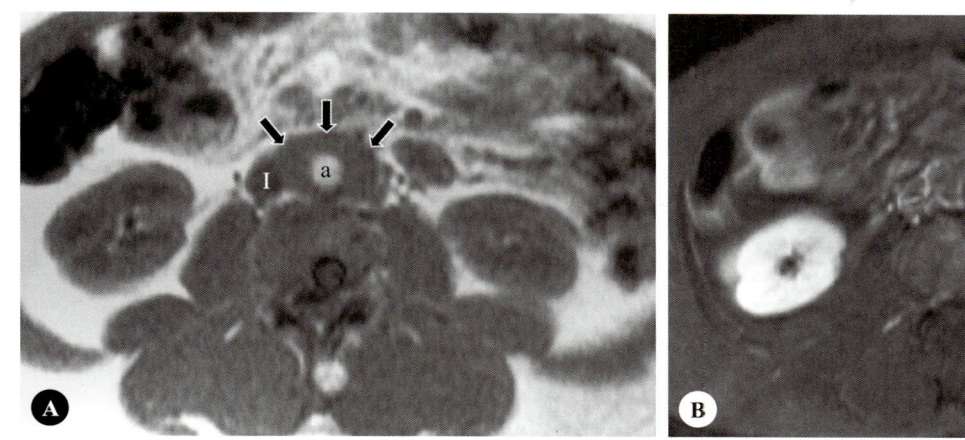
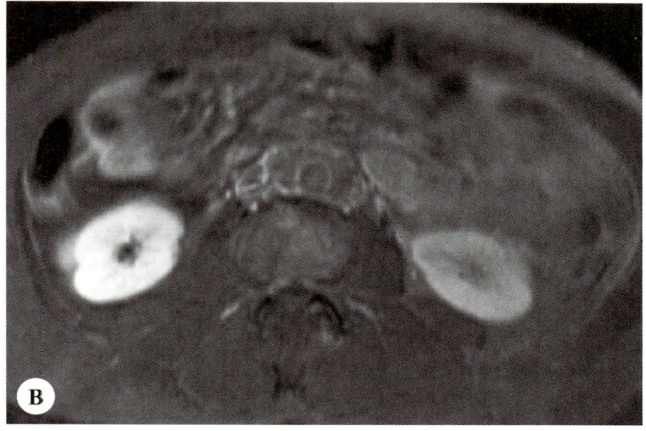

▲ 图 19-37 慢性腹膜后纤维化

A. 轴位 T_1WI 示边界清楚的低信号组织(箭)包绕主动脉(a)。I. 下腔静脉。B. 脂肪抑制钆对比剂增强 T_1WI 示环主动脉组织无强化

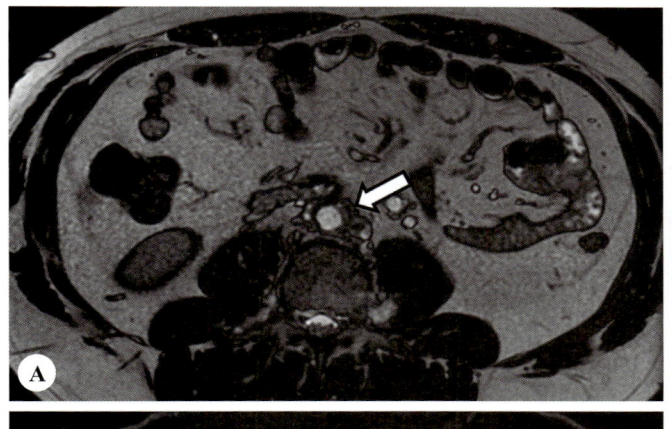
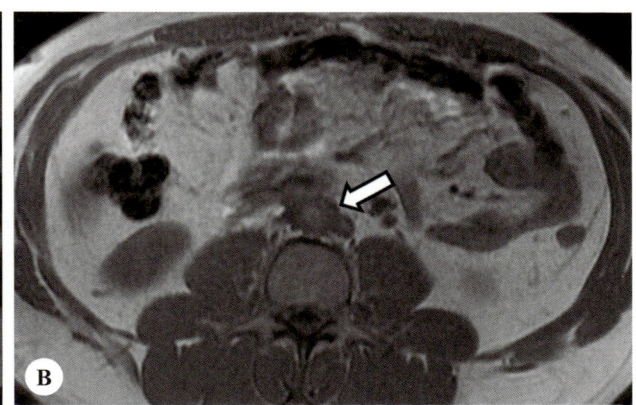
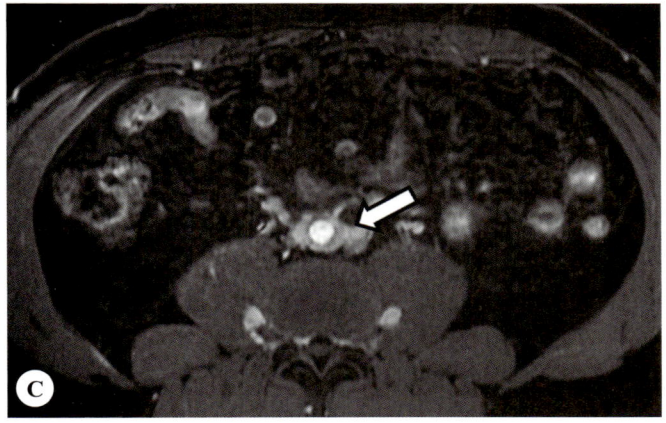

▲ 图 19-38 41 岁男性,急性腹膜后纤维化压迫下腔静脉,临床表现为左下肢肿胀

A. 轴位 T_2WI 示主动脉周围的环状组织(箭),信号低于肌肉;B. 轴位平扫 T_1WI 示环状组织与肌肉信号强度相等(箭);C. 轴位脂肪抑制增强 T_1WI 示软组织明显强化(箭),表明急性纤维化在变为慢性纤维化前存在丰富的毛细血管网

脉向前移位、蔓延至肾门以上节段及呈现出占位效应的结节影[152, 165]。但是，由于特发性腹膜后纤维化表现多样，仅凭 CT 或 MRI 上的表现无法鉴别恶性腹膜后纤维化与非恶性腹膜后纤维化[148, 160, 163]。恶性腹膜后纤维化的预后远不如与非恶性者，因此如果怀疑恶性腹膜后纤维化并需要明确的证据，就需要进行活检。在上述情形中，建议采集多个深部组织样本，因该方式所采得样本中恶性细胞与胶原网络

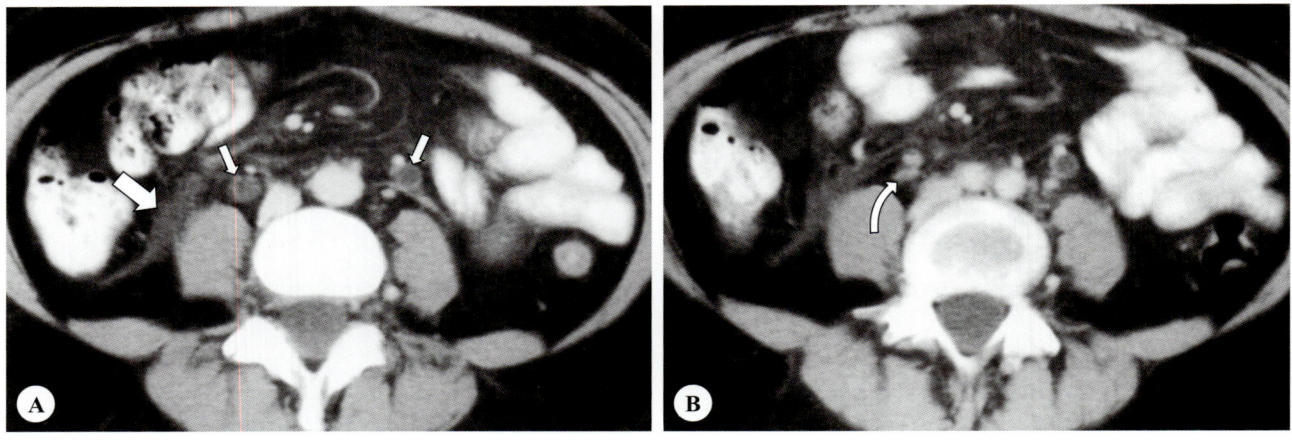

▲ 图 19-39 乳腺癌转移所致的恶性腹膜后纤维化

A. 增强 CT 示双侧输尿管梗阻性积水（细白箭）及异常的腹膜后软组织影（粗白箭）；B. 下方的层面可见软组织延伸至右侧输尿管，输尿管梗阻部位出现异常强化（弯白箭）

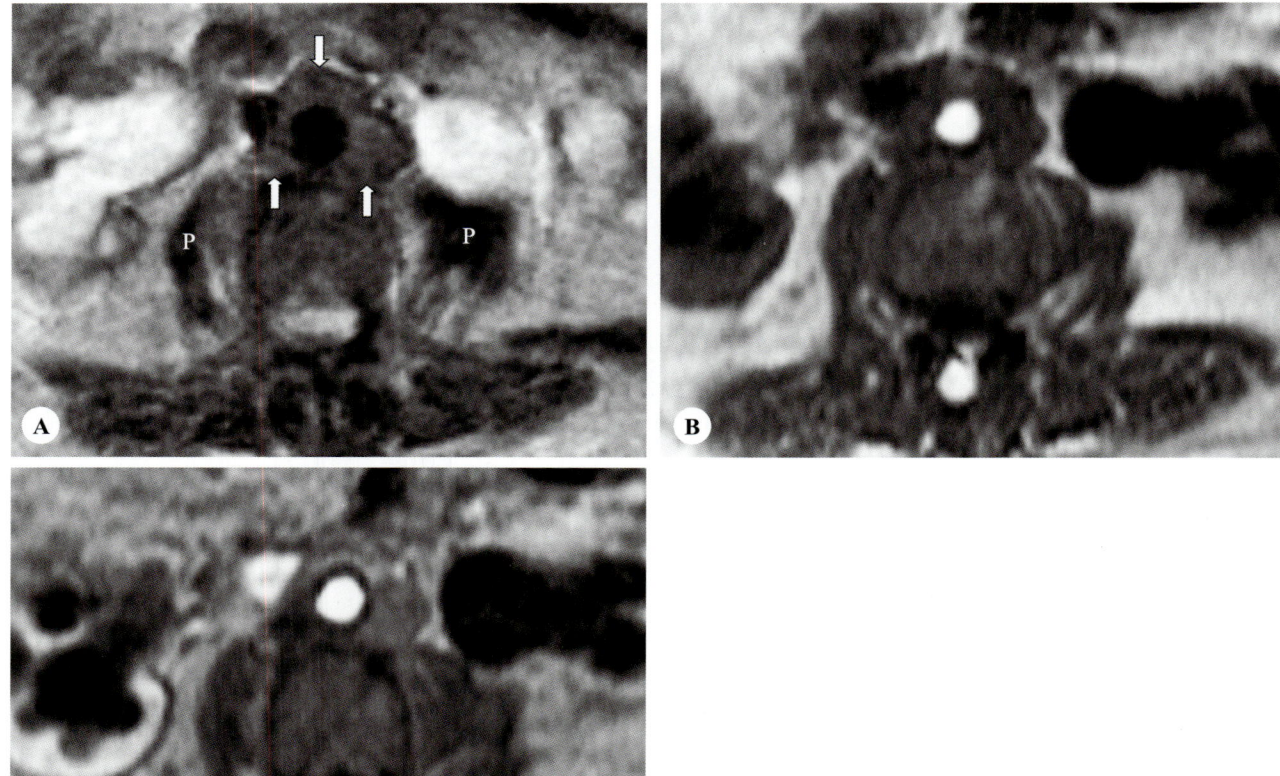

▲ 图 19-40 宫颈癌转移所致的恶性腹膜后纤维化

A. T_2WI 示环主动脉的组织（箭），信号强度稍高于腰肌（P）；注意盆腔病变所致的双侧梗阻性肾积水。B. 轴位 T_1WI 示环主动脉组织与腰肌的信号强度相等。C. 轴位钆对比剂增强 T_1WI 示病变组织轻度强化

内炎性细胞的混杂相对较少。

尽管超声也可显示腹膜后纤维化，表现为低回声肿物，但 CT 和 MRI 才是显示疾病全貌和相关器官损害的首选检查方法。因为钆对比剂无肾毒性，MRI 检查为输尿管梗阻性氮质血症患者的首选。两种检查方法均能显示免疫抑制治疗后腹膜后软组织体积缩小。[18]F-FDG-PET 是一种新兴的评估炎症活动度的检查方法，在显示疾病复发或治疗反应方面，其灵敏度甚至高于增强 CT 或 MRI[152]。

3. 动脉粥样硬化 腹主动脉粥样硬化改变包括钙化或非钙化斑块、附壁血栓、扩张、迂曲（图 19-41）和闭塞。非钙化斑块和附壁血栓的密度低于管腔内的血液，在增强扫描上显示得最为清楚（图 19-42）。钙化斑块则容易在非增强扫描上显示。严重动脉粥样硬化患者的腹主动脉可能位于脊柱的左侧。血管闭塞在增强扫描中显示最佳（图 19-43）。

MRI 也可以显示主动脉的粥样硬化改变。主动脉壁钙化表现为弧形或环形的低信号影。在 SE 序列的图像上，管腔内的粥样硬化斑块和血栓的表现多样。机化的血栓在 SE 序列的 T_1WI 和 T_2WI 上均呈低信号，而新鲜未机化的血栓则在 T_1WI 和 T_2WI 上均呈高信号[166]。血栓表面的纤维帽通常在 T_2WI 上呈高信号，在钆对比剂增强 T_1WI 上呈延迟强化[167]。

粥样斑块和血栓很容易与主动脉管腔相区分，后者通常表现为信号缺失区。但是，缓慢的血流仍可能在腔内产生信号。通过比较第一和第二个回波图像上的信号强度，可以区分慢血流信号与粥样硬化斑块和血栓的信号。慢血流信号强度的绝对值在第二回波或偶数回波时升高，而血栓和粥样硬化斑块的信号强度在第二回波时降低。慢血流在血管内信号强度的增加称为偶数回波相位重聚效应[168]。在 GRE 序列的图像中，动脉粥样硬化斑块和血栓的信号强度通常低于流动的血液。动脉粥样斑块 / 血栓与血流之间的信号差异在钆对比增强后的 GRE 序列图像上更加明显。

4. 狭窄和闭塞 主动脉或其主要分支的闭塞和狭窄最常见的原因是动脉粥样硬化改变，但血管炎也可引起血管闭塞。采用 MIP 和容积再现技术，螺旋 CT 血管造影可清楚显示主动脉及其分支的管腔狭窄。如果血管壁钙化，CT 血管造影可能低估或高估动脉的狭窄程度。此问题在 MIP 图像上更为严重，因为 MIP 图像仅显示投影方向上最高密度的体素，从而遮盖了真实的动脉管腔。多平面重组能更准确地评估狭窄的严重程度。

高分辨率的平扫或钆对比剂增强 MR 血管成像也可显示主动脉、髂血管和肾动脉的狭窄。时间飞跃法和相位对比法可以在无须静脉注射对比剂的情况下检测管腔内的血流，但是钆对比剂增强 MRA 通

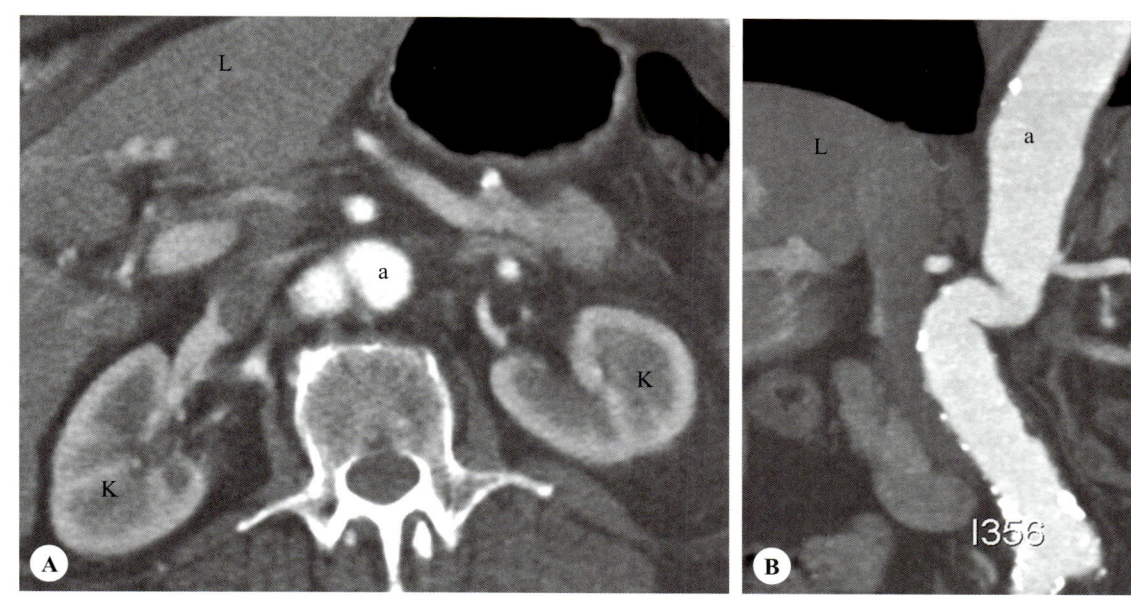

▲ 图 19-41 横断面上主动脉迂曲，容易与主动脉夹层或局部动脉瘤相混淆
A. 多排螺旋增强 CT 的上腹部轴位图像。a. 主动脉；L. 肝脏；K. 肾脏。B. 容积扫描数据的冠状位重建示主动脉迂曲。a. 主动脉；L. 肝脏

常更准确和可靠[169]。对于造成主髂动脉和肾动脉血流动力学异常的狭窄，3D 增强 MRA 检查的灵敏度和特异度可达 90%～100%[170]。

5. 穿透性动脉粥样硬化性溃疡 穿透性动脉粥样硬化性溃疡（penetrating atherosclerotic ulcer, PAU）是指动脉粥样硬化病变自内弹性膜侵入中膜，形成局灶性龛影样向外突出的或囊状动脉瘤[171]。进一步可发展形成壁内血肿（intramural hematoma, IMH）或局限性夹层。继发于 PAU 的主动脉夹层很难与原发性主动脉夹层相区分。识别与主动脉管腔相通且充盈对比剂的龛影、不规则厚内膜片和局限的剥离范围有助于鉴别穿透性溃疡和原发性主动脉夹层[172]。

6. 腹主动脉瘤 腹主动脉瘤是指腹主动脉某个节段的直径扩张至剩余节段的 1.5 倍以上，对于普通成年人，通常采用直径 3cm 作为临界值[173, 174]。男性发病率更高，并且发病风险随年龄增长而增加[175]。腹主动脉瘤的其他危险因素包括冠心病、高血压、高胆固醇血症和吸烟。动脉粥样硬化是腹主动脉瘤最常见的病因。感染性（真菌性、梅毒性）、炎症性（大动脉炎）、先天性（马方综合征）或创伤性腹主动脉瘤较少见。

腹主动脉瘤的位置由其与肾动脉的关系所界定。肾下型腹主动脉瘤的瘤体上缘位于肾动脉以下至少 10mm，是最常见的类型[175]。肾上型腹主动脉瘤可累及肾动脉，并向上延伸至腹腔干或肠系膜上动脉。近肾腹主动脉瘤累及肾动脉，但腹腔干或肠系膜上动脉不受累。

多排螺旋 CT 血管造影在检测腹主动脉瘤方面具有分辨率高、图像采集速度快的优点。多平面重建可以更准确地显示动脉瘤的位置和主动脉分支受累的情况，其图像质量可与导管血管造影相媲美[176]。

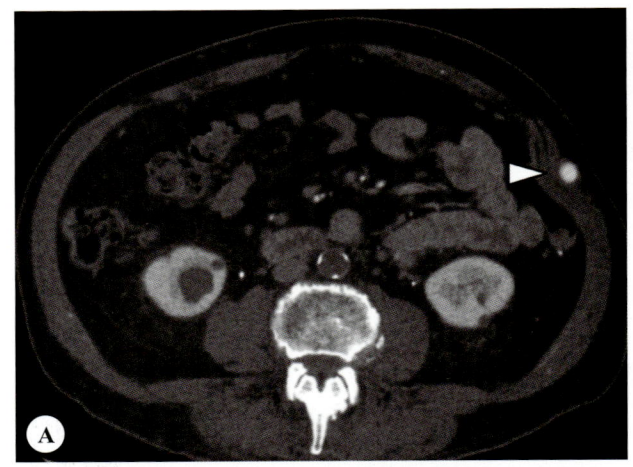

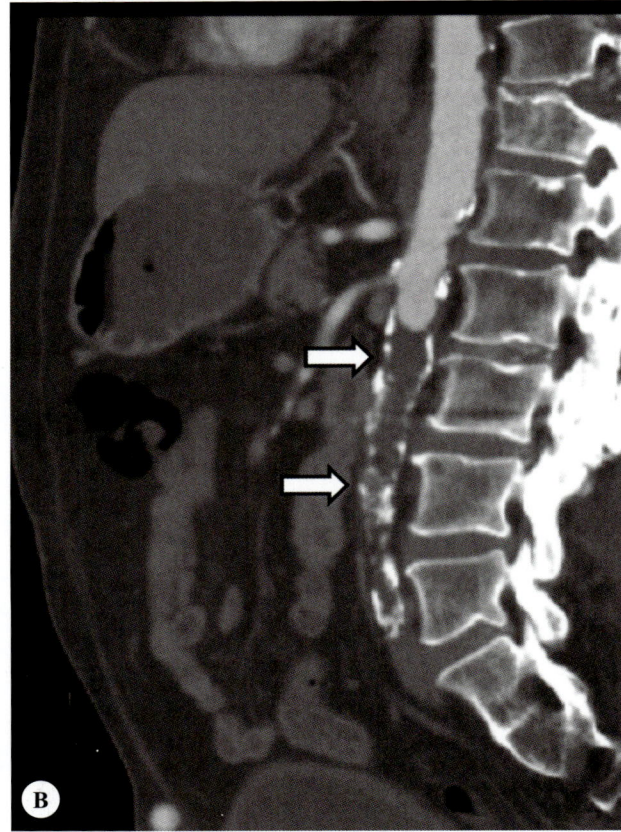

▲ 图 19-43 61 岁男性，腹主动脉完全闭塞，曾患周围血管病，临床表现为腹痛，行腋 – 股动脉旁路移植术后缓解
轴位（A）和矢状位（B）增强 CT 软组织窗示一长段腹主动脉完全闭塞，必须行血管搭桥术（箭头）

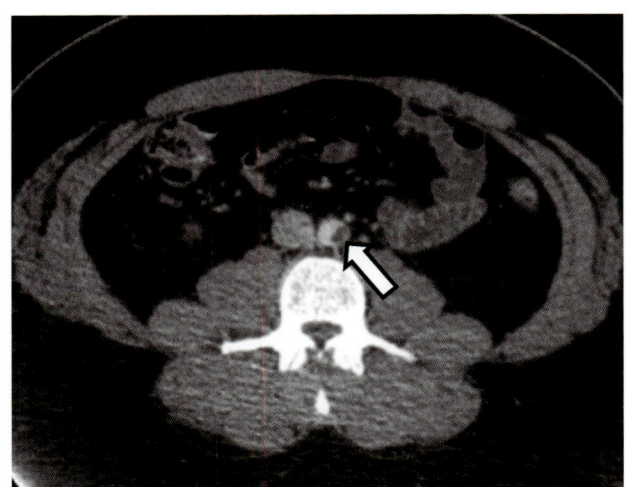

▲ 图 19-42 41 岁男性，周围血管病，临床表现为下肢跛行
轴位增强 CT 软组织窗示正常直径的主动脉内广泛粥样硬化斑块（箭）

三维重建目前常规用于计算动脉瘤迂曲度、体积和真实长度，以指导手术或腔内修复[175]。同时采集的平扫图像可用于评估 IMH 和钙化。在 CT 上测得的主动脉直径与术中所见相关性良好[177]。CT 测量值的可重复强。一项研究显示，对肾下型主动脉最大径进行测量时，在 94% 的病例中观察者内变异的绝对值≤2mm。观察者间变异稍大，但仍在 82% 的病例中变异的绝对值≤2mm[178]。

传统的平扫非血管造影 MRI 序列可用于检测腹主动脉瘤的存在并判断其位置。例如，大多数标准腹部 MRI 扫描方案包含冠状位 T_2 加权序列，扫描范围通常包括主动脉、肾动脉、近段肠系膜上动脉和腹腔干。但是，这些序列并不能可靠地显示副肾动脉、血管闭塞或夹层，而以上异常信息可能对动脉瘤的修复十分重要。因此，通常采用增强 3D MRA 评估腹主动脉瘤，常采用屏气 GRE 序列。应用该技术可精确测量主动脉和主要分支的直径，分辨率与 CT 相当（图 19-44）。多项研究表明，对于造成肾动脉和髂动脉血流动力学异常的狭窄，增强 3D MRA 检查具有很高的灵敏度和特异度[170, 179]。平扫血流敏感血管造影序列可用于被检查者存在静脉注射对比剂禁忌证的情况，其缺点包括对运动或金属伪影更敏感、对操作者的依赖性更大或扫描时间更长，所以通常不采用该检查。

尽管 CT 和 MRI 都能准确检测主动脉瘤并显示其大小及内部特征，但超声检查仍然是存在腹主动脉瘤风险的患者的首选筛查方式，因为其操作简单、无电离辐射、成本低且易携带[180, 181]。因术后瘢痕组织、肥胖或肠道大量气体导致超声检查失败或诊断不明的患者，或者需要进行全面术前评估的患者，可进行 CT 或 MRI 检查。

炎性腹主动脉瘤（inflammatory abdominal aortic aneurysm，IAAA）和真菌性（感染性）腹动脉瘤是腹主动脉瘤的两种亚型，由于其临床表现和影像学表现不同，需进一步讨论。

(1) 炎性腹主动脉瘤：若主动脉壁增厚伴动脉瘤周围和腹膜后纤维化，可诊断 IAAA（图 19-45）。这些改变可浸润邻近器官，如十二指肠、下腔静脉、左肾静脉、输尿管、肠系膜和小肠。IAAA 在男性中更常见，并且发病年龄通常低于非炎性腹主动脉瘤患者。患者通常表现为腹痛或背痛、体重减轻和红细胞沉降率升高[182-185]。尽管 IAAA 的发病机制尚未完全阐明，但有研究提出可能是针对主动脉的免疫反应导致的，该种免疫反应与腹主动脉瘤的形成相似，但严重程度不同[186]。发生炎症反应所需的时间不详，但是 CT 记录了 1 名患者从无并发症的动脉瘤经过 6.5 个月发展为 IAAA 的过程[187]。多数情况下，动脉瘤修复后纤维化的程度减少[184, 188, 189]。

文献报道的 CT 诊断 IAAA 的灵敏度和特异度不一，为 50%~80%[182, 190]。IAAA 通常表现为腹主动脉瘤被对称的软组织肿块包绕，或者主动脉后壁相对不受累的血管壁增厚[182]。肿块通常界限清楚，但有时也可见浸润性表现[191]。增厚的管壁在 CT 和 MRI 上都表现为晚期强化。

在增强 MRI 上可见内缘无强化的低信号环，可视作炎症浸润的管壁和主动脉腔之间增厚的内膜[192]。在 MRI 上还可见炎症组织内有三层或更多层高低交替信号。这些改变在平扫短时间反转恢复序列上最为明显，但也可见于 T_1 加权序列[193]。其他文献报道，T_1WI 上仅表现为中等信号，无法与腔内血栓区别[194]。MRI 可以更好地显示主动脉壁和动脉瘤周围纤维化，但无法同时评估输尿管。

(2) 真菌性腹主动脉瘤：真菌性动脉瘤是由感染性大动脉炎引起的主动脉壁变薄或坏死所致。感染可能源于直接种植于粗糙的动脉粥样硬化表面的感染灶，滋养血管的感染性栓子，或者邻近血管外感染源（如椎体骨髓炎或椎间盘炎）的直接扩散。约一半的患者有近期感染史，这可能是菌血症的来源之一[195]。免疫功能低下的患者也更容易发展为真菌性动脉瘤[195, 196]。患者的典型临床表现包括疼痛、发热、白细胞增多和血培养阳性。大多数真菌性动脉瘤是由细菌引起的，其中金黄色葡萄球菌是最常见的致病菌。沙门菌、链球菌及大肠埃希菌也较常见[195, 196]。真菌性腹主动脉瘤在主动脉中分布更均匀，35%~40% 为肾下型[171]。

真菌性动脉瘤通常为囊状，边缘呈分叶状（图 19-46 和图 19-47）。常可见主动脉周围软组织肿块、脂肪密度增高和（或）积液。主动脉壁内气体具有高度特异度，但灵敏度低（图 19-48）。真菌性动脉瘤可发生钙化，但较动脉粥样硬化性动脉瘤少见[197]。此外，若其他血管无动脉粥样硬化改变，则支持真菌性动脉瘤。如果进行连续多次检查，则可能发现真菌性动脉瘤的快速进展或增大[197, 198]。邻近椎体可受侵，但并不常见[197]。

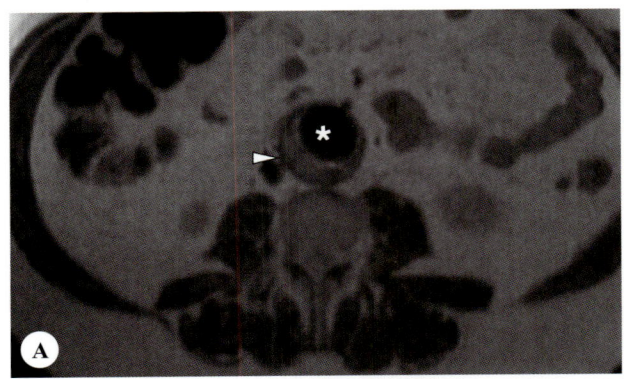
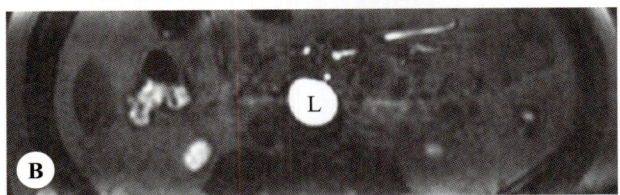
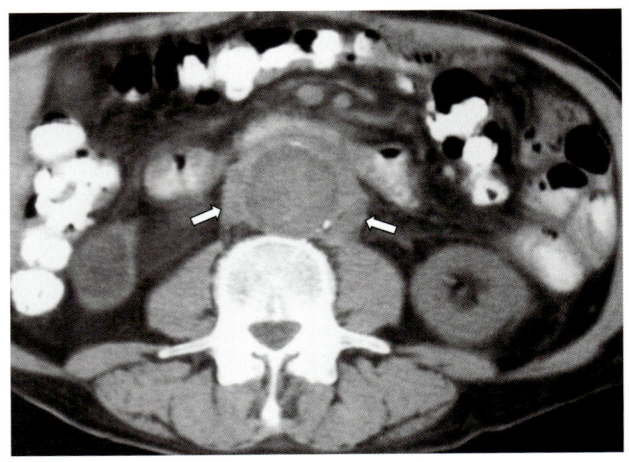

▲ 图 19-45 动脉瘤周围纤维化

平扫 CT 示肾下腹主动脉瘤伴周围边界清楚的纤维软组织（箭）

(3) 腹主动脉瘤破裂：腹主动脉瘤破裂有生命危险。破裂的风险随动脉瘤直径的增加而增加，其中瘤体 4～5cm 腹主动脉瘤破裂风险为 1%～3%，瘤体 5～7cm 破裂风险为 6%～11%，瘤体＞7cm 破裂风险为 20%。女性的破裂风险更高，可能是因为女性腹主动脉的初始直径更小。与破裂相关的其他危险因素包括吸烟、平均血压升高和应用器官移植免疫抑制。

CT 检查对于正确诊断腹主动脉瘤破裂至关重要，因为腹主动脉瘤破裂的临床表现往往具有误导性和非特异性。不到 1/3 的腹主动脉瘤破裂患者表现出典型的三联症，即腹痛、背痛和搏动性肿块[199]。多种其他病理过程也可表现为与腹主动脉瘤破裂相似的临床表现。CT 不仅能准确及时地诊断腹主动脉瘤破裂，而且还可以显示其他的腹部病理改变。

根据主动脉周围腹膜后血肿可诊断腹主动脉瘤破裂。主动脉和肾脏可向前移位。血液可延伸至肾周和肾旁间隙，有时也会延伸至腹膜腔。增强扫描上主动脉壁的明显强化局部中断或主动脉边缘模糊，以及平扫上周围钙化边缘的局部不连续可能提示破裂的部位，但均不具有特异性[200-202]（图 19-49 和图 19-50）。破裂部位最常见于后外侧，但出血量大时可能无法识别出血部位[203]。平扫 CT 足以诊断腹主动脉瘤破裂，但静脉注射对比剂可评估活动性动脉血外渗，表现为局部高密度区伴周围大血肿，或者弥漫性高密度区。

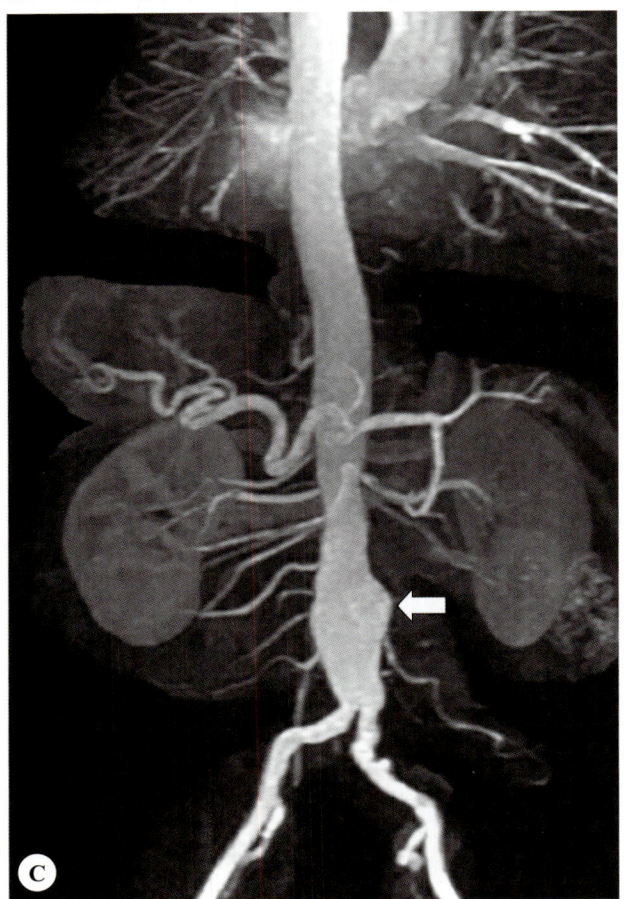

▲ 图 19-44 65 岁男性，腹主动脉瘤，临床表现为轻度背痛

A. 轴位 T_2WI 示腹主动脉瘤。动脉瘤囊内的血栓呈中等至高信号（箭头），管腔内呈流空信号（星）；B. 轴位脂肪抑制增强 T_1WI 示管腔（L）；C. 基于增强 MRI 的冠状位 MIP 重建图像显示了主动脉瘤管腔的构型（箭）

第 19 章 腹膜后腔
Retroperitoneum

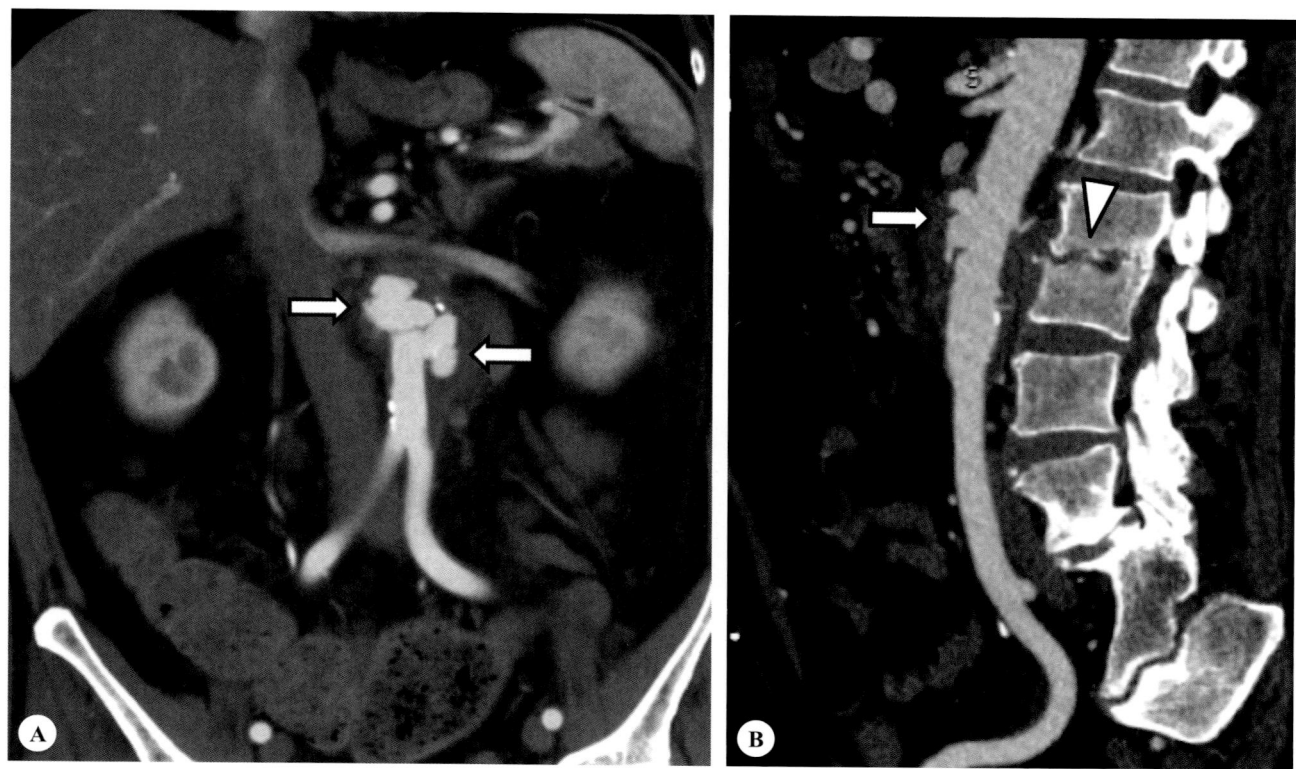

▲ 图 19-46 62 岁男性，真菌性腹主动脉瘤，第 2~3 腰椎慢性椎间盘炎/椎体骨髓炎，临床表现为逐渐加重的背痛和体重减轻
A. 冠状位增强 CT 软组织窗示分叶状囊状腹主动脉瘤（箭）；B. 矢状位增强 CT 软组织窗腹主动脉瘤（箭）发生于椎间盘炎水平（箭头），符合真菌性动脉瘤的表现。随后培养出大肠埃希菌

虽然 CT 诊断腹主动脉瘤破裂的假阳性情况并不常见，但是多种腹膜后肿块，如不透 X 线的十二指肠、肿大的淋巴结、动脉瘤周围纤维化和腰肌肿物有时也可见于腹主动脉瘤患者，可能与动脉瘤破裂相混淆。腹膜后出血也可能与腹主动脉瘤无关，如抗凝或肿瘤导致的腹膜后出血。如果主动脉壁完整，显示清楚，并且主动脉周围脂肪间隙清晰，则应怀疑此类出血[204]。

尽管 CT 诊断假阴性不常见，但应注意的是，有些先兆破裂或慢性包裹性破裂的患者可能仅表现为疼痛而无明显的出血。文献报道了以下几个慢性包裹性破裂或先兆破裂的 CT 征象。"主动脉披挂"征是指主动脉后缘紧贴椎体，并且主动脉轮廓贴合椎体轮廓[205]。动脉瘤壁内或附壁血栓内存在新月形高密度区代表急性血肿，是腹主动脉瘤非包裹性破裂或慢性包裹性破裂的先兆[201, 206]。一项研究显示，"高密度新月征"预测腹主动脉瘤破裂或壁内血肿的灵敏度为 77%，特异度为 93%[207]（图 19-51）。存在上述

征象中的任何一个，应怀疑先兆破裂或慢性包裹性破裂，尤其是腹痛或背痛患者[201, 207]。腹主动脉瘤破裂和未破裂的患者中，血栓的量和血栓所累及的腹主动脉周长无明显差异[203]。

由于 MRI 用时较长，并且难以用于危重患者的监护，因此 MRI 尚未应用于怀疑腹主动脉瘤破裂患者的评估。此外，由于信号强度相似，MRI 无法区分急性血肿和其他积液。

(4) 腹主动脉瘤外科手术和腔内修复术：腹主动脉瘤修复的适应证包括动脉瘤直径＞5.5cm、动脉瘤直径每年增加＞1cm、患者表现出临床症状、先兆破裂的征象或动脉瘤破裂[175, 208]。

腹主动脉瘤的修复可采用传统的开放式手术或腔内技术。前者经腹或腹膜后做切口，打开动脉瘤囊并放入支架血管，其近端缝合至动脉瘤近端未受累的主动脉，其远端缝合至未受累的主动脉（管状支架）或未受累的髂总血管或股血管（分叉支架）（图 19-52）。关闭支架外侧的动脉瘤囊，起到

保护壳的作用，降低术后主动脉肠瘘（aortoenteric fistula，AEF）的发生率。腔内修复包括放置单臂或分叉的可膨胀覆膜支架以桥接腹主动脉瘤的两端（图19-53）。通过股动脉切开术并在导航透视下将支架放置在位[209]。

尽管西方第一例采用腔内方式成功修复腹主动脉瘤的文献报道发表于1991年[210]，随访研究表明，腔内修复术和传统手术的死亡率无明显差异[211-213]。腔内修复术的优势包括住院时间和（或）重症监护时间短、失血少和全身并发症少[211, 212]。

在开放式手术或腔内修复术前对腹主动脉瘤进行影像学评估十分重要。开放式手术前应关注腹主动脉瘤的大小和范围、髂血管是否受累，以及与主要血管分支（肾动脉、肠系膜上动脉、腹腔干和肠系膜下动脉）的关系。还应注意是否存在异常静脉结构或马蹄肾，以及主动脉周围有无炎性改变。腹腔内的其他伴随病变，如肾脏或结肠肿瘤及胆囊结石，也应报道[209]。

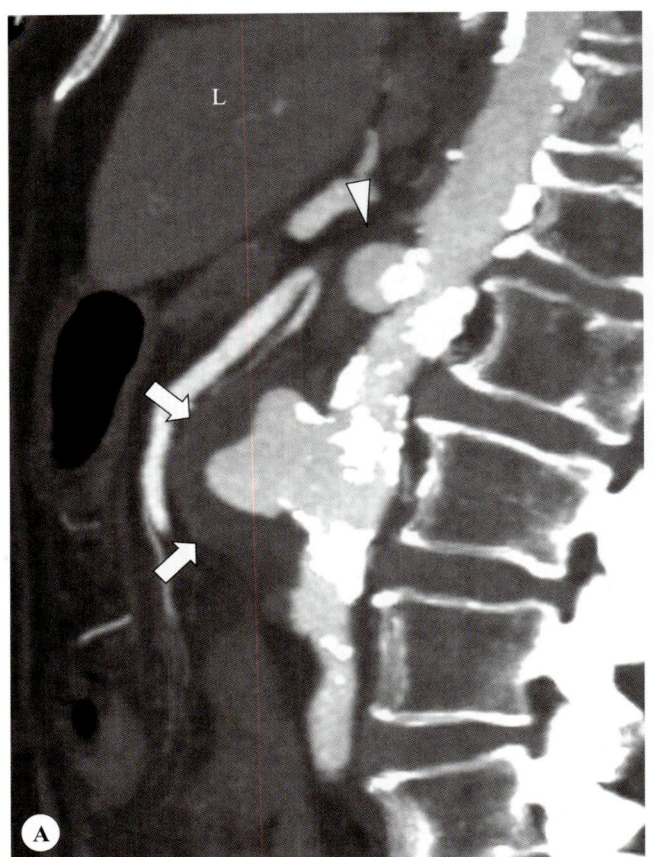

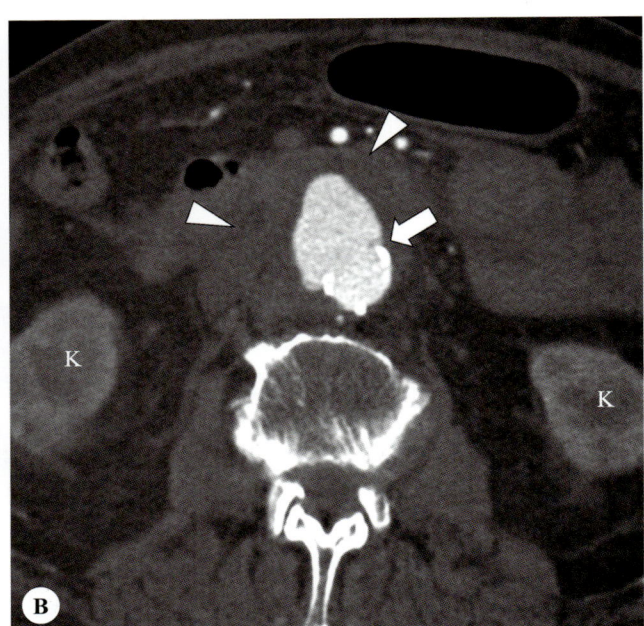

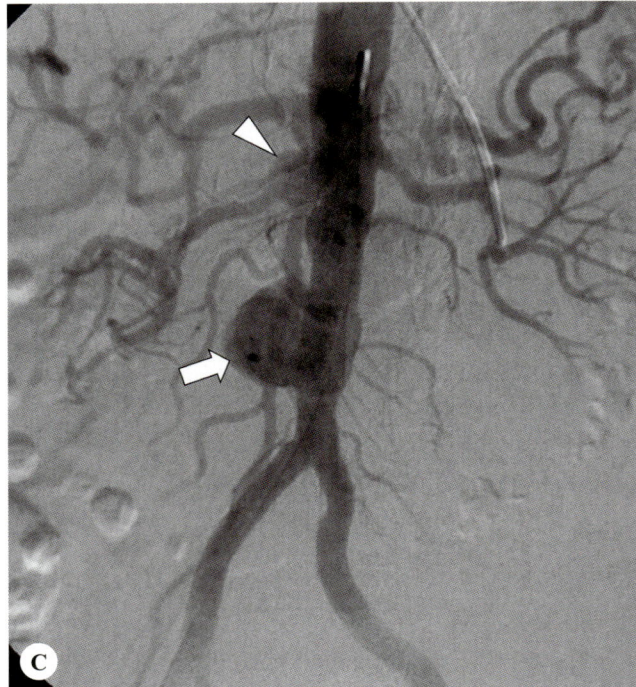

▲ 图 19-47 真菌性动脉瘤
A. 矢状位增强 CT 重建图像示肾下段主动脉的囊状动脉瘤（箭）和起自右肾动脉水平的第二个动脉瘤（箭头）。L. 肝脏。B. 轴位 CT 示囊状动脉瘤（箭头）伴内膜钙化（箭）中断。K. 肾脏。C. 血管造影示分叶状肾下型动脉瘤（箭）及邻近右肾动脉起始部的较小的动脉瘤（箭头）

第 19 章 腹膜后腔
Retroperitoneum

(5) 外科手术放置主动脉移植物后并发症及评价：放置主动脉移植物的目的是替代动脉瘤或绕过闭塞性血管疾病。其影像学表现取决于所采用的吻合方式及移植物是否放置于现有动脉瘤的囊内[214]。

经术动脉可与自体的动脉粥样硬化性主动脉相区分，因为在平扫 CT 上，移植物的密度稍高于未强化的血液，其管腔呈规则的圆形，管壁光滑，而动脉粥样硬化性主动脉的开放管腔通常稍不规则。在 MRI 上，人工移植物本身不产生任何信号。在端侧吻合时，移植物位于自体主动脉的腹侧。移植物的髂支表现为位于钙化自体髂动脉前方的两个致密圆形结构，自体髂动脉通常血栓化。移植物的分叉处通常位于自体主动脉分叉的头侧 2～3cm 处。

端 - 端吻合的 CT 表现与端 - 侧吻合的不同之处在于，端 - 端吻合时自体主动脉在吻合口处完全中断。因此，自体主动脉远端在增强扫描时不显影。在动脉瘤囊内进行端 - 端吻合（动脉瘤内缝术）的患者中，动脉瘤囊包裹在移植物周围，为的是通过在移植物和肠道之间另加一层以降低发生 AEF 的风险。在人工血管和其外侧包裹的自体主动脉之间常可见浆液性液体或软组织密度影积聚。这种积聚通常在 2～4 个月内消失[215]。同样，术后短期内（术后 6～9 天发生率可高达 38%）移植物周围可见气体，并且通常于 3 周内消失[201, 216, 217]。较大动脉瘤的人工血管周围往往可见更多气体[216]。

在 MRI 上，动脉瘤囊和移植物之间的液体积聚在 T_1WI 上呈相对低信号，在 T_2WI 上呈高信号，通常在术后数周内的 MRI 上可见，如果在手术 3 个月后仍然存在则应视为异常[218]。手术第 7～10 周后，在 T_1 和 T_2 加权图像上常可见移植物周围的低信号环，代表纤维化或紧贴移植物（移植物融合）的自体主动脉壁[218]。

腹主动脉瘤覆膜支架置入术的术后并发症包括出血、吻合口旁假性动脉瘤、大血管或人工血管分支闭塞、感染和 AEF（图 19-54 和图 19-55）。在平扫图像上，急性出血表现为高密度血液。吻合口旁假性动脉瘤可表现为吻合口附近的主动脉管腔局限性扩张或向外突出。假性动脉瘤内可见对比剂填充，也可呈部分或全部血栓化表现。股动脉区的假性动脉瘤比主动脉、髂动脉多见[204]。在一项对 69 名假性动脉瘤患者的研究中，从放置移植物到发现假性动脉瘤的时间为 1～238 个月，中位时间为 92 个月[219]。注射对比剂后，移植物管腔不显影，可诊断移植物闭塞。

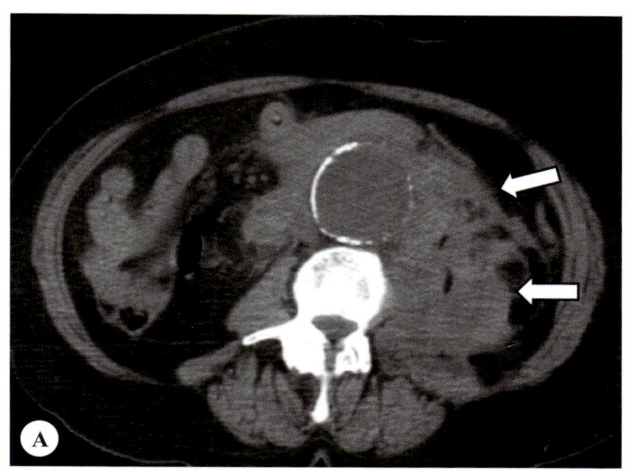

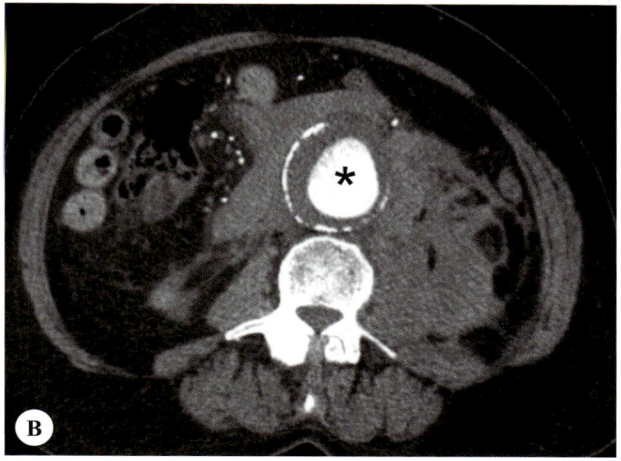

▲ 图 19-49 75 岁男性，肾下型腹主动脉瘤，临床表现为急性严重背痛和低血压

A. 轴位平扫 CT 软组织窗示肾下型腹主动脉瘤，可见钙化的管壁周围密度增高，累及腹膜后腔和左侧盆腔（箭），符合急性破裂的表现；B. 轴位增强 CT 软组织窗示主动脉瘤内强化的管腔（星）

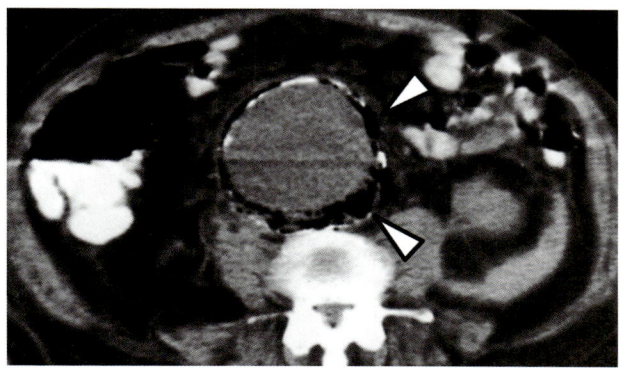

▲ 图 19-48 动脉粥样硬化性主动脉瘤受到感染
梭形动脉瘤壁内可见大量气泡（箭头）

995

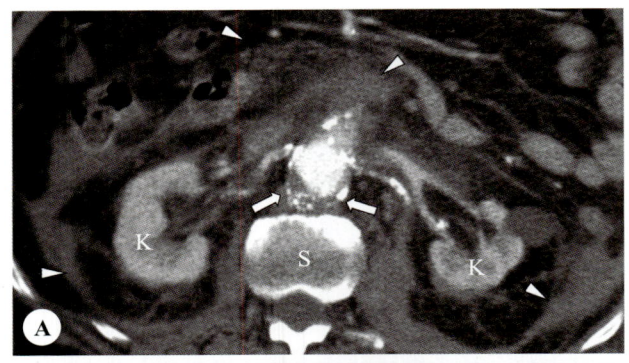
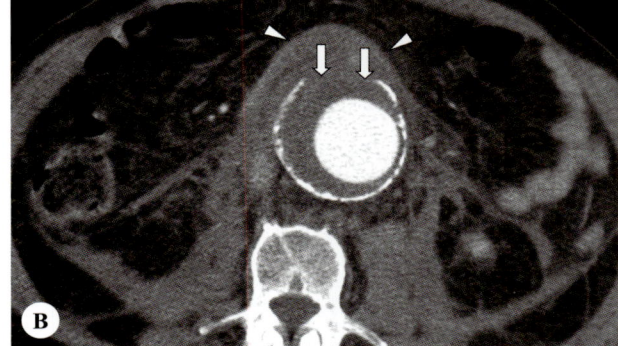
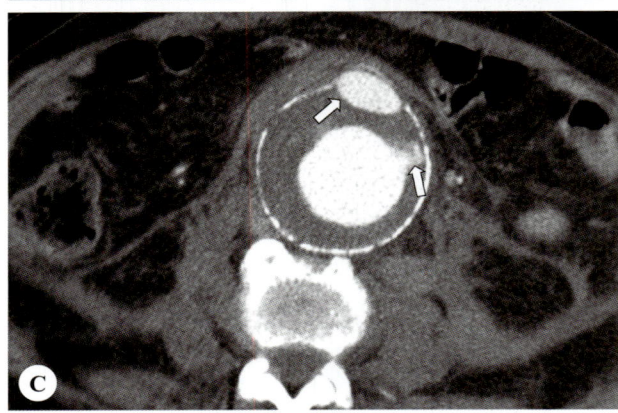

▲ 图 19-50　腹主动脉瘤破裂
A. 肾动脉水平的轴位增强 CT 图像示正常管径的主动脉内可见动脉粥样硬化改变（箭）。肾下腹主动脉瘤破裂形成的腹膜后血肿位于主动脉前方（箭头）。K. 肾脏；S. 脊柱。B. 肾下主动脉瘤伴血栓和前缘钙化中断（箭），动脉瘤破裂形成的腹膜后血肿（箭头）。C. 主动脉瘤内对比剂外渗，提示活动性外出血（箭）

移植物感染是手术放置腹主动脉移植物最严重的并发症，表现为移植物周围气体、液体或积聚增加。术后人工血管周围存在 3 个月以上的积聚或手术以来 4～7 周的气体，皆应高度怀疑感染[217]（图 19-55）。人工血管周围包裹的动脉瘤连续性中断及动脉瘤和移植物之间的软组织 / 液体增加（＞5mm）也可视为感染的征象[220]。因为气体和软组织 / 液体也可

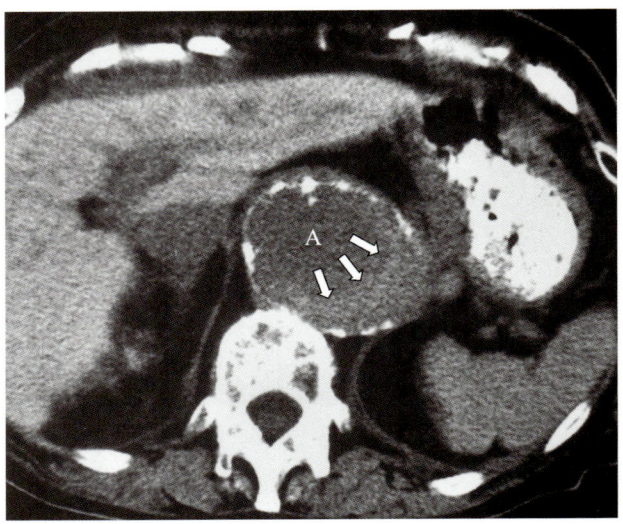

▲ 图 19-51　腹主动脉瘤破裂早期的新月形高密度影
平扫 CT 示腹主动脉瘤（A）及其后外侧的新月形高密度影（箭）

能是术后短期内的正常表现，因此对于任何怀疑感染的患者，都建议对可疑的移植物周围积聚进行细针抽吸。尽管 CT 诊断感染的总体灵敏度和特异度都很高，但核医学镓扫描和白细胞标记扫描也很有诊断价值[204, 220, 221]。

在 MRI 上，移植物周围脓肿表现为 T_1WI 上呈低至中等信号（等或高于肌肉信号），T_2WI 上呈高信号（等或高于脂肪信号）的液体聚集[222]。有时还可见周围组织的炎症，表现为邻近移植物的腰肌信号强度不均匀升高[218]。钆对比剂增强脂肪抑制 T_1WI 上，不强化的低信号脓液与邻近强化的炎性组织之间的对比更明显。但是，仅通过 MRI 信号尚不能确认该液体为感染性积液。MRI 的一个显著局限是其无法检测少量气体。此外，MRI 也不能准确区分积气和少量成簇的钙化[222]。

继发性 AEF 发生于主动脉移植物和邻近肠管间。继发性 AEF 的 CT 表现与移植物感染相似，包括移植物周围软组织 / 液体和腔外气体[220]。尽管缺乏特异性，但邻近移植物周围液体的小肠壁增厚，尤其是十二指肠的第三段，高度提示 AEF。其他征象还包括移植物周围口服对比剂的外渗、静脉注射的对比剂内渗至不显影的小肠内或小肠血肿，但均罕见。

（6）腔内移植物：腹主动脉瘤腔内修复术后也可出现与开放式手术相似的并发症。此外，血管内覆膜支架特有的并发症包括内漏、动脉瘤持续生长、支架内闭塞和支架内移位或断裂[209, 223]。

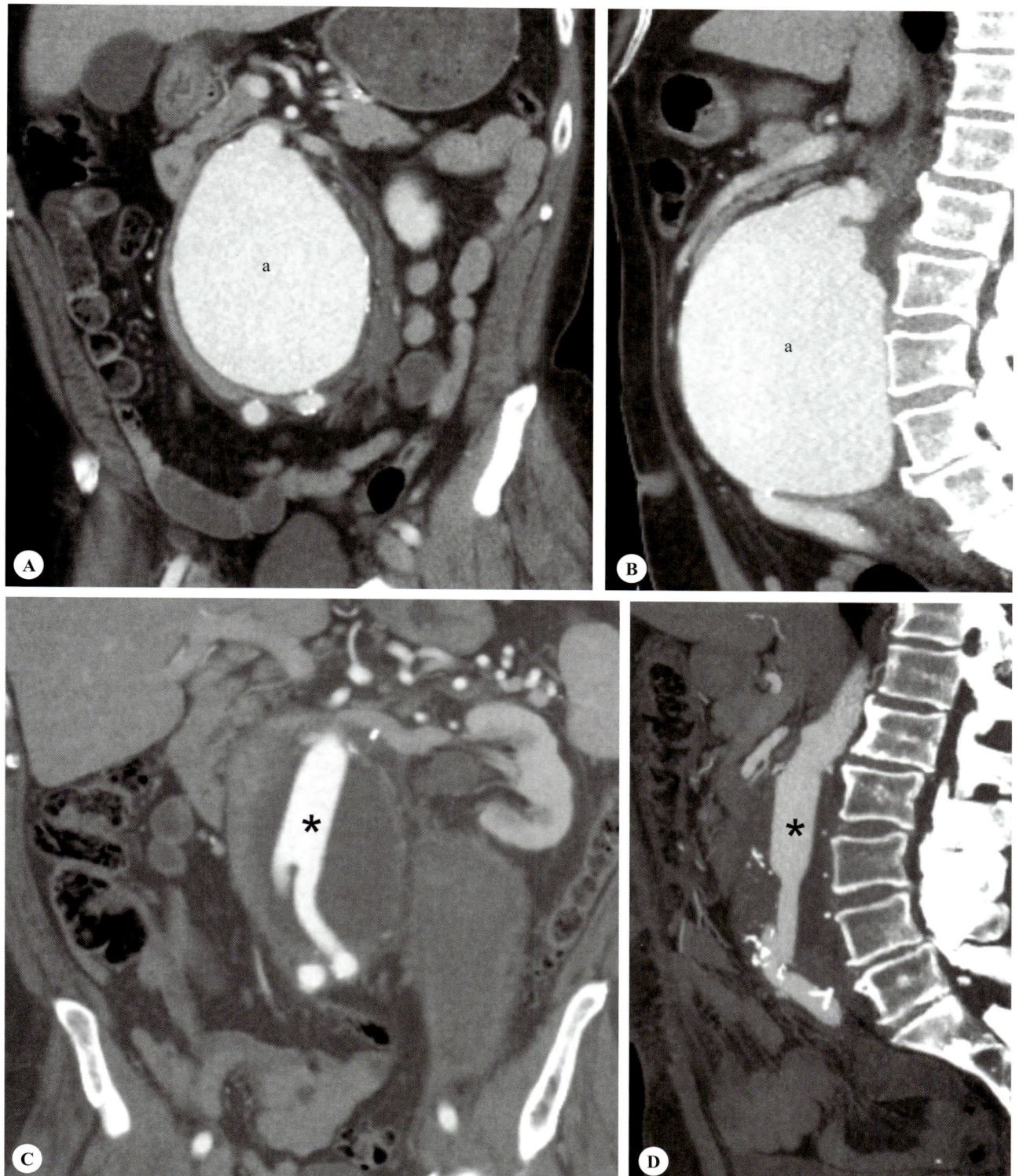

▲ 图 19-52　68 岁男性，肾下型腹主动脉瘤及开放式手术修复后随访，临床表现为背痛

A. 冠状位增强 CT 软组织窗示巨大肾下型腹主动脉瘤（a）；B. 矢状位增强 CT 软组织窗示动脉瘤（a）对前腹壁产生轻度肿块效应；C 和 D. 开放式手术修复 2 月后冠状位（C）和矢状位（D）增强 CT 软组织窗示管腔开放且正常直径（星），动脉瘤囊缩小

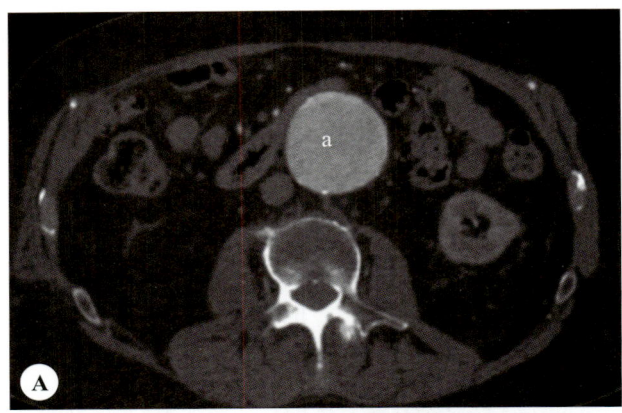

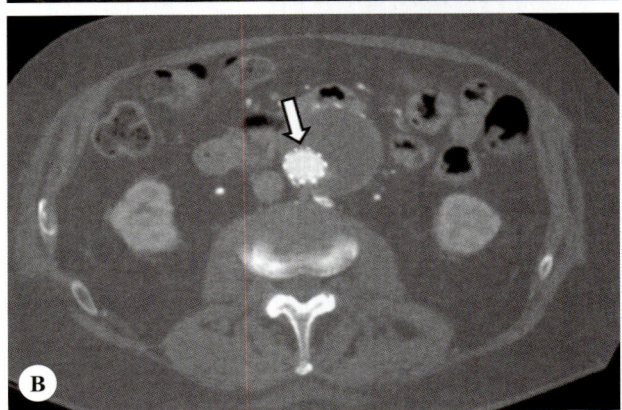

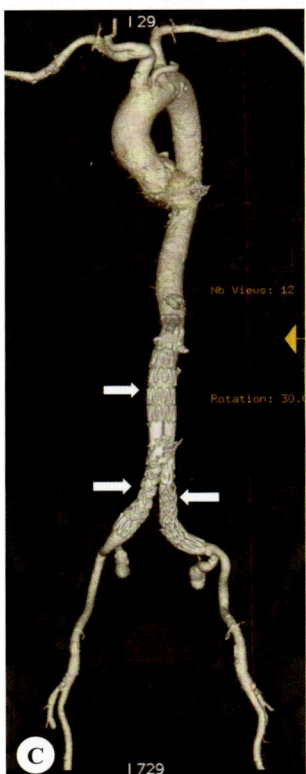

◀ 图 19-53 84 岁男性，肾下型腹主动脉瘤，临床表现为腹痛

A. 轴位增强 CT 软组织窗示一个较大的肾下型腹主动脉瘤（a）；B. 腔内支架（箭）修复 4 个月后轴位增强 CT 血管窗示动脉瘤囊缩小；C. 冠状位增强 CT 三位重建图像示主动脉 – 双侧髂动脉覆膜支架（箭）

内漏可分为五种类型[223, 224]。

Ⅰ型内漏：移植物近端或远端与邻近的自身主动脉或髂动脉壁封闭不完全所致（图 19-56）。

Ⅱ型内漏：血液从隔绝的主动脉分支血管（如腰动脉、肠系膜下动脉和副肾动脉）反流入动脉瘤所致（图 19-57 和图 19-58）。Ⅱ型内漏是临床上最常见的内漏类型。

Ⅲ型内漏：多枚支架重叠节段连接不佳或覆膜支架撕裂 / 结构损坏导致血液直接通过支架体外渗（图 19-59）。

Ⅳ型内漏：继发于多孔支架材料，目前的支架少见。通常为一过性。

Ⅴ型内漏：也称为内张力，表现为动脉瘤囊持续生长，影像学上无可识别的漏源。动脉瘤直径增加的机制尚不清楚，但推测可能是由于动脉瘤内压力（称为内张力）增加所致[225, 226]。

CT 血管造影是腔内支架术后评估的首选方法，而且在引导针对部分内漏的经皮栓塞方面也有帮助[227-229]。金属支架显影清晰，可直接评估支架的位置和完整性。内漏表现为对比剂进入隔绝的动脉瘤囊内。由于一些缓慢的内漏在初始动脉期图像上不明显，因此建议行双期或分次团注扫描[230-232]。同时，也建议在增强扫描前进行平扫检查，这有助于区分钙化和对比剂漏出[231]。动脉瘤大小的重复评估对于确保支架已充分隔绝动脉瘤十分重要。尽管可能取决于所用支架的类型，但成功置入腔内支架后，动脉瘤囊通常会缩小[233, 234]。任何原因的动脉瘤增大都要引起关注，因为即使影像上没有发现渗漏，动脉瘤也可能会进行性增大和发生破裂[225, 235]。

静脉注射对比剂增强 MRI 也可用于评估低磁敏感性的金属腔内支架，如镍钛合金[228, 236, 237]。对于腔内修复术后主动脉病变随时间变化情况的监测，最大直径和体积这两个参数的观察者间一致性最佳，其测量值增大是发现或预测内漏最敏感的标准[238]。由于存在明显伪影，MRI 不适用于不锈钢支架的评估[237, 239]。对于肾功能不全或碘对比剂过敏的患者，以及不能耐受反复放射性检查的年轻患者而言，更推荐 MRI 检查[239]。

第 19 章 腹膜后腔
Retroperitoneum

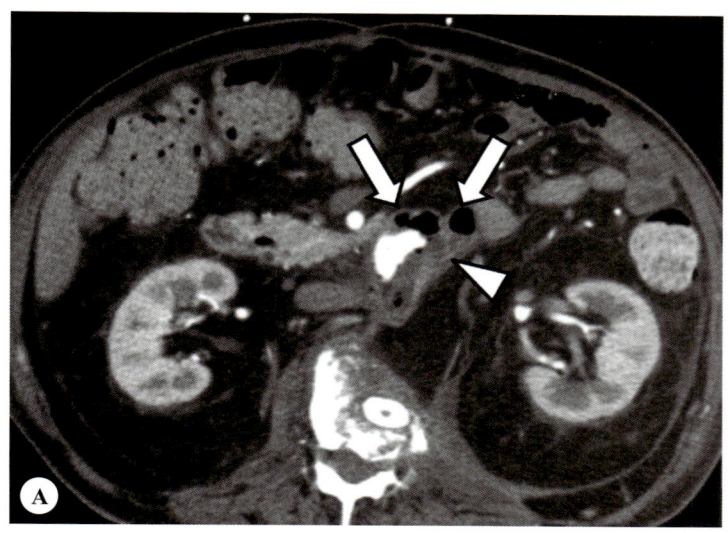
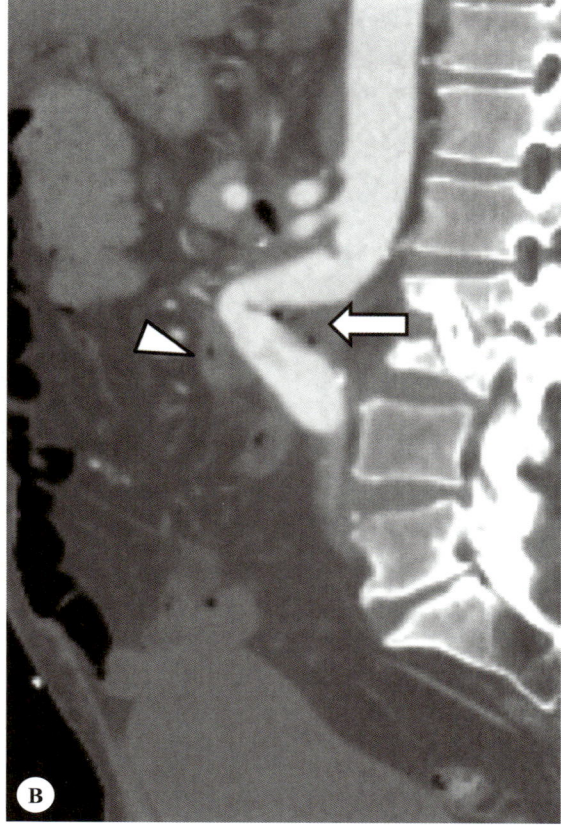

▲ 图 19-54 63 岁男性，主动脉肠瘘，多年前行真菌性主动脉瘤修复术，临床表现为急性腹痛
轴位（A）和矢状位（B）增强 CT 软组织和血管窗示修复后的主动脉周围软组织密度增加，伴与邻近小肠肠腔（箭头）相邻的气体和液体（箭）

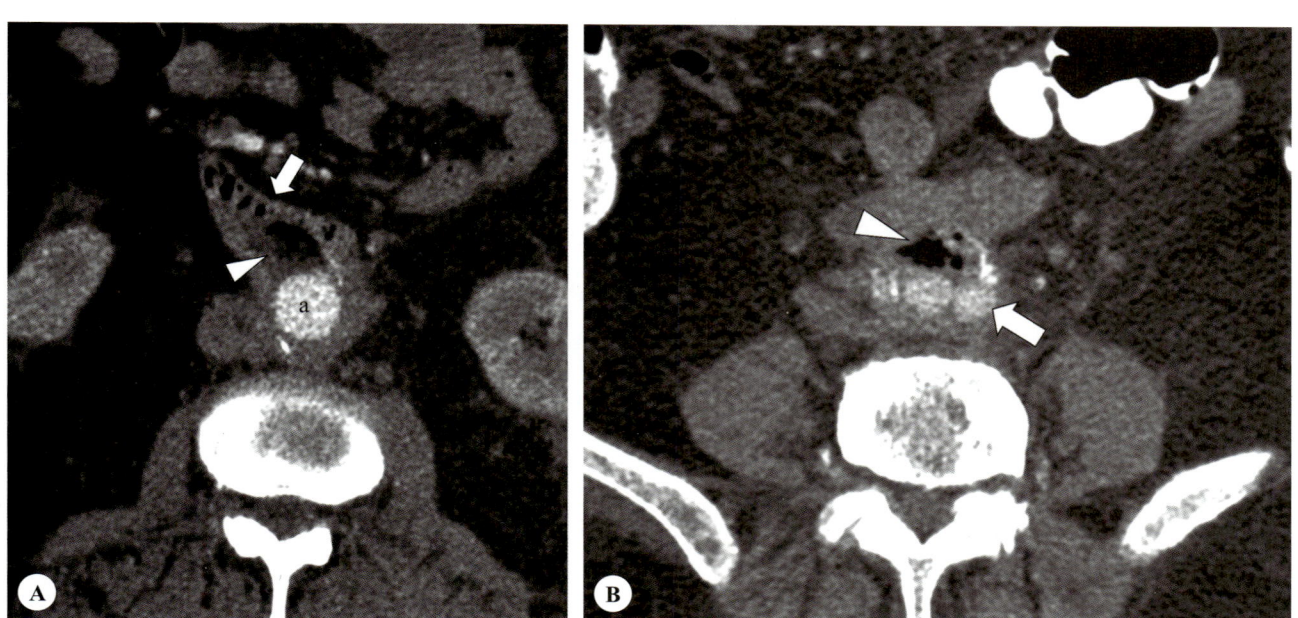

▲ 图 19-55 腹主动脉瘤开放式手术修复后继发的主动脉肠瘘
A. 静脉注射对比剂增强 CT 示主动脉移植物（a）和小肠（白箭）间积气、积液（箭头），符合脓肿的表现；B. 脓肿在移植物分叉部（箭）前方（箭头）向尾侧延伸

7. 偶发性主动脉瘤的管理 在因各种临床问题进行的 CT 检查中，腹主动脉瘤是一种常见的偶发病变。由于腹主动脉瘤破裂可能危及生命，并且破裂的风险随大小和生长速度的增加而增加，因此应密切随访。ACR 白皮书就腹主动脉瘤的影像学监测提出了建议。根据该指南，不同大小的动脉瘤随访频率不同。动脉瘤越大，随访频率越高。例如，3.0~3.4cm 的动脉瘤应每 3 年随访一次，但是 5.0~5.5cm 的腹主动脉瘤，建议每 3~6 个月随访一次，并需转诊至血管内科或血管外科[112]。

8. 壁内血肿 壁内血肿（IMH）可继发于 PAU，也可能是滋养血管自发性出血所致，后者通常见于高血压患者。PAU 合并 IMH 可出现血肿增大和破裂，其预后比单纯 IMH 差[240, 241]。

在平扫图像上，IMH 表现为主动脉壁偏心性新月形高密度增厚。有时，IMH 可使内膜钙化向管腔内移位，由此可将 IMH 与慢性血栓区分开来[242]。IMH 可造成管壁的光滑增厚，并且病变沿纵向延伸，而非钙化的动脉粥样硬化斑块的边界更加不规则。IMH 在 MRA 上的表现与血肿的期龄相关。急性期 IMH（7 天内）含有氧合血红蛋白，因此在 T_1WI 上表现为中等信号[243]。亚急性期 IMH 含有高铁血红蛋白，因此在 T_1WI 上表现为高信号。IMH 在 T_2WI 上呈高信号，可据此区分 IMH 与动脉粥样硬化斑块和慢性血栓[240]。

9. 主动脉夹层 主动脉夹层通常是由于血液进入内膜撕裂处，并逐渐将内膜与内膜下方管壁其余部分分开而形成的。或者，主动脉夹层可能源于壁内出血，出血撕破内膜，使主动脉中层与管腔相通。绝大多数情况下，主动脉夹层始于胸主动脉。孤立性腹主动脉受累仅见于 1%~2% 的主动脉夹层病例中[244]。按起源部位，主动脉夹层可分为 Stanford A 型和 B 型。Stanford A 型的病变起源于左锁骨下动脉近端，而 Stanford B 型的病变则起源于左锁骨下动脉远端。高血压是主要的危险因素，但其他破坏血

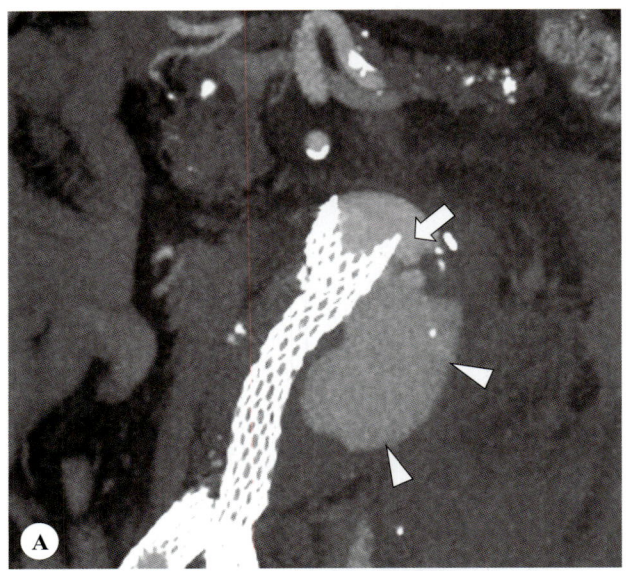
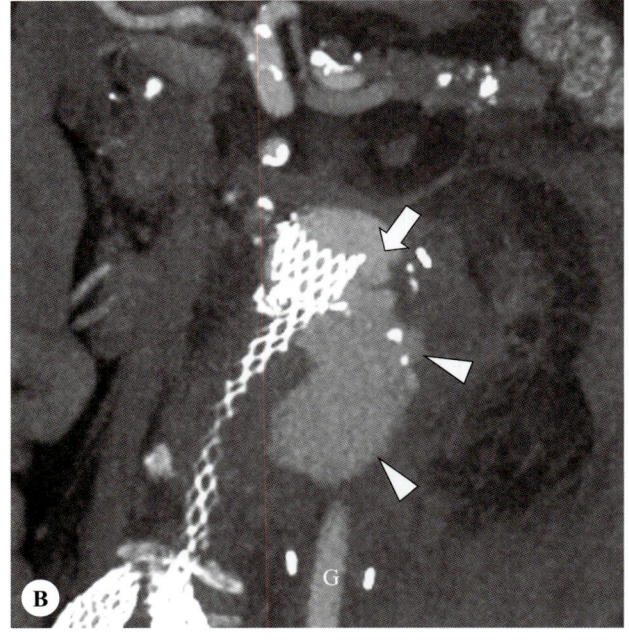

▲ 图 19-56 Ⅰ 型内漏
冠状位增强 CT 示腹主动脉瘤腔内支架修复，合并源于支架颈部（箭）的 Ⅰ 型内漏（箭头）。左侧腹膜后腔脂肪浸润是由于近期行髂动脉至左肾动脉搭桥（G）所致

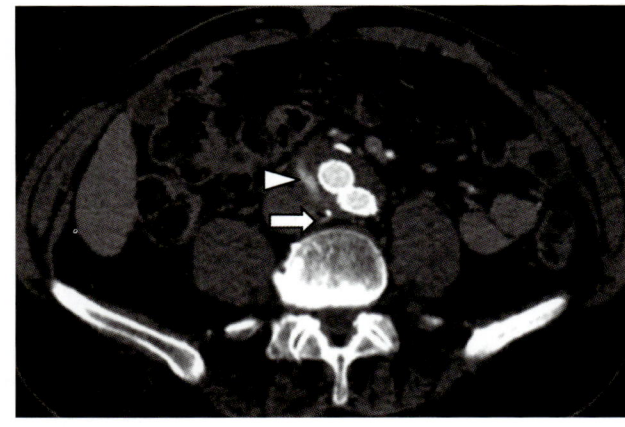

▲ 图 19-57 76 岁男性，腹主动脉瘤腔内支架修复后发生 Ⅱ 型内漏，临床表现为轻度背痛
轴位增强 CT 软组织窗示源自后方右侧腰动脉（箭）的动脉瘤囊内支架外的高密度对比剂（箭头）

第 19 章 腹膜后腔
Retroperitoneum

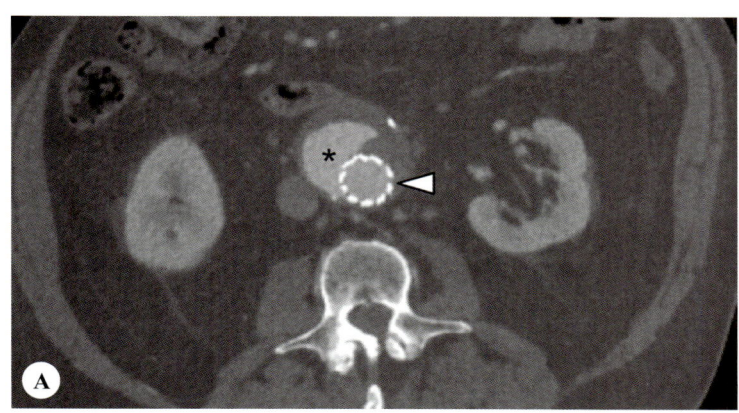
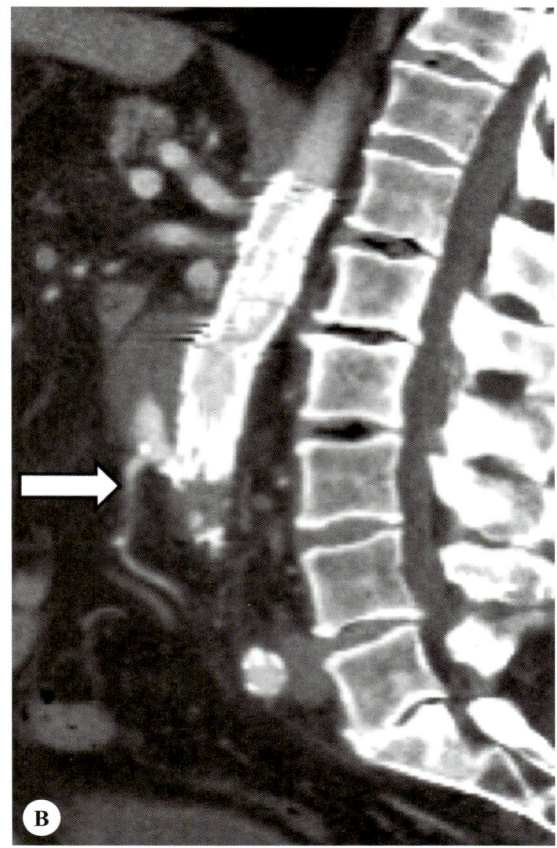

▲ 图 19-58 79 岁男性，腹主动脉瘤腔内支架修复后 Ⅱ 型内漏随访

A. 轴位增强 CT 血管窗示腔内支架（箭头）和动脉瘤囊内支架外的高密度对比剂（星）；B. 矢状位增强 CT 软组织窗示动脉瘤囊内的对比剂来自肠系膜下动脉（箭）

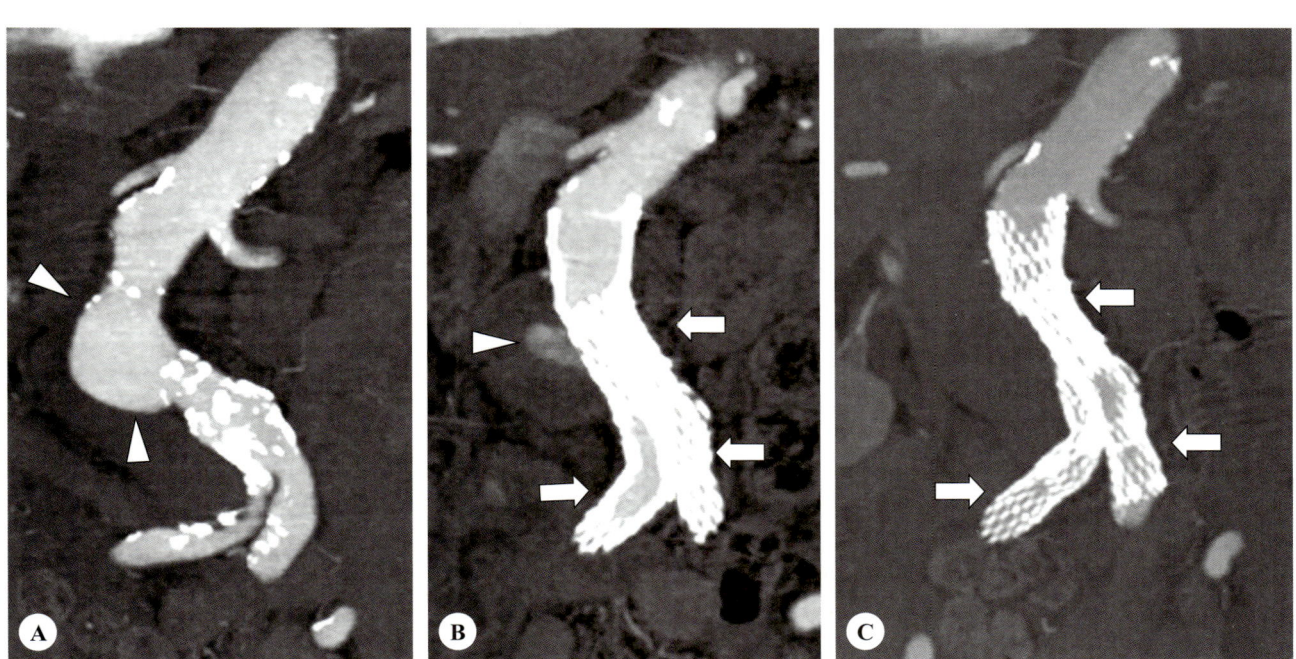

▲ 图 19-59　Ⅲ 型支架内漏

A. 基于冠状位增强 CT 的 MIP 图像示肾下型主动脉瘤（箭头）；B. 支架置入 1 个月后，覆膜支架两部分的连接处可见 Ⅲ 型内漏（箭头），箭示腔内支架；C. 支架置入 4 个月后，之前发现的囊内渗漏已消失。腔内支架（箭）在位

1001

管壁完整性的疾病，如马方综合征、Turner 综合征、Ehlers-Danlos 综合征和囊性中膜坏死也与之相关。另外的相关疾病包括二叶主动脉瓣、动脉炎和创伤[245]。局限于主动脉的夹层，其典型表现为放射到背部的急性胸痛。如果腹部的分支血管受累，可出现各种器官的缺血性损伤，并产生其他症状[246]。

对主动脉夹层进行影像学检查的目的是明确诊断、确定夹层的类型、分辨真腔和假腔、确定病变范围和是否存在如分支血管受累等并发症。主动脉夹层的诊断基于静脉注射对比剂后所见的内膜片及强化的真腔和假腔。真腔与无夹层的主动脉管腔相延续，可通过此征象明确真腔。其他一些征象有时也可帮助鉴别真腔和假腔。通常，假腔比真腔大，更容易出现血栓。"鸟嘴征"是指内膜片与外侧血管壁之间呈锐角，是假腔的标志[247]。此夹角可强化或含有血栓。"蜘蛛网征"很可能代表了夹层形成过程中未完全从主动脉壁上剥离的残余中膜纤维，是假腔的解剖学标志[248]。真腔的其他影像学特征包括强化更迅速、外壁钙化和偏心性内膜片钙化。后者见于内膜片一侧钙化时。面向该侧的管腔就是真腔[246]。

若假腔内无对比剂充盈，在内膜钙化向内移位的情况下，仍可提示主动脉夹层的诊断。但是，有时可能无法区分血栓钙化和移位的钙化内膜，因为两者的表现类似[249]。

若夹层累及腹主动脉，应仔细评估主动脉的分支血管及其供应的器官是否存在缺血。分支血管阻塞分为两种类型。若内膜片与分支血管相交，或进入分支血管，并接受血管内支架治疗，就会发生静态阻塞。若内膜片像帘子一样压在分支血管口上，并接受开窗治疗，就会发生动态阻塞[250]。在一项 48 名急性夹层延伸至腹部的患者的研究中，增强 CTA 中强化减弱的腹部器官数目与术后死亡密切相关[198]。

平扫 SE 或 GRE 序列可诊断主动脉夹层[251]。在平扫图像上，真腔和假腔中的流空信号勾勒出薄的内膜片（图 19-60）。有时，由于血流缓慢或血栓形成，假腔内可出现信号。通过比较第一和第二个回波图像上的信号强度，或者通过血流敏感的梯度回波序列或相位图像，可以区分慢血流和血栓[251]。平扫的真稳态进动快速成像（fast imaging with steady-state precession，FISP）可用于快速评估主动脉夹层[252]。与非增强技术相比，增强 3D MRA 具有更高的信噪比和更好的图像质量，已成为评估主动脉夹层的首选影像学检查方法。增强 3D MRA 还可以评估器官灌注。在一次屏气时间中，可完成整个主动脉及其分支的图像采集。增强 3D MRA 可提供关于破口和再破口位置、内膜片长度及分支血管通畅度的准确信息[253]。

在大多数患者中，MRI 不能显示小的钙化并不具有临床意义。但是，在少数假腔完全血栓化的病例中，MRI 可能无法显示内膜片。在这些患者中，主动脉壁偏心性（少数可同心性）增厚可能是急性主动脉夹层的唯一征象。在 T_1WI 上，增厚血管壁的信号可不均匀，可见点、线状高信号影，少数情况下可表现为与肌肉信号强度相等的均匀信号影[254]。

CTA 和 MRA 诊断主动脉夹层均具有较高的灵敏度和特异度（图 19-60 和图 19-61）。MDCT CTA 由于具有较高的空间分辨率和对运动伪影不太敏感，可以更好地显示分支受累。一般而言，由于增强 MDCT 的检查时间相对较短且更普及，使得增强 MDCT 多平面重建成为急性主动脉夹层的首选检查方法。对于有碘对比剂禁忌证的稳定患者或慢性夹层随访患者，MRI 是一种合理的选择。

10. 主动脉肠瘘 主动脉肠瘘是主动脉和肠襻之间的一种异常沟通，通常继发于主动脉移植物侵蚀邻近肠道。AEF 较少见的病因包括败血症性主动脉炎、放疗或恶性肿瘤。在超过一半的病例中，远端十二指肠是受累的肠段，而空肠、回肠和横结肠也可受累[220,255]。胃肠道大量出血是最常见的症状，通常此前曾有少量的自限性出血。发热、白细胞增多和疼痛也是常见的症状[256]。AEF 诊断较困难，通常需要结合内镜和 CT 检查。提示 AEF 的 CT 征象包括主动脉和十二指肠间隙内的动脉瘤（或移植物）周围可见软组织、液体和气体密度影（图 19-54 和图 19-55）。如果腔内或壁内有出血，则邻近肠道内可出现高密度的血凝块或外渗的对比剂[257]。

11. 主动脉腔静脉瘘 主动脉腔静脉瘘罕见。最常见的原因是腹主动脉瘤破裂至邻近的下腔静脉内。创伤，包括医源性或贯穿性损伤，也可引起此瘘。最常见的症状是腹部杂音，常伴有背痛和休克。主动脉腔静脉瘘导致的外周和盆腔静脉高压可引起严重的腿部肿胀、阴囊水肿、肾功能不全和血尿[258]。提示主动脉腔静脉瘘的影像学征象包括下腔静脉和瘘管周围的脂肪密度增高及主动脉和下腔静脉同时强化（图 19-62）。可见下腔静脉和髂静脉扩张。还可见肾静脉逆行显影和肾周脂肪密度增高[259]。

（四）下腔静脉疾病

1. 下腔静脉瘤 下腔静脉瘤非常罕见，可分为先天性（如胚胎静脉结构退化失败或异常融合）和后天性（如继发于创伤、炎症、血流或压力增加）。与下腔静脉瘤相关的并发症包括血栓形成、阻塞或栓塞，因此发现下腔静脉瘤具有临床意义[260, 261]。

在增强 CT 或 MRI 上，静脉瘤表现为下腔静脉囊状或梭形扩张[262, 263]（图 19-63）。增强扫描可显示病变为血管。但是，血流混合现象或血栓形成可使病变与实体肿瘤的表现类似[264]。在 T_1WI 上，静脉瘤内高信号强化的血液位于低信号层之上称为"钆分层"征，此为腹部静脉瘤的征象[265]。

2. 静脉血栓形成 多种疾病都可引起下腔静脉和其他腹膜后静脉的血栓形成。手术创伤、炎症、腹

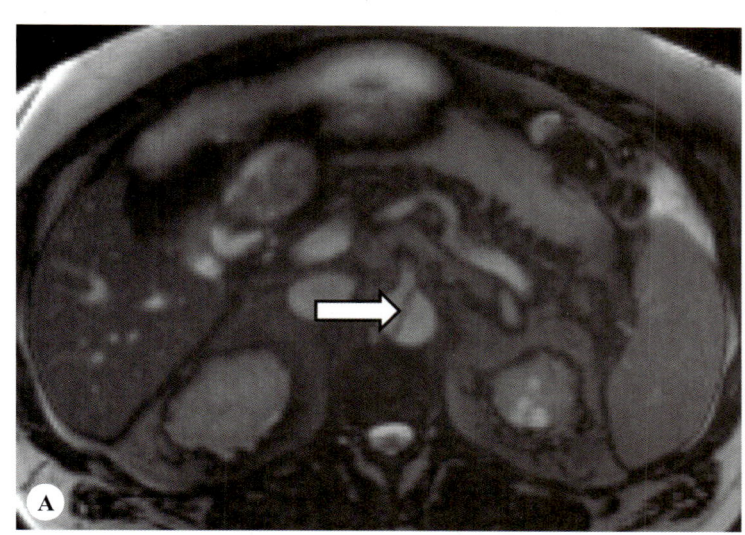

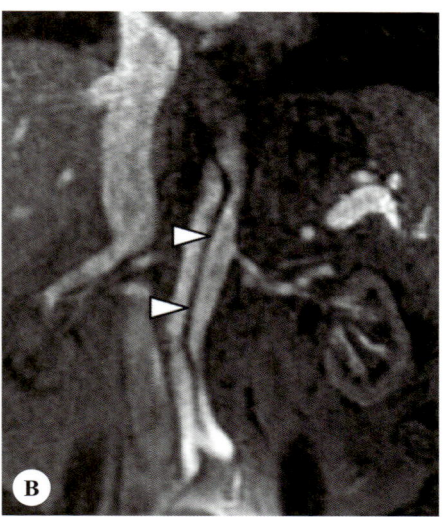

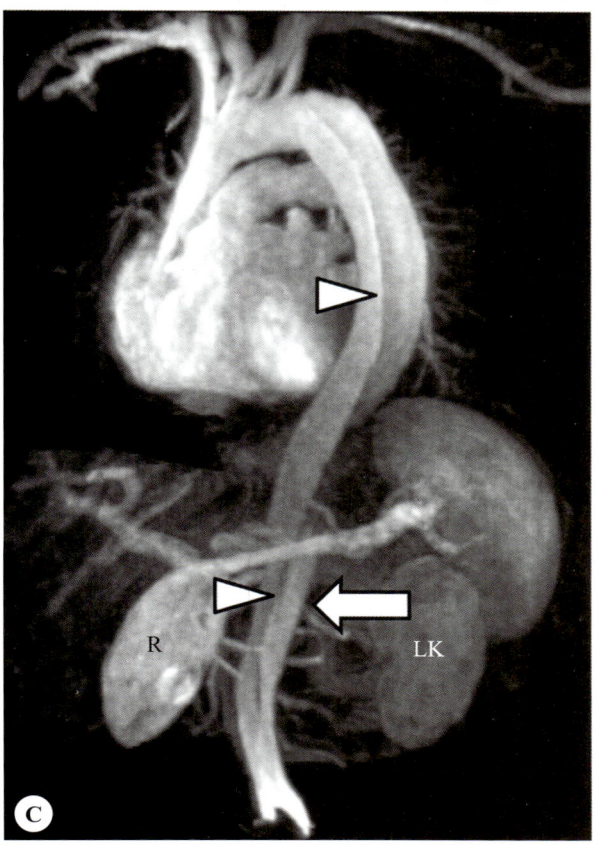

▲ 图 19-60 68 岁男性，B 型主动脉夹层修复术后，临床表现为新发胸痛，可见内膜片

A. 轴位平扫 MRI SSFP 序列图像示内膜片（箭）；B. 冠状位脂肪抑制增强 T_1WI 示真腔和假腔强化，勾勒出内膜片（箭头）；C. 冠状位 MIP 重建图像示内膜片（箭头）和左肾（LK）的强化程度较右肾降低，因为左肾动脉起自假腔（箭）。R. 右肾

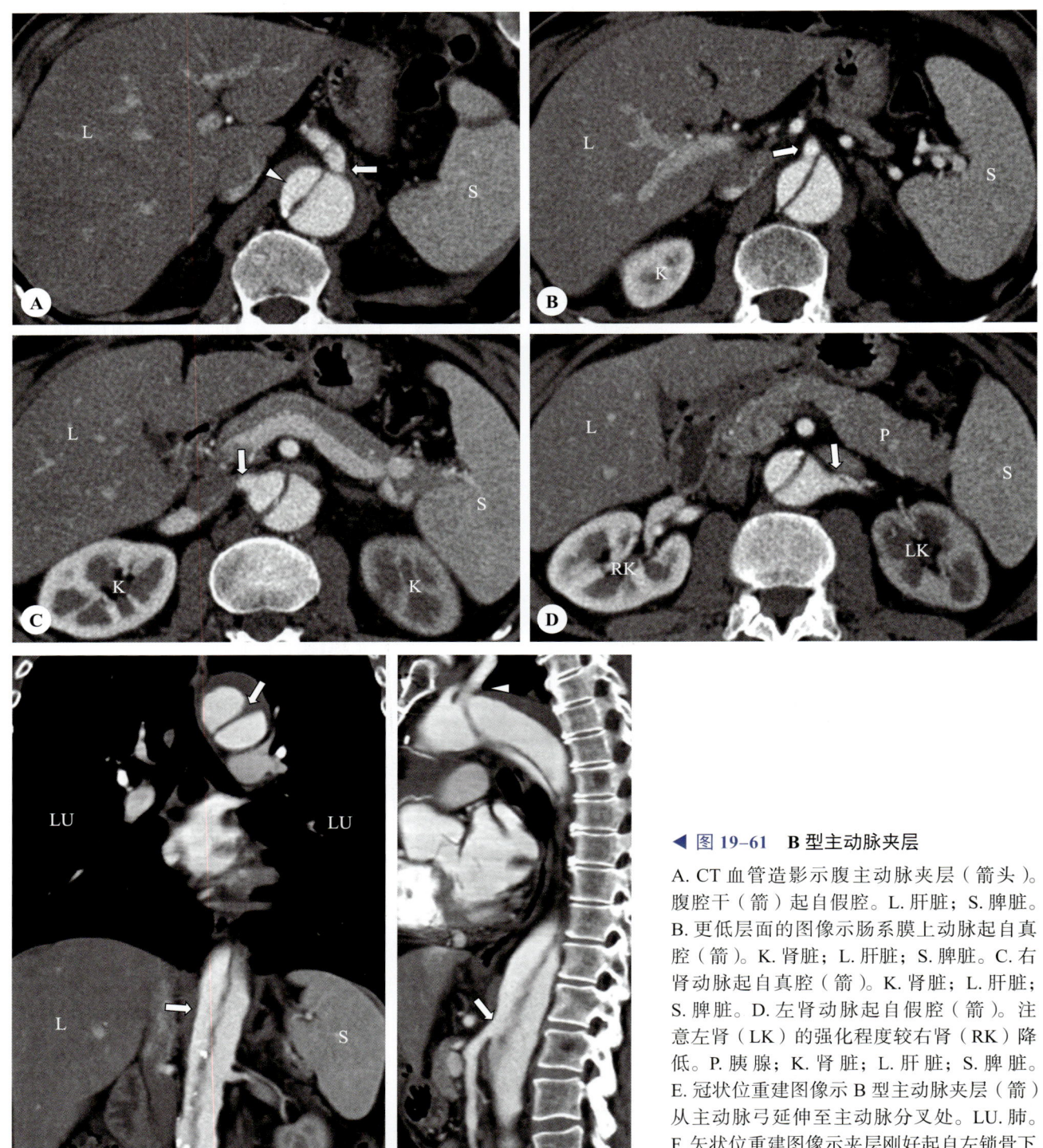

◀ 图 19-61 B 型主动脉夹层

A. CT 血管造影示腹主动脉夹层（箭头）。腹腔干（箭）起自假腔。L. 肝脏；S. 脾脏。B. 更低层面的图像示肠系膜上动脉起自真腔（箭）。K. 肾脏；L. 肝脏；S. 脾脏。C. 右肾动脉起自真腔（箭）。K. 肾脏；L. 肝脏；S. 脾脏。D. 左肾动脉起自假腔（箭）。注意左肾（LK）的强化程度较右肾（RK）降低。P. 胰腺；K. 肾脏；L. 肝脏；S. 脾脏。E. 冠状位重建图像示 B 型主动脉夹层（箭）从主动脉弓延伸至主动脉分叉处。LU. 肺。F. 矢状位重建图像示夹层刚好起自左锁骨下动脉（箭头）远端，延伸至腹主动脉。注意肠系膜上动脉起自真腔（箭）

膜后淋巴结肿大或血管内膜状置入物导致的血液流出受阻、髂静脉或肾静脉血栓的延伸、高凝状态都可诱发血栓形成[266]（图19-64和图19-65）。同样，多种肿瘤可合并血管内癌栓，包括肾细胞癌、移行细胞癌、肾上腺皮质癌、肝细胞癌、平滑肌肉瘤和未分化多形性肉瘤[267-270]（图19-66至图19-68）。

CT能否确诊静脉血栓形成取决于其是否能显示管腔内的血栓（图19-69）。在平扫图像上，新鲜血栓的密度与循环血相似或高于循环血，而陈旧血栓的密度则低于周围血液。急性血栓形成时，血管管径可能比正常情况下增粗。这种管径增粗通常比血流增加或膈肌/右心房水平血管阻力导致的广泛性血管扩张具有局限性。但是，在慢性阻塞时，下腔静脉可萎缩和钙化。

注射对比剂后，血栓表现为低密度充盈缺损。急性血栓形成时，还可见血管壁的增厚和强化。注意不要将真正的管腔内充盈缺损与注射对比剂后动态扫描过程中层流现象引起的充盈缺损相混淆。在非平衡期，增强的慢血流紧贴血管壁，而未增强的血液在血管中央流动，提示管腔血栓。这种"假血栓"伪影在肾上段下腔静脉最为明显，这是对比剂增强的肾静脉和未增强的肾下段下腔静脉血液混合不均匀所致（图19-70）。这种伪影边界模糊，可借此与真正的血栓相鉴别。若怀疑静脉血栓形成，建议使用延迟平衡期扫描，以便有足够的时间使静脉均匀强化。若下腔静脉完全阻塞，还可见广泛的静脉侧支循环[271]。

基于GRE序列的MRA可有效地显示整个静脉系统。与CT一样，在血管汇合处可出现假阳性诊断，此处的湍流可能会使血流信号降低而类似血栓，但使用增强后多期动态扫描序列可最大限度地减少误诊。同样，亚急性血栓通常为高信号，可能与血流相混淆而导致假阴性诊断。

在增强图像上癌栓强化，并使下腔静脉扩张，借此可与血栓相鉴别[272, 273]。但是，一些起自肾细胞癌的癌栓缺乏或难以显示富血供的特点[274]。联合CT和FDG-PET有助于鉴别血栓和癌栓，因为癌栓表现为FDG异常摄取[116, 275]。

在MRI上，静脉注射钆对比剂后强化和与原发肿瘤的信号强度相等，提示为癌栓。弥散受限常见于癌栓，但血栓也有相似的表现，仅用弥散序列不能区分两者[276]。

在下腔静脉导管相关感染性血栓形成的病例中，血栓内可见气泡。此外，闭塞静脉的周围还可观察到炎性改变[277]。

CT和MRI还可很好地显示肾静脉和性腺静脉的血栓形成。尽管右肾静脉相对左肾静脉更短且走行更倾斜，但MDCT仍可更直观地显示右肾静脉血栓。受累的静脉节段管径可正常，也可明显增粗。卵巢静脉血栓，通常与产后（产褥期）子宫内膜炎、盆腔炎性疾病、憩室炎、阑尾炎和妇科手术有关[278, 279]，也可发生于恶性肿瘤患者，尤其是接受化疗的患者[280]。产褥期卵巢静脉血栓形成可导致严重并发症，包括肺栓塞和输尿管梗阻。但与恶性肿瘤和化疗相关的卵巢静脉血栓通常无症状[280]。然而，一项小规模的回顾性研究表明，卵巢静脉血栓患者接受抗凝治疗无明显获益[281]。

在CT上，产褥期卵巢静脉血栓形成表现为边界清楚的管状腹膜后结构，从盆腔延伸至肾下段下腔静脉，周围脂肪密度增高（图19-64）。扩张的性腺静脉中央常可见代表血栓的低密度区[279]。继发于产后状态、增大且充满液体的子宫亦可出现这些表现。

腔静脉内滤网：对于全身抗凝禁忌证或全身抗凝治疗中发生再次肺栓塞的患者，可使用腔静脉滤网。自由漂浮的下腔静脉或髂静脉血栓也是放置下腔静脉滤网的适应证之一。经皮穿刺可放置多种滤网[282]。

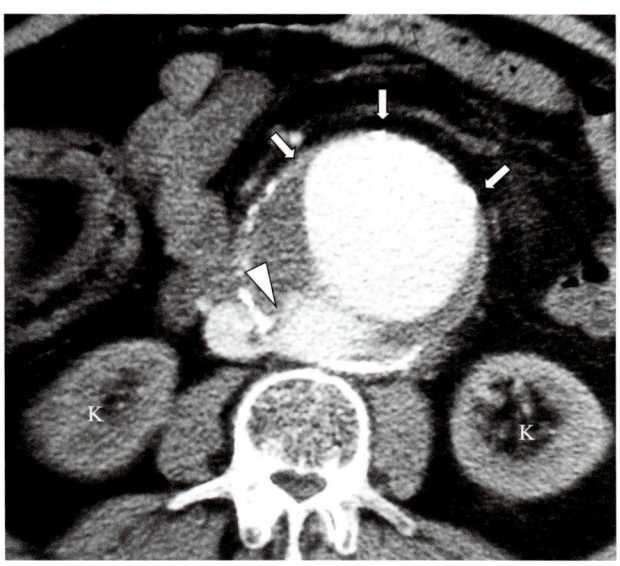

▲ 图19-62 主动脉腔静脉瘘

增强CT显示主动脉瘤（箭）伴主动脉腔静脉瘘（箭头）。K. 肾脏

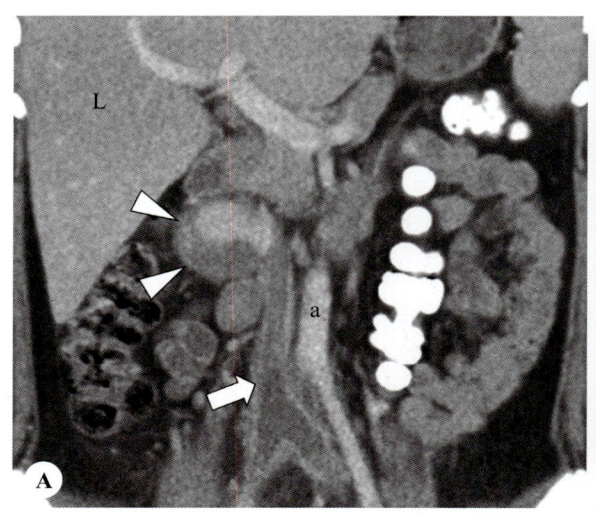
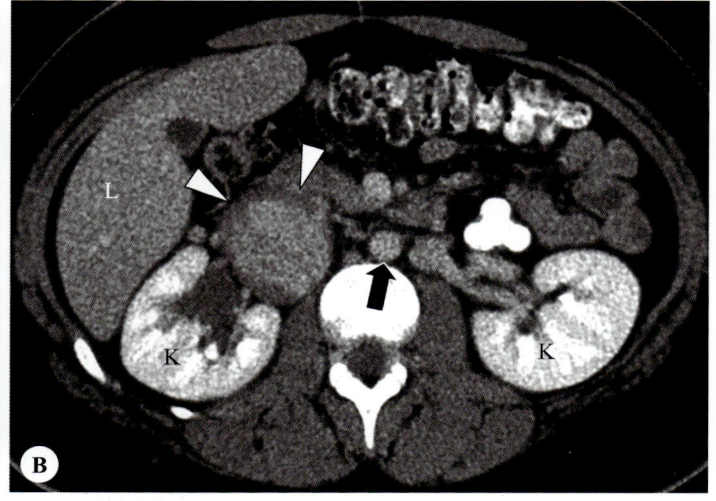

▲ 图 19-63 下腔静脉瘤

A. 静脉注射对比剂增强 CT 冠状位重建图像示突出于下腔静脉（箭）右侧的不均匀强化的圆形结构（箭头）。注意下腔静脉内广泛血栓形成。a. 主动脉；L. 肝脏。B. 轴位图像示下腔静脉瘤（箭头），内可见对比剂和未强化的血液混合。L. 肝脏；K. 肾脏；箭示主动脉。静脉瘤压迫右侧输尿管导致右肾积水

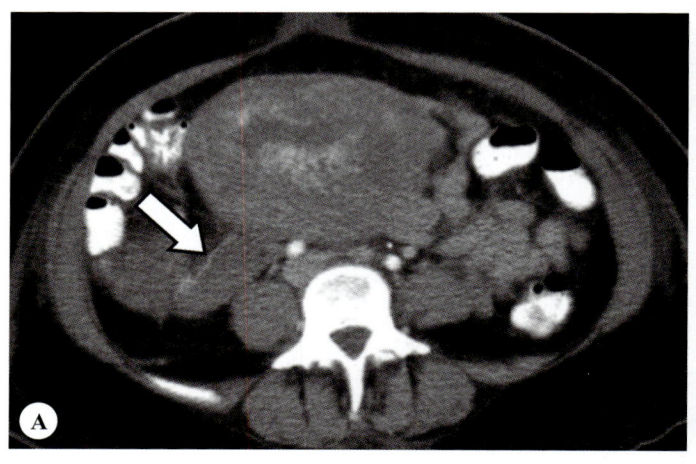
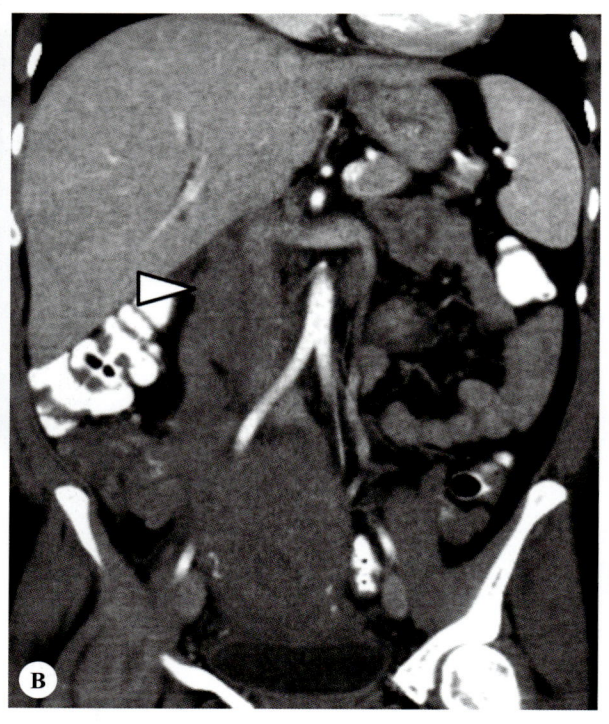

▲ 图 19-64 26 岁女性，右侧卵巢静脉血栓性静脉炎，临床表现为双胎剖宫产术后 5 天出现发热和腹痛伴白细胞升高，白细胞计数为 34

A. 轴位增强 CT 软组织窗示扩张的右侧卵巢静脉内可见充盈缺损，周围脂肪密度轻度增高（箭）；B. 冠状位增强 CT 软组织窗示血栓沿右侧卵巢静脉向下腔静脉延伸（箭头）

CT 有助于评估下腔静脉滤网的位置及其与肾静脉的关系。CT 还可显示各种并发症，包括错位、滤网穿孔、腹膜后血肿、复发性血栓形成和肺栓塞[283]。滤网支撑脚穿孔相当常见，但除非侵入邻近结构，如十二指肠或主动脉，通常无症状[283]。

3. 肝后段下腔静脉闭塞 在亚洲和南非，肝后段下腔静脉闭塞或下腔静脉膜性或节段性阻塞是慢性 Budd-Chiari 综合征的常见病因。既往认为该病为先天性，但现在很多研究提示，此病为先前下腔静脉血栓发作的后遗症[284, 285]。影像学上，可见一层网状厚膜阻塞肝段下腔静脉，或者一小段肝段下腔静脉逐渐变细的表现。一项研究显示，狭窄节段的长度为 1~17cm[286]。在 34% 的病例中，闭塞节段可见钙化[286]。

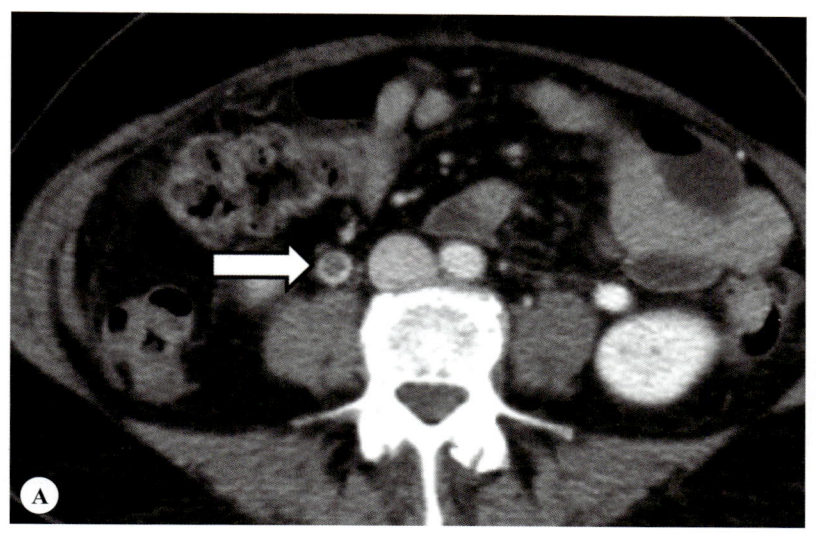
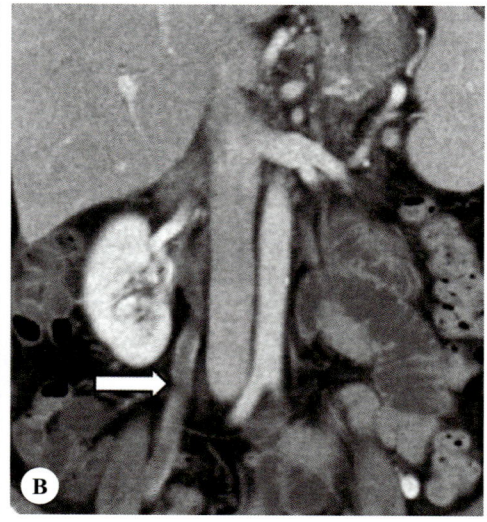

▲ 图 19-65　50 岁女性，右侧性腺静脉血栓，临床表现为腹痛，3 个月前因胰腺肿物行胰腺中段切除术
轴位（A）和冠状位（B）增强 CT 软组织窗示整个右侧性腺静脉（箭）充盈缺损

超声检查对此病的诊断最有价值[287]。虽然 CT 通常也可显示狭窄或闭塞的节段，但仅靠轴位图像常常会遗漏膜性阻塞，除非膜发生钙化[287, 288]。在膜性和节段性阻塞这两种情况下，CT 都能显示肝静脉闭塞、全身侧支循环（如扩张的奇静脉和皮下静脉）及肝硬化、门脉高压、肝脏肿瘤或腹水。肝脏通常表现为尾状叶和左叶增大，右叶萎缩。

4. 髂静脉压迫综合征（May-Thurner 综合征）　左侧髂总静脉受横跨的右侧髂总动脉压迫并部分阻塞，可引起左下肢慢性静脉淤滞或深静脉血栓形成。传统上，May-Thurner 综合征的诊断是通过常规静脉造影，尽管这是一项侵入性检查。CT 静脉造影（CT venography，CTV）和 MR 静脉造影（MR venography，MRV）是无创的，并且可提供静脉血栓等其他信息，排除髂静脉压迫的其他病因。在 CTV 和 MRV 上发现髂静脉的外在压迫、髂静脉近端狭窄前节段扩张和（或）广泛的静脉侧支循环可诊断 May-Thurner 综合征[289, 290]。

5. 原发性下腔静脉肿瘤　起源于下腔静脉壁的平滑肌肉瘤是最常见的原发性下腔静脉肿瘤。大样本研究显示，该病在女性中更常见，平均年龄为 54 岁[291]。典型症状包括腹痛、腹部可触及肿块和下肢水肿。肿瘤最常见于肝静脉下方的下腔静脉中段或下段[291, 292]。累及肝段下腔静脉的肿瘤预后最差[293]。这些肿块在诊断时通常较大，最大径平均为 10～11cm[21, 291]。尽管腔外生长是最常见的生长方式，但是也可见腔内生长或哑铃状生长[291, 292]。鉴别下腔静脉平滑肌肉瘤和邻近腹膜后器官的原发性肿瘤可能很困难。

在 CT 或 MRI 上，平滑肌肉瘤表现为不均匀强化、边界清楚的分叶状肿物，位于右侧腹膜后腔，与下腔静脉密不可分，伴邻近器官的移位，如右肾、胰腺、十二指肠和主动脉[294]（图 19-67 和图 19-68）。若肿瘤以腔内生长为主，下腔静脉通常扩张。钙化不常见[295]。在 MR 上，向腔外生长或哑铃状生长的平滑肌肉瘤在 T_1WI 上表现为均匀的低至等信号，在 T_2WI 上信号更不均匀，呈等至高信号。

（五）腰肌疾病

1. 腰肌脓肿　腰肌感染可来源于邻近结构感染的直接侵犯（继发性腰肌脓肿），如脊柱、肾脏、肠道和胰腺，也可无明确的感染源（原发性腰肌脓肿），此时一般认为感染是由血行播散引起的[236, 296, 297]。随着脊柱结核发病率的下降，现在大部分腰肌脓肿都是化脓性感染[236, 297]。

在 CT 上，受累的腰肌常增粗伴脓肿形成，脓肿表现为局灶性低密度病变（0～30HU）[236]（图 19-71 和图 19-72）。通常，平扫检查可清楚显示脓肿的大小和范围，但静脉注射对比剂后脓肿显示得更加清楚。40%～50% 的病例中可见气体[236, 297]。MRI 也可以类似的方式显示腰肌脓肿（图 19-73）。在 T_1WI 上，脓肿的信号强度等于或高于正常肌肉，在 T_2WI 上脓肿呈高信号[298, 299]。MRI 的主要局限性是无法发

1007

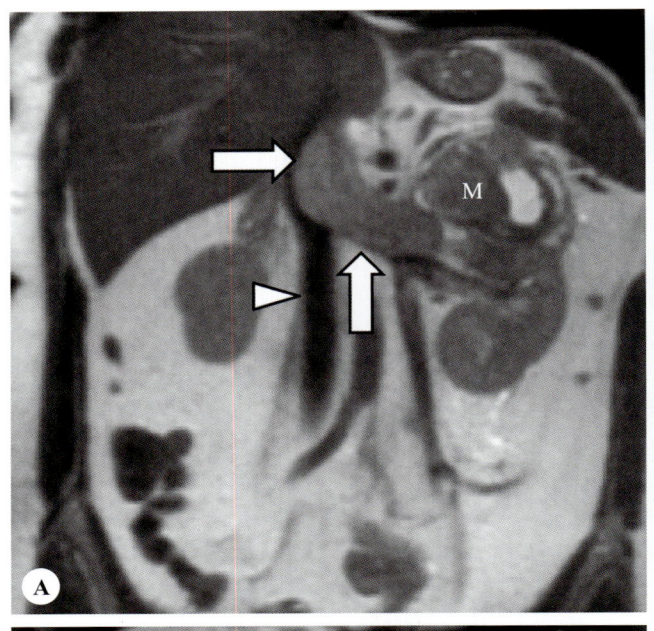
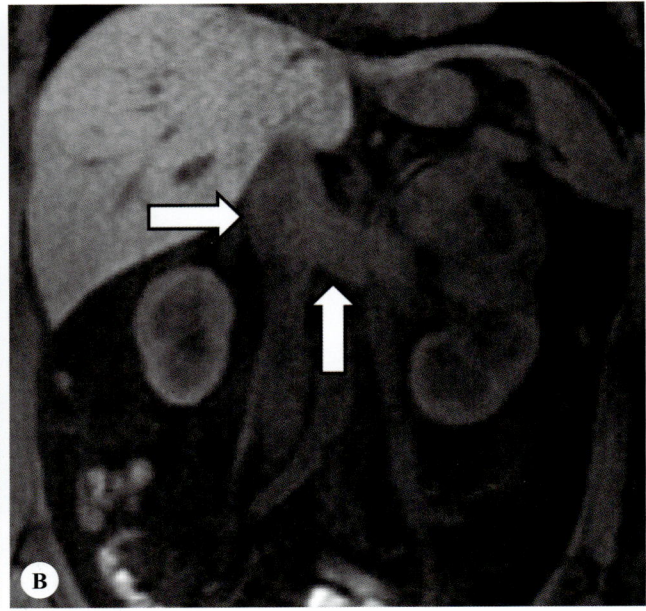
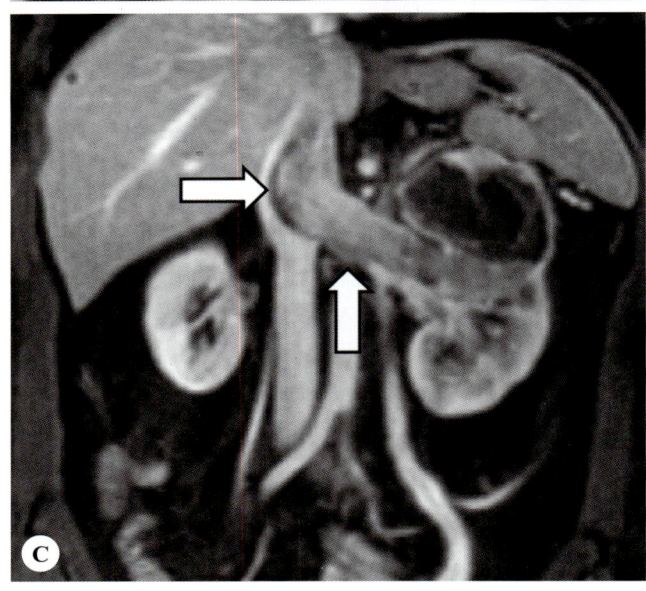

▲ 图 19-66 65 岁女性，经手术切除后证实为肾细胞癌，临床表现为血尿

A. 冠状位 T_2WI 示左肾上极巨大肿物（M），扩张的左肾静脉及其与下腔静脉汇合处内呈高信号（箭）。下方的下腔静脉（箭头）呈正常的流空信号。B 和 C. 冠状位脂肪抑制平扫 T_1WI（B）和冠状位脂肪抑制增强 T_1WI（C）示强化的肿瘤从左肾肿块向上延伸至左肾静脉和下腔静脉内（箭）

现脓肿内可能存在的少量气体。如果能检测到气体，则气体在 T_1WI 和 T_2WI 上均表现为局灶性无信号区。但是，肌肉内的局灶性钙化也可有类似的表现。无明显脓肿形成的肌炎也表现为肌肉增粗，T_2WI 上信号升高，符合水肿的表现[300, 301]。在很多病例中，CT 或 MRI 有助于阐明感染源，如阑尾炎、克罗恩病、肾周脓肿、椎间盘炎或骶髂关节炎。

腰肌的异常影像学表现可能是非特异性的。一项对 44 名髂腰肌脓肿、肿瘤或血肿患者的研究中，如果不提供临床资料，只有 48% 的患者能够得到正确诊断[119]。67% 的肿瘤边缘不规则，但这一特征也见于 52% 的脓肿。所有脓肿内均可见低密度区，但 67% 的肿瘤内也有此表现。88% 的血肿可见弥漫性肌肉受累，而脓肿中这一比例仅为 19%。虽然气体通常在脓肿中比在肿瘤中更常见，但在这组病例中有 3 例肿瘤和 2 例脓肿中发现了气体[120, 236]。也有报道，腰肌中的气体可继发于椎间盘真空变性的裂隙[302]。对于 CT 表现非特异的病例，CT 可用于引导经皮针吸活检，以获得病变组织进行组织学检查和细菌学培养。对于腰肌脓肿诊断明确的病例，CT 可用于引导经皮穿刺引流[297, 303]。

2. 腰肌肿瘤 累及腰肌的肿瘤极其罕见。来源于髂腰肌筋膜间室的典型原发性肿瘤为肉瘤，如脂肪肉瘤、纤维肉瘤和平滑肌肉瘤。髂腰肌筋膜间室

第 19 章 腹膜后腔
Retroperitoneum

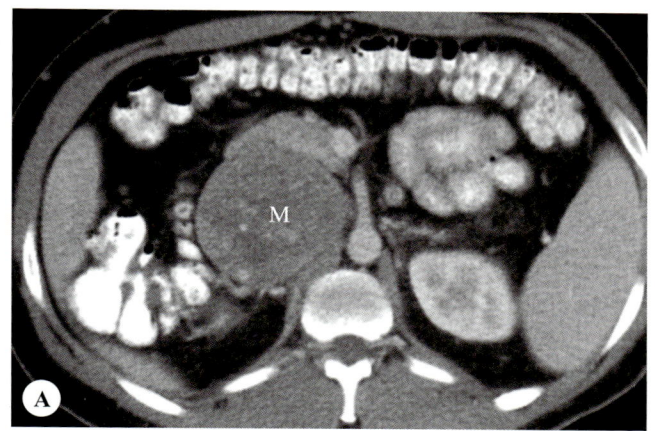
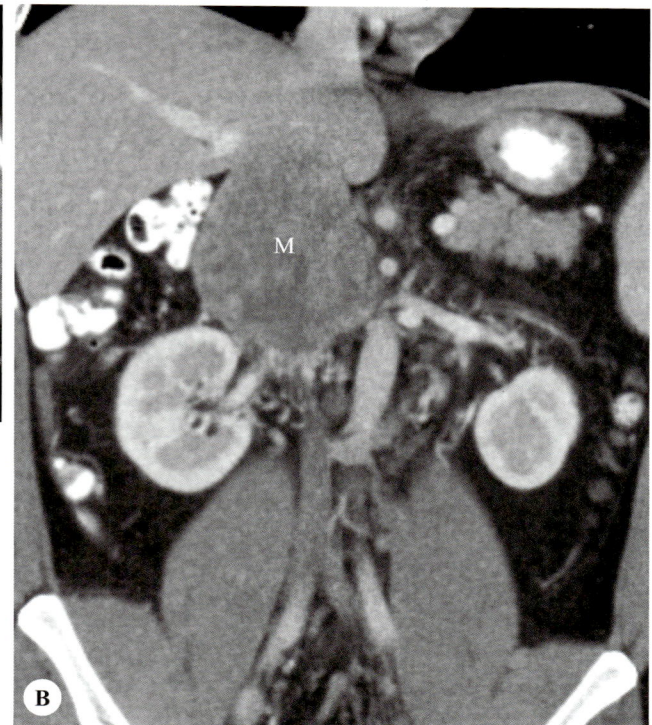

▲ 图 19-67 65 岁男性，经手术切除后证实为下腔静脉平滑肌肉瘤，临床表现为腿部肿胀
A. 轴位增强 CT 软组织窗示右侧腹膜后巨大软组织肿块（M），不均匀强化；B. 冠状位增强 CT 软组织窗示该肿块使下腔静脉扩张。M. 肿块

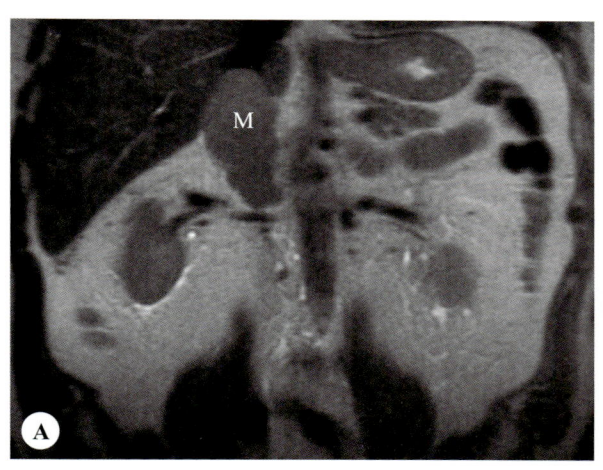
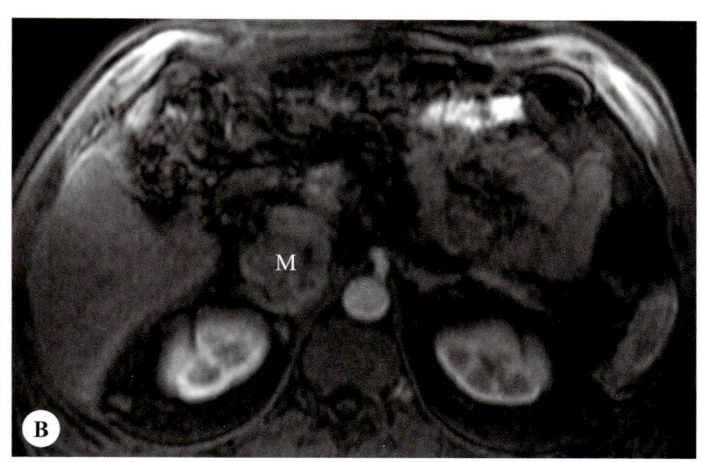
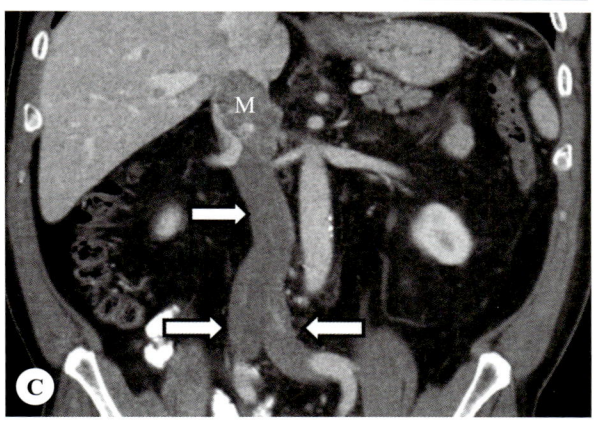

▲ 图 19-68 62 岁男性，下腔静脉平滑肌肉瘤，临床表现为腹痛
A. 冠状位 T_2WI 示起自肝段和肝下段下腔静脉的腹膜后肿块（M）。B. 轴位脂肪抑制增强 T_1WI 示肿块不均匀增强。M. 肿块。C. 冠状位增强 CT 软组织窗示与该肿块相关的肝下段下腔静脉内广泛血栓形成，延伸到髂总静脉（箭）。M. 肿块

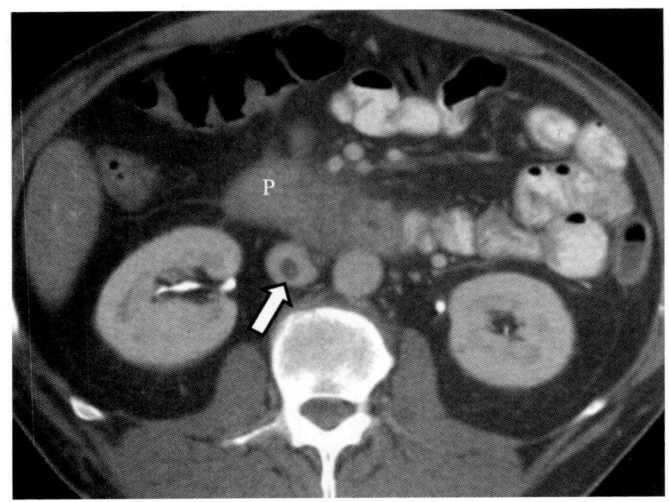

◀ 图 19-69 44 岁男性，急性胰腺炎患者，下腔静脉血栓，临床表现为新发下肢肿胀

轴位增强 CT 软组织窗示肝下段下腔静脉内充盈缺损（箭）。注意邻近胰腺（P）水肿，周围脂肪密度增高，符合急性胰腺炎的表现

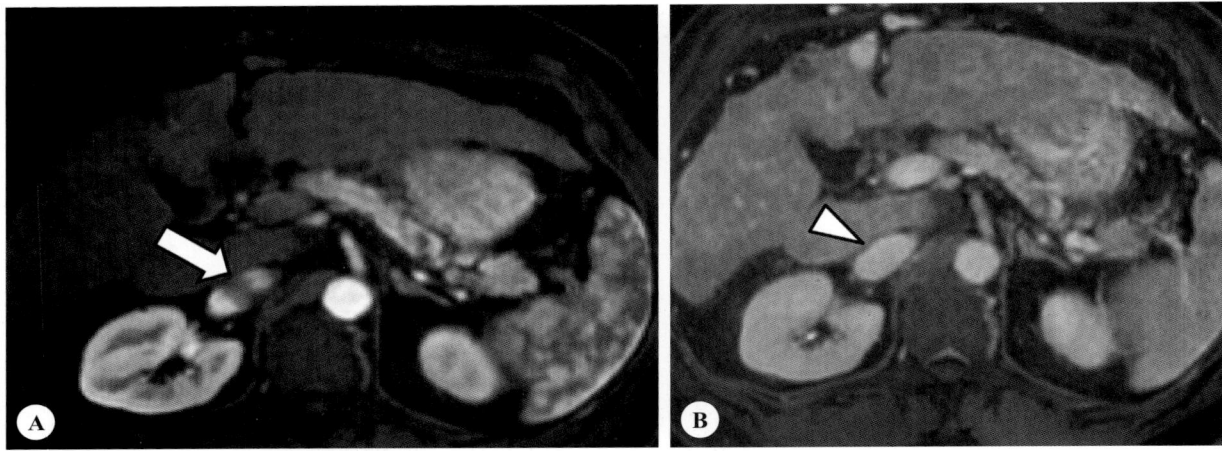

▲ 图 19-70 51 岁男性，下腔静脉假血栓，肝硬化病史，因监测 HCC 就诊

A. 轴位脂肪抑制增强 T_1WI 动脉期图像示下腔静脉中央低信号的充盈缺损（箭），代表因混合了尚未充盈对比剂的下方下腔静脉血液所致的假血栓；B. 5min 后重复扫描证实了下腔静脉内均匀强化（箭头）

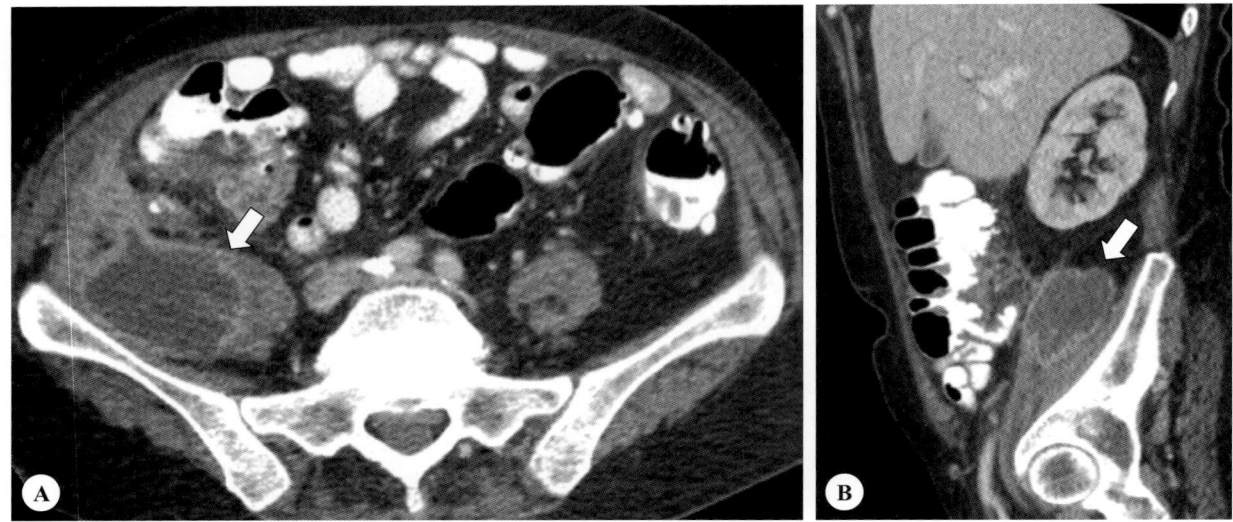

▲ 图 19-71 67 岁女性，腰肌脓肿，经培养证实为脆弱拟杆菌感染，临床表现为右髋关节疼痛加重和白细胞增多
轴位（A）和冠状位（B）增强 CT 软组织窗示右侧腰肌内边缘强化的积液（箭）

第 19 章 腹膜后腔
Retroperitoneum

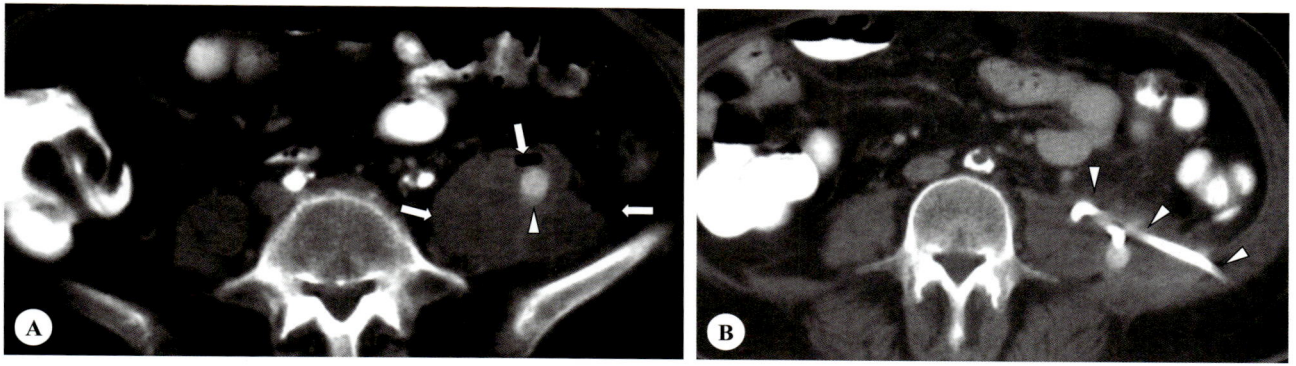

▲ 图 19-72 来源于主动脉股动脉移植物感染的左侧腰肌脓肿
A. 移植物周围可见一环状强化的低密度含气蓄脓（箭），延伸至左侧腰肌（箭头）；B. 经皮放置引流管（箭头）后脓肿吸收

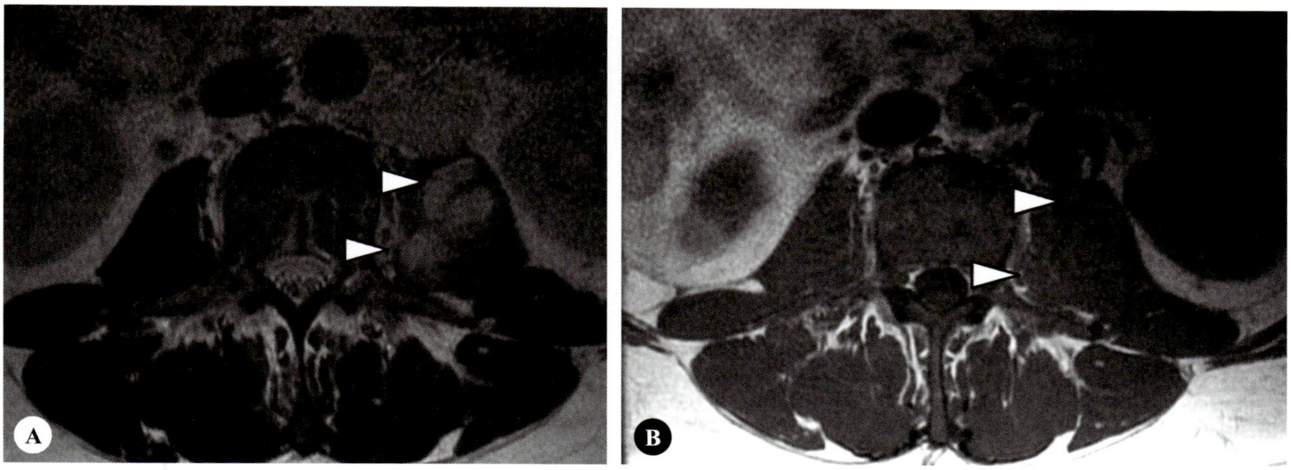

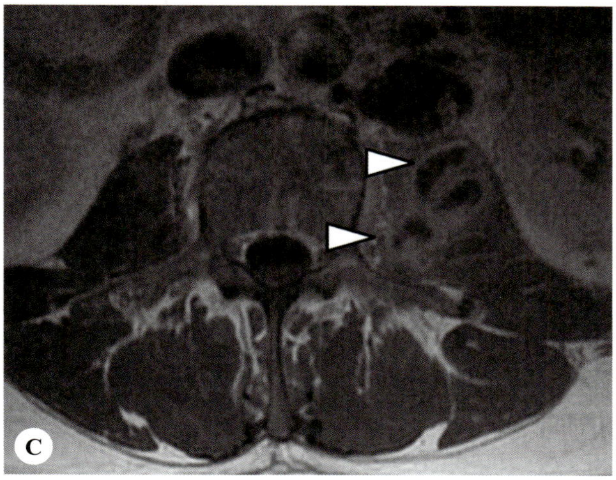

▲ 图 19-73 46 岁男性，腰肌脓肿，经培养证实为金黄色葡萄球菌感染，曾频繁静脉用药，临床表现为新发的发热、寒战和左侧腹痛

A. 轴位 T_2WI 示左侧腰肌内高信号的液体聚集（箭头）；B. 轴位平扫 T_1WI 示低信号的复杂多房液体聚集（箭头）；C. 轴位增强 T_1WI 示病变边缘强化，伴多发无强化的分房积液（箭头）

1011

的继发性肿瘤更常见，主要来自腹膜后和盆腔肿瘤，如淋巴瘤、腹膜后肉瘤、结肠癌、卵巢癌、子宫癌和宫颈癌的直接侵犯[304, 305]。由于诊断较晚和手术切除困难，髂腰肌筋膜间室恶性肿瘤的预后较差[306]。

在 CT 上，受累髂腰肌可增粗，还可见髂腰肌边界不规则、骨质破坏和淋巴结肿大[304, 305]。在 MRI 上，异常肌肉在 T_1 和 T_2 加权像上的信号强度均高于正常腰肌。在 T_1WI 上，病变肌肉的信号强度低于脂肪，但合并出血时病变区域内可见高强度影。由于 MRI 具有优越的软组织对比，因此 MRI 在区分正常和异常腰肌方面优于 CT。此外，MR 凭借较高的软组织分辨率还可区分肿瘤浸润或肌肉移位[119]

（图 19-74）。但是，这两种检查都不能准确区分单纯的接触和浅表侵犯。

3. 其他腰肌改变　凝血功能障碍，如抗凝治疗可导致腰肌的自发性出血。尽管急性出血在 CT 上通常为高密度，但血肿、脓肿和肿瘤，伴或不伴中央坏死，都可有相似的 CT 表现[119]。亚急性出血在 T_1 和 T_2 加权图像上表现为特征性的高信号，因此 MRI 可能有助于诊断出血[299]。

同样，影像学检查很容易识别继发于神经肌肉疾病的腰肌萎缩，表现为受累侧肌肉体积均匀减小（图 19-75）。有时，由于部分脂肪替代，受累肌肉在 CT 上密度较低。

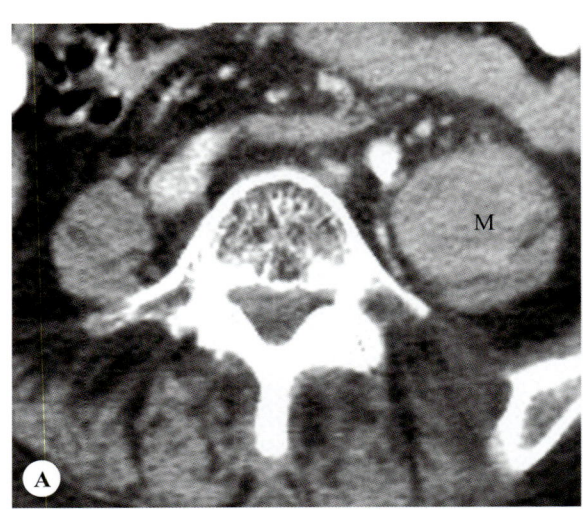
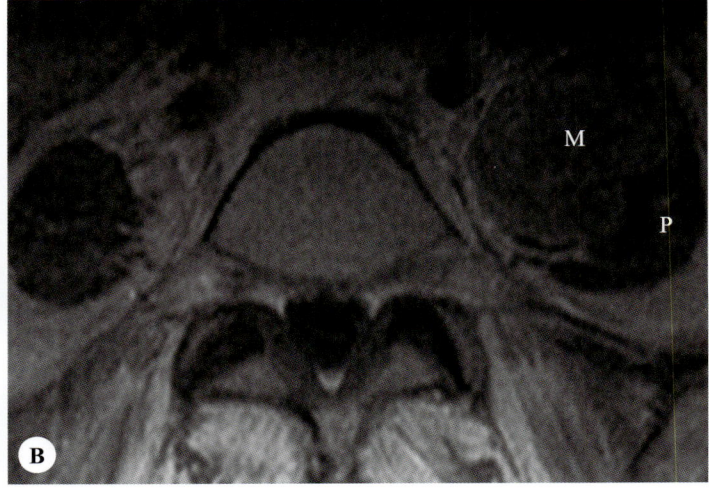

▲ 图 19-74　邻近左侧腰肌的非霍奇金淋巴瘤
A. 增强 CT 示肿物（M）使左侧腰肌增粗；B. T_1WI 示肿物（M）使腰肌（P）向后外侧移位。肿物的信号强度稍高于肌肉

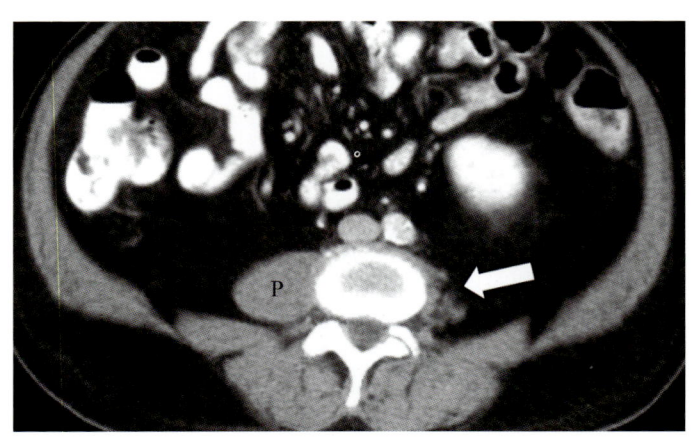

◀ 图 19-75　72 岁男性，左侧腰肌严重萎缩，脊髓灰质炎病史，临床表现为右侧腹痛
轴位增强 CT 软组织窗示严重萎缩的左侧腰肌（箭）和正常的右侧腰肌（P）

第 20 章 盆 腔
Pelvis

Andrew D. Chung　Olga R. Brook　著
郑天颖　刘曦娇　译

CT 和 MRI 对于显示男性和女性盆腔疾病有着重要作用。CT 可以很好地显示骨性和软组织结构的概况，通常是急性疾病和泌尿系统恶性肿瘤的首选检查方法。然而，MRI 凭借其优越的对比分辨率和动态成像能力，在妇科良性疾病的评价及晚期盆腔恶性肿瘤的局部分期中已基本取代 CT。对于需要特别考虑电离辐射的患者人群中，MRI 是首选，如年轻或妊娠患者及需要频繁重复影像学检查的患者（如炎症性肠病）。本章介绍了最新的 CT 和 MRI 技术，讨论了放射科医师在临床实践中应熟悉的相关解剖知识和常见及不常见的盆腔疾病。

一、盆腔成像技术

1. CT　多排 CT 可以通过优化对比度和空间分辨率对病变进行检出和定性，但是高质量的盆腔 CT 仍需注意扫描技术的细节。目前整个骨盆的 CT 扫描可以在几秒钟内完成，而且几乎可立即浏览轴位图像及冠状位和（或）矢状位三维（three-dimensional, 3D）重建图像。钡剂或水溶性口服对比剂（800~1000ml）用于常规评估肠道和鉴别肠道与其他腹盆腔肿物。根据肠道功能状态和所需的远端肠道强化程度，在扫描前 1~2h 内多次给予等量口服对比剂。当盆腔内肠道强化不充分及评估术后直肠造影时可给予直肠对比剂。静脉注射对比剂有多种方案，最简单的是单次注射，采用高压注射器以 3ml/s 的速率注射 350mg/ml 浓度的碘对比剂 100ml，在注射后 70s 扫描获得门脉期图像。由于体积较大的患者可能需要更多的对比剂，因此一些供应商提供了一种基于体重的静脉注射对比剂的方法。可以采取头尾方向或尾头方向扫描，但通常是从膈肌扫描到耻骨联合。从源数据重建 3~5mm 层厚的连续轴位图像。一般不需要采集延迟期图像，但在观察输尿管和膀胱轮廓时延迟期图像有一定价值。双能 CT 和能谱 CT 为 CT 扫描增添了新功能，但这些技术尚未用于常规盆腔成像。

2. MRI　MRI 的独特之处在于可显示盆腔内器官之间的对比度差异及可生成任意平面的图像。在制订盆腔扫描方案时，应充分利用这两个特性。检查前患者应禁食 6h，以减少肠蠕动。除禁食外，还可在检查开始时肌内注射 0.5~1.0mg 葡萄糖，或者不禁食直接肌内注射葡萄糖。在检查之前最好让患者排空膀胱，以防止增大的膀胱引起邻近器官变形。

尽管采用体线圈成像足以满足大部分诊断需求，但只对盆腔成像时仍首选多通道阵列式线圈，因为使用该线圈可以有更小的视野（20cm），从而在不损失信噪比的情况下获得更高的空间分辨率。各主要供应商都会提供这样的阵列式线圈，其在包绕骨盆的一个带内包含了多个表面线圈，通过叠加所有表面线圈采集的信息形成最终的图像。检查时可沿前方或后方的体壁脂肪放置预饱和带，以减少近场伪影。首先应采集包括整个腹部和盆腔的冠状位、矢状位和轴位的快速 T_1 加权定位像。采集这些定位像有两个目的。第一，识别中线结构，以便后续的小视场图像可以集中在感兴趣的器官上。第二，识别双侧肾脏，以排除盆腔病变常伴随的肾脏异常和肾积水。采集矢状位和轴位，有时还需采集冠状位的高分辨快速 T_2WI。同时编码多个 180° 脉冲的脉冲序列，如快速自旋回波（fast spin echo，FSE）或 TSE 序列可以在相对较短的时间内获得最高的分辨率，但是超快速脉冲序列，如半傅里叶单次激发快速自旋回波或单次激发 FSE 序列通常足以满足诊断需求[1]。一般情况下，较好的序列参数是视野 20cm、

1013

相位编码梯度为128、回波链长度为8、层厚3～5mm而层间距最小。对于米勒管异常或其他子宫疾病，通常将轴位图像的平面倾斜到与子宫长轴平行的平面，用来更好地显示子宫底的轮廓。采集 T_2WI 后，可根据具体情况进行下一步的成像。对于子宫良性疾病，不需要再进行其他检查。当对盆腔肿物进行定性或对盆腔恶性肿瘤进行分期时，应在静脉注射对比剂后采集盆腔的轴位和（或）矢状位的动态图像，通常包括动脉期（25～35s）、门脉期（70～80s）和延迟期（120s）图像。这些图像通过 3D 快速 T_1 加权梯度回波序列采集。增强检查时，应使用脂肪抑制技术，以区分血液和脂肪成分，并通过减小图像灰阶的窗宽来提高信噪比。通常，还需采集子宫长轴正交平面的延迟期以后（3～4min）的图像，从而更好地显示子宫颈强化[2, 3]。

二、解剖

骨盆是一个复杂的结构，包括由无名骨和骶骨围成的骨环及与之相连的大量肌肉和致密化的筋膜，可以承托盆腔脏器及便于运动。盆腔内除了主要的血管、淋巴系统和神经，还有生殖、泌尿及排泄器官。本部分介绍盆腔内器官的基本 CT 和 MRI 表现。

1. CT：女性盆腔 由于 CT 是一种基于 X 线的成像技术，在静脉注射对比剂前，所有软组织结构都表现为几乎相同的均匀软组织密度。在增强 CT 上，阴道、子宫和阴道旁静脉丛迅速强化（图 20-1）。子宫颈通常位于髋臼顶部水平，强化较慢，相对于子宫常呈低密度。由于邻近的静脉强化，因此很难充分评估子宫颈体积，也无法发现其内小的肿物。子宫可呈前倾、直立、侧屈或后倾。子宫腔通常呈心形，密度稍低于邻近的子宫肌层。育龄女性的卵巢通常位于髂血管的内侧且紧邻髂血管，呈软组织密度，偶尔可见液体密度的卵泡或囊肿。子宫阔韧带从卵巢延伸至盆腔侧壁，虽然不能直接显示阔韧带，但可见其内部的输卵管、卵巢韧带、子宫和卵巢血管、神经、淋巴管和部分输尿管。子宫圆韧带从两侧鞘状突延伸到腹股沟管，通常在 CT 上可见。在子宫后方，宫骶韧带从子宫下部延伸至骶骨。除疾病状态外，这些结构通常不会显示。膀胱壁光滑，壁厚随膀胱扩张而变化。膀胱周围脂肪应清晰而无任何浸润。

肛提肌由水平片状的髂尾肌及耻骨直肠肌（也称提吊带肌）组成。吊带起自紧邻耻骨联合的两侧，并向前压迫直肠、阴道和膀胱颈。直肠乙状结肠位于骶前间隙内，呈迂曲状，壁薄，外形柔韧。腰肌和髂肌是骨盆内最外侧的软组织结构。髂内和髂外血管紧邻这些结构的内侧，动脉位于静脉的前方。髂血管周围的淋巴结在短轴上不应超过 8mm，并应从淋巴结的形状和内部结构[4]方面进行评估。后方的坐骨神经紧贴梨状肌，走行于梨状肌的前方。

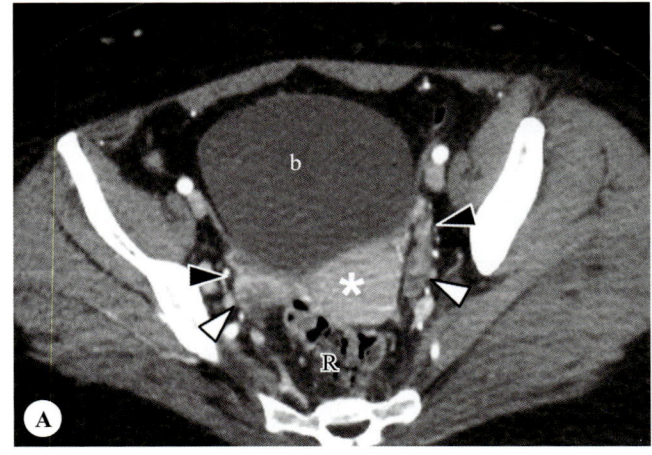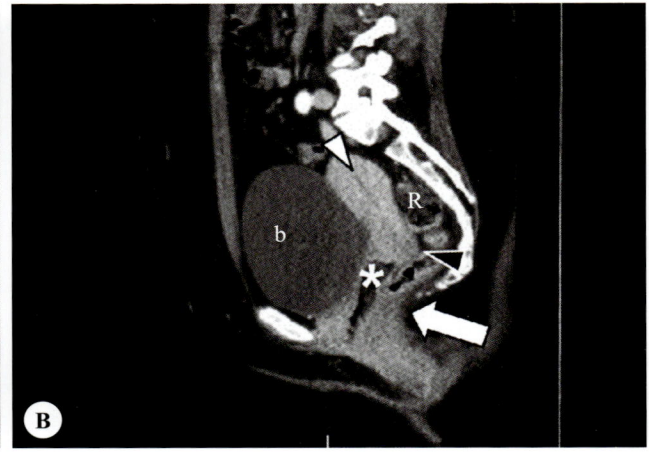

▲ 图 20-1 34 岁女性，机动车事故后行 CT 检查，正常女性盆腔解剖

A. 盆腔轴位增强 CT 软组织窗，显示子宫（星）和相邻静脉（黑箭头）明显强化。双侧卵巢（白箭头），其内可见卵泡。子宫位于膀胱（b）和直肠（R）之间，膀胱内含有均匀低密度的尿液。B. 盆腔矢状位增强 CT 软组织窗，显示子宫内膜（白箭头）和子宫颈（黑箭头）的密度均稍低于邻近的子宫肌层。子宫呈前倾位，位于膀胱（b）和直肠（R）之间。直肠和阴道由耻骨直肠肌承托（箭）。阴道内的低密度含气长条状结构为卫生棉条（星）

2. MRI：女性盆腔

由于 MRI 可显示盆腔脏器之间独特的对比差异，因此 T_2 加权 MR 图像在评估女性骨盆方面往往优于 CT[5]。在子宫直肠陷凹内常可见少量 T_2 高信号的游离液体，在育龄女性中是正常表现。根据 T_2 信号，子宫分为 3 层：高信号的子宫内膜、低信号的结合带、中等信号的子宫肌层[6]。子宫内膜由高信号的腺体组成，月经期女性的子宫内膜厚度可达 16mm，绝经后的女性可达 5mm[7]。在没有阴道出血史的前提下，绝经后女性的子宫内膜厚度可达 8mm[8]。结合带紧邻子宫内膜，由致密的子宫肌层细胞组成，具有较高的核质比。正常结合带的厚度应 <8mm[9]。老年女性和服用口服避孕药的女性中，结合带可萎缩，难以识别。子宫下部的结合带增宽，移行为 T_2 低信号的纤维肌性子宫颈间质[8]（图 20-2）。子宫颈间质的中央包括 T_2 中等信号的分支状皱襞（子宫颈腺）和 T_2 高信号的子宫颈内分泌物[10]。子宫颈间质的外周为 T_2 中等信号的外层平滑肌，可视为外层间质[10, 11]。在矢状位和轴位图像上，阴道穹窿勾勒出子宫颈外口。在轴位图像上，阴道为中等信号的 H 形或蝴蝶形器官，其前方与尿道相邻，后方与直肠接壤。阴道通常是塌陷的，除非使用超声凝胶使阴道扩张，以更好地显示宫颈和阴道病变。阴道由 T_2 高信号的黏膜层及其周围 T_2 中等信号的肌层组成[12]。阴道周围有 T_2 高信号的静脉丛。静脉注射 Gd-DTPA 后，T_1WI 上该静脉丛和子宫首先强化，其次是阴道，最后是子宫颈。对于育龄女性，几乎每个病例中均可见卵巢。卵巢表现为中等信号的卵圆形结构，内含 T_2 高信号的卵泡[13]。绝经后女性的卵巢萎缩，仅约 40% 的病例可见卵巢。卵巢呈均匀快速强化，稍晚于子宫肌层。膀胱内常含 T_2 高信号的尿液，膀胱肌壁呈 T_2 低信号。尿道为 T_2 中等信号的圆形结构，中央的管腔为低信号。正常盆腔淋巴结的短轴直径应 <8mm，边界光滑，呈卵圆形，强化均匀[4]。正常腹股沟淋巴结多见，通常为卵圆形，可见淋巴结门内的脂肪，短径 <10mm。在 T_1 和 T_2 加权自旋回波图像上，髂血管内的血流呈低信号，也称为"流空"信号。静脉注射 Gd-DTPA 后，血流在 T_1WI 上呈高信号。肛提肌和骨盆侧壁的肌肉呈等 T_1 等 T_2 信号。与 CT 一样，承托盆腔脏器的致密化的筋膜通常不能显示。

3. CT：男性盆腔

与女性盆腔一样，男性盆腔各器官在平扫 CT 上呈均匀的软组织密度。前列腺中

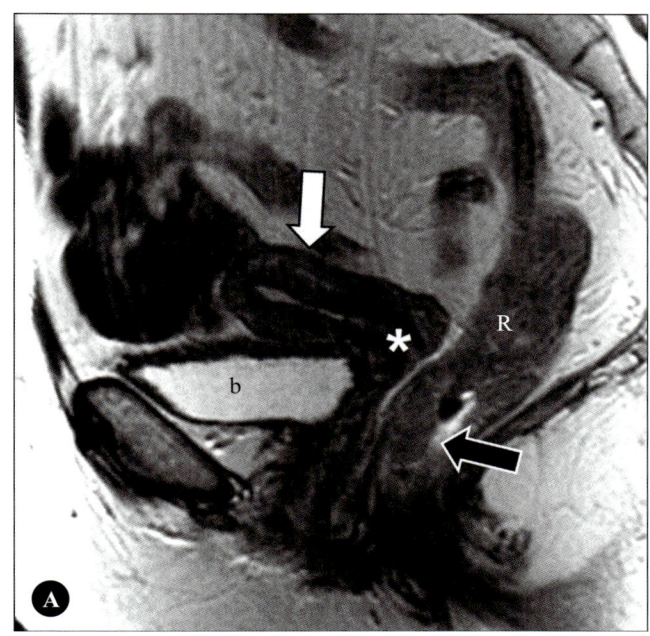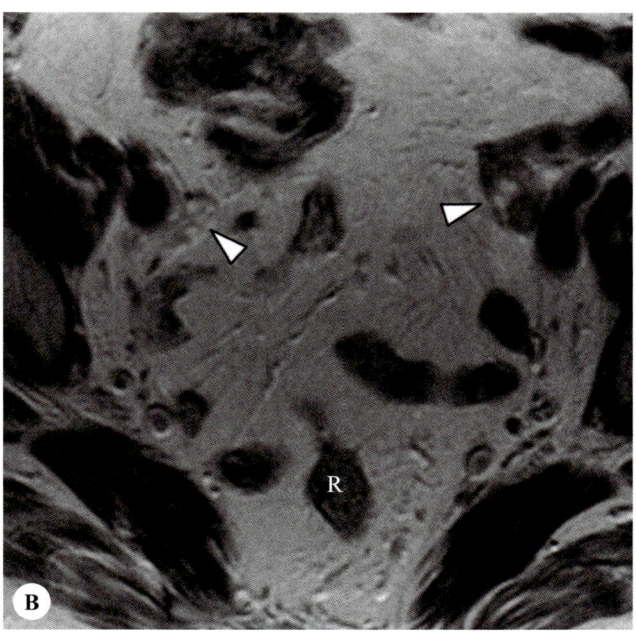

▲ 图 20-2 62 岁女性，行 MRI 检查对直肠癌进行分期，正常女性盆腔解剖

A. 矢状位 T_2WI，显示子宫（白箭）呈前倾位，位于膀胱（b）和直肠（R）之间。子宫由外向内分为 T_2 等信号的子宫肌层、T_2 低信号的结合带和 T_2 高信号的子宫内膜。T_2 低信号的子宫结合带与 T_2 低信号的子宫颈间质相邻（星）。直肠前份有一个 2cm 的息肉样低位直肠肿瘤（黑箭）。B. 轴位 T_2WI，显示双侧正常高信号的卵巢（箭头）。考虑到患者的年龄，卵巢偏小。直肠（R）位于后方

央腺体和周围带的密度略有不同，周围带密度稍低。中央腺体钙化很常见。使用长椭圆体体积计算公式，将 3 个相互垂直的径线之积乘以 0.52 可得到前列腺体积。正常前列腺体积不超过 30cm³。前列腺中央叶增大可压迫膀胱的后部和下部。接受经尿道前列腺电切术的患者通常会出现含尿液的中央前列腺缺如。精囊呈蝴蝶结状，位于前列腺底部的后上方（图 20-3）。由于精囊内充满液体，因此其密度通常低于前列腺。精囊与前列腺之间有一层脂肪分隔。阴茎根部位于前列腺的尖部。如果在静脉早期采集图像，可见阴茎体明显强化。睾丸通常不采用 CT 成像。膀胱和盆腔肌肉影像学表现与女性相同。

4. MRI：男性盆腔　与女性相似，由于男性盆腔脏器在 MRI 上的对比度不同且 MRI 可多平面成像，因此 MRI 能更好地显示男性盆腔脏器。前列腺成像可单独使用环绕式体线圈或盆腔表面线圈，也可联合直肠内线圈。前列腺基底部位于最头侧方向，尖端延伸至盆底。前列腺可分为中央腺体（中央带和移行带）和周围带，前方为纤维肌性间质[14]（图 20-4）。移行带位于腺体中央尿道前列腺部的两侧，在 T_2WI 上呈中等信号[15]。中央带位于移行带的后方，从精阜延伸至前列腺基底部，内含成对的射精管[16]。高达 80% 的患者中，中央带可与移行带区分开来，表现为均匀的 T_2 低信号带[16, 17]。周围带环绕中央腺体的后外侧，占前列腺腺体组织的 70%~80%，在 T_2WI 上呈高信号[15]。周围带呈高信号是由于其内腺体成分更丰富及肌肉束相互交织更松散。中央腺体的前方为 T_2 均匀低信号的纤维肌性间质[14]。鉴于前方的纤维肌性间质和中央带在 T_2WI 上均呈低信号，因此两者均可与前列腺癌的表现相似[17]。假设前正中线为 12 点钟位置，则神经血管束起自前列腺的 5 点钟和 7 点钟位置，靠近前列腺基底部（图 20-4A）。神经血管束在轴位 T_2WI 上呈圆形，中等信号，通过三角形的高信号脂肪与前列腺分隔。在前列腺尖端附近，可见明亮高信号的前列腺周围静脉丛环绕前列腺。

在轴位和冠状位图像上，射精管从精阜向上延伸至精囊。输精管在轴位图像上表现为壁稍厚的管状结构，位于高信号的双侧精囊之间[18]。输精管向外下延伸，成为精索的一部分。在 T_2WI 图像上，精囊成对排列，表现为以高信号为主的充满液体的结构，内含大量纤细的隔膜。静脉注射 Gd-DTPA 后，T_1WI 图像示前列腺中度强化，精囊分隔明显强化。

阴茎根部由 T_1 中等信号，T_2 高信号的组织构成。与 CT 相似，静脉注射 Gd-DTPA 后，阴茎体迅速明显强化。膀胱内含 T_2 高信号的尿液。膀胱壁厚不一，老年人通常还可见小梁和憩室。常规盆腔成像通常不包括睾丸，睾丸表现为均匀的 T_2 高信号。髂血管在自旋回波图像上呈 T_2 低信号，骨骼肌呈中等 T_1/T_2 信号。

5. 跨性别者盆腔影像　跨性别者盆腔的影像评估较困难。放射科医生可能不熟悉男变女或女变男性别重置术中采用的手术技术，并且影像学检查申请中可能不包括该临床病史。

(1) 男变女性别重置术：男变女性别重置术的核

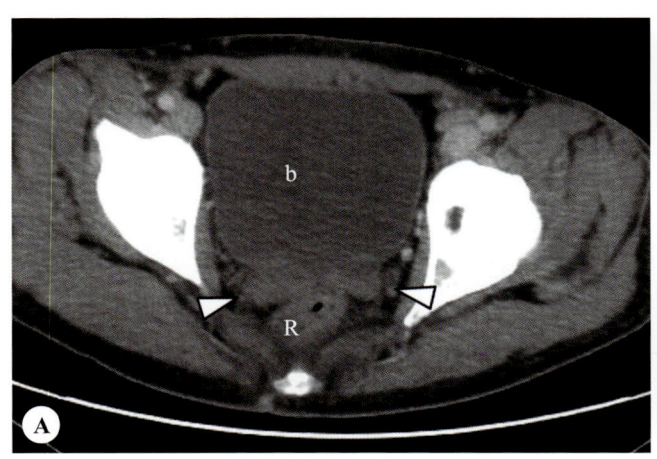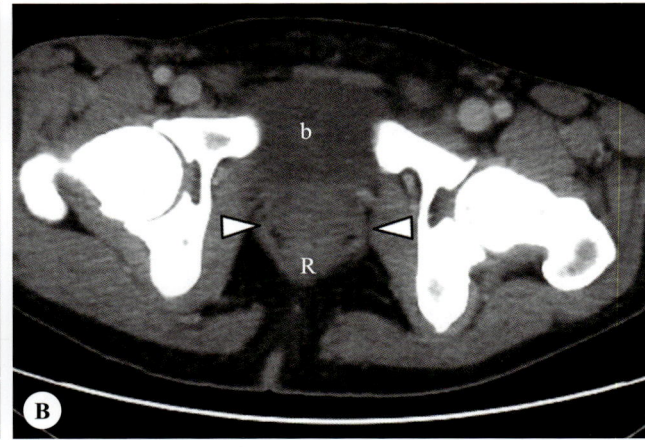

▲ 图 20-3　26 岁男性，因下肢红斑行 CT 检查评估坏死性筋膜炎，正常男性盆腔解剖

A. 盆腔轴位增强 CT 软组织窗，显示位于膀胱（b）与直肠（R）之间成对的精囊（箭头），膀胱内含均匀的低密度尿液；B. 图 A 下方的层面，盆腔轴位增强 CT 软组织窗，显示核桃状前列腺（箭头）位于膀胱（b）下方，直肠（R）前方。CT 上无法辨认前列腺各解剖带

心外科手术包括阴蒂成形术、阴唇成形术、睾丸切除术、阴茎切除术和阴道成形术[19]。阴茎切除术和睾丸切除术是指完全切除阴茎和睾丸。阴道成形术是指构造新的阴道（图 20-5），通常是基于现有的阴茎组织（阴茎倒置技术），如果需要额外的皮肤组织，则从臀部或髋部区域移植皮肤[20]。通过 MRI 评估新阴道时，可能会发现 T₂ 高信号的残余阴茎海绵体和尿道海绵体[21]。另一种阴道成形术是利用带蒂肠道移植物，通常是部分直肠、乙状结肠，来构造新的阴道[22]。阴蒂成形术是指构造新的阴蒂。文献中报道了多种可用于构造新的阴蒂的外科手术技术，通常是利用阴茎头和相关的神经血管蒂[23]。阴蒂成形

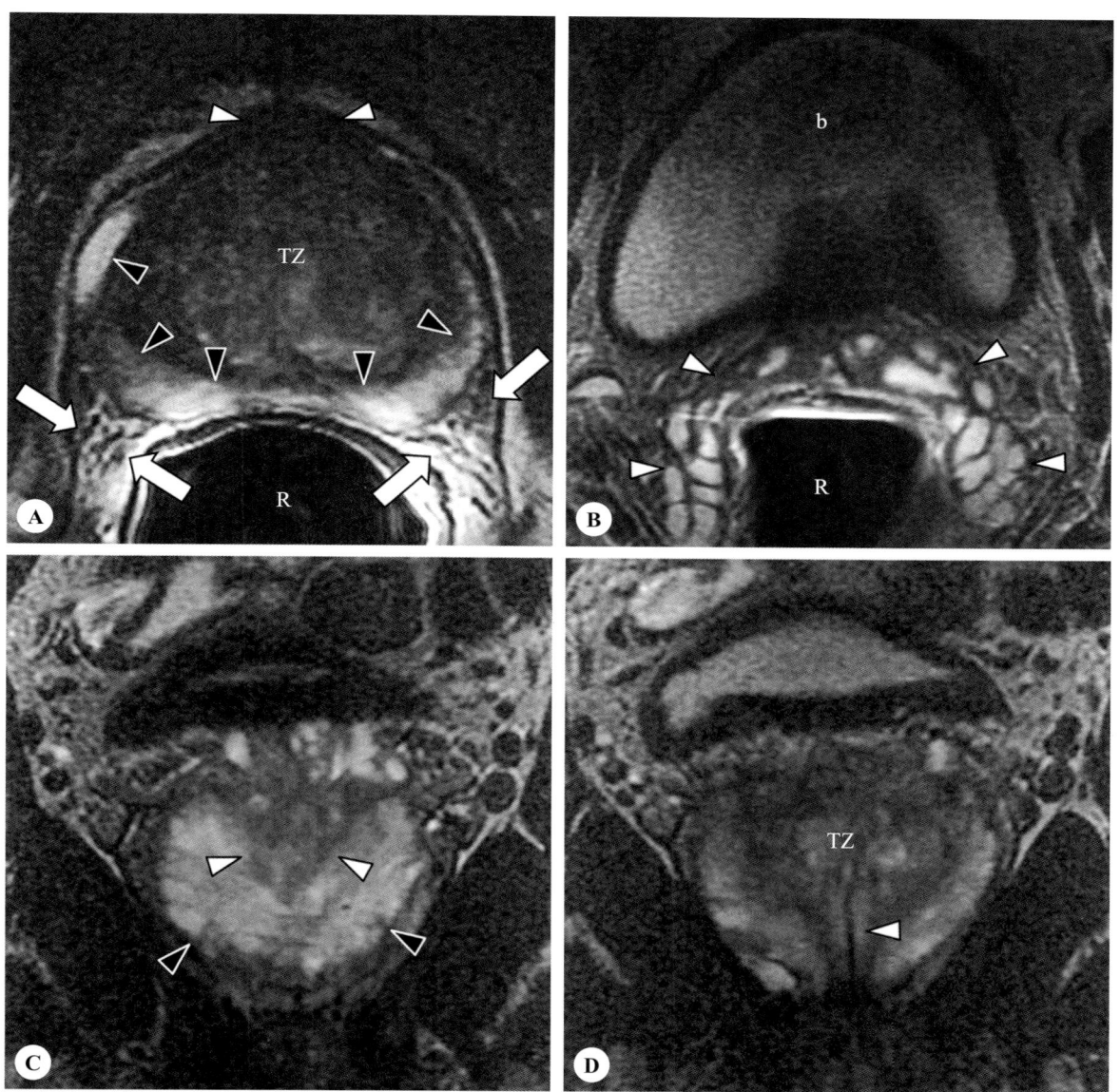

▲ 图 20-4　67 岁男性，前列腺特异性抗原升高，正常男性盆腔解剖

A. 采用 3.0T 磁体和直肠内线圈采集的前列腺中部水平的轴位 T₂WI，显示正常前列腺解剖带。移行带（TZ）呈 T₂ 中等信号，前方与 T₂ 低信号的纤维肌性间质（白箭头）相邻。纤维肌性间质可能被误认为肿瘤。T₂ 高信号的周围带（黑箭头）位于移行带后方，占据了大部分腺体组织。成对的神经血管束（箭）起自 5 点钟和 7 点钟位置。前列腺位于膀胱下方和直肠（R）前方。B. 前列腺上方层面的轴位 T₂WI，显示成对的 T₂ 高信号的精囊（箭头），内含纤细的隔膜，位于膀胱（b）和直肠（R）之间。C. 前列腺后部的冠状位 T₂WI，显示 T₂ 低信号的中央带（白箭头），位于移行带后方，从精阜延伸至前列腺基底部。中央带的下外侧与 T₂ 高信号的周围带（黑箭头）相邻。由于中央带呈 T₂ 低信号，因此中央带受压的表现与肿瘤相似。D. 前列腺中部水平的冠状位 T₂WI，显示 T₂ 低信号的尿道（箭头）延伸穿过前列腺，两侧为移行带（TZ）

术可与阴唇的构造或塑形同时进行，也可单独进行。

(2) 女变男性别重置术：女变男性别重置术的核心外科手术包括子宫切除术和双侧输卵管卵巢切除术、乳房切除术、阴道切除术、阴核释出术、阴茎成形术、阴囊成形术和尿道成形术[19]。前者包括完全切除子宫、宫颈、阴道及双侧卵巢和输卵管。阴核释出术或后生阴茎术是指将经激素治疗过度发育的阴蒂重建为小阴茎（图 20-6）。由此产生的阴茎在性交时插入能力有限，只有 1/3 的患者能够站立排空[24]。尿道狭窄和瘘管是最常见的相关并发症。阴茎成形术也是一种用于构造新的阴茎的外科手术，其手术范围比阴核释出术更大，需采用供者软组织（如耻骨上腹壁皮瓣或臂外侧游离皮瓣）构建阴茎[25]。阴茎成形术所构造的阴茎在大小、硬度和美观度等方面均有较好的效果，但是外科手术将导致严重的供区瘢痕形成和并发症，如常见的狭窄或瘘管形成[19]。完成勃起功能需要假体[25]。尿道成形术或构造新的尿道，可与阴核释出术或阴茎成形术同时进行，但是分两个阶段构造新尿道可降低狭窄或瘘管的风险[26]。阴囊成形术包括利用阴唇软组织构建阴囊，然后放入硅胶睾丸假体。

三、女性盆腔疾病

MRI 和 CT 是诊断女性盆腔良恶性疾病的重要手

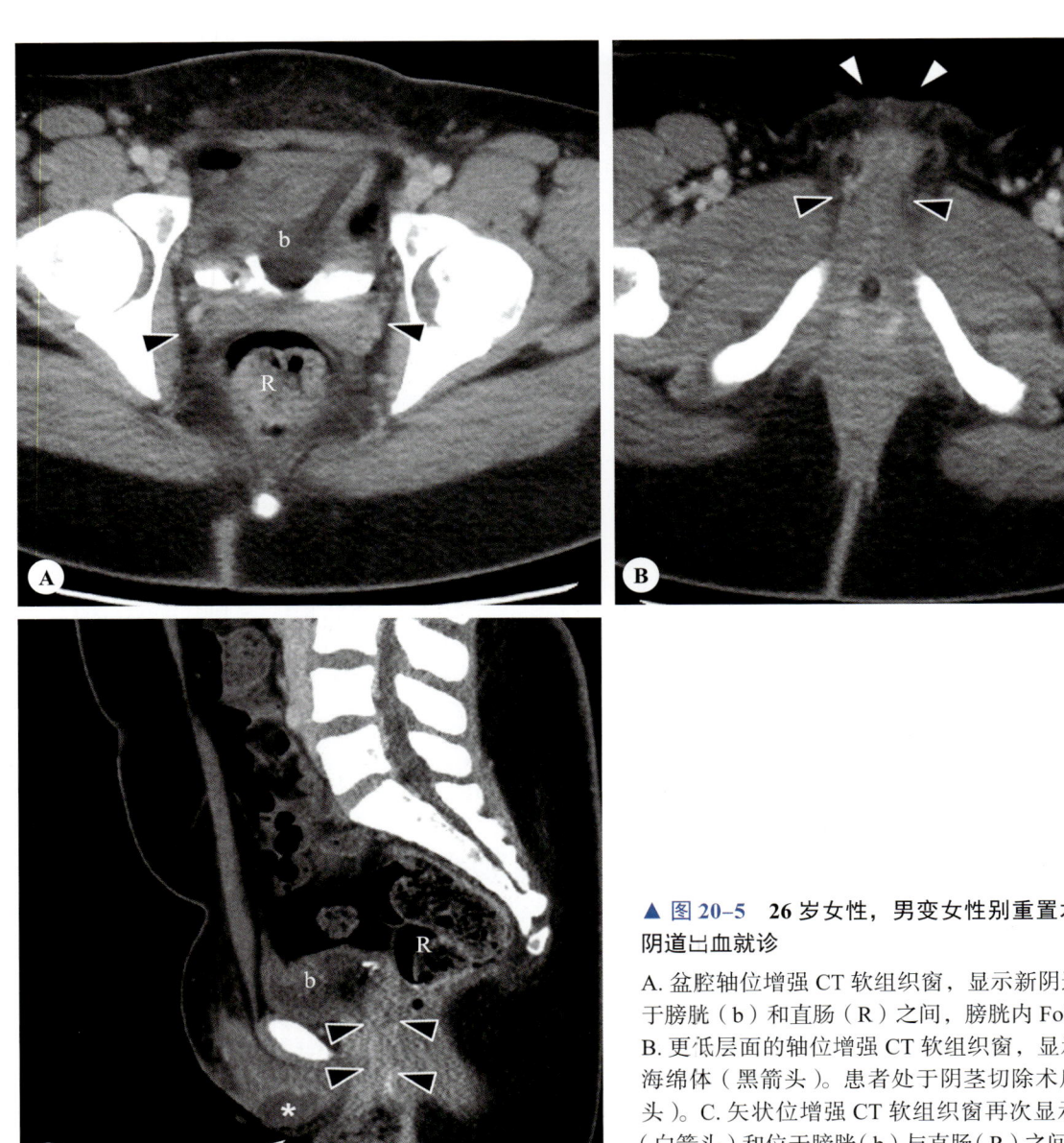

▲ 图 20-5 26 岁女性，男变女性别重置术术后，因新阴道出血就诊

A. 盆腔轴位增强 CT 软组织窗，显示新阴道（箭头）位于膀胱（b）和直肠（R）之间，膀胱内 Foley 导管在位。B. 更低层面的轴位增强 CT 软组织窗，显示残余的阴茎海绵体（黑箭头）。患者处于阴茎切除术后状态（白箭头）。C. 矢状位增强 CT 软组织窗再次显示了阴茎切除（白箭头）和位于膀胱（b）与直肠（R）之间的新阴道（黑箭头）。偶然发现术后少量积液（星）

1018

段。尽管超声和子宫输卵管造影仍然是评估妇科异常的首选影像学检查方法，但对于某些适应证，MRI已被常规用于辅助超声检查，或者取代超声作为一线影像学检查方法。这些适应证包括研究不孕症的结构性原因，包括米勒管畸形，评估慢性盆腔疼痛的来源，以及肿瘤定性和局部分期。CT 和 MRI 均可用于判断附件肿物的性质和起源。在产科，MRI 被用于评估母体的妊娠并发症，以及发现或证实胎儿异常。

（一）先天性和发育异常

1. 米勒管异常 米勒管是成对存在的结构，在妊娠第 8~15 周融合形成子宫、宫颈、输卵管和阴道上 1/3 [27]。阴道下 2/3 来自泌尿生殖窦。米勒管异常在普通人群中的发生率为 1%~5%，但在妊娠前 3 个月内多次自然流产的患者中，发生率约为 20%[28-30]。米勒管异常是由于米勒管发育不全或融合失败，以及融合后间隔未吸收所致。虽然米勒管异常通常最初经子宫输卵管造影诊断，但当考虑手术治疗时，应行 MRI 检查以更准确地显示异常表现。鉴别阴道间隔和双角子宫尤其重要，因为前者可通过宫腔镜治疗，而后者需要腹腔镜或开放手术，米勒管异常应根据美国生殖学会进行分类[31]。

米勒管发育不全可为部分性或完全性，单侧或双侧。米勒管完全未发育将导致子宫发育不全。米勒管发育不全伴其他先天异常（通常为骨骼）称为 Rokitansky-Mayer-Küster-Hauser 综合征[32, 33]。该综合征中，外阴外观正常。单米勒管发育不全将导致单角子宫。在子宫输卵管造影和 MRI 上米勒管异常都表现为偏小、侧屈的子宫腔。一旦确诊，应仔细检查 MR 图像上对侧是否存在残角子宫[34]。残角子宫可能与主要子宫腔分离或相通，并可能含有子宫内膜组织。孤立的残角子宫内存在子宫内膜组织是慢性周期性盆腔疼痛的罕见原因，其症状类似于子宫内膜异位症。

米勒管未完全融合可形成双子宫。可见两个完全分开的子宫腔，它们各有独立的宫颈和阴道的头端部分（图 20-7）。极少数情况下，阴道横隔可阻塞一侧或双侧阴道管，导致子宫阴道积血。米勒管异常可伴其他泌尿生殖系统异常，尤其是肾脏。单侧阴道梗阻伴同侧肾发育不全综合征表现为双子宫、阴道横隔致单侧阴道闭锁和同侧肾发育不全[35]。

米勒管融合不全可形成双角子宫。这种异常的特征性表现为子宫底部外部轮廓凹陷和被隔膜分开的两个子宫管[36, 37]。分隔可由纤维组织和子宫肌层的混合物组成。在大多数情况下，只存在单一的宫颈管（双角单颈子宫）和阴道。但是，如果分隔延

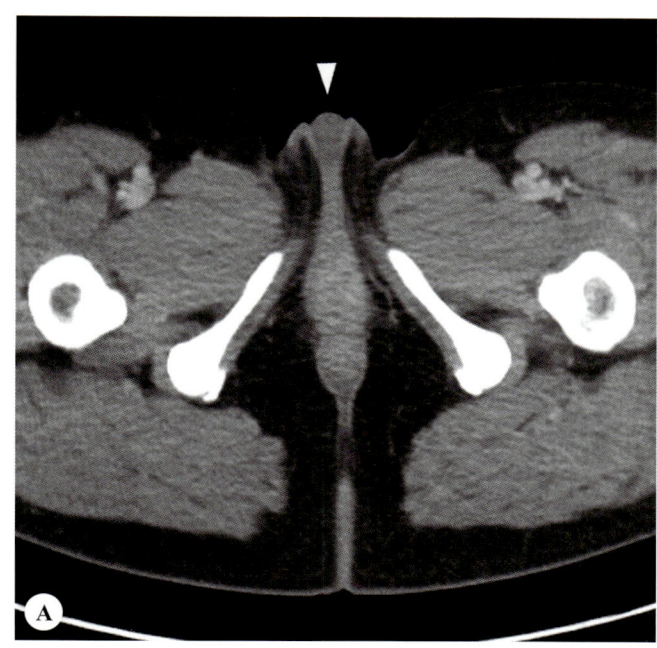 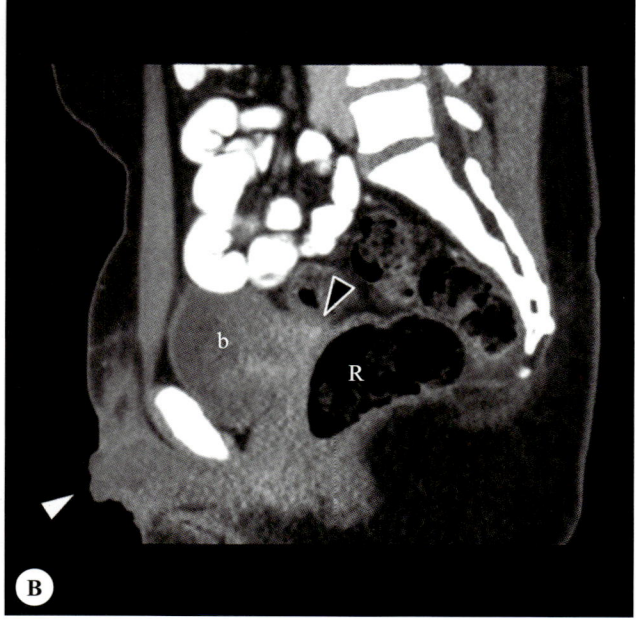

▲ 图 20-6　31 岁男性，女变男性别重置术术后，因出现尿道分泌物就诊

A. 盆腔轴位增强 CT 软组织窗，显示阴核释出术和尿道成形术构造的小阴茎（箭头）。B. 盆腔矢状位增强 CT 软组织窗再次显示了阴核释出术（白箭头）。子宫切除术和阴道切除术后状态（黑箭头）。b. 膀胱；R. 直肠

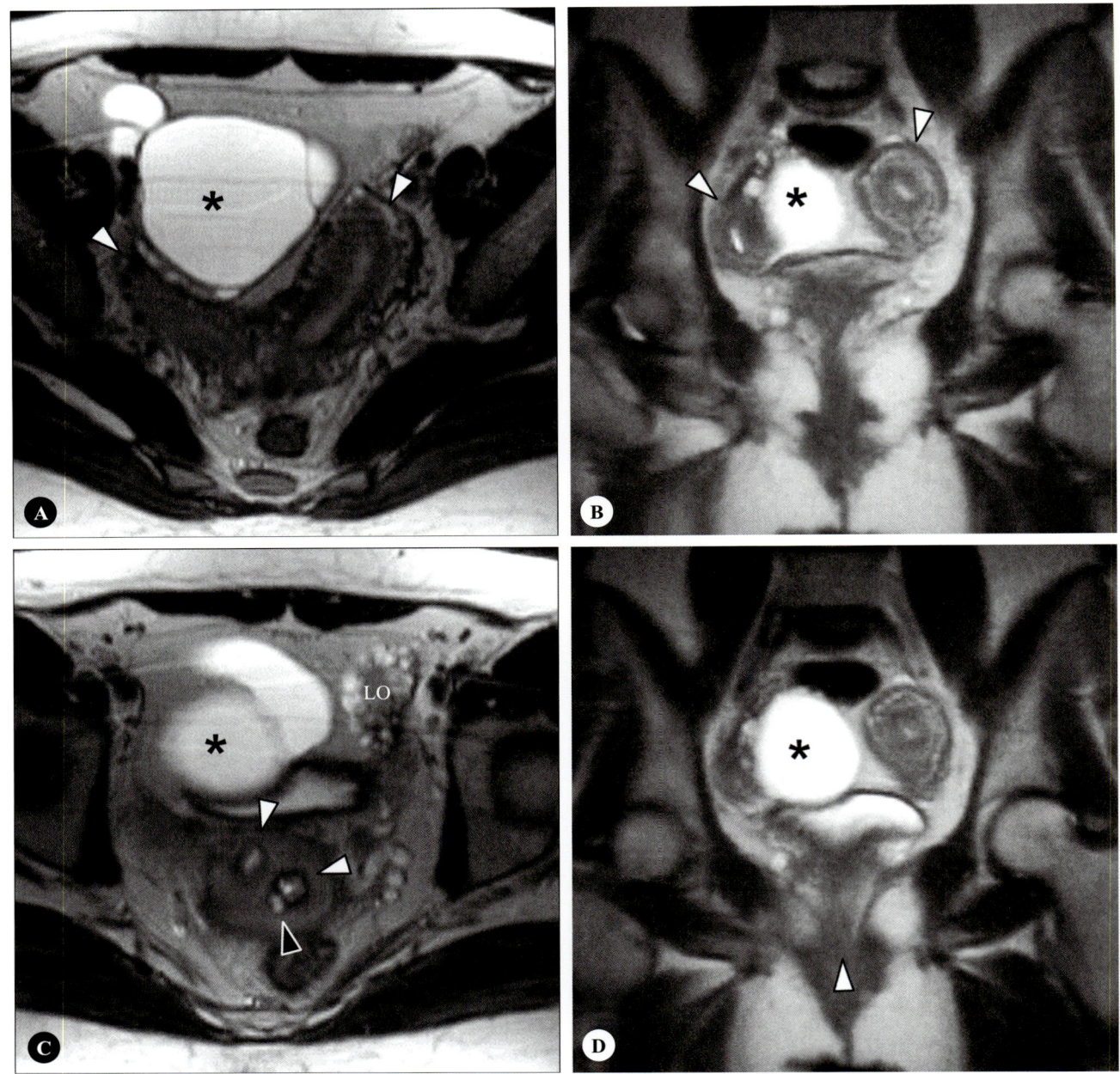

▲ 图 20-7 21 岁女性，双子宫，阴道分娩后 10 周行 MRI 检查评估感染源

A. 轴位 T_2WI，显示两个完全分开的子宫角（箭头）。已知患慢性右侧输卵管积水（星）。B. 冠状位 T_2WI 再次显示完全分开的子宫角（箭头）及右侧输卵管积水（星）。C. 子宫颈水平轴位 T_2WI，显示两个分开的子宫颈（白箭头），左侧有一个纳氏囊肿（黑箭头）。图中还显示了右侧输卵管积水（星）和正常的左侧卵巢（LO）。D. 阴道平面冠状位 T_2WI，显示线状 T_2 低信号影（箭头）分隔两侧阴道管。右侧输卵管积水（星）

伸至子宫颈外口水平，则存在两个独立的宫颈管（双角双颈子宫）[38]。双角子宫通常需要腹腔镜或开放式子宫成形术进行治疗。

一旦米勒管开始会合，隔膜将从尾侧到头侧逐渐吸收。分隔吸收不全是形成中隔子宫的原因（图20-8）。中隔子宫是最常见的子宫异常（55%），也是与不孕症和复发性流产相关的最常见的子宫异常[30]。与双角子宫相反，中隔子宫的外部轮廓平坦或稍小的（<1cm）凹陷。隔膜长度不一，并且可有开口。隔膜常含有混杂的 T_2 低信号的纤维与 T_2 中等信号的子宫肌层组织，但是多数情况下，隔膜最尾部的部分呈均匀的 T_2 低信号，表明为纤维组织。中隔子宫

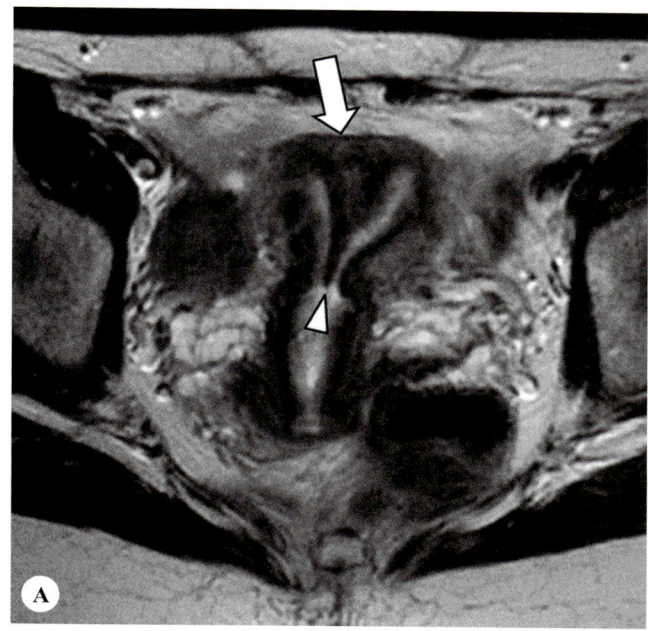 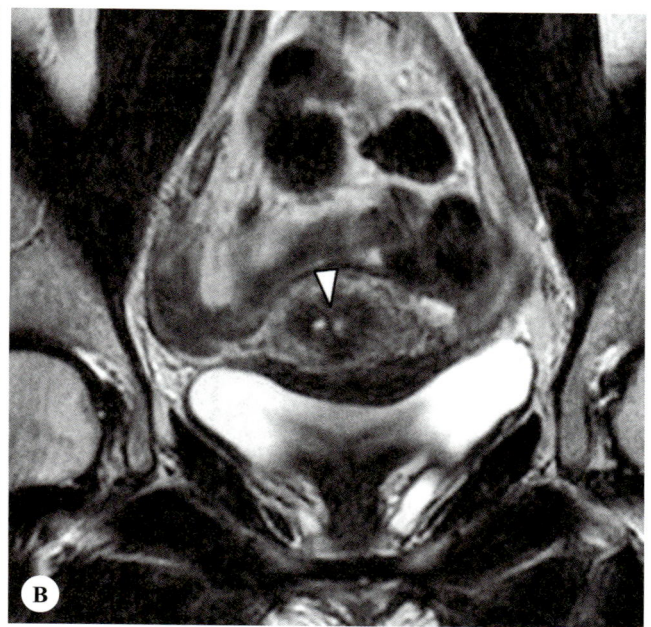

▲ 图 20-8 39 岁女性，中隔子宫，为评估子宫异常为中隔子宫还是双角子宫行 MRI 检查
A. 轴位 T_2WI，显示由中间的隔膜（箭头）隔开的两个独立子宫腔，隔膜的近端与中等信号的子宫肌层相接。隔膜的尾部呈均匀的 T_2 低信号，符合纤维成分的表现，这是典型的隔膜的表现。注意子宫底部外部轮廓平滑（箭），证实是中隔子宫而不是双角子宫。B. 冠状位 T_2WI 再次显示了子宫体内远端的隔膜，在这个层面以 T_2 低信号为主（箭头）

常采用宫腔镜下子宫成形术治疗，这是一种门诊手术。隔膜轻微吸收不全将导致弓形子宫，子宫底部内轮廓轻度凹陷。这是一种完全良性的变异，对生育没有影响。

己烯雌酚是一种用于预防早产的药物，自 1972 年起已停止使用，暴露于己烯雌酚的胎儿会出现特征性的子宫异常。异常表现包括方形子宫轮廓和子宫发育不全，导致子宫呈 T 形[39, 40]。

泌尿生殖窦发育不全会导致阴道尾侧 2/3 缺如，以及子宫颈和子宫闭锁。鉴别诊断为处女膜闭锁。在盆底轴位 T_2WI 上，阴道缺如。可能存在一个小的 T_2 低信号的瘢痕。子宫阴道积血表现为混杂 T_2 高信号影充满子宫腔，常伴子宫肌层明显变薄（图 20-9）。年轻女性的治疗包括构造新的阴道。

2. 子宫腺肌症 子宫腺肌症可能是处于月经年龄的女性盆腔疼痛和月经过多的原因。子宫腺肌症是指子宫肌层内存在异位子宫内膜腺体组织，通常伴有邻近肌肉肥大[41]。在超声上，子宫肌层呈局灶性或弥漫性肥大，回声不均匀，偶有囊性区域[42, 43]。在 CT 上，子宫腺肌症患者可表现出弥漫性子宫增大，但这一表现并不具有特异性。由于 MRI 准确性高且操作简便，因此 MRI 是诊断子宫腺肌症的首选

检查方法[44]。在 T_2WI 上，子宫腺肌症表现为界限不清且增厚的 T_2 低信号的结合带，在弥漫性子宫腺肌症的患者中，厚度超过 12mm[9]。病变区域内 T_1 和 T_2 高信号的腺体灶可增加诊断信心，并且更常见于局灶性子宫腺肌症，也被称为"子宫腺肌瘤"[45]（图 20-10）。正常结合带厚度<8mm，厚度为 8~12mm 时疑诊子宫腺肌症。此时，上面列出的支持子宫腺肌症的影像学特征有助于诊断。鉴别局灶性子宫腺肌症和子宫平滑肌瘤将指导治疗，因为子宫腺肌症需采用子宫切除术进行根治，而子宫平滑肌瘤可采用肌瘤切除术进行治疗[46]。对于仍需考虑保留生育力的患者，初次治疗可采用非甾体抗炎药物或激素疗法进行保守治疗，局灶性子宫腺肌症的患者可采用局部消融或切除[47]。子宫动脉栓塞可用于期望保留生育力的患者或寻求微创治疗方案的女性。子宫动脉栓塞术可成功治疗子宫腺肌症引起的月经过多和痛经，术后 24 个月内效果良好，但 24 个月后 50% 的患者症状可复发。因此，子宫动脉栓塞是围绝经期子宫腺肌症患者和子宫腺肌症合并肌瘤患者的首选治疗方法[47, 48]。

3. 多囊卵巢疾病 多囊卵巢综合征是根据 Rotterdam 标准定义的一种临床诊断，以下 3 项表现中满足 2 项

1021

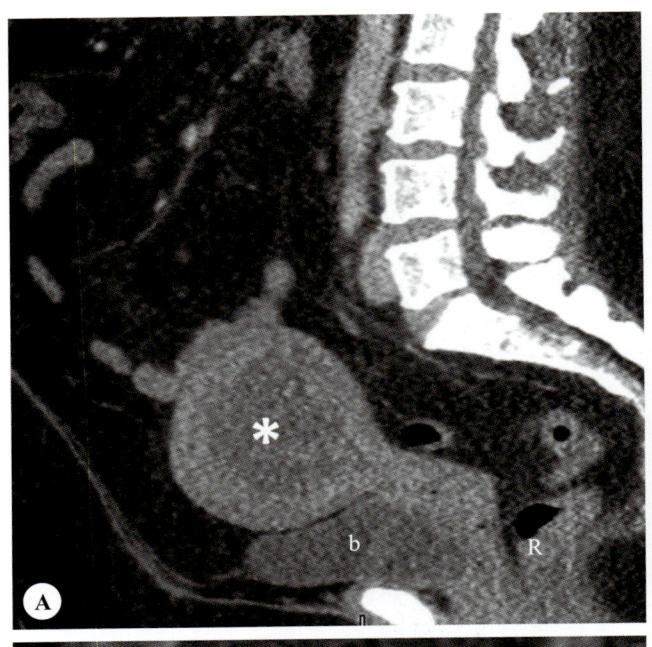
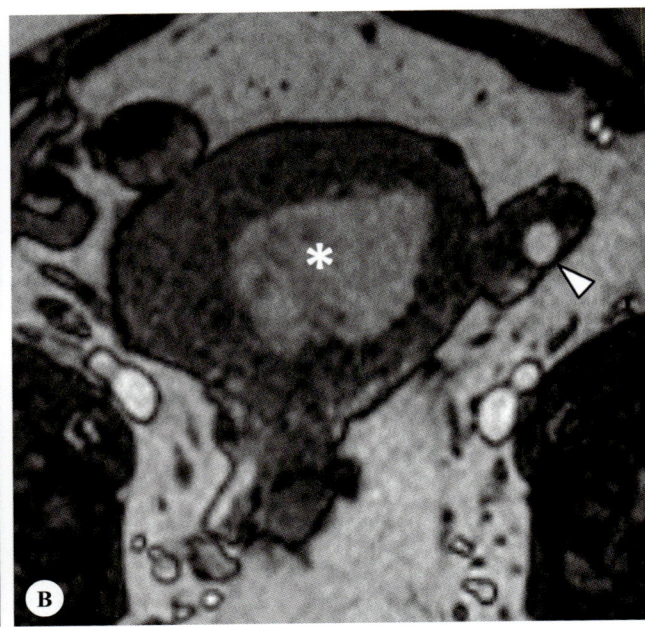
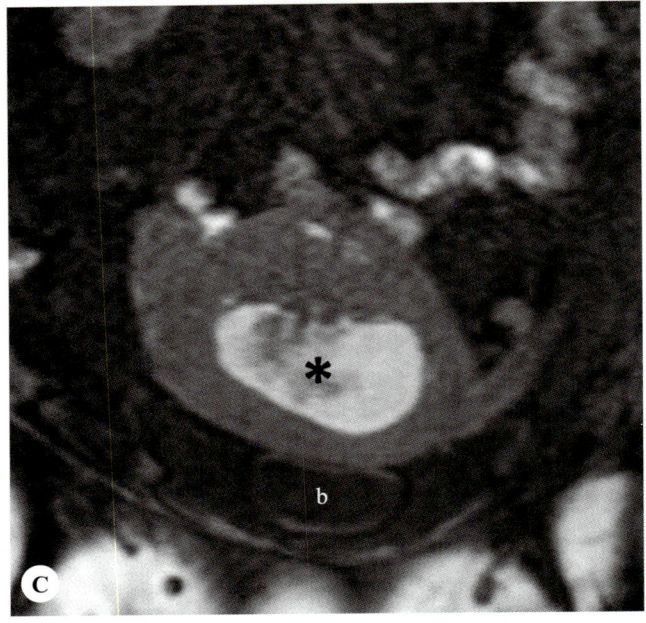

▲ 图 20-9　44 岁女性，子宫积血，既往有月经过多和子宫内膜消融史

A. 矢状位增强 CT 软组织窗，显示子宫腔明显增大（*）。b. 膀胱；R. 直肠。B. 轴位 T_2 加权平衡稳态自由进动 MR 图像，显示 T_2 高信号的血液充满子宫内膜腔（*）。左侧卵巢（箭头）。C. 冠状位脂肪抑制 T_1WI，显示预期的 T_1 高信号的子宫血肿（*）。b. 膀胱

即可诊断：少排卵或无排卵、高雄激素血症和超声检查见卵巢多囊性改变[49]。仅凭多囊卵巢形态的影像学表现不足以诊断。超声表现包括≥12 个直径＜1cm 的卵泡或卵巢体积＞10ml。MRI 上可见典型的影像学表现，包括中央间质增多、卵巢体积增大，以及外周卵泡的数量增加[50]（图 20-11）。多囊卵巢综合征与子宫内膜增生和子宫内膜癌发病风险的增加密切相关。因此，在进行影像学检查时应仔细评估子宫内膜[51, 52]。

4. 卵巢囊肿　单纯卵巢囊肿是一种常见的偶发病变，超声检查是最好的评估方法。在横断面图像上，卵巢囊肿与身体其他部位的囊肿相同，在 CT 上表现为边界清晰无强化的液体密度病变，在 MRI 上表现为 T_2 高信号的肿物（图 20-12A）。在月经周期后期于 CT 或 MRI 上见卵巢壁较厚，呈锯齿状高密度/高强化，无壁结节，表明为黄体囊肿[53, 54]（图 20-12B 和 C）。任何年龄的患者中，10cm 以下的单纯附件囊肿大部分是良性的，恶性率低于 1%[55, 56]。这些单纯性囊肿要么是非肿瘤性囊肿，如生理性囊肿、卵巢旁或输卵管旁囊肿及较小的输卵管积水，要么是良性肿瘤性囊肿，如浆液性和黏液性囊腺瘤。在绝经前女性中，直径＜

第 20 章 盆腔
Pelvis

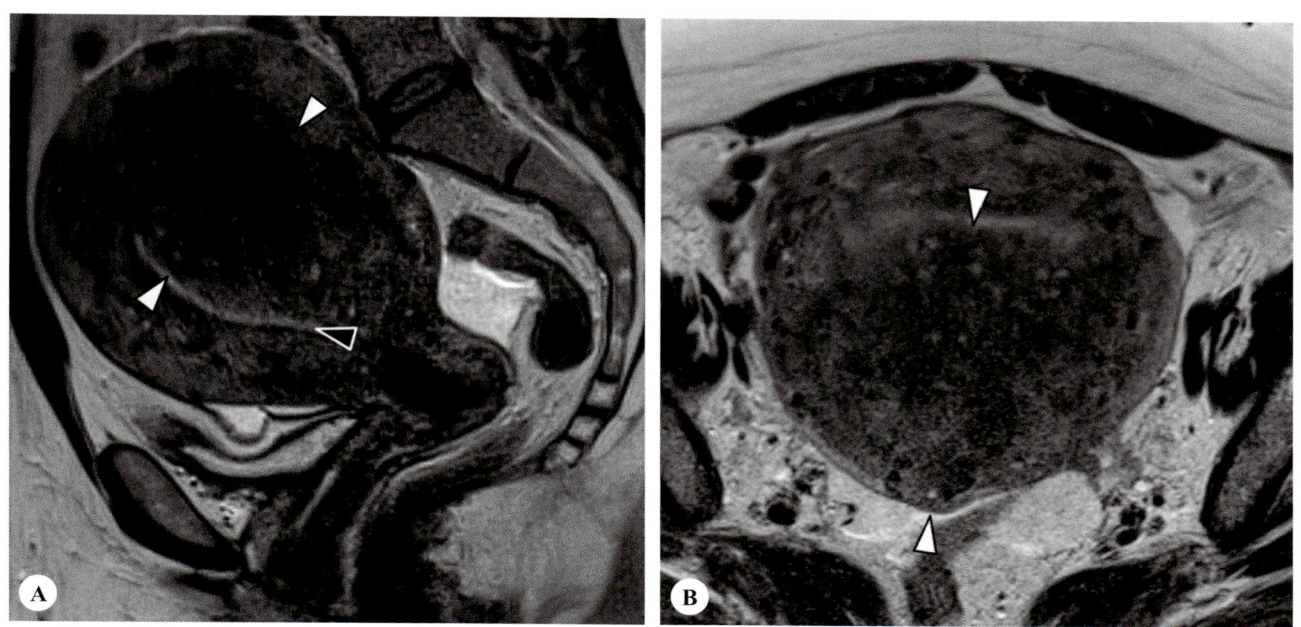

▲ 图 20-10 47 岁女性，子宫腺肌症，月经周期不规律

A. 矢状位 T_2WI 示子宫后壁结合带明显增厚（白箭头），厚度达 49mm。内可见相关的 T_2 高信号病灶，代表异位腺体灶，这是典型的子宫腺肌症的表现。子宫内膜前移（黑箭头）。B. 轴位 T_2WI，显示子宫后壁结合带明显增厚（箭头），伴 T_2 高信号的腺体灶

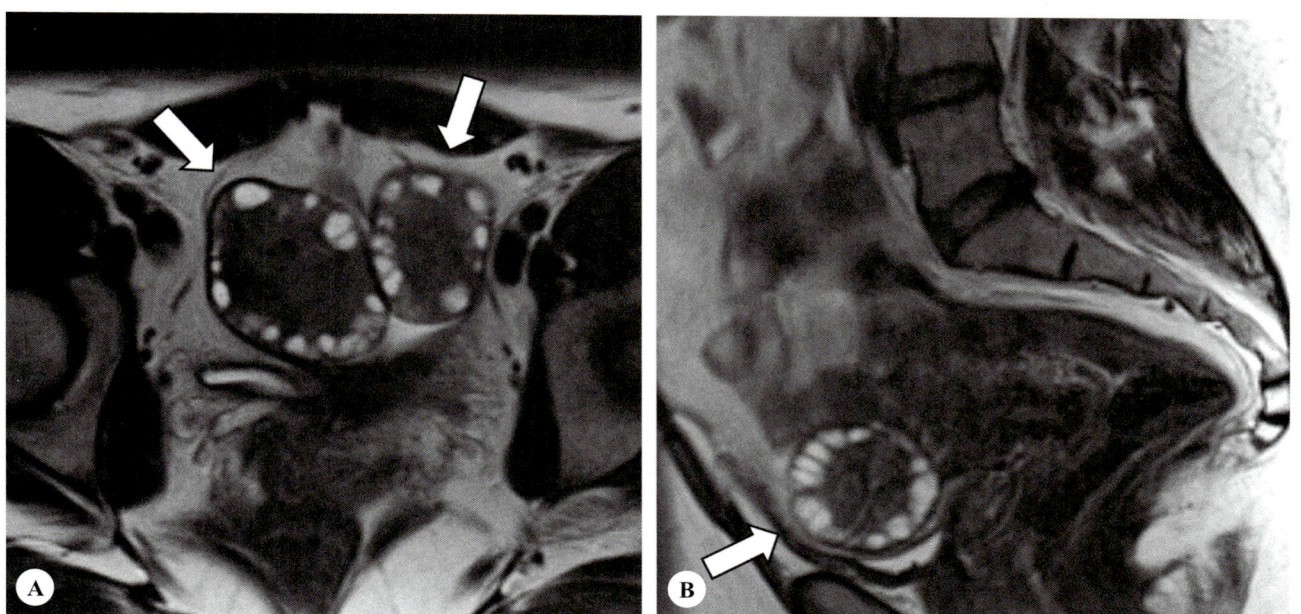

▲ 图 20-11 29 岁女性，多囊卵巢，有多毛症病史

A. 轴位 T_2WI，显示双侧卵巢增大伴中央间质增多和外周多个卵泡（箭），符合多囊卵巢形态的表现；B. 右侧卵巢矢状位 T_2WI（箭）再次显示了上述表现

3cm 的卵巢单纯囊肿在正常的生理性卵泡活性范围内，不应称为囊肿，而应称为优势卵泡。<5cm 的囊肿不需要继续随访，因为它们也很可能是卵泡生理周期的一部分。>5cm 的囊肿应每年随访，因为它们可能为囊性卵巢肿瘤，但是大部分为良性。绝经后女性不再具有生理性卵泡活性，应随访的卵泡大小的阈值降至 1cm。在任何年龄，>7cm 的囊肿都应进行 MRI 或手术评估[55]。在月经期女性

中，功能性或黄体囊肿内可发生出血（图 20-12D），5cm 以下的出血性囊肿无须随访。>5cm 的出血性囊肿可在 6～12 周内随访，以确保其在随后的月经周期内消退。出血性囊肿的影像学表现随血肿的期龄变化而变化，与单纯性囊肿一样，出血性囊肿通常经超声评估。在平扫 CT 上，可见出血性囊肿内密度增高；在 MRI 上，可见出血性囊肿呈 T_1 高信号，但无子宫内膜瘤特有的 T_2 阴影征[57]。在绝经后女性中，任何大小的出血性卵巢囊肿都应怀疑肿瘤，并应转诊进行手术评估[55]。卵巢囊肿的鉴别诊断还包括子

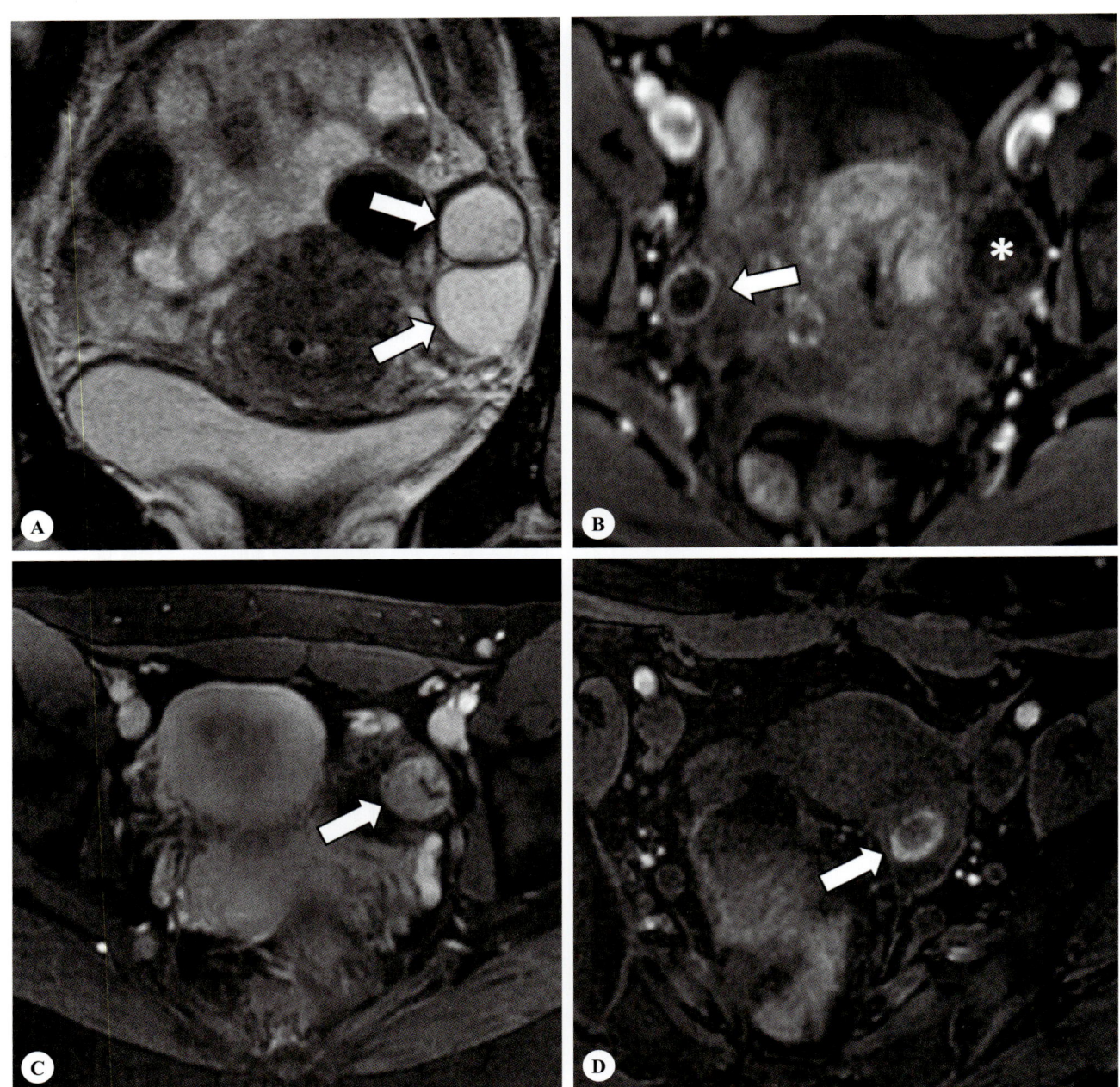

▲ 图 20-12　良性卵巢囊肿

A. 46 岁女性，因右侧卵巢囊肿而接受检查。冠状位 T_2WI 示左侧卵巢内可见两个良性单纯囊肿（箭）。B. 与 A 为同一患者。轴位脂肪抑制增强 T_1WI 示右侧卵巢内一边缘强化的囊肿（箭），符合黄体囊肿的表现。最初于超声上发现此囊肿，随后进一步行 MRI 检查。左侧卵巢单纯囊肿未见强化（*）。C. 26 岁女性，因左侧卵巢囊肿而接受检查。轴位脂肪抑制增强 T_1WI 示左侧卵巢内一边缘强化的囊肿，边界呈锯齿状（箭），符合消退期黄体囊肿的表现。D. 28 岁女性，因炎性肠病而接受检查。轴位脂肪抑制平扫 T_1WI 示左侧卵巢内 T_1 高信号的囊肿，符合出血性囊肿的表现（箭）。该病变在后续影像学检查中未见

宫肌瘤和成熟囊性畸胎瘤。

（二）女性盆腔感染和炎性疾病

盆腔炎性疾病和输卵管卵巢脓肿 输卵管卵巢脓肿通常是盆腔炎性疾病或使用妇科器械的后遗症，最常见的病原体为淋病奈瑟菌或衣原体。输卵管扩张和阻塞，通常由血液和脓液的混合物引起。由此导致的炎症性肿物常累及卵巢，有时称为输卵管卵巢复合体。输卵管卵巢复合体可为单侧或双侧。在增强 CT 上，输卵管卵巢复合体表现为强化的肿物，以囊性成分为主，伴有一些实性成分。通常可见邻近脂肪炎性密度增高（图 20-13）。鉴别诊断包括卵巢扭转、憩室炎或阑尾炎累及卵巢、卵巢肿瘤，但若有发热、宫颈举痛及适当的病史通常可做出正确诊断。主要治疗为 48～72h 的抗生素治疗。如果这个方案无效，通常会进行经皮、经阴道或手术引流。

输卵管卵巢脓肿的 MRI 表现包括输卵管扩张迂曲，内含积液和不完全隔膜，有时表现为复杂的囊性病变[58]。该病常为双侧。较大的输卵管卵巢脓肿在影像学上可与卵巢肿瘤相似，只有通过抽吸囊肿内容物才能鉴别。两种病灶都可能含有囊性和实性成分，包膜较厚，隔膜强化[59]。两个疾病中均可出现腹水。除临床病史外，盆腔脂肪的炎性密度增高将支持为炎症而非肿瘤（图 20-14）。

（三）女性盆腔肿瘤性疾病

1. 良性原发性肿瘤：子宫肌瘤 据估计，40 岁以上的女性中有 50% 患子宫平滑肌瘤（也称子宫纤维瘤），黑种人中尤为常见，患病率高达 70%[60]。与子宫肌瘤相关的症状包括月经过多、子宫异常出血、痛经和尿频。子宫肌瘤还可导致不孕。2011 年，国际妇产科联盟（International Federation of Gynecology and Obstetrics，FIGO）发表了绝经前女性异常子宫出血的分类方案（PALM-COEIN），其中包括子宫肌瘤的三步法分类[61]。一级分类仅需要描述是否存在至少一个肌瘤，而不考虑大小或位置；二级分类将肌瘤细分为黏膜下或其他类型，因为任何含黏膜下的肌瘤都可能导致阴道出血；三级分类根据位置和子宫壁受累程度将肌瘤进一步分为九种类型（表 20-1）[61,62]。0～2 型为黏膜下型，3～4 型为肌壁间型，5～7 型为浆膜下型，8 型为特殊病例，如寄生虫或宫颈肌瘤[61]。适当的分类有助于指导治疗，因为有症状的黏膜下或腔内肌瘤可通过宫腔镜治疗，而弥漫性肌瘤应行子宫动脉栓塞治疗[63]。治疗方法包括子宫切除术、腹腔镜和宫腔镜下子宫肌瘤切除术、子宫内膜刮除术、激素治疗和子宫动脉栓塞。

经腹或经阴道超声结合体格检查都是最常用于

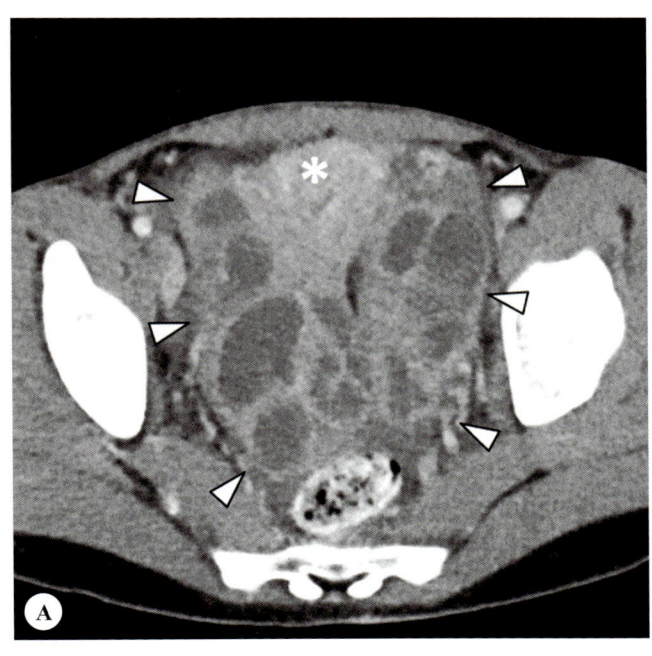 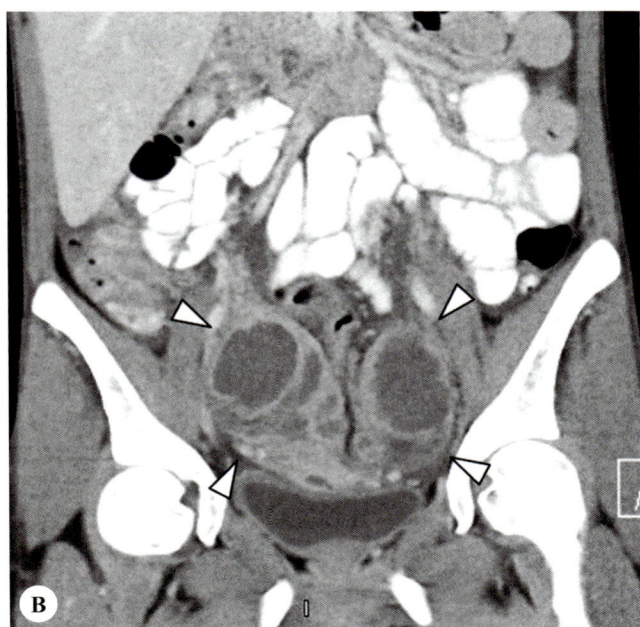

▲ 图 20-13 27 岁女性，输卵管卵巢脓肿，既往有药物滥用史，临床表现为乏力和腹痛 2 周

A. 轴位增强 CT 软组织窗，显示双侧多房囊性肿物，间隔较厚且强化（箭头）。子宫（*）向前移位。B. 冠状位增强 CT 软组织窗再次显示双侧输卵管卵巢复合体（箭头）

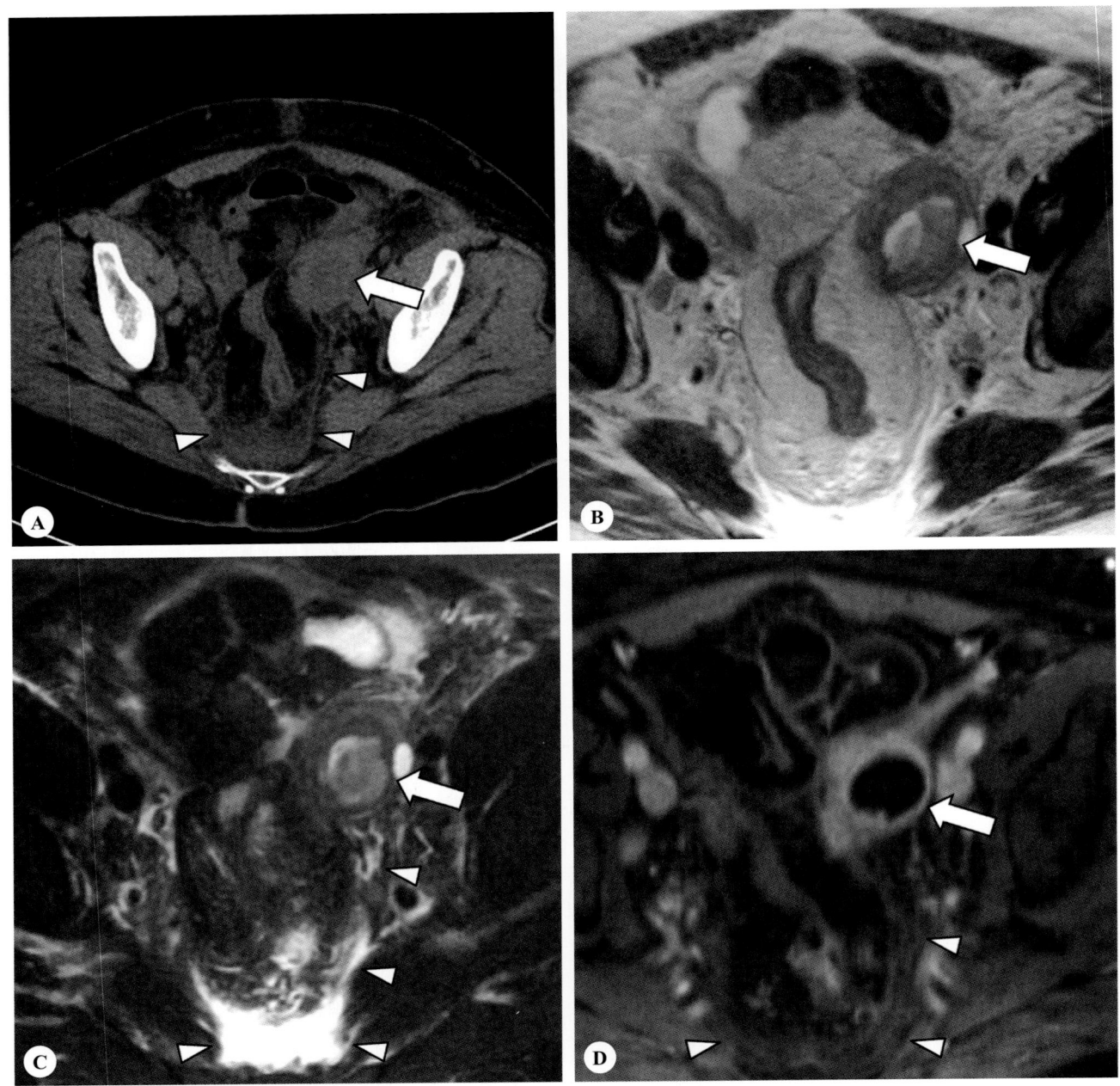

▲ 图 20-14 51 岁女性，输卵管卵巢脓肿，临床表现为左下腹痛和发热

A. 轴位平扫 CT 软组织窗，显示低密度的左侧附件团块影（箭），周围炎性脂肪密度增高和水肿（箭头）。B. 轴位 T_2WI 示左侧附件团块呈中 / 高 T_2 信号（箭）。C. 轴位脂肪抑制 T_2WI 能较好地显示周围水肿（箭头）。再次显示左侧附件团块（箭）。D. 轴位脂肪抑制增强 T_1WI 示左侧附件团块边缘强化（箭），无中央强化或结节状强化。结合临床病史，符合输卵管卵巢脓肿的表现。经皮穿刺抽吸出脓液证实了诊断。骶前软组织内可见沿左侧盆腔侧壁分布的强化的条索影（箭头）

子宫肌瘤诊断和生长监测的检查方法。在 CT 图像上，子宫肌瘤通常为软组织密度，但周围或中心可出现粗糙钙化（图 20-15）。子宫肌瘤扩大和扭曲典型的平滑子宫轮廓。子宫肌瘤的强化方式多样，取决于其退变的程度。

对于有症状的患者，在考虑手术和保留子宫治疗时，MRI 非常有价值[64, 65]。轴位和矢状位 T_2 加权像能清楚地显示大部分的子宫肌瘤，包括带蒂的病变，并可进一步显示其细胞含量[66, 67]。大部分子宫肌瘤由胶原物质组成，表现为均匀的 T_2 低信号

表 20-1　子宫肌瘤的 FIGO 分类

二级分类		三级分类
SM- 黏膜下肌瘤	0	有蒂，完全位于宫腔内
	1	<50% 位于肌壁间
	2	≥50% 位于肌壁间
O- 其他类型	3	100% 位于肌壁间，紧贴内膜
	4	肌壁间
	5	浆膜下，≥50% 位于肌壁间
	6	浆膜下，<50% 位于肌壁间
	7	浆膜下，有蒂
	8	其他特殊部位（如宫颈、阔韧带肌瘤等）
混合型肌瘤（同时接触黏膜和浆膜）		2 个独立数字以连字符相连。按照惯例，第 1 个数字表示与内膜的关系，第 2 个数字表示与浆膜的关系，举例如下
	2～5	位于黏膜下和浆膜下，但浆膜下腔和黏膜下腔的部分均小于肌瘤直径的一半

经 John Wiley & Sons, Inc 许可转载，引自 Munro MG, Critchley HOD, Broder MS, et al.; FIGO Working Group on Menstrual Disorders. FIGO classification system (PALM-COEIN) for causes of abnormal uterine bleeding in nongravid women of reproductive age. *Int J Gynaecol Obstet* 2011;113:3–13, © 2011 International Federation of Gynecology and Obstetrics.

（图 20-16）。细胞性子宫肌瘤含有较少的胶原，呈 T_2 中等信号。这些肌瘤通常会对激素治疗有反应。退行性子宫肌瘤呈 T_2 显著高信号，无强化，可能含有较厚的分割或壁结节。由于缺乏血供，这些肌瘤对子宫动脉栓塞没有反应[63, 68]。非典型退行性肌瘤与平滑肌肉瘤之间没有明确的鉴别特征，但是当子宫病变明显侵犯邻近器官时，应考虑平滑肌肉瘤。

2. 良性卵巢肿瘤　卵巢肿瘤可大致分为上皮性肿瘤、生殖细胞肿瘤和性索/间质肿瘤。3/4 的卵巢肿瘤是良性的，其中良性囊性畸胎瘤最常见，尤其是在 50 岁以下的女性中[69]。上皮性肿瘤是 50 岁以上女性中最常见的卵巢肿瘤，其中大多数是浆液性囊腺瘤[69, 70]。

3. 卵巢上皮性肿瘤

（1）浆液性囊腺瘤：卵巢浆液性囊腺瘤在发现时通常较大。虽然仅凭影像学特征无法明确区分浆液性肿瘤和黏液性肿瘤，但浆液性肿瘤在 CT 上的典型表现为边界清楚的单房或少房液体密度肿物[71]。卵巢浆液性囊腺瘤的囊壁通常光滑，内部伴或不伴光滑的分隔（图 20-17A 和 B）。壁内有时可见无定形的粗大钙化。在 MRI 上，其影像学特征与 CT 相似，表现为液体信号的病变伴光滑的囊壁和隔膜（图 20-17C 和 D）。软组织密度的乳头状突起罕见，通常提示组织学为交界性或恶性[72, 73]。

（2）黏液性囊腺瘤：黏液性囊腺瘤不若浆液性囊腺瘤多见。CT 提示黏液性囊腺瘤的特征包括多房性，房内充满不同密度的液体[71]（图 20-18A）。在 MRI 上，其影像学特征与 CT 相似，不同分隔内的液体表现出不同的 T_1 和 T_2 信号，呈现出典型的"彩色玻璃"表现[73]（图 20-18B）。但是，仅凭影像学特征无法准确地鉴别浆液性和黏液性卵巢肿瘤（图 20-18C）。黏液性囊性卵巢肿瘤破裂可导致腹膜假性黏液瘤，CT 上可见腹膜表面散在的低密度植入物。植入物内蛋白质的含量不同，其在 T_1 和 T_2 加权像上的信号强度也会有所不同[74]。

（3）卵巢 Brenner 瘤：Brenner 瘤是一种罕见的良性上皮性肿瘤，由移行上皮和致密纤维间质组成。卵巢 Brenner 瘤可表现为囊性或实性，其中实性成分在 CT 上表现为强化的软组织影[75]。在 MRI 上，实性成分由于含有纤维组织而表现为 T_1 和 T_2 低信号

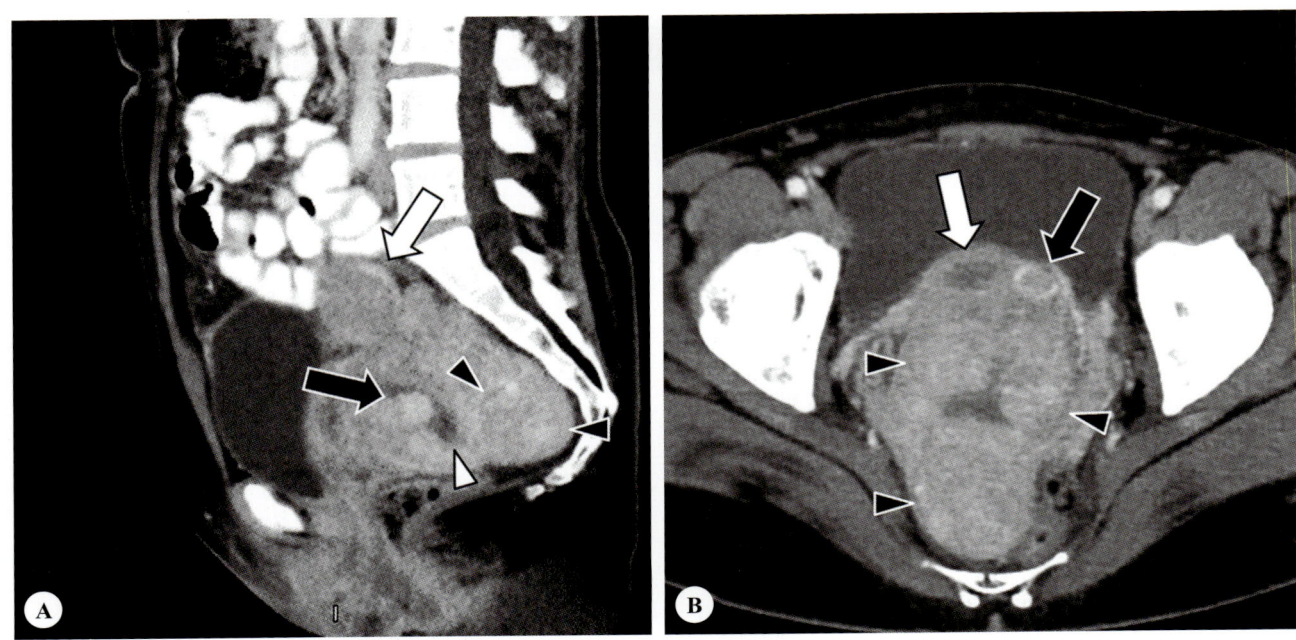

▲ 图 20-15 40 岁女性，子宫肌瘤，因右下腹痛而接受 MRI 检查

A. 矢状位增强 CT 软组织窗示子宫体积较大，呈后屈位，伴多发子宫肌瘤：黏膜下，<50% 位于肌壁间，FIGO 1 型（黑箭）；完全位于肌壁间，FIGO 4 型（黑箭头）；浆膜下，<50% 位于肌壁间，FIGO 6 型（白箭）。可见与黏膜下肌瘤相关的子宫内膜扭曲（白箭头）。B. 轴位增强 CT 软组织窗示大部分肌瘤呈均匀强化（箭头），右侧可见一强化程度低于子宫肌层的肌瘤（白箭），左侧可见一边缘钙化的肌瘤（黑箭）

（图 20-19），鉴别诊断包括纤维瘤或卵泡膜纤维瘤[74]。

4. 卵巢生殖细胞肿瘤

(1) 成熟畸胎瘤（皮样囊肿）：组织病理学上，皮样囊肿仅由外胚层成分组成，而畸胎瘤由多个胚层的组织构成[76]。但是，这两种疾病在影像学上无法区分，"成熟畸胎瘤"和"皮样囊肿"这两个术语在应用于卵巢肿物时通常可以交替使用。成熟畸胎瘤为良性病变，高达 15% 的病例为双侧发病。恶性转化罕见（少于 1%），考虑到构成肿物的细胞系，成熟畸胎瘤最常转化为鳞状细胞癌[77]。

在超声上，可见一个强回声肿物伴后方致密阴影（"冰山尖"征）。CT 上表现多样，从囊性肿物伴或不伴脂-液平面（图 20-20）到脂肪密度的非囊性肿物。在囊性病变中，由毛发和其他成分组成的高密度 Rokitansky 结节可能漂浮于肿物的中心，并且常伴钙化。

在 T_1 和 T_2 加权像上，皮样囊肿内的脂肪与皮下组织内的脂肪信号相同。利用脂肪抑制序列可以准确识别脂肪，并将脂肪与 T_1 高信号的血液相鉴别[78]。T_1 加权梯度回波序列反相位上频率编码方向（轴位图像上通常为从右向左）上的化学位移伪影，表现为靠近畸胎瘤边缘的黑白线，也称为勾勒病变轮廓的蚀刻（"印度墨水"）伪影，也可诊断为肉眼可见的脂肪（图 20-21）。在部分病例中，皮样囊肿可类似于邻近的肠道，必须仔细检查乙状结肠以将其与附件区分开。无肉眼可见脂肪的皮样囊肿罕见，CT 可能无法准确诊断。此时，梯度回波 T_1WI 同相位和反相位序列之间的信号降低可能有助于诊断显微镜下或体素内的脂肪[79, 80]。

(2) 卵巢甲状腺肿：卵巢甲状腺肿是一种罕见的成熟畸胎瘤，几乎完全由异位甲状腺组织构成。考虑到甲状腺组织富血供的特性，这些病变表现为卵巢高强化肿物，可能与甲状腺毒症症状相关[73]。与其他成熟畸胎瘤一样，卵巢甲状腺肿为良性病变。恶性转化虽罕见，但可表现为原发性甲状腺癌[81]（图 20-22）。

第 20 章 盆腔
Pelvis

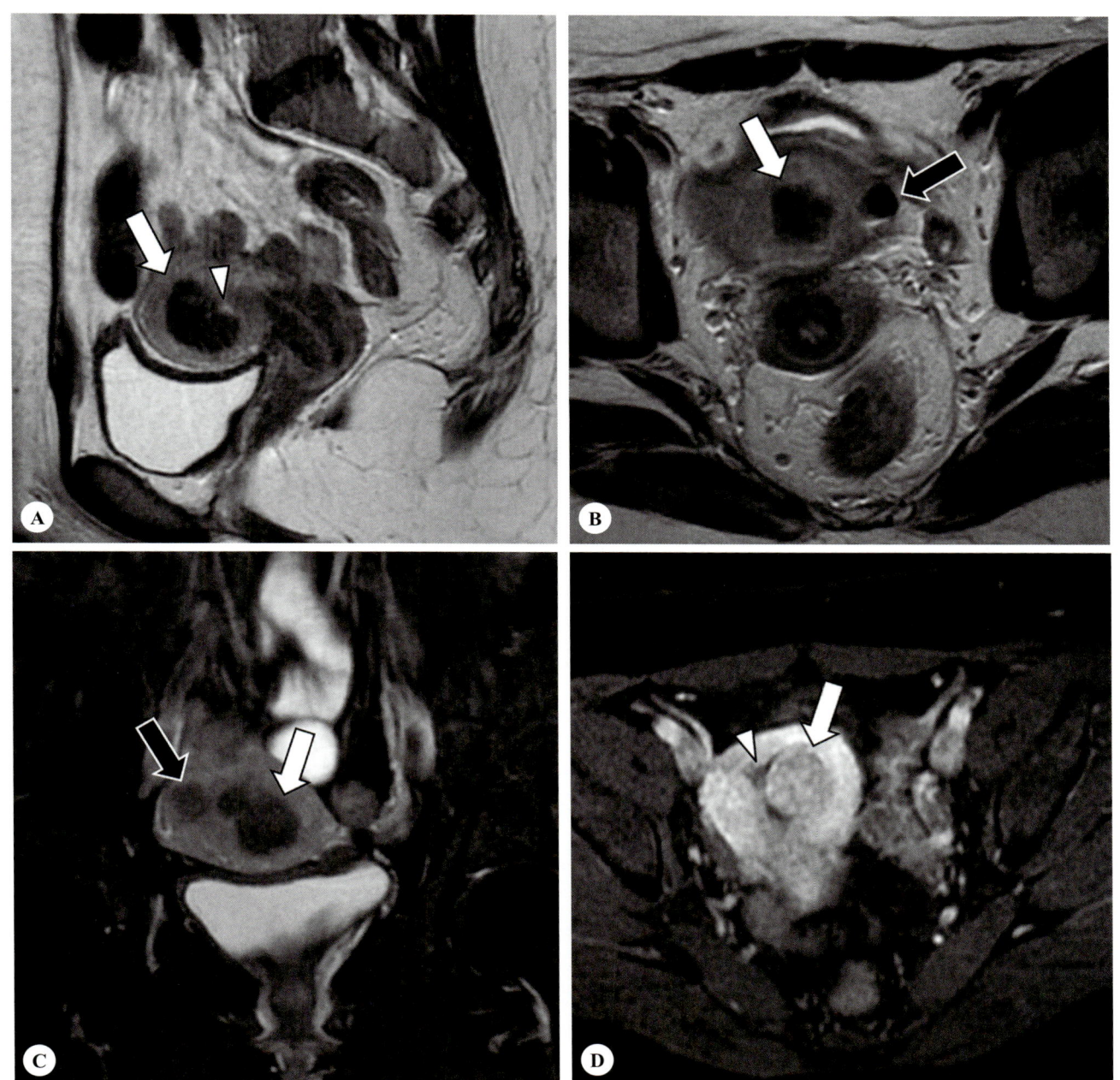

▲ 图 20-16 38 岁女性，子宫肌瘤，经量明显增多

A. 矢状位 T$_2$WI 示子宫底部可见一 T$_2$ 低信号为主的子宫肌瘤（箭）。肌瘤位于黏膜下，突向子宫内膜（箭头），但＞50% 位于肌壁间，符合 FIGO 2 型子宫肌瘤。B. 轴位 T$_2$WI 示位于子宫体左外侧的 T$_2$ 低信号的浆膜下肌瘤（黑箭）。肌瘤＞50% 位于肌壁间，符合 FIGO 5 型肌瘤。还可见 A 所示的黏膜下为主的肌瘤（白箭）。C. 冠状位脂肪抑制 T$_2$WI 示右外侧子宫体内 T$_2$ 低信号的肌瘤（黑箭），完全位于子宫壁内，符合 FIGO 4 型子宫肌瘤。还可见 A 所示的黏膜下为主的肌瘤（白箭）。D. 轴位脂肪抑制增强 T$_1$WI 在黏膜下为主的肌瘤层面，显示肌瘤内明显均匀强化（箭），无囊变。如果考虑采用子宫动脉栓塞治疗有症状的肌瘤，均匀强化是一个重要的预后指标。再次显示了黏膜下肌瘤使子宫内膜变形（箭头）

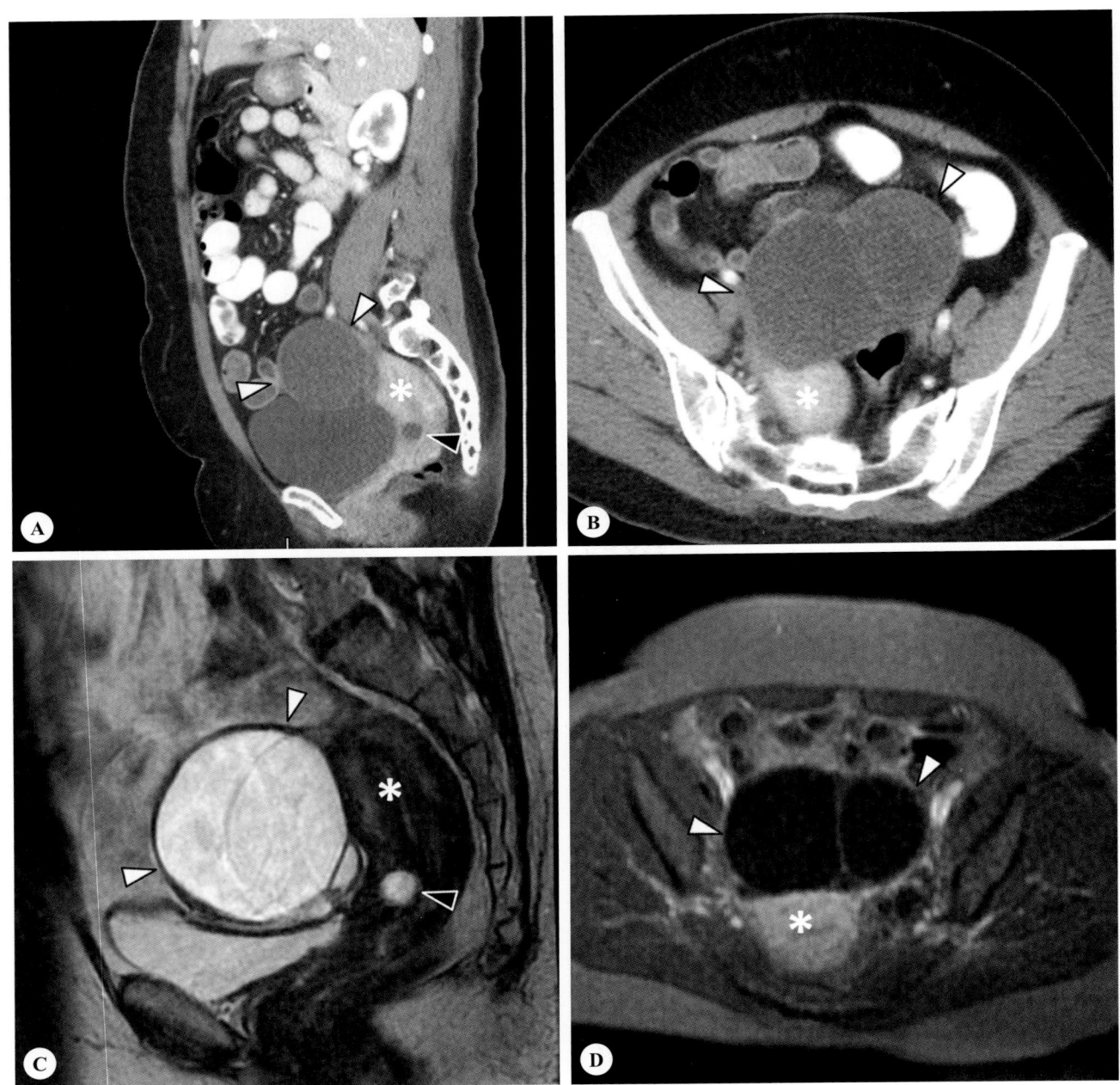

▲ 图 20-17 51 岁女性，伴 CA125 升高的浆液性囊腺瘤

A. 矢状位增强 CT 软组织窗示位于子宫（*）前方，起自右侧卵巢少房囊性肿物（白箭头）。宫颈内可见一纳氏囊肿（黑箭头）。B. 轴位增强 CT 软组织窗再次显示了位于子宫（*）前方的右侧卵巢少房肿物，伴光滑的内部分隔（箭头）。C. 矢状位 T_2WI 示肿物呈均匀的 T_2 高信号（白箭头）。再次显示了宫颈纳氏囊肿（黑箭头）。可见子宫（*）。D. 轴位增强 T_1WI 示肿块内平滑的强化分隔（箭头），无结节状或乳头状突起。子宫（*）。手术病理证实为浆液性囊腺瘤

第 20 章 盆腔
Pelvis

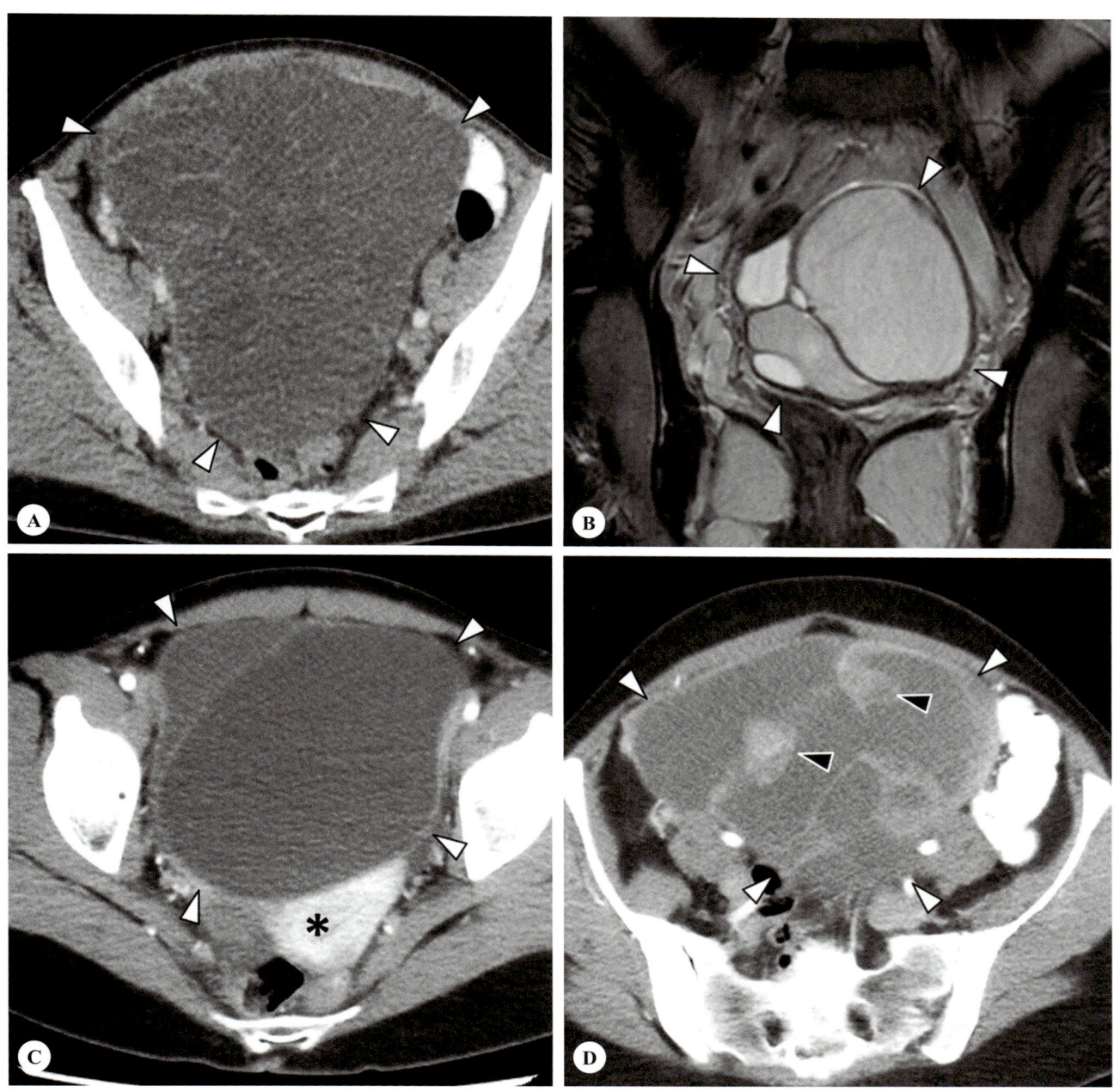

▲ 图 20-18 黏液性囊腺瘤 / 囊腺癌

A. 61 岁女性，进行性腹部不适及腹部膨隆 1 个月。轴位增强 CT 软组织窗示骨盆中线内一巨大多房囊性肿物（箭头）。手术病理显示起源于右侧卵巢及输卵管的黏液性交界性肿瘤。B. 37 岁女性，妊娠 20 周，为求对已知卵巢囊肿定性而接受 MRI 检查。冠状位 T_2WI 示黏液性肿瘤的典型影像学特征，即多房性盆腔肿物（箭头），囊内容物表现为不同的 T_2 信号强度（"彩色玻璃"表现）。无壁结节或大体实性成分。手术病理显示为起自黏液性交界性肿瘤中的左侧卵巢黏液性腺癌。在无转移性疾病的情况下，影像学上无法准确地区分恶性和良性上皮性肿瘤。C. 28 岁女性，超声检查发现复杂囊性病变。轴位增强 CT 软组织窗示盆腔中线内少房囊性肿物（箭头），使子宫（*）向后移位。手术病理显示左侧卵巢黏液性囊腺瘤。仅根据影像学特征无法准确地区分浆液性和黏液性上皮性肿瘤。D. 33 岁女性，既往行左侧卵巢囊肿剥除术，超声检查见复杂囊性病变。轴位增强 CT 软组织窗示盆腔中线内多房性囊性肿物（白箭头），囊壁和分隔较厚且强化，伴结节样强化的实性成分（黑箭头），提示为恶性肿瘤。手术病理显示起源于交界性黏液性肿瘤背景的右侧卵巢黏液性腺癌

1031

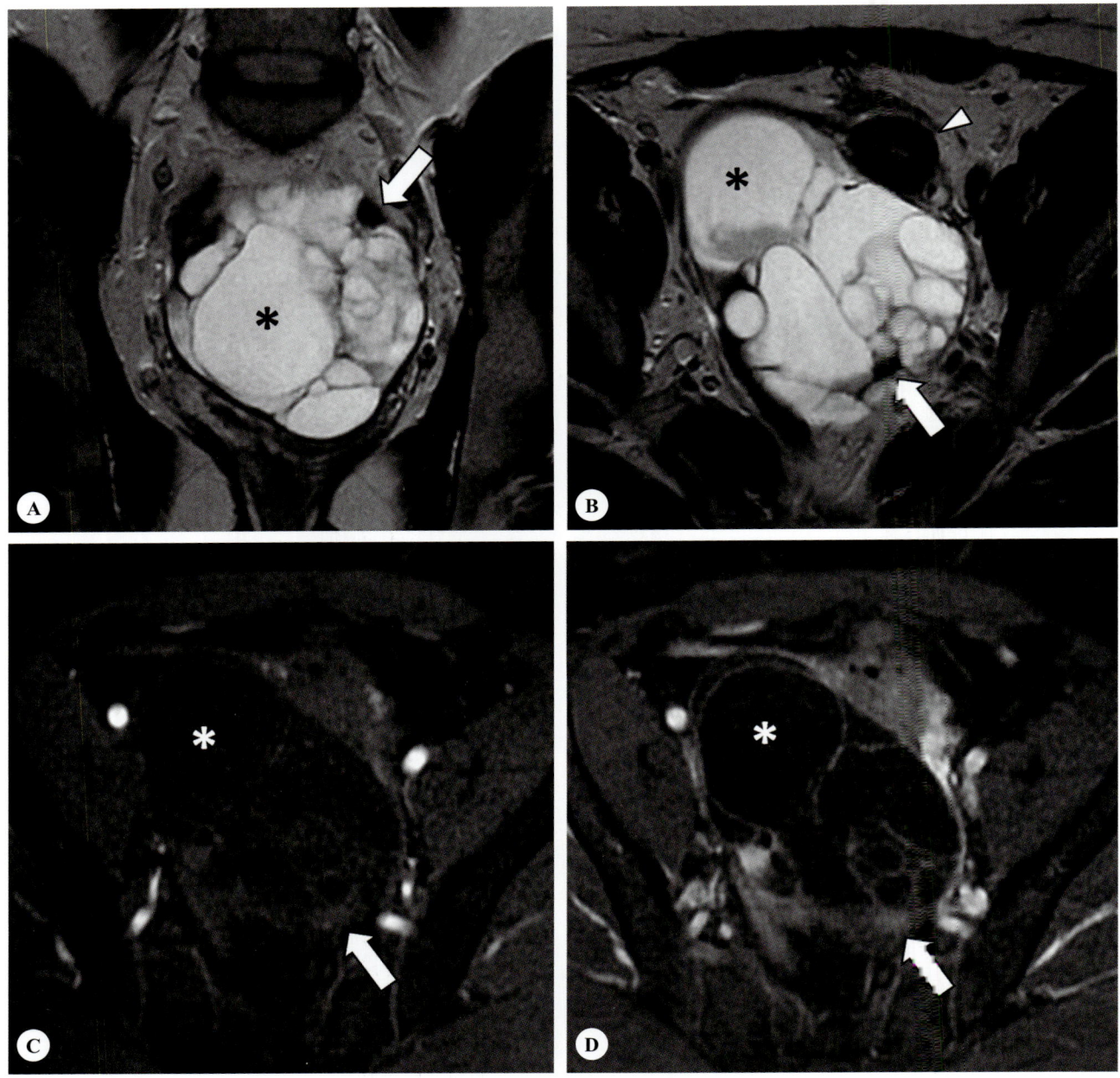

▲ 图 20-19 55 岁女性，Brenner 瘤伴黏液性囊腺瘤，因超声检查发现复杂卵巢肿物而行 MRI 检查评估

A. 冠状位 T₂WI 示盆腔内多房囊性肿物（*），内含 T₂ 低信号的结节状成分（箭）。手术病理显示为卵巢 Brenner 瘤伴黏液囊腺瘤。B. 轴位 T₂WI 再次显示了多房囊性肿物（*），其中囊性成分表现为不同的 T₂ 信号强度，符合黏液性囊腺瘤典型的"彩色玻璃"表现。结节状成分表现为 T₂ 低信号（箭），符合 Brenner 瘤由纤维组织构成的特点。子宫颈含 T₂ 低信号的间质，向左前外侧移位（箭头）。C. 轴位脂肪抑制动脉期增强 T₁WI 示肿物囊性部分无强化（*），T₂ 低信号的结节轻度强化（箭）。D. 轴位脂肪抑制延迟期增强 T₁WI 示肿物囊性部分无强化（*），但 T₂ 低信号的结节缓慢渐进性强化（箭），这是 Brenner 瘤纤维成分的典型表现

5. 卵巢性索 / 间质肿瘤

纤维瘤 / 卵泡膜纤维瘤：纤维瘤、卵泡膜瘤和卵泡膜纤维瘤是一类由高度纤维化的组织构成的良性卵巢肿瘤。"卵泡膜瘤"一词在组织病理学诊断中是指存在卵泡膜细胞，这可能导致雌激素过多[74]。纤维瘤和卵泡膜纤维瘤很少伴腹水和胸腔积液（通常为右侧），这种临床表现被称为 Meigs 综合征[82]。在超声上，这些肿物的表现不具有特异性，从低回声至高回声均可出现，但最常见的是均匀低回声[74]。CT 上表现为均匀低密度肿物，轻度延迟渐进性强化，

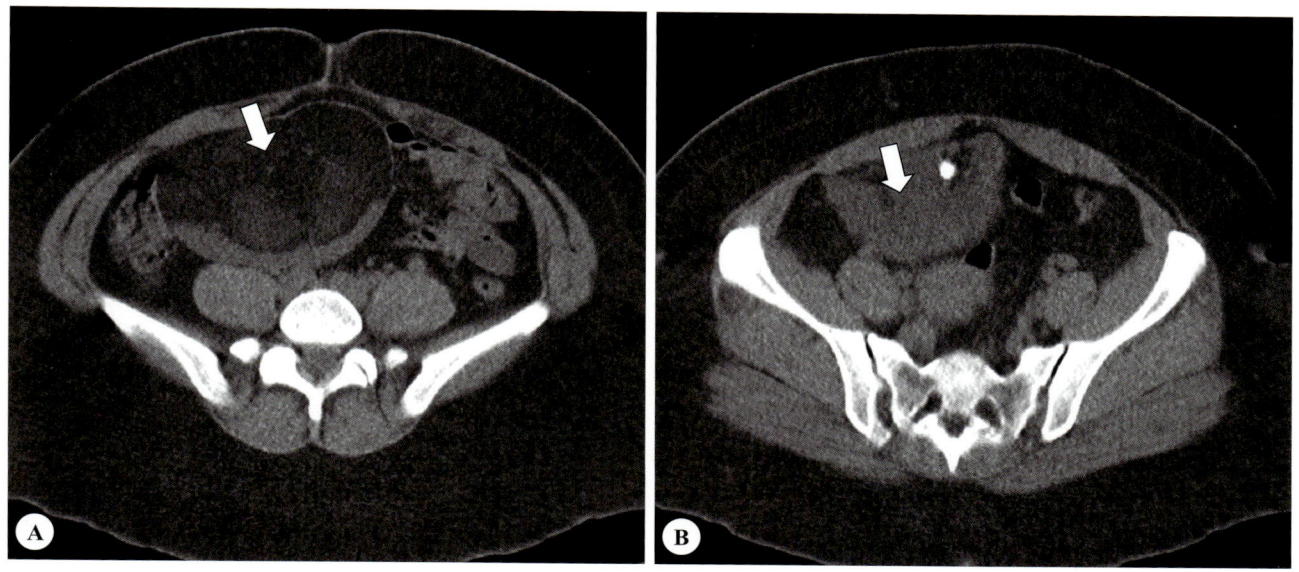

▲ 图 20-20 成熟畸胎瘤

A. 轴位平扫 CT 软组织窗示盆腔右侧较大肿物，内含肉眼可见脂肪（箭）和脂-液平面；B. 轴位平扫 CT 软组织窗示钙化密度，肿物起自右侧的卵巢蒂（箭）

符合纤维成分的表现[75]。在 MRI 上，T_1 和 T_2 低信号符合病变纤维成分的表现，与 CT 的强化血流动力学相似[73]（图 20-23）。影像学鉴别诊断包括带蒂子宫平滑肌瘤。

6. 恶性原发性肿瘤 大多数妇科肿瘤医生根据 FIGO 系统对盆腔肿瘤进行分期。临床分期和手术病理分期仍然是这一系统的主要内容，因为其适用范围广，即使在没有普及影像学检查的发展中国家也适用。但是，研究已证实 CT 和 MRI 对子宫颈和子宫恶性肿瘤的分期具有很高的准确性，其中 CT 适用于子宫外疾病的分期，而 MRI 更适用于局部分期[83]。其他影像学检查的适应证包括随访监测、治疗反应评估和保留生育功能治疗的可行性评估[84]。宫颈癌和子宫内膜癌的 TNM 和 FIGO 系统的分期标准见表 20-2 和表 20-3。

要达到最佳的 CT 成像效果需要保证肠道显影良好。直肠对比剂有助于复杂病例的显示，如多个肿块或侵犯结肠。3～5mm 层厚的轴位扫描及冠状位和矢状位重建是必不可少的。注射对比剂后 70～80s 采集的门脉期图像可以显示原发肿物的特征且盆腔动、静脉显影良好，有助于识别异常淋巴结。分次同时注射对比剂并同时采集门脉期和排泄期图像，有助于实现在一次扫描中既可以显示输尿管和膀胱的受累情况，又能较好地评估所有泌尿生殖系统结构。

MRI 图像采集应包括矢状位和轴位 T_2WI 及动态增强图像，其中 T_2WI 最好采用多通道阵列式线圈和快速脉冲序列，动态增强图像应在静脉注射 Gd-DTPA 后立即采集。这些增强图像能更好地显示宫颈和卵巢肿物，并能将其与膀胱和直肠等邻近结构区分开。弥散加权成像也可用于显示肿瘤范围。

在分析 CT 或 MRI 图像时，最好系统性地观察妇科恶性肿瘤。应尽可能确定盆腔肿物的来源。由于妇科恶性肿瘤是通过直接蔓延或淋巴道转移扩散的，故应仔细检查所有图像中是否存在腹水、腹膜和网膜转移，以及盆腔、腹膜后和肠系膜淋巴结肿大。腹水可沿阻力最小的路径向后扩散进入子宫直肠陷凹，或者沿右侧结肠旁沟延伸到肝脏顶部。腹膜植入物最初也遵循这一路线，然后延伸至左结肠旁沟和脾脏内侧。肝脏和脾脏表面可见腹膜植入物。直接蔓延可向前累及大网膜。经淋巴道可转移至两侧的骨盆侧壁，向后转移至骶前间隙，向上转移至肾动脉水平。最后，肾积水是妇科恶性肿瘤和外科治疗的常见并发症。在化疗开始前，对于挽救肾功能尽早发现肾积水十分重要。内脏和肺转移主要发生在晚期疾病中。

(1) 宫颈癌：宫颈癌通常发生于育龄期女性。在美国，每年大约有 13 000 例新发病例[85]。通常认为，宫颈癌与人乳头瘤病毒的感染有关，绝大多数宫颈

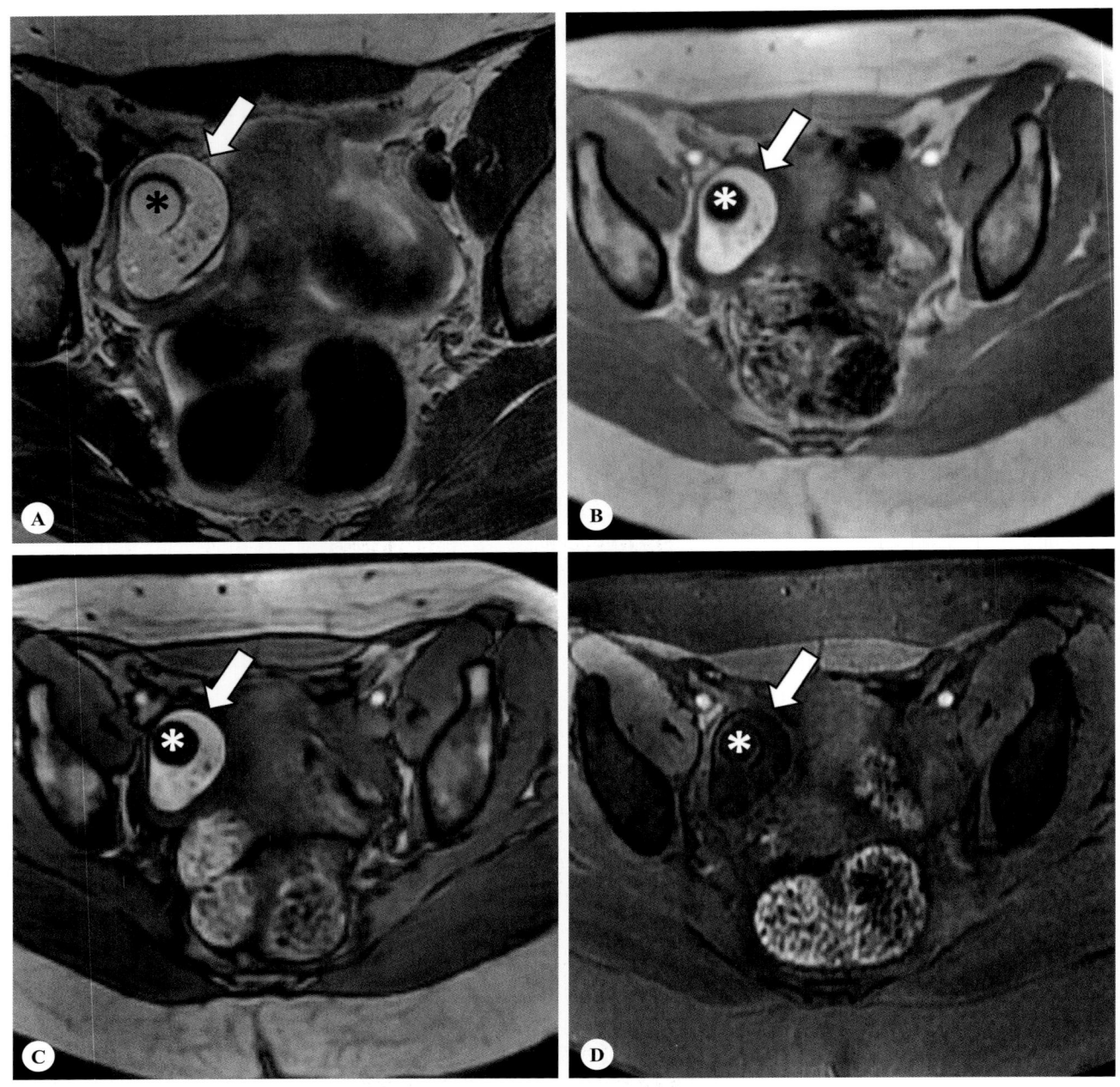

▲ 图 20-21 25 岁女性，成熟畸胎瘤，因右侧附件肿物行 MRI 检查

A. 轴位 T_2WI，示右侧卵巢 T_2 高信号的肿物（箭），中央可见 T_2 高信号的结节（*）；B. 轴位同相位梯度回波 T_1WI，示肿物仍为高信号（箭），提示含脂肪。中央结节呈 T_1 低信号（*）。C. 轴位反相位梯度回波 T_1WI，可见围绕肿物的化学位移伪影（"印度墨水"伪影），以及肿物内脂肪成分与中央结节（*）交界面的化学位移伪影，证实了肿物内的脂肪成分（箭）。D. 轴位脂肪抑制平扫 T_1WI 示肿物信号降低（箭），再次证实肿物含脂肪成分，以及 T_1 低信号的中央结节（*）

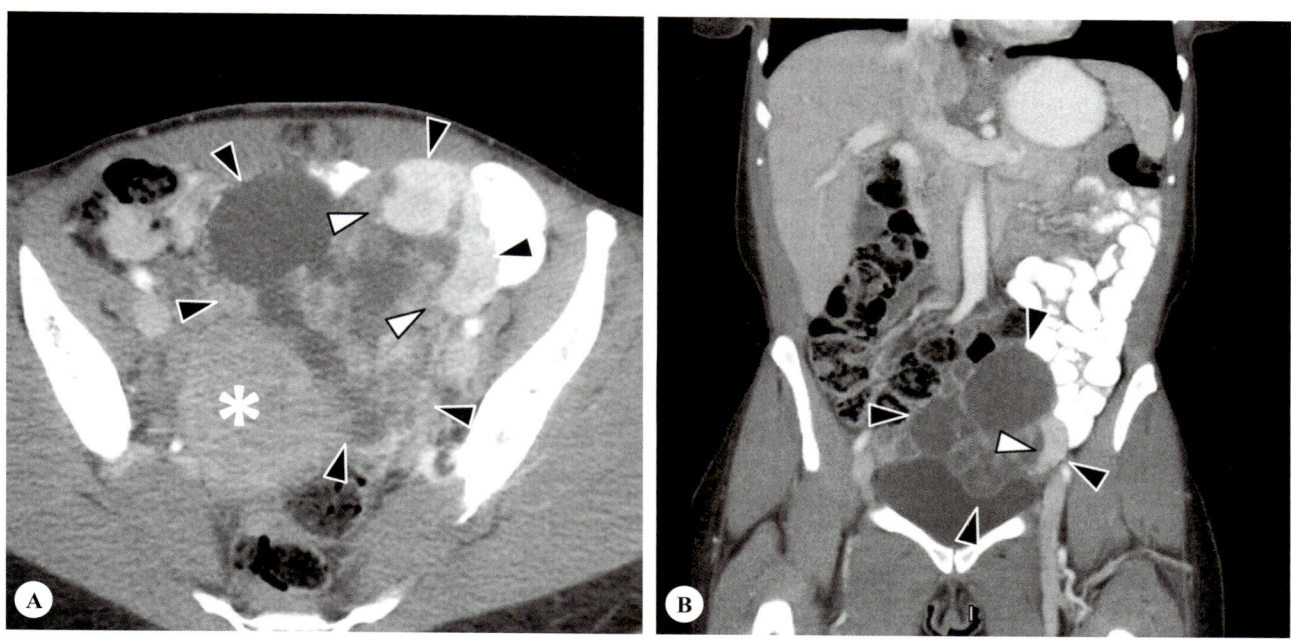

▲ 图 20-22 53 岁女性，卵巢甲状腺肿伴恶性变性，因盆腔肿物而接受检查

A. 轴位增强 CT 软组织窗，示囊实混合性肿物（黑箭头），实性成分明显强化，形似甲状腺实质（白箭头）。肿物起源于左侧卵巢，并使子宫（*）向右侧移位。B. 冠状位增强 CT 软组织窗再次显示了肿物（黑箭头）和明显强化的实性部分（白箭头）。切除后证实此肿物为卵巢甲状腺肿，含去分化的甲状腺癌组织并伴有恶性变性

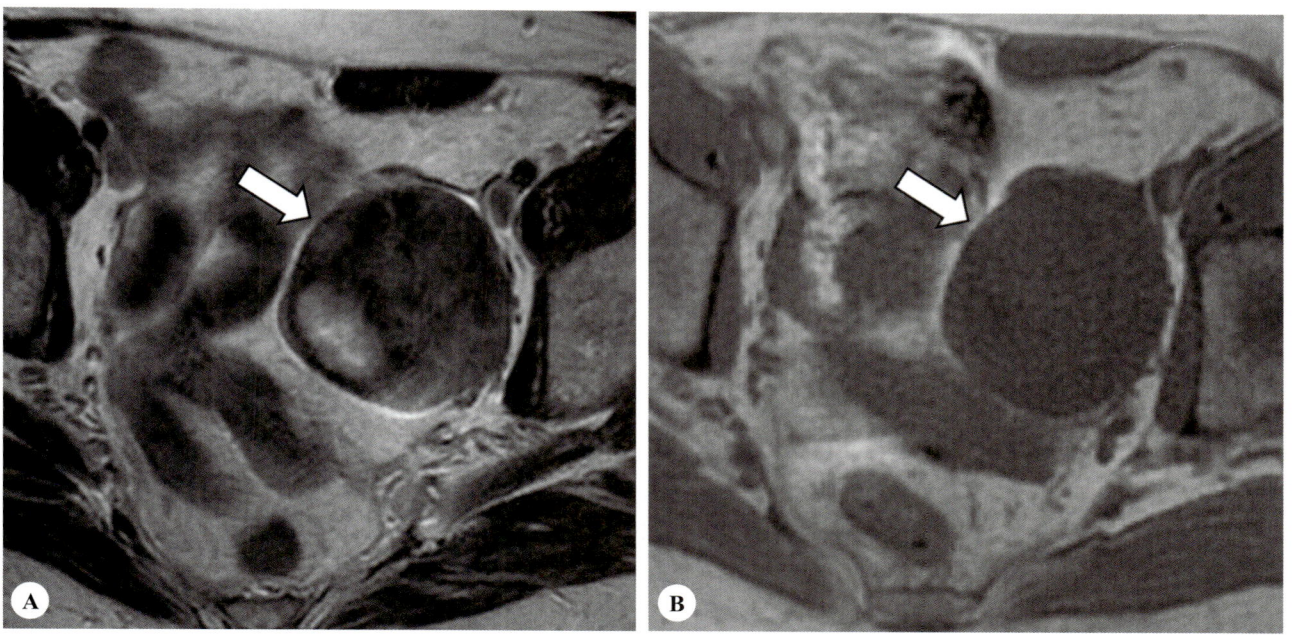

▲ 图 20-23 58 岁女性，卵巢纤维瘤，因盆腔肿物而行 MRI 检查

A. 轴位 T_2WI 示左侧卵巢肿物呈显著 T_2 低信号（箭）。手术病理显示左侧卵巢纤维瘤。B. 轴位增强 T_1WI 示肿物呈 T_1 中 / 低信号。肿物显著乏血供，仅表现为轻度延迟强化（未附图）

表 20-2 宫颈癌分期

TNM 分期	FIGO 分期	分期标准
T_X		原发肿瘤无法评估
T_0		无原发肿瘤证据
T_1	Ⅰ	肿瘤局限在子宫颈（不论是否延伸至宫体）
T_{1a}	Ⅰ A	镜下浸润癌。间质浸润深度＜5mm（从上皮基底部开始测量），宽度≤7mm。血管间隙、静脉或淋巴系统受累不影响分期
T_{1a1}	Ⅰ A_1	间质浸润深度≤3mm，宽度≤7mm
T_{1a2}	Ⅰ A_2	间质浸润深度＞3mm 且＜5mm，宽度≤7mm
T_{1b}	Ⅰ B	临床病灶局限于子宫颈，或者镜下病灶＞T_{1a}/ⅠA_2。包括所有宏观可见病灶，甚至表浅侵犯病灶
T_{1b1}	Ⅰ B_1/Ⅰ B_2	临床病灶≤4cm
T_{1b2}	Ⅰ B_3	临床病灶＞4cm
T_2	Ⅱ	肿瘤侵犯子宫外，但未达骨盆壁且未达阴道下 1/3
T_{2a}	Ⅱ A	肿瘤无宫旁浸润
T_{2a1}	Ⅱ A_1	临床病灶≤4cm
T_{2a2}	Ⅱ A_2	临床病灶＞4cm
T_{2b}	Ⅱ B	肿瘤有宫旁浸润
T_3	Ⅲ	肿瘤延伸至骨盆壁和（或）累及阴道下 1/3 和（或）引起肾积水或肾无功能
T_{3a}	Ⅲ A	肿瘤累及阴道下 1/3 但未延伸至骨盆壁
T_{3b}	Ⅲ B	肿瘤延伸至骨盆壁和（或）引起肾积水或肾无功能
T_4	Ⅳ A	肿瘤侵犯膀胱或直肠黏膜和（或）肿瘤侵犯真骨盆外（大疱性水肿不足以分为 T_4 期）
M_1	Ⅳ B	远处转移（包括腹膜转移，或者累及锁骨上、纵隔或远处淋巴结，肺、肝或骨转移）

经许可转载，引自 American College of Surgeons. Amin MB, Edge SB, Greene FL, et al. (eds.). *AJCC Cancer Staging Manual.* 8th ed. New York: Springer, 2017.

癌起源于鳞状细胞[86]。患者通常无症状，通过巴氏涂片筛查发现。由于在许多发展中国家影像学检查并没有普及，而且宫颈癌的治疗可能为非手术治疗，因此宫颈癌的 FIGO 分期仍然基于麻醉下的临床检查，辅以膀胱镜检查和乙状结肠镜检查[83]。但是，在美国和其他发达国家，轴位成像，尤其是 MRI，在宫颈癌的局部分期中发挥着越来越重要的作用，并通过明确疾病范围帮助指导治疗。

通过 CT 评估原发肿瘤较困难。相较于背景子宫颈，肿物表现为低密度或等密度。当肿物表现为等密度时，如果肿瘤体积较小则肿物与正常组织区分不明显（图 20-24）。应仔细检查图像中是否存在盆腔侧壁侵犯，表现为髂血管被包裹，分隔血管与肿物的脂肪平面厚度＜3mm，或者梨状肌和闭孔内肌增大[87]。应注意盆腔和腹膜后淋巴结增多或增大。CT 和 MRI 在受累淋巴结的检出方面效果相当。盆腔淋巴结短轴＞8mm 应怀疑转移性疾病，PET/CT 有助于评估可疑盆腔转移的病例中淋巴结是否受累[4]。宫骶韧带增厚可能是疾病扩散的表现，但也可见于放疗后改变[88]。肾积水通常是膀胱壁或输尿管受侵所致，并使疾病分期上升至Ⅲ B 期。最后，CT 检查还可用于发现其他腹部器官是否存在转移。总的来说，

表 20-3 子宫内膜癌分期

TNM 分期	FIGO 分期	分期标准
T_X		原发肿瘤无法评估
T_0		无原发肿瘤证据
T_1	I	肿瘤局限于子宫体，包括宫颈内腺体受累
T_{1a}	I A	肿瘤局限于子宫内膜，或者浸润深度<1/2 肌层
T_{1b}	I B	肿瘤浸润深度≥1/2 肌层
T_2	II	肿瘤侵犯宫颈间质，但无宫体外蔓延。不包括宫颈内腺体受累
T_3	III	肿瘤累及浆膜、附件、阴道或宫旁
T_{3a}	III A	肿瘤累及浆膜和（或）附件（直接蔓延或转移）
T_{3b}	III B	阴道受累（直接蔓延或转移）或宫旁受累
N_1	III C_1	盆腔淋巴结转移
N_2	III C_2	宫旁淋巴结转移，伴或不伴盆腔淋巴结阳性
T_4	IV A	肿瘤侵犯膀胱黏膜和（或）直肠黏膜（大疱性水肿不足以分为 T_4 期）
M_1	IV B	远处转移，包括腹股沟淋巴结、腹腔内、肺、肝或骨转移（不包括盆腔或主动脉旁淋巴结、阴道、子宫浆膜或附件转移）

经许可转载，引自 American College of Surgeons. Amin MB, Edge SB, Greene FL, et al. (eds.). *AJCC Cancer Staging Manual*. 8th ed. New York: Springer, 2017.

CT 往往会低估疾病的局部范围，诊断局部肿瘤的宫旁侵犯和阴道侵犯的敏感性低于 MRI，但仍然适用于淋巴结和远处转移的检出[89]。

在 MRI T_2WI 上，宫颈癌相对于低信号的宫颈间质常呈高信号。只要宫颈间质的低信号环保持完整，无论多薄，都几乎可以排除宫旁侵犯。这是决定治疗的一个关键点，因为无宫旁侵犯的患者可以行根治性手术。宫颈间质低信号环不完整及肿物超出宫颈范围（图 20-25）的患者中，85% 存在宫旁侵犯（最低 II B 期），通常主要采用放化疗[90-92]。静脉注射 Gd-DTPA 可将分期准确率提高至 85%~90%[90,93]。尽管研究表明，使用体线圈和表面线圈及低场强磁场都能很好地显示宫颈癌，但使用表面线圈时病变更明显[94]。在晚期病例中，矢状位 T_2WI 和（或）Gd-DTPA 增强 T_1WI 可显示直肠、膀胱和阴道穹窿受累。淋巴结短轴>8mm 应怀疑转移，这与是否存在宫旁浸润密切相关[4]。弥散加权成像或有助于显示肿瘤轮廓和检出转移淋巴结。

(2) 子宫内膜癌：子宫内膜癌是最常见的妇科恶性肿瘤，预后最好。在美国每年 60 000 例新发病例中，约 70% 病变局限于子宫内膜，可通过子宫切除术治愈[85]。组织病理学上，子宫内膜癌可分为两种类型。I 型为子宫内膜样腺癌，占 90%，预后较好；II 型为浆液性乳头状腺癌或透明细胞腺癌，更具侵袭性[83]。子宫内膜癌的临床表现通常为绝经后无痛性阴道流血，通常结合超声和子宫内膜抽吸活检进行诊断。除年龄外，危险因素还包括肥胖和长期暴露于无孕激素拮抗的雌激素。绝经后女性的子宫内膜厚度不应超过 5mm，但无阴道出血时子宫内膜厚度达 8mm 也是可以接受的[8]。阴道流血和（或）超声检查发现内膜增厚的女性应行子宫内膜活检。但是，即使存在阴道流血，厚度<5mm 的回声均匀的子宫内膜几乎可以排除子宫内膜癌，恶性肿瘤的风险<0.1%[95,96]。接受激素替代治疗或服用他莫昔芬的女性，由于子宫内膜增生和（或）息肉，子宫内膜可能稍厚，但是仍应采用 5mm 作为正常值的上限，因为这些女性患子宫内膜癌的风险更高[97,98]。

子宫内膜癌的 FIGO 分期为手术病理分期，Ⅰ～Ⅲ期的治疗方法为子宫切除术[99]。妇科肿瘤医生在术前评估时非常依赖临床检查，大多数子宫内膜癌患者不需要进行影像学检查。但是横断面成像，尤其是 MRI 在对高风险患者（尤其是怀疑大体宫颈侵犯）、不太能耐受手术的患者或考虑保留生育力治疗的患者进行准确术前分期中发挥着越来越大的作用[83]。

在增强 CT 上，子宫内膜癌通常表现为子宫内膜增厚，强化程度低于周围肌层（图 20-26A）。晚期疾病的表现与宫颈癌相似，包括盆腔侧壁和腹膜后淋巴结肿大。也可发生腹膜和网膜转移（图 20-26B 和 C）。在检测深部肌层侵犯方面，CT 不如 MRI 灵敏，CT 约为 40%，MRI 为 80%～90%，MRI 通常是影像学局部分期的首选检查方法[100, 101]。

当体格检查怀疑局部晚期疾病时，以及由于肥胖或先前放疗或术后改变导致查体困难时，建议行 MRI 检查。应采集矢状位和轴位 T_2WI 及对比增强图像，并仔细检查高信号肿瘤是否浸润或穿透肌层（图 20-27）。静脉注射 Gd-DTPA 在发现深部浸润方

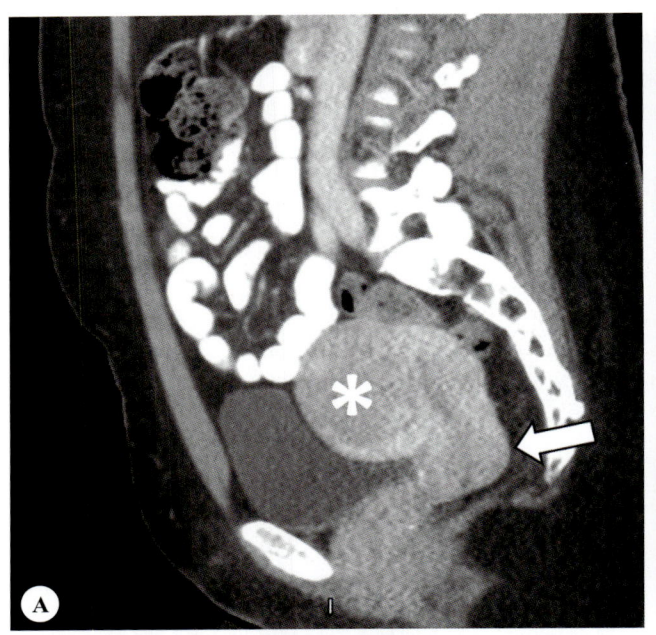

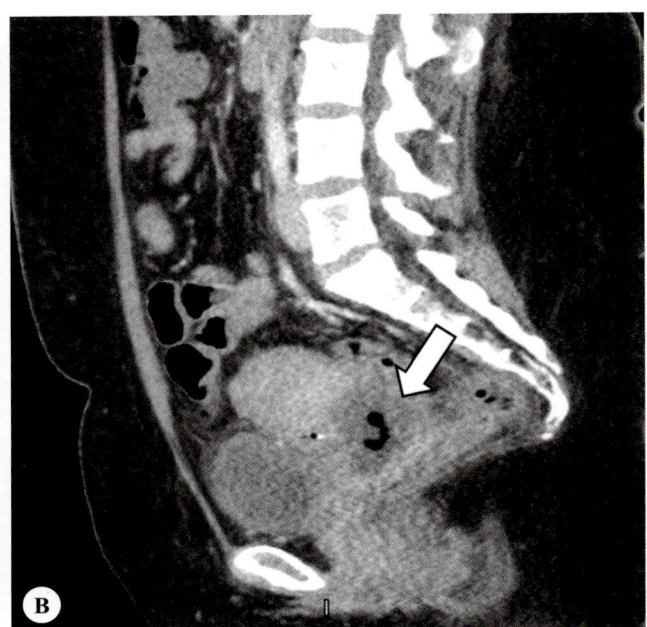

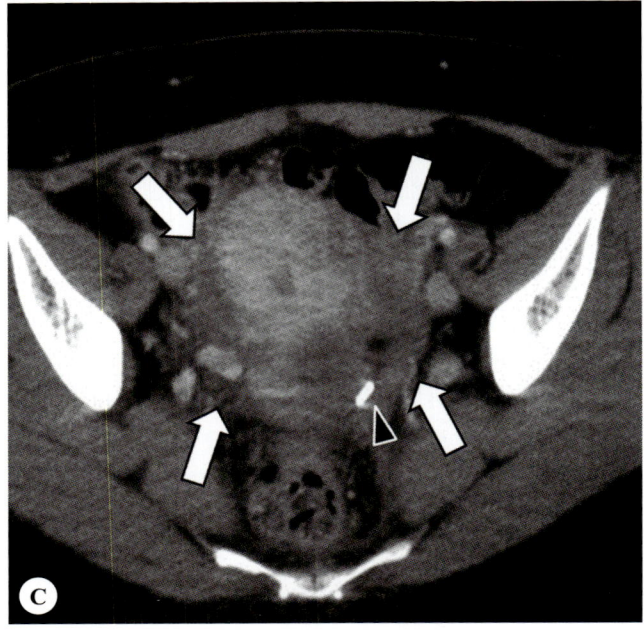

▲ 图 20-24 宫颈癌

A. 38 岁女性，宫颈癌，行 MRI 检查进行肿瘤分期。矢状位增强 CT 软组织窗示子宫颈（箭）清晰可见，未见宫颈内肿物。通过 CT 评估原发肿瘤较困难。子宫肌层内可见肌瘤（*）。B. 36 岁女性，宫颈癌，临床表现为疼痛和发热。矢状位增强 CT 软组织窗示宫颈低密度肿物，伴中央小点状气体影（箭）。肿物呈低密度和小点状气体影是因为存在中央坏死。C. 与 B 图为同一患者。轴位增强 CT 软组织窗示软组织密度影沿两侧盆腔侧壁延伸（箭），导致左侧输尿管积水（未附图）。影像学表现符合 FIGO ⅢB 期，与手术病理学结果一致。箭头示基准标记

面具有显著价值[102]。静脉注射对比剂 120s 后采集图像，若子宫内膜下带状强化保持完整，则几乎可排除子宫肌层侵犯[103]。子宫肌层浸润深度＞50% 时很大程度上提示为淋巴结转移和总体预后较差。一些研究表明，PET/CT 对子宫肌层侵犯的预测价值与 MRI 相似，对淋巴结转移的检出率高于 MRI，因此 PET/CT 可以作为 MRI 的替代检查方法[104, 105]。

(3) 子宫肉瘤：子宫肉瘤的发病率远低于子宫内膜癌，仅占子宫体恶性肿瘤的 3%～7%[106]。癌肉瘤（既往称为恶性米勒管混合瘤）是最常见的亚型，由上皮（癌）和间叶（肉瘤）成分共同组成[107]。在影像学上，癌肉瘤通常表现为取代了子宫内膜腔的不均质肿瘤，形态上为息肉样，常经宫颈管脱出[108]。癌肉瘤很难与子宫内膜癌区分。平滑肌肉瘤是第二常见的子宫肉瘤，占子宫肉瘤的 30%～40%[107]。平滑肌肉瘤很难与肌瘤区分，可表现为 T_2 低信号或由于坏死、出血或钙化而表现为不均匀信号，类似于肌瘤变性[108]。通常，肉瘤会比对应的良性肿瘤体积更大，生长速度更快，但是局部浸润和远处转移是恶性肿瘤最可靠的指征（图 20-28）。虽然平滑肌肉瘤的临床和影像学特征与平滑肌瘤相似，但是大多数平滑肌肉瘤是散发性的，只有 5% 是由先前存在的

纤维瘤恶性转化所致[107]。子宫肉瘤的 FIGO 分期因亚型而异，但一般来说，Ⅰ 期局限于子宫，Ⅱ～Ⅲ 期存在子宫外或淋巴结扩散，Ⅳ 期包括远处转移或肠道/膀胱侵犯。

(4) 卵巢癌：随着年龄增长，上皮性肿瘤的比例增加，卵巢恶性肿瘤的发病率也随之增加，90% 以上的卵巢恶性肿瘤起源于上皮组织[109]。不幸的是，尚未发现任何针对卵巢癌的有效筛查方法，大多数患者（60%）就诊时已是疾病晚期，病变已扩展至骨盆外。卵巢癌的高发年龄为 45—55 岁，美国每年约有 22 000 例新发病例[85]。危险因素包括卵巢癌家族史，基因突变（如 *BRCA1* 和 *BRCA2*）和遗传综合征（如 Lynch 和 Peutz-Jeghers 综合征）。*BRCA1* 基因突变的女性在 85 岁前患卵巢癌的风险为 40%～60%。*BRCA2* 基因突变的女性患卵巢癌的风险为 10%～30%。然而，大多数卵巢癌患者没有任何易感基因突变或综合征。

通常选择 CT 检查对卵巢癌进行分期和随访，因为患者对 CT 接受度高，只需几秒就可以扫描整个躯干，能展示腹部和盆腔的全貌，并且转诊医生也能很好地理解 CT 图像。但是，由于 MRI 具有较高的对比度分辨率，能够在脂肪抑制 T_2WI 上识别细

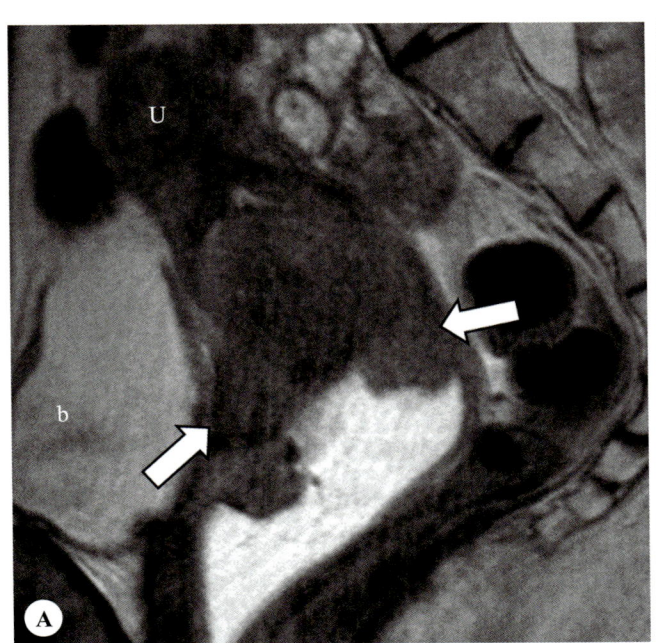 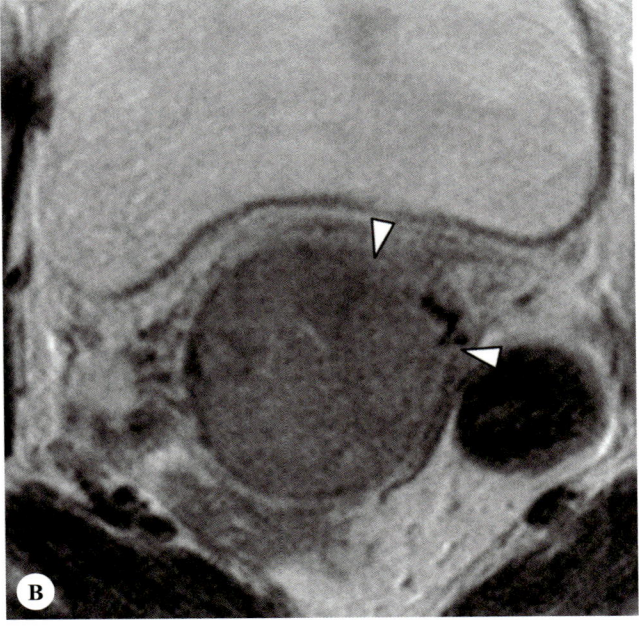

▲ 图 20-25　35 岁女性，宫颈癌，体格检查发现较大且质脆的宫颈肿物，行 MRI 检查进行肿瘤分期
A. 使用阴道凝胶的矢状位 T_2WI 示宫颈内 T_2 稍高信号的肿物延伸至阴道上部（箭）。存在占位效应，向前压迫膀胱（b），无明显侵犯。U. 子宫。B. 斜轴位 T_2WI 示宫颈间质低信号环且左侧不完整（箭头），提示宫旁侵犯，符合 FIGO Ⅱ B 期

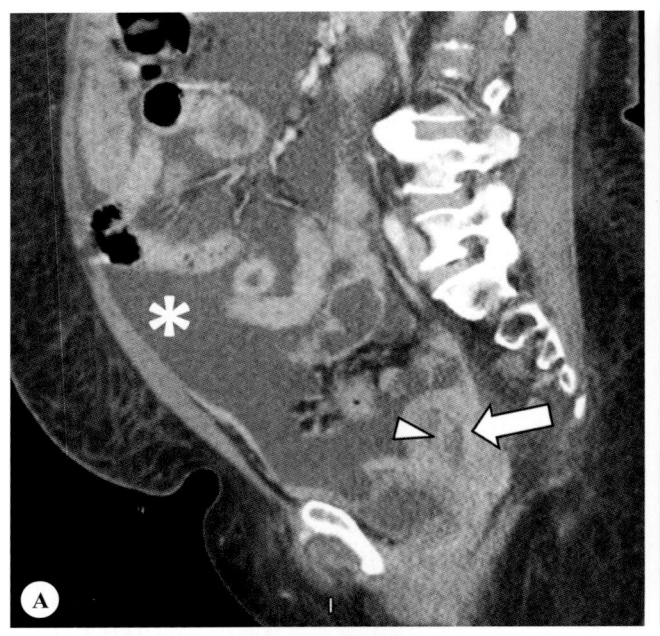
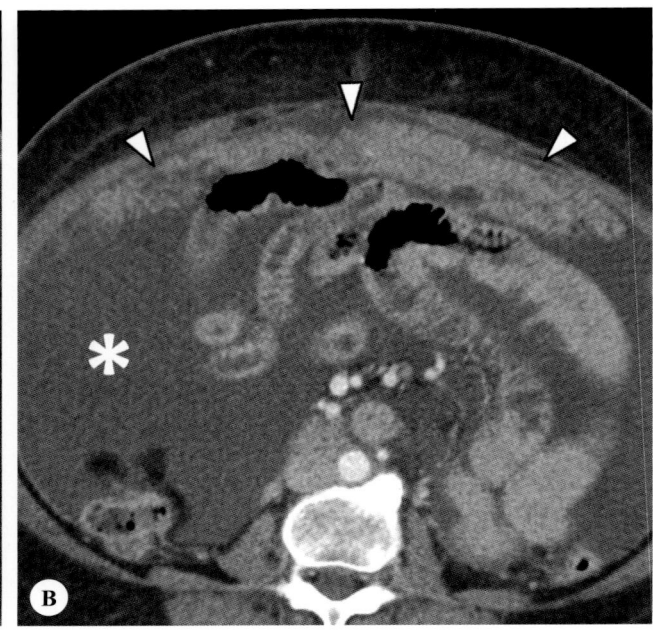
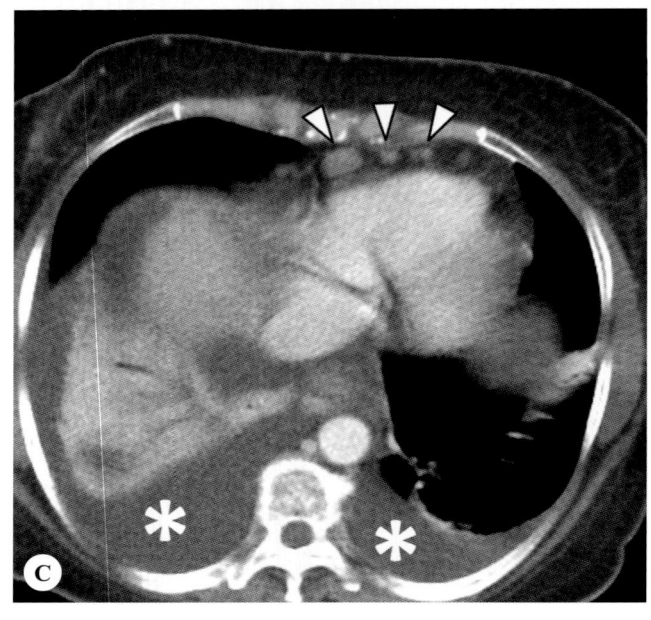

▲ 图 20-26 64 岁女性，子宫内膜癌转移，临床表现为腹痛和腹胀

A. 矢状位增强 CT 软组织窗示子宫内膜非特异性增厚（箭），子宫腔内软组织密度充盈缺损（箭头），伴大量腹水（*）。手术病理证实为子宫内膜高级别浆液性癌及子宫内膜息肉。B. 轴位增强 CT 软组织窗再次显示了大量腹水（*）和广泛网膜增厚（箭头），符合腹膜转移癌的表现。腹腔穿刺查见恶性细胞，符合妇科原发性腺癌。C. 轴位增强 CT 软组织窗示多发增大的纵隔淋巴结（箭头）和双侧胸腔积液（*）。诊断性胸腔穿刺查见恶性细胞，符合妇科原发性腺癌

小的高信号囊性种植转移，因此有助于发现早期复发性疾病。研究显示，即使 CA125 水平和体格检查均正常，仍可存在肿瘤复发且 MRI 上可见复发性肿瘤[110]。早期疾病可仅行手术治疗，包括腹膜冲洗、全子宫切除术、双侧输卵管卵巢切除术、腹膜活检、结肠下网膜切除术及盆腔和腹膜后淋巴结清扫。晚期疾病仍可行肿瘤细胞减灭术治疗，切除所有可见病灶，包括切除小肠、腹膜、膈肌、淋巴结和脾脏。组织学类型为黏液性肿瘤的外科治疗还包括阑尾切除术[111]。静脉或腹腔化疗也是主要的治疗方法。目前卵巢癌的分期见表 20-4。

与良性卵巢肿瘤一样，卵巢癌可按组织学来源分类。绝大多数卵巢恶性肿瘤起源于上皮组织，其余起源于恶性生殖细胞和性索/间质肿瘤。

7. 卵巢上皮性肿瘤

(1) 浆液性囊腺癌：在关于良性卵巢肿瘤的部分已经讨论了浆液性囊腺瘤的影像学表现，恶性浆液性囊腺癌的影像学表现与之重叠。因此，恶性卵巢囊腺癌无法与良性囊腺瘤明确区分，除非存在转移[112, 113]。囊壁较厚、不规则，隔膜不规则及强化的软组织突起或结节可提示恶性。浆液性囊腺癌常伴随腹水、肾积水及网膜和腹膜植入物转移（图 20-29）。

第 20 章 盆腔
Pelvis

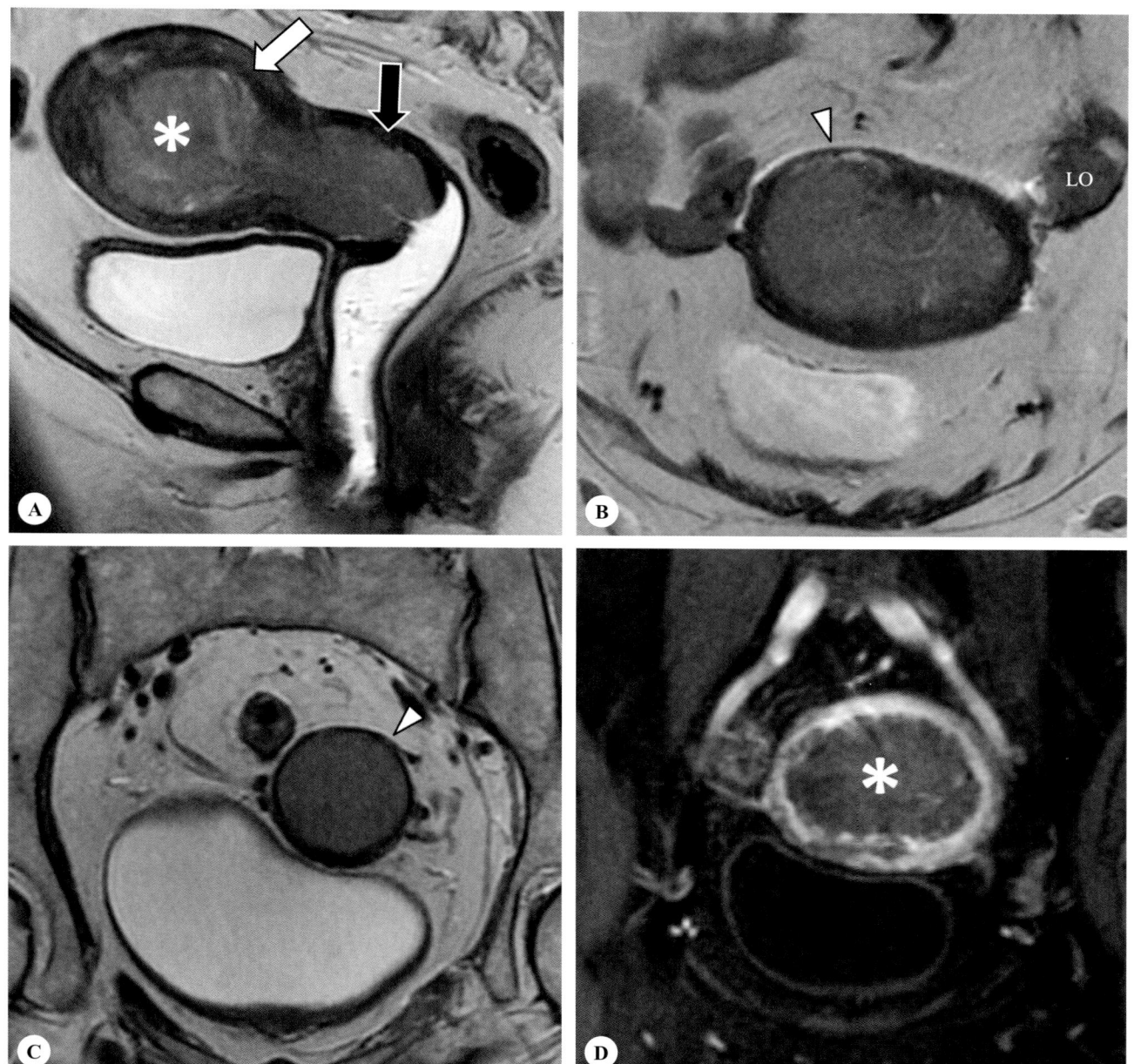

▲ 图 20-27 54 岁女性，子宫内膜癌，临床表现为绝经后阴道流血。手术病理证实为高级别子宫内膜癌，子宫内膜样型

A. 使用阴道凝胶的矢状位 T_2WI 示子宫内膜腔内 T_2 高信号肿物（*），侵犯子宫肌层（白箭）和宫颈（黑箭），正常 T_2 低信号的结合带缺失。B. 子宫体水平的斜轴位 T_2WI 示子宫肌层浸润深度＞50%（箭头），子宫肌层明显变薄，但无明显宫旁浸润。LO. 左侧卵巢。影像学表现符合 FIGO Ⅱ 期。C. 宫颈水平的斜轴位 T_2WI 示宫颈间质 T_2 低信号环完整（箭头），无明显宫旁浸润。D. 斜轴位脂肪抑制增强 T_1WI 示肿物（*）强化程度低于背景肌层

淋巴结肿大较少见，但也可存在。另外值得注意的是，现在认为大多数浆液性卵巢肿瘤起源于远端输卵管，因此许多以往被认为是卵巢癌的疾病可能起源于输卵管，这反映在最新的分期标准中（表 20-4）[114]。

（2）黏液性囊腺癌：与浆液性病变一样，恶性黏液性囊腺癌无法与良性囊腺瘤明确区分，除非存在转移（图 20-18B）。提示恶性黏液性囊腺癌的特征包括囊壁或分隔较厚或呈结节状及软组织成分（图 20-18D）。腹膜假性黏液瘤可发生破裂，通常发生于组织学类型为交界性或高分化的病变[74]。

(3) 卵巢子宫内膜样癌：与浆液性和黏液性肿瘤不同，子宫内膜样癌几乎都是恶性的，占卵巢恶性

体部 CT 与 MRI（原书第 5 版）
Computed Body Tomography with MRI Correlation (5th Edition)

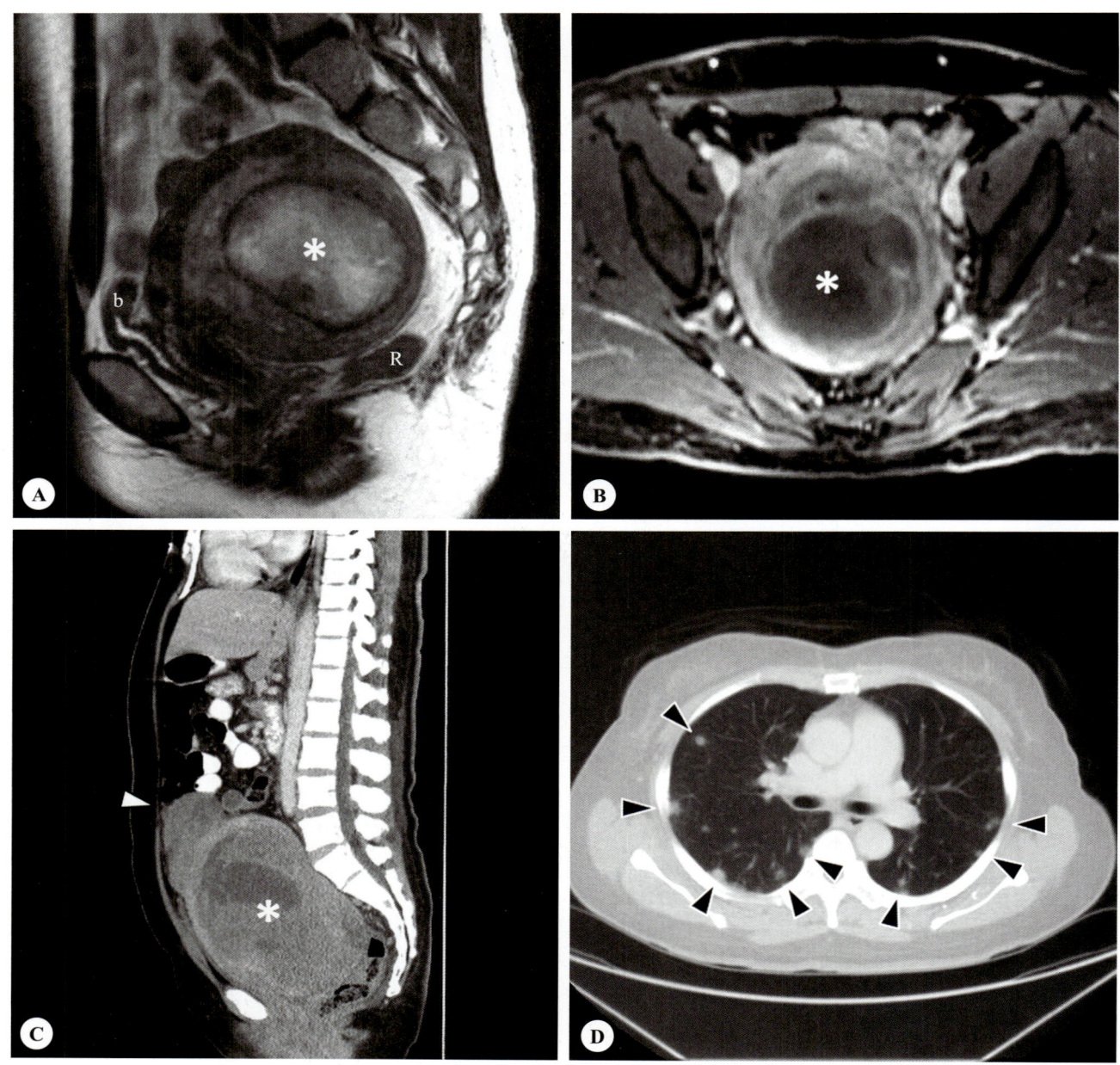

▲ 图 20-28　49 岁女性，转移性子宫平滑肌肉瘤，曾患子宫肌瘤，子宫动脉栓塞后持续阴道排液

A. 矢状位 T_2WI 示子宫呈后屈位，子宫肌层内一个 T_2 高信号的肿物（*）向前压迫膀胱（b）。肿物与较大的肌壁间肌瘤难以区分。R. 直肠。B. 轴位脂肪抑制增强 T_1WI 示，相较于背景子宫肌层，肿物（*）呈不均匀低强化。C. MRI 检查后 1 个月的矢状位增强 CT 软组织窗示不均匀强化的子宫肌层肿物（*）在间期明显增大，并且子宫基底部的前方出现了另一个肿物（箭头）。间期子宫内膜病理活检证实为高级别平滑肌肉瘤。D. 胸部轴位增强 CT 肺窗，示大量肺转移灶（箭头）

肿瘤的 10%～15%。CT 和 MRI 表现无特异性，表现为复杂的囊实性肿物，与囊腺癌无法鉴别。但是，子宫内膜样癌与子宫内膜增生、同时发生的子宫内膜癌和子宫内膜异位症有关，临床病史或影像学上出现这些特征可提示这一诊断[73, 75]。

(4) 卵巢透明细胞癌：与子宫内膜样癌一样，透明细胞癌也与子宫内膜异位症有关[73]。CT 和 MRI 表现与浆液性卵巢肿瘤重叠，表现为一个巨大的单房囊肿，伴有囊壁突起或结节（图 20-30）。T_1 信号从低（类似浆液性肿瘤）到高不等。透明细胞癌的其中一种表现为类似子宫内膜瘤的强化软组织密度影[75]。

1042

表 20-4 卵巢癌分期

TNM 分期	FIGO 分期	分期标准
T_X		原发肿瘤无法评估
T_0		无原发肿瘤迹象
T_1	Ⅰ	肿瘤局限于卵巢或输卵管（单侧或双侧）
T_{1a}	ⅠA	肿瘤局限于单侧卵巢（包膜完整）或输卵管表面；腹水或腹腔冲洗液中无恶性细胞
T_{1b}	ⅠB	肿瘤局限于单侧或双侧卵巢（包膜完整）或输卵管；卵巢或输卵管表面无肿瘤；腹水或腹腔冲洗液中无恶性细胞
T_{1c}	ⅠC	肿瘤局限于单侧或双侧卵巢或输卵管，并伴有下列任何一项
T_{1c1}	ⅠC₁	手术导致肿瘤破裂
T_{1c2}	ⅠC₂	术前包膜已破裂，或者卵巢或输卵管表面有肿瘤
T_{1c3}	ⅠC₃	腹水或腹腔冲洗液中有恶性细胞
T_2	Ⅱ	肿瘤累及单侧或双侧卵巢或输卵管，伴有盆腔扩散（在骨盆入口平面以下）或原发性腹膜癌
T_{2a}	ⅡA	扩散和（或）种植于子宫和（或）输卵管和（或）卵巢
T_{2b}	ⅡB	扩散和（或）种植于其他盆腔组织
T_3	Ⅲ	肿瘤累及单侧或双侧卵巢或输卵管，或者原发性腹膜癌，并有组织学证实的盆腔外腹膜转移和（或）腹膜后［盆腔和（或）主动脉旁］淋巴结转移
N_1	ⅢA₁	腹膜后淋巴结阳性（组织学证实）
N_2	ⅢA₁ᵢ	转移灶最大径≤10mm
N_3	ⅢA₁ᵢᵢ	转移灶最大径＞10mm
T_{3a}	ⅢA₂	显微镜下盆腔外（超出骨盆入口平面）腹膜受累，伴或不伴腹膜后阳性淋巴结
T_{3b}	ⅢB	肉眼见盆腔外腹膜受累，最大径≤2cm，伴或不伴腹膜后淋巴结转移
T_{3c}	ⅢC	肉眼见盆腔外腹膜受累，最大径＞2cm，伴或不伴腹膜后淋巴结转移（包括肿瘤侵犯肝脏和脾脏包膜，但均未累及脏器实质）
M_1	Ⅳ	远处转移，包括胸腔积液细胞学阳性，肝脏或脾脏实质受累，转移至腹外器官（包括腹股沟淋巴结和腹腔外淋巴结），以及肠壁全层受累
M_{1a}	ⅣA	胸腔积液细胞学阳性
M_{1b}	ⅣB	肝脏或脾脏实质受累，转移至腹外器官（包括腹股沟淋巴结和腹腔外淋巴结），以及肠壁全层受累

经许可转载，引自 American College of Surgeons. Amin MB, Edge SB, Greene FL, et al. (eds.). *AJCC Cancer Staging Manual*. 8th ed. New York: Springer, 2017.

8. 卵巢生殖细胞肿瘤

(1) 卵巢未成熟畸胎瘤：未成熟畸胎瘤较少见，占畸胎瘤的不到 1%[75]。与成熟畸胎瘤不同，未成熟畸胎瘤为恶性肿瘤。患者就诊时这些病变通常较大且不均匀，含更多实性成分，伴散在粗大钙化，仅含小点状脂肪[73, 74]（图 20-31）。其他可能提示恶性未成熟畸胎瘤而非良性成熟畸胎瘤的表现包括生长快速、边界不清及转移性疾病，尤其是腹膜后淋巴结肿大[75]。

(2) 其他生殖细胞肿瘤：恶性生殖细胞肿瘤的发生率远低于上皮性恶性肿瘤。包括未成熟畸胎瘤在内的恶性生殖细胞肿瘤在卵巢恶性肿瘤中所占比例不到 5%。其他恶性生殖细胞肿瘤包括高侵袭性和富血供绒毛膜癌，与人绒毛膜促性腺激素升高有关；无性细胞瘤，对应男性精原细胞瘤；内胚窦瘤，表现为盆腔囊实性肿物，无法与上皮性肿瘤区分，但与血清甲胎蛋白升高有关[74]。

9. 卵巢性索/间质肿瘤

颗粒细胞瘤：颗粒细胞瘤是一种恶性肿瘤，主要发生于老年（围绝经期或绝经后）女性[73]。原发肿瘤的影像学表现无特异性，从实性为主到多房性和囊性均可出现[73, 74]（图 20-32）。但是，颗粒细胞

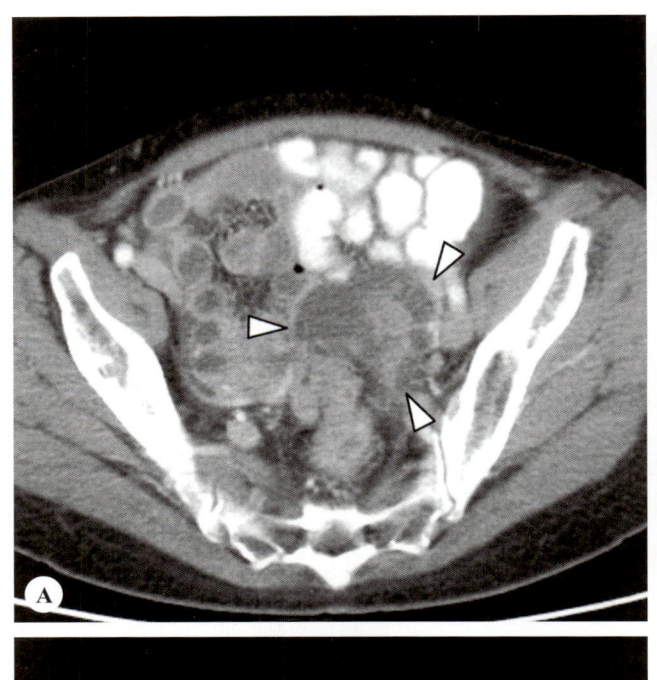

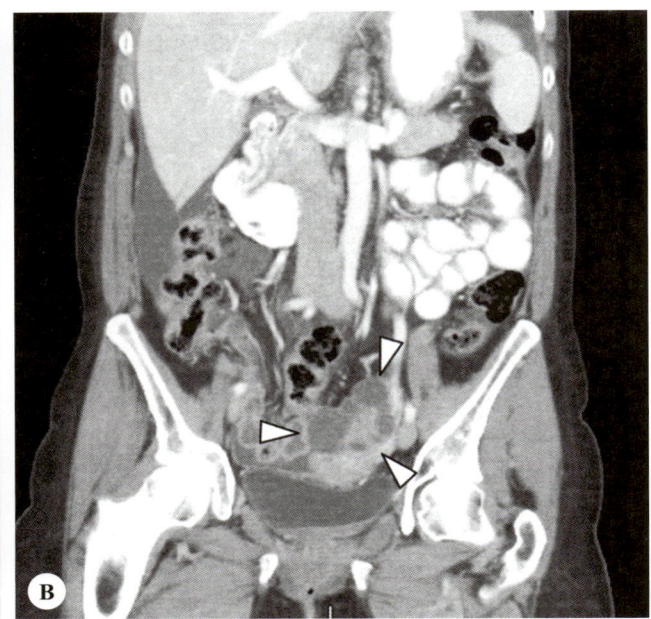

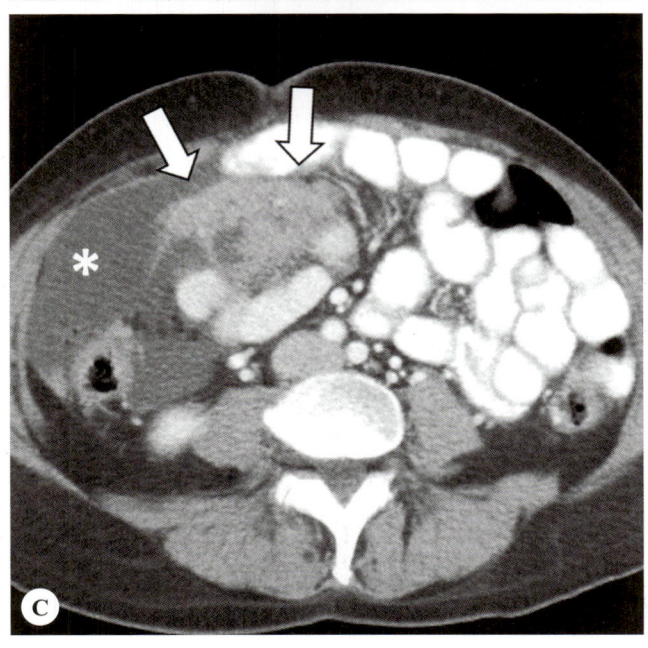

▲ 图 20-29 54 岁女性，浆液性囊腺癌，因可能为妇科来源的转移性恶性肿瘤而接受检查

A. 轴位增强 CT 软组织窗示起自左侧卵巢（箭头）的复杂囊实混合性肿物，内含较厚的结节样强化的分隔。手术病理证实为高级别浆液性癌。B. 冠状位增强 CT 软组织窗再次显示肿物（箭头）。C. 更高层面的轴位增强 CT 软组织窗示腹水（*）及融合的腹膜转移病灶强化（箭）

瘤是最常见的分泌雌激素的卵巢肿瘤，卵巢肿物合并子宫内膜增厚可提示这一诊断[73]。与上皮性恶性肿瘤不同，颗粒细胞瘤中乳头状突起或腹膜种植转移少见[74]。

10. 卵巢 Sertoli-Leydig 细胞瘤 Sertoli-Leydig 肿瘤是一种罕见的恶性肿瘤，主要发生于年轻女性[74]。其中约 1/3 分泌雄激素，Sertoli-Leydig 肿瘤也是导致患者出现男性化表现最常见的肿瘤[73, 74]。病变在影像学上表现为实性卵巢肿物，伴散在肿瘤内囊肿[73]。与纤维瘤和卵泡膜纤维瘤相似，Sertoli-Leydig 肿瘤的实性成分本质上为纤维组织，表现为 T_1 和 T_2 低信号[73, 74]。

11. 转移癌 盆腔外原发恶性肿瘤可转移至子宫和卵巢，可被误认为原发性妇科恶性肿瘤。可转移至子宫和卵巢的肿瘤包括胃、阑尾、结直肠、胆胰和乳腺肿瘤[115, 116]。转移癌通常为黏液性，尤其是原发部位在胃、阑尾或结直肠的情况下。Krukenberg 瘤是一类卵巢黏液性转移癌，组织学分型为印戒细胞癌，最常起源于胃癌[117]。可能提示转移性疾病而非原发性妇科恶性肿瘤的特征包括卵巢双侧受累、脏器表面多灶性肿瘤种植，以及已知的盆腔外原发性恶性肿瘤病史[115, 117]。但是这些特征缺乏特异性，因为双侧受累和腹膜受累也常见于原发性卵巢癌[75]。

（四）女性炎性、血管炎性、血管性和其他疾病

1. 卵巢扭转 卵巢扭转包括卵巢沿其长轴旋转及由此引起的血管和淋巴管阻塞。卵巢扭转少见，最常见于儿童和青少年及妊娠期间[118]。诱发因素可能为较大的卵巢囊肿或肿瘤或卵巢过度刺激综合征引起的卵巢增大，但是青少年中正常卵巢也会发生扭转[119]。通常经超声检查诊断，表现为卵巢增大，在绝经前女性中卵巢直径＞4cm 或体积＞20ml；卵泡向周围移位；卵巢位置异常，向后和向中线移位。CT 表现的特异性较低，但与超声检查相似，可表现为增大的卵巢向中线移位，伴或不伴腹水[119]。MRI 上也有类似的表现，但还可见卵泡向周围移位、卵巢不均匀强化或强化程度减低、水肿和 T_1 高信号的亚急性出血[118]（图 20-33）。血管蒂扭转可是诊断卵巢扭转的一个有价值的指征，但在 CT 或 MRI 上只有一小部分病例可见。还可见相关的输卵管积血或腹膜积血。卵巢大小仍然是诊断卵巢扭转最可靠的指征，在卵巢体积＜20ml 诊断卵巢扭转的阴性预测值

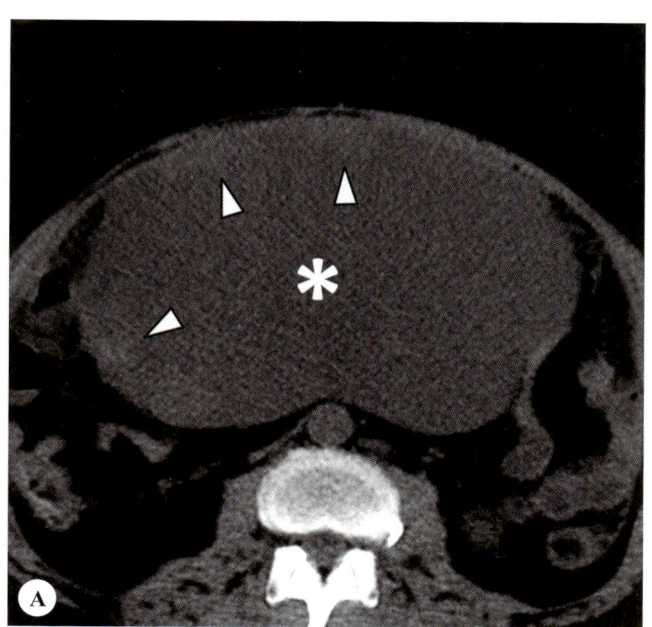 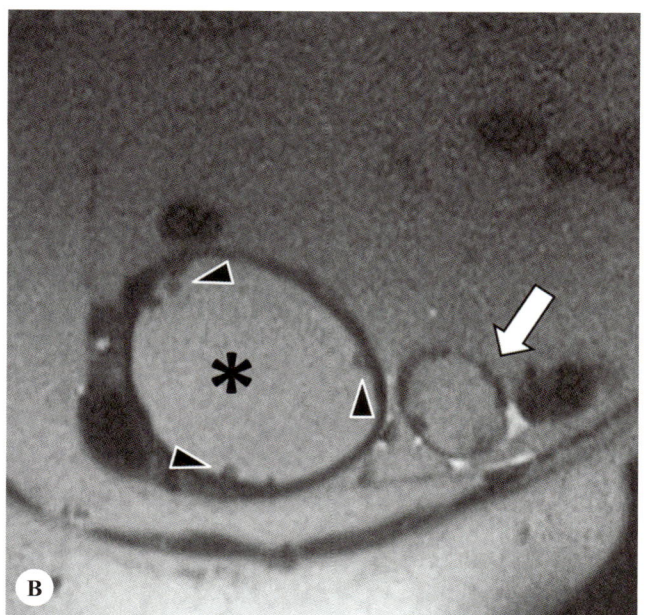

▲ 图 20-30 卵巢透明细胞癌

A. 55 岁女性，因左下腹痛接受检查。轴位平扫 CT 软组织窗，显示盆腔中线内具有壁结节（箭头）的囊性肿物（*）。手术切除发现该病变为起自左侧卵巢的透明细胞癌。B. 68 岁女性，因子宫内膜癌接受检查。冠状位 T_2WI 显示左侧卵巢内具有壁结节的单房囊性肿物（箭）。可见低位子宫内膜癌（未附图）阻塞导致的邻近子宫积水（*）及沿子宫内膜表面分布的软组织密度结节（箭头）。病理学上，左侧卵巢肿物为透明细胞癌，与子宫内膜肿物的组织学类型不同，符合同时发生的原发病变

体部 CT 与 MRI（原书第 5 版）
Computed Body Tomography with MRI Correlation (5th Edition)

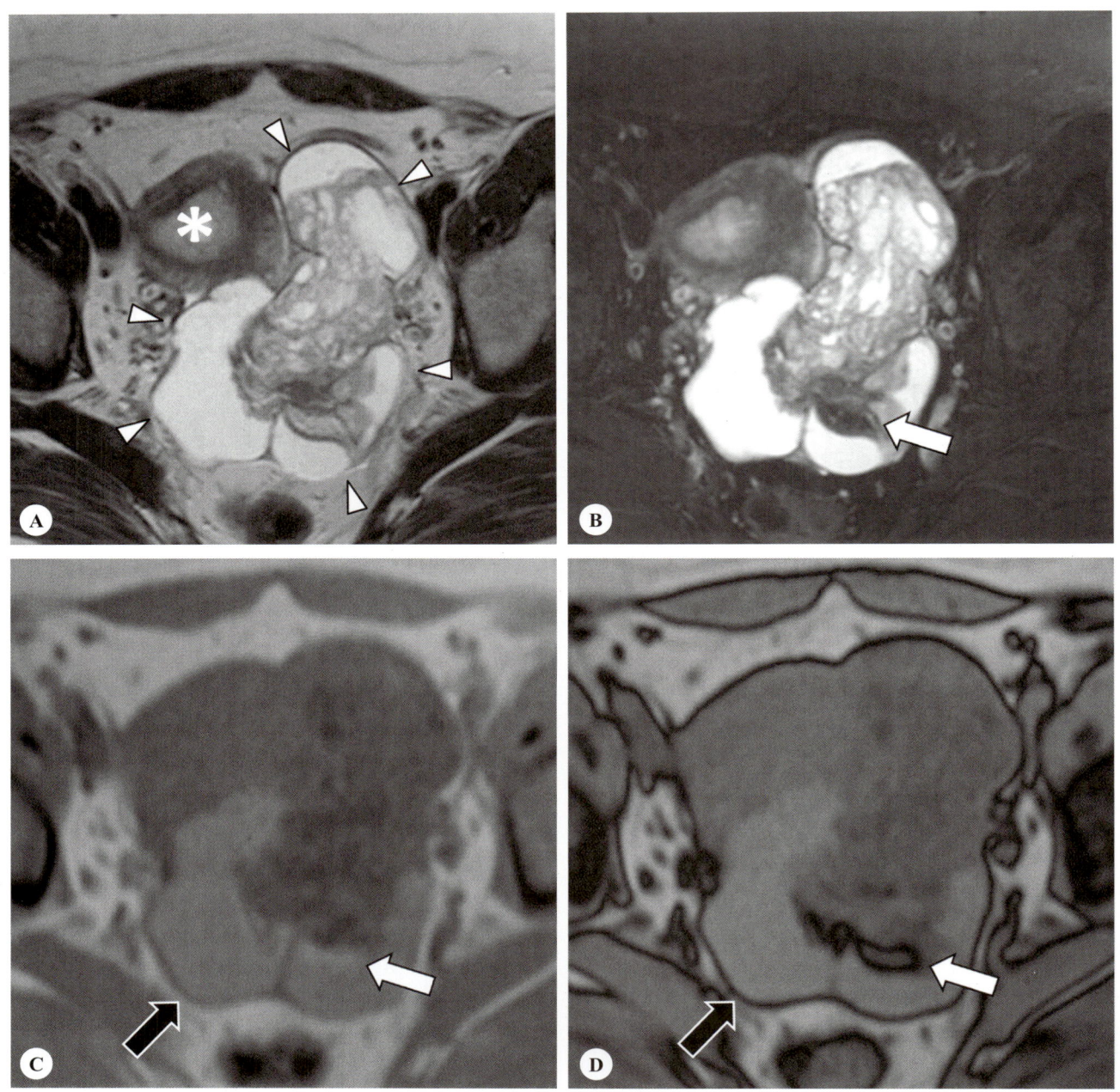

▲ 图 20-31　30 岁女性，卵巢未成熟畸胎瘤，β-hCG 升高，超声检查怀疑表皮样囊肿
A. 轴位 T_2WI 显示盆腔内囊实混合性肿物（箭头）使子宫（*）向右移位。B. 轴位脂肪抑制 T_2WI 示仅有小片状信号下降区域（箭），符合脂肪的表现。C. 轴位同相位梯度回波 T_1WI 示高信号区域与小片状脂肪相对应（白箭）。肿物后份的囊性成分呈 T_1 中 / 高信号，提示含蛋白质成分（黑箭）。D. 轴位反相位梯度回波 T_1WI 示第二类化学位移伪影（"印度墨水"伪影），证实存在脂肪（白箭）。再次显示了 T_1 中 / 高信号的液体（黑箭）。同相位和反相位图像之间没有信号下降，表明不存在镜下脂肪

较高[120]。治疗通常为同侧输卵管卵巢切除术；但是，外科治疗已转向更保守的治疗方法，即扭转复位和切除任何诱发扭转的囊肿或肿物[121]。

2. 子宫内膜异位症　子宫内膜异位症是与子宫腺肌症相关的一种疾病，但是异位子宫内膜腺体组织常位于子宫外。腹腔镜检查仍然是子宫内膜异位症诊断和分期的金标准，但超声和 MRI 在疾病的无创分期中发挥着越来越大的作用，前者高度依赖于操作者[122]。CT 检测子宫内膜斑块缺乏灵敏度，因此在子宫内膜异位症的分期中几乎没有作用。CT 上最常

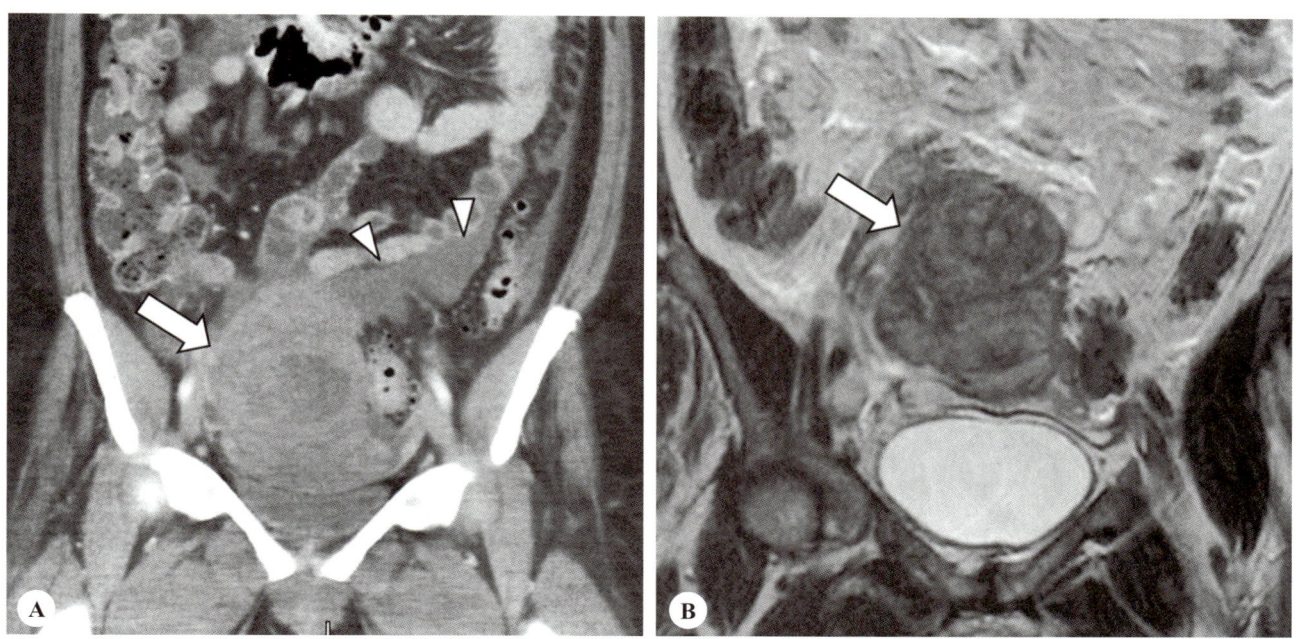

▲ 图 20-32 55 岁女性，卵巢颗粒细胞瘤，临床表现为盆腔疼痛
A. 冠状位增强 CT 软组织窗示不均匀高密度的右侧附件肿物（箭）伴相关的游离积液（箭头），鉴别诊断包括盆腔血肿、出血性囊肿或出血性肿物；B. 冠状位 T_2WI 示实性肿物呈不均匀 T_2 低信号（箭）。手术病理显示右侧卵巢成人型颗粒细胞瘤

见的表现为单房或多房高密度囊性附件肿物，代表子宫内膜瘤（图 20-34A）。直肠或其他骨盆结构被牵拉向子宫可能提示存在深部浸润型子宫内膜异位症[123]（图 20-34B）。

MRI 已成为子宫内膜异位症检测和分期最可靠、最准确的影像学方法。子宫内膜瘤表现为单房或多房囊性病变，在 T_1WI 上呈高信号，在 T_2WI 上呈等至低信号（"T_2 阴影征"），这是由于血液 T_2 值缩短[124]（图 20-34C 和 D）。反复出血可能导致含铁血黄素边缘信号非常低。囊内 T_2 显著低信号灶被认为是区分子宫内膜瘤和出血性囊肿的高度特异性的征象[125]。脂肪抑制 T_1WI 对于区分子宫内膜瘤和含脂肿块（如成熟畸胎瘤）十分重要[126]。深部浸润型子宫内膜异位症表现为纤维化沉积或软组织增厚，累及子宫直肠陷凹、宫骶韧带、邻近肠道、远端输尿管和膀胱，在 T_1 和 T_2 加权像上均呈低信号（图 20-35）。静脉注射钆对比剂后，这些病变可强化并表现为特征性的小点状 T_1 和 T_2 高信号灶，代表出血性腺体灶[127]。由此产生的炎症可能导致粘连伴肠道和直肠成角畸形，以及盆腔脏器间毛刺状低信号条索影[126, 127]。

3. 盆底松弛 MRI 就盆底而言，盆腔可分为前（膀胱和尿道）、中（妇科器官）、后（乙状结肠和直肠）三个区域。盆底功能障碍是指支撑盆腔器官的肌肉、筋膜和韧带的功能减弱，见于约 50% 的 50 岁以上女性[128, 129]。症状包括大小便失禁及经过盆底的组织膨出，通常为宫颈或子宫。常见的危险因素包括多产、肥胖、绝经后状态和年龄增长[128]。通常，可根据病史和体格检查结果进行诊断和治疗。需要进行额外检查时，录影尿动力学检查、肛门测压或透视排粪造影通常可以提供足够信息[129]。在症状严重的病例中，使用 MRI（MR 排粪造影）进行盆底成像可能更具优势，因为 MRI 能清楚显示盆腔解剖结构，并能同时评估盆腔的三个区域。采用超快速 T_2 加权脉冲序列分别采集静息、用力向下屏气和最大用力状态的正中矢状位图像，以耻骨尾骨连线（耻骨联合下缘至最后一节尾骨关节）为主要解剖标志，可在一次检查中同时测量盆腔三个腔室的下降情况，并可用于诊断盆腔器官脱垂（图 20-36）。耻尾线以下的器官脱垂可分为轻度（≤3cm）、中度（3~6cm）或重度（>6cm）。其他重要的解剖标志物包括 H 线（从耻骨联合下缘至肛管直肠交界处的直肠后壁）和 M 线（从 H 线的末端向耻尾线做垂线）。H 线代表肛提肌裂孔的前后径，M 线代表肛提肌裂孔相对于耻尾线的垂直下降程度[130]。肛提肌裂孔的增宽和下降

体部 CT 与 MRI（原书第 5 版）
Computed Body Tomography with MRI Correlation (5th Edition)

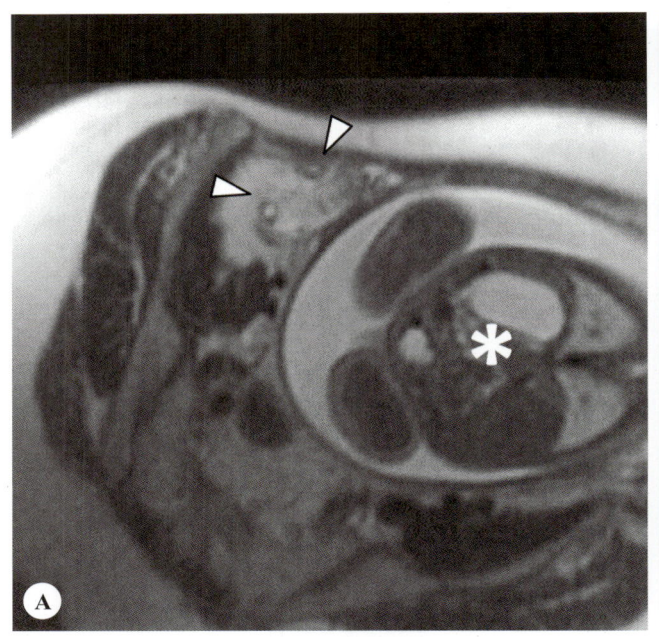
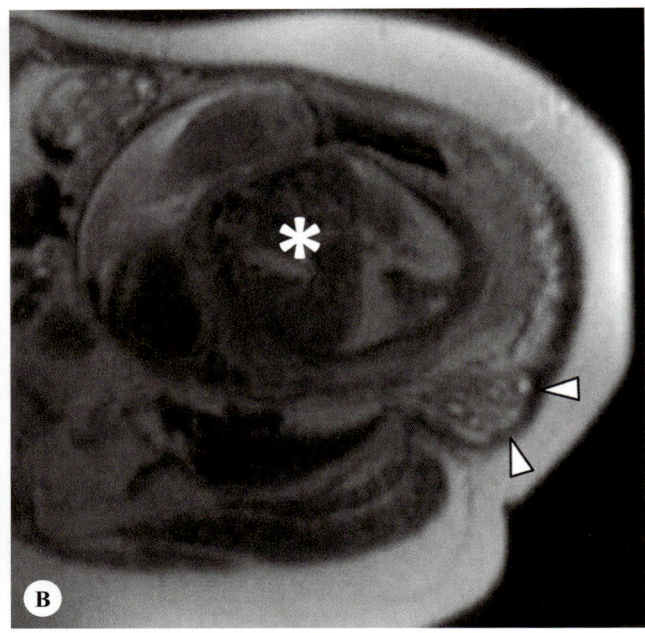
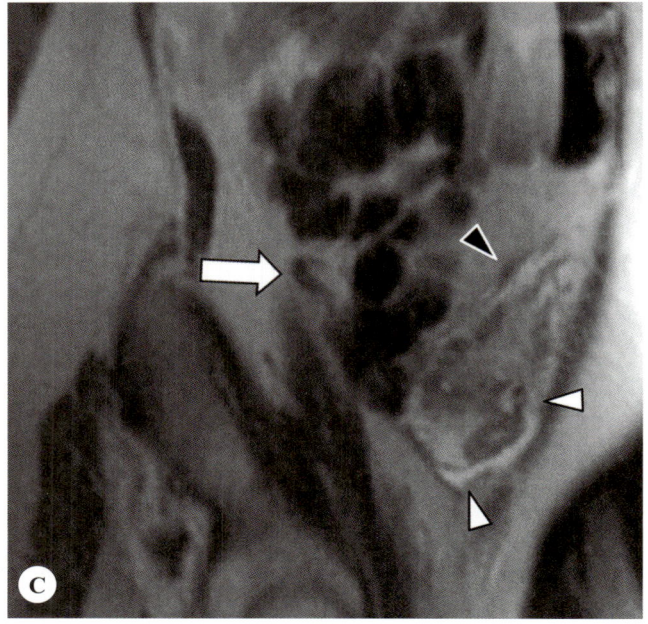

▲ 图 20-33　31 岁女性，妊娠 31 周，卵巢扭转，临床表现为右下腹痛

A. 轴位 T_2WI 示右侧卵巢不对称增大（体积 $45cm^3$）伴卵泡向周围移位和中央间质水肿呈 T_2 高信号（箭头），提示扭转。可见单胎宫内妊娠（*）。B. 轴位 T_2WI 显示左侧卵巢正常大小（体积 $10cm^3$）、信号强度和卵泡活性（箭头）正常。宫内妊娠（*）。C. 矢状位 T_2WI 再次显示了右侧卵巢增大（白箭头）伴 T_2 高信号的水肿间质，卵泡向周围移位及周围游离液体。由于采集层厚较厚，因此难以清楚显示血管蒂（黑箭头）扭转。阑尾正常（箭）。手术证实右侧卵巢扭转

导致 H 线和 M 线延长及盆底松弛。正常的 H 线和 M 线的长度分别不应超过 5cm 和 2cm。盆底功能障碍的异常表现包括尿道过度移动（前尿道旋转和尿道弯曲）、膀胱膨出/膀胱尿道膨出、阴道或子宫脱垂、异常直肠下降，以及直肠、乙状结肠或肠道向前膨出 [128, 129]。直肠膨出应与直肠脱垂相鉴别。直肠膨出是指由于肛管水平以上的筋膜支撑不足而导致直肠壁异常隆起，通过测量膨出超过预期的正常肛管直肠壁边缘的深度，若排便时测量值 >2cm，则具有临床意义。直肠脱垂是指排便时直肠壁发生全层肠套叠，同时累及黏膜和肌层，可引起排便通道机械性阻塞。还可采集薄层轴位高分辨率 T_2WI 以获得肌肉萎缩和撕裂的详细信息。

4. 妊娠　对妊娠母体或胎儿进行成像仅用于特定疾病的诊断，并应该充分讨论对母体和胎儿可能的利弊影响后再进行。母亲、转诊医生和放射科医生应参与讨论。

（1）母体影像：当母体受到严重创伤时，增强 CT 扫描是首选的检查方法。CT 扫描速度快，在检测腹腔积血和内脏损伤方面非常可靠（图 20-37）。胎

第 20 章 盆腔
Pelvis

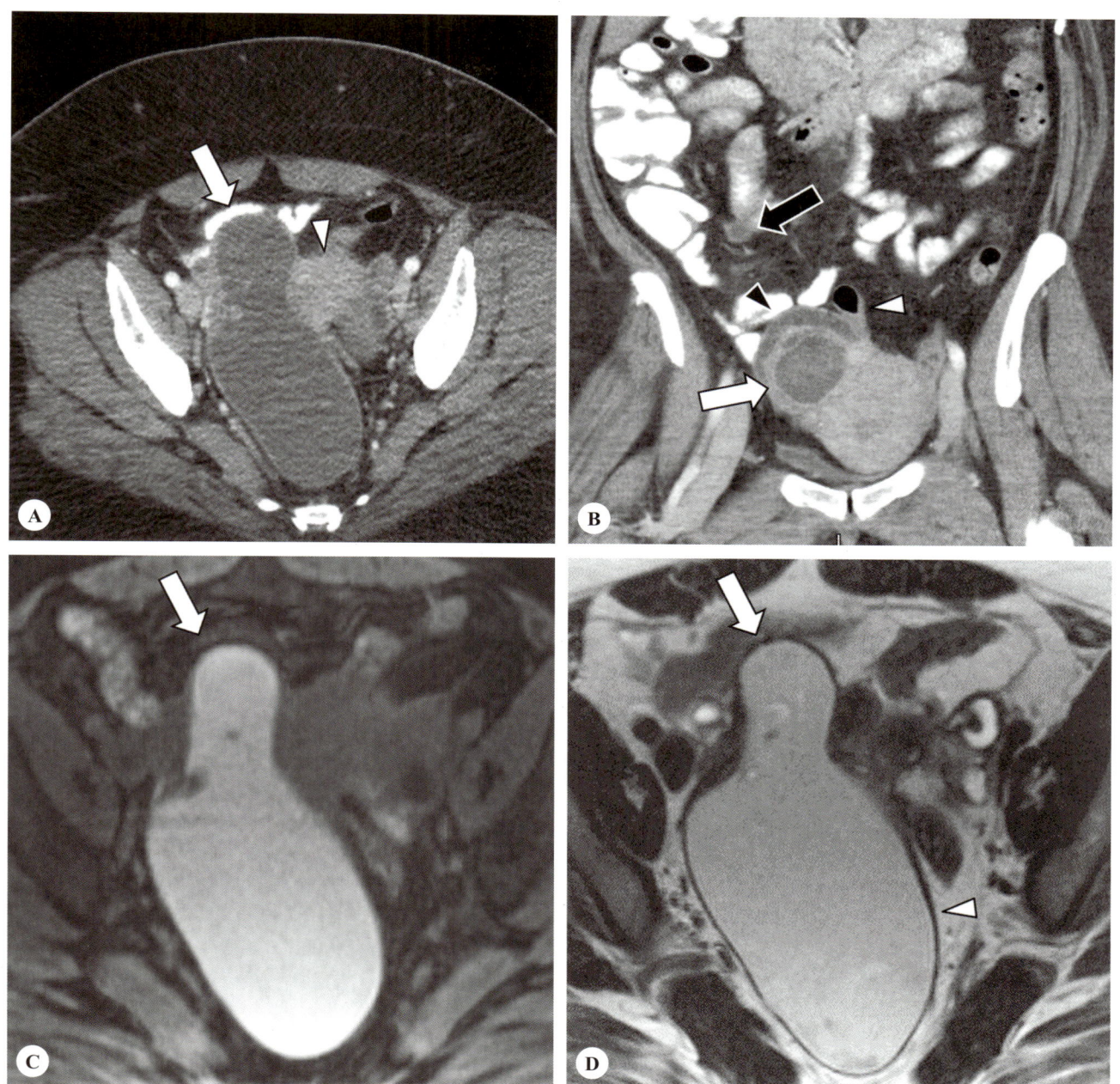

▲ 图 20-34 42 岁女性，子宫内膜异位症，既往有腹腔积血和输卵管积血病史，目前临床表现为腹痛
A. 轴位增强 CT 软组织窗，显示起自右侧卵巢的较大囊性肿块（箭）使子宫向左侧移位（箭头）。B. 冠状位增强 CT 软组织窗再次显示了右侧卵巢囊性肿物（白箭），向上推挤右侧扩张的输卵管，符合已知的输卵管积血（黑箭头）病史。可见与之相关的邻近乙状结肠牵拉表现（白箭头）。此外，还可见右下腹低密度沉积物（黑箭），伴盲肠和小肠牵拉。C. 轴位脂肪抑制平扫 T_1WI 显示右侧卵巢肿物内 T_1 高信号内容物（箭）。D. 轴位 T_2WI 显示右侧卵巢肿物（箭）呈 T_2 中等信号，符合子宫内膜瘤 "T_2 阴影征"。子宫内膜瘤周围可见 T_2 低信号的含铁血黄素环（箭头）

儿死亡最常见的原因是母体死亡，其次是胎盘早剥。辐射剂量仍然是一个重要的考虑因素，所有妊娠期间的 CT 检查都应估算母体接受的剂量。然而，当剂量低于 50mGy 时，致畸作用可以忽略不计。即使扫描范围覆盖盆腔，也很少有 CT 检查的剂量超过 25mGy，大多数的剂量都低于 10mGy [131]。在剂量至少达到 100mGy 之前，出生缺陷的风险都不足以考虑进行治疗性流产。即使达到，也只有在经放射科物理师评估吸收剂量，同时考虑其他危险因素，如胎龄，并与患者仔细讨论后再决定是否行治疗性流

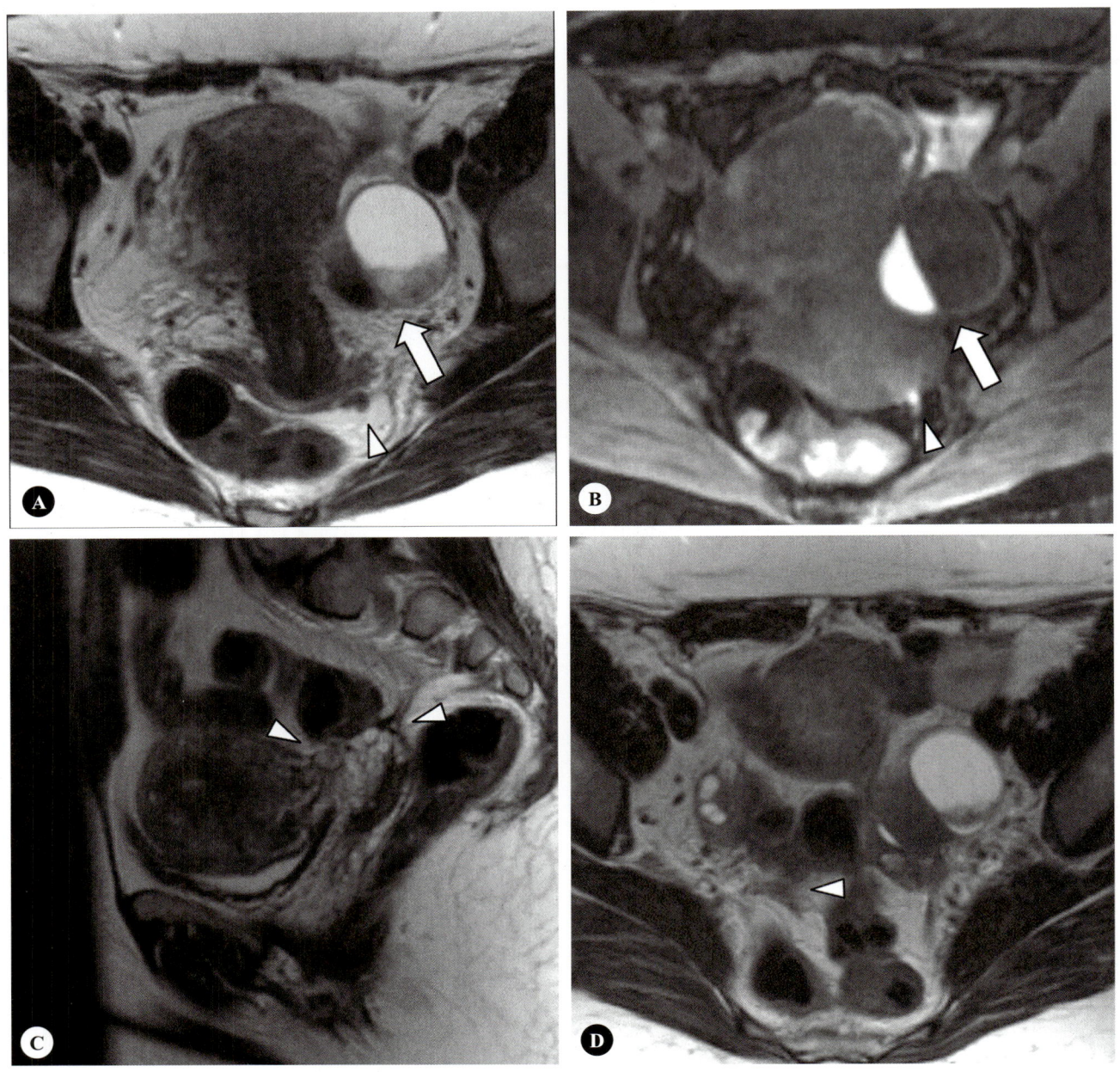

▲ 图 20-35　44 岁女性，子宫内膜异位症，超声见左侧附件增大

A. 轴位 T_2WI 示左侧卵巢肿物（箭），信号不均匀，病变中央部分内可见 T_2 低/中等信号的区域（"T_2 阴影征"），符合子宫内膜瘤的表现。后方子宫直肠陷凹内可见 T_2 低信号灶，符合深部子宫内膜异位植入物（箭头）。B. 轴位脂肪抑制平扫 T_1WI 显示沿左侧卵巢子宫内膜瘤内侧分布的 T_1 高信号区（白箭），以及后方子宫直肠陷凹内深部子宫内膜异位种植病灶内的 T_1 高信号区（箭头），与出血性腺体灶相关。C. 矢状位 T_2WI 显示较厚的线性 T_2 低信号区及邻近乙状结肠和直肠牵拉（白箭头），符合深部浸润型子宫内膜异位症的表现。D. 轴位 T_2WI 再次显示了深部浸润型子宫内膜异位症相关的 T_2 低信号的增厚软组织和肠道牵拉（箭头）

产[132]。通常，妊娠期间使用碘对比剂是安全的，但理论上碘对比剂存在一个较小的风险，即抑制胎儿甲状腺功能，因此应在出生后第 1 周内通过血清筛查胎儿甲状腺功能减退症[133]。

某些母体疾病的评估可能需要进行 MRI 检查，从头痛和背痛到恶性肿瘤分期。尽管目前在诊断性检查中常规使用的脉冲序列没有致畸作用的报道，但仍需谨慎权衡 MRI 可能带来的母体获益和胎儿的未知长期风险。应避免使用 Gd-DTPA，因为其可能被胎儿组织吸收并排泄至羊水中[134]。虽然尚无明确

第 20 章　盆腔
Pelvis

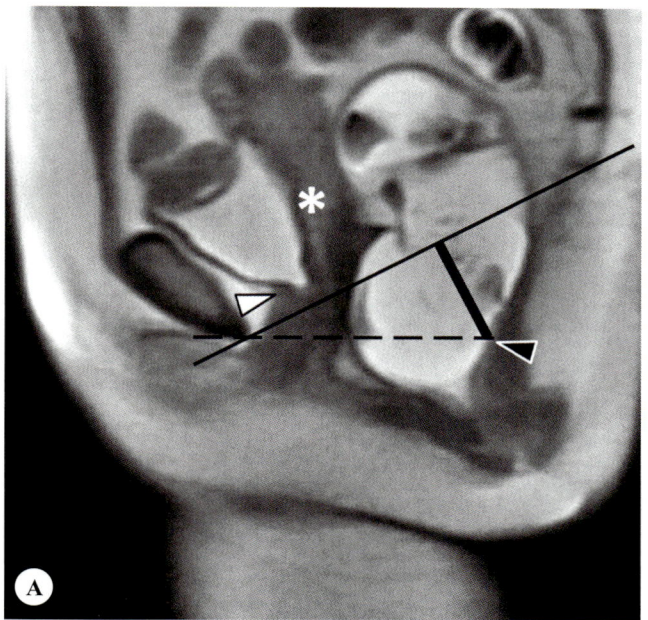
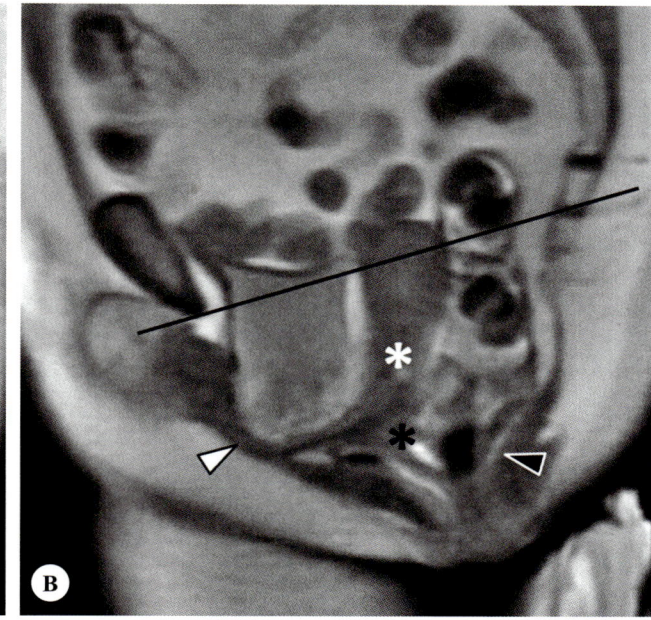
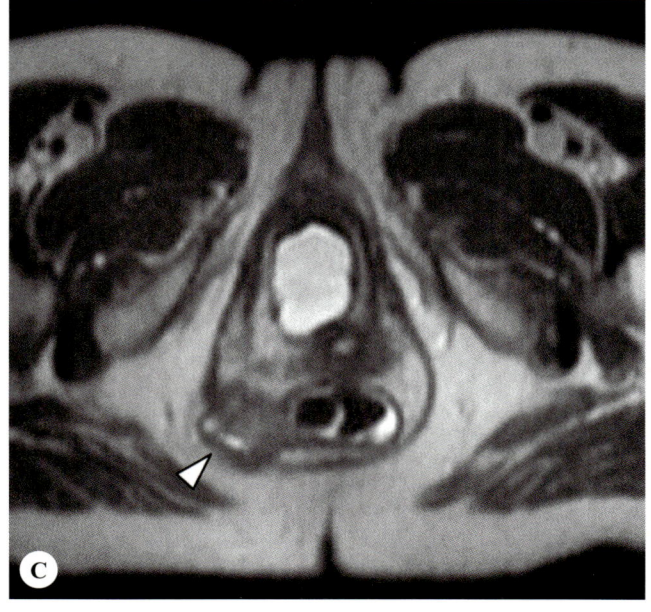

▲ 图 20-36　73 岁女性，盆底功能障碍，既往有便秘和大便失禁病史

A. 向直肠内灌注 240cm³ 凝胶后的静息态矢状位 T_2WI。静息态时，膀胱颈（白箭头）和子宫颈（*）位于耻骨尾骨连线（黑细线）之上，肛管直肠交界处（黑箭头）位于耻尾线之下。H 线（黑虚线）表示肛提肌裂孔的前后径，M 线（粗黑线）表示其垂直下降程度。B. 排便时矢状位 T_2WI 示盆腔三个腔室异常下降，伴膀胱膨出（白箭头）和子宫阴道脱垂（白*）。可见异常直肠下降伴直肠向前膨出（黑*）和直肠 - 直肠套叠（黑箭头），符合直肠脱垂的表现。可见耻尾线（黑细线）。C. 轴位 T_2WI 示右侧提肛肌异常松弛和分离，直肠经薄弱处形成直肠疝（箭头）

的人类胎儿不良反应记录，但在高剂量动物模型中已发现可致胚胎死亡和畸形[133, 135]。因此，妊娠期 Gd-DTPA 的应用应局限于以下情况：无替代影像学检查方法，需要对比剂进行诊断且该诊断可改变治疗方式，或诊断不能推迟至分娩后[135]。

急性腹痛是妊娠期 MRI 的常见指征，尤其是当临床高度怀疑为急性阑尾炎而超声检查为阴性或不确定的情况下。此时，扫描方案以多平面 T_2 加权 SSFSE 序列为主，阳性结果与 CT 所见相似，包括阑尾直径＞6mm，阑尾壁增厚，阑尾周围脂肪密度增高或水肿[136]（图 20-38）。盆腔轴位 T_1 加权同相位和反相位 MRI 序列可用于识别腔内气体。时间飞跃法成像用于区分阑尾和邻近血管。MRI 也可用于诊断急性腹痛的其他原因，包括但不限于其他肠道疾病（炎症性肠病或憩室炎）、胆道梗阻或梗阻性泌尿系统疾病。特别是因为生理性右侧肾积水在妊娠期很常见，如果临床上怀疑尿路梗阻，盆腔重 T_2 加权 3D 脉冲序列有助于诊断病因[137]。

盆腔恶性肿瘤在妊娠期一般无症状，偶尔表现为产科超声上发现的一个肿物。早期诊断可能与预期的妊娠生理变化相混淆。应在患者与多学科团队讨论后决定是否行影像学检查进行分期和诊断。遵

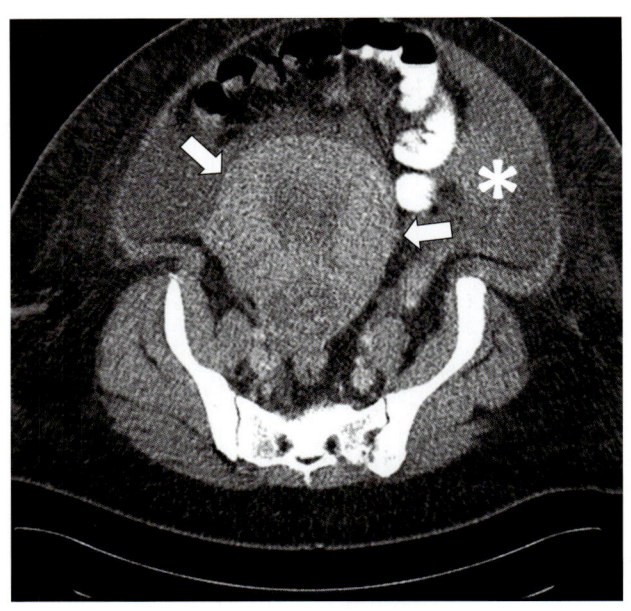

▲ 图 20-37 妊娠早期创伤

轴位增强 CT 软组织窗示妊娠子宫（箭）周围可见中等量腹腔积血（*）。术中发现脾动脉瘤破裂（未附图）

循 ALARA 原则，行 CT 检查进行分期应注意辐射暴露；MRI 检查应使用更稳定的大环类钆对比剂，并尽可能减少对比剂的剂量和采用最少的脉冲序列[138]（图 20-39）。

CT 和 MRI 都可用于围产期检查。盆腔血流敏感梯度回波 MRI 脉冲序列扫描速度快，可准确排除盆腔或卵巢静脉血栓，并且不需要静脉注射对比剂[139]。诊断继发于子宫内膜炎或伤口感染的脓肿时，通常首选 CT。在 CT 上，子宫内膜炎表现为子宫增大伴宫腔内积气，周围脂肪密度广泛增高。卵巢和输卵管也可受累，类似于输卵管卵巢脓肿。早期产后变化也可有类似的表现，因此需根据临床病史进行鉴别。鉴别的关键点在于不同的分娩类型和时间点下，脂肪密度增高的程度和子宫内气体的量。MRI 特别适用于显示妊娠滋养细胞疾病，该病表现为扩张的宫腔内含相对较高的 T_2 信号的肿物，肿物侵入子宫肌层[140]。

(2) 胎儿异常：对于超声或核型异常的妊娠中期胎儿，通常进行胎儿 MRI 检查，作为完整临床检查的一部分[141]。在进行 MRI 检查之前，应先行高质量的胎儿超声检查并分析图像[142]。扫描方案应同时强调速度和分辨率，以克服胎动和解剖结构较小的困难。因此，与急性腹痛的母体成像一样，HASTE 和 SSFSE 等多平面超快速 T_2 加权脉冲序列是胎儿 MRI 检查的主要序列。还需采集 T_1WI 和弥散加权图像，前者可评估出血或胎粪[142]。还可应用更先进的成像技术，如弥散张量纤维束成像和 MR 波谱成像[143]。

胎儿 MRI 最常见的指征为评估中枢神经系统异常。MRI 在评估内脏、肌肉骨骼和颅面异常方面也有价值，在某些综合征中这些异常可能同时出现。随着技术的不断发展，在胎儿心脏检查方面，MRI 已发展成为辅助胎儿超声心动图的一种检查手段[144]。MRI 结果可用于制订宫内手术计划或就预后和是否进一步行基因检测向父母提供建议。

(五) 女性盆腔偶发病变

卵巢囊性病变常见于非相关原因进行的横切面成像检查中。基于生殖状况、病变大小和影像学特征确定随访建议[55]。针对单纯性单房卵巢囊肿的随访建议已在上文关于先天性和发育异常中讨论过，并在图 20-40 中以图表的方式总结。对于育龄期女性，出血性囊肿被认为是在生理范围内的，只有 > 5cm 时才需要在 6～12 周内进行超声随访，以确保囊肿吸收。然而，任何出现于绝经后女性的出血性囊肿都应怀疑肿瘤，并应转诊至外科。偶发性卵巢病变，如成熟囊性畸胎瘤或子宫内膜瘤，如果不手术切除，可每年随访一次。内部成分十分复杂的囊性卵巢病变，如多发内部分隔或壁结节，应转诊进行手术评估。

四、男性盆腔疾病

(一) 先天性和发育异常

隐睾症 在胚胎发生过程中，睾丸从肾脏水平向下移动，经腹股沟管进入阴囊。当睾丸不能正常下降至阴囊（隐睾）时，90% 的睾丸位于腹股沟管内。在儿童中，超声常被用于诊断隐睾，并进行睾丸固定术治疗。对于成人阴囊空虚者，应行薄层 CT 或 T_2 加权 MR 检查，扫描范围从肾脏水平至阴囊。在 CT 上，睾丸表现为较小的杏仁状软组织密度结构，沿下降路径分布[145]。在 MR 图像上，睾丸可表现为多种信号强度（图 20-41）。所有未正常下降的睾丸都有较高的恶性肿瘤风险，对于青春期后确诊隐睾的男性患者建议行睾丸切除术治疗[146]。

(二) 男性盆腔感染性疾病

前列腺炎和前列腺脓肿 前列腺炎是前列腺的一种感染性/炎症性疾病，包括急性或慢性、细

第 20 章 盆腔
Pelvis

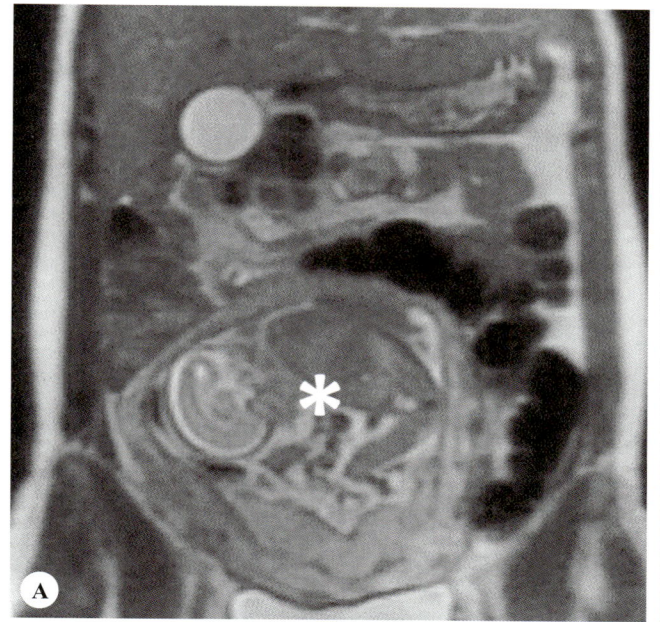
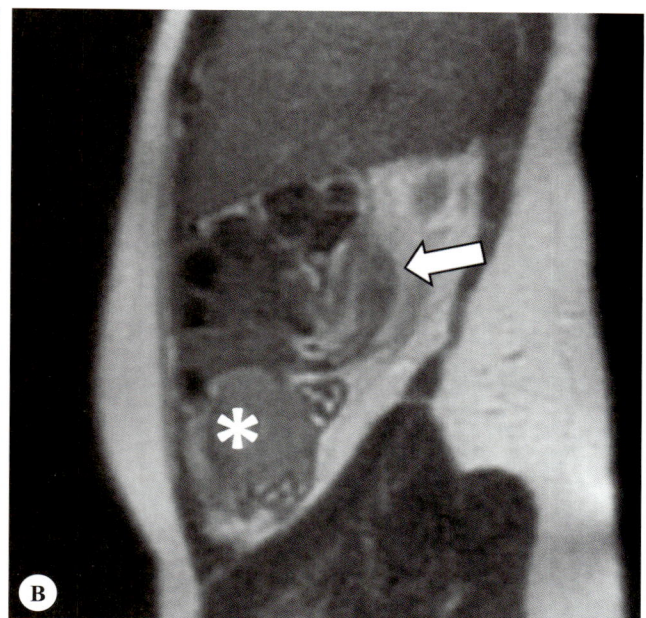
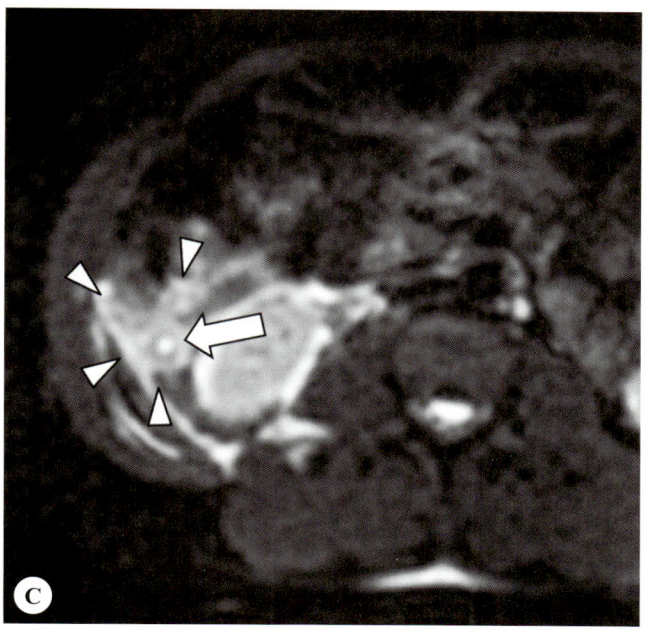

▲ 图 20-38 34 岁女性，妊娠 20 周，阑尾炎，临床表现为右上腹痛，超声检查阴性
A. 冠状位 T$_2$WI 示单胎宫内妊娠（*）；B. 矢状位 T$_2$WI 示阑尾增大，直径达 14mm（箭）。再次显示宫内妊娠（*）；C. 轴位弥散加权成像（b=600）显示阑尾（箭）周围水肿（箭头），呈显著 T$_2$ 高强度

菌性或无菌性，并可导致血清前列腺特异性抗原（prostate-specific antigen，PSA）升高。可根据临床症状做出诊断，无论是否对前列腺分泌物进行实验室分析[147]。在影像学上，前列腺炎可能会被误认为肿瘤，表现为周围区内线性 T$_2$ 低信号的组织，增强扫描可见强化（图 20-42）。肿瘤中弥散限制可能较前列腺炎明显，但是两者之间的 ADC 值显著重叠[148]。肉芽肿性前列腺炎或前列腺炎合并前列腺脓肿可与晚期肿瘤表现相似，尤其是在糖尿病或免疫抑制患者中，临床病史是鉴别这些疾病与前列腺癌的关键[148, 149]（图 20-43）。

（三）男性盆腔肿瘤性疾病

1. 良性原发性肿瘤　在判断男性生殖道肿瘤的恶性风险时，肿瘤起源部位至关重要。睾丸内肿物通常为恶性，而睾丸旁肿瘤主要（97%）为良性，其中大部分为精索脂肪瘤和腺瘤样瘤。精索脂肪瘤的影像学特征为大块状脂肪，而腺瘤样瘤在 T$_2$WI 上通常信号强度稍低于邻近睾丸，静脉注射对比剂后与邻近睾丸呈等信号或低信号[150]。

2. 恶性原发性肿瘤

（1）前列腺癌：前列腺癌是最常见的男性恶性肿瘤，主要发生于老年男性[151]。在美国，每年约有 16 万例新发病例。50 岁以上的男性需要筛查前列腺癌，考虑到前列腺癌倾向于发生在周围区，因此筛查形式为血清 PSA 或直肠指检（digital rectal examination，DRE）[151]。前列腺癌筛查备受争议。自 2012 年以来，美国预防服务工作组（U.S. Preventive Services Task Force，USPSTF）不建议行 PSA 筛查，两项大型随机对照试验显示，基于人群的筛查不能降低死亡率[152, 153]。但也有一些研究说明，改变筛查方法可降低前列腺癌发病率，并且美国泌尿外科协会（American Urological Association，AUA）和美国癌症协会（American Cancer Society，ACS）继续建议对 50 岁以上预期寿命超过 10 年的人群进行筛查[85, 154]。

PSA 或 DRE 结果异常的患者通常会进行经直肠超声（transrectal ultrasound，TRUS）引导下周围区活检，采用 12 芯仪于双侧前列腺尖部、中部和基底部穿刺取样。如果发现局部病灶，可额外增加穿刺针数，但是穿刺活检灵敏度和特异度低，难以单独进行目标取样[155]。采用 Gleason 评分对病理标本进行分级，每个标本分为 1~5 级，其中 5 级为最高级别不典型增生，将最常见和第二常见的不典型增生类型相加。高级别病变（Gleason 8~10）临床预后较差，但仍可行根治性治疗[156]。包膜外疾病、淋巴结受累及远处转移是晚期疾病的特征，无法行手术治疗[157]。前列腺癌 TNM 分期系统见表 20-5。

CT 在前列腺癌中价值有限，不能用于局部分期。CT 上可显示淋巴结或骨转移（图 20-44）。但是，CT 或 MRI 显示淋巴结转移的灵敏度均不理想，但 MRI 可用于局部分期[158]。核医学骨扫描是评估骨转移的最佳检查方法[152]。可在放疗开始前行 CT 检查，以明确骨性标志制订放疗计划。

MRI 已成为评价前列腺癌最准确的影像学方法。前列腺 MRI 的适应证包括对临床高度怀疑前列腺癌（如 PSA 升高）但活检阴性的患者进行评估、低风险

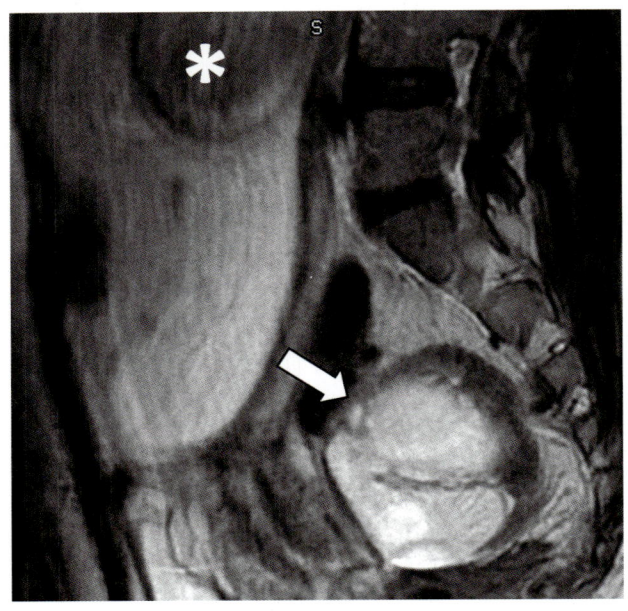

▲ 图 20-39　37 岁女性妊娠 20 周，卵巢恶性肿瘤
矢状位 T₂WI 显示盆腔后份多房囊性肿物（箭）。可见头位单胎宫内妊娠（*）。手术病理结果为左侧卵巢黏液囊腺癌

		绝经前	绝经后
○	<1cm	不需描述病变 不需随访	不需描述病变 不需随访
○	1~3cm	不需描述病变 不需随访	每年随访一次
○	3~5cm	描述病变但不需随访	每年随访一次
○	5~7cm	每年随访一次	每年随访一次
○	>7cm	MRI 或手术评估	MRI 或手术评估

◀ 图 20-40　偶发卵巢囊肿的随访指南共识示意
改编自 Levine D, Brown DL, Andreotti RF, et al. Management of asymptomatic ovarian and other adnexal cysts imaged at US: Society of Radiologists in Ultrasound Consensus Conference Statement. *Radiology* 2010;256: 943–954.

（Gleason 6 或以下）患者的动态监测以及对可能存在前列腺外侵犯的患者进行局部分期（Gleason 分级较高，PSA＞20ng/ml）[152, 159]。

在 1.5T 磁体上扫描时，前列腺 MRI 应使用直肠内线圈以提高信号。在 3.0T 磁体上扫描时，不使用直肠内线圈也可获得类似的图像质量[160]。一些机构在 3.0T MRI 上常规使用直肠内线圈，虽然进一步改善了图像信号，但如果不优化扫描方案，可能会导致患者不适、腺体变形和周围带磁敏感伪影。目前，尚未有研究证实 3.0T 直肠内线圈可带来诊断获益[161]。前列腺 MRI 应包括多平面 T_2 加权序列、DWI 和动态增强 T_1 加权序列[14]。前列腺 MRI 扫描方案不再常规包含 MR 波谱成像[162]。扫描前可注射肠蠕动抑制药，如胰高血糖素，以减少肠道运动伪

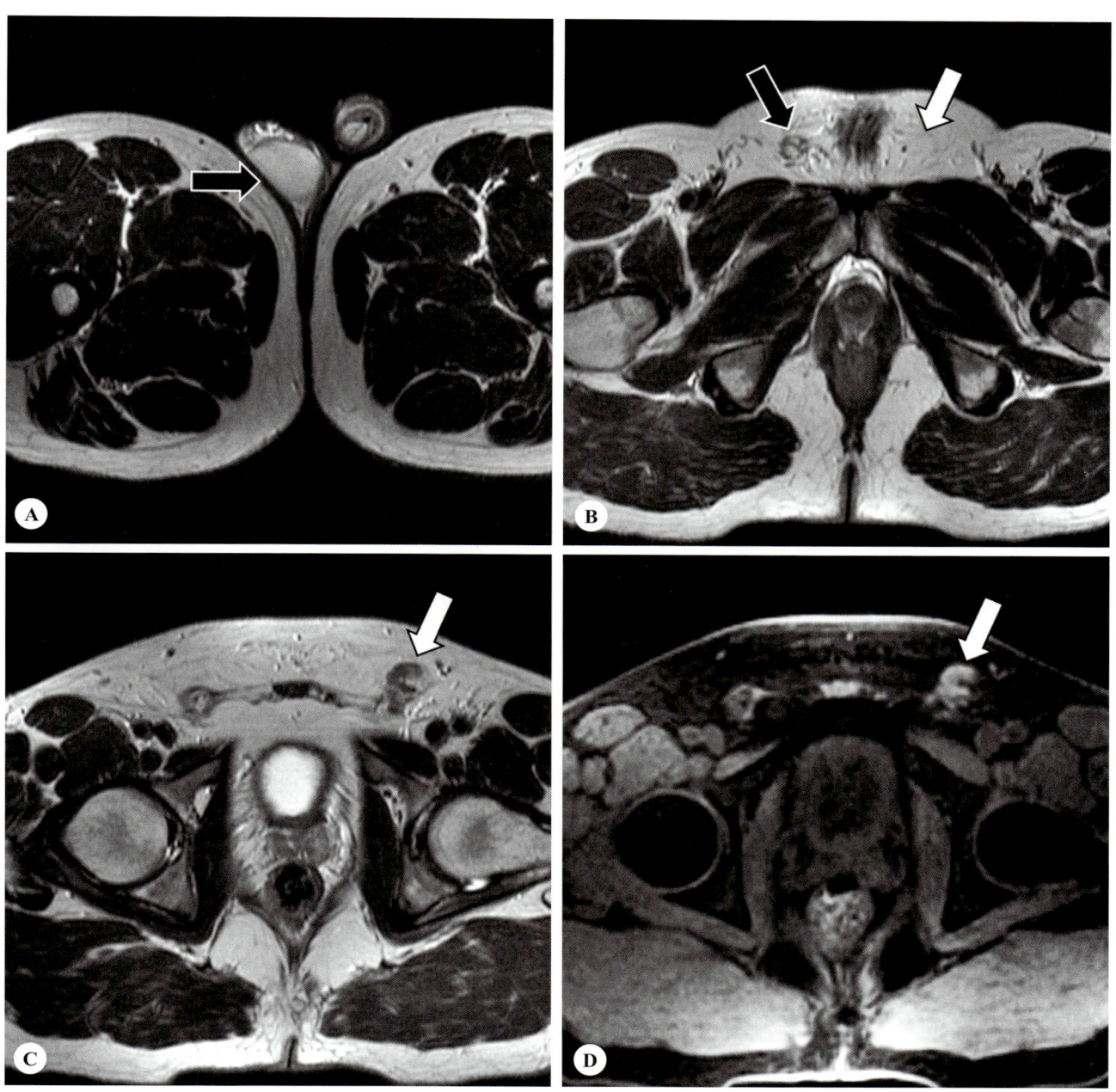

▲ 图 20-41　48 岁男性，隐睾，左侧睾丸不可触及

A. 轴位 T_2WI 显示右侧阴囊内正常 T_2 高信号的右侧睾丸（箭）；B. 轴位 T_2WI 显示右侧精索在预期位置（黑箭），但左侧精索缺如（白箭）；C. 轴位 T_2WI 显示左侧腹股沟管内萎缩的 T_2 低信号的左侧睾丸（箭）；D. 轴位脂肪抑制平扫 T_1WI 显示呈 T_1 等 / 高信号的未下降的左侧睾丸（箭）

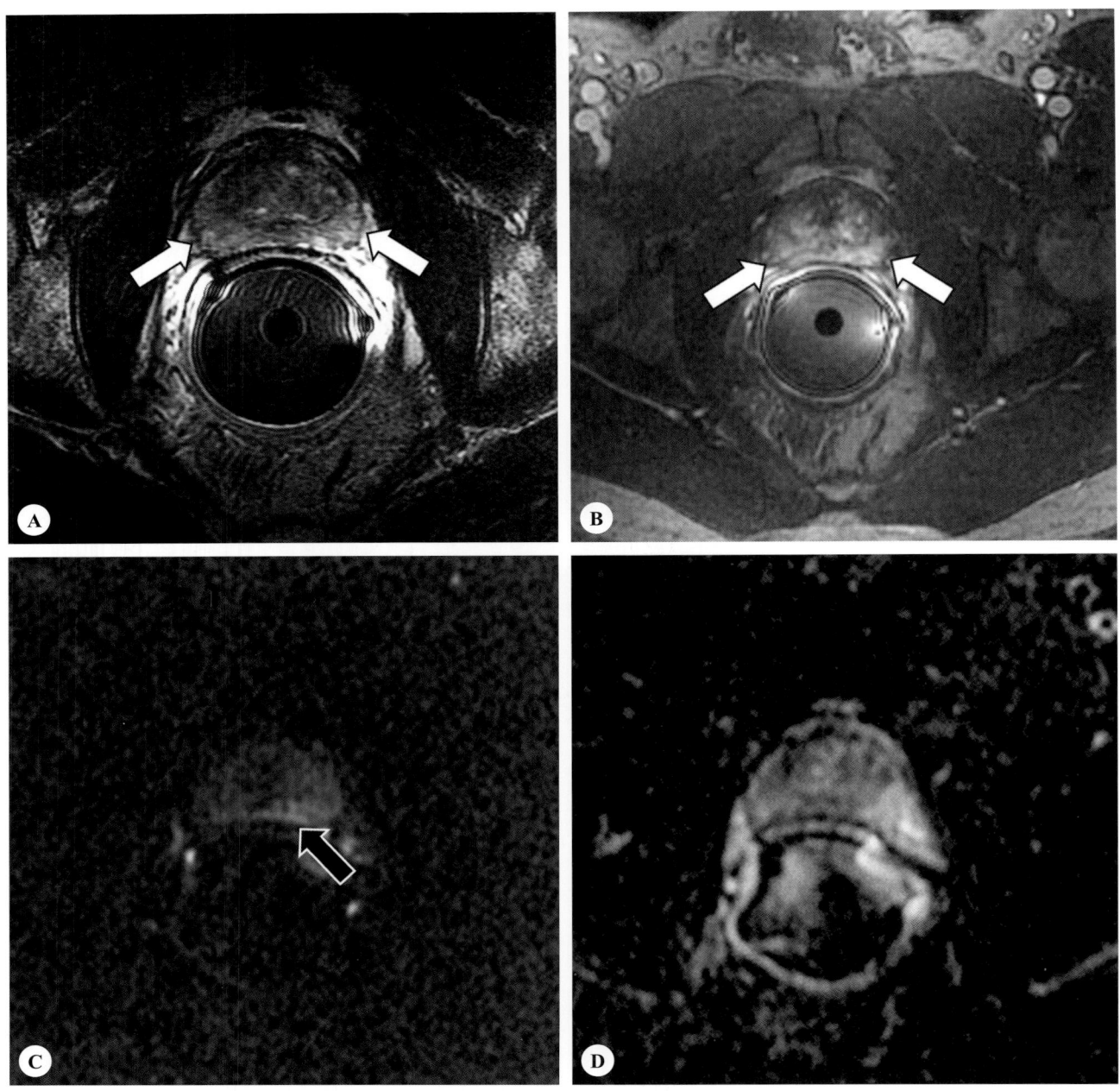

▲ 图 20-42 56 岁男性，前列腺炎，临床表现为持续性血精

A. 轴位 T_2WI 显示双侧周围带内弥漫中 / 低信号影，呈线状或条纹状（箭）。B. 轴位增强 T_1WI 显示双侧周围带内弥漫异常强化（箭）。结合 T_2WI 表现，病变符合前列腺炎的表现。C. 轴位高 b 值（b=1400）MR 弥散加权成像示周围带内信号强度仅轻度升高（箭）。D. 轴位表观扩散系数图未见任何显著弥散限制区域

影。建议于前列腺活检 6 周后行 MRI 检查，以减少活检后出血的混杂效应，尤其是当检查目的为局部分期时[14]。

评估具有临床意义（Gleason 7 或以上）的前列腺癌时，应使用前列腺影像报告与数据系统（Prostate Imaging Reporting and Data System，PI-RADS）出具影像检查报告，第 2 版 PI-RADS 发布于 2015 年[14]。

PI-RADS 评分系统将病变分为 5 类，根据影像学标准分为 PI-RADS 1～4 类，如果病变符合 PI-RADS 4 标准且病变＞1.5cm 则分为 PI-RADS 5 类。中央带和周围区的评估标准不同。

周围区病变主要根据其弥散受限程度进行评估，评为 PI-RADS 4 类需要明显的弥散受限（图 20-45）。在仅有中度弥散受限（PI-RADS 3）的病变中，早

第 20 章 盆腔
Pelvis

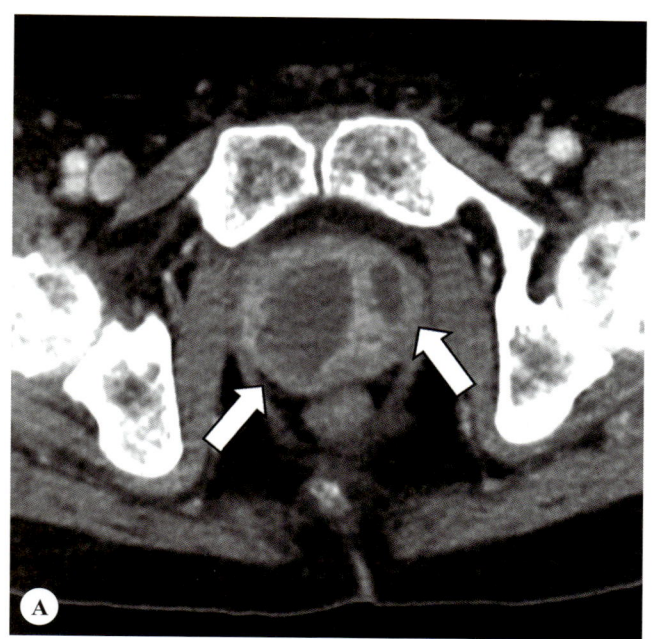 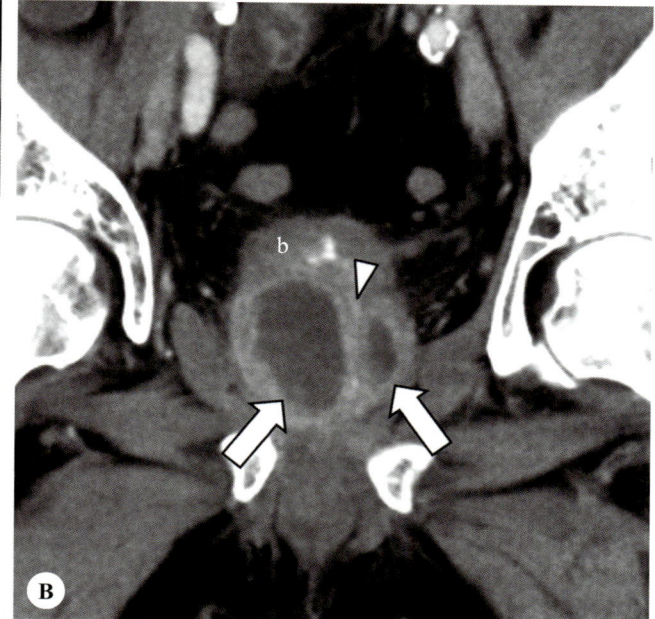

▲ 图 20-43　69 岁男性，前列腺脓肿，急性髓系白血病病史，临床表现为排尿困难
A. 轴位增强 CT 软组织窗，显示双侧前列腺腺体内低密度的液体积聚（箭）；B. 冠状位增强 CT 软组织窗，显示液体积聚（箭）使尿道前列腺段（箭头）向左移位。膀胱（b）塌陷，膀胱腔内有少量对比剂排出

期强化可将病变升级至 PI-RADS 4 类。虽然动态增强扫描时间 – 信号曲线或减影图像可用于评估晚期增强动力学，但增强动力学不参与评估 PI-RADS 分类。仅有轻度弥散受限的病变恶性可能性低（PI-RADS 1~2）。尽管研究显示 ADC 值低于 750~900μm²/s 有助于鉴别前列腺组织的良恶性，但是弥散受限的评估主要为定性评估[14]。ADC 值越低，肿瘤分级越高，但是 ADC 值的预测价值尚未被证实[163]。T_2 信号特征不用于对周围区病变进行 PI-RADS 分类。

由于良性前列腺增生（benign prostate hyperplasia，BPH）结节也可表现为弥散受限，因此 T_2 信号特征是评估移行带病变的主要手段。最能预测恶性肿瘤（PI-RADS 4）的特征为 T_2 信号降低程度（至少中度）和边界不清（图 20-46），因为前列腺增生结节通常边界清晰可见[164]。根据弥散受限程度可将 T_2 信号不均匀、边缘模糊的可疑病变（PI-RADS 3）升级为 PI-RADS 4 类。强化特征不用于评估移行带病变分类。MRI 上发现的可疑病变可行 TRUS 引导或 MRI 引导活检[152]。当 MRI 引导活检不可行时，MRI/US 结合有助于改善其中病变的定位[165]。

除了检出前列腺恶性病变，MRI 还有助于对已知前列腺恶性肿瘤进行分期。局部晚期疾病的特征包括前列腺外侵犯、神经血管束侵犯和精囊受累（图 20-47）。

虽然前列腺并非真正有包膜的器官，但前列腺被一层较薄的 T_2 低信号的纤维肌肉组织环包裹，其受累提示肿瘤向前列腺外延伸[164]。神经血管束起自前列腺顶端和底部的后方，5 点钟和 7 点钟位置，在对肿瘤分期时也应寻找肿瘤浸润神经血管束的证据。虽然影像学对淋巴结转移缺乏灵敏度，但应报告前列腺 MRI 上发现的可疑盆腔淋巴结肿大或骨病灶[158]。

在前列腺 MRI 上有许多假阳性病灶可能与肿瘤相似，包括前纤维肌性间质（表现为沿腺体前侧分布的 T_2 低信号带）和中央带（表现为前列腺基底部对称的 T_2 低信号区）[17]。因此，在分析前列腺 MRI 图像时需要了解区域解剖和这些正常结构的典型表现（图 20-4）。前列腺炎和前列腺脓肿可以与肿瘤表现相似，在男性盆腔感染性疾病部分已经详细讨论过。活检后出血可表现为不同程度的 T_2 低信号和弥散受限，因此可能与肿瘤混淆，尽管如此，具有临床意义的前列腺癌可能表现为扩散受限但不伴与周围出血区域相关的 T_1 高信号的区域[166]。这种存在出血但不表现 T_1 高信号的征象可由于前列腺癌区域柠檬酸盐水平降低，其中柠檬酸盐在正常前列腺组织中起抗凝作用。

(2) 睾丸癌：虽然睾丸恶性肿瘤并不常见，在美国每年新发病例不足 9000 例[85]，但这些恶性肿瘤通

表 20-5 前列腺癌分期

T- 原发肿瘤

临床分期

T_X	原发肿瘤无法评估
T_0	无原发肿瘤证据
T_1	临床表现不明显且肿瘤不可触及
T_{1a}	组织学检查偶然发现的肿瘤，占切除组织的 5% 以内
T_{1b}	组织学检查偶然发现的肿瘤，占切除组织的 5% 以上
T_{1c}	针吸活检发现单侧或双侧肿瘤，肿瘤不可触及
T_2	肿瘤可触及，局限于前列腺
T_{2a}	肿瘤累及前列腺一叶 1/2 或以下
T_{2b}	肿瘤累及前列腺一叶 1/2 以上，但未累及两叶
T_{2c}	肿瘤累及前列腺两叶
T_3	肿瘤侵犯前列腺外，但肿瘤未固定或未侵犯临近结构
T_{3a}	肿瘤侵犯前列腺外（单侧或双侧）
T_{3b}	肿瘤侵犯精囊
T_4	肿瘤固定或侵犯精囊以外的邻近结构，如外括约肌、直肠、膀胱、肛提肌和（或）骨盆壁

N- 区域淋巴结

临床分期

N_X	区域淋巴结无法评估
N_0	无区域淋巴结转移
N_1	区域淋巴结转移

经许可转载，引自 American College of Surgeons. Amin MB, Edge SB, Greene FL, et al. (eds.). *AJCC Cancer Staging Manual.* 8th ed. New York: Springer, 2017.

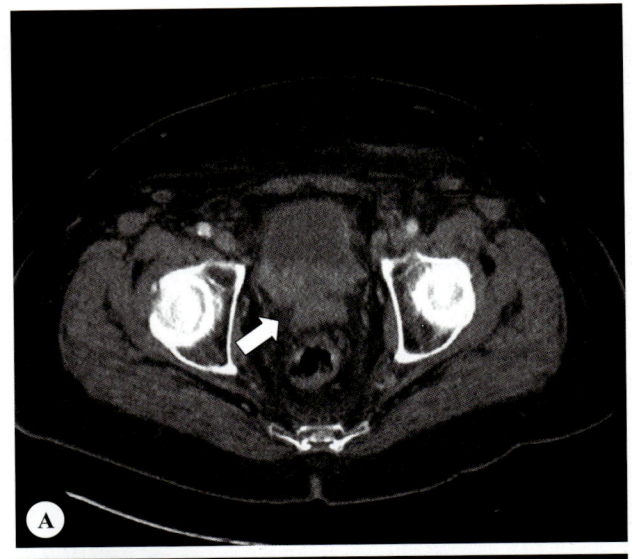

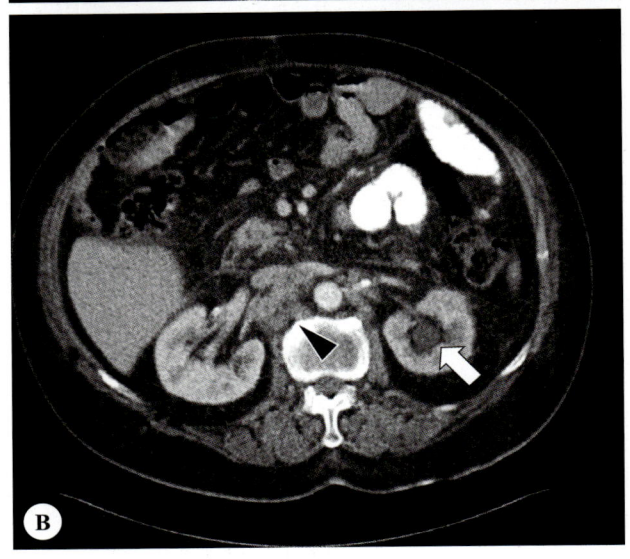

▲ 图 20-44 晚期前列腺癌

A. 精囊水平的轴位增强 CT 软组织窗，显示膀胱壁和精囊侵犯（箭）；B. 肾脏水平的轴位增强 CT 软组织窗显示左侧肾积水（箭），与原发肿瘤侵犯左侧输尿管口有关。还可见可疑腹膜后淋巴结肿大（箭头）

常发生于年轻男性，最常见于 20—40 岁。组织学上可分为生殖细胞瘤、性索间质肿瘤和混合瘤。生殖细胞肿瘤占睾丸恶性肿瘤的 90% 以上，可进一步细分为精原细胞瘤和非精原细胞瘤（胚胎癌、卵黄囊瘤、绒毛膜癌和畸胎瘤），其发生率相似。非精原细胞性生殖细胞肿瘤的发病人群稍年轻于精原细胞性生殖细胞肿瘤[167]。50 岁以上人群中，淋巴瘤是最常见的睾丸恶性肿瘤[168]。

睾丸癌常于体格检查时发现。分期检查包括血清生物标志物（β-hCG、AFP 和乳酸脱氢酶）、双侧

第 20 章 盆腔
Pelvis

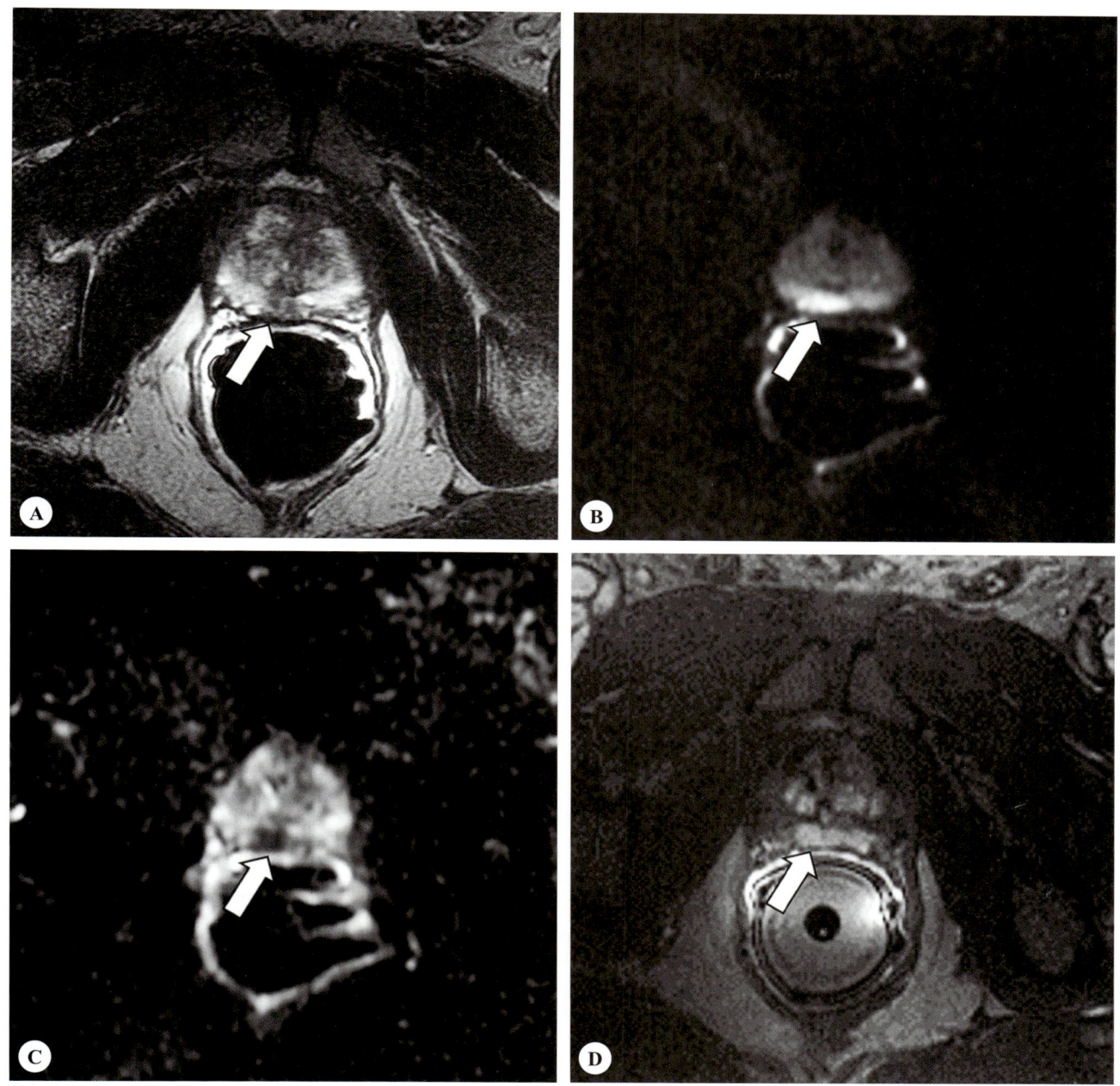

▲ 图 20-45 69 岁男性，前列腺癌，Gleason 评分为 7 分，行 MRI 检查对病变进行初次分期

A. 3.0T 直肠内线圈，轴位 T_2WI 显示右侧周围带后内侧份可见直径 10mm 的 T_2 低信号区（箭），靠近前列腺顶端。B. 轴位高 b 值（b=1400）弥散加权成像显示病变呈显著高信号（箭）。C. 轴位表观扩散系数图显示病变呈明显低信号（箭），证实弥散受限。此病变符合前列腺癌 PI-RADS 4 类。D. 轴位增强 T_1WI 显示病变呈早期高强化（箭）。鉴于病变已有明显弥散受限，早期高强化并不影响该病变的 PI-RADS 评分

睾丸超声检查及胸部、腹部和盆腔 CT。睾丸癌预后良好，各期治愈率高达 97%，治疗通常包括睾丸切除术和化疗，伴或不伴淋巴结床放疗[169]。

在睾丸肿瘤中，CT 仅用于评估转移性疾病。睾丸淋巴沿性腺动脉向腹膜后引流。肿大的淋巴结可包裹肾血管，压迫并偶尔侵犯下腔静脉。有时，腹膜后淋巴结肿大引起的右侧精索静脉曲张可能是睾丸癌的首发症状，对于年轻男性，应行阴囊超声进一步评估。在极少数情况下，超声检查可发现睾丸内粗大钙化，而无单个肿物，提示原发睾丸恶性肿瘤耗竭及腹膜后淋巴结转移[170]。腹股沟淋巴结肿大提示原发肿瘤累及阴囊或术后淋巴引流改变[4]。

体部 CT 与 MRI（原书第 5 版）
Computed Body Tomography with MRI Correlation (5th Edition)

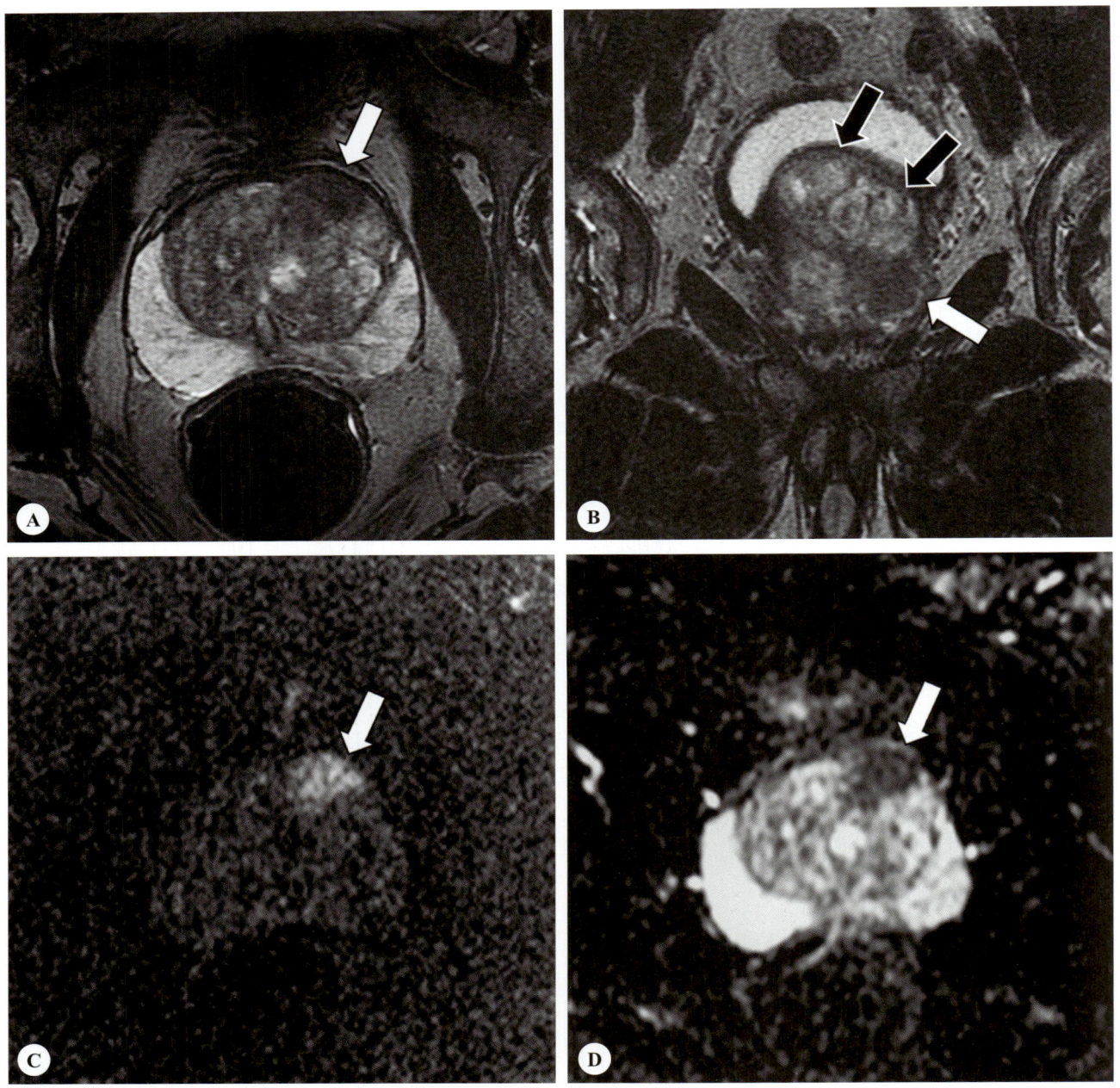

▲ 图 20-46　77 岁男性，前列腺癌，行 MRI 检查对病变进行初次分期

A. 使用 3.0T 磁体和直肠内线圈（R）采集的轴位 T_2WI，显示前列腺中部左侧移行带前份直径 15mm 的 T_2 等至显著低信号区，边缘不清楚（箭）。根据病变大小和 T_2 信号特征，病变为 PI-RADS 5 类。B. 冠状位 T_2WI 再次显示了此 T_2 低信号区，边缘不清楚（白箭）。另可见边界清楚的前列腺增生结节（黑箭）。C. 轴位高 b 值（b=1400）MR 弥散加权成像显示病灶内明显高信号（箭）。D. 轴位表观扩散系数图显示病灶内明显低信号（箭），证实弥散受限。考虑到病变 T_2 信号和边界特征，弥散受限并不影响该病变的 PI-RADS 评分

MRI 很少用于睾丸癌的主要诊断。将柔性或心脏相控阵线圈放置于阴囊采集的 T_2WI 可用于确定超声难以诊断的肿物。肿瘤表现为正常 T_2 高信号组织内的低信号肿物，在增强 T_1WI 上强化（图 20-48）。虽然在 MRI 上钙化很难识别，但包膜受累往往可以清楚显示。

3. 转移性疾病　恶性肿瘤转移至男性生殖道较少见。前列腺的继发恶性肿瘤最常见于邻近膀胱或结直肠原发肿瘤的直接蔓延。但是研究表明，胃肠道、肺和内分泌原发恶性肿瘤及黑色素瘤均可转移至前

1060

第 20 章　盆腔
Pelvis

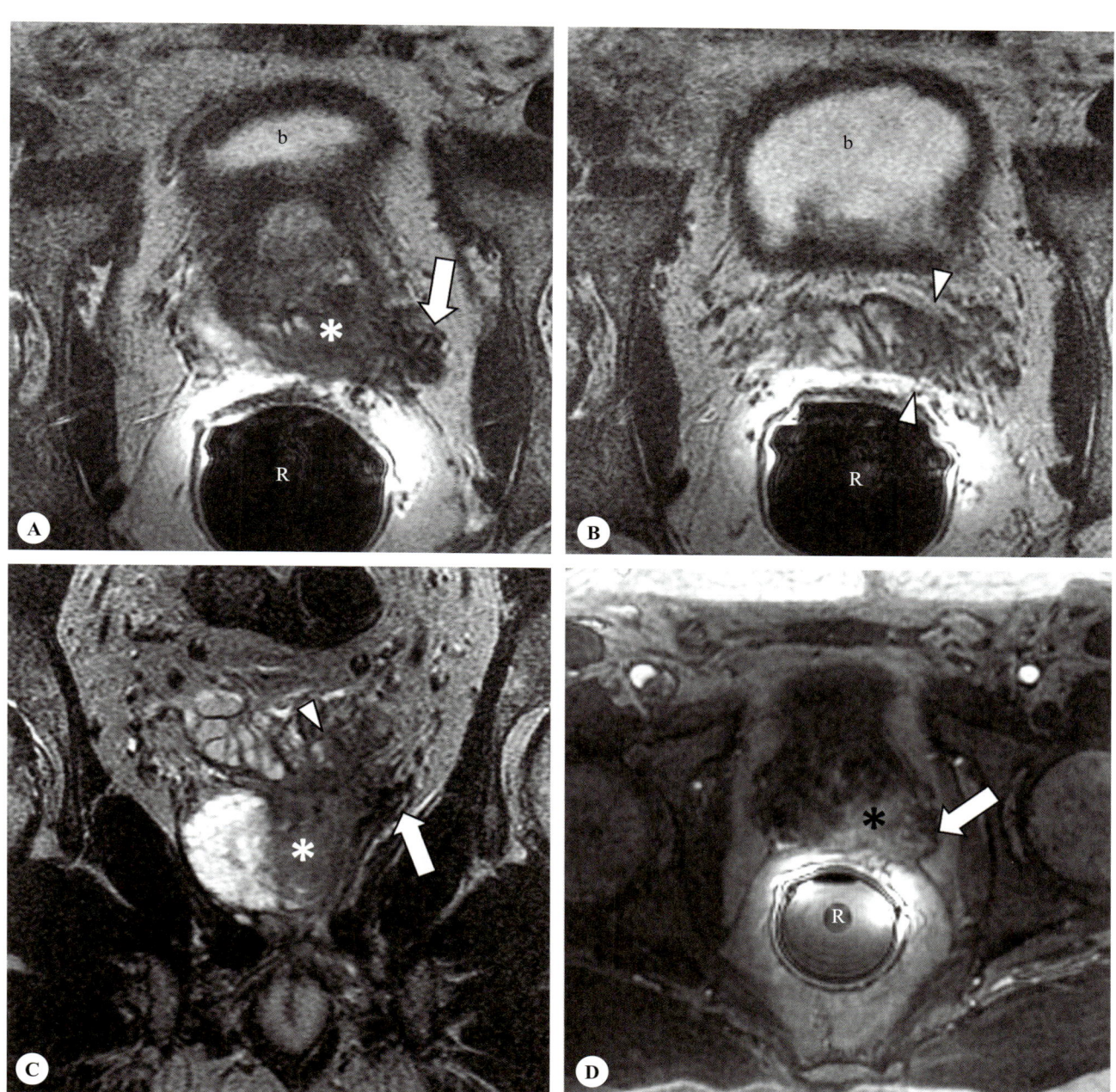

▲ 图 20-47　67 岁男性，晚期前列腺癌，行 MRI 检查对病变进行分期

A. 使用 3.0T 磁体和直肠内线圈（R）采集的轴位 T_2WI 示左侧周围带内一个较大肿瘤（*）。肿瘤沿左侧神经血管束向外扩散（箭）。b. 膀胱。B. 更高层面的轴位 T_2WI 示肿瘤侵犯左侧精囊（箭头）。b. 膀胱。直肠和直肠内线圈（R）。C. 冠状位 T_2WI 再次显示了左侧周围带内的肿瘤（*），从尖部延伸至底部，并侵犯左侧精囊（箭头）和左侧神经血管束（白箭）。D. 轴位增强 T_1WI 示肿瘤早期高强化（*），伴前列腺外侵犯和左侧神经血管束受累（箭）。直肠和直肠内线圈（R）

列腺[171]。白血病或淋巴瘤可累及睾丸，在 60 岁以上患者中，淋巴瘤是最常见的睾丸恶性肿瘤，并且这些患者中淋巴瘤通常播散至其他部位[150]。睾丸转移癌最常来自前列腺癌，但是文献记载，可转移至睾丸的盆腔外原发恶性肿瘤包括肺、结直肠、肾脏恶

性肿瘤和黑色素瘤[171, 172]。双侧睾丸肿物应怀疑淋巴瘤或转移瘤。

（四）男性炎性、血管炎性、血管性和其他疾病

良性前列腺增生　良性前列腺增生是指前列腺腺

1061

体和间质增生，通常发生在中年男性，发病率随年龄增长而增加[173]。由此产生的腺体增大可能导致与膀胱出口梗阻相关的泌尿系统症状，并可能使PSA升高。BPH主要发生于移行带。在MRI上，BPH结节表现为边界清楚的T_2低信号结节，伴T_2低信号包膜（图20-46B）和轻度弥散受限。尽管移行带肿瘤的诊断十分困难，但是BPH结节边界清晰是其区别于前列腺癌的一个重要征象[174]。MRI还可用于更清楚地显示BPH结节的位置，从而指导进一步的治疗[173, 175]。

（五）男性盆腔偶发病变

前列腺病变可能偶然发现于非相关原因进行的影像学检查中，尤其是目前PET/CT在许多恶性肿瘤的分期中已发挥着重要作用。在接受PET/CT检查进行肿瘤分期的男性患者中，2%可见FDG摄取增加，其中约7.5%患前列腺癌[176]。在偶然发现的前列腺病变中，与血清PSA的相关性可能有助于指导进一步的治疗，对PSA升高的患者应行进一步检查。

五、两性常见盆腔疾病

（一）肿瘤性疾病：恶性原发性肿瘤

1. 膀胱癌 膀胱癌是泌尿系统中第二常见的恶性肿瘤，在美国每年有超过70 000例新发病例，男性的发病率是女性的4～5倍[85]。危险因素包括吸烟、慢性感染、接触芳香胺和环磷酰胺。尿路上皮癌（旧称移行细胞癌）占膀胱肿瘤的90%以上，其余为其他上皮性恶性肿瘤（鳞状细胞癌、腺癌）或间叶性肿瘤[177]。尿路上皮癌通常表现为镜下或肉眼血尿，65%～75%的病例在就诊时病变较表浅（仅黏膜受累）。这些病变可采用膀胱镜下经尿道电切术和膀胱内治疗，如卡介苗（bacilli Calmette-Guérin，BCG）免疫治疗[178]。鉴于尿路上皮癌倾向于同时或先后在不同部位发生，因此影像学检查可用于评估上尿路疾病，或者在肌肉浸润性膀胱癌中，影像学检查可评估肌肉受累深度和转移[179]。膀胱癌TNM分期系统见表20-6。

膀胱CT应采用薄层增强扫描，静脉注射对比剂后60～70s及5min后各扫描一次。早期增强图像（尿路上皮期）用于显示肿瘤富血供区域，对病变检出最为敏感[180]。晚期增强图像（排泄期）有时有助于沿膀胱壁表面勾勒肿瘤的轮廓（图20-49A）。肿瘤可以是息肉样或无蒂，常可累及大片膀胱壁，包括输尿管膀胱连接处。

虽然上尿路上皮癌仅占所有尿路上皮癌的5%，但在2%的膀胱原发癌中可见同时发生的上尿路疾病，因此应尝试对整个尿路上皮进行评估[181, 182]。CT尿路造影已取代静脉尿路造影成为评估上尿路病变的首选检查方法，冠状位图像用于评估肾盂和输尿管是否存在其他病变部位。应特别注意评估盆腔和腹膜后淋巴结肿大及远处转移。由于活检后膀胱周围脂肪的炎症改变可与肿瘤相似，因此有时很难明确诊断肿瘤的膀胱周围侵犯。当肿物强化时，可确诊Ⅲ期疾病。

膀胱壁的平滑肌层（逼尿肌）是T_2WI上唯一可以分辨的一层，表现为均匀低信号带，或者内层为T_2低信号外层为T_2中等信号的条纹状，后者较少见[177]。浸润但未穿透肌壁是T_2期疾病的典型表现。高信号肿物穿透肌壁表明为T_3期（图20-49B和C）。闭孔或髂内淋巴结转移（图20-49D）。良性疾病（如慢性炎症、放射性膀胱炎或瘘管形成）引起的尿路上皮增厚可能很难与恶性膀胱壁增厚鉴别，但良性疾病中膀胱壁应保持平滑的T_2低信号的腔内轮廓（图20-50），与起自尿路上皮的尿路上皮癌的表现不同[183]。使用Gd-DTPA的T_1加权动态增强扫描图像也有助于区分肿物和邻近的炎性条索影。上尿路冠状位图像与CT尿路造影的效果相似，可采用重T_2加权冠状位序列（静态液体尿路造影）或增强T_1加权排泄期图像。

脐尿管腺癌是一种少见但有特征性的膀胱恶性肿瘤，发生于膀胱顶，占所有膀胱腺癌的1/3。脐尿管腺癌在CT和MR上表现为起自膀胱顶的实性强化肿物（图20-51），50%～70%含钙化[184]。原发肿瘤和淋巴结转移由于含黏液成分可呈T_2高信号[177]。肿瘤可沿脐正中韧带向脐前上方延伸至脐。鉴别诊断包括脐尿管脓肿。脐尿管癌通常行手术治疗。

2. 经腹会阴直肠切除术后复发性结直肠癌 侵袭性直肠癌的治疗需行手术切除、封闭直肠末端和结肠造口。盆底常填充脂肪，有时取自网膜。其余的盆腔器官向后旋转并下降，在横断面图像上的表现明显变化。在男性中，轴位图像上前列腺通常呈心形，尖端指向耻骨联合。精囊向后延伸，可误诊为肿瘤。在女性中也会出现类似的改变，子宫下降并旋转。卵巢通常仍位于盆腔两侧。

第 20 章 盆腔
Pelvis

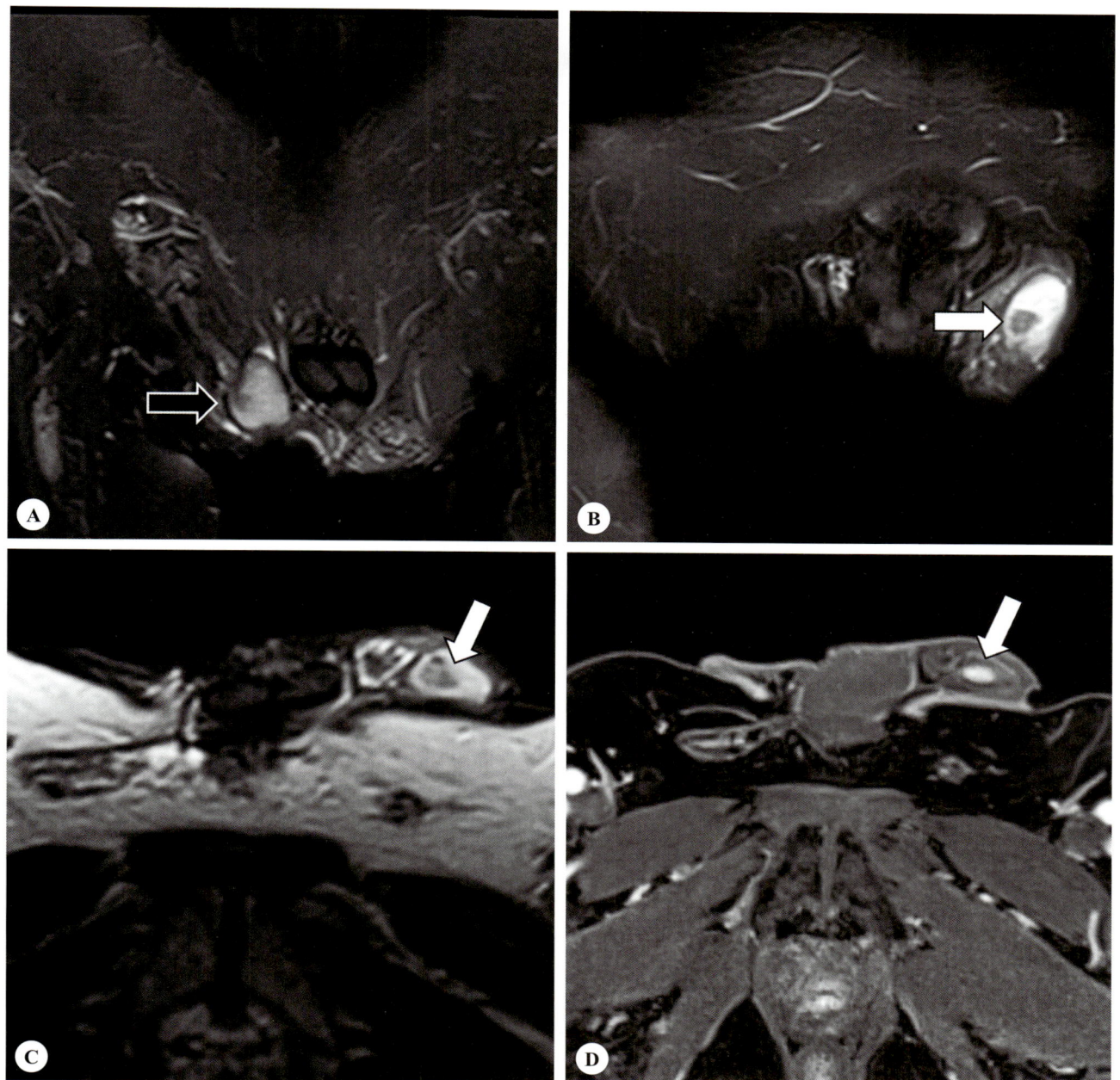

▲ 图 20-48 62 岁男性，睾丸癌，有睾丸萎缩和精索静脉曲张病史，临床表现为新发睾丸肿物
A. 冠状位脂肪抑制 T_2WI 显示右侧睾丸呈正常 T_2 高信号（箭）；B. 冠状位脂肪抑制 T_2WI 显示 T_2 高信号的左侧睾丸内可见一 T_2 低 / 等信号的肿物（箭）；C. 轴位 T_2WI 再次显示了 T_2 高信号的左侧睾丸内可见 T_2 低 / 等信号的肿物（箭）；D. 轴位脂肪抑制增强 T_1WI 显示肿物明显强化（箭）

经腹会阴直肠切除术后，在 CT 上常可见骶前间隙内软组织密度影。当其表现为斑片状时，可诊断为纤维化。如果出现强化的圆形实性肿物或坏死性肿物，则通常提示肿瘤复发（图 20-52）。而后应进行 FDG-PET 检查或活检。

在 MRI T_2WI 上，残余脂肪和肠道与复发病灶之间对比度高，后者通常呈等至高信号，可借此将两者鉴别。复发病灶通常表现为切除部位的肿物，靠近盆底，并在注射 Gd-DTPA 后 90s 内的增强图像上出现强化[185, 186]（图 20-53）。应注意评估邻近的肌肉和腹膜表面是否存在异常强化，这通常表明疾病已扩展至骶前间隙外。

表 20-6 膀胱癌分期

原发肿瘤（T）

	T_X	原发肿瘤无法评估
	T_0	无原发肿瘤证据
	T_a	非浸润性乳头状癌
	T_{is}	原位癌（扁平肿瘤）
	T_1	肿瘤浸润固有层（上皮下结缔组织）
	T_2	肿瘤浸润固有肌层
	pT_{2a}	肿瘤浸润固有肌层浅层（内 1/2 肌层）
	pT_{2b}	肿瘤浸润固有肌层深层（外 1/2 肌层）
	T_3	肿瘤浸润膀胱周围软组织
	pT_{3a}	镜下肿瘤浸润
	pT_{3b}	肉眼下肿瘤浸润（膀胱外肿物）
	T_4	膀胱外肿瘤直接侵犯下列任何组织：前列腺间质、精囊、子宫、阴道、盆壁或腹壁
	T_{4a}	膀胱外肿瘤直接侵犯前列腺间质、子宫和阴道
	T_{4b}	膀胱外肿瘤直接侵犯盆壁和腹壁

区域淋巴结（N）

	N_X	淋巴结无法评估
	N_0	无淋巴结转移
	N_1	真骨盆内单个区域淋巴结转移（膀胱周围、闭孔、髂内和髂外，或者骶前淋巴结）
	N_2	真骨盆内多个区域淋巴结转移（膀胱周围、闭孔、髂内和髂外，或者骶前淋巴结）
	N_3	转移至髂总淋巴结

远处转移（M）

	M_0	无远处转移
	M_1	远处转移
	M_{1a}	远处转移局限于髂总淋巴结以外的淋巴结
	M_{1b}	非淋巴结远处转移

经许可转载，引自 American College of Surgeons. Amin MB, Edge SB, Greene FL, et al. (eds.). *AJCC Cancer Staging Manual*. 8th ed. New York: Springer, 2017.

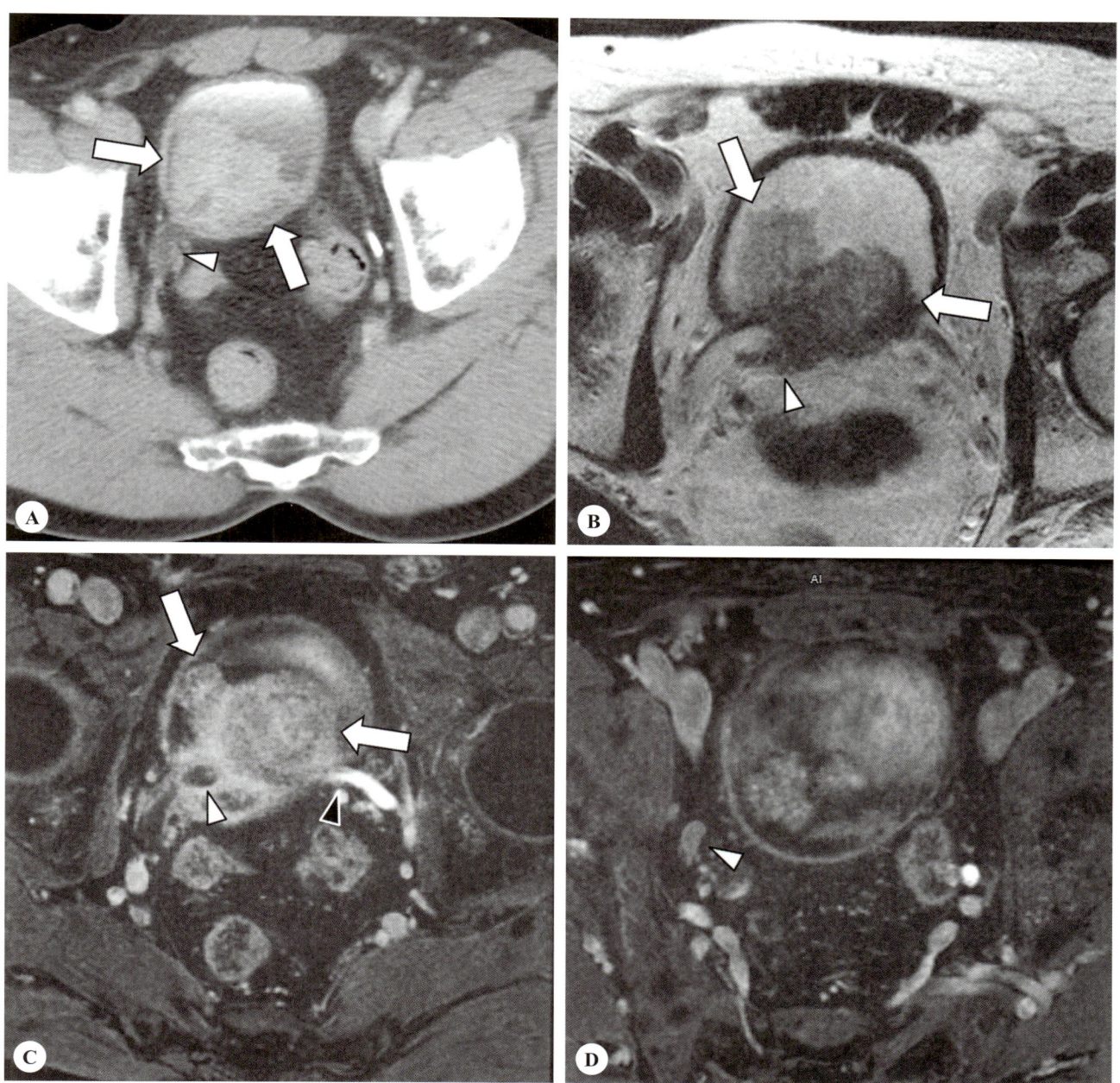

▲ 图 20-49　72 岁男性，尿路上皮癌，临床表现为肉眼血尿

A. 注射对比剂后 5min 采集的俯卧位轴位增强 CT 软组织窗，显示起自膀胱右后外侧壁的软组织密度肿物（箭），累及右侧输尿管口并导致输尿管积水（箭头）。B. MR 尿路造影轴位 T_2WI 再次显示了膀胱肿物（箭），呈 T_2 等/高信号。肿物向膀胱壁外延伸（箭头），符合 T_3 期疾病。C. 轴位脂肪抑制增强 T_1WI 示肿物不均匀强化（箭）。再次显示右侧输尿管口受累并导致输尿管积水（白箭头）。与正常排泄对比剂的左侧输尿管（黑箭头）形成对比。D. 轴位脂肪抑制增强 T_1WI 显示右侧闭孔淋巴结转移（箭头）

体部 CT 与 MRI（原书第 5 版）
Computed Body Tomography with MRI Correlation (5th Edition)

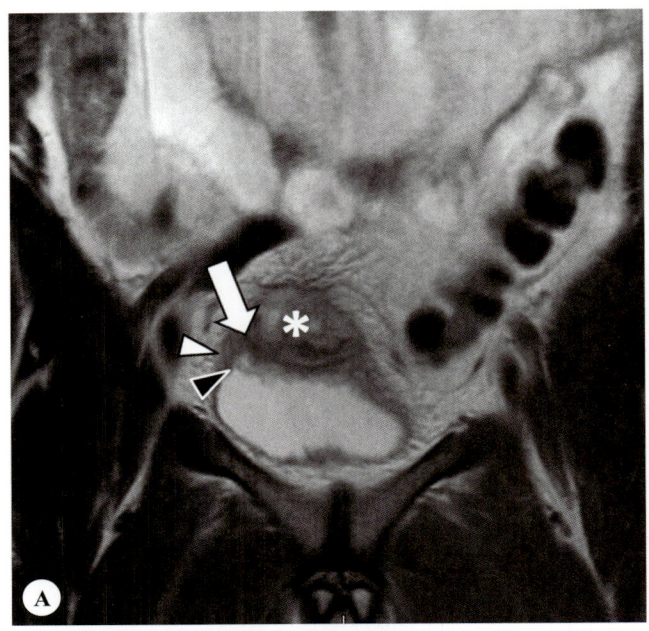
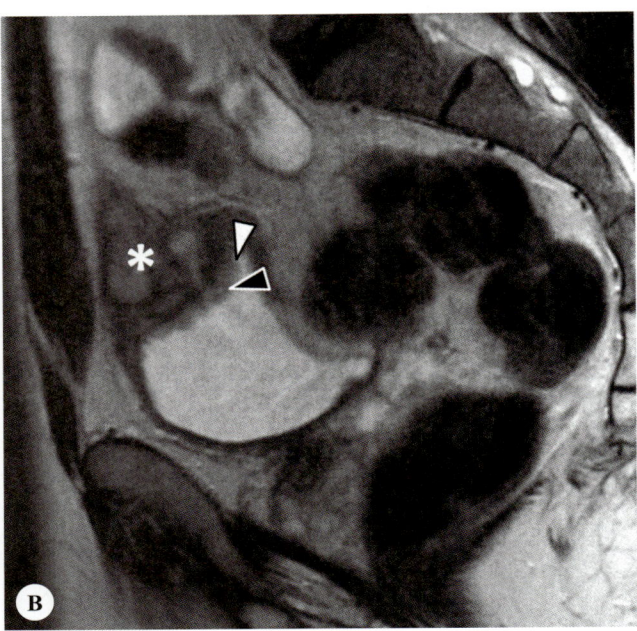
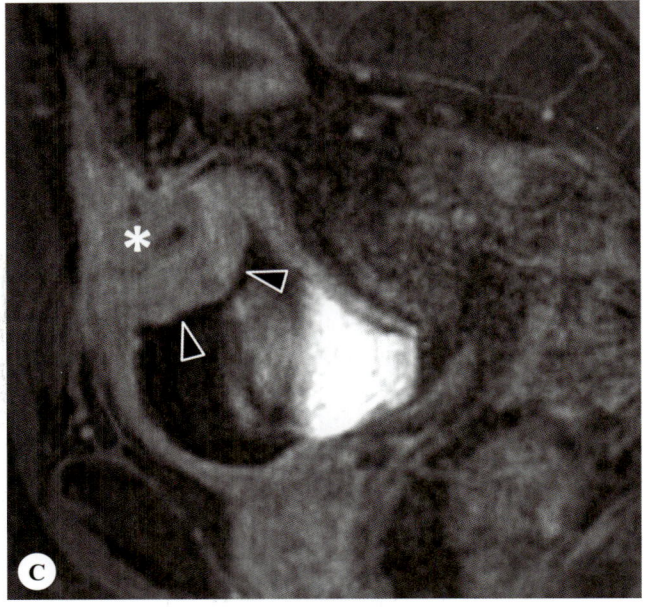

▲ 图 20-50 44 岁男性，脐尿管脓肿，因脐尿管肿物而接受检查。尽管影像学表现怀疑为脐尿管腺癌，但手术切除后组织病理学显示脐尿管脓肿伴反应性改变，无恶性肿瘤

A. 冠状位 T₂WI 显示膀胱顶处 T₂ 高信号的肿物（*），与病理证实的脐尿管脓肿相符。膀胱壁的炎性改变导致膀胱壁各层出现分层现象，正常情况下 MRI 通常无法区分膀胱壁各层。尿路上皮下固有层水肿呈 T₂ 高信号（白箭头），可与 T₂ 低信号的逼尿肌（箭）和固有层表面覆盖的尿路上皮（黑箭头）区分。尿路上皮保持完整，符合外源性炎性改变。B. 矢状位 T₂WI 再次显示了膀胱顶肿物（*）和尿路上皮下膀胱壁水肿（白箭头），水肿层被覆的尿路上皮保持完整（黑箭头）。C. 矢状位脂肪抑制增强 T₁WI，显示膀胱顶肿物强化（*），尿路上皮均匀强化且轮廓光滑完整（箭头），符合外源性炎性改变

（二）两性炎性、血管炎性、血管性和其他疾病

治疗后盆腔异常　手术和放疗可能会导致多种盆腔异常。CT 或 MRI 可发现其中大部分异常。与放疗相关的表现包括腹膜明显强化，大肠和小肠肠襻增厚和牵拉，膀胱壁和宫骶韧带增厚[187]。骶前间隙、盆腔肌肉和皮下脂肪的软组织水肿可持续至治疗后 18 个月[188]。高达 50% 的病例可出现输尿管扩张[189]。放疗还可导致梨状肌变薄和出现脂肪替代，在 T₂WI 上信号增高。伴发的坐骨神经损伤及其导致的腿部疼痛，有时被称为"梨状肌综合征"。

在肠道与膀胱之间，或者在女性的子宫颈或阴道与膀胱之间形成瘘管是手术或放疗中一种罕见但严重的并发症。静脉注射或口服对比剂后发现对比剂从一个器官进入另一个器官可诊断瘘管形成，但两者不能同时使用。阴道和直肠之间也可形成瘘管，应用直肠对比剂可能有助于 CT 诊断[190]（图 20-54）。

最后，治疗也可导致液体积聚，包括血肿、尿性囊肿、淋巴囊肿和脓肿。血肿和尿性囊肿中央不强化，周边轻度强化。膀胱切除或前列腺切除术中若行淋巴结清扫术，术后可能出现较大的淋巴囊肿。脓肿内含液体密度物质，常有厚且强化的壁。脓肿内还可见小的气泡（图 20-55）。

1066

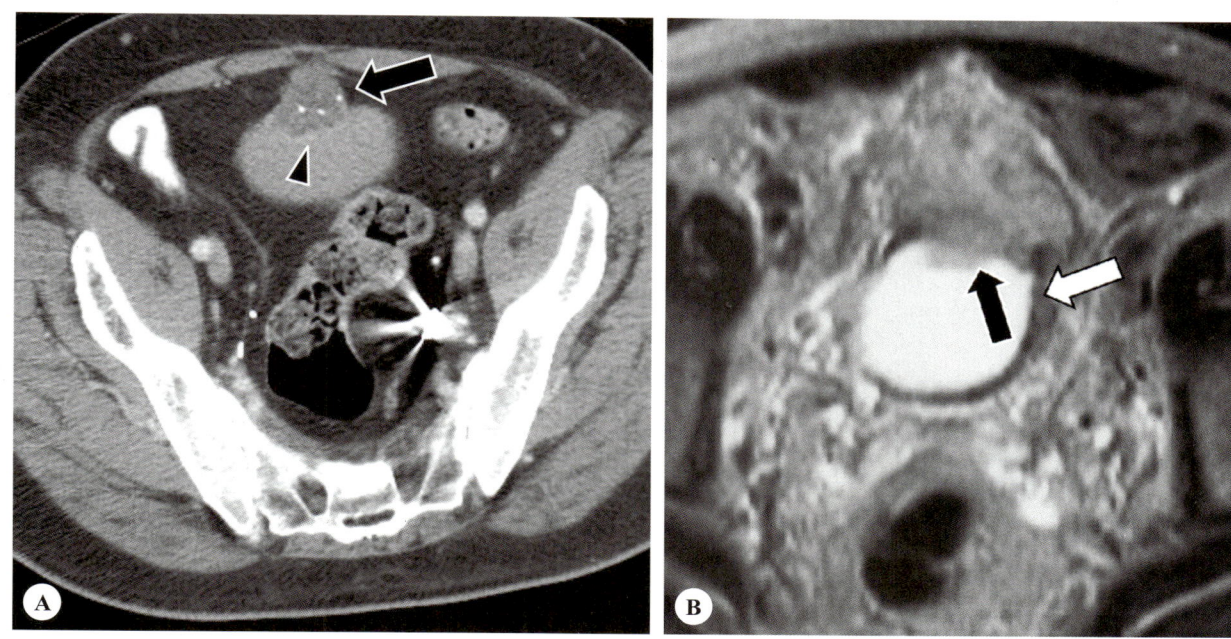

▲ 图 20-51　脐尿管腺癌

A. 69 岁男性，临床表现为血尿。轴位增强 CT 软组织窗示起自膀胱顶的低密度肿物，内可见点状钙化（箭）。注意膀胱内表面的黏膜轮廓光滑（箭头），反映了病变由外向内的生长模式，因为病变起自残留的脐尿管而非尿路上皮。病变呈低密度提示组织学类型为黏液性。手术病理学证实为黏液性脐尿管腺癌。B. 与 A 不同的患者。轴位 T_2WI 显示起自膀胱顶的肿物（黑箭），信号强度高于均匀低信号的逼尿肌（白箭）。病变呈 T_2 高信号提示为黏液性脐尿管腺癌

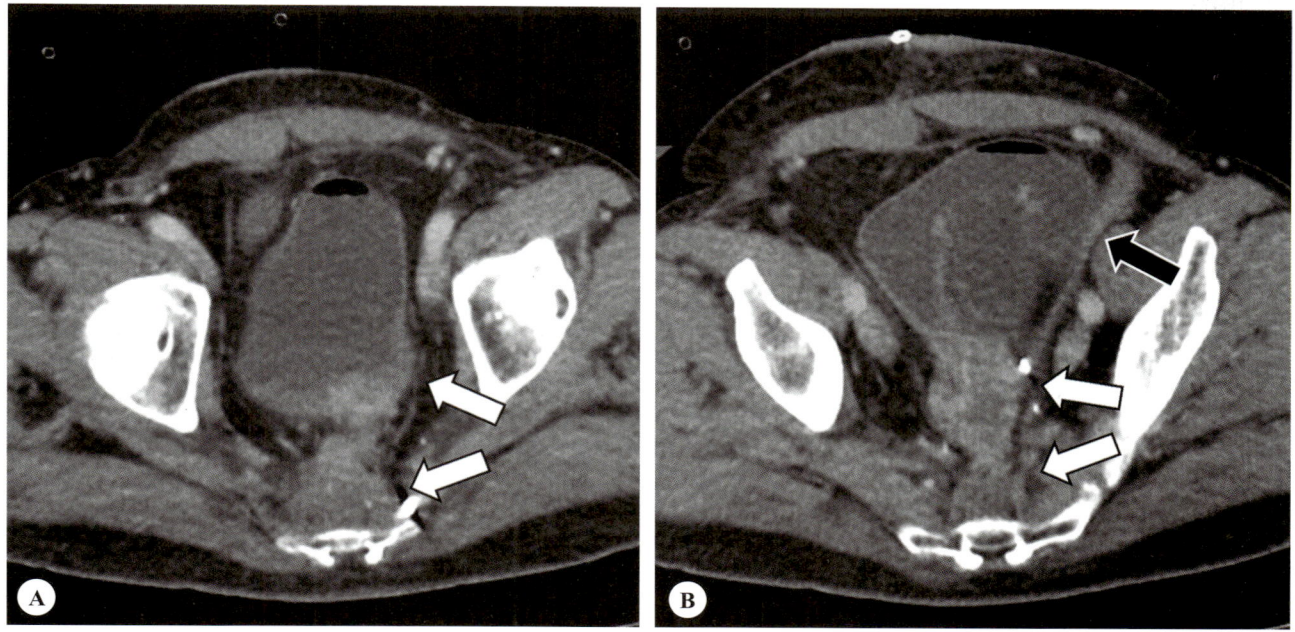

▲ 图 20-52　57 岁男性，直肠癌复发，临床表现为血尿。既往曾患直肠癌，经腹会阴直肠切除术后 3 年

A. 膀胱水平轴位增强 CT 软组织窗示骶前间隙内软组织肿物，侵犯膀胱左后壁（箭），符合手术部位直肠癌复发；B. 更高层面的轴位增强 CT 软组织窗示复发软组织肿物（白箭）累及多个小肠襻并导致肠道梗阻（黑箭）。由于术后解剖关系改变，这些小肠襻位于盆腔较低的位置

体部CT与MRI（原书第5版）
Computed Body Tomography with MRI Correlation (5th Edition)

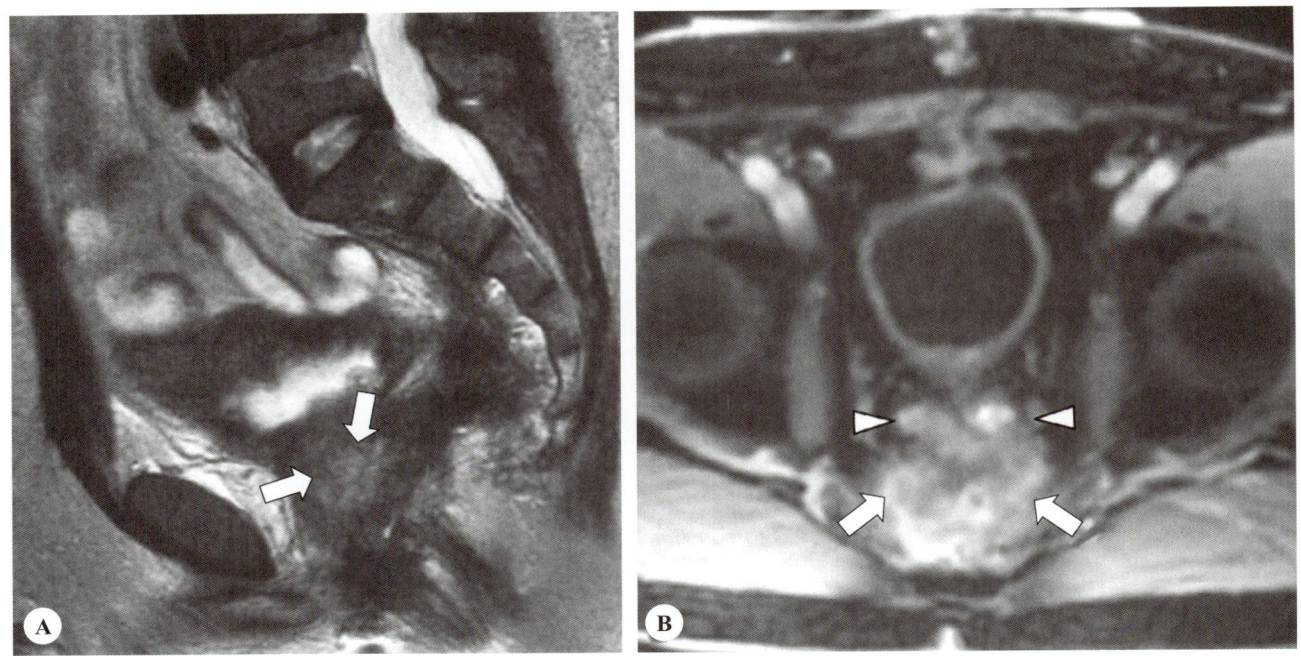

▲ 图 20-53 经腹会阴直肠切除术后直肠癌复发

A. 矢状位 T₂WI 示位于膀胱下后方的 T₂ 中等信号肿物（箭）；B. 轴位脂肪抑制增强 T₁WI 示骶前间隙内不均匀强化的肿物（箭）侵犯双侧精囊（箭头）

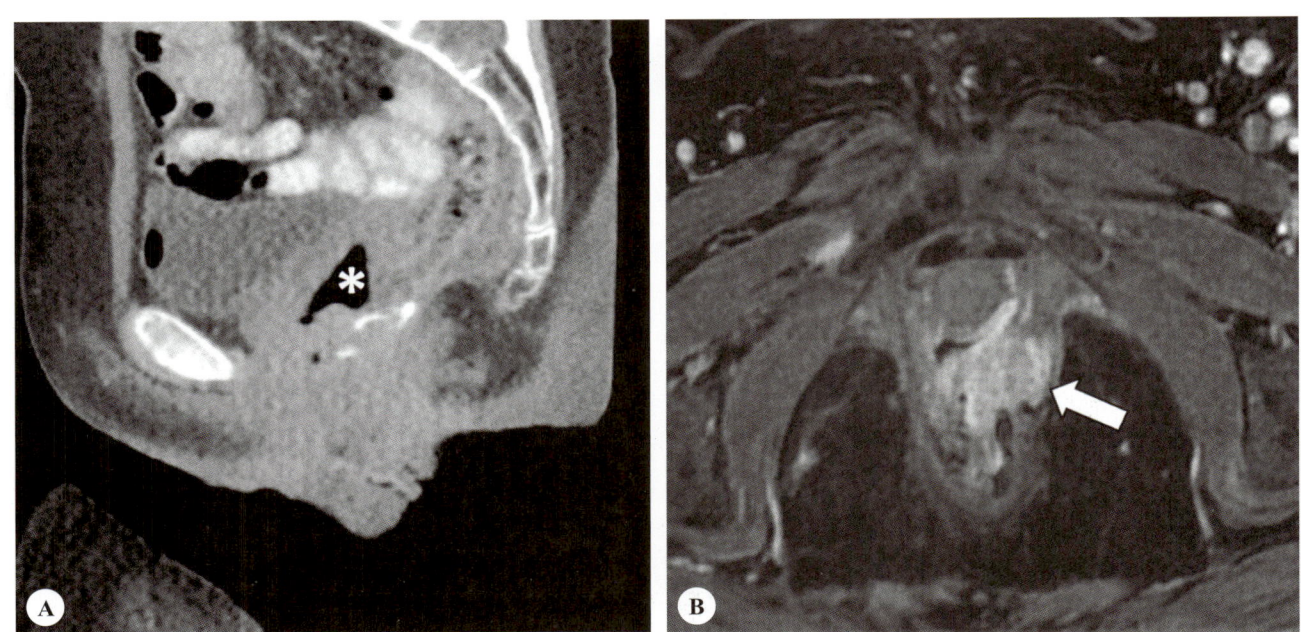

▲ 图 20-54 59 岁女性，直肠阴道瘘，既往曾患浆液性卵巢癌，全子宫和双侧输卵管卵巢切除术后

A. 矢状位增强 CT 软组织窗示阴道内异常气体影（*）。偶然发现膀胱腔内气体，与最近行导尿术有关。B. 轴位脂肪抑制增强 T₁WI 示直肠阴道间隙内强化的复发肿瘤（箭）

1068

第 20 章 盆腔
Pelvis

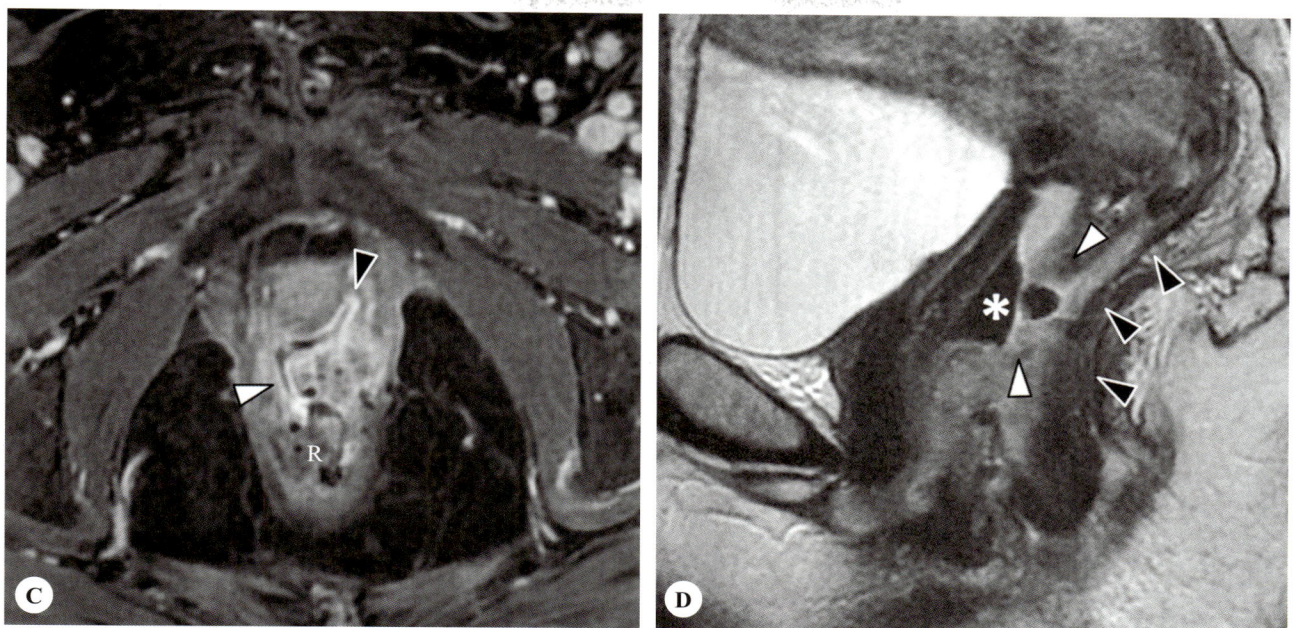

▲ 图 20-54（续） 59 岁女性，直肠阴道瘘，既往曾患浆液性卵巢癌，全子宫和双侧输卵管卵巢切除术后

C. 轴位脂肪抑制增强 T_1WI 示阴道（黑箭头）和直肠（R）之间经瘘管相通（白箭头）。D. 矢状位 T_2WI 再次显示了直肠阴道瘘（白箭头），阴道腔（＊）内和直肠（黑箭头）内均可见液体和气体

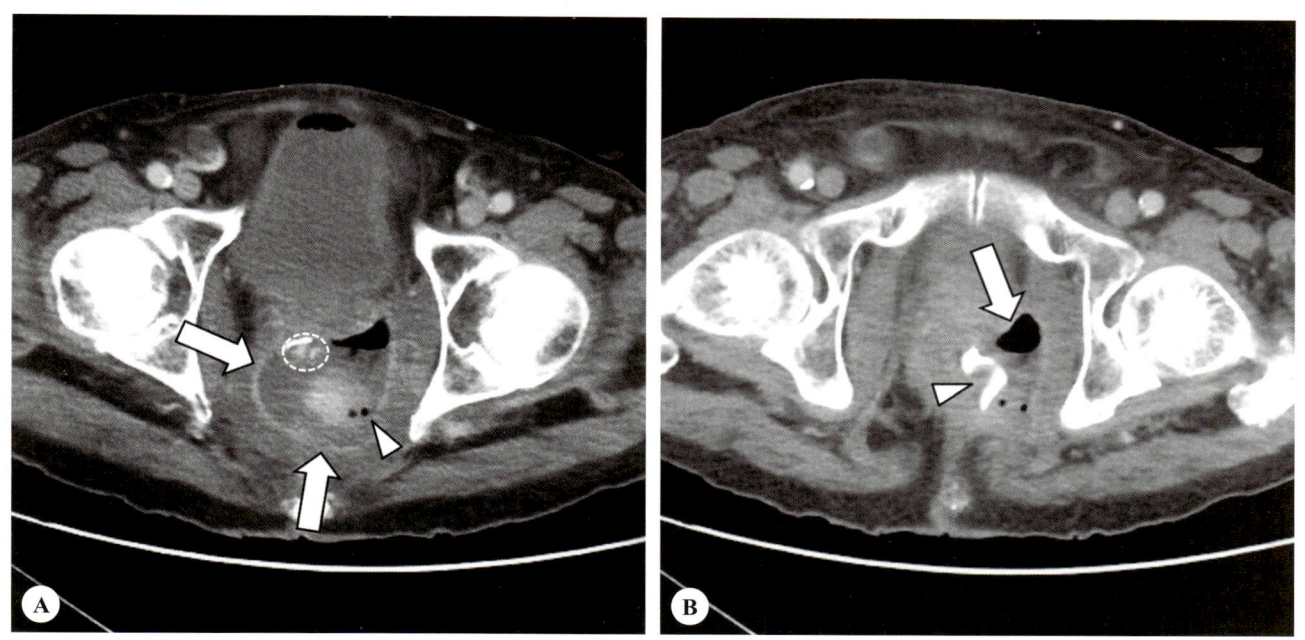

▲ 图 20-55 74 岁男性，吻合口瘘伴术后脓肿，临床表现为腹痛和白细胞增多，直肠癌新辅助放疗和低位前切除术后

A. 盆腔轴位增强 CT 软组织窗显示直肠吻合口后方环状强化的液体积聚（箭），符合脓肿的表现。该病变内含混合密度的液体，并同时含有非游离气体（箭头）和游离气体。直肠减压后向前移位（虚线圈）。偶然发现膀胱腔内气体，与最近行导尿术有关。B. 更低层面的轴位增强 CT 软组织窗，显示吻合口水平直肠对比剂外渗（箭头）进入脓肿腔（箭），符合吻合口瘘的表现。

1069

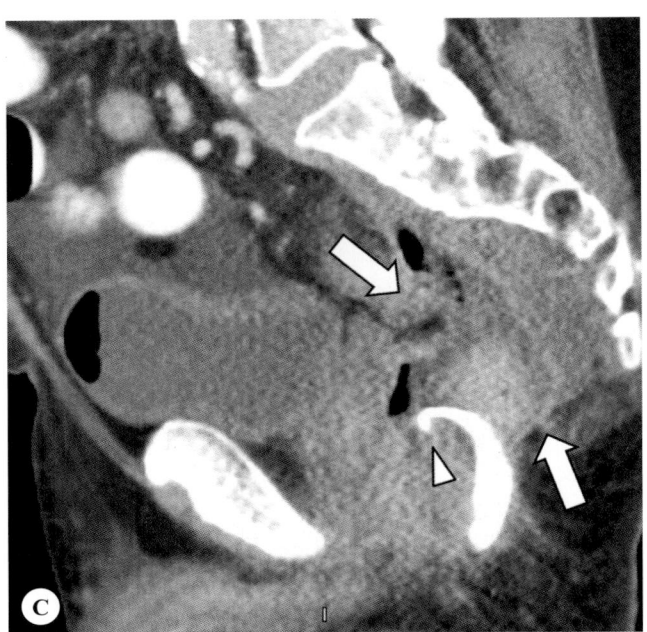

◀ 图 20-55（续） 74 岁男性，吻合口瘘伴术后脓肿，临床表现为腹痛和白细胞增多，直肠癌新辅助放疗和低位前切除术后

C. 矢状位增强 CT 软组织窗再次显示了术后脓肿（箭），直肠对比剂从吻合口瘘外渗（箭头）

第 21 章 胸腹创伤
Thoracoabdominal Trauma

Jorge A. Soto 著

曲亚莉 张丽芝 陈志霞 译

创伤在美国人的所有死亡原因中排第四[1]，是 45 岁以下人群的首要死因[1]。创伤导致的寿命缩短时长超过了因心脏疾病及因癌症导致的寿命缩短时长，每年还可导致超过 100 000 人永久性残疾[2]。大多数创伤为钝器伤，最常见于机动车事故。也常见于与家庭和工作相关的事故，如挤压伤、爆震伤和坠落伤等。机动车事故创伤主要表现为多系统创伤，最常累及四肢，其次为头部、胸部、腹部和盆腔。

通过远程通信方式改善分诊模式，以及提高将患者运送至指定创伤中心的速度，这两点使许多创伤患者的生存率得以提高。创伤治疗中心有效降低了患者的发病率和死亡率。通过分类、区域化和验收等过程，建立创伤中心，并在全国范围内建立急诊医疗服务系统，从而使创伤患者的诊疗得到明显改善[3]。现代创伤诊疗还有一项显著进展，即 CT 技术的广泛使用，该技术可以立即对患者展开评估。过去数十年中，CT 扫描仪的硬件和软件设备均得到了改进，从而提高了扫描和数据采集的速度、增强了扫描的空间分辨率[4]。CT 技术不断发展，从传统扫描到螺旋扫描，又从单排 CT（single-detector CT，SDCT）到 MDCT，造就了今天前所未有的成像速度和成像质量。因此，在评估血流动力学稳定的钝性伤患者时，CT 是首选的诊断技术，并发挥着重要的作用。

新一代 MDCT 扫描仪在扫描创伤患者时具备多项优势。其一，快速 MDCT 可使患者只需单次屏气即可获得更大的扫描范围，并且层厚更薄、空间分辨率更高，从而可以对身体多处受伤的患者执行多次快速、连续的检查[5]。其二，MDCT 可显著减少运动伪影，采集时间也更短，从而使静脉对比剂显示血管和实质器官的效果更好[4]。其三，最新的 MDCT 扫描仪可提供亚毫米级的层面，从而提供各向同性体素成像，最终实现高质量的多平面重建和三维重建[6]。

本章介绍了临床常见的胸腹创伤应用的最新 MDCT 成像技术，以及各常见胸腹创伤的典型临床表现和 CT 表现。

一、胸腹创伤成像技术

1. 胸部创伤成像 胸部 X 线可为胸部钝性伤者的诊断和治疗提供重要信息。常规 X 线可以诊断和发现肺挫伤、血胸、张力性气胸等可能的胸部创伤性疾病，但 CT 是目前影像评估胸部钝性伤的标准方法。如果患者的创伤后情况比较稳定，可行胸部 CT 来诊断和评估胸部损伤的程度；相比之下，胸部 X 线通常会低估胸部损伤的程度[7-9]。如果损伤的影像表现不明确或不明显，或者损伤在临床上未预料到，则 CT 对此类损伤也很有用；此处涉及的损伤包括实质撕裂伤、隐匿性气胸和许多血管损伤等。在受伤后的后期，如需显示胸腔感染部位、鉴别胸膜与实质的异常或指导治疗决策（如指导脓胸引流、纠正错位或堵塞的胸腔引流管等），也可以使用 CT[10]。

2. 腹部创伤成像 过去 20 年中，CT 用于评估腹部钝性伤的情况越来越多，并且已成为目前评估稳定患者腹部创伤情况和指导决策的主要工具。由于 CT 检查可以即刻开展，并且检查过程不影响生命支持措施，因此该方法在血流动力学不稳定的患者中也得到越来越多的应用。

在 CT 得到广泛应用之前，诊断性腹腔灌洗（diagnostic peritoneal lavage，DPL）是诊断腹腔积血的标准方法[11]。然而，DPL 是有创检查，同时置入导管也可能导致损伤，造成假阳性结果[12]。另外，之后如开展 CT 检查，则不易区分腹腔内的灌洗液和出血情况。因此，目前 CT 已基本取代 DPL[5, 12-14]。

腹部创伤超声重点评估（focused abdominal sonogram for trauma，FAST）是指在患者床旁利用超声在四个腹部区域评估创伤情况的方法[15]，通常用于血流动力学不稳定的患者。FAST 是一种无创手段，并且和 DPL 类似，也可用于评估腹腔积血[12, 15]。学界最初认为，常规应用 FAST 可减少进行腹部 CT 的次数，从而降低腹部钝性伤的治疗成本[16]。但是，和 DPL 类似，FAST 无法确定积血的来源，不能评估腹膜后情况，也不能准确评估空腔脏器损伤和隐匿性骨折。另外，即使没有腹腔积血，也不能排除发生了器官损伤。因此，除患者的血流动力学不稳定且超声发现腹腔积血、需要立即剖腹手术的情况外，通常在 FAST 超声初步筛查之后行 CT 检查[5, 15]。

3. MRI

通常来说，MRI 不是评估急性胸部或腹部创伤的临床常规方法，原因在于 MRI 的扫描时间长、扫描过程中不便于持续监护患者，从而限制了该方法在创伤患者成像中的应用。有时，在部分血流动力学稳定的患者中，可使用 MRI 对可疑的脊柱和膈肌损伤开展初步评估[17]。

4. CT 成像技术

(1) 胸部创伤评估：所有胸部外伤患者都应行静脉团注对比剂增强检查，对比剂用量通常为 100~150ml（含碘量为 350mg/ml，总碘量为 35~52.5g）。利用 18 号或 20 号注射器、经较粗的外周静脉注射对比剂，理想的注射速率为每秒 3~5ml。使用双筒高压注射器可在注射对比剂后立即注射追踪团注（30~70ml 生理盐水），注射速率也为每秒 3~5ml[6]。

应在主动脉及其分支的强化达到峰值时采集胸部 CT 图像。因此，通常在开始团注对比剂后 25~30s 时采集 CT 图像。心电门控在临床上不是常规操作，但该操作可通过限制心血管运动伪影进一步改善图像质量。通常来说，如果创伤患者之前的 CT 检查显示有可疑且不确定的主动脉损伤，则执行心电门控[18]。

所有胸部创伤患者行 CT 检查时都应有经验丰富的医护人员监护，并且在 CT 扫描室配备可立即使用的急救设备。如果条件允许，应将患者的手臂放在头部上方，不放在身体两侧，从而减少条状伪影。成像之前应尽量去除扫描范围内非必需的管状物品和其他外部物品，可减少伪影。

MDCT 可获得各向同性或近似各向同性的数据集，精度可达亚毫米级（0.625~0.75mm）；然后，MDCT 可以在轴位、冠状位和矢状位重建出更厚的层面（2.5~5.0mm），从而提高解释图像的能力。使用以上常规的正交平面重建技术，可以使某些急性损伤（尤其是膈肌损伤和脊柱损伤）的诊断过程更加准确[19-21]。

(2) 腹部创伤评估：为腹部钝性伤患者行 CT 检查时，有两点非常重要，一是对患者实施恰当的准备措施，二是选择合适的扫描技术。扫描范围内应尽可能不出现心电图导线、静脉输液管及其他监测或支持设备，原因在于上述物品会产生条状伪影，使图像质量下降，并且可能干扰病灶的显示[6]。患者应将手臂放在胸部或头部上方；如果患者无法实现该动作，则应将手臂紧贴身体两侧。手臂和身体之间的空气间隙会导致伪影，并且比手臂紧贴身体导致的伪影更严重[6]。如果手臂只能放在腹部上方，则可以使用更大的扫描野来减少伪影。无法保持合适体位的患者可能会出现运动伪影；为避免这种情况，可能需要采取约束或镇静措施。

如需优化针对腹部创伤的 CT 扫描技术，则需要考虑与图像采集和显示有关的几个方面，其中两个最重要的因素是正确使用对比剂和采集合适的增强期相（包括采集的数量与时间两个方面）。MDCT 设置灵活、扫描过程快，可为每位患者设计最佳的扫描方案。此外，和 CT 的所有其他应用情况一样，MDCT 的辐射剂量应为可满足扫描需求的最低剂量，以免降低图像质量或丢失重要的诊断信息[22, 23]。最后，应采用最佳的图像重建和后处理方法，最大化 MDCT 的诊断效率和诊断准确性。

静脉注射对比剂可凸显强化的实质、未强化的血肿及撕裂伤之间的密度差异，并有助于发现尿液漏出和活动性出血的情况[24, 25]。本章的胸部外伤部分详细介绍了经外周静脉注射对比剂的方法。MDCT 扫描仪可获得多个增强期相的图像，因此诊断时建议组合多个增强期相。

多发伤的 CT 扫描方案主要是腹腔和盆腔门静脉期图像，两者均在静脉注射对比剂后 65~80s 获得。如患者在门静脉期图像上怀疑或证实存在损伤，除门静脉期图像外，还建议在静脉注射对比剂后

5～10min 扫描延迟期图像。延迟期图像对泌尿系统损伤更灵敏，并能进一步显示累及脉管系统的实质器官损伤[26-28]。如果条件允许，建议选择性开展（非常规）延迟期图像扫描，减少辐射剂量[29]。

越来越多的证据表明，如果患者存在严重损伤机制或便携式 X 线发现骨盆环骨折伴移位，则应在注射对比剂后 25～30s 增加扫描腹部和（或）盆腔的动脉期图像[30-34]。动脉期图像有助于发现大血管损伤，也有助于发现门静脉或延迟期图像上不明显的实质器官血管损伤。另外，在盆腔当中，相对于静脉或骨来源的活动性出血，动脉期图像更有助于发现动脉活动性出血[32, 33, 35, 36]（图 21-1）。

大部分大型创伤治疗中心已不再对腹部创伤患者执行口服对比剂 CT 检查。口服对比剂存在误吸及呕吐的风险，并且此类对比剂的吸收和体内分布需要额外的时间完成，可能会耽误诊治。多项研究表明 CT 检查不一定需要口服对比剂，原因在于即使不使用口服对比剂也不会漏诊[37-39]。时间是创伤患者早期治疗的一项重要因素，而且许多创伤患者存在多器官系统损伤，所以不需要等待口服对比剂在体内分布导致的时间延迟，特别是这种时间延迟还不会带来明显的额外益处。在仍然对腹部钝性伤执行口服对比剂检查的创伤中心，患者接受 CT 扫描前，需立即口服或经鼻胃管接受稀释的水溶性对比剂（1%～2%）。

整个检查过程中应严密监测创伤患者，并准备好充分的急救设备和人员[40]。理想情况下，CT 扫描区域应尽可能靠近创伤抢救室，方便快速转运患者。应使用多个窗宽及窗位（肺窗、骨窗和标准软组织窗）检查所有图像，从而发现器官损伤、气胸、腹腔积气和骨骼损伤。

二、胸部外伤

相比穿透性创伤，胸部钝性伤更常见，在平民当中有将近 90% 的胸部创伤都是胸部钝性伤[41]。在所有的创伤致死病例中，约有一半是伴或不伴其他创伤的胸部创伤。单纯胸部外伤的总死亡率为 2%～12%，而如果胸部创伤伴有多发伤，则死亡率上升至 35%[41]。

大多数胸部钝性伤患者伴有胸部以外的创伤，其中头部创伤、四肢骨折和腹腔内创伤最为常见。这些胸部以外的创伤可与胸部创伤一同导致呼吸功能进一步受损：举例来说，头部创伤可导致误吸或神经源性肺水肿，伴有低血容量性休克的骨骼创伤可导致脂肪栓塞综合征，而引起出血性休克的腹部创伤（如肝脏或脾脏撕裂伤）也可能加重胸部钝性伤。

动能通过直接冲击、突发惯性减速、散裂和内爆等协同机制传导至胸壁和胸腔内容物，造成胸部钝性伤。直接冲击是指直接作用于胸部的外力使局部动能突然释放，可能引起骨折、软组织挫伤、挤压伤和剪切伤。如果胸壁受到冲击力的剧烈挤压，

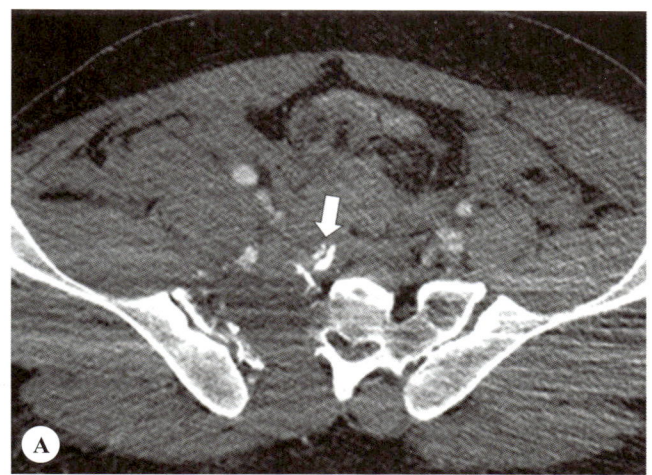
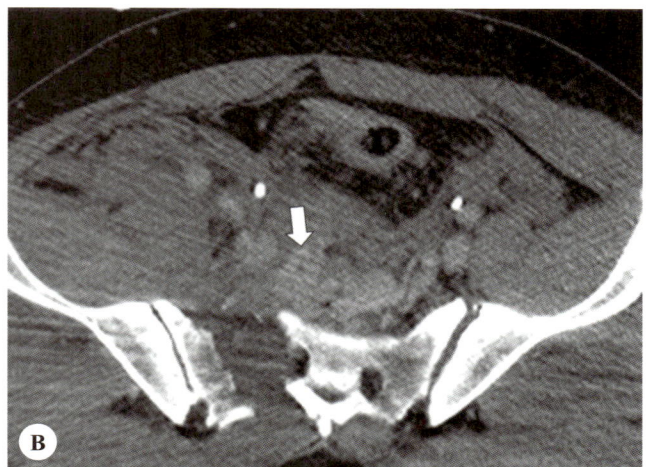

▲ 图 21-1 19 岁男性，机动车事故后大动脉出血

轴位软组织窗增强 CT 动脉期图像（A）和延迟期图像（B）显示盆腔右侧骶骨翼骨折，同时前方有活动性出血（A 和 B，箭）。延迟期图像（B）显示活动性出血范围增大。患者动脉期有活动性出血，并且延迟期出血范围增大，提示存在大动脉出血

使得胸腔内压力增加，则可能导致肺泡和支撑结构破裂。

撞击时的突发惯性减速是机动车辆高速行驶事故中的主要致伤因素。减速后的惯性作用使胸部组织产生不同的旋转力矩，使得可活动或有弹性的结构围绕固定点旋转，在部分胸腔内界面（如相对可活动的肺泡组织与相对固定的支气管血管间质之间的界面）产生扭转变形和剪切力，导致镜下或肉眼可见的撕裂伤。突发挤压可产生广泛的动能冲击波，如果这种冲击波在气-液界面（如肺泡-毛细血管界面）发生部分反射，则产生散裂伤。冲击波部分反射释放的能量可使位于冲击波作用点周围的组织发生局部破裂。散裂伤通常发生在肺前部，是前胸壁撞击方向盘、突然受压造成的。高压压缩冲击波引起散裂伤之后会出现低压减压波，造成肺泡内气泡回弹过度膨胀，引起肺组织损伤，即所谓的内爆伤。在大多数情况下，胸部钝性伤是以上四种能量传导机制共同作用的结果[2]。

1. 肺实质损伤

（1）肺挫伤：肺挫伤是最常见的胸部钝性伤[42]，占所有胸部钝性伤患者的30%~75%，会导致血液和（或）组织液渗入肺泡和肺间质。肺挫伤通常程度较轻且为局部损伤，但也可能累及较大的范围并伴有呼吸衰竭，严重肺挫伤也可导致急性呼吸窘迫综合征[43]。肺挫伤的死亡率为14%~40%，具体值取决于肺部损伤及其他损伤的严重程度[2]。

肺挫伤的影像学表现主要为非肺段分布的肺泡实变，可表现为单侧或双侧肺内有模糊且边界不清的斑片状肺实质密度增加影，也可表现为广泛且密度均匀的密度增加影。肺挫伤通常以肺外带分布为主，往往发生在钝伤处周围，并靠近肋骨、脊柱、心脏、肝脏等实性结构[44]。由于对冲效应的影响，在远离伤处的部位也可能出现肺挫伤[42, 45]。通常来说，肺挫伤在受伤后4~6h内出现（图21-2），并在3~8天内消失。肺挫伤的特征是肺实质内突然出现密度增加影，并在短时间内吸收。受伤后48h内，肺挫伤范围可能扩大，病灶也逐渐变明显。如果受伤48h后病灶仍有进展，或者6~10天后病灶仍未完全吸收，则提示肺挫伤的诊断不成立或患者同时伴有肺炎、肺不张、误吸、ARDS等其他病理学过程[46]。肺挫伤后，肺泡内出现血液和水肿液，同时清除分泌物的能力受损、局部肺顺应性下降，可能造成感染和败血症。另外，由于肺泡膜/毛细血管膜破裂，肺挫伤患者更容易出现肺水肿，并且大量静脉输液可能使肺水肿加重。

最初的临床检查和影像学检查往往低估了肺挫伤的严重程度[47]。即使肺挫伤严重到威胁生命，也可能不呈现肋骨骨折或其他胸壁损伤征象。动物研究表明，如果肺挫伤累及肺部的范围不超过1/3，则可能会被胸部X线检查漏诊[48]。

在诊断肺挫伤和评估肺挫伤的严重程度方面，CT比胸部X线检查更灵敏[49, 50]。肺挫伤的CT表现为模糊且边界不清的磨玻璃密度影或实变影，通常呈非肺段分布，以肺野外周分布为主（图21-3）。与胸部X线检查类似，肺挫伤的CT表现可能不易与误吸、肺水肿和肺炎等其他引起肺实变的疾病相互鉴别。在CT图像中，如肋骨骨折处或胸壁血肿附近出现局限的斑片影，则提示肺挫伤；而如果斑片影主要位于双肺下叶背段和其他相关肺段，则提示误吸[51]。

虽然与胸部X线检查相比，CT可以发现时期更早、范围更广的肺挫伤，但部分研究者对其临床意义提出了质疑[52, 53]。有研究发现，只有通过胸部X线检查诊断的肺挫伤具有临床意义[53]。还有一些研究认为在不存在低氧血症或其他呼吸障碍的情况下，即使CT显示有肺挫伤，也不应更改临床治疗决策[52]。然而另外一些研究认为，CT对肺挫伤严

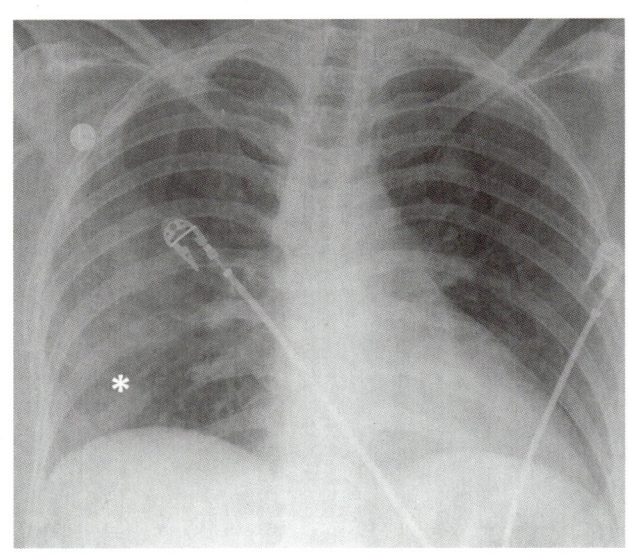

▲ 图21-2 30岁男性，机动车事故后肺挫伤

受伤后4h胸部前后位X线片显示右肺下叶有胸部钝性伤引起的肺挫伤，表现为边界不清的密度增加影（*）

重程度的评估结果可能有助于治疗胸部钝性伤患者，原因在于范围较广的肺挫伤发展为 ARDS 的风险可能更高[54]。

(2) 肺撕裂伤、肺膨出、血肿：肺撕裂伤即指肺实质发生撕裂，产生机制可以是前述的四种钝性伤发生机制（即直接冲击、突发惯性减速、散裂和内爆），也可以是穿透伤（如尖锐的肋骨骨折碎片）。最初的线性或星状撕裂会在周围正常肺组织的回弹力作用下呈卵圆形或椭圆形。支气管和血管撕裂可能使撕裂处出现空气（肺气囊肿）和（或）血液（血肿）。肺撕裂伤的病理表现为肺泡受到压缩、同时存在结缔组织残余，实际可呈单房或多房表现，直径通常为 2~14cm[55]。

肺撕裂伤的 X 线图像表现为含气体和（或）液体的局部阴影，通常在最初阶段被周围的肺挫伤掩盖；等到挫伤病灶吸收后，肺撕裂伤的图像表现可能更加明显。如果撕裂伤处充满血液，则会形成肺血肿，胸部 X 线图像表现为局灶性肿块，与原发性肺癌的表现类似。

与胸部 X 线检查相比，CT 诊断肺撕裂伤的灵敏度明显更高。由于 CT 经常在钝性伤后发现肺撕裂伤，故认为肺撕裂伤是肺挫伤、肺血肿和外伤性肺囊肿的基本损伤机制，也是肺挫伤区域出现空腔的主要原因（图 21-4）。严重胸部钝性伤的 CT 图像可表现为实变区域内多处撕裂伤和含气空腔[56]（图 21-5）。

根据 CT 表现和损伤机制，可将肺撕裂伤分为四种类型[56]。1 型肺撕裂伤是 CT 上最常见的类型，表现为胸壁突然受压引起的肺破裂。肺撕裂伤的 CT 表现通常为肺内有实质内空腔影，伴或不伴气 - 液平面（图 21-6）；有时还可能表现为沿脏层胸膜分布的线状含气影，可导致气胸。2 型肺撕裂伤相对少见，表现为脊柱旁基底段肺实质内存在含气空腔或气 - 液平面。这种肺撕裂伤的产生原因是较柔韧的下胸壁突然受压，导致下叶突然移位跨过脊柱，进而产

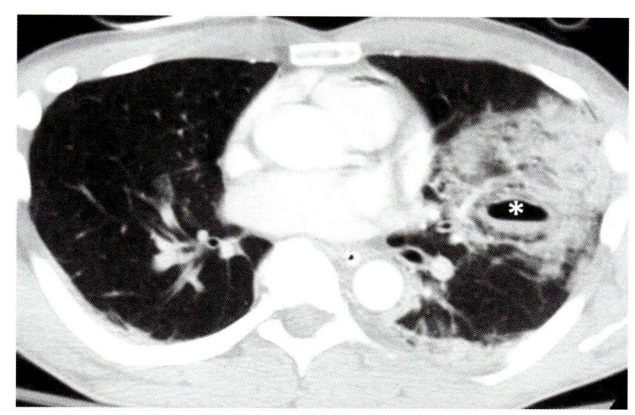

▲ 图 21-4　25 岁男性，表现为胸部严重钝性伤、肺撕裂伤

轴位增强 CT 肺窗图像示左肺上叶有一含气 - 液平面的空腔，显示存在肺撕裂伤（*），周围伴肺挫伤

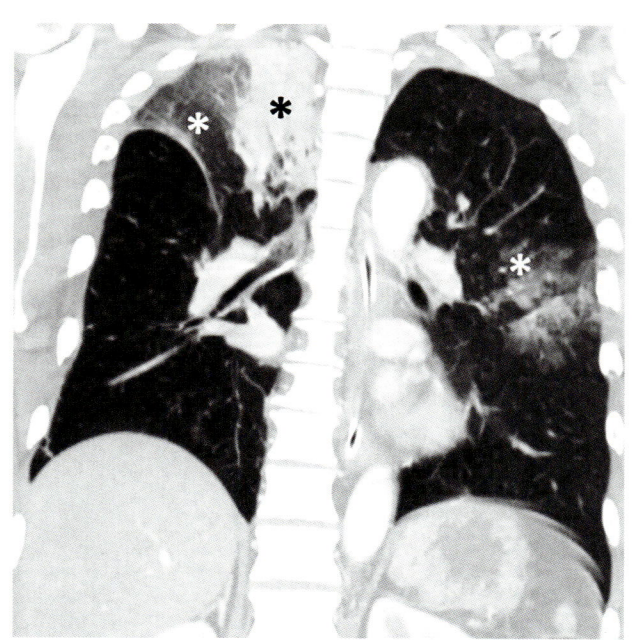

▲ 图 21-3　30 岁女性，机动车事故后出现肺挫伤，表现与肺血肿类似

冠状位增强 CT 肺窗图像显示左肺中野和右肺尖有两处肺挫伤，表现为斑片状磨玻璃密度影（白 *）。右肺尖还可见实变影，可能为血肿（黑 *）

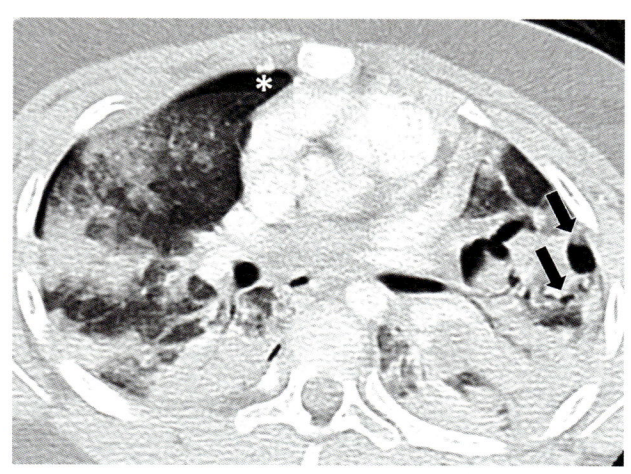

▲ 图 21-5　41 岁男性，遭遇车祸伤和多发肺损伤

轴位增强 CT 肺窗图像示左肺内有多处空腔（黑箭），右肺有挫伤和实变影，同时右侧存在少量气胸（*）

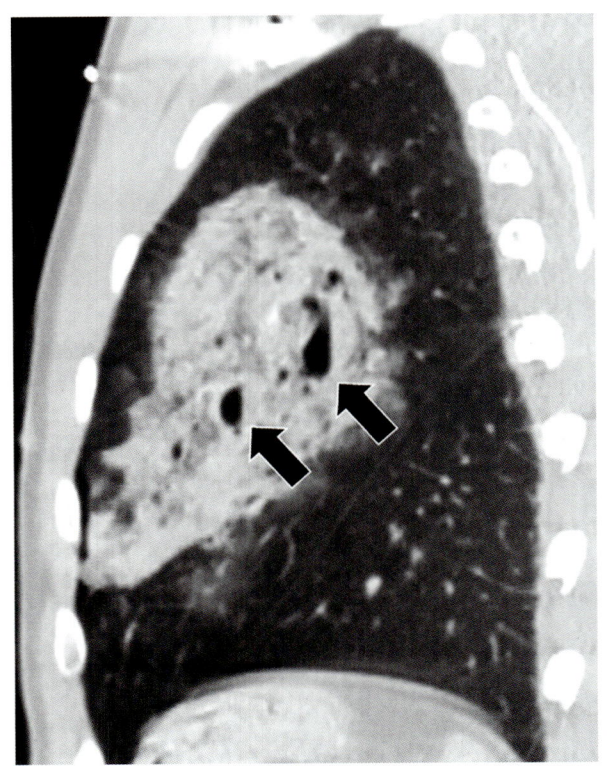

▲ 图 21-6　28 岁男性，从二楼跌落造成肺撕裂伤

矢状位增强 CT 肺窗图像示右肺实质内有多处大小不等的空腔影，伴有气 - 液平面（箭），属于 1 型肺撕裂伤，周围伴有血肿

伤（包括撕裂伤）及之后出现的间质性肺气肿，这两项原因也可导致纵隔气肿和皮下气肿。其他引起创伤后气胸的原因有挤压伤导致的肺泡压缩、气管支气管或食管撕裂及气压伤。

仰卧位胸部 X 线可以发现大多数需要立即行胸膜腔造口术的气胸。然而有研究显示，仰卧位 X 线未检出重症患者气胸的比例高达 30%，其中又有半数发展为张力性气胸[59]。患者处于仰卧位时，胸腔内的少量积气容易在胸腔前内侧间隙和肺下胸膜间隙积聚，造成仰卧位 X 线可能不易发现的情况。建议使用水平束对肺的最上方执行侧卧位摄片和胸部 CT 检查，提高气胸的检出率。

CT 在仰卧位诊断气胸的灵敏度很高。隐匿性气胸是指临床查体和胸部 X 线均未发现、而经 CT 检出的气胸。有 2%~12% 的钝性伤患者在行腹部 CT 时发现存在隐匿性气胸[59, 60]，并有大约 44% 的头部严重创伤患者行胸部 CT 时发现存在隐匿性气胸。

尽管 CT 能够检出临床查体和 X 线片未能发现的气胸，但 CT 检查隐匿性气胸的临床意义和指征尚不明确[61, 62]。已经执行了腹部 CT 检查的钝性伤患者除常规软组织窗外，还应采用肺窗观察上腹部（下胸部）图像，提高少量气胸的检出率。

发现少量的隐匿性气胸有时十分重要，对于需要机械通气或全身麻醉急诊手术的患者尤其如此。机械通气和麻醉诱导引起的气压伤可能加重胸腔积气，进而导致严重的呼吸或心血管损害。为防止隐匿性气胸发展为张力性气胸，如果隐匿性气胸患者需要进行机械通气或全身麻醉，通常建议行预防性胸膜腔造口术。可对血流动力学稳定且不需机械通气的少量隐匿性气胸患者执行密切观察和多次胸部 X 线检查随访，观察胸腔积气量是否增加，适当时可行胸膜腔造口术[60-62]。

对于行胸膜腔造口术的气胸患者而言，CT 有助于评估引流管的位置和气胸引流的情况。治疗急性胸部创伤时，大部分的胸腔引流管都放置在胸膜裂区，但结果与放置在胸腔其他部位一样有效[63]。有时胸腔引流管会误置于胸腔以外的位置，而 CT 检查可能发现仍有胸腔积气残余[64]；在这种情况下，CT 可用于指导调整胸腔引流管的位置或增加新的引流管。

胸部 X 线发现的创伤后可疑气体可使用 CT 确认。举例来说，CT 可以区分中线区的气胸和纵隔气

生剪切型损伤。3 型肺撕裂伤表现为肋骨骨折刺破肺组织引起的小空腔或线状透亮影，常见于肺外周，并且通常伴有气胸。4 型肺撕裂伤很少见，这种肺撕裂伤发生在胸膜附着处，是胸壁向内猛烈移动或骨折导致的，只能通过手术或尸检诊断[51]。

大多数肺撕裂伤在受伤后数周至数月内即可完全吸收，并且含气撕裂伤（肺气囊肿）的吸收速度比含血液的撕裂伤（血肿）快。在患者需要机械通气的情况下，撕裂处或肺气囊肿可逐渐增大并与胸膜腔相通，从而导致气胸。肺撕裂伤很少合并感染。在诊断和随访病变进展及评估并发症（如合并感染或出血）两个方面，CT 均优于胸部 X 线[57, 58]。

2. 胸膜腔损伤

（1）气胸：气胸是胸部钝性伤常见的并发症，可伴或不伴肋骨骨折，在胸部钝性伤中的发生率高达 40%[51]。创伤通常会导致双侧气胸，并伴有血胸。合并肋骨骨折时，出现气胸的主要原因是骨折断端造成脏层胸膜撕裂，约占所有气胸的 70%。不伴有肋骨骨折时（约占 30%），气胸的原因可能是肺实质损

肿、纵隔周围的肺气囊肿及肺韧带内的空气。钝性伤后如出现伴有液平的积气，并且范围较窄，则提示可能存在中线区气胸；如果积气没有液平，呈现较宽或球形的形态，并且特别是与呼吸窘迫和机械通气有关时，则提示可能存在后纵隔气肿。CT还可以准确评估广泛皮下气肿患者的潜在气胸。

(2) 胸腔积液/积血：创伤后胸腔积液可能包括漏出液、渗出液、血液、乳糜性积液或多种液体的混合物。漏出性积液可在急性肺不张或复苏后水中毒的患者中出现，渗出性积液通常在胸腔感染的患者中出现，而乳糜性胸腔积液可能是胸部或颈部受到挤压或穿透伤导致的胸导管损伤造成的。绝大多数创伤后胸腔积液为血胸（图21-7）。

有50%的胸部钝性伤患者会出现血胸，并且通常为双侧。血胸可由肺挫伤、肺撕裂伤、肋间血管撕裂伤及纵隔或膈肌撕裂伤等多种不同类型的损伤引起[2]。肺部出血（如肺挫伤）导致的血胸通常程度较轻，并且是自限性的。肺部灌注压较低，并且含有丰富的促凝血酶原激酶，有利于止血；此外，塌陷肺组织的填塞作用也有利于止血。胸壁、膈肌和纵隔内的动脉损伤压力较高，可能导致大量且快速增加的血胸。肋间动脉、乳内动脉、主动脉和大血管等体循环血管损伤也可导致大量血胸乃至休克。

与X线相比，CT和超声检查发现胸腔积液的灵敏度更高。一项研究评估了腹部CT扫描多发伤患者后发现的胸部受伤数量和严重程度，共涉及26名患者，其中有23名（88%）的血胸仅在CT结果中显示。尽管大多数仅在CT上可见的胸腔积液的积液量很少，并且可能不需要即刻引流，但仍需要评估积液量的增加情况，并且可能需要取样，确定积液的原因。有时，积液在CT图像中的密度可以提示其来源，如急性血胸的CT值为70～80HU，而大多数漏出液的CT值为10～20HU[65]。血胸可能会引起胸膜纤维化，故通常需要胸腔引流。

有时即使胸腔积液量较多，在仰卧位胸部X线中也可能不明显，在积液呈双侧对称时尤其如此。积液如果位于肺底处或被限制在肺后方（如创伤后ARDS出现的积液），则也有可能在仰卧位胸部X线中不明显。CT和超声均可检出此类积液，并可引导此类积液的抽取和（或）引流[66]。在行胸膜腔造口术治疗的患者中，CT可能特别适合用来评估胸腔引流。CT可发现慢性的局限性胸腔积液和（或）胸腔引流管错位[64]（图21-8）。如果情况适宜，则可在CT引导下调整引流管位置或增加新的引流管。CT还可用于发现脓胸或肺脓肿等相关的并发症，并指导引流。CT对复杂的胸膜实质异常的显示效果更佳，可将胸腔积液与肺不张、肺实变、肺挫伤等区分开来[46]。

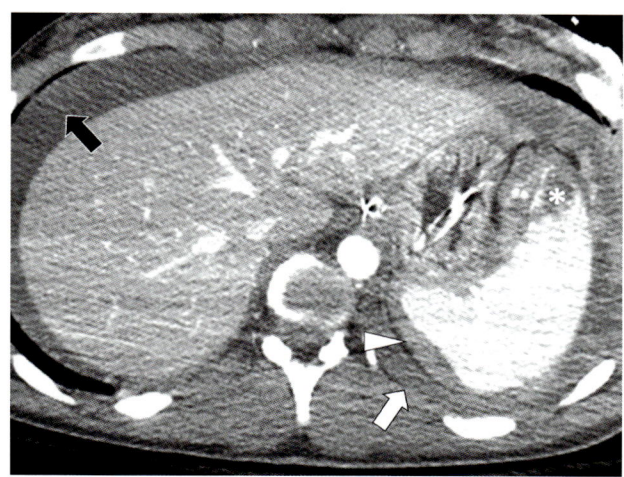

▲ 图21-7 18岁男性，车祸后血胸
轴位增强CT软组织窗图像示高密度（50HU）左侧血胸（白箭），合并脾脏裸区积血（箭头）、腹腔积血（黑箭）和脾脏挫伤（*）

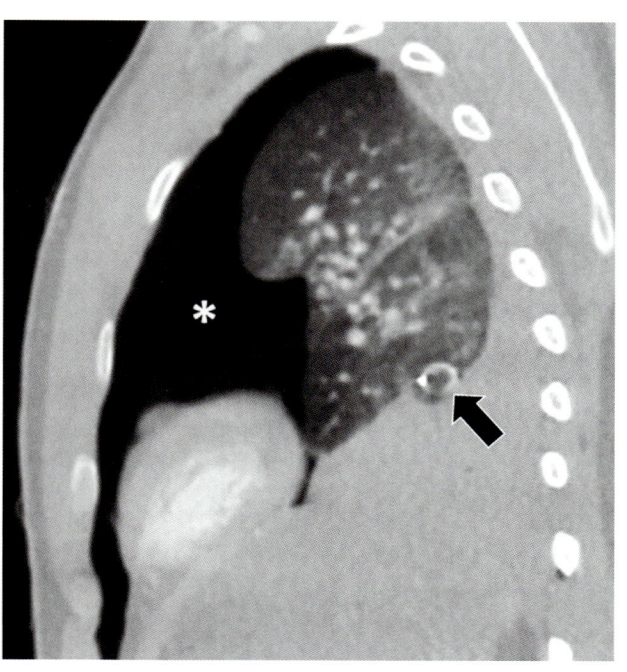

▲ 图21-8 29岁男性，机动车事故后出现大量气胸
矢状位增强CT肺窗图像示胸腔引流管（箭）位于肺实质内，同时存在大量气胸（*）

3. 主动脉和大血管损伤 胸主动脉和头臂动脉撕裂伤是胸部钝性伤后主要的致病和死亡原因。出现胸腔血管损伤的主要原因是高速行驶的机动车辆事故，也有坠落伤、挤压或爆炸伤等其他原因。接受尸检的机动车事故受害者中，约有16%存在主动脉撕裂伤[67]。一般认为在发生碰撞时，主动脉根部、主动脉弓和降主动脉的减速程度有所不同（挥鞭样损伤），在主动脉上产生剪切应力，造成了主动脉撕裂伤。胸壁或腹壁受压引起的主动脉内压力突然增加也可能导致主动脉损伤[68]。另一种假设是胸骨和胸椎之间的主动脉受压会导致主动脉受到"骨性挤压"，从而导致撕裂伤[69]。无论损伤机制为何，其结果都是一层或多层主动脉壁撕裂，并且撕裂方向通常为横向。虽然撕裂处可能较短（几毫米）、较浅（局限于内膜），但大多数撕裂都累及整圈血管和血管壁全层，造成完全横断。如果撕裂仅累及部分主动脉壁，则撕裂处通常位于后壁。

超过90%的主动脉撕裂伤发生在主动脉峡部，即主动脉弓远端、左锁骨下动脉起始部后方动脉韧带与主动脉弓的连接处；该部位是主动脉壁上剪切应力最大的部位。约有5%的撕裂伤累及升主动脉，发生位置通常位于主动脉瓣上方[68]。尸检结果中升主动脉撕裂的发生率较高（20%~25%），表明升主动脉撕裂伤几乎总会即刻致命。失血或与失血相关的心脏损伤通常会导致死亡。75%的升主动脉撕裂伤患者会出现心肌挫伤、主动脉瓣破裂、冠状动脉撕裂和心包积血导致的心脏压塞等严重心脏损伤，而出现严重心脏损伤的比例在主动脉峡部撕裂伤患者中仅为25%[68]。大部分同时发生主动脉撕裂伤和心脏损伤的患者为事故中的行人、被弹出的乘客及遭遇飞机失事和电梯事故等事件的坠落伤患者[67]。

钝性伤导致的降主动脉损伤比较罕见。降主动脉撕裂通常位于主动脉裂孔的水平，即降主动脉远端经膈肌穿出胸腔的位置，并有6%~19%的病例表现为主动脉多发撕裂伤[67]，4%伴有头臂动脉或其分支的损伤或撕脱[70,71]。头臂动脉损伤通常是多发性的，常伴有其他动脉撕裂伤[70,71]。

80%~90%的主动脉撕裂伤患者在事故现场或入院治疗前就已死亡[68]。对于到达医院时未死亡的其余10%~20%的患者，应立即开展诊断和手术工作，阻止主动脉撕裂处出血。有研究显示，如果及时执行外科手术或血管内修补术，患者的存活率可达到68%~80%，因此尽早诊断和治疗十分重要[72-75]。如果不做治疗，估计患者的存活率只有不到5%；这些存活的患者通常仅有部分主动脉横断，并有血管外膜或动脉周围组织包绕搏动性血肿。

创伤性主动脉撕裂伤常常缺乏临床表现；之所以考虑存在主动脉损伤，往往是因为受伤时存在明显的减速过程（即高速行驶的机动车事故）。超过50%的主动脉撕裂伤患者可能没有明显的胸部外伤表现。此外，许多患者同时伴有头部外伤，造成其神志不清晰，因此可能无法询问症状。受伤后即刻出现的最常见症状是胸骨后疼痛或肩胛间疼痛，认为这两种症状是纵隔出血导致的。另外，较少见的体征和症状有呼吸困难、吞咽困难、上肢高血压、下肢低血压及心前区或肩胛间区有收缩期杂音（由横断区域的血液湍流引起）。但是，这些临床表现对诊断主动脉损伤的灵敏度和特异度都有所不足。

胸部X线检查可能可以提示主动脉损伤，MDCT可确诊主动脉损伤。X线检查提示急性主动脉创伤的征象主要为纵隔血肿，可能包括：①上纵隔增宽（图21-9）；②主动脉（尤其是主动脉弓、主动脉峡部或主肺动脉窗）轮廓饱满、变形或模糊不清（图21-9）；③气管或食管内鼻胃管发生向右移位；④左主支气管向尾端移位；⑤右侧气管旁带增宽；⑥椎旁带增宽；⑦肺尖上方有胸膜外血肿（肺尖帽）[76,77]。

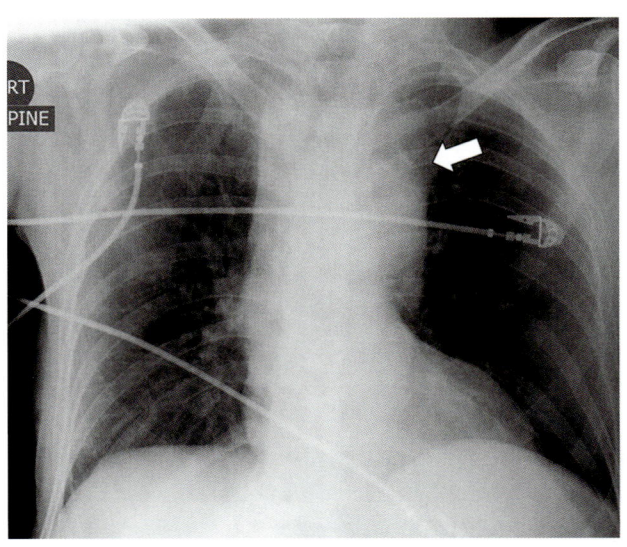

▲ 图21-9 38岁男性，遭遇机动车事故后主动脉损伤
胸部正位X线检查显示上纵隔增宽（箭），同时主动脉损伤引起的纵隔大量血肿使主动脉弓的轮廓显示不清

在以上征象中，灵敏度最高的主动脉损伤表现是纵隔变宽伴主动脉轮廓消失[78]。有研究认为第一和（或）第二肋骨骨折可提示严重纵隔创伤，但与主动脉损伤无关[78]。

需要注意的是，即使通过胸部 X 线检查做出了纵隔血肿的正确诊断，但在此时纵隔血肿的最常见原因是纵隔内小动脉和静脉破裂，而不是主动脉损伤[79]。纵隔血肿也可能是纵隔部位的其他非主动脉损伤出血造成的，如气管支气管撕裂、颈椎下段和胸椎上段骨折等。即使 X 线检查可以显示纵隔血肿征象，但如果没有相关征象，则不能排除主动脉损伤[80]。

如前所述，CT 是诊断胸部钝性伤后主动脉和其他大血管损伤的标准方法；除非有指征提示紧急开胸手术，否则所有严重胸部创伤患者均应接受 CT 检查。目前大多数研究表明，胸部 CT 如表现正常，则可明确排除主动脉损伤，其假阴性率约为 1%[81-83]。假阴性 CT 主要表现为不伴有纵隔血肿的主动脉内层和（或）中层撕裂，或者由于运动伪影、对比剂使用不足等原因导致的图像质量不佳。

CT 可以显示主动脉损伤的直接和间接（即纵隔血肿）征象[81, 82, 84]。纵隔血肿可能是局灶性的，也可能是弥漫性的，在 CT 上表现为纵隔内有密度均匀的液性区或纵隔脂肪内有条状软组织密度影[84]（图 21-10）。如出现以下情况，则诊断纵隔血肿可能有困难：纵隔血肿与前纵隔胸腺组织难以区分、主肺动脉窗层面的肺动脉有部分容积效应、左肺下叶主动脉周围存在肺不张及纵隔处有运动伪影。大多数由 CT 发现的纵隔血肿不伴有主动脉损伤的直接征象[84]。如前所述，纵隔血肿只标志着存在严重纵隔创伤，但对主动脉损伤并没有特异性。纵隔血肿的主要产生原因是纵隔静脉和（或）小动脉破裂，而不是主动脉破裂。

主动脉损伤的直接 CT 征象有假性动脉瘤（图 21-11）、内膜片、主动脉轮廓变形、降主动脉相对于升主动脉突然变细（"假性缩窄"）、主动脉壁缺损（横断伤）（图 21-12）和对比剂外溢[84-86]。假性动脉瘤可以是局灶性的，也可以累及整个血管环周，CT 表现为囊状突起或主动脉腔较近端正常主动脉增宽。主动脉壁撕裂处的内膜片在 CT 上表现为强化的主动脉腔内线状充盈缺损，并且缺损的范围小、密度低（图 21-13）。主动脉外膜破裂时可出现不同程度的对比剂外溢。CT 诊断主动脉损伤的准确性很高，接近 100%[84, 87]。矢状位和冠状位 CT 图像对轴位图像中细微的主动脉轮廓异常的显示效果良好（图 21-14）。CT 明确显示有主动脉损伤的患者可直接行外科手术治疗，或者接受主动脉造影及之后的支架置入治疗[75, 88, 89]。

如果钝性伤后主动脉仅有部分横断，并且患者在没有接受诊断和治疗的情况下幸存，那么此时主动脉横断可能在几个月到几年的时间内发展为假性动脉瘤。此类假性动脉瘤在左锁骨下动脉起点附近的主动脉峡部最为常见，并且通过撕裂处与主动脉

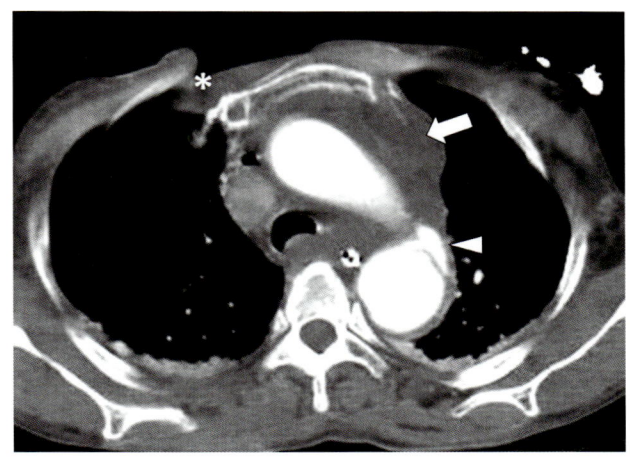

▲ 图 21-10　47 岁男性，被汽车撞伤后出现主动脉损伤

轴位增强 CT 软组织窗图像示主动脉周围纵隔血肿（箭），右侧胸肋关节脱位（*），并有主动脉损伤（箭头）

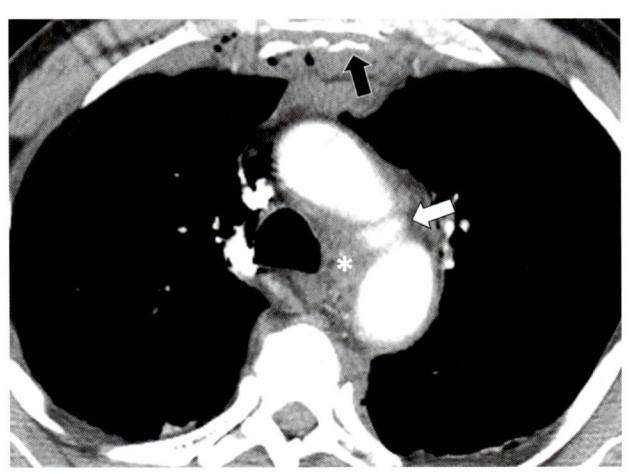

▲ 图 21-11　47 岁男性，被汽车撞伤后出现主动脉假性动脉瘤

轴位增强 CT 软组织窗图像示主动脉弓处有主动脉假性动脉瘤（白箭），伴有纵隔血肿（*）、胸骨骨折及胸骨后血肿（黑箭）

1079

腔连通，随时间流逝而逐渐增大。上述情况在主动脉损伤患者中的发生率为2%~5%，偶尔可以通过胸部X线检查发现；此类假性动脉瘤增大会引起相关症状，由此也可以发现该病[90]。慢性创伤性假性动脉瘤的CT和MRI表现均为主动脉峡部出现囊状或梭形扩张，在CT图像中可见瘤壁钙化（图21-15）。CT和MR有助于显示假性动脉瘤与左锁骨下动脉的关系，并确定假性动脉瘤与主动脉腔连通处的大小。由于此类创伤后动脉瘤始终有破裂的风险，因此通常开展血管内支架置入修复操作，或者择期手术治疗[87]。

CT的时间分辨率和空间分辨率都较高，常规应用CT可以提高主动脉壁处微小不规则隆起和内膜轻微隆起的检出率。此类"轻微"损伤通常可以保守治疗，并建议开展影像学检查（CT或MR）随访，确认病变不会发展为假性动脉瘤，同时确认血管壁完全愈合[91]（图21-16）。

对主动脉外伤而言，主动脉造影由主要的诊断方法变为主要的治疗辅助手段[92]。主动脉撕裂伤的血管造影表现为内膜出现褶皱、撕裂，呈边界清晰的线状低密度影，同时可能发现主动脉壁不规则和（或）假性动脉瘤。常规主动脉造影诊断外伤性主动脉损伤的灵敏度为100%，特异度为99%，阳性预测值为97%，阴性预测值为100%[92]。

4. 心脏和心包损伤 胸部钝性伤可引起一系列严重程度各异的心脏损伤，既有仅通过连续心电图就可发现的轻微无症状病变，也有迅速致命的心脏

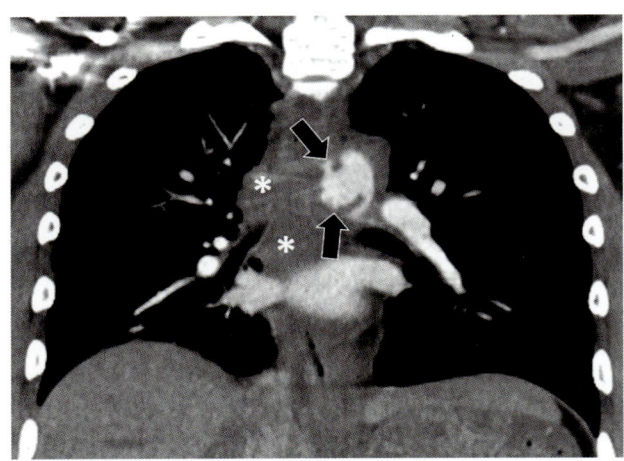

▲ 图 21-12　28岁女性，遭遇机动车事故后出现主动脉横断伤

冠状位增强CT软组织窗图像示主动脉周围大量纵隔血肿（*）及继发于主动脉横断伤的主动脉内侧壁不规则撕裂（箭）

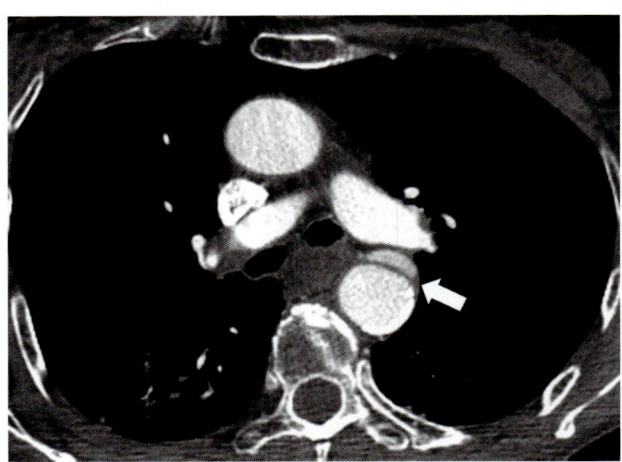

▲ 图 21-13　58岁男性，遭遇机动车事故后出现主动脉损伤（内膜片）

轴位增强CT软组织窗图像示降主动脉近段有内膜片（箭），表现为强化的主动脉腔内线状充盈缺损，并且充盈缺损影的范围小、密度低

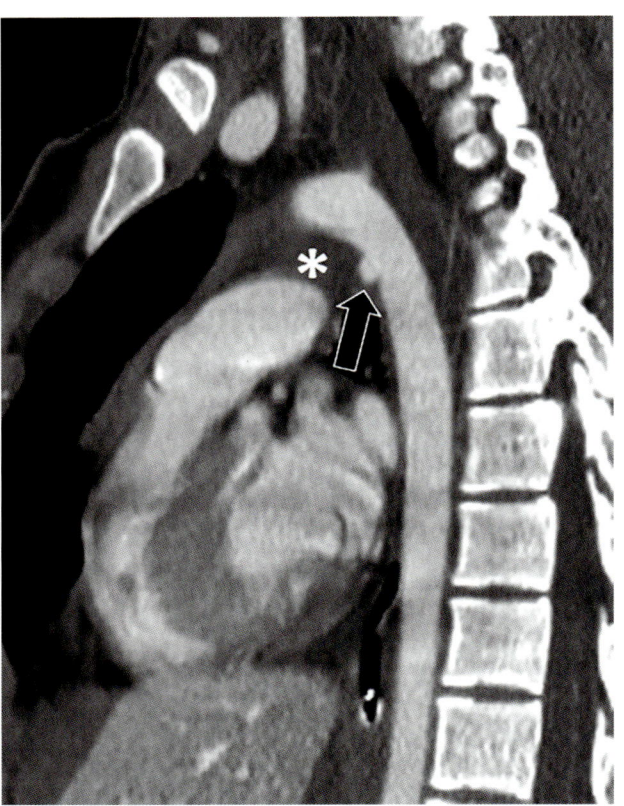

▲ 图 21-14　34岁男性，遭遇机动车事故后出现假性动脉瘤

矢状位增强CT软组织窗图像显示主动脉峡部有小突起，为假性动脉瘤（箭），同时伴纵隔血肿（*）

破裂。急性心脏损伤的形式有挫伤、透壁心肌坏死及心包、心肌、房室间隔、乳头肌、心脏瓣膜和冠状动脉发生撕裂或破裂[93]。目前尚不清楚胸部钝性伤导致心脏损伤的确切发生率，但有尸检研究表明，超过 10% 的高速公路事故死者有心脏损伤，约 5% 的死者死于心脏损伤[93]。

心肌挫伤是最常见的心脏创伤，可导致心肌水肿、出血和坏死，并增加肌酸磷酸激酶（creatine phosphokinase，CPK）同工酶杂化型（MB）的含量。

心肌挫伤的心电图表现与心肌缺血和心肌梗死类似；在心电图门控放射性核素血池扫描中，可观察到右心室收缩延迟、局部室壁运动异常和射血分数降低[94]。右心室占胸骨后心前壁的很大一部分，是最常受伤的部位。临床上心肌挫伤患者的耐受性良好，但心肌挫伤引起的心肌损害可导致多达 20% 的患者出现心输出量减少、急性心律失常等功能性心脏异常[93]。其他更明显的多系统损伤往往会掩盖心脏损伤（如挫伤），而心电图和 CPK 同工酶等常规检查对于严重创伤患者而言没有特异性，所以胸部钝性伤导致的心功能不全常常在临床上漏诊或出现延迟诊断。

胸部 X 线和 CT 在心肌损伤评估当中的作用有所不同。X 线的表现可能包括心脏增大和肺水肿等充血性心力衰竭的征象。尽管目前胸壁损伤与心脏损伤两者之间的关系尚不明确，但如果出现前肋和胸骨骨折，则临床上应更加怀疑存在心肌损伤[46, 95]。室壁瘤可能是挫伤、梗死等心脏损伤的后遗症，CT 和胸部 X 线表现均为心脏轮廓改变和瘤壁内钙化[95]。心脏挫伤在心电门控 MDCT 中表现为心肌强化减弱，但目前很少使用该技术。

心脏或心包损伤后，可能发生急性心包积血。CT 诊断心包积液的灵敏度很高，如果心包积液的 CT 值较高（接近软组织密度），则提示可能存在心包积血[93, 95]（图 21-17）。创伤后 CT 检查偶尔可发

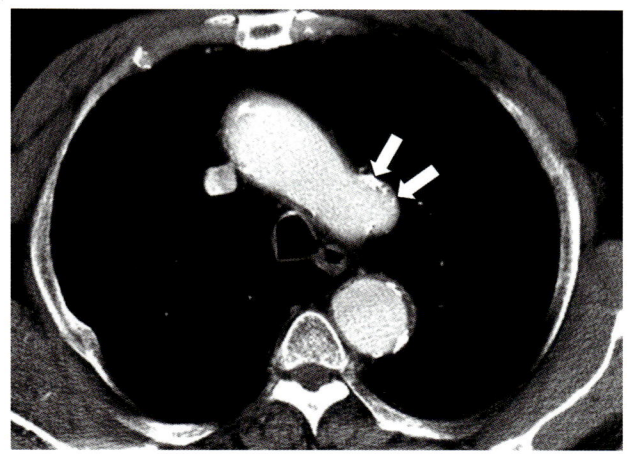

▲ 图 21-15 63 岁男性，胸部钝性伤后出现慢性假性动脉瘤
轴位增强 CT 软组织窗图像示强化的血管腔旁主动脉弓侧壁局限性突起，伴有外周钙化（箭）。结合患者既往有严重的胸部钝性伤病史，考虑为慢性假性动脉瘤

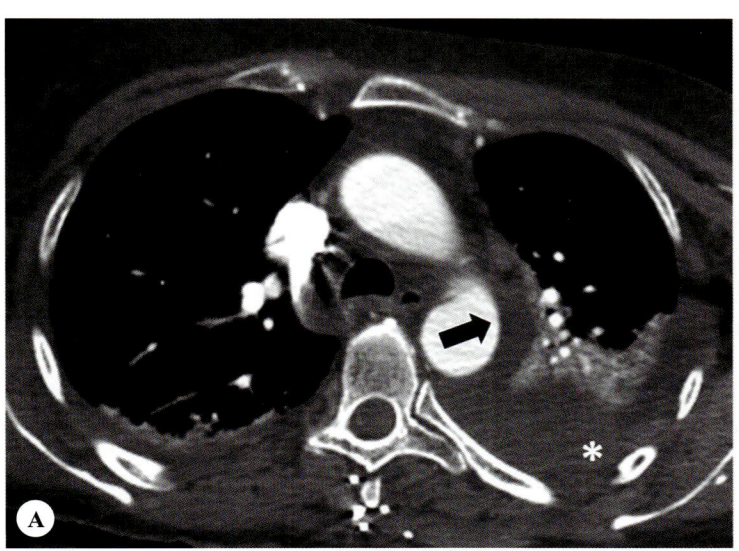 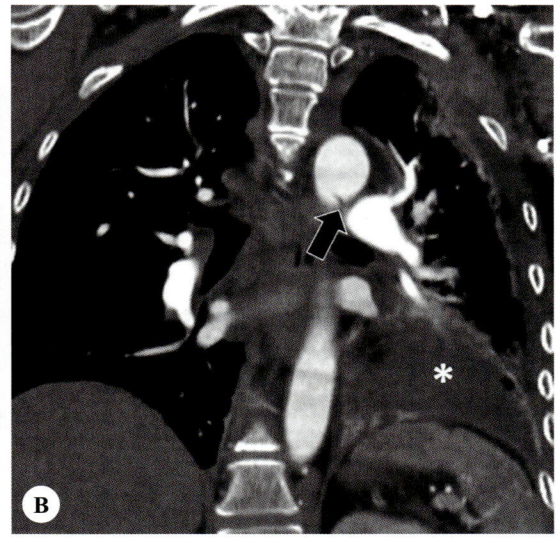

▲ 图 21-16 44 岁男性，车祸后主动脉有轻微损伤
轴位（A）和冠状位（B）增强 CT 软组织窗图像示主动脉峡部的局部内膜稍有不规则，属于轻微主动脉损伤（箭）。冠状位 CT 图像中内膜不规则更加明显。另外可见左侧血胸（*）

现不影响心脏功能的少量心包积血。血液在心包内快速积聚可导致心脏压塞，严重影响血流动力学。急性心脏压塞通常通过心动过速、中心静脉压升高、颈静脉怒张、心音减弱和心输出量减少等临床表现做出诊断。床旁超声检查可探测是否存在心包积液，从而决定是否立即行心包穿刺术或心包切开术。钝性伤后急性心脏压塞的CT表现有心包积血、中心静脉（如腔静脉、肝静脉、肾静脉等）扩张及肝内肝门周围淋巴水肿。

心包气肿是胸部钝性伤的一种表现，在临床上少见，学界认为产生该表现的原因是血管周围和（或）支气管周围鞘的气体进入心包。举例来说，肺泡破裂后，原来在肺泡内部的空气可沿肺静脉外膜游走，最终进入心包腔[95]。少量心包积气通常没有临床意义，CT检查偶尔可检出该情况。大量心包积气会压迫心脏并导致张力性心包气肿，但这种情况很少见。心包气肿伴心脏压塞的X线表现为心影突然明显减小[96]。在合并肺挫伤、气胸、气管支气管撕裂等状况时，长时间气道正压通气可能使心包气肿的发生风险上升。在穿透性创伤当中，认为心包气肿是心肌损伤的间接证据（图21-18）。

心包破裂是胸部严重钝性伤的一种罕见并发症，发病率不足0.5%[97]。心包破裂可能累及膈心包和（或）胸膜心包，常见于左侧，并且通常在术中或尸检时发现。如果胸部X线或CT检查发现膈肌破裂，并且腹部含气的空腔脏器疝入心包，则提示存在心包破裂[46]。创伤性心包破裂的其他CT表现包括心包气肿、心尖向后外侧转位及心脏从心包撕裂处疝出[95, 98]。

5. 大气道（气管和支气管）损伤　气管支气管撕裂是一种少见但严重的胸部钝性伤并发症，总死亡率约30%[55]。大多数创伤性大气道撕裂病例有气管远端（15%）或主支气管近端（80%）受累，并且超过80%的创伤性大气道撕裂发生在隆突周围2.5cm范围以内[55]。大气道撕裂伤的位置和严重程度会影响其临床表现和影像学表现。左主支气管远端和右主支气管完全撕裂时，主要且常见的表现为大量气胸，并且胸腔置管引流无法缓解。气管和左主支气管近端撕裂通常会导致较为严重的纵隔气肿，并且该气肿持续存在，呈进行性加重，可广泛扩散至颈部和皮下组织。气管支气管呈周围外膜完整的不完全撕裂时可能不会产生气胸、纵隔气肿或其他影像学表现，原因在于最初状态下的气道保持完整，可防止空气进入纵隔或胸膜腔。此类部分撕裂伤可能一直处于未被发现的状态，直到随后的高压机械通气引起纵隔气肿或大量气胸为止[48]。

气管支气管撕裂的表现有时不明显，可能会被其他损伤的表现掩盖，但常可通过呼吸困难、胸腔

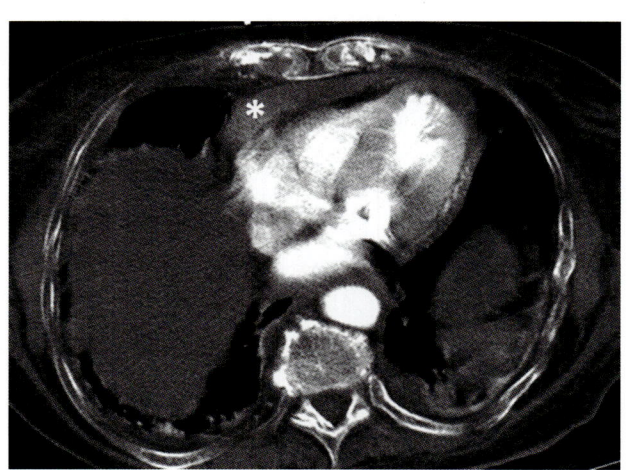

▲ 图21-17　63岁男性，从三楼跌落后出现急性心包积血
轴位增强CT软组织窗图像示心包内有高密度液体（*），提示急性心包积血

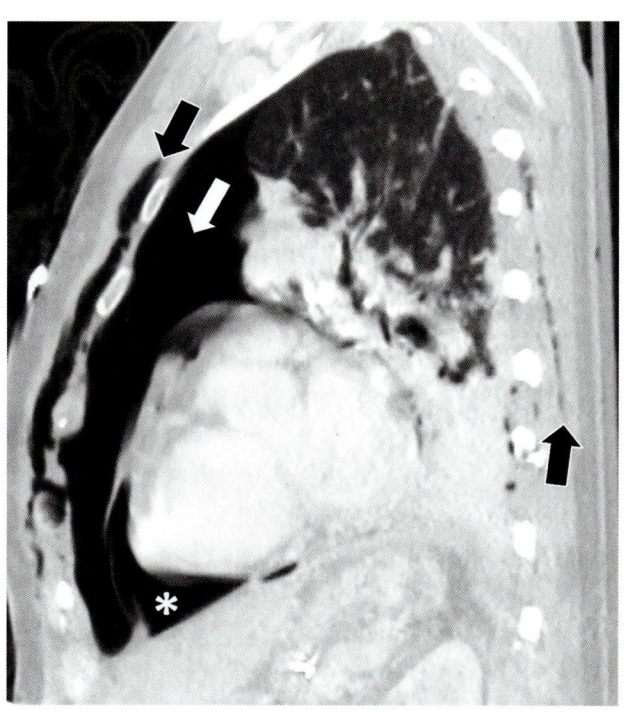

▲ 图21-18　33岁男性，左胸受枪伤后出现心包气肿
矢状位增强CT软组织窗图像示心包内积气（*）、气胸（白箭）和皮下气肿（黑箭）

置管引流后持续气胸或漏气及纵隔或皮下气肿较多或迅速增加等临床表现来帮助诊断[48, 55]。气管破裂患者可能会出现气管插管的位置和结构异常，如气囊过度扩张或气囊尖端位于气管腔外[99]。在伴有气胸的支气管完全撕裂伤患者中，塌陷的肺可能从肺门坠落，出现所谓的"肺坠落"征[100, 101]（图21-19）；该征象与单纯性气胸的常见表现不同，后者的肺组织固定在肺门并向肺门处塌陷。破裂的支气管可能会变形（形成锐角）或发生阻塞。"肺坠落"征和气管插管异常（如气囊过度扩张）都是可靠的气道损伤表现，但两者均不常见[99]。

如果气管撕裂伤患者有气管插管，患者的CT图像可表现为置管尖端位于气管腔外，或者过度扩张的球囊从气管撕裂处向纵隔突起[51]。即使气管插管没有异常，也可能发现气管壁撕裂，同时气管内导管无异常。此类患者的CT图像中还可以看到纵隔气肿和皮下气肿。

创伤性支气管破裂的CT表现为支气管突然变细，并且纵隔向患侧肺移位、气管向相反的方向移位[102]。CT和（或）胸部X线的特征性表现和临床表现通常足以提示需要行紧急支气管镜检查，并且手术前通常需要行支气管镜检查，从而明确诊断[95]。但如果通过CT检查就可以明确诊断，则无须支气管镜检查，可立即进行手术[51]。

6. 食管损伤 胸部钝性伤很少导致食管损伤。食管损伤通常继发于严重的胸部和（或）腹部挤压伤，并常伴有主动脉破裂和心脏挫伤等其他胸部损伤[103]。钝性伤导致食管损伤的机制有食管静水压突然升高、食管在脊柱和气管之间受到挤压、食管拉伸过度造成撕裂（在膈肌裂孔水平尤其如此）及颈椎骨折碎片直接穿破食管等[55]。急性创伤导致食管损伤的其他原因也包括食管内置管和鼻胃管放置失误。绝大多数外伤性食管穿孔是内镜检查、置管、食管扩张术等医源性操作引起的。

食管破裂的X线征象有纵隔气肿、颈部气肿、气胸、胸腔积液和出血及由于食管胃内容物进入纵隔引起的纵隔轮廓改变。对食管破裂而言，尽早诊断和及时的内外科干预至关重要，原因是食管破裂可以迅速发展为急性纵隔炎和感染性休克[104]。如果食管破裂患者还伴有纵隔胸膜破裂，则可能发生急性脓胸。有时食管创伤可引起气管食管瘘，而后者也可继发于急性纵隔炎，此时瘘管可引流食管内容物，防止形成纵隔脓肿[104]。食管造影诊断食管破裂的灵敏度＞90%，也是诊断和评估食管破裂严重程度的常用方法[105]。内镜检查诊断的灵敏度和食管造影相近，并可在部分情况下提供更多的诊断信息[55]。

食管穿孔也可使用CT诊断[56, 106]，具体表现有食管增厚、食管周围积液、食管外气体影（图21-20）和胸腔积液，其中又以食管外气体影的诊断价值最高[106]。有时可以发现口服对比剂经食管破裂部位进入纵隔或胸膜腔，但目前很少对钝性伤患者

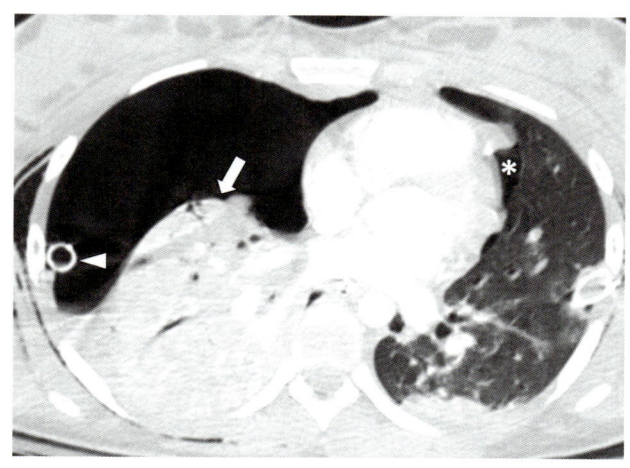

▲ 图 21-19 **25岁男性，被汽车撞伤后出现"肺坠落"征**
轴位增强CT肺窗图像显示右肺完全塌陷、从肺门处坠落（"肺坠落"征）。虽然胸腔引流管（箭头）的位置正常，但仍有大量气胸，同时左侧也有少量气胸（*）。支气管镜证实右主支气管完全断裂

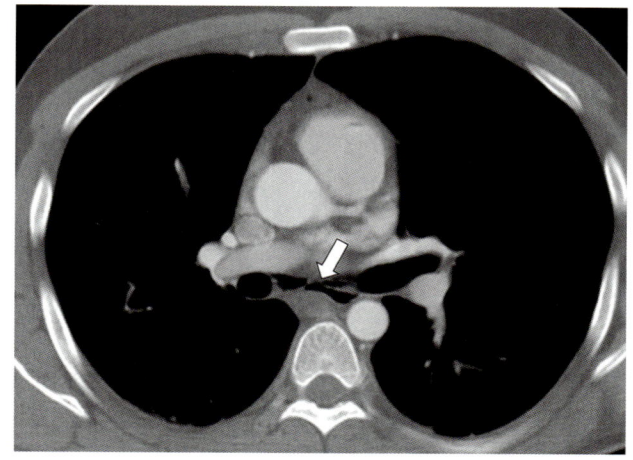

▲ 图 21-20 **18岁男性，遭遇车祸后食管穿孔**
轴位增强CT软组织窗图像示纵隔内食管周围气体影（箭）。上消化道内镜发现食管远端穿孔

1083

应用口服对比剂[46]。CT 可以显示食管破裂的食管外表现，如纵隔炎、纵隔脓肿和脓胸等[106]；这些信息对内科治疗和（或）外科手术都具有重要意义。

7. 膈肌损伤 约 5% 的严重钝性伤患者伴有膈肌破裂[107]，其中又有 65%~85% 的膈肌破裂位于左侧[107,108]，原因在于肝脏对右半膈肌存在一定的保护作用，同时/或右半膈肌破裂存在漏诊的情况[108]。钝性伤导致膈肌破裂的机制有膈肌剪切伤、膈肌从附着点撕脱及上腹部和下胸部受到严重挤压后跨膈压突然增加。下胸部肋骨骨折也可以直接引起膈肌撕裂，而膈肌撕裂最常见于膈肌中心腱及中心腱与肌肉移行处，并最常累及膈肌后份和后外侧份[107,108]。左半膈肌撕裂时，网膜、胃、脾脏和肠管可疝入胸腔；而右半膈肌撕裂时，通常表现为肝脏疝入胸腔。

膈肌破裂早期通常没有腹腔器官疝入胸腔，其他伴发的损伤也常常掩盖膈肌的损伤，因此膈肌破裂在创伤早期通常难以发现。膈肌破裂很少单独发生，许多膈肌破裂患者伴有严重的腹腔内损伤（59%）或胸腔内损伤（45%）[108]。如果早期缺乏典型的临床体征和影像学表现，能正确诊断出膈肌破裂的患者不到 50%。如果患者近期有外伤，并且左半膈肌撕裂，同时撕裂的范围较大且引起腹腔空腔脏器疝入胸腔，则最容易做出膈肌破裂的诊断。如果患者近期无外伤史、撕裂处位于右半膈肌，并且有肝脏等实质器官疝入胸腔，则较难诊断出膈肌破裂。

膈肌撕裂在外伤后数小时乃至数年内才得到延迟诊断的情况并不罕见，此时腹腔脏器已逐渐疝入胸腔。此类膈肌撕裂难以察觉，可能只有在患者出现创伤后疝的并发症（如小肠梗阻、内脏绞窄和呼吸受限）时才会被发现[109]。与外伤后立刻得到诊治的膈肌破裂相比，膈肌破裂后迟发的疝和内脏绞窄的死亡率较高，达到 30%[109]。

通常基于胸部 X 线检查或 CT 结果做出膈肌破裂的诊断，该破裂也可能经剖腹探查术偶然发现。如果 X 线检查征象显示含气的内脏（即胃和肠管）及鼻胃管的尖端位于膈肌上方，则提示存在膈肌破裂。另外，如出现膈肌破裂，可以看到鼻胃管在正常的胃食管连接处下方向上弯曲，并伸向位于左侧胸腔的胃底处。其他一些征象对膈肌损伤也有提示意义，但不能做出明确诊断，具体征象包括膈肌模糊或抬高、膈肌轮廓不规则或呈波浪状、肺底区有类似肺不张的密度增高影、膈肌上团块影、原因不明的胸腔积液及胸部下份肋骨骨折[110]。大多数情况下，根据以上非特异性征象无法明确诊断膈肌损伤。膈肌破裂如伴有腹腔脏器疝，则可被伴发的多发性创伤性肺囊肿、肺下叶挫伤和（或）肺不张、胸腔积液、局限性血气胸、膈神经麻痹及膈膨升等肺部疾病掩盖[46,110]。

CT 对膈肌损伤诊断高度灵敏。在薄层轴位 CT 图像中，膈肌为一弧形软组织密度结构，厚度较薄，其轮廓由周围的肺组织和膈肌下方的脂肪勾勒而成。冠状位和矢状位重建图像对于膈肌的完整性评估来说十分重要（图 21-21），原因在于这两种图像可以直接观察到膈肌撕裂处的不连续，不连续位置常显示腹部脂肪或内脏疝（图 21-22）。膈肌的后外侧部分通常显示效果良好，所以如果撕裂发生在该位置，则通常可以发现。膈顶部撕裂及周围有相似密度结构（如肝脏、脾脏和胃）的膈肌部位发生的撕裂较难发现，但伴有腹腔内容物疝的情况除外。CT 诊

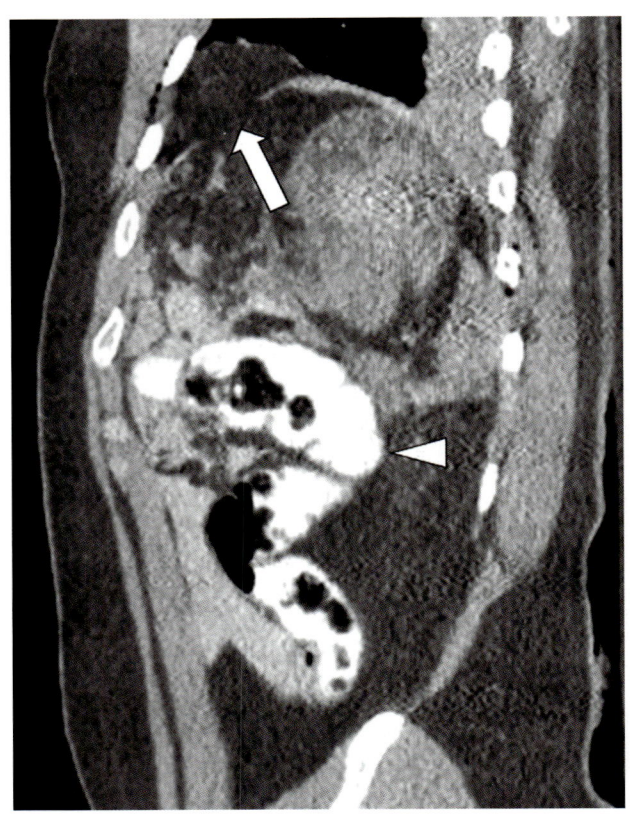

▲ 图 21-21　20 岁男性，左侧腹被刺伤后出现膈肌损伤
矢状位增强 CT 软组织窗图像示左半膈肌局部缺损（箭），网膜脂肪疝入左侧胸腔。结肠（箭头）内有经直肠注入的对比剂

断急性创伤性膈肌破裂的灵敏度为70%~80%，特异度为87%~100%[111,112]。

膈肌破裂的CT表现有膈肌连续性中断、腹腔内脏或脂肪疝入胸腔及胃或肠管在疝处呈"腰状"缩窄（"CT领口"征）[108,111]（图21-23）。撕裂的膈肌断端之间可能出现较大的间隙，形成"膈肌缺损"征[108]。

如发现腹腔脏器和（或）脂肪疝入胸腔，即可诊断疝。CT在内脏疝形成之前即可发现膈肌破裂，从而提早开展手术治疗，避免因延迟诊断造成危及生命的并发症。膈肌破裂的其他CT表现有因水肿或血肿导致的膈肌增厚以及腹腔脏器疝入胸腔内后肋旁（"内脏依靠"征）[113]。100%的左半膈肌破裂患者及83%的右半膈肌破裂患者可见"内脏依靠"征，即肝脏的上1/3紧邻右后肋，或者胃或肠管紧邻左后肋[113]。

少数状态较稳定的创伤患者可直接行冠状位和矢状位MRI，评估创伤性膈肌破裂[17]。在T_1加权和梯度回波MR序列中，正常膈肌呈现连续的低信号带，其轮廓由左侧高信号脂肪和右侧肝脏勾勒而成。膈肌损伤的MRI表现为低信号的膈肌出现连续性突然中断。MRI也可以准确显示经膈肌破裂处疝入胸腔的腹腔脂肪和（或）内脏[17]。

8. 胸壁损伤 胸部外伤通常会导致骨性胸廓和胸壁软组织损伤，使患者的发病率和死亡率上升[114]。大多数胸壁损伤的性质和损伤程度都可以结合体格检查和X线结果确定。皮下脂肪通常密度均匀，但胸壁挫伤（伴或不伴肋骨骨折）可在皮下脂肪内产生较高密度的网状影。软组织内血肿可使肌肉脂肪间隙变模糊，并形成局灶性肿块样隆起。CT可显示胸壁挫伤和血肿，但这些结果通常没有临床意义。

空气密度和软组织密度差异明显，因此可通过X线和CT检查诊断胸壁皮下气肿和肌内气肿。皮下气肿的CT表现为皮下脂肪内及胸壁肌肉间有条状空气影；如在胸部钝性伤后发现皮下气肿，则提示可能伴有气胸或纵隔气肿，在没有皮肤撕裂伤，也没有开放性软组织伤口的情况下尤其如此。如在创伤后数天至数周内发现皮下气肿和（或）软组织肿胀，说明可能存在脓肿，可以行CT检查来明确脓肿的范围[95]。

超过50%的严重胸部创伤患者可出现肋骨骨折，最常累及第4~9肋骨。虽然肋骨骨折在钝性胸外伤后常见，但即使不存在肋骨骨折和其他明显的胸壁损伤，也可能发生严重的胸腔内损伤，在胸壁顺应性好的年轻人中尤其如此。儿童的肋骨通常柔软有弹性，而老年人的肋骨弹性相对较差，因此老年人发生肋骨骨折的概率更高。

肋骨骨折本身的临床意义不大，也不是严重创伤的准确预测指标。然而，肋骨骨折可以反映受伤时的冲击力大小，并提示潜在损伤的类型和位

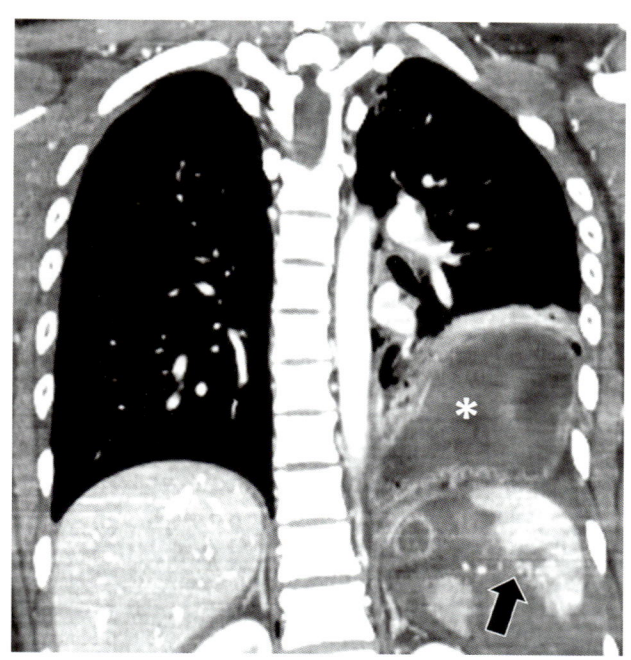

▲ 图21-22 30岁男性，遭遇车祸后膈肌破裂
轴位增强CT软组织窗图像示左半膈肌破裂后胃（*）疝入左侧胸腔，伴有脾脏撕裂伤（箭）和腹腔积血

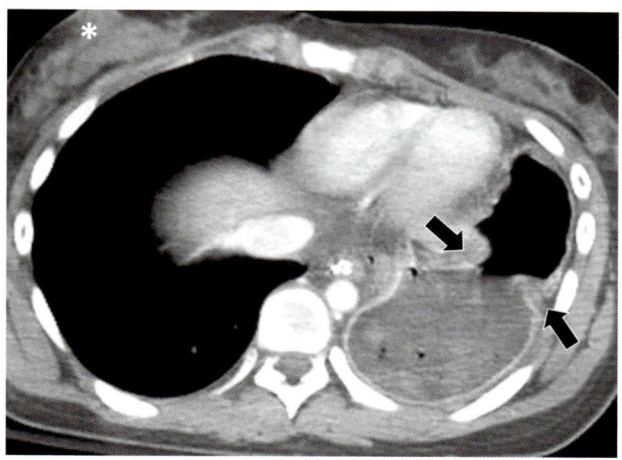

▲ 图21-23 19岁女性，遭遇车祸后呈现左半膈肌破裂（"CT领口"征）
轴位增强CT软组织窗图像示胃部疝入胸腔（箭），在左半膈肌破裂处呈"腰状"缩窄（"CT领口"征），并发右侧乳腺血肿（*）

置[12]（图 21-24）。第 1～3 肋骨受到肩带和周围肌肉组织的保护，所以如果这三块肋骨发生骨折，则说明存在明显的能量转移。与之前的认知相反，肋骨骨折与主动脉或气管支气管损伤之间的关系并不密切；如果仅有肋骨骨折，并不能说明一定存在主动脉破裂。胸膜外血肿可能伴有上肋骨骨折或肺尖上方锁骨下血管创伤，而此类胸膜外血肿（即所谓的"胸膜帽"）与仰卧位胸部 X 线中出现的大量血胸表现类似。CT 可以区分肺尖上方的胸膜外积血和血胸。如出现下肋骨骨折，特别是第 10～12 肋骨骨折，则应进一步怀疑存在肝脏、脾脏或肾脏损伤及腹膜腔内和腹膜后血肿，并通过 CT 等手段做进一步检查。

如果 3 根或 3 根以上连续的肋骨或肋软骨发生骨折，会造成胸壁不稳定，表现为呼吸运动反常，即所谓的连枷胸。连枷胸壁在吸气时向内运动，呼气时向外运动，与胸壁的正常运动方向相反，造成肺通气功能下降。连枷胸是一种非常严重的胸壁损伤，可通过临床表现诊断。连枷胸的发生原因通常是受伤时受到了巨大外力的作用，所以通常伴有多发伤，大多数此类多发伤（如肺挫伤、肺撕裂伤、胸骨骨折）都可以通过 CT 实现诊断。在连枷胸患者中偶尔可见部分肺在胸壁缺损处形成疝，可通过 CT 明确诊断[46]。

CT 发现的其他胸部骨折［包括肩胛骨骨折（图 21-25）、胸骨骨折（图 21-26）和胸椎骨折（图 21-27）］在解释影像征象、阐明受伤机制和提示其他伴发损伤方面都具有重要价值。胸椎骨折最常累及胸椎下段（$T_{9\sim11}$）；由于胸段脊髓非常容易受伤，因此胸椎骨折具有重要的临床意义。与颈段和腰段脊髓相

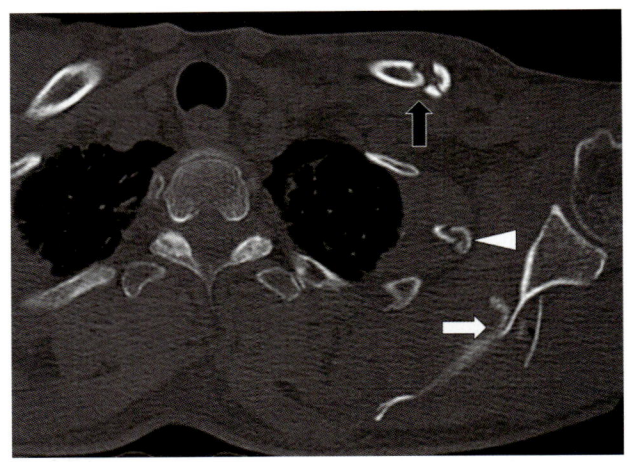

▲ 图 21-25　37 岁男性，胸部钝性伤后肩胛骨骨折
轴位平扫 CT 骨窗图像示左侧肩胛骨骨折（白箭），合并左侧锁骨（黑箭）和左侧肋骨骨折（箭头）

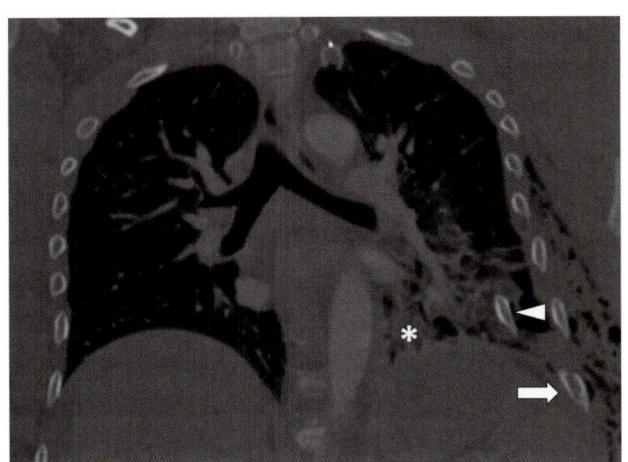

▲ 图 21-24　30 岁男性，胸部钝性伤后肋骨骨折
冠状位增强 CT 骨窗图像显示第 9 肋发生骨折和移位（箭），第 10 肋骨折但无移位（箭头），同时伴左肺下叶肺挫伤或撕裂伤（*）

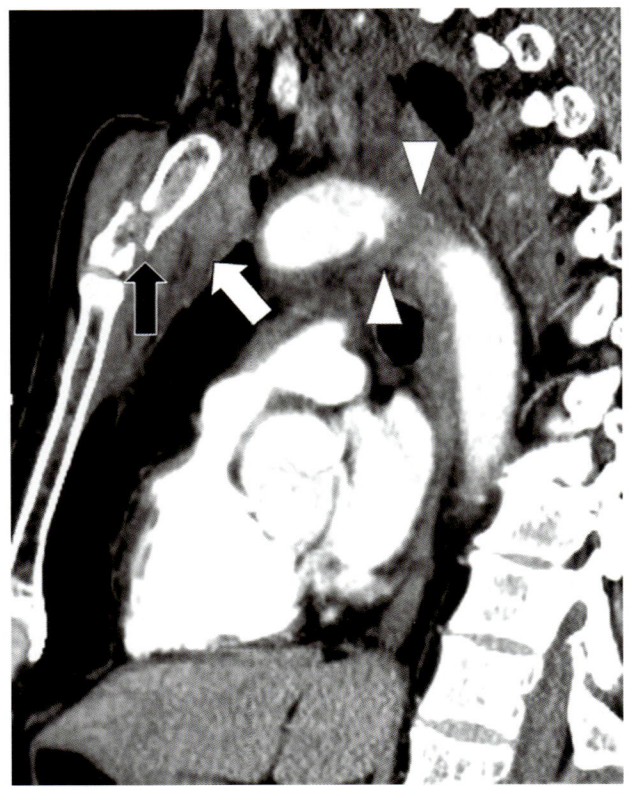

▲ 图 21-26　22 岁男性，胸部钝性伤后胸骨错位骨折
矢状位增强 CT 软组织窗图像示胸骨骨折伴移位（黑箭）和胸骨后血肿（白箭），同时有主动脉损伤，形成纵隔血肿（箭头）

三、腹部创伤

在所有外伤性死亡病例中，约 10% 是腹部外伤造成的[13]。腹部外伤最常见的原因是交通事故、坠落伤（主要在工地）、娱乐项目事故和暴力行为[40]。腹部钝性伤有两种产生损伤的机制，一是压缩力，二是减速力。固定的物体（如脊柱）受到外部猛烈击打或压缩作用时，会产生压缩力，引起实质脏器（如脾脏和肝脏）撕裂伤和包膜下血肿，或者使空腔脏器（如肠管）变形、同时增加腔内压力，进而导致脏器破裂。减速性损伤会使固定和可自由移动的物体之间产生拉伸力和线性剪切力，导致肾动脉和肠系膜血管等结构出现损伤[5, 13]。患者受伤后及早接受治疗可增加生存机会；因此，腹部钝性伤患者的治疗原则是迅速发现危及生命的病变及病因，然后迅速采取恰当的治疗措施[5, 6]。

如果患者不需要立即开展剖腹手术或介入治疗，则将接受进一步诊断检查。临床查体的结果往往不可靠。在多发伤早期幸存的患者中，腹部损伤（尤其是肠道和胰腺损伤）漏诊是导致发病率和死亡率上升的常见原因[6]。因此，对绝大多数患者而言，MDCT 的结果可以指导腹部钝性伤的临床治疗决策[14, 116]，诊断腹部钝性伤的准确度高达 97%[5, 6]。初诊和随访过程中如使用 CT 评估创伤，则可减少不必要的剖腹探查操作，增加应用保守的非手术治疗[6]。

1. 肝损伤 肝损伤在腹部钝性伤涉及的所有器官损伤中为第二常见，也是最常见的致死性腹部损伤[13]。肝外伴发伤的数量和严重程度与肝损伤的死亡率呈正相关。与脾外伤一样，肝损伤常伴有其他腹部器官损伤，另外还常伴有头部、胸部和四肢损伤。

外伤性肝损伤最常累及肝右叶，尤其是右叶后段[6]，原因在于肝右叶占肝脏的体积较大，并且肝右叶后段容易受到来自肋骨和脊柱的钝性冲击[117]。在肝右叶损伤患者当中，有 33% 伴有右侧肋骨骨折[117]。肝右叶之所以容易受到损伤，还有另一个原因可能是肝脏在膈肌下方相对固定，并且通过冠状韧带在后腹壁上固定[117]。相对于肝右叶损伤，肝左叶损伤较为少见，常在外力直接猛击上腹部的情况下发生，并且更易伴发胰腺、十二指肠和横结肠损伤。

CT 评估肝损伤的灵敏度、特异度和准确度均较

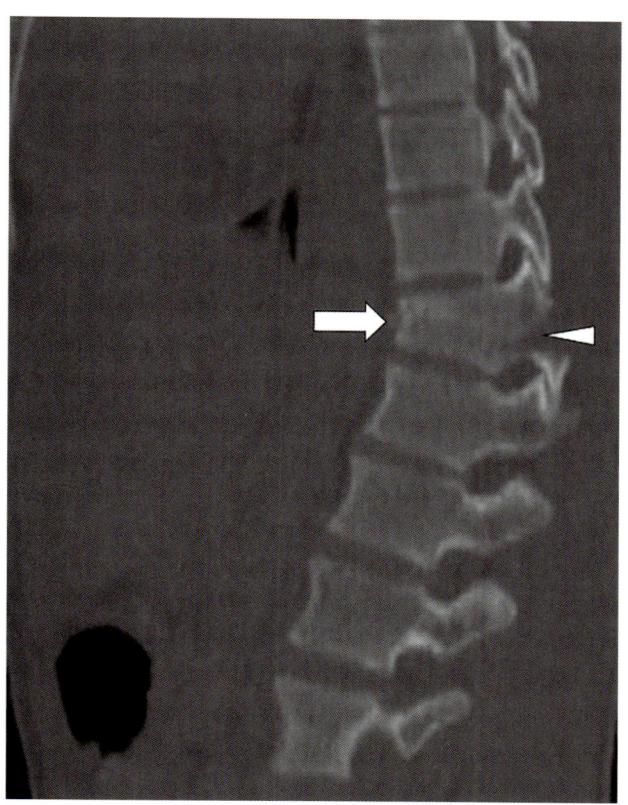

▲ 图 21-27　20 岁女性，遭遇车祸后胸椎骨折
矢状位平扫 CT 骨窗图像示胸椎压缩性骨折（箭），累及椎弓根（即 Chance 骨折）（箭头）

比，胸段脊髓占椎管横截面积的比例更大，容易因骨折碎片或椎间盘移位而受损。另外，中段胸髓的血供脆弱，如受损可导致严重的神经功能障碍。CT 可以准确诊断胸椎骨折，并评估胸椎骨折的严重程度和稳定性；同时，CT 也可以很好地显示椎体骨折，并展示骨折碎片和移位的椎间盘与脊髓之间存在的关系。

胸骨骨折在严重钝性伤患者中的发病率为 8%~10%；与仰卧位胸部 X 线相比，CT 更容易发现胸骨骨折。另外，CT 在显示胸骨后血肿这一方面也优于胸部 X 线。胸骨后血肿的产生原因可能是胸骨骨折碎片导致的内乳血管撕裂。胸骨骨折时应警惕是否存在心肌挫伤等相关的心肌损伤，后者可导致严重心律失常和血流动力学不稳定。

CT 显示胸锁关节锁骨后脱位的效果也较佳。胸锁关节锁骨后脱位虽然较前脱位少见，但在临床上更难诊断，可导致气管、食管和大血管受压或撕裂[115]。及早纠正此类脱位可降低发生内脏损伤的可能性。

高[4, 117]。肝损伤的 CT 表现有肝实质撕裂或破裂、实质内血肿及包膜下血肿。肝撕裂伤是最常见的肝损伤，表现为正常强化的肝实质内有线状（图 21-28）、分支状或圆形低密度影[117]（图 21-29）。肝撕裂伤处可能发现高密度的新鲜出血灶。肝撕裂伤通常与肝静脉或门静脉平行，并经常延伸至肝脏外周；此外，如果肝撕裂伤累及肝包膜，则通常伴有腹腔积血[13]。位于肝脏表面或从肝门区/肝脏表面向外呈放射状的平行、线样肝撕裂伤（图 21-30）具有放射状、平行和锯齿状外观，可呈熊爪样表现[117]。有时肝撕裂伤可呈分支状表现，与无强化的门静脉、肝静脉或者扩张的胆管类似[117]。肝撕裂伤可在肝叶和肝段处定位，然后可进一步分为表面肝撕裂伤、肝门周围肝撕裂伤和深部肝撕裂伤。如果出现深部肝撕裂伤，或者肝撕裂伤贯穿至两个脏面，可能会导致肝脏断裂，出现孤立的无灌注肝组织。肝门周围血管撕裂或肝脏的双重供血血管完全撕裂会导致部分肝脏供血缺乏，从而在 CT 上出现延伸至外周的楔形无强化区[25, 118]。

延伸至肝门周围的肝撕裂伤会使胆管损伤和相关并发症（如胆汁瘤和胆道出血）的发生率上升[117]。初次 CT 检查就能发现胆道破裂的情况很少，但在形成局限性肝内胆汁瘤或肝外胆汁积聚后，可以通过 CT 发现，密度接近 0HU。小型胆汁瘤通常可自行消退，但如果胆汁瘤较大或逐渐增大（图 21-31），则

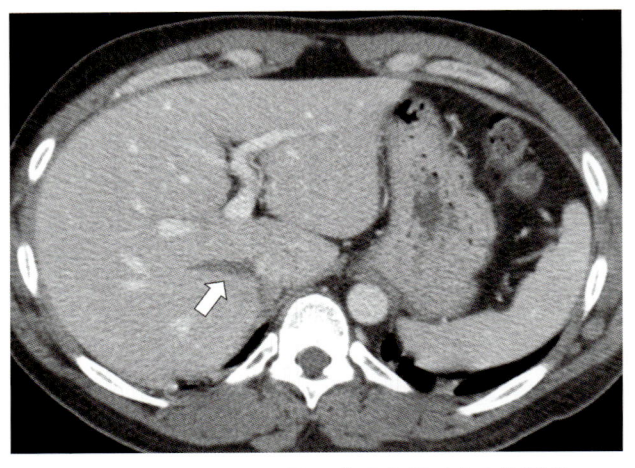

▲ 图 21-28　17 岁男性，遭遇车祸后有肝撕裂伤
轴位增强 CT 门静脉期软组织窗图像示肝右叶后段线状撕裂伤（箭），并且延伸至下腔静脉

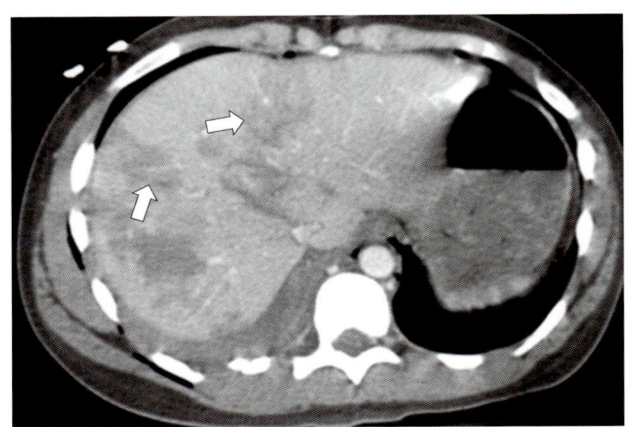

▲ 图 21-30　52 岁男性，遭遇车祸后有肝撕裂伤
轴位增强 CT 门静脉期软组织窗图像示线样肝撕裂伤（箭），从肝脏表面呈放射状分布

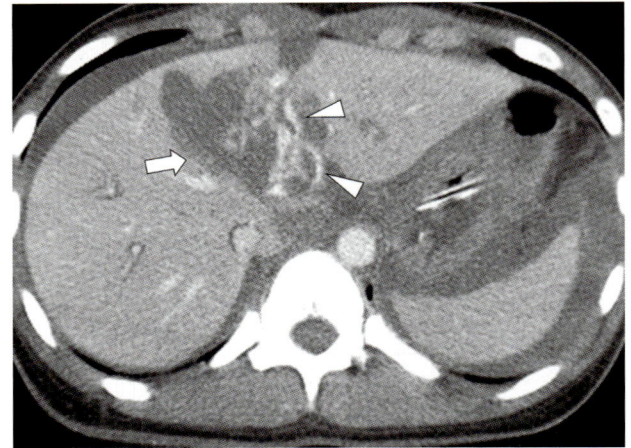

▲ 图 21-29　34 岁男性，遭遇车祸后有肝撕裂伤
轴位增强 CT 门静脉期软组织窗图像示肝左叶撕裂伤，呈不规则低密度影（箭），伴有活动性出血（箭头）和大量腹腔积血

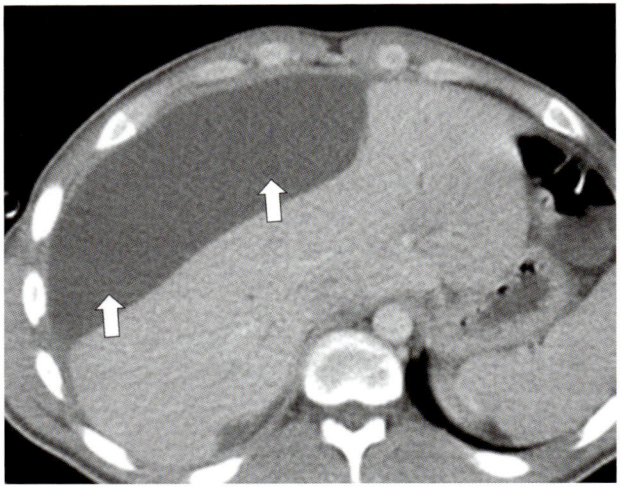

▲ 图 21-31　42 岁男性，上腹部受击打后形成胆汁瘤
轴位增强 CT 门静脉期软组织窗图像示肝包膜下大量低密度积液（箭），即胆汁瘤

可能需要经皮引流或手术修复[119]。

肝内血肿表现为肝实质内存在边界不清、相互融合的低密度影，血肿本身常为圆形或卵圆形，常表现为位于中央的高密度影（即积血），而周围溶解的血凝块和肝实质挫伤则呈更大范围的低密度影[117]。肝内血肿的病理表现包括显微镜下出血、坏死和水肿。

包膜下血肿可能源于钝性伤，但源于医源性损伤（如经皮肝脏穿刺活检）的情况更常见。包膜下血肿的CT表现为肝实质外有边界清楚的凸透镜样或新月形积液，而在邻近肝脏表面受压变平或发生凹陷。大多数包膜下血肿位于肝顶表面，在肝右叶的前外侧尤其较多。血肿的密度大小取决于所处的阶段，通常在形成早期时密度较高，随后由于血凝块溶解而随时间逐渐降低[117]。

在腹部钝性伤后2～3天内，肝撕裂伤处或血肿处偶尔可见肝实质内或包膜下气体影[120]。肝内气体通常提示存在感染，但也可能表明存在不伴有感染的严重钝性伤，而气体本身可能来源于肝脏缺血和坏死。针对此类含气损伤，有时可执行保守治疗，无须手术或经皮介入治疗[120]。

高达22%的腹部钝性伤患者在门静脉分支周围存在低密度影，即门静脉周围轨道征[117, 121]。临床认为肝损伤患者的门静脉周围低密度影反映沿门静脉分布的出血。然而，如果CT未呈现肝损伤征象，则钝性伤后出现的门静脉周围弥漫性低密度影不能说明有潜在的肝实质损伤。大多数创伤患者出现门静脉周围轨道征的最常见原因是门静脉周围淋巴管扩张和淋巴水肿，这种情况与在快速液体复苏过程中血管内容量迅速增加造成的中心静脉压升高有关。其他与创伤有关且可导致中心静脉压升高的病理改变（如张力性气胸、心脏压塞及阻塞肝静脉回流的血肿等）也可能造成门静脉周围出现低密度影。

肝实质裂伤或血肿的图像表现有时与邻近肋骨引起的射线硬化效应伪影或肝裂类似。部分脂肪肝患者容易漏诊肝撕裂伤和肝脏血肿，原因在于即使开展增强检查，被脂肪浸润的肝实质密度仍与肝损伤区域相近。对此类患者而言，伴发的腹腔出血可能是提示肝损伤的唯一征象。在这种情况下，用较窄的窗宽（100～200HU）观察肝脏图像有助于改善检出细微实质病变（如肝实质损伤区域中肝内血管和胆管改变）的能力。

肝内血管损伤常在较严重的肝损伤患者中出现[122]，可能受损的血管有肝静脉主干、下腔静脉和肝动脉[117]。与脾脏血管损伤类似，肝脏血管损伤有数种CT表现。在增强CT图像中，活动性出血表现为肝实质内出现不规则、圆形或卵圆形强化灶（图21-32），其CT值与邻近动脉的CT值相差在10HU以内。活动性包膜下出血或肝外出血的CT表现为从肝脏外周延伸至周围血肿内部的高密度对比剂[117, 122]，也可表现为对比剂积聚[6]。

MDCT提供的快速扫描可在高密度对比剂被周围血肿稀释之前显示少量活动性出血，并且多期成像可以提高诊断活动性出血的灵敏度；一般而言，延迟期活动性出血病灶的范围大于门静脉期。腹膜腔内如发现对比剂外渗，则提示有大量活动性出血；此类患者的血流动力学状态会迅速恶化，可能需要急诊手术或血管内栓塞治疗[123]。破裂肝实质内的对比剂积聚也提示存在活动性出血，这种情况至少需要严密监测，以及在必要时执行紧急血管造影和介入治疗。肝脏包膜的状态（即完整或破裂）可能有助于预测会发生血流动力学状态恶化的患者，也可帮助预测保守治疗有效的患者。

肝静脉损伤在肝损伤中的发病率为10%～15%，原因通常是肝右静脉从下腔静脉撕脱。肝撕裂伤如邻近肝静脉汇合处或肝内下腔静脉，则提示可能存在肝静脉或下腔静脉撕裂伤。这类肝损伤可能会导致快速失血，在手术检查中移动肝脏时尤为明显，

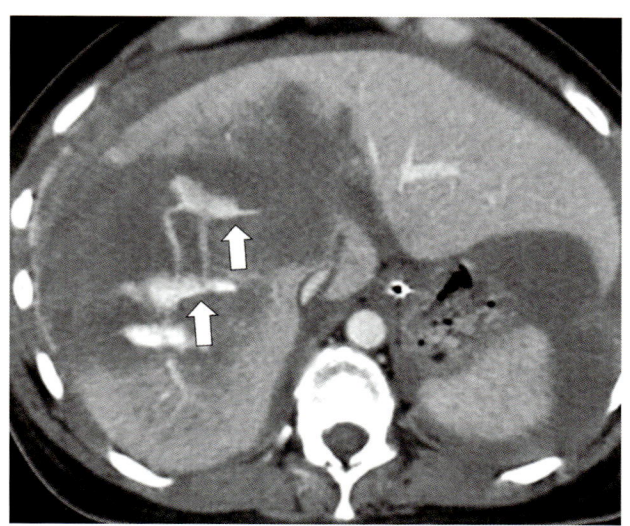

▲ 图 21-32 60岁男性，遭遇车祸后有肝内血管撕裂伤
轴位增强CT门静脉期软组织窗图像示广泛不规则肝撕裂伤，占据肝右叶大部分，并伴有活动性出血（箭）

所以应该提高警惕。对此类病例而言，活动性出血这一诊断的临床意义非常重大，原因在于此类病例的保守治疗常常无效，可能需要开展手术或介入治疗[123]。

肝动脉假性动脉瘤可能是肝撕裂伤累及肝动脉引起的，是指动脉穿孔之后被局限性包裹的情况，通常表现为肝实质内椭圆形或圆形的分散病灶，在动脉期、门静脉期和延迟期均与邻近的大动脉密度一致。假性动脉瘤周围伴有血肿的情况并不少见。

许多肝损伤患者在入院时已有明显的休克或腹膜刺激征，可能需要立即手术；然而，也有很多严重肝外伤的患者表现出稳定的血流动力学，对此类患者最好开展非手术治疗，治疗的成功率高达90%[122-124]。非手术治疗成功的关键包括持续监测血流动力学、一系列的临床和实验室检查评估、必要时输血及在血流动力学恶化时可随时开展护理、手术和影像学检查工作[123]。

和脾脏损伤一样，肝损伤也有一种基于CT的分级系统，用来评估肝撕裂伤和肝血肿的位置和深度，以及评估组织破坏和血供减少的程度。该系统已被美国创伤外科协会（American Association for the Surgery of Trauma，AAST）采用，共分为5个级别，其中Ⅰ级表示低级别器官损伤，Ⅴ级表示高级别损伤[6, 122]。该CT分级系统可以反映肝实质损伤的程度，但和其他分级系统一样，该系统并不能针对是否需要外科手术或介入治疗给出准确的预测结果，也不能预测保守治疗的效果[122, 123]。AAST采用的器官损伤量表包含数个无法用CT评估的标准，并且CT损伤等级与手术结果之间存在较大差异。部分低级别损伤（Ⅰ级或Ⅱ级）可能需要手术治疗，原因可能是CT没有发现镰状韧带的严重损伤。另外，对大多数高级别损伤（Ⅲ级或Ⅳ级）患者和大量腹腔出血的患者而言，保守治疗的效果可能较好[123]。

CT可用于监测肝损伤的恢复情况，观察腹腔积血是否已吸收，同时观察是否存在肝梗死、血肿增大、胆汁瘤和脓肿等并发症。腹腔积血通常在损伤后1周内即有明显减少或消失。如果损伤后3~7天内多次CT检查发现腹腔积血持续存在或腹腔内液体量增加，则提示存在持续腹腔出血或胆汁渗漏[119]。

肝包膜下血肿通常在损伤后6~8周内吸收完毕。相比之下，肝实质内血肿的吸收速度较慢，通常需要6个月至数年才能完全吸收；之所以吸收较慢，是因为血肿内的胆汁会减慢血凝块的吸收速度，不利于修复肝实质[125]。撕裂伤的愈合速度较快，损伤后2~3周内多次CT检查即可发现明显好转[6]。损伤后7天内，肝撕裂伤和肝血肿的CT密度值逐渐降低、范围略有增加，这种情况可能是液体渗透吸收的结果。此外，撕裂伤和血肿的不规则边缘逐渐清晰，并逐渐呈圆形或卵圆形。此类病灶可能会逐渐缩小，也可能始终表现为边界清楚的肝内积液或胆汁瘤[119]（图21-31）。

2. 胆囊损伤 胆囊损伤在腹部钝性伤中并不常见，报道的发病率为2%~6%[117]。之所以胆囊损伤的发病率低，原因可能是肝脏对胆囊有保护作用[126]。胆囊损伤通常伴有其他器官损伤，最常涉及的器官有肝脏、脾脏和十二指肠[127]。胆囊的外伤性损伤有挫伤、撕裂伤、穿孔和完全撕脱等类型[117]。

胆囊损伤的CT表现有胆囊周围积液（最常见）、胆囊壁模糊、胆囊壁局部增厚或不连续、胆囊腔内有强化的黏膜瓣、对邻近的十二指肠存在占位效应及胆囊腔内高密度积血[117, 119]。如果出现胆囊塌陷并伴有其他胆囊损伤的影像学征象，则发生胆囊穿孔或撕脱的可能性上升[128]。胆囊撕脱可在胆囊的任何部位以及胆囊管、胆囊动脉处发生，可能造成大量出血[127]。

3. 胰腺损伤 创伤造成的胰腺损伤相对少见，仅占所有腹部损伤的3%~12%[6, 128]，可在钝性伤及枪伤和刀刺伤等穿透性创伤中出现[129]。方向盘（成人）或自行车车把（儿童）对人体造成直接损伤，该损伤引起中上腹胰腺在脊柱和前腹壁之间受压，造成钝性伤当中的胰腺损伤。50%~98%的胰腺损伤伴有其他腹腔内器官损伤[129]；此类多发伤的死亡率约为20%，而仅有胰腺损伤时的死亡率仅为3%~10%。胰腺损伤患者在受伤后48h内死亡的主要原因是胰腺外其他损伤引起的出血[128]，而胰腺损伤诊断不及时可能会导致受伤48h以后与胰腺损伤本身相关的发病率和死亡率上升[6]。通常来说，胰腺损伤程度越严重，胰腺外其他损伤的程度也越严重[130]。

诊断胰腺损伤通常较困难，原因在于胰腺损伤的临床症状、实验室检查和影像学检查都有多种表现，并且这些表现没有特异性。胰腺损伤的临床表现（如腹痛和白细胞增多）通常程度较轻，也可能没有临床表现或临床表现被其他相关损伤掩盖[6, 131]。部分患者的血清淀粉酶水平可能会升高，但多达

40% 的胰腺损伤患者最初的血清淀粉酶正常。即使胰管系统完全破裂，淀粉酶水平也可能直到损伤后 24~48h 才出现升高。另外，血清淀粉酶升高的程度与胰腺损伤的程度并不相关[130]。胰腺损伤的临床表现比较隐蔽，因此常常在因为其他已知的腹腔内损伤而执行剖腹手术时才发现胰腺损伤。

胰腺损伤轻则表现为轻度实质挫伤和血肿形成，重则表现为伴有胰管破裂的严重撕裂伤或胰腺断裂。MDCT 诊断胰腺损伤的灵敏度为 80%~90%[130, 131]，特异度为 98%[6, 130]。胰腺挫伤的增强 CT 表现为正常增强的实质内出现局灶性低密度影，胰腺撕裂伤或胰腺断裂则表现为不规则的线状低密度影，并且通常垂直于胰腺长轴[128]（图 21-33）。胰腺断裂最常在位于脊柱前方的胰颈或胰体部发生[128]，断裂处常可看到血肿和其他与胰腺相通的积液。胰腺活动性出血较罕见，但如果出现该表现，则可以明确诊断胰腺损伤[128]。其他提示存在胰腺损伤但不具有特异性的征象有胰腺局部增大、胰周脂肪和肠系膜浸润、左肾前筋膜增厚、脾静脉和胰腺之间积液[132] 及肾旁前间隙或网膜囊积液。

CT 可能难以诊断早期（受伤后 12h 以内）的胰腺撕裂伤或胰腺断裂，原因是出血和（或）撕裂的实质碎片遮挡了破裂的部位。随着时间推移，在水肿、炎症和胰酶自消化的共同作用下，胰腺损伤的 CT 表现会更加明显。因此，如果最初 CT 表现正常但仍怀疑胰腺损伤，则可能需要在 24~48h 时再次进行 CT 扫描[6, 128]（图 21-34）。

通过仔细观察薄层 CT 图像（≤2mm）和选择合适的 CT 技术，可以避免大多数漏诊的情况[130]。胰腺以外的许多损伤可能会分散读片人员对胰腺的注意力，但完整、仔细地检查胰腺损伤情况仍至关重要。胰腺损伤的 CT 分级系统尚未得到广泛使用，并且有研究指出分级系统会低估或高估损伤的严重程度[133, 134]。

胰腺撕裂伤或胰腺断裂的假阳性诊断可能是条状伪影或胰腺实质的脂肪浸润造成的（图 21-35）。对疑似病例来说，重复开展延迟 CT 扫描通常可以

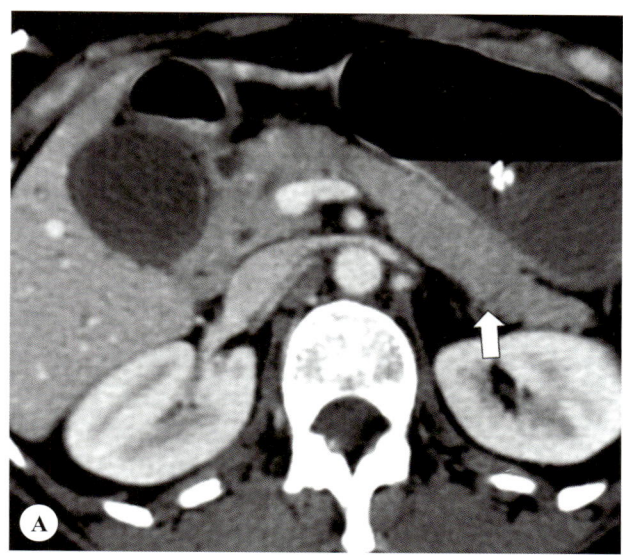

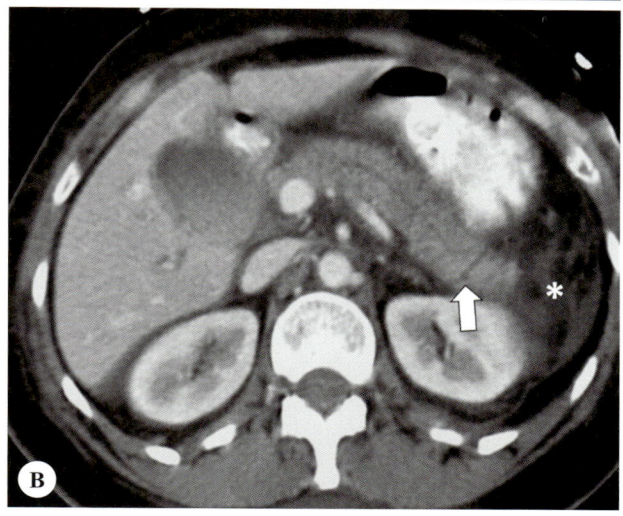

▲ 图 21-34　25 岁男性，遭遇机动车事故后出现胰腺撕裂伤或胰腺断裂

A. 轴位增强 CT 门静脉期软组织窗图像示胰腺尾部撕裂伤，呈线状低密度影（箭）。B. 扫描 A 图后 48h，对同一位置再行轴位增强 CT 门静脉期软组织窗图像扫描，仍示胰腺尾部撕裂伤（箭），并伴有胰周炎性改变（*）

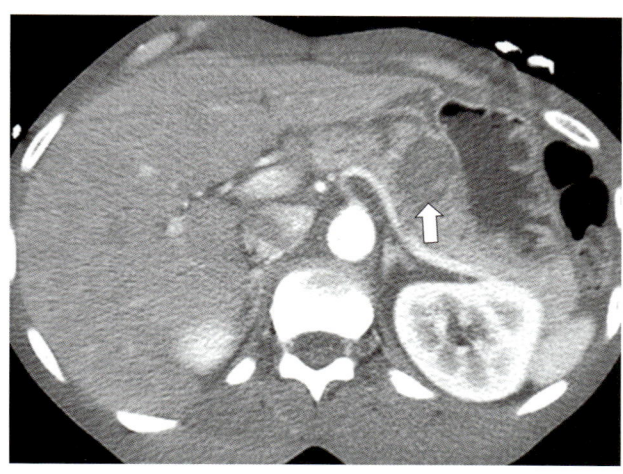

▲ 图 21-33　16 岁女性，遭遇自行车事故后有胰腺撕裂伤
轴位增强 CT 门静脉期软组织窗图像示胰尾部撕裂伤（箭），伴有实质内血肿

显示肠管形态和密度改变情况，从而帮助做出正确诊断。

胰管的完整性是决定胰腺损伤治疗方案的主要因素，但 CT 有时不能直接评估胰管的完整性。如果 CT 图像显示胰腺深部撕裂伤或横断伤，则可能存在胰管破裂[128, 134]，但是通常需要借助内镜逆行胰胆管造影、术中评估[135] 或 MR 胰管造影[128, 133] 来确定胰管的完整性。与 ERCP 相比，MR 胰管造影的优点是无创、快速、操作简易[128]。除可显示主胰管外，MR 胰管造影还有助于评估胰腺实质损伤，同时有助于显示与胰管撕裂或横断相关的积液[136]（图 21-36）。

4. 脾脏损伤 脾脏是腹部钝性伤中最常受累的器官，约占所有腹部钝性伤病例的 40%[5, 6, 13]。如果患者的左下胸部或左上腹受到击打，无论受伤的原因是机动车事故、运动事故、坠落还是非意外原因，都需要考虑是否存在脾脏损伤。另外，左下肋骨骨折时也应警惕是否伴有脾脏损伤[5]。

增强 CT 可以用来评估脾脏创伤，诊断脾脏钝性伤的灵敏度高达 98%[6, 13]。经静脉快速注射对比剂后，早期脾脏的增强 CT 可能表现为实质不均匀强化，说明脾脏不同部分的血流存在差异。有一点需要注意，即不能将这种早期注射对比剂后发现的不均匀强化误认为脾脏损伤。脾脏损伤可表现为撕裂伤、脾内血肿、包膜下血肿或梗死[5, 6]。脾脏撕裂伤的增强 CT 典型表现为不规则的线状低密度影（图 21-37），而脾内血肿的表现为脾内存在较大范围的低密度无强化影（图 21-38）。实质内血肿的密度可以均匀，也可以不均匀，该类血肿内部可能有密度更高的血凝块[13]。包膜下血肿表现为新月形或卵圆形积液，血肿压迫邻近的脾脏实质，使其变平或凹陷[13]。脾脏血管受损后可发生脾梗死，具体表现为延伸至脾脏包膜的楔形无强化区。如出现脾脏无强化节段，则提示该节段存在动脉损伤或血栓，但灌注降低的情况可能来源于挫伤，也可能属于继发于低血压且局部可逆的反应性灌注降低。严重外伤可能

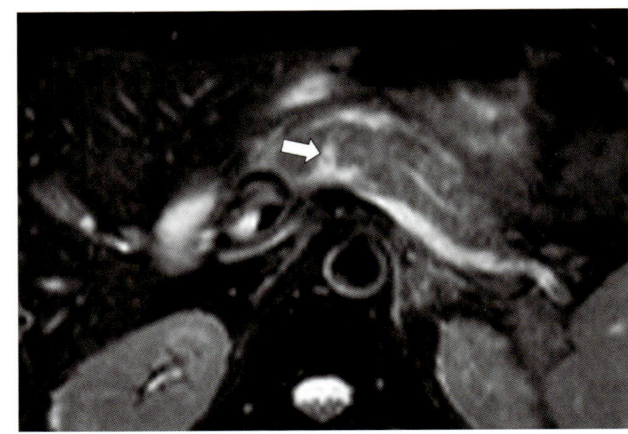

▲ 图 21-36 15 岁男性，上腹部受击打后出现胰管撕裂伤
轴位脂肪抑制 T_2 加权 MR 图像示胰体部导管撕裂伤，呈高信号线状影（箭）

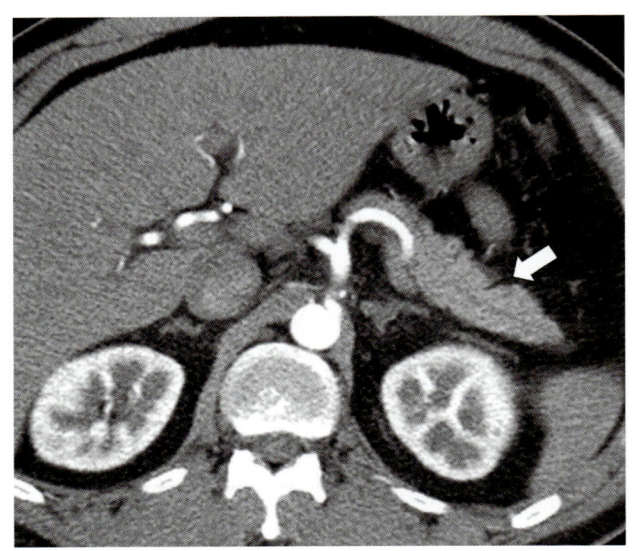

▲ 图 21-35 19 岁男性，遭遇机动车事故后胰腺假性断裂
轴位增强 CT 门静脉期软组织窗图像示胰尾部实质内有线状低密度影（箭），该低密度影属于胰腺实质的正常裂隙，与撕裂伤表现类似。需要注意的是，胰周脂肪没有积液和炎性改变

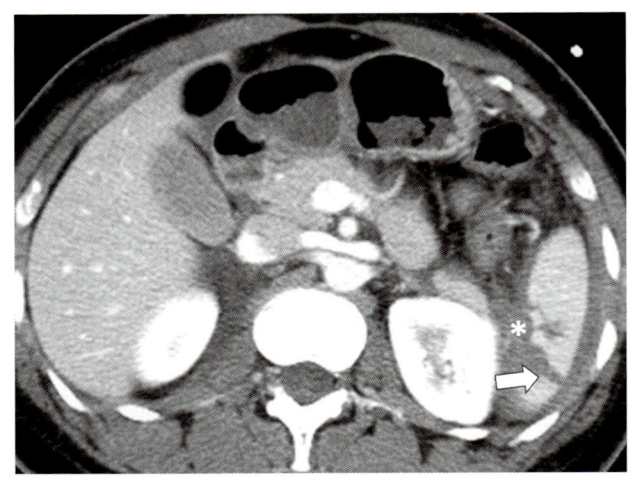

▲ 图 21-37 34 岁女性，遭遇车祸后有脾撕裂伤
轴位增强 CT 软组织窗图像示脾脏下极撕裂伤，呈不规则低密度影（箭），伴少量脾周积血（*）

第 21 章 胸腹创伤
Thoracoabdominal Trauma

导致脾脏破裂成多个部分（图 21-39）；如果出现多条贯穿相对脏面的撕裂伤，即表示存在脾破裂[5, 13]。

鼻胃管或 ECG 导线可产生条状伪影，可能与脾撕裂伤的表现类似，因此最好在扫描之前将这些外部物品移开或移除。肋骨引起的射线硬化效应伪影和胃内空气引起的条状伪影也可能产生类似脾脏损伤的表现，但与脾撕裂伤相比，这类伪影的边界更清楚、形状更规则，并且经常延伸至脾脏边缘以外。脾裂最常在脾脏的上中部出现，并且与脾撕裂伤的表现类似，但脾裂的边缘通常更光滑（图 21-40）。脾周的积血情况也有助于鉴别脾裂与脾撕裂伤。强化的不张肺组织及脾脏周围的肝左叶有时也可能产生与脾脏损伤和脾周血肿类似的表现。

几乎所有具有临床意义的脾脏损伤患者都存在腹腔出血。如果患者腹腔内有大量积液，同时伴有脾周局部积血（即所谓的前哨血凝块），则提示引起出血的原因是脾脏损伤[137]（图 21-41）。前哨血凝块通常比腹腔内其他部位的积血密度更高，同时也更不均匀；此外，前哨血凝块还是评估脾脏创伤的重要 CT 征象，具有较高的灵敏度和特异度。在大多数情况下 CT 都可以显示实质损伤，但脾周血凝块可能

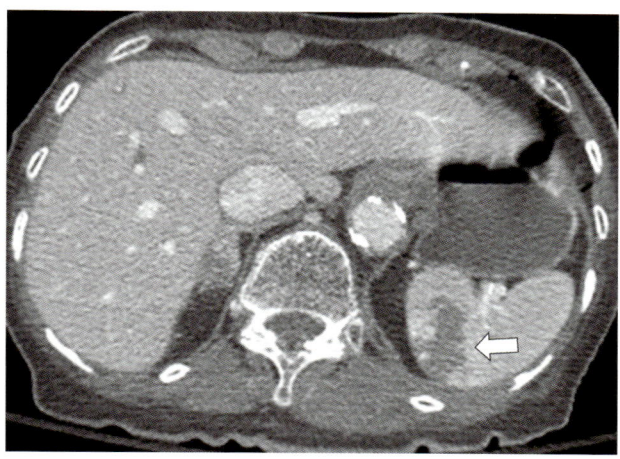

▲ 图 21-38 30 岁女性，上腹部受击打后有脾脏内血肿
轴位增强 CT 软组织窗图像示脾脏内血肿（箭），呈无强化的低密度影

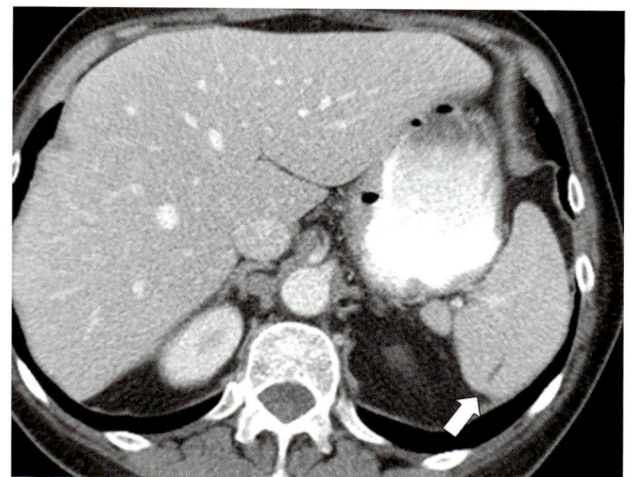

▲ 图 21-40 20 岁女性，遭遇机动车事故且有先天性脾裂
轴位增强 CT 软组织窗图像示脾脏后份有边缘锐利的脾裂（箭）。脾裂的边缘光滑并与脾脏边缘相连，脾周无血肿；这些征象都有助于鉴别先天性脾裂和脾脏实质的撕裂伤

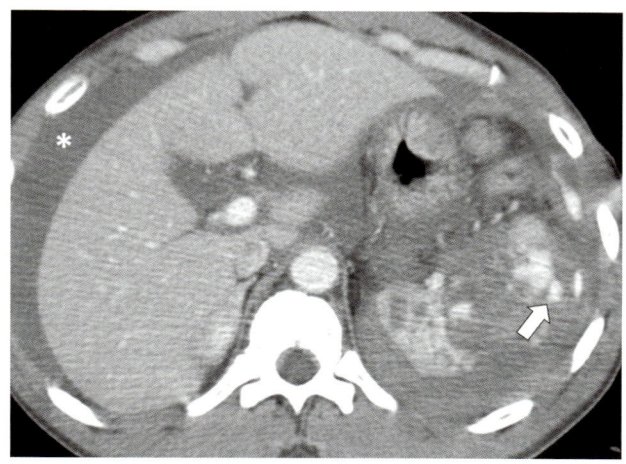

▲ 图 21-39 34 岁女性，遭遇摩托车事故后出现脾破裂
轴位增强 CT 软组织窗图像示脾脏严重受损，脾脏内和脾周有活动性出血（箭），同时存在大量腹腔积血（*）

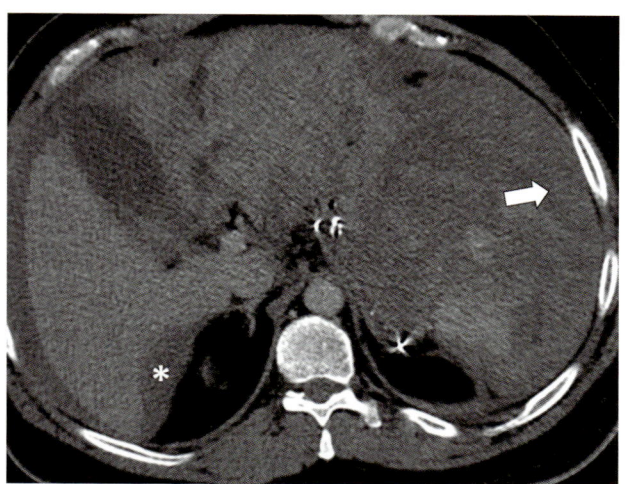

▲ 图 21-41 44 岁女性，遭遇摩托车事故后出现脾周血凝块（前哨血凝块）
轴位增强 CT 软组织窗图像示脾脏严重撕裂，脾周有高密度积血（箭），即所谓的前哨血凝块。肝周间隙也有积血（*），密度低于前哨血凝块

1093

是一类主要征象，提示脾脏是腹腔积血的来源。在少数情况下，前哨血凝块可能是判断腹腔积血来源的唯一线索[137]。

活动性出血的增强 CT 表现为强化灶，既可位于脾脏内，也可位于脾脏外。此类强化灶位于血管外，密度与主动脉或其他邻近的大动脉相近或稍高（图 21-42）。活动性出血的表现随出血速率和所使用的 CT 技术不同而有所差异。MDCT 可以在周围血肿将对比剂稀释之前检出少量的活动性出血，对脾周出血的检测效果尤佳[26,137,138]。脾脏创伤后可形成假性动脉瘤，表现为脾脏实质内有边界清楚的局限性血管样强化灶，灶的体积比正常血管大（图 21-43）。假性动脉瘤内积血的密度通常与主动脉密度相近[26]。另外，假性动脉瘤周围常伴有挫伤或撕裂伤[138]，并且有一些假性动脉瘤可能仅在动脉期图像上出现[34]。

过去 30 年中，脾脏创伤性损伤的治疗手段发生了很大改变，从立即行脾切除术逐步转为保守治疗[139-141]。脾切除术会使患者更易受到感染，最严重的情况是术后败血症，后者为一种少见但致命的暴发性细菌感染[142]。如果 CT 结果出现活动性对比剂外溢（局限性喷射或"对比剂填充"）、假性动脉瘤或动静脉瘘，则提示存在活动性出血，并且可能需要立即行血管造影介入治疗或手术治疗[26]。虽然部分创伤后血管病变（尤其是比较小的病变）可以自发形成血栓，但临床上认为如果出现对比剂填充征象或假性动脉瘤，那么许多种类的创伤都应考虑行外科手术或血管造影术治疗。增强 CT 结果如出现对比剂填充，可能提示非手术的保守治疗无效[26,139,140,143,144]。

脾脏损伤的严重程度报告通常采用损伤分级系统，该系统可以预测是否需要手术治疗[6,13]，但目前尚有争议[144]。大多数 CT 分级系统会评估脾脏包膜的完整性、血肿大小、撕裂伤的长度和数量、血管受累情况、实质缺血程度、血管病变和活动性出血[6,26,34,144]，其中两个广泛使用的分级系统

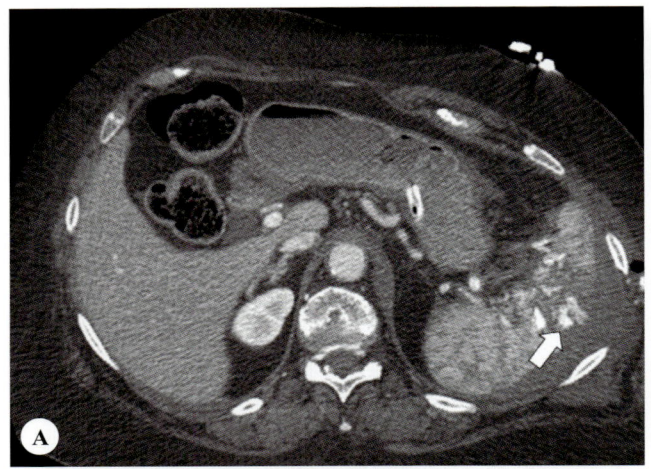
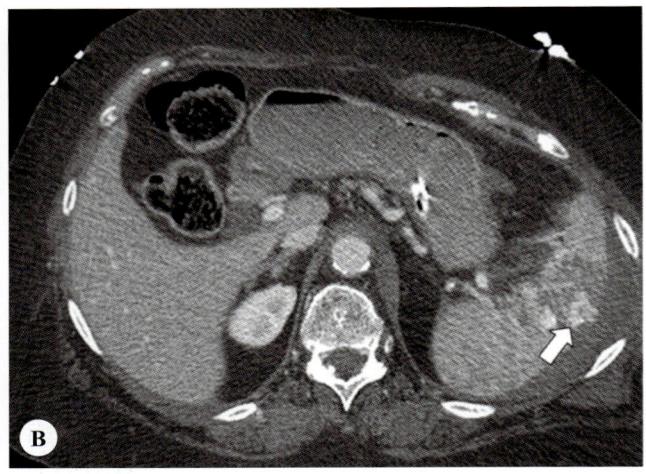
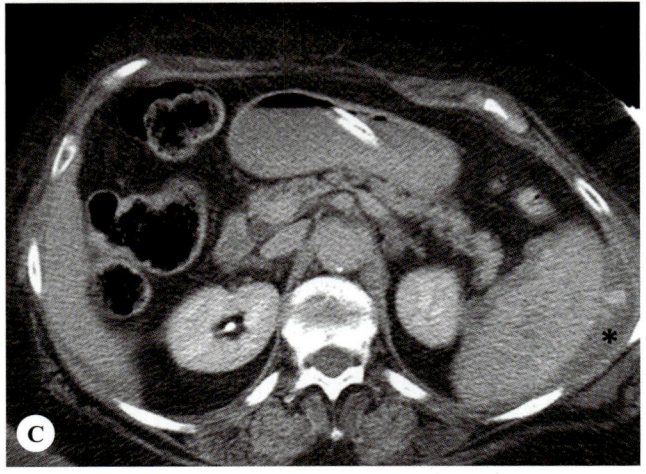

▲ 图 21-42　34 岁男性，遭遇车祸后脾脏活动性出血
轴位增强 CT 动脉期（A）、门静脉期（B）、延迟期（C）软组织窗图像示脾脏内（A 和 B，箭）和脾周（C，*）有强化的血液外溢。延迟期（C）的外溢出血灶密度稍高于主动脉密度

1094

第 21 章　胸腹创伤
Thoracoabdominal Trauma

是 AAST 分级系统（表 21-1）[144] 和基于 MDCT 的评分系统[139]。无论具体采用了分级系统的何种参数，都有少数分级较低或 CT 表现为阴性的患者出现保守治疗失败或迟发性脾破裂的情况。此类患者的临床表现有血细胞比容下降、疼痛突然加重和低血压。另外，脾脏损伤分级越高并不代表非手术治疗失败的风险越高。目前，学界达成了共识，认为虽然 CT 分级系统对最初记录和监测脾脏损伤进展有一定的价值，但手术的最终决策还应考虑血流动力学状态、实验室检查和一系列床旁临床评估的结果。

表 21-1　美国创伤外科协会脾脏损伤分级（2018 版）

级别	损伤描述
Ⅰ	• 包膜下血肿＜表面积的 10% • 实质撕裂伤深度＜1cm • 包膜撕裂
Ⅱ	• 包膜下血肿为表面积的 10%～50% • 实质内血肿直径＜5cm • 实质撕裂伤深度为 1～3cm
Ⅲ	• 包膜下血肿＞表面积的 50% • 包膜下破裂或实质内血肿直径≥5cm • 实质撕裂伤深度＞3cm
Ⅳ	• 任何伴脾脏血管受损的损伤，或者局限在脾包膜以内的活动性出血 • 实质撕裂伤累及节段，或者脾门血管引起＞25% 的脾脏缺血
Ⅴ	• 任何伴脾脏血管受损的损伤，并且活动性出血范围超出脾脏，进入腹膜腔 • 脾破裂

如果同时满足一个以上的分级标准，则应分为较高的等级
如果为多发伤则提高一级，该情况最多提升至Ⅲ级
引自 Kozar RA, Crandall M, Shanmuganathan K, et al.; AAST Patient Assessment Committee. Organ injury scaling 2018 update: spleen, liver, and kidney. *J Trauma Acute Care Surg* 2018;85(6):1119–1122.

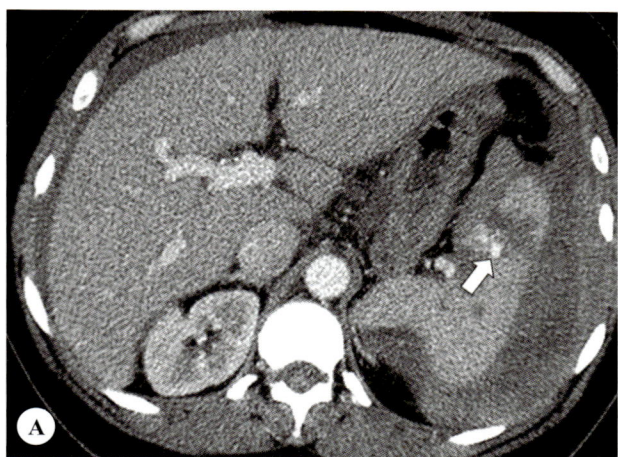
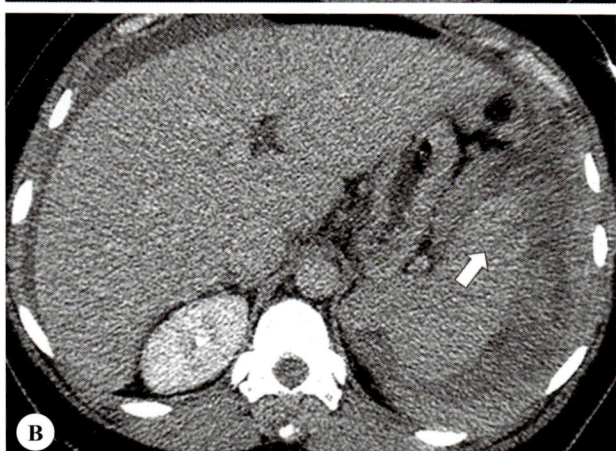
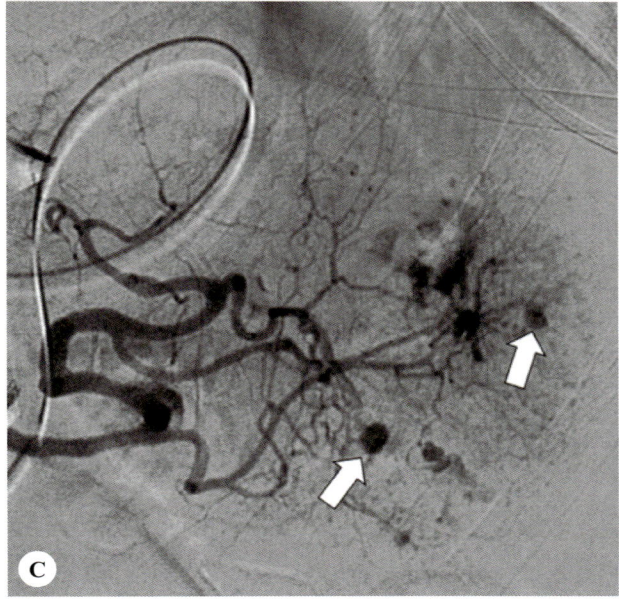

▲ 图 21-43　18 岁男性，遭遇车祸后出现脾脏假性动脉瘤
A 和 B. 轴位增强 CT 门静脉期（A）和延迟期（B）软组织窗图像示少量强化的血液外溢（A，箭），并在延迟期（B，箭）呈现清晰轮廓，均符合假性动脉瘤表现；C. 数字减影血管造影证实存在多个假性动脉瘤（箭）

迟发性脾破裂罕见，确切的发病率未知，但具有潜在危险。该病患者最初的 CT 图像中没有脾脏异常的证据。迟发性脾破裂可能继发于最初几乎没有出血的脾破裂，也可能继发于因脾脏强化较差导致

1095

血肿与实质密度相等的脾破裂[34]。目前提出了数种迟发性脾破裂的发病机制，其中一种机制认为血凝块溶解过程中渗透压升高导致包膜下血肿发生迟发性破裂，又有一种机制认为最初的局限性血管损伤或脾周血肿发生破裂，进入腹膜腔，引发迟发性脾破裂。

脾脏损伤可能需要数月到 1 年的时间才能完全愈合，具体时间取决于损伤的等级[145, 146]。通常来说，腹腔内积血和脾周血肿在 1～3 周内即可消退；脾内血肿的密度则会逐渐降低，血肿边缘逐渐变清晰，最终可能会完全消退，仅留下轻度变形的脾脏边缘或创伤后脾脏假性囊肿。感染可能会影响血肿消退，并产生脓肿。脾脏撕裂伤通常在数周至数月内愈合，具体时间取决于撕裂伤的深度和严重程度。脾梗死通常在几个月内消退。学界对脾损伤是否需要 CT 随访这一点存在争议，部分学者认为 CT 可以评估愈合情况，因此能够使患者早日恢复正常体力活动[147]；另一部分学者则认为常规的 CT 随访评估对接受保守治疗、临床症状稳定的患者没有必要或没有帮助[148, 149]。

5. 肾损伤 肾损伤可以单独发生，但在急性腹部创伤患者中常见伴发的肾损伤。全世界有 80% 的肾损伤为钝性伤，但在城市地区，由于暴力犯罪率较高，穿透伤引起的肾损伤呈急剧上升态势。大部分闭合性肾损伤是机动车事故造成的，其他原因还有接触性运动、坠落、打架和物理袭击。直接暴力可以造成肾脏钝性伤，而如果肾脏被下肋骨或快速加减速过程撕裂，也会产生肾脏钝性伤[150]。

穿透伤通常由枪伤或刺伤所致，也可由于经皮肾造瘘术和肾活检等有创操作产生。与健康肾脏相比，患病或异常肾脏更容易受到损伤。轻度肾创伤可能会导致积水的肾盂发生破裂、易碎且有感染状况的肾脏发生破裂及保护不佳的异位肾或马蹄肾发生撕裂伤。如果患者的外伤程度较轻、但有明显的临床症状，则应怀疑患者在受伤前即有肾脏疾病[151]。儿童比成年人更易发生创伤性肾脏损伤，原因在于儿童肾脏受保护的程度相对较差，并且儿童肾脏占整个身体的比例更大。此外，儿童肾脏通常还有胎儿小叶结构，更易发生实质撕裂伤[152]。

与肝脏和脾脏类似，肾脏损伤也有数种分类系统[153, 154]，又以 AAST 分级系统最为常用。该分级系统考虑了肾撕裂伤和肾血肿的大小与位置[154]。大多数外伤性肾脏损伤只需观察性的保守治疗[155, 156]。

CT 几乎能够显示所有的肾脏损伤，并能发现先前就已存在的肾脏异常。肾挫伤是严重程度最轻的肾损伤（图 21-44），表现为弥漫性或局灶性肿胀，肿胀区域内部可见散在的高密度新鲜出血灶和软组织密度均匀的正常肾实质相互混合。静脉注射碘对比剂后，肾挫伤处通常表现为延迟强化，并且强化程度下降[151, 157]；另外，肾挫伤也有可能表现为条纹状肾，原因可能是尿液在充满血液的肾小管中淤滞[157]。

CT 也可以显示肾实质撕裂伤。肾撕裂伤的增强 CT 表现为正常强化的肾实质内出现无强化区（图 21-45）。

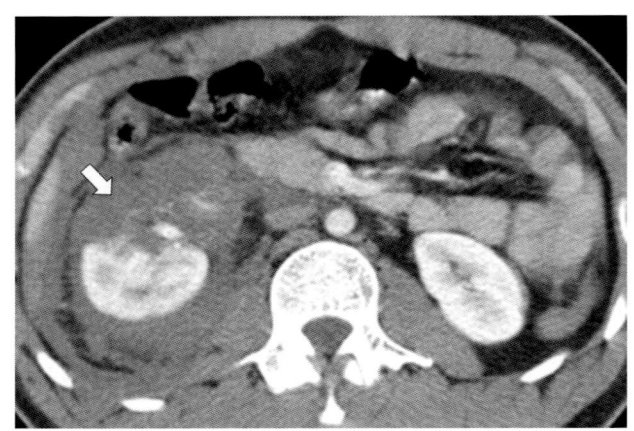

▲ 图 21-44 42 岁女性，遭遇车祸后有肾挫伤
轴位增强 CT 门静脉期软组织窗图像示右肾前份有局限性低密度影，表现为肾挫伤（箭），同时伴有肾周出血

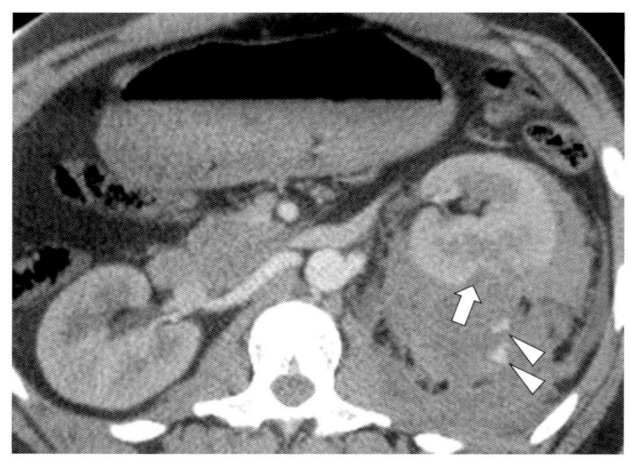

▲ 图 21-45 16 岁女性，遭遇摩托车事故后出现肾实质撕裂伤
轴位增强 CT 门静脉期软组织窗图像示左肾后份有线状低密度影，表现为肾撕裂伤（箭），同时伴有高密度的出血灶（箭头）

肾挫伤和小范围的肾撕裂伤常伴有包膜下出血或肾周出血（图21-44和图21-45）。包膜下血肿通常呈凸透镜形，可使邻近的肾脏轮廓变平；肾周血肿会向肾周脂肪浸润，并可能延伸至肾筋膜。

肾撕裂伤被增强CT检出的难度不大，表现为从肾脏表面延伸至髓质的实质缺损，有可能累及集合系统和（或）发生肾脏横断伤。此类肾"破裂"与血管间组织平面平行，通常不伴有大动脉或静脉撕裂[151]，并且实质边缘通常呈花斑样不均匀强化。

肾撕裂伤几乎总会伴有肾周出血，延迟期CT图像可见强化的尿液外溢至肾实质或肾周间隙（图21-46）；另外，在肾筋膜和肾旁前间隙可见尿血混合物。严重肾脏损伤有肾破裂和肾血管蒂损伤两种（图21-47），其中肾破裂的CT表现为多个破裂平面将强化或不强化的破裂肾组织分隔开来，并且常伴有大量肾周血肿。

增强CT可以显示肾蒂损伤时发生的肾动脉主干闭塞或撕脱（图21-47）。肾蒂损伤时，患侧肾脏大小正常但无强化；边缘皮质组织可能可以通过包膜下侧支血管出现强化[157]，但该强化征象也可能不明显。其他肾蒂损伤的征象有肾门周围血肿、强化的肾动脉突然中断、肾周小型血肿和肾静脉逆向充盈。肾脏大血管损伤可能导致活动性出血（图21-48）。肾分支血管破裂会导致肾的节段性梗死，表现为受闭塞血管供血的肾实质内存在楔形或半球形的灌注下降区。楔形梗死区的底部通常朝向肾包膜，而尖端朝向肾门。

如果CT发现肾周间隙内侧区（而非背外侧区）有大量外渗的尿液，同时无肾实质损伤、输尿管也未见强化，则应考虑诊断为肾盂输尿管连接部（ureteropelvic junction，UPJ）破裂。延迟期CT图像可显示UPJ破裂存在高密度的尿液外渗[151, 158, 159]。AAST分级系统将肾脏集合系统的损伤定为Ⅳ级损伤。只要在门静脉期CT图像中发现肾周积液，就应怀疑尿性囊肿[154]。UPJ破裂等肾外集合系统损伤很少见，但在减速性创伤事故后偶尔可见。手术治疗前应对患者执行逆行性输尿管肾盂造影术，从而明确诊断。

肾蒂撕脱伤属于Ⅴ级损伤，CT特征表现为肾脏强化很差或完全无强化，同时有较高的进行性出血和急性血栓风险，伴有肾脏完全无供血。CT可

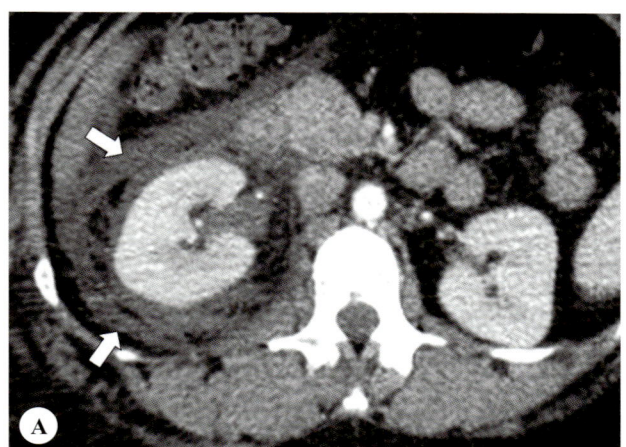

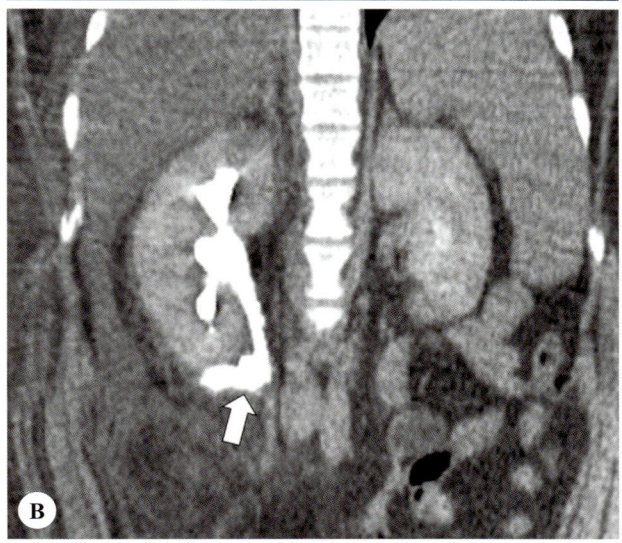

▲ 图21-46 18岁男性，遭遇机动车事故后出现肾撕裂伤，导致集合系统损伤
A.轴位增强CT门静脉期软组织窗图像示右肾周脂肪内有多发条索影（箭）；B.冠状位增强CT延迟期软组织窗图像示右侧输尿管近端创伤性破裂，造成高密度尿液外溢（箭）

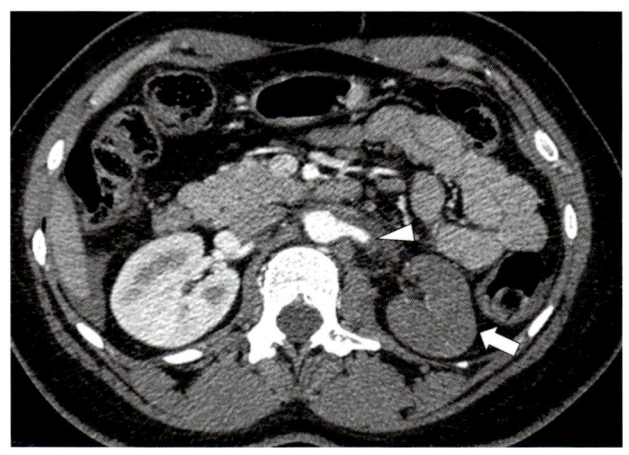

▲ 图21-47 28岁男性，遭遇摩托车事故后出现肾血管蒂损伤。轴位增强CT门静脉期软组织窗图像示肾蒂损伤，伴左肾无供血。左肾门水平CT显示左肾无灌注（箭），伴左肾动脉闭塞（箭头）

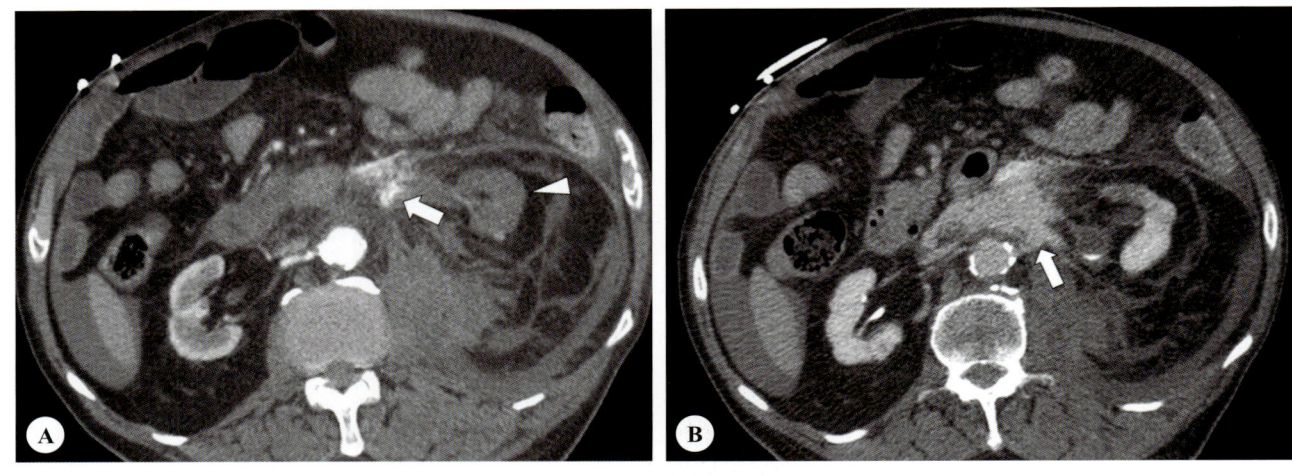

▲ 图 21-48 34 岁男性，遭遇机动车事故后左肾静脉损伤

轴位增强 CT 门静脉期（A）和延迟期（B）软组织窗图像示左肾静脉损伤，腹膜后间隙见强化的血液外溢（A 和 B，箭），并且 A 当中的外溢范围较大；同时左肾无强化（A，箭头）

以很好地显示夹层、假性动脉瘤和动静脉瘘等血管损伤，而这些血管损伤可能导致节段性肾缺血或梗死[151, 157]。肾动脉内膜撕裂后可形成血栓，而内膜破裂会导致形成夹层和动脉狭窄，最后形成血凝块。通常情况下，只有在血管闭塞后才能发现血管损伤[160]。肾静脉损伤在单独肾蒂损伤中的发病率为 20%[151]。急性肾静脉闭塞可能使肾脏体积增大，并造成肾脏皮质边缘的强化区增厚，增厚的程度通常大于动脉闭塞。CT 图像如发现扩张的肾静脉内有血栓，即可明确诊断肾静脉闭塞[161]，之后可能需要行静脉造影来检测可能的静脉撕裂伤。

肾脏钝性伤治疗通常以保守治疗为主，而穿透性肾损伤通常需要手术。枪伤几乎都需要执行手术探查和清创，原因在于枪伤常伴有其他损伤、外物（如衣服）污染及爆炸效应导致的广泛组织坏死[151]。之前肾脏刺伤是明确的手术指征，但到了现在，无创的影像学方法就可以提供精确的信息，所以部分肾脏刺伤患者可以接受密切观察，不一定执行手术[151]。

如果腹部创伤患者出现肉眼或镜下可见的血尿，都应怀疑存在肾脏损伤[157]。然而，在所有的严重肾脏损伤患者当中，有≥40% 的患者可能没有肉眼可见的血尿[6, 152]。CT 是诊断和评估肾脏损伤的最佳方法，而超声和放射性核素显像通常不用于对肾脏外伤开展首次评估。超声可显示包膜下血肿、肾周血肿及血管损伤，但评估肾实质的能力有限，并且不能显示尿液外渗[162]。放射性核素显像可评估保守治疗肾损伤后残余的肾功能。动脉造影术可用于开展术前评估和出血血管栓塞、动静脉瘘栓塞等治疗。与增强 CT 相比，MRI 没有明显优势，故不用于急诊患者。

6. 输尿管损伤 输尿管损伤主要来源于外科手术导致的医源性创伤，并且穿透伤和钝性伤的比重相对较低。输尿管穿透伤和钝性伤通常伴有肾实质、动脉和静脉损伤。大多数报道的输尿管损伤病例是儿童在机动车碰撞时出现的输尿管过度拉伸损伤。成人的孤立性输尿管破裂在 CT 上表现为破裂处远端的输尿管不可见、肾实质完整及局限在肾周间隙内侧区域的尿液外渗[157]（图 21-46）。

7. 膀胱损伤 膀胱损伤可为钝性伤、穿透伤和医源性损伤。膀胱的充盈程度与其受到损伤的轻重有关，充盈的膀胱比几乎完全空虚的膀胱更容易受到损伤。大多数膀胱破裂患者存在耻骨上部疼痛或压痛，但骨盆骨折引起的不适通常会掩盖与尿路损伤有关的疼痛。膀胱损伤患者几乎都伴有肉眼可见的血尿。

膀胱撕裂的部位及其与腹膜反折的关系决定了尿液外渗的类型（腹膜内或腹膜外）。膀胱前上部穿孔时，尿液外渗可能位于腹膜内，也可能进入膀胱前间隙（Retzius 间隙）或两处均有[6, 163]。膀胱后上部位撕裂时，尿液外渗可能位于腹膜内，也可能位于腹膜后部或两处均有。如果尿生殖膈破裂，外渗的尿液也可能向下进入会阴、阴囊和大腿。

腹膜内膀胱破裂通常是直接暴力（常见外部足

踢）作用于充盈的膀胱造成的，需要行手术修复。腹膜外破裂通常是膀胱基底部受到剪切伤造成的，最好行耻骨上膀胱造瘘术治疗。但是，如果腹膜外破裂同时伴有需要内固定的骨盆骨折，则可以通过手术修复破裂的膀胱，从而避免骨科手术使用的硬件材料受到外溢的尿液和潜在感染的影响。

如果存在肉眼可见的血尿伴骨盆骨折、肉眼可见的血尿伴无法解释的盆腔积液及会阴创伤的临床表现（如排尿困难、尿道出血、会阴血肿和直肠指检时前列腺位置升高），则需要对下尿路行放射学检查[163, 164]。部分骨盆骨折（如耻骨联合分离、骶髂分离及骶骨、髂骨和耻骨支骨折）与膀胱破裂密切相关[164]。CT膀胱造影已经替代传统膀胱造影成为可疑膀胱损伤的首选检查手段，同时还可以评估其他的伴随损伤[163]。如果怀疑存在尿道损伤，则应在CT膀胱造影之前行逆行尿道造影。超声也可以显示膀胱撕裂伤，但目前尚未在膀胱损伤评估实践中广泛应用。

CT检查时如不行逆行膀胱扩张，则诊断膀胱破裂的效能不佳[165]。CT膀胱造影如操作正确，则诊断膀胱损伤的灵敏度与传统膀胱造影一致[6, 163]，检出手术确认的膀胱破裂的总体灵敏度和特异度均超过95%[163]。CT膀胱造影可能出现假阴性，原因包括膀胱充盈不足、血肿或组织水肿阻止对比剂外溢、读片结果有误、对比剂过度稀释和扫描质量差等[163]。执行检查时需要充分逆行扩张膀胱，可缓慢灌注对比剂（300～400ml、2%～4%），使膀胱足够充盈[163]。如灌注量少于250ml，则会产生假阴性。膀胱引流后，可对盆腔开展延迟扫描和重复扫描，有助于发现微小的膀胱损伤。

不同类型的膀胱损伤可以使用CT相互区分[163]。膀胱挫伤和膀胱血肿均表现为局限性或弥漫性膀胱壁增厚，同时不伴有对比剂外渗。腹膜内破裂时，膀胱或肠管周围及结肠旁沟均可见尿液和对比剂外渗（图21-49）。腹膜外破裂可导致对比剂和尿液渗入膀胱前脂肪间隙、大腿前侧、阴囊、阴茎和腹壁（图21-50）。另外，对比剂也可向头端扩散，进入肾周和肾旁间隙[163]。在有些情况下，很难区分腹膜内破裂和腹膜外破裂，两者在某些患者体内可以共存。如果腹膜外破裂引起的对比剂外渗扩散至与腹膜内盆腔积液相邻的位置，则由于分隔两者的腹膜非常薄，需要仔细开展辨别工作[166]。

8. 肠管和肠系膜损伤 所有腹部钝性伤当中，肠管和肠系膜损伤的发病率为3%～5%[167, 169]，最常见于机动车事故；此外，使用腰带式安全带会使肠管和肠系膜损伤的发生率上升，在儿童中尤其如此[6]。肠管和肠系膜损伤的发生机制有肠管在脊柱和前腹壁之前受到直接挤压、肠腔内压力突然明显增加及肠系膜固定处（如Treitz韧带和回盲部连接处）附近的剪切伤[6]。肠管损伤轻则为局灶性肠壁挫伤或血肿，重则出现肠壁完全横断。十二指肠和空肠是肠管损伤最常受累的肠段[167, 169]。腹部钝性伤后的结肠损伤较十二指肠或其他小肠部位的损伤少见[170]。

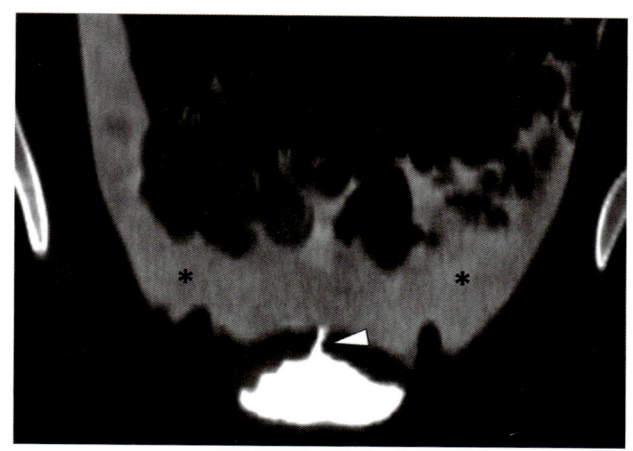

▲ 图 21-49 40岁男性，遭遇机动车事故后膀胱发生腹膜内破裂

CT膀胱造影冠状位最大密度投影重建图像示膀胱顶部破裂（箭头），碘对比剂经破裂处从膀胱内外溢，进入腹膜腔，并勾勒出肠管的轮廓（*）

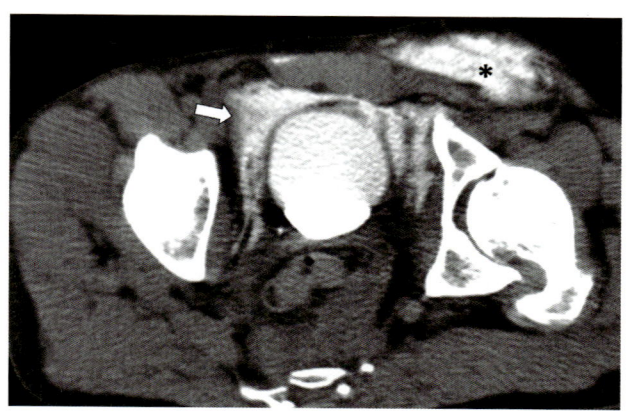

▲ 图 21-50 28岁男性，遭遇摩托车事故后膀胱发生腹膜外破裂

轴位CT膀胱造影软组织窗图像示强化的尿液外溢至腹膜外膀胱前间隙（箭）和左侧大腿近端（*）

结肠损伤常见于横结肠和乙状结肠，其中右半结肠损伤常伴有其他多发损伤，直肠损伤常伴有骨盆骨折[170]。

肠管损伤和肠系膜损伤在早期通常都很难诊断，原因在于患者的症状和体征可能会延迟出现，而且体格检查的灵敏度和特异度都不高[168, 169]。这两种损伤的早期临床表现通常不明显，只有30%的患者出现典型的三联症（即压痛、腹肌紧张和肠鸣音消失）。如腹壁出现瘀青或"安全带"征，则应警惕肠管和肠系膜损伤[6]。如果儿童患者因腰部安全带放置不当而导致髂骨翼骨折，则很有可能伴有肠管和肠系膜损伤。

状态稳定的肠管损伤患者通常失血量很少，并且十二指肠和结肠损伤可能局限在腹膜后部，同时小肠内容物不含刺激性成分（即pH为中性）且细菌量少，因此可能需要数小时或数天才出现明显的腹膜刺激症状和体征。实验室检查结果也与检查的时间有关。有一项研究发现，和其他腹腔内损伤相比，小肠损伤患者的白细胞在3h内增多的情况更加常见[171]。

如前所述，DPL已不再用作诊断性检查[6]。超声可以检测腹膜内积液，但检查结果没有特异性。如果漏诊肠穿孔，会导致危及生命的腹膜炎；如果肠穿孔的诊断和手术修复延迟12h以上，会导致患者的发病率和死亡率显著上升[172]。如果漏诊肠系膜损伤，会导致肠管狭窄，表现为创伤后数周出现肠梗阻[173]。如果漏诊后出现新的体征和症状，再次执行CT扫描可以获得更可靠的损伤证据[6]（图21-51）。

肠管和肠系膜损伤的临床表现不具有特异性，而这两种损伤的早期诊断又十分重要，因此准确的CT诊断对及时发现钝性伤引起的这两种损伤非常关键。需要细致的扫描技术和仔细阅片才能发现CT图像反映的细微异常[168, 169]。通常来说，肠管损伤征象都是在漏诊后回顾性浏览图像时才发现，漏诊的原因可能是在伴有其他多发伤的情况下容易忽略这些征象。许多早期研究发现CT诊断肠管损伤的灵敏度不高[174, 175]，但最近的研究显示CT诊断肠管和肠系膜损伤、发现可能需要手术的损伤的灵敏度较高[84, 167-169]。

肠管和肠系膜损伤的CT表现有肠腔外游离气体、腹腔积液、肠壁增厚和（或）不连续、受累肠管附近高密度血凝块（前哨血凝块）及肠系膜脂肪区的条状软组织密度影[84, 137, 167-169]（图21-52）。腹膜腔内（图21-53）或腹膜后游离气体这一征象对诊断肠穿孔具有高度特异度，但只有50%的患者可见该征象[6, 167]，并且游离气体的量可能很少。为提高肠腔外游离气体的检出率，同时将肠腔外游离气体与脂肪和肠腔内气体区分开来，应在较宽的窗位（即肺窗）查看图像[167, 169]。腹腔游离积气常见于膈下、肝脏和脾脏的前表面，而肠腔外游离气体也可见于肠系膜或腹膜后间隙（特别是肾旁前间隙）。在某些情况下，腹膜内或腹膜后的游离气体来自胸腔损伤（气胸、纵隔气肿）或膀胱损伤（膀胱破裂），与肠管损伤无关[6, 167]。另外，存在医源性的腹腔游离积

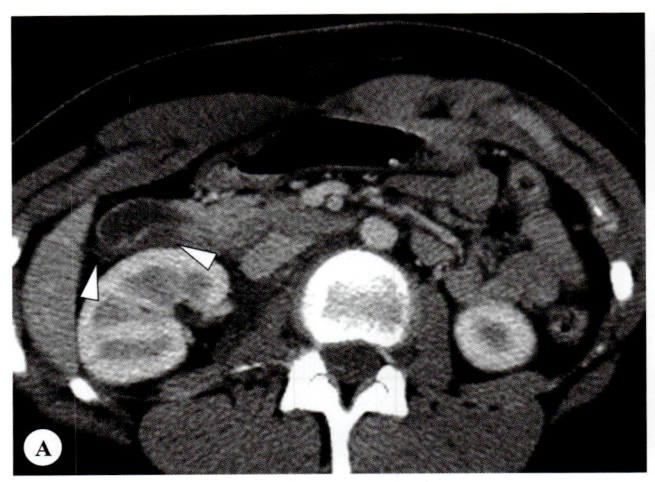 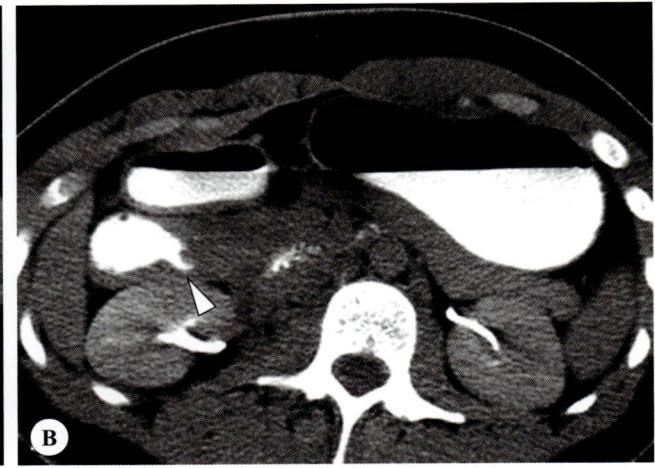

▲ 图 21-51　14岁女性，遭遇自行车事故后经二次CT检查发现肠穿孔

A. 轴位增强CT门静脉期软组织窗图像示十二指肠周围有积液（箭头），但无肠腔外气体，也无肠壁增厚；B. 口服对比剂后轴位CT软组织窗图像示十二指肠穿孔（箭头）。B为A扫描后8h再次扫描得到的图像

第 21 章　胸腹创伤
Thoracoabdominal Trauma

气，来源可能有穿刺和胸腔置管。使用口服对比剂时，如果发现对比剂在肠腔外积聚，则可以考虑诊断肠穿孔，但该征象的出现情况不多[6]。然而，如前所述，大部分大型创伤治疗中心已不再对钝性伤患者执行口服对比剂检查[176, 177]。

腹腔积液在肠管或肠系膜损伤的 CT 图像中常见，但对这两种损伤不特异。液体如果密度较低，可能是外溢的小肠内容物；如果密度中等或较高，则可能是急性出血。在没有明显实质脏器出血的情况下，如发现腹腔积液，则应警惕肠管或肠系膜损伤[171, 178]。在某些情况下，少量腹腔积液可能是唯一的肠穿孔 CT 征象；如果腹腔积液局限于小肠系膜或肠管之间，则尤其如此。中等或大量积液很少是唯一的异常 CT 表现，但常与肠管或肠系膜损伤有关[138]。CT 图像中如仅有少量的低密度盆腔积液，则该积液通常与肠管损伤无关[179, 180]（图 21-54）。把其他有提示意义但不具有特异性的征象（如肠壁局部增

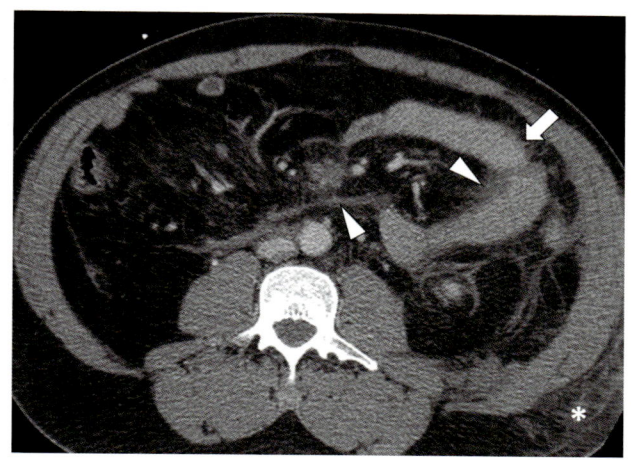

▲ 图 21-52　43 岁男性，遭遇机动车事故后出现肠管和肠系膜损伤
轴位增强 CT 门静脉期软组织窗图像示近段空肠壁明显增厚（箭），邻近的肠系膜脂肪内见广泛软组织密度影（箭头），但肠腔外未见游离气体；同时左侧腹皮下脂肪内有广泛血肿（*）

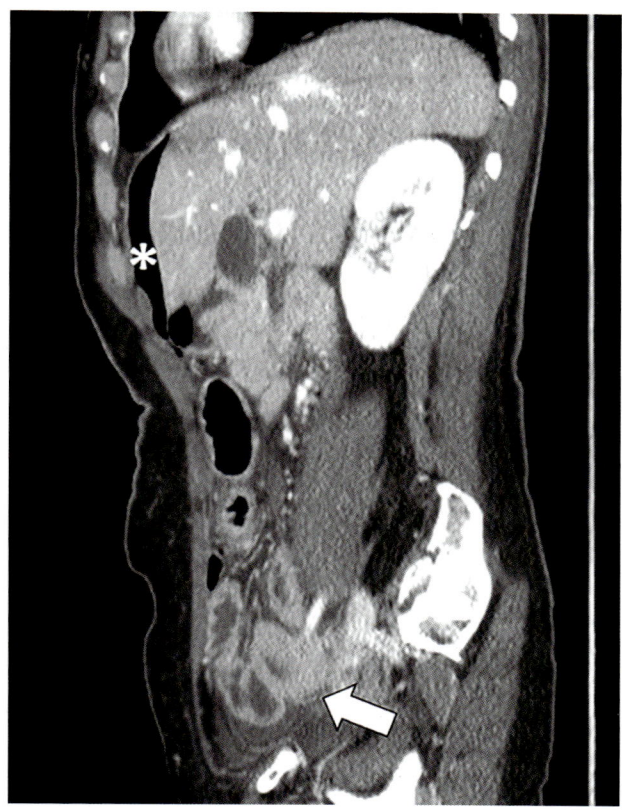

▲ 图 21-53　20 岁男性，遭遇车祸后出现空肠损伤
矢状位增强 CT 门静脉期软组织窗图像示肝脏前方腹膜腔内有大量游离气体（*），同时远端回肠壁明显增厚（箭）。手术证实存在空肠穿孔

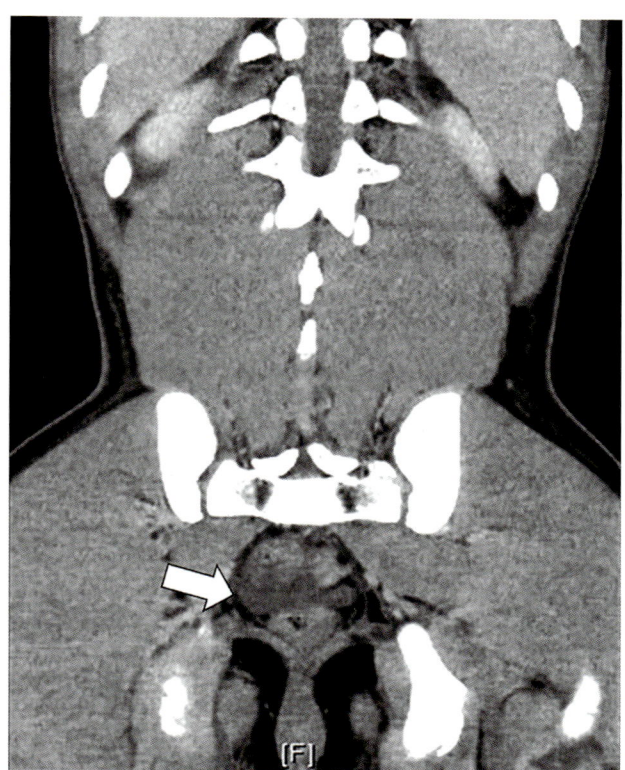

▲ 图 21-54　23 岁男性，遭遇机动车事故后出现少量低密度腹腔积液但无肠管损伤
冠状位增强 CT 门静脉期软组织窗图像示盆腔有少量低密度积液（8HU；箭）。该患者因其他损伤入院接受观察治疗，但不需要行剖腹手术

1101

厚、肠系膜脂肪内有模糊软组织密度影等）与其他 CT 表现相结合，可进一步提高诊断的准确性[167, 169]（图 21-55）。

大多数肠管损伤患者会发生肠壁出血，具体的 CT 表现为肠壁呈环形或偏心性增厚，通常伴有肠腔狭窄[167]。如果同时出现肠壁局部增厚、腹腔积液和肠壁明显强化，则提示存在肠穿孔和腹膜炎[167]。但应注意，肠壁强化程度增加并非肠管破裂的特异性征象，也可见于表现有低灌注综合征的儿童、存在中心静脉回流受阻的成年人及长时间低灌注导致的休克肠管[181, 182]。

9. 腹腔积血 腹腔积血是腹部钝性伤的常见表现；如在 CT 图像中发现腹腔积血，则应仔细查找内脏器官损伤[6, 137]。在有些情况下，少量腹腔积血可能是微小内脏损伤（尤其是肠管或肠系膜损伤）的唯一征象。CT 诊断腹腔积血具有很高的灵敏度和特异度。腹腔积血最初往往在出血部位附近聚集，之后扩散到腹膜腔中更容易积聚的其他部位。Morrison 囊（又名肝肾隐窝或肝下后间隙）是上腹部最容易积聚液体的腹膜隐窝；如患者有上腹部创伤，则在 CT 图像中最常看到 Morrison 囊处有积血（图 21-56）。其他常见的积血部位有肝周间隙（右膈下）、脾周间隙（左膈下）、结肠旁沟（位于升结肠和降结肠侧面的腹膜反折）（图 21-57）和盆腔（特别是膀胱附近）。来自腹腔内任何部位的出血通常沿着肠系膜根部和右侧结肠旁沟向下流入盆腔。如果出血量较大，即使结肠旁沟或上腹部其他部位的积血很少，盆腔内也可能有大量积血（图 21-58）；产生这种情况的原因是盆腔在腹膜腔中位置最低，约占整个腹腔的 1/3。

腹腔积血的位置、时间和物理状态（血凝块或细胞溶解）会影响其 CT 表现。出血后早期积血的密度与血管内血液的密度相同，但积血的密度

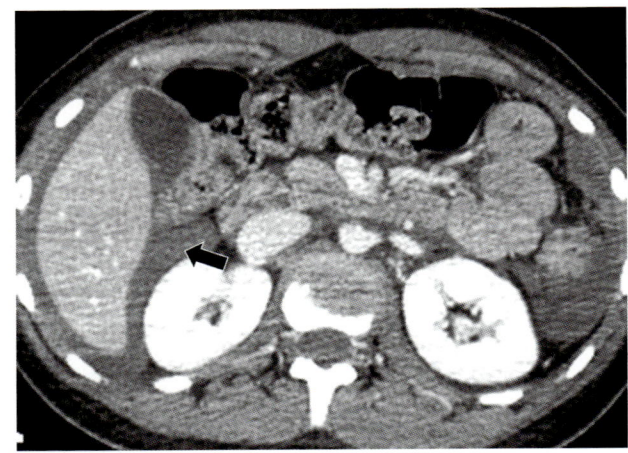

▲ 图 21-56 29 岁男性，遭遇车祸后出现急性腹腔积血
轴位增强 CT 软组织窗图像示 Morrison 囊内积血（箭），Morrison 囊是上腹部最容易积聚液体的腹膜隐窝。与强化的肝脏和肾实质密度相比，急性腹腔积血的密度相对较低

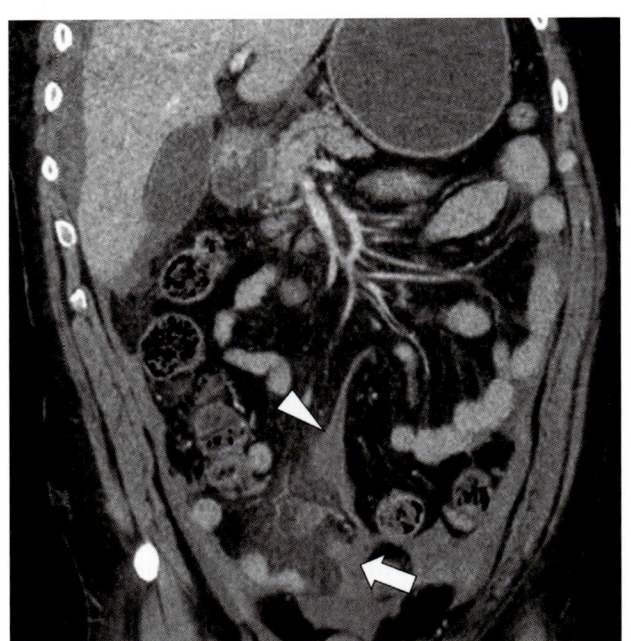

▲ 图 21-55 17 岁男性，遭遇车祸后出现肠管损伤
冠状位增强 CT 门静脉期软组织窗图像示小肠壁局部增厚（箭），并发肠系膜水肿和出血（箭头）。剖腹手术证实存在肠管损伤伴肠管缺血，需行节段性切除

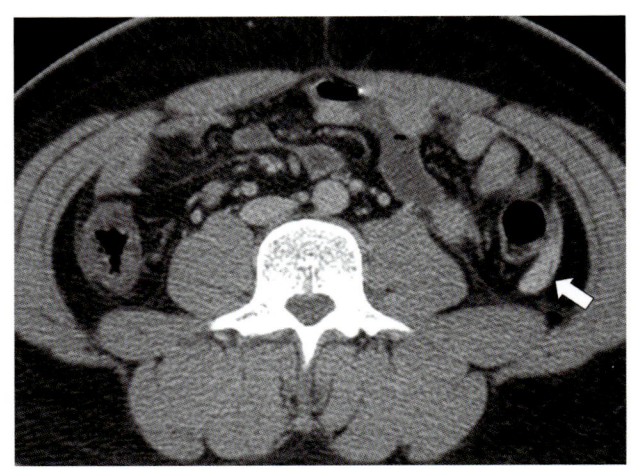

▲ 图 21-57 34 岁女性，遭遇机动车事故后出现腹腔积血
轴位增强 CT 软组织窗图像示左侧结肠旁沟处有积血（箭）

在数小时内会有所增加，原因是血凝块形成过程中血红蛋白发生了聚集。在腹膜腔内自由流动的溶解血液的密度通常为 30~45HU，凝结血液的密度通常为 50~75HU，而致密的血凝块密度甚至可能>100HU[6]。在呼吸运动和邻近的肠蠕动作用下，腹膜腔内的血凝块会迅速溶解，但肝脏等实质脏器内的血凝块则会持续存在很长一段时间。在大多数情况下，随着血凝块逐渐溶解，积血的密度值会在数天内开始下降，然后继续平稳下降，并通常在 2~3 周后降至接近水的密度（0~20HU）[183]。

近期出现的腹腔积血可有多种形态学特征，既可以呈均匀高密度，也可以呈不均匀密度，后者的具体表现为线状或结节状的高密度影与低密度影相混合。出现密度不均匀的原因可能是血凝块吸收不规则或间歇性出血，导致血凝块反复形成和消退[184]。在有些情况下，血肿内或腹膜腔内的新鲜出血可能出现血细胞比容效应，具体表现为液体分层，其中浆液位于上方，沉降的红细胞和血凝块位于下方[183]。有一种情况更为常见，即在非常靠近内脏损伤的部位发现局限性高密度血凝块，临床上将这种血凝块称作前哨血凝块[137]（图 21-41）。前哨血凝块这一征象诊断内脏损伤的灵敏度较高；在许多病例中，前哨血凝块可能是唯一能提示腹腔积血来源的征象。如果发现存在前哨血凝块，则应仔细观察邻近的内脏，观察是否存在微小损伤。在部分患者（尤其是包膜撕裂伤较小的患者）中，脏器周围的局限性血肿可能比实质内血肿或撕裂伤更为明显。因此，前哨血凝块对肠管、肠系膜和脾脏的微小损伤诊断有重要价值[137]。

有一点需要注意，那就是 CT 图像显示存在腹腔积血不一定表明存在活动性出血。单次 CT 检查的腹腔出血量仅反映受伤后的失血量。使用多次 CT 检查评估腹腔出血可能有助于观察积血消退或新发出血的情况。在大多数情况下，腹腔积血在受伤后 1 周内即可明显消退。如果受伤后 3~7 天内腹腔积血无明显变化，即使患者的血流动力学稳定，仍提示存在持续腹腔出血。

增强 CT 可发现动脉活动性出血，具体表现为强化的血液外溢，呈局限性或弥漫性高密度影[24, 25]（图 21-59）。外溢血液的密度值为 80~370HU，高于游离或凝结的血液密度，并且不低于腹主动脉和邻近大动脉的密度。如腹部钝性伤患者有活动性出血，发现出血部位非常重要。MDCT 可快速采集数据，提供的空间分辨率也更高，并且显示活动性出血灶的效果良好。活动性出血灶的表现为外溢的对比剂局限性喷射或外溢的高密度对比剂局限性或弥漫性积聚，同时周围伴有低密度血肿。大量失血导致血容量不足的患者可能会出现以下 CT 征象（即"低灌注综合征"）：主动脉变细[185]、下腔静脉管壁变平或塌陷[186]、肠壁明显强化（即"休克肠管"）和肾脏明显强化[187]。

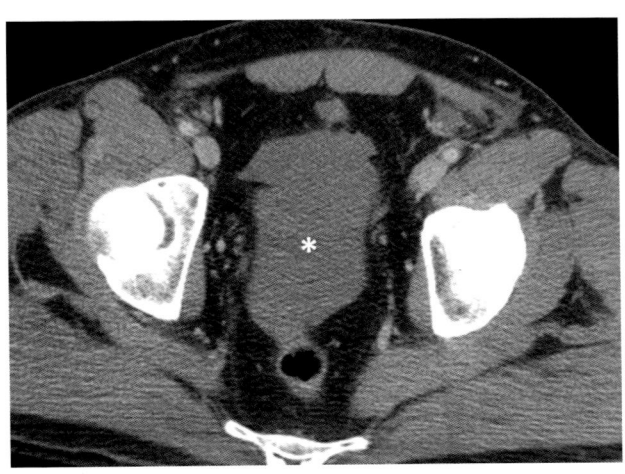

▲ 图 21-58　39 岁男性，遭遇机动车事故后出现腹腔积血
轴位增强 CT 软组织窗图像示盆腔有大量积血（*）

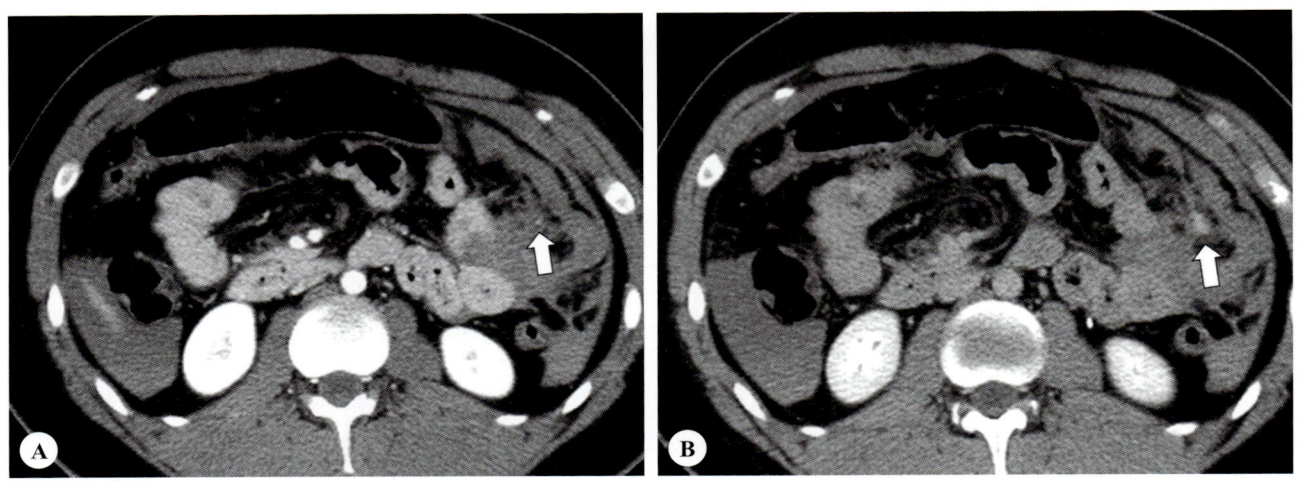

▲ 图 21-59 **34 岁男性，遭遇机动车事故后出现动脉活动性出血**
轴位增强 CT 门静脉期（A）和延迟期（B）软组织窗图像示网膜内有小范围的局灶性血液外溢（A，箭），周围伴有血肿。在延迟期（B）图像中，该活动性出血灶（箭）范围增大

第三篇

儿科应用
Pediatric Applications

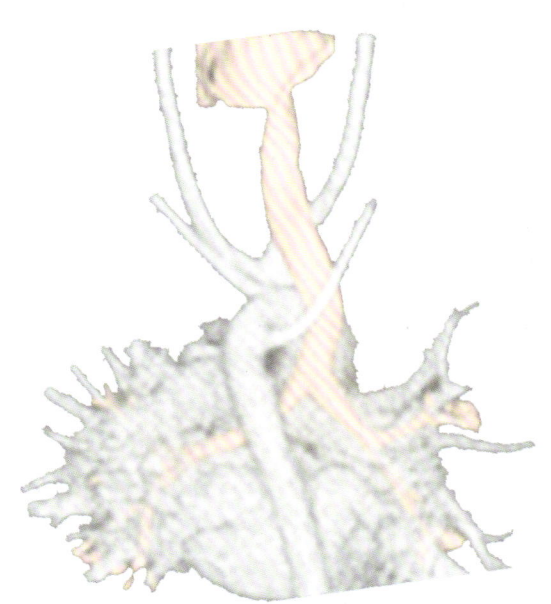

第 22 章　儿科应用：胎儿影像
Pediatric Application: Fetal Imaging

Micheál A. Breen　著
曲亚莉　秦　韵　译

20 世纪后半叶，胎儿超声（US）和 MRI 改变了产科的诊疗实践。在此之前直接检查或观察胎儿的方法非常有限，因此产科医生几乎只能管理孕妇的健康问题。然而在 20 世纪后半叶，US 作为一种理想的、非侵入性的成像方法，广泛用于评估子宫、胎盘和胎儿的结构与功能。

在过去的 30 年中，虽然 US 仍然是主要的妊娠期成像技术，但 MRI 作为妊娠期成像的重要辅助手段发挥着越来越重要的作用。MRI 的优点主要包括：①无任何电离辐射；②和 US 不同，MRI 不受孕妇肥胖、孕妇及胎儿骨骼的限制；③MRI 的软组织分辨率高，并且无论胎儿位置如何均可通过设定成像平面成像。MRI 的缺点主要是成像所需时间较长，胎动会进一步延长成像时间。然而正在逐渐发展的 MR 快速成像序列可以减少运动伪影并改善图像质量。

本章介绍了妊娠期 MRI 技术，胎儿胸部、腹盆部和肌肉骨骼系统的各种常见疾病，并对上述疾病的临床表现、MRI 典型征象和目前的治疗方法进行了探讨。

一、胎儿成像技术

1. MRI 在妊娠期评估中的作用　MRI 在妊娠早期的应用价值有限。首先，妊娠早期胎儿的体积较小，利用 MRI 发现胎儿结构异常的难度较高。其次，理论上 MRI 对胎儿发育是有风险的，尤其在器官发育过程中风险最大，因此大多数专业组织建议在妊娠早期不要进行 MRI 检查。

在妊娠第 12~16 周 MRI 的应用价值仍然有限，主要原因是胎儿体积较小及频繁的胎动[1]。但是在一些病例中，MRI 可在该阶段提供 US 无法获得的信息。

在妊娠第 17~24 周 MRI 的应用价值较高[1]。该阶段胎儿体积已足够大，可获得稳定的、高质量的 MR 图像以观察胎儿的解剖结构和病变。另外，MRI 在该阶段可进一步评估妊娠中期 US 检查中发现的任何异常情况。

胎儿 MRI 也可用于妊娠晚期的评估。例如，许多皮质发育畸形在妊娠晚期才变得明显；妊娠晚期 MRI 检查在临近分娩阶段经常发挥重要作用，特别是对气道梗阻的胎儿（如胎儿有颈部肿块）；妊娠晚期 MRI 可用于随访之前 MRI 检查发现的异常情况，监测有风险的胎儿的情况（如宫内发育迟缓、双胎输血综合征、羊水过少、胎盘功能不全）。妊娠晚期 MRI 还有助于评估胎盘的病理情况，如胎盘侵袭性疾病[2]。

2. 患者准备　胎儿 MRI 可利用 1.5T 或 3T MR 扫描。3T MR 可提供更高的信噪比和更好的空间分辨率[3]。羊水过少的孕妇在 MR 扫描中可能会出现磁场不均和射频屏蔽伪影，而 1.5T MR 不易出现上述问题。

扫描前应评估孕妇是否存在 MRI 扫描禁忌证。仰卧位是最佳扫描姿势，但对于体型较胖和妊娠后期的孕妇，仰卧位时可能出现不适感，并且由于妊娠子宫压迫下腔静脉还可能出现头晕，甚至晕厥。在这种情况下，孕妇可采用左侧卧位[4]。孕妇在扫描过程中可能更容易出现不适感、背部疼痛和幽闭恐惧症。

通过以下措施可减少 MRI 检查中的不适：选择足先进体位、家人或朋友在扫描间陪伴孕妇，佩戴可观看视频的护目镜分散注意力，确保患者可随时触碰警铃并与 MRI 扫描技师进行沟通。

大孔径扫描设备可用于妊娠后期、多胎妊娠或肥胖的孕妇。理想的情况是将多通道表面线圈放置于妊娠子宫上方。选择最接近胎儿的元件可以增加信噪比。

3. MRI 扫描方案 MRI 扫描方案应根据孕产妇的具体病情和妊娠阶段进行调整。

首先采集三个平面的定位相，之后选择经孕妇骨盆和子宫的矢状及冠状平面，扫描大视野的 T_2 加权半傅里叶单次激发回波（SSFSE/HASTE/ssTSE/Fast FE）序列，用于初步评估子宫、胎盘、子宫颈、胎产式和胎儿内脏解剖位置。在完成这些初始序列之后，根据临床需要扫描与胎儿头部、胎儿胸部和（或）胎儿腹部及盆腔正交的平面。胎儿在子宫内处于活动状态，因此成功的胎儿 MRI 检查需要经验丰富的 MRI 扫描技师不断调整扫描平面从而获得正交平面的图像。在许多中心，放射诊断医生也会在扫描时帮助选择和确定成像平面。

T_2 加权半傅里叶单次激发回波（SSFSE/HASTE/ssTSE/Fast FE）和稳态自由进动（SSFP/FIESTA/TruFISP）技术是大多数胎儿 MR 扫描方案中的主要序列。快速技术 T_1 加权序列也非常有用，特别是用于评估出血、钙化、胎粪和脂肪时。平面回波成像可用于评估骨、软骨和颅内出血。动态的稳态序列可用于评估胎儿活动、呼吸、吞咽和胃肠蠕动。弥散加权成像可增加对胎儿大脑缺血性病变的检出。后处理技术可计算胎儿器官的体积，有助于指导先天性膈疝（congenital diaphragmatic hernia，CDH）的预后评估。

二、胎儿疾病

（一）胎儿胸部异常和畸形

1. 肺发育不全 肺先天发育不全主要分为三类，包括肺未发生、肺未发育和肺发育不全。肺未发生是指肺实质、支气管和肺动脉缺如。肺未发育的特征是肺实质和肺动脉缺如，但有支气管原基。肺发育不全是指发育不全的支气管和肺动脉及对应的不同数量的肺组织。

肺部发育可分为五个阶段：胚胎期（26 天～6 周），假腺期（6～16 周），小管期（16～28 周），囊泡期（28～36 周），肺泡期（36 周至足月）[5]。在子宫内影响胎儿肺发育的两个最重要的因素是胎儿胸腔形态和宫腔内羊水或胎儿肺液的量。胎儿肺液由肺上皮细胞产生，胎儿呼吸运动和气道蠕动可将这种液体从肺内排出。大约一半的胎儿肺液被胎儿吞咽，另一半通过咽部排至羊水中[6]。胸腔空间受限和（或）羊水不足是导致肺发育不全的两个主要原因。

据报道，肺发育不全在活产儿中的发病率为 0.9%～1.4%[7, 8]。但在尸检中的得出的发病率更高，为 4.9%～22.0%[7, 9, 10]。羊水过少是导致肺发育不全最常见的原因。未足月胎膜早破（preterm premature rupture of the membrane，PPROM）和胎儿肾脏异常是导致羊水过少的两个最常见的原因。胸腔形态异常（可能继发于胸部肿块、膈疝、胸壁异常、骨骼发育不良、心脏病变和腹壁缺损）也可导致肺发育不全。

肺发育不全时肺容量减少，通常会导致钟形胸，可通过产前 US 或 MRI 发现。发育不全的肺的 T_2 信号可能会低于同胎龄胎儿。3D US 技术可用于计算胎儿肺容量。MRI 较 US 更可靠，尤其是在羊水过少或评估 CDH 胎儿时，羊水过少会限制 US 检查的声窗，MRI 有助于区分 CDH 胎儿的肺和胸腺或疝入胸腔的腹部脏器。

2. 肺和纵隔肿块

（1）先天性肺气道畸形：先天性肺气道畸形（CPAM）是最常见的先天性肺部异常。CPAM 以前被称为先天性囊性腺瘤性畸形（congenital cystic adenomatoid malformation，CCAM）。CPAM 是一种错构畸形，其特征是终末细支气管异常生长。气道异常发育会导致继发的阻塞性和（或）发育不良性改变，表现为实性和（或）囊性组织[11, 12]。CPAM 是支气管肺畸形（bronchopulmonary malformation，BPM）疾病中的一种，BPM 还包括支气管肺隔离症（bronchopulmonary sequestration，BPS）、混合性病变（同时具有 CPAM 和 BPS 的特征）、先天性肺叶过度充气和支气管闭锁。

4000～6000 个胎儿中有 1 例 CPAM[13, 14]，一般在妊娠第 5～7 周开始出现[11]。CPAM 通常累及一个肺叶并与气管支气管树相通。CPAM 由肺动脉供血，并通过肺静脉引流。

最初 Stocker 等根据囊肿的大小将 CPAM 分为三类[14]。1 类 CPAM（大囊型）是最常见的亚型，其特征是囊肿较大（2.0～10.0cm），囊腔内衬假复层上皮。2 型 CPAM 的特征是直径 0.5～2.0cm 的肉眼可见的囊肿，囊腔内衬混合纤毛、柱状和立方上皮。

3型CPAM主要为实性成分，伴有直径<0.5cm的微囊。目前，该分类系统中新增0型、4型两类。0型CPAM（腺泡发育不全），这种类型非常少见，累及所有肺叶，胎儿很难存活。4型CPAM的特征是远端肺泡周围有较大的囊肿，囊腔内衬肺泡型细胞。

CPAM通常是在妊娠中期US检查中偶然被发现的。根据CPAM分类其可能主要表现为大囊样低回声区（囊性）、微囊样高回声区（实性）、混合/复杂型。由于大囊部分通常呈低回声或无回声，在US中较易与正常肺组织区分。妊娠中期CPAM的实性或微囊部分相对于正常肺实质呈轻度高回声，而在妊娠晚期可能呈等回声，此时不易与正常肺组织区分。

彩色多普勒超声可用于评估肺动脉供血和肺静脉引流，有助于CPAM与BPS或混合性病变的鉴别诊断。MRI有助于评估CPAM的程度和正常肺组织的范围。在T_2加权像中，大囊泡通常呈高信号，微囊泡或实性成分通常呈等信号（图22-1）。

CPAM胎儿的预后通常较好。但对于病变生长较快的胎儿，其水肿的发生率和死亡的风险会升高。

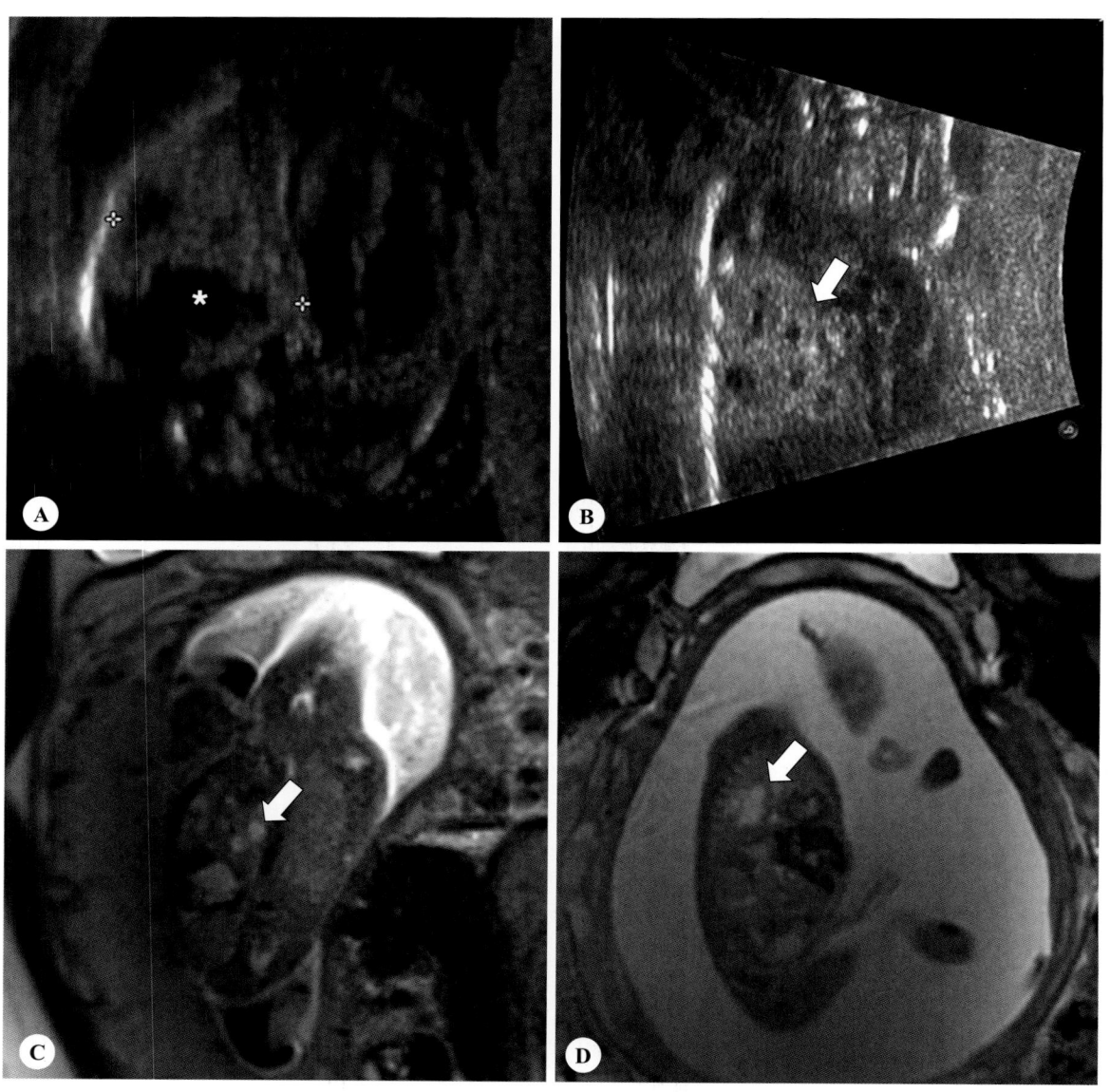

▲ 图22-1 21^{+2}周胎儿，1型先天性肺气道畸形
A. 轴位灰度超声图像显示位于右肺下叶伴有大囊泡（星）的回声团块（"十"字符）；B. 矢状位灰度超声图像显示位于右肺下叶伴有大囊泡（箭）的回声团块；C. 冠状位MRI单次激发T_2加权像显示右肺下叶肿块内的高信号大囊泡（箭）；D. 矢状位MRI SSFP T_2加权像显示右肺下叶肿块内的高信号大囊泡（箭）

CPAM 病灶的生长速度一般在胎龄 20—26 周达峰[15]。Crombleholme 提出了 CPAM 体积除以头围的比值［囊腺瘤样容积比（cystic adenomatoid volume ratio，CVR）］用于预测胎儿发生水肿的风险[16]。CPAM 体积计算采用了椭圆的计算公式，即长 × 宽 × 高 /2，然后用该值除以头围。CVR > 1.6 的胎儿发生水肿的风险更高，通常会使用类固醇以降低这类风险[16]。

分娩后如果婴儿症状明显，可能需要立即行手术切除。对于无症状的 CPAM 的治疗方法目前存在争议。很多中心主张进行手术切除，因为 CPAM 有并发感染、气胸和恶变的风险。但仍有部分中心主张随访观察。

(2) 支气管肺隔离症：BPS 是不与气管支气管树相通的异常肺组织，由体循环动脉供血。BPS 常见于左肺下叶。BPS 主要分为叶外型和叶内型两类。叶外型具有独立的脏层胸膜，引流至体循环静脉。叶内型没有独立的脏层胸膜，引流至肺静脉。

BPS 的典型 US 表现为位于左肺下叶紧邻膈肌的实性、楔形回声团块[17]。彩色多普勒超声可用于探查体循环供血动脉，该动脉通常起源于膈肌下方。在 MRI 的 T_2 加权像中 BPS 和正常肺实质相比呈均匀的稍高信号，有时可在肿块附近看到供血动脉的流空低信号。但在胎儿期探查供血动脉时，多普勒 US 的可靠性高于 MRI。如果在 US 或 MRI 图像中看到囊性成分，则提示该病变为合并 CPAM 成分的混合性病变（图 22-2）。

胎儿期诊断的 BPS 预后很好，水肿或其他胎儿期并发症的发生率很低[18]。妊娠晚期的影像检查显示病灶通常会减小甚至消失，但是产后往往能发现残余病灶。通常会在产后行 CT 或 MRI 检查用于明确供血动脉并协助手术方案的制订。

(3) 支气管源性囊肿：支气管源性囊肿是气管支气管树的囊性重复畸形，来源于胚胎期前肠腹侧的异常胚芽[17]，是最常见的纵隔囊性病变。85% 的支气管源性囊肿位于纵隔内，常紧邻气管远端或支气管近端主干[19]。支气管源性囊肿也可发生于肺内，但较少见。

支气管源性囊肿 US 表现为边界清楚的无回声单房肿块，通常位于气管旁、肺门和隆突附近。MRI 可以更好地确定支气管源性囊肿的位置和大小。大多数病灶在 T_2 加权像中呈高信号。鉴别诊断包括其他的前肠重复囊肿，如食管重复囊肿或神经肠源性囊肿。在胎儿成像中，囊肿来源的定位是判断不同前肠重复囊肿组织学特征的最佳证据（图 22-3）。

大多数支气管源性囊肿很小，胎儿阶段不需要干预。胎儿出生之后大多数中心都提倡手术切除，以预防感染、出血或局部压迫等并发症的发生。

3. 气道畸形

(1) 先天性高位气道阻塞：先天性高位气道阻塞（congenital high airway obstruction，CHAOS）是指气管的缺如或阻塞。诱因包括喉闭锁、喉囊肿、喉狭窄、气管闭锁[20]。CHAOS 是一种罕见的胎儿疾病。由于肺液潴留，US 图像表现为双肺增大呈高回声。

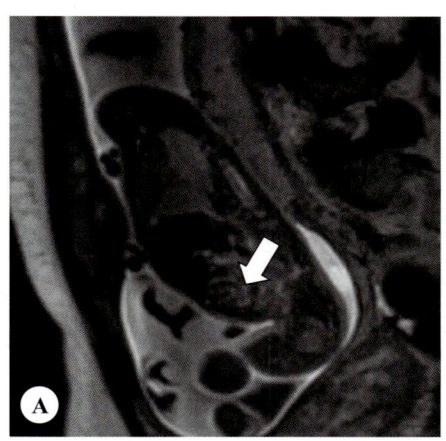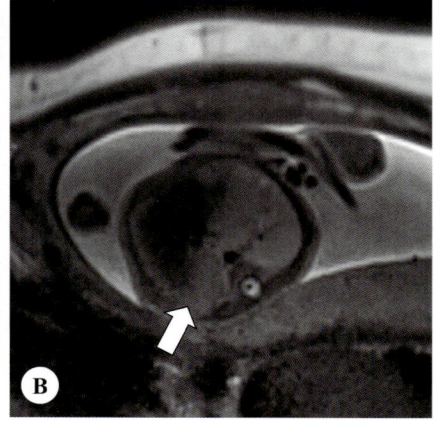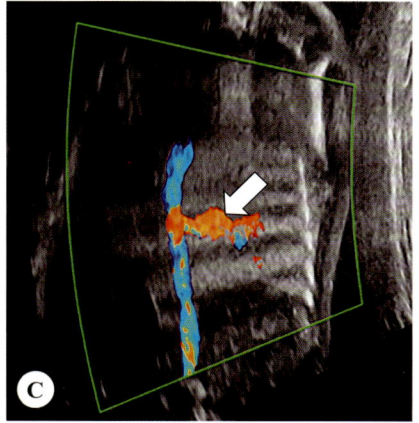

▲ 图 22-2　22^{+1} 周胎儿，支气管肺隔离症

A. 矢状位 MRI 单次激发 T_2 加权像显示位于左肺下叶的高信号团块（箭），伴有明显的流空信号；B. 轴位 MRI SSFP T_2 加权像显示位于左肺下叶的高信号团块（箭），起自降主动脉的供血动脉呈明显流空信号；C. 冠状位多普勒超声证实供血动脉（箭）来自主动脉，病灶推挤主动脉使其稍向右移位

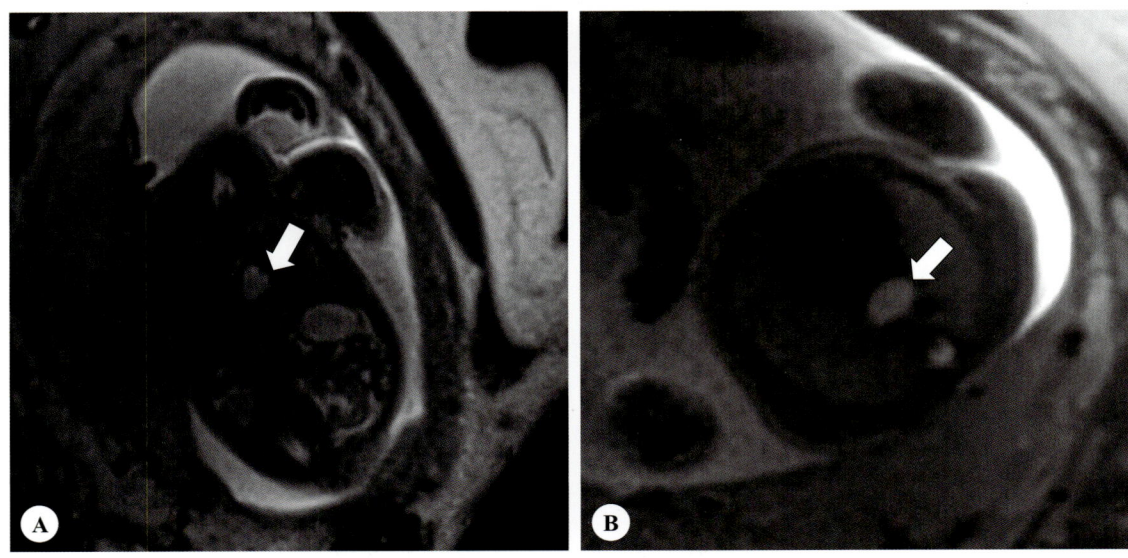

▲ 图 22-3　22^{+6} 周胎儿，支气管源性囊肿

A. 冠状位 MRI 单次激发 T_2 加权像显示紧邻隆突下方的高信号囊性病灶（箭）；B. 冠状位 MRI 单次激发 T_2 加权像显示位于降主动脉前内侧的高信号囊性病灶（箭）

MRI T_2 加权像表现为双肺增大呈高信号，气管和支气管扩张，管腔内充满液体（图 22-4）。CHAOS 是致命的，死亡率为 80%~100%[20]。即使进行子宫外产时治疗（ex-utero intrapartum therapy，EXIT），存活率也很低。

(2) 先天性肺叶过度充气：先天性肺叶过度充气（congenital lobar overinflation，CLO）的特征是肺段或肺叶过度充气，但肺部血管正常。约 40% 的 CLO 发生在左肺上叶，是最常见的发病部位[21]。大多数 CLO 继发于支气管阻塞，形成"球阀"现象导致产后进行性过度充气和空气潴留。

CLO 可能在妊娠中期被发现，表现为肺部均匀的高回声团块，不伴有大囊泡。多普勒超声显示正常的肺血管穿过 CLO 病灶，无体循环动脉供血。通常有病变的肺段和（或）肺叶的回声与正常肺组织非常相似，纵隔移位或膈肌变平可能是 CLO 唯一的超声表现。由于肺泡内积液，CLO 在 MRI T_2 加权像中的信号强于正常肺组织，伴有纵隔移位和膈肌变平。

CLO 的预后通常较好，但病灶体积过大会引起严重的纵隔移位，从而导致羊水过多、水肿和肺发育不全[22]。尽管有的中心主张对症状轻微的患者采用保守治疗，但大多数 CLO 需要行肺叶切除手术。

4. 胸腔积液　无论是否有实体病灶均可出现胸腔积液。妊娠期胎儿出现胸腔积液属于需要关注的异常现象。先天性胸腔积液最常见的病因是与胸导管异常有关的乳糜漏。胎儿胸腔积液的其他病因包括肿块（CDH、CPAM、BPS）、淋巴管扩张、先天性心脏病、21 三体综合征和 TORCH 感染。

US 表现为胸腔内无回声的液性暗区。MRI T_2 加权像中表现为肺组织周围高信号的液体（图 22-5）。MRI 还可用于评估引起胸腔积液的原因，如 CPAM 或 BPS。

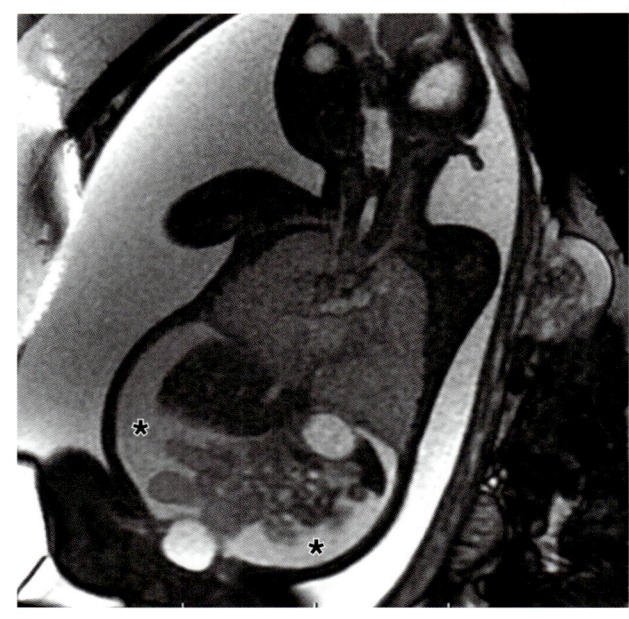

▲ 图 22-4　29^{+1} 周胎儿，先天性高位气道阻塞

冠状位 MRI 单次激发 T_2 加权像显示双肺对称性增大，呈高信号，压迫双侧膈肌向下移位，并伴有大量腹水（星）

第 22 章 儿科应用：胎儿影像
Pediatric Application: Fetal Imaging

胎儿有少量胸腔积液时可以随访观察。如果胸腔积液较多且胎儿<32 周，可考虑行胎儿胸腔穿刺和（或）胸膜羊膜分流术[23]。

5. 胸廓畸形 产前可发现的胸廓畸形包括漏斗胸（胸骨和邻近肋软骨凹陷）、鸡胸（胸骨和邻近肋软骨向外突出）及胸骨缺损，其中胸骨缺损可伴有心脏异位和 Cantrell 五联症。

Cantrell 五联症包括以下五种畸形：前腹壁中线缺损、胸骨下段裂或缺损、膈肌前部缺损、膈心包缺损和心脏内的缺损。对于 Cantrell 五联症这类复杂畸形，MRI 可用于显示缺损的数量及程度，以及确定脏器的位置，如肝脏、大血管和心脏各腔室的位置等（图 22-6）。

产前诊断中还可以发现起自胸廓的软组织肿块。纤维瘤病、肌纤维瘤病、纤维性错构瘤和婴儿纤维肉瘤等可发生在胎儿身体的任何部位。胸廓的间叶性错构瘤较少见，通常来源于肋骨并有大量软骨成分。在产前影像学检查中还可发现胸廓的脉管源性病变，如血管瘤及淋巴管、动静脉的畸形。

6. 先天性膈疝 CDH 是指胎儿膈肌缺损导致腹腔内结构疝入胸腔。膈肌在妊娠第 4~12 周发育。最常见的 CDH 发生于左侧胸腹隔膜与原始膈肌的其他成分融合不充分时，从而导致 Bochdalek 疝（后外侧）。85%~90% 的 CDH 发生于左侧，10%~15% 发生于右侧，发生双侧 CDH 不到 2%[24]。

CDH 在妊娠期的发病率约为 1/2500，在活产儿中的发病率约为 1/3000[24]。大多数 CDH 为散发，约 45% 的 CDH 伴随其他畸形[25]。高达 10% 的 CDH 胎儿有染色体异常；最常见的与 CDH 相关的染色体异常疾病是 Fryns 综合征（面容粗陋、唇腭裂、心脏畸形、大脑皮质畸形、手指和足趾甲发育不良）[26]。

CDH 很难通过 US 诊断，尤其是在妊娠早期，疝出肠管的回声与肺实质相似，难以鉴别。在矢状位或冠状位图像中看到表现为细线样回声的膈肌有助于诊断。但因为大多数 CDH 只有部分膈肌缺损，所以也有可能出现假阴性诊断[27]。如果在腹腔内胃的位置并未观察到胎儿的胃，则应怀疑是否有左侧 CDH。左侧 CDH 的主要超声表现为胎儿的胃在胸腔内，以及纵隔向右移位。US 还可用于评估肝脏是否疝入膈肌上方，如果肝脏疝入膈肌上方则提示预后更差[28]。

MRI 在评估 CDH 方面具有许多优势。胎儿 MRI 可分辨纵隔（如胸腺）、肺、肝脏与其他疝入的腹腔组织（图 22-7）。在对 CDH 胎儿进行 MRI 时，在所有三个平面上采集薄层 T_2 加权像十分重要。T_1 加权像也有助于评估肝脏的位置，更重要的是可以判断结肠肠襻的位置，因为胎粪会缩短 T_1 而在 T_1 加权像中呈高信号。

MRI 的主要优点之一是它可以准确、可重复地计算胎儿肺容积。胎儿肺容积与出生后的预后之间有很强的相关性。目前有许多技术可以测量和标准化胎儿肺容积。有一种测量预测肺容积比（percentage predicted lung volume，PPLV）的方法是勾画法[21]。该方法是在经过胎儿胸部的连续冠状位 T_2 加权像中进行勾画，计算总胸廓容积、左肺和右肺实际容积和纵隔容积。PPLV 为实际肺容积与预期肺容积（胸

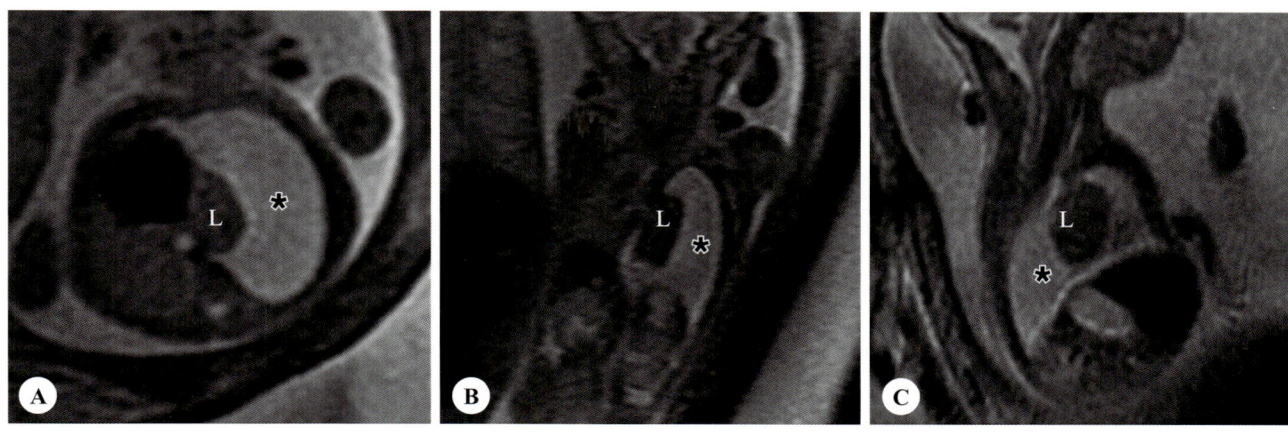

▲ 图 22-5 19^{+3} 周胎儿，左侧乳糜胸
轴位（A）、冠状位（B）和矢状位（C）MRI 单次激发 T_2 加权像显示左侧大量胸腔积液呈高信号（星），左肺受压（L）并引起纵隔向右移位

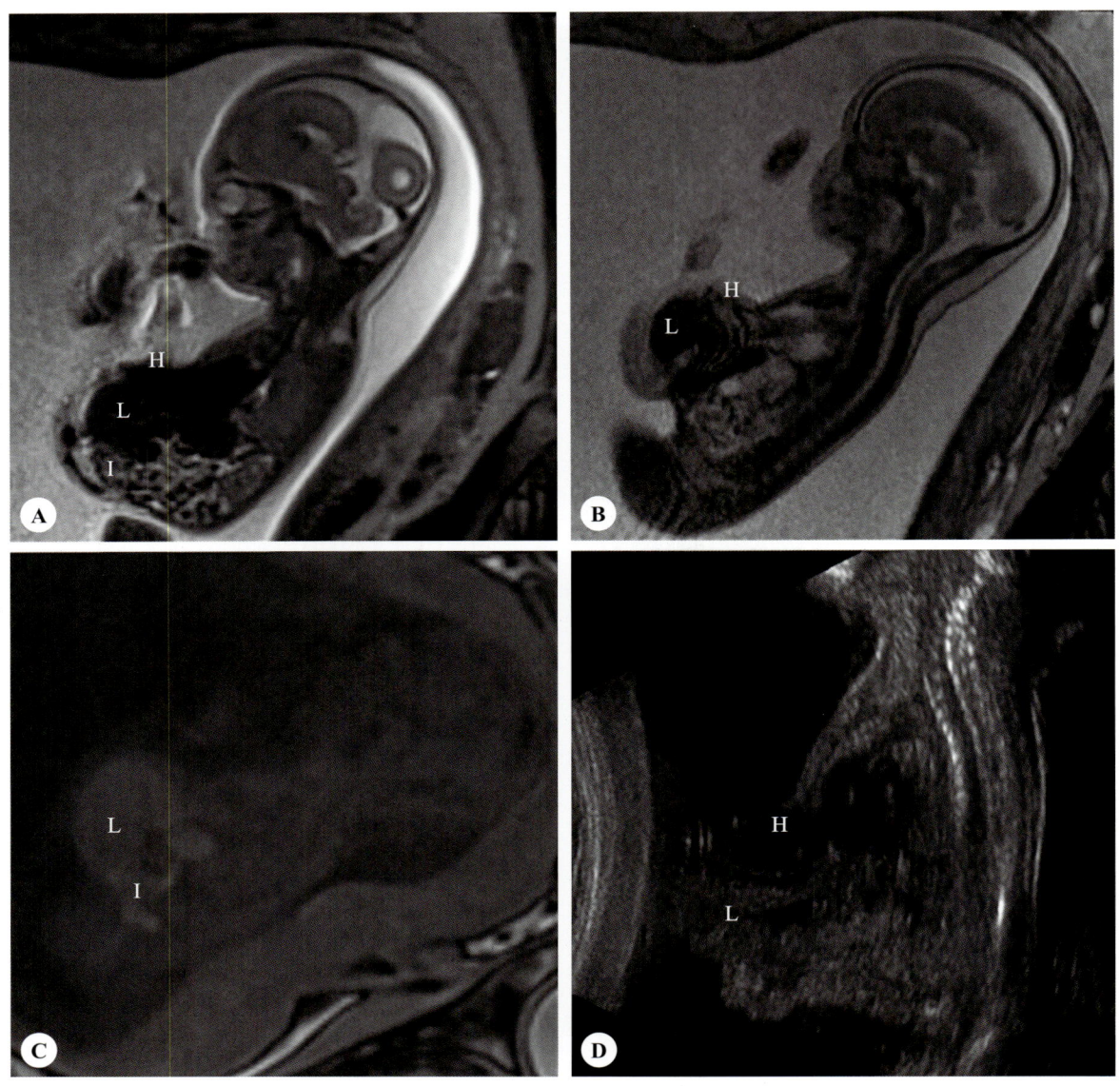

▲ 图 22-6　20⁺³ 周胎儿，Cantrell 五联症

A. 矢状位 MRI 单次激发 T₂ 加权像显示心尖（H）、肝脏（L）和肠管（I）经前胸腹壁缺损处疝出。注意，心腔呈低信号。B. 矢状位 MRI SSFP T₂ 加权像显示心尖（H）、肝脏（L）和肠管（I）经前胸腹壁缺损处疝出。注意，心腔呈高信号。C. 矢状位 MRI T₁ 加权像显示肝脏（L）和肠管（I）经前胸腹壁缺损处疝出。注意，肝脏呈稍高信号。D. 矢状位超声图像显示心尖（H）和肝脏（L）经前胸腹壁缺损处疝出

廓容积－纵隔容积）的比值。PPLV 低于 15% 的胎儿生存率约为 40%，而 PPLV 高于 20% 的胎儿生存率则接近 100%[29]。

目前 CDH 的标准治疗方案仍为分娩后支持治疗。有的机构提倡基于产前影像学和预后指标可对高危胎儿行 EXIT 和体外膜氧合（extracorporeal membrane oxygenation，ECMO）[30]。在分娩后数周内 ECMO 可以改善新生儿的肺功能，使肺部得以继续发育并在术前改善肺动脉高压。有些病例采用了开放式胎儿手术，但一项由美国国立卫生研究院赞助的大样本试验显示开放式胎儿手术并不能提高生存率。还有一些病例采用了侵入性的胎儿介入技术，如在子宫内使气管闭塞从而刺激肺部发育，但不同病例表现出的治疗效果并不一致。

（二）胎儿腹部异常和畸形

1. 腹盆部肿块

（1）卵巢囊肿：腹部囊性肿块在胎儿中较常见。胎儿卵巢囊肿是分娩后最常见的腹部囊肿。大多数

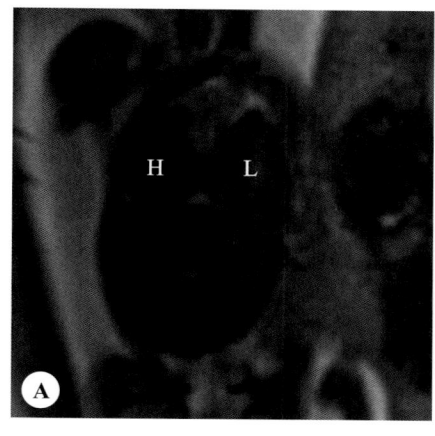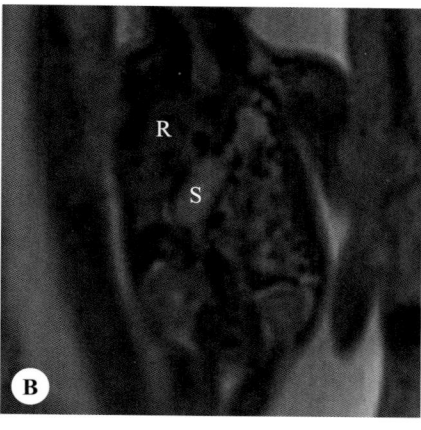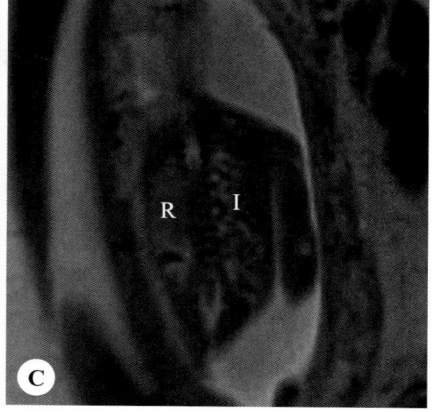

▲ 图 22-7 19^{+3} 周胎儿，左侧先天性膈疝

胎儿胸部冠状位 MRI 单次激发 T$_2$ 加权像表现为左侧膈肌较大缺损伴肝左叶（L）、胃（S）和多个肠管（I）疝入胎儿胸腔［前（A）、中（B）、后（C）］。心脏（H）和右肺（R）向右移位。预测肺容积比为 16.6%

胎儿期卵巢囊肿只是母体激素作用下胎儿卵泡的正常增大。卵巢囊肿在 US 中可表现为单纯囊肿或复杂囊肿。单纯卵巢囊肿在 MRI T$_1$ 加权像中呈低信号，在 T$_2$ 加权像中呈高信号（图 22-8）。出血性卵巢囊肿在 T$_1$ 加权像中可能表现为高信号。当囊肿过大时，会占据腹盆腔，使正常解剖结构移位，此时对囊肿来源的准确定位较困难。

(2) 肠重复囊肿：肠重复囊肿是指具有肠道上皮及肌壁的局灶性重复性胃肠道结构，发生于妊娠第 6~8 周。肠重复囊肿可能是囊性的（80%）或管状的（20%），可以发生在从口腔到直肠的任何部分，但回肠是最常见的发病部位[31]。肠重复囊肿可能具有异位的胃黏膜或胰腺组织。当病灶较大时会压迫周围结构引起占位效应。肠重复囊肿是引起肠套叠的重要原因之一。

肠重复囊肿的 US 表现通常是无回声的，因有肠壁特征而出现蠕动。肠重复囊肿的 MRI 表现通常和液体信号一致，当合并出血或胎粪时信号会变得混杂，因为两者可以导致 T$_1$ 的缩短（图 22-9）。

由于大多数肠重复囊肿在患儿 2 岁以前就会出现症状，大多数中心通常选择在婴儿期就产前发现的重复囊肿进行手术切除[32]。

(3) 淋巴管畸形：淋巴管畸形（lymphatic malformation，LM）是一种较常见的先天性畸形，产前的发病率约为 1/6000，但其中仅有 5% 位于胎儿腹腔内[33]。妊娠第 6 周时淋巴系统的异常发育会导致淋巴管阻塞并形成囊肿[34]。

LM 的 US 表现通常是薄壁、无回声的液性结构，为单房或多房。病灶大小不一，常见于腹部左侧。出血会导致病灶内回声增加。MRI 可用于诊断 LM，尤其适用于体积较大或快速增长的 LM（图 22-10）。LM 通常在 MRI T$_1$ 加权像中呈低信号，在 T$_2$ 加权像中呈高信号，但合并出血时病灶在 T$_1$ 加权像中可呈高信号，或者由于含铁血黄素沉积在梯度回波 MR 图像中呈显著低信号。

LM 的预后取决于病灶大小、生长速度、部位及对邻近结构的占位效应。大多数 LM 较小，出生后可通过 US 进行定期随访监测。体积较大或有症状的 LM 可利用硬化剂介入放射治疗或手术切除。有的情况下，LM 快速增大会导致病灶向腹部外延伸、胎儿生长受限和水肿。

(4) 婴儿肝血管瘤：婴儿肝血管瘤是肝脏的良性血管畸形，占所有围产期肝脏肿瘤的 60%[35]。婴儿肝血管瘤可表现为单发、多发和弥漫型。单发的婴儿肝血管瘤的典型 US 表现为较大的、边界清晰的不均匀回声团块，通常伴有钙化[36]。多普勒超声评估中可看到高流速及分流的大血管。当弥漫型婴儿肝血管瘤几乎完全替代正常肝实质时较难诊断[37]。

婴儿肝血管瘤在 MRI T$_2$ 加权像中主要表现为高信号，若出现坏死、出血、血栓形成和钙化时信号可能会不均匀（图 22-11）。T$_2$ 加权半傅里叶单次激发回波序列中扩大的血管通常表现为流空信号。和 US 相比，产前 MRI 更易发现多发和弥漫型婴儿肝血管瘤中的较小卫星灶[37]。

类固醇可用于婴儿肝血管瘤的产前治疗。婴儿肝血管瘤在分娩时很少破裂，但如果发生破裂则会

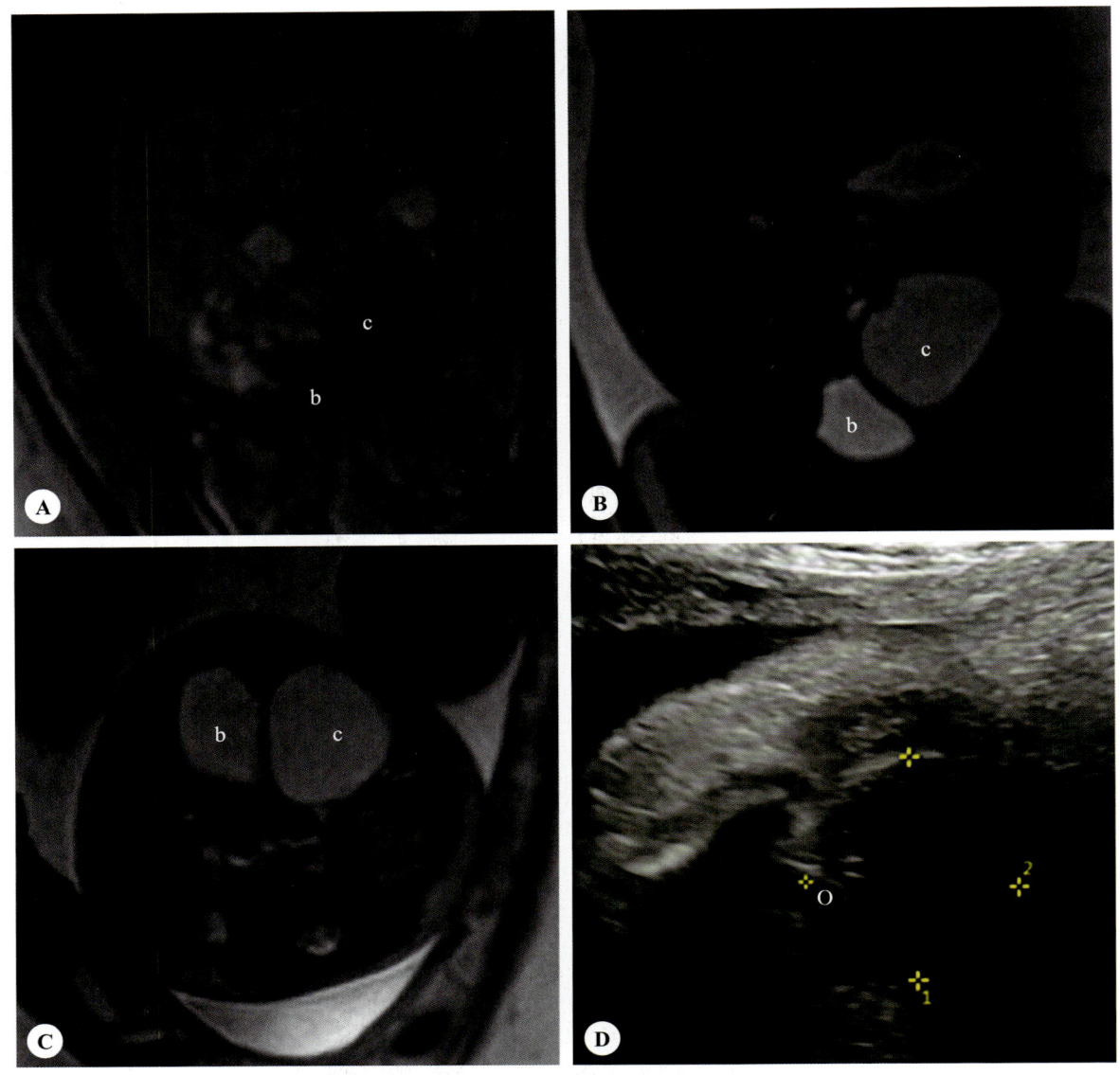

▲ 图 22-8　31^{+6} 周胎儿，左侧卵巢囊肿

A. MRI 冠状位 T$_1$ 加权像示囊肿（c）位于膀胱（b）左侧，呈低信号；B. 冠状位 MRI 单次激发 T$_2$ 加权像示囊肿（c）位于膀胱（b）左侧，呈高信号；C. 轴位 MRI 单次激发 T$_2$ 加权像示囊肿（c）位于膀胱（b）左侧，呈高信号；D. 冠状位超声图像示囊肿（"十"字符）位于左下腹，呈低回声（O），疑似为卵巢实质

导致大量出血。因此患有婴儿肝血管瘤的胎儿应考虑剖宫产。出生后，可利用 US 或 MRI 对无症状的患儿进行随访监测。类固醇、普萘洛尔、长春新碱和干扰素已被用于产后促进婴儿肝血管瘤的退化。1/3 的患儿经药物治疗无效，最终需要栓塞治疗[36]。极少数情况下，可能需要进行手术切除或肝移植。

（5）肝间叶性错构瘤：间叶性错构瘤是一种良性的肝脏肿瘤，由充满液体的大囊组成，周围被含有小胆管的疏松间叶组织包裹。在围产期肝脏肿瘤中占 23%[35]。间叶性错构瘤多发生于肝右叶。

肝间叶性错构瘤的常见 US 表现为多房囊性结构，伴有不同的软组织成分。病灶内可伴有多个细小分隔和囊内结节。多普勒超声中有无血流信号有助于鉴别肝间叶性错构瘤和婴儿肝血管瘤。肝间叶性错构瘤在大视野 MRI T$_2$ 加权像中常表现为高信号囊肿伴有低信号间质成分。

肝间叶性错构瘤可迅速长大，因此，建议进行密切的影像学随访监测。由于病灶对邻近结构的占位效应明显，产前发病死亡率高达 29%[38]，高于儿童期。有些病例会在产前进行囊肿减压术，但囊液

第 22 章 儿科应用：胎儿影像
Pediatric Application: Fetal Imaging

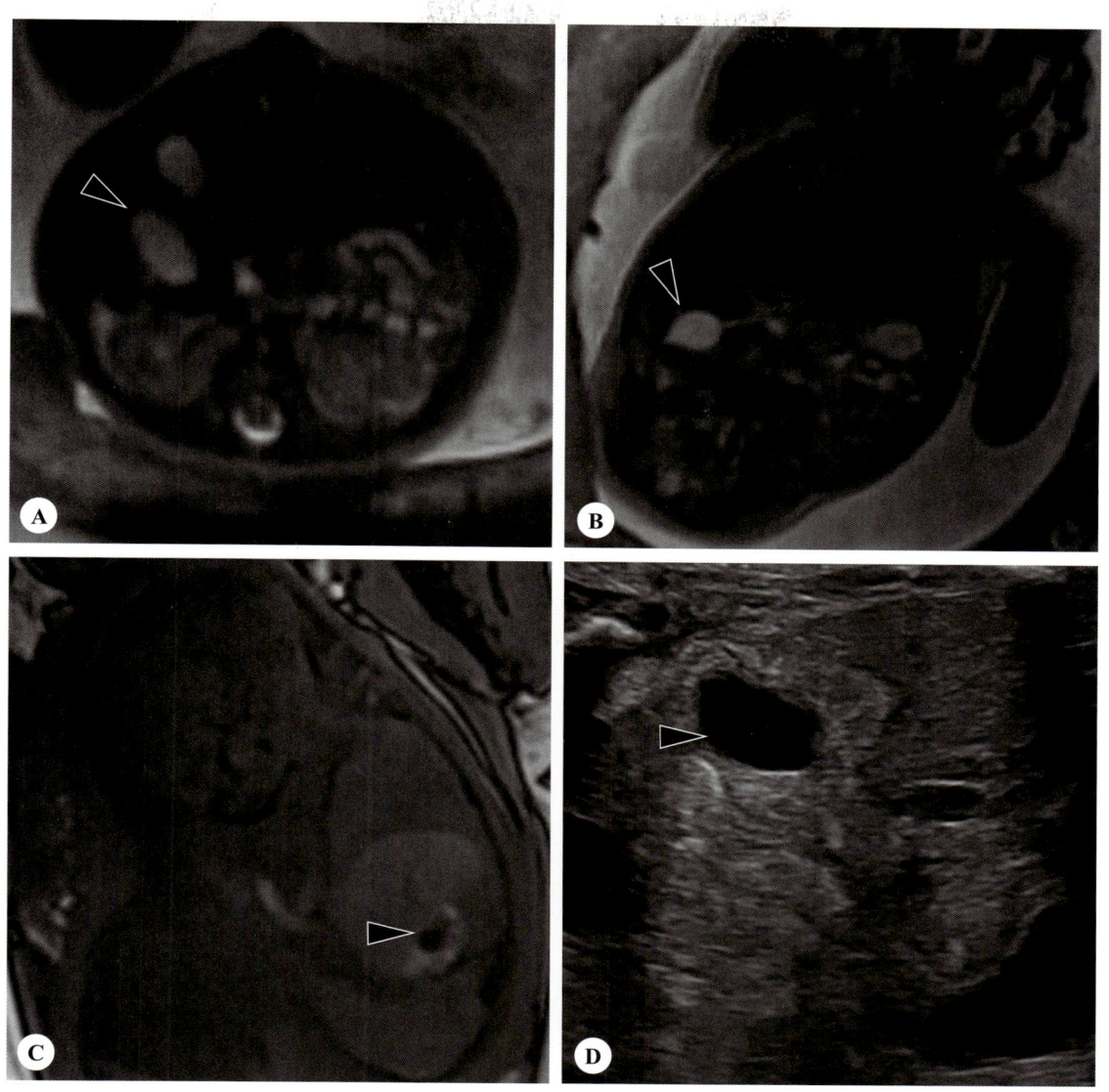

▲ 图 22-9　25^{+4} 周胎儿，右上腹肠重复囊肿

A. 轴位 MRI 单次激发 T$_2$ 加权像示右上腹紧邻肠襻的高信号囊性结构（箭头）；B. 冠状位 MRI 单次激发 T$_2$ 加权像示右上腹紧邻肠襻的高信号囊性结构（箭头）；C. 矢状位 MRI T$_1$ 加权像示紧邻肠襻的低信号囊性结构（箭头），肠襻内胎粪呈高信号；D. 冠状位超声图像示右上腹具有肠壁特征的低信号囊性结构（箭头），符合重复囊肿表现

可能会重新积聚。若胎儿腹围增大则需要进行剖宫产。产后的治疗通常为手术切除，如果肿块广泛累及肝脏，则可能需要进行肝移植。

(6) 肝母细胞瘤：肝母细胞瘤是胎儿和婴儿中最常见的肝脏原发性恶性肿瘤。在围产期肝脏肿瘤中占 17%[35]。妊娠晚期肝母细胞瘤可伴有孕妇血清甲胎蛋白的升高。

肝母细胞瘤的 US 表现常为边界清楚的实性肿块[39]，肝右叶为其好发部位。肿块内的纤维分隔可使其呈辐轮状[39]。肝母细胞瘤内可见轻度紊乱的血管结构，与婴儿肝血管瘤在多普勒超声中所见的大血管、高流速及分流的特征不同。肝母细胞瘤的 MRI 表现为 T$_2$ 高信号。MRI 也有助于评估是否有转移灶。

肝母细胞瘤，尤其是产前即诊断的肝母细胞瘤预后较差。肿瘤对邻近器官的占位效应可导致水肿，压迫膈肌时可引起肺发育不全。肿瘤自发性破裂或分娩时破裂均可导致大量出血。因此应考虑剖宫产。产后的治疗方式主要包括手术切除和化疗。虽然产前诊断的肝母细胞瘤预后较差，但儿童期出现的肝母细胞瘤的总生存率正在逐渐提高。

1115

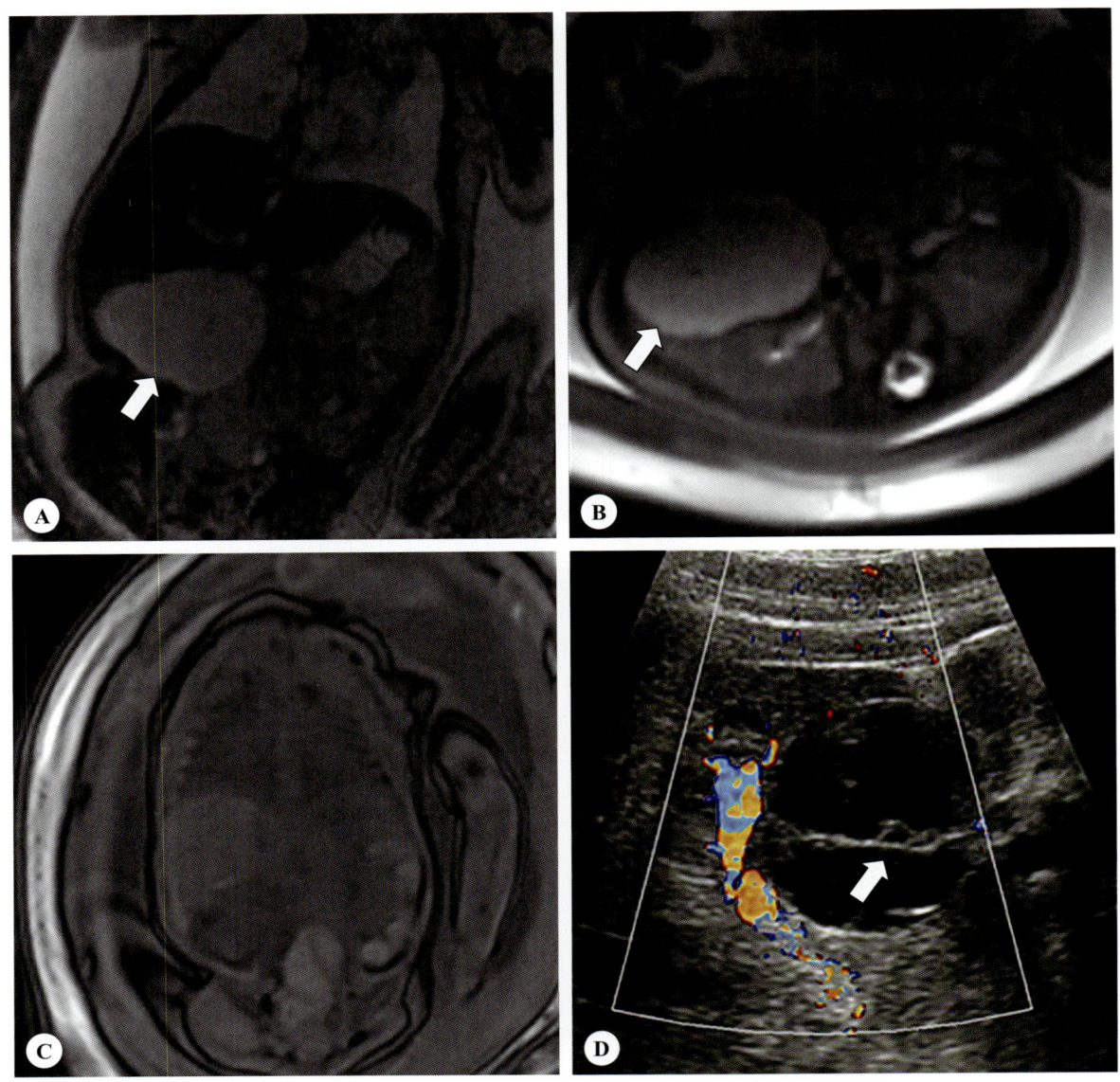

▲ 图 22-10　37⁺² 周胎儿，右上腹淋巴管畸形

A. 冠状位 MRI SSFP T_2 加权像示右上腹较大的高信号囊性结构（箭）；B. 轴位 MRI 单次激发 T_2 加权像示右上腹较大的高信号囊性结构（箭）；C. 冠状位 MRI T_1 加权像示囊肿内没有胎粪；D. 冠状位超声图像示 MRI 未发现的病灶内微囊的分隔（箭），可能是淋巴管畸形微囊的成分和（或）之前出血后的改变

2. 胃肠道缺损

(1) 食管闭锁/气管食管瘘：前肠不完全分裂可导致食管闭锁（esophageal atresia，EA）和（或）气管食管瘘（tracheoesophageal fistula，TEF）。每 3500 例活产儿中有 1 例 EA/TEF[40]。约 84% 的病例为 A 型，是最常见的亚型，该亚型包括近端 EA 和远端 TEF[41]。EA/TEF 在胎儿期影像学检查中较难诊断。吞咽障碍可能会导致羊水过多，但通常不会出现在妊娠 20 周之前[42]。

若胃泡较小或没有胃泡，则应怀疑是否有 EA/TEF。50% 的 EA/TEF 伴有其他畸形，最常见的是合并 VACTERL 综合征（表 22-1）。因此对于脊柱、肾脏或肢体畸形的胎儿，应利用 US 仔细检查胃是否有异常。"囊袋征"是指 EA/TEF 患儿吞咽时近端食管的短暂扩张，当怀疑该疾病时应仔细观察是否有该征象。MRI 也可用于评估食管囊状扩张（图 22-12）及气管弯曲等继发征象[43]。MR 电影序列可用于评估吞咽的动态过程。在 3T MR 设备中，羊水过多可能会增加电介质伪影，此时应考虑使用 1.5T MR 成像。

若羊水过多程度较为严重，可行羊水减量术以

第22章 儿科应用：胎儿影像
Pediatric Application: Fetal Imaging

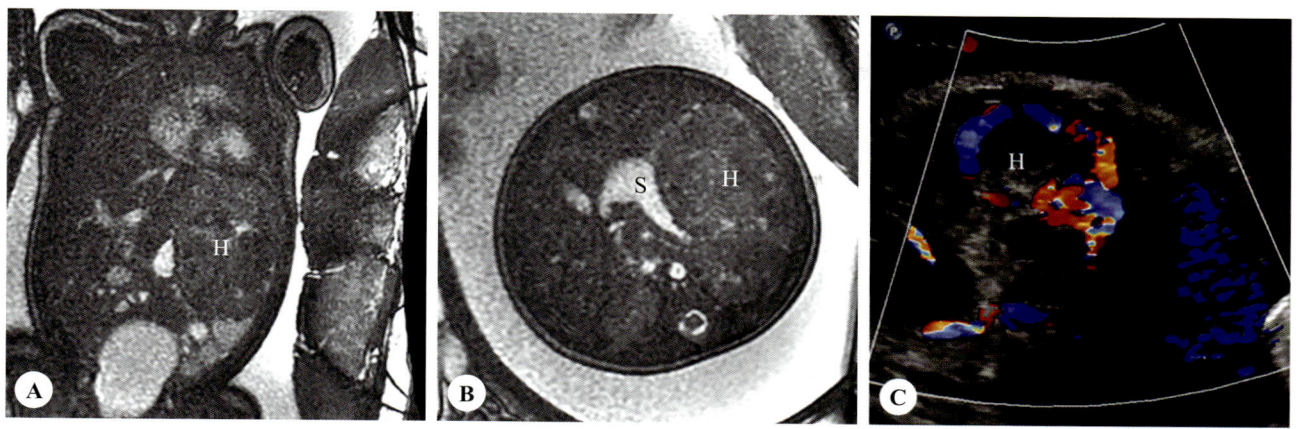

▲ 图 22-11 38⁺² 周胎儿，肝左叶婴儿肝血管瘤

A. 冠状位 MRI SSFP T₂ 加权像示肝左叶信号不均匀肿块（H），正常肝实质相比呈稍高信号；B. 轴位 MRI SSFP T₂ 加权像示肝左叶信号不均匀肿块（H），推挤胃（S）向右移位；C. 冠状位彩色多普勒超声图像示不均匀回声肿块（H）及较大的异常血管

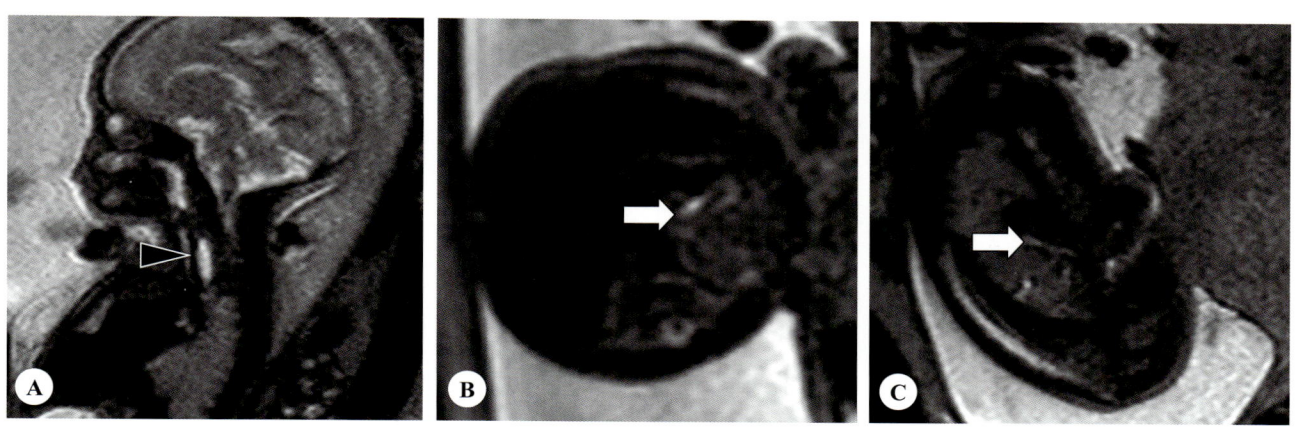

▲ 图 22-12 29⁺⁵ 周胎儿，食管闭锁

A. 矢状位 MRI 单次激发 T₂ 加权像示食管囊状扩张（箭头）；B. 轴位 MRI 单次激发 T₂ 加权像示胃明显减小，胃内液体极少（箭）；C. 矢状位 MRI 单次激发 T₂ 加权像示胃明显减小，胃内液体极少（箭）

表 22-1	VACTERL 综合征
V	脊柱畸形
A	肛门畸形
C	心脏畸形
T	气管食管瘘
E	食管闭锁
R	肾脏畸形
L	肢体畸形

缓解孕妇的不适。应该安排在有经验和能力在产后进行早期手术干预的三级医学中心进行分娩[44]。

（2）十二指肠闭锁：十二指肠闭锁是胎儿最常见的肠道闭锁，发病率约为 1/10 000[45]。妊娠第 8～10 周时十二指肠管腔再通失败是最常见的病因，但也有人认为十二指肠周围的血管压迫也可导致十二指肠闭锁[46]。

十二指肠闭锁主要有三种类型。最常见的是 I 型，为膜性闭锁，其肌壁完整[47]。II 型的特征是有纤维条索连接的闭锁的十二指肠近端和远端。III 型是指十二指肠的两端完全分离，有时伴有环形胰腺。超过一半的十二指肠闭锁患者还伴有其他胎儿畸形[35]。大约 1/3 的患者伴有 21 三体综合征，VACTERL 综合

1117

征也是较常见的伴发畸形[48]（表22-1）。

"双泡征"是产前及产后诊断十二指肠闭锁的重要影像征象，是指扩张的、充满液体的胃和十二指肠的近段（图22-13）。50%的病例会出现羊水过多[49]。MRI可辅助US进行诊断，尤其有助于评估远端的肠道闭锁。对于单发十二指肠梗阻的患儿，小肠和结肠一般是正常的。无胎粪或伴有其他远端肠管异常往往提示多发肠道闭锁。由于十二指肠闭锁与21三体综合征和先天性心脏病密切相关，建议对所有十二指肠闭锁的胎儿进行染色体核型分型、全身US和超声心动图[50]。连续多次US检查有助于动态评估与十二指肠闭锁相关的羊水过多情况。

给患有十二指肠闭锁的新生儿放置鼻胃管可以减轻胃的扩张，之后应尽快行手术治疗。

(3) 胎粪性肠梗阻：胎粪性肠梗阻是指当胎粪比正常的粪便更粗、更黏稠时所导致的回肠梗阻。常发生于患有囊性纤维化（cystic fibrosis，CF）的胎儿中。CF是最常见的常染色体隐性遗传疾病之一，好发于高加索人，在高加索人群中的发病率约为1/3000[51]。15% CF的胎儿可能伴有胎粪性肠梗阻，这其中约一半的胎儿可能并发肠闭锁、肠扭转、肠穿孔，伴或不伴胎粪性假性囊肿[52, 53]。

CF是由多个编码囊性纤维化跨膜传导调节蛋白的基因发生突变会导致的。这些突变导致氯离子分

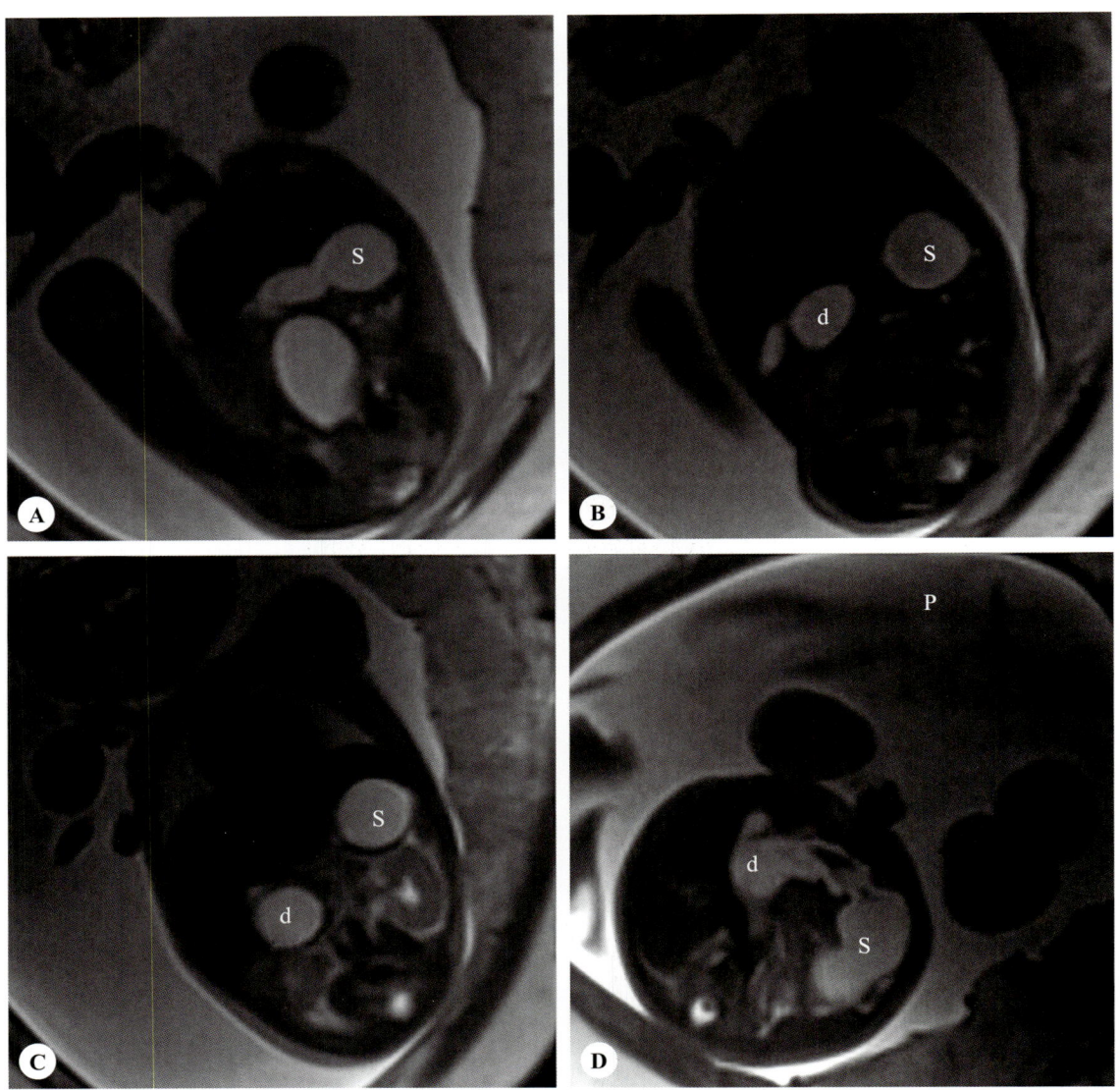

▲ 图 22-13　30周胎儿，十二指肠闭锁

冠状位和轴位MRI单次激发T_2加权像示扩张的胃（S）和扩张的十二指肠近段（d）表现为"双泡征"，并伴有羊水过多（P）

泌功能受损和钠潴留增加，促进液体吸收从而导致管腔内分泌物的黏度增加，这也是引起"肠管回声增强"的众多原因之一，肠管回声增强是指 US 中肠管的回声高于骨质。3%～10% 的肠管回声增强的胎儿可能患有 CF [54, 55]。肠管中的黏性分泌物可导致肠梗阻和肠扭转。当出现肠穿孔时，胎粪漏出会导致腹水、胎粪性腹膜炎和胎粪性假性囊肿形成。

在评估胎粪性肠梗阻或胎粪性假性囊肿时，MRI 有助于判断胎粪的分布，胎粪在 T_1 加权像中呈高信号[56]（图 22-14）。伴有 CF 的胎粪性肠梗阻胎儿产后会有长期的并发症，主要包括肺部、胰腺和肠管的异常。

(4) 肛门闭锁：大约每 5000 个活产儿中有 1 例肛门直肠畸形，有的是单纯的肛门畸形，有的则表现为复杂的肛门直肠及泌尿生殖系统畸形，如泄殖腔外翻[41]。单纯的肛门畸形容易在产前影像检查中被漏诊。超声检查中肛门闭锁征象主要为远端肠管扩张并充满液体，未显示正常肛门的"酒窝征"或"靶征"。肛门闭锁常伴有膀胱直肠瘘，此时尿液和胎粪混合在一起，在膀胱内可见钙化的肠结石。

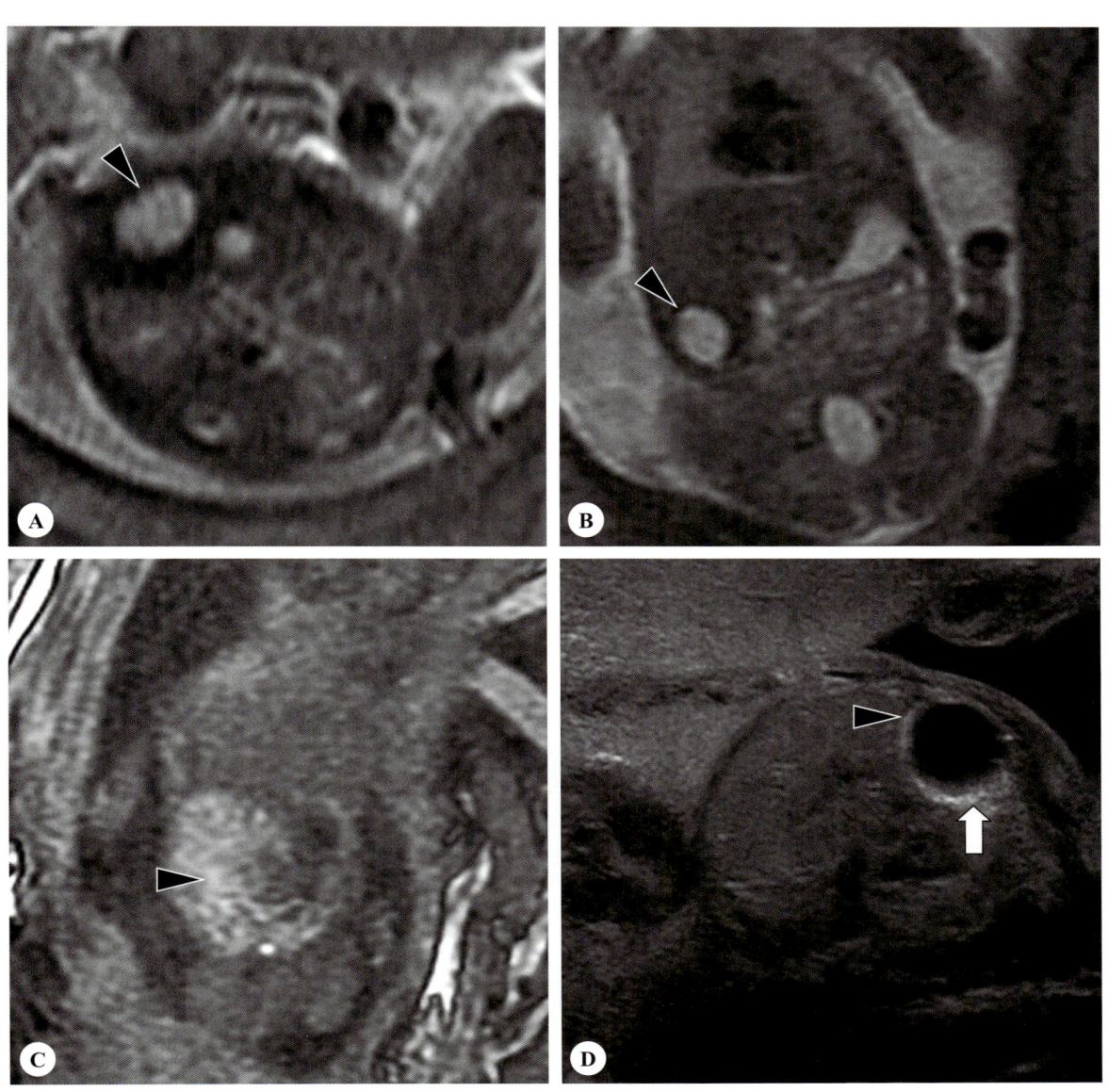

▲ 图 22-14　20 周胎儿，胎粪性假性囊肿
A. 轴位 MRI 单次激发 T_2 加权像示右上腹囊性灶（箭头）；B. 冠状位 MRI 单次激发 T_2 加权像示右上腹囊性灶（箭头）；C. 冠状位 MRI T_1 加权像示边缘呈 T_1 高信号（箭头）；D. 矢状位超声图像示较厚的强回声环（箭头）。该超声图像还显示了腹腔内点状和线状的钙化灶（箭），可能与之前发生的穿孔和胎粪性腹膜炎有关

MRI 诊断肛门闭锁的同时，还可评估近端肠管梗阻的情况[57]。肛门闭锁时，可在 T_1 加权像中看到扩张的、充满胎粪的直肠呈高信号（图 22-15）。当伴有膀胱直肠瘘时，可在膀胱和（或）直肠中看到异常信号[58]。

3. 腹壁缺损

（1）腹裂：腹裂是指肠管通过脐旁全层腹壁缺损（通常为右侧）处疝出的一种畸形[59]。疝出物多为小肠，胃、结肠、生殖腺疝出相对少见。由于腹壁全层缺如，因此无疝囊，疝出的肠管无壁腹膜和羊膜覆盖。腹裂在活产儿中的发病率约为 1/2500[60]，在年龄较小的产妇中发病率更高[61]。

腹裂的典型超声检查表现为多段肠管经右侧脐旁的腹壁缺损处疝出。产前 MRI 的软组织分辨率较高，T_1 加权像可显示充满胎粪的结肠，有助于评估结肠疝（图 22-16）。疝出的肠管扩张较常见，而腹腔内的肠管扩张可能与并发症有关。腹裂会导致胎儿死亡或宫内发育迟缓。出生后，腹裂致病和致死的主要原因包括肠缺血、坏死性小肠结肠炎、短肠综合征、败血症和肝衰竭[62]。

建议在妊娠晚期利用 US 对患有腹裂的胎儿进行密切监测。关于腹裂患儿选择剖宫产还是阴道分娩目前尚未达成共识。但由于常并发胎儿窘迫，很多患有腹裂的胎儿都是通过剖宫产分娩的，分娩后即刻对胎儿进行液体复苏。疝出的肠管应放置于无菌的覆盖物中妥善保护。腹部缺损和疝出物可采取一次或多次手术进行修复。

（2）脐膨出：脐膨出是指前腹壁中线部分缺如，腹腔内组织器官被疝囊包裹由此薄弱处疝入脐带底部。大约每 5000 个活产儿中有 1 例脐膨出[36]。高龄孕妇脐膨出的发病率较高[60]。肝脏和小肠是最常见的疝出物，当缺损较大时脾脏、膀胱和胃也可疝出。当疝囊破裂时，疝内容物暴露在羊水中，会引起肠缺血和肠穿孔。

脐膨出典型的 US 表现为被疝囊包裹的前腹壁疝。疝囊壁由两层构成，内层为壁腹膜，外层为羊膜，脐带胶质可以夹在两层之间。彩色多普勒超声有助于识别脐带连接胎儿的位置。MRI T_1 加权像有助于评估结肠是否疝出（图 22-17）。MRI 也能评估是否存在其他畸形或综合征，如 Beckwith-Wiedemann 综合征、Cantrell 五联症和泄殖腔外翻，奇怪的是这些综合征反而更常见于缺损较小、肝脏未疝出的脐膨出胎儿中。

缺损很大的脐膨出胎儿死亡率接近 25%，但脐膨出胎儿整体的存活率较高[63]。脐膨出胎儿同时伴有其他畸形时提示致病率和死亡率升高[64]，因此产前 US 和 MRI 仔细评估胎儿解剖结构十分重要。分娩过程中着重保护疝囊，但目前就是否首选剖宫产仍有争议。腹壁缺损较小时通常可经一次手术修复完成，缺损较大时建议行多次修复手术。

（三）胎儿泌尿生殖道异常和畸形

1. 尿道异常和畸形

（1）肾缺如：双侧肾缺如在活产儿中的发病率约为 1/4000[36]。双侧肾缺如的直接征象是在妊娠中期 US 中未显示双肾结构。间接征象包括膀胱缺如、羊

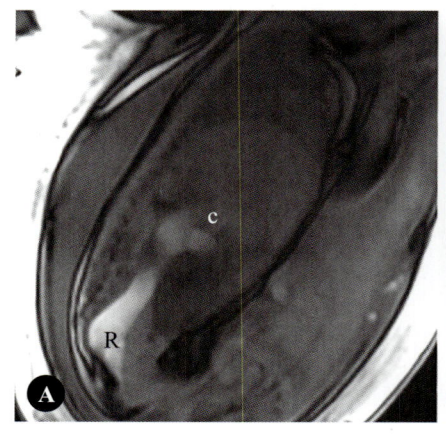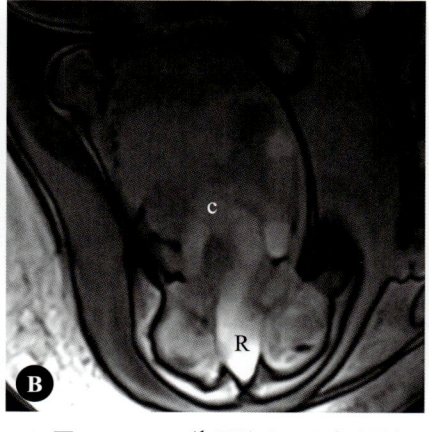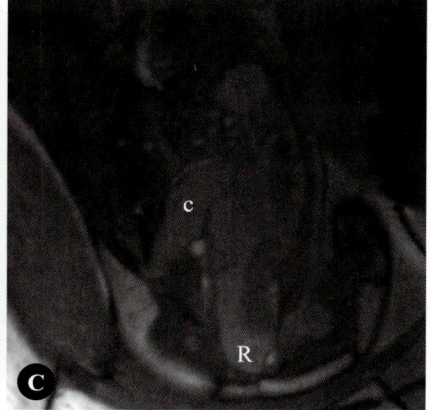

▲ 图 22-15 38^{+1} 周胎儿，肛门闭锁

A. 矢状位 MRI T_1 加权像示充满胎粪的、明显扩张的结肠（c）和直肠（R）；B. 冠状位 MRI T_1 加权像示充满胎粪的、明显扩张的结肠（c）和直肠（R）；C. 冠状位 MRI SSFP T_2 加权像显示充满胎粪的、明显扩张的结肠（c）和直肠（R）

水过少和胎儿胸部较小。US 中可看到双侧变长的肾上腺。MRI 可以确认肾缺如，同时查看是否存在异位肾，异位肾可位于胎儿盆腔内。双侧肾缺如是一种致死性畸形。

单侧肾缺如在活产儿中的发病率为 1/1000~1/500[36]，左侧较右侧更为常见。在一侧肾窝未看到肾脏即可诊断单侧肾缺如。MRI 可查看是否存在异位肾，如盆腔内的异位肾。单侧肾缺如胎儿的预后往往较好（图 22-18）。

(2) 异位肾：异位肾是指一个或多个肾脏的解剖位置异常。盆腔异位肾是发生机制最简单的异位类型，肾脏发育过程中从盆腔迁移至肾窝发生中断即出现盆腔异位肾。更复杂的异位类型与融合异常有关。最常见的是马蹄肾（每 400 名新生儿中有 1 名），常在肾脏下极融合，融合部分构成峡部，峡部为有功能的肾实质或纤维组织[36]。交叉融合异位肾是指双侧肾脏融合并且位于同一侧（图 22-19），在活产儿中的发病率约为 1/7500[65]。

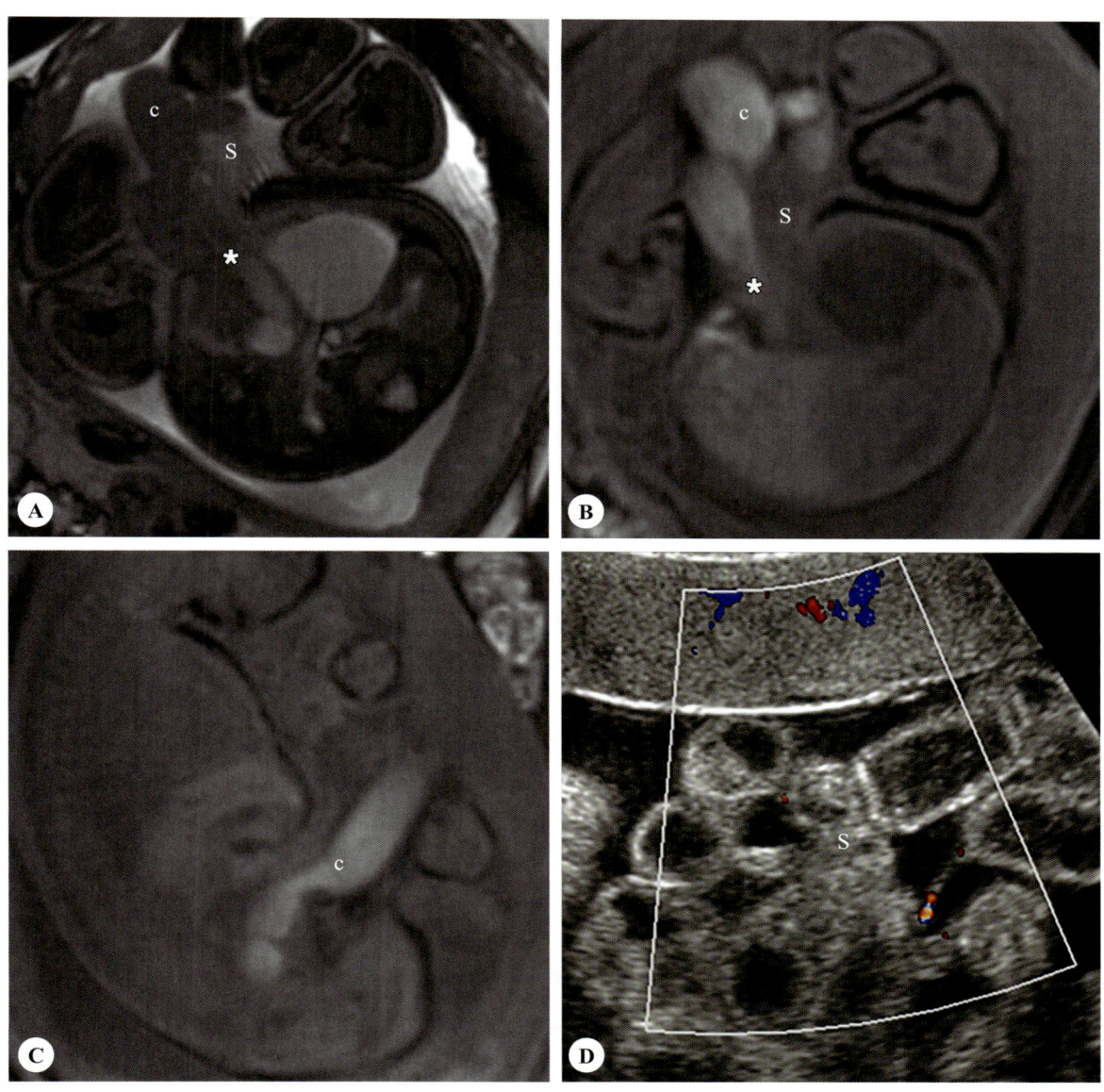

▲ 图 22-16　36 周胎儿，腹裂

A. 轴位 MRI 单次激发 T₂ 加权像示腹中线（星）右侧前腹壁缺损伴有结肠疝（c）和小肠疝（S）；B. 轴位 MRI T₁ 加权像示腹中线（星）右侧前腹壁缺损伴有结肠疝（c）和小肠疝（S），结肠内充满胎粪；C. 矢状位 T₁ 加权 MRI 显示充满胎粪的结肠疝（c），请注意胎儿腹部外部大肠环的扩张；D. 彩色超声图像显示羊膜腔内自由漂浮的胎儿肠襻（S）

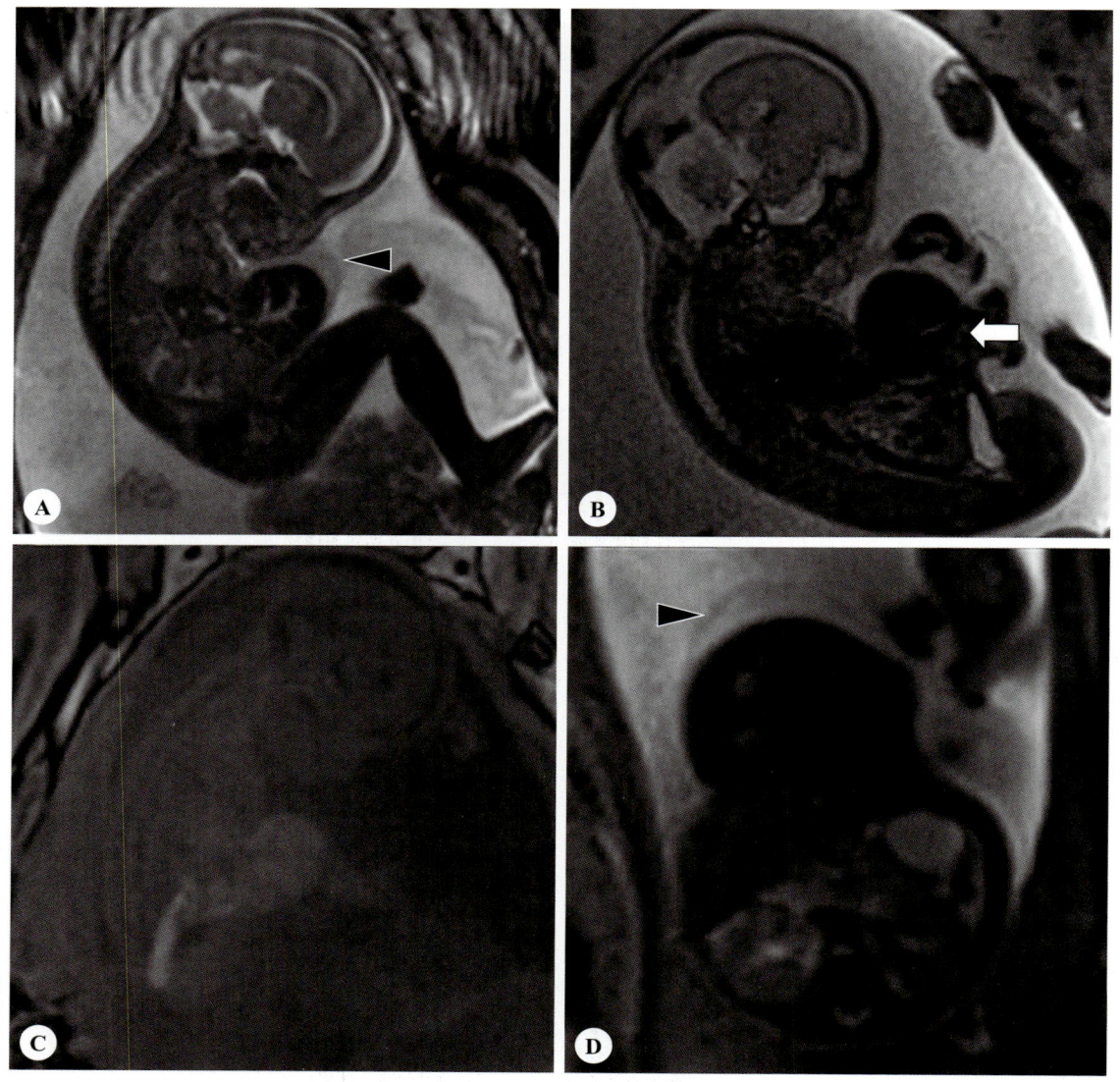

▲ 图 22-17　23^{+3} 周胎儿，脐膨出

A. 矢状位 MRI SSFP T$_2$ 加权像示前腹壁缺损，肝脏被疝囊（箭头）包裹经缺损处疝出；B. 矢状位 MRI 单次激发 T$_2$ 加权像示脐带与胎儿的连接处位于脐膨出底部（箭）；C. 矢状位 MRI T$_1$ 加权像示疝出的肝脏呈稍高信号，腹腔内被胎粪充盈的远端小肠和结肠信号更高；D. 轴位 MRI 单次激发 T$_2$ 加权像示前腹壁缺损，肝脏被疝囊（箭头）包裹经缺损处疝出

US 诊断复杂的肾脏异位及融合畸形较为困难。约 25% 的异位肾合并其他畸形，最常见的是生殖器官和骨骼畸形[66]。MR 有助于评估复杂的异位肾以及其他系统可能存在的畸形[67]。

(3) 囊性肾病：囊性肾病是指单侧或双侧有多个肾囊肿，部分为散发，部分受遗传因素影响。梗阻性发育不良和多囊性肾发育不良（multicystic dysplastic kidney，MCDK）是最常见的散发性囊性肾病。常染色体隐性多囊肾病（autosomal recessive polycystic kidney disease，ARPKD）和常染色体显性多囊肾病（autosomal dominant polycystic kidney disease，ADPKD）是最常见的遗传性囊性肾病。

MCDK 是指肾脏由若干大小不等的囊肿组成，并且囊肿均不与肾盂相连[68]。囊肿间的肾实质是发育不全的，MCDK 最终会导致无功能的肾。妊娠中期 US 较易诊断 MCDK，主要表现为不与肾盂相连的、多个大小不等的肾囊肿，伴有可辨认的肾盂和囊肿间发育不全的肾实质。对侧肾脏通常表现为代偿性增大。MR 有助于评估复杂病例的情况，尤其是当羊水过少限制 US 声窗时（图 22-20）。妊娠期及

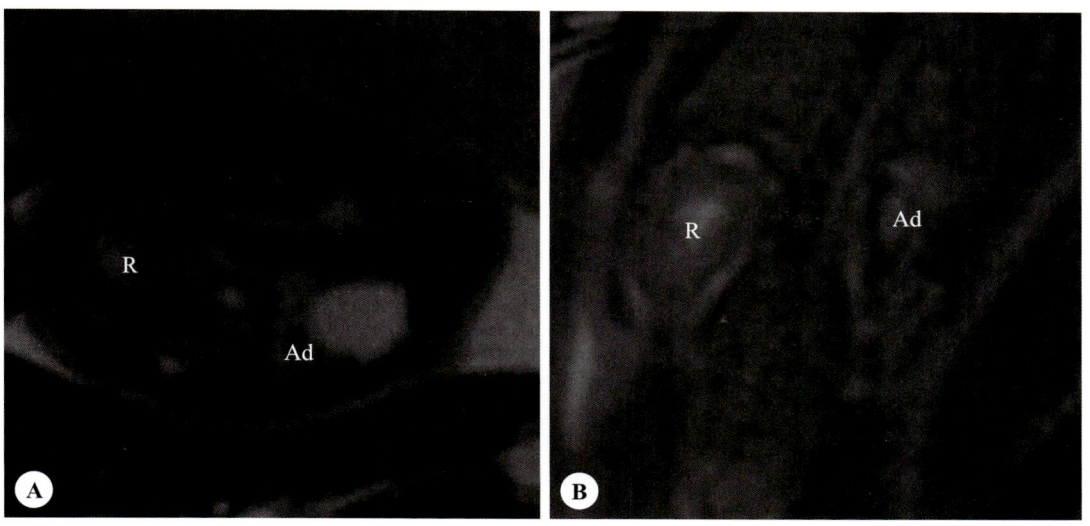

▲ 图 22-18 21^{+3} 周胎儿，左肾缺如

A. 轴位 MRI 单次激发 T$_2$ 加权像示左肾缺如，左侧肾上腺（Ad）形状较扁平，右肾（R）形态正常且代偿性增大；B. 冠状位 MRI SSFP T$_2$ 加权像示左肾缺如，左侧肾上腺（Ad）形状较扁平，右肾（R）形态正常且代偿性增大

分娩后 MCDK 可进一步发展，最终导致假性肾发育不良[69]。单侧 MCDK 的预后良好。双侧 MCDK 虽很少见却是致命的。

ARPKD 是一种常染色体隐性遗传性疾病，会导致远曲小管和集合管的梭形扩张，US 中表现为肾脏增大、回声增强[70]。ARPKD 在活产儿中的发病率约为 1/20 000[71]。ARPKD 中突变的基因还会导致进行性的肝纤维化。该疾病不同患儿间的临床表型和严重程度存在很大差异。妊娠中期 ARPKD 的典型 US 表现为肾脏增大，呈强回声，有时伴有皮髓质分界不清。胎儿期很少见到大的囊肿。胎儿期影像学检查中肝纤维化不明显。严重的表型可出现尿液排出量减少，进而引起羊水过少和肺发育不全（"Potter 综合征"）。当羊水过少限制 US 的声窗时，可行 MRI（图 22-21）。MRI 还可计算胎儿的肺容积，来预测 Potter 综合征的预后。ARPKD 患儿的预后差异很大，40% 的 ARPKD 新生儿需要机械通气。围产期后仍然存活的婴儿的长期预后相对较好[71]。

ADPKD 是最常见的遗传性囊性肾病，在活产儿中的发病率约为 1/2000[36]。ADPKD 的特征是多个可发生在任何肾单位的囊肿，肝脏和胰腺也可受累。患有此病的成年人发生颅内动脉瘤的风险增加。患有 ADPKD 胎儿的产前影像表现可能完全正常，或者表现为肾皮质回声增强与髓质分界较正常胎儿肾脏更加清晰。产前 US 或 MRI 偶见位于肾皮质的囊肿。

ADPKD 患者在 40 岁或 50 岁之前通常没有临床症状，US 筛查的广泛应用，越来越多的胎儿和新生儿 ADPKD 被发现。

(4) 尿路扩张：胎儿期尿路扩张（urinary tract dilation，UTD）的发病率为 1%～2%[72]。在大多数情况下，产前发现的 UTD 是暂时性或生理性的，一般没有临床意义。有时 UTD 可能为膀胱输尿管反流（vesicoureteric reflux，VUR）或梗阻性疾病（如后尿道瓣膜（posterior urethral valves，PUV）所致，有显著的临床意义、发病率和死亡率（表 22-2）[73]。

最新的共识提出了一个对 UTD 新的、统一的描述，在产前和产后诊断中均可应用[56]。另外根据 US 的标准还提出了一个针对围产期患者评估的标准化方案，包括肾盂前后径（anteroposterior renal pelvic diameter，APRPD）、肾盏扩张、肾实质厚度、肾实质外观、膀胱异常和输尿管异常（图 22-22）。

羊水过少时 MRI 可作为辅助的检查手段，更容易评估输尿管扩张及输尿管与膀胱相连的位置。T$_1$ 加权像有助于显示膀胱和直肠的关系。DWI 可用于评估肾组织[67]。

(5) 肾盂输尿管连接部梗阻：肾盂输尿管连接部梗阻是导致肾脏集合系统扩张最常见的原因，在活产儿中的发病率约为 1/2000[36]。输尿管狭窄、血管跨越压迫输尿管和功能性病因都可能会引起 UPJ 梗阻。

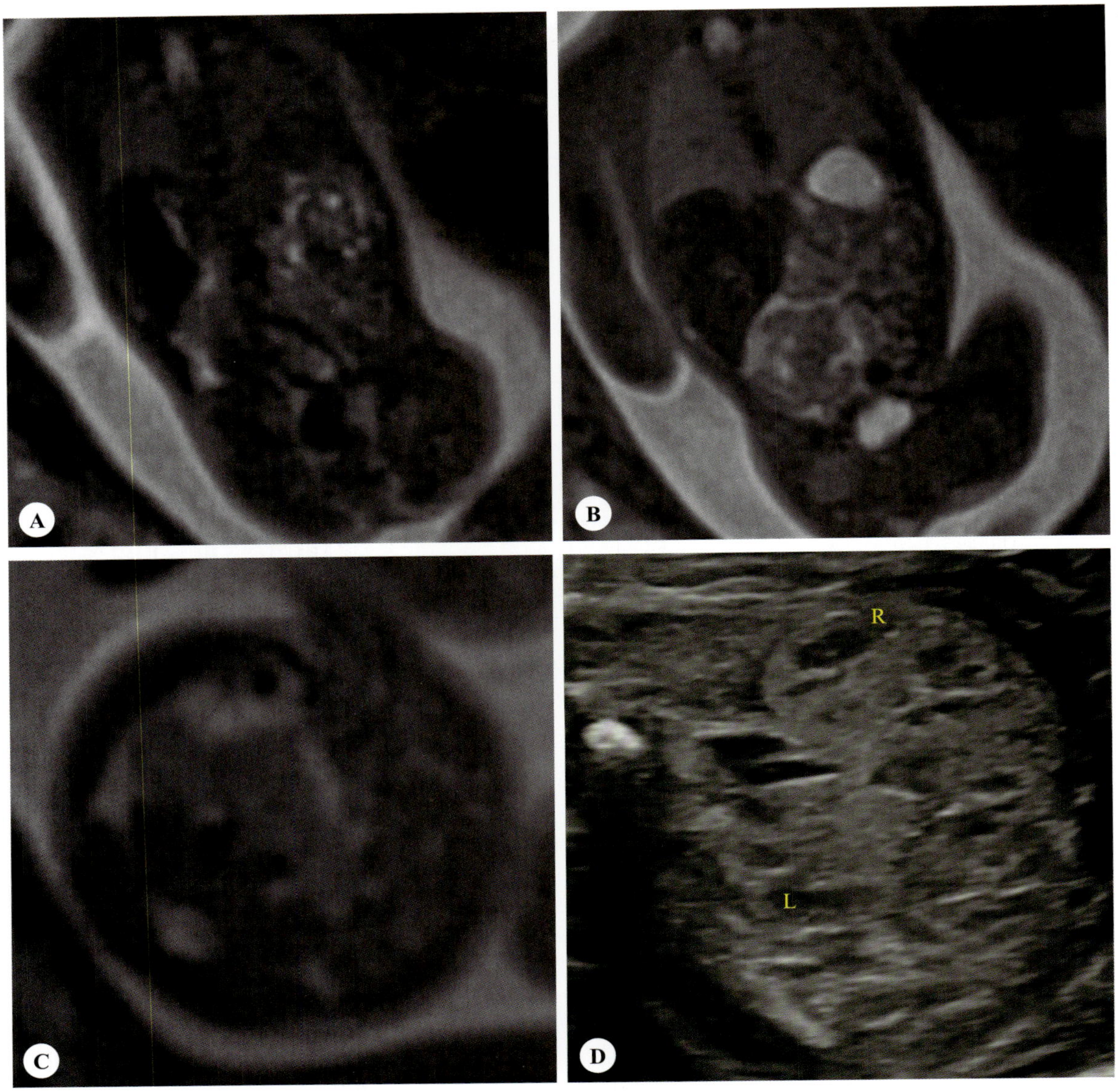

体部 CT 与 MRI（原书第 5 版）
Computed Body Tomography with MRI Correlation (5th Edition)

▲ 图 22-19 25^{+1} 周胎儿，交叉融合异位

冠状位单次激发 T$_2$ 加权 MRI（A 和 B），轴位单次激发 T$_2$ 加权 MRI（C）及冠状位超声图像（D）显示，右下腹出现交叉融合异位，肾窝内未见肾脏。R. 右肾；L. 左肾

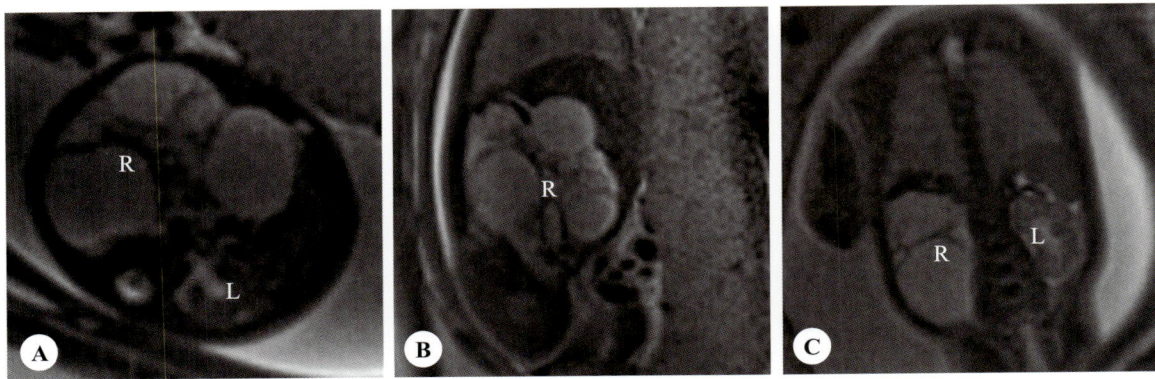

▲ 图 22-20 23^{+2} 周胎儿，右侧多囊性肾发育不良

轴位（A）、矢状位（B）和冠状位（C）MRI 单次激发 T$_2$ 加权像示右侧多囊性肾发育不良（R），左肾正常（L）

1124

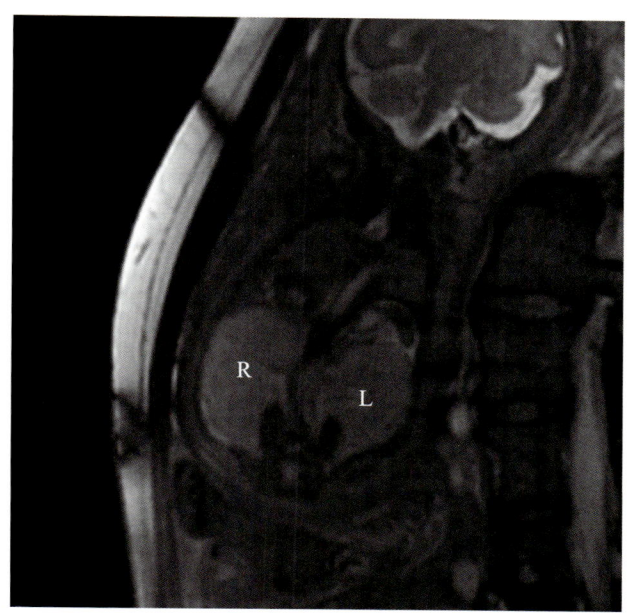

▲ 图 22-21　29[+1] 周胎儿，常染色体隐性多囊肾病
冠状位 MRI SSFP T$_2$ 加权像示双肾明显增大，呈高信号，皮髓质分界不清，注意胎儿的肺容积较小、羊水过少。R. 右肾；L. 左肾

胎儿 UPJ 梗阻的 US 和 MRI 表现为肾盂肾盏明显扩张而无输尿管积水。UPJ 梗阻在整个妊娠期间可能逐渐减轻或进展加重[74]。严重的 UPJ 梗阻可导致肾盂破裂，从而出现腹水或肾周尿性囊肿。对于肾盂破裂的病例，MRI 有助于确定漏出的尿量及尿性囊肿的大小（图 22-23）。

轻度 UPJ 梗阻的预后较好；胎儿期肾盂肾盏扩张的程度与产后新生儿肾功能有微弱的相关性。产后评估手段通常包括 US、排尿期膀胱尿道造影和肾闪烁显像。对于严重的或逐渐加重的 UPJ 梗阻，需要进行肾盂成形术。

(6) 输尿管膀胱连接部梗阻：输尿管膀胱连接部（ureterovesical junction，UVJ）梗阻在活产儿中的发病率约为 1/6500，约 25% 为双侧受累[36]。远段输尿管无蠕动或异位连接或输尿管脱垂可引起功能性梗阻。

产前 US 中输尿管显示清晰并管腔扩张即应怀疑 UVJ 梗阻。MRI 有助于评估 UVJ 梗阻时输尿管与膀胱的连接位置（图 22-24）。在产前影像检查中很难区分 UVJ 梗阻与严重的 VUR，通常采用产后超声、排尿期膀胱尿道造影和肾闪烁显像来进行鉴别。产后 MR 尿路成像逐渐被用于评估 UVJ 梗阻。

大多数 UVJ 梗阻患儿行保守治疗，预后良好。

表 22-2　产前超声所见尿路扩张的病因

病　因	发病率
暂时性或生理性	50%～70%
肾盂输尿管连接部梗阻	10%～30%
膀胱输尿管反流	10%～40%
输尿管膀胱连接部梗阻或巨输尿管	5%～15%
多囊性肾发育不良	2%～5%
后尿道瓣膜	1%～5%
输尿管脱垂、异位输尿管、重复集合系统、尿道闭锁、梨状腹综合征、多囊性肾病	少见

引自 Nguyen HT, et al. The Society for Fetal Urology consensus statement on the evaluation and management of antenatal hydronephrosis. *J Pediatr Urol* 2010;6(3):212–231.

```
                    胎儿期表现
         ┌─────────────┬─────────────┐
    16～27周    ≥28周     16～27周    ≥28周
    APRPD     APRPD      APRPD     APRPD
   4至<7mm   7至<10mm     ≥7mm      ≥10mm
```

中央肾盏扩张或肾盏不扩张*	外周肾盏扩张*
肾实质厚度正常	肾实质厚度异常
肾实质外观正常	肾实质外观异常
输尿管正常	输尿管异常
膀胱异常	膀胱异常
没有无法解释的羊水过少	有无法解释的羊水过少**
UTD A1：低风险	UTD A2～3：高风险

*. 妊娠早期可能难以评估中央和外周肾盏扩张
**. 怀疑羊水过少为泌尿生殖系统原因所致

▲ 图 22-22　尿路扩张危险分层
APRPD. 肾盂前后径；UTD. 尿路扩张〔引自 Nguyen HT, et al. Multidisciplinary consensus on the classification of prenatal and postnatal urinary tract dilation (UTD classification system). *J Pediatr Urol* 2014;10(6):982–998.〕

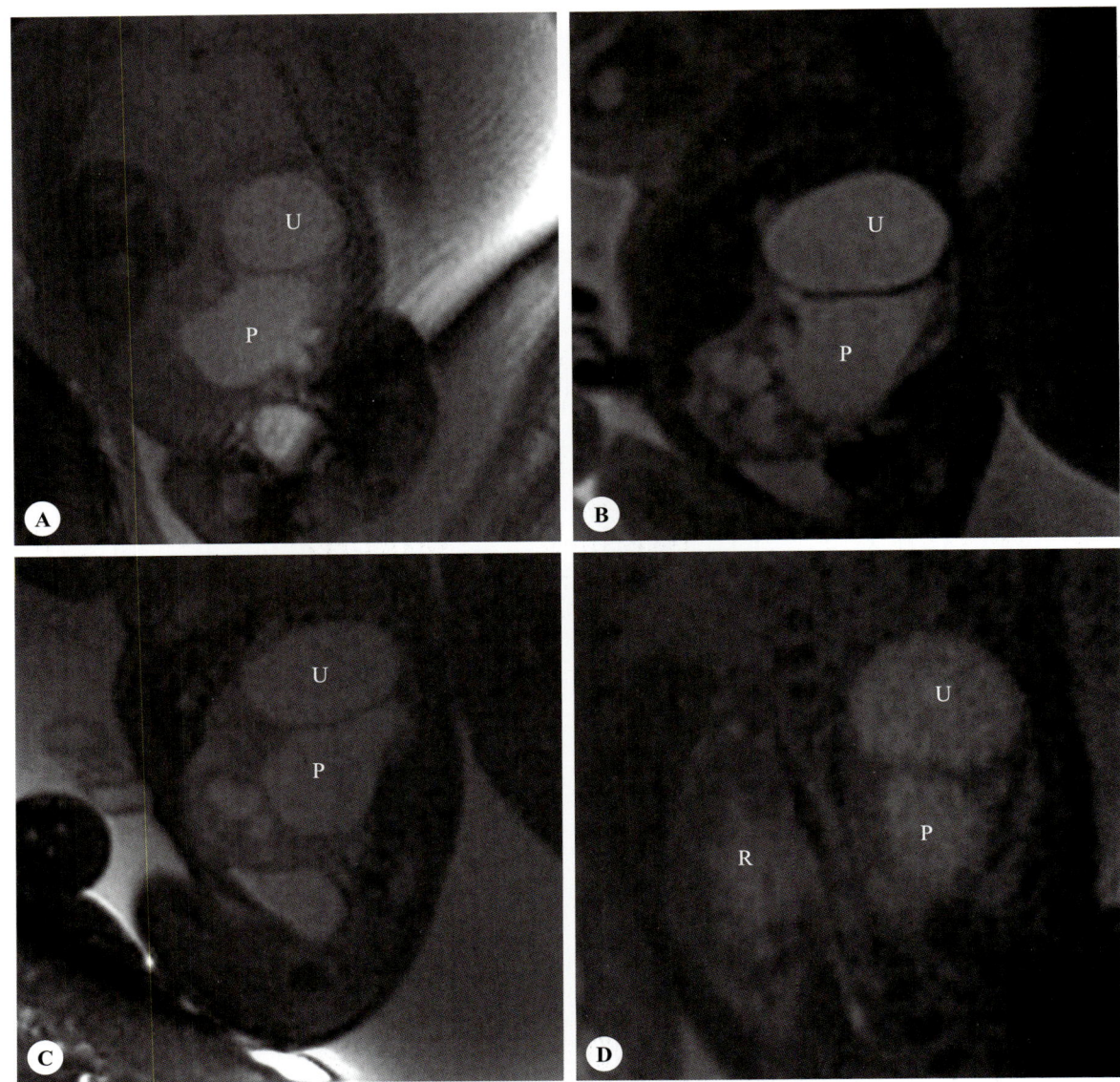

▲ 图 22-23　29 周胎儿，左侧肾盂输尿管连接部梗阻

MRI 冠状位 SSFP T$_2$ 加权像（A）、矢状位单次激发 T$_2$ 加权像（B）、矢状位 SSFP T$_2$ 加权像（C）、矢状位 SSFP T$_2$ 加权像（D）显示左肾盂（P）明显扩张，肾脏上方的囊性灶（U）为尿性囊肿。右肾（R）外形正常

严重的病例需行输尿管再植术。

（7）膀胱输尿管反流：膀胱输尿管反流（vesicoureteric reflux，VUR）是指尿液从膀胱反流至输尿管和肾脏集合系统。在儿童中的发病率约为 3%[75]。严重的 VUR 可导致胎儿期的肾发育不良和肾损伤。在同一次产前影像学检查中，发现输尿管在多个位置出现不同程度的扩张，即应怀疑 VUR。大多数病例在 2 岁前好转[76]。但是，严重的 VUR 可导致肾衰竭。

（8）后尿道瓣膜：后尿道瓣膜（posterior urethral valves，PUV）是引起膀胱出口梗阻最常见的原因。在男性婴儿中的发病率为 1/5000[36]。PUV 是早期胚胎发育过程中尿生殖膜的不完全退化。

PUV 的典型 US 表现为膀胱增大、后尿道扩张（"锁眼"征）及膀胱壁增厚（>3mm），还可伴有肾盂积水和输尿管积水。当肾盂破裂时将出现肾周尿性囊肿、腹水。严重的 PUV 可出现肾脏发育不良、羊水过少和 Potter 综合征。羊水过少时采用 MRI（图 22-25）计算胎儿的肺容积和评估其他合并畸形。鉴别诊断包括巨膀胱 - 小结肠 - 肠蠕动不良综合征和梨状腹综合征所引起的膀胱增大。

PUV 的胎儿的预后与阻塞的严重程度相关。产前死亡率为 23%～54%[65]。严重的羊水过少、双肾

第 22 章 儿科应用：胎儿影像
Pediatric Application: Fetal Imaging

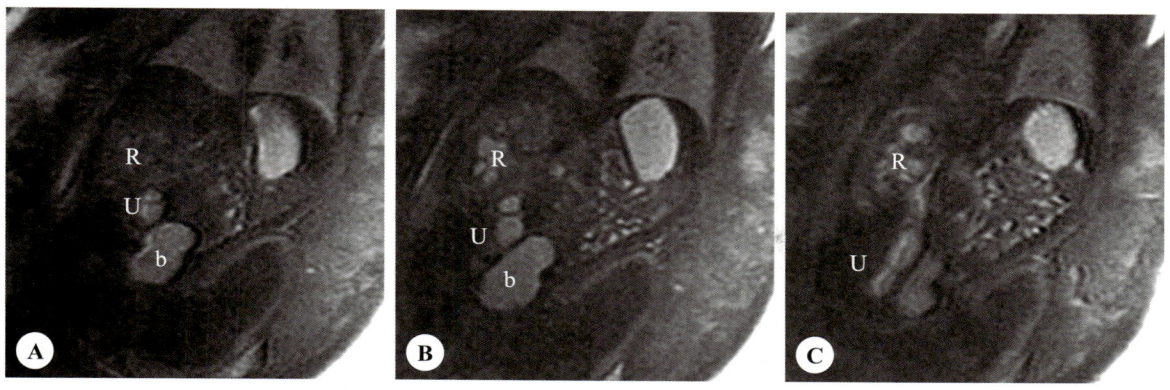

▲ 图 22-24　33^{+5} 周胎儿，右侧输尿管膀胱连接部梗阻
冠状位单次激发 T$_2$ 加权 MRI 示右肾（R）轻度积水，右输尿管（U）严重积水，积水范围延伸至膀胱（b）连接部

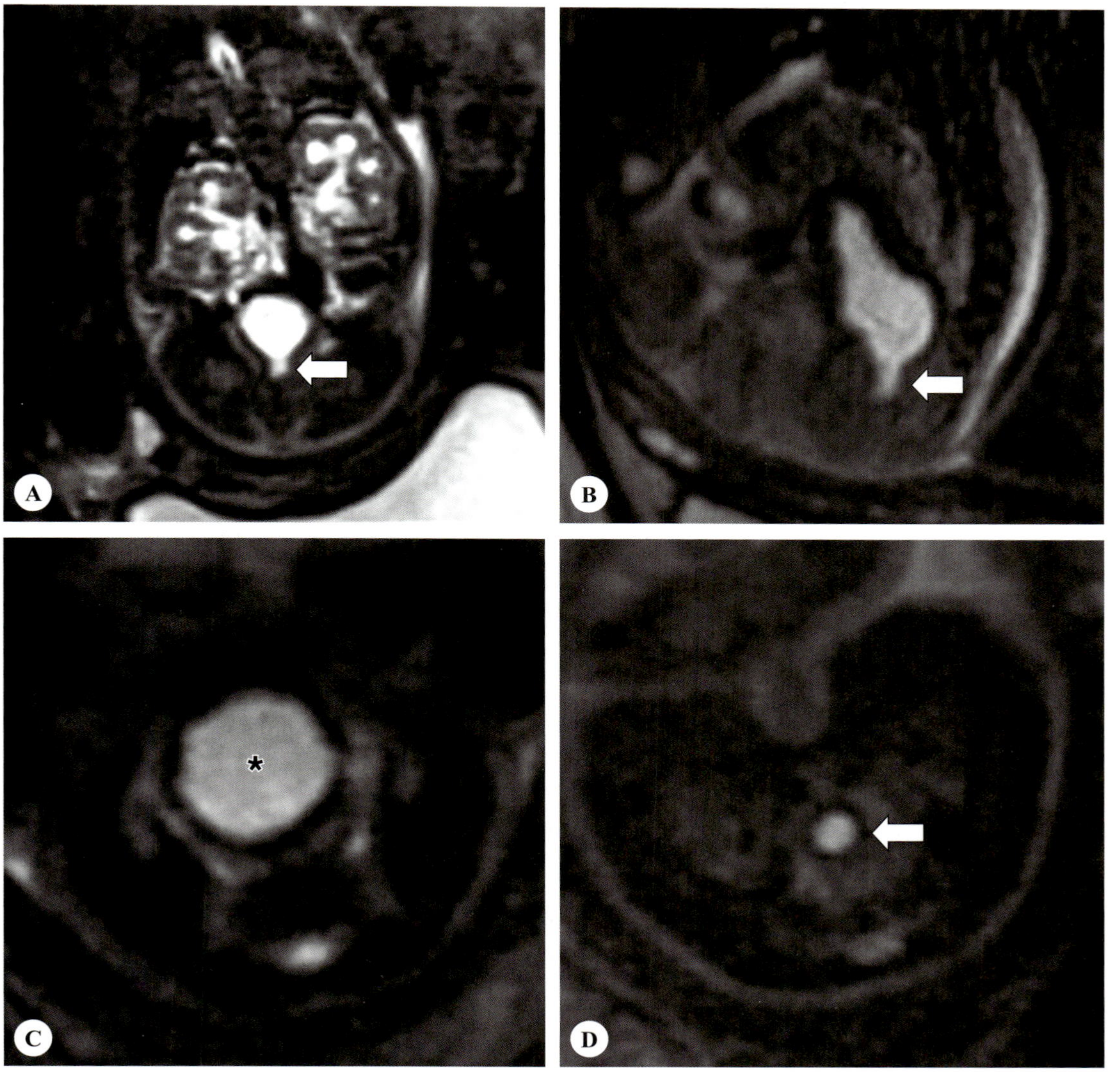

▲ 图 22-25　23^{+4} 周胎儿，后尿道瓣膜
A. 冠状位 MRI 单次激发 T$_2$ 加权像示双肾积水，膀胱及后尿道（箭）扩张，呈"锁眼"征；B. 矢状位 MRI 单次激发 T$_2$ 加权像示膀胱壁增厚，后尿道扩张（箭）；C. 轴位 MRI 单次激发 T$_2$ 加权像示膀胱壁增厚、膀胱增大（星）；D. 轴位 MRI 单次激发 T$_2$ 加权像示后尿道扩张（箭）

1127

和输尿管积水、肾脏发育不良的胎儿预后较差，可以考虑终止妊娠。产前治疗干预的效果不确切。通常在 32 周前尝试行膀胱羊膜腔分流术，但不同病例预后差异很大[77]。如果在胎龄 32 周以后出现羊水过少，应考虑提前分娩[36]。分娩后应尽快行排尿期膀胱尿道造影进行确诊，内镜下消融是产后最常用的治疗方法。

（9）重复肾：重复肾和（或）输尿管重复畸形是指一个肾有两套独立的肾盂肾盏集合系统[78]，起源于中肾管异常或重复的输尿管芽。重复肾在人群中的患病率为 0.7%~4.0%[79]。产前影像中看到一个肾有两套独立的肾盂或输尿管即可诊断重复肾。并行的两条输尿管在进入膀胱之前可能会融合（部分重复），也可以不融合分别与膀胱相通（完全重复）。

部分重复肾很少伴有其他泌尿道畸形，可以认为是一种正常解剖变异。完全重复肾更容易导致病理改变，可总结为 Weigert-Meyer 定律：上份输尿的连接部异位至下份输尿管连接部的内下方，导致上份输尿管易梗阻而下份输尿管易反流[80]。上份输尿管梗阻及下份输尿管严重反流均可引起对应的肾脏部分的发育不良，下份者较为少见。MRI 有助于显示上份输尿管与膀胱的连接部。

重复肾的预后一般较好，与上份肾发育不良有关。严重的输尿管脱垂会导致膀胱出口梗阻，从而引起双肾梗阻，因此对于这样的病例建议行超声监测。US、排尿期膀胱尿道造影和肾闪烁显像是产后评估重复肾的主要手段，目前 MR 尿路成像也逐渐用于评估重复肾。

2. 泌尿生殖系统与肛门直肠复合畸形

（1）泄殖腔外翻：泄殖腔外翻是罕见的、严重的复杂肛门直肠和（或）泌尿生殖系统畸形。它也被称为 OEIS 综合征，即脐膨出（omphalocele，O）、泄殖腔外翻（cloacal exstrophy，E）、肛门闭锁（imperforate anus，I）、脊柱畸形（spinal deformity，S）[81]。OEIS 综合征在活产儿中的发病率为 1/200 000~1/400 000[82]。主要表现包括前腹壁缺损，以及内含输尿管、回肠和残余后肠盲端的泄殖腔外翻[36]。女性患者通常有两个间距较远的阴道开口，并分别与双房性膀胱下份相通。男性患者的阴茎位于泄殖腔外翻的尾部，被分隔为两半[82]。泄殖腔外翻的病因尚不明确，目前尚未发现相关的特定的环境因素或单基因突变[42]。

泄殖腔外翻的产前 US 表现包括羊水量正常的情况下看不到胎儿膀胱、脐下前腹壁中线处缺损、脐膨出，前腹壁囊性病变和（或）神经管缺损[83]。胎儿 MRI T_1 加权像表现为无正常膀胱、无含胎粪的结直肠（图 22-26）。与胎儿 US 相比，胎儿 MRI 更容易显示骨盆畸形、脐膨出、肾畸形和神经管闭合不全[65]。

胎儿确诊后建议进行多学科会诊，包括患儿父母、胃肠外科、泌尿外科、神经外科和新生儿科。通过现代医学和外科技术，患儿可以长期生存，但应在专业能力较强的医院进行治疗[84]。

（2）膀胱外翻：膀胱外翻是指下腹壁未能正常闭合导致膀胱壁突出的畸形，脐带与腹壁连接的位置较低，并伴有耻骨分离。男性患儿常伴有尿道上裂。女性患儿阴唇、阴蒂分离、尿生殖膈暴露[85]。该畸形在活产儿中的发病率约为 1/30 000，男女发病比例为 2:1[86]。病因尚不明确，可能由环境和基因等多个因素共同导致[87]。

产前 US 表现为羊水量正常的情况下膀胱未见显示、腹部膨隆位置较低、脐带与腹壁连接的位置较低、阴茎小、阴囊位于前方、髂嵴间距增宽[85]。胎儿 MRI 的表现和 US 类似，T_1 加权像可显示处于正常位置的内含胎粪的结直肠，从而与泄殖腔外翻等其他畸形鉴别[88]（图 22-27）。

产前准确诊断非常重要。近年来膀胱外翻的预后得到了明显改善。早期干预可最大限度地减轻膀胱裸露的危害，可以使其尽早闭合，并可能减小骨盆矫形手术的范围[85]。目前总体预后较好，大多数患者无尿失禁表现，并且性功能正常[89]。

（3）外生殖器性别不清：每 5000 个婴儿中就有一个婴儿的基因型和生殖器表型不一致[90]。病因有很多，可以单独发生，也可以是复杂的综合征或染色体异常的表现之一[91]。这些表现目前被称为性发育障碍（disorders of sex development，DSD）[36]。

最早在妊娠第 12 周可通过 US 判断胎儿性别，在妊娠中后期利用 US 判断性别更为准确。在 US 和 MRI 的轴位平面上，女性胎儿外生殖器表现为一组平行线，伴有 3~5 个突起（外侧的大阴唇、阴蒂和更靠中心的小阴唇）。男性胎儿可见阴囊及其中缝，并且由于存在包皮，阴茎向远端逐渐变细。妊娠第 25 周时可在 MRI 上首次看到下降的睾丸[92]。从妊娠第 30 周开始，只有不到 5% 的睾丸尚未降入阴囊[36]。如果生殖器显示不清，则需要进一步检查。放射科

第 22 章 儿科应用：胎儿影像
Pediatric Application: Fetal Imaging

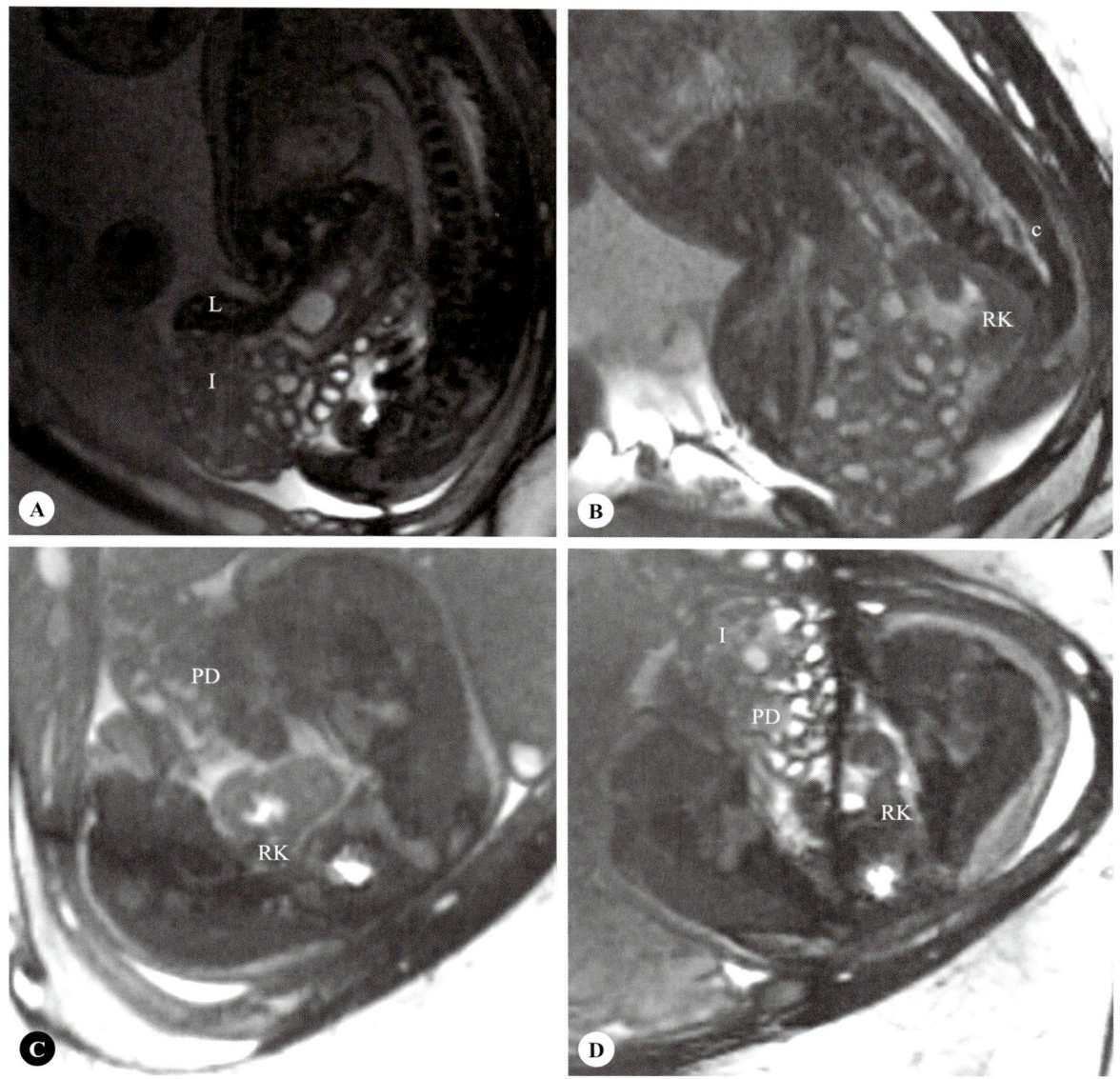

▲ 图 22-26 32^{+2} 周胎儿，泄殖腔外翻/OEIS 综合征（脐膨出、泄殖腔外翻、肛门闭锁、脊柱畸形）
A. 矢状位 MRI 单次激发 T_2 加权像示前下腹壁脐膨出，包括肝脏（L）和肠管（I），膀胱未见显示；B. 矢状位 MRI SSFP T_2 加权像示脊髓圆锥（c）、脐膨出、右肾（RK）位于盆腔，膀胱未见显示；C. 轴位 MRI SSFP T_2 加权像示耻骨分离（PD）、脐膨出、右肾（RK）位于盆腔，膀胱未见显示；D. 轴位 MRI SSFP T_2 加权像显示耻骨分离（PD）、脐膨出（肠管疝出）（I）、右肾（RK）位于盆腔，膀胱未见显示

医生应尽可能准确地描述其解剖结构。一些常见的外生殖器性别不清类型见表 22-3 [93, 94]。

因为有些 DSD 是孤立存在的，而有些 DSD 伴有其他先天性畸形，所以预后差异很大。大多数孤立的 DSD 不影响分娩计划的制订，不需要产后立即治疗。尽管不一定需要紧急处理，但早期准确评估和咨询患儿家人的心理状况很重要。约每 16 000 名活产儿中有 1 名先天性肾上腺增生，需要在分娩后立即进行干预治疗 [95, 96]。虽然不一定是医疗紧急情况，但对于这些儿童家庭而言，针对社会心理状况的准确和及时评估是急需的，且产前检测和咨询可能有所帮助。

（四）胎儿肌肉骨骼异常和畸形

1. 骨骼发育不良 骨骼发育不良是遗传性疾病，是由编码生长板和发育相关蛋白质的基因突变导致的 [97]。目前已发现 450 多种不同严重程度和表型的骨骼发育不良。产前诊断的主要优势之一是发现可能致命的病情，从而制订相应的诊疗方案。

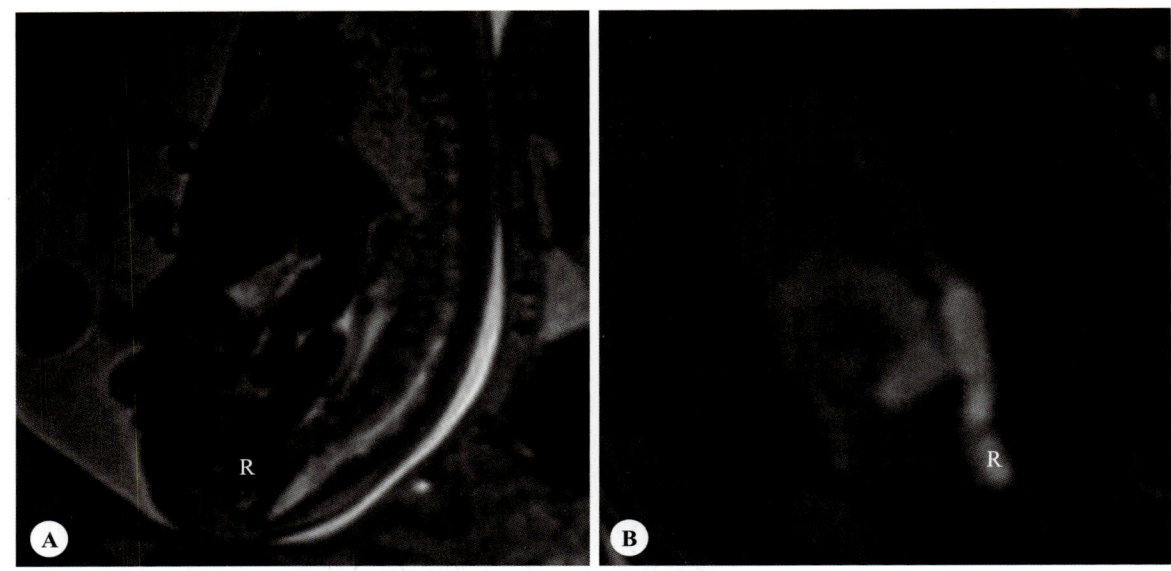

▲ 图 22-27　29^{+3} 周胎儿，膀胱外翻

A. 矢状位 MRI 单次激发 T_2 加权像示胎儿膀胱缺如。R. 直肠。B. 矢状位 MRI T_1 加权像示内含胎粪的直肠（R）位置正常，呈 T_1 高信号

表 22-3　外生殖器性别不清的产前影像特征	
阴茎或阴蒂缺如	**生殖结节未形成**
小阴茎畸形	新生儿伸直的阴茎长度<2cm；胎儿阴茎长度表见参考文献 [93]
尿道下裂	阴茎短而宽（图 22-28）
阴茎下弯畸形	阴茎异常弯曲
阴茎阴囊转位	阴茎位于双侧阴囊中间并向腹侧弯曲，"郁金香"征 [94]
尿道上裂	尿道开口于阴茎背面
隐匿阴茎	阴茎皮肤少；阴茎短，通常与性发育障碍无关
阴唇和阴蒂分裂或阴囊和阴茎分裂	正常膀胱缺如时提示泄殖腔或膀胱外翻

引自 Kline-Fath BM, Bulas DI, Bahado-Singh R. *Fundamental and advanced fetal imaging: ultrasound and MRI*. Wolters Kluwer Health; 2015.

骨骼发育不良各种类型的具体内容不在本章介绍范围之内，但以下总结了三种最常见的致死性骨骼发育不良的主要特征。

(1) 致死性发育不良（图 22-29）。
- 股骨呈"电话听筒"状。
- 椎骨体扁平征。
- 肋骨短。
- 三叶草形头颅。
- 鼻梁扁平。
- 巨头畸形。

预后：通常在出生 1h 以内至几天内死亡。

(2) 软骨发育不全（图 22-30）。
- 椎体和颅骨骨化不全。
- 肋骨短、外翻。
- 多发骨折。
- 小颌畸形。
- 面中部发育不良。
- 水肿。

预后：大部分在出生 1h 以内死亡。有些患儿可存活至出生后 3 个月。

(3) 成骨不全Ⅱ型。
- 多发骨折。
- 沙漏样胸廓。
- 肋骨长度正常。
- 颅骨矿化不全。
- 颅骨变形。

预后：成骨不全Ⅱ型在围产期是致死性的，Ⅰ型和Ⅳ型患儿的寿命不受影响或稍有缩短。

2. 骨骼发育不良成像技术 US是产前怀疑骨骼发育不良时主要应用的成像技术。MRI适于评估骨骺发育不良的软骨异常。MRI还可用于计算胎儿肺容积，该指标与骨骼发育不良的预后有关。怀疑胎儿致死性发育不良时可行低剂量的平扫CT，以建立精细的胎儿骨骼的3D模型[98]。这些成像技术具有很高的诊断价值，在为患儿父母提供咨询时很有帮助。

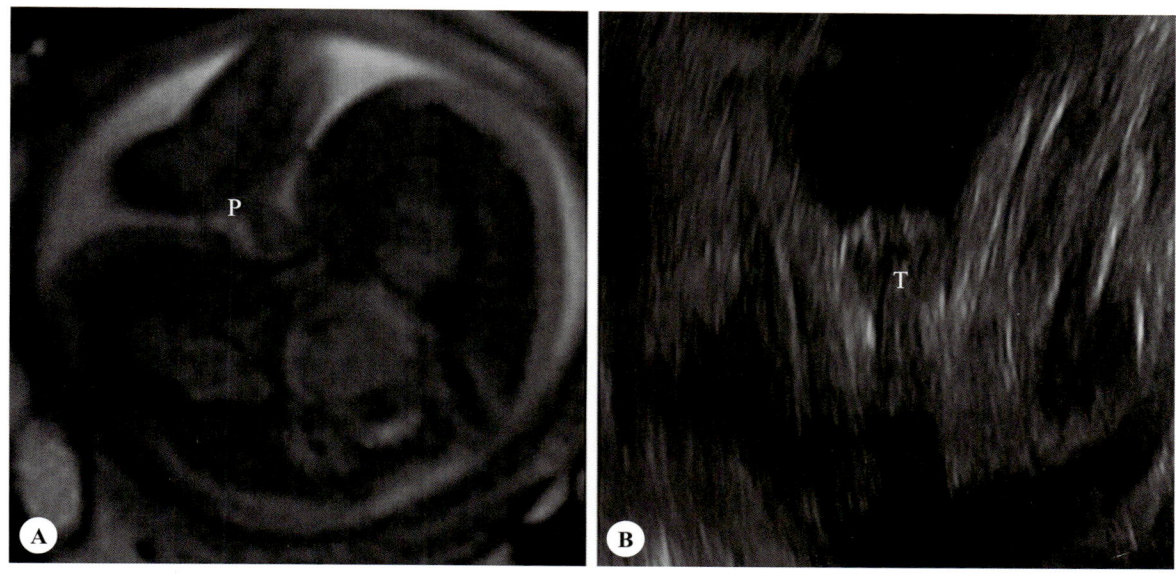

▲ 图 22-28　29^{+1}周胎儿，尿道下裂
轴位MRI SSFP序列（A）和轴位超声图像（B）示阴茎（P）短，呈"郁金香"征（T）

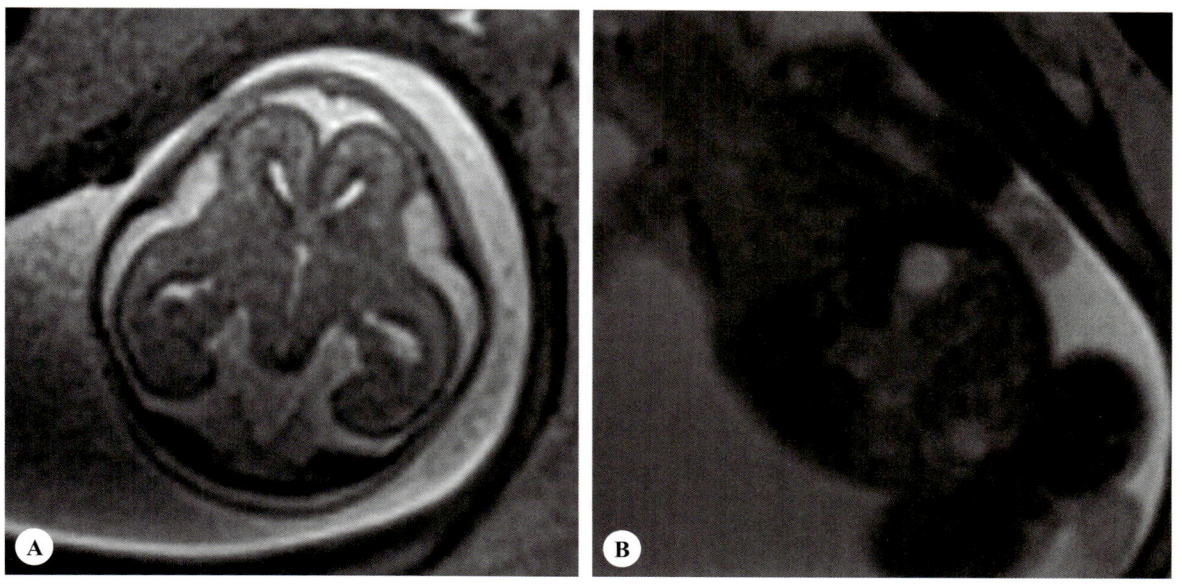

▲ 图 22-29　21周胎儿，致死性发育不良
A. 轴位MRI单次激发T$_2$加权像示三叶草形头颅；B. 冠状位MRI单次激发T$_2$加权像示胸腔小，呈钟形

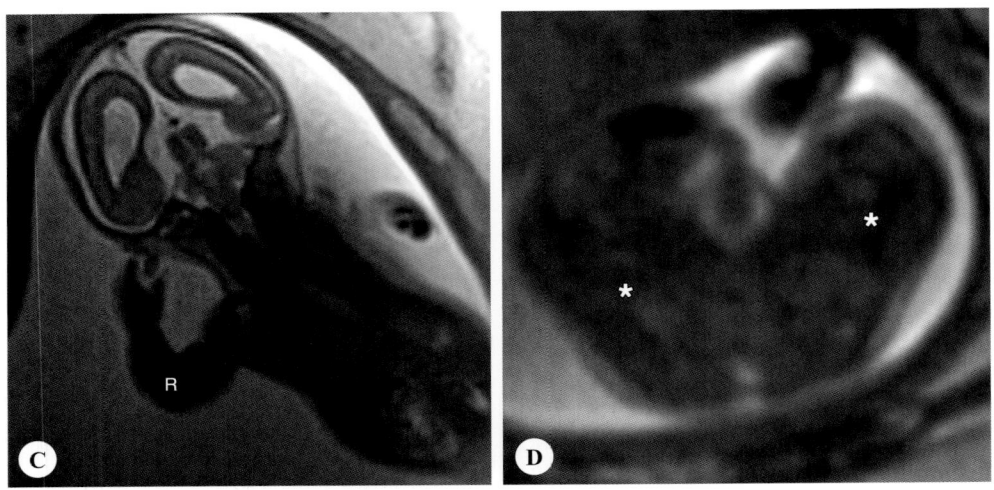

▲ 图 22-29（续） 21 周胎儿，致死性发育不良
C. 冠状位 MRI 单次激发 T_2 加权像示右上肢（R）短小；D. 轴位 MRI T_2 加权像示下肢（星）短小

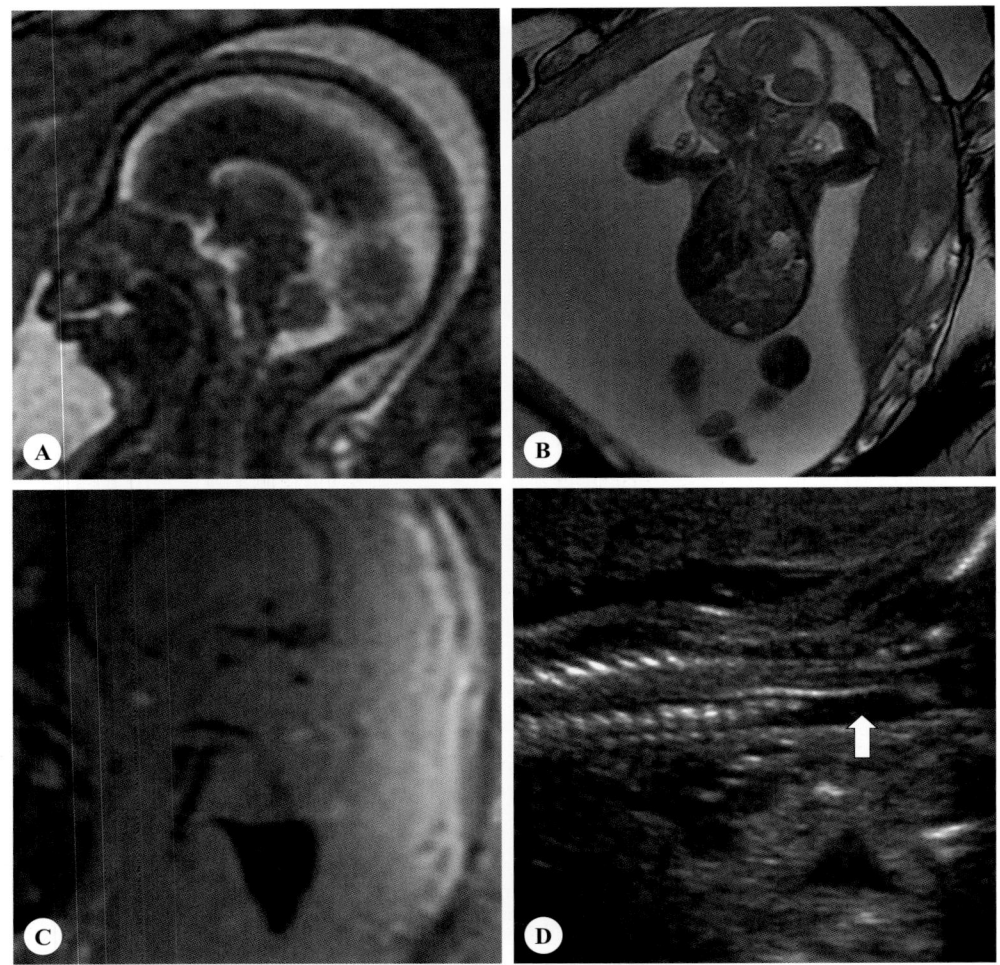

▲ 图 22-30　20^{+6} 周胎儿，软骨发育不全
A. 矢状位 MRI 单次激发 T_2 加权像示小颌畸形；B. 冠状位 MRI 单次激发 T_2 加权像示胸腔小、肺发育不全、四肢短小；C. 矢状位 MRI 回波平面 T_2^* 加权像示颅骨和颈椎矿化不全；D. 矢状位超声图像显示颈椎（箭）矿化不全

第 23 章 儿科应用：胸部
Pediatric Application: Thorax

Patricia Trinidad Acharya　Rekha Krishnasarma　Edward Y. Lee　著
张　韵　张丽芝　陈志霞　译

胸片在儿科胸部疾病评估中起着重要作用，但某些儿科胸部疾病的诊断需要进行更进一步的检查，如 CT 或 MRI。

目前，使用多排 CT 即便是配合较差的儿童也能够获得质量良好的图像，对于 4 岁以上的患者也很少需要镇静或麻醉。当前应用双源和容积 CT 进行快速扫描，可以在不需要屏住呼吸的情况下对幼儿的肺、气道、大血管及纵隔进行评估。HRCT 为描述间质性（或弥漫性）肺部疾病提供了极好的空间分辨率。CTA 在儿童先天性心脏病和心外胸部血管异常的评估中具有重要作用。

胸部 MRI 是一种无电离辐射的评估儿科患者胸部病变的有效检查方法。MRI 具有更高的软组织分辨率，在纵隔肿块的定位及其周围结构受累情况的无创评估中有重要价值。MRI 和 MRA 越来越广泛地应用于评估纵隔血管系统和大血管异常。此外，MRI 还可用于评估先天性支气管肺前肠畸形和肺部的血管病变。近年来，快速 MR 序列改善了对肺间质、肺通气和灌注异常的显示，可减少 CT 随访的累积辐射剂量。

本章回顾了儿科胸部 CT 和 MRI 的一般成像原理，包括儿科患者检查前准备、儿科常见的胸部疾病及其 CT 和 MRI 表现，以及最新的治疗方法。

一、儿童胸部成像技术

（一）CT

在对儿科患者进行 CT 检查之前，需要平衡收益与辐射风险，考虑是否能够使用超声和 MRI 等检查替代。在初始胸片评估之后，CT 是诊断和显示可疑或已知的大气道和肺部肿瘤的首选影像学检查方法。对儿科患者进行 CT 检查时，主要目标是保证图像质量能够解决特定临床问题的前提下，尽可能减低辐射剂量，需要严格遵循"合理可行尽量低"（as low as reasonably achievable，ALARA）原则。

1. 患者准备

（1）镇静：进行胸部 CT 评估时，患者如无法遵循检查要求或不能保持静止，可能会导致扫描图像质量欠佳，无法满足诊断要求。当前最新的 CT 扫描仪性能的提升已减少了镇静的需求，但对于 5 岁以下的儿童和无法保持静止的儿童仍需镇静。对于符合适应证的患儿，清醒镇静是全身麻醉的一种安全有效的替代方法。清醒镇静可以保持婴幼儿呼吸道通畅，并对物理刺激或口头命令做出适当反应[1]。

（2）静脉对比剂：非离子对比剂的推荐剂量为 1.5～2ml/kg（不超过 4ml/kg 或 125ml）。对比剂可以通过手动或高压注射器进行静脉注射，其选择取决于导管的尺寸、位置和稳定性。通常，评估肺部肿瘤时不需要机械注射和精准的团注时机，因为这些多用于评估胸部血管结构。对于 20G、22G、22～24G 的留置针，高压注射器注入速率分别为 2.5～3.5ml/s、2.0～2.5ml/s 和 1.0～2.0ml/s（表 23–1）。如果留置针在手或足上，对比剂以 0.5～1ml/s 的速率进行手动注射。近期一项研究表明，在婴幼儿或儿童中使用小型静脉留置针（24G）手动注射对比剂可以获得高质量的胸部 CTA 图像，与静脉通路部位无关[2]。注射开始后应密切监测以最大限度地减少对比剂外溢的风险。

2. CT 参数　CT 参数应根据 ALARA 原则进行优化，以尽可能地降低辐射剂量。通常可以根据患者的年龄或体重来调整管电流（mA）和管电压（kVp）来实现降低辐射剂量的目的。基于体重的 CT 参数推荐见表 23–2。快速扫描速度（扫描时间 < 1s）和较

表 23-1 静脉对比剂注射速率指南

患者体重	对比剂总量	对比剂注射速率	静脉留置针大小（最佳）
0～10kg	0～15ml	0.5～1ml/s	24G
10～20kg	15～30ml	1.0～2.0ml/s	24～22G
20～30kg	30～45ml	2.0～2.5ml/s	22G
30～40kg	45～60ml	2.5～3.5ml/s	20G
40～70kg	60～100ml	3.5～5ml/s	20～18G
>70kg	100～125ml	5～6ml/s	18G 优先，20G 也可以

ml. 毫升；G. 规格

引自 Lee E. *Pediatric body imaging with advanced MDCT and MRI, An issue of Radiologic Clinics of North America* (The Clinics: Radiology). Philadelphia: Elsevier, 2013.

窄的探测器准直，根据所用的 CT 扫描仪的类型而有所不同。为了获得，重建间隔 1～2mm 并以约 50% 的重叠间隔重建，能够获得高质量的多平面 2D 或 3D 图像[3]。然而，当使用窄的准直（0.5～1.0mm）时可以获得各向同性的数据，无论横轴位、矢状位或冠状位上的图像空间分辨率都是相同的，此时重建间隔无须重叠[4]。

表 23-2 根据患儿体重设置 CT 参数

体重（kg）	管电流（mA）	管电压（kVp）
<10	40	80
10～14	50	80
15～24	60	80
25～34	70	80
35～44	80	80
45～54	90	90
55～70	100～120	100～120

引自 Lee E. *Pediatric body imaging with advanced MDCT and MRI, An issue of Radiologic Clinics of North America* (The Clinics: Radiology). Philadelphia: Elsevier, 2013.

CT 血管造影：与胸部扫描类似，可以根据患者体型调整 mA 和 kVp 并严格遵守 ALARA 原则。根据不同患者的体型，可以使用特定的成像技术，包括手动管电流技术图、自动曝光控制、基于体型的光束滤波器和优化管电压[5]。另外，当儿童进行 CT 血管造影时，采用剂量调节技术可以进一步降低总辐射剂量[6, 7]。

确定延时扫描时间的常用方法有两种：团注追踪法和经验法。儿童 CT 血管成像很少使用小剂量团注估测扫描的延迟时间。团注追踪法是把感兴趣区放置在靶血管（如主动脉、肺动脉主干或肺动脉流出道）上，监测其 CT 值达到预设的阈值后自动或手动触发扫描。在注入对比剂之后，对感兴趣区域进行采集而获得一系列低剂量动态图像。一旦感兴趣区 CT 值达到阈值，通常在 150～200HU，便会触发完整的诊断扫描。该方法的优点是它可以针对患者的特定心血管生理情况实时地调整扫描延迟时间。但由于感兴趣区 CT 值也可能永远无法达到设定的阈值，给技术人员确定扫描开始时间带来了不确定性。

经验法是预设一个对比剂团注结束后到扫描开始之间的延迟时间。这种简单的技术可提高扫描的一致性，从而减少复杂性和潜在的操作误差。但是，由于儿童体型和心率差别较大，这种方法在儿童中的优势不如成人突出。

（二）MRI

目前儿童胸部 MRI 检查使用相控阵线圈在 1.5T 或 3.0T MR 扫描仪上进行，一般为仰卧位。利用 3.0T 高场强 MR 扫描仪进行扫描可以提高图像质量，包括更好的信噪比和对比噪声比，并可能提高空间和时间分辨率[8]。MR 检查时儿童自主肌肉运动及儿童因无法按照指令屏气而产生的非自主运动，使图像更容易产生运动伪影。通过合理应用镇静、插管和呼吸技术，可以最大限度地减少此类问题。

1. 患者准备 在解释了扫描流程和要求后，6岁以上的儿童通常能够配合完成检查。使用MRI兼容的音乐和视频播放器来分散注意力，尽量在非工作时间进行扫描以减少环境噪声和活动，也有助于患儿配合完成检查。必要情况下，对于不能合作的婴儿和幼儿（≤5岁）进行轻度镇静，可以使患者保持气道通畅，并保持轻微的意识，能对身体刺激和（或）语言命令做出适当的反应。

(1) 镇静：目前适用于儿童MRI的镇静药物有水合氯醛、戊巴比妥、丙泊酚和咪达唑仑[9, 10]。对在清醒状态下无法耐受MRI检查的儿童进行镇静，有助于减少扫描时间和改善图像质量。进行MRI时，儿童镇静通常使用最小剂量，可以减少MRI后的不良反应，并有助于患者诱导和从镇静状态的恢复。在进行MRI检查时，如何选择镇静药剂量，一方面要考虑使用足够的镇静药使儿童在MRI检查中感到舒适和获得良好的图像质量，另一方面还要尽量减少长期麻醉相关的潜在神经和认知影响[11]。

(2) 屏气技术：在MRI检查中，屏气成像在消除呼吸运动伪影方面优于呼吸门控成像。在检查前进行屏气训练后，5岁以上的儿童通常可以配合完成屏气要求。注意患儿的呼吸和屏气练习是至关重要的，因为在屏气不良时会导致呼吸运动伪影和运动相关的图像质量降低。需要屏气的MR扫描序列调整扫描时间在15s以内，可以最大限度地提高图像质量。

在婴幼儿（≤5岁）中，需要在镇静和气管插管后通过通气控制技术来进行屏气。在镇静和气管插管时，呼吸频率应设置为每分钟40次，潮气量应尽可能大。

(3) 静脉对比剂：用于临床儿科患者的MRI对比剂是钆螯合剂，这种细胞外对比剂可以导致血管和灌注组织中的T_1缩短。对比剂静脉内给药的一般剂量是0.1mmol/kg。新的证据表明，在患者多次进行含钆对比剂增强扫描后，钆剂会在患者的中枢神经系统及大脑外积聚[12-14]，具体的影响尚不明确。尽管如此，在儿童胸部影像学中，使用含钆对比剂可以显著地增加图像的诊断价值，为了更好地显示病变特征，一般仍建议进行增强扫描。

2. MRI参数

(1) 肺实质评估：尽管CT仍然是评价肺实质和气道的首选检查方法，但MRI的最新进展已经能够对浸润性和实性肺部病变、间质性肺疾病和大气道进行评估[15-20]。评估肺实质的MRI扫描基本方案包括五个平扫序列：三平面梯度回波序列用于扫描定位；冠状位T_2加权半傅里叶采集单次激发快速自旋回波来评估肺实质病变；单次屏气轴位T_1加权三维-GRE（容积式内插入法屏气）用于评估较小的肺实质病变；自由呼吸下冠状位自由稳态进动序列用于肺和心脏的运动的基本评估，以及排除大的中心性肺栓塞；多次屏气轴位T_2加权短时间反转恢复序列（T_2-TIRM）用于评估淋巴结和骨病变[15]。另外，增强后的三维-GRE（VIBE）序列可用于恶性肿瘤、感染和炎症性疾病的评估[15]。

对于不能配合呼吸指令的儿童，可以使用自由呼吸下PROPELLER序列（BLADE+导航）来替代屏气轴位T_2加权-STIR（T_2-TIRM）序列。这种标准的15min检查足以解决大部分临床问题，当遇到一些特定的临床问题时，可以增加额外的序列。

(2) 大气道评估：应用前述的五个基本MR序列可以对大多数的大气道静态病变进行成像，包括支气管扩张、支气管壁增厚、黏液栓、大气道的肿瘤性病变和大气道的分支异常[17]。控制呼吸量的MR成像是一项新技术，在评估气管支气管软化的动态气管塌陷中，有望替代CT[22]。

评估TBM动态气道变化的标准方案，最开始为吸气末进行三平面梯度回波序列定位扫描。然后，在吸气末和呼气末进行覆盖整个胸部的三维射频扰相梯度回波序列（radiofrequency-spoiled gradient echo，SPGR）扫描，以评估肺部解剖结构和中央气道的尺寸。接着，将视野缩小到仅包括气管和主支气管，并在吸气末和呼气末下再次进行3D SPGR序列扫描。最后，在相同的视野下、对用力呼气和咳嗽进行对比动力学采集四维时间分辨成像，以获得气管和主支气管的实时运动图像。其扫描总时长约12min（范围为7~15min）。由于需要使用肺活量计进行多种呼吸指令并成像，因此该扫描仅在能够遵循呼吸指示的大龄儿童中进行。

3. MR血管造影 MR也可用于评估血管异常、病变的异常血供和肺动脉栓塞。MRI序列包括如前所述基本的T_1加权和T_2加权序列，以及心电门控单次激发快速自旋回波双反转恢复黑血序列、亮血2D或3D平衡SSFP序列和MR血管造影序列。

MR血管造影序列不依赖对比剂。非对比剂增强的MR血管造影序列可以用SSFP-GRE序列、双重反转恢复序列或时间飞跃技术进行扫描，可用于评估胸部血管系统或肺动脉栓塞。因为不用考虑对比剂不良反应，这种非对比剂增强序列可以多次重复扫描。

但是，由于对比剂增强MR血管造影具有高空间和对比分辨率，因此仍是肺部MR血管造影的首选方法[15,23-25]。由于对比剂增强MR血管造影需要大约15s的屏气时间，因此在无法配合呼吸指令的患儿中通常无法进行。静脉注射顺磁性对比剂后，可获得重T_1加权序列[15]。<5ms的短弛豫时间（TR）可缩短屏气时间，<2ms的短回波时间（TE）和高翻转角可减少背景信号和磁化伪影[15,24]。3D技术扫描得到的图像可用于多平面重建。一般使用高压注射器以2~5ml/s的速率团注对比剂，然后用生理盐水冲洗，以实现血管分支和周围结构之间的高对比度。

二、儿童胸部疾病

（一）先天性肺部畸形

先天性肺部畸形是指一系列发育性肺异常，约占临床上所见异常的90%[26]。轴位成像，尤其是CT，是目前用于疾病发现、描述、术前评估和术后随访的主要方法。日常临床实践中主要的先天性肺部畸形有六种：支气管闭锁、前肠重复囊肿、先天性肺气道畸形（CPAM）、先天性叶性肺气肿（congenital lobar emphysema，CLE）、支气管肺隔离症和肺动静脉畸形（AVM）。

1. 支气管闭锁 支气管闭锁是一种叶、段或亚段支气管的发育异常，导致近端支气管局部闭塞而其远端组织结构正常，常发生于段支气管，最常见于左肺上叶，其次是右肺上叶、右肺中叶及右肺下叶。确切的病因尚不清楚，可能与血管损伤导致相应支气管节段狭窄或闭锁有关。既往有研究表明，支气管闭锁常伴有其他先天性肺部畸形，如CPAM、支气管肺隔离症或CLE[27]。

影像学上，支气管闭锁的典型表现是支气管圆形或结节性病变，闭锁远端支气管周围肺组织过度充气。近年来，胎儿MRI结合产前超声检查加深了我们对支气管闭锁评估的了解。胎儿MRI上有两种不同类型的支气管闭锁，根据部位的不同分为中央型和外周型[28]。胎儿MRI上支气管闭锁表现为T_2高信号区，有时可伴有相邻肺门周围、管状、黏液填充的支气管囊肿或黏液囊肿[26]。胎儿出生以后，CT上可以表现为中央支气管扩张并伴管状或圆形的黏液栓，即所谓的"指套征"。周围肺组织出现透亮度增高或血管减少，是帮助准确诊断支气管闭锁的关键CT特征（图23-1）。在MRI上，闭锁的支气管因其内黏液量不同在T_1加权图像上呈不同的信号，但在T_2加权图像上通常都呈高信号。

支气管闭锁的治疗取决于临床症状，对支气管闭锁出现反复感染的儿童患者应行手术切除治疗。

2. 前肠重复囊肿 前肠重复囊肿是起源于胚胎发育早期原始前肠的多种先天性囊肿的总称。包括支气管囊肿、食管重复囊肿和神经管原肠囊肿。前肠重复囊肿通常没有临床症状，常因压迫气道或病灶继发感染而被偶然发现。支气管囊肿是最常见的前肠重复囊肿，是胚胎期气道发育异常所致。支气管囊肿的典型表现为单房、充满液体的薄壁病变，其最常发生在纵隔气管隆嵴、肺门及气管旁区域附近。少数支气管囊肿表现为肺实质内病变或膈肌内病变[29]。由于肺内支气管囊肿通常不与支气管树相通，除非叠加感染，否则其内基本不含气体。

在CT上，前肠重复囊肿典型表现为，内含水样密度的圆形或椭圆形的薄壁单纯囊性病变（图23-2）。但是，也可因囊液中蛋白成分而在增强CT上呈高密

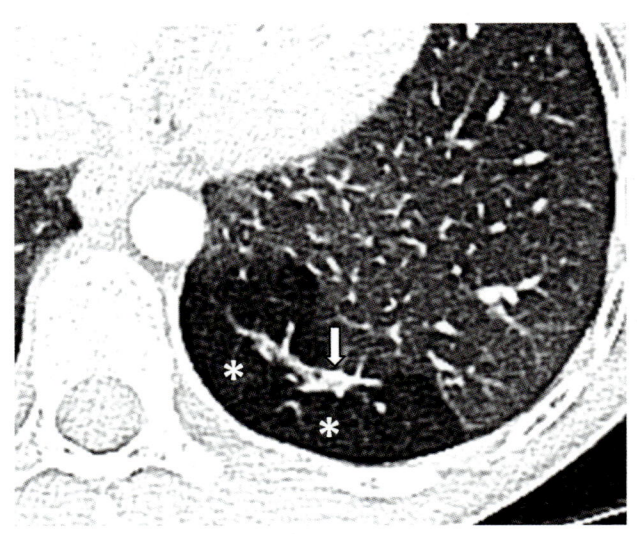

▲ 图 23-1 支气管闭锁
8岁男孩，产前诊断病变位于左肺下叶。轴位CT肺窗图像显示支气管中央黏液栓（箭）伴周围密度减低（*）的肺组织，为左肺下叶空气潴留所致

度。在 MRI 上，前肠重复囊肿呈典型的 T_2 高信号（图 23-3），有助于明确病变的囊性特征。在 CT 或 MRI 上，单纯的支气管囊肿内部不会出现强化，但是当叠加感染时，囊肿内可出现气-液平面，并可见囊壁增厚和强化，以及周围炎症改变。

前肠重复囊肿治疗存在一定的争议，手术治疗主要适用于有临床症状的患儿和（或）囊肿逐渐长大的患儿[30]。对于不愿意做手术而又存在临床症状的患儿可以进行囊肿抽吸。

3. 先天性肺气道畸形 CPAM 是由与支气管树相通的终末细支气管的异常增殖引起的错构瘤样畸形[32]。在病理学上，Stocker 根据囊肿的大小，以及其与发育中的支气管树节段和肺泡的组织学相似性对 CPAM 进行分类。新的 CPAM 的分类标准在原有的三种类型的基础上扩展为五类（表 23-3）。0 型起源于气管或支气管，因肺泡囊发育不全或发育不良所致；1 型起源于支气管或细支气管［较大的囊性病灶（2~10cm）］；2 型起源于细支气管［小囊性病灶（0.5~2cm）］；3 型起源于细支气管-肺泡管（腺瘤样类型）；4 型起源于远端肺泡（"超薄"囊性病灶）。值得注意的是，CPAM 的预后更多取决于病变的大小而不是分类[33-37]。

CPAM 通常只累及一个肺叶，各叶发生率没有差异。CPAM 在影像学上仅能分为三种类型：大囊型 CPAM（1 型）、由微小囊泡组成的小囊型 CPAM（2 型）、微囊型或实性型 CPAM（3 型）。3 型的囊肿直径多＜5mm，无法辨别囊与囊之间的间隙。4 型（Stocker 分型）CPAM 在影像学上通常表现为大囊型，与囊性胸膜肺母细胞瘤很难鉴别。胎儿 MRI 主要是用于评估是否存在微囊（＜5mm）或大囊（＞5mm）。微囊型病变范围常较大囊型大，预后更差。在出生后，CPAM 的影像学表现会有所变化，这取决于病变性质：多囊性的病变（尤其是 1 型和 2 型）通常是透亮的（图 23-4），实性成分是不透射线的（尤其是 3 型），或者在新生儿早期肺液清除时，或者继发感染时可以出现气-液平面。在大龄儿童，CPAM 继发感染时可以表现为肺实质内肿块伴其内气-液平面，为脓肿形成伴周围炎性改变（图 23-5）。

CPAM 无论是否伴有临床症状，都可以进行肺叶切除术治疗，因为病变存在癌变的风险，虽然癌变的概率很低。另外，肺部的原发肿瘤囊性胸膜肺母细胞瘤（1 型）与大囊型 CPAM 有相似的影像学表现。因此，仅靠影像学很难对两者进行准确的鉴别，可能需要手术切除后的病理结果来确诊。值得注意的是，有些产前检查发现的 CPAM，在出生后会自发缩小、消失。

4. 先天性叶性肺气肿 CLE，也称为先天性肺叶过度充气，是由内在或外在的原因引起支气管狭窄从而导致肺内空气滞留所致。CLE 最常发生于左肺上叶（50%），其次是右肺中叶（30%）、右肺上叶（20%）和双肺下叶[38, 39]。最近有研究指出，CLE 可能与以 7q11.23 基因缺失为特征的 Williams-Beuren 综合征相关[40]。患儿临床症状出现的较早，一般在出生后 6 个月内即出现呼吸窘迫。在成年后诊断为

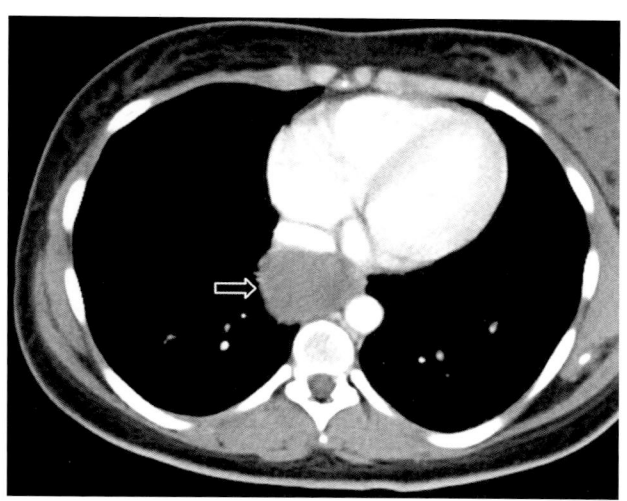

▲ 图 23-2 16 岁女孩，支气管囊肿，临床表现为呼吸窘迫
轴位增强 CT 软组织窗图像显示心脏后方见边界清晰的低密度的圆形病变（箭）。手术病理证实为支气管囊肿

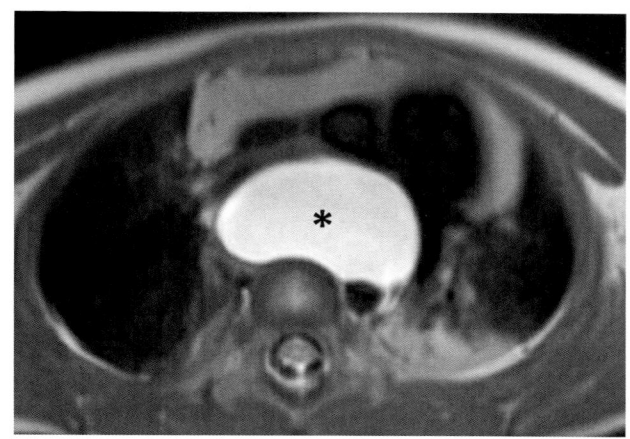

▲ 图 23-3 3 岁女孩，支气管囊肿，临床表现为慢性咳嗽
轴位 MRI T_2 加权图像显示脊柱前方见椭圆形、边界清楚的高信号病变（*）。手术病理证实为支气管囊肿

表 23-3　先天性肺气道畸形的 Stocker 分型

类　型	基本特征	影像学表现
0 型	• 双侧肺腺泡发育不全或气管支气管发育不良，累及所有肺叶 • 为致命性畸形，临床中通常不可见	为致命性畸形因而通常未做影像学检查
1 型	• 一个或多个大囊腔（＞2cm）	• 胸片：肺内囊性结构，最初可能充满胎液，随后变为透亮 • CT 和 MRI：薄壁囊肿，通常充满空气
2 型	• 一个或多个囊腔（＜2cm）	• 胸片：肺内囊性结构，最初可能充满胎液，随后变为透亮 • CT 和 MRI：薄壁囊肿，通常充满空气
3 型	• 在大体标本上显示为实性 • 由微囊（＜5mm）组成，仅在显微镜下可见	• 胸片：局灶实性密度影 • CT 和 MRI：实性强化肿块
4 型	• 多发外周性囊肿 • 可伴气胸和肺叶过度膨胀 • 大体肉眼检查时通常无法与 1 型病变区分	• 胸片：肺内大的外周性囊性结构，最初可能充满胎液，随后变为透亮 • CT 和 MRI：外周性囊肿，通常充满空气 • 可伴气胸或肺叶过度膨胀 • 通常与 1 型病变难以区分

注：该表为使用更新的分类系统创建的

经 *American Journal of Roentgenology* 许可转载，引自 Stocker J，Dehner LP，Husain AN.The respiratory tract.In：Stocker JT，Dehner LP，Husain AN，eds.*Stocker & Dehner's pediatric pathology*.3rd ed.Philadelphia：Lippincott Williams & Wilkins，2011：441–515.

CLE 的患者中，患者可能表现为进行性劳力性呼吸困难[41]。

产前超声 CLE 通常表现为无囊肿或支气管闭锁典型表现的肺部回声病变[42]。一些病变可能出现血管过度增生[42]。产前 MRI 上，CLE 通常无法与其他先天性肺部畸形（尤其是支气管闭锁）相区分，可以表现为与支气管闭锁类似的产前影像学特征[43]。CLE 和支气管闭锁在胎儿 MRI 上都表现为 T_2 高信号。囊肿并不常见，囊肿更常与 CPAM 相关。产后 CT 中，CLE 表现为肺叶透亮度增高和过度膨胀、支气管血管束减少、相邻肺叶受压，当病变较大时会使纵隔受压向对侧移位（图 23-6）。

与其他先天性肺部畸形一样，轻症或无症状的患儿可以保守治疗，对于有症状的婴儿和儿童可以进行肺叶切除术。近年来，电视辅助胸腔镜手术（video-assisted thoracoscopic surgery，VATS）已经广泛应用于新生儿和婴儿先天性肺部畸形的治疗，其并发症的发生率约 10.4%[44]。常见的并发症包括叶支气管意外离断、出血、术后肺漏气、感染和膈神经麻痹，但是尚无 VATS 技术导致死亡的报道[44]。

5. 支气管肺隔离症　支气管肺隔离症表现为具有气道和肺泡成分的、与气管支气管树不相通的、无功能肺组织团块。支气管肺隔离症一般分为叶内型（75%）和叶外型（25%）两种亚型[3, 39, 45–49]。

叶内型支气管肺隔离症（intralobar sequestration，ILS）位于正常肺叶内，没有脏层胸膜包围，最常见于左肺下叶后基底段。通常在青春期或成年后出现反复发作的肺炎。叶外型支气管肺隔离症（extralobar sequestrations，ELS）较少见，由位于正常肺外的异常前肠发育而来，形成被自身胸膜覆盖的副肺叶。除了胸腔，ELS 还可以出现在左膈下或腹膜后。与 ILS 相反，ELS 通常由体循环供血，静脉引流较多变，可引流至奇静脉或半奇静脉、锁骨下和肋间静脉或门静脉系统，也可以向肺静脉引流。与 ILS 不

第 23 章 儿科应用：胸部
Pediatric Application: Thorax

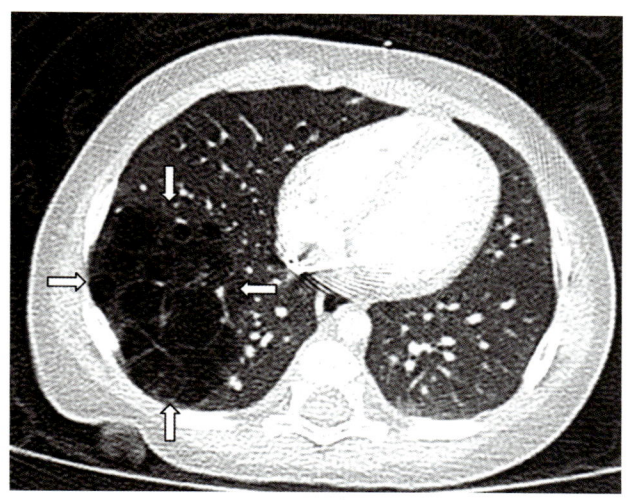

▲ 图 23-4 4月龄女孩，产前诊断为右肺 1 型先天性肺气道畸形

轴位 CT 肺窗图像显示右肺下叶大囊性病变（箭）。手术病理证实诊断为先天性肺气道畸形

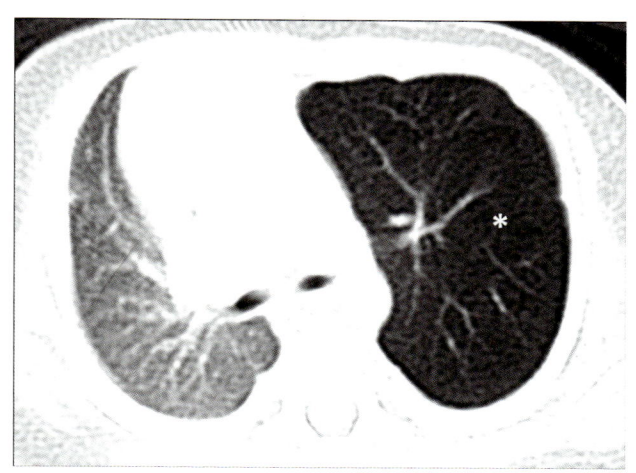

▲ 图 23-6 37 日龄男孩，产前诊断为左肺先天性叶性肺气肿

轴位 CT 肺窗图像显示左肺上叶明显过度膨胀、纹理稀疏（*），导致纵隔向右侧移位。手术病理证实为先天性叶性肺气肿

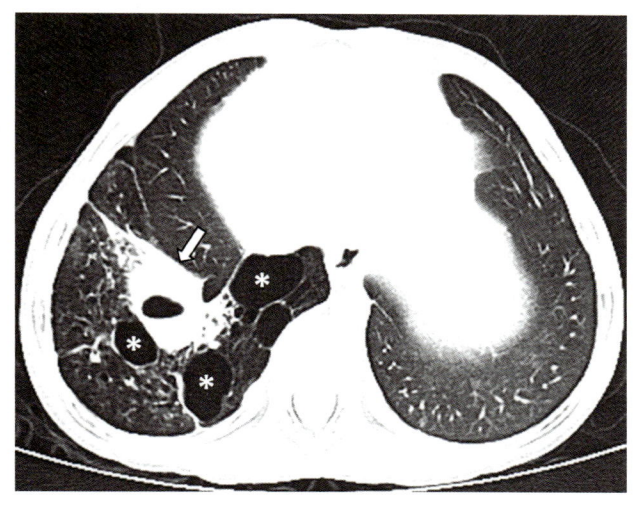

▲ 图 23-5 6 岁男孩，先天性肺气道畸形伴感染，患者既往确诊右肺下叶先天性肺气道畸形（CPAM），现伴发热及白细胞计数升高

轴位 CT 肺窗图像显示数个囊性病变（*），代表右肺下叶的 CPAM。可见厚壁病变（箭）伴周围气腔病变和病变内气 - 液平面，符合 CPAM 感染改变

同，ELS 患儿通常在新生儿早期就出现呼吸系统损害。ELS 可以合并其他的先天性异常，如先天性膈疝、CPAM、肺发育不全、先天性心脏病与胃肠道异常交通及脊柱畸形。

近年来，越来越多的支气管肺隔离症经产前超声和 MRI 检查发现，但是明确诊断主要依靠产后进行 CTA 检查。支气管肺隔离症的影像学特征与支气管闭锁和 CPAM 有一定的重叠，而且这些病变可能会合并出现。在 MRI 上，这些病变在 T_2 上都表现为高信号。在 CT 上可表现为均匀或不均匀的实性团块，有时内部可以出现囊性成分。CTA 和 MRA 对手术前评估异常的体循环血供非常重要（图 23-7 和图 23-8）。有研究表明，尽管轴位 CT 图像可以准确评估先天性肺部畸形的类型、位置、肿块相关效应和异常动脉，但多平面 2D 和 3D CT 图像为评估支气管肺隔离症及其引流静脉提供了更多的诊断价值[50, 51]。因此，目前推荐在评估支气管肺隔离症时生成 2D 和 3D 后处理 CT 图像。当伴发支气管闭锁时，ILS 可表现为体循环异常供血的局部肺气肿区域，而没有肺实质的实性病变或肿块。

支气管肺隔离症可导致 0.5% 的患儿死亡。ILS 如果不及时治疗会有出现反复感染、气胸、出血和呼吸系统损害等并发症的风险。因此，肺叶切除术是 ILS 首选的治疗方法。ILS 患儿的感染发生率为 71%，ELS 患儿感染发生率为 32%[53]。由于存在较高的继发感染的风险，胸腔内 ELS 也需要进行手术治疗。目前，关于胸外或腹腔内 ELS 治疗存在争议，因为它们经常自行消失，保守治疗可能更为合适。最近有研究表明，在初始增强 CT 中病变密度较低[54] 和体循环供血最大分支直径较小的 ELS 更容易自行消退。除了开放手术治疗以外，近年来，微创 VATS 技术已经成功用于支气管肺隔离症的治疗[53]。

1139

6. 肺动静脉畸形 肺动静脉畸形是肺动脉和肺静脉直接交通而没有经过毛细血管网。由于肺 AVM 跳过了正常的肺毛细血管床，因此会导致肺内血液的右向左分流，这是一种低阻力但高流量的血管畸形。儿童肺 AVM 通常是先天性血管畸形，但是偶尔也可以继发于先天性心脏病术后或肝肺综合征[55]。40% 的肺 AVM 患者单纯表现为单发或多发的肺动静脉短路。其余的 60% 的患者表现为遗传性出血性毛细血管扩张症（Osler-Weber-Rendu 病），这是一种常染色体显性疾病[56]。肺 AVM 的患儿可出现发绀、呼吸困难、咯血、杵状指等症状体征，以及红细胞增多症相关的临床表现，但约 50% 的患者并无可察觉的症状。此外，脑卒中[57]或颅内脓肿等并发症也可能发生在遗传性出血性毛细血管扩张症患者的高危群体中[58]。

过去依靠传统肺血管造影类来评估肺 AVM，目前具有 2D 和 3D 重建功能的 MDCT 已成为首选的影像诊断方法。肺 AVM 的 CT 表现多种多样，如微小的磨玻璃病变、界限清楚密度均匀的非钙化结节、与血管相连的扭曲的团块，病变多位于胸膜下（图 23-9）。有时，伴有的静脉石可能被视为钙化灶。CTA 或 MRA 可显示供血动脉、畸形血管团和引流静脉。对有症状患儿来说，准确评估肺 AVM 的数量、大小、范围和血管结构非常重要，有助于栓塞治疗的规划。

目前对于哪些肺 AVM 患儿需要治疗尚无具体标准。现行最佳治疗手段是弹簧圈栓塞，特别是对于 CT 检查显示供血动脉≥3mm 的有临床症状的患儿[59]。最近有研究表明，弹簧圈栓塞对治疗肺 AVM 是一种安全且临床成功率高的治疗方法[60]。但是，肺 AVM 治疗后仍可能会发生侧支形成和再通[55]。因此，治疗后需要长期的临床和影像学随访。目前，对诊断为多发肺 AVM 的患儿，建议一级亲属进行遗传性出血性毛细血管扩张症筛查，以防止发生严重

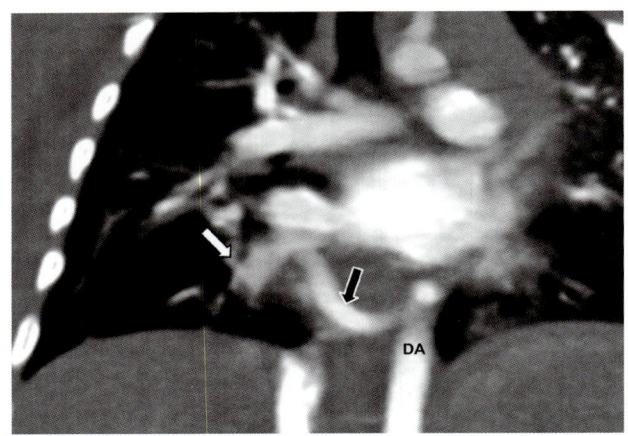

▲ 图 23-7 7 月龄男孩，产前诊断为右肺叶内型支气管肺隔离症

冠状位增强扫描软组织窗 CTA 图像显示右肺下叶强化的实性病变（白箭）。病变的异常动脉供应（黑箭）来自降主动脉（DA）。手术病理证实为叶内型支气管肺隔离症

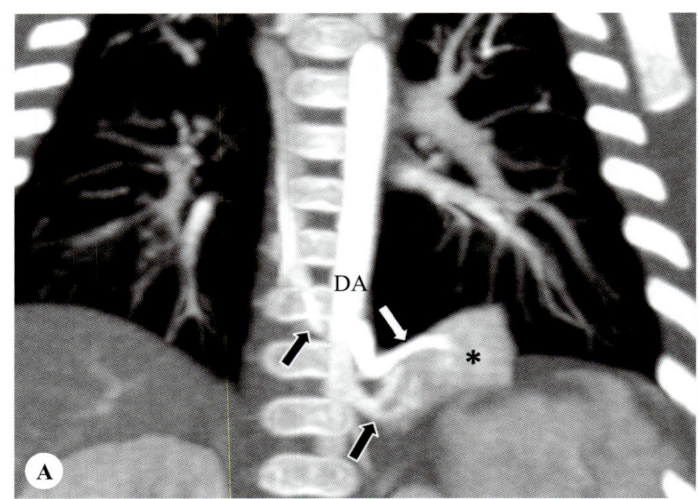 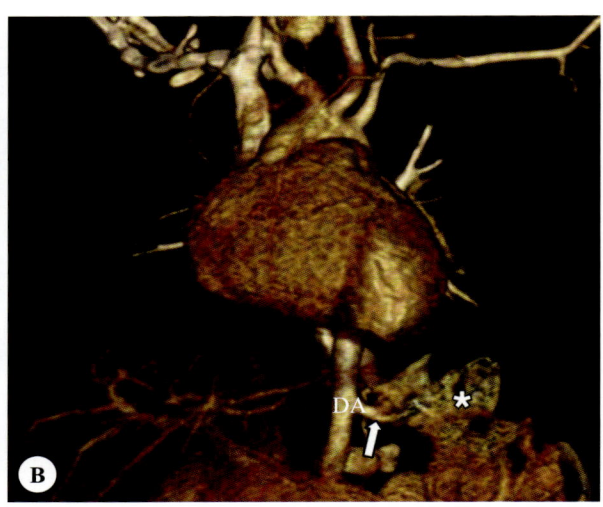

▲ 图 23-8 4 月龄男孩，叶外型支气管肺隔离症，出生时胸片显示左肺下叶肿块

A. 冠状位增强扫描软组织窗最大密度投影 CTA 图像显示左肺下叶强化团块（*），由起自降主动脉（DA）的异常动脉供血（白箭）。可见粗大的引流静脉（黑箭），汇入奇静脉。B. 血管结构的三维重建 CT 图像显示一条直接从降主动脉（DA）发出的异常动脉（白箭）。星. 叶外型支气管肺隔离症

的并发症[61]。

(二)间质性(弥漫性)肺疾病

儿童间质性(弥漫性)肺疾病是一个包含了婴儿和儿童的罕见肺部疾病的广义术语。在过去的十年中,儿童间质性(弥漫性)肺疾病在病因、临床表现和影像学表现等方面都取得了许多实质性进展[62-64]。下面选取临床上比较重要的儿童间质性(弥漫性)肺疾病进行讨论,分为两组:婴儿间质性(弥漫性)肺疾病和发生于大龄儿童的间质性(弥漫性)肺疾病。目前,这些罕见且独特的儿童肺部疾病主要依靠CT检查进行评估,因此CT上的表现至关重要。

婴儿中三种主要的、具有特征性CT表现的间质性(弥漫性)肺疾病包括:①先天性表面活性物质功能障碍性疾病;②婴儿神经内分泌细胞增生(neuroendocrine cell hyperplasia of infancy,NEHI);③肺间质糖原贮积症(pulmonary interstitial glycogenosis,PIG)[65, 66]。

1. 先天性表面活性物质功能障碍性疾病 表面活性物质缺乏长期以来被认为是早产儿呼吸系统疾病的一个原因,最初被认为局限于新生儿期[67]。但是现在已经认识到,先天性表面活性物质代谢异常导致的先天性表面活性物质功能障碍是儿童间质性(弥漫性)肺疾病的重要原因。患儿的常见临床表现为反复发作或加重的呼吸急促、呼吸困难和低氧血症。

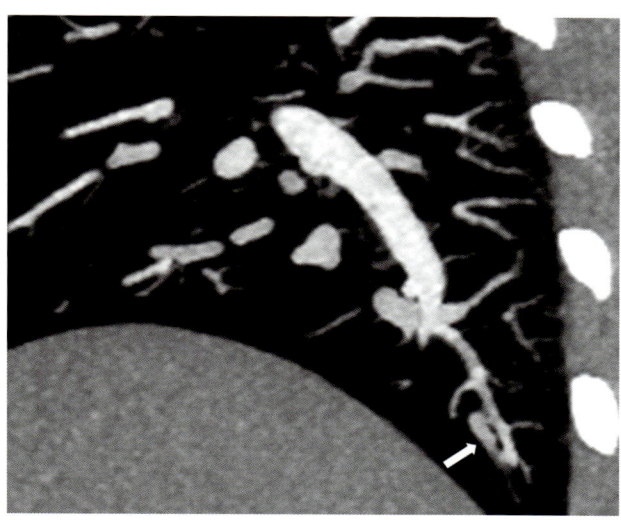

▲ 图 23-9 16岁男孩,肺动静脉畸形,表现为缺氧和气泡回声检查阳性
矢状位增强软组织窗位CTA图像显示右肺下叶血管性病变(箭),并见明确的肺动脉和肺静脉供应

三种主要的先天性表面活性物质功能障碍性疾病,包括SP-B基因、SP-C基因和ABCA3基因的基因突变[68]。首先,足月新生儿SP-B基因纯合子功能缺失突变通常会发展为弥漫性肺疾病,表现类似早产儿表面活性物质缺乏所致的呼吸窘迫综合征。但是,患儿对呼吸窘迫综合征的治疗无反应,除非进行肺移植治疗,否则将导致死亡。高分辨率CT上表现为弥漫的磨玻璃密度影、小叶间隔增厚和铺路石征[65, 69](图23-10)。鉴别诊断主要包括感染和血管性肺充血,有时需要通过实验室检查鉴别感染及超声心动检查鉴别心脏疾病。

另外两种类型的先天性表面活性物质功能障碍性疾病,SP-C基因的常染色体显性突变和ABCA3基因的常染色体隐性突变,与SP-B基因突变类似,也可能与足月儿呼吸衰竭有关。CT典型表现为铺路石征,后者以弥漫性磨玻璃影和小叶间隔增厚为特征[65, 69]。SP-C和ABCA3基因突变也可能与婴儿和儿童期出现的慢性肺间质性疾病有关。在这些年龄较大的患儿中,磨玻璃影可呈弥漫性的或斑片状的,小叶间隔增厚可呈细的或粗大的并伴有结构扭曲[65, 69]。随着病程的进展,小的肺囊肿会逐渐出现,并增多、增大。存活超过婴儿期的患儿可出现漏斗胸。

具有上述影像学表现的新生儿出现无法解释或难治的呼吸窘迫综合征,或者具有上述影像学表现的婴儿或大龄儿童中出现无法解释的呼吸功能不全时,尤其是病变具有家族遗传倾向时,应进行先天性表面活性物质功能障碍性疾病的基因检测,有时可以避免进行肺活检。先天性表面活性物质功能障碍性疾病的患儿通常需要持续性的呼吸机支持,有时可辅以皮质类固醇药物并预防肺部感染。对于部分患者最终需要进行肺移植治疗,尽管近期有研究表明,对于先天性表面活性物质功能性障碍疾病的婴儿和儿童,肺移植术后的发病率和死亡率仍然很高[70]。

2. 婴儿神经内分泌细胞增生 NEHI是一种儿童间质性(弥漫性)肺疾病,典型临床表现常在2岁之前出现,表现为呼吸急促、缺氧,体格检查时可见肋间隙凹陷[71]。NEHI的病因尚不清楚,但目前认为遗传在其中起了一定作用[72]。NEHI的病理学特征是在远端气道中出现典型的肺神经内分泌细胞,铃蟾肽染色检测阳性[73]。但尚不清楚这些神经内分泌细

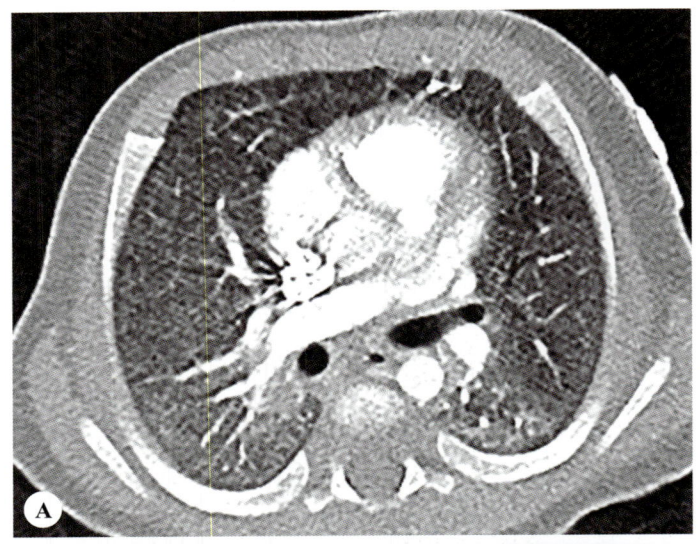
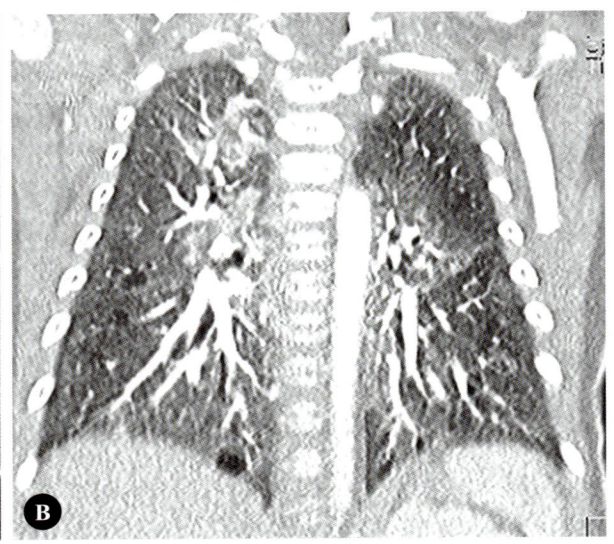
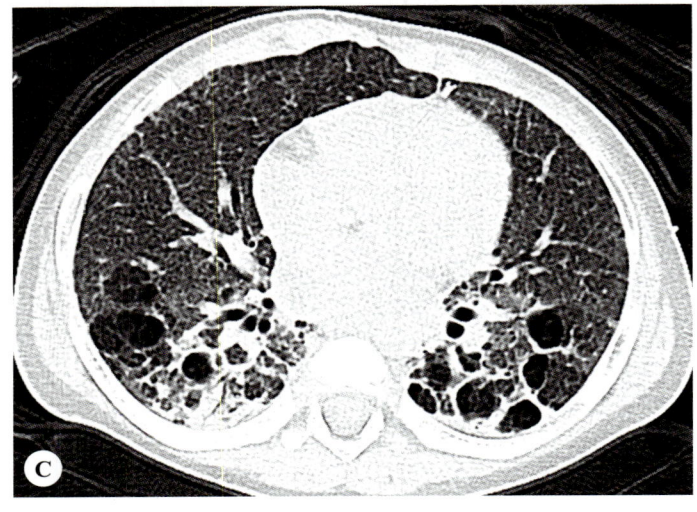

▲ 图 23-10 11 周龄的足月女婴，先天性肺表面活性物质缺乏（*ABCA3* 突变），表现为呼吸急促、呼吸困难、低氧血症

A 和 B. 轴位（A）和冠状位（B）CT 肺窗图像显示双肺弥漫性磨玻璃影，伴间隔增厚和小的肺囊肿；C. 10 个月后随访轴位 CT 肺窗图像显示小叶间隔增厚加重，肺泡磨玻璃影减少，体位依赖性区域的肺囊性病灶增多、增大

胞是否直接导致 NEHI 的发生[74]。不同于其他儿童间质性（弥漫性）肺疾病，NEHI 对类固醇治疗无反应。因此，为了避免类固醇不必要的不良反应，将 NEHI 与其他儿童间质性（弥漫性）肺疾病明确的鉴别至关重要。

NEHI 的典型 CT 表现，空气潴留使肺部呈现马赛克密度，不伴支气管扩张或其他气道或实质病变。地图样磨玻璃影至少累及四个肺叶，最常累及右肺中叶和左肺上叶舌段（图 23-11）。CT 诊断 NEHI 具有较高的灵敏度（78%~83%）和特异度（100%）。此外，最近有研究表明，CT 上 NEHI 患儿的肺野前后径会增大，可能有助于影像学诊断[76]。

目前，没有常规的基因检测可以诊断 NEHI。当临床病史、肺功能检查和 CT 表现都提示为 NEHI 时，即可诊断为 NEHI，并不完全依赖肺活检进行诊断。NEHI 的治疗以吸氧支持治疗为主，大多数患儿需要常年吸氧。

3. 肺间质糖原贮积症 PIG，也称为新生儿肺间质糖原累积障碍和婴儿细胞间质性肺炎，典型表现为新生儿早期的呼吸窘迫[77]。病理学特征是含不成熟糖原的间质细胞使间质增厚，而不伴炎症或纤维化。PIG 有两种类型：斑片型和弥漫型。斑片型通常与潜在的肺泡发育障碍共存，而罕见的弥漫型与肺泡发育障碍无关。据报道，PIG 临床症状的严重程度与影像学表现和临床病程有关。

PIG 的 CT 典型表现为肺结构扭曲，伴肺部透亮度增加、磨玻璃影和小叶间隔增厚，病灶通常位于胸膜下[78]。在斑片型 PIG 中，也可出现多发的、分散的小的囊性改变，代表伴发的潜在肺泡发育障碍（图 23-12）。

除了吸氧以外，类固醇疗法可以加速肺组织成熟，使 PIG 患儿病情得到改善[79]。除非伴有肺动脉

第 23 章　儿科应用：胸部
Pediatric Application: Thorax

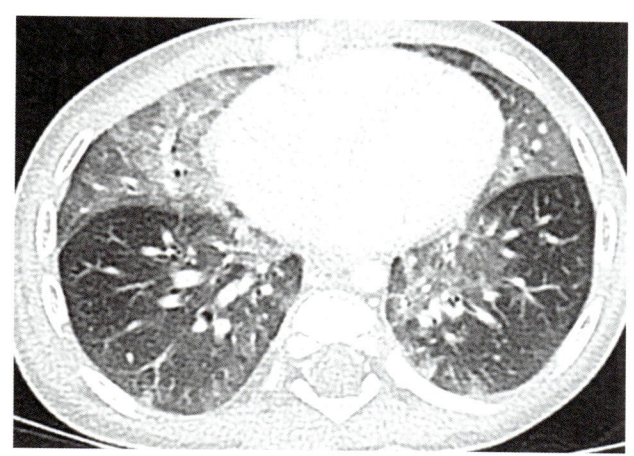

▲ 图 23-11　9 月龄男童，婴儿神经内分泌细胞增生，表现为呼吸衰竭

轴位 CT 肺窗图像显示右肺中叶、左肺上叶舌段和双侧纵隔旁区域的地图样磨玻璃影。手术病理显示大的神经上皮小体，支持婴儿神经内分泌细胞增生的诊断

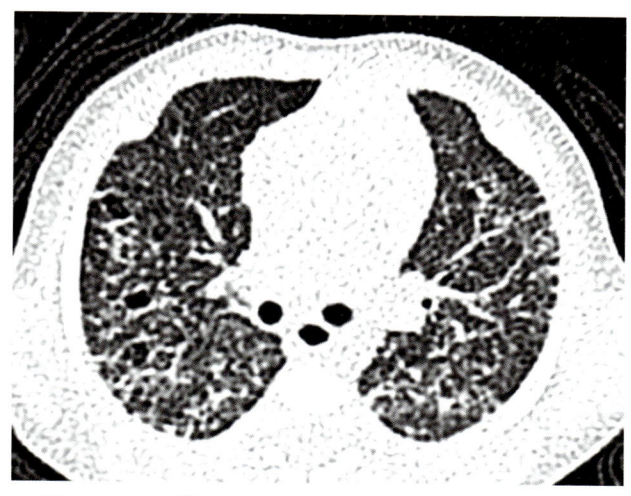

▲ 图 23-12　36^{+5} 周出生的 38 天男童，肺间质糖原贮积症，表现为轻度呼吸窘迫综合征和持续的氧需求

轴位 CT 肺窗图像显示弥漫性间质密度增高影、斑片状磨玻璃影和囊性改变

高压或其他生长障碍，否则 PIG 患者预后通常良好。

4. 肺泡蛋白沉积症　肺泡蛋白沉积症（pulmonary alveolar proteinosis，PAP）是一种罕见的疾病，其特征是肺泡内积聚大量表面活性脂质和蛋白质妨碍气体交换并导致进行性呼吸功能不全[80, 81]。在儿童中，PAP 通常有两种形式：先天性和迟发型肺泡蛋白沉积症。一般迟发型症状较轻[82]。1 岁之前发病者，常伴有胸腺淋巴组织发育不全。患儿可能更多地表现为腹泻、呕吐、发育不良和发绀等呼吸系统以外的症状。生长发育迟缓也是常见症状。

CT 上，特异度极高但并非病理诊断的"铺路石征"见于 92% 的患儿，表现为在斑片状或地图样磨玻璃影的背景下伴平滑的小叶间隔增厚[83]（图 23-13）。年龄较小的儿童中会出现肺实变和过度充气[83]。在病程后期可能会出现肺纤维化。尽管这些 CT 表现提示 PAP 的可能性，但是最近一项研究表明影像学表现与疾病严重程度没有相关性，这表明一旦 PAP 得到确诊，影像学检查在评估疾病进展方面可能没有实际作用[83]。在 MRI 上 PAP 患儿也可以观察到磨玻璃影伴小叶间隔平滑增厚（图 23-14）。

PAP 通过支气管肺泡灌洗（bronchoalveolar lavage，BAL）确诊，BAL 也被广泛应用于 PAP 的治疗中[84]。虽然 PAP 成人患者可长期生存，但其儿童患者的预后尚不清楚。机会性感染（尤其是耶氏肺孢子菌、李斯特菌、结核分枝杆菌、腺病毒及 B 组链球菌）会增加 PAP 患儿的发病率和死亡率，并且在具有广泛

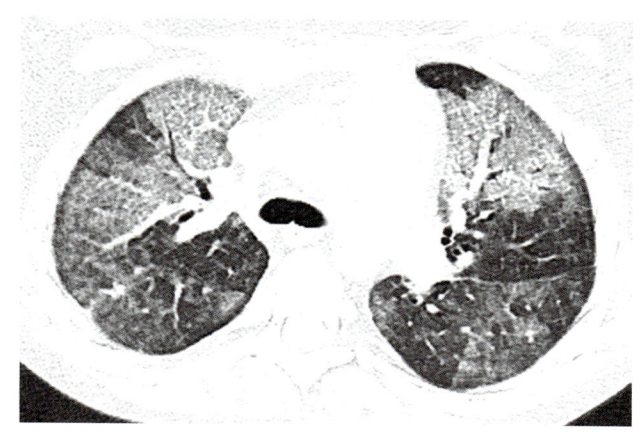

▲ 图 23-13　12 岁女孩，肺泡蛋白沉积症伴急性淋巴细胞白血病，表现为呼吸窘迫

轴位 CT 肺窗图像显示肺内铺路石征，其特征为磨玻璃影伴多边形的平滑的小叶间隔增厚

肺部疾病的情况下很难通过影像学诊断 PAP。先天性 PAP 患者如不进行肺移植，往往是致命的。

5. 嗜酸性肉芽肿（组织细胞增生症）　嗜酸性肉芽肿（eosinophilic granuloma，EG）是儿童获得性囊性肺疾病最常见的病因[85]。由朗格汉斯细胞不受控制的单克隆增殖，并形成破坏性肉芽肿。患儿常在 1—3 岁出现症状，骨骼病变最常见。其预后取决于病变的严重程度，单个部位受累的预后好于多部位受累。当病变累及肝、脾、肺和（或）骨髓时预后较差，需要更加积极的治疗。当病变累及肺部时，患儿可表现为呼吸急促、呼吸困难和喘息。在略超过

1143

1/4 的患儿中，肺 EG 可导致终末期肺部疾病。

肺 EG 在 CT 上表现为小叶中心、支气管周围或细支气管周围分布的小结节[86]（图 23-15）。随着疾病的进展，可出现不同壁厚的囊肿使肺部呈现蜂窝状改变。在肺 EG 的患儿中，纵隔和肺门淋巴结增大很少见。

肺 EG 的治疗取决于疾病的严重程度。一线治疗通常为皮质类固醇、长春新碱或两者联合用药，治疗时间取决于治疗反应。

6. 闭塞性细支气管炎 闭塞性细支气管炎（bronchiolitis obliteran，BO）是一种由下呼吸道损伤引起的小气道炎症性疾病。细支气管上皮细胞和上皮下结构的损伤和炎症导致气道管腔狭窄或完全闭塞，并导致慢性气流阻塞。BO 的病因多种多样，但感染后 BO 在儿童中最为常见。临床表现为反复咳嗽、喘息、活动后呼吸急促，缺乏特异性。

CT 的典型表现为空气潴留及中央和周围肺动脉管径减小，导致马赛克改变，并伴有支气管扩张和支气管壁增厚。CT 所见空气潴留程度通常与感染后 BO 的临床严重程度相关（图 23-16）。

儿童感染后 BO 的预后不理想，既往有研究显示，22.6% 的患儿出现临床缓解，但 67.7% 的患儿出现持续性呼吸系统体征和症状，9.7% 的患儿最终死亡[87]。最近有研究表明，对于感染后 BO 的患儿，如果治疗前 CT 出现支气管壁增厚、肺部感染及时得到治疗及患儿相对年龄较小时，进行静脉注射甲泼尼龙冲击治疗反应更好[88]。

7. 囊性纤维化 囊性纤维化（CF）是北欧高加索人最常见的致死性遗传病，它是一种常染色体隐性遗传的外分泌腺功能紊乱的疾病，通常影响肺、胰腺、肝脏和肠道[89, 90]。CF 是由于染色体 7q31.2 上的 *CFTR* 基因突变，导致氯和钠在上皮细胞膜上的异常转运，产生黏稠的分泌物。在 *CFTR* 基因中存在超过 1000 种突变，所致疾病有多种不同的表达表型。疾病的临床谱包括反复发作的肺部感染、慢性鼻窦炎伴鼻息肉、慢性肠梗阻和胆道系统梗阻、胰腺功能障碍和不孕症[91]。

CF 累及肺部婴儿阶段表现为反复发作的细支气管炎，大龄儿童阶段表现为慢性咳嗽和反复呼吸道感染，以及青少年和青壮年阶段表现为慢性肺部疾病。呼吸功能不全和进行性肺动脉高压通常会导致患者在 40 岁前死亡，主要是死因为肺出血等并发症。

对于儿童 CF 的影像学评估，胸部 X 线仍然是基础评估和急性并发症首选影像学检查方法。但是，CT 能够提供 CF 患儿肺部疾病更多的相关信息[92]（图 23-17）。当选择 CT 检查时，仔细选择目前可用的低剂量 CT 对儿童是很重要的，其总辐射剂量与胸部 X 线中使用的剂量相当。此外，一些专门的医学中心可以进行肺 MRI 检查，无论是否使用吸入超极化气体，都可以获得 CF 患儿肺的解剖和功能信息（图 23-18）。然而，MRI 目前并没有广泛应用于儿童 CF 患者的肺部评估，主要是限制因素是普及率、成本及不能遵循呼吸指令的婴幼儿需要镇静。

CF 患儿 CT 表现为肺部过度膨胀，进行性支气

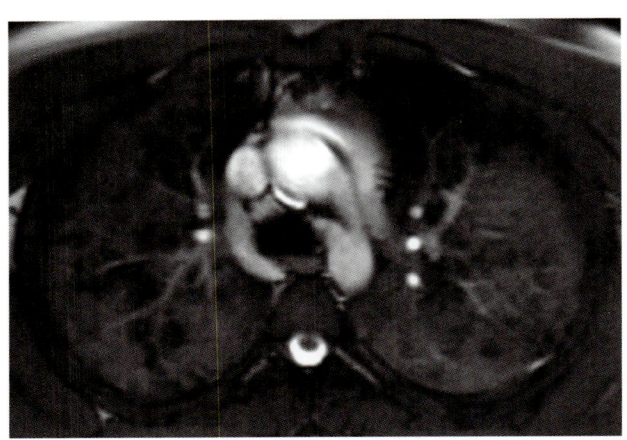

▲ 图 23-14 17 岁男孩，肺泡蛋白沉积症，定期接受支气管肺灌洗治疗
轴位非增强 T_2 加权 MRI 图像显示磨玻璃影伴平滑的小叶间隔增厚。手术病理证实肺泡内有颗粒状嗜酸性物质和胆固醇结晶，符合肺泡蛋白沉积症诊断

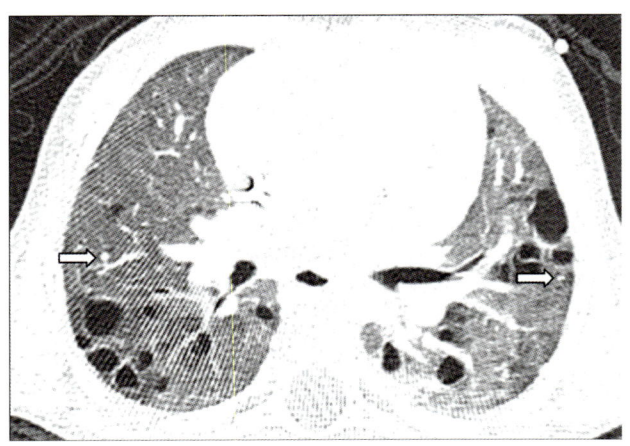

▲ 图 23-15 4 岁男孩，朗格汉斯细胞组织细胞增生症
轴位 CT 肺窗图像显示多个大小不等的薄壁囊肿和多个小的肺结节（箭）

第 23 章　儿科应用：胸部
Pediatric Application: Thorax

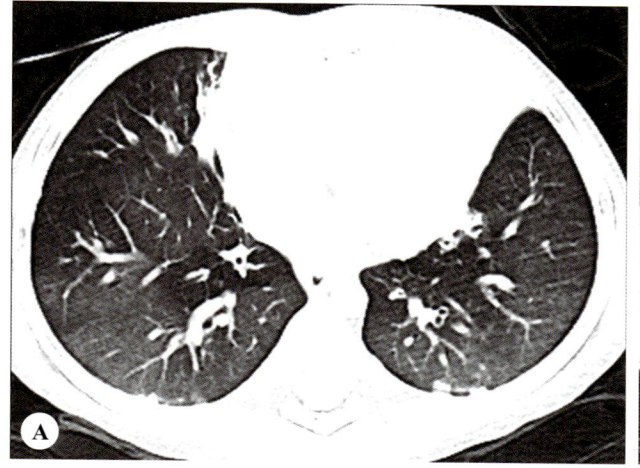
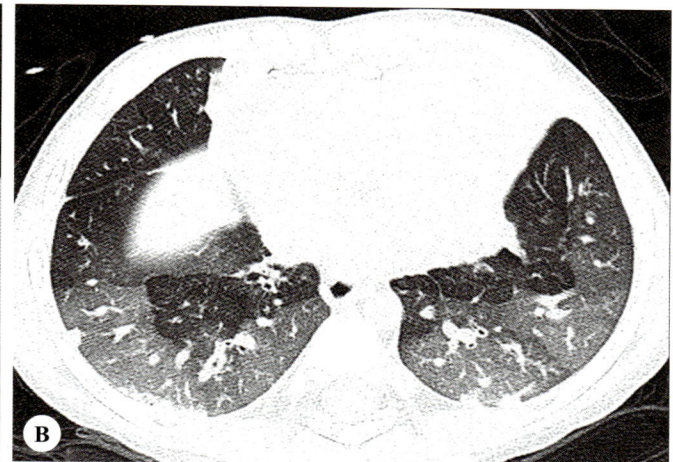
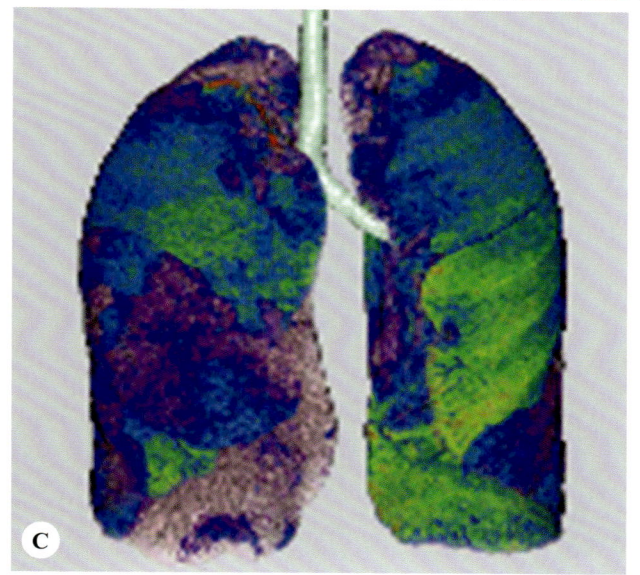

▲ 图 23-16　19 月龄男孩，闭塞性细支气管炎，腺病毒感染后出现慢性呼吸运动增加

A. 吸气期轴位 HRCT 肺窗图像显示双侧磨玻璃影；B. 呼气期轴位 HRCT 肺窗图像显示双侧磨玻璃影，伴马赛克样的透光度增加，提示潜在的空气潴留；C. 冠状位 3D 彩色映射 CT 图像显示衰减值明显变化的区域与不同程度空气滞留的区域一致

管黏液堵塞伴感染，并导致支气管壁增厚、黏液栓及弥漫性支气管扩张（通常是囊状支气管扩张）。支气管扩张最初累及中央肺门支气管，随后向周围支气管进展。全肺均可发生支气管扩张，但在左肺上叶、舌叶及右肺中叶最为明显。最终导致慢性肺容量减少、瘢痕性肺不张和瘢痕形成。CF 的早期阶段，可有铜绿假单胞菌和金黄色葡萄球菌反复感染，伴有反应性淋巴结增大[93]。在疾病的后期，肺动脉高压时可以观察到肺动脉增宽。CF 的并发症包括气胸、肺动脉高压伴肺心病和肺出血。肺部慢性炎症刺激支气管动脉扩张，扩张的动脉侵入支气管壁，当其破裂入支气管管腔时发生肺出血。

支持治疗和早期抗感染治疗可显著提高 CF 患儿的预期寿命。CF 的治疗包括长期抗生素治疗、口服和吸入皮质类固醇、放置喂食管营养支持和补充胰酶，以及肺移植[94]。

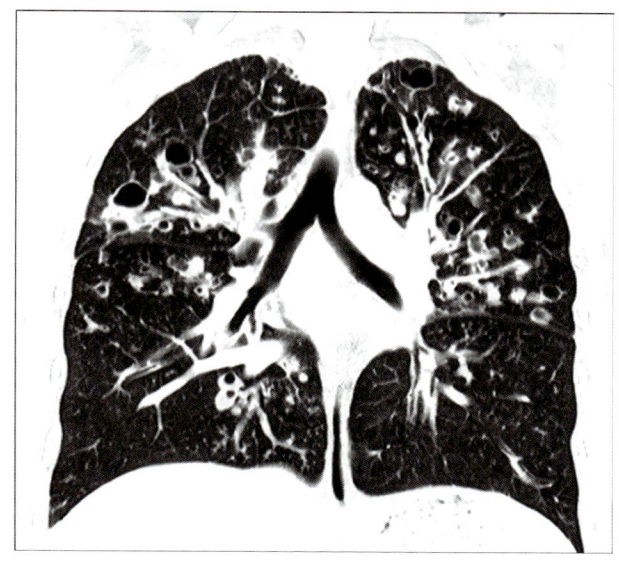

▲ 图 23-17　16 岁男孩，囊性纤维化

冠状位 CT 肺窗图像显示上肺叶为主的支气管周围增厚、支气管扩张和黏液栓

1145

(三) 感染性肺疾病

肺部感染经常发生在儿童中。婴儿和儿童大多数典型的病毒性和细菌性肺部感染可通过胸部 X 线进行评估，但对于儿童中不典型的肺部感染和并发症的确认和定性，可能需要进行 CT 和 MRI 等轴位成像检查[95]。

1. 病毒性肺部感染 病毒感染是下呼吸道感染的一个重要原因，在儿童中可导致气管支气管炎、细支气管炎和肺炎[96]。病毒引起的呼吸道感染通常通过气道获得。当累及大气道时，会导致气管支气管炎，其组织学特征是气道中有中性粒细胞渗出物。当累及小气道时导致细支气管炎。当累及肺实质时，常表现为支气管肺炎，累及终末细支气管和呼吸性细支气管邻近的肺，并最终导致肺叶实变。在 2 岁以下儿童中，病毒性下呼吸道感染最常见的四种病原包括呼吸道合胞病毒（图 23-19）、副流感病毒（1、2 和 3 型）、流感病毒和腺病毒（图 23-20）。在 2 岁以上的儿童中，病毒感染的影像学表现与反应性小气道疾病的影像学表现相似，在轴位 CT 等影像学检查中也可以看到。

病毒感染的胸片通常表现为肺过度膨胀、支气管周围增厚（"套袖"）和散在的肺不张（"通气紊乱"）。在连续的 X 线上，可以看到移位性的肺不张。CT 通常用于评估坏死、肺炎、肺脓肿和脓胸等并发症，这些并发症在病毒性肺部感染中很少见（图 23-21）。

治疗包括充分的休息和维持正常的液体摄入等支持治疗，以及解热镇痛等药物对症治疗，免疫功能正常的儿童患者的自然病程一般在 2 周左右。

2. 细菌性肺部感染 尽管预防策略和药物有所改进，肺部细菌感染仍然是儿科常见疾病。尤其是在儿科重症监护病房住院的儿童，严重的细菌性肺炎与死亡风险明显相关[97]。近期有研究表明，并发症、医院获得性肺炎和菌血症的存在，是儿科患者预后不良的早期风险因素[97]。常见病原体包括肺炎链球菌、流感嗜血杆菌和金黄色葡萄球菌。葡萄球菌肺炎最常见于新生儿，流感嗜血杆菌肺炎最常见于 6—12 月龄婴儿，肺炎球菌肺炎通常好发于 1—3 岁

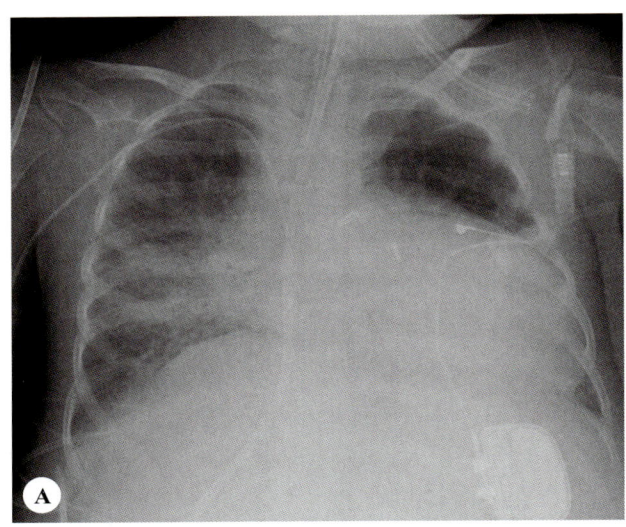

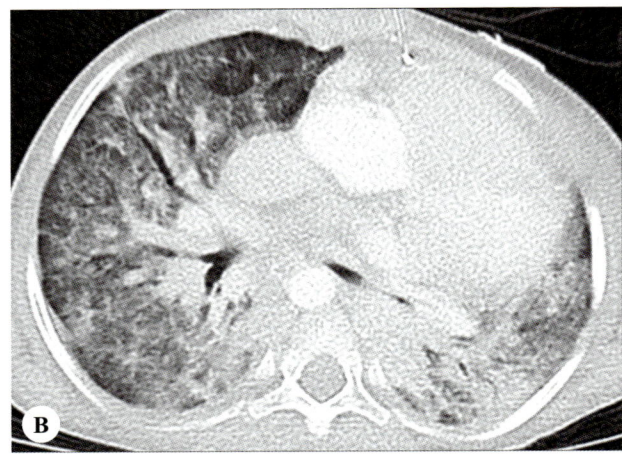

▲ 图 23-19 3 岁女孩，患有 Prader-Willi 综合征、内脏异位症和房室管畸形，出现呼吸道合胞病毒感染，表现为呼吸窘迫和发热

A. 正位胸片显示双肺实质弥漫性磨玻璃影，以左侧为甚；B. 轴位 CT 肺窗图像显示弥漫性磨玻璃影，伴间隔增厚和基底段肺不张，以左侧明显

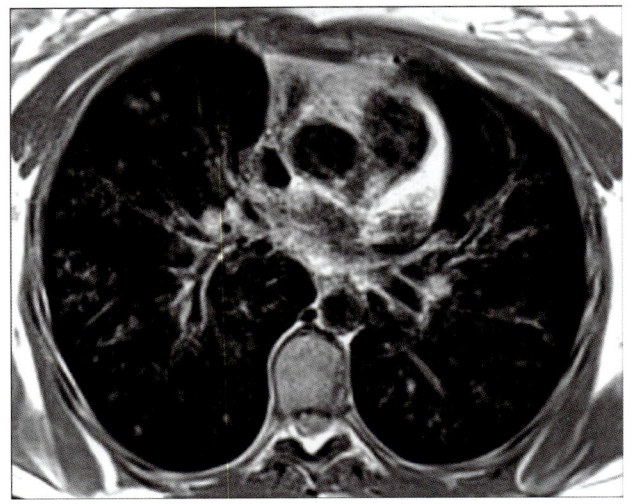

▲ 图 23-18 17 岁女孩，囊性纤维化
轴位周期性旋转重叠平行线采集和增强后处理重建技术 MRI 图像显示支气管扩张和支气管周围增厚

第 23 章 儿科应用：胸部
Pediatric Application: Thorax

的幼儿。葡萄球菌和流感嗜血杆菌肺炎可能伴发脓胸和肺气囊（图 23-22）。临床上，细菌性肺炎患儿通常表现为咳嗽、胸痛、发热和白细胞计数升高。细菌性肺炎也可继发于病毒性上呼吸道感染后。

细菌性肺炎的诊断通常基于临床病史和影像学表现。在影像学上，肺部细菌感染通常表现为呈肺叶或肺段分布的肺泡实变，可以出现胸腔积液。在 8 岁以下的儿童中，葡萄球菌或肺炎球菌肺炎有时呈边缘模糊的球形，称为"圆形肺炎"（图 23-23）。这种圆形病灶影像学表现与先天性或肿瘤性病变类似。但是，圆形肺炎通常出现在有感染症状和体征的儿童患者中，并且恰当的抗微生物治疗后完全消失。影像学检查对确定细菌性肺炎的致病菌没有特别的帮助。但是，轴位 CT 和 MRI 等可用于评估细菌性肺炎的并发症，如坏死性肺炎、肺脓肿、支气管胸膜瘘、感染后肺气囊、支气管扩张和脓胸[98,99]（图 23-24）。

基于细菌培养和药敏试验的抗生素治疗，是目前治疗单纯细菌性肺炎的首选方法。手术或经皮穿刺引流是治疗儿科细菌性肺炎并发症的主要方法。

分枝杆菌感染（结核）：原发性肺结核是由结

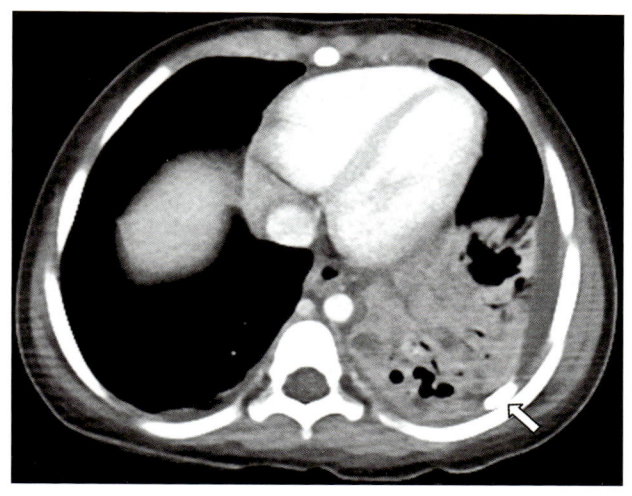

▲ 图 23-21 3 岁男孩，细菌性坏死性肺炎，诊断为耐甲氧西林金黄色葡萄球菌及链球菌性咽喉炎，表现为发热、咳嗽、咯血和体重减轻

轴位增强 CT 软组织窗图像显示左肺下叶多处空洞性病变和强化减低区。另需注意胸导管（箭）位于左侧胸腔少量积液区

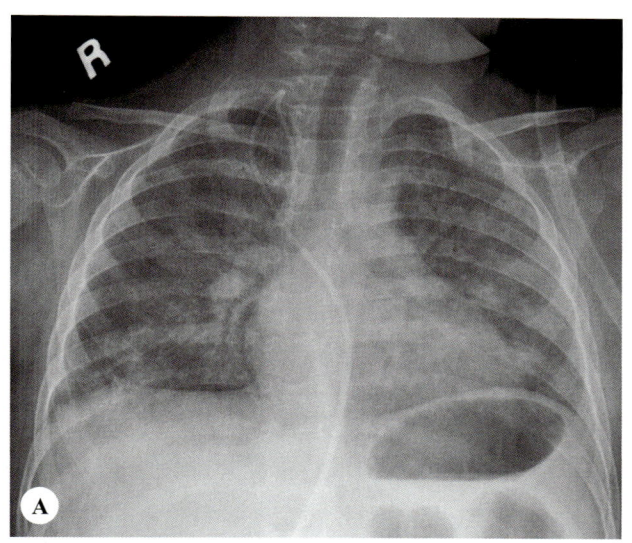

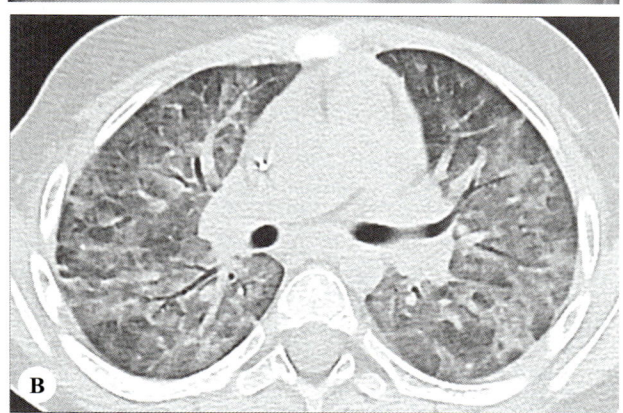

▲ 图 23-20 3 岁女孩，脐带血移植后异染性白质营养不良，出现腺病毒感染，表现为缺氧和呼吸急促。实验室结果证实腺病毒呈阳性

A. 正位胸片显示双肺实质弥漫性磨玻璃影，伴有模糊和网状结节，符合病毒性肺炎；B. 轴位 CT 肺窗图像显示中央支气管周围增厚，广泛斑片状磨玻璃影伴小叶间隔增厚，伴肺内散在小结节

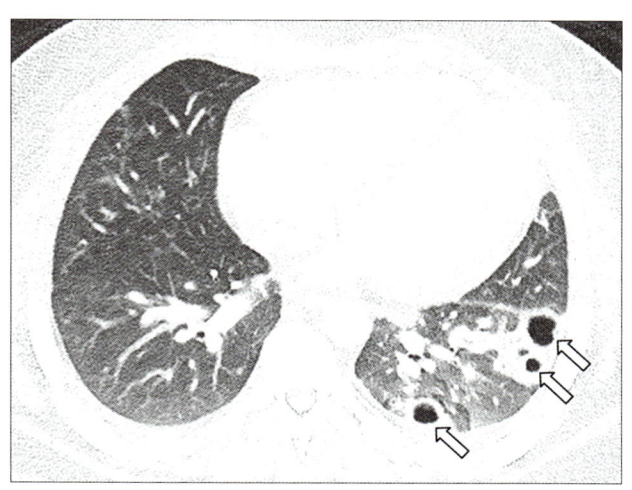

▲ 图 23-22 15 岁男孩，葡萄球菌肺炎感染后肺气囊

轴位 CT 肺窗图像显示左肺下叶多个肺气囊（箭）合并周围气腔病变

1147

核分枝杆菌引起的感染性肺部疾病，常见于不发达国家，但是是一个全球性的重要健康问题。儿童是结核病的高危人群之一，世界卫生组织最近的一份报告显示，婴儿和儿童死于结核病的人数增加了50%[100]。最近的数据还显示，大约有100万新发结核病病例为儿童患者[100]。结核病的诊断往往很困难，尤其是对于婴儿和儿童来说，想要获得细菌学检查结果来明确诊断难度很大。因此，影像学检查对结核病的早期诊断、早期治疗、减少复发、减少并发症至关重要。

婴儿和儿童结核病影像学评估的三个主要目标包括：①早期准确诊断；②评估治疗反应；③发现并发症[101]。尽管胸部X线仍然是肺结核评估的首选影像学检查，但轴位CT等影像学检查在发现肺实质和胸膜异常、纵隔和肺门淋巴结增大及可能的并发症（包括气管支气管压迫、肺叶塌陷和支气管扩张）方面比胸部X线检查更灵敏[102]。据报道，CT可以发现多达60%的儿童结核感染引起的淋巴结增大，这些淋巴结在胸部X线上不可见[103]。此外，CT有助于准确发现儿童肺结核感染常见的小叶中心性或粟粒性结节、磨玻璃影和马赛克样灌注改变等表现。给予对比剂后，结核性脓胸等结核性胸膜疾病可以得到精确的评估[101]。提示儿童活动性肺结核的五个主要CT表现包括：①树芽状小叶中心性肺结节；②肺结节呈簇状和粟粒样（图23-25）；③小叶型实变；④厚壁空洞（图23-26）；⑤纵隔或肺门淋巴结增大伴中央坏死和周边强化[101, 104, 105]（图23-27）。

近年来，MRI已成为儿童肺结核的一种无辐射检查选择[106, 107]。相较于CT因其成本、婴幼儿需要镇静及普及率低可能应用受限，但MRI特别适用于碘化对比剂过敏和具有潜在遗传综合征的儿童，这些综合征患者易因电离辐射暴露而发生肿瘤[19]。MRI在评估肺实变、肺结节（>3mm）、囊肿/空洞和胸腔积液方面的能力与增强CT相当[106]，在准确发现肺结核的结节和胸膜异常方面较平扫CT具有更高的灵敏度[19, 21]。目前推荐的评估肺结核的快速MRI方案包括非呼吸和非心电门控MRI序列，适用于可配合屏气的儿童。四个主要的轴位MRI序列可用于评估儿童肺结核，包括：①HASTE；②SSFP成像；③短时间反转恢复自旋回波；④容积SPGR[106, 108]。尽管注射对比剂有助于发现肺结核淋巴结的边缘强化，但这并不总是必要的。在MRI上，提示活动性肺结核的两个主要表现为：①T_2加权序列上信号增高的坏死性结核结节；②弥散加权序列上受累淋巴结的弥散受限。无电离辐射的MRI可以作为儿童胸部结核感染随访的一种极好的成像方式。

儿童肺结核目前选择6~9个月的抗结核治疗。结核感染血源性播散到身体其他部位时，通常需要更长时间、更积极的治疗。

3. 真菌性肺部感染 除流行地区外，免疫功能正常的儿童肺部真菌感染相对少见[109]。最常见的三

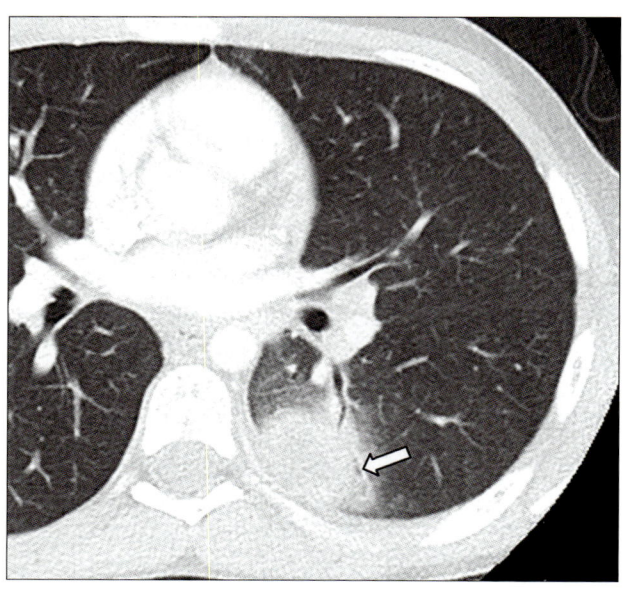

▲ 图 23-23 5岁男孩，肺炎球菌性肺炎，呈圆形肺炎，表现为咳嗽和发热
轴位CT肺窗图像显示一个圆形的实性密度影和其内的空气支气管征（箭）

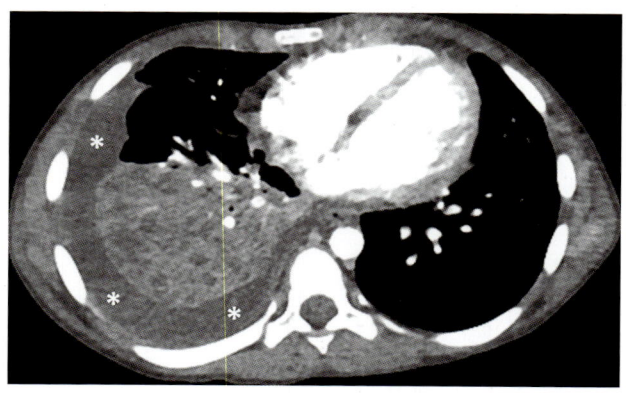

▲ 图 23-24 8岁男孩，细菌性坏死性肺炎，表现为发热、咳嗽和白细胞计数升高
轴位增强CT软组织窗图像显示右肺下叶肺实变、不均匀强化，并伴有邻近的中等量的肺炎旁积液（*）。痰培养证实为葡萄球菌肺炎

种肺部真菌感染为组织胞浆菌病、球孢子菌病和曲霉病。

(1) 组织胞浆菌病：组织胞浆菌病是由一种名为组织胞浆菌的二型真菌引起的肺部和血源性疾病。它发生在世界各地，包括中美洲、南美洲、非洲、亚洲和澳大利亚的部分地区。在美国，组织胞浆菌病的流行区包括俄亥俄州密西西比河流域。孢子被吸入后在肺泡内萌发，可扩散到肺门或纵隔淋巴结[110]。尽管组织胞浆菌感染在免疫功能正常的儿童中会出现典型的症状，但有时也可能出现急性和慢性呼吸道症状。组织胞浆菌病感染的三种主要形式包括：①急性原发性组织胞浆菌病感染；②慢性空洞性组织胞浆菌病感染；③进行性播散性组织胞浆菌病。

急性原发性组织胞浆菌病是典型的自限性疾病，表现为发热、咳嗽、肌痛、胸痛，有时可出现急性肺炎。影像学上可见结节或局灶性肺实变，可伴同侧肺门淋巴结增大[111]（图23-28）。组织胞浆菌病肺结节最终可能钙化。慢性空洞性组织胞浆菌病由于其典型的位置在肺尖及空洞病变的存在，常被误认为结核感染。进展性播散性组织胞浆菌病发生在免疫功能受损的儿童患者，以网状内皮系统广泛受累为特征，伴有肝脾肿大、淋巴结增大、骨髓受累，有时伴有口腔或胃肠道溃疡。进行性播散性组织胞浆菌病可表现为粟粒性或弥漫性网状结节，可进展为弥漫性气腔实变。

(2) 球孢子菌病：球孢子菌病是由球孢子菌 *immitis* 或球孢子菌 *posadasii* 引起的[112]。它存在于美国西南部的土壤中，最常见于加利福尼亚州和亚利桑那州，墨西哥北部及中南美洲的部分地区[113]。其感染途径是通过呼吸道吸入。球孢子菌病最常见的临床表现是自限性或亚急性肺炎，很少引起呼吸衰

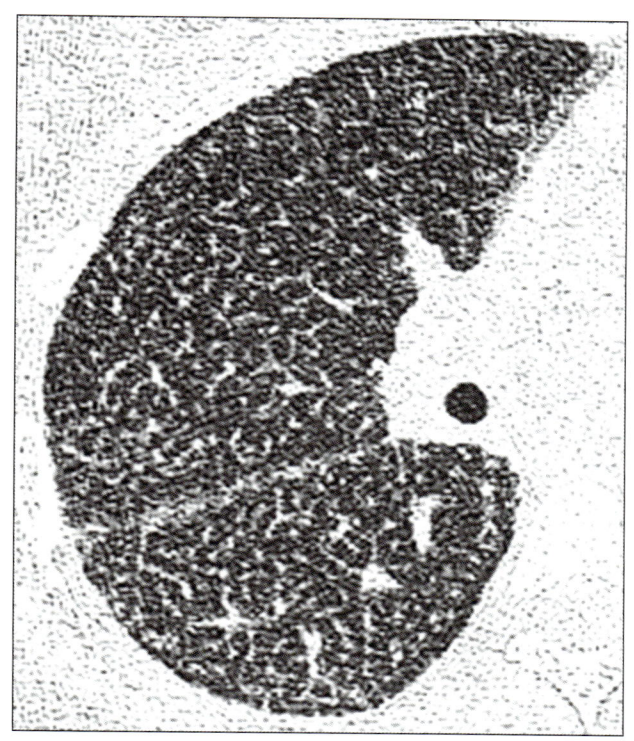

▲ 图 23-25　15 岁女孩，急性淋巴细胞白血病病史，出现播散性分枝杆菌感染

轴位 CT 肺窗图像显示右肺粟粒型小结节

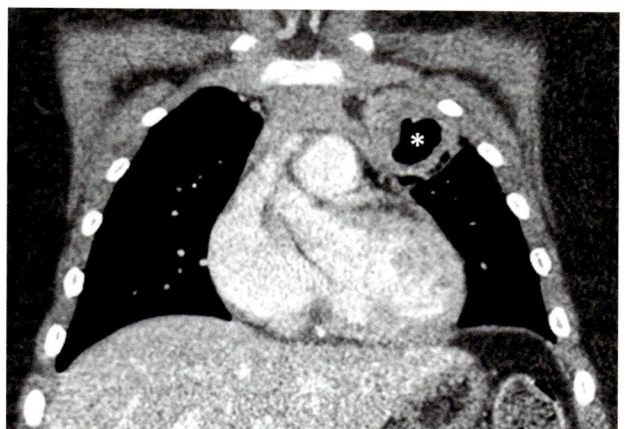

▲ 图 23-26　6 岁男孩，肺结核出现肺结节空洞，表现为低热、咳嗽和咯血

冠状位增强 CT 软组织窗图像显示一个空洞性肺结节（*），壁厚，位于左肺上叶

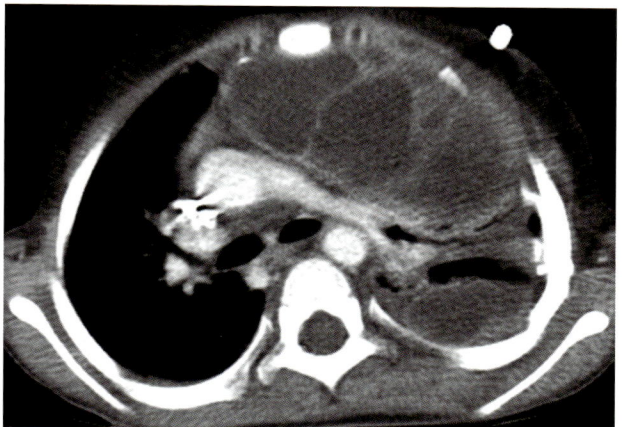

▲ 图 23-27　2 岁男孩，肺结核纵隔淋巴结增大，表现为低热、体重减轻和呼吸窘迫

冠状位增强 CT 软组织窗图像显示纵隔广泛淋巴结增大伴中央坏死及边缘强化

竭。播散性感染通常发生在免疫功能受损的儿童患者中。

既往有研究显示急性球孢子菌病患者主要的CT表现为多发肺结节（0.5~3.0cm），通常位于肺基底部[114]（图23-29）。此外，也可见小叶间隔增厚或实变，可伴纵隔或肺门淋巴结增大[114]。儿童的球孢子菌病影像学表现有时与结核和组织胞浆菌病类似。

(3) 曲霉病：曲霉病是由普遍存在的腐生霉菌曲霉菌感染引起的。人类感染通常由烟曲霉引起。虽然最常见的感染途径是呼吸道，但也可能通过皮肤、胃肠道和鼻咽进入引起感染。曲霉菌病肺部表现的四种主要类型包括过敏性疾病、腐生感染、坏死组织和气腔定植、侵袭性疾病[115]。影像学表现与疾病类型相关[116]。

过敏性疾病可表现为小气道疾病，其特征是在呼气CT图像中可见空气潴留。腐生菌侵染会在宿主体内形成菌丝生长，可导致变应性支气管肺曲霉病（allergic bronchopulmonary aspergillosis，ABPA）。由于近端支气管黏液嵌塞，ABPA常表现为支气管手指样病变，这种影像表现被称为"指套征"（图23-30）。

最近有研究表明，MRI上的反向黏液嵌塞信号（T_1加权像上的高信号和T_2加权像上的低信号）对诊断CF患者ABPA具有特异度和灵敏度。曲霉菌在坏死组织和气道腔定植，菌丝缠绕生长，可形成曲菌球或菌丝瘤（真菌球）。这种真菌球在空腔内形成圆形软组织团，可表现为"空气半月征"。侵袭性曲霉菌病通常发生在免疫功能低下的儿童患者中[119]。侵袭性曲霉菌病的影像学表现不特异，可表现为肺结节、实变和空洞（图23-31）。但也可出现CT上典型的"晕征"（图23-32），表现为肺结节或肿块伴周围磨玻璃影，为潜在出血所致。

（四）肺部肿瘤性疾病

原发性肺肿瘤在儿童中相对少见。目前，主要使用轴位CT和MRI等进行首次检查、疾病分期和随访评估[120, 121]。

1. 良性肿瘤

(1) 炎性肌纤维母细胞瘤：炎性肌纤维母细胞瘤又称浆细胞肉芽肿、炎性假瘤或组织细胞瘤，是一种罕见的良性肿瘤。病理学检查可见肌纤维母细胞性梭形细胞。炎性肌纤维母细胞瘤的可能病因目前尚不清楚，有报道显示有些病例与*ALK*基因易位相关[122]。炎性肌纤维母细胞瘤常发生在儿童或年轻人中，肺部是最常见部位之一。

在肺部，炎性肌纤维母细胞瘤CT表现为边缘清楚的孤立性或多发性肺结节或肿块（图23-33A）。大约25%的炎性肌纤维母细胞瘤的肺结节伴有钙化[123, 124]。钙化的形态可以是无定形、混合、细小斑点状或致密的[123, 125]。当肿瘤累及纵隔或伴有钙化时，影像学表现可类似于神经母细胞瘤、生殖细胞肿瘤或转移性骨肉瘤。在MRI上，炎性肌纤维母细胞瘤在T_1加权MR图像上表现为低至中等信号，在T_2加权MR图像上表现为高信号[123, 126]（图23-33B和C）。

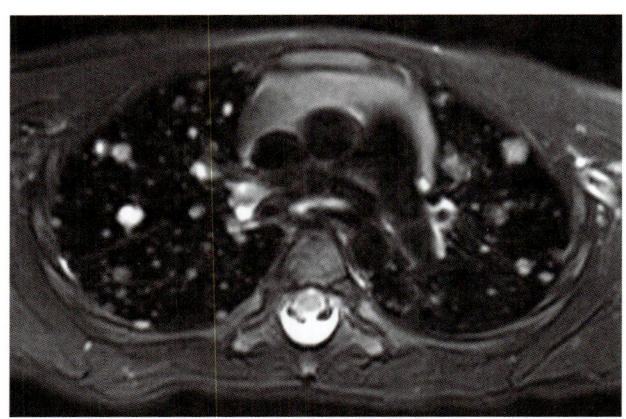

▲ 图23-28 5岁女孩，组织胞浆菌感染，表现为发热、咳嗽、肌痛和胸痛

轴位T_2加权MRI图像显示双肺多发结节

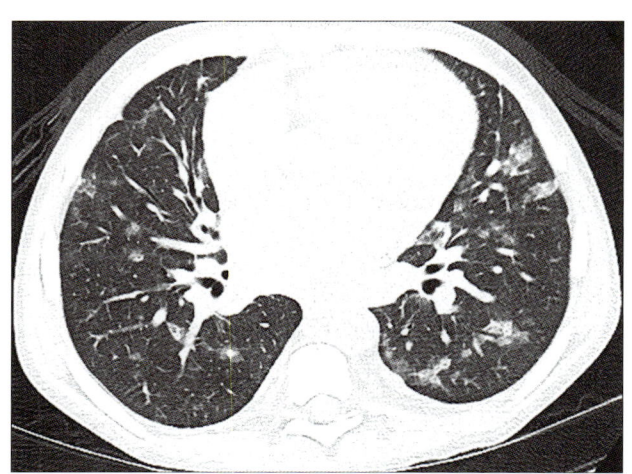

▲ 图23-29 墨西哥北部15岁男孩，球孢子菌病，表现为咳嗽和胸痛

轴位CT肺窗图像显示双肺多发小的圆形磨玻璃影及实性结节

第23章 儿科应用：胸部
Pediatric Application: Thorax

目前炎性肌纤维母细胞瘤的治疗方法除了口服类固醇治疗和放射治疗，还有在可能的情况下进行手术切除治疗[127-130]。手术切除后通常预后良好。

(2) 肺错构瘤：肺错构瘤是一种良性肿瘤，其内包含正常的肺组织、脂肪、上皮组织、纤维组织和软骨，以无序的方式排列，生长缓慢，大小不一，是儿童最常见的良性肺肿瘤。大多数肺错构瘤位于周围肺实质，发生于支气管内的不到10%[131]。通常无症状，常为偶然发现。

CT有助于发现病变内脂肪和钙化，是肺错构瘤诊断性表现（图23-34）。肺错构瘤通常边缘平滑或呈分叶状，恶变罕见。较大的病灶更容易出现爆米花样钙化[132]。在MRI上，肺错构瘤在T_1加权MR图像上表现为中等信号，在T_2加权图像上表现为高信号。注射对比剂后其内分隔明显强化。肺错构瘤内的钙化在所有MRI序列上都表现为低信号。MRI无法很好地显示肺错构瘤内部的脂肪成分[133]。

大多数小的周围型肺错构瘤的儿童患者都可以谨慎监测。对于有症状的儿童患者和（或）病变迅速增大的非典型病例，建议手术切除。

2. 恶性肿瘤

胸膜肺母细胞瘤：胸膜肺母细胞瘤是一种罕见的肺和胸膜的恶性胚胎间质性肿瘤，是儿童早期最常见的肺部恶性肿瘤[134]。它是*DICER1*突变遗传综合征的一部分，其患儿及家属胸膜肺母细胞瘤、囊性肾瘤、Sertoli-Leydig细胞瘤、横纹肌肉瘤、结节性甲状腺肿的发病率增高[135]。大多数患者年龄<6岁。儿童患者通常表现为非特异性呼吸窘迫、呼吸道感染症状或自发性气胸[120]。较大胸膜肺母细胞瘤患者也可以出现胸痛和体重减轻。

胸膜肺母细胞瘤通常位于周围肺实质，邻近或累及脏胸膜，也可伴有胸腔积液或气胸。胸膜肺母细胞瘤分为三个亚型：1型，主要为大囊性（图23-35）；2型，混合囊性和实性（图23-36）；3型，主要为实性（图23-37），增强CT和MRI可以较好显示其特征[120]。1型胸膜肺母细胞瘤，在影像学上主要表现为大囊性病变，有时类似CPAM[3]。可发生

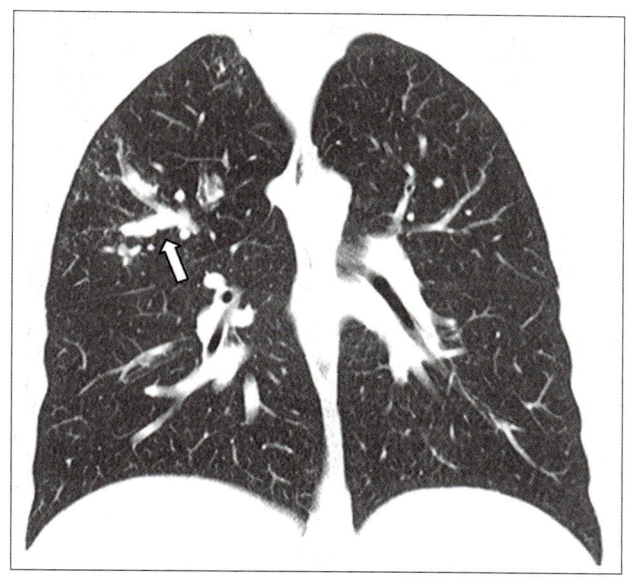

▲ 图23-30 17岁女孩，变应性支气管肺曲霉菌病，表现为胸痛
轴位CT肺窗图像显示支气管黏液嵌塞（箭），影像学表现为"指套"征

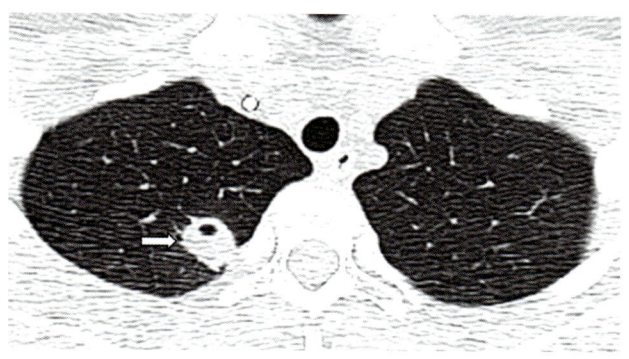

▲ 图23-31 空洞型肺曲菌球，急性髓细胞白血病的12岁女孩入院接受骨髓移植，表现为咳嗽和胸痛
轴位CT肺窗图像显示右肺尖空洞型结节（箭）

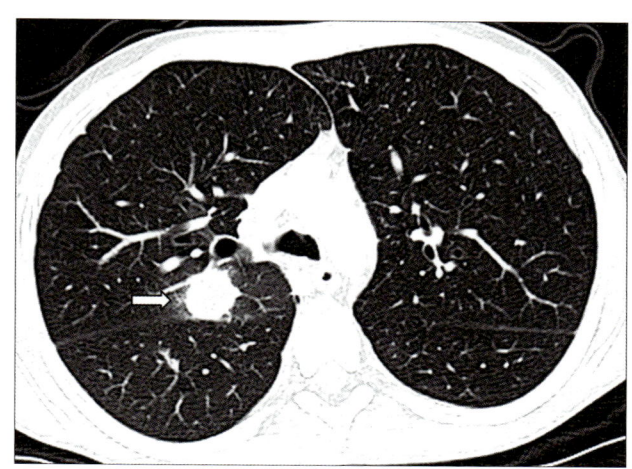

▲ 图23-32 侵袭性肺曲霉病，急性髓细胞白血病的15岁男孩，表现为低热、体重减轻、咳嗽和胸痛
轴位CT肺窗图像显示右肺上叶圆形结节（箭），周围有磨玻璃影，为"晕征"

中枢神经系统和骨转移，尤其是 2 型和 3 型病变。

实性成分增多通常与侵袭性增加及预后不良相关。对于小的 1 型胸膜肺母细胞瘤是单纯手术切除，2 型和 3 型胸膜肺母细胞瘤手术切除后通常需要辅助化疗。

3. 转移性疾病 在儿童中，肺转移性疾病远比原发性肺肿瘤常见[120]。肺转移常通过肺动脉系统进行血源性播散，但也可通过淋巴管、气道或直接侵袭发生。肾母细胞瘤转移最常见，其次是骨肉瘤和尤因肉瘤（图 23-38）。肺部转移性疾病的 CT 和 MRI 表现通常不特异，但骨肉瘤转移可出现骨化，并伴有气胸（图 23-39）。

（五）创伤性肺疾病

挫伤、撕裂伤、肺气囊、血囊肿、血气囊肿 胸部损伤是继头部和四肢损伤后第三大最常见的创伤[136]。胸部创伤可由钝器击伤或穿透伤引起，其中大多数为钝性创伤引起[137]。钝性胸部创伤的大多数病例是由机动车碰撞所致，其余病例是由高坠伤或

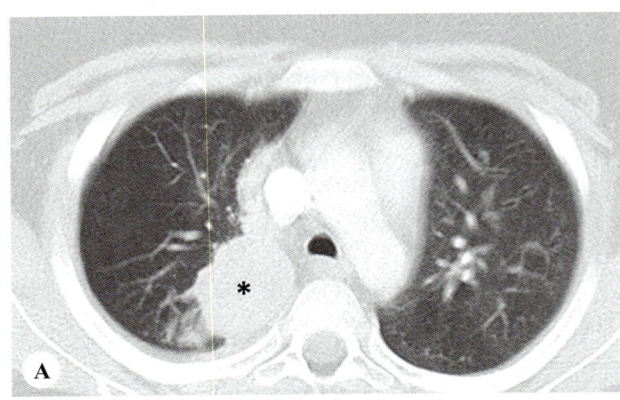
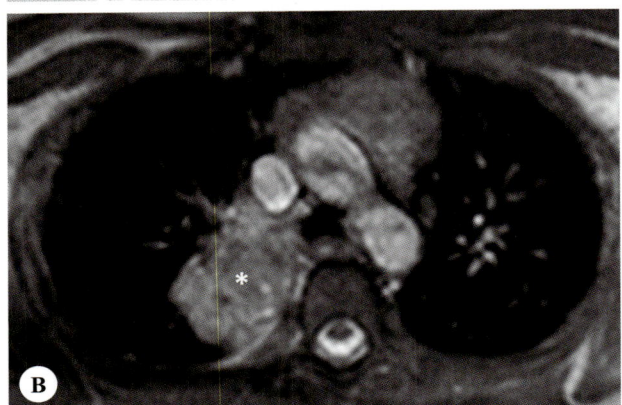
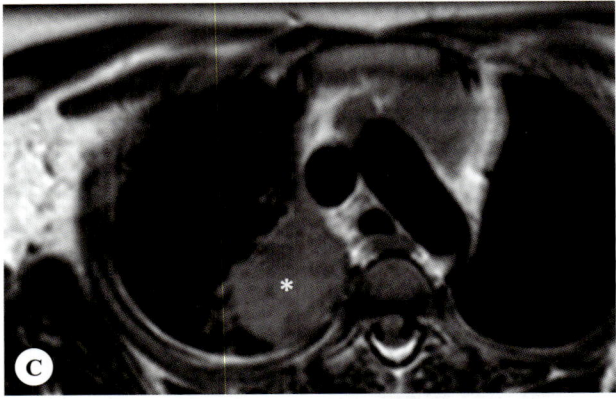

▲ 图 23-33 10 岁男孩，炎性肌纤维母细胞瘤，表现为胸痛

A. 轴位 CT 肺窗图像显示右肺上叶可见一边界清楚的肿块（*）；B. 轴位非增强质子密度序列 MRI 图像显示右肺上叶肿块（*），呈中等信号强度；C. 轴位非增强平衡快速场回波序列 MRI 图像显示右肺上叶肿块（*），呈中到高信号强度。手术病理证实为炎性肌纤维母细胞瘤

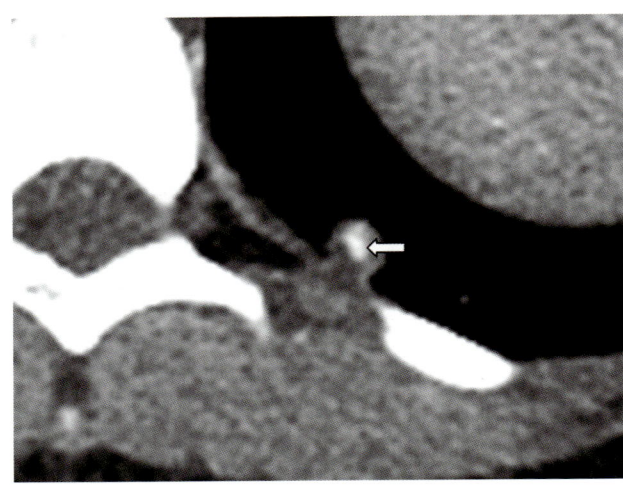

▲ 图 23-34 18 岁女性，肺错构瘤，表现为反复咯血
轴位增强 CT 软组织窗图像显示左肺下叶结节伴中心钙化（箭），符合肺错构瘤表现

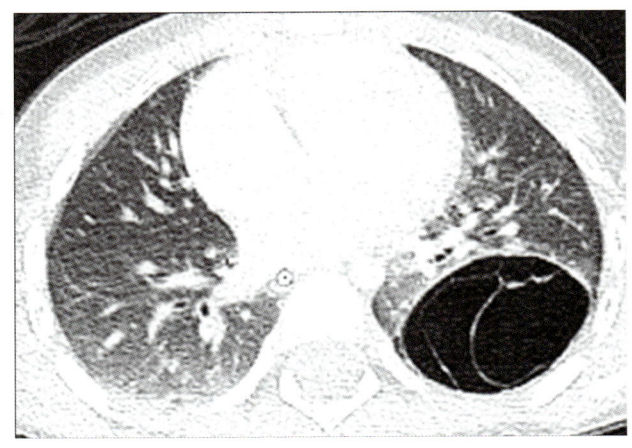

▲ 图 23-35 20 月龄男孩，1 型胸膜肺母细胞瘤，有 *DICER1* 突变史和胸膜肺母细胞瘤家族史
轴位 CT 肺窗图像显示左肺下叶后部囊性病变，内见分隔

钝器击打所致。便携式胸部X线作为急诊首选的影像学检查方法，对发现严重的危及生命的疾病，如张力性气胸、纵隔血肿、纵隔移位等有帮助，而CT在发现更广泛的损伤，如肺挫伤、胸主动脉损伤、骨外伤方面，优于胸部X线。

肺挫伤是由于肺泡壁和肺间隔的毛细血管破裂血液漏入肺泡腔和间质引起的局灶性实质损伤。肺挫伤在CT上表现为地图样、非节段性分布的不受小叶边界限制的磨玻璃影或实性结节或实变。如果细支气管没有充满血液，肺挫伤可能表现为空气支气管征（图23-40）。胸膜下1～2mm区域可不受累，特别是儿童患者。肺挫伤可导致急性呼吸窘迫综合征，死亡率高。

肺撕裂伤发生于严重的胸部创伤，肺实质被剪切力破坏和撕裂。根据损伤机制分为四种类型（表23-4）[138]。由于肺弹性反冲，撕裂伤周围的肺组织收缩，形成圆形或椭圆形空腔，其内可能充满空气（肺气囊）、血液（血囊肿或血肿），或者两者均有，形成一个气-液平面（血-气囊肿）。CT在发现小的撕裂伤和评估整体范围方面优于胸部X线。

（六）血管炎性和炎性肺疾病

1. 肉芽肿性多血管炎（Wegener肉芽肿病） 肉芽肿性多血管炎，以前称为Wegener肉芽肿，是一种与ANCA相关的系统性血管炎，在儿童中发病率较低[139]。它是一种特发性中、小动脉血管炎，病理特征为坏死性肉芽肿性炎症。发病年龄通常在45—60岁，在儿童中也有少量发病（3.3%～7%）[140-142]。儿童肉芽肿性多血管炎的发病年龄中位数为11.6

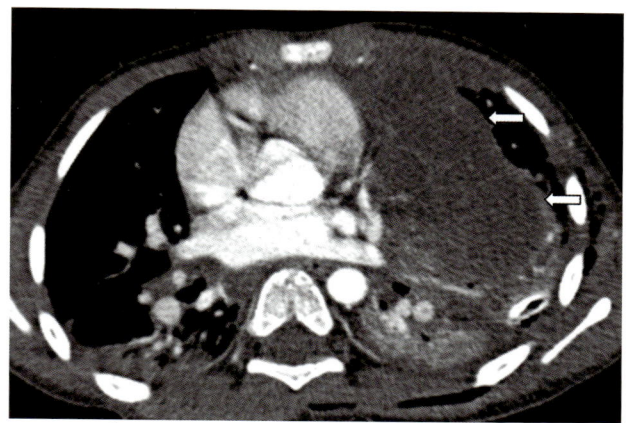

▲ 图23-37 7岁女孩，3型胸膜肺母细胞瘤，表现为间歇性胸痛

轴位增强CT软组织窗图像显示纵隔左旁巨大分叶状肿块（箭），导致左肺几乎完全不张。左侧胸壁皮下气肿和气胸可能与胸膜引流管置管有关

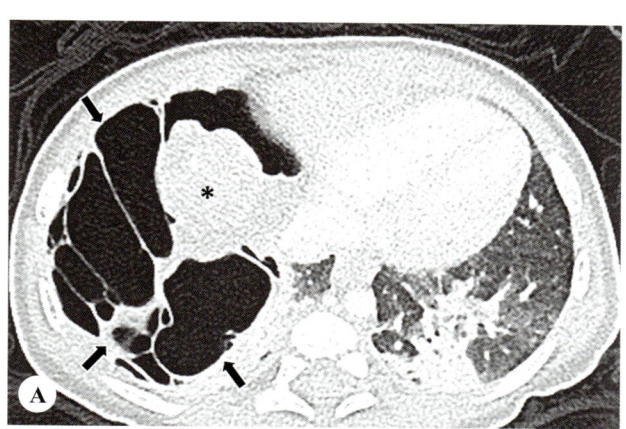

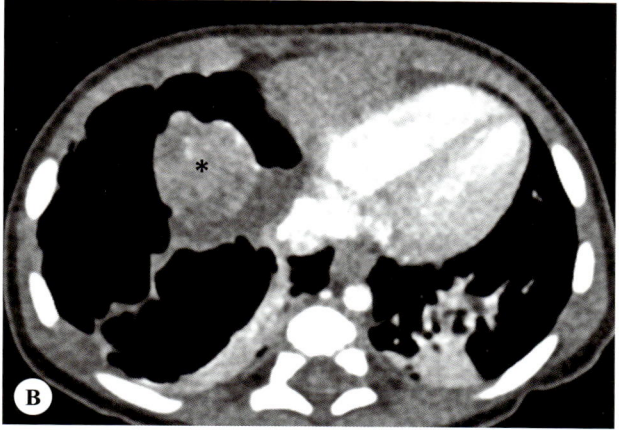

▲ 图23-36 3月龄女孩，2型胸膜肺母细胞瘤，出生时发现右肺大囊性病变

轴位CT肺窗（A）和软组织窗（B）图像显示，右侧胸腔内以囊性成分为主的巨大异质性肿块（箭），伴有强化的实性成分（*）。纵隔明显左移，双肺压迫性肺不张

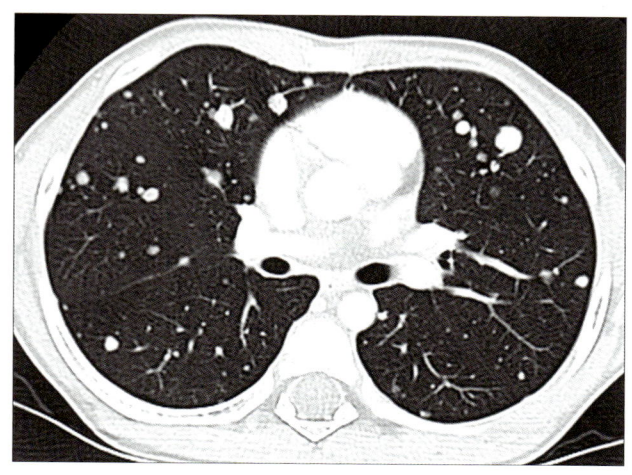

▲ 图23-38 7月龄男孩，肾母细胞瘤转移
轴位CT肺窗图像显示双肺随机分布的多发肺结节

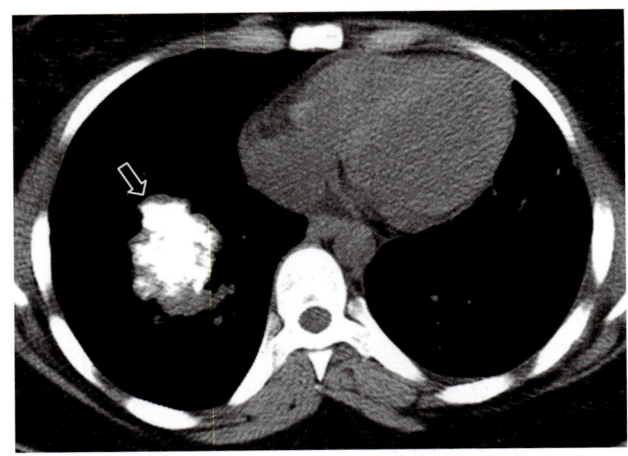

▲ 图 23-39 17 岁女孩，骨肉瘤转移伴钙化
轴位平扫 CT 软组织窗图像显示右侧胸腔钙化型肺转移瘤（箭）

表 23-4	基于损伤机制的肺撕裂伤类型	
类型	损伤机制	位置
1	挤压破裂伤（最常见类型）	中央
2	挤压剪切伤	后下部
3	肋骨穿透撕裂	周围型；与肋骨骨折穿透相关，通常为多发，通常伴有气胸
4	粘连撕裂	邻近前胸膜肺粘连处

引自 Wagner RB, Crawford WO Jr, Schimpf PP. Classification of parenchymal injuries of the lung. *Radiology* 1988; 167(1):77–82.

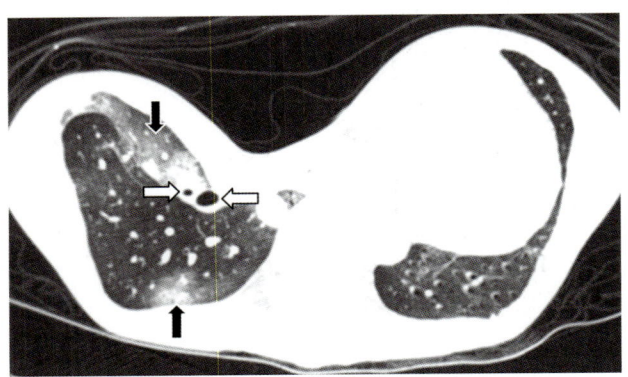

▲ 图 23-40 24 岁男性，马方综合征，创伤后肺挫伤
轴位 CT 肺窗图像显示右肺中、下叶肺挫伤（黑箭），其内含多个囊性区（白箭），为创伤后肺气囊。另可见严重的漏斗胸畸形

岁，诊断年龄中位数为 14 岁[143]。不幸的是，由于血管炎的临床谱很广，缺乏病理学特征，因此正确的诊断和分型比较困难。表 23-5 显示了儿童肉芽肿性多血管炎的 EULAR/PRINTO/PRES 标准。儿童肉芽肿性多血管炎最常见的三种表现为上呼吸道受累（82%）（图 23-41A）、肾病（65%）和下呼吸道疾病（61%）[143]。

肉芽肿性多血管炎的主要肺部受累表现为肺结节（54%），为肉芽肿性炎症和坏死，大小为 1~4cm[144–147]，实变（36%），厚壁空洞且无钙化（21%）[139]（图 23-41B）。如果不治疗，肺结节往往会增大并形成空洞。其他少见的肺部表现包括间隔增厚、纤维化和气胸。当出现弥漫性肺泡出血时可

能危及生命，CT 表现为弥漫性空腔或磨玻璃影伴间隔增厚，病理学表现为肺泡和毛细血管壁的中性粒细胞浸润和纤维蛋白样坏死。

治疗采用糖皮质激素和化疗药物进行免疫抑制，儿童患者的肺部病变可能只需要支持性治疗。当出现弥漫性肺泡出血时需要呼吸机支持，在严重病例中甚至需要体外膜肺氧合进行治疗[148, 149]。

2. 慢性肉芽肿病　慢性肉芽肿病（chronic granulomatous disease，CGD）是一种典型的 X 染色体隐性遗传疾病，由于吞噬细胞 NADPH 编码亚单位四个基因中的一个发生突变而影响中性粒细胞功能所导致。其特点是反复的细菌和真菌感染，导致淋巴结炎、脓肿和肉芽肿形成。在美国出生儿童中 CGD 的发病率为 1/250 000～1/20 000[150]。大多数患者在出生后的 2 年内发病[66, 151, 152]。CGD 在男性比女性更常见，主要影响肺部、胃肠道和淋巴结。致病菌经血源性播散可导致骨髓炎和肝脓肿。

反复发作的肺炎是 CGD 最常见的胸膜肺表现，可表现为局灶性实变或继发于血源性播散的粟粒样结节改变。常见的病原体包括金黄色葡萄球菌、肠道细菌和曲霉属。肺炎可合并脓肿或脓胸、肉芽肿性炎症、持续性肺门或纵隔淋巴结增大可伴钙化、肺纤维化和蜂窝肺（图 23-42）。在 CGD 和曲霉菌肺炎患者中，病变也可以从肺部延伸到胸膜或胸壁，可通过 CT 或 MRI 有效地发现。CT 可显示骨膜或骨内反应的骨质侵蚀。MRI 表现为骨髓信号异常、骨膜异常、皮质破坏及周围软组织炎症。

表 23-5 儿童肉芽肿性多血管炎的 EULAR/PRINTO/PRES 标准

组织病理学	动脉壁内或血管周围或血管外的肉芽肿性炎症
上呼吸道受累	• 慢性化脓性或血性鼻涕，或者复发性鼻出血 / 结痂 / 肉芽肿 • 鼻中隔穿孔或鞍鼻畸形 • 慢性或复发性鼻窦炎
喉气管支气管受累	声门下、气管或支气管狭窄
肺部受累	胸片或 CT 显示结节、空洞或固定浸润区
ANCA	通过免疫荧光或 ELISA（MPO/p 或 PR3/c ANCA）检测 ANCA 阳性
肾脏受累	• 蛋白尿＞0.3g/24h 或晨尿中尿白蛋白 / 肌酐比率＞30mmol/mg • 血尿或红细胞铸型：＞5 个红细胞 / 高倍视野或试带法尿沉渣中红细胞铸型≥2+ • 坏死性 pauci 免疫性肾小球肾炎

六项标准中至少符合三项时的诊断灵敏度为 93.3%，特异度为 99.2%

引自 Masi AT, Hunder GG, Lie JT, et al. The American College of Rheumatology 1990 criteria for the classification of Churg–Strauss syndrome (allergic granulomatosis and angiitis). *Arthritis Rheum* 1990;33(8):1094–1100.

积极治疗肺部感染，以减少感染扩散到胸壁和骨髓炎累及肋骨或椎体的风险。外科切除术也用于消除 CGD 患儿的感染。近年来，随着治疗方法的改进，CGD 婴幼儿通常可以存活到成年。

（七）先天性大气道异常

1. 气管支气管 气管支气管，也被称为猪支气管，是一种异常支气管，通常起源于隆凸上方的右侧气管壁。一般人群中发病率在 0.1%～2%[153, 154]。通常无症状，但也可能出现复发性肺不张或肺炎。此外，其他相关的临床症状包括持续性咳嗽、喘鸣和咯血。相当一部分气管支气管患儿并发有其他先天性疾病，包括先天性心脏病（69%）、染色体异常（35%）和脊柱融合缺损（11%）[155]。

目前用于评估气管支气管的首选成像方式是 CT 并进行 2D 和 3D 重建，有助于精确显示支气管解剖，包括其位置和大小，以便临床和术前处理[1, 156]（图 23-43）。此外，其他涉及心脏和骨骼结构的先天性畸形可以用 CT 同时进行评估。近年来，气道的高质量 MRI 在评估儿童大气道疾病方面，已成为替代 CT 的检查方法。因此，MRI 可用于评估气管支气管，特别是对有潜在综合征的儿童，CT 电离辐射暴露可能导致这些综合征患者的癌症发病率增加[157]。

气管支气管通常保守治疗，除非患者有症状，此时通过手术切除受累节段气道。近期，胸腔镜肺叶切除术代替开放性手术成功地应用在一例气管支气管患儿[158]。

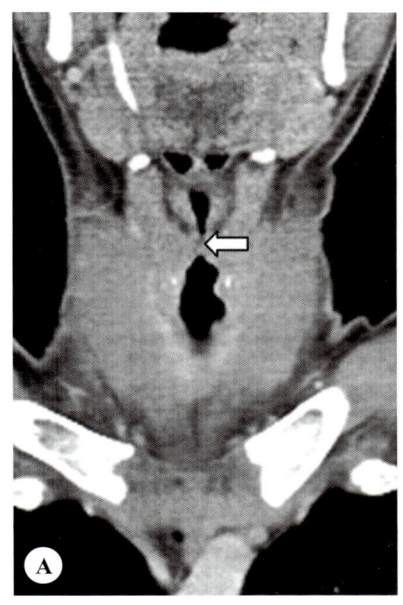
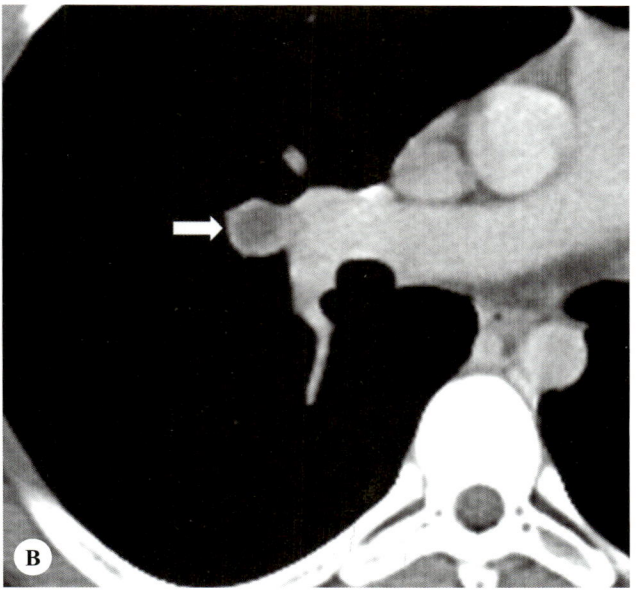

◀ 图 23-41 16 岁男孩，肉芽肿性多血管炎，表现为咯血和持续性声音嘶哑

A. 颈部冠状位增强 CT 软组织窗图像显示声门下气管不规则结节样狭窄（箭）；B. 轴位增强 CT 软组织图像显示右肺上叶肺门旁肺结节伴坏死（箭）

2. 气管狭窄 先天性气管狭窄是由完全性气管软骨环缺损导致的局灶弥漫且固定的气管狭窄[159]。这种罕见的疾病可以单独存在或与其他异常合并存在，最常见的是合并肺动脉吊带。先天性气管狭窄主要分三种类型（图23-44）。其中，局灶性先天性气管狭窄（Ⅲ型）约占先天性气管狭窄的一半，为单纯的气管局部狭窄，通常位于气管下1/3处，狭窄远端气管和支气管形态正常。临床表现因患儿年龄、狭窄程度和合并的其他异常等因素而不同，但大多数患者常在第1年出现双相性喘鸣。

先天性气管狭窄的影像学表现不具特异性，因此，需要进行CT检查来评估气管固定性狭窄，以明确诊断并确定其位置、程度和范围[160]（图23-45）。MRI对于评估气管管径、显示气道与邻近血管的关系也很有价值[157]。

对于有症状的儿童患者，手术是目前的治疗首选[161, 162]。对于短节段气管狭窄（≤5cm）采用节段切除及端端吻合，而对于长段气管狭窄（>5cm）则需进行补片或自体气管移植修复[159, 163, 164]。

3. 气管支气管软化 气管支气管软化症（TBM）以呼气时气道异常塌陷为特征，是气道和（或）气管后壁膜部软骨支持异常减弱所致。它可以是先天

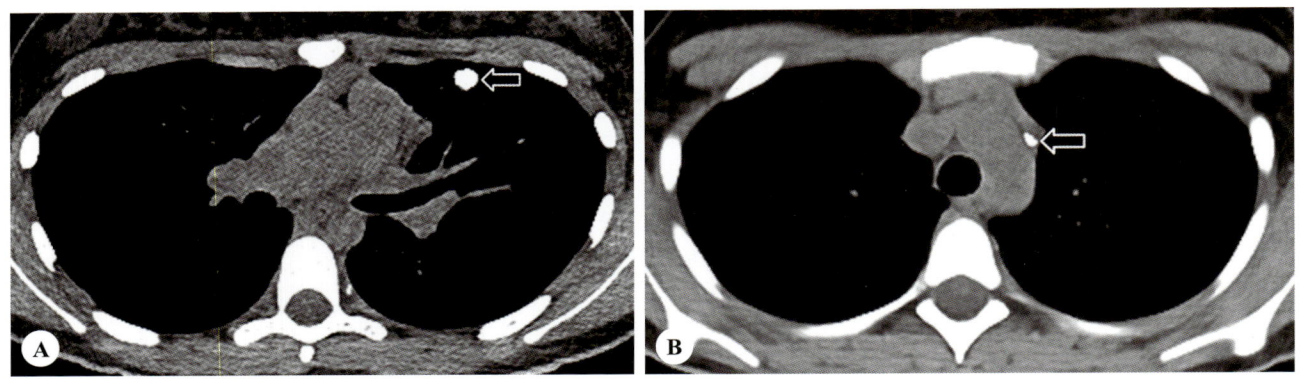

▲ 图 23-42 12岁女孩，慢性肉芽肿病，偶发肺结节，被认为是感染后或炎性结节
A. 轴位平扫CT软组织窗图像显示左肺上叶钙化结节（箭）；B. 轴位平扫CT软组织窗图像显示纵隔内血管前淋巴结钙化（箭）

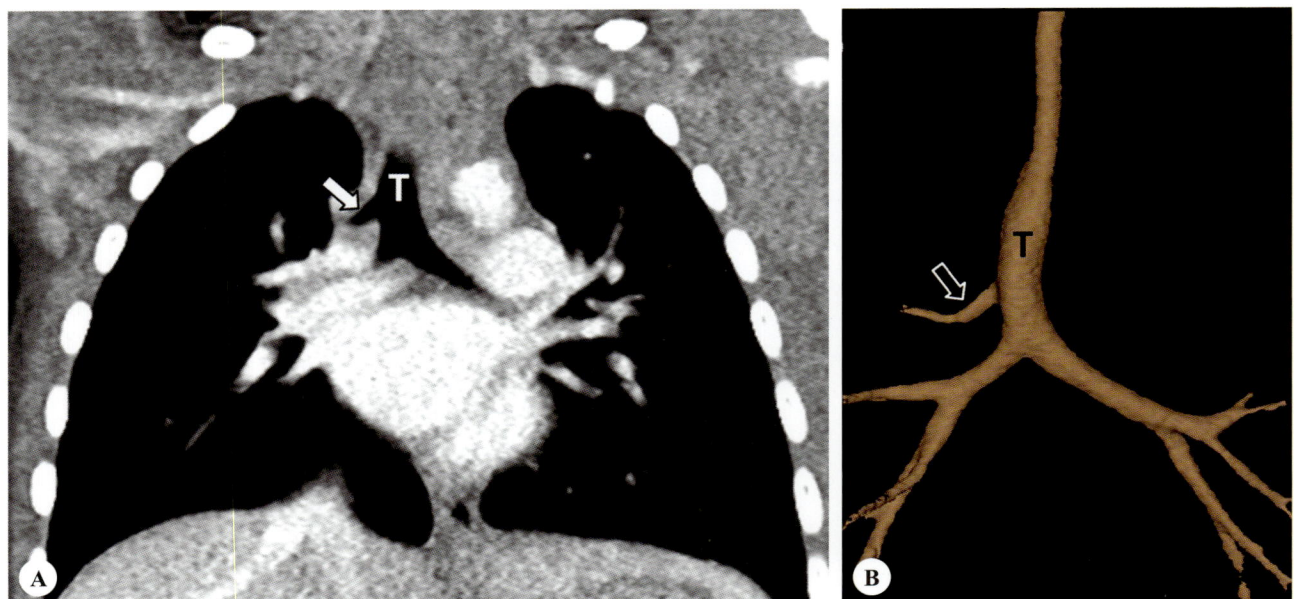

▲ 图 23-43 13月龄男孩，气管支气管，有VACTERL综合征，早前支气管镜检查发现气管支气管
冠状位增强CT软组织窗图像（A）和气道三维重建CT（B）显示右肺上叶支气管（箭）直接起源于远端气管（T）

性（原发性）的，也可以是后天性（继发性）的[165]。TBM 最常见于婴儿出生后第 1 年，由大气道松弛所致。原发性 TBM 是由于气管软骨发育不完全引起的，可累及整个气道。继发性 TBM 可能与感染史、既往手术史、心血管结构压迫或颈部和纵隔肿瘤有关[166]。与气管发育不良或炎症有关的 TBM 常见于患有食管闭锁和气管食管瘘的婴幼儿。患儿常表现为呼气性喘息，随着哭闹或进食、咳嗽、喘鸣和（或）反复呼吸道感染而加重[167]。

过去，婴幼儿 TBM 使用荧光透视来评估，然而，结果缺乏特异性。目前，低辐射剂量 CT 和 MRI 用于儿童 TBM 的评估[168]。对于 TBM，需要专门的呼气相 CT 成像来检测气管和支气管的过度（>50%）塌陷，以明确诊断[1, 169-171]。在 CT 上，TBM 典型表现是呼气相气管支气管塌陷和膜性气管后缘新月形弯曲[1]（图 23-46）。对于能够遵循指示的年龄较大的患者，可在咳嗽时进行电影 CT 成像，以实时评估大气道管径的改变。近年来，随着 MDCT 排数的增加，可以重建出动态 3D 和 4D CT 图像，有助于儿童 TBM 的准确诊断和分级。CT 也可以显示儿童 TBM 肺部空气潴留情况[172]。近来，动态 MRI（电影 MRI）作为 MDCT 的无辐射替代检查，可用于评估包括 TBM 在内的各种中央气道疾病[173]。在 CT 和 MRI 扫描期间使用肺活量计进行肺容积引导扫描，在不能遵循呼吸指令的婴幼儿患者中尤其具有应用前景[22, 174]。

对于轻度至中度 TBM 的儿童患者，首选保守治疗，因为其症状通常在 1—2 岁时随着气管软骨的成熟和强化而消失[175]。然而，当出现严重症状时，需要积极治疗，包括持续气道正压、气管造口术、支架置入术或行主动脉固定术和气管成形术等外科手术进行治疗。近期有研究表明，经胸骨上切口的主动脉固定术是治疗 TBM 的一种有效方法，其手术时间短并且婴幼儿恢复快[176]。

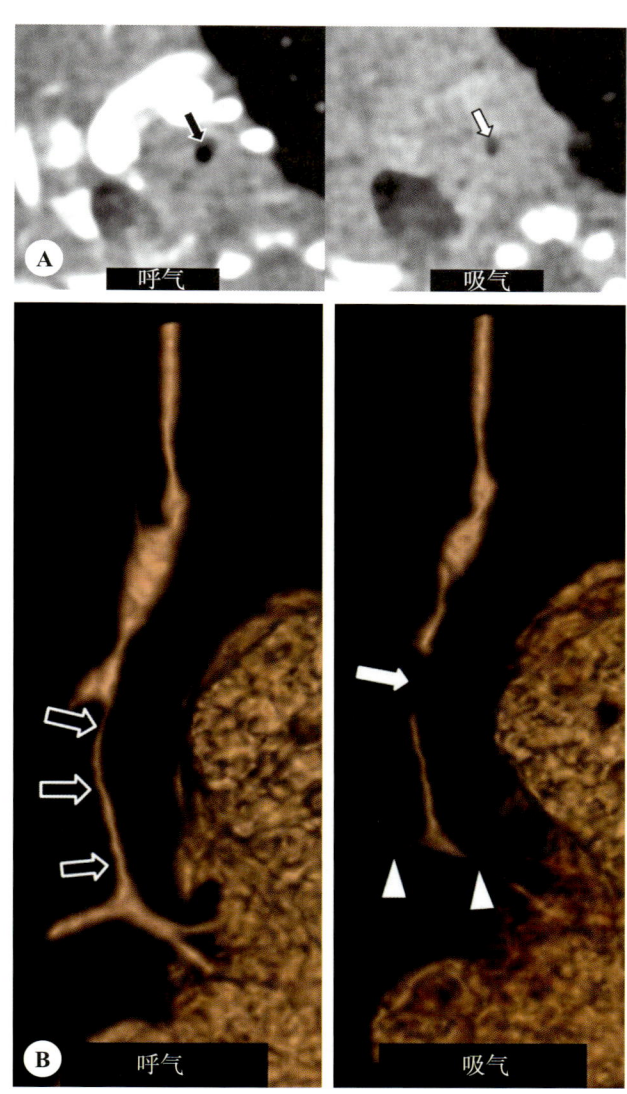

▲ 图 23-45 9 岁女孩，气管狭窄和气管支气管软化，因肺动脉吊带在手术前评估时发现大气道异常

A. 轴位吸气和呼气增强 CT 软组织窗图像显示吸气时气管严重狭窄（黑箭），呼气时气管明显塌陷（白箭）；B. 气道动态三维重建 CT 图像显示气管中段和远端长节段狭窄（黑箭），气管（白箭）和主支气管（白箭头）明显塌陷，符合气管支气管软化症

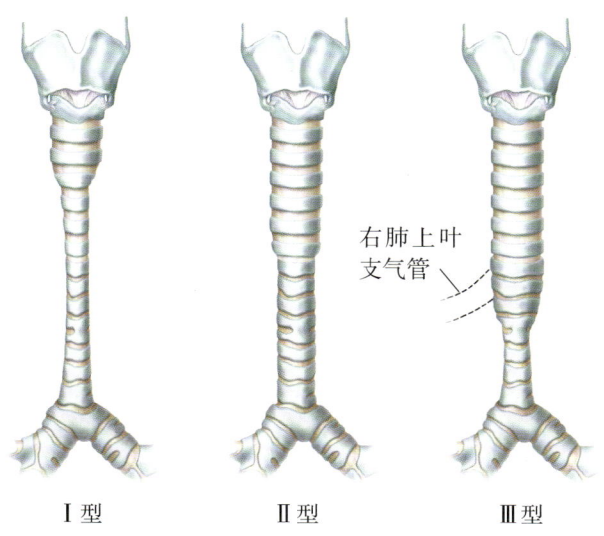

Ⅰ型　　Ⅱ型　　Ⅲ型

▲ 图 23-44　三种类型的先天性气管狭窄示意

经许可转载，引自 Lee EY, ed. Large airways, Figure 2.29. In: *Pediatric Thoracic Imaging*, Philadelphia: ©Wolters Kluwer, 2018.

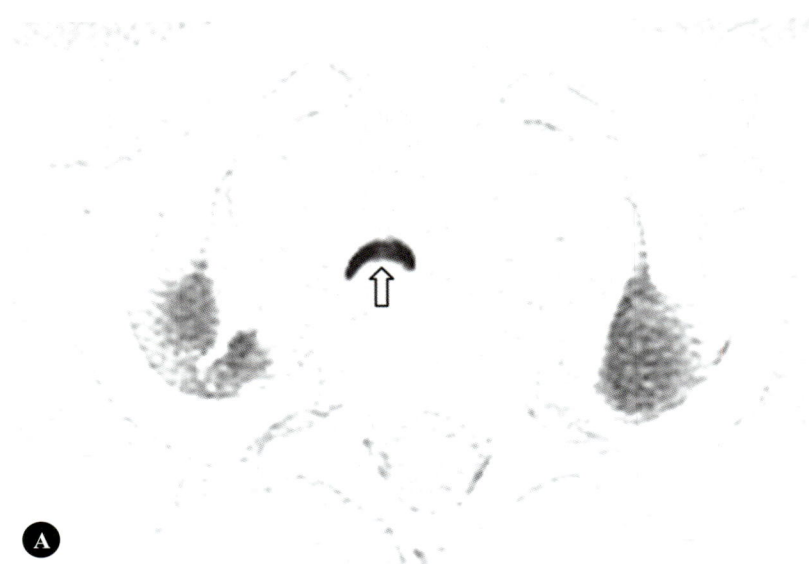
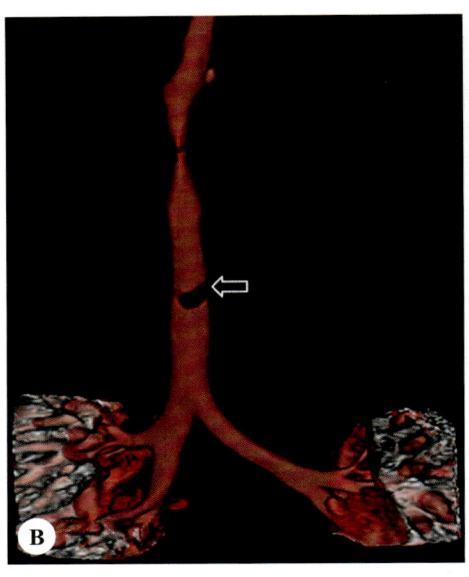

▲ 图 23-46 10 月龄男孩，气管软化症，表现为呼气性喘息，随哭闹和进食加重
A. 呼气时轴位 CT 肺窗图像显示气管塌陷和后份气管膜部新月形弯曲（箭）；B. 3D 重建 CT 图像能更好地显示气管软化的位置、程度和范围（箭）

（八）大气道肿瘤性疾病

原发性大气道肿瘤在儿童中很少见。声门下血管瘤是最常见的儿童良性大气道肿瘤，类癌是最常见的儿童恶性大气道肿瘤。

1. 声门下血管瘤 声门下血管瘤是一种罕见的良性血管肿瘤，其特点是在出生后的 6～18 个月内迅速生长，随后自然消退[177]。占儿童气道先天性异常的 1.5%[178]。声门下血管瘤常见于女性（2∶1），与出生体重低和早产有关[179]。可作为 PHACES 综合征（颅后窝脑畸形、血管瘤、动脉异常、心脏缺陷、眼部异常、胸骨裂和脐上裂）的一个部分。增殖期进行性气道狭窄导致在 6 月龄时出现症状，病灶消退后症状消失。患儿可表现为声音嘶哑和哭声异常。约 50% 的病例可伴有皮肤血管瘤[180]。

全面评估声门下血管瘤首选对比剂增强的 CT 和 MRI[120]，表现为强化的黏膜下肿块，最常见于大气道声门下区域的后外侧（图 23-47）。还可以通过直接喉镜或支气管镜检查确诊。

在过去的几十年里，声门下血管瘤的治疗方法不断发展。治疗方法的选择取决于症状的严重程度。无症状的患儿可保守治疗，有呼吸或进食困难等症状的患儿可以使用 CO_2 激光治疗，应用皮质类固醇、干扰素、长春新碱或普萘洛尔等药物治疗或直接切除进行治疗[181]。

2. 类癌 类癌是一种罕见的神经内分泌肿瘤，发生于支气管和细支气管上皮，是儿童最常见的肺部原发性恶性肿瘤。大多数肿瘤位于主支气管、肺叶支气管或段支气管的中央。临床表现根据肿瘤的位置而不同。中央型类癌通常表现为支气管阻塞相关症状。大约一半的患儿因类癌内富含血管而出现咯血[182, 183]。周围型类癌通常无症状。

影像学上，中央型类癌通常为边界清楚、圆形或卵圆形、位于肺门或肺门周围的肿块[184]。由于这些病变富含血管，注射对比剂后常呈明显的均匀强化[121]（图 23-48）。偏心型钙化常见，尤其是中央型类癌。类癌常有气道受压伴肺不张。原发性肿瘤或转移所致纵隔或肺门淋巴结增大较为罕见[185]。

类癌的预后取决于组织学特征。典型的类癌预后良好，非典型类癌预后较差。目前的治疗手段主要是肿瘤完全手术切除[186, 187]。

三、大血管异常

常规血管造影一直是评估儿童先天性和后天性胸部大血管异常的金标准。近年来，CTA 和 MRA 等无创性成像方式成为诊断各种先天性和后天性胸部大血管异常的首选检查方法。在这一部分中，将对日常临床实践中遇到的主要的儿童大血管异常，以及 CT 和 MRI 对疾病的评估进行讨论。

（一）先天性大血管畸形

1. 主动脉缩窄 主动脉缩窄的特征是主动脉的

第23章 儿科应用：胸部
Pediatric Application: Thorax

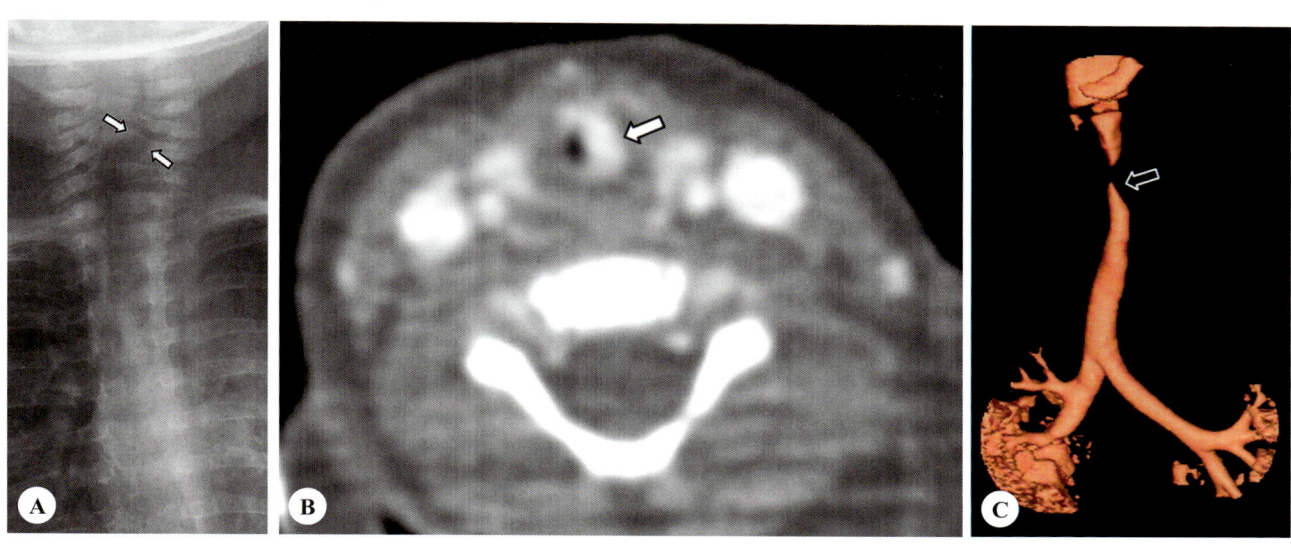

▲ 图 23-47　51日龄女孩，声门下血管瘤，表现为咳嗽和吸气性喘鸣
A. 正位颈部平片显示左侧声门下气管平滑变窄（箭）和下咽部肿胀；B. 轴位增强 CT 软组织窗图像显示左侧声门下气管内见明显强化病灶（箭），致该层面气管几乎完全闭塞；C. 气道三维重建 CT 图像显示声门下血管瘤水平气管几乎完全闭塞（箭）

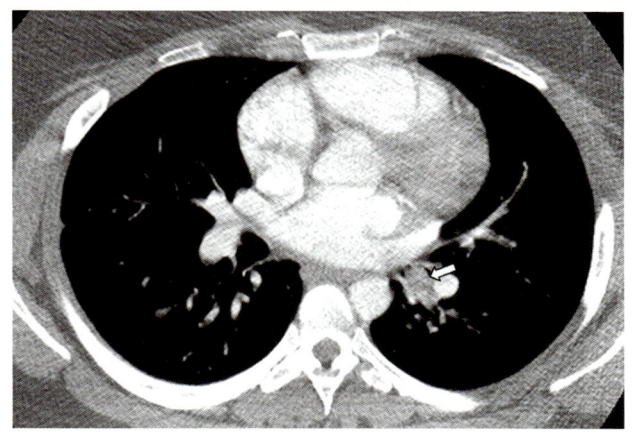

▲ 图 23-48　20岁女性，类癌，表现为呼吸窘迫加重和急性发作性咯血
轴位增强 CT 软组织窗图像显示边界清楚、圆形、强化的软组织肿块（箭），部分阻塞左侧支气管。手术病理证实为支气管内类癌

一部分变窄或收缩。主要有两种类型：离散型或局灶型累及主动脉峡部，弥漫型则累及包括主动脉弓在内的较长主动脉节段。离散型主动脉缩窄是由动脉导管组织的收缩和纤维化引起的，导致左锁骨下动脉起点远端的局灶性狭窄。离散型主动脉缩窄远不如弥漫型主动脉缩窄常见。男性患病率是女性的2倍[188]。弥漫型常合并有左室流出道的其他阻塞性病变，如二叶主动脉瓣、主动脉狭窄、Shone 综合征和左心发育不全综合征。

主动脉缩窄患者的临床表现和手术时机取决于主动脉缩窄的严重程度。离散型较弥漫型患儿在新生期动脉导管关闭时更易出现充血性心力衰竭。大多数离散型主动脉缩窄患儿无症状，是体检时出现上肢高血压而被偶然发现。

对于主动脉缩窄的婴儿，超声心动图可以充分描述主动脉弓阻塞的程度，提供主动脉缩窄处的压力梯度测量值，并检测与高动力收缩功能相关的左心室肥厚[189]。婴儿充血性心力衰竭时左心室收缩功能降低是严重主动脉缩窄的不良征兆。对于超声心动图窗受限的大龄儿童和青少年，CTA 或 MRA 有助于明确主动脉缩窄的范围和严重程度及侧支的情况[190,191]（图 23-49）。降主动脉的速度编码电影 MRI 有助于评估主动脉缩窄远端的钝性血流，通过主动脉缩窄的峰值速度可通过改良的 Bernoulli 方程来计算通过狭窄的压力梯度（图 23-50）。当通过横断面成像评估主动脉缩窄时，2D 和 3D 重建图像可以提高诊断准确率[192]。

主动脉缩窄的治疗包括经皮球囊血管成形术和支架置入术，以及外科切除主动脉缩窄段后直接端对端或端对侧吻合术[193,194]。更严重的弥漫型主动脉缩窄可能需要补片扩张。CTA 和（或）MRA 也可用于术后评估修复部位的复发或动脉瘤形成[195]。

2. 双主动脉弓　双主动脉弓是最常见的症状性血管环，约占症状性血管环的55%[196]，是由起自升

1159

主动脉的左、右背主动脉持续存在所致。左、右主动脉弓通过气管和食管的两侧，并向后汇合形成一个降主动脉。55%~70%的病例[197-199]中右主动脉弓大于左主动脉弓，并且在位置上通常也比左主动脉弓更靠上、靠后。左主动脉弓优势不太常见，占20%~30%[197-199]。剩下的5%~10%的患者，左右主动脉弓大小相等。虽然通常为孤立性的先天性大血管异常，但也可以合并先天性心脏畸形[195, 196]。患儿通常表现为喘鸣、呼吸困难和反复的呼吸道感染。

CTA或MRA结合2D和3D重建可显示主动脉弓形态和气管压迫程度，以明确诊断并有助于术前规划[196]（图23-51）。可以显示双主动脉弓环绕气管和食管。还可以明确右侧或左侧主动脉弓优势，以及任一主动脉弓是否有缩窄或狭窄。在轴位图像上，主动脉弓邻近上方水平，所有四个主要的主动脉弓分支（双侧颈总动脉和锁骨下动脉）分别被显示，被称为双主动脉弓患儿的"四动脉"征。冠状位二维图像具有一定的价值，因为它能最好的显示主动脉弓的前分叉和后部的融合。

对于有症状的双主动脉弓患儿，非优势的或狭窄的主动脉弓和动脉导管韧带通过手术结扎和分离以减轻气道的压迫。右优势主动脉弓需用左胸切口修复，左优势主动脉弓则用右胸切口在第4肋间保留肌肉入路修复。较小的主动脉弓先被夹闭，然后分离其后部插入降主动脉的部分，然后缝合残端。动脉韧带也需要结扎及分离，任何粘连部分都需要被分开[200]。术后可以通过CT或MRI进行无创评估。

3. 右位主动脉弓伴迷走左锁骨下动脉 第二常见的血管环是右位主动脉弓伴迷走左锁骨下动脉和左导管韧带。这种血管异常是由胚胎期左侧第四腮动脉弓退化消失导致右主动脉弓持续存在所致。主

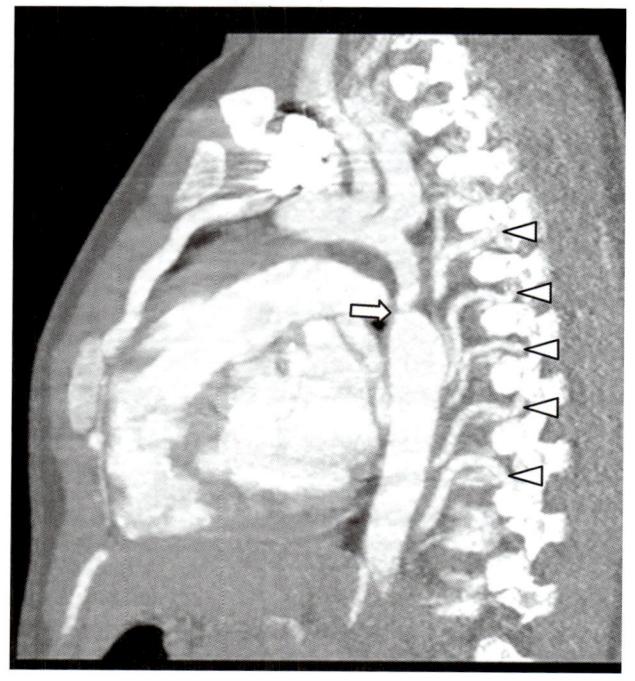

▲ 图 23-49 10岁男孩，CTA术前评估主动脉缩窄
矢状位增强CT软组织窗最大密度投影CTA图像显示主动脉峡部严重缩窄（箭）和肋间血管扩张（箭头）

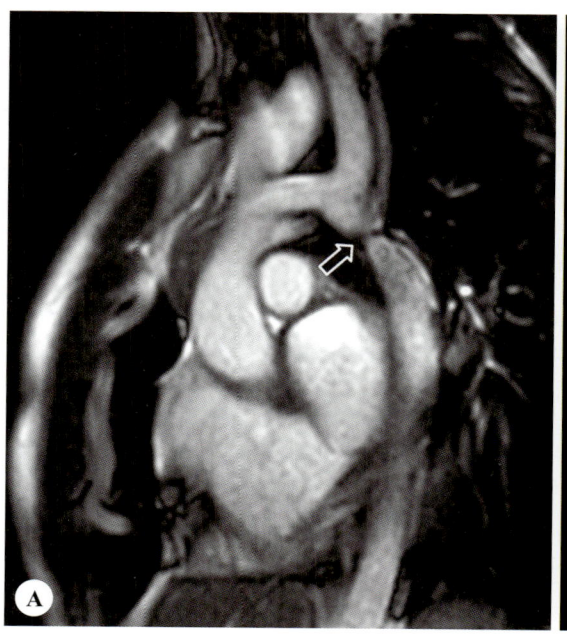
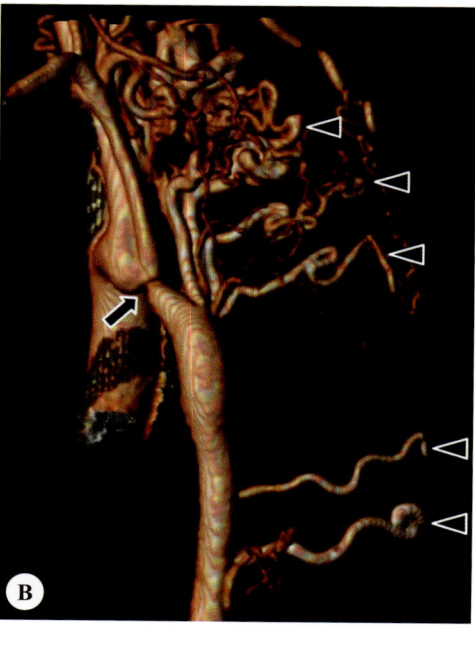

◀ 图 23-50 14岁男孩，主动脉缩窄，为体检时发现上肢高血压

A. 矢状位亮血MRI显示主动脉严重缩窄（箭）；B. MRI三维重建能更好地显示主动脉缩窄的确切位置、程度和范围，还可以看到多发侧支血管（箭头）

动脉弓在气管分叉前上升,在右主支气管上方拱起,在食管和气管后方下降。左锁骨下动脉起源于降主动脉,导管韧带从左锁骨下动脉根部延伸至左肺动脉。右位主动脉弓伴迷走左锁骨下动脉通常与先天性心脏病无相关性。但其变异,右位主动脉弓伴镜像分支,通常与先天性心脏病(如动脉干和法洛四联症)有关[195]。尽管大多数患者无症状,但当Kommerell憩室较大时,患者可能出现与气管和(或)食管的外源性压迫相关的呼吸困难或肿胀。

异常锁骨下动脉起始部的扩张,称为Kommerell憩室,是由子宫内导管血流从左肺动脉流向左锁骨下动脉再流向主动脉所致。其存在提示需要分开导管韧带以释放位于纵隔左侧的环。当右位主动脉弓不伴有Kommerell憩室时,导管韧带位于右侧,并没有形成完整的血管环。CTA或MRA是确诊和术前规划的首选成像方法[190, 201](图23-52),还可以发现是否存在相关的先天性心脏病。

对于有症状的右位主动脉弓伴迷走左锁骨下动脉的患儿,目前主要通过外科结扎来减少对气道和食管的压迫。

4. 肺动脉吊带 肺动脉吊带也称为左肺动脉异常起源。当左肺动脉异常起源于右肺动脉时,形成一条吊索,在气管和食管之间穿行[3, 45]。胚胎学上,这是由于原始左第六鳃动脉弓闭塞所致。肺动脉吊带是唯一穿行于气管和食管之间血管环。大约一半的患者有气管支气管异常,如气管软化、狭窄、蹼、异常分支和(或)完整的软骨气管环,后者可导致长段气管狭窄[202, 203]。10%~20%的患儿可并发心内缺陷,最常见的是房间隔和室间隔缺损[202, 203]。患儿通常表现为喘鸣、缺氧和呼吸暂停。

术前CTA或MRA可用于评估肺动脉的形态,确定其与气道的关系,并显示气管和(或)支气管受压或固有狭窄的程度[204](图23-53)。肺动脉吊带主要分为两种类型,轴位CTA和MRA等有助于鉴别两者并发现其他相关的先天性异常[205]。1型肺动脉吊带定义为气道分支正常,隆突位置在$T_{4\sim 5}$椎体水

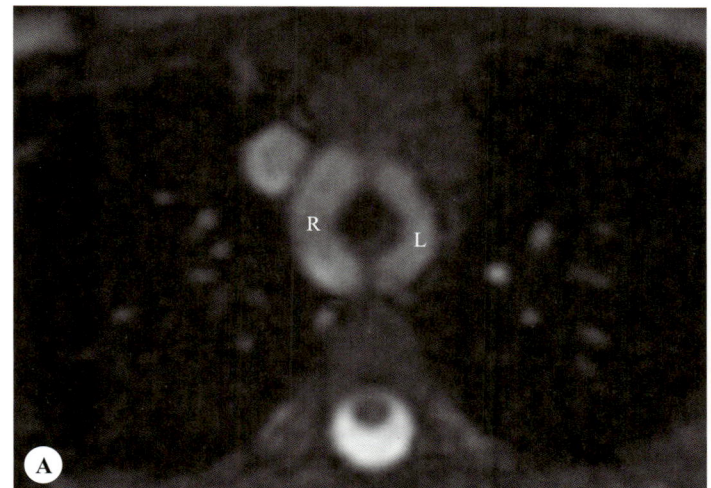

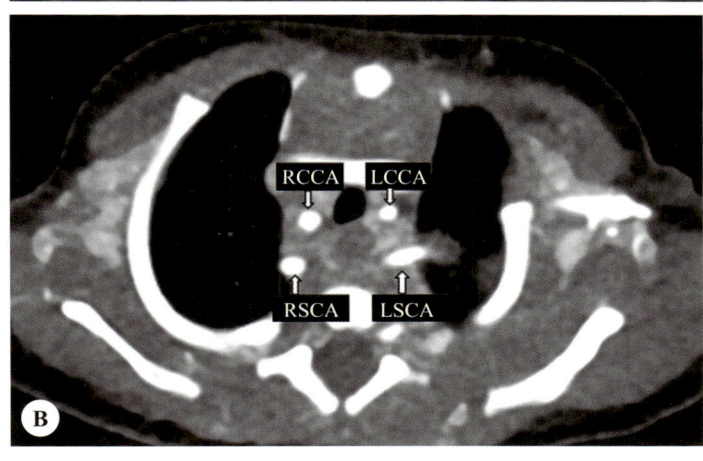

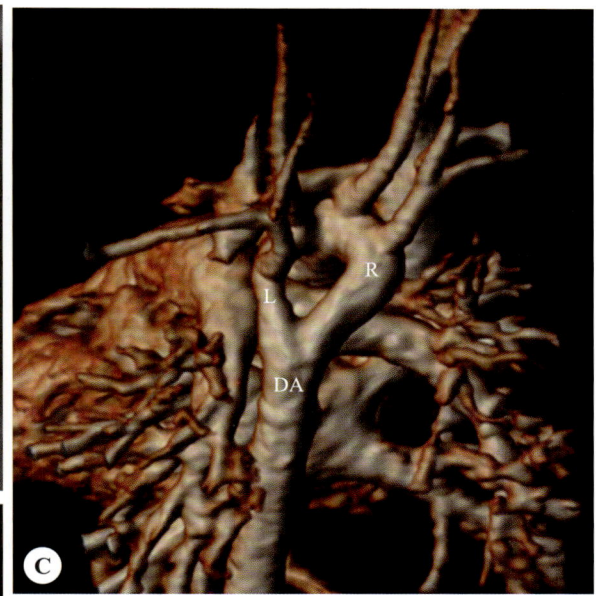

▲ 图23-51 3月龄女孩,双主动脉弓,产前诊断为血管环

A. 轴位亮血MRI显示双主动脉弓,右优势主动脉弓(R)和左主动脉弓闭锁(L)。B. 轴位增强CTA软组织窗图像显示"四血管"征,颈总动脉和锁骨下动脉起源于两个主动脉弓。RCCA. 右颈总动脉;RSCA. 右锁骨下动脉;LCCA. 左颈总动脉;LSCA. 左锁骨下动脉。C. MRI 3D重建后视图像显示右优势主动脉弓(R)和左主动脉弓闭锁(L)。DA. 降主动脉

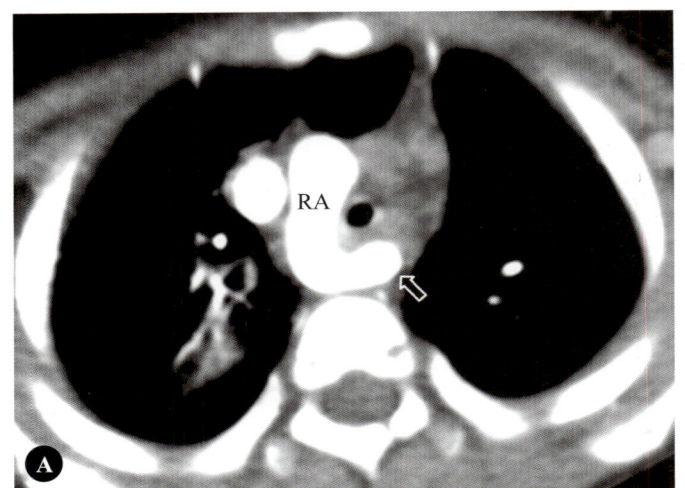
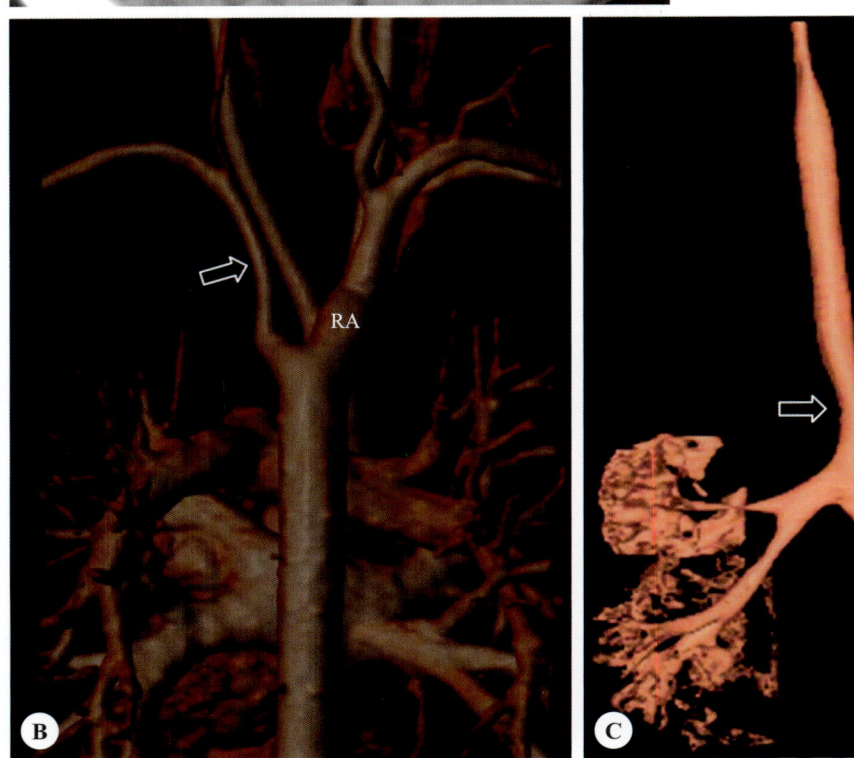
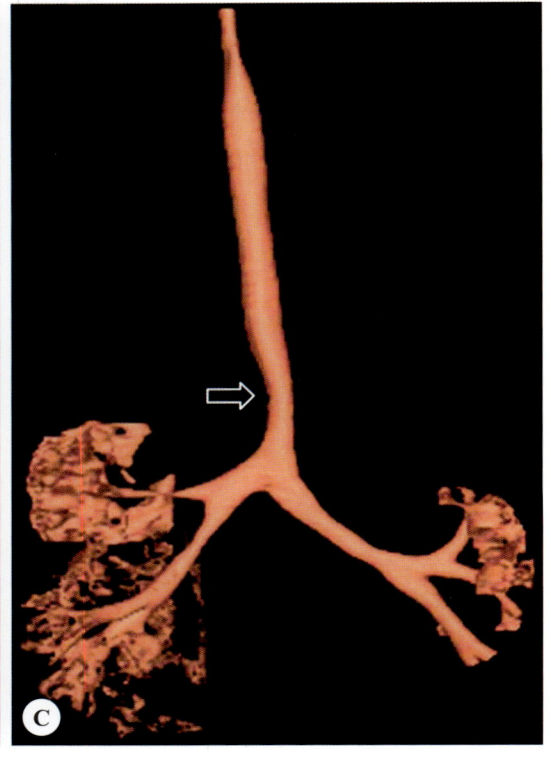

◀ 图 23-52 31 月龄的 21 三体综合征女孩，右位主动脉弓伴迷走左锁骨下动脉

A. 轴位增强 CTA 软组织窗图像显示迷走左锁骨下动脉伴 Kommerell 憩室（箭），起自右位主动脉弓（RA）；B. 3D 重建 CT 图像显示左锁骨下动脉（箭）起源于右位主动脉弓（RA）；C. 气道 3D 重建 CT 图像显示，血管环的存在导致气管固定性狭窄（箭）并累及远端气管

平。2 型肺动脉吊带的特点是气管隆嵴在 T_5 椎体水平，其位置更靠尾侧，形成一个水平形状，呈"倒 T 形"结构。2 型肺动脉吊带常伴有先天性肺畸形、先天性心脏病和长段气管狭窄[43]。

目前治疗有症状的肺动脉吊带的方法是手术再植入左肺动脉，并切除患者的动脉导管或导管韧带。可能需要额外的滑动气管成形术以纠正合并的长节段大气道狭窄。

5. 肺静脉狭窄 先天性肺静脉狭窄是一种罕见的、进行性肌成纤维细胞增生性疾病导致的肺静脉阻塞，死亡率高。大约一半的先天性肺静脉狭窄患者合并先天性心脏病[206]。患儿的症状包括轻度呼吸窘迫、肺动脉高压和心力衰竭。由于治疗前后复发和进行性肺静脉阻塞的风险较高，常需要进行一系列的影像学检查来评估疾病进展情况。

胸片通常用于临床怀疑肺静脉狭窄患儿的初步评估，表现为肺间质增厚、网状和磨玻璃影增多，缺乏特异性[207]。因此，轴位成像对于全面评估小儿肺静脉狭窄是必要的。CTA 可用于评估肺静脉的解剖结构，与超声心动图相比可以更完整的评估肺静脉狭窄。为了更准确地诊断肺静脉狭窄，最近有研究表明，3D CT 图像可一定程度提高诊断效能，

第 23 章 儿科应用：胸部
Pediatric Application: Thorax

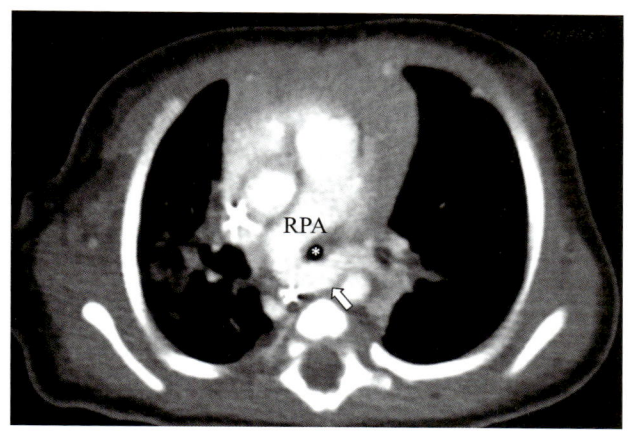

▲ 图 23-53 4月龄男孩，肺动脉吊带，表现为喘鸣
轴位增强 CT 软组织窗位图像显示左肺动脉（箭）起源于右肺动脉（RPA），在气管（*）后方穿行

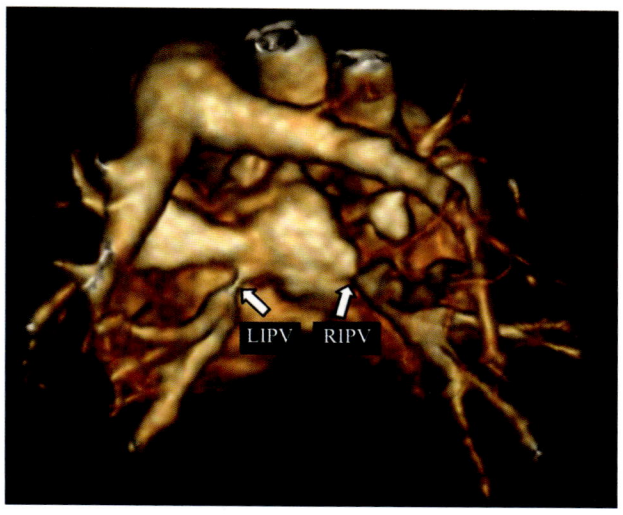

▲ 图 23-54 35月龄女孩，肺静脉狭窄，可疑染色体异常
肺静脉的 3D 重建 CT 图像显示左下肺静脉（LIPV）和右下肺静脉（RIPV）严重狭窄（箭）

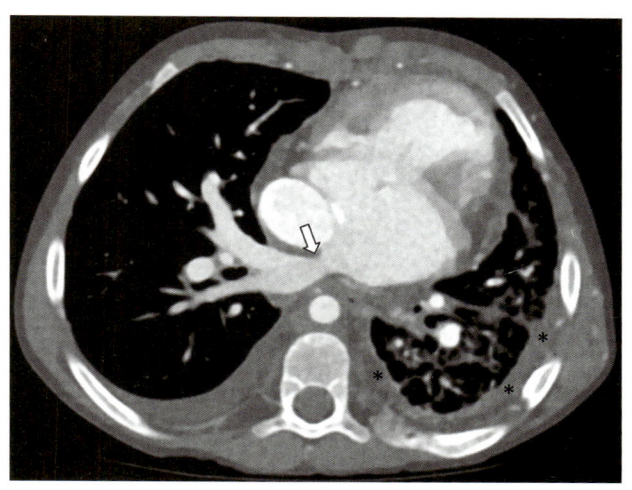

▲ 图 23-55 7岁男孩，肺静脉狭窄，表现为呼吸窘迫、肺动脉高压和咯血
轴位增强 CTA 软组织窗图像显示左下肺静脉缺如和胸膜增厚（*）。右肺静脉（箭）未闭。可见右侧少量胸腔积液

并显著提高准确性、可信度和观察者间一致性[208]（图 23-54）。MRI 也可用于肺静脉狭窄的评估，但可能会受到呼吸和心脏收缩的运动伪影的限制。影像学评估的重点是诊断狭窄、评估程度和范围，以及受累肺静脉的数量。CTA 和 MRI 也可以显示肺静脉周围轻度强化的肌成纤维细胞和软组织增生，这是先天性肺静脉狭窄的特征性影像学表现（图 23-55）。先天性肺静脉狭窄的其他影像学表现包括间隔和胸膜充血增厚。

对于短节段肺静脉狭窄的患儿可以行球囊成形并支架置入术，而对于严重的长节段肺静脉狭窄或多发肺静脉受累的患儿则需要行肺移植术。

6. 部分型肺静脉异位引流（弯刀综合征） 在部分型肺静脉异位引流中，至少一个或多个（但不是全部）肺静脉回流到体静脉（上腔静脉、下腔静脉、无名静脉等）或直接回流到右心房[45]。这种情况导致左向右分流，右心室容量过载，类似于房间隔缺损的病理生理学。弯刀静脉是右下肺静脉或整个肺静脉回流到膈肌水平的下腔静脉。弯刀综合征的特征是弯刀静脉和右肺发育不全，导致心脏右位[209]（图 23-56A）。从腹主动脉到右肺的持续性体循环供血也可能与弯刀综合征相关。

2D 和 3D 重建的 CTA 或 MRI 有助于评估异常肺静脉、显示其连接、评估相关静脉阻塞情况、量化左向右分流的程度，以及评估合并的其他异常，如肺动脉分支发育不全、肺的体动脉供血或其他发育性肺异常，如马蹄肺或肺隔离症[43]（图 23-56B）。

目前治疗部分型肺静脉异位引流的方法包括通过直接吻合或使用隔板将异常静脉重新连接到左心房。此外，还需要阻断侧支血管。近期有研究表明，存在肺动脉高压和患者在 1 岁之前接受手术是与手术死亡率相关的两个术前危险因素[210]。

（二）纵隔肿块

纵隔肿块在儿科患者群体中很常见，通过纵隔的三个分区来定位病灶有助于诊断和鉴别诊断[211, 212]。儿童前纵隔内的肿块通常是肿瘤，中纵隔内最常见的是先天性前肠重复囊肿和感染性或肿瘤性淋巴结增大。儿童神经源性肿瘤最常位于后纵隔。侧位胸

1163

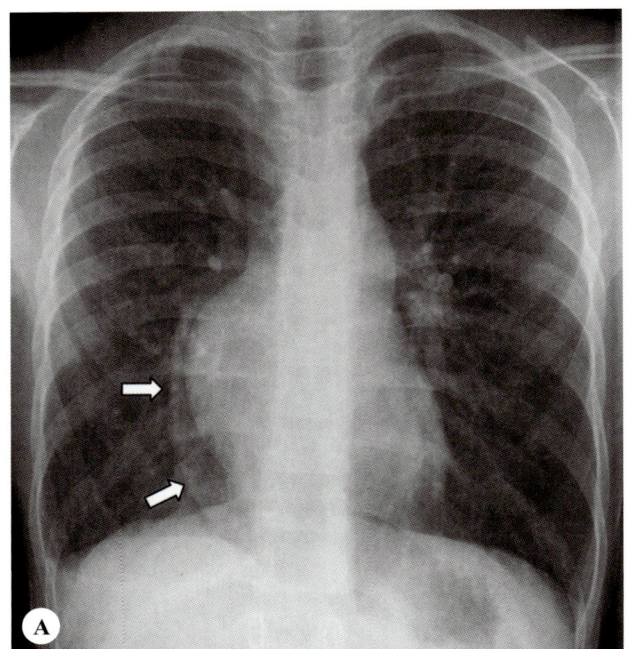

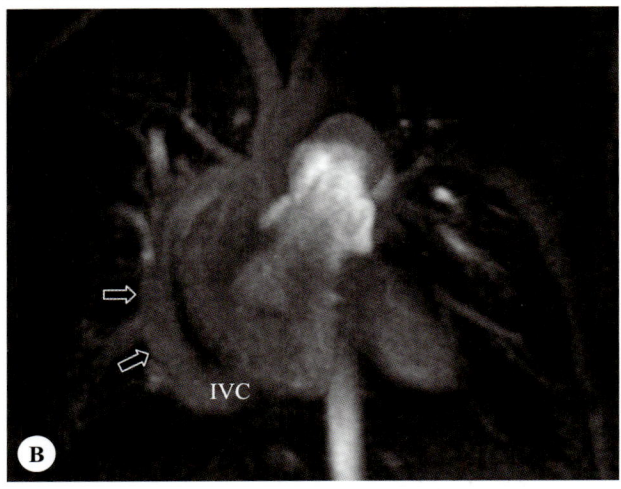

▲ 图 23-56 8 岁男孩，弯刀综合征，表现为反复咳嗽
A. 正位胸片显示弯刀静脉（箭）和轻度的心脏右位，符合肺发育不全综合征；B. 冠状位最大密度投影 MRA 图像显示肺静脉异位引流，发育不全的右肺大部分经弯刀静脉（箭）引流至下腔静脉

片可将纵隔肿块定位到纵隔三个分区中的一个，轴位 CT 和 MRI 等影像学检查则用于对胸片发现的纵隔肿块进行确诊和定性。

1. 前纵隔病变

(1) 胸腺瘤：胸腺瘤是儿童中一种少见的上皮性肿瘤，占该年龄组纵隔肿块的不到 1%[213]。为良性或低度恶性肿瘤。大多数患儿无症状。但大约 1/3 的患儿可能有与局部压迫或侵袭相关的症状[214]。也可能出现副肿瘤综合征，最常见的是重症肌无力。与胸腺瘤相关的其他疾病包括红细胞再生障碍、低丙种球蛋白血症、结缔组织病、自身免疫性疾病或炎症性肠病。

胸腺瘤有两种亚型：非侵袭性和侵袭性。非侵袭性胸腺瘤通常边界清楚，不会延伸到纤维包膜以外（图 23-57）。而侵袭性胸腺瘤通常体积较大、轮廓不规则、伴有坏死，并且强化不均匀；可发生邻近结构侵袭和胸膜播散（图 23-58）。在 CT 上，非侵袭性胸腺瘤通常表现为边界清楚的分叶状肿块，有轻微或轻度的强化。而侵袭性胸腺瘤边界通常不规则，并伴有胸膜结节。在 MRI 上，胸腺瘤在 T_2 加权像上呈典型的高信号，在同相位和去相位成像上没有信号丢失，可与胸腺增生或胸腺瘤相鉴别。CT 或 MRI 上高达 30% 的肿瘤内部可见囊性或坏死变性区域[214-216]。当肿瘤出现钙化时，通常位于肿瘤包膜或散布在整个肿块中。

胸腺瘤治疗方式为手术完全切除，对于侵袭性胸腺瘤可能需要进行术前化疗以降低肿瘤分级。肿瘤的预后与组织学类型和手术分期相关。

(2) 生殖细胞肿瘤（畸胎瘤）：生殖细胞肿瘤的特征是胚胎学上起源于原始生殖细胞的一组异质性良性和恶性肿瘤。生殖细胞肿瘤占儿童纵隔肿瘤的 6%~25%[214, 215, 217]。畸胎瘤是纵隔性腺外生殖细胞瘤最常见的亚型，最常发生在前纵隔。虽然小的畸胎瘤不会引起症状，但大的畸胎瘤可能会因压迫邻近的纵隔结构而引起胸痛或呼吸窘迫。

畸胎瘤主要有两种类型：成熟的良性畸胎瘤（图 23-59）和不成熟的恶性畸胎瘤（图 23-60）。两种畸胎瘤都含有脂肪、液体和钙化成分，可以在 CT 和 MRI 上显示。这些横断面影像学特征有助于鉴别儿童畸胎瘤和其他类型的纵隔肿块。T_1/T_2 高信号和脂肪抑制 MRI 脉冲序列的信号抑制相结合可以证明存在肉眼可见的脂肪，可见于 90% 的病例中[214, 216, 218]。病变内实性组织伴坏死或出血是另一有价值的诊断特征，此征象在未成熟的恶性畸胎瘤中比在成熟良性畸胎瘤中更常见。此外，边界不清、在注射对剂后出现明显强化，以及胸腔积液，也常是与未成熟恶性畸胎瘤相关的影像学表现。

成熟良性畸胎瘤完全切除后预后良好。未成熟的恶性畸胎瘤预后也很好，尤其是儿童畸胎瘤；但是接近 1/3 恶性生殖细胞瘤患者出现复发。尽管如此，随着辅助化疗的应用，儿童患者的存活率很高。

第 23 章 儿科应用：胸部
Pediatric Application: Thorax

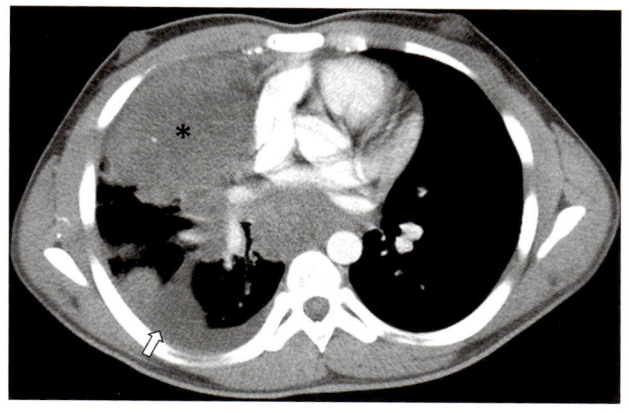

▲ 图 23-58 15 岁男孩，侵袭性胸腺瘤，表现为胸痛
轴位增强 CT 软组织窗图像显示前纵隔不均匀强化肿块（*），病灶延伸到胸膜腔（箭）。术后病理证实为侵袭性胸腺瘤

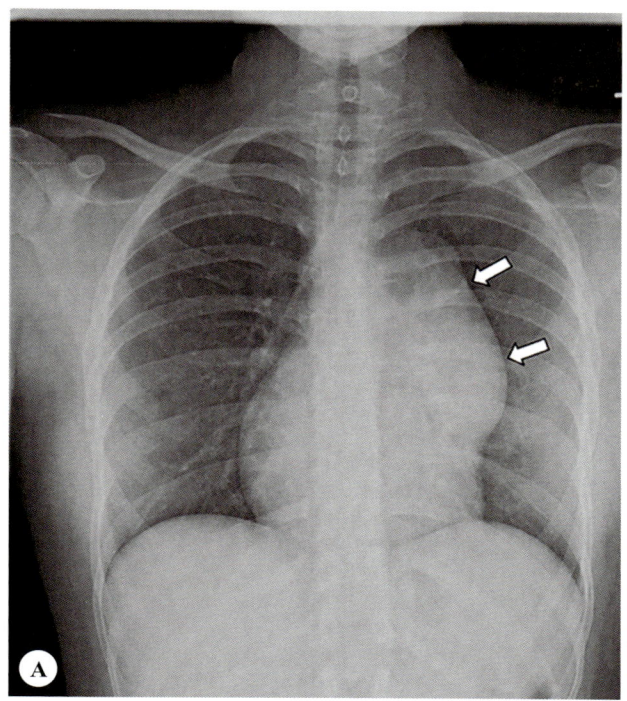

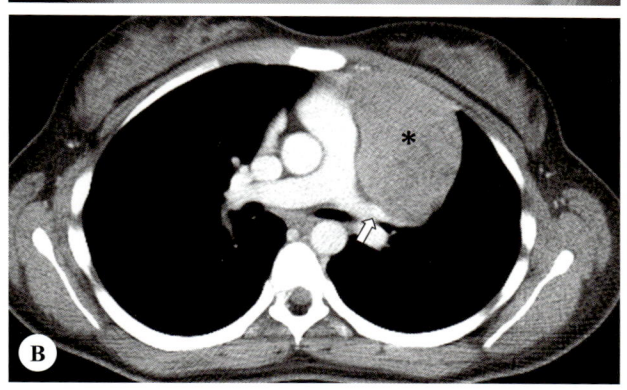

▲ 图 23-57 15 岁女孩，胸腺瘤，表现为胸痛
A. 正位胸片显示纵隔左缘轮廓呈分叶状（箭）；B. 轴位增强 CT 软组织窗图像显示左上纵隔不均匀、分叶状肿块（*），导致邻近左肺动脉狭窄（箭）

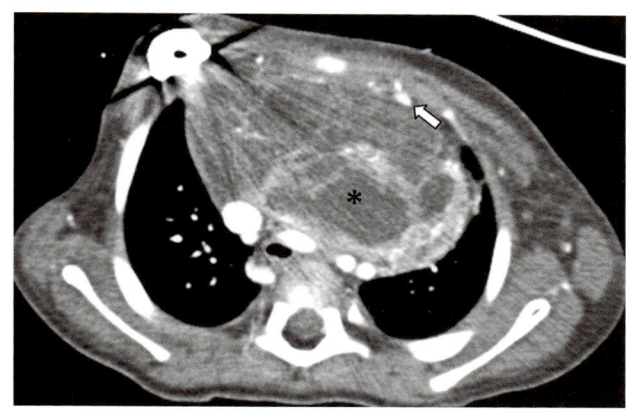

▲ 图 23-59 30 月龄男孩，生殖细胞瘤，表现为呼吸窘迫和胸壁突出
轴位增强 CT 软组织窗图像显示一个多发分隔的异质性肿块，有囊性（*）和钙化（箭）成分。肿块紧邻心脏，对邻近的大血管产生肿块效应。手术病理证实为良性成熟畸胎瘤

（3）淋巴瘤：淋巴瘤是儿童最常见的前纵隔恶性肿瘤。传统上将淋巴瘤分为两类，包括霍奇金淋巴瘤和非霍奇金淋巴瘤。组织学上，霍奇金淋巴瘤的特点是存在多核 Reed-Sternberg 细胞，而非霍奇金淋巴瘤的特点是存在 B 淋巴细胞或 T 淋巴细胞克隆增殖。虽然霍奇金淋巴瘤和非霍奇金淋巴瘤都可以发生于儿童，但非霍奇金淋巴瘤常发生于 10 岁和 20 岁左右。纵隔淋巴瘤患儿常表现为无症状的淋巴结增大；但也可能出现咳嗽、呼吸困难、吞咽困难、咯血或上腔静脉压迫。盗汗和体重减轻等全身症状更常见于侵袭性淋巴瘤。

在 CT 和 MRI 上，纵隔淋巴瘤通常表现为分叶状、由多个淋巴结聚集形成的多结节性肿块，可对邻近的纵隔结构产生肿块效应，常累及心包（图 23-61）。MRI 有助于评估心包受累情况，以确定疾病分期和手术计划。由于淋巴瘤可能起源于胸腺或累及胸腺，因此在横断面成像上很难区分恶性肿瘤和增大的胸腺。不同于正常胸腺，淋巴瘤累及胸腺的典型表现为分叶状、体积较大、信号不均匀的肿块，伴相邻纵隔结构移位。MRI 弥散加权成像也有助于区分残留或复发的淋巴瘤和良性胸腺增生，后者常发生于儿童和年轻人化疗后。影像学在疾病分期、结外病

1165

变评估和治疗反应评估中至关重要。治疗后，肿块内可出现钙化，但治疗前很少见。

霍奇金淋巴瘤在大多数情况下是可以治愈的[219]。治疗取决于疾病的分期，包括局部放疗或化疗和（或）对大体积肿瘤的放疗。儿童非霍奇金淋巴瘤也可进行骨髓移植。

(4) 淋巴管畸形：淋巴管畸形是一种囊性或多囊性病变，由先天性淋巴管发育不良引起。通常发生在颈部和腋窝区域，但在儿童患者中可孤立的发生于纵隔。通常无症状，但如果淋巴管畸形压迫气道或其他重要纵隔结构则可能出现呼吸困难。

淋巴管畸形主要分为三种类型：大囊性（直径＞1cm）、微囊性（直径＜1cm）或混合型。超声进行初始筛查，MRI 是诊断和定性淋巴管畸形的首选影像学检查方法。MRI 上，病灶通常表现为光滑、边界清楚的多囊性肿块，其内伴多发分隔，分隔及囊肿壁增强扫描后可见强化（图 23-62A）。复杂淋巴管畸形内的出血性或蛋白质性物质在 T_1 加权像上通常表现为高信号。CT 不是常规用来定性诊断淋巴管畸形的手段。CT 表现为多分隔性肿块，可缓慢延伸并压迫正常纵隔结构（图 23-62B），静脉注射对比剂后淋巴管畸形的囊壁和分隔可显示轻度强化。

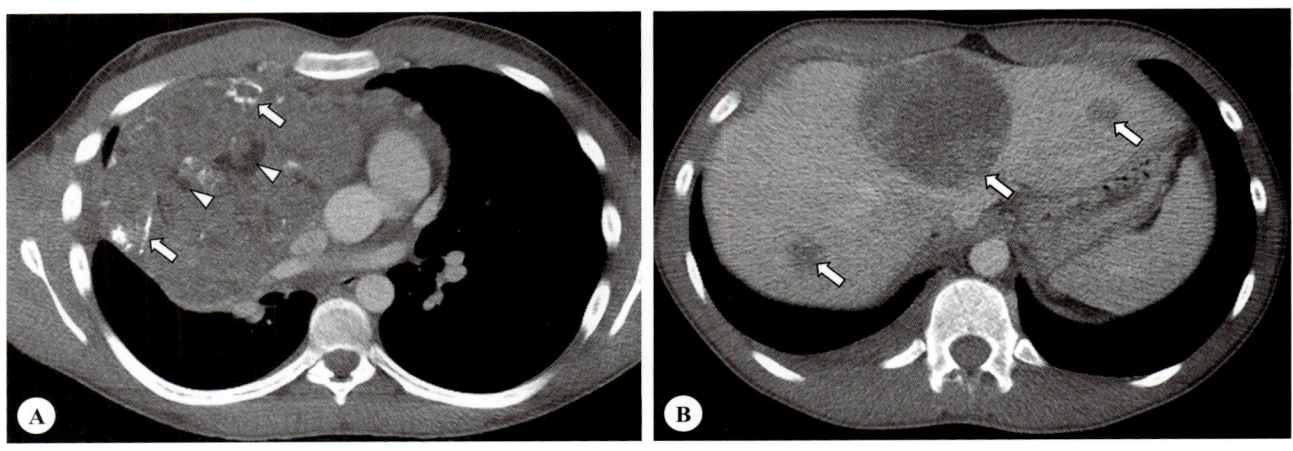

▲ 图 23-60　13 岁男孩，恶性生殖细胞瘤，表现为胸痛和体重减轻

A. 轴位增强 CT 软组织窗图像显示前纵隔内不均匀软组织肿块，伴有钙化（箭）和脂肪（箭头）成分；B. 轴位增强 CT 软组织窗图像显示多发肝脏转移瘤（箭）

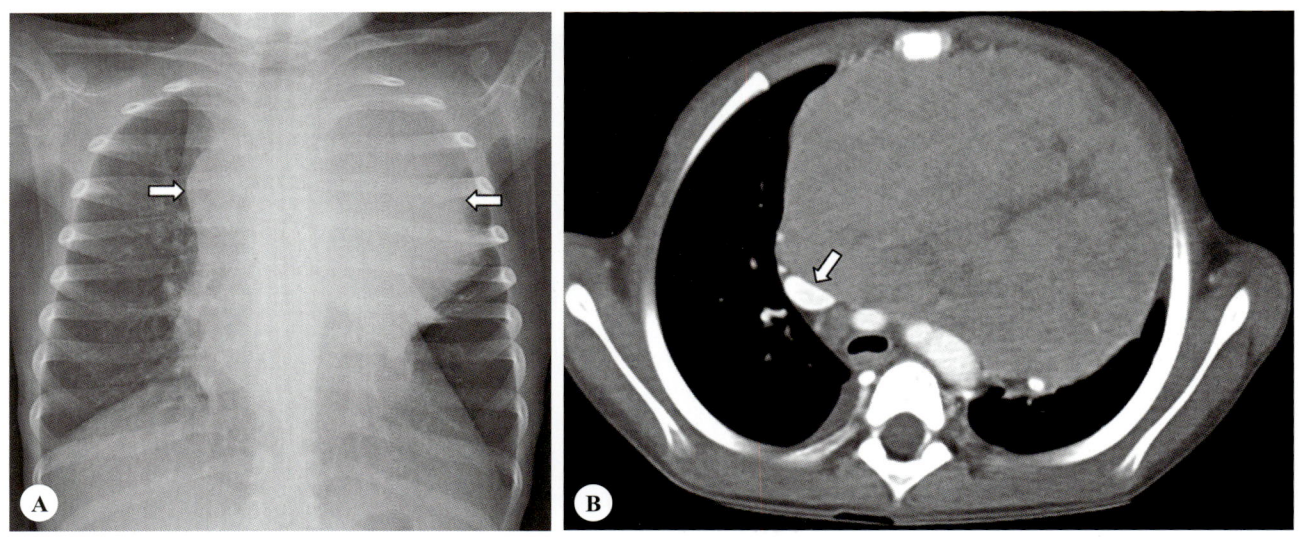

▲ 图 23-61　5 岁男孩，霍奇金淋巴瘤，表现为呼吸窘迫和胸痛

A. 正位胸片显示纵隔轮廓增大，呈分叶状（箭）；B. 轴位增强 CT 软组织窗图像显示前纵隔肿块伴内部坏死或囊变，导致上腔静脉狭窄（箭）

淋巴管畸形的主要治疗包括外科切除（如果可能的话），多种药物经皮硬化疗法（包括乙醇、乙氧基、十四烷基硫酸钠、博来霉素和多西环素）。

2. 中纵隔病变　两种最常见的中纵隔的非血管性病变是发育性前肠重复囊肿（支气管源性囊肿、食管重复囊肿和神经肠源性囊肿）和淋巴结病（感染、原发性肿瘤或转移）。

(1) 前肠重复囊肿：前肠重复囊肿是原始前肠的发育性畸形，包括支气管源性、肠源性和神经肠源性囊肿，前两种是除淋巴结病以外最常见的内脏纵隔病变。

支气管源性囊肿是一种先天性异常，由妊娠早期异常的肺出芽和前肠腹侧发育所致，是最常见的纵隔囊肿[222, 223]。大多数患儿无症状，但如果较大病变邻近气道则会引起肿块效应，可能会出现呼吸窘迫。支气管囊肿可发生在纵隔的任何部位和气管食管树沿线，但多位于隆突前或隆突下。20%的病灶可能位于肺内[224-226]。当支气管源性囊肿内存在空气时，可能是与邻近气管支气管树存在交通或继发感染所致[227]。

食管重复囊肿，又称肠源性囊肿，是胚胎前肠后段发育异常所致，通常发生在食管附近。食管重复囊肿可能与其他先天性异常有关，包括肠道重复畸形、食管闭锁和瘘管，以及脊柱异常[218]。大多数患儿可能无症状，但当病灶较大时可导致吞咽困难，为最常见的表现。

神经肠源性囊肿是由胚胎早期胃肠道与原始神经嵴分离失败形成的。组织学上的特征是病变内同时存在神经成分和胃肠道上皮。神经肠源性囊肿与其他前肠重复囊肿的区别在于其位于椎体旁间隙，延伸至椎管内，并伴有脊柱先天性骨缺损。常见的症状是疼痛。

影像学通常不能鉴别前肠重复囊肿的类型，而是需要病理学诊断。但是因为神经肠源性囊肿具有其特殊位置且临床伴有典型的疼痛和椎体异常，可根据影像学特征进行诊断。在影像学上，三种类型的前肠重复囊肿均表现为单纯性囊肿，在 CT 和 MRI 上表现为液体密度伴周围薄层强化（图 23-63），除非病灶内有出血或感染。当这些病变在 CT 上由于其较高的密度表现为与实性肿瘤类似而不能确定诊断时，MRI 可以帮助诊断。在 MRI 上，前肠重复囊肿可以与实性肿瘤进行很好的鉴别，根据液体成分的含量，表现为可变但均匀的 T_1 信号，明显的 T_2 高信号，无强化或光滑的薄壁强化。

一般来说，三种类型的前肠重复囊肿治疗方式均为手术完全切除，尤其是当患者有症状时。

(2) 淋巴结病：淋巴结增大好发于儿童中纵隔，通常继发于肿瘤或感染性病变。恶性病因既可以是原发性肿瘤，如淋巴瘤，也可以是腹部和盆腔原发肿瘤的转移，包括肾母细胞瘤、睾丸肿瘤和各种肉瘤（图 23-64）。儿童淋巴结病的常见感染原因包括肺结核和组织胞浆菌病，这些疾病可与相关的肺部异常如树芽型结节一起出现（图 23-65）。根据疾病的程度，其症状可表现为从无症状到呼吸困难和胸痛。

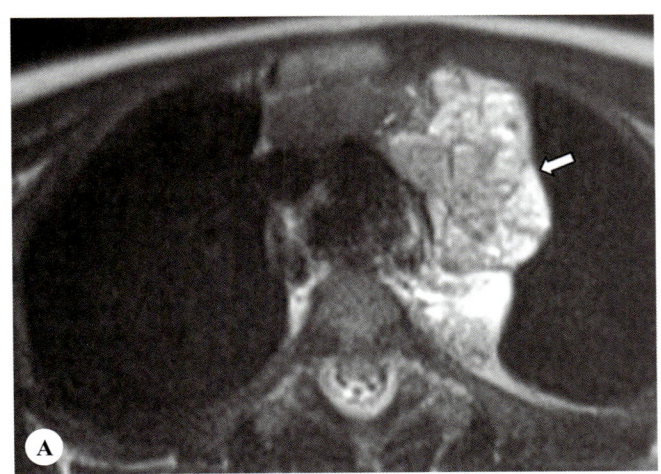 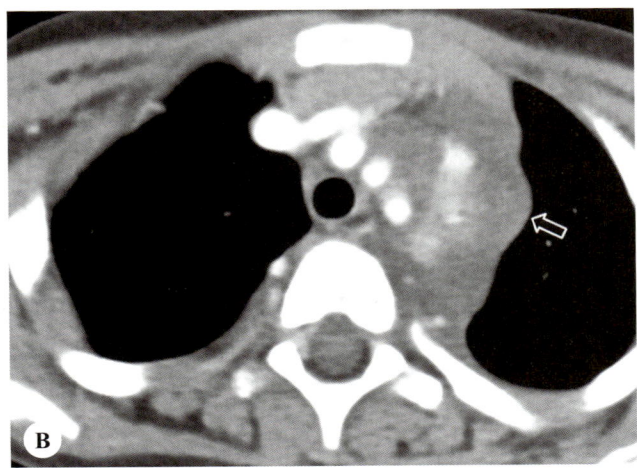

▲ 图 23-62　4 岁男孩，偶然发现纵隔肿块，诊断为淋巴管畸形

A. 轴位非增强扫描 T_2 加权 MRI 显示主要位于纵隔左侧的分叶状 T_2 高信号病变（箭），包裹主要的纵隔结构，无相关肿块效应；B. 轴位增强 CT 软组织窗图像显示纵隔内分叶状肿块（箭），病变包绕大血管而不导致血管变窄

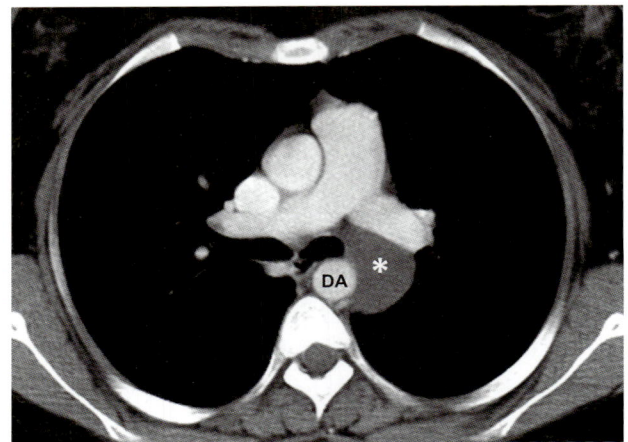

▲ 图 23-63 13岁女孩，前肠重复囊肿，表现为反复呼吸道感染

轴位增强 CT 软组织窗图像显示左主支气管和降主动脉（DA）周围的边界清楚的中纵隔病变（*），无相关肿块效应

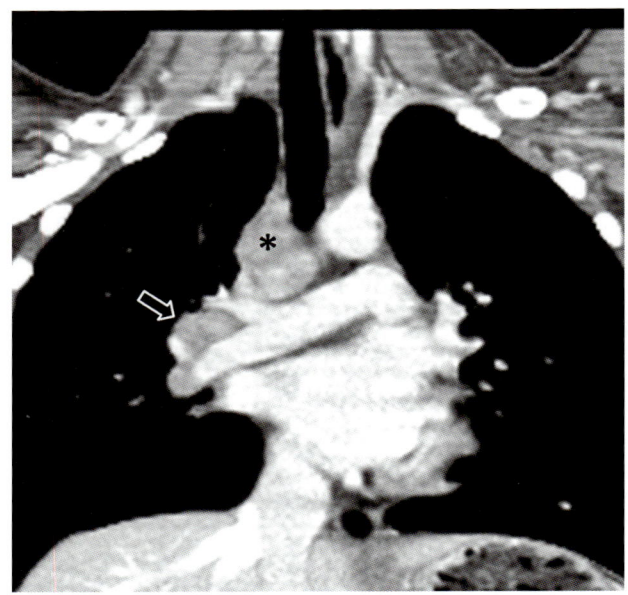

▲ 图 23-65 最近从海地移民的 14 岁女孩，感染性淋巴结病，PPD 阳性，推测为肺结核

冠状位增强 CT 软组织窗图像显示气管右上旁（*）和右肺门（黑箭）低密度淋巴结病变

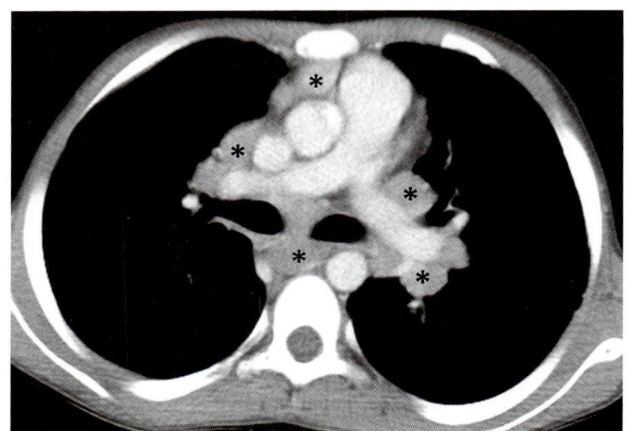

▲ 图 23-64 3岁男孩，患有肾母细胞瘤，转移性淋巴结病，表现为呼吸窘迫和腹部肿块

轴位增强 CT 软组织窗图像显示纵隔内多发淋巴结病变（*）

淋巴结病在 CT 和 MRI 上表现通常是非特异的，表现为均匀或不均匀的软组织肿块，并伴有不同程度的强化。但部分纵隔淋巴结病具有特征性，如骨肉瘤的纵隔淋巴结转移会出现钙化，以及结核感染时纵隔淋巴结呈周围强化、中心低密度改变。

淋巴结病的治疗主要是针对淋巴结病的病因进行适当治疗。

3. 后纵隔病变 儿童患者后纵隔病变大多数起源于周围神经、交感神经节或副神经节。CT 和 MRI 等横断面成像是准确发现后纵隔病变的重要手段。CT 有助于评估后纵隔病变的钙化，而 MRI 对于评估后纵隔病变向椎管内延伸情况具有重要意义。

(1) 交感神经节细胞瘤：交感神经节细胞瘤起源于形成交感神经系统的原始神经嵴细胞，包括神经母细胞瘤、神经节神经母细胞瘤和神经节神经瘤，前两者为恶性肿瘤，后者为良性肿瘤。

(2) 神经母细胞瘤：神经母细胞瘤是一种恶性肿瘤，通常发生在肾上腺；然而，它也可以发生在交感神经链的任何地方，包括后纵隔。多发于 3 岁以下的儿童，患者的典型表现为发热、易怒、体重减轻、贫血，有时伴有脊髓压迫后遗症，表现为截瘫、四肢无力和肠道或膀胱功能改变。

在 CT 上，神经母细胞瘤通常表现为椎旁区边界清楚，不均匀的肿块（图 23-66）。CT 可以评估病灶内部粗大的钙化（约 80%），同时也能很好地评估椎管内转移[222]。MRI 由于其优越的组织对比度，可以较 CT 更好地评估病变的范围和椎管内侵犯情况，从而改进手术计划和治疗方案。在 MRI 上，神经母细胞瘤在 T_2 加权像上表现为高信号，在 T_1 加权像上表现为低信号，具有强化程度可变及弥散受限的特点（图 23-67）。在 MRI 上，肿块内的钙化可能很难被发现，但在磁敏感加权成像中有时可见，为信号缺失区域。

手术切除是目前治疗儿童神经母细胞瘤的首选

第 23 章 儿科应用：胸部
Pediatric Application: Thorax

方法，晚期病变需辅助化疗和放疗。预后取决于病变的部位和程度，胸部神经母细胞瘤的预后比腹部神经母细胞瘤要好[228]。

（3）节细胞神经母细胞瘤和节细胞神经瘤：节细胞神经母细胞瘤和节细胞神经瘤的侵袭性比神经母细胞瘤小。虽然节细胞神经瘤被认为是良性肿瘤，但节细胞神经母细胞瘤是恶性的，可能发生转移。不同于神经母细胞瘤，节细胞神经母细胞瘤和节细胞神经瘤往往发生在大龄儿童，节细胞神经瘤患者的诊断年龄中位数为 7 岁，节细胞神经母细胞瘤的诊断年龄为青少年。两者通常无症状，当它们引起局部肿块效应时，可出现咳嗽、腹痛或呼吸困难。

影像学上，节细胞神经母细胞瘤和节细胞神经瘤与神经母细胞瘤具有相似的影像学特征，因此很难区分。但节细胞神经母细胞瘤和节细胞神经瘤的形状比神经母细胞瘤更具梭形结构，以及发病年龄不同也有助于鉴别诊断。在 CT 上，节细胞神经母细胞瘤和节细胞神经瘤典型表现为密度均匀，边缘清楚，位于脊柱的前外侧的病变。20% 的节细胞神经瘤可见点状钙化[222, 227]。在 MRI 上，节细胞神经瘤表现为与肌肉相比呈 T_1 等信号或低信号，T_2 信号不均匀，偶尔也会因其独特的肿瘤结构而出现"漩涡状征象"（图 23-68）。节细胞神经母细胞瘤与神经母细胞瘤一样，是一种侵袭性更强的肿瘤，在 MRI 上表现不一，可能出现出血灶（图 23-69）。但最终需要组织病理学确诊。

外科切除，有时联合化疗，是目前治疗儿童交感神经节细胞肿瘤的首选方法。

（4）周围神经鞘瘤：良性（神经纤维瘤、神经鞘瘤）或恶性神经鞘肿瘤可发生于儿童，但发病率低于交感神经节肿瘤。通常表现为皮肤下生长性肿块或组织，有时由于直接作用于主神经或肿瘤压迫附近的神经、血管或组织而导致累及区域疼痛。多发性神经鞘瘤可能与 Ⅱ 型神经纤维瘤病有关。

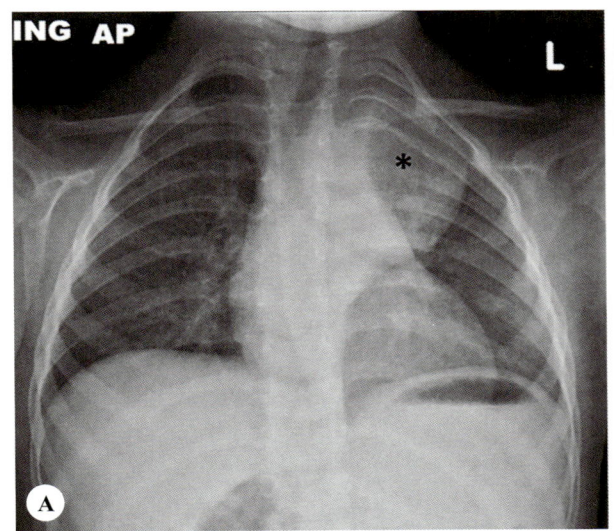

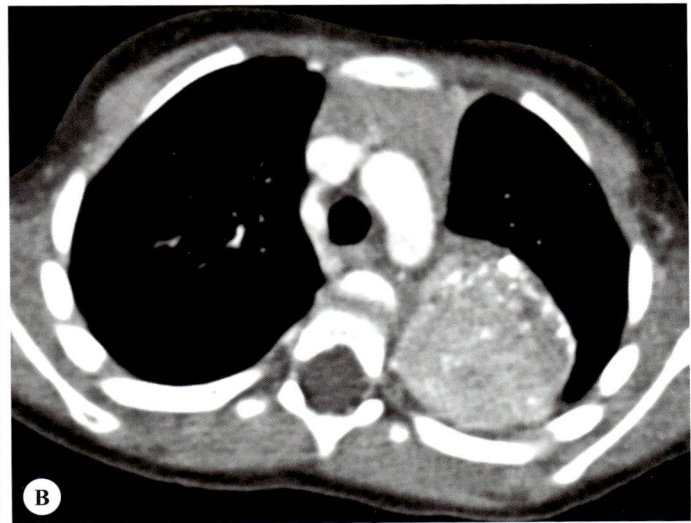

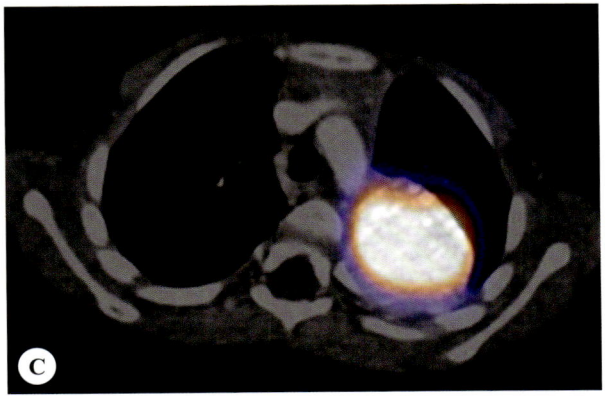

▲ 图 23-66 6 月龄男孩，神经母细胞瘤，表现为呼吸窘迫和眼阵挛肌阵挛综合征
A. 正位胸片显示一巨大纵隔肿块（*），可见气管轻度偏右；B. 轴位增强 CT 软组织窗图像显示后纵隔内一伴有钙化的不均匀强化肿块；C. 轴位 PET/CT 图像显示肿块内摄取明显增加

1169

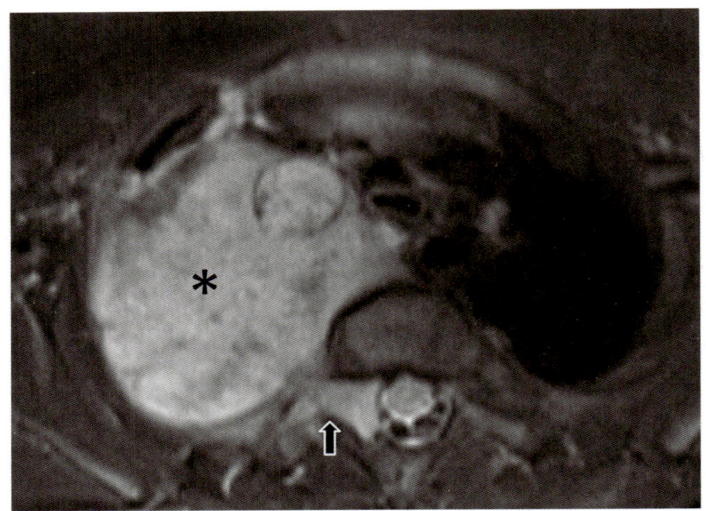

◀ 图 23-67 6月龄男孩，患有 Horner 综合征，神经母细胞瘤

轴位非增强 T₂ 加权 MRI 显示右后纵隔及心尖区一分叶状 T₂ 高信号肿块（*），病灶延伸至胸椎神经孔，神经孔扩大（箭）

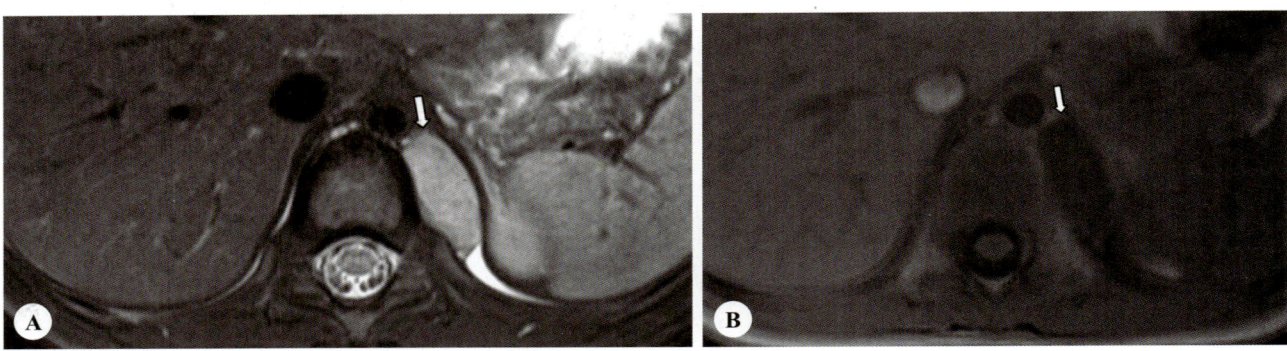

▲ 图 23-68 4岁女孩，节细胞神经瘤，表现为逐渐加重的咳嗽

A. 轴位非增强 T₂ 加权 MRI 显示左侧椎旁梭形肿块（箭），未伸入神经孔；B. 轴位增强 T₁ 加权 MRI 显示肿块无强化（箭）

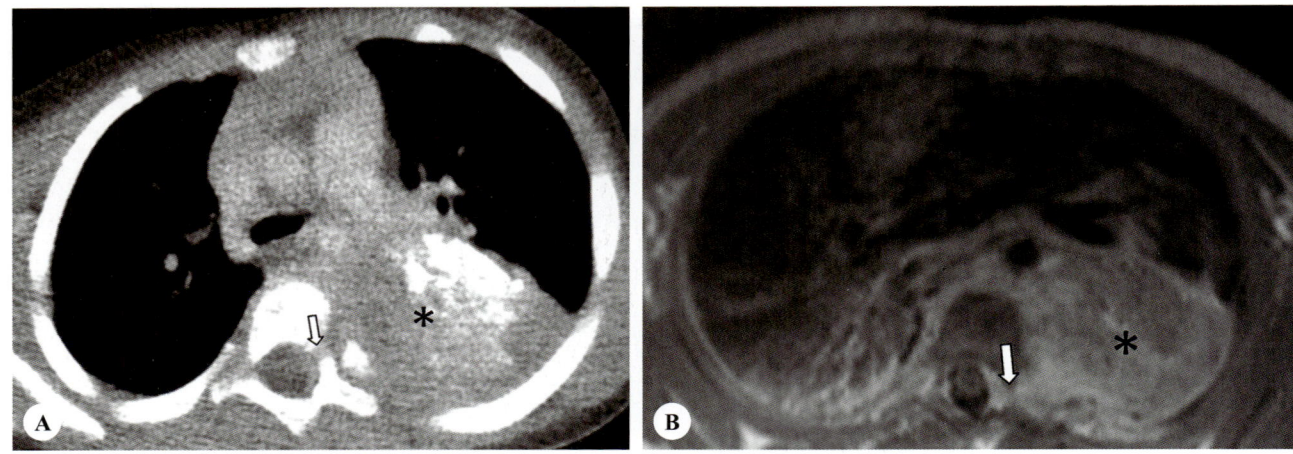

▲ 图 23-69 15月龄女孩，节细胞神经母细胞瘤，表现为呼吸窘迫和体重减轻

A. 轴位增强 CT 软组织窗图像显示纵隔左旁钙化的肿块（*），通过扩大的胸椎神经孔向椎管内硬膜外延伸（箭）；
B. 轴位增强 T₁ 加权 MRI 显示强化的左侧纵隔旁肿块（*），穿过胸椎神经孔向硬膜外延伸（箭），胸髓移位

CT 上，神经纤维瘤通常表现为边缘清晰、光滑或分叶的软组织肿块，常伴有钙化和骨质改变（图 23-70A）。神经鞘瘤通常在 CT 上表现为软组织肿块并导致神经孔扩大（图 23-71A）。10% 长期存在的神经鞘瘤伴晚期变性的患者病灶可以看到周围型钙化[222, 228]。在 MRI 上，与胸壁肌肉组织相比，周围神经和神经鞘瘤在 T_1 加权序列上通常呈低信号或等信号。在 T_2 加权序列上，神经纤维瘤表现为周围 T_2 信号增强，中心呈 T_2 低信号，形成"靶征"（图 23-70B）。神经鞘瘤往往表现出更不均匀的高 T_2 加权信号（图 23-71B）。周围神经鞘瘤呈明显的强化。无论是新发还是原发肿块的变性，当肿块迅速增大、不均匀强化或出现中心性坏死、病灶周围水肿和瘤内囊变、胸腔积液或肺转移时，可能提示恶性肿瘤（图 23-72）。

目前治疗儿童有症状的或恶性外周神经鞘瘤的首选方法是手术切除。

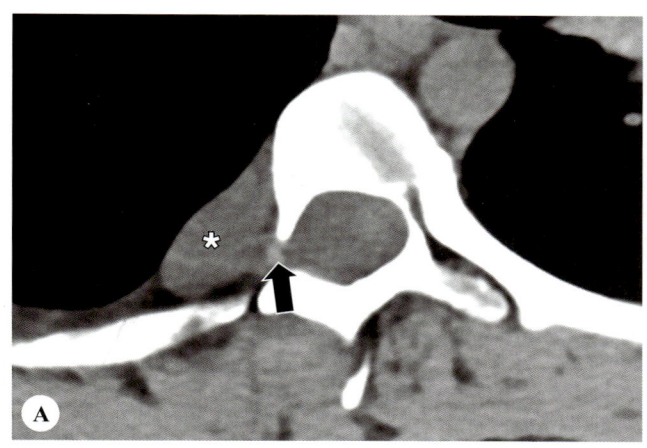
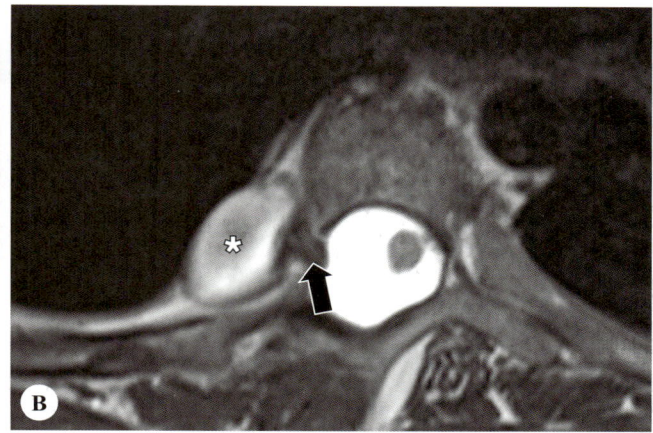

▲ 图 23-70　**17 岁男孩，患神经纤维瘤，伴有 I 型神经纤维瘤病和脊柱侧凸**
A. 轴位增强 CT 软组织窗图像显示纵隔右旁钙化的肿块（星），通过扩大的胸椎神经孔向椎管内硬膜外延伸（箭）；B. 轴位增强 T_1 加权 MRI 显示纵隔右旁肿块（星）强化，穿过胸椎神经孔向硬膜外延伸（箭），胸髓移位

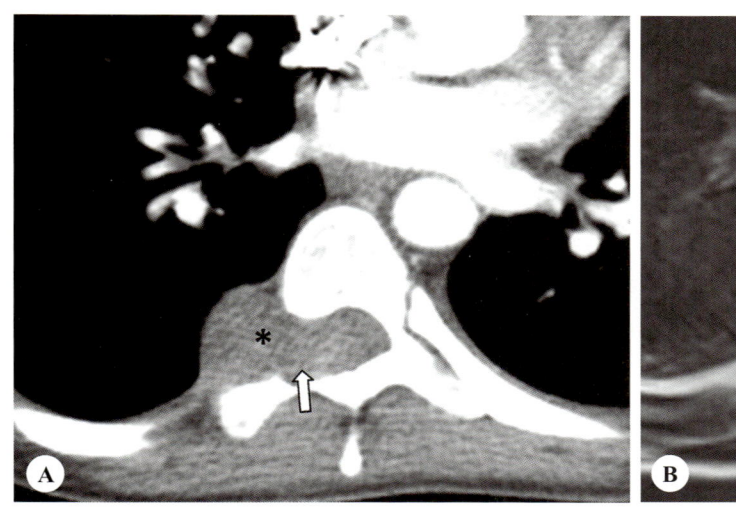
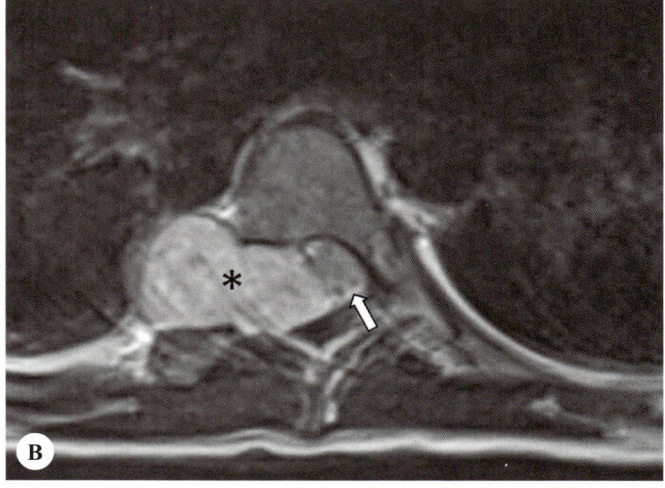

▲ 图 23-71　**19 岁女性，神经鞘瘤，因咳嗽偶然发现椎旁肿块**
A. 轴位增强 CT 软组织窗图像显示哑铃状肿块（*）延伸到邻近的右胸椎神经孔（箭）；B. 轴位非增强 T_2 加权 MRI 显示 T_2 高信号硬膜外肿块（*），中心位于相邻的右胸椎神经孔，导致鞘囊和脊髓的肿块效应（箭）

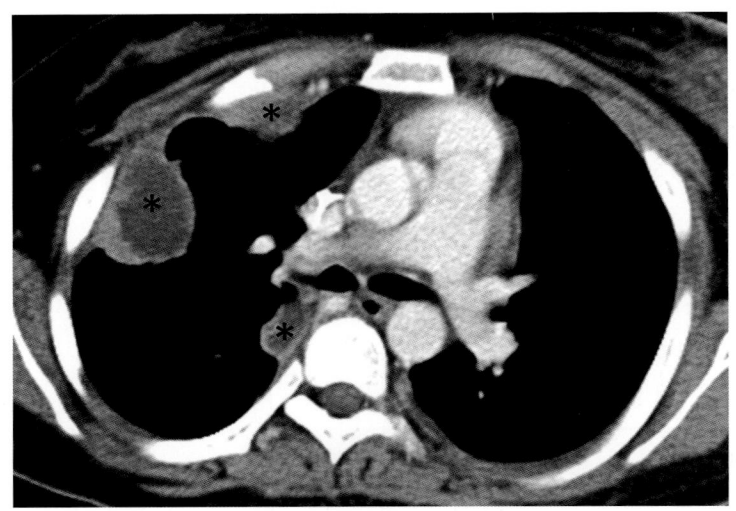

◀ 图 23-72 16 岁女孩，恶性外周神经鞘瘤，表现为胸痛

轴位增强 CT 软组织窗图像显示右胸前外侧和后外侧多个快速生长且不均匀强化的结节（*）。手术病理证实为恶性周围神经鞘瘤

第 24 章 儿科应用：腹部与盆腔
Pediatric Application: Abdomen and Pelvis

Paul G. Thacker　Edward Y. Lee　著
魏　毅　秦　韵　译

俗话说，"儿童不是简单的成人的缩小版"。这一点在儿科腹盆腔检查中体现得淋漓尽致。儿科腹部和盆腔的影像学检查因患儿年龄、所患疾病、心理发育和设备性能而存在很大差异。本章以 CT 和 MRI 为重点，讨论了包括儿童的检查前准备在内的儿科腹盆腔 CT 和 MRI 的一般检查原则和技术。此外，还介绍了儿童腹部和盆腔各器官和系统的常见疾病，重点阐释了疾病的典型临床表现、CT 和 MRI 主要征象及儿科最新的治疗方法。

一、儿科腹部和骨盆的检查技术

(一) CT

1. 患儿准备　适当的检查前准备是婴幼儿及儿童成功成像的关键之一。研究表明，儿科患者在到达检查室之前的准备工作与适度镇静或全身麻醉在缓解患儿焦虑和提高图像质量方面几乎同等重要[1]。为了获得及时且高质量的图像，患儿及护理人员在到达检查室之前，应由有资质的人员（一般为放射科护士或儿童生活专家）提供与年龄相适应的影像检查信息。目前，许多大型的儿童医院和影像中心采用网络视频和健康手册的宣传方式。这些工具能有效提高儿科患者和护理人员的满意度，同时提高影像质量，减少镇静药的使用。但首先须将儿科患者分两类，使用镇静药的患者和不使用镇静药的患者，因为根据镇静药需求的不同，给患者和护理人员的预检信息也大不相同。

(1) 镇静：过去，5 岁以下儿童的 CT 检查需要使用镇静药，以减少患者呼吸和运动造成的伪影。目前，随着多排 CT 排数的增加，扫描时间显著减少，对镇静药的需求也显著降低。事实上，大多数现代的 CT 扫描仪通过参数设置可以在 2~3s 内完成整个胸腹盆部的扫描。需要注意的是，是否需要镇静药不仅仅取决于 CT 扫描仪获取图像所需的物理时间，还取决于对比剂的使用、获取图像前的时间延迟、患儿的年龄及心理发育等因素。

一般来说，小于 6 月龄和大于 5 岁的儿童可以不使用镇静药进行扫描。对于婴幼儿，应尝试在患儿进食时间前后进行成像，最佳检查时间为患儿进食完毕并入睡后。需要注意的是，如果需要使用静脉注射（IV）对比剂，需在成像前放置 IV 导管，防止婴幼儿在静脉推注对比剂时惊醒。

在患儿没有潜在的智力发育障碍的情况下，5 岁以上的儿童大多都可以在不使用镇静药的情况下成功完成腹盆部的扫描。同样，如果需要使用对比剂，也需要提前放置 IV 导管，最好是在到达 CT 室之前。IV 导管口径大，在置入过程中容易造成未成年人创伤。因此，应尝试在 IV 导管置入前减轻患儿的焦虑，如分散患儿的注意力、聘请儿童生活专家和局部使用麻醉药膏等。

对于 6 月龄以上、5 岁以下的儿童，是否需要使用镇静药在很大程度上取决于要进行的 CT 检查类型和患儿的成熟度。2—3 岁的儿童可以通过安抚完成腹盆部 CT 检查，而对于一些大龄儿童（甚至是一些青少年），由于某些特殊原因必须使用镇静药才能完成扫描。在这种情况下，转诊医师需要提前了解检查是否需要使用静脉注射对比剂、扫描的时长、患儿运动对成像质量的影响，进而对是否需要镇静有一个初步的判断。一般来说，如果患儿能够配合的躺在 CT 台上，那么我们就最有可能完成这项检查。同样，是否需要镇静药的决定往往是在患儿到达检查室之前，由转诊医师、放射科医师和（或）麻醉科医师评估后作出的。

(2) 静脉对比剂：用于 CT 成像的静脉注射对比剂有两种不同类型，即离子型和非离子型。大多数离子型对比剂应用的比较早，有较高的过敏风险，易引起注射部位的灼烧感，从而导致患者不适或移动，因此尽量避免在儿科患者中使用这类对比剂。"非离子型"对比剂根据其渗透压的特点又分为低渗和等渗对比剂两大类。这些对比剂的急性和迟发性不良反应较小，因此是儿科患者群体静脉注射对比剂的首选。

与成人不同，在儿科患者群体中，静脉注射对比剂的剂量主要是根据体重计算的。显然，不同类型的静脉注射对比剂应用剂量也会不同。在目前的临床实践中，一般用量为 1～2mg/kg。

对比剂的注射速率取决于要进行的检查项目及静脉导管的口径。理论上，应该使用高压注射器推注，以保证对比剂推注速率稳定。然而，对于年龄很小的或使用的静脉导管小于 22 号的患儿，可能需要人工注射。因此，在儿童 CT 成像中需要人工注射对比剂时，训练有素的放射科护理人员显得尤为重要。根据笔者的经验，专业护理人员与高压注射器的效果相当。最近的一项研究显示，在婴幼儿（≤5 岁）中使用手动注射静脉对比剂可以获得符合诊断质量的腹部 CT 血管造影图像[2]。

(3) 口服对比剂：近年来，口服对比剂在成人和儿童的腹盆部 CT 成像中的应用发生了改变。口服对比剂是通过提高肠道的不透明度来提高图像质量和诊断准确性的。随着急诊科对周转时间和成本控制的日益重视，口服对比剂在相当一部分成人影像学检查中已被弃用。在儿童中，由于腹腔内脂肪的比例较成人低，口服对比剂仍是常规肠道影像学检查的选择之一。然而，使用口服对比剂会增加急诊科的周转时长，同时其口感不佳，对于那些有恶心、呕吐症状的患儿（如阑尾炎等）来说，强迫吞服可能会加重不适，因此很多机构已经停止在急诊患儿中使用口服对比剂。

口服对比剂可分为两大类：阳性肠道对比剂和中性肠道对比剂。在儿童中主要使用阳性肠道对比剂，因为对比剂的高密度特质可以很容易地将不透明的肠道与邻近结构区分开来。与阳性肠道对比剂相比，中性肠道对比剂的密度往往较低，通常接近于水的密度。中性肠道对比剂主要用于 CT 肠道造影，很少用于 CT 灌肠检查。对于年龄较大的儿童，可以简单地用水替代药物性的肠道对比剂。

与静脉对比剂类似，儿童口服对比剂的用量也是基于体重计算的，在某些特殊检查技术中，用量还会根据参数的不同而改变。在笔者所在的机构，采用碘海醇（Omnipaque 300；GE Healthcare，Madison，WI）作为常规检查的阳性肠道对比剂。对于 5—17 岁的儿童，根据患儿的口味偏好，将 15ml 的碘海醇 300 与 500ml 的苹果汁、酷爱牌饮料或水混合。通常鼓励患儿在耐受范围内将 500ml 全部喝完，从患儿开始喝对比剂计时，检查在 1h 后进行。对于 5 岁以下的儿童，根据患儿的口味偏好，将 10ml 的碘海醇 300 与 250ml 的苹果汁、酷爱牌饮料或水混合。同样，鼓励患儿在耐受范围内将 250ml 全部喝完，并从患儿开始喝对比剂计时，检查在 1h 后进行。对于那些有肠内置管的患儿，一般在超过 1h 的时间里缓慢地注入碘海醇 300 和水的混合物，不同年龄段的浓度与体积规则同上。检查同样是在肠道对比剂开始后 1h 进行。

2. CT 参数

(1) 腹盆部成像：腹盆部 CT 成像使用的 CT 参数不仅取决于患儿的体型和体重，还取决于可使用的设备类型和进行的 CT 成像的目的。总的来说，有三种"基本"的 CT 扫描方案用于评估儿童的腹盆部疾病，即"常规"检查、肠道造影、肾结石 CT 扫描方案。

使用口服和静脉对比剂获得的"常规"腹盆部 CT 可用于评估腹盆部的典型疾病，包括肿瘤分期、随访及术后脓肿。CT 肠道造影使用的是 0.1% 体重/体积的硫酸钡混悬液（VoLumen；Bracco Diagnostics，Princeton，NJ）作为中性口服对比剂，以提高黏膜的可视化，并实现最佳的肠腔扩张程度，通常患儿先口服对比剂再进行静脉造影[3]。CT 肠道造影多用于评估儿童的肠道疾病，如炎性肠病等。肾结石的 CT 扫描方案是在没有口服或静脉注射对比剂的情况下进行的，可以评估结石存在与否，帮助判断结石的数量、大小、位置及相关并发症。

其他更专业的腹盆部 CT 检查包括双期肝脏 CT 扫描和双期肾脏 CT 扫描，前者主要用于术前评估原发性肝脏恶性肿瘤，如肝母细胞瘤，后者则主要用于评估肾盂憩室和肾集合系统或膀胱的损伤。此外，因为没有明确的获益，儿科患儿很少采用多期的腹盆部 CT 扫描。

(2)CT血管造影：在临床上，儿科影像工作者经常被要求进行腹盆部CT血管造影以评估儿童的血管情况，这是一项比传统腹盆部CT更专业的检查。需要遵循的原则是，CT血管造影应在患儿的动脉或静脉强化程度最高的时候进行。一般来说，有两种方法可以达到这个目的：①标准延迟法；②一旦对比剂达到一定的HU水平，即触发扫描的触发法。虽然标准延迟法可以使足够的血管显像从而回答特定的临床问题，但基于测试剂量和150～200HU单位的感兴趣结构的触发法为高质量的CT血管造影成像提供了更为统一的方法。

（二）磁性共振成像

1. 患儿准备

(1) 镇静：一般来说，接受MRI检查的患儿是否需要镇静取决于患儿的年龄。<6月龄的患儿通常可以通过喂食和使用襁褓，使其在MRI检查时安然入睡。对于6月龄至5—6岁的患儿，无论检查时间长短，大多数患儿都需要镇静。有些机构对除婴儿外，8—10岁以下的患儿都进行镇静。然而，目前已发表的文献提示镇静药对神经认知发展存在不良影响，有必要重新评估MRI镇静指南。

有丰富儿童成像经验的人都明白，镇静是一把双刃剑。儿童必须静止不动才能获得诊断图像；同时，常规使用镇静药可能会显著影响MRI的效率，并大幅增加成本。一般来说，镇静药应该在需要使用，主要参考患儿的年龄、分散技术和人员的可行性及MRI检查的时长。

(2) 静脉对比剂：目前，所有用于MRI的静脉对比剂都是由元素钆附着于载体基团构成的，不同的对比剂具有不同的载体分子。因此MRI对比剂可以根据载体分子的化学组成（如多环）进行分类。MRI对比剂也可以根据增强特性进行分类（如肝胆特异性对比剂和纯血管内对比剂）。需要注意的是，唯一的商业化血池对比剂（Ablavar；Lantheus Medical Imaging，Billerica，MA）最近已经下市。

对比剂的给药量是根据体重计算的，在儿科人群中大多数MRI对比剂的用量为0.1～0.2mmol/kg。

对于标准的儿童腹盆部MRI扫描，静脉注射对比剂的速度为10～60ml/min。

(3) 钆沉积：最近的病例报道强调了反复使用钆对比剂后颅内信号特征的物理变化，随后的病理检查证实这些T_1信号增加的区域代表了颅内钆沉积的区域。这使得一些人担心反复使用钆对比剂可能会导致远期的后遗症，而这种后遗症可能要在以后的生活中才会变得明显。最近，美国FDA发布了一份报道，宣称目前没有发现钆沉积导致的不良影响。在重复使用额外的钆对比剂进行MRI检查前，需要全面审查患儿的MRI检查适应证和之前的成像结果。

(4) 口服对比剂：与CT成像中常规使用口服对比剂不同，因MRI在组织分辨率方面的固有优势，除MR肠道造影和MRCP等特殊检查项目外，MRI扫描已基本无须使用口服对比剂。目前，MRI口服对比剂主要是基于稀钡溶液制作的。摄入1L以上的稀钡溶液口服对比剂，能使患儿的小肠充分扩张以便进行MR肠道造影。值得注意的是，许多影像中心已经找到了比钡剂更容易接受的替代品，如果汁和美达施等。虽然在肠腔扩张上存在明显的差异，但这是否会影响腹盆部MRI的诊断还有待确定。

MR肠道造影的对比剂用量因机构而异，但一般来说，患者应摄取至少500～750ml，理想剂量为1000～1500ml。但患有活动性炎性肠病的患儿可能无法耐受这样的剂量，在这种情况下，与患儿和护理者直接商讨可能会有帮助。一般来说，给药量取决于患儿的年龄和体型；如果患儿不能耐受250ml的口服对比剂，那么很可能需要重新安排检查时间。即使口服量少于250ml，该检查也是具有诊断价值的，如果时间允许，只需让患者躺在MRI扫描仪上并进行三平面探查扫描，能帮助评估肠道扩张程度及是否需要额外的对比剂或重新安排检查。针对MRCP，最近发表了一个独特的概念，使用巴西莓汁扩张十二指肠，有助于提高胆管树的显像[4]。

2. MRI参数 一般来说，磁共振检查的时长，即完成检查的时间长短，取决于需要解决的临床问题。快速成像方案可在5min内完成扫描。大多数检查可以在30min内完成。大体上，腹盆部成像应包括轴位非脂肪抑制T_1（一些机构采用该序列的同反相位扫描），冠状位单次激发快速-自旋回波，轴位和（或）冠状位T_2快速或梯度自旋回波并脂肪抑制和轴位弥散加权成像[5-7]（表24-1）。其他序列，如钆对比剂增强前后成像和厚层MRCP取决于具体的扫描方案。

表 24-1 儿童腹盆部 MRI 常规扫描方案示例

序列	成像平面	运动补偿
单次激发快速（或梯度）自旋回波	冠状位	无
脂肪抑制快速（或梯度）自旋回波序列	轴位	螺旋桨技术，呼吸门控/触发
无脂肪抑制 T_1 同反相位	轴位	无
弥散加权成像	轴位	无
钆对比剂增强后 3D 绕相梯度回波（动脉期、门静脉和 2~5min 延迟期）	轴位	屏气
3D 绕相梯度回波	冠状位	屏气

二、小儿腹盆腔疾病

（一）肝脏、胆管和胆囊的先天异常

1. 胆总管囊肿 胆总管囊肿（choledochal cyst, CDC）是一类先天性的胆道发育异常，是肝内和（或）肝外胆管的局灶性、多发性或弥漫性异常囊性扩张，根据 Todani 分型系统对其进行分类。1 型 CDC 是最常见的亚型，包括胆总管弥漫性或节段性梭形扩张。2 型 CDC 的主要表现为肝外胆管或胆总管的憩室样扩张。3 型 CDC 是指十二指肠降段乳头处的胆总管囊性扩张。4 型 CDC 根据肝内胆管受累情况，分为 4a 型和 4b 型，4a 型 CDC 是指累及肝内外胆管的多灶性囊性扩张，而 4b 型 CDC 是指仅累及肝外胆管的多灶性囊性扩张。5 型 CDC（也称为 Caroli 病）指肝内胆管的囊性扩张。患儿往往表现为黄疸和腹痛，很少出现可触及的肿块或胆管炎的症状和体征[8]。

CDC 的影像学评估需要多模态的检查方法。一般来说，超声是首选影像学检查，超声具有应用范围广、没有辐射和不需要镇静的优势。但超声检查可能无法完全评估 CDC 的类型或累及范围。一旦 CDC 经超声发现或确诊，患儿通常会进行进一步的断层扫描评估。尽管 CT 上可能看到 CDC，但往往是在因其他原因进行 CT 检查时偶然发现的（图 24-1）。在儿科患者中，CT 不是评估 CDC 的最优影像学检查，MRCP 因其优于 CT 的组织分辨率及更全面评估受累范围的能力，作为 CDC 评估的最佳成像手段（图 24-2）。在 MRI/MRCP 上，CDC 表现为 T_2 高信号（图 24-2B）的囊性病变，可累及肝内和（或）肝外胆管（取决于病变类型）。除非发生了继发感染等并发症，上述囊肿和囊壁几乎没有强化。厚层重 T_2 加权或厚层半傅里叶采集单次回声图像对显示病变的累及范围很有帮助，可用于高质量的和诊断性的多平面二维和三维重建。

手术切除是有症状的 CDC 患儿的主要治疗方式，疾病相关的胆汁淤积易导致感染、胆管结石等并发症，若持续时间较长还可能引起胆管癌。

2. 胆道闭锁 胆道闭锁是指胎儿胆管缺失、发育不良或纤维化，是婴幼儿最严重胃肠道疾病之一，其治疗时间窗较短，因此需要及时而准确的诊断。虽然通常认为胆道闭锁是一种单一疾病，但它实际上是一类异常表型谱，由肝外胆管缺失或闭塞和肝内胆管发育异常组成。临床上将胆道闭锁分为四种亚型：①胆道闭锁脾畸形（biliary atresia splenic malformation，BASM）综合征；②囊性胆道闭锁；③巨细胞病毒免疫球蛋白 M（cytomegalovirus immunoglobulin M，CMV-IgM）+ve 相关的胆道闭锁；④孤立性胆道闭锁。孤立性胆道闭锁最常见，占 70%~80%[9]。最典型的临床表现为婴儿出现持续的新生儿黄疸、深色尿液和（或）陶土样大便，部分患儿表现为进行性慢性肝衰竭或因长期缺乏维生素 K 而导致的出血[9]。

胆道闭锁的影像学评估的要点是鉴别更广泛的新生儿胆汁淤积性黄疸（图 24-3 和图 24-4），主要目的在于鉴别胆道闭锁和新生儿肝炎。超声通常是首选的影像学检查方式，胆道闭锁在超声检查中最准确的两个影像学征象为胆囊发育不良/不发育和"三角索"征。胆囊发育不良表现为在超声检查中胆囊纵轴长度<1.9cm[10]。"三角索"征是指超声检查中出现的位于肝门部的管状或三角形纤维回声索。CT

检查主要用于手术后并发症的评估或肝移植术前评估（图24-3）。在影像学检查中，80%的病例胆囊小或无胆囊，20%的病例拥有正常大小的胆囊[12]。与核医学的肝胆扫描类似，MR胆道造影在新生儿黄疸的评估中可以显示正常的胆管树和排除胆道闭锁。肝门处出现的T_2高信号三角为MR胆道造影诊断胆道闭锁的线索之一[14]。胆管显示不清并不等同于胆道闭锁。因此，对于临床上高度怀疑胆道闭锁患儿，

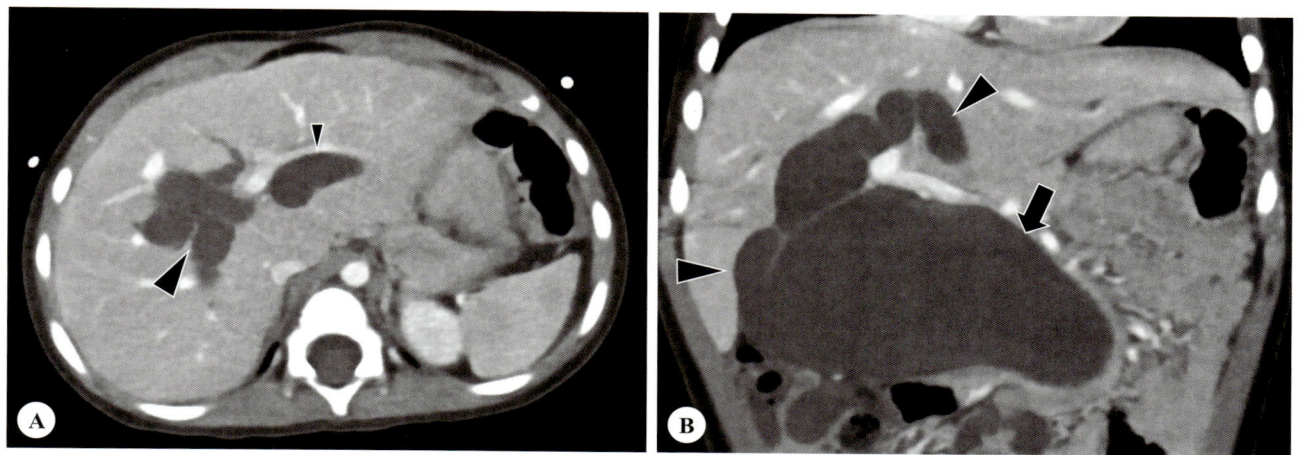

▲ 图 24-1 1岁男孩，4a型胆总管囊肿，表现为腹痛

轴位（A）和冠状位（B）增强软组织窗CT图像示胆总管弥漫性梭形扩张（箭），伴有近端肝内胆管扩张（箭头），符合4a型胆总管囊肿的表现

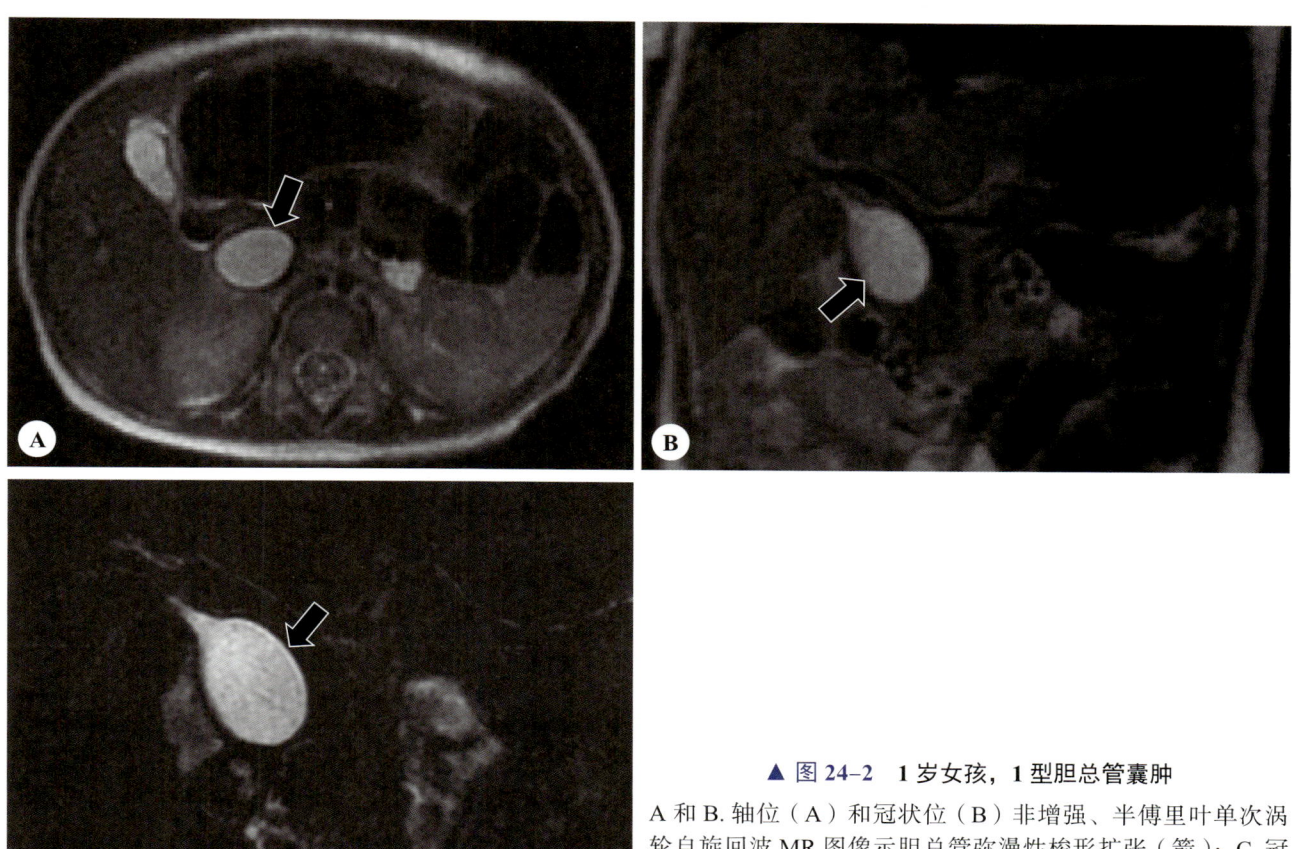

▲ 图 24-2 1岁女孩，1型胆总管囊肿

A 和 B. 轴位（A）和冠状位（B）非增强、半傅里叶单次涡轮自旋回波MR图像示胆总管弥漫性梭形扩张（箭）；C. 冠状位非增强的T_2加权、脂肪抑制、厚层磁共振胰胆管造影图像示胆总管弥漫性梭形扩张（箭）

在治疗前需要行活检和术中胆道造影来确诊。

对于完成肝移植或Kasai手术治疗的胆道闭锁患儿，后续的影像学检查主要用于胆漏、吻合口狭窄、Kasai手术失败导致的进行性肝功能衰竭和"胆汁湖"等术后并发症的评估。若患儿在出生2～3个月后出现胆道闭锁，由于术后衰竭率较高，往往不进行Kasai手术。这样的情况下，影像学检查主要用于观察进行性的肝衰竭的进展，直至患儿接受肝移植。

目前胆道闭锁的治疗方法主要是手术，包括Kasai手术或肝移植，前者适用于出生后2～3个月内出现症状的患儿。Kasai手术包括肝门胆肠吻合术，

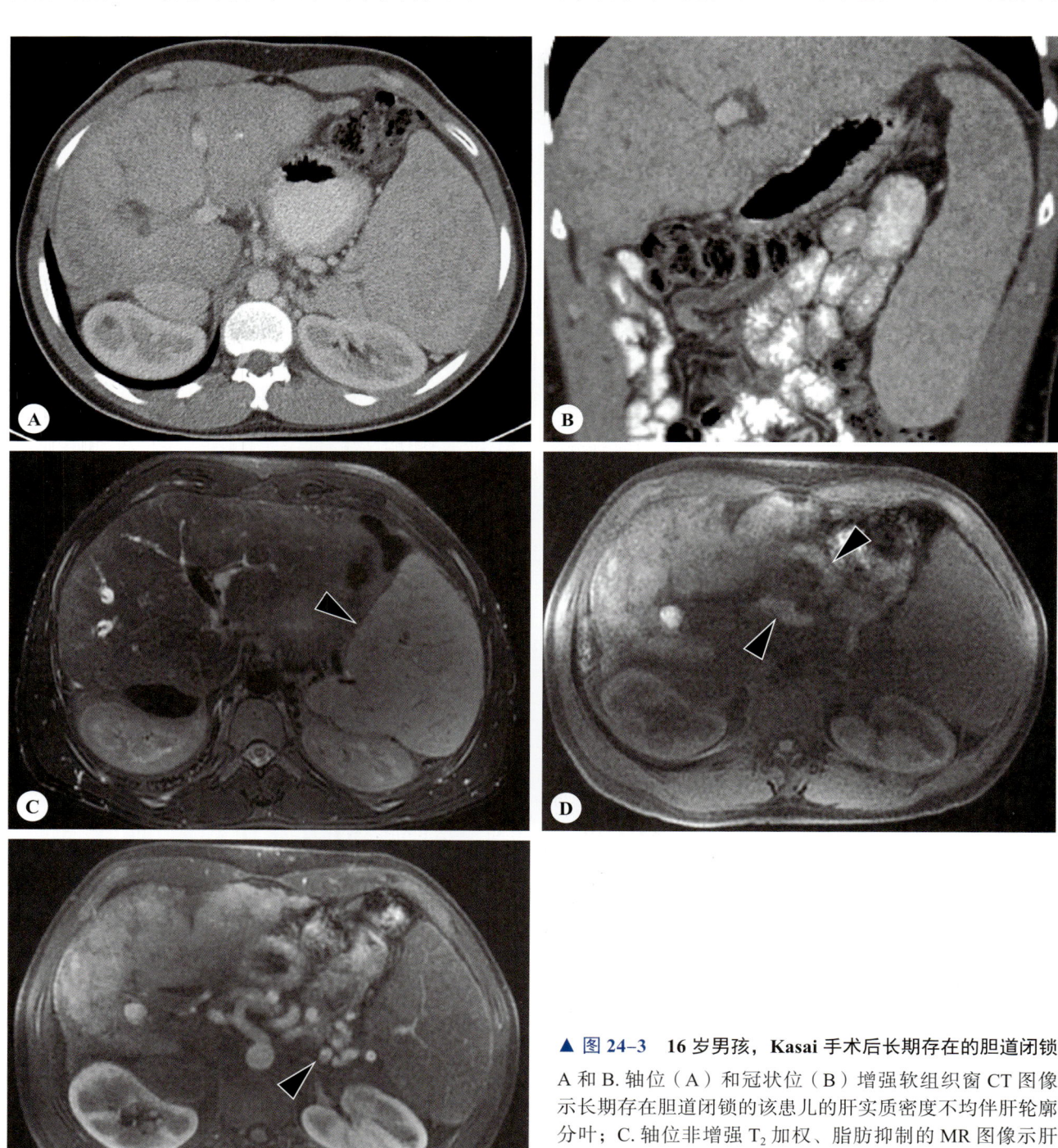

▲ 图24-3 16岁男孩，Kasai手术后长期存在的胆道闭锁
A和B. 轴位（A）和冠状位（B）增强软组织窗CT图像示长期存在胆道闭锁的该患儿的肝实质密度不均伴肝轮廓分叶；C. 轴位非增强T_2加权、脂肪抑制的MR图像示肝实质信号不均匀，提示肝硬化和肝纤维化，脾脏增大（箭头）；D和E. 轴位增强T_1加权、脂肪抑制的MR图像示肝实质不均匀强化，伴上腹部多发侧支循环形成（箭头）

实质上是绕过异常发育的胆管，有助于延缓胆汁淤积性肝硬化。

（二）肝脏、胆管和胆囊的肿瘤性病变

1. 肝脏原发性良性肿瘤

(1) 婴儿肝血管瘤：过去被称为婴儿血管内皮瘤、婴儿肝血管瘤（首选命名），是婴儿最常见的肝脏良性肿瘤，约50%的病例表现为多灶性肝脏肿块[15]。根据定义，它是一种血管性肿瘤，由增生的血管内皮组成[15]，约1/3的婴儿肝血管瘤在患儿出生后1个月内诊断，90%在6个月内诊断[16]，大多数患儿表现为体检时偶然发现的无症状的腹部肿块。然而，婴儿肝血管瘤可出现危及生命的并发症，包括高输出充血性心力衰竭、Kasabach-Merritt综合征、因血管瘤分泌3型碘甲状腺原氨酸脱碘酶而导致的甲状腺功能减退和血管瘤破裂引起的血性腹水等[16]。

婴儿肝血管瘤的CT和MRI表现取决于病灶为单发、多发或弥漫性肝受累（图24-5）。动态增强CT患儿常有血管流量增加的表现。在平扫CT和MRI上，相比邻近肝实质，婴儿肝血管瘤通常呈低密度或低信号，50%的病灶伴有斑点状钙化[16]。在动脉期显像中，婴儿肝血管瘤表现为边缘结节状或波纹状强化，门脉期和延迟期呈进行性向心性强化。

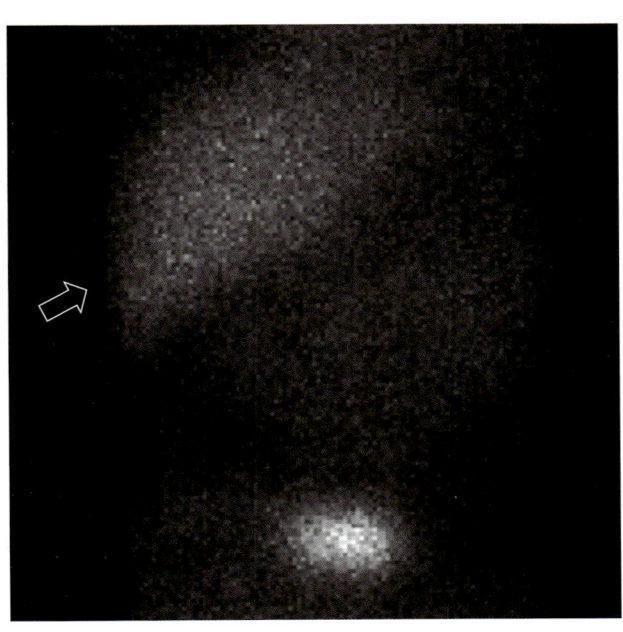

▲ 图24-4　1月龄男孩，胆道闭锁

前突、平面的核医学肝胆图像示肝内弥漫性摄取（箭），未见明显排泄至胆总管，单凭此图像鉴别诊断应考虑胆道闭锁和新生儿肝炎

根据病灶大小和血流动力学的不同，极小的婴儿肝血管瘤在动脉期可呈弥漫性均匀强化。较大的婴儿肝血管瘤可伴有中央坏死、出血或纤维化，从而导致不均匀的向心性强化，中央无法完全强化。

MRI是评估婴儿肝血管瘤的首选检查方式（图24-5），动态成像可以提供明确的诊断，并且没有电离辐射。在没有出血的情况下，在平扫T_1加权成像（T_1-weighted image，T_1WI）上，婴儿肝血管瘤通常呈低信号、低于邻近肝实质，在T_2加权成像上呈显著高信号。较大的婴儿肝血管瘤因常有纤维化、坏死或出血，因此在所有序列上均呈不均匀信号。由于血管流速大，可在肿块旁看到血管流空信号。婴儿肝血管瘤的MRI增强特征与CT类似，动脉早期呈边缘结节状强化，在无中心坏死、纤维化或出血的情况下，呈渐进性向心性强化。

CT或MRI上发现的婴儿肝血管瘤的特征性影像表现，则足以明确诊断，考虑到潜在的出血风险，应尽量避免活检。目前的治疗方案主要是基于症状制订的，无症状的单发病灶常自发消退。对于有症状的局灶性或多灶性婴儿肝血管瘤，一般采用皮质类固醇或普萘洛尔进行治疗。根据并发症情况，可能需要使用甲状腺激素替代疗法、地高辛和利尿药等，还有部分患者可能用到干扰素-α-2a和长春新碱。若婴儿肝血管瘤伴门脉-下腔静脉分流的患儿药物治疗失败，则应考虑行栓塞治疗。最终，如果患儿药物治疗或栓塞治疗无效，则可能需要进行肝移植。

(2) 间质性错构瘤：第二种最常见的肝脏原发性良性肿瘤是间质性错构瘤。它是一种由增生的间质、大小不一的胆管和肝细胞索组成的非癌性肿瘤。根据囊实性成分比例和囊肿大小的不同，间质性错构瘤的影像学表现可以从纯实性到几乎完全囊性，但其实大多数（85%）间质性错构瘤均含有大小不一的囊肿[16]。大多数间质性错构瘤（75%）发生在肝右叶内[16]，很少能在产前发现[17]。

在CT和MRI上，间质性错构瘤典型的表现为复杂囊性肿块，同样，这又取决于肿瘤内囊实性成分比例。在CT上，囊性成分呈水样密度，间质成分密度较邻近肝实质低，增强后分隔和间质成分可见强化。出血不是间质性错构瘤的典型特征，伴有出血者应考虑另外的诊断[17]。

间质性错构瘤的MRI特征主要是由囊实性成分

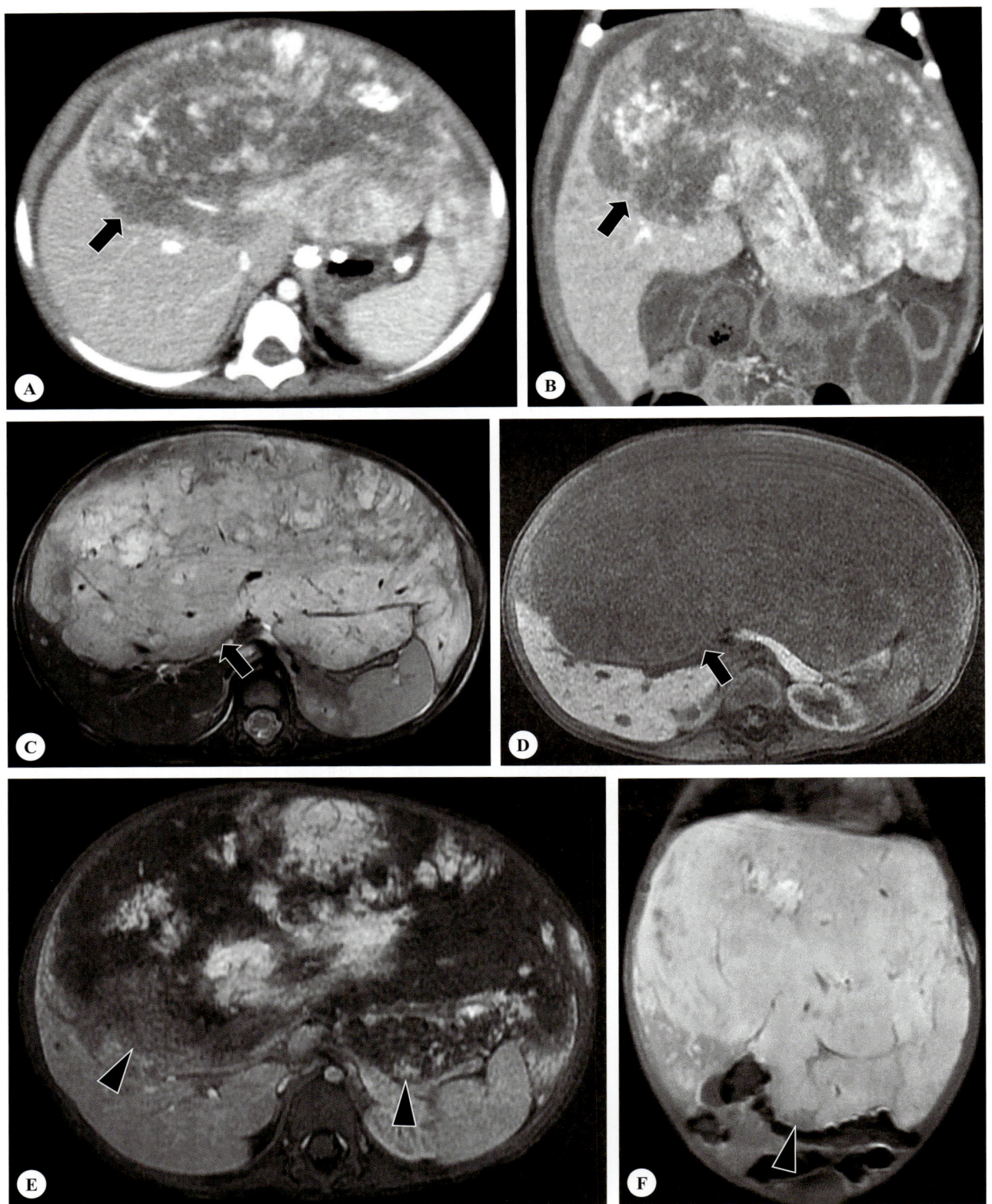

▲ 图 24-5 2 岁女孩，大的婴儿肝血管瘤

A 和 B. 轴位（A）和冠状位（B）增强的软组织窗上腹部 CT 图像示，肝左叶巨大的不均匀强化肿块（箭）延伸至肝右叶；C 和 D. 轴位非增强的 T_2 加权（C）和 T_1 加权（D）、脂肪抑制的 MR 图像示相对相邻的正常肝脏，肿块呈不均匀 T_2 高信号（箭）、均匀的 T_1 低信号（箭）；E. 轴位增强 T_1 加权、脂肪抑制的 MR 图像示肿块呈斑片状、不完全增强（箭头）；F. 冠状位非增强、T_2 加权、脂肪抑制的 MR 图像示病变的全部范围（箭头）

的比例及囊内液体的成分决定的。实性成分由于潜在的纤维化，在T_1WI和T_2WI上较邻近肝实质呈低信号。囊性区域的MRI特征取决于囊肿的成分，大多数囊性区域呈接近于水的T_2高信号，而T_1WI上因囊液内蛋白物质的比例不同而呈不同信号。增强后，肿块通常呈轻度强化，并且强化局限于实体成分内。

间质性错构瘤最常见治疗方式是手术行肝叶切除或非解剖性切除。若因肿瘤位置或大小而不能切除者，可以考虑进行造袋术。极少数患者因肿瘤累及范围过大，可能需要进行肝移植。值得注意的是，有报道称部分肿瘤可自发消退，但鉴于病灶的生长潜力，一般不主张进行观察[17]。

（3）腺瘤：肝腺瘤是由良性肝细胞的片状和索状结构组成的罕见的肝脏肿瘤。肝腺瘤更好发于10岁以上的女性患儿[18]，通常有口服避孕药史。然而，腺瘤并不是严格意义上只出现在女性患儿中，它与雄激素治疗、Fanconi贫血、糖原贮积病、家族性糖尿病、肝血管异常、富血供性肝脏肿瘤、局灶性结节性增生（focal nodular hyperplasia，FNH）和半乳糖血症有一定的相关性[16]。大多数患儿表现为无症状的腹部肿块，当伴有肿瘤内出血等合并症时，可能会引起急性低血容量性休克和腹腔内积血。患儿的α-甲胎蛋白一般不升高。

在CT上，腺瘤通常表现为边界清楚的肝脏肿块，25%~33%的患儿肿块周围可见假包膜[16]。若合并有出血，肿块内可出现高密度区。在7%~10%的肿瘤中，可见脂质沉积[16]。据报道，5%~15%的肝腺瘤中存在钙化。增强后，肝腺瘤中较大的病灶呈不均匀强化，<4cm的病灶中通常呈强化[16]，由于腺瘤属于富血供性肝脏病变，动脉期CT通常表现为高强化，在门脉期和延迟期则与邻近肝实质强化程度类似。

在MRI上，肝腺瘤最常表现为T_1和T_2的高信号，由于细胞内脂质或糖原沉积，在脂肪抑制序列和反相位序列上可见病灶信号的减低（图24-6）。此外，T_1高信号还可能是由瘤内出血所致，部分病灶还可见呈T_1低信号的假包膜。增强后，肝腺瘤表现为动脉早期强化，门脉期和延迟期与邻近肝实质强化程度类似。若使用肝胆特异性对比剂行增强检查，该类对比剂在不同程度上被有功能的肝细胞摄取并在排泄至胆汁中，腺瘤的影像学表现通常是多样的，

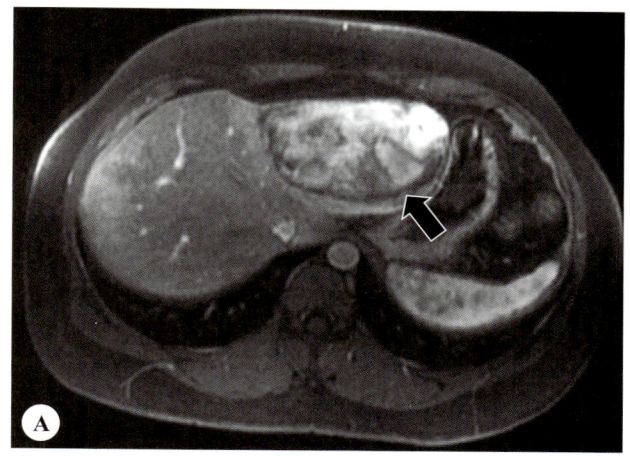

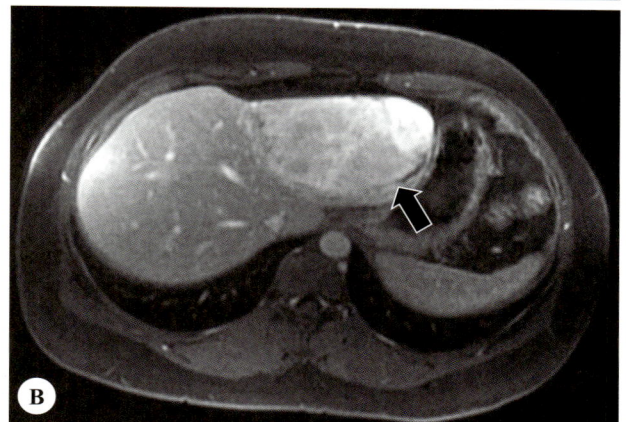

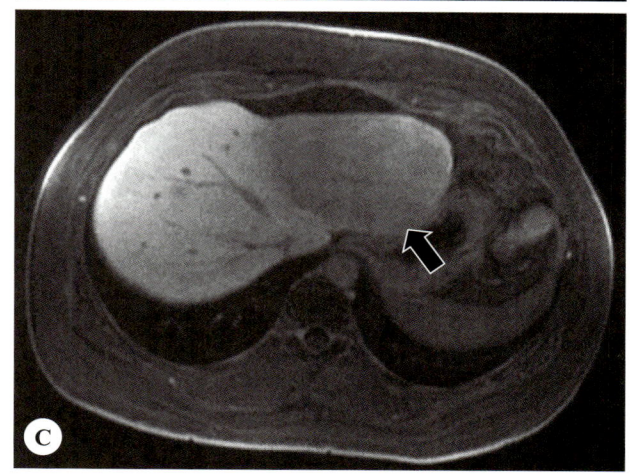

▲ 图24-6 25岁女性，肝腺瘤

轴位增强T_1加权、脂肪抑制的MR图像示在动脉早期（A）、门脉期（B）和肝胆期（C）肝左叶内巨大肿块（箭），动脉早期（A）和门脉期（B）呈不均匀明显强化，延迟期（C）呈低信号

T_1WI信号不均匀、内可见高信号区（脂质和出血所致），T_2WI通常呈高信号，动态增强提示富血供，肝胆期T_1WI相对邻近肝实质呈低信号[19, 20]。

在某些情况下，停用口服避孕药或调整糖原贮

积病患儿饮食后，肝腺瘤可自发消退。但由于肝腺瘤有出血风险，并且有报道肝细胞癌发生于较大的（>4cm）或多灶性肝腺瘤内的病例，因此肝腺瘤患儿通常会进行手术切除[16]，或者将经皮射频消融作为备选方案。

(4) 局部结节性增生：FNH是一种不太常见的儿童肝脏肿瘤，由肝细胞、Kupffer细胞、胆管和血管结构组成。经典定义的"中心瘢痕"是由结节状分化良好的肝细胞和穿插的纤维分隔构成。总的来说，FNH占儿童原发性肝脏肿瘤的2%，通常在2—5岁被诊断，好发于女性，发病率女:男为5:1。大多数FNH为意外发现，部分患者可出现腹痛和肿瘤占位效应的继发表现，跟腺瘤相比，FNH很少发生破裂或出血。FNH患儿的AFP一般不会升高。

在影像学上，FNH常被称为"隐形"病变，是指FNH在CT和MRI上的密度及信号强度与邻近的正常肝实质一致。因此，如果FNH存在且被正常肝实质完全包围，那么它们在影像学上是几乎看不见的。

在平扫CT上，相较于邻近的正常肝实质，FNH通常呈等或稍低密度，若存在中心瘢痕，通常是低密度的。增强后，FNH在动脉期和门脉早期通常呈早期均匀强化，门脉晚期及延迟期强化程度与邻近肝实质一致（图24-7A和B）。星状瘢痕早期呈低密度，延迟期强化程度增高，这与瘢痕的纤维成分相关。但是，部分FNH具有非典型特征，如无中心瘢痕、中心瘢痕无延迟增强、延迟期部分边缘强化、早期静脉引流等[16]。

在MRI上（图24-7C至E），FNH在T_1WI上呈等或轻微低信号，在T_2WI上呈等或轻度高信号，中心瘢痕一般在T_1WI上呈低信号、T_2WI上高信号。增强后，FNH在动脉期较邻近肝实质强化明显增高，门脉期强化程度与邻近肝实质相似或稍高。中心瘢痕一般表现为延迟期高强化。若使用肝胆特异性对比剂，FNH在T_1肝胆期表现为高信号，信号强度与正常肝实质相似或略高，这是因为FNH主要由肝细胞构成。除非存在非典型征象，这一点可帮助鉴别肝腺瘤和HCC，后两者在肝胆期一般呈低信号[22]。此外，若存在中心瘢痕，一般呈低信号。FNH的非典型征象包括：缺乏中心瘢痕；中心瘢痕呈T_2低信号；存在假包膜，呈T_1低信号并可见强化；显著的T_2高信号；弥漫性T_1高信号[23]。

若患儿无症状，考虑到FNH缺乏恶性潜力且不易出血和破裂，一般采取保守治疗。对于有症状的儿童患者，可采用手术、消融或栓塞治疗。

2. 肝脏原发性恶性肿瘤

(1) 肝母细胞瘤：肝母细胞瘤是儿童中最常见的原发性肝癌，为肝脏的恶性肿瘤，其细胞组成与胚胎肝脏相似[17]，该病与Beckwith-Wiedemann综合征、家族性腺瘤性息肉病、18三体综合征、Gardner综合征和1A型糖原贮积病有关。大多数（90%）患儿在5岁前被诊断，68%的患儿在2岁前被诊断[17]。患儿的临床症状多不特异，主要表现为体重减轻、厌食和腹部增大等。90%的患儿AFP水平异常升高[17]。组织学上，肝母细胞瘤分为上皮型和上皮与间质混合型两大类，不同的组织学类型可伴有不同的影像学特征[17]。

在CT上，肝母细胞瘤在平扫和增强图像上均表现为边界清楚的肝脏肿块，密度及强化程度均低于邻近正常肝实质[17]。50%以上的肝母细胞瘤可出现钙化。往往上皮型肝母细胞瘤密度较均匀，而上皮与间质混合型肝母细胞瘤密度常不均匀（图24-8和图24-9）。

肝母细胞瘤的MRI征象取决于细胞类型（图24-8和图24-9）。上皮型呈均匀、轻度T_1低信号和T_2高信号，与之相反，上皮与间质混合型在所有脉冲序列上都呈不均匀信号，伴有T_1和T_2低信号的纤维分隔，增强可见分隔强化。在这两种类型中，出血的区域可表现为T_1高信号。肝母细胞瘤的血管侵犯并不罕见，应在术前进行详细评估[17]。

肝母细胞瘤的治疗主要取决于肿瘤的可切除性。大多数肝母细胞瘤最初都被归类为无法切除，但通过新辅助化疗，近85%的肝母细胞瘤转变为可切除状态[17]。对于无法切除的肝母细胞瘤的患儿，若肿瘤尚未转移，可考虑行肝移植手术，若肿瘤已发生转移，根据转移部位和数目的不同，采用化疗和手术切除联合治疗的方式。

(2) 肝细胞癌：HCC是儿童第二大常见的原发性肝脏恶性肿瘤，占儿童原发性肝脏恶性肿瘤的25%[17]。

HCC通常发生在大龄儿童中，很少发生在5岁之前。患儿最常见的症状为腹部肿块，偶尔有其他非特异性症状，包括发热、厌食、腹痛和体重减轻等。70%的患儿AFP会升高[17]。病理上，根据生

第 24 章 儿科应用：腹部与盆腔
Pediatric Application: Abdomen and Pelvis

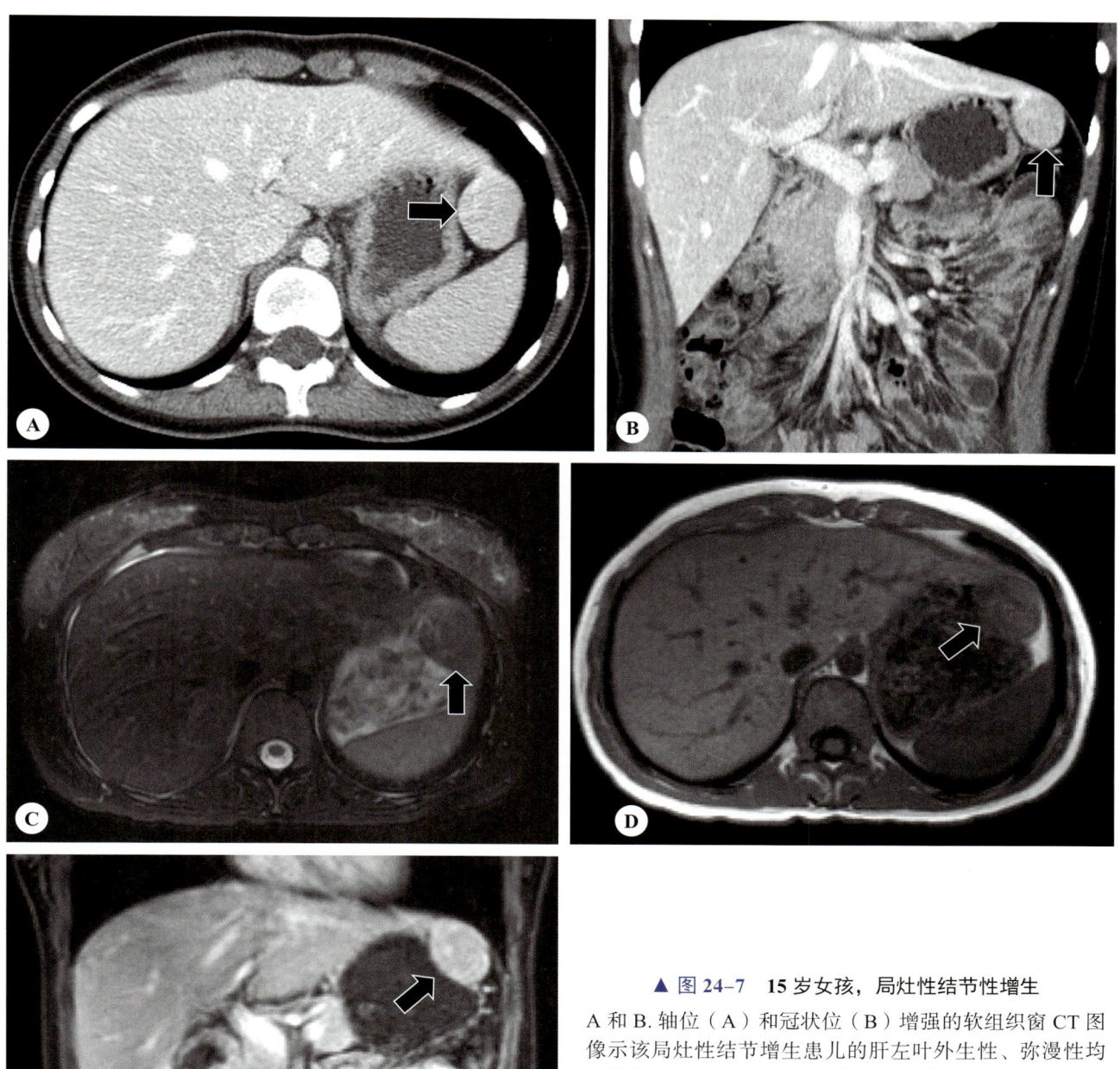

▲ 图 24-7 15 岁女孩，局灶性结节性增生

A 和 B. 轴位（A）和冠状位（B）增强的软组织窗 CT 图像示该局灶性结节增生患儿的肝左叶外生性、弥漫性均匀强化病变（箭），强化程度几乎与邻近肝实质一致；C 和 D. 轴位非增强的 T_2 加权、脂肪抑制（C）和 T_1 加权、非脂肪抑制（D）MR 图像示肝左叶外缘的外生性肿块（箭），虽然肿块信号不均匀，但其内大部分信号强度与邻近正常肝实质相似；E. 冠状位增强 T_1 加权、脂肪抑制 MR 图像示肿块弥漫性均匀强化（箭），与邻近正常肝实质相似

长模式的不同，HCC 分为单发、多发和弥漫浸润型三类。

根据生长模式的不同，HCC 可表现为单发、多发或弥漫浸润型肝脏肿块，在平扫 CT 上密度低于正常肝实质（图 24-10）。增强后，HCC 呈动脉早期增强，延迟期廓清。需要注意的是，部分 HCC 可能不会廓清，并在门脉期和延迟期呈现更多变的影像学表现。病灶较大时，可见出血、脂肪浸润、钙化和坏死区域。部分患儿可伴有肝静脉和门静脉侵犯，需在手术切除前仔细评估[17]。极少数情况下 HCC 可能破裂并导致腹腔积血。

与 CT 相似，HCC 在 MRI 的表现也取决于其生

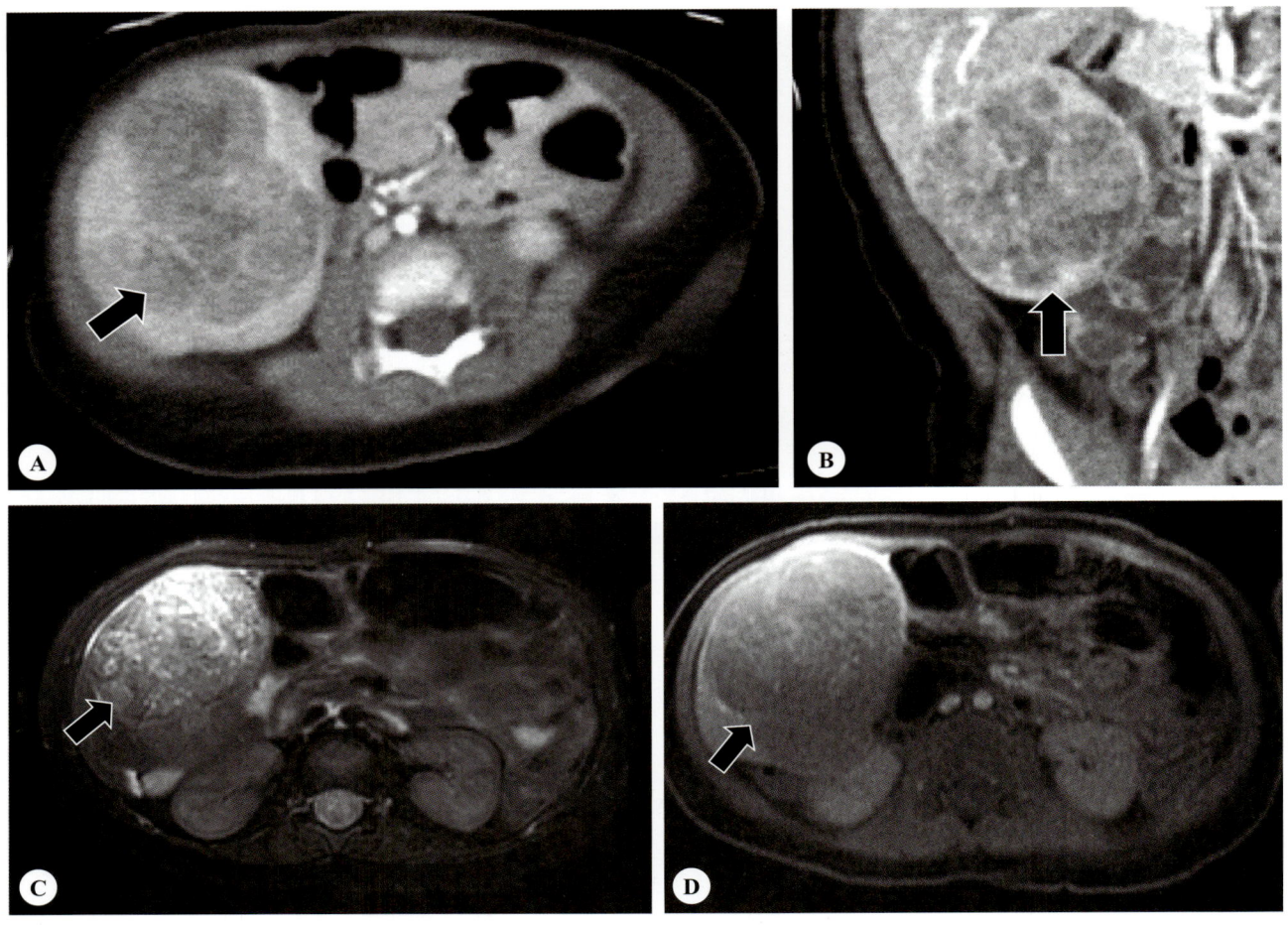

▲ 图 24-8 1 岁女孩，肝母细胞瘤

A 和 B. 轴位（A）和冠状位（B）软组织窗增强 CT 图像示肝右叶下段内一巨大的分叶状、外生性、不均匀强化病变（箭）；C. 轴位非增强脂肪抑制、T_2 加权图像示肿块（箭）呈弥漫性不均匀 T_2 信号；D. 轴位增强 T_1 加权、脂肪抑制的 MR 图像示病变（箭）大部分成轻度强化

长模式。一般来说，HCC 在 T_1WI 可表现为不同的信号强度，在 T_2WI 上一般较邻近的正常肝实质信号轻度增高，然而 HCC 的信号强度还受到肿瘤内出血、脂肪浸润、钙化和（或）坏死的影响。使用钆对比剂增强后，典型的 HCC 在动脉期明显强化，门脉期及延迟期强化减低、低于邻近正常肝实质。若使用肝胆特异性对比剂，HCC 在肝胆期信号低于邻近正常肝实质。若肿瘤存在包膜，通常在 T_1 和 T_2 平扫序列呈低信号，增强扫描可见延迟增强。增强图像上血管内的充盈缺损或自旋回波序列上的流空信号往往提示血管侵犯。

目前 HCC 的治疗以手术切除为主。一般来说，典型的 HCC 对化疗不敏感，并且 2/3 的患儿病灶无法手术切除[17]，在这样的情况下可以考虑进行肝移植，此外，肝动脉化疗栓塞和经皮消融术也可用于 HCC 的治疗。

(3) 纤维板层型肝细胞癌：纤维板层型肝细胞癌（fibrolamellar hepatocellular carcinoma，FHCC）是 HCC 的一种特殊类型，好发于青少年，没有明显的性别倾向。与典型的 HCC 不同，FHCC 通常与潜在的肝病无关。患儿通常表现为非特异性腹痛或肿块。70% 的患儿诊断时已存在淋巴结转移[17]，值得注意的是，患儿的 AFP 一般不升高。

在 CT 上，FHCC 在平扫图像上通常较邻近正常肝实质密度低，并且具有经典的中心瘢痕（图 24-11），中心瘢痕可伴有或不伴有钙化。与典型的 HCC 相似，FHCC 在动脉期明显强化，在门脉期和延迟期表现多样。通常，FHCC 的中心瘢痕不会强化，这一点可用于鉴别 FHCC 与 FNH。然而据报道，高达 25% 的 FHCC 的中心瘢痕可见延迟强化[17]。

第 24 章 儿科应用：腹部与盆腔
Pediatric Application: Abdomen and Pelvis

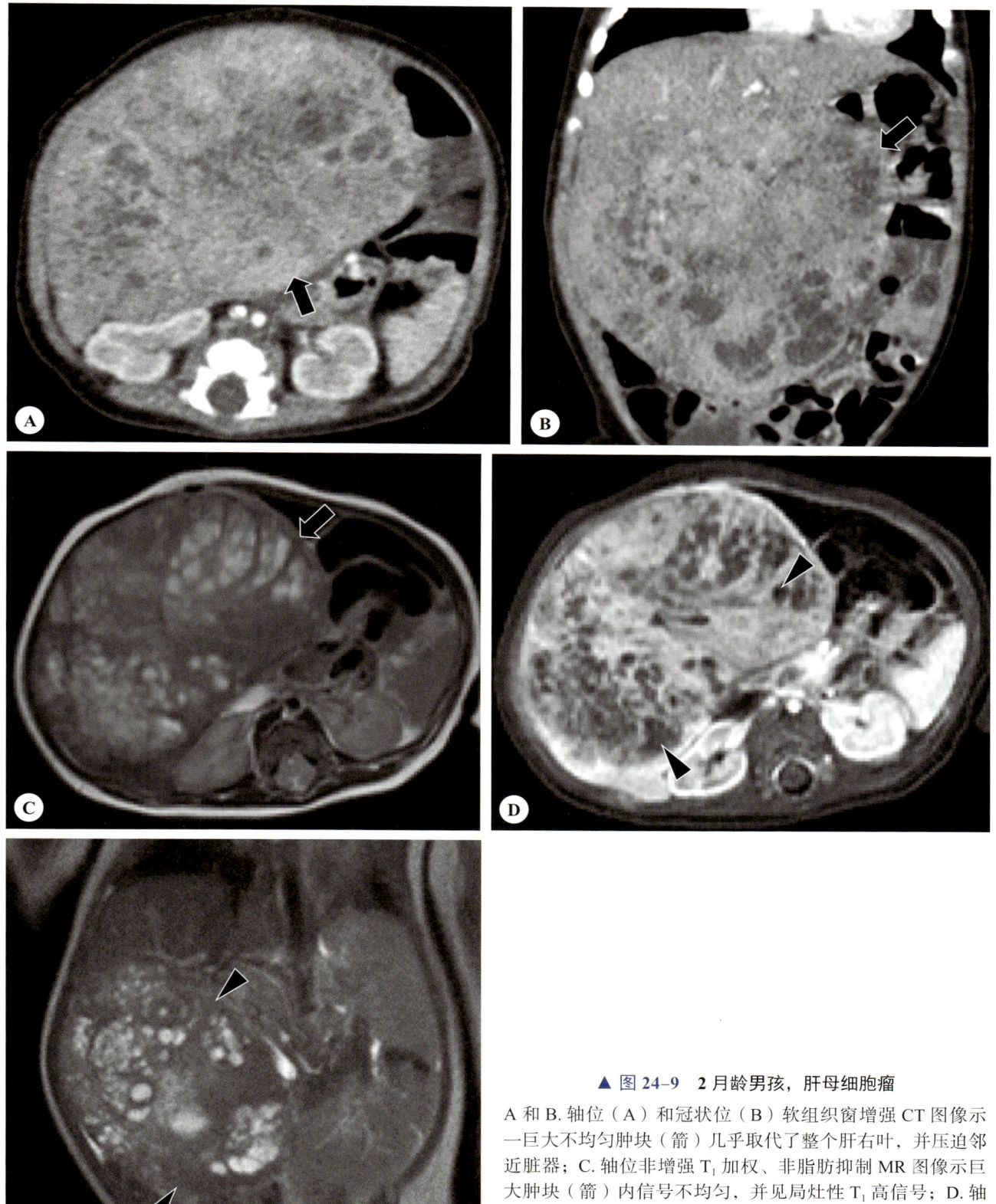

▲ 图 24-9　2 月龄男孩，肝母细胞瘤

A 和 B. 轴位（A）和冠状位（B）软组织窗增强 CT 图像示一巨大不均匀肿块（箭）几乎取代了整个肝右叶，并压迫邻近脏器；C. 轴位非增强 T_1 加权、非脂肪抑制 MR 图像示巨大肿块（箭）内信号不均匀，并见局灶性 T_1 高信号；D. 轴位增强 T_1 加权、脂肪抑制的 MR 图像示肿块不均匀增强伴多灶性无强化区（箭头）；E. 冠状位非增强的 T_2 加权、脂肪抑制的 MR 图像示上述无增强区代表囊性坏死灶（箭头）

1185

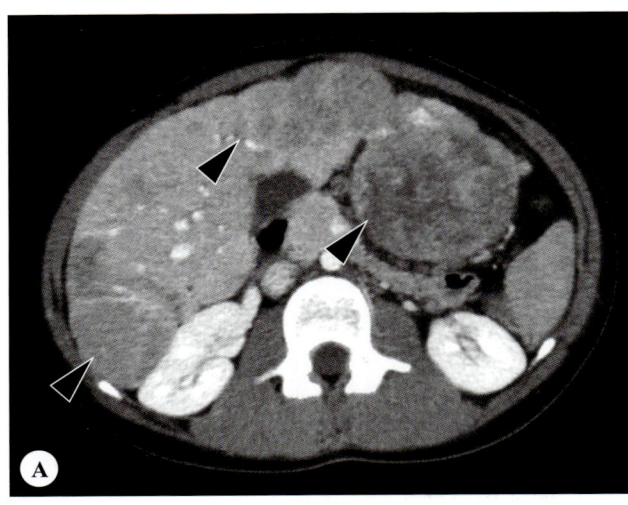 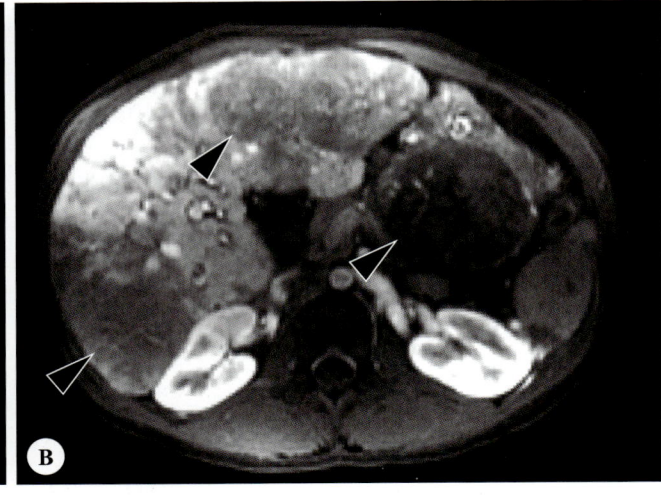

▲ 图 24-10　12 岁女孩，多灶性肝癌

A. 轴位增强软组织窗 CT 图像示肝内多灶性、异质性肿块（箭头）；B. 轴位增强 T_1 加权、脂肪抑制 MR 图像示肝硬化背景内的多灶性、不均匀强化病灶（箭头）

在 MRI 上，大多数 FHCC 呈 T_1 低信号和 T_2 轻度高信号，一小部分 FHCC（T_1 序列约占 14%，T_2 序列约占 15%）与邻近肝实质呈等信号[17]（图 24-11）。与 FNH 不同，FHCC 的中心瘢痕呈 T_1 及 T_2 低信号，而 FNH 的中心瘢痕呈 T_2 高信号。使用钆对比剂增强后，中心瘢痕一般不强化。

目前 FHCC 的治疗以手术切除为主。肝动脉化疗栓塞术和经皮消融术也可作为备选。

(4) 未分化胚胎肉瘤：未分化胚胎肉瘤（undifferentiated embryonal sarcoma，UES）是一种高度侵袭性的间质源性肿瘤，好发于 6—10 岁儿童[17]。UES 由纺锤形细胞或肉瘤状星状细胞组成，"未分化"指的是缺乏组织学分化并具有原始细胞的特征[17, 24]。与肝脏其他恶性肿瘤相似，UES 的患儿症状多不特异，包括腹痛和（或）腹部肿块。UES 发现时往往较大，好发于肝右叶[17]，UES 可转移至胸膜、腹膜和肺部。UES 患儿的血清 AFP 一般不升高。

UES 的影像学表现与其病理成分混合囊性、实性和黏液性成分的组成比例相关[17]。在 CT 上，UES 表现为混合囊实性肿块，其主要成分是水样密度的黏液基质（图 24-12）。增强后，UES 主要表现为边缘强化。

MRI 是疑似或已知 UES 的首选影像学检查方法，因为它在评估肿瘤的范围和可切除性方面优于 CT。在 MRI 上，UES 在 T_1WI 和 T_2WI 上与脑脊液信号相似，并在所有脉冲序列上均可见肿瘤周围的低信号纤维环（图 24-12）。此外，还可伴有出血和坏死区域。使用钆对比剂后，肿瘤的实性成分和边缘可见不均匀强化，若使用肝胆特异性对比剂，UES 在 T_1 肝胆期信号较邻近正常肝实质低。

手术切除仍然是 UES 的主要治疗方法，最近的研究显示新辅助化疗联合手术切除的多模式疗法能改善患儿生存率[17]。对于那些肿瘤无法手术切除的患儿，可考虑接受肝移植。

3. 肝脏继发性恶性肿瘤

转移：儿童肝脏的转移性疾病并不罕见，因此肝脏是所有已知或疑似恶性肿瘤的患儿需要评估的重要部位，尤其是 Wilms 瘤、神经母细胞瘤、淋巴瘤和肉瘤的患儿（图 24-13）。

4. 胆管恶性肿瘤

胆管横纹肌肉瘤：胆管横纹肌肉瘤是一种罕见的间质源性肿瘤，由纺锤形横纹肌细胞组成，约占儿童肝脏肿瘤的 1%[17]。患儿最常见的表现为黄疸，通常在 5 岁前确诊[17]。其他的非特异性症状和体征包括发热、肝大、腹胀、恶心和呕吐。30% 的患儿确诊时已发生转移[17]。胆管横纹肌肉瘤患儿的 AFP 水平一般是正常的。若肿瘤引起胆道梗阻，碱性磷酸酶和结合胆红素可升高[17]。

胆管横纹肌肉瘤的 CT 表现多样，从低密度到高密度肿块，密度均匀或不均匀，增强后，肿瘤的强化特征也各异，可以从无强化到明显强化。

胆管横纹肌肉瘤的 MRI 特征也是多变的，肿瘤

第 24 章 儿科应用：腹部与盆腔
Pediatric Application: Abdomen and Pelvis

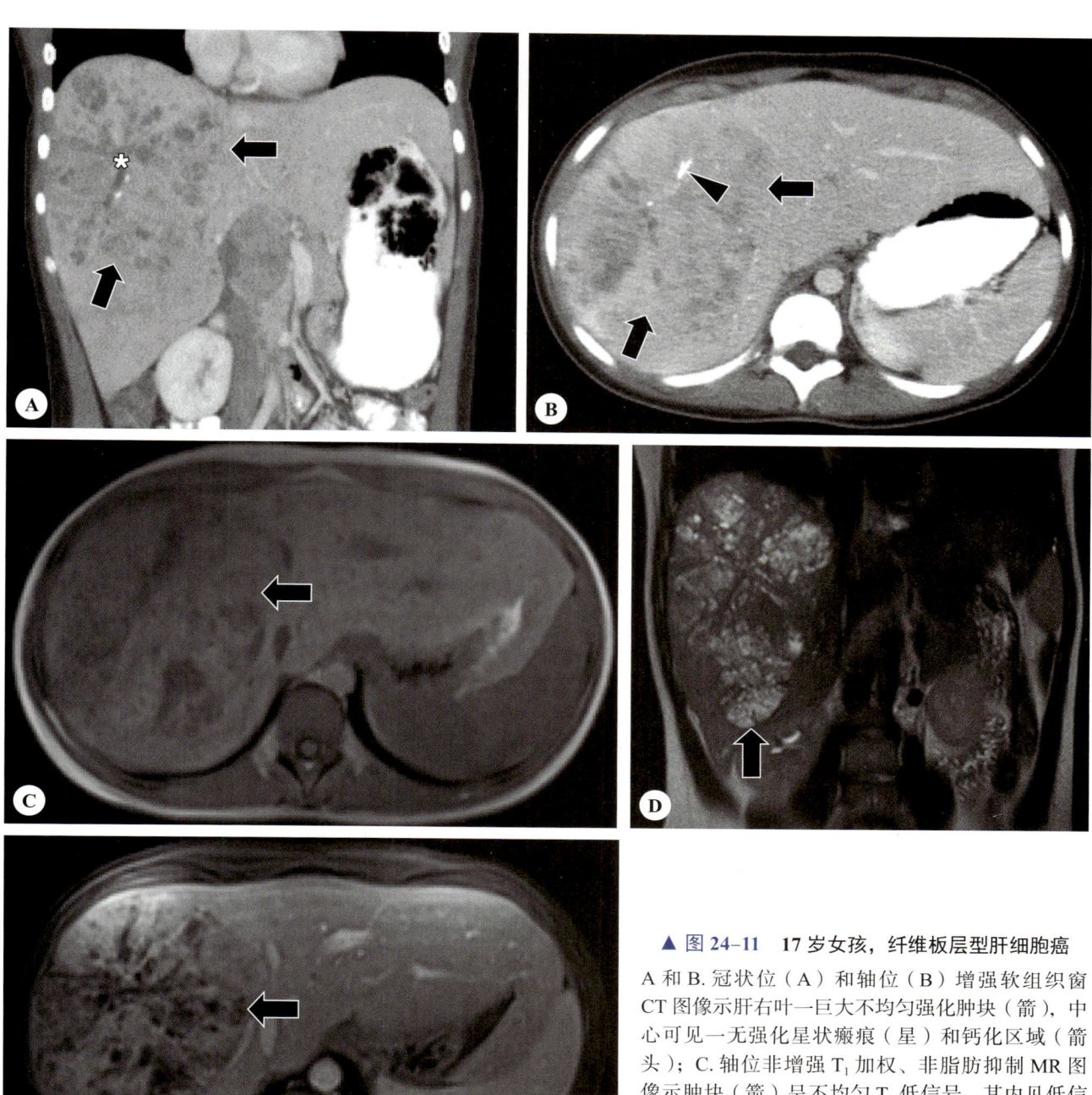

▲ 图 24-11 17 岁女孩，纤维板层型肝细胞癌
A 和 B. 冠状位（A）和轴位（B）增强软组织窗 CT 图像示肝右叶一巨大不均匀强化肿块（箭），中心可见一无强化星状瘢痕（星）和钙化区域（箭头）；C. 轴位非增强 T_1 加权、非脂肪抑制 MR 图像示肿块（箭）呈不均匀 T_1 低信号，其内见低信号中心瘢痕；D. 冠状位半傅里叶单次激发涡轮自旋回波 MR 图像示病灶的头尾向范围（箭），病灶呈由中心向外辐射的不均匀 T_2 高信号；E. 轴位增强 T_1 加权、脂肪抑制 MR 图像示肿块（箭）不均匀增强，伴有不强化的瘢痕

一般在 T_1WI 上呈低信号，在 T_2WI 上呈高信号。胆管横纹肌肉瘤通常位于肝总管或其分叉处，可表现为不均匀的肝实质肿块，内见多变的液体成分，液性区域表阻塞和扩张的胆管[25, 26]。MRCP 有助于显示肿瘤与胆管树的关系。

胆管横纹肌肉瘤主要采用放化疗和手术联合治疗的方法，但是，只有不到 50% 的患儿可完整切除肿块[17]。如果肿瘤引起胆管树梗阻，可能需要内部或外部胆管引流以达到姑息治疗的目的。

（三）肝脏、胆囊和胆囊感染性和炎症性疾病
1. 肝脓肿 肝脓肿是局灶性感染性脓性分泌物的集合，可导致正常肝实质破坏及空洞形成。到目

1187

体部 CT 与 MRI（原书第 5 版）
Computed Body Tomography with MRI Correlation (5th Edition)

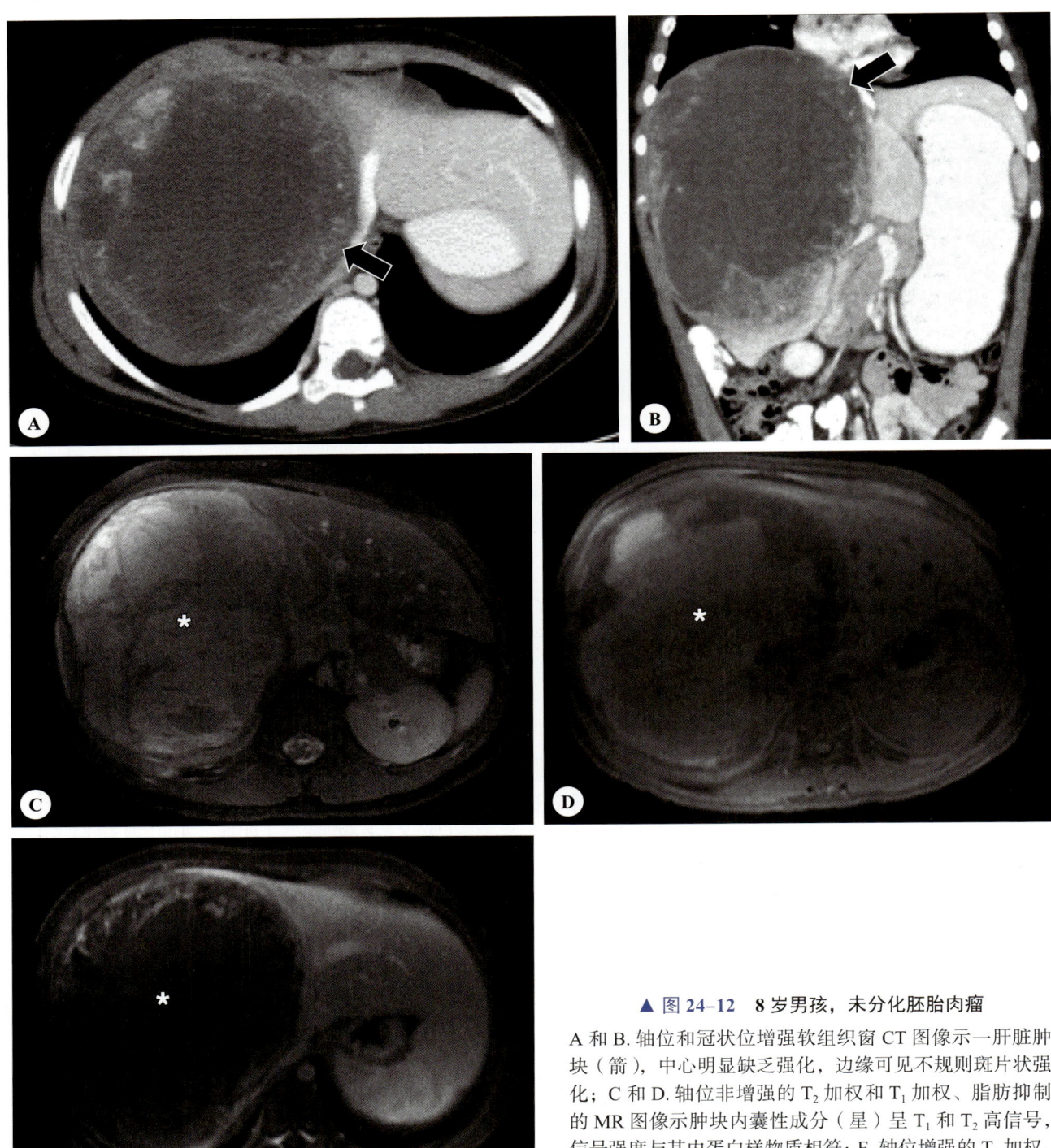

▲ 图 24-12　8 岁男孩，未分化胚胎肉瘤

A 和 B. 轴位和冠状位增强软组织窗 CT 图像示一肝脏肿块（箭），中心明显缺乏强化，边缘可见不规则斑片状强化；C 和 D. 轴位非增强的 T_2 加权和 T_1 加权、脂肪抑制的 MR 图像示肿块内囊性成分（星）呈 T_1 和 T_2 高信号，信号强度与其内蛋白样物质相符；E. 轴位增强的 T_1 加权、脂肪抑制的 MR 图像示肿块内缺乏强化（星），边缘呈不规则强化，与图 A 中所见一致

前为止，最常见的病因是细菌感染，其次是真菌和阿米巴感染，棘球蚴很少成为肝脓肿的病原体[27]。评估已知或疑似肝脓肿的患儿首选超声检查。然而，在进行经皮引流导管放置等侵入性治疗前，需要进行额外的断层扫描。

肝脓肿在 CT 和 MRI 上通常表现为大小不一的局灶性病变，边界不清或边界清楚（图 24-14）。部分病灶内可见厚的分隔。在 T_1WI 上，由于脓肿内部蛋白类物质的组成不同，其信号是多变的。肝脓肿在 T_2 上通常呈高信号，存在一定的弥散受限。

第 24 章 儿科应用：腹部与盆腔
Pediatric Application: Abdomen and Pelvis

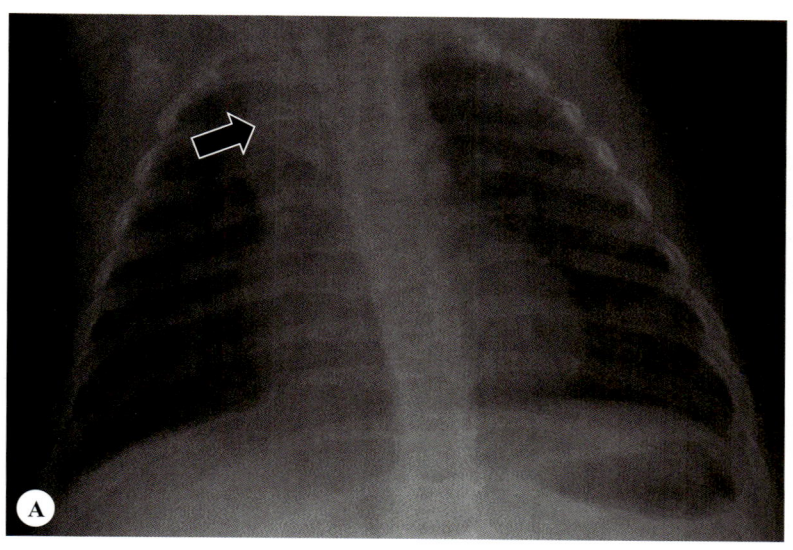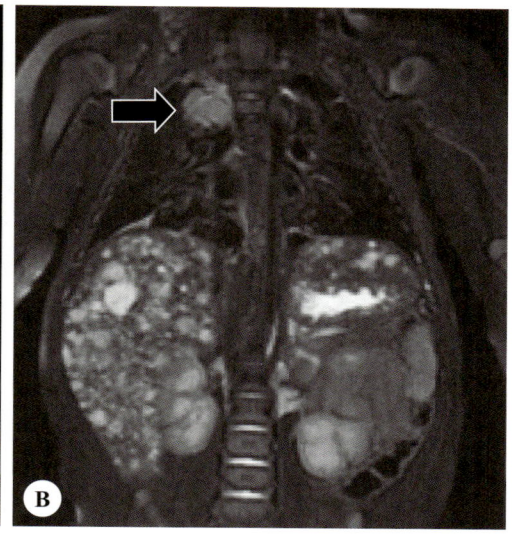

▲ 图 24-13 2 岁男孩，胸腔神经母细胞瘤伴肝转移
A. 正面直立胸片示右肺尖一透镜状软组织肿块（箭）；B. 冠状位非增强、T_2 加权、脂肪抑制的 MR 图像示局灶性右肺尖肿块（箭），呈 T_2 高信号，肝内弥漫分布几乎数不清的转移瘤

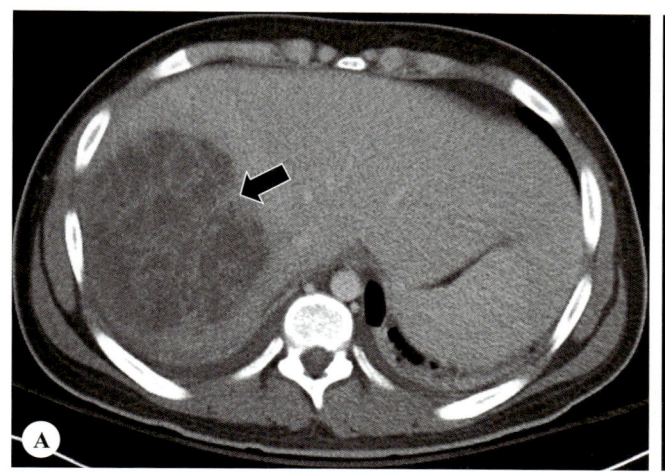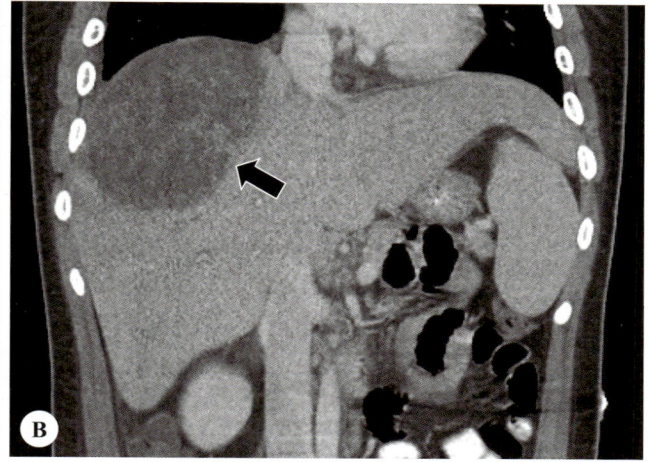

▲ 图 24-14 15 岁男孩，多种微生物感染的肝脓肿
轴位（A）和冠状位（B）增强软组织窗 CT 图像示肝右叶巨大囊性肿块（箭），其内见多发分隔

肝脓肿的处理主要取决于脓肿的大小和致病菌，涵盖了小病灶的内科治疗到大病灶的经皮穿刺或手术引流等不同治疗方案。

2. 胆囊炎 胆囊炎在儿童中很少见，每 1000 名成人患者约对应 1.3 名儿科患者[28]。胆囊炎是一种胆囊的炎症，可以是急性或慢性的，伴有或不伴有阻塞性结石。大多数是急性结石性胆囊炎，80% 儿童的胆囊炎是特发性的[29]。患儿的症状取决于疾病病程，急性胆囊炎（结石性或非结石性）表现为右上腹疼痛、发热、恶心和呕吐，而慢性非结石性胆囊炎可以完全没有症状[29]。

当临床怀疑有胆囊炎时，首选的影像检查是超声。胆囊炎的典型超声表现包括胆囊壁增厚和胆囊充血、胆囊周围积液、胆囊增大、胆石症和胆汁淤积，超声的墨菲征也较为常见。在这些征象中，对诊断急性胆囊炎最敏感的是胆石症（66%），而最特异的是胆囊周围积液（93%）[29]。值得注意的是，超声的墨菲征对准确预测胆囊炎的灵敏度很低，仅 6%，但特异度高达 88%[29]。

在儿童中，CT 和 MRI 一般不用于评估胆囊炎。然而，这并不是说 CT/MRI 在胆囊炎的诊断中没有作用，也不是说胆囊炎在 CT/MRI 为其他诊断而进行

1189

时不易被偶然发现。胆囊炎在 CT 或 MRI 上的表现与超声相似，包括胆结石、胆囊扩张、胆囊周围积液、胆囊壁增厚、胆囊充血和浆膜下水肿[30]。CT 上还可以看到扩张的胆囊内高密度的胆汁。与 MRI 相比，气肿性胆囊炎的腔内或壁内积气更容易在 CT 上显现[30]。与 CT 相比，MRI 对急性胆囊炎的诊断更灵敏和准确，并且对以下征象有更高的灵敏度。

- 胆囊壁增厚。
- 胆囊壁强化。
- 胆囊壁不规则。
- 胆结石。
- 邻近肝脏充血。
- 腔内黏膜剥落。
- 邻近的脂肪堆积。
- 胆囊周围积液。

在区分急性和慢性胆囊炎方面，MRI 也较 CT 更灵敏[31, 32]。

胆囊切除术是目前治疗胆囊炎的主要方法。但对于病情较重的患儿，治疗初期可采用经皮引流和抗生素治疗，待患儿情况好转后再进行手术切除。

（四）胰腺先天性畸形

1. 环状胰腺 环状胰腺是一种先天性疾病，即十二指肠降段被一圈与胰头部相连的胰腺组织所包围。它可以引起十二指肠狭窄，导致摄入的食物从胃到远端小肠的通过延迟或受阻。环状胰腺的真实的发病率尚不明确，估计在活产儿中为 3/20 000～1/1000，成人和儿童的发病率相似。近年来，随着产前超声检查的广泛开展，现在大多数环状胰腺（56%）是在产前超声检查中诊断的[33]。若环状胰腺是在出生后确诊的，患儿首发表现为胆汁性呕吐等胃肠道症状，提示近端肠道梗阻，但环状胰腺只是导致近端肠道梗阻的一个罕见原因，临床表现缺乏特异性。

在 CT 和 MRI 上，若发现十二指肠降段被正常胰腺组织部分或完全包绕，即可诊断环状胰腺（图 24-15）。当胰腺组织存在于十二指肠降段的后方和外侧时，CT 和 MRI 对准确诊断环状胰腺的灵敏度为 92%，特异度为 100%[34]。MRCP 可显示主胰管的盘状结构，可见主胰管部分或完全围绕十二指肠。

对于有症状的环状胰腺患儿，可以进行十二指肠旁路手术以缓解症状[33]。

2. 胰管变异 先天性胰腺导管解剖学变异包括胰

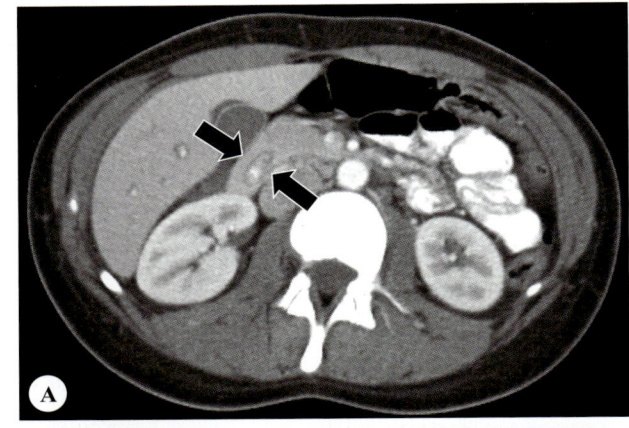

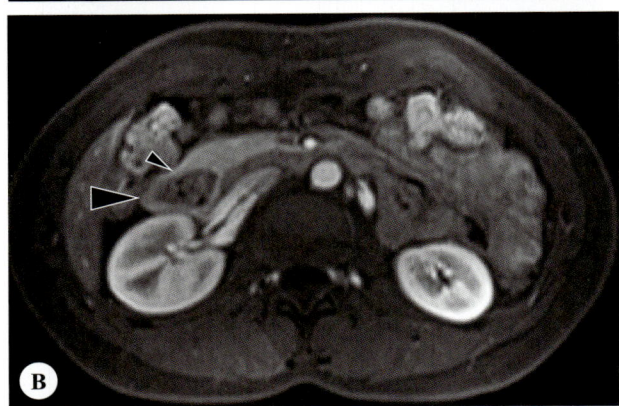

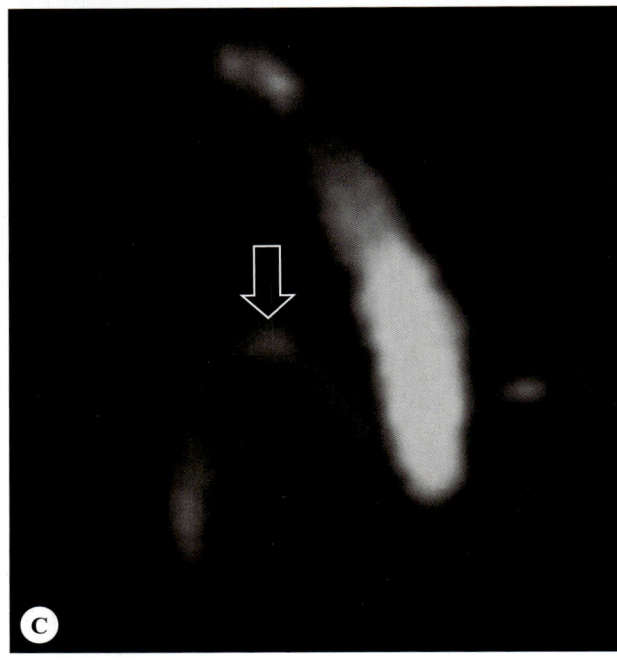

▲ 图 24-15　15 岁女孩，环状胰腺

A. 轴位增强软组织窗 CT 图像示胰腺组织（箭）包绕十二指肠降段，符合环状胰腺诊断；B. 另一位患儿的轴位增强 T_1 加权、脂肪抑制的 MR 图像示十二指肠周围有一圈薄的正常胰腺组织环绕（箭头）；C. 图 B 中患儿的冠状位非增强 T_2 加权、脂肪抑制的 MR 胆胰造影图像示环状胰腺患儿的部分副胰管（箭）呈半圆形

腺分裂和胰腺内的胰腺导管走行的解剖学变异。

胰腺分裂是指 Wirsung 腹侧导管和 Santorini 背侧导管不完全融合或不融合[35, 36]。其估计发生率为 4%～14%[36]。在胰腺分裂中，融合失败导致大部分胰腺由 Santorini 导管通过小乳头引流，只有胰头经 Wirsung 导管通过大乳头（Vater 壶腹）引流。

虽然 CT 不是评估胰腺导管解剖的首选方式，但在薄层 CT 上，导管分裂是很明显的[35]。在 CT 上，可以看到主胰管从胰尾延续至胰头，经小乳头汇入十二指肠，而胰头和钩突由另一条单独的更小的导管引流。对于已知或怀疑胰腺分裂的患儿，目前最佳的成像方式是 MRCP 或内镜逆行胰胆管成像（图 24-16）。虽然两者都能很好地显示胰腺导管的解剖结构，但 MRCP 是无创的，并且在显示导管的同时还可以检查胰腺实质是否存在异常。胰脏分裂的 MRCP 表现与 CT 相似。MRCP 可以显示胰腺背侧导管与经小乳头引流的 Santorini 导管的连续性，胰头和钩突则经 Wirsung 导管汇入 Vater 壶腹。

其他先天性胰腺导管变异，在 CT 和 MRCP 上都很容易看到，主要包括胆总管、Wirsung 主胰管、附胰管（Santorini）和十二指肠之间的空间关系和连接变化。主胰管和胆总管的异常连接常发生于十二指肠壁外且有一段长度超过 1.5cm 的联合管[36]。这种先天性异常需要重视，多具有胰胆管反流倾向，可引起胰腺炎反复发作，并与 CDC 和胆囊癌有关。

另一种先天性胰腺导管变异是 ansa 胰腺，也被称为 ansa 变异。这是一种罕见的胰腺导管解剖学变异类型，在这种变异中，Wirsung 主胰管和附胰管（Santorini）间存在着异常交通。正常情况下 Santorini 导管和 Wirsung 主胰管是分开的，但在这种变异中，Santorini 导管呈 S 形，并与 Wirsung 主胰管的背侧分支相连[36, 37]。最近的一项研究表明，这种胰腺导管变异可能是特发性急性胰腺炎的一个易感因素[38]。

（五）胰腺肿瘤性疾病

1. 良性原发性胰腺肿瘤

(1) 囊腺瘤：胰腺囊性肿瘤在成人中很少见，在儿童中更为罕见，文献中只有散发的病例报道。根据其表型不同，可分为浆液性囊腺瘤（直径＜2mm 的小囊）和黏液性囊腺瘤[39]。

在 CT 和 MRI 上，胰腺浆液性囊腺瘤呈蜂窝状外观，部分可伴钙化，而胰腺黏液性囊腺瘤通常不多于 6 个大囊，表现为多房囊性胰腺肿块（图 24-17），尽管黏液性囊腺瘤也可发生钙化，但概率明显低于微囊性浆液性囊腺瘤。

手术切除是目前治疗胰腺囊腺瘤的首选。

(2) 实性乳头状上皮肿瘤：胰腺实性乳头状上皮肿瘤是一种罕见的、典型的良性胰腺原发性肿瘤，由含有上皮细胞和脆弱血管构成的实性部分及含有出血和（或）碎片的囊性部分共同组成。SPEN 好发于年轻人，22%～52.6% 的患者未成年，平均年龄为 22 岁（年龄范围为 2—85 岁）[39]。83%～98.5% 的患者为女性。SPEN 患儿通常表现为非特异性腹痛，很少出现黄疸[39]。

SPEN 的影像学表现与肿瘤的病理学表现密切相关，包括囊性区域、实性成分、纤维包膜和出血灶（图 24-18）。当存在纤维包膜或瘤内出血时，有助于将 SPEN 与其他儿童胰腺病变鉴别。纤维包膜在 CT 上一般呈低密度，在 T_1WI 和 T_2WI 上呈均匀低信号。肿瘤的实性成分通常在 T_2WI 上呈稍高信号，在 T_1WI 上与邻近正常胰腺相比呈低或等信号（图 24-18B 和 C）。T_1 高信号区对应 SPEN 内的出血坏死或碎片区[39]。约 33% 的病例可见钙化。增强后，肿瘤的实性成分和纤维包膜可见强化。

一般来说，SPEN 生长缓慢，临床表现为良性。然而，鉴于 SPEN 有侵袭生长、胰腺外浸润及罕见的转移潜能，因此主要采用手术切除治疗。对于非转移性患儿，95% 可通过手术切除实现完全治愈[39]。

2. 恶性原发性胰腺肿瘤

(1) 胰腺母细胞瘤：胰腺母细胞瘤是幼儿最常见

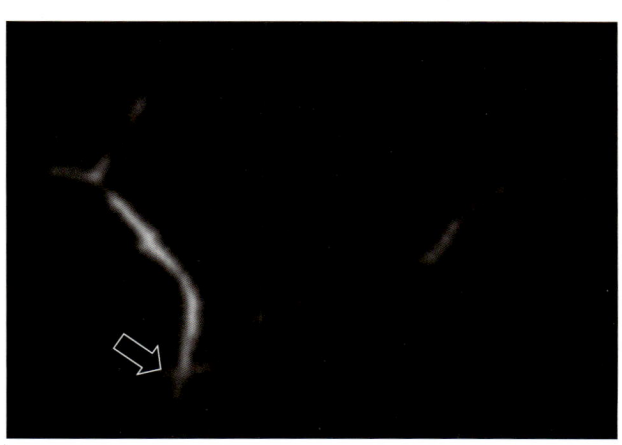

▲ 图 24-16　16 岁男孩，胰腺分裂
胆道树的冠状位非增强 T_2 加权、脂肪抑制的三维重建 MR 图像示主胰管（箭）向上延伸到胆总管右侧并通过小乳头引流，这是胰腺分裂的特征

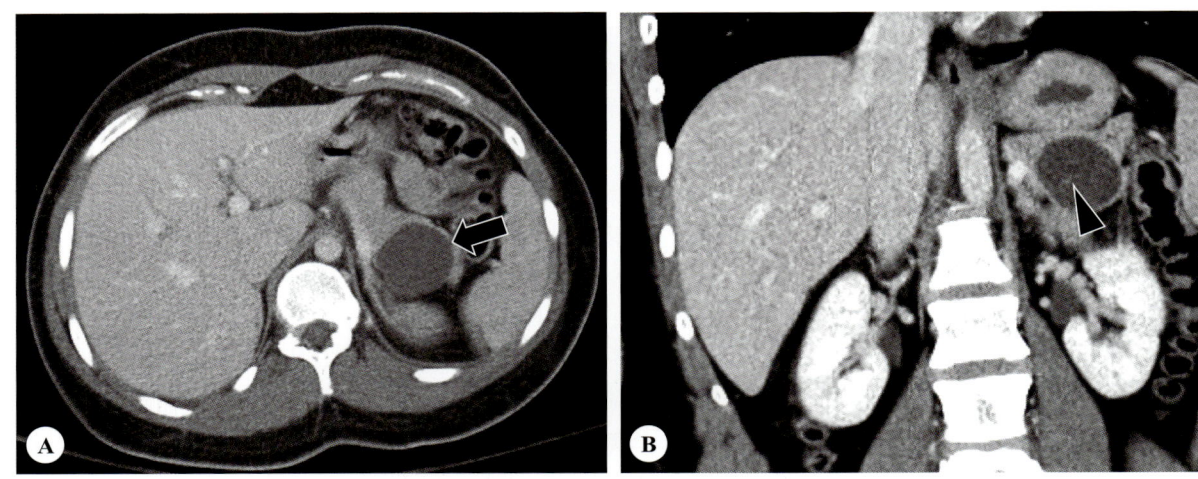

▲ 图 24-17　17 岁女孩，胰腺黏液性囊腺瘤

A. 轴位增强软组织窗 CT 图像示胰尾部一巨大分叶囊性肿块（箭）；B. 冠状位增强软组织窗 CT 图像示黏液性囊腺瘤内有细小分隔（箭头）

的原发性胰腺肿瘤，通常发生在 10 岁以前[39]。男女比例高达 2.7∶1，并且报道的超过 50% 的病例发生于亚洲人群中。大多数胰腺母细胞瘤在发现时都比较大，平均大小为 10.6cm[40]。患儿通常无症状，很少出现黄疸，即使有症状也多不特异，主要包括恶心、呕吐和腹痛。有报道称先天性胰腺母细胞瘤与 Beckwith-Wiedemann 综合征有关[39]。

在断层图像上，胰腺母细胞瘤可以非常大，以至于高达 50% 的病例难以确定肿瘤起源[39]。在 CT 和 MRI 上，胰腺母细胞瘤通常是边界清楚或部分边界清楚的肿块，内可见囊性成分和坏死灶（图 24-19）。胰腺母细胞瘤一般是 T_1 上呈低 - 中等信号，T_2 上呈不均匀高信号。增强后的分隔强化可呈现多房性表现，并可伴有钙化区域。部分患者发现时可伴有肝内转移灶，肝内转移灶在 CT 上呈低密度，在 MRI 上具有与原发灶相似的信号特征。

胰腺母细胞瘤的首选治疗方法是完全性手术切除。对复发或转移的病例，一般采用手术切除、化疗、放疗或联合治疗[41]。

(2) 胰腺上皮性肿瘤：在儿科人群中，虽然胰腺上皮性肿瘤属于相对少见的原发性胰腺恶性肿瘤，但总体而言，胰腺上皮性肿瘤是全年龄段最常见的胰腺肿瘤，占胰腺肿瘤的 95%[39]。尽管如此，文献中也罕见儿科病例的报道[42]。胰腺导管腺癌是迄今为止最常见的胰腺上皮性肿瘤亚型。

胰腺导管腺癌的影像学特征在儿童和成人中都很相似。不幸的是，胰腺导管腺癌是最难识别的肿瘤之一。在很多情况下，肿瘤本身是隐匿的，唯一的影像学线索是胰管的扩张。当肿瘤足够大时，在 CT 上表现为局灶性低密度区，通常边界不清，伴胰周脂肪间隙模糊（图 24-20）。在 MRI 上，胰腺导管腺癌呈 T_1WI 低信号，T_2WI 信号多变。与正常胰腺实质相比，胰腺导管腺癌的强化程度明显较低。胰腺导管腺癌确诊时往往伴有转移，最常累及肝脏和胰周淋巴结。

影像学评估对于确定胰腺导管腺癌的手术可切除性至关重要。术前准确评估病灶的大小和位置、邻近血管的受累情况、胰周器官的浸润情况和转移灶的情况非常重要。在描述邻近血管受累情况时，表达紧贴或包裹血管的组织类型（即 CT 上呈实性或混浊不透明密度）及血管被包绕的环周程度（如小于 90°、180°、270° 或 360°）将对后续治疗很有帮助。此外，任何血管压迫或闭塞都对确定手术可切除性至关重要。从这个角度而言，多平面重建和最大密度投影图像是很有帮助的[43]。

胰腺上皮性肿瘤的治疗包括通过部分或完全胰腺切除术进行手术切除。对于交界性或不可切除的病变，可采用化疗进行姑息治疗，以阻止疾病发展，或使肿瘤缩小至可切除的程度。

(3) 神经内分泌细胞肿瘤：神经内分泌肿瘤，也被称为胰岛细胞瘤，代表了起源于各种内分泌细胞的胰腺肿瘤。大多数是在中年发现的。患者的临床表现取决于是否有肿瘤生产的功能性（即激素活性）多肽。这些来自肿瘤的功能性多肽可导致以下

第 24 章　儿科应用：腹部与盆腔
Pediatric Application: Abdomen and Pelvis

临床综合征，包括胰岛素瘤的低血糖，胃泌素瘤的 Zollinger-Ellison 综合征及分泌肾上腺皮质激素的肿瘤所致的库欣综合征。在功能性神经内分泌细胞肿瘤中，胰岛素瘤是最常见的约占 47% 的病例[39]。

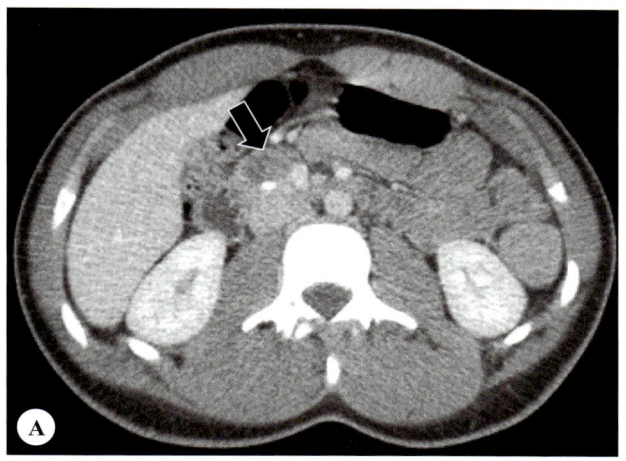

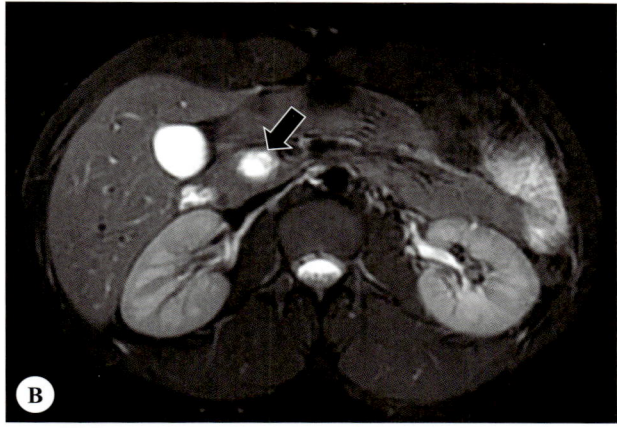

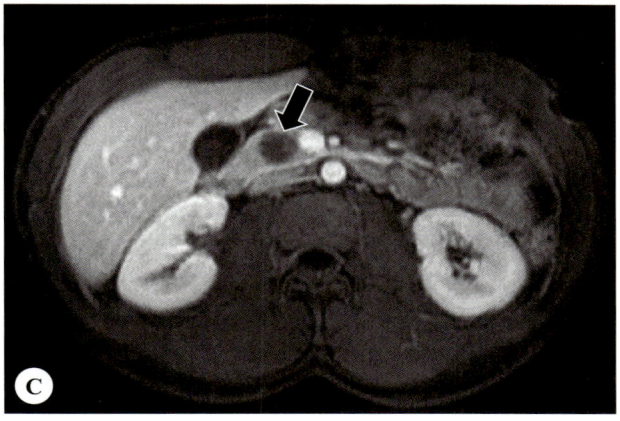

▲ 图 24-18　20 岁女性，胰腺实性和乳头状上皮肿瘤
A. 轴位增强软组织窗 CT 图像示不均匀轻度强化的胰头肿块（箭）；B. 轴位非增强 T_2 加权、脂肪抑制的 MR 图像示胰头肿块（箭）呈部分囊性，内见低信号细小分隔；C. 轴位增强 T_1 加权、脂肪抑制的 MR 图像示肿块边缘轻度强化的软组织成分（箭）

胰腺神经内分泌细胞肿瘤的影像特征是多变的，主要取决于肿瘤的大小。无功能的肿瘤由于无明显的临床表现，发现时往往体积较大。与之相反的是，胰岛素瘤往往是功能亢进的，易被早期发现，因此确诊时往往体积较小。在增强 CT 上，胰岛素瘤和胃泌素瘤通常是明显均匀强化的（图 24-21 和图 24-22）。在 MRI 上，两者在 T_2WI 上呈低到轻度高信号。使用钆对比剂增强后，相对于邻近胰腺实质，两者都是明显强化的，其中胃泌素瘤常表现为环状强化[39]。当胰岛细胞瘤＞ 3cm 或为恶性时，因其内坏死、囊变、出血和钙化区域的存在，肿瘤多呈不均匀强化。大肿瘤内的实性成分明显强化，并伴有肿瘤周围"血管染色"。神经内分泌肿瘤转移好发于肝脏，影像表现与原发肿瘤类似。

对于非转移性神经内分泌瘤，目前首选的治疗方法是采用手术切除，包括剥除术或部分胰腺切除术。对于那些在手术切除后仍有症状的患者，药物治疗可能有一定的作用，特别是对于 Zollinger-Ellison 综合征的患者，但对胰岛素瘤综合征可能无效[39]。

（六）胰腺的感染性和炎症性疾病

1. 胰腺炎

(1) 急性胰腺炎：急性胰腺炎是由于阻塞性、毒性、感染性、自身免疫性或外伤性损伤导致的急性炎症细胞在胰腺组织聚集，并伴有胰腺水肿。重症胰腺炎可出现胰腺的坏死、萎缩和（或）纤维化。过去认为儿童的胰腺炎是罕见的，但最近的研究显示，儿童胰腺炎的发病率在不断上升，估计每 10 万名儿童中有 3.6～13.2 例胰腺炎患者[46]。患儿通常表现为非特异性的腹痛、背痛、恶心或呕吐[46]。淀粉酶和脂肪酶的升高往往超过正常值的 3 倍[45]。

超声往往是评估急性胰腺炎的首选检查方式，但其检测急性胰腺炎的灵敏度为 62%～95% 低于 CT 的 77%～95%[47]。在 CT 上，急性胰腺炎表现为胰腺局灶性或弥漫性肿大，伴有胰腺周围炎症浸润，胰腺周围液体聚集及灌注减低（图 24-23）。局灶性的密度和灌注减少可能代表即将坏死的区域。邻近的小肠可能出现肠腔扩张、肠壁增厚，符合炎症后回肠表现，并与腹部 X 线上经典描述的"岗哨肠襻"征象相对应[35]。MRI 的结果与 CT 相似，胰腺增大、肿胀，T_2 呈高信号（图 24-24）。

急性胰腺炎的治疗包括静脉输液和镇痛[48]。若出现胰腺炎后假性囊肿，可以经皮穿刺引流或内引

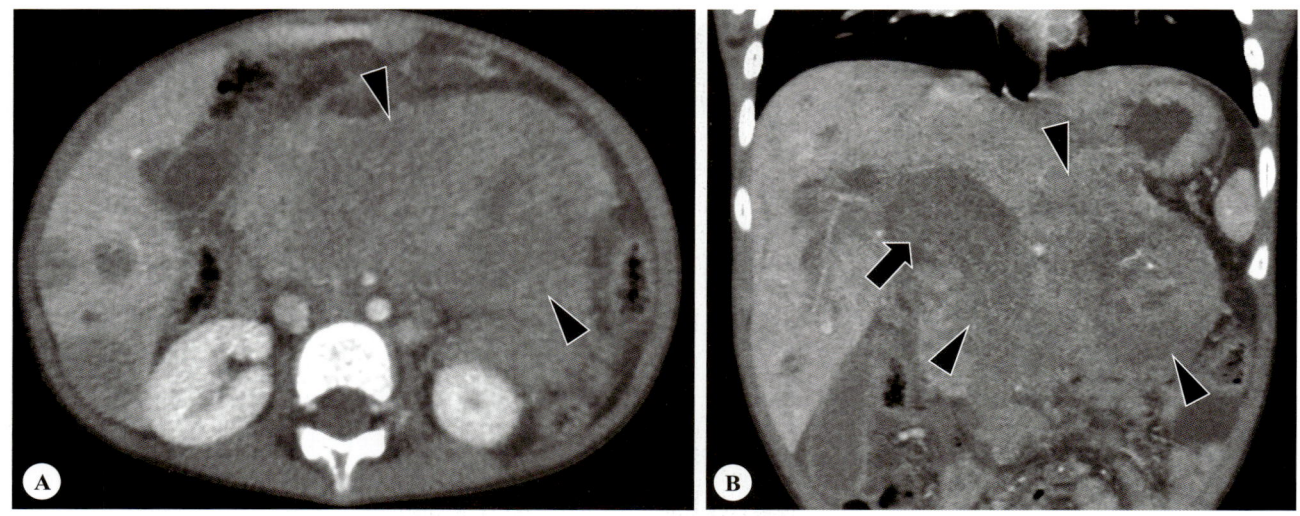

▲ 图 24-19 4 岁男孩，转移性胰腺母细胞瘤

轴位（A）和冠状位（B）增强软组织窗 CT 图像示一巨大不均匀强化胰腺肿块（箭头），伴胰腺外浸润延伸至肝门部（箭），并可见肝内多个转移灶

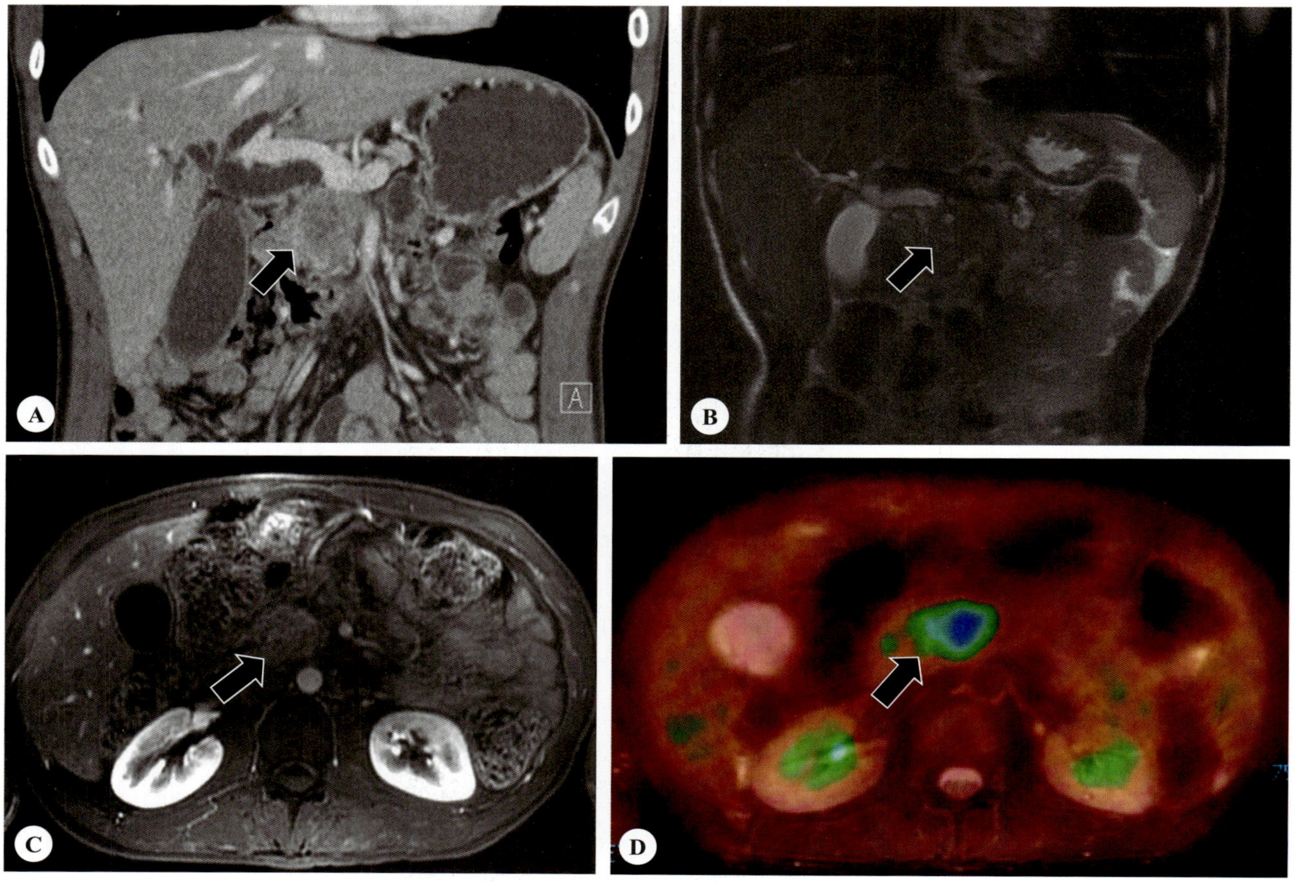

▲ 图 24-20 23 岁男性，胰腺腺癌

A. 冠状位增强软组织窗 CT 图像示胰头内稍低密度肿块（箭），继发胆总管和其近端肝内胆管扩张；B. 冠状位增强 T_2 加权、脂肪抑制的 MR 图像示胰头肿块（箭）为弥漫性低信号，与肿块的纤维化本质相符；C. 轴位增强 T_1 加权 / 脂肪抑制的 MR 图像示病灶（箭）轻微增强；D. 融合的轴位 PET/CT 图像示胰腺肿块弥漫性 FDG 代谢明显增高（箭）

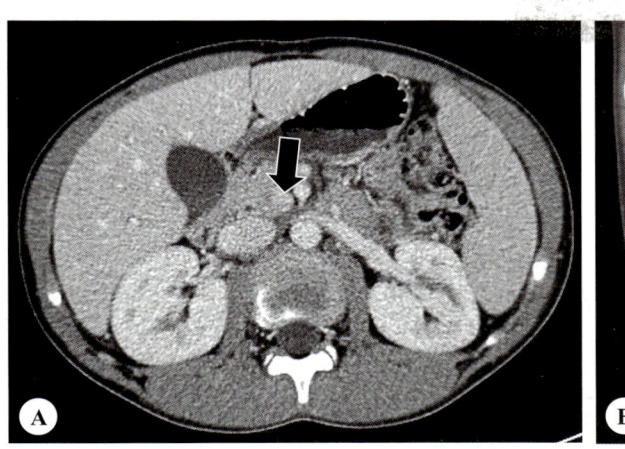
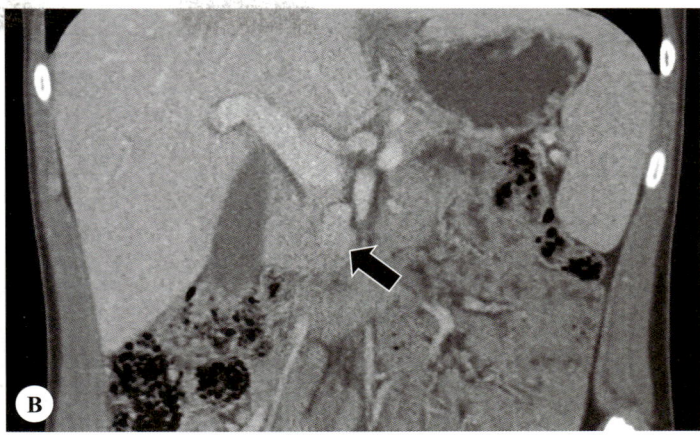

▲ 图 24-21 12 岁男孩，胰岛细胞瘤
轴位（A）和冠状位（B）增强软组织窗 CT 图像示胰头部一小的明显强化结节（箭），符合胰岛细胞瘤诊断

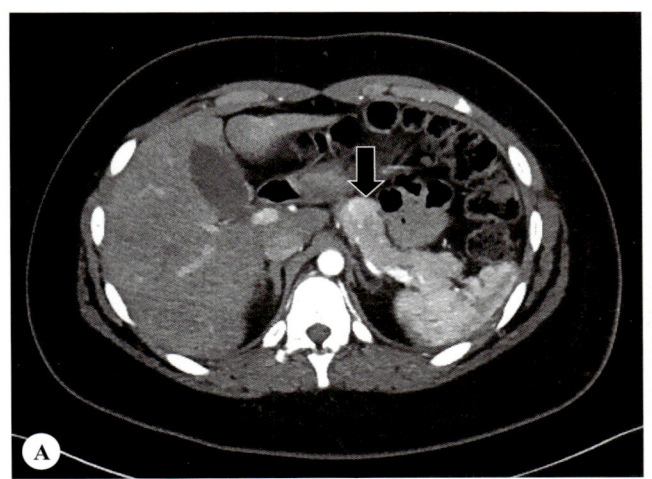
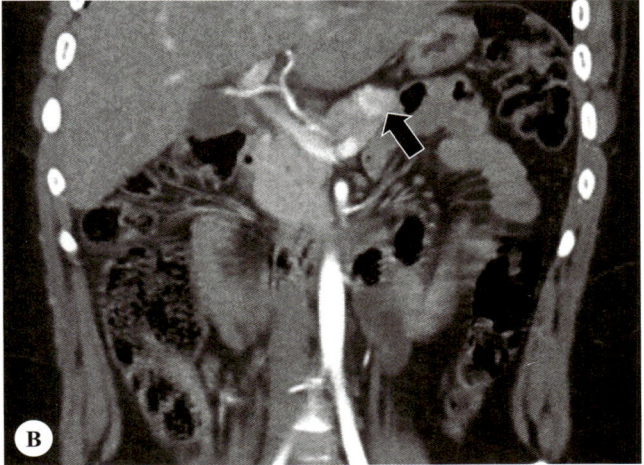

▲ 图 24-22 16 岁女孩，胰腺胃泌素瘤
轴位（A）和冠状位（B）增强软组织窗 CT 图像示胰尾部一小的明显强化结节（箭）

流。无坏死的情况下，一般不使用抗生素[49]。坏死严重者，可进行胰腺坏死切除术。

(2) 慢性胰腺炎：慢性胰腺炎为临床上无症状的、长期存在的胰腺炎症，表现为腺体形态异常，有纤维化背景，丧失内分泌功能及低度炎症细胞浸润[50]。总的来说，在儿童中并不常见，估计 20 岁以下的人中发病率为 0.5/100 000 [51]。儿童慢性胰腺炎的病因包括家族性遗传性胰腺炎、Shwachman-Diamond 综合征和囊性纤维化[35]。患儿的临床表现多变，从临床上无症状，到丧失内分泌功能，再到严重腹痛和反复发作的急性胰腺炎[50, 51]。

慢性胰腺炎急性发作时的影像学表现难以与急性胰腺炎鉴别[35]。然而，在急性炎症过程结束后，慢性胰腺炎的长期变化在影像学上变得明显。在 CT 上，表现为囊性纤维化胰腺萎缩，几乎完全被脂肪组织替代，胰腺导管呈串珠样扩张。在 MRI 上，慢性胰腺炎的形态学变化也很明显。正常情况下，胰腺是 T_1 高信号的，而慢性胰腺炎可导致 T_1WI 信号减低，伴有弥漫性或局灶性胰腺萎缩。这种 T_1 低信号是由潜在的弥漫性纤维化及炎性水肿共同造成的。胰腺导管可能扩张（图 24-25）。随着病情进展，胰腺逐渐萎缩，T_1 信号异常降低，代表纤维化的出现，并伴有胰腺导管呈串珠样扩张。局灶性钙化在所有脉冲序列上都表现为低信号灶。

慢性胰腺炎的治疗包括胰酶替代疗法，对自身免疫性慢性胰腺炎使用类固醇激素，用括约肌切开术和支架放置术进行内镜干预及完全或部分胰腺切除术[51]。

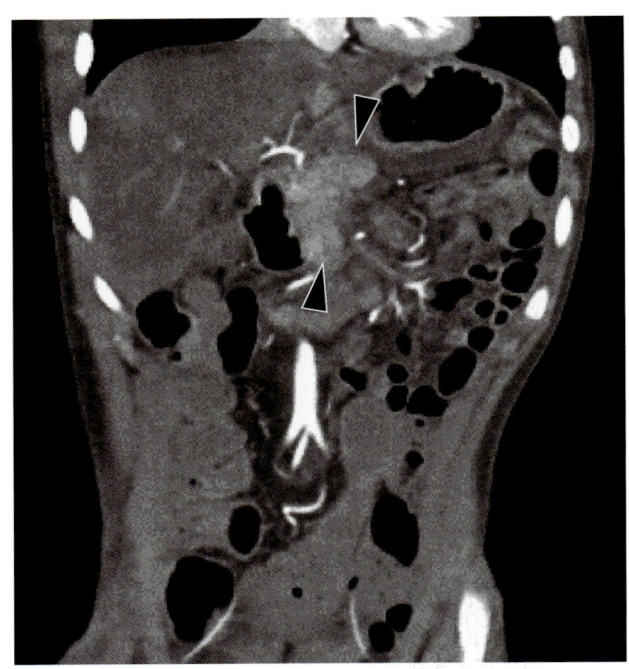

▲ 图 24-23 11 岁男孩，急性胰腺炎

冠状位增强软组织窗 CT 图像示胰腺增大、不均匀强化（箭头）

（七）肾上腺肿瘤性疾病

1. 良性原发性肾上腺肿瘤

腺瘤：肾上腺腺瘤起自肾上腺皮质，在儿科人群中较为罕见。最常发生于 5 岁以前和 10 岁以后[52]。患儿通常会出现激素过多的表现，如库欣综合征、性早熟和高血压，这与成人的肾上腺腺瘤不同，成人的肾上腺腺瘤通常是无激素活性的。

超声是肾上腺腺瘤的首选检查方式，表现为边界清楚的肾上腺肿块。但 CT 和 MRI 对肾上腺腺瘤的检出和范围评估更为灵敏，这两种成像方式都有其优点和缺点，CT 可能需要多期增强扫描来全面评估肾上腺腺瘤，而 MRI 则可能需要镇静。

在 CT 上，检查的初始阶段应进行非对比增强的系列扫描，定位从肺底到肾脏。此时，需要放射科医师进行实时评估，若肾上腺肿块测量值低于 10HU，检查即可结束，可直接诊断富含脂肪的腺瘤（图 24-26）。若病灶测量值高于 10HU，则需静脉注射对比剂并计算病灶的廓清特征。在 MRI 上，反相位信号强度减低超过 20%，该征象对富含脂肪的腺瘤具有极高的灵敏度和特异度（图 24-27）。极少的情况下病灶内可见囊变和出血。

根据上述 CT 和 MRI 标准可以明确诊断肾上腺腺瘤，如果病灶的影响需表现并不典型，则难以与肾上腺皮质癌鉴别。此外，癌的体积往往较大且密度不均匀，而腺瘤往往体积较小。尽管如此，考虑到腺瘤的激素活性，手术切除是功能性肾上腺腺瘤的主要治疗方式。

2. 恶性原发性肾上腺肿瘤

（1）神经母细胞瘤：神经母细胞瘤是起自交感神经系统的肿瘤，它是儿童神经源性肿瘤中分化程度最低的一类。神经源性肿瘤分化程度从高到低依次为神经节细胞瘤、神经节母细胞瘤、神经母细胞瘤。总的来说，神经母细胞瘤占儿童肿瘤的 8%～10%，同时占儿童癌症死亡人数的 15%[55]。神经母细胞瘤最好发于肾上腺髓质，占 35%[55]；腹膜后为第二好发位置，占 30～35%[55]；20% 发生于后纵隔[55]。腹盆部神经母细胞瘤的患儿通常表现为腹痛和腹胀。

CT 是评估腹盆部神经母细胞瘤最常用的检查方式，MRI 能更好地评估肿瘤在椎管内的侵犯范围，因此常作为 CT 的补充检查（图 24-28）。在 CT 上，神经母细胞瘤通常体积较大且密度不均匀，其内可见钙化、出血和坏死区域（图 24-28A）。与肾母细胞瘤压迫致邻近结构移位不同，神经母细胞瘤经常包绕邻近血管，并且腹盆部神经母细胞瘤易侵犯后腹壁和脊柱旁肌肉组织。鉴于神经母细胞瘤易沿神经根生长，因此应通过影像学检查仔细评估椎管内侵犯范围。若怀疑有邻近器官或椎管内侵犯，应考虑行 MRI 检查。腹盆部神经母细胞瘤最好发的转移部位是肝脏、淋巴结及骨骼。

在 MRI 上，神经母细胞瘤通常表现为大的信号不均肿块，T_1WI 呈低信号，T_2WI 呈高信号，使用钆对比剂后强化方式多变。与 CT 相比，钙化在 MRI 上不太明显，但在 MRI 上可以看到局灶性的信号空洞。如前所述，MRI 在评估椎管内侵犯方面优于 CT，所有脊柱旁神经母细胞瘤的患儿都应进行 MRI 检查，骨内的 T_1 低信号和 T_2 高信号灶（图 24-28B）是神经母细胞瘤骨髓浸润的典型特征。MRI 还可清楚的显示弥漫性肝转移，表现为多灶性的 T_2 高信号区。

腹盆部神经母细胞瘤患儿的预后取决于发病的年龄和疾病分期。对于低风险的肿瘤，通常只需进行手术治疗。对于高风险的肿瘤，通常采用化疗和手术相结合的方法，一些患儿还需要接受骨髓移植（bone marrow transplantation，BMT）。

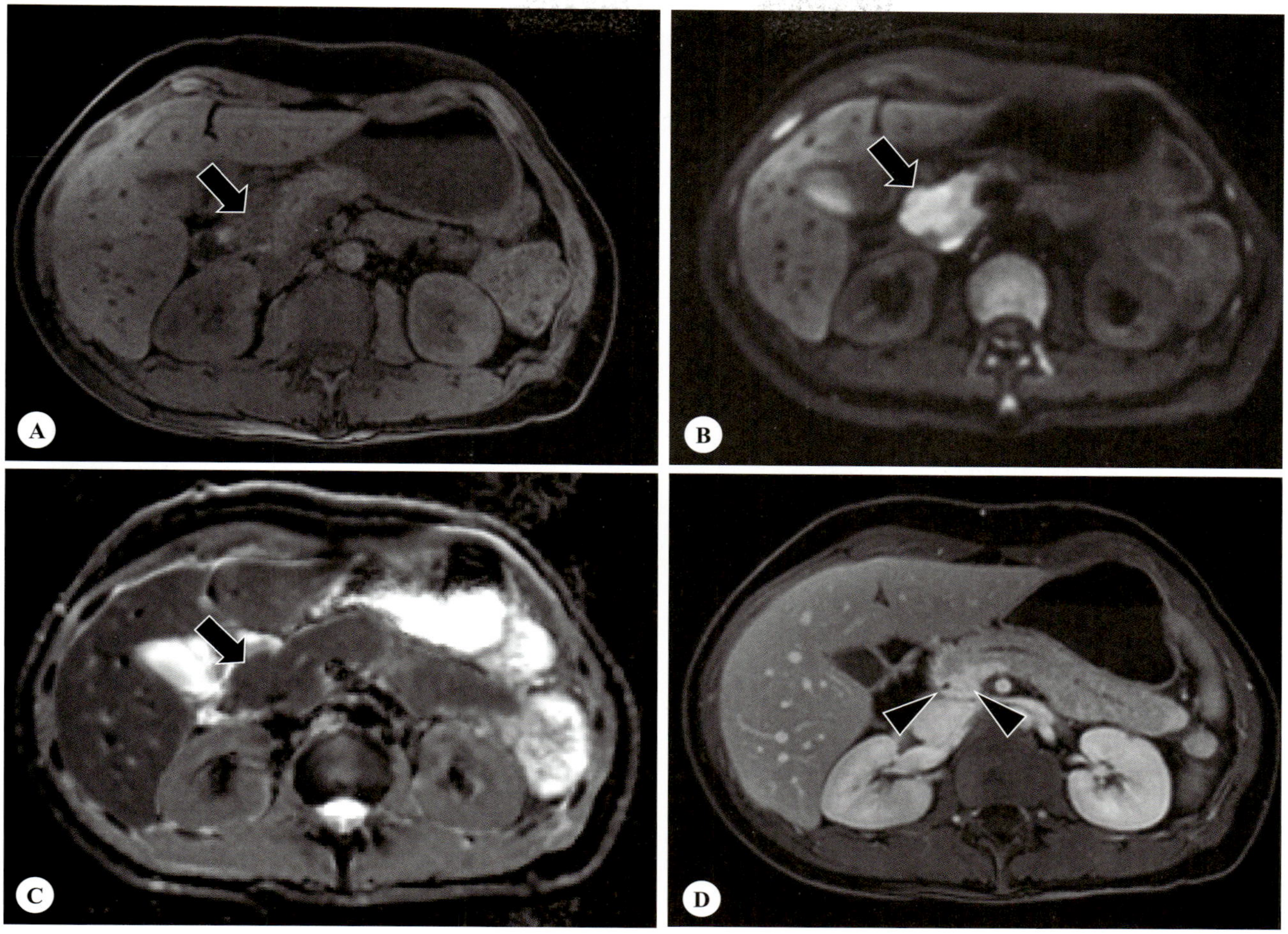

第 24 章　儿科应用：腹部与盆腔
Pediatric Application: Abdomen and Pelvis

▲ 图 24-24　16 岁男孩，胰腺炎

A. 轴位非增强 T_1 加权、脂肪抑制的 MR 图像示胰头部一局灶性 T_1 低信号区（箭）；B 和 C. 轴位弥散加权（B）和表观扩散系数（C）MR 图像示胰头部明显弥散受限（箭）；D. 轴位增强 T_1 加权、脂肪抑制的 MR 图像示该患者胰腺头部和尾部斑片状高强化区（箭头），该患者为胰腺头部和尾部的局灶性胰腺炎

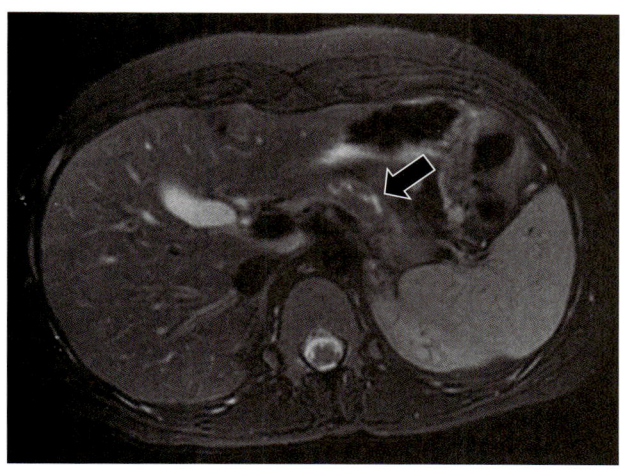

▲ 图 24-25　18 岁女孩，慢性胰腺炎

轴位非增强 T_2 加权、脂肪抑制的 MR 图像示胰腺弥漫性萎缩（箭）伴不规则胰腺导管扩张

(2) 肾上腺皮质癌：肾上腺皮质癌在儿科人群中较为罕见，发病率为每百万儿童 0.3～0.4 例[56, 57]。肾上腺皮质癌通常具有激素活性，患儿常出现包括库欣综合征在内的各种相关综合征[58]。有充分证据表明女性更易患肾上腺皮质癌和肾上腺腺瘤[58, 59]。

在 CT 上，肾上腺皮质癌通常表现为大的、边界清楚的肾上腺肿块，可伴有钙化，轻度强化伴无强化的中心区及薄而强化的囊（图 24-29）。肾上腺皮质癌在 CT 和 MRI 上的形态特征类似。在 MRI 上，经常可以看到肿瘤边缘呈 T_1 低信号，代表肿瘤边缘的存活组织和包膜，T_2 高信号的中心区域在病理上与纤维化、融合性坏死和出血相对应。肾上腺皮质癌可局部侵犯膈肌、肾静脉和肝脏。远处转移最常见于肺部、骨骼和淋巴结。

1197

肾上腺皮质癌的治疗包括化疗和手术的联合治疗，开放性根治性切除术是完全切除肿瘤的必要手段[59]。

(3) 嗜铬细胞瘤：嗜铬细胞瘤是起自副神经节的罕见的神经内分泌肿瘤，在儿科人群中的确切发病率目前尚不清楚[60]。与成人不同的是，儿科患者往往有潜在的遗传倾向。约 47% 的儿童的嗜铬细胞瘤是恶性的，而在成人中只有 10% 是恶性的[60]。一些与嗜铬细胞瘤相关的著名的遗传性疾病包括 Hippel-Lindau 病、多发性内分泌肿瘤 II 型、神经纤维瘤病 I 型和嗜铬细胞瘤 – 副神经节瘤综合征。

嗜铬细胞瘤的 CT 表现是多变的，可以从小于 10HU 的低密度（细胞内脂肪所致）到软组织密度不等。2/3 的患儿表现为囊性和囊实性。钙化发生率约 10%，可伴有出血。在大多数情况下，增强后嗜铬细胞瘤的实性部分明显强化并伴有不同程度的廓清。这些 CT 征象与良性肾上腺腺瘤重叠，因此临床病史和实验室检查对于嗜铬细胞瘤的确诊非常重要。

在 MRI 上，显著的 T_2 高信号，即经典的描述的"灯泡征"，是嗜铬细胞瘤的 MRI 典型征象。但既往的研究表明，该征象仅出现在 11%～65% 的病例中[61, 62]。这种变异性与上述 CT 发现的囊变或坏死区域相关。与 T_2 信号相似，T_1 信号强度也是多变的，同样取决于肿瘤的囊变、坏死、钙化和出血等成分的构成（图 24–30）。若肿瘤呈均匀实性，则其在 T_1 上比肝脏信号低，与肌肉呈等信号。当存在细胞内脂肪时，嗜铬细胞瘤在反相位 MRI 上可有相应的信号减低。与 CT 类似，使用钆对比剂后肿瘤的实性成分明显强化。

嗜铬细胞瘤的预后取决于病变的良恶性及与其相关的遗传性疾病[63, 64]。主要治疗方式是手术切除，并且肿瘤完全切除者预后往往较好。由于在手术操

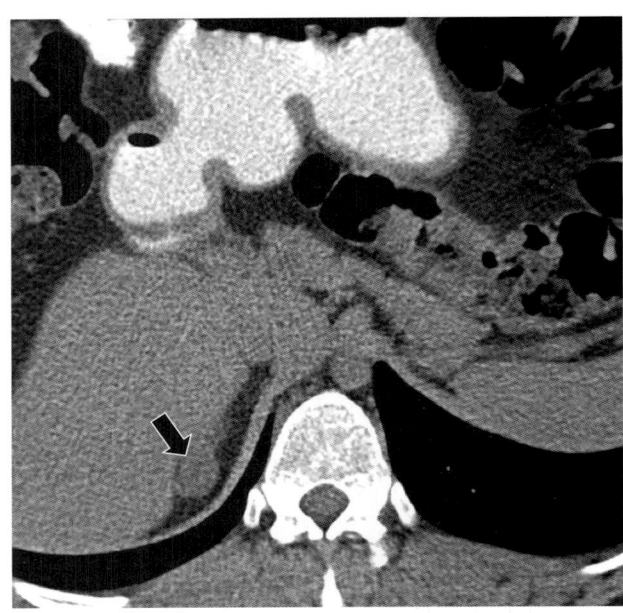

▲ 图 24–26　15 岁男孩，肾上腺腺瘤

轴位非增强软组织窗 CT 图像示右侧肾上腺小结节（箭），平扫 HU=2.3，符合良性肾上腺腺瘤特征

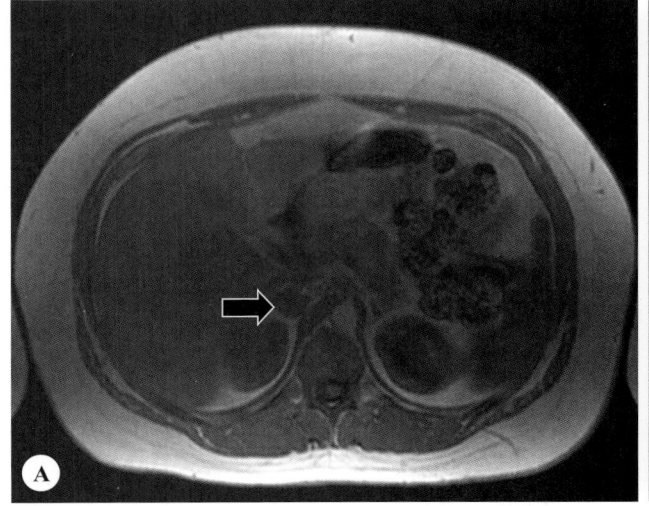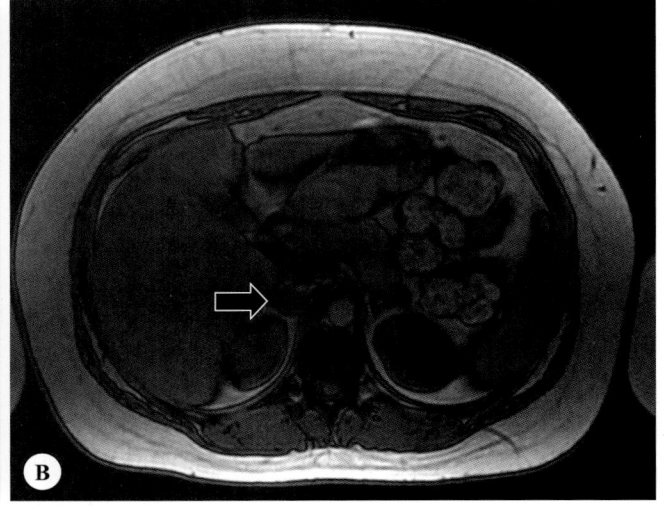

▲ 图 24–27　20 岁女性，肾上腺腺瘤

轴位非增强 T_1 加权、同相位（A）和反相位（B）MR 图像示右侧肾上腺结节（箭），反相位信号减低，符合细胞内脂肪表现，提示肾上腺腺瘤

作和麻醉诱导过程中存在急性儿茶酚胺激增的风险，因此需要在手术前 1~2 周开始进行术前准备。对于无法切除或转移性病变，可使用药物治疗和化疗，部分患者还可进行放疗或射频消融[63]。

3. 恶性继发性肾上腺肿瘤

转移瘤：儿童肾上腺转移瘤的真实发生率在文献中还未得到准确的证实，而成人文献表明 2%～3% 的肿瘤患者发生肾上腺转移[65]。最常见的转移到肾

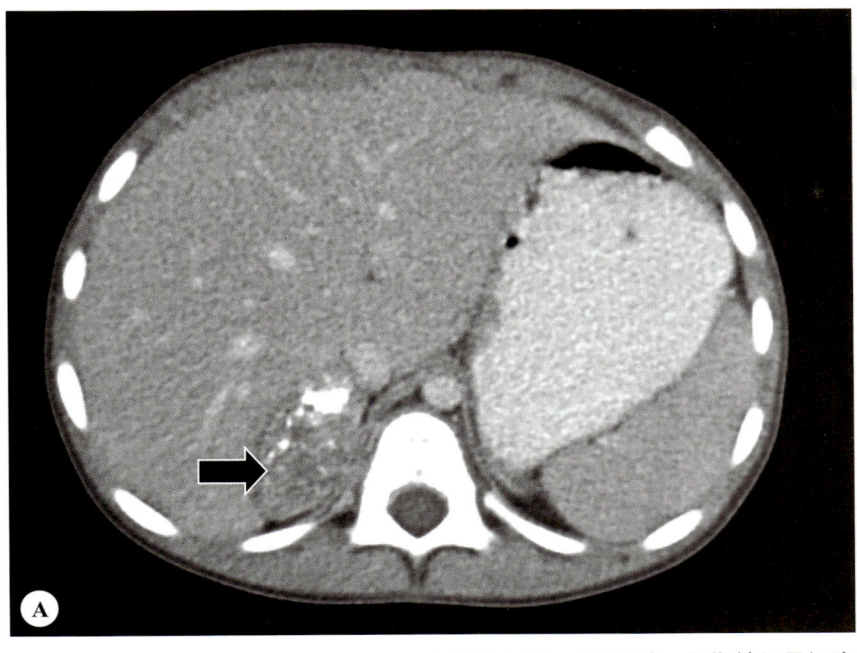
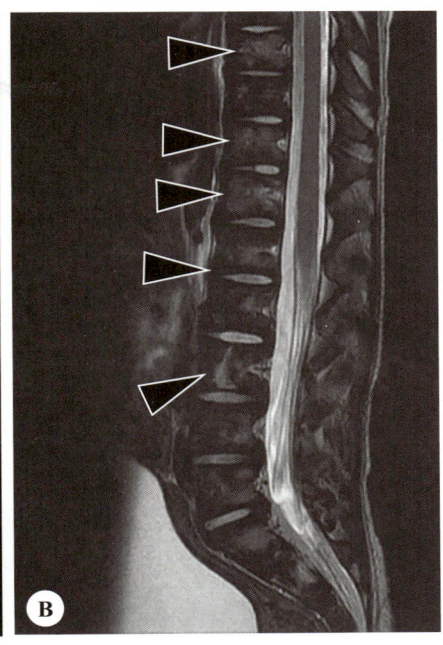

▲ 图 24-28　4 岁男孩，Ⅳ期神经母细胞瘤

A. 轴位增强软组织窗 CT 图像示右侧肾上腺一不均匀强化肿块，部分伴钙化（箭）；B. 矢状位非增强的 T_2 加权、脂肪抑制的 MR 图像示多个高信号的骨转移（箭头）

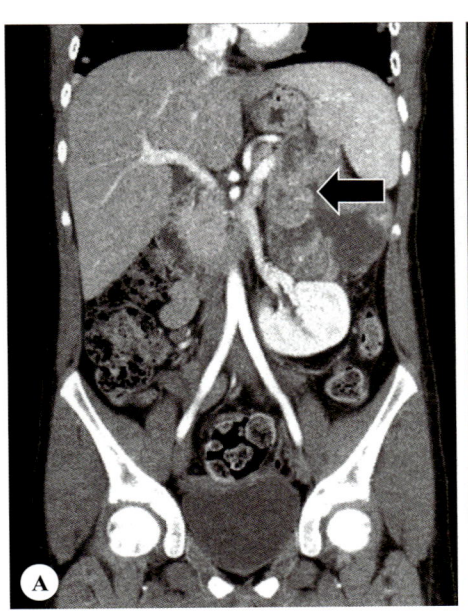
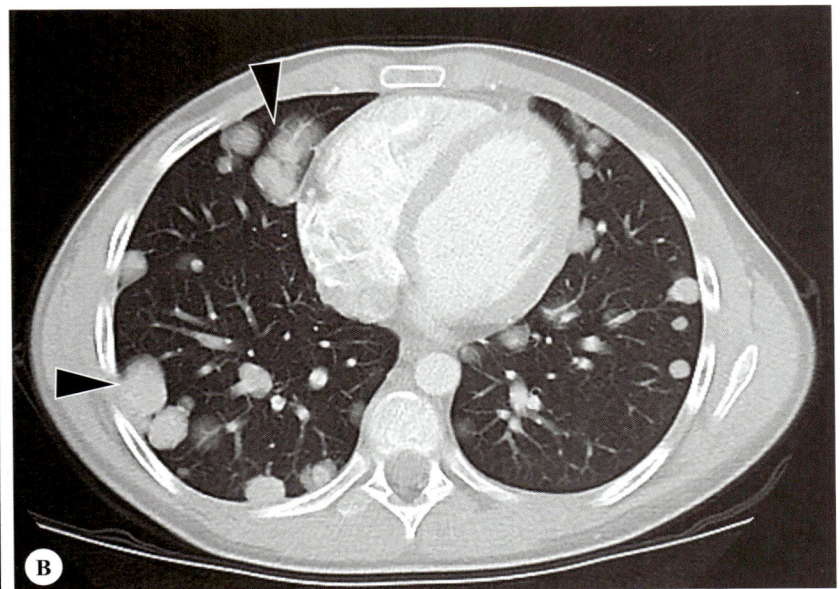

▲ 图 24-29　10 岁女孩，转移性肾上腺皮质癌

A. 冠状位增强软组织窗 CT 图像示一左肾上腺巨大、分叶状肿块，轻微侵犯邻近脾脏实质（箭）并压迫左肾下移。左下肺可见多个小的肺转移灶。B. 轴位增强肺窗 CT 图像示几乎不可数的肺内转移灶（箭头提示两个最大的病灶）

上腺的恶性肿瘤是癌和淋巴瘤[65]。

在平扫 CT 上，对于 CT 值为 20HU 或更高的肿块，不能排除肾上腺转移瘤可能；对于大于 42HU 的非出血性肿块应高度怀疑肾上腺转移瘤[18]（图 24-31）。在 MRI 上，肾上腺转移多为 T_1 低信号、T_2 高信号，增强后呈进行性强化[66]。

肾上腺转移瘤的预后和处理取决于原发肿瘤和其他转移瘤的数量和部位，治疗方式包括手术和化放疗。

（八）脾脏的先天性畸形

1. 脾缺如和多脾 顾名思义，脾缺如和多脾分别是指没有脾脏或存在多个脾脏（图 24-32 至图 24-34）。这些异常的重要性在于它们与先天性心脏病和胸腹部的内脏反位有关。

对于多脾的患儿，影像学上通常表现为一个优势脾脏和多个较小的脾脏，通常腹部脏器位置正常。

对脾缺如者进行种植脾治疗，单纯多脾无须特殊处理。合并其他的先天性畸形治疗须进行相应治疗。

2. 附脾 附属脾脏组织（通常称为脾小球）是指与正常脾脏相邻的一小块或几块正常脾脏组织（图 24-35）。它们没有临床或诊断意义，只是在有潜在恶性肿瘤的患儿（以免与肿块混淆）、已经或将要接受脾脏切除术的患儿及那些有脾脏病的患儿中应加以关注。

（九）脾脏的感染性和炎性疾病

影像上罕见明显的脾脏感染。在 Al-Hajjar 的尸检系列中，作者发现 0.14%~0.7% 的尸检标本存在脾脏脓肿[67]。在 57% 的病例中，脾脏脓肿继发于需氧细菌感染，主要是葡萄球菌、沙门菌和大肠埃希菌。第二常见脾脏感染致病菌为真菌（图 24-36 和图 24-37），约占 26%[68]。极少数情况下，包虫病会累及脾脏，在棘球蚴感染的病例中，脾脏受累的比

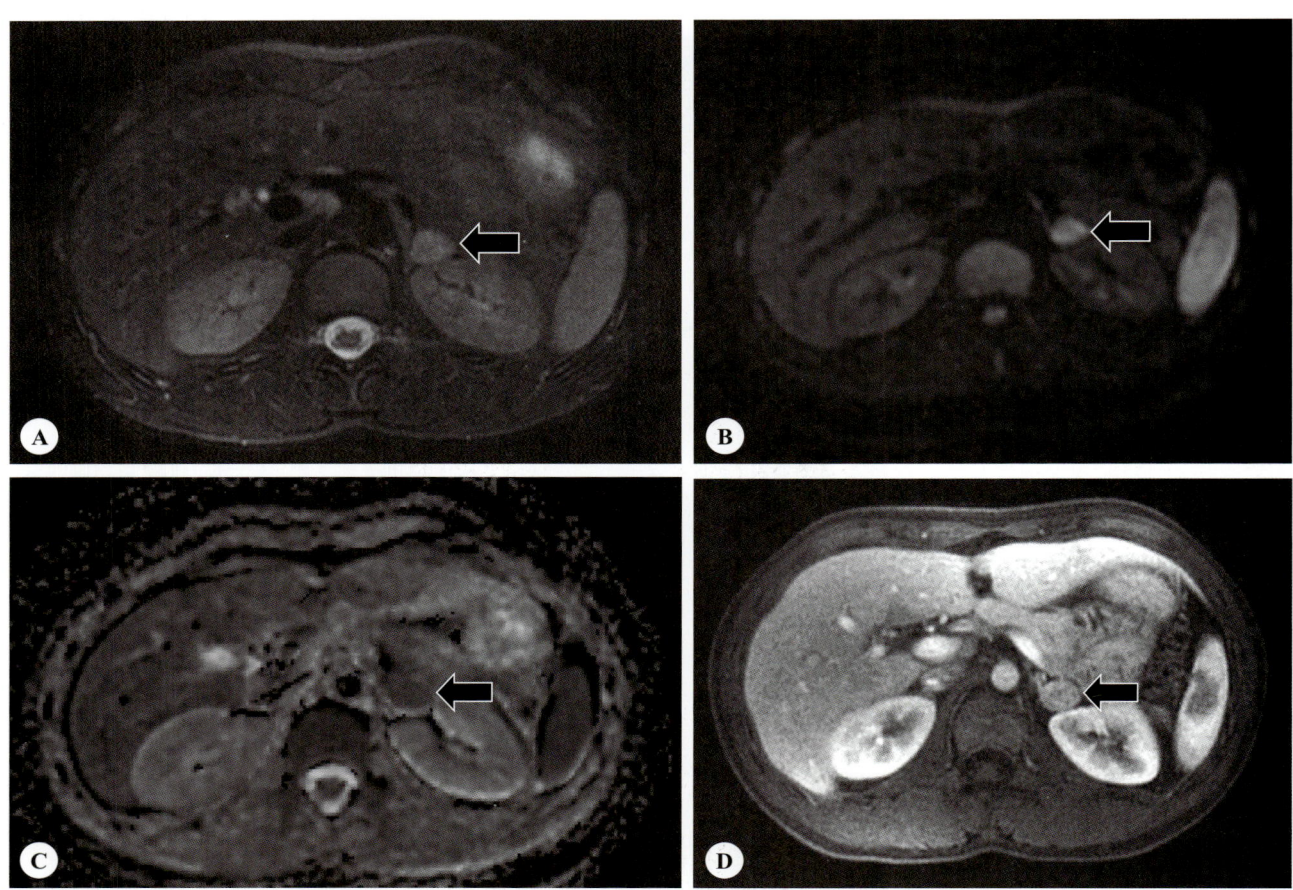

▲ 图 24-30　17 岁女孩，患有家族性副神经节瘤综合征，嗜铬细胞瘤

A. 轴位非增强 T_2 加权、脂肪抑制的 MR 图像显示左肾上腺一局灶性 T_2 高信号肿块（箭）；B 和 C. 轴位弥散加权（B）和表观扩散系数（C）MR 图像示整个肿块弥漫性弥散受限（箭），符合嗜铬细胞瘤高细胞性特征；D. 轴位增强 T_1 加权、脂肪抑制的 MR 图像示肿块弥漫性、轻度不均匀强化（箭）

第 24 章 儿科应用：腹部与盆腔
Pediatric Application: Abdomen and Pelvis

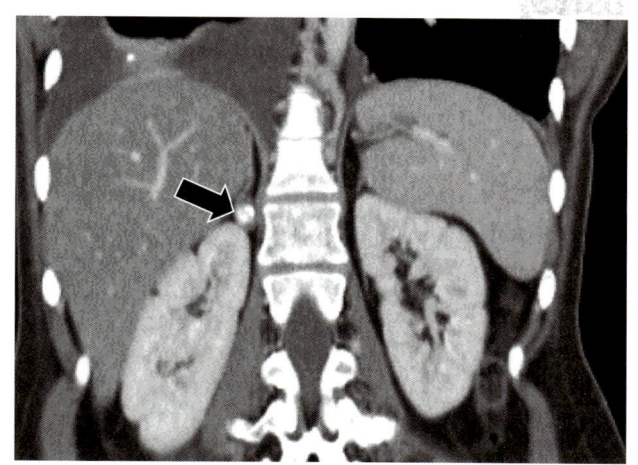

▲ 图 24-31 16 岁女孩，转移性间充质软骨肉瘤
冠状位增强软组织窗 CT 图像示右肾上腺一钙化转移瘤（箭）

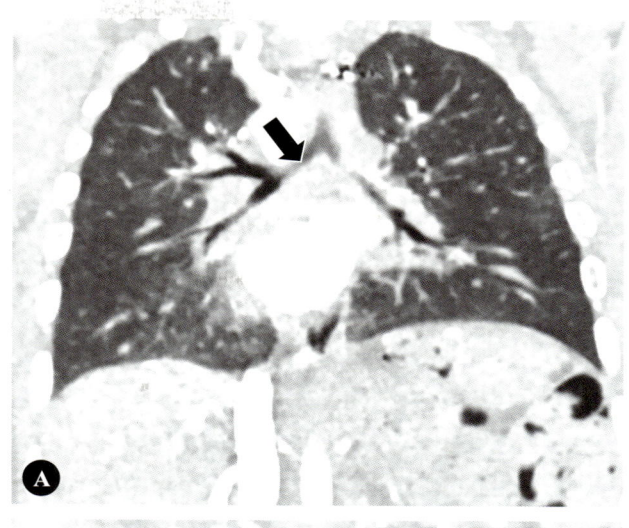

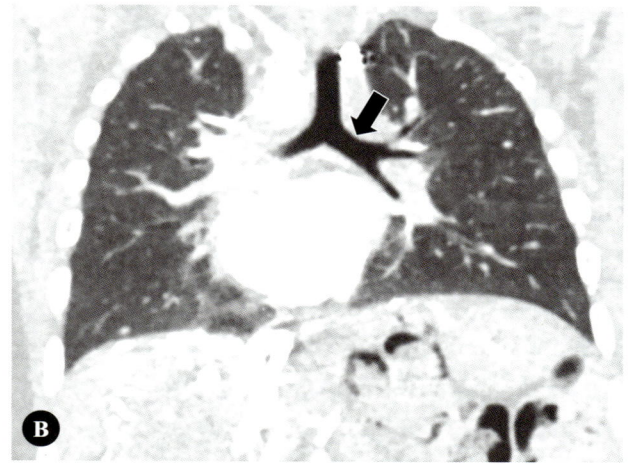

▲ 图 24-33 3 岁男孩，先天性心脏病和脾缺如
冠状位非增强肺窗 CT 图像分别在右侧（A）和左侧（B）主支气管（箭）水平示该脾缺如患儿伴有右侧异位

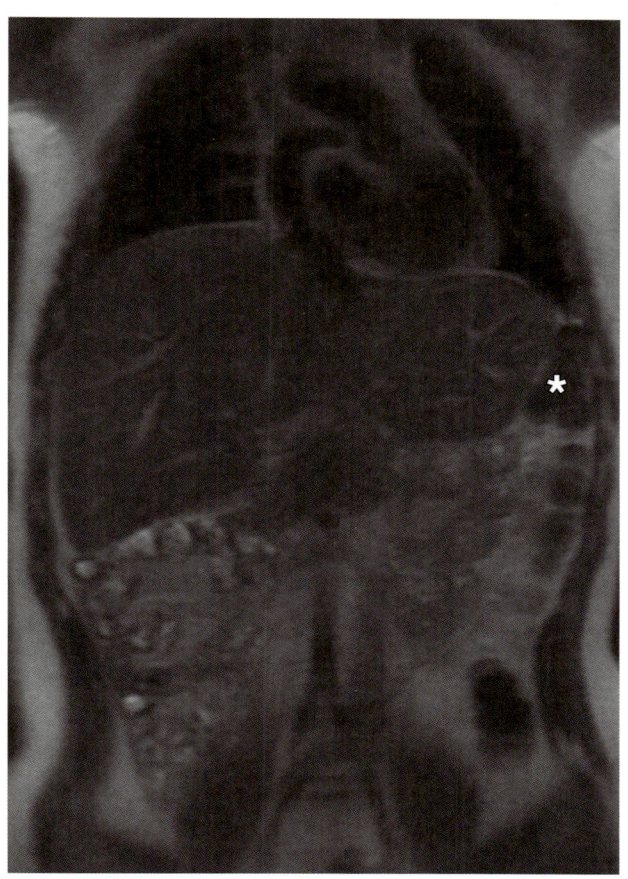

▲ 图 24-32 15 岁男孩，脾缺如
冠状位非增强型半傅里叶单发涡轮自旋回波 MR 图像示左上象限未见脾脏显示（星）

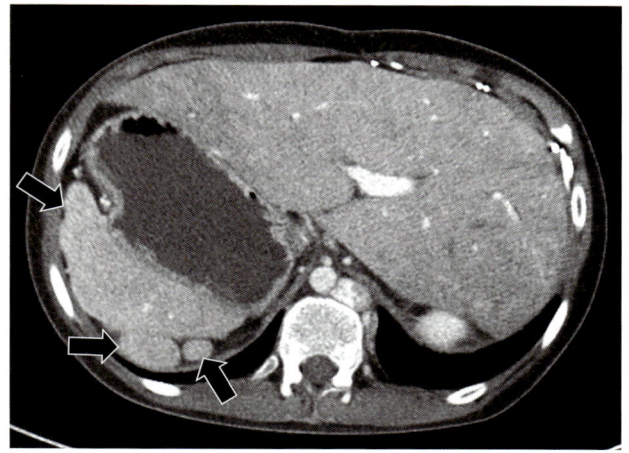

▲ 图 24-34 16 岁男孩，多脾
轴位增强软组织窗 CT 图像示腹部内脏转位，右上腹见多个脾脏（箭）

1201

例不到 2%～8%[70,71]。脾脏脓肿的临床表现是多变的，主要取决于患者的免疫系统的抵抗力、致病菌的种类和来源及并发症。因此，患者的表现可以从非特异性发热和腹痛到脾脏破裂和暴发性腹膜炎[72]。

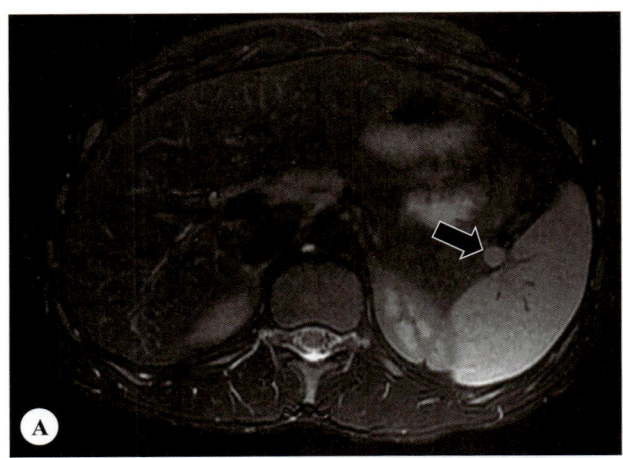

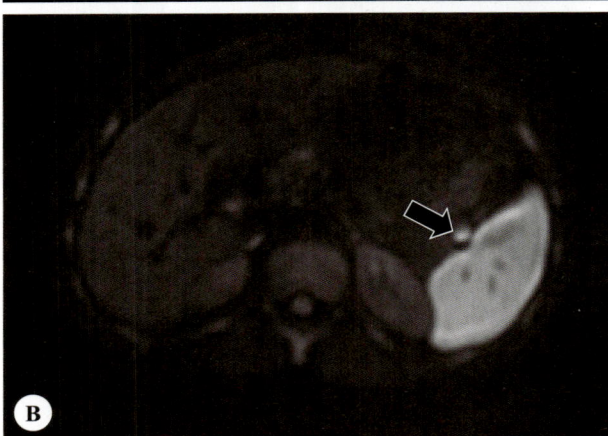

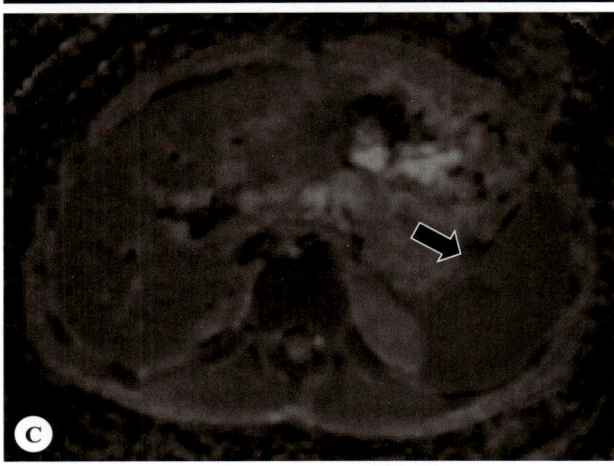

▲ 图 24-35　13 岁女孩，副脾
A. 轴位增强 T_2 加权 / 脂肪抑制的 MR 图像示脾门小结节（箭），信号特征与邻近脾脏相同；B 和 C. 相应的轴位 DWI（B）和 ADC（C）图像示脾脏和小的脾门副脾呈典型的弥散受限（箭）

超声常作为脾脏感染的影像学评估手段，但 CT 才是首选的检查方式。在 CT 上，细菌性脓肿呈单发或多发的低密度灶，成熟时可见强化包膜，部分脓肿内可见分隔，厚度为 1～10mm[72]。脓肿内一旦出现气体即可诊断，但一般很少见[72]。在 MRI 上，细菌性脾脏脓肿表现为局灶性脾脏病变，T_1WI 呈低信号，T_2WI 呈高信号。包膜可见强化，但增强程度较低[73]。

真菌性脾脏感染最常见的病原体为念珠菌，是免疫功能低下者最常见的肝脏和脾脏感染[72,73]。病灶通常 <2cm（典型者多为 0.5～1cm），在整个脾脏呈多灶性改变[72]（图 24-37）。在 CT 上，它们通常表现为整个脾脏实质中的多个小的低密度灶，部分病灶中心可呈高信号，出现"车轮内车轮"的密度模式[72]。在 MRI 上，真菌微脓肿表现为多个小的 T_1 低信号、T_2 高信号灶，呈周边环形强化[72,73]。

如前所述，棘球蚴感染很少累及脾脏，最常见的是来自肝脏包虫囊肿破裂所致的腹膜种植或血行转移。与前述的细菌性和真菌性的脾脏感染不同，脾脏包虫病多在脾脏中形成边界清楚的囊肿，而不是真正的脓肿。CT 和 MRI 的影像学特征取决于囊肿成熟度和并发症（如囊肿破裂）等。在 CT 上，单纯的包虫囊肿表现为局灶性的边界清楚的低密度灶，HU 接近水样密度，未见明显的囊壁[72]。在更复杂的病灶中，因内部蛋白类物质的存在，囊肿内部可呈高密度。若患者来自疫区，影像发现囊肿伴钙化则应考虑包虫病可能[72]。在某些情况下，大囊的边缘可以看到小的子囊，起自大囊内层的出芽[74]。MRI 上，包虫囊肿表现为边界清楚的 T_1 低信号、T_2 高信号灶，并且囊内信号高低会根据囊内成分的不同而变化。

脾脓肿和包虫囊肿的治疗主要取决于病原体。治疗常规使用抗菌药物，并且对念珠菌病的患者，可能需要使用光谱抗菌药物。据报道，在脾脏细菌性脓肿的病例中，经皮穿刺抽吸和（或）引流管放置的成功率为 89%[75]。备选的外科手术治疗包括引流和（或）脾切除术[76]。

（十）胃肠道的先天性异常

1. 食管支气管　食管支气管代表一种罕见的前肠畸形，是指肺叶的支气管起自食管[77,78]。鉴于医学文献中报道的病例极少，该病确切的发病率和明确的临床表现仍未得到很好的描述。在一个病例系列研究中，患儿主要表现为进食时的呼吸困难和肺部感染[77]。

食管支气管的肺实质表现是非特异性的，包括肺不张和（或）肺实变。随着反复感染或慢性吸入性肺炎，最终可发展为肺纤维化和支气管扩张。在 Colleran 等对 5 名患儿的系列研究中，所有的患儿都没有正常的隆突结构。此外，所有患儿均伴有中线结构异常，其中 80% 的患儿患有 VACTERL 综合征，60% 的患儿患有食管闭锁和气管食管瘘[78]。60% 的患儿存在食管与邻近肺组织的沟通[78]。

在医学文献中很少有食管支气管的 MR 病例，不过随着胎儿 MRI 使用的增加，该病产前诊断的报告逐渐增多[79]。产后 MRI 表现与 CT 相似，表现为肺不张和实变。在胎儿 MRI 上，可以看到起自食管的 T_2 高信号管状结构延伸至邻近肺部。产后一旦通气，上述连接将难以辨别，尽管仍然可以看到起自食管的管状结构，其内因空气存在呈流空信号。若已形成黏液囊肿，食管支气管将变得明显，呈 T_2 高信号。

手术切除是食管支气管的主要治疗手段，如果合并感染，有时会在手术前使用药物治疗。

2. 旋转不良 肠旋转不良包括一组肠旋转异常疾病，代表了一系列胎儿肠异常或不完全旋转的类别。这些问题全由胎儿中肠发育阶段肠旋转障碍所致，可伴随肠道位置发生变异和肠系膜附着不全，导致沿肠系膜上动脉的轴位线出现短的肠系膜反折。这种狭窄导致肠扭转的风险增高，如果不及早发现可能导致肠绞窄。

每 500 名活产儿中就有 1 名发生旋转不良，其中 75% 在新生儿期即出现症状，90% 在出生后第 1 年内被发现[80-83]。患儿出现胆汁性呕吐是该病的典型症状。大多数机构中以上消化道造影作为首选的成像方式，但已逐步被超声所替代。

CT 和 MRI 不作为肠旋转不良的常规检查手段。当临床诊断不明，病情进展迅速情况紧急时，或者认为旋转不良可能性较低时，行 CT 和 MRI 检查可能偶然发现肠旋转不良的存在[84]（表 24-2）。此外，CT 和 MRI 还可充分显示肠旋转异常和肠扭转（图 24-38 和图 24-39）。通常情况下，内脏无反位的肠旋转不良患儿，胃位于中线，小肠位于腹部右侧，结肠位于腹部左侧。这种分布在胎儿 MRI 上是可以显示的[85]。检查时应注意观察 SMA/肠系膜上静脉的关系，在 60% 的旋转不良的患儿中其静脉与动脉呈反转的关系[86,87]。一般来说，即使未使用肠内对比剂，在 CT 或 MRI 上十二指肠襻也是非常明显的，因此通过 CT 或 MRI 确认十二指肠走行正常可以排除旋转不良，无须额外的检查。盲肠位置正常也提示肠正常旋转，约 80% 的旋转不良的患儿中盲肠处于异常位置[80,88]。肠扭转为环绕 SMA 的明显的"旋涡状"肠襻结构[89]。一旦肠扭转导致 SMA 完全闭塞，可看到 SMA 腔内对比剂

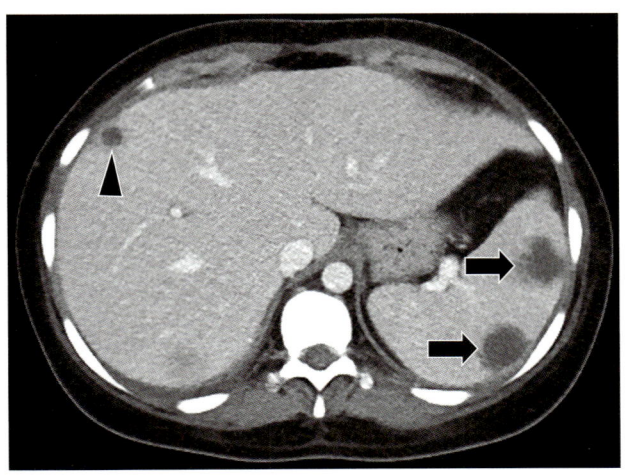

▲ 图 24-36 17 岁女孩，免疫抑制，腹痛，脾脏毛霉菌感染
轴位增强 CT 图像示脾脏内边界不清的轻度强化病灶（箭）。肝脏也可见类似的轻度强化病灶（箭头）。活检证实毛霉菌感染

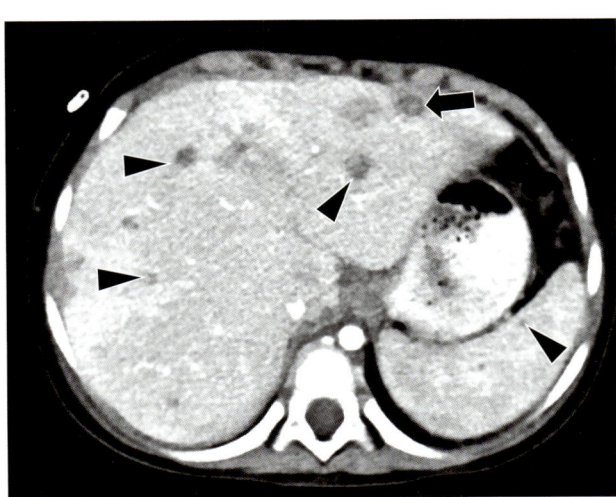

▲ 图 24-37 4 岁女孩，肝脾念珠菌病
轴位增强软组织窗 CT 图像示肝脾内多发的轻度强化病灶（选定病变上的箭头）。少数肝脏病变呈靶样强化（箭），这是多发念珠菌脓肿的典型特征

的突然截止，并且远段 SMA 及其分支内无对比剂显示。进行性缺血可导致中远段小肠和结肠的灌注减低[90]。最终可发展为肠壁积气、门脉积气和腹腔积气。

对肠旋转不良的患儿，影像学评估的总体目标是及时诊断，并发现可能存在的肠扭转。当不伴有肠扭转时，患儿状况和临床表现是决定手术时机的关键，标准的手术方式是 Ladd 手术，可以开腹或腹腔镜进行。在合并有肠扭转的紧急情况下，应逆时针方向旋转小肠以纠正肠扭转，将盲肠放置于左侧腹，使十二指肠指向右侧脊柱旁沟，随后进行 Ladd 手术。

3. 重复囊肿 肠重复囊肿是胃肠道壁内或附近的先天性囊性病变，既包含肠黏膜又包含双层平滑肌结构，这一点与仅包含黏膜层的肠囊肿是不同的[91]，可伴有异位胰腺组织（占胃重复性囊肿的 37%）和胃黏膜（占小肠重复囊肿的 24%）[92]。

尽管超声是评估儿童肠重复囊肿的主要手段，但 CT 和 MRI 可准确检出肠重复囊肿，表现为腹部的囊性、无强化肿块，在无并发症的情况下，CT 呈低密度衰，MRI 呈单纯液体信号（图 24-40）。当合并出血或感染时，肿块内信号特征会因出血或蛋白

表 24-2 可用于评估旋转不良的影像学检查方法

影像学检查	优点	缺点
上消化道造影	• 金标准 • 随时可用 • 展示 DJJ • 可以采集延迟图像显示盲肠	• 辐射 • DJJ 的位置可能有正常变异 • 可能需要放置肠内置管
腹部平片	• 价格便宜 • 随时可用 • 用于排除游离积气	• 辐射 • 检查结果正常不能排除肠旋转不良
超声	• 广泛可用 • 无辐射 • 可能显示肠扭转中的"漩涡"征 • 显示 SMV/SMA 反转 • 可能显示十二指肠的正常腹膜后位置	• 有争议 • 有限的经验和专业知识 • 超声结果正常可能无法排除旋转不良 • 费时
钡灌肠	• 广泛可用 • 快速显示正常盲肠位置	• 非特异性 • 盲肠位置正常与否无法确诊或排除旋转不良 • 无法显示肠扭转
CT	• 随时可用 • 快速 • 能够显示正常的十二指肠襻 • 能够快速显示肠扭转 • 显示 SMV/SMA 反转 • 显示小肠和盲肠的位置 • 显示其他异常	• 昂贵 • 与其他方式相比，辐射剂量最高
MRI	• 无辐射 • 可以显示 SMV/SMA 反转 • 可能显示肠扭转 • 可以显示十二指肠的正常走行	• 昂贵 • 非随时可用 • 需要专业知识，某些机构可能不具备

DJJ. 十二指肠空肠交界处；SMA. 肠系膜上动脉；SMV. 肠系膜上静脉；CT. 计算机断层扫描；MRI. 磁共振成像

第 24 章 儿科应用：腹部与盆腔
Pediatric Application: Abdomen and Pelvis

类物质的存在表现为 CT 上 HU 增高和 MRI 上 T_1 信号增高[91]。T_2WI 可能显示出液 – 液平面。

手术切除是肠重复囊肿的主要治疗方法，若不切除，肠重复囊肿的长期存在可能引起肠梗阻、出血、感染和腺癌发生等并发症。

4. Meckel 憩室 Meckel 憩室是最常见的先天性胃肠道异常，发生在 2% 的人群中[93, 94]。通常认为，Meckel 憩室遵循"2s 规则"，即 Meckel 憩室发生占人群的 2%，一般长 2 英寸（5.08cm），通常在 2 岁前出现症状，发生于距回盲瓣 2 英尺（60.96cm）之内[94]。有症状的患儿最常见的表现为无痛性直肠出血，此外，肠梗阻症状和感染也较为常见[93]。

不管患儿是否有症状，CT 和 MRI 均可显示 Meckel 憩室的存在。在无症状的患儿中，Meckel 憩室表现为起自回肠远端的管袋状盲端结构，与邻近小肠相比，其黏膜呈相对高强化（图 24-41）。在有症状的患儿中，CT 和 MRI 的表现取决于患儿的症状。多达 56% 的病例中，Meckel 憩室可表现为小肠梗阻（small bowel obstruction，SBO）[93]，这种 SBO 是由纤维带引起的，该纤维带是从憩室尖部延伸至肚脐的部分闭锁的脐肠系膜导管。与阑尾相似，Meckel 憩室可以发生炎症（称为 Meckel 憩室炎），并伴有局限性腹膜炎、壁增厚和脓肿形成（若发生穿孔）。19% 的病例中，Meckel 憩室可能是儿童肠套叠的起始点[93]。

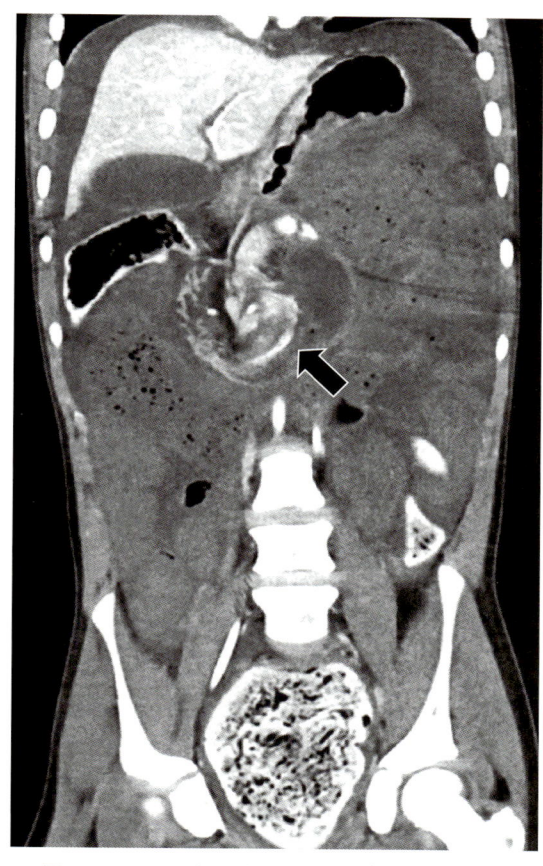

▲ 图 24-38 10 岁男孩，肠旋转不良伴中肠扭转
冠状位增强软组织窗 CT 图像示关于肠系膜上动脉血管蒂的漩涡（箭），被称为"漩涡"征，伴有十二指肠的异常的环形走行

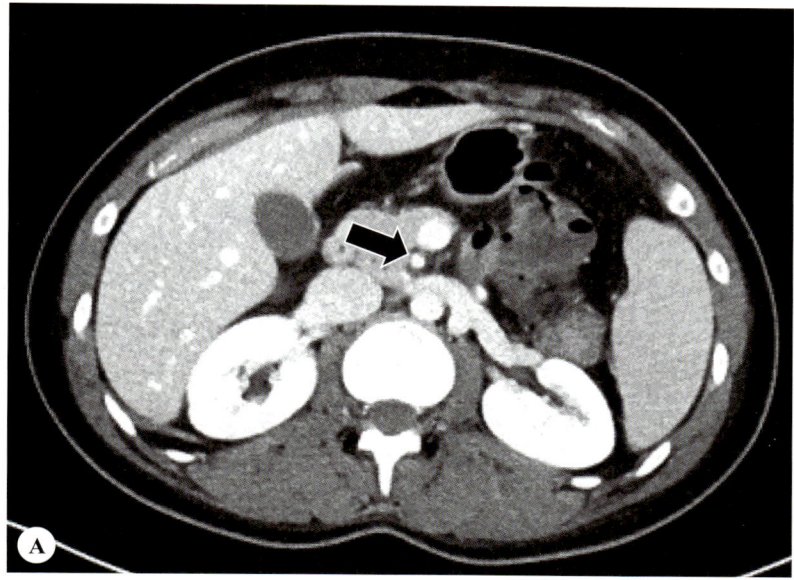
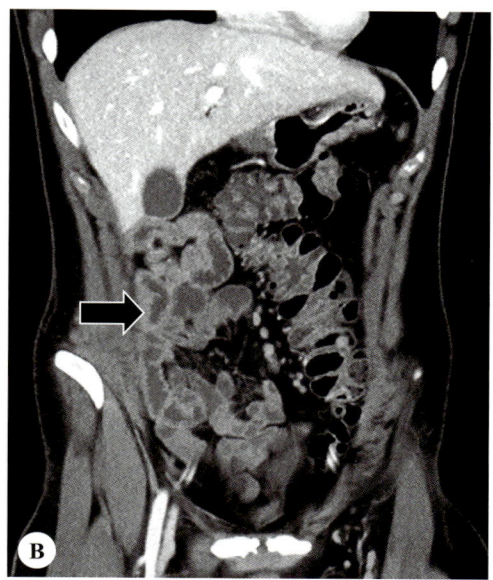

▲ 图 24-39 16 岁男孩，肠旋转不良
A. 轴位增强的软组织窗 CT 图像示肠系膜上动脉 – 肠系膜上静脉反转，肠系膜上动脉（箭）位于肠系膜上静脉的右侧；B. 冠状位增强软组织窗 CT 图像示该肠旋转不良患儿的小肠主要位于右侧腹（箭），结肠位于左侧腹

手术切除是儿科人群 Meckel 憩室的主要治疗手段。对于穿孔的 Meckel 憩室炎，采用药物治疗的基础上，还可行经皮引流，与某些穿孔的阑尾炎的治疗方法类似。一旦合并的感染消除，再进行手术切除。

5. 肛肠畸形 肛肠畸形 (anorectal malformation, ARM)，是由先天性肛肠异常组成的一系列疾病，发病率为 1/5000 [95, 96]。男性中肛肠畸形的发生率更高，并且常伴有泌尿生殖道的异常 [97]。约 70% 的患儿还存在其他先天性异常 [95, 97-100]。在大多数病例中，ARM 由肛门闭锁和远端结肠盲袋样结构组成，远端结肠盲袋通常与泌尿生殖道或会阴部形成瘘管 [97]。

除了造影和超声检查，MRI 在评估 ARM 方面也起着关键作用（图 24-42）。妊娠晚期胎儿 MRI 对确诊可疑的 ARM 很有帮助。对于合并泌尿生殖道瘘的患儿，尿液和胎粪的混合会导致膀胱 T_2 信号减低，而直肠 T_2 信号增高 [97, 101]。胎儿出生后，MRI 成为横断面成像方式的首选检查，而 CT 主要作为无法进行 MRI 检查者的备选方案。盆腔 MRI 有助于直肠囊袋位置的判断和盆底肌肉的评估，肌肉的发育程度会严重影响患儿的最终预后 [97]。对于自主约肌功能不足的患儿，即使实现技术上的成功修复，患儿也可能会出现术后大便失禁 [95, 96]。在这里，多平面重建可用于评估肛提肌群和肛门外括约肌的形态、发育等级和大小。术后，MRI 可用于评估并发症，如直肠穿通管位置不正确、持续性瘘管和后尿道憩室等 [102]。

ARM 的治疗主要是外科手术，直肠囊袋的位置将决定是分阶段完成还是一次性完成矫正手术。若直肠囊袋距会阴超过 1cm，应进行分阶段手术，在患儿 1～2 月龄时先行降结肠造瘘，再进行肛门直肠修复 [96]。若直肠囊袋距会阴不足 1cm，则应在新生儿早期直接进行修复手术 [96]。

（十一）胃肠道感染性疾病

1. 胃炎 CT 和 MRI 不是诊断胃炎所进行的主要检查，但可以显示出感染性胃炎的病程变化。感染相关胃炎的总患病率尚不明确，但是幽门螺杆菌是最常见的导致慢性胃炎的病原体，其感染率约占世界人口的 50% [103]。在几乎所有儿童中，由潜在溃疡引起的原发性胃炎均是由幽门螺杆菌感染所致。

感染性胃炎的 CT 和 MRI 主要表现为局灶性或弥漫性胃壁增厚，一般壁厚 >1cm 即认为是异常的 [104]。胃炎的 CT 表现包括胃壁增厚、密度减低，胃黏膜皱襞增厚并过度增强。同样，胃炎的 MRI 表

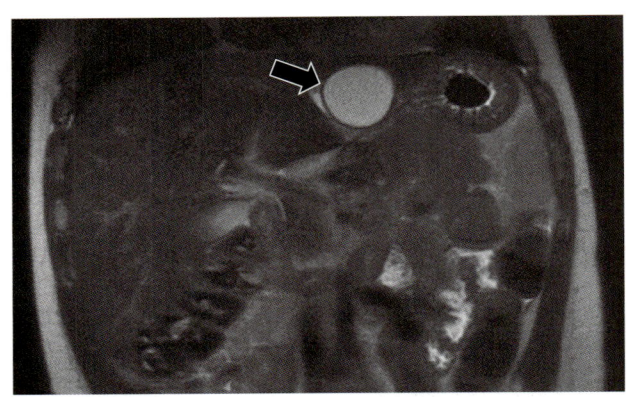

▲ 图 24-40 1 岁男孩，食管重复囊肿
冠状位非增强半傅里叶单次涡轮旋转回波 MR 图像示胃食管交界处一局灶性囊性病变（箭）

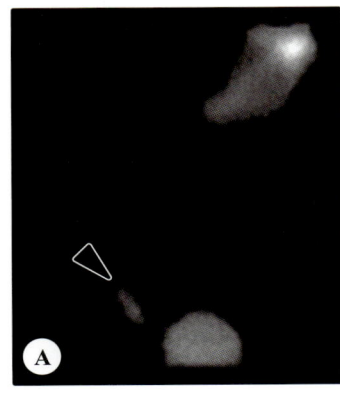 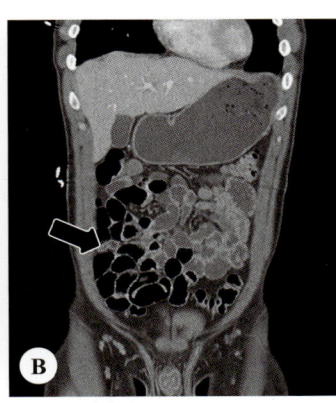 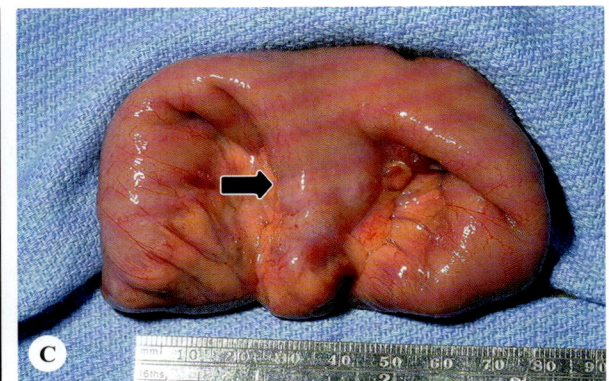

▲ 图 24-41 17 岁男孩，Meckel 憩室
A. 单个平面核医学锝扫描图像示右下象限（箭头）的放射性示踪剂摄取，与 Meckel 憩室的胃黏膜表现一致；B. 冠状位增强软组织窗 CT 图像示右侧腹管状盲端结构（箭）；C. 部分回肠切除的大体病理标本示患儿切除的 Meckel 憩室（箭）

现为胃皱襞增厚，T_2 高信号的壁内水肿，弥散受限和异常强化（图 24-43）。胃周脂肪的炎性改变多表现为 CT 上的低密度条索或 MRI 上的浸润性 T_2 高信号。

胃炎主要是通过内科治疗，如质子泵抑制药（proton pump inhibitor，PPI）和 H_2 受体拮抗药，内镜检查适用于有慢性症状的患儿，以鉴别单纯性胃炎或胃/十二指肠溃疡。

2. 小肠感染 与胃相似，根据小肠感染的病程长短，影像上可未见异常征象，也可表现为肠壁增厚（图 24-44）或肠腔扩张。肠腔扩张可以是局灶性或节段性的，可能被误认为是小肠淋巴瘤中的动脉瘤样扩张。增强后，可以在 CT 和 MRI 上看到小肠壁的强化，并且在 MRI 上经常表现为弥散受限。若感染合并穿孔，则可能导致邻近脓肿形成。

与感染性胃炎类似，小肠感染主要通过内科治疗，涵盖从病毒性肠炎的支持治疗到抗菌药或抗真菌药的使用等多种治疗方案。

3. 结肠感染 儿童的结肠感染很常见，大多数是自限性的，不需要特殊的抗微生物治疗或影像学评估。但某些病原体可能具有致病性甚至致死性，此时则需要 CT 或 MRI 评估，尤其是在免疫功能低下或疑似伪膜性结肠炎的患儿中。实际上，伪膜性结

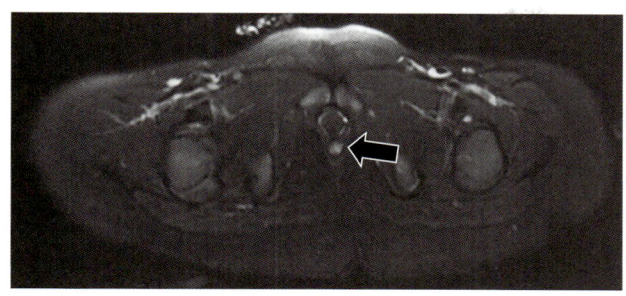

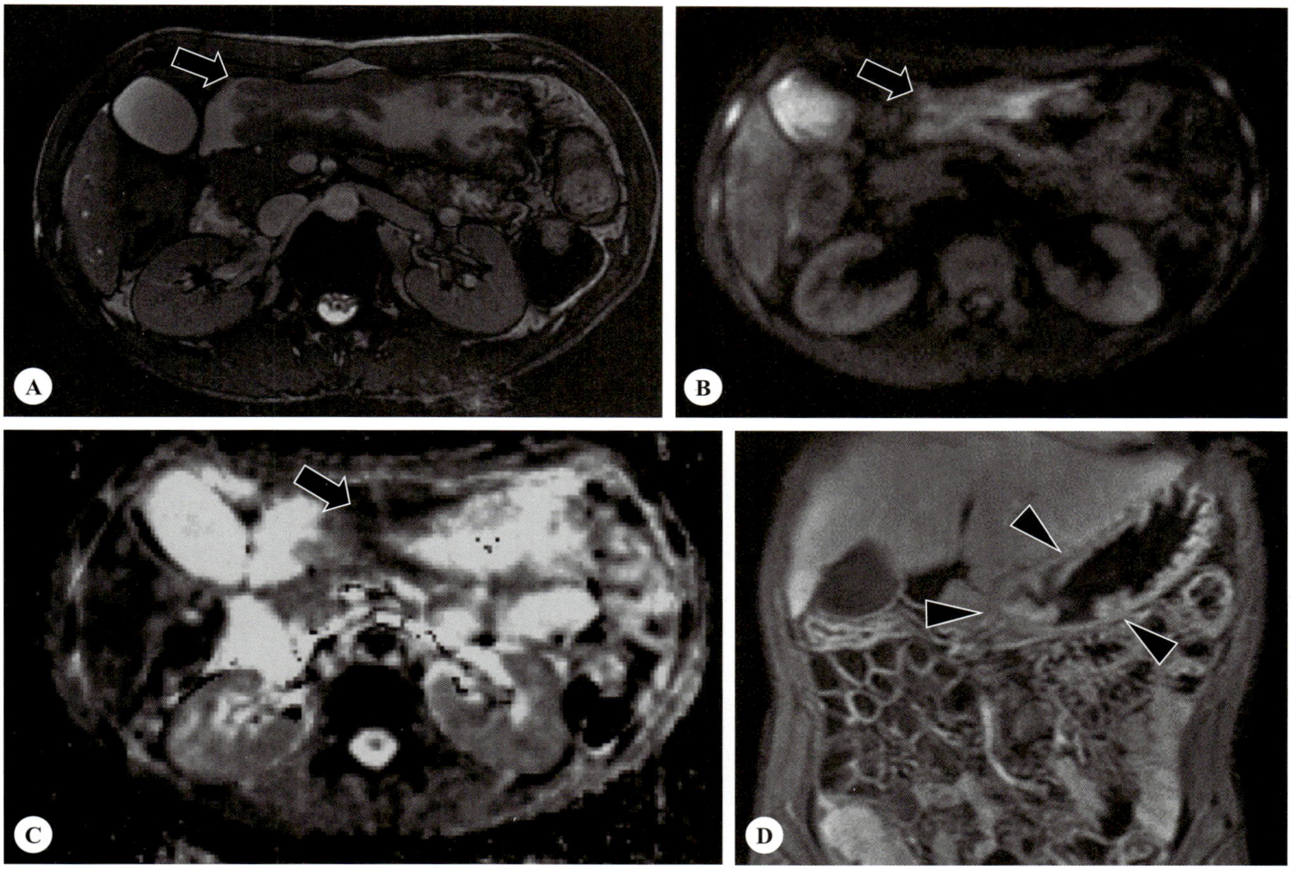

▲ 图 24-42　1 岁女孩，肛门直肠畸形
轴位非增强的 T_2 加权、脂肪抑制的 MR 图像示肛门前移（箭），耻骨肌萎缩

▲ 图 24-43　17 岁男孩，胃炎
A. 轴位非增强的 T_2 加权、脂肪抑制 MR 图像示胃壁弥漫性不规则增厚（箭）；B 和 C. 轴位弥散加权（B）和表观扩散系数（C）MR 图像示胃壁明显弥散受限（箭），与急性炎症表现一致；D. 轴位增强的 T_1 加权、脂肪抑制 MR 图像示不规则的胃壁增厚、强化，符合胃炎表现（箭头）

肠炎的死亡率高达3.5%，大约有20%的病例与先前的抗生素治疗有关[105]。大多数患儿症状不特异，主要表现为腹痛、发热、脱水和（或）腹泻等。肠浸润性细菌感染的患儿症状往往较重，主要表现为血性腹泻、败血症和低血容量性休克。难辨梭状芽孢杆菌感染的有趣之处在于，患儿可以从完全无症状到暴发性结肠炎所致的濒死状态[105]。

结肠感染的CT和MRI表现通常是非特异性的，包括肠壁增厚（CT呈低密度，T_2WI呈高信号）、异常强化和结肠周围炎性改变。MRI上还可表现为弥散受限。在难辨梭状芽孢杆菌性结肠炎中，肠壁可以明显增厚致肠腔完全闭塞合并明显增厚的结肠袋结构，即所谓的手风琴征[105]（图24-45）。

结肠感染的治疗方案主要是支持性治疗，必要时进行抗菌治疗。然而，在高达1%的伪膜性结肠炎患儿中，由于并发症如肠穿孔等，可能需要进行手术治疗[105]。

4. 肛周感染 在儿科人群中，肛周感染通常是由穿通性炎性肠病的并发症所致。此外，肛周感染还可为原发感染或术后和外伤后继发。在这种情况下，影像学主要用于评估感染的范围及是否有脓肿形成[106]。

根据病因的不同，肛周感染可能从会阴部的皮下感染开始，延伸到直肠周围脂肪。在这种情况下，CT和MRI通常表现为典型的蜂窝织炎，CT上呈浸润性软组织密度，MRI上呈T_2高信号。鉴于超声无法充分显示盆腔深部脓肿的累及范围，此时CT和MRI就显得尤其有用。在CT和MRI上脓肿的影像表现是呈阶段性的，从浸润性液体到局灶性液体，再到壁薄或壁不完整的早期脓肿，最后到壁厚、边界清楚的成熟脓肿，增强后，脓肿的壁一般可见强化。需要注意的是，仅靠影像学检查，即使是MRI检查，也不能确定脓肿是"感染性"还是无菌性的，无菌性脓肿在影像表现上与感染性脓肿基本上一致的，也可表现为弥散受限。

肛周感染的处理取决于感染程度和潜在病因。对于没有脓肿形成的蜂窝织炎或肛周感染，使用抗菌药物的内科治疗可能已经足够。若伴有脓肿形成，可能需要手术切开引流、经皮引流或其他更具侵入性的引流操作。

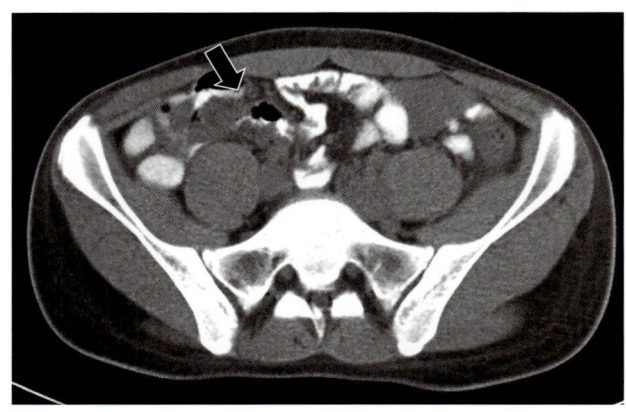

▲ 图24-44 15岁男孩，沙门菌肠炎
轴位增强软组织窗CT图像示右下象限的远段回肠壁的不规则增厚（箭）

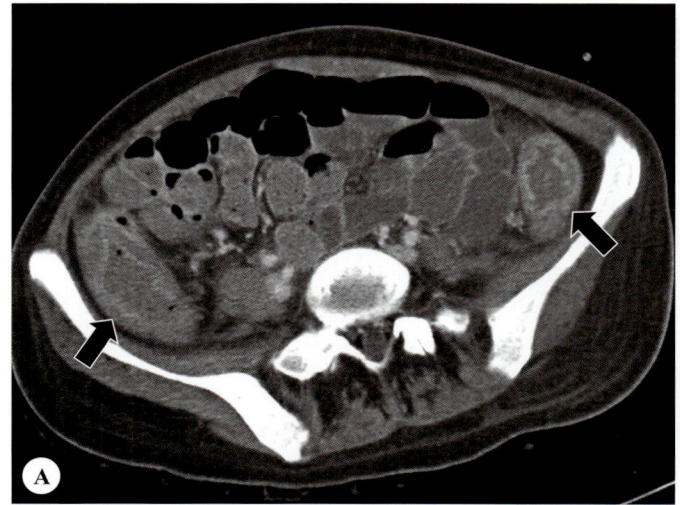
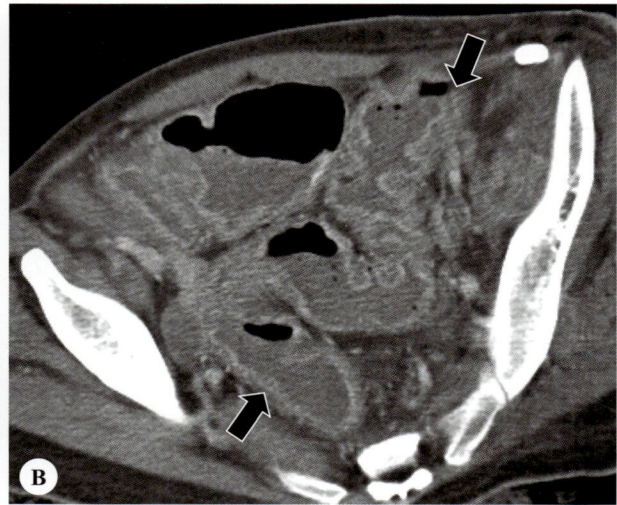

▲ 图24-45 17岁女孩，难辨梭状芽孢杆菌性结肠炎
轴位增强软组织窗CT图像示结肠壁明显增厚（箭）、水肿伴黏膜明显强化

(十二)胃肠道的炎性疾病

1. 克罗恩病 仅在美国,约有 125 000 名患有克罗恩病的儿科患者,每年成人和儿童克罗恩病患者的经济影响在 109 亿~155 亿美元[107, 108]。在炎性肠病的患儿中,克罗恩病约占 65%。克罗恩病患儿的临床表现多变,其中腹痛、腹泻和血便是最常见的症状。目前,超声已经成为评估克罗恩病的一种有效的成像方式。但本部分只讨论在 CT 和 MRI 上的相关影像表现。

虽然 MR 肠道造影已经逐步取代了 CT 在克罗恩病评估中的作用,但 CT 肠道造影在目前的临床实践中仍保有一定的地位(图 24-46),特别是对于那些可能需要麻醉来完成 MRI 的患儿或 MRI 使用受限的患儿。CT 肠道造影和 MR 肠道造影都能显示克罗恩病的特征,但 MRI 可提供的额外的生理学信息。克罗恩病的典型表现包括肠壁增厚(在肠襻充分扩张的情况下壁厚>3mm)、肠壁和黏膜明显强化、管腔变窄或缩窄、瘘管形成(图 24-46)。在伴有穿通性病变的情况下,可以看到肠襻间或邻近区域脓肿形成(图 24-47)。值得注意的是,黏膜明显强化是活动期克罗恩病最灵敏的影像学征象[109]。当存在或怀疑有肛周瘘管时,建议进行包括肛门区域的全视野 MRI 检查,这对区分瘘管的位置和范围十分重要,并有助于进行精准治疗和手术计划制订(图 24-48 和图 24-49)。具体来说,放射科医师应评估瘘管是起自肛门括约肌内还是外,或者瘘管是否穿过括约肌,这些都可能改变手术过程和手术后的预后。

大多数克罗恩病患儿都是通过药物治疗的,若出现穿通性病变或瘘管形成可能需要手术治疗。有趣的是,与成人相比,儿童克罗恩病手术切除受累的区域后可以完全治愈。

2. 溃疡性结肠炎 溃疡性结肠炎(ulcerative colitis,US)是一种肠道黏膜的慢性炎症,较少累及黏膜下层和结肠壁肌层,其特点是始于肛门并在结肠内向近端延伸。在高达 22% 的患者中,末段回肠可受累,主要是继发于原发性回肠炎或由于结肠内容物反流到回肠所致(被称为反流性回肠炎)[110]。UC 占儿童炎性肠病的 35%[49]。典型的临床表现包括腹痛、腹泻和直肠周围出血。

UC 的 CT 和 MRI 表现包括肠壁增厚、肠道异常强化和 MRI 上的弥散受限。相对于克罗恩病,UC 在影像学上有一些可用于鉴别的特征(图 24-50 和图 24-51)。首先,UC 通常从肛门开始,从一个肠段向近端的下一个肠段延伸,为连续的病变。结肠的长期受累导致结肠袋结构消失、肠腔扩张、肠壁增厚,称为"铅管"结肠。其次,溃疡一般不会穿透肠壁形成瘘管。UC 的肠外表现还可累及腹腔内外(图 24-52)的多个器官和系统(表 24-3)[111]。

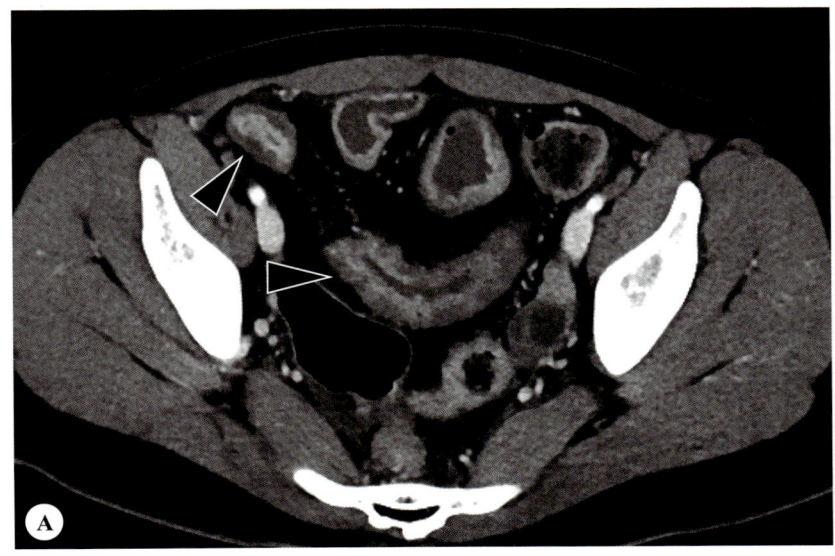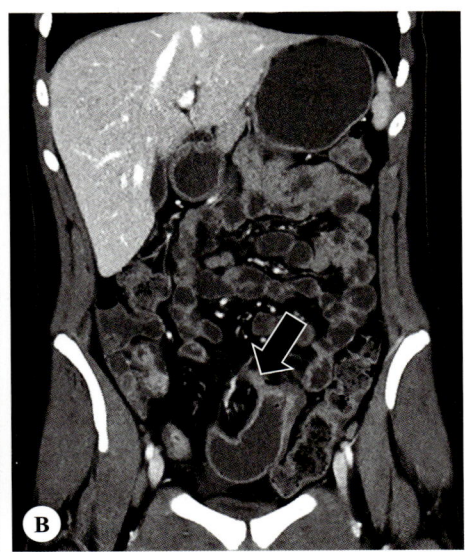

▲ 图 24-46 17 岁女孩,克罗恩病

A. 轴位增强软组织窗 CT 图像示明显的肠壁增厚和异常强化,累及盆腔多节段远段小肠(箭头);B. 冠状位增强软组织窗 CT 图像示,在该患有穿通性病变的克罗恩病患儿中,节段性盆腔小肠异常扩张伴不规则肠壁增厚和局灶性窦道(箭)延伸到邻近肠系膜

内科治疗和手术治疗的结合是 UC 患儿的主要治疗方法。值得注意的是，与克罗恩病相比，UC 发生癌症的风险更高，需要更多的监测和（或）结肠切除。此外，UC 有更大概率和更广泛的肠外表现，如原发性硬化性胆管炎。

3. 乳糜泻 乳糜泻，正式名称为脂肪痢，是一种常见的自身免疫性疾病，在有遗传倾向的个体中因摄入麸质而诱发[112]。乳糜泻在儿童和成年人群中的发病率高达 1%[112]。乳糜泻的临床表现因年龄而异，婴幼儿最常表现为腹胀、发育不良和腹泻。在大龄儿童中，乳糜泻通常以肠外症状为主，包括贫血、矮小及神经系统症状（如共济失调、神经病变和头痛）[112, 113]。

CT 和 MR 肠道造影都可以显示乳糜泻患儿的影像特征。与传统的透视检查相比，CT 可以显示更多的乳糜泻影像特征[114]。经典征象为回肠的空肠化，乳糜泻患儿的空肠和回肠黏膜折叠的模式会发生变化。在断层影像中，这种改变表现为空肠黏膜皱褶数量减少，对于广泛受累者，可导致空肠管腔几乎没有皱褶（图 24-53）。与之相反的是，回肠绒毛数目增加[115]。很多患儿还可出现肠腔的扩张、积液，虽然只是一种非特异性的表现，但却是 MRI 上最常见的征象[115]。这与进行性绒毛萎缩和肠管松弛程度增加有关。这种肠腔扩张又易导致肠套叠，特别是在儿科人群中。乳糜泻在 CT 和 MRI 上的其他表现包括伴十二指肠壁增厚的十二指肠炎，十二指肠周围的

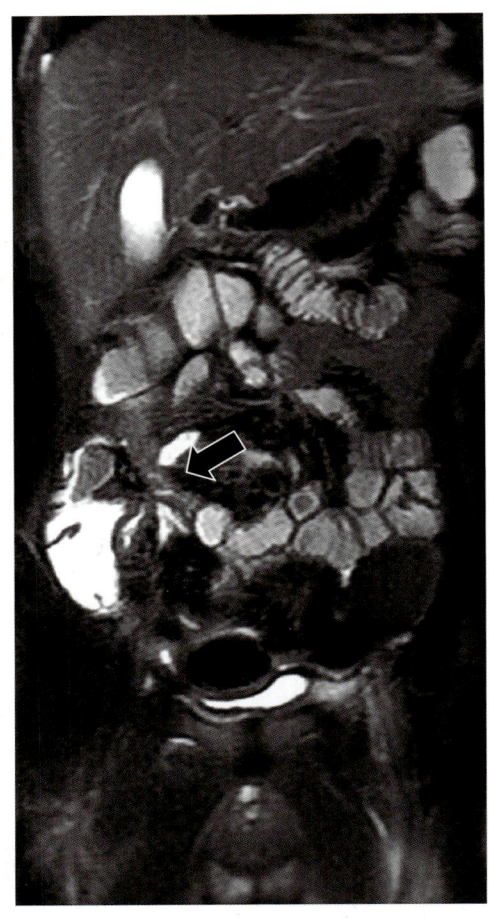

▲ 图 24-47 14 岁男孩，克罗恩病伴肠间瘘管形成

冠状位非增强 T_2 加权、脂肪抑制的 MR 图像示右下象限远段回肠的星状结构（箭），伴有肠壁增厚、系带和瘘管交通

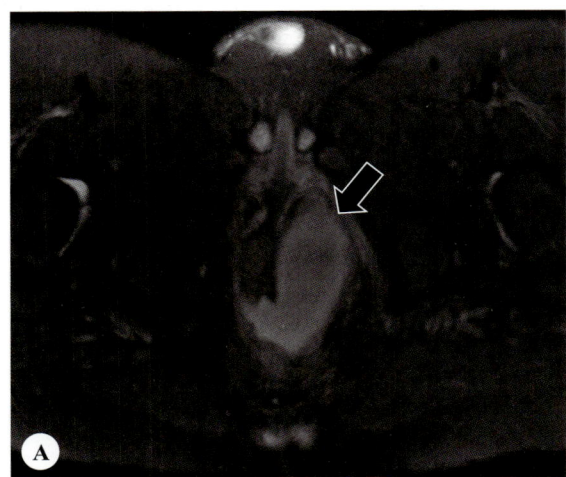 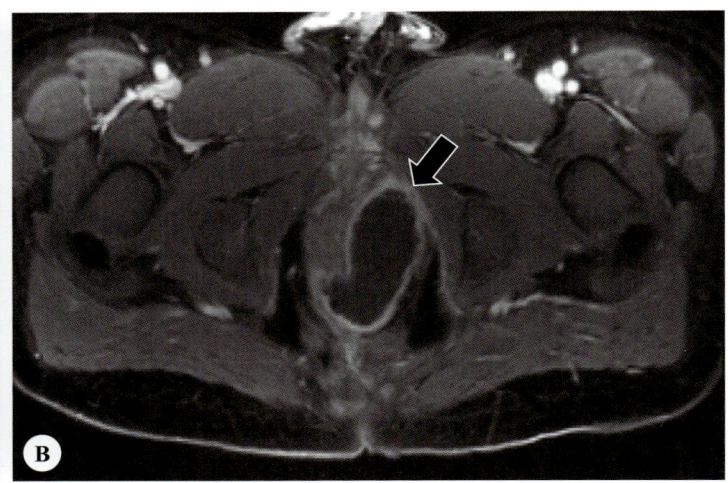

▲ 图 24-48 14 岁男孩，克罗恩结肠炎、肛周瘘管和肛周脓肿

A. 轴位非增强的 T_2 加权、脂肪抑制的 MR 图像示肛周瘘起自肛管 6 点钟方向，并延伸到肛周后份及左外侧区域，并肛周左外侧区域内相关脓肿形成（箭），使肛门变形和移位；B. 轴位增强 T_1 加权、脂肪抑制的 MR 图像示脓肿缺乏内部强化，周围可见厚的不规则环形强化（箭）

1210

第 24 章　儿科应用：腹部与盆腔
Pediatric Application: Abdomen and Pelvis

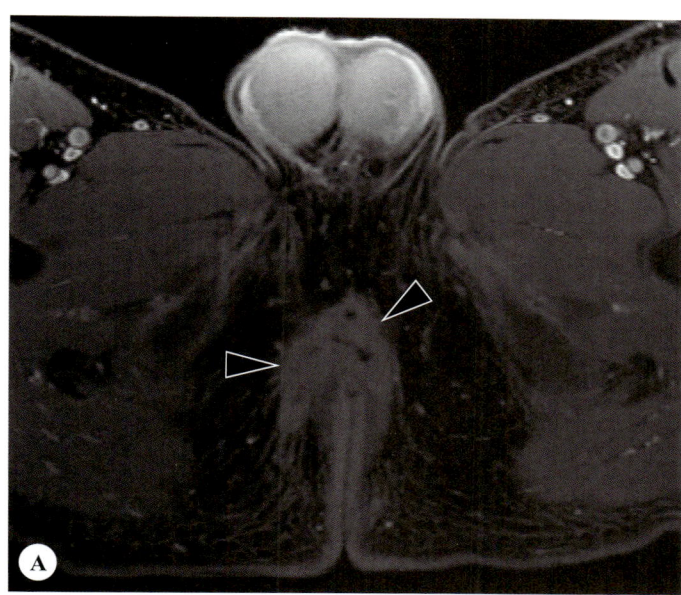 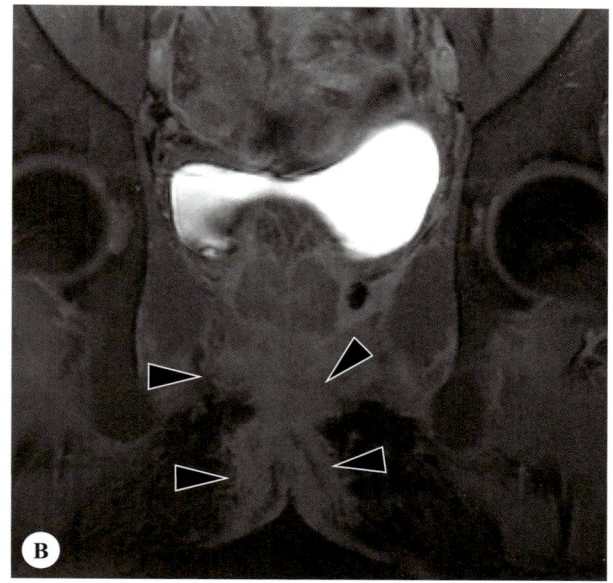

▲ 图 24-49　16 岁男孩，克罗恩病伴肛周复杂瘘管
轴位（A）和冠状位（B）增强的 T_1 加权、脂肪抑制的 MR 图像示肛周皮下软组织内多个瘘管，其中可见复杂的穿透括约肌的瘘管（箭头），并伴有盆腔下份的炎性改变。提供的图像未显示穿过括约肌的瘘管部分

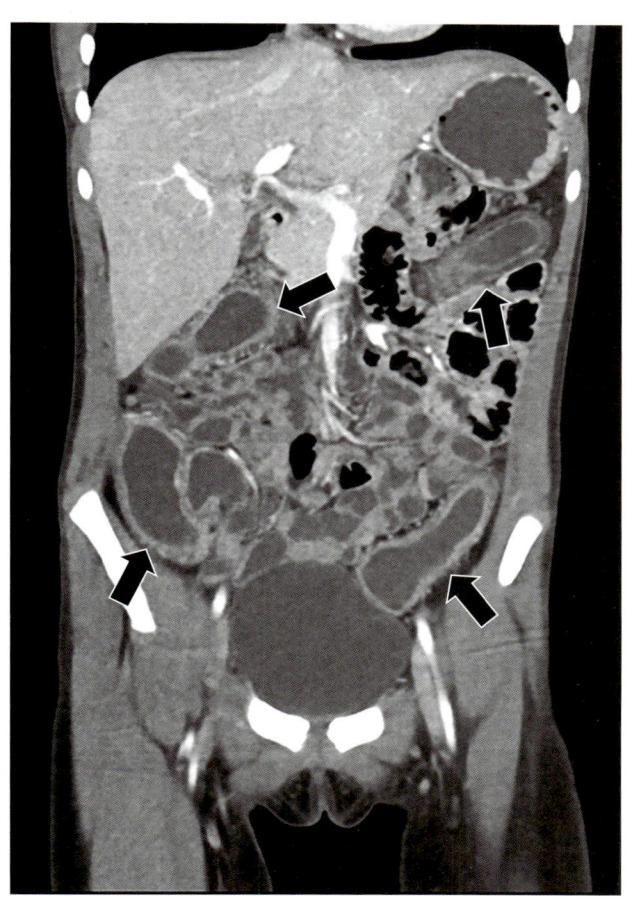

▲ 图 24-50　8 岁女孩，溃疡性结肠炎
冠状位增强的软组织窗 CT 图像示部分结肠壁增厚和黏膜明显增强（箭）

炎性改变，肠系膜淋巴结病和肠对比剂絮凝[114, 116]。

目前，唯一能有效地治疗乳糜泻的方法是长期无麸质饮食[117]。

4. 过敏性紫癜　过敏性紫癜（Henoch-Schonlein purpura，HSP）是多系统的小血管炎，是由 IgA 免疫复合物在血管壁内沉积所致[118]。HSP 在儿童中的总发病率约为 24/100 000[119]。HSP 通常表现为肾炎、胃肠道受累和（或）关节炎。50%～75% 的 HSP 患儿存在胃肠道受累，其临床表现主要包括腹痛、呕吐和黑便[118]。

HSP 的断层影像表现为环周的肠壁增厚，从而导致经典的"靶征"。静脉注射对比剂后，靶征更为明显，由其内高强化的黏膜层和浆膜层及低强化的水肿性肌层组成[118, 120]（图 24-54）。在 MRI 上，肌层水肿表现为 T_2 高信号。在壁内出血的情况下，可观察到肌层内的 T_1 高信号[118]。约 5% 的病例可能会出现肠套叠、小肠穿孔、狭窄和大量出血[121]。

在大多数情况下，HSP 的胃肠道表现会自发缓解[122, 123]。若患儿出现穿孔、狭窄或大量出血，则需要手术干预。

5. 阑尾炎　急性阑尾炎是一种局灶性或弥漫性累及阑尾的急性炎性疾病，病理检查中表现为固有肌层内中性粒细胞浸润[124]。每 100 000 人中发生 110～140 例阑尾炎，阑尾炎是一种最常见的腹盆部

1211

手术指征[125]。患儿通常表现为脐周疼痛并转移至右下腹、恶心、呕吐和发热。但即使是在成人中，这些典型临床特征发生率也不到 50%[126]。通常患儿有厌食、恶心、疼痛逐渐加重等症状并 WBC 计数升高，患儿往往不伴有腹泻。在 2.4% 的病例中，患儿因缺乏这些特征中的一项或多项，会导致诊断困难或延误诊断[126]。延误诊断可导致穿孔概率增加，大多数 2 岁以下的儿童确诊时表现为穿孔性阑尾炎。因此，可以提供早期且准确诊断的影像学评估在阑尾炎患儿的管理中起着至关重要的作用。

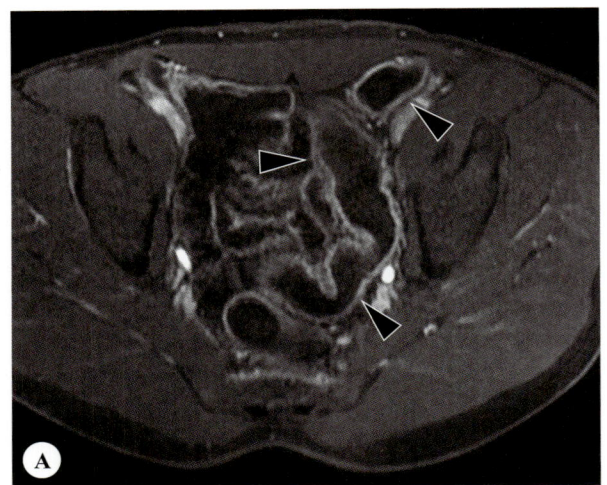

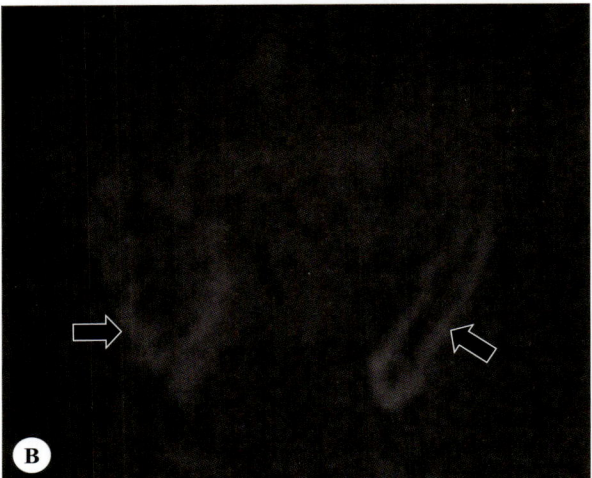

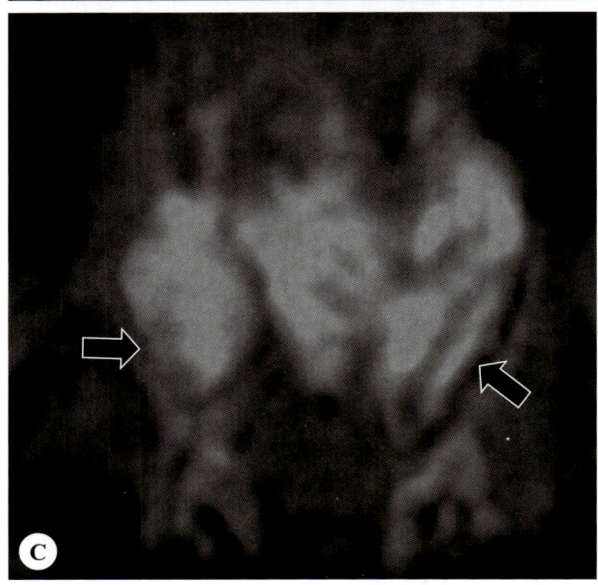

▲ 图 24-51　16 岁男孩，溃疡性结肠炎

A. 轴位增强的 T_1 加权、脂肪抑制 MR 图像示部分可见的盲肠、直肠及乙状结肠（箭头）异常的肠壁增厚；B 和 C. 冠状位弥散加权（B）和表观扩散系数（C）MR 图像示相应肠壁弥散受限（箭）

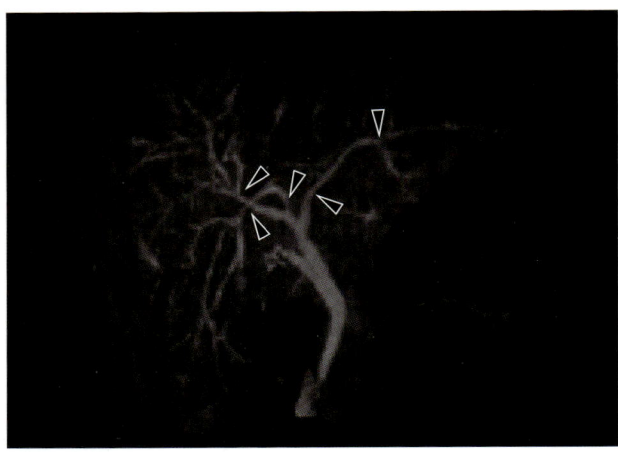

▲ 图 24-52　14 岁男孩，溃疡性结肠炎和原发性硬化性胆管炎

胆管树的 3D 重建 T_2 加权、脂肪抑制的 MR 图像示肝内胆管的多灶性狭窄（箭头），使之呈串珠状改变

表 24-3　溃疡性结肠炎的肠外表现		
系　统	异常表现	患者占比
胆道	胆石症 / 胆总管结石症	1.1%
	硬化性胆管炎	0.8%
泌尿	肾结石症	1.7%
肌肉骨骼	关节炎	7.2%
	骶髂关节炎	1.9%
	强直性脊柱炎	1.4%
外皮	结节性红斑	1.7%
	坏疽性脓皮病	0.6%
眼部	前葡萄膜炎 / 虹膜睫状体炎	0.9%
	巩膜炎	0.2%

第 24 章　儿科应用：腹部与盆腔
Pediatric Application: Abdomen and Pelvis

近年来，研究表明超声是怀疑阑尾炎时的首选检查方法[127-131]。然而，CT 和 MRI 在阑尾炎的诊断中也起着重要作用。受限于设备、专业操作人员、专业麻醉团队，MRI 在阑尾炎诊断中的应用不及 CT 广泛。但鉴于 MRI 无电离辐射，其作为评估儿童阑尾炎的 CT 替代方法在近期受到了越来越多的关注[132-135]。

CT 和 MRI 均可显示起自盲肠的盲管样阑尾管腔扩张、管壁充血，阑尾周围脂肪的炎症性改变，以及在延误诊断的情况下可显示出现的阑尾穿孔和早期脓肿形成（图 24-55 至图 24-57）。穿孔时可看阑尾壁部分或完全与盲肠壁分离，并可见穿孔处液体流出（图 24-58）。粪石可以在阑尾腔内，也可以游离出现在腹盆腔内，有时还可以在形成的脓肿内。同时还可出现末段回肠和盲肠壁的增厚和相关的炎性改变。随着阑尾周围炎症的进展，邻近的盆腔器官如卵巢可能会发炎。

多项研究表明，MRI 在评估小儿阑尾炎方面具有出色的表现，灵敏度为 98%～100%，特异度为 96%～99%[136]。虽然目前的文献中尚缺乏直接比较研究，但是 MRI 技术的进步，适用范围的增大，以及成像的优势，使得 MRI 很可能代替 CT，用于可疑阑尾炎患儿的紧急评估[136]。

若不探讨何为正常阑尾结构，阑尾炎的断层成像讨论是不完整的。Trout 等最近发表的一项研究表明，在 CT 上精确测量阑尾是有困难的，测量的结果取决于选取的平面及阑尾膨胀程度的正常变异（阑尾膨胀可使管径增加 0.8cm）[137]。Swenson 等的另一项研究将正常阑尾定义为 MRI 上管径为 5～6mm，并且不伴有相关的炎性改变[138]。然而，正如 Trout 的研究所总结的，不应该使用严格的尺寸限制[137]。相反，阑尾测量只是作为阑尾炎诊断的一条线索。在没有其他征象的情况下，即使阑尾管径>1cm 也是正常的，而对于阑尾管径为 4mm 但伴有大量炎性渗出改变的患儿，也是应该诊断阑尾炎的，这种情况在儿科患儿中较为常见。

阑尾炎的治疗仍存在争议，一些外科医生主张无论穿孔与否都要进行手术切除，也有部分医生倾向于对已穿孔的阑尾炎患儿依然采用药物保守治疗，若出现脓肿，则先采用经皮或经直肠引流再择期行阑尾切除。最后，某些证据支持对急性阑尾炎患儿完全采用药物治疗，仅在某些复杂病例中建议手术切除。

6. 移植物抗宿主疾病　移植物抗宿主疾病（graft versus host disease，GVHD）是在 BMT 过程中，将免疫功能正常的供体 T 淋巴细胞引入免疫功能低下的受体而导致的。GVHD 通常发生在 BMT 后的 100 天内[141]。GVHD 最常见的受累器官包括胃肠道、皮肤和肝脏[141, 142]。单纯的胃肠道受累较为罕见。胃肠

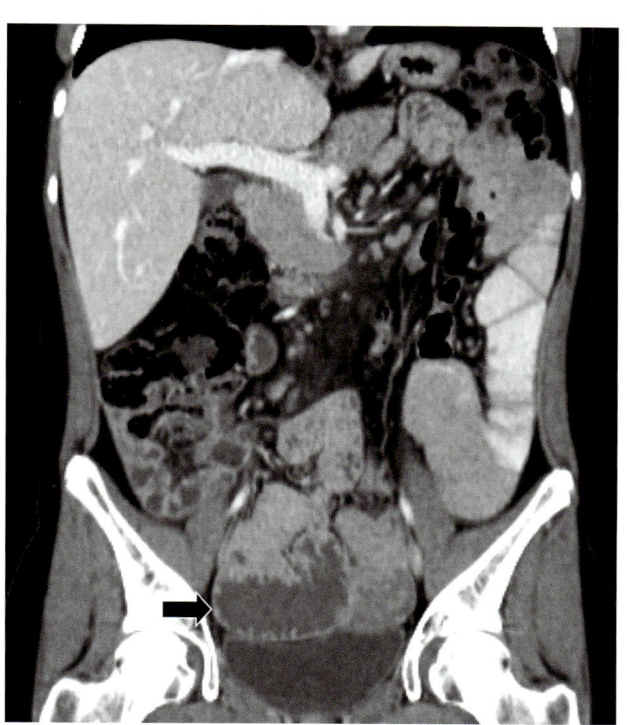

▲ 图 24-53　17 岁女孩，乳糜泻
冠状位增强软组织窗 CT 图像示左侧腹多个空肠襻的绒毛萎缩，伴回肠扩张、积液及黏膜皱襞增多（箭），即所谓的回肠空肠化

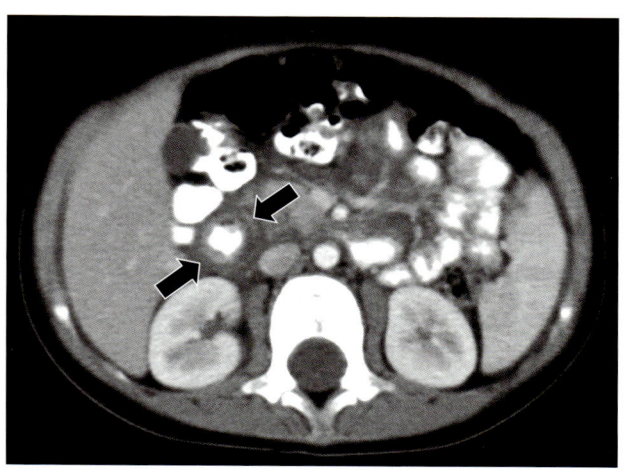

▲ 图 24-54　3 岁女孩，过敏性紫癜
轴位增强软组织窗 CT 图像示十二指肠壁增厚（箭），壁内局灶性高密度灶代表出血

道 GVHD 通常与皮肤表现同时出现[142]。临床症状不特异，包括发热、腹泻、肠痉挛、恶心和呕吐[62]。

CT 和 MRI 在评估 GVHD 胃肠道受累时。影像学表现为肠壁增厚（最常见的表现）、肠腔扩张、黏膜增强和肠腔积液（图 24-59 和图 24-60）。几乎 100% 的病例都有小肠受累，而 50% 以上的患者可伴有大肠受累[141]。需要注意的是，在大多数情况下，无论哪个肠段受累，影像学表现几乎是一致的[141,142]。GVHD 中胃和食管受累较为少见[141]。

因为治疗方法不同，所以区分 GVHD 和感染性小肠结肠炎至关重要。GVHD 患者需要进行免疫抑制治疗，这可能会明显加重感染性小肠结肠炎[141]。

（十三）胃肠道的肿瘤性疾病

1. 食管平滑肌瘤 食管平滑肌瘤是起源于食管平滑肌的一种良性肿瘤，仅占所有食管肿瘤的 0.4%[143]。食管平滑肌瘤在儿科人群中极为罕见，文献报道的病例很少[143-146]。大多数儿科病例表现为单发的肿块（97%）[143]。在 22% 的病例中，存在潜在的家族综合征，如 Alport 综合征或家族性平滑肌瘤病[144]。患儿最常见的临床表现为进行性吞咽困难、咳嗽、胸骨后疼痛、呕吐和呼吸困难[144]。

发现病变时通常体积已经较大，CT 和 MRI 都可以清楚地检测出食管平滑肌瘤，而 MRI 由于无电离辐射因此在儿科人群中更具优势。CT 通常表现为局灶性、光滑均质的壁内肿块，在 MRI 上，相对于肝实质，食管平滑肌瘤呈轻度 T_2 高信号和 T_1 低信号，增强后呈轻度均匀强化。当病变呈弥漫性时，CT 和 MRI 均表现为食管壁广泛增厚和管腔狭窄[143,146]（图 24-61）。

食管平滑肌瘤主要采取手术治疗，包括摘除术或食管切除术。

2. 胃肠道间质瘤 胃肠道间质瘤（gastrointestinal stromal tumor，GIST）代表最常见的原发性胃肠道间质源性肿瘤[147]。GIST 主要发生在肠和胃的固有肌层，也可见于腹膜后间隙、肠系膜和大网膜中[147]。儿科病例仅占所有 GIST 病例的 0.4%[148]。此外，成年的 GIST 与儿童/"野生型" GIST 在基因上是不同的，儿童 GIST 的发病率为 0.4/1 000 000[148]。70% 的儿科病例发生在女性患儿中[148]。临床症状不特异，最常见的表现是隐匿性或直接的胃肠道出血（33%）[148]。其他症状包括腹痛、厌食、体重减轻、便秘、呕吐和吞咽困难[148]。

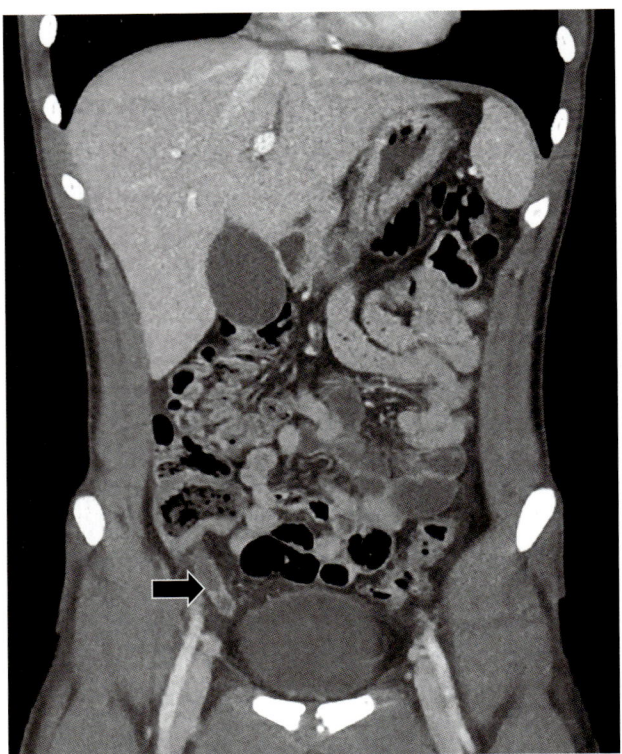

▲ 图 24-55 17 岁男孩，急性阑尾炎
冠状位增强软组织窗口 CT 图像示右下腹一扩张的管状结构（箭），壁明显强化，周围可见炎性渗出

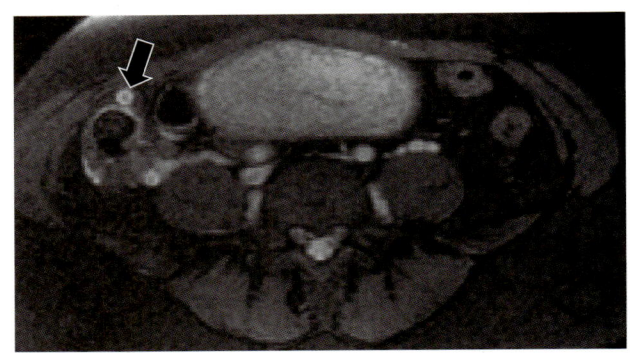

▲ 图 24-56 17 岁妊娠女孩，急性阑尾炎
轴位非增强 T_2 加权、脂肪抑制的 MR 图像示右下腹阑尾（箭）扩张，壁增厚、水肿，阑尾周围有轻度炎性改变，邻近回肠壁可见水肿。附带注意的是，前腹部可见部分妊娠子宫

MRI 和 CT 都可以准确地发现、定位并显示 GIST 的特征，而 MRI 由于其具有较好的对比度和软组织分辨率，能够更清楚地显示肿瘤在腹腔内的范围，因此成为目前首选的成像方式[148]。GIST 的影像特征因肿瘤的大小和位置不同而有所差异。在 CT 和 MRI 上，胃和小肠内的 GIST 多表现为孤立的、外生

第 24 章　儿科应用：腹部与盆腔
Pediatric Application: Abdomen and Pelvis

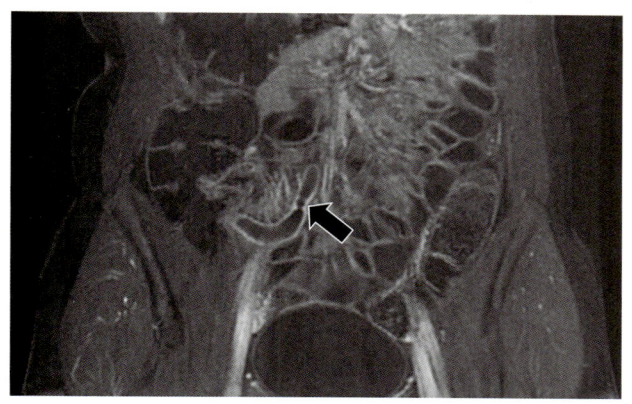

▲ 图 24-57　**14 岁女孩，慢性阑尾炎伴阑尾内脓肿形成**
冠状位增强 T₁ 加权、脂肪抑制的 MR 图像示右下腹扩张的阑尾，阑尾壁增厚、充血，在阑尾内可见一局灶性边缘强化液性聚集（箭），符合阑尾内脓肿表现

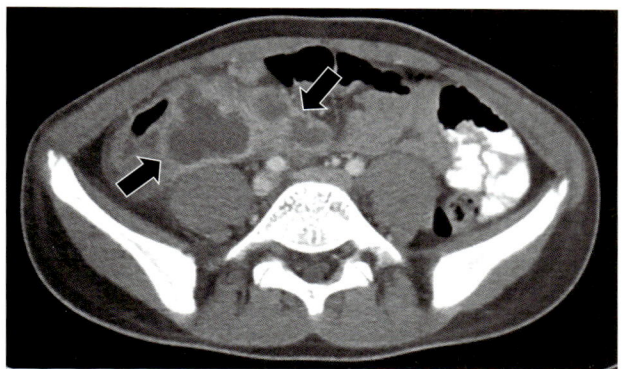

▲ 图 24-58　**11 岁男孩，阑尾炎继发破裂，最初接受保守治疗，出院 2 天后因腹痛和发热加剧再次入院**
轴位增强软组织窗 CT 图像示右下腹和盆腔内多处脓肿形成（箭）

性肿块，可伴有内部出血、囊变及坏死。总体而言，坏死和囊变的程度会显著影响 MRI 上肿瘤的内部信号特征（图 24-62）。增强后肿瘤的实性部分可见强化，囊性部分可与相邻的胃肠腔相通，其内可见气体、肠对比剂或气 – 液平面[147]。

手术是儿童/"野生型" GIST 目前已知的唯一的治疗方法。对于非局限性或复发性的患儿，目前可使用酪氨酸激酶抑制药和部分手术切除/局部控制来治疗[148]。

3. 肠息肉　儿科人群的胃肠道息肉通常与遗传性息肉病综合征相关，如幼年型结肠息肉病或 Peutz-Jeghers 综合征。但是，胃肠道息肉也可孤立发生。在组织学上，胃肠道息肉为腺瘤或错构瘤。患儿通常表现为非特异性腹痛、无痛性直肠出血或息肉引起

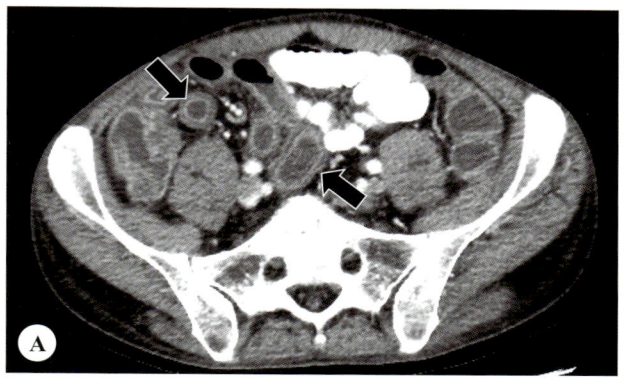

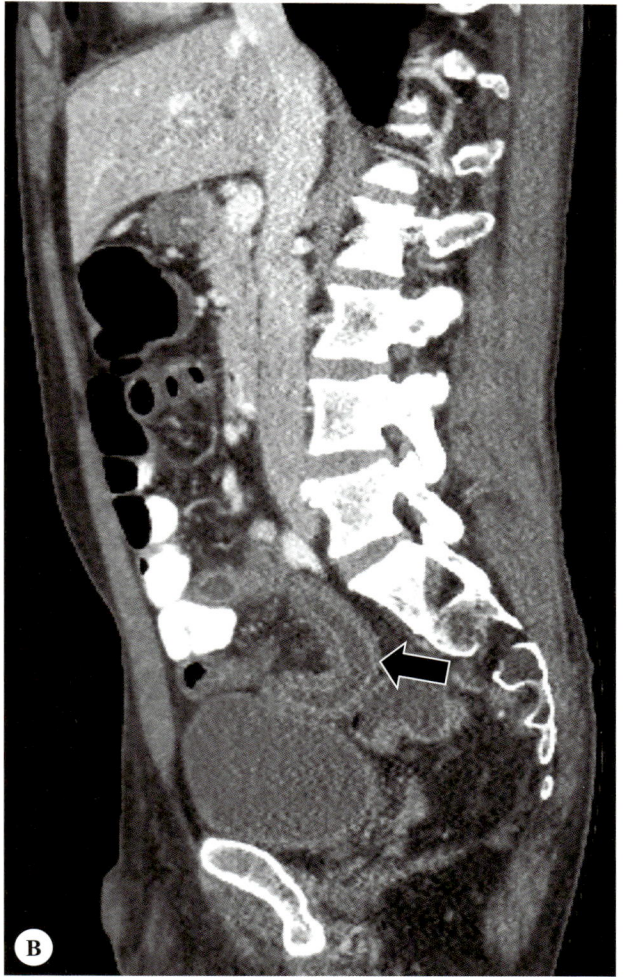

▲ 图 24-59　**29 岁男性，回肠移植物抗宿主疾病**
轴位（A）和矢状位（B）增强软组织窗 CT 图像示弥漫性回肠壁增厚及黏膜异常强化（箭）

的肠套叠[149]。

超声、CT 和 MRI 都可以用于评估儿科人群中的胃肠道息肉。当进行 CT 和 MRI 肠道成像时，需要肠腔适当的扩张。胃肠道息肉表现为无蒂或带蒂的肠腔内肿块，增强后呈均匀强化（图 24-63）。在既

往已经存在的息肉基础上，若出现新发形态不规则肿块、周围软组织增厚、淋巴结增大和管腔狭窄应警惕恶变为腺癌的可能[150, 151]。

胃肠道息肉的治疗主要包括单发或少量息肉行内镜下息肉切除术或手术肠切除。对于弥漫性的综合征性息肉病，通常需要联合定期内镜监测、内镜下息肉切除术、手术切除和主动的影像学随访[152]。

4. 肠腺癌 在儿科人群中，小肠和结直肠腺癌可表现为孤立性的肿瘤，并且 10%～30% 的病例合并其他慢性病，如 Peutz-Jeghers 综合征、克罗恩病和 UC[153, 154]。儿童的腺癌十分罕见，结肠腺癌仅占儿童恶性肿瘤的 1%[154]。鉴于其极低的发病率，诊断往往较迟，部分患儿初次诊断时已出现局部浸润或远处转移。临床症状不特异，除非患儿患有易感综合征而临床医生敏锐地意识到肠腺癌的可能性，大多数情况这些症状会被归于其他疾病过程[154]。

肠腺癌的表现多变，可以从局灶性息肉样腔内肿块到环周的肠壁增厚和管腔变窄（图 24-64）。在克罗恩病的患儿中，这种环周病变可被误认为是炎性缩窄，仅轻微的不对称增厚提供了怀疑存在肿瘤的唯一线索[58, 155]。CT 和 MRI 均可准确显示局部浸润和淋巴结受累情况[156, 157]。MRI 因其出色的对比分辨率，能全面评估直肠系膜筋膜的受累情况，这关系到具体的治疗方案，从全直肠系膜切除术（将直肠和周围脂肪全部切除）到扩大范围切除，切除范围可延伸至直肠系膜筋膜边缘以外，伴放化疗时间延长。若肿瘤为黏液性亚型，则可能出现腹膜假黏液瘤，表现为充满腹腔的低密度、分叶状肿块，可伴有肝脏边缘的波浪状压迹。有时，腹腔大量种植转移可引起癌性腹膜炎。在这种情况下，仔细检查腹

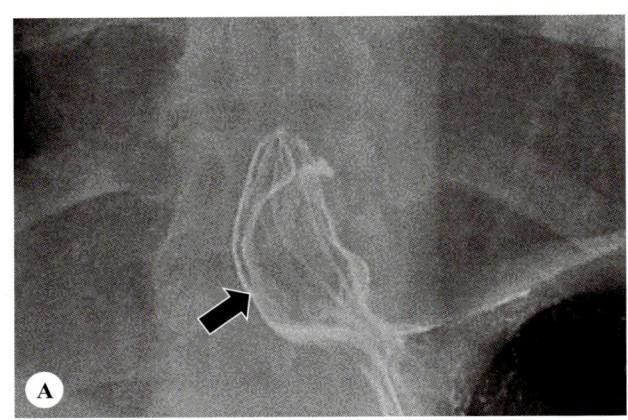

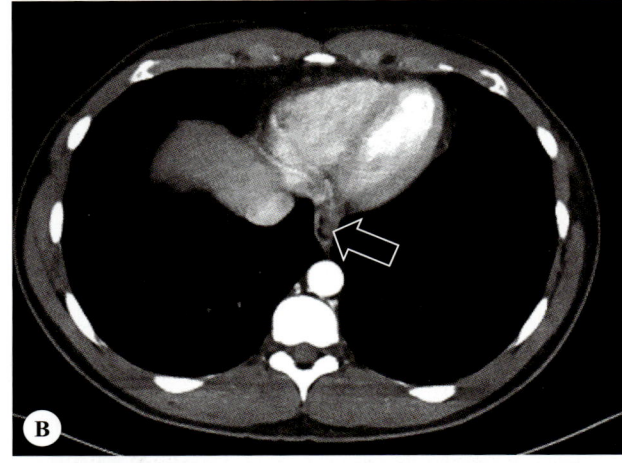

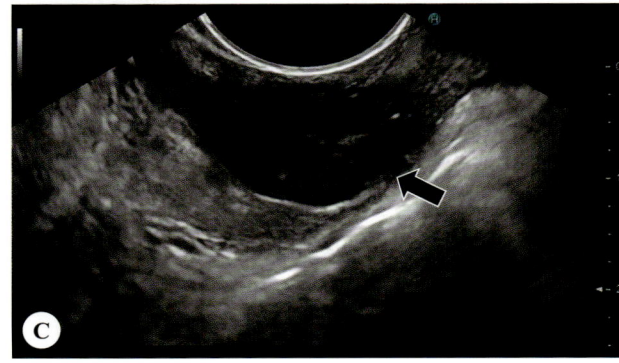

▲ 图 24-61　17 岁男孩，食管远端平滑肌瘤
A. 食管正位图像显示在胃食管交界处上方的远端胸段食管左侧壁上一边界清楚的肿块样压迹（箭），相应食管腔变窄；B. 轴位增强软组织窗 CT 图像示远端胸段食管左侧壁内一小结节（箭）；C. 纵向的内镜超声图像示该食管平滑肌瘤患者的食管壁内一卵圆形低回声肿块（箭）

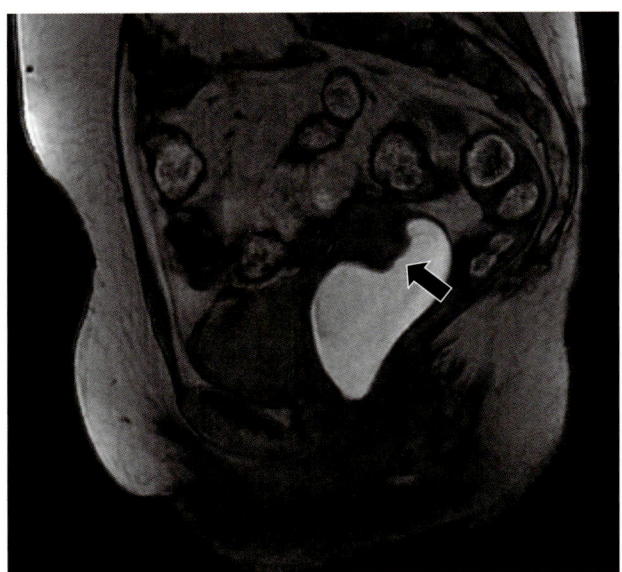

▲ 图 24-60　20 岁女性，急性髓性白血病病史，干细胞移植后出现的移植物抗宿主疾病相关的阴道凝集反应和积血
矢状位非增强的 T₂ 加权、脂肪抑制的 MR 图像示阴道扩张、积液。注意，阴道穹隆上方的宫颈压迹（箭）

腔内常被遗漏的种植转移区域就显得尤其重要，如小肠系膜根部、肝门部、回盲部连接处和盆腔腹膜反折处。腹盆腔转移最常见于肝脏和淋巴结，胰腺、肾上腺和脾脏等器官也都可能受累。

手术切除可治愈局灶性肠腺癌。对于晚期腺癌，可以结合化疗和外科手术治疗。对于单发或少数肝转移瘤，可以进行经皮消融。

5. 肠淋巴瘤 胃肠道内的淋巴组织是结外淋巴瘤最好发的部位，占原发结外淋巴瘤的 20%～25%[158, 159]。组织学上大多数病例为非霍奇金淋巴瘤，其中 Burkitt 是最常见的亚型[160]。

在 CT 和 MRI 上，胃肠道淋巴瘤通常表现为浸润性、轻度强化的病灶，典型的表现为"动脉瘤样"扩张（图 24-65），还可伴有溃疡、穿孔和无菌脓肿形成[150]。另外，淋巴瘤还可表现为大的分叶状肿块、轻度强化，并伴有邻近淋巴结增大。在弥散加权 MRI 上，淋巴瘤因肿块内致密的细胞排列而呈明显弥散受限。此外，淋巴瘤可表现为息肉样腔内病变[159]。

移植后接受长期免疫抑制治疗的患者可出现移植后淋巴组织增生性疾病，代表一系列从良性到恶

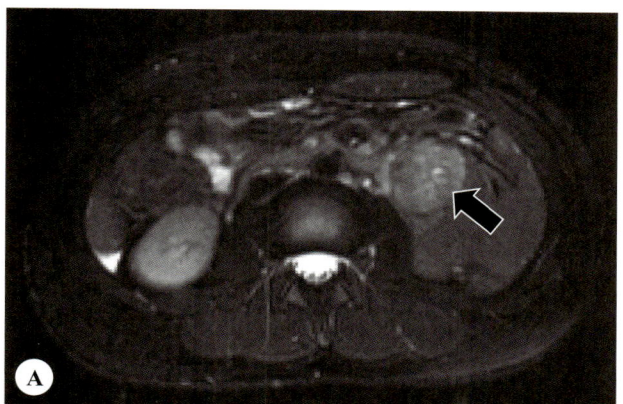
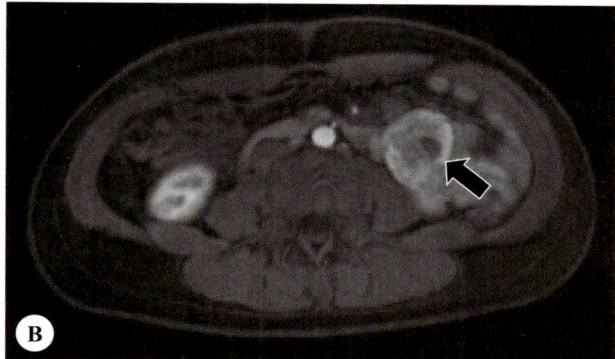
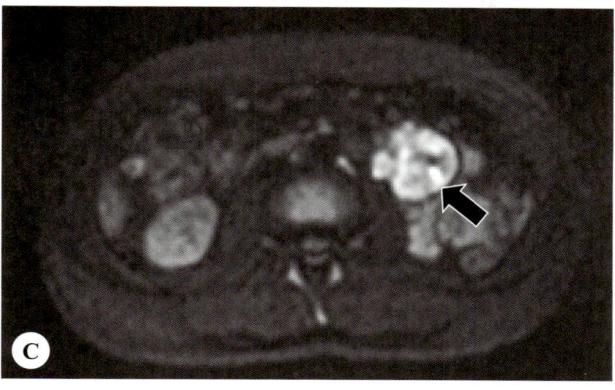

▲ 图 24-62 18 岁女孩，空肠胃肠道间质瘤
A. 轴位增强 T_2 加权、脂肪抑制的 MR 图像示一起自左上腹空肠曲的不均匀 T_2 高信号肿块（箭）；B. 轴位增强 T_1 加权、脂肪抑制的 MR 图像示肿块呈不均匀强化（箭）；C. 轴位弥散加权 MR 图像示不均匀但几乎弥漫性弥散受限，与病变的高细胞性相一致（箭）

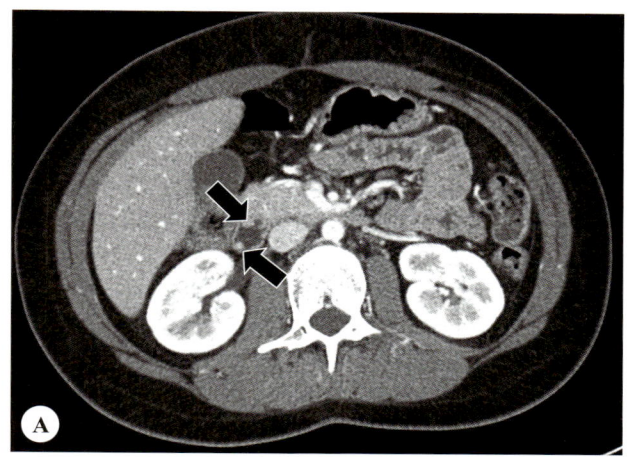
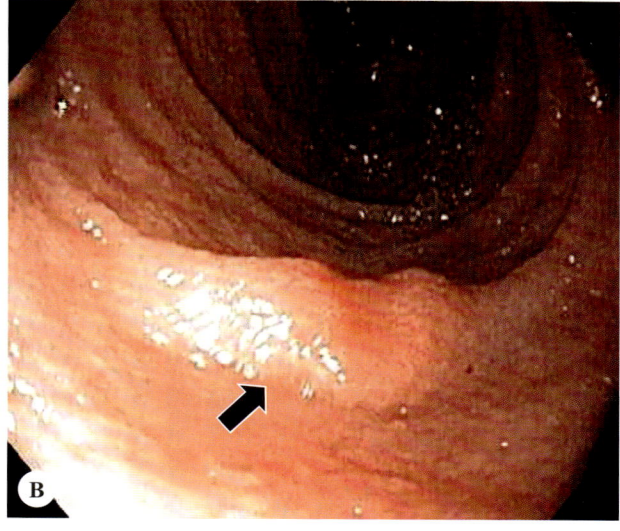

▲ 图 24-63 14 岁男孩，家族性腺瘤样息肉病和十二指肠息肉
A. 轴位增强的软组织窗 CT 图像示十二指肠降段腔内有多发强化结节（箭）；B. 相应的内镜图像示十二指肠内一个分叶状无蒂息肉（箭）

性的淋巴组织不规则扩张的疾病[161]。30% 的患儿可出现胃肠道受累,最常见的表现为腹痛（52%）[161]。小肠是最易受累的肠段,其影像学特征与 NHL 相似,包括浸润性肿块、动脉瘤样扩张、溃疡和穿孔（图 24-66）。肠套叠也是 PTLD 和 NHL 共有的征象[161]。

胃肠道淋巴瘤的治疗与 PTLD 不同。在胃肠道淋巴瘤中,最常使用化疗。而在 PTLD 中,可能需要减少免疫抑制治疗,同时联合化疗[160, 162]。

（十四）小肠梗阻

儿童的小肠梗阻（SBO）相对常见,在既往有手术史的患儿中发生率为 2.8%[163]。引起儿童 SBO 的病因很多,与年龄和既往临床病史相关。在新生儿期,SBO 的原因可以根据梗阻的肠道区域来划分。在近端肠管（高位小肠梗阻）中,新生儿 SBO 的病因包括十二指肠或空肠的闭锁或狭窄、十二指肠网、十二指肠前门静脉、环形胰腺及肠旋转不良并中肠扭转等[164]。更远端梗阻（低位小肠梗阻）的病因包括回肠闭锁、回肠狭窄和胎粪性肠梗阻[164]。该年龄段的患儿 SBO 主要依靠腹部 X 线片、超声和透视检查进行诊断。而大龄 SBO 患儿则主要依靠 CT 和 MRI 进行检查,本部分将对这部分内容进行讨论。

如前所述与新生儿期不同,大龄 SBO 患儿的病因为包括 Meckel 憩室、肠旋转不良并中肠扭转和先天性腹股沟疝等先天性疾病[165]。另外,医源性或自发性腹股沟疝可导致 SBO。感染和（或）炎性疾病也可能在大龄儿童中引起 SBO,如炎性肠病、阑尾炎、Meckel 憩室炎和肠套叠[165]。此外,既往手术或腹部炎性病变（如溃疡穿孔）引起的粘连也可在大龄儿童中引起 SBO。最后,吞入异物、粪石嵌顿和远端小肠梗阻综合征均可导致 SBO。总体而言,粘连是最常见的原因,发生在 55% 的病例中[166]。患儿多表现为腹痛、腹胀和呕吐,其他表现因病因的不同而有所差异。

一般来说,SBO 患儿在初步评估首先进行腹部 X 线检查。50%～60% 的病例可通过腹部发现异常[166]。对于怀疑为阑尾炎、肠套叠和腹股沟疝所致的肠梗阻病例,超声检查有重要的诊断价值。患儿在进行外科探查前通常进行进一步的 CT 检查评估。

CT 只能确诊 47%～68% 的 SBO 病因[166, 167]。SBO 的 CT 表现包括气 - 液平面（93.6% 病例）、肠壁增厚（68.1% 病例）、小肠内粪便征（23.4% 病例）、"漩涡"征（4.3% 病例）、游离液/液聚集（66% 病例）、肠壁灌注减低（10.6% 病例）和肠壁积气（4.3% 病例）[166]。需要注意的是,由于患儿肠道管径变异较大,肠腔扩张并非预测 SBO 可靠指标。在婴儿中,小肠扩张至 2cm 以上被认为明显异常,而在大龄儿童中,小肠扩张的临界起点为 2.5cm[167]。

值得注意的是,除非患儿有 CT 禁忌证（图 24-67）,或者需要使用 MRI 评估继发性肠梗阻的原发病,如出现肠道炎性狭窄的克罗恩病患儿,一般情况下不使用 MRI 来评估 SBO（图 24-67）。尽管如此,某些机构仍主要使用 MRI 来评估,MRI 与 CT 所见的 SBO 表现相似。

中肠扭转、闭襻性肠梗阻或相关的低灌注所致的 SBO 需要紧急手术治疗。对于其他的 SBO 患儿,根据梗阻程度和潜在病因的不同,可采用减压、手术和药物治疗相结合的方法来处理。

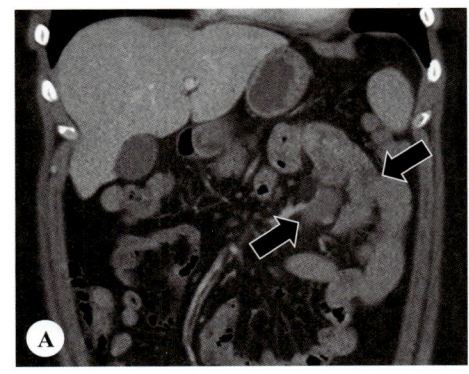 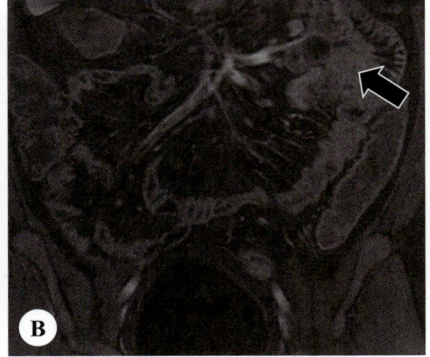 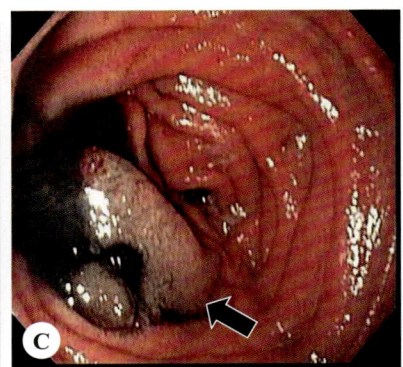

▲ 图 24-64　21 岁男性,空肠腺癌

A. 冠状位增强软组织窗 CT 图像示一局灶性、部分外生性空肠肿块（箭）；B. 冠状位非增强 T$_2$ 加权、脂肪抑制的 MR 图像示局灶性空肠壁增厚伴外生性肿块（箭）,较 CT 显示更清楚；C. 内镜图像示部分坏死的溃疡型空肠腺癌（箭）

(十五)肾脏、泌尿道和膀胱的先天性异常

1. 马蹄肾 马蹄肾是一种肾脏融合异常,即双侧肾脏通过纤维或实质穿过中线连接在一起(90%的病例在下极)[168]。它是最常见的先天性异常之一,每400个新生儿中就有1个,男性的发生率是女性的2倍[169]。马蹄肾最常在儿童期被诊断,与它合并的其他异常相关,包括尿道下裂、隐睾症、先天性心脏病、脊柱裂、肛门闭锁和染色体异常[170]。不过,大约33%的马蹄肾是孤立存在的先天异常,患者多无症状、偶然发现[169]。当肾结石、创伤、感染、肾盂输尿管移行部梗阻或肿瘤等并发症出现时,马蹄肾的婴儿和儿童一般会出现症状。

目前,超声是评估疑似或有症状的马蹄肾患儿的首选成像方式。但是,由于 CT 和 MRI 能够精确地描绘肾脏的解剖结构、血管及与邻近结构的关系,因此可以在有症状的患儿中首选使用并为手术干预做准备。在 CT 和 MRI 上,马蹄肾整体呈 U 形,两肾间由穿过中线的峡部连接(图 24-68)。增强后,峡部的软组织强化有助于区分功能性肾实质和纤维组织。

对无症状的马蹄肾婴儿和儿童,一般无须处理。对于有症状者,所需的具体治疗取决于所存在的并发症。例如,对于因潜在的马蹄肾而导致尿路感染的患儿,可能只需要使用抗菌药物治疗。相反,如果出现潜在的肾脏肿瘤,如 Wilms 肿瘤,则可能需要进行手术切除和化疗。

2. 融合型异位肾 融合型异位肾是一种合并的先天性肾脏异常,包括至少一个肾脏的位置异常和左右肾脏的异常融合。虽然导致异位的确切的胚胎学现象还未得到明确证实,但该病本质是一个/两个肾脏位于腹盆部的异常位置并伴有肾脏的融合。交叉融合异位肾发生率为 1/1000,一般为左肾异位。在90%~95%的病例中,异位肾的上极与正位肾的下极融合[171]。较罕见的交叉异位肾包括单侧或双侧交叉异位肾和没有融合的交叉异位肾。与马蹄肾一样,大多数融合型异位肾的婴儿和儿童都是无症状的,为偶然发现。交叉融合型异位肾也存在相关并发症,包括肾结石、感染、创伤、UPJ 梗阻和肿瘤发生[171]。

CT 和 MRI 特别适用于泌尿系统成像,可以清楚地显示交叉融合型异位肾的解剖结构。一般来说,冠状位图像可以最好地显示正位肾和异位肾之间的融合肾实质(图 24-69)。重要的是,在排泄期造影时应观察异位输尿管插入膀胱的情况,异位肾输尿管一般插入膀胱的位置是正常的。相关的并发症(如肾结石、感染、损伤、UPJ 梗阻等)也可以通过 CT 和 MRI 很好地观察到。

当无症状时,交叉融合型异位肾的婴儿和儿童不需要特别的治疗。然而,当出现并发症时,根据具体并发症的情况,可能需要进行药物或手术治疗。

3. 膀胱外翻 膀胱外翻是一种罕见的先天性畸形,由泄殖腔膜的持续或过度生长所致,活产儿中的发病率为 1/50 000~1/10 000[172]。男女比例为 1.5:5[91]。一些患儿可在产前经超声诊断。大部分患儿在出生后不久就被诊断,表现为膀胱经脐部下方

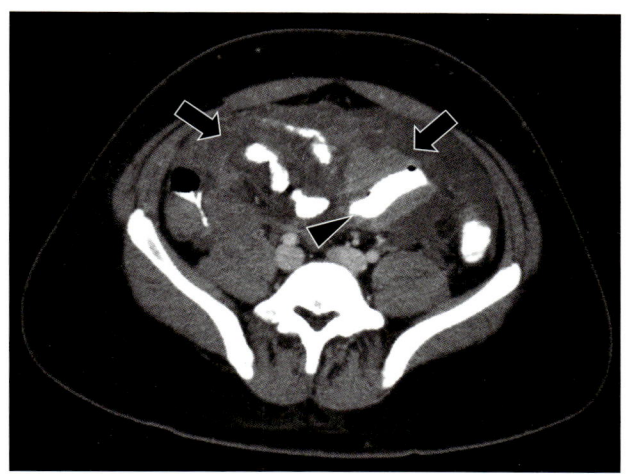

▲ 图 24-65 16 岁男孩,Burkitt 淋巴瘤
轴位增强软组织窗 CT 图像示肠壁明显增厚(箭)和相关的动脉瘤样扩张(箭头)

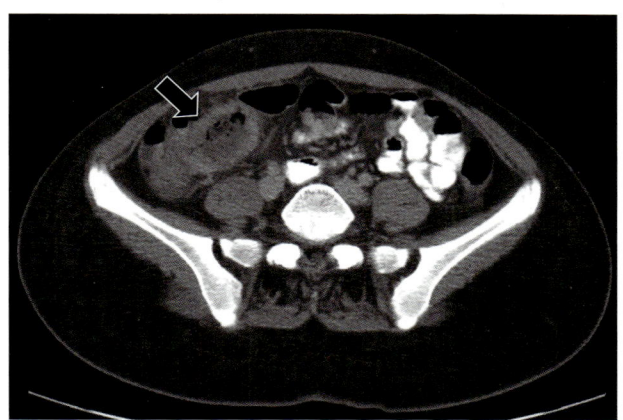

▲ 图 24-66 13 岁女孩,骨髓移植后再生障碍性贫血状态
轴位增强软组织窗 CT 图像示末段回肠壁明显增厚、管腔扩张(箭),伴盲肠壁不规则增厚,符合移植后淋巴组织增生性疾病表现

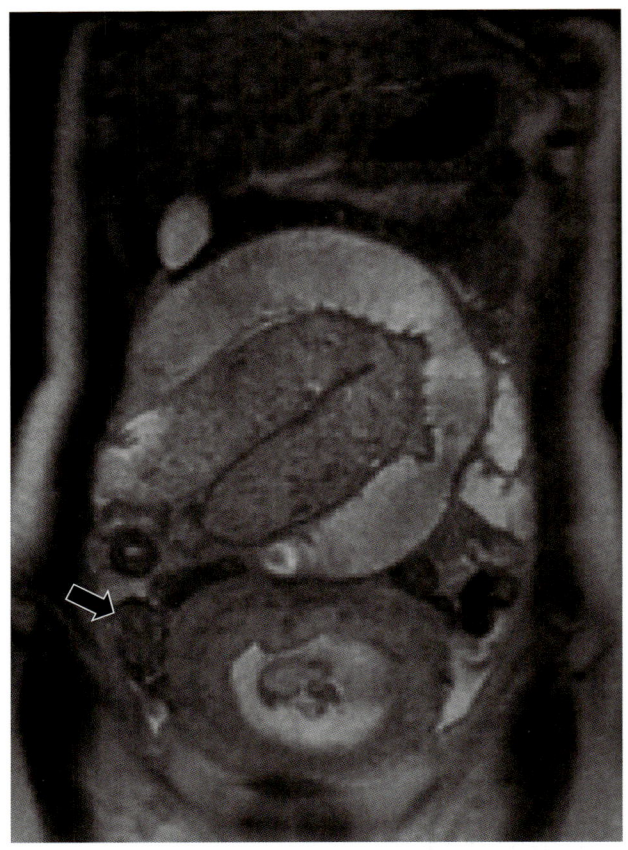

▲ 图 24-67 17 岁妊娠女孩，卵黄管残留带引起的重度小肠梗阻

冠状位增强 T₂ 加权、非脂肪抑制的 MR 图像示远端小肠受压（箭），其近端腹腔小肠明显扩张，符合小肠梗阻表现。图中还可见部分显示的妊娠子宫

前腹壁突出，伴耻骨和腹壁肌肉分离。

超声检查可以在产前对膀胱外翻进行诊断，但准确率较低（10%）[173]。产前和产后 MRI 已成为术前评估膀胱外翻的首选影像学检查方法。在 MRI 上，膀胱外翻表现为脐下腹壁的前突肿块，伴腹壁肌肉和耻骨联合分离，并可见输尿管远端终止于肿块内，比正常位置更靠前[174]（图 24-70）。CT 上也可见类似征象。对于手术修复和预后的判断，充分显示盆底肌肉的解剖结构至关重要，而 MRI 比 CT 能更好地完成上述评估[175]。CT 在描述骨盆的骨性解剖结构方面确实比 MRI 更有优势[176,177]（图 24-70B）。

膀胱外翻的治疗方法是手术，可以一次完成重建，或者进行多期修复手术。

4. 泄殖腔异常 泄殖腔异常，又称泄殖腔发育不良，包括一系列由肠道、生殖道和泌尿道的异常分裂所致的畸形。其最基本的形式为肛门向前异位。

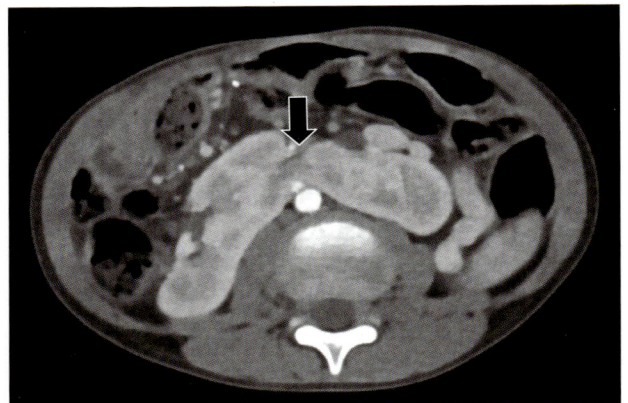

▲ 图 24-68 6 岁女孩，马蹄肾

轴位增强软组织窗 CT 图像示双侧肾脏在中线处融合（箭），符合马蹄肾表现

在完全性泄殖腔异常中，生殖道、尿道和肠道内容物经会阴部同一个也是唯一一开口排泄，其在活产儿中的发病率为 1/50 000[178]。

泄殖腔异常的影像学评估需要采用多模态的检查方法，包括超声、透视和 MRI 评估（图 24-71）。虽然 CT 的空间分辨率优于 MRI，但 MRI 对泄殖腔异常的评估优于 CT，因为 MRI 的对比分辨率更高，能更好地勾勒出各种囊性和液性结构。最近，胎儿 MRI 被认为是一种评估产前超声疑似泄殖腔异常的患儿的有用成像手段。

在描述和定义泄殖腔异常时，关键的影像学特征包括泄殖腔的构造、尿道 - 泄殖腔交通的类型和直肠交通的位置（表 24-4）。此外，在对泄殖腔畸形进行影像学评估时，应排除涉及尿道、膀胱、阴道、子宫、卵巢、直肠和骨骼的其他相关畸形[179-181]（表 24-5）。

脐尿管异常的治疗取决于其解剖学类型，通常需要由小儿外科医师和小儿泌尿科医师组成的团队进行复杂的手术重建[182]。

（十六）肾脏、泌尿道和膀胱的感染性疾病

1. 细菌性肾盂肾炎 细菌性肾盂肾炎是指由下尿路逆行感染或远处的血行播散引起的肾脏的细菌感染。儿童肾盂肾炎的影像学检查通常从超声检查开始，因为超声检查具有广泛适用性，并且无电离辐射。灰阶超声已被证明对肾盂肾炎的实质变化不敏感，而彩色多普勒超声也只能轻度提高诊断准确性[183,184]。直到增加了能量多普勒超声后，超声对肾盂肾炎检出的灵敏度才明显提高并接近 CT 的灵敏度。在增强 CT 上，肾盂肾炎表现为交替的低强化和高强化条带，低强化区域代表与感染病理生理学相关的灌注减低区域（图 24-72）。若局灶性低强化区位于肾脏周边，根据肾脏的血供特征应考虑感染来自血行播散，细菌沉积在肾皮质的肾小球中。若进展为肾脓肿，可在肾脏内见到边缘强化的囊性肿块，囊内可有气体。

尽管之前不将 MRI 检查用于急性肾盂肾炎患者，但最近的研究支持将 MRI 用于评估儿童急性肾盂肾炎及其后遗症。与二巯基丁二酸扫描（dimercaptosuccinic acid scan，DMSA）相比，MRI 没有电离辐射，并且在区分急性病理改变和慢性瘢痕方面具有优势[186]。

在 MRI 上，细菌性肾盂肾炎在 DWI 上表现为局灶性或多灶性弥散受限区域，增强后表现为不连续的灌注减低灶[187]。

在免疫反应不完全的患者中，存在一种亚急性细菌感染，可导致慢性破坏性肉芽肿过程，最终肾实质被富含脂质的巨噬细胞所取代，这种特殊类型的肾盂肾炎称为黄色肉芽肿性肾盂肾炎（xanthogranulomatous pyelonephritis，XGP）[188]。CT 是评估 XGP 的首选成像方式，虽有辐射，但其可以进行充分显示术前评估需要了解的结构信息[188]（图 24-73）。这些结构信息包括肾脏体积增大、灌注减低、中心肾结石/鹿角状结石、结石周围肾盂收缩、肾盏扩张和肾周炎性改变。MRI 通常不用于评估 XGP 或急性细菌性肾盂肾炎，其成像结果与 CT 相似，但有一点需要注意的是，MRI 能够更好地显示脓肿的特征，而 CT 能够更好地显示 XGP 中结石和周围实质的特征。

如果不讨论 DMSA，关于儿童肾盂肾炎的讨论就不完整，DMSA 历来是急性肾盂肾炎和相关肾脏瘢痕随访的首选检查。在急性细菌性肾盂肾炎的病例中，已证实 DMSA 比超声或 CT 更灵敏[189]。与平扫 MRI 相比，对于 DMSA 检测到的瘢痕，MRI 的灵敏度为 77%，特异度为 87%[190]。在最近的一项研究中，MRI 和 DMSA 之间的差异更小，也就是说 MRI 与 DMSA 在准确检测肾脏瘢痕方面的能力是相

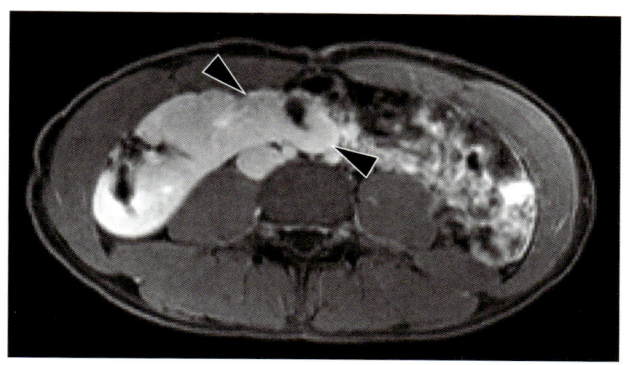

▲ 图 24-69　17 岁女孩，交叉融合型异位肾
轴位增强 T_1 加权、脂肪抑制的 MR 图像示异位的左肾（箭头）位于右侧腹，在该交叉融合型异位肾患儿中，异位的左肾与右肾的内份融合

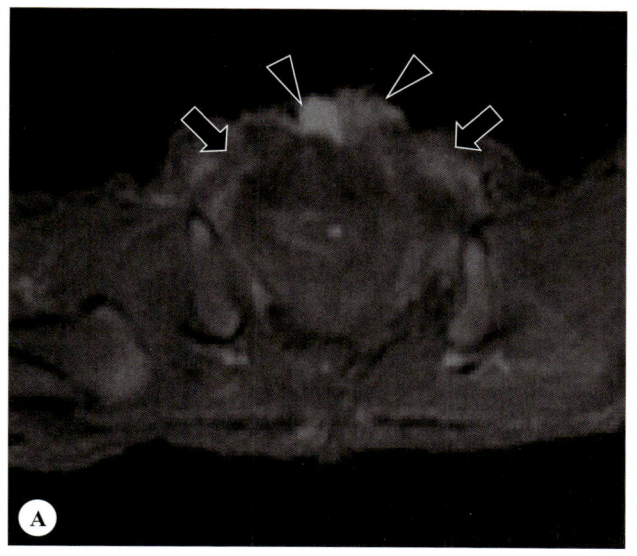
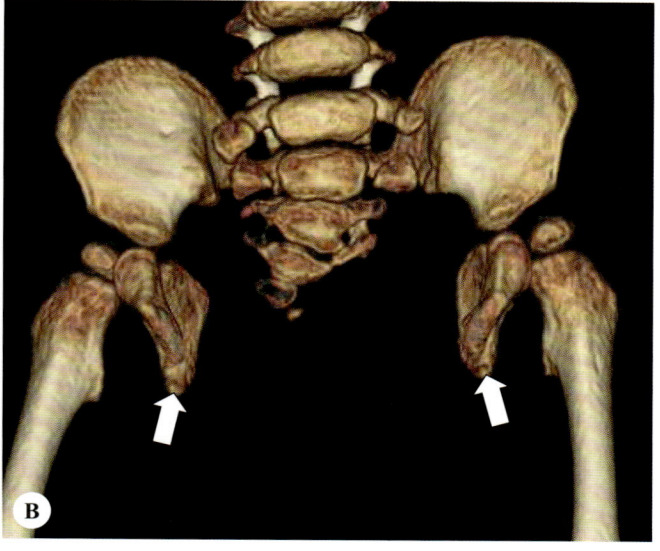

▲ 图 24-70　5 天女孩，膀胱外翻
A. 轴位非增强 T_2 加权、脂肪抑制的 MR 图像示耻骨明显分离（箭），骨盆前部见一不规则、不均匀信号肿块样结构（箭头），代表外翻、充盈不良的膀胱；B. 9 个月大时获得的骨骼三维重建 CT 图像示耻骨明显分离（箭）

似的；在一项纳入 78 名患者的研究中，DMSA 仅比 MRI 多发现了 1 名有瘢痕的患者[191]。因此，鉴于平扫 MRI 无辐射且不需要使用对比剂，其很有可能取代 DMSA[191]。

无并发症的肾盂肾炎的治疗主要是通过抗菌药物治疗。然而，在 XGP 的患儿中，仅靠药物治疗可能是不够的，在疾病进展的情况下，患儿往往要接受受累肾脏的全切手术。

2. 细菌性肾脓肿 细菌性肾脓肿是由急性细菌性肾脏感染引起的脓液局部聚集。患儿的中位发病年龄约为 9 岁（64% 为女性）[192]。患儿通常表现为非特异性腹痛和发热[192]。与超声检查相比，CT 和 MRI 在评估肾脓肿方面具有更高的灵敏度[193]。

在 CT 上，可以看到一个边界清楚的圆形肿块，中心呈低密度，周围见较厚的环包绕（图 24-74）。在 MRI 上，肾脓肿表现为边界清楚的 T_2 高信号灶，弥散受限，病灶的壁较厚，密度不均匀伴强化，若肾脓肿中存在气体，在 MRI 的梯度回波序列成像上可能会有随后的膨胀伪影[78]。

肾脓肿的治疗方案很多，小的肾脓肿可以使用抗生素治疗，大的肾脓肿除了抗生素治疗外，还需行经皮穿刺或手术切开引流[194]。

3. 真菌性肾脏感染 曲霉菌和念珠菌是累及肾脏的最常见的两种真菌，通常是通过血行传播的。患儿往往本身患有严重疾病如早产新生儿，或者处于免疫抑制状态如移植后的患儿[195]。

在 CT 和 MRI 上，真菌性肾盂肾炎的影像学表现与细菌性肾盂肾炎相似，在增强 CT 上呈交替的不均匀强化条带，在 MRI 上呈交替的不均匀信号条带。真菌性微脓肿可表现为局灶性小的低强化灶（图 24-75）、T_2 高信号区及边缘强化。若存在真菌球，则表现为肾脏内的不规则无增强肿块[195]。

目前对真菌性肾脏感染的治疗是使用系统性抗真菌药物。

（十七）肾脏、泌尿道和膀胱的肿瘤性疾病

1. 良性原发性肾脏肿瘤

(1) 中胚层肾瘤：中胚层肾瘤是一种儿童早期的肾脏肿块，由纺锤形间质细胞和穿插的化生的肾组织构成[196]。它是 1 岁以下儿童最常见的肾脏肿瘤，占所有儿童肾脏肿瘤的 3%[197, 198]。患者的表现取决

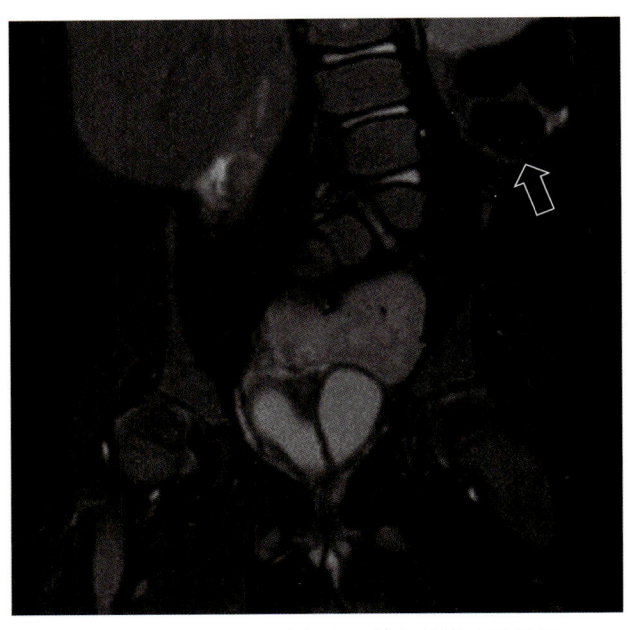

▲ 图 24-71 21 月龄女孩，复杂性泄殖腔异常

冠状位非增强的 T_2 加权、脂肪抑制的 MR 图像示一有隔膜和重复的阴道，伴阴道扩张、积液；在重复的阴道上方见一个煎饼状肾脏；该患者还伴有高位结肠闭锁，降结肠残端位于左上腹（箭）。所示图像还可偶然发现骶骨和下段腰椎的复杂的节段性异常

表 24-4 泄殖腔异常的主要影像学特征

特　点	需要注意什么
泄殖腔构造	• 直肠和阴道之间是否有交通，并且与正常位置的尿道交通 或者 • 尿道和直肠是否与正常的阴道相通
尿道 - 泄殖腔交通的类型	尿道泄殖腔 - 来自阴道和直肠的共同管道连接到尿道；膀胱泄殖腔 - 阴道、直肠和膀胱汇合形成泄殖腔，通过会阴部同一开口排泄
直肠交通的位置	• 阴道 • 泄殖腔或通过前置的肛门孔，有独立的泌尿生殖窦

于肿瘤亚型，经典亚型多在 3 个月前出现，而细胞亚型出现较晚，但更具侵袭性且体积更大[198]。超声通常是评估中胚层肾瘤首选的检查方式，但在超声检查后还可进行 CT 或 MRI 检查以帮助诊断和定性。

单纯依靠中胚层肾瘤的影像学特征，不足以将其与 1 岁前出现的其他实性、囊性或混合性肾脏肿瘤准确鉴别开来[198]。中胚层肾瘤是 1 岁前最常见的肾脏肿瘤，因此若该年龄段患儿出现肾脏肿瘤应首先考虑中胚层肾瘤的诊断。能够辅助肿瘤的检出和手术方案制订。

在 CT 上，中胚层肾瘤的影像学表现取决于肿瘤亚型，典型的中胚层肾瘤表现为边界清晰、密度均匀的肿块，增强后几乎没有强化[198]（图 24-76）。细胞变异亚型多为囊性，可伴有肿瘤内出血，肿瘤的实性部分呈不均匀强化[197,198]（图 24-76）。在 MRI 上，与邻近的正常肾实质相比，肿瘤的实性部分呈 T_1 低信号、T_2 高信号。出血表现为典型的局灶性 T_1 高信号。增强后，肿瘤的实性部分呈不均匀强化。需要注意的是，研究发现中胚层肾瘤各亚型之间的影像学表现上的强化程度并无实质差异[197,198]。

中胚层肾瘤的治疗是进行根治性肾切除术，手术目标是切缘阴性[198]。由于病变本身的侵袭性，不可进行部分肾切除。术后复发率高达 10%，可以是局部复发，也可以出现转移，最常见的转移部位是肝脏、肺、骨骼、脑和心脏[198]（图 24-76）。

(2) 多房囊性肾瘤：多房囊性肾瘤是包括良性多囊性肾脏肿块和实性肾脏肿块在内的一系列病变，从几乎完全囊性的肾瘤（唯一的实性部分是分隔）到囊性部分分化的肾母细胞瘤（cystic partially differentiated nephroblastoma，CPDN），其分隔内含有胚胎细胞巢[196]。在囊性肾瘤中，分隔内含有成熟的肾小管，而 CPDN 含有分隔的胚胎细胞群。这些肿瘤统称为多房性肾脏肿瘤（multilocular cystic renal tumor，MLCT）[199]。MLCT 有明显的年龄和性别倾向，囊性肾瘤大多发生于年龄较大的成年女性，而 CPDN 主要发生于年轻男性，平均年龄为 4 岁[193,199]，患儿通常表现为无痛性腹部肿块[141]。

在 CT 上可以看到一个有包膜、边界清楚、多囊性肾脏肿块，其内可见不同程度强化的分隔。囊液成分可以接近水样密度，也可以为高密度，取决于

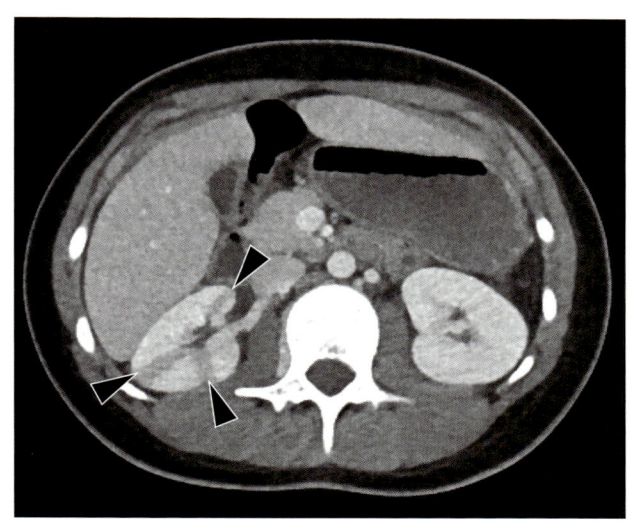

▲ 图 24-72　15 岁女孩，大肠埃希菌性肾盂肾炎
轴位增强软组织窗 CT 图像示右肾的线状低强化区（箭头），使右肾呈条纹状改变

表 24-5　其他的泄殖腔异常相关的影像学表现

- 尿道闭锁、阻塞或重复
- 膀胱重复或发育不全
- 永存性脐尿管
- 阴道重复、闭锁或缺如
- 子宫阴道积血 / 积液
- 子宫缺如 / 重复
- 卵巢缺如
- 骶骨缺如 / 发育不良
- 脊柱异常
- 直肠憩室
- 骶尾部畸胎瘤

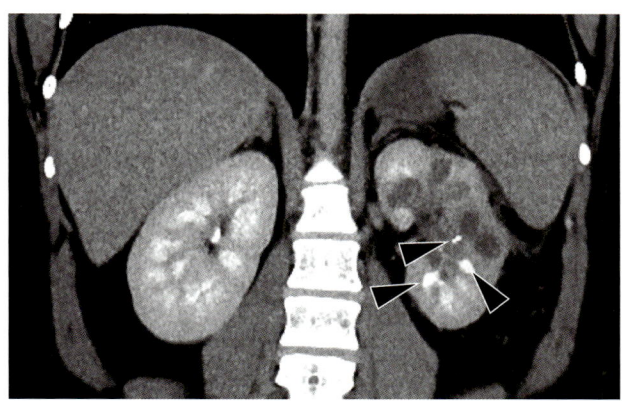

▲ 图 24-73　14 岁女孩，黄色肉芽肿性肾盂肾炎
冠状位软组织窗 CT 图像示左肾中上份明显异常扩张、轻度强化的肾锥体，皮髓质分界不清，中上份肾实质呈轻度强化及肾周炎性改变；在中下盏区域另见数个肾结石碎片（箭头）伴肾盂收缩

其内蛋白样物质的含量或是否合并出血。在 MRI 上，MLCT 边界清楚，囊性部分呈 T_2 高信号，分隔可见强化，肿瘤的 T_1 信号往往是多变的，出血或含蛋白的囊液呈 T_1 高信号[193, 199]。

为了明确诊断和治疗，可进行全肾切除术或保留肾单位的手术。

(3) 血管平滑肌脂肪瘤：血管平滑肌脂肪瘤（angiomyolipoma，AML）是一种由脂肪、血管和平滑肌组成的良性肿瘤。在儿科人群中，AML 几乎总是与结节性硬化症（tuberous sclerosis complex，TSC）有关，80% 的 TSC 患者在 10 岁前就会出现 AML[200]。

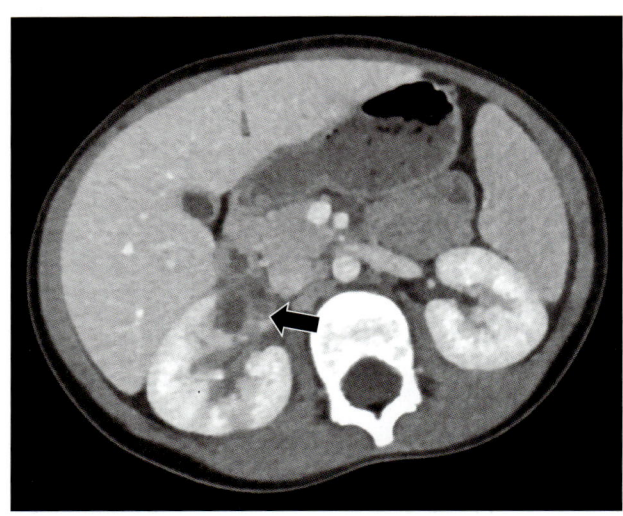

▲ 图 24-74　7 岁女孩，假单胞菌性肾盂肾炎和右肾脓肿
轴位增强软组织窗 CT 图像示，右肾内多个线性低强化区，肾脏前份局部可见一不均匀、分叶状液体聚集区（箭），符合肾脓肿表现

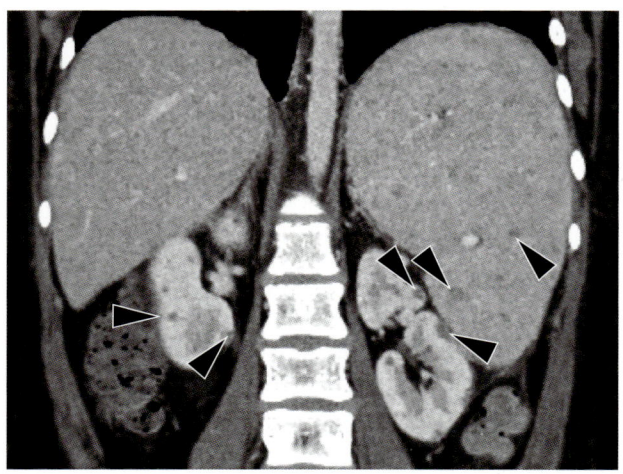

▲ 图 24-75　16 岁男孩，急性淋巴细胞白血病和继发的急性髓性白血病，弥漫性念珠菌病

AML 分两类：经典型和上皮型。经典型 AML 是良性的，但可以出现局部侵袭性[200]。上皮型 AML 属于一种罕见的亚型，在 TS 患者中可出现上皮型 AML，其生物学行为可以是相对良性的也可以是恶性的[200]。虽然 AML 患儿可以没有症状，多在 TS 影像监测过程中偶然发现，但较大的 AML 有急性出血的倾向，可引起疼痛，但很少因出血而诱发低血容量性休克。

在 CT 上，AML 表现为边界清楚的大小不一的肿块，其内可见均匀或不均匀的脂肪密度。在合并出血的情况下，AML 可以变为明显不均匀密度、边界模糊，并伴有腹膜后血肿。在乏脂的 AML，特征性的征象为 AML 中 T_1 高信号的脂质成分，反相位可见信号减低（图 24-77）。在非常小的 AML 中，反相位的信号减低可帮助准确识别病灶。增强后，AML 中的血管成分快速明显强化。

通常情况下，需对 AML 进行终身监测，需每年至每 2~3 年进行一次 MRI 检查（或在某些情况下进行超声检查）。当 AML 增大到 4cm 以上时，由于存在出血风险，一些人主张采取积极的处理方法，如部分肾切除、经皮消融和经皮选择性动脉栓塞。对于无症状的患者，是否需要针对性治疗目前仍存在争议。治疗方法包括部分肾切除术、经皮消融术和经皮选择性动脉栓塞术[200]。

2. 恶性原发性肾脏肿瘤

(1) 肾母细胞瘤病：肾母细胞瘤病是指妊娠 36 周以上的患儿肾脏中持续存在的多个或弥漫性后肾胚基灶。这些病灶被认为是 Wilms 瘤的前体，在 Wilms 瘤的肾切除标本中有 40% 发现了这种病灶[200]（图 24-78）。组织学上，肾母细胞瘤病可分为四种类型，包括休眠型、增生型、硬化型和肿瘤型，其中肿瘤型亚型与 Wilms 瘤相似。

CT 和 MRI 在识别肾源性细胞巢方面较超声检查更为灵敏[200]（图 24-78）。增强后，肾源性细胞巢呈低强化，在肾实质背景中被凸显出来。在肾母细胞瘤病中，肾脏可增大，外周见低密度灶环绕，增强后呈条纹状强化。与正常肾脏实质相比，肾母细胞瘤病呈 T_1WI 低信号，T_2WI 等或稍高信号，增强后更为明显。若在影像学随访中发现病灶增大或更不均匀，应考虑恶性转化的可能[200]。

目前对无恶变的肾母细胞瘤病治疗仍有争议。一部分主张使用化疗，还有一部分则认为化疗并不

第 24 章 儿科应用：腹部与盆腔
Pediatric Application: Abdomen and Pelvis

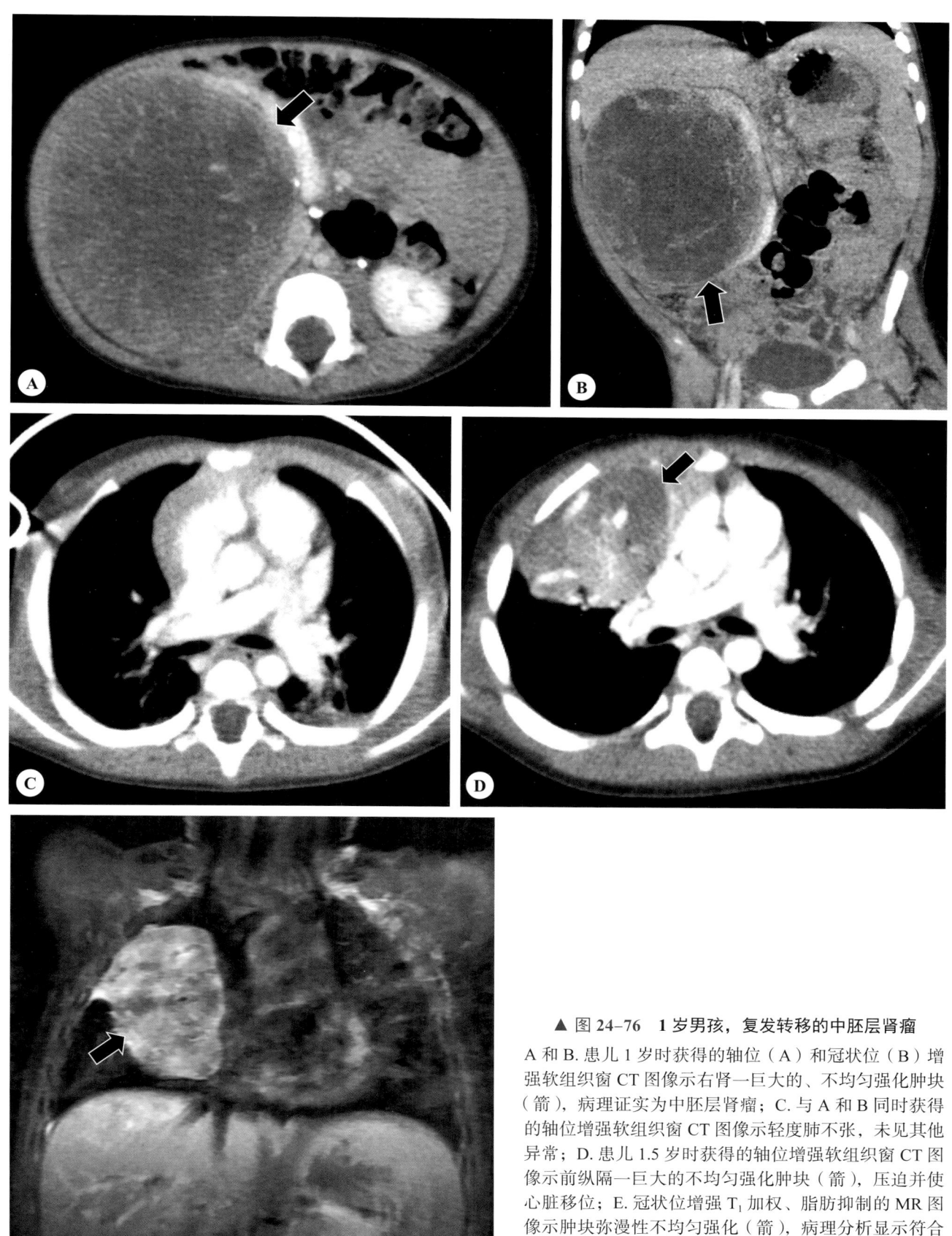

▲ 图 24-76 1 岁男孩，复发转移的中胚层肾瘤

A 和 B. 患儿 1 岁时获得的轴位（A）和冠状位（B）增强软组织窗 CT 图像示右肾一巨大的、不均匀强化肿块（箭），病理证实为中胚层肾瘤；C. 与 A 和 B 同时获得的轴位增强软组织窗 CT 图像示轻度肺不张，未见其他异常；D. 患儿 1.5 岁时获得的轴位增强软组织窗 CT 图像示前纵隔一巨大的不均匀强化肿块（箭），压迫并使心脏移位；E. 冠状位增强 T₁ 加权、脂肪抑制的 MR 图像示肿块弥漫性不均匀强化（箭），病理分析显示符合中胚层肾瘤诊断，但本病例所示转移在中胚层肾瘤很少发生

1225

能改变恶变的进程，建议进行密切的影像监测。肾母细胞瘤病恶变的筛查方案类似于综合征患儿的 Wilms 筛查，即从 6 个月开始，每 3 个月做一次检查，直到 8 岁为止[200]。

(2) Wilms 瘤：Wilms 瘤是儿童最常见的肾脏恶性肿瘤，占儿童肾脏肿瘤的 87%～90%[196, 200]。世界范围内 Wilms 瘤的发病率为 1/10 000，在美国的发病率为每百万儿童有 7～8 例[196, 200]。大多数（80%）在 5 岁前发病[196]。患儿的年龄范围取决于是单侧还是双侧发病，单侧发病的患儿年龄为 1—11 岁，峰值年龄为 3.5 岁[25]。大多数患儿表现为无症状的腹部肿块，但 20%～30% 的患儿可出现疼痛、不适、血尿和高血压[200]。Wilms 瘤与许多先天性异常和综合征有关，包括 Beckwith-Wiedemann 综合征、尿道下裂、隐睾症、Drash 综合征（进行性肾小球肾炎和男性假两性畸形）和 WAGR 综合征（Wilms 瘤、无虹膜、泌尿生殖系统异常和智力低下）[196]。

在 CT 上，Wilms 瘤通常较大且密度不均匀的，相对于正常肾实质呈低强化（图 24-79）。坏死和出血很常见，15% 的病例伴有钙化[200]。在 MRI 上，Wilms 瘤表现为不均匀的 T_2 高信号（图 24-78C），T_1WI 信号与正常肾实质相比较低。增强后，以正常肾实质为参照，Wilms 瘤在 CT 和 MR 上的强化程度都较低。同时应关注肾静脉和下腔静脉，因为 Wilms 瘤可以延伸至肾静脉、IVC 和心脏。既往发表的研究表明，CT 可以准确识别腔静脉栓子，这对手术方式的制订有很大影响[201]。Wilms 瘤患者在进行 CT 检查后，不需要进行额外的常规多普勒超声评估[201]。

目前，各国对 Wilms 瘤的治疗还没有统一的标准。在美国，Wilms 瘤的治疗首选手术，术后常规化疗，有时还会与放疗相结合。在欧洲，通常会进行术前化疗[200]。

(3) 肾细胞癌：继 Wilms 瘤之后，肾细胞癌（renal cell carcinoma，RCC）是青少年中最常见的原发性肾脏恶性肿瘤，每年的发病率为 4/1 000 000[200, 202]。与成人相比，儿童最常见的 RCC 是易位 RCC，这是一种有独特遗传特征的 RCC 亚型，由异常的基因融合和随后的转录因子 E3 的过度表达引起[200]。超过半数的儿童 RCC 是由这种亚型引起的[200]。

RCC 的影像特征是由其大小和组织学类型决定的。易位型 RCC 因出血、坏死和钙化区域的存在呈不均匀密度 / 信号（图 24-80）。需要注意的是，考虑到电离辐射的剂量，一般不在儿童中进行多期 CT。在平扫 CT 上，易位型 RCC 通常呈高密度。高达 60% 的病例可伴有局灶性或边缘钙化[200]。在 MR 上，无论大小，易位型 RCC 的信号通常都是不均匀的，偶尔相对于邻近的肾实质呈 T_2 低信号（图 24-80B）。T_1 信号多变的，取决于是否存在钙化、出血或蛋白液。增强后，易位型 RCC 在 CT 和 MRI 上强化程度低于邻近的正常肾实质（图 24-80C）。乳头状 RCC 和易位 RCC 一样，相对于正常的肾实质是乏血供的，但乳头状 RCC 一般呈均匀强化，也可表现为伴有壁结节的囊肿。与易位型 RCC 相比，乳头状 RCC 更有可能出现钙化。

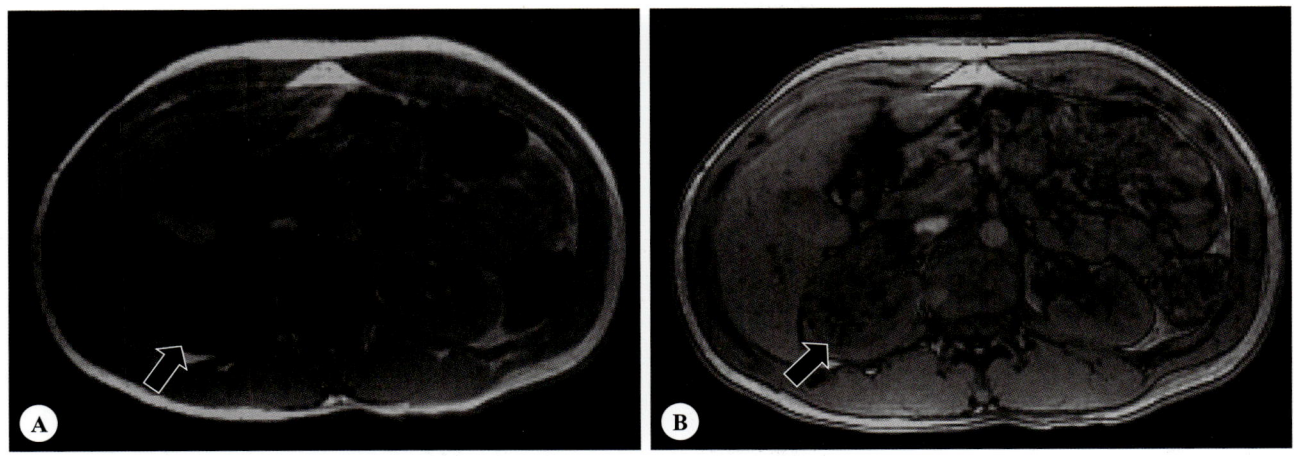

▲ 图 24-77　12 岁女孩，结节性硬化症伴多发的肾脏血管平滑肌脂肪瘤

轴位同相位（A）和反相位（B）T_1 加权 MR 图像示右肾一信号不均匀肿块（箭），其内见同相位（A）T_1 高信号区，反相位（B）对应区域信号减低，符合血管平滑肌脂肪瘤内的脂肪表现

第 24 章　儿科应用：腹部与盆腔
Pediatric Application: Abdomen and Pelvis

RCC 的治疗通常是手术切除，但对于易处理的病变可以考虑经皮消融术。

（4）肾横纹肌样瘤：横纹肌样瘤是一种罕见、高度侵袭性、特别好发于儿童的肾脏恶性肿瘤，其组织发生机制不明[203]。约 15% 的横纹肌样瘤同时伴有原发和继发颅内肿瘤的独特倾向[196, 203]。总体而言，横纹肌样瘤占儿童肾脏肿瘤的 15%[203]。80% 的病例在 2 岁前确诊[203]。最常见的症状是血尿。由于肿瘤的侵袭性，发病时多为晚期[203]。

肾横纹肌样瘤的影像学特征与 Wilms 瘤相似，但还有一些特异性的影像学表现能够辅助诊断。在 71% 的病例中，肾横纹肌样瘤内可见与肿瘤包膜下新月形积液，这可能代表包膜下出血（33%）[204] 或坏死[203]（图 24-81）。积液区在 CT 上呈低密度，在 MRI 上呈 T_1WI 高信号且不伴有强化。然而，由于肾横纹肌样瘤十分罕见，所以即使出现包膜下积液的肾脏肿块仍有可能是 Wilms 瘤。另一个有助于诊断肾横纹肌样瘤的影像学特征是出现多个分叶及勾勒肿瘤分叶的钙化[203]。肾横纹肌样瘤可侵犯肾静脉和 IVC。转移最常见于脑、骨骼和肺。

如果怀疑或在术后确认肾横纹肌样瘤，则有必要进行神经系统影像学检查，以评估是否合并有颅内肿瘤。肾横纹肌样瘤的治疗包括根治性肾脏切除术、腹膜后淋巴结清扫术及化疗。

（5）肾透明细胞肉瘤：肾透明细胞肉瘤（clear cell sarcoma of the kidney，CCSK）是第二常见的儿童原发性肾脏恶性肿瘤，占儿童原发性肾脏恶性肿瘤病例的 4%～5%[203]。然而，在美国每年大约只有 20 例[203]。患儿通常表现为腹部肿块。

CCSK 在影像学上表现为囊实性的肾脏病变，在 CT 和 MRI 上呈不均匀强化，肿瘤的强化程度低于正常肾实质（图 24-82）。CCSK 内罕见钙化。在 T_1WI 上，CCSK 呈中等至低信号，在 T_2WI 上呈高信号，可出现肾静脉和 IVC 的侵犯[203]。

初诊时多达 18% 的 CCSK 患儿伴有转移，淋巴结和骨骼是最常见的转移部位[203]。

目前对 CCSK 的治疗包括肾切除术、腹膜后淋巴结清扫术及化疗[203]。

（6）肾髓样癌：髓样癌是一种罕见的肾脏肿瘤，专门发生在患有镰状细胞病或有镰状细胞特征的年长儿童身上。男性患病比例是女性的 3 倍[203]。患儿通常表现为侧腹痛和血尿。

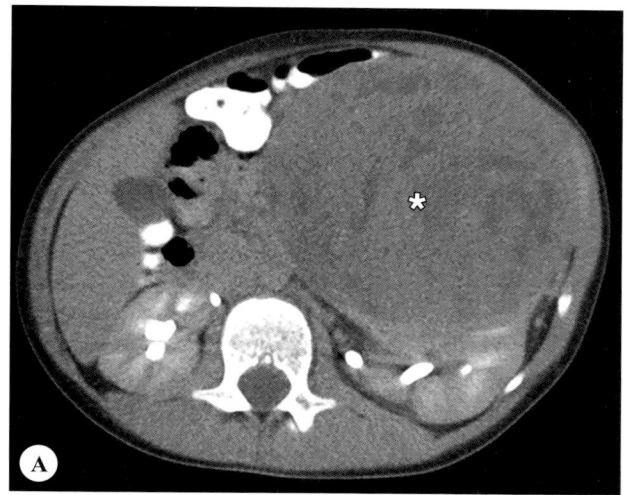
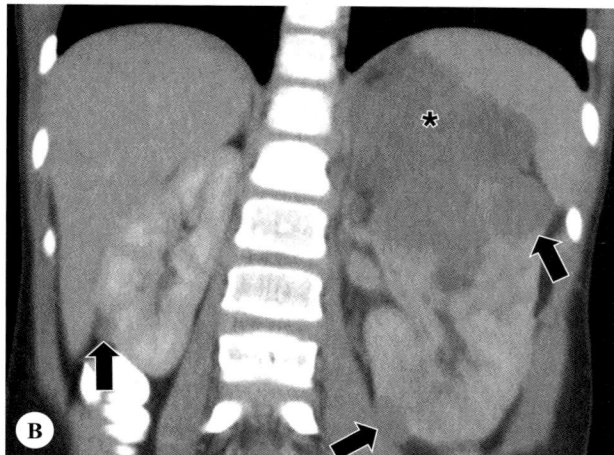
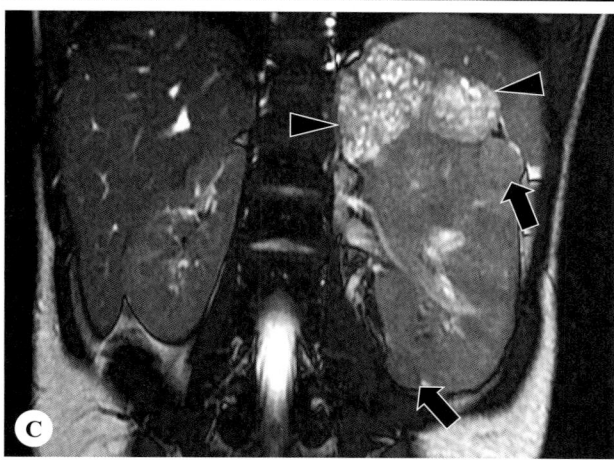

▲ 图 24-78　7 岁男孩，双侧肾母细胞瘤病背景下的 Wilms 瘤
A. 轴位增强软组织窗 CT 图像示左肾一巨大、密度不均匀肿块（星）；B. 冠状位增强软组织窗 CT 图像示上述肿块（星）部分可见，从左肾的上极向外延伸，此外在双肾内可见小的、双侧的、边界清楚的、低强化结节（箭），与肾源性细胞巢表现一致；C. 冠状位非增强的 T_2 加权、脂肪抑制的 MR 图像示左肾上极肿块（箭头）和双侧多个肾母细胞瘤（箭）

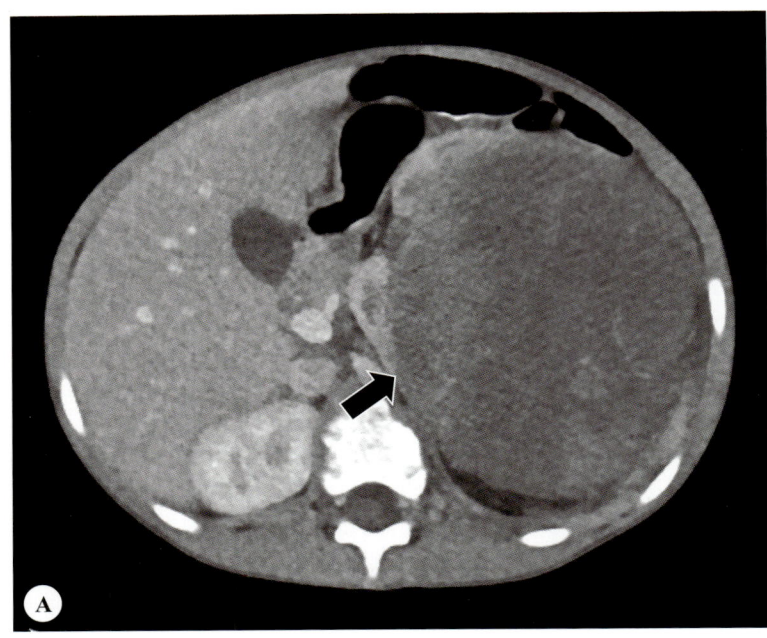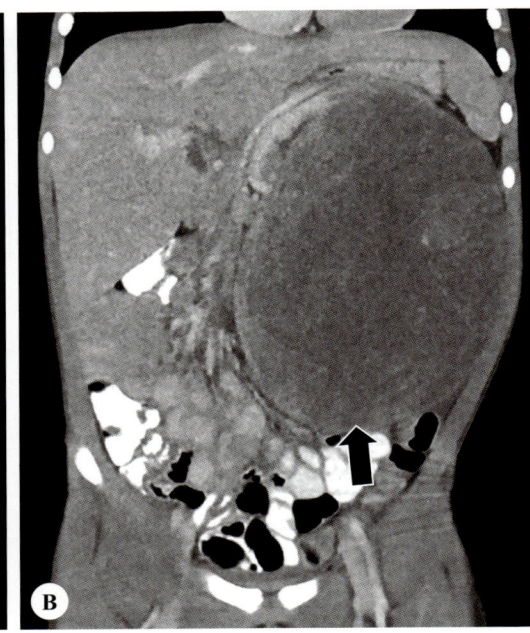

▲ 图 24-79　5 岁男孩，Wilms 瘤

轴位（A）和冠状位（B）增强软组织窗 CT 图像示左肾一个巨大的、不均匀强化肿块（箭），压迫邻近的正常腹部结构

肾髓样癌的影像学表现并不独特，但存在几个有特点的征象，多位于肾脏的中心位置，并向肾窦和皮质延伸，有肾盏的扩张而不伴有肾盂扩张。在 CT 和 MRI 上，肾髓样癌与其他较大的肾脏肿瘤类似，在 CT 上密度不均匀，在 MRI 上信号不均匀，并且在两种成像方式上都呈不均匀强化。肿瘤倾向于延伸至肾周间隙，并可累及肾脏淋巴结，这与肿瘤本身的侵袭性相符。

鉴于肿瘤在确诊时往往是晚期，肾髓样癌的预后很差。肾髓样癌对化疗和放疗并不敏感[203]。

3. 恶性继发性肾脏肿瘤

转移瘤：各种非肾原发性肿瘤都可以转移到肾脏，在儿科人群中最常见的是淋巴瘤。CT 表现为单发或更常见的多发软组织密度肿块，与邻近肾实质相比，强化程度明显减低。大多数情况下双肾均受累。化疗后，肿块密度可能变得不均匀。少数情况下，肿瘤可累及肾窦脂肪、肾静脉和 IVC[205]。

肾白血病主要是一种儿童期的疾病，其淋巴细胞白血病较粒细胞白血病更为常见。肾白血病最常见的 CT 表现是弥漫性实质增厚。孤立的肾脏肿块属于不太常见的特征，偶尔可以看到[205, 206]。

4. 膀胱肿瘤

横纹肌肉瘤：膀胱横纹肌肉瘤是一种由原始肌细胞形成的恶性间质源性肿瘤[207]。横纹肌肉瘤是儿童最常见的膀胱恶性肿瘤，占儿童实体肿瘤的 5%[208]。患儿的年龄呈双峰分布，好发于 <2 岁的幼儿和青少年[208]。遗传综合征如多发性内分泌肿瘤ⅡA 型、Li-Fraumeni 综合征和神经纤维瘤病Ⅰ型等的患儿更易患横纹肌肉瘤，但大多数横纹肌肉瘤是散发性的。初诊时多达 20% 的患者已出现转移[208]。

在 CT 上，膀胱横纹肌肉瘤表现为不均匀的低密度肿块，病变中心多位于膀胱颈部或三角区。MRI 上呈 T_1 低信号、T_2 不均匀高信号，伴不均匀强化（图 24-83），肿块内均匀的 T_1 低信号区代表病灶内的坏死区域。

化疗是膀胱横纹肌肉瘤的一线治疗方法，高达 30% 的患者仅用化疗就能实现治愈[208]。对于单用化疗治疗不成功的患儿，可使用手术切除和放疗。

5. 肾脏囊性疾病

（1）良性肾囊肿：与成人肾脏影像中常见单纯肾囊肿不同的是，过去儿童的肾囊肿被认为是罕见而异常的。但随着影像检查特别是肾脏超声检查的广泛应用，目前不确定上述临床判定是否成立。不管怎样，如果在儿童的影像上看到囊肿，应密切观察并报告对侧肾脏及其他器官（如肝脏和胰腺）的情况，以排除肾囊肿背后潜在的遗传病因或综合征[209]。

第 24 章 儿科应用：腹部与盆腔
Pediatric Application: Abdomen and Pelvis

在影像学上，良性或轻微复杂的肾囊肿表现为内部密度或信号均匀的薄壁囊性灶（图 24-84），内可见薄的分隔和细小至稍粗的钙化区域。增强后，囊壁和分隔无强化或仅能感觉到（但不能测量）轻微强化。在平扫 CT 上，均匀的高密度灶（测量值至少为 70HU）也被认为是轻微复杂囊肿，99.9% 的可能性是良性的[193]。在 MRI 上，这些病变最常见的表现为 T_1 高信号，与囊液的出血和（或）蛋白成分有关。

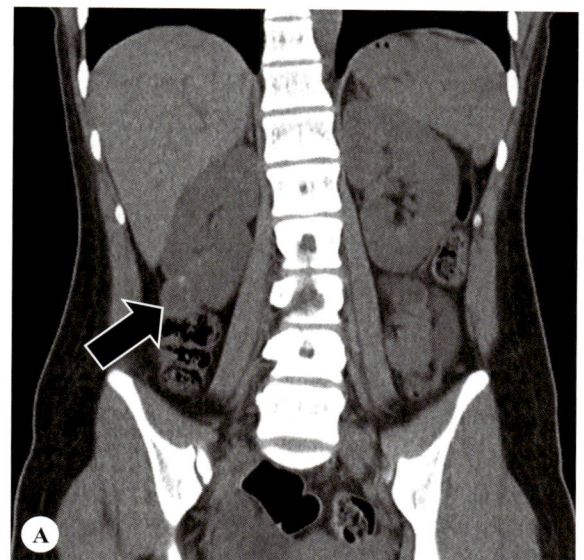
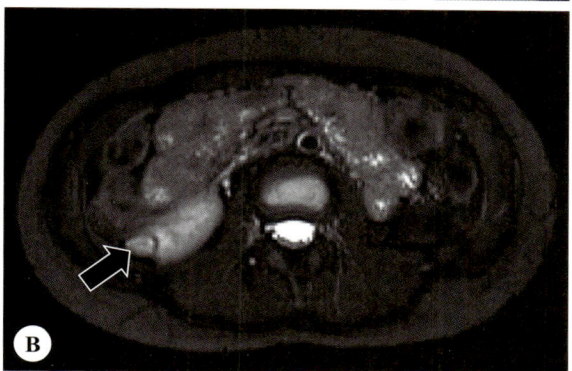
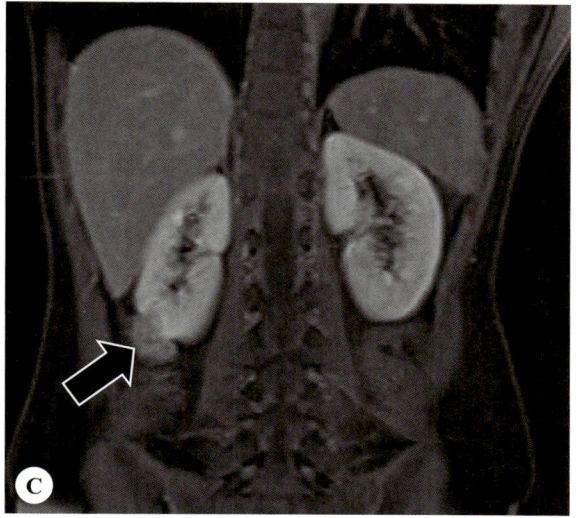

▲ 图 24-80 15 岁女孩，肾细胞癌
A. 冠状位非增强软组织窗 CT 图像示右肾下极的外生性肿块（箭），伴有斑片状、边缘钙化；B. 轴位非增强 T_2 加权、脂肪抑制的 MR 图像示起自右肾下极的外生性肿块（箭），呈轻度不均匀 T_2 高信号，周围可见明显的低信号环，对应图 A 中看到的边缘钙化；C. 冠状位增强 T_1 加权、脂肪抑制的 MR 图像示肿块（箭）弥漫性强化

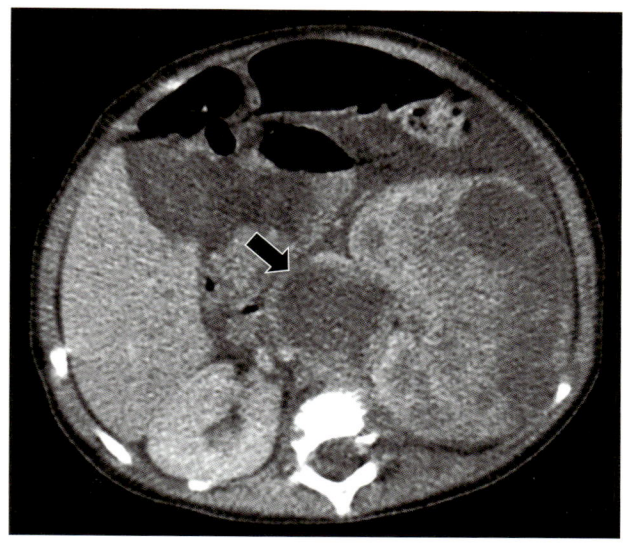

▲ 图 24-81 1 岁女孩，肾横纹肌样瘤
轴位增强软组织窗 CT 图像示多分叶、不均匀强化的左肾肿块，左肾静脉受侵并扩张（箭）

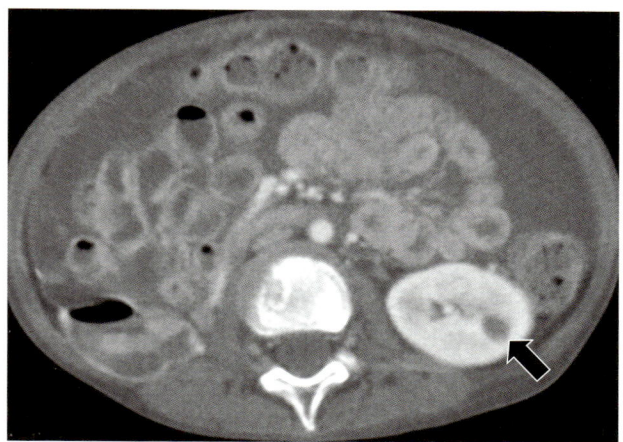

▲ 图 24-82 10 岁女孩，转移性肾透明细胞肉瘤
轴位增强软组织窗 CT 图像示左肾一小的轻度强化软组织肿块（箭），该征象是非特异性的，患者手术切除后病理证实是肾透明细胞肉瘤，患者此前因肾透明细胞肉瘤行右肾切除术

排除了潜在的相关原因后，良性肾囊肿不需要特殊处理，传统上建议超声随访，以记录病情的稳定性，因为过去在儿科人群中上述病变的出现被认为是不正常的。

(2) 常染色体显性多囊性肾病：常染色体显性多囊性肾病（ADPKD）是一种遗传性的肾脏囊性疾病，由 polycystin1 或 polycystin2 基因突变所致。ADPKD 相对常见，每 400~1000 人中有 1 例[209, 210]，是遗传性终末期肾病最常见的病因[209]。大多数患儿没有症状，部分病例是在对那些有已知 ADPKD 的家庭成员进行筛查时发现的[210]。

尽管 ADPKD 患儿的肾脏在出生时通常是正常的，但随着时间的推移，肾脏的囊肿会逐渐增多[209]。在一个已知有 PKD1 突变的患儿中，一个囊肿的存在即可诊断 ADPKD。其他器官（如肝脏和胰腺）出现囊肿时应提醒放射科医师 ADPKD 可能。

在 CT 和 MRI 上，ADPKD 有一个征象谱，表现为正常的肾实质被不同大小的皮髓质囊肿逐渐取代的过程（图 24-85）。肾囊肿的数量和大小随着时间的推移而增加，肾脏体积也逐渐增大，囊肿常常延伸到肾盂，这可能使那些出现肾衰竭、需要行肾移植患儿的手术变得更加复杂[209, 210]。需要注意的是，肾脏体积可以作为肾衰竭风险的预判指标，当肾脏体积＞1500ml 时，多半伴有肾小球滤过率的下降[209, 211]。一些肾囊肿在平扫 CT 上可能是高密度的，或者在 T_1WI 上呈高信号，这是因为囊肿内有出血和（或）蛋白液。部分患儿可出现肾结石。胰腺、肝脏和精囊的肾外囊肿也可以在 ADPKD 的患儿中发现。

大多数 ADPKD 患儿最终会进展为肾衰竭，需要透析和（或）肾移植。在进入终末期肾病之前，对高血压等症状进行内科的对症治疗。预防性使用抗生素可用于预防感染，以保护残存的肾功能[209]。

(3) 常染色体隐性多囊性肾病：常染色体隐性多囊性肾病（ARPKD）是一种遗传性纤毛病，表现为肾脏集合系统的进行性梭形扩张，最终导致肾实质囊变[209]。它在活产儿中的发生率为 1/20 000[209]。与 ADPKD 相比，ARPKD 的临床表现出现较早，通常在婴儿期和儿童早期。病理上，ARPKD 患儿的肾脏由扩张的梭形集合管组成，并伴有肾实质的进行性的囊变[209, 210]。这些微囊形态均一，弥漫分布于受累肾脏。ARPKD 常伴有肝胆的异常，包括先天性肝脏纤维化和 Caroli 病。与 ADPKD 初诊影像检查难见异常不同，ARPKD 初诊即能发现异常。

在 CT 和 MRI 上，ARPKD 患儿的肾脏呈均匀增大，其内可见多发微小的孤立囊肿，可以是节段性的，也可以弥漫分布在整个肾实质内（图 24-86）。由于集合管的延长和扩张，这些肾脏可以呈现出条纹状外观。ARPKD 患儿的肾囊肿一般在 T_1WI 上呈低信号，在 T_2WI 上呈高信号。高密度或复杂囊肿在 ARPKD 患者中较 ADPKD 少见。因 ARPKD 患儿肾功能不全，行 CT 和 MRI 检查时多不使用对比剂。

ARPKD 的治疗取决于两个主要因素，即年龄和特定器官受累的严重程度。在婴儿中，肾功能异常是一个更具有临床意义的特征，可引起呼吸衰竭，需要机械通风、透析和肾移植[209]。对于那些出现肝衰竭的患儿，最终需要进行肝移植。

(4) 与综合征相关的囊性肾脏病

① von Hippel-Lindau 病：von Hippel-Lindau（VHL）病是一种由 3 号染色体突变引起的遗传性有癌变倾向的错构瘤病，每 36 000~53 000 人中约有 1 例[210]。遗传模式是常染色体显性遗传，但高达 20% 的病例是散发的[210]。VHL 病的肾脏表现包括肾囊性病变和 RCC。

在影像学上，VHL 病的肾脏受累表现为肾内散在的多个囊性或复杂囊性病变。注意，鉴于其异常的上皮细胞层，这些囊肿被认为是恶性肿瘤的癌前病变，可以进展为恶性肿瘤。当 VHL 病发生 RCC 时，通常表现为多发的复杂的囊性肾脏病变，在部分病例中偶可见 RCC 呈实性肿瘤[210]（图 24-87）。

由于 CT 有电离辐射，因此在儿童 VHL 病的诊断、治疗、随访过程中，大多数机构选择 MRI 扫描。对于那些进展为 RCC 的患儿，病灶＜3cm 时定期随访，病灶＞3cm 时，行部分肾脏切除术或射频消融术[210]。

② 结节性硬化症：结节性硬化症（TSC）是一种常染色体显性遗传的错构瘤病，表现形式多样，每 5000~10 000 人约有 1 例[210]。TSC 可以累及身体多个器官。肾脏受累可表现为囊性病变、AML 和 RCC 和恶性血管周围上皮样细胞瘤等恶性肾脏肿瘤。患儿在临床上可表现为癫痫发作或其他神经系统功能障碍。肾脏症状在儿科患者中很少作为主要表现[210]。

通常情况下，肾脏 TSC 与 AML 有关，在 TSC 患儿中 AML 构成了大部分肾脏实性病变。在 CT 上，

第 24 章　儿科应用：腹部与盆腔
Pediatric Application: Abdomen and Pelvis

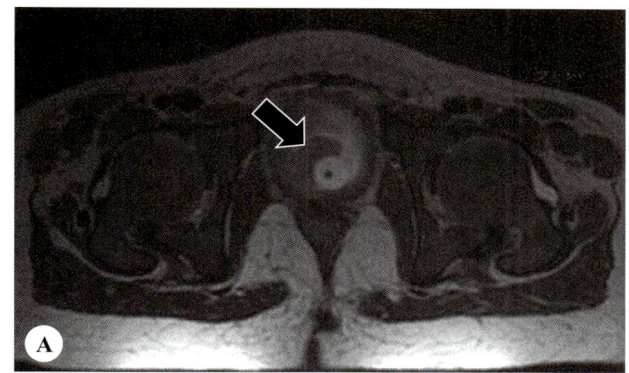
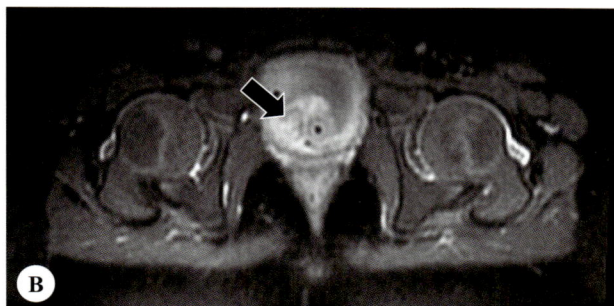
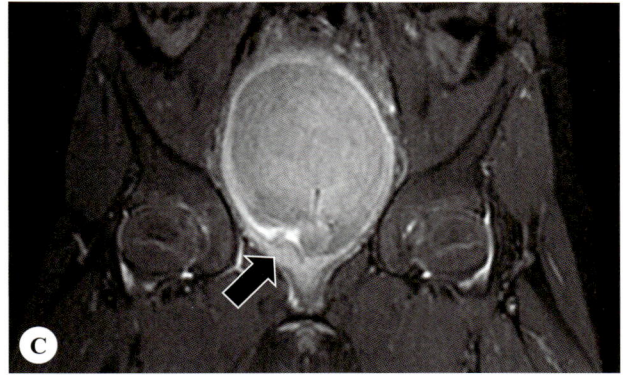

▲ 图 24-83　2 岁女孩，膀胱颈横纹肌肉瘤

A. 轴位非增强 T_1 加权 MR 图像示沿患儿膀胱导管右外侧生长的一新月形、与肌肉等信号肿块（箭）；B. 轴位非增强 T_2 加权、脂肪抑制的 MR 图像示膀胱肿块（箭）呈不均匀 T_2 高信号；C. 冠状位增强 T_1 加权、脂肪抑制 MR 图像示膀胱肿块的弥漫性强化（箭）

显著的局灶性密度减低（HU＜20）提示 AML 内的脂肪成分（图 24-88A）。MRI 显示 AML 呈局灶性 T_1 高信号，在脂肪抑制的图像上上述信号消失（图 24-88B）。T_1 反相位外周信号的消失提示乏脂 AML 细胞内脂质存在。由于 AML 内血管的脆性高，其内可见出血。囊性病变结构可能从简单到轻微复杂。与 VHL 病不同，这些囊性病变不是癌前病变。除了 AML，TSC 中实性病灶也可能为恶性肾脏肿瘤，其影像特征与 RCC 一致。对于增大的无明显的肿瘤内脂肪或化学位移伪影的实性肿块，应按照 RCC 诊断

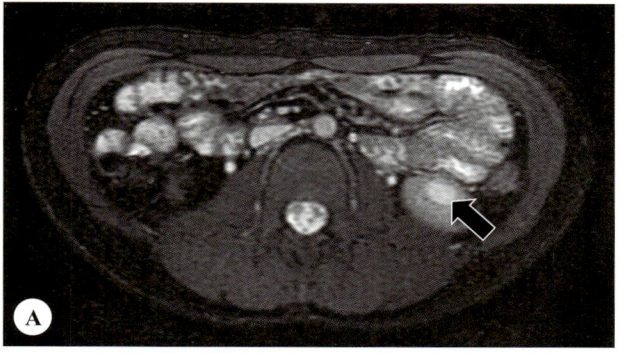
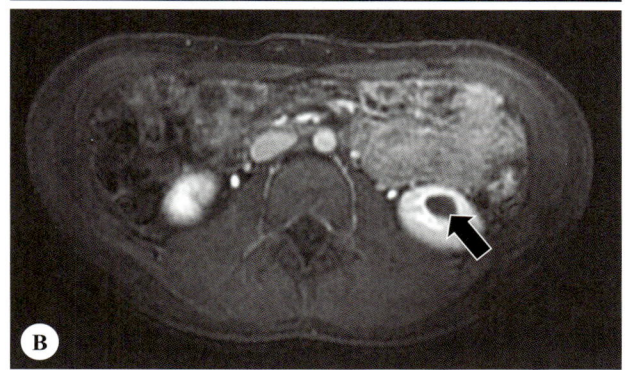

▲ 图 24-84　16 岁女孩，左肾囊肿

A. 轴位非增强的 T_2 加权、脂肪抑制的 MR 图像示在左肾下份一个边界清楚的 T_2 高信号灶（箭）；B. 轴位增强 T_1 加权、脂肪抑制的 MR 图像示病变无强化（箭），与单纯性肾囊肿表现一致

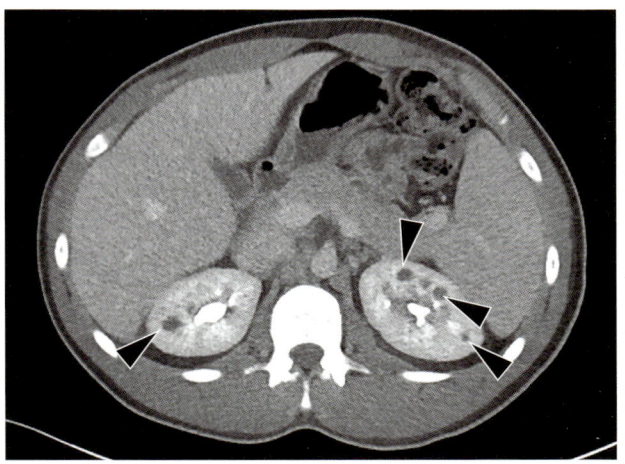

▲ 图 24-85　17 岁男孩，常染色体显性多囊性肾病

轴位增强软组织窗 CT 图像示肾脏内多个大小不同的囊肿（箭头）

治疗，同时进行病理学检查。

TSC 的治疗主要是使用西罗莫司途径抑制药。这些药物能够延缓肾脏 AML 的进展[210]。如果可能的话，应对可疑的肾脏病灶进行手术切除。当

1231

AML＞4cm时[212]，由于存在出血风险，需要进行积极的治疗，通常采用导管介入栓塞治疗，也可以使用手术切除或消融。对于出现出血和随后的低血压的患儿，可能需要紧急手术或导管介入栓塞止血。

（十八）男性生殖道

1. 隐睾 隐睾很常见，约33%的早产儿和3%的足月婴儿至少有一侧出现[213]。大多数男婴在1岁前双侧睾丸都已下降到阴囊中，只有0.8%的男婴有还未下降的睾丸[213]。患儿的睾丸停留在从腹部下降到阴囊的路径中，而未落入阴囊，这种情况即为隐睾，大多数可以在腹股沟管内摸到。有4%的患儿，睾丸不能在体表触及，因此需要进行影像学评估[213]。另外，还有20%的患儿存在睾丸缺如[214]。

检测隐睾首选超声。在许多情况下，睾丸位于腹股沟管内，伴有萎缩，导致临床医生在查体时无法触摸到。超声可以发现腹腔内的睾丸，特别是当它靠近腹股沟管内口时。当超声没有发现睾丸时，需行MR进一步检查。

在MRI上，无合并症的隐睾与对侧呈对称的信号，即T_1WI呈中等信号，T_2呈高信号[213, 215]（图24-89）。若出现萎缩，睾丸实质的信号强度将变得与脂肪信号相似。既往发生扭转的隐睾，多表现为体积减小、T_2信号减低，提示发生纤维化[213]。

虽然CT不作为评估隐睾的检查方式，但偶尔会因不明原因的腹痛或其他原因在CT检查时偶然发现隐睾的存在。无合并症的未下降或回缩的睾丸的CT表现包括腹股沟管内或沿腹部睾丸下降途径中的一个卵圆形、边界清楚的软组织密度肿块。隐睾可能比阴囊中正常睾丸要小。若在隐睾发生急性扭转时进行CT检查，可以看到睾丸密度不均匀、邻近脂肪渗出、积液和边缘强化[213, 216]。

隐睾的处理为尽早通过手术将其放入阴囊内，以减少恶变的风险，并减轻对生育力的潜在损害[214]。

2. 男性生殖道的肿瘤性疾病

（1）精原细胞瘤：与大部分儿科影像不同的是，儿童和成人的睾丸肿瘤在病理上和影像上没有区别[217]。睾丸肿瘤是15—34岁男性最常见的恶性肿瘤，在青春期前的发病率为（0.5～2）/100 000男性[217, 218]。95%的睾丸肿瘤是生殖细胞来源的，最常见的是精原细胞瘤（35%～50%的病例）[218]。然而，在青春期前的男性中，最常见的睾丸肿瘤是成熟的畸胎瘤（43%）[217]，精原细胞瘤仅占6%的病例[217]。因此，以青春期为分界线，两个阶段最常见类型有显著差异，青春期前男性的大多数睾丸肿瘤都是良性的[217-219]。在81%的患儿主要表现为可触及的阴囊肿块[217, 218]。

在影像学上，精原细胞瘤可以从局限在睾丸实

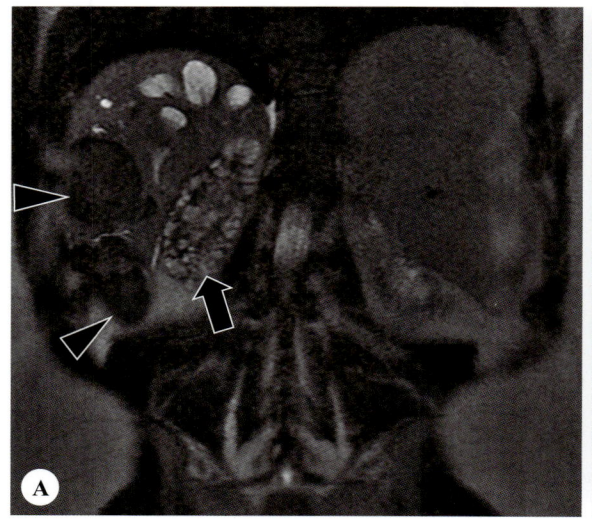 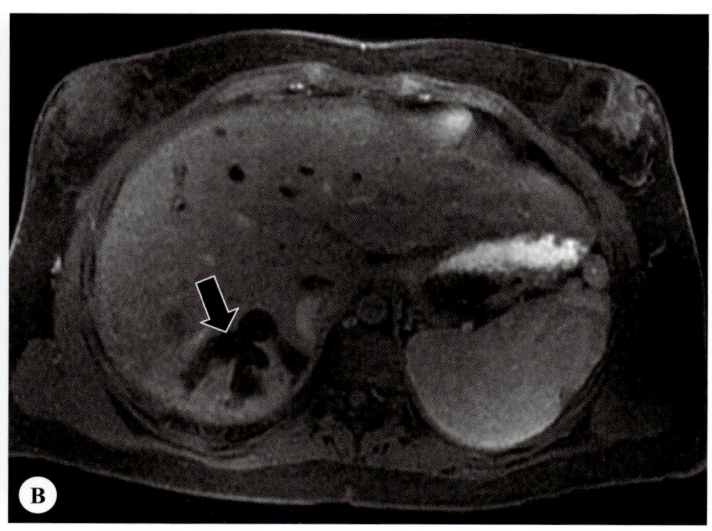

▲ 图24-86 18岁女孩，常染色体隐性多囊性肾病，伴先天性肝脏纤维化、Caroli病和多发腺瘤，肾移植术后

A. 冠状位非增强的T_2加权，脂肪抑制的MR图像显示肾脏内无法计数的囊肿，由于扫描层面的选择，右侧（箭）更为明显。肝脏内有广泛的囊肿。此外，有多处低信号强度的肝脏肿块（箭头），这些肿块内有出血，切除后为腺瘤。B. 轴位增强T_1加权，脂肪抑制的MR图像显示，在肝右叶后部有一个分支的非增强结构（箭），这代表该患者的肝内胆管扩张，有常染色体隐性多囊肾和Caroli病，这是相关的异常现象。另外还有许多部分可见的肝囊肿

质内的小结节到完全取代正常睾丸的大肿块[218]。超声是评估睾丸肿瘤的首选影像学手段。超声检查后，CT或MRI可用于确定原发病灶的特征和疾病分期（图24-90）。睾丸肿瘤多由淋巴转移，也可以通过血行转移。肿瘤侵袭至白膜外时提示疾病分期较晚。在MRI上，精原细胞瘤呈均匀的T_2低信号，与邻近正常睾丸的T_2高信号形成鲜明对比。当瘤体较大时，呈分叶和多结节化，信号不均匀。2%的患者出现双侧（多为不同步的）肿瘤[218]。

与其他睾丸肿瘤不同的是，精原细胞瘤对放疗敏感，在肿瘤早期中，经单纯放疗5年生存率即可达95%[218]。晚期患者可采用放化疗联合的治疗方案或手术治疗，术式包括完全的睾丸切除术和保留睾丸的手术切除[217]。

(2) 非精原细胞瘤的生殖细胞肿瘤：睾丸非精原细胞瘤的生殖细胞肿瘤由一系列不同的良恶性病变组成，包括胚胎癌、卵黄囊肿瘤、绒毛膜癌、成熟和未成熟畸胎瘤及混合型生殖细胞肿瘤，其中最常

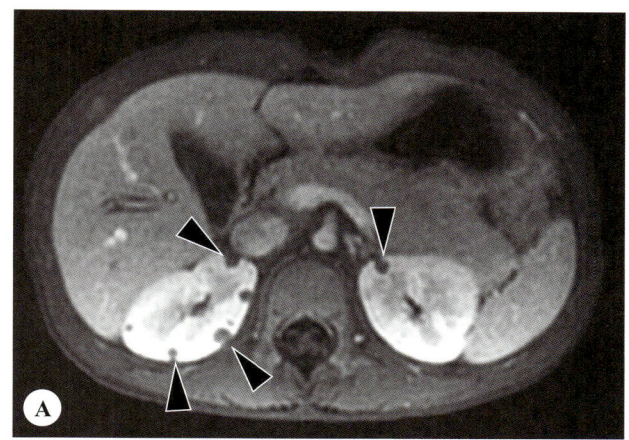

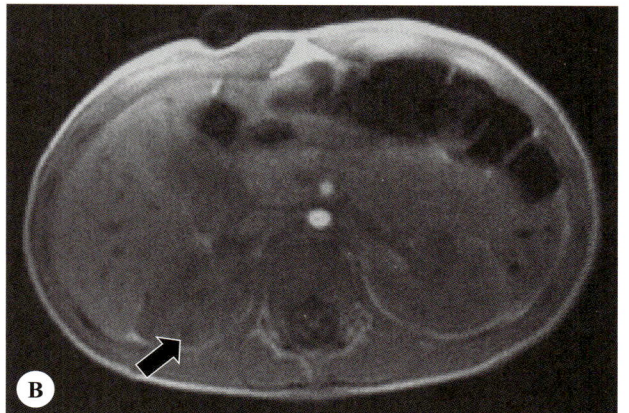

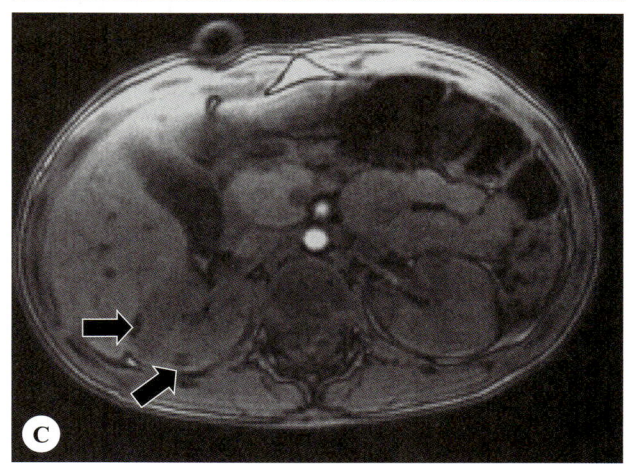

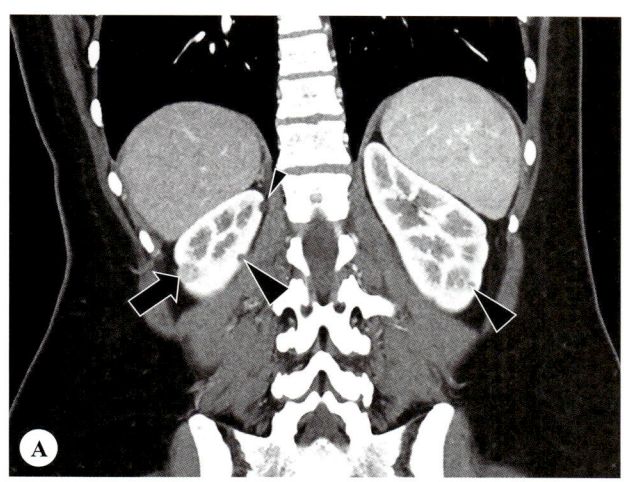

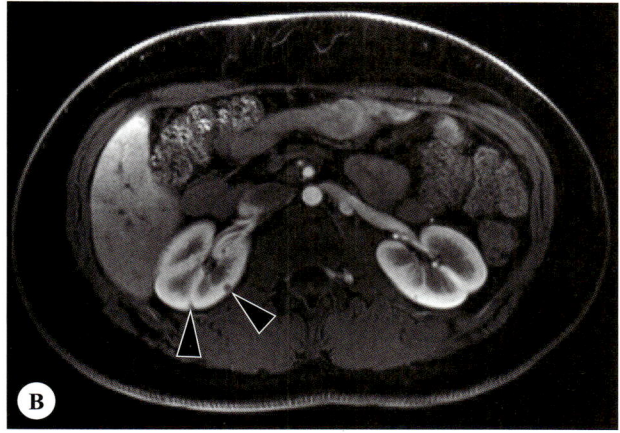

▲ 图24-87　18岁女性，von Hippel-Lindau综合征伴双肾囊肿和右肾肾细胞癌
A. 冠状位增强软组织窗CT图像示右肾下极一小的强化肿块（箭），与肾细胞癌一致，还可额外看到皮质内的微小囊肿（箭头）；B. 轴位增强T_1加权、脂肪抑制的MR图像示双肾皮质多发微小囊肿（箭头）

▲ 图24-88　6岁男孩，结节性硬化症
A. 轴位增强T_1加权、脂肪抑制的MR图像示整个肾脏内多发无强化、低信号结节（几个代表性病变上可见箭头）；B和C. 轴位同相位（B）和反相位（C）MR图像示反相位中病灶信号减低，与多个血管平滑肌脂肪瘤的瘤内脂肪表现一致（箭），该患者有多个血管平滑肌脂肪瘤和肾囊肿

1233

见的是成熟的畸胎瘤。无论哪种亚型，患儿主要表现为无痛性阴囊肿块和阴囊肿胀[218]。

睾丸非精原细胞瘤的生殖细胞肿瘤的 CT 和 MR 成像特征取决于组织学类型（图 24-91）。例如，胚胎癌，肿瘤边界不清楚，并且与邻近的正常实质混合；卵黄囊肿瘤，在超声上可以是隐匿的，唯一的异常征象是睾丸肿大；畸胎瘤的影像学特征要复杂得多，在 CT 和 MRI 上可以含有软组织、软骨、钙化、纤维化和脂肪等多种成分。

尽管睾丸非精原细胞瘤的生殖细胞肿瘤的组织学类型各异，但治疗方法是类似的，在可能的情况下首选手术切除，一旦病理诊断进一步明确，必要时可进行化疗[218]。

(3) 睾丸旁横纹肌肉瘤：在婴儿和儿童中，肉瘤占睾丸外肿块的 27%，其中横纹肌肉瘤是最常见的[220]。组织学上，胚胎型是最常见的亚型[221]。睾丸旁横纹肌肉瘤确诊的中位年龄为 7 岁，年龄呈双峰分布，分别在 5 岁和 15 岁时达峰[220]。与其他阴囊肿块类似，大多数患儿表现为无症状的阴囊肿胀和可触及的肿块。初诊时患儿的肿瘤往往已发生转移，高达 71% 的患儿有淋巴结转移，25% 的患儿存在远处转移，最常见的部位为骨骼和肺[220]。

在 CT 上，睾丸旁横纹肌肉瘤表现为复杂的阴囊肿块，分叶状，呈软组织密度，通常有邻近的睾丸鞘膜积液（图 24-92）。巨大的腹膜后淋巴结是睾丸旁横纹肌肉瘤淋巴结受累的特征。在 MRI 上，肿瘤的信号强度与邻近的正常睾丸相似或略高[220, 221]，但肿瘤位于睾丸外这一点通常是很明显的。

睾丸旁横纹肌肉瘤的治疗包括手术切除和化疗的联合治疗，总体上预后良好。尽管大多数患儿在初诊时已伴有转移，但有报道显示患儿的 5 年生存率超过 90%[222]。

(4) 前列腺横纹肌肉瘤：与睾丸旁横纹肌肉瘤相比，前列腺横纹肌肉瘤是一种位置不佳、预后不良的病变。不幸的是，膀胱前列腺横纹肌肉瘤是最常见的原发性泌尿生殖系统横纹肌肉瘤，占所有儿童横纹肌肉瘤的 5%[223]。患儿通常表现为血尿、排尿困难、尿失禁和尿潴留等症状[223, 224]。

因为 MRI 对软组织有卓越的对比分辨率，所以作为评估前列腺横纹肌肉瘤的首选成像方式。在 MRI 上，肿瘤呈非特异性的 T_1 低信号和 T_2 高信号，当伴有瘤内出血时，肿瘤内信号将变得混杂（图 24-93）。尽管文献中的描述很有限，T_1 低信号和 T_2 高信号的假包膜似乎是前列腺横纹肌肉瘤的一大特征[222, 225, 226]。

前列腺横纹肌肉瘤的治疗包括手术切除、外科膀胱重建、化疗和放疗[227, 228]。

（十九）女性生殖道

1. 女性生殖道的先天性异常

(1) 米勒管异常：米勒管异常（müllerian duct anomalie，MDA）由米勒管（生殖系统的胚胎前体）不发育或融合异常导致的子宫、宫颈和阴道的先天性异常，包含了一系列子宫、宫颈和阴道不发育或不融合的疾病[229]。据报道，MDA 在女性的发病率为 0.6%～10%[229]，当今约 1% 的女性为 MDA 患者[230]。大多数患者是偶然诊断的（32.1%），有部分患者是因妊娠相关问题（通常在年纪较大的女性患者中）行先天性生殖道异常的检查而诊断的 MDA[231]。

MDA 的分类存在争议，其中美国生育学会的分类是最广泛认可的。该分类法将 MDA 分为七种类型：①子宫和阴道不发育或发育不良；②单角子宫复合体；③双子宫；④双角子宫；⑤部分或完全的纵隔子宫；⑥弓状子宫；⑦与二乙基己烯雌酚

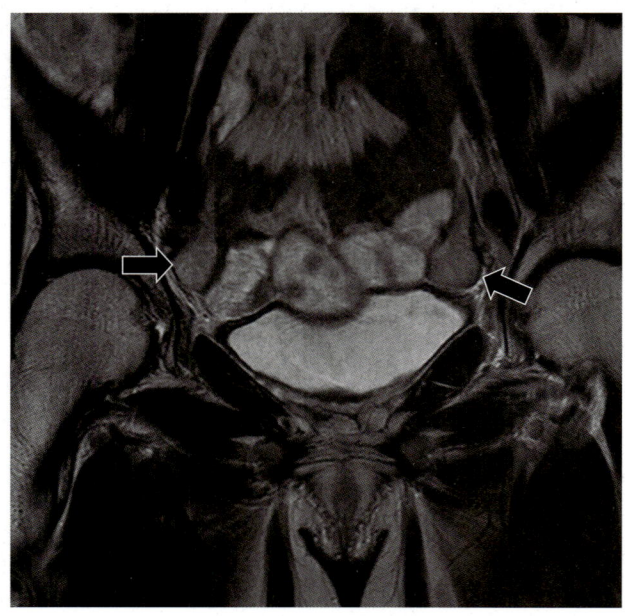

▲ 图 24-89　29 岁患者，雄性激素不敏感综合征，阴道发育不良，子宫及卵巢缺如，双侧隐睾

冠状位非增强的 T_2 加权、非脂肪抑制的 MR 图像示骨盆中份的泪滴状、相对 T_2 高信号的结构（箭），符合隐睾表现。子宫或卵巢缺如伴阴道发育不良（本图像未显示）。沿着图像下份观察，可以看到女性外生殖器的表型

第 24 章 儿科应用：腹部与盆腔
Pediatric Application: Abdomen and Pelvis

（diethylstilbestrol，DES）暴露相关的子宫异常[230]。MRI 是评估 MDA 的首选成像方式，其中宫底的外部轮廓的判断对区分 MDA 的类型至关重要。MRI 诊断 MDA 的总体准确率接近 100%[230]。

在 MRI 上，矢状位和斜冠状位成像（沿子宫长轴位）对于显示子宫和阴道解剖结构至关重要。影像学特征最好从两个方面来描述，即子宫发育不良 / 不发育和子宫分裂异常。对于发育不良 / 不发育，子宫、宫颈和阴道的近端 2/3 可以表现为不同程度的缺失。在胚胎学上，阴道的远端 1/3 起自独立的胚胎前体。在子宫分裂异常中，评估宫底是最重要的，一般选择冠状位与子宫长轴位方向一致进行扫描，以准确描述宫底的外部轮廓。

纵隔子宫的宫底轮廓是正常的，但可见一个低信号的隔膜，部分或完全分隔宫腔。区分纵隔子宫和双角子宫的关键就在于宫底的轮廓（图 24-94），两者外观相似，但双角子宫的宫底轮廓顶点低于或高于但不超过 5mm 真正冠状位图像上的输卵管口与子宫之间的连线。单角子宫与双角子宫相似，都有宫底裂隙，但其中一个子宫角缺失、闭锁或发育不良，发育不良的子宫角可能与宫腔相通，也可以不相通。双子宫是由双侧米勒管融合完全失败所致，患者具有重复的两套宫角、宫颈和近端阴道（图 24-95）。此外还需要注意的是弓形子宫，其宫底有非常轻微的凹陷，但没有其他异常[232]。DES 暴露可导致典型的 T 形子宫，现在很少见，在现今的儿科人群中几乎不存在。

除了弓形子宫，MDA 通常需要手术干预治疗，弓形子宫患者除非反复发生流产一般不需要治疗[232]。

(2) 子宫阴道积液 / 子宫阴道积血：子宫阴道积

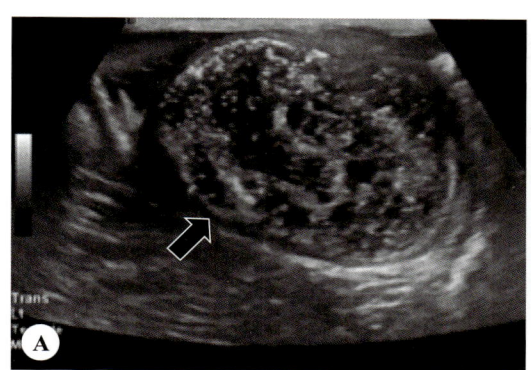 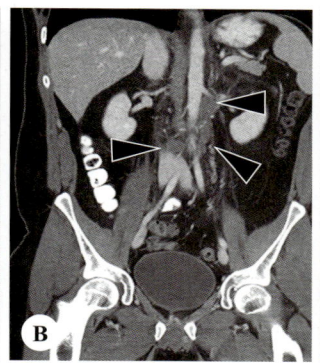 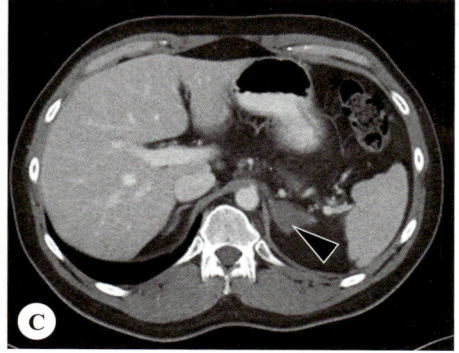

▲ 图 24-90　24 岁男性，转移性精原细胞瘤

A. 横向灰阶超声图像示左侧睾丸一大的回声不均匀肿块（箭），伴有几乎数不清的点状钙化；B. 冠状位增强软组织窗 CT 图像示广泛的腹膜后淋巴结增大（箭头）；C. 轴位增强软组织窗 CT 图像示左肾上腺软组织密度肿块（箭头）

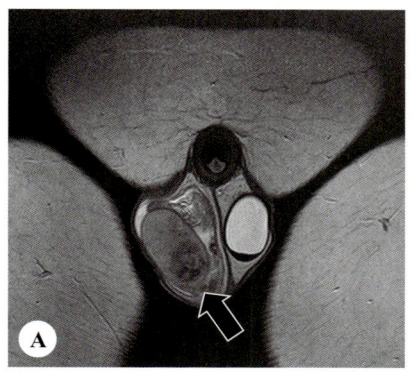 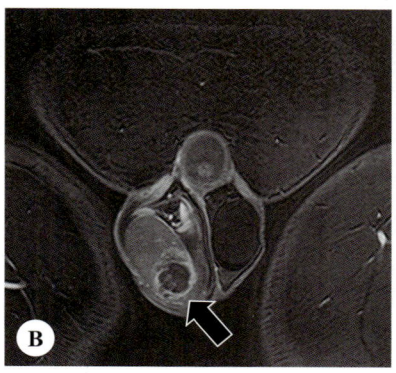 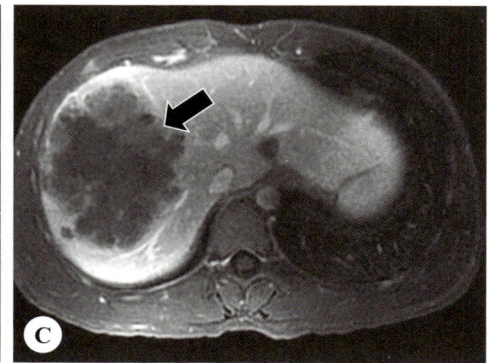

▲ 图 24-91　20 岁男性，既往精原细胞瘤病史，左侧睾丸切除术后，新发对侧的非精原细胞瘤的生殖细胞肿瘤

A. 冠状位非增强的 T$_2$ 加权、非脂肪抑制的 MR 图像示右侧睾丸的卵圆形肿块（箭），边界清楚，内部信号混杂，患者左侧睾丸有一个假体；B. 冠状位增强 T$_1$ 加权、脂肪抑制的 MR 图像示肿块内不均匀强化（箭）；C. 另一位患者的轴位增强 T$_1$ 加权、脂肪抑制 MR 图像示肝右叶一巨大分叶状转移灶（箭），原发肿瘤为一个非精原细胞瘤的生殖细胞肿瘤（本图未显示）

液/子宫阴道积血是一种先天异常的继发表现，与阴道、宫颈或子宫内膜流出道梗阻相关，最常见的是继发于处女膜闭锁，横向和水平位的阴道隔膜或 MDA 相对少见。处女膜闭锁的估计发病率为 0.1%[233]。

超声检查常作为评估子宫阴道积液的首选检查方法，但它在确定阴道隔膜与处女膜闭锁等原发病因方面的能力有限。此外，超声在区分子宫阴道积液和积血方面也存在一定的局限性。因此，临床上表现为原发性闭经和经超声检查发现子宫阴道积液的大龄患儿，常用 MRI 来进行评估。在 MRI 上，阴道隔膜表现为阻塞阴道的低信号、纤细结构（图 24-96）。扩张的阴道和子宫内的亚急性积血呈 T_1 和 T_2 高信号[233]（图 24-97）。

治疗通常包括对持续存在的无孔处女膜进行手术修复，对阴道隔膜进行手术切除或激光消融[233]。

2. 女性生殖道的感染性疾病

盆腔炎：盆腔炎（pelvic inflammatory disease, PID）是一种女性生殖道的逆行性感染，始于阴道炎和（或）宫颈炎，逐渐累及子宫和输卵管。每年大

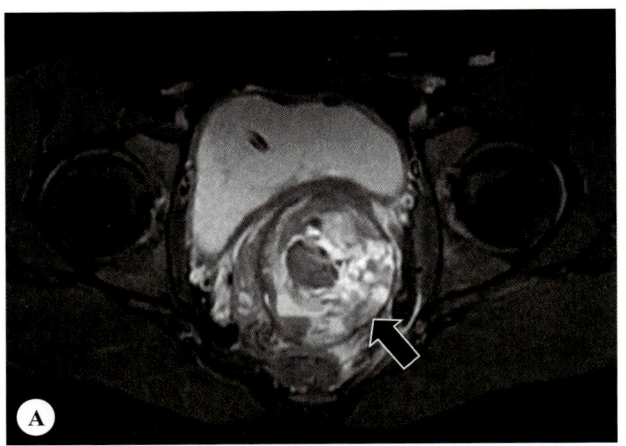
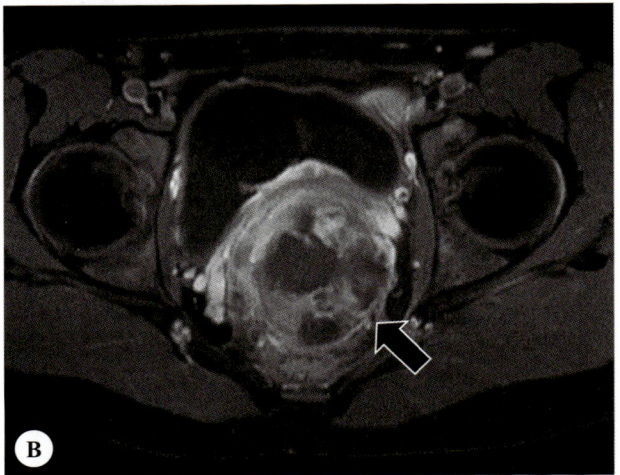
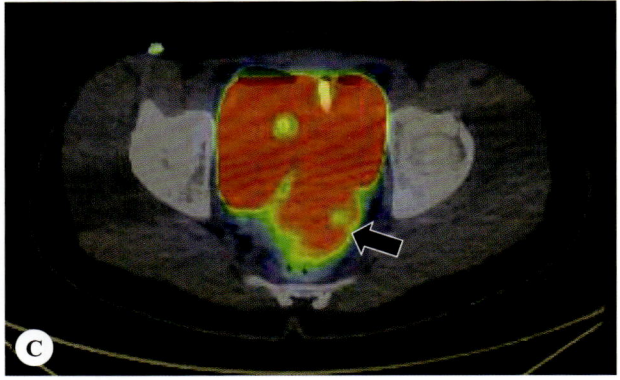

▲ 图 24-93 14 岁男孩，前列腺横纹肌肉瘤

A. 轴位非增强的 T_2 加权、脂肪抑制的 MR 图像示膀胱直肠间隙内一巨大、不均匀信号肿块（箭），压迫并使膀胱和直肠移位；B. 轴位增强的 T_1 加权、脂肪抑制 MR 图像示肿块不均匀强化（箭），伴局灶性坏死；C. 轴位融合 PET/CT 图像示肿块内明显的 FDG 摄取（箭）

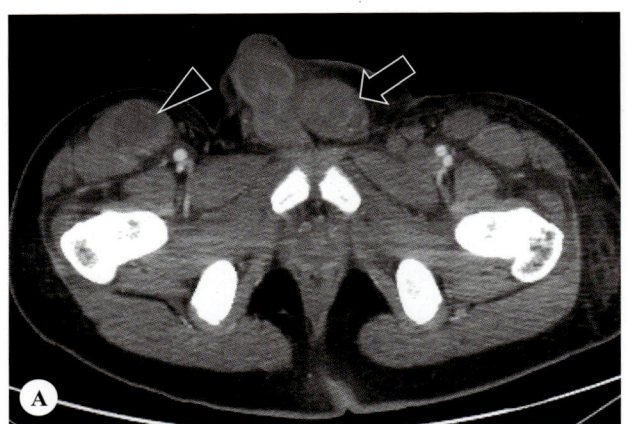
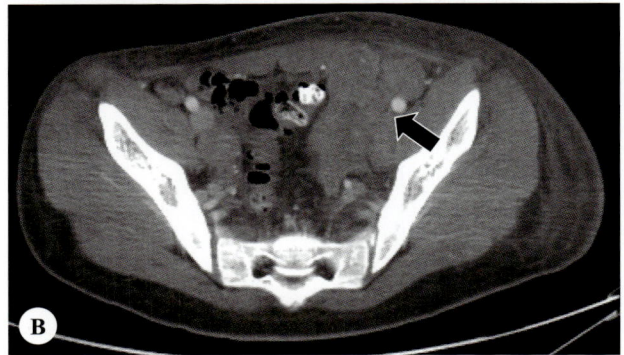

▲ 图 24-92 15 岁男孩，转移性左睾丸旁横纹肌肉瘤，检查右大腿肿块时偶然发现

A. 轴位增强软组织窗 CT 图像示左腹股沟区一不均匀强化肿块（箭），压迫阴茎体向右移位，还可见右大腿一不均匀强化肿块（箭头）；B. 轴位增强软组织窗 CT 图像示盆腔双侧淋巴结增大，并且盆腔左份部分淋巴结融合呈一个较大的病灶（箭）

约有 100 万女性受到影响，其中 20 万或更多是未成年女性[234-236]。尽管高达 40% 的病例是多菌性感染，淋病奈瑟菌和沙眼衣原体是两种最常见的病原体[235]。PID 患儿通常表现为非特异性腹痛、发热、恶心、呕吐和阴道排液[235]。

尽管超声检查通常是首选的影像检查方式，但 MRI 能更准确的诊断 PID。PID 的 MRI 表现包括盆腔水肿、输卵管增厚、输卵管积脓、输卵管扩张积液，积液一般呈 T_2 高信号，T_1 信号多变（图 24-98）。在 PID 伴脓肿形成时，脓肿一般呈 T_1 低信号、T_2 高信号，壁厚且不规则，可见弥散受限。卵巢受累时可表现为体积增大且信号不均匀。

由于 CT 广泛用于急诊成像，因此常用做经超声检查后疑似 PID 的进一步检查方式[236]。在 CT 上，早期 PID 的表现可以是轻微的，包括轻微的盆腔炎性渗出、宫骶韧带及输卵管增厚，还可能看到增大的不均匀强化的呈多囊外观的卵巢；子宫内膜炎表现为宫腔积液和内膜的异常强化；宫颈炎表现为宫颈增厚、异常强化。随着 PID 逐渐进展，CT 征象越发明显，表现为生殖系统结构的明显增厚和异常强化（图 24-99）。输卵管扩张并复杂的液体充盈是输卵管积脓的典型表现。部分患者还看到邻近器官的炎症。随着病情进一步发展，盆腔内可见脓肿形成[235]。

PID 除了急性感染的致病性外，对生育力还有长期的影响，因此及时诊断和治疗是至关重要的。早期局限性病例可使用抗生素治疗，而较晚的病例可能需要手术干预[235]。

3. 女性生殖道的肿瘤性疾病

(1) 卵巢生殖细胞肿瘤（包括成熟的畸胎瘤）：儿童卵巢肿瘤很罕见，在女性中每年的发病率为 2.6/100 000[237]。大多数儿童的卵巢肿块是良性的，10%~20% 的病例为恶性肿瘤[237]。57% 的患儿表现为腹痛，46% 的患儿以可触及的腹盆腔肿块为主要症状[237]。在儿科患者中，迄今为止最常见的是卵巢生殖细胞肿瘤，占 60%~80% 的病例，并且大多数都是良性的[237]。在病理上，卵巢生殖细胞肿瘤代表一个异质性群体，由畸胎瘤、无性细胞瘤、胚胎癌、多胚瘤、卵黄囊瘤、绒毛膜癌和混合生殖细胞肿瘤组成。成熟囊性畸胎瘤是最常见的卵巢生殖细胞肿瘤类型，约占儿童卵巢肿瘤的 50%[237]。

虽然超声通常是评估的首选影像检查方式，但 CT 和 MRI 可以用来收集关于卵巢肿块及可能的转移瘤的额外信息。在这两种方式中，MRI 是目前更优的选择[64]。成熟囊性畸胎瘤在 CT 和 MRI 上表现为含有肉眼可见脂肪的单房囊性肿块，可伴/不伴有钙化，钙化的存在有助于确诊成熟囊性畸胎瘤（图 24-100）。未成熟的囊性畸胎瘤往往较大，其内有更多的实性成分和散在的脂肪和钙化。在增强 CT 和 MRI 上，无性细胞瘤内可见明显强化的分隔，其内

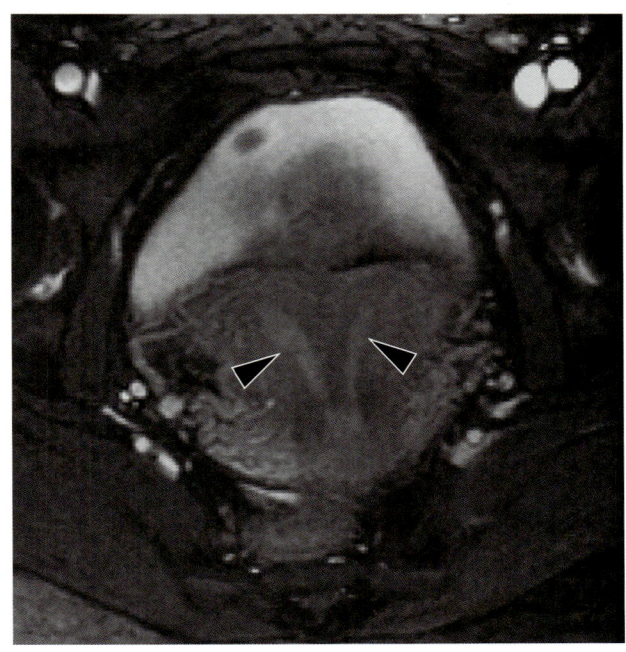

▲ 图 24-94 28 岁女性，双角子宫
斜冠状位非增强 T_2 加权、脂肪抑制的 MR 图像示宫腔分叉伴两个独立的宫角（箭头）

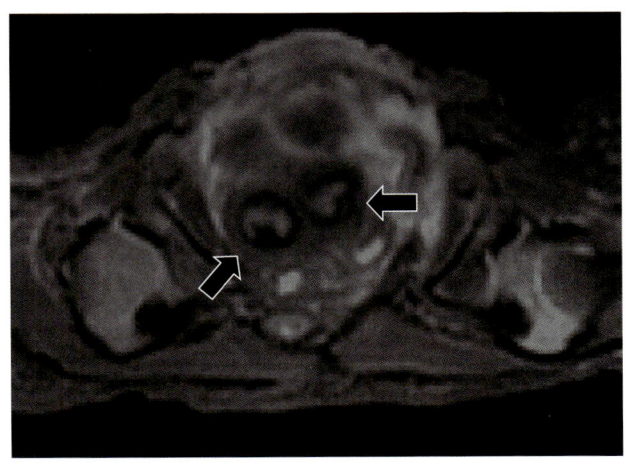

▲ 图 24-95 5 日龄女孩，米勒管异常
轴位非增强 T_2 加权、脂肪抑制的 MR 图像示该患者的宫颈完全重复（箭），并伴有双子宫和膀胱外翻

1237

含纤维血管成分，在 T_2WI 上呈低信号（图 24-101）。卵黄囊瘤一般是实性的，因常伴有出血和坏死区域，信号多不均匀，上述 MRI 征象有助于提示诊断，但不能完全确诊，因为胚胎癌也可以有出血和坏死。但胚胎癌比较罕见，发现时通常很大，并且常伴有囊性成分[237]。

手术切除是所有卵巢生殖细胞肿瘤的主要治疗方法，根据肿瘤的组织学类型，部分患儿还需考虑使用化疗[238]。

(2) 卵巢上皮细胞肿瘤：尽管卵巢上皮细胞肿瘤在成人卵巢肿瘤中占大多数（60%）[237]，但在儿童中仅占 15%～20%[237]。良性浆液性或黏液性囊腺瘤是最常见的上皮性肿瘤类型[237]。

在 CT 和 MRI 上，良性囊腺瘤表现为多房囊性肿瘤，其在 CT 上的密度是多变的（图 24-102），并且 MRI 上信号多不均匀。如果看到大的复杂肿块伴不规则的厚壁及分隔、实性成分和坏死区域，应怀疑恶性卵巢上皮肿瘤可能[237]。

良性卵巢囊腺瘤的治疗包括从囊肿切除术到单侧卵巢切除术。对于交界性和恶性上皮性肿瘤，可采用手术切除和化疗[237]。

(3) 卵巢性索-间质肿瘤：卵巢性索-间质瘤（ovarian sex cord-stromal tumor，SCST）是一组异质性的卵巢肿瘤，占儿童卵巢肿瘤的 10%～20%[64]。SCST 被分为四个亚型，包括 Sertoli-Leydig 细胞瘤、硬化性间质瘤、幼年型颗粒细胞瘤（juvenile granulosa cell tumor，JGCT）（图 24-103）及卵泡膜-纤维瘤。在儿童中，Sertoli-Leydig 细胞瘤和 JGCT 是最常见的[237]。大多数亚型都是有激素活性的，80% 的 JGCT 患者有性早熟，30% 的 Sertoli-Leydig 细胞瘤有男性化体征和（或）症状，50% 的硬化性间质瘤有激素异常[237]。

在 CT 和 MRI 上，JGCT 呈典型的囊实性肿块，其内可见不规则的分隔（图 24-103 和图 24-104）。在 MRI 上，JGCT 在 T_2WI 上呈典型的海绵状外观，

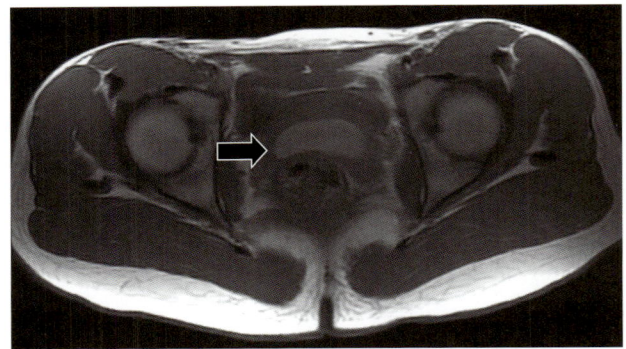

▲ 图 24-96 13 岁女孩，横行的阴道隔膜和子宫阴道积血

轴位非增强 T_1 加权、非脂肪抑制的 MR 图像示后穹窿的一囊性 T_1 高信号灶（箭），符合积血表现

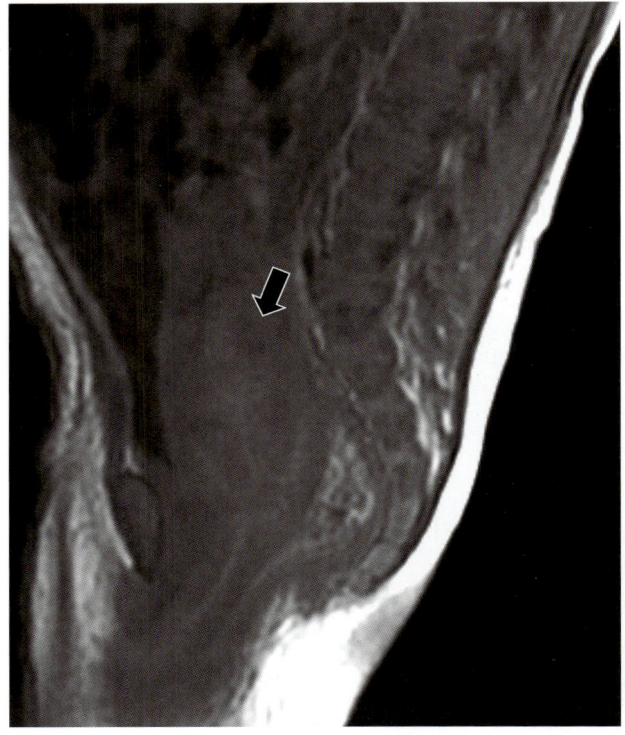

▲ 图 24-97 3 日龄女孩，子宫阴道积血

矢状位非增强 T_1 加权 MR 图像示膀胱后一信号不均匀肿块（箭），内见斑片状 T_1 高信号，提示扩张的宫腔和阴道内的不同时期的积血

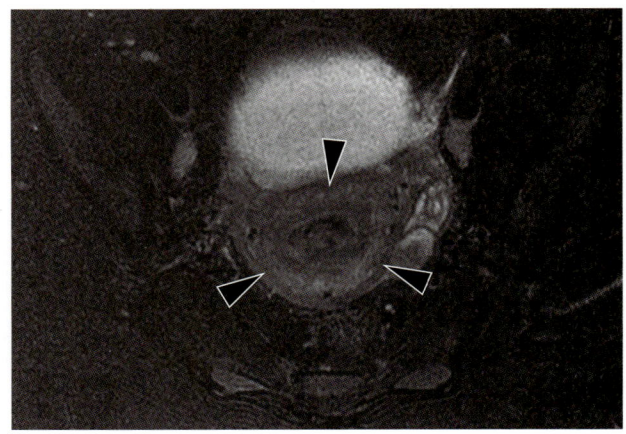

▲ 图 24-98 17 岁女孩，衣原体感染和盆腔炎

轴位非增强的 T_2 加权、脂肪抑制的 MR 图像示子宫肌层明显增厚（箭头）伴壁内水肿，宫腔内见碎片

内部出血呈局灶性 T_1 高信号。卵泡膜-纤维瘤在 CT 和 MRI 上呈均匀的实性肿块，强化方式多变或呈延迟强化，这取决于其内纤维成分的多少（图 24-105）。卵泡膜-纤维瘤一般呈 T_1 和 T_2 低信号，囊变或肿瘤水肿时可见到局灶性 T_2 高信号区。硬化性间质瘤一般表现为边界清楚的囊实性肿瘤，有裂隙样囊肿和中央水肿。在 T_2WI 上，实性部分呈低信号伴高信号的黏液变性区域。增强后。早期呈边缘强化，逐渐向中心填充。最后，Sertoli-Leydig 细胞瘤的影像学表现更加多样，反映了其大体的病理的特征。它们的形态可以从完全实性到几乎完全囊性。然而，一般来说，Sertoli-Leydig 细胞瘤在影像学上表现为实性肿块，周围或内部有散在的囊肿，或者表现为有壁结节的囊性病变。实性部分的 T_2 信号特征是多变的[237]。

对于 Ⅰa 期病变，保留生育力的手术是患儿的首选治疗方法，Ⅰa 期指的是只有一个卵巢受累，肿瘤没有延伸到卵巢表面，并且腹水或腹腔冲洗液中没有恶性细胞[239, 240]。更高期别的患儿除了手术干预外还需要化疗[240]。

(4) 子宫平滑肌瘤：子宫平滑肌瘤是育龄期女性最常见的妇科肿瘤。然而，它们在儿科年龄段极为罕见，在所有子宫平滑肌瘤病例中占比不到 1%[241]。医学文献中仅有少数病例报道，大多数患儿表现为异常的子宫出血[241]。

MRI 目前是评估儿童和成人子宫肌瘤的首选无创性检查。若没有发生变性，子宫平滑肌瘤表现为边界清楚、均匀的 T_2 低信号肿块（图 24-106）。一旦发生变性，子宫肌瘤可能出现以下表现：T_2WI 信号不均匀伴不同的强化模式、T_2 高信号的囊性灶及与钙化相对应的明显低信号区。坏死的肌瘤往往呈

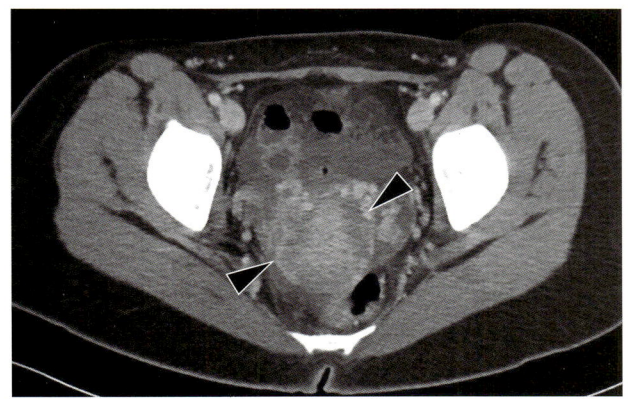

▲ 图 24-99 17 岁女孩，盆腔炎
轴位增强软组织窗 CT 图像示子宫明显增厚、不均匀强化（箭头），伴盆腔内广泛炎性改变和盆腔游离积液

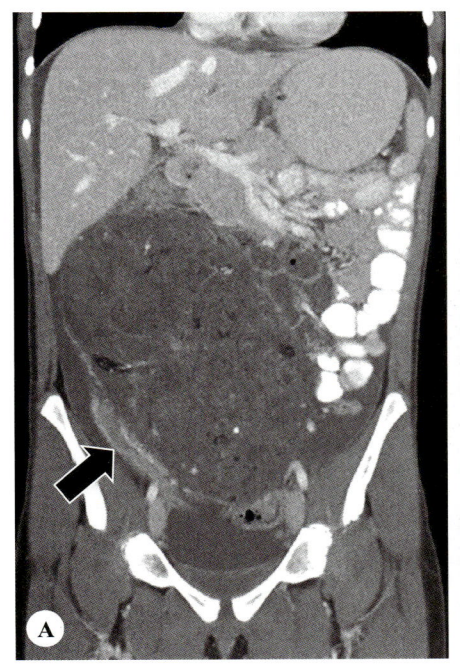
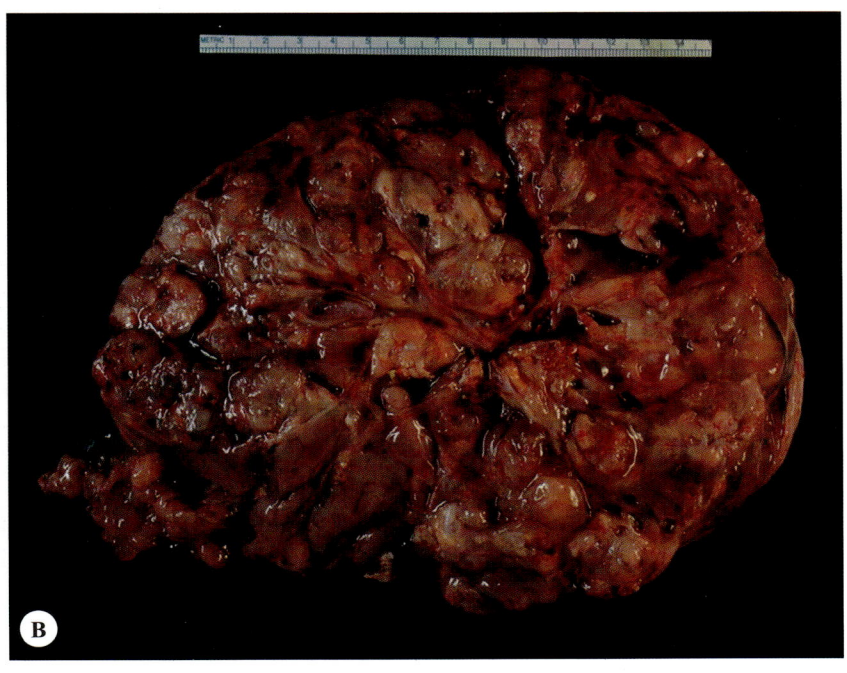

▲ 图 24-100 13 岁女孩，卵巢畸胎瘤
A. 冠状位增强软组织窗 CT 图像示一起自右侧卵巢的巨大不均匀强化肿块，其内含有钙化灶和脂肪，符合卵巢畸胎瘤表现；肿块的右下侧可以看到右侧输卵管（箭）。B. 切开的病理标本示肿块的内部成分不均匀，有多处脂肪区域

T_2 低信号伴不同的 T_1 信号。一种特殊类型的变性，即红色变性，具有其独特的信号特征，肿瘤周边或弥漫性的 T_1 高信号代表出血，伴不同的 T_2 信号，偶尔可见到肿瘤边缘的 T_2 高信号环[242]。

儿童子宫肌瘤由于其罕见性，其治疗方式目前在文献中还没有很好的阐明。在文献中报道的病例中，几乎所有的病例都进行了保留生育力的切除手术。理论上还可尝试用于育龄期女性的内科治疗和微创治疗，但文献中缺乏明确支持其在儿科人群中适用的证据[241]。

4. 卵巢囊肿 与传统观念相反，卵巢囊性病变在儿科人群中是普遍存在的[243]，绝大多数是生理性卵泡。真正的囊性肿瘤，如浆液性囊腺瘤和黏液性囊腺瘤，在小儿群体中是罕见的，恶性的囊性卵巢肿瘤（包括浆液性和黏液性囊腺癌）更为罕见。因此，当在儿科人群中发现卵巢囊肿时，特别是在婴幼儿中，应注意囊肿的大小和扭转的风险，而不是担心恶性可能。

98% 的女性新生儿有小的卵巢囊性病变 / 卵泡[244]，大约 2500 人中有 1 人患有具有临床意义的囊性病变[244]。对于这些囊性病变，超声为首选影像学评估手段。CT 和 MRI 不作为卵巢囊肿的推荐检查，通常是因其他目的检查时偶然发现卵巢囊肿的，如用 CT 评估创伤或用 MRI 评估炎性肠病时。

在 CT 上，单纯的卵巢囊肿 / 卵泡表现为卵巢的低密度病变[245]。当在大龄儿童中偶然发现 < 3cm 的囊肿时，若不伴有可疑征象或扭转征象，则无须进一步影像评估。对于新生儿和婴儿，> 2cm 的卵巢囊肿应重点关注，并进行随访或治疗[244]。对于较大的病变，尤其是 > 5cm 的病变，由于有发生扭转的风险，可能需要进行后续超声随访。

对于 > 4cm 的新生儿和婴儿的卵巢囊肿，如果患儿没有症状，是否需要治疗目前是存在争议的，治疗方案包括连续超声检查、囊肿抽吸和手术切除[244]。

5. 卵巢扭转 卵巢扭转是卵巢以其血管蒂为轴的异常扭曲，最初引起淋巴和静脉循环减少，随着扭转进展动脉供血受到损害，若不加以治疗，会导致卵巢梗死和坏死[247]。卵巢扭转是一种不常见但紧急的情况，通常影响青春期前的女孩[248]。在 50%～81% 的病例中，卵巢扭转与同侧的卵巢肿块或囊肿有关，其中最常见的是畸胎瘤[249]。卵巢扭转患儿多表现为严重的腹盆部疼痛和呕吐，50% 的病例有可触及的肿块[248]。

双相多普勒超声是初步评估卵巢扭转的首选成像方式，但当超声结果出乎意料、有疑似肿块或其他遗留的临床问题时，需要进行 CT 检查。在 CT 和 MR 上，卵巢扭转的影像学表现包括子宫向患侧移位、输卵管增粗、附件扭曲、附件肿块、增大的卵

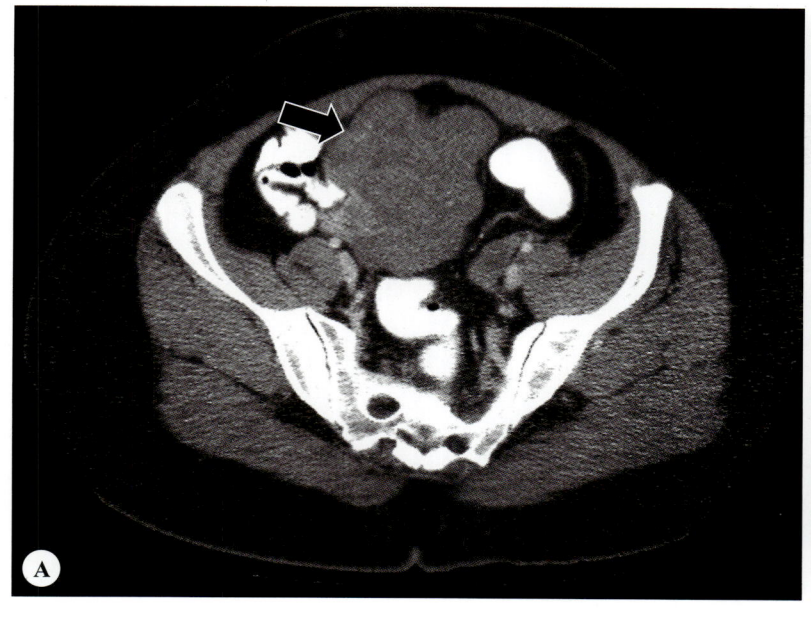
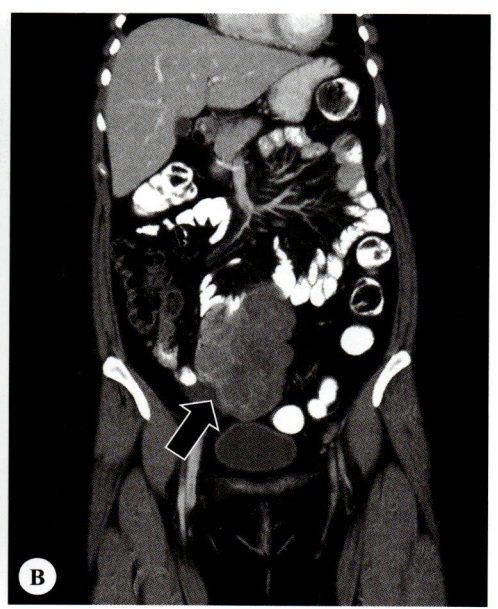

▲ 图 24-101 17 岁女孩，右卵巢无性细胞瘤

轴位（A）和冠状位（B）增强型软组织窗 CT 图像示盆腔一起自右侧卵巢的分叶状、轻度强化肿块（箭），经病理检查证实为无性细胞瘤

巢移位到子宫直肠陷凹、外周移位的卵泡和腹水[249]（图 24-107 和图 24-108）。若漏诊或存在先前的宫内附件扭转，卵巢可能会钙化（图 24-109）或完全吸收。

卵巢扭转需进行紧急手术治疗。

6. 多囊卵巢综合征 多囊卵巢综合征（polycystic ovary syndrome，PCOS）影响了 6.6% 的育龄期女性[250]。40%～50% 的青春期 PCOS 患者的月经周期是无排卵的[250]。高达 70% 的患者的临床表现为肥胖[250]。

通常情况下，PCOS 的诊断是根据临床、实验室检查和影像学检查联合判断的。作为一种综合征，超声实际上并不能单独诊断 PCOS，但若超声在增大的卵巢内发现超过 12 个直径＜1cm 的卵泡，则支持 PCOS 的诊断[250]。在 CT 和 MRI 上，可以看到类似的表现，CT 上的卵泡接近水的密度，MRI 上呈 T_2 高信号（图 24-110）。

PCOS 的治疗通常是针对相关临床症状进行内科治疗，如使用二甲双胍治疗糖尿病。对于不孕症，可使用促排卵药物[250]。

（二十）腹腔内创伤性疾病

腹腔内创伤是指腹腔内的实质脏器、空腔脏器和血管的一系列钝性和穿透性损伤。在大多数儿科医院和创伤中心，腹盆腔内的创伤后损伤成像占 CT 成像的相当一部分。很明显，腹盆腔的创伤可以是由意外和非意外原因引起的。虽然详细讨论意外和非意外的钝性和穿透性创伤可能造成的各器官的损伤超出了本章的范围，但对其成像原则、阅片时的要点调查和美国创伤外科协会器官损伤分级系统的讨论是值得的[251-255]。

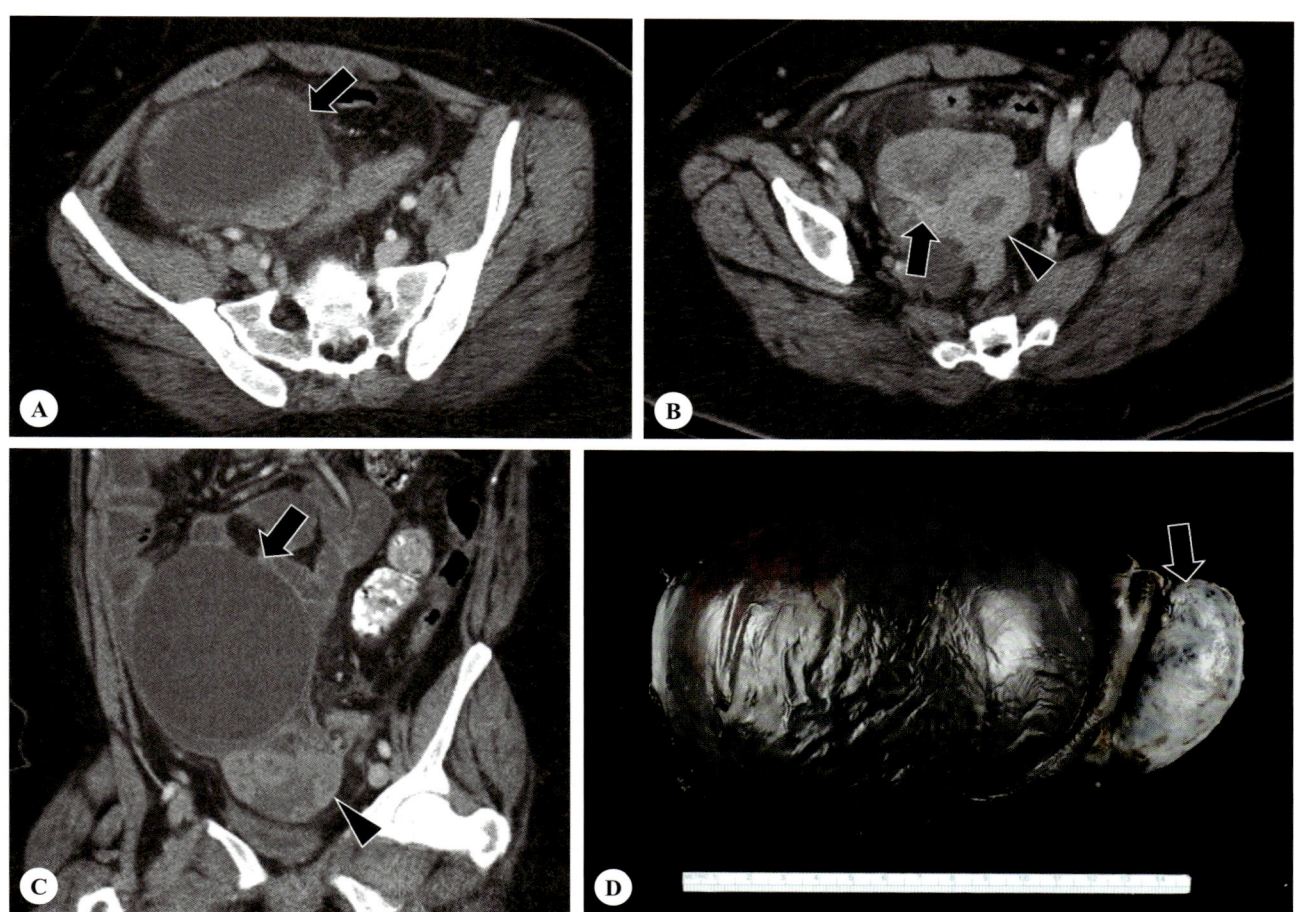

▲ 图 24-102 17 岁女孩，左侧卵巢浆液性囊腺瘤和相关的扭转

A. 轴位增强软组织窗 CT 图像示盆腔右侧一囊实性病变（箭）；B. 轴位增强软组织窗 CT 图像略低于图 A，显示子宫（箭头）向左移位，盆腔前份和右侧见不规则和栓系的不均匀强化软组织结构（箭）；C. 冠状位增强软组织窗 CT 图像示一大的囊（箭）伴实性成分，实性成分由多个管状和圆形结构构成（箭头）；D. 大体病理标示上述大囊与相邻的坏死卵巢（箭），展示了该浆液性囊腺瘤伴扭转的患儿病灶的复杂软组织结构

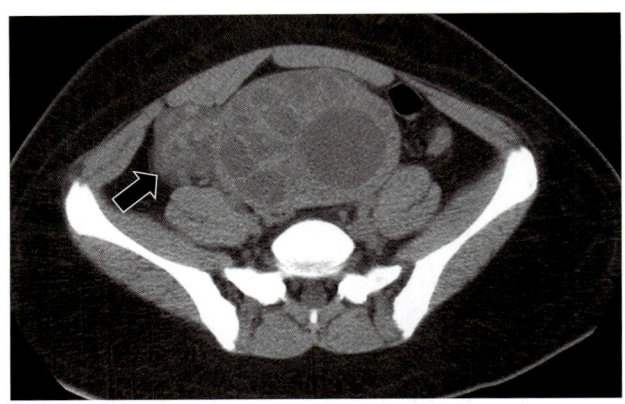

▲ 图 24-103 13 岁女孩，卵巢幼年型颗粒细胞瘤，因盆腔疼痛就诊

轴位增强软组织窗 CT 图像示一起自右侧卵巢的不均匀强化、部分囊性的骨盆中部肿块（箭）

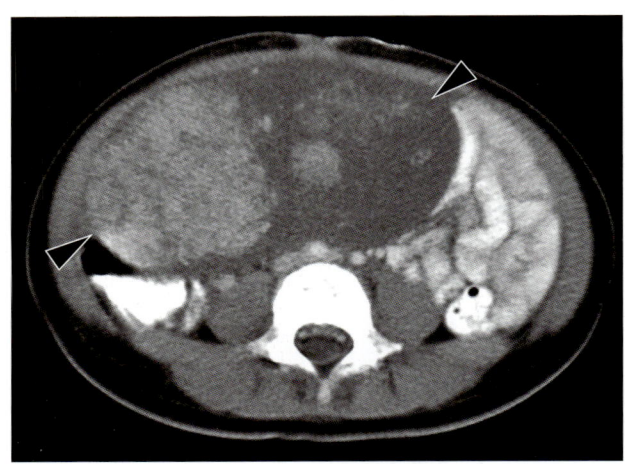

▲ 图 24-104 3 岁女孩，卵巢幼年型颗粒细胞瘤，表现为腹胀

轴位增强软组织窗 CT 图像示下腹部一巨大不均匀强化肿块（箭头），邻近肠道受压、移位

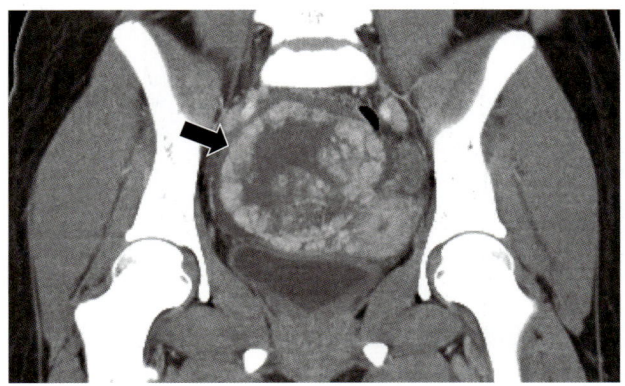

▲ 图 24-105 14 岁女孩，右侧卵巢的纤维卵泡膜瘤，症状为盆腔疼痛

冠状位增强软组织窗 CT 图像示一个不均匀强化卵巢肿瘤（箭），子宫受压向内、向左移位

首先，大多数钝器创伤造成的小儿腹部损伤主要涉及实质脏器的损伤，如肝脏、脾脏和肾脏。由于肝脏相对较大，占据了一定的腹腔容积，因此最易损伤（图 24-111）。无论是哪个脏器损伤，在 CT 上都应寻找并记录以下几点明显的发现：局灶性的低密度缺损、任何延伸至邻近脏器包膜的情况、局灶性的实质内血肿/挫伤、包膜下血肿、延伸至邻近受累血管结构的情况、脏器完全断裂（图 24-112）。这些发现和相关缺损的大小决定了美国创伤外科协会的等级。动脉早期和延迟期图像有助于评估活动性出血的情况。

对于空腔脏器的损伤，游离积气、肠壁增厚、血肿和腹腔积血是肠壁损伤的征象。有趣且重要的是，肠道对比剂的外漏征象只在少数情况下可以观察到。无论是意外还是非意外的创伤，都应密切检查十二指肠，明确是否存在壁内血肿（图 24-113）。这可能是腹部钝器创伤后持续呕吐的一个原因，有时需要在跨过血肿处放置肠内营养管。

在高速机动车碰撞和穿透性创伤中，应仔细评估血管结构。损伤可包括完全横断（在到达医院前往往是致命的）、假性动脉瘤形成（图 24-114）和夹层。

小儿放射科医师对低灌注综合征患者特别有帮助，低灌注综合征也称为休克肠。在某些情况下，CT 成像改变是即将发生心血管衰竭的首发迹象。在这种情况下，放射科医师应立即提醒治疗小组患者正处于急剧的低血压危机中。低灌注综合征（图 24-115）的 CT 表现包括 IVC 塌陷或缩小、腹主动脉缩小、肠壁增厚伴黏膜高灌注、脾脏低灌注、肝脏异常强化、胰腺高强化及肾上腺显著强化。

治疗和管理取决于受损脏器的程度和数量及患者的临床状况。

（二十一）血管疾病

1. 先天性血管异常

（1）中主动脉综合征：中主动脉综合征（midaortic syndrome，MAS）于 1835 年由 Schlessinger 首次描述，是一种先天性血管异常，是由胚胎发育过程中背侧主动脉融合失败所致的腹主动脉管腔变窄。MAS 也可继发于其他疾病，如 Takayasu 动脉炎、神经纤维瘤病、纤维肌发育异常、腹膜后纤维化、黏多糖病和 Williams 综合征[256]。MAS 可能位于肾上、

第 24 章 儿科应用：腹部与盆腔
Pediatric Application: Abdomen and Pelvis

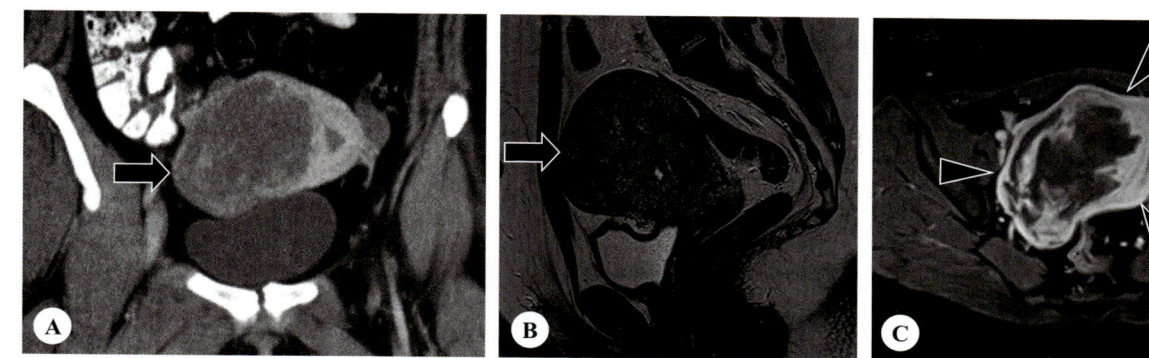

▲ 图 24-106　16 岁女孩，症状性子宫肌瘤

A. 冠状位增强软组织窗 CT 图像示一不均匀强化、外生的子宫肿块（箭），起自子宫的右侧缘；B. 矢状位非增强 T_2 加权、脂肪抑制的 MR 图像示肿块内信号不均匀（箭），并且与邻近子宫肌层相连；C. 轴位增强 T_1 加权、脂肪抑制的 MR 图像示肌瘤边缘的斑片状强化（箭头），该有症状的患儿有一外生的退变的肌瘤

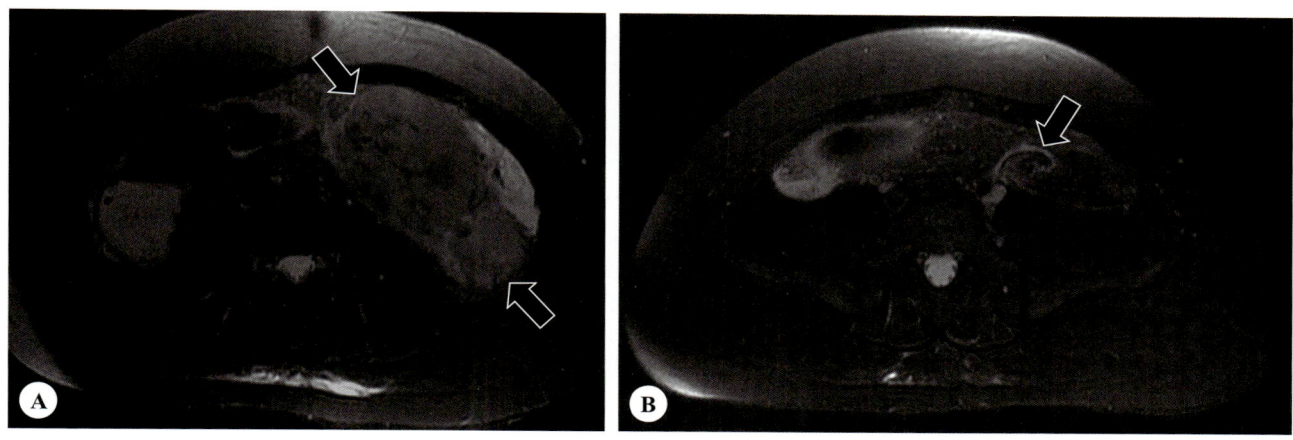

▲ 图 24-107　14 岁女孩，左卵巢无性细胞瘤和左卵巢扭转

A. 轴位非增强的 T_2 加权、脂肪抑制的 MR 图像示左下腹一不均匀 T_2 高信号肿块（箭）；B. 轴位非增强的 T_2 加权、脂肪抑制的 MR 图像位置低于图 A，显示左卵巢血管蒂呈漩涡状（箭），符合该患者左卵巢无性细胞瘤伴卵巢扭转表现

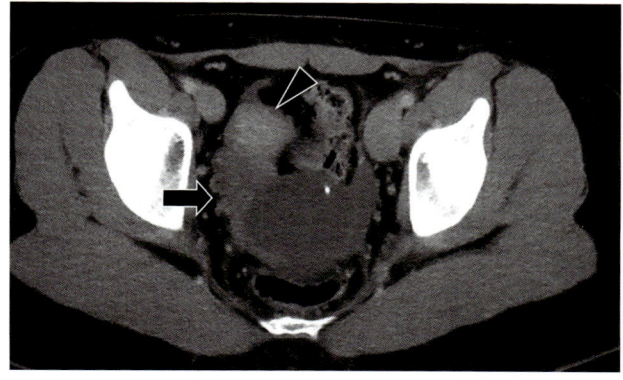

▲ 图 24-108　16 岁女孩，右侧卵巢畸胎瘤和扭转

轴位增强软组织窗 CT 图像示子宫直肠陷凹一部分囊性、部分钙化肿块，伴右侧输卵管血管旋转（箭）及部分可视的子宫（箭头）向右移位

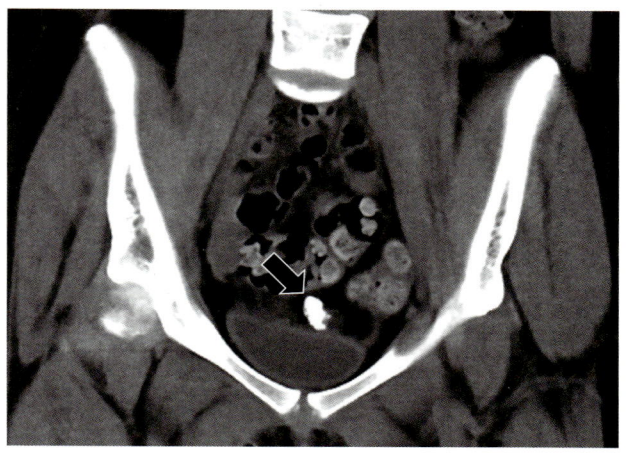

▲ 图 24-109　16 岁女孩，既往的卵巢扭转

冠状位非增强软组织窗 CT 图像示盆腔内一致密钙化灶（箭），符合既往卵巢扭转所致的萎缩、钙化卵巢表现

1243

肾间和肾下主动脉，可同时伴有其他内脏血管的狭窄，约 63% 伴肾动脉狭窄，33% 伴其他内脏动脉狭窄[256]。大多数情况下，先天性 MAS 的患儿在 5 岁以下发现，有些病例于婴儿期发现[257]。

患儿的表现是多变的，取决于主动脉狭窄的程度。在严重的病例中，患儿可表现为显著的高血压、肾衰竭、充血性心力衰竭及腿部跛行[257]。

作为术前和术后评估 MAS 的无创成像方式，CTA 和 MRA 的二维和三维重建图像可以清楚地显示儿科群体中 MAS 的存在、位置、严重程度和累及范围（图 24-116）。此外，还可对相关的侧支血管进行评估。

高血压的严重程度是干预的主要指征，开放手术是目前治疗 MAS 相关的肾血管性高血压和内脏动脉受累的主要手段[256]。

(2) 下腔静脉中断伴奇静脉延续：下腔静脉中断伴奇静脉或半奇静脉延续，是由胎儿发育过程中下腔静脉肝段形成失败所致。人群中的估计患病率为 0.6%[258]。通常在无症状的患儿中偶然发现。此外，还可发生在先天性心脏病和脾缺如或多脾综合征的背景下。在这种情况下，下半身的血液通过奇静脉

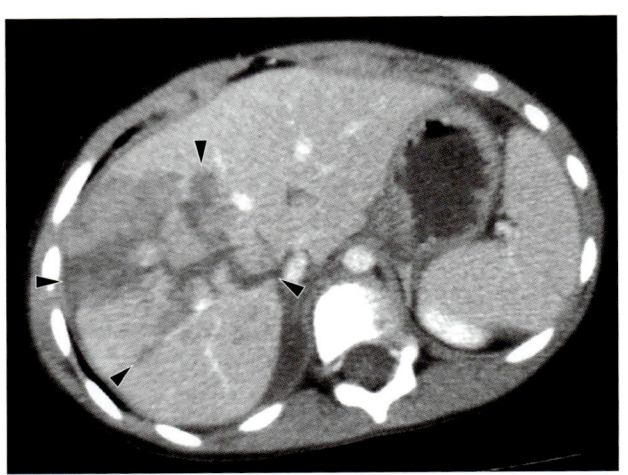

▲ 图 24-111　5 岁女孩，Ⅳ级肝脏裂伤

轴位增强软组织窗 CT 图像示肝右叶一不规则的星形低密度区（箭头），伴局灶性的实质内血肿，并延伸到肝内下腔静脉床；在肝周间隙内侧可见少量邻近的高密度液体

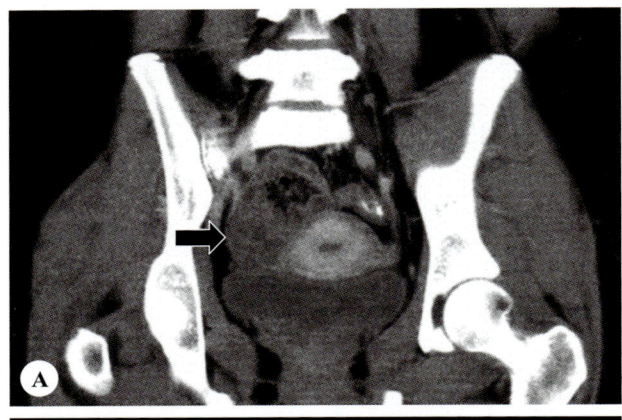

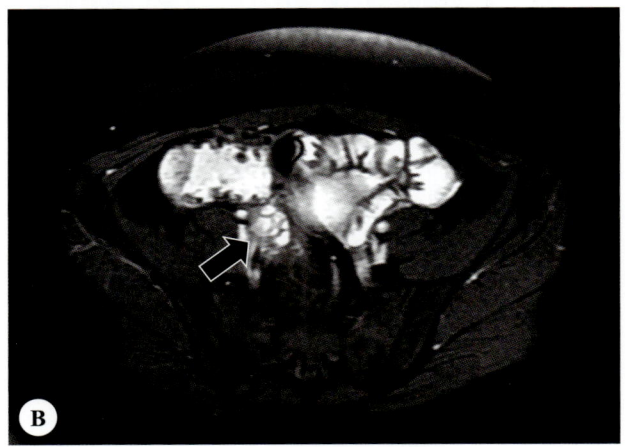

▲ 图 24-110　16 岁女孩，多囊卵巢综合征

A. 冠状位增强软组织窗 CT 图像示右卵巢增大（箭），其内见几乎感觉不到的小的囊性灶；B. 轴位非增强的 T_2 加权、脂肪抑制的 MR 图像示整个右卵巢内可见多个小的囊性灶（箭）

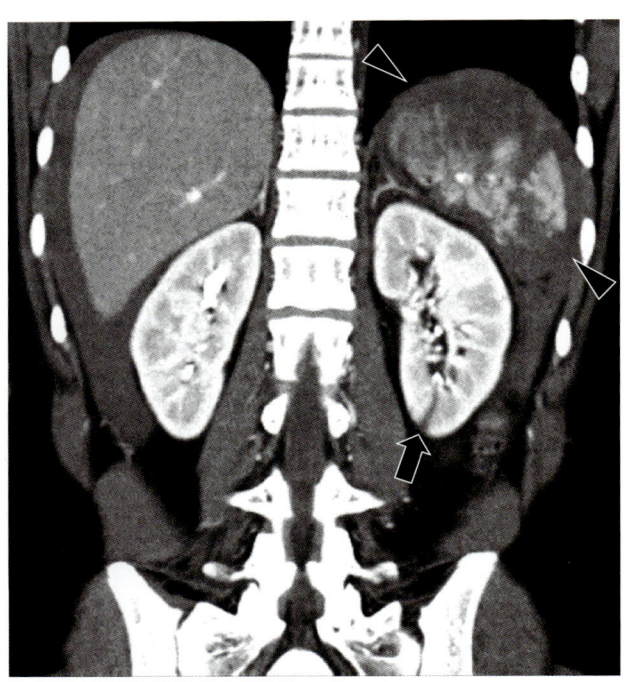

▲ 图 24-112　17 岁女孩，Ⅳ级脾脏裂伤和左肾多灶性Ⅰ级损伤

冠状位增强软组织窗 CT 图像示整个脾脏的广泛裂伤（箭头）伴邻近血肿形成和腹腔积血；左肾下极见一局灶性裂伤（箭）

1244

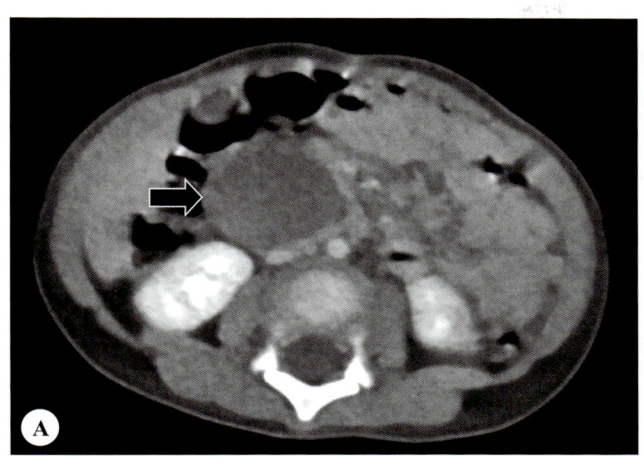
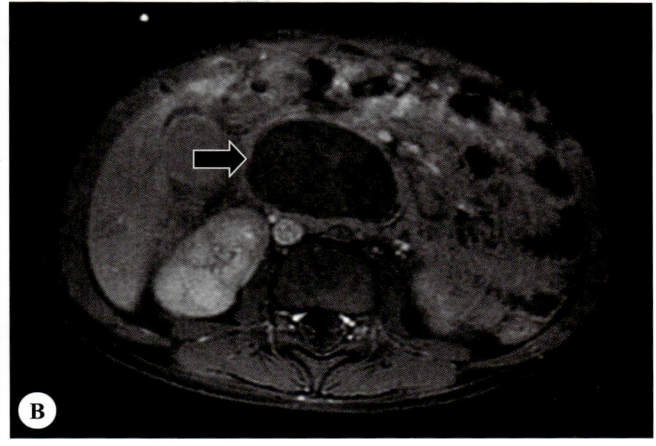

▲ 图 24-113 2岁女孩，因非意外性外伤继发十二指肠血肿

A. 轴位增强软组织窗 CT 图像示右中腹十二指肠水平段区域的一个囊性灶（箭）；B. 轴位增强 T_1 加权、脂肪抑制的 MR 图像示上述病灶未见强化（箭）

或半奇静脉回流至上腔静脉，而肝静脉则直接引流到下腔静脉。

在 CT 和 MRI 上，可见 IVC 肝下段正常形成，但没有 IVC 肝内段（图 24-117），奇静脉和半奇静脉因血流增加而扩张。

对于无症状的患儿，没有必要进行特殊治疗。但是，相关的血管解剖变异情况的记录在日后的心脏置管、心肺体外循环手术计划的制订中至关重要，能避免出现相关困难。

2. 感染性和炎性血管疾病

(1) 霉菌性动脉瘤：霉菌性动脉瘤，更恰当的说法是感染性主动脉瘤，是指继发于感染的主动脉的扩张[259]。链球菌和葡萄球菌是最常见的致病菌。不

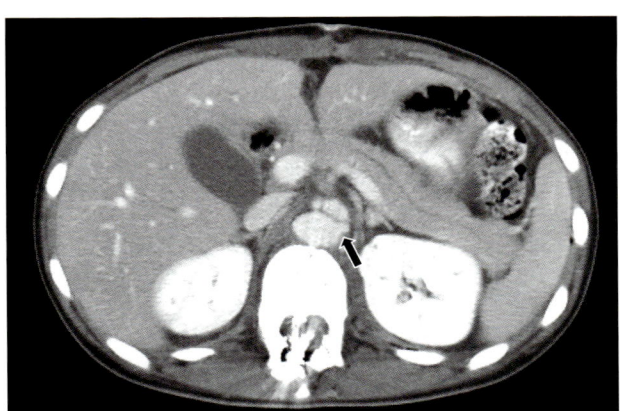

▲ 图 24-114 16岁女孩，枪伤后腹主动脉假性动脉瘤

轴位增强软组织窗 CT 图像示沿腹主动脉左外侧的不规则、局灶性假性动脉瘤（箭），相邻椎体后方可见一子弹碎片，伴有条纹伪影

幸的是，患者的表现有时是非特异性的，一般都是在疾病晚期才被诊断出来[259]。

霉菌性动脉瘤的诊断是基于影像学评估，结合病史、查体和实验室检查结果共同判断的，实验室检查结果包括白细胞计数增加，炎症标志物包括 C 反应蛋白（C-reactive protein，CRP）和红细胞沉降率（erythrocyte sedimentation rate，ESR）。霉菌性动脉瘤在 CT 和 MRI 上均表现为腹主动脉的囊状或分叶状扩张（图 24-118），70% 的病例发生在主动脉肾上段[259]。霉菌性动脉瘤的其他影像表现包括软组织炎和血管周围的气体和液体聚集。

霉菌性动脉瘤是一种严重的疾病，有较高的发病率和死亡率。目前的治疗包括手术或血管内动脉瘤修复和抗生素治疗[259]。

(2) Takayasu 动脉炎：Takayasu 动脉炎是一种特发性的大动脉炎，极好发于 20—30 岁青年女性（80%~90%）[259]。临床上，Takayasu 动脉炎可分为两个阶段，即全身性阶段和闭塞性阶段。Takayasu 动脉炎全身性阶段的特点是急性炎症反应，而疾病的闭塞性阶段则表现为受累动脉的狭窄。患者通常表现为不同程度的缺血症状，取决于受累血管的狭窄程度和血栓形成的情况[260]。

Takayasu 动脉炎的 CT 和 MR 表现包括不同程度的主动脉壁增厚、主动脉周围炎性改变、主动脉管腔狭窄（图 24-119），在慢性病程病例中，还可出现管腔扩张和动脉瘤。增强后，可以看到异常的动脉壁的强化。DWI 序列上，急性炎症可表现为受累血

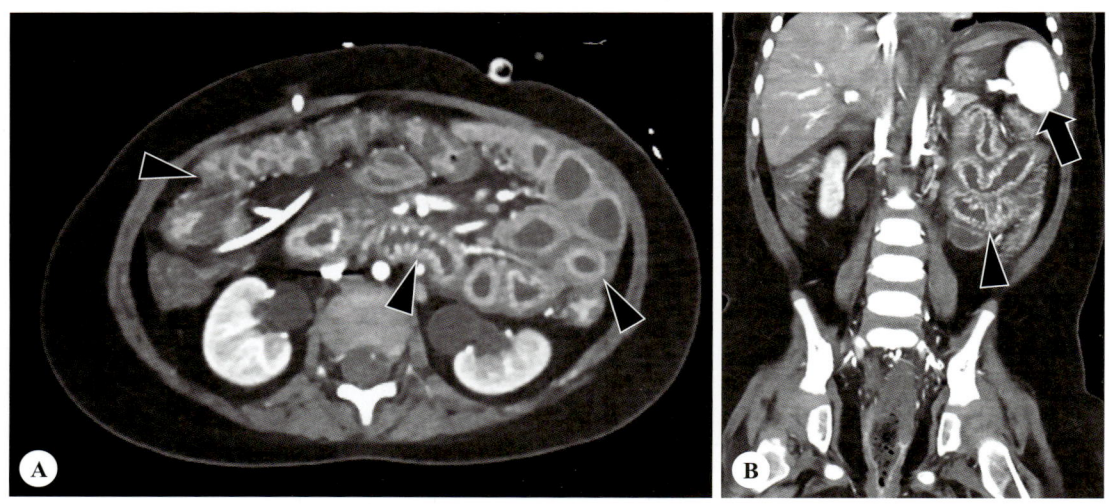

▲ 图 24-115 3 岁女孩，心脏骤停后的休克肠

轴位（A）和冠状位（B）增强软组织窗 CT 图像示弥漫性小肠壁增厚和黏膜高强化（箭头），伴下腔静脉塌陷和脾脏高强化（箭）

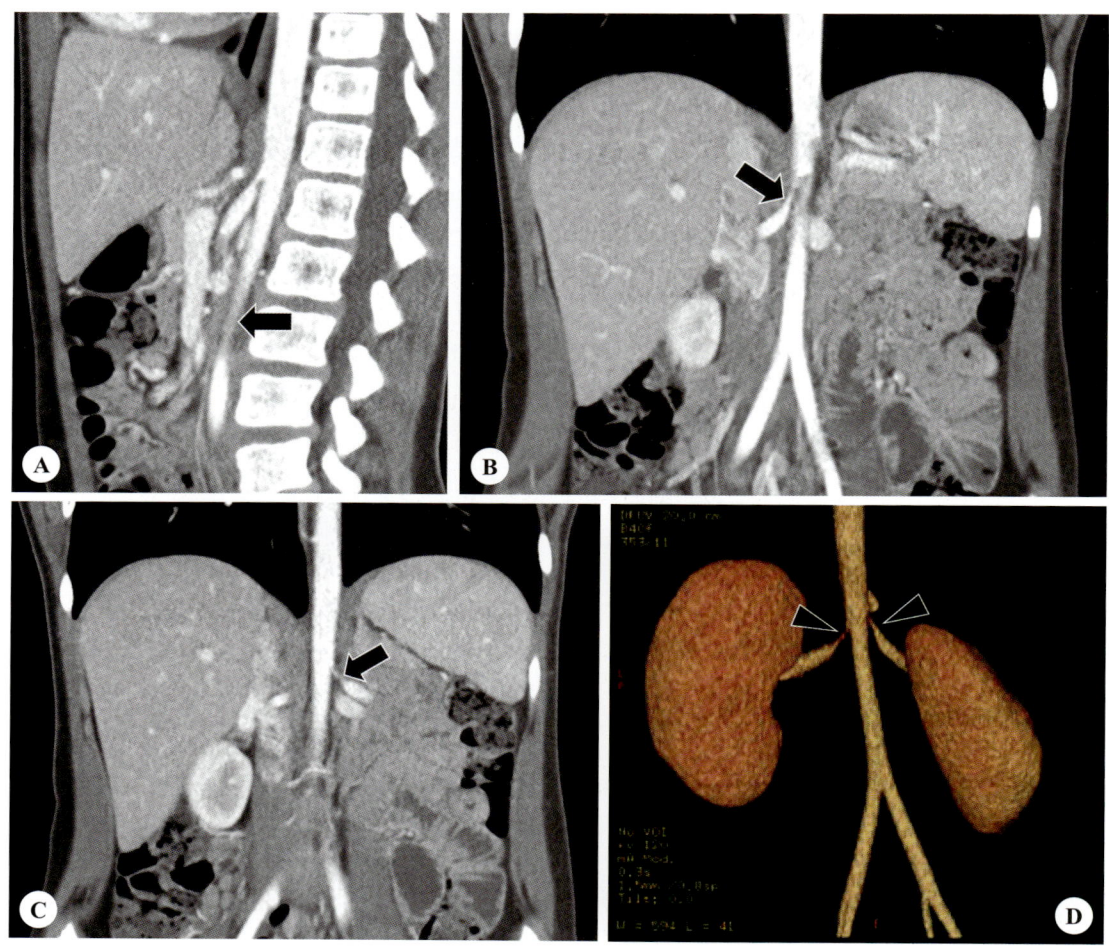

▲ 图 24-116 8 岁女孩，中主动脉综合征

A. 矢状位增强软组织窗 CT 图像示远段腹主动脉长节段狭窄（箭）；B 和 C. 冠状位增强软组织窗 CT 图像示右（B）和左（C）肾动脉起始部局灶性狭窄（箭）；D. 血管结构的三维重建 CT 图像示双肾动脉起始部的局灶性狭窄（箭头），伴肾下腹主动脉长节段的狭窄

管壁的弥散受限。

泼尼松是治疗 Takayasu 动脉炎的主要选择，也可与甲氨蝶呤、硫唑嘌呤、环磷酰胺等联合用药进行长期治疗。

3. 特发性腹部血管异常 纤维肌发育不良：纤维肌发育不良于 1938 年首次被报道，是一种非炎性、非动脉硬化性血管疾病，可导致中型动脉的变窄（狭窄）和扩张（动脉瘤）[261, 262]。

在儿科患者中，纤维肌发育不良最常累及肾动脉，但也可累及肠系膜动脉和腹主动脉[263]。与成人患者不同，颈动脉在儿科人群中较少受累[263]。肾动脉会进行性狭窄，但患儿可以没有症状。患儿最终会发展为高血压，其他并发症包括缺血性肾萎缩和肾衰竭。

在 CT 和 MRI 上，纤维肌发育不良引起的肾动脉受累表现为局灶性狭窄性病变，导致管腔部分或完全性闭塞，典型征象为受累动脉呈串珠样改变，部分患儿还可以出现肾动脉主干和肾内分支的动脉瘤，可并发动脉夹层。

目前的治疗主要包括抗高血压的药物治疗。对于血管严重狭窄的患儿，可以进行经皮血管成形术，最终可能需要进行外科血管重建手术[261]。

4. 与腹部血管异常有关的系统性疾病和综合征

（1）马方综合征：马方综合征是一种多系统的结缔组织病，由 *fibrillin-1* 基因突变所致。它可以影响心血管、骨骼和眼部器官。发病率估计为（2～3）/10 000[259]。70%～75% 的病例属于常染色体显性遗传[259]。总的来说，90% 的马方综合征患者会发生心血管疾病，这也是患者最常见的死亡原因[259]。在 CT 和 MRI 上，马方综合征在腹部血管内表现为腹主动脉的扩张或夹层（图 24-120），CT 是评估疑似夹层的首选无创性检查方法。开放手术或血管介入修复是治疗马方综合征导致的夹层或动脉瘤的主要方法。

（2）神经纤维瘤病：神经纤维瘤病 I 型（neurofibromatosis type 1, NF1）是一种常染色体显性遗传病，由 NF1 抑癌基因突变所致。它是一种多系统疾病，除了存在神经纤维瘤外，还有其他多种临床表现，血管病变就是其中之一。任何直径的血管均可能受累，高血压和腹部疼痛是最常见的表现[264]。

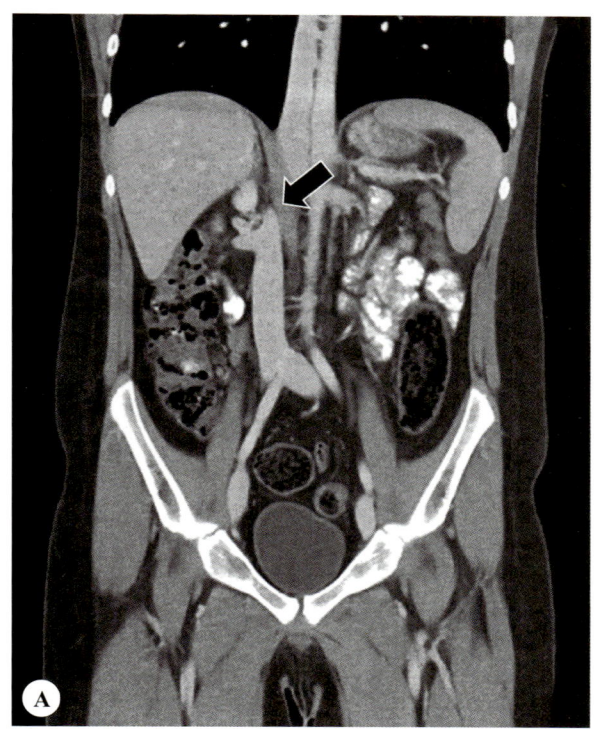 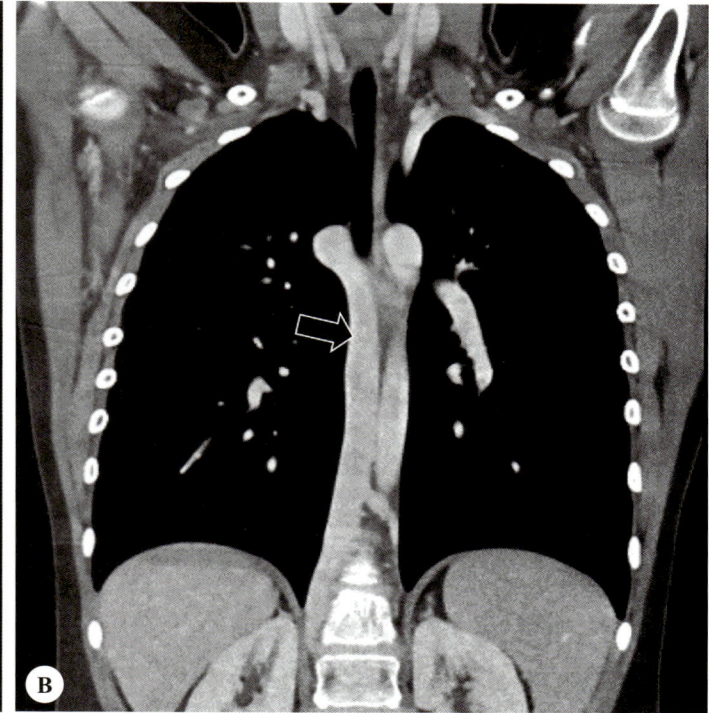

▲ 图 24-117 14 岁男孩，下腔静脉中断伴奇静脉延续

A. 冠状位增强软组织窗 CT 图像示下腔静脉在右肾静脉水平出现局灶性闭锁（箭）；B. 冠状位增强软组织窗 CT 图像示该患者奇静脉扩张充血（箭）

NF1引起的腹部血管异常可以用CT和MRI评估，包括动脉瘤、主动脉或肾动脉狭窄、肿瘤浸润或压迫主动脉及其分支[265]（图24-121）。治疗通常是通过手术切除NF1肿瘤，或者通过血管介入修复或支架置入治疗受累血管。

(3) Williams综合征：Williams综合征是一种影响心血管、结缔组织和中枢神经系统的多系统疾病，由7号染色体微缺失所致，可引起神经系统、行为、认知和躯体的异常[266]。估计发病率为每7500名活产儿中有1名[266]。几乎所有的Williams综合征患儿都有明显的学习困难。Williams综合征的腹部血管表现是由局灶性或弥漫性动脉壁肥厚所致[267]。CT和MRI可以用来评估潜在的动脉壁变化，如主动脉和肾动脉的局灶性或弥漫性狭窄（前者可能与中主动脉综合征相似）。Williams综合征的其他血管异常包括瓣上主动脉狭窄、肺动脉狭窄和冠状动脉狭窄[268]。

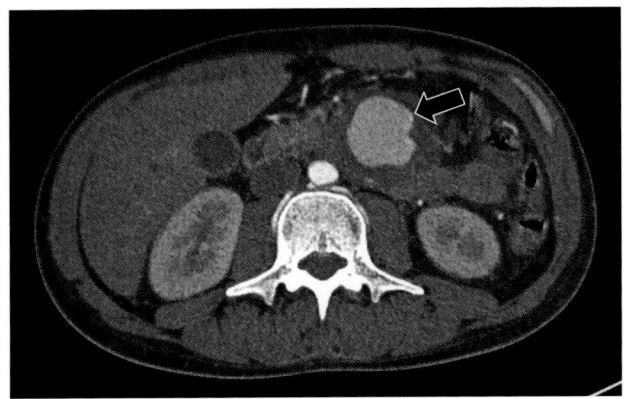

▲ 图24-118　17岁男孩，肠系膜上动脉的霉菌性动脉瘤
轴位增强软组织窗CT图像示，左中腹与部分可见的胰头相邻处的一局灶性对比剂聚集（箭）

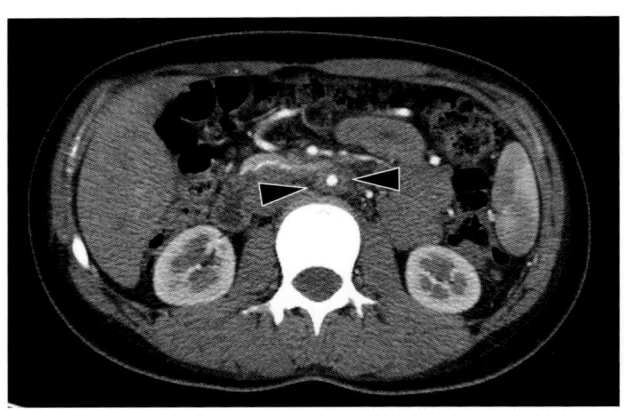

▲ 图24-119　13岁女孩，Takayasu动脉炎
轴位增强软组织窗CT图像示肾下腹主动脉明显变窄，周围伴软组织环绕（箭头）

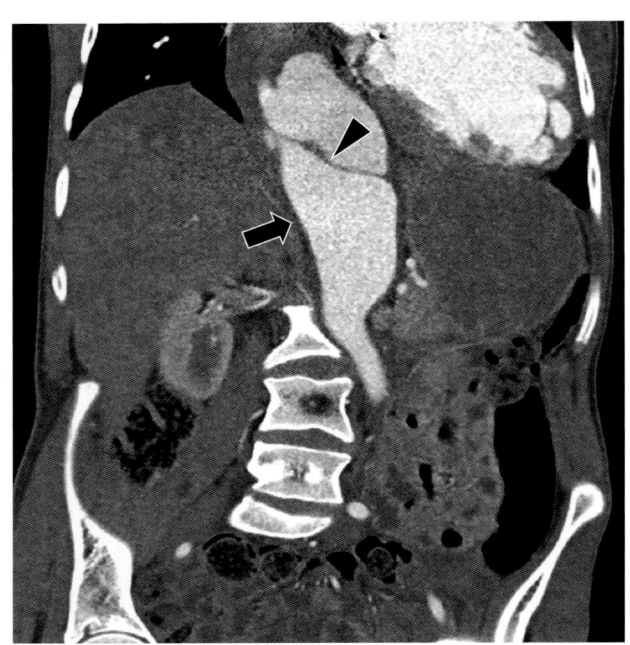

▲ 图24-120　14岁男孩，马方综合征
轴位增强软组织窗CT图像示肾上腹主动脉明显扩张（箭），伴局限性夹层形成（箭头）

第 24 章 儿科应用：腹部与盆腔
Pediatric Application: Abdomen and Pelvis

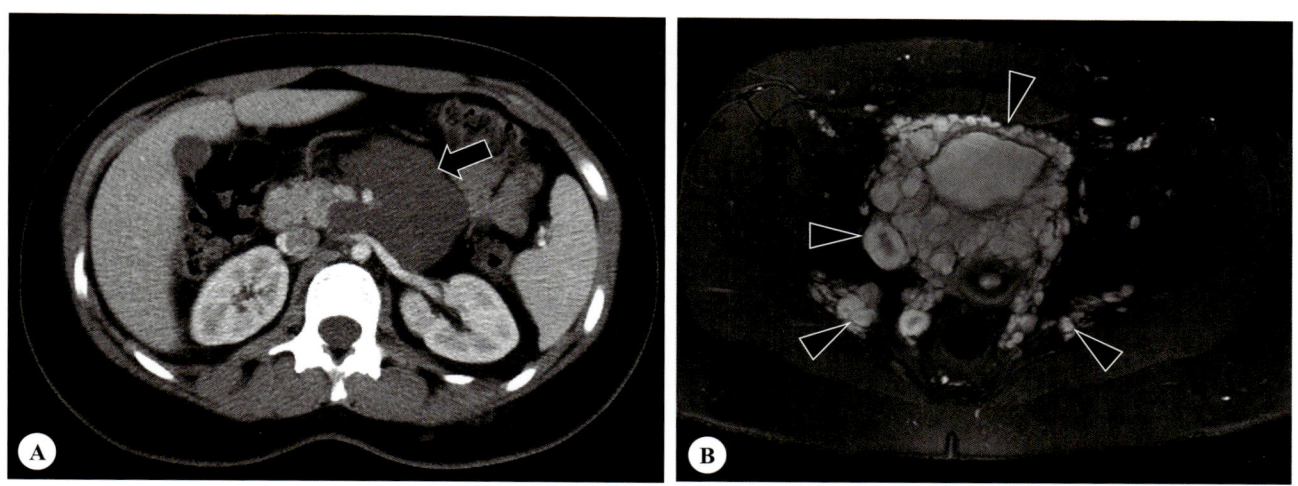

▲ 图 24-121　16 岁女孩，Ⅰ型神经纤维瘤病

A. 轴位增强软组织窗 CT 图像示一大的分叶状软组织肿块（箭），轻度强化，包绕肠系膜上动脉；B. 轴位非增强 T_2 加权、脂肪抑制的 MR 图像示盆腔内广泛的神经纤维瘤（箭头），并经双侧坐骨神经孔向外延伸

第 25 章　儿科应用：肌肉骨骼系统
Pediatric Application: Musculoskeletal System

Jung-Eun Cheon　Hee Mang Yoon　Hee Kyung Kim　著
张　彤　秦　韵　译

在过去的十年中，儿科肌肉骨骼疾病的成像技术取得了很大的进步。在大多数情况下，X 线是儿科影像评估的第一步。然而，CT 和 MRI 技术的进步使得影像评估的范围扩大，包括骨、软骨、骨骺、骨髓、肌腱、韧带和肌肉。本章主要讨论了 CT 和 MRI 技术及临床上经常遇到的儿科肌肉骨骼疾病的特征性影像学表现。

一、儿科肌肉骨骼系统的成像技术

（一）CT

1. CT 参数　CT 是一种对儿科肌肉骨骼系统有用的检查手段，适应于骨骼、钙化和假体周围并发症的成像。然而，因 CT 检查存在电离辐射，其在儿科中的应用受到一定的限制。在进行 CT 检查之前，应与有关医师仔细讨论以确定其适应证，并且在可能的情况下，用非电离成像方式代替 CT[1]。

当必须进行 CT 检查时，非常重要的一点是将检查流程（即覆盖的时间范围）保持在诊断任务所需的最低限度，因为它是决定辐射量的主要因素之一。此外，应根据 ALARA 原则优化 CT 成像方案，在尽可能低的辐射剂量下获得满足诊断需求的图像质量。例如，在检查高原子序数的材料（钙/骨或碘）时，可以降低管电压以减少辐射剂量，同时保持最佳对比噪声比。此外，当对高对比度结构（如骨）进行成像时，可以接受更高的噪声水平，因此，可以在不严重损害图像诊断价值的情况下降低管电流和管电压。自动管电流调制模式可以根据被扫描层面中组织的大小和密度，将 CT 管电流调节到获得恒定图像质量所需的最低水平，以减少辐射剂量[2, 3]。

最近，双能 CT 已成功用于肌肉骨骼成像，其应用包括晶体和铁沉积物定性和定量的检测并减少金属伪影[4]。

2. 后处理技术　MDCT 通过数据的薄层容积采集获取各向同性的体素。各向同性的数据集提供了出色的空间分辨率，在不降低成像质量的情况下进行多平面重建，并通过各种重现技术（如容积重现和表面遮盖显示技术）进行图像的三维重建。这些技术提供了一个三维概览并形成了对空间关系的全面描述，对术前规划很有帮助[5]。

新的迭代重建（IR）技术可以在保持合理空间分辨率的同时大幅降低噪声，并且不改变 CT 值。IR 技术已被用于减少某些伪影，如光子不足所致的伪影、金属结构产生的条纹伪影，还被用于减少肌肉骨骼应用中的辐射剂量。然而，IR 算法的主要缺点是噪声纹理变化，这导致了一个不寻常的影像表现，通常被描述为斑片状、斑点状或蜡状[2]。

最近，已经开发出了优化图像对比度和减少金属伪影的新方法，使得 DECT 获得的数据可以通过后处理生成不同千伏电压下的单能图像[3, 4]。

（二）MRI

1. MRI 的作用和解读　MRI 是儿科肌肉骨骼成像的主要检查方法，出色的组织对比度使其能对骨、软骨和软组织进行全面深入的评估。大多数情况下主要采用 MRI 平扫，但对于肿瘤、感染、炎症、术后评估和关节造影等特定情况，同时需要进行平扫和增强 MRI。7 岁以下的儿童和不能在 MRI 扫描仪中保持静止的大龄儿童需要进行麻醉[6]。

在解读儿童的 MR 图像时必须考虑年龄相关的变化，特别是年龄相关的骨髓变化。随着年龄增长，骨髓中的细胞成分会从红骨髓有序的变为黄骨髓。在出生时，整个骨骼由造血骨髓（红骨髓）组成。出生后，骨髓转变立即从外周骨骼（手指和足趾）开始向中心对称（从外周骨骼向中轴骨骼）发展。在骨骺和骨突出现次级骨化中心后，婴幼儿的这些部位出现黄骨髓。在生命的第一个十年中，黄骨髓出现在长骨的骨干中，向远端干骺端延伸，最后延伸至近端干骺端。骨髓转换一直持续到生命的第三个十年（图 25-1）。红骨髓在造血增多的情况下（如贫血、生理压力和化疗后的粒细胞集落刺激因子治疗中）会发生再转变[7]。

2. 当前的 MRI 技术 目前，MRI 已具有更高的磁场强度和更专业的线圈、丰富的脉冲序列和强大的后处理技术。更高场强的磁体能够增加信噪比、提高分辨率[8]，技术的进步也使其能进行定量评估，探测正常和病理状态下的微观结构变化，并被广泛用于软骨和肿瘤成像。

二、儿科肌肉骨骼疾病谱

（一）先天性异常

1. 发育性髋关节发育不良 发育性髋关节发育不良（developmental dysplasia of the hip，DDH）是一种常见的髋关节发育障碍，定义为股骨头和髋臼之间的异常关系，包括髋臼发育不良、髋关节半脱位和完全脱位[9]。已知的 DDH 的流行病学特征因地理、性别、种族差异及可能的环境和遗传因素而改变。每 100 个活产儿中有 1 个发生 DDH，每 1000 个活产儿中有 1 个发生髋关节脱位。DDH 的其他危险因素包括女性、家族史和臀位生产。斜颈和畸形足被认为是由与产前羊水过少相关的机械性改变所引起的，可能与 DDH 有关[9]。

1—6 月龄的婴儿 DDH 的早期诊断是通过临床检查发现、超声检查确诊的。超声检查可以对 X 线上看不到的髋关节软骨部分进行直接成像，还可以通过压力引导对髋关节进行动态评估。但由于新生儿正常韧带松弛会导致大量的假阳性结果，因此不提倡在出生后的前 3 周内进行超声检查。婴儿的股骨头骨骺在 2~8 个月大时开始骨化，随着骨化中心的扩大，阴影可能会掩盖较深的髋臼，从而限制超声检查的使用，此时 X 线成为髋关节评估的首选方法[10, 11]。

DDH 的治疗在很大程度上取决于患者确诊的年龄。新生儿和婴儿期确诊的 DDH 患儿通常使用髋关节束带，使髋关节保持屈曲和外展位，以实现髋关节的同心性复位。初次保守治疗失败的患儿或确诊时年龄超过 6 个月的患儿，可采用髋关节闭合复位法，同时进行石膏固定。无论是何种情况，治疗的目标都是将股骨头置于髋臼中心（同心性复位），从而促使髋臼发育以容纳股骨头，并避免潜在

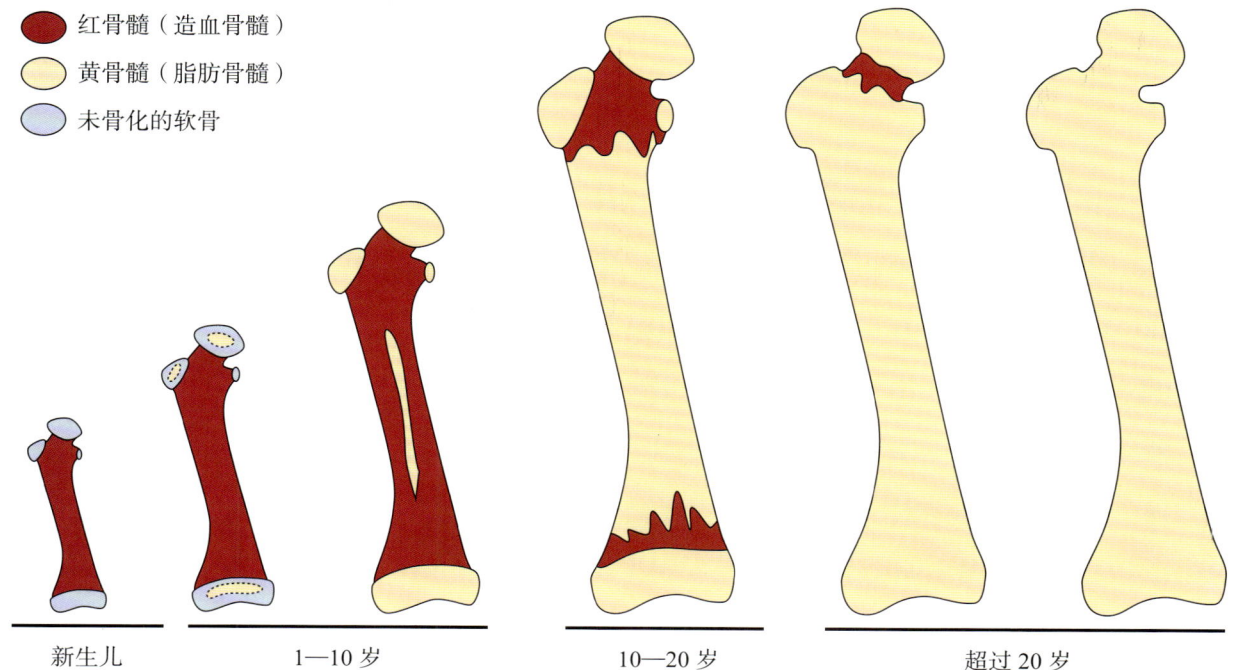

▲ 图 25-1 骨髓转变，图示正常骨髓的发育变化

体部 CT 与 MRI（原书第 5 版）
Computed Body Tomography with MRI Correlation (5th Edition)

的并发症如股骨头缺血性坏死（avascular necrosis，AVN）[12, 13]。

石膏固定后，可以通过断层影像确认髋关节是否完整复位，MRI 是评估石膏固定后复位情况的首选检查方式，因为它可以在没有辐射和不进行镇静的情况下进行（图 25-2）。若髋关节没有同心性复位，评估关节内部和外部障碍以指导完成髋关节复位是很重要的，内部障碍包括较厚的圆韧带和髋臼横韧带、髋关节间隙脂肪肥厚和髋臼唇内翻（图 25-3）；外部障碍包括髂腰肌内陷、短外旋肌缩短、内收肌收紧及关节囊与髂骨粘连；髋臼或股骨头形状发育不良也会增加完整复位的难度[13]。

为了在 DDH 完整复位后保持髋关节的位置，应在髋关节屈曲和过度外展的体位下行石膏外固定，但这种体位可引起旋股内侧动脉上支扭绞，导致股骨头缺血。据报道，在 DDH 患者中，1 岁以下患者患髋关节 AVN 的风险高达 47%[13]。最近，在 DDH 闭合复位后围术期立即使用钆增强（灌注）的 MRI 方案被提及，这种技术可以对闭合复位进行精确的解剖评估，并提供股骨头的灌注信息，这些信息对未来的 AVN 有预测价值[14, 15]（图 25-4）。

若股骨头和髋臼出现不可逆的缺血，治疗 DDH 后可能会出现股骨头和髋臼的生长障碍。DDH 治疗导致的生长障碍的影像学特征包括股骨颈缩短、髋部膨大、髋部扁平、大转子过度生长、骨骺和软骨下碎裂及髋臼骨桥。髋臼骨桥通常发生在股骨头和大转子髋臼交界处，抑制股骨头的侧向生长[9, 16]。

2. 跗骨融合 跗骨融合是指后足和中足的两块或多块骨头的异常融合，属于发育性融合，而不是继发于创伤、感染或炎症（如类风湿关节炎）的融合。融合可以是骨性（骨连接）、软骨性（软骨联合）或纤维性的（纤维联合）。跗骨融合发病率为 1%，其中约 50% 的病例累及双侧。跗骨融合的两个最常见的位置是跟舟关节和距跟关节，跟骰、距舟和骰舟的跗骨融合并不常见。

X 线是评估跗骨融合的首选检查方法，跟舟关节融合通常在 X 线上即可诊断。典型征象包括"食蚁兽鼻"征（跟骨前突延长）、距骨前喙及宽大的锥形舟骨。距跟融合通常累及中间面，侧位显示最

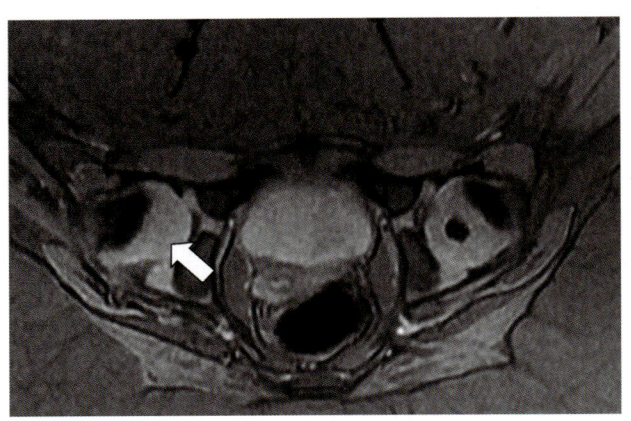

▲ 图 25-2　7 月龄女孩，右侧发育性髋关节发育不良闭合复位后状况

轴位梯度回波 MR 图像示右股骨近端软骨骨骺（箭）的同心性复位，注意，右侧髋臼较浅，右股骨近端软骨骨骺内未见次级骨化中心

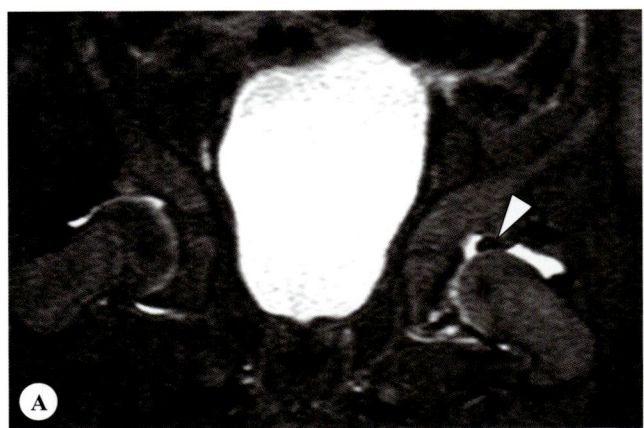
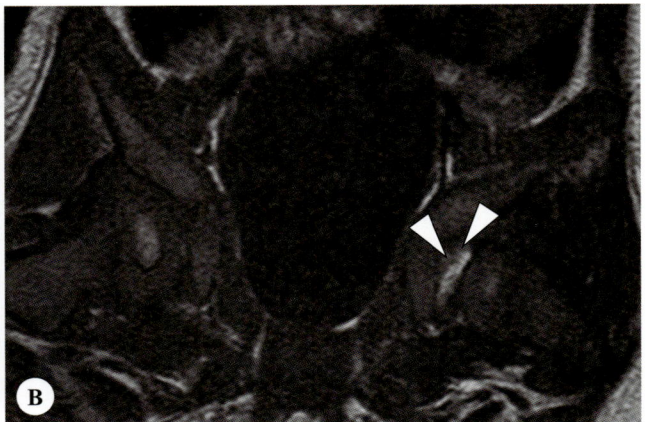

▲ 图 25-3　8 月龄女孩，左侧发育性髋关节发育不良

冠状位 T_2 加权、脂肪抑制 MR 图像（A）和冠状位 T_1 加权 MR 图像（B）示左髋关节内侧关节间隙轻度增宽，已成功复位，注意厚髋臼唇内翻（A，箭头）及股骨头和髋臼之间的纤维脂肪组织增生，提示存在髋关节间隙脂肪（B，箭头）

第 25 章 儿科应用：肌肉骨骼系统
Pediatric Application: Musculoskeletal System

佳，载距突下缘的突出部分和距骨顶的内侧轮廓形成 "C" 形征[17]。

CT 或 MRI 在评估复杂的跗骨融合病例上具有优势，正确评估跗骨融合需要踝及足部的轴位和冠状位图像。有学者建议将多平面重建作为术前检查的一部分，以排除其他的融合（发生率约 5%），并确定融合的大小、位置和范围及可能的关节受累。骨性融合可见受累跗骨间的皮质呈连续性；纤维性融合可导致骨性接触面的不规则和间隙狭窄，通常伴有硬化征象。MRI 对显示纤维性和软骨性融合特别

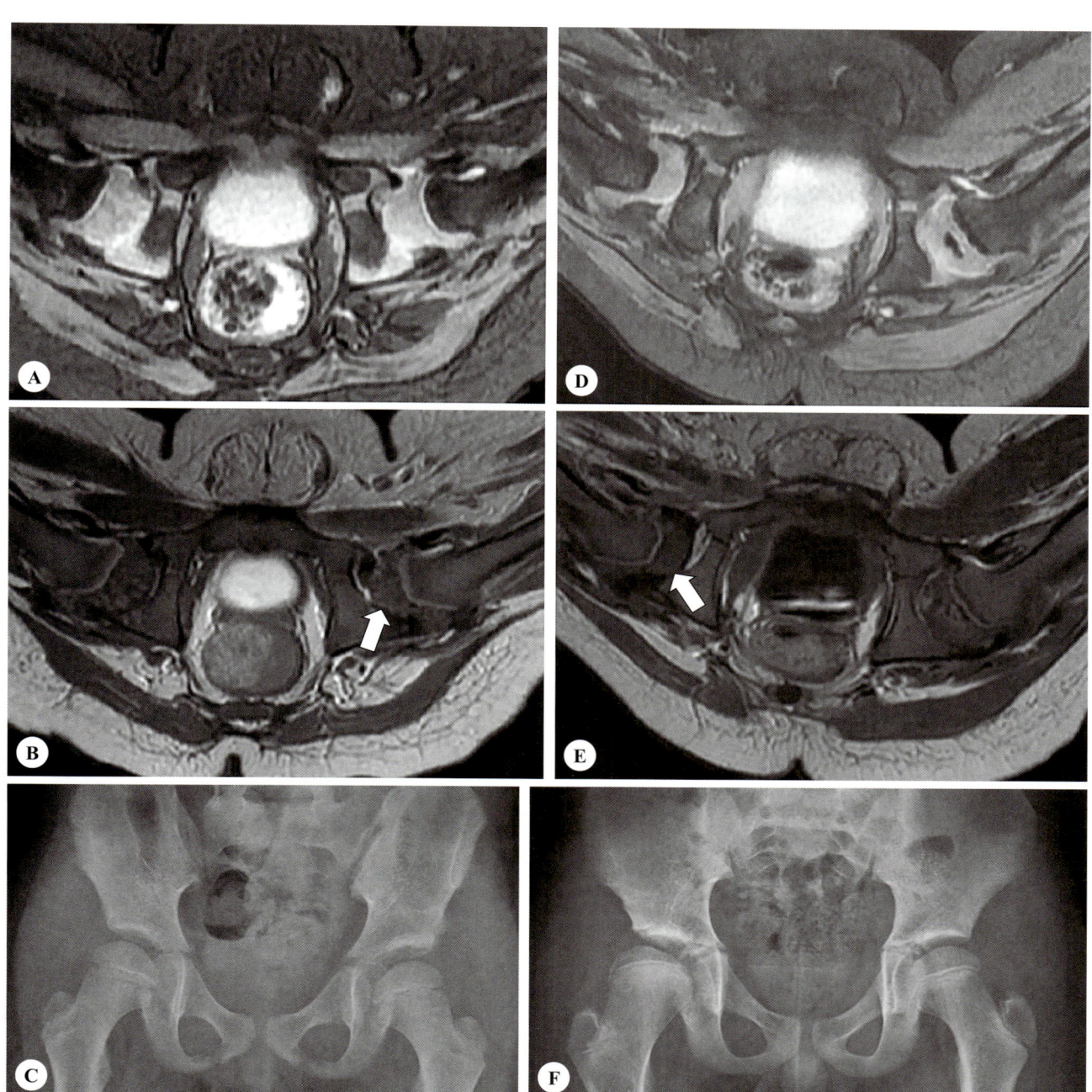

▲ 图 25-4　7 月龄男孩，左侧发育性髋关节发育不良

A 和 B. 石膏固定闭合复位后轴位梯度回波 MR 图像（A）和轴位增强的 T_1 加权 MR 图像（B）示左髋同心性复位及增强后股骨头软骨骨骺（B，箭）的正常条纹征象。C. 8 年后随访的 X 线示左髋未见明显的骨性异常。D 和 E. 另一名 17 月龄男孩伴发育性右侧髋关节发育不良，石膏固定闭合复位后轴位梯度回波 MR 图像（D）和轴位增强 T_1 加权 MR 图像（E）示右股骨头（E，箭）整体灌注减低。F. 10 年后随访 X 线示右股骨头变形，表明可能是由右股骨头缺血坏死导致的股骨头近端生长障碍

1253

有用，MRI 可显示软骨下反应性骨质改变、邻近的骨髓水肿、关节方向异常和关节间隙消失[17, 18]（图25-5）。

（二）儿科肌肉骨骼系统的感染性和炎症性疾病

1. 一过性滑膜炎 一过性滑膜炎，也被称为毒性滑膜炎，是一种滑膜的自限性炎性疾病。一过性滑膜炎的病因尚不清楚，但可能与先前的病毒感染有关。一过性滑膜炎常见于 5—10 岁的儿童，好发于男性[19, 20]。一过性滑膜炎的患儿通常表现为急性关节疼痛、跛行或痉挛，但没有临床证据提示存在感染。据报道，1%～4% 的病例存在双侧受累[21]。

X 线可显示由于关节囊扩张或内侧关节间隙增宽而导致的股骨颈外侧的脂肪平面不对称，但在大多数情况下，X 线结果是阴性的。超声作为很好的无创的工具，虽然不能可靠的区分一过性滑膜炎和化脓性关节炎，但可显示有症状的一侧和对侧关节的积液[22]（图25-6）。超声还可用于引导关节液的抽吸，而 CT 在这种情况下通常作用不大。MRI 可显示关节积液伴滑膜增厚，MR 增强图像可显示弥漫性滑膜强化。骨髓水肿和软组织肿胀在一过性滑膜炎中不常见。

最相关且最具挑战性的鉴别诊断是化脓性关节炎[23]。与一过性滑膜炎相比，化脓性关节炎更易出现邻近骨髓和软组织的信号变化，伴增强的脂肪抑制、T₁ 加权图像上股骨骨骺的灌注减低[24, 25]（图25-7）。一过性滑膜炎和化脓性关节炎的MRI特征有很大程度的重叠。在临床上难以判断的病例最终还需进行关节液抽吸来明确诊断。髋关节积液还可见于其他情况，包括肿瘤形成过程、Legg-Calve-Perthes 病（Legg-Calve-Perthes disease，LCP）和股骨头骨骺滑脱症（slipped capital femoral epiphysis，SCFE），这些情况将在本章后面的部分讨论。

在临床上，通过休息和疼痛管理可以达到缓解症状的目的[20]。一过性滑膜炎没有长期后遗症的报道。

2. 化脓性关节炎 化脓性关节炎是一种关节的感染性疾病，最常由细菌引起。金黄色葡萄球菌是最常见的病原体，其次是化脓性链球菌和肺炎链球菌[26]。脓毒性关节炎在婴儿和 3 岁以下的幼儿中更常见[27]。患儿的临床表现为受累关节和肢体的急性疼痛发作，婴儿可能表现为发热、易激惹、不使用患肢（"假性瘫痪"）和（或）嗜睡。另一个临床特征是血清炎性标志物增高，包括白细胞计数、C 反应蛋

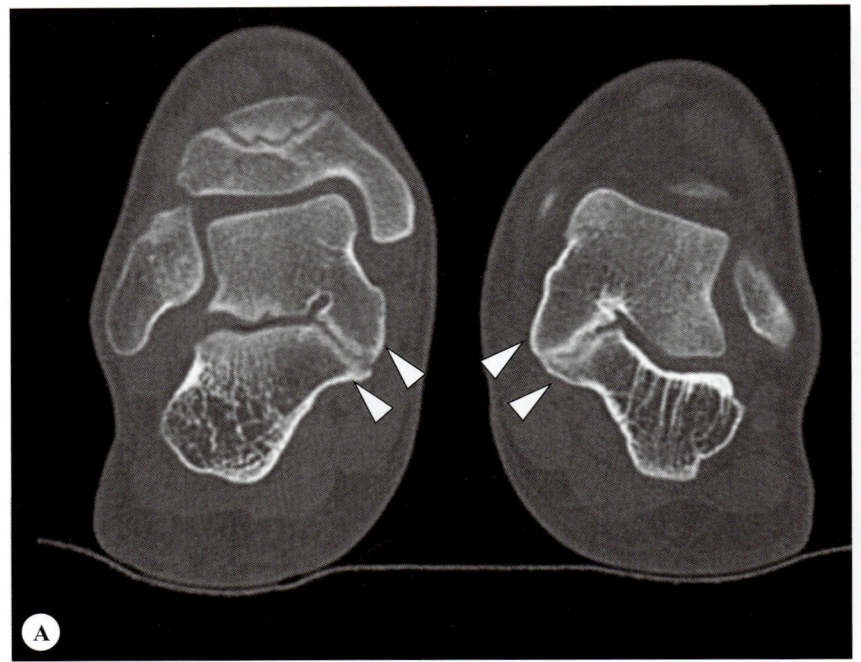
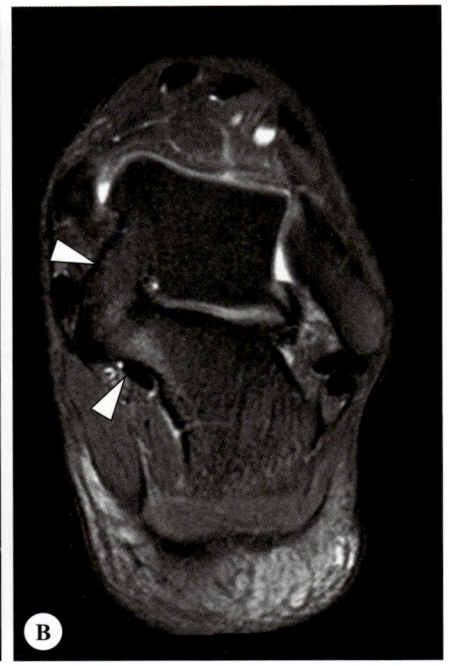

▲ 图 25-5 12 岁女孩，距骨跟骨融合

A. 踝部冠状位重建 CT 图像示双侧距下关节中间面融合（箭头）；B. 左足轴位 T₂ 加权、脂肪抑制 MR 图像示纤维性融合两侧的骨髓水肿（箭头）

白和红细胞沉降率的升高。化脓性关节炎通常只累及一个关节，最常发生在下肢（髋关节或膝关节）[28]。

化脓性关节炎可通过三种方式发展：直接感染（即病原体通过关节囊进入），周围软组织或骨骼感染的扩散，血行播散。在1岁以下的婴儿中，由于经骺血管未闭，干骺端的骨髓炎可穿过骺板到达骨骺和关节间隙，干骺端骨髓炎也可直接累及关节间隙，因为受感染的干骺端位于被滑膜和关节囊覆盖的关节间隙内。

在化脓性关节炎的早期阶段，X线通常是正常的。在晚期的化脓性关节炎中，X线可显示疾病的后遗症，包括骨质侵蚀、关节间隙狭窄和骨畸形。超声检查对关节积液很灵敏，但不能区分化脓性关节炎和一过性滑膜炎。CT很少用于化脓性关节炎，但在晚期可显示骨质破坏。在大多数情况下，MRI可用于评估骨质受累的程度和证实脓肿的存在。MRI表现为关节积液增多、软组织和骨髓水肿及滑膜的增厚、强化（图25-7）。脓肿或骨髓炎的存在高度提示为化脓性关节炎，而非一过性滑膜炎。

化脓性关节炎病情很急，需要及时手术减压和消毒，严重者可因细菌酶引起软骨和骨质破坏，关节内压力增加可导致血管损伤和（或）动脉血栓，最终导致关节畸形[29]。化脓性关节炎必须妥善处理以避免长期后遗症，如AVN、脱位、关节炎、关节强直和肢体长度不齐[30]。

3. 化脓性骨髓炎 化脓性骨髓炎是一种累及骨和骨髓的感染性疾病[31]。患儿的临床表现为发热、局部疼痛、压痛、假性瘫痪或拒绝使用患肢。与化脓性关节炎相似，C反应蛋白水平和（或）红细胞沉降率可升高，但白细胞计数在正常范围内[32]。

菌血症引起的血行播散感染是化脓性骨髓炎最常见的病因，而创伤或周围软组织感染所致的直接播散所致的化脓性骨髓炎相对少见[33]。金黄色葡萄球菌是最常见的病原体，占儿童病例的70%～90%，其次是乙型链球菌、革兰阴性肠球菌和脑膜炎球菌[34]。

干骺端是致病菌最早定植的部位，因为干骺端血供丰富且血流缓慢，随之而来的炎症反应可导致骨内压增高，继而出现水肿和血管充血，并伴有小血管的血栓形成、骨吸收及坏死。感染的进程取决于患儿的年龄和经骺血管的通畅程度[35]。

在1岁以下的婴儿中，未闭的经骺桥接血管将感染从干骺端经骺板传到骨骺，最终进入关节间隙。在这个年龄段，骨骺的继发性化脓性关节炎和骨髓炎更常见。1岁后，当骨骺的次级骨化中心骨化时，经骺桥接血管已不再通畅，在这一时期内，未闭的

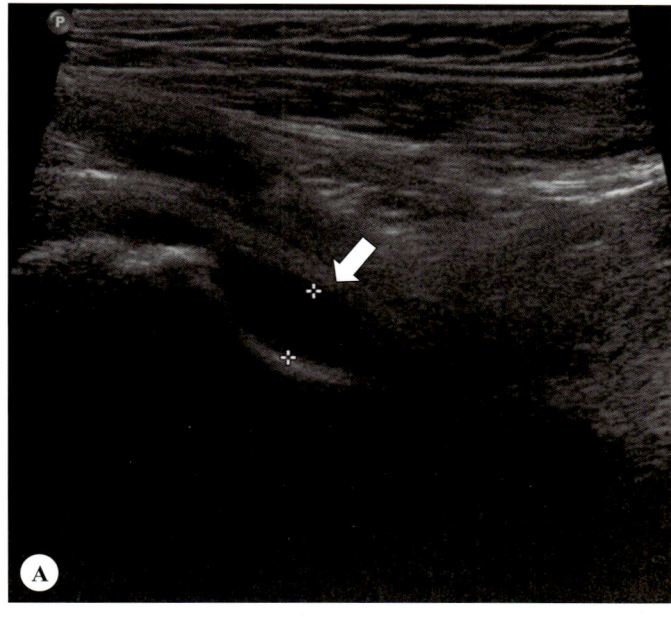 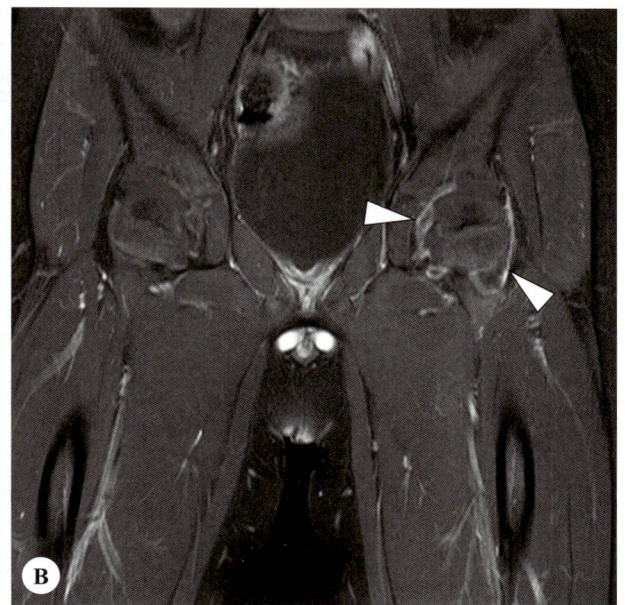

▲ 图 25-6 5岁男孩，一过性滑膜炎

A. 平行于股骨颈的前纵轴平面获得的髋关节超声图像示左髋关节囊膨胀伴关节积液（箭）；B. 冠状位增强后 T_1 加权、脂肪抑制 MR 图像示左髋关节少量积液伴薄的滑膜强化（箭头），邻近骨或软组织未见信号改变

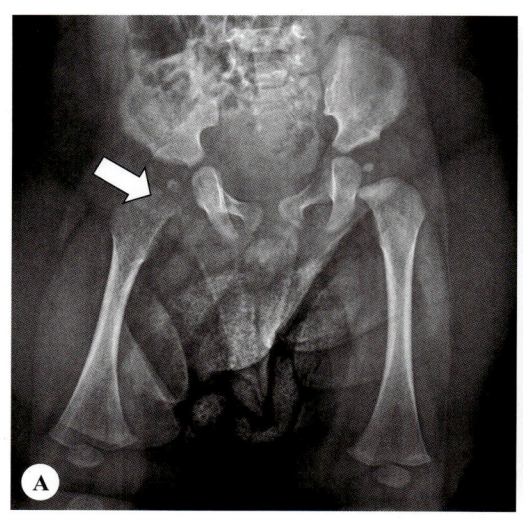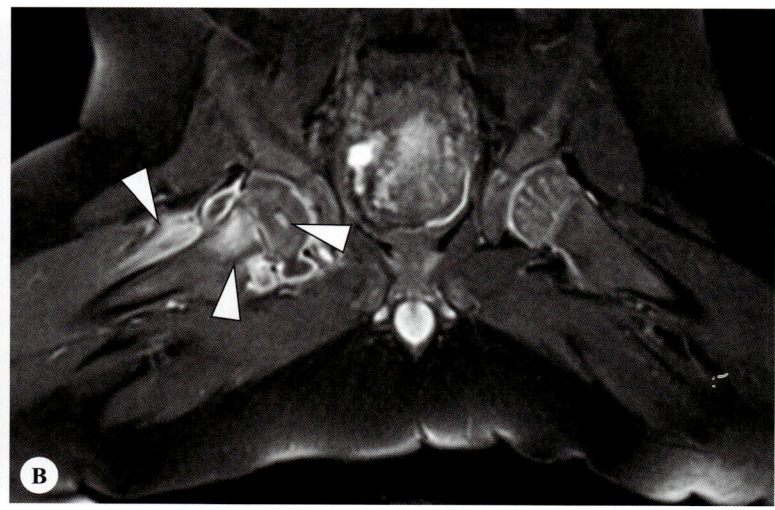

▲ 图 25-7 3月龄男孩，化脓性关节炎和急性骨髓炎

A. 骨盆正位 X 线示右股骨干骺端小面积的骨质破坏（箭）；B. 冠状位增强的脂肪抑制、T_1 加权 MR 图像示右髋关节滑膜薄层强化伴关节积液，右股骨干骺端、骨骺（急性骨髓炎）和周围软组织（急性肌炎）可见强化（箭头）

骺板对来自干骺端感染的传播起着屏障作用，骨骺和关节感染变得不那么常见。随着髓内压力的增加，感染扩散到骨膜下腔，导致骨膜下脓肿形成或邻近软组织受累。受感染的干骺端还可通过滑膜和关节囊间的关节间隙导致化脓性关节炎。骺板闭合后，穿过骨骺的血管连接得以恢复，骨骺和关节又变得易于感染[36, 37]。

影像学表现取决于疾病的病程：急性、亚急性或慢性骨髓炎。及时诊断对急性、亚急性和慢性骨髓炎均非常重要。应及时进行适当的抗生素治疗，对坏死组织和脓肿应进行手术清创和引流。

(1) 急性骨髓炎：尽管 X 线对评估急性骨髓炎不灵敏，但对于临床怀疑为急性骨髓炎的患儿来说，X线仍是影像学检查的第一步。在症状出现后的 1~2 周内，X 线尚无明显改变。如果出现 X 线上的改变，说明溶骨性病变已达到 30%~50% 的矿化减少[38]。早期可见由骨膜下骨吸收导致的轻度软组织肿胀和轻微皮质磨损。在全身脓毒症的情况下，若影像学表现为渗透样或虫蚀样骨质破坏伴周围细微的骨质硬化和骨膜反应，则提示为急性骨髓炎。只要能立即进行 MRI 检查，就不需要进行 CT 检查。MRI 是一种很好的成像方式，可以同时评估骨和软组织的异常，灵敏度为 100%，特异度为 97%[39, 40]。

在 MRI 上，急性骨髓炎最早的表现是充血所致的骨髓水肿，在感染发生 1~2 天后即出现，在 T_1WI 上呈低信号，在水敏感图像（脂肪抑制的 T_2WI 或反转恢复技术）上呈高信号，伴较宽的移行区[38]。儿童正常骨髓含水量高，造血细胞呈 T_2 高信号，骨髓信号的细微改变在水敏感图像上容易被忽略。因此，需要结合 T_1WI 和水敏感序列对骨髓信号异常进行评估。病变骨髓在增强的脂肪抑制、T_1WI 上常呈弥漫性强化，其他发现包括 T_1 和 T_2 低信号的骨膜反应、T_1 低信号和 T_2 高信号的骨膜炎及液体信号的脓肿（T_1 低信号和 T_2 高信号）。骨膜下脓肿在增强的脂肪抑制 T_1WI 上呈扁豆状积液（图 25-8），邻近的软组织炎症通常与急性骨髓炎有关[39, 40]。

(2) 亚急性骨髓炎：亚急性骨髓炎是指由低毒力病原体，或者宿主免疫反应增强，或者两者之间达到平衡[37] 引起的持续 4 周以上但不超过 3 个月[41] 的骨感染。亚急性骨髓炎的表现之一为骨内脓肿（Brodie 脓肿）。

在 X 线上，通常表现为一边界清楚的溶骨性病变伴边缘硬化，常见于干骺端。在 MRI 上，表现为典型的四层模式，由内而外分别为中心脓腔、肉芽组织层、纤维层和最外层的水肿区（"半影"征），中心脓腔被肉芽组织包绕，呈 T_1 等信号、T_2 高信号，又被呈 T_1 和 T_2 低信号的纤维层包绕，水肿区在 T_1WI 呈低信号，在 T_2WI 上呈高信号。因为肉芽组织富含血管，故在 MR 增强图像上呈明显强化（图 25-9）。

位于骨骺的 Brodie 脓肿的表现类似于软骨母细胞瘤，多房性积液、病灶周围广泛水肿和局灶性

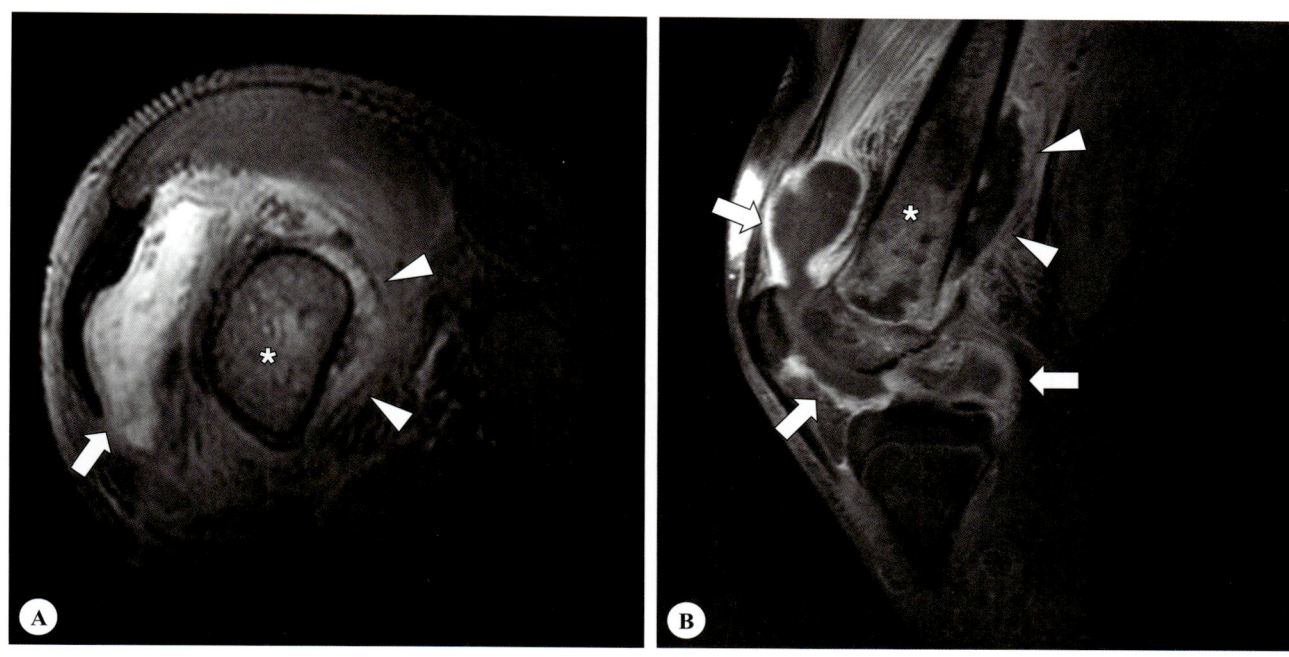

▲ 图 25-8　14 岁男孩，骨膜下脓肿

A. 膝部轴位 T_2 加权、脂肪抑制 MR 图像示股骨远端骨髓炎（星）和骨膜下脓肿（箭头），伴膝关节积液（箭）及软组织炎症；B. 矢状位增强 T_1 加权 MR 图像示股骨远端干骺端（星）和骨骺的不均匀强化，沿股骨后方皮质的骨膜下脓肿呈边缘强化（箭头），还可见膝关节滑膜增厚伴强化（箭）

皮质破坏的出现提示为感染性病变，而不是肿瘤性进程。

（3）慢性骨髓炎：慢性骨髓炎是指持续至少 3 个月且通常持续 6 个月以上的骨感染。急性骨髓炎治疗不当或惰性感染可导致慢性骨髓炎[42]。由于起病隐匿且无明显症状，所以诊断常常被延误[43]。慢性骨髓炎相关的并发症包括生长停滞、关节强直和肢体不等长。死骨形成是慢性骨髓炎的另一种并发症，指的是部分骨的血供中断伴周围骨的坏死和吸收，在中心部位留下的一块漂浮的死骨。死骨被一层厚的骨膜新生骨（包壳）所包绕，并且有一排泄脓液的窦道（排泄腔）。

除了慢性化脓性骨髓炎，骨结核、嗜酸性细胞肉芽肿、淋巴瘤和纤维性肿瘤（包括纤维组织细胞瘤、纤维肉瘤和硬纤维瘤），虽然很少被报道，但都可表现为死骨形成，骨样骨瘤的表现也与死骨类似。

在慢性骨髓炎中，MRI 可显示骨髓水肿的区域，但没有急性骨髓炎、骨膜反应和骨或软组织脓肿形成时那么突出[44]。在 MRI 上，死骨和包壳都呈 T_1 和 T_2 的低/暗信号，这些信号来自于钙化和硬化，在梯度回波序列上显示最清楚，但易受矿化产生的伪影

影响。排泄腔内衬肉芽组织，瘘管边缘可见强化（图25-10）。

CT 可清楚显示死骨、包壳、排泄腔和硬化，有助于引导活检或手术清创（图 25-10）。

4. 结核　骨结核是指累及骨和关节的结核感染，占所有结核感染的 1/3 [45]。临床上，骨结核起病隐匿，伴慢性关节疼痛和全身乏力、嗜睡、体重减轻等症状。

骨结核是由原发或复发的感染灶中的结核分枝杆菌经血行播散引起的。在组织学上，其特征是被淋巴细胞和多形白细胞包绕的肉芽组织及细胞死亡形成干酪样（奶酪样）坏死。

骨结核最常见的类型是脊柱炎（约 50% 的病例），其次是关节炎和骨髓炎[45]。

（1）结核性脊柱炎：结核性脊柱炎（Pott 病）最常见于胸椎[46]。在结核性脊柱炎中，感染深入到前纵韧带并累及邻近的几个椎体，可以是连续的，也可以是跳跃的。由于结核杆菌缺乏蛋白水解酶，在疾病前中期，椎间盘间隙通常不受累，椎体后部受累虽然少见，但会导致椎体压缩骨折和脊柱后凸[47]。脓肿延伸至硬膜外间隙可引起脊髓受压，还可见关节周围软组织钙化。

1257

CT 可显示骨质破坏、皮质中断、窦道和软组织钙化，可引导经皮穿刺活检或脓肿引流。当怀疑有结核性脊柱炎时，MRI 是首选的成像方式。MRI 可显示骨髓水肿，表现为斑片状 T_1 低信号和 T_2 高信号，椎旁或骨内脓肿在水敏感序列上呈中心液性信号，在增强的脂肪抑制 T_1WI 上可见沿薄壁的外周环形强化。不伴有邻近的活动性炎症的脓肿（冷脓肿）是结核病的特征，这一点与其他类型的感染不同，

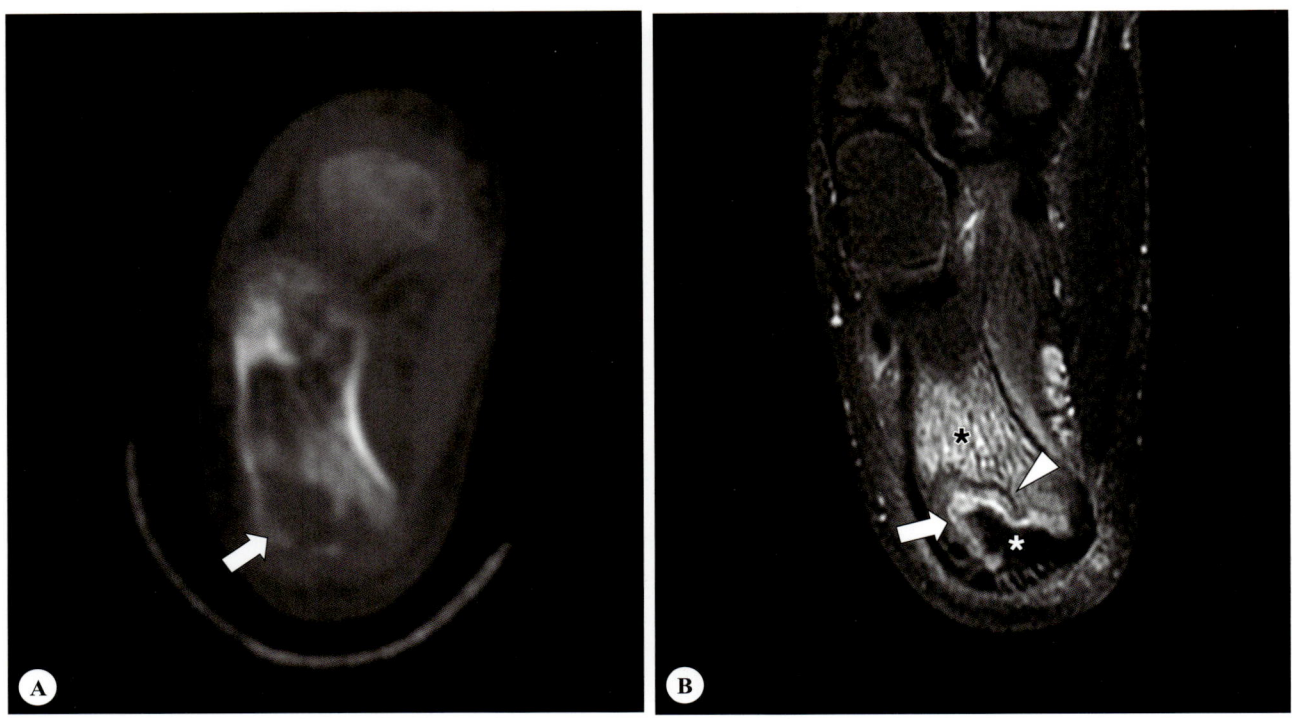

▲ 图 25-9　8 岁男孩，Brodie 脓肿
A. 踝部轴位 CT 图像示跟骨的一溶骨性病变（箭）；B. 轴位增强脂肪抑制、T_1 加权 MR 图像示"半影"征，即中心脓腔（白星）被环形强化的肉芽组织（箭）和低信号的纤维层（箭头）包绕，可见周围的骨髓水肿（黑星）

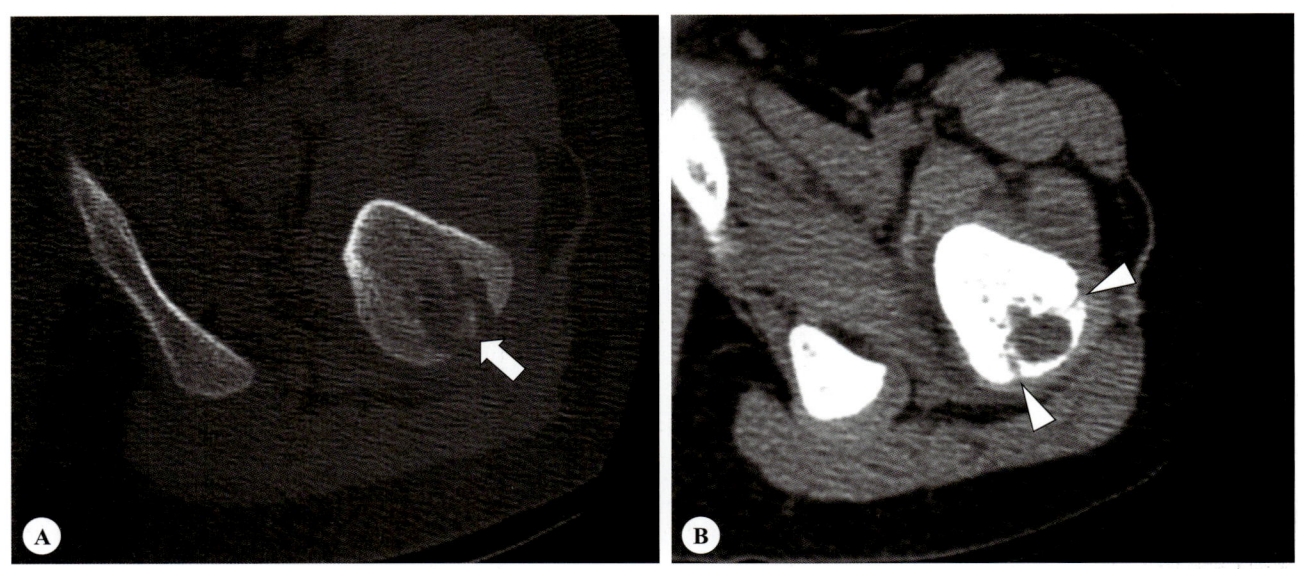

▲ 图 25-10　8 岁男孩，慢性骨髓炎
A. 髋部轴位 CT 图像示左股骨干骺端溶骨性病变的中心见一死骨（箭）；B. 细线样窦道（排泄腔，箭头）穿透溶骨性病变附近的皮质

在 T_1WI 上呈轻微高信号[47, 48]。椎旁脓肿在前纵韧带下扩散，并且相对不累及椎间盘时，强烈提示为结核性脊柱炎（图 25-11）。椎旁或骨内脓肿在韧带下扩散超过三个椎体，且累及胸椎时，提示为结核性脊柱炎，而不是化脓性脊柱炎。然而，结核性脊柱炎的影像学表现与其他类型的感染性脊柱炎有很多类似之处，最终诊断应根据组织病理学检查来确定[49]。

（2）结核性关节炎：结核性关节炎通常是由并发的干骺端结核感染直接传播引起的，血行播散相对少见[45]。通常表现为单关节受累，其中髋关节和膝关节最常受累。肉芽肿性炎症可引起关节积液，伴弥漫性滑膜增厚和压迫性骨质侵蚀，最终导致皮质或皮质下骨质破坏，骨质侵蚀在结核性关节炎中较细菌性化脓性关节炎更常见。邻近软组织的冷脓肿和窦道是结核性关节炎的特征性表现。

在症状出现的 3 周或 4 周后，X 线可见软组织肿胀或轻微硬化，随后可见典型的影像学三联症，称为"Phemister 三联症"。Phemister 三联症包括充血所致的关节旁骨质减少、感染直接破坏所致的骨质侵蚀或肉芽组织所致的压迫性骨侵蚀、慢性进行性关节间隙狭窄。分层骨膜反应是儿童特有的征象[45]。在结核性关节炎的晚期，硬化和严重的关节破坏变得明显，坏死的关节软骨和纤维物质碎裂，在关节、腱鞘和滑囊中形成"米粒样小体"[50, 51]。

CT 可显示骨质破坏和钙化的米粒样小体。MR 图像可显示关节积液伴混杂 T_2 低信号，由其内的碎片、分隔、米粒样小体、钙化和含铁血黄素沉积所致，钙化的米粒样小体在所有脉冲序列上均呈低信号，而在梯度回波序列中显示最佳[50]。增强 MR 图像可显示滑膜强化和关节周围脓肿[47, 48]。

（3）结核性骨髓炎：结核性骨髓炎是由原发感染灶的血行播散或邻近软组织感染的扩散引起的，如结核性滑囊炎或腱鞘炎。MRI 表现为骨髓信号改变，呈 T_1 低信号、T_2 高信号，并可见无强化的失活骨髓。在结核性骨髓炎中，骨质侵蚀和骨内脓肿较化脓性骨髓炎更常见，其边缘强化往往比化脓性骨髓炎的边缘强化更薄、更光滑。手和足的小管状骨受累（被称为骨气臌）在儿童中更常见[45]。结核性指/趾炎的特点是骨质破坏、骨膜反应和骨骺中由骨干内干酪样肉芽组织所致的膨胀性囊性病变。

5. 多灶性骨髓炎

（1）感染性多灶性骨髓炎：由化脓性感染血行播散引起的多灶性骨髓炎在新生儿中（约 50% 的病例）比在儿童中（约 10% 的病例）更常见[32, 52]。新生儿

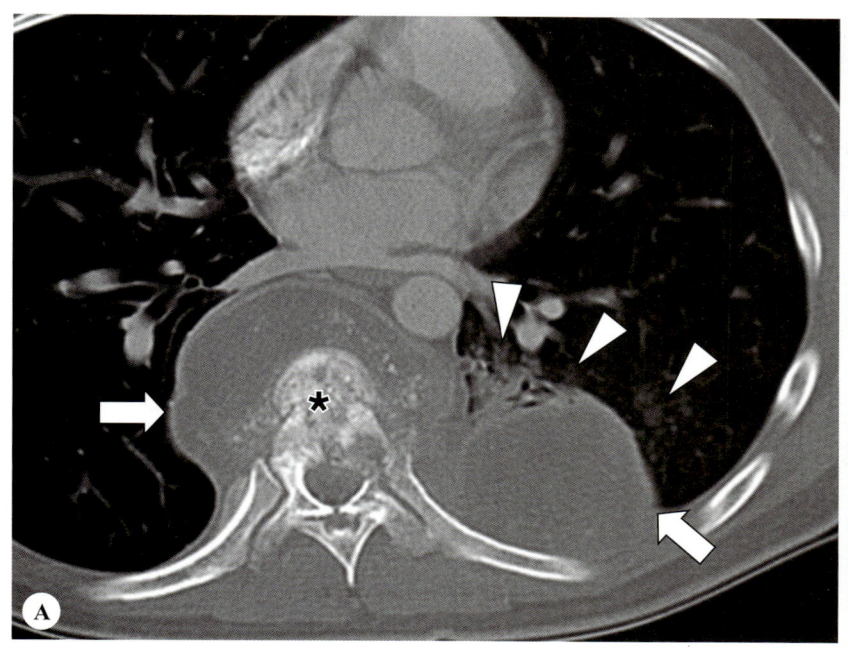
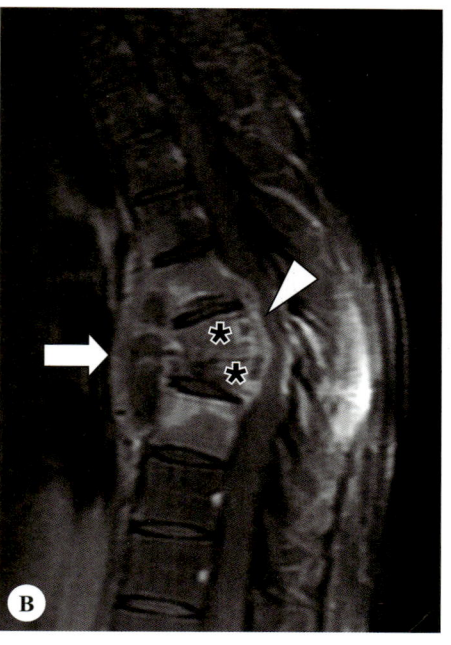

▲ 图 25-11　20 岁男性，结核性脊柱炎

A. 胸部轴位 CT 图像示 T_8 椎体内的一不规则溶骨性病变（星），伴含有多个钙化灶的椎旁脓肿（箭），左肺可见多发小叶中心型结节影（箭头），推测为原发灶；B. 矢状位增强脂肪抑制、T_1 加权 MR 图像示多个椎体强化，T_7 和 T_8 椎体压缩性骨折（星），导致脊柱后凸成角，脓肿沿前纵韧带下（箭）和硬膜外间隙（箭头）扩散

的高发病率可能是由于延迟出现的临床表现、延迟诊断或由于新生儿的解剖和免疫缺陷[32]。

MRI是局限性病变的首选成像方式，而放射性核素骨显像通常是疑似多灶性骨髓炎患者的一线检查方法[32, 53]。最近，带有冠状位短时间反转恢复序列的全身MRI使在合理的时间范围内对新生儿或年纪较小的婴幼儿的多灶性骨髓炎感染的定位成为可能[39]。影像学表现与化脓性骨髓炎相关章节中描述的局限性骨髓炎的表现相同（图25-12）。

(2) 慢性复发性多灶性骨髓炎：慢性复发性多灶性骨髓炎（chronic recurrent multifocal osteomyelitis，CRMO）是一种特发性多灶性的骨的炎性病变，通常见于儿童和青少年，女性居多。病因尚不清楚，但因其与其他炎性疾病（如银屑病和炎性肠病）有关，也因其对皮质类固醇治疗的临床反应，疾病与自身免疫反应的改变相关，成为最广为接受的病因假设[54-56]。组织学上，CRMO是由纤维血管组织和炎性细胞组成的。患儿的临床表现为骨痛、肿胀和低热，细菌学检查阴性，并可见加重和缓解的临床病程。CRMO的诊断是基于排除了其他疾病并通过骨活检证实的。SAPHO（滑膜炎、痤疮、脓疱病、骨质增生、骨炎）综合征是CRMO的另一种表现，发病较晚，平均发病年龄为28岁[54-56]。

CRMO的特点是处于不同病程阶段的多灶性的亚急性和慢性骨髓炎，常对称受累。下肢特别是干骺端最常受累。锁骨的内侧部分在CRMO中也常受累，但这是感染性骨髓炎不常累及的部位，其他不常累及的部位包括骨盆、下颌骨、胸骨、肋骨和脊柱。

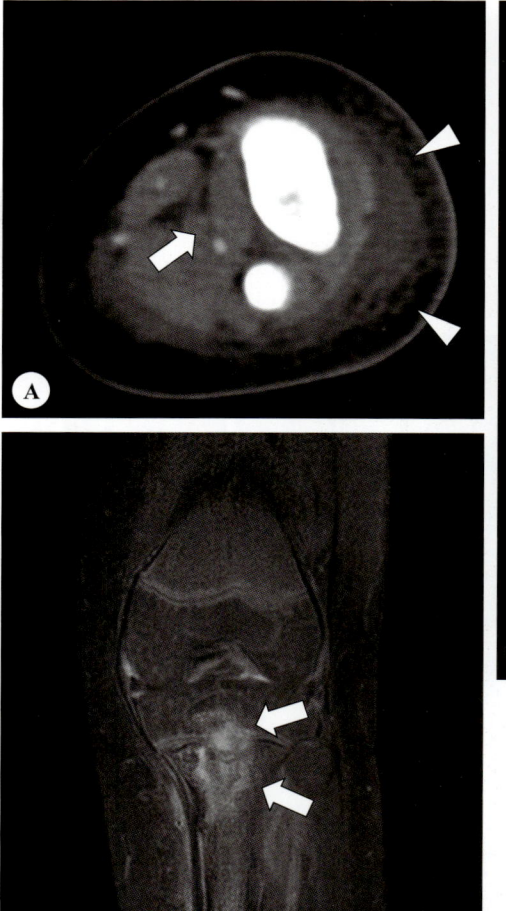

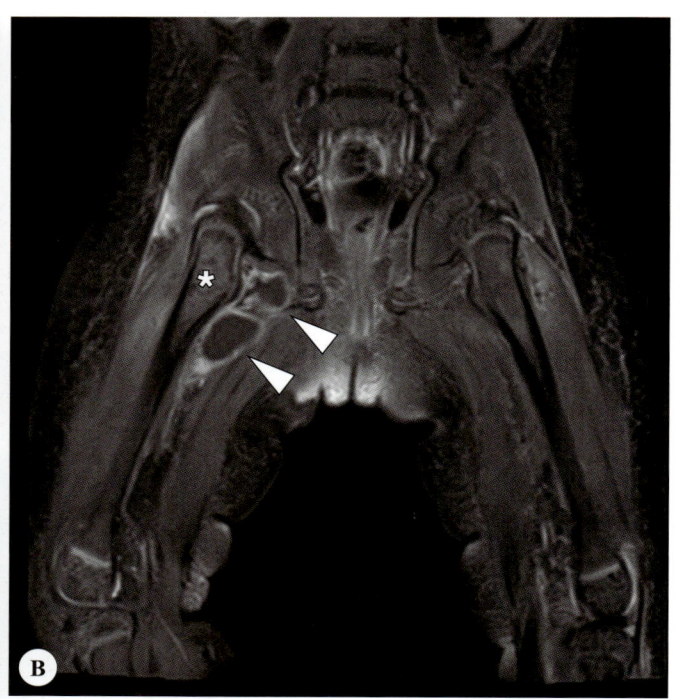

▲ 图 25-12 10月龄女孩，感染性多灶性骨髓炎
A. 小腿轴位增强CT图像示左胫骨周围弥漫性软组织肿胀伴脂肪浸润（箭头），胫后静脉内见静脉血栓形成（箭）；B. 大腿的冠状位增强脂肪抑制、T_1加权MR图像示右股骨近端一强化的骨髓病变（星）及周围软组织脓肿（箭头）；C. 左侧胫骨近端干骺端另一局灶性强化的骨髓炎区域（箭），通过骺板延伸至骨骺

X线可显示处于不同愈合阶段的亚急性或慢性骨髓炎，其表现包括软组织肿胀、骨膜反应、骨质硬化和骨质增生，邻近骨骺的干骺端溶骨性病变是CRMO的特征性表现（图25-13）。在CT图像上也可以看到相同的特征，CT对CRMO的诊断没有附加价值，但有助于引导经皮穿刺活检。MRI是一种很好的工具，特别是对于那些X线结果呈阴性但临床高度怀疑CRMO的患者。MRI可显示骨髓水肿和骨膜成骨的区域[57]。最近，全身MRI被应用于难以鉴别的病例，以在合理的时间范围内完成全身检查[58]（图25-14）。

与细菌性或结核性骨髓炎不同，CRMO不伴有软组织炎症、脓肿、瘘管或死骨[57-59]。CRMO和化脓性骨髓炎的影像学表现有相当大程度的重叠，通常需要通过骨活检进行病理学证实才能明确诊断。鉴别诊断包括慢性感染性骨髓炎、朗格汉斯细胞组织细胞增生症和多灶性肿瘤（包括白血病、淋巴瘤或转移瘤）。

CRMO可自行消退，但症状可持续数月至数年。

治疗方案包括非甾体抗炎药、皮质类固醇、阿奇霉素、英夫利昔单抗和干扰素。与慢性化脓性骨髓炎相比，长期后遗症不太常见。

6. 幼年型特发性关节炎 幼年型特发性关节炎（juvenile idiopathic arthritis，JIA）是儿童中最常见的类风湿性疾病。JIA是一种异质性关节炎，当关节炎患者在16岁之前发病，病程持续6周以上且没有已知的病因时即可诊断[60]。根据国际风湿病学协会联盟（International League of Associations for Rheumatology，ILAR），根据受累关节的数量（全身性、多关节或少关节）和实验室检查结果（类风湿因子和HLA B27）（表25-1），JIA可被分为七个疾病类别[61]。

JIA的发病机制尚未完全阐明，但最广为接受的理论是JIA是由易感个体的感染诱发的自身免疫反应造成的，滑膜中的抗原 – 抗体免疫复合物导致滑膜炎症和肥厚，这属于JIA的早期、急性表现。膝关节最常受累，其次是踝关节、腕关节、手部关节、肩关节、颈椎、颞下颌关节和骶髂关节。

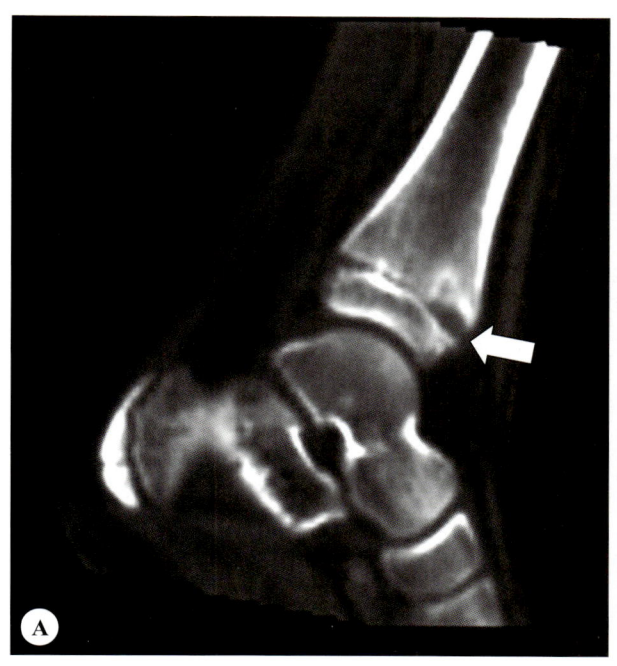
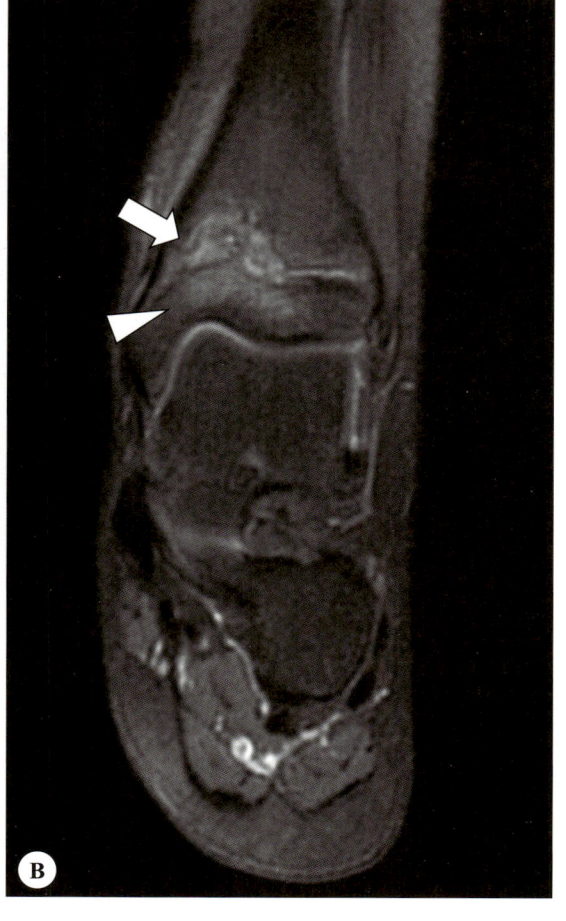

▲ 图25-13 10岁女孩，慢性复发性多灶性骨髓炎
A. 踝部矢状位CT图像示紧邻胫骨远端骨骺的一干骺端的局灶性溶骨性病变（箭）；B. 冠状位脂肪抑制、T_2加权MR图像示紧邻胫骨骨骺的一干骺端高信号病变（箭），邻近的胫骨骨骺可见骨髓水肿（箭头）

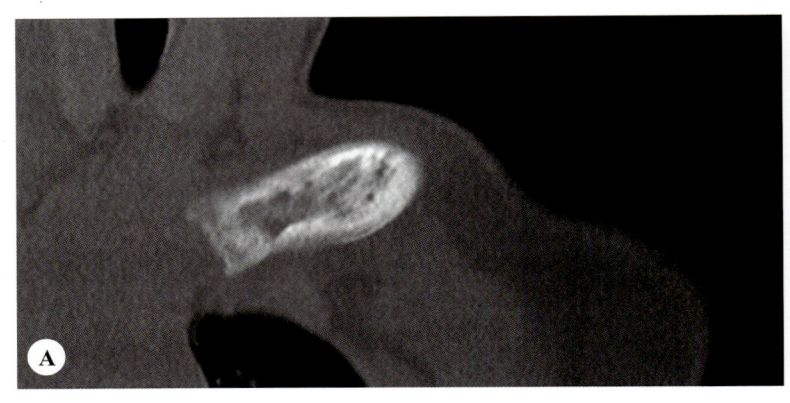
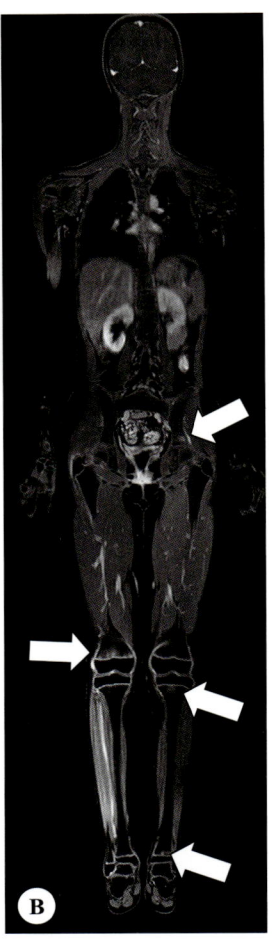

▲ 图 25-14　9 岁女孩，慢性复发性多灶性骨髓炎

A. 胸部冠状位 CT 图像示左锁骨内侧一溶骨性病变伴骨膜反应；B. 全身的冠状位增强脂肪抑制、T_1 加权 MR 图像示左髂骨、双侧股骨和胫骨紧邻骨骺的干骺端多发强化灶（箭）

表 25-1　国际风湿病学协会联盟的儿童慢性关节炎的分类标准	
亚分类	定　义
全身性关节炎	• ≥5 个关节受累 • 伴随全身症状（如发热、皮疹、淋巴结增大、肝脾增大）
少关节炎（最常见，50%~80%） 　持续性 　延伸性	• 整个病程中受累的关节数≤4 个 • 最常见的关节为膝（30%~50%）和踝关节 • 初始：≤4 个关节受累 • 6 个月后：延伸至其他关节
RF（−）多关节炎	≥5 个关节受累，类风湿因子阴性
RF（＋）多关节炎	≥5 个关节受累，类风湿因子阳性
幼年型银屑病性关节炎	• 关节炎和银屑病皮疹 • 或关节炎及银屑病、指/趾炎、凹陷甲家族史
腱端附着点相关的关节炎	• HLA-B27（＋） • 骶髂关节炎、足底筋膜或跟腱的腱端附着点炎 • 强直性脊柱炎、炎性肠病
未分化型关节炎	不符合以上任何类别

目前有三种主要的成像方式用于评估 JIA：X 线、超声和 MRI，MRI 是目前应用最广泛的评估方法，MRI 扫描方案包括 T_1WI、水敏感序列、梯度序列和增强 T_1WI 伴脂肪抑制。在 MRI 上，早期 JIA 可观察到活动性滑膜炎，伴软组织和骨髓水肿及相邻肌腱的滑膜炎（腱鞘炎或滑膜炎），肥厚的滑膜对半月板产生占位效应，半月板发育不全征是膝关节 JIA 的一个特征性表现[62]。在慢性 JIA 中，肥厚的滑膜会发生碎裂，在关节间隙中形成大小均匀的关节游离体，称为米粒样小体。米粒样小体并不常见，但若出现，也是 JIA 的一个特征性表现[62]（图 25-15）。

骨质侵蚀、关节间隙狭窄、破坏和融合（关节强直）是该病的晚期表现（图 25-16）。发炎的滑膜在水敏感序列上呈不同的信号强度，活动性滑膜炎在增强 MRI 上显示最佳。膝关节的滑膜增厚（超过 3mm 厚）即被认为是异常征象[62]。滑膜囊肿和淋巴结增大常与 JIA 有关，但不特异。疾病可进展为慢性滑膜炎和血管翳形成从而导致软骨和骨侵蚀。关节间隙狭窄和畸形是疾病的晚期表现，因现已有更有效的治疗试验，所以晚期表现不常见[63]。

幼年型脊柱关节炎属于一类儿童关节炎，包括幼年银屑病关节炎（juvenile psoriatic arthritis，JPSA）、腱端附着点相关的关节炎（enthesitis-related arthritis，ERA）和未分化型关节炎（表 25-1）。幼年型脊椎关节炎可累及骶髂关节，并与腱端附着点炎和炎性肠病（如克罗恩病）有关（图 25-17），MRI 表现为不对称的双侧骶髂关节炎，伴髂骨侧更突出的反应性硬化及骨质侵蚀，晚期表现为关节间隙狭窄[64]。

JIA 的治疗方案包括非甾体抗炎药（nonsteroidal anti-inflammatory drug，NSAID）、改善病情的抗风湿药物（disease-modifying anti-rheumatic drug，DMARD）和关节内类固醇注射[65]。

7. 皮肌炎 幼年型皮肌炎（juvenile dermatomyositis，JDM）是儿童期最常见的特发性炎性肌病之一。病因尚未完全确定，但最广为接受的理论是微血管中发生的自身免疫反应随后导致肌肉缺血和损伤。JDM 起病隐匿，伴双侧近端肌无力和紫罗兰色皮疹。诊断的依据是肌酶升高及肌电图（electromyography，EMG）改变，确诊需要进行肌肉活检。

JDM 的 MRI 特征是，在水敏感序列中，肌肉和（或）筋膜对称性水肿，主要累及大腿和臀部肌肉

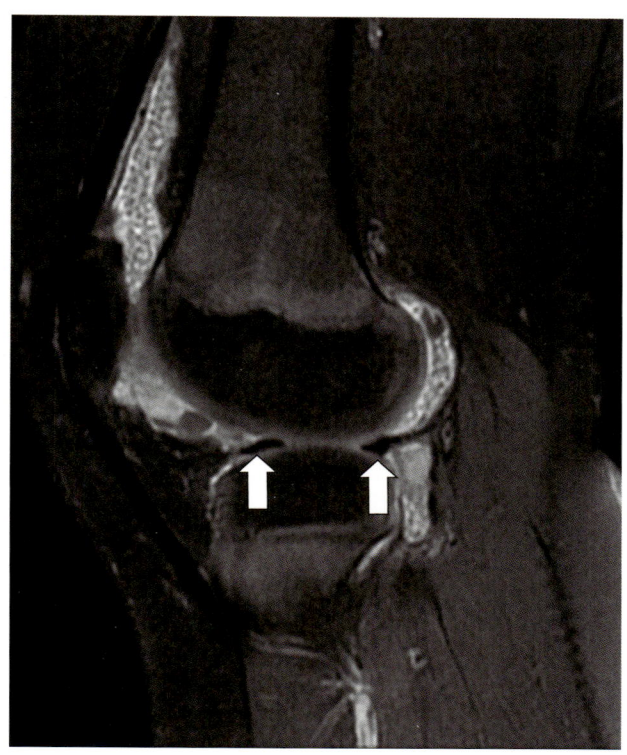

▲ 图 25-15 13 岁女孩，幼年型特发性关节炎和米粒样小体形成

膝部矢状位脂肪抑制、T_2 加权 MR 图像示关节积液伴米粒样小体和较小的半月板（半月板发育不全征，箭）

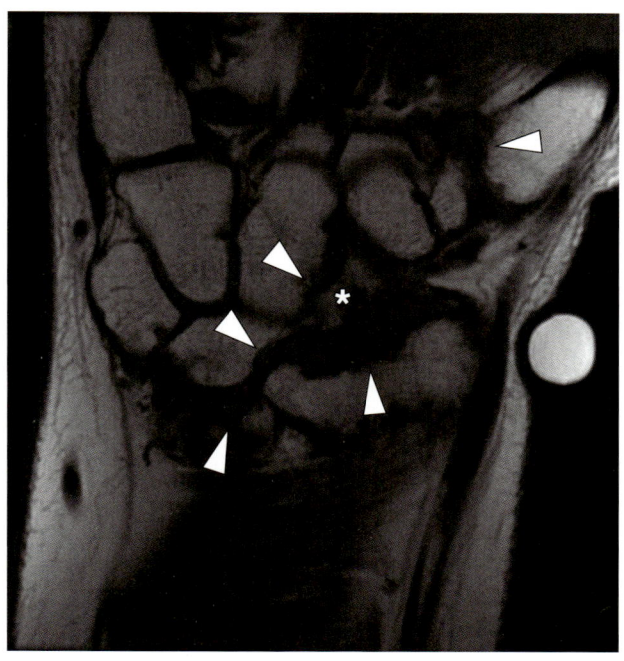

▲ 图 25-16 21 岁女性，长期的幼年型特发性关节炎

腕部冠状位 T_1 加权 MR 图像示多灶性骨质侵蚀（箭头）和小的变形的舟骨（星），可见弥漫性关节间隙变窄

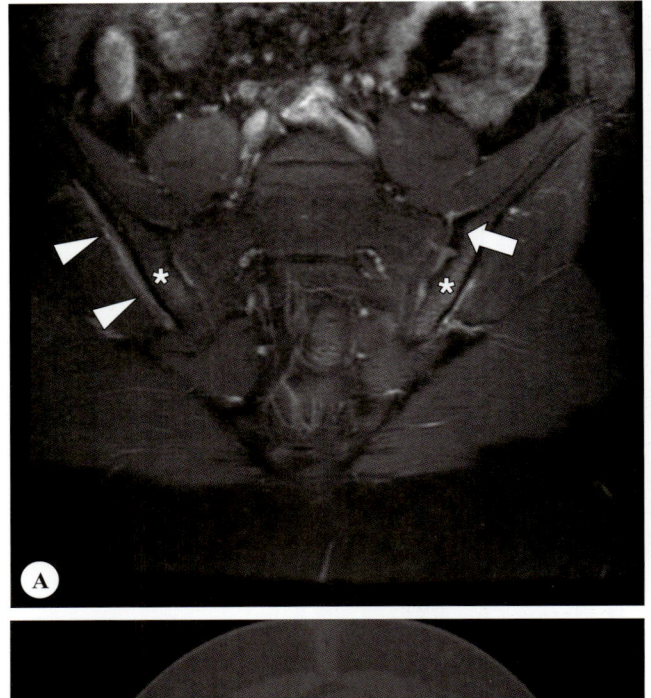
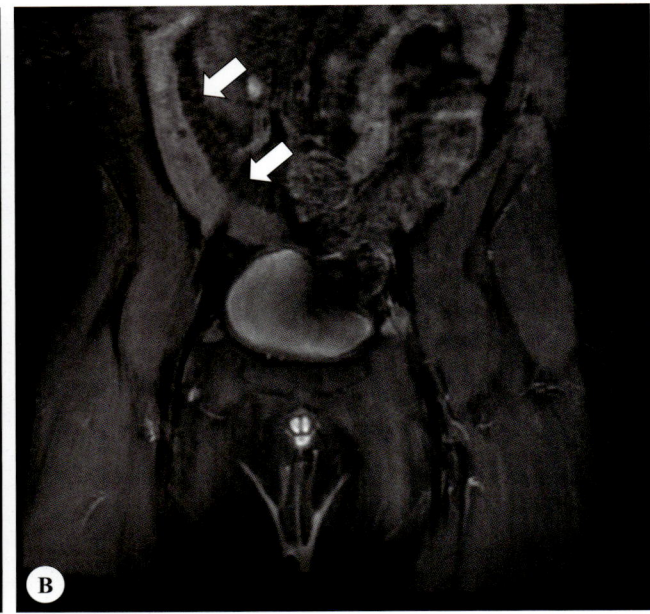
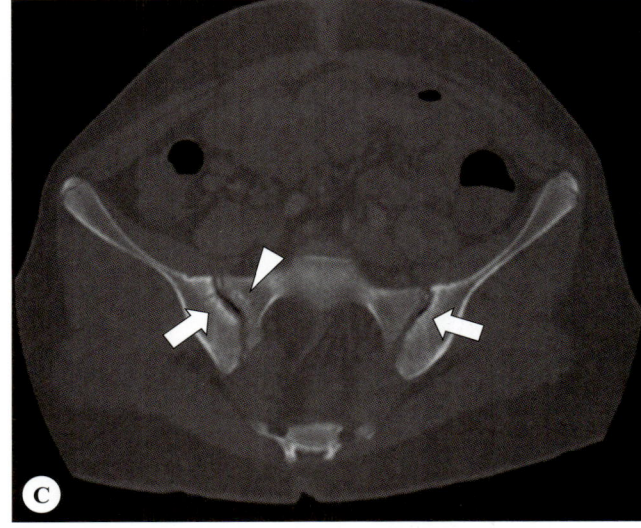

▲ 图 25-17 11 岁男孩，腱端附着点相关的关节炎和克罗恩病

A. 骨盆斜轴位脂肪抑制、T_2 加权 MR 图像示双侧骶髂关节骨髓水肿（星），左侧重于右侧，左侧可见髂骨侧硬化性改变（箭），伴双侧滑膜炎及右骨骨膜炎（箭头）；B. 冠状位脂肪抑制、T_2 加权 MR 图像示肠壁弥漫性增厚（箭）及所示腹部的回肠远段及末段肠系膜的葡萄脂肪；C. 另一名患有腱端附着点相关的关节炎和克罗恩病的 15 岁男孩，斜轴位重建的骨盆 CT 图像示双侧骶髂关节硬化性改变，以双侧髂骨侧（箭）和右侧骶骨侧（箭头）较明显

（图 25-18）；由条纹状、不规则 T_2 高信号所反映的皮下水肿与更具侵袭性的临床病程相关[66, 67]。MRI 有助于评价肌肉水肿的程度和引导肌肉活检，诊断时不需使用静脉对比剂。肌肉的脂肪浸润和萎缩见于慢性病程，在 30%～70% 的病例中，在 X 线上于关节伸面可见由反复创伤引起的软组织钙化（钙质沉着症）（图 25-18）。

使用类固醇和免疫抑制药物进行的治疗是最广泛使用的治疗方案。

（三）儿科肌肉骨骼系统的肿瘤性疾病

1. 良性骨肿瘤

（1）骨软骨瘤：骨软骨瘤是一种良性的含软骨帽的骨性赘生物，其髓腔与母骨的髓腔相延续。它是最常见的骨肿瘤，占良性骨肿瘤的 50%，占人群的 1%[68-70]。86% 的患者为单发骨软骨瘤，14% 的患者为多发骨软骨瘤。骨软骨瘤是由板状软骨碎片通过骨膜骨袖疝入干骺端并生长形成的[70, 71]。骨软骨瘤的生长发生在软骨帽的基底部，相当于正常的骺板，在骨骼成熟后生长停止。下肢的长骨，特别是膝关节周围的长骨最常受累，其次是肋骨、肩胛骨、骨盆、脊柱和手足的小骨[71, 72]。

遗传性多发性外生骨疣（hereditary multiple exostosis，HME），也称为骨干续连症或家族性骨软骨瘤病，表现为多发骨软骨瘤。在 80%～90% 的病例中，HME 是一种常染色体显性遗传性疾病，而在剩余的 10%～20% 的病例中，HME 是由自发突变引

第 25 章 儿科应用：肌肉骨骼系统
Pediatric Application: Musculoskeletal System

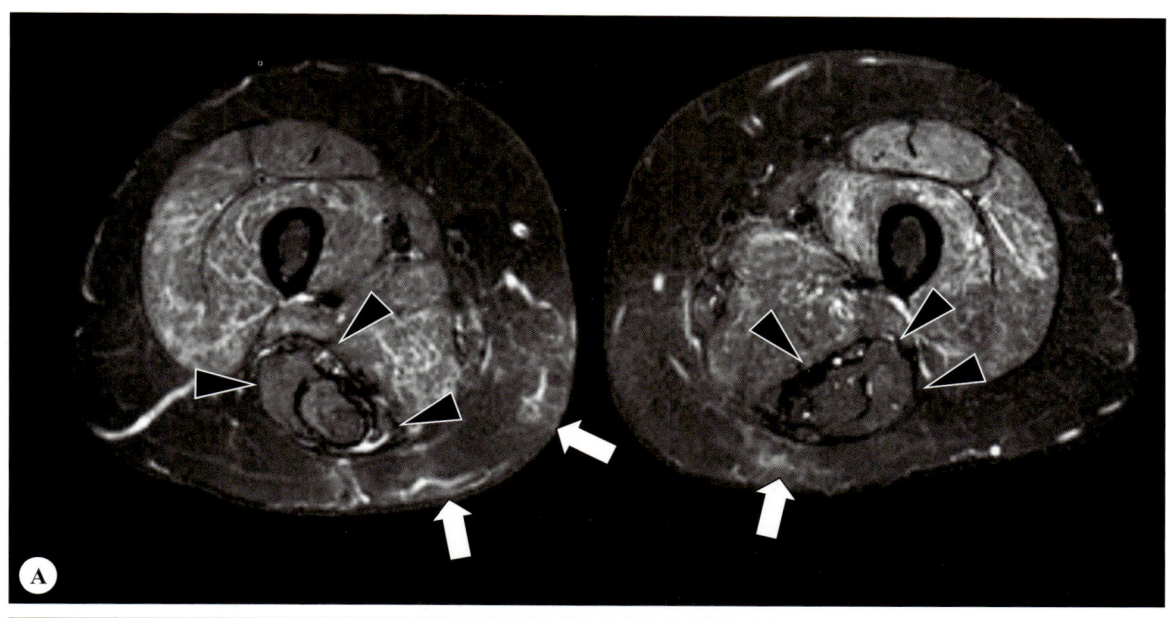

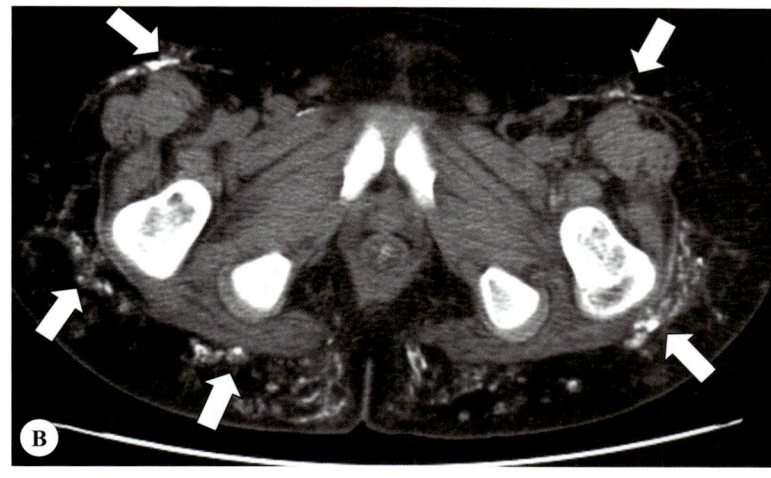

▲ 图 25-18 20 岁男性的 MRI 表现，8 年幼年型皮肌炎病史
A. 双侧大腿轴位 STIR MR 图像示大腿肌肉对称性水肿，腘绳肌水肿程度较轻，伴周围钙化（箭头），可见条纹状和网状的皮下水肿（箭）；B. 另一名患幼年型皮肌炎的 10 岁男孩，骨盆 CT 示皮下钙化（箭）

起的，没有家族史[73]。骨软骨瘤是骨骼被辐射后最常见的骨肿瘤，发生在 6%～12% 既往有辐射史的患者中，辐射诱发的骨软骨瘤发生在受辐射后 3～16 年，组织学表现与自发性骨软骨瘤相同[74]。

单发的骨软骨瘤通常无症状，偶然被发现。复杂的骨软骨瘤可因对邻近神经血管束的占位效应及撞击、断裂和滑囊形成而出现症状。并发症在 HME 中更常见，如骨畸形和骨短缩。

骨软骨瘤可以是有蒂（细长的外观）或无蒂的（宽基底的外观）。大多数病例可通过 X 线诊断，但 CT 和 MRI 在描述母骨和骨软骨瘤之间的关系及识别并发症方面更有用。

覆盖骨软骨瘤末端的软骨帽含水量高，在 CT 上呈低密度，在 MR 上呈液性信号（T_1WI 低信号，水敏感图像呈高信号）（图 25-19）。MRI 是评估软骨帽的最佳成像方式。大约 1% 的单发骨软骨瘤和 2%～5% 的 HME 可恶变为软骨肉瘤，通常发生于软骨帽，但在 20 岁以下的患者中不常见[70, 75]。提示恶变的特征包括：骨成熟患者中软骨帽的生长、不规则的软骨帽轮廓、灶性透亮区、邻近骨质破坏及伴有不规则钙化的新的软组织形成[70]。在骨不成熟的患者中，软骨帽的厚度可达 3cm；在骨骺闭合的骨成熟患者中，软骨帽的厚度通常 <1cm，软骨帽厚度 >1.5cm 者恶变可能性[76]。骨肉瘤是一种极其罕见的恶变形式，可能发生在骨软骨瘤的蒂部。

有症状的骨软骨瘤或伴有并发症的骨软骨瘤需要进行手术切除。

(2) Trevor 病：Trevor 病，又称片肢性骨骺发育不良，是一种罕见的非遗传性的骨骺发育障碍，由软骨异常生长导致的骨软骨瘤样骨骺病变（图 25-20）。

1265

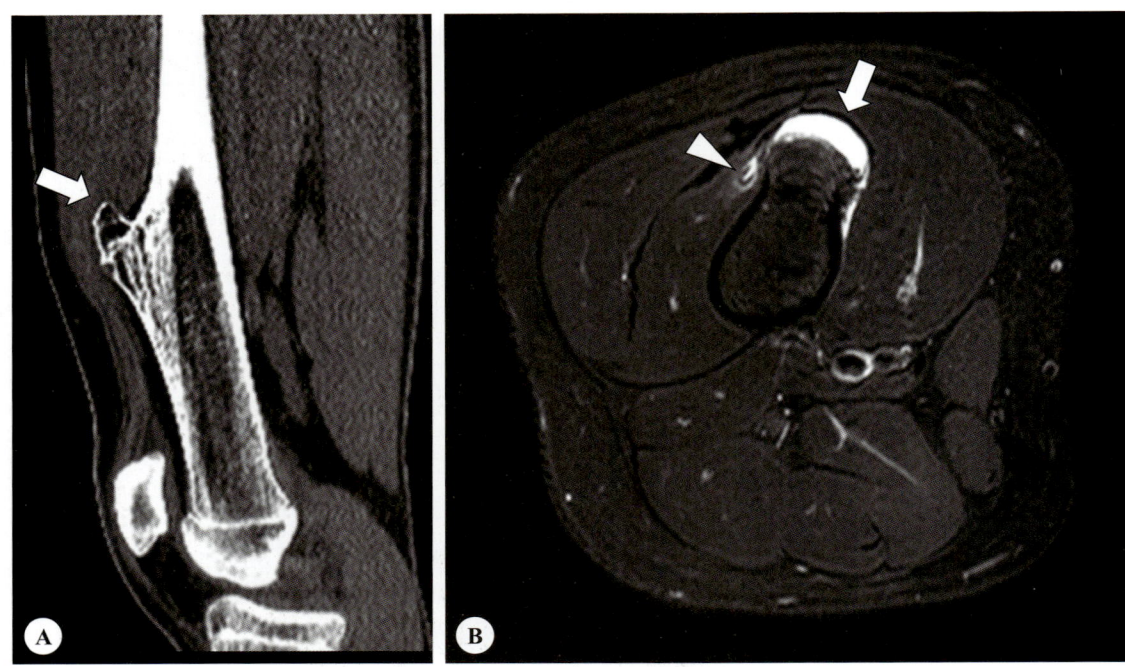

▲ 图 25-19 7 岁男孩，骨软骨瘤

大腿的矢状位 CT 图像（A）和轴位脂肪抑制、T₂ 加权 MRI 图像（B）示一骨性赘生物，与股骨远端母骨相连；在 CT 图像（A）上软骨帽（箭）为覆盖骨性病变的低密度灶，在 MR 图像（B）为明亮的高信号，在 MR 图像上还可见骨软骨瘤周围反应性的 T₂ 高信号（箭头）

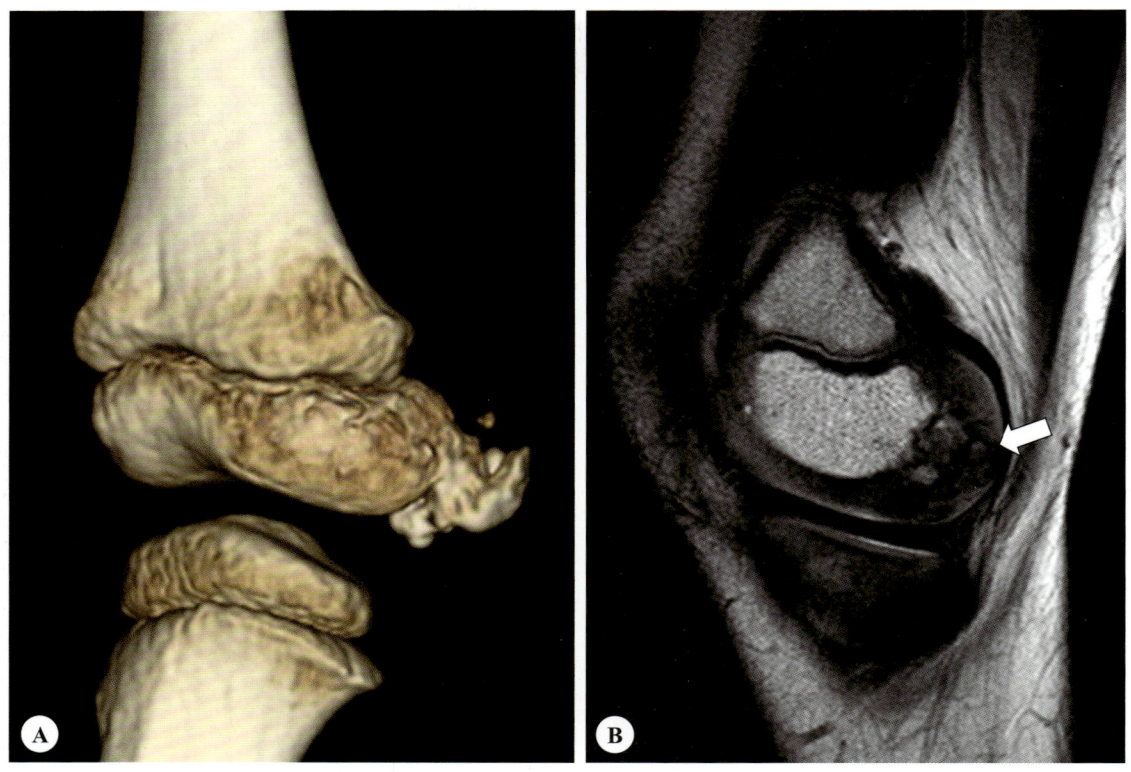

▲ 图 25-20 5 岁男孩，Trevor 病

膝关节的三维容积再现 CT 图像（A）和矢状位 T₂ 加权 MR 图像（B）示一起自股骨远端骨骺后方的不规则肿块（箭）

下肢最常受累，跗骨或腕骨也可能受累[70]。Trevor 病通常是单侧的，多见于骨骺内侧。

CT 和 MRI 表现为起自增大的骨骺和骨骺类似物的分叶状肿块，肿瘤的信号强度与受累的骨骺软骨相似，CT 可见软骨内点状钙化。

早期手术切除可改善关节面的平整，从而减少继发性骨关节炎的风险。

(3) 单房性骨囊肿：单房性骨囊肿（unicameral bone cyst，UBC），又称单纯性骨囊肿，属于一种常见的良性骨肿瘤，由纤维膜包绕髓内充满液体的囊肿组成。UBC 被认为是一种发育不良或反应性病变，而不是真正的肿瘤。约 80% 的患者在 10—20 岁发现，男性居多[77]。这种病变通常没有症状、偶然发现的，若发生相关的病理性骨折可引起疼痛。

最常见的部位是长骨干骺端的髓内，与位于偏心性位置的动脉瘤样骨囊肿不同，UBC 位于骨的中心位置。肱骨近端最常受累，其次是股骨近端。随着儿童生长，UBC 可以从长骨干骺端迁移到骨干。

X 线表现为边界清楚的透亮病变，伴或不伴有分隔。CT 和 MRI 表现为薄壁的囊性病变，分别呈液体密度和液体信号，增强后薄壁和分隔可见强化。"骨片陷落"征是伴有病理性骨折的 UBC 的特异性表现，由脱落的骨折碎片位于囊肿内的对应区域所致（图 25-21）。UBC 伴病理性骨折时可引起内出血，故可见内部液-液平面[78]。

无症状的 UBC 通常不需要治疗，但当病变不能自行缓解或有骨折风险时，就需要治疗。治疗方案包括囊肿抽吸后注射类固醇、硬化疗法或刮除术后骨水泥填充[79]。

(4) 动脉瘤样骨囊肿：动脉瘤样骨囊肿（aneurysmal bone cyst，ABC）是一种良性的髓内膨胀性囊性病变，其内多发分隔，由充满血液的血管腔组成。ABC 最常发生于 10—20 岁，最常累及长骨干骺端，包括股骨、胫骨、肱骨、椎体后部和骨盆。ABC 的临床表现为疼痛或肿块。原发性 ABC 的病因是 17 号染色体上 USP6 原癌基因的重排，继发性 ABC 最常见的病因是静脉循环异常[80]。在组织学上，ABC 的纤维隔膜中没有内皮层，而是由成纤维细胞、炎性淋巴组织细胞和破骨细胞样巨细胞构成。

在 70% 的病例中 ABC 是原发的；继发性 ABC 占 30%，由潜在的骨病变发展而来，如巨细胞瘤、成骨细胞瘤、软骨母细胞瘤、纤维结构不良、血管

瘤、非骨化性纤维瘤或骨肉瘤。实性的 ABC 变异，被称为"巨细胞修复性肉芽肿"，属于一种罕见的亚型，其影像学表现多变[77]。

ABC 的 X 线表现为膨胀性髓内透光性病变，呈"肥皂泡"样外观。通常 ABC 呈偏心性分布的伴骨皮质变薄。MRI 表现为膨胀性的多分隔的囊性灶，伴出血所致的多个液-液平面（图 25-22），增强后可见囊壁和间隔呈平滑而薄的强化。在继发性 ABC 或血管扩张性骨肉瘤中可见实性成分和厚的分隔强化。

手术切除是首选的治疗方法，局部复发的报道罕见。

(5) 骨样骨瘤：骨样骨瘤是一种良性的成骨性肿瘤，其特征是病变小，但伴有与病灶大小不相称的剧烈疼痛，尤其是夜间痛，水杨酸盐可显著缓解上述疼痛。骨样骨瘤通常发生在 10—20 岁，男性居多[81]。根据肿瘤的位置，骨样骨瘤被细分为皮质型、髓质型和骨膜下型（按发生频率降序排列）。最常发生的位置是长骨骨干，特别是股骨（尤其是股骨颈）和胫骨[82]。

骨样骨瘤的特征性影像表现是瘤巢，为圆形或椭圆形的透亮性区域，含有不同程度的中心矿化，瘤巢直径通常 <2cm，周围可见邻近皮质增厚、反应

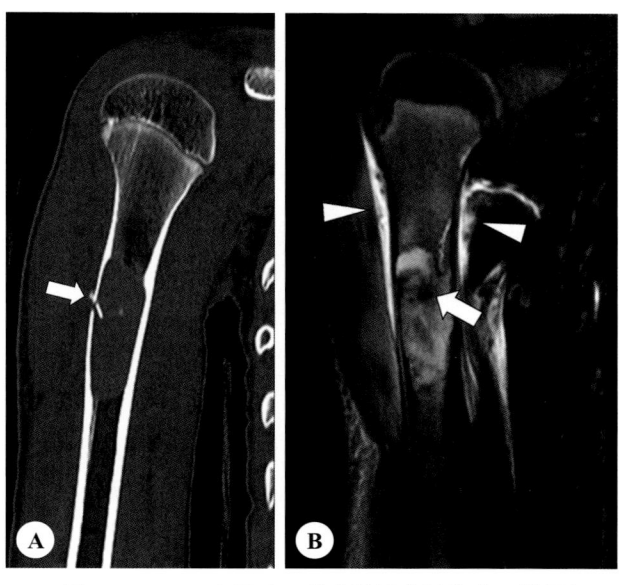

▲ 图 25-21 12 岁男孩，单房性骨囊肿伴病理性骨折
A. 肱骨冠状位 CT 图像示一边界清楚的溶骨性病变伴病理性骨折，囊肿内有一个分离的骨折碎片（箭），即"骨片陷落"征；B. 冠状位脂肪抑制、T_2 加权 MR 图像示囊内暗信号（箭），这是由与病理性骨折相关的出血所致的，同时伴周围软组织水肿（箭头）

性骨质硬化和骨膜反应，呈"双密度"征或"靶"征。CT 是检测瘤巢的最佳成像方式。在 MRI 上，瘤巢在 T_1WI 上呈低到中等信号，在水敏感图像上信号强度多变，部分矿化的瘤巢表现为周围的 T_2 高信号和中心矿化导致的 T_2 低或暗信号。瘤巢周围可见广泛的骨髓和软组织水肿（图 25-23），增强后瘤巢明显强化。

骨样骨瘤偶尔发生在非典型位置，这对临床和影像学诊断都是一个考验。关节内骨样骨瘤表现为与关节炎特征相似的关节疼痛和积液，因为缺乏反应性皮质增厚和骨膜反应，使得影像诊断困难。脊柱的骨样骨瘤通常累及腰椎的神经弓，可引起疼痛性脊柱侧凸和神经根痛[82]。

骨样骨瘤的鉴别诊断包括应力性骨折、皮质内脓肿/死骨及其他皮质内肿瘤（如皮质内血管瘤、成骨细胞瘤和椎弓根代偿性肥大）[83]。与骨样骨瘤的圆形或卵圆形瘤巢对比，应力性骨折表现为线性皮质断裂和硬化，在骨扫描中呈线性热摄取，而骨样骨瘤的病灶具有双密度征或靶征。皮质内脓肿呈周围环状强化，形状和边缘不规则；而骨样骨瘤的瘤巢边缘光滑，明显强化。皮质内血管瘤非常罕见。成骨细胞瘤通常比骨样骨瘤大（超过 2cm）。椎弓根代偿性肥大与对侧的脊椎滑脱相关。

骨样骨瘤的传统治疗方案是手术切除病灶。近年来，CT 引导下对瘤巢的经皮射频消融治疗已成为首选治疗方法，经皮射频消融治疗是一种简单、安全和微创的治疗方法，有令人满意的长期疼痛控制效果和低复发率[83]。

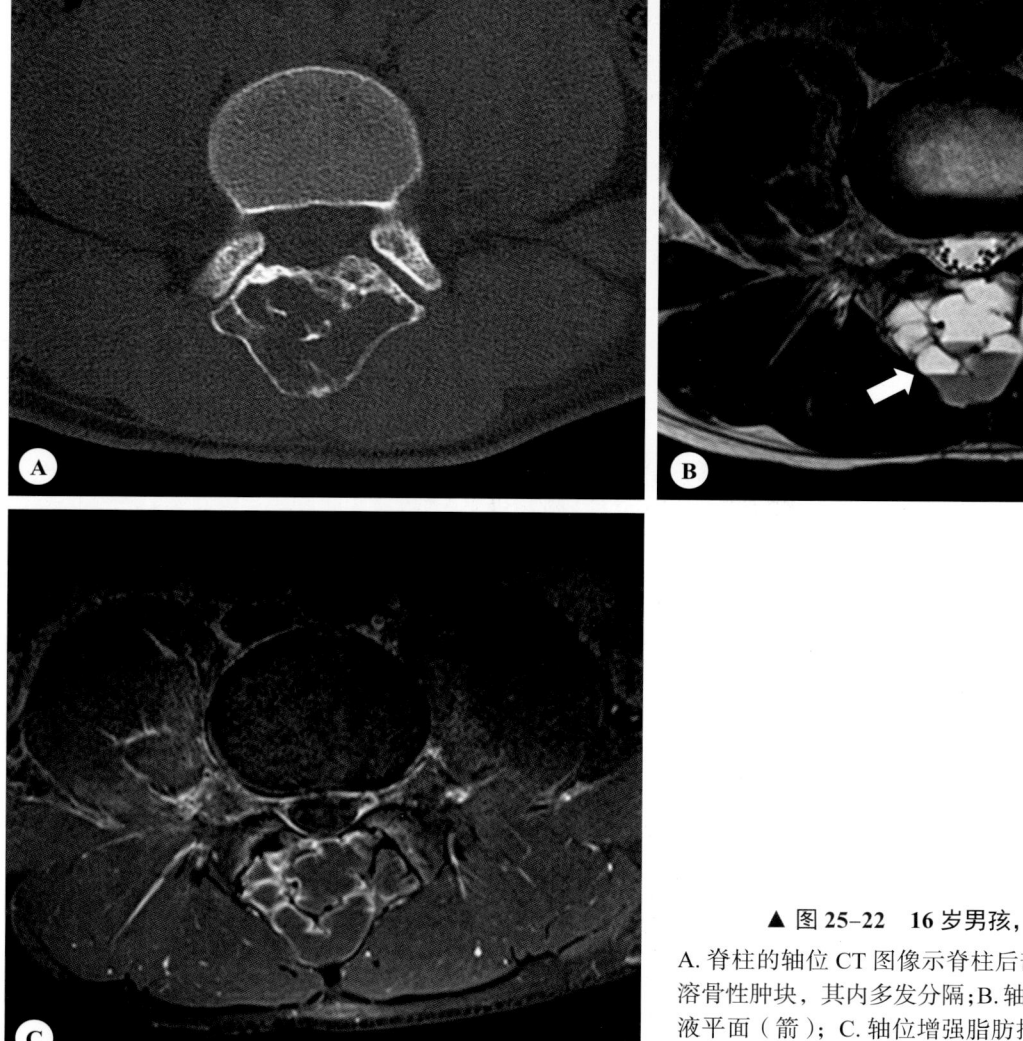

▲ 图 25-22 16 岁男孩，动脉瘤样骨囊肿
A. 脊柱的轴位 CT 图像示脊柱后部一边界清楚的、膨胀性溶骨性肿块，其内多发分隔；B. 轴位 T_2 加权图像示多个液-液平面（箭）；C. 轴位增强脂肪抑制、T_1 加权图像示囊壁及分隔的薄层强化

(6) 成骨细胞瘤：成骨细胞瘤是一种罕见的良性成骨性肿瘤，通常发生在10—30岁，男性稍多[84, 85]。在组织学上，成骨细胞瘤由松散的编织骨和具有反应性骨形成的丰富的成骨细胞组成，与骨样骨瘤几乎相同。但是成骨细胞瘤的临床和影像学表现与骨样骨瘤不同，成骨细胞瘤所致的疼痛通常没有骨样骨瘤的那么强烈，也不会在夜间加剧。与骨样骨瘤最常累及长骨皮质不同，成骨细胞瘤最常发生于脊柱后部或扁骨[86]。成骨细胞瘤的直径一般＞2cm，而骨样骨瘤的直径一般＜2cm。

成骨细胞瘤的影像学表现多变，从纯的溶骨性病变到纯的骨硬化性病变或两者的结合。在长管状骨中，成骨细胞瘤的特征是髓内或皮质的膨胀性溶骨性病变伴骨化基质和反应性硬化。成骨细胞瘤更具侵袭性，可见虫蚀样的边界及针样的骨膜反应。CT 表现为伴骨化基质和骨膜反应的溶骨性病变，MRI 表现为邻近的软组织和骨髓水肿及软组织肿块形成，增强后可见富血供的肿瘤，可与邻近的骨髓和软组织水肿相区分（图25-24）。成骨细胞瘤可以继发 ABC 改变，特别是在脊柱后部。成骨细胞瘤的鉴别诊断包括骨样骨瘤、单纯性骨囊肿、ABC 和软骨黏液样纤维瘤。

成骨细胞瘤的首选治疗方案是整体手术切除[85]。

(7) 纤维皮质缺损：纤维皮质缺损（fibrous cortical

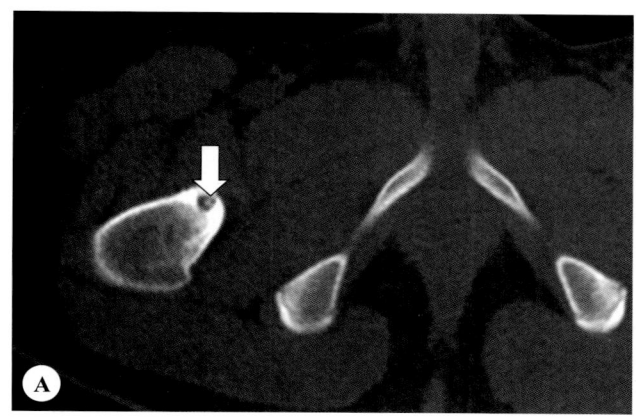 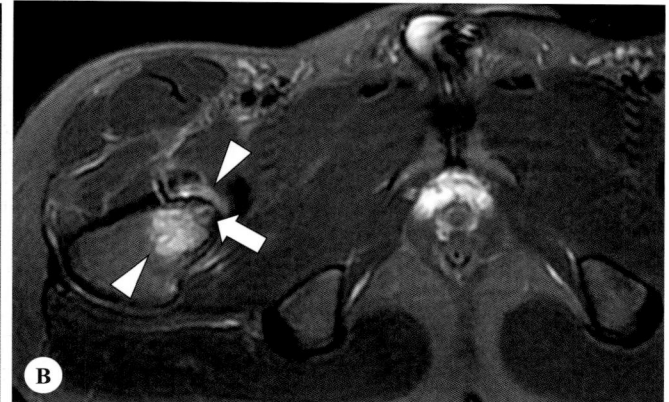

▲ 图 25-23　15 岁男孩，骨样骨瘤
A. 髋部轴位 CT 图像示股骨颈近端增厚的皮质内见一小的透亮的瘤巢（箭），中心可见矿化；B. 轴位脂肪抑制、T_2 加权图像清晰显示部分矿化瘤巢（箭）所致的靶样外观，伴周围骨及软组织水肿（箭头）

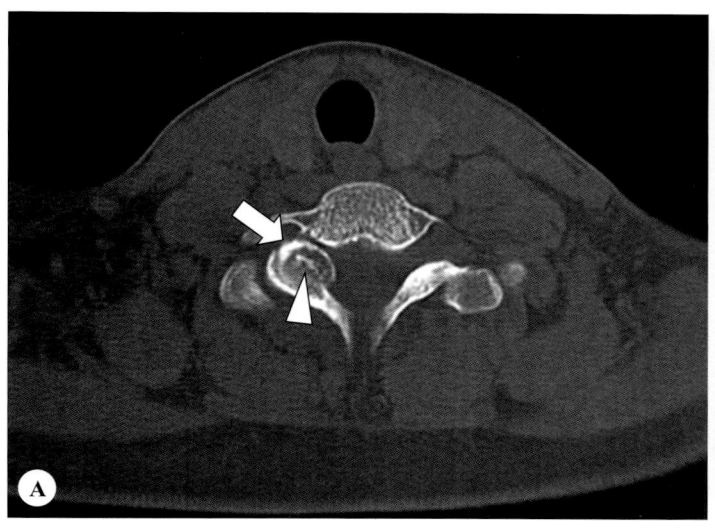 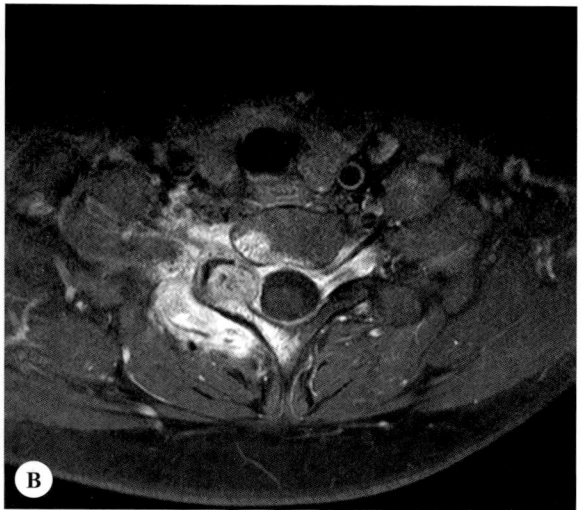

▲ 图 25-24　17 岁男孩，成骨细胞瘤
A. 颈椎轴位 CT 示起自 C_7 右下关节突的一外生性肿块（箭），伴边缘硬化，病变内可见骨化基质（箭头）；B. 增强的脂肪抑制、T_1 加权图像示肿块及周围骨髓和软组织的弥漫性强化

defect，FCD），又称皮质硬纤维瘤，是一种常见的发育变异，多见于15岁以下的儿童。FCD最常见于股骨远端收肌结节正上方的后内侧皮质，是由大收肌和腓肠肌腱内侧头的反复牵拉引起的[87, 88]。FCD通常没有症状，是偶然发现的。

X线和CT表现为皮质不规则伴硬化环，MRI表现为T_1低信号伴T_2信号多变的皮质内病变，伴暗信号环（图25-25）。

FCD的典型影像学特征足以进行诊断，因此，对于这种良性的自限性病变，一般不需要进行进一步的检查或活检。

(8) 非骨化性纤维瘤：非骨化性纤维瘤（nonossifying fibroma，NOF），又称纤维黄瘤，是最常见的良性纤维性病变。NOF在组织学上与FCD相同，由成纤维细胞、多核巨细胞和组织细胞组成。与FCD类似，通常认为NOF是一种发育变异而不是真的肿瘤，是由肌肉附着区的骨膜下出血性损伤所致[88, 89]。多达30%的患者是在20岁以前发病的[90]。NOF通常为单发、无症状且偶然发现的，但若出现病理性骨折可引起疼痛。8%的病例会出现多发NOF[91]。Jaffe-Campanacci综合征中可见与咖啡牛奶色斑相关的多发NOF，通常认为这是Ⅰ型神经纤维瘤病的另一种表现[92, 93]。

NOF的影像学表现和位置随年龄和病变的阶段而改变[94]。最初，NOF为位于长骨干骺端的溶骨性病变；随着骨的生长延长，病变所在的干骺端逐渐成熟为长股骨干，随后被类骨组织所填充。随着骨成熟，NOF会发生退化并完全钙化。下肢长骨特别是膝关节后方长骨皮质最常受累。特征性的影像学表现为以皮质为基础的椭圆形溶骨性病变，周围见薄的硬化环。NOF的长轴通常与母骨的长轴平行，大的NOF可扩展到髓腔，并且具有多房的轮廓伴皮质变薄。NOF初期在MRI上呈低到中等T_1信号和升高的T_2信号，增强后可见强化（图25-26）。随着NOF退化，它在所有序列上都显示为低信号，并且强化不明显[95]。该病的鉴别诊断包括嗜酸性细胞肉芽肿、软骨黏液样纤维瘤、骨样骨瘤、骨脓肿和骨膜软骨瘤。典型的影像学特征足以诊断NOF，无须组织病理学检查。

NOF通常随时间自行消退，因此无并发症的NOF无须进行治疗。

(9) 纤维性结构不良：纤维性结构不良是一种良性的髓内纤维骨性病变，这种病变经常出现在20岁以前，没有明显的性别倾向性[96]。组织学上，纤维性结构不良是在成纤维细胞纺锤体的背景下由骨板组成的。纤维性结构不良分为单骨型和多骨型，其

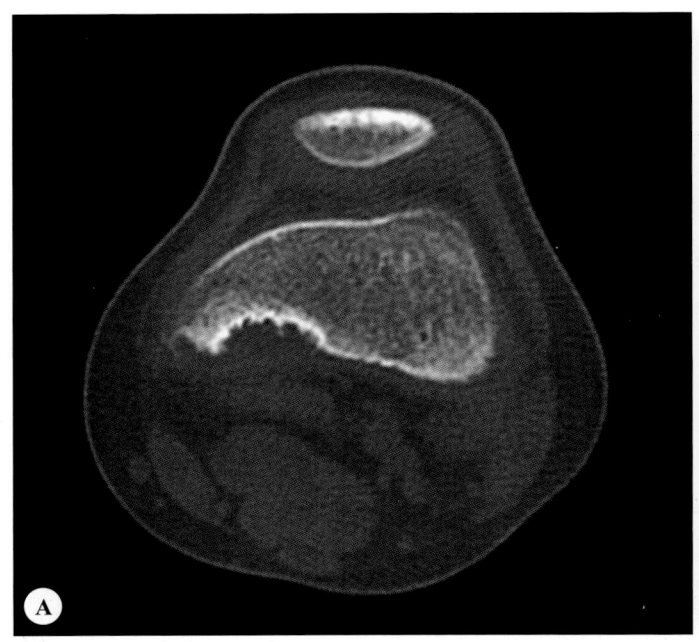
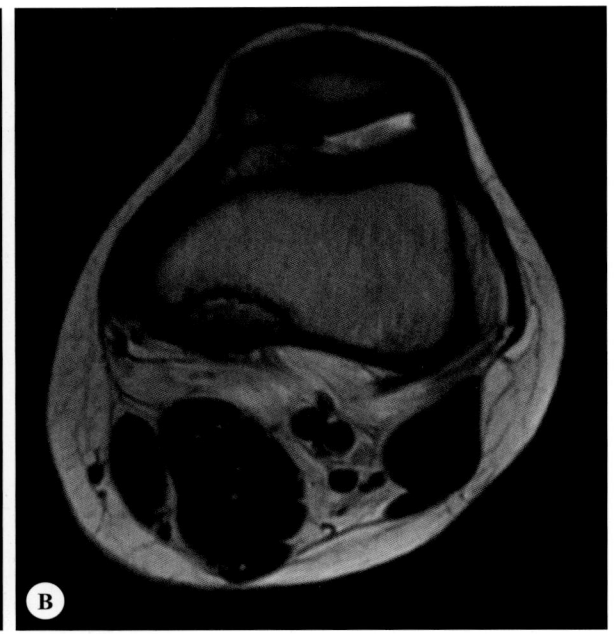

▲ 图 25-25　9岁男孩，皮质硬纤维瘤

A. 膝部轴位CT图像示股骨远端干骺端后内侧一碟形的透亮性皮质不规则区；B. 轴位T_2加权图像示病变内部呈中到高信号，伴暗的硬化环

中单骨型占 80%～85%[97]。多骨型纤维性结构不良与各种综合征有关，如 McCune-Albright 综合征的特征包括多骨型纤维性结构不良、牛奶咖啡斑、性早熟和内分泌功能障碍，又如 Mazabraud 综合征与多骨型纤维性结构不良和肌内黏液瘤有关[98]。纤维性结构不良可表现为骨痛、变形或病理性骨折。

面部骨骼特别是上颌骨最常受累，其次是颅骨、肋骨和长骨（包括股骨和胫骨）。纤维性结构不良通常表现为边界清楚的轻微膨胀性髓内病变，X 线或 CT 上可见特征性的磨玻璃样基质，伴硬化边和骨内陷。股骨近端纤维性结构不良在反复骨折和愈合后可能导致内翻（"牧羊杖"）畸形[99]。

MRI 表现为边界清晰锐利、均匀强化的髓内病变，呈低至等 T_1 信号和中等至高 T_2 信号，硬化边呈 T_1 和 T_2 低信号（图 25-27），若纤维性结构不良病灶内存在钙化、囊肿、脂肪区域或间隔，则可表现为不均匀强化[99]。骨变形和病理性骨折是纤维性结构不良的并发症。

对于没有并发症的单发性纤维性结构不良，无须进行特殊治疗。纤维性结构不良的恶性转化（如骨肉瘤、纤维肉瘤或恶性纤维组织细胞瘤）罕见报道[99]。

(10) 朗格汉斯细胞组织细胞增生症：朗格汉斯细胞组织细胞增生症（LCH），又称组织细胞增多症 X 或嗜酸性细胞肉芽肿，是一种朗格汉斯细胞肿瘤性增生的良性病变[100]。临床表现多种多样，可见从单独累及皮肤或骨骼的病变到全身的弥散性病变。LCH 主要发生在 5 岁以下的儿童，但可以在任何年龄段发病。大约 2/3 的 LCH 患儿为单一系统受累，其中骨骼系统受累占 80%[101]，还可见于皮肤、淋巴结和中枢神经系统。

过去，LCH 根据疾病的具体类型分为嗜酸性细胞肉芽肿（单发或多发性骨病变）、Hand-Schüller-Christian 病（骨病变、眼球突出和多尿）或 Letterer-Siwe 病（弥漫性疾病伴肝脾大、淋巴结增大、皮疹、骨病变、贫血及出血倾向），现在这些疾病被认为是同一个病种。更简单实用的将 LCH 分为仅骨受累的局限型（单发或多发）和累及内脏器官的广泛型[101]。临床症状因受累器官而异，越年轻的患者越易累及全身，2 岁以下儿童的预后很差。

颅骨是 LCH 最常累及的部位，其次是肋骨和盆腔[102]。LCH 通常表现为边缘呈锯齿状的穿凿样溶骨性病变，颅骨内板的破坏较外板更明显。在脊柱中，LCH 易累及椎体，导致部分或完全性塌陷，呈扁平椎的特征性表现[103]。在长骨中，干骺端或骨干最常受累，影像学表现在疾病的不同分期有很大差异。早期通常表现为边界清楚的溶骨性病变，伴骨内陷，但有时可表现为渗透性的溶骨性病变伴层状骨膜反应，与骨髓炎或恶性骨肿瘤类似（图 25-28）。在后续阶段，LCH 可能变得更加硬化并产生重构，CT 可显示皮质破裂和层状骨膜反应，MRI 可显示骨髓病

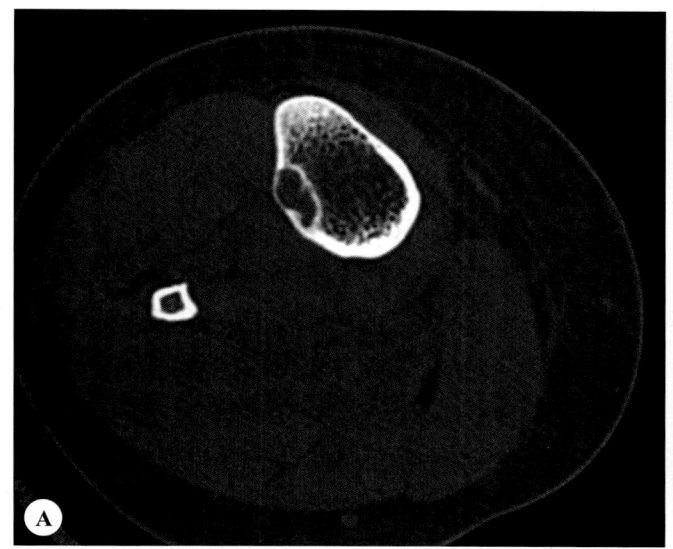 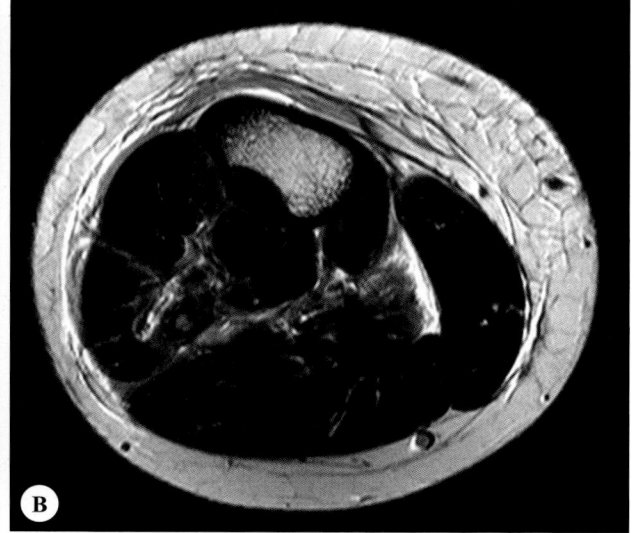

▲ 图 25-26　14 岁男孩，非骨化性纤维瘤

A. 小腿轴位 CT 图像示胫骨近端外侧一以皮质为基础的溶骨性病变，伴边缘硬化；B. 病变在轴位 T_2 加权图像上呈低信号，伴与非骨化性纤维瘤无关的胫骨远端骨折（未显示）所致的周围皮下水肿

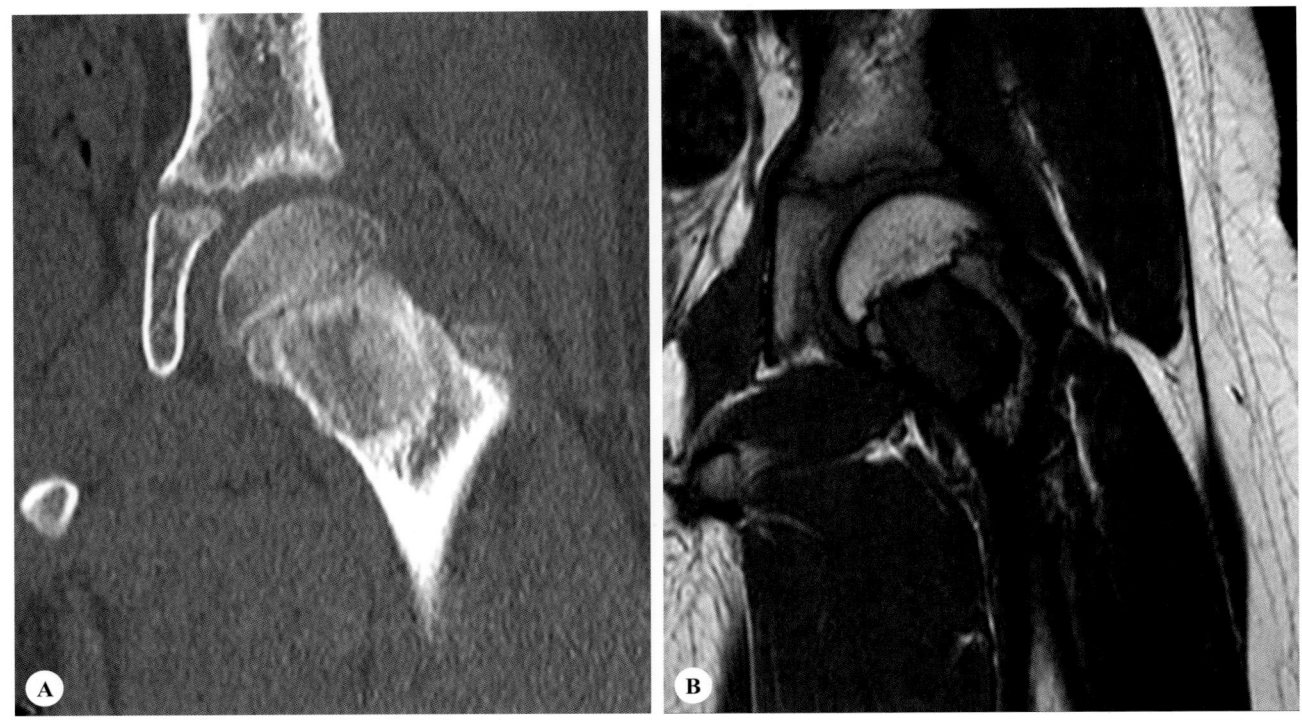

▲ 图 25-27 8 岁男孩，纤维性结构不良
A. 髋部冠状位 CT 图像示左股骨颈一边界清楚的髓内病变，伴特征性的磨玻璃密度，肿块周围见硬化环；B. 冠状位 T_1 加权 MR 图像示一髓内的均匀低信号肿块，伴暗的硬化环

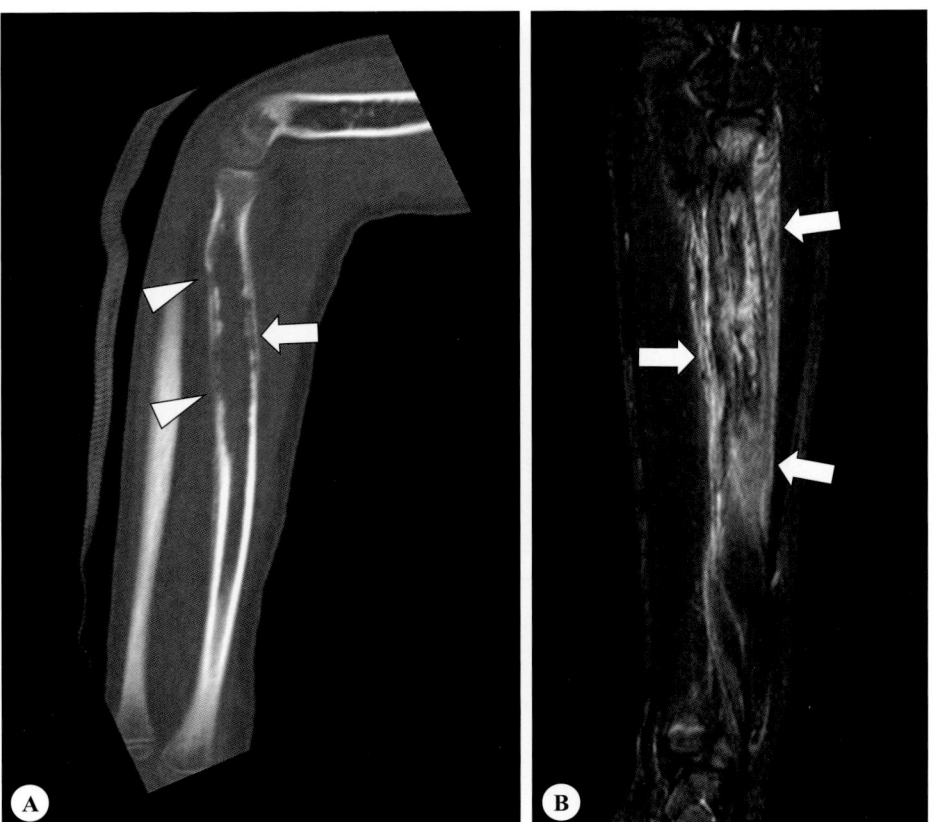

◀ 图 25-28 12 岁男孩，朗格汉斯细胞组织细胞增生症

A. 前臂矢状位 CT 图像示桡骨近端骨干髓内一溶骨性病变，边界不规则，伴多灶性皮质断裂（箭头），沿桡骨干可见线状骨膜反应（箭）；B. 病变在矢状位脂肪抑制、T_2 加权图像上呈不均匀信号，还可见邻近骨髓和软组织内的骨膜反应及骨髓水肿（箭）

变及相关的软组织肿块,呈 T_1 低信号、T_2 高信号,增强后,LCH 可表现为明显强化伴邻近骨髓和周围软组织的广泛水肿。随着水肿消散,T_2 信号强度和增强的范围和程度都逐渐下降。

当临床上怀疑或诊断为 LCH 时,需进行全身的影像学检查,以评估疾病总的累及范围和内脏受累情况。根据目前的临床指南,建议进行骨骼检查[102],但其敏感性仍存在争议[101]。全身 MRI 的临床价值目前正在研究中。

治疗方案根据风险情况而改变,包括手术、化疗或放疗。

(11) 软骨母细胞瘤:软骨母细胞瘤是一种罕见的良性软骨肿瘤,只发生于骨骺或骨突。软骨母细胞瘤好发于 10—30 岁,几乎一半的病例在骨骺闭合前发病[104]。组织学上,软骨母细胞瘤由成软骨细胞、软骨基质、巨细胞和边缘钙化(所谓的"铁丝网"钙化)构成。

股骨、肱骨和胫骨等长骨最常受累,骨骺或骨突的软骨母细胞瘤可延伸至关节内或干骺端。X 线表现为位于干骺端和骨突的地图样溶骨性病变伴边缘硬化。1/3 的病例 CT 可见瘤内点状软骨基质的形成[104, 105]。MRI 表现为分叶状的不均匀肿块,伴 T_1 和 T_2 暗信号的钙化灶。其他软骨肿瘤在水敏感序列中通常呈亮信号,而软骨母细胞瘤通常呈低到中等 T_2 信号,继发 ABC 的软骨母细胞瘤内可见液–液平面。病灶周围可见广泛的骨髓和软组织水肿,病变的强化特征多变(图 25-29)。

鉴别诊断包括累及长骨骨骺的巨细胞瘤,但巨细胞瘤通常发生在骨骺闭合之后,而软骨母细胞瘤发生在骨骺闭合之前。累及骨骺的感染性骨髓炎（Brodie 脓肿）应与软骨母细胞瘤鉴别,两者强化特征不同,Brodie 脓肿可表现为边缘强化。

软骨母细胞瘤的治疗方法是简单的病灶刮除术,术后局部复发率高达 18%[106]。

2. 恶性骨肿瘤

(1) 骨肉瘤:骨肉瘤是 20 岁以下患者中最常见的恶性骨肿瘤,10—14 岁是发病的高峰期。股骨干骺端(42%)和胫骨干骺端(19%)是最常受累的部位,其次是肱骨、颅骨和骨盆,发病率依次递减。骨肉瘤中较少起源于骨干,骨骺更为罕见。根据世界卫

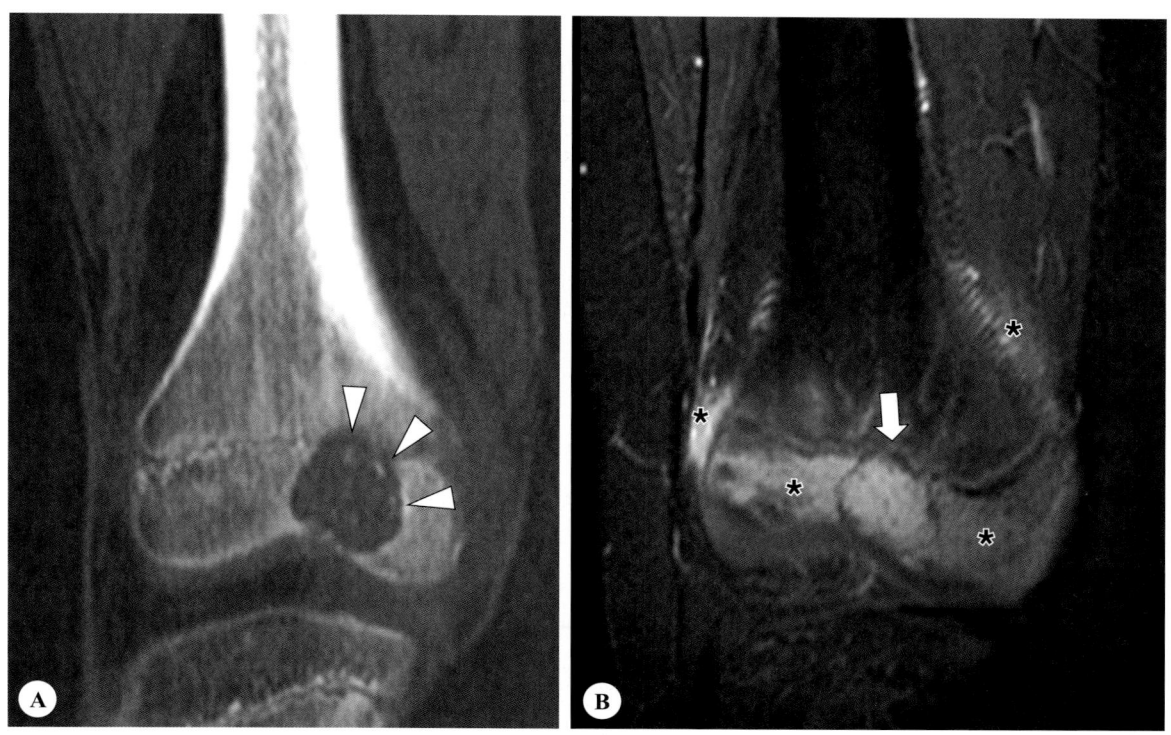

▲ 图 25-29 13 岁男孩,软骨母细胞瘤
A. 膝部冠状位 CT 图像示股骨远端骨骺内一边界清楚的溶骨性病变,内见钙化灶（箭头）；B. 增强的脂肪抑制、T_1 加权图像示一强化肿块（箭）,内见暗信号的钙化灶,周围骨髓和软组织明显强化（星）,提示病灶周围的广泛水肿

生组织最近的分类，骨肉瘤有 8 个亚型：普通型、血管扩张型、继发型、小细胞型、低级别中央型、骨旁型、骨膜型和高级别表面型骨肉瘤[107]。普通型、血管扩张型、继发型和小细胞型骨肉瘤根据组织学分类为高级别，骨膜型骨肉瘤被分类为中等级别，中央型和骨旁型骨肉瘤为低级别[108, 109]。继发性骨肉瘤起自既往被辐射的骨骼，约在辐射后 10 年发生。

普通型骨肉瘤是最常见的亚型，占骨肉瘤的 80%～90%，根据主要的细胞的不同，又被分为成骨型（最常见）、成软骨型和成纤维型。骨肉瘤在 X 线上呈侵袭性表现，包括髓内渗透性骨破坏、皮质破坏、多层骨膜形成（洋葱皮样）、日光放射样改变和三角形骨膜下骨形成（Codman 三角）。骨样基质在 X 线和 CT 上可见绒毛状或云雾状钙化灶（图 25-30）。在评估肿瘤的扩散方面，CT 的灵敏度不如 MRI。MRI 表现为 T_1 低信号和 T_2 高信号肿块，中心主要位于长骨干骺端，根据组织成分的不同，骨肉瘤可呈不同信号：肿瘤坏死呈液性信号，出血呈 T_1 和 T_2 高信号，而肿瘤矿化有 T_1 和 T_2 暗信号（图 25-30）。使用静脉对比剂有助于鉴别软组织成分，并区分肿瘤的强化和瘤周水肿。骨内转移或跳跃性转移是指与原发肿瘤在同一骨内，但被正常骨髓分隔的转移灶（图 25-31），7% 的骨肉瘤存在跳跃性转移，提示预后不佳[110, 111]。肺部是最常见的转移部位，发生于 1/3 的病例，3 年存活率为 30%[112]。

血管扩张型骨肉瘤是骨肉瘤的一个高级别亚型，内见多发分隔。内出血是血管扩张型骨肉瘤的特征性表现，在 MRI 水敏感序列上呈 T_1 和 T_2 高信号伴液 – 液平面，与 ABC 的表现相似，但与 ABC 不同的是，血管扩张型骨肉瘤有较厚的分隔和实性结节成分，在增强 MR 图像上显示最佳，但往往需要进行活检以明确诊断。近皮质的骨肉瘤是起源于骨表面的亚型，包括骨旁、骨膜和高级别表面骨肉瘤[113]。

手术切除是骨肉瘤的主要治疗方法，高级别骨肉瘤需要进行辅助化疗。肺部是最常见的转移部位[114]。

(2) 尤因肉瘤：尤因肉瘤是继骨肉瘤之后第二常见的原发性恶性骨肿瘤，最常见于高加索人（95%）。尤因肉瘤由蓝色的小圆细胞组成，分为四种亚型：尤因肉瘤、骨外尤因肉瘤、外周原始神经外胚叶肿瘤（peripheral primitive neuroectodermal tumor，pPNET）和 Askin 瘤。四肢和盆骨最常受累，Askin 瘤是一种胸壁的骨外尤因肉瘤。

骨源性尤因肉瘤最常见于四肢（58%）和骨盆（21%）。患儿的临床表现为局部的疼痛、肿胀和肿块，常伴有发热和白细胞增多等全身炎性症状，可导致临床误诊为骨髓炎[115]。起自长骨干骺端的侵袭性、破坏性髓内病变是尤因肉瘤最常见的表现（超过 80%），通常伴有侵袭性骨膜反应，呈层状（"洋葱皮"征）或针刺状（"日光放射"或"发丝"征）模式[116]（图 25-32）。骨膜尤因肉瘤是一种罕见类型，其影像学表现与骨据骨肉瘤相似，通常不侵入髓腔，预后比髓内病变型好[117]。在 X 线上，存在侵袭性骨病变表现的疾病鉴别诊断包括转移瘤、淋巴瘤、LCH 和骨髓炎。

病灶在 MR 图像上呈低至中等的 T_1 信号及中等至高的 T_2 信号，瘤体较大是中心会出现坏死，肿瘤坏死可导致不均匀的 T_2 高信号（图 25-32）。在一半的病例中可见巨大的骨外肿块形成。尤因肉瘤常与骨肉瘤有相似的影像学表现，需要进行组织病理学检查以明确诊断。

骨外尤因肉瘤不太常见，占 15%～20% 的病例，最常见的临床表现是在四肢或脊椎旁深部软组织中的快速增长的肿块。

X 线和 CT 表现包括软组织肿块和（或）邻近骨的占位效应（包括皮质内陷、侵蚀、皮质增厚或侵袭性骨膜反应），但也可能未见异常。MRI 表现为 T_1 中等信号、T_2 中等到高信号的软组织肿块及坏死所致的内部液性信号（图 25-33），增强后实体部分呈明显强化。在肿瘤中可见高血流产生的匍行信号缺失（呈 T_1 和 T_2 暗信号），但这对骨外尤因肉瘤不具有特异性，任何富血供的肿瘤，包括横纹肌肉瘤、腺泡状软组织肉瘤、血管外皮瘤或血管内皮瘤，都可以出现这种表现。骨外尤因肉瘤的髓内侵犯不常见。

尤因肉瘤的治疗方案包括新辅助化疗、手术切除和辅助放射治疗。与较差的预后相关的影像学表现包括：肿瘤体积大（>8cm）、起源于盆腔及新辅助化疗后肿瘤坏死少于 90%[118]。

(3) 转移瘤：在所有骨病变的鉴别诊断中，都需要考虑骨转移瘤，尤其是那些多灶性或具有侵袭性的骨病变。骨转移可见于儿科多种肿瘤性疾病中，包括淋巴瘤、白血病、横纹肌肉瘤、肾母细胞瘤、髓母细胞瘤、神经母细胞瘤、视网膜母细胞瘤和多中心原发性骨肿瘤（骨肉瘤和尤因肉瘤）。

超过 50% 的神经母细胞瘤会发生骨转移，转移性神经母细胞瘤可见骨浸润性改变和弥漫性骨膜反应（图 25-34）。在颅面骨转移性神经母细胞瘤的患儿中也经常表现为软组织肿块和强烈的日光放射状骨膜反应[119]（图 25-35）。

白血病可出现多种肌肉骨骼表现，有时以骨骼受累作为首发表现。患儿可能会出现类似感染的关节积液和疼痛，为了避免白血病的漏诊，此时必须高度怀疑白血病可能。骨髓浸润或矿物质代谢改变可导致 X 线上呈弥漫性骨量减低，白血病 X 线表现为干骺端的透明带，伴不同程度的边缘硬化。T_1WI 可显示因白血病细胞填充骨髓所致的骨髓的信号异

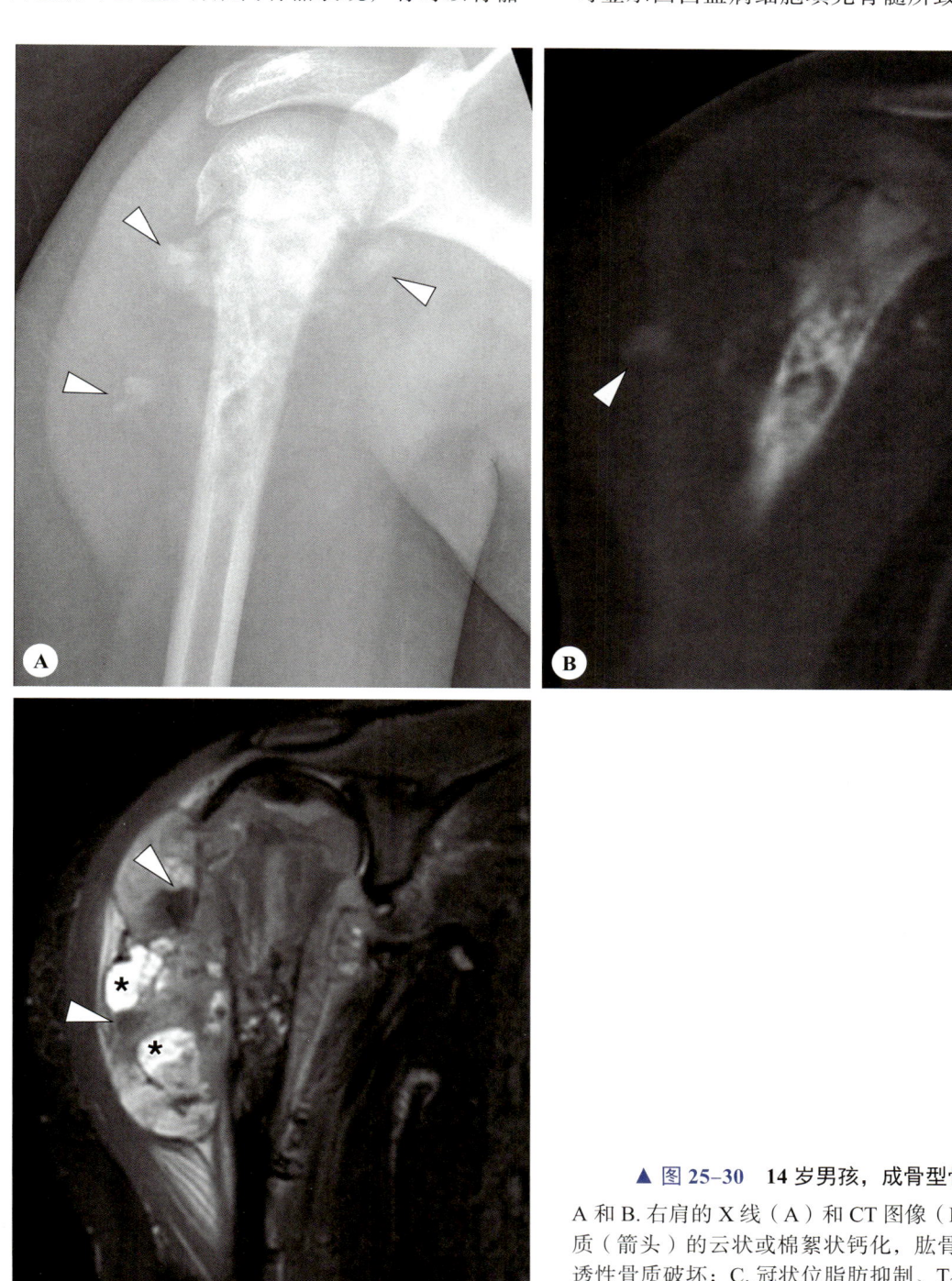

▲ 图 25-30　14 岁男孩，成骨型骨肉瘤
A 和 B. 右肩的 X 线（A）和 CT 图像（B）示骨样基质（箭头）的云状或棉絮状钙化，肱骨近端可见渗透性骨质破坏；C. 冠状位脂肪抑制、T_2 加权 MR 图像示起自右肱骨近端的原发骨肿瘤伴骨外肿块形成，可见骨样基质（箭头）的暗信号和肿瘤坏死的 T_2 高信号（星）

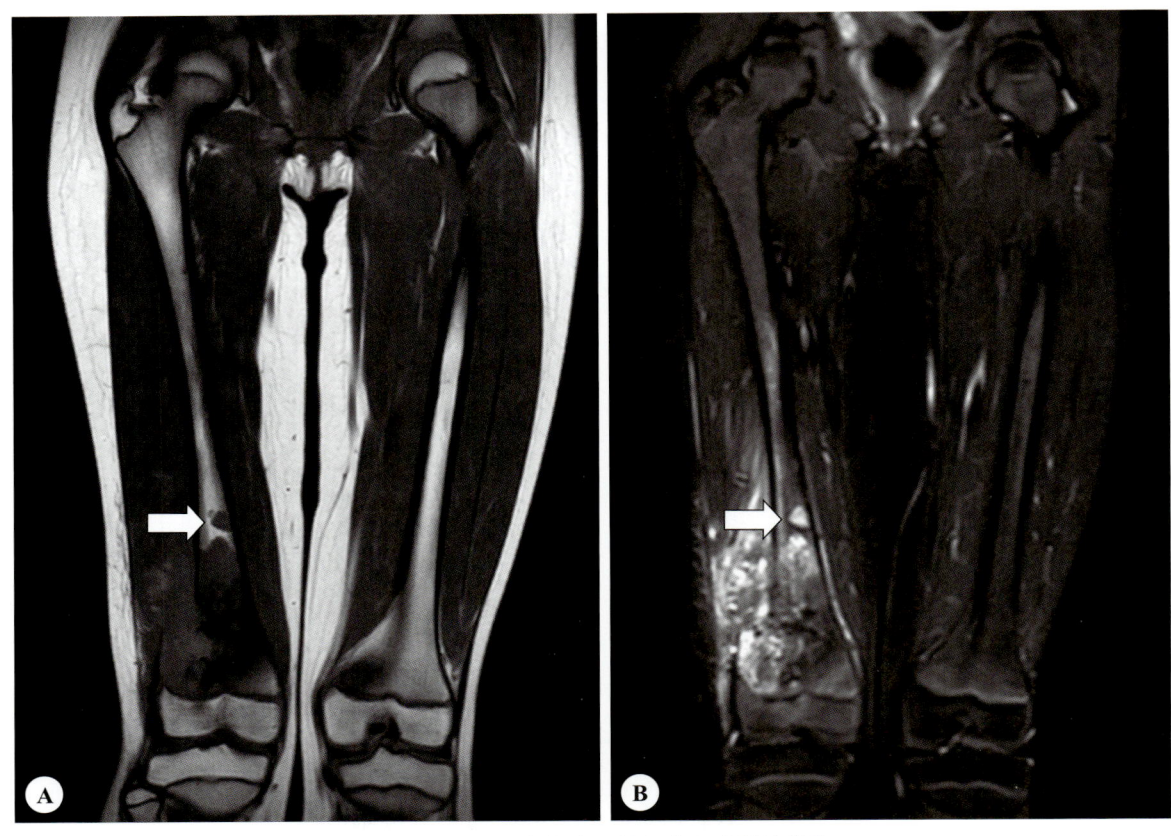

▲ 图 25-31 7 岁女孩，骨肉瘤和跳跃性转移

冠状位 T_1 加权 MR 图像（A）和脂肪抑制、T_2 加权 MR 图像（B）示右股骨远端干骺端的原发性骨病变和跳跃性转移灶（箭）

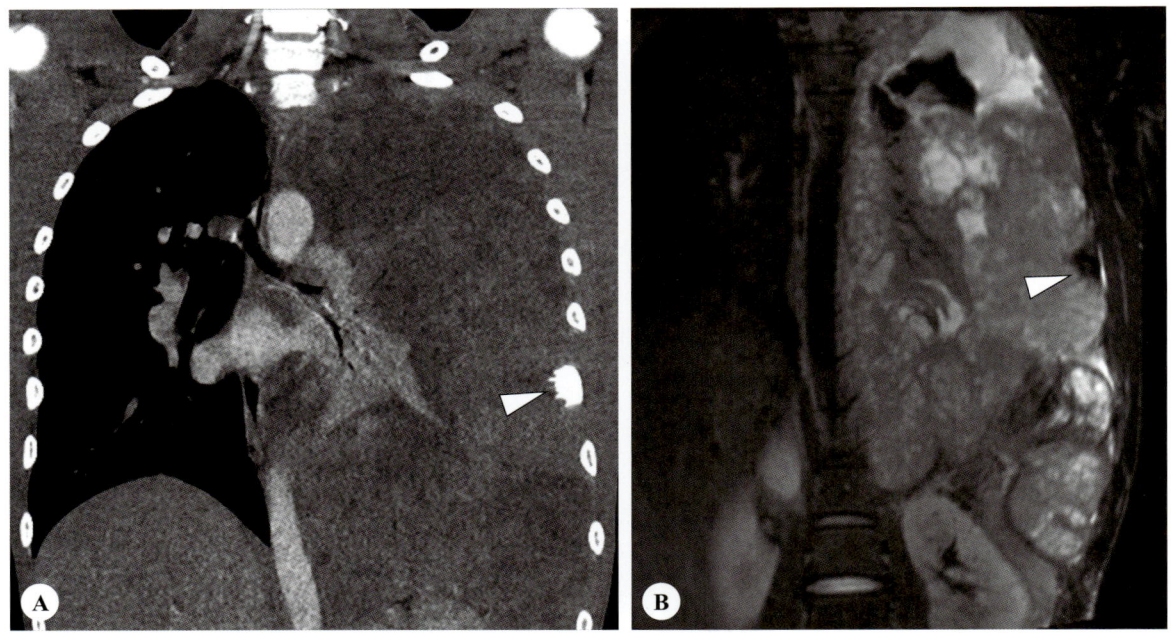

▲ 图 25-32 14 岁男孩，起自左侧第 7 肋的尤因肉瘤

A. 胸部冠状位 CT 图像示肋骨的日光放射状表现伴硬化改变（箭头），左侧胸腔内见一巨大的骨外肿块；B. 冠状位脂肪抑制、T_2 加权 MR 图像示左侧胸腔内一软组织肿块伴肿瘤坏死，左侧第 7 肋可见硬化改变伴日光放射状表现（箭头）

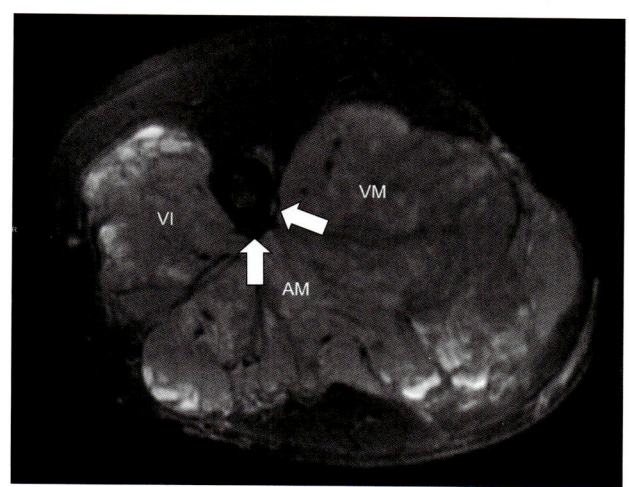

▲ 图 25-33　15 岁男孩，右大腿的骨外尤因肉瘤

轴位脂肪抑制、T_2 加权图像示一起源于右大腿肌肉的巨大骨外肿块，取代了股内侧肌（VM）、大收肌（AM）和股中间肌（VI），可见骨膜下肿瘤浸润（箭），但未见髓内肿瘤浸润

常，通过比较骨髓与肌肉的信号强度，可以区分骨髓浸润与正常的红骨髓，白血病细胞浸润的骨髓在 T_1WI 上呈弥漫性均匀的低信号，通常比邻近的肌肉信号强度更低，在液体敏感序列上呈显著的高信号，根据潜在病理过程血管分布的不同而呈不同程度的强化。

淋巴瘤的骨骼受累通常是由继发性或播散性淋巴瘤引起的（图 25-36）。原发性骨的淋巴瘤非常罕见，占原发性恶性骨肿瘤的 5% 以下，大多数为非霍奇金淋巴瘤，其特征性的 X 线表现为渗透性溶骨性病变[120, 121]。

3. 良性软组织肿瘤

(1) 色素沉着绒毛结节性滑膜炎：色素沉着绒毛结节性滑膜炎（pigmented villonodular synovitis，PVNS）是一种罕见的特发性滑膜增生的良性滑膜疾病。腱鞘巨细胞瘤（giant cell tumor of tendon sheath，GCTTS）是 PVNS 在手部和腕部最常见的表现，是仅次于腱鞘囊肿的手部和腕部的第二大软组织肿瘤[122]。关节内 PVNS 最常见于膝关节（占 80% 的病例），其次是髋关节、踝关节、肩关节和肘关节（频率递减），分为弥漫性（更常见）和局限性（较少见）两种亚型。临床上，特征性表现为累及单个关节的慢性进行性的症状。组织学上，PVNS 内见含铁血黄素沉积，不伴有钙化。

在 X 线上，GCTTS 和关节内 PVNS 表现为软组织肿块及不伴有钙化的肿胀（占 70% 的病例），30% 的病例无异常表现[122]。关节内的钙化肿块更倾向于诊断滑膜骨软骨瘤病而不是 PVNS。因为 PVNS 内的含铁血黄素沉积，其特征性的 MRI 表现为 T_1 和 T_2 低信号及梯度回波序列上的晕状伪影（扩大的暗信号区）（图 25-37）。血友病或血管畸形引起的反复的关节内出血，也可导致滑膜的含铁血黄素沉积，因此在鉴别诊断时应考虑这些疾病。GCTTS 表现为毗邻或包绕肌腱的边界清楚的软组织肿块，并在 MRI 上可出现不同程度的晕状伪影[123]。

(2) 滑膜骨软骨瘤病：滑膜骨软骨瘤病是一种罕见的在滑膜中形成软骨结节的良性肿瘤性疾病。滑膜软骨瘤病有三个不同的疾病阶段，即滑膜软骨增生的活动期、滑膜增生和关节内游离体形成的过渡期及滑膜增生终止的静止期。在 70% 的病例中，关节内游离体会发生骨化，在 X 线或 CT 上表现为多个大小均匀的关节内游离体（图 25-38）。通常累及单个关节，最常见的是膝关节，其次是髋关节，据报道 10% 的病例为双侧关节受累。罕见情况下关节外滑膜骨软骨瘤病可以发生在滑囊内。

关节内滑膜骨软骨瘤病的 MRI 表现取决于游离体的骨化情况，滑膜软骨瘤病的关节内游离体呈软骨信号（T_1 等信号和 T_2 高亮信号），可见钙化引起的 T_1 和 T_2 暗信号区。梯度回波序列有助于检测钙化所致的"晕状伪影"。关节内游离体的骨化被黄骨髓替代而成熟，因此呈脂肪的 T_1 和 T_2 高信号[124]（图 25-38）。

(3) 腱鞘囊肿：腱鞘囊肿不是真正的肿瘤，而是软组织、骨膜和关节间隙中黏稠的胶质积液。它是一种常见的软组织病变，一半以上的病例发生在腕部。大多数腱鞘囊肿 <2.5cm，可伴有疼痛和其他与邻近组织的占位效应相关的症状。

超声检查是诊断位于浅表位置的腱鞘囊肿的首选检查方式，表现为均匀的无回声肿块，关节旁的腱鞘囊肿可以延伸到关节间隙，形成"伪足"征。MRI 表现为 T_1 低信号及 T_2 高信号病灶，伴低信号的纤维包膜（图 25-39）。长期存在的腱鞘囊肿可因出血或并发感染而表现出复杂的影像学特征，腱鞘囊肿中的高蛋白含量可使肿块呈中等至高的 T_1 信号。MRI 有助于评估神经压迫引起的肌肉改变等并发症[125, 126]。

对于有症状的腱鞘囊肿，手术切除是首选的治疗方案。

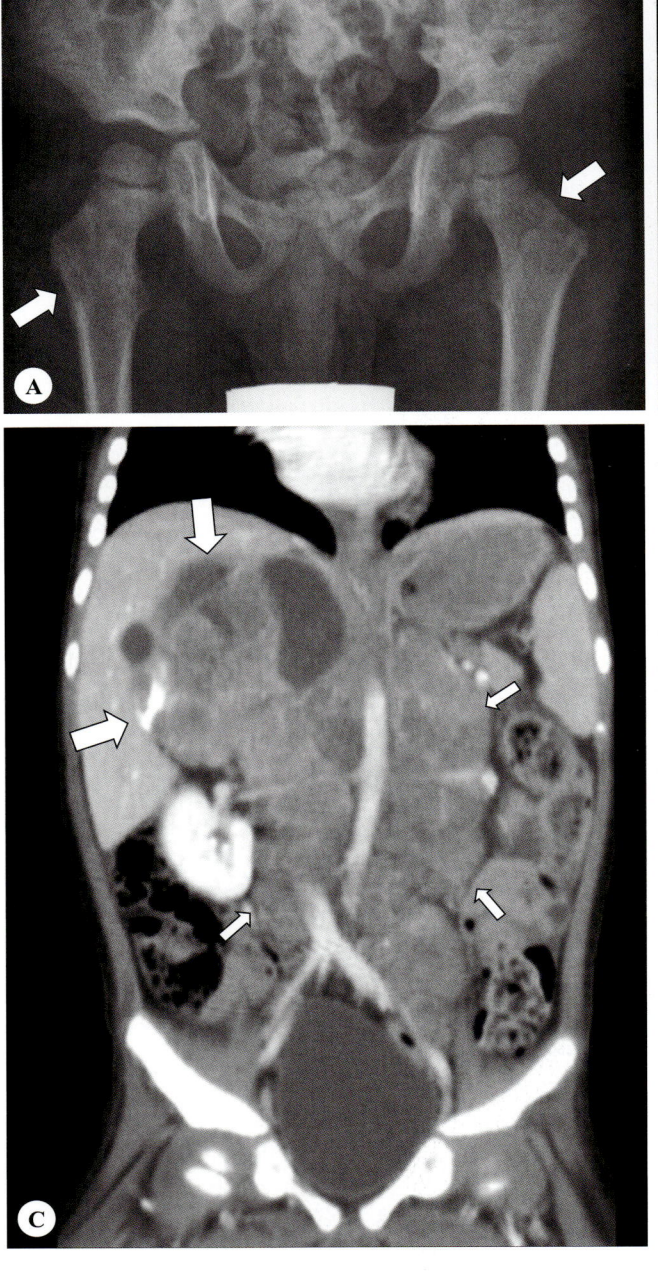

▲ 图 25-34 18 月龄男孩，转移性神经母细胞瘤，左髋部疼痛

A. 髋部前后位 X 线示双侧股骨近端渗透性溶骨性病变（箭）；B. 冠状位脂肪抑制、T_2 加权 MR 图像示骶骨、双侧骨盆骨和股骨近端的边界不清的高信号；C. 腹盆部冠状位增强 CT 图像示右侧肾上腺一巨大肿块（大箭）伴钙化及聚集的主动脉旁淋巴结（小箭）

(4) 脂肪瘤：脂肪瘤是一种常见的含有脂肪的良性肿瘤，发生于软组织或骨中。软组织脂肪瘤、腘窝囊肿和血管畸形是儿童最常见的软组织病变。根据最近的 WHO 分类，良性脂肪瘤性病变分为 9 类，包括脂肪瘤、脂肪过多症、神经脂肪过多症、脂肪母细胞瘤/脂肪母细胞瘤病、血管脂肪瘤、肌脂肪瘤、软骨脂肪瘤、多形性/梭形细胞脂肪瘤和冬眠瘤[127]。起源于皮下组织的浅表脂肪瘤是最常见的，多见于背部、四肢和腹壁。下肢的大的骨骼肌是深层脂肪瘤最常见的部位。大多数脂肪瘤为单一病变，多发性脂肪瘤占 5%~15%，约 1/3 的多发性脂肪瘤患者有家族史。组织学上，脂肪瘤由与正常脂肪组织相同的成熟脂肪细胞组成。

CT 表现为仅含脂肪的肿块或肿块样病变，

第 25 章 儿科应用：肌肉骨骼系统
Pediatric Application: Musculoskeletal System

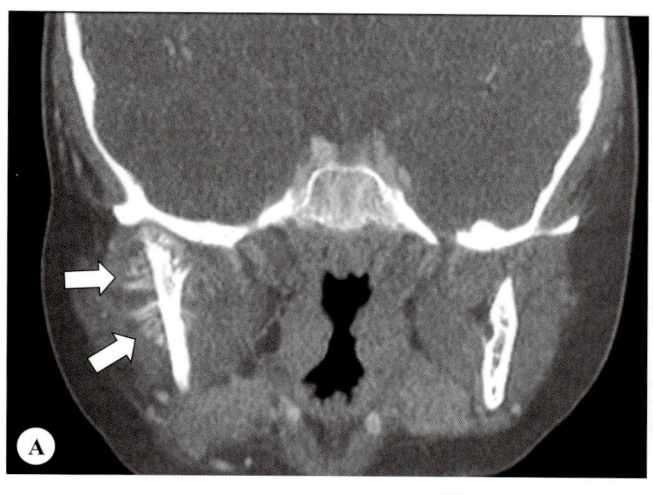
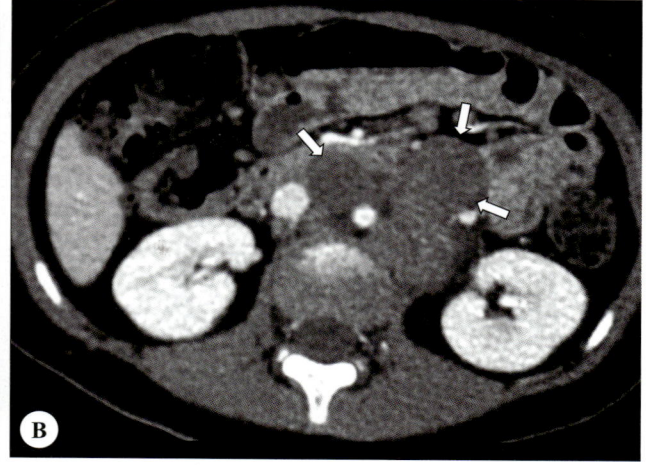

▲ 图 25-35 4 岁男孩，转移性神经母细胞瘤

A. 颅面部冠状位重建的 CT 图像示右侧下颌骨的日光放射状骨膜反应，伴周围软组织肿块形成（箭）；B. 腹部轴位增强 CT 图像示主动脉旁区域聚集的淋巴结（小箭）

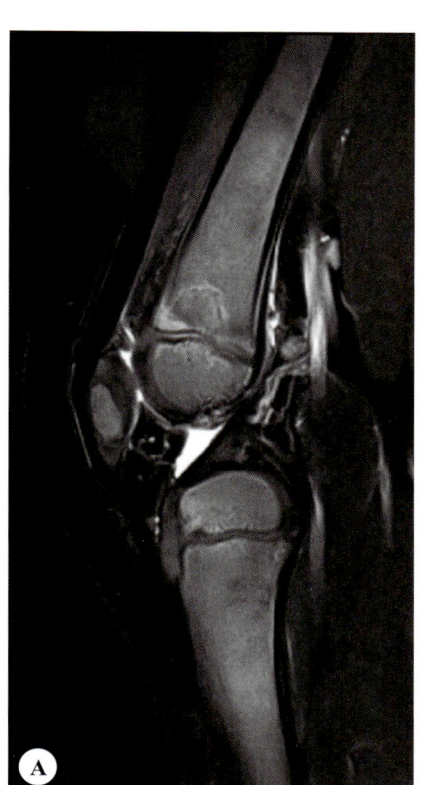
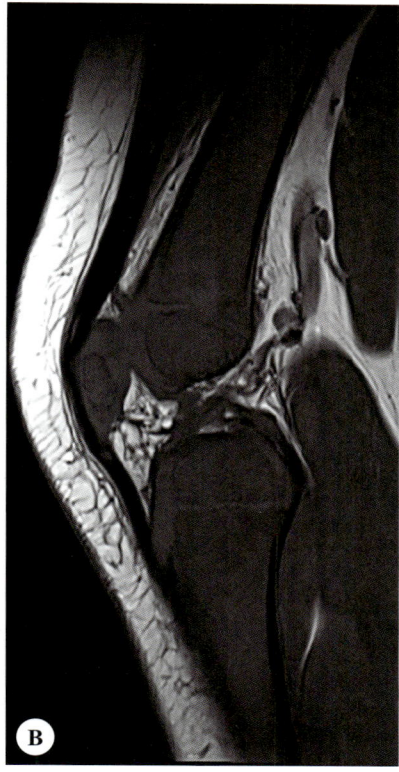

◀ 图 25-36 3 岁女孩，急性淋巴细胞白血病，急性发作的右膝疼痛和发热

矢状位脂肪抑制、质子密度 MR 图像（A）与矢状位 T_1 加权 MR 图像（B）示肿瘤细胞浸润所致的骨髓的广泛异常

Hounsfield 单位从 -65 到 -120 不等（图 25-40）。在 MRI 上脂肪瘤轮廓清晰，可见环绕脂肪肿块的纤维包膜。与脂肪肉瘤不同，脂肪瘤具有均匀的脂肪信号和纤细分隔，无实性成分或强化（图 25-40）。在约 30% 的病例中，脂肪瘤表现不典型，影像学表现复杂，包括较厚的分隔和强化的软组织结节，这使其难以与分化良好的脂肪肉瘤或脂肪母细胞瘤相鉴别。最终，这些病例需要进行组织活检以明确诊断[128]。

(5) 脂肪母细胞瘤：脂肪母细胞瘤是一种罕见的由脂肪细胞组成的良性软组织肿瘤，仅见于 3 岁以下的儿童[129]。在 2/3 的病例中表现为单发的脂肪肿块，其余 1/3 的病例表现为肌肉和皮下组织的弥漫性浸润，被称为脂肪母细胞瘤病。临床表现为进行性

1279

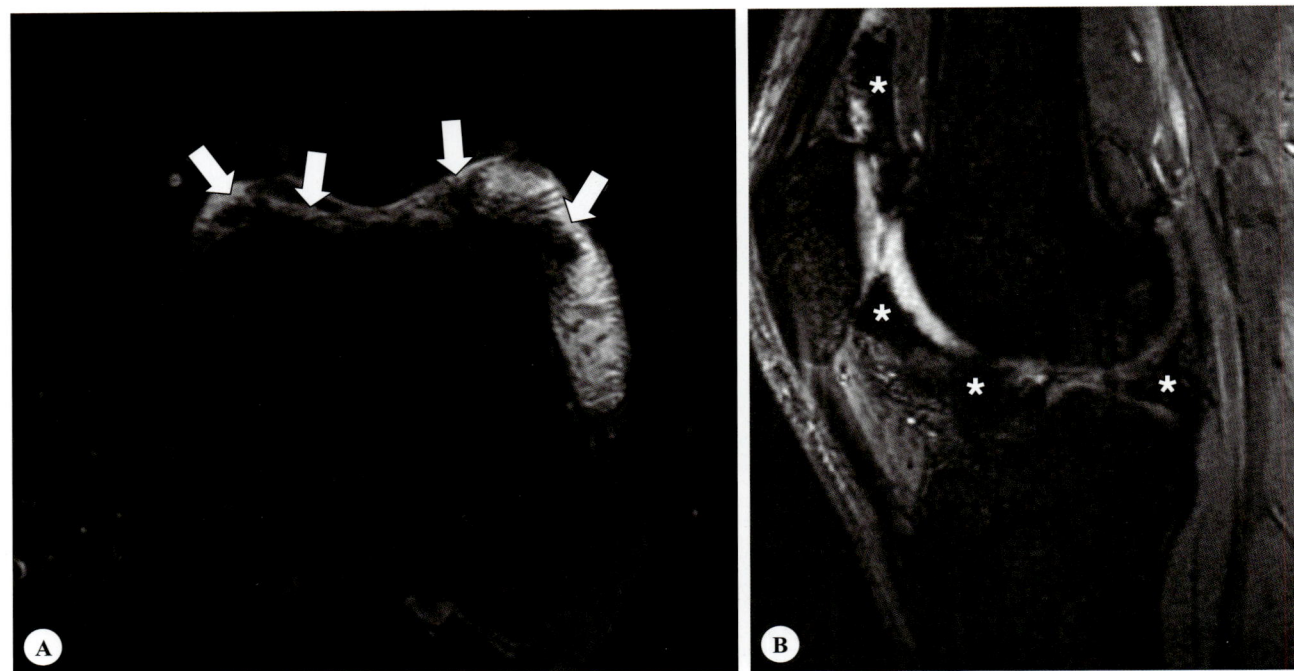

▲ 图 25-37 16 岁男孩，色素沉着绒毛结节性滑膜炎

A. 膝部的轴位脂肪抑制、T_2 加权 MR 图像示滑膜增生伴暗信号（箭）；B. 矢状位梯度回波序列 MR 图像示由含铁血黄素所致的"晕状伪影"（星）

增长的无痛性软组织肿块。组织学上，脂肪母细胞瘤是由成熟和未成熟的脂肪细胞及非脂肪瘤样内容物混合组成。

如在脂肪瘤所见的一样，脂肪细胞在 CT 和 MRI 上表现为脂肪成分。由于非脂肪瘤样成分含有丰富的毛细血管网，在增强 MRI 上可见实性强化或分隔强化[130]（图 25-41）。脂肪母细胞瘤的构成可能以非脂肪瘤样成分为主伴少量脂肪，这使其难以与脂肪肉瘤相区别。在这种情况下，发病年龄很重要，因为脂肪肉瘤在 10 岁以下的儿童中极为罕见。

其治疗方案是手术完全切除。脂肪母细胞瘤不会发生转移，据报道局部复发率为 14%～25%。

(6) 骨化性肌炎：骨化性肌炎（myositis ossificans, MO）是一种肌肉内的良性的软组织肿块或肿块样病变，常常发生在创伤后，可逐渐出现骨化。因为大的肢体肌肉，特别是大腿的肌肉，经常受到创伤，因此是最常累及的部位。患儿的临床表现为痛性的可触及肿块，在肿块形成之前通常有一次大创伤或反复的小创伤，但 1/3 的病例没有外伤史。

MO 的组织学特征随着时间的推移而发生变化，逐渐成熟并出现明显的区域分化，影像学表现取决于分期。MO 分为三个不同的时期：急性期（创伤后 2 周内）、亚急性期（创伤后 2 周至 2 个月）和慢性期（创伤后 2 个月以上）。在急性期，MRI 可见广泛的肌肉水肿伴边界不清的 T_1 低信号、T_2 高信号区，急性期可见边缘矿化所致的微弱的暗信号，但不伴有离散的区域改变或钙化；在亚急性期，MO 开始发生区域分化，中心区域为非骨化细胞，轴位区域为板层骨形成，在这个阶段，软组织水肿减少，肿块被钙化的边缘勾画出来，在 CT 上显示最佳，在 MRI 上表现为 T_2 高信号、T_1 低信号肿块，伴周围的暗信号环（图 25-42）；在慢性期，MO 进一步成熟，中心区域被 T_1 和 T_2 高信号的成熟黄骨髓和骨小梁取代，成熟的 MO 可随着时间的推移而缩小和钙化[131]。

MO 的影像学诊断非常重要，尤其是在急性期。急性 MO 的组织学特征与肉瘤的相似，组织活检可能导致误诊为骨肉瘤，因此应该尽可能避免不必要的活检[132]。在影像学上，与近皮质的骨肉瘤相鉴别也很重要，与皮质旁骨肉瘤不同的是，MO 在肿块和相邻骨之间可见正常组织、仅在周边区域出现钙化、骨质完整，并且在连续随访中病变体积间隔性减小。

由于 MO 有着良性的临床病程，会自行消退，所以保守治疗是首选的治疗方案，无须进行手术切除。

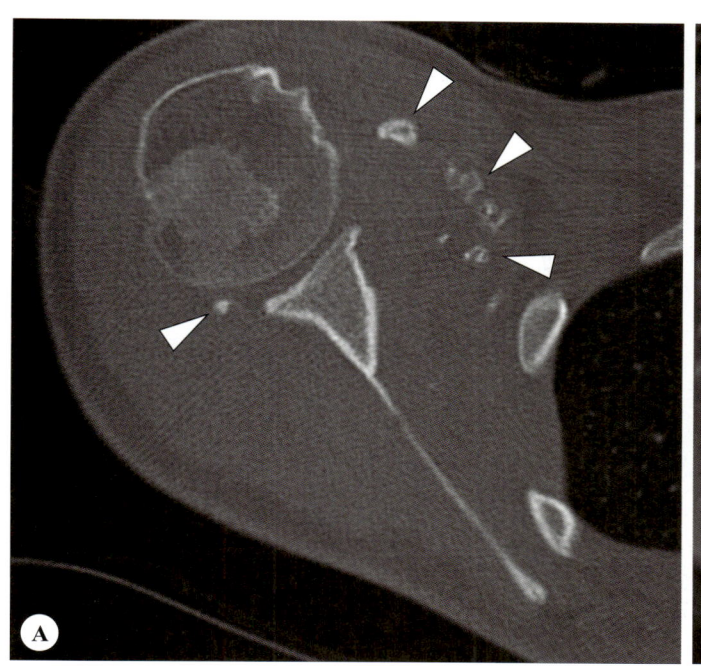 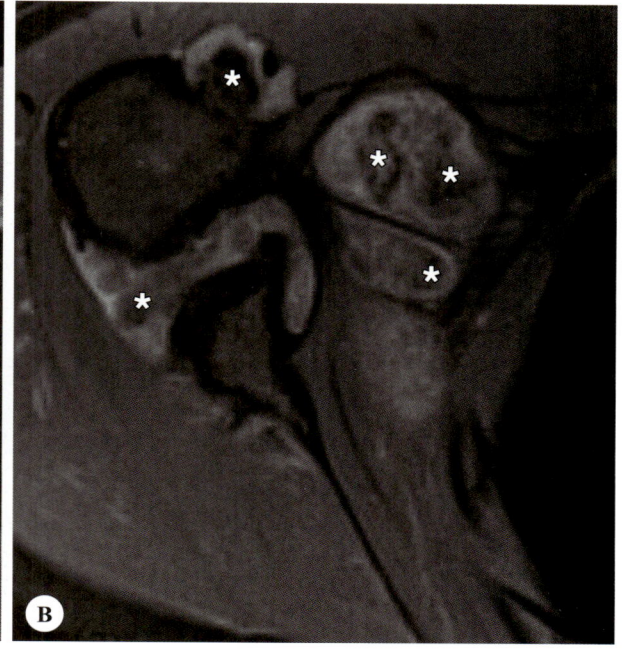

▲ 图 25-38　15 岁女孩，滑膜骨软骨瘤病
A. 右肩的轴位 CT 图像示关节内和腋窝的游离体（箭头）；B. 轴位脂肪抑制、质子密度 MR 图像示右侧盂肱关节、二头肌间沟和右侧腋窝钙化所致的暗信号灶（星）

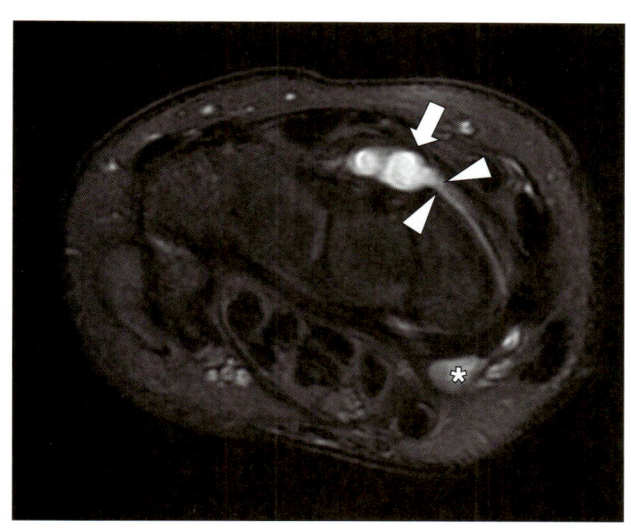

▲ 图 25-39　16 岁女孩，腱鞘囊肿
腕部的轴位脂肪抑制、T_2 加权 MR 图像示指伸肌腱鞘内的 T_2 高信号肿块（箭）伴"伪足"征（箭头），可见邻近的滑膜炎及另一个位于指屈肌腱附近的腱鞘囊肿（星）

4. 恶性软组织肿瘤

(1) 滑膜肉瘤：滑膜肉瘤是一种罕见的软组织恶性肿瘤，具有局部侵袭性和转移倾向，是儿童中仅次于横纹肌肉瘤的第二常见的软组织肉瘤。组织学上，该肿瘤类似于滑膜组织，因此被命名为滑膜肉瘤，该肿瘤起源于原始间充质细胞，而非其命名所示的滑膜组织。大多数病变位于关节周围，关节内的病变很罕见，最常累及下肢。滑膜肉瘤可以扩散到区域淋巴结，约一半的病例会发生远处转移[133]。

滑膜肉瘤的 MRI 表现各不相同，较小的病变信号比较均匀，有时在平扫图像上类似于囊肿（图 25-43）。据报道，滑膜肉瘤可模仿一系列疾病的特征，最常被误诊为良性病变。钆对比剂增强扫描有助于区分这些肿瘤与囊肿。在 MRI 上，可见病灶含有囊性成分，伴液 – 液平面、出血、纤维化和钙化。据报道，35% 的滑膜肉瘤在 T_2WI 上呈三重信号模式（低信号、等信号和高信号），但这也可见于其他各种良恶性软组织肿瘤[133,134]（图 25-44）。

(2) 横纹肌肉瘤：横纹肌肉瘤是儿童中最常见的软组织肉瘤，2/3 的患儿在 10 岁前确诊。尽管横纹肌肉瘤的病因尚不清楚，但它在患有 Li-Fraumeni 综合征、Beckwith-Wiedemann 综合征和神经纤维瘤病的儿童中更常见。虽然横纹肌肉瘤被认为是起源于发育为横纹肌的原始间充质细胞，但其可发生在身体的任何部位，头颈部和泌尿生殖系统最常受累，只有不到 20% 的病例发生在四肢[135]。

横纹肌肉瘤有三种组织学亚型：胚胎型、腺泡

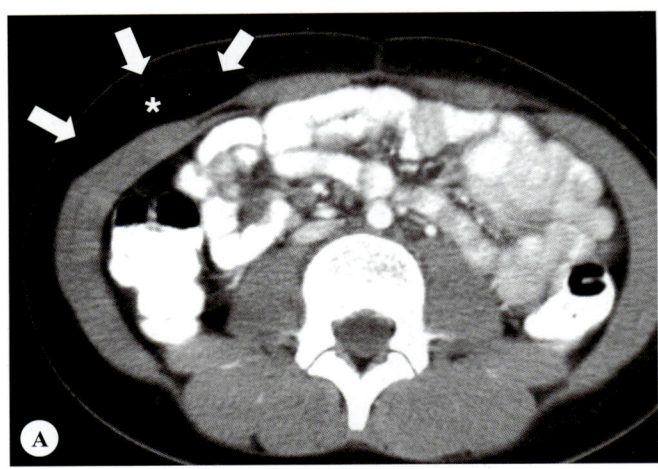
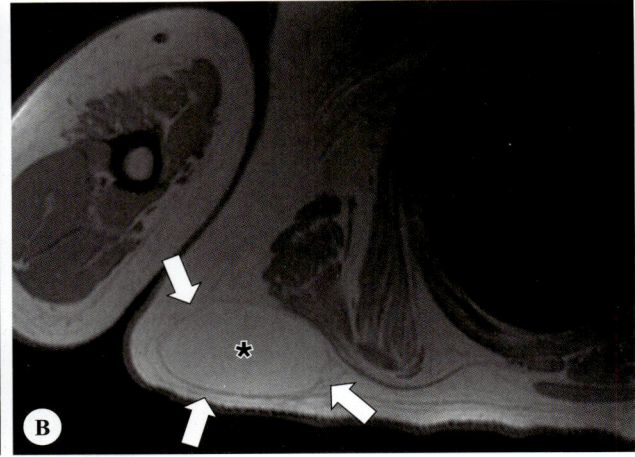

▲ 图 25-40　9 岁女孩，脂肪瘤

A. 腹部 CT 图像示腹壁上一皮下脂肪瘤（星），边界清晰伴包膜（箭）；B. 另一名 15 岁女孩的脂肪瘤，肩部的轴位 T_1 加权 MR 图像示右背部的一皮下脂肪瘤（星），脂肪信号类似于皮下组织，伴有包膜（箭）

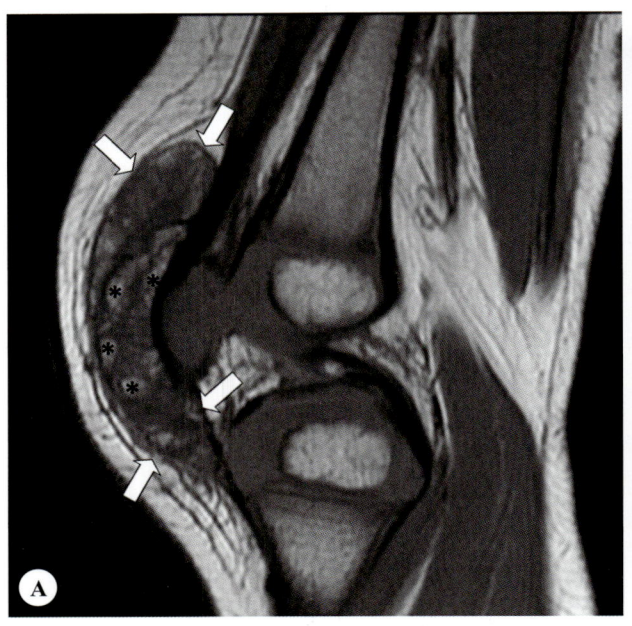
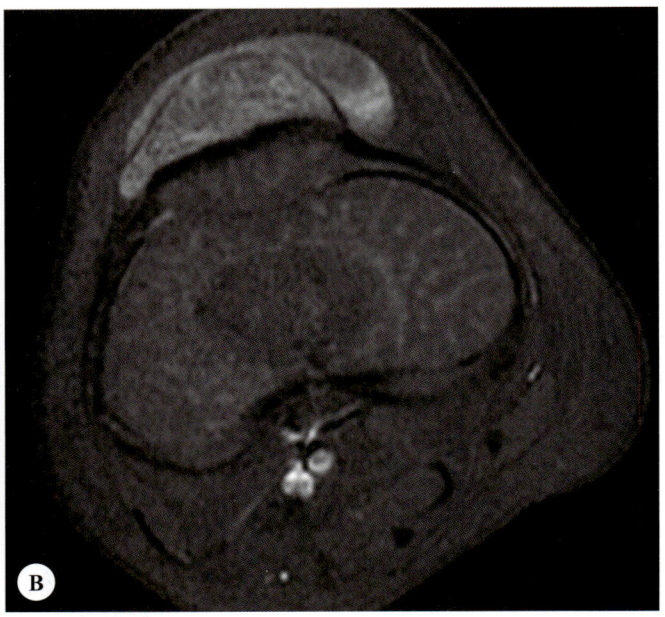

▲ 图 25-41　2 岁男孩，脂肪母细胞瘤

A. 膝部的矢状位质子密度 MR 图像示一边界清楚的皮下肿块，内含脂肪瘤样（*）和非脂肪瘤样（箭）成分；B. 轴位增强脂肪抑制、T_1 加权 MR 图像示肿块内分隔样强化

型和多形性型。胚胎型在儿童中更常见（占 80% 的病例），最常见于头颈部和泌尿生殖道；腺泡型较少见（20%），见于青少年和青年，更常见于会阴部和四肢；多形性型几乎只发生在成人中，常见于四肢[136]。横纹肌肉瘤的 MRI 表现不具有特异性，边界可以是清晰的，也可以是不清的，典型的表现为 T_1WI 低信号和 T_2WI 高信号，增强后可见不同程度的强化[135, 137]（图 25-45）。

（四）儿科肌肉骨骼系统的创伤性疾病

1. 意外创伤

(1) 撕脱伤：撕脱伤通常是由韧带或肌腱上的急性张力超过骨附着点所能承受的应力所导致的。撕脱伤最常发生在快速生长时期，因为骨软骨接合处和新形成的骨是生长中的骨骼最薄弱的部位。

骨盆带最常见的撕脱伤部位是坐骨结节，即腘绳肌群的起点，其次是髂前下棘和髂前上棘，分别

第 25 章 儿科应用：肌肉骨骼系统
Pediatric Application: Musculoskeletal System

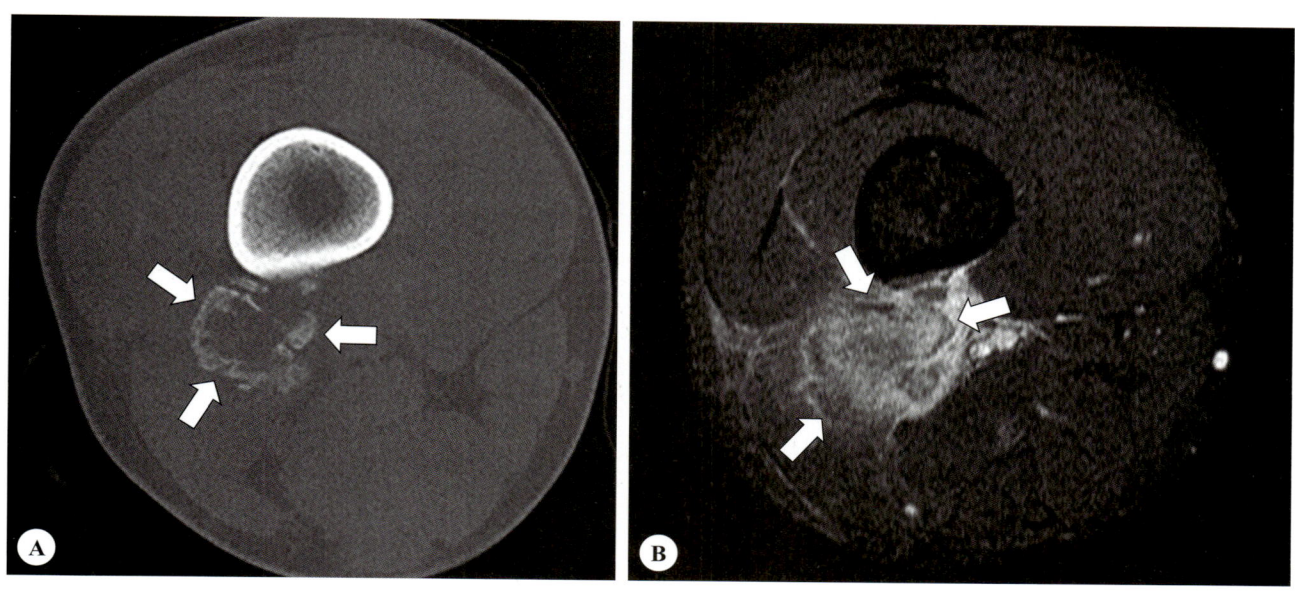

▲ 图 25-42　18 岁男孩，亚急性期的骨化性肌炎

A. 右大腿的轴位 CT 图像示边缘分布的钙化（箭），肿块边界被钙化勾勒出来，与股骨分离；B. 轴位增强的脂肪抑制、T_1 加权 MR 图像示矿化的微弱暗信号（箭），病灶周围可见水肿和强化

是股直肌和缝匠肌的起点（图 25-46）。

在骨不成熟的患者中，膝关节撕脱伤并不常见，但由于这些损伤经常与邻近软组织和骨软骨的异常相关，因此识别这些损伤非常重要。髁间隆突骨折是骨不成熟患儿的胫骨髁间隆突的急性撕脱伤。髁间隆突是前交叉韧带远端附着处（图 25-47），相邻的软组织有半月板间横韧带及内、外侧半月板前角，当出现髁间隆突骨折时，这些软组织可能会被夹在骨折碎片和撕脱部位之间。胫骨结节的撕脱性骨折应进行 X 线评估，以了解其粉碎程度、移位情况及骨折线向骺板和关节面延伸的模式。髌骨袖状撕脱是骨骼发育期最常见的髌骨骨折，占所有儿科骨折的 1%，是由膝关节半屈时股四头肌强力收缩引起的髌骨下极软骨撕脱。既往无疼痛且急性发病的病史，有助于区分轻微移位的髌骨袖状撕脱和 Sinding-Larsen-Johansson 病引起的慢性撕脱改变[138]。

髌骨的脱位 - 复位损伤是影响儿童膝部结构功能最常见的损伤之一。髌骨内侧韧带的髌骨附着点撕脱可导致髌骨内侧缘的骨折。脱位损伤中典型的髌骨侧向运动可导致"对吻性挫伤"（髌骨内侧和股骨外侧髁的骨髓水肿或出血），髌骨内侧关节面的软骨损伤比股骨外侧髁的损伤更常见（图 25-48）。当关节软骨缺损较大时，需要仔细分析整个关节间隙，检查是否有必须修复或切除的游离的骨软骨碎片[138-140]。

（2）过渡型骨折：青少年踝部骺板的骨化是依特定的顺序进行的，这可导致过渡型骨折，如三平面骨折和 Tillaux 骨折。胫骨远端骺板的闭合可持续 18 个月，发生在 12—15 岁，从"Kump bump"的中心开始，随后向内侧发展，胫骨远端骺板的外侧是最后融合的，因此最易受伤。CT 是评估这些骨折的最优检查方式，以确定是否需要进行闭合复位固定或开放式手术治疗。

幼年型 Tillaux 骨折是一种 Salter-Harris Ⅲ 型胫骨远端骺板骨折，是一种独特的儿童的踝关节骨折。X线通常可见矢状面垂直或斜向的线状透亮影穿过胫骨远端骨骺（图 25-49）。多平面重建 CT 常用于术前计划的制订，可显示骨折碎片移位的程度和骨折碎片之间的间隙。

胫骨远端三平面骨折通常发生在胫骨远端骨骺板完全闭合前的青少年时期。骨折线出现在三个解剖平面上：通过骨骺的矢状面骨折线，通过干骺端后方的冠状面骨折线及通过骺板的横断面骨折线。虽然这些骨折累及干骺端、骺板和骨骺，但骨折线彼此不相连。因此，它通常被认为是 Salter-Harris Ⅱ 型和 Ⅲ 型骨折的结合，而不是真正的 Salter-Harris Ⅳ 型骨折。多平面重建 CT 和表面显示三维成像常用于术前处理[141, 142]。

1283

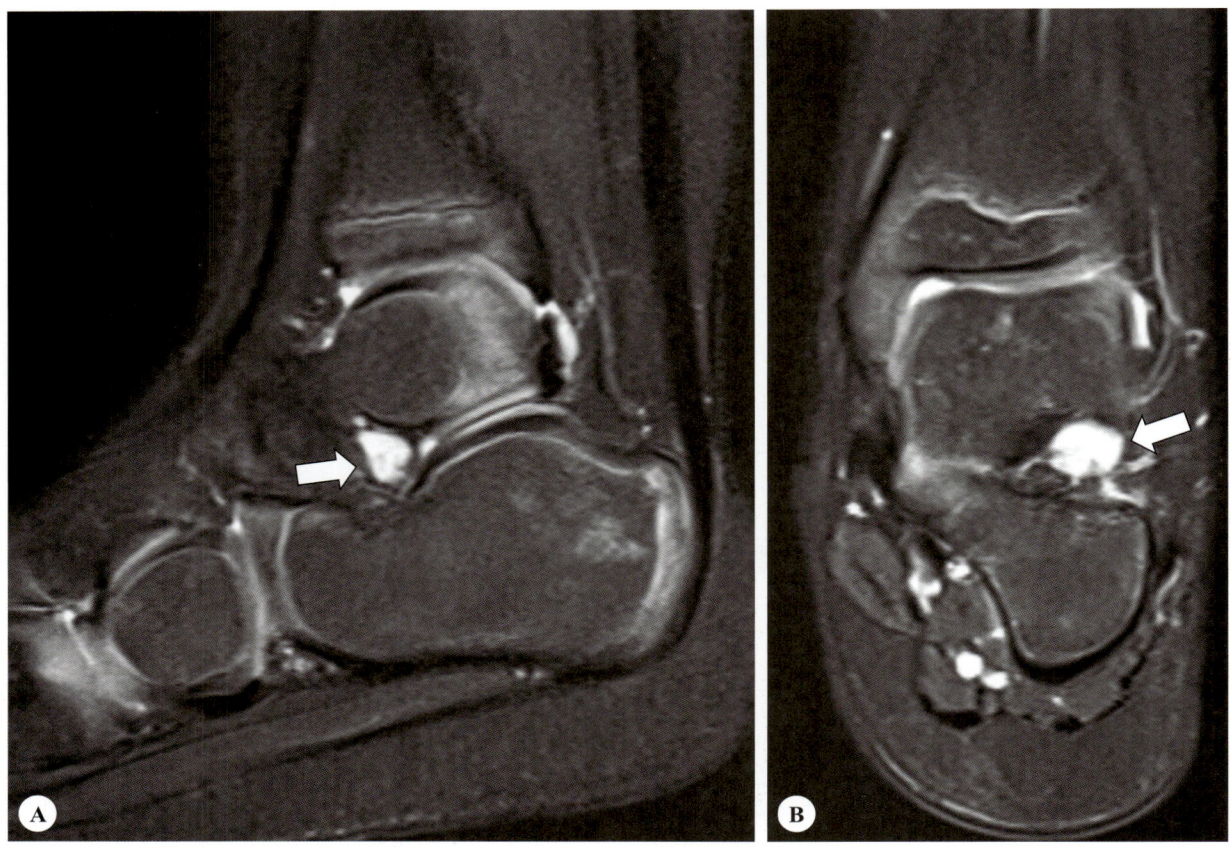

▲ 图 25-43 4 岁男孩，类似良性病变的滑膜肉瘤

踝部的矢状位（A）和冠状位（B）脂肪抑制、T_2 加权 MR 图像示跗骨窦内一小的边界清楚的病变（箭），呈亮信号，鉴于其锐利的边界，被误认为是腱鞘囊肿，并没有进行增强检查，手术活检显示为滑膜肉瘤

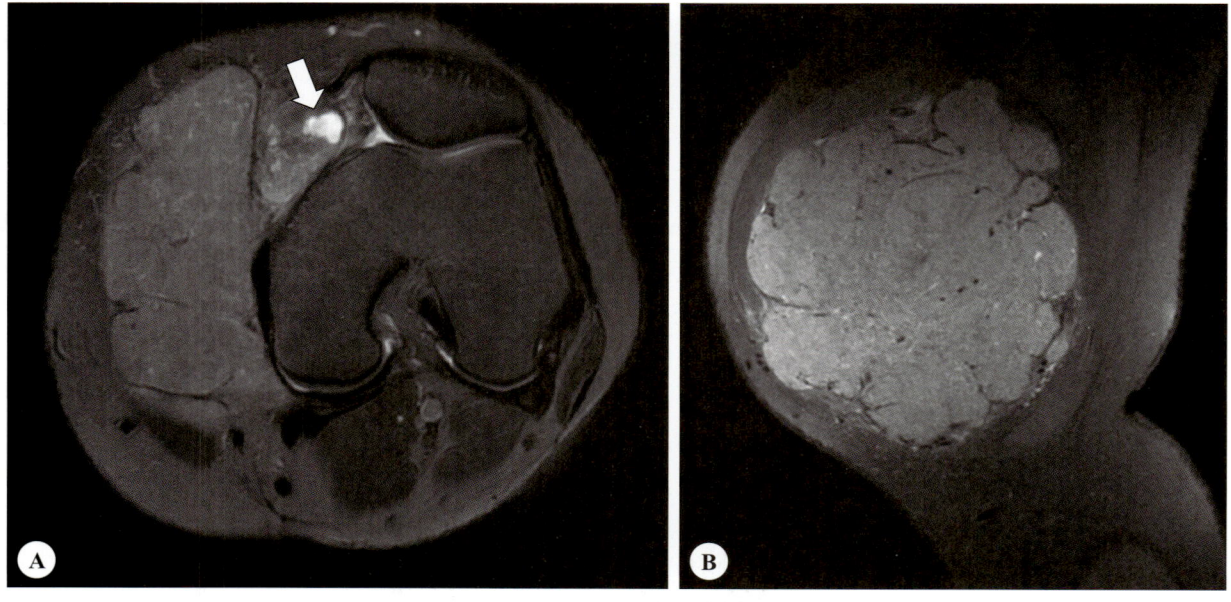

▲ 图 25-44 17 岁女孩，滑膜肉瘤

膝部的轴位（A）和矢状位（B）T_2 加权 MR 图像示右大腿远端一巨大的分叶状肿块，伴局灶性囊性部分（A，箭），肿块内见多处信号缺失

第 25 章 儿科应用：肌肉骨骼系统
Pediatric Application: Musculoskeletal System

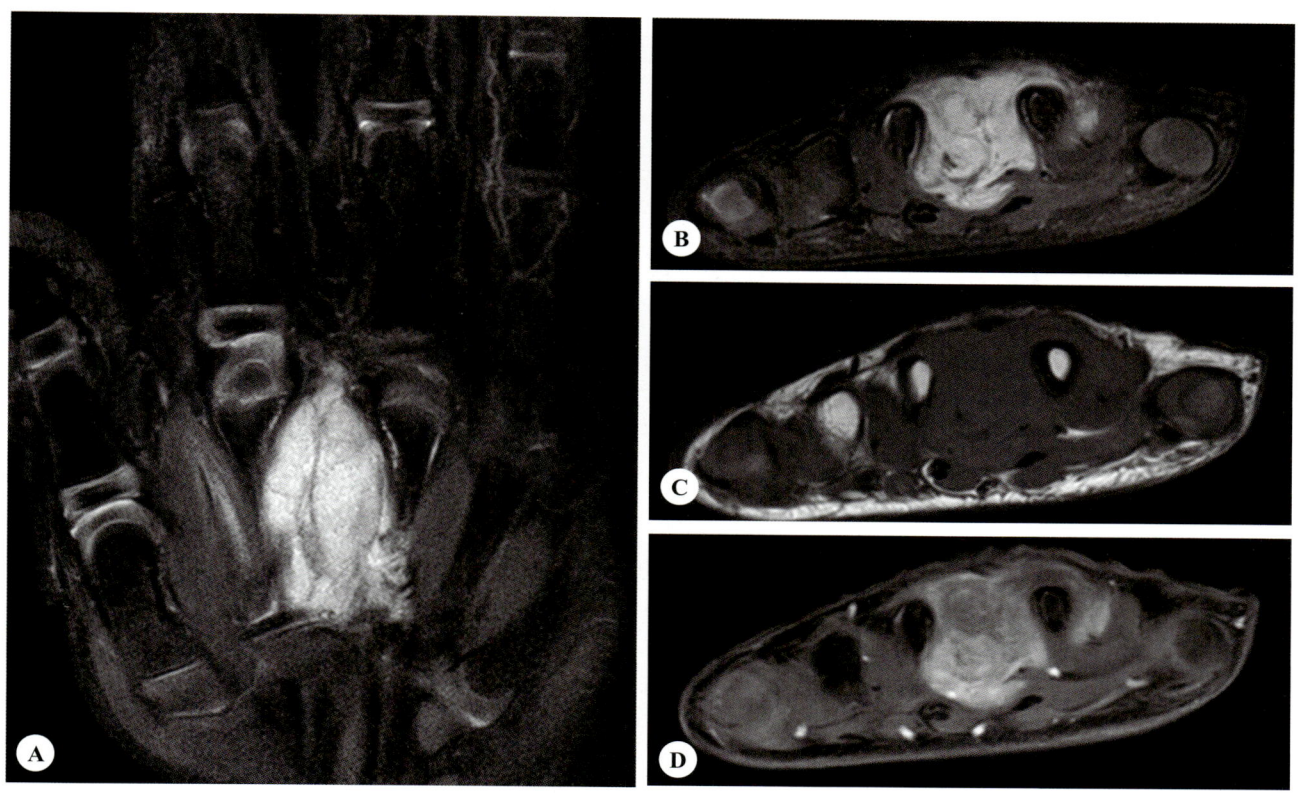

▲ 图 25-45 2 岁女孩，手部的腺泡型横纹肌肉瘤

A 和 B. 冠状位（A）和轴位（B）脂肪抑制、T_2 加权 MR 图像示第二、三掌骨间一分叶状、不均匀高信号的肿块，注意，该肿块与掌骨皮质有明显的分界面；C 和 D. 肿块在轴位 T_1 加权 MR 图像（C）上呈低信号，在轴位增强 T_1 加权 MR 图像（D）上呈不均匀强化

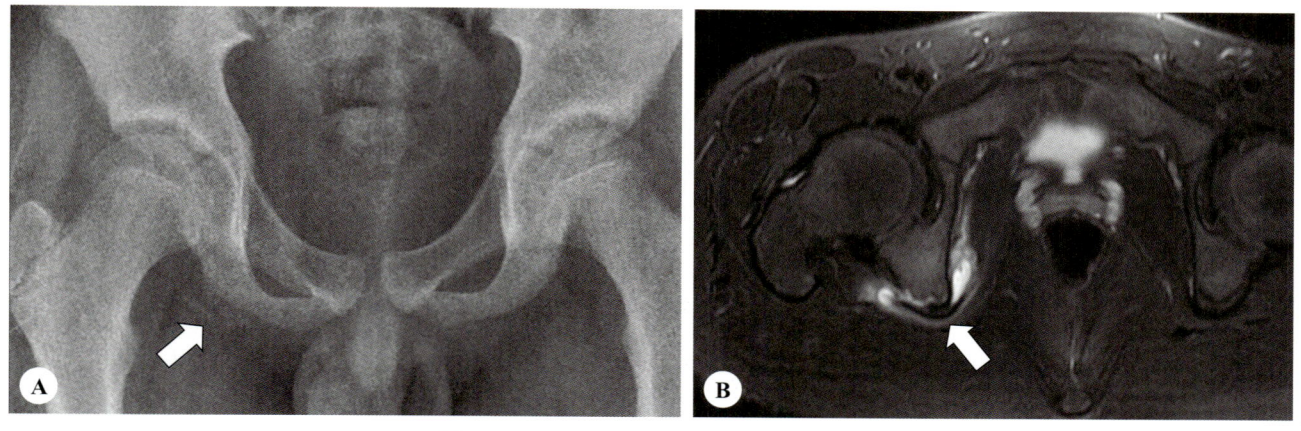

▲ 图 25-46 13 岁男孩，坐骨结节撕脱性损伤

A. 髋部的正位 X 线示右侧坐骨的撕脱性碎片（箭）；B. 轴位脂肪抑制、T_2 加权 MR 图像示与腘绳肌群起点相关的坐骨的撕脱碎片（箭）和边界不清的骨髓水肿

2. 非意外创伤（虐待儿童） 非意外创伤（nonaccidental trauma，NAT），也被称为虐待儿童或摇晃婴儿综合征，是导致 4 岁以下儿童脑损伤相关死亡的主要原因。在疑似 NAT 的病例中，最初的诊疗路径是由一个多学科团队来完成的，包括多科室的临床医师、放射科医师和社会工作者。

X 线骨骼检查是对疑似 NAT 患者进行影像学检查的第一步。所有 2 岁以下疑似 NAT 的患儿都必须进行骨骼检查；在 2—5 岁，推荐进行骨骼检查，但要基于临床怀疑对患者进行单独评估；对于 5 岁以

1285

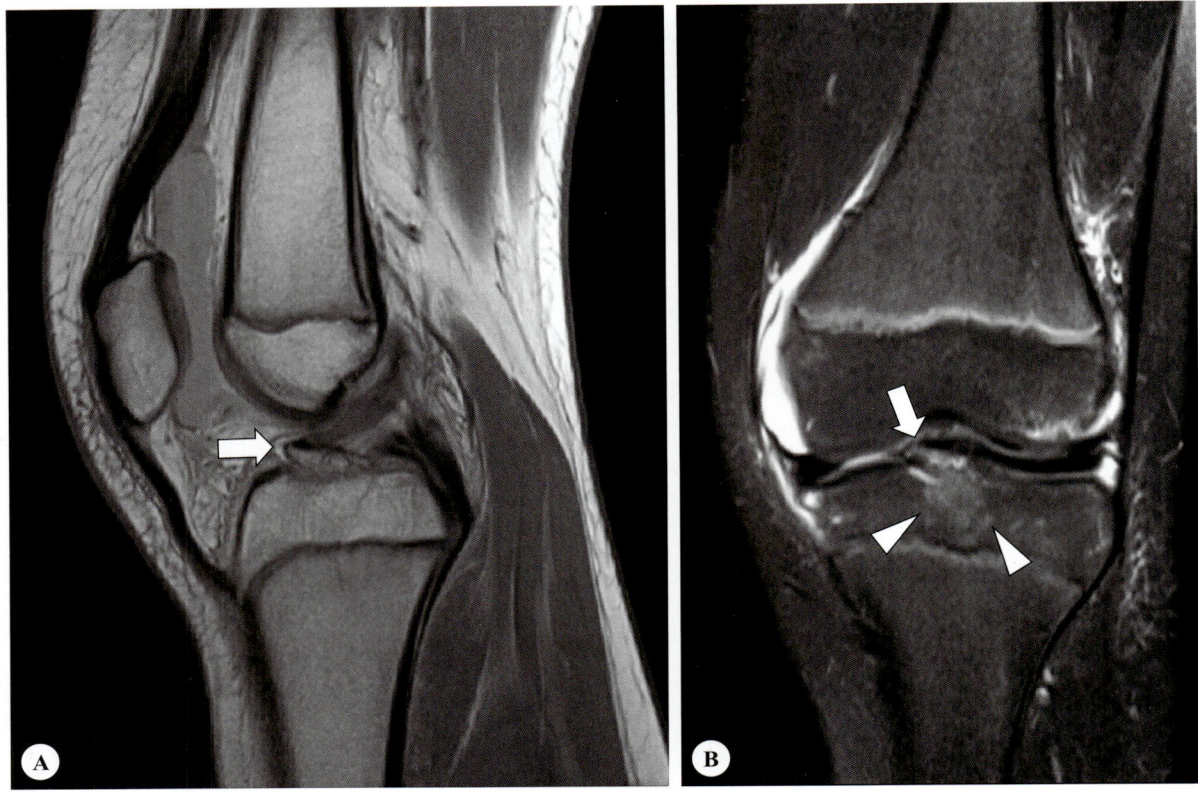

▲ 图 25-47 12 岁女孩，胫骨髁间隆突骨折

膝部的矢状位脂肪抑制、质子密度 MR 图像（A）和冠状位脂肪抑制、T_2 加权 MR 图像（B）示前交叉韧带附着处的胫骨髁间隆突见一隆起的骨折碎片（箭），注意胫骨近端骨髓水肿（B，箭头）和左膝关节积液

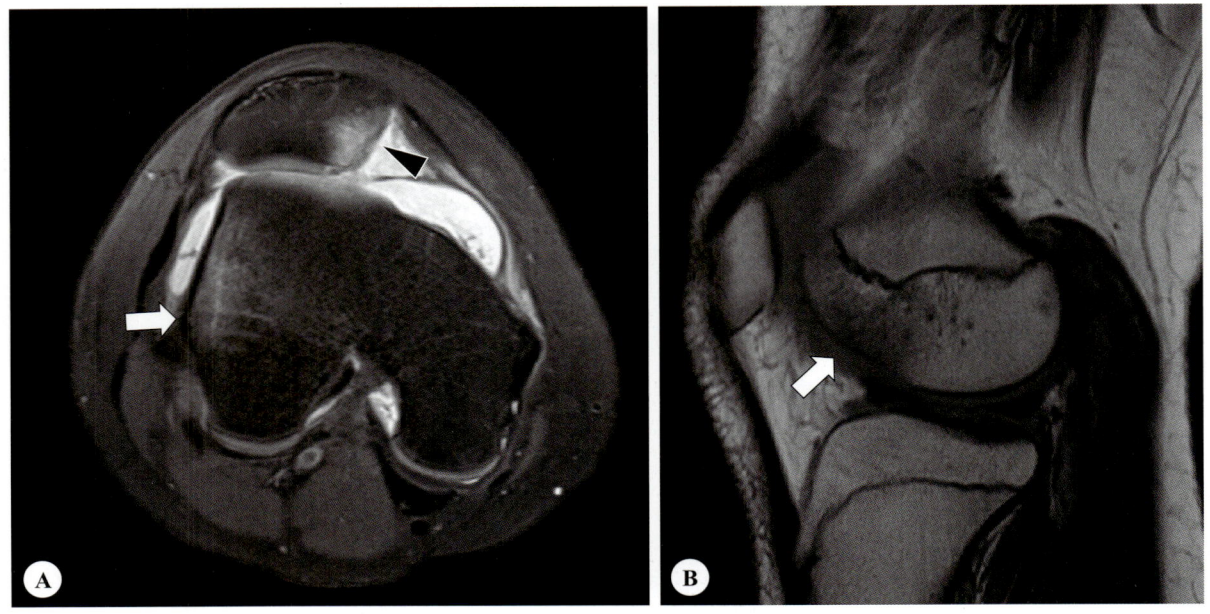

▲ 图 25-48 14 岁女孩，创伤性髌骨脱位

轴位脂肪抑制、T_2 加权 MR 图像（A）和矢状位 T_1 加权 MR 图像（B）示髌骨内侧关节面（A，箭头）和股骨外侧髁（箭）的骨挫伤，符合近期的髌骨侧向脱位病史，还可见关节积液

上的患儿，骨骼检查的诊断价值不大[143]。为了最大限度地提高对细微损伤的诊断准确性，聚焦感兴趣区的高分辨率数字 X 线很重要，并且应按照 ACR 指南进行[144, 145]。对于存疑的骨折病例，要在至少两个投影上进行额外的照射。2 周内的随访骨骼检查可以提高诊断的准确性，并识别出最初检查时不明显但在愈合过程中变得更明显的骨折。在某些病例中，99mTc- 亚甲基二膦酸盐放射性核素骨显像可以作为 X 线检查的替代方法或辅助方法，放射性核素骨显像可以提高检测到肋骨和细微骨折的准确性，但是否能够取代 X 线仍存在争议[146, 147]。

MRI 可用于评估未骨化的软骨损伤、骨骺分离和软组织损伤。CT 平扫主要用于头部创伤的病例，增强 CT 可用于评估胸壁和腹部器官的损伤，但一般不建议用于骨骼系统损伤。

在颅内损伤之后，骨折是 NAT 第二常见的表现，并根据虐待儿童的特异性进行分类[148]（表 25-2）。经典的干骺端病变（classic metaphyseal lesion，CML）对诊断虐待儿童的特异性最高，占死于 NAT 的婴儿的长骨损伤模式的 90%[149]，这些骨折最常见于股骨远端或胫骨近端。骨折发生在干骺端的初期骨松质上，它是新形成的也是最薄弱的区域。干骺端骨性环在斜位图像上呈新月形或桶柄形，在切向图像的拐角处呈两个三角形（图 25-50）。肋骨骨折占 NAT 骨折的一半以上，并且具有高度特异性，特别是靠近肋椎连接处的后肋的骨折，属于 NAT 的特征性表现。

其他高度特异但不太常见的骨折包括肩胛骨、棘突和胸骨的骨折。两个位置以上的骨折是 NAT 的一个中度特异性标志，特别是当骨折彼此相距较远或处于不同的愈合阶段时提示 NAT。骨骺分离对 NAT 来说具有中度特异性，但通常在 X 线上未能被发现，需要进一步使用超声或 MRI 进行诊断。MRI 可以提供额外的信息，如软组织水肿、骨膜下出血或 X 线上难以发现的轻微骨折（图 25-50）。

锁骨、长骨干和单纯颅骨的骨折比较常见，对于 NAT 特异性较低[149]。骨膜下新骨形成是愈合过程中最早出现的征象，发生在损伤后的 7~10 天，软骨痂形成于创伤后的 10~14 天，硬骨痂形成于创伤后的 14~21 天。

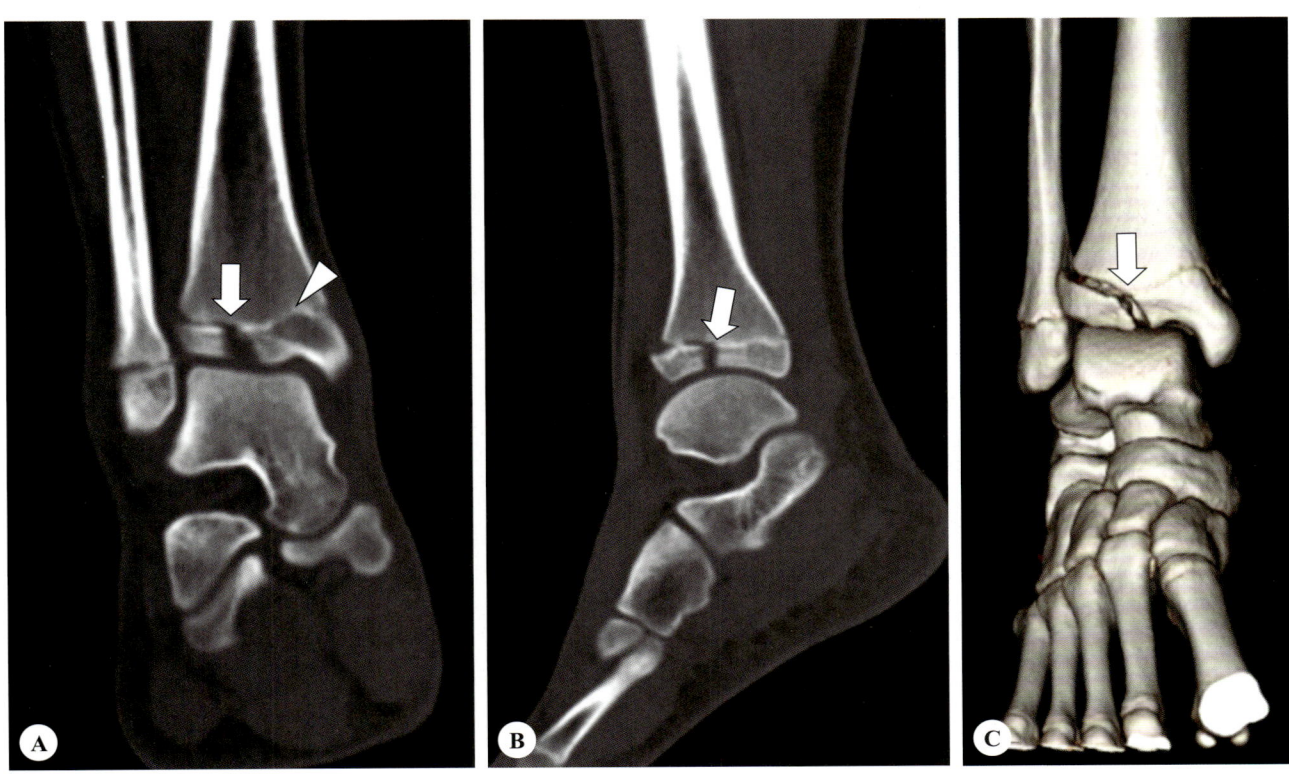

▲ 图 25-49 14 岁男孩，Tillaux 骨折

踝部的冠状位（A）和矢状位（B）重建 CT 图像及 3D 表面显示 CT 图像（C）示胫骨远端骨骺的垂直骨折线（箭），与 Salter-Harris Ⅲ 型骺板损伤一致，注意胫骨远端内侧骺板的融合（A，箭头）

表 25-2 非意外创伤影像学表现的特异性

- 高度特异性[a]
  - 经典的干骺端病变
  - 多发的后肋骨折
  - 肩胛骨骨折
  - 棘突骨折
  - 胸骨骨折
- 中度特异性
  - 多灶性骨折，特别是双侧和相距较远的骨折
  - 处于不同愈合进程的骨折
  - 骨骺分离
  - 指骨骨折
  - 复杂的颅骨骨折
  - 骨盆骨折
  - 椎体骨折和半脱位
- 低度特异性
  - 骨膜下新生骨形成
  - 锁骨骨折
  - 长骨干骨折
  - 单纯/线性骨折

a. 适用于婴儿的最高特异性

经许可转载，引自 Kleinman PK. *Diagnostic imaging of child abuse*. 2nd ed. St. Louis: Mosby-Year Book Inc., 1998.

成骨不全中的干骺端不规则、干骺端发育异常、佝偻病和梅毒等表现与 CML 有相似之处，需仔细鉴别。在6个月前的正常婴儿中，骨膜下新骨形成可以是生理性的，最常见于股骨干的内侧，并且是对称的。其他疾病（如 Caffey 病、镰状细胞贫血、白血病和骨髓炎）也可能有骨膜下新骨形成，应列入鉴别诊断中。

3. 应力性骨折和反应 应力性骨折或反应是一种过度使用带来的损伤，是在正常骨骼上重复性施力造成的。术语"外胫夹"就是胫骨应力性损伤的一个例子。胫骨应力性骨折或反应可能是由肌肉附着处的骨膜剥脱和与拉力相关的皮质减弱共同造成的。在儿童中，胫骨的应力骨折往往发生在胫骨骨干近端的后侧，胫骨的应力性反应或骨折通常在 X 线上显示为骨折线硬化和皮质增厚。在应力性骨折的情况下，应力性骨折线通常是横向的。

早期或轻微的应力性损伤或骨折在 X 线上可能无明显变化，但可以用放射性核素骨显像或 MRI 检测出来。骨显像曾是应力性损伤或骨折诊断的金标准，灵敏度很高，但缺乏特异度，而且会增加儿科患者的电离辐射暴露。现在，MRI 是患儿疑似应力性反应或骨折的首选成像方式，应力性反应通常表现为非特异性的骨髓水肿、骨膜炎和周围软组织水肿（图 25-51）。有时，应力性反应与骨髓炎、转移瘤、LCH 和残余的红骨髓有类似的影像学表现，若可见明显的离散骨折线伴典型的骨髓水肿，并且没有骨内或皮质外肿块形成，那么应力性反应/水肿的诊断是明确的。然而，当检查结果不明确时，随访中影像学表现的变化可能会帮助鉴别[120, 139, 140]。

骺板的应力性损伤可见于儿童运动相关的损伤。重复性受压可以导致骺板的损伤并破坏正常骨骼的生长。"体操腕"是骺板应力性损伤的一个例子，是背屈和压缩的机械力诱发的桡骨远端的骺板损伤（图 25-52），X 线可显示骺板的增宽、磨损或干骺端的不规则，而 MRI 可显示穿过干骺端的水肿（图 25-53）。

应力性反应和骨折通常采取保守治疗，患儿通常对4~8周的休息期反应良好[150, 151]。

4. 生长停滞 生长板或骺板由软骨组成，是小儿骨骼薄弱的一环。20%~30% 的儿童长骨骨折伴有骺板损伤。对累及骺板的骨折进行分类，目前普遍应用 Salter-Harris 分类系统[139]。该系统根据生长停滞等并发症风险的增加，将骨折分为 I～V 型。I 型骨折是穿过骺板的横行骨折，骨折线穿过增生钙化区，骨骺可以完整的与干骺端分离，X 线表现不明显；II 型骨折是最常见的骺板损伤类型，约占骺板骨折的 75%，骨折面累及一部分干骺端，随后通过骺板延伸；III 型骨折累及一部分骺板，骨折线穿过骨骺进入关节面；IV 型骨折有一条穿过骨骺、骺板和干骺端的关节内骨折线；V 型骨折是骺板的挤压性损伤，属于最不常见的类型。

创伤或感染引起的骺板损伤可导致即时或延迟的骺板生长障碍，随后在骺板间形成骨桥和骺棒，这可能导致成角畸形及腿不等长，并发展为永久性的肢体功能障碍。MRI 是评估骨桥或骺棒的首选成像方式，因为它能够勾勒出骺板的轮廓并准确评估骨桥的大小，梯度回波序列可以在多个成像平面上显示骨桥，在这个序列中，包含黄骨髓的骨桥与邻近骨髓呈等信号，而纤维骨桥或致密骨桥在所有成像序列上均呈低信号（图 25-54）。在急性或亚急性情况下，与愈合相关的经骺板的肉芽组织可在 T_1WI 上呈低信号，在液体敏感序列上呈高信号。

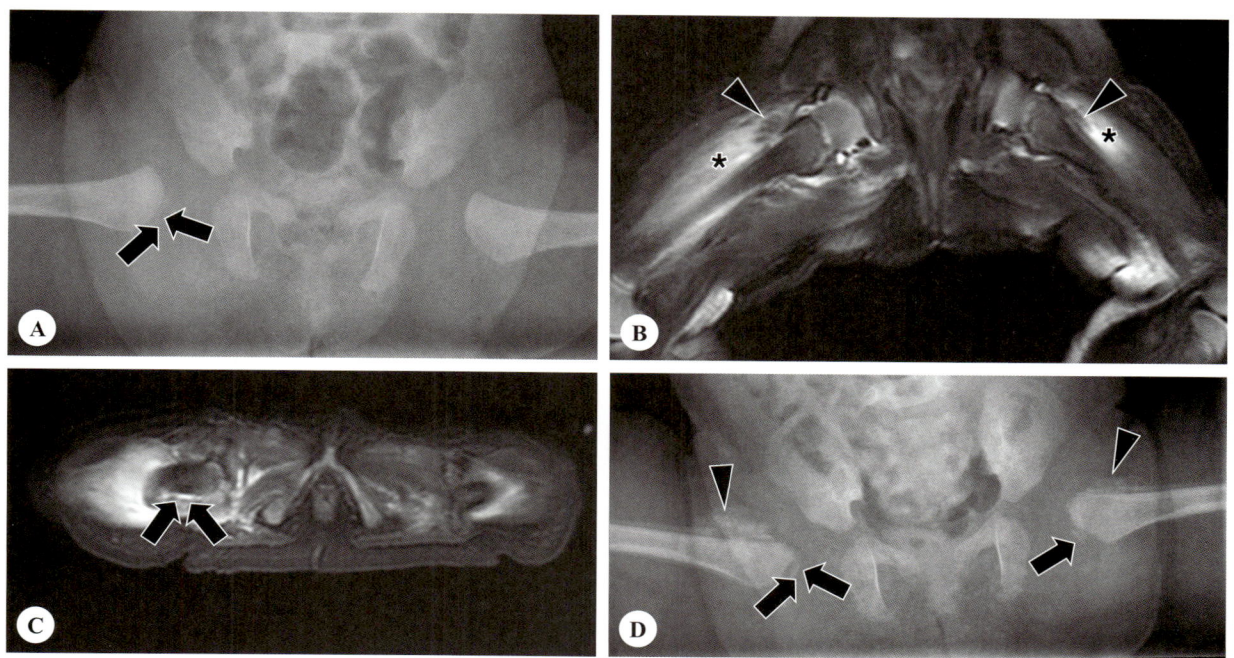

▲ 图 25-50 3 月龄女孩，非意外损伤

A. 髋部 X 线示右侧股骨近端干骺端轻微的桶柄样骨折（箭）；B 和 C. X 线 5 天后获得的冠状位（B）和轴位（C）脂肪抑制、T_2 加权 MR 图像示骨膜下出血（B，箭头）和肌肉水肿（B，星），股骨干骺端后方可见一条骨折线（C，箭），提示 Salter Ⅱ型骨折；D. 损伤 2 周后的髋部 X 线示右侧股骨近端干骺端更明显的桶柄样骨折（箭）及左侧股骨近端的"干骺端角"征（箭），还可见骨膜下血肿（箭头）和骨膜反应造成的广泛钙化（图片由 Dr. Marguerite M. Caré, MD, at Cincinnati Children's Hospital Medical Center, Cincinnati, OH 提供）

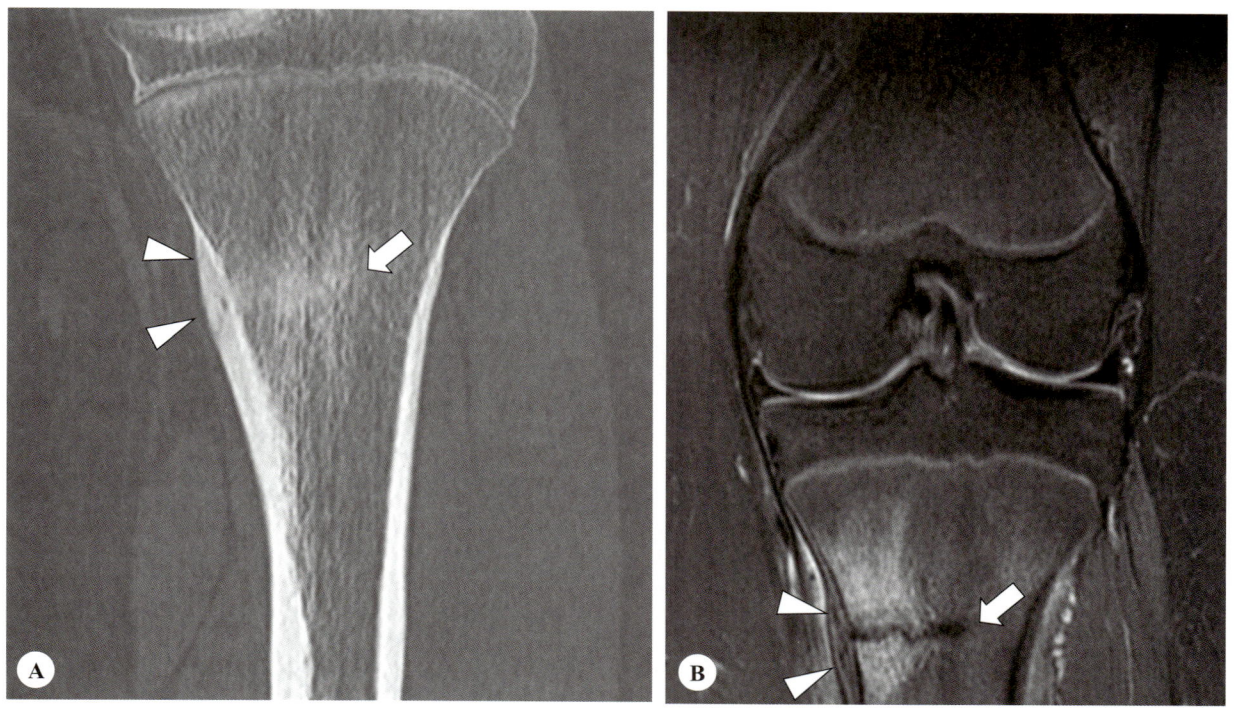

▲ 图 25-51 13 岁男孩，胫骨近端应力性骨折

A. 膝部的冠状位重建 CT 图像示左侧胫骨近端的带状硬化（箭）及相关的厚的骨膜反应（箭头）；B. 冠状位脂肪抑制、T_2 加权 MR 图像示沿胫骨近端内侧皮质可见横行的骨折线（箭），伴周围骨髓水肿和厚的骨膜反应（箭头）

生长停滞的治疗取决于几个因素，患儿剩余的生长潜力是至关重要的，因为剩余生长潜力极小的患儿在保守治疗中可相对较好地耐受生长停滞，相反，年纪较小有很大生长潜力的患儿却无法承受生长停滞，因为可能引起致残性肢体不等长。受累肢体和骨棒的大小及位置（中央或外周）是骨科医师计划手术干预的重要考虑因素，当骨桥累及<50%的骺板时，通常建议手术切除骨棒并植入惰性物质，如脂肪[151]。

5. 剥脱性骨软骨炎 剥脱性骨软骨炎是指骨软骨组织的局部损伤，最终导致部分关节软骨和软骨下骨的分离。在儿科人群中，最常见于膝关节，其

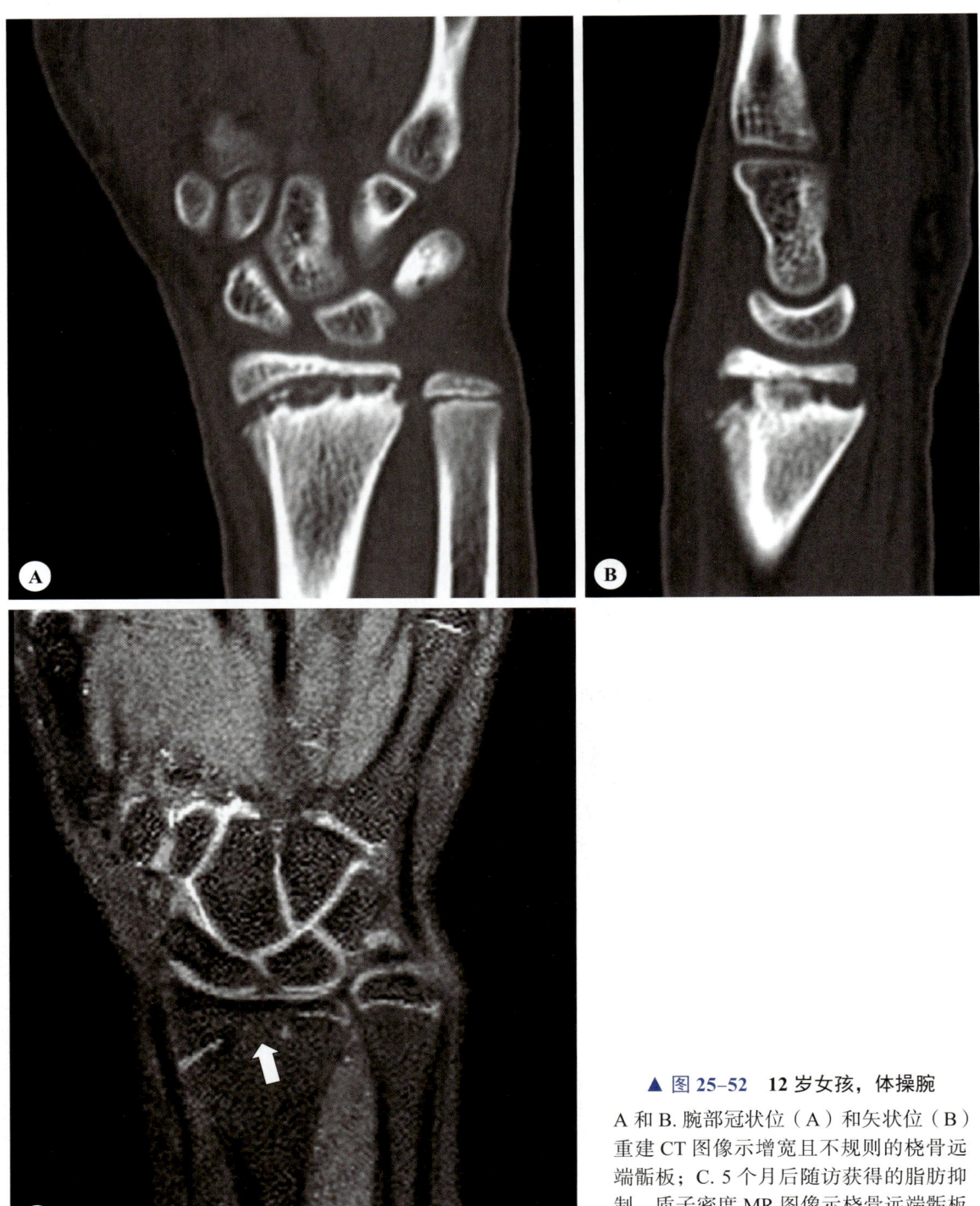

▲ 图 25-52　12 岁女孩，体操腕
A 和 B. 腕部冠状位（A）和矢状位（B）重建 CT 图像示增宽且不规则的桡骨远端骺板；C. 5 个月后随访获得的脂肪抑制、质子密度 MR 图像示桡骨远端骺板的早期闭合（箭）

次是踝关节和肘关节。确切的病因尚不清楚，最广为接受的假说是由创伤、遗传易感性、内分泌疾病和骨坏死等多因素共同导致的。X 线是评估所有类型 OCD 的首选检查方式，为了进一步确定病变的特征并明确病变是否稳定，通常需要进行 MRI 检查[140]。

膝关节 OCD 最常见的部位是股骨髁的承重面或股骨内侧髁的后外侧。在 X 线上，OCD 病变呈边界相对清楚的软骨下椭圆形透亮影。MRI 在评估病变稳定性（确定液体界面、关节面的完整性和碎片的位移）和识别关节内游离体方面最有价值。MRI 提示病变不稳定的征象包括外周的液性信号环、液体敏感序列中软骨下骨板的多处断裂和更外层的 T_2 低信号环（图 25-55）。

股骨远端骨骺正常发育过程中的不规则应与 OCD 相区别。正常发育过程中的不规则通常发生于小龄儿童，随着年龄的增长不规则的表现会逐渐减少。股骨远端骨骺正常发育过程中的不规则通常是双侧的，最常见的位置是股骨外侧髁的后缘、骨骺球状骺板的正下方。

距骨的骨软骨病变可能继发于慢性微创伤，通常累及距骨顶部的后内侧和前外侧角。与其他部位的 OCD 相似，评估病灶的不稳定性很重要，提示其不稳定性的特征包括关节内游离体、被覆软骨变薄、病变与母骨交界处的软骨下囊变及病变与母骨间积液[139, 152]（图 25-56）。

6. 股骨头骨骺滑脱症　股骨头骨骺滑脱症（SCFE）是青少年时期最常见的髋关节畸形。SCFE 的特点是股骨头骨骺相对于干骺端发生移位。SCFE 在儿童中的发病率为 10.8/100 000，通常发生在 8—15 岁的儿童中。SCFE 的危险因素包括肥胖、内分泌疾病（如甲状腺功能减低症、性腺功能减低症和生长激素缺乏）、慢性肾功能衰竭及既往放射治疗史。20%～40% 患者的 SCFE 是双侧的[153]。

SCFE 通常有两种分类方式：①急性或慢性；②稳定或不稳定性。若滑脱出现的时间少于 3 周，则归类为急性；若出现时间超过 3 周，则归类为慢性。若在不使用拐杖或助行器的情况下患者的肢体可承重，为稳定的；若不能承重，则为不稳定的[154]。

X 线（前后位和蛙式侧位）是诊断 SCFE 的主要方法，虽然蛙式侧位片可以更显著的观察滑脱，但在蛙式侧位片中股骨外展体位可能会导致滑脱加重，因此应谨慎进行。Klein 线是在正位 X 线上与股骨颈相切的一条参考线，正常情况下 Klein 线应与股骨骨骺的一部分相交。发生内侧滑脱时，该线不与骨骺相交，则提示 SCFE（图 25-57）。SCFE 的其他影像学征象包括骺板不对称增宽、骨骺头尾高度降低和"干骺端发白"征象（由于与向后移位的骨骺重叠，股骨干骺端可呈现双重密度）[153]。

MRI 或 CT 可以在早期发现 SCFE，CT 是一种检测倾斜程度和早期疾病的灵敏方法，然而应用很少。

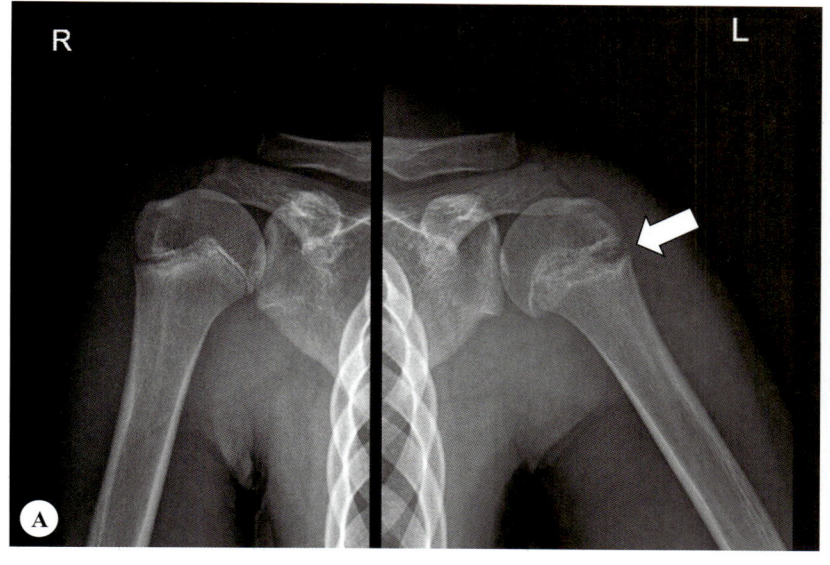 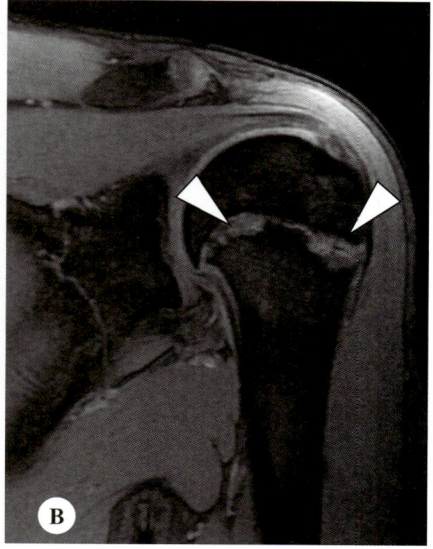

▲ 图 25-53　13 岁女孩，小联盟肩

A. 双侧肩部 X 线示左肱骨近端骺板不规则增宽（箭）；B. 左肩的冠状位脂肪抑制、T_2 加权 MR 图像示左侧肱骨近端骺板不规则增宽（箭头），伴轻微的干骺端水肿

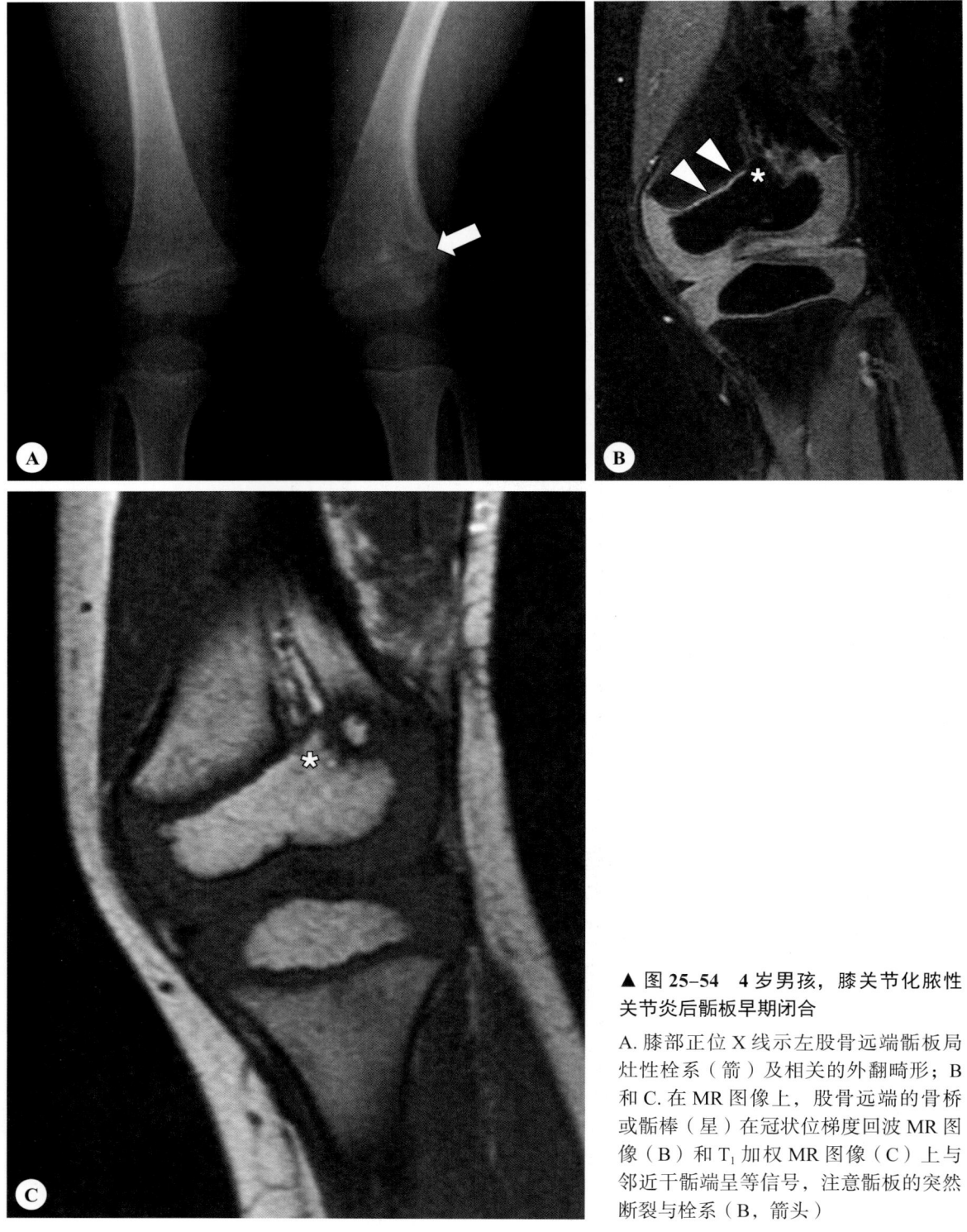

▲ 图 25-54 4 岁男孩，膝关节化脓性关节炎后骺板早期闭合

A. 膝部正位 X 线示左股骨远端骺板局灶性栓系（箭）及相关的外翻畸形；B 和 C. 在 MR 图像上，股骨远端的骨桥或骺棒（星）在冠状位梯度回波 MR 图像（B）和 T_1 加权 MR 图像（C）上与邻近干骺端呈等信号，注意骺板的突然断裂与栓系（B，箭头）

MRI 的价值在于描述 SCFE 的滑脱前阶段或早期滑脱阶段，特别是对于那些高危的患儿。处于滑脱前阶段的患儿的 X 线可能是正常的或可见明显的骺板增宽但无股骨头移位，MRI 可以显示早期的骨髓水肿和股骨头骨骺的滑脱（图 25-57），MRI 还可用于对侧髋关节的随访成像并评估 SCFE 的并发症，如过早的退行性变、盂唇损伤、股骨头 AVN（图 25-58）和软骨溶解。

治疗方法通常是原位固定髋关节，以防止股骨头骨骺的进一步滑脱和血管破坏[154, 155]。

第 25 章 儿科应用：肌肉骨骼系统
Pediatric Application: Musculoskeletal System

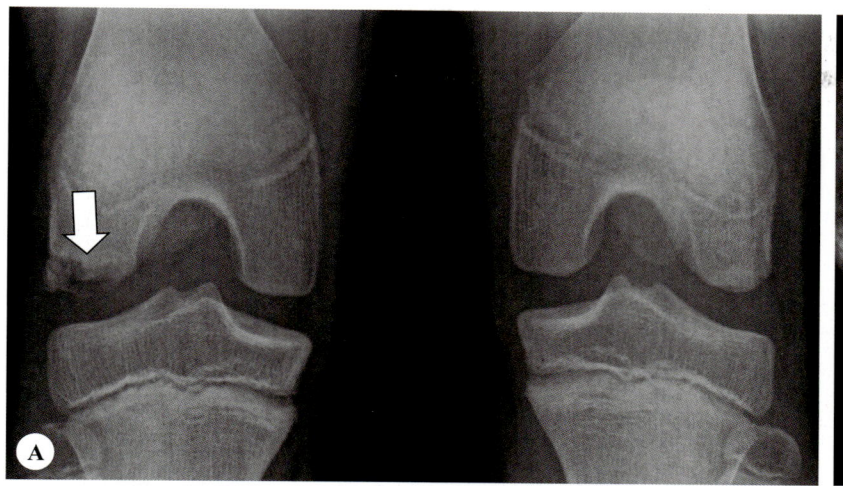
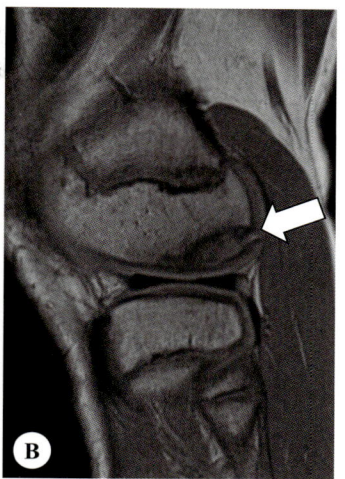
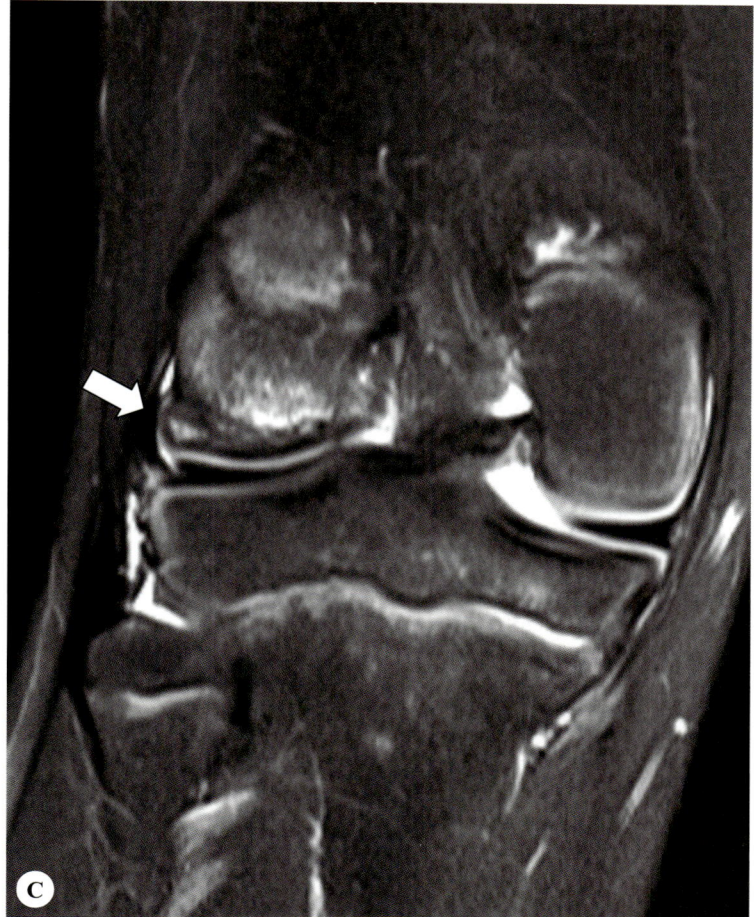

▲ 图 25-55 13 岁女孩，股骨髁的剥脱性骨软骨炎
A. 双膝的 X 线示右侧股骨远端外侧髁轮廓不规则，伴碎片形成（箭）；B 和 C. 膝关节的矢状位质子密度 MR 图像（B）和冠状位脂肪抑制、T_2 加权 MR 图像（C）示股骨外侧髁一边界清楚的骨软骨病变（箭）伴骨髓水肿

（五）儿科肌肉骨骼系统的内分泌和血液系统疾病

1. 佝偻病 骨骼的正常生长和矿化需要足够的钙和磷。矿化不足可导致佝偻病和（或）骨软化症，佝偻病是由骺板的矿化不足造成的，而骨软化症是指骨基质的矿化受损。维生素 D 是肠道正常吸收钙所必需的激素原，维生素 D 缺乏是佝偻病/骨软化症最常见的原因[156]。

佝偻病的表现在快速生长的部位（如膝关节和腕关节）更明显。佝偻病的典型影像学表现涉及骺板，骺板变宽是最先出现的影像学征象（图 25-59）。在佝偻病患儿的 X 线上可以看到干骺端磨损、外倾和凹陷及长管状骨的弯曲，伴有或不伴有不全性骨折。经过治疗，骺板厚度可恢复正常，并出现临时钙化

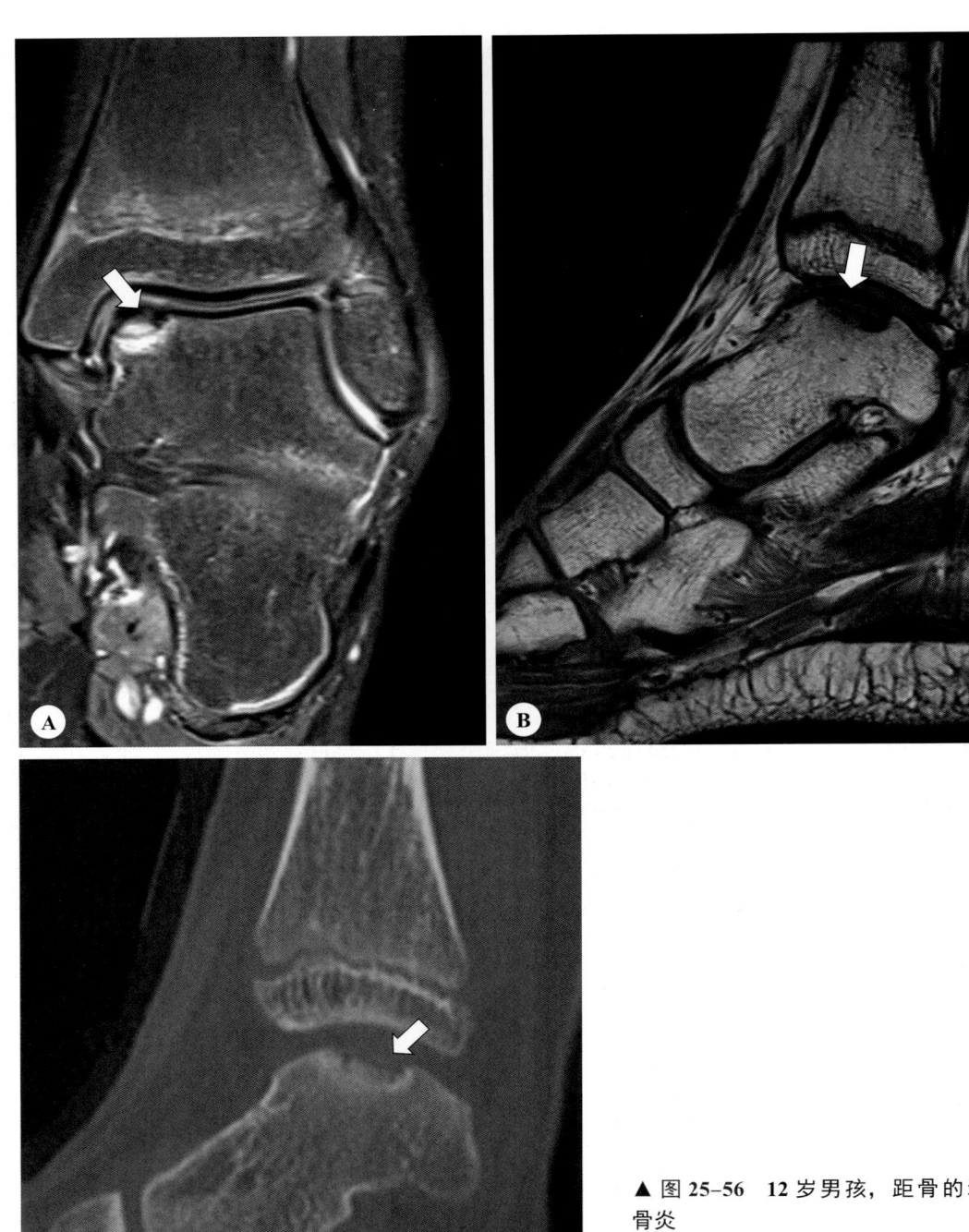

▲ 图 25-56 12 岁男孩，距骨的剥脱性骨软骨炎

A 和 B. 踝部的冠状位脂肪抑制、T_2 加权 MR 图像（A）和矢状位 T_1 加权 MR 图像（B）示距骨顶内侧的一边界清楚的骨软骨病变（箭），伴周围骨髓轻度水肿；C. 踝部的矢状位重建 CT 图像示距骨顶不规则变平伴边缘硬化（箭）

区矿化，从而形成致密的干骺线。MRI 可以更好的显示佝偻病骺板的变化（图 25-59），并可在 X 线显示之前发现不完全骨折和愈合中的佝偻病[157]。当佝偻病的临床和 X 线的特征比较明显时，足以明确诊断，无须再进行 MRI 检查。

2. Legg-Calve-Perthes 病 Legg-Calve-Perthes（LCP）病是未成熟的股骨头骨骺的特发性骨坏死，大约每 10 000 名儿童中就有 1 人受累。男女比例为（3～5）:1，发病高峰年龄为 5—6 岁。10%～15% 的患者为双侧发病，并且几乎都是异时性的。LCP 病

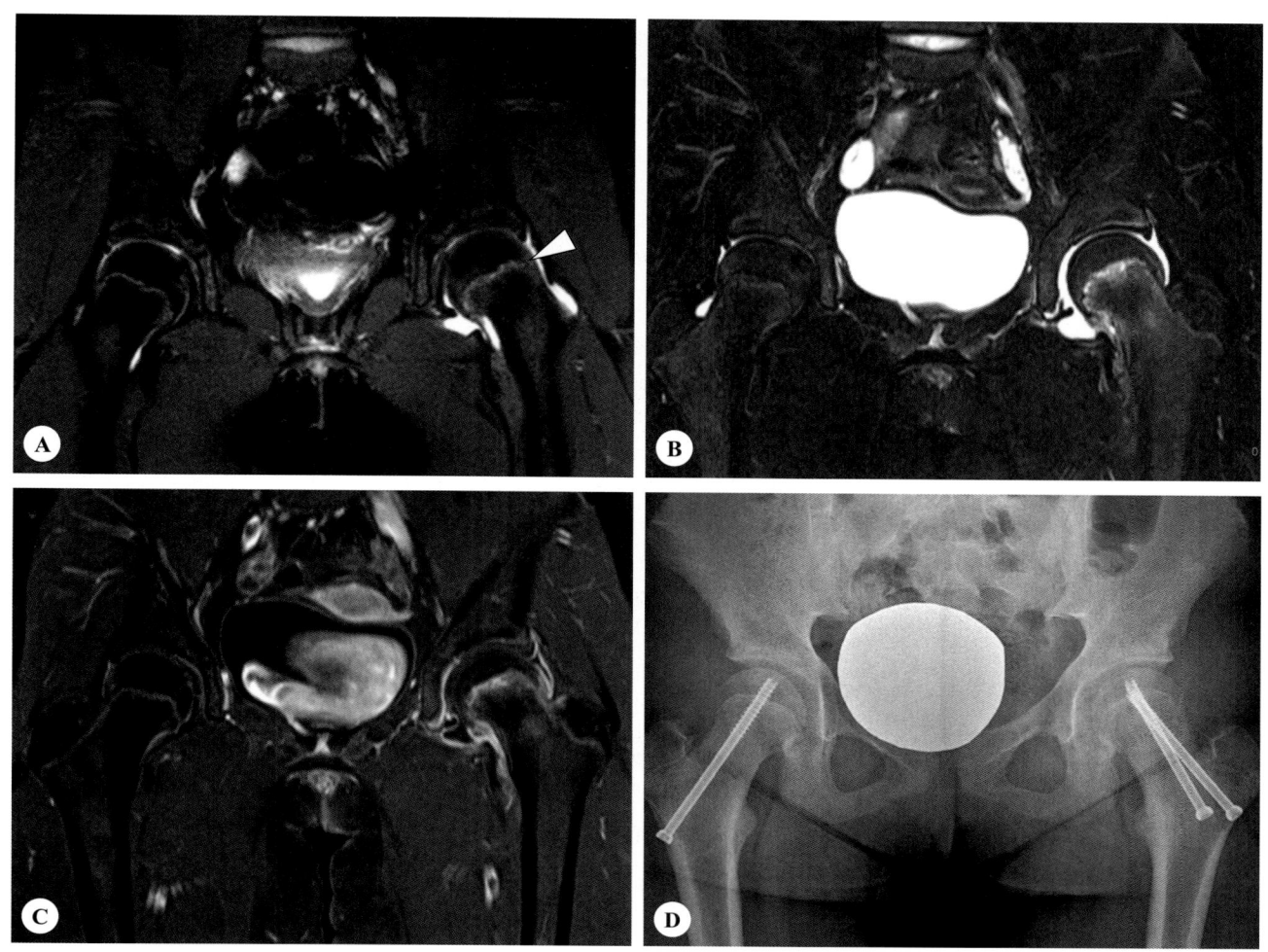

▲ 图 25-57　11 岁女孩，股骨头骨骺滑脱症

A. 髋部冠状位脂肪抑制、T_2 加权 MR 图像示左髋关节积液，股骨近端骺板轻微的不规则增宽（箭头），当时推测的诊断为左髋关节的一过性滑膜炎；B. 4 个月后随访获得的冠状位脂肪抑制、T_2 加权 MR 图像示由股骨头骨骺向后方滑脱所致的左股骨近端骺板的明显增宽及左股骨头高度的降低，注意，左股骨近端干骺端可见骨髓水肿；C. 增强的脂肪抑制、T_1 加权 MR 图像示左股骨头仍可见强化；D. 正位 X 线示双髋关节的原位固定

的病因尚不清楚，目前普遍认为，给发育中的股骨骨骺供血的脆弱的滑膜血管损伤，导致股骨骨骺缺血是其诱发因素[153]。

目前有几种影像学方法可用于评估 LCP 病，每一种都有自己的优势。无论怎样，影像学检查的第一步仍然是双髋的前后位和蛙式侧位 X 线。LCP 病的早期 X 线表现包括骨骺密度增加、软骨下透亮影（"新月"征）、小骨骺和股骨头骨化中心向外侧移位。随着疾病的进展，股骨头会发生碎裂、硬化并变得扁平（扁平髋），伴股骨颈缩短和增宽。

Herring 外侧柱分类系统使用髋关节的前后位 X 线，将受累股骨头外侧 1/3 的高度与正常的对侧进行比较。A 组病变呈碎片状，没有高度损失；B 组病变呈碎片状，高度损失高达 50%；C 组病变呈碎片化，高度损失＞50%[158]。

增强 MRI，特别是使用减影技术的增强 MRI，可以在病程早期准确诊断 LCP 病。MRI 的优点是可以评估滑膜炎的程度、股骨头受累情况、并发症和后遗症，以及将 LCP 病与其他病变鉴别[153, 158, 159]（图 25-60）。

LCP 病的治疗取决于患儿的年龄、疾病的严重程度和疾病的阶段。所有 LCP 病治疗方法的目标都是防止可最终导致继发性退行性关节炎的股骨头畸形和不协调。预后不良的因素包括：发病年龄＞6 岁、女性（因为女性骨骼成熟较快，骨质重塑的时间较短）、骨骺坍塌程度较重（尤其是侧柱的），以及由

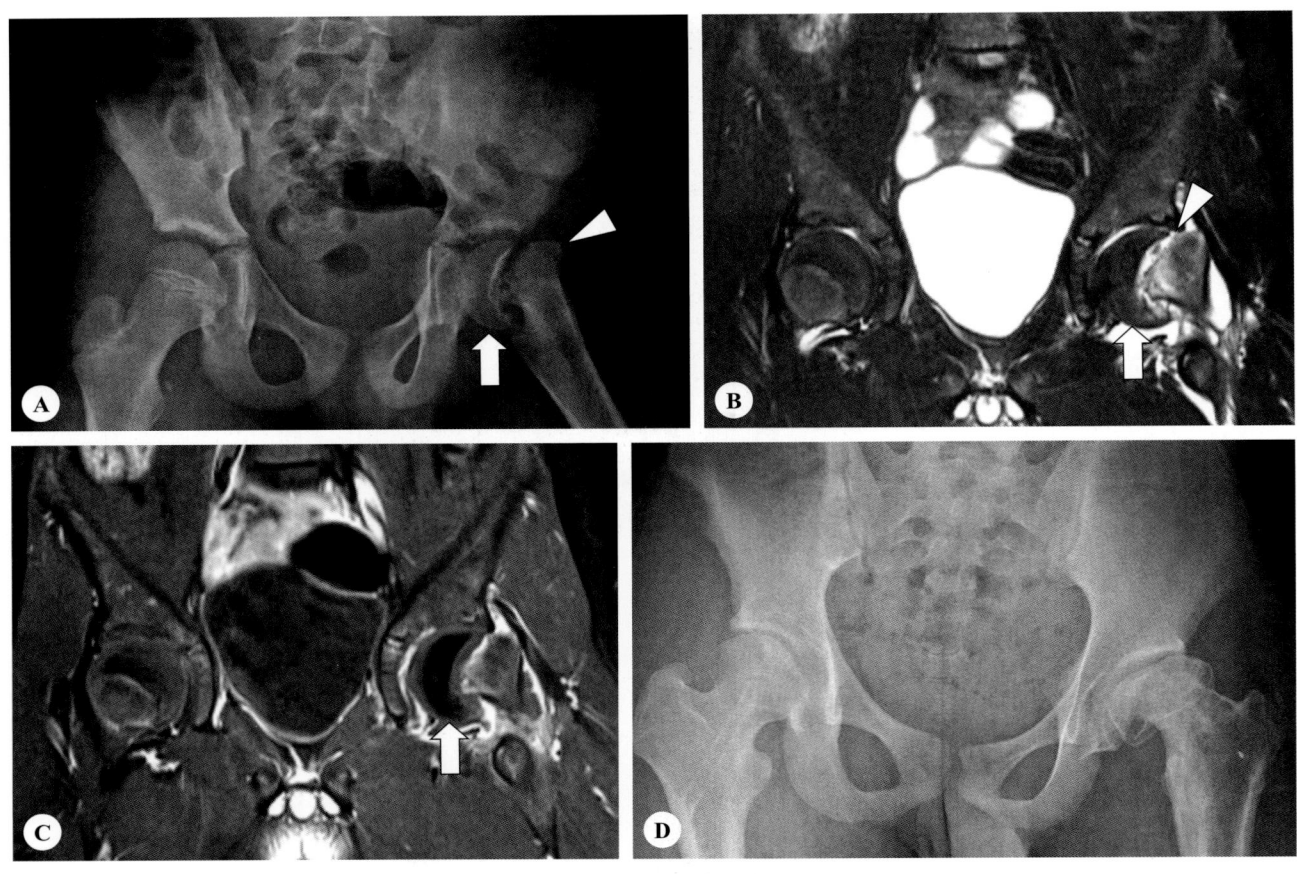

▲ 图 25-58 9 岁男孩，股骨头骨骺滑脱症，随后发生缺血坏死

A. 髋关节的正位 X 线示左股骨头（箭）向后内侧滑脱伴左股骨干骺端隆起（箭头）；B. 冠状位脂肪抑制、T_2 加权 MR 图像示左髋关节积液、左股骨近端骺板（箭头）不规则增宽及左股骨头（箭）滑脱；C. 冠状位增强的脂肪抑制、T_1 加权 MR 图像示左股骨头（箭）强化程度减低；D. 双髋原位固定 6 年后的髋部 X 线示左股骨头增大伴形态不规则，提示存在股骨头缺血性坏死后遗症

于失去球形形态，股骨头控制力的大量丢失[160]。

3. 镰状细胞病 镰状细胞病（sickle cell disease，SCD）是最常见的血液系统疾病之一，大约有 10 万美国人患病，主要是美国的黑种人、非裔美国人和西班牙裔美国人[161]。异常的镰状细胞血红蛋白（sickle cell hemoglobin，HbS）可导致畸形的红细胞，这些红细胞往往容易被破坏并黏附在血管内皮上。镰状细胞贫血和血管阻塞性并发症是其主要的临床表现[162]。

由于贫血导致的造血需求增加，SCD 中受累的骨骼系统的显著特点是红骨髓的保留和增加。在 SCD 患儿中，大多数骨髓空间由红骨髓填充而不是脂肪/黄骨髓，在某些病例中甚至在骨骺中也是如此。患儿多表现为髓腔明显扩张伴颅骨板障间隙增宽，也可见从颅盖外侧伸出的垂直条纹，呈"鬃毛"

样外观[163]。在脊柱中，椎体皮质变薄和骨质软化导致终板出现双面凹畸形，呈特征性的"H 形"或"鱼嘴"样外观[164]（图 25-61）。

SCD 的骨骼病变还有骨梗死和骨髓炎，骨梗死至少比骨髓炎常见 50 倍。通常情况下，骨梗死发生在长骨髓腔内（称为骨梗死）和骨骺（称为 AVN），是 SCD 中出现骨骼疼痛危象最常见的原因。SCD 患者也可出现无症状的梗死和偶然发现的骨坏死。MRI 对骨梗死的检测最为灵敏，其影像学表现取决于骨梗死的阶段，MRI 上的 T_2 高信号区和 CT 上不规则的硬化改变提示骨梗死（图 25-61），可伴有软组织水肿和骨膜炎，这些表现使其难以与骨髓炎相鉴别。随着时间的推移，骨梗死区出现纤维化和硬化，在所有的 MR 脉冲序列上呈低信号，并在 X 线上可见硬化环[164]。

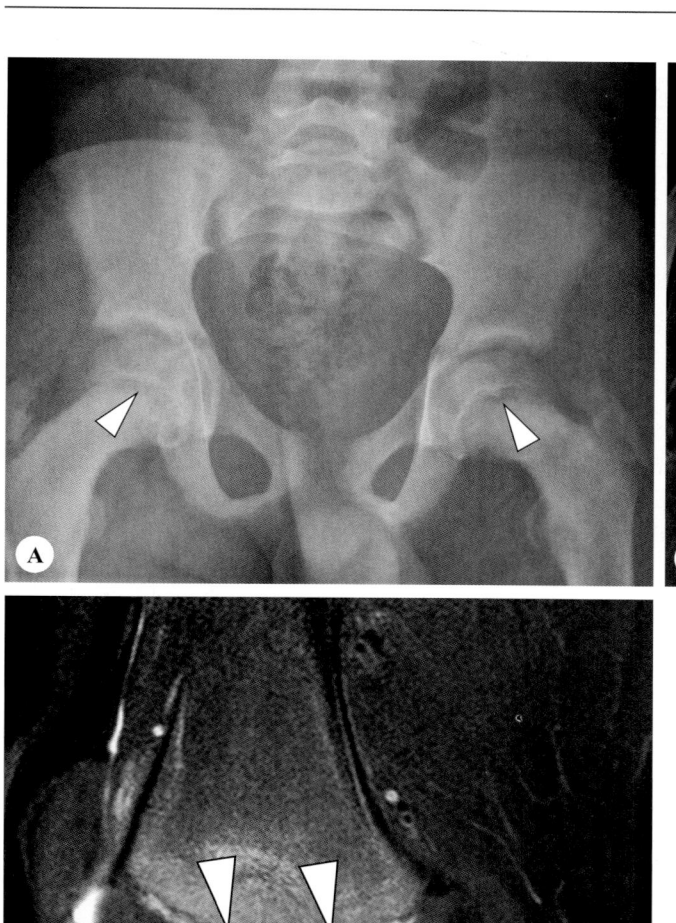
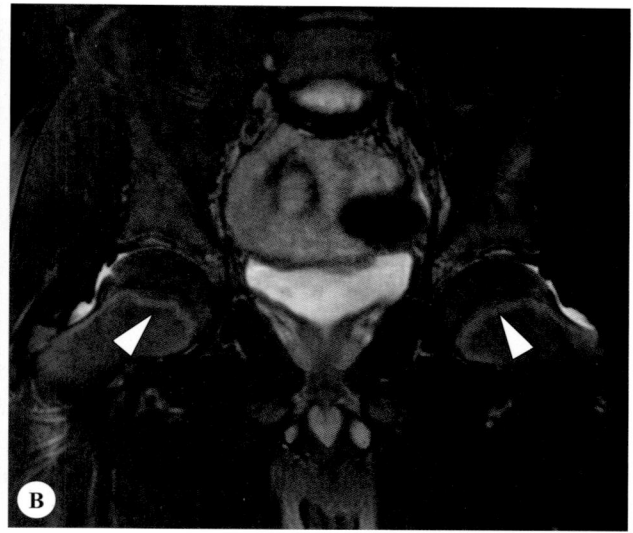
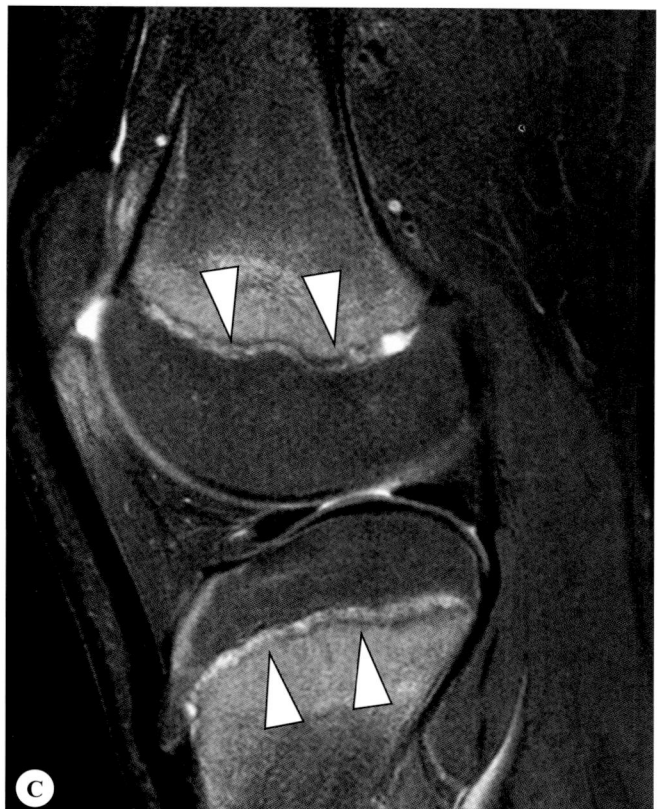

▲ 图 25-59　15 岁男孩，维生素 D 缺乏性佝偻病

A. 骨盆的正位 X 线示双侧股骨近端骺板不规则增宽（箭头）；B. 骨盆的冠状位脂肪抑制、T_2 加权 MR 图像示双侧股骨近端骺板增宽（箭头）；C. 矢状位脂肪抑制、T_2 加权 MR 图像示股骨远端和胫骨近端的骺板增宽（箭头）

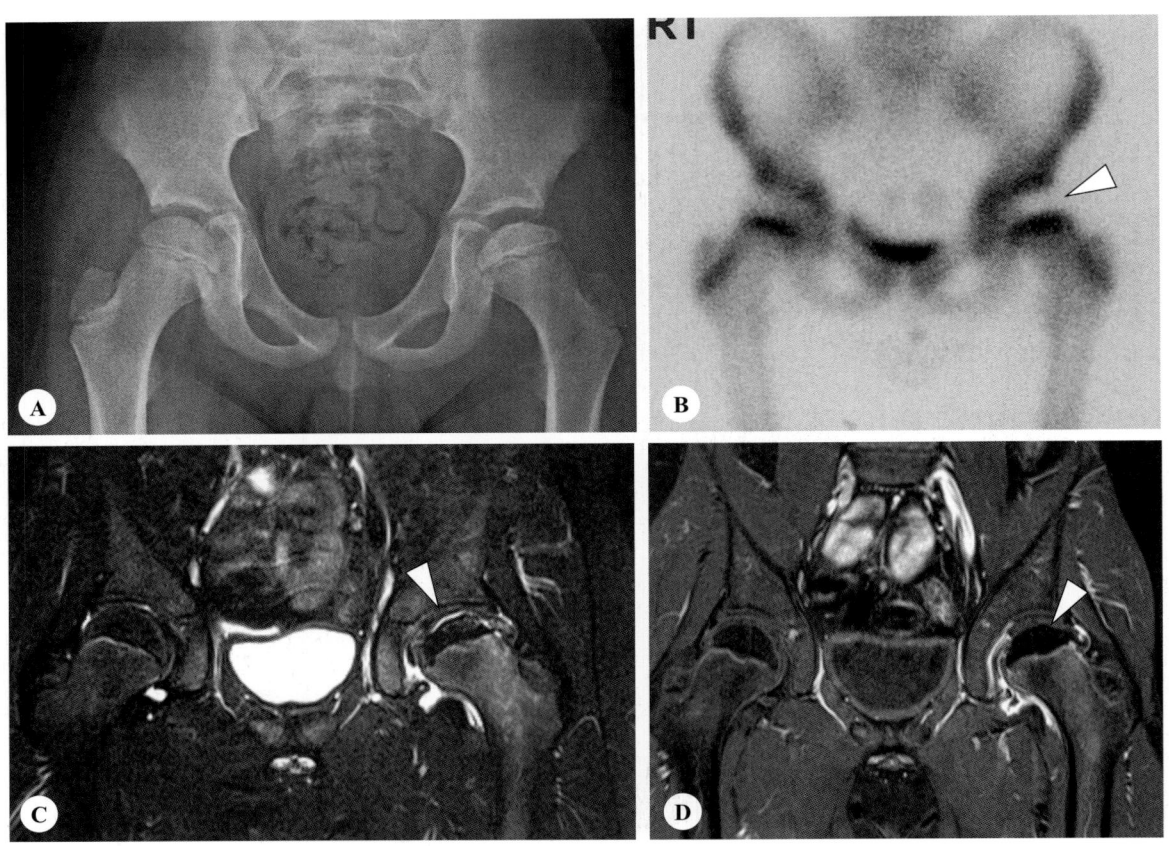

▲ 图 25-60 7 岁男孩，Legg-Calve-Perthes 病

A. 髋部正位 X 线示左股骨头高度轻微下降伴密集的硬化；B. 骨显像示左侧股骨头（箭头）摄取减低；C. 冠状位脂肪抑制、T_2 加权 MR 图像示左股骨头软骨下高信号（箭头），伴周围不均匀的信号强度，注意左侧股骨头高度下降；D. 冠状位脂肪抑制、增强 T_1 加权 MR 图像示左侧股骨头（箭头）的强化明显减弱

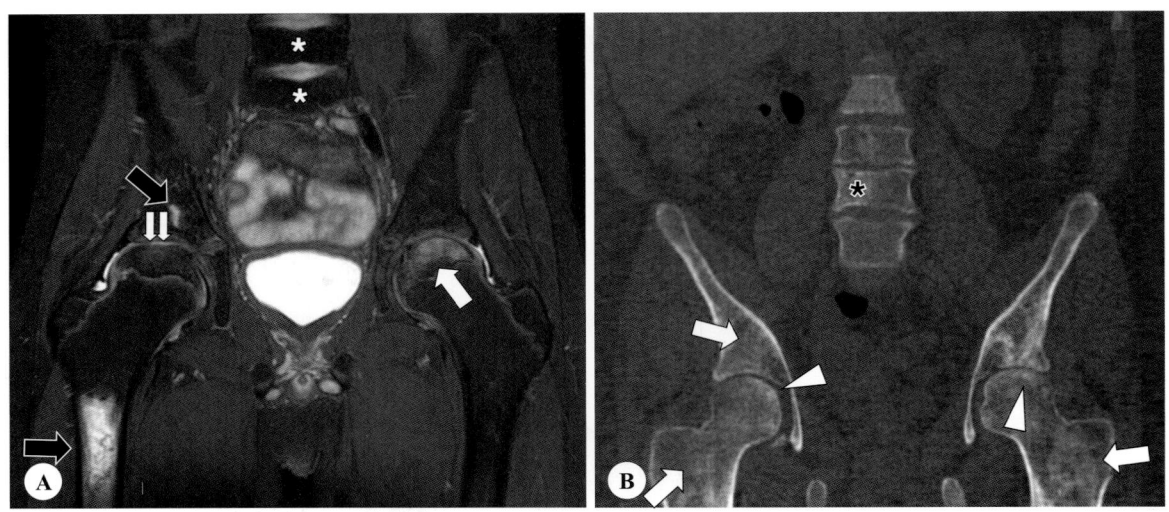

▲ 图 25-61 15 岁男孩，急性髋部疼痛，镰状细胞病

A. 髋部的冠状位 STIR 图像示双侧股骨头（左侧重于右侧）中边界不清的 T_2 高信号区（大白箭），提示急性缺血坏死，右侧股骨干近端和右侧骨盆骨（黑箭）可见类似的边界相对清晰的异常信号，提示亚急性期骨梗死，下腰椎（星）示骨软化所致的终板凹陷畸形，导致 H 形外观，右侧股骨头（小白箭）可见扁平畸形；B. 另一名患有镰状细胞病的 20 岁女性，髋部的冠状位 CT 图像示腰椎（星）、骨盆骨和股骨近端（箭）多处骨梗死所致的硬化，股骨头可见缺血坏死（箭头）改变